HANDBUCH DER MIKROSKOPISCHEN ANATOMIE DES MENSCHEN

HANDBUCH DER MIKROSKOPISCHEN ANATOMIE DES MENSCHEN

BEGRÜNDET VON

WILHELM v. MÖLLENDORFF

FORTGEFÜHRT VON

WOLFGANG BARGMANN
KIEL

SECHSTER BAND

BLUTGEFÄSS- UND LYMPHGEFÄSSAPPARAT INNERSEKRETORISCHE DRÜSEN

FÜNFTER TEIL

DIE NEBENNIERE · NEUROSEKRETION

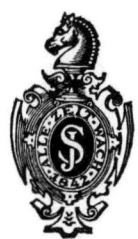

SPRINGER-VERLAG BERLIN HEIDELBERG GMBH
1954

BLUTGEFÄSS- UND LYMPHGEFÄSSAPPARAT INNERSEKRETORISCHE DRÜSEN

FÜNFTER TEIL

DIE NEBENNIERE · NEUROSEKRETION

BEARBEITET VON

R. BACHMANN   E. UND B. SCHARRER

MIT 336 ZUM TEIL FARBIGEN ABBILDUNGEN

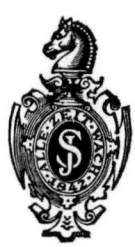

SPRINGER-VERLAG BERLIN HEIDELBERG GMBH
1954

ALLE RECHTE,
INSBESONDERE DAS DER ÜBERSETZUNG IN FREMDE SPRACHEN,
VORBEHALTEN

OHNE AUSDRÜCKLICHE GENEHMIGUNG DES VERLAGES
IST ES AUCH NICHT GESTATTET, DIESES BUCH ODER TEILE DARAUS
AUF PHOTOMECHANISCHEM WEGE (PHOTOKOPIE, MIKROKOPIE) ZU VERVIELFÄLTIGEN

COPYRIGHT 1954 BY SPRINGER-VERLAG BERLIN HEIDELBERG
URSPRÜNGLICH ERSCHIENEN BEI SPRINGER-VERLAG OHG. IN BERLIN, GÖTTINGEN AND HEIDELBERG 1954
SOFTCOVER REPRINT OF THE HARDCOVER 1ST EDITION

ISBN 978-3-642-47859-8   ISBN 978-3-642-47858-1 (eBook)
DOI 10.1007/978-3-642-47858-1

Vorwort.

Der vorliegende Band setzt die durch Kriegs- und Nachkriegsgeschehen und den Tod des Begründers des Werkes, Prof. Dr. WILHELM VON MÖLLENDORFF, unterbrochene Folge monographischer Darstellungen im „Handbuch der mikroskopischen Anatomie des Menschen" nach mehrjähriger Pause fort. Die Fachgelehrten werden dem Verlag für die Fortführung eines Handbuches Dank wissen, das sich — getragen von der Mitarbeit deutscher und ausländischer Forscher — internationales Ansehen hat erwerben können. Die Fortsetzung der Bandreihe wird sich im Sinne ihres verdienstvollen Schöpfers sowohl auf die Herausgabe der noch fehlenden Monographien erstrecken als auch von Ergänzungsbänden, welche bereits abgehandelte Themen in neuer Sicht betrachten. Herausgeber und Verlag geben dem Wunsche Ausdruck, das „Handbuch der mikroskopischen Anatomie des Menschen" möge weiterhin allen denen gute Dienste leisten, die sich der Erforschung des lebendigen Gefüges des Organismus widmen.

Kiel, im Dezember 1953.   W. BARGMANN.

Inhaltsverzeichnis.

Seite

Die Nebenniere. Von Professor Dr. R. BACHMANN-Göttingen. Mit 265 Abbildungen . . 1

I. Die Geschichte der Nebennierenforschung 1
II. Vergleichende Anatomie der Nebenniere 15
   A. Vorläufer des Adrenal- und Interrenalsystems bei den Wirbellosen 15
   B. Vergleichende Anatomie der Nebenniere der Wirbeltiere 16
      1. Allgemeine Übersicht 16
      2. Acrania 18
      3. Craniota, Cyclostomata 18
      4. Selachii, Holocephali 21
      5. Dipnoi 36
      6. Ganoidea 36
      7. Teleostei 36
      8. Amphibia 47
      9. Reptilia 63
     10. Aves 74
     11. Mammalia 90
III. Die Entwicklung der Nebenniere der Säuger 117
   1. Die Entwicklung der Nebennierenrinde 117
   2. Entwicklung des Nebennierenmarkes 128
   3. Einige zusammenfassende Bemerkungen zur Entwicklungsgeschichte der menschlichen Nebennieren 133
   4. Entwicklungsstörungen 141
      a) Doppelseitiges Fehlen (Agenesie) der Nebennieren 141
      b) Einseitiges Fehlen der Nebenniere 141
      c) Hypoplasie der Nebenniere 142
      d) Teilweise Nebennierenrindendefekte 142
      e) Nebennierenmarkaplasie 142
      f) Vermehrungen der Nebennieren, Verschmelzungen der Nebennieren 142
      g) Angeborene Nebennierenhypertrophie 143
      h) Dystopien der Nebennieren 143
      i) Heterotopie fremder Gewebe in die Nebenniere 146
IV. Bemerkungen zur makroskopischen Anatomie der Nebennieren des Menschen 146
V. Mikroskopische Anatomie der Nebenniere des Menschen und der Säugetiere 154
   A. Die Nebennierenrinde 155
   Histologie und Cytologie 155
      1. Die Kapsel der Nebenniere 155
      2. Die Zonierung der Nebennierenrinde 160
      3. Die Zona glomerulosa („globosa", „bulbosa", „arcuata") 167
      4. Die Zona fasciculata (fascicularis) 171
      5. Die Zona reticularis („Zone pigmentaire" DELAMARE) 173
      6. Das „Epinephron" (v. LUCADOU, 1938) 175
      7. Hohlräume, Lumina, Spaltbildungen, Follikel und Cysten der Nebennierenrinde 176
      8. Die Faltung der Nebennierenrinde 180
      9. Die Zellkerne 181
     10. Die Kernkörperchen (Nucleolarapparat) 183
     11. Die Kerneinschlüsse (Kernsekretion) 190
     12. Das Centrosom der Rindenzellen 191
     13. Der GOLGI-Apparat 191
     14. Die Mitochondrien der Rindenzellen 194
     15. Granulationen, welche nicht zu den Mitochondrien gehören sollen . . . 198

Inhaltsverzeichnis.

	Seite
16. Corps „sidérophiles" (Siderophilie), Tannophilie	198
17. Basophilie, Argyrophilie	202
18. Spezielle Rindenzellen	203
a) Helle und dunkle Zellen (ferner: „fuchsinophile", „siderophile", „tannophile", „argyrophile" Zellen)	203
b) Sommerzellen des Frosches: „acidophile Zellen" (PATZELT und KUBIK, 1912), „cellules granulifères" (CIACCIO, 1903)	204
c) α-, β-, γ- und δ-Zellen in der Nebenniere des Opossums	204
d) Cyanochrome Zellen	204
e) PONCEAU-Fuchsin-Zellen von BROSTER und VINES (1933)	205
f) Riesenzellen	206
g) Kollapszellen von HELMKE (1939)	206
19. Das Bindegewebe der Nebenniere	206
20. Vom Mesenchym ableitbare Elemente, welche nicht zum Stützgerüst gehören	214
a) Blutbildungsherde in der Nebennierenrinde	214
b) Granulocyten, Monocyten, Lymphocyten, Mastzellen	216
c) Knochengewebe, Verkalkungen	216
d) Glatte Muskelelemente	216
21. Speicherung, Phagocytose, RES.	217
22. Zelluntergang und Zellneubildung in der Nebennierenrinde (Regeneration, subcapsuläres Blastem, Transformationsfelder)	218
a) Zelluntergang in den Nebennierenrinde	219
b) Zellneubildung in der Nebennierenrinde	222
c) Die sog. GOTTSCHAUsche Hypothese	230
d) Die Lehre vom subcapsulären (capsulären) Blastem, die Zona „germinativa"	236
e) Explantation, Transplantation der Nebenniere (Nebennierenrinde)	252
f) Die Transformationsfelder der Nebennierenrinde (E. TONUTTI)	258
g) Vorläufiges Urteil über die histologisch faßbare Dynamik der Nebennierenrinde	263
23. Beizwischennieren (akzessorische Rindenknötchen), Rindenadenome	264
24. Die Lebenskurve der Nebennierenrinde	275
a) Postnatale Veränderungen	276
b) Altersveränderungen der Nebennierenrinde	285
Histochemie und Cytochemie der Nebennierenrinde	295
1. Fette und Lipoide der Nebennierenrinde	295
a) Nachweismethoden	295
b) Die Lipoidverhältnisse der Nebennierenrinde des Menschen und der Säugetiere	319
c) Lipoid und GOLGI-Apparat	340
d) Lipoid und Mitochondrien	340
e) Lipoid und Siderophilie bzw. Tannophilie	343
f) Übertritt von Lipoid in die Blutgefäße der Nebenniere	343
g) Ultrazentrifugierung der Lipoide	344
h) Welche Fette und Lipoide sind in der Nebennierenrinde mit histochemischen Mitteln gefunden worden?	344
α) Fette S. 344. — β) Lipoide (Allgemeinbegriff) S. 345. — γ) Phosphorlipoide S. 345. — δ) Cerebroside (Galaktolipoide) S. 346. — ε) Cholesterin (-ester) S. 347. — ζ) Doppelbrechende (anisotrope) Substanzen der Nebennierenrinde S. 348. — η) Carotinoide, Lipochrome, Chromolipoide S. 349. — ϑ) Cyanochrome Lipoide S. 350.	
i) Histochemische Analysentafel für Fette und Lipoide in der Nebennierenrinde	350
2. Carbonyllipoide der Nebennierenrinde	351
a) Acetalphosphatide, Plasmale, Plasmalogene (Chemie, Nachweis)	351
b) „Ketosteroide" (Nachweis)	356
c) Die Carbonyllipoide in der Nebennierenrinde des Menschen und der Säugetiere	362
3. Pigmente in der Nebennierenrinde	366
4. Eisen in der Nebennierenrinde	375
5. Kohlenhydrate, Glykogen	377
6. Glutathion	377
7. Vitamin A in der Nebennierenrinde	378

Inhaltsverzeichnis.

	Seite
8. Vitamin B-Komplex in der Nebennierenrinde	379
a) Vitamin B_1, antineuritisches Vitamin, Aneurin, Thiamin, Thiochrom	379
b) Vitamin B_2-Komplex	379

α) Wachstumsfaktor, Vitamin B_2 s. str., Lactoflavin, Riboflavin S. 379. — β) Pellagraschutzstoff des Menschen, PP-Faktor, Nicotinsäureamid S. 379. — γ) Pantothensäure S. 380. — δ) Antianämisches Vitamin, extrinsic factor, Hämogen S. 380. — c) p-Aminobenzoesäure: Vitamin H′ S. 380.

9. Vitamin C in der Nebennierenrinde	381
10. Fluorescenzerscheinungen an der Nebennierenrinde	396
a) Untersuchungen der Autofluorescenz (primären Fluorescenz)	397
b) Sekundäre Fluorescenz	399
11. Zentrifugierungsversuche mit den Geweben der Nebenniere	400
12. Histochemischer Enzymnachweis in der Nebennierenrinde (bzw. -mark)	400
a) Oxydoredukase	400
b) Cholinesterase	401
c) Tyrosinase	401
d) Hyaluronidase	401
e) Lipase	401
f) Phosphatasen	401
g) Sulfatasen	404
B. Das Nebennierenmark (Paraganglion suprarenale)	404
Histologie und Cytologie	404
1. Das Cytoplasma der Markzellen	406
2. Die Zellkerne der Markzellen	407
3. Das Kernkörperchen der Markzellkerne	408
4. Das Centrosom der Markzellen	409
5. Der GOLGI-Apparat der Markzellen	409
6. Die Mitochondrien der Markzellen	410
7. Spezielle Markzellen	411
8. Das bindegewebige Stützgerüst des Nebennierenmarkes	412
9. Vom Mesenchym ableitbare Zellelemente im Nebennierenmark	413
10. Degenerationen, Zellteilungen, Regeneration usw. im Nebennierenmark	414
a) Degenerationen von Markzellen	414
b) Zellteilungen im Nebennierenmark (Regeneration)	414
11. Akzessorisches Markgewebe (Paraganglien)	418
12. Altersveränderungen im Nebennierenmark	418
Histochemie und Cytochemie	418
1. Adrenalin, Arterenol	418
a) Allgemeines	418
b) Histochemischer Adrenalinnachweis	419
c) Beginn der Adrenalinproduktion im Nebennierenmark	430
2. Pigment im Nebennierenmark (Zusammenhang zwischen Pigment und Adrenalin, weitere Bemerkungen zur Adrenalinbildung)	432
3. Fette und Lipoide im Nebennierenmark	435
4. Carbonyllipoide im Nebennierenmark	436
5. Eisen in Nebennierenmarkzellen	437
6. Kohlenhydrate, Glykogen usw.	437
7. Vitamine im Nebennierenmark	438
8. Fluorescenzerscheinungen am Nebennierenmark	441
9. Zentrifugierungsversuche	441
10. Histochemischer Enzymnachweis im Nebennierenmark	441
VI. Die Blut- und Lymphgefäße der Nebenniere	442
A. Blutgefäße	442
1. Vergleichend-anatomische Vorbemerkungen zur makroskopischen Anatomie der Blutgefäße (mit Einschluß des groben Verteilungsschemas im Organ)	442
a) Blutgefäße der Nebennieren von Fischen, Amphibien und Sauropsiden	442
b) Die Blutgefäße der Nebennieren der Säugetiere	443
2. Blutgefäßversorgung der menschlichen Nebenniere	451
3. Abflüsse des Blutes der Nebenniere, welche nicht über die V. suprarenalis verlaufen	456

Inhaltsverzeichnis. XI

Seite

4. Der Feinbau der Blutgefäße in der Nebenniere 457
   a) Die Muskulatur der größeren Markvenen 458
   b) Die Beziehungen der Markgefäße zu den Markzellen der Nebenniere 461
   c) Sperrarterien, arteriovenöse Anastomosen usw. im Bereich der Nebenniere 464
   d) Das Endothel der Nebennierengefäße als Bestandteil des reticuloendothelialen Systems 464
B. Lymphgefäße 465

VII. Die Innervation der Nebenniere des Menschen und der Säugetiere 470

VIII. Bemerkungen zur Konstitutions- und Rassenanatomie der Nebennieren 482

IX. Domestikation und Nebenniere 482

X. Die quantitativen Verhältnisse der Nebenniere 483
  A. Die Größe der Nebenniere 483
  B. Das Gewicht der Nebenniere 485
  C. Das spezifische Gewicht der Nebenniere 504
  D. Das Volumen der Nebenniere 505
  E. Die Rinden-Markproportion 508
  F. Das Verhältnis der Rindenzonen zueinander 512
  G. Zellen- und Zellkernmessungen an der Nebenniere 513
  H. Quantitative Untersuchungen des Lipoidbestandes der Nebenniere 514

XI. Histophysiologie der Nebenniere 514
  1. Das Verhalten der Nebenniere bei Belastung, Reiz, „Stress" (Allgemeines) 515
  2. Beispiele für „Stress"-Wirkungen 517
    a) Allgemeine Bedeutung der Ernährung 517
    b) Hunger 517
    c) Vitaminmangel 528
      α) Vitamin B-Mangel S. 528. — β) Vitamin C-Mangel S. 530. — γ) Vitamin D-Überangebot S. 533. — δ) Vitamin E-Mangel S. 534.
    d) Die Wirkung des Durstes 534
    e) Muskelleistung 535
    f) Temperaturstress 537
      α) Kältestress S. 537. — β) Verbrennung S. 543. — γ) Wärmeversuche S. 544.
    g) Infektionen als „Stress" 544
      α) Ältere Arbeiten S. 544. — β) Untersuchungen über Nebennierenveränderungen bei einzelnen Infektionskrankheiten S. 545.
    h) Die Wirkung von Adrenalin auf die Nebenniere 551
    i) Histamin 554
    j) Die Wirkung weiterer Pharmaka (alphabetisch geordnet) auf die Nebenniere 554
    k) Die Stresswirkung von artfremdem Eiweiß 560
    l) Blutung als Stress 560
    m) Erniedrigung des Luftdrucks, Hypoxie, Anoxie 560
    n) Strahlenwirkungen und Nebenniere 561
    o) Schall als Stress 561
    p) Trauma, Schock, Schmerz usw. als Stress 561
    q) Die einseitige Adrenalektomie und die kompensatorische Hypertrophie 563
    r) Gravidität usw. als Stress 568
    s) Tumorwachstum als Stress 568
  3. Ergebnisse und Probleme der Stressuntersuchungen 569
  4. Über den Blutweg verlaufende Stresswirkung an der Hypophyse-Bremsung der Hypophysenvorderlappenaktivität auf humoralem Weg 574
  5. Aufnahme der Stresswirkung durch das periphere vegetative Nervensystem und Überleitung der nervösen Impulse auf das Nebennierenmark 577
  6. Einleitung zu Kapitel 7—10 584
  7. Die Wirkung der Hypophysektomie auf die Nebenniere 585

Inhaltsverzeichnis.

Seite

8. Das adrenocorticotrope Hormon des Hypophysenvorderlappens und seine Wirkung auf die Nebenniere 589
9. Anencephalie und Nebenniere, sowie Hypothesen über die Beziehungen zwischen Nervensystem und Nebennieren 599
10. Die Beziehungen zwischen Zirbeldrüse und Nebennieren 603
11. Einleitung zu den Kapiteln 12—16 604
12. Korrelationen zwischen Schilddrüse und Nebennierenrinde 604
    a) Die Wirkung einer Hypofunktion der Schilddrüse auf die Nebennierenrinde 604
    b) Die Wirkung einer Hyperfunktion der Schilddrüse auf die Nebennierenrinde 609
13. Korrelationen zwischen Schilddrüse und Nebennierenmark 612
    a) Die Wirkung einer Hypofunktion (bzw. der Thyreoidektomie) auf das Nebennierenmark 612
    b) Die Wirkung einer Hyperfunktion der Schilddrüse auf das Nebennierenmark 613
14. Die Beziehungen zwischen Epithelkörperchen und Nebennieren 613
15. Einleitung zu Kapitel 16—18 613
16. Spezielle Histophysiologie der Nebennierenrinde 614
    a) Das Verhalten der sudanophilen Stoffe 614
        α) Hungerversuche S. 614. — β) Vitamin B-Mangel S. 615. — γ) Vitamin C-Mangel S. 616. — δ) Durstversuche S. 616. — ε) Muskelleistung S. 616. — ζ) Kälteversuche S. 616. — η) Wärmeversuche S. 617. — ϑ) Infektionen S. 617. — ι) Adrenalin S. 617. — $\varkappa$) β-tetrahydronaphthylamin S. 617. — λ) Cyanverbindungen S. 618. — μ) Nitrofurazon S. 618. — ν) Pilocarpin S. 618. — ξ) Blutung S. 618. — o) Hypoxie usw. S. 618. — π) Strahlenwirkungen S. 618. — ϱ) Kompensatorische Hypertrophie S. 618. — σ) Gravidität usw. S. 618. — τ) Operation usw. S. 619. — υ) Allgemeiner Stress S. 619. — φ) Nerveneinfluß auf Lipoidmenge S. 620. — χ) Bremsung der ACTH-Wirkung durch Zufuhr von Rindensteroiden usw. S. 620. — ψ) Hypophysektomie S. 620. — ω) ACTH S. 621. — $\alpha\alpha$) Thyreoidektomie, Thiouracil, Hypothyreoidismus S. 621. — $\beta\beta$) Hyperthyreoidismus, Thyroxin usw. S. 622. — $\gamma\gamma$) Veränderungen des Kohlenhydratstoffwechsels S. 622. — $\delta\delta$) Elektrolytveränderungen S. 622. — $\varepsilon\varepsilon$) Jahreszeitliche Einflüsse, Winterschlaf S. 623. — $\zeta\zeta$) Tumorwachstum S. 623. — $\eta\eta$) Allgemeine Vorstellungen über die Bedeutung der Rindenlipoide und über die Lipoidsekretion S. 623.
    b) Doppeltbrechende Lipoide 627
        α) Hungerversuche S. 627. — β) Vitamin B_1-Mangel S. 627. — γ) Infektionen S. 627. — δ) Hypophysektomie S. 627. — ε) ACTH S. 628. — ζ) Thyreoidektomie, thyreostatische Substanzen S. 628. — η) Hyperthyreoidismus, Thyroxin S. 628. — ϑ) Allgemeine Vorstellungen über die Bedeutung der doppeltbrechenden Rindenlipoide, Lipoidsekretion S. 629.
    c) Cholesterin (-Verbindungen) 630
        α) Hungerversuche S. 630. — β) Vitamin C-Mangel S. 630. — γ) Durstversuche S. 630. — δ) Muskelleistung S. 630. — ε) Kälteversuche S. 631. — ζ) Infektionen S. 631. — η) Adrenalin S. 631. — ϑ) Histamin S. 632. — ι) Verschiedene Pharmaka S. 632. — $\varkappa$) Anoxie, Unterdruck usw. S. 632. — λ) Trauma usw. S. 632. — μ) Kompensatorische Hypertrophie S. 632. — ν) Strahlenwirkungen S. 632. — ξ) Allgemeiner Stress S. 632. — o) ACTH-Wirkung S. 633. — π) Hyperthyreoidismus S. 633. — ϱ) Einflüsse vom Kohlenhydratstoffwechsel auf das Rindencholesterin S. 633. — τ) Jahreszeitliche Einflüsse S. 634. υ) Gravidität usw. S. 634. — φ) Allgemeine Vorstellungen über die Bedeutung des Rindencholesterins, über das Verhältnis zu den biologisch aktiven Rindensubstanzen S. 634.
    d) Ascorbinsäure 636
        α) Hungerversuche S. 636. — β) Vitaminmangel S. 637. — γ) Durstversuche S. 637. — δ) Kälteversuche S. 638. — ε) Wärmeversuche S. 638. — ζ) Infektionen und andere Erkrankungen S. 638. — η) Adrenalin S. 638. — ϑ) Histamin S. 638. — ι) Die Wirkung verschiedener

Pharmaka auf die Nebenniere S. 638. — κ) Hämorrhagie S. 639. — λ) Hypoxie, Anoxie S. 639. — μ) Trauma, Schock S. 639. — ν) Allgemeine Stresswirkungen auf den Ascorbinsäuregehalt der Nebennierenrinde S. 639. — ξ) Die Wirkung von Nebennierenrindensteroiden auf die Ascorbinsäure der Nebenniere S. 641. — o) Die Wirkung der Hypophysektomie nach der ACTH-Zufuhr S. 641. — π) Hyperthyreoidismus S. 643. — ϱ)Allgemeine Vorstellungen über die Bedeutung der Ascorbinsäure für die Aktivität der Nebennierenrinde S. 643.
e) Carbonyllipoide 645
  α) Plasmalreaktion S. 645. — β) „Ketosteroid"-Veränderungen S. 646.
f) Fluorescenz 646
g) Histochemische Enzymreaktionen 646
h) Transformationen innerhalb der Nebennierenrinde 646
i) Hypertrophie (Hyperplasie) der Nebennierenrinde 650
  α) Hungerversuche S. 650. — β) Vitaminmangel S. 650. — γ) Muskelleistung S. 651. — δ) Kälteversuche S. 651. — ε) Die Wirkung von Infektionen auf die Nebennierenrinde S. 651. — ζ) Die Wirkung verschiedener Pharmaka auf die Nebennierenrinde S. 652. — η) Die Wirkung von Anoxie und Hypoxie auf die Nebennierenrinde S. 652. — ϑ) Strahlenwirkungen S. 652. — ι) Schock usw. S. 652. — κ) Kompensatorische Hypertrophie S. 652. — λ) Gravidität usw. S. 652. — μ) Elektrolytwirkungen S. 652. — ν) Die Wirkung eines Stress auf die Morphokinese der Nebennierenrinde S. 653. — ξ) Bremsung der Hypertrophie durch Verabreichung von Rindensteroiden, DOCSTA, usw. S. 653. — o) Hypophysektomie S. 653. — π) Die ACTH-Wirkung auf die Nebennierenrinde S. 654. — ϱ) Schilddrüsenwirkungen S. 654.— σ) Regenerationsvorgänge nach Nebennierentrauma S. 655.
k) Atrophie der Nebennierenrinde, Zelluntergang in der Nebennierenrinde 656
l) Hyperämie, Hämorrhagie in der Nebennierenrinde 657
m) Pigmentveränderungen 658
n) Siderophilie und Tannophilie 659
o) Zell- und Kernveränderungen 659
p) GOLGI-Apparat, Mitochondrien, Sekretgranula 660
q) Physiologische Rindenaktivitätsprüfungen 660
17. Spezielle Histophysiologie des Nebennierenmarkes 661
  a) Zeichen der Sekretion in Markzellen 661
  b) Beziehungen der Markzellensekretion zu den Blutgefäßen 663
  c) Beziehungen der Markzellensekretion zu den Lymphgefäßen . . . 666
  d) Beziehungen der Markzellensekretion zu den Nervenscheiden . . 666
  e) Verhalten der Ascorbinsäurereaktion im Nebennierenmark . . . 667
  f) Hypertrophie, Hyperplasie des Nebennierenmarkes 667
  g) Dynamik der „hellen" und „dunklen" Markelemente 667
  h) Reaktive Veränderungen der Zellgröße, Zellkerne, Nucleolen und Zellorganellen 668
  i) Phäochromocytom 668
  j) Veränderungen des Nebennierenmarkes bei Stress 669
  k) ACTH-Wirkung 672
  l) Schilddrüse und Nebennierenmark 672
18. Versuche einer funktionellen Unterteilung der Nebennierenrinde . . 672
19. Die Wirkung der Adrenalektomie 678
20. Zur Frage der Wechselbeziehungen zwischen Rinde und Mark . . . 685
21. Beziehungen der Nebennieren zum Blutbild, lymphatischen Organen und Thymus 688
22. Über Beziehungen zwischen Nebennieren und Inselapparat des Pankreas 694
  a) Die Wirkung des Insulins auf die Nebenniere 694
  b) Alloxandiabetes und Nebenniere 695
23. Beziehungen zwischen Nebenniere und Niere 696
24. Die Beziehungen zwischen Nebennieren und Sexualorganen 698
  a) Allgemeines 698
  b) Sexualdimorphismus der Nebennieren 699

c) Beziehungen zwischen Nebennieren und männlicher Keimdrüse . . . 707
d) Die sog. X-Zone der Maus (HOWARD-MILLER 1927); analoge bzw. homologe Bildungen 709
e) Die Veränderungen der Nebennieren während des sexuellen Cyklus beim weiblichen Geschlecht 724
f) Nebennierenrinde und Corpus luteum 727
g) Nebennieren und Gravidität 730
    α) Die Veränderungen der Nebennieren bei der Gravidität S. 730.— β) Verhalten der Corticoide usw. während der Schwangerschaft S. 735. — γ) Adrenalektomie bzw. Nebenniereninsuffizienz und Gravidität S. 735. — δ) Adrenalsystem und Gravidität S. 736.
h) Nebenniere und Brustdrüse (Lactation) 737
i) Die Nebennieren im Klimakterium 739
k) Nebennieren nach Kastration 741
    α) Allgemeines S. 741. — β) Nebennieren nach Ovariektomie S. 741. — γ) Die Nebennieren nach Exstirpation der männlichen Keimdrüsen S. 745.
l) Die Wirkung oestrogener Stoffe auf die Nebenniere 750
m) Die Wirkung von Progesteron auf die Nebenniere 756
n) Die Wirkung von Gonadotropin auf die Nebenniere 757
o) Die Wirkung androgener Substanzen auf die Nebenniere 757
p) E-Avitaminose und Nebenniere 759
q) Die Wirkung der Nebennierenrindeninsuffizienz auf die männlichen Sexualorgane 759
r) Die Wirkung der Nebennierenrindeninsuffizienz auf die weiblichen Sexualorgane 759
s) Der Einfluß von Nebennierenwirkstoffen auf die männlichen Sexualorgane 760
t) Der Einfluß von Nebennierenwirkstoffen auf die weiblichen Sexualorgane 760
u) Adrenogenitales Syndrom 760
v) Nebennieren und Integument 761
25. Die biologische Stellung der Nebenniere 761
Literatur 769

Neurosekretion. Von Professor Dr. E. SCHARRER und Dr. B. SCHARRER, Denver, Colorado, USA. Mit 71 Abbildungen 953

Vorbemerkung 953

I. Einleitung 953
   A. Die Entwicklung des Begriffs der Neurosekretion 954
   B. Die Rolle des Analogiebegriffes im Studium der Neurosekretion . . . 955

II. Morphologie neurosekretorischer Zellen 956
   A. Untersuchungsmethodik 956
   B. Der Neuronencharakter der neurosekretorischen Zellen 958
   C. Der Sekretionsprozeß 959
      1. Die Sekretgranula 959
      2. Der Sekretionscyclus 962
      3. Die Sekretabgabe 964
         a) Direkte Abgabe in die Blutbahn 964
         b) Sekretion in den Ventrikel 964
         c) Abwanderung entlang den Nervenfasern 965
   D. Die Rolle der Zellbestandteile in der Sekretbereitung 975
      1. Die NISSL-Substanz 975
      2. Das basophile Cytoplasma 976
      3. Der Kern 976
      4. Der GOLGI-Apparat 977
      5. Die Mitochondrien 979
   E. Cytochemie 979
   F. Beziehungen der neurosekretorischen Zellen zu den Gefäßen 980

Inhaltsverzeichnis. XV

Seite

G. Beziehungen zwischen neurosekretorischer Aktivität und Alter, Geschlecht, Jahreszeit und anderen Faktoren 984
H. Terminologie 986
III. Vorkommen neurosekretorischer Zellen 987
    A. Abgrenzung und Kriterien 987
    B. Beschreibung neurosekretorischer Zellgruppen 990
        1. Wirbeltiere 990
            a) Mensch 991
            b) Säugetiere 996
            c) Vögel 1001
            d) Reptilien 1001
            e) Amphibien 1004
            f) Fische 1006
                α) Knochenfische S. 1007. — β) Selachier S. 1009. — γ) Cyclostomen S. 1012.
        2. Wirbellose Tiere 1013
            a) Arthropoden 1013
                α) Crustaceen S. 1013. — β) Xiphosuren S. 1016. — γ) Onychophoren S. 1016. — δ) Insekten S. 1017.
            b) Mollusken 1020
            c) Würmer 1023
IV. Physiologie der Neurosekretion 1023
    A. Spezielle funktionelle Bedeutung neurosekretorischer Zellgruppen 1023
        1. Wirbeltiere 1024
            a) Beziehungen der neurosekretorischen Zellgruppen des Hypothalamus zum Hypophysenhinterlappen 1025
            b) Revision der auf den Hypophysenhinterlappen bezüglichen Anschauungen 1031
            c) Beziehungen zum Hypophysenvorderlappen 1034
        2. Wirbellose Tiere 1035
            a) Xiphosuren und Crustaceen 1035
            b) Insekten 1038
            c) Mollusken und Würmer 1041
        3. Vergleich der neurosekretorischen Systeme bei Wirbeltieren und Wirbellosen 1042
    B. Allgemeine Bedeutung der Neurosekretion 1047
V. Schluß 1049
    Literatur 1050
Namenverzeichnis 1067
Sachverzeichnis 1130

Die Nebenniere*.

Von

Rudolf Bachmann, Göttingen.

Mit 265 Abbildungen.

I. Die Geschichte der Nebennierenforschung.

„Consentaneum esse duxi de quibusdam Renum glandulis ab aliis Anatomicis negligenter praetermissis hoc loco scribere. Nam utrique Reni, in eminentiori ipsorum regione (quae venam spectat) glandula adhaeret. Ejus substantia quemadmodum et figura Renibus fere respondet: licet saepe depressa quoque ad latera occurat, ut potius placentae quam Renis formam referre videatur ... Eveni tamen frequentius ut dextra, sicut etiam Reni, sinistram superet."

Mit diesen Worten gab BARTHOLOMEUS EUSTACHIUS im Jahre 1563 (De renibus libellus, Cap. VI, Pag. 15) die Entdeckung der Nebennieren beim Menschen bekannt. Im Jahre 1837 äußerte indessen DELLA CHIAJE Zweifel daran, daß EUSTACHIUS der Entdecker der Nebennieren sei. Er meint, die Nebennieren seien bereits den alten Israeliten bekannt gewesen und zitiert dazu aus dem 3. Buch Mosis:

III,4: „Duos renes cum adipe quo teguntur ilia et reticulum jecoris cum renunculis" (Text der Vulgata).

„Und die zwo Nieren mit dem Fett, das daran ist, an den Lenden, und das Netz um die Leber, an den Nieren abgerissen" (M. LUTHER).

III,9: „Et offerent de pacificorum hostia sacrificium Domino; adipem et caudam totam" (Vulgata).

„Und soll also von dem Dankopfer dem Herrn opfern zum Feuer, nämlich sein Fett, den ganzen Schwanz" (LUTHER).

III,10: „Cum renibus, et pinguedinem quae operit ventrem atque universa vitalia, et utrumque renunculum cum adipe qui est juxta ilia, reticulumque jecoris cum renunculis" (Vulgata).

„Die zwo Nieren mit dem Fett, das daran ist, an den Lenden, und das Netz um die Leber, an den Nieren abgerissen" (LUTHER).

III,15: „Duos renunculos cum reticulo quod est super eos juxta ilia, et arvinam jecoris cum renunculis" (Vulgata).

„Die zwo Nieren mit dem Fett, das daran ist, an den Lenden, und das Netz über der Leber, an den Nieren abgerissen" (LUTHER).

IV,8, 9: „Et adipem vituli auferet quo peccato, tam eum qui vitalia operit, quam omnia quae intrinsicus sunt, quos renunculos, et reticulum quod est super eos juxta ilia; et adipem jecoris cum renunculis" (Vulgata).

„Und alles Fett des Sündopfers soll er heben, nämlich das Fett am Eingeweide, die zwo Nieren, mit dem Fett, das daran ist, an den Lenden und das Netz um die Leber, an den Nieren abgerissen" (LUTHER).

VII,4: „Duos renunculos, et pinguedinem quae juxta ilia est, reticulumque jecoris cum renunculis" (Vulgata).

„Die zwo Nieren mit dem Fett, das daran ist, an den Lenden, und das Netz um die Leber, an den Nieren abgerissen."

BLANCHARD (1882) bestreitet, daß aus diesen Textstellen eine Kenntnis der Nebennieren hervorgeht. Offenbar haben die Priester den Unterschied zwischen dem die Nieren umgebenden Fett und den Nebennieren noch nicht gesehen. Das Wort „Renunculus" soll eine Fehlübersetzung sein. DELLA CHIAJE benutzt des HIERONYMUS Bibelübersetzung, und BLANCHARD behauptet, des Heiligen Kenntnisse der hebräischen Sprache seien mangelhaft gewesen. BLANCHARD ging aber auf den hebräischen Text zurück und kam zum Schluß, daß in den mosaischen Büchern nirgendwo die Nebennieren erwähnt werden. Das hebräische

---

* Herrn Prof. Dr. KARL THOMAS, dem Lehrer und väterlichen Freund, zum 70. Geburtstag.

Wort für Niere heißt „Kelayot", von HIERONYMUS richtig mit „Ren" übersetzt, aber auch „Renunculus" genannt. Anlaß für den Verdacht, es könnte sich um die Nebennieren handeln, gab das hebräische „Kakkelayot", was auch wieder einfach Niere bedeutet! Ich habe durch meinen Mitarbeiter MICHAEL SCHAFIR nochmals mit einigen sprachlich besonders versierten und mit der Geschichte des altisraelitischen Opferkultes vertrauten jüdischen Lehrern das Problem durchsprechen lassen. Offenbar hatte BLANCHARD recht! In den Opfervorschriften Mosis ist zwischen dem vom kranialen Pol der Niere bis zum Zwerchfell ausgebreiteten Fettgewebe und den Nebennieren noch kein Unterschied gemacht worden.

Die Griechen scheinen die Nebennieren ebenfalls nicht gekannt zu haben, jedenfalls werden sie weder bei ARISTOTELES noch bei GALEN erwähnt. Ob die Römer die Nebennieren kannten, ist ebenfalls fraglich. BLANCHARD (1882) weist auf einen Satz von PLINIUS hin: „in Brileto et in Tharne quaterni renes cervis". Einen Kommentar zu dieser Stelle verdanke ich Herrn Prof. Dr. LATTE, der mir am 21. 11. 50 hierzu schreibt:

„... die fragliche Pliniusstelle steht XI 206 (XI 37, 81 nach anderer Zählung). Sie gehört sichtlich damit zusammen, daß auf denselben beiden Bergen Atticas die Hasen 2 Lebern haben (XI 190 [37, 72]). Beides stammt aus der Literatur über Merkwürdigkeiten und Abnormitäten, die recht selten auf Beobachtung und desto öfter auf Phantasie ruht. Daß man die Nebenniere nicht gekannt hat, ergibt sich aus dem Buch des Arztes RUFUS von Ephesos (2. Jh. n. Chr., Zeit GALENS) über die menschlichen Körperteile. Die Stelle lautet S. 181,3 d. Ausgabe von DAREMBERG (Paris 1879): οἱ δὲ νεφροὶ κεῖνται μὲν κατὰ τοὺς τῆς ῥάχεως σπονδύλους, ἀριθμῷ δύο, σχήματι περιφερεῖς, χροιᾷ φακώδεις καὶ ποσῶς ὑπότεροι, ὧν ὁ δεξιὸς ἀνωτέρω βραχὺ καὶ μείζων εὑρίσκεται, τῇ συγκρίσει πυκνοὶ καὶ ψαφαροί, καίριοι δὲ κατὰ τὰς τρώσεις, ὡς καὶ θάνατον ἀπεργάζεσθαι. Das ist klar und sachkundig, und die Beschreibung „mit linsenartigen Flecken, etwas aschfarben, in der Gewebezusammensetzung dicht und zerreibbar" macht den Eindruck, daß der Verfasser Leichen seziert hat..."

Auf Grund dieser Bemerkungen von sachkundigster Seite darf man wohl behaupten, daß die Nebennieren in der Medizin der Griechen und Römer nicht bekannt waren. EUSTACHIUS hat also als Entdecker dieser Drüsen zu gelten. EUSTACHIUS (1520—1547), Lehrer am Collegio della Sapienza in Rom, hatte in jahrelanger Arbeit eine Reihe ausgezeichneter Kupferplatten der Anatomie des menschlichen Körpers herstellen lassen. Das Werk war 1552 vollendet und geriet dann in die Vatikanische Bibliothek, wo es liegenblieb, bis LANCISIUS seinen Wert erkannte. Mir liegt die 1. Ausgabe von 1714 vor, von LANCISIUS, dem medizinischen Berater des Papstes CLEMENS XI., herausgegeben. Der Text zur 1. Tafel (Abb. 1) lautet:

„Exponit varias renum figuras, situs, et magnitudines cum ureteribus, atque *incumbentibus glandulis* (v.m.g.), quas noster Auctor primus detexit, et PICCOLHOMINUS postea, BAUHINUS, et CASSERIUS renes succenturiatos; BARTHOLINUS tandem capsulas atrabilares vocarunt.

Fig. I. Glandula reni dextro incumbens; forma, figura, et substantia ei respondens; major est quam sinistra. Glandula reni sinistro incumbens, similis dextrae; sed ea minor".

Es sei noch darauf hingewiesen, daß die V. suprarenalis auf der rechten Seite der ersten Figur zur V. cava, und auf der linken Seite zur V. renalis zieht — ein Verhalten, das man in der Tat oft beobachten kann.

„Fig. II. Glandulae renibus incumbentes, instar placentularum depressae, ac latae; ut plurimum enim tales occurunt: renibus forma sunt rarius similes. Hae quandoque non renibus, sed transverso septo adhaerunt, eique valide alligantur.

Auf der zweiten, hier nicht abgebildeten Tafel sind die Arterien der Nebennieren gezeichnet; sie stammen nach der Meinung EUSTACHII aus der A. renalis.

Besonders interessant erscheint mir noch die untere Abbildung der 4. Tafel (Abb. 2). Hier ist eine Nierensenkung abgebildet und ganz zweifellos ist die Nebenniere trotzdem in ihrer regelrechten Lage verblieben. LANCISIUS aber schreibt: „videmus *tres* (v.m.g.) renes, unum scilicet in dextro latere, qui naturalis erat; duos vero praeter naturam in sinistro. Alter sinister ren praeter naturam, admodum parvus; sola substantia similis ei, qui naturalis est, vase urinario, et arteria destituitur. Alter ren sinister praeter naturam, in sinistro spinae latere situs est..." Letztere besitzt einen Ureter. Der fehlende Ureter, von der fehlenden Arterie zu schweigen, hätte LANCISIUS stutzig machen sollen.

LANCISIUS betont ausdrücklich im Vorwort des Tafelwerks in einem Brief an FANTONI, daß EUSTACHIUS als erster die Nebennieren beschrieb: „Satis profecto erit compendio dixisse, glandulas, seu renes succenturiatos ab ipso primum compertos..." Im Jahre 1563 erschien zu Venedig des EUSTACHIUS „de Renibus libellus", in welchem er auch auf die Nebennieren zu sprechen kommt, die er als „Glandulas renibus incumbentes" beschreibt. Über die Funktion der Gebilde sagt er: „Iis relinquo qui anatomen exercent inquirendum." Es fällt auf, daß die Nebennieren erst verhältnismäßig spät entdeckt worden sind, wenn man bedenkt, daß Hypophyse und Zirbeldrüse bereits GALEN bekannt waren.

In den Werken von VESAL, FALLOPIUS, später VAN SWIETEN, die alle nach der Bekanntgabe der Entdeckung der Nebennieren durch EUSTACHIUS erschienen, werden die Nebennieren nicht genannt. Nach ROLLESTON (1936) sollen sie aber um diese Zeit von anderen Autoren erwähnt worden sein. ARCHANGELUS PICCOLOMINEUS (Ferrariensis civisque Romanus) schrieb über die Nebennieren. HARVEYS Lehrer CASSERIUS gab ihnen den Namen Renes succenturiati (vgl. Fußnote S. 15). SPIGELIUS (1627) nennt sie in seiner De humani corporis fabrica „Capsulae renales". Im übrigen spricht aus SPIGEL der Zeitgeist, wenn er schreibt:

„Ut aliquid dixisse videatur, factae sunt ad implendum vacuum quod inter renes et diaphragma interstat."

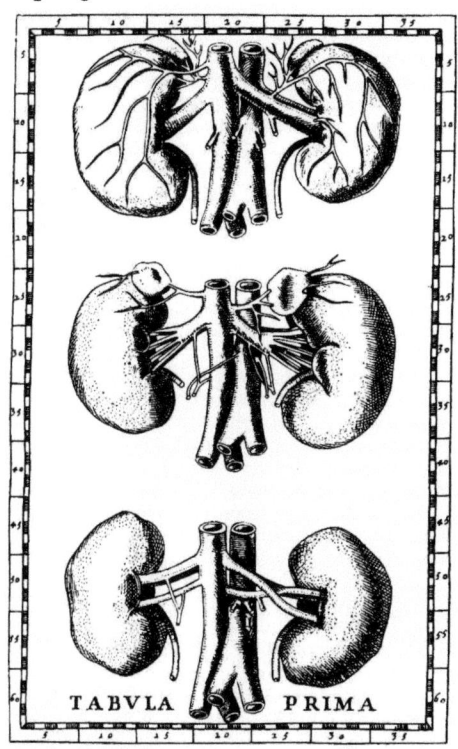 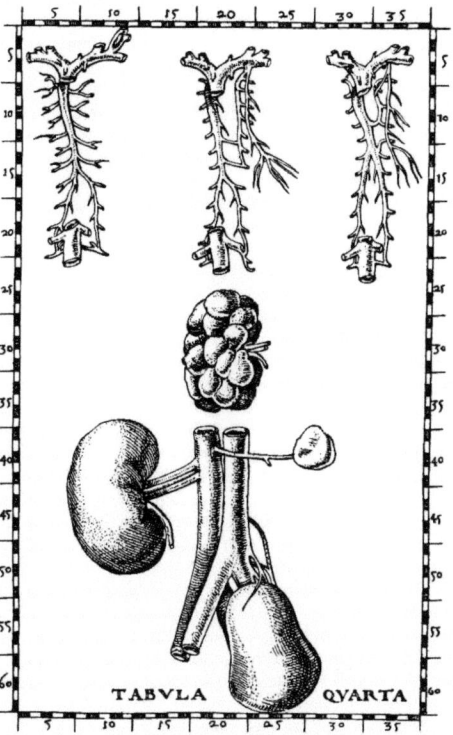

Abb. 1. Die 1. Tafel aus der Anatomie des EUSTACHIUS mit der Darstellung der Nebennieren von dorsal und ventral und mit den Nebennierengefäßen (Ausgabe von 1714).

Abb. 2. Die 4. Tafel aus der Anatomie des EUSTACHIUS mit der Darstellung einer Dislokation der linken Niere bei regelrechter Lage der linken Nebenniere. Fehldeutung bei LANCISIUS (vgl. Text, Ausgabe von 1714).

VAN HELMONT (1577—1644) brachte die Nebennieren mit der Steinbildung in der Niere zusammen. BORDEU (in ARREN, 1894) äußert sich hierzu folgendermaßen:

«Cet enthousiaste plein de génie, comme il faudrait un chaque siècle pour tenir en haleine des scholastiques, voulait que les glandes dont nous parlons séparassent un lithonthriptrique que l'ARÉHÉE savait ménager pour s'opposer à la formation des pierres dans les reins.»

Der Name *Capsulae suprarenales* kommt wohl zuerst bei RIOLAN (1629) vor. BARTHOLIN (1654), der die Nebennieren der *Cetaceen* untersucht hat, soll zuerst den Ausdruck Capsulae atrabilariae gebraucht haben. Die schwarze Galle (bilis atra) war nach Auffassung der Alten für die Entstehung der Melancholie ($\mu\varepsilon\lambda\alpha\varsigma\ \chi o\lambda\eta$) verantwortlich. KASPAR BARTHOLIN suchte nach einem Gang zwischen Nebenniere und Niere, allein umsonst. Sein noch berühmterer Sohn, THOMAS (1616—1680), bemühte sich, die Hypothese des Vaters zu stützen. Er behauptet, daß die Nebennieren verlassende Venenblut gerate über die Nierenvenen, damals noch Vv. emulgentes genannt, erst noch einmal in die Niere, wodurch die in der Nebenniere gebildeten Substanzen der Niere zugebracht würden. Man hätte also in den Nierenvenen eine gegensinnige Bewegung akzeptieren müssen, wozu nach ihm aber niemand mehr bereit war.

MONTESQUIEU zitiert in seiner berühmten Besprechung von 1718 (s. unten) noch einen gewissen PETRUCCIN, offenbar einen italienischen Anatomen, der auf seine Art das Problem der Nebennierendurchblutung gelöst zu haben glaubte. «Il dit avoir trouvé des valvules dans la veine des capsules, qui bouchent le passage de la glande dans la veine cave, et souvent du côté de la glande; de manière que la veine doit faire la fonction de l'artère, et l'artère faisant celle de la veine, porte le sang par l'artère émulgente dans les reins.» Hierzu meint MONTESQIUEU: «Il ne manquait à cette belle découverte qu'un peu de vérité».

THOMAS WHARTON (1656) hat vielleicht zum erstenmal behauptet, im Innern der Nebenniere liege eine *Höhle*. Hierüber habe ich andernorts berichtet (S. 147 ff.). Im 17. Jahrhundert bemühten sich die Anatomen noch eifrig darum, *einen Ausführgang der Nebenniere zu finden*. Ob dieser Frage entstand ein beträchtliches literarisches Hin und Her. Eine Zeitlang sah man die Nebennierenarterien als die Ausführgänge an, und der Bologneser VALSALVA beschrieb einen Gang, der gar von den Nebennieren zum Nebenhoden verlaufen sollte. CHR. L. WELSCH (1691) sprach in seinem Examen renum succenturiatorum das „Paradoxon", wie sich ROSENMÜLLER ausdrückt, aus, daß die Nebennieren eine eigenartige Flüssigkeit sezernieren, die sich in den Ductus thoracicus ergieße. Diese groben Irrtümer waren bald wieder ausgemerzt. Schwieriger war die Klärung des Problems der zentralen Höhle. PERRAULT (1676) beschreibt sie bei einer großen Zahl von *Säugetieren* und DUVERNOY (1751) glaubt fest an eine „Cavitas perampla" in der Nebenniere. WINSLOW (1754) findet im Innern der Nebenniere eine Art „dreyeckichter sehr schmaler Holigkeit", CUVIER (1805, 1846) beschreibt die Höhle in der Nebenniere des Elefanten.

Gegen diese Ansichten, welche auch noch von HILDEBRANDT, HALLER u. a. geteilt wurden, wandten sich vor allem MECKEL (1806) und NAGEL (1836). Auch ECKER (1846) weist darauf hin, daß er bei einer Frau von 80 Jahren und einer anderen von 96 Jahren Marksubstanz, aber keine Höhle in der Nebenniere gefunden habe. Noch 1852 und 1856 glaubt FREY in seinem zusammenfassenden Artikel über die Nebenniere betonen zu müssen, daß die Nebennieren keine Höhle und keinen Ausführgang besitzen.

Am Ende des 17. Jahrhunderts spielten die Nebennieren eine gewisse Rolle im Krankheitssystem des Holländers SYLVIUS (gest. 1672). Dieser unterschied zwei Gruppen von Krankheiten, solche aus saurer und solche aus alkalischer Schärfe. Von Leber, Milz und Nebenniere sollten dem Körper Stoffe zugeführt werden, durch deren Menge und Art der Chemismus des Körpers bestimmt wird, schädliches Übermaß solcher Stoffe kann eine „Schärfe des Körpers" bedingen. Nach diesen Gesichtspunkten richtete SYLVIUS seine Therapie mit sauren und alkalischen Gegenmitteln ein. Man darf ihn wohl daher als einen der Begründer der Iatrochemie bezeichnen, und die Iatrochemie dürfte den allgemeinen Hintergrund bilden, auf dem sich die Linien abzeichnen, die in die Richtung zu einer wissenschaftlichen Endokrinologie weisen.

Etwas primitiv sind die Vorstellungen bei LIEUTAUD und BROUSSAIS; beide mußten in die Irre gehen, weil sie sich noch zu sehr von der Topographie der Nebennieren bei den Säugetieren beeindrucken ließen. LIEUTAUD (1703—1780) behauptete, daß die Nebennieren eine Flüssigkeit zu sezernieren hätten, welche Ausfällungen in der Vena cava hemmen sollte. In gewisser Weise hängt diese Auffassung mit der BOERHAAVES (1668—1738) zusammen, der aus der topographischen Beziehung zwischen Nebennieren und Nieren schloß, daß die Nebennieren den bei der Bildung des Urins in der Niere eintretenden Flüssigkeitsverlust des Blutes durch ihr Sekret ersetzen. Auch BROUSSAIS versucht, die Nebennieren funktionell mit den Nieren in Verbindung zu bringen: sie sollen das Blut, welches die Nieren überlasten würde, abnehmen, parallel zu Thymus für Lunge oder Schilddrüse für Gehirn!

Es war aber nunmehr die Zeit gekommen, die für die Bemühungen um die rätselhaften Funktionen der Drüse günstiger war. Denn — unter Wiederaufnahme ältesten medizinischen Gedankengutes der Humoralpathologie — hatte THÉOPHILE DE BORDEU (1751, 1775) den Gedanken einer „inneren Sekretion" konzipiert, indem er behauptete, daß jedes Organ eine spezifische Substanz produziere und ins Blut hinein abgebe. Umgekehrt sah er Ausfallserscheinungen bei Kastraten als Folgen des Ausfalles eines von der Keimdrüse ins Blut abgegebenen Stoffes an.

Für die Geschichte der Nebennierenforschung ist besonders aufschlußreich das Ergebnis einer 1716 von der Académie des Sciences zu Bordeaux gestellten Preisaufgabe über die *Bedeutung des Organs*. MONTESQUIEU, damals gerade 29 Jahre alt, gehörte zu den Preisrichtern. Über seine Anteilnahme am Nebennierenproblem schreibt 100 Jahre später der Anatom CAILLAU (1819) in den klinischen Annalen der Medizinischen Gesellschaft von Montpellier. Nach CAILLAUS Forschungen konnte damals keinem der Bewerber der Preis zuerkannt werden, weil keiner die gestellte Frage zu lösen imstande gewesen war. Nur eine ganze Reihe verschiedener Vermutungen über die Bedeutung des Organs war eingegangen. So sollten die Nebennieren eine Wirkung auf den Magen haben, vermutlich auf dem Wege über das Nervensystem. Die Regulation der flüssigen Phase des Blutes wurde ihnen zugeschrieben. Natürlich tauchten auch wieder die Vorstellungen von der schwarzen Galle aus der alten Säftelehre auf. Man unterschied zwei Arten von Galle, eine gröbere, welche von der Leber hergestellt wird, und eine feinere, welche die Nieren mit Hilfe von „Fermenten" aus den Nebennieren bereiten. Die Fermente sollten von der Nebenniere über bestimmte Ausführgänge zur Niere gebracht werden.

Andere Hypothesen waren: die Nebennieren können eine eingedickte Lymphe filtrieren, sie mobilisieren das die Nieren umgebende Fettgewebe für einen Fetttransport im Blut usw. Ein weiterer Bewerber meldete wieder einmal die Entdeckung des Ausführganges. Am 25. August 1718 teilte MONTESQUIEU der Akademie das Ergebnis mit. CAILLAU (1819) mußte 100 Jahre später ähnlich zusammenfassen: «Les anatomistes n'ont pas pu découvrir l'usage des glandes surrénales ... Nous ne sommes pas plus avancés aujourd'hui sur les glandes dont il est question que du temps de fameux EUSTACHE qui en parle le premier.»

Vielleicht war CAILLAUS Urteil doch etwas zu pessimistisch. Zunächst tauchten jetzt die ersten besseren Beschreibungen der Nebennieren auf (WINSLOW, 1732ff.). RUYSCH soll Schilddrüsen wie Nebennieren als lymphverarbeitende Organe angesehen haben. BICHAT (1771—1802), der Begründer der modernen Gewebelehre, ein kritischer Kopf, gibt eine gute Beschreibung der Drüsen, ohne sich in Spekulationen zu verlieren.

Wie auf so vielen anderen Gebieten erwies sich auch für unser Problem der Einbruch des *vergleichend-anatomischen Denkens* äußerst wertvoll. Hier sind die Untersuchungen folgender Forscher zu nennen: PERRAULT (1676): Nebennieren von *Elefant, Seekuh, Igel, Wickelschwanzaffe, Vögel, Chelonier*, SEGER (1688): Nebennieren von *Igel, Phoca, Delphin*, SCHELLHAMMER (1702): Nebennieren des *Seehundes*, SCHEUCHZER (1702): des *Murmeltieres*, KALMUS (1730), SWAMMERDAM (1738): Nebennieren des *Frosches*, MÖHRING (1740a, b), STELLER (1749): Nebennieren von *Lutra, Phoca*, DUVERNOY (1751): des *Igels*, SUE (1755): von *Lutra*, DAUBENTON (1758): von *Zibetkatze, Meerschweinchen, Igel, Mandrill*, JOHN HUNTER (1787): *Cetacea*, PETRUS CAMPER (1802): *Elefant*. Mitten unter diesen vergleichenden Arbeiten findet man aber dann auch eine Untersuchung wie die von SCHMIDT (1785), in der klar geschrieben wird, daß das Sekret der Nebenniere unmittelbar ins Blut übergehen müsse (und die Herzaktion beeinflusse).

Im 19. Jahrhundert dominieren zunächst noch ganz die vergleichend-anatomischen Untersuchungen. Dazu treten Betrachtungen des Feinbaues der Nebennieren in immer stärkerem Grade, Betrachtungen zur Entwicklung des Organs und zur Pathomorphologie. Von der Mitte des Jahrhunderts an setzt die klinische Forschung in Verbindung mit pathologischer Anatomie ein und schließlich beginnt um fast die gleiche Zeit die experimentelle Erforschung der Nebennieren.

Die erste große zusammenfassende, vergleichend-anatomische Arbeit stammt von FRIEDRICH MECKEL (1806). MECKEL, mit CUVIER befreundet, konnte in Paris an dem reichhaltigen Material des „Jardin du Roi" seine Studien vorwärtsbringen. Etwa 30 Species nennt er in dieser Arbeit. Seine Darstellung beschränkt sich in erster Linie auf Form, Farbe, Größe und Gewicht der Nebennieren (Beobachtungen am Organ in situ und Untersuchungen des Durchschnitts). Besonderer Wert wird immer wieder auf die anatomische Prüfung möglicher Beziehungen der Nebennieren zu den Genitalorganen gelegt. Bezüglich der Funktion bleibt ihm jedoch auch bei Einbeziehung der Pathologie das meiste unklar. Er sagt nur, MORGAGNI habe einen 60 Jahre alten Mann untersucht, bei dem über der linken Niere eine rundliche Geschwulst, mit der Nachbarschaft verwachsen, vor allem in Kontinuität mit der Nebenniere gefunden worden sei. Der Tumor sei „glandulös" gewesen und habe in der Mitte zwei getrennte Höhlen voll seröser Flüssigkeit gehabt. MECKEL selbst besaß ein Präparat, in dem am oberen Ende der rechten Niere ein mit deren Kapsel fest verwachsener Körper zu sehen war. Darüber befand sich noch ein Gewebsklumpen; beide Gebilde waren schwarzgelblich. Eine weitere Deutung versucht MECKEL nicht. Dagegen verdient das Resumé zu MECKELS großer Nebennierenarbeit der Vergessenheit entrissen zu werden.

„Im Verlaufe dieser Arbeit bin ich nämlich auf die Vermuthung gekommen, daß die Nebennieren dadurch wenigstens von der Schilddrüse abweichen, daß sich, die Function beider Organe mag im Allgemeinen auch vielleicht dieselbe seyn, doch eine sehr genaue Relation zwischen den Nebennieren und einem andern Organe befindet, die man zwischen denselben und der Schilddrüse nicht entdeckt. Vielleicht findet sich insofern auch zwischen der Schilddrüse und diesem andern Organe eine Relation, indem beide in Rücksicht auf ihren Beytrag zur Erhaltung des Lebensprozesses in Eine Klasse gehören; etwas, das jetzt wenigstens mit vieler Wahrscheinlichkeit angenommen werden kann: indess, dem sey wie ihm wolle, so scheint es mir doch nicht uninteressant, außer diesen allgemeinen Beziehungen, in welchen gewisse Organe dadurch stehen, daß sie zum ganzen Lebensprozeß ungefähr auf dieselbe Art beytragen, besondere unter den verschiedenen Organen Einer Klasse aufzufinden, welche anzudeuten scheinen, daß außer diesem allgemeinen Zwecke durch ein jedes derselben noch besonderer erreicht werden. Das Organ, mit welchem die Nebennieren in einer speciellern Verbindung als mit einem andern zu stehen scheinen, sind die Geschlechtstheile."

Zum Beweis führt MECKEL einen Acephalus an, dem Milz, Pankreas, Nebennieren und Sexualorgane fehlen, oder er weist auf die Größe der Genitalien bei *Meerschweinchen* hin bei gleichzeitiger beträchtlicher Größe der Nebennieren dieser Tiere. Dazu zitiert er DAUBENTON, welcher diese Parallelität auch beim *Igel* beobachtet hat. Er verallgemeinert dann, daß alle Tiere mit stark entwickelten Geschlechtsorganen oder starkem Zeugungstrieb auch große Nebennieren besitzen. MECKEL schreibt hier, daß die *Nagetiere* einen ,,beneidenswerthen Genitalienapparat" haben. — Er will des ferneren auch bei *Menschen*, die stark onanierten, besonders große Nebennieren gefunden haben. Allerdings verrät er nichts über seine anamnestischen Explorationen. Die MECKELsche Arbeit stellt zweifellos einen Markstein in der Nebennierenforschung dar und mit Recht hat PETTIT (1896) darüber gesagt: «Toutefois il convient de remarquer que ce mémoire est peu lu et nombre d'auteurs subséquents reviennent sur certains points définitivement établis par MECKEL.»

CUVIER (1805) hat in den berühmten ,,Leçons d'anatomie comparée" auch die Nebennieren bearbeitet. Ihm fiel die beträchtliche Größe der Nebennieren beim *menschlichen Fetus* auf. Auch bei einigen anderen *Säugern* fand er solche Verhältnisse und kam daher zum Schluß, die Nebennieren müßten beim jungen Individuum eine wichtige Aufgabe haben. Im übrigen ist ihm die Existenz von Nebennieren nur bei *Säugern* und *Vögeln* gewiß; was bei *Reptilien* dafür angesprochen worden ist, erscheint ihm zweifelhaft. Bei den *Fischen* hat CUVIER keine Nebennieren gesehen. Der Göttinger BERGMANN (1839) brachte die Nebennieren mit dem Nervensystem in engeren Zusammenhang. Bevor noch die genaueren histologischen Beschreibungen der Nebennieren einsetzten, finden wir HENLES Bemerkung (1843), daß die Nebennieren keine Bedeutung für die Erhaltung des Lebens haben, denn man könne sie exstirpieren, oder sie könnten degenerieren, ohne daß wesentliche Veränderungen eintreten. Auf der anderen Seite erwähnt der Physiologe JOHANNES MÜLLER in seinem Lehrbuch die Drüsen ohne Ausführgang und weist ihnen eine sekretorische Aktivität zu, durch welche ein Stoff ins Blut abgegeben werden soll, der für die Bildung von Blut und Lymphe Bedeutung habe.

In der frühesten Periode der *mikroskopisch-anatomischen Forschung* ließ man im allgemeinen die Nebennieren nur aus ,,Zellgewebe", Blutgefäßen und Nerven zusammengesetzt sein. Die ersten Ansätze zu feinerer histologischer Beschreibung stammen von NAGEL (1836, 1838), BERGMANN (1839), PAPPENHEIM (1840), SCHWAGER-BARDELEBEN (1841), HENLE (1841 ff.), GULLIVER (1840, 1842), OESTERLEN (1843), SIMON (1844, 1847), FR. ARNOLD (1844 bzw. 1851). NAGEL (1836) wollte MECKELS (1806) Ansicht widerlegen, daß die Nebennieren Beziehungen zu den Sexualorganen haben sollen. NAGEL demonstrierte 4 Mißgeburten: 2 Hemicephali ohne Nebennieren (ein männlicher, ein weiblicher), aber mit Keimdrüsen, 3. einen männlichen Acephalus, bei welchem die Nieren nicht ausgebildet waren, aber beide Nebennieren und beide Hoden vorhanden waren, und 4. einen weiblichen Acephalus, dem beide Nebennieren fehlten, während die Ovarien vorhanden waren. Die Parallelität in der Größe von Nebennieren und Sexualorganen bei den *Nagetieren* bestreitet NAGEL. Auch die engen topographischen Beziehungen zwischen Nebennieren und Genitalorganen bei *Vögeln* und *Amphibien*, auf die MECKEL verwiesen hatte, lehnt NAGEL ab. Schließlich bezweifelt er die pathologischen Veränderungen der Nebennieren bei Degenerationen an den Sexualorganen. Degenerationen der Nebennieren könnten bei vielen anderen, nicht genitalen Erkrankungen vorkommen.

Auch NAGEL betont noch, in der Nebenniere sei kein Ausführgang nachzuweisen. Den oben genannten Histologen ging es in erster Linie darum, das Wesen des von ihnen erkannten ,,Drüsenparenchyms" besser zu verstehen. Der Ausdruck ,,Drüsenparenchym" löst im Schrifttum den älteren Begriff ,,Zellgewebe" ab. In der unter THEODOR BISCHOFF in Heidelberg angefertigten Dissertation von SCHWAGER-BARDELEBEN (1841) über die ,,Glandulae ductu excretorio carentes" können wir den Kampf um den Durchbruch der neuen Zellenlehre erkennen. SCHWAGER-BARDELEBEN arbeitete mit Zupfpräparaten. ,,Globuli cum granulis" beschreibt er in erster Linie, ohne dem Zellbegriff oder der Struktur der Nebennierenrinde ganz nahezukommen.

In der Klarstellung des Begriffes ,,Drüsenparenchym" dürfte — wohl nicht nur in bezug auf die Nebennieren — ALEXANDER ECKER (1846) damals am weitesten vorangekommen sein. ECKER diskutiert die Frage, was denn im histologischen Sinn eigentlich eine Drüse sei. Dem Stand der damaligen Histologie entsprechend — d. h. historisch gesehen im Übergangsstadium von einer biologischen Größenordnung zur nächsten — anders ausgedrückt im Übergang von Fasern, Röhren, Schläuchen usw. zu *Zellen* wurde für eine Drüse gefordert: 1. die sog. Drüsenmembran, eine zarte, strukturlose Haut, welche verschiedenen geformte Schläuche und Röhren bildet, 2. die ,,Schläuche", die entweder einen permanenten Ausführgang besitzen, oder aber sich zu bestimmten Zeiten auf einer Oberfläche öffnen, 3. ein Blutgefäßnetz außen auf der Drüsenmembran, 4. Zellkerne und Zellen an der Innenwand der Röhren und Schläuche.

ECKER ging zunächst daran, die in der ausgepreßten Masse von Rinde und Mark der Nebenniere feststellbaren Gebilde näher zu untersuchen. Viele von ihm beschriebene Einzelheiten bedürfen keiner Erwähnung mehr, aber manches hat er zum erstenmal richtig geschildert, so z. B. daß aus der Rinde zahlreiche „Fettkörnchen" ausgedrückt werden können, aus dem Mark viel weniger (ähnlich dann WERNER 1857). ECKER sieht ferner in der ausgepreßten Flüssigkeit „körnige Körper" = Kerne (= die „dotted corpuscules" von SIMON 1844, 1847), weiter Protoplasmareste um die Zellkerne. Diese Dinge können hier nicht weiter ausgeführt werden. Wen aber die Entstehungsgeschichte der Zellenlehre interessiert, für den ist das Buch ECKERS eine wahre Fundgrube! Das wichtigste Ergebnis der ECKERSchen Untersuchung besteht darin, daß er die Entstehung der Drüsenschläuche aus Zellen, allerdings über den Weg einer „endogenen Kernvermehrung", ausspricht.

ECKER sah in der Kapsel horizontale Lagen von Bindegewebe, aus welcher in radiärer Richtung Fasern gegen das Mark verlaufen. Die „Drüsentubuli" der Nebennierenrinde besitzen blinde Enden. Wenn nicht zuviel Fett die Verhältnisse verdunkelte, konnte ECKER ausmachen, daß die Tubuli parallel nebeneinander liegen. Er versuchte auch durch Maceration (Kalilauge, Essigsäure usw.) den Feinbau der Nebenniere besser zu erkennen. Besonders häufig benutzte er Humor aquaeus teils mit, teils ohne Zusatz von Pottasche (Hyaluronidasewirkung!?). Er konnte auf diese Weise verschieden große Tubuli isolieren; die kleineren sollen mehr in Marknähe gelegen sein.

Das Mark konnte ECKER meist nachweisen; nur gelegentlich fand er an seiner Stelle eine Höhle. Er hat offenbar den Verdacht, daß es sich in solchen Fällen um postmortale Zersetzungserscheinungen handle. Bei allen *Säugetieren* werden die Markkomplexe ebenfalls von Bindegewebe eingefaßt, welche mit dem der Rinde in Verbindung steht. In diesem Netzwerk verlaufen zahlreiche Blutgefäße und Nerven.

Obwohl sie den Ausführungen von ECKER an Bedeutung nicht gleichkommen, möchte ich nicht die Untersuchungen von LOUIS MANDL (1838, 1847) vergessen. MANDL schrieb eine medizin-historisch höchst interessante „Anatomie microscopique". Im 1. Band (S. 283) schreibt er über die Nebenniere. Das Mark hält er im wesentlichen für nervös, die Rinde besteht aus „Utriculi" (= ECKERS Schläuche), die mit einer cellulär noch nicht (!) aufgegliederten Masse angefüllt sind. In dieser Masse sind aber Zellkerne erkennbar.

Im Jahre 1852 übernahm FREY in TODDS „Cyclopaedia of Anatomy" im wesentlichen das von ECKER entworfene Bild der Nebenniere. Er trat den Untersuchern entgegen, welche aus der Ähnlichkeit der Farbe von Rinde und Mark schlossen, die Nebenniere sei ein einheitliches Organ.

Mit der Anwendung der damals zur Verfügung stehenden Vergrößerungen beschrieb er den Inhalt der „Tubuli" als 1. freie Molecula (im Sinn des Wortes), 2. Fettkörnchen, 3. Kerne, 4. Zellen in verschiedenen Stadien der Entwicklung. Obwohl FREY mit ECKER darin übereinstimmte, daß im Mark der Nebenniere keine Drüsenschläuche auszumachen seien, erwähnt er doch GERLACHS (1849) Behauptung, im Nebennierenmark des *Schafes* Drüsenschläuche gefunden zu haben. FREY selbst beschreibt im Mark der *Pferde*nebenniere ovale Drüsenbläschen in teils länglicher, teils gebogener Form.

Die Gebilde, die ECKER (1846), HASSALL, GERLACH (1849), FREY (1852) als „Drüsenschläuche" der Nebennierenrinde beschrieben, werden später von KÖLLIKER (1852), LEYDIG (1859), JOESTEN (1863, 1864), MOERS (1864), ARNOLD (1866) als Zellsäulen geschildert. Dabei geht KÖLLIKER den ersten Schritt über die Erkenntnis ECKERS hinaus, indem er das Vorkommen von „Blasen" (höher als Zelleinheit!) nur in beschränktem Umfang anerkennen will, im wesentlichen aber das Drüsenparenchym aus interstitiellem Bindegewebe und in dieses eingebetteten Zellen aufgebaut sein läßt. ARNOLD gibt dann den Begriff „Drüsenschlauch" für die Nebennierenrinde völlig auf.

Zwischen den beiden Ansichten von den offenen Drüsenschläuchen auf der einen, den Zellsäulen auf der anderen Seite, standen LUSCHKA (1860ff.), der von drüsenartigen geschlossenen Schläuchen sprach, und HENLE (1865), der gleichzeitig Stränge und Schläuche der Nebenniere unterschied. Später pflichtete auch v. EBNER (1902) der Meinung KOELLIKERS bei, indem er sich besonders auf dessen Begründung stützt, daß den Rindenzylindern eine Membrana propria fehle, wie sie echten Drüsenschläuchen zukommt.

Wegen des Fehlens eines Ausführganges rechneten HENLE (1841), SCHWAGER-BARDELEBEN (1841), ECKER (1846) und FREY (1852) die Nebennieren zusammen mit Milz, Thymus, Schilddrüse besonders auf Grund ihres Blutreichtums zu den „*Blutdrüsen*" („*Ganglia sanguineo-vasculosa*" nach SCHWAGER-BARDELEBEN 1841; bei den Engländern „*blood-glands*", „*glands of blood-vessels*", „*vascular ganglia*"). Von KRAUSE (1843) können wir weitere Synonyma für diese Organgruppe entnehmen: Blutgefäßknoten, unvollkommene Drüsen, Ganglia vascularia, Glandulae spuriae, von WERNER (1857): Glandulae nervosae. REMAK (1847) hat wohl als erster den embryologischen Zusammenhang des Nebennierenmarkes mit dem Sympathicus gesehen und daher die Nebennieren unter die „Nervendrüsen" eingereiht. Nach KRAUSE bestehen alle zu dieser Gruppe gehörenden Organe fast nur aus Knäueln ansehnlicher Blutgefäße (Beurteilung auf Grund von Injektionspräparaten). Noch 1876 meint KRAUSE, die Nebennieren würden durch eine „colossale Entwicklung von Adventitiazellen der Venen und die sie constituierenden Zellen" aufgebaut.

Der Begriff der „Blutgefäßdrüsen" scheint indessen bereits den älteren Anatomen nicht sehr sympathisch gewesen zu sein; so sagt HENLE (1841): „Die unter diesem Namen begriffenen Organe stimmen hauptsächlich darin miteinander überein, daß sowohl ihr feinerer Bau als ihre physiologische Bedeutung zur Zeit gänzlich unbekannt sind." HENLES Antipathie gegen die „Blutgefäßdrüsen" scheint sich auch später nicht beruhigt zu haben. So schreibt er im Jahre 1865: „Ein Organ unter die Blutgefäßdrüsen aufnehmen, heißt demnach nichts anderes, als zugeben, daß es in physiologischer Beziehung unverstanden und in anatomischer Beziehung specifisch sei."

Ähnlich äußert sich FREY (1852): "Unfortunately, as regards the activity of the glands of blood vessels, they all veil themselves in an impenetrable obscurity." Einen schweren Fehlschluß bedeutete seine weitere Bemerkung: "besides this, they are so small that their secretion can scarcely have any very sudden and visible influence of the vegetative life of the body."

Wenden wir einen Seitenblick von diesen anatomisch-definitorischen Erörterungen auf die *Physiologie* und *experimentelle Morphologie*, so fällt ins Jahr 1849 der erste eindeutige biologische Beweis einer inneren Sekretion, wie sie von BORDEU geahnt war (s. S. 4). Der Göttinger Professor A. A. BERTHOLD (1849) verpflanzte bei 4 Hähnen die Hoden vom normalen anatomischen Ort an andere Körperstellen, ohne daß dadurch ein der Kastration ähnliches Bild aufgetreten wäre. Mit diesem Experiment war die innere Sekretion der Keimdrüsen bewiesen.

Die endokrinen Leistungen der Nebennieren waren dagegen noch völlig unklar. Zur Funktion der Nebennieren bemerkt KRAUSE: „eigenthümlicher noch unerforschter Einfluß auf Blutmischung". Ähnlich klingen die zusammenfassenden Worte ECKERS (1846): „Entscheidende Aufschlüsse über die Funktion der Nebennieren habe ich nicht erhalten und auch nicht erwartet, soviel glaube ich aber mit Entschiedenheit behaupten zu können, daß die Funktion aller Blutgefäßdrüsen eine und dieselbe, und zwar eine allgemeine, auf das Blut im Ganzen influirende ist." Was speziell die Nebennieren angeht, so spreche die Größe des Organs und die sehr große Blutmenge in ihm für eine Absonderungstätigkeit. Da er Lymphgefäße im Innern der Nebenniere nicht nachweisen konnte, glaubt er an einen unmittelbaren Abfluß des Sekretes an das Blut. Gegen HEWSON und BISCHOFF bestreitet er die Rolle der Blutdrüsen als Bildungsstätte von Blutkörperchen. Entgegen manchen anderen älteren Autoren, die eine engere Bindung der Nebennieren an die Sexualorgane diskutieren, hält sich hier ECKER sehr zurück. Er weiß wohl, daß schon lang vor ihm solche Beziehungen zu Harnorganen und Geschlechtsorganen (er nennt unter anderem HALLERS Elementa physiologiae Bd. 8, S. 407, 1757) vermutet worden sind, aber er will auf etwas anderes hinaus: „Man kann daher nicht sagen, das Sekret der Schilddrüse komme dem Gehirn zu gut oder das der Nebenniere den Genitalien oder das des Thymus werde vorzugsweise bei der Respiration verbraucht; da es in der Blutmasse aufgeht, so wird es allen Theilen gleich zu gut kommen, wird also nur ganz allgemeinen Zwecken dienen können."

Das heißt also, daß alle „Blutdrüsen" praktisch gleiche Funktion besitzen, was in einer letzten Verallgemeinerung sogar heute akzeptiert werden könnte. ECKER wie HENLE sprechen von einer „quantitativen" Ergänzung der Blutdrüsen untereinander. Der moderne Gedanke der Korrelation ist aber darin meines Erachtens noch nicht enthalten.

In der unter REISSNER in Dorpat angefertigten Dissertation des fleißigen BERTHOLDUS WERNER (1857) können wir alle vor 100 Jahren in Betracht gezogenen funktionellen Möglichkeiten der Nebennieren lesen: „quoniam alii, eas cum organis genitalibus, alii cum systemate uropoetico, alii cum nervorum, alii cum vasorum sanguiferorum systemate, alii denique, et quidam maxime aetate recentiore, simul cum nervorum vasorum sanguiferorum systemate connexu quodam contineri judicaverunt". WERNER selbst möchte die Nebennieren am liebsten zum Nervensystem rechnen, obwohl er betont, daß die Organe nicht aus Nervenzellen aufgebaut sind. Die nahe Verbindung des Nebennierenmarkes mit dem Sympathicus wird auch schon bei TODD und BOWMAN (1856) erwähnt. HYRTL (1865) weist unter Berufung auf HUSCHKE wieder auf die Beziehungen zwischen Nebennieren und Generationsorganen hin.

Ein anderes Thema wird von WILSON (1853) angeschlagen, wenn er davon spricht, daß die Nebennieren wegen ihrer relativen Größe in der Fetalzeit eine besondere *Bedeutung für die Entwicklung* haben müßten. Dazu paßt nicht die Thesis V. und VI. der Dissertation von WERNER (1857): „Suprarenium actio in foetu non major est, quam in adulto."

Im Jahre 1854 hat KÖLLIKER einen wichtigen Beitrag zur *Histologie der Nebenniere* geschrieben (zur Bedeutung dieser Arbeit s. auch S. 206). In dieser Arbeit sind auch die Bindegewebsverhältnisse in der Nebenniere zum erstenmal eingehend geschildert. Abschließend sagt er: „Es will mir (wie ich schon im Mai 1852 in einer Sitzung der Würzburger medicinischen Gesellschaft äußerte) scheinen, daß in der Nebenniere zwei functionell ganz verschiedene Theile vereinigt sind, die Rinde, die man ohne Weiteres als Blutgefäßdrüse und das Mark, das ich, wie schon andere vor mir (BERGMANN), in eine Beziehung zum Nervensystem setzen möchte."

Im übrigen weist KÖLLIKER auch bereits darauf hin, daß gewisse Ganglien des Sympathicus (durch Fettbildung in ihren Zellen!) zu drüsenartigen Körpern sich gestalten können, „die man nach dem bisherigen Usus als Nebennieren bezeichnen kann".

LUSCHKA (1862) stellte folgende Überlegungen zur Funktion der Nebennieren an: „Welche vitalen Vorgänge durch die in dem Bau der menschlichen Nebenniere gegebene Vereinigung drüsenartiger und nervöser Zellen vermittelt werden, läßt sich dermalen noch nicht ergründen; doch ist es vielleicht gestattet die Vermuthung zu hegen, daß jene Organe die Bildungsstätte eines Agens sein möchten, mit welchem die großen sympathischen Bauchgeflechte gewissermaßen geladen, d. h. in denjenigen Grad elektrischer Spannung versetzt werden, der ihrer functionellen Entfaltung förderlich ist."

HARLEY (1858) veröffentlichte eine histologische Beschreibung der Nebennieren nach Färbung mit Carmin. Er härtete die Organe mit Chromsäure und schnitt sie unter Wasser mit einem Rasiermesser in dünne Schnitte. Als Aufhellungsmittel diente Glycerin. Die ersten Färbungsversuche mit Carmin hatten in Deutschland GERLACH und WELCHER kurz zuvor unternommen; sie hatten unter anderen Organen übrigens auch die Nebennieren gefärbt. HARLEY übernahm wohl ihre Technik.

Während auf der einen Seite die Histologie der Nebenniere mit der neuen Färbetechnik vorangetrieben wurde, hatten die älteren makroskopischen und vergleichend-anatomischen Untersuchungsmethoden zu neuen Ergebnissen geführt. RETZIUS (1819, 1832b) soll als erster den Nebennieren entsprechende Organe bei *Rochen* und *Haien* beschrieben haben und STANNIUS (1839) fand bei einigen *Teleosteern* kleine Körperchen („STANNIUSsche Körperchen"), die er ebenfalls als Nebennieren ansah (s. dazu S. 47ff.). NAGEL (1836) beschrieb die Nebennieren der *Vögel*, RATHKE (1839) die der *Amphibien*.

Ganz besonders wurde aber das allgemeine Interesse der Ärzte auf die Nebennieren gelenkt, *als zuerst 1849* THOMAS ADDISON, *Arzt an* GUYS *Hospital in London, auf ein Syndrom aufmerksam machte*, über welches er zusammenfassend 1855 seine berühmte Arbeit "The constitutional and local effects of disease of the suprarenal capsules" schrieb. ADDISON bezieht zum erstenmal ein Krankheitsbild, welches bis dahin in der klinischen Literatur unter verschiedenen Bezeichnungen ging (beispielsweise „idiopathische Anämie"), auf eine — wie wir heute wissen gewöhnlich tuberkulöse — Zerstörung der Nebennieren. Mit Recht nennt BIEDL (1913) das Jahr 1855 einen Wendepunkt in der Nebennierenforschung. HARTMAN und BROWNELL (1949) sprechen von der folgenden Zeit als „ADDISONIAN epoch" der Nebennierenuntersuchungen. Aus der Zusammenfassung der ADDISONschen Arbeit entnehme ich folgende Sätze. "The leading and characteristic features of the morbid state to which I would direct attention are anaemia, general langour and debility, remarkable feebleness of the heart's action, irritability of the stomach and a peculiar change of colour in the skin occuring in connection with a diseased condition of the suprarenal capsules ... This singular dingy or dark coloration usually increases with the advance of the disease; the anaemia, languor, failure of appetite and feebleness of the heart become aggravated; a darkish streak usually appears on the commissure of the lips, the body wastes ... the pulse becomes smaller and weaker, and without any special complaint of pain or uneasiness the patient at length gradually sinks and expires." Spätere Untersucher fügten als wichtige Symptome noch die Blutdruckerniedrigung, Störungen des Elektrolythaushaltes, die Abnahme der sexuellen Funktionen (Amenorrhoe) hinzu. HYRTL (1865) glaubte nicht an das ADDISONsche Syndrom: „ADDISONs Behauptung gegenüber, daß bei organischen Krankheiten der Nebennieren eine bronzefarbige Dekoloration der Haut eintritt, fand Prof. KLOB bei einem faustgroßen Krebs der Nebennieren die Hautfarbe unverändert." Noch 1884 wiederholt er seine skeptischen Ansichten.

Die klinische und pathologisch-anatomische Arbeit von THOMAS ADDISON war der Anlaß zu neuen experimentellen Untersuchungen. Führend in dieser Hinsicht war zuerst BROWN-SÉQUARD (ab 1856). Er versuchte die ADDISONsche Krankheit durch *Ausschaltung der Nebennieren* zu imitieren. Schon MECKEL und ECKER, ferner HENLE (1843) hatten daran gedacht, daß man versuchen könnte, durch Exstirpation der Nebennieren hinter ihr Geheimnis zu kommen, aber sie hatten sich selbst an diesen Versuch noch nicht herangewagt. BROWN-SÉQUARD nahm die Nebennieren beiderseits heraus und stellte fest, daß dieser Eingriff, trotz einer relativ schonenden Operation, mit dem Leben der Versuchstiere nicht vereinbar sei. Die adrenalektomierten *Kaninchen* bekamen Krämpfe. Bei einigen, die den Eingriff etwas länger überlebten, sah BROWN-SÉQUARD in den Blutgefäßen eine Vermehrung von „Pigment" und meinte, die Tiere gingen schließlich an „Pigmentembolien" zugrunde.

BROWN-SÉQUARD bezeichnet daher die Nebennieren als lebenswichtige Organe. Aber seine Ansicht stieß auf beträchtlichen Widerstand. MARTIN-MAGRON, GRATIOLET (1853,

1856), PHILLIPEAUX (1856a, b, 1857), BERRUTI und PERORINO (1856), WERNER (1857) griffen ihn an und behaupten, daß die Tiere an der Operation und nicht speziell an der Adrenalektomie gestorben wären. SCHIFF (1863a, b) wiederholte die Experimente von BROWN-SÉQUARD und stellt fest, daß die Entfernung der Nebennieren keine Wirkung auf die Lebensdauer der Versuchstiere habe. Er zieht den Schluß, daß mithin diese Organe im Körperhaushalt insgesamt keine wesentliche Rolle spielen können. HARLEY (1854 ff.) behauptet darüber hinaus sogar, durch Nebennierenexstirpation ließe sich das Leben von *Ratten* und *Meerschweinchen* verlängern. Der nach Adrenalektomie gelegentlich erfolgende Tod beruhe auf einer Läsion des Semilunarganglions. TIZZONI (1884, 1886a, b, 1887) entfernte oder zerstörte die Nebennieren bei einer großen Anzahl von Versuchstieren und stellt fest, daß die meisten Tiere nach dem Eingriff starben. Die übrigen magerten ab, bekamen teils Lähmungserscheinungen, teils Krämpfe. Eine Pigmentvermehrung im Blut konnte TIZZONI nicht feststellen. Aber bei 13 von 54 operierten Tieren sah er 2 Monate nach der Operation eine fleckförmige graue Pigmentierung z. B. unter der Zunge usw. Bei der Autopsie fand er Veränderungen im Zentralnervensystem. Auch NOTHNAGEL wiederholte die Versuche von BROWN-SÉQUARD; er beschrieb nach der Zerstörung der Nebennieren bei *Kaninchen* addisonartige Veränderungen.

Nachdem wir heute über die akzessorischen Rindenorgane und ihre kompensatorische Hypertrophie nach Nebennierenentfernung einiges wissen, erscheinen uns die Widersprüche der älteren Untersucher nicht mehr so merkwürdig. Übrigens hat STILLING (1887, 1888, 1889) als erster die *kompensatorische Hypertrophie* der verbleibenden Nebenniere nach Entfernung einer Nebenniere beobachtet. Auch die Bedeutung akzessorischer Rindenanteile in diesem Zusammenhang hat er richtig erkannt.

Inzwischen hatte VULPIAN (1856) beobachtet, daß der ausgepreßte Saft der Nebenniere mit *Eisenchlorid* eine grüne Verfärbung ergibt. VULPIAN verdünnte den aus der Medullarsubstanz der Nebenniere gewonnenen Saft mit destilliertem Wasser und fand bei dieser schwach sauer reagierenden Flüssigkeit folgendes Verhalten gegen Reagentien. Zusatz von Eisenchlorid brachte eine dunkle, etwas ins Blaue oder Grüne spielende, zuweilen schwärzliche Färbung hervor. Durch eine wäßrige Jodlösung, sowie durch alle oxydierenden Substanzen wurde eine schöne rosige Färbung erzeugt. Da offenbar die Reaktionen mit Stoffen, welche in den Markzellen hergestellt werden, aufs engste zusammengehören, wurde das Interesse der Untersucher stark auf das *Nebennierenmark* gelenkt. In den nächsten Jahren ging es vor allem darum, die geheimnisvolle Substanz, welche das Eisenchlorid zu reduzieren imstande war, näher zu charakterisieren.

Kein Geringerer als RUDOLF VIRCHOW (1857a) bemühte sich um die „Chemie" der Nebennieren. Er bestätigte zunächst VULPIANS Angaben. Außerdem fand er selbst Leucin und Myelin im Organ. VULPIAN und CLOËZ (1857) wiederholten ihre Untersuchungen vom Jahr vorher und fanden in den Nebennieren Hippur- und Taurocholsäure. Aber es gelang ihnen nicht, aus der Nebenniere ein Chromogen zu gewinnen, welches für die angegebenen Farbreaktionen verantwortlich gemacht werden konnte. Auch ZELLWEGER (1858), SELIGSOHN (1860), ARNOLD (1866) und HOLM (1867) hatten in dieser Richtung wenig Glück.

Im übrigen hatte die Entdeckung VULPIANS eine große *allgemeine Bedeutung für die Endokrinologie*. Da er die Grünfärbung außer im Nebennierenmark auch im Blut der Nebennierenvene beobachtet hatte, war damit eigentlich zum erstenmal eine „innere Sekretion", eine „Endokrinie" ad oculos demonstriert.

Der nächste Fortschritt in der Erforschung der Nebenniere betrifft abermals das Mark. HENLE (1865) entdeckte die *Phäochromie der Markzellen*. Er fand, daß die Markzellen in KOH rascher und vollständiger zerstört werden als die der Rinde. Er sah die Markzellen als platte Scheiben an, nicht als prismatische Zellen. „Der frappanteste und am leichtesten zu bestätigende Unterschied zwischen den Zellen der Mark- und Rindensubstanz besteht aber darin, daß die ersteren, und damit natürlich die Marksubstanz im ganzen, in chromsaurer Kalilösung und in MÜLLERscher Flüssigkeit alsbald, d. h. innerhalb 12—24 Std, tief dunkelbraun werden, viel dunkler als die Rindensubstanz, die sich in jenen Reagentien fast unverändert erhält." Zugleich mit den Zellen sollen sich auch die Kerne bald dunkler, bald heller färben.

Diese HENLEsche Reaktion hatte außerordentlich große Bedeutung. Zunächst gewann die vergleichende Anatomie neue Impulse, weil durch die Chromierung eine scharfe Charakterisierung des Markes bzw. der adrenalen Elemente gegeben war. In bezug auf die Nebennierenrindenhistologie finden sich bei HENLE gar keine Fortschritte.

Da HENLE die eigentümliche Reaktion der *Markelemente* anfänglich nur mit chromsäurehaltigen Flüssigkeiten ausgelöst hatte, entstand vorerst eine Fehldeutung insofern, als man die Reaktion als spezifische Chromreaktion ansah. So wird es auch verständlich, daß STILLING (1889, 1898) die Markzellen als „chromophile", KOHN (1898a, b, 1899) als "chromaffine" Elemente bezeichneten. Wie andernorts ausgeführt (S. 421 ff.) kann die Farbreaktion der Markzellen aber mit allen möglichen oxydierenden Stoffen vorgenommen werden. Es ist daher der Vorschlag von POLL (1903a, b, 1902/03, 1906) zu begrüßen, man solle von einer *Phäochromie* der Markzellen sprechen.

Die Untersuchungen von KRUCKENBERG (1885), BRUNNER (1892), POLL (1902/03, 1903a, b, 1906), SCHULTZE und RUDNEFF (1865, welche zuerst die Schwärzung des Markes bei Behandlung mit Osmiumsäuredämpfen nachwiesen), BONNAMOUR (1902 ff.), GIACOMINI (1898 ff.), MULON (1900 ff.), FUSARI (1891 ff.), STOERCK und HABERER (1908), MAYER (1872, welcher feststellte, daß die Markzellen Goldchlorid reduzieren), LOEWENTHAL (1894) u. a. führten zu der Ansicht, die Markzellen stellten ein von den Rindenzellen streng abzutrennendes System dar. Diese Meinung wurde durch den Nachweis von Zellen gestützt, welche oft gerade in der Nähe von Ganglien des Sympathicus (ZUCKERKANDLsche Organe, 1901) gelegen, aber auch ohne solche Beziehungen, ebenfalls eine Phäochromie ganz nach der Art der Nebennierenmarkzellen aufwiesen. Alle diese Elemente wurden zusammen mit dem Nebennierenmark zu einem *adrenalen System* vereint.

Wenn auch durch die Entdeckungen VULPIANS, HENLES usw. das Interesse der mehr physiologisch eingestellten Untersucher auf das *Nebennierenmark* gelenkt worden war, so lieferte gerade die beschreibende Histologie um die gleiche Zeit das klassische Zonierungsschema der *Nebennierenrinde* (ARNOLD 1866).

Die Deutungen der Funktionen und Stellung der Nebenniere laufen in den meisten Fällen auf eine enge Beziehung zum Nervensystem hinaus.

LEYDIG (1857) äußerte im Anschluß an seine für die damalige Zeit ausgezeichnete Schilderung der Nebenniere die Meinung, das Organ solle eher dem Nervensystem als den „Blutdrüsen" (s. oben) zugeordnet werden. Das Nebennierenmark könne als ein nervöses Ganglion angesehen werden. LEYDIGS Idee von der nervösen Natur des Nebennierenmarks stützte sich auf Beobachtungen der vergleichenden Anatomie: bei *Fischen* ist das phäochrome Material oft eng assoziiert mit den Ganglien des Sympathicus. Ferner hat REMAK (1847) die Abstammung des Nebennierenmarkes von den Sympathicusganglien betont.

Die Vorstellung von der nervösen Natur der Nebenniere übernahmen vor allem DOSTOIEVSKY (1884, 1886), ferner PHILLIPEAUX, ALEZAIS und ARNAUD, TIZZONI (1886a). Letzterer beschrieb Veränderungen in Gehirn und Nerven nach Entfernung der Nebennieren. Auch GOTTSCHAU (1883) glaubte an die nervöse Natur der Nebenniere.

Es dürfte eng mit der Annahme von Beziehungen zwischen Nebenniere und Zentralnervensystem zusammenhängen, daß man dem „Neurin" in der Pathogenese der ADDISONschen Krankheit eine große Rolle zuwies. MARINO-ZUCCO und DUTTO (1891) berichteten, bei einem Patienten mit ADDISONscher Krankheit, bei welchem später autoptisch eine fortgeschrittene Degeneration der Nebennieren gefunden wurde, „Neurin" im Harn gefunden zu haben. ADDISON selbst hat in seiner klassischen Arbeit zunächst die Beziehungen zwischen Nebennieren und dem nach ihm benannten Symptomenkomplex geschildert, später auch an eine nervöse Entstehung des Syndroms geglaubt (s. auch JACCOUD, ferner BALL).

Im Zusammenhang mit Untersuchungen an ADDISON-Patienten entstanden mehrere neue Hypothesen über die physiologische Bedeutung der Nebennieren bzw. ihre Rolle in der Pathogenese dieser Erkrankung. Beispielsweise fand TSCHIRCOFF (1891) in finalen Zuständen bei ADDISON eine Vermehrung des reduzierten Hämoglobins und des Methämoglobins. Aus diesen Blutveränderungen wurden Zusammenhänge mit den Pigmentierungsvorgängen in der Haut und Schleimhaut bei der ADDISONschen Krankheit gemutmaßt.

Aus dem Jahre 1871 liegt eine Zusammenfassung über die Nebennieren von EBERTH (STRICKERS Handbuch der Gewebelehre) vor. Bei *Fischen* sollen die Nebennieren Stecknadelkopfgröße besitzen, höchstens linsengroß werden und paarweise vor oder hinter den Nieren liegen. STRICKER erwähnt auch, daß LEYDIG kleine runde Körperchen in Verbindung mit sympathischen Ganglien bei *Selachiern* als Nebennieren angesprochen habe. Nach EBERTH liegen die Nebennieren bei den *Batrachiern* als kleine gelbliche Körperchen vor den Nieren, Vv. renales und Vv. renales revehentes. Bei den *Sauriern* sollen sie sich dagegen nahe an den Nierenvenen, nicht weit von deren Einmündung in die V. cava befinden. Hinsichtlich des Feinbaues der Rinde kommt EBERTH beinahe wieder auf die Ansicht ECKERS zurück und spricht von einerseits offenen, andererseits blinden Hohlzylindern. Eine ähnliche Darstellung gab FREY (1876). Die Nebenniere wird als Doppelorgan geschildert mit einer Rinde von radiärem Grundbau und gelblicher Farbe und einem Mark von weicherer Konsistenz und hellerer, meist grauroter Farbe. In der Kapsel des Organs finden sich auch elastische Fasern. Rinde wie Mark enthalten ein feines Bindegewebsnetz. FREY weist auf die reiche Blutversorgung des Organs hin und beschreibt die radiären Arterien der Rinde und große venöse Räume im Mark. Bei vielen Tieren soll eine beträchtliche Anzahl von Nerven im Mark nachzuweisen sein.

In den letzten 20 Jahren des vorigen Jahrhunderts gewann die Lehre von der „inneren Sekretion" für die theoretische und praktische Medizin zunehmend an Bedeutung. Dabei spielten Untersuchungen an der Nebenniere eine wichtige Rolle. Es kristallisierten sich damals zwei nicht vollkommen scharf voneinander zu trennende Anschauungen heraus, die auf lange Zeit die Basis für experimentelle Untersuchungen an der Nebenniere abgeben sollten. Eine Arbeitsgruppe entwickelte die Vorstellung, *die Nebenniere sei ein Neutralisierungsorgan für alle möglichen exogenen und endogenen toxischen Substanzen*, in gewisser Weise kann man diese Arbeitshypothese als Vorläuferin der modernen Konzeptionen von der Nebenniere als Zentralorgan bei der Alarmreaktion ansehen. Die zweite Arbeitsgruppe wandte sich mehr pharmakologischen Problemen zu (s. unten). Zu der ersten Arbeitsgruppe gehören BOUCHARD (1886), ABELOUS (1891ff.), LANGLOIS (1893ff.), CHARRIN (1895ff.). Die Neutralisierungshypothese findet man aber noch ziemlich deutlich auch bei ABELIN (1946a)!

CHARRIN und LANGLOIS glaubten mit Nebennierenextrakten derartige Neutralisationen in vitro nachweisen zu können. In vivo wollte dasselbe ABELOUS (1891) beobachtet haben. ABELOUS und LANGLOIS griffen die immer noch nicht eindeutig gelöste Frage wieder auf, ob die Nebennieren tatsächlich lebenswichtig sind oder nicht. Gerade hatte BOINET (1895, 1896) behauptet, die Adrenalektomie sei nicht tödlich und die Ermüdung bei körperlicher Leistung würde von adrenalektomierten Tieren ebenso gut ertragen wie von normalen. Ähnliches meinten BERUTTI und PERORINO (1879), GILIBERTI und MATTEI. ABELOUS und LANGLOIS kamen indessen zu dem Schluß, der Verlust beider Nebennieren sei mit dem Leben nicht vereinbar. Allerdings, so sagen sie, entsteht die gefährliche Situation nach der doppelseitigen Adrenalektomie erst langsam. »Nous sommes conduits à admettre que cette paralysie est due à une autointoxication de l'animal, par ces substances qui normalement sont détruites ou neutralisées par les capsules surrénales, auto-intoxication portant surtout, nous n'osons dire exclusivement, sur les plaques terminales motrices.«

Dann unternahmen ABELOUS und LANGLOIS (1891c, d, 1892c, f, g usw.), LANGLOIS (1897a) Nebennierenzerstörungen bei *Fröschen* mit dem Thermokauter. Komplette Vernichtung beider Nebennieren führte zum Tod der Tiere. Nach Zerstörung nur einer Nebenniere blieben die Tiere am Leben; die andere Nebenniere soll dabei hypertrophieren. Nach Entfernung einer ganzen und teilweise der anderen Nebenniere ist es entscheidend, wieviel Gewebe der zweiten Nebenniere funktionsfähig verbleibt. Die Überlebenszeit nach Entfernung beider Nebennieren war variabel; unter anderem schien es auf die Jahreszeit anzukommen. Überwinternde *Frösche* lebten noch 12—15 Tage, Sommer*frösche* dagegen nicht länger als 48 Std. Die Insuffizienzsymptome waren Apathie, Inkoordination der hinteren Extremitäten, Muskelschwäche und -lähmung (erst der hinteren Extremitäten, dann der vorderen), Abnahme der Respiration, Pupillenkontraktion, Herzschwäche. Die deletäre Phase trat schneller ein, wenn der *Frosch* zu körperlicher Tätigkeit gezwungen worden war. Wenn man einem adrenalektomierten sterbenden Frosch Blut entnimmt, dies einem frisch adrenalektomierten *Frosch* in die Bauchvene oder in den dorsalen Lymphsack injiziert, so treten ganz schnell Lähmung und Tod ein. Daher schließen ABELOUS und LANGLOIS: die Tiere sterben nach der Adrenalektomie an einer Autointoxikation, d. h. an einer Ansammlung schädlicher Stoffe im Blut, welche normalerweise von der Nebenniere vernichtet werden. LANGLOIS (1897a), der bei *Säugern* ähnliche Experimente durchführte, äußert, daß auch deren Blut nach der Adrenalektomie „toxisch" wird. Durch Implantation von Nebennierengewebe kann man den Exitus adrenalektomierter Tiere aufhalten (ABELOUS und LANGLOIS 1892a).

VINCENT (1898) meint vorsichtiger, die Toxicität des Blutes adrenalektomierter Tiere könnte eventuell durch interkurrente Infektionen bedingt sein. Aber er schließt sich grundsätzlich der Ansicht der Franzosen an, daß die Nebennieren höchstwahrscheinlich lebensnotwendige Organe sind. In diesem Zusammenhang sind auch Versuche von BROWN-SÉQUARD (1892b) zu nennen, der bei *Meerschweinchen* nach doppelseitiger Adrenalektomie normales Blut transfundierte und sah, daß diese Tiere länger überlebten.

Ausgezeichnet sind die Beobachtungen und Schlüsse von THIROLOIX (1892, 1893), der die Probleme offenbar weit klarer als mancher seiner berühmteren Zeitgenossen durchdacht hat. THIROLOIX war bei Adrenalektomien an *Hunden* aufgefallen, daß selbst kleinste Reste der Nebenniere, offenbar vor allem Rindengewebe, das Leben der Versuchstiere über lange Zeit nach der Operation sichern können. Da diese Reste unmöglich noch mit ihrem alten Gefäß und Nervenapparat ausgestattet sein konnten, mußte ein voller Umbau des Nebennierenrestes nach den schweren Eingriffen angenommen werden. Danach kam es zu keinen wesentlichen ADDISON-Symptomen. Daraufhin begann THIROLOIX, die „modernen" Ansichten des Jahres 1892 über den Zusammenhang von Nebennierenfunktion und Nervensystem einer Revision zu unterziehen. Das entscheidende Prinzip mußte unabhängig vom Nervensystem in dem kleinen Gewebsrest selbst gesucht werden. Das war es, was ihn mit Recht frappierte. THIROLOIX hatte aber auch Bedenken gegen die Toxinneutralisationshypothese, wie sie vor allem von ABELOUS und LANGLOIS vertreten wurde (s. oben). «Néanmoins, il n'est pas illogique de supposer que les sécrétions internes (thyroïde, pancréas, surrénales) au lieu de détruire, agissent à l'état normal sur les éléments cellulaires pour régler leur nutrition.»

Die zweite Arbeitsgruppe untersuchte die pharmakologischen Probleme, denn schon die ersten rohen Extrakte aus der Nebenniere zeigten kräftige Wirkungen. Bekanntlich glückte es, zuerst aus dem Nebennierenmark ein wirksames Prinzip zu isolieren. OLIVER und SCHÄFER (1894, 1895a, b) beobachteten nach *Injektionen von Markauszügen* eine deutliche Kontraktion der Arteriolen und einen enormen Blutdruckanstieg im arteriellen System. Das Extrakt wirkte direkt auf die glatten Muskeln. Als Beweis dafür wurde angesehen, daß die Blutgefäße sich auch dann kontrahierten *(Frosch)*, wenn Hirn und Rückenmark zerstört worden waren. Bei intaktem Vagus wirkte das Extrakt auf das Herz hemmend, nach Durchschneidung kam es zur Tachykardie. VINCENT meinte zunächst, die Nebenniere habe zwei Aufgaben: 1. Regulierung des Tonus der glatten Gefäßmuskulatur, 2. Zerstörung toxischer Stoffwechselprodukte. SZYMONOWICZ (1895, 1896) und CYBULSKI (1895a, b) hatten ähnliche Ergebnisse, meinten aber, daß keine direkte Wirkung vorliege, sondern das vasomotorische Zentrum eingeschaltet sei. Auch die Nebenniere spiele bei dem Wirkmechanismus eine Rolle. VELICH (1896) und VINCENT (1897d) bestätigten aber OLIVER und SCHÄFER.

PELLACANI (1879, 1880), FOA und PELLACANI (1883) behaupteten eine toxische Wirkung der Nebennierenextrakte; sie benutzten frische wäßrige Auszüge bei *Hunden, Kaninchen* und *Meerschweinchen*. Nach 24 Std waren die Tiere gewöhnlich tot. MARINO-ZUCCO (1888b), MARINO-ZUCCO und DUTTO, GUARUCERI und MARINO-ZUCCO (1888) bezogen die toxische Wirkung auf den bereits früher erwähnten Stoff „Neurin", während ALEXANDER (1892), ALEZAIS und ARNAUD (1889, 1891a) die Ansicht vertraten, es müsse sich um artefizielle Veränderungen des Extraktes handeln, denn im frischen Zustande enthalte die Nebenniere keine toxischen Stoffe. OLIVER und SCHÄFER (1895b) bekamen auch nicht die tödlichen Wirkungen bei *Hund, Meerschweinchen* und *Katze*, dagegen schienen *Kaninchen* viel empfindlicher zu sein und gingen leicht zugrunde. GOURFEIN (1895b), GLACZINSKI (1895a, b), CAUSSADE (1896), DUBOIS (1896b) fiel die große Variabilität der Wirkungen von Nebennierenextrakten auf. VINCENT (1897e, 1898e) meinte, man brauche relativ hohe Extraktdosen, um letale oder toxische Wirkungen zu bekommen. Die Vergiftung führte zu verringerter Muskeltätigkeit, Paresen, schließlich Paralyse, (angeblich immer zuerst an den hinteren Extremitäten), Hämaturie, Hämoglobinurie, Blutungen aus Mund und Nase, Ekchymosen, beschleunigter Respiration, gelegentlich Krämpfen wie bei Asphyxie und Temperaturabfall kurz ante exitum. Selbst starken Vergiftungserscheinungen kann Wiederherstellung folgen, ein Beweis dafür, daß das wirksame Prinzip schnell im Körper zerstört wird. Bei *Hunden* stellen sich sofort Erregung, Zunahme der Muskelaktivität, Tremor, dann aber auch Paresen und schließlich Lähmungen ein. Spontane Harnentleerungen, aber keine Hämaturien wurden bei *Hunden* gesehen. Auch hier kam es kurz vor dem Tod zum Temperaturabfall.

Bei der *Katze* bewirkt Verabreichung eines solchen Auszuges eine auffallend starke Zunahme der Atembewegungen, während Lähmungserscheinungen nicht so deutlich wie bei anderen Tieren sind. Alle diese Wirkungen scheinen — so meint VINCENT — auf Stoffe aus dem Nebennierenmark zurückgeführt werden müssen. Die Wirkung der Nebennierenrinde bleibt unklar: "Two views are open to us. (1) That it is in some way accessory to the medulla, e. g. it may prepare the active material for final elaboration in the medulla, or (2) it may have nothing whatever to do with the medulla, the union of the two being in a sense accidental. This latter view is the one I am myself disposed to take, since it is supported by the very different origin of the two parts of the organ."

Den Chemismus dieses wirksamen Markprinzipes studierten vor allem VULPIAN (1856, 1857), FRÄNCKEL (1896), MÜHLMANN (1876), KRUKENBERG (1885), MOORE (1895b, 1897). Spektroskopische Untersuchungen des Nebennierenmarkstoffes versuchte MACMUNN (1888).

Gekrönt wurden diese Arbeiten schließlich *durch die Entdeckung des ersten Hormons, des Adrenalins,* und seine Isolierung als kristallisierte Substanz durch TAKAMINE (1901) und ALDRICH (1901). Damit war dem Mark auf Jahre die dominierende Rolle in der Nebennierenforschung zugewiesen. Mit Recht sprachen HARTMAN und BROWNELL (1949) von einer jetzt einsetzenden „Epinephrine period" der Nebennierenforschung. Im Jahre 1901 stellte BLUM die Wirksamkeit des Adrenalins im Zuckerstoffwechsel fest.

Es ist verständlich daß man auch die ADDISONsche Krankheit über eine Dysfunktion der Adrenalinbildung zu erklären versuchte. Die bei dieser Krankheit auftretende eigentümliche Verfärbung der Haut und Schleimhaut wurde auf das Adrenalin bzw. seine Vorstufen bezogen (s. auch S. 432ff.). Es ist aber interessant daß bereits zu dieser Zeit hie und da leise Zweifel auftauchen, ob die ADDISONsche Krankheit allein durch ein Versagen des Nebennierenmarkes erklärt werden könne. Die rätselhafte Rolle der Nebennierenrinde mahnte zur Vorsicht. Vor allem FENWICK hielt es für wichtig, nachzuprüfen, ob bei der

ADDISONschen Krankheit zuerst oder mehr ausgesprochen die Marksubstanz erkranke, oder ob auch die Rinde degeneriert sei.

Während Histologie und Physiologie diese Fortschritte machten, konnte die vergleichende Anatomie (die „denkende" Anatomie JOHANNES MÜLLERS) noch einen ganz wesentlichen Punkt klären. BALFOUR (1878) wies nach, daß die Vereinigung von Rinden- und Marksubstanz zu einem einheitlichen Organ phylogenetisch schrittweise aus zwei getrennten Systemen vor sich geht. In seinem berühmten Werk „Monograph on the development of the Elasmobranch fishes" konnte er darlegen, daß die den Rinden- bzw. Markzellen der *Säuger*nebenniere entsprechenden Elemente bei den *Elasmobranchiern* ebenfalls nachweisbar sind, jedoch in Form zweier räumlich fast völlig voneinander getrennter Systeme. Dies war eine Entdeckung von allgemein-biologischer Bedeutung. Die BALFOURsche Lehre setzte sich langsam durch. COLLINGE (1897) und VINCENT (1898) hatten noch beträchtliche Schwierigkeiten, die Homologa des Interrenale und Adrenale bei verschiedenen Ordnungen der *Fische* wiederaufzufinden. So gibt COLLINGE (1897) eine Tabelle, in welcher nur bei den *Selachiern* und *Holocephalen* beide Systemanteile verzeichnet stehen. Bei *Ganoiden* und *Teleosteern* war er von der Anwesenheit eines Adrenale dagegen noch nicht überzeugt. Bei den *Dipnoern* waren bis damals überhaupt noch keine als Nebennieren ansprechbaren Gebilde bekanntgeworden.

Durch die Verbindung vergleichend-anatomischer Untersuchungen mit dem physiologischen Experiment wurde die Homologisierungsfrage weiter geklärt. VINCENT (1896a, 1897a, d, 1898b), MOORE und VINCENT (1898a, b) konnten die vollständige Homologie der phäochromen Gebilde und der paarigen Körperchen der *Elasmobranchier* mit dem Mark der *Säuger*nebennieren durch den Nachweis pressorischer Stoffe sicher feststellen.

Gegen ROLLESTON (1895a) weist VINCENT darauf hin, daß man das Nebennierenmark nicht einfach als „nervöses" Organ abtun könne. ROLLESTON hatte — indem er sich offenbar auf CREIGHTON (1878) berief — die nach VINCENT scharf zu betonenden Unterschiede zwischen Rinde und Mark noch nicht erfaßt. Er sagte: "I should be inclined to regard the suprarenal as a functional whole, the medulla and cortex performing the same work, though possibly in unequal degrees, since the cortex very commonly undergoes considerably fatty change. This speculation, based on anatomical grounds, receives strong support from the observation that the medulla alone provides an active extract."

Aber auch das Interrenale bzw. die Nebennierenrinde wird gegen Ende des vorigen Jahrhunderts bereits experimentell untersucht. Auch hier bot das von der vergleichenden Anatomie gefundene Material vorzügliche Ansätze. BALFOUR hatte die Nebennierenrindenzellen mit dem Interrenale *niederer Wirbeltiere* homologisiert. BIEDL gelang es nun bereits im Jahre 1899 durch Exstirpation des Interrenale dessen für das Leben unbedingt notwendige Funktion nachzuweisen. Um diese Zeit begann man einzusehen, daß die Nebennierenrinde auch bei den *höheren Wirbeltieren* ein lebenswichtiges Organ darstellt. BIEDL hatte das Interrenalorgan bei *Rochen* und *Haien* entfernt. Die ersten 3—4 Tage nach der Operation zeigten die Tiere keine wesentlichen Veränderungen. Am 7. oder 8. Tag aber ließ ihre Lebhaftigkeit nach. Außerdem trat eine eigentümliche Aufhellung ihrer Färbung ein. 14—18 Tage nach der Operation kam eine allgemeine Muskelschwäche hinzu; die Tiere verweigerten nun das Futter. Drei Wochen nach der Operation starben sie an allgemeiner Körperschwäche.

Die glänzende Bestätigung lieferten allerdings erst HOUSSAY und LEWIS (1923), als ihnen gelang, bei beiden Nebennieren das Mark herauszunehmen, ohne daß die Versuchstiere anschließend zugrunde gehen, während die einfache doppelseitige Adrenalektomie deletär wirkt. Erst damit war *die bezüglich Lebenserhaltung dominierende Rolle der Rinde* sicher ermittelt.

Zum Abschluß dieser historischen Betrachtung, die ich mit der Jahrhundertwende zu Ende führen möchte, seien noch einige zusammenfassende Werke aus dieser Zeit genannt.

RENAUT (1899) behandelte das Nebennierenproblem rein im Sinne der deskriptiven Anatomie. Er erörtert — fast 50 Jahre nach HENLE! — noch nicht einmal die Bedeutung der Phäochromie im Nebennierenmark. In die gleiche Kategorie gehört TESTUT (1901). Nach einer klaren Beschreibung der Nebennierenmorphologie schließt er alle weiteren Fragen mit dem Satz ab: „Leurs fonctions, dans l'organisme, sont encore énigmatiques." Beim ersten Versuch einer funktionellen Deutung der Nebennieren gerät TESTUT ganz ins Spekulative. Sein Vergleich eines „Système thyroidien" (Schilddrüse und Epithelkörperchen) mit einem „Système surrénal" hat keine Bedeutung gehabt. Erst in der großen Zusammenfassung von DELAMARE (1904) spüren wir einen neuen Zug, wenngleich seine Basis noch in erster Linie die vergleichende Anatomie der Nebenniere ist. Hier wird eine engere Verbindung zwischen Struktur und Funktion gesucht. Der allzeit zum Spotten aufgelegte HYRTL wagte noch 1885 zu sagen: „Die unbekannte Function der Nebenniere sichert dieses Organ vor lästigem Nachfragen in der Heilwissenschaft." Tempora mutantur...

II. Vergleichende Anatomie der Nebenniere[1].

A. Vorläufer des Adrenal- und Interrenalsystems bei den Wirbellosen.

Das aus Rinde und Mark einheitlich aufgebaute Organ der höheren Wirbeltiere zeigt bei den *Anamniern* eine stärkere Trennung beider Anteile. Es zerfällt in ein der Rinde entsprechendes *Interrenalorgan* und ein dem Mark entsprechendes *Adrenalorgan*. Bei vielen *Fischen* löst sich jedes dieser zwei Organe nochmals in teilweise weit im Körper verstreute Zellgruppen oder sogar in einzelne Zellen auf. Sollte sich, wenn wir über die Grenzen des Wirbeltierbereiches hinausgehen, hinter dieser Disseminierung ein Prinzip verbergen? Finden sich bei *Intervertebraten* bereits Zellen oder kleine Zellkomplexe von der Bedeutung adrenalen oder interrenalen Gewebes?

Diese Frage stellt schon DELAMARE (1904): „Son (= Nebenniere) apparition phylogénique est peut-être aussi précoce que son apparition ontogénique, car un jour viendra sans doute, où il sera permis de considérer le corps adipeux des *insectes* comme l'organe précurseur du corps adipeux surrénal des *vertébrés*."

Es sind indessen die *phäochromen Elemente* gewesen, deren „homologe" Bestandteile man zuerst bei den *Wirbellosen* gefunden zu haben glaubte. Ob allerdings die Behauptung von LEYDIG (1857) noch aufrecht erhalten werden kann, im Nervensystem von *Paludina vivipara (Flußkiemenschnecke)* seien Vorläufer des Nebennierenmarkes zu finden, steht dahin, da es VINCENT (1898) nicht gelang, aus dem herauspräparierten Nervensystem des Tieres einen wirksamen Auszug zu gewinnen. Da die intravenöse Verabreichung des Extraktes bei der *Katze* keinen Blutdruckanstieg zur Folge hatte, lehnte VINCENT LEYDIGS (1857) Deutung solcher Elemente im Nervensystem ab. Sicherer erscheinen dagegen die von POLL und SOMMER (1902/03) bei *Hirudo medicinalis* als Vorläufer des Adrenalsystems beschriebenen Nervenzellen in abdominalen Ganglien, die bei entsprechender Vorbehandlung Phäochromie zeigen. Diese Beobachtungen wurden von GASKELL (1912, 1914, 1919) bestätigt, der bei *Hirudineen* und anderen *Anneliden* phäochrome Zellen sah, welche einen Einfluß auf die Kontraktion von Gefäßwänden ausüben sollen. Angeblich reagieren die Blutgefäße dieser Tiere auf Adrenalin in gleicher Weise wie die der *Vertebraten*. GASKELL erzielte mit einem Extrakt aus 400 Ganglien von *Hirudo* am *Katzen*uterus eine adrenalinähnliche Wirkung. Er fand (1914) bei den *Polychaeten Aphrodite aculeata* und *Eunice gigantea* und bei dem *Oligochaeten Lumbricus herculeus* kleine phäochrome Zellen. Nach BIEDL (1916) ist in den Nervenzellen der abdominalen Ganglien von *Hirudo* Adrenalin vorhanden. Ferner sollen sich nach ROAF (1911) phäochrome Zellen zwischen den Mantelzellen von *Purpura lapillus*, der Rectaldrüse anliegend, finden. ROAF und NIERENSTEIN (1907) hatten schon vorher in der hypobranchialen Drüse der *Purpurschnecke* phäochromes Gewebe gefunden. Erwähnt seien schließlich die Versuche von BAYER und WENSE (1936), deren Dialysat aus *Paramaecien*

---

[1] Eine Auswahl von Synonyma: Glandulae renibus incumbentes (EUSTACHIUS-LANCISIUS 1714), Capsulae atrabiliariae, atrabilares, atrabilariae (TH. BARTHOLINUS 1654, WINSLOW 1754, FREY 1852, QUAIN 1876, HYRTL 1884, Erklärung des Ausdrucks „atrabilis" S. 3), Renes succenturiati (CASSERIUS 1627, 1707, WINSLOW 1754, QUAIN 1876; zum Wort: succenturio, ich rücke ergänzend in die Centurie ein; z. B. bei TERENTIUS, Phorm. 230; d. h. „Ergänzungsniere"), Glandulae succenturiatae (wie vorher), Glandulae suprarenales (von WINSLOW 1754 besonders empfohlen; WERNER 1857; B.N.A.), Capsulae suprarenales (RIOLAN 1629; WERNER 1857; noch HAMMAR 1924); Renes parvi (HYRTL 1884: der Name stamme von CASSERIUS, „Da die Nebennieren keine Nieren sind, ist auch der alte Name Renes parvi nichts werth"), Capsulae renales (SPIGELIUS 1627, WINSLOW 1754), Glandulae renales (WINSLOW 1754), Corpora heterogenia (SWAMMERDAM 1738 usw. für die Nebenniere der *Amphibien*), Paraganglion suprarenale (für das Mark, s. S. 404), Corpus interrenalis (sic!) (TOKUMITSU 1921b, für die Rinde), Corpus suprarenalis (sic!) (TOKUMITSU 1921b, für das Mark), Corpus suprarenale (TESTUT 1901; I.N.A.).

Obernieren (HYRTL 1884), Nierenkapseln (WINSLOW 1754), Nierendrüsen (WINSLOW 1754), Obernierendrüsen (von WINSLOW besonders empfohlen), Nebennieren, Zwischennieren (für den interrenalen Rindenteil), Beinebennieren (bestehen aus Rinde und Mark), Beizwischennieren (bestehen aus Rindensubstanz), akzessorische Nebennieren (sollten eigentlich „Beinebennieren" entsprechen, meist versteht man aber darunter „Beizwischennieren").

Supra-renal capsules (FREY 1852, QUAIN 1876), Suprarenal bodies (QUAIN 1876), Suprarenal glands (QUAIN 1876), Adrenal body, Adrenals, Capsules suprarenales (FREY 1852), Capsules atrabilaires (FREY 1852), Capsules surrénales (TESTUT 1901), Reins succenturiés (TESTUT 1901), Reins succenturiaux (CUVIER 1805), Corps surrénaux (TESUT 1901), Organes surrénaux (TESTUT 1901), Capsule sovrarenali usw.

auf das *Froschherz* und auf den Blutdruck des *Kaninchens* ähnlich wie Adrenalin wirkte. Auch bei *Insekten* will WENSE (1938) Substanzen mit den chemischen und pharmakologischen Eigenschaften des Adrenalins beobachtet haben. Nach ERSPAMER (1951) enthalten die hinteren Speicheldrüsen der *Octopoden* und das hypobranchiale Organ der *Muriciden*, die er als homologe Gebilde ansieht, phäochrome Zellen. Physiologisch wurden in den ersten Tyramin, Octopamin, eine Enteramin-ähnliche Substanz, Moschatin, schließlich eine antidiuretische und eine diuretische Substanz, in dem zweiten Murexin, eine Enteramin-ähnliche Substanz, eine antidiuretische Substanz und Purpurine nachgewiesen.

Die Vorläufer des *Interrenalsystems* hat HARMS (1921) morphologisch und experimentell bei der *Sipunculide Physcosoma lanzarotae (nov. spec.)*, einer tropischen *Gephyree*, nachzuweisen versucht. Er nahm dafür Gruppen großer, polygonaler, gekörnter, mehrreihig gelagerter Zellen auf den vordersten Kuppen der Acini der Nephridien in Anspruch („*Internephridialorgane*"). Exstirpation solcher Zellgruppen führte in 1—2 Tagen zu einem ADDISON-ähnlichen Bild: allgemeine Schlaffheit, schwarze Verfärbung des Integuments, Entleerung des Darmtrakts, schließlich Exitus nach 3—5 Tagen. Erhaltene Reste dieser Zellgruppen genügen jedoch, um den ganzen Symptomenkomplex zu unterdrücken und die Tiere am Leben zu erhalten. Bei den *Ascidien* wurden keine den Nebennieren entsprechenden Organe aufgefunden (BOURNE 1949).

B. Vergleichende Anatomie der Nebenniere der Wirbeltiere.
1. Allgemeine Übersicht.

Bei den *Anamniern* besteht die „Nebenniere" aus zumindest zwei Teilen. Erst bei den *Amnioten* kommt es schrittweise zur Ausbildung eines einheitlichen geschlossenen, in der Nähe der Niere gelegenen, paarigen Organs. Nur bei den *Säugetieren* erreicht die Vereinigung der beiden Anteile jenen Grad, der die Begriffe Mark und Rinde sinnvoll erscheinen läßt. Vergleichend-anatomisch sind sie aber kaum zu gebrauchen. So liegen „Mark" und „Rinde" bei den meisten *Fischen* noch als völlig getrennte Organe vor, die am ehesten mit den von BALFOUR (1876) eingeführten Begriffen *Interrenalorgan* (Zwischenniere — der Nebennierenrinde der Säugetiere entsprechend) und *Adrenalorgan* (Suprarenalorgan — dem Nebennierenmark der Säugetiere entsprechend) bezeichnet werden können (Abb. 3).

Abgesehen von einzelnen *Teleosteern* entwickeln sich erst bei den *Amphibien* topographische Beziehungen durch Neben- und Ineinanderlagerung von Interrenal- und Adrenalanteilen; bei den *Sauropsiden* wird die Neigung des einen Teiles (Adrenalteil, Mark), in den anderen einzuwandern (Interrenalteil, Rinde), deutlicher. Nur bei den *Säugetieren* wird der Adrenalteil völlig — in manchen Fällen vom „Hilus" der Nebenniere abgesehen — vom Interrenalteil umschlossen.

Die Anlagen des Interrenalsystems sind bei allen *Wirbeltieren* Wucherungen des *mesodermalen Cölomepithels (Mesothels)*, die sich zu einem verzweigten, reich vascularisierten Balkenwerk ausbilden. Die Zona interrenalis oder Zwischennierenzone reicht von den Glomerula der Vorniere bis zur Kloake (HETT 1925a). Die Epithelknospen lösen sich vom Mutterboden, verschmelzen teilweise. Es kommen indessen auch Rückbildungen bereits angelegter Interrenalteile vor.

Die Zellen des *Adrenalsystems* stammen von Elementen des *ektodermalen Sympathicus* und sind infolgedessen ursprünglich *(Selachier)* wie die Anlagen des Sympathicus segmental angeordnet. Dies erklärt, daß selbst bei den höchsten Formen gelegentlich beträchtliche Streuungen markähnlicher Elemente in mehr oder minder engem Zusammenhang mit dem vegetativen Nervensystem vorkommen.

Auch *histologisch* und *histochemisch* haben die Elemente des Adrenal- und des Interrenalsystems in der Tierreihe immer wiederkehrende Eigenschaften, die unabhängig von der Tendenz zur organmäßigen Vereinheitlichung sehr konservativ gewahrt werden. So zeichnen sich die Zellen des Interrenalorgans immer wieder durch besonders reichen Gehalt an Fetten, Lipoiden aus — vielleicht mit Ausnahme bei gewissen *Fischen* —, während die Elemente des Adrenalorgans regelmäßig das Phänomen der Bräunung nach Fixation oder Nachbehandlung mit Kaliumbichromat, bzw. oxydierenden Substanzen, die sog. *Phäochromie* aufweisen.

Bezögen wir uns allein auf die Nebenniere, so wäre das heute so arg verfemte „biogenetische Grundgesetz" ausgezeichnet an diesem Organ zu demonstrieren, denn auch bei den höchst entwickelten Säugetieren können wir die phylogenetischen Schritte aufs schönste in der Ontogenese wieder verfolgen; die überaus zahlreichen Fälle sog. akzessorischen Mark- und Rindengewebes sind ohne genaue Kenntnis der vergleichenden Anatomie der Nebennieren völlig unverständlich.

Im einzelnen schwankt die Form der Nebennieren makroskopisch wie mikroskopisch von Species zu Species so stark, daß schon BERGMANN (1839) in den Stoßseufzer ausbrach: „Forma glandularum suprarenalium

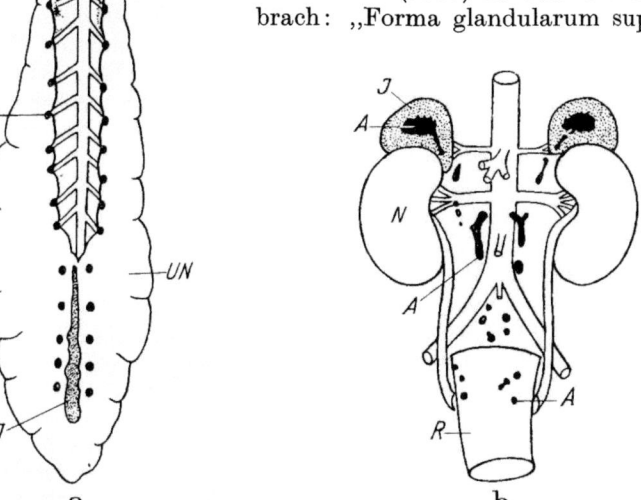

Abb. 3a u. b. Nebennierensysteme. a *Selachier (Scyllium)*, b *Mensch (Neugeborener)*. *A* Adrenalorgane; *I* Interrenalorgan (in b ist die Nebenniere aufgeschnitten gedacht); *AO* Aorta; *N* Nachniere; *OE* Oesophagus, *R* Rectum, *SY* sympathisches Ganglion; *UN* Urniere. Aus CLAUS, GROBBEN und KÜHN 1932.

in animalibus, ita est variata, ut certa atque immutabili lege constructa esse non videatur." Beobachtungen an einer Species — und das gilt vor allem für die experimentelle Morphologie und Physiologie — dürfen auf keinen Fall einfach auf eine andere selbst ganz nahe verwandte (!) Species übertragen werden. Aus diesem Grunde wurde auch im experimentellen Teil prinzipiell nach Species eingeteilt.

Als Gesamtübersicht über die vergleichende Anatomie der Nebennieren ist der Handbuchartikel von BERKELBACH VAN DER SPRENKEL (1934) zu nennen, als Übersicht über die Nebennieren der Säugetiere die Monographie von G. H. BOURNE (1949).

In beiden Arbeiten ist die Literatur ungenügend bzw. schlecht behandelt. Die Erfindung des Autors *Ders.* im Literaturverzeichnis und im Text (S. 20, 21 usw.) — „derselbe" — bei BOURNE gehört zu den auffallendsten Kuriositäten, die ich in der wissenschaftlichen Literatur gefunden habe.

2. Acrania.

Beim *Amphioxus (Branchiostoma lanceolatum)* sind bisher weder für das Interrenalorgan noch für das Adrenalorgan bezeichnende Zellen oder Zellgruppen gefunden worden (VINCENT 1898, POLL 1906, FRANZ 1927). Es ist dies vielleicht insofern nicht ganz uninteressant, als früher viel Aufhebens von dem Zusammenhang Anencephalie-Agenesie der Nebennieren bei den *Vertebraten*, besonders auch beim *Menschen* gemacht wurde (S. 599 ff.). Die Frage, ob beim *Amphioxus* der Mangel einer Kopfausbildung mit dem Fehlen der Nebennieren in irgendeinem Zusammenhang steht, sei nur angedeutet.

3. Craniota, Cyclostomata[1].

Solange man bei den *Cyclostomen* nach den Nebennieren homologen Organen suchte und dabei Organe von Art der Nebennieren der höheren *Vertebraten* zu finden hoffte, war die Lösung des Nebennierenproblems bei *Cyclostomen* unmöglich. RATHKE (1823, 1827) fand bei *Ammocoetes* und *Petromyzon* kleine Körperchen an der V. cardinalis am Anfang der Bauchhöhle, die er nicht sicher deuten konnte. Er hat an eine Homologie mit dem Pronephros (so in BURDACHs Physiologie 1828) und mit den Nebennieren gedacht. JOH. MÜLLER (1834, 1845) sah bei *Myxinoiden* hinter den Kiemen Gebilde, die er anfangs für Nebennieren. später aber für den Thymus hielt. ECKER (1846, 1847) schildert in einer Beschreibung, die der von JOH. MÜLLER etwa entspricht, dreieckige Gebilde an der medialen Wand der V. cardinalis post. und betont, daß die Nebennieren bei *Petromyzon* nicht sicher nachgewiesen sind (s. a. STANNIUS 1839, 1846, 1848, 1849, 1854). LEYDIG (1852) sieht die von RATHKE und MÜLLER beschriebenen Organe als Nebennieren an; aber wenige Jahre später (1854) betrachtet er sie mehr dem Thymus ähnlich als den Nebennieren. FREY (1852) zweifelt bereits sehr, daß die bei *Myxine* und *Petromyzon* als Nebennieren beschriebenen Organe wirklich als solche angesehen werden dürfen. WELDON (1884, 1885) hat die alten Ansichten von RATHKE [Kopfniere (Pronephros) = Nebenniere] wieder aufgenommen, eine Darstellung, die WIEDERSHEIM (1886, 1890) in sein berühmtes Lehrbuch übernahm. WELDON (1884b) behauptete, die für *Bdellostoma Forsteri* angenommene Entstehung der Nebenniere aus der Urniere gelte auch für *Pristiurus*. *Lacerta* und *Gallus*. Noch 1894 wandelte KIRKALDY auf WELDONs Spuren. PETTIT (1896) war dagegen schon auf der richtigen Fährte, denn er fand (1896e) bei *Petromyzon marinus* die von ECKER (1846) beschriebenen Körper, zwei unregelmäßige Massen von 10 mm größter Breite; beide Organe sind hinter den Kiemen gelegen, von gelblicher Farbe. Die Drüsen hängen so fest an der V. cardinalis, daß sie ohne Beschädigung des Gefäßes kaum abzupräparieren sind. Mit Recht zweifelt PETTIT daran, daß diese von ECKER beschriebenen Gebilde etwas mit Nebennieren zu tun haben. Auch ihr Feinbau spricht gegen eine solche Auffassung: Acini mit prismatischem Epithel sind um Lumina aufgebaut; zwischen den Epithelzellen liegen ein paar pigmentierte Elemente. Wirklich Positives konnte PETTIT aber zu dem Problem nicht beitragen, jedenfalls ist seine Beschreibung auch nach der Meinung von GIACOMINI (1902b) dunkel.

Abgeschlossen wird diese Forschungsperiode mit der Feststellung von COLLINGE und SWALE VINCENT (1896), COLLINGE (1897), die bei den *Cyclostomen* vergebens nach Nebennieren gesucht hatten: ,,Womöglich sind Rinde und Mark bei den *Petromyzonten* degeneriert."

COLLINGE und VINCENT (1896) untersuchten *Myxine glutinosa, Petromyzon marinus, Petromyzon planeri, Ammocoetes*. Nachdem sie in der Nierengegend

---

[1] Mit Ausnahme von Kapitel 11 *(Säugetiere)*, in welchem die systematische Ordnung nach den Angaben von BOURNE (1949) vorgenommen worden ist, habe ich mich in der zoologischen Systematik nach CLAUS-GROBBEN (1923) gerichtet.

nichts, was den „weißen Körperchen" RATHKEs entsprechen konnte, gefunden hatten, nachdem ECKERs dreieckige Körperchen sich offenbar aus Bindegewebe bestehend erwiesen hatten, kamen sie auf die Idee, die Nebennieren der *Petromyzonten* könnten vielleicht degeneriert sein. Auch die übrigen von RATHKE beschriebenen und als Nebennieren der *Cyclostomen* diskutierten Gebilde erwiesen sich als Bindegewebe. Man kann die Ansicht von COLLINGE und VINCENT verstehen, wenn man noch in Betracht zieht, daß DOHRN und LANKASTER (zit. nach COLLINGE und VINCENT 1896) die *Rundmäuler* überhaupt als eine Art degenerierter Klasse ansahen; Untersuchungen am Gehirn und Nervensystem dieser Tiere stützen diese Auffassung (vgl. auch SANDERS).

Die präparatorische Technik der makroskopischen vergleichenden Anatomie hatte bei den *Cyclostomen* zu diesem negativen Resultat geführt, die mikroskopische Untersuchung die Unhaltbarkeit der alten Vermutungen klargelegt. Als man nicht mehr nach „Nebennieren" fahndete, fand man sie, d. h. das phäochrome und interrenale Gewebe. Das Verdienst, diesen Schritt vorwärts getan zu haben, gebührt ERCOLE GIACOMINI (1902), der nachstehende Befunde an *Petromyzon marinus* (1902b) erhob:

Die *interrenalen Elemente* in der Regio media scl. renalis bilden zahlreiche kleine Läppchen im Innern der Wand der V. cava (Vv. cardinales post.), besonders ventral und medial, ferner im Fettgewebe zwischen den Venen und der Aorta. Die Zellen springen ins Lumen der Vene vor, von welchem sie aber durch das Endothel getrennt bleiben. Im Cytoplasma kommt es nach OsO_4-Behandlung zu einer Schwärzung; indessen handle es sich nicht um gewöhnliches Fett. Ferner finden sich interrenale Elemente noch an den Aa. renales und in den die Räume zwischen den dorsal von den Nieren gelegenen Blutsinus umgebenden Trabekeln.

Phäochromes, adrenales Gewebe findet sich an den Seiten der Aorta und deren Rr. parietales dors. et ventr., und zwar immer zwischen den Arterienwänden und dem Lumen der entsprechenden V. cardinalis, wiederum nur vom Endothel bedeckt.

In der Regio intermedia scl. praerenalis nimmt das *adrenale Gewebe* zu, das *interrenale* ab. Im Bereich der Regio cardiaca reichen *phäochrome Zellen* bis in die Wand des Sinus venosus hinein. Zwischen ihnen liegen Nervenzellen. In der Regio cephalica scl. praecardiaca kommen nur noch *phäochrome Zellen* vor, und zwar an den Gefäßen der Region, teilweise in Nachbarschaft des N. vagus.

Bei *Petromyzon planeri* liegen die Verhältnisse ähnlich wie bei *P. marinus*. Offenbar ist aber weniger interrenales Gewebe vorhanden. Auch die adrenalen Elemente sind schwerer aufzufinden. Bei *Ammocoetes* sind beide Nebennierenanteile schon bei Exemplaren von 35 mm Länge nachzuweisen. Interrenale Zellen kommen in Form kleiner Läppchen in der Wand der V. cardinalis und in der ventralen Aortenwand vor. Adrenale Elemente liegen an der Seite der Aorta, und zwar an den Abgängen der Wandgefäße. Sie reichen wieder bis unter das Endothel der V. cardinalis. Ferner finden sich adrenale Elemente in der Schwanzregion an der V. caudalis, in der Regio cardiaca unter der ventralen Aortenwand und in der Wand der A. coeliaca. Da auch einige interrenale Zellen an der ventralen Aortenwand und A. coeliaca liegen, kommt es geradezu zu einem Kontakt zwischen adrenalen und interrenalen Elementen.

Man kann sagen, daß bei den *Petromyzonten* mehr adrenale Elemente als sympathische Ganglienzellen vorhanden sind. Ein echtes vegetatives Nervensystem ist bei diesen Tieren überhaupt noch nicht entwickelt. GIACOMINI (1902b) weist darauf hin, daß das Gebilde, welches JULIN (1887) bei *Ammocoetes* als sympathisches Ganglion ansprach, nichts anderes sei als eine Gruppe interrenaler Lobuli. Dafür ergeben sich aber bei den *Petromyzonten* gewisse Lagebeziehungen zwischen adrenalen Elementen und Spinalganglien, was auch für die noch dunkle Entstehung der adrenalen Zellen bei diesen Tieren von Bedeutung sein könnte. Die interrenalen Zellen stammen nach GIACOMINI aus dem Mesenchym oder dem perivasalen Bindegewebe der Venen.

Bei *Bdellostoma Bischoffii* SCHN. konnte GIACOMINI (1902b, 1904a) wohl adrenales, aber kein interrenales Gewebe auffinden. Die adrenalen Zellen finden sich in der Rumpfgegend in der Adventitia der Aorta, besonders lateral und dorsal, in Gruppen von 2—5 Zellen, in der Nachbarschaft der Lymphräume um die Aorta, ferner ventral an der Chorda dorsalis, seitlich an den Aa. und Vv. intercostales, weniger an den Vv. cardinales, dann an A. und V. caudalis, den ventralen Ästen der Spinalnerven, in der Kopfregion an der A. vertebralis impar, den Vv. jugulares (Vv. cardinales ant.) Die Form der adrenalen Zellen wechselt (rundlich-ovoid, kubisch-prismatisch, schließlich polyedrisch). Es bestehen enge Beziehungen der Zellen zu den Capillaren. Manchmal kommen riesenzellartige Bildungen vor oder Kernnester; derartige Gebilde sah ich auch im Mark höherer *Vertebraten*, z. B. des *Hundes*.

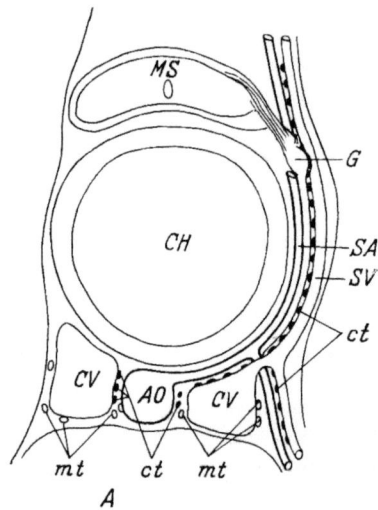

Abb. 4. Halbschematische Darstellung der Verteilung des interrenalen und adrenalen Gewebes bei *Cyclostomen* (*Petromyzon fluviatilis*). *A* Bauchhöhle; *AO* Aorta; *CV* Kardinalvene; *CH* Chorda; *MS* Rückenmark; *G* Spinalganglion; *SV* Segmentvene; *SA* Segmentarterie; *ct* interrenales Gewebe; *mt* adrenales (phäochromes) Gewebe. Aus GASKELL 1912.

Schließlich hat auch GASKELL (1912) das adrenale und interrenale Gewebe von *Petromyzon fluviatilis* und *Petromyzon marinus* untersucht. Bei *P. fluv.* finden sich *phäochrome Zellen* vom 2. Branchialsegment an bis fast zum Ende der postnatalen Region. Sie liegen in dünner Schicht, selten mehr als eine Zelle dick, in der Wand der Kardinalvenen und ihrer großen Äste, unmittelbar unter dem Endothel meistens auf der der Aorta gegenüberliegenden Venenseite. Weitere Fundstellen phäochromer Elemente sind die Sinuswand, Wand der A. coeliaca und der segmentalen Venen der Branchialregion. Aber auch die *interrenalen Elemente* liegen fast genau so diffus, besonders um die Kardinalvenen herum, offenbar nur nicht im branchialen Bereich. Ferner finden sich interrenale Zellen verstreut im Pronephros am Boden des Perikardialsackes und um die Hauptnierenvenen (s. Abb. 4).

Die weite Verteilung phäochromer Zellen im Körper der *Petromyzonten* vergleicht GASKELL mit den Befunden von KOHN (1903), welcher in *Säugetier*embryonen phäochromes Gewebe vom cervicalen bis zum sacralen Bereich vorfand, und zwar immer wieder besonders ventral und lateral von der Aorta. Erst gegen die Geburt hin konzentriert sich dieses Gewebe im Mark der Nebenniere und in bestimmten Paraganglien. Die hierbei zu beobachtende starke individuelle Schwankungsbreite der Einengung der phäochromen Elemente in „Organe" ist ohne genaue Kenntnis der vergleichenden Anatomie des Systems nicht zu verstehen.

Übrigens hat GASKELL (1912) auch mit Extrakten aus diesen phäochromen Zellen der *Petromyzonten* bei der *Katze* Blutdruckerhöhung erzeugen können. Er meint, daß vorzugsweise der Sinus in seiner Wand Adrenalin enthalte. Nach GASKELL sollen in einem *Petromyzon* etwa 0,01 mg Adrenalin vorhanden sein.

Zusammenfassend können wir also sagen, daß bei den *Cyclostomen* adrenalinhaltige phäochrome Zellen in der Wand der Arterien, speziell der Aorta und ihrer Seitenäste, der Venen und Lymphgefäße vorhanden sind. Sie erstrecken sich als kleine Zellgruppen durch den ganzen Körper und sind von den aus interrenalen Zellen gebildeten Inseln ziemlich unabhängig. Letztere befinden sich vor allem im perivenösen Bindegewebe.

4. Selachii, Holocephali.

Auch bei den *Selachiern* stieß die Suche nach einem der Nebenniere höherer *Wirbeltiere* ähnlichem Organ zunächst auf Schwierigkeiten. Klarheit war erst erreicht, als man erkannt hatte, daß bei diesen *Fischen* gar keine Nebenniere in diesem Sinn vorhanden ist. Hier finden sich nur bestimmte Gewebsanhäufungen, die der Rinde bzw. dem Mark der *Säugetier*-Nebenniere als homolog zu erachten sind. Eine Reihe von Zellanhäufungen, deren Elemente nach entsprechender Vorbehandlung Phäochromie zeigen, die *Supra- oder Adrenalkörper*, sind dem Mark und den Paraganglien der *Säugetiere* gleichzustellen. Eine meist zwischen den Nieren gelegene Gewebsmasse — *Interrenalorgan* — ist der Nebennierenrinde homolog. Die Frage, wer dieses Verhalten zuerst richtig erkannt hat, ist nicht mehr ganz leicht zu beantworten.

RETZIUS (1819) soll die Nebennieren der *Knorpelfische* entdeckt haben, was aber fraglich ist, weil er wie auch noch NAGEL (1836) nur eine makroskopische Schilderung gibt. Nun liegt aber die Schwierigkeit gerade darin, daß eine Entscheidung, ob die mit unbewaffnetem Auge entdeckten Körperchen tatsächlich in das adrenale oder interrenale System gehören, nur unter steter mikroskopischer Kontrolle getroffen werden kann. STANNIUS (1846) beschrieb dann die an der Rückseite der Nieren liegenden schmalen Streifen von ockergelber Farbe *(Squalus acanthias)* als Nebennieren. Bei *Rochen* sollen bald ein ähnlicher länglicher Körper, bald 4—5 kleinere Körperchen *(Raja batis)* von gleicher Farbe vorkommen. Aber auch bei STANNIUS fehlt noch weitgehend die mikroskopische Kontrolle, desgleichen bei FREY (1852), dessen Angaben daher heute kaum mehr zu benutzen sind.

LEYDIG (1851, 1852) will das zwischen oder an den Nieren gelegene Gebilde von *Raja, Torpedo, Scymnus, Chimaera monstrosa* nicht den Nebennieren der *Säugetiere* gleichstellen. Er kommt auf ein anderes merkwürdiges Organ der *Knorpelfische* zu sprechen: „... es will mich bedünken, daß die sog. Axillarherzen als die eigentliche Nebenniere der *Knorpelfische* betrachtet werden können". Nach PETTIT (1896e) sollen dies übrigens bereits GILTAY und REMAK behauptet haben. Ferner ergeben sich nach LEYDIGs Beobachtungen an diesen Orten sehr enge Beziehungen zum vegetativen Nervensystem, „so daß ebensogut unser fraglicher Körper nur als ein mit besonderen Eigenschaften versehener Theil der Ganglien des Grenzstranges erklärt werden könnte".

Ein Jahr später aber widerruft LEYDIG (1853) seine Aussage („avec une franchaire qui l'honore", sagt mit Recht PETTIT 1896e): „Die gelben Streifen (Interrenalorgan) an den Nieren bei *Haien* und *Rochen* müssen doch mit als Nebenniere aufgefaßt werden." Aber in seinem Lehrbuch (1854, 1857) heißt es noch (S. 192): „Die sog. Axillarherzen der *Zitterrochen* sind Nebennieren." Die Verhältnisse waren weder LEYDIG noch SEMPER (1875) ganz klar geworden. SEMPER bestätigt im großen und ganzen nur LEYDIGs Befunde, weist aber schon auf die paarige und segmentale Anordnung der Suprarenalkörper hin.

Zur Klärung der Verhältnisse hat Wesentliches BALFOUR (1874ff.) in einer ganzen Reihe von Arbeiten beigetragen. Aber auch ihm fiel es nicht leicht, die grundsätzliche Trennung beider Systeme (Adrenale/Interrenale) und ihre disseminierte Verteilung klar zu erkennen. Man lese dazu nacheinander folgende Angaben. BALFOUR (1874, S. 355) meint zunächst, das, was er später

Interrenalorgan genannt hat, sei „the suprarenal of the *Dogfish*"; dies Organ sollte sich übrigens vom Darm aus entwickeln. Dann bemerkt er (BALFOUR 1876, 1878), das Interrenale stamme aus dem Mesoblast. Es wird noch als Suprarenalkörper bezeichnet und soll eine Mark- und Rindensubstanz aufweisen. Es folgt die Angabe BALFOURs (1877b, S. 702), die Suprarenalkörper von *Scyllium* (womit nunmehr eine Serie paariger Körper, dorsal von den Kardinalvenen, an den Ästen der Aorta, segmental angeordnet, gemeint ist) sollten vom Sympathicus stammen; ein unpaares, stabförmiges Gebilde, welches vom Mesoderm herrührt, bezeichnet BALFOUR jetzt als interrenalen Körper. Damit war ihm die Klärung der Nebennierenverhältnisse bei den *Selachiern* gelungen. Ein paar Jahre später (BALFOUR 1881) schreibt er: „Das Interrenalorgan ist der Rinde der höheren Nebennieren homolog, die Suprarenalkörper sind dem Marke, wenigstens dem vom Sympathicus abstammenden Teil homolog." Lange noch aber hat BALFOUR geglaubt, daß die „Suprarenalkörper" eine Rinden- und Markschicht besitzen. Das war ein wichtiger Grund dafür, daß er ursprünglich in den Suprarenalkörpern vollständige Nebennieren sah (1878). Später (1881) erklärt er, es handle sich nur um eine Differenzierung der Zellen in den Suprarenalkörpern, welche peripher als prismatische Elemente, zentral unregelmäßig polygonal ausgebildet, aber im Grunde im ganzen Suprarenalkörper dieselben seien. Spätere Untersucher fanden keine Veranlassung mehr, von einer Rinde und einem Mark im Suprarenalkörper zu sprechen. So sagt KOHN (1898b) „eine solche Scheidung läßt sich nicht aufrechterhalten, der Bau ist ein gleichmäßiger". CHEVREL (1887, 1889), welcher mit den Ausdrücken „Corps suprarénaux" für die paarigen Körper und „Corps interrénaux" für die unpaaren Körper die Einteilung BALFOURs übernimmt, sah nach Alkohol- oder Sublimatfixation auch nichts mehr von Mark und Rinde im Suprarenalkörper. GRYNFELTT (1902ff.) spricht von einer Palisadenschicht an der Oberfläche der Suprarenalkörper, aber nicht mehr von Zelldifferenzierung. Die Einsicht, daß die „Nebenniere" der *Selachier* aufgeteilt als Supra- oder Adrenalkörper, homolog dem Nebennierenmark, und als Interrenalorgan, homolog der Nebennierenrinde ausgebildet ist, wurde von allen folgenden Untersuchern bestätigt (PITOTTI 1936).

Die *Adrenalkörper* der *Selachier* bilden eine Reihe mit Chromsäure sich bräunender (CHVEREL 1887, 1889) Körperchen, jedes an der Wand eines Seitenzweiges der Aorta gelegen. Das erste befindet sich meist an oder hinter der A. axillaris. Ich möchte nach einer Zusammenstellung aus BALFOUR (1877b, 1885), CHEVREL (1887, 1889), PETTIT (1896e), COLLINGE (1897) und SWALE VINCENT (1897d, 1898) die Verhältnisse bei *Scyllium catulus* als leicht erhältlichem Versuchstier etwas eingehender schildern: Wenn man die Ventralfläche der V. cardinalis aufspaltet, sieht man eine Reihe kleiner grauer, segmental angeordneter Körper an den Aa. intercostales. Nach Chromsäurebehandlung (SEMPER 1875) verfärben sie sich braunschwarz, nach Anwendung von Osmiumtetroxyd schwarz. Das erste Adrenalorganpaar ist das größte. Es liegt neben dem Oesophagus, etwas hinter der A. axillaris; andererseits hat es enge Beziehung zur Wand des Sinus Monroi, in welche es so weit reicht, daß es geradezu vom Blut umspült wird. Es dürfte aus der Verschmelzung mehrerer Adrenalkörperchen (3—4, VINCENT) entstanden sein. Die A. axillaris kann von dem ersten Adrenale wie von einer Manschette umgeben sein. Manche Untersucher haben es fälschlich als ein sympathisches Ganglion gedeutet. Indessen können topographische Beziehungen zum Nervensystem durchaus vorhanden sein. Das erste Paar entspricht dem „Axillarherz" älterer Autoren (s. u.). Auf dem Längsschnitt sieht ein „Axillarherz" von *Scyllium* nach VINCENT (1898) folgendermaßen aus (gute Abbildung bei VALENTI 1889): vorn und außen befindet sich ein nervöses Ganglion, während die phäochromen Elemente hinten und innen massiert zusammenliegen. Der Ganglienanteil besteht aus großen Nervenzellen. Durch den Drüsenteil verläuft eine Arteriole, zunächst von einer Lage fortsatzreicher Zellen umgeben, die sich nach Kaliumbichromatvorbehandlung bräunen. Nach außen von dieser Zone folgt eine Schicht ungleichmäßig prismatischer Zellen. Eine fibröse Kapsel schließt das Ganze ab. Verstreute Nervenzellen kommen auch im drüsigen Anteil vor. Die Drüsenzellen enthalten nach BALFOUR (1877b) ein gelbliches Cytoplasma. Nach unserer modernen Terminologie können wir dies „Achselherz" als ein typisches Paraganglion ansprechen. Die folgenden Adrenalia — im ganzen hat CHEVREL 16—18 Paare bei *Scyllium* gezählt — stehen immer in Beziehung zu den Intercostalgefäßen. Als Beispiel für die Anordnung und Verteilung der Adrenalkörper bei den *Selachiern* diene Abb. 7 (S. 25), die speziell die Verhältnisse bei *Raja batis* zeigt.

Die Deutung der Gebilde hat viel Schwierigkeiten gemacht. Der entscheidende Punkt lag darin, zu erkennen, ob alle Elemente, die sich im drüsigen Teil der Adrenalia befinden, gleichwertig sind und trotz gewisser gestaltlicher Unterschiede zusammengehören. Typisch ist, daß selbst ein so guter Beschreiber wie CHEVREL (1887, 1889) am Ende seiner Darstellung wieder unsicher wird, ob er wirklich zum Nebennierensystem gehörende Bildungen vor sich hat. So kommt es dann, daß er von einer „couche corticale protectrice des ganglions sympathiques" spricht, oder die adrenalen Elemente als eine Art Glia der sympathischen Ganglien zu deuten versucht. Eine neuere Beschreibung findet sich bei FANCELLO (1937). Über die sympathischen Ganglien berichtet NICOL (1950).

Die Zahl der adrenalen Körperchen kann bis zu 37 auf jeder Seite betragen (*Carcharias glaucus* CHEVREL 1889). Die segmentale Ordnung wird bei den *Squalidae* genauer innegehalten als bei den *Rajidae*, bei *Trygon* entfallen 20 Adrenalia auf 64 Segmente. Nach PETTIT (1896e) kann die Zahl der Adrenalia bei *Rochen* und *Zitterrochen* auf 10 Paare absinken. Bei *Torpedo narke* BONAP. und *Torpedo nobiliana* BONAP. ist das erste Adrenale klein. Es folgen bei *Torpedo* dann noch 4—5 Paare an den Intercostalarterien.

Der erste Adrenalkörper, eine Verschmelzung von 2—5 segmentalen Adrenalia, trägt auch den Namen *Axillarherz*, weil man dieses Gebilde, speziell bei *Chimaera monstrosa*, als Hilfsapparat des Kreislaufs, eine Art Hilfsherz deutete (Abb. 95 bei LEYDIG 1857). DUVERNOY hat das Organ 1809 entdeckt und 1837 abgebildet, wo er es „renflement charnu" nennt. VALENTIN (1842) bemängelt aber bereits, er könne keine Querstreifung erkennen.

Verschmelzungen von Adrenalkörpern können auch weiter caudal auftreten, wodurch Asymmetrien entstehen. Die phäochromen Zellen setzen sich vielfach als dünner Belag den Gefäßen entlang fort, so daß mehrere Adrenalkörper durch phäochromes Gewebe verbunden werden. SEMPER meinte, ein Suprarenalkörper komme auf zwei Segmente, wobei er rechts und links alterniere *(Pristiurus)*, so daß dann schließlich unter Seitenwechsel jedes Segment sein Adrenale erhalte. Es handelt sich aber um keine allgemeine Gesetzmäßigkeit.

Obwohl die Adrenalkörper selbst stark vascularisiert sind, liegen sie dem Blut der großen Gefäße und des Sinus recht nahe, vor allem jene, welche an der oberen Wand des Sinus Monroi hängen. Überall sehen wir bereits die Neigung des phäochromen Gewebes, so eng wie möglich mit dem Blut in Kontakt zu gelangen. Es kann vorkommen, daß phäochrome Körperchen sich wie gestielt in das Lumen eines Gefäßes vorbuckeln. Die *Gefäßversorgung der Adrenalia* ist hauptsächlich von GRYNFELTT (1902ff.) bearbeitet worden. Er fand, daß die Adrenalkörper von *Scyllium* stets von einer A. intercostalis bzw. einem ihrer Äste durchbohrt werden. Einige Ästchen bilden geradezu eine vasculäre

Umkleidung der Arterie innerhalb des Adrenale. Das Blut strömt an der Peripherie des Organs in große Venen ab, welche das Blut aus der Niere sammeln. Ein funktionierendes adrenales Pfortadersystem soll aber nicht vorhanden sein: das venöse Blut aus der Niere durchströmt nicht das Adrenalkörperchen, sondern sammelt sich in Venen auf der Oberfläche des Adrenale, die eine Art venösen Gürtels um das Organ bilden. Kranialwärts münden die Venen des ersten Adrenale unmittelbar in den Sinus Monroi.

In der Nähe eines Adrenale liegt immer ein Ganglion. Die proximalen Adrenalia befinden sich oft mit dem *nervösen Gewebe* in einer gemeinsamen Hülle aus Bindegewebe. Bei *Hexanchus griseus* kann man phäochrome Elemente oft in der Mitte des Ganglions finden, was nach der Abstammung der adrenalen Zellen nicht weiter verwunderlich ist.

Das *Interrenalorgan* der *Selachier* tritt unter verschiedenen Formen auf (Abb. 5). Es kann ein in der Medianebene gelegener Körper vorliegen (*Scyllium cat.*), was nach COLLINGE (1897) und VINCENT (1898)

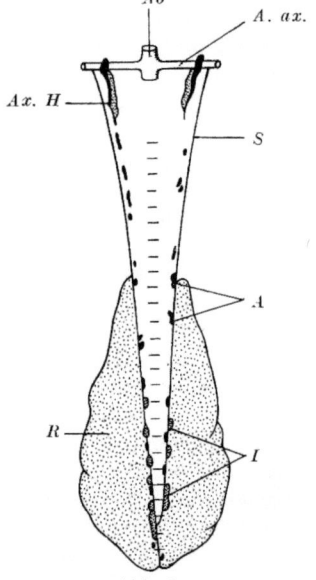

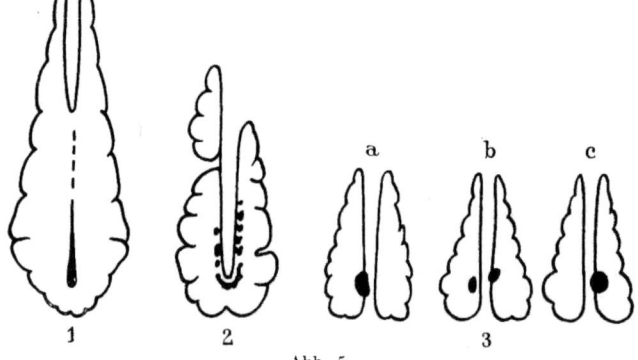

Abb. 5. Abb. 6.

Abb. 5. Schematische Darstellung der Ausbildung des Interrenale (schwarz) bei verschiedenen *Selachiern*. 1 *Scyllium*-Typus, 2 *Raja*-Typus; 3 *Torpedo*-Typus. a Normalfall; b und c seltenere Abweichungen (alle Bilder von dorsal). Aus DITTUS 1941.

Abb. 6. Interrenale und Adrenale von *Raja clavata*. Disseminiertes Interrenale. *A.ax.* A. axillaris; *Ao.* Aorta; *S* Rand des Sinus; *Ax.H.* Axillarherz; *I* Interrenalorgan; *A* Adrenalorgan; *R* Niere. Aus GRYNFELTT 1903.

bei den *Haien* das Typische sein soll (s. a. CHEVREL 1887, 1889). KISCH (1928) spricht von einem „sich oralwärts verjüngenden, etwa peitschenstielförmigen Strang ..., dessen verjüngtes Ende sich sehr weit nach oral erstrecken kann". Das ganze System liegt dorsal zwischen den beiden Nieren. Dieselben Verhältnisse fand DITTUS (1937) bei *Scyllium catulus* M. H., *Scyllium canicula* L., *Mustelus vulgaris* M. H., *Mustelus laevis* M. H., *Galeus canis* ROND., *Carcharias glaucus* ROND. und *Chimaera monstrosa* (Holocephale). Es kommt aber auch vor, daß mehrere hintereinander in der Medianlinie gelegene Körper gebildet werden, wobei der eine bei weitem größer sein kann als der andere. VINCENT (1897b) gibt das insbesondere für die *Holocephalen* an. Es kann ferner an der Innenseite der Nieren eine längere Reihe kleinerer Körperchen gebildet werden (Abb. 6), aber in die Nierensubstanz „eingelagert", wie behauptet wurde, sind sie nicht. Auch sind die Gebilde niemals ganz symmetrisch angelegt.

Die starke Fragmentation des Interrenalorgans mancher *Selachier* (HETT 1925a, LUTZ und WYMAN 1927a) erklärt DIAMARE (1896, 1905) mit der großen Ausdehnung des WOLFFschen Körpers bei diesen Tieren, besonders im kranialen

Teil. Die Fragmentation kann z. B. bei den *Rajidae* oft beobachtet werden (Abbildung bei DIAMARE 1896, Tafel II, Abb. 19; 1905, Tafel LI—LII, Abb. 4 für *Scyllium canicula*; Abb. 3 derselben Tafel für *Mustelus vulgaris*). Die starke Zersplitterung des Interrenale ist bei Männchen von *Trigon violaceus* weniger ausgesprochen als bei Weibchen (DIAMARE 1905). Endlich können zwei fast symmetrische Körper gebildet werden. Auch dies ist nach VINCENT (1897, 1898), COLLINGE (1897) und HETT (1925a) bei den *Rochen* gelegentlich der Fall. Die Organe sind vielfach über die Medianlinie hinweg durch eine Brücke aus interrenalem Gewebe verbunden (Abb. 7). KISCH (1928), DITTUS (1937) beschreiben diese Anordnung bei *Laeviraja oxyrhynchus (oxyrhinus)*, *Raja asterias* M. H. und *Raja clavata*. VINCENT (1897) und BIEDL (1913) fanden das Interrenale bei *Raja batis* L. ähnlich ausgebildet. Normalerweise erstrecken sich die auf der rechten Niere liegenden Interrenalinseln weiter nach kranial als die auf der linken Niere liegenden, was wahrscheinlich mit der für die *Rajiden*-Niere typischen Asymmetrie der Urniere zusammenhängt, die von LEYDIG (1852), HOWES (1890) und BARGMANN (1937b) beschrieben wurde. Kleine akzessorische Stücke interrenalen Gewebes finden sich oft in einiger Entfernung vom Hauptorgan. Bei *Galeus canis* (DIAMARE 1905) ist die

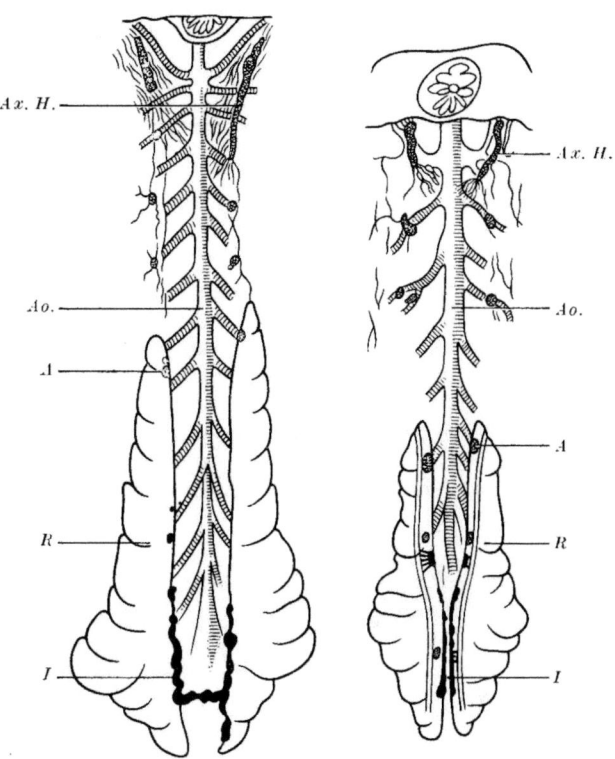

Abb. 7. Interrenale und Adrenale von *Raja batis* (links) und *Raja maculata* (rechts). *Ao.* Aorta; *Ax.H.* Axillarherz; *I* Interrenale; *A* Adrenale; *R* Niere. Aus VINCENT 1897.

Fragmentation des Interrenalorgans nicht so ausgeprägt (s. seine Abb. 2 auf Tafel LI—LII). Bei einem Exemplar war das kraniale Ende zweizipfelig gestaltet, bei einem weiteren Exemplar teilte sich der kraniale Anteil in 2 Abschnitte auf, welcher jeweils in Berührung mit einer Niere kam.

Sowohl bei *Haien* wie bei *Rajiden* ist eine *Totalexstirpation des Interrenalgewebes* wegen dessen dichter Anlagerung an die Nieren und wegen der zerstreuten Interrenalinseln schlecht durchführbar (DITTUS 1937, Abb. 8). Die für eine Exstirpation des Interrenale günstigsten anatomischen Verhältnisse weisen *Torpedo ocellata* RAF. und *Torpedo marmorata* RISSO auf. Der einheitliche, längliche oder ovale Interrenalkörper, der sich durch seine gelbe Farbe deutlich vom roten Nierengewebe abhebt, liegt normalerweise dorsal von der linken Niere, nahe der Medianlinie, und zwar im caudalen Drittel derselben. Er ist in situ, besonders bei jungen Tieren, auch von ventral her zu sehen. Bei älteren Tieren kommt er, wohl infolge des starken Wachstums der Niere, mehr nach dorsal zu liegen, so daß er dann oft von ventral her nur noch schwer auszumachen ist.

Nach KISCH (1928) kommen in relativ seltenen Fällen noch zwei von der Norm abweichende Lagen des Interrenalorgans vor. Entweder findet man zwei kleinere Interrenalkörper von verschiedener Größe (der große Körper dorsal von der linken Niere, der kleinere dorsal von der rechten) oder ein einheitliches Interrenale liegt dorsal von der rechten Niere (Tabelle 1). Aus der Tabelle geht hervor, daß in der Mehrzahl der dort angeführten Varianten *ein* Interrenale vorhanden ist, und zwar dorsal von der linken Niere.

Akzessorisches interrenales Gewebe hat DITTUS (1937) nur selten gefunden.

Tabelle 1. *Zahl und Lage der Interrenalia bei Torpedo marmorata, T. ocellata, Trygon violacea und Tr. pastinaca. Zusammengestellt aus den Arbeiten von* KISCH *(1928),* DITTUS *(1937, 1941).*

Tierart	Zahl der untersuchten Tiere	1 Interrenale dorsal von der linken Niere	2 Interrenalia, eines rechts, eines links	1 Interrenale dorsal von der rechten Niere
T. marmorata . . .	65	58	2	5
T. ocellata	158	144	10	4
Tr. violacea	19	17	1	1
Tr. pastinaca . . .	8	7	0	1

Die Erforschung der *Entwicklung des Interrenale* bereitete größere Schwierigkeiten als die Aufklärung der Entwicklung des Adrenale, dessen Beziehungen zum Nervensystem sehr bald erkannt wurden. BALFOUR (1874) glaubte zuerst an eine Entwicklung des Interrenale aus der Wand des Darmkanals. Später (BALFOUR 1877b) jedoch leitet er die Zwischenniere aus dem Mesoderm ab. Einem anderen Irrtum, den zu beseitigen einige Mühe kostete, fiel WELDON (1885) zum Opfer. Er leitete das Interrenale aus Divertikeln der medialen Wand der Urnierenkanälchen ab. VAN WYHE (1889) sah bei *Pristiurus*-Embryonen, daß

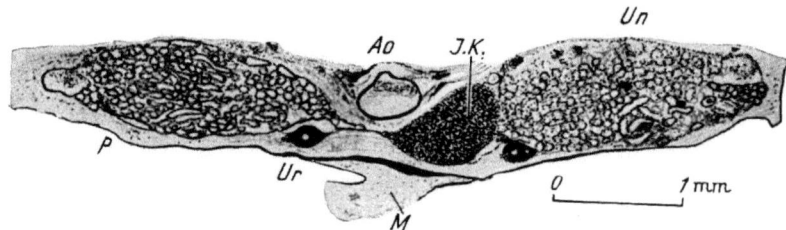

Abb. 8. Interrenale und Urnieren eines 20 g schweren Männchens von *Torpedo ocellata* (kurz vor der Geburt). Querschnitt durch die Urnieren in der Höhe des Interrenale (*I.K.*). *Un* Urniere; *Ao* Aorta; *P* Peritonaeum; *Ur* Ureter; *M* Mesenterium (Fixierung in BOUINscher Lösung, Eisenhämatoxylinfärbung). Aus DITTUS 1941.

das Interrenalorgan anfänglich segmentiert und paarig ist. Segmentale Proliferationen der Splanchnopleura nahe der Gekrösewurzel sollten das Ausgangsmaterial bilden. Sehr bald aber verschmelzen die Organe beider Seiten und scheinen dann auch nicht mehr segmentiert. Auch nach RABL (1893, 1896) stammt das Material des Interrenale aus dem Cölomepithel; Segmentierung sah er aber niemals. Bei *Pristiurus* fand RABL in der Radix mesenterii unter der Aorta Zellen, welche sich von den gewöhnlichen Mesenchymelementen unterschieden. Das reife Organ wird sicher nicht segmental vascularisiert (GRYNFELTT 1903a). Die Anlage des Interrenale ist viel größer als das definitive Organ. Nur der am weitesten caudal gelegene Teil der ursprünglichen Anlage, schwanzwärts vom Ende der Keimleiste, stellt die bleibende Zwischenniere dar; der kraniale Teil verliert seinen Epithelcharakter (POLL 1903a). Auch VAN WYHE (1889) sah den vorderen Teil der Interrenalanlage sich wieder in Mesenchym zurückbilden (vgl. auch C. RABL 1896). AICHEL (1900) versuchte hingegen, die Zwischenniere aus paarigen segmentalen Wucherungen der inneren Wand der Urnierentrichter abzuleiten. HOFFMANN (1900) hat diese ursprünglich WELDONsche Hypothese vom mesonephrischen Ursprung des Interrenale noch genauer zu begründen sich bemüht. Durch die Arbeiten von POLL (1903) ist indessen die Hypothese von der Abstammung der Zwischenniere von der Urniere vollkommen widerlegt worden.

Die Entwicklung des Interrenale bei den Selachiern, im besonderen von *Scyllium* schildert POLL (1903a, 1906) folgendermaßen:

Scyllium stellare. Embryo von 7 mm Länge, 50 Urwirbel (Abb. 9). Die erste Andeutung der Zwischenniere ist dort zu finden, wo die Splanchnopleura zur Bildung des dorsalen Mesenteriums mit der der Gegenseite in Beziehung kommt. Dort ragt ein „kegelförmiger Vorsprung" ins Bindegewebe des Mesenteriums hinein. Die beiderseitigen Zellwülste stoßen schließlich zusammen. Es entsteht eine einheitliche Epithelmasse. Erst hinter den Vornierenmündungen sind diese Gestaltungsvorgänge zu erkennen, sie sind aber mehrfach unterbrochen und nicht genau auf Segmente beschränkt. Der Prozeß kann bis zur Kloake verfolgt werden.

Scyllium stellare. Embryo von 10 mm Länge, 68 Urwirbel (Abb. 10). Unmittelbar unter der ventralen Aortenwand befindet sich jetzt ein runder festgefügter Epithelstab. An seinem ventrolateralen Umfang setzen die beiden Somatopleuren an. Median hängt das Gekröse nach ventral herab. Nur an einer Stelle in jedem Segment stellt sich dieser Stab im Querschnitt so klar und deutlich dar, nämlich an der Stelle von je zwei aufeinanderfolgenden Urnierenkanälchen. BERKELBACH VAN DER SPRENKELS (1934) Behauptung, POLL (1903a) erkläre die Segmentierung für hypothetisch, ist mir nicht erklärlich. — Im übrigen Teil des Segmentes versteckt sich der Interrenalkörper mehr oder weniger vollständig zwischen dem rechten und linken Urnierenkanälchen. In jedem Segment findet sich somit ein freier und ein versteckter Abschnitt des Interrenale.

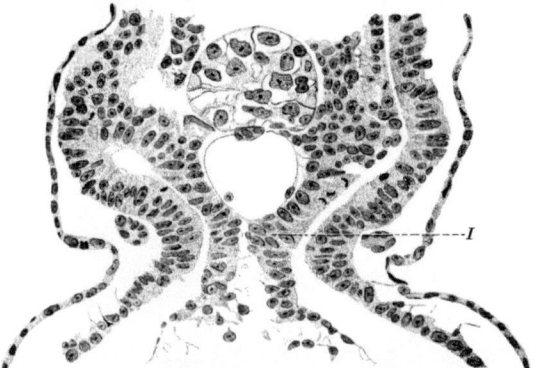

Abb. 9. Entwicklung des Interrenale (*I*) bei *Selachiern* (*Scyllium stellare*, Embryo von 7 mm Länge, 50 Urwirbel). Aus POLL 1903a. Erklärung im Text (S. 27).

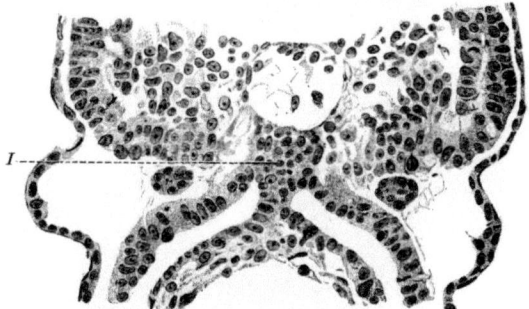

Abb. 10. Entwicklung des Interrenale (*I*) bei *Selachiern* (*Scyllium stellare*, Embryo von 10 mm Länge, 68 Urwirbel). Aus POLL 1903a. Erklärung im Text (S. 27).

In der Aufsicht betrachtet (Abb. 11) bilden die Urnierenkanälchen in ihrer Gesamtheit mit dem Zwischennierenstab zusammen die Figur eines gefiederten Pfeiles, dessen Schaft das Interrenale bildet. Die Anlage reicht caudal bis in die Mitte der Kloakengegend, kranial bis ins 7. Segment hinter dem Ende der Vorniere. Bei *Spinax niger* scheint die Entwicklung in gleicher Weise vor sich zu gehen wie bei *Scyllium*.

In einer zweiten Phase der Entwicklung kommt es zur *Lösung der Anlage* aus dem Verband des Ursprungsgewebes einesteils unter Wachstums-, andernteils auch unter Rückbildungserscheinungen.

Scyllium stellare. Embryo von 9,5 mm Länge, 74 Urwirbel. Das Interrenale reicht vom 7. Segment hinter dem Ende der Vorniere bis zur Grenze des 1.—2. Viertels der Kloake, also über 20 Segmente. Vorn liegt die Aorta auf der Radix mesenterii, hinten wird sie durch das Interrenale nach dorsal gehoben. Das Interrenale liegt jetzt frei im embryonalen Bindegewebe, auch im Niveau der Urnierenkanälchen selbst. Lateral lagern sich die Vv. cardinales post. an. So etwa sind die Verhältnisse auch auf Abb. 12 dargestellt, welche allerdings von einem etwas älteren *Spinax*-Embryo stammt. Bei einem 24 mm langen Embryo erstreckt sich das Interrenale nur noch über 15 Segmente, des weiteren nur noch über die letzten 12 Segmente vor der Kloake. Zunächst tritt schon sehr früh eine fortschreitende Rückbildung der kopfwärts gelegenen Interrenalteile bis caudal zum Keimleistenende ein.

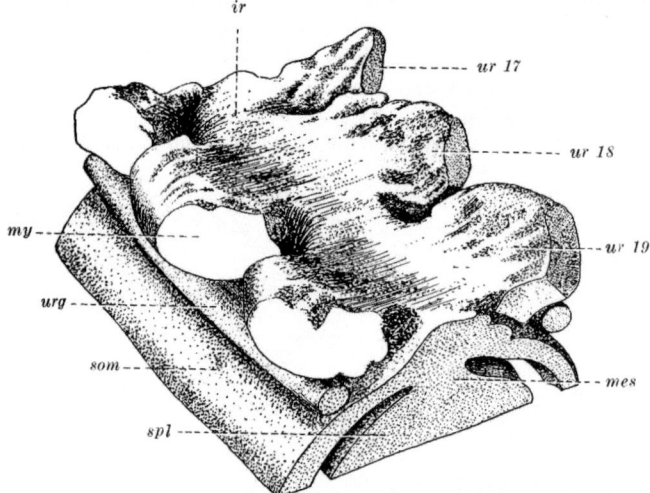

Abb. 11. Plastische Rekonstruktion zur Entwicklung des Interrenale bei *Selachiern*. *ir* Interrenale, Zwischenniere; *ur* Urnierenkanälchen; *urg* Urnierengang; *my* durchschnittener Zusammenhang des Urnierenkanälchens und des Myotoms; *som* Somatopleura; *spl* Splanchnopleura; *mes* Mesenterium (10 mm langer Embryo von *Scyllium stellare*). Aus POLL 1903a.

Wahrscheinlich liegt auch ganz caudal, kurz vor der Kloake, eine kleine Rückbildungszone (HOFFMANN 1900). Da einzelne Teile der Kranialzone nicht vollständig rückgebildet werden, können sie „Beizwischennieren" entwickeln.

In der Entwicklung des *Selachier*-Interrenale sind also zwei Phänomene nacheinandergeschaltet: Ablösung und Verkürzung. Zuerst kommt es zur Ablösung

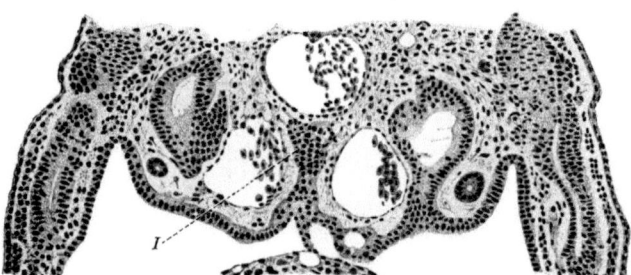

Abb. 12. Entwicklung des Interrenale (*I*) bei *Selachiern* (*Scyllium stellare*. Embryo von 9,5 mm Länge, 74 Urwirbel). Aus POLL 1903a. Erklärung im Text (S. 27, 28).

von den Urnierenkanälchen (notabene: topographisch gemeint!), dann von der Radix mesenterii. Die Trennung vom Mesonephros verläuft rasch von kranial nach caudal. In die Spalte zwischen Urniere und Interrenale schieben sich von vorn die Vv. cardinales post. hinein. Die Trennung von der Gekrösewurzel ist nicht ganz so regelmäßig. Sie beginnt am Schwanzende und verläuft kopfwärts. Bei *Scyllium* ist die Lösung schließlich vollständig, nicht so bei *Spinax*, wo noch längere Zeit Zellpfeiler in wechselnder Anzahl vorhanden sind, welche das Interrenale mit seinem Ursprungsgebiet verbinden. *Spinax niger* erweist sich in dieser Hinsicht als die primitivere Form. LUTZ und WYMAN (1927a, b) fanden einmal bei *Squalus acanthias* eine runde Masse von interrenalem Gewebe im Mesogastrium. Das Interrenalorgan hat im Gegensatz zum Adrenalorgan keinen Kontakt mit sympathischen Ganglien. Sympathische Nerven treten lediglich mit den Gefäßen ein. GRYNFELTT sah wohl Nervenfasern zu den Zellsträngen verlaufen, fand aber nie Endigungen; er traf auf einige Nervenzellen im Parenchym des Organs.

Über die *Entwicklung des Interrenalorgans bei den Rajiden* ist fast nichts bekannt. DITTUS (1941) kann nur kurz angeben, daß bei ihnen im Gegensatz zu den *Haien* eine Verschmelzung

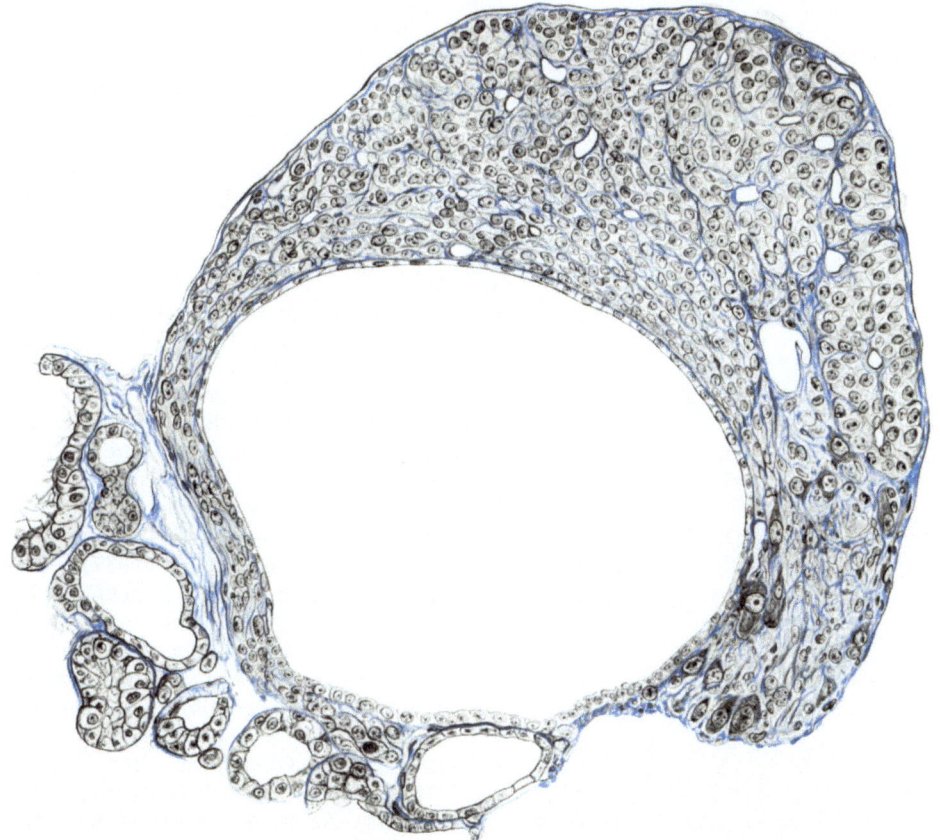

Abb. 13. Adrenalorgan von *Torpedo ocellata* (erwachsenes Exemplar), Nierenkanälchen anliegend. Beachte einige Ganglienzellen (dunkel) unten rechts (Fixation BOUINsche Lösung, Paraffinschnitt 10 μ, Azanfärbung, nur teilweise farbig wiedergegeben, Vergr. etwa 300fach). Präparat Prof. BARGMANN-Kiel, Zeichnung B. HANSEN-Kiel.

der paarigen Initialanlagen in der Mediane nur am caudalen Ende einzutreten scheine, während die übrigen als Antimeren bestehen bleiben. Ebenso scheint die Tendenz zu einer ausgedehnteren Verschmelzung der Anlagen in kraniocaudaler Richtung nicht besonders groß zu sein und außerdem kopfwärts stark abzunehmen.

Die Entwicklung des Interrenale von *Torpedinen* entspricht nach CHIEFFI (1952) im wesentlichen der von POLL bei *Scyllium* beschriebenen. Bemerkenswert erscheint aber die enge Beziehung zum Mark der Keimdrüse, welches aus den gleichen Elementen wie das Interrenale entsteht.

Zur Histologie des Adrenale und Interrenale der Selachier. CIACCIO (1906c) beschreibt im *Adrenale* der *Selachier* 4 Zellformen: 1. Typische Nervenzellen. 2. „Cellule piccole a grosso nucleo o cellule di KOHN e DIAMARE", 3. Cellule piccole a nucleo piccolo, 4. phäochrome Zellen. Die 2. und 3. Zellform kann als Übergangsgebilde zu phäochromen Zellen auftreten (gelegentlich aber vielleicht

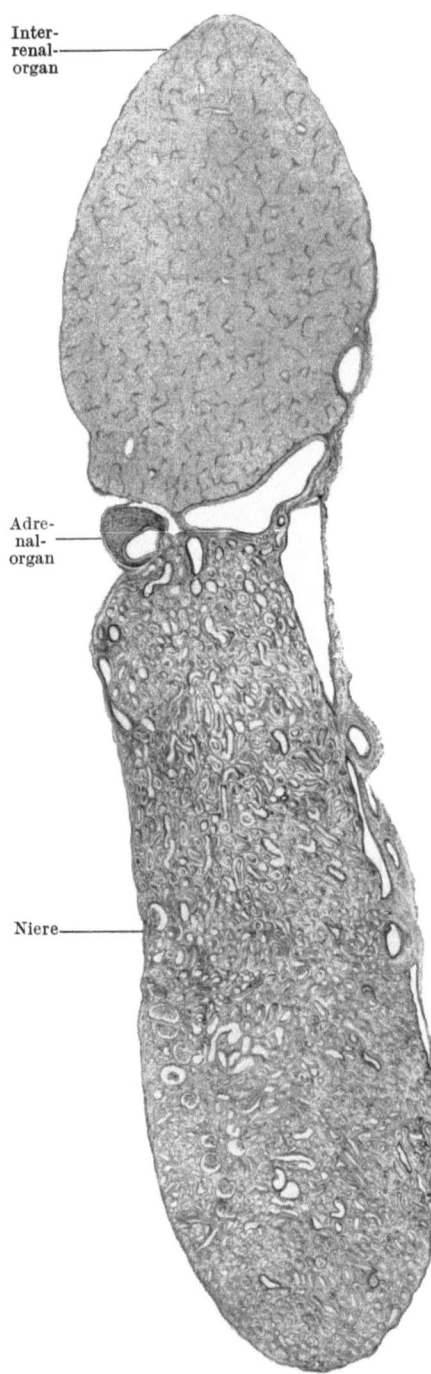

Abb. 14. Interrenal- und Adrenalorgan eines erwachsenen Exemplares von *Torpedo* (Fixierung in BOUINscher Lösung, Azanfärbung, einfarbig wiedergegeben, etwa 5fach vergrößert). Präparat Prof. BARGMANN-Kiel.

auch zu Nervenzellen!). Größe und Form der adrenalen Zellen wechseln stark (FANCELLO 1937, vgl. Abb. 13). Die rundlichen bis länglichen Zellkerne lagern meist exzentrisch. Läppchenähnliche Zellgruppen können durch Bindegewebe zusammengefaßt werden. Die Zellen zeigen eine deutliche Phäochromie. Mit Eintritt der sexuellen Reife soll es zu Veränderungen in den Adrenalorganen kommen (FANCELLO 1937); bei den Weibchen sind dann angeblich mehr phäochrome Substanzen nachzuweisen.

Es kann vorkommen, daß ein Adrenalkörper dem Interrenalorgan ganz dicht anliegt (LUTZ und WYMAN 1927b), ja ein Adrenale kann fast ganz von interrenalem Gewebe umfaßt werden (vgl. Abb. 1 bei FRASER 1929). Ein Übergang von Adrenalkörpern in interrenales Gewebe, wie SEMPER (1875) beschrieben hatte, ist aber wohl sicher auszuschließen.

Das *Interrenalorgan* ist ockergelb bis braun getönt (VINCENT 1898), hellgelb (COMOLLI 1912). FRASER (1929) fand bei 30 Exemplaren von *Raja clavata* in 10% braune, in 90% ockergelbe Interrenalorgane. Von der Bindegewebshülle des Organs ausgehende Septen gliedern das Gewebe in Läppchenbezirke (FANCELLO 1937). Das Interrenalorgan der großen *Selachier (Carcharias, Zygaena)* weist eine Art bindegewebiger Achse auf, in der Arterien und Venen verlaufen. Das Parenchym wird aus netzartig aneinandergereihten Epithelbalken gebildet, die aus polygonalen Zellen bestehen. Der Oberfläche der Balken schließt sich die Endothelbedeckung der Gefäße an. Nach VINCENT (1897) und GRYNFELTT (1902) werden die Zellstränge bei *Centrina* und *Myliobatis* deutlich von einer eigenen Bindegewebshülle umgeben.

Schläuche oder sezernierende Blasen sind öfter im Interrenale beschrieben worden, aber nach den sorgfältigen Untersuchungen von KOHN (1898b) wohl als Artefakte zu betrachten. Spalten und Lumina, so meinen ferner GRYNFELTT (1902) und DITTUS (1941), sind immer als Kunstprodukte anzusehen. Auch nach DIAMARE (1896) sollen die Zellreihen in der Norm keine Lumina aufweisen. Bei den *Squalidae* herrscht die Strangform, bei den *Rajidae* die „Bläschen"-form vor, aber diese Bläschen sind immer solide. Manchmal sind die „Alveolen" radiär um große Venen oder venöse Sinus angeordnet (VINCENT 1898, ABOIM 1944). Bei *Scyllium* bilden die Elemente des Interrenale gruppierte Zellreihen, so daß das Organ gelappt erscheint. Die Zellen besitzen einen großen Kern, reich an Chromatinbröckeln. Sie sind von rundlicher oder prismatischer Form (GRYNFELTT 1903a). Versuche einer regionalen Aufteilung der beiden Zelltypen (RAMALHO 1917) lehnt ABOIM (1944) ab.

Das Interrenale *junger, nicht geschlechtsreifer Haifische* besteht aus kleinen, in Strangform angeordneten Zellen. Das Bindegewebe ist schwach entwickelt. Der Nachweis von Zellgrenzen stößt auf Schwierigkeiten. Die Zellen enthalten Vacuolen, die bereits großen, rundlichen Zellkerne besitzen ein Kernkörperchen

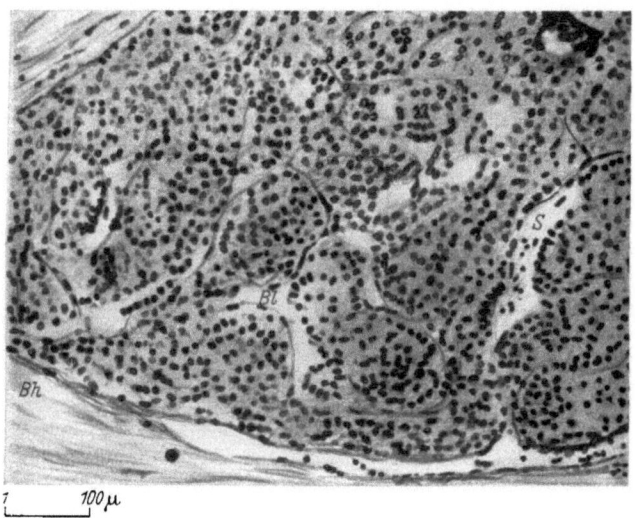

Abb. 15. Querschnitt durch das Interrenale von *Torpedo*. *Bh* Bindegewebshülle; *Bl* Bindegewebslamelle; *S* Blutsinus (Fixierung in BOUINscher Lösung, Eisenhämatoxylinfärbung). Aus DITTUS 1940.

und ein stark anfärbbares Chromatinnetz. Später kommt es zu einer Vermehrung des Cytoplasmas, welches sich jetzt mit Eosin gut anfärben läßt. Die Kerngröße nimmt noch zu. Bei alten Exemplaren von *Scyllium stellare*, bei welchen die Eiablage verhindert war, tritt wieder das histologische Bild des Interrenale wie bei infantilen Tieren (FANCELLO 1937) auf.

GRYNFELTT (1902) glaubte, safranophile Granula in den Interrenalzellen von *Zygaena* in Verbindung mit einem Sekretionsprozeß bringen zu dürfen; außerdem hatte er den Eindruck, daß der Kern der Interrenalzellen am Sekretionsprozeß Anteil nähme.

Nach neueren Untersuchungen von PITOTTI (1937) sollen im Interrenale von *Torpedo marmorata* auch *phäochrome Zellen* anzutreffen sein. Bei *Torpedo ocellata* konnte DITTUS (1937) dies nicht bestätigen (s. a. Graviditätsveränderungen des Interrenale S. 32).

Die beste neuere Beschreibung der Histo- und Cytologie des Interrenale der *Selachier*, die auch die Strukturwandlungen im Laufe des Lebens berücksichtigt, stammt von DITTUS (1941), dessen Darstellung der Verhältnisse bei *Torpedo ocellata* und *T. marmorata* (Abb. 14 und 15) wir folgen. Eine Bindegewebshülle umgibt das Organ, bei jungen Tieren zarter, bei älteren derber ausgebildet. Das Parenchym der Drüse ist aus einzelnen Läppchen, Säulen oder Pfeilern aufgebaut. Zwischen den von feinen Bindegewebslamellen umschlossenen Läppchen befinden sich zahlreiche Capillaren, die sich bei bestimmten Funktionsstadien zu richtigen Sinusoiden erweitern. Am Sinus ist das perilobuläre Bindegewebe oft äußerst zart, so daß man den Eindruck hat, die Interrenalzellen seien vom Gefäßlumen nur durch das Endothel getrennt. In Wirklichkeit soll aber außer dem Endothel immer noch Bindegewebe nachzuweisen sein.

Die „neutrale" polygonal gestaltete Interrenalzelle (Abb. 16) besitzt einen runden oder ovalen Kern mit deutlichem Chromatinnetz und einem oder mehreren Nucleolen. Das Cytoplasma ist licht und schaumig; die herausgelösten Lipoide hinterlassen kleine Vacuolen. Die Zellgrenzen sind deutlich.

Das Interrenalorgan von Torpedo-Embryonen kurz vor der Geburt schildert DITTUS folgendermaßen (DITTUS 1941): Die Zellstränge sind durch Bindegewebe voneinander abgegrenzt, Capillaren und größere Sinusoide reichlich vorhanden; man findet Mitosen, Amitosen, sogar multiple Kernzerschnürungen. Etwa 10% aller Interrenalzellen sind zwei- oder mehrkernig. Die Amitosen erfolgen meist ohne wesentliche innere Kernveränderungen durch Ausbildung einer zirkulären Ringfurche („Dissektion", Abb. 17), 2. durch Kernstreckung und Ausbildung von Hantelformen usw. („Distraktion"). Die Amitosen deutet DITTUS als sog. Reaktionsamitosen (BENNINGHOFF 1922), weil die Vergrößerung der Kernoberfläche und nicht das Wachstum das primär Wichtige zu sein scheint.

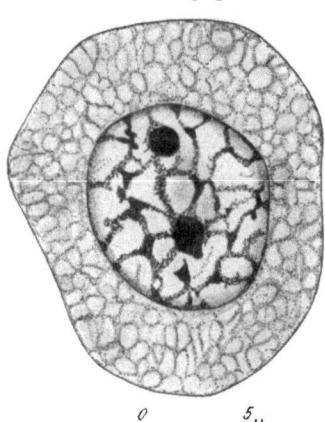

Abb. 16. „Neutrale" Interrenalzelle aus der Zwischenniere von *Torpedo ocellata* (675 g Körpergewicht, Fixierung in Susa, Eisenhämatoxylin-Säurefuchsinfärbung). Aus DITTUS 1940.

Das Interrenale von Torpedinen kurz nach der Geburt (DITTUS 1941) scheint jetzt stärker komprimiert zu sein. Größere Sinus sind nicht mehr nachzuweisen. In manchen Teilen des Organs verlaufen stärkere Bindegewebszüge mehr oder weniger parallel zueinander, was für dies Stadium anscheinend charakteristisch ist. Die Zahl der Mitosen hat etwa um die Hälfte abgenommen, ebenso die der Amitosen. Besonders dann, wenn man das Verhalten des Nucleolarmaterials berücksichtigt, erweckt das Organ den Eindruck der Aktivität (S. 183ff.). Dies kann auch aus der Menge der im Cytoplasma auftretenden Granulationen geschlossen werden.

Im Interrenale der Torpedinen von 35 g Gewicht an (mit ruhenden Gonaden) (DITTUS 1941) liegen die Läppchen dicht beieinander, Capillaren und Sinus treten weniger hervor (Abb. 18). Die Bindegewebslamellen zwischen den Läppchen sind sehr schwach ausgebildet. Bei älteren Tieren entsteht eine etwas regelmäßigere Randzone. Die weiter innen gelegenen Teile sind ziemlich regellos aufgebaut. Oft weisen die Zellen der Randzone eine stärkere Granulierung des Cytoplasmas auf, scheinen also eine etwas stärkere Aktivität zu besitzen. Die runden bis ovalen Kerne besitzen 1—4 Nucleolen. Das Cytoplasma enthält kleine helle Lipoidvacuolen. Über das Nucleolarmaterial s. ausführlich S. 186ff. Mitosen treten nur selten auf, ebensowenig Amitosen und zwei- oder mehrkernige Zellen.

Im Interrenale der Torpedinen während der Ausbildung der Keimprodukte und während der Gravidität (DITTUS 1941) kommt es im Zusammenhang mit der Eibildung zu einer größeren Aktivität. Die „Läppchen" enthalten jetzt weniger Zellen, weil sie durch Bindegewebe aufgegliedert werden. PITOTTI (1938) sah bei Tieren mit Ovarialeiern eine Verstärkung des Blutgefäßnetzes, ferner eine Zunahme der Amitosen. Im Anfang der Schwangerschaft fand sie blasige Zellkerne mit gut sichtbarem Chromatinnetz. Im Cytoplasma liegen jetzt viele

Granula. Gegen Ende der Gravidität soll es zur Zellkernverkleinerung kommen (vgl. dagegen DITTUS 1941). FANCELLO (1937), der die Veränderungen des Interrenale bei *Scyllium* während des Eiwachstums untersuchte, hat festgestellt,

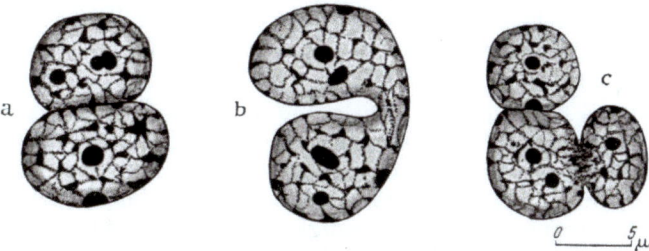

Abb. 17 a—c. Amitosen im Interrenale eines Männchens von *Torpedo ocellata* (kurz vor der Geburt). a Dissektion, b einseitige Einschnürung, c zweifache Kernzerschnürung (Fixierung in BOUINscher Lösung, Eisenhämatoxylin-Säurefuchsinfärbung). Aus DITTUS 1941.

daß die Lappung des Interrenale deutlicher hervortritt und die Zellkerne größer und blasig werden. Er beschreibt zahlreiche gut färbbare Körnchen besonders

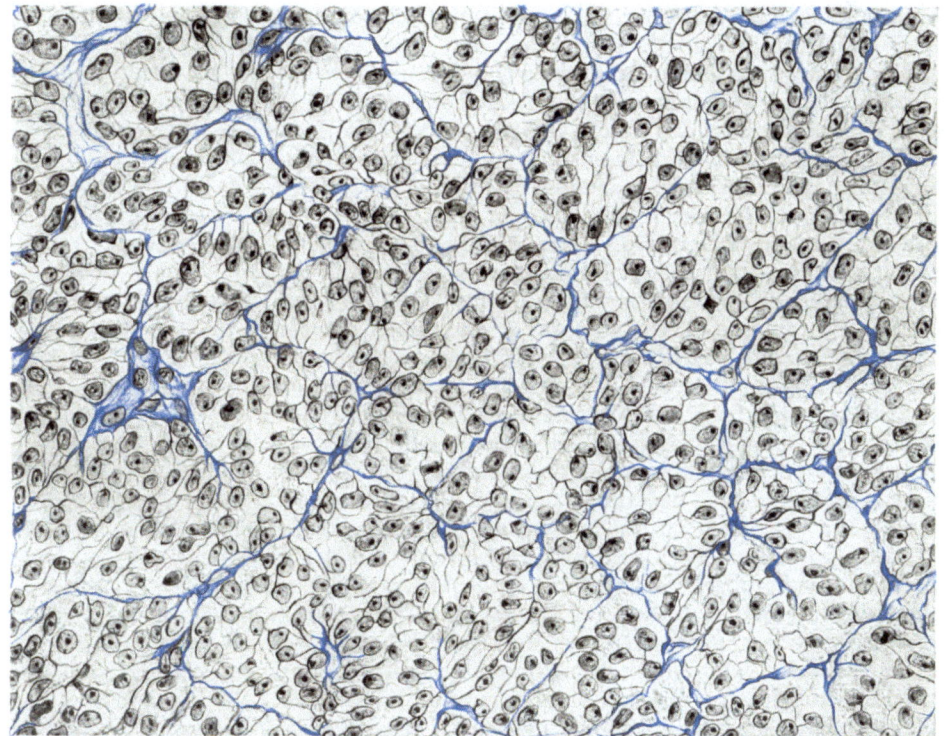

Abb. 18. Ausschnitt aus dem Interrenalorgan von *Torpedo ocellata* (erwachsenes Exemplar) (Fixation BOUINsche Lösung, Paraffinschnitt 8 μ, Azanfärbung, nur teilweise farbig wiedergegeben, Vergr. etwa 400fach). Präparat Prof. BARGMANN-Kiel, Zeichnung B. HANSEN-Kiel.

in der Peripherie des Zellkernes. Den Zusammenhang mit dem Kernsekretionsprozeß haben aber beide Autoren noch nicht erkannt (S. 183 ff.). DITTUS beobachtete die stärksten cytologischen Veränderungen im Interrenale der trächtigen Weibchen. Es tritt eine außerordentlich kräftige Granulierung des Cytoplasmas auf, wie sie sonst nur in den Interrenalzellen künstlich stimulierter Tiere (corticotropes Hormon!) vorkommt. Über die Kernveränderungen im einzelnen S. 183 ff. Auffallenderweise sind aber im Interrenale dieser Weibchen nicht allzu viele Mitosen oder Amitosen zu sehen. Es kann hinzugefügt werden, daß das Interrenale auch bei Männchen in voller Spermatogenese ähnliche Bilder erhöhter Aktivität zeigt. Indessen wird niemals das Ausmaß wie in dem Interrenale gravider Weibchen erreicht.

Im Gegensatz zu der polaren Orientierung der Nebennierenrinde der *Säuger* — DITTUS ist Anhänger der GOTTSCHAUschen Hypothese (s. S. 230) — ist das Interrenale der *Selachier* nicht polar gebaut. Jede Zelle macht ihren eigenen sekretorischen Cyclus durch, ohne dabei große Ortsverschiebungen zu erleben. Auch liegt nach DITTUS keine Notwendigkeit zur Zelldegeneration vor, weil Ausweichmöglichkeiten für die Zellen vorhanden seien.

Auf der Anwesenheit von *Lipoiden* in den Interrenalzellen beruht die schon makroskopisch auffallende gelbliche Färbung (s. o.) des Interrenale der *Elasmobranchier*. BALFOUR und später CHEVREL meinten bereits, daß es sich nicht um echtes Fett, sondern um einen „fettähnlichen" Körper handle. CHEVREL bestreitet den Fettcharakter auf Grund der Wahrnehmung, daß dieser Stoff nicht in Äther löslich sei und sich nicht mit OsO_4 schwärze. Auch nach GIACOMINI (1898) bilden die Zellen des Interrenale der *Selachier* einen fettähnlichen Stoff, welcher vom gewöhnlichen Körperfett durchaus verschieden sei. GRYNFELTT meint auf Grund chemischer Analysen, der Zellinhalt sei sicher ein Fett, welches durch die histologische Technik gelöst werde und Vacuolen im Cytoplasma hinterlasse. Nachdem die doppeltbrechenden Stoffe in der Nebennierenrinde der *Säuger* und des *Menschen* so eingehend erforscht worden waren, sind die Interrenalorgane der *Selachier (Torpedo)* von RAMALHO (1917, 1921a) mit modernen Methoden untersucht worden. Er fand eindeutig doppeltbrechendes Fett in der Drüse, niemals dagegen im Bindegewebe außerhalb des Interrenale oder in der vergleichsweise mituntersuchten Niere, daneben reichlich einfachbrechende Lipoide. FANCELLO (1937) findet bei erwachsenen *Selachiern* mehr Lipoid (Methode von CIACCIO) in den Zellen des Interrenale als bei infantilen Tieren. Nach DITTUS (1941) hängt die Menge der Lipoide in den Zellen des Interrenale vom Funktionszustand ab. Bei Tieren kurz vor oder nach der Geburt ist die Lipoidmenge etwas geringer als bei erwachsenen Tieren. FRASER (1929) will ein Übertreten von Lipoidkörnchen in die Gefäße bei *Selachiern* beobachtet haben. ABOIM (1944) findet — beurteilt nach dem Verhalten der Lipoide — 3 Zelltypen. Einmal sind die Zellen mit ziemlich gleichmäßig großen Lipoidtropfen angefüllt, 2. können in einer Zelle kleine und große Fetttropfen vorkommen und 3. kann ein besonders großer Fetttropfen, umgeben von einigen wenigen kleineren, angetroffen werden. Ob die Verschmelzung kleinerer zu größeren Lipoidtropfen intravital vor sich geht oder erst durch die Fixation bewirkt wird, ist schwer zu entscheiden. Oft liegen die Lipoideinschlüsse an einem Zellpol — und zwar an dem, der von einer Capillare bespült wird — der Zellkern am anderen. Gelegentlich können die Zellkerne durch Lipoidtropfen eingedellt werden. Der GOLGI-Apparat ist meist granulär ausgebildet. Die Interrenalia zeigen eine gelbliche Färbung, bedingt durch ein Chromolipoid, welches nur durch Formolfixierung erhalten werden kann. Auch Melaninpigment soll in den Zellen vorkommen (ABOIM 1944). Phenylhydrazin- und Plasmalreaktion sind positiv.

Zur Funktion des Adrenale und Interrenale der Selachier. Kurz nachdem OLIVER und SCHAEFER (1894) die blutdrucksteigernde Wirkung eines Extraktes aus dem Nebennierenmark festgestellt hatten, konnte SWALE VINCENT (1898c) nachweisen, daß auch das Extrakt der Adrenalkörper von *Scyllium* stark blutdruckerhöhend wirkt. Das Interrenalorgan gab ähnliche Resultate nur bei zufälliger Verunreinigung mit Spuren von Adrenalextrakt; sonst war es in dieser Hinsicht vollkommen inaktiv. Entsprechend fanden MOORE und VINCENT (1898a) die VULPIAN-Reaktion (s. S. 10), d. h. eine Grünfärbung des phäochromen Gewebes mit $FeCl_3$) im Adrenalkörperextrakt positiv, im Interrenalorganextrakt negativ. Nachdem MULON (1903d usw.) die VULPIAN-Reaktion als charakteristisch für die Anwesenheit des Adrenalin erkannt hatte, konnte man folgern, daß die Adrenalkörper der *Selachier* Adrenalin enthalten und es sezernieren. Mit neueren pharmakologischen Methoden untersuchten LUTZ und WYMAN (1927a) das Adrenalkörperextrakt: eine ganz eindeutige Mydriasis *(Froschauge)* trat ein. Selbst mit Extrakt aus einem einzigen Adrenalkörperchen war die mydriatische Wirkung noch zu erreichen. RADU (1932) gibt an, er habe in den Zellen des Adrenale bei *Scyllium* und *Raja* fuchsinophile Granula gefunden, von denen er annimmt, daß sie ein Sekret bzw. dessen Vorstufe darstellen, um so mehr, als er solche Kugeln auch in den Capillaren wahrgenommen haben will.

Versuche, die Funktion des Interrenale mit der von Nebennierenrindenzellen zu vergleichen, sind nicht ganz so leicht durchzuführen. Eine Sekretion der Interrenalzellen, die der von Nebennierenrindenzellen ähnle, ist indessen immer wieder behauptet worden. Schon GIACOMINI sprach von der Sekretion eines fettartigen Stoffes (s. o.) und GRYNFELTT (1902) glaubte, safranophile Granula im Cytoplasma der Epithelzellen des Interrenalorgans von *Zygaena* in Verbindung mit Sekretionsprozessen bringen zu können. Er hatte auch den Eindruck, der Kern der Interrenalzellen sei am Sekretionsprozeß beteiligt. Jedenfalls können wir, sosehr wir in bezug auf Einzelheiten noch unsicher sind, sagen, daß das Interrenale genau so wie die Nebennierenrinde ein lebenswichtiges Organ ist. Für das Interrenale der *Haifische* hat dies BIEDL (1899, 1910) nachgewiesen.

Als typische Symptome interrenopriver Tiere beschreibt BIEDL (1903, 1910, 1913) eine allmählich sich steigernde Adynamie, Abblassung der Färbung und Exitus. KISCH (1928a, 1929) konnte die Angaben BIEDLS für *Torpedo marmorata* RISSO und *T. ocellata* RAF. bestätigen. Als weitere Symptome beobachtete er noch eine fortschreitende Verlangsamung der Atmung, inverse motorische Atemreaktion, Überempfindlichkeit gegen Sauerstoffmangel, plötzlichen Tod nach stärkerer Muskeltätigkeit und Opisthotonus.

Zugefügt sei noch eine Angabe von FRASER (1929), der einen *periodischen Wechsel der Aktivität* des Interrenale von *Raja clavata* wahrnahm, der anscheinend mit der Periodizität der geschlechtlichen Aktivität in Zusammenhang steht. ABOIM (1944) bestreitet dies; nach seinen Beobachtungen waren die Lipoide bei infantilen wie geschlechtsreifen Tieren in gleicher Weise ausgebildet.

Über das Verhalten der Melanophoren hypophysektomierter *Selachier* nach Zufuhr von corticotropem Hormon s. S. 594.

HARTMAN, SHELDEN und GREEN (1943) haben die Interrenalia von 10 Species der *Elasmobranchier* (insgesamt 135 Fälle) gewogen (Fanggebiet Woods Hole, Mass., USA.). Die Ergebnisse können aus Tabelle 16, S. 486 entnommen werden. *Mustelis* und *Squalus* haben relativ zum Körpergewicht schwerere Interrenalia als *Raja* und *Narcacion*. Die Interrenalia von *Dasyatis* sind besonders klein; bei 4 Exemplaren von *Dasyatis* gelang es nicht, die Interrenalia zu finden. Bei 71 Exemplaren von *Raja erinacea* fanden sich in 45 Fällen Interrenalia auf beiden Seiten, in 25 Fällen nur links und nur in einem Fall rechts. Bei diesem Tier konnten sichere Geschlechtsunterschiede in bezug auf die Interrenalia nicht festgestellt werden. Betrachtet man das relative Gewicht der Interrenalia der *Selachier* (bezogen auf 100 g Körpergewicht), so scheinen die Interrenalia im allgemeinen kleiner zu sein als ihr Homologon, die Nebennierenrinde bei *Säugetieren* (wie *Hund* und *Ratte*, die zum Vergleich herangezogen worden sind).

5. Dipnoi.

PETTIT (1896c, e) glaubte, die Nebenniere der *Lurchfische* bei *Protopterus annectens* OWEN gefunden zu haben. Er beschrieb zwei kleine Gebilde von wenigen Millimeter Durchmesser an der Ventralfläche der Kardinalvene. Dagegen behauptete noch SWALE VINCENT (1898), die Nebenniere oder ihre Homologa seien bei den *Dipnoern* überhaupt nicht vorhanden. Indessen hat dann GIACOMINI (1908, 1919/20) nachgewiesen, daß diese Fische sich in bezug auf Adrenale und Interrenale wie die *Knochenfische* verhalten. Bei 4 jungen Exemplaren von *Protopterus* fand GIACOMINI Nester von phäochromen Zellen, segmental den Aa. intercostales entlang angeordnet, von der Aorta ab bis zur Verteilung in ihren dorsalen und ventralen Ast; auch in der Wand der linken V. cardinalis post. bis zum Vorhof und in der rechten V. azygos kommen phäochrome Zellen vor. GIACOMINI meint, daß die *Dipnoer* eine Zwischenstellung zwischen den *Petromyzonten* mit ihrem durch den ganzen Körper, speziell auch im Schwanz verbreiteten phäochromen Gewebe, und den *Teleosteern* mit ihrem lokal relativ scharf begrenzten phäochromen Gewebe einnehmen. HOLMES (1950) sieht das lipoidhaltige Gewebe bei *Protopterus* als Homologon der Nebennierenrinde an, welches in auffällig enger Beziehung zu phäochromen Zellherden steht. Die Zellen geben nach BAKERS (1946) Färbung eine positive Reaktion, was für die Anwesenheit von Phosphorlipoiden sprechen soll.

6. Ganoidea.

Auch bei den *Stören* hat STANNIUS (Lehrbuch der vergleichenden Anatomie der Wirbeltiere von v. SIEBOLD und STANNIUS 1846/48) an den Nieren Körperchen beschrieben, die er für die Nebennieren hielt, die aber höchstwahrscheinlich den nach ihm benannten Körperchen entsprechen (s. S. 47). CHEVREL wies andererseits auf Körperchen hin, welche zu den großen Gefäßen in Beziehung stehen, und in denen er Nebennieren vermutete. Nach VINCENT (1897a, 1898), COLLINGE (1897) soll das Interrenale von *Acipenser sturio* in Form kleiner gelber Massen verschiedener Größe und Form verstreut innerhalb der Nierensubstanz zu finden sein. Bei mikroskopischer Untersuchung bestehen diese aus runden oder länglich-ovalen, alveolenähnlichen Zellansammlungen von 50—60 μ Durchmesser (Länge bis zu 100 μ, Breite bis zu 60 μ). Die Einzelzellen sind rund, oval, manchmal auch polyedrisch oder unregelmäßig. Ihr durchschnittlicher größter Durchmesser beträgt 20 μ, jener der sich kräftig anfärbenden Zellkerne 3—6 μ. Das Cytoplasma ist fein- oder grobgranuliert. Obwohl Nervenzellen gelegentlich mit diesen Gebilden in Beziehung stehen, hält VINCENT sie für Homologa der Rindenelemente der höheren *Wirbeltiere* (zweifelhaft!). Erst GIACOMINI (1904b) dürfte die Verhältnisse bei den *Ganoiden* mit dem Nachweis geklärt haben, daß bei *Acipenser sturio* grundsätzlich dieselben Verhältnisse wie bei den *Knochenfischen* vorliegen. Nur findet sich hier das phäochrome Gewebe weiter caudal längs der V. cardinalis post. gelagert.

7. Teleostei.

Die die *Teleosteer* betreffende Nebennierenliteratur ist reich an Widersprüchen. Anfangs betrachtete man die sog. STANNIUSschen Körperchen im allgemeinen entweder als Homologa der ganzen Nebenniere der *Säugetiere* oder doch zumindest als Homologa der Nebennierenrinde, wobei man im zweiten Fall annahm, daß den *Knochenfischen* das phäochrome Gewebe überhaupt fehle oder bisher der Entdeckung entgangen sei. So schreibt der beste Kenner des Problems, ERCOLE GIACOMINI (1902c) noch, aus den Untersuchungen von DIAMARE (1895) und VINCENT (1897a, b) gehe hervor, daß bei den *Knochenfischen* die sog. STANNIUSschen Körperchen auf der Dorsalfläche der Nieren, gelegentlich auch auf deren Ventralfläche oder eingesenkt in die Nierensubstanz, dem Interrenale der *Selachier* bzw. der Rindensubstanz in der Nebenniere höherer *Wirbeltiere* entsprächen.

STANNIUS (1839, 1846), von ECKER (1846) weitgehend bestätigt, hatte bei den *Knochenfischen* kleine, weißliche, stecknadelkopfgroße Körperchen, gelegentlich Erbsengröße erreichend, gesehen. Beide Autoren sahen diese Gebilde als „Nebennieren" an. In der enzyklopädischen Zusammenstellung von FREY (1852) finden sich bis ins einzelne gehende Angaben über die makroskopischen Verhältnisse dieser STANNIUSschen Körperchen bei einer ganzen Reihe von *Knochenfischen* (Genaueres S. 47). Selbst die Angaben von COLLINGE (1897) und VINCENT (1898) über die interrenalen Elemente der *Teleosteer* scheinen mir noch eher STANNIUSsche Körperchen zu betreffen als die eigentlichen, den Rindenzellen der *Säugetier*-Nebenniere entsprechenden Gebilde. Für das Problem der STANNIUSschen Körperchen sind sie daher wichtig.

Völlig rätselhaft blieb aber das Problem des *adrenalen Gewebes*. Weder ältere Autoren wie STANNIUS (1839, 1846, 1854), ECKER (1846, 1847), HYRTL (1850), noch neuere wie DIAMARE (1895), PETTIT (1896b), VINCENT (1897a, b), HUOT (1897) haben bei den *Teleosteern* der Marksubstanz Entsprechendes finden können.

Die Auffassung GROSGLICKS (1885, 1886), daß die STANNIUSschen Körperchen als Homologa der Marksubstanz anzusehen seien, und die Rindenelemente sich im lymphatischen Gewebe zwischen den Nierenkanälchen und in der Kopfniere befänden, ist durch die Arbeiten von BALFOUR (1882), EMERY (1881/82, 1885), BIZZOZERO und TORRE (1883/84), DIAMARE (1895), VINCENT (1897a, b), HUOT (1897) widerlegt.

Nur CHEVREL (1887) gab einmal an, er habe am Sympathicus der *Knochenfische* phäochromes Gewebe angetroffen. VINCENT (1898c) kam zum Schluß: "There seems to be in *Teleosts* no equivalent to the paired bodies of *Elasmobranchs* or to the medulla of the suprarenal capsules of the higher *Vertebrata*." VINCENT (1898c) sah einen Beweis für seine Ansicht darin, daß Extrakte aus den „Suprarenalorganen" von *Gadus morrhua* bei der *Maus* keine adrenalinähnlichen Wirkungen hervorbrachten, während im Gegenversuch die „paarigen Organe" von *Scyllium canicula* ein Extrakt ergaben, das sich im *Mäuse*-Versuch als äußerst wirksam erwies. Extrakte der Suprarenalkörper von *Raja clavata* wirken ähnlich. Noch 1903 diskutiert SRDINKO als Homologon der Marksubstanz von *Syngnathus* ein Gebilde ähnlich einem Ganglion, welches kranialwärts, knapp vor den STANNIUSschen Körperchen liegen soll und sich ins Nierengewebe einsenkt. Phäochromie konnte er allerdings nicht nachweisen. Ähnliche Gebilde beschreibt SRDINKO bei *Hippocampus aequoreus*.

Erst GIACOMINI (1902c) hat die Verhältnisse geklärt, und zwar auch nur schrittweise. Er fand das phäochrome Gewebe bei *Anguilla, Esox* usw. Jetzt schloß er, das Nebennierensystem der *Knochenfische* sei einerseits aus phäochromem Gewebe in der Wand der V. cardinalis (= Adrenale) und andererseits aus den STANNIUSschen Körperchen (= Interrenale) aufgebaut. In dieser Weise schildert nunmehr auch DELAMARE (1904) in seinem zusammenfassenden Artikel die „Nebennieren" der *Knochenfische*; in erster Linie beschreibt er allerdings STANNIUSsche Körperchen. GIACOMINI (1908/09) sah Markelementen ähnliche Zellen in der Wand des kranialen Abschnittes der hinteren Kardinalvenen. Die STANNIUSschen Körperchen betrachtet er jetzt noch als einen Teil des interrenalen Systems („Interrenale posteriore"). Ein zweiter Anteil liegt ebenfalls in der Wand des vorderen Abschnittes der hinteren Kardinalvenen und in den Kopfnieren („Interrenale anteriore o cefalico"). Auch chromaffines Gewebe fand GIACOMINI schließlich noch im Bereich der Kopfnieren, nur durch das Endothel vom Venenlumen getrennt. Solche Elemente stehen in Verbindung mit interrenalen Zellen *(Anguilla)*, so daß es hier stellenweise zu Gebilden von der Zusammensetzung einer echten „Nebenniere" — Rinden- und Markanteil beieinander liegend — kommt. Bei *Conger vulgaris* liegt vom „vorderen" Interrenale ein Teil in der Kopfniere, ein Teil in der ventralen Wand der kranialen Portion der hinteren Kardinalvene. Das „hintere" Interrenale, d. h. das STANNIUSsche Körperchen bespricht er in dieser Arbeit schon nicht mehr — offenbar weil es ihm als Anteil des interrenalen Systems zweifelhaft zu werden beginnt. In der rechten hinteren Kardinalvene ist das Interrenale bei diesem *Fisch* schon mit bloßem Auge erkennbar. Das phäochrome Gewebe verhält sich ähnlich wie bei *Anguilla*. Bei *Myrus vulgaris* KAUP. ist die linke hintere Kardinalvene die größere; dementsprechend ist das Interrenale auf der linken Seite stärker entwickelt. Im übrigen erhebt GIACOMINI ähnliche Befunde wie bei *Conger*. Bei *Muraena helena* L. gibt es nur eine einzige hintere Kardinalvene, die zwischen beiden Nieren verläuft. Der proximale Teil dieser Vene wird an beiden Seiten von je einem etwa 17 mm langen Körperchen berührt, welches einheitlich oder aufgegliedert vorkommt.

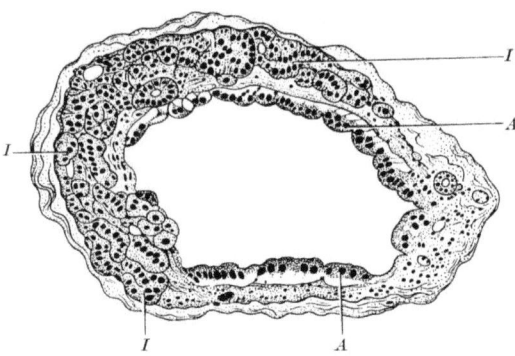

Abb. 19. Interrenale und Adrenale von *Ophisurus (Ophichthys) serpens*. Interrenale Zellen (*I*) vorwiegend im dorsomedialen Abschnitt der Kardinalvene, phäochrome adrenale Zellen (*A*) unmittelbar unter dem Endothel, umgeben das Lumen des Gefäßes fast vollständig. Aus GIACOMINI 1910.

Beide Körperchen hängen an der Venenwand. Nach Vorbehandlung mit Kaliumbichromat ergibt sich, daß sie aus interrenalem und adrenalem Gewebe zusammengesetzt sind. Sie sehen daher den „Nebennieren" der *Amphibien* schon recht ähnlich. Phäochromes Gewebe findet sich bei den *Muraenen* auch noch längs den Venae revehentes, welche durch die kraniale Portion beider Nieren verlaufen, ferner in der Wand der hinteren Kardinalvene, wo sie zwischen den beiden kranialen Portionen des Mesonephros hinzieht. Bei *Ophisurus (Ophichthys) serpens* L. umgibt das „vordere" Interrenale die kraniale Portion der rechten hinteren Kardinalvene und dehnt sich kranialwärts längs den beiden Venen aus, welche über das vordere Ende der lymphoreticulären Masse verlaufend die Aorta umgeben (Abb. 19). Das kräftig entwickelte phäochrome Gewebe liegt unmittelbar unter dem Gefäßendothel, aber auch zwischen den Zellgruppen des Interrenale. Manchmal buckeln sich die phäochromen Zellgruppen geradezu gegen das Lumen der Vene vor. Außerdem hat GIACOMINI bei dieser Species Gruppen phäochromer Zellen in einem sympathischen Ganglion gesehen. Bei *Sphagebranchus imberbis* DELAR. umgibt das „vordere" Interrenale vollständig die kraniale Portion der zwei hinteren Kardinalvenen. Kaudal endet es eher auf der linken als auf der rechten Vene, kranial dagegen auf beiden Venen in etwa gleicher Höhe, nämlich dort, wo sie sich dem Ductus CUVIERI nähern. Das phäochrome Gewebe ist schwerer zu entdecken; es liegt aber dem Interrenale an. Bei *Cyprinus carpio* L., *Tinca vulgaris* CUV. und *Esox lucius* liegen adrenale und interrenale Zellen auch in der Kopfniere. Im allgemeinen kann man also sagen, daß bei vielen *Teleosteern* schon Verhältnisse vorliegen, welche sehr an die „Nebennieren" der *Amphibien* erinnern.

In seiner Arbeit von 1909/10 gelingt dann GIACOMINI auch die Abgrenzung des eigentlichen Interrenale — bisher von ihm als das „vordere" Interrenale bezeichnet — von den STANNIUSschen Körperchen (als „hinteres" Interrenale bislang in das Nebennierensystem der *Knochenfische* einbezogen). Bei *Fierasfer acus* BRÜNN fand GIACOMINI in Zusammenhang mit den Kopfnieren längs des proximalen Teils der Jugularvenen (vorderen Kardinalvenen) und der hinteren Kardinalvenen das interrenale Gewebe um das Lumen der Vene in Epithelreihen angeordnet. Eingeschaltet in die Trabekel des Interrenale finden sich verschieden große Gruppen phäochromer Zellen. Nester phäochromer Zellen liegen auch im Ganglion coeliacum ventral an der Aorta zwischen beiden Kopfnieren. Bei *Lepadogaster* RAFINESQUI COSTA ist interrenales Gewebe in der Kopfniere gelegen, was GUITEL (1906), der die STANNIUSschen Körperchen dieses *Fisches* mit der Nebennierenrinde homologisiert, übersah. Auch im folgenden Teil des Mesonephros finden sich interrenale Elemente. Phäochrome Zellen liegen längs der proximalen Portion der hinteren Kardinalvenen und an den Jugularvenen, einzelne phäochrome Zellen auch zwischen den interrenalen Trabekeln und Harnkanälchen. Bei *Gobius fluviatilis* PALL. beginnen interrenales wie phäochromes System in der Höhe des großen MALPIGHIschen Körperchens des Pronephros. Beide Gewebe dehnen sich längs der hinteren Kardinalvenen aus und umgeben deren Lumen. Auch zum Sympathicus bestehen Beziehungen, so daß auch hier ein den Verhältnissen bei *Anuren* recht ähnliches Nebennierenbild entstehen kann. Bei *Gobius paganellus* L. sind die Kardinalvenen weiter als bei *Gobius fluviatilis*, besonders die rechte. Die interrenalen Zellen liegen hier hauptsächlich in der Venenwand. Sie dehnen sich wenig zwischen den Nierenkanälchen aus. Phäochrome Zellen haben besondere Beziehung zu den Kopfnieren; sie liegen gelegentlich interrenalen Zellgruppen sehr nahe. Bei *Atherina hepsetus* L. finden sich in den Kardinalvenen interrenale Zelläppchen mit Beziehung zu Kopfniere und Mesonephros, mit Nestern phäochromer Zellen besetzt. Das phäochrome Gewebe setzt sich caudalwärts in der Kardinalvenenwand fort, in dem dorsalen reichlicher als in den anderen Wandabschnitten; einige derartige Zellen sind auch in Sympathicusganglien zu beobachten. Bei *Blennius ocellaris* L. liegen interrenale Zellmassen in Verbindung mit adrenalen auf der ventralen und Innenfläche jeder Kopfniere mit Beziehung zur Kardinalvene und teilweise etwas eingelassen in die Nierenmasse. Bei *Trigla lineata* L. enthält ein guter Teil der Kopfniere zahlreiche Trabekel des Interrenale, andere interrenale Elemente verstreut in der Wand der Kardinalvene Am Interrenale finden sich phäochrome Zellen, welche auch zwischen die interrenalen Trabekel eindringen. Interrenale wie adrenale Zellen dehnen sich caudalwärts längs der Kardinalvenen bis etwa zum Beginn der gemeinsamen Nierenmasse aus Bei *Scorpaena ustulata* LOWE ist ein kräftiges interrenales Balkenwerk nahe der Kardinalvene und in der lymphoreticulären Masse längs der Vv. revehentes ausgebildet. GIACOMINI untersuchte ferner *Trachinus draco* L., *Lophius piscatorius*, *Zeus faber* L., *Uranoscopus scaber* L., *Mugil capito* CUV., wo die Verhältnisse im allgemeinen ähnlich liegen. Gewisse Unterschiede sind durch die Persistenz des Pronephros bedingt, der z. B. bei *Trachinus vipera* überhaupt bestehen bleibt, bei *Trachinus draco* dagegen später zurückgebildet wird, was nicht ohne Einfluß auf die Lagerung des Interrenale und Adrenale bleibt. Bei *Lophius piscatorius* liegen auf der ventralen Fläche der ziemlich einheitlichen Niere in Nachbarschaft oder in der Wand der V. cardinalis zahlreiche große Läppchen aus interrenalem Gewebe, mit welchem sich auch phäochrome Zellen verbinden. Adrenale Elemente liegen aber auch caudalwärts in der Wand der Vene. Außerdem stehen auch hier kleine sympathische Ganglien oft in Verbindung mit phäochromen Zellen.

Giacomini schälte auch die Unterschiede zwischen dem „vorderen" Interrenale und den Stanniusschen Körperchen schärfer heraus. Das Interrenale liegt bei allen untersuchten *Teleosteern* in den Kopfnieren und längs dem proximalen Teil der Kardinalvenen. Die echten Stanniusschen Körperchen befinden sich dagegen immer im mittleren oder caudalen Teil der Nieren. Die Stanniusschen Körperchen umgibt stets eine Bindegewebshülle, welche diese Organe scharf von der Umgebung absetzt. Niemals ist so etwas bei den interrenalen Verbänden zu beobachten. Auch im Feinbau liegen klare Unterschiede zwischen Interrenale und Stanniusschen Körperchen vor (S. 47). So kann Giacomini nunmehr aussprechen, daß zwischen den Zellen des Interrenale anterius und den Rindenzellen der Nebenniere höherer *Wirbeltiere* größere Ähnlichkeit vorhanden ist als zwischen dem Interrenale posterius (d. h. Stanniusschen Körperchen) und Rindenzellen.

Noch einmal lebt der Streit um das „Interrenale anterius et posterius" auf, als Nusbaum-Hilarowicz (1916) behauptete, er habe bei *Knochenfischen* neue Organe von Art endokriner Drüsen beobachtet. Giacomini (1920/21) untersuchte daraufhin die Tiefseefische *Argyropelecus hemigymnus* und *Scopelus* Rissoi; Nusbaum-Hilarowicz hatte nämlich seine Behauptung an *Argyropelecus* aufgestellt. Er fand praktisch die gleichen Verhältnisse, die er früher angegeben hatte.

Giacomini war schließlich bereit, den Namen Interrenale posterius für die Stanniusschen Körperchen fallen zu lassen. Die Organe also, die bis zum Jahre 1900 und darüber (s. ferner Huot 1897, 1898) als die Nebennieren der Knochenfische gegolten hatten, waren damit ihrer Würde entthront; eine neue haben sie bis heute noch nicht gefunden (S. 47). Bei den *Knochenfischen* ist also sowohl phäochromes (adrenales) wie interrenales Gewebe einwandfrei festgestellt worden, so daß also auch diese Tiere wie alle anderen *Vertebraten*, wenn auch etwas versteckter, beide Arten von Nebennierenanteilen besitzen.

Einige spezielle Angaben über die Adrenalia von Teleosteern. Nachdem Moore und Vincent (1898b) auf Grund der negativen Resultate mit Injektionen von Extrakten aus Stanniusschen Körperchen und lymphoreticulärem Material der Kopfniere von *Gadus* und *Anguilla* zum Schluß gekommen waren, ein Homologon der Adrenalia der *Selachier* fehle den *Teleosteern*, fand Giacomini (1902c) in der Wand des kranialen Teiles der V. cardinalis die *phäochromen Zellen* (s. o.). Die Zellen liegen meist zu Nestern vereint, vom Lumen des Gefäßes nur durch das Endothel getrennt. Seltener finden sich Zellnester außen an den Kardinalvenen. Die Form der Zellen wechselt (kubisch-prismatisch-rundlich). Das Cytoplasma ist meist fein granuliert, der bläschenförmige Kern verhältnismäßig groß. Nach Fixation in Müllerscher Lösung ist deutliche Phäochromie zu beobachten. Die Beziehung dieser phäochromen Zellnester zum Sympathicus ist anscheinend nicht sehr eng. Adrenale Elemente können mit interrenalen untermischt vorkommen.

Srdinko (1903) hat geglaubt, bei den *Lophobranchiern* das Homologon des phäochromen Gewebes in einer mit dem Sympathicus zusammenhängenden Gewebsmasse sehen zu dürfen, die im Gewebe der vereinigten Niere liegt. Ihre Zellen färben sich auffallend stark mit Hämatoxylin. Giacomini (1922) zeigte, daß es sich um ein sympathisches Ganglion handelt. Phäochrome Zellen enthält das Gebilde nie; diese sind bei den *Lophobranchiern* auf die Nachbarschaft des Interrenale beschränkt.

Phäochromie. Baecker (1928) sah bei *Clupea sprattus* keine mit Kaliumbichromat bräunbaren Zellen. Es fanden sich aber in geringerer Anzahl in das Interrenalgewebe eingestreut (S. 43) Zellen von unregelmäßiger Form mit einem größeren Kern, als er üblicherweise in interrenalen Zellen beobachtet werden kann. Das Cytoplasma dieser Zellen war gröber vacuolisiert. Sie lagen in dem

Interrenalbelag der Venenwand dem Endothel immer besonders nahe; stellenweise schienen sie vom Interrenale durch eine feine Membran getrennt. Bei *Squalius (Leuciscus) cephalus* und *Gobio* gaben Zellen von übereinstimmender Form und Lage nun auch die Phäochromie nach Vorbehandlung mit Kaliumbichromat. Daraufhin hat BAECKER wohl mit Recht die bei *Clupea* geschilderten Elemente dem Adrenale zugerechnet. Es ist eine Erfahrungstatsache, daß man manchmal mit dem Nachweis der Phäochromie in eindeutig adrenalen Zellen von *Fischen* Schwierigkeiten haben kann. Bei diesen Tieren wird daher ein außerordentlich schwankender Adrenalingehalt angenommen.

Clupeidae:
Clupea sprattus: Wenige adrenale Zellen von unregelmäßiger Form sind in das Interrenale eingestreut (S. 43). Ihre Kerne sind größer als die interrenaler Zellen, ihr Cytoplasma gröber vacuolisiert. Der Nachweis der Phäochromie ist manchmal schwierig (BAECKER 1928).

Salmonidae:
Salmo fario: Näheres über die untersuchten Exemplare S. 44. Die Zahl der adrenalen Elemente wechselt beträchtlich. Sie finden sich in der Kardinalvenenwand und können gelegentlich bis in die Gegend des echten Nierengewebes reichen, ja sogar dem Interrenalgewebe nahekommen. Weitere Angaben über *Salmoniden* bei BAECKER 1928, GIACOMINI 1909/10.

Cyprinidae:
Cyprinus carpio L.: Adrenale Zellen befinden sich in der Wand der Kardinalvene, seltener außen an dem Gefäß (GIACOMINI 1902c). — *Cyprinus carassius* L. *(Carassius carassius):* Adrenale Elemente sind an zahlreichen Stellen in das interrenale Gewebe eingelagert (S. 44). — *Tinca vulgaris* CUV. ähnlich wie *Cyprinus carpio* (GIACOMINI 1902c). — *Barbus fluviatilis* AG. *(Barbus plebejus* VAL.): Ähnlich wie *Cyprinus carpio* (GIACOMINI 1902c). — *Gobio fluviatilis* FLEM.: Im Interrenalgewebe (S. 44) liegen verstreut an zahlreichen Stellen adrenale Zellen und Zellgruppen mit schwacher Phäochromie. Zelleib unregelmäßig, im Cytoplasma größere Vacuolen. Zellkern groß, rundlich, chromatinarm. Adrenale Zellen befinden sich besonders in nächster Nähe des Gefäßlumens, aber auch verstreut im lymphoreticulären Gewebe (BAECKER 1928). — *Rhodeus amarus* BL.: Das Adrenale besteht aus Gruppen von 2—5 Zellen, an vielen Stellen derart in das Interrenale eingelagert, daß sie mit breiter Basis der Grenze gegen das lymphoreticuläre Gewebe aufsitzen und sich gegen das Venenlumen hin verschmälern. Die Phäochromie ist nicht sehr stark, aber deutlich. Bei gewöhnlichen Färbungen nehmen die Adrenalzellen die Farben schwerer auf als die interrenalen Zellen (BAECKER 1928). — *Leuciscus (Squalius) cephalus* L. *(Leuciscus albus et aula* BP.: wie *Cyprinus carpio* (über die untersuchten Exemplare s. S. 44). Sowohl in dem die Kardinalvene umgebenden als auch die Venenzweige begleitenden Interrenalgewebe finden sich einzelne oder Gruppen von Zellen, die nach Kaliumbichromatvorbehandlung Phäochromie geben. Sie besitzen besondere Affinität zu Toluidinblau. Bei Färbung mit Toluidinblau, Jodeosin und Orange nach DOMINICI-TISCHUTKIN sind sie grünlich. Adrenale Zellen liegen nur im Bereich des Interrenalgewebes, nie in anderen Nierengebieten. Bei Exemplaren außerhalb der Laichzeit beobachtet man eine starke Verminderung der Zahl adrenaler Zellen; auch die interrenalen verschwinden fast ganz. Die Phäochromie ist dann ganz schwach, der Adrenalingehalt wohl sehr gering (BAECKER 1928).

Siluridae:
Amiurus: Phäochrome Zellnester erstrecken sich nicht caudalwärts über die Niere (GIACOMINI 1902c).

Anguillidae:
Anguilla anguilla L.: Verhältnisse ähnlich wie bei *Cyprinus carpio* (GIACOMINI 1902c). Beim erwachsenen Tier liegt phäochromes Gewebe auch in der Wand der V. cardinalis anterior (V. jugularis) (GIACOMINI 1908).

Esocidae:
Esox lucius L.: Ähnlich wie bei *Cyprinus carpio* (GIACOMINI 1902c). Phäochrome Zellen nachgewiesen von GIACOMINI (1905, 1909/10), BAECKER (1928). Geradezu eine vollständige Schicht adrenaler Zellen liegt, vom Endothel bedeckt, in der Wand der Kardinalvene und der Vv. revehentes der Kopfniere (GIACOMINI 1909/10). Das schlecht anfärbbare Cytoplasma adrenaler Zellen enthält oft große Vacuolen. Vereinzelte adrenale Elemente in den großen Ballen des interrenalen Gewebes (S. 44). Im allgemeinen sind beim *Hecht* adrenales und interrenales Gewebe voneinander getrennt (BAECKER 1928).

Gasterosteidae:
Gasterosteus aculeatus L.: Kleinere oder größere Ansammlungen adrenaler Elemente sind an vielen Stellen in das die großen Venen umhüllende Interrenalgewebe eingelagert.

Die adrenalen Zellen sind besonders klein, ihre Phäochromie ist schwach. Die Adrenalzellen sind mit Molybdänhämatoxylin im Gegensatz zu den blaugrau gefärbten interrenalen Zellen kaum anfärbbar (BAECKER 1928).

Percidae:
Perca fluviatilis L.: Das phäochrome Gewebe tritt einerseits in Form kleinerer und größerer Zellgruppen in dem die Kardinalvenen umhüllenden Belag von Interrenalgewebe, andererseits auch unabhängig von letzterem in den Gefäßwandungen auf. Die Zellen zeigen die charakteristische Bräunung durch Kaliumbichromat, einen großen, unregelmäßig gestalteten Zelleib, der besonders am Rande ungleich große Vacuolen aufweist. Dieser Befund erinnert stark an die bei *Amphibien* beobachtbaren Verhältnisse. — *Acerina* SCHRAETZER: Adrenale Zellen liegen in Form kleiner Zellhaufen hauptsächlich in der Wand der Kardinalvenen und ihrer Äste, teils eingelagert in Interrenalgewebe, teils unabhängig von diesem. Auch im Bereich der Bauchniere befinden sich in der Wand der Kardinalvene adrenale Zellen in größerer Zahl. Die Phäochromie ist nicht sehr stark, aber deutlich. Gruppen adrenaler Zellen werden gegen umgebendes Gewebe durch Bindegewebs- und Gitterfasern abgegrenzt (BAECKER 1928).

Scorpaenidae:
Cottus gobio L.: Morphologisch und färberisch mit den adrenalen Elementen anderer *Teleosteer* übereinstimmende Zellen fanden sich zwischen interrenalem Gewebe eingestreut (BAECKER 1928).

Zusammenfassend kann man feststellen, daß die phäochromen Zellen der *Knochenfische* meist in unmittelbarer Nachbarschaft der Gefäße, in ihrer Wand, dem Gefäßlumen möglichst nahe, vorkommen. In anderen Fällen *(Perca, Acerina, Cottus)* liegen einzelne oder Gruppen adrenaler Zellen auch im Innern des Interrenalgewebes. Bei *Salmoniden* und *Esociden* finden sich die phäochromen Zellen zwar ebenfalls in der Wand der Gefäße, aber hier bleiben sie im Gegensatz zu dem zuerst geschilderten Typus ohne jede Beziehung zu interrenalen Zellen. Weiterhin *(Gobio)* können einzelne adrenale Zellen auch zwischen den Zellen des lymphoreticulären Gewebes der Kopfniere angetroffen werden. Von anderen Geweben sind die adrenalen Zellen immer durch feine Gitterfasernetze getrennt. Ihre Menge schwankt ganz beträchtlich. Sie scheinen sehr reichlich bei *Barbus, Acerina, Leuciscus* und *Gobio* zu sein, weniger zahlreich bei *Clupea* und *Salmo*. Wie bei den interrenalen Zellen, so schwankt auch bei den adrenalen die Menge selbst bei einzelnen Species. Außerhalb der Laichzeit scheinen sie in geringerer Menge vorhanden zu sein. Im Gegensatz zu den interrenalen Zellen läßt sich das Cytoplasma der adrenalen Zellen nur schwer anfärben. Über die Schwierigkeiten beim Nachweis der Phäochromie war oben bereits berichtet worden.

In seinen ersten Arbeiten betont GIACOMINI, daß die phäochromen Zellen als sezernierende Epithelien gedeutet werden müssen (1904/05, S. 186) und unabhängig vom Sympathicus seien. Später erkennt er mehr und mehr den topographischen Zusammenhang zwischen beiden und hält schließlich (1922) die Abstammung der phäochromen Zellen vom sympathischen System nicht mehr für unmöglich. BERKELBACH VAN DER SPRENKEL (1934) meint, daß wir in der älteren Auffassung GIACOMINIs eine Reaktion auf KOHNs Deutung zu sehen haben, der so stark den nervösen Charakter des phäochromen Gewebes betonte, den Drüsencharakter wohl aber zu kurz kommen ließ. Auch GRYNFELTT hat nachdrücklich den Drüsenbau der Adrenalia betont. Später haben sich in GIACOMINIs Arbeiten beide Ansichten vereint, die einander tatsächlich nicht ausschließen.

Einige spezielle Angaben zu den Interrenalia von Teleosteern. Noch PETTIT (1896a) war offenbar auf falscher Fährte bei seinen Beschreibungen von Nebennieren — er meinte wohl in erster Linie den interrenalen Teil — von *Knochenfischen (Anguilla)*. Es ist aber sehr interessant, daß nach einseitiger „Adrenalektomie" angeblich eine als Hypertrophie gedeutete Veränderung an den von PETTIT als Nebennieren beschriebenen Gebilden einsetzt (S. 563). Sollte PETTIT nun aber, was sehr naheliegt, die histologische Beschreibung von STANNIUSschen Körperchen gegeben haben, so wäre die experimentelle Nachprüfung dieser „Hypertrophie" dringend angezeigt. Damit wäre vielleicht ein Weg gefunden, um die Funktion dieser merkwürdigen Gebilde (S. 47) aufzuklären.

Nach PETTIT ist die „Nebenniere" von *Anguilla* von einer Bindegewebskapsel umgeben, von welcher aus bindegewebige Züge ins Parenchym einstrahlen. Dieses ist aus ziemlich polymorphen Zellzylindern aufgebaut, welche oft ein zentrales Lumen aufweisen. Die innere Fläche dieser Zylinder ist mit einer Schicht von 15—20 μ hohen Zellen besetzt. Das fein granulierte Cytoplasma der Zellen enthält Zellkerne von 5—6 μ Durchmesser. Im Zentrum des Zylinders finden sich Zellen, deren Kern nicht mehr gut anfärbbar ist; in ihrem Cytoplasma liegen acidophile Granula. Die Zellkerne können sogar Degenerationszeichen aufweisen. Es kommt schließlich im Zentrum des Cylinders zur Bildung eines „Magmas", in welchem hier und da noch einzelne Zellkerne zu beobachten sind.

Aus dieser Beschreibung geht ziemlich eindeutig hervor, daß PETTIT wohl STANNIUSsche Körperchen vor sich gehabt hat (s. Histologie STANNIUSscher Körperchen S. 47).

Im Jahre 1902 entdeckte nun GIACOMINI in der Wand des kranialen Teils der V. cardinalis bei *Anguilla* Zellanhäufungen, welche er den Zellen in der Nebennierenrinde höherer Wirbeltiere homolog erachtete. Phäochrome Zellen können im Bereich solcher interrenaler Zellanhäufungen vorkommen (s. o.). Aber in der Zusammenfassung zu dieser Arbeit sagt GIACOMINI doch noch, das Rindengewebe sei bei den *Teleosteern* in Form der STANNIUSschen Körperchen vorhanden. Erst 1908 beschreibt GIACOMINI eingehend interrenale Zellen in der Wand der V. cardinalis post. et ant. (V. jugularis), welche er jetzt mit Sicherheit als Homologa der Nebennierenrinde der Säuger ansieht. Sie bilden in der Venenwand Lobuli oder epitheliale Bläschen. Phäochrome Zellen können dazwischen verstreut liegen, so daß das Ganze bei manchen Arten der Nebenniere der *Amphibien* ähnelt. 1909 spricht GIACOMINI (s. o.) von einem „Organon interrenale posterius" oder STANNIUSschen Körperchen, und von einem „Organon interrenale anterius", gebildet von den Zellgruppen in der Wand der Kardinalvenen, die vom Lumen des Gefäßes nur durch Endothel abgegrenzt seien. Neben diesem vorzugsweise zur Venenwand gehörigen Teil des vorderen Interrenale kann man einen zweiten mehr in dem Gewebe der Kopfniere gelegenen erkennen. Nach der für *Conger* (GIACOMINI 1909, S. 442) gegebenen Beschreibung werden letztlich beide von Zellsträngen gebildet, zwischen welchen sich mehr oder weniger weite Bluträume befinden. Die Kopfniere kann direkt aus einem Kern von interrenalem und phäochromen Gewebe bestehen, umgeben von lymphoreticulärem Gewebe. Nur der Grad, in welchem interrenales und adrenales Gewebe bei den einzelnen Arten der *Teleosteer* auf die beiden genannten Hauptgebiete verteilt ist, oder auch miteinander vermischt sein kann, wechselt von Familie zu Familie beträchtlich. So liegen bei den *Cyprinoiden* interrenale und adrenale Elemente in so innigem Kontakt, daß GIACOMINI (1911) darin einen Übergang zu den echten Nebennieren der *Amphibien* erblicken möchte. BAECKER (1928) sieht bei *Cottus* (einem *Scorpaeniden*) das Endglied in der Ausbildung des Nebennierensystems der *Knochenfische* und nimmt bei diesem eine weitgehende Übereinstimmung mit der Nebenniere der *Amphibien* an.

Clupeidae:

Clupea sprattus: Spärliches Interrenalgewebe bildet eine dünne Umkleidung der proximalen Hälfte der V. cardinalis, 2. eine geschlossene Umhüllung je eines größeren Venenastes weiter proximal im Innern eines jeden der beiden Nierenteile. An manchen Stellen kommt es zu Abzweigungen der interrenalen Gefäßumhüllung in das umgebende Nierengewebe. Vom Gefäßlumen ist das interrenale Gewebe stets durch Endothel getrennt (BAECKER 1928).

Salmonidae:
Salmo fario: (Männliche Exemplare.) Die Hauptmasse des Interrenale ist auf eine die Kopfnierenlappen etwa in der Mitte ihrer Länge quer durchsetzende Zone beschränkt, medial weniger gut, lateral besser entwickelt. Bei einem Exemplar war ein fast zusammenhängender querverlaufender Gewebekomplex gebildet. Außerdem finden sich caudal davon noch einzelne isolierte Zellhaufen in Form größerer und kleinerer Ballen innerhalb des lymphoreticulären Gewebes der Niere, meist in Nähe der Venenäste. Das interrenale Gewebe besteht aus einreihigen Strängen, zwischen welchen Sinusoide verlaufen. Die Zellstränge sind von einer dünnen bindegewebigen Membran umhüllt. — *Salmo irideus:* Weitgehende Ähnlichkeit mit dem vorigen. Besonders viel interrenales Gewebe findet sich im kranialen Abschnitt der Kopfniere, teilweise isoliert, teilweise die größeren Venenverzweigungen begleitend. Es kommt indessen nicht zu vollständigen Gefäßumhüllungen durch interrenales Gewebe. Die Kardinalvenen sind bei *S. fario* gänzlich, bei *S. irideus* bis auf einzelne isolierte Zellhäufchen frei von Interrenalgewebe. Adrenale Zellen rücken bis in die Nähe der interrenalen (GIACOMINI 1909/10, BAECKER 1928).

Cyprinidae:
Cyprinus carpio L.: Interrenale Zellen liegen auf den Venenverzweigungen in der Niere. Einmal sah BAECKER (1928) in Nachbarschaft interrenaler Zellen ziemlich viele eosinophile Zellen. — *Nuria danrica:* Die in einer Hälfte der Niere verlaufende Kardinalvene ist von interrenalen Zellen umgeben. — *Cyprinus carassius* L. *(Carassius carassius):* Bei der Karausche bildet Interrenalgewebe in der Kopfniere einerseits ziemlich mächtige Umhüllungen um die Kardinalvene und deren größere Äste, anderseits sowohl in Kopfniere wie anhängenden Lappen isolierte Anhäufungen von Interrenalzellen. An der Stelle der Vereinigung beider Nierenhälften kommt es zur Abnahme des interrenalen Gewebes. Von da ab findet sich nur noch ein schwacher Belag an der Kardinalvene. — *Gobio fluviatilis* FLEM.: Im ganzen Bereich der Kopfniere findet sich Interrenalgewebe. In beiden Nierenhälften umgibt es Venenverzweigungen, während den rechten Nierenteil durchziehende Kardinalvene selbst nur einen schwachen Belag von Interrenalzellen aufweist. An einigen wenigen Stellen gehen lymphoreticuläre Stränge unmittelbar in Interrenalgewebe über. Außerhalb der Laichzeit verschwinden die interrenalen Zellen fast vollständig. — *Rhodeus amarus* BL.: Interrenalgewebe ist bei einem Männchen auf den rechten Teil der Kopfniere beschränkt, wo es in 2—3 Zellagen um die Kardinalvene angeordnet ist. Außerdem findet es sich in sehr geringer Menge um einzelne Gefäßverzweigungen. Oft gehen lymphoreticuläre Stränge unmittelbar in Interrenalgewebe über. — *Leuciscus (Squalius) cephalus* L.: Das Interrenale reicht caudal bis an die Stelle, wo die paarigen Kopfnieren in die unpaare Bauchniere übergehen (Abb. 20). Weiter kranial nimmt das Interrenalgewebe dadurch zu, daß es alle Venenverzweigungen in der Niere als Belag umgibt. Außerhalb der Laichzeit erscheint das Interrenalgewebe wieder reduziert (BAECKER 1928).

Esocidae:
Esox lucius L.: Das Interrenalgewebe bildet einige wenige, scharf umgrenzte Inseln mit geringen Beziehungen zu den Gefäßen. In der Nachbarschaft der interrenalen Inseln liegen oft Ganglien. An wenigen Stellen gehen lymphoreticuläre Stränge unmittelbar in interrenale über (BAECKER 1928).

Gasterosteidae:
Gasterosteus aculeatus L.: Das Interrenalgewebe ist beiderseits auf die verbreiterten Abschnitte der fast rein lymphoreticulären Kopfniere beschränkt, wo es einen schwachen Belag um die Kardinalvenen bildet, aus dem gelegentlich Abzweigungen interrenaler Elemente ins Nierengewebe führen. Das Interrenalgewebe ist gegen das lymphoreticuläre Gewebe fast überall durch Bindegewebe abgegrenzt (BAECKER 1928).

Percidae:
Perca fluviatilis L.: Das Interrenalgewebe, auf beide Kopfnierenlappen beschränkt, bildet mit seiner Hauptmasse eine größere Zellanhäufung, welche die ventralen Einbuchtungen dieser Lappen größtenteils ausfüllt. Außerdem liegen interrenale Elemente um die Vene, gegen deren Lumen sie aber durch eine Bindegewebsschicht abgegrenzt sind. Vom umgebenden lymphoreticulären Gewebe ist das Interrenalgewebe nur durch zarte Bindegewebs- und Gitterfasern abgesetzt. Nach Eisenhämatoxylinfärbung findet man im Cytoplasma der Interrenalzellen intensiv gefärbte Körnchen. — *Acerina* SCHRAETZER: Das Interrenale findet sich in beiden Kopfnierenlappen als je annähernd gleichstarker, geschlossener Komplex an der lateralen Seite der Vene, umschließt diese aber auch in ihrem ganzen übrigen Umfang. Gegen das lymphoreticuläre Gewebe ist das interrenale schlecht abgegrenzt, da es mit Abzweigungen in die Kopfniere vordringt. Ein Teil des Interrenalgewebes liegt in Form kleiner isolierter Zellballen vor. Gegen das Venenlumen ist es überall durch eine lockere Schicht von Bindegewebsfasern abgegrenzt. Nie finden sich Gitterfasern zwischen den Begrenzungsflächen benachbarter Interrenalzellen (BAECKER 1928).

Scorpaenidae:

Cottus gobio L.: Das Interrenalgewebe ist auf den kranialen Teil der lymphoreticulären Kopfniere beschränkt. Die Hauptmasse besteht aus mehreren um die Kardinalvenen angeordneten Zellagen. Im rechten Nierenlappen kommt es zu einer lokalisierten Verdickung des interrenalen Gewebes nahe dem lateralen Rand der Dorsalseite des Venenlumens. Gegen das Gefäßlumen ist das Interrenalgewebe durch ein zartes Endothel abgegrenzt. An vielen Stellen findet man Übergänge von lymphoreticulären Strängen in Interrenalstränge, an der Übergangsstelle liegt allerdings meist eine zarte, bindegewebige Membran. Infolge seiner kompakten Anordnung macht das Interrenale hier manchmal einen organartigen Eindruck. Gitterfasernetze umspinnen die Stränge der Interrenalzellen, ohne zwischen diese einzudringen. Ferner finden sich einzelne interrenale Nester mitten im lymphoreticulären Gewebe von zarten bindegewebigen Membranen gegen die Umgebung abgegrenzt. Lipoide konnte BAECKER (1928) auch mit Scharlachrotfärbung nicht in den Interrenalzellen nachweisen.

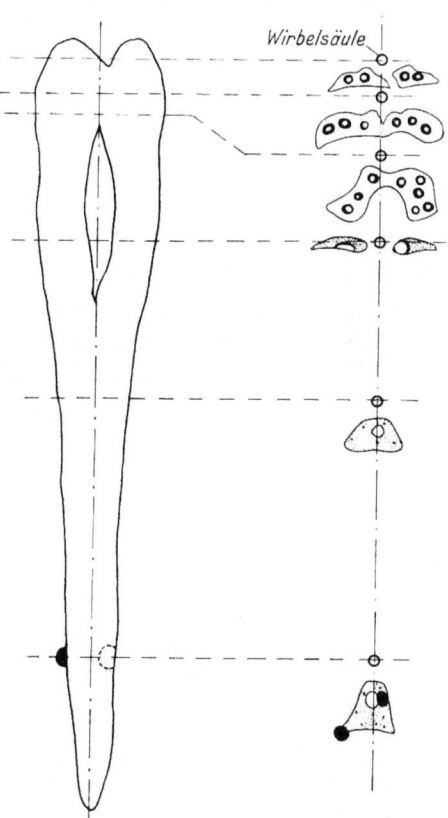

Abb. 20. Interrenales, adrenales Gewebe und STANNIUSsche Körperchen von *Leuciscus (Squalius) cephalus*. Links dorsale Gesamtansicht der Niere, rechts Querschnitte entsprechender Höhe. Auf den Querschnitten bedeuten helle Gebiete lymphoreticuläres Gewebe, punktierte Gebiete echtes Nierengewebe, stark umrandete Gebiete interrenales und adrenales Gewebe, schwarze Gebiete STANNIUSsche Körperchen. Aus BAECKER 1928.

Im allgemeinen bleibt also das interrenale Gewebe bei den *Knochenfischen* auf den kranialen Teil der Niere beschränkt. Manchmal überwiegt es auf der rechten Seite; es kann aber auch beidseitig etwa gleich reichlich verteilt sein. Nicht nur bei verschiedenen Familien, sondern sogar bei einzelnen Arten kann das Interrenalgewebe in sehr wechselnder Form und Menge auftreten. Eine gewisse Primitivität des Interrenale zeichnet die *Bach- und Regenbogenforelle* aus, wenn man nicht die schlauchähnliche Anordnung, die man etwa mit den mit Endverzweigungen tubulöser Drüsen vergleichen könnte, als Ausdruck eines höheren Organisationsplanes wertet. Den nächsthöheren Typus des Interrenale finden wir in den Fällen, in welchen es einen mehr oder weniger mächtigen Belag um die Kardinalvenen bildet (*Leuciscus*, vielleicht auch *Cyprinus, Nuria*). Der nächste Schritt bedeutet die Strangabzweigung aus diesem Belag ins umgebende Nierengewebe hinein (*Gastrosteus, Clupea*). Weiterhin können versprengte Gruppen von interrenalen Zellen unabhängig von den Kardinalvenen auftreten (*Rhodeus, Gobio, Carassius*). Die ins lymphoreticuläre Gewebe der Kopfniere eingelagerten Gewebsballen, die beinahe wie LANGERHANSsche Inseln im Pankreas aussehen (BAECKER 1928), machen den Eindruck einer höheren Organisation (*Esox*). Schließlich finden wir bei *Acerina* SCHRAETZER, noch deutlicher wohl bei *Perca* zwar auch den Belag um die Kardinalvene, aber mit spezieller Anhäufung an einer Seite. Auch diese Anordnung könnte man im Sinne eines sich zur Bildung eines Organs findenden Gewebsverbandes auffassen (ähnlich *Cottus*).

Zur *Cytologie* ist allgemein zu bemerken, daß das Cytoplasma der interrenalen Zellen bei den *Knochenfischen* auffallend dicht ist, sich daher mit Plasmafarbstoffen kräftig anfärbt. Die Vacuolisierung ist, wenn sie überhaupt vorkommt, sehr fein (COMOLLI 1913). Zellgranula lassen sich nur hier und da nachweisen, und zwar bei Azanfärbung und nach Imprägnation mit Tanninsilber. Mit Eisenhämatoxylin stellen sich nur beim *Flußbarsch* distinkte Granula dar.

Nach COMOLLI sind die *Mitochondrien* in den interrenalen Zellen genau so wie in den Zellen der Nebennierenrinde geformt und verteilt. Schwierig scheint manchmal der Nachweis der *Lipoide* in den interrenalen Zellen zu sein. BAECKER (1928) gelang es nicht recht, Lipoideinschlüsse nachzuweisen, COMOLLI hingegen behauptet, daß ihm dies nach ORTH-Fixation und Sudanfärbung geglückt sei, allerdings nicht in jedem Fall. RAMALHO (1923) konnte Lipoide nachweisen, die aber niemals Doppelbrechung zeigten (s. a. MULON 1913). Wegen dieser technischen Schwierigkeiten des Fettnachweises im Schnitt kann man aber keineswegs die Homologie aufgeben. Man darf nur darauf hinweisen, daß der Lipoidgehalt auch in der Nebenniere der Säugetiere beträchtlich wechseln kann, besonders auch die Menge der doppeltbrechenden Stoffe.

Wohl mit Recht behauptet GIACOMINI, daß die 3 Funktionsstadien der phäochromen Zellen, die AUDIGÉ (1910) für die Kopfniere beschrieben hat, nichts anderes sind als 1. sein Jugendstadium = interrenale Zelle, 2. sein Aktivitätsstadium = phäochrome Zelle, 3. sein Seneszenzstadium = Pigmentzelle der Kopfniere.

Die *Entwicklung des Interrenale der Knochenfische* bespricht GIACOMINI in seiner Arbeit von 1909/10, wo er zunächst eine Ableitung der STANNIUSschen Körperchen aus Proliferationen des primären Ureters gibt; mit diesen Proliferationen haben die interrenalen Zellen nichts zu tun. GIACOMINI war sich damals allerdings noch nicht ganz klar, ob sie vom Cölomepithel neben der Mesenterialwurzel stammen oder von der sog. Massa mesodermica intermedia. Wenn er aber später (1912) die Entwicklung des Interrenalorgans der *Salmoniden* erörtert, beschreibt er sie schon durchaus im Zusammenhang mit Cölomepithelwucherungen. Nachdem sich solche Anlagen vom Cölomepithel gelöst haben, verschmelzen rechte und linke und breiten sich nun in die Niere hinein aus, wo schon lymphoretikuläres Gewebe liegt. GIACOMINI hat ferner (1919/20) die Entwicklung des Interrenale bei *Siphonostoma* und *Nerophis* bearbeitet. Als Ursprungsgebiet kommt nur eine Proliferation des Cölomepithels an der Seite der Mesenterialwurzel in Frage, etwa in der Höhe, wo die A. mesenterica cran. aus der Aorta entspringt. Bei den *Lophobranchiern* geht die Entwicklung den gleichen Weg (GIACOMINI 1922).

Die *Lophobranchier* nehmen eine gewisse Sonderstellung in diesem Zusammenhang ein. Bei ihnen sind interrenale und phäochrome Zellen schon zu kombinierten Gebilden vereinigt. B. HALLER (1908) hat nochmals die interrenalen Elemente bei *Esox* fälschlicherweise von Resten des Uretermaterials abzuleiten versucht.

Das Verhältnis von Kopfniere und interrenalen Elementen zueinander ist also rein topographisch zu verstehen. Genetische Zusammenhänge sind zwar diskutiert worden, aber nicht vorhanden. GIACOMINI meint aus den vielen, serial geordneten, sich entwickelnden interrenalen Knospen schließen zu dürfen, daß sich bei den *Teleosteern* das Interrenalorgan ursprünglich über den ganzen Rumpf ausdehnt und daß nur ein sehr kleiner Teil davon übrigbleibt. Weiter glaubt er, daß bei den *Teleosteern* eine Reduktion im caudal-kranialen Sinne stattgefunden habe, während bei den *Selachiern* Anzeichen einer in umgekehrter Richtung fortschreitenden Verkürzung zu finden seien (VAN WYHE 1889, CARL RABL 1896). RAMALHO (1923) hat Gipsmodelle vom Interrenalorgan von *Sciaena*, *Motella* und *Trigla* hergestellt; es wird, vollkommen den Angaben GIACOMINIs entsprechend, an der V. cardinalis ant. und post., wo diese sich vereinigen, gefunden, und liegt wie ein Gürtel um die Vene herum [vgl. ferner BAECKER (1928), s. o.].

Die Annahme, daß interrenales und Nebennierenrindengewebe homolog sind, ist vergleichend-anatomisch fest begründet. Sie wird ferner dadurch gestützt, daß beide Gewebe aus vergleichbaren Partien des Cölomepithels entstehen. Die phäochromen Zellen des Adrenale suchen in beiden Fällen mit dem interrenalen Gewebe Kontakt. So entstehen schon bei manchen *Teleosteern* die interessanten Bilder, welche an die weiter fortgeschrittenen Nebennierenverhältnisse bei *Amphibien* erinnern (GIACOMINI 1922). BAECKER (1928) glaubt daher, den *Teleosteern* eine wichtige vermittelnde Rolle in der Phylogenie der Nebenniere zusprechen zu dürfen.

Es würde dann die phylogenetische Entwicklung der Nebennieren, als Organ in anatomischem Sinne aufgefaßt, gerade innerhalb der *Teleosteer* erfolgen, indem bei diesen die Vereinigung der zwei verschiedenen und auch ihrer Herkunft nach getrennten Anteile zu einem Organ angebahnt erscheint, wie wir es bei den höheren Wirbeltieren finden. Bei den *Selachiern* dagegen sind beide Anteile noch vollständig getrennt und nur das Interrenalgewebe ist zu einem einheitlichen, zwischen den Nieren liegenden und oft selbständigen Organ ausgebildet; die chromaffinen Zellen hingegen werden zu Gruppen vereinigt in die Nieren eingelagert.

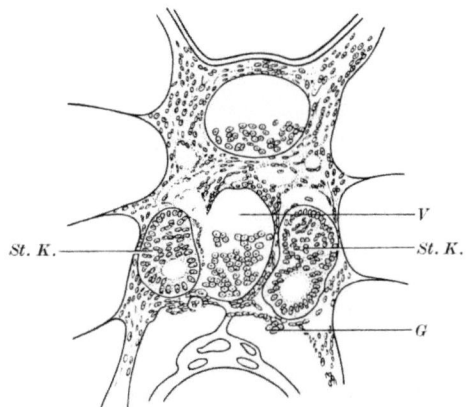

Abb. 21. STANNIUSsches Körperchen (*St. K.*) in der Wand des primären Ureter bei einem Embryo von *Salmo lacustris*. *G* Keimdrüsenanlage; *V* Vena cardinalis med. Aus GIACOMINI 1911.

Beiläufig sei hier darauf hingewiesen, daß der Ausdruck „Interrenale" sinngemäß eigentlich nur bei den *Selachiern* zu Recht verwendet werden kann. Die Übertragung des Begriffes und seine Verwendung in der gesamten vergleichenden Anatomie haben sich indessen eingebürgert.

Angaben über die STANNIUS*schen Körperchen der Teleosteer.* Die STANNIUSschen Körperchen (Abb. 21), die lange Zeit als die Nebennieren der *Knochenfische* galten, so noch bei MOORE und VINCENT (1898b), haben nach allen neueren Untersuchern nichts mit dem interrenalen oder adrenalen System zu tun. SRDINKO (1903) hatte beispielsweise vor einer Homologisierung der STANNIUSschen Körperchen mit interrenalen Elementen große Bedenken, weil er nach Anwendung von Osmiumtetroxyd in den STANNIUSschen Körperchen niemals eine Reaktion sah. Wie der gründlichste Untersucher des ganzen Problems, GIACOMINI, sich Schritt für Schritt zur Überzeugung durchgearbeitet hat, daß die STANNIUSschen Körperchen nichts mit der Nebenniere zu tun haben, wurde bereits genauer geschildert (S. 40). RAMALHO (1923) sagt: «on peut, en ce moment, tenir les corps de STANNIUS pour complètement déchus de leur rang». Es bleibt nun die Frage, wie man sie jetzt morphologisch einordnen und physiologisch deuten soll. Eine exakte Antwort ist zur Zeit nicht möglich. Die Untersuchung der STANNIUSschen Körperchen sollte mit modernen Mitteln wieder in Angriff genommen werden (vgl. BOBIN 1949).

8. Amphibia.

SWAMMERDAM (1738) hat die Nebennieren der *Amphibien* unter dem Namen „Corpora heterogenia" geschildert. In der „Biblia naturae" sagt er, daß sich mit dem oberen Teil der Hoden immer gewisse gelbe Anhängsel verbinden, welche bisweilen einfach, doppelt, manchmal auch zu dreien und vieren vorkommen. Sie haben ihre eigenen Blutgefäße. Nach SWAMMERDAM hat RÖSEL (1785) die „Nebennieren" der *Amphibien* beschrieben. Zu beiden äußeren Seiten der Nieren und über den vor ihnen liegenden Hoden fänden sich Bündel blätterförmiger, gelblicher Körperchen, angeblich in funktionellem Zusammenhang mit den Genitalorganen. NAGEL (1836) sagt, daß einige, wenn auch nicht alle *Amphibien*, Nebennieren besitzen und sieht die zwischen Hoden und Nieren gelegenen gelblichroten Körper als solche an.

Erst RATHKE (1825ff., besonders 1839, Entwicklungsgeschichte der *Natter*, Königsberg) klärte die Verhältnisse. Er beschrieb „das goldgelbe Gefüge, das an der unteren Nierenfläche (des *Frosches*) als ein mäßig breiter Streifen hinzieht und seiner Ansicht nach als Nebenniere betrachtet werden muß". Vor ihm hatte man zweifellos die gefingerten Fettlappen über den Nieren für Nebennieren gehalten. Darauf wies schon ECKER (1846) hin, vermutlich auf eine Notiz bei NAGEL (1836) gestützt, wonach RETZIUS die oberhalb der Nieren gelegenen und mit den Geschlechtsorganen verbundenen Fettkörper der *Frösche*, die von einigen für Nebennieren gehalten worden sind, nicht als solche ansehen will, sondern die gelben Körperchen an der Vorderfläche der Niere, welche aus vielen kleinen Läppchen bestehen.

In seiner „Entwicklungsgeschichte der *Natter*" (1839) gibt RATHKE an, daß bei den *Anuren* die Nebennieren von je einem Streifen gebildet werden, bei den *Urodelen* dagegen aus kleineren Körnchen bestehen. GRUBY (1842) wies darauf hin, daß die Nebennieren (seine „Reins succenturiés) in sehr enger Beziehung zu den efferenten Nierenvenen stehen. Sie umgeben die auf der Vorderfläche der Nieren gelegenen Venenbögen (vgl. GRUBYS Abb. 8a, a'). Nach seiner Beschreibung bilden auch die Nebennieren mehrere Bögen, wobei der erste der breiteste, der letzte der schmalste ist. CUMIA (1910) lehnt dies ab. Nach ECKER (1846) bilden die Nebennieren der *Urodelen* nicht ein kompaktes Organ, sondern jederseits 20—30 goldgelbe Flecken, die am inneren Nierenrande teils auf der Niere, teils zwischen ihr und dem Stamm der V. cava gelegen sind oder selbst dieser letzteren aufsitzen. Die Venae renales revehentes sind von den Nebennieren völlig umgeben. ECKER gibt an, er habe mehrmals gesehen, wie ein Stamm der Venae efferentes auf der Oberfläche eines Nebennierenkörpers aufs neue in Capillaren zerfalle, die ihr Blut durch die Nebennieren hindurchleiten, wo es sich in einem Zentralgefäß sammle; somit entstehe also ein typisches Pfortadersystem (Näheres S. 442). Einige venöse Gefäße aus der Niere laufen vor Erreichen der V. cava caud. *(Anuren)* eine Strecke weit longitudinal, entlang der vorderen Oberfläche der Niere. Auf diesem Wege liegt das Nebennierengewebe den Venen eng an. Auf jeder Seite kommen 3—4 solche Venen aus der Niere; es macht den Eindruck, als ob die Diskontinuitäten zwischen den Nebennierenanteilen durch diese Venenäste hervorgerufen seien. Manchmal wird so die Nebenniere geradezu zu einer „Drüsenwand" der Vene (VINCENT 1898). Daraus ist auch verständlich, daß die Nebennieren bei gefüllten Gefäßen schlechter zu sehen sind als bei leeren (GRUBY 1842).

Im Gegensatz zu den *Anuren* ist bei den *Urodelen*, wie schon RATHKE (1839) betonte, das Interrenalsystem im ganzen Rumpf erhalten, und zwar meist in einzelnen Läppchen. Doch kommen auch Verschmelzungen in kraniocaudaler wie lateraler Richtung vor. Besonders häufig sind in der Gegend der Keimdrüsen große unpaare Stränge anzutreffen. Die phäochromen Zellen liegen in den kranialen Partien den Interrenalkörperchen an, während in den caudalen Regionen beide Teile sogar innig miteinander verflochten sind. Das „Nebennierensystem" liegt auf den Vv. renales oder es ist in die Urniere eingesprengt.

Für die *Gymnophionen* ist die streng segmentale Anordnung der ursprünglichen Anlagen durch die entwicklungsgeschichtlichen Untersuchungen Brauers (1902) sichergestellt. Auch prägt sich die Metamerie beim erwachsenen Tier noch aus. Merkwürdig ist, daß zwischen *Urodelen* und *Gymnophionen* in dieser Beziehung ein so großer Unterschied besteht, zumal die zweifellos höher stehenden *Anuren* noch eine Metamerie der Initialanlagen aufweisen. Diese Tatsache hat Drüner zu der Aussage veranlaßt, ,,daß die zweifellos bei den *Blindwühlen* sekundär vermehrte Somitenzahl mit der strengeren segmentalen Gliederung im Entwicklungsverlauf in Beziehung zu bringen sei".

Während bei den *Gymnophionen* der kraniale Teil der Interrenalanlagenkette (Zone II nach Dittus, s. u.) zu einem einheitlichen Gebilde verschmilzt, sind es bei den *Urodelen* die caudalen Teile (Region der Keimdrüsen). Die *Urodelen* knüpfen in diesem Punkte mehr an die *Selachier* an, bei denen auch ein caudaler zusammenhängender Interrenalteil ausgebildet ist. Poll (1906) sieht hierin, sowie im Degenerieren von Interrenalknospen in größeren Strecken bei den *Urodelen* und *Selachiern* und dem Mangel an metamerer Anordnung einen Beweis für eine enge Beziehung zwischen denselben. Er stellt daher die *Gymnophionen* etwas abseits, gibt aber zu, daß die Frage einer primären Metamerie bei den *Selachiern* noch nicht vollkommen entschieden sei.

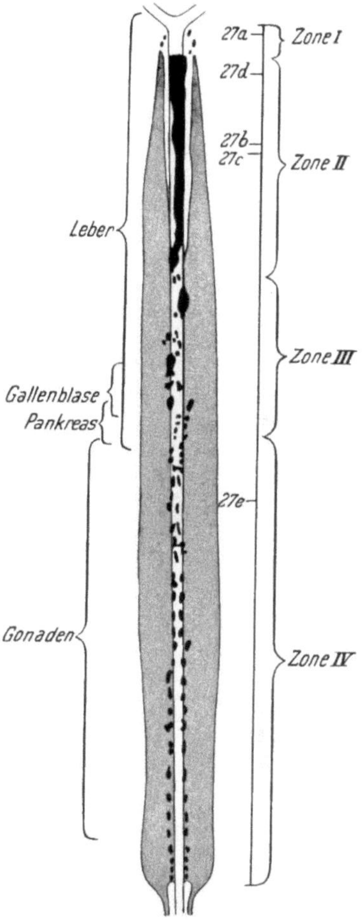

Andererseits gibt es einige Gründe, die *Gymnophionen* auch nach dem Verhalten des Nebennierensystems als die primitivsten *Amphibien* anzusehen. So ist bei *Selachiern* wie bei *Gymnophionen* das eigentümliche Hindurchwachsen des Interrenale durch die Interrenalvene bzw. vordere Nierenvene zu beobachten. Diese Erscheinung ist in beiden Fällen durch die gleiche Lage des Interrenalgewebes zwischen bzw. etwas dorsal von beiden Kardinalvenen bedingt. Bei *Urodelen* kann man so etwas niemals sehen. Der Hauptgrund für die engere Beziehung der *Selachier* zu den *Gymnophionen* als zu den *Urodelen* dürfte die bei den *Gymnophionen* viel weniger innige Verwachsung des adrenalen und interrenalen Anteils darstellen. Während bei den *Urodelen* große Teile des Interrenal- und Adrenalgewebes verflochten sind, liegen diese bei den *Selachiern* vollständig getrennt. Die *Gymnophionen* nehmen in diesem Punkte eine Art Mittelstellung ein. Man kann daher die *Gymnophionen* auch nach diesen Nebennierenbildern als die primitivsten *Amphibien* auffassen. An den *Crossopterygiern*, die den *Gymnophionen* vielleicht am nächsten stehen, sind hinsichtlich dieser Frage bisher keine Untersuchungen angestellt worden.

Bei den *Anuren*, deren Nebennieren im Gegensatz zu denen der *Urodelen* bereits mehr den Eindruck eines kompakten Organs machen, reichen sie fast an das vordere Ende der Nieren, lassen hingegen das hintere Fünftel der Niere fast immer frei (Vincent 1898).

Rathke (1852) beobachtete bei einem 34.2 cm langen Exemplar von *Coecilia annulata*, daß die sehr schmalen goldgelben ,,Nebennieren" vom vorderen Ende der Niere bis auf

Abb. 22. Schematische Rekonstruktion des Nebennierensystems (schwarz) eines 9,8 cm langen Weibchens von *Ichthyophis glutinosus*. Niere grau. a—e Lage der Querschnitte der Abb. 23. Aus Dittus 1936.

das letzte Drittel derselben reichen, ,,doch bestand nur die vordere Hälfte einer jeden aus einer zusammenhängenden Masse, denn ihre hintere Hälfte war in viele Stücke zerfallen, die, voneinander mehr oder weniger weit entfernt, in einer Reihe aufeinander folgten. Jene

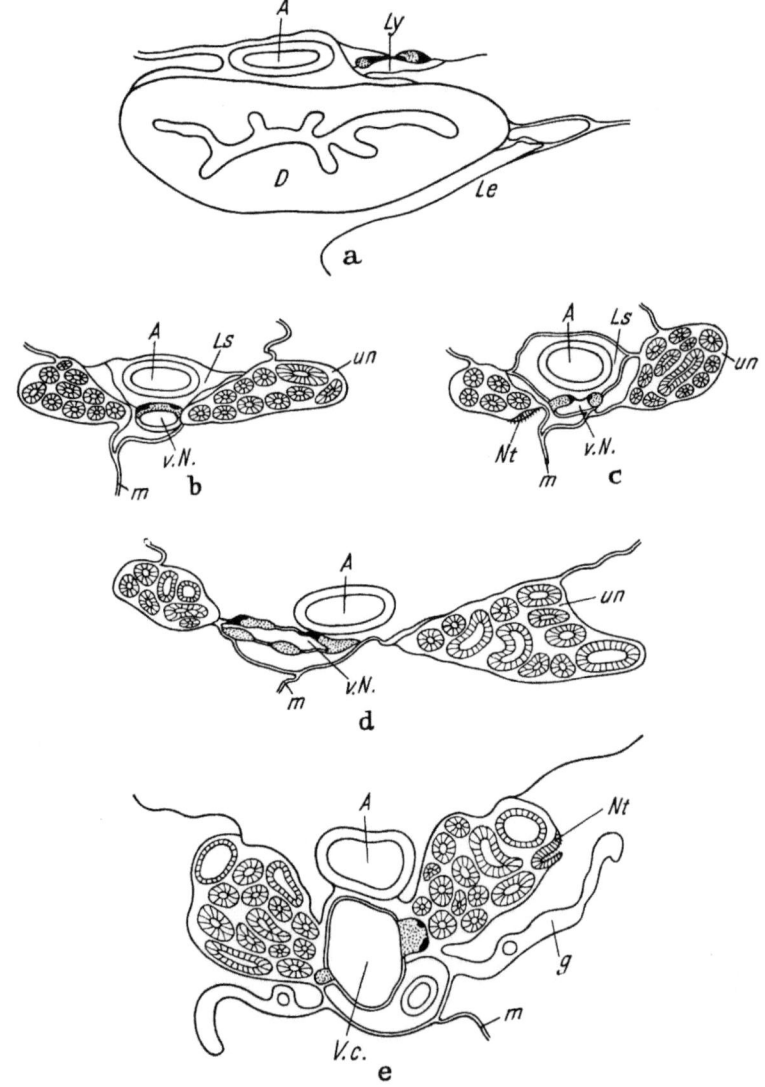

Abb. 23 a—e. Querschnitte durch ein 9,8 cm langes Weibchen von *Ichthyophis glutinosus* (vgl. Abb. 22) mit Darstellung des interrenalen Gewebes (punktiert) und adrenalen Gewebes (schwarz). *A* Aorta; *v.N.* vordere Nierenvene; *V.c.* Vena cava; *D* Darm; *Le* Leber; *Ly* Lymphraum; *Ls* Lymphsinus; *m* Mesenterium; *un* Urniere; *Nt* Nierentrichter; *G* Gonaden (63fach vergrößert). Aus DITTUS 1936.

zusammenhängende Masse lag neben dem inneren Rande der Niere, diese Stücke aber befanden sich meistens an der unteren Seite der Niere."

Eine schöne Untersuchung der Nebenniere von *Ichthyophis glutinosus* stammt von DITTUS (1936). Lage, Form und Mengenverhältnis des Interrenalsystems von *I. glut.* sind sehr schwer darzustellen. Als Grundlage seiner Betrachtung gibt DITTUS (Abb. 22) eine schematisierte Rekonstruktion, dazu die Querschnitte (Abb. 23a—e) einer 9,8 cm langen *Ichthyophis*-Larve. Die am weitesten kranial gelegenen Interrenalzellgruppen sind unmittelbar hinter der Vereinigung der Aortenwurzeln zu finden. Diese im allgemeinen aus 5—30 Zellen bestehenden Inseln, denen fast immer Adrenalzellen anliegen, sind mehr oder minder unregelmäßig jederseits in geringem Abstand von der Aorta im Peritonaeum gelagert. Ihre in jüngeren Stadien noch vorhandene segmentale und paarige Anordnung ist schon durch Verschmelzungs- und Umlagerungsvorgänge gestört. Stets sind diese Interrenalzellgruppen von Capillaren umgeben; oft liegen sie auch an Lymphräumen (Abb. 23a, *Ly*). Dies Bild bleibt bis zum oralen Ende der Urniere bestehen. Die Inseln liegen in der Region der in jüngeren Stadien noch ausgebildeten Vornieren, die aber in diesem Stadium bis auf geringe Reste schon zurückgebildet sind (Zone I nach DITTUS). In der Zone II, welche sich etwa über ein Viertel der Urnierenlänge erstreckt, sind die in den Embryonalstadien noch getrennten, paarigen und segmentalen Anlagen nun jederseits der Längsrichtung nach zu einem Band verschmolzen, das aber noch deutliche segmentale Anschwellungen zeigt. Die beiden kontinuierlichen Interrenalstränge liegen der vorderen Nierenvene links und rechts von dorsal auf. Außer dieser Verschmelzung in kranio-caudaler Richtung setzt eine zweite in lateraler Richtung ein, die besonders auf der

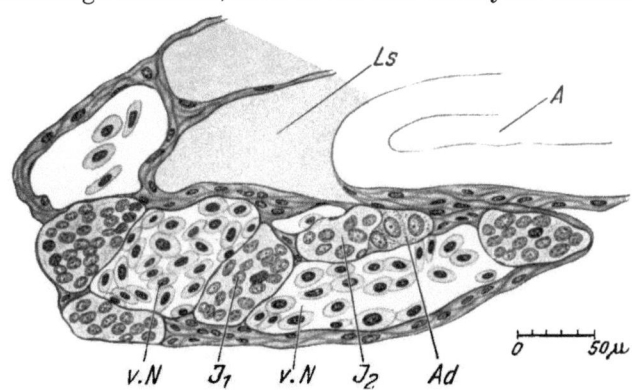

Abb. 24. Schnitt durch die Interrenalzellanhäufung am kranialen Ende der Zone II (vgl. Abb. 22 und 23) eines 14,8 cm langen Männchens von *Ichthyophis glutinosus*. I_1, I_2 Interrenalzellballen; *A* Aorta; *v.N.* vordere Nierenvene; *Ls* Lymphsinus; *Ad* Adrenalzellen (Fixierung Susa. Eisenhämatoxylin-Säurefuchsinfärbung, 200fach vergrößert). Aus DITTUS 1936.

Höhe der segmentalen Anschwellungen deutlich ausgeprägt ist, aber auch auf die Zwischenstücke übergreift, so daß sich beide Interrenalzellstränge teilweise als einheitliche Platte darstellen. Dazu kommen noch Lageverschiedenheiten der beiden Interrenalstränge, indem sie einmal mehr dorsomedian, einmal mehr lateral der vorderen Nierenvene aufliegen. Meist finden wir im Querschnitt die Interrenalzellen auf der Dorsalseite der vorderen Nierenvene zu einem einheitlichen, je nach der Schnittführung durch das Segment 1—7 Zellen dicken Belag vereinigt (Abb. 23b), dem von dorsal her kleinere oder größere Nester von Adrenalzellen aufgelagert sind. Hin und wieder sind die zusammengelagerten paarigen Anlagen noch durch ein bindegewebiges Septum voneinander geschieden. In den segmentalen Verdickungen kann das Interrenalgewebe sogar auf die Ventralseite der vorderen Nierenvene übergreifen, so daß diese dann von einem mehr oder weniger geschlossenem Mantel von Interrenalgewebe umgeben ist (Abb. 23d). In der Gegend des kranialen Urnierenendes liegt eine starke Ansammlung von Interrenalzellen auf der vorderen Nierenvene. In der Zone III nach DITTUS, die sich caudal anschließt, und etwa bis zum oralen Ende der Gonadenregion reicht, sind einzelne kleinere und größere Interrenalkomplexe festzustellen. Zum Teil ist die ursprüngliche paarige und segmentale Anordnung noch zu erkennen. Teils sind aber auch mehrere Anlagen, sowohl paarige wie segmentale, miteinander verschmolzen. Sie liegen meist der vorderen Nierenvene an. Manchmal ziehen sie aber auch von der Vene zur Urniere hinüber oder liegen auf den Vv. renales. Die caudalen Inseln dieser Zone bleiben als selbständige Gebilde bestehen, während die kranialen später noch mit in die Zone II einbezogen werden. Die Zone IV umfaßt etwa die Gonadenregion. Das Bild ist hier ziemlich regelmäßig. Die Inseln sind etwa gleich groß und zeigen

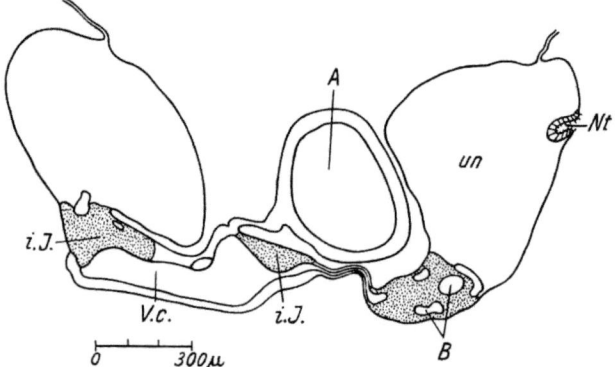

Abb. 25. Schnitt durch Interrenalinseln der Zone IV (vgl. Abb. 23 und 24) eines 24,8 cm langen Männchens von *Ichthyophis glutinosus*. *i.J.* Abgesprengtes Interrenalgewebe; *B* Blutgefäße; *A* Aorta; *un* Urniere; *Nt* Nierentrichter; *V.c.* Vena cava (47fach vergrößert). Aus DITTUS 1936.

noch sehr deutlich die segmentale und paarige Anordnung. Es können aber auch in dieser Region Verschmelzungen vorkommen. Typischerweise liegen die Inseln am dorsomedialen Rand der Urniere, doch sind sie gelegentlich auch nach

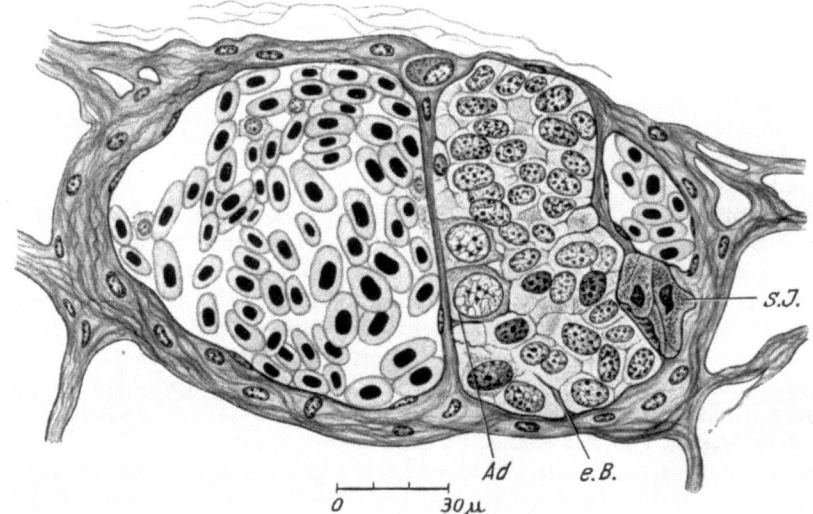

Abb. 26. Nebennierensystem von *Ichthyophis glutinosus*. *s.I.* Sezernierende Interrenalzellen mit degenerierenden Kernen; *Ad* Adrenalzellen; *e.B.* einwucherndes Bindegewebe (Fixierung Susa, Azanfärbung, 533fach vergrößert). Aus DITTUS 1936.

ventral verschoben (Abb. 23e). Manchmal liegen sie auch den Vv. renales auf oder ziehen von der Urniere zur V. cava hinüber.

Bei jüngeren Tieren (7—8 cm Länge) liegen in der Zone I noch mehr Interrenalinseln. Auch sind hier Reste der Vorniere nachzuweisen. Die Inseln sind paarig und segmental. Einige kraniale Inseln bleiben zeitlebens bestehen. Die caudalen Inseln der Zone I lagern sich später der Zone II an. BRAUER (1902) hält es für möglich, daß einzelne Inseln degenerieren, was DITTUS (1936) nicht bestätigen konnte. Die Zone II ist etwas kürzer als bei dem 9,8 cm-Tier. Auch ist die Zusammenballung der Interrenalelemente am kranialen Ende der Zone II noch kaum zu erkennen. Eine Zone III kann noch nicht abgegrenzt werden. Caudal von Zone II liegen die Interrenalballen regelmäßig paarig und segmental.

Metamorphosierte Tiere (etwa von 15 cm Länge an) zeigen einen weiteren Fortschritt der Differenzierungsvorgänge gegenüber dem 9,8 cm langen Tier. In Zone I sind nur noch 2—6 Interrenalinseln vorhanden. Auf der vorderen Nierenvene liegt kurz vor dem Beginn der Urnieren eine deutliche Ansammlung von Interrenalgewebe, dessen Zellballen durch dünne Bindegewebsmembranen voneinander getrennt sind. Venen können sogar durch Interrenalzellkomplexe in 2 Teile geteilt werden (Abb. 24). Wahrscheinlich sind diese Interrenalzellmassen durch Rückwärtsverlagerung und Zusammen-

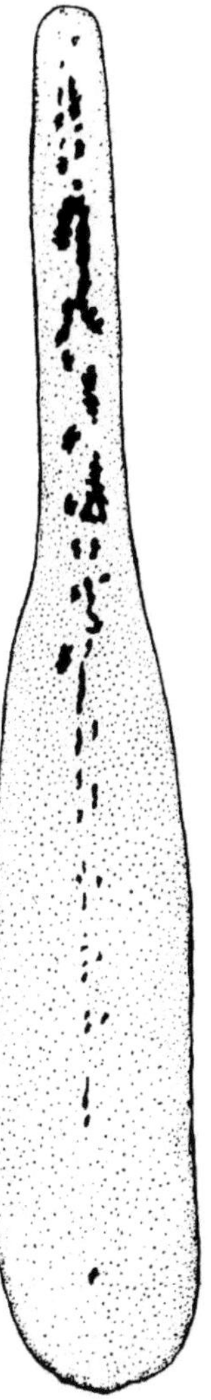

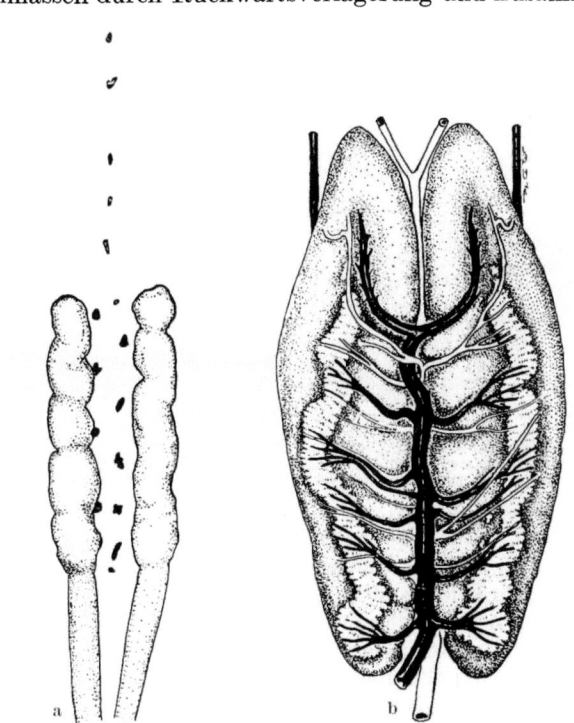

Abb. 27. Verteilung des Nebennierengewebes (schwarz) auf der Nierenoberfläche (punktiert) bei *Necturus*. Aus HARTMAN und BROWNELL 1949.

Abb. 28. Verteilung des Nebennierengewebes (schwarz) und seine Beziehung zu den Nieren (hell) bei *Siren*. Die Nebennieren von *Rana pipiens* bilden helle Streifen, gegen den lateralen Rand der Nieren zu gelegen (Venen schwarz, Arterien hell). Aus HARTMAN und BROWNELL 1949.

ballung der ursprünglich in der Vornieren- und Übergangsregion zur Urniere gelegenen Inseln zustande gekommen.

Bei *Ichthyophis* tritt dieser Prozeß später ein als bei *Hypogeophis*, was durch den verschiedenartigen Ablauf der Metamorphose dieser beiden Arten bedingt sein dürfte. BRAUER (1902) glaubt, daß bei diesem Verlagerungsvorgang außer einer „aktiven Zusammenlagerung" auch eine passive Verschiebung dieser Inseln zusammen mit den ventralen Organen dieser Zone eine wesentliche Rolle spiele, und daß weiterhin die Rückbildung der Vorniere für diesen Vorgang bedeutsam sei. Auch bei *Ichthyophis* stimmt der Zeitpunkt der Verlagerung der Interrenalinseln mit dem der Rückbildung der Vorniere und der noch andauernden Verschiebung der Organe dieses Bereichs überein. Bei den älteren Tieren ist der Belag im Bereich der Zone II viel mächtiger geworden. Die kranialen Komplexe der Zone III sind mit Zone II verschmolzen, so daß sich jetzt Zone II über ein Drittel der Urnierenlänge erstreckt. Einzelne größere, aus mehreren Anlagen verschmolzene Ballen liegen noch in der nun verkleinerten Zone III. Die Zone IV ist in ihrem Typus erhalten geblieben. Das ganze Interrenalsystem ist also jetzt stärker entwickelt (Abb. 25). Bemerkenswert sind besonders die versprengten

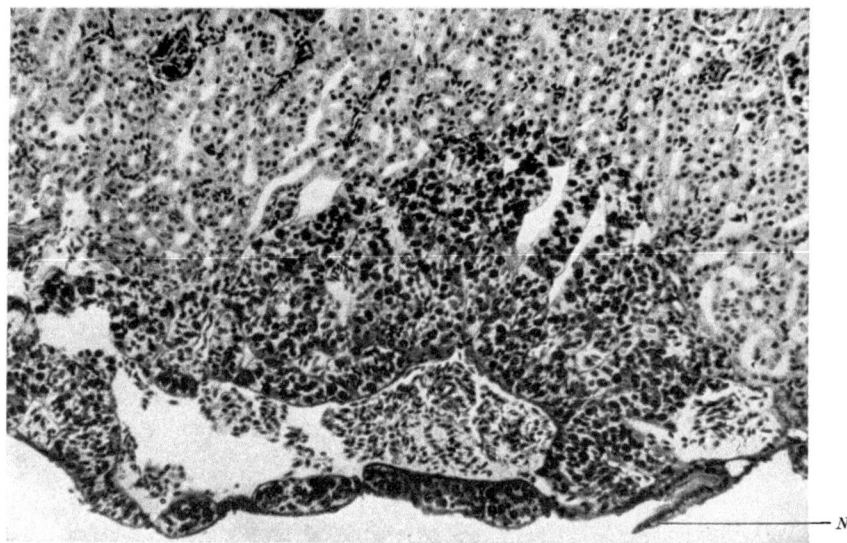

Abb. 29. Nebenniere von *Rana* auf der Ventralfläche der Niere. Adrenale Elemente (dunkel) um die Gefäße gelagert, interrenale Elemente in Strängen darüber, Nierengewebe hell, *N* Nephrostom (Hämatoxylin-Eosinfärbung, 80fach vergrößert). Präparat Prof. BARGMANN-Kiel.

Interrenalanteile, die DITTUS (1936) bei Tieren nach der Metamorphose beobachtete (Abb. 25 *i.J.*). BRAUER (1902) und DITTUS (1936) machen noch auf folgende Verteilungsbesonderheit des interrenalen Gewebes aufmerksam. Im Bereich der Zone II (s. o.) wird die vordere Nierenvene durch Interrenalgewebe in 2 Schenkel geteilt. BRAUER stellt fest, daß in sehr frühen Stadien, bei denen sich die beiden Kardinalvenen noch nicht zu dem unpaaren „dorsalen Ast der V. cava" (= „vordere Nierenvene" RATHKEs) vereinigt haben, Interrenalzellen zwischen dieselben einwandern, und daß nach der Verschmelzung der Kardinalvenen die nun entstandene vordere Nierenvene durch diese Interrenalzellen stellenweise in 2 Lichtungen geteilt wird (Abb. 24, S. 51). Wie Abb. 26 erkennen läßt, können auch Adrenalzellen (*Ad*) mit in diesen Zapfen hineingelagert werden.

Bei *Necturus* liegen die Nebennieren längs der Mittellinie auf der Oberfläche der Niere, teilweise auch in deren ventrale Seite eingebettet. Es handelt sich um eine Doppelreihe kleiner Körperchen, die an einigen Stellen über die Mittellinie hinweg miteinander verschmelzen (Abb. 27). Bei *Amphiuma* liegen die Nebennieren gegen die Mittellinie zu in die ventrale Oberfläche jeder Niere eingelassen, bei *Triturus* verstreut als einzelne orangegelbe Zellansammlungen längs der Äste der Nierenarterien und -venen an der ventromedialen Seite des Mesonephros (HARTMAN und BROWNELL 1949). Bei *Siren* liegen die Nebennieren in 2 Reihen zwischen den Nieren und kranial davon als eine Reihe in der Mittellinie (Abb. 28a). Als ein Beispiel aus der Ordnung der *Anuren* werden die Nebennieren von *Rana pipiens* abgebildet (Abb. 28b). Sie stellen Streifen goldgelben Gewebes in der Ventralfläche jeder Niere vor. Bei einer großen *Kröte* ist die Nebenniere etwa 28 mm lang, die Breite variiert zwischen 1—3 mm. Beim *Erdsalamander* soll Nebennierengewebe zum Teil in der Wand der V. cava vorkommen. OYAMA (1925) gibt an, daß die Zahl der Körperchen, in die die Nebenniere aufgeteilt ist, beim weiblichen *Diemictylus* geringer sei als beim männlichen Tier.

Der Feinbau der Nebenniere der Amphibien.

Die *histologischen* Unterschiede zwischen den Nebennieren in den einzelnen Ordnungen und Familien der *Amphibien* sind nicht sehr groß. Die auf der Ventral-

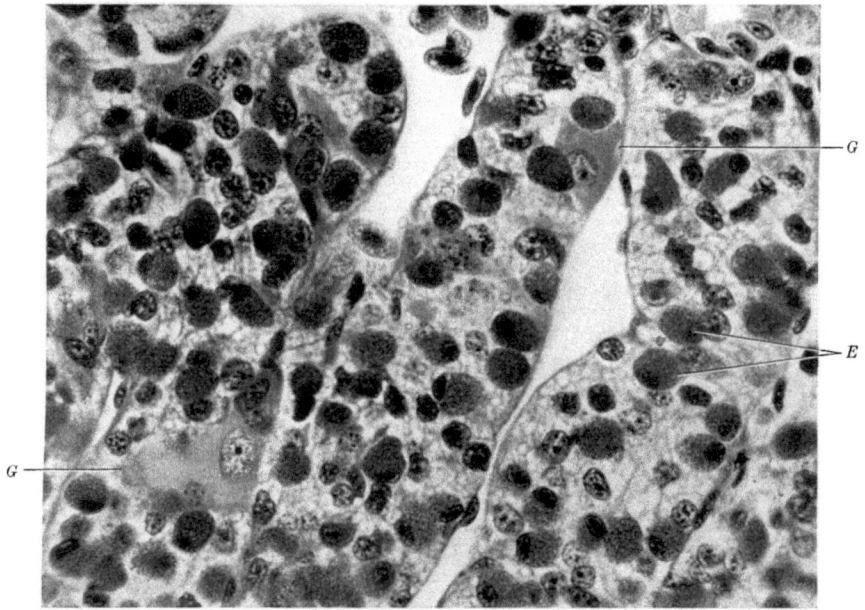

Abb. 30. Interrenale Stränge aus der Nebenniere des *Frosches*. *E* Stark eosinophile Zellen; *G* Ganglienzellen (Hämatoxylin-Eosinfärbung, stärkere Vergrößerung aus Abb. 29). Präparat Prof. BARGMANN-Kiel.

fläche der Niere eine Vorwölbung bildende Nebenniere ist in die Kapsel der Niere eingeschlossen. Zwischen beiden Organen befindet sich keine scharfe Bindegewebsgrenze (Abb. 29, 30). Aus diesem Verhalten ist die Angabe von OTT (1924) zu verstehen, Nebenniere und Niere seien bei *Rana pipiens* so eng miteinander verbunden, daß eine getrennte Wägung überhaupt nicht möglich ist. Trotzdem heben sich beide Organe deutlich voneinander ab. Eine genauere Unterscheidung von *Mark-* und *Rinden-*Elementen in der Nebenniere der Amphibien gelang SRDINKO (1900). GIACOMINI (1909) gab eine klare Darlegung der histologischen Verhältnisse.

Die Nebenniere ist aus anastomosierenden Zellsträngen aufgebaut. Sie liegen in der Wand der Vv. renales efferentes, bisweilen auch der V. cava post. Zwischen den aus *interrenalen Elementen* zusammengesetzten Strängen sind die *phäochromen Zellen* einzeln oder in Gruppen eingestreut. Die Menge der phäochromen Elemente ist mitunter sehr gering (z. B. bei *Hyla arborea*), das interrenale Gewebe stets reichlicher vertreten. Die interrenalen Stränge sind solide; von einem Lumen bzw. von Schlauchbildung kann keine Rede sein. Die Zellen variieren etwas in der Form. Sie sind meist länglich, prismatisch. Der Zellkern ist rund, groß, die Kernkörperchen sind deutlich.

Im folgenden wird auf das feinbauliche Verhalten der Nebenniere bei verschiedenen Species eingegangen. Bei *Necturus* bilden die phäochromen Zellen kleine Haufen, die den Vv. renales efferentes aufgelagert sind. Interrenale und adrenale Zellen sind hier im allgemeinen räumlich voneinander getrennt. Die Kerne der interrenalen Zellen sind dicht strukturiert, das Cytoplasma zeigt zahlreiche fetthaltige Vacuolen. Die phäochromen Zellen werden vom Venenlumen

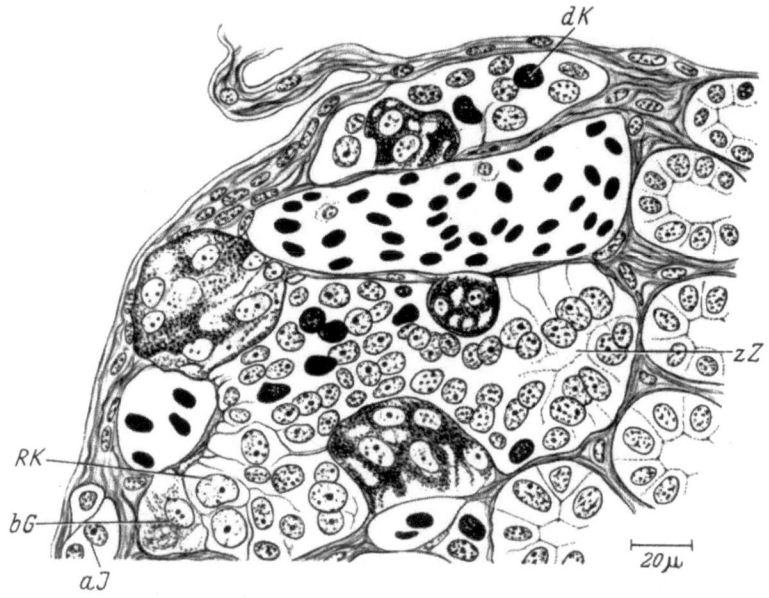

Abb. 31. Interrenalkomplex am dorsomedialen Urnierenrand eines 24,8 cm langen männlichen Exemplars von *Ichthyophis glutinosus*. *zZ* Ruhende Zellen; *dK* sich dunkel anfärbende Kerne; *bG* interrenale Elemente mit beginnender Granulabildung; *RK* Restitutionskerne; *aI* abgesprengte Interrenalzellen (Susafixierung, Eisenhämatoxylin-Säurefuchsinfärbung, 466fach vergrößert). Aus DITTUS 1936.

nur durch das Endothel geschieden. GRYNFELTT behauptet (1904a), daß beim *Triton* die Zahl der phäochromen Zellen viel geringer sei als bei den *Anuren*. Sie liegen hier oft um die Zweige der Vv. renales efferentes herum, eine Art Palisadenschicht bildend. Bei den *Gymnophionen* besteht mehr eine Kontiguität zwischen den interrenalen und adrenalen Elementen. Bei höheren Formen kommt es zu stärkerer Durchmischung beider Anteile. Eine besonders eingehende Studie zur Histologie der *Gymnophionen*-Nebenniere verdanken wir DITTUS (1936). Ein großer Teil des interrenalen Gewebes liegt bei *Ichthyophis glutinosus* (s. o.) größeren Venen (vordere Nierenvene, V. cava, Vv. renales) auf. In allen diesen Fällen werden die Interrenalzellen vom Lumen des Gefäßes nur durch Endothel und eine dünne Bindegewebsschicht getrennt, nicht selten offenbar nur durch Endothel (Abb. 24, S. 51). In caudalen Gebieten liegen die Interrenalzellen den Nierenkanälchen unmittelbar auf, von ihnen nur durch eine sehr dünne Bindegewebsmembran gesondert (Abb. 31). Die innige Beziehung zu den Gefäßen tritt besonders dann hervor, wenn die Interrenalzellen durch Gefäße „hindurchziehen" (Abb. 24, S. 51) oder bruchsackartig ins Gefäßlumen vorspringen (SEMON 1890). Entgegen BRAUER (1902) sahen SEMON (1890) und DITTUS (1936), daß venöse Gefäße bzw. Capillaren, vor allem bei älteren Stadien, auch innerhalb der Interrenalzellgruppen liegen.

Bei Tieren nach der Metamorphose sind die „inaktiven" Interrenalzellen von rundlicher bis polygonaler Gestalt. Ihre Zellgrenzen sind nicht sehr deutlich. Größere Zellkomplexe zeigen zumindest am Rand eine epitheliale Anordnung der Zellen (Abb. 31). Der Kern der Interrenalzellen ist rund bis oval. Sein größter Durchmesser mißt etwa 11—13 μ (1—3 Kernkörperchen). Das kleinwabige Cytoplasma (ausgelöstes Lipoid) zeigt nur geringe Affinität zu Plasmafarbstoffen. Die Zellkerngröße bleibt während des ganzen Lebens die gleiche.

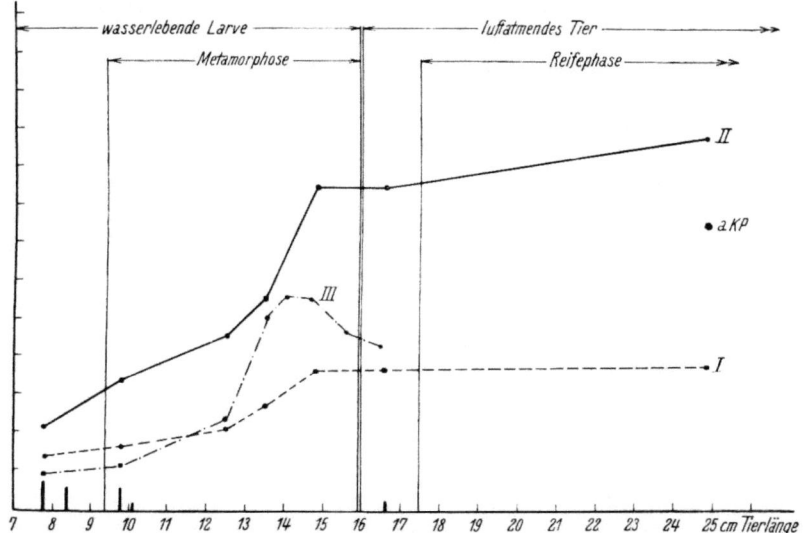

Abb. 32. Kurve *I*: Kurve des Plasmaflächen:Kernflächenverhältnisses inaktiver Interrenalzellen *(Ichthyophis glutinosus)* bei verschieden langen Tieren. *akP* Punkt für den Plasma:Kern-Wert aktiver Interrenalzellen. Kurve *II*: Annäherungsweise ermittelte Kurve der relativen Interrenalflächen zum Körperquerschnitt. Senkrecht zur Abscisse ist die Mitosenhäufigkeit (dicke Striche) angegeben. Kurve *III*: Flächenverhältnisse von aktivem zu inaktivem Interrenalgewebe während der Metamorphose. Aus DITTUS 1936.

Bei jüngeren Tieren ist die Kern-Plasma-Relation stark zugunsten des Kernes verschoben. Das Chromatingerüst ist bei jüngeren Tieren besser als bei älteren ausgebildet. Die Cytoplasmamenge nimmt bis zum Ende der Metamorphose dauernd zu. Über die Veränderungen an Kern und Cytoplasma bei der Aktivierung der Zellen s. S. 183. Mitosen hat DITTUS im Interrenale von *I. glutinosus* nur selten gesehen, meist in Stadien kurz nach der Metamorphose. Bei stark aktivierten interrenalen Zellen fand er nie Mitosen. Amitosen kommen in Restitutionszellen vor.

Die Interrenalzellen enthalten Lipoide („Rindenkörner"), deren Menge sich bei größeren Tieren zu steigern scheint. Betrachtet man die Beziehungen der Lipoidtröpfchen zu den nucleolaren Granulationen (S. 183), so kann man sehen, daß in Zellen, bei welchen Nucleolarmaterial vom Kern ins Cytoplasma tritt und die ersten Anzeichen einer Granulation sichtbar werden, die Lipoide abnehmen. Über das Verhältnis der relativen Interrenalflächen zum Körperquerschnitt, über Mitosehäufigkeit und über das Verhältnis von aktivem zu inaktivem Interrenalgewebe während der Metamorphose usw. unterrichtet in Kürze Abb. 32.

DITTUS (1936) hat die Verteilung des phäochromen Gewebes vom Herzen bis zur Kloake bei *Ichthyophis* untersucht. In Zone I (s. S. 52ff.) liegen den

Interrenalinseln stets Adrenalzellen an (Abb. 23, S. 50); öfters kann man an den Gefäßen dieser Zone einzelne Adrenalzellen feststellen. In der Interrenalzellanhäufung am Vorderende der Urniere findet man auch größere Mengen phäochromer Zellen. In Zone II und III liegen die Adrenalzellen dem Interrenalgewebe meist von dorsal her auf. Doch wird diese ursprüngliche Lage in älteren Stadien immer mehr verwischt, da die Adrenalzellen allmählich in den Interrenalzellbelag einrücken können (Abb. 24, S. 51). Häufig findet man in den durch die vordere Nierenvene hindurchgewachsenen Interrenalzellzapfen auch eingelagerte Adrenalzellen (Abb. 26, S. 52). Die Menge der phäochromen Zellen ist in Zone II weitaus am größten und nimmt in Zone III schon ab. In Zone IV liegen die Adrenalzellen den Interrenalballen meist von der medialen Seite her an. DITTUS fand sie bei einem geschlechtsreifen Tier aber

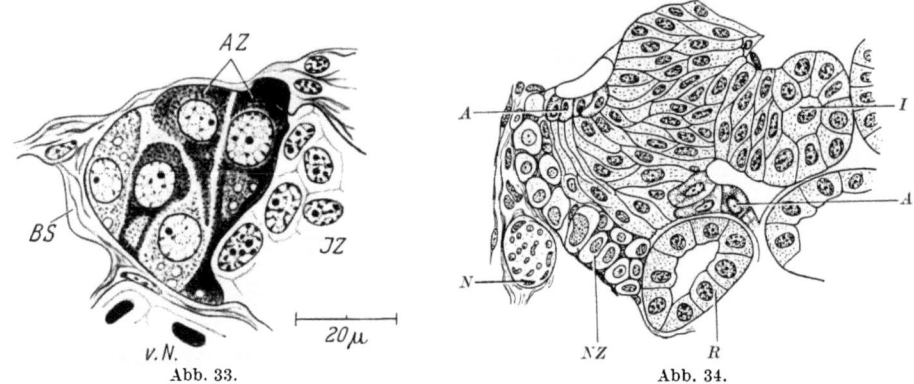

Abb. 33. Adrenalzellkomplex aus der Zone II (vgl. Text S. 52) eines 15,3 cm langen Exemplars von *Ichthyophis glutinosus*. *AZ* Adrenalzellen; *IZ* Interrenalzellen; *v.N.* vordere Nierenvene; *BS* Bindegewebsseptum (ZENKER-Formolfixierung mit Nachchromierung in 4%iger Kaliumbichromatlösung. Färbung mit DELAFIELDschem Hämatoxylin, 700fach vergrößert). Aus DITTUS 1936.

Abb. 34. Adrenale Zellen (*A*) liegen interrenalen Zellen (*I*) in der Nebennierenanlage von *Triton marmoratus* an. *NZ* Nervenzellen; *N* Nerv; *R* Nierentubulus. Aus GRYNFELTT 1904.

auch an Capillaren im Innern größerer Interrenalmassen. Die Zahl der phäochromen Zellen ist in Zone IV beträchtlich kleiner als in Zone III oder gar II. Sie liegen in Zone IV einzeln oder in Gruppen bis zu etwa 6 Zellen, während in Zone III noch wesentlich größere Nester und in Zone II sogar ein relativ dicker Belag festzustellen ist. Außerdem gibt es noch freie Anteile des Adrenalsystems ohne sehr nahe Beziehung zum Interrenale, so einzelne Zellen oder Zellnester in der Wand der großen Gefäße (Aorta und davon abgehende Arterien, V. cava, vordere Nierenvene, Vv. renales). Auch in den sympathischen Ganglien finden sich gelegentlich phäochrome Zellen [vgl. auch BRAUER (1902), *Hypogeophis*] Hin und wieder sind Adrenalzellen in die Dorsalseite der Urniere eingesprengt, besonders im Bereich von Zone IV. Das Adrenalsystem zeigt nach Menge und Lage in allen Stadien eine ziemliche Konstanz.

Die großen *Adrenalzellen* besitzen meist sehr unregelmäßige Gestalt (Abb. 33). Oft strecken sie lange Fortsätze zwischen die Interrenalzellen aus. Ihr Kern ist wesentlich größer als der der Interrenalzellen. Er besitzt ein feines Liningerüst mit wenig Chromatinbröckeln und im allgemeinen nur einen kleinen Nucleolus. Die Chrombräunung ist bei den einzelnen Zellen sehr verschieden stark ausgeprägt. Manchmal zeigt sogar ein und dieselbe Zelle in ihrem Cytoplasma verschieden starke Chromierung. Oft sind in den Adrenalzellen kleine Vacuolen zu finden, wie es besonders von STILLING (1898a) bei *Rana esculenta* beschrieben wurde. Die Adrenalzellen zeigen eine feine Granulierung, die sich durch Behandlung mit Chromsäuregemischen bräunt.

Bei den *Urodelen* liegen die wenigen phäochromen Zellen den Interrenalsträngen in kleinen Gruppen wie angeklebt und nicht wie bei den *Anuren* zwischen den Interrenalzellen verstreut (Abb. 34). Nach HOFFMANN (1902) schnürt die Nebenniere, welche das Gefäß ringförmig umgibt, das Lumen der V. azygos stellenweise stark ein; die Nebenniere soll hier segmental gegliedert sein. Der vordere Teil liegt dicht in der Nähe eines MALPIGHIschen Körpers. Wo eine V. renalis revehens in die V. cava mündet, wird sie von einem Abschnitt der Nebenniere eingefaßt, wobei die zwei symmetrischen Nebennierenmassen sich an der Ventralseite berühren können und so die V. cava bis zu $^3/_4$ umfassen. Die Vv. renales revehentes geben Äste an die Nebennieren ab, die von diesen wieder in die Hohlvene gehen. Dies hat ECKER (1846) am Blutgefäßsystem des *Erdsalamanders* gesehen, wo er das Blut in der angegebenen Richtung im Durchströmen beobachten konnte. Soweit die Vv. renales revehentes der Beckenniere reichen, erstrecken sich auch die Nebennieren; sie gehen hier aber nicht wie bei der Geschlechtsniere auf die V. cava über. — Beim *Salamander* (VINCENT 1898) steht der adrenale Nebennierenanteil in enger Beziehung zu den Ganglien des Truncus sympathicus. Wie LEYDIG bereits mitteilt, gibt es Übergangsformen von Nervenzellen zu phäochromen Zellen. Am vorderen Ende der Nebenniere findet man mehr adrenale als interrenale Elemente. Eine makroskopisch auswertbare Chromierung ist VINCENT aus verständlichen Gründen nicht gelungen.

Bei den *Anuren* ist die Vereinigung von phäochromen und interrenalen Zellen inniger als bei den *Urodelen*. STILLING (1887ff.) gibt an, daß die phäochromen Zellen beim *Frosch* durch das ganze Organ zerstreut einzeln oder in Gruppen vorkommen; nur in den oberflächlichen Schichten fehlen sie. Beim erwachsenen *Frosch* sind die phäochromen Elemente im kranialen Abschnitt der Nebenniere viel zahlreicher als im caudalen Teil vorhanden (JONA 1914). Im Zentrum des Organs liegen einige wenige Ganglienzellen, umgeben von Markzellen. STILLING betont, daß die peripheren interrenalen Zellen weniger Fett enthalten als die mehr zentral gelegenen. Sie sollen geradezu den Zellen der Glomerulosa in der Rinde der *Säugetier*-Nebenniere ähneln. GRYNFELTT (1903) lehnt einen solchen Vergleich ab. Auch nach längerer Inanition bleibt der fettartige Stoff in den echten interrenalen Zellen enthalten (Über Lipoide vgl. S. 322f.). Die von SRDINKO (1900) beschriebenen Amitosen sieht GRYNFELTT als Kerndeformationen an, durch Fetttropfen im Cytoplasma hervorgerufen, die einen Durchmesser von 8 μ erreichen können.

SINGER und ZWEMER (1934) haben die Nebenniere am lebenden *Frosch* genau untersucht und mit dem histologischen Bild nach Fixation und Färbung verglichen. Mit weißem Licht konnten sie zunächst bei schwächerer Vergrößerung weder Zellgrenzen noch Zellkerne sehen. Erst bei stärkerer Vergrößerung (480fach) erkennt man eine undeutliche Zellabgrenzung und einige Zellkerne. Die Zellen sind mit feinen, runden, gelben oder gelbbraunen Granulis angefüllt. Die Zellkerne sind nahezu rund und sehen graugelb aus. Immer lassen sich phagocytierende Leukocyten beobachten, die im Blutstrom treiben oder am Endothel der Capillaren entlang wandern. Es gelingt weiterhin, auch gewisse Aktivitätszustände in den Nebennierenzellen in vivo zu sehen:

"The typical, yellow-granular normal cells frequently undergo a change which we have been unable to associate with any experimental procedure. The granules increase in size in all diameters until within fifteen minutes they assume the appearance of oil globules. These are crowded together and fill the entire cytoplasm, obscuring the nucleus. The globules increase in size so rapidly that in half an hour no cell boundaries can be distinguished and the entire area of the changing section is covered by large globules interspersed with smaller globules of varying sizes. Adjacent cell groups frequently remain unchanged, and there is no change in the nearby kidney cells. This sporadic change from granules to globules in the adrenal cells could not be correlated with injections, exposure to light or extreme variations in blood circulation."

Ferner beschrieben SINGER und ZWEMER die bei Sublimatvergiftung auftretenden Veränderungen des Cytoplasmas. Auf Grund der Untersuchung fixierter Präparate läßt sich feststellen, daß Sublimatvergiftung eine beträchtliche Lipoidabnahme hervorruft. Über die Versuche von DITTUS (1939) mit corticotropem Hormon an der Nebenniere von *Amphibien* s. S. 594.

Die Entwicklung der Nebenniere der Amphibien.

GIACOMINI meinte, das Nebennierensystem der *Amphibien* habe sich wahrscheinlich anfangs längs der ganzen V. cardinalis post. *entwickelt*; bei den *Urodelen* erstrecken sich demgemäß Reste dieses Systems bis in die vorderen Abschnitte der V. cardinalis post. Die initialen Anlagen sind vom Beginn der Vorniere bis zur Kloake entwickelt. Eine primäre metamere Gliederung soll fehlen (POLL 1904). Bei den *Urodelen* degenerieren größere Teile der ursprünglich angelegten Interrenalinselkette.

FRANCIS (1934) fand phäochrome Zellen bei *Amphibien* (s. o.) gelegentlich in sympathischen Ganglien. Damit bestätigt er SEMON (1891) indirekt, nach dessen Auffassung der Sympathicus auch bei den *Amphibien* während der Entwicklung der Nebenniere eine wichtige Rolle spielt.

Im übrigen hat SEMON (1890) einige Verwirrung in das Problem der Entwicklung der *Amphibien*-Nebenniere gebracht. Er bearbeitete 3,5 und 10 cm lange Exemplare von *Ichthyophis glutinosus* und kam zu der Feststellung: „*Ichthyophis* demonstriert uns sozusagen ad oculos, daß die interrenale Nebenniere nichts anderes ist als der distale umgebildete Leibeshöhlenanteil des MALPIGHIschen Körperchens der Vorniere." Das durch caudales Auswachsen des MALPIGHIschen Körpers entstehende Interrenalorgan besitzt nach SEMON keinerlei total durchgeführte Segmentierung. Seine Feststellungen stehen im Widerspruch zu den von RATHKE (1852) bei *Coecilia annulata* erhobenen Befunden. Die segmentalen Anschwellungen des Organs sollen noch Reminiszenzen der segmentalen Gefäßversorgung und segmentalen Einmündung der Trichter der Vorniere sein. Ferner soll das ganze Interrenalsystem seine ursprüngliche Lage zwischen V. cava und Aorta beibehalten. SEMONS Angaben beziehen sich, wie schon BRAUER (1902) bemerkt, nur auf den vorderen, zusammenhängenden Teil des Interrenalsystems. Die segmentale Anordnung im caudalen, der Ausdehnung nach weit größeren Teil hat SEMON nicht erkannt oder nicht untersucht. BRAUER *(Hypogeophis rostratus, H. alternans, Ichthyophis glutinosus)* zeigte, daß die Auffassung SEMONS hinsichtlich der Entwicklung und Ausbildung des Organs falsch ist. Das Interrenalsystem bildet sich in Übereinstimmung mit allen übrigen *Wirbeltieren* „aus paarigen, segmental angeordneten Wucherungen des Peritonealepithels, nahe dem Mesenterium, lateral der Nephrostome und bei *I. glutinosus* im größten Teil des Körpers lateral von den Anlagen der Genitalorgane" (BRAUER 1902). Im kranialen Teil rücken die Anlagen zusammen und bilden schließlich eine zusammenhängende Masse, die am Vorderende der Urnieren beginnt. In sie werden auch noch Inseln der Vornierenregion einbezogen. In der Genitalregion sind die Inseln segmental und paarig angeordnet, ähnlich wie bei ihrer Anlage. Daß die segmentale Anordnung etwas unregelmäßig sein kann, erwähnt SOULIÉ (1903).

Nach DITTUS (1936) erscheinen die ersten Anlagen des Interrenalsystems als paarig und segmental angeordnete Wucherungen des Cölomepithels, die caudal vom Perikard beginnen und sich bis in die Kloakenregion erstrecken. Im Verlauf der Ontogenese treten in verschiedenen Abschnitten Verschmelzungen und Umbildungen der Interrenalanlagen auf, die erst kurz vor Ende der Metamorphose beendigt sind.

Vor der Metamorphose kommt es zu einer Konzentration der Anlagen; vielleicht degeneriert auch ein Teil (SRDINKO 1900b, SOULIÉ 1903, POLL 1904,

BIEDL 1913). Hinsichtlich der Entwicklung des Adrenale von *Hypogeophis* stellte BRAUER (1902) fest, daß sich in Stadien, bei denen eben die Mesodermsegmentierung beendigt ist, von den sympathischen Ganglien Zellgruppen ablösen und „ventralwärts, an den Seiten der Aorta entlang, den Interrenalzellhaufen zuwandern". Da das Interrenalorgan schon in der kranialen Region der vorderen Nierenvene von dorsal her anliegt, können sich die heranwandernden Zellen ebenfalls nur von dorsal her an die Interrenalzellen anlagern; sie umgeben die Interrenalzellen gleichsam als Rinde. In den caudalen Bezirken, wo die Interrenalinseln am dorsomedialen Rand der Urniere liegen, wandern die Adrenalzellen auch an die mediale Seite der Interrenalzellgruppen heran. Kurze Zeit nach der Zusammenlagerung der beiden Elemente tritt in den Adrenalzellen die Chromreaktion auf. Zur gleichen Zeit sind in den Interrenalzellen auch die ersten Lipoide nachzuweisen. GAROFOLINI (1924) fand die Anlage des Adrenale bei *Triton cristatus* am hinteren Ende der Nachniere, von der Sympathicusanlage ausgehend, zum erstenmal bei Larven von 20—23 mm Länge. Schon bei Larven von 30 mm Länge nehmen die Phäochromoblasten Cytoplasmafarbstoffe kaum noch an und differenzieren sich zu granulierten Phäochromocyten. Eine deutliche Chromreaktion tritt erst in den adrenalen Zellen 40 mm langer Larven auf (als Zeichen beginnender Adrenalinsekretion?). Über die Entwicklung des Adrenalgewebes beim *Axolotl* s. S. 430, speziell von *Rana fusca* ROESEL s. KOPSCH (1952).

Die sog. „Sommerzellen" („Cellules du sommeil") des Frosches.

Beim *Frosch* bilden die interrenalen Stränge gewöhnlich ein an der Ventralfläche der Nieren ausgebreitetes Netz (QUERNER 1930) von insgesamt etwa 15 mm Länge. Neben den einzeln oder in Gruppen gelagerten phäochromen Zellen finden sich lipoide *oxyphile (acidophile) Zellen*.

Die acidophilen Zellen waren STILLING (1898) als etwas Besonderes aufgefallen. Er fand, daß die Nebenniere von *Rana esculenta* während des Sommers arm an phäochromen Zellen ist und fast kein lymphatisches Gewebe enthält. Dagegen wird die Nebenniere während des Winters von lymphatischem Gewebe umgeben, in dem Granulocyten, im Frühjahr sogar Erythrocyten außerhalb der Gefäße liegen. Außerdem treten im Sommer in der Nebenniere ganz neue Elemente auf, die im Frühjahr, Herbst und Winter angeblich ganz fehlen. Diese „*Sommerzellen*" haben einen birnenförmigen, stark granulierten Zellkörper. Ihre Granula sind ausgesprochen eosinophil; sie färben sich außerdem mit Safranin, Magenta, Eisenhämatoxylin, Dahlia usw. an. Die Sommerzellen vermehren sich mitotisch. Sie umgeben oft die phäochromen Zellen, von denen sie sich leicht unterscheiden lassen. STILLING sah in ihnen eine dritte Zellart, welche weder von adrenalen noch von interrenalen Elementen abgeleitet werden konnte. Er war geneigt, diese Zellen mit der Sexualfunktion in Beziehung zu bringen. BONNAMOUR und POLICARD (1903a) fanden diese Sommerzellen indessen auch bei Winter-Fröschen. Auch GRYNFELTT (1903d, 1904) konnte sie das ganze Jahr hindurch beobachten. Ihr Vorkommen ist also nicht auf irgendeine jahreszeitliche Aktivität zurückzuführen, doch ist es nach GRYNFELTT wohl möglich, daß die *Frösche* in Italien (s. u., CIACCIO) und in Montpellier nicht so tiefen Winterschlaf haben wie die *Frösche* aus der Umgebung von Lausanne, wo STILLING gearbeitet hat. GRYNFELTT fand „Sommerzellen" während des Winters bei *Rana esculenta*, und zwar sowohl bei Laboratoriums- wie freilebenden Tieren. GRYNFELTT hat sie nur bei *Rana* finden können, nicht hingegen bei *Urodelen*, auch nicht bei anderen *Anuren (Hyla, Bufo, Bombinator)*. Die „Sommerzellen" behalten immer ihre runde Gestalt, wo in der Nebenniere sie auch liegen mögen. GRYNFELTT wirft die Frage auf, ob sie nicht vielleicht eingewanderte modifizierte Mastzellen seien. JONA (1914) hat ebenfalls „Sommerzellen" das ganze Jahr hindurch angetroffen, und zwar nur bei *Rana esculenta* und *temporaria*, nie aber bei anderen *Anuren*. Sie deutet die Zellen als aus dem lymphoiden Gewebe in die Nebenniere eingewanderte Leukocyten. Bei der Metamorphose sollen sie ihre Struktur ändern. PATZELT und KUBIK (1912) schlagen den Namen „acidophile Zellen" statt Sommerzellen vor. Diese Autoren sind geneigt, sie als eine Modifikation der epithelialen interrenalen Zellen zu betrachten. Mit Recht weist CARL (1916), der dieselben Zellen untersuchte und mit Safranin eine viel distinktere Färbung der Granula als mit Eosin erhielt, darauf hin, daß „man, wenn sich die Granulationen der ‚Sommerzellen' ... mit einem *basophilen* Farbstoff färben lassen, nicht gut an der Bezeichnung *acidophil* festhalten kann". RADU (1931), welcher *Rana temporaria* und *viridis sc. esculenta* (Januar- bis Septembertiere) untersucht hat, unterscheidet in der Nebenniere des *Frosches* 4 Zellarten: 1. Lipoidhaltige Zellen, den Rindenzellen der *Säugetiere* entsprechend, die Mehrzahl aller Zellen; nur einige wenige enthalten weder Fetttropfen noch Vacuolen, 2. phäochrome Zellen, längliche oder abgeplattete Elemente, deren Phäochromie nicht jederzeit deutlich ist (Funktionswechsel!), 3. „Sommerzellen", 4. sympathische Ganglienzellen. RADU sieht in den individuell sehr verschiedenen Erscheinungen der Sommerzellen verschiedene Entwicklungsstadien (s. seine Abb. 20 und 21). Zwei durch Übergangsformen verbundene extreme Bilder sind nachweisbar:

1. Die runden, ovalen oder gelegentlich auch länglichen, chromatinreichen Kerne liegen exzentrisch und besitzen manchmal einen auffallend großen Nucleolus („Nucléole plasmatique"). Die Mitochondrien bilden entweder kurze Filamente oder Körnchen. Einige gröbere Granula, vermutlich Teile des GOLGI-Apparates, fallen im juxtanucleären Bereich auf.

2. RADU (1931) beobachtete weiterhin große, cytoplasma- und granulareiche Zellen. Die Granula färben sich metachromatisch; ihre Größe wechselt selbst innerhalb einer Zelle. Die Mitochondrien sind zwischen den Körnchen schwer auszumachen. Die Granula lassen sich mit Neutralrot vitalfärben. In den größeren, rot gefärbten Körnchen kann man gelegentlich ein stärker brechendes ungefärbtes Gebilde beobachten („Vacuole rhagiocrine" von RENAUT). Der GOLGI-Apparat (Vakuom) erscheint durch intensivere Färbung im juxtanucleären Bezirk. Die metachromatischen Granula lassen sich auch mit OsO_4 schwärzen.

3. Ferner gehört in diese Rubrik noch eine dritte von RADU (1931) beschriebene Zelle. Ihr Kern entspricht ganz den typischen „Sommerzellen". Das Cytoplasma ist aber nach Art von Pseudopodien ausgezogen. Die Mitochondrien färben sich (Methode VOLKONSKY) verschieden, die Stäbchenformen rot, die Körnchen blau.

RADU ist davon überzeugt, daß die „Sommerzellen" eingewanderte Leukocyten sind, die in der Nebenniere einer Veränderung unterliegen, weil er typische „Sommerzellen" auch in den Blutgefäßen und in den Interstitien der Nebenniere gefunden hat. RADU meint, die „Sommerzellen" seien modifizierte lymphoide Zellen, den basophilen mastleukocytären Blutzellen gleichwertig. Eine Beziehung der „Sommerzellen" zur Sexualfunktion, die CIACCIO (1903) behauptet hat, lehnt RADU (1931) ab. CIACCIO (1903a) hatte nämlich ferner eine neue, stark gekörnte Zellart in den Nebennieren von *Rana esculenta* und *temporaria* beschrieben, die er zwar mit den STILLINGschen „Sommerzellen" vergleicht (1905), jedoch als etwas Neues ansehen möchte. Alle späteren Untersucher haben aber seine „Cellules granulifères" STILLINGS „Sommerzellen" gleichgesetzt (JONA 1914, TIBERTI 1904). CIACCIO glaubt nicht, daß seine „Cellules granulifères" eingewanderte Mastzellen seien. Er stützt sich dabei auf Färbungsunterschiede zwischen den Granula seiner Zellen und denjenigen der Mastzellen. CIACCIO will seine Zellen eher vom Epithel als vom Mesenchym ableiten. Die Granulationen findet CIACCIO mit CARL safranophil; mit Eisenhämatoxylin färben sie sich schwarz. CIACCIO sieht nach beidseitiger Kastration eine Zunahme, nach Injektion von Hodenpreßsaft eine Abnahme seiner ,,cellules granifères". DITTUS (1936) meint, daß diese Granula ihre Entstehung der von HARMS (1921) und ihm selbst beschriebenen Abgabe von Nucleolarsubstanz an das Cytoplasma verdanken.

Man kann zusammenfassend wohl sagen, daß die Nebennieren von *Rana temporaria* und *esculenta* als Dauerform eine stark granulierte Zellart enthalten, die *vermutlich von Mastzellen des Bindegewebes abstammt* und deren Funktion zur Zeit ganz unbekannt ist. Mit der Sexualfunktion hat sie wahrscheinlich gar nichts zu tun. Auch QUERNER (1930) fand bei einem *Frosch*-Intersex (s. u.) keine Besonderheit an den acidophilen Zellen und lehnt ihren Zusammenhang mit der Geschlechtstätigkeit ab, zumal ,,Sommerzellen" bereits bei Larven vor der Metamorphose auftreten.

9. Reptilia.

Die Nebennieren der *Reptilien* hat PERRAULT (1676) zuerst gesehen (*Chamäleon, Landschildkröte* usw.). Eine spätere Beschreibung von HUNTER (1787) ist, auch nach OWENS (1866/68) Urteil, recht dunkel. MECKEL (1806) konnte weder bei *Eidechsen* und *Schildkröten* noch bei *Krokodilen* mit Sicherheit Nebennieren finden.

Die Nebennieren liegen bei den *Reptilien* als meist gelbe Körper in der Nähe der Keimdrüsen. Ihre Beziehungen zu den Keimdrüsen sind bei den *Sauropsiden* viel enger als zu den Nieren (BRAUN 1882, VINCENT 1898, Abb. 35). WALDEYER (1870) hat daher ,,die langen gelben Körper, im Mesovarium oder Mesorchium gelegen, welche früher immer für Nebennieren gehalten wurden", als Parovarium (Paradidymis) gedeutet.

Testudinata: NAGEL (1836) sah bei *Emys* am inneren Rande der Niere gelbe Körper, die MORGAGNI und später BOJANUS (1814) für Nebennieren gehalten hatten, war sich aber nicht ganz sicher, ob es sich wirklich um Nebennieren handelte. Nach CUVIER (1846) liegen die Organe bei den *Schildkröten* an den Nierenvenen. STANNIUS (1846, in SIEBOLD und STANNIUS 1846/48) übernahm die Beschreibung von BOJANUS. Es war zu seiner Zeit noch nicht geklärt, ob alle *Reptilien* Nebennieren besitzen. Bei den *Perennibranchiaten, Derotremata* und *Caeciliern* waren sie damals noch nicht nachgewiesen. Erst ECKER (1846) beschrieb die orangegelben Nebennieren von *Testudo graeca*, die sich auf der ventralen Fläche befinden und fast die ganze Länge und etwa ein Drittel der Breite der Nieren einnehmen. Sie werden durch Blutgefäße in Lappen und Läppchen unterteilt (Abb. 36. Näheres über die interessante Blutgefäßversorgung s. S. 442f.).

Die Nebenniere von *Testudo mauritanica* NOB. liegt auf beiden Nieren in moosartiger Verteilung als hellgelbe Substanz, welche immer Beziehungen zu den Vv. renales revehentes aufweist, wo diese aus der Ventralfläche der Niere hervorkommen. Besonders bei weiblichen Tieren breitet sich dies Gewebe auch auf den Venen der Genitalorgane aus. Ovarien und Hoden können die Nebennieren vollkommen verdecken. Links und rechts können die Verhältnisse ziemlich variieren.

Die Nebennieren von *Emys* liegen symmetrischer als bei *Testudo maurit.* Sie bilden beiderseits mehr kompakte Massen, die bei erwachsenen Exemplaren 5—6 mm in der Länge und 2—3 mm in der Breite erreichen. Die Organe liegen in der vorderen Hälfte der Ventralfläche der Niere (PETTIT 1896e, HARTMAN und BROWNELL 1949).

Testudo sulcata MILLER s. PETTIT (1896).

Bei der *Seeschildkröte (Thalassochelys caretta)* sind die zwei Nebennieren in 90% der Fälle zu einem Körper verschmolzen (HOLMBERG und SOLER 1942).

Emydosauria: NAGEL (1836) sah wohl als erster die Nebennieren bei *Alligator lucius*. RATHKE (1866) beschreibt die Nebenniere eines Embryos von *Alligator sclerops* als blendend weiße, hirtenstabförmig umgebogene Körperchen, an der Unterseite des WOLFFschen Körpers. In älteren Stadien sind sie goldgelb und

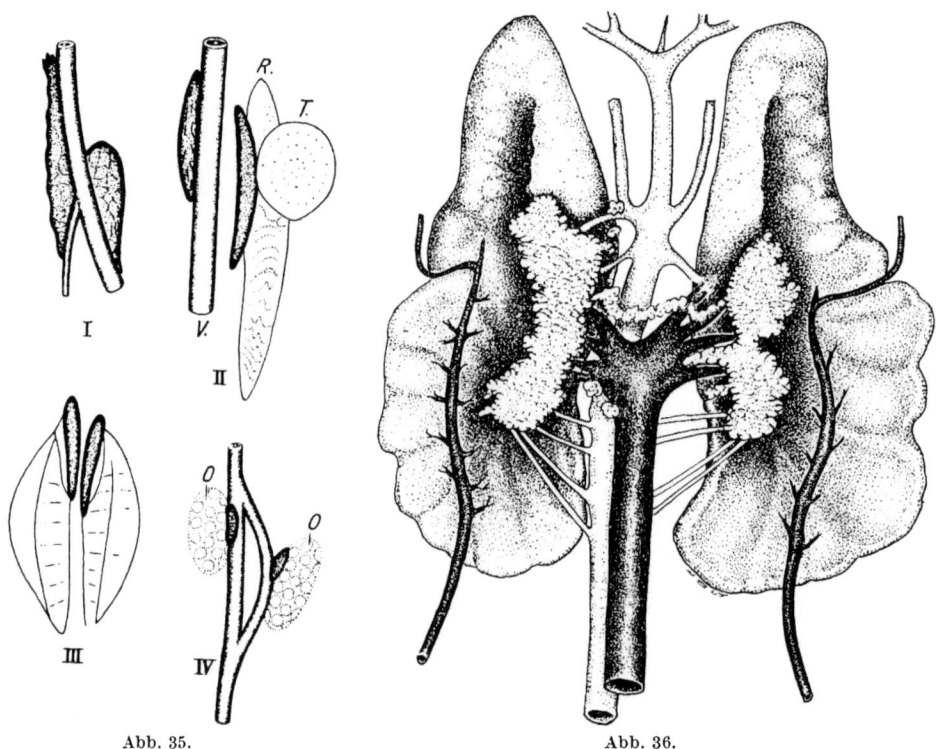

Abb. 35. Abb. 36.

Abb. 35. Beziehungen der Nebennieren zu den Keimdrüsen bei *Reptilien*. I *Anolis carolinensis*. II *Ctenosaura multispinis* (*T* linker Hoden; *R* linke Niere). III *Crocodylus acutus*. IV *Heloderma suspectum* (*O* Ovarien). Aus HARTMAN und BROWNELL 1949.

Abb. 36. Nebennieren (hell) bei *Pseudemys* TROOSTII. Nieren punktiert, Arterien weiß, Venen schwarz. Aus HARTMAN und BROWNELL 1949.

gestreckt. Die Nebennieren von *Jacaretinga sclerops* SCHN. bilden nach PETTIT (1896e) zwei Massen an der V. cava, beiderseits in fast gleicher Höhe; die linke ist wurstförmig, bei einem 90 cm langen Exemplar 2,5 cm lang, 7 mm breit. Mit der äußeren Seite steht sie in Kontakt mit der Niere, im unteren Drittel an der Innenseite mit der V. cava; der obere Pol ist frei. Die rechte Nebenniere ist länger und schmäler, in der ganzen Länge in engem Kontakt mit der dorsolateralen Seite der V. cava. Öffnet man die Bauchhöhle, dann sieht man zunächst nur die linke Nebenniere, von der rechten nur den äußeren Rand. Die Genitalorgane liegen auf der Ventralfläche der Nebenniere und verdecken sie so größtenteils, ähnlich wie bei den *Chelonia*. Die Nebennieren sind reichlich vascularisiert. Sie besitzen mindestens 3 Paare von Arterien, die ihnen allein fast ganz zugeteilt sind. Erst in der Nähe des Organs verzweigen sie sich. Die linke Nebenniere hat eine größere Vene, welche in die V. cava mündet. Die rechte Nebenniere, die der Hohlader enger anliegt, ist durch viele kleine Venen unmittelbar mit der V. cava verbunden.

Squamata: Lacertilia: Zwei gelbe Körper am kranialen Ende des Ductus deferens von *Lacerta occellata* hielt NAGEL für Nebennieren. ECKER (1846) beschreibt die Nebennieren von *Lacerta agilis* als ein gelbweißes, aus ,,Schläuchen" gebildetes Körperchen, der V. renalis revehens dicht anliegend oder der aus der Verbindung der beiden Vv. renales revehentes entstehenden unteren Hohlvene. Die rechte Nebenniere liegt meist weiter vorn, schon an der V. cava, die linke näher an der V. renalis revehens sin. Bei Männchen liegt das Organ zwischen Vene und Vas deferens, bei Weibchen zwischen Vene und Ovarium (ähnlich BALFOUR 1885).

Aus den speziellen systematischen Untersuchungen von PETTIT (1896e) sei folgendes erwähnt:

Varanus salvator CANTOR: Die Nebennieren sind ziemlich symmetrisch gelagert, bei einem erwachsenen Exemplar 5 cm lang, 1 cm breit. Immer liegen sie in gleicher Höhe wie die Keimdrüsen. Die Vv. renales sind beträchtlich lang; so mag es kommen, daß die Nebennieren mehr Kontakt mit diesen als mit der V. cava haben. Die Aorta gibt an jede Nebenniere eine dicke Arterie ab.

Monitor niloticus HASSL.: Die Verhältnisse liegen ähnlich wie bei *Varanus*. Die linke Nebenniere mißt 30:8 mm bei einem erwachsenen Tier. Nur ihr caudaler Abschnitt hat Beziehung zur Nierenvene. Die rechte Nebenniere ist etwas massiver, liegt etwas weiter kranial als die linke und hat Beziehungen zu V. renalis und V. cava. Drei Arterienpaare aus der Aorta versorgen das Organ.

Lacerta muralis L.: Die Nebennieren, rundliche Organe von einigen Millimeter Durchmesser, erscheinen gelb auf dem dunklen Hintergrund des Peritonaeums.

Über Nebennierenbeziehungen von *Iguana* und *Heloderma* s. Abb. 35.

Xantusia vigilis: Die Nebennieren dieser viviparen *Eidechse* stellen nach M. R. MILLER (1952, Literatur!) längliche, an den Enden zugespitzte Gebilde dar, die dorsomedial von den Keimdrüsen im Mesovar bzw. Mesorchium gelegen sind (Gewicht beider Organe etwa 0,75 mg).

Rhiptoglossa Chamaeleontidae: Anolis carolinensis s. Abbildung 35.

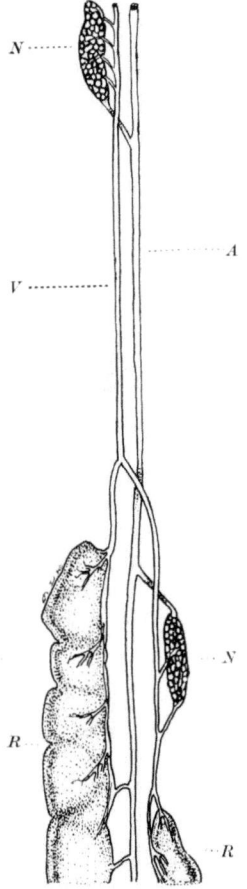

Abb. 37. Nebennieren (*N*) bei *Thamnophis sirtalis sirtalis*. *A* Arterie; *V* Vene; *R* Nieren. Aus HARTMAN und BROWNELL 1949.

Ophidia: RETZIUS (zit. nach NAGEL) hat die Nebennieren der *Schlangen* als zwei gelbrote, im Innern graue Körper, beschrieben, den Vv. renales revehentes angeschmiegt, andererseits dicht den Keimdrüsen anliegend (s. a. NAGEL). Bei *Tropidonotus* fand ECKER (1846) die linke Nebenniere (4:6 mm) weiter caudal als die rechte (9 mm lang), dicht an Testis oder Ovarium. Bei den *Schlangen* können zwischen Nebennieren und Nieren Abstände von mehreren Zentimetern vorkommen (7 cm z. B. bei einer *Python*, deren Nebennieren 8:0,5 cm maßen). PETTIT (1896e) hat auch die Nebennieren einiger *Schlangen* genauer beschrieben:

Spilote (2 cm langes Exemplar): Die Nebennieren bilden gelbe Streifen, die nach caudal sich verdünnen. Sie sind rechts und links von gleicher Größe (6 cm lang, 2—3 mm dick). Der caudale Pol der Nebennieren ist von der Niere 7 cm entfernt. Keine der beiden Nebennieren hat besonders enge Beziehungen zur V. cava, aber eine Menge kleiner Nebennierenvenen verbindet das Organ mit der Hohlvene. Die linke Nebenniere befindet sich etwa in der Höhe, in der die Nierenvenen sich zur V. cava vereinigen. Die rechte Nebenniere liegt weiter kranialwärts. Rechts wird die Nebenniere von 3, links von 2 Arterien versorgt; diese Gefäße verzweigen sich auch an die in der Nähe der Nebennieren liegenden Keimdrüsen.

Python Sebai GRAY: Die rechte Nebenniere (gelbe Farbe) ist ganz an die Dorsalfläche der V. cava gelagert, die linke hat weniger Beziehungen zum Gefäß. Bei einem Exemplar von 2,50 m Länge waren die rechte Nebenniere 8 cm, die linke 4 cm lang, beide etwa 0,5 cm dick. Bei einem Exemplar von 4 m war die linke Nebenniere 8,4 cm lang. Jede Nebenniere war durch 2 Arterien versorgt. Mehrere Venen gehen von den Nebennieren zur V. cava.

Tropidonotus natrix GESN.: Die linke Nebenniere stößt mit dem caudalen Pol gegen die V. renalis; sie hat ferner Beziehungen zum Ovar und Ovidukt. Sie erhält 2 Arterien und gibt mehrere Venen zur V. cava ab. Die rechte Nebenniere hat Beziehungen zur V. cava, zum Ovar und Ovidukt. Auch sie bekommt 2 Arterien. Die Venen sind wegen der engen Nachbarschaft zur Hohlvene sehr kurz.

Bei den *Ophidia* müssen die Nebennieren infolge der Körperstreckung ebenfalls länglich werden, behalten aber trotzdem die engen Beziehungen zu den Keimdrüsen im allgemeinen bei. Die besonderen Körperverhältnisse der *Schlangen* machen auch verständlich, daß die Nebennieren oft nicht symmetrisch in gleicher Höhe angeordnet sind. Charakteristisch ist dafür eine Abbildung (Abb. 37) aus HARTMAN und BROWNELLS Monographie (1949), die die Nebennieren von *Tamnophis* betrifft. Bei der *Boa (Eunectes murinus)* liegt dagegen die rechte Nebenniere nur wenig vor der linken (Abbildung bei HOLMBERG und SOLER 1942).

Der Feinbau der Nebenniere der Reptilien.

Interrenales und adrenales Gewebe sind bei den *Reptilien* meist enger miteinander verbunden als bei den *Amphibien*. Manchmal liegen die phäochromen Zellen in der Hauptsache dorsal am interrenalen Gewebe, außerdem Gruppen von 5, 6 oder mehr Zellen in verschiedenen Regionen des Organs. Gelegentlich kommen noch kleinere Gruppen oder sogar Einzelzellen vor. Die adrenalen Zellen sind gewöhnlich größer als die interrenalen; das gilt auch für die Zellkerne. Das Cytoplasma enthält eine deutliche regelmäßig verteilte Granulation. Nach Alkoholfixation färben sich die Körnchen mit Hämatoxylin stark an, nach Behandlung mit MÜLLERscher Lösung werden sie braun. Diese Beschreibung von VINCENT (1898) bezieht sich zwar besonders auf *Uromastix* HARDWICKII, kann aber für die *Reptilien als* typisch angesehen werden.

Die lipoidhaltigen interrenalen Zellen bilden anastomosierende Zellstränge von etwa 50 μ Dicke und 120 μ Länge, meist in Form von Doppelreihen. Gelegentlich werden aber Zellstränge aus 3—4 Zellreihen angetroffen. BALFOUR (1885) will zwischen den Zellreihen manchmal ein Lumen gesehen haben. Zwischen den Zellsträngen verlaufen Blutgefäße. Manchmal liegen Zellsäulen radiär um größere Bluträume. Die Zellen sind 20—26 μ lang, 8—10 μ breit. Das Cytoplasma erscheint retikuliert. Der rundliche Zellkern, Durchmesser etwa 5 μ, liegt zentral und besitzt ein deutliches Chromatinnetz und einen oder mehrere Nucleolen.

Bei den *Lepidosauriern (Squamata)* liegen die phäochromen Zellen speziell an der Dorsalseite der Nebenniere (z. B. *Anolis carolinensis* und *Heloderma suspectum*, Abb. 38a, b). Bei den *Schildkröten, Krokodilen (Hydrosauriern)* sind die phäochromen Zellen mehr zwischen den interrenalen zerstreut (Abb. 39), so daß dies Bild schon fast an die Nebenniere der *Vögel* erinnert.

Eine gute Beschreibung der mikroskopischen Anatomie der *Lacerta*-Nebenniere gab BRAUN (1882). Er meint, die gelben Körnchen in den interrenalen Zellen bestünden nicht aus echtem Fett; sie seien in absolutem Alkohol nicht gut löslich. Die adrenalen Zellen bräunen sich stark nach Chrombehandlung. BRAUN sah phäochrome Zellen auch in der Wand der Vene längs der Nebenniere. In Abb. 3 seiner Tafel I zeichnet BRAUN Übergangsformen zwischen sympathischen Ganglienzellen und phäochromen Zellen. Die „braunen Zellen" sind nach BRAUN sicher von Sympathicuselementen abzuleiten (vgl. LEYDIG 1853, S. 104). Bei *Lacerta* finden sich schmutziggelbe Zellen gelegentlich in Ganglien.

Bei *Lacerta muralis* (SOULIÉ) sind die Nebennieren kleine gelbe Körper von 1 mm Länge. Im vorderen Bereich finden sich mehr interrenale Zellen. Die Zellreihen aus 40—50 μ großen Zellen anastomosieren miteinander, die Zellen sind fettbeladen. Die Zellkerne sollen (was ungewöhnlich wäre!) gegen die Capillaren hin verlagert sein. Im caudalen Bereich der Nebenniere finden sich vorwiegend adrenale, polyedrische Zellen, welche manchmal zylindrische Komplexe bilden. Diese Zellen können acidophil bzw. chromophil sein. Manchmal setzt sich eine Reihe aus interrenalen Zellen in eine solche aus adrenalen fort. Niemals soll es bei dieser Species zur Vermischung beider Zellarten kommen.

Bei *Lacerta viridis* (CIACCIO 1906c) sind adrenale und interrenale Zellen vermischt. An der Peripherie des Organs finden sich Nervenzellen. CIACCIO beschreibt 3 Übergangsformen zu phäochromen Zellen: a) „cellule a nucleo piccolo e scarso protoplasma cromatofilo" (gelegentlich mit Amitosen in diesen), b) „cellule a nucleo grosso e discreto protoplasma cromatofilo", c) „cellule a nucleo piccolo e discreto protoplasma, privo di speciali caratteri".

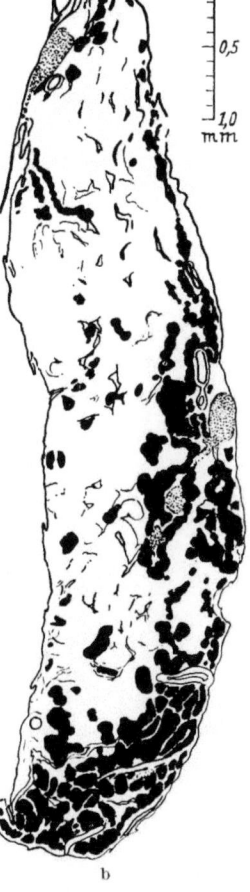

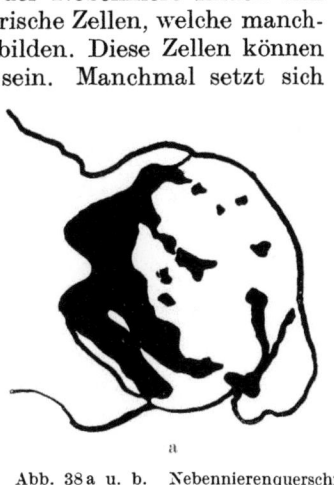

Abb. 38a u. b. Nebennierenquerschnitte (adrenaler Teil schwarz, interrenaler Teil weiß, nervöses Gewebe punktiert). a von *Anolis carolinensis, Chamäleon*, b von *Heloderma suspectum*.
Aus HARTMAN und BROWNELL 1949.

Nach SCHOOF treten die phäochromen Zellen bei *Lacerta viridis* sehr zurück, bei *Acanthodactylus* umgeben sie das Interrenalorgan halbkreisförmig, ebenso bei *Uromastyx*. Bei *Chamäleon*, wo nur wenige phäochrome Zellen zwischen den interrenalen liegen, sammeln sie sich mehr an der Außenseite des Organs an, in engem Kontakt mit Ganglienzellen und Blutgefäßen. OSAWA (1897) beschreibt das Interrenalorgan von *Hatteria*, welches aus Zellsträngen besteht, die durch Bindegewebe zusammengehalten werden; kleine Haufen phäochromer Zellen liegen zwischen den interrenalen Zellen. An der Peripherie des Organs sind sie stärker angehäuft.

Die Nebennieren von *Xantusia vigilis* bestehen aus einem ventralen interrenalen und einem dorsalen adrenalen Teil (M. R. MILLER 1952). Die phäochromen Elemente bilden eine kompakte Masse, die interrenalen Zellreihen. Ganglienzellen kommen zwischen den adrenalen Zellen vor, die aus 2 Zelltypen bestehen; peripher gelegenen Zellen mit feinen phäochromen Körnchen, zentral gelegenen mit gröberen Körnern, die sich nach Chromierung oder Osmierung als acidophil erweisen. Letztere liegen in Nachbarschaft der interrenalen Stränge (s. ferner JUNQUEIRA 1944).

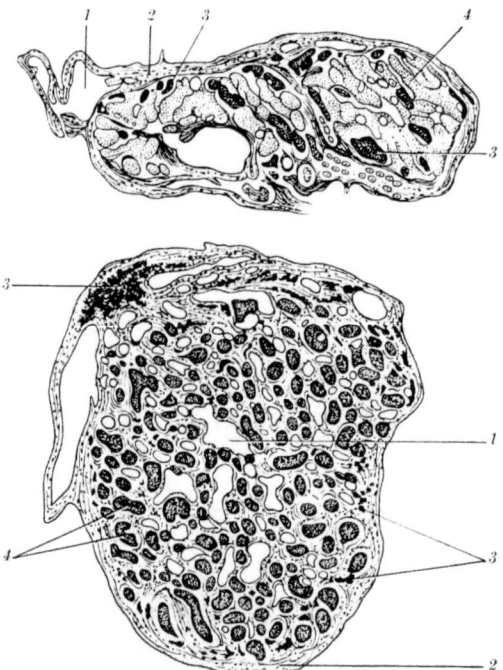

Abb. 39. Oben: Durchmischung phäochromer (adrenaler) Zellen mit interrenalen bei *Emys europaea* (*1* Gefäß; *2* Kapsel; *3* phäochrome Zellen; *4* interrenale Zellen). Unten: Verlagerung der adrenalen Elemente an die Peripherie der interrenalen Zellen bei *Boa constrictor* (*1* Gefäß; *2* Kapsel; *3* phäochrome Zellen; *4* interrenale Zellen). Nach POLL 1905, aus BERKELBACH VAN DER SPRENKEL 1934.

Bei *Heloderma suspectum* haben HARTMAN und BROWNELL (1949) nach Fixation in ZENKER-Formol und Färbung nach MASSON folgendes Bild gesehen (Abb. 40): das phäochrome Gewebe liegt in Form von Zellgruppen der Wand von Blutgefäßen an. Die interrenalen Zellen enthalten Vacuolen, Cytoplasma wie Kern färben sich weniger stark als bei den phäochromen Elementen an. Alle Zellen besitzen ziemlich unregelmäßige Form.

In der Nebenniere des *Alligator mississippiensis* (A. M. REESE 1931) liegen die phäochromen Zellgruppen wiederum mehr in der Peripherie, besonders an der Dorsalseite der Drüse. Nach Fixation in chromsäurehaltigen Lösungen sind die phäochromen Zellen, die nach Größe und Form beträchtlich variieren, gelb oder braun gefärbt. Sie sind im allgemeinen kleiner als die interrenalen Zellen. Letztere erscheinen hell, fein granuliert, unregelmäßig gestaltet. Gegen das Drüsenzentrum hin besteht das interrenale Gewebe aus ziemlich dicken, unregelmäßigen Zellsäulen, zwischen welchen weite Interstitien liegen. Manchmal finden sich phäochrome Zellen mehr seitlich in diese Zellsäulen eingebettet als frei in den Zwischenräumen.

Allgemein darf man wohl sagen, daß bei den Reptilien eine Durchmischung von adrenalen und interrenalen Zellen einsetzt, wie sie dann besonders typisch für die Nebenniere der Vögel ist. Auch HETT (1925a) sieht in der *Reptilien*-Nebenniere eine typische Übergangsform zwischen der Nebenniere der *Amphibien* mit ihrer Aneinanderlagerung adrenaler und interrenaler Anteile und jener der *Vögel* mit der ungeordneten vollständigen Durchmischung beider Anteile.

Eine auffallende Besonderheit der Nebenniere der *Reptilien* ist das Vorhandensein eines *Pfortadersystems*. Von ECKER (1846) bei *Tropidonotus* entdeckt, von GRATIOLET (1853, zit. nach PETTIT) unabhängig bei *Python* und *Boa* beobachtet, auch bei FREY (1852) erwähnt, ist dieser Kreislauf später vor allem von PETTIT untersucht und von SPANNER (1929) am lebenden Tier beobachtet worden (Näheres S. 442).

Was die *Innervation* der *Reptilien*-Nebenniere angeht, so ist eine große Zahl feiner vom Sympathicus kommender Fäden nachgewiesen worden. Bei *Alligator lucius* sah PETTIT (1896e) solche Fäden aus den sympathischen Ganglien vom 5. Wirbel bis in die Gegend des vorletzten Wirbels, zum Teil auch von interganglionären Verbindungen kommen. Ein Teil dieser Fasern versorgt zugleich die Keimdrüsen.

Die Entwicklung der Nebenniere der Reptilien.

RATHKE (1839) beschreibt, daß sich bei der *Natter* die Nebenniere kranial als ein kontinuierlicher Streifen, caudal als eine Reihe von einzelnen Zellhaufen, zwischen Aorta und WOLFFschem Körper entwickle. Nach BRAUN sollen interrenale Zellen in der Wand der V. cava caudalis entstehen, wo die Zellkernhaufen — die Zellabgrenzung ist schwierig — sich angeblich ins Lumen des Gefäßes vorbuckeln. BRAUN ist davon überzeugt, daß die Anlage nicht unmittelbar mit dem Urogenitalsystem zu tun hat und erklärt alle Bilder, die für einen Zellaustausch zwischen WOLFFschem Körper und Nebennierenanlage sprechen, als trügerisch. Er nimmt bereits an, daß die Abkunft der phäochromen Zellen vom Sympathicus auch von physiologischer Wichtigkeit sei. BALFOUR (1885) schildert die Entwicklung der phäochromen

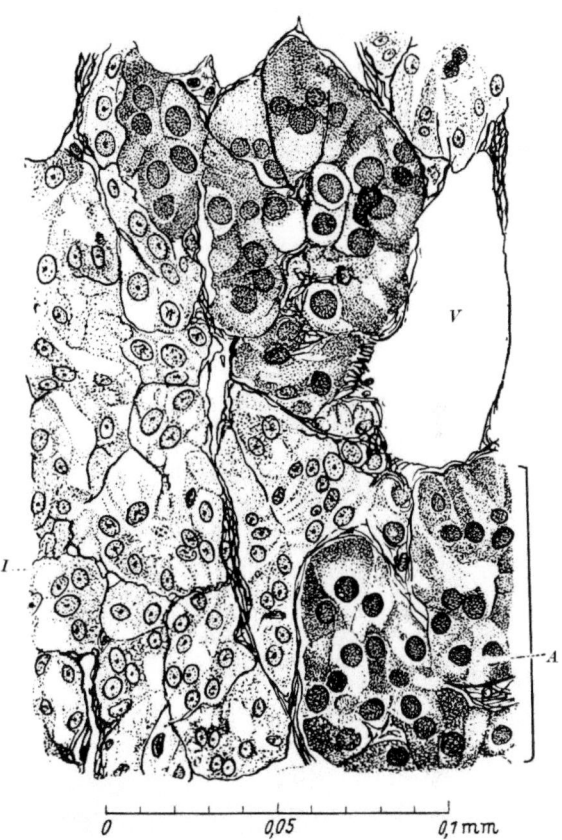

Abb. 40. Längsschnitt der Nebenniere von *Heloderma suspectum*. *I* Interrenaler Teil; *A* adrenaler Teil; *V* Vene (Fixierung ZENKER-Formol, Färbung MASSON-Trichrom). Aus HARTMAN und BROWNELL 1949.

Zellen aus Sympathicoblasten. Die interrenalen Zellen sollen dagegen von indifferenten Mesoblastzellen stammen, welche Verdickungen in der Seitenwand der V. cava caud. bzw. V. cardinalis bilden.

WELDON (1884, 1885) glaubt aber bei *Lacerta* nachweisen zu können, daß die Nebenniere (interrenaler Teil) von der Wand der Glomerula des WOLFFschen Körpers herstamme, die einen soliden Zellstrang bilden, der sich in einen dorsalen und ventralen Zweig teilt. Der dorsale Strang soll die Nebenniere liefern. Diese unglückliche Interpretation seiner Bilder hat für lange Zeit einige Verwirrung gestiftet, bis endlich POLL (1904b) die falsche Auffassung für immer widerlegt hat.

Leider hat HOFFMANN (1889) zunächst WELDONS Ansichten vollkommen bestätigt (s. seine Tafel 17, Abb. 18). Mit BRAUN aber leitet HOFFMANN die phäochromen Zellen vom Sympathicus ab und sieht Übergangsformen zwischen Sympathicus und phäochromen Zellen. MIHÁLKOVICS (1885) behauptet ebenfalls enge Beziehungen zwischen Geschlechtsleiste und Nebenniere, und zwar in dem

Sinne, daß Epithel von der oberen Spitze der Geschlechtsleiste ins anliegende Bindegewebe hineinwuchert. Die Zellen ordnen sich zu interrenalen Strängen. BERKELBACH VAN DER SPRENKEL (1934) verweist mit Recht darauf, aus der entsprechenden Abbildung bei MIHÁLKOVICS (Tafel VIII, Abb. 171) gehe hervor, daß seine Embryonen für die Beantwortung der Frage nach der Herkunft des Interrenalorgans zu alt waren. Immerhin lieferte MIHÁLKOVICS (1885) für das weitere Studium der Morphogenese der Nebenniere bei *Lacerta agilis* ein ausgezeichnetes Material.

POLL (1904, 1906) endlich beschreibt die Entstehung des Interrenale von *Emys* aus einer Reihe (25 Stück) von Epithelwucherungen an der Radix mesostenii,

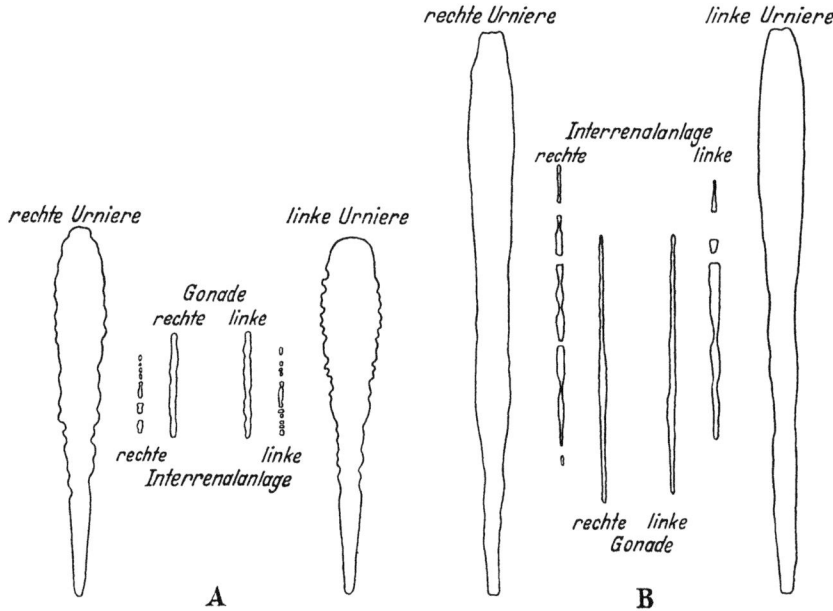

Abb. 41 A u. B. A Größen- und Lageverhältnisse von Urnieren, Keimdrüsen und Interrenalorganen bei einem 0,5 cm langen Embryo von *Lacerta viridis*. B Größen- und Lageverhältnisse von Urnieren, Keimdrüsen und Interrenalorganen bei einem 0,6 cm langen Embryo von *Lacerta agilis* (Vergrößerung in beiden Fällen 33,3fach). Aus BIMMER 1950.

welche sich vom 5.—10. Spinalganglion bei einem Embryo von 10 mm erstrecken. Die Knospen lösen sich vom Cölomepithel ab und verschmelzen miteinander. Damit hat POLL bewiesen, daß sich die Nebenniere bei den *Reptilien* grundsätzlich in gleicher Weise entwickelt wie in den anderen Tierklassen.

In späteren Stadien verkürzt sich die Anlage absolut und relativ sehr stark. Beim Embryo von 28 mm Länge ist sie nur noch 420 μ lang; sie erstreckt sich jetzt zwischen 2 Spinalganglien. Am rostralen Ende entdifferenzieren sich offenbar einige Zellansammlungen wieder unter Auflockerung und gehen fließend ins Mesenchym über. Distal hingegen sieht POLL eine geringere Rückbildungstendenz, hier konzentriert sich vielmehr die Anlage. Einige Zellinseln können selbständig bleiben (akzessorische Nebennieren?). Allerdings hat POLL bei *Emys* später keine akzessorischen Nebennieren gefunden). KUNTZ (1912) beschreibt die Entwicklung des Interrenale von *Thalassochelys caretta* in gleicher Weise. Bei 12 Tage alten Embryonen konnte er einwandernde Sympathophäochromoblasten beobachten. Rechte und linke Nebennierenanlage sind unter Umständen temporär miteinander verbunden. Die Anlage des Interrenale besteht aus Zellknospen, welche vom Peritonealepithel proliferieren. Die Anlage des Adrenale stammt aus Material des prävertebralen sympathischen Plexus. KUNTZ schildert, daß „indifferente" Zellen aus dieser Anlage zur Rindenanlage „wandern", und zwar unter dem Einfluß der hier vor sich gehenden Hormonbildung! Solche Zellen werden in Form kleiner Zellaggregate durch verhältnismäßig kompaktes Mesenchym hindurch verlagert. Die Ausdifferenzierung der indifferenten Zellen soll aber erst dann vor sich gehen, wenn sie sich mit der Rindensubstanz vereinigt haben.

Eine neue Untersuchung zur Entwicklung der Nebenniere der *Reptilien* legt BIMMER (1950) vor. Die Interrenalanlage besteht aus kleinen, von wenigen Zellen gebildeten Inseln etwas dorsal vom Cölomepithel, aus dem sich die Keimleiste als geringe, wenig Urkeimzellen führende Verdickung erhebt. In der Längsrichtung ist anfänglich die Entstehung aus einzelnen Knospen noch zu erkennen. Zunächst rücken die Interrenalinseln infolge ihres Wachstums eng an die Keimdrüse heran. Sie sind teilweise schwer vom Keimgewebe abzugrenzen. Das Keimgewebe ist im allgemeinen kleinzelliger und stärker färbbar.

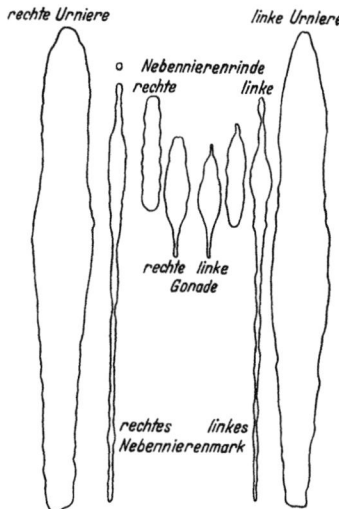

Abb. 42. Urnieren, Keimdrüsen und Nebennieren eines eben geborenen, 2,05 cm langen Männchens von *Lacerta vivipara* (33,3fach vergrößert). Aus BIMMER 1950.

Im Lauf der weiteren Entwicklung rückt das Interrenalgewebe immer weiter dorsalwärts. Bei nächst älteren Embryonen *(Lacerta)* lagert es sich eng an die kleinen, zwischen Aorta und Mesenterium gelegenen Venen des Stützgewebes an. Lateral liegt die Urniere durch einen Zwischenraum vom Interrenalgewebe getrennt. Ventral reicht das Gewebe stellenweise noch an das Keimgewebe heran. In der Längsrichtung beginnt die Verschmelzung der einzelnen Interrenalinseln zu einem einheitlichen Gewebekomplex, der auf diesem Stadium nur noch durch wenige unregelmäßige Zwischenräume unterteilt ist (Abb. 41).

Infolge des Wachstums des Interrenalgewebes legt sich das Gewebe noch enger an die Urniere an. Die Verbindung mit dem nunmehrigen Hoden bzw. Ovar wird allmählich gelöst. Das Interrenalgewebe rückt weiter an die dorsomediale Seite der Urniere heran und liegt nicht weit von der Aorta entfernt. In der Längsrichtung schreitet die Verschmelzung des Interrenalgewebes weiter fort. Noch bei erwachsenen *Lacerten* ist der Rand der Nebenniere ungleich gebuchtet; er läßt die Entstehung aus einzelnen verschieden großen Inseln erkennen.

Bei älteren Embryonen nimmt das Interrenalgewebe seine endgültige bleibende Lage an der dorsomedialen Kante der Urniere ein, lateral und ventral eng von dieser umfaßt, die linke Anlage medial begrenzt von der V. renalis revehens, die rechte von der V. portae (hep.) und wieder der V. renalis revehens. Dorsal hat sich das adrenale Gewebe dicht aufgelagert. Durch das Interrenalgewebe verlaufen viele Venen und Capillaren, die in die V. renalis bzw. hepatica münden.

Bei einem eben geborenen Männchen von *Lacerta vivipara* (2,05 cm Länge) (Abb. 42) sind die Verschmelzungen der Inseln zu einem einheitlichen Interrenallängsstrang im allgemeinen beendet. Einige kleine Teile können isoliert liegen bleiben, verschmelzen später aber noch mit dem Hauptorgan oder gehen zugrunde (Problem der akzessorischen Nebennieren bei *Reptilien*, s. POLL, S. 52).

Nunmehr erfolgt die *histologische Differenzierung* des Interrenalgewebes. Die Zellen ordnen sich zu Balken, die von einer feinen Basalmembran begrenzt und durch kleine Venen voneinander getrennt werden. Vereinzelt haben sich adrenale Elemente an die interrenalen Balken angelagert. Die Interrenalzellen vergrößern sich. In ihrem hellen Cytoplasma treten jetzt Lipoide auf. Im folgenden vergrößert sich nur noch das Volumen des Interrenalgewebes.

Das *phäochrome Gewebe* beginnt sich erst bei älteren Embryonen auszubilden. Zum Teil entwickelt es sich sogar erst postfetal (s. a. POLL 1904, 1906). Zunächst liegen die Sympathophäochromoblasten als kleine, dunkel gefärbte Zellhaufen, die aber noch keine Chromreaktion geben, im Stützgewebe zwischen Chorda, Aorta und Urniere. Etwas später sind die adrenalen Zellen von den Sympathicuszellen durch stärkere Färbbarkeit zu unterscheiden. Ferner ist ihre Lage ventral vom Interrenalorgan typisch. Damit ist eine „Nebenniere" gebildet.

Die von POLL bei *Emys* beschriebene Bindegewebsplatte zwischen adrenalen und interrenalen Elementen konnte BIMMER bei den *Lacerten* nicht nachweisen. Die Markanlage reicht viel weiter caudalwärts als die eigentliche Nebenniere. Sie ist nur durch kleine, an den Venen und am Sympathicus gelegene Zellansammlungen, die streckenweise auch ganz fehlen, vertreten. WIESEL (1902) beschrieb bei *Reptilien* längs den großen Bauchgefäßen zahlreiche Markzellanhäufungen, d. h. im ganzen Bereich des Bauchsympathicus können offenbar Phäochromoblasten entstehen. Indessen vermehren sie sich im Nebennierenbereich am stärksten, während sie caudal davon durch Wachstumsvorgänge dissoziiert werden. Die Chromreaktion tritt nach BIMMER bei der *Eidechse* erst beim Schlüpfen bzw. bei der Geburt auf.

Bei *erwachsenen Eidechsen* ist die linke Nebenniere der V. renalis revehens sin. eng angelagert, der kraniale Teil der rechten Nebenniere der V. cava caudalis, die caudale Hälfte der V. renalis revehens dextra. Lateral von ihr befindet sich bei den jüngeren Tieren ein Urnierenrest, bei den Männchen der Nebenhoden. Im kranialen Abschnitt wird das rechte Organ von der Leber umfaßt. Ventromedial von der Nebenniere befindet sich die Keimdrüse. Viele Venen durchziehen die Nebennieren, so daß besonders das Interrenalgewebe eine balkenförmige Anordnung erhält. Das adrenale Gewebe liegt größtenteils dorsal. Nur zwischen den Interrenalbalken und Blutlacunen liegen vereinzelt kleine Markzellklumpen. Bei *Lacerta serpa* setzen sich größere Ausläufer des adrenalen Gewebes in den dorsalen Teil des interrenalen Gewebes hinein fort. Die adrenalen Zellen liegen in Haufen von jeweils 10—20 Zellen zusammen. In und an den Wänden der Venen (besonders Dorsalwand) finden sich auch adrenale Zellelemente. Die stark granulierten adrenalen Zellen sind groß, nach Chrombehandlung entweder stark rostbraun oder gelegentlich rotviolett gefärbt. Zwischen ihnen liegen häufig Gruppen sympathischer Ganglienzellen, besonders viele am caudalen und kranialen Ende der Nebenniere. Mitunter kann man adrenale Zellen mit Hüllelementen finden, so daß ein den sympathischen Ganglienzellen ähnliches Bild entsteht. Durch die chrombraune Färbung unterscheiden sich die adrenalen Elemente aber von den nervösen Zellen. Auf Übergangsmöglichkeiten wurde oben bereits hingewiesen.

Quantitative Untersuchungen der interrenalen und adrenalen Anteile der *Reptilien*-Nebenniere hat BIMMER (1950) mit großer Genauigkeit durchgeführt. Die absolute Länge der Rindenanlage bei *Lacerta agilis* verändert sich in der Embryonalzeit kaum, d. h. relativ zur Länge der Tiere muß sich somit die Rindenanlage verkürzen. Nach dem Verlassen des Eies beginnt die Rindenanlage (absolut gemessen) wieder etwas zu wachsen, während sie relativ weiter abnimmt. Bei *Lacerta vivipara* verkürzt sich im Laufe der Embryonalperiode die Rindenanlage absolut und relativ bis zur Geburt (was POLL auch für *Emys* festgestellt hat). Die Rindenanlage rückt im Laufe der Entwicklung caudalwärts. Ob das Interrenalgewebe in den vorderen Segmenten (7—20) aufgelöst wird, wie POLL für *Emys* angibt, oder ob die Verschiebung dadurch entsteht, daß das Rindengewebe liegenbleibt und die Segmente über dies hinwegwachsen, ist schwer zu entscheiden. BIMMER hält beides für möglich. C. K. HOFFMANN (1889) behauptet, bei den *Lepidosauriern* bilde sich der hintere Teil der „Zwischenniere" zurück; BIMMER (1950) konnte diese Angabe nicht bestätigen.

Die Längenausdehnung der Markanlage vergrößert sich, absolut gemessen, bei *Lacerta agilis* und *vivipara* mit zunehmendem Körperwachstum ständig. Rostral beginnen adrenale und interrenale Anlagen etwa in gleicher Höhe, aber die Markanlage reicht weiter caudalwärts. Bei der Geburt hat das Adrenale bei beiden Arten etwa die 3—4fache Länge des Interrenale. Bei erwachsenen *Lacerten* reichen Markzellen noch weit in die Nachnierenregion. Auch die Markanlage rückt später caudalwärts. Ob dabei im vorderen Abschnitt das Gewebe aufgelöst wird, oder die Anlage durch Segmentwachstum caudalwärts verschoben wird, ist fraglich. Die Markanlage kann in einen rostralen Teil eingeteilt werden, der mit dem Rindengewebe zusammen die Nebenniere bildet, und in einen caudalen Abschnitt, der nur aus kleineren Markzellgruppen besteht, die eine Vene begleiten oder an den Sympathicus angelagert sind.

Tabelle 2. (Aus BIMMER 1950.)

	Dauer der Gefangenschaft	Datum der Konservierung	Körperlänge und Zustand der Tiere	Gesamtrindenvolumen	Gesamtmarkvolumen	Rinde-Mark-volumenverhältnis
			Lacerta agilis			
Ak ♂	—	27. 7.	2,5 cm geschlechtsreif	7 956	4 846	1,65:1
ANa ♀	83 Tage	15. 7.	5,9 cm 2jährig	77 815	40 066	1,8:1
ANe ♀	41 Tage	3. 6.	6,5 cm trächtig	64 164	18 089	3,5:1
ANc ♀	9 Tage	25. 8.	8,2 cm nach der Eiablage	127 031	95 114	1,3:1
ANb ♂	4 Monate	30. 8.	7,3 cm geschlechtsreif	132 421	111 589	1,19:1
			Lacerta vivipara			
Tl ♂	—	17. 7.	2,05 cm eben geboren	2 579	2 415	1,06:1
Tz ♀	Wildfang	16. 6.	3,4 cm 1jährig	4 432	3 760	1,2:1
To ♀	11 Tage	16. 5.	5,5 cm reife Eier im Ovar	33 562	7 893	4,25:1
TN ♀	5 Tage	16. 6.	6,7 cm trächtig	26 399	9 776	2,7:1
Th ♀	11 Tage	28. 6.	6,2 cm trächtig	29 925	13 067	2,2:1
TNb ♀	61 Tage	11. 7.	5,3 cm trächtig	18 809	10 167	1,8:1
			Lacerta serpa			
VNa ♂	wahrscheinlich monatelang	8. 3.	9,0 cm	123 245	12 681	9,7:1
VN ♀		25. 8.	7,3 cm nach der Eiablage	84 700	36 767	2,3:1
VNb ♂		8. 10.	7,6 cm	164 528	51 123	3,2:1

BIMMER (1950) hat mit Hilfe von Planimetrierungen auch die Volumina des sich entwickelnden adrenalen und interrenalen Gewebes zu bestimmen versucht. Das Volumen des Interrenale vergrößert sich mit dem Wachstum des Embryos fortwährend. Eine besonders rasche Vergrößerung erfolgt kurz vor der Geburt (bzw. dem Schlüpfen) der *Lacerten*. Im allgemeinen scheint das Wachstum des Interrenale in den Zeiträumen gesteigert zu sein, in denen das Längenwachstum des Embryos gering ist und umgekehrt (BIMMER 1950). Auch das Volumen des Adrenale wächst während der ganzen Embryonalzeit; es kommen aber speciesgebundene Unterschiede im Rhythmus des Wachstums vor. Wieder gilt, daß die Intensität der Zunahme im reziproken Verhältnis zum allgemeinen Embryonalwachstum steht. Das Rinden-Markverhältnis beträgt während der Entwicklung im allgemeinen 1:1 (Unterschiede bei einzelnen Species). Die Verhältnisse bei erwachsenen *Lacerten* sind in Tabelle 2 aufgezeichnet. Interessanterweise scheinen Artverschiedenheiten eine deutliche Rolle in bezug auf das Rinden-Markverhältnis zu spielen, indem die Rindenwerte bei der italienischen *Lacerta serpa* (in den gleichen Jahresabschnitten!) immer höher liegen als bei den beiden heimischen Arten. Geschlechtsdifferenzen kommen anscheinend nicht in Betracht. Hingegen scheint die *Jahreszeit* unabhängig von Geschlecht, Gefangenschaft usw. einen gewissen Einfluß auf rhythmische Änderungen der Volumina von adrenalem und interrenalem Anteil zu haben, und zwar in gleicher Weise bei den 3 von BIMMER untersuchten Arten, der Relationswert (Interrenale: Adrenale) ist im Frühjahr hoch, sinkt im Sommer ab und steigt im Herbst wieder an.

Tabelle 3. *Relative Nebennierengewichte bei Reptilien.* (Aus HARTMAN und BROWNELL 1949.)

Species	Zahl	% des Körpergewichts
Emys europaea	30	0,01
Testudo graeca	30	0,01
Lacerta viridis	15	0,04
Tropidonotus natrix ..	20	0,05
Zamenis viridiflavus ..	6	0,04

Die Ursachen dieser interessanten Dynamik der *Eidechsen*-Nebenniere sind schwer zu eruieren. BIMMER (1950) meint, die Vergrößerung der Nebennieren im Sommer habe einmal ihre Ursache im Wegfallen jener Faktoren, die im Winter eine Volumenverminderung bedingen, nämlich Kältereiz, Hunger usw. Diese Ansicht bedarf wohl einer gewissen Korrektur, denn die Rinde der *Mammalier*-Nebenniere reagiert auf derartige Belastungen mit einer Hypertrophie. Sollte das für das Interrenale der *Eidechsen* nicht gelten? Das ist wohl kaum anzunehmen. Eine entscheidende Rolle dürfte aber die Funktion des Hypophysenvorderlappens spielen. Indessen bedarf die Frage experimenteller Nachprüfung.

Nach NACCARATI (1922) beträgt das Gewicht der *Reptilien*-Nebennieren 0,01—0,05% des Körpergewichtes (Tabelle 3). VALLE und SOUZA (1942) untersuchten das Nebennierengewicht bei einer großen Reihe von *Schlangen*. Bei 30 männlichen Exemplaren betrug das Gewicht durchschnittlich $0,0328 \pm 0,0166\%$ des Körpergewichtes, bei 35 nicht trächtigen Weibchen $0,0323 \pm 0,0125\%$ und bei 19 trächtigen Weibchen durchschnittlich $0,0400 \pm 0,0227\%$ des Körpergewichtes. HOLMBERG und SOLER (1942) erhielten folgende Werte: *Boa* 0,016%, *Krokodil* 0,01% und *Iguana* 0,016% des Körpergewichtes.

Zur *Funktion* des Interrenale von *Reptilien (Ophidia)* SCHAEFER (1933).

10. Aves.

Die Nebennieren der *Vögel* hat offenbar HALLER (1757ff.) bereits gesehen. PERRAULT (1676) betrachtete gewisse über den Nieren liegende Organe bald als Teile der inneren Geschlechtsorgane, bald als Nebennieren. BLUMENBACH (zit. nach MECKEL 1806) meinte, Nebennieren kämen nur bei lungenatmenden Tieren vor, fehlten also den *Fischen*. Er hat die Organe bei den *Vögeln* richtig beschrieben.

Die Anatomie der *Vogel*-Nebenniere schließt sich in mancher Hinsicht eng an die der *Reptilien* an. Auch hier finden wir eher einen *engen Kontakt der Nebennieren mit den Keimdrüsen* als mit den Nieren (STANNIUS 1846, PETTIT 1896d, e, VINCENT 1898), ebenso einen *Pfortaderkreislauf* (S. 443). Man kann allerdings sagen, daß die Entwicklung insofern einen Schritt weitergegangen ist, als sich bei allen daraufhin untersuchten *Vögeln* adrenales und interrenales Gewebe miteinander *untermischt* haben (Abb. 43, 44), wobei gelegentlich noch eine leichte subcapsuläre Konzentration adrenaler Elemente auftritt. Es wird also ein Zustand permanent, welcher in der Ontogenese der *Säugetier*-Nebenniere vorübergehend in ähnlicher Weise angetroffen wird.

Die makroskopische Anatomie der Vogelnebenniere.

Die systematische makroskopische Anatomie der *Vogel*-Nebenniere wurde vor allem von MECKEL (1806), später von PETTIT (1896d, e) bearbeitet. Ob MECKEL tatsächlich in den

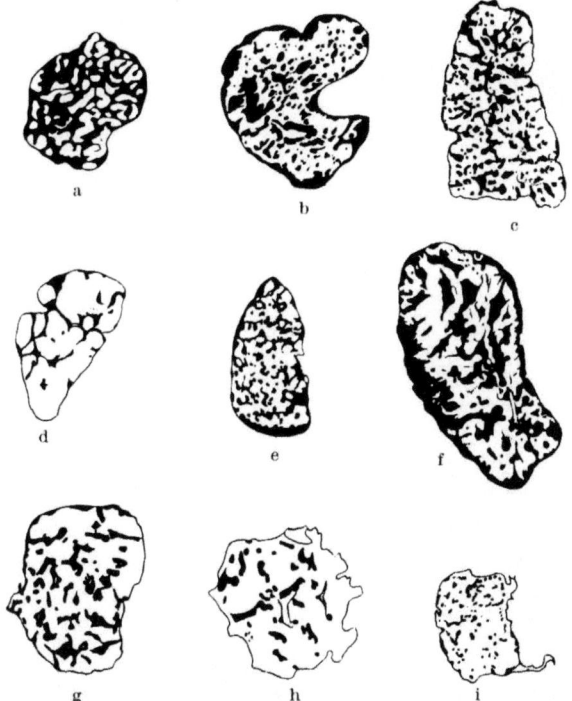

Abb. 43a—i. Durchmischung von adrenalem (schwarz) und interrenalem (weiß) Gewebe in der Nebenniere bei *Vögeln*. a *Heliornis fulica*; b *Jacana hypomelaena*; c *Agamia agami*; d *Rhinoptynx clamator*; e *Ciccaba nigrolineata*; f *Trogon curucui tenellus*; g *Sitta carolinensis*; h *Regulus satrapa*; i *Seiurus noveboracensis*. Aus HARTMAN und ALBERTIN 1951.

von ihm beschriebenen Organen immer die Nebenniere vor sich hatte, mag dahinstehen. Allen Untersuchern ist die nahe topographische Beziehung zwischen Nebennieren und Keimdrüsen aufgefallen (Abb. 45). Die Hoden liegen oft auf der ventralen Oberfläche der Nebennieren; bei den Weibchen ist die linke Nebenniere vollständig (erwachsene Tiere) oder teilweise (infantiler Zustand) vom Ovar bedeckt. An der dorsalen Fläche der Nebenniere liegt ein mehr oder weniger fettreiches Bindegewebe. Nach ECKER (1846) kann es zu einer oberflächlichen Läppchenbildung kommen.

Die Nebennieren der *Vögel* (vgl. Abb. 46) liegen im allgemeinen in der Nähe der Keimdrüsen oder am Vorderende der Nieren, unmittelbar hinter den Lungen. Bei den meisten Arten handelt es sich um zwei wirklich getrennt gelagerte Organe. Gelegentlich sind beide Nebennieren allerdings nur durch einen ganz schmalen Spalt voneinander geschieden (Abb. 47), so daß es bei oberflächlicher Betrachtung scheint, als seien sie zu einer Einheit verschmolzen. In manchen Fällen kommt es tatsächlich zur Bildung eines unpaaren Organs wie beim *Storch (Euxenura manguari)*, *Rhea americana*, beim *weißen Tölpel (Sula variegata*, nach HOMBERG und SOLER 1942), bei *Haliaeetus leucocephalus leucocephalus*

(Abb. 48) und *Gavia immer immer* (HARTMAN und BROWNELL 1949). Bei einigen wenigen Arten können die Nebennieren sowohl getrennt wie verschmolzen vorkommen (z. B. *Gavia immer immer, Dendrocopos v. septentrionalis, Larus argentatus Smithsonianus, Dryobates villosus*).

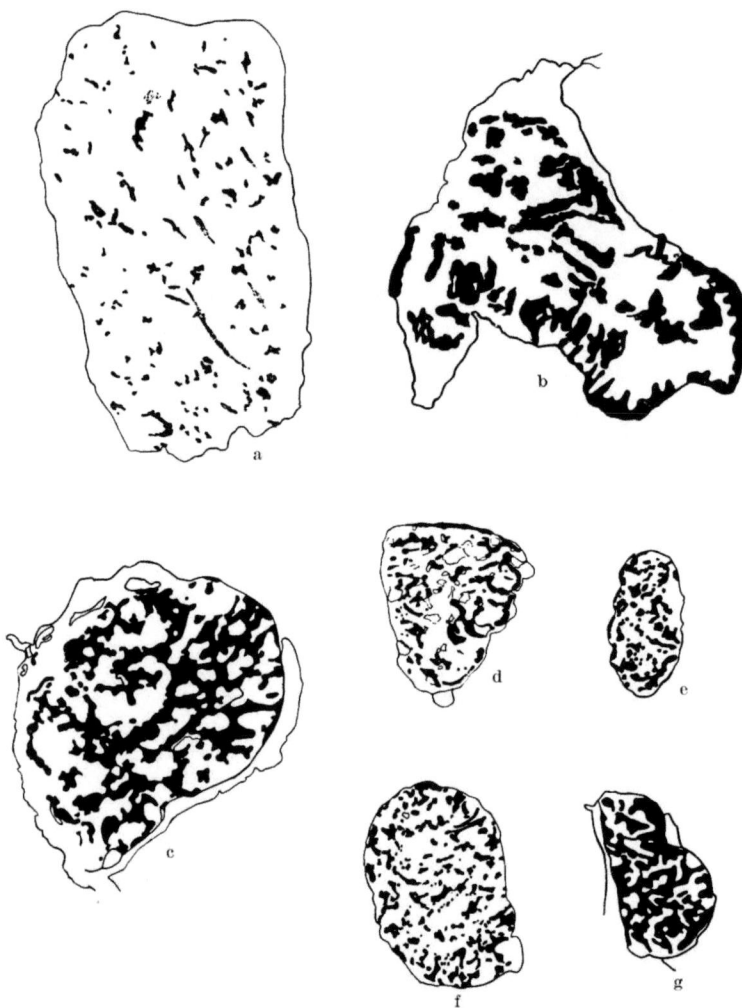

Abb. 44a—g. Durchmischung adrenalen (schwarz) und interrenalen (weiß) Gewebes in der *Vogel*nebenniere. a *Pelecanus occidentalis*; b *Colinus virginianus floridanus*; c *Accipiter* COOPERI; d *Dryobates pubescens*; e *Setophaga ruticilla*; f *Pipilo erythrophthalmus*; g *Dendroica virens*. Aus HARTMAN und BROWNELL 1949.

Die *Form* der Nebennieren wechselt bei den einzelnen Species sogar innerhalb einer Art ganz beträchtlich (vgl. Abb. 48). Die Organe können länglich, ovoid, pyramidenförmig gestaltet sein. Meist kann man von einer ziemlich unregelmäßigen Form sprechen.

Die *Farbe* wird als gelborange, grau, rötlichbraun (STANNIUS 1846), hellockergelb (PETTIT 1896d, e, VINCENT 1898), hellgelb (DELAMARE 1904) angegeben. Nach FINDLAY (1920) soll das Lipochrompigment in der *Vogel*-Nebenniere je nach Art des verabreichten Futters wechseln können. Selten erscheinen die Nebennieren rot (wie die Nieren). Weißlich (Lipoid!) sehen sie bei *Chordeiles minor* und *Nyctidromus albicollis* aus. Beim *weißen Ibis* (*Guara alba*) erscheinen sie entsprechend der Farbe des Körperfettes hellorange. Im übrigen kann die Farbe der Nebennieren sogar bei den einzelnen Individuen innerhalb einer Species variieren, so z. B. bei *Haliaeetus leucocephalus* (gelb, rötlich-gelb), *Dendrocopos v. septentrionalis* (braun, weißlich-gelb), *Dendrocopos borealis* (braun), *Sayornis phoebe* (bräunlich-gelb), *Cyanocitta c. cristata* (weiß), *Aphelocoma c. coerulescens*

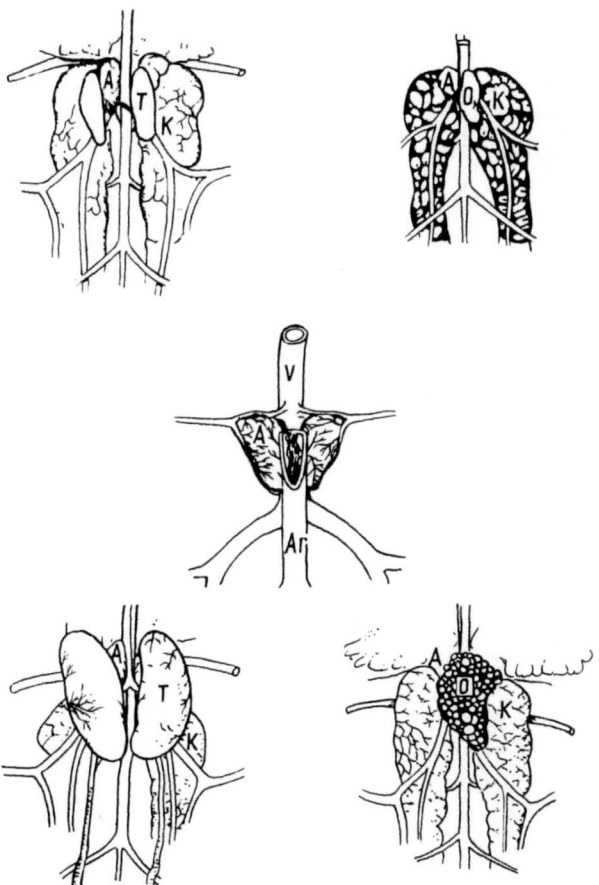

Abb. 45. Lage der *Vogel*-Nebenniere *(Huhn)* in Beziehung zu den Keimdrüsen. Links oben: 2 Monate altes *Hähnchen*, rechts oben: 1 Monat altes *Hähnchen*, Mitte: Dorsalansicht, unten links: 1 Monat altes *Hähnchen*, unten rechts: 3 Monate altes Hühnchen (*A* Nebenniere; *T* Hoden; *O* Ovar; *K* Niere; *Ar* Aorta; *V* Vene). Aus HARTMAN und ALBERTIN 1951.

(graubraun), *Corvus brachyrhynchos pascuus* (braun), *Parus a. atricapillus* (bräunlich), *Sitta c. carolinensis* (gelblich-weiß), *Dendroica d. dominica* (grau; HARTMAN und ALBERTIN 1951).

Blutversorgung: GRATIOLET (zit. nach PETTIT 1896) entdeckte 1853 bei mehreren *Vögeln*, unter anderem auch bei *Hühnern*, ein Intercostal-Nebennieren-Pfortadersystem (s. vor allem PETTIT, Näheres S. 442f.).

Es folgen nun Angaben über die Nebennieren verschiedener Formen.

Ordnung: *Struthiones:*

Struthio camelus L.: Schon PERRAULT hat die Nebenniere des *Straußes* beschrieben. Ihre Substanz sei der des Hodens ähnlich. MECKEL (1806) schildert die Nebennieren des „neuholländischen Straußes". Sie waren hellorangegelb, solid und schienen nur aus einer Substanzart zu bestehen. Links hingen sie mit dem Ovar zusammen, rechts waren sie durch die Hohlvene von diesem geschieden. Eine neuere Untersuchung von PETTIT (1896d, e) betrifft die Nebennieren von *Struthio camelus* L. Die linke Nebenniere (6 cm lang) besaß zwei deutliche Flächen, eine Basis, einen oberen Pol und zwei Ränder. Auf der Ventral-

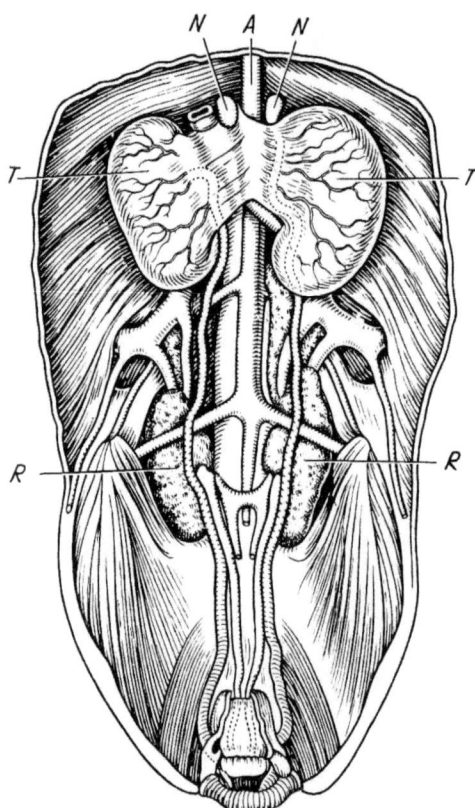

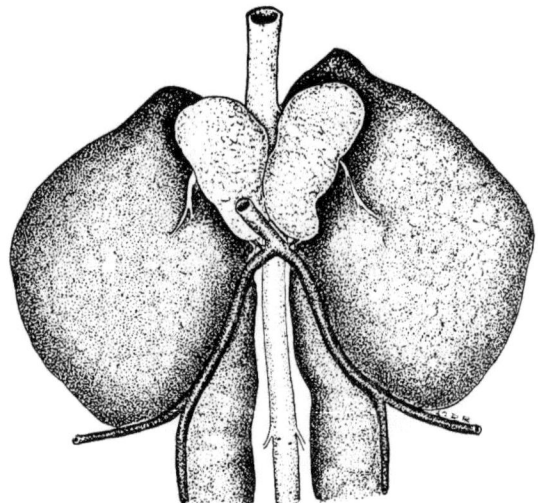

Abb. 47. Nebennieren von *Larus argentatus Smithsonianus*. Die Organe berühren sich in der Medianebene. Aus HARTMAN und BROWNELL 1949.

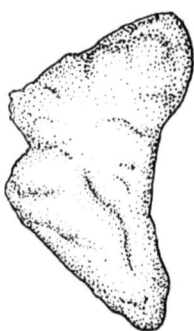

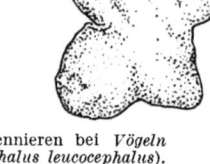

Abb. 46. Nebennieren (*N*), Keimdrüsen (*T*) und Nieren (*R*) von *Gallus*. *A* Aorta. Nach ELLENBERGER und BAUM 1926, aus BERKELBACH VAN DER SPRENKEL 1934.

Abb. 48. Verschmelzung beider Nebennieren bei *Vögeln* (2 Exemplare von *Haliaeetus leucocephalus leucocephalus*). Beachte die beträchtlichen Formunterschiede der beiden Nebennierenkonglomerate. Aus HARTMAN und BROWNELL 1949.

fläche trat die Vene zutage. Die Dorsalfläche stand in Kontakt mit der Niere. Bei der rechten, etwas mehr zusammengedrückten Nebenniere stand die Basis in enger Beziehung zum dorsolateralen Drittel der V. cava, die konvexe Dorsalfläche hatte Kontakt mit der Niere, die ebenfalls konvexe Ventralfläche mit der A. mesenterica. Die Hoden berührten die Nebennieren nicht. — Manchmal scheint beim *Strauß* die größere Hauptvene der Nebenniere linkerseits zu fehlen; dann ergießen sich zahlreiche kleinere Zweige unmittelbar in die V. cava hinein.

Ordnung: *Rheae*:

Rhea americana L., *Nandu*: Ähnlich wie beim *Strauß* (PETTIT 1896d, e) sind die Nebennieren oft zu einem unpaaren Organ verschmolzen (HARTMAN und BROWNELL 1949).

Ordnung: *Casuarii*:

Kasuar: Die Lage entspricht der der Nebenniere des *Straußes*. Die Drüsen sind etwa 33 mm lang, oben 11, unten 4—5 mm breit, überall etwa 4—5 mm dick, olivenfarben und von einer dichten Kapsel umgeben. Die rechte Nebenniere erhält arteriellen Zufluß aus Ästen der Ovarialarterie, die linke kleine Arterien aus der oberen Nierenarterie. Aus der rechten Nebenniere läuft eine Vene zur rechten Nierenvene herab, linkerseits mündet die Nebennierenvene in die V. cava (Nieren etwa 18 cm lang, MECKEL 1806).

Ordnung: *Apteryges*:

Apteryx mantelli: Die rechte Nebenniere bildet eine etwas zusammengedrückte Masse und sieht von vorn dreieckig aus. Sie liegt zwischen V. cava und Niere; der die Nieren berührende Rand ist ausgehöhlt. In der Exkavation liegt der Hoden; der rundliche Vorderrand bleibt frei. Die Dorsalfläche steht größtenteils in Beziehung mit dem oberen Pol der Niere. Die Nebenniere ist etwa 4 mm dick, 11 mm lang. Die linke Nebenniere hat ähnliche topographische Beziehungen. Sie liegt lediglich etwas weiter nach ventral verschoben (3 mm breit, 12 mm lang). Die Hauptvene der Nebennieren entsteht aus einer Reihe kleinerer Venen und geht zur V. cava.

Ordnung: *Gallinacei*:

Pavo cristatus L.: Vgl. MECKEL (1806). — *Meleagris gallopavo* L., *Truthuhn*: Vgl. PETTIT (1896d, e). — *Phasianus colchicus* L.: Vgl. MECKEL (1806).

Gallus domesticus: Beim erwachsenen *Huhn* mißt die Nebenniere 1,5:0,5 cm; rechts ist sie mehr dreieckig, links mehr oval gestaltet. Nach RENAUT (1899) stellen die Nebennieren des *Hühnchens* zwei ockergelbe Massen rechts und links von der V. cava dar, in Nachbarschaft der betreffenden Nieren. Sie stehen aber mehr mit den Keimdrüsen in Beziehung, besonders deutlich links. Außerdem haben sie Verbindung zu sympathischen Ganglien, nämlich zum Plexus genitalis, zu den Nn. splanchnici, zu den letzten sympathischen Bauchganglien. HAYS (1914) berichtet, beim *Huhn* wachse der interrenale Teil nach dem Ausschlüpfen viel stärker als der phäochrome, wobei sich der letzte enger den venösen Sinusoiden, der erste mehr den arteriellen Gefäßen anschließen soll. MÜLLER (1929) beschreibt die Nebennieren bei *Hühnern* als dunkelrotbraune bis gelbbraune Körper, beiderseits von der Aorta gelegen, ganz oder teilweise von den Ovarien bedeckt. Zwei Äste aus der Aorta dringen in das Organ hinein, eine größere und viele kleinere Venen führen das Blut ab.

Ordnung: *Columbae*:

Columba livia: Die linke Nebenniere hat Olivenform, die rechte bildet eine dicke Platte auf der dorsolateralen Wand der V. cava (PETTIT 1896).

Ordnung: *Lari (Gaviae)*:

Möwe: Vgl. MECKEL („Meewe"). Gelegentlich erfolgt Verschmelzung bei *Larus argentatus Smithsonianus, Gavia immer immer* (HARTMAN und BROWNELL 1949).

Ordnung: *Lamellirostres*:

MECKEL (1806) hat die Nebennieren verschiedener *Enten* beschrieben. PETTIT (1896d, e) weist darauf hin, daß auf der Dorsalfläche der Nebennieren eine Leiste vorhanden sein kann, welche in den freien Raum zwischen Aorta und V. cava hineinragt.

Ordnung: *Ciconiae (Herodiones)*:

Ciconia ciconia L.: Vgl. MECKEL (1806), HARTMAN und BROWNELL (1949), PETTIT (1896).

Ordnung: *Steganopodes:*
Pelecanus bassanus: Vgl. MECKEL (1806), ferner *Sula* (s. a. HOLMBERG und SOLER 1942).

Ordnung: *Impennes:*
Spheniscus demersus L.: Ähnlich wie bei manchen *Enten* kann auf der Dorsalfläche der Nebenniere eine Leiste vorhanden sein, welche in den Zwischenraum zwischen Aorta und V. cava hineinragt (PETTIT 1896d, e).

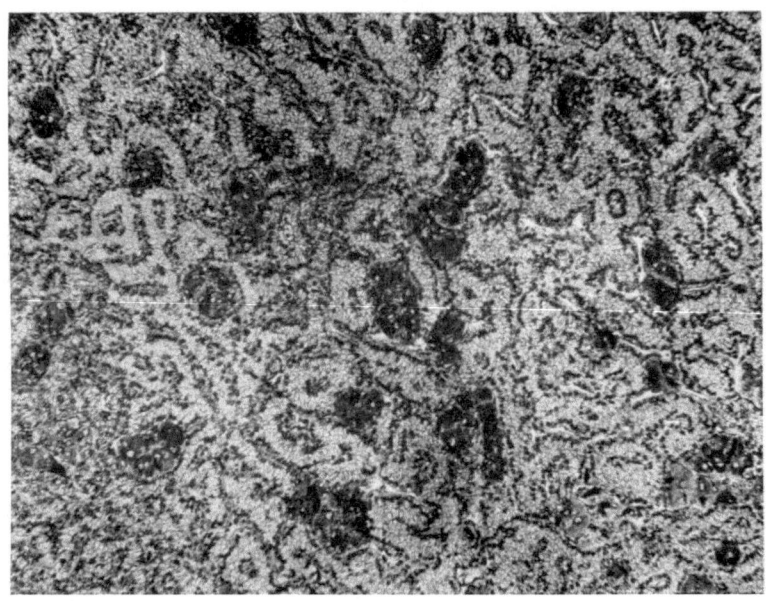

Abb. 49. Nebenniere der *Ente*. Interrenales Gewebe hell, adrenales Gewebe dunkel (Fixierung in BOUINscher Lösung, Paraffinschnitt 8 μ, Azanfärbung, 120fach vergrößert). Präparat Prof. BARGMANN-Kiel.

Ordnung: *Accipitres:*
Gyps fulvus BRISS: Vgl. MECKEL (1806), HARTMAN und BROWNELL (1949), PETTIT (1896).

Ordnung: *Striges:* Vgl. MECKEL (1806).

Ordnung: *Psittaci:* Vgl. MECKEL (1806), PETTIT (1896d, e).

Ordnung: *Passeres:* Vgl. PETTIT (1896d, e).

Der Feinbau der Nebenniere der Vögel.

HOFFMANN (1892) beschreibt wie schon NAGEL (1836), daß eine scharfe Trennung zwischen Rinde und Mark in der Nebenniere des *Vogels* nicht möglich sei. Während NAGEL zunächst aber nur eine ,,Radiärstruktur" von gewisser Ähnlichkeit mit jener der *Säuger*-Nebenniere annahm, sah HOFFMANN, daß adrenale und interrenale Elemente Stränge bilden, die sich gegebenenfalls kreuzen (Abbildung 49—51).

Eine Trennung von Rinde und Mark soll MECKEL nach ECKER (1846) und FREY (1852) für die Nebenniere des *Kasuars* behauptet haben.

Im ,,Beschluß des Aufsatzes: Beiträge zur Anatomie des *indischen Kasuars* (MECKEL, Archiv **1830**, S. 200—280)" in MECKELS Archiv **6**, 273—370 (1832), finde ich freilich nur eine kurze Angabe über die Nebenniere des *Kasuars:* Nebennieren länglich, dreieckig, klein, $1/50$—$1/70$ der Masse der Nieren. Das ,,Gewebe" sei einförmig (!), die Farbe gelblich.

In den Maschen des von den Zellbalken gebildeten Netzwerkes liegen Blutgefäße. Die phäochromen Zellen können manchmal eine unmittelbare Fort-

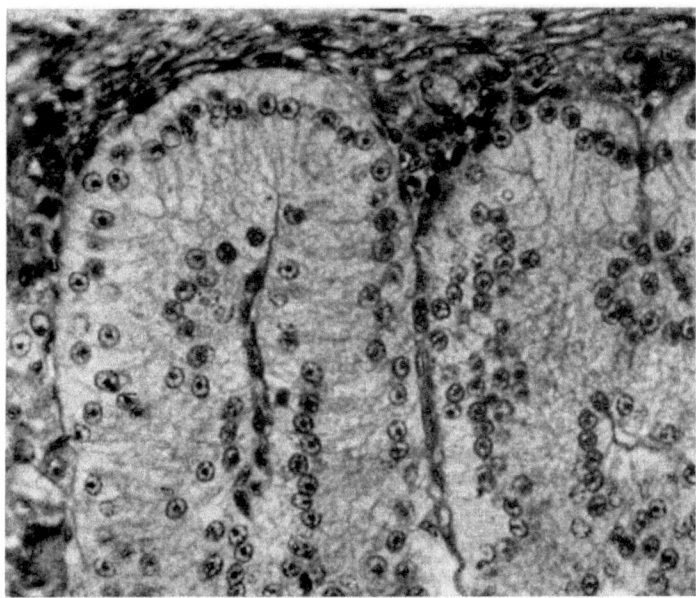

Abb. 50. Interrenales Gewebe („Rindenpartie") an der Oberfläche der Nebenniere der *Ente* (Fixierung in BOUINscher Lösung, Paraffinschnitt 8 μ, Azanfärbung, 540fach vergrößert). Präparat Prof. BARGMANN-Kiel.

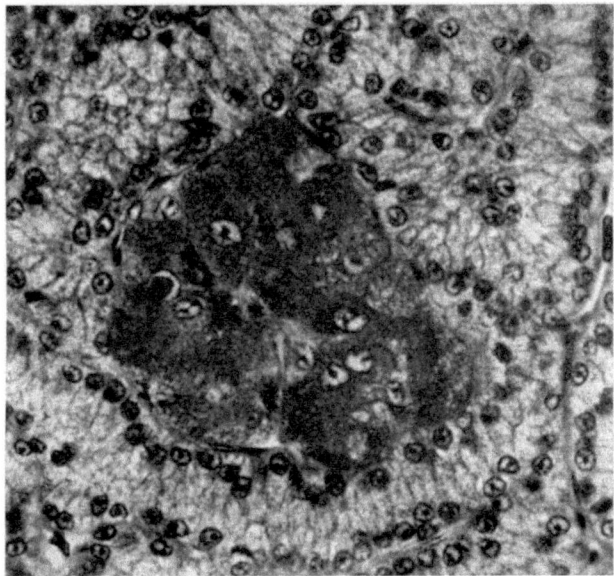

Abb. 51. Adrenales Gewebe von interrenalem umgeben, aus der Nebenniere der *Ente* (Fixierung in BOUINscher Lösung, Paraffinschnitt 8 μ, Azanfärbung, 540fach vergrößert). Präparat Prof. BARGMANN-Kiel.

setzung von Elementen aus den außerhalb der Nebenniere gelegenen sympathischen Ganglien bilden. Gelegentlich sollen sie auf der Oberfläche der Nebennieren liegen (HARTMAN, KNOUFF, MCNUTT, CARVER 1947).

Von RABL (1891) stammt der Name „Hauptstränge" für die Interrenalstränge, „Zwischenstränge" für die phäochromen Zellreihen. In den Elementen der Hauptstränge sieht RABL echtes, wenn auch mit dem Körperfett nicht identisches Fett liegen. Die Zellschläuche zeigen kein Lumen; nur die peripheren Stränge der *Taube* sollen nach RABL wirklich hohl sein. Aber auch diese von RABL (1891) und MANASSE (1894) beschriebenen Höhlen werden von DELAMARE (1904) und allen neueren Untersuchern abgelehnt. Im Zentrum mancher Zellreihen liegen Gefäßquerschnitte, was zu Verwechslungen geführt haben mag (PFAUNDLER 1893, RENAUT 1899).

Die Zellstränge schmiegen sich dem Endothel der Gefäße unmittelbar an. Eine besondere Membrana propria soll nicht vorhanden sein. Innerhalb der Stränge fand RABL oft Bindegewebszellen, deren Ausläufer Maschen bilden, in denen die Schlauchzellen ruhen. Wie CANALIS und manche andere beim *Säugetier*, nimmt RABL beim *Huhn* einen das ganze Leben dauernden Zellzerfall der Hauptstrangzellen an, welche durch Mitosen ersetzt werden. Anschließend sei der Feinbau der Nebennieren einiger Arten detailliert geschildert.

Gallus domesticus:

RABL (1891) unterscheidet nach Fixation in 1%iger Chromsäure in den Hauptzellsträngen 2 Zellarten: becherförmige und nicht becherförmige. Die Bedeutung dieser 2 Zellarten ist unbekannt. In den phäochromen Zellen färbt die Chromsäure nicht Körnchen, sondern das ganze Cytoplasma gleichmäßig gelb. — Eine histologische Untersuchung der Nebenniere des *Hühnchens* nach Fixation mit OsO_4 gab RENAUT (1899). Die Nebennieren besitzen eine dünne Bindegewebskapsel, an welcher sich innen und außen sympathische Ganglien finden. Die durch Capillaren getrennten Zellreihen in der Nebenniere des *Hühnchens* weisen keine eindeutige Richtung auf. In ihrer Achse findet sich niemals ein Lumen. Um die Zellreihen scheint keine besondere Membran ausgebildet. Die Zellen liegen der Gefäßwand unmittelbar an. Nur zum Teil nehmen die Zellen an einer Reaktion mit OsO_4 teil und werden schwarz. Solche Zellen sind granulareich; sie bilden „cordons granuleux". Dazwischen kann man andere Zellreihen beobachten, „cordons hyalins". Beide Arten liegen vermischt, ohne jemals direkt ineinander überzugehen. Die „cordons granuleux", welche Fett enthalten, liegen vor allem unter der Kapsel. RENAUT nennt sie daher auch „cordons corticaux". Sie entsprechen der Rinde der *Säugetier*-Nebenniere. Die mehr zentral zu findenden „cordons" oder „cylindres hyalins" entsprechen dem Mark.

Die *interrenalen Zellen* sind bald polyedrisch, bald länglich. Zwischen ihnen soll sich eine mit OsO_4 bräunende Kittsubstanz befinden. Die *adrenalen Elemente* schwärzen sich nach OsO_4 nicht. Auch hier handelt es sich um polyedrische Elemente, deren bläschenförmiger Kern zentral liegt und niemals wie in den interrenalen Zellen durch den Cytoplasmainhalt verformt wird. Erst bei sehr starker Vergrößerung kann man in den Zellen der „cordons hyalins" auch eine Granulierung erkennen. Nach stärkerer Einwirkung von OsO_4 sollen staubartige Granulationen fettiger Art auftreten. Das dürfte jedoch eine Fehldeutung sein; vermutlich handelt es sich um eine Adrenalinreaktion. Interessant erscheint der Hinweis, daß die Sinusoide manchmal wie kleine Handschuhfinger am Rand gestaltet seien und so zwischen die Zellen hineinragen können. — Nach LATIMER und LANDWER (1925) sammeln sich die interrenalen Zellen in der Nebenniere des *Hühnchens* in der Peripherie fast nach Art einer Zona glomerulosa. Die Zellaggregate sollen ganz enge Höhlen besitzen. In der zentralen Portion der Drüse finden sich nur kleinere Ansammlungen interrenaler Zellen. — MÜLLER (1929) fand, daß der Lipoidgehalt in der Nebenniere sehr junger *Hühnchen* noch recht niedrig war, aber mit steigendem Alter zunahm (vgl. S. 323). — Weitere cytologische Einzelheiten zur Nebenniere des *Hühnchens* teilt KAR (1947 a) mit (S. 196). (Über spezielle „fuchsinophile" und „helle" Zellen s. S. 204.)

Gallus bankiva:

Die adrenalen Zellen liegen nach VINCENT (1898) hauptsächlich an der Außenseite des Organs, geradezu in der Kapsel. Sie haben recht oft Beziehungen zu Ganglien. Die interrenalen Zellen bilden in erster Linie solide Massen. Das fein granulierte Cytoplasma der interrenalen Zellen enthält im frischen Zustand zahlreiche Fetttröpfchen. Die adrenalen Elemente sollen keine drüsenartige Anordnung bieten. Sie sind im allgemeinen größer als die interrenalen Zellen und zeigen nach Fixation mit chromhaltigen Lösungen eine Bräunung; übrigens dissoziieren diese Zellen leicht voneinander. Die Bräunung erscheint manchmal diffus im Cytoplasma, manchmal an feinste Granula gebunden.

Columba:

Schon v. BRUNN (1872) unterscheidet in der Nebenniere der *Taube* eine Zellart, die er den Rindenzellen der *Säugetier*-Nebenniere homolog erachtet und „braune" Zellen, welche den Markzellen entsprechen, wobei die zweiten zwischen den Zellsträngen der ersten im Bindegewebe verstreut liegen. — Neuerdings haben MILLER und RIDDLE (1939a) die Nebenniere der *Taube* genau untersucht. Die interrenalen Zellreihen bestehen aus einer Doppelschicht von Zellen, deren Längsachsen ziemlich genau senkrecht auf der Längsachse der ganzen Zellreihe stehen. Eine Zellseite grenzt fast immer an ein Blutgefäß. Die prismatischen Epithelien sind reich an Cytoplasma, ihre Kerne rund oder ovoid. Sie enthalten ein zartes Chromatinnetzwerk und gewöhnlich 2 Kernkörperchen. Im Zentrum des Organs sind diese Zellen schmäler, mehr länglich, die Struktur des Zellkerns wird dichter. Man kann dann in diesem Bereich auch geschrumpfte, absterbende Zellen mit pyknotischen Kernen beobachten. Die Lipoidtropfen jeweils *einer* interrenalen Zelle besitzen gleiche Größe, aber von Zelle zu Zelle kann die Tröpfchengröße durchaus wechseln. Im Außenbezirk der Nebenniere enthalten manche interrenale Zellen wenig Lipoid, andere viel, manche grobe Fetttropfen. Nach MILLER und RIDDLE (1939a) sind die interrenalen Zellen mit kleinen Fetttröpfchen die jüngeren Elemente. Da sie sich in der Hauptsache außen befinden, übernehmen die Autoren auch für die *Vogel*-Nebenniere die GOTTSCHAUsche Hypothese und lassen die interrenalen Zellen in der Peripherie entstehen, einwärts wandern und dort zugrunde gehen. Die jüngeren Zellen haben zahlreiche Mitochondrien, die an Zahl abnehmen, wenn das Cytoplasma sich mit Lipoid auflädt. In den jüngeren Zellen liegt der Zellkern gegen das Zellende zu, welches vom Blutgefäß weggewendet ist. Der GOLGI-Apparat befindet sich in Kernnähe. Bei der Verlagerung der interrenalen Zellen nach innen scheint der Zellkern ebenfalls eine Verlagerung durchzumachen, und zwar gegen das Blutgefäß hin. Der GOLGI-Apparat bleibt aber an seiner alten Stelle. Bei Nestlingen sind offenbar mehr Mitosen nachzuweisen als bei älteren *Tauben*; auch scheinen bei den Nestlingen mehr interrenale Zellen vorhanden zu sein. Die Nebennieren junger Tiere sehen mehr hellgelb aus, die älterer oft dunkelbraun. Pigment findet sich zwischen Zellkern und dem vom Blutgefäß abgewendeten Zellende. Gelblich-braune Pigmentgranula in den interrenalen Zellen älterer *Tauben* beschreibt auch J. MÜLLER (1929), welcher übrigens auch bereits bei der *Taube* feststellen konnte, daß die peripheren Rindenabschnitte sich nach Größe und Anordnung von den zentralen unterscheiden. Bei der *Taube* kommt es nach MÜLLER (1929) auch schon zur Ausbildung radiärer Rindenzellreihen von gewisser Ähnlichkeit mit der Zona fasciculata.

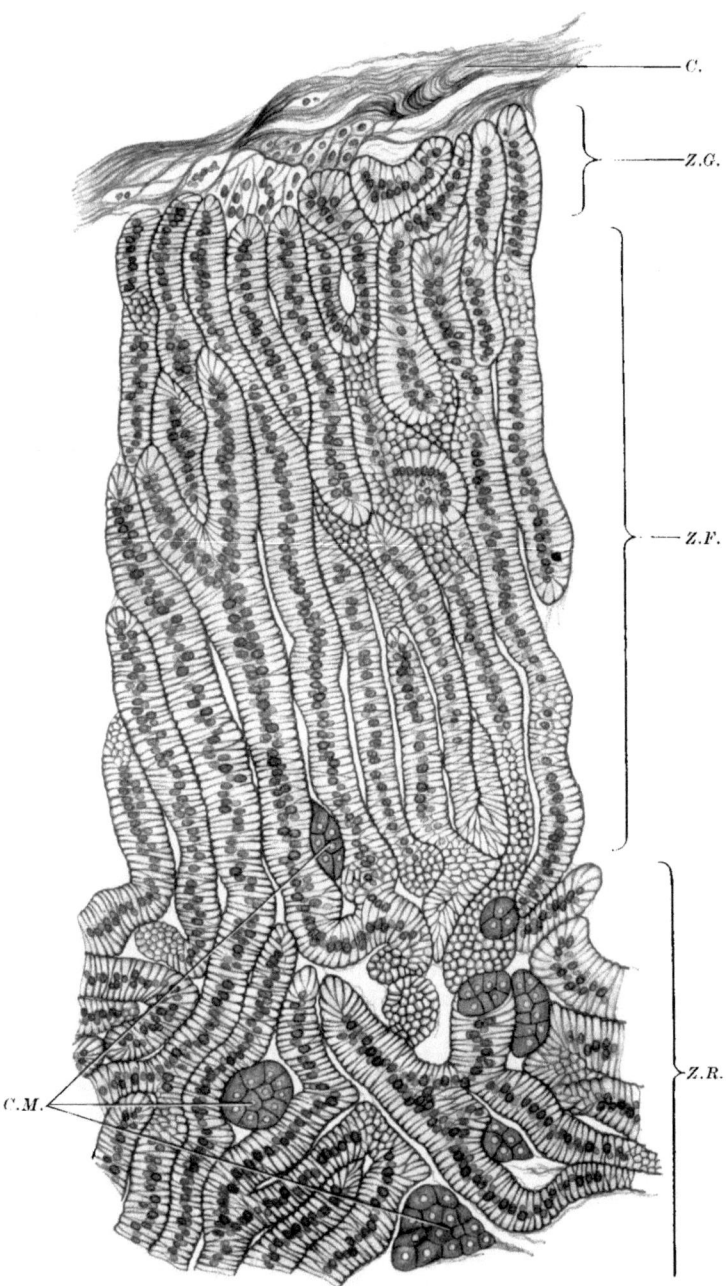

Abb. 52. Querschnitt durch die Nebenniere des *braunen Pelikans*. Andeutung einer Rindenzonierung. C. Kapsel; Z.G. „Glomerulosa"; Z.F. „Fasciculata"; Z.R. „Reticularis"; C.M. adrenale Zellgruppen. Aus KNOUFF und HARTMAN 1951.

Pelecanus:

Nach KNOUFF und HARTMAN (1951) ist die Nebenniere des *braunen Pelikans* ein sehr geeignetes Studienobjekt. Die interrenalen Zellen sind bei diesem *Vogel* besonders groß und regelmäßig ausgebildet. Eine morphologische und physiologische Polarität läßt sich in ihnen nachweisen. In der verhältnismäßig dünnen Kapsel der Nebenniere findet sich ein reiches Netzwerk von Venen, die durch zahlreiche Äste mit den peripheren Sinus des Parenchyms zusammenhängen. Schon in der Kapsel finden sich interrenale Elemente in nodulärer oder laminärer Gruppierung. Auch interrenale Zellen sollen nach KNOUFF und HARTMAN (1951) in capsulären Ganglien zu beobachten sein. Die *interrenalen* Zellen sind in Form recht kompakter Zellreihen aufgebaut, die auf dem Querschnitt kreisförmige

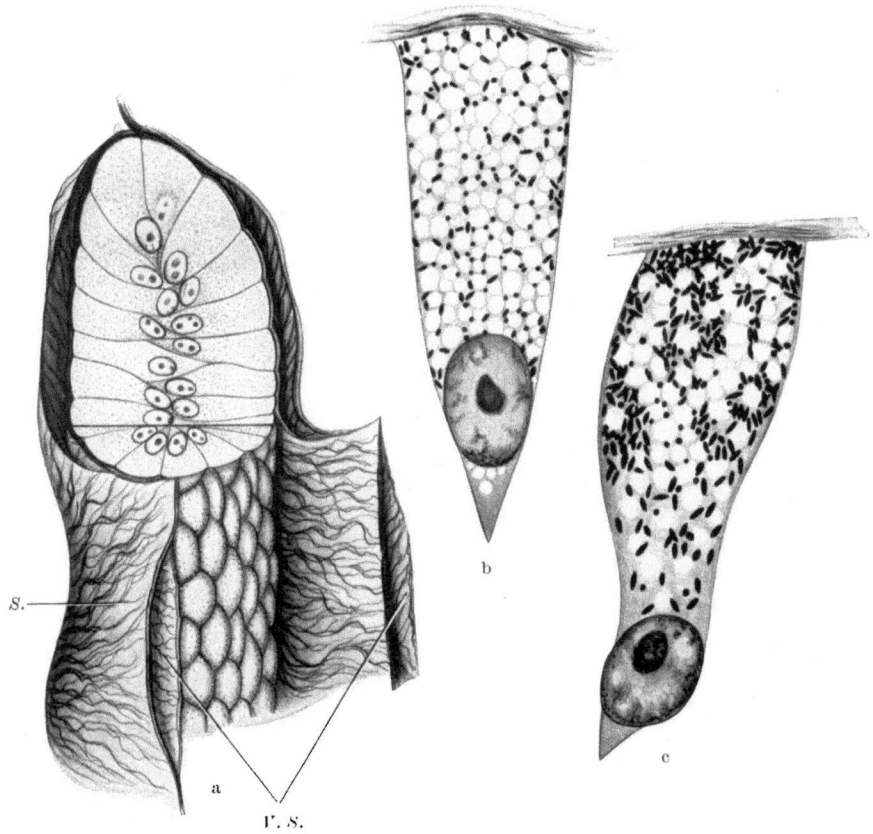

Abb. 53a—c. a Graphische Rekonstruktion der Zellanordnung in einer interrenalen Zellreihe der Nebenniere des *braunen Pelikans*. *S.* Bindegewebsscheide aus reticulärem Gewebe; *V. S.* venöser Sinus. b Lipoidreicher „Spongiocyt", Reduktion der Mitochondrien (Säurefuchsin-Lichtgrünfärbung). c Mitochondrienreiche, lipoidarme interrenale Zelle aus dem Gebiet der „Zona reticularis" (Färbung wie unter b).
Aus KNOUFF und HARTMAN 1951.

oder ovale Begrenzung zeigen. Schon bei schwacher Vergrößerung fällt auf, daß das gesamte interrenale Material in einer Art und Weise geordnet ist, die deutlich an die ARNOLDschen Zonen der *Säuger*-Nebenniere erinnert (Abb. 52). Bei den meisten anderen Vogelnebennieren ist dies noch nicht der Fall. KNOUFF und HARTMAN (1951) haben bei *Pelecanus* die Namen Glomerulosa, Fasciculata und Reticularis zur Charakterisierung der Anordnung der interrenalen Elemente verwendet. Die Proportionen der „Zonen" entsprechen allerdings nicht denen der Nebennierenrinde bei *Säugetieren*. So ist vor allem die Zona reticularis viel breiter, die Fasciculata schmäler. Die Untersucher geben für die Breite der Glomerulosa (Mittelwert aus Querschnitten von 10 Nebennieren) 0,17 mm, für die Fasciculata 0,32 mm und für die Reticularis 2,73 mm an (letztere gemessen vom Innenrand der Fasciculata auf einer Seite bis zum Innenrand der Fasciculata auf der anderen Seite).

Die Reticularis besteht aus Interrenalzellen, in Form eines anastomosierenden Netzwerkes gelagert. In den Maschen des Netzwerkes liegen die Blutgefäße und Gruppen von phäochromen Zellen. Die Nebenniere des *braunen Pelikans* enthält indessen viel weniger phäochromes Gewebe als die meisten *Vogel*-Nebennieren. Gelegentlich sahen KNOUFF und HARTMAN in den Zellreihen, besonders im Bereich der ,,Zona glomerulosa", kleine Lumina, welche aber als Artefakte angesehen werden.

Die Zellreihen jeder Region sind äußerst regelmäßige Doppelreihen, in denen die Zellbasen einander berühren. Die Basen sind leicht daran zu erkennen,

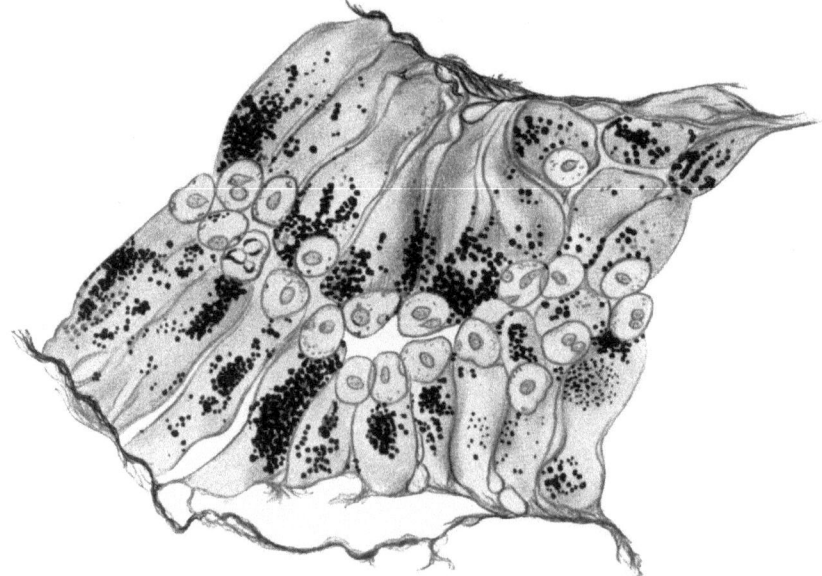

Abb. 54. Verteilung von Lipoidtropfen in interrenalen Zellen der Nebenniere des *braunen Pelikans* (Fixierung in Formol-ZENKER-Osmium, MASSONS Trichromfärbung). Aus HARTMAN und BROWNELL 1949.

daß ihnen die Zellkerne ganz nahe liegen. Die einzelnen Zellen sind prismatische (5—6flächige) Elemente, eng nebeneinander gepackt. Die freien Oberflächen sehen gegen die interstitiellen Räume, in welchen sich die Blutgefäße und die phäochromen Zellen befinden (Abb. 53a). Infranucleär kann eine Granulierung zu sehen sein. In schlecht fixiertem Material kann es so aussehen, als ob sich zwischen den Zellbasen ein Lumen befände. In genauen Longitudinalschnitten von Zellreihen bilden die Zellkerne eine exakte Doppelreihe. Sie sind verhältnismäßig klein, rund oder oval. Oberhalb des Kernes verbreitert sich der Zellkörper etwas gegen die freie Oberfläche zu. Allerdings kann das letzte Stück wieder verjüngt verlaufen. Besonders im Bereich des äußeren Abschnittes der interrenalen Zellmasse sind zahlreiche *Lipoidtröpfchen* ins Cytoplasma eingelagert. Hat man in Paraffin eingebettet und dann gefärbt, so entsteht das klassische Bild der ,,*Spongiocyten*" (Abb. 53b u. c). Die Lipoidgranula färben sich mit Sudan, sind osmiophil und geben eine positive SCHULTZ-Reaktion, enthalten also wohl auch Cholesterin. Die Zellen im Drüsenzentrum sind offenbar weniger lipoidreich. Die Lipoidtröpfchen liegen hier unmittelbar oberhalb vom Zellkern (Abb. 54). Weiter gegen die Zellperipherie findet sich kein Fett mehr.

Vermutlich sind die verschiedenen Lipoidbilder als *verschiedene funktionelle Stadien* zu deuten.

Lipoidärmere Zellen enthalten mehr *Mitochondrien*, die durch die ganze Zelle hindurch verteilt sein können, reichlicher aber meist gegen die Zelloberfläche hin zu finden sind, wo sie als feine Granula oder kurze Stäbchen auftreten. In der Lipoidzone oberhalb des Zellkernes sind weniger Mitochondrien vorhanden. Hier treten sie auch nur als Granula auf. Sie liegen zwischen den von Lipoidtröpfchen freigelassenen Plasmanetzen. In Höhe des Zellkernes und infranucleär sind sie äußerst fein. In lipoidbeladenen Spongiocyten ist die Zahl der Mitochondrien zweifellos reduziert. Die Zahlenverhältnisse von Lipoidtropfen zu Mitochondrien verhalten sich also reziprok. Nach MASSON-Färbung sind die lipoidarmen, an Mitochondrien reichen Zellen (Platzfrage?) deutlich fuchsinophil, während die lipoidreichen, an Mitochondrien armen Zellen hell bleiben (zur Auswertung dieses Befundes s. KAR 1947a, S. 204). Es kommen außerdem *fuchsinophile Zellen* vor, die nach Eisenhämatoxylinfärbung als sog. *siderophile Zellen* beschrieben worden sind; wahrscheinlich handelt es sich um degenerierende Elemente.

Die siderophilen Zellen sind *basophil* (Toluidinblaufärbung). Da das basophile Material verschwindet, wenn mit einer Ribonuclease vorbehandelt wird, dürfte es sich um ein Nucleoproteid handeln.

Den GOLGI-*Apparat* nachzuweisen, gelang KNOUFF und HARTMAN (1951) nicht. Die von MILLER und RIDDLE (1942a) bei *Tauben* beobachteten Fuchsinkügelchen konnten die Autoren gelegentlich sehen.

Die *phäochromen Zellen* liegen in kleinen Gruppen zusammen; es handelt sich meist um große, unregelmäßig kugelige Gebilde, die sich im allgemeinen stärker anfärben als die interrenalen Elemente. Die peripheren Gruppen geben eine stärkere Phäochromie als die zentralen (was gerade umgekehrt für die Nebennieren von *Tauben* und *Hühnern* angegeben worden ist; MÜLLER 1929). Neben den phäochromen Körnchen enthalten die Zellen zahlreiche feine Mitochondrien.

Nach KNOUFF und HARTMAN (1951) wird das Parenchym beim *Pelikan* in zweierlei Weise arteriell versorgt. Die Hauptgefäße verästeln sich bereits im pericapsulären Bindegewebe. Einige wenige größere Äste ziehen innerhalb gröberer Bindegewebssepten von der Kapsel aus in den zentralen Teil der Drüse, wo ihre Endverzweigungen schließlich in die zentralen Venensinus übergehen. Viele kleinere Arterien verzweigen sich im pericapsulären Gebiet und bilden in der Kapsel einen arteriellen Plexus, von dem aus recht kleine Gefäße mit dem Bindegewebe eindringen, sich sofort verzweigen und schon in periphere Venensinus wieder aufgenommen werden. Die Venensinus münden in unverhältnismäßig große Kapselvenen ein.

Nach GÜNTHER (1906) enthält das Stützgerüst der *Vogel*-Nebenniere nur sehr wenig *elastische* Fasern. MÜLLER (1929) findet dagegen mit neueren Methoden reichlich elastische Elemente, vornehmlich im Stützgerüst der Zwischenstränge. Die „becherförmigen" Zellen RABLs konnte MÜLLER nicht bestätigen.

Doppeltbrechende *Lipoide*, welche gegenüber den einfachbrechenden immer die geringere Menge ausmachen, fand MÜLLER vor allem in den zentralen Hauptsträngen. Beide Fettarten kommen immer gemischt vor, das doppeltbrechende entweder in Kristalloid- oder in Tropfenform (s. ferner S. 323).

MÜLLER fand ferner mit der Methode von OGATA (S. 429) schwarze *(Adrenalin-) Körnchen* in den *phäochromen Zellen* und in *Nebennierengefäßen*. Er deutet diese Befunde als eine Adrenalinsekretion in die Blutbahn. In den zentral gelegenen Zwischensträngen fand er den Adrenalingehalt (OGATA-Technik) höher als in den peripheren und bei Männchen höher als bei Weibchen.

Interrenale Zellen außerhalb der Nebenniere, also *akzessorische Nebennieren*, fand MÜLLER beim *Huhn* nie, wohl aber phäochrome Zellen frei im Bindegewebe (Paraganglien) oder in Ganglien in der Nähe der Nebenniere.

Innervation der Vogelnebenniere. An der sehr ausgedehnten Innervation nehmen nach PETTIT (1896 d, e) praktisch alle Ganglien jenseits des N. splanchnicus teil. Manchmal kann der innervierende Plexus kugelig sein *(Falken)*, manchmal mehr gestreckt *(Enten,* PETTITS Abb. 6, Tafel II). In allen Fällen ist der N. splanchnicus minor beteiligt, ferner geben die letzten thorakalen sympathischen Ganglien Fasern an die Nebenniere ab. Außerdem besteht eine Anastomose mit dem N. splanchnicus major. Immer sind einige Verbindungen zum Plexus genitalis nachweisbar. RENAUT (1899) weist auf die engen Beziehungen zwischen Nebenniere und Sympathicus hin. Beim *Hühnchen* gehen Verbindungen zum Plexus genitalis, zu den Nn. splanchnici, sowie zu den letzten sympathischen Bauchganglien (s. dagegen PETTIT). Das Gangliengewebe kann die Nebenniere geradezu bedecken; von ihm aus wird die Nebenniere mit Ganglienzellen durchsetzt. Markarme (-lose) und markreiche Fasern kommen in beträchtlicher Menge vor.

GIACOMINI (1898) untersuchte mit Hilfe der GOLGI-Methode die feineren Nerven der Nebenniere bei einer ganzen Anzahl von *Vögeln*, und zwar sowohl ausgewachsenen Tieren, wie frisch geschlüpften. Eine sehr reiche Zahl von Nervenfasern, größtenteils marklos, dringt in das Nebennierengewebe ein. Einige Fasern laufen erst eine Strecke weit in der fibrösen Kapsel des Organs und geben hier und da Seitenäste zwischen die phäochromen Zellen der Peripherie ab. Im Innern der Nebenniere bilden die Fasern einen Plexus, der der Verteilung der Zellstränge angepaßt ist. Auch von diesem Plexus gehen zarte Zweige ab, die sich noch mehrfach unterteilen können. Sie bilden einen noch feineren Plexus um die phäochromen Zellen. Im Bereich der interrenalen Elemente scheinen keine Nerven zu endigen. Große sympathische Ganglienzellen, isoliert oder in Gruppen, werden gelegentlich im Innern der Nebenniere aufgefunden. Die spärlichen Ganglienzellen, die RABL (1891) in der Nebenniere fand, lagen immer zwischen den phäochromen Zellen eingebettet, niemals in Verbindung mit den Hauptsträngen.

Nach VINCENT (1898) finden sich oft große Ganglien an der Oberfläche der *Vogel*-Nebenniere. Nerven kommen — neben den geschilderten Ursprüngen — vom Plexus ovaricus (scl. spermaticus).

VINCENT (1898) weist auf Übergänge zwischen Nervenzellen und adrenalen Zellen hin. Solchen Beziehungen zwischen Nervenzellen und phäochromen Zellen ist CIACCIO (1906 c), der die *Vogel*-Nebenniere als ein besonders günstiges Studienobjekt betrachtet, nachgegangen. Einmal sollen kleine Zellen mit einem relativ großen Kern zu beobachten sein, die wenig basophiles Cytoplasma besitzen. Gelegentlich kann man in ihnen Amitosen finden. Oft bilden sie Syncytien. CIACCIO bezeichnet sie als indifferente oder Keimzellen. Zweitens finden sich größere Zellen mit größerem und hellerem Kern. Im Cytoplasma kann man basophile Schollen nachweisen. Diese als junge sympathische Zellen anzusprechenden Gebilde sollen aus der ersten Form hervorgehen. Drittens beschreibt CIACCIO phäochrome Zellen mit granuliertem Cytoplasma. Sie sind ebenfalls aus der ersten Form (Adrenoblasten) hervorgegangen, womit also diese einmal Nervenzellen, zum anderen die speziellen Elemente des adrenalen Teils der Nebenniere produzieren könnten.

Beim *braunen Pelikan* fanden KNOUFF und HARTMAN (1951) bereits im Kapselgewebe einige größere, mit Ganglienzellen verbundene Nerven. Äste dieser Nerven bilden einen reichen Kapselplexus. Zahlreiche Ganglienzellen, einige davon beträchtlich groß, liegen in der

Kapsel. Vom Kapselplexus treten Nervenfaserbündel an verschiedenen Stellen der Oberfläche ins Parenchym ein. Die gröberen Bündel enthalten öfter auch noch Ganglienzellen und phäochrome Zellen. Die meisten Nervenfasern sind markhaltig. Auch im Kapselbereich kann man bereits phäochrome Zellen erkennen. Gelegentlich liegen sie inmitten der capsulären Ganglienzellgruppen.

Die Entwicklung der Vogelnebenniere.

RATHKE (1825b) sah die ersten Spuren der Nebenniere im *Hühnchen*-Embryo am 12. Bebrütungstag zwischen WOLFFschem Körper (dieser Terminus wird hier übrigens von RATHKE geprägt) und Niere, ,,mit der Niere, aus welcher sie wahrscheinlich entstanden war, fest zusammen". Am 14. Tag bemerkte er bereits einen großen Reichtum von Gefäßen in der Nebennierenanlage und macht die für jene Zeit wichtige Angabe: ,,Bei den Embryonen der *Vögel* sind die Nebennieren nicht verhältnismäßig größer als bei vollkommen ausgewachsenen *Vögeln*."

Nach MIHÁLKOVICS (1885) sind die ersten interrenalen Stränge bereits am 5. Bebrütungstag zu sehen; sie liegen im Bindegewebe zwischen medialen Gefäßen, Urniere und Aortenwand, von den letzten beiden durch Bindegewebe deutlich getrennt. Einige noch undeutlich differenzierte Stränge hängen mit dem Cölomepithel zusammen. Tiefer im Bindegewebe anzutreffende Stränge haben keine Verbindung mit dem Peritonealepithel. Die ältere Ansicht von v. BRUNN, BRAUN, GOTTSCHAU u. a., nach welchen die interrenalen Elemente aus dem Adventitiagewebe nahegelegener Gefäße stammen sollen, ist abzulehnen.

MIHÁLKOVICS faßt Keimdrüsen, Urnieren und Nebennieren als mesodermale Drüsen zusammen und betont die entwicklungsgeschichtlich nahen Beziehungen zu den Keimdrüsen ganz besonders. Nach VALENTI (1889) stammt die gesamte Nebenniere vom Peritonealepithel ab. Die Verbindung mit dem Sympathicus sieht VALENTI als sekundären Prozeß an. RABL (1891) betont in einer grundlegenden Arbeit zur Entwicklung der *Vogel*-Nebenniere die Trennung der Zapfen der Nebennierenanlage von den Urnierenkanälchen gegenüber WELDON und HOFFMANN. Auch die Ansicht der Herkunft vom Cölomepithel modifiziert RABL etwas, indem er das Interrenalgewebe von gewissen Peritonealkanälchen ableitet, die er als distalen rudimentären Pronephros auffaßt. Die adrenalen, phäochromen Zellen deutet RABL als abgetrennte fortsatzlose Ganglienzellen, die einen dem embryonalen nahestehenden Zustand zeigen. Übergangsformen zwischen Ganglienzellen und phäochromen Zellen hält er auch beim *Hühnchen* für möglich.

HAYS (1914) beobachtete das erste Auftreten der Anlage im Peritonealepithel des Hühnchens nach 96 Brutstunden. Die interrenalen Zellen bilden Gruppen, die sich nach dorsal vom Peritonealepithel verlagern (,,wandern"). Die phäochromen Zellen kommen von der prävertebralen Sympathicusanlage her. Die Sinusoide entstehen durch Eindringen von mehreren kleinen Venen, nicht durch Aufteilung einer großen Vene. Bei einem Embryo von 7 Tagen schickt die postkardinale Vene einen Zweig in die Nebenniere hinein, welcher sich in die Blutgefäße der Drüse ergießt (Nebennieren-Pfortadersystem). Am 9. Tag verschwinden diese Verbindungen wieder (gegen GRATIOLET, PETTIT, welche ein solches Pfortadersystem auch bei erwachsenen Vögeln behauptet haben). Die stärkste Einwanderung phäochromer Zellen fällt mit der größten Aktivität der Gefäßausbildungen zusammen, d. h. mit der Zeit, da der Pfortaderanschluß besteht.

McGOWAN (1930) leitet aus einem pathologischen Befund bei einer virginellen *Henne* ab, daß die interrenalen Zellen bei der erwachsenen *Henne* nicht aus schon bestehenden Zellen, sondern aus Elementen des RES herstammen. Auch die ,,Noduli" in der Rinde der reifen Nebenniere sollen von solchen reticuloendothelialen Elementen herrühren.

Nach BRAUER (1931) beginnt die Differenzierung von *phäochromen Zellen* aus indifferenten Elementen am 8. Bebrütungstag, nach Ausbildung der Innervierung. BRAUER (1934) isolierte ferner die die Nebennieren bildende Zone beim *Hühnchen* (88.—96. Bebrütungsstunde) und überpflanzte sie auf die Eihäute. Er beobachtete eine frühe Differenzierung von Sympathoblasten in den dem Rindengewebe anliegenden Zellhaufen. Die Sympathophäochromoblasten liegen im wesentlichen an der medialen Seite der Rindenanlage.

BREZZI (1940) untersuchte ebenfalls die Entwicklung der Nebennieren beim *Hühnchen*. Bei einem Embryo von 5 Tagen besteht die Nebenniere aus Gruppen interrenaler Zellen längs des Mesonephros, eingebettet ins Mesenchym. Bereits 24 Std später verschmelzen die Zellgruppen miteinander. Die so entstandene, ziemlich einheitliche Zellmasse wird von vielen adrenalen Zellen umgeben, in denen die Chromreaktion am 7. Tag positiv wird. Die adrenalen Zellen gelangen also von der gesamten Oberfläche der interrenalen Zellmasse in deren Inneres. Beim Schlüpfen sind in der Nebenniere adrenale und interrenale Zellen bereits miteinander vermischt. Bei *Tauben* soll die Durchmischung beider Gewebe nach BREZZI (1940) noch am 13. Tag nicht in Gang gekommen sein, an welchem bei dieser Species die Chromreaktion positiv wird. Nach dem Schlüpfen kann man angeblich feststellen, daß bei der *Taube* weniger phäochrome Zellen vorhanden sind als bei *Gallus*.

Die Entwicklung der Nebenniere des *Sperlings* scheint wie jene des *Hühnchens* zu verlaufen (SUBBA RAU und JOHNSON 1923).

11. Mammalia.

Die folgenden Angaben zur Systematik der Nebennierenanatomie erstreben eine gewisse Vollständigkeit. Es konnten aber aus Raumgründen nicht alle Einzelheiten in gleicher Ausführlichkeit gebracht werden. Manches habe ich halbtabellarisch zusammengefaßt.

Die Klassifikation der *Säugetiere* wurde (im Gegensatz zu der der *Fische, Amphiben* und *Sauropsiden*, s. S. 18) nach BOURNE (1949) vorgenommen, der sich seinerseits auf FLOWER und LYDEKKER (1891) bzw. G. G. SIMPSON (1945) bzw. bei den Fledermäusen auf G. S. MILLER (1907) und bei den *Marsupialiern* auf CABRERA (1919) stützt. — Weitere Fragen zur Klassifikation, ferner Mitteilungen zu der Lebensweise der behandelten Tiere s. BOURNE (1949).

Monotremata. — Echidnidae (Tachyglossidae).

ELLIOTT und TUCKETT (1906) untersuchten ein männliches Exemplar von *Tachyglossus aculeatus*.

"As in *Ornithorhynchus*, the medulla is coarsely enmeshed with cortex at the lower pole, from which the efferent vein emerges. The medulla was imperfectly preserved, appearing as an irregular mesenchymatous network. Its masses were generally enveloped by a blood space that separated them from the cortex. In the latter the cells were small, and both near the medulla and in the great polar enlargement, uniformly disposed in anastomosing columns, some of small, some of larger cells. No pigment granules, no fat could be detected, nor were the cells enlarged to vacuolization." [Das Tier hatte längere Zeit in Alkohol gelegen (BACHMANN).] "The whole cortex was occupied by a network of wide meshed capillaries and not divided into lobules. At the medullary pole masses of ordinary ganglion cells with connected nerve trunks lay in the tissue enveloping this end of the gland and a few nests of these cells were embedded in the medulla with but the frailest walls of connective tissue between them and the medullary cells."

Nach MACKENZIE und OWEN (1919) sind die Nebennieren von *Echidna* relativ kleiner als die von *Platypus*. Sie liegen an der kranialen und medialen Seite der Nieren und sind bei erwachsenen Tieren etwa 0,75 cm lang, maximal 0,5 cm breit.

KOLMER (1918) fand die Nebenniere von *Echidna* der niederer *Säugetiere (Edentaten)* ähnlich. Das mikroskopische Bild des Querschnitts entspreche etwa dem einer *Reptilien*-Nebenniere, d. h. eine vollkommene Trennung von Rinde und Mark war nicht ausgebildet, dementsprechend auch eine Zonierung der Rinde noch nicht nachzuweisen. Immerhin schienen KOLMER am Rande einige Zellgruppen nach Art einer Glomerulosa zusammengelagert zu sein. Allerdings fanden sich ähnliche Gruppen auch zwischen Rinde und Mark. Im allgemeinen waren Rinden- und Markanteile durch Bindegewebe voneinander getrennt. Merkwürdig ist das Vorkommen von quergestreiften *Muskelfasern* und sogar Muskelspindeln, welche in das Rindengewebe eindrangen, ja sogar manchmal sich bis ins Mark fortsetzten. In den Rindenzellen beschrieb KOLMER Lipoidtropfen und mit Eisenhämatoxylin färbbare Granula.

KOHNO (1925) fand im Gegensatz zu KOLMER (1918) eine bessere Trennung von Mark und Rinde, nur an wenigen Stellen eine stärkere Verzahnung beider Gewebe. Er sah Ganglienzellen in der Kapsel. Die Markzellen erschienen KOHNO kleiner als die Rindenzellen, dasselbe gilt für die Zellkerngrößen. Die Markzellen bilden kleine, von Bindegewebe eingehüllte Gruppen. BASIR (1931) beschreibt die Nebennieren von *Echidna* als etwa ovoide Körper mit wohldifferenzierter Rinde und Mark (Größe der Organe 12:6,5 mm). Die Rinde lag mehr am kranialen Pol und umgab die Marksubstanz nicht vollkommen, welche caudal die Oberfläche erreichte, wo auch eine Art Hilus ausgebildet war. Am caudalen Pol sah BASIR das Nebennierenmark mit einem Ganglion in Verbindung. Die Anordnung der Rindenschichten widerspricht nach diesem Autor dem sonst typischen Bild. Eine „Reticularis", aufgebaut aus einem Netzwerk anastomosierender Zellzüge, sei besonders kranial vorhanden, dort aber unter der Kapsel gelegen, von wo aus sie gegen das Mark ziehe und dieses dann von der Rinde trenne. Die Fasciculata bestehe aus regelmäßigen, breiten Zellzügen. Die Glomerulosa fand sich nur mehr caudal in der Drüse. Sie werde von prismatischen Epithelzellen gebildet, die durch Bindegewebe und unregelmäßige Blutsinus von den übrigen Rindenelementen getrennt waren. BOURNE (1949) konnte feststellen, daß die Nebennieren von *Echidna* (20 Exemplare) histologisch keine ganz konstanten Gebilde sind. Manche Nebennieren entsprachen der Beschreibung von ELLIOTT und TUCKETT (1906), andere jener von KOLMER (1918) oder KOHNO (1925) oder BASIR (1931). Jedoch konnte BOURNE niemals Bindegewebsbündel sehen, welche Rinde und Mark scharf voneinander trennten. Auch lehnt er es ab, bei *Echidna* die einzelnen Zonen des Rindengewebes mit denen in der Nebenniere höherer *Säugetiere* zu homologisieren. So hat er eine echte Fasciculata eigentlich nicht gesehen. Was die von BASIR (1931) im caudalen Bereich beschriebenen Glomerulosazellen angeht, so ist er keineswegs ganz sicher, daß es sich wirklich um Rindenelemente gehandelt hat. Im allgemeinen lagen kranial außen in der Rinde Zellen mit einem acidophilen Cytoplasma, die nach Anordnung und Cytologie weder Glomerulosa- noch Reticulariselementen entsprachen. Diese äußere Zellabteilung war von den inneren, mehr kompakt liegenden Elementen (BASIRS Fasciculata) durch eine Zone getrennt, wo gelegentlich kleine Hohlräume vorkamen. Innen fand BOURNE eine Zone, die einer Reticularis ähnlich schien, besonders caudal, wo auch mehr Bindegewebe entwickelt war. Aber hier waren oft auch Rinden- und Markzellen durcheinandergemischt, beide von Bindegewebe eingehüllt. Solche Bilder entsprechen etwa denen einer *Reptilien*-Nebenniere. Kranial zeigte dagegen die Nebenniere eine Teilung in Rinde und Mark. Am caudalen Ende der Drüse fand BOURNE ein großes sympathisches Ganglion. Man könnte also etwa sagen: Kranial sieht die Nebenniere von *Echidna* wie eine *Säuger*-Nebenniere aus, caudal wie die Nebenniere eines *Reptils*. BOURNE (1949) beschrieb noch einen zweiten merkwürdigen Nebennierentypus bei *Echidna*, bei welchem angeblich fast die ganze Rinde aus Bindegewebe bestehe und nur am caudalen Pol etwas Markgewebe angesammelt sei. Es gebe auch Übergänge zwischen beiden Typen. (Über Lipoide S. 323, Glutathion S. 377, Ascorbinsäure S. 389.)

Proechidna (Zaglossus).

KOHNO (1925): Die Rinde der Nebenniere ist nicht zoniert. Das Organ besteht aus zahlreichen kleinen Zellgruppen. Die Zellkerne der an das Mark grenzenden Rindenelemente sind größer als die übrigen. Pigment kommt in den Zellen des untersuchten Exemplars nicht vor.

Ornithorhynchidae.

Ornithorhynchus anatinus.

RICHARD OWEN (1847): "The suprarenal bodies present a moderate volume, an ordinary structure and occupy the accostumed place at the internal extremity of the kidney". CREIGHTON (1878) berichtet, er habe einmal bei einem Weibchen die Nebenniere 4mal so groß wie bei einem männlichen Tier gefunden. Dagegen hatte ein in der Brunstzeit getötetes Männchen eine Nebenniere von gleicher Größe wie ein weibliches Tier. PETTIT (1894, 1896e) fand die Nebennieren im Verhältnis zur Größe der Nieren beträchtlich groß (Nebenniere:Niere = 1:4). Die linke Nebenniere lag schräg zur Körperachse, indem der obere Pol nierenwärts, der untere Pol gegen die Nierenvene gerichtet war. Die rechte Nebenniere lag wie eine Mütze auf der entsprechenden Niere, ihre Basis war ausgehöhlt und paßte sich der vorderen, inneren Partie der Niere an. Sie nahm den Raum zwischen V. cava, V. renalis und Niere ein. Ihr innerer Rand hatte Beziehung zur V. cava caud., der untere Pol lag 2—3 mm von der V. renalis entfernt (Blutgefäße S. 444).

Auch nach ELLIOTT und TUCKETT (1906) ist die Nebenniere im Verhältnis zur Größe des Tieres erheblich groß. Dort, wo die Hauptvene aus dem Organ herauskam, fanden sie Rinden- und Markelemente miteinander vermischt. Dieses Gebiet machte etwa $^1/_4$ der ganzen Drüse aus. Der Rest des Organs bestand aus unpigmentierten Rindenzellen. Die Markzellgruppen waren von feinen Bindegewebsscheiden umgeben. In der Vermischungszone enthielten die Rindenzellen bräunliche Granula. Lipoid S. 323.

KOLMER (1918) erwähnt kurz, daß die Nebennieren von *Ornithorhynchus* denen von *Echidna* ähneln. BOURNE (1949) hat 13 Exemplare untersuchen können. In allen Fällen waren die Nebennieren ziemlich ähnlich gebaut. An einem Drüsenende fand BOURNE auch die Durchmischungszone von Rinden- und Markelementen, aber sie machte nicht mehr als etwa $^1/_6$ der Drüse aus. Die Rindenzellen waren relativ klein, ihr Cytoplasma färbte sich stark an. Ähnliche kleine Zellen, aber mit einigen Lipoidtropfen im Cytoplasma, umgaben die Hauptmasse der Rindenzellen, welche den Hauptteil des ganzen Organs ausmachten. Um diese lag außen eine dicke Bindegewebskapsel. Diese Zellen, die eine etwa 8 Zellagen dicke Schicht bildeten, stellten wohl die Zona glomerulosa dar. Nach innen von diesen Zellen lag die Hauptmasse aus großen vacuolisierten Elementen (Durchmesser etwa 18 μ). BOURNE (1949) fährt fort:

"Numerous small blood-vessels (veins) dip into this mass of cortex and pass through it, carrying the layer of zona glomerulosa cells with them, so that the body of the gland is broken up into lobules containing a blood-vessel in the centre surrounded by an 8- or 10-cell thick layer of small glomerulosa cells and these again surrounded by large lipoid-containing cells. It seems then that the blood-vessel forms the centre of the lobule and the small cells are centrally placed and not peripheral as ELLIOTT and TUCKETT suggested."

Abschließend darf man vielleicht sagen, daß die Nebennieren von *Ornithorhynchus* zwar denen von *Echidna* ähneln, in ihrem Feinbau jedoch geringere Schwankungen aufweisen.

Metatheria.

CUVIER (1805) erwähnt die Nebennieren der *Marsupialier* kurz. Beim *Riesenkänguruh* sollen die Nebennieren nur $^1/_{40}$ der Nierengröße besitzen. Auch MECKEL (1806) wies auf die Kleinheit der Nebennieren bei *Marsupialiern* hin. In neuerer Zeit gebührt besonders BOURNE (1949) das Verdienst, die Anatomie der Nebennieren dieser Gruppe systematisch durchuntersucht zu haben.

Didelphidae. — *Didelphis virginiana:* MECKEL (1806). PETTIT (1896) fand die linke birnenförmige Nebenniere in der Nähe der Niere, die rechte weiter nach vorn mit Beziehungen zu Niere, Leber und V. cava. Seiner Ansicht nach waren beide Organe ziemlich klein. — *Didelphis dorsiger:* KOLMER (1918). — *Metachirus opossum:* KOLMER (1918).

Dasyuridae. — *Dasyurinae.* — *Sarcophilus ursinus:* Die Nebennieren liegen am vorderen, inneren Rand der entsprechenden Niere (MACKENZIE und OWEN 1919, SONNTAG 1921). Beschreibung des Feinbaues bei BOURNE (1949). — *Dasyurus:* SONNTAG (1921). — BOURNE (1949) beschreibt ferner den Feinbau der Nebennieren von *D. maculosa, D. geoffroyi.* — *Phascogalinae:* BOURNE (1949) beschreibt die Nebennieren von *Dasycercus (Phascogale) cristicauda, Ph. minutissima, Ph. mimulus, Ph. macdonnellensis, Ph. flavipes flavipes, Ph. swainsoni, Ph. apicalis, Ph. penicillata penicillata, Ph. penicillata pirata, Ph. subtilissima.* — *Sminthopsis:* BOURNE (1949) schildert die Nebennieren der Species: *S. leucopus, S. crassicaudata, S. murina, S. larapinta.*

Obwohl die Nebenniere von *Sminthopsis* der Lage und Form nach der von *Phascogale* ähnlich ist, sieht sie BOURNE doch als die höher organisierte an, wofür ihm vor allem die bessere Zonierung des Rindengewebes der Nebennieren von *Sminthopsis* maßgeblich ist. — *Planigale:* BOURNE (1949) beschreibt die Nebennieren von *Pl. ingrami ingrami, Pl. ingrami brunneus, Pl. tenuirostris.* — *Antechinomys: A. laniger, A. spenceri:* BOURNE (1949). — *Dasyuroides byrnei:* BOURNE (1949). — *Thylacinus cynocephalus:* PETTIT (1896).

Myrmecobinae. — *Myrmecobius fasciatus:* Der einzige noch lebende Vertreter dieser mesozoischen Familie wurde von FORDHAM (1928) untersucht. Die Nebennieren hatten keine Lagebeziehung zu den Nieren, sondern waren um die V. cava angeordnet. BOURNE (1949), der drei geschlechtsreife, nicht trächtige Weibchen und zwei geschlechtsreife Männchen untersuchte, bestätigt den makroskopischen Befund von FORDHAM. Die linke Nebenniere, obgleich in keinem unmittelbaren Zusammenhang mit der Niere, war durch ein „long ligament" mit dieser verknüpft. Die rechte Nebenniere hat Verbindung mit V. cava. Auf dem Längsschnitt haben die Nebennieren ovale Form, besitzen eine dicke Kapsel, sind von viel Bindegewebe umgeben. Glomerulosa und Fasciculata waren deutlich, nicht dagegen die Reticularis, welche bei den Weibchen breiter und besser ausgebildet schien als bei den Männchen. Das Mark ist deutlich von der Rinde abgesetzt. BOURNE (1949) weist darauf hin, daß die Nebennieren von *Myrmecobius* keineswegs so primitiv ausgebildet sind, wie man nach der sonstigen Primitivität des Tieres erwarten müßte.

Peramelidae: SONNTAG (1921). — Die Nebennieren der folgenden Species untersuchte BOURNE (1949): *Perameles myosura notina, P. gunni, P. nasuta, P. bougainvillei, Thalacomys*

(Macrotis) lagotis, Thalacomys minor, Isoödon (Thylacis) obesula, Choeropus castanotis. — *Notoryctidae.* — BOURNE (1949) untersuchte die Nebennieren von *Notoryctes typhlos.* Auch über den Feinbau der Nebennieren der folgenden *Marsupialier* berichtet BOURNE (1949): *Caenolestes fuliginosus, Acrobates pygmaeus, Distoecurus (Phalangista) pennatus, Dromicia nana, Dromicia concinna, Eudromicia lepida, Petaurus sciurius, Petaurus breviceps, Petaurus papuanus, Petauroides volans, Dactylopsila melampus.*

Trichosurus vulpecula (Opossum). MACKENZIE und OWEN (1919) beschrieben die Lage der Nebenniere medial von der Niere, unmittelbar oberhalb des Nierenhilus. Die rechte Nebenniere hatte Verbindung mit der Leber, sie war manchmal sogar in die Leberkapsel eingeschlossen. Ein ganz ausgezeichnetes Material stand BOURNE (1949) zur Verfügung (40 Weibchen verschiedenen Alters, auch in verschiedenen Stadien der Gravidität; 10 erwachsene Männchen). In der rechten Nebenniere findet er eine beträchtliche Reduktion des Rindengewebes, vor allem bei den Weibchen. Aber die rechte Nebenniere war immer ausgebildet. Die Annahme von MACKENZIE und OWEN (1919), die eigentümliche Leberbeziehung der rechten Nebenniere beim *Opossum* weise auf eine Tendenz zur Degeneration des Organs hin, kann BOURNE nicht bestätigen. Auffallend ist aber die oft außerordentlich geringe Rindenmenge der rechten Nebenniere bzw. in manchen Fällen der Mangel an Rindengewebe auf dieser Seite. Dann kann Markgewebe unmittelbar unter der Kapsel des Organs gefunden werden. Während die linke Nebenniere einen ganz eigentümlichen Cyclus während der Gravidität und Lactation aufweist, zeigt die rechte Nebenniere dies — sofern zur Beurteilung überhaupt genug Rindengewebe vorhanden ist — nur in geringem Grad oder gar nicht. Aber die von MACKENZIE und OWEN (1919) diskutierte lymphoide Degeneration der rechten Nebenniere hat BOURNE niemals gesehen. Die Nebennierengröße schwankt bei den einzelnen Exemplaren von *Trichosurus* ganz beträchtlich, selbst bei Tieren von gleichem Körpergewicht. Die linke Nebenniere hat im allgemeinen folgende Maße: 4:3:1 cm (d. h. Höhe:Breite:Dicke). Die rechte Nebenniere ist stets viel kleiner und hat eine dreieckige Form. Die linke Nebenniere liegt am vorderen, inneren Rand der linken Niere, mit der sie durch Bindegewebe fest verbunden ist. Die Lagebeziehungen der rechten Nebenniere wechseln stark. Im allgemeinen scheint sie am ehesten mit der V. cava verbunden zu sein, wobei die Verbindung mit der Vene oft fast so innig wie bei *Dasyurus* (S. 444) ist, wo überhaupt keine rechte Nebennierenvene ausgebildet ist. Aber immer spielt die Leberbeziehung noch eine Rolle, d. h. Lebersubstanz umgibt mindestens teilweise die Nebenniere. In manchen Fällen geht das so weit, daß — wie gesagt — die Nebenniere unter die GLISSONsche Kapsel geraten kann. Die Beziehungen des Organs zur Leber können aber auch einmal lockerer sein.

Die Nebenniere des *Opossums* zeigt einen deutlichen *Sexualdimorphismus.* Die männliche Nebenniere besitzt eine nur schmale Rinde, dagegen ein recht voluminöses Mark. Die Rinde ist nicht deutlich zoniert, ihr Lipoidgehalt ist gering (S. 323). Beim Weibchen finden sich dagegen Lipoide bereits unmittelbar unter der Kapsel im Bereich der „Glomerulosa", die aber als solche kaum zu erkennen ist. Es folgt dann eine Fasciculata. BOURNE findet in der Nebenniere der Weibchen eine weitere Besonderheit. Auf dem Querschnitt bildet sich — zumeist auf einer Seite — eine Zellproliferation der Rinde aus, welche gegen das Mark zu vordringt. In manchen weiblichen Nebennieren scheint diese merkwürdige Zellmasse den größten Teil des ganzen Organvolumens auszumachen. Manchmal ist die hypertrophierte Zone aus kleinen dunklen Zellen zusammengesetzt, manchmal besteht aber die innere Hälfte dieser Ansammlung aus großen Zellen mit einem ziemlich eosinophilen Plasma.

BOURNE hat eine besondere Differenzierung der einzelnen Rindenelemente vorgenommen. Die Zellen der äußeren Lipoidzone, die wie typische „Spongiocyten" aussehen, werden als α-*Zellen* bezeichnet, die entsprechende Zone als α-Zone. Innerhalb dieses Bereichs findet sich ein Gebiet, welches bis an die Rinden-Markgrenze reicht. Die Zellen dieses Abschnittes bauen die hypertrophierte Zone auf. Sie besitzen ein stark anfärbbares basophiles Cytoplasma, einen großen Zellkern mit diffus verteiltem Chromatin. Sie enthalten wenig oder kein Lipoid und werden β-*Zellen* (β-Zone) genannt. In manchen Nebennieren scheinen diese β-Zellen des Hypertrophiebereichs sich in eine größere Zelltype mit eosinophilem Cytoplasma umzuwandeln, BOURNES δ-*Zellen*. Nehmen diese δ-Zellen den größeren Teil der hypertrophierten Zone ein, so kann man auch von einer δ-Zone sprechen. Die δ-Zellen sind 3—4mal größer als die β-Zellen. Ihre Kerne sind dagegen kaum viel größer als die der β-Zellen, aber viel weniger basophil. In manchen Nebennieren findet BOURNE noch einen vierten, allerdings nicht konstanten Zelltyp. Die Zellen besitzen weniger Cytoplasma als die δ-Zellen, gelegentlich ein paar Lipoidtröpfchen. Der Zellkern ist groß, das Chromatin an einigen Punkten massiert („Karyosomata"-Bild). Diese Zellen werden als γ-*Zellen* geführt; sie finden sich verstreut in der Hypertrophiezone. Nach BOURNE (1949) soll ein ähnlicher Zelltyp in der Nebennierenrinde der *Ratte* vorkommen. Die Karyosomen geben nach BOURNE eine starke Phosphatasereaktion.

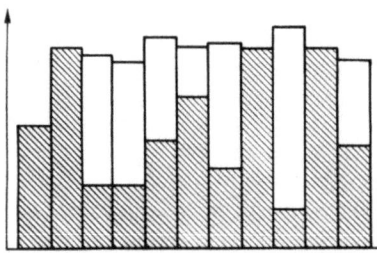

Abb. 55. Darstellung der β- (schraffiert) und δ- (hell) Zonen in der Nebenniere von *Trichosurus*-Weibchen (in Prozent nach einem zentralen Schnitt). *I* Virginelles Weibchen; *II* virginelles geschlechtsreifes Weibchen; *III* geschlechtsreifes Weibchen; *IV* Schwangerschaftsbeginn; *V* Schwangerschaftsmitte; *VI* Schwangerschaftsende; *VII* unmittelbar nach der Geburt; *VIII* Weibchen mit kleinem Taschenjungen; *IX—XI* Weibchen mit größeren Taschenjungen. Das Gesamtgebiet bleibt bei den erwachsenen Tieren ziemlich gleich groß. Eine periodische Metamorphose der β-Zellen zu δ-Zellen scheint aus der Figur ablesbar zu sein. Aus BOURNE 1949.

BOURNE (1949): "Examination of various opossum adrenals gives the impression that the β-cells multiply and build up a hypertrophied zone — that the cells then metamorphose into δ-cells which finally are replaced by a fresh multiplication of β-cells which in their turn metamorphose into δ-cells (the metamorphosis starting near the medulla and spreading outwards) and so a continuous cycle goes on."

Aus Abb. 55 geht das Verhältnis von β- und δ-Zone unter anderem in Gravidität und Lactationsperiode hervor. Die Bedeutung dieser Zonen ist vorerst noch vollkommen unklar. Auffallend ist ihre Lipoidarmut, aber auch Ascorbinsäure scheint hier nicht in größerer Menge vorhanden zu sein. Vielleicht kann man von einer gewissen Neigung zur Ansammlung lipochromer Pigmente in β- und δ-Zone sprechen: "This tendency is a phenomenon which resembles, in some ways, the luteinization of the cells of the ovary during the genesis of a corpus luteum. Luteal cells, however, contain quantities of lipoidal material and a high concentration of vitamin C, both of which appear deficient in this zone of the adrenal."

Der GOLGI-Apparat der Zellen des in Frage stehenden Gebietes gehört zum großen kompakten Typ (BOURNE 1934), wie man ihn für gewöhnlich nicht gerade in Zellen mit aktiver Sekretion beobachtet. Über den GOLGI-Apparat in den Nebennierenrindenzellen des *Opossums* S. 194, über Pigmente S. 367.

Eine besondere Beziehung der Zonen zur *Gravidität* anzunehmen, liegt nahe. Wie sie indessen im einzelnen zu verstehen ist, ist unbekannt. BOURNE (1949) denkt daran, daß diese während der Gravidität verbreiterte Zone vielleicht Progesteron herstellen könnte (Näheres S. 729). Da die Zonen aber auch bei nicht trächtigen *Opossum*-Weibchen vorkommen, könnten sie vielleicht schon beim *sexuellen Cyclus* eine Rolle spielen. BOURNE (1949) verweist auf die Befunde von Nebennierenreaktionen beim Cyclus höherer Säugetiere (S. 724). BEDDARD (1908) will an der linken Nebenniere ein *portales Gefäßsystem* gesehen haben.

Hinsichtlich des Baues der Nebennieren weiterer *Marsupialier* mögen einige Literaturangaben folgen:

Phalanger orientalis var. breviceps: SONNTAG (1921), BOURNE (1949). — *Phascolarctinae.* — *Phascolarctos:* MACKENZIE und OWEN (1919). — *Ph. cinereus:* SONNTAG (1921), BOURNE (1949). — *Pseudocheirus:* MACKENZIE und OWEN (1919), SONNTAG (1921). — *Ps. laniginosus, Ps. peregrinus, Ps. occidentalis, Ps. cookii:* BOURNE (1949). — *Tarsipedinae: Tarsipes spenserae* BOURNE (1949). — *Macropodidae.* — *Potoroinae.* — *Aegyprymnus rufescens:* SONNTAG (1921). — *Bettongia ogilbyi:* BEDDARD (1908). — *B. grayi:* BOURNE (1949). — *B. penicillata:* BOURNE (1949). — *Potorous tridactylus:* BOURNE (1949). — *Macropodinae Lagorchestes hirsutus, Peradorcas concinna canescens, Petrogale lateralis:* BOURNE (1949). — *Onychogalea lunata:* KOLMER (1918), *O. frenata:* BOURNE (1949). — *Dendrolagus bennettianus:* SONNTAG (1921), *Setonyx brachyurus:* BOURNE (1949).

Macropus.

CUVIER (1805) erwähnt, daß die Nebenniere des Riesenkänguruhs $1/_{40}$ der Größe der Niere ausmache. MECKEL (1806) untersucht die Nebennieren eines 1,80 m großen Känguruhs, findet sie relativ klein (15—16 mm lang, 10—11 mm breit, 4—5 mm dick). Die Lage der Nebennieren auf beiden Seiten ist gleich: etwas vor und über dem oberen Nierenpol (Nieren etwa 9 cm lang). Nach SONNTAG (1921) liegen die Nebennieren am vorderen, inneren Rand der entsprechenden Niere, nach MACKENZIE und OWEN (1919) an der medialen Seite des oberen Nierenpoles. KOLMER (1918) findet um die Nebenniere eine kräftige Kapsel. Die Oberfläche des Organs weist beträchtliche Falten auf, welche die äußeren Anteile der Rinde, nicht dagegen die inneren beeinflussen. Die Zona glomerulosa ist gut ausgebildet. In den Glomerulosazellen findet sich Lipoid. In den inneren Rindenschichten liegen Pigmentgranula in so großen Mengen, daß das Gebiet bereits makroskopisch als schwarzbrauner Streifen auffällt. Im Mark sind einige Rindeninseln eingestreut. Außerdem finden sich hier markhaltige Nervenfasern.

BOURNE (1949) beschreibt ferner die Nebennieren von *Macropus dorsalis* [hier will übrigens BEDDARD (1908) um die linke Nebenniere ein portales Gefäßsystem beobachtet haben], *M. walabatis, M. giganteus giganteus, M. ruficollis ruficollis, M. agilis.* — *Phascolomidae: Phascolomys:* MACKENZIE und OWEN (1919), *Ph. ursinus, Ph. mitchelli:* BOURNE (1949).

Eutheria. — *Insectivora.*

Erinaceus europaeus (SEGER 1671, DUVERNOY 1751, MECKEL 1806, ECKER 1846, CARLIER 1893, PETTIT 1896e).

Die relativ schmale Glomerulosa der Nebenniere des *Igels* besteht aus flachen, polyedrischen Zellen, deren kugeliger Kern ein oder mehrere Nucleolen besitzt. Das Cytoplasma ist granuliert. Das äußere Drittel der wechselnd breiten Fasciculata wird von großen polyedrischen, einkernigen Zellen gebildet, die sich zu dichten Säulen fügen. Das Cytoplasma ist nur schwach anfärbbar. Die kugeligen Kerne enthalten ein oder mehrere Nucleolen. Im inneren Bereich der Zona fasciculata wird das Cytoplasma der Zellen dichter. Pigment fand CARLIER (1893) nicht. Das Mark besteht aus unregelmäßig gefalteten Säulen, die sich vielfach um eine zentral gelegene arterielle kleine Arterie legen, außen von venösen Sinus umgeben werden. Bindegewebe soll nur im Zusammenhang mit den Blutgefäßwänden vorkommen. Die Markzellen können ein oder zwei kugelige Kerne in Capillarnähe enthalten. Das Cytoplasma ist stark granuliert. Manchmal fand CARLIER an einer Kernseite einen kappenförmigen Körper mit einem deutlich angefärbten kleinen Körperchen, dem Centrosom. In den meisten Zellen liegt nahe dem Kern ein Diplosom, umgeben von einem hellen Hof (Archoplasma). Granula der Art, wie sie in den Markzellen festzustellen sind, finden sich auch in den Marksinus, zwischen den roten Blutkörperchen, ja sogar beim Übergang von den Markzellen in die Sinus. Auch in den kleinen Lymphgefäßen des Markes beobachtet man dieselben Granula, die CARLIER den Zymogengranula gleichstellen will.

Nach KOLMER (1918) sind die Rindenzellen auffallend klein und lipoidarm. Die Glomerulosa ist weit. ihre Zellen enthalten Lipoid. Gelegentlich findet KOLMER hier besonders große Zellen mit Zellkernen bis zu 11 μ Durchmesser. Die Fasciculatazellen sind dagegen klein und fast lipoidfrei. In der Reticularis spielen sich degenerative Veränderungen ab. so Kernpyknosen. granulärer Zerfall der Zellen. Die Trennung zwischen Mark und Rinde ist nicht sehr deutlich; es kommen Rindeninseln im Mark vor. In Markzellen scheinen sich Abschnürungen von Kernteilchen abzuspielen. Bei jüngeren *Igeln* sollen Markzellgruppen im Bereich der Rinde vorkommen.

CELESTINO DA COSTA (1926b) fand in den Markzellen des *Igels* eine ausgesprochene Silberreduktion (CAJALsche Silbermethode). (Carbonyllipoide S. 363.)

Sorex vulgaris. KOLMER (1918).
Sorex vagrous monticola. CRILE (1937).
Neomys (Crossopus) fodiens. KOHNO (1925).
Talpa europaea.

Nach MECKEL (1806) sind die etwa pyramidenförmigen (NAGEL 1836) Nebennieren (2—3 mm lang, etwa 1 mm dick und breit) im Verhältnis zu den Nieren (Länge etwa 1,5 cm) klein. DAUBENTON gibt höhere Werte an: Länge 4—5 mm, Breite 2 mm, Dicke 1 mm. Das rechte Organ soll halb so groß wie das linke sein (NAGEL 1836).

Die im folgenden beschriebenen Nebennieren stammen von einem im Oktober gefangenen Männchen (65 g). Die Gliederung der Nebennierenrinde ist nicht sehr ausgesprochen (KOLMER 1918). Unter der dünnen Kapsel liegen die kleinen Zellen der Zona glomerulosa, die im Sudanpräparat einen schwachen Fettgehalt aufweisen. Die ebenfalls nur schwach ausgebildete Zona reticularis besteht aus kleineren Zellen. Die Hauptmasse der Rinde muß als Zona fasciculata angesprochen werden, obwohl gerade beim *Maulwurf* der fasciculäre Bau gar nicht besonders in Erscheinung tritt. Rinde und Mark sind gut voneinander abgesetzt. Mitosen oder degenerierende Zellelemente fanden sich nicht. Von besonderer Wichtigkeit erscheint mir der Hinweis KOLMERS auf den ausgeprägten jahreszeitlichen Gestaltwechsel der Nebenniere von *Talpa*. Der monöstrale *Maulwurf* besitzt eine verhältnismäßig kurze, einmalige Brunstzeit, die, etwas abhängig von Wärme und übrigen Witterungsverhältnissen, ihren Höhepunkt im März hat. Da das von mir untersuchte Männchen im Oktober gefangen wurde, mußte mit einem Stillstand der Keimdrüsentätigkeit gerechnet werden. KOLMER, der 25 *Maulwurf*-Männchen, 30 Weibchen und 8 Feten untersucht hat, fand eine Vergrößerung der Nebenniere während des Oestrus (Rindenverbreiterung). Während Gravidität und Lactationszeit sollen adenomatöse Zellvermehrungen unter der Kapsel auftreten. Nach der Gravidität kann es zu fettiger Degeneration einzelner Rindenzellen kommen. Nicht gesehen habe ich die von KOLMER erwähnten kleinen Hohlräume der inneren Rindenschichten, in denen er Monocyten und Granulocyten gefunden hat. Im Nebennierenmark liegen sehr weite Sinusoide, die von einem ununterbrochenen Endothelsaum begrenzt werden. Die von KOLMER beschriebenen „geblähten Nucleolen" fand ich nur selten in Markzellen.

Galeopithecidae: MECKEL (1806).
Edentata. — Myrmecophagidae. — Tamandua tetradactylus: MECKEL (1806). Die rechte Nebenniere soll die Form eines gleichschenkligen Dreiecks haben, die linke mehr abgerundete. PETTIT (1896) fand keine enge Verbindung der Nebennieren zur Niere, dagegen eine Anlagerung an die V. cava. Nach KOLMER (1918) sind Rinde und Mark durch einen breiten Bindegewebsstreifen voneinander getrennt. *Myrmecophaga jubata:* KOLMER (1918).

Dasypodidae:
Dasypus septemcinctus.

KOLMER (1918) sezierte männliche und weibliche Exemplare. Die Nebennieren waren relativ groß, auf dem oberen Pol der Nieren gelegen. Auf dem Querschnitt waren Rinde und Mark gut abgesetzt, an der Grenze von beiden fand er eine kräftige Bindegewebsscheide, wie er sie in dieser Mächtigkeit niemals bei anderen Säugetieren gesehen hat. Die Glomerulosa war gut von der Fasciculata zu trennen, hingegen waren die Fasciculata und Reticularis schwerer abzugrenzen. Das Bindegewebe der Markkapsel sieht KOLMER geradezu als eine 4. Schicht der Rinde an. Bei Männchen wie Weibchen enthalten die Zellen der Glomerulosa so zahlreiche Lipoidtröpfchen, daß die Zellkerne deformiert sein können. In den äußeren Zellen der Zona fasciculata ist nicht viel Lipoid nachzuweisen, mehr gegen das Zentrum des Organs zu (s. ferner S. 323). In zahlreichen Reticulariszellen sollen Amitosen vorhanden sein. Nach KOLMER unterscheidet sich die Nebennieren männlicher und weiblicher Exemplare nicht wesentlich. Immerhin sind bei den Weibchen die Markkapseln etwas schwächer ausgebildet als bei den Weibchen.

Bradypodidae. — Bradypus tetradactylus: PETTIT (1896). *Bradypus tridactylus:* K. E. v. BAER (1823; Abb. 56) und PETTIT (1896e).
Manidae. — Manis tetracdylus: MECKEL (1806).
Cetacea.

CASPAR und THOMAS BARTHOLINUS (1611 und 1654) haben als erste die Nebennieren der *Cetaceen* beschrieben. Ihnen folgte JOHN HUNTER (1787). Im Vergleich mit den Nebennieren des *Menschen* fand er die Organe beim *Wal* verhältnismäßig klein.

Balaenoptera musculus.

Ein besonders großes Material (26 Nebennieren verschieden großer Exemplare) stand JACOBSEN (1941) zur Verfügung. Auffallend scharf ist die Rinden-Markgrenze ausgebildet; beide Teile sind oft so locker miteinander verbunden, daß man sie mit der Hand voneinander lösen kann. Die Nebennieren sind durch ligamentartige Bindegewebe mit dem oberen Pol der Nieren sowie mit dem Colon descendens verbunden. Die rechte Nebenniere ist außerdem an der Leber befestigt.

Monodon monoceros: STANNIUS (1846, in v. SIEBOLD und STANNIUS 1846/48).

Phocaena phocaena: MECKEL (1806), FREY (1852), RAWITZ (1903).

Die Nebennieren sind wie die Nieren wasserlebender Säugetiere *(Cetaceen, Phociden)* gelappt (Abb. 57). RAWITZ (1903) findet bei *Phocaena* eine starke Asymmetrie zwischen rechter und linker Nebenniere. KOLMER (1918) vergleicht die Furchenbildung der *Phocaena*-Nebenniere mit der Furchung des Cerebellum. Zur Zonierung der Rinde kommt es nicht (RAWITZ 1903, KOLMER 1918). RAWITZ behauptet sogar, Bindegewebe trenne die inneren Rindenzellen von den äußeren ab. Dieser Eindruck dürfte auf einer falschen Deutung der Schnittbilder beruhen. Die äußeren Markzellen liegen in Transversalreihen, die zentralen bilden Zellgruppen. KOLMER (1918) beschreibt zwischen Mark und Rinde stellenweise kräftigere Ansammlungen von Bindegewebe.

Grampus griseus: HUNTER (1787), PETTIT (1896).

Delphinus delphis. C. BARTHOLINUS (1611) soll zuerst die Nebenniere des *Delphins* beschrieben haben [vgl. ferner SEGER (1671), CUVIER (1805), PETTIT (1896)].

BOURNE (1949) untersuchte einen älteren *Delphin*-Feten: die unregelmäßig geformten Nebennieren, etwas kranial von den Nieren liegend, sind fest mit dem Bauchfell der dorsalen Bauchwand verbunden. Die Organe werden von einer sehr dicken, aber lockeren Bindegewebskapsel bedeckt. Rinde und Mark sind schwierig zu differenzieren. Ein ziemlich dünner peripherer, außen glomerulär strukturierter Gewebestreifen unterscheidet sich etwas im färberischen Verhalten vom Rest der Drüse; er entspricht offenbar dem Rindengewebe. Der zentrale Abschnitt des Organs enthält vermutlich Rinden- und Markanteile vermischt.

Artiodactyla. — *Giraffidae.* — *Giraffa camelopardalis:* KOLMER (1918). — *Tragulidae.* — *Tragulus javanicus:* KOLMER (1918).

Bovidae und Cervidae.

Ovis aries.

Die Nebennieren des *Schafes* sind zylindrisch-eiförmige, längliche Gebilde (NAGEL 1836, FREY 1852, PETTIT 1896e). Die Farbe der Rinde ist gelblichrot-dunkelrot, die des Markes gelblich-grau-gelblich-weißlich (NAGEL 1836, VINCENT 1898). HARLEY (1858a) behauptet, bei einem *Schaf* 4 Nebennieren gefunden zu haben; die überzähligen Nebennieren seien halb so groß wie die normalen Organe gewesen.

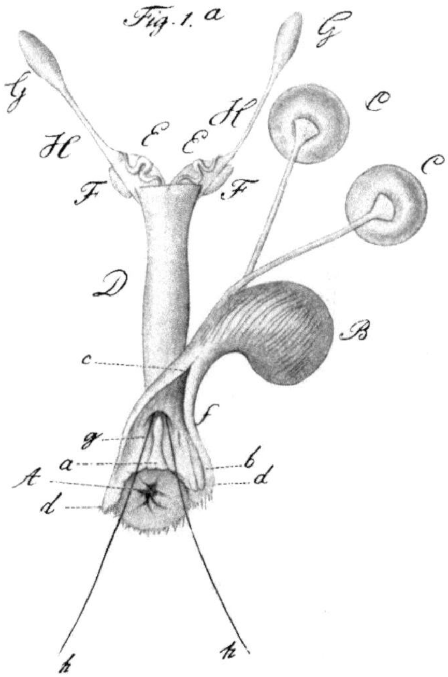

Abb. 56. Nebennieren von *Bradypus tridactylus* L. *G* Nebennieren; *C* Nieren; *B* Harnblase; *F* Ovarium; *H* Bauchfellfalten; *D* Uterus; *E* Tuben. Aus CARL ERNST VON BAER 1823.

Der Feinbau der *Schafs*-Nebenniere wurde von ELLIOTT und TUCKETT (1906), MULON (1912), KOLMER (1918) und HILL (1930) untersucht. MULON fand in der Rinde osmiophile Stoffe. Bei 1—2 Jahre alten Tieren vermißten MULON wie KOLMER Pigment in den Rindenzellen. Beim erwachsenen Tier beschrieb HILL eine besonders dicke Rinde. Eine eindeutige Reticularis war nicht nachzuweisen. Bei neugeborenen *Lämmern* sah er unter der Kapsel eine dünne Zellschicht, die sich mit Hämatoxylin kräftig anfärbte. Der Rest der Rinde bestand aus großen, nicht sehr chromophilen Zellen. Diese mehr eosinophilen Zellen hatten große, netzige Zellkerne. Die Zellen waren in Säulen angeordnet, welche ziemlich genau rechtwinklig zur Oberfläche des Organs verliefen. Weiter markwärts lagen die Zellen sehr dicht beieinander und bildeten eine Reticularis. Bei einem 24 Std alten *Lamm* war die Durchblutung der Rinde, die beim neugeborenen Tier bereits in den inneren Zonen der Rinde zu beobachten ist, über die ganze Rinde ausgedehnt. Die Hyperämie war aber besonders an der Rinden-Markgrenze deutlich. Bei einem 2 Tage alten *Lamm* hatte die Hyperämie einen solchen Grad erreicht, daß hier und da die Blutgefäßwände zerstört waren und eine Hämorrhagie ins Rindengewebe stattgefunden hatte. Die Hauptmasse der Rindenzellen war aber noch normal. Die oben erwähnte schmale periphere Zone war bei dem Prozeß überhaupt nicht beteiligt. Bei 5 Wochen alten *Lämmern* ging die Hyperämie wieder zurück. Die periphere

Zellschicht hatte ihre Breite verdoppelt. Eine Glomerulosa war aber noch nicht vorhanden. In der Tiefe der Rinde wuchsen Rindenzellen gegen das Markgewebe vor. Die Grenze von Mark und Rinde war noch nicht scharf.

Ovibos moschatus. KOHNO (1925). — *Capreolus capreolus.* CUVIER (1805). — *Cervus axis.* PERRAULT (1676). — *Rangifer tarandus.* NAGEL (1836). — *Antilope (Species?).* MECKEL (1806). — *Cervus capreolus.* KOHNO (1925).

Bos taurus.

Nach NAGEL (1836) ähnelt die Form der Nebennieren der der Nieren. FREY (1852) beschreibt einen starken Formwechsel: Nierenform, Halbmondform, sogar Hufeisenform sollen anzutreffen sein (vgl. auch WERNER 1857). BERKELBACH VAN DER SPRENKEL berichtet, daß die Nebennieren beim *Rinde* die V. cava umfassen können. Den Hilus des Organs findet WERNER (1857) am inneren Rand. Feinbauuntersuchungen bei ECKER (1846), GRANDRY (1867), STILLING (1889), SW. VINCENT (1898), MULON (1900 ff.), ELLIOTT und TUCKETT (1906), CLEGHORN (1932), BACHMANN (1941) u. a. Die äußeren Rindenzellen bilden an Stelle der Glomerulosa eine „Arcuata". VINCENT (1898) erwähnt glatte Muskelzellen im Mark.

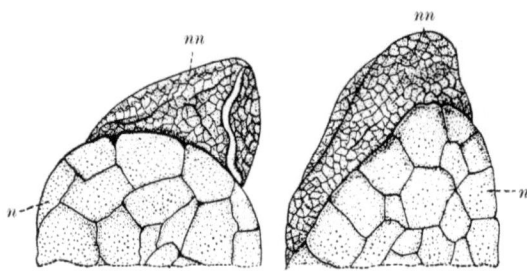

Abb. 57. Nebennieren (*nn*) und Nieren (*n*) von *Phocaena comm.* Ansicht von dorsal, natürliche Größe. Aus RAWITZ 1903.

KOLMER (1918) zweifelt an der STILLINGschen Behauptung, nur geschecktes Rindvieh besitze Pigment in den Rindenzellen. Über Bindegewebe der Rinde S. 213, über Zelldegenerationen in der Rinde S. 220, über die Blutgefäße des Markes S. 461 ff.

Capra hircus. KOLMER (1918), HILL (1930). — *Capra rupicapra.* KOHNO (1925).

Hippopotamidae. — *Hippopotamus.* KOHNO (1925).

Nebennieren eines 7 Jahre und eines 2 Jahre alten Exemplars. Die Nebennieren waren von dicken Kapseln bedeckt. Die Oberfläche zeigte einige tiefe Falten. Eine davon enthielt große Gefäße und Nerven. Die Glomerulosa war durch einen Bindegewebsstreifen von der Fasciculata getrennt. Die Fasciculata bestand aus Zellsäulen von 5—6 Zellen Dicke. Keine Markkapsel war vorhanden. Im Mark fand er zahlreiche Nerven und Plexus. Diese Plexus umgaben einzelne Zellgruppen. Ganglienzellen sah er nicht im Mark, dagegen in der Kapsel. — *Hippopotamus amphibius.* HILL (1930).

Suidae. — *Sus scrofa.*

Die Form der *Schweine*-Nebenniere wechselt stark: sie kann prismatisch-zylindrisch (NAGEL 1836) und wurstförmig-länglich gestaltet sein (vgl. auch WERNER 1857). Beide Nebennieren, von Fettgewebe umgeben, liegen am vorderen, inneren Rand der entsprechenden Niere bzw. am medialen Rand des oberen Nierenpoles. Nach HILL (1930) ist die Rinde beim neugeborenen Tier noch ziemlich gleichmäßig aufgebaut; sie besteht im wesentlichen aus großen Zellen mit bläschenförmigen Kernen und eosinophilem Cytoplasma. Zuerst scheinen die Rindenzellen wenig Lipoid zu enthalten. Erst bei 5—6 Tage alten Tieren werden die Fettfärbungen in allen Rindenzellen positiv. Auf der Hauptmasse der Rindenzellen liegt eine schmale subcapsuläre Zellschicht, welche noch nicht als Glomerulosa formiert ist. Beim 3 Wochen alten Schwein ist die periphere Zellschicht ums Doppelte verbreitet. Die Nebennieren junger Tiere besitzen wenig Marksubstanz, jedoch mehr als die junger *Primaten.* Erst bei 3 Wochen alten Tieren ist die Rinden-Markgrenze scharf. Zugleich findet sich eine gewisse Hyperämie der Nebennierenrinde. Beim erwachsenen *Schwein* besteht die Hauptmasse der Nebenniere aus Rindengewebe. Die gefaltete Mark-Rindengrenze ist jetzt sehr ausgeprägt. Das Rindengewebe besteht hauptsächlich aus großen eosinophilen Zellen mit bläschenförmigen Kernen. Die Fasciculierung reicht über den größten Teil der Rinde bis an die subcapsuläre Schicht (s. o.), welche der Glomerulosa entspricht und ihre Dicke seit der Geburt etwa vervierfacht hat. Dies Gebiet ist von den tieferen Rindenschichten nicht mehr gut abgetrennt, weil jetzt die kleineren Zellen zwischen den Zellreihen nach innen wachsen. Einige Maße gibt KOHNO (1925) an: die Kapsel findet er 80 μ dick, die Rinde 1440 μ dick (erwachsenes Tier). Die Glomerulosa der Nebenniere des erwachsenen Tieres besteht aus schmalen Zügen rundlicher Zellen. Die Durchmesser der Fasciculatazellen betragen 10:16 μ, die Zellen der Reticularis sind abgeflacht. In Marknähe werden Gruppen von Reticulariszellen von Bindegewebe eingefaßt. Pigment findet sich in der Nebennierenrinde älterer Tiere. Die oft erwähnten 2 Markzellarten konnte ich (BACHMANN 1941) beim Schwein besonders schön sehen (S. 411). Bindegewebe S. 213. Über degenerierende Elemente in der Rinde S. 220. Über Blastemproblem S. 240. Über Carbonyllipoide S. 363.

Tayassus (Dicotyles) tajacu.
MECKEL (1806) hat einen Feten des *Pekari (Sus tajassu)* untersucht.
Camelidae.
Lama: CUVIER (1805), MECKEL (1806).
Perissodactyla.
Equidae (Abb. 58).

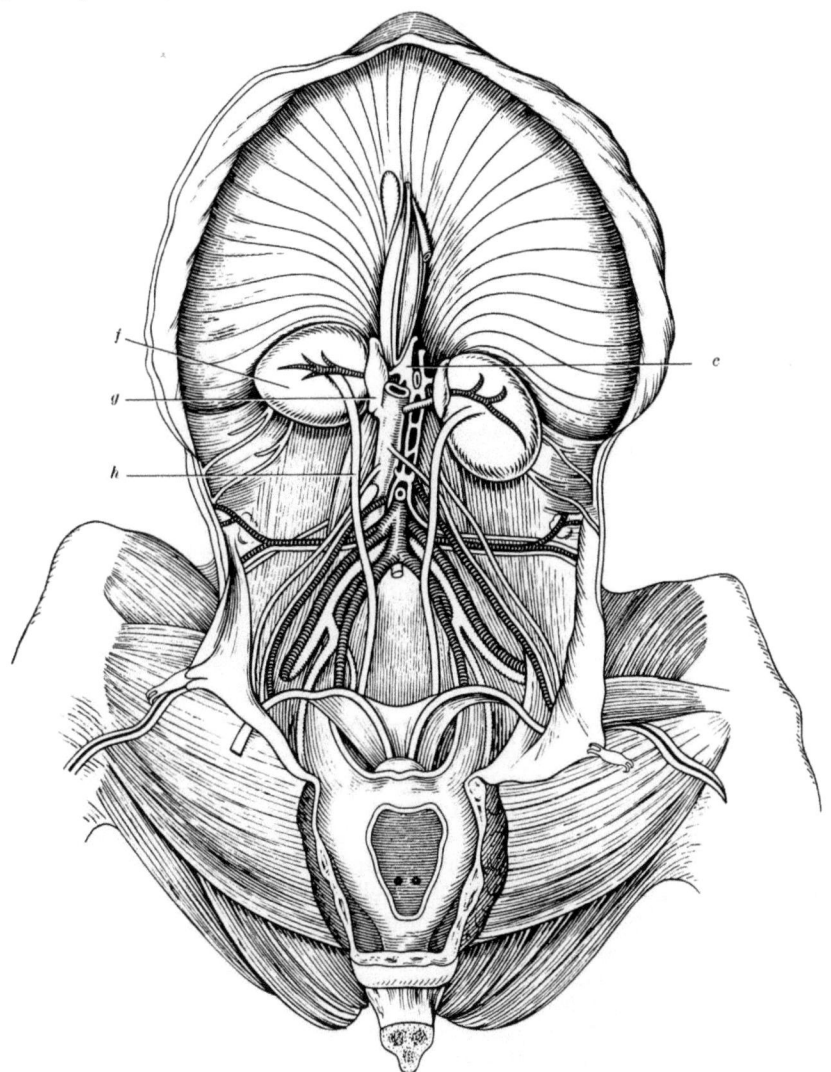

Abb. 58. Lage der Nebennieren bei *Equus cab.* *f* Rechte Niere; *g* rechte Nebenniere; *h* rechter Harnleiter; *c* Ggl. coeliacum. Nach ELLENBERGER und BAUM 1926; aus BERKELBACH VAN DER SPRENKEL 1934.

FREY (1852) findet die Nebennieren des *Pferdes* als flache, dreieckige Gebilde den Nebennieren des Menschen ziemlich ähnlich. Faltungserscheinungen fehlen (KOLMER 1918, eigene Beobachtungen). In der Kapsel können glatte Muskelfasern vorkommen (S. 156f). Ähnlich wie beim *Rind* sind die äußeren Zellen der Rinde in der Form eines nach außen konvexen U (LUNA 1921) angeordnet. KRAUSE (1876/80) verweist auf die Ähnlichkeit der Arcuata des *Pferdes* mit der des *Hundes* und schreibt: „ihre Ausläufer (d. h. der Arcuatazellen) hängen mit den Bindegewebsbalken des Stroma zusammen". Manchmal (Schnittrichtung) beobachtet man in der Arcuata kreisförmige Strukturen, deren Zentrum ein Blutgefäß einnimmt.

Irreführende Vergleiche solcher Bilder mit „Drüsenalveolen" finden sich im Schrifttum. Über das Blastemproblem s. S. 240. Die Rindenzellen des Pferdes sind im allgemeinen ziemlich klein, aber lipoidreich (Lipoid S. 324). Über degenerative Zellformen in der Rinde S. 220. Rinde und Mark sind deutlich gegeneinander abgesetzt, obwohl nicht durch Bindegewebe voneinander gesondert. Das Mark enthält zweierlei Zellen (DEWITZKY 1912, KOLMER 1918). Eine zylindrische Zellform besitzt stärker anfärbbares, sehr fein gekörntes Cytoplasma. Die zweite, unregelmäßigere Form mit meist exzentrisch gelagertem Kern zeigt helleres Cytoplasma und einige gröbere Granula. Proliferationserscheinungen und Zelldegenerationen, die PFAUNDLER (1892 beschrieben hat, fehlen im Mark. KOLMER (1918) erwähnt mit Eisenhämatoxylin stark anfärbbare, kleine verästelte Gebilde im Nebennierenmark. Die Verästelungen sollen zwischen die einzelnen Markzellen hineinreichen können. Zu diesen Gebilden gehörende Kerne hat KOLMER nicht gesehen; er vergleicht sie der Form nach mit Gliazellen oder mit Clasmatocyten. Ich habe derlei Elemente in Eisen- oder Molybdänhämatoxylinpräparaten nicht beobachtet. Im Mark finden sich markhaltige Nervenfasern, seltener isolierte Ganglienzellen. Gelegentlich stößt man auf freie glatte Muskelzellen. *Equus zebra:* HILL (1930), BOURNE (1933).

Rhinocerotidae. — *Rhinoceros unicornis:* KOLMER (1918). — *Rhinoceros (Diceros) bicornis:* KOHNO (1925). — *Proboscidae.* — *Elephantidae:* KOLMER (1918), KOHNO (1925).

Sirenia. — *Trichechidae (Manatidae).* PERRAULT (1674), MECKEL (1806), BOURNE (1949).

Rodentia. — *Sciuridae.* — *Arctomys (Marmotta) marmotta.*

PERRAULT (1674), HARDER (1686), SCHEUCHZER (1702), MECKEL (1806), BOURNE (1949). Mehrere Untersucher, darunter auch KOLMER (1918) weisen auf die Kleinheit der Nebennieren des *Murmeltieres* hin.

Spermophilus (Citellus) citellus: KOLMER (1918), ZALESKY (1934).

Cynomys socialis (ludovicianus): PETTIT (1896). Der Feinbau der Nebenniere entspricht weitgehend dem bei *Cavia* (S. 107). — *Sciuropterus (Pteromys) volans:* MECKEL (1806).

Castoridae. — *Castor fiber:* MECKEL (1806), PETTIT (1896e).

Muridae. — *Rattus rattus.*

Aus der kaum übersehbaren Reihe der Arbeiten über den Feinbau der *Ratten*-Nebenniere seien genannt die von ELLIOTT und TUCKETT (1906), WATSON (1907), DEWITZKY (1912), JACKSON (1919), VINCENT (1925), WATRIN (1927), PANKRATZ (1931), DEANESLY (1931), ZWEMER (1936), CROOKE und GILMOUR (1938), BOURNE und ZUCKERMAN (1941), DALTON, MITCHELL, JONES und PETERS (1943/44), WALAAS und WALAAS (1944), VAN DORP und DEANE (1950) u. v. a. Wir wenden uns zunächst dem meist benutzten Laboratoriumstier, der *weißen Ratte,* zu. Am Schluß folgen einige kurze Bemerkungen über Wildformen.

Nebenniere der *neugeborenen Ratte* (WALAAS und WALAAS 1944): Die ovoide Nebenniere wird von einer dünnen Bindegewebskapsel umgeben. Die Zona glomerulosa erscheint noch unscharf, ihre Zellen sind klein, rund-oval, die Zellkerne ziemlich dicht. Das Cytoplasma färbt sich (Hämatoxylin-Eosin) mit mittlerer Intensität, die Zellgrenzen sind undeutlich. Die Zellen sind sehr unregelmäßig gelagert. Von einer wirklich glomerulären Anordnung kann noch keine Rede sein. Die Fasciculata macht den größten Teil der Rinde aus, aber auch sie hat noch nicht ihre typische Anordnung erreicht. Die Zellen sind noch nicht in klar hervortretenden Reihen angeordnet, welche — wie in der ausdifferenzierten Drüse — durch Blutgefäße voneinander geschieden werden. Offenbar sind, besonders im äußeren Drittel des Organs, noch nicht so viele Gefäße vorhanden wie später. Die noch sehr eng beieinanderliegenden kugeligen oder polygonalen Zellen bilden solide Massen. Sie sind aber größer als die äußersten Rindenelemente. Ihr Cytoplasma ist nicht leicht anfärbbar, ebenso der große, runde, chromatinarme Zellkern. Die größten Zellen scheinen im äußeren Bereich der Fasciculata zu liegen; ihre Zellgrenzen sind deutlich. Das Mark ist noch nicht scharf von der Rinde abgesetzt. Im zentralen Teil der Drüse entsteht so ein sehr unregelmäßiges Bild, eine Durchmischung von Blutsinus, Rindenzellen in trabekulärer Anordnung und Markzellhaufen. Diese zentrale Zone macht etwa $1/3$ des Gesamtdurchmessers aus (Querschnittsbild). Es kann also weder von einer deutlichen Rindenzonierung, noch von deutlicher Trennung des Rinden- und Markgewebes gesprochen werden.

Man kann 2 Rindenzellarten unterscheiden. Im Vordergrund stehen die großen, hellen Elemente, wie ich sie oben in der Fasciculata geschildert habe.

Daneben kommen kleinere, polygonale Zellen vor, die sich mit Eisenhämatoxylin ziemlich dunkel und mit Säurefuchsin intensiv rot färben. Sie liegen einzeln, aber auch in kleinen Gruppen zwischen den großen hellen Zellen. Bei gruppenweisem Auftreten dieser Zellen sind Grenzen zwischen ihnen kaum auszumachen. Die starke Anfärbung ihres Cytoplasmas dürfte auf der Anwesenheit von Körnchen beruhen, die sich mit Eisenhämatoxylin schwarz, mit Säurefuchsin hellrot färben. Auch osmiophile Granula sollen in diesen Zellen vorkommen. Pigment ist zu dieser Zeit nicht nachzuweisen. Die Kerne des zweiten Zelltypus sind kleiner und intensiver färbbar als die der typischen großen Fasciculatazellen. In allen drei Zonen, soweit man davon schon sprechen kann, findet man diese kleineren Zellen verstreut. Man kann sie auch innerhalb der Bindegewebskapsel finden, so daß sogar der Eindruck entstand (WALAAS und WALAAS 1944), sie hätten sich von Stromaelementen dort differenziert. Manchmal zeigen die kleinen Elemente ausgehöhlte Konturen; man hat den Eindruck, daß die schneller wachsenden großen Rindenzellen die kleineren zusammendrücken. Im zentralen Bereich der Nebenniere dominieren die dunklen, kleinen Zellen, zusammen mit den vom Sympathicus ableitbaren Markelementen. Die Sympathophäochromocyten können in Rosettenanordnung auftreten. Die meist mittelgroßen Zellen der Rosetten besitzen einen chromatinreichen Kern und helles Cytoplasma. In kleineren Nestern zusammenliegende Sympathophäochromocyten haben ein sehr helles Cytoplasma und große ovale Kerne mit geringerem Chromatinbestand. Nester solcher Zellen kann man um diese Zeit auch noch in den peripheren Rindenschichten finden, ein Zeichen, daß die Einwanderung von Sympathophäochromoblasten noch nicht abgeschlossen ist. Nervenfasern werden im zentralen Bereich angetroffen, aber auch bei ihrem Durchtritt durch das Rindengebiet. Sie stehen vielfach in Beziehung zu Nervenzellen.

Offenbar kann man aber — bei den einzelnen Stämmen in verschiedenem Ausmaß — bereits bei neugeborenen Tieren auch weiter fortgeschrittene Differenzierungen in Rinde und Mark beobachten. So findet JACKSON (1919) bei 1 Tag alten *Ratten* schon 6—7 Zellreihen in der Glomerulosa. Das spärliche Cytoplasma enthält mehr oder weniger viele Granula und wenige feine Lipoidvacuolen. Gelegentlich laufen in der Glomerulosa Mitosen ab. Die größeren Fasciculatazellen haben mehr Cytoplasma mit eosinophilen Granulationen und Lipoidvacuolen. Gelegentlich kommen einige pyknotische Zellkerne vor. Auch das Cytoplasma der Reticulariszellen ist granuliert, enthält aber nur wenige feine Vacuolen. "Many of the cells are degenerative in appearance, with indistinct cytoplasm and karyolytic or pycnotic nuclei, sometimes fragmented (karyorrhexis)." Das Markbild ist ebenfalls noch polymorph. Im Cytoplasma der Markzellen finden sich basophile Granula. Die noch sehr schwache Phäochromie nimmt langsam in den ersten Wochen zu. Über die feineren Lipoidverhältnisse s. S. 325ff. Am 2. Lebenstag beginnt bereits eine gewisse Konsolidierung der Marksubstanz. Nach JACKSON (1919) kommt eine Absorption von Rindenzellanteilen im Mark in Betracht. Am 3. Lebenstag jedenfalls sind kaum noch solche Zellhaufen im Mark anzutreffen. Die Rinden-Markgrenze wird scharf. Bei 4 Tage alten *Ratten* unterscheiden CROOKE und GILMOUR (1938) die drei typischen Rindenzonen. Die äußere Zone ist etwa 30 μ breit und besteht aus kleinen Zellen, deren Cytoplasma sich stark mit Eosin anfärbt. Die Zellen sind in Reihen angeordnet. Die mittlere Zone ist 2—3mal dicker, auch ihre Zellen sind zu Reihen gefügt. Sie sind etwas größer als die äußersten Elemente, besitzen ein helles, schwach eosinophiles Cytoplasma mit feinen Granulationen und Vacuolen. Andere Zellen dieses Gebietes haben ein stärker eosinophiles, mehr homogenes Cytoplasma. Die schmale innere Zone um das Mark besteht aus höchstens 5 weniger dicht gelagerten Zellagen. Ihre hellen, schwach färbbaren Zellen sind vacuolisiert. Die Reihenbildung wird aufgelockert. Öfters kann man Karyorrhexis und Karyolysis sehen. Nach van Dorp und Deane (1950) soll sich die Reticularis erst gegen Ende der 2. Lebenswoche entwickeln. "At no time, however, are the staining properties of this zone different from those of the rest of the cortical cells in hematoxylin and eosin preparations." Im Gegensatz zu Crooke und Gilmour (1938) geben die Autoren an, daß selbst am Ende der 6. Lebenswoche keine deutlichen Zeichen einer Zelldegeneration im marknahen Rindengebiet zu beobachten sei. Im Mark sehen Crooke und Gilmour um diese Zeit noch intra- und extravasale Blutbildung.

2. Lebenswoche. Die Marksubstanz hellt sich insgesamt etwas auf. Die Rinden-Markgrenze ist deutlich. Die unmittelbar an ihr gelegenen Reticulariszellen sind oft recht flach, atrophisch, vermutlich infolge der Ausdehnung der Marksubstanz. Das Mark ist jetzt eine einheitliche Masse, die aber noch den Hilus erreichen kann. Auch das Stroma des Markes wird deutlicher. In einigen Markzellen kommt es zu Kernpyknosen. Gelegentlich aufzufindende hantelförmige Kerne sprechen vielleicht für Amitosen. Die Chromaffinreaktion wird deutlicher, ist aber im allgemeinen noch schwach. Im Mark kann man einige große sympathische Ganglienzellen deutlich erkennen. Am 17. Lebenstag erscheinen die Markzellen nach Müller-Fixation bereits deutlich hellbraun. Das Blut in den Markgefäßen färbt sich rötlichbraun („probably from absorbed epinephrin", Jackson 1919).

3. Lebenswoche. Die Glomerulosa besteht jetzt aus 6—12 Zellagen mit unscharfen Zellgrenzen. Ihre Zellen besitzen wenig Cytoplasma mit feinen eosinophilen Granulationen und zahlreichen Lipoidvacuolen. Die Kerne sind oft hyperchromatisch, einige geradezu pyknotisch. Die tiefsten Zellen der Glomerulosa bilden die bekannte lipoidfreie Zone. Mitchell (1948) nennt sie „Kompressionszone"; nach Engström (1936), wie Mitchell (1948) ist sie stets frei von Mitosen. Die breite Fasciculata besteht jetzt aus typischen Zellsäulen (meist nur eine Zelle breit). Die Zellgrenzen sind deutlich. Die gegen die Kapsel gerichtete Zellgrenze ist konkav, die gegen das Mark gerichtete konvex (Pfaundler 1892, Mitchell 1948, so auch bei *Cavia* nach Hoerr 1936). Die Zellen besitzen mehr Cytoplasma als die Glomerulosaelemente. Im Cytoplasma finden sich wieder eosinophile Granula und Lipoidvacuolen. Vielfach nimmt der Lipoidgehalt der äußeren Fasciculatazellen beträchtlich zu. Gelegentlich finden sich atrophische Zellen in verschiedenen Stadien der Degeneration. Die Zona reticularis ist schmal; an der Rinden-Markgrenze liegen einige ganz flache Zellen. Auch in diesem Bereich kommt es hier und da zu Zelldegenerationen. Die Markzellen besitzen viel, teilweise vacuolisiertes Cytoplasma mit hellvioletten feinen Granulationen.

8. Lebenswoche. Im großen und ganzen entspricht das Bild dem der 3. Lebenswoche. Die innere Zone macht einen mehr atrophischen Eindruck. Gelegentlich kann man hier jetzt auch auf pigmenthaltige Zellen treffen (Lipochrom?). Der Kern solcher Zellen kann zentral liegen, manchmal aber auch abgeflacht an einer Zellseite.

10. Lebenswoche. Nunmehr ist die histologische Reife erreicht. Die Glomerulosa besteht aus 6—12 Zellagen mit reichem Lipoidgehalt. Dann folgt die schmale sudanophobe Zone. In der Fasciculata hat das Lipoid weiter zugenommen; das gilt besonders für die peripheren Abteilungen (Zona spongiosa). In Zellen mit weniger Lipoid sind die eosinophilen Granula nachzuweisen (Mitchell 1948), mitunter auch basophile Körperchen (Corps sidérophiles?, Mitochondrien?). In der Fasciculata trifft man nur selten auf degenerierende Zellen. In der Zona

reticularis hat die Zahl der mit Pigment (Lipochrom) beladenen Zellen zugenommen. Im Mark ist die Phäochromie jetzt deutlich. Auch die Zellkerne geben eine Chromreaktion. Das Mark ist von der Rinde unscharf abgesetzt. Die Markzellen besitzen ein basophiles Cytoplasma. Das Mark kann sich an der Austrittsstelle der Zentralvene bis an die Oberfläche des Organs schieben. Es soll sogar zwischen Kapsel und Mark manchmal zur Verbindung durch Fibroblastenzüge kommen können.

Ausgewachsene Ratte. Die Nebennieren besitzen eine auffallend dünne Bindegewebskapsel. Bei den Weibchen scheint die Rinde im allgemeinen etwas breiter zu sein als bei den Männchen. Die Zonierung ist meist gut zu erkennen. Schon in einem frischen Gefrierschnitt kann man bei schwacher Vergrößerung im durchfallenden Licht die Zonierung feststellen. Die Glomerulosa läßt sich dabei durch die subglomeruläre sudanophobe Zone abgrenzen. Sie erscheint dunkler als die Fasciculata (YOFFEY und BAXTER 1947a). Der reichliche Lipoidgehalt der Fasciculata ist offenbar ein Charakteristikum der Nebennierenrinde aller Rattenarten. Die Reticularis ist nach KOLMER (1918) weniger auffallend und weniger fettreich. In der Rinde kommen nach BOURNE (1949) Zellen vor, welche dem γ-Typ beim *Opossum* entsprechen (S. 94). In den Zellkernen ist das Chromatin an einigen Punkten verdichtet zu sog. „Karyosomata", die eine starke Phosphatasereaktion geben sollen (BOURNE 1942). Das Mark be-

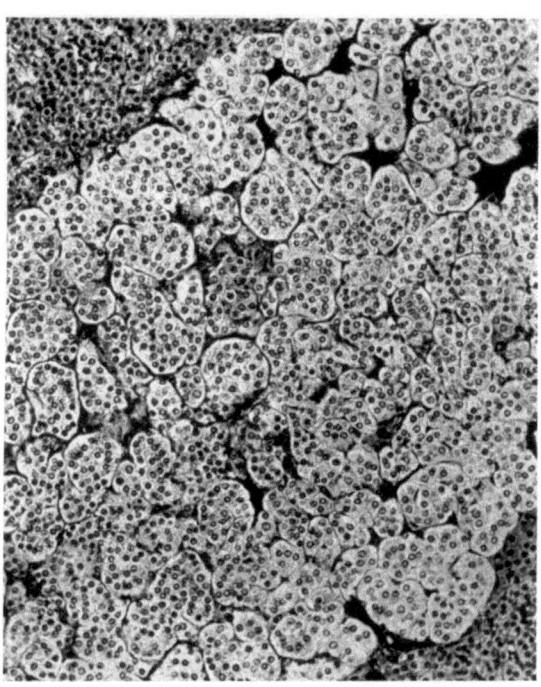

Abb. 59. Gruppierung der Zellen im Nebennierenmark von *Mus rattus* (Azanfärbung nach HEIDENHAIN, etwa 150fach vergrößert). Aus HILLARP 1946.

steht aus runden oder kubischen Zellen, die durch Bindegewebszüge zu kleinen rundlich-ovoiden Gruppen zusammengefaßt werden (Abb. 59). Ganglienzellen und auch markhaltige Nerven können im Mark gefunden werden. Gelegentlich kann man Mitosen in den Markzellen antreffen (seltener in Rindenzellen).

BOURNE (1949) fand bei der *Wanderratte* eine gute Zonierung, im übrigen ähnliche Verhältnisse wie bei den Albinostämmen. Bei anderen Arten *(R. exulans, R. lutreola, R. montraineus, R. mordax, R. murrayi, R. assimilis, R. rattus, R. manicatus)* bestehen im allgemeinen die gleichen anatomischen und histologischen Verhältnisse wie oben geschildert. Bei *R. lutreola* und *R. montraineus* fand BOURNE eine breitere Reticularis; es handelte sich in beiden Fällen um trächtige Weibchen. Bei *R. assimilis* war das Mark scharf von der Rinde durch einen Bindegewebsstreifen getrennt, von welchem Züge ins Mark gingen und dort einzelne Zellgruppen umhüllten. Anderseits zogen Bindegewebsbündel durch die Reticularis bis in die Fasciculata.

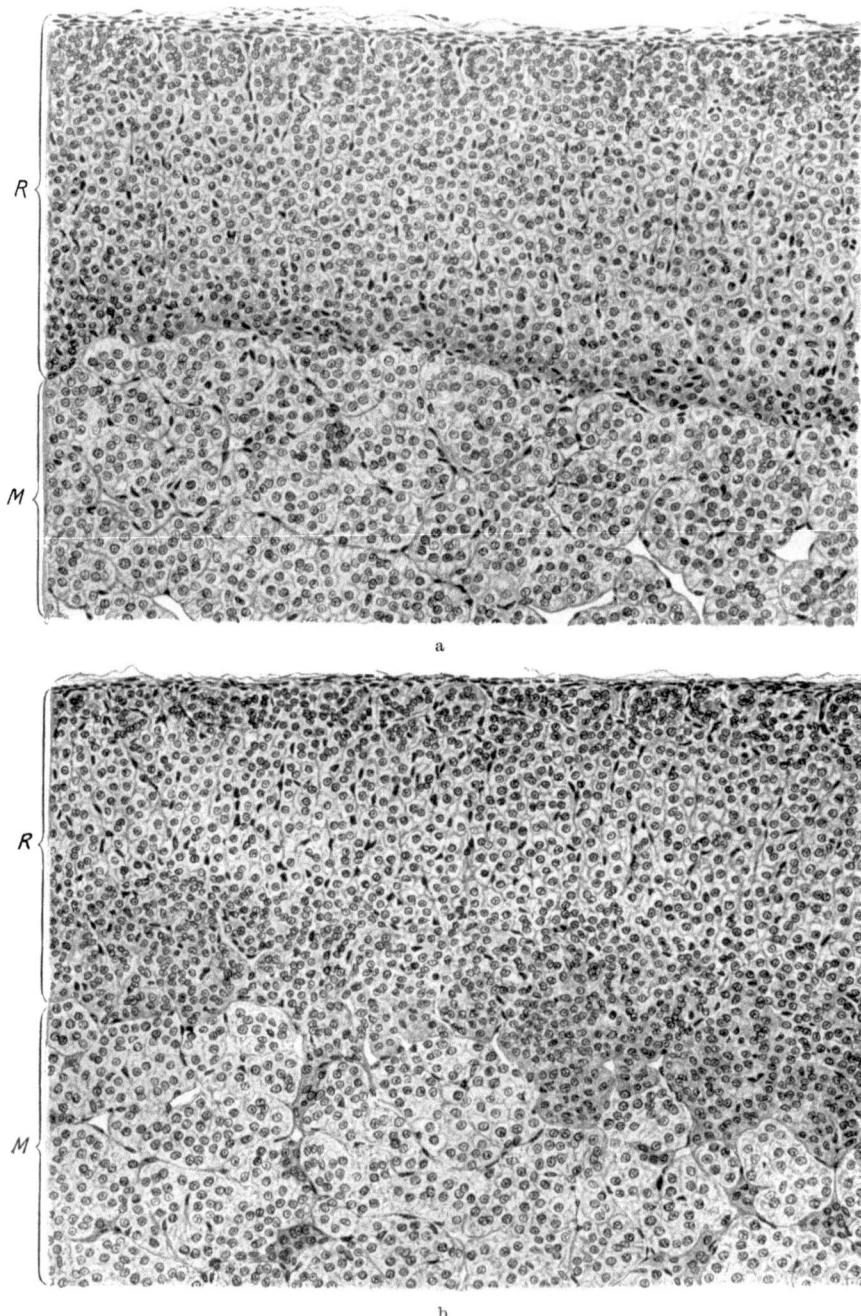

Abb. 60a u. b. Rinden-Markgrenze in der Nebenniere der *Maus*. a Schnitt durch die Nebenniere eines 9,6 g schweren Männchens. Rinden-Markgrenze bereits scharf. b Schnitt durch die Nebenniere eines 9,1 g schweren Weibchens. Infolge des Vorhandenseins einer breiten X-Zone (vgl. Abb. 219, S. 525) ist die Rinden-Markgrenze noch unscharf. Aus HETT 1928.

Weitere Einzelheiten. Entwicklung S. 120, GOLGI-Apparat S. 194, Corps sidérophiles S. 198ff., Bindegewebe S. 213, Zelldegenerationen in der Rinde S. 221,

Zellteilungen in der Rinde S. 224—226, Blastem S. 240—242, Regeneration, Transplantation usw. S. 254, Transformationsfelder S. 260f., akzessorisches Rindengewebe S. 274, Lipoid S. 325ff, Pigment S. 367, X-Zone S. 709ff.

Australische Mäuse.
Pseudomys forresti und *Ps. waitei:* BOURNE (1949).

Mus musculus. Die dreieckig-rundlichen Nebennieren der *Maus* sind 3—4 mm lang, 2—5 mm breit (oben 2 mm, unten 4—5 mm) und etwa 1 mm dick (MECKEL 1806). Sie erscheinen weißlich und liegen über dem kranialen Ende der 10—11 mm langen Nieren. Die Organe haben, abgesehen von einem gelegentlich Kontakt auf der rechten Seite, keine engen Beziehungen zur V. cava.

Den Feinbau der Nebennierenrinde der *Maus* beschreiben ausführlich KOLMER (1918), HOWARD-MILLER (1927), DEANESLY (1928), WHITEHEAD (1933), WARING (1935), JONES (1948b, 1951). Die Rinde, von einer Bindegewebskapsel bedeckt, besteht bei 22—25 Tage alten weiblichen Tieren aus einer Glomerulosa, Fasciculata und der sog. X-Zone (Abb. 60, X-Zone S. 709ff.). Die Zona glomerulosa besitzt nicht typische glomeruläre Zellaggregate, vielmehr liegen die unregelmäßig geformten cytoplasmaarmen Zellen in wenig charakteristischen Gruppen zusammen. Nach KOLMER (1918) ist die Glomerulosa aus großen Zellen mit chromatinarmen Kernen zusammengesetzt, deren Cytoplasma bereits ziemlich viel Lipoidvacuolen enthält. Die Glomerulosa geht langsam in die Zona fasciculata über. Die Fasciculatazellen sind als radiäre Reihen aufgebaut. Ihre Zellen sind regelmäßig, fast rechteckig geformt. Die Zellkerne dürften etwas kleiner als die der Glomerulosazellen sein, dafür nimmt die Cytoplasmamenge zu. Bei älteren *Mäusen* werden die Zellen im inneren Bezirk der Fasciculata etwas kleiner; sie entsprechen mehr kubischen Elementen und weisen ein mehr eosinophiles Cytoplasma auf. Bei jungen Tieren folgt auf die Fasciculata die sog. X-Zone (S. 709ff.), bei älteren männlichen Tieren eine schmale Reticularis mit höchstens 2—3 Rindenzellreihen. (Über die Zona reticularis bei *Mäuse*-Weibchen S. 720.) TONUTTI (1945) verzichtet auf die Bezeichnung „Reticularis" in der Nebennierenrinde der *Maus* gänzlich und spricht nur noch von einer inneren Rindenschicht. In dieser Schicht findet man öfters Zeichen der Zelldegeneration; manche Zellkerne sind pyknotisch. Im Cytoplasma liegen Gebilde, die sich mit Eisenhämatoxylin sehr stark anfärben können. Auch in den Bindegewebsmaschen der Region finden sich Zelltrümmer. In manchen Fällen beobachtet KOLMER (1918) eine Art Markkapsel; hierzu sei bemerkt, daß bei dem Abbau der X-Zone eine Bindegewebsverdichtung an der Rinden-Markgrenze entstehen kann. Degenerierende Elemente dieser Zone sollen zu größeren Komplexen zusammenfließen können (KOLMER, s. dazu HETT, Hunger-*Mäuse* S. 522f.) Völlig unklar ist die Bedeutung sog. Mikrocyten, besonders kleiner Zellen in der Zona reticularis bei allen Altersstufen, die sich oft gerade in Teilung befinden. Die Markzellen sind unregelmäßig polyedrisch. In den Kernen der Markzellen sind 1—2 Nucleolen enthalten. BESSHO (1925) untersuchte die weitere Ausgestaltung des Markes bei *Mäusen* von der Geburt an bis zum 50. Lebenstag.

Bis zum 15. Lebenstag nehmen die Markzellen an Menge zu und hypertrophieren. Auch die Menge des interstitiellen Bindegewebes steigt. Beim Männchen sind am 14. Lebenstag, beim Weibchen am 17. alle Markzellen strang- und ballenförmig geordnet. Erst dann kommt es auch zur Ausbildung einer Art Markkapsel (schon ?). Elastische Fasern sollen im Mark zuerst am 15. Lebenstag sichtbar werden.

Weitere Angaben über die Nebennieren der *Maus* finden sich unter Entwicklung S. 118, 130, Bindegewebe usw. S. 226f., Lipoid S. 330ff., Carbonyllipoid S. 364, Phäochromie S. 431, ferner zahlreiche Angaben im experimentellen Teil.

Die modernen experimentellen Arbeiten über *Ratten-* und *Mäuse*-Nebennieren enthalten mit Recht Angaben über den speziellen Tierstamm. Es seien aus der Fülle interessanter Beobachtungen über stammesspezifische anatomische und physiologische Zusammenhänge zwei kurze Beispiele gegeben.

Untersucht man 40—42 Tage alte *Mäuse* vom C 57-Stamm bzw. vom F-Stamm, dann haben (bei Berücksichtigung der Zahlenwerte von noch weiteren Stämmen) die ersten die höchsten, die zweiten die niedrigsten Leukocytenwerte je Einheit. Den Tieren mit den niedrigsten Leukocytenwerten (F-Stamm) ist das höchste relative Nebennierengewicht (relativ zum Körpergewicht) eigen (STEIN und CHENG 1948), den mit den höchsten Leukocytenwerten (C 57) das niedrigste.

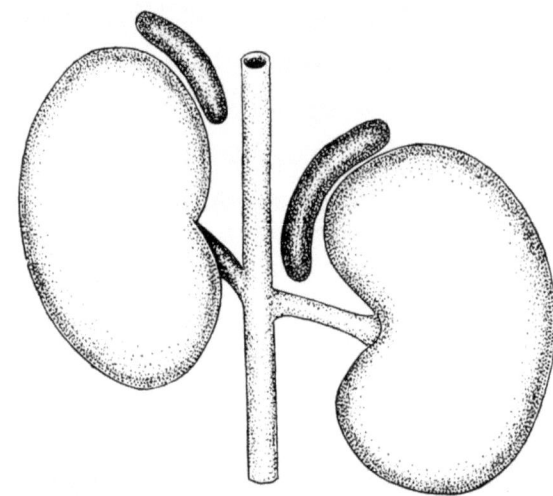

Abb. 61. Nebennieren bei *Erethizon dorsatum dorsatum (kanadisches Stachelschwein)*. Aus HARTMAN und BROWNELL 1949.

Untersuchungen der Leukocytenwerte und andererseits des Verhältnisses Nebennierenrinde: Gesamtorgan, wie Nebennierenrinde : Körpergewicht ergeben bei den Stämmen C 57 und C 3 H eine ähnliche umgekehrte Proportion. Schließlich findet sich die umgekehrte Proportion auch beim Vergleich von Lymphocytenwerten und Gewicht der Nebennieren an den zwei genannten Stämmen. Aus den auf S. 688 ff. geschilderten Beziehungen zwischen Nebennierenrinde und Blutbild heraus lassen sich diese eigentümlichen Besonderheiten der einzelnen Stämme verstehen. Weiter seien die Untersuchungen von JONES (1948) an zwei normalen Stämmen und dem Krebsstamm R III (von DOBROVOLSKAI-ZAVADSKAI) genannt, die eine verschieden starke Pigmentablagerung in den inneren Rindenschichten der einzelnen Stämme ergaben.

BOURNE (1949) hat neben *Albinomäusen* auch *graue Hausmäuse* untersucht. Die Nebennieren sitzen wie kleine Kappen auf dem oberen Nierenpol, rechts und links fast spiegelbildlich-symmetrisch und gleich groß. Auch hier liegt unter der dünnen Kapsel eine gut zonierte Rinde mit einer sehr schmalen Reticularis. Das Mark nimmt $1/3$—$1/2$ des Gesamtdrüsenvolumens ein. Das Cytoplasma der Markzellen ist stärker anfärbbar. Zwischen Rinde und Mark findet man bei älteren, erwachsenen, geschlechtsreifen Tieren eine Bindegewebszone.

M. fuscipes: BOURNE (1949). — *M. amphibius:* MECKEL (1806). — *Conilurus penicillatus:* BOURNE (1949). — *Mus sylvaticus:* MECKEL (1806). — *Spalax (Mus) typhlus:* MECKEL (1806).

Kaninchen- oder Jerboa-Ratten: BOURNE (1949) beschreibt die Nebennieren von *Leporillus conditor, L. jonesi, Mesembriomus macrurus.*

Känguruh-Mäuse: BOURNE (1949) beschreibt die Nebennieren von *Notomys (Ascopharynx) cervinus, N, mitchelli.*

Mosaikschwanzratten: BOURNE (1949) beschreibt die Nebennieren von *Uromys validis, U. sapientis, Melomys cervinipes, M. banfieldi.*

Wasserratten: BOURNE (1949) beschreibt die Nebennieren von *Hydromys caurinus* und *H. leucogaster.*

Cricetidae. — *Cricetus frumentarius:*

Nach KOLMER (1918) sind die Nebennieren relativ klein. Die Zonierung der Rinde ist nicht sehr deutlich. Im mittleren Rindenbereich liegen die größten Zellen. Die Markzellen werden durch Bindegewebe zu Gruppen zusammengefaßt. Im Mark lassen sich 2 Zelltypen unterscheiden, welche geradezu schachbrettartig abwechseln sollen, wohl verschiedene Funktionsstadien einer Markzelle. In den Markzellen kommen gelegentlich Mitosen vor.

Cricetus auratus. Lipoidverhältnisse s. S. 332, Carbonyllipoide S. 364.

Hystricidae. — *Hystrix:* MECKEL (1806), HOLMER (1918), s. a. Abb. 61.

Hydrochoeridae. — *Hydrochoerus capybara:* KOLMER (1918).

Cavidae. Die linke Nebenniere stellt einen prismatischen Körper mit abgestumpftem Pol, die rechte ein mehr rundliches Gebilde dar (PETTIT 1896). Das untere Drittel des Organs ist durch eine Querfurche etwas vom oberen Drüsenteil abgesetzt (MECKEL 1806), wenn auch nach meinen Beobachtungen nicht konstant. Aus einer derartigen Furche, die man als hilusartigen Bezirk ansehen kann, tritt die Zentralvene zur V. cava hervor.

LANGLOIS (1898) gibt für *Meerschweinchen* von 400—600 g Körpergewicht ein Nebennierengewicht von 200—300 mg an, ELLIOTT und TUCKETT (1906) fanden bei einem 500 g-Tier ein Gewicht von 508 mg. Nach ihrer Ansicht ist die besondere Größe der *Meerschweinchen*-Nebenniere, die schon CUVIER (1805) und MECKEL (1806) hervorheben, in erster Linie der außerordentlich breiten Rinde zuzuschreiben. Bei einem 3 Wochen alten Tier fanden sie ein (Gewicht) Mark: Rindenverhältnis von 1:6,8, bei einem erwachsenen Tier von 1:81. Nach dem 1. Lebensmonat nimmt das Gewicht des Markes bei *Cavia* fast nicht mehr zu.

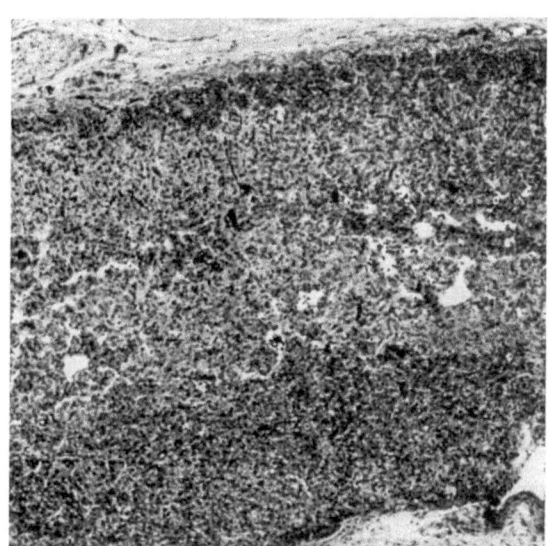

Abb. 62. Schnitt durch die Nebenniere des *Meerschweinchens*. Übersichtsbild: Der hellere Markstreifen hebt sich deutlich von der dreigeteilten Rinde ab. Im Mark und in der Zona reticularis liegen größere Sinusoide (Fixierung Susa, Eisenhämatoxylinfärbung nach HEIDENHAIN, Vergr. 65fach).

Die Histologie der *Meerschweinchen*-Nebenniere behandeln ausführlicher FUHRMANN (1904), PENNACHIETTI (1929, 1932), GUIEYSSE (1901), MULON (1900ff., zahlreiche Arbeiten). KOLMER (1918) weist auf die große Menge der Corps sidérophiles (s. u.) in den Rindenzellen hin; nach ihm findet sich in den inneren Rindenschichten auch eine Menge degenerativer Elemente.

Mit WHITEHEAD (1938) möchte ich auf Grund meiner Untersuchungen (BACHMANN 1939a) eine Dreiteilung der Nebennierenrinde der erwachsenen Tiere vornehmen (Abb. 62). Unter einer relativ dicken Kapsel findet sich eine bei schwacher Vergrößerung meist dunkler imponierende Zone, die Glomerulosa. Zwischen Kapsel und Glomerulosa liegt so oft ein subcapsuläres Übergangsgebiet, daß der Nachweis des von mir als Blastem bezeichneten Streifens meist nicht schwer fällt (S. 242). Es folgen die lipoidreiche Fasciculata und die schmälere, fettärmere Reticularis (= juxtamedulläre Zone nach WHITEHEAD 1938). Die Zellen der Zona fasciculata sind ziemlich regelmäßige Gebilde; nach HOERR (1931) ist die gegen die Kapsel gerichtete Zellgrenze konkav, die gegen das Mark gerichtete konvex. Bei jungen Tieren spielt die Reticularis noch keine große Rolle. Sie erreicht jedoch bei älteren Tieren, besonders bei alten Böcken und bei trächtigen Weibchen eine beträchtliche Breite. Offenbar ist diese merkwürdige Zone sogar als Markanteil angesprochen worden (BERNARD und BIGART 1902b, ELLIOTT und TUCKETT 1906, BLOCH 1921, PENNACHIETTI 1929).

Indessen bedarf gerade die Zona reticularis von *Cavia* einer genaueren Definition. Schon GUIEYSSE (1901) war mit der Anwendung der ARNOLDschen Rindeneinteilung bei *Cavia* in Schwierigkeit geraten (S. 163). Er versuchte, die Zona fasciculata in eine lipoidreiche Zona spongiosa (s. a. S. 166) und eine lipoidarme Zona fasciculata (propria, scl. s. str.) zu unterteilen, wobei die erste sich an die Zona glomerulosa anschließt, die zweite in eine (nach der Zellanordnung allein beurteilt!) nicht allzu breite Zona reticularis übergeht.

MULON (1905b, c) versucht eine Zweiteilung des Cortex vornehmlich nach cytologischen Gesichtspunkten vorzunehmen. Das schon bei Betrachtung eines Rindendurchschnittes mit bloßem Auge außen wahrnehmbare hellgelbe Gebiet nennt er „couche graisseuse". Es würde der Zona glomerulosa und der Zona spongiosa von GUIEYSSE (1901) entsprechen. Zwischen der beschriebenen Rindenaußenzone und dem Mark findet MULON eine dunkelbraune Zone, die beim *Männchen* immer deutlicher als beim *Weibchen* sein soll. Seiner Ansicht nach nimmt dies Gebiet bei erwachsenen Tieren den Hauptanteil der Rinde ein. Im mikroskopischen Bild würde es der inneren Abteilung der Zona fasciculata und der eigentlichen Zona reticularis entsprechen. MULON bezeichnet dies Gebiet als „couche pigmentée"; er weist ebenfalls darauf hin, daß es gelegentlich irrtümlich dem Mark zugeordnet wurde.

ZALESKY (1936) hat am Schema von GUIEYSSE wie MULON Kritik geübt. Nach seiner Ansicht genügen die alten Namen von ARNOLD durchaus. Der gewöhnlichen Zona fasciculata entspreche allein die Zona spongiosa. Was nach innen davon folgt (GUIEYSSE: Fasciculata propria, MULON: couche pigmentée), bestehe aus Zellen der Zona reticularis bzw. „transitional cells" zwischen Zona fasciculata und Zona reticularis, obgleich eine fasciculäre Anordnung dieser Zellen zweifellos noch vorhanden sei. Im übrigen existieren zwischen den einzelnen Zonen keine scharfen Grenzen. Je weiter zentripetal wir untersuchen, um so mehr verschwinden die Lipoideinschlüsse. Es entsteht so "a most remarkable picture of *progressive transformation*." HOERR (1936) spricht im Gegensatz zu ZALESKY (1936) von einer scharfen Grenze, bedingt durch Färbungsdifferenzen, zwischen Zona glomerulosa und fasciculata. Es ist unklar, wieweit ZALESKYs und HOERRs Rindeneinteilung übereinstimmen. Nach dem Lipoidgehalt (S. 332ff.) teilt HOERR die Fasciculata in einen äußeren, mittleren und inneren Abschnitt ein; der äußere dürfte der Spongiosa entsprechen.

Das Mark enthält recht weite Venenräume. — Über die Veränderungen der Nebenniere des *Meerschweinchens* in der Gravidität s. S. 732ff. Weitere Angaben speziell über Zona glomerulosa S. 171, GOLGI-Apparat S. 194, Mitochondrien S. 195, Corps sidérophiles S. 198 ff., Bindegewebe S. 213, Regeneration, Transplantation usw. S. 227, Lipoid S. 332, Carbonyllipoide S. 364, Pigment S. 368, Eisen S. 376, Ascorbinsäure (die das Tier nicht synthetisieren kann, BOURNE 1949) S. 390.

Coelogenys paca: CUVIER (1805), MECKEL (1806), FREY (1852), PETTIT (1896e), GLEY und ALMEIDA (1923), CELESTINO DA COSTA (1926). — *Dasyprocta*: GLEY und ALMEIDA (1923). — *Gamba*: GLEY und ALMEIDA (1923). — *Capromyidae*: *Myopotamus (Myocastor) coypu*: KOLMER (1918). — *Fiber (Ondrata) zibethicus*: KOHNO (1925). — *Myoxidae (Muscardinidae): Mus (Muscardinus) avellanarius*: KOHNO (1925). — *Myoxus glis*: NAGEL (1836).

Lagomorpha. — *Leporidae*. — *Lepus (Oryctolagus) cuniculus*:

Die rundlichen Nebennieren des *Kaninchens* (NAGEL 1836) erscheinen von beiden Seiten etwas zusammengedrückt. Sie stehen mit der V. cava in Kontakt (PETTIT 1896). Ihre Oberfläche ist glatt. Auf dem Durchschnitt sieht die Rinde weißgelblich aus, das Mark mehr rot. MITSUKURI (1882) fand die Nebennieren oft in beträchtliche Fettmengen eingebettet, in einiger Entfernung vor den Nieren gelegen. Offenbar hat er auch zum erstenmal (später VINCENT 1898) die wichtige Beobachtung gemacht, daß die Marksubstanz am caudalen Ende der Nebenniere dieses Tieres die Oberfläche in breiter Ausdehnung erreicht, daß die Markmassen des rechten und linken Organs lang nach caudal und medial ausgezogen sind und sich in der Medianebene vor der Aorta treffen können (s. Abb. 264 u. 265, S. 764 u. 765). Infolgedessen entsteht eine eigentümliche Ähnlichkeit mit dem Aufbau der Hypophyse, auf die vor allem WATZKA (1931) hinweist (s. dazu

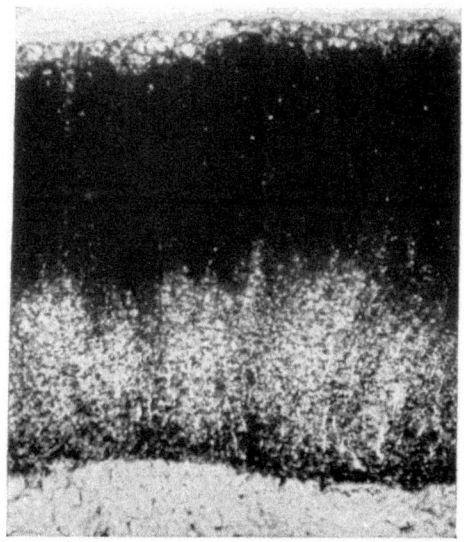
Abb. 63. Verteilung der Sudanophilie in der Nebennierenrinde der *Katze*. Glomerulosa lipoidarm, äußere Hälfte der Fasciculata lipoidreich, innere Hälfte der Fasciculata lipoidarm, Reticularis besonders unmittelbar an der Rinden-Markgrenze stark sudanophil (Fixierung in 10%igem Formol, Gefrierschnitt 10 μ, Sudanschwarzfärbung, 30fach vergrößert).

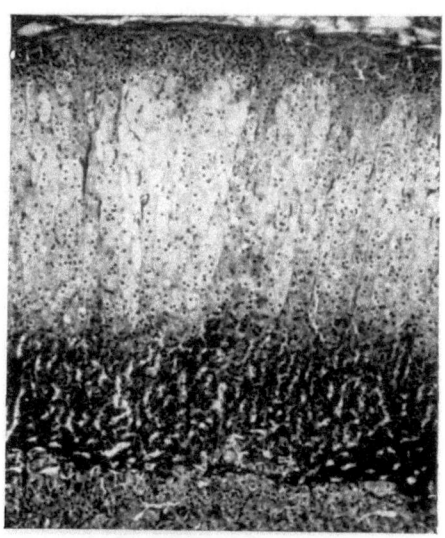
Abb. 64. Starke „Siderophilie" der inneren Fasciculatahälfte und Zona reticularis, schwächere „Siderophilie" der Zona glomerulosa, mithin aller lipoidärmeren Gebiete der Nebennierenrinde einer *Katze* (Fixierung in ZENKERscher Lösung, Paraffinschnitt, Eisenhämatoxylinfärbung, 65fach vergrößert). Vgl. auch mit Abb. 63.

auch S. 762ff.). Die Rindensubtanz ist deutlich zoniert. Die Glomerulosa kann wenig deutlich sein. Nach VINCENT (1898) erreicht die Fasciculata an vielen Stellen die Oberfläche des Organs. Wie bei allen *Nagetieren* enthalten die Rindenzellen der *Kaninchen*-Nebenniere ebenfalls viele Lipoide (KRAUSE 1884, KOLMER 1918). ROAF (1935) teilt die Rinde des *Kaninchens* in 4 Zonen ein: a) eine schmale periphere Zone, deren Zellen bogenförmig gelagert sind (Glomerulosa bzw. Arcuata), b) eine breitere Zone, in welcher die Zellen in radiären Säulen gelagert sind (Fasciculata), c) eine Zone wechselnder Breite mit unregelmäßig gelagerten Zellen (Reticularis), d) eine wechselnde Menge dunkel anfärbbarer Zellen mit kaum erkennbaren Zellgrenzen. 3—4 solche Zellen bilden eine kleine Gruppe, sowohl um das Markgewebe, wie zum Teil sogar innerhalb des Markgewebes (ROAFs „inter-locking zone"). FREY (1852) erwähnt kleine Fettgewebskomplexe im Mark. ELLIOTT und TUCKETT (1906) gaben das Mark:Rinden (Volumen-)Verhältnis mit 1:9 bei weiblichen und 1:20 bei männlichen Tieren an. KOJIMA (1929) verneint, daß die Nebennieren des Weibchens schwerer als die des Männchens sind.

Bindegewebe S. 213, Zelldegenerationen S. 221, Regeneration S. 228, akzessorisches Rindengewebe S. 275, Lipoid S. 336.

Carnivora. — Felidae. — Felis cattus (domesticus).

Ähnlich wie beim *Hund* (S. 111) zieht über die Vorderfläche der Nebennieren jederseits eine ziemlich große Lumbalvene, die links in die Nierenvene, rechts in die V. cava mündet. WERNER (1857) findet dort, wo die Lumbalvene die Vorderfläche berührt, einen regelrechten Sulcus. Die rechte Nebenniere hat Beziehungen zur V. cava, die linke zur Aorta (GRANDRY 1867). Das periadrenale Bindegewebe enthält *arteriovenöse Anastomosen* (BENNETT 1940a). KOLMER (1918) gibt an, die Glomerulosa der *Katze* sei lipoidreich, die Fasciculata lipoidarm. Man kann aber mit den gewöhnlichen Fettfärbungen immer das Gegenteil beweisen (vgl. HILL 1930). Abb. 63 zeigt einen Schnitt durch die Nebenniere der *Katze* nach Sudanschwarzfärbung. Die Glomerulosa ist fast frei von Lipoiden, die äußere Hälfte der Fasciculata enthält außerordentlich viel Lipoid, ihre innere Hälfte ist fast frei, die unmittelbar am Mark gelegenen Zellen enthalten wieder etwas mehr Lipoide. Es liegt also eine Verteilung vor, wie wir sie z. B. auch beim *Meerschweinchen* finden können (s. ferner S. 337). Umgekehrt kann man nach einer Eisenhämatoxylinfärbung (Abbildung 64) gerade in der inneren Hälfte der Fasciculata eine kräftige Anfärbung des Cytoplasmas bekommen. Schon KOLMER (1918) weist auf den Reichtum dieses Gebiets an „siderophilen" Stoffen hin. Auch die im Lipoidpräparat hellen Glomerulosazellen nehmen das Eisenhämatoxylin recht kräftig an. Die Reticularis ist nach HILL (1937) unbedeutend.

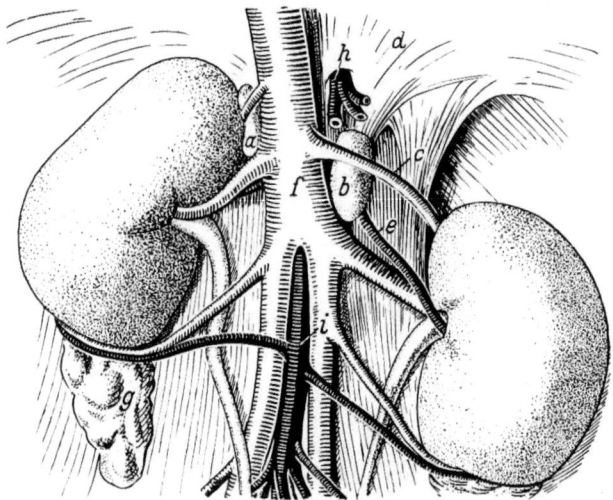

Abb. 65. Ventralansicht der Nieren- und Nebennierengegend bei *Canis familiaris*. *a* Rechte Nebenniere; *b* linke Nebenniere; *c* Vena phrenicoabdominalis sin.; *d* linke Zwerchfellkuppel; *e* Arteria renalis sin.; *f* Vena cava caud.; *g* Ovarium dextrum; *h* Arteria mesenterica cran.; *i* Aorta. Aus BAKER 1937.

Veränderungen des histologischen und histochemischen Bildes der Rinde können zum Alter und zum funktionellen Zustand der Sexualorgane in Beziehung gebracht werden (BENNETT 1939, 1940b, 1941b). Am ehesten zeigt die Nebennierenrinde des *Katers* noch eine gewisse Gleichmäßigkeit der Struktur. Die Rindeneinteilung entspricht dem von mir oben gegebenen Befund. Eine erste äußerste schmale Zellschicht ist arm an Lipoid; zu dieser Schicht rechnet BENNETT die Glomerulosa und einige äußerste Zellen der Fasciculata als „präsekretorische Zone". Dann folgt die lipoidreiche äußere Hälfte der Fasciculata, etwa der Zona „spongiosa" von GUIEYSSE entsprechend, die BENNETT als die eigentliche „sekretorische" Zone betrachtet. Die innere Hälfte der Fasciculata aus lipoidarmen Zellen nennt er „postsekretorische Zone". Die vierte schmale, juxtamedulläre Zone enthält Zellen mit wechselnder Lipoidmenge, stets weniger als in der sekretorischen Zone, stets etwas mehr als in der prä- oder postsekretorischen Zone. Sie entspricht der Reticularis und wird von BENNETT als „senescent"-Zone aufgefaßt. Bei jungen *Kätzchen* sind die beiden letzten Zonen noch recht unbedeutend. In der sekretorischen Zone sollen sich nach BENNETT die biologisch aktiven Ketosteroide befinden (S. 356, s. Näheres über die Lipoidverhältnisse S. 337). Die von BENNETT beschriebenen Zonen umgeben das Mark nicht in gleichmäßiger Dicke konzentrisch, sie sind ungleichmäßig dick. Am Hilus verdünnt sich die gesamte Rinde, so daß dort das Mark an die Oberfläche gelangt. Manchmal kann die Rinde auch gefaltet sein. Rindeninseln im Mark kommen vor. Sie können gleichfalls eine Zonierung zeigen — aber in umgekehrter Folge, d. h. die präsekretorische Zone liegt im Innern der Insel, die sekretorische umgibt diese nach außen, die postsekretorischen Elemente sollen gegen das Markgewebe zu gelegen sein. Solche Rindeninseln entwickeln sich angeblich aus Bindegewebssepten heraus, welche bis in das Mark ziehen.

So wie Inseln von Rindengewebe im Mark liegen, kommen sie auch in der Kapsel vor, was ich bestätigen kann. Die Anordnung der Zonen entspricht dann wieder jener der typischen Rinde. Die Rinden-Markgrenze ist wohl immer ziemlich scharf. Nach manchen Autoren entwickelt sich bei älteren Tieren eine deutliche Markkapsel. Im Mark kann man helle und dunkle Zellen unterscheiden, die indessen wohl nur die verschiedenen funktionellen Stadien ein und derselben Markzelle darstellen (s. S. 411). Bei der Geburt soll das Markgewebe weniger weit entwickelt sein als die Rinde. Rindeninseln liegen noch im Markgewebe. Später grenzen sich beide Gewebe besonders deutlich gegeneinander ab.

Die Markzellen sollen so angeordnet sein, daß ein Zellpol einer Vene anliegt, der entgegengesetzte aber einer von einer Arterie abgehenden Capillare. Am Capillarpol werden die Markzellen nach BENNETT innerviert. Der Venenpol soll die Stätte der Sekretabgabe darstellen. Die Markzellen machen einen sekretorischen Cyclus durch; man kann in einem gegebenen Zeitpunkt Zellen in verschiedenen Stadien der Sekretion finden.

Ergänzungen: GOLGI-Apparat S. 194, Mitochondrien S. 196, Bindegewebe S. 214, Zelldegenerationen S. 222, Mitosen S. 228, Regeneration S. 243, akzessorisches Rindengewebe S. 275, Lipoid S. 337, Carbonyllipoide S. 365, Pigment S. 369, Blutgefäße S. 448, Sexualdimorphismus S. 702.

Felis (Panthera) pardus: KOLMER (1918), HILL (1930, 1937). — *Felis (Panthera) leo:* MECKEL (1806), PETTIT (1896e), KOHNO (1925), BACHMANN (1941).

Felis (Panthera) tigris: HILL (1930).

Mustelidae. — *Mustela foina:* MECKEL (1806), KOLMER (1918), BACHMANN (1941).

Mustela putorius: BOURNE (1949). — *Mustela lutra (Lutra vulgaris):* SEGER (1671), MÖHRING (1740), SUE (1755), DAUBENTON (1758), HOME und MENZIES (1796), MECKEL (1806). — *Latax (Enhydra) lutris:* MECKEL (1806). — *Putorius (Mustela) vulgaris:* MECKEL (1806), KOLMER (1918).

Canidae. — *Canis familiaris (vulgaris).*

BAKER (1937), dem ich mich nach eigenen Beobachtungen anschließen kann, erwähnt beiderseits auf der ventralen Oberfläche der Nebennieren eine beträchtlich große Vene (V. phrenicoabdominalis nach BAKER, Lumbarvene MECKELS), die quer über das Organ hinwegzieht. So entsteht fast eine obere und untere Hälfte der Nebenniere („Hantelformen", Abb. 65 und 66).

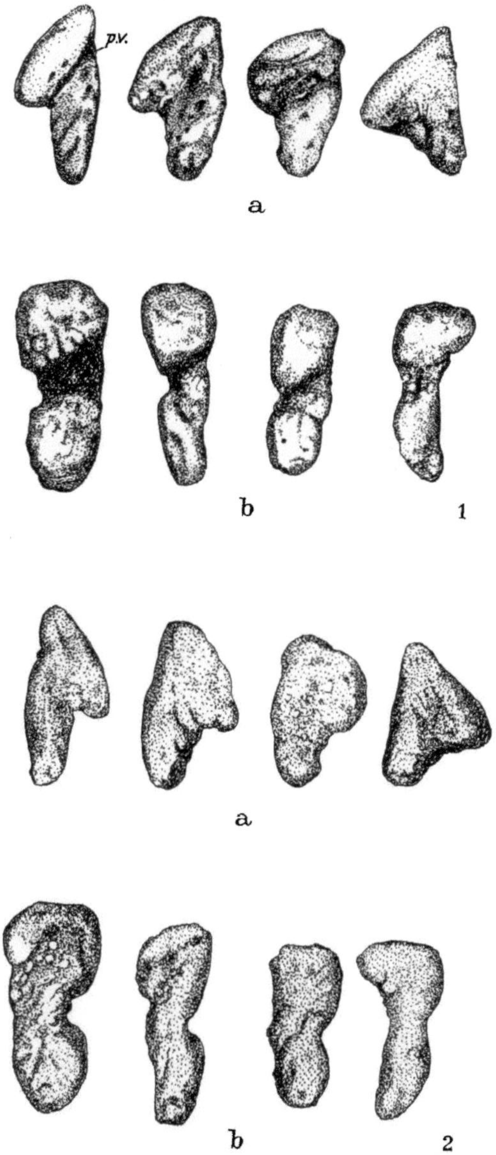

Die rechte Nebenniere findet sich an der medialen Seite des oberen Poles der rechten Niere und der lateralen Seite des V. cava. BAKER (1937) spricht von 3 Rändern (ventral, dorsal, lateral) und 3 Oberflächen (ventral, dorsal, medial). Die ventrale Fläche ist glatt und konvex,

Abb. 66. Ventralansicht (1) und Dorsalansicht (2) rechter (a) und linker (b) Nebennieren von *Canis familiaris. pv* Furche für die V. phrenicoabdominalis. Aus BAKER 1937.

kranial ist sie mit Peritonaeum bedeckt, caudal in perirenales Fettgewebe eingegraben, was das Auffinden des Organs erschweren kann. Die dorsale Oberfläche ist schwach konvex, vom rechten Zwerchfellpfeiler durch eine kleine Menge von Fettgewebe getrennt. Die schmale, gerade, glatte mediale Fläche ist von der rechten Seite der V. cava caudalis durch etwas lockeres Bindegewebe getrennt. Die linke Nebenniere liegt etwa 15 mm oberhalb des oberen Poles der linken Niere, von der V. cava caud. wie A. mesenterica cran. durch eine etwa 3 mm dicke Fettschicht getrennt. Die kraniale Hälfte der Drüse ist breit und dünner als die caudale Hälfte, die auf dem Querschnitt oval erscheint. Die beiden Oberflächen liegen ventral und dorsal, die ventrale ist glatt und konvex; auch hier ist wieder die kraniale Hälfte vom Peritonaeum bedeckt, die caudale von Fettgewebe. Der vordere Teil der dorsalen Oberfläche ist unregelmäßig konkav, die hintere Hälfte etwas konvex. BAKER (1937) nennt einen medialen und lateralen Rand.

KOLMER (1918), VINCENT (1924) beobachteten, daß die Struktur der *Hunde*-Nebenniere etwas nach Geschlecht und Rasse variiert. Die Glomerulosa tritt meist unter dem Bild kurzer Säulen aus platt zusammengepreßten Zellen auf (Abb. 67), in anderen Fällen biegen die Säulen gegen die Kapsel hin um, weswegen dann besser von einer Zona arcuata gesprochen werden kann („Zone des arcs", RENAUT 1899). Pigment ist nicht gefunden worden. Bei älteren *Hunden* ist zwischen Rinde und Mark oft ein Bindegewebsstreifen nachzuweisen, hingegen hat KOLMER niemals bei neugeborenen *Hunden* oder jüngeren Tieren an dieser Stelle eine Bindegewebsansammlung gefunden (s. S. 214). Im Mark werden nach dem färberischen Verhalten 2 Zelltypen unterschieden. HILL (1930) untersuchte die Nebennieren von *Hunden* kurz nach der Geburt, konnte aber keine Zeichen eines postnatalen Rindenabbaues finden, infolgedessen ist die Nebennierenoberfläche erwachsener *Hunde* genau so glatt wie die neugeborener Hunde. STILLING hat beim *Hund* einen beträchtlich langen phäochromen Körper vor der Aorta abdominalis gefunden und eine Anzahl kleinerer solcher Körper an der seitlichen Bauchwand gesehen.

Ergänzungen: Zona arcuata S. 171, Regeneration S. 228, akzessorisches Rindengewebe S. 275, Lipoid S. 339, Carbonyllipoide S. 365, Blutgefäße S. 449, Gewichtsverhältnisse S. 497.

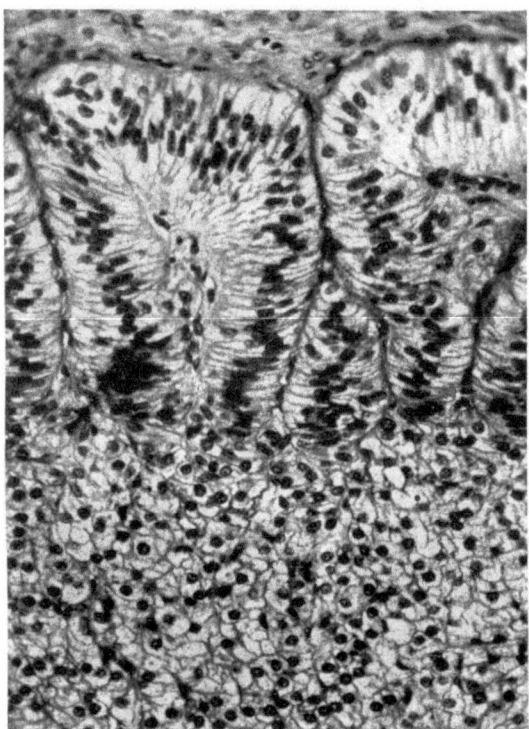

Abb. 67. Nebennierenrinde von *Canis familiaris*. Unter der gerade noch sichtbaren Kapsel die Zona arcuata, die sich mit einer „Kompressionszone" scharf gegen die Zona fasciculata abgrenzt (Fixation BOUIN. Paraffinschnitt 10 μ, Hämatoxylin-Eosinfärbung. 260fach vergrößert).

Sibirischer Hund: MECKEL (1806). — *Canis (Vulpes) vulpes:* KOLMER (1918). *Procyonidae.* — *Nasua rufa:* CUVIER (1805), KOLMER (1918). — *Procyon lotor:* KOLMER (1918). — *Ursidae.* — *Melursus ursinus:* KOLMER (1918), KOHNO (1925). — *Ursus (Thalarctos) maritimus:* HILL (1930), BOURNE (1949). — *Ursus arctos:* MECKEL (1806), PETTIT (1896e). — *Ursus narica:* MECKEL (1806).

Viverridae. — *Herpestes mungo:* KOLMER (1918). — *Viverra civetta:* PETTIT (1896e). — *V. malaccensis (Viverricula malaccensis):* KOLMER (1918). — *Genetta genetta:* MECKEL (1806). — *Pinnipedia.* — *Phocidae:* STELLER (1749), ELLIOTT und TUCKETT (1906), PETTIT (1896e).

Otariidae. — *Arctocephalus doriferus:* BOURNE (1949).

Chiroptera. — *Megachiroptera.* Von diesen untersuchte die Nebennieren BOURNE (1949) bei: *Pteropus gouldi, Pt. neohibernicus, Pt. scapulatus, Pt. poliocephalus, Pt. capistratus, Pt. medius, Melonycteris melanops, Kiodotus (Macroglossus) lagochilus lagochilus, Nyctimene robinsoni.* — *Microchiroptera.* — BOURNE (1949) beschrieb die Nebennieren bei *Taphozous (Saccolaimus) flaviventris, Th. australis, Macroderma gigas.* Die Nebennieren von *Rhinolophus hipposideros* untersuchten EMMERT und BURGAETZY (1818), KOHNO (1925). Von BOURNE (1949) stammen Untersuchungen der Nebennieren von *Rhinolophus megaphyllus, Hipposideros stenotis, H. bicolor.* — *Phyllostomatidae.* — *Vampyrus spectrum:* MECKEL (1806). — *Vespertilionidae.* — *Eptesicus pumilis pumilis:* BOURNE (1949).

Vesperugo (Pipistrellus) pipistrellus:

Nach PETTIT (1896e) haben die Nebennieren eine globulöse Form. Sie liegen nahe an den Nierenvenen. COLSON (1910) fand nach Mitte November eine beträchtliche Reduktion der Rindenbreite. Im Frühjahr wächst die Rinde wieder und ist im April etwa zweimal so dick wie im November. KOLMER (1918) bestreitet die Behauptung COLSONS (1910), daß im Mark 2 Zelltypen vorhanden sind.

Pipistrellus tasmaniensis, Scoteinus (Nycticeius) grayi, Chalinolobus morio, Ch. gouldi, Miniopteris schreibersi, Nyctophilus geoffroyi wurden von BOURNE (1949) untersucht, *Vespertilio undatus, V. noctula* von MECKEL (1806). Schließlich hat BOURNE (1949) noch die Nebennieren der *Molossiden Nyctinomus (Tadarida) australis, N. (Tadarida) planiceps* und *Chaerophon (Tadarida) plicatus colonicus* beschrieben.

Primates. — *Lemuriformes.* — *Tupaioidea.* — *Tupaiidae:* BOURNE (1949) untersuchte die Nebennieren von *Tupaia montana* und *T. glis (subsp.).* — *Lemuroidea.* — *Lemuridae: Lemur rufifrons:*

Nach KOLMER (1918) sind die Nebennieren verhältnismäßig klein. Die Rinde ist schmal, das Mark voluminös, so daß sie vielleicht im Verhältnis 1:1 stehen. Stellenweise fehlt die Zona glomerulosa. Es reicht dann die Fasciculata bis unmittelbar an die Kapsel. In den Fasciculatazellen findet sich reichlich Lipoid.

Lemur catta:

Nach PETTIT (1896) besitzt die linke Nebeniniere eine konvexe Ventral- und eine konkave Dorsalfläche, deren caudales Viertel Beziehung zur Nierenvene hat. Der Rest dieser Fläche liegt dem Zwerchfell an. Zur V. cava bestehen keine Beziehungen. Die rechte Nebenniere bildet eine rundliche Masse mit einer kranialen Anschwellung und einer caudalen dünneren Abteilung. Ihre innere Fläche liegt dem dorsolateralen Rand der V. cava an, die äußere besitzt eine kleine Kontaktstelle mit der Niere. Das caudale Ende des Organs bleibt um mehrere Millimeter von der Nierenvene entfernt. Nach KOLMER (1918) übersteigt das Rindenvolumen das des Markes. Die Rinde ist relativ gut zoniert. Gelegentlich beobachtete KOLMER mehrkernige Zellen. Stellenweise ist die Rinde kräftiger gefaltet, wobei alle Rindenzonen betroffen sind. Einige Rindeninseln liegen im Mark. Das Lipoid der Rindenzellen soll markwärts zunehmen. Nur die am Mark gelegenen Reticulariszellen sind fettfrei. Mark und Rinde sind scharf voneinander abgesetzt.

Lemur mongoz: PETTIT (1896e), *L. macaco (macaca):* KOLMER (1918), *Loris (Stenops) gracilis:* MECKEL (1806), *Lemur niger:* HILL (1903).

Lorisiformes. — *Lorisidae.* — *Nycticebus tardigradus:* BOURNE (1949).

Tarsiiformes. — *Tarsiidae.* — *Tarsius spectrum:*

Die Nebennieren wurden von WOOLLARD (1925) untersucht: "These have the form of relatively large lobular bodies situated above and mesial to the upper poles of the kidneys. They were quite separated from the kidneys." Siehe auch BOURNE (1949).

Anthropoidea. — *Platyrhina.*

HILL (1947) fand bei platyrhinen *Affen* ganz besonders große Nebennieren. Es handelt sich aber dabei weder um eine Markhypertrophie, was KOLMER angenommen hatte, noch um von Fox vermutete pathologische Zustände. HILL untersuchte verschiedene *Cebus*. Bei erwachsenen Tieren macht die Nebenniere $1/9$ der Niere aus (bei *katarrhinen Affen* $1/14$, bei niederen *Mammaliern* $1/15$, beim *Menschen* $1/30$). Bei der Geburt sind die Organe nicht ungewöhnlich groß (wie etwa bei den *Altweltaffen*), obwohl eine schmale Schicht von fetaler Rinde (androgenes Gewebe, X-Zone?) vorhanden ist. Vermutlich ist diese innere Rindenschicht in der Fetalzeit größer; es tritt wohl eine sehr frühe Degeneration ein, vielleicht in Korrelation zu der rapiden körperlichen Reifung der *Kapuzineraffen*. Bei Weibchen bleibt etwas fetale Rinde länger liegen. Die Glomerulosa ist immer schwach entwickelt. Stets ist aber eine besonders zellreiche Schicht in der inneren Abteilung der Kapsel zu erkennen, die angeblich für den Nachschub von Rindenzellen sorgt (s. S. 236 ff.). Bei jungen, etwa 3 Wochen alten Tieren fehlt die Reticularis noch. Bei 1 Jahr alten Tieren tritt sie auf, bleibt bei den Männchen jedoch schwach. Bei erwachsenen Männchen von *Cebus apellae* fehlte sie überhaupt, während bei *C. xanthosternos* Spuren nachzuweisen waren. Geschlechtsreife Weibchen wiesen neben den Resten der fetalen Rinde auch eine Reticularis auf.

Hapalidae (Callithricidae).

Hapale (Callithrix) jacchus: MECKEL (1806). Nach PETTIT (1896) bilden die Nebennieren rundliche Massen, die durch die Nieren etwas abgeplattet werden, HILL (1930) spricht von konischer Form mit breiterer, caudal gelegener Basis. Er fand eine deutliche Faltung der Oberfläche des Organs, die er auf eine Atrophie tiefer gelegenen Rindengewebes zurückführt (Abbau der fetalen Rinde). Linkerseits verläßt die Zentralvene die Ventralfläche (PETTIT 1896) zur V. renalis, rechterseits zur V. cava. Die rechte Nebenniere ist in eine Loge zwischen Leber, V. cava und Niere eingepaßt, was ihre Oberflächengestalt beeinflußt. Nach KOLMER (1918) ist die Zonierung nicht sehr deutlich. Die Lipoidmenge soll markwärts zunehmen. In Marknähe sah KOLMER Monocyten und Granulocyten.

Cebidae. — *Ateles hypoxanthus:* NAGEL (1836). KOLMER (1918) fand in der Nebenniere des *Spinnenäffchens* eine schmale Glomerulosa, eine breite, lipoidarme Reticularis. Mark und Rinde waren durch eine schmale Bindegewebszone voneinander getrennt. HOWARD-MILLER (1930) fand bei *Ateles* mehr Markgewebe als bei den *Cebus*.

A. paniscus: MECKEL (1806).

Genus cebus. HOWARD-MILLER (1930) hat die Nebennieren dieser Tiere untersucht und fand sie im allgemeinen der menschlichen Nebenniere recht ähnlich. Eine X-Zone (S. 709 ff.) konnte sie nicht nachweisen. Die Reticularis war nicht sehr gut von der Fasciculata abzutrennen. Nach Sudan III-Färbung bekam sie eine gleichmäßig rotorange Anfärbung der ganzen Rinde. *Ateles* verhielt sich ähnlich.

Cebus albifrons: KOLMER (1918). — *C. capucinus (capuchiana):* MECKEL (1806). — *C. apellae:* s. o. bei *Platyrhina*. — *C. xanthosternos:* s. o. bei *Platyrhina*. — *Saimiri (Chrysothrix) sciurea:* KOLMER (1918), STEFKO (1929). — *Alouata (Mycetes) seniculus:* MECKEL (1806), NAGEL (1836).

Catarrhina. — *Cercopithecidae.* — *Macacus rhesus:* KOLMER (1918) fand die Drüsen bei den Weibchen größer als bei den Männchen, und zwar war bei den Weibchen das Rindengewebe vermehrt. In der Rinde soll wiederum in erster Linie die Reticularis verbreitert sein. Im allgemeinen fand KOLMER (1918) die Rinde gut zoniert. In den Zellen der Glomerulosa konnte er mit Eisenhämatoxylin kurze Stäbchen im Cytoplasma nachweisen, die auf keinen Fall den Mitochondrien gleichzusetzen seien. In einigen kleineren Elementen der Reticularis fand er die gleichen Gebilde (Abb. 68). KOLMER erwähnt ferner lymphoide Zellen und verstreute Granulocyten in der Rinde. HILL (1930)

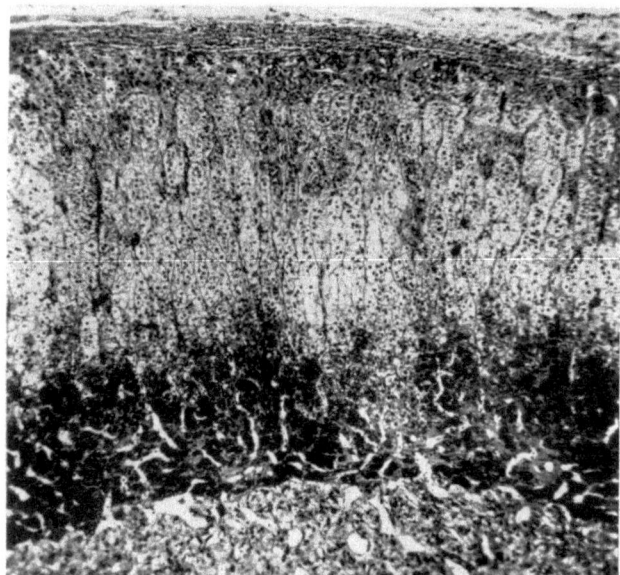

Abb. 68. Rinde und angrenzendes Mark der Nebenniere eines *Rhesusaffen*. Das innere Rindendrittel zeigt eine kräftige „Siderophilie" (S. 198). (Eisenhämatoxylinfärbung nach HEIDENHAIN, Vergr. etwa 50fach, Präparat von Prof. BARGMANN, Kiel.)

bei einem älteren Männchen die Reticularis überhaupt nicht finden. Er diskutiert daher, ob die recht variable Innenzone einer X-Zone (S. 709 ff.) gleichgesetzt werden könnte. Zur Klärung der Frage untersuchte er auch die Nebennieren einiger *Macacus*-Feten. Die linke Nebenniere liegt wie eine Kappe über dem vorderen Rand der linken Niere. Das Querschnittsbild entspricht weitgehend dem der fetalen *menschlichen* Nebenniere kurz vor der Geburt. Unter der fibrösen Kapsel findet sich eine mit unbewaffnetem Auge als gelblichhelle Rindenschicht imponierende Zone von relativ fester Konsistenz. Diese Zone umgibt eine dicke Schicht eines sehr schwammigen, dunkleren Gewebes; die dunkle Färbung kommt durch den größeren Blutreichtum zustande. Markgewebe existiert zunächst nur in Form weniger bereits phäochromer Zellhaufen um die zentralen Blutgefäße. An Stelle einer Glomerulosa finden sich dort plasmaarme kleine Zellen, die sich in Streifen gegen die tieferen Rindenschichten vereinzelt vorschieben. Alle diese Elemente geben mit Sudan III keine Lipoidreaktion; sie dürften die echten Rindenelemente der erwachsenen Nebenniere liefern. Die großen hellen Zellen der mehr lockeren, inneren Zone besitzen große Zellkerne, die zum Teil schon Degenerationszeichen aufweisen. Die innersten Zellen der marknahen Schicht färben sich intensiv mit Sudan III. Das ganze innere Gebiet soll nach HILL (1930) der „fetalen Rinde" des Menschen entsprechen.

Macacus sinicus: KOLMER (1918). — *M. cynomolgus:* PETTIT (1896), KOLMER (1918), HILL (1930). — *M. pileatus:* HILL (1930). — *M. nemestrinus:* HILL (1930). — *M. irus:* BOURNE (1949). — *M. inuus:* MECKEL (1806), PETTIT (1896). — *Cynocephalus (Papio) hamadryas:* KOLMER (1918). — *Cynocephalus (Papio) sphinx:* PETTIT (1896). — *Cynocephalus (Papio, Mandrillus) mormon:* MECKEL (1806), PETTIT (1896). — *Pithecus senex vetulus, P. senex nestor, P. entellus thersites:* HILL (1930), BOURNE (1949).

Bei Feten konstatierte HILL ganz ähnliche Verhältnisse wie bei *Mensch* bzw. *Macacus*. Dies bezieht sich besonders auf die „fetale Rinde" (S. 276 ff.). Die Nebennieren neugeborener Tiere sind im Vergleich mit denen erwachsener Tiere ausgesprochen groß. Die relative Vergrößerung beruht auf Verbreiterung besonders der Zona fasciculata und reticularis. Beim Männchen nimmt die Breite der Fasciculata späterhin ab, beim Weibchen hält sie sich länger und wird während einer Gravidität wieder deutlicher. In der Kindheit verdichtet sich das Gebiet der Reticularis. Späterhin verschwindet sie bei beiden Geschlechtern.

Die eigentliche Nebennierenrinde des Feten, welche später die permanente Rinde liefert, bildet zuerst eine Glomerulosa zur Arcuata aus, d. h. die oberflächlichen Rindenzellen bilden Säulen durch Übereinanderlagerung, welche unter der Kapsel ineinander umbiegen. Das Gebiet, welches bei Fet wie Neugeborenem als Fasciculata und Reticularis imponiert, stammt vermutlich nicht von diesem äußeren Gebiet ab, sondern entspricht der „fetalen Rinde". Die Rinde geschlechtsreifer Weibchen ist stets größer als die der Männchen, was auf Verbreiterung von Arcuata und Fasciculata beruhen soll.

Cercopithecus callithrix: KOHNO (1925). — *C. mona:* MECKEL (1806), PETTIT (1896e). — *C. sabaeus:* MECKEL (1806).

Homonoidea. — *Simiidae.*

Hylobates syndactylus.

KOLMER (1918): Die Nebenniere von *Hylobates* zeigte noch die größte Ähnlichkeit mit der Nebenniere *niederer Affen*. Die Glomerulosa war deutlich ausgebildet. Die Fasciculata-Zellen wiesen etwas schwankenden Lipoidgehalt auf. In der Hauptfurche des Organs lag ein großes Ganglion. In den Wänden der größeren Markvenen fanden sich kräftige Muskelbündel. Isolierte Bündel glatter Muskulatur zogen ins Markgewebe; sie schienen nicht mit Blutgefäßwänden in Verbindung zu stehen.

Satyrus (Pongo) orang.

Die Nebennieren eines von KOLMER (1918) untersuchten jungen Exemplares waren denen des *Schimpansen* und *Menschen* sehr ähnlich. Bei allen dreien ist die Rinde beträchtlich gefaltet. Es handelt sich ferner um ziemlich flache Organe. Die Glomerulosa ist gut entwickelt, die Reticularis nicht gut von der Fasciculata abzugrenzen. Das Markgewebe ist stellenweise zu einem dünnen Streifen zusammengedrückt. Zahlreiche kräftige, markhaltige Nerven durchqueren die Rinde; kleine Ganglien liegen nahe der Kapsel. Das Mark enthält Ganglienzellen und markarme Nerven. Als metaplastische Mißbildung aufzufassen sind Nierenbestandteile im Markgewebe. Harnkanälchen durchbohrten an einer Stelle die Rinde vom Mark nach außen ziehend. Im Markgewebe waren sogar einige Glomerula ausgebildet (KOLMER).

Gorilla gina: DENIKER (1886), KOLMER (1918).

Troglodytes (Pan) (Anthropopithecus) niger.

Die Gestalt der Nebennieren entspricht weitgehend der der *menschlichen* Niere (PETTIT 1896e). Der vordere Rand steht in Beziehung zum Ggl. coeliacum, der hintere zur V. renalis. Die Nebennierenvene tritt auf der ventralen Seite aus. BOURNE (1949) fand die linke Nebenniere eines jungen Tieres größer als die rechte, beide Organe (verglichen mit der Niere) relativ groß. KOLMER (1918) betont die Oberflächenfaltung des Organs, wodurch eine besondere Ähnlichkeit mit der menschlichen Nebenniere entsteht. Die Rinde ist deutlich zoniert, die Reticularis allerdings nicht besonders gut abgegrenzt. Bei einem sehr jungen Tier vermißte KOLMER das Lipoid in den Rindenzellen. Im Mark fand er dunkle und helle Zellen so angeordnet, daß fast ein mosaikartiges Bild entstand. In den inneren Rindenelementen war Pigment vorhanden. Im Mark fanden sich einige Rindenzellinseln, sowie isolierte Ganglienzellen.

Zusammenfassende Betrachtung über die vergleichende Anatomie der Säugetiernebenniere.

a) Struktur.

Bis auf wenige Ausnahmen (z. B. *Monotremata*) bietet die *Säugetier*-Nebenniere einen recht konstanten, gleichmäßigen Grundaufbau. Fast immer wird das zentral gelagerte Nebennierenmark von der Rinde umgeben. Wenngleich die Zonierung der Rinde manche Schwankungen zeigt, so kann man die Ausbildung von Zellreihen (Fasciculierung) in den meisten Fällen nachweisen. Anders verhält es sich mit der Zona glomerulosa und Zona reticularis. Die Zona reticularis im Sinne der ARNOLDschen Einteilung (S. 162) braucht nicht vorhanden zu sein. Ersatzweise könnte man aber — obgleich dies nach der Terminologie nicht ganz logisch ist — die inneren Abschnitte der Zona fasciculata in solchen Fällen manchmal als „Reticularis" auffassen. Infolge Abnahme der Lipoide und stärkerer Färbbarkeit des Cytoplasmas hebt sich dieses Gebiet dann immer noch gegen die typischen Fasciculataelemente des mehr peripher gelegenen Rindenteiles ab. Die Zona glomerulosa (bzw. arcuata) fehlt manchmal gänzlich Typische lipoidreiche Fasciculatazellen können bis an die Kapsel des Organs reichen.

Ich glaube nicht, daß man die mangelhafte Ausbildung der Zona reticularis und glomerulosa, oder umgekehrt die durchgängige Fasciculierung der Nebennierenrinde *allein* auf die Dynamik eines inneren und äußeren Transformationsfeldes (TONUTTI, S. 258 ff.) beziehen kann. Gerade dann, wenn man das Material der vergleichenden Anatomie aufmerksam durchsieht, drängt sich der Gedanke auf, daß die Strukturen der Nebennierenrinde bei den verschiedenen Ordnungen, Familien, Species usw. erbbedingt sind.

Manche Einzelheiten, z. B. Arcuata statt Glomerulosa der *Ungulaten*, Lipoidverteilung, Pigmentvorkommen usw. erscheinen so typisch, daß man zunächst geneigt sein könnte, mit KOLMER (1918) zu sagen, ein erfahrener Histologe sei imstande, aus einem mikroskopischen Präparat der Nebenniere auf die Tierart zu schließen. Aber gerade in den letzten Jahren haben wir gelernt, daß die Dynamik der Strukturen der Nebenniere außerordentlich groß ist: Alter, Sexualverhältnisse, körperliche Gesamtsituation („Stress", S. 515) entsprechen nicht nur veränderten Leistungen des Organs. Funktion und Form stehen in so engem Zusammenhang, daß bei gleicher Species individuell recht wechselnde Bilder entstehen können.

Einige Bemerkungen über die *Nebennierenrinde* mögen hier folgen. KOLMERs allgemeine Bemerkung, daß die Nebennierenrinde der *Marsupialier* praktisch ebenso deutlich die drei klassischen Zonen aufweise wie die der *Eutherier*, muß nach den Untersuchungen von BOURNE (1949) an einem sehr großen, gut konservierten Material korrigiert werden. Bei den *Marsupialiern* gibt es zweifellos Fälle recht primitiver Zonierungsansätze. Auf die charakteristische Zona arcuata an Stelle der typischen Glomerulosa in der Nebennierenrinde der *Ungulaten* ist bereits mehrfach hingewiesen worden. Besonders variabel erscheint das Bild der Nebennierenrinde bei den *Nagetieren*. Es ist vielen Untersuchern immer wieder aufgefallen, daß selbst nahe verwandte Tiere beträchtlich abweichende Ausbildungen der Rinde zeigen können; ein besonders typisches Beispiel ist die sog. X-Zone der *Maus*, S. 709 ff. Die Rinde der *Rodentier*-Nebenniere fällt außerdem durch besondere Breite auf. Auch bei den *Raubtieren* wechselt das Bild der Nebennierenrinde stark. Schließlich sei darauf hingewiesen, daß die Nebennierenrinde von *Orang* und *Gorilla* der *menschlichen* außerordentlich ähnelt, während die Nebennieren von *Gibbon* und *Schimpanse* durch beträchtlich höheren Gehalt an Markgewebe abweichen.

Auch das *Nebennierenmark* kann recht verschiedenartige Bilder bieten. Ich möchte mich dabei nicht so sehr auf die Weite der Blutgefäße (Marksinus) beziehen wie z. B. BOURNE (1949), die Fixationseinflüssen unterliegen kann. Aber z. B. hinsichtlich der Menge des Bindegewebes unterscheidet sich das Nebennierenmark vieler Species beträchtlich.

b) Lage.

BOURNE (1949) versuchte, die Lage der Nebennieren unter phylogenetischen Gesichtspunkten zu betrachten. Er geht von der Tatsache aus, daß bestimmte Lageeigentümlichkeiten immer wieder nachgewiesen werden können. Diese Konstanz dürfte erbmäßig festgelegt sein. Dazu kommt ein mechanischer Faktor (Schwerkraft), welcher bedingt, daß die rechte Nebenniere in das mechanische

Feld zwischen rechter Niere, rechtem Leberlappen und V. cava fester eingepaßt wird, während die linke Nebenniere zumeist am kranialen Pol der linken Niere befestigt ist. Auf Grund der *Lagebeziehungen* arbeitet BOURNE (1949) sogar einen Stammbaum der *Marsupialier* aus, welcher gewisse Abweichungen vom BENSLEYschen (1903) zeigt. Das wichtigste Ergebnis dürfte darin bestehen, daß *Pseudocheirus, Trichosurus* und *Petauroides* zu einer einzigen Unterfamilie zusammengefaßt werden. Im übrigen ergibt sich eine gute Übereinstimmung zwischen beiden Stammbäumen.

III. Die Entwicklung der Nebenniere der Säuger.

Entwicklung des Adrenale und Interrenale bei *Fischen, Amphibien* und *Sauropsiden* ist im Kapitel Vergleichende Anatomie der Nebenniere geschildert *Selachier* S. 26 ff., *Teleosteer* S. 46, *Amphibien* S. 60, *Reptilien* S. 69, *Vögel* S. 89.

Die beiden Anteile der *Säugetier*-Nebenniere haben verschiedenen Ursprung, was nach der Schilderung der vergleichenden Anatomie des Organs nicht verwunderlich ist. Die Rinde stammt vom peritonealen Epithel (Mesothel) und dem darunterliegenden Mesenchym ab, das Mark aus dem Material des Sympathicus. BRAUS-ELZE (1934) sprechen von einer ,,nephrogenen" und einer ,,sympathogenen" Komponente bei der Entstehung der Nebenniere. Der Ausdruck ,,nephrogen" erscheint wenig glücklich.

1. Die Entwicklung der Nebennierenrinde.

Zahlreiche Beobachtungen haben zu verschiedenen Anschauungen über die Frühentwicklung der Nebennierenrinde geführt. Die Lehrbuchmeinung besagt, daß die Rindenzellen von Elementen der *Cölomwand* abzuleiten sind. Aber immer wieder *tauchen überraschend ältere Hypothesen in neuem Gewand auf* (s. u. VANNINI und CESSI 1949). Im folgenden wird zuerst eine Übersicht über die verschiedenen Hypothesen gegeben. Dann sollen sich einige Bemerkungen zur speziellen Morphogenese anschließen.

1. Die Nebennierenrinde stammt vom Cölomepithel. JANOSIK (1883, 1890, 1899, s. a. unten), MIHÁLKOVICS (1885, s. a. unten), VALENTI (1889), VAN WYHE (1889), INABA (1891), FUSARI (1891, 1892a, b), BRAUER (1897, 1898, 1902), AICHEL (1900a, b, c), SRDINKO (1900), WIESEL (1900), SOULIÉ (1903a, b), WHITEHEAD (1903a), POLL (1903, 1904a, b, 1905), BROMAN (1927), PAGEL (1929), POLITZER (1936), VELICAN (1946/47, 1948b).

2. Die Anlage der Nebennierenrinde tritt unter dem Cölomepithel im Mesoderm auf. RATHKE (1832/33, 1839), VALENTIN (1835, 1842), GOODSIR (1846), REMAK (1855), VON BRUNN (1872), BALFOUR (1876—1878, 1881), SEDGWICK (1876—1878), KOELLIKER (1879, 1884), BRAUN (1879, 1882), MITSUKURI (1882), GOTTSCHAU (1883a), MINOT (1883, 1894), GRAY (1887), AICHEL (1900a, b, c), ZUCKERKANDL (1911/12), HAYS (1914), WEIMAN (1920), PANKRATZ (1931), UOTILA (1940), GRUENWALD (1942a).

3. Die Nebennierenrinde stammt vom WOLFFschen Körper. LEYDIG (1852), HIS (1868), WALDEYER (1875), SEMON (1887, 1890, s. S. 60, 1891).

4. Die Nebennierenrinde entwickelt sich in mehr oder weniger engem Zusammenhang mit der Keimdrüsenanlage. Während JANOSIK (1883ff.) behauptet, der mediale Teil des Keimepithels liefere die Nebenniere, der laterale die Keimdrüse, entgegnet MIHÁLKOVICS (1885), das Epithel wuchere an der Geschlechtsleiste auch noch etwas proximal von deren oberer Spitze neben der Radix mesenterii in das darunterliegende Bindegewebe ,,regellos" hinein. Die Elemente differenzieren sich zu Strängen, von welchen die an der oberen Spitze der Geschlechtsleiste und proximal davon liegenden zu Rindensträngen werden, während die anderen, distal an und auf der Geschlechtsleiste liegenden Sexualstränge bilden sollen. Ähnliche Ausführungen bei FUSARI (1892), LOISEL (1904), VANNINI und CESSI (1949).

5. Die Nebennierenrinde stammt von segmentalen Kanälchen des Mesonephros. WELDON (1884a, c, 1885), C. K. HOFFMANN (1889, 1892, 1899), bzw. *von Urnierentrichtern:* AICHEL (1900).

6. Die Nebennierenrinde stammt von Pronephros. SEMON (1890, 1891), RABL (1981, 1896).

Spezielle Bemerkungen über die Entwicklung der Nebennierenrinde.

Marsupialia: BUCHANAN und FRASER (1918), BOURNE (1949). — *Talpa:* DELAMARE (1904). — *Ovis aries:* MIHÁLKOVICS (1885). — *Sus scrofa:* WHITEHEAD (1903). — *Rodentia:* DELAMARE (1904).

Mus musculus. WARING (1935) sah die ersten Rindenzellen bei Embryonen von 12 Tage Alter unter dem Peritonaeum. Zwischen 16.—18. Tag sollen sich die Rindenzellen differenzieren.

Cavia cobaya. Nach SCOTT (1937) tritt die Genitalleiste etwa 21 Std post copulationem in Höhe der Ganglien 16—19 auf. Nach 23 Tagen findet sich die Nebennierenanlage medial von der Genitalleiste. Sie beginnt in Höhe des 16. Ganglions und wird in Höhe des 20. Ganglions durch die V. cava unterbrochen, dann aber noch bis Ganglion 22 aufgebaut. Die Anlage ist stark vascularisiert, die Rindenzellen sind auffallend hell. Nach 26 Tagen ist die Anlage außerordentlich blutreich.

Ich wies bereits (s. o.) darauf hin, daß VANNINI und CESSI (1949) auf Beziehungen der Entwicklung der Nebenniere zu der der Keimdrüse eingehen. VANNINI hatte bereits bei *Amphibien* und *Vögeln* (1942, 1943, 1949) feststellen wollen, daß das „Mark" der Keimdrüsen („primäre Keimdrüsenstränge", „Markstränge") vom Blastem des Interrenale abstamme (s. a. LOISEL 1904, *Vögel,* PAPI 1947, *Triton*). VANNINI und CESSI (1949) haben nun auch beim *Meerschweinchen* die Verbindung zwischen Interrenalanlage und Markgewebe der Gonaden nachgewiesen (vgl. hierzu JANOSIK 1883, MIHLÁKOVICS 1885, VALENTI 1889, INABA 1891, B. M. ALLEN 1904, 1905a, b), ferner CELESTINO DA COSTA (1920, 1926c, 1938), FORBES (1940), NELSON (1944).

Für *Cavia* hat schon GOORMAGHTIGH (1921) die Abstammung der Anlage des Keimdrüsenmarkes wie des Interrenale von einer neben dem Mesenterium gelegenen Zelleiste des Peritonealepithels angenommen. Dieses Mesothel würde kranial die Anlage des Interrenale abgeben, caudal dagegen Markgewebe der Keimdrüse. VANNINI und CESSI (1949) haben *Cavia*-Embryonen vom 19.—24. Entwicklungstag untersucht. Beim 19 Tage alten Embryo (6—7 mm Länge) ist nur das Keimepithel zu erkennen. Markgewebe der Gonade ist noch nicht vorhanden. Am 20. Tag (8 mm-Embryonen) tritt das Markgewebe in Form von „epithelial-mesenchymalen" Zellsträngen aus dem Peritonealbelag an der lateralen Begrenzung des Keimepithels auf. Es schiebt sich nach medial gegen die Gekrösewurzel zu unter das Keimepithel. Am kranialen Ende der Keimdrüsenanlage findet man noch einen besonderen Zweig dieses „epithelial-mesenchymalen" Gewebes, welcher sich vom Markgewebe der Keimdrüse trennt und das Material für das Interrenale abgibt. Am 21. Tag ist der Prozeß noch deutlicher geworden. Am 22. Tag hat sich der am weitesten kranial gelegene Teil des interrenalen Gewebes schon vom Peritonaeum getrennt. Dieser zweite Teil der Interrenalanlage verbindet sich kranial mit dem ersten. Am 23. Tag (12—13 mm-Embryonen) besteht nur caudal noch Verbindung zwischen Interrenalanlage und Keimdrüsenmark. Am 24. Tag (13—13,5 mm-Embryonen) trennen sich beide Organe endgültig. Man vergleiche mit dieser neuen Schilderung die Darstellung von MIHÁLKOVICS (1885) über die Entwicklung der Nebenniere von *Lacerta* (S. 69).

Schließlich sei erwähnt, daß CELESTINO DA COSTA (1948) bei 18—24 Tage alten *Cavia*-Embryonen im Cölomepithel wie in den Zellen der Rindenanlage eine starke Basophilie beobachtet hat, die er auf die Anwesenheit reichlicher Mengen von Ribosenucleotiden zurückführt. Paraganglienzellen zeigen nur eine sehr schwache Basophilie.

Oryctolagus cuniculus (Kaninchen). MITSUKURI (1882) ist der Überzeugung, daß das Rindenmaterial vom Mesoblasten stammt. ARREN (1894) sah die erste Anlage der Nebennierenrinde zwischen 12.—13. Tag auftreten, ebenso ATKINSON (1901). Am 14. Tag hat die Anlage schon eine Länge von 270 μ und einen dorsoventralen Durchmesser von 370 μ. Sie liegt vor einem sympathischen Ganglion. Am 16. Tag beträgt die Länge 1,56 mm; sie liegt vor mehr als 4 Wirbeln. Bei Embryonen von 16—17 Tagen Alter sollen sich die Nebennieren am caudalen Ende vereinigen. Ihre seitlichen Abschnitte haben nun einen dorsoventralen Durchmesser von 570 bzw. 650 μ.

Chiroptera: COLSON (1910).

Die Entwicklung der Nebennierenrinde beim Menschen.

Auf S. 117 habe ich eine kurze Zusammenstellung der Hypothesen über die Entwicklung der Rinde gegeben, die im Lauf der Zeit vorgetragen wurden. Auch für die Entwicklung der *menschlichen* Nebennierenrinde ist eine letzte Entscheidung über das erste Stadium noch schwierig. Während auf der einen Seite z. B. POLITZER (1936) die Lehrbuchmeinung vertritt, daß die Rindenzellen vom Cölomepithel allein stammen, haben GOORMAGHTIGH (1921), WARING

(1935) und UOTILA (1940) keine umschriebenen Epithelknospen finden können. Neuestens betont wieder GRUENWALD (1942a), daß er keine Epithelstränge bei der Frühentwicklung habe beobachten können. Die Zellmasse, von der aus die Rinde sich entwickle, sei rein mesenchymal, und zwar noch geraume Zeit nach ihrer ersten Bildung.

Es handelt sich immer wieder um das gleiche: auch in gut konservierten sehr frühen Stadien macht es beträchtliche *Schwierigkeiten*, die Beziehungen des Cölomepithels zum darunterliegenden Mesenchym klar zu erkennen. Schon bei WHITEHEAD (1903) findet man dementsprechend die unsicheren Aussagen, es handle sich bei der Frühentwicklung der Nebennierenrinde entweder um eine

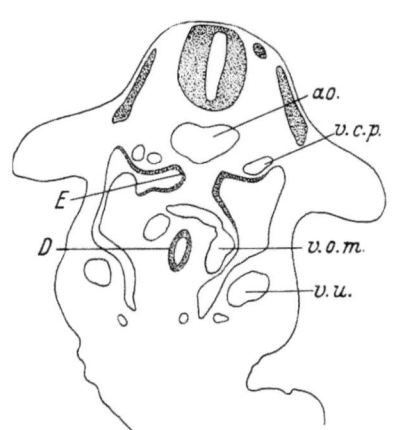 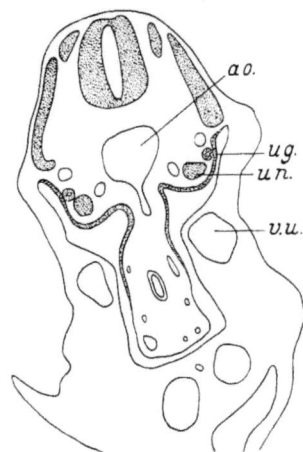

Abb. 69. Querschnitt durch einen 4,7 mm langen *menschlichen* Embryo. *ao.* Aorta; *v.c.p.* Vena cardinalis posterior; *v.o.m.* Vena omphalomesenterica; *v.u.* Vena umbilicalis; *E* Epithel; *D* Darm (Comp. Okular 4 Zeiss, Apo. Objektiv 16 mm Zeiss). Aus HETT 1925a.

Abb. 70. Querschnitt durch einen 4,7 mm langen *menschlichen* Embryo. *ao.* Aorta; *ug.* Urnierengang; *un.* Urniere; *v.u.* Vena umbilicalis (Comp. Okular 4 Zeiss, Apo. Objektiv 16 mm Zeiss). Aus HETT 1925a.

Invagination des Cölomepithels oder eine Einwanderung von Epithelzellen in das Mesenchym. Vielleicht können die Basophiliebeobachtungen von CELESTINO DA COSTA (1949a, b) zur Klärung beitragen (vgl. S. 202).

SOULIÉ fand bei *menschlichen* Embryonen des 21.—25. Tages (4 mm SSL) keine sichere Rindenanlage. Da er bei einem Embryo von 6 mm (25. Tag) Länge mit Gewißheit eine Rindenanlage beiderseits der Mesenterialwurzel neben dem oberen Pol der Urniere erkennen konnte, schließt er, zwischen diesen beiden Stadien müsse der Beginn der Rindenentwicklung liegen. Die Anlage bestand aus einer Gruppe rundlicher Zellen von insgesamt etwa 80 μ Durchmesser. Einige Zellen standen noch mit dem Cölomepithel in Verbindung.

POLL nahm an, die Rindenanlage trete bei Embryonen von 5 mm Länge auf, da er bei 4,5 mm-Stadien noch nichts von ihr entdecken konnte. In der Tat hat nun HETT (1925a, b), der 70 *menschliche* Embryonen untersuchte, bei einem Keimling von 4,7 mm SSL zwar noch keine deutliche Rindenanlage wahrnehmen können. Jedoch schildert er, daß die Bezirke der Pleuroperitonealhöhle, die später das Ursprungsfeld für Nebennierenrinde und Keimdrüse abgeben, eine deutliche Epithelverdickung, eine Zunahme der Höhe der Epithelzellen aufweisen. Das höhere Epithel findet sich an der dorsalen Wand der Leibeshöhle und zu beiden Seiten im Winkel des Mesenterialwurzelansatzes an der dorsalen Leibeswand. Im verdickten Epithel zählt HETT im übrigen mehr Mitosen als in dem seitlich anliegenden niedrigen Epithel (Abb. 69 und 70).

Kurz gesagt dürfte also die Nebennierenrinde in der 4. (CLARA 1940) bzw. 5. Woche (BROMAN 1927) angelegt werden. Bei 7—8 mm großen Embryonen

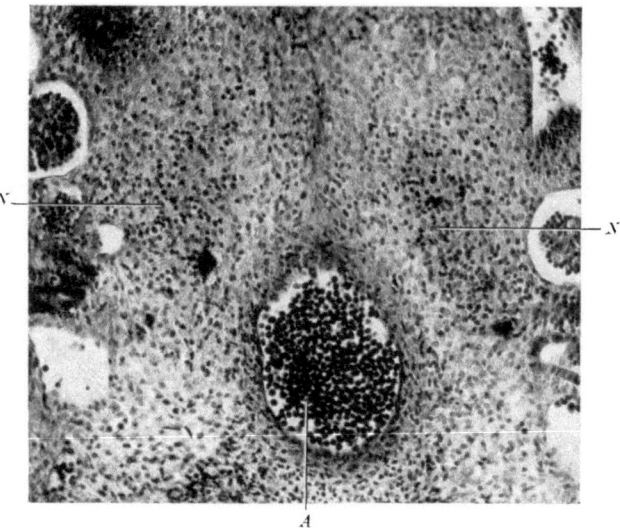

Abb. 71. Querschnitt durch einen *menschlichen* Keimling von 7,5 mm SSL. *N* Nebennierenanlagen; *A* Aorta (Azanfärbung, 260fach vergrößert). Präparat aus der embryologischen Sammlung von Prof. BLECHSCHMIDT-Göttingen.

kann man mit großer Wahrscheinlichkeit auf die Anwesenheit der Rindenanlage rechnen (GROSSER, WHITEHEAD 1903). VELICAN (1948b) spricht vom 25. bis

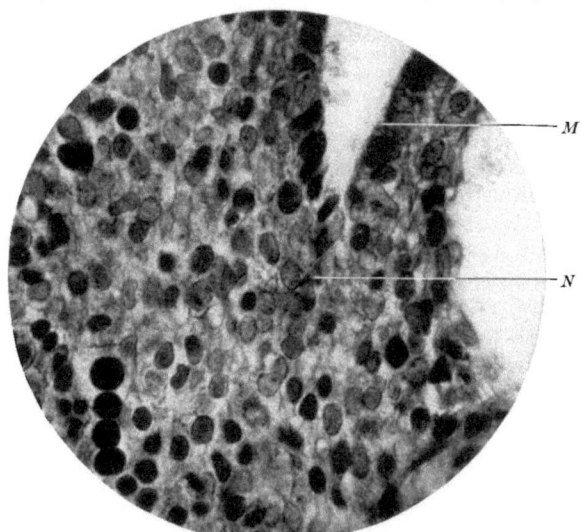

Abb. 72. Anlage der Nebennierenrinde bei einem 7,5 mm (SSL) langen *menschlichen* Keimling. *M* Epithel (Mesothel) der Cölomwand. Vom trichterförmigen Grund der Epithelfalte (nach medial Gekrösewurzel) zieht eine Zellreihe (*N*) in die Mesenchymunterlage (Azanfärbung, 600fach vergrößert; s. Fußnote S. 121).

32. Tag. BROMAN (1927) sieht in der 5. Embryonalwoche die erste Anlage in der Form knospenähnlicher Verdickungen im Cölomepithel jederseits vom dorsalen Mesenterium („Zwischennierenknospen"). PAGEL (1929) schreibt, das Peri-

tonealepithel könne während eines langen Zeitraumes Zwischennierenknospen bilden. POLL hat daher schon Früh- und Spätknospen unterschieden. Im folgenden sind einige Daten zur Organo- und Histogenese der Nebennierenrinde, nach dem Alter der Embryonen geordnet, wiedergegeben.

7,5 mm langer Embryo (SSL). Nach VELICAN (1948b) gruppieren sich die Zellen angeblich bereits in diesem Stadium (etwa 30. Tag) um eine endotheliale Aussprossung der V. cardinalis post. (= V. centralis der Nebenniere).

Abb. 71 gibt die Übersicht eines Quer- (Schräg-) Schnittes eines menschlichen Keimlings von 7,5 mm Länge wieder[1]. Im Zentrum des Bildes liegt der Anschnitt der Aorta, rechts und links fallen die Anlagen der Urnieren auf. Im Mesenchym zwischen Urnieren und Aorta liegt eine Zellverdichtung (Abb. 71 N). Untersucht man das über dieser Zellver-

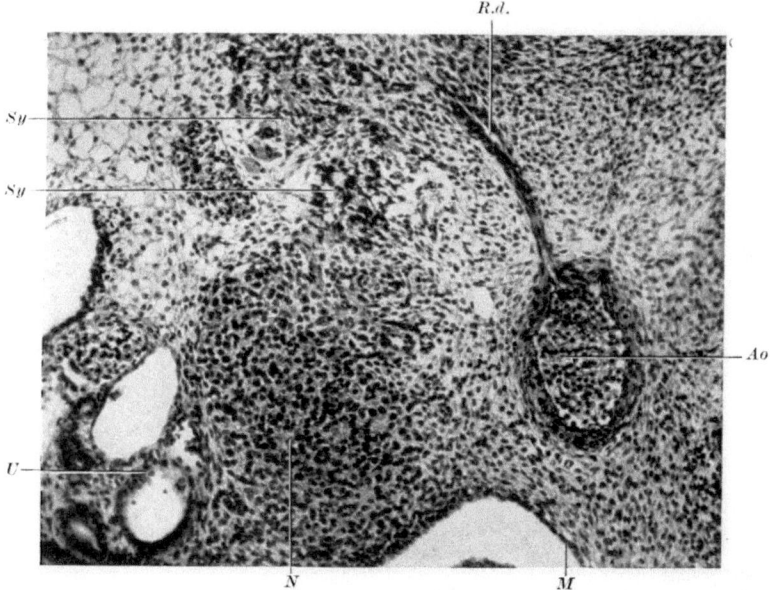

Abb. 73. Nebennierenrindenanlage (*N*) eines *menschlichen* Keimlings von 11 mm SSL. *Ao* Aorta; *R.d.* Ramus dorsalis; *Sy* Anlage des Sympathicus; *U* Urniere; *M* Mesothel der Cölomwand. Beachte den Beginn der Abgrenzung der Anlage nach dorsal, lateral und ventral. Auf der medialen Seite Berührung mit der Sympathicusanlage (*Sy*) (Querschnittsserie, Fixierung in BOUINscher Lösung, Hämatoxylin-Eosinfärbung, 260fach vergrößert, vgl. Fußnote.

dichtung gelegene Epithel (Mesothel) der Cölomwand in der Serie, so findet man Stellen, wie in Abb. 72 wiedergegeben, d. h. ein Zellzapfen reicht aus dem Epithel in die Mesenchymunterlage hinein.

8 mm langer Embryo (SSL). Die Anlage löst sich als einheitliches Gebilde vom Peritonealepithel ab (BROMAN 1927, bezüglich der Einwände neuerer Autoren gegen die „Ablösung" vom Epithel s. o. S. 118). Man kann jetzt von einer „Zwischenniere" im Sinne des gleichbenannten Organs der *Fische* sprechen. SOULIÉ hat die Größe der am kranialen Pol der Urniere gelegenen Anlage mit 105 μ Hauptdurchmesser angegeben (28. Tag). Er sieht die Anlage zwischen und medial neben den Urnierenglomerula vor der V. cardinalis. Die Aorta findet sich dorsomedial, die Anlage der Keimdrüse davor. Die Beziehungen der Rindenanlage zur Keimdrüse sind eng, was verstehen läßt, daß auch beim Erwachsenen beide Organe gelegentlich eine gemeinsame Gefäßversorgung besitzen. Die Anlage besteht aus aneinandergedrängten Epithelzellen (sic!), die noch nicht zu Reihen geordnet sind.

Embryo 9 mm SSL. Vascularisierung der Nebennierenrindenanlage. ROSSI, PESCETTO und REALE (1951b) haben die Verteilung der Aktivität alkalischer Phosphatase in diesem Stadium untersucht. Die Rindenanlage zeichnete sich durch einen ganz besonders großen Gehalt an Enzym aus.

---

[1] Das Material zur Herstellung der originalen embryologischen Abbildungen verdanke ich Herrn Prof. Dr. E. BLECHSCHMIDT, Direktor des Anatomischen Institutes der Universität Göttingen.

Embryo 10 mm SSL. BROMAN (1927) beschreibt eine kleine Epithelzellmasse im Mesenchym zwischen dem kranialen Urnierenende und der Aorta, dorsal von der inzwischen entstandenen Keimdrüsenanlage. Die Anlage ist ziemlich gleichförmig gebaut; die Zellen liegen ohne erkennbare Ordnung. VELICAN (1946/47) findet bereits einen soliden Körper. Die Rinde soll aus einer metameren Proliferation des Cölomepithels hervorgehen, ihr zentraler Teil aber von einer diffusen ,,androgenogenitalen" Proliferation stammen. Letzteres soll auch die interstitiellen Zellen an Hoden und Ovar liefern.

Embryo 11 mm SSL. JACKSON beschreibt ,,ill-defined elongated bodies", beiderseits vom 3.—6. Thorakalsegment zwischen Aorta und V. cardinalis post. Nach kranial haben die Gebilde Beziehungen zu den Lungen, rechts zur Leber, links zum Magen (vgl. hierzu Abb. 73).

Embryo 11,8 mm SSL. Die Rindenanlage bildet nach HETT (1925a, b) eine retroperitoneal gelagerte Zellmasse von etwa 1,4 mm Länge und 0,3 mm dorsoventraler Dicke. Sie

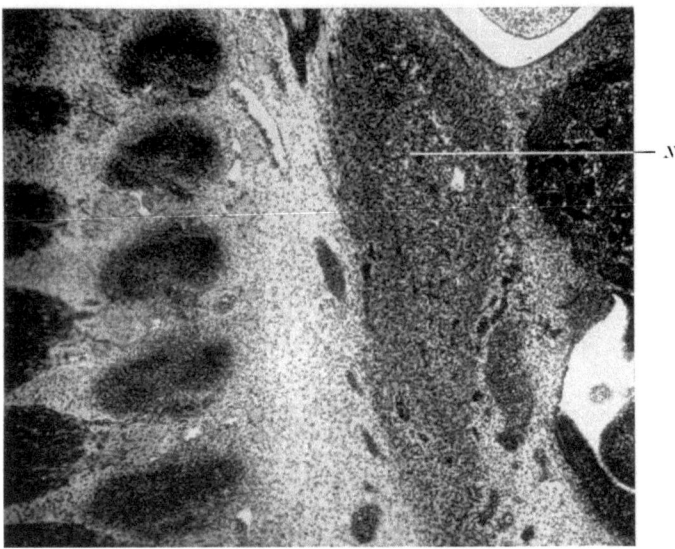

Abb. 74. Sagittalschnitt durch die vor der Wirbelsäule gelegene Nebennierenanlage (*N*) eines *menschlichen* Keimlings von 13,5 mm SSL. Kapsel noch nicht ausgebildet (Sammlung Prof. BLECHSCHMIDT, Anatomie Göttingen, Hämatoxylin-Eosinfärbung, 40fach vergrößert).

liegt beiderseits medial von der Urniere. Nach kranial reicht sie etwa in gleiche Höhe wie diese. Caudal endet die Rindenanlage im Niveau des mittleren gegen das untere Drittel der Urniere. Dorsal von der Anlage findet sich eine Reihe von Ganglienzellen und Nervenfasern des Sympathicus, der jetzt deutlich vor der Wirbelsäule in Erscheinung tritt. Eine Kapsel um die Rindenanlage ist noch nicht entwickelt. Eine segmentale Gliederung der Anlage (s. o. VELICAN unter Embryo 10 mm) ist nach HETT nicht vorhanden. In der Anlage finden sich viele Mitosen. Die Zellkerne sind rundlich, ovoid, nierenförmig (Hauptdurchmesser etwa $7\,\mu$). Zum Teil sind größere Kerne ($10—12\,\mu$ Durchmesser) zu beobachten, sog. ,,einkernige Riesenzellen". Das Chromatin ist fein verteilt. Kerndeformationen werden durch den Druck sich teilender Zellen hervorgerufen. Das Cytoplasma ist feinwabig-fädig. Im Cytoplasma sich teilender Zellen finden sich feinere und gröbere tiefschwarze Körnchen. Zwischen den Zellen tauchen feine Capillaren auf. Sympathicuselemente wandern noch nicht in die Rindenanlage ein.

Embryo 12 mm SSL. KEENE und HEWER (1925, 1927) sowie UOTILA (1940) behaupten, eine zweite Proliferation des Cölomepithels setze bei menschlichen Embryonen von etwa 12 mm Länge ein. Dieser zweite Zellschub soll die erste Anlage umgeben und das Material für die permanente Rinde darstellen. Nach GRUENWALD (1946) besitzen indessen Embryonen dieses Alters keine epithelial geordnete Rindenanlage. Was man auf dieser Altersstufe ,,Rindenzellen" nennen kann, sind nach seiner Meinung turgeszente Mesenchymzellen; es sei recht schwierig, die oberflächlichen ,,Rindenzellen" der Anlage sicher von den anliegenden Mesenchymzellen zu unterscheiden. Von zusätzlichen Epithelknospen könne überhaupt keine Rede sein. Um die erste Anlage wird immer mehr Mesenchym abgelagert, aus dem sich zusätzlich Rindenzellen differenzieren dürften.

Nach Abschluß der Mesenchymproliferation und Differenzierung von Rindenzellen besteht die Nebennierenrinde aus turgeszenten Elementen mit acidophilem Cytoplasma; besonders betrifft dies die zentral liegenden Zellen. Jede Zelle wird zu dieser Zeit von Gitterfasern (Versilberung nach GÖMÖRI) umsponnen (GRUENWALD und KONIKOFF 1944). Im Zentrum der Anlage treten weite Blutgefäße auf, so daß das ganze Gebilde ein schwammiges Aussehen bekommt; die Randbezirke bleiben kompakter. Langsam tritt eine gewisse Zellverkleinerung ein. Die Konsistenz des ganzen Gebildes nimmt zu. Nach KEENE und HEWER (1927) setzt jetzt bereits die Einwanderung von Markbildungselementen ein.

Embryo 12,2 mm SSL. Fall von HETT (1925). Die Rindenanlage erscheint auf dem Querschnitt rundlich bis oval. Die Längsachsen beider Anlagen verlaufen von hinten außen konvergierend nach vorn innen. Das Organ, zwischen Aorta und Urniere gelegen, reicht nach kranial nur etwa zum kranialen Ende der Urniere, nach caudal jedoch nicht bis ans Ende der Urniere. Vom Sympathicus her dringen noch keine Elemente ein.

Embryo 12,5 mm SSL. Fall WIESEL (1902). Der Hauptdurchmesser der Anlage beträgt etwa 1,5 mm. Eine dünne Bindegewebskapsel soll vorhanden sein. Die Anlage liegt medial von der Urniere. An der medialen Seite finden sich Sympathicuselemente, welche indessen noch nicht eindringen.

Embryo 13 mm SSL (Abbildung 74). Fall HETT (1925): Ein Zusammenhang der Anlage mit dem Peritonealepithel besteht nicht. Die Geschlechtsfalte ist ausgebildet, zeigt aber keine Verbindung mit der Rindenanlage. Eine Bindegewebskapsel ist nicht nachzuweisen. In allen Teilen der Anlage sind Mitosen vorhanden. Eine Einwanderung von Phäochromoblasten findet noch nicht statt. Die Anlage enthält einige Riesenzellen (vgl. hierzu Abb. 75).

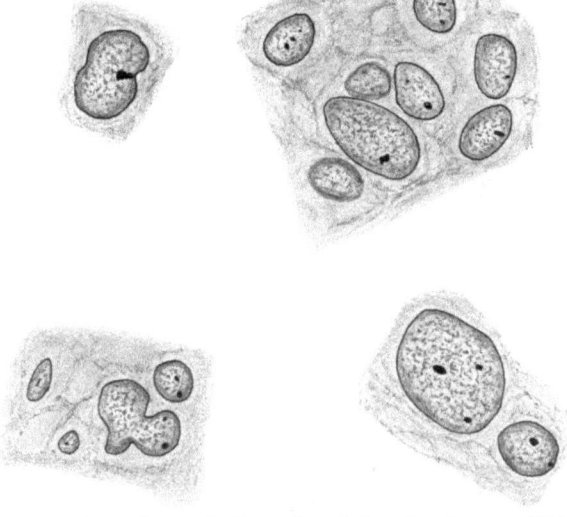

Abb. 75. Riesenzellen aus der Nebennierenrindenanlage eines *menschlichen* Keimlings von 16,2 mm SSL. Aus HETT 1925a.

Embryo 14 mm SSL. Fall DELAMARE (1904). Am 35. Tag ist die ovoide Anlage 320 μ dick und 225 μ breit. Ihre Zellen sollen sich bereits zu anastomosierenden Zellreihen orientieren; zwischen ihnen verlaufen Capillaren. Sympathische Elemente liegen zwischen Aorta und Rindenanlage. Daß bei einem 14,5 mm langen Embryo eine Zona reticularis zu beobachten sei, wie PAGEL (1929) behauptet, dürfte auf einem Irrtum beruhen.

Embryonen 15 mm, 15,8 mm, 16,2 mm SSL. Drei Fälle von HETT (1925). Die Nebennierenanlagen messen von kranial nach caudal etwa 1,3—1,4 mm. Rechts grenzt die Rindenanlage an die Leber. Zwischen beiden Organen verläuft eine große Lebervene; linkerseits zieht über die ventrale Fläche des Organs das Peritonaeum. Eine Kapsel beginnt sich an der dorsalen Seite der Anlage zu bilden. Die Zellkerne haben Durchmesser von 7—9 μ, in den Riesenzellen erreichen sie dagegen 20 μ (Abb. 75). In den plasmatischen Wänden der Waben der Rindenzellen finden sich mit Eisenhämatoxylin anfärbbare, feinste Körnchen. Zentral erscheint eine stärker erweiterte Capillare, die spätere V. centralis. Sie liegt immer etwas ventral vor der geometrischen Mitte. Entgegen DELAMARE (1904, s. o. Embryo 14 mm) findet HETT noch keine eigentliche Stranganordnung der Rindenzellen. Früheste Zeichen einer Einwanderung sympathischer Elemente sind nachzuweisen (Abb. 76). (Näheres s. unter Markentwicklung.)

Embryo 17 mm SSL. DELAMARE (1904) fand die Nebennierenanlage viel voluminöser als die Nierenanlage (Vertikalschnitte). Sie hat die Form eines Dreiecks mit nach unten gerichteter Spitze. Nach oben besteht eine Beziehung zum Zwerchfell, nach vorn zu Leber und Magen, nach unten zu Niere und Keimdrüse. Die Bindegewebskapsel verbindet sich caudal mit der Kapsel der Niere und inseriert oben am Zwerchfell. Bei schwacher Vergrößerung läßt sich am Drüsenparenchym eine Teilung in 2 Zonen unterscheiden. Die periphere Zone ist homogener und kompakter. In der zentralen Zone sollen sich anastomosierende Zellreihen formieren, in deren Maschen die Capillaren verlaufen. Mitosen finden sich in der ganzen Anlage. Hier und da liegen neben den Rindenzellen kleine rundliche Elemente (Markbildungszellen?). Schließlich findet DELAMARE auch Riesenzellen, deren Cytoplasma sich wenig anfärbt. Sie sind 5—6mal größer als die Zellen der Umgebung. Ihre ovoiden oder länglichen Kerne weisen oft Einkerbungen auf. Die Kerne kann man gelegentlich geradezu als polymorph bezeichnen. Nie sind sie aber multipel vorhanden. JACKSON sah die Anlage der Rinde vom 10. Brustwirbel bis zum 1. Lendenwirbel reichen. Nach dorsal konnte er das Organ auf die 10.—12. Rippe projizieren. HETT (1925) stellte von diesem Stadium an das Eindringen der Markbildungselemente mit Sicherheit fest.

Embryonen 18—19,9 mm SSL. Fall WIESEL (1902) 19 mm. Die definitive Rindenanordnung soll schon deutlicher werden. Sogar eine Zona glomerulosa ist angeblich schon vorhanden. Bei einem von SOULIÉ untersuchten 19 mm-Stadium war die Differenzierung weniger weit fortgeschritten. Die rechte Nebennierenanlage hängt nach vorn mit der V. cava

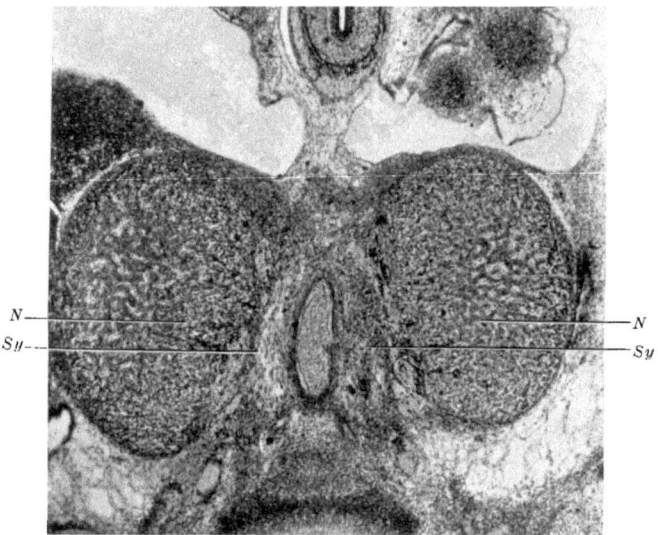

Abb. 76. Nebennierenanlage (*N*) eines *menschlichen* Keimlings von 15 mm SSL. Beginn der Einwanderung der Markbildungszellen, Sympathophäochromoblasten (*Sy*). Außer an der medialen Seite, wo die Nebennierenanlage in breiter Verbindung mit der Sympathicusanlage steht, ist bereits eine Kapsel ausgebildet (Querschnittserie, Fixierung in BOUINscher Lösung, Hämatoxylin-Eosinfärbung, 130fach vergrößert, vgl. Fußnote S. 121).

caudalis zusammen, die linke hat Beziehung zur Dorsalwand des Magens. Beiderseits sind die Anlagen durch den Sympathicus und dessen Ausstrahlungen von der Aorta getrennt. Nach lateral hängen sie an der Urniere, deren Rückbildung nunmehr einsetzt. Eine Bindegewebskapsel soll vorhanden sein. Die Epithelzellreihen bestehen meist aus 2 Zellschichten, durch Capillaren voneinander getrennt. — Vier Fälle von HETT (1925): 18 mm, 19 mm, 19,6 mm, 19,9 mm. Es tritt eine Differenzierung der Rindenzellen ein. Die ursprünglich uniforme Rindenanlage wird in eine äußere, kernreichere und in eine innere kernärmere Zone unterteilt. Die kernreichere äußere Zone darf man aber nicht, wie dies WIESEL getan hat, bereits als eine Zona glomerulosa bezeichnen. Die Zellen in der Außenzone sind schlecht zu begrenzen. Ihr Cytoplasma ist hell, wabig oder fädig. Das Cytoplasma der Zellen der Innenzone ist körnig, stärker anfärbbar. Neben einigen gröberen Schollen, die zuerst auftreten und sich mit Eisenhämatoxylin grauschwarz färben, liegen feinere, mit Eisenhämatoxylin schwärzbare Körnchen (Eisenhämatoxylingranula) im Cytoplasma. Während die Mitosen bislang regellos über die gesamte Anlage verteilt waren, beschränken sie sich jetzt auf die Außenzone. Auch die früher schon erwähnten Riesenzellen liegen jetzt meist nur noch in der äußeren Zone. Der kraniocaudale Durchmesser des gesamten Organs erreicht 1,7 mm, der dorsoventrale an der breitesten Stelle 0,9 mm. Die Capillaren sind außen relativ dünn, weiten sich nach innen auf. Die V. centralis liegt wieder etwas ventral vor der geometrischen Mitte der ganzen Anlage. HETT weist mit Recht darauf hin, daß das jetzt erreichte Rindenbild nicht mit der reifen Zonierung analogisiert werden darf.

Embryonen 20—20,3 mm SSL. Zwei Fälle von HETT (1925). Außer dem kräftigen Eindringen von Markbildungselementen (s. u.) fällt die Ausgestaltung des Gefäßnetzes auf. Zentrale Aufweitung der Capillaren (vgl. Abb. 77).

Embryonen *22,5—24,8 mm SSL*. Nach DELAMARE (1904) beträgt die Höhe des Organs am 56. Tag 1,5 mm. Drei Fälle von HETT (1925). Manchmal kommt es zur Abgliederung von Teilen des Hauptorgans durch die vom Sympathicus kommenden Stränge von Nervenfasern und Markbildungszellen. Bei dem 23 mm-Stadium konnte HETT nach Gelatineeinbettung mit Sudan III in den Rindenzellen feine rote *Lipoidgranula* beobachten.

Embryo 26 mm SSL. Ein Fall von HETT (1925). Die Gesamtanlage ist längsoval oder eiförmig. Die längere Achse verläuft von hinten außen nach vorn innen. Der größte Querdurchmesser beträgt 0,95—1,0 mm, der größte Längsdurchmesser 1,5—1,6 mm. In den Zellen der Innenschicht liegen die bereits geschilderten gröberen Schollen und feineren Granula (Embryo 19,6 mm).

Embryonen 30,5—31 mm SSL. Zwei Fälle von HETT (1925). Die größten Durchmesser der ovoiden Nebennieren betragen 2,3:1,2 mm. Sympathische Elemente dringen noch immer ein. Bei dem 31 mm-Stadium findet HETT vornehmlich in der Innenzone der Rinde (Abb. 78) Zellen mit großen, runden Kernen, in welchen mehrere Kernkörperchen gelegen

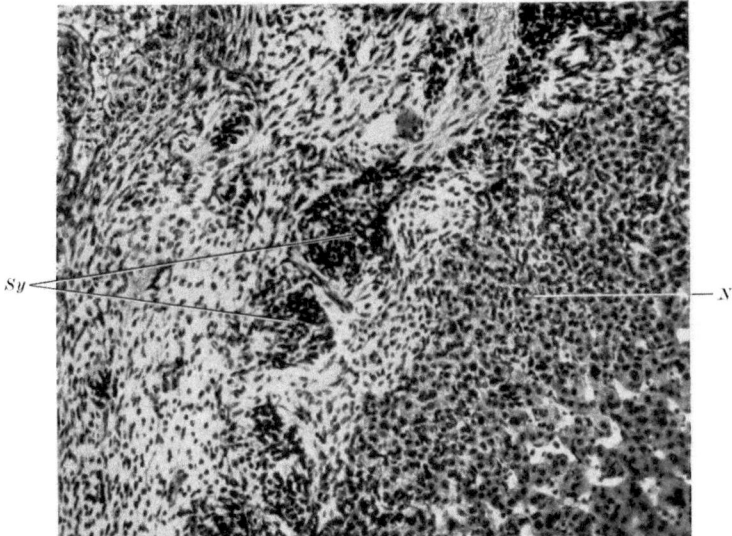

Abb. 77. Querschnitt durch die Nebennierenanlage eines 20 mm langen *menschlichen* Keimlings. An der medialen Seite der Nebennierenanlage (*N*) die Sympathicusanlage (*Sy*), von welcher Fasern und Zellen gegen die kernreiche Außenzone der Rindenanlage vorwachsen. Zellbalken der Innenzone durch weite Sinusoide getrennt (Fixierung BOUIN, Hämatoxylin-Eosinfärbung, 130fach vergrößert; s. Fußnote S. 121).

sind. „Nicht selten liegen nun die Nucleolen innen der Kernmembran direkt an; diese zeigt aber auch an der Außenseite Auflagerungen, die sich mit Eisenhämatoxylin tiefschwarz färben. Oft erscheint die Kernmembran knotenförmig verdickt. Weiterhin ist zu betonen, daß jetzt im Protoplasma die früher als Eisenhämatoxylingranula beschriebenen Körnchen vermehrt auftreten." Schließlich findet HETT jetzt eine Ordnung der Rindenzellen in Form von einzelnen Balken angedeutet. Die bei Embryo 19,6 mm erwähnten Eisenhämatoxylingranula, und zwar beide Arten, sind von jetzt an bis zur Geburt regelmäßig in den Rindenzellen nachweisbar. — Fall JACKSON: Die Nebennieren können in die Höhe von Brustwirbel 11 bis Lendenwirbel 1 projiziert werden. Die Organe werden jetzt durch die fortschreitende Entwicklung der Wirbelkörper weiter voneinander getrennt. Es findet ferner eine Verlagerung der Organe zur Aorta insofern statt, als diese jetzt gegen die Vorderränder der Nebennieren zu liegen kommt. Sie reichen nicht mehr bis zur Lungenbasis, obwohl die Pleurahöhle sich noch bis zur kranialen Hälfte der Hinterfläche der Nebennieren ausdehnt. Die rechte Nebenniere hat insbesondere Beziehung zur Leber, die linke zu Magen und Pankreas, nach außen zu Milz und linkem Leberlappen. Die konkave Basis bekommt Kontakt mit der Niere.

Embryonen 36—44 mm SSL. MECKEL (1806) findet die Nebennieren eines Keimlings von 37—38 mm Länge in Relation zur Körpergröße nicht mehr so groß wie auf früheren Stadien (Dimensionen 4—5:3:0,5—2 mm). — WIESEL und SOULIÉ, auf die DELAMARE (1904) sich beruft, finden die Nebennieren am 64. Tag noch größer als die Nieren und messen eine Höhe von 1,8 mm: Breite von 2,25 mm: Dicke von 1,35 mm. Die Plica gastrocolica legt sich zwischen die Hinterfläche des Magens und die Vorderfläche der Niere. Eine Zona glomerulosa sei bereits angelegt (s. dagegen oben, Embryo 19,6 mm). — Drei Fälle von

HETT (1925): Die kappenförmig dem oberen Nierenpol aufsitzende Nebenniere reicht medial bis an den Hilus der Niere herab. Die mikroskopischen Verhältnisse entsprechen denen der früheren Stadien; in den inneren Rindenschichten — von einer echten Zona reticularis kann man noch nicht sprechen — liegen Zellen mit stark vacuolisiertem Cytoplasma. Im Sudanpräparat lassen sich in den Zellen der Außenzone (s. o. Embryo 19,6 mm) feinste Lipoidtröpfchen nachweisen. Dann findet man noch Fette in den inneren Teilen der Innenzone. Deren äußere Teile weisen nur relativ wenig sudanophile Tröpfchen auf. Ein Teil der Fette ist doppelbrechend.

NOËL und PIGEAUD (1931) haben in der Nebennierenrinde eines Fetus von 2 Monaten, 23 Tagen Alter nach Fixation in REGAUD-Lösung und Eisenhämatoxylinfärbung 2 Zellarten und Übergangsformen zwischen diesen beobachten können:

1. „Cellules homogènes": die kleineren Elemente. Sie besitzen ein ziemlich homogenes Cytoplasma mit Granulis, die sich stark mit Eisenhämatoxylin färben und gehäuft um den Zellkern vorkommen. In anderen, ähnlichen Zellen finden sich etwas weniger intensiv gefärbte Granula. Die Abschwächung der Färbung scheint im Zentrum der Körnchen zu beginnen.

2. Übergangsformen: Im Cytoplasma treten zunehmend mehr Vacuolen auf. Je mehr die Zahl der Vacuolen und ihre Größe steigt, desto weiter fällt die Zahl der Eisenhämatoxylingranula.

3. „Cellules vacuolaires", den „Spongiocyten" der ausgebildeten Zona fasciculata entsprechend. Die Zellen sind größer als die homogenen Zellen. Die „siderophilen" Granula scheinen fast ganz zu verschwinden. Dafür sind die Zellen vollständig mit Vacuolen angefüllt. Bei Fettfärbung (Scharlach) werden an Stelle der Vacuolen Lipoidtropfen nachgewiesen. Nach der Vorstellung von NOËL und PIGEAUD (1931) sollen aus Mitochondrien Granula hervorgehen, die sich mit Eisenhämatoxylin stark anfärben. Diese wiederum fungieren

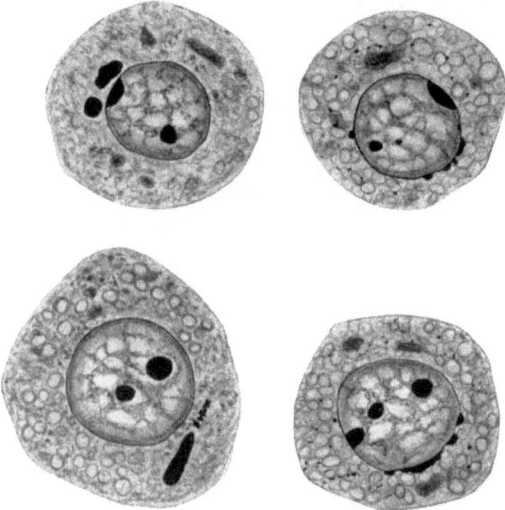

Abb. 78. Zellen aus der Innenzone der Nebennierenrindenanlage eines *menschlichen* Keimlings von 31 mm SSL. Im Cytoplasma Eisenhämatoxylingranula. Aus HETT 1925a.

angeblich als Lipoidbildner. Schließlich beschreiben die Autoren Zellen, die den Inhalt der Vacuolen (?) an das Blut abgegeben haben sollen und nunmehr wieder mehr den unter 1. geschilderten Formen ähneln. Sie beginnen dann den sekretorischen Cyclus angeblich wieder.

Embryonen 60—90 mm SSL. MECKEL (1806) findet die Verhältnisse etwa so wie bei dem 37—38 mm langen Keimling. Die rechte Nebenniere liegt ganz hinter dem rechten Leberlappen, die linke hinter dem linken Leberlappen, hinter Magen, Pankreas, Milz und Darm. Sie ist etwa 9 mm lang, 6—7 mm breit und 2 mm dick. Auf der linken Nebenniere befindet sich auch eine Furche für das Pankreas. Beide Nebennieren berühren mit ihrem oberen Rand die Zwerchfellbögen. — Nach DELAMARE (1940) sind am Ende des 3. Monats (Embryo von 5 cm!) die Nebennieren größer als die Nieren. Nach WIESEL sollen jetzt alle 3 Rindenzonen erkennbar sein (s. o.). JACKSON projiziert die Nebennieren in die Höhe von Brustwirbel 10 bis Lendenwirbel 1 (Embryo 65 mm SSL). Die Organe flachen sich von vorn nach hinten ab. Auf der Vorderfläche beschreibt JACKSON eine Grube. Die topographischen Beziehungen entsprechen im großen und ganzen denen, die unter Embryo 30,5—31,0 mm angegeben wurden. Die Nieren haben sich allerdings hinter den Nebennieren ein wenig nach oben zu ausgedehnt. Der linke Leberlappen hat keine Beziehung zur linken Nebenniere mehr. Die jetzt erreichten Beziehungen bleiben nahezu unverändert durch die Fetalzeit hindurch bestehen. — Nach HETT (1925) sitzen die Nebennieren als dreieckige Gebilde dem oberen Nierenpol auf. Die Organe bekommen nunmehr ihre endgültige Form. Auch HETT sieht jetzt auf der Ventralseite des Organs eine Furche. Die Genese der Zona glomerulosa scheint über eine merkwürdige Hohlraumbildung (vgl. S. 135) einzusetzen. Zwischen den Zellen der Außenzone treten Lücken auf, die sich aber kurz vor der Geburt normalerweise verkleinern, was zur Folge hat, daß die spätere Anordnung der Zellgruppen der Zona glomerulosa an ihre Stelle tritt. Die Zellanordnung in Zona fasciculata und reticularis ist dagegen wohl einzig und allein durch den Verlauf der Blutgefäße bedingt. — Der von NOËL und

PIGEAUD (1931) beschriebene sekretorische Cyclus der Rindenzellen (s. unter Embryo 36 bis 44 mm) ist jetzt noch deutlicher zu erkennen. Die einzelnen Zelltypen sollen gruppenweise zusammenliegen, so daß man den Eindruck alternativer Funktionszustände in verschiedenen Parenchymarealen bekommt. — Auch nach KOLMER (1918) kommt die cytologische Differenzierung der Rinde im 3.—4. Monat in Gang. Hierbei scheinen die Diplosomen eine besondere Rolle zu spielen, da die ersten cytoplasmatischen Granula um die Sphäre herum auftreten. Beim älteren Fetus ist die Granulabildung an dieser Stelle weniger gut zu erkennen, weil die Zahl der Granula bereits zu groß geworden ist und das Gebiet der Sphäre nicht mehr erkennen läßt. Später soll es wieder zu einer gewissen Verkleinerung der Rindenzellen kommen. In der Zona reticularis tritt der Prozeß angeblich im 5.—7. Monat ein. Mit Recht wendet BOURNE (1949) ein, daß um diese Zeit von einer Reticularis eigentlich noch gar nicht gesprochen werden kann.

Feten von etwa 10—11 cm Länge. MECKEL (1806) findet die Nebennieren jetzt kleiner als die Nieren; sie sind etwa 11 mm lang, 6—7 mm hoch und 2—4 mm dick. Sie bedecken nicht mehr einen so großen Teil der Nieren wie vorher, steigen aber trotzdem noch mit ihrer unteren Spitze bis auf die Nierengefäße hinab. Die Nebennierengefäße sind zu dieser Zeit so groß wie die Nierengefäße. — HETT (1925) sieht die erwähnte (s. o.) Hohlraumbildung in der Außenzone jetzt noch besser. Damit verbundene Zelldegenerationen hat er übrigens nicht erkennen können. Bei dem einfachen Auseinanderweichen bleiben die Zellen oft durch feine Fäden (Plasmodesmen) untereinander noch in Verbindung. Der Längsdurchmesser der Hohlräume ist immer von außen nach innen gerichtet und verläuft nie parallel zur Oberfläche des Organs. Im Innenraum dieser geradezu follikulären Bildungen finden sich feine Gerinnsel. Das Bindegewebe, jetzt schon stärker ausgebildet, baut einmal eine Kapsel auf, von welcher Züge in das Rindengewebe vordringen. Eine zweite Sammelstelle findet sich um die Zentralvene herum. HETT behauptet, das Bindegewebe bestehe hauptsächlich aus elastischen Fasern.

RENAUTS (1899) Schilderung der Nebenniere eines 11 cm großen Feten deckt sich im wesentlichen mit der von HETT. Was RENAUT vom Nachschub der Rindenzellen während der Organogenese sagt, erscheint mir im Hinblick auf die später zu besprechende Blastemfrage (S. 236 ff.) beachtenswert:

«Au voisinage de la capsule et principalement au sommet de l'organe, on peut suivre, d'autrepart, le phénomène de l'accroissement du parenchyme cortical. Dans la zone profonde de la bande de tissu conjonctif embryonnaire d'où sortira la capsule fibreuse, on voit apparaître des cellules granuleuses arrondies, disposées en files et entremêlées à des groupes de cellules semblables réunies deux par deux ou trois par trois au sein de la structure fondamentale du tissu conjonctif. Immédiatement, de cette zone d'accroissement sortent des cordons pleins formés de cellules, semblables aux premières ...»

Fet von etwa 15 cm Länge. Nach BROMAN (1927) entstehen zu dieser Zeit die Lagebeziehungen zwischen Nebennieren und Niere, welche beim Menschen die Bezeichnung „Nebenniere" rechtfertigen.

Fet von etwa 16 cm Länge. Nach DELAMARE (1904) sind die Nebennieren ebenso groß wie die Nieren. Nach HETT (1925) lassen sich jetzt rechte und linke Nebenniere der Form nach unterscheiden. Auf der Ventralfläche der Organe findet sich eine Hauptfurche, etwa dem oberen Rand der Nebenniere parallel. Sie kann sich gabeln und Nebenäste abgeben. An der Dorsalseite hat HETT keine Furchen beobachten können. An der Austrittsstelle der Zentralvene kann sich die Außenzone jetzt nach innen zu umschlagen und am Gefäß entlang in die Tiefe ziehen. Gelegentlich entstehen Bilder, die als Verlagerung peripherer Rindenteile in die Tiefe des Organs fehlgedeutet werden können. Ein ähnlicher Vorgang kann auch einmal längs eines Nervenstammes vorkommen. Allerdings reichen solche Rindeneinschläge meist nicht so tief. Im übrigen kann man in der Außenzone die oben geschilderten Hohlraumbildungen sehen. Der Capillarverlauf bestimmt die radiäre Ausrichtung der Rindenzellen. Weiter innen sind die Capillaren geweitet.

Feten von etwa 16,5—19 cm Länge. MECKEL (1806) beschreibt die Nebennieren bei einem 18 cm-Fet bereits als relativ kleine Gebilde. Interessant ist der Hinweis von HETT (1925), daß in einigen vom Hauptorgan abgetrennten Rindenknötchen, die der Kapsel anlagen, dieselbe Rindenzelldifferenzierung wie im Hauptorgan festgestellt werden konnte; sogar die Hohlraumbildung in der Außenzone konnte HETT in diesen Bildungen nachweisen.

Feten von 20 cm Länge bis zur Geburtsreife. Nach DELAMARE (1904) beträgt das Gewicht der Nebenniere im 6. Lunarmonat die Hälfte des Nierengewichtes. Im 7. Monat soll das Organ eine Dicke von 2 mm erreichen. Die Form der rechten und linken Nebenniere bildet sich immer deutlicher heraus. Die rechte Nebenniere gewährt von ventral betrachtet mehr den Anblick eines Dreiecks, die linke mehr den eines Trapezes. In einem von vielen Fällen fand HETT gerade einmal das umgekehrte Verhalten (kein Situs inversus). Die 3 Zonen der Rinde seien nunmehr deutlich (s. dazu aber S. 134). Die Zona glomerulosa jedenfalls entsteht etwa um diese Zeit (HETT 1925, KOLMER 1918). Die Entstehung der Zona reticularis erfordert eine gesonderte Besprechung (S. 173 ff.). Die Hohlraumbildung in der Außenzone geht wieder zurück. Die Zellen der Außenzone bzw. der Zona glomerulosa sind jetzt besonders lipoidreich, sie enthalten einzelne, niemals zusammenfließende Lipoidtröpfchen. Die Innenzone der Rinde ist im äußeren Abschnitt relativ lipoidarm; erst in ihren inneren Abschnitten kommt es wieder zu einer Lipoidzunahme. Die Hohlraumbildung in der Außenzone ist beendet. Die Außenschicht wird offenbar über das „follikuläre" Stadium in die Zona glomerulosa umgebaut. Die äußere Abteilung der Innenzone dürfte im wesentlichen die Zona fasciculata liefern. Der Rest der Innenzone zeigt zwar eine mehr netzartige Lagerung der Zellen, aber der eigentlichen Zona reticularis entspricht dies Gebiet noch nicht.

Unmittelbar nach der Geburt spielen sich in der menschlichen Nebenniere beträchtliche Umbauten ab (s. S. 276 ff.). Bei älteren Keimlingen (Grenze etwa der 5. Monat) treten nach NOËL und PIGEAUD (1931) die kleineren Rindenelemente stark zurück; die Nebennierenrinde ist jetzt fast nur noch aus den „hellen" Zellen zusammengesetzt (Übergangsformen zu den echten Spongiocyten). Die Umbildung des äußeren Anteils der Außenzone zu einer Zona glomerulosa zeigen die Abb. 79 und 80. Abb. 79 gibt

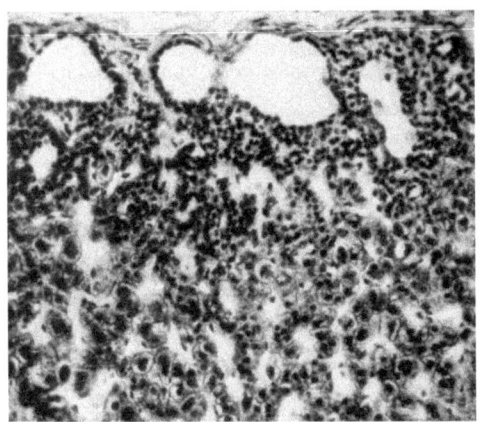

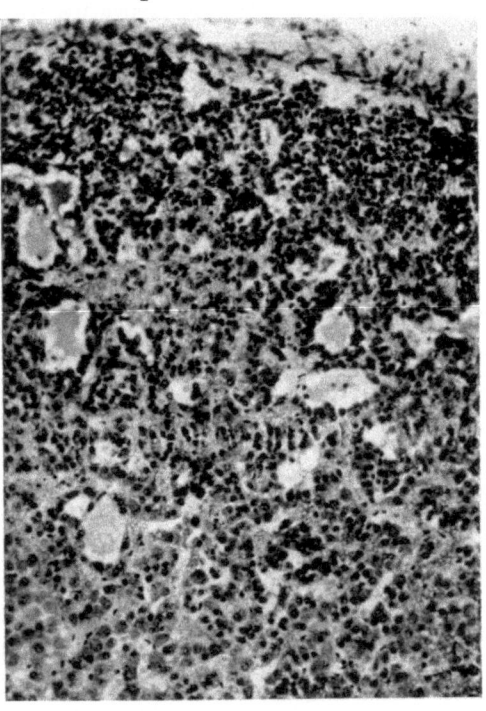

Abb. 79. Nebennierenrindenanlage eines *menschlichen* Keimlings von 20 cm Länge. Große „follikuläre" Komplexe im äußeren Abschnitt der Außenzone. Innenzone bereits fasciculiert (vgl. Fußnote S. 121) (Fixierung: BOUIN. Azocarminfärbung nach HEIDENHAIN. 130fach vergrößert).

Abb. 80. „Follikuläre" Struktur in der zellreichen Außenzone der Nebennierenrinde eines 4—5 Monate alten *menschlichen* Keimlings (Fixierung in ZENKERscher Lösung, Paraffinschnitt, Hämatoxylin-Eosinfärbung, 80fach vergrößert).

einen Ausschnitt aus der Nebennierenrinde eines Keimlings von 20 cm Länge wieder. Die „follikulären" Bildungen liegen hier im wesentlichen unmittelbar unter der Kapsel. Abb. 80 zeigt das gleiche Gebiet von einem Keimling des 4.—5. Monats. Die „follikulären" Bildungen finden sich nun auch im inneren Abschnitt der Außenzone. Die „Follikel" erreichen aber nicht die Größe wie im vorherigen Fall. An anderen Stellen der Nebennierenrinde des gleichen Falles wie in Abb. 80 findet sich schon ein fortgeschrittenes Stadium. Jetzt treten die „follikulären" Bildungen zurück, die peripheren Rindenelemente bilden eine teils an die Glomerulosa, teils an die Arcuata erinnernde Zone (ROTTER 1949).

2. Die Entwicklung des Nebennierenmarkes.

Auch hinsichtlich der Entwicklung des Nebennierenmarkes sind mehrere Anschauungen vertreten worden.

1. Kurz erwähnt sei die Meinung v. BRUNNS (1872), daß eine spezielle Mesodermanlage das Ausgangsmaterial für das Mark der Nebenniere darstelle. Diese Ansicht wurde bald widerlegt und ist auch nicht wieder aufgetaucht.

2. Rinde und Mark seien 2 Differenzierungen *einer* Primitivanlage. Diese Ansicht wurde mehrfach ausgesprochen. Die Gruppe der „Unitarier" beginnt mit RATHKE (1832/33, 1839). Ihm schließen sich an VALENTIN (1835), GOODSIR (1846), v. BRUNN (1872), SEDGWICK (1876—1878), GRAY (1887), MINOT (1894, 1900), SCHULTZE (1897), AICHEL (1900). Von besonderer Bedeutung waren die Arbeiten von GOTTSCHAU (1883), der die Markelemente von Rindenelementen abzuleiten versuchte und auch Übergangsformen zwischen beiden beschrieb (wie auch später SRDINKO 1900), und die Arbeiten von JANOSIK (1883ff.), der Rinde und Mark vom Peritonaealgewebe aus entstehen ließ. Auch ROUD (1903) kann der 2. Gruppe zugerechnet werden; er läßt allerdings die gesamte Nebennierenanlage aus der des Plexus solaris hervorgehen.

Im wesentlichen ist die Streitfrage um 1900 bereits zugunsten von Gruppe 3 entschieden.

3. Schon 1839 weist BERGMANN auf die Verbindung des Nebennierenmarkes mit dem sympathischen Nervensystem hin. REMAK (1847) aber hat wohl als erster klar ausgesprochen, daß das Nebennierenmark sich zusammen mit den Sympathicusganglien entwickle. Auf vergleichend-anatomischem Weg hat LEYDIG (1857) die Abstammung des Nebennierenmarkes aus dem Nervengewebe nachzuweisen versucht. Er kommt dabei zu dem gewagten allgemeinen Satz: Ganglienzellen niederer Formen werden zu Markgewebe der Nebenniere höherer Formen. KÖLLIKER (1861) bestätigt REMAK (1847) und LEYDIG (1857). Durch die ausgezeichneten vergleichend-anatomischen Arbeiten von BALFOUR (1876 — 1878, 1881) ist die Frage dann im wesentlichen entschieden worden. Wertvolle

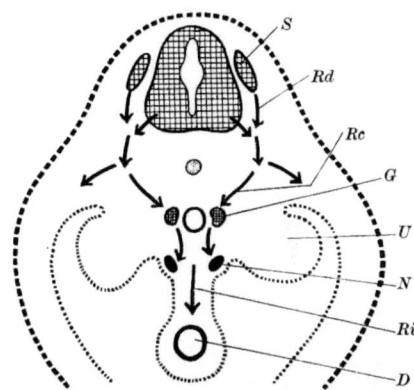

Abb. 81. Schematische Darstellung der Entwicklung des Grenzstranges, der prävertebralen Ganglien und des Nebennierenmarkes. *S* Spinalganglion; *Rd* Ramus dorsalis n. spinalis; *Rc* Ramus communicans; *G* Grenzstrangganglion; *U* Urnierengegend; *N* Nebennierenanlage; *Ri* Ramus intestinalis; *D* Darm.
Aus CLARA 1940.

Ergänzungen und Sicherungen gaben MITSUKURI (1882), CANALIS (1887), HOFFMANN (1889), VAN WYHE (1889), H. RABL (1891, 1896), INABA (1891), FUSARI (1892), WIESEL (1900), KOHN (1902), SOULIÉ (1903), LOISEL (1904), MINERVINI (1904), POLL (1906), HETT (1925), WRETE (1927), IWANOFF (1927) u. a. Das Ergebnis aller dieser Untersuchungen ist kurz in dem Lehrbuchschema von CLARA (1940) zusammengefaßt (Abb. 81).

Spezielle Bemerkungen zur Entwicklung des Nebennierenmarkes.

Marsupialia. Nach BOURNE (1949) wandern Sympathophäochromoblasten auf dem 7,25 mm-Stadium in die Nebennierenrindenanlage des *Opossums* ein. Beim neugeborenen *Opossum* scheint die Wanderung der Markelemente abgeschlossen zu sein; es bilden dann unregelmäßige Massen verschiedener Größe, verstreut zwischen den Rindenzellen. Beim 18 mm-Beuteljungen haben sich die adrenalen Zellen im Zentrum der Drüse im wesentlichen zusammengefunden.

Sus scrofa. Nach WIESEL (1900ff.) liegt die Markanlage beim *Schwein* zuerst getrennt von der Rindenanlage. Das Material der Markelemente stammt aus Zellen des sympathischen Grenzstranges. Es legt sich ventralwärts vordringend bis an die mediale Seite der Rindenanlage zu beiden Seiten der Wirbelsäule an, um bei älteren Stadien (6,3 cm Steißnackenlänge) in Form sog. „Markballen" in die Rinde einzudringen. Im Innern der Rindenzellmasse bilden die Markballen durch allmähliche Verschmelzung das endgültige „Mark". WHITEHEAD (1903a) sah auf dem 13 mm-Stadium noch recht kleine sympathische Ganglien, dorsolateral von der Aorta gelegen. Immerhin „wanderten" bereits jetzt einzelne Elemente, oft im Mitosestadium, nach ventral aus. Auf dem 16—18 mm-Stadium fand WHITEHEAD eine regelrechte Ganglienkette zwischen Nebenniere und Aorta. Bei 25 mm-Embryonen beobachtete er besonders medial an der Nebenniere, im Raum zwischen Aorta und Drüse zahlreiche „Ganglienzellen". Bei 30—35 mm-Stadien sah er unmittelbar unter der Kapsel der Nebenniere kleine Zellen mit stark anfärbbaren Kernen und wenig Cytoplasma. Es kommt zur Ausbildung eines Mantels aus solchen Elementen um die Rindenzellmasse herum. Aus dem Zellmantel dringen Fortsätze in die Rinde ein. Auf der lateralen Seite der Rinde ist der Zellmantel aus Phäochromoblasten dünner bzw. kann sogar ganz fehlen; dorsomedial ist er begreiflicherweise besonders dick, so daß die Kapsel geradezu aufgebrochen erscheint (vgl. S. 124).

Mus rattus. JACKSON (1919) beschreibt den Markbildungsprozeß bei der *Ratte* als einen offenbar ziemlich langsamen Vorgang, der mit der Geburt auch noch nicht abgeschlossen zu sein scheint. JACKSON rechnet mit der Fortdauer der Markbildung bis zum Ende der 1. Lebenswoche. Gelegentlich kann man im Mark erwachsener Tiere noch Rindenmaterial finden, das vermutlich im Lauf der Zeit degeneriert. Auch nach Abschluß der Markkongregation scheint es postnatal noch zu einer gewissen Vermehrung der ganzen Markmasse zu kommen.

Mus musculus. Nach WARING (1935) beginnen die Phäochromoblasten bei der *Maus* am 14. Entwicklungstag in die Rindenanlage einzuwandern. Es handelt sich um kleine, stark anfärbbare Elemente, welche von KEENE und HEWER (1927) als „Neuroblasten" beschrieben wurden. WARING (1935) erwähnt in den der Nebenniere anliegenden sympathischen Nervenzellanhäufungen 3 Zelltypen, nämlich die kleine typische einwandernde Zelle, große typische Ganglienzellen und 3. Zwischenformen. Auch nach MCPHAIL und READ (1942) wandern nur die kleinen Elemente ein, größere offenbar nur in Ausnahmefällen. Nach WARING (1935), MCPHAIL und READ (1942) verändern allerdings die einwandernden Zellen im Innern der Nebenniere schnell ihre Zellstruktur. Ihr Cytoplasma wird baspohil, wodurch sie sich schärfer gegen die mehr eosinophilen Rindenelemente abheben.

Nach MCPHAIL und READ (1942) ist die Markanlage der Nebenniere am 13. Tag der intrauterinen Entwicklung (Rindenanlage am 12. Tag) festzustellen. Am folgenden Tag bereits tritt sie mit der Rindenanlage in Kontakt. Dabei wandern zuerst die geschilderten stark tingierbaren Phäochromoblasten und Sympathicoblasten ohne Beziehung zu Nervenfasern (14. Tag), darauf sympathische Nervenzellen in Verbindung mit Nervenfasern (15. Tag) ein (WARING 1935). MCPHAIL und READ (1942) konnten nur den 2. Modus bestätigen. Nach INABA (1891) kann die Einwanderung von Markbildungszellen bis zum 18. Entwicklungstag beobachtet werden.

Cavia cobaya. Das bei 7 mm-Embryonen entstehende Interrenalorgan legt sich bei 12 mm-Embryonen der Sympathicusanlage an (CASTALDI 1922). Noch bei 18 mm-Embryonen hat die Einwanderung von Markbildungszellen nicht eingesetzt. Bei 32 mm-Embryonen liegen die Phäochromoblasten verstreut im interrenalen Gewebe, sind aber noch nicht phäochrom.

Oryctolagus cuniculus. MITSUKURI (1882) findet beim *Kaninchen* am 14. Entwicklungstag dorsal von der Rindenanlage eine Zellansammlung. Die Kerne dieser Zellen färben sich stärker an als die der Rindenelemente. Die Zellen stehen in Zusammenhang mit der Sympathicusanlage. Am 16. Entwicklungstag ist diese Zellgruppe bereits vollkommen von Rindenelementen umgeben und damit zum Markanteil geworden.

Mensch. Im allgemeinen wird angegeben, daß am Anfang des 2. Embryonalmonats die „Einwanderung" von Elementen aus Sympathicusganglien in die Rindenanlage der Nebenniere einsetzt (POLL 1906, HETT 1925, CLARA 1940, VELICAN 1946/47 u. a.).

RENAUT (1899) behauptete noch, daß dieser Prozeß erst bei 10 cm langen Embryonen in Gang komme, was zweifellos zu spät angesetzt ist. Im folgenden sind einige Daten zur Organo- und Histogenese des Nebennierenmarkes beim *Menschen* gegeben.

Das Einwuchern von sympathischen Zellen zur Bildung des Markes beginnt bei Embryonen von 15—16 mm Länge (KOHNO 1925), und zwar von der medialen und caudalen Seite her (HETT 1925, vgl. auch Abb. 76 und 77).

Embryo 11,8 mm SSL. HETT (1925): Dorsal von der Rindenanlage findet sich vor der Wirbelsäule die deutliche Anlage des Sympathicus; der Autor hat auch ein 4,7 mm-Stadium untersucht und konnte dort nichts vom Grenzstrang entdecken. Sympathicuszellen mit chromatinreichen Kernen liegen der Rindenanlage zum Teil bereits außen an. Einige Zellen zeigen Mitosen, in anderen scheinen die Zellkerne merkwürdigerweise zu degenerieren. Sie färben sich dann vollständig homogen oder sind in mehrere ebenfalls homogene Kugeln aufgelöst, welche in einem dunkler gefärbten Cytoplasmahof liegen. Was HETT in diesem Stadium in der Rindenanlage als „einwandernde" Elemente sieht, rechnet er ausnahmslos zum Mesenchym bzw. zum Capillarendothel. Eine Einwanderung von Phäochromoblasten in dieser Zeit bestreitet er. — Nach POLL (1906) soll es allerdings bereits im Lauf der 5. bis 6. Entwicklungswoche (Embryonen von 11—12 mm SSL) zur Einwanderung sympathophäochromer Zellen kommen, welche einmal als Sympathogonien (WIESEL, POLL) sympathische Nervenzellen bilden, die man immer wieder einmal im Nebennierenmark beobachten kann, andererseits als Chromaffinoblasten (IWANOFF, POLL) die eigentlichen Markzellen abgeben.

Embryonen 12—17 mm SSL. Bei einem Embryo von 12,2 mm SSL (HETT 1925) und einem Embryo von 12,5 mm SSL (WIESEL) drangen noch keine Phäochromoblasten in die

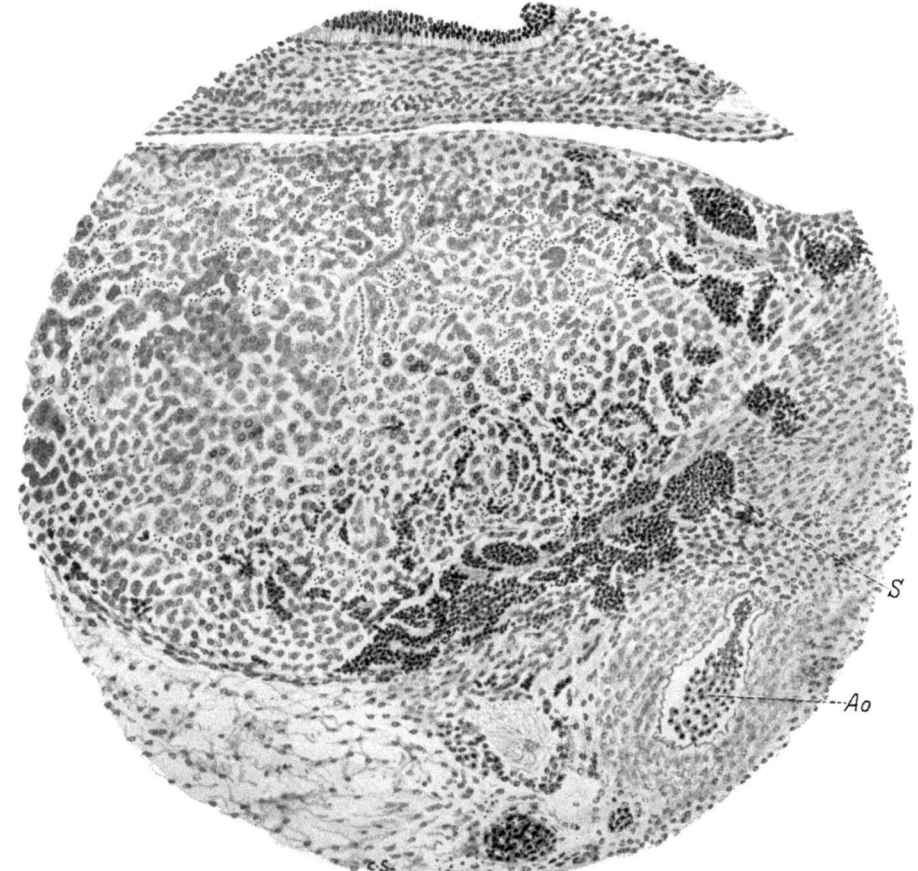

Abb. 82. Nebennierenanlage eines *menschlichen* Keimlings von 20,3 mm Länge (Querschnitt). Eindringen der Sympathophäochromoblasten von medial in die Rindenanlage. (In der Figur dorsal = unten, medial = rechts.) *S* Sympathicus; *Ao* Aorta. Aus HETT 1925a.

Rindenanlage ein. Dagegen fand HETT bei einem 13 mm-Embryo an der medialen Seite der Rindenanlage „Sympathicoblasten", welche bereits den caudalen Pol der Anlage umgreifen und nach lateral reichen. Sie dringen aber noch nicht ein. DELAMARE (1904) untersuchte einen Embryo von 14 mm SSL. Ganglienelemente lagen zwischen Aorta und Drüse. Bei einem 15 mm- und einem 16,2 mm-Embryo fand HETT einzelne „Sympathicoblasten" ganz dicht an der medialen Seite der Rindenanlage, besonders in deren caudalen Abschnitten. An einigen wenigen Stellen dringen die ersten Sympathicoblasten in die Anlage ein. Nach KEENE und HEWER (1927) soll die Einwanderung der Markbildungszellen bereits bei Embryonen von 12 mm Länge beginnen (vgl. auch Abb. 76 und 77).

Embryonen 17—20 mm SSL. Das 17 mm-Stadium scheint nach den meisten Untersuchern das zu sein, bei welchem die Einwanderung der Phäochromoblasten eindeutig einsetzt. — Ob die von DELAMARE (1904) erwähnten kleinen rundlichen Elemente mit hyperchromatischen Kernen und wenig acidophilem Cytoplasma, die er zu dieser Zeit zwischen den Rindenzellen der Peripherie feststellen konnte, den Phäochromoblasten entsprechen, ist schwer zu entscheiden. WIESEL hat jedenfalls beim 19 mm-Stadium die Einwanderung deutlich beobachten können. Nach HETT wandern die Markbildungselemente vom 17 mm-Stadium an ein; sie können nach ganz kurzer Zeit bereits in der Innenzone der Rindenanlage festgestellt werden. Die ,,Einwanderung" erfolgt in erster Linie an der medialen Seite der Rindenanlage. Nach HETT dauert der Prozeß bis zum 200 mm-Stadium. Die ersten einwandernden Zellen bilden lange Stränge zwischen den Rindenelementen. Im Innern lösen sich die Stränge in lockere Zellverbände auf. Dann erfolgt die Zusammenlagerung der einwandernden Zellen zu den sog. ,,Markballen", die sich allmählich um die im Zentrum der Rindenanlage befindlichen Gefäße gruppieren. Ein Teil der zunächst noch nicht differenzierten Zellen wandelt sich in sympathische Ganglienzellen um. Der wesentlich größere Teil wird über Phäochromoblasten zu Phäochromocyten. Während dieser Vorgänge findet man in den Markballen zahlreiche Mitosen, zum Teil auch Zelldegenerationen. Nach HETT bleiben in der Rinde keine wesentlichen Reste der Markbildungselemente liegen. Besonders konnte HETT die von früheren Autoren im Bereich der Zona glomerulosa beschriebenen Sympathoblastenreserven nicht wiederfinden. Das Mark bildet sich durch selbständige Vermehrung der frühzeitig eingewanderten Markbildungszellen, ohne besonderen weiteren Nachschub zu erhalten, vollständig aus.

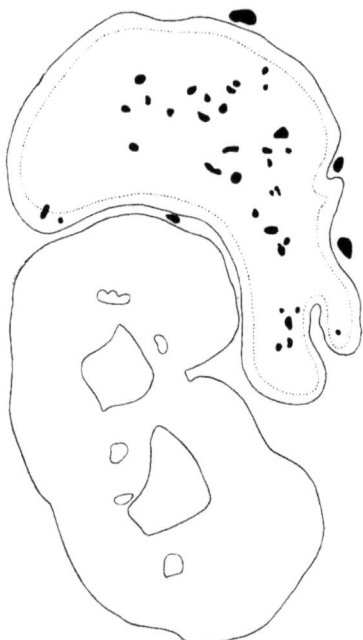

Abb. 83. Frontalschnitt durch rechte Niere und Nebenniere eines *menschlichen* Embryos. Markbildungszellen schwarz, die den äußeren Konturen der Nebenniere parallel laufende gestrichelte Linie gibt die Grenze von Außen- und Innenzone an (etwa 6fach vergrößert). Aus HETT 1925a.

IWANOFF (1927) betont, daß neben dem eben geschilderten Prozeß ein Teil des Nebennierenmarkes durch direkte Umwandlung bzw. durch Einbau des kranialen Teiles des *Paraganglion aorticum lumbale* entstehe. Der Markbildungsprozeß soll viel länger andauern, als dies HETT annimmt.

Embryonen 20—60 mm SSL. HETT (1925) bemerkte bei einem Embryo von 20,3 mm SSL (Abb. 82) ein deutliches Eindringen der sympathischen Elemente. Bei Embryonen zwischen 23—25 mm SSL beobachtete er eine Abgliederung von Teilen des Hauptorgans durch die zum und vom Sympathicus ziehenden Nervenstränge. Auch WIESEL (1902) hat bereits solche Bilder gesehen. Sie dürften das Vorkommen von Rindenelementen in sympathischen Plexus verständlich machen. Bei Embryonen von 30—31 mm SSL (HETT) wandern weitere sympathische Elemente ein; die am weitesten vorgedrungenen erreichen indessen noch nicht die V. centralis. Bei Embryonen von 36—44 mm SSL ordnen sich die Phäochromoblasten zu Markballen (WIESEL 1902), die zunächst etwa 10—12 Zellen umfassen. Die Einwanderung neuer Elemente geht weiter.

Embryonen 60—200 mm Länge. Nach HETT (1925) ist die Markballenbildung verstärkt. Die Markballen ordnen sich nach dem Zentrum des Organs hin, ohne daß es aber bereits zur Zusammenlagerung größerer Markteile kommt (Abb. 83, die zugleich zeigt, wieweit die Nebenniere um diese Zeit auf den Hilus der praktisch gleich großen Niere hinabreicht!). Immer noch wandern auf der medialen Seite der Nebenniere neue sympathische Elemente ein. Abb. 84 zeigt die Markballen bei einem 8 cm-Keimling. Solche Gruppen sind mit Lymphocytenansammlungen verwechselt (DAGONET 1885) oder als ,,transitorische Bildungen" bezeichnet worden (MINOT 1894). Bei 10 cm langen Embryonen liegen die Markballen ganz in der Nähe der Zentralvene. Bei etwa 16 cm großen Feten kommt es aber nun zu einer Auflösung der Markballen, wodurch schrittweise ein zusammenhängendes Mark entsteht. Bei Feten von 20 cm kann man bereits von einem konfluierenden Mark der Nebenniere sprechen. Unmittelbar an der V. centralis sind die Markzellen durch eine dünne Lage embryonalen Bindegewebes vom Gefäßlumen getrennt. Im übrigen wird die Grenze sonst nur noch durch ein dünnes Endothel gebildet. Zwischen den Rindenzellen hat HETT um diese Zeit erneut ausschwärmende Sympathicuszellen mit kleinen Kernen und kaum nachweisbaren Cytoplasmasäumen beobachten können. An der medialen Seite des Organs ist die Einwanderung neuer Zellen stark herabgesetzt. Auch nach IWANOFF, POLL u. a. ist bei Embryonen von 19 cm Länge noch keine einheitliche Marksubstanz gebildet. Nach WIESEL (1902) sollen die Markelemente im 3.—4. Monat *die ersten Anzeichen der Phäochromie* (S. 140) bieten. Auch KOLMER (1918) und CLARA (1940) nehmen um diese Zeit das Einsetzen der Phäochromie an. Dagegen hat HETT (1925) noch bei Embryonen von 190 mm SSL keine phäochromen Körnchen (auch nach ZENKER-Fixierung nicht!) in den Markzellen nachweisen können.

Feten bis zur Geburtsreife. Nach DELAMARE (1804) liegen die Markzellen im 7. Monat im allgemeinen noch in mehr oder weniger großen Haufen zusammen; eine eigentliche Reihenbildung ist noch nicht eingetreten. Der Durchmesser der Markzellen beträgt 8—12 μ. Ihre Kerne sind ziemlich chromatinreich. — HETT (1925) weist mit Nachdruck darauf hin, daß die von WIESEL bei älteren Feten in der Außenzone der Rinde angenommenen Reste sympathischer Zellen nicht zu erkennen sind.

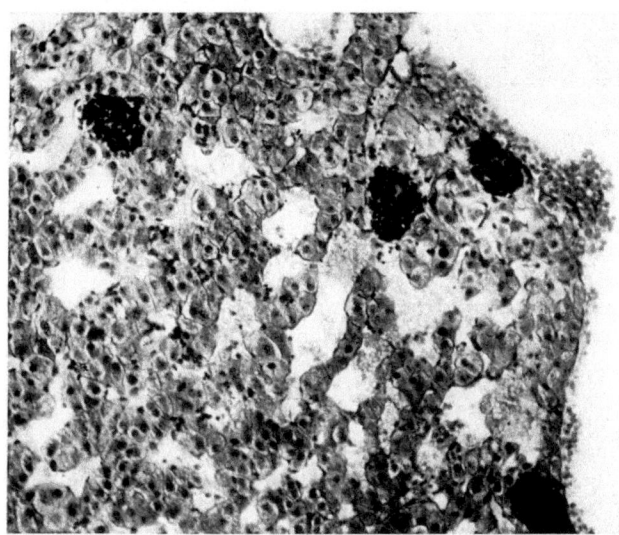

Abb. 84. Dichtgedrängte kleinzellige Herde von Markbildungszellen („Markballen") in der Nebennierenanlage eines *menschlichen* Keimlings von 8 cm Länge (Fixierung in BOUINscher Lösung, Paraffinschnitt, Hämatoxylin-Eosinfärbung, 130fach vergrößert, vgl. Fußnote S. 121).

3. Einige zusammenfassende Bemerkungen zur Entwicklungsgeschichte der menschlichen Nebennieren.

Form und Lage der Nebennieren. Nach BROMAN (1927) entsteht erst bei menschlichen Feten von etwa 15 cm Länge die typische Lagebeziehung zwischen Nebenniere und Niere, die zu dem Namen des Organs geführt hat. Anfangs liegen die Nachnieren viel weiter caudal als die Nebennieren, die Nebennieren selbst weiter kranial als später, so daß eine beträchtliche Dehiszenz zwischen beiden vorhanden ist. Die Gestalt der Nebennieren ist anfangs langgestreckt, wird aber bald rundlich und caudal durch die Nieren abgeplattet (Embryo von 68 mm Länge). Bei 16 cm großen Feten entwickeln sich nach HETT die charakteristischen anatomischen Besonderheiten der rechten und linken Nebenniere. Nach PETER (1938) sollen aber schon bei 9 cm langen Keimlingen die ersten Rechts-Linksunterschiede auftreten. Die linke Nebenniere kann sich kranial abrunden, während die rechte mehr spitz bleibt.

Verschmelzung der Nebennierenanlagen. Schon FREY (1852) hat der älteren Behauptung widersprochen, daß die Rindenanlagen vor der Wirbelsäule eine einheitliche Masse bilden. Ein solcher Vorgang kann vorkommen, gehört aber nicht in den Bereich normaler Entwicklung (S. 142). Etwas anderes ist es, daß es zu einer temporären Berührung der medialen Anteile der Nebennieren ventral von der Aorta kommen kann (HENNEBERG 1937).

Kapsel. HETT (1925) findet die Kapsel außer aus kollagenen in der Hauptsache aus elastischen Fasern zusammengesetzt. „Die Kapsel besteht aus einer äußeren mehr locker gebauten, oft mit Fett durchsetzten Lage von Fasern; innen verdichten sich die Bindegewebsfasern und geben in die Zona glomerulosa in ziemlich regelmäßigen Abständen feine septenähnliche Bindegewebszüge ab, die dadurch eine gewisse Einteilung in Läppchen bedingen." In der embryonalen Kapsel sind keine glatten Muskelfasern festzustellen.

Entwicklung der Zonierung, fetale und permanente Rinde. Nach DELAMARE (1904) sollen sich bei Embryonen von 14 mm SSL die Rindenelemente zu Reihen ordnen. Daß bei einem 14,5 mm großen Embryo eine Zona reticularis zu beobachten sei, wie PAGEL (1929) behauptet, dürfte auf einem Irrtum beruhen. Bei einem Embryo von 17 mm SSL findet DELAMARE eine Gliederung der Rinde in 2 Bezirke. Nach HETT (Embryo 19,6 mm SSL) setzt der Prozeß etwas später ein. Die erste Differenzierung der Rinde (Näheres S. 128) liefert eine Außen- und eine Innenzone, die nicht ohne weiteres mit späteren Rindenzonen identifiziert werden dürfen (s. ferner Abb. 79, 80). Die Ausbildung der Zona glomerulosa scheint über die Bildung von Spalträumen in der Außenzone vor sich zu gehen, die etwa vom 3. Monat ab auftreten und vor der Geburt normalerweise wieder verschwinden. Fasciculata und Reticularis dürften in engem Zusammenhang mit dem Blutgefäßverlauf angelegt werden. Eine echte Zona glomerulosa entsteht wohl um den 7. Lunarmonat herum.

Nach ROTTERS (1949a) Beobachtungen ist in der voll ausgebildeten Säuglingsnebenniere noch keine echte Glomerulosa vorhanden. Die Rinde besteht aus schlanken Zellsäulen, die radiär ohne Unterbrechung von der Kapsel bis zur Involutionszone ziehen (S. 277). Unter der Kapsel biegen die Zellsäulen bogenförmig ineinander, so daß zuerst eine Art Zona arcuata erscheint. ROTTER möchte daher die junge Säuglingsnebennierenrinde insgesamt als eine *Zona fasciculo-arcuata* bezeichnen. Erst im Lauf des 1. Lebensjahres wandelt sich die Arcuata in eine Glomerulosa um. Nach dem 3. Lebensmonat kann offenbar bereits eine Zona glomerulosa vorhanden sein.

Wenn auch verschiedentlich von einer Zona reticularis während der Embryonalzeit gesprochen wurde, so ist demgegenüber darauf hinzuweisen, daß die echte Reticularis erst einige Zeit nach der Geburt entsteht. Unmittelbar nach der Geburt, wahrscheinlich sogar schon wenige Tage vorher, setzt eine physiologische *Involution* des Gebietes ein, das manche Untersucher als eine fetale Zona reticularis angesprochen haben. Von der bereits ausgebildeten Zona glomerulosa und dem äußeren Abschnitt der Innenzone (Zona fasciculata) aus regeneriert eine vollständige Rinde, in welcher der innere Abschnitt nunmehr auch deutlich im Sinne der Zona reticularis entwickelt wird. Der zugrunde gehende innere Abschnitt der Innenzone wird als „Cortex fetalis" von der „permanenten" Rinde abgegrenzt, die bei dem Prozeß erhalten bleibt. Nähere Angaben über diesen auf die menschliche und einige wenige andere Nebennieren beschränkten, merkwürdigen Prozeß s. S. 276 ff. Ob bei diesem Vorgang ein postnatales Markwachstum eine „Erosion" innerer Rindenabschnitte durch mechanische Wirkung verursacht, wie manche meinen, sei dahingestellt. So gibt RENAUT (1899) an, daß durch Markdruck eine Abflachung der Reticulariszellen eintritt.

Oben (S. 122) hatte ich darauf hingewiesen, daß nach KEENE und HEWER (1925, 1927) und UOTILA (1940) eine zweite, spätere Proliferation des Cölomepithels das Material für die permanente Rinde liefert. GRUENWALD (1946) hat für diese primitiven Rindenelemente den Vergleich mit epithelialen Zellen überhaupt abgelehnt. Entscheidend ist für ihn hierbei das Bild der Gitterfasern. GRUENWALD und KONIKOFF (1944) hatten festgestellt, daß zu dieser Zeit (Embryonen von etwa 12 mm Länge) jede Rindenzelle von einem Gitterfasernetz umsponnen wird. Das dürfte bei einem „Epithel" im strengen Sinn jedoch nicht der Fall sein. Des weiteren ist es nach GRUENWALD während des ganzen intrauterinen Lebens nicht möglich, in der Nebennierenrinde exakt zwischen permanentem und fetalem Cortex zu unterscheiden. Schon gar nicht könne man aber von getrennten Anlagen für die einzelnen Rindenzonen sprechen. Aber auch eine Trennung der Anlagen von permanentem und fetalem Cortex lehnt GRUENWALD ab.

Erst im 4. Monat bilden sich zwei unterscheidbare Gebiete in der Rindenanlage aus; zwischen beiden liegt eine Übergangszone. Von der vorübergehenden Anwesenheit durchwandernder Markzellgruppen wollen wir vorerst absehen. In der Außenzone verschwindet ein Teil der Gitterfasern, so daß die äußere Zone jetzt tatsächlich aus großen Epithelzellmassen aufgebaut wird. Diese Zellgruppen werden durch Blutgefäße und gitterfaserreiche Septen abgeteilt. Es scheint die Tendenz vorhanden zu sein, die anfangs beträchtlich großen, von Epithelzellen eingenommenen Bezirke der Außenzone in kleinere („Glomerula") aufzugliedern. Bei Embryonen von *Katze* und *Schwein* ist die Unterteilung des äußeren Gebietes der Nebennierenrinde anfänglich recht gering, so daß auf weite Strecken zusammenhängende Zellmassen gebildet werden. Bei *Rinder*-Embryonen wird die Zona glomerulosa vorübergehend besonders scharf durch Bindegewebe von der Zona fasciculata abgegrenzt. GRUENWALD kommt zu dem Schluß, daß eigentlich nur die Zona glomerulosa eine echte epitheliale Rindenschicht darstellt und "It was pointed out that, judging from the presence of lattice fibers enveloping single cells, the greater part of the adrenal cortex permanently remains non-epithelial." Ich kann mich dieser Folgerung schon deswegen nicht anschließen, weil das Bindegewebsbild, ganz besonders das der Gitterfasern wechseln kann (z. B. in der Rinde der Nebenniere von *Cavia*).

Nach VELICAN (1948), der *menschliche* Embryonen von 5, 7, 12, 18, 22 mm und Feten des 6.—9. Embryonalmonats, ferner die Nebennieren von Neugeborenen und Kindern untersuchte, tritt die *transitorische Zone*, wie er den Cortex fetalis nennt, am 32. Tag der Gravidität auf; sie soll sich zusammen mit Elementen entwickeln, welche die interstitiellen Zellen der Keimdrüsen liefern. Die Zellen der Zone bilden netzartige Verbände, zwischen welchen zahlreiche Blutgefäße verlaufen. Um die transitorische Zone bildet sich die eigentliche Rinde („Zone cortigène") aus. Die transitorische Zone macht anfangs etwa 33% der Gesamtrinde aus, erreicht maximal 70%. Wenn im 6. Monat die ersten Lipoidtröpfchen in den subcapsulären Rindenelementen auftreten, dann finden sich in der transitorischen Zone nur in den Sinusoiden solche Lipoidstoffe. Im 7. Monat beginnt bereits wieder die Involution dieses Rindenabschnittes, welche bei Knaben 12—14 Monate, bei Mädchen 20—24 Monate dauert. Sie verläuft über folgende Etappen: Stase in den Sinusoiden mit scharfer Grenze gegen die spätere Rinde, infolgedessen Degeneration und Resorption unter dem Bilde einer geradezu holokrinen Sekretion. Am Ende steht die Ausbildung einer Rinden-Markgrenze durch Bindegewebe.

Hohlräume, Lumina, Spaltbildungen, Follikel in der Nebennierenrinde. Vom 3. Monat ab (S. 126ff.) treten in der Außenzone folliküläre Lumina auf, die mit der Ausbildung der Zona glomerulosa in engerem Zusammenhang zu stehen scheinen (HETT 1925). HETT diskutierte bereits die Frage, ob durch Persistenz dieser merkwürdigen Bildungen Nebennierencysten entstehen können. Diese Frage kann wohl bejaht werden (S. 179). Schon im 4.—5. Monat scheint die Hohlraumbildung in der Außenzone der Rinde langsam wieder zurückzugehen.

Faltungserscheinungen an der Nebennierenrinde. LANDAU (1915) hat in gewissen Faltungserscheinungen der Nebennierenrinde phylogenetisch bedeutsame Gestaltungsvorgänge zu sehen geglaubt (Näheres S. 180). Im allgemeinen aber wird seinen Deutungen seit langem kein allzu großer Wert mehr beigemessen. Wichtig sind in diesem Zusammenhang Befunde an embryonalen Nebennieren. Bei Feten von etwa 9—16 cm Länge hat HETT (1925) auf der Ventralfläche der Nebennieren eine Hauptfurche beschrieben, die sich gabeln kann, wodurch Nebenäste entstehen. An der Dorsalseite des Organs hat HETT nichts Derartiges sehen können. LANDAU hat diese Furchenbildung in Analogie zu dem Furchen- und Windungsbild der Großhirnrinde als wichtigen Ansatz zur Oberflächenvergrößerung angesehen. HETT meint aber, dieses Relief der Nebennierenoberfläche sei mehr durch mechanische Einwirkungen aus der Umgebung der Nebennieren zu erklären. Dabei scheint insbesondere die Niere eine Rolle zu spielen,

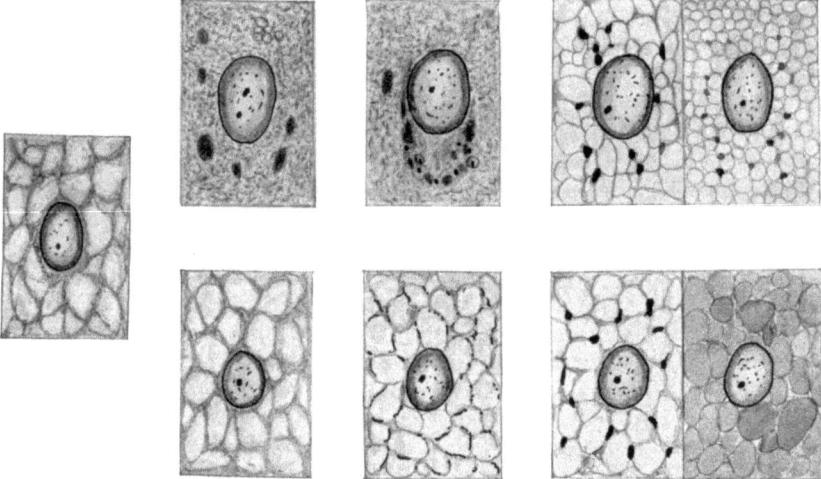

Abb. 85. Schematische Darstellung der Differenzierung der Nebennierenrindenzelle beim *menschlichen* Keimling. Die linke einzelne Zelle stellt das indifferente Stadium dar: Cytoplasma wabig-fädig, keine besonderen Einlagerungen. Die 4 Zellen der oberen Reihe stellen Stadien der Differenzierung der Innenzone dar (von links nach rechts): 1. Gröbere Schollen im Cytoplasma, 2 .Schollen und Eisenhämatoxylingranula, 3. ähnlich 2., jedoch an Stelle der ZENKER-Fixierung Formolfixierung, 4. Sudanfärbung negativ. Die 4 Zellen der unteren Reihe stellen Stadien der Differenzierung der Außenzone dar (von links nach rechts): 1. Keine besondere Differenzierung (ZENKER-Fixierung, Eisenhämatoxylinfärbung), 2. bei gleicher Technik Auftreten mitochondrienähnlicher Gebilde in den Wabenwänden, 3. dasselbe nach Formolfixierung, 4. Sudanfärbung: die groben Waben sind bereits mit Fett angefüllt. Aus HETT 1925.

denn wenn diese fehlt, kommt es zu einer Art Abkugelung der gesamten Nebenniere (Abb. 91). Außerdem betreffen die Faltungserscheinungen im allgemeinen wohl nur die äußeren Abschnitte der Rinde. Erwähnt sei, daß schon während der Entwicklung der Organe (s. z. B. Fet 16 cm, S. 127) an der Austrittsstelle der Zentralvene ein eigentümlicher markwärts gerichteter Umschlag der Außenzone der Rinde zu beobachten ist. Im Schnittbild können somit Verlagerungen von Rindensubstanz in das Zentrum des Organs vorgetäuscht werden. Umgekehrt sieht man später oft, daß die Rinde an der Gefäßaustrittsstelle mitunter nicht bis unmittelbar an die Vene heranreicht und das Mark als schmaler, sich zuspitzender perivasculärer Mantel die Oberfläche der Nebenniere erreichen kann (BRAUS-ELZE 1934).

Differenzierung der Rindenzellen. Relativ früh vollziehen sich in den Zellen der Rindenanlage die feineren cytologischen Differenzierungen. Bei einem Embryo von 2 Monaten und 23 Tagen haben NOËL und PIGEAUD (1931) bereits verschiedene Zellformen unterscheiden können (S. 126 Embryonen von 36—44 mm SSL, S. 126/127 Embryonen von 60—90 mm SSL). — Nach KOLMER (1918) soll die cytologische Differenzierung der Rinde im 3.—4. Monat in Gang kommen.

Hierbei spielen angeblich die Diplosomen eine besondere Rolle (S. 127). — In gewisser Weise ähneln die Anschauungen HETTs (1925) über die Ausbildung der Rindenzellen denen von NOËL und PIGEAUD. Die Legende zu Abb. 85 erübrigt nochmalige Ausführungen. Zusätzlich sei bemerkt, daß HETT einen Zusammenhang der Eisenhämatoxylingranula mit dem Kernchromatin nicht für ganz ausgeschlossen hält. ,,Der Nachweis besonderer Granula in der Nebennierenrindenzelle läßt es als wahrscheinlich annehmen, in der besonderen Differenzierung eine gewisse Äußerung einer spezifischen Zelltätigkeit zu erblicken. Damit können wir aber zunächst noch nicht eine Sekretion besonderer Stoffe annehmen." Die Granula liegen übrigens keineswegs immer an der Capillarseite der Zelle angehäuft.

,,*Riesenzellen*". Sog. Riesenzellen, offenbar schon von DELAMARE (1904) gesehen, wurden von HETT in der Rindenanlage des 11,8 mm-Stadiums gefunden (S. 122). Siehe ferner Embryo 13 mm SSL (S. 123), Embryonen 15 mm usw. SSL (S. 123), Embryo 17 mm SSL (S. 124). Diese Zellen können 5—6mal größer als die gewöhnlichen Rindenzellen sein. Sie besitzen manchmal eigentümliche polymorphe, eingekerbte Kerne mit mehreren Pseudonucleolen (HETT 1925). Nie sind sie mehrkernig. Bei Embryonen von 18 mm SSL ab findet HETT nur noch in der Außenzone der Rinde einzelne Riesenzellen (S. 124). Offenbar verschwinden diese Elemente in späteren Stadien wieder vollkommen. HETT weist darauf hin, man dürfe sie nicht mit Myeloblasten verwechseln, die gelegentlich aus Blutbildungsherden in die Capillaren der Nebenniere eingeschleppt werden.

KOLMER (1918) beschreibt Riesenzellen bei 3 Monate alten Embryonen; nach seiner Meinung verschwinden sie im 5. Monat wieder. Nur KAMPMEIER (1927) will gelegentlich auch bei Erwachsenen Riesenzellen in der Rinde der Nebenniere gesehen haben. Normalerweise sollen sie vom 2. Monat an bis etwa zum 5. Monat aus dem Gebiet der späteren Zona glomerulosa in den Bereich der späteren Zona reticularis ,,wandern". PAGEL (1929) fragt, ob diese Riesenzellen mit den von STEINBISS (1926) in einem Fall hochgradiger Nebennierenatrophie mit Morbus Addison beschriebenen Elementen verwandt sein können. Er denkt an einen Rückschlag in eine embryonale Zellbildung.

Bindegewebsgerüst. HETT (1925) hat beobachtet, daß von 2 Stellen aus die Durchdringung des Organs mit einem Bindegewebsgerüst erfolgt: einmal von der Kapsel aus nach innen zu, zum zweiten von dem Gebiet um die Zentralvene aus nach außen. Merkwürdig erscheint mir HETTS Angabe, anfangs stünden die elastischen Elemente im Bindegewebe im Vordergrund.

Zellteilung, Nachschub von Rindenzellen. Während die *Mitosen* bis zum Stadium von 18—19 mm SSL gleichmäßig in der Rindenanlage verteilt sind, hat HETT (1925) von diesem Zeitpunkt ab eine Konzentrierung der Zellteilungsbilder in der Außenzone der Rinde festgestellt. Er gibt an, von da ab werde das Wachstum der Rinde von außen nach innen festgelegt (,,appositionelles Wachstum"). In der Embryonalzeit sind nach HETT (1925) in der Zona glomerulosa bzw. Außenzone keine Amitosen zu beobachten, was MULON (1903a) für das *Meerschweinchen* und CELESTINO DA COSTA (1906b) für *Hund, Hase* und *Meerschweinchen* behaupteten. — Im Hinblick auf die späteren Erörterungen (S. 236) über das subcapsuläre Blastem der Nebennierenrinde erscheint es mir wichtig, nochmals auf die engen Beziehungen zwischen Mesenchym und Rindenzellen hinzuweisen, die GRUENWALD (1946) für die Organogenese annimmt (S. 122). Auf eine Zellproliferation mehr im Bereich der Außenzone selbst will HETT hinaus, der zwischen Außen- und Innenzone Zellen in senkrecht zur Oberfläche des Organs gestellten Reihen beschreibt. Die Zellen liegen platt übereinander. Er sagt: „Von außen wird Zellmaterial nach innen geschoben und durch rege Zelltätigkeit können solche dicht aufeinanderliegende Zellen sich in Form einer Reihe zentralwärts verschieben." „Mit dem allmählichen Vordringen nach innen nehmen die Zellen die Größe und Form der benachbarten Zellen an und werden dann schließlich als solche nicht mehr von diesen unterscheidbar."

Akzessorische Rindenknötchen. Die Abgliederung akzessorischer Rindenanteile vom Hauptorgan während der Embryonalzeit wurde oft beobachtet. Die Verbindung der Rindenanlage mit der Ganglienkette des Sympathicus durch einen Zellstrang, später durch deutliche Nervenfaserzüge gibt häufig Veranlassung zur Abtrennung eines oder mehrerer, kleinerer oder größerer Rindenabschnitte. HETT (1925) sah dies beispielsweise bei Embryonen von 22,5—24,8 mm SSL (S. 125). Wenn bei Embryonen von etwa 16 cm Länge an die Differenzierung der Rinde in einzelne Zonen einsetzt, so kann man einen Parallelprozeß in den abgetrennten Rindenknötchen sehen (S. 127), ja die im Hauptorgan einsetzende Hohlraumbildung (S. 126ff.) in der Außenzone tritt auch im akzessorischen Organ ein und verschwindet dort auch später wieder. Solche Gesetzmäßigkeiten weisen mit Nachdruck auf in der Anlage selbst gelegene Gestaltungskräfte hin, die wir nicht durch mechanische Faktoren erklären können. Ich verweise noch auf den Befund S. 132, Embryonen 20—60 mm SSL, der das Auftauchen von Rindenelementen in den benachbarten Ganglien erklärlich macht. Mit der ursprünglichen Nachbarschaft der Urniere zur Rindenanlage ist es auch zu erklären, daß im Nebenhoden, in dessen Nähe, ferner in der Nähe der Ovarien akzessorische Rindenknötchen oft beobachtet werden. In den längere Zeit nach der Geburt erhalten gebliebenen akzessorischen Rindenknötchen kann man, sofern sie nur einige Größe erreichen, die typischen 3 Zonen der Rinde erkennen.

Lipoid in Rindenzellen. HETT (1925, vgl. Abb. 85) konnte bei Embryonen von 23 mm SSL mit Sudan III die ersten Lipoidtröpfchen in Rindenzellen nachweisen. Bei Embryonen von 36—44 mm SSL zeigen viele Zellen der Außenzone Sudanophilie. Ein Teil der Fetttröpfchen soll Doppelbrechung geben. In etwa gleich alten Stadien beschrieben NOËL und PIGEAUD (1931, s. S. 126) die Differenzierung der typischen lipoidgefüllten „Spongiocyten" der Rindenanlage. Die Autoren glauben auch an eine Rolle der Mitochondrien als Lipoidbildner. Bei Feten von etwa 20 cm Länge und später fand HETT (1925) relativ viel Lipoid in der Außenzone, wenig dagegen im äußeren Abschnitt der Innenzone, welcher später die Fasciculata abgibt. Erst im inneren Bereich der Innenzone kommt es wieder zu einer Lipoidzunahme (S. 128). KEENE und HEWER (1927) sehen dagegen Lipoid in der bleibenden wie in der fetalen Rinde erst in der 24. Woche. VELICAN (1948) beschreibt die ersten Lipoidgranula beim 6 Monate alten Fet, bezeichnenderweise in der subcapsulären Region, während in der sog.fetalen Rinde (S. 277) nur in Sinusoiden Lipoidtröpfchen nachzuweisen seien. BROMAN (1911) hat Lipoid erst in der Rindenanlage 5 cm großer Embryonen gesehen. HETT besteht demgegenüber auf seinem Befund von Lipoid bei dem 23 mm-Embryo. Die eigentümliche Verteilung der Lipoide in der embryonalen Rinde erklärt er mit den Gefäßverhältnissen. Die Arterien treten über die Kapsel an die Außenzone der Rinde heran, deren Zellen sich also zuerst ausgiebig mit den Blutstoffen absättigen können. Die nochmalige Lipoidzunahme in Marknähe führt HETT auf die sinusoide Erweiterung der Rindencapillaren in diesem Gebiet zurück. Ich bin nicht ganz sicher, ob damit alles erklärt ist (s. ferner S. 320).

Pigment ist während der Embryonalzeit und auch in der Nebenniere des Neugeborenen nicht nachzuweisen.

Beginn der sekretorischen Aktivität der Nebennierenrinde. Über das besonders heikle Kapitel der sekretorischen Aktivität der Rinde wird auf S. 569ff. ausführlich berichtet. Hier sei daran erinnert, daß bereits im 2. Embryonalmonat eine Rindenzelldifferenzierung einsetzt (S. 136). Dem auf S. 137 wiedergegebenen Satz von HETT (1925) über die Beurteilung der cytologischen Befunde kann ich mich nur anschließen. VELICAN (1948b) folgert aus dem Befund von Lipoidtröpfchen im 6. Monat in Nebennierenrindenzellen auf das Einsetzen der sekretorischen Tätigkeit in diesem Alter.

Allgemeines zur Markentwicklung. Die Markbildungszellen stammen aus der Anlage des Sympathicus. Trotzdem ist es nicht ganz logisch, sie nur als Sympathogonien zu bezeichnen. Sie bilden sich in phäochrome (chromaffine) Zellen um. Immer aber differenzieren sich einige wenige Elemente zu echten Ganglienzellen. Man könnte also von Sympathophäochromoblasten (Chromaffinoblasten, Sympathoblasten, Chromaffinoplasten, um weitere Synonyma zu nennen) sprechen. Es entstehen so wahre Wortungetüme, weswegen ich den deutschen Ausdruck Markbildungszellen vorziehe.

Im allgemeinen beschreiben die meisten Untersucher das Eindringen der Markbildungszellen als ein „Einwandern". Nur aus der Beschreibung von MITSUKURI (1882) könnte man bei der Entwicklung der Nebenniere des *Kaninchens* umgekehrt an eine Umwanderung des Markes durch Rindenelemente denken.

A. KOHN wandte sich gegen den Ausdruck „Einwandern"; er meinte, die Zellen würden durch Wachstumsverschiebungen verlagert. HETT allerdings glaubt an ein „echtes" Wandern. Er will dies im einzelnen aus der Form der „Sympathoblasten" schließen. Die Frage der Wanderung ist noch offen.

Das eingewucherte Markballengewebe vermehrt sich selbst durch zahlreiche *Mitosen*. Entsprechend dem Eindringen von medial und caudal findet man in der erwachsenen Nebenniere das Markgewebe mehr nach medial und caudal im Organ verschoben.

Aus der Kombination der von POLL (1906) und HETT (1925) gegebenen Schemata zur Markentwicklung ergibt sich folgende Übersicht:

Die Zellen des Grenzstranges (Sympathogonien, POLL) geben ab:

1. Bildungszellen des Sympathicus (Sympathoplasten, POLL) — sympathische Ganglienzellen,

2. Indifferente Zellen, welche ventral wandern; diese geben ab:

a) Indifferente Zellen, welche in die Rindenanlage der Nebenniere eindringen und einmal als Sympathoblasten die Ganglienzellen des Markes liefern, 2. als Phäochromoblasten (Phäochromoplasten, POLL) die phäochromen (chromaffinen) Zellen (Phäochromocyten) hervorbringen,

b) indifferente Zellen, welche außerhalb der Nebennierenanlage liegenbleiben und einmal wieder Sympathoblasten werden können, zum anderen die Phäochromocyten der Paraganglien (KOHN) liefern.

Die in die Nebenniere einwandernden Sympathoblasten differenzieren sich wesentlich später als die außerhalb gelegenen zu echten Ganglienzellen.

Abschluß der Zufuhr von Markbildungselementen. REMAK, KÖLLIKER, BALFOUR, RABL, INABA u. a. waren der Meinung, daß die Verschmelzung von Mark und Rinde ziemlich frühzeitig zum Abschluß kommt. Das Mark soll dann nur aus sich selbst heraus durch Zellteilung weiterwachsen. Eine Zufuhr neuen Materials kommt nach diesen Untersuchern nicht mehr in Betracht. Nach IWANOW (1925ff.) schwankt die Zeit der Zufuhr der Phäochromoblasten „zwischen 17 und 36 mm der Länge des Embryos, vielleicht sogar darüber". WIESEL (1902), FLINT (1900) haben eine spätere Einwanderung von Markbildungselementen propagiert. Noch beim Neugeborenen sollen sich in der Rinde sympathochromaffine Zellhäufchen befinden (WIESEL). Nach WIESEL kann man bis zum 10. Lebensjahr noch nicht von einer strengen Scheidung von Mark und Rinde, weder in topographischer noch in histologischer Hinsicht, sprechen. Damit würde also noch auf lange Zeit hinaus auch beim Menschen das Bild der *Vogel*-Nebenniere anzutreffen sein. Besonders HETT (1925) hat dieser Auffassung mit guten Gründen widersprochen. Nach heutiger Anschauung dürfte der Markbildungsprozeß unter Beteiligung von außen eindringender Bildungselemente *spätestens mit der Geburt abgeschlossen* sein, höchstwahrscheinlich aber schon früher. Die kleinzelligen Stränge aus Markbildungselementen dringen in die Rinde ein, schwärmen zwischen deren Zellen aus, wandern nach der V. centralis zu und verbreiten sich längs der Gefäße (Abb. 84). Das Einwandern hört nach HETT (1925) bei Keimlingen von 20 cm Länge auf.

Verbindung des Markes mit außerhalb der Nebenniere gelegenen Ganglien bzw. Paraganglien. Aus allgemein-biologischen Gründen sei auf die Anschauung von IWANOFF (1927) hingewiesen, nach dem das Nebennierenmark einmal in der geschilderten Weise über die vom Sympathicus her ,,einwandernden'' Markbildungszellen, zum anderen aber durch unmittelbare Umwandlung phäochromer Zellen des kranialen Abschnitts des Paraganglion aorticum lumbale aufgebaut wird. Wenn man Bilder wie WATZKAs (Abb. 263, S. 763) Schema betrachtet, so wäre in der Tat ein solcher Vorgang von Bedeutung. Die Bezeichnung des Nebennierenmarkes als ,,Paraganglion suprarenale'' weist ebenfalls auf den engen Zusammenhang dieses ,,eingefangenen'' Paraganglions mit den ,,freien'' Paraganglien hin. Besonders während der Fetalzeit ist die Zahl der frei bleibenden Paraganglien beträchtlich. Ein guter Teil scheint später zurückgebildet zu werden (IWANOFF 1924). Bei 30 mm-Embryonen konnte IWANOFF (1927) die ersten freien Paraganglien beobachten. Eine ausführliche, mit Rekonstruktionen belegte Schilderung dieser Verhältnisse gibt WRETE (1927), der den Zusammenhang der im Innern der Nebenniere gelegenen Paraganglienteile mit den äußeren ebenfalls betont.

WRETE untersuchte 8 menschliche Embryonen von 21,1—65 mm Länge. Die Hauptmasse des phäochromen Gewebes liegt unmittelbar ventral von der Aorta. Es reicht von der Gegend der Teilungsstelle der Aorta bis in die Höhe der Abgangsstelle der A. coeliaca und hat nach lateral Beziehungen zu Nieren und Nebennieren, nach dorsal zum Plexus aorticus; seine ventrale Fläche liegt direkt unter dem Bauchfell. Außer diesem Hauptteil gibt es eine beträchtliche Anzahl größerer und kleinerer phäochromer Körper, die hauptsächlich den sympathischen Plexus angeschlossen sind oder sich sogar im Grenzstrang finden. Die Hauptmasse besteht aus 2 Teilen. Der caudale Teil, der sog. Aortenkörper, liegt zu beiden Seiten des Plexus mesentericus caud. Oft sind beide durch einen Isthmus untereinander verbunden. Der kraniale Teil hängt mit dem eben genannten zusammen und liegt an der medialen Seite der Nebenniere.

Beginn der sekretorischen Aktivität des Nebennierenmarkes. Nach LANGLOIS und REHNS (1899) beginnt die Adrenalinsekretion beim *Schaf* (Trächtigkeitsdauer 140 Tage) am 60. Entwicklungstag, beim *Meerschweinchen* (Trächtigkeitsdauer 60—65 Tage) am 30. Entwicklungstag. Zumindest beim *Meerschweinchen* sind die Eisenchloridreaktion und die Produktion einer blutdrucksteigernden Substanz schon deutlich, wenn die Markzellen erst eine sehr schwache Phäochromie aufweisen. Nach WIESEL (1902), DIETRICH und SIEGMUND (1926) wird die Phäochromie im *menschlichen* Nebennierenmark im 3.—4. Monat positiv, nach KEENE und HEWER (1925, 1927) erst in der 22. Woche (dagegen behaupten sie, daß Adrenalin in der 12. Woche nachzuweisen sei). Auch VELICAN (1948) fand Phäochromie der Markzellen erst etwa im 6. Monat. Da zu gleicher Zeit die Lipoide in den Rindenzellen in Erscheinung treten, nimmt er an, daß Rinde wie Mark um diese Zeit zu arbeiten beginnen (s. ferner MOORE 1950).

Entwicklung der Blutgefäßversorgung der Nebenniere. Die Beziehungen der Rindenanlage zur Anlage der Keimdrüsen ist anfangs so eng, daß man es verstehen kann, wenn auch beim Erwachsenen beide Organe gelegentlich eine gemeinsame Gefäßversorgung besitzen (S. 442ff.). Von Anbeginn an werden die Nebennieren von einer Vielzahl von Arterien versorgt, die sich bereits in der Kapsel aufteilen und in Capillaren für die Rinde zerfallen. In der „Außenzone" der Rinde sind die Capillaren zunächst eng. Sie weiten sich nach innen zu auf (Sinusoidgebiet in der inneren Abteilung der Innenzone bzw. an der Rinden-Markgrenze). Die Gefäße sind besonders im Zentrum der Anlage weit, so daß diese geradezu (Embryonen von 12 mm etwa) ein schwammiges Aussehen bekommt. HETT (1925) findet bei Embryonen von 15—16 mm Länge (S. 123) eine im Zentrum der Anlage befindliche stark erweiterte Capillare, die primitive V. centralis. Sie liegt immer etwa ventral vor der geometrischen Mitte des Organs. Eine eigene Blutgefäßversorgung des Markes lehnt HETT (1925) ab, d. h. er kann keine die Rinde durchlaufenden Arterien feststellen. Im übrigen fand er im Mark immer ein begrenzendes Gefäßendothel. MANASSE (1894) hatte irrigerweise behauptet, daß Markzellen frei, d. h. ohne Endothelschranke an Blut grenzen können. Nach BREMER (1915) existiert frühembryonal ein periaortischer arterieller Plexus, der die dorsalen segmentalen, die lateralen (ventrolateralen) und ventralen Äste der Aorta alle untereinander verbindet. Von diesem Plexus aus soll sich die arterielle Gefäßversorgung zu Niere, Gonaden, Milz, Nebennieren, Ggl. coeliacum, Lymphknoten, Oesophagus und Diaphragma hin entwickeln.

4. Entwicklungsstörungen.

a) Doppelseitiges Fehlen (Agenesie) der Nebennieren.

Es ist eine ganze Anzahl von Fällen mit doppelseitigem Fehlen der Nebennieren beschrieben worden. Indessen ist, besonders wenn solche Fälle Erwachsene betreffen, scharfe Kritik am Platze (PAGEL 1929). Vor allem die Angaben über doppelseitiges Fehlen der Nebennieren aus dem älteren Schrifttum sind ziemlich wertlos. Meistens dürfte nämlich eine postnatale Zerstörung der Organe vorgelegen haben. Eine solche Zerstörung kann verschiedene Gründe haben: einfache Atrophie, die von SIMMONDS (1903) beschriebene interstitielle Entzündung mit oder ohne Syphilis, Verlagerungen, postmortale Erweichungen. Eine gewisse Ersatzfunktion durch akzessorische Rinden- und Markanteile (Paraganglien) kann nicht ausgeschlossen werden. Auf das besondere Problem des Fehlens der Nebennieren bei Anencephalie, welches viele Federn in Bewegung gesetzt hat, soll erst später eingegangen werden (S. 599 ff.).

Kasuistik. R. MEYER (1912): Doppelseitiger Mangel der Nebennieren bei 12 ausgetragenen und 19 weiteren Feten (nach PAGEL 1929). BOERHAAVE (1707), HOTTINGER: Fehlen beider Nebennieren in einem Fall von Verschmelzung der unteren Extremitäten. Der bei PAGEL (1929) erwähnte Fall HANDFIELD-JONES' gehört (wie schon PAGEL vermutet hat) nicht hierher. Auch VOIGT (1927) nimmt für seinen Fall (43jährige Frau mit alter Syphilis) eine chronisch-entzündliche Zerstörung eines von vornherein hypoplastischen Organs an, von dem sich histologisch nachweisbare, im Binde-Fettgewebe am oberen Nierenpol gelegene knötchenförmige Reste vorfanden.

Überblickt man diese Fälle, so wird man sagen dürfen: ein doppelseitiges Fehlen der Nebennieren wurde beim erwachsenen Menschen niemals sicher beobachtet. Dieser Zustand ist offenbar — trotz der hypothetischen Annahme eines kompensatorischen Eintretens akzessorischer Rindenknoten und der Paraganglien für das Hauptorgan — doch wohl mit dem Leben niemals vereinbar gewesen.

b) Einseitiges Fehlen der Nebenniere.

Dagegen besitzen wir reichliche Befunde von einwandfreiem, einseitigem Fehlen der Nebenniere.

Kasuistik. BOERHAVE (1707), ROSSI (1800): Fehlen einer Nebenniere bei Verschmelzung der unteren Extremitäten. WEHN (nach PAGEL): Gekreuzte Dystopie: auf einer Seite fehlt die Nebenniere, auf der anderen die Niere. MISLOLAVICH (1914, 1920): 72jährige infantile, zwerghafte Frau mit zahlreichen Mißbildungen an den Extremitäten. Es fehlen rechts Nebenniere, Niere, Ureter, ferner der Dickdarm. DAVIDSON (1868): 7 Jahre altes Mädchen. Rechte Niere auf Promunturium, rechte Nebenniere fehlt. Linke Nebenniere offenbar kompensatorisch vergrößert. HECHT (1910): 42jährige Frau, rechte Nebenniere fehlt. SCHMALTZ (1890): 29jähriger Mann, rechte Nebenniere fehlt. MONTI (1885): 10jähriges Kind, rechte Nebenniere fehlt. JAMES (1893): rechte Nebenniere fehlt. LEGG, BRAMWELL (1897), WINSLOW, E. MAYER teilen weitere Fälle mit. VEIT (1922) beschreibt einen Fall mit Agenesie der linken Nebenniere. Weiter sei auf STÄMMLER (1949) und KUHNKE (1949) hingewiesen.

In der Mehrzahl dürfte die rechte Nebenniere betroffen sein. Nur VEIT (1922) beobachtet das Fehlen der linken Nebenniere. Auch sonst scheint die linke Nebenniere nach Lage und Form weniger Varianten zu bieten als die rechte, die „syntopisch bedrängte" (PAGEL 1929). Bei einseitigem Nebennierenmangel ist die Nebenniere der Gegenseite öfter schwer verändert (Morbus Addison). Auch die Fälle einseitiger Agenesie muß man vorsichtig beurteilen (PAGEL). Man denke stets an Verlagerungen (s. u.).

c) Hypoplasie der Nebenniere.

Echte Hypoplasien sind selten (PAGEL 1929). Meist dürfte es sich um Vortäuschungen durch Restzustände krankhafter Vorgänge handeln. Unter den von PAGEL genannten Krankheiten interessiert der „Status thymicolymphaticus". Ohne auf die Problematik dieses Bildes hier eingehen zu wollen, sei nur darauf hingewiesen, daß umgekehrt bei verstärkter Funktion der Nebennierenrinde mit einem Untergang von Lymphocyten (unter anderen auch im Thymus) gerechnet werden darf. Offenbar kann ein florierender lymphatischer Apparat auf die Nebennieren zurückwirken. (Weiteres hierzu S. 144.)

Zur Diagnose einer echten Nebennierenhypoplasie gehört nach LANDAU (1915) die genaue Wägung des Organs sowie die Feststellung gleichmäßiger Verkleinerung von Rinde und Mark auf histologischen Sagittalschnitten.

d) Teilweise Nebennierenrindendefekte.

RÖSSLE (1910) beschrieb einen teilweisen Defekt der Nebennierenrinde bei einem 45 Jahre alten Mann. Das Markgewebe trat an die Oberfläche des Organs.

e) Nebennierenmarkaplasie.

Es ist denkbar, daß durch eine vorzeitige, schnelle Ausgestaltung der Nebennierenrinde den „einwandernden" (S. 139) Markbildungselementen der Zugang bzw. Durchgang verlegt wird.

Kasuistik. ULRICH (1895), KLEBS (1876), BITTORF (1908, 1910, 1919), WIESEL (1903), GOLDZIEHER (1911).

f) Vermehrungen der Nebennieren, Verschmelzungen der Nebennieren.

OTTO (1811, 1814, 1816) hat „zusammengewachsene" Nebennieren beim Menschen gesehen. Bei Vögeln soll dies übrigens öfter vorkommen (STANNIUS 1841, 1845, NIETSCH, OWEN 1866/68, PETTIT 1896). RATHKE (1822) untersuchte einen 5 Monate alten, von einer gesunden Mutter stammenden männlichen Keimling. Beide Nieren waren zu einer gelappten halbmondförmigen Masse verschmolzen. In der rechten Seitenhälfte des Körpers waren beide Nebennieren ebenfalls zu einer einzigen Masse vereinigt, etwa halb so groß wie die verschmolzene Nierenmasse. Über Nebennierenverschmelzung berichten ferner LEMBERGER (1922) und HELMREICH (1947, Abb. 86). *Hufeisennebennieren* beschreiben BIRCH-HIRSCHFELD, OTTO (1811, 1814, 1816), KLEBS (1876), LUCKSCH (1913, 1916), GRUBER (1921, bei einem *Acardius*), NEUSSER und WIESEL (1910). LUCKSCH nennt solche Bildungen *Schmetterlingsnebennieren*; er führt sie auf eine sekundäre Verschmelzung ursprünglich gesonderter Organe zurück. — Es soll vorkommen, daß die Marksubstanzen beider Nebennieren sich über die Medianebene hinweg miteinander verbinden. — Manche *Dicephalus*-Fälle zeigen mehrere Nebennieren (GRUBER und EYMER 1927, JAGNOV 1929). VAN WESTRIENEN (1911) fand unter 5 reinen Dicephalen 3mal Verdoppelung der Nebennieren. Er zitiert ferner einen Fall von BARKOW: Dicephalus tribrachius tetramanus mit Verdoppelung der Vagina, 4 Nebennieren und 3 Nieren. Verdoppelung usw. der Nebennieren bei anderen *Doppelbildungen*: Iliothoracopagus tripus (VAN WESTRIENEN 1911) mit Verdoppelung der Nebennieren. BUSSE (1929): Iliothoracopagus, 2 Fälle.

GRAWITZ (1883, 1884) fand eine *überzählige Nebenniere* unter der Nierenkapsel eines 2 Jahre alten Mädchens. MISLOLAVICH (1914, 1920) fand eine dreieckig-stumpf geformte, 4:3:2 cm messende zusätzliche Nebenniere links unter der Nierenkapsel bei einer 46 Jahre alten, an Lungentuberkulose verstorbenen Frau.

Für zahlreiche Fälle überzähliger Nebennieren ist jedoch das Vorhandensein von Markgewebe, das für die Diagnose echter Organüberzähligkeit zu fordern ist, nicht bewiesen. Das gilt für EGGELINGS (1902) Nebenniere in der Pars hepatoduodenalis omenti minoris, und NICHOLSONS (1936) Nebenniere im dorsalen Mesocolon. Echte überzählige Nebennieren („Beinebennieren") wollen WIESEL (1898a, b) und DELAMARE (1903, 1904) im Plexus solaris, D'AJUTOLO (1884, 1886) im Plexus pampiniformis beobachtet haben.

Der Befund echter Beinebennieren ist dann in Betracht zu ziehen, wenn akzessorisches Rindengewebe („Beizwischennieren") an typische Fundorte von phäochromem Gewebe (Paraganglien) verlagert ist (vgl. ASCHOFF 1899, 1903, Plica lata, Paradidymis, s. Kapitel über akzessorisches Rindengewebe S. 264).

KLEBS (1876) vermutet, eine nachträgliche Trennung der ursprünglichen, einheitlichen Rindenanlage einer Seite bei Eindringen bzw. Ausbildung der Zentralvene könne zu einer vorgetäuschten „Verdoppelung" der Nebenniere führen.

Keineswegs alle Dicephalen zeigen eine dritte, unpaare Nebenniere in der Mediane. Offenbar spielt die Segmenthöhe, in der die Achsen der Doppelbildung caudokranial aus einer einfachen Achse auseinanderweichen, vielleicht auch der Winkel eine Rolle, in welchem die Wirbelsäulen im entscheidenden Punkt auseinanderweichen (G. B. GRUBER 1925, 1927, 1930). MONACI (1951) beschrieb eine einseitige Verdoppelung der rechten Nebenniere, einen Fall mit beidseitiger Verdoppelung der Nebennieren und einen Fall scheinbarer doppelseitiger Verdoppelung. Im 3. Fall war rechterseits die Nierenvene tief ins Nebennierengewebe eingebettet, linkerseits die Verdoppelung durch eine exzessive Gyrierung der Nebenniere vorgetäuscht.

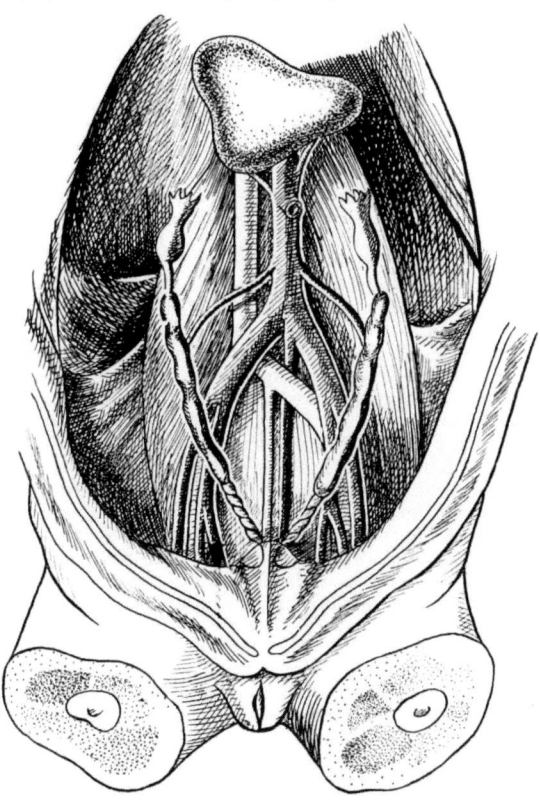

Abb. 86. Ansicht der hinteren Bauchwand bei Aplasie der Nieren und des Uterus, Nebennierenverschmelzung. Ovarien und Eileiter langgestreckt, kein Descensus.
Aus HELMREICH 1947.

g) Angeborene Nebennierenhypertrophie.

MARCHAND (1883, 1891) schildert einen solchen Fall bei Pseudohermaphroditismus bei rudimentärer Entwicklung der Ovarien und Vorhandensein einer akzessorischen Nebenniere in der Plica lata (Abbildung zu einem ähnlichen Fall bei PAGEL 1929). RÖSSLE (1910) beschreibt bei einem neugeborenen (perforierten) Kind eine angeborene Hypertrophie der Nebenniere, die 12,2 g statt normal etwa 5,25 g (VIERORDT 1888) wog. Auf dem Durchschnitt fand RÖSSLE eine breite, anscheinend ziemlich fettarme graubräunliche Rinde. Der Uterus war stark vergrößert und hatte die Masse wie bei einem 5jährigen Kinde. KUNDRAT (1882) sah in einem Fall von Arhinencephalie (Kebocephalie nach GEOFFROY ST. HILAIRE) eine sehr große Nebenniere. IWANOFF beobachtete bei einem neugeborenen Mädchen eine Hyperplasie der Nebenniere bei gleichzeitiger Dystopie der linken Niere (Zwerchfelldefekt), Lungenhypoplasie mit Ausbildung einer Nebenlunge sowie Hypoplasie des linken Leberlappens. Vielleicht war die „Hyperplasie" der Nebenniere durch die Dystopie der Niere nur vorgetäuscht, argwöhnt nicht zu Unrecht PAGEL (1929). Im übrigen bedeutet die Vergrößerung des Organs in solchen Fällen vielleicht das Bestehenbleiben eines embryonalen Zustandes.

h) Dystopien der Nebennieren (s. ferner S. 264 „Beizwischennieren").

Am häufigsten findet man eine Verlagerung von Nebennieren unter die Nierenkapsel oder in die Leber hinein. Es ist nicht ganz leicht, eine Abgrenzung gegen die im Kapitel

„Akzessorisches Rindengewebe" zu behandelnden Befunde vorzunehmen. Hier sollen in erster Linie die Fälle berücksichtigt werden, bei denen sich an normaler Stelle keine Nebenniere mehr vorfand.

Kasuistik zur Dystopie der Nebenniere in die Niere.

LUBARSCH (1894a, b, 1896b) berichtet über Verwachsungen der Nebennieren mit der Niere. Eine teilweise subcapsuläre Lage der Nebenniere in der Niere bedeutet zumeist eine Versprengung dieses aberrierenden Teiles in Form vieler kleiner Teile in die Niere (PILLIET 1893, ROKITANSKY 1861, KLEBS 1876). Zwei Fälle von ULRICH (1895). WEILER (1885) findet statt eines Hauptorgans in den Blättern der Kapsel Nebennierengewebe. Drei Fälle schildert MISLOLAVICH (1914, 19029): a) die rechte Nebenniere liegt als kreisrunde, zentral stark verdünnte Scheibe unmittelbar dem oberen Nierenpol auf; ferner finden sich in der Umgebung viele kleine, bis in Linsengröße zersprengte Rindenpartikel vor. b) Beide Nebennieren sitzen als kreisrunde, 5:6 cm messende Scheiben dem oberen Nierenpol fest auf. Die Organe sind äußerst dünn (etwa 1 mm); das untere, zur Niere hin gelegene Rindenblatt ist kaum zu erkennen und vom Nierenparenchym unscharf abgesetzt. Mark ist nicht vorhanden. Es läßt sich eine schmale, bindegewebige Trennungsschicht gegen die Niere nachweisen, die stellenweise unterbrochen ist und daher einen unmittelbaren Zusammenhang von Nieren- und Nebennierengewebe zuläßt. Im Bereich der Nieren-Nebennierengrenze findet sich linkerseits noch glatte Muskulatur. c) Die rechte Nebenniere, größer als die linke, ist mit dem oberen Nierenpol und der Leber verwachsen. Die linke Nebenniere hängt dem oberen Nierenpol fest an. Sie ist auffallend groß und dünn und besitzt eine sehr schmale Rinde. Während sie durch einen schmalen Bindegewebsstreifen von der Niere getrennt wird, fehlt ein solcher auf der rechten Seite. Dagegen ist die rechte Nebenniere von der Leber durch eine Bindegewebskapsel getrennt. LUKJANOW (1925) beschreibt einen Fall von doppelseitigem Eindringen der Nebennieren in das Nierenparenchym, WELLER (1925) von beidseitiger Heterotopie der Nebennieren in die Nieren. Auffallend sei in solchen Fällen öfters das gleichzeitige Vorhandensein eines Thymus persistens oder Status thymolymphaticus. CAYLOR (1928) fand bei einer 34jährigen Frau die Nebennieren fast ganz unter der Kapsel der rechten hydronephrotisch veränderten Niere. Histologisch waren Nieren- und Nebennierengewebe an der Grenze beider vermengt. Das Nebennierengewebe bestand hauptsächlich aus Rindenzellen; einige phäochrome Elemente waren beigemischt. Status thymicolymphaticus bestand nicht im Gegensatz zu 13, von anderer Seite beobachteten Fällen. WRIGHT (1938) findet an der kranialen lateralen Oberfläche der rechten Niere eines 50jährigen Mannes unter der Nierenkapsel eine kleine gelbe Masse von etwa 2 mm Durchmesser, typisches Nebennierenrindengewebe, welchem einige Ganglienzellen und Nervenfasern angelagert sind. In diesem Fall seien aus den Sympathophäochromoblasten nur Ganglienzellen entwickelt worden. An die Nierengefäße angeschlossen fand sich die Nebenniere in dem Fall von HELLEMA.

Der Dystopie der Nebenniere in Richtung zur Niere geht nach MISLOLAVICH (1914, 1920) eine frühzeitige Verwachsung von Nebennieren- und Nierenkapsel voraus. Beim Emporwachsen der Nachniere soll dies zu einer Auseinandersprengung der auf ihr festgewachsenen Nebenniere führen. Die Höhe der Einmündung der Zentralvene der Nebenniere in die V. cava ist angeblich von Bedeutung. Mündet diese hoch ein, so soll es eher zu einer Verwachsung der Nebenniere mit der Leber kommen.

PAGEL (1929) findet das häufige Vorkommen von *Hirnveränderungen* auch bei diesen Mißbildungen bemerkenswert. Bedeutungsvoller erscheint der nicht seltene Hinweis auf ein kräftig entwickeltes *lymphatisches System* (vgl. S. 142). Man kann sich nach den Erfahrungen der neueren experimentellen Histologie (S. 688 ff.) einen Antagonismus zwischen Lymphapparat und Nebennierenrinde vorstellen. Bei Überwiegen des ersten würde eine bereits während der Organogenese sich auswirkende Schwächung der zweiten unter Umständen die Folge sein. Doch ist dies zunächst reine Spekulation.

Das verlagerte Rindenorgan bildet ein mehr oder weniger kräftiges Hindernis für das Eindringen der Markbildungselemente. Daraus dürfte sich das öftere Fehlen der Marksubstanz erklären.

Kasuistik zur Dystopie der Nebenniere in die Leber.

SCHMORL (1890, 1909) fand unter 510 Leichen 4mal „akzessorische Nebennieren" in der Leber. WEILER (1885) sah bei einem 25 Jahre alten, an Lungentuberkulose verstorbenen Mann die rechte Nebenniere außerhalb der Leberkapsel auf der Konvexität der Leber gelegen. Gleichzeitig fand er die linke Nebenniere zwischen den Kapselblättern der linken Niere. Auch GERARD (1923) und WELLER (1925) beschrieben Fälle von Heterotopie der Nebenniere in die Leber.

Besonders SCHMORL (1890, 1909) hat die Bedeutung der Niere bzw. einer Heterotopie der Niere für die Verlagerung der Nebenniere in Richtung zur oder in die Leber hoch eingeschätzt. Dieser Hinweis führt zu der oft diskutierten Überlegung, welche *Bedeutung die Nierenlage für die der Nebenniere* habe (s. auch S. 150).

Ähnlich wie SCHMORL hat auch FRIEDLOWSKY der Lage der Nieren einen großen Einfluß auf Lage und Form der Nebennieren zugeschrieben. Bei Nierendystopie soll die Nebenniere mitgehen und embryonale Organformen zeigen, weil der Druck durch das Nachbarorgan fehlt. Das erstere wird durch eine Reihe gleich zu erwähnender Fälle fraglich. Das zweite dagegen ist eher wahrscheinlich. Immerhin ist es bemerkenswert, daß MISLOLAVICH (1914, 1920) Fälle gleichzeitiger Mißbildung von Nebenniere wie Niere kennt. Auch er findet embryonal geformte Nebennieren (ähnlich FRIEDLAND 1895) bei Agenesie und Dystopie der Nieren. Agenesie der Niere und Nebenniere auf der gleichen Seite beobachteten STOICESCO, BLAISE, SCHEIBER, DUCKWORTH, STEINER, NEUREUTTER, CLESS, MENZIN u. a. Schließlich kann man auch aus den auf S. 142 erwähnten Fällen von LEMBERGER (1922) und HELMREICH (1947) eine Wirkung der Niere auf die gestaltliche Ausformung der Nebenniere folgern. In beiden Fällen fehlte die Niere; nach Ansicht der Autoren soll es dann leichter zu einer Verschmelzung der Nebennieren kommen können.

Indessen zeigen sich Lage und Form der Nebenniere gewöhnlich von der Dystopie der Niere weitgehend unabhängig. Schon BRESCHET (1818) beschrieb eine Mißbildung mit einer Spalte der vorderen Unterleibswand und Agenesie der rechten Niere. Die Nebenniere lag aber an normaler Stelle. Auch G. B. GRUBER (1925) weist der Nebenniere eine beträchtliche *topographische Selbständigkeit* gegenüber der Niere zu. Nur bei kranialer Verlagerung der Niere, z. B. im Fall einer Zwerchfellücke, wird auch die Nebenniere zu weit kranial verschoben angetroffen. Im übrigen bleibt die Nebenniere nach G. B. GRUBER bei Nierendystopie an normaler Stelle liegen und ist dann wohlgebildet.

GRUBER nennt einen Fall mit rechtsseitigem Fehlen der Nieren bei gleichzeitigen zahlreichen anderen Mißbildungen (z. B. Gehirn) bei einem Neugeborenen. Die Nebennieren zeigen Lappung und Furchung. Das rechte Organ liegt an gehöriger Stelle. In diesem Fall war die linke Nebenniere zwischen der am Magen festgewachsenen Milz und Niere gelegen („gekreuzte Dystopie").

Im übrigen sind aber sonstige Mißbildungen der Urogenitalorgane gar nicht so selten mit Nebennierenmißbildungen, insbesondere bei gleichzeitiger Hemicephalie verknüpft. ZANDER (1890) findet dies in 41% der Fälle, und zwar in 21,4% beim weiblichen, in 19,6% beim männlichen Geschlecht. Unter den Mißbildungen des Urogenitaltraktes zählt ZANDER auf Cystennieren, Hufeisennieren, Kleinheit der Hoden, Atrophie der Nebenhoden, Epispadie, abnorm gestaltete und große Ovarien, Cystenlebern, Verlagerung der Organe bei Brust- und Bauchspalte. R. MEYER (1903a, 1911, 1912) sah in 3 Fällen gleichzeitig Cystennieren und Fehlen der Nebennieren bei Anencephalen. MISLOLAVICH (1914, 1920) bringt drei einwandfreie Beobachtungen von gleichzeitiger Agenesie der Nebennieren wie Nieren.

Beteiligung der Nebennieren bei umfassender kongenitaler Verschiebung der Eingeweide.

GRUBER (1930) beschreibt eine anencephale Frucht mit Bauchwandbruch und Craniorhachischisis cervicodorsalis-lumbalis, IWANOFF eine Hyperplasie der linken Nebenniere bei linksseitigem Zwerchfellmangel. PAGEL (1929) schildert eine Hernia diaphragmatica bei einem wenige Tage alten Kind mit Vergrößerung und Zweiteilung der linken Nebenniere durch einen hilusartigen Spalt, in welchem die Zentralvene verläuft. — Nach der großen Erfahrung von G. B. GRUBER ist die Nebennierenanlage bei geringfügiger Rhachischisis im Halsbereich kaum verändert. Reicht die Rhachischisis weiter nach caudal, namentlich in den lumbalen Bereich, so daß die Raumverhältnisse der Bauchhöhle beeinträchtigt werden, dann sind auch die oft hypoplastischen Nebennieren verlagert. So sah GRUBER in einem Fall von Kraniorhachischisis die Nebenniere auf der linken Seite ventral vor der Niere liegen, die rechte hinter der Hohlvene. In einem anderen Fall beobachtete GRUBER eine retroaortische Bandniere; die hypoplastischen Nebennieren lagen ventral von der Verschmelzungsniere, die rechte mehr kranial, die linke mehr caudal.

Eine ganz absonderliche Form der Nebenniere fand PAGEL (1929) bei einem Neugeborenen mit großem Bauchwandbruch, Ektopie des Herzens, Anencephalie usw. Die linke Nebenniere bestand aus 3 Lappen, deren lateraler einen medianwärts gerichteten Fortsatz aufwies. Die Zentralvene trat in der Mitte der kranialen Fläche an die Oberfläche. Die caudale Fläche ruhte in einer passenden Mulde des oberen Nierenpoles. Offenbar lag ein extremer Grad von Furchung und Drehung des ganzen Organs vor. Die rechte Nebenniere war erheblich kleiner und hatte die typische embryonale Form.

i) Heterotopie fremder Gewebe in die Nebenniere.

Über den Befund von *Knochenmarkgewebe* in der Nebenniere s. S. 214, von *Knochengewebe* S. 216. LUBARSCH erwähnt, daß *Harnkanälchen* in Nebennierenknötchen, die in die Niere verlagert waren, vorhanden sein können, ein genetisch verständlicher Befund. Ganz merkwürdig ist KOLMERS (1918) Befund von *Nierenbestandteilen im Mark* der regelrecht liegenden Nebenniere bei einem *Satyrus (Pongo) orang* (S. 115). Vom Mark, in welchem sogar einige Nierenglomerula ausgebildet waren, zogen Harnkanälchen durch die Rinde nach außen.

IV. Bemerkungen zur makroskopischen Anatomie der Nebennieren des Menschen.

Beim Menschen sind wie bei den übrigen Säugetieren normalerweise 2 Nebennieren vorhanden. Sie erscheinen von außen als braungelbliche Organe, welche, wie der Name sagt, in enger Verbindung mit den Nieren stehen. Die Nebennieren liegen neben der Wirbelsäule und sitzen den Nieren wie „phrygische Mützen" auf (TESTUT 1901, Dystopien usw. s. S. 143ff.).

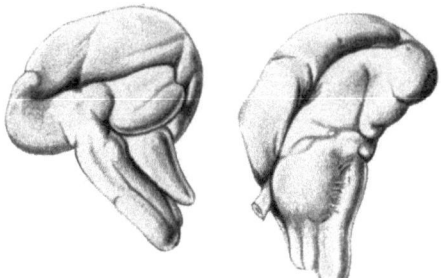

Abb. 87. Nebennieren eines neugeborenen *Knaben*. Aus PETER 1938.

Die innigen Beziehungen zwischen Nebennieren und Nachnieren entstehen erst in der zweiten Hälfte der Embryonalzeit (z. B. BROMAN 1927, s. S. 127).

Hinsichtlich ihrer Gestalt machten die älteren Untersucher zwischen rechter und linker Nebenniere zunächst keine großen Unterschiede; der erste Beschreiber, EUSTACHIUS (S. 2), bezeichnet beide als „similes", WINSLOW (1754) beide als halbmondförmige Gebilde („einem ungleichen zunehmenden Mond ähnlich"); BOYER (1797/99) und ARREN (1894) vergleichen beide Nebennieren mit einem abgeplatteten Helm, ALBARRAN und CATHELIN (1901) sprechen von einem umgekehrten Komma. Wenn schon Vergleich, dann gefällt mir der mit der phrygischen Mütze am besten.

In der neueren beschreibenden Anatomie wird immer auf Unterschiede zwischen rechtem und linkem Organ hingewiesen. Meist wird angegeben, daß die linke Nebenniere mehr einem Halbmond oder einer Sichel gleiche, die rechte mehr stumpfwinklig-dreieckige Form besitze (z. B. MECKEL 1806, WILSON 1853, GANFINI 1905). Eine solche Unterscheidung ist nach HETT (1925a) bereits beim Embryo von 160 mm Gesamtlänge möglich.

Indessen sind auch beim Neugeborenen rechte und linke Nebenniere einander noch viel ähnlicher als beim Erwachsenen (GANFINI 1905); beide besitzen noch Prismenform mit dreieckiger Basis auf der Niere und kranial gerichteter Spitze. PETER (1938) schreibt indessen, daß die rechte Nebenniere des Neugeborenen die Mützenform des fetalen Organs beibehalte, während die linke im Aussehen mehr wechsle. Meist ist sie kranial etwas abgeflacht, und nähert sich so dem bleibenden Organ, doch kann auch die fetale Form bestehen bleiben. Dann sind tatsächlich die Unterschiede zwischen rechts und links noch nicht sehr deutlich. PETER bildet aber rechte und linke Nebenniere eines neugeborenen Knaben von 59 cm Länge ab, welche sich in der Form schon recht deutlich unterscheiden (Abb. 87). In den letzten beiden Monaten verändert sich die Nebenniere in Gestalt, Größe und Bau nicht mehr, so daß die Beschreibung des Organs bei Neugeborenen auch für die Frühgeburten im allgemeinen gelten kann (PETER 1938).

Die Rolle des gegenseitigen Organdruckes für die Gestaltung der endgültigen Form der menschlichen Nebenniere hat schon KLEBS (1876) betont. Er verweist vor allem auf die relative Kleinheit des rechten gegenüber dem linken Organ, die mehr „eckige" Gestalt der ausgewachsenen gegenüber der länglich runden Gestalt der fetalen Nebenniere, wie sie sich bei den meisten Säugern mit langgestrecktem Leib erhält (BOURNE 1949, s. S. 116, ferner auf die Formveränderungen der Nebenniere bei Entwicklungsstörungen S. 142ff.).

IWANOFF behauptet ferner, daß linkerseits Niere und Nebenniere im Embryonalleben einander früher nähern als rechts. Beim Fehlen einer Niere rundet sich die zugehörige Nebenniere ab, ein Zeichen dafür, daß sie in ihrer äußeren Form auch von der Umgebung geprägt wird (BENNINGHOFF 1948, HELMREICH 1947, s. Abb. 86, s. hierzu ferner unter Entwicklungsstörungen S. 142ff.).

Nur die rechte Nebenniere zeigt beim Erwachsenen eigentlich eine Spitze, *Apex suprarenalis* (MERKEL 1915, RAUBER-KOPSCH 1939). Unterscheidet man mit TESTUT (1901) einen „Type conoïde" und einen „Type semi-ovoïde" der Nebenniere, so ist nur im ersten Fall eine obere Spitze deutlich. Im zweiten Fall kann man von einem oberen Rand sprechen, *Margo cranialis* (DELAMARE 1904). Schon WINSLOW (1754) nannte die obere Begrenzung eine „Crista". Die I.N.A. kennen noch einen *Margo medialis*, welcher nahezu vertikal verläuft, und in welchem vordere und hintere Nebennierenfläche aufeinander stoßen. TESTUT beschreibt dazu einen „Bord externe", der auf dem Zwerchfell liegt. Zwischen diesen Rändern werden entweder zwei (ARREN 1894) oder jetzt meist drei Flächen beschrieben (DELAMARE 1904, GANFINI 1905). Die vordere (äußere) Fläche *(Facies ventralis)* ist meist konkav, die hintere (innere, *Facies dorsalis*) eben oder leicht konvex. Die untere Fläche *(Basis glandulae suprarenalis*, B.N.A., *Facies renalis* I.N.A.) ist entsprechend der Extremitas cranialis renis ausgehöhlt; sie steigt nach vorn und innen immer weiter an der Niere herab als außen-hinten (WINSLOW 1754: „gegen den Busen der Niere zu", ALBARRAN und CATHELIN 1901).

WINSLOW sprach daher von zwei unteren „Lefzen", „Labia" der Nebennieren, wobei die vordere, innere Lippe weiter hinabreichen würde (DELAMARE 1904). Bei Feten und Neugeborenen beschränken sich die Beziehungen zur Niere mehr auf die Extremitas cranialis, sagt GANFINI (1905), während HETT (1925) schon in den letzten Schwangerschaftsmonaten eine mehr den Verhältnissen des Erwachsenen ähnliche Beziehung zur Niere vorfand. Sicher ist aber erst beim Erwachsenen die lippenförmige Ausziehung der Basalfläche gegen den Hilus der Niere hin deutlich (inkonstant), und zwar ventral stärker als dorsal (DELAMARE 1904).

So kommt DELAMARE (1904) zur Feststellung, daß die Nebennieren tatsächlich bald wirklich als „Corps surrénales", bald aber als „Corps pararénales" bezeichnet werden müßten. Am ehesten würde nach seiner Meinung eine Bezeichnung der Nebennieren als vertebralrenaler Organe gerechtfertigt sein. HENLE (1865), TREITZ, QUAIN (1834, 1856ff.), CONSTANTINESCO haben Nebennieren abgebildet, die zwischen Wirbelsäule und Nieren lagen.

Auf dem Durchschnitt kann die Zusammensetzung der Nebennieren aus *Rinde* und *Mark* schon makroskopisch erkannt werden (Abb. 88 und 89).

Die *Rindensubstanz (Substantia corticalis, Cortex)* ist durch die eingelagerten Fette und Lipoide mehr oder weniger kräftig gelb oder gelblichbraun gefärbt. WINSLOW (1754) und MERKEL (1915) sprechen von gelblicher Farbe der Nebennierenrinde, KÖLLIKER (1854) von weißlichgelber, NAGEL (1836) von gelblichbrauner. Bei jüngeren Menschen erscheint die Rinde mehr rot, bei älteren dunkler gefärbt (WINSLOW 1754). Die inneren Rindenanteile sind durchwegs dunkler gefärbt als die äußeren (Pigment, Blutgehalt). Daher sprechen KÖLLIKER (1854), TODD und BOWMAN (1856) von braungelber, DELAMARE (1904) von braunschwärzlicher Färbung des inneren Rindenbezirkes. Mit Jod, Bichromaten u. dgl. gibt die Rinde keine Reaktion; sie bräunt und schwärzt sich nach Aufträufeln von OsO_4.

Die *Konsistenz* der Rinde ist fester als die des Markes (NAGEL 1836). Es kann eine leichte Streifung in der Rinde auftreten (NAGEL 1836). In der Richtung der Dicke soll das Organ leichter einreißen können (KÖLLIKER 1854). Die inneren Rindenschichten, welche makroskopisch durch dunklere Färbung auffallen, sind auch von etwas weicherer Beschaffenheit.

Die Rinde umgibt praktisch allseitig die spärlichere *Marksubstanz* (s. dazu aber S. 136). Nach HAMMAR (1924) sind Mark *(Substantia medullaris, Medulla)* und Rinde bei jüngeren Kindern gut trennbar, weil sie mit glatter Oberfläche aneinander gelagert sein sollen. Beim Erwachsenen soll es zu einer Art Verzahnung kommen (?).

Die *Marksubstanz* scheint besonders dick gegen den oberen Pol der Niere zu sein. Nach caudal wird sie dicker und erreicht das Maximum etwas unterhalb der zentralen Abteilung des Organs (ARREN 1894). An der Stelle der größten Dicke erreicht das Nebennierenmark etwa 3 mm, an der dünnsten Stelle ist es etwa 0,5 mm dick.

Beim Erwachsenen zeigt das *Mark*, sofern gut erhalten, eine graue bis grauweißliche Farbe (NAGEL 1836). Nach KÖLLIKER (1854) ist es grau mit einem Stich ins Rötliche gefärbt, bei Blutfüllung dunkler (s. a. TODD und BOWMAN 1856, NAGEL 1836); von braunroter Farbe spricht DELAMARE (1904). Bei Aufträufeln von gelösten Bichromaten (JAKOB HENLE 1865) tritt eine bräunliche Verfärbung des Markes ein, mit wäßriger Jodlösung eine carminrote, mit Eisensalzen (COLLIN 1856, VULPIAN 1856, 1866) eine grüne Tönung.

Das Mark ist von teigiger, weicherer *Konsistenz* als die Rinde (KÖLLIKER 1854). Es zerfließt postmortal sehr leicht. An Stelle des Markes kann man eine mit einer schwärzlichen Flüssigkeit gefüllte Höhle vorfinden, um welche die Rinde eine Art „Kapsel" bildet.

„Wenn man die Nebenniere zwischen den Fingern knetet, und die ohnedies weiche Marksubstanz ganz zerquetscht, so kann man die letztere durch einen Stich in die obere Rindensubstanz als Brei (Atra bilis der Alten) herausdrücken, worauf die Rindensubstanz als leere Schale zurückbleibt (HYRTL 1865, 1884)." Die Unkenntnis der schnellen postmortalen Zersetzung des Markes hat die Veranlassung zur Benennung der Nebennieren als „Capsulae" (atrabiliariae) gegeben. Zugleich wurde eine zentrale Höhle als Norm beschrieben, zuerst wohl von THOMAS WHARTON (1656). Noch nach WINSLOW (1754) findet sich im Innern der Nebenniere eine Art „dreyeckichter sehr schmaler Holigkeit". Gegen diese Ansicht, welche auch von HILDEBRANDT (1789, 1792, 1830, 1832) und HALLER, PAXTON (1834) u. a.

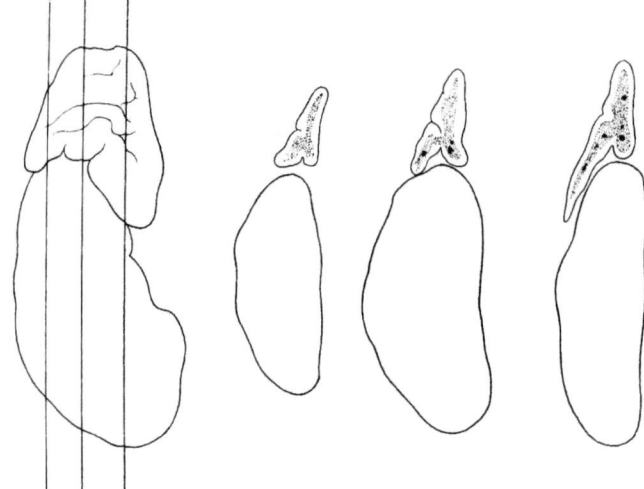

Abb. 88. Verteilung von Mark und Rinde in der rechten Nebenniere eines *Neugeborenen*. Beziehung der Nebenniere zum oberen Pol der Niere. Aus DELAMARE 1904.

geteilt wurde, wandten sich NAGEL (1836), MECKEL (1806) und ECKER (1846), der bei einer Frau von 80 Jahren und bei einer anderen von 96 Jahren Marksubstanz, aber keine Höhle im Innern der Nebenniere vorgefunden hatte. Diese Autoren stellten fest, daß bei frisch

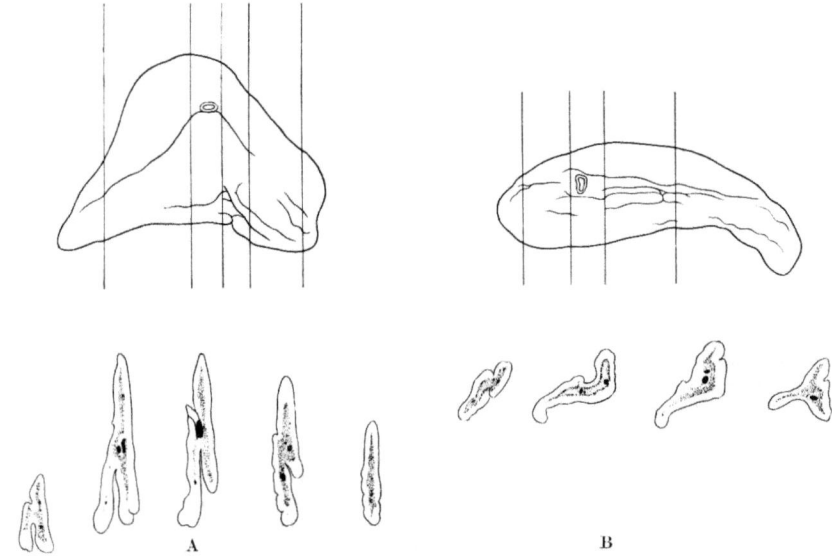

Abb. 89. Verteilung von Mark und Rinde in der rechten (*A*) und linken (*B*) Nebenniere des *Menschen*. Aus DELAMARE 1904.

untersuchten Organen keine Höhle im Innern vorhanden war; sollte etwas Derartiges zu beobachten sein, so würde es sich nach NAGEL (1836), WILSON (1853) um das gegebenenfalls beträchtlich große Lumen der zentralen Nebennierenvene handeln. Indessen kann aber in der Tat sehr leicht postmortal eine Höhlenbildung entstehen, welche mit der V. suprarenalis nichts zu tun hat (TESTUT 1901).

Kölliker (1854) hat wohl als erster darauf hingewiesen, daß es sich dabei auch nicht nur einfach um eine autolytische Zersetzung allein des Markes handelt. Vielmehr tritt der Zerfall wohl in erster Linie in der inneren Rindenschicht auf. Rinde und Mark lösen sich voneinander. Schließlich entsteht ein von der zerfallenden, inneren, bräunlichen Lage der Rinde herrührender und mit Blut vermengter, schmierig-schmutziger Brei, in welchem aber noch unveränderte Reste des Markes wenigstens anfänglich erhalten sein können, bis schließlich sich auch diese auflösen. Ähnliche Angaben machen Henle (1865), Arnold (1866) und Renaut (1899, Hund). Hammar (1924) bestätigte Köllikers Auffassung von der Entstehung der „schwarzen Galle in der Nebennierenkapsel". Nach Rayer (1837ff.) soll die Höhle auch nach Zerstörung der Wand der zentralen Markvene und nachfolgendem Bluterguß ins Mark entstehen können.

Pilliet hatte geglaubt, daß die Umwandlung des Organs zur „Kapsel" bereits intravital entstehen könne und zwar als eine Folge der im Alter beobachtbaren degenerativen

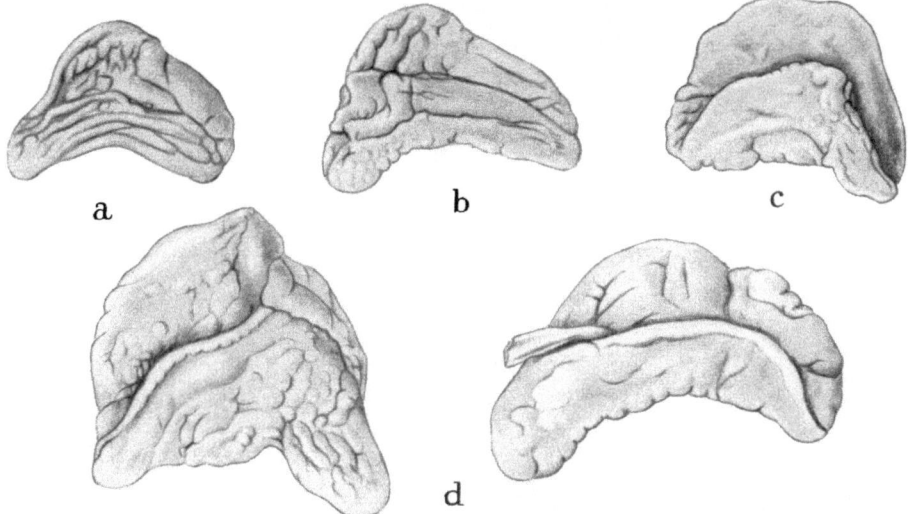

Abb. 90 a—d. Ventralansicht von *Kinder*-Nebennieren in natürlicher Größe. a Linke Nebenniere eines 6 Monate alten *Kindes*, b linke Nebenniere eines 2 Jahre alten *Mädchens*, c rechte Nebenniere eines $3^{3}/_{4}$ Jahre alten *Knabens* (beachte die Glättung der Oberfläche des Organes), d beide Nebennieren eines 8 Jahre alten *Mädchens* (linke Nebenniere auf der rechten Seite der Abbildung). Aus Peter 1938.

Erscheinungen in der Zona reticularis, welchen weitere Veränderungen zwangsläufig so folgen sollten, wie dies Kölliker angegeben hatte. Delamare (1904) weist darauf hin, daß es sich stets um kadaveröse, postmortale Prozesse handle.

Die Stelle des Austritts der größten Markvene, der *Zentralvene* — seltener entspricht sie zugleich der Eintrittsstelle einer größeren Arterie — zeichnet sich auf der Oberfläche nach Wegnahme des Gefäßes in Form eines „*Hilus*" ab. Eigentlich ist diese Bezeichnung ungerechtfertigt, weil an sehr vielen anderen Stellen Gefäßbeziehungen zum Organ bestehen können. Daher denn wohl auch die Verwirrung im Schrifttum, wo denn nun eigentlich der „Hilus" zu suchen sei.

Als Hilusfläche werden die hintere (Merkel 1915), die untere (Frey 1852, Krause 1843), zumeist jedoch die vordere Fläche (Winslow 1754, Meckel 1806, Hyrtl 1865, Delamare 1904, Ganfini 1905, Merkel 1915, Pagel 1929, Spalteholz 1940) angesehen, was eben wohl mit einer gewissen Variabilität de Austritts der Vene zu erklären ist. Hett (1925a) fand bei menschlichen Embryonen von etwa 90 mm Länge an die Hilusfurche auf der ventralen Seite des Organs. Die Hilusfurche kann (Testut 1901) gebogen, quer, schräg von oben außen nach innen unten, ja sogar fast vertikal (Delamare 1904) verlaufen. Ganfini (1905) hat beobachtet, daß die Furche auf der Vorderfläche auch unabhängig vom Austritt einer Vene vorkommt. Die Vene soll nach Braus-Elze (1934) an der rechten Nebenniere vorn oben, nahe der Spitze, an der linken vorn unten, nahe der Basis austreten.

Neben der mehr oder weniger regelmäßigen Hilusfurche kann es manchmal auf der Oberfläche der menschlichen Nebenniere zu einer Art *Gyrierung* kommen (S. 180), bei Tieren ist dagegen die Oberfläche meist glatt. Die Nebennieren des *Neugeborenen* sind verhältnismäßig groß und haben ein pralles, glattes Aussehen. Auf ihrer Vorderseite zeigen sie eine scharf einschneidende Furche (Abb. 90), aus der die V. suprarenalis austritt. Es finden sich außerdem noch seichtere Sulci, doch ist eine wesentliche Fältelung der Oberfläche sonst nicht zu bemerken. Beim *Kind* behält die rechte Nebenniere nach PETER (1938) die mützenartige Gestalt, die sie schon beim Neugeborenen hat, während die linke Nebenniere in der Kindheit ihr langgestrecktes, kuchenförmiges Aussehen gewinnt (Abb. 90d). Die Farbe des Organs ist beim Kinde nach SCHEEL (1908) infolge des geringeren Lipoidgehaltes in den ersten 6 Monaten gleichmäßig graubräunlich. Die Oberfläche erhält bald nach der Geburt ein runzliges Aussehen. Im 2. Lebensjahr soll die Furchung wieder etwas zurückgehen.

Holotopisch liegen die Nebennieren im Hypochondrium (B.N.A., Pars lat. regionis abd. cran. sagt die praktische I.N.A.), *skeletotopisch* in Höhe des 11.—12. Brustwirbels (RAUBER-KOPSCH 1939), des 10.—11. Brustwirbels (TESTUT 1901, KRAUSE 1843), bzw. des 10. Brustwirbels (WILSON 1853). Das entspricht dem Wirbelsäulenende des 11. Intercostalraumes

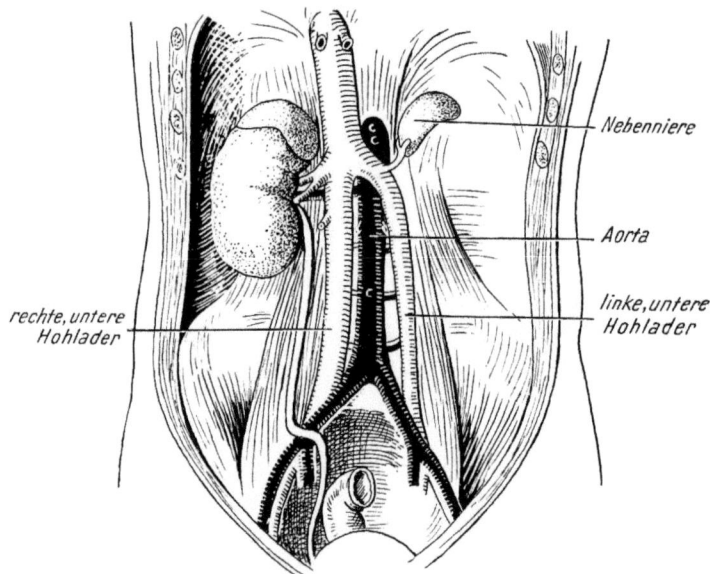

Abb. 91. Unveränderte Lage der Nebenniere bei Agenesie einer Niere, doppelte untere Hohlader. Aus MESSING und ASHLEY-MONTAGU 1932.

(SOULIÉ 1911) linkerseits, des 10. Intercostalraumes rechterseits (bzw. hier dem 11. Wirbelrippengelenk). Es wird aber auch die Lage der Nebenniere linkerseits auf den 12. Brustwirbel und 1. Lendenwirbel, rechterseits auf den 12. Brustwirbel bezogen (LUSCHKA 1863, SAPPEY 1885). Ganz allgemein ausgedrückt: die linke Nebenniere liegt meist etwas tiefer als die rechte (MECKEL 1806). Vom Intercostalraum sind die Nebennieren durch das Zwerchfell und durch den Sinus phrenicocostalis getrennt.

Die Lage der Nebenniere wird durch nicht regelrecht gelagerte Nachbarorgane nur teilweise beeinträchtigt (S. 145). Dies gilt besonders auch dann, wenn die Nieren verlagert sind. Bei derartigen „Wanderungen" der Nieren können die Nebennieren durchaus an Ort und Stelle verbleiben (HYRTL 1865, W. GRUBER 1865, SPALTEHOLZ 1899, 1940, TESTUT 1901, DELAMARE 1904, MERKEL 1915, BRODY und BAILEY jr. 1939). Das Gleiche finden wir bei Agenesie einer Niere.

Solch einen Fall scheint mir übrigens schon der erste Beschreiber der Nebenniere, EUSTACHIUS (edit. von 1714), gesehen zu haben, wenngleich er seinen Befund anders deutet. Was ich meine, zeigt seine Tabula quarta (Abb. 2, S. 3): die linke Niere ist disloziert, zurückgeblieben am regelrechten Platz ist die linke Nebenniere, welche EUSTACHIUS allerdings als kleine dritte Niere hier deutet.

Für die konservative Lagerung der Nebenniere zeugt Abb. 91 aus der Arbeit von MESSING und ASHLEY-MONTAGU (1932): Bei einer Agenesie der linken Niere einer 62 Jahre alten Frau, die an Tuberkulose verstorben war, liegen beide Nebennieren an regelrechter Stelle.

Man kann daher PETRY (1948) nicht ohne weiteres beipflichten, welcher meint, daß die Lage der Nebennieren von der der Nieren abhängig sei. Es dürfte dies nur insofern stimmen, als bei Verlagerungen der Nieren nach kranial (PAGEL 1929), wie z. B. im Fall von Zwerchfellücken, die Nebennieren höher als normalerweise angetroffen werden.

ALBARRAN und CATHELIN (1901) unterscheiden zusätzlich a) eine caudale Lage. Die Nebennieren sind in diesem Fall tatsächlich zu einem „Organe vertébro-rénal" (S. 147) geworden; sie liegen unmittelbar oberhalb des Nierenstieles und überragen kaum den oberen Pol der Nieren, b) eine kraniale Lage: sie ist seltener und kommt besonders auf der rechten Seite vor. Die Nebennieren liegen sehr versteckt im Winkel zwischen V. cava caudalis und Leber und haben keine Beziehungen zum Gefäßstiel der Niere.

Sehen wir von den geschilderten Beziehungen der Nebennieren zu den Nieren ab, so sind die übrigen topographischen Beziehungen rechts und links teilweise beträchtlich verschieden. Die hintere (innere) Fläche der *rechten Nebenniere* trägt nahe der Basis eine Leiste, welche etwa dem unteren Rand des Organs parallel läuft. Medial davor grenzt die hintere Fläche an das Zwerchfell *(Portio diaphragmatica)*, lateral an die Niere *(Portio renalis)*. Hinter der rechten Nebenniere findet man den Ursprung der V. azygos aus der V. lumbalis ascendens dextra (DELAMARE 1904). Auch der Truncus sympathicus kann nach Durchtritt durch das Zwerchfell Beziehungen zur Hinterfläche der Nebenniere haben, während die Nn. splanchnici und die Masse des Ggl. coeliacum dem Innenrand des Organs benachbart liegen. Medial ergeben sich ferner enge Beziehungen zur V. cava caudalis (HYRTL 1860). Die Nebennieren können so nahe der Wand dieser großen Vene liegen, daß ein rinnenförmiger Abdruck des Gefäßes auf ihnen entsteht (MERKEL 1899, 1915). Vom Gefäßstiel der Leber ist die Nebenniere hier durch das Foramen epiploicum Winslowii getrennt. Nach rechts ergibt sich eine verschieden enge Beziehung zur Leber. Sind die Beziehungen sehr eng, so entsteht eine *Impressio suprarenalis hepatis* („Facette surrénale", TESTUT 1901, „Empreinte surrénale", SOULIÉ 1911). Die rechte Nebenniere wird unter Umständen vom hinteren stumpfen Leberrand geradezu bedeckt (HYRTL 1860). Sie kann, obwohl sie normalerweise das Gebiet unmittelbar neben der Fossa venae cavae nicht verläßt, so hoch geraten, daß sie auf die Hinterfläche der Leber zu liegen kommt. GANFINI (1905) beobachtet dies besonders oft bei Frauen. Beim Neugeborenen liegt das Leberfeld der Nebenniere stets weiter lateral als beim Erwachsenen. Über die möglichen Beziehungen zum *Duodenum* s. unten.

Auch die hintere (innere) Fläche der *linken Nebenniere* trägt eine Leiste (GANFINI 1905), die aber ungefähr in der Richtung der Hauptachse des Organs verläuft. Dadurch wird die Hinterfläche in zwei nahezu gleich große Abschnitte geteilt, wobei wieder der mediale zum Zwerchfellpfeiler hinsieht *(Portio diaphragmatica)*, der laterale zur Niere *(Portio renalis)*. Hinter der linken Nebenniere treffen wir auf die von TUFFIER und LEJANS (1892) beschriebenen „reno-azygo-lumbalen" Venenanastomosen. Am inneren Rand des Organs finden wir wieder in nächster Nähe die Zellmassen des Ggl. coeliacum. Außerdem können hier enge Beziehungen zur Aorta in Höhe des Ursprungs der A. coeliaca entstehen (DELAMARE 1904). Meist bleibt die Nebenniere allerdings 5—6 mm vom Gefäß entfernt (TESTUT 1901). Beim Erwachsenen bestehen entweder keine (GANFINI 1905) oder nur in Ausnahmefällen (horizontal gelagerte Milz) Beziehungen zur *Milz* (DELAMARE 1904). Die Behauptung einer solchen Beziehung (z. B. HYRTL 1860) beruht nach GANFINI (1905) vielleicht auf einer unzweckmäßigen Präparationstechnik, nämlich der topographischen Präparation von ventral her, wobei Verschiebungen von Magen und Milz unvermeidlich seien, so daß dann künstlich eine Beziehung zwischen Nebenniere und Milz entstünde. Dagegen sollen beim Neugeborenen (DELAMARE 1904, GANFINI 1905) zwischen vorderer (äußerer) Oberfläche der Nebenniere und der Milz (und zwar deren Innenfläche, hinter dem Hilus) ausgedehnte Beziehungen bestehen (Abbildung bei BRAUNE). Dagegen hat auch beim Erwachsenen die vordere (äußere) Oberfläche der Nebenniere von oben nach unten gehend Beziehungen zur Hinterfläche des Magens (Trennung der beiden Organe voneinander durch die Bursa omentalis, s. u. über die Peritonealverhältnisse), zu den Milzgefäßen und schließlich zur Hinterfläche des Pankreas (HYRTL 1860), welches bekanntlich mit seinem Schwanz die Niere berühren kann. Nach TESTUT (1901) sind allerdings die Beziehungen zum Pankreas nicht konstant.

Nach ALBARRAN und CATHELIN (1901) sollen konstante Beziehungen zwischen der linken Nebenniere und der Unterfläche des *linken Leberlappens* bestehen, die DELAMARE (1904) aber nicht bestätigen konnte. Für beide Seiten gilt noch folgende Beobachtung: der obere mediale Teil der hinteren (inneren) Fläche hat Beziehungen zur Pars lumbalis diaphragmatis s. o.). Dies betrifft indessen nur den Erwachsenen, denn noch beim Neugeborenen hat die ganze Hinterfläche Beziehungen zur Pars costalis diaphragmatis. Im allgemeinen kann man sagen, daß die Nebennieren des Erwachsenen weiter medial liegen als die des Neugeborenen. Der Grund hierfür dürfte in dem verschiedenartigen Wachstum von Organen und Bauchwand zu suchen sein. Auch nach den Angaben von PETER (1938) liegen die Nebennieren des Neugeborenen mehr nach außen im Bauchraum als die des Erwachsenen, eine Lage, die sich in Beziehungen zu Niere, Zwerchfell, Leber und Milz äußern muß. Die Nebennieren reichen auch weiter auf die Vorderflächen der Nieren herab, die sie bis zu einem Drittel bedecken können (GÉRARD 1902). Ihre Längsachse ist mehr horizontal gerichtet. Nach innen unten zieht sich ein Fortsatz aus, der sich rechts unter die V. cava caud. bergen kann (Abb. 90). Allmählich befreit sich die stark wachsende Niere aus ihrer Bedeckung durch die Nebenniere, so daß die Nebennieren nach dem 6. Lebensmonat meist nur noch dem oberen Rand der Nieren aufsitzen. Sie rücken gleichzeitig mehr nach innen und die Berührung beschränkt sich dann auf die innere Hälfte des oberen und auf den medialen Rand der Niere (GÉRARD 1902). Dadurch erhält die anfangs horizontale Längsachse der Nebenniere eine schräge, nach unten innen ziehende Richtung. Die Höhe der Lagerung zwischen 10. Brust- und 1. Lendenwirbel bleibt bestehen. Doch wird dieser Bezirk eingeengt durch das relative Zurückbleiben der Nebenniere im Wachstum dem Bauchraum gegenüber; die Lagerung der Nebenniere zur Aorta und zum Gebiet des Hiatus aorticus und damit auch annähernd zur Wirbelsäule bleibt von der Geburt an bestehen (VOGT 1926). Die Hauptachsen der Nebennieren verlaufen nach ALBARRAN und CATHELIN (1901) schief nach hinten und außen und bilden mit der Medianebene einen Winkel von 25—30°.

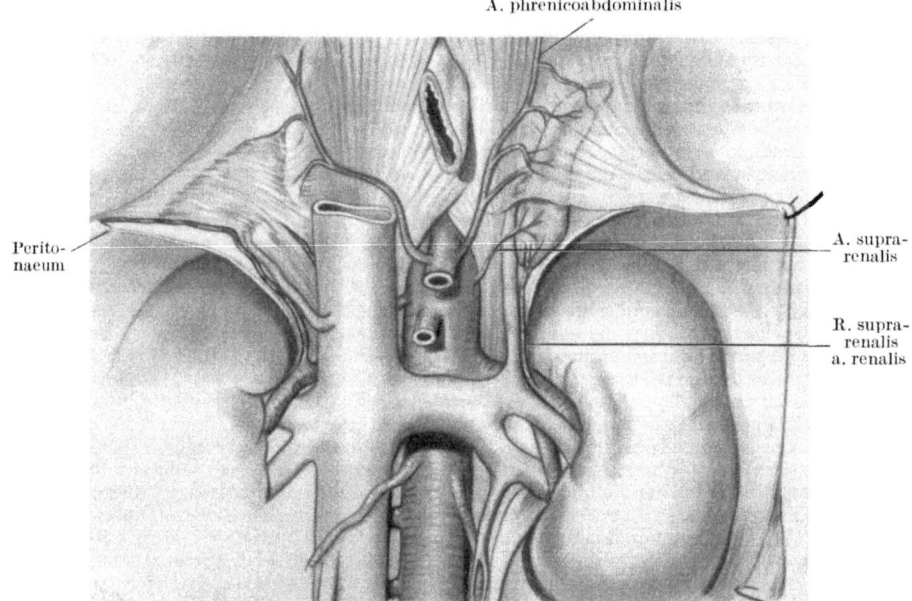

Abb. 92. Bauchfellbeziehungen der Nebennieren beim *Menschen*. Beachte den zwischen oberem Pol der Niere und Basis der Nebenniere liegenden Gewebsstreifen. Nach DELAMARE 1904.

Die Bedeckung durch das *Bauchfell* ist ebenfalls rechts und links ungleich, außerdem ziemlich variabel. Ursprünglich liegen Nieren und Nebennieren in gleicher Weise retroperitoneal. Später erhält sich dieser Zustand meist nur bei der linken Nebenniere, während die rechte völlig vom Bauchfell weggedrängt sein kann. Manchmal geht nämlich das Peritonaeum direkt vom oberen Pol der rechten Niere auf die Leber über (DELAMARE 1904), ohne überhaupt zwischen Leber und Nebenniere einzudringen. Öfter allerdings findet man einen Blindsack des Peritonaeums von variabler Tiefe. Es liegt dann die Nebenniere so hoch, daß die bauchfellfreie Partie des rechten Leberlappens dergestalt vor die rechte Nebenniere gerät, daß die in Berührung mit der Leber stehende Partie keinen Bauchfellüberzug mehr hat. Aber auch der untere Teil der Vorderfläche der Nebenniere kann frei von Bauchfell sein, wenn sich nämlich das Duodenum auf ihn legt. Dieser untere Teil kann weit an der Vorder-Innenfläche der Niere heruntergehen. So entstehen dann oft Beziehungen zur Flexura duodeni cranialis, ja sogar zur Pars descendens duodeni (DELAMARE 1904). In solchen Fällen steht die rechte Nebenniere überhaupt nicht mehr in Beziehung zum Bauchfell. Gewöhnlich ist aber diese Stelle gerade noch vom Peritonaeum bedeckt. Bei der linken Nebenniere (Abb. 92) ist gerade umgekehrt der obere Teil der Vorderfläche vom Bauchfell überzogen (dies entspricht der hinteren Lamelle der Bursa omentalis), der untere Teil ist frei davon, weil sich hier die Bauchspeicheldrüse auf die Nebenniere schiebt (s. o.). Jedoch kann das Pankreas weiter caudal liegen, dann bleibt die ganze Vorderfläche (wie beim Embryo) mit Bauchfell bedeckt.

Was die *Befestigung* der Nebennieren anlangt, so ist in erster Linie auf die *Nierenfascien* hinzuweisen. Die pränale und retrorenale Fascie der Niere hüllt auch die Nebenniere ein (GEROTA 1895, CHARPY 1890, GLANTENAY und GOSRET, MERKEL 1899, ZUCKERKANDL 1901) und befestigt sie an der Unterfläche des Zwerchfells. Die Nierenfascie entsteht dadurch (MERKEL 1899), daß das subperitoneale Bindegewebe der Bauchwand, welches zwischen Fascia transversalis und Bauchfell von der Seite her an die Nieren herantritt, sich vor und hinter den Nieren zu einem membranösen Blatt verdichtet. Nach oben hin vereinigen sich beide Blätter oberhalb der Nebennieren und gehen auf das Zwerchfell über, wo sie sich verlieren. Nach SAPPEY (1877,) LEWIS (1904), DE VECCHI (1910), SOUTHAM (1923) schließen sich die beiden Blätter der Fascia renalis am oberen Nierenpol, so daß die Nebennieren außerhalb zu liegen kommen. Nach GANFINI (1905) erklärt sich dieser Gegensatz beider Anschauungen durch Altersunterschiede. Beim Erwachsenen sollen die Verhältnisse der Darstellung von

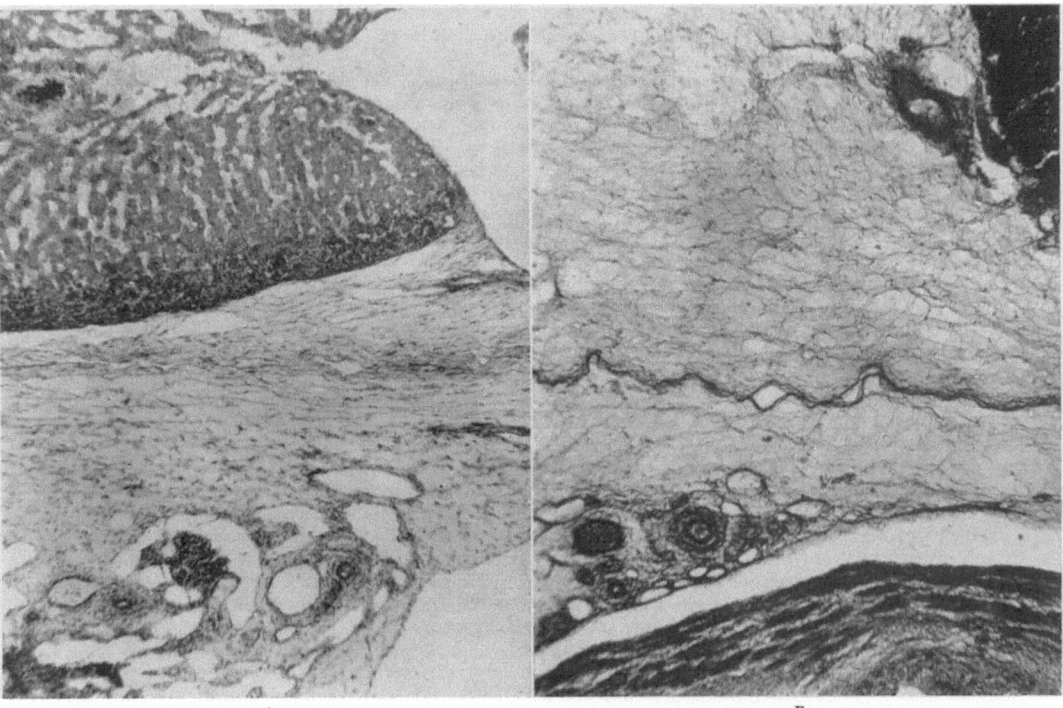

Abb. 93. Periadrenales Bindegewebe bei *menschlichen* Keimlingen. *A* Gebiet zwischen Nebenniere (oben) und Milzstiel (unten) bei einem 3 Monate alten *menschlichen* Keimling. Beachte die außerordentlich großen Lymphräume um die Milzgefäße. Etwa in der Mitte des Bildes die primitive doppelte Mesenchymlamelle (vgl. Text S. 154). *B* Dieselbe Stelle bei einem 4 Monate alten Keimling. Nebenniere rechts oben, Milzgefäße links unten. Verdichtung des trennenden Mesenchymstreifens. Aus BAUMANN 1945/46.

GEROTA entsprechen, hingegen soll sich beim Neugeborenen öfter ein Septum zwischen Niere und Nebenniere befinden, welches die beiden Blätter der Nierenfascie miteinander verbindet (DE VECCHI 1910, BILLINGTON 1929). Wie schon SOUTHAM (1923) lehnen CONGDON und EDSON (1941) dies ab. Später soll dies Septum meist wieder verschwinden. Nach DELAMARE (1904) ist es aber angeblich gerade bei Erwachsenen wieder vorhanden, während es beim Neugeborenen fehlt. LECÈNE hat sogar behauptet, daß das fragliche Septum ein Eindringen eines Nierenneoplasmas in die Nebenniere verhindern kann. Dem widerspricht allerdings die Angabe von BARTLAKOWSKI (1925), nach welchem konstant eine Fettschicht von 0,5 bis 1 cm Dicke zwischen Nieren und Nebennieren liegen soll; nur in 4 von 28 Fällen hat er sie vermißt. SOUTHAM (1923) beschrieb kräftige fibröse Züge zwischen Nebenniere und Niere. Die meisten Untersucher geben indessen nur eine Zwischenschicht aus Fettgewebe zu (GEROTA 1895, BARTLAKOWSKI 1925, IWANOFF 1927c, BLEICHER 1931b, BRITES 1934). Auch die früher diskutierte konservative Lage der Nebennieren bei Nieren„wanderungen" widerspricht eigentlich der Annahme festerer Verbindungen zwischen beiden Organen. CONGDON und EDSON (1941) bestätigten nochmals, daß kräftigere bindegewebige Züge zwischen beiden Organen den Eindruck pathologischer Veränderungen machen. Die Nebenniere kann durch die normalen schwachen bindegewebigen Verbindungen von der Niere nicht mitgezogen werden.

Sie liegt daher gesichert für sich. «Parmi les organes contenus dans la cavité abdominale, il n'en est aucun qui jouisse à un plus haut degré de ce caractère de fixité» (ARREN 1894).

Neuerdings haben CONGDON und EDSON (1941) und TOBIN (1944) noch einmal die Beziehungen der Nierenfascie zur Nebenniere untersucht. Die ersten fanden in vielen Fällen eine Ausdehnung des pränerenalen Blattes bis auf die vordere Oberfläche der Nebenniere, besonders linkerseits, gelegentlich aber auch auf der anderen Seite. Eine Verbindung der prä- und retrorenalen Fascie am oberen Nierenpol bestreiten CONGDON und EDSON (1941). Die pränerale Fascie habe links wie rechts vielmehr Beziehung zu einem auf der Hinterfläche des Duodenum und Pankreas befindlichen Fascienblatt, auf welches bereits TOLDT hingewiesen hat. TOBIN (1944) dagegen geht sogar so weit, daß er schreibt, daß retro- und präenale Fascie eine Hülle bilden, welche Nieren, Nebennieren und perirenales Fettgewebe einschließt. Zwischen Niere und Nebenniere liegt „a thin layer of connective tissue and fat". Die Frage bleibt also offen.

BAUMANN (1945/46) weist in einer sorgfältigen Studie über die Nierenloge auf die Bedeutung gewisser in der Nachbarschaft der fetalen Nebenniere befindlicher großer *Lymphräume* hin, welche als mechanische Faktoren bei der Ausbildung der zwischen Niere und Nebenniere gelegenen Bindegewebsmassen mitwirken: «Au troisième mois en avant de la surrénale gauche, au-dessus du pancréas, le long des vaisseaux spléniques, dans le mésogastre dorsal, existent d'énormes amas de lymphatiques dilatés, ... ces amas ont une masse qui leur donne un pouvoir mécanique; à mi-distance entre eux et la surrénale se constitue une lame mésenchymateuse primitive, résultant de deux condensations rapprochées mécaniquement (fig. 3 et 4)» (vgl. Abb. 93).

Die verschiedenen übrigen Peritonealbeziehungen sind von ALBARRAN und CATHELIN (1901) genauer untersucht und benannt worden. Die Namen seien kurz angegeben: Lig. surréno-diaphragmatique, surréno-cave, surréno-aortique, surréno-hépatique. Schon das Lig. (Plica) surréno-cave soll ziemlich widerstandsfähig sein, am kräftigsten das Lig. surrénodiaphragmatique durch seine fächerförmige Ausbreitung (Abb. 92 aus DELAMARE 1904).

Betrachtet man all diese Einzelheiten der Verankerung der Nebennieren, dann kann man verstehen, daß die Nebennieren nach GEROTA sogar Bedeutung für die Fixation der Nieren haben sollen.

Schließlich sind als *Befestigungsmittel sekundärer Bedeutung* — neben dem oben besprochenen Bauchfell — zu erwähnen der Druck der Baucheingeweide von unten her (DELAMARE 1904), die zahlreichen Verbindungen durch Nervenfasern in Richtung gegen das Ggl. coeliacum und die kurzen, offenbar wenig dehnbaren Gefäße. Die fibröse Kapsel, welche nach innen von einer mehr oder weniger dicken Schicht fettreichen Bindegewebes die Nebennieren einhüllt, zeigt schließlich, wenn wir einen Blick auf den Bereich der vernachlässigten Dimensionen werfen, d. h. wenn wir bei schwacher Lupenvergrößerung untersuchen, Verbindungen mit allen Nachbarorganen: Zwerchfell, Aorta, V. cava caud., Leber, Pankreas, Niere, Milz. Die Verbindung mit dem Zwerchfell ist beim Menschen normalerweise nur locker (MERKEL 1915). Neuerdings wird öfters eine *röntgenologische Darstellung* der Nebennieren durch perirenale Luftinsufflation von 250—900 cm³ Luft oder Sauerstoff ins Nierenlager vorgenommen (KAPPERT 1947).

V. Mikroskopische Anatomie der Nebenniere des Menschen und der Säugetiere.

Der Feinbau der Nebenniere ist im wesentlichen bereits im vorigen Jahrhundert geklärt worden. Mit dieser Aussage sollen gewisse feinere Analysen und vor allem funktionelle Verknüpfungen unserer Zeit nicht minder bewertet werden.

Die Männer, die im vorigen Jahrhundert — teilweise mit primitiven Mitteln, aber subtiler Beobachtungskunst — die ersten Aufgaben der Nebennierenhistologie gelöst haben, sind: NAGEL (1836), BERGMANN 1839), PAPPENHEIM (1840), SCHWAGER-BARDELEBEN (1841), JAKOB HENLE (1841, 1865), GULLIVER (1840, 1842), OESTERLEN (1843), ALEXANDER ECKER (1846), MANDL (1838, 1847), SIMON (1844, 1847), FR. ARNOLD (1844), JULIUS ARNOLD (1864), GERLACH (1849), KÖLLIKER (1852, 1854), FREY (1852), WERNER (1857), HARLEY (1858), LEYDIG (1859), MOERS (1864), JOESTEN (1863, 1864), LUSCHKA (1862, 1866). Eine kurze historische Würdigung dieser Arbeiten findet sich S. 6ff.

Zunächst einige technische Vorbemerkungen. Immer wieder muß darauf aufmerksam gemacht werden, daß die Fixation von großer Bedeutung für die Bearbeitung vieler cytologischer Probleme des Feinbaus der Nebenniere ist.

LUMIÈRE und NOËL (1924) haben darauf hingewiesen, daß bereits die Tötung von Versuchstieren zu verschiedenen Veränderungen im Feinbau der Nebenniere führen kann. Nach Ligatur der Trachea beobachteten sie eine leichte, kaum bemerkbare Hyperämie der Nebenniere, nach Tötung mit Leuchtgas eine sehr starke Markhyperämie mit hämorrhagischen Punkten. Nach Chloroform kommt es ebenfalls zu einer starken Hyperämie des Markes. Erträgnkte Tiere wiesen eine Kongestion im Bereich der Zona glomerulosa und unter der Kapsel auf. Bei Tötung durch Unterdruck kam es zur Hyperämie in Rinde und Mark. Durchschneidung der Carotiden führte zu Markhyperämie. Durchschneidung der Medulla oblongata zog Kongestion und Hämorrhagie im Mark und leichte Hyperämie in der Zona reticularis nach sich, Tötung durch den elektrischen Strom diffuse Hämorrhagien in der Bindegewebskapsel. Allein bei Tötung durch Nackenschlag treten nach LUMIÈRE und NOËL keinerlei histologische Veränderungen auf. Über die post mortem rasch einsetzenden autolytischen Veränderungen in der Nebenniere berichten BRADLEY und BELFER (1938). BENNETT (1940a) empfiehlt, bei größeren Tieren *(Katze)* auf jeden Fall die doppelte Durchspülung, zuerst von der arteriellen Seite aus, dann retrograd durch die Venen vorzunehmen. BENNETT tötet die Tiere durch einen Schlag auf den Kopf und vermeidet — wenn irgend möglich — ein Anaestheticum.

Über die *Fixationen* lassen sich schwer allgemeine Angaben machen; sie müssen sich nach dem weiteren Untersuchungsgang richten. Es werden daher weitere Angaben hierzu erst in den entsprechenden Kapiteln gemacht (Lipoide usw.).

A. Die Nebennierenrinde.
Histologie und Cytologie.
1. Die Kapsel der Nebenniere.

(Soweit der Feinbau der Kapsel mit dem Problem des subcapsulären Blastems in Zusammenhang steht, wird er S. 236ff. besprochen.)

Die meist ziemlich dicke Kapsel des Organs besteht aus *kollagenen* Bindegewebsfasern, durchmengt mit elastischen Fasern. Die Kapsel sendet in Abständen Fortsätze (Septen) in die Nebennierenrinde, die im allgemeinen die Rinden-Markgrenze nicht erreichen. Durch diese Fortsätze wird einmal eine festere Verbindung der Kapsel mit dem Parenchym erreicht (KÖLLIKER 1854, TODD und BOWMAN 1856, MOERS 1864, RÄUBER 1881, TESTUT 1901, DELAMARE 1904, GÜNTHER 1906, NEUSSER und WIESEL 1910, RAUBER-KOPSCH 1920 usw.), zweitens eine gewisse Lappung der Rinde bewirkt. Von manchen Autoren wird die feste Verbindung zwischen Kapsel und Parenchym betont; sie sei so innig, daß man ohne Verletzung des Parenchyms die Kapsel nicht abreißen könne. MOERS (1864) gibt an, daß bei einer Entfernung der Kapsel die „Schläuche" — dieser Begriff der Baueinheit der Nebennierenrinde geht zurück auf A. ECKER (1846, s. S. 6) —, d. h. Rindenzellgruppen, nicht vorstehen, sondern an der Kapsel hängenbleiben. GÜNTHER (1906) hat bei verschiedenen Tieren beobachtet, daß sich die Kapsel nicht leicht von der Nebenniere abziehen läßt und führt dies auf die Fortsätze zurück, welche von der Kapsel in die Rinde einbiegen (vgl. auch NEUSSER und WIESEL 1920, RAUBER-KOPSCH 1920). TESTUT (1901) schreibt, daß durch das eindringende Bindegewebe eine Art von Bienenwaben gebildet wird. Die Waben oder Alveolen sollen etwa 2—2,5 mm lang und 35—45 μ breit sein; in ihnen liegen die Rindenelemente. Daß die Kapsel außen lockerer, innen fester gebaut sei, wie KRAUSE (1843ff.) behauptet hat, stimmt gewiß nicht — es sei denn, er meint mit „außen" Übergangsstellen der Kapsel in das umgebende Fettgewebe, worauf unten näher eingegangen werden soll. Auch der Behauptung von TESTUT (1901), daß die Nebenniere von einer Kapsel umgeben sei, ,,qui rappelle assez exactement celle du foie ou du rein" muß ich widersprechen. Die Kapsel der Niere und auch die GLISSONsche Kapsel zeigen einen viel gleichmäßigeren, einfacheren Aufbau, als wir ihn hier antreffen.

In der Kapsel befinden sich auffallend viele *elastische Fasern* und Netze. Ich möchte zwar nicht so weit gehen wie HETT (1925, s. S. 127), der die Kapsel in der zweiten Hälfte der Embryonalzeit hauptsächlich aus elastischen Fasern zusammengesetzt findet. Immer wieder aber ist der Reichtum an diesen Elementen aufgefallen (MOERS 1864, GRANDRY 1867, NEUSSER und WIESEL 1910).

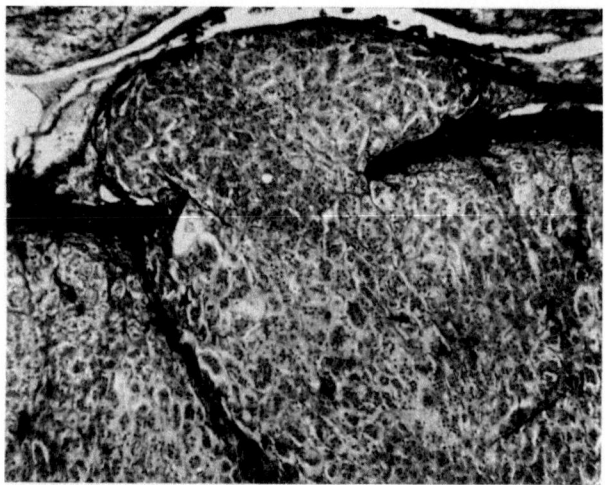

Abb. 94. ,,Prolaps" der Nebennierenrinde (Nebenniere des *Menschen*, Fixierung nicht bekannt, Paraffinschnitt, Azanfärbung, 24fach vergrößert).

GRANDRY betont auch gerade den Reichtum der menschlichen Nebennierenkapsel an elastischen Fasern. Nach RÄUBER (1881) und DELAMARE (1904) hat GÜNTHER (1906) den Befund elastischer Elemente bestätigt.

GÜNTHER behauptet, die elastischen Fasern ließen sich in vielen Fällen nur an Gefrierschnitten der frischen Drüse darstellen. ,,Dieses von mir entdeckte Verhalten, das wohl spezifischen Stoffen der Drüse zuzuschreiben ist, erklärt die divergenten und zum Teil falschen Angaben über das elastische Gewebe der Nebennierenkapsel in der Literatur zur Genüge." Bei mehreren Tieren, vornehmlich bei *Bos* und *Equus* habe ich jedoch die Darstellung elastischen Gewebes (Resorcin-Fuchsin-van Gieson) vorgenommen. Das Material war keineswegs immer ganz frisch, sondern zum Teil ausgiebig in HELLYscher Lösung fixiert. Trotzdem ließen sich die elastischen Elemente stets ausgezeichnet beobachten.

Über die *Festigkeit* der Kapsel lassen sich schwer exakte Aussagen machen. Besonders STOERK und v. HABERER (1908) haben angenommen, daß vordringende Schleifen von Rindengewebe die Kapsel an umschriebenen Stellen vortreiben können. Diese wird verdünnt und schließlich brechen die Schleifen als kleines Konvolut zur Bildung ,,intracapsulärer" Komplexe in die Kapsel ein. Die Autoren wollten damit die relativ häufigen Befunde intracapsulärer, nachweislich nicht unmittelbar mit dem Rindengewebe in Verbindung stehender Rindenzellkomplexe erklären. Auf die Möglichkeit gelegentlicher prolapsartiger Durchbrüche von Rindengewebe durch die Kapsel weist Abb. 94 hin.

Vielen Untersuchern sind fernerhin *glatte Muskelzellen* (Abb. 95) in der Kapsel aufgefallen (MOERS 1864, v. BRUNN 1873, RÄUBER 1881, TESTUT 1901, DELAMARE 1904, HARLEY 1858, FUSARI 1890ff., KOLMER 1918, KOHNO 1925, BACHMANN 1941, BENNINGHOFF 1944, 1948, BOURNE 1949). Nach TESTUT (1901) sind ihre Enden oft geteilt. STILLING (1887) behauptet sogar, daß auch in den dickeren Septen der Nebennierenrinde Muskelelemente vorkommen (Gefäßwandmuskulatur?).

Der Befund von elastischen Elementen und glatten Muskelzellen in der Nebennierenkapsel ist meines Erachtens unvereinbar mit der Vorstellung von

Mikroskopische Anatomie der Nebenniere des Menschen und der Säugetiere. 157

der Nebenniere als relativ statischen Organs. Denken wir aber an die Dynamik der Drüse (S. 263), dann können wir die Kapsel wohl geradezu als einen Teil ihres „Bewegungsapparates" ansprechen.

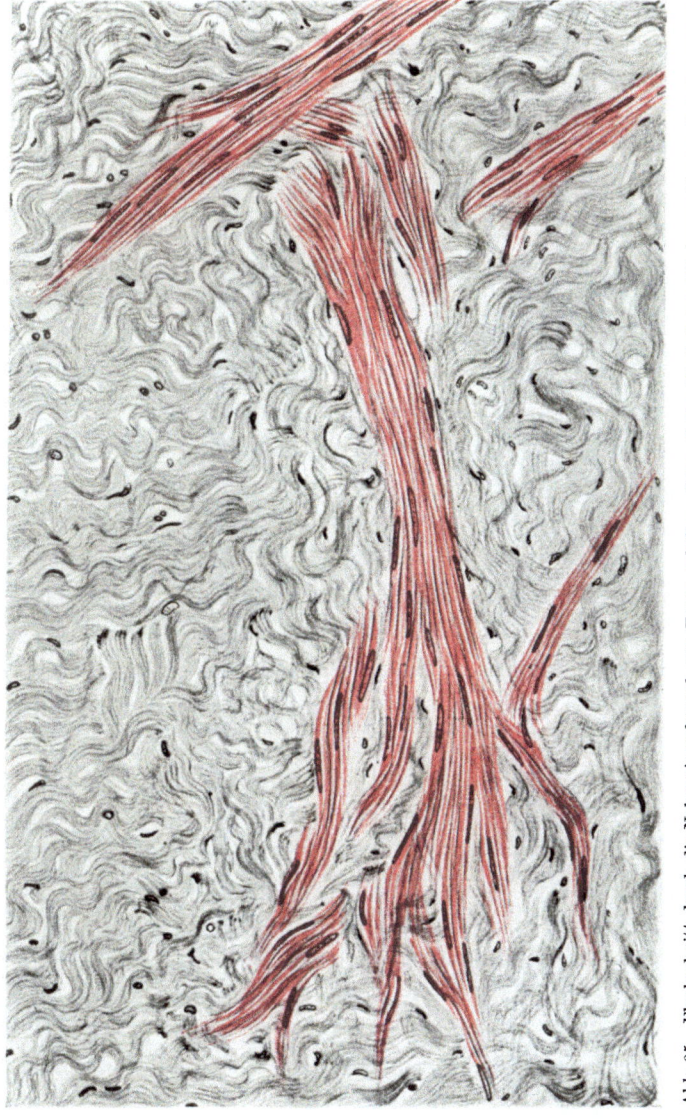

Abb. 95. Flachschnitt durch die Nebennierenkapsel von *Equus caballus*. Züge glatter Muskulatur (Fixierung HELLY, Paraffinschnitt, Hämatoxylin-Eosinfärbung, Zeiß Okular 2, Objektiv DD). Aus BACHMANN 1941.

Weiterhin ist zu erwähnen, daß DELAMARE (1904) bei jungen *Meerschweinchen* gelegentlich einige EHRLICHsche *Mastzellen* zwischen den Bindegewebsfasern der Kapsel gefunden hat.

Auch *Pigmentzellen* des Bindegewebes kommen in der Kapsel vor (GRANDRY 1867). STILLING (1887) und BACHMANN (1941) fanden in der Kapsel der Nebenniere des *Schafes* solche Zellen (Abb. 96), GÜNTHER (1906) bei der *Ziege*. MULON (1912b) sinnt über die Bedeutung dieses Pigmentes nach: «Y a-t-il une correlation entre l'absence de pigment dans le parenchyme glandulaire et la présence de ces cellules conjonctives pigmentées ?» Diese Frage ist wohl zu verneinen.

Im *Alter* soll es zu einer Verdickung der Kapsel kommen (DELAMARE 1904, COOPER 1925).

Vergleichend-histologische Hinweise.

Ovis aries: Die verhältnismäßig dicke Organkapsel wird von LUNA (1921) in 3 Schichten unterteilt; ich kann vor allem die starke Auflockerung der inneren Abteilung der Kapsel bestätigen. Elastische Fasern fand ich nur in geringer Menge (BACHMANN 1941), dafür die erwähnten Pigmentzellen. — *Capra hircus:* Nach GÜNTHER (1906) finden sich Pigmentzellen in der Kapsel. — *Bos taurus:* Die Kapsel besteht entgegen den Angaben GÜNTHERS (1906) aus 2 Abteilungen. Nur die äußere entspricht der Kapsel s. str., die innere gehört zum Blastem. — *Rhinoceros unicornis:* Nach KOLMER (1819) liegen glatte Muskelfasern in der Kapsel.—

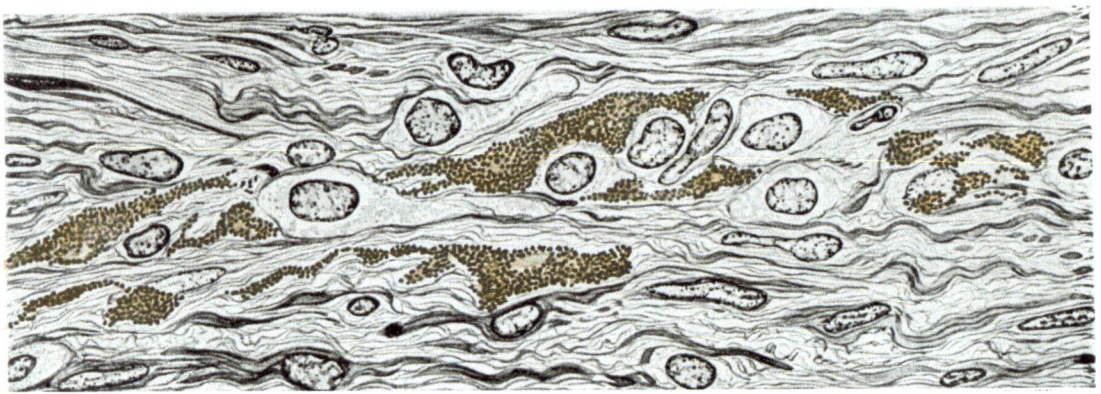

Abb. 96. Pigmentzellen in der Nebennierenkapsel von *Ovis aries* (Fixierung HELLY, Paraffinschnitt, Hämatoxylin-Eosinfärbung, Zeiss Okular 4, Objektiv hom. Ölimmersion 100). Aus BACHMANN 1941.

Rhinoceros bicornis: KOHNO (1925) beschreibt glatte Muskelfasern in der bis zu 2 mm dicken Kapsel. — *Cavia:* Über Mastzellen der Kapsel s. S. 157.

Zwei *Verbindungen der Kapsel mit der Umgebung* seien noch erwähnt. Zunächst verbindet sich die Kapsel mit dem Bauchfell, zweitens dem *Fettgewebe* der Umgebung („periadrenales Fettgewebe" RÄUBER 1881). TESTUT (1901) und DELAMARE (1904) haben diese Verbindungen auch gesehen, mit denen sich neuerdings C. VELICAN und H. VELICAN (1949) wieder befassen.

Die Hypothese von VELICAN und VELICAN (1949) läuft auf eine „circulation porte adiposocorticale" hinaus und auf die Annahme funktioneller Beziehungen zwischen der Nebennierenrinde und dem perisuprarenalen Fettgewebe, das TESTUT als einen Teil der Nierenfettkapsel ansieht. Es soll sich nach der Pubertät erst stärker entwickeln, reichlicher beim weiblichen Geschlecht. Es gehört des weiteren angeblich zum sog. braunen Fettgewebe und stellt eine Art von „drüsigem Fett" dar, welches letzten Endes zum reticuloendothelialen System zählt. Die von Lipoblasten gebildeten reifen Elemente sollen epitheloiden Charakter haben, Lipochrom enthalten. Das Ganze sei ausgezeichnet vascularisiert.

Das Fettgewebe um die Nebenniere herum war bereits der Gegenstand von histologischen Untersuchungen (HÜBSCHMANN 1923, BARTLAKOWSKI 1925, IWANOFF 1932, BLEICHER 1931, 1933). Die Dicke der Nebennierenfettkapsel schwankt zwischen 8—10 mm (medial, dorsal, Außenrand) und 2—5 mm (an den Polen, ventral); sie erreicht im sog. Sinus parietorenalis 5—30 mm. Schon TESTUT hat gesehen, daß in dieser Fetthülle besonders die Venen deutlich hervortreten. Sie erscheinen ihm viel zu reichlich entwickelt, als daß sie ihren Ursprung nur aus der Fettkapsel haben könnten. Nun erblicken aber TUFFIER und LEJANS (1891) in dem Gefäßsystem in unmittelbarer Umgebung der Nebenniere ein großes Zentrum des venösen Abflusses. Hier sollen Anastomosen zusammentreffen aus dem Bereich der Vv. mesentericae, suprarenales, genitales, lumbales, renales und sogar der Vv. nervorum des abdominogenitalen Bezirkes. Auch nach CORDIER, DEVOS und WATTEL (1938) bestehen

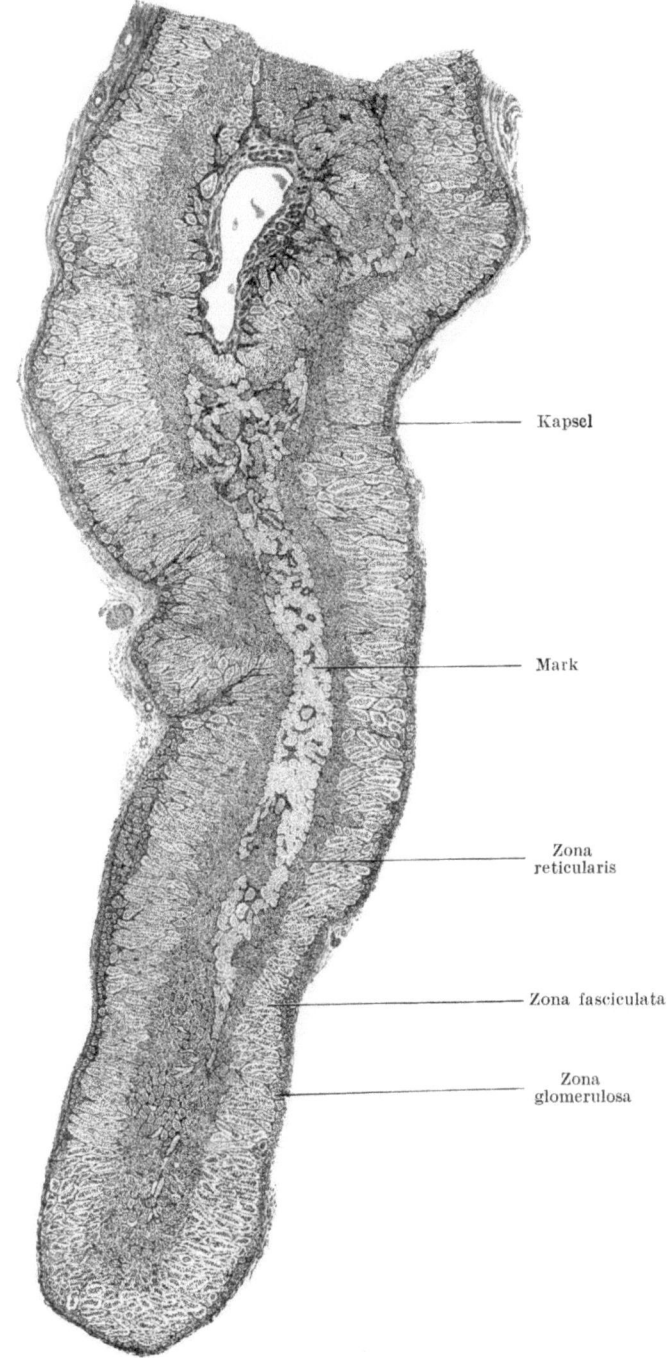

Abb. 97. Übersichtsbild eines Längsschnittes durch die Nebenniere eines erwachsenen *Menschen* (Hämatoxylin-Eosinfärbung, Lupenvergrößerung). Aus BARGMANN 1951.

Beziehungen zumindest zwischen den Venen der Nierenfettkapsel und den Venen der inneren Genitalorgane. Die arterielle Versorgung übernehmen Äste der A. suprarenalis (media) und der Aa. spermaticae.

C. VELICAN und H. VELICAN (1949) haben das in Frage kommende Gebiet embryologisch untersucht (menschliche Embryonen von 5—27 mm, Feten, Neugeborene usw.). Die Primitivanlage des periadrenalen Fettgewebes findet sich in Zellen, welche aus der neben der Gekrösewurzel liegenden Cölomepithelregion proliferieren, mithin also in den gleichen Elementen, welche die Nebennierenrinde bilden. Die Proliferation beginnt bei Embryonen von 5—6 mm Länge längs der Mesenterialwurzel vom Ursprung der A. mesenterica caud. bis zum kranialen Pol des Mesonephros. Die proliferierenden Massen zeigen eine metamere Gliederung. Bei einem Embryo von 7,5 mm SSL beschreiben die Autoren die ,,l'ébauche transitoire de la corticale" und die ,,l'ébauche définitive de la corticale" (vgl. S. 135). Ein Teil dieser Zellen bleibt außerhalb der Nebennierenrindenanlage liegen. «On rencontre toutes les formes de passage entre l'élément conjonctif embryonnaire et l'élément glandulaire épithélial embryonnaire.» «Cellules précorticales, constituent l'ébauche primitive du tissu adipeux péricortical.» Schon bei Embryonen von 18 mm Länge entsteht die Bindegewebskapsel um die Rindenanlage. In der weiteren Entwicklung treten 3 Phasen hervor. Die erste dauert vom Auftreten der A. propria des Fettgewebes bis zum Erscheinen der ersten Fetttröpfchen in den Zellen (7. Woche bis 6. Monat). Es kommt dabei zu einer vasculotropen Orientierung der Zellen. Bei Embryonen von 19—20 mm SSL ist ein Ästchen der Aorta oder aus der A. suprarenalis zu erkennen, welches in das Fettgewebe zieht und mit feinen Verzweigungen noch weiter in die Rindenanlage gehen kann. Vom 6. Embryonalmonat an kommt es zweitens zur Fettbeladung des Gewebes und zu seiner Ergänzung mittels Bildungszellen aus dem reticuloendothelialen Gewebe. Im 7. Monat hat sich das Fettgewebe aus dem Nebennierengebiet bis zum unteren Pol der Niere herab entwickelt, wo es zusätzliche Blutgefäße aus der A. spermatica (ovarica) bekommt. Arterien und Venen des kranialen und caudalen Gebietes verbinden sich. So bildet sich ein ,,exorenaler" Bogen, der viele Anastomosen und Kollateralen haben soll. Im übrigen entwickle sich die Fettgewebsanlage vom unteren Pol der Niere bis ins kleine Becken hinab weiter. Bei der Geburt enthalten diese Fettzellen kleine, nicht zusammengeflossene Fetttröpfchen. Nach Verwendung von fettlösenden Reagentien wie Alkohol oder Xylol bieten diese Zellen das typische Bild der ,,Spongiocyten" wie in der Nebennierenrinde. Erst in der Jugendzeit entsteht aus diesem Gewebe echtes Fettgewebe. Die dritte Phase der Ausbildung des ,,Fettorgans" beginnt vom 8. Lebensjahr an und dauert etwa bis zum 16. Es entsteht so schließlich vom Zwerchfell bis ins kleine Becken kontinuierliche Fettgewebsmasse. Die sog. Fettkapsel der Niere macht nur einen Teil des Ganzen aus: «Ce nom correspond, en partie, à la disposition topographique, mais non à l'origine ou aux relations vasculaires de cette capsule adipeuse.» In der dritten Phase kommt es unter anderen zu den vasculären Verbindungen zwischen perisuprarenalem Fettgewebe und Nebennierenrinde. Man könne in vielen Fällen geradezu Parenchymbrücken verfolgen, welche durch die Kapsel hindurchgehen und in akzessorischen Rindenknötchen enden, die im periadrenalen Fettgewebe so oft zu finden sind. Auf die Bedeutung dieser Gebilde ist neuerdings mehrfach verwiesen worden (Näheres S. 254 f.). Eine eigene Kapsel besitzen diese außerhalb der Nebenniere gelegenen Rindenteile nicht, wodurch ihr Zusammenhang mit den Zellen des periadrenalen Fettgewebes gewährleistet wird. Die venösen Verbindungen seien dadurch bewiesen, daß nach Injektion einer Farbmasse in die Zentralvene der Nebenniere diese über offenbar in der Rinde anzunehmende periphere Venchen in die Venen des periadrenalen Fettgewebes gelange und umgekehrt. Andererseits soll die Injektion der Nebennierenarterien auch in die Venen des Fettgewebes übergehen bzw. Injektion der A. propria des Fettgewebes die Farbe bis in die Zentralvene gelangen lassen. «Toutes ces observationes montrent l'existence d'un territoire vasculaire commun adiposo-cortical, dû à la parenté d'origine entre la cortico-surrénale et le tissu adipeux qui l'entoure.» Zum zweiten kommt es zu einer Ausbildung einer ,,circulation locale adiposo-corticale" über 1. Capillaren der genannten Parenchymbrücken, 2. inkonstante kleine Venen, wodurch eine Art portalen Kreislaufs zwischen periadrenalem Fettgewebe und Nebennierenrinde entsteht. Zur Bedeutung des Fettgewebes geben VELICAN und VELICAN an, daß vielleicht an eine Fettmobilisierung durch Rindensekretion zu denken sei, etwa im Zusammenhang mit sexueller Aktivität.

Diese Beobachtungen und Deutungen wurden ausführlich wiedergegeben, weil eine Nachprüfung dringend notwendig ist. Eine Bestätigung auch nur eines Teiles der Angaben von VELICAN und VELICAN dürfte für unsere physiologischen Vorstellungen von Belang sein.

2. Die Zonierung der Nebennierenrinde.

Im folgenden soll die Zonierung der Nebennierenrinde des erwachsenen Menschen und einiger wichtigerer Versuchstiere geschildert werden (Abb. 97 und 98). Die Ausbildung der einzelnen Zonen geht während der Organogenese langsam

Mikroskopische Anatomie der Nebenniere des Menschen und der Säugetiere. 161

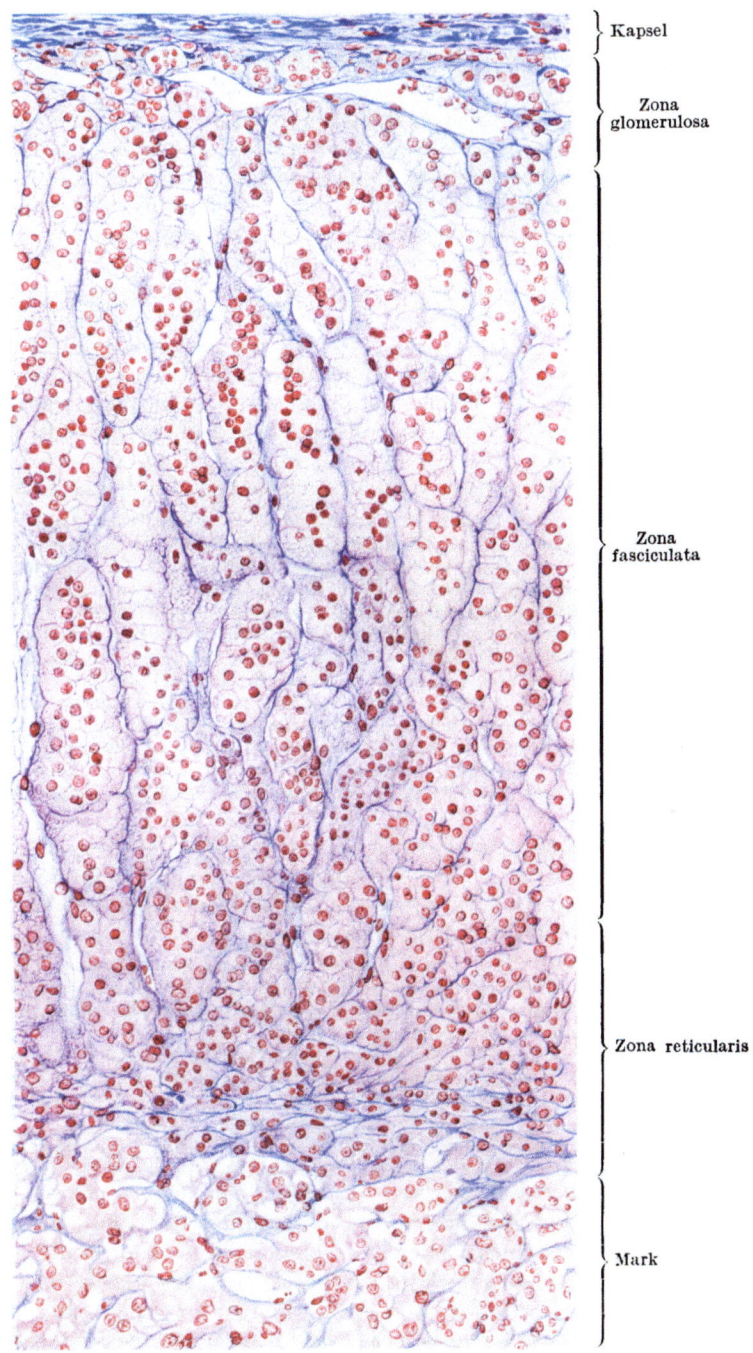

Abb. 98. Ausschnitt aus der Nebennierenrinde eines erwachsenen *Menschen* (Fixierung in Susa, Schnittdicke 8 μ, Azanfärbung. Vergr. etwa 100fach). Präparat Prof. BARGMANN-Kiel, Zeichnung B. HANSEN-Kiel.

und über gewisse Umwege vor sich („fetale Rinde" usw., s. S. 276ff.). Die ausgebildeten Zonen zeigen Altersveränderungen usw. (S. 285ff.). Auf diese besonderen Probleme wird an anderen Stellen eingegangen werden, soweit noch nicht geschehen.

Die klassische Einteilung der Nebennierenrinde in 3 Zonen stammt von JULIUS ARNOLD (1866). Auf welchen Voruntersuchungen konnte er aufbauen? Daß die Rinde nicht gleichmäßig strukturiert ist, hat bereits NAGEL (1836) gesehen, der — besonders deutlich beim *Rind* — gleich unter der Kapsel gelblichbraune Körperchen beobachten konnte (= Zona glomerulosa). ALEXANDER ECKER (1846), der für seine Zeit wohl die beste Darstellung der Nebennierenhistologie gegeben hat (S. 6), hat als Baueinheit der Rinde geschlossene Drüsenschläuche beschrieben. Er sah, daß diese „Schläuche" in radiärer Richtung, parallel nebeneinander gelagert sind, und daß peripher wie zentral, kapsel- wie markwärts kleinere, rundlich-ovoide Schläuche auftreten. Wenn auch noch die Termini technici fehlen, im Grund hat er also die Zonierung klar gesehen.

ARNOLDS (1866) Untersuchungen, auf die Injektionsmethode in erster Linie gestützt, wurden an den Nebennieren von *Mensch, Rind, Schwein, Hund* u. a. vorgenommen. Seine Eindrücke schildert ARNOLD mit folgenden Worten:

„Man sieht nämlich nach Außen und Innen von der gewöhnlich als Rindensubstanz bezeichneten streifigen Masse je eine schmale Zone, von denen die äußere unmittelbar an die Kapsel, die innere an die Marksubstanz grenzt, und die somit die Rindensubstanz nach beiden Seiten abschließen. Die erstere erscheint als ein schmaler Streifen, welcher aus netzförmig sich verbindenden Fortsätzen der Kapsel zusammengesetzt ist, welche rundliche Räume begrenzen; in diesen liegen gelbliche in Form und Größe den betreffenden Verhältnissen der Räume entsprechende Körper. Die letztgenannte Zone trägt ein mehr gleichmäßiges Gepräge; sie erscheint bei schwacher Vergrößerung aus kleinsten netzförmig verbundenen Feldern aufgebaut; in ihr ist Nichts von den rundlichen Figuren der ersten Zone, noch von der Streifung der eigentlichen Rindensubstanz zu erkennen. Ausgezeichnet ist sie durch ihre braune Farbe, welche nach Außen zu an Intensität abnimmt. — *Es zerfällt somit der zwischen Kapsel und Mark gelegene Theil oder die Rindensubstanz der Nebenniere in drei Unterabtheilungen oder Zonen, welche ich Zona glomerulosa, fasciculata und reticularis nennen will.*"

Wie sehr das Bindegewebe und der Verlauf der Blutgefäße mit der Lagerung der Rindenzellen in Zonen (vielleicht sogar im Sinne des Primum movens) zusammenhängt, hat ARNOLD, wie aus den zusammenfassenden Worten seiner Arbeit hervorgeht, ebenfalls richtig erkannt:

„Die ganze Rindensubstanz ist somit aus interstitiellem Bindegewebe und Parenchymkörpern aufgebaut. Beide Theile zeigen in den verschiedenen Schichten der Rindensubstanz ein so verschiedenes Verhalten und eine so verschiedene gegenseitige Lagerungsweise, daß eine Trennung in drei Zonen gerechtfertigt erscheint.

In der Zona glomerulosa bildet das interstitielle Gewebe rundliche Räume, welche in ihrem Innern von einem Reticulum durchsetzt werden, in dessen Maschen rundliche, kernhaltige und membranlose Parenchymkörper liegen.

Der säulenartige Bau der Zona fasciculata ist durch die vorwiegende Längsrichtung der Bindegewebspfeiler, zwischen denen das Reticulum mit den Parenchymkörpern liegt, bedingt.

Die Zona reticularis besteht aus einem gleichmäßig ausgespannten Bindegewebsnetz, das in seinen Maschen die Parenchymkörper einschließt." (Im Original gesperrt.)

Man kann oft lesen und hören, die Benennung der Rindenzonen beziehe sich auf die in den einzelnen Zonen verschiedenartige Anordnung der Rindenzellen zu größeren Verbänden (Parenchymkörpern). Aus ARNOLDS Text geht aber eindeutig hervor, daß der Ausdruck „Glomerulosus" nicht etwa irgendwelche „Zellknäuel" meint, sondern die *Anordnung der Capillaren* zu Knäueln (s. ARNOLDS Text, S. 86ff. des Originals). Ähnlich ist es mit der Zona reticularis, auf deren Netze aus Bindegewebe und Blutgefäßen ARNOLD in erster Linie abzielt, welche eine andere Ordnung der Zellen bedingen. BOURNE (1949) schreibt daher richtig: "the straight capillaries gradually go over into irregular sinusoids and the cortical cell cords necessarily undergo a rearrangement; they here form anastomosing networks, hence the name". Nur in der mittleren Zone könnte man schwanken; in diesem Fall kann man den Ausdruck „fasciculär" eventuell auf die Zellsäulen selbst beziehen. Aber nach der ganzen Konzeption seiner Rindeneinteilung hat ARNOLD unter Faszikeln die „Bindegewebspfeiler" (s. o.) zwischen den Zellsäulen als namengebendes Charakteristikum für die Zone verwendet.

Die ARNOLDsche Nomenklatur hat sich rasch eingebürgert. Aber schon GOTTSCHAU (1882, 1883a, b) unterscheidet die 3 Zonen mehr nach Anordnung, Form, Größe und färberischen Reaktionen der *Rindenzellen* als nach Anordnung des Bindegewebes und Verlauf der Blutgefäße.

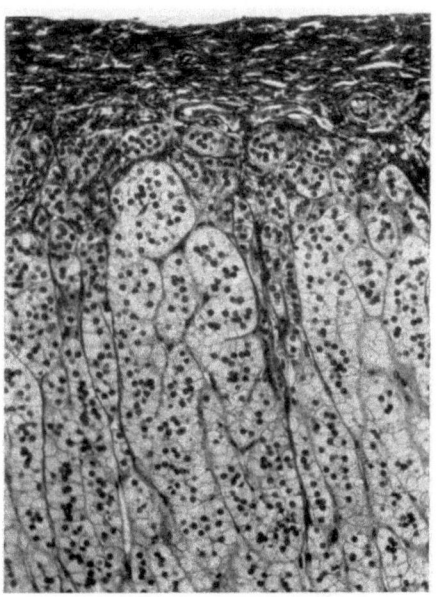

Abb. 99. Kapsel, Zona glomerulosa und lipoidreicher äußerer Abschnitt der Zona fasciculata (Zona spongiosa GUIEYSSE) in der erwachsenen *menschlichen* Nebenniere (ZENKER-Fixierung, Azanfärbung nach HEIDENHAIN, 80fach vergrößert).

GUIEYSSE (1901), wohl der erste Autor, dem die ARNOLDsche Einteilung nicht mehr völlig genügt, unterteilt die Zona fasciculata in eine äußere Abteilung, Zona spongiosa, und eine innere Abteilung, die Zona fasciculata s. str. Die Zona spongiosa besteht aus größeren, lipoidreichen Zellen. Nach Behandlung mit fettlösenden Mitteln bleibt eine Vielzahl feiner Vacuolen in diesen Zellen zurück, wodurch das Cytoplasma in ein schwammiges (spongium) Netzwerk zusammengedrückt erscheint: daher erhalten diese Zellen den Namen „Spongiocyten" (Abb. 99). Weiter nach innen, im Bereich der Zona fasciculata s. str. nehmen die Zellen an Größe ab und verlieren einen Teil des sichtbaren Lipoids. Dafür nimmt das Cytoplasma eine spezielle Färbbarkeit, beispielsweise mit Eisenhämatoxylin, an. Die Abb. 97 und 98 geben einen Eindruck von der Nebennierenrindenzonierung. Sie zeigen zugleich die cytologischen Unterschiede in der Zona fasciculata, welche die Bedenken von GUIEYSSE verstehen lassen. Färberische Reaktion der Zellen, Lipoidgehalt usw. lassen die Unterteilung der Zona fasciculata berechtigt erscheinen (vgl. S. 171).

In den letzten Jahren hat STIEVE (1946, 1947) ein besonders großes und ausgezeichnet konserviertes Material *menschlicher* Nebennieren untersuchen können. Ich benutze daher im folgenden vornehmlich seine beschreibenden Arbeiten.

Nach STIEVE (1946c) verändert sich die Struktur der Nebennierenrinde während der beiden ersten Jahrzehnte des extrauterinen Lebens in sinnfälliger Weise. „Ihren bezeichnenden Bau, nämlich die Anordnung in drei deutlich gegeneinander abgesetzte Schichten zeigt sie erst mit dem Abschluß der Pubertät, also erst gegen Ende des 2. Lebensjahrzehntes".

Die Zonierung der Nebennierenrinde eines gesunden Zwanzigjährigen stellt sich folgendermaßen dar (STIEVE 1946c):

„Die Zona glomerulosa wird von Zellgruppen verschiedener Größe gebildet, die auf dem Schnitt rund bis oval erscheinen. Sie bestehen aus kleinen Zellen mit feinkörnigem Cytoplasma, das sich gut mit sauren Farbstoffen darstellen läßt. Die Zona fasciculata bildet breite Züge aus größeren Zellen mit schaumigwabigem Cytoplasmaleib und großem kugelrundem Kern, die sehr deutlich gegeneinander abgegrenzt sind. In der Zona reticularis sind die Zellen kleiner und ebenfalls sehr deutlich gegeneinander abgegrenzt. Das Cytoplasma ist feinstens gekörnt und stark acidophil; es enthält Pigment in größerer oder geringerer Menge. Die 3 Schichten sind annähernd gleich breit, verhalten sich also wie 1:1:1. Doch beobachtet man hier größere individuelle Unterschiede. Häufig ist die Zona reticularis so breit wie die beiden anderen Lagen zusammen, so daß das gegenseitige Verhältnis etwa 1:1:2 beträgt."

Die Zonierung der Nebennierenrinde bei der Frau nach der Pubertät ähnelt nach STIEVE (1946c) jener des Mannes. Die Rinde ist verhältnismäßig schmal, die einzelnen Zonen sind deutlich, auf dem Schnitt annähernd geradlinig gegeneinander abgegrenzt. Die Zona glomerulosa ist schmal, gleichmäßig ausgebildet. Sie besteht aus runden bis ovoiden Gruppen kleiner Zellen, die sich in gleichmäßiger Lage unter der Kapsel ausbreiten. Die Zona fasciculata ist ebenfalls gleichmäßig breit, ungefähr ebenso breit wie die Zona glomerulosa. Das Cytoplasma ihrer Zellen ist fein schaumig. Die Zellen enthalten noch verhältnismäßig wenig Lipoide. Die Zona reticularis ist breit, meist breiter als die beiden anderen Schichten zusammen, das gegenseitige Verhältnis etwa 1:1:3. An wenigen Stellen dringt die Zona reticularis keil- oder höckerförmig in die Zona fasciculata vor und reicht dann sogar bis zur Zona glomerulosa. Die Rinden-Markgrenze ist unscharf.

Diese Beschreibungen kann ich mit Einschränkungen nach meinem Material bestätigen. Zunächst möchte ich stärker als STIEVE das Vorhandensein beträchtlicher individueller Varianten betonen. Zweitens sei darauf verwiesen, daß die Verhältniszahlen der Zonenbreiten nur dann Wert haben, wenn man hier als Zona reticularis das Gebiet definiert, welches durch Änderung des färberischen Verhaltens der lipoidreichen Zona spongiosa (s. o.) gegenübergestellt werden kann. Ein Blick auf Abb. 98 lehrt indessen, daß ein Teil dieser Zona „reticularis" durchaus noch fasciculäre Anordnung des Bindegewebes und der Zellen aufweist. Ich komme später auf diese definitorischen Fragen zurück. Über die Zonierung der *Säugetiernebennierenrinde* unterrichten die folgenden Hinweise:

Bei *Ornithorhynchus* ist keine eindeutige Zonierung der Nebennierenrinde nachzuweisen. Die Andeutung einer Glomerulosa ist aber — im Gegensatz zu *Echidna* — schon vorhanden (BOURNE 1949). Bei den *Didelphiden* will KOLMER (1918) alle 3 Rindenzonen gesehen haben *(Metachirus opossum)*. Bei *Dasyurinen* beobachtete BOURNE (1949) keine vollständige Zonierung *(Sarcophilus ursinus)*, dagegen besaß *Dasyurus* selbst die 3 Rindenzonen. Bei *Phascogalinen* ist die Zona fasciculata zumindest andeutungsweise vorhanden, bei manchen Species außerdem die Glomerulosa, aber kaum je eine Reticularis. *Sminthopsis* und *Planigale* zeigen vollständige Rindenzonierung. *Antechinomys* und *Dasyuroides* haben keine zonierte Nebennierenrinde. Bei dem interessanten *Myrmecobius fasciatus* ist dagegen die Zonierung wieder recht deutlich, merkwürdig insofern, als es sich um angeblich recht primitive Tiere handelt. Bei *Perameles myosura notina*, *P. gunni* und *P. nasuta* ist eine deutliche Rindenzonierung nachzuweisen, nicht so bei *P. bougainvillei*. *Thalacomys lagotis*, *Choeropus* zeigen eine deutliche Rindenzonierung, *Isoödon* und *Thalacomys minor* nicht. Bei *Notoryctes typhlops* ist nur eine Fasciculierung nachzuweisen, Glomerulosa und Reticularis fehlen. Bei *Acrobates pygmaeus* ist außer der Fasciculata auch die Reticularis entwickelt, die Glomerulosa fehlt. Bei *Dromicia nana* und *D. concinna* ist die Rindenzonierung undeutlich, während *Eudromicia lepida* eine gut zonierte Rinde aufweist. Bei *Petaurus* sind Glomerulosa und Fasciculata deutlich, die Reticularis bleibt undeutlich, ausgenommen bei einem Weibchen mit einem Jungtier, wo es zu einer Hypertrophie im inneren Rindenbereich gekommen war. Bei *Petauroides volans* ist eine breite Zona glomerulosa nachzuweisen, auch Fasciculata und Reticularis sind deutlich. *Dactylopsila melampus* zeigt eine gut zonierte Rinde. Bei *Trichosurus vulpecula* existieren nach KOLMER (1918) keine deutliche Glomerulosa. Auch BOURNE (1949) fand bei männlichen Exemplaren keine deutliche Rindenzonierung; bei Weibchen war eine Fasciculierung der Rinde nachzuweisen, die Glomerulosa in Andeutung vorhanden. Bei *Phalanger orientalis* ist die Rinde gut zoniert, bei *Phascolarctos cinereus* uneinheitlich. Die Nebennierenrinde von *Pseudocheirus* besitzt Glomerulosa und Fasciculata, während die Reticularis undeutlich ist. Bei *Tarsipes spenserae* ist die Glomerulosa nicht überall deutlich, aber Fasciculata und Reticularis sind vorhanden. Umgekehrt ist bei *Bettongia grayi* die Glomerulosa vorhanden, aber die Fasciculierung der Nebennierenrinde undeutlich. *Potorous tridactylus* hat eine deutlich zonierte Rinde. Bei *Lagorchestes* ist eine Fasciculierung nachzuweisen, Glomerulosa und Reticularis bleiben undeutlich. *Peradorcas concinna canescens* weist keine deutliche Rindenzonierung auf, dagegen *Petrogale lateralis*, vielleicht *Onychogalea lunata*. Bei *Onychogalea frenata* ist die Zonierung ungleichmäßig, die Glomerulosa ist nur andeutungsweise vorhanden. *Dendrolagus bennettianus* besitzt eine deutliche Glomerulosa, während die Fasciculata wenig ausgeprägt ist. Rechterseits fand BOURNE (1949) in dem von ihm beschriebenen Fall eine große und deutliche Zona reticularis, linkerseits dagegen nicht. Da es sich um ein junges Männchen gehandelt hat, vermutet er, daß die breite Reticularis vielleicht eine Art von X-Zone darstellen könnte. In der rechten Nebenniere waren übrigens die Verhältnisse in bezug auf die Deutlichkeit von Zona glomerulosa und fasciculata gerade umgekehrt wie auf der oben zuerst geschilderten Seite. Bei *Setonyx brachyurus* beobachtete BOURNE (1949) eine gut zonierte linke Nebennierenrinde, während die rechte schlecht zoniert war. Bei *Macropus dorsalis* ist die Zonierung undeutlich. Bei *Phascolomys ursinus* ist eine Fasciculata vorhanden, Glomerulosa und Reticularis bleiben undeutlich.

Erinaceus europaeus: Die Zonierung ist deutlich, die Zona fasciculata ziemlich schmal. *Sorex vulgaris* (S. 16): Eine gute Zonierung ist vorhanden. *Talpa europaea:* Nach KOLMER (1918) sind alle 3 Zonen vorhanden, aber nicht besonders deutlich ausgebildet. Die Zona glomerulosa ist schmal, die Fasciculatasäulen sind 2—3 Zellen dick, die schmale Zona reticularis kaum von der Zona fasciculata zu trennen.

Tamandua tetradactylus: Eine Zonierung ist vorhanden. *Myrmecophaga jubata:* Nach KOLMER (1918) ist die Rinde gut zoniert, aber die Zona reticularis ganz schwach entwickelt. Nach KOHNO (1925) ist auch die Zona glomerulosa schwach entwickelt, die Zona reticularis gerade noch abzutrennen. *Dasypus septemcinctus:* KOLMER (1918): Die Zona glomerulosa ist gut, die Zona reticularis nur schwer von der Zona fasciculata zu trennen.

Balaenoptera musculus: Nach JACOBSEN (1941) besteht die Zona glomerulosa aus dicht beieinander gelegenen Zellen, mit relativ chromatinarmen Kernen. Die Zellen sind offenbar in Form einer „Arcuata" (S. 171) angeordnet. Nach innen folgen die typische Zona fasciculata und reticularis, letztere enthält beträchtlich große Blutsinus. *Delphinus delphis* (S. 97): Die Zona glomerulosa ist vorhanden, die restliche Rinde schwer zu differenzieren, Rinden- und Markgewebe scheinen im Zentrum sogar vermischt zu sein.

Giraffa camelopardalis: Die Zona glomerulosa ist in Form einer Zona arcuata ausgebildet, Zona fasciculata und reticularis sind etwa gleich breit. *Tragulus javanicus:* Die Zonierung ist nicht sehr ausgeprägt, Zona glomerulosa erkennbar, Fasciculierung der Rinde undeutlich. *Ovis aries:* Im Gegensatz zu neugeborenen Lämmern fand HILL (1930) bei erwachsenen Tieren keine deutliche Zona reticularis. *Ovibos moschatus:* Zonierung ist nicht sehr deutlich. *Cervus capreolus:* Nach KOHNO (1925) gute Zonierung nachzuweisen. *Bos taurus:* Näheres S. 98. *Sus scrofa:* Näheres S. 98. *Equidae:* Näheres S. 99. *Elephantidae:* Näheres S. 100.

Arctomys (Marmotta) marmotta: Nach KOLMER (1918) ist keine gute Zonierung vorhanden. *Spermophilus (Citellus) tridecemlineatus:* Nach ZALESKY (1934, 1936) entspricht der Rindenaufbau im wesentlichen dem des *Meerschweinchens*. *Rattus rattus:* Genaueres S. 100ff. Über die Schwierigkeiten der Rindeneinteilung bei der *Ratten*-Nebenniere s. besonders CROOKE und GILMOUR (1938, S. 101). Zonierung nach dem Lipoidverhalten nach FELDMAN (1951) S. 327, Zonierung nach dem Verhalten der Doppelbrechung S. 329. *Pseudomys forresti:* Eine gute Zonierung vorhanden. *Pseudomys waitei:* Bis auf die undeutliche Zona glomerulosa ist die Rinde zoniert. *Mus musculus:* S. 105, dort genauere Angaben. *Mus fuscipes:* Die Zona reticularis ist nicht sehr deutlich, Fasciculata ist vorhanden. *Conilurus penicillatus:* Nur die Zona fasciculata ist deutlich ausgeprägt, Zona glomerulosa und reticularis bleiben undeutlich. *Leporillus conditor:* Die Rinde erscheint zur Hälfte aus der Zona reticularis aufgebaut. *Leporillus jonesi:* Gute Zonierung. *Mesembriomys macrurus:* Eine Zona glomerulosa kann nicht nachgewiesen werden, Zona fasciculata und reticularis sind vorhanden. *Notomys cervinus:* Gute Zonierung. *Notomys mitchelli:* BOURNE (1949) fand in seinem Fall links eine breite Zona glomerulosa, eine auffallend schmale Zona fasciculata (die nur $^1/_3$ der ganzen Rindenbreite ausmacht); der Rest der Rinde wird von einer außerordentlich breiten Zona reticularis eingenommen. Rechts fand er die Zona fasciculata so schmal wie links, aber die Zona reticularis womöglich noch breiter. *Uromys validis:* Eine gute Zonierung vorhanden. *Hydromys caurinus* (S. 106): Nach BOURNE (1949) besteht die Rinde beiderseits aus einem äußeren Abschnitt, der wie eine Zona reticularis gebaut ist, und aus einem inneren Abschnitt mit locker gelagerten Zellen, so daß BOURNE von einer Umkehr des Rindenaufbaues spricht. *Cricetus frumentarius:* Nach KOLMER (1918) ist die Nebennierenrinde nicht gut zoniert. *Hystrix:* Eine gute Zonierung vorhanden. *Cavia cobaya:* S. 107, dort Näheres. *Myopotamus coypu:* Gute Zonierung vorhanden. *Lepus cuniculus:* S. 108, dort Näheres. *Felis cattus:* S. 110, dort Näheres. *Felis pardus:* Gute Zonierung vorhanden. *Mustela foina:* Gute Zonierung nachzuweisen. Die Zona glomerulosa kann bis zu $1/3$ der Gesamtrindenbreite einnehmen. *Mustela putorius:* Die Zona glomerulosa kann sehr stark entwickelt sein, die Zona reticularis ist nicht gut abzugrenzen. *Canis familiaris:* S. 111, dort Näheres. *Canis vulpes:* Zona arcuata statt der Zona glomerulosa vorhanden. Reticularis bleibt undeutlich. *Procyon lotor:* Deutliche Zonierung der Rinde vorhanden. *Ursidae:* Wie vorher. *Herpestes mungo:* Glomerulosa und Fasciculata sind deutlich. *Viverra malaccensis* (S. 112): Wie vorher. *Arctocephalus doriferus:* Gute Zonierung ist nachzuweisen.

Pteropidae: Meist ist gute Zonierung vorhanden (Ausnahmen: *P. capistratus, P. medius, Nyctimene robinsoni*). *Melonycteris melanops:* Die Zona glomerulosa kann $1/3$ der ganzen Rinde ausmachen. *Emballonuridae:* Meist ist nur fasciculierte Rinde ohne Zonierung vorhanden. *Vespertilionidae:* Wie vorher (Ausnahme: *Chalinolobus gouldi:* eine Zona reticularis ist abgrenzbar, welche sogar $1/3$ der Rindenbreite einnimmt. *Nyctinomus (Tadarida) planiceps:* Gute Zonierung ist nachzuweisen.

Tupaia montana: Die Fasciculierung ist nicht sehr deutlich. *Tupaia glis:* Wie vorher. *Lemur rufifrons:* Die Zona glomerulosa fehlt teilweise, Zona fasciculata und reticularis sind vorhanden. *Lemur catta:* Eine relativ gut zonierte Rinde vorhanden. *Nycticebus tardigradus:* Zonierung ist nicht sehr deutlich. *Tarsius spectrum:* Zona fasciculata ist deutlich, dagegen sind Zona glomerulosa und reticularis undeutlich. *Platyrhina:* Die Zona glomerulosa ist im allgemeinen schwach entwickelt. *Hapale jacchus:* Zonierung ist nicht sehr deutlich, aber Zona glomerulosa und reticularis sind oft schwer nachweisbar. *Ateles hypoxanthus:* Die Zona glomerulosa ist schmal, Zona fasciculata und reticularis sind deutlich. *Cebus albifrons:* Fasciculata ist deutlich, Glomerulosa schwach, Reticularis nicht gut abgrenzbar. *Saimiri:* Glomerulosa und Fasciculata vorhanden, Reticularis schwach ausgebildet. *Macacus rhesus:* Rinde ist gut zoniert. *Macacus cynomolgus:* Wie vorher. *Macacus irus:* Die Zona fasciculata bildet den Hauptanteil der Rinde, die Zona glomerulosa ist deutlich, die Reticularis weniger gut abgrenzbar. *Cynocephalus* (S. 114): Gute Zonierung nachzuweisen. *Hylobates syndactylus:* Gute Zonierung vorhanden. *Satyrus (Pongo) orang:* Die Zona reticularis ist nicht immer gut von der Fasciculata abgegrenzt. *Gorilla gina* (S. 115): Die Reticularis ist deutlich. *Troglodytes (Pan) (Anthropopithecus) niger* (S. 115): Gute Zonierung ist nachzuweisen, bis auf die manchmal nicht gut abgrenzbare Zona reticularis.

Kritisches zur Zoneneinteilung nach ARNOLD.

Wie bereits S. 162 mitgeteilt, beruht die klassische Zoneneinteilung auf rein morphologischer Grundlage, nämlich auf der Beurteilung der Rindenabschnitte nach der Lagerung der Zellen im Maschenwerk des Gefäß-Bindegewebsstromas. Als bei der Beurteilung der Nebennierenrinde funktionelle Gesichtspunkte auftauchten — zuerst war es das Problem der Schwankungen der Lipoidverteilung — zeigte sich, daß Lipoidzonierung und klassische ARNOLDsche Zonierung nicht immer zur Übereinstimmung gebracht werden können. Daraufhin wurde eine neue Einteilung versucht. GUIEYSSE (1901, s. o. S. 163) führte die Zona spongiosa bzw. den Begriff „Spongiocyten" für die lipoidreichen Fasciculataelemente ein (s. ferner unter Nebenniere des *Meerschweinchens* S. 108). Einen Schritt weiter (zu weit) ging MULON (1905b, c), als er auf das Prinzip der Beurteilung nach der Zellagerung überhaupt verzichtete und eine Zweiteilung der Nebennierenrinde *(Meerschweinchen)* in eine äußere „Couche graisseuse" und innere „Couche pigmenteuse" vornahm (Näheres S. 108). An diesen beiden Versuchen hat besonders ZALESKY (1936) Kritik geübt. Er möchte auf die klassischen Namen nicht verzichten, kommt aber nun zu folgendem Paradoxon. Die nach innen vom lipoidreichen Teil der Zona fasciculata gelegene Zone rechnet er — obwohl sie durchaus noch eine Strecke weit „fasciculär" gebaut sein kann zur „Reticularis", weil das dadurch zusammengefaßte Gebiet cytologisch charakterisiert werden kann, z. B. durch eine starke Anfärbbarkeit mit Hämatoxylinlacken bei zunehmendem Schwund des Lipoids. Zwischen der Zona fasciculata (= Zona spongiosa GUIEYSSE) und der Zona „reticularis" findet er „transitional cells".

Um solchen Ungereimtheiten ganz zu entgehen, hat BENNETT (1940a) zunächst bei der *Katze* eine Reihe rein funktioneller Namen eingeführt, wobei im wesentlichen das *Lipoidbild* maßgeblich ist. BENNETT spricht (Genaueres S. 110) von einer präsekretorischen (etwa Glomerulosa und äußerste Fasciculatazellen), sekretorischen (Fasciculata) und postsekretorischen (innere Fasciculata und Reticularis) Zone. Als vierte Zone tritt eine „senescente", juxtamedulläre Abteilung hinzu, welche die marknahen Anteile der Zona reticularis umfaßt. Eine funktionelle Gliederung der Nebennierenrinde erscheint mir indessen verfrüht; zur Zeit wird in der experimentellen Morphologie gerade um diese Probleme gekämpft. Alles ist noch im Fluß. Sollten z. B. die amerikanischen Forscher mit der grundsätzlichen funktionellen Zweiteilung der Nebennierenrinde (S. 672ff.) recht haben, dann wäre die „präsekretorische" Zone BENNETTs bereits ein wichtiges spezifisches sekretorisches Gebiet. Leider ist aber die BENNETTsche Terminologie schon auf andere Versuchstiere übertragen worden (*Ratte*, FELDMAN 1951).

Um Schwierigkeiten aus dem Weg zu gehen, möchte ich folgenden Vorschlag machen. Man sollte, bis man etwas Besseres an die Stelle setzen kann, in einem gegebenen Fall eine Nebennierenrinde nach der klassischen Terminologie beschreiben und stets zumindest ein Lipoidverteilungsschema mit angeben. Aus diesen beiden Angaben kann man sich am schnellsten ein ungefähres Bild des speziellen Falles machen. Unzweckmäßig erscheint es mir dagegen, unter Fasciculata nur den lipoidreichen Teil der Rinde zu verstehen und unter Reticularis den lipoidärmeren.

Inverse Zonierung. 1. BOURNE (1949) teilt mit, bei *Hydromys caurinus* (S. 106) sei die Rinde *außen* mehr im Sinne einer Zona reticularis, *innen* im Sinn einer Zona fasciculata aufgebaut.

2. Über inverse Zonierung von Rindeninseln im Markgewebe bei der *Katze* s. S. 110.

Abschließend möchte ich vor einer zu starren Anwendung der Begriffe Zona glomerulosa, fasciculata und reticularis in der vergleichenden Histologie der Säugernebenniere warnen. Die Grenzen zwischen den einzelnen Zonen sind oft so schwer zu fassen, daß quantitative Auswertungen, Proportionen der einzelnen Zonenbreiten zueinander mit Vorsicht betrachtet werden müssen. Spezielle Besonderheiten, wie z. B. die sog. „sudanophobe Zone" in der Nebennierenrinde der *Ratte* (S. 325) treten in Übersichtspräparaten nicht genügend hervor. Durch die Einführung des Begriffes der „Transformationsfelder" (TONUTTI, S. 258ff.) sind die Zonengrenzen noch beweglicher geworden (vgl. ferner die Bemerkung von YOFFEY und BAXTER, 1949, über die Fragwürdigkeit eines zu starren Rindenschemas). CELESTINO DA COSTA (1949b) bewertet die Zonierung der Nebennierenrinde überhaupt als „un phénomène secondaire". Als Grundtypus der Rindenkonstruktion sieht er eine vernetzte Epithelmasse etwa wie in den Epithelkörperchen an. Ich kann mich ihm nicht ganz anschließen, bleibt doch das morphologische Problem bestehen, warum es eben gerade in diesem endokrinen Organ in der Mehrzahl der Fälle zur Zonierung kommt.

3. Die Zona glomerulosa („globosa", „bulbosa", „arcuata").

Der Ausdruck Zona glomerulosa stammt von ARNOLD (1866), die Bezeichnung der Zona als „globosa" fand ich bei PAGEL (1929), als „bulbosa" bei GOTTSCHAU (1883). Die beiden letzten Ausdrücke stellen keine Verbesserungen dar und sind überflüssig. Lediglich die Bezeichnung der Zona als „arcuata" hat (s. u.) in bestimmten Fällen Berechtigung. Wegen der verschiedenartigen Ausbildung der Zone habe ich (BACHMANN 1941) von einer Zona multiformis gesprochen; auch dieser Ausdruck erscheint mir heute überflüssig.

Wie ARNOLD (1866) zu seiner Bezeichnung gekommen sein dürfte, habe ich bereits (S. 162) diskutiert. Das Verhalten des Bindegewebes ist ihm entscheidend gewesen.

So schreibt ARNOLD im einzelnen, daß die Grenze der Zone nach außen durch die Bindegewebskapsel dargestellt wird (vgl. mit Abb. 100 von ARNOLD). Sie besteht aus interstitiellem Gewebe und Parenchymteilen. Das Bindegewebe entstammt in unmittelbarer Fortsetzung der Kapsel, so daß eine einfache Ablösung der Kapsel gar nicht möglich ist. Es entstehen so aus der Kapsel einzelne Strebepfeiler aus Bindegewebe, die sich erst in den inneren Partien der Rinde verlieren. Daneben ziehen aus der Kapsel feinere Züge in die Zona glomerulosa, die mit Querverbindungen der gröberen radiären Bindegewebsbündel in Kontakt

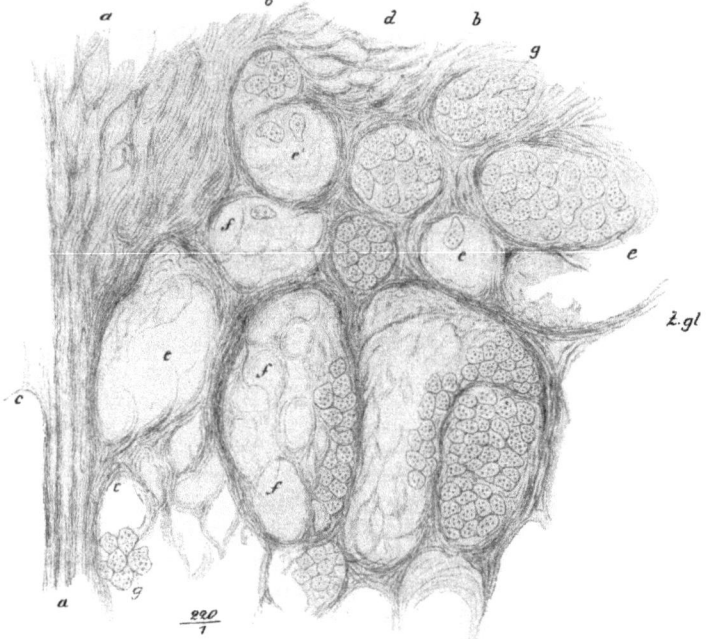

Abb. 100. „Klassische" Darstellung der Zona glomerulosa. Kapsel links. Aus ARNOLD 1866.

geraten. So kommen in der Zone rundliche (Abb. 101) bzw. ovale bis polygonale Räume zustande. Von den Scheidewänden dieser Räume entspringen nochmals feine Bindegewebsfortsätze, die ein feinstes Reticulum im Innern der Räume bilden.

Die *Entwicklung* der Zona glomerulosa scheint über eine merkwürdige *Hohlraumbildung* vor sich zu gehen (S. 126ff., 135). Zwischen den Zellen der sog. Außenzone der Nebennierenrinde treten Lücken auf, die sich aber kurz vor der Geburt wieder verkleinern. Erst dann kommt es zur Anordnung der Zellen nach Art der Zona glomerulosa.

Nach der Meinung von GRUENWALD (1946) ist die Zona glomerulosa das einzige wirklich epitheliale Gebiet der Nebennierenrinde, weil hier etwa im 4. Embryonalmonat durch Rückbildung der Gitterfasern, welche sonst jede einzelne Rindenzelle der primitiven Nebennierenrinde umgeben, eine zusammenhängende Epithelzellmasse aufgebaut wird (S. 134f.). Dabei sollen anfangs beträchtlich große, mit Epithelzellen angefüllte Bezirke der Außenzone in kleinere „Glomerula" aufgeteilt werden. Bei Embryonen von *Katze* und *Schwein* ist die Unterteilung des äußeren Rindengebietes zunächst recht gering, so daß auf weite Strecken zusammenhängende Zellmassen gebildet werden. Bei *Rinder*embryonen wird die Zona glomerulosa vorübergehend besonders scharf durch

Bindegewebe von der Zona fasciculata abgegrenzt. Gegen die GRUENWALDsche Anschauung wendet sich CELESTINO DA COSTA (1949b). Er glaubt nicht, daß die Gegenwart von Gitterfasern genügt, eine mesenchymatöse Natur von Rindenteilen anzunehmen. Auch FISCHEL hatte schon einmal eine Entstehung der Rinde aus dem Mesenchym erörtert; vor allem auf Grund gewisser Basophilieverhältnisse lehnt CELESTINO DA COSTA eine solche Hypothese ab. Es ist nämlich die Rindenanlage (CELESTINO DA COSTA 1949a) anfangs beträchtlich basophil. Die Basophilie geht bei Auftreten des Lipoids in Rindenzellen zurück. Sie bleibt dann, abgeschwächt, nur in der Zona glomerulosa erhalten. Ähnlich stark basophil ist das Cölomepithel. In beiden Fällen (Speichel-Ribonucleaseversuch) beruht

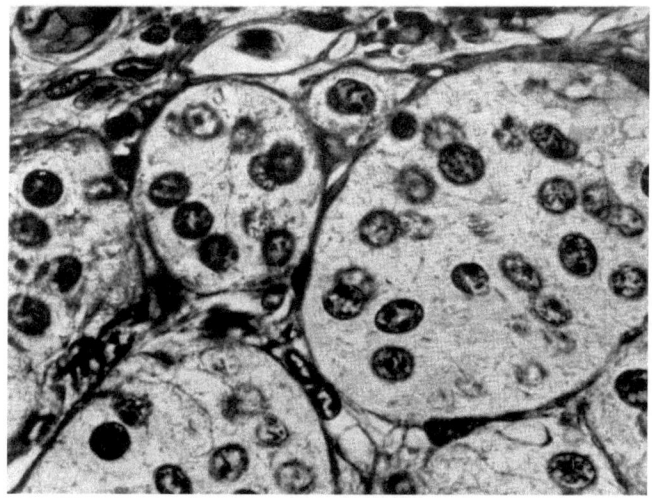

Abb. 101. Zona glomerulosa der *menschlichen* Nebenniere (Erwachsener, Fixierung ZENKER, Färbung Azocarmin nach HEIDENHAIN, 400fach vergrößert).

die Basophilie auf der Gegenwart von Ribosenucleinsäuren. Daher denn CELESTINO DA COSTAs Schluß: «Ces faits histochimiques montrent que l'ébauche corticale est plus apparentée à l'épithélium coelomique qu'au mésenchyme.»

Die Zona glomerulosa ganz junger *Kinder* besteht noch aus verhältnismäßig kleinen Zellen mit stark färbbaren Kernen. Später werden die Zellen durch Cytoplasmaanreicherung größer, aber auch die Kerngröße steigt. Kerne wie Cytoplasma lassen sich dann schwerer anfärben; die ganze Zone erscheint in gewöhnlichen Präparaten heller. Diese cytologische Umgestaltung des Gebietes kommt etwa zwischen der 2. Lebenswoche und dem 6. Lebensmonat zustande. Der Prozeß setzt nicht an allen Stellen des Organs synchron ein; es können umgestaltete hellere Glomerulosabezirke noch an ältere kleinzellige Bezirke anstoßen. Das Sudanpräparat kann Lipoide in den hellen Zellen zeigen.

Vom 6. Lebensmonat bis zum 3. Lebensjahr gehen die Gestaltungsprozesse an der Glomerulosa unentwegt weiter. In vielen Fällen erscheint jetzt eine deutliche, parallel zur Oberfläche verlaufende Gitterfaserschicht zwischen Glomerulosa und Fasciculata. In dieser Altersstufe kann es sogar einmal dazu kommen, daß in der Zona glomerulosa mehr Lipoide als in der Zona fasciculata vorhanden sind. Außerdem setzen jetzt bereits Appositionen von neu differenzierten Rindenzellen von der Kapsel her ein, oft in Form von gebogenen Zellbändern, die in der Kapsel oder unmittelbar an ihrer Innenseite parallel zur Oberfläche gelagert sind, dann aber umbiegen und unter Anschluß an die Zellreihen der Zona fasciculata in radiäre Richtung übergehen.

Die weiteren Altersveränderungen der Zone schildere ich nach STIEVE (1946c): Im *3. Lebensjahrzehnt* besteht die Zona glomerulosa des *Mannes* aus einzelnen Zellgruppen, von einem feinen Netz argyrophiler Fasern umgeben, in welchem äußerst dünnwandige Gefäße von wechselnder Zahl und Weite ziehen. Manchmal liegen kleine Gruppen von Glomerulosazellen vollkommen abgesondert in den inneren Schichten der Kapsel. Die einzelnen Zellgruppen im Bereich der Glomerulosa sind verschieden groß; ihr deutlich acidophiles Cytoplasma ist fein gekörnt, an anderen Stellen auch feinschaumig. Die Zellgrenzen sind kaum zu erkennen. Die verschieden großen runden oder ovalen Kerne besitzen ein sehr feines Liningerüst, dem das Chromatin in Form feinster Körnchen angelagert ist. Manchmal finden sich auch Kerne mit unregelmäßig höckeriger Oberfläche, deren Chromatin verklumpt ist. Etwa vom *50. Lebensjahr* an werden die Glomerulosazellen von innen nach außen zu fortschreitend immer größer; ihr Cytoplasma färbt sich schlechter, es erscheint grobschaumig, wabig. Die Zellgrenzen werden scharf. Etwa um das *70. Lebensjahr* sind an einigen Stellen alle Elemente der Zona glomerulosa in dieser Weise verändert, d. h. sie zeigen den Bau von Fasciculatazellen.

Ein ähnliches Bild, wie es hier für das höhere Alter beschrieben ist, findet STIEVE (1946) auch bei Männern, bei welchen unter starken psychischen Erregungen *Hodenrückbildungen* eingetreten sind.

Bei *Frauen* erscheint die Glomerulosa *nach der Pubertät* schmal, gleichmäßig ausgebildet. Sie besteht aus rundlichen bis ovoiden Gruppen kleiner Zellen. Noch bis zur Zeit der *Menopause* ist die Glomerulosa überall gut erhalten, von annähernd gleicher Breite. Die Zellen sind unscharf begrenzt, das sehr fein gekörnte Cytoplasma enthält nur wenige lipoidgefüllte Vacuolen, hauptsächlich in den Abschnitten der Zellen, die an der Oberfläche des „glomerulum" liegen. In der Glomerulosa werden nur Zellgruppen, niemals einzelne Zellen von Bindegewebe umsponnen. Bei Frauen, bei denen der *Cyclus vorzeitig endet*, erleidet die Nebennierenrinde Veränderungen. Die Glomerulosa ist dann nur noch an wenigen Stellen erhalten. Das ist immer der Fall bei alten Frauen *(6. und 7. Lebensjahzehnt)*, wo die Zona glomerulosa keine zusammenhängende Schicht mehr bildet. Auch bei *sekundärer Amenorrhoe* (z. B. infolge von psychischen Erregungen wie Angst usw.) treten Veränderungen auf, wie sie sonst nur bei alten Frauen nach der Menopause zu beobachten sind. Die Glomerulosa kann dann streckenweise ganz fehlen. CELESTINO DA COSTA (1949b) betrachtet die Glomerulosa als „la variable du cortex", welche einmal fehlt *(Fledermäuse)*, andererseits sehr stark ausgeprägt werden kann *(Pferd, Hund)*, arm an Lipoideinschlüssen ist (Mehrzahl der Fälle), aber auch gelegentlich einmal viele Lipoidtröpfchen enthalten kann *(Igel, Hund)*.

Einige vergleichend-histologische Bemerkungen.

Man kann nicht ohne Einschränkung behaupten, daß bei niederen *Säugetieren* die Zona glomerulosa weniger deutlich ausgebildet sei. So besitzt z. B. *Dasyurus* gerade eine recht deutliche Zona glomerulosa, welche fast $^1/_3$ der gesamten Rindenbreite einnehmen kann (BOURNE 1949). Bei *Erinaceus europaeus* fallen nach KOLMER (1918) gelegentlich große Zellen mit großen Kernen in der Glomerulosa auf (JACOBSEN 1941). Die Glomerulosa von *Balaenoptera musculus* besteht aus dicht beieinandergelegenen Zellen, die Zellkerne sind chromatinarm. Die Zellen sind offenbar in Form einer sog. „Arcuata" (s. Hund) angeordnet ("arranged in columns with digitated borders against the fibrous capsule"). Die Glomerulosa von *Giraffa camelopardalis* ist in Form einer Arcuata ausgebildet (s. Hund). *Bos taurus:* Glomerulosa aus kugelförmigen Zellhaufen nach DELAMARE (1904), in Form einer Arcuata (s. *Hund*) nach VINCENT (1898) entwickelt. Bei *Equus caballus, Equus zebra* und *Spermophilus (Citellus) tridecem lineatus* ist die Glomerulosa durch eine Arcuata ersetzt (s. *Canis*). Bei *Mus musculus* kann eine Arcuata angedeutet sein. *Cavia cobaya:* Die Zona glomerulosa besteht nach DELAMARE (1904) aus kugelförmigen Zellhaufen, welche meist nur eine einzige Reihe bilden. Nach GUIEYSSE (1901) sind die Glomerulosazellen recht klein, 10—12 μ im Durchmesser, stark anfärbbar; sie besitzen ovoide Kerne von 5—7 μ Durchmesser, die fast homogen sind. Im Cytoplasma finden sich einige Fetttröpfchen. DELAMARE findet sowohl helle wie dunkle Kerne. Im Gegensatz zu ZALESKY (1936) spricht HOERR (1936c) von einer scharfen Grenze (bedingt durch Färbungsunterschiede) zwischen Glomerulosa und Fasciculata. Auch HOERR findet das Cytoplasma der Glomerulosazellen bei *Cavia* ziemlich basophil. *Lepus cuniculus:* Die Glomerulosa kann gelegentlich arciform ausgebildet sein. *Felis dom.:* Wie vorher. *Canis familiaris:* Besonders deutliche Arcuata ausgebildet.

Bei einigen Formen (z. B. *Canis, Procyon*) erscheint die Glomerulosa in Gestalt einer „Arcuata" (RENAUT 1899, „Zone des arcs", vgl. Abb. 67). Beim *Hund* tritt die Glomerulosa meist unter dem Bild kurzer Zellsäulen aus platt zusammengedrückten Zellen auf. In anderen Fällen biegen die Säulen gegen die Kapsel hin um, so daß umgekehrt U-förmige Gebilde entstehen. Die Konvexität des U ist gegen die Kapsel gerichtet, die freien Schenkel des U gehen in die Fasciculata über (Zwischenschaltung einer besonderen Zone vor allem bei älteren Tieren).

Fortsetzung *Canis:* Die Arcuatazellen stellen schmale Prismen vor, die Zellkerne liegen in der Mitte der Zelle, das Cytoplasma ist auffallend hell. In ihm finden sich Körnchen, die man mit Schleimsekretgranulis verglichen hat. Einige Lipoidgranula können vorkommen. Nach STILLING sollen gelegentlich sogar einige Pigmentgranula vorhanden sein.

4. Die Zona fasciculata (fascicularis).

Die Zona fasciculata macht meist den größten Teil der ganzen Rindensubstanz aus. In der Nebennierenrinde stellt die Fasciculierung das primäre Ordnungsprinzip vor, denn Zona glomerulosa oder reticularis können fehlen, eine Andeutung der Rindenfasciculierung jedoch wird nur ganz selten vermißt (s. darüber S. 162ff.). Der Name auch dieser Zone stammt von ARNOLD (1866). Die fasciculäre Ordnung der Rinde beruht nach ihm in erster Linie auf dem zur Drüsenoberfläche senkrechten Verlauf von Bindegewebspfeilern. Diese kommen einmal aus der Kapsel, dann aus dem Interstitium der Zona glomerulosa. Durch bindegewebige Querbrücken entstehen Räume, die alten „Drüsenschläuche" ECKERs (1846), bald oblonge, bald mehr quadratische, bald polygonale Räume. Eine besondere Membran um die Zellen lehnte bereits ARNOLD ab.

Auf dem Schnitt scheint jede Säule aus 2—3 zusammengelagerten Zellreihen zu bestehen. Von außen nach dem Mark zu ändert sich der cytologische Charakter der Fasciculatazellen. Während sie in der Nähe der Zona glomerulosa lipoidreich sind, verlieren sie zentralwärts an Lipoidgehalt. Nach Behandlung mit lipoidlösenden Mitteln erhält man daher im Außenbezirk der Zona fasciculata Zellen von wabenförmigen Bau (Abb. 102), von GUIEYSSE (1901) als Spongiocyten bezeichnet (hierzu ausführlicher S. 163). Bei Embryonen von etwa 40 mm SSL beginnen sich diese Elemente zu differenzieren (S. 136). Der Zelldurchmesser beträgt hier etwa 20 μ, die rundlichen Kerne haben einen Durchmesser von 5—10 μ. Der Chromatingehalt der Zellkerne ist recht variabel. Manche Kerne erscheinen sehr reich an Chromatinmaterial, andere sind hell und enthalten nur 2—3 basophile Granula.

Im inneren Bezirk der Zona fasciculata sind die Zellen etwas kleiner, von mehr kubischer Form. Ihr Durchmesser beträgt 15 bis maximal 20 μ, der Durchmesser der Kerne 6—8 μ. Auch hier kommen helle und dunkle Kerne vor. Das Cytoplasma ist lipoidärmer, dafür reicher an leicht färbbaren Granulationen. Die Veränderung des Cytoplasmas ergibt sich deutlich bei einem Vergleich der Abb. 102 und 103. Die Abbildung stammt von einer Nebennierenrinde, welche ohne chemische Fixation nach der Freezing-Drying-Technik konserviert worden ist. Mit Hämatoxylinlacken kann man dies Gebiet, zusammen mit dem der Zona reticularis, besonders deutlich darstellen (S. 166). Man hat seit GUIEYSSE

(1901) von besonderen Gebilden in diesen Zellen gesprochen, welche das Eisenhämatoxylin leicht aufnehmen, den „Corps sidérophiles" (s. S. 198 ff.). Eine

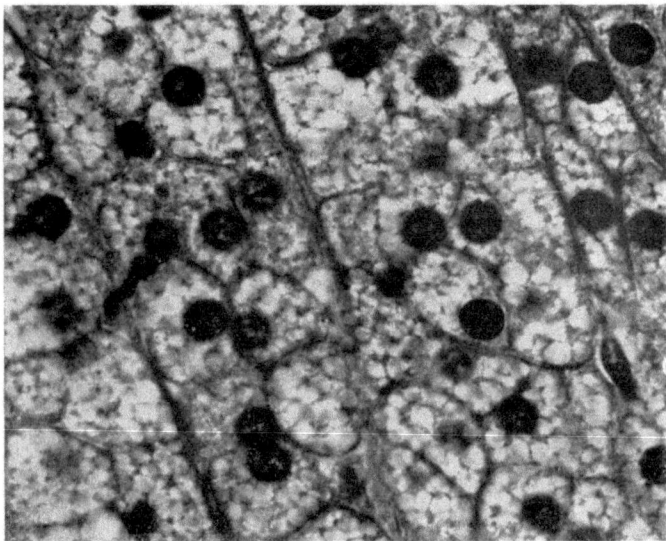

Abb. 102. Äußerer Abschnitt der Zona fasciculata der *Kaninchen*-Nebenniere. „Zona spongiosa" (Gefriertrocknung von Dr. K. H. NEUMANN, Paraffineinbettung, Hämatoxylin-Eosinfärbung, 500fach vergrößert).

weitere schöne Methode zur besonders intensiven Darstellung dieses Gebietes ist die Färbung mit BENSLEYs Kupfer-Chrom-Hämatoxylin nach REGAUD-Fixation.

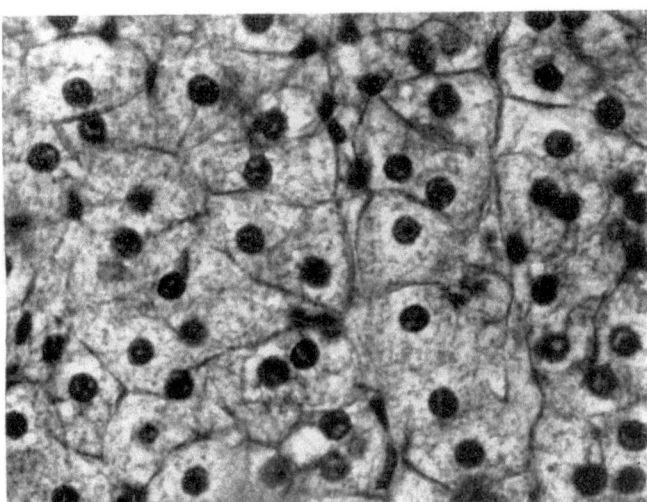

Abb. 103. Nebennierenrinde des *Kaninchens*. Innerer Abschnitt der Zona fasciculata. Abnahme der Lipoidmenge, granuläres Cytoplasma, lichtmikroskopisch fast homogene Zellkerne (Technik!) (Gefriertrocknung von K. H. NEUMANN, Paraffineinbettung, Hämatoxylin-Eosinfärbung, 500fach vergrößert).

Das Cytoplasma dieser Zellen erscheint dann tiefblau, besonders deutlich bei *Cavia cobaya*. Manchmal tritt die „Fasciculierung" der Rinde deutlicher im lipoidarmen Innenbezirk der Fasciculata hervor als im lipoidreichen Außenbezirk

(Zona spongiosa). Auch die Fasciculata zeigt in verschiedenen Altersstufen ein wechselndes Verhalten, wie aus folgenden Befunden von STIEVE (1946c) hervorgeht.

Während beim *20jährigen Manne* das Verhältnis der 3 Rindenschichten etwa 1:1:1 beträgt, ändert sich vom Anfang des 3. Lebensjahrzehntes das Bild zugunsten der Fasciculata, welche gegen Glomerulosa und Reticularis vordringt. Das Verhältnis wird etwa 1:2:2. Gegen Ende des *4.—5. Lebensjahrzehnts* grenzen sich die 3 Rindenschichten immer unschärfer gegeneinander ab; die Fasciculata dringt noch weiter gegen Glomerulosa und Reticularis vor. In der Zona fasciculata treten einzelne Fettzellen auf. Beim 50jährigen soll das Zonenverhältnis dann etwa 1:3:2 erreichen. Im *6. Lebensjahrzehnt* nimmt die Zona fasciculata weiter auf Kosten von Glomerulosa und Reticularis an Breite zu. Sie besteht dann nicht mehr aus klar abgegrenzten, gerade verlaufenden Zügen, sondern setzt sich aus Gruppen ziemlich ungeordnet gelagerter Zellen zusammen. Immer mehr regelrechte Fettzellen erscheinen zwischen den eigentlichen Rindenzellen. Manchmal kommt es hier und da zur Ansammlung von Lymphocyten. Jenseits des 70. Lebensjahres besteht die Nebennierenrinde nach STIEVE fast nur noch aus Fasciculata. Im Bereich der Zona fasciculata sind die Zellen größer als in der Zona glomerulosa, stets deutlich gegeneinander abgegrenzt. Ihr Cytoplasma ist schaumig, von großen bläschenförmigen Hohlräumen durchsetzt, die mit Lipoid gefüllt sind. Die Zellkerne sind groß und rund, meist bläschenförmig, einzelne pyknotisch. Das Cytoplasma färbt sich nur schwach mit sauren Farben. Die Zellzüge werden von argyrophilen Fasern umsponnen, die in der Hauptsache in der Richtung senkrecht zur Oberfläche die Zona durchziehen. Im Alter sollen sich die Gitterfasern vermehren, bleiben aber so zart wie vorher.

Bei der *geschlechtsreifen Frau* (STIEVE 1946c) ist die Zona fasciculata etwa ebenso breit wie die Zona glomerulosa. Das fein schaumige Cytoplasma enthält noch relativ wenig Lipoide. Nach dem *30. Lebensjahr* verbreitert sich die Fasciculata etwas, besonders bei Frauen, die mehrmals entbunden haben. Unterschiede in der Breite der Zona fasciculata während des Prämenstruums einerseits, des Postmenstruums andererseits liegen nicht außerhalb des Bereiches individueller Schwankungsbreite. Zur Zeit der *Menopause* wird die Zona fasciculata von dicken Zügen großer lipoidgefüllter Zellen gebildet, die an einzelnen Stellen in die beiden angrenzenden Schichten vordringen. Im *Klimakterium* besteht die Rinde in erster Linie aus Fasciculata, deren Zellstränge nur noch zum Teil gerade verlaufen, zu einem großen Teil aber ganz ungeordnet liegen. An manchen Stellen reicht die Zona fasciculata von der Kapsel bis an das Mark, ein Bild, wie es für das 6.—7. Lebensjahrzehnt charakteristisch ist. Die Fasciculatazellen enthalten dann recht große Lipoidtropfen. Viele Zellkerne sind pyknotisch.

5. Die Zona reticularis („Zone pigmentaire" DELAMARE).

Der Übergang von der Zona fasciculata zur Zona reticularis ist viel weniger gut zu bestimmen als der zwischen Zona glomerulosa und Zona fasciculata. Die Schwierigkeiten der Grenzziehung bzw. über die Definition der Zona reticularis wurden bereits behandelt (S. 166); Abb. 104 soll sie noch einmal vorführen. Das dort mit *Fa* bezeichnete Gebiet zeigt fasciculäre Anordnung der Zellen, aber eine starke Abnahme des Lipoids und stärkere Anfärbbarkeit des Cytoplasmas, beides Charakteristika, die wir im nächsten Gebiet (*Re*), der Zona reticularis, noch deutlicher erkennen können. Im übrigen ist in diesem Fall rings um das Markgebiet (*M*) eine breite kleinzellige Zone mit zahlreichen pyknotischen Kernen ausgebildet (Abb. 104). Nach ARNOLD (1866) zerfallen die gröberen, von der Kapsel stammenden Bindegewebspfeiler im Bereich der Reticularis in fibrilläres Bindegewebe. Es bleibt so ein engmaschiges Bindegewebsnetz übrig. Diesem entspricht ein Capillarnetz. Die Haargefäße erweitern sich etwas.

Der von DELAMARE (1904) vorgeschlagene Name „Zone pigmentaire" hat zweifellos eine gewisse Berechtigung, denn oft sind es tatsächlich nur die Elemente

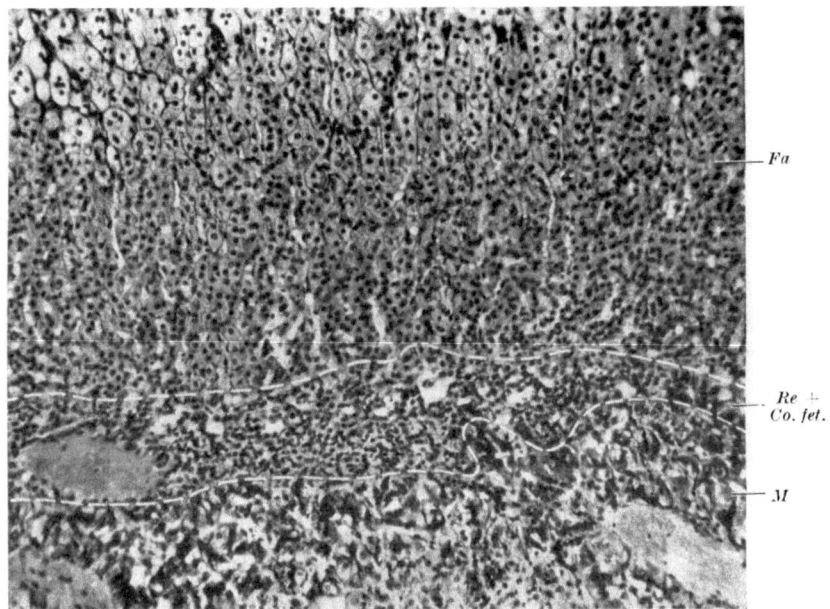

Abb. 104. Innere Abteilung der Zona fasciculata (*Fa*), Zona reticularis mit marknaher kleinzelliger Zone, Reste des Cortex fetalis (*Re + Co. fet.*), darunter Mark (*M*) aus der Nebenniere eines *Jugendlichen* (Formolfixierung, Hämatoxylin-Eosinfärbung, 80fach vergrößert).

dieses Gebietes, welche ein bräunliches *Pigment* in granulärer Form enthalten. Aber andererseits können Pigmentkörnchen vollkommen fehlen. Über das Pigment im einzelnen S. 366ff.

Über das Bild der Zona reticularis in den einzelnen Lebensaltern berichtet wieder STIEVE (1946c).

Beim *20jährigen gesunden Mann* sind die Grenzen der 3 Rindenzonen einigermaßen scharf gezeichnet. Vom Anfang des *3. Lebensjahrzehnts* wird die Grenze zwischen Fasciculata und Reticularis undeutlicher. Im Bereich der Zona reticularis treten größere, von einem großen Lipoidtropfen erfüllte Zellen auf. Gegen Ende des *4. und dann im 5. Lebensjahrzehnt* dringt die Fasciculata sowohl gegen die Glomerulosa wie gegen die Reticularis vor. Jenseits des *70. Lebensjahres* bildet die Zona reticularis keine zusammenhängende Schicht mehr, sondern besteht nur noch aus Zellgruppen verschiedener Größe, die nicht mehr miteinander zusammenhängen. Solche Zellgruppen können in der Zona fasciculata verstreut liegen.

An sich besteht die Zona reticularis aus kleinen Zellgruppen von unregelmäßiger Anordnung, deren jede von einem feinen Netz argyrophiler Fasern umsponnen ist. Die Zellen sind kleiner als in der Zona fasciculata, undeutlich gegeneinander abgegrenzt. Das acidophile Cytoplasma ist sehr fein gekörnt und enthält mehr oder weniger viel Pigment (s. o.). Nur noch relativ wenige Kerne sind genau rund. Viele sind pyknotisch.

Nach STIEVE werden vom *4. Lebensjahrzehnt* an in zunehmendem Maße Reticulariszellen vacuolisiert, d. h. mit Lipoid beladen, wodurch sie sich Fasciculatazellen angleichen. Dadurch wird die Grenze zwischen beiden Zonen recht unregelmäßig. Diese Veränderung geht immer weiter; immer mehr Reticulariszellen sollen sich der Fasciculata anpassen oder zugrunde gehen. Dabei verschwinden die Zellgrenzen an einzelnen Stellen, so daß manchmal in einer gemeinsamen Cytoplasmamasse mehrere Kerne eingeschlossen sein können. Es entstehen mehrkernige Syncytien, deren Kerne schließlich pyknotisch zugrunde gehen. Im *7. Lebensjahrzehnt* ist die Gesamtzahl der Reticulariszellen stark zurückgegangen. Daher erscheint das Pigment im ganzen vermindert. Im inneren Bereich der Reticularis, wo zahlreiche Zellen untergehen, wird das Gitterfasernetz immer dichter. An der Rinden-Markgrenze umspinnt es jede einzelne Reticulariszelle.

Bei einer gesunden *18jährigen Frau* fand STIEVE eine relativ breite Zona reticularis; meist war sie sogar breiter als die beiden anderen Schichten zusammen (1:1:3). An einzelnen Stellen drang die Zona reticularis keilförmig gegen die Zona fasciculata vor; nach STIEVE soll sie die Zona glomerulosa gelegentlich erreichen können. Nach dem *30. Lebensjahr* wird die Zona reticularis schmäler, die Grenze zwischen Fasciculata und Reticularis unregelmäßiger, wellenförmig oder gezackt, da immer mehr Reticulariszellen Bau und Verhalten der Fasciculatazellen annehmen. In der *Menopause* ist die Reticularis meist noch gut erkennbar, verschieden dick, auch gegen das Markgewebe undeutlich abgegrenzt. Im *Klimakterium* wird die Zona reticularis ausgesprochen schmal. Nur noch einige acidophile Zellen mit vielen Pigmentkörnchen liegen an der Rinden-Markgrenze. Außerdem kommen vereinzelte mehrkernige Syncytien vor. Die Reticularis bildet nun keine eigentliche zusammenhängende Zone mehr, sondern besteht nur aus einzelnen Zellgruppen, welche sich jetzt gegen das Mark durch eine feine Bindegewebslage absetzen. Im *6. Lebensjahrzehnt* schreitet der Prozeß weiter. Zu einer Pigmentvermehrung kommt es nicht. Viele Zellkerne sind pyknotisch.

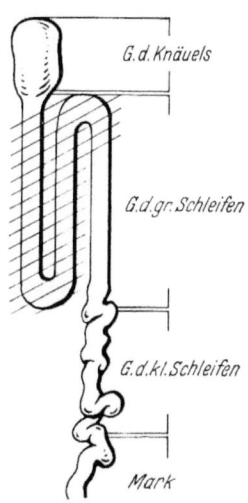

Abb. 105. „Epinephron" nach VON LUCADOU (1938) (vgl. Text S. 175 f.).

6. Das „Epinephron" (v. LUCADOU 1938).

Nach v. LUCADOU (1938) sollen Mark und Rinde eine anatomische Einheit bilden. In Anlehnung an das Nephron als Baueinheit der Niere spricht v. LUCADOU von einem „Epinephron" als Baueinheit der Nebenniere (Abb. 105). Dieses „Epinephron" soll als holo- und merokrine Drüse von monoptychem Aufbau in der Zona glomerulosa beginnen, sich in Schleifenform in die Fasciculata hinein und durch diese hindurch erstrecken, schleifenförmig wiederum die Reticularis durchsetzen und schließlich *kontinuierlich* in das Nebennierenmark übergehen. Das Ende des Kanals verliert sich im Dunkel, jedenfalls wird über die Stelle der Abscheidung des holokrin oder merokrin entstandenen Produktes nichts geäußert.

Die Untersuchung des Nebennierenmarkes bei *Mensch* und *Hund* führt v. LUCADOU zur Überzeugung, dieses Gewebe bestehe aus Zellschläuchen, in welchen ein Lumen deutlich nachgewiesen werden kann. In der Rinde findet er in allen 3 Zonen von Parenchymzellen umgebene Lumina. Auf gewisse „Lumina" in der Nebennierenrinde komme ich ausführlich zurück (s. u.); sie haben mit drüsenartigen Kanälen, wie sie v. LUCADOU annimmt, gar nichts zu tun.

Hier muß ein kurzer Blick auf die „Rekonstruktionstechnik" v. LUCADOUs geworfen werden. Er schreibt: „Zu diesem Zwecke photographierte ich nach einem bestimmten System mehrere aufeinanderfolgende Gesichtsfelder und fügte die gewonnenen Bilder in derselben Reihenfolge wieder aneinander. Dadurch konnte ich feststellen, daß der zu jeder

Fasciculatasäule gehörige Abschnitt der Zona glomerulosa keine übergroße Ausdehnung hat, ferner aber, daß dicht unterhalb der Kapsel knäuelartige eng durcheinandergeflochtene Gebilde bestehen. Um diese Knäuel zu entwirren, wurden dann von einer bestimmten Stelle innerhalb der Serienschnitte photographische Aufnahmen in einer 360fachen Vergrößerung angefertigt. Die Negative der Aufnahmen kann man nun auf einer erleuchteten Mattscheibe entsprechend den Serienschnitten *sinngemäß übereinander legen* (Schrägdruck von mir) und so den Verlauf von Bindegewebe und Parenchym verfolgen usw." ORTMANN (1941) sagt dazu: „Ob man an Hand von $20\,\mu$-Schnitten ein durchgehendes Lumen von unter $10\,\mu$ Weite mit Sicherheit nachweisen kann, soll dahingestellt bleiben." Ich habe (1941) mehrere Rekonstruktionsversuche der Nebennierenrinde bereits an der Grenze von Kapsel-Glomerulosa vergeblich durchzuführen versucht. An der Rinden-Markgrenze ist es ähnlich gegangen. Auch ORTMANN hat gerade diese Stelle des angeblich kontinuierlichen Übergangs kritisch betrachtet. Er sagt: „Wenn wir einmal nach unseren bisherigen Anschauungen von der Nebenniere die Trennung von Mark und Rinde annehmen wollen, uns also nun vorstellen müssen, daß die Zellsäulen der Mark- und Rindensubstanz sich an der Grenze in einem gewissen Abstand gegenüberstehen, so müßte bei v. LUCADOUS Modelliertechnik dieser Abstand mindestens $40\,\mu$ betragen, um bei Benutzung von $20\,\mu$ dicken Flachschnitten senkrecht zur Zellsäulenachse eine getrennte Darstellung von Mark- und Rindensträngen zu erhalten. Dieser Abstand ist aber sicher nicht vorhanden."

Auch Versuche, das „Epinephron" zu isolieren, was bekanntlich bei dem Nephron leicht gelingt, sind mir nie gelungen. Vergleichende Anatomie, Entwicklungsgeschichte, Regeneration der Rinde — nie über die Rinden-Markgrenze hinaus — usw. liefern genügend weiteres Material, um das „Epinephron" ad absurdum zu führen (s. a. BACHMANN 1941, S. 76—91).

7. Hohlräume, Lumina, Spaltbildungen, Follikel und Cysten der Nebennierenrinde.

Durch v. LUCADOUS (1938) Konzeption (s. o.) eines Epinephrons mit durchgehender Lumenbildung in Rinde und Mark der Nebenniere sind die in der Überschrift des Kapitels genannten Bildungen der Nebennierenrinde ins Blickfeld gerückt worden. Wenn wir uns daran erinnern, daß ALEXANDER ECKER (1846), der im wesentlichen den Feinbau des Organs richtig erkannt und dargestellt hat, als Baueinheit der Rinde von „Drüsenschläuchen" sprach, so auch daran, daß er damit keineswegs „Drüsenkanäle" gemeint hat. Er spricht von „anscheinend röhrenförmigen, in radialer Richtung, von der Hülle gegen das Mark verlaufenden, parallel nebeneinander gelagerten Schläuchen". Später weist er nochmals ausdrücklich darauf hin, daß diese Schläuche nur *scheinbar* röhrenförmig sind. GRANDRY (1867) spricht zwar von einer zentralen Lumenbildung der Rindenzellschläuche, doch geht z. B. aus seiner Fig. 2 hervor, daß er schlecht fixiertes, daher zur Entscheidung dieses Problems ungeeignetes Material vor sich hatte. Von manchen wird STILLING (1887) als Gewährsmann dafür zitiert, daß die Nebennierenrinde den Aufbau einer exokrinen Drüse imitiere. Sehen wir seine Arbeit genauer an, so findet sich folgende Angabe: „In den äußersten Teilen der Säulen begegnet man bisweilen ovalen oder rundlichen Spalten; namentlich auch in den kugeligen Zellgruppen finden sich Hohlräume, welche auf dem Durchschnitt durchaus den Eindruck von richtigen Drüsenöffnungen machen." An anderer Stelle heißt es: „Die begrenzenden Zellen stehen radiär zu dem Lumen wie bei einem Drüsenquerschnitt!" STILLING sieht aber in diesen Spalten, die er als präexistente Bildungen bezeichnet, Schräg- und Querschnitte von Lymphgefäßen. In einer späteren Arbeit über die Nebennieren der *Anuren* schreibt STILLING (1898): „Eigentliche Lumina finden sich innerhalb dieser Schläuche nicht, so sehr man auch verleitet sein könnte solche anzunehmen."

Die Darstellung STILLINGs ist also eindeutig. GUIEYSSE (1901) kommt in seiner Untersuchung der Nebenniere des *Meerschweinchens* auf Hohlraumbildungen in der Glomerulosa zu sprechen (s. u.). Aber auch ihm ist es nicht eingefallen, aus der Besonderheit allgemeingültige Schlüsse hinsichtlich des Bauplans zu ziehen. v. EBNER (1902) hat bei der Bearbeitung der 6. Auflage des KÖLLIKERschen Handbuches die Frage der Hohlräume in der Nebennierenrinde untersucht: ,,Schläuche oder Blasen mit von Zellen umschlossenen Hohlräumen, wie sie von ECKER u. a. beschrieben wurden (meines Erachtens Mißverständnis!), kommen jedenfalls sehr selten vor; von Zellen umschlossene dünnwandige Venen können leicht zu Täuschungen Anlaß geben. Eine an eine Schilddrüsenblase erinnernde Bildung von $20\,\mu$ Lichtung, die ringsum von einer einfachen Lage von Zellen umgeben war, fand ich unter vielen Schnitten nur ein einziges Mal. Typisch sind die Rindenzylinder beim Menschen wie bei Tieren durchaus solide Zellstränge ohne jeden Hohlraum im Innern." PFAUNDLER (1892) sah zwischen 2 Rindenzellen gelegentlich sichelförmige helle Räume, die er für Schrumpfungserscheinungen hält.

Auch die Pathologen haben sich lebhaft an der Auseinandersetzung über diese Bildungen beteiligt. Hier spielte die Frage bei der Ableitung der sog. GRAWITZschen Tumoren eine wichtige Rolle. Nachdem zunächst MARCHAND (1891) diese Tumoren, in denen häufig drüsenartige Hohlräume zu beobachten waren, mit dem Aufbau der Nebenniere verglichen hatte, und nachdem ASKANAZY (1893) drüsige Bildungen in der Nebenniere beobachtet zu haben glaubte, unter anderem auch in gutartigen hyperplastischen Knoten, lehnte RIBBERT (1904) die Abstammung dieser Tumoren von der Nebenniere ab, wenn drüsenschlauchähnliche, mit deutlichem Lumen versehene Bildungen vorhanden waren: ,,Das kann in den aus der Nebenniere abzuleitenden Neubildungen nicht vorkommen, so kann sich der normale Bau nicht ändern." Im Jahr 1908 entstand über unsere Frage eine lebhafte Kontroverse zwischen ASKANAZY (1908) und STOERK (1908), STOERK und VON HABERER (1908). STOERK hatte zunächst darauf hingewiesen, daß in den äußersten Rindenschichten der Nebenniere des *Hundes* Bilder auftreten können, die Drüsenschläuche vortäuschen. Es sollte sich dabei jedoch um mikroskopisch kleine Extravasate handeln. Normalerweise käme dagegen eine lumenhaltige Drüsenbildung in der Nebenniere des *Hundes* ebensowenig wie in der anderer *Säugetiere* vor (STOERK und v. HABERER 1908). Demgegenüber stellt ASKANAZY (1908) zunächst fest, es sei nicht auffallend, daß die Lumina in den Lehrbüchern der normalen Histologie nicht viel genannt würden; sie seien kein konstantes Vorkommnis. Jedoch kann man nach ihm drüsenschlauchähnliche Lumina sowohl in normalen wie in pathologisch veränderten Nebennieren finden. Daß Hohlräume in der Zona fasciculata durch Zelluntergang entstehen können, behauptet THOMAS (1911). PRYM (1913) lehnte die Existenz solcher Bildungen in der normalen Drüse scharf ab. Es bleibt aber die Möglichkeit, daß Hohlräume unter pathologischen Bedingungen relativ leicht entstehen können. Unter dieser Annahme ließ ASKANAZY durch BECKMANN (1914) die Nebennieren eines an Diphtherie verstorbenen Kindes beschreiben. In ihnen fanden sich drüsenartige Lumina, ,,die durch ein flüssiges Material in dem Epithelmassiv ausgearbeitet wurden". DEMOLE (1916) hat diese Befunde bestätigt (14 Diphtheriefälle). DIETRICH (1918) untersuchte die Nebenniere bei verschiedenen Wundinfektionen, wo er ebenfalls drüsenartige Lumina fand. Also kann offenbar unter pathologischen Bedingungen recht leicht ein solcher Befund entstehen. DIETRICH und SIEGMUND (1926) fassen daher zusammen, daß bei Infektionskrankheiten durch Zerfall einzelner Zellen im Bereich der Zona fasciculata drüsenähnliche Hohlräume entstehen. LIEBEGOTT (1944) fand bei Diphtherie nahezu in allen Fällen drüsenähnliche Hohlraumbildungen, in deren Lichtung abgestoßene Epithelien lagen. SADOWNIKOW (1949), der solche Formationen bei Diphtherie-*Meerschweinchen* gelegentlich auch sah, hatte den Eindruck, als sei eine Zelle, die ursprünglich eine große Vacuole enthalten hatte, untergegangen. An ihrer Stelle bleibt der von anderen normalen Zellen umgebene Hohlraum, so daß leicht das Bild eines Querschnittes durch einen Drüsenschlauch entsteht. Vor allem in der Außenpartie der Zona fasciculata, unmittelbar unter der Glomerulosa, sind nach SADOWNIKOW derartige Befunde zu erheben. Die Literatur über die pathologischen Höhlenbildungen in der Nebennierenrinde hat RICH (1944) zusammengestellt. Ich möchte glauben, daß Höhlenbildungen in der Nebenniere des Erwachsenen fast *stets auf einen pathologischen Prozeß* zurückgehen. Dieser Prozeß kann (Diphtherie) beträchtliches Ausmaß erreichen, kann aber auch einmal nur ein oder zwei Rindenzellen betreffen. Dann entstehen solitäre Lückenbildungen drüsenartigen Aussehens in einer sonst gesunden Rinde. Einen entsprechenden Fall aus einer „normalen" Nebennierenrinde des Menschen kann ich in Abb. 106 beisteuern, die sehr den Befunden SADOWNIKOWS (1949) entspricht, der Hohlraum befand sich in der Zona glomerulosa. Die zugrunde gegangenen Zellen können sich offenbar weiter zersetzen, so daß GRUENWALD (1946) von einem feinen Coagulum im Innern eines solchen Hohlraumes spricht. STIEVE (1947) hat in seinem ausgezeichnet fixierten Nebennierenmaterial in der Rinde nur gelegentlich kleine Spalten gefunden, die sich niemals über längere Strecken ausdehnten, auf keinen Fall aber als Drüsenschläuche angesprochen werden konnten.

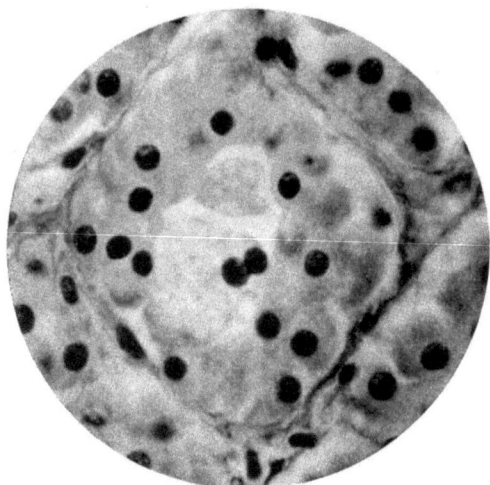

Abb. 106. Aus der Zona glomerulosa einer *menschlichen* Nebenniere. Folliculäre Zellanordnung. Degenerierendes Zellmaterial im Innern des „Follikels" (ZENKER-Fixierung, Azanfärbung nach HEIDENHAIN, 400fach vergrößert).

Etwas anderes ist es, wenn wir die *embryonale Nebennierenrinde* betrachten (S. 135). Vom 3. Monat ab treten in der Außenzone der Rinde folliculäre Lumina auf, die nach HETT (1925) mit der Ausbildung der Zona glomerulosa in Zusammenhang stehen. In diesen „Follikeln" sah HETT niemals zugrunde gehende Elemente. Schon im 4.—5. Monat scheint diese Hohlraumbildung wieder rückgängig zu sein. Zu der Übersichtsabbildung (Abb. 80) bringe ich hier (gleicher Fall) eine stärkere Vergrößerung (Abb. 107). Diese Befunde sind noch recht rätselhaft. Die morphogenetische Bedeutung der Hohlstrukturen für die Ausbildung der Glomerulosa wird angezweifelt. In der Tat: untersucht man die Nebennierenrinde menschlicher Embryonen, so findet man das „Lückenstadium" kaum je kontinuierlich im äußeren Rindenbereich verlaufen; nur streckenweise ist es ausgebildet.

CELESTINO DA COSTA (1928) sieht, offenbar in Anlehnung an die Meinung von LAGUESSE (1911), in diesen Hohlräumen den Ausdruck einer prinzipiellen, folliculären Drüsenstruktur. LAGUESSE (1911) hatte eine Studie dem Nachweis gewidmet, daß das geschlossene Bläschen (la vésicule close) im allgemeinen eine charakteristische Formation der endokrinen Drüsen sei; tatsächlich kann man (abgesehen von der Schilddrüse) im Hypophysenvorderlappen, -mittellappen, im Epithelkörperchen folliculäre Bildungen antreffen, so daß man in der strangförmigen oder bläschenförmigen Zellanordnung die immanenten baulichen Möglichkeiten der innersekretorischen Drüsen vermuten darf. So sagt auch CELESTINO DA COSTA: «Le type fondamental de la structure des glandes endocrines est le trabéculaire le type vésiculaire étant secondaire, quoique on puisse le recontrer dans toutes les glandes de ce groupe. C'est le processus d'excrétion qui conditionne surtout le type de structure.» Daher wurde oben gesagt, daß beim Erwachsenen *fast* stets die Hohlraumbildung auf pathologische Vorgänge zurückzuführen sein wird. Mitunter mögen Relikte aus der Embryonalzeit vorliegen. Im Einzelfall dürfte die Entscheidung schwierig sein.

Vergleichend-histologische Bemerkungen.

Bos taurus: CELESTINO DA COSTA (1928) beschreibt Bläschenbildung in der Zona glomerulosa eines *Ochsen.* Er nimmt an, daß zwar gewöhnlich das Sekret der Rindenzellen an das

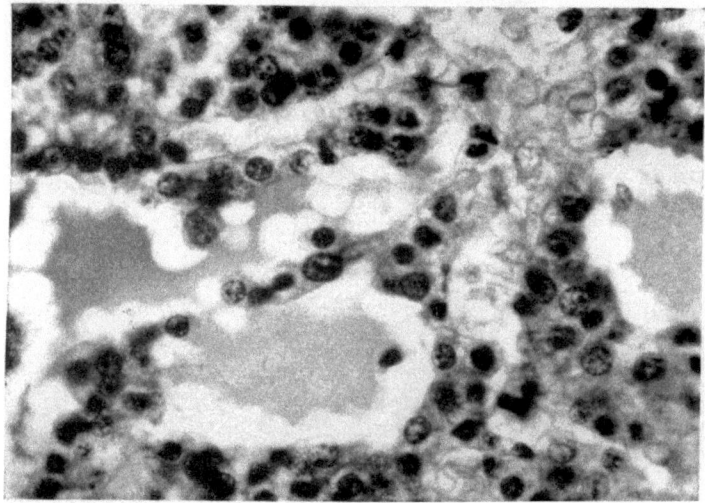

Abb. 107. Nebennierenrinde eines 4—5 Monate alten *menschlichen* Keimlings. Follikelbildung in der Außenzone der Nebennierenrinde (ZENKER-Fixierung, Paraffineinbettung, Hämatoxylin-Eosinfärbung, 360fach vergrößert).

Blut abgegeben wird, hier aber aus irgendeinem Grunde eine Stauung eingetreten sei und Sekret sich zwischen den Zellen gesammelt habe. Ich habe (1941) in einigen Fällen einer ziemlich großen Serie ebenfalls Lumina in der Rinde beobachten können. *Cavia cobaya:* GUIEYSSE (1901) sah öfter die Zellen der Glomerulosa wie Drüsenepithel um ein zentrales Lumen gelagert. Ich habe dies auch beobachtet, konnte aber nicht entscheiden, ob im Zentrum ein Lymph- oder Blutgefäß vorhanden war. CAUSSADE (1938a, b) beschreibt in der Zona glomerulosa kastrierter *Meerschweinchenmännchen* Hohlraumbildung. *Canis familiaris:* Siehe STOERK (1908, S. 177). *Nasua rufa:* KOLMER (1918) sah in der Glomerulosa kleinere und größere Lumina. *Herpestes mungo:* KOLMER (1918) beschrieb zwischen den Reihen der Zona fasciculata Lumina, welche nicht von Endothel ausgekleidet waren. In diesen Lichtungen fand er weiterhin gelegentlich freie Zellen mit großen Vacuolen (degenerierende Monocyten?) und Pigmentkörnchen. *Cercopithecus callithrix:* Nach KOHNO (1925) sollen in der Glomerulosa kleine Hohlräume vorkommen, von einer einzigen Zellschicht ausgekleidet. Ihr Lumen wird angeblich durch eine Art Serum ausgefüllt. Im fixierten Material enthielten die Hohlräume Fibrin und einige Wanderzellen.

Wieweit die geschilderten Bildungen mit *echten Cysten* der Rinde zusammenhängen, bedarf einer kurzen Überlegung. Schon HETT (1925) nahm wohl an, bei Persistenz der von ihm für die embryonale Rinde geschilderten Lumina könnten Cysten entstehen (S. 135). Ein Gebilde, welches vielleicht auf der Grenze eines aus der Organentwicklung ableitbaren Hohlraumes und einer pathologischen Cyste stand, hat H. Voss (1932) beschrieben. Diese elliptische Bildung (Durchmesser 133:7918 μ) lag an der Grenze von Glomerulosa und Fasciculata einer menschlichen Nebenniere. Die Lichtung war von einer Schicht gleichartiger, epithelartig angeordneter Zellen begrenzt. Inmitten der Cyste fand sich eine Anhäufung geronnenen Sekretes.

Echte Cysten der Nebenniere sind verhältnismäßig selten, wurden aber in allen Altersstufen beobachtet (RABSON und ZIMMERMAN 1938). BOURCY und LEGUEU (1912) haben eine Nebennierencyste von 5 Liter Inhalt beschrieben. Der erste Fall soll schon von GREISELIUS (1670, nach DORAN 1908) mitgeteilt worden sein. OBERNDORFER (1901) sah in einem Fall multiple Cysten. SICKS (1903) Befund einer mit Flimmerepithel ausgekleideten Cyste dürfte kaum mit den gewöhnlichen embryonalen Hohlräumen der Außenzone erklärt werden. Eher könnte es sich um Materialversprengung aus dem urogenitalen Bereich handeln. TERRIER und LECÈNE (1906, 9 Fälle) teilten die Cysten der Nebenniere in 5 Gruppen ein (vgl. auch ZUCKNER 1950).

1. Parasitäre Cysten. Echinococcus: BARNETT (1942), DEW (1928).
2. Echte Drüsen- oder Retentionscysten. Sie sind beim Menschen außerordentlich selten, sollen aber bei niederen Tieren häufiger vorkommen (TERRIER und LECÈNE 1906). Sie sind von prismatischem Epithel begrenzt. Diese Autoren, sowie SICK (1903) nehmen eine embryonale Genese dieser Cysten an.
3. Cystische Adenome.
4. Seröse oder lymphangiomatöse Cysten: BOSSARD (1900), DE VECCHI (1910), hierher gehört vielleicht auch der neueste Fall von ZUCKNER (1950).
5. Pseudocysten (Hämorrhagien): KÜTTNER (1913), PREUSSE (1914), LUCKSCH (1916), POTHERAT und CHAMBORD (zit. nach BRIN 1911), BALLANCE (1923), RIESS und SCHOTT (1929), BECK (1929), LEVISON (1933), WINTER (1935), IGLITSYN (1937), RABSON und ZIMMERMAN (1938), REIMANN und GUYTON (1947).

DE VECCHI (1910), MAJOR und BLACK (1918) beschrieben Fälle *bilateraler Nebennierencysten*.

8. Die Faltung der Nebennierenrinde.

Eine Zeitlang glaubte man, vornehmlich unter dem Eindruck der Arbeit von LANDAU (1915), die Nebennierenrinde des Menschen und der Primaten sei durch eine Art von Gyrierung ausgezeichnet. Phylogenetisch charakteristisch ist dieses Verhalten indessen nicht ganz, denn schon KOLMER (1918) wies nach, daß die Nebennieren von *Rhinozeros, Hippopotamus, Phocaena* usw. ähnlich gebaut sein können. Die Faltung betrifft in erster Linie die Rinde; sie kann an einzelnen Stellen auf das Mark übergreifen. Es entsteht dann eine Verzahnung zwischen Rinde und Mark bzw. eine Oberflächenvergrößerung zwischen beiden. Auf diese Vergrößerung der Kontaktfläche, der eine physiologische Bedeutung im Zusammenspiel von Mark und Rinde zukommen soll, verweisen POLL (1909), LANDAU (1913, 1915) und COWDRY (1938). Eine kräftigere Rindenfaltung geht mit einer Verwerfung der einzelnen Zonen einher, so daß quantitative Untersuchungen über die Proportionen der Zonen zueinander an sog. „repräsentativen" Schnitten ziemlich illusorisch werden. Auf die Besonderheiten der Rinden- und Marklagerung am sog. Hilus der Drüse war schon früher verwiesen worden (S. 136). VELICAN (1949) hat der Einfaltung der Rinde gegen das Mark im mittleren Organdrittel entlang der austretenden Hauptvene besondere Bedeutung zugesprochen. Hier sollen Rindenzellen im Kontakt mit nervösen Elementen des Markes eine holokrine Einschmelzung erfahren. Beim Kind ist der Prozeß nach VELICAN wenig deutlich, jedoch bei jungen Menschen kräftiger, erreicht beim Erwachsenen ein Maximum und verschwindet im Alter. Beziehungen zur Sexualfunktion werden angenommen.

Die Faltungstendenz kann man nach HETT (1925) bereits bei etwa 16 cm langen Embryonen beobachten, und zwar ist anscheinend immer nur die ventrale Organfläche betroffen (S. 136). Das mechanische Moment, die Bedrängung der Nebennieren durch die Umgebung scheint eine wichtige Rolle bei diesem Prozeß zu spielen. So kommt auch BOURNE (1949) zu dem verständlichen Schluß: "Most big adrenals show some sign of folding." Vielleicht muß man aber doch 2 Erscheinungen auseinanderhalten: Einfaltungen am Hilus des Organs, Einfaltungen der Rinde längs größerer Bindegewebstrabekel, selten auch größerer Nervenstämme, und die grundsätzliche Faltungsneigung der gesamten Rinde mit allen Zonen. Letztere scheint nun in der Tat auf die Nebenniere des Menschen und der Primaten beschränkt zu sein und nur in einigen wenigen anderen Fällen vorzukommen.

Vergleichend-histologische Beobachtungen.

Bettongia grayi: Die Kerbung der Oberfläche (BOURNE 1949) ist vorhanden. *Bettongia penicillata:* Die Nebenniere ist gelappt, dem Hilus gegenüber findet sich eine Fissur (BOURNE 1949). *Macropus:* Ziemlich starke Faltenbildung, welche die äußeren, nicht aber die inneren Rindenteile erfaßt (KOLMER 1918). *Myrmecophaga:* Die Faltung ist nach KOHNO (1925) vorhanden. *Phocaena phocaena:* MECKEL (1806) beschrieb die Nebennieren als gelappte Organe, was insofern merkwürdig wäre, als bei *wasserlebenden Säugetieren* auch die Nieren meist gelappt sind (s. a. RAWITZ 1903, KOLMER 1918). *Delphinus delphis:* Faltung ist nach KOLMER (1918) vorhanden. *Tursiops tursio:* Nach GROLLMAN (1936) soll die Nebenniere auf dem Durchschnitt einen ähnlichen Anblick wie die Arbor vitae des Kleinhirns bieten. Dies soll durch zahlreiche von der Kapsel ausgehende Bindegewebstrabekel bewirkt werden. *Giraffa camelopardalis:* Faltung ist nach BOURNE (1949) vorhanden. *Hippopotamus:* Nach KOHNO (1925) zeigen sich auf der Oberfläche einige tiefere Falten. *Rhinoceros unicornis:* Nach KOLMER (1918) ist eine starke Faltung der Rinde nachzuweisen. *Elephas:* Faltung der Oberfläche ist nach KOHNO (1925) vorhanden. *Felis dom.:* Siehe S. 110. *Canis familiaris:* Entgegen anderen Behauptungen habe ich immer eine glatte Oberfläche gesehen. HILL (1930) hat die Hypothese vertreten, daß Rindenfaltungen dort auftreten, wo ein starker Umbau der Rinde nach der Geburt einsetzt. Weil dies beim *Hund* nicht der Fall ist, soll die Oberfläche glatt bleiben. *Lemur catta:* Eine faltenreiche Oberfläche ist vorhanden. *Hapale jacchus:* Wie vorher. HILL (1930) führt die Faltung auf den Abbau einer „fetalen Rinde" nach der Geburt zurück. *Cebus albifrons:* Faltung, in vielen Fällen ohne Beteiligung des Markes (KOLMER 1918). *Hylobates:* Nach DENIKER (1886) ist die Faltung bereits an der Nebenniere eines Fetus zu erkennen. *Satyrus:* Beträchtliche Rindenfaltung (KOLMER 1918). DENIKER (1886) bildet eine fetale Nebenniere mit Falten ab. *Gorilla:* Faltung nach KOLMER (1918) vorhanden. *Troglodytes:* Faltung nach KOLMER (1918) vorhanden.

9. Die Zellkerne.

D. D. BAKER (1939a, b) hat mit Hilfe einer besonderen Hämatoxylinfärbemethode verschiedene *Zellkerntypen* in der Nebennierenrinde dargestellt. Man kann bereits in der inneren Abteilung der Nebennierenkapsel — auch nach BAKER Entstehungsort von Rindenzellen — verschieden gefärbte Zellkerne beobachten. Die Kerne von zweikernigen Elementen zeigen die gleiche Farbreaktion. Es werden vier verschiedene Kerntypen unterschieden: Typ I: dunkelblau, Chromatin grob granuliert, oft größer als die anderen Zellkerne, ziemlich gleichmäßig über die ganze Nebennierenrinde verteilt. Typ II: Heller blau als I, enthält weniger Chromatin, mehr bläschenförmig. Typ III: Rot (Säurefuchsin), enthält etwas weniger Chromatin als I, kann auch leicht mit Orange G angefärbt werden. Typ IV: Gelb nach Orange G, manchmal nicht leicht vom Cytoplasma mancher Rindenzellen abzugrenzen, welche sich gelb färben. Die Kernkörperchen aller Kerntypen färben sich bei der angewandten Methode rot. Auch im Cytoplasma treten nach Anwendung der BAKERschen Methode Färbungsdifferenzen auf, die teils wohl von der Menge der eingedrungenen Gelatine, teils des Lipoids abhängig sein dürften. In der *menschlichen* Nebennierenrinde finden sich die 4 Kerntypen in Zellen mit gelbem, gelbbraunem, grünlichgrauem, blaugrünlich-grauem, blauem Cytoplasma. Bei *Maus, Ratte, Fledermaus* färbt sich das Cytoplasma der meisten Zellen gelb.

Nach Fixation in 10%igem Formalin oder Sublimat-Formol kann man nach der Färbung mit Orange G und Anilinblau einen Zelltyp beobachten, dessen Cytoplasma sich gelb färbt. Chromierung ist hierbei nicht nötig. Am deutlichsten erscheint die Zellart, wenn man mit Orange G 2 min und danach mit Anilinblau 1 min färbt. Die Zellen treten dann gelb gefärbt auf einem blauen Hintergrund hervor. Ihre Zellkerne färben sich entweder gelb oder blau.

Häufig konnte ich nach Azanfärbung beobachten, daß ein Teil der Kerne das Azocarmin, ein anderer Teil durch das Anilinblau-Orange G-Gemisch eine blaue Überlagerungsfarbe annimmt. Ähnliche Beobachtungen, wie sie jedem Histologen geläufig sind, machte CLARA (1931) an Zellkernen in der Leber des *Kaninchens*. Daß aber diese Färbungsunterschiede mit der Kernstruktur in Zusammenhang stehen, erkennt man besonders schön in Molybdänhämatoxylinpräparaten, wo oft helle Kerne mit einigen wenigen Chromatinkörperchen und fast schwarze mit Chromatinmaterial vollgestopfte Kerne erscheinen. Derartige Kernunterschiede sind schon GUIEYSSE (1901) in der Nebennierenrinde des *Meerschweinchens* aufgefallen.

Seit wir dem Zellkern und seinem Inhalt im Zellstoffwechsel eine wesentlich größere Rolle zubilligen (s. a. Kernkörperchen S. 183) als früher, dürften diese färberischen Differenzen eher verständlich sein. Aber auch aus der *Zellkerngröße* lassen sich wichtige Schlüsse auf die Aktivität der ganzen Zelle ziehen, wie neuerdings besonders erfolgreich von HINTZSCHE, ferner der BENNINGHOFFschen Schule gezeigt wurde. So geht beispielsweise aus der Arbeit von KRANTZ (1947) hervor, daß besonders aktive Zellen einen größeren Zellkern besitzen als Ruhezellen. Für die Nebennierenrinde sind derlei Untersuchungen von SILVESTRONI (1938) angestellt worden, der ebenfalls annimmt, daß bei einer Steigerung der Zellleistung eine Vergrößerung des Zellkernvolumens eintritt. Er findet nämlich beim *Menschen* — von der Geburt bis 81. Jahr — folgende Schwankungen des Kernvolumens der Hauptgrößenklasse in den einzelnen Rindenschichten: Zona glomerulosa 195—328 μ^3, Zona fasciculata 238—389 μ^3 und Zona reticularis 157—328 μ^3. Da hiernach die niedrigsten Werte der Kernvolumina sich in der Zona reticularis finden, wird die geringste Zelleistung in dieser Schicht angenommen.

Hierher gehören auch die Untersuchungen von HELMKE (1939, Azanfärbung), der in fast allen Epithelialorganen aktivere und erschöpfte Zellen zu unterscheiden versucht. Besonders schön konnte er solche Prozesse, die er als „Zellkollaps" bezeichnet, in der Nebennierenrinde (Urämie) beobachten.

In der Nebennierenrinde finden sich einmal zusammengefallene, von den umgebenden Zellen zusammengedrückte Zellen mit bläulich gefärbtem (Azan) dichtem Cytoplasma. Das Cytoplasma solcher Zellen ist fettfrei und zeigt keine schaumige Struktur. Die Zellkerne sind blau gefärbt, in ihnen liegt ein rötlicher Nucleolus. Der Kern ist kleiner als jener der Nachbarzellen, seine Membran ist geschrumpft, das Chromatin besonders verklumpt (Pyknose). Daneben liegen ähnlich zusammengefallene Zellen mit rötlichem Cytoplasma, deren Zellkerne nur teilweise blau gefärbt waren. Fortgeschrittene Absterbeerscheinungen oder Zellausstoßung wurden nicht beobachtet. Die Zellen sind über die ganze Rinde verteilt. Manchmal wird das äußere, manchmal das innere Drittel der Fasciculata bevorzugt. Es wird angenommen, daß die kollabierten Zellen ihr Sekret abgegeben haben. Nur ein kleiner Teil soll der vollständigen Vernichtung anheimfallen, der Rest sich wieder in den Sekretionscyclus einschalten können.

Zwei- bzw. mehrkernige Zellen. In den marknahen Zellen von *Metachirus opossum* und Rindenzellen von *Lemur catta* fand KOLMER (1918) oft 2 Kerne. Bei *Spermophilus (Citellus) citellus* kommen nach BOURNE (1949) in den Rindenzellen oft mehrere Kerne vor.

Nach DORNFELD (1936) sollen die Zellkerne der Rindenelemente bei der *Ratte* schwerer als das Cytoplasma oder Lipoid sein, denn in der *Ultrazentrifuge* gehen sie an den zentrifugalen Zellpol. Das Karyoplasma scheint ziemlich viscös zu sein, denn im Gegensatz zum Kern der Markzellen behalten die Rindenzellkerne ihre typische Struktur.

Durch die Untersuchungen von BARR (1951), BARR und BERTRAM (1949), BARR, BERTRAM und LINDSAY (1950), MOORE, GRAHAM und BARR (1951), GRAHAM und BARR (1952) ist ein Sexualdimorphismus der Zellkerne verschiedener Organe behauptet worden. Auch die Zellkerne in Nebennierenrinde und -mark sollen geschlechtsabhängige Unterschiede zeigen (Abb. 254, S. 703).

10. Die Kernkörperchen (Nucleolarapparat).

C. und O. VOGT (1947a) haben ausführlich über die Leistungen des Kernkörperchens in Nervenzellen berichtet. Zusammenfassend kann man ihre, auf die CASPERSSONschen Arbeiten zurückgehenden Gedanken folgendermaßen formulieren: Im Übergang von Nucleoproteiden aus dem Chromosomenbereich in den Nucleolus, in chemischen Wandlungen dieser Stoffe im Nucleolus, in der Weitergabe des verwandelten und sich weiter wandelnden Produktes vom Nucleolus an die Kernwand, im abermaligen chemischen Umbau und der Durchsetzung der Kernmembran und im Einbau in das Cytoplasma sind wir vermutlich auf eine entscheidende innerbetriebliche Zelleistung gestoßen. Gerade an interrenalen Elementen lassen sich, wie wir durch die schönen Arbeiten von DITTUS (1936, 1941) erfahren haben, morphologische Anhaltspunkte für derartige Vorgänge gewinnen. C. und O. VOGT (1947b) haben daher auch mit Nachdruck auf die DITTUSschen Arbeiten verwiesen. Die Untersuchungen sind vor allem an dem Interrenale von *Ichthyophis glutinosus* (DITTUS 1936) und von *Selachiern* (DITTUS 1941) gemacht worden. Wegen der großen Bedeutung dieser Dinge werden diese Untersuchungen nicht im vergleichend-anatomischen Kapitel besprochen, sondern an dieser Stelle.

DITTUS (1936) beobachtete in den Interrenalzellen von *Ichthyophis glutinosus* (Histologie s. S. 50) oft stark basophile Granulationen. Die Bildung dieser Granula steht offenbar in Zusammenhang mit Veränderungen am Nucleolussystem. Schon BARONCINI und BARETTA (1901) fanden bei *Winterschläfern* einen Austritt des Nucleolus ins Cytoplasma. HETT (1926a) hält eine Beziehung der von ihm beobachteten „Eisenhämatoxylingranula" in *menschlichen* Nebennieren zum Kernchromatin für möglich. Als erster hat wohl HARMS (1921) den Zusammenhang zwischen den aus dem Kern austretenden Nucleolen und den basophilen Granulationen erkannt. In seiner Arbeit über das Internephridialorgan bei *Physcosoma lanzarotae nov. spec.* (S. 16) schreibt er, daß „sowohl im Internephridialorgan bei *Physc. lanz.* als auch in dem Interrenalorgan von *Amphibien* und *Säugern* die basophilen Granulationen in übereinstimmender Weise aus nucleolarartigen Bildungen des Kerns entstehen, die aus dem Kern austreten und im Plasma durch weiteren Zerfall und Umbildung zu Granula werden". HARMS schlägt vor, diese Körnchen wegen ihrer Abkunft als „nucleolarartige" zu bezeichnen.

DITTUS (1936) konnte nun dieselben Vorgänge bei *Ichthyophis glutinosus* besonders schön nachweisen. Er faßt die Granula als Inkret der Interrenalzellen auf. Der Cyclus dieser „Kernsekretion" läuft über folgende Stadien: Die inaktive Interrenalzelle besitzt einen chromatinreichen Kern mit 1—3 Nucleolen, das Cytoplasma ist licht und wabig. Nach der FEULGENschen Nuclealfärbung kann man annehmen, daß diese Kerne viel Thymonucleinsäure enthalten. Das erste Anzeichen, daß eine Interrenalzelle in die Tätigkeitsphase tritt, ist eine zunehmende Färbbarkeit des Kernes. Die färbbare Substanz ist in mehr oder weniger feinen Teilchen über den ganzen Kernraum verteilt, so daß der Eindruck entsteht, außer den Chromatinteilchen sei der Kern mit einer stark basophilen Substanz erfüllt. FEULGENs Färbung ergibt, daß die Thymonucleinsäure jetzt diffus im Kernraum verteilt ist. Im folgenden Stadium entstehen Vacuolen im Kern. Solche Vacuolen konnte DITTUS auch in den Interrenalzellen des *Olms* beobachten. Die Vacuolen werden größer, ihr Inhalt färbt sich mit Eisenhämatoxylin schieferblau an (nach FEULGEN schwach violett). Nach DITTUS (1936) wächst in der Vacuole ein Nucleolus heran, wobei die Vacuolen verschwinden. Neben dieser Ausbildung von Nucleolarsubstanz soll noch eine zweite Art vorkommen, bei welcher sich die Nucleoli hantelförmig durchschnüren.

Immer nimmt bei Zunahme der Nucleolarmasse die Färbbarkeit des Chromatins beträchtlich ab. Die Kerne können schließlich bis zu 10 Nucleolen enthalten; ich habe in meinen Arbeiten am Nucleolarapparat von Nervenzellen vermieden (BACHMANN 1948), alle diese Bröckelchen als Nucleolen zu bezeichnen, weil ich nicht sicher bin, daß alle einem echten Nucleolus entsprechen.

Das folgende Stadium ist durch den Austritt von Nucleolarsubstanz aus dem Kern ins Cytoplasma charakterisiert. Einzelne Nucleolen rücken an die Kernwand, welche vorgewölbt werden kann, ohne daß je ein sichtbarer Riß in der Membran auftritt. Man hat vielmehr von einem „Durchschmelzen des Nucleolus bei intakter Kernmembran" gesprochen. Es kann auch zu hantelförmigen Durchschnürungen des an der Kernmembran liegenden Nucleolus kommen. Das distale

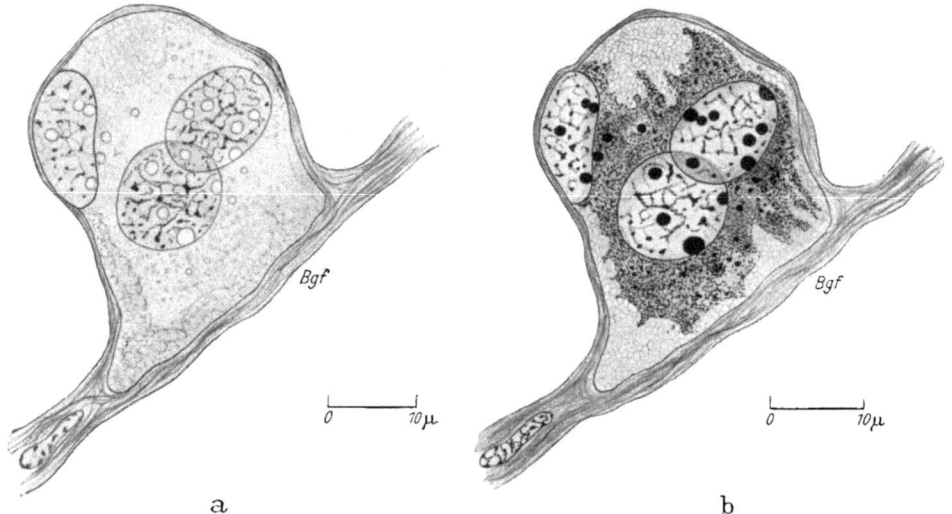

Abb. 108 a u. b. „Sekretionskapseln" aus dem Interrenale eines 24,8 cm langen Männchens von *Ichthyophis glutinosus*. a FEULGEN-Reaktion und Nachfärbung mit Lichtgrün, b Eisenhämatoxylin-Säurefuchsinfärbung. *Bgf* Blutgefäß. Vergr. 1150fach. Aus DITTUS 1936.

Stück tritt ins Cytoplasma über, bleibt aber noch durch ein sich deutlich mit Eisenhämatoxylin schwarz färbendes Fädchen mit einem intranucleären Teilstück verbunden. Die ins Cytoplasma gelangten Nucleolarteile beginnen nun zu quellen und sich mit basophilen Höfen zu umgeben, in welchen man eine feine Granulierung wahrnehmen kann. Die folgende Abbildung (Abb. 108) von DITTUS zeigt nebeneinander das FEULGEN-Bild (Nucleolen und Nucleolarsubstanz bleiben ungefärbt) und das Eisenhämatoxylinbild (Chromatin und Nucleolarapparat). Entgegen KOLMER (1918), welcher eine Beziehung der Eisenhämatoxylingranula zum Chromatin bzw. zum Nucleolus leugnet, glaubt DITTUS (1936) damit die Kontinuität des Prozesses richtig zu deuten. Die Zellen können schließlich vollständig mit den basophilen Körnchen gefüllt sein. Für solche reife Zellen ist charakteristisch, daß sie paketweise mit einer Bindegewebsmembran umhüllt sind („Sekretionskapseln", DITTUS 1936). Die Bindegewebsfasern sollen aus dem Gefäßbindegewebe stammen. Allmählich wird das Bindegewebe zwischen aktivem Komplex und Blutgefäßlumen aufgelöst, so daß als Grenze nur noch das Endothel übrigzubleiben braucht. Nun treten in den vorher granulagefüllten Kapseln hellere, granulaarme Bezirke auf, die durch Abführung der Granula ins Blut entstehen. Offenbar können die Zellen in den gleichen Prozeß wieder eintreten. Wenn die Restitutionskerne ein deutliches Chromatinnetz zeigen, dann sind auch die Zellgrenzen wieder deutlich erkennbar. In der Restitutionsphase kann man auch öfter Amitosen finden, vermutlich Reaktionsamitosen im Sinn von BENNINGHOFF (1922).

Außer den bereits geschilderten hat DITTUS (1936) noch abweichende, aber bei weitem seltenere Bilder gesehen. Bei manchen Kernen wird offenbar die Membran aufgelöst (Abb. 109). Manchmal fand DITTUS degenerierende Interrenalzellen, in einem Fall mit Granulationen im Blutgefäßlumen vor, ohne daß mikrotechnisch Insulte in Betracht gekommen wären. Er deutet dieses Bild als eine Art holokriner Sekretion, die KOLMER (1918) und KOHNO (1925) gelegentlich auch bei *Säugern* gesehen haben wollen.

Die von DITTUS geschilderten Verhältnisse betreffen zunächst einmal das Interrenale geschlechtsreifer Tiere. Bei jüngeren Tieren können die Kernsekretionsprozesse wohl auch schon beobachtet werden, aber sie sind geringer ausgeprägt. Bei Tieren von 11—13 cm Länge setzt der Prozeß offenbar kräftig ein.

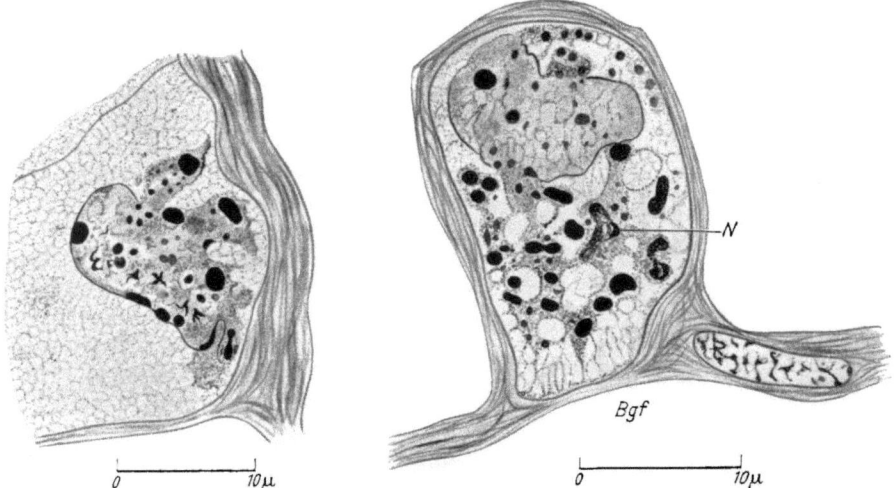

Abb. 109. Links amöboider Kern, rechts sich auflösender Zellkern mit Bildung nucleolarartiger Granulationen (*N*) aus dem Interrenale eines 24,8 cm langen Männchens von *Ichthyophis glutinosus* (Fixierung Susa, Paraffinschnitt, Eisenhämatoxylin-Säurefuchsinfärbung, links Vergr. 1666fach, rechts 1933fach). Aus DITTUS 1936.

Bei *Ichthyophis glutinosus* tritt eine starke Zunahme der „Sekretionskapseln" in und gegen Ende der Metamorphose der Tiere auf. Während der Zeit voller Gonadenreifung kommt es zur Sekretionsverminderung. Die Tatsache mag für eine engere Beziehung des Interrenalsystems zur Metamorphose sprechen. CAMPORA (1926) hat in der Tat durch Verfütterung von Rindensubstanz an Larven von *Bufo vulgaris* eine Förderung der Metamorphose feststellen können.

DITTUS (1936) versucht, die Sekretionsaktivität durch ein Flächenverhältnis von Sekretionskapseln zu inaktivem Gewebe zu charakterisieren (Abb. 32, S. 57). Man sieht aus der Kurve III, daß bis zu 13 cm Länge der Tiere ein langsames Ansteigen der Aktivität (d. h. Zunahme der „Sekretionskapseln") des Interrenalorgans erfolgt und erst etwa von 13 cm an eine starke Tätigkeit des Interrenalorgans einsetzt, die mit dem Ende der Metamorphose (15—16 cm Länge) wieder nachläßt.

Bei *geschlechtsreifen Tieren* begegnet man je nach dem Gonadenzustand sehr verschiedenen Bildern. Bei geringer Hodenaktivität (Juli) zeigt auch das Interrenalsystem eine geringe Aktivität. Untersucht man dagegen im Januar gefangene Tiere, so entsprechen aktivierter Zustand des Hodens und gesteigerte Aktivität des Interrenale einander. Beim Apriltier, dessen Hoden viele Spermatozoen enthält, zeigt das Interrenale eine außerordentlich große Aktivität (Abb. 110).

Auch bei Weibchen scheint die Hauptaktivität des Interrenalgewebes während der Ausbildung der Keimprodukte im Ovar erreicht zu werden. In einer weiteren Arbeit (DITTUS 1941) wird über ähnliche Befunde am Interrenale von *Torpedinen* berichtet.

DITTUS (1941) sah auch im Interrenale von *T. ocellata* und *T. marmorata* geformte Substanzen aus dem Kern ins Cytoplasma übertreten, die als das Inkret bzw. als Vorstufe des Inkretes des Interrenale angesehen werden. Tritt ein Zellkern in die Aktivitätsphase ein, so nimmt seine Färbbarkeit zu. Die stärkere Färbbarkeit wird außer durch eine Verstärkung des Chromatingerüstes durch eine diffuse Anfärbung des Kernsaftes und eine Vermehrung der oft bröckelig verteilten Nucleolarsubstanz hervorgerufen. In solchen Kernen findet DITTUS nun oft 1—4 kleinere oder größere Blasen, die stets eine scharfe, basophile Umgrenzung besitzen und schon aus diesem Grunde nicht einfach als Fixationsartefakte gedeutet werden können. Der Inhalt dieser „nuclealen Blasen" färbt sich normalerweise mit Eisenhämatoxylin mehr oder weniger schieferblau, mit Azan höchstens schwach rot, mit DELAFIELDschem Hämatoxylin bläulich. Bei Triacidfärbung zeigt sich gelegentlich auch eine Oxyphilie. Nach der FEULGENschen Nuclealreaktion erscheint der Inhalt ungefärbt, höchstens schwach rosa. In den Blasen befindet sich also keine Thymonucleinsäure. Hin und wieder liegen in ihnen feine basophile Flöckchen. Man findet sämtliche Übergänge von echten Nucleolen zu nuclealen Blasen, etwa in der

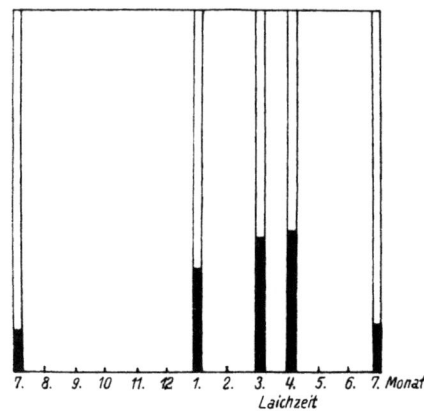

Abb. 110. Darstellung des Flächenverhältnisses zwischen Sekretionskapseln einerseits und ruhendem Interrenalgewebe andererseits bei verschiedenen Aktivitätszuständen der Keimdrüsen. Das Verhältnis des schwarzen Teiles zum weißen Teil der Säulen entspricht dem Flächenverhältnis Sekretionskapseln : inaktivem Gewebe.
Aus DITTUS 1936.

Reihe, daß Nucleolen in ihrer Mitte zunächst eine sich heller färbende Kugel aufweisen, die wächst, wobei die äußere Schale dünner wird und schließlich nur noch als basophile Membran übrigbleibt (Abb. 111). Es kommt mithin zu einer fortschreitenden Verflüssigung des Nucleolus. Wahrscheinlich können sich derartige Bläschen aber auch unmittelbar im Kern entwickeln. Gelegentlich verschmelzen die Blasen auch miteinander. Untersucht man Zellkerne mit mehreren solchen Blasen mit der FEULGEN-Färbung, so kann man eine Abnahme der Desoxyribonucleinsäure feststellen. Diese Blasen legen sich nun der Kernmembran an, die sie unter Umständen sogar vorwölben. Der vorgewölbte Teil der Kernmembran ist sehr zart, der übrige Teil wesentlich dicker und kräftiger gefärbt (Abb. 112). Die Kernmembran löst sich nun an der Berührungsfläche auf, so daß im Schnitt 2 Lippen hervortreten, die jederseits von der Blase liegen. Dieses Stadium ist selten zu sehen, also offenbar von recht kurzer Dauer. Danach erfolgt eine gewisse Turgorentlastung des Zellkernes, der seine rundliche Form verliert. Nach Austritt der Blase ins Cytoplasma ist die Verklebungsstelle der Kernmembran („Kernnarbe") oft noch eine Zeitlang zu beobachten.

Bei einer zweiten Form dieses Prozesses wird eine ganze Blase unverändert vom Kern abgegeben und im Plasma aufgelöst. Dicht neben den intensiv färbbaren Kernen liegen oft solche, die infolge Fehlens eines deutlichen Chromatingerüstes hell erscheinen, dafür aber zahlreiche größere und kleinere nucleolare

Bröckel enthalten. Solche Kerne sollen vor allem in der Nähe von Capillaren zu finden sein. DITTUS (1941) faßt die stärker gefärbten Kerne als Vorstufen

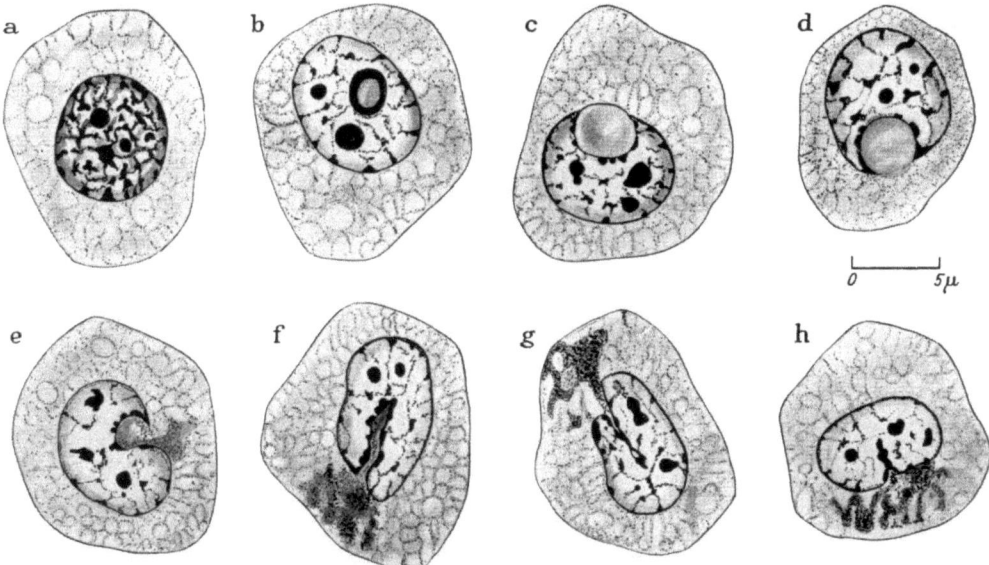

Abb. 111 a—h. Funktionsstadien von Interrenalzellen bei *Torpedo*. a Beginn der Funktionsphase; b Umwandlung von Nucleolen zu nuclearen Blasen; c nucleare Blase an der Kernmembran; d nucleare Blase kurz vor der Entleerung ins Cytoplasma; e erfolgte Entleerung der Blase, Kerndelle; f Kern mit Kernbucht; Bildung von Granulationen; g verklebte Kernbucht; h Kernnarbe (Eisenhämatoxylinfärbung). Aus DITTUS 1941.

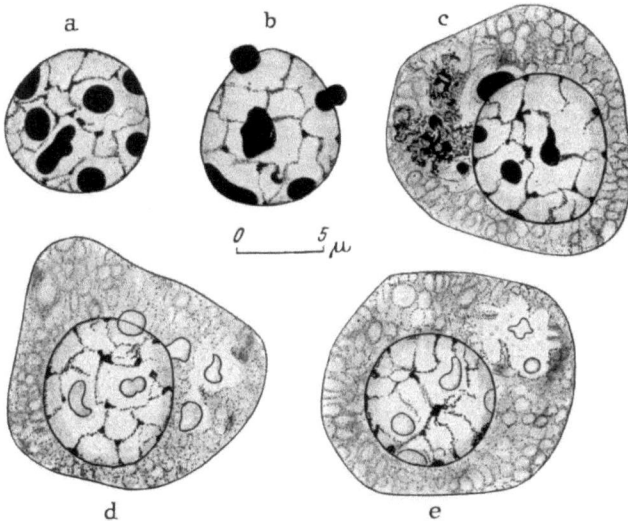

Abb. 112 a—e. Nucleolarextrusion in interrenalen Zellen von *Torpedo*. a Kern mit vermehrter Nucleolarsubstanz, b Extrusion von Nucleolen, c Zerfall der im Cytoplasma liegenden Nucleolarkörper, Bildung von basophilen Granulationen, d und e Nachweis der Unversehrtheit der Kernmembran bei Nucleolarextrusionen und des nucleolaren Charakters der Granulationen im Cytoplasma (a—c Fixierung in BOUINscher Lösung, Eisenhämatoxylin-Säurefuchsinfärbung; d und e FEULGEN-Reaktion-Lichtgrün). Aus DITTUS 1941.

der an Nucleolarbröckeln reicheren Kerne auf. Er beschreibt den Durchtritt der Nucleolarsubstanz durch die Kernmembran in ganz ähnlicher Weise, wie ich dies durch die Ausdrücke Anlagerung, Einlagerung, Auf- bzw. Auslagerung

(BACHMANN 1948) an Nervenzellen vorgenommen habe (Abb. 112). Die Kernmembran wird bei diesen Vorgängen nicht aufgelöst. Bei der Auflösung der nucleolaren Substanzen nach Durchtritt durch die Kernmembran ins Cytoplasma kommt es dort zur Bildung von Granulationen. Auch einige Nebenformen des Nucleolarsubstanzaustrittes hat DITTUS (1941) beschrieben (Abb. 113), die mir

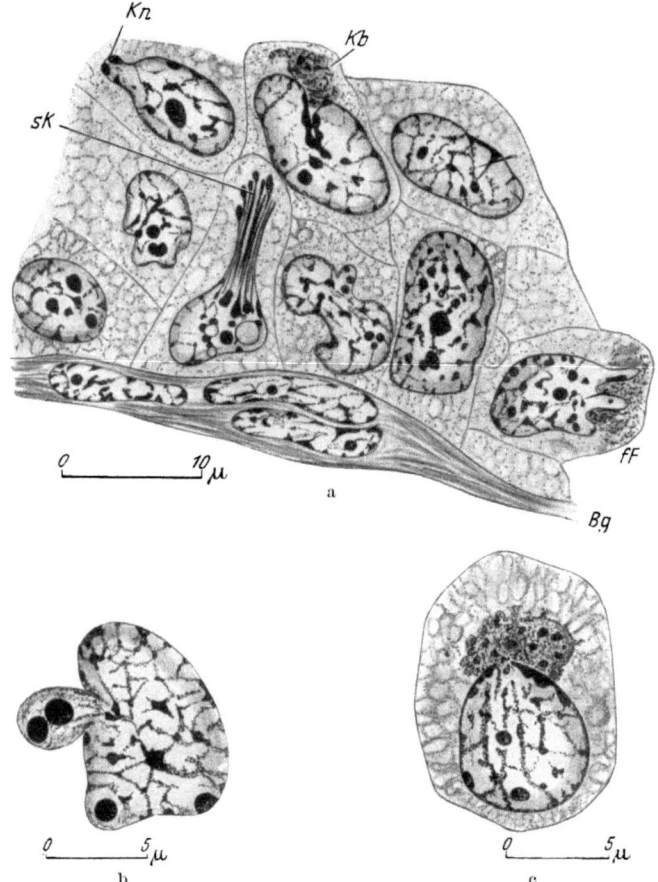

Abb. 113a—c. Seltenere Formen der Nucleolarextrusion in interrenalen Zellen von *Torpedo*. a *Bg* Bindegewebe; *Kb* Kernbucht; *Kn* „Kernnase"; *sk* strahlenartig auswandernde Kernsubstanz; *fF* fingerförmige Kernfortsätze. b Abschnürung eines Kernstückes mit Nucleolen. c Ausfließen von Kerninhalt ins Cytoplasma (Eisenhämatoxylin-Säurefuchsinfärbung). Aus DITTUS 1941.

wichtig erscheinen, weil ich ähnliche Bilder bei stark erhöhter Rindenaktivität in der Nebenniere des *Hundes* wiedergefunden habe.

Das Problem des Durchtritts geformter Substanzen durch die Kernmembran hat zu einer ausgedehnten Diskussion geführt, auf die hier nicht genauer eingegangen werden kann (Literatur bei HEBERER 1930, 1932, BARGMANN 1943). Selbstverständlich muß die Verschiebung nucleolarer Substanzen durch die Schneide des Mikrotommessers in Betracht gezogen werden. Aber schon DITTUS fand gleichzeitigen Kernsubstanzaustritt nach verschiedenen Seiten. DITTUS behauptet überdies, daß die Nucleolarsubstanz vorzugsweise in Richtung der größten Cytoplasmamenge abgegeben wird, daß also eine gewisse „Sekretionspolarität" besteht.

Die nuclearen Blasen sind nun besonders schön im Interrenale von *Torpedinen* zu sehen, die vor der Geburt stehen. Kurz nach der Geburt sind kaum noch solche Vorgänge zu finden, dagegen stehen jetzt ganz die oben in zweiter Linie geschilderten Prozesse des Austrittes nucleolarer Bröckelchen aus dem Kern im Vordergrund. Es sieht also so aus, als ob die Bildung und Abgabe

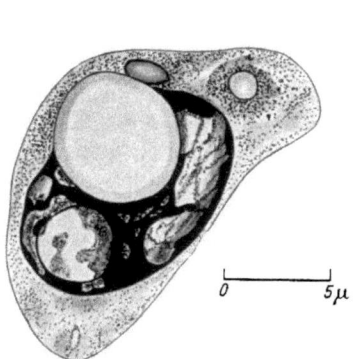
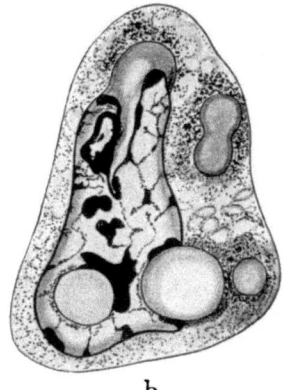

Abb. 114. Interrenalzellkerne von *Torpedo marmorata* bei Abgabe nuclearer Blasen (Eisenhämatoxylinfärbung). Aus DITTUS 1941.

der *nuclearen Blasen* einen embryonalen Sekretionsvorgang darstellt, während die Abgabe von *Nucleolarsubstanz* für die postembryonale Zeit typisch ist. Je weiter z. B. die Ovarialreifung bei den weiblichen *Torpedinen* vorwärtsschreitet, um so intensiver werden die Nucleolarprozesse. Das Maximum wird bei trächtigen Tieren erreicht. Das Cytoplasma wird immer reicher an basophilen Granulationen.

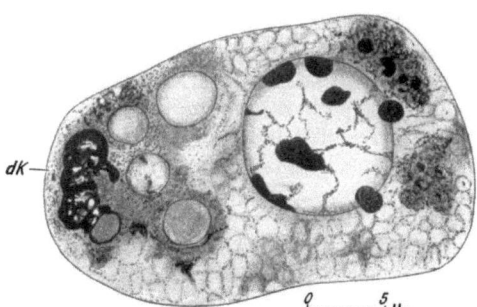
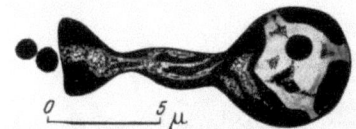

Abb. 115. Zweikernige Interrenalzelle bei *Torpedo marmorata*. Degeneration des einen Kernes (*dK*) nach Abgabe vieler nuclearer Blasen. Im anderen Kern Nucleolarextrusion. Aus DITTUS 1941.

Abb. 116. Zellkern mit einem hauptsächlich aus Nucleolarmaterial bestehenden Fortsatz aus einer interrenalen Zelle von *Torpedo marmorata*. Aus DITTUS 1941.

Bei Zellen, die an Gefäßen liegen, findet man, daß in Richtung auf das Gefäß zu die Granula feiner werden, um wohl in kolloidalem Zustand die Wand zu passieren. Granula im Gefäß gleichen vollkommen denen in Interrenalzellen. DITTUS meint: ,,Für mich besteht kein Zweifel darüber, daß diese Granulationen ein Inkret der Interrenalzellen darstellen."

Zu fast explosiven ,,Kernsekretionsprozessen" sah es DITTUS kommen, wenn er das Interrenale nach Exstirpation eines größeren Abschnittes im Zustand der kompensatorischen Hypertrophie untersuchte. Außerdem hat er auch nach Zufuhr eines corticotropen Vorderlappenauszugs höchste Aktivität des Nucleolarapparates beobachtet. Bei jüngeren Tieren kam es dabei zur Bildung nuclearer Blasen (s. o.). Die Abgabe der Blasen scheint überstürzt zu erfolgen (Abb. 114). Daneben kann man die Extrusion geformter Nucleolarbestandteile beobachten (Abb. 115). Dabei treten ganz merkwürdige Kernformen auf (Abb. 116), wie ich sie allerdings auch beim *Hund* bei höchster Inanspruchnahme der Nebennierenrinde beobachtet habe. Besonders eindeutige Bilder erhält man, wenn man vom Interrenalebild nach Hypophysektomie ausgeht und damit das Bild nach Zufuhr corticotropen Hormons vergleicht (Abb. 117). Über Beziehung *pyroninophiler Nucleolarsubstanz* zu basophilen Strukturen des Cytoplasmas s. S. 202.

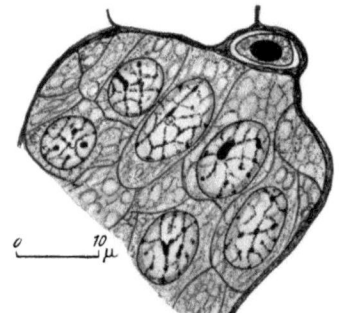

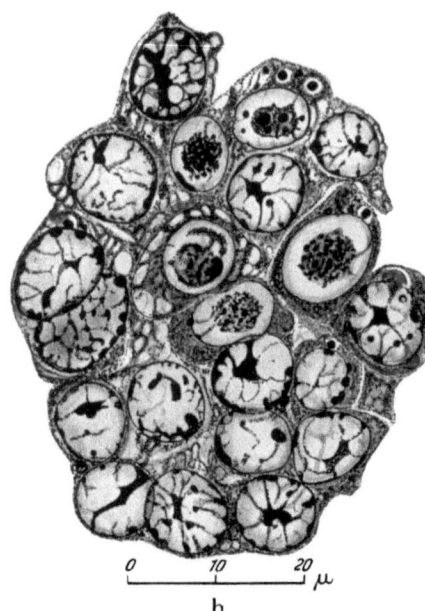

Abb. 117a u. b. a Interrenale eines 400 g schweren Männchens von *Torpedo ocellata* 12 Tage nach Hypophysektomie, b dasselbe nach Hypophysektomie und folgender 3maliger Injektion von je 0,02 cm³/g corticotropem Hormon (Fixierung in Susa, Eisenhämatoxylin-Säurefuchsinfärbung). Aus DITTUS 1941.

11. Die Kerneinschlüsse (Kernsekretion).

KOLMER (1918) fand in den Kernen der Nebennierenrindenzellen von *Talpa europ.* neben dem Nucleolus öfters einen zweiten Körper, welcher sich weniger intensiv anfärbte. In manchen Fällen dehnte sich dieses Gebilde über den ganzen Kernraum aus.

Ausführlicher hat sich E. SCHILLER (1944) mit dem Problem der Kerneinschlüsse befaßt. Im subcapsulären Blastem der *menschlichen* Nebenniere fand er Zellkerne mit Falten und acidophilen Einschlußkörpern, die durch eine Grenzmembran gegen die Karyolymphe abgesondert waren. In Glomerulosazellen sah er öfters 2 Kernkörperchen: „Gelegentlich waren die beiden Nucleoli verschieden groß, so daß es nahe liegt, hierin die erste Bildung von Kerneinschlußkörpern zu sehen." In den Fasciculatazellen fand er keine solchen Bildungen, dagegen wieder in Reticulariszellen. Die Einschlußkörper können teils in der Mitte der Zellkerne (Abb. 118), teils mehr an deren Wand (Abb. 119) liegen. SCHILLER fand ferner Bilder (Abbildung 120), die als Ausschleusungsvorgang solcher Einschlüsse ins Cytoplasma gedeutet werden könnten (vgl. auch seine Befunde an Nebennieren von *Felis dom.*, *Lepus cun.*, *Mus musc.*, *Mus rattus*, *Talpa eur.*, *Didelphis*).

Was die Bedeutung der Gebilde anlangt, so sagt SCHILLER: „Obgleich ich Bilder von Kernsekretionsvorgängen in allen untersuchten Nebennieren fand, möchte ich ihnen doch keine allgemeine Bedeutung für die Sekretion der Nebennierenrindenzellen zuschreiben, denn im Verhältnis zu der großen Zahl der durchuntersuchten Kerne konnte ich die Erscheinungen doch nur in wenigen von ihnen antreffen."

Die Frage, inwieweit die hier geschilderten Bildungen mit den am Nucleolarapparat auftretenden Veränderungen zusammenhängen, muß offenbleiben. Aus diesem Grunde habe ich Bildungen der einen Art, deren Genese aus dem Nucleolus so gut wie gesichert ist, getrennt von den hier mitgeteilten Befunden behandelt, die vielleicht doch etwas anderes darstellen.

12. Das Centrosom der Rindenzellen.

Wenn die cytologische Differenzierung der Rindenzellen im 3.—4. Embryonalmonat einsetzt, sollen nach KOLMER (1918) die Diplosomen eine wichtige Rolle spielen. Die ersten cytoplasmatischen Granula entstehen angeblich um die Sphäre herum. Beim älteren Fetus sei die Granulabildung an dieser Stelle weniger gut zu erkennen, weil die Zahl der Körnchen in der Zelle bereits zu groß geworden ist und das Gebiet der Sphäre verdeckt. Vielleicht liegt hier eine Verwechslung mit dem GOLGI-System vor, welches man als Produktionsstätte cytoplasmatischer Körnchen eher in Anspruch nehmen kann als den für die Zellteilungszwecke hoch spezialisierten Centrosomenapparat.

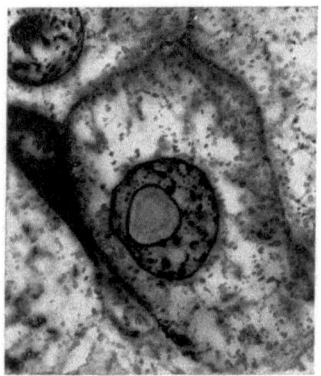 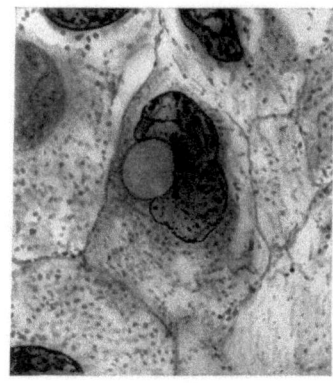 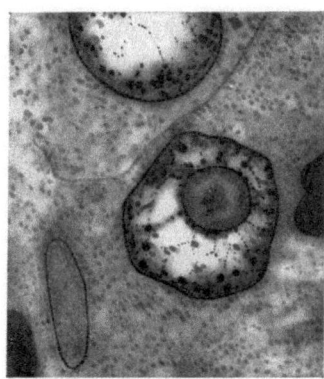

Abb. 118. Abb. 119. Abb. 120.

Abb. 118. Einschlußkörperchen im Kern einer Rindenzelle aus der Nebenniere eines 41 Jahre alten Hingerichteten (ZENKER-Fixierung, Paraffinschnitt 4 μ, Eisenhämatoxylinfärbung. Überzeichnetes Mikrophoto. Zeiss Homal IV, Objektiv: Ölimmersion HI 100). Aus SCHILLER 1944.

Abb. 119. Einschlußkörperchen mit Kernwandbeziehung aus einer Rindenzelle der Nebenniere eines 32 Jahre alten Hingerichteten (SANNOMIYA-Fixierung, Paraffinschnitt 6 μ, Hämatoxylin-Eosinfärbung. Überzeichnetes Mikrophoto. Optik vgl. Abb. 118). Aus SCHILLER 1944.

Abb. 120. Ins Cytoplasma ausgeschleustes Einschlußkörperchen aus einem Rindenzellkern der Nebenniere von *Didelphys virginiana* (BOUIN-Fixierung, Paraffinschnitt 4 μ, Molybdänhämatoxylinfärbung nach HELD. Überzeichnetes Mikrophoto. Optik vgl. Abb. 118). Aus SCHILLER 1944.

KOLMER (1918) beobachtete besonders deutliche Centrosomata in den Fasciculatazellen bei *Elephas indicus*. In Rindenzellen der Nebenniere von *Arctomys marmotta* fand er in Kernnähe ein Diplosom, welches von einer ziemlich voluminösen Sphäre umgeben war, die ihrerseits wieder von Pigmentkörnchen umlagert schien. Ferner sah KOLMER (1918) in Fasciculatazellen bei *Macacus* deutlich das Centrosom.

13. Der GOLGI-Apparat.

Vorbemerkungen. BENNETT (1940a) durchspült die Nebennieren *(Katze)* zur Darstellung des GOLGI-Apparats mit Kobaltnitrat-Formol und legt sie dann für 3 Std in die Fixationslösung ein. Mit CHAMPY-Fixierung hat er keine guten Erfahrungen gemacht. —
Wiederholt ist der GOLGI-Apparat als Kunstprodukt angesehen worden, zuletzt von GICKLHORN (1932) und PALADE-CLAUDE (1949, s. u.). Nachdem er indessen in lebenden Zellen beobachtet worden ist, steht seine natürliche Präexistenz außer Frage. Mit dem *Phasenkontrastmikroskop* ist der GOLGI-Apparat bisher in lebenden Keimzellen, nicht aber in Somazellen nachgewiesen worden.

Solange man den ,,GOLGI-Apparat" als eine mehr oder weniger stabile Zellorganelle betrachtete, erschien es rätselhaft, daß das Gebilde schon bei einer einzigen Species unter recht verschiedenen Formen auftreten konnte. Noch mehr wechselten die Bilder des ,,GOLGI-Apparates" von Tierart zu Tierart.

Seit CH. G. HIRSCHS ausgedehnten Arbeiten (Literatur bei ZEIGER 1950b, 1952) haben wir ein Bild vom Formwechsel des GOLGI-Apparates. Wir wissen, daß eine mit Metallen imprägnierbare Präsubstanz in ein GOLGI-System übergeht, welches aus einem vacuolisierten, chromophoben Innenteil (GOLGI-Internum) und einer äußeren, chromophilen Substanz (GOLGI-Externum) besteht. Im kernnahen, eigentlichen GOLGI-Feld von etwa 5 μ Durchmesser lagern sich mehrere solche Systeme zu einem Komplex zusammen (Polysystem), aus welchem nun das „Produkt" oder die GOLGI-Substanz hervorgeht. Dazu kommt nach GERSH (1949) eine nicht lipoide Komponente, welche eine positive HIO_4-SCHIFF-Reaktion gibt, aber nach LILLIE (1951) bei der BAUER- wie CASELLA-Reaktion (BAUER 1933, CASELLA 1942) negativ bleibt. J. R. BAKER (1950) stellt sich vor, daß ein lipoider GOLGI-Körper eine oder mehrere Vacuolen in sich entwickelt. Das GOLGI-Produkt häuft sich in der Vacuole. Das lipoide Externum wird schließlich meist abgeworfen. Die Bezeichnung „Lipochondrien" (vgl. RIES, im Gegensatz zu Mitochondrien) für die GOLGI-Körper hat bereits G. CH. HIRSCH in seinem Referat der BAKERschen Arbeit [Berichte ges. Biol. **73**, 233 (1951)] mit Recht abgelehnt. Nach ORTH-Fixierung und Verwendung der HIO_4-Carbolfuchsintechnik oder der HIO_4-SCHIFF-Methode oder nach Chromsäureoxydation und Piperazinsilbertechnik haben ARZAC und FLORES (1952) den GOLGI-Apparat darstellen können. Vermutlich beruht die Reaktion auf Anwesenheit von Aldehydgruppen in Kohlenhydraten.

Die *Chemie des* GOLGI-*Apparates* steckt noch im Anfang: Lipoide und Protein sind nachgewiesen. Eine schwache Anisotropie des Gebildes kann beobachtet werden. Das Externum ist quellungsempfindlich, das Internum entweder vacuolär oder granulär und enthält offenbar weniger Lipoid. Physikalisch-chemisch könnte es sich um ein Komplexkoacervat handeln (HOLTFRETER), wobei wie bei Koacervaten die disperse Phase aus dem Dispersionsmittel zu einer Schicht zusammengetreten wäre. Bei Komplexacervaten würde dieser Prozeß mehrfach vor sich gegangen sein und eine Phase die andere einhüllen. Es könnte sich ferner um ein multilamelläres Phosphatidschichtsystem handeln, was nach ZEIGER (1950b) indessen unwahrscheinlich ist. Am ehesten — so meint ZEIGER — liegt der Aufbau im Sinne eines Mischkörpers aus Lipoid und Proteinfolien nahe. In einem solchen System ist ein gewisser Stofftransport auf der einen Seite, auf der anderen aber auch eine gewisse Abdichtung von Stoffen gegen das allgemeine Cytoplasmasystem möglich.

Die *Bedeutung des* GOLGI-*Apparates* ist umstritten. Die Meinungen tendieren in der Richtung, daß die an Mitochondrien (S. 194) gebildeten Sekrete im Internum des GOLGI-Apparates konzentriert werden (GOLGI-Apparat als Stoffänger im Cytoplasma). Wendet man dagegen den Vergleich an, daß die Halbfabrikate des Cytoplasmas im GOLGI-Apparat „veredelt" werden, dann würde man dem Gebilde die Bedeutung einer spezifischen Organelle zuschreiben.

Bei der technischen Darstellung ist immer zu bedenken, daß die Osmierungen nach KOPSCH oder KOLATCHEV netzförmige Bilder des Apparates ergeben, wie sie im lebenden Gewebe nicht zu sehen sind. Bei der CHAMPY-Fixierung eilt das Chromat voraus, wodurch ebenfalls eine Veränderung der Normalstruktur des Gebildes eintritt. Dann erst greift das Os an. Es handelt sich also im Grunde um Artefakte, die wir darstellen, aber da sie immer wieder in ähnlicher Weise herstellbar sind, müssen wir ihnen eine beträchtliche Bedeutung beimessen.

Das Wesen der Osmierung ist ebenfalls noch nicht in allen Einzelheiten geklärt. In einer ersten Phase scheint sich eine Verfestigung des Polypeptidfadennetzes im Cytoplasma zu vollziehen. In einer zweiten, langsamer verlaufenden Phase dürfte das OsO_4 vor allem an den Stellen von Doppelbindungen angreifen. Diese werden aufgebrochen und oxydiert, wobei sich als schwarzer Niederschlag OsO_2 abscheidet. — PALADE und CLAUDE (1949) meinen, daß die gewöhnlich zur Darstellung des GOLGI-Apparates benutzten Fixationsmittel eine Art von Myelinfiguren aus präexistenten Phosphorlipoidvacuolen bilden. Gegen diese Deutung hat sich R. R. BENSLEY (1951) gewendet. Er sagt, daß die Beobachtungen von PALADE-CLAUDE zwar richtig seien, ihre Voraussetzungen und Schlüsse hingegen falsch. PALADE-CLAUDE hat übersehen, daß in lebenden Zellen GOLGI-Körper gesehen wurden (Pankreas, Darmepithelien, Spermien). Mit der Gefriertrockenmethode wurde der GOLGI-Apparat in Epididymis, Darmepithel, Nervenzellen nachgewiesen. Er wurde durch Zentrifugieren bewegt usw.

Der GOLGI-Apparat der Nebennierenrindenzelle ist vor allem von BOURNE (1934a) untersucht worden. Er unterscheidet 2 Typen des GOLGI-Apparates, von denen er die eine als die Hypertrophieform der anderen ansieht. Diese Deutung kann nach meinen Ausführungen nur mit Vorsicht angenommen werden.

In der Frage der *Position* des GOLGI-Apparates in der Zelle sind die Untersucher nicht einig. Während HOERR (1936c), BENNETT (1940a), MAXIMOW-BLOOM (1942) meinen, daß der GOLGI-Apparat regelmäßig zwischen Kern und der von einer Capillare begrenzten Zellseite liegt, hat DORNFELD (1936) dies für die Glomerulosazellen der *Ratten*-Nebenniere nicht bestätigen können. IWANOW

(1932, *Cavia, Ratte*) will in der Zona spongiosa einen hypertrophischen GOLGI-Apparat gesehen haben; in diesem Bereich nahm er auch die sekretorische Hauptleistung der Nebennierenrinde an. BENNETT (1940a) konnte dies nicht bestätigen. Nach Ultrazentrifugieren findet DORNFELD (1936 den GOLGI-Apparat (*Ratte*) in der Nähe der am weitesten zentripetal verlagerten Lipoidmasse.

Auf die Beziehungen des GOLGI-Apparates zur sog. Basophilie wird S. 202, auf die Beziehungen zur Lipoidbildung wird S. 340, auf die Beziehungen zur Verteilung der Ascorbinsäure im Cytoplasma S. 392 eingegangen. REESE und MOON

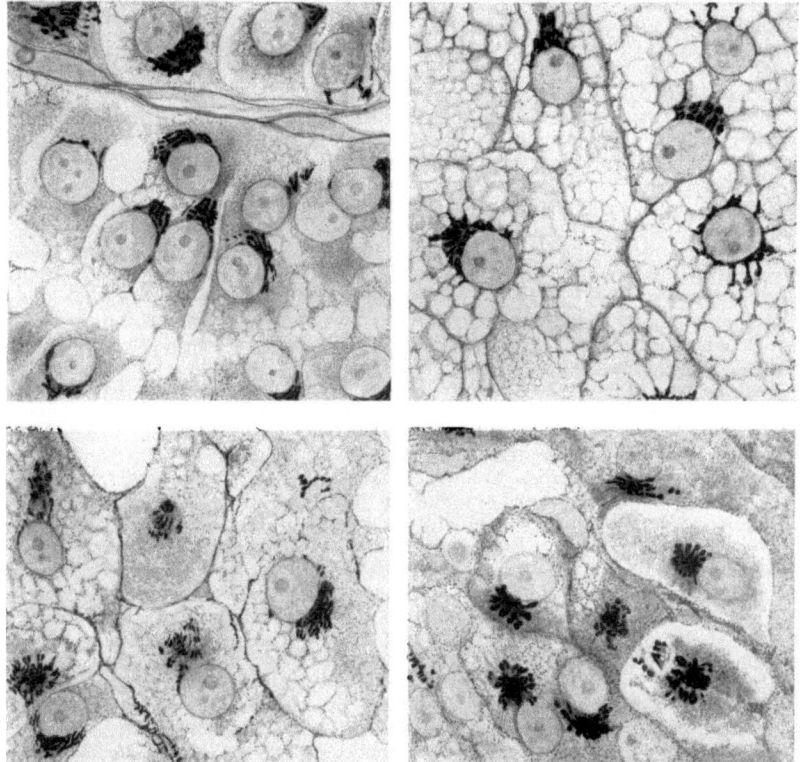

Abb. 121. Ausbildung des GOLGI-Apparates in der präsekretorischen (links oben), sekretorischen (rechts oben), postsekretorischen (links unten) und senescenten (rechts unten) Zone der Nebennierenrinde der *Katze* (Darstellung nach DA FANO). Aus BENNETT 1940a.

(1938) haben in den Fasciculatazellen der *Ratten*-Nebenniere nach Hypophysektomie eine Schrumpfung und nach Zufuhr von corticotropem Hormon eine Hypertrophie des GOLGI-Apparates beschrieben. Aus den dieses Kapitel einleitenden Bemerkungen geht hervor, daß derlei Veränderungen des GOLGI-Apparates recht kritisch gewertet werden müssen. Über das Verhalten des GOLGI-Apparates beim Übergang von Blastemzellen in die Rinde s. S. 252.

Vergleichend-histologische Beobachtungen.

Selachier: ABOIM (1944) vgl. S. 34. RADU (1931) sah gelegentlich schon bei der Fixation der Mitochondrien mit OsO_4-haltigen Lösungen in Interrenalzellen des *Frosches* in einem kleinen Fleck der juxtanucleären Zone weniger Mitochondrien liegen, diese aber im Gegensatz zu den üblichen granulären von rein filamentöser Art. Er nennt diesen Komplex „le chondriome spécial de la zone de GOLGI" (nach PARAT und PARAT 1930).

Nach typischer Osmiumimprägnation des GOLGI-Apparates beobachtete er an einem Kernpol einen aus kurzen Fädchen zusammengesetzten Komplex. Die Fäden können netzbildend zusammentreten, andererseits granulär zerfallen (DA FANO-Technik); es können auch Fäden und Körnchen zugleich auftreten. Mit Janusgrün lassen sich Tropfen in den Rindenzellen anfärben, die, wie die Neutralrottechnik ergibt, dem GOLGI-Apparat entsprechen. Dabei kann es sich um einzelne gröbere, manchmal aber auch um zahlreiche kleinere Tröpfchen handeln. Gelegentlich liegen diese Tropfen nicht in einem einzigen Haufen zusammen, sondern können 2—3 Gruppen bilden, die nach verschiedenen Polen der Zellen hin orientiert sind.

Opossum: Eine relativ große, aber kompakte Form des GOLGI-Apparates beschreibt BOURNE (1934, 1949) in den ruhenden Drüsenzellen der Rinde. Diffuse GOLGI-Apparate verzweigen sich durch die Zelle hindurch. Diese zweite Form soll mit der Bildung von Lipoidtröpfchen zu tun haben. Eine Differenzierung des GOLGI-Apparates in einen argyrophoben und argyrophilen Teil *(Petaurus breviceps)* konnte BOURNE beim *Opossum* nicht vornehmen. In der sog. ε-Zone der Rinde (S. 94) war der GOLGI-Apparat in einigen Zellen kompakt, in anderen hypertroph. Fortsätze argyrophilen Materials erstreckten sich durch das Cytoplasma. Interessanterweise enthielten auch die meisten α-Zellen eine Anzahl von Ascorbinsäurekörnchen. In den β-Zellen lag meist der kompakte Typ des GOLGI-Apparates vor. Der GOLGI-Apparat der δ-Zellen war größer, aber immer noch eigentlich kompakt. — *Mus rattus:* DORNFELD (1936) arbeitete mit der Technik von SEVERINGHAUS-CHAMPY. In den Glomerulosazellen fand er eine kompakte juxtamedulläre Masse ohne besondere Polarität oder Beziehung zu angrenzenden Capillaren. In den Fasciculatazellen lagen ziemlich diffus verteilt osmiophile Granula zwischen den Lipoidtropfen. In Reticulariszellen beschreibt DORNFELD den GOLGI-Apparat von feiner diffuser Form oder aber auch als kompaktes, dem Kern angelagertes Gebilde. — *Cavia cobaya:* HOERR (1936c) fand eigentlich nur in der Zona glomerulosa einen deutlichen GOLGI-Apparat. Er erscheint in der Art eines kleinen, ovalen Netz zwischen dem Kern und der capillarnahen Zellseite. In Fasciculata- und Reticulariszellen konnte HOERR den GOLGI-Apparat nicht sicher nachweisen. Osmierungsmethoden versagen wegen des Lipoidreichtums. Mit der CAJALschen Silbermethode kann man gelegentlich kleine Granula im Cytoplasma der Fasciculata- und Reticulariszellen nachweisen. Ob es sich aber wirklich um GOLGI-Substanz handelt, erscheint fraglich. Vielleicht werden auf diese Weise nur Mitochondrien erfaßt, zumal ganz ähnliche Granula auch mit Janusgrün im frischen Gewebe gefärbt werden können. — *Felis dom.* (s. ferner S. 337): Der GOLGI-Apparat in den Zellen der präsekretorischen (S. 110) Zone der *Katze* imponiert als Netzwerk von konischer oder Halbmondform mit der Basis am Zellkern (Abb. 121, links oben). Negative Bilder erhielt BENNETT (1940a) vom GOLGI-Apparat in MASSON-Präparaten oder bei der Mitochondriendarstellung nach ALTMANN-KULL. In der sekretorischen Zone erscheint der GOLGI-Apparat als eine kleine Kappe schwarzer Stäbchen nahe dem Kern und schickt einige Fortsätze zwischen die nächst gelegenen Lipoidvacuolen aus (Abb. 121, rechts oben). In dieser Zone scheint der GOLGI-Apparat keine konstante Lage zu besitzen. In der postsekretorischen Zone sieht der GOLGI-Apparat ähnlich aus; zu den Capillaren hat er keine konstante Beziehung (Abb. 121, links unten). Vielleicht ist der GOLGI-Apparat hier etwas mehr kompakt. Der GOLGI-Apparat in den Zellen der senescenten Zone färbt sich gewöhnlich stark, ist kompakt, oft fragmentiert (Abb. 121, rechts unten). Da GOLGI-Apparat (wie auch Mitochondrien) noch in den Zellen der „senescenten" Zone vorkommen, lehnt BENNETT eine Bedeutung für den Sekretionsprozeß ab (?). — *Procyon lotor:* KOLMER (1918) fand in den Fasciculatazellen einen großen acidophilen Körper in Kernnähe.

14. Die Mitochondrien der Rindenzellen.

Vorbemerkungen. Für den Nachweis der Mitochondrien in der Nebenniere sind zu empfehlen:
1. Eisenhämatoxylin,
2. Fixation in Formol-$K_2Cr_2O_7$ oder in Formol-$K_2Cr_2O_7$-$HgCl_2$-Färbung: ALTMANN-KULLS Anilin-Säurefuchsin-Aurantia-Toluidinblau.

Die Mitochondrien können mit Janusgrün in der lebenden Zelle dargestellt werden. BUCHSBAUM (1947) hat Mitochondrien in lebenden Zellen ohne jeden Eingriff mit dem Phasenkontrastverfahren nachgewiesen. Bau und Bedeutung der Gebilde ist in den letzten Jahren besser erkannt worden. BENSLEY (1947) gelang es mit der Methode der fraktionierten Zentrifugierung, die Mitochondrien aus den *Meerschweinchen*-Leberzellen zu isolieren. Aus den Mitochondrien wurde ein vom Lipoidteil der Gebilde stammendes Autoxydationspigment gewonnen. Nach BENSLEY sind die Mitochondrien nicht sich selbst reproduzierende katalytische Elemente, sondern temporäre Aggregate vieler Komponenten des Cytoplasmas (Enzymträger). Nach OPIE (1948), der für sie den Namen Cytochondrien vorschlägt, bilden sie ein osmotisches System im Plasma.

In der *Nebennierenrinde* sind Mitochondrien in allen Zonen nachgewiesen worden (BOURNE 1949, MAXIMOW-BLOOM 1942). In den Glomerulosazellen erscheinen sie meist als feine Stäbchen, in den Fasciculatazellen dagegen granulär (HOERR 1936, Abb. 122). In den helleren Zellen der Zona reticularis sind sie ebenfalls granulär, in den dunkleren groß und unregelmäßig (HOERR 1936, Abb. 123).

KOLMER (1918) beobachtete bei *Melursus ursinus* in den Fasciculatazellen manchmal stäbchenförmige Gebilde in Kernnähe, die sich mit Eisenhämatoxylin

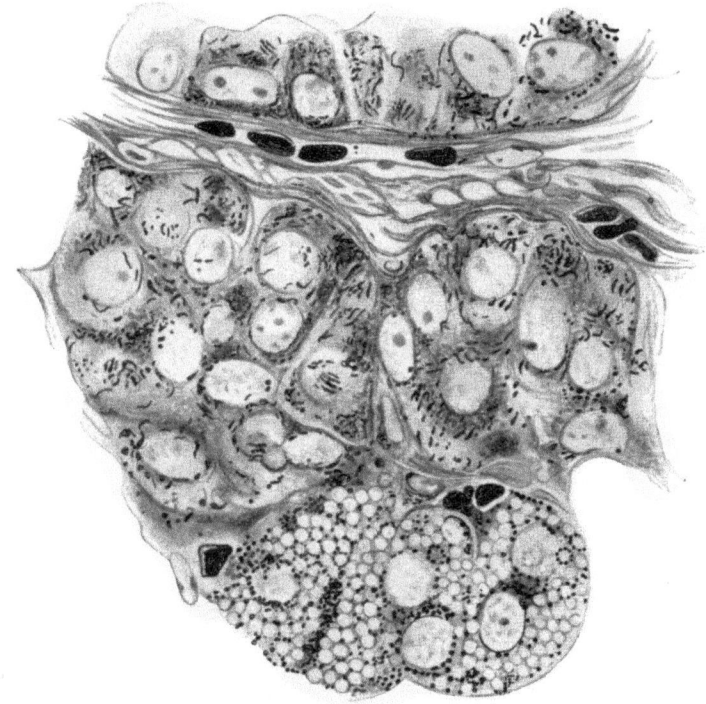

Abb. 122. Vorwiegend stäbchenförmige Mitochondrien in der Zona glomerulosa, vorwiegend granuläre Mitochondrien in der Zona fasciculata der Nebennierenrinde eines 300 g schweren *Meerschweinchens* (Fixierung ZENKER-Formol, Beize 3%iges Kaliumbichromat und 1%ige Chromsäure 10 Tage bei 37° C, Färbung mit BENSLEYS Kupfer-Chromhämatoxylin). Aus HOERR 1936.

anfärbten. Bei *Macacus* konnte auf er die gleiche Weise in Glomerulosazellen stäbchenförmige Gebilde nachweisen, zweifelt aber, daß es sich wirklich um Mitochondrien gehandelt hat. In einigen kleineren Zellen der Reticularis lagen die gleichen Gebilde (*Cavia*, s. S. 332ff.).

Das *spezifische Gewicht* der Mitochondrien ist höher als das des Lipoids, was aus Versuchen mit Ultrazentrifugierung (DORNFELD 1936) hervorgeht. Die relativ scharfe Abtrennung der Mitochondrien vom Lipoid bei diesem Verfahren spricht gegen einen innigeren Zusammenhang zwischen beiden. Selbst nach der Zentrifugierung lassen sich die Mitochondrien noch mit Eisenhämatoxylin oder Säurefuchsin (BENSLEY, *Ratte*) darstellen. Auf das Problem der Beziehung der Mitochondrien zum Lipoid wird auf S. 340 eingegangen (ebenda auch Bemerkungen über die Beziehungen zwischen Mitochondrien und Pigment).

Schon MULON (1912b) hat geglaubt, daß durch die Untersuchung der Mitochondrien die *Leistung der Nebenniere* am ehesten beurteilt werden könne. MALOVIČKO (1928) behauptet, daß die Zellen der Zona fasciculata, zum Teil auch der

Zona reticularis einen speziellen Stoff abgeben, ein Sekret, welches sich aus den Mitochondrien bilden soll, wobei die letzteren zu großen Klümpchen verschmelzen, dann sich auflösen und in das Blut übergehen. KAR (1947), welche die Mitochondrien der *Hühnchen*-Nebenniere (Methode CHAMPY-SEVERINGHAUS, ORTH-ALTMANN-KULL) untersuchte, fand zwischen den Lipoidvacuolen in unregelmäßiger Anordnung fuchsingefärbte Granula. Zwischen jüngeren und älteren Kontrolltieren (Tiere von 86 Tagen Alter bis zu 156 Tagen Alter) waren kaum Unterschiede zu beobachten. Bei kastrierten *Hähnchen* kommt es nun zu einer

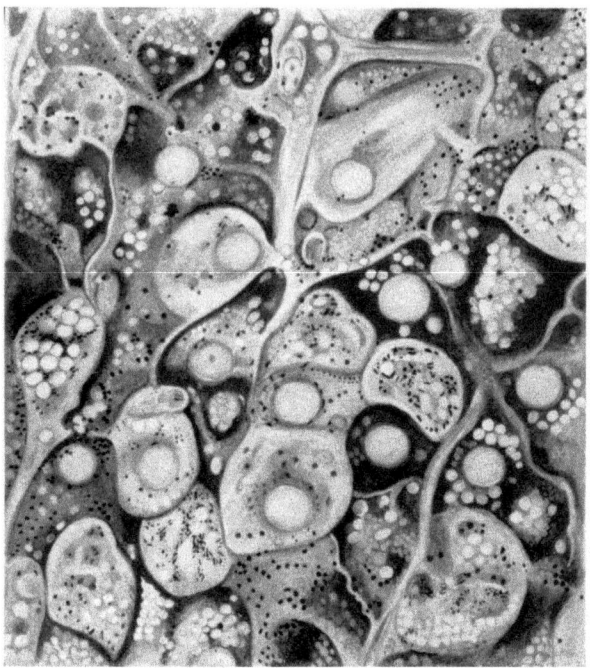

Abb. 123. Zona reticularis der Nebennierenrinde eines jungen *Meerschweinchen*bockes. Mitochondrien in Form geschwärzter Stäbchen und Körnchen, Lipoid ungefärbt, helle und dunkle Reticulariszellen (Fixierung ZENKER-Formol, Beize 3%iges Kaliumbichromat 6 Tage lang bei Zimmertemperatur, Färbung mit BENSLEYS Kupfer-Chromhämatoxylin). Aus HOERR 1936.

Zunahme der Mitochondrien in den Rindenzellen, wobei die peripheren Zellen stärker betroffen zu sein scheinen als die zentralen. Die fuchsinophilen Granula werden übrigens den Mitochondrien gleichgesetzt. Werden die kastrierten *Hähnchen* mit Testosteronpropionat behandelt, dann kommt es wieder zu einer Abnahme der Mitochondrien. Ähnlich wirkt angeblich auch Diäthylstilböstrol.

Die Mitochondrien in den Zellen der *präsekretorischen Zone* der Nebennierenrinde der *Katze* (S. 110) sind nach BENNETT (1940a) dicht gelagerte feine Stäbchen. (Abb. 124, oben). In der *sekretorischen Zone* sind die Mitochondrien kürzer als in der präsekretorischen Zone; sie liegen hier in den schmalen Cytoplasmafilmen zwischen den Lipoidvacuolen (Abb. 124, Mitte). In der *postsekretorischen Zone* erscheinen die Mitochondrien als zahlreiche kurze Stäbchen (Abb. 124, unten). In der *senescenten Zone* besitzen die Zellen, die keine Degenerationszeichen aufweisen, Mitochondrien in Form kurzer Stäbchen. In einigen Zellen sind die Mitochondrien groß und sehr dicht gelagert. Degenerierende Zellen haben schlecht gefärbte, fragmentierte, unregelmäßig verteilte Mitochondrien, degenerierte Zellen überhaupt keine Mitochondrien mehr. Da aber auch in dieser Zone Mitochondrien

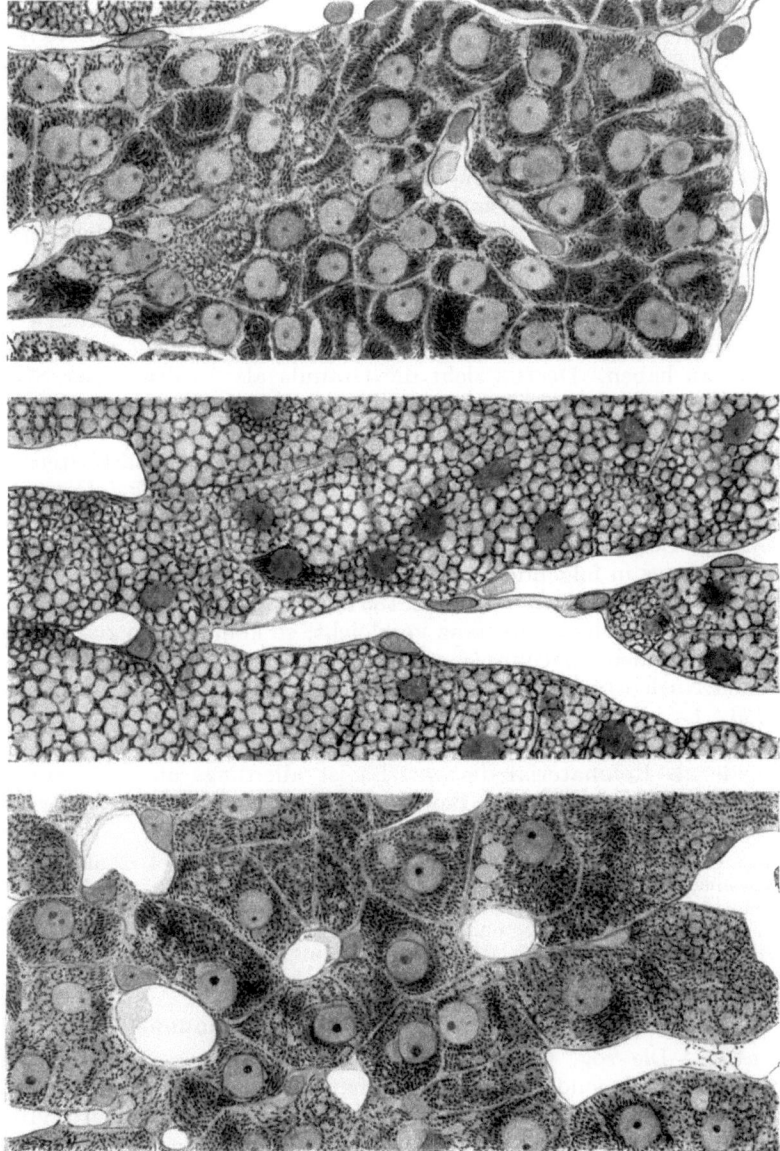

Abb. 124. Mitochondrien der präsekretorischen (oben), sekretorischen (Mitte) und postsekretorischen (unten) Zone der Nebennierenrinde der *Katze* (Färbung nach ALTMANN-KULL). Aus BENNETT 1940a.

ebenso wie GOLGI-Apparate vorkommen, lehnt BENNETT eine Bedeutung beider für den Sekretionsprozeß ab.

Über die Veränderungen der Mitochondrien beim Übergang von Blastemzellen in die Rinde s. S. 252. Über Beziehungen zwischen Mitochondrien und Lipoid S. 340, zwischen Mitochondrien und Pigment S. 373.

15. Granulationen, welche nicht zu den Mitochondrien gehören sollen.

Granula, welche sich mit *Eisenhämatoxylin* intensiv färben, werden von manchen Autoren nicht als Mitochondrien angesehen. Sie sollen sich auch mit *Safranin* besonders stark anfärben lassen. Diese Gebilde sind bei verschiedenen Tieren nachgewiesen worden (GIACOMINI 1898, STILLING 1898a, PLECNIK 1902, CIACCIO 1903a, KOLMER 1918, HARMS 1921, HETT 1926a, BAECKER 1928). Wahrscheinlich gehören in die gleiche Gruppe die Granula in manchen Fasciculatazellen, welche sich nach GRAM (DELAMARE 1904) oder mit *Fuchsin* (MULON) färben lassen.

Nach HARMS u. a. sollen solche Granula bei *Amphibien* und *Säugern* aus Nucleolarsubstanz entstehen (Genaueres s. S. 183ff.). KOLMER (1918) hat dagegen Beziehungen der Granulationen zu Chromatin und Nucleolus scharf abgelehnt. DITTUS (1936) meint, daß die Granula nichts anderes seien als die bei den von HARMS (1921) und ihm selbst beobachteten Nucleolarprozessen durch Abgabe von Nucleolarsubstanz ans Cytoplasma entstandenen *nucleolaren Granulationen*. In den stärker granulierten Zellen scheinen öfters die Lipoide gerade abgenommen zu haben. DITTUS sieht die Granula als Ausdruck der Sekretion der Rindenzellen an. Er zieht auch einen Vergleich mit der *Säuger*-Nebenniere. In der Zona fasciculata ist viel Lipoid abgelagert, gegen die Zona reticularis hin nimmt das Lipoid ab, die Zahl der mit Eisenhämatoxylin färbbaren Granulationen jedoch zu. DITTUS setzt diese Granula nicht den sog. „Corps sidérophiles" (s. u.) gleich, meint aber, es könne sich um etwas Ähnliches handeln. Einen weiteren Beweis dafür, daß die Lipoide eine Vorstufe für die Granula bilden, sieht DITTUS in folgendem. Wenn man die Menge der „nucleolarartigen" Granulationen (*Ichthyophis glutinosus*, S. 183ff.) mit der Menge der in den Kernen vorher enthaltenen Nucleolarsubstanz vergleicht, so kommt man zu dem Schluß, daß die Granulationen im Cytoplasma unmöglich nur aus der aus dem Kern ausgetretenen Nucleolarsubstanz gebildet werden können. Dazu ist ihre Menge viel zu groß. Es müssen also außerdem noch Stoffe aus dem Cytoplasma zur Bildung der Granulationen Verwendung finden. Die Annahme liegt nahe, daß dabei Lipoide als Rohmaterial dienen. Es ist allerdings auch DITTUS (1936) nicht gelungen, einen endgültigen Beweis für den Ein- und Umbau der Lipoide bei dem Prozeß zu liefern.

ANGELICA CALENDOLI (1940) hat bei *Delphinus delphis* „isotrope Granula" in Rindenzellen beschrieben (= DIAMARES „Granulogen"). Es soll sich weder um Mitochondrien, noch Pigment, noch chromatisches Material handeln. Über die sog. „Sphäroidkomplexe" und „Discharge-bodies" von CAIN und HARRISON vgl. S. 342. Über Sphäroidkörperchen in Markzellen — und gelegentlich Rindenzellen — als Ausdruck einer Viruszellreaktion (FRAZÃO 1952a) vgl. S. 409.

16. Corps „sidérophiles" (Siderophilie), Tannophilie.

Siderophilie. Die sog. Corps „sidérophiles" verdanken ihren Namen der Eigenschaft, daß sie besonders mit *Eisen*hämatoxylin deutlich darzustellen sind; jeder andere Hämatoxylinlack, vor allem HELDsches Molybdänhämatoxylin kann aber ebensogut verwendet werden (KOLMER). Sie sind zuerst von GUIEYSSE (1901) in der Nebennierenrinde des *Meerschweinchens* beschrieben worden, der sie zum „Ergastoplasma" rechnete, weil sie ebenso wie dieses nach Fixation in FLEMMINGscher Lösung und Färbung mit Magentarot oder Indigocarmin darstellbar sind. Die siderophilen Substanzen wurden auch als Pseudochromosomen bezeichnet. Die Zellen mit „Corps sidérophiles" dürften den sog. dunklen Zellen der Reticularis entsprechen.

MULON (1905c) hat diese merkwürdigen Bildungen in der Couche pigmentée (S. 108) der *Meerschweinchen*-Nebenniere studiert. In den Zellen des inneren

Bereichs der Zona fasciculata und reticularis finden sich in der Umgebung des Zellkernes einmal kleine Fettkörnchen, ferner Pigmentgranula. Das periphere Cytoplasma erscheint zunächst leer, hyalin, wenn man die Zellen im Humor aquaeus des Tieres untersucht. Beobachtet man den Fixationsprozeß (BOUIN, TELLYESNICKI, Formalin, Essigsäure, ZENKER, gesättigtes Sublimat), so kann man in dem anfangs transparenten Cytoplasma eine Dehydratation und Coagulation verfolgen, in deren Ablauf grobe, netzartige Strukturen auftreten (Abb. 125), welche den Corps sidérophiles entsprechen. An der gleichen Stelle kann man mit Essigsäure-Formalindämpfen oder Trichloressigsäure nach HOLMGREN Bilder erzeugen, die dem Trophospongium HOLMGRENs sehr ähnlich sehen. Mit reinem Formol,

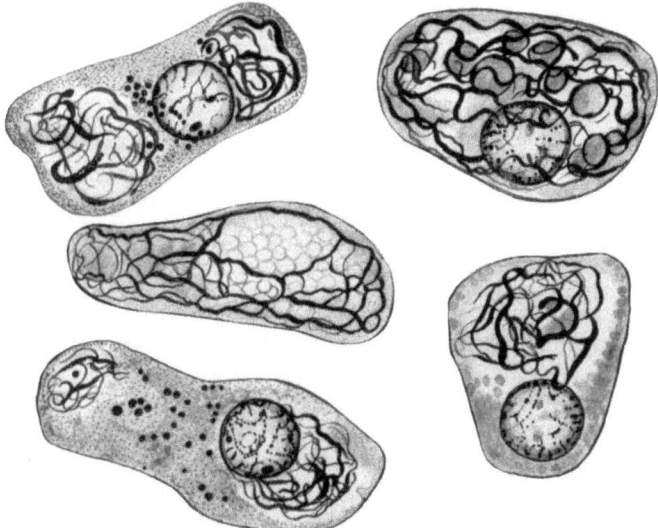

Abb. 125. Zellen mit „Corps sidérophiles" aus dem inneren Abschnitt der Zona fasciculata und der Zone reticularis der Nebennierenrinde eines trächtigen *Meerschweinchens* (Fixierung in ZENKER-Lösung mit Zusatz von Formalin und Eisessig, Molybdänhämatoxylinfärbung nach H. HELD, Eisenchloriddifferenzierung). Aus BACHMANN 1939a.

5%igem Kaliumbichromat, MÜLLERscher Flüssigkeit tritt weder eine Ausfällung von Netzen noch kanälchenartigen Bildungen ein. Ich habe die „Corps en peloton" ebenfalls besonders schön in der Nebennierenrinde des *Meerschweinchens* gefunden (BACHMANN 1939a), wo sie in verschiedener Formierung auftreten (Abb. 125).

Neuerdings haben WALAAS und WALAAS (1944) bei der *Ratte* Zellen mit dunklen Körnern beschrieben (Fixation: FLEMMING, Färbung: Eisenhämatoxylin), welche sie den siderophilen Zellen gleichsetzen. DORNFELD (1936) hatte schon behauptet, daß selbst nach Ultrazentrifugierung derartige Gebilde in den Rindenzellen der *Ratte* vorhanden seien. KOLMER hat die Gebilde bei verschiedenen Tieren gesehen (*Metachirus opossum*, s. S. 92, *Arctomys marmotta*, s. S. 100, *Felis dom.*, s. S. 110, *Lemur macaca*, s. S. 113). Nach CELESTINO DA COSTA (1948/49) treten die Corps sidérophiles schon bei *Meerschweinchen*-Keimlingen des 20.—22. Tages auf, angeblich als Zeichen des in Gang gekommenen Lipoidstoffwechsels, noch bevor Liposomen selbst in der Zelle aufgetaucht sind. Interessanterweise kommen „Corps en peloton sidéro-osmophiles" auch in den Gelbkörperzellen des *Meerschweinchens* vor (MULON 1912b).

a) *Reaktionen der Corps sidérophiles* (Nebennierenrinde von *Cavia*). Behandlung mit wäßriger Lösung von OsO_4 (2‰). Das Lipoid in Glomerulosa und äußerer Fasciculata färbt sich braunschwarz. Nach längerer Zeit werden aber auch im Bereich der Couche pigmenteuse (S. 108) einzelne Stellen tiefschwarz. Nach Einwirkung von Fettlösungsmitteln verschwindet das braunschwarze Lipoid der Spongiocyten, die schwarzen Stellen in der inneren Rindenabteilung bleiben bestehen. MULON dachte daher, die Corps sidérophiles seien eine Lipoideiweißverbindung. In der Reticularis finden sich auch einige Zellen, welche eine totale Schwärzung nach OsO_4 zeigen.

b) Werden die Schnitte vor Osmierung mit Fettlösungsmitteln behandelt, dann bleibt die Osmiumreaktion sowohl in den Spongiocyten wie auch in der inneren Rinde aus.

c) Werden die Schnitte vor Osmierung für *kurze* Zeit in Wasser gebracht, dann tritt die unter a) beschriebene Reaktion ein, wird die Wässerung auf einige Tage ausgedehnt, dann tritt zunächst keine Schwärzung mit OsO_4 mehr ein, taucht man aber vor dem Os den Schnitt noch einmal in 70%igen Alkohol, dann sieht man die Schwärzung in der pigmentierten Zone wieder *auftreten*.

Schlüsse aus den Reaktionen a—c: In den Corps sidérophiles muß eine Substanz vorhanden sein, welche die sog. sekundäre Schwärzung gibt, die als Reaktion von Fetten mit Osmiumsäure bekannt ist; die Substanz ist in Fettlösungsmitteln löslich. Zweitens müssen die Gebilde einen Stoff enthalten, welcher die primäre Schwärzung gibt, bei längerem Aufenthalt in Wasser löslich ist (s. a. S. 305f.).

d) Gewöhnliche Fettfärbungen (Scharlachrot, Sudan) gehen im Bereich der „siderophilen" Zellen nur schwach an.

e) Fixation mit Formalin, BOUIN. Färbung mit Eisenhämatoxylin. Die bis jetzt durch Osmierung dargestellten Orte entsprechen den Corps sidérophiles, da die Corps sidérophiles nach Behandlung der Schnitte mit Fettlösungsmitteln vor Färbung mit Eisenhämatoxylin nicht mehr nachzuweisen sind.

Nach CELESTINO DA COSTA soll die siderophile Reaktion auf einer Diffusion der Lipoide ins Cytoplasma beruhen. Das mag für gewisse Fälle schlechter Fixation zutreffen. Nach HOERR (1936c) ist aber die siderophile Reaktion im Cytoplasma auch dann intensiv, wenn Fetteinschlüsse, Mitochondrien und Pigmentgranula vollkommen erhalten sind (s. S. 335). BARDIER und BONNE (1903) und DELAMARE (1904) haben die Corps sidérophiles als artefizielle Bildungen angesehen, die keine Beziehung zu der sekretorischen Aktivität der Rindenzellen angeben. KOLMER (1912, 1918) nahm an, daß es sich um lecithinartige Körner handelt. Als Anhäufung lipoider Stoffe, wie ROSKIN (1930) behauptet, hat KOLMER die Corps sidérophiles nie bezeichnet. ROSKIN sieht sie als „morpho-cytologische" Individualitäten an, was wohl nicht mehr bedeutet, als daß es sich bei ihnen nicht um bedeutungslose Fixationsartefakte handeln soll. Auf eine gewisse Verwandtschaft der aus Nucleolarsubstanz gebildeten Eisenhämatoxylingranula des Cytoplasmas mit den Corps sidérophiles verwies DITTUS (1936, s. S. 198). Ja er sieht in solchen Bildungen (DITTUS 1941) ein Zeichen dafür, daß im Bereich der inneren Rindenschichten die Ausstoßung des Rindensekretes erfolgt.

Sehr wahrscheinlich stellen also die Corps sidérophiles ein interessantes *Fixationsartefakt* dar (ZALESKY 1936), was allein schon ihre Polymorphie in Abhängigkeit von verschiedenen Fixationen nahelegt. Aber: «Comme tout artéfact, elles traduisent en effet une réalité.»

Zunächst ist der Rückschluß erlaubt, daß das Randcytoplasma der siderophilen Zellen ziemlich flüssig sein muß, weil die energischeren Fixationsmittel es nicht ohne Auftreten von Spalten und Zerreißen der Plasmakontinuität fixieren. Zweitens verdienen die Gebilde Interesse, weil sie offenbar stark von funktionellen Verhältnissen abhängen (Alter, Geschlecht usw.).

Entgegen HOERR (1931) meinen WALAAS und WALAAS (1944), daß die siderophilen Zellen sich nicht in Degeneration befinden. Sie treten in allen (!) Zonen auf. "They are seen right out at the capsule in intimate contact with the stroma cells, apparently as a differentiation therefrom." In siderophilen Zellen sollen sogar Mitosen vorkommen. WALAAS und WALAAS (1944) finden solche Gebilde ferner an der Grenze von Glomerulosa-Fasciculata: "These findings thus seem to indicate an active proliferation of the siderophile cells from the germinative layer." Zwischen den hellen und dunklen, d. h. siderophilen Zellen gibt es keine Übergangsformen. "The mesenchymal elements in the germinative layer accordingle seem to be differentiated in two different directions: 1. to large round, light-coloured cells rich in lipoids, 2. to smaller, irregularly formed, greatly granulated cells-identical with the siderophile type." Ich bezweifle sehr, daß es richtig ist, zwei streng geschiedene Zelltypen in der Rinde aufzustellen. Nach der Verteilung der beiden Zellarten — und hierin möchte ich WALAAS und WALAAS widersprechen — in der Art, daß die helleren im wesentlichen außen, die dunkleren innen liegen, kann man zwanglos auf eine Umbildung der hellen zu dunklen Zellen schließen. Für diese Anschauung sprechen die neueren Untersuchungen von TONUTTI (1942c) und WALLRAFF (1948).

Tannophilie. Die siderophilen Zellen fallen bei manchen Tieren schon nach einer HE-Färbung durch ihre Acidophilie auf; auch bei einer Azanfärbung kann man sie erkennen (TONUTTI 1942c). TONUTTI hat versucht, einen färberisch sicheren Nachweis dieser Gebilde zu schaffen, zunächst mit der Amyloid- oder Hyalindarstellung der Corps sidérophiles. Beide Färbungen gaben keine deutlichen Bilder. Dann wendete er eine Kongorot-Hämalaunfärbung an, womit er schon bessere Bilder der inneren, acidophilen Rindenschicht bekam, aber die Zellen sahen nun völlig „homogen" aus, d. h. die Einlagerungen selbst traten nicht hervor.

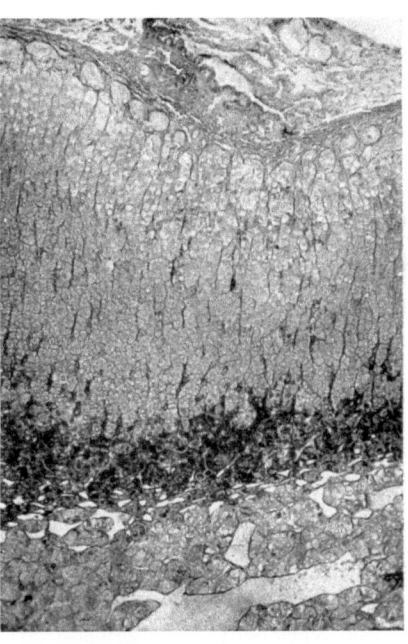

Abb. 126. Nebenniere eines normalen männlichen *Meerschweinchens* mit schmaler tannophiler Innenschicht (Tannineisenmethode nach SALAZAR). Aus TONUTTI 1942c.

Färbt man jedoch nach einer BOUIN-Fixierung zuerst 3—5 min in einer verdünnten Kongorotlösung, spült ab und färbt mit einer Toluidinblaulösung ($1^0/_{00}$) nach, bis der ganze Schnitt blau erscheint, differenziert sodann in Alkohol, bis wieder der gelbbraune Farbton des Kongorots in den inneren Schichten hervortritt, so bekommt man eine sehr klare Abgrenzung und Darstellung der mit Einlagerungen erfüllten Schicht. Die Einlagerungen erscheinen als braungelb gefärbte Körner. Die Granula des nativen Pigments sind grün verfärbt.

Besonders schön können aber die in Frage kommenden Körper mit der Tannin-Eisenmethode von SALAZAR nachgewiesen werden. Eine Differenzierung ist dabei fast nicht nötig; man kann aber das Bindegewebe ein wenig mit HCl-Alkohol entfärben. Störend ist nur, daß sich sehr oft der Inhalt der Blutgefäße mit schwärzt.

Schon beim normalen *Meerschweinchen* läßt sich eine tannophile Innenschicht nachweisen (Abb. 126). Die tannophilen Ablagerungen besitzen bei normalen Tieren meist Granulaform. Bei der *Ratte* konnte TONUTTI keine tannophile Zone erkennen, wohl aber beim *Menschen*. Die Tannophilie schwankt beim *Meerschweinchen* wie die ganze Ausbildung der inneren Rindenschichten. Bei der Kastratennebenniere ist sie weit über die Rinde verbreitet, nur die schmale sudanophile Außenzone ist tannophob. Zwischen beiden Gebieten liegt eine

Übergangszone, deren tannophile Zellen (Mehrzahl) von schwarzbraunen Körnern erfüllt sind; zwischen ihnen sind einzelne feine Vacuolen erkennbar. In den tieferen Schichten dagegen findet man weniger granuläre tannophile Formelemente, vielmehr erscheint das Cytoplasma hier von schwarzblauen Schlieren und konzentrisch geschichteten Körpern erfüllt. Auch die Zellen der Glomerulosa, soweit sie stärkere Rückbildungserscheinungen zeigen, ,,können eine allerdings meist nur leicht angedeutete Tannophilie aufweisen''. Behandelt man ein kastriertes *Meerschweinchen* mit Diphtherietoxin, so verschwindet die Tannophilie in kurzer Zeit. Die Deutung der Schwankungen der Tannophilie nimmt TONUTTI an Hand seiner Transformationsfelderlehre vor (S. 258ff.).

WALLRAFF (1948, 1949) meint, daß man neben der Färbung der Lipoide und dem Nachweis der Ascorbinsäure durch die Darstellung der tannophilen Substanzen eine gewisse Möglichkeit besitzt, die *aktuelle Leistung bzw. Situation der Nebennierenrinde* zu beurteilen. Er betrachtet mit TONUTTI die innere Abteilung der Zona fasciculata und die Zona reticularis mit ihren vielen tannophilen Zellen als die Hauptarbeitsschicht, äußere Fasciculata und Glomerulosa mehr als Reserveschicht. Je nach Bedarf sollen sich sudanophile Zellen in tannophile umwandeln und umgekehrt. Die Bedeutung der tannophilen Reaktion selbst ist noch unklar. Immerhin ist es bemerkenswert, daß auch in den basophilen Zellen des Hypophysenvorderlappens, in Zellen der LANGERHANSschen Inseln usw. Tannophilie zu beobachten ist (osmiophile Zellen s. S. 309).

17. Basophilie, Argyrophilie.

Vorbemerkungen. Nachweis der Basophilie in der Nebennierenrinde:

a) Fixierung: ZENKER-Eisessig, Färbung: Methylenblau-Eosin.

b) Kontrolle mit Ribonuclease, in welche die Schnitte $2^{1}/_{4}$ Std bei 55° C eingestellt werden (McILVAINES Dinatriumphosphat-Citronensäurepuffer vom p_H 6,9).

Die basophilen Plasmastoffe wurden verschiedentlich als ,,Speichereiweiß" angesehen (BERG 1912, PFUHL 1932). Wir können sie heute mit Ribonucleinsäuren identifizieren, wenn die Basophilie nach Behandlung mit Ribonuclease verschwindet (BRACHET 1940, DAVIDSON und WAYMOUTH 1944, BIESELE 1944, DEANE 1946).

CASPERSSON und JEAN BRACHET haben mit verschiedener Technik nachzuweisen vermocht, daß gewisse Strukturen des Cytoplasmas (,,Ergastoplasma'' u. dgl.) aus *Ribose-Nucleinsäure* aufgebaut sind. J. BRACHET hat solche Stellen im Schnitt mit dem Enzym *Ribonuclease* behandelt, wodurch die in Betracht kommenden Strukturen ihre Basophilie bei Färbung nach UNNA-PAPPENHEIM, Toluidinblau, Methylenblau usw. verloren.

BRACHET fand die basophilen Stoffe auch in der Nebennierenrinde, und zwar zunächst ausschließlich in der Zona glomerulosa. CELESTINO DA COSTA (1948a, 1948/49) hat die Nebennierenanlage von *Meerschweinchen* und *Ratte* mit diesen Methoden untersucht (Methylpyronin nach CARNOY-Fixation usw.). Bei *Meerschweinchen*-Embryonen von 10 mm (21. Tag) fand er eine auffallende Basophilie der Rindenanlage. Später, nach Einwandern der Markbildungszellen, geht die Basophilie zurück. Sie bleibt dann auf die Zona glomerulosa beschränkt (s. auch S. 169). FRAZÃO (1949) fand bei einer an Tuberkulose verstorbenen 28jährigen Frau Basophilie in Glomerulosa und Fasciculata. Die basophilen Gebilde waren teils granulärer, teils filamentöser Natur. Teilweise handelte es sich um gröbere Partikel. Manchmal färbt sich ein Teil der GOLGI-Zone besonders an:

«On retrouve dans quelques cellules, dans la zone de GOLGI, paranucléaire, une formation fortement colorée par la pyronine qui nous semble correspondre à un composant protéique de cette zone. Nous avons eu l'impression de ce que, au moins quelquefois, la présence de cette formation pyroninophile de la zone de GOLGI a lieu dans les cellules dont le cytoplasma restant est pauvre en structures basophiles.»

Pyroninophile Granula finden sich in den Kernen nahe der Wand: «Généralement il y a un rapport entre la quantité de ribonucléines nucléolaires et celle du cytoplasme pyroninophile.» Wichtig erscheint ferner, daß FRAZÃO in manchen Kapselelementen eine kräftige Basophilie gefunden hat. Da nach CASPERSSON und BRACHET die basophilen Stellen auf eine rege Eiweißsynthese hinweisen, würde das zu meiner Vorstellung, daß dieses Gebiet für den Zellnachschub wichtig ist, gut passen.

Neuerdings wird bei cytologischen Untersuchungen auch Wert auf die Affinität des Cytoplasmas oder gewisser Strukturen in ihm bzw. im Kern zum *Silber* gelegt. Meist wird die Protargolmethode von BODIAN hierbei benutzt. BENNETT (1940a) bedient sich der FONTANAschen Lösung. Ich habe bereits 1939 (BACHMANN 1939a) bei der Versilberung der Gitterfasern nach PAP beschrieben, daß die Zellen in den verschiedenen Schichten der Rinde *(Cavia)* in ganz verschiedener Weise dargestellt werden. In den äußeren Rindenschichten und in den Markzellen kommt es kaum zu Silberniederschlägen. Die Zellen im Bereich des inneren Abschnittes der Zona fasciculata und in der Zona reticularis nehmen einen bräunlich-violetten Farbton an. Ferner enthalten sie mehr oder weniger reichlich granuläre und auch unregelmäßig geformte, gröbere Silberniederschläge. Betrachtet man einen Übersichtsschnitt einer *Katzen*-Nebenniere (Versilberung nach GOMORI), so erkennt man, daß abgesehen vom Bereich der Glomerulosa die inneren Rindenschichten relativ argyrophil sind. Das Mark zeigt eine Aufhellung.

Bis zu einem gewissen Grad ähnelt das Bild der Versilberung dem Tannophiliebild (S. 201), womit aber nicht gesagt werden soll, daß beide Reaktionen am gleichen Substrat angreifen. Immerhin ist daran zu erinnern, daß die Ketosteroide ammoniakalische Silbernitratlösung reduzieren (s. S. 357).

18. Spezielle Rindenzellen.

a) Helle und dunkle Zellen (ferner: „fuchsinophile", „siderophile", „tannophile", „argyrophile" Zellen).

Besonders in den inneren Rindenschichten fällt immer wieder der Gegensatz zwischen *helleren* und *dunkleren Elementen* auf, BOURNE (1949) erklärt die Tönung der „dunkleren" Zellen mit der Anwesenheit von Pigment und Lipoidtropfen. Das mag bis zu einem gewissen Grad richtig sein (BACHMANN 1939a), erschöpft aber keineswegs das Problem. Im Gegenteil, oft sind gerade die dunkleren Elemente durch einen Mangel an Lipoid ausgezeichnet.

Um Klarheit in das Problem zu bringen, ist es vielleicht richtig, zunächst zu betonen, daß in gewöhnlichen Übersichtsbildern das Gebiet der typischen lipoidreichen Spongiocyten heller erscheint als die inneren Rindenbezirke. Die die letzten zusammensetzenden Zellen zeichnen sich bereits im Hämatoxylin-Eosinpräparat durch stärkere Eosinophilie aus. Die Mehrzahl dieser Zellen wird im Eisen-(Molybdän-)hämatoxylinpräparat kräftig angefärbt. In ihrem Cytoplasma finden sich nur noch wenige Lipoidvacuolen. Bei manchen Tieren, besonders beim *Meerschweinchen*, färbt sich das Cytoplasma nicht homogen mit dem Eisenhämatoxylin an. Es kommt vielmehr zur Erscheinung der sog. Corps sidérophiles (S. 198 ff.). Solche „dunklen" Zellen dürften jenen gleichzusetzen sein, die manche Autoren als „siderophile" Zellen bezeichnen. Ob die Erscheinungsform solcher Zellen lediglich durch das Verhältnis Eiweiß:Lipoid bestimmt wird, wie ZWEMER, WOTTON und NORKUS (1938) meinen, sei dahingestellt. WALAAS und WALAAS (1944) haben bei der *Ratte* derartige „siderophile" Zellen beschrieben. Sie gehen so weit (S. 201), daß sie jedenfalls in der Nebennierenrinde der *Ratte* zwei verschiedene Zellsorten (hell und dunkel) aus einer Stammform sich entwickeln lassen. Über die hellen und dunklen Zellen in der Nebennierenrinde des *Kaninchens* (TORGERSEN 1940) s. S. 623.

Im Zusammenhang mit der Kerndifferenzierung nach BAKER (S. 181) war schon darauf hingewiesen worden, daß neben den 4 Kerntypen auch im Cytoplasma Färbungsdifferenzen auftreten, wohl zum Teil durch die Menge eingedrungener Gelatine bestimmt. Die verschiedenen Farbnuancen des Cytoplasmas halte ich für wenig bedeutungsvoll. Sicher sind chemisch-physikalische Faktoren für die verschiedenen Schattierungen verantwortlich.

Durch die Untersuchungen von TONUTTI (1942c) und WALLRAFF (1948, 1849) mit der Tannineisenmethode sind die Beziehungen zwischen den helleren, lipoidreichen Reservezellen und den dunkleren, tannophilen aktiven Zellen besser verständlich geworden (S. 202). Es wurde geklärt, daß es im Grunde nur *eine* Rindenzelle gibt, welche je nach ihrer funktionellen Situation histologisch und histochemisch ein wechselndes Bild bieten kann. Die dunklere Zelle ist dabei mit verschiedenen färberischen Methoden darstellbar (Hämatoxylinlacke, Tannineisen, Silber, Säurefuchsin usw.). Ich glaube daher, daß man auch die sog. ,,fuchsinophilen" Zellen in die Rubrik der dunklen Zellen einreihen kann.

HOERR (1931) beschrieb zwei verschiedene Arten der *Degeneration* der Rindenzellen in den inneren Rindenpartien. Der erste Weg geht über eine Cytolyse (Chondriolyse, Karyolyse, Lipoid- und Pigmentverlust). Beim zweiten kommt es zu Homogenisierung und Schrumpfung des Cytoplasmas (Chondriomegalie, Pyknose, Retention oder Zunahme von Lipoid und Pigment). Auf diese Weise soll es zum Auftreten von hellen und dunklen Zellen in den inneren Rindenabschnitten kommen. Zwei solche Zelltypen sind schon von DOSTOJEWSKY (1886) beschrieben worden.

A. KAR (1947) hat nach Fixation in ORTHscher Flüssigkeit und Färbung mit MASSON-Trichrom im Rindengewebe *(Gallus dom.) fuchsinophile und helle Zellen* beschrieben. Auch bei Färbung mit Eisenhämatoxylin und anschließender Gegenfärbung mit 0,5%igem Säurefuchsin (oder MALLORY-Gemisch) gelingt die Differenzierung. In den fuchsinophilen Zellen erscheinen hierbei glänzende, fuchsinrote Granula, unregelmäßig in der Zelle verstreut. Die peripheren Zellen scheinen mehr granuliert zu sein als die zentralen. KAR meint, daß etwa 60—70% der Rindenelemente beim *Hühnchen* fuchsinophil sind; bei älteren *Hühnern* (156 Tage) nimmt die Zahl wohl etwas ab (56—63%). Vielleicht sind die fuchsinophilen Granula nichts anderes als Mitochondrien, möglicherweise wird der Unterschied zwischen hellen und fuchsinophilen (dunklen) Zellen nur durch die Menge solcher fuchsinophiler Granulationen bedingt. Bei kastrierten *Hähnchen* soll die Zahl der fuchsinophilen Granula zunehmen, nach Testosteronpropionat zurückgehen. Nach UOTILA (1939c) werden bei *Hühnchen* die nach MASSON-Trichrom III-Färbung dargestellten fuchsinophilen Zellen durch Injektion gonadotroper Hormone nicht verändert. Nach FRIEDGOOD und UOTILA (1939) nimmt ihre Zahl aber nach Androsteronverabreichung ab. Nach Kastration vermehren sie sich (S. 745).

b) Sommerzellen des Frosches; ,,acidophile Zellen" (PATZELT und KUBIK 1912), ,,cellules granulifères" (CIACCIO 1903).

Schilderung S. 61. CIACCIO hat (1903) in den inneren Rindenschichten des trächtigen *Meerschweinchens* eine Vermehrung ,,oxyphiler" Zellen festgestellt. Wahrscheinlich handelt es sich um stärker mit Eosin anfärbbare Elemente.

c) α-, β-, γ- und δ-Zellen in der Nebenniere des Opossums (s. S. 94ff.).

d) Cyanochrome Zellen.

Nach FEYRTER (1948) bezeichnet man bestimmte Zellen der Nebennierenrinde, welche sich nach Einschluß von Gefrierschnitten unfixierten oder fixierten Materials in wäßrigem Kresylechtviolett bzw. wäßrigem Weinsteinsäure-Kresylviolettgemisch in chromotropem (metachromatischem) blauem Farbton anfärben, als *cyanochrome Zellen.*

Das Gewebe kann 24 Std in 10%igem Formalin fixiert werden, wird dann 15 min in Aqua dest. gebracht und gefriergeschnitten. Die Schnitte werden 10 min in Aqua dest. gewässert und anschließend auf ein Tragglas aufgezogen. Die Farbe (Kresylechtviolett, BAYER, VON HOLLBORN) wird aufgetropft, ein Deckglas über den Schnitt gelegt. Die überschüssige Farbe wird mit Filtrierpapier abgesaugt und dann das Deckglas mit einer Kittmasse umrandet. (Schnitte auf Objektträger — Auftropfen der Farbe — Deckglas — Absaugen überschüssiger Flüssigkeit vom Rand her und Umrahmen des Deckgläschens mit Kittmasse.) Nach Alkoholvorbehandlung bleibt die „Chromotropie" aus.

Die chromotrop blauen Stoffe betreffen offenbar Lipoide, Lipoproteide. An fast allen Orten, die cyanochrome Reaktion geben, ist auch die erythrochrome (rhodiochrome, d. h. nach Färbung mit dem Weinsteinsäure-*Thionin*-Gemisch) zu beobachten; das umgekehrte gilt aber nicht. In der Nebennierenrinde bilden die cyanochromen Zellen kein regelmäßiges Vorkommnis. Wenn sie vorhanden sind, schwanken ihre Zahl und Aussehen erheblich. Chromotrop blaue Zellen kommen in allen 3 Zonen der Rinde vor, verstreut oder in kleinen Gruppen. Im allgemeinen finden sich die cyanochromen Lipoide (Lipoproteide) in den gleichen Zellen wie die Acetalphosphatide. Die cyanochromen wie erythrochromen Lipoide sollen eine Art Mittelding zwischen den diffus im Cytoplasma verteilten, histochemisch nicht faßbaren Lipoiden und den tropfig im Plasma abgelagerten Lipoiden sein, insofern als sie das Plasma durchtränken, jedoch andererseits feinkörnig in Erscheinung treten. Die unterschiedliche Stärke des blauen Farbtones könnte quantitativ oder qualitativ begründet sein.

e) PONCEAU-Fuchsin-Zellen von BROSTER und VINES (1933).

BROSTER und VINES (1933) schrieben eine Pathologie der Nebenniere, welche besonders dem Problem des adrenogenitalen Syndroms gewidmet war. Sie waren auf ein interessantes cytologisches Problem gestoßen, indem sie gewisse Rindenzellen nach PONCEAU-Fuchsin besonders intensiv angefärbt fanden, und zwar angeblich besonders deutlich in Fällen von Virilismusnebennieren. Ferner sollen sich bei *männlichen menschlichen* Embryonen viele Rindenzellen in gleicher Weise anfärben lassen. Aber auch die interstitiellen Zellen im *Schweine*-Hoden lassen sich mit PONCEAU-Fuchsin gut darstellen. In späteren Embryonalstadien verschwindet die Reaktion angeblich wieder. Zur Kritik der Methodik vgl. BENNETT (1940a). Das Material, welches die fuchsinophile Reaktion gibt, liegt in Form kleiner Körnchen vor allem im Bereich der Reticularis, weniger in der Fasciculata, kaum in der Glomerulosa. Von vornherein sagten andere Untersucher, das fuchsinophile Material sei wohl einfach mit den Mitochondrien gleichzusetzen. Typisch ist nämlich, daß sowohl das fuchsinophile Material wie die Mitochondrien erst dann durch die Fuchsinfärbung erfaßt werden, wenn eine Beizung mit Kaliumbichromat vorhergegangen ist. Ebenso wird die Färbbarkeit bei beiden durch Alkohol- oder Säurebehandlung unmöglich gemacht. Beide Gebilde sind durch einfache Eosinfärbung nicht darstellbar. So hat denn BOURNE (1936) in einem Fall von adrenalem Virilismus überdies noch nachweisen können, daß mit der originalen Mitochondrienfärbung von ALTMANN ein Resultat erreicht werden konnte, was ganz und gar einer solchen PONCEAU-Fuchsin-Färbung entsprach. Höchstwahrscheinlich also repräsentieren die fuchsinophilen Granula nichts anderes als einen besonderen Zustand normalerweise vorhandener Zellorganellen, in erster Linie wohl der Mitochondrien.

f) Riesenzellen.

Riesenzellen kommen während der Entwicklung der Nebennierenrinde vor (vgl. S. 123).

g) Kollapszellen von HELMKE (1939, s. S. 182).

19. Das Bindegewebe der Nebenniere.

Bereits ECKER (1846) hat sich um die Klärung der Bindegewebsverhältnisse in der Nebenniere bemüht. Die von ihm angenommenen ,,Drüsenschläuche'' (= Baueinheit der Rinde nach ECKER, s. S. 6) sollten von einer homogenen Membran umgeben sein. Im Mark nahm er aber ein Netzwerk von Fasern an, in dessen Maschen molekuläre (im ursprünglichen Wortsinn) Gebilde, teilweise mit Kernen versehen, zu finden seien. KÖLLIKER (1854) sah aber bereits von der Bindegewebskapsel septenartige Fortsätze in die Rinde gehen. Durch Querverbindungen entstehen in den äußeren Rindenabschnitten eiförmige bis runde Maschen. Nach innen zu nehmen die Maschen an Größe ab. Infolgedessen sind in den äußeren Maschen 15—20 Zellen, in den inneren dagegen nur 1—2 anzutreffen. Die Endausläufer der Bindegewebssepten sollen in das Netzwerk des Markes übergehen. HARLEY (1858a) beschrieb in der Rinde einzelne von Bindegewebe umgebene Zellfaszikel. MOERS (1864) lehnt eine Basalmembran um die Rindenzellen ab. JOESTEN (1863, 1864) beschreibt ein äußeres Zellager, welches von einem dicken Bindegewebe umgeben wird. Im Mark seien Röhren aus Zellen vorhanden, welche von einer Membran begrenzt würden. Von den älteren Autoren dürfte ARNOLD (1866) die beste Schilderung des Bindegewebes der Nebenniere gegeben haben. Bei der Besprechung der einzelnen Rindenzonen (S. 160ff.) habe ich die ARNOLDsche Schilderung zugrunde gelegt und darauf hingewiesen, daß die Ordnung des Bindegewebes und der Blutgefäßverlauf die Grundlage war, auf der ARNOLD die Zonierung vorgenommen hat.

,,Die ganze Rindensubstanz ist somit aus interstitiellem Bindegewebe und Parenchymkörpern aufgebaut. Beide Teile zeigen in den verschiedenen Schichten der Rindensubstanz ein so verschiedenes Verhalten und eine so verschiedene gegenseitige Lagerungsweise, daß eine Trennung in 3 Zonen gerechtfertigt erscheint.'' Bezüglich der Schilderung der gröberen Bindegewebsverhältnisse der Nebennierenrinde kann man heute noch der klassischen Schilderung ARNOLDs teilweise wörtlich folgen:

,,Aber auch auf dem senkrechten Durchschnitt sieht man eine große Zahl bindegewebiger Züge von der Kapsel unter stumpfen Winkeln abbiegen und in die Rindensubstanz sich einsenken, von denen die stärkeren einen gegen das Zentrum gerichteten Verlauf nehmen und so gleichsam Strebepfeiler darstellen, welche mit dem einen Ende in der Kapsel wurzeln, mit dem anderen in den innersten Partien der Rinde sich verlieren. Außer diesen mächtigeren Zügen gehen von der Innenfläche der Kapsel noch feinere ab, welche in die Zona glomerulosa unter verschiedenen Winkeln sich einsenken, in derselben angelangt einen mehr bogenförmigen Verlauf annehmen und mit den von den erst beschriebenen Bindegewebspfeilern in querer Richtung abzweigenden Fortsätzen in Verbindung treten.''

So kommen die rundlichen Räume der Glomerulosa zustande (Abb. 101, S. 169). Die Längsrichtung der Bindegewebszüge in der Fasciculata hat ARNOLD besonders schön an ausgepinselten Schnitten erkennen können. In der Zona reticularis kommt es zur Netzbildung des Bindegewebes.

Nach VON BRUNN (1872) besteht ein gewisser Gegensatz im Verhalten des Bindegewebes der Nebennierenrinde bei *Mensch* und *Tier*. So soll das feine Reticulum in der Nebennierenrinde des *Pferdes* jede einzelne Zelle umhüllen, was beim *Menschen* nicht der Fall sei. RÄUBER (1881) beschreibt in der äußeren Rinde (Glomerulosa) große Hohlräume, in der Hauptmasse der Rinde dagegen enge Bindegewebsfächer, in denen nur eine Zelle Platz habe. Der Beginn des engmaschigen Teiles unterliege individuellen Schwankungen. Das soll für *Mensch* und *Tier* gelten. GOTTSCHAU (1883a) erwähnt, daß in der Peripherie der Rinde das Bindegewebe weniger hervortritt und Zellgruppen umgibt, während im marknahen Abschnitt offenbar mehr Bindegewebe vorhanden ist (s. u.), welches fast jede einzelne Zelle mit einem Faserkorb einhüllt. FLINT (1899, 1900), der das Bindegewebe der Nebennierenrinde nach Pankreatinverdauung des Schnittes untersucht hat, kommt zu einem ähnlichen Ergebnis.

Er sah das Bindegewebe in seiner Gesamtheit als ein Reticulum an, benutzt also einen Ausdruck, der für die Anordnung des Bindegewebes beispielsweise im Lymphknoten damals üblich wurde. FLINT klärte einige Zweifel über die Bindegewebsverhältnisse dadurch auf, daß er Verdauungsversuche machte, wodurch er die Zellen vom fibrillären Maschenwerk freibekam und nur letzteres übrigbehielt. So sah er dann eine typische „Reticulum"anordnung in der Nebenniere. In der Zona glomerulosa beobachtete er von der Kapsel abgehende Septen, welche die Schicht in längliche Räume aufteilten, in denen die Glomerulosazellen zu finden sind. In der Zona fasciculata verliefen die Bindegewebsfibrillen hauptsächlich in rechtem Winkel zur Kapsel, wobei sie sich zwischen Glomerulosa und Reticularis ausspannten. In der Zona reticularis wurde das Netzwerk dichter, die Fibrillen aus den Fasern der Zona fasciculata verzweigten sich viel mehr. Im Mark fanden sich Züge reticulären, fibrillären Bindegewebes, welche Räume recht verschiedener Größe und Form einfaßten. In die Markräume drangen offenbar auch kaum feinere Fibrillen ein. Die Anordnung des Reticulums in den peripheren und zentralen Teilen des Markes ist ungefähr gleich.

Nach DELAMARE (1904) erwähne ich Befunde von VIALLETON (1898), welcher 2 Sorten von Bindegewebszügen, die von der Kapsel ins Innere der Rinde gehen, unterschieden hat.

Besonders genaue Untersuchungen, speziell des *argyrophilen Gewebes* der Nebenniere stammen von COMOLLI (1908). Er beobachtete einzelne Bindegewebsbündel, welche die Zona fasciculata durchsetzen, um sich in der Zona reticularis in ein dichteres Bindegewebsnetz aufzulösen, das schließlich jede einzelne Zelle mit einem feinen Fibrillenkorb umgibt (vgl. ferner CELESTINO DA COSTA 1913, GRAHAM 1916, PENNACHIETTI 1932, ZALESKY 1934, PLENK 1927). Ich kann nach vielen Präparaten COMOLLIs Befunde nur bestätigen.

Das Bindegewebsbild der menschlichen Nebennierenrinde. Darstellungsmethode: TIBOR PAP 1930, GÖMÖRI 1937, vgl. BACHMANN 1941, ROTTER 1949, VANDERGRIFT nach BENNETT 1940a). Mit der Methode von GÖMÖRI werden mehr Gitterfasern erfaßt als mit der Methode von PAP.

GRUENWALD und KONIKOFF (1944) sahen, daß bei frühembryonalen Stadien praktisch alle Rindenzellen von *Gitterfaserkörben* eingefaßt werden. Erst im 4. Monat verschwindet in der Außenzone ein Teil der Gitterfasern (S. 134f., 168). Die Epithelzellmassen der Außenzone werden durch Blutgefäße und gitterfaserreiche Septen abgeteilt. So entsteht eine Zona glomerulosa, die durch Unterteilung der anfänglich sehr großen „Glomerula" langsam das typische Aussehen gewinnt. Bei Embryonen von *Katze* und *Schwein* ist die Unterteilung des äußeren Gebietes der Nebennierenrinde zuerst recht gering, so daß auf weite Strecken hin zusammenhängende Massen von Zellen gebildet werden. Bei *Rinder*-Embryonen wird die Zona glomerulosa vorübergehend besonders scharf durch Bindegewebe von der Zona fasciculata gesondert.

HETT (1925) hat darauf hingewiesen, daß von 2 Stellen aus die Durchdringung des Organs mit einem Bindegewebsgerüst erfolgt: einmal von der Kapsel aus nach innen zu, zweitens von dem Gebiet um die Zentralvene aus nach außen.

Menschlicher Embryo von 2 cm (ROTTER 1949). Von der Kapsel zweigen in annähernd gleichen Abständen radiär zur Organmitte ziehende feinste Faserbündel ab. Es soll so eine Lappung des Organs entstehen und bis zur Geburt klar erkenntlich bleiben. Ich kann das nicht bestätigen. — *Keimlinge des 2.—3. Monats* (ROTTER). ROTTER spricht jetzt schon von einer Fasciculata und Reticularis. Die Zellsäulen beider Schichten sind von dichten Geflechten zarter Silberfibrillen umgeben. So entsteht eine radiäre Streifung. Dazu kommen querverlaufende Gitterfasern, vor allem in der Außenzone („Nebenfaserung" im Gegensatz zur radiären „Hauptfaserung"). In der Innenzone verlaufen auch kräftigere quere Fasergeflechte. — *Keimlinge des 4. Monats* (ROTTER). Eine kräftigere, längsgerichtete Hauptfaserung dominiert, die Querfaserung der Fasciculata tritt zurück, wenn auch wohl noch alle Zellen von zartesten Fasern eingehüllt sind. — *Keimlinge des 6. Monats* (GRUENWALD 1946): Zwischen Zona glomerulosa und fasciculata kann eine Gitterfaserverdichtung auftreten. — *Keimlinge vom 7. Monat bis zur Geburt* (BACHMANN 1941, ROTTER 1949): In der Außenzone bleibt im wesentlichen nur die Hauptfaserung in radiärer Richtung bestehen. ROTTER bezeichnet die Läppchen der Außenzone als Zona arciformis bzw. fasciculo-arciformis. Diese Namengebung ist jedoch überflüssig, denn die Bezeichnung „Zona arcuata" ist vergleichend histologisch festgelegt (s. z. B. S. 112, ferner S. 168). — Meine frühere Behauptung, im Bereich der Zona glomerulosa seien keine Querfasern vorhanden, muß ich nach GÖMÖRI-Präparaten aufgeben. Es handelt sich aber um viel weniger solche Fasern als in der Fasciculata oder gar Reticularis. Daß Dicke und Dichte der Fasern nach dem Zentrum des Organs hin allmählich zunehmen, hat ROTTER (1949) ebenfalls beschrieben.

Bindegewebe und postnatale Involution. Die postnatale Involution der inneren Rindenschicht wird auf S. 276 genauer besprochen. Nach ROTTER (1949) wird der Prozeß durch eine Zunahme der Dicke und Dichte der Gitterfasern im entsprechenden Bereich eingeleitet. Wenn die marknahen Parenchymzellen nach der Geburt zugrunde gehen, tritt die Fasermasse immer deutlicher hervor, welche immer stärker kollagenisiert. So bildet sich bereits frühzeitig eine sog. „Markkapsel" (Näheres S. 283).

Weitere Veränderungen des Bindegewebes können *nach der Geburt* in allen 3 Zonen der Rinde beobachtet werden. Sie hängen zum Teil mit der Differenzierung von Zona glomerulosa und reticularis zusammen. Bei einem Vergleich des Fasciculatagebietes eines 8 Monate alten *Kindes* mit dem eines 14 Jahre alten Knaben ist die Zunahme der Fasciculatazellgruppen und die Abnahme der Menge der querverlaufenden Gitterfasern deutlich zu erkennen.

8 Monate altes Kind. Von der dünnen, an Silberfasern reichen Kapsl erstrecken sich in ziemlich regelmäßigen Abständen Fortsetzungen der Kapselgitterfasern in die Zona glomerulosa hinein und umgeben in größeren Zellgruppen diese Schicht. Nur relativ wenige und zarte Gitterfasern treten in die Gruppen selbst ein. An der Grenze von Glomerulosa-Fasciculata verdichtet sich das Fasernetz, in der Fasciculata wird es beträchtlich dicht. In den radiär verlaufenden Gitterfaserbündeln finden sich jetzt auch kollagene Fasern, welche von der Kapsel aus ein Stück weit in die Rinde reichen. In den tieferen Schichten beobachtet man nur argyrophile Fäserchen. Eine echte Zona reticularis ist noch nicht ausgebildet. — *14 Jahre alter Knabe:* Die Menge kollagener Fasern in Kapsel und Zona glomerulosa hat zugenommen, kollagene Fasern dringen tiefer in die Zona fasciculata ein. Auf die Abnahme der Zahl querverlaufender Fasern im Bereich der Fasciculata wurde bereits oben verwiesen. Eine schmale Reticularis ist jetzt auch deutlich nachzuweisen, in welcher sich außerordentlich dichte Gitterfasernetze befinden. Vielleicht sind die Gitterfasern hier auch etwas gröber (Abbildung bei BACHMANN 1941).

Die Verteilung des Bindegewebes in der Nebennierenrinde des *erwachsenen Menschen* wird durch die halbschematische Abb. 127 wiedergegeben. Die Glomerulosa besteht aus einzelnen Zellgruppen, die von einem feinen Netz argyrophiler Fasern umgeben sind. Das äußerst lockere Fasernetz setzt sich nach außen zu in das derbere Geflecht der Kapselfasern fort. In der Zona reticularis finden sich kleine Zellgruppen von unregelmäßiger Anordnung, jede Gruppe bzw. jede Zelle von einem Netz von Gitterfasern umsponnen (Abb. 128). Dazwischen erstrecken sich die Säulen der Fasciculata, zwischen denen eine radiäre Hauptfaserung auffällt, der auch kollagene Elemente beigemischt sind. Die Menge der querverlaufenden Fibrillen (Nebenfaserung) schwankt etwas (Methodik s. o.).

Altersveränderung des Bindegewebes. Nach STIEVE (1946c) verändert sich das interstitielle Bindegewebe der Nebenniere während des Lebens wenig. Solange die Zona glomerulosa in der Nebennierenrinde des *Mannes* gut erhalten ist (S. 170), sind in ihr mehr oder weniger zahlreiche Fasern zu beobachten, welche parallel zur Oberfläche des Organs verlaufen. Wenn die Glomerulosa in höherem Alter in die Fasciculata einbezogen wird, dann lockert sich das Fasernetz mehr und mehr auf. Je schmäler die Zona glomerulosa wird, desto mehr Fasern gruppieren sich in ihr um und ziehen senkrecht zur Oberfläche des Organs. Schließlich umhüllen die Netze argyrophiler Fasern an einigen Stellen nur mehr einzelne Zellen. In die Räume, die durch das Zugrundegehen von Glomerulosazellen entstehen, dringen Gitterfasern ein. Auch in der Fasciculata vermehren sie sich etwas; auch dort sollen sie die Räume zugrunde gegangener Zellen ausfüllen. Das Netzwerk bleibt aber so zart wie früher. Die gleichen Vorgänge sind in der Reticularis zu beobachten. In deren äußeren Abschnitten sollen stets nur größere und kleinere Zellgruppen, in ihren inneren Teilen aber auch einzelne Zellen von Gitterfaserkörben umhüllt werden. Das letztere möchte ich für die Regel halten; vermutlich hat STIEVE, ähnlich wie ich selbst früher, mit zu schwachen Imprägnierungen gearbeitet. Im 7.—8. Lebensjahrzehnt entsteht an der Rinden-Markgrenze ein ziemlich gleichmäßiges Geflecht. Eine deutliche Verdickung oder gar eine Sklerose der Bindegewebsfasern hat STIEVE nie gesehen. Ähnliche Reaktionen des Bindegewebes treten auf, wenn die Nebennierenrinde Veränderungen im Gefolge von *Schädigungen der männlichen Keimdrüse* zeigt.

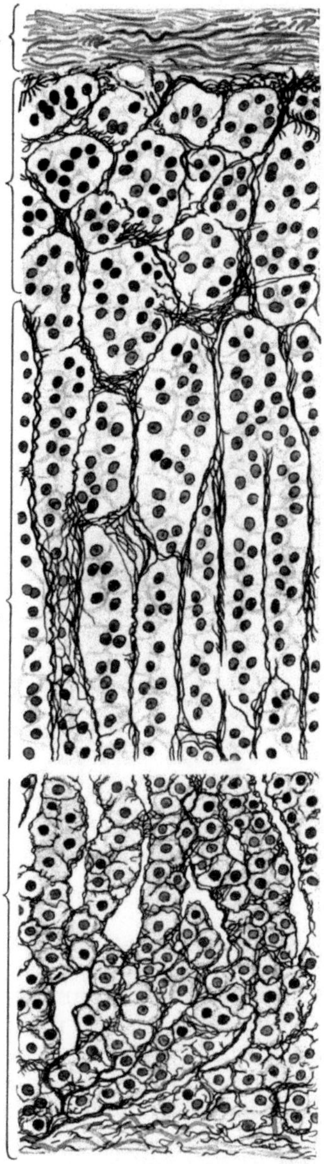

Bei der *Frau* besteht das Interstitium der Rinde nach der Pubertät aus lockeren Netzen äußerst feiner argyrophiler Fasern ohne Besonderheiten. Das Bild bleibt lange bestehen. Erst bei alten *Frauen* vermehrt sich das Bindegewebe an der Mark-Rindengrenze; in der Zona reticularis werden nun auch einzelne Rindenzellen von Faserkörben umsponnen (s. o.). Auch bei der *Frau* entwickelt sich keine Sklerosierung am Bindegewebe der Nebennierenrinde.

Die Behauptung COOPERs (1925), im Alter setze eine Kapselverdickung ein und eine Zunahme des Bindegewebes in Reticularis und Mark, bedarf der Nachprüfung.

Während BACHMANN (1941) und ROTTER (1949) meinen, neben der *Vermehrung der Gitterfasern* im inneren Rindenbezirk auch eine *Zunahme der Dicke* der

Abb. 127. Verhalten des argyrophilen Bindegewebes (der Gitterfasern) in der Nebennierenrinde des *Menschen*. Im äußeren Rindenbereich Umhüllung von Zellgruppen, im inneren Rindenbereich Umhüllung einzelner Zellen (Fixierung in 10%igem Formol, Gefrierschnitt. Versilberung der Gitterfasern nach T. PAP. Zeiss Okular 2, Objektiv DD). Aus BACHMANN 1937.

Fasern zu erkennen, ist STIEVE (1946) zurückhaltender. Die Annahme, daß die Gitterfasern im Alter dicker werden, hat sich in der Tat nicht recht beweisen lassen (BACHMANN 1941, STIEVE 1946), wie Untersuchungen an anderen Organen lehren (Herz: BACON 1948, Leber: GLEISSNER 1937, FRISCHMANN 1932). In der Niere hat allerdings SCHWAB (1939) sehen wollen, daß die Fibrillen mit zunehmendem Alter kräftiger werden.

Der *Übergang von Gitterfasern in kollagene Fasern* ist in der Nebenniere oft zu sehen (BACHMANN 1937, 1941, DRIBBEN und WOLFE 1947). Auf die Auseinandersetzungen darüber, ob Gitterfasern und kollagene Fasern sich nur

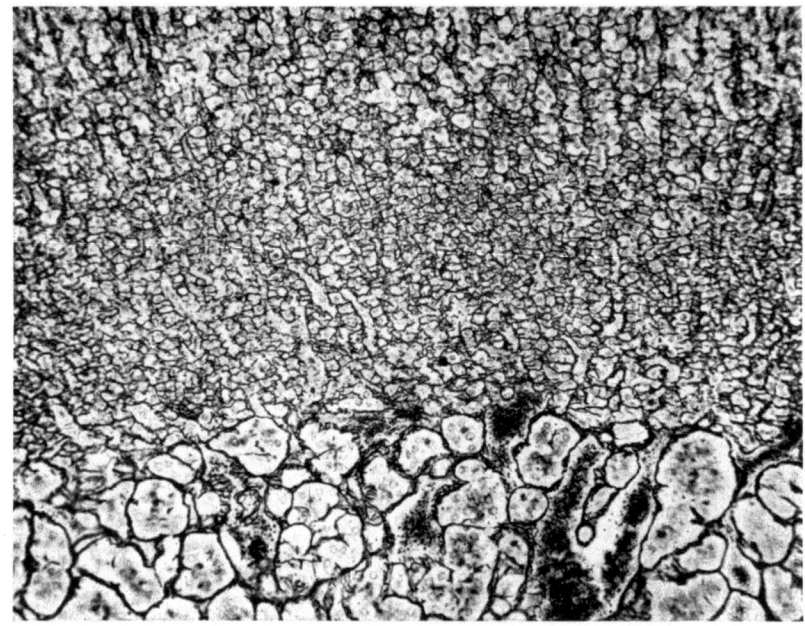

Abb. 128. Gitterfasergerüst in Rinde und Mark der Nebenniere der *Ratte* (Silberimprägnation nach PAP, Vergr. etwa 100fach). Aus BARGMANN 1951.

quantitativ unterscheiden, indem letztere einen Verband der ersteren darstellen, oder ob sie qualitativ chemisch voneinander zu trennen sind, möchte ich nur hinweisen. DRIBBEN und WOLFE (1947) haben — wie viele vor ihnen — die Gitterfaser als das präkollagene Element hingestellt und halten eine Transformierung von Gitterfasern in kollagene für erwiesen (s. a. LÖWENSTÄDT 1924).

Sofern man die Gitterfasern von einem rein mechanischen Standpunkt aus als die feinste Form des lichtmikroskopisch erkennbaren „Stützgewebes" ansieht, könnte ich das Kapitel abschließen. Aber gerade im Bereich der Nebennierenrinde ist es fraglich, ob man mit einem solchen Gesichtspunkt auskommt. Es sei daran erinnert, daß schon SCHIEFFERDECKER (1911) dem argyrophilen Bindegewebe neben der mechanischen Bedeutung noch eine „nutritive" zusprechen wollte. Selbstverständlich soll nicht geleugnet werden, daß die Gitterfasern in erster Linie eine Stützfunktion zu erfüllen haben (CESA-BIANCHI 1908, LEVI 1916, LUNA 1921). Daß sie infolge einer unterlegten Elastizität (LUNA 1921) eine Veränderung des Gefäßkalibers ausgleichen könnten, bedarf weiterer Nachweises. Es bleibt aber zu erörtern, ob das feinere Stützgewebe, ob die Gitterfasern in einem engeren Zusammenhang mit der funktionellen Leistung der

Rindenzelle stehen. Nach WALLRAFF (1949) scheint das Bindegewebe bei dem Funktionswechsel und den damit verbundenen Umbauvorgängen keine nennenswerte Rolle zu spielen.

Die gründliche Studie von PLENK (1927) regte mich an, die Gitterfasern noch von einer zweiten Seite her zu betrachten (BACHMANN 1941). Ich meinte, PLENK habe wohl zum erstenmal die Gitterfasern mit der Funktion der Zellen in näheren Zusammenhang gebracht. Inzwischen fand ich jedoch, daß auch CASTALDI (1919), gestützt auf physikalisch-chemische Überlegungen von PÉTERFI (1913), sowie VOLTERRA bereits an eine Bedeutung der Gitterfasern für die Leitung des Säftestroms gedacht haben.

In PLENKs Abb. 21 (Epithelkörperchen) ist eine Zellgruppe abgebildet, die als Ganzes von Bindegewebe umschlossen wird, so wie eine zweite Zellgruppe, zwischen deren einzelne Zellen Gitterfasern einzudrigen beginnen. Diesen Vorgang faßt PLENK als eine Rückbildungserscheinung auf und sagt: „Ich glaube vielmehr, daß dieses Eindringen des Bindegewebes mit einer fortschreitenden Auflösung des epithelialen Verbandes der endokrinen Drüsenzellen zusammenhängt, und daß diese Erscheinung wieder nichts anderes ist als das am frühesten sichtbare Zeichen eines Rückbildungsprozesses, der ja gerade bei vielen endokrinen Drüsen mit ihrer in verschiedenen Lebensaltern wechselnden Ausbildung eine große Rolle spielt."

Die von PLENK ausgesprochene Idee hat mich bei der vergleichend-histologischen Betrachtung von Nebennierenrinde und Corpus luteum im Sinne von CLARA (1936a, 1939a) geleitet (S. 727 ff., Abb. 258.) Sie lief praktisch darauf hinaus, auf Grund des Bindegewebsverhaltens die Zona reticularis für eine *Aufbrauchsschicht der Rinde* zu halten (BOURNE 1949: "In the senescent zone a basket-work of fibres surrounded each cell"). Inzwischen sind die Bindegewebsstrukturen sowohl in der Nebenniere wie in anderen Drüsen mit innerer und äußerer Sekretion weiter untersucht worden.

So überwiegt nach ALLARA (1938) das reticuläre Gewebe in endo- wie exokrinen Drüsen bei starker Funktion über das kollagene. In Drüsen mit verminderter Funktion ist das umgekehrte der Fall. Weiterhin wird in schwach funktionierenden Drüsen ein Rückgang des argyrophilen Bindegewebes und eine Verdickung der Gitterfasern beobachtet, dagegen im Funktionsstadium Zunahme der Argyrophilie und außerordentliche Feinheit der Fibrillen. Auf Grund der Annahme, daß diese Verschiedenheiten der feinen Bindegewebsfasern auf vermehrter oder verminderter Blutzufuhr beruhen, wurden die Drüsenstückchen vor der Imprägnation entweder in hypotonische oder hypertonische Medien gebracht. Wie vermutet, fand sich nach Einwirkung der Hypotonie ein Bild wie in stark funktionierenden Drüsen, bei Hypertonie das Umgekehrte.

BAIRATI (1940) hat das feinere Bindegewebe der Nebenniere unter funktionellen Gesichtspunkten untersucht. Er unterscheidet 2 Arten von Fibrillen. Die einen bauen das allgemeine Bindegewebsgerüst auf, die anderen stehen in unmittelbarer Beziehung mit der Zelle und ihrer Leistung. BAIRATI findet eine Abnahme der gröberen Fibrillen nach innen zu; in der Zona reticularis liegen fast nur noch feine Fibrillen, im Mark dagegen grobe Fibrillen. Im Silberbild will BAIRATI die Fibrillen in folgender Weise unterscheiden. Schwarz sind die Fibrillen, welche entweder in Kontakt mit den Zellen stehen oder als Elementarfibrillen der Bündel anzusehen sind. Die kompakten Bündel färben sich dagegen violett. Mit dem Mikromanipulator kann man feststellen, daß sich die Bündel aufflechten lassen, aber schwerer als die des lockeren Bindegewebes. Die pericellulären Netze sind leicht deformierbar. Eine wahre netzförmige Anordnung der Elemente findet BAIRATI selten; die Elementarfibrillen können manchmal miteinander verschmelzen und anastomosieren. Die Grundmembranen sollen aus submikronischen Fibrillen bestehen, die in eine Grundsubstanz eingetaucht sind. Diese gestattet eine plastische Umwandlung der Form. Die Fibrillen sollen aus den Elementen mit spezifischer Funktion abstammen, mit denen sie in Berührung stehen; das würde bei der Nebennierenrinde also ein Epithel sein. Demgegenüber betont KRUEGER-EBERT (1941): ,,Im menschlichen und tierischen Organismus kommt es zur Entstehung von Gitterfasermembranen, wenn Epithel verschiedenster Herkunft bzw. ausgedehnte Cytoplasmen und Bindegewebe flächenhaft zur Berührung gelangen." Es wird für die Nebenniere ähnlich wie für die Schilddrüse anzunehmen sein, daß Basalmembran (in der Nebennierenrinde exoplasmatische Zellgrenzen) und Capillargrundhäutchen eine Einheit bilden. Eine epitheliale Genese der Gitterfasern wird abgelehnt.

Neuerdings haben DRIBBEN und WOLFE (1947), welche die Bindegewebsverhältnisse in der Nebenniere der *Ratte* untersuchten, neben der mechanischen auch eine die Zelleistung berücksichtigende Deutung versucht.

Nach ihren Beobachtungen besteht eine enge Korrelation zwischen dem funktionellen Zustand des Epithels und der Natur der benachbarten Fibrillen. In der Fasciculata, die nach BENNETTs (1940) Anschauungen den Ort der Steroidbildung darstellt, findet sich nur ein spärliches Netzwerk feinerer Fibrillen. Ein dichteres und gröberes Netzwerk, manchmal sogar ein Netzwerk aus reticulären und kollagenen Fasern bildet sich dagegen in der Reticularis aus, dem Bereich absterbender Rindenelemente.

Aus den Untersuchungen von WOLFE, BURACK, LANSING und WEIGHT (1942) am *Ratten-Uterus*, von LANSING und WOLFE (1942) an der *Ratten*-Hypophyse und von LANSING und WOLFE (1944) an der Schilddrüse geht hervor, daß dort, wo das Bindegewebsfasernetz eindeutig mehr mechanisch, als Stützgewebe fungiert, eine ziemlich frühzeitige Umwandlung zu Kollagen einzutreten pflegt, hingegen in Gebieten eines innigen Kontaktes zwischen Gitterfasern und Epithel höchstens eine gewisse Zunahme und Verdickung (?) der Gitterfasern eintritt, jedoch die Kollagenisierung größtenteils ausbleibt. DRIBBEN und WOLFE (1947) schließen: "The function that the reticular fibrils serve in there localities other than a supportive role is not definitely known but it seems clear that they must at least come in contact with nutritive substances and products of cell metabolism."

Die Möglichkeit, daß die Ausbildung der Gitterfasern mit der Abgabe der Granulationen an die Blutbahn zusammenhängen könnte, ist nach DITTUS (1936) zu bedenken. Er sah im Interrenale von *Ichthyophis glutinosus* (S. 184) Bindegewebe einwuchern und um bestimmte Zellkomplexe Kapseln (,,Sekretionskapseln") formieren, wenn die Zellen gerade mit basophilen Granulationen angefüllt waren. Nach erfolgter Abgabe der Granula an die Blutbahn bildete sich das Bindegewebe angeblich wieder zurück.

Auf die Bedeutung, die HETT dem *elastischen Gewebe* in der Nebenniere zuspricht, war früher verwiesen worden (S. 137).

CLARA (1952) hat mit der HOTCHKISS-MCMANUSschen Methode das Bindegewebe der *menschlichen* Nebenniere untersucht. Es ließen sich auf diese Weise nur gröbere Fasern darstellen. Dagegen blieben die feineren Fasern in den Wandungen der Sinusoide sowie in den die Reticulariszellen einhüllenden Faserkörben regelmäßig ungefärbt. Die BAUERsche Methode lieferte keine Färbung der Faserstrukturen, die GOMORIsche Silberaminmethode brachte nur einige gröbere argyrophile Fasern zur Darstellung.

Vergleichend-histologische Beobachtungen.

An der Mark-Rindengrenze gehen die Gitterfasern oft in eine dichtere, wenn auch nicht überall gleichmäßig entwickelte Grenzschicht über, welche schon bei einer Azanfärbung deutlich sichtbar wird. Gerade an dieser Stelle kann man oft Übergänge von Gitterfasern in kollagene Fasern beobachten. Nicht selten ist diese Zone durch einen Saum pyknotischer Reticulariszellen gekennzeichnet. Im allgemeinen sind sich die Untersucher so weit einig, daß beim *Menschen* keine sehr starke bindegewebige Trennung zwischen Mark und Rinde vorhanden ist. Keinesfalls kann man das in der Regel hier zu beobachtende Bindegewebe mit dem vergleichen, was man bei manchen Tieren als eine „Markkapsel" bezeichnet hat. Von Brunn (1872), Dietrich und Siegmund (1926), Wallraff (1949) haben beim Menschen keine wesentliche Bindegewebsgrenze gesehen. Erst bei alten Männern und Frauen verdichtet sich nach Stieve (1946) das Bindegewebe an dieser Stelle, was ich bestätigen möchte. Ob es bei der Rückbildung der fetalen Rinde (S. 135) zu einem (mindestens temporären) Auftreten von Bindegewebsfasern an der Rinden-Markgrenze kommt (Velican 1948), bedarf wohl weiterer Nachprüfung.

Im folgenden wird das Vorhandensein einer gewissen Bindegewebsmenge zwischen Rinde und Mark durch das Wort „Markkapsel" abgekürzt wiedergegeben, obwohl der Ausdruck etwas übertrieben ist.

Eine Markkapsel ist vorhanden bei *Sarcophilus ursinus* (Bourne 1949, S. 92), *Dasyuroides byrnei* (Bourne 1949, S. 92), *Isoödon (Thylacis) obesula* (Bourne 1949, S. 93), *Dromicia nana* (Bourne 1949, S. 93), *Bettongia grayi* (Bourne 1949, S. 95), *Bettongia penicillata* (Bourne 1949, S. 95), *Tamandua tetradactylus* (Kolmer 1918, S. 96), *Myrmecophaga jubata* (Kohno 1925, S. 96f.), *Dasypus septemcinctus* (Kolmer 1918, S. 96). Das Bindegewebe der Markkapsel sieht Kolmer geradezu als eine 4. Schicht der Rinde an. Bei den weiblichen Tieren sollen die Markkapseln etwas schwächer ausgebildet sein als bei den männlichen.

Giraffa camelopardalis (Kolmer 1918, S. 97): Zwischen Rinde und Mark liegt ein Bindegewebsstreifen. *Ovis aries* (Bachmann 1941, S. 97): Rinde und Mark sind unscharf voneinander abgegrenzt. *Bos taurus* (Bachmann 1941, S. 98f.): Aus der Kapsel lösen sich hier und da kräftige, trabekelartige Bindegewebszüge ab. Daneben biegen zahlreiche viel schwächere Bindegewebszüge aus der Kapsel in die Rinde ein. Die zweiten durchsetzen die Zona glomerulosa und endigen meist an der Grenze von Glomerulosa und Fasciculata. In die Zellgruppen der Glomerulosa dringen kaum Fasern ein. In den äußeren Abschnitten der Fasciculata tritt das Bindegewebe verhältnismäßig zurück; erst in den inneren Abschnitten und in der Zona reticularis nimmt es wieder zu. Eine Markkapsel ist aber nicht ausgebildet. In einem anderen Fall *(Kuh)* trat das Bindegewebe insgesamt etwas deutlicher hervor. Eine Verdichtung fand sich an der Grenze von Glomerulosa und Fasciculata, eine zweite an der Mark-Rindengrenze (s. a. Luna 1921). *Sus scrofa* (Bachmann 1941, S. 98): Große Zellgruppen der Zona glomerulosa werden von Gitterfasern umhüllt. In der Zona reticularis wird nahezu jede einzelne Zelle von einem Gitterfaserkorb eingesponnen. *Equus* (Bachmann 1941, S. 99): Schon v. Brunn (1872) hatte die scharfe Abgrenzung zwischen Rinde und Mark erkannt. Eine eigentliche Markkapsel ist aber nicht ausgebildet. In der Zona arcuata biegen kaum Fäserchen zwischen die Zellen ein. In der Fasciculata umhüllen die Gitterfasern kleine Zellgruppen; in den inneren Rindenschichten nimmt die Menge der Gitterfasern deutlich zu (s. a. Luna 1921). *Rhinoceros unicornis* (Kolmer 1918, S. 100): Rinde und Mark sind durch eine dicke Bindegewebsschicht getrennt, durch welche hier und da schmale Rindenzellzüge durchzubrechen scheinen. *Rhinoceros bicornis* (Kohno 1925, S. 100): Streckenweise sind Rinde und Mark durch ein gut entwickeltes Bindegewebsgebiet getrennt.

Mus rattus: Schon von Brunn (1872) war die relativ scharfe Grenze zwischen Rinde und Mark bei dem Tier aufgefallen. Blumenfeld (1939) fand eine einzige Lage von Stromazellen an der Rinden-Markgrenze. Bei der *Ratte* scheint vom 90. Lebenstag an eine stärkere Kollagenisierung einzutreten. Sehr wichtig ist die Beziehung, die Tonutti (1941, 1942a) zwischen der Funktion der Nebennierenrinde der *Ratte* und der Bildung einer Markkapsel aufgedeckt hat (Näheres S. 260f.). Er sah nach der Hypophysektomie im marknahen Bereich eine Transformation der Rindenzellen zu bindegewebeähnlichen Elementen mit Einschaltung von kollagenen Fasern, wodurch eine „Markkapsel" entstand (vgl. ferner Bachmann 1937, Dribben und Wolfe 1947). *Mus musculus:* Kolmer (1918) sah in manchen Fällen eine Markkapsel, in anderen nicht. Hier ist an die Rolle der sog. X-Zone (S. 709ff.) zu denken, durch deren Abbau in ähnlicher Weise, wie für die Rinden-Markgrenze der *Ratten*-Nebenniere von Tonutti mitgeteilt, eine Markkapsel sekundär entstehen könnte. Bei der *grauen Hausmaus* fand Bourne (1949) bei älteren, erwachsenen, geschlechtsreifen Tieren einen Bindegewebsstreifen zwischen Rinde und Mark. Auch nach Poll (1933) soll bei der „erwachsenen" *Maus* eine bindegewebige Markkapsel entwickelt sein. Carlson, Gustafson und Möller (1937) fanden bei einjährigen weißen *Mäusen* zwar eine scharfe Rinden-Markgrenze, aber keine Bindegewebsanhäufung; bei weiblichen Tieren war die Grenze etwas unschärfer, dafür war aber mehr Bindegewebe vorhanden. *Cavia cobaya* (S. 107ff.): Rinde und Mark sind relativ scharf voneinander abgesetzt (v. Brunn 1872). Auch hier kommt es nach Tonutti (1942c) infolge einer sog. „regressiven Transformation" (S. 258ff.) zur Bindegewebsvermehrung im marknahen Bereich. Im übrigen entspricht die Verteilung des Bindegewebes dem Grundschema (S. 208). *Lepus cuniculus* (Comolli 1908, S. 108f.): Bindegewebsbündel ziehen vom inneren Rand der Kapsel in die Rinde und verlaufen radiär durch die Zona glomerulosa und fasciculata. In der Zona reticularis gehen die radiären Bündel in ein unregelmäßiges Faserwerk über. Von den radiären Hauptzügen gehen kleinere Bündel oder isolierte Fibrillen ab, die ein zartes Faserwerk in den Räumen zwischen den gröberen Bündeln bilden. In der Zona glomerulosa dringen nur wenige Fäserchen zwischen die Zellen ein, in der Fasciculata gibt es viele Querverbindungen, in der Reticularis erfolgt Einzelzellumhüllung. *Felis dom.* (S. 110ff.): Nach BENNETT (1940a) hängt das Bindegewebsgerüst des Rindenparenchyms mit der Kapsel innig zusammen. Wie schon PLENK (1927) beschrieb, werden in Glomerulosa und Fasciculata Zellgruppen von den Gitterfasern eingehüllt und abgetrennt, in der Reticularis hingegen wird jede einzelne Zelle von einem Faserkorb umhüllt. Außen sollen die Fasern feiner als in den inneren Rindenbezirken sein. Nach BENNETT (1940a) ist das Reticulum der Rinde auch nach vitaler Trypanblaufärbung erkennbar; eine Färbung des Bindegewebes mit Trypanblau hat schon KING (1938) beschrieben. Nach BERKELBACH VAN DER SPRENKEL (1934) soll es bei älteren *Katzen* zur Ausbildung einer Markkapsel kommen können. *Canis familiaris* (S. 111): FLINT (1899, Verdauungsmethode) fand vom inneren Rand der Kapsel ausgehende Septen, die in der Glomerulosa kleine, ovoide Bezirke herstellen. Von hier aus erstrecken sich reticuläre Fortsätze tiefer in die Fasciculata, wo nun auch querverlaufende Fasern hinzutreten. Die Reticularis enthält ein unregelmäßiges Maschenwerk, welches kleine Gruppen von Rindenzellen umspinnt.

Eine Markkapsel wurde fernerhin beschrieben bei *Pteropus poliocephalus* (BOURNE 1949), bei *Kiodotus lagochilus* (BOURNE 1949), bei *Ateles hypoxanthus* (KOLMER 1918).

20. Vom Mesenchym ableitbare Elemente, welche nicht zum Stützgerüst gehören.

a) Blutbildungsherde in der Nebennierenrinde.

Zur Frage der *postembryonalen Blutbildung* in der Nebenniere des Menschen wurde gerade in den letzten Jahren viel Material zusammengetragen.

Den ersten einschlägigen Fall hat wohl GIERKE (1905) beschrieben, einen dunkelroten, 24:12,5 mm messenden, ringsum von Rindengewebe umgebenen Tumor, in dem alle Knochenmarkselemente außer Granulocyten und Fettzellen vorhanden waren. v. GIERKE dachte an eine Keimversprengung bei der Markeinwanderung, die zu dieser gutartigen Neubildung geführt haben sollte. Weitere derartige Fälle beschrieben HOPF (1913), WOOLEY (1916, Tuberkulose der Nebennieren), MIEREMET (1919). Letzterer beobachtete einen kirschgroßen, 1,5 cm im Durchschnitt messenden Knoten in der linken Nebenniere mit allen Knochenmarkselementen wie Myeloblasten, Myelocyten, Granulocyten, Erythroblasten, Erythrocyten, Fettzellen und Riesenzellen. Ferner beschrieben DIECKMANN (1922) und HERZENBERG (1922) entsprechende Fälle. HERZENBERG fand einen seiner Auffassung nach autochthonen Knochenmarksherd in einer akzessorischen Nebenniere (Rinde) in der Pars hepatoduodenalis omenti minoris. KNABE (1928) beobachtete einen 0,7:0,6 mm messenden, scharf abgesetzten, braunrötlichen Knoten in der rechten Nebenniere einer 75jährigen Frau, in dem er eine angeborene Keimverlagerung erblickte. PAUL (1928) beschrieb einen taubeneigroßen Knoten in der linken Nebenniere bei einem Fall von ADDISON-Krankheit. Eine ortsständige Umbildung indifferenter mesenchymaler Rundzellen schien ihm möglich. Weitere Fälle schildern OBERLING und WOLF (1923), JEDLIČKA (1925), VIGI (1927), STERNBERG (1928, Schrumpfnebenniere, Annahme angeborener Keimverlagerung), PRIESEL (1928), OMELSKY (1928), OBERLING (1929), PAUL (1931), COLLINS (1932), SCHMIDT (1934), BARTEN (1935).

Neben typischem *rotem Knochenmark* ist in der Nebenniere des Menschen gelegentlich auch *Fettmark* vorhanden. Überwiegt letzteres, dann kann der heterotopen Einlagerung der Charakter eines Lipoms verliehen werden (v. DAM 1924). In den meisten derartigen Fällen waren die Nebennieren selbst normal, wenn man davon absieht, daß bei besonders starker Ausdehnung des ortsfremden Gewebes Verdrängungserscheinungen an Rinde und Mark auftreten können. Meist werden die Befunde mit Einsprengung embryonalen Mesenchyms erklärt. Nach ASCHOFF (1908) und KOHN soll es in den letzten Schwangerschaftsmonaten gelegentlich zur Myelo- und Erythropoese in der Nebennierenrinde des Keimlings kommen. Indessen ist zu bedenken, daß Markbildungsherde gegebenenfalls mit Blutbildungsherden verwechselt werden können. Eine myeloische Metaplasie des Nebennierenmarkes scheint häufig z. B. bei Tuberkulose von *Meer-*

schweinchen zu beobachten zu sein. Ferner kommen solche Herde angeblich bei allgemeinem angeborenem Hydrops vor; KING versucht sogar kausale Beziehungen aufzustellen. Auf die besondere Tätigkeit des Gefäß-Bindegewebsapparates der menschlichen Nebenniere hat schon E. THOMAS (1911) verwiesen, der bei Kindern nach Masern und Diphtherie eigenartige Wucherungen des Gefäßendothels sah, und zwar auch an Stellen, wo anscheinend keine besondere Läsion des Parenchyms vorhanden war. Wie HETT (1945) sagt, sind je nach Einstellung von späteren Untersuchern solche Befunde entweder als lokale Reaktion infolge Schädigung von Nebennierenzellen oder als allgemeine Reaktion des RES auf besondere Beanspruchung hin gewertet worden.

Das Problem der Entstehung von Blutbildungsherden in der Nebennierenrinde ist auch experimentell bearbeitet worden. LANG (1926) verabreichte *Kaninchen* intravenöse Carmininjektionen. Neben einer Speicherung in Endothelien und histiocytären Elementen fanden sich in unregelmäßigen Erweiterungen marknaher Capillaren große Gruppen von Hämocytoblasten, Erythroblasten und myeloische Zellen, wahrscheinlich Herde, welche aus eingeschleppten Hämocytoblasten hervorgingen.

SSYSSOJEW (1926) erzeugte bei *Kaninchen* insbesondere durch subcutane Gaben von Pyrogallollösungen myeloide Reaktionen in der Nebenniere, bei denen Myelocyten, Hämocytoblasten usw. auftraten. Die Myelo- und Erythropoese fand aber fast ausschließlich intravasculär statt, in erster Linie in den Gefäßen der inneren Abteilung der Fasciculata und der Reticularis. Nur bei lang dauernden Versuchen mit Toluilendiamin und Pyrodin und zusätzlicher Verabreichung von Cholesterin fand SSYSSOJEW auch extravasculär Blutstammzellen. Er konnte Capillarendothelien im Übergang zu Hämocytoblasten erkennen, wodurch nach seiner Meinung der Einwand, es handle sich bei den Blutbildungsherden in der Nebenniere nur um eine metastatische Hämopoese infolge Verschleppung myeloider Zellen aus anderen blutbereitenden Organen, hinfällig wird. In einer zweiten Versuchsreihe hat SSYSSOJEW überdies die lokale Blutbildung in der Nebenniere durch eine aseptische Entzündung (Einführung eines Celloidinstiftes in das Organ) untersucht. Es zeigten sich in der operierten Nebenniere dieselben Bilder wie nach chemischer Behandlung. Die Nebenniere der Gegenseite wies keine abnormen Befunde auf. Der Autor schließt, daß unter pathologischen Verhältnissen auch in der erwachsenen Nebenniere eine extramedulläre Blutbildung eintreten kann.

HETT (1945) untersuchte die Blutbildung unter experimentellen Bedingungen bei *Maus* und *Meerschweinchen*. *Mäuse* erhielten zweimal 0,5 cm^3 einer 0,5%igen Trypanblaulösung und je 0,2 bzw. 0,3 cm^3 einer Benzololivenölmischung (ana partes) innerhalb von 8 Tagen subcutan. Zwei Tage nach der 2. Injektion wurden die Tiere getötet. HETT fand einmal im Mark der Nebenniere einen leukopoetischen Blutbildungsherd ohne Knochenmarksriesenzellen und Erythroblasten, im Bereich der Glomerulosa ferner einige basophile Zellen, etliche davon in Teilung. Er ist sich indessen nicht sicher, ob das Blutgift Benzol hier tatsächlich den auslösenden Faktor dargestellt hat, weil ein gleichbehandeltes Tier keine Reaktionen aufwies. Die *Meerschweinchen* wurden Benzoldämpfen ausgesetzt. In der Kapsel und in benachbarten Teilen der Zona glomerulosa kam es zu einer Mesenchymreaktion mit Blutbildung ohne lokalen Entzündungsprozeß, Leukopoese, Erythropoese und sogar der Entstehung von Riesenzellen. Auch HETT meint, daß es sich kaum um Verschleppung embryonalen Knochenmarks handeln könne. Da nicht selten im prävertebralen Bindegewebe Blutbildungsherde auftreten, glaubt HETT, dieses und das Bindegewebe der Nieren und Nebennieren sei gelegentlich auch postembryonal zur Hämopoese befähigt.

GIFFEN (1947) beschrieb ein Myelolipom der Nebenniere. Er nennt noch einen Fall von ARNOLD (1896) und die Hypothese von GORMSEN, nach welchem es sich um eine Proliferation von Zellen des RES handeln soll (s. dazu oben).

b) Granulocyten, Monocyten, Lymphocyten, Mastzellen.

Zunächst sei kurz an die sog. *Sommerzellen* des *Frosches* erinnert (S. 61). die RADU (1931) für eingewanderte Granulocyten hält. KOLMER (1918) erwähnt *Granulocyten* und *Monccyten* in kleinen Hohlräumen der inneren Rindenschichten von *Talpa* (S. 96). Ferner sah KOLMER (1918) in den innersten Rindenschichten der Nebenniere von *Hapale jacchus* (S. 113) Zellen mit kleinen Lipoidvacuolen, Monocyten und Granulocyten, einige wenige solche Elemente auch im Mark. Auch bei einem *Saimiri* (S. 114) fand er Granulocyten in der Reticularis. In der Nebennierenrinde von *Macacus rhesus* beobachtete KOLMER lymphoide Zellen und Granulocyten. Ich vermute, daß es sich hier um pathologisch veränderte Nebennieren gehandelt hat. GUIEYSSE (1901, zit. nach DELAMARE 1904) erwähnt, daß in der Nachbarschaft der Zona glomerulosa kleine Haufen von Monocyten vorhanden seien, OPPENHEIM und LOEPER (1902) haben diese Zellen als *lymphatische Elemente* beschrieben. In der Nebenniere von *Mäuse*-Embryonen haben INABA (1891), WARING (1935), der *Ratte* PANKRATZ (1931), des *Menschen* KEENE und HEWER (1927) weiße Blutzellen beschrieben. McPHAIL und READ (1942a) fanden bei gesunden *Mäusen* zwischen dem 2.—8. Tag nach der Geburt Felder mit Granulocyten und Lymphocyten; auch Normoblastengruppen kamen vor, gelegentlich auch ein Megakaryocyt. McEUEN und SELYE (1935) beobachteten Granulocyten- und Lymphocytenherde in der Nebenniere von Tumor-*Ratten*, nicht dagegen bei normalen Tieren. Die Autoren fassen die Infiltrate daher als Zeichen der Reaktion gegen nekrobiotische Prozesse auf (vgl. ferner MUNK PLUM 1949). STIEVE (1946c) sah in der Rinde des gesunden 60jährigen *Mannes* manchmal kleine Anhäufungen von Lymphocyten. Bei *Frauen* jenseits des 35. Lebensjahres kann es bei langdauernder Amenorrhoe neben anderen Nebennierenveränderungen auch zu kleinen Lymphocytenansammlungen in der Rinde kommen, hauptsächlich nach der 2. Hälfte des 5. Lebensjahrzehntes. Tritt eine Amenorrhoe bei jüngeren Frauen auf, so kommt es angeblich niemals zu solchen Veränderungen. Nach CROOKE und GILMOUR (1938) treten in den inneren Rindenschichten der *Ratten*-Nebenniere Lymphocyten auf.

Mastzellen lassen sich nach HJ. HOLMGREN (1946/47) in der Nebenniere *menschlicher* Keimlinge vor der Geburt nicht mit Sicherheit nachweisen.

c) Knochengewebe, Verkalkungen.

KOHNO (1925) fand einmal bei *Rhinoceros bicornis* (S. 100) im Rindengewebe ein etwa 1800µ langes, aus kompaktem und lamellärem Knochengewebe bestehendes Gebilde mit einer Vertiefung, in welche Blutgefäße eintraten. BERTRAM (1903) beschrieb in einem Fall sog. Struma suprarenalis auch eine Einlagerung von Knochenbälkchen in die Nebenniere.

Nach BRÜSCHWEILER (1925) soll es bei der *Katze* öfters zu Verkalkungen (phosphor- und kohlensaurer Kalk) in Rinde oder auch im Mark kommen. In der Umgebung der Verkalkung finden sich Nekrosen und Bindegewebswucherungen.

d) Glatte Muskelelemente.

Auf glatte Muskelzellen wurde bei Besprechung der Nebennierenkapsel verwiesen. Gelegentlich sollen glatte Muskelzellen auch in Begleitung der Gefäße, aber unabhängig von ihnen, in den gröberen Bindegewebssepten der Rinde zu finden sein (DELAMARE 1904, STILLING 1887, v. BRUNN 1872, v. SCHUMACHER 1938).

21. Speicherung, Phagocytose, RES.

Bei Speicherungsversuchen ist die Nebenniere schon sehr früh in den Kreis des Interesses getreten. Bereits CARNOT (nach MULON 1900) meinte, daß zumindest ein Teil der Pigmente der Rinde aus dem Blut stamme und in der Rinde nur gespeichert würde. Er versuchte dies experimentell zu beweisen, indem er Pigment aus der Chorioides des Auges subcutan oder intraperitoneal injizierte. Er fand das Pigment dann am ehesten in der Zona reticularis, in welcher eine Verarbeitung solcher Substanzen statthaben sollte. CARNOT sah daher die pigmentführenden Zellen auch nicht als degenerierende Elemente an. Die Frage, welche Elemente der Rinde im einzelnen speicherbereit und -fähig sind, blieb zunächst unbeantwortet.

Nach der Konzeption des *reticuloendothelialen Systems* durch ASCHOFF und LANDAU wurde auch die Rolle der Nebennierengefäße in diesem Zusammenhang untersucht. In den syncytialen Capillaren der Nebenniere finden sich besonders im Bereich der Zona reticularis gelegentlich Zellen, die nach Art der v. KUPFFERschen Sternzellen der Leber in das Lumen hineinragen (Abb. 196, S. 463, BENNINGHOFF 1930). Diese Capillarendothelien der Nebenniere wurden zum reticuloendothelialen System (RES) gerechnet (KIYONO 1914, ASCHOFF 1924b, ARNDT 1927). Um die Gefäße herum liegen außerdem zahlreiche pericapilläre Fibrocyten.

Speicherungen im RES der Nebenniere hat ferner LANG (1926) beim Kaninchen mit Carmininjektionen erzielt (S. 215). HETT (1926) verabreichte erwachsenen *Mäusen* Trypanblau subcutan und tötete die Tiere nach 5—10 Tagen. Die langgestreckten Zellen der Kapsel speicherten ziemlich intensiv, in etwas geringerem Grad die Glomerulosazellen, kaum die Fasciculata- und Reticulariselemente. Die Rindencapillaren enthielten auffallend viel Farbstoff. Die Markzellen speicherten nicht, wohl aber waren die Endothelien der Marksinus mit Trypanblau angefüllt.

BENNETT (1940a) konnte bei seinen Versuchen *(Katze)* niemals eine vitale Speicherung in den Parenchymzellen bekommen, was IWANOW (1932) behauptet hatte. Nach IWANOW sollten die Vitalfarbstoffe nicht nur im RES, sondern auch in den Rindenzellen selbst sowie in Granulosazellen, Corpus luteum-Zellen und interstitiellen Zellen des Ovars gespeichert werden. Veränderungen der Vitalspeicherung sollen nach SSERDJUKOFF mit dem Sekretionscyclus zusammenhängen usw.

Nach Speicherung von Trypanblau verschwindet die in Endothel- und Bindegewebszellen nahe der Rinden-Markgrenze nachweisbare gelbe Fluorescenz (SJÖSTRAND 1945/46). WILLIAMS und HODGE (1943) benutzten das Chlorazol fast pink, eine mit dem Trypanblau verwandte Azafarbe, welche zu den Antikoagulantien gehört. Es speicherten die Makrophagen in der Nebennierenkapsel, ferner Anteile des RES in Glomerulosa und Fasciculata *(Nager)*. BAILLIF (1951) untersuchte die Verteilungsart saurer kolloidaler Substanzen. Er benutzte Chlorazol-Schwarz E (s. o.), HgS, Thorotrast (ThO$_2$) (Injektionen subcutan, intravenös oder intraperitoneal bei *Ratten*). Erst mit wiederholten intravenösen Injektionen häuft sich das Material graduell steigend in den Histiocyten des lockeren Bindegewebes und den Wandzellen von Sinusoiden (Leber, Milz, Nebennierenrinde, Hypophysenvorderlappen).

ELFTMAN, ELFTMAN und ZWEMER (1946) gaben *Goldchlorid* intraperitoneal in wäßriger Lösung (insgesamt 34—430 mg je Kilogramm Körpergewicht). Weder bei *Meerschweinchen* noch bei *Ratten* zeigten die Nebennieren eine wesentliche Affinität zum Gold. Nur in der Kapsel fanden die Autoren wie in den Kapseln anderer Organe zahlreiche Körnchen kolloidalen Goldes. Der Befund ist insofern wichtig, als eine Affinität des Goldes zu Orten mit reichem Ascorbinsäuregehalt angenommen worden ist. Dies konnte mithin in diesem Versuch nicht bestätigt werden.

WIMMER (1939) beschreibt eine Speicherung von *Vitamin A* in den Zellen des RES der Nebenniere (S. 379), ferner des *Vitamins B_1* (S. 379), des *Vitamins B_2* (S. 380), des *Nicotinsäureamids B_6* (S. 380) und des *Vitamins C* (S. 385).

TIMIRAS und SELYE (1949) konnten eine deutliche Steigerung der *Phagocytoseaktivität* im RES während der *Alarmreaktion* (S. 613) bei *Ratten* beobachten (Test: Zunahme der Tuschespeicherung). OSOGOE und OMURA (1950) injizierten eine Suspension (20—40 cm³) von Knochenmarkszellen in physiologischer Kochsalzlösung in die Ohrvene gesunder *Kaninchen* (Gesamtzahl der kernhaltigen injizierten Zellen 2000—12000 × 10^6!). Neben Herden in Lunge, Leber usw. fanden sich auch solche in den Sinusoiden der Zona fasciculata und reticularis.

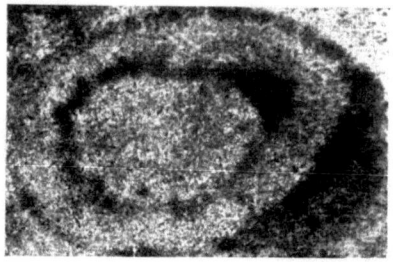

Abb. 129. Anhäufung eines α-Strahlers in der Zona reticularis und (schwächer) in der Zona glomerulosa der Nebennierenrinde der *Maus* („Auto-histo-radiographie" mit Polonium). Aus LACASSAGNE und RAYNAUD 1937.

In diesem Zusammenhang seien auch die interessanten *Benzolversuche* von HETT (1940) erwähnt. HETT beobachtete den intravasculären Leukocytenzerfall bei *Mäusen*, welche mit Benzol behandelt worden waren. In allen engen Capillargebieten fand er hypersegmentierte und zerfallende Leukocyten, unter anderen in der Nebennierenrinde, den LANGERHANSschen Inseln, in der Herzwand, im Hypophysenvorderlappen, ferner in geschädigten Zellen des reticuloendothelialen Systems. Durch Benzol werden die sonst kaum nachweisbaren mitotischen Eigenschaften der Leberendothelien angeregt. Nach langer Inhalation findet man größere Zellinfiltrate in der Leber. Vielfach bleiben die sich vergrößernden Endothelien allerdings auf dem Stand einer basophilen Stammzelle stehen. In der Nebenniere fand HETT zerfallende Zellen besonders in der Zona glomerulosa und im äußeren Fasciculatabereich, aber auch in der Zona reticularis. Um entscheiden zu können, ob eine solche Blutzelle noch intravasculär oder bereits in einer Uferzelle liegt, wurde vorher Trypanblau injiziert. Nur in den Endothelien der Lebercapillaren konnte eine einwandfreie Phagocytose von Leukocyten beobachtet werden.

Autoradiographie an der Nebenniere. Bereits 1924 arbeiteten LACASSAGNE und LATTÈS mit Polonium (α-Strahler), von dem sie 100—500 ESE (= elektrostatische Einheiten) *Kaninchen* injizierten. Die Tiere starben infolge dieser Behandlung. Organstücke und Gewebsschnitte wurden 5—20 Tage auf Röntgenfilme gebracht. Die Autoren konnten unter anderen auch eine Abbildung der Nebenniere erreichen. Offenbar war das Polonium besonders im Bereich der Zona reticularis liegengeblieben, die ja auch nach allgemeiner Ansicht das Gebiet mit dem aktiven Teil des RES der Nebenniere ist. Weniger Polonium war in der Zona glomerulosa nachzuweisen (vgl. Abb. 129). Über die Verteilung von Radiobrom vgl. WERCHOWSKAJA (1950).

22. Zelluntergang und Zellneubildung in der Nebennierenrinde (Regeneration, subcapsuläres Blastem, Transformationsfelder).

In der Nebennierenrinde gehen Zellen in einem Ausmaß zugrunde, das von Species zu Species stark wechselt. Eine Neubildung von Rindenelementen muß den Ausfall kompensieren. In der sog. GOTTSCHAUschen Hypothese ist die Regression in die Zona reticularis, die Neubildung in den äußeren Rindenbereich gelegt. Es wird eine „Wanderung" der Rindenelemente von außen nach innen angenommen.

Ich möchte diese Hypothese auch heute noch nicht als restlos widerlegt ansehen. Es steht aber außer Zweifel, daß sie vor allem durch die Einführung des Begriffes der Transformationen in der Nebennierenrinde durch E. TONUTTI in den Hintergrund gedrängt wurde. Damit ist ein besseres Verständnis für das funktionelle Hin und Her in der Nebennierenrinde angebahnt worden.

a) Zelluntergang in der Nebennierenrinde.

Daß in endokrinen Organen fast immer untergehende Zellen aufgefunden werden können, ist mit besonderem Nachdruck wohl zuerst von LANGENDORFF (1889) für die Schilddrüse angegeben worden. In einer allgemeinen Betrachtung über endokrine Organe bemerkt CELESTINO DA COSTA (1928a), daß Bilder des Zellabbaues in allen endokrinen Drüsen besonders bei lebhafter Zelltätigkeit vorkommen.

Auf den Zelluntergang in den inneren Rindenschichten der Nebenniere wird zum erstenmal von MULON hingewiesen. Wenige Jahre später wird auch vom Pathologen in der Zona reticularis der Ort des stärksten Zellunterganges bei Infektionskrankheiten gesehen (LÖSCHCKE 1909). BOGOMOLEZ (1909) betrachtet die Elemente der innersten Rindenschicht als atrophische Zellen. Wenig degenerierende Zellen werden in der Zona reticularis der Nebenniere bei einer 43 jährigen Geisteskranken von PEYRON und PEZET (1910) beschrieben. Dagegen finden sie Cytolyse und Karyolyse (niemals Pyknose) im Bereich der Zona fasciculata. In Versuchen über die Veränderung der Nebennierenrinde beim Skorbut beobachtet IWABUCHI (1922) unter anderem auch degenerative Vorgänge in der Zona fasciculata, nicht aber in den innersten Rindenschichten. HETT weist dagegen auf degenerative Prozesse in der Zona reticularis hin. Für DIETRICH und SIEGMUND (1926) bedeutet die Zunahme des Pigmentgehaltes der Reticulariszellen besonders im Alter einen Beweis dafür, daß sich hier die ältesten Rindenzellen finden.

In einer genaueren Schilderung des Zellunterganges stellt PAUL (1931) eine Zellreihe auf, die dadurch charakterisiert ist, daß zuerst ein Lipoidschwund in den betreffenden Zellen eintritt. Später findet sich ein Zellödem, das über vacuoläre Degeneration des Cytoplasmas, über Kernpyknose und Chromatorrhexis zum Kern- und Zelltod führt. Auch POLL (1931, 1933) sieht die Zona reticularis als eine Aufbrauchsschicht an. ZALESKY (1936) beobachtet beim *Meerschweinchen* nach Kastration eine Lipoidzunahme in der Zona fasciculata; je kräftiger diese ist, desto eher kommt es auch zu Herdnekrosen in der Zona reticularis. Dabei können Reticulariszellen zu Syncytien verschmelzen. In einer Untersuchung über die Altersveränderungen besonders der endokrinen Organe bei *Menschen* finden EINARSON und OKKELS (1936) in der Zona reticularis eine ausgeprägte Acidophilie der Zellen bei einer 93 Jahre alten Frau. Wichtig dürfte zugleich der Befund einer stark verschmälerten Zona glomerulosa sein. Ich habe das Gebiet der inneren Rindenschichten als Zone des Zellunterganges beschrieben (BACHMANN 1937) unter Benutzung von Analogien mit dem Corpus luteum (S. 728f.). In ausführlichen Untersuchungen über den Vorgang der Zellentwicklung und des Zellunterganges in der Nebenniere kommt PENNACHIETTI (1938) zum gleichen Schluß.

Einen weiteren Hinweis auf den Rückgang der Funktion in den Zellen der Zona reticularis geben die *Zellkerngrößenbestimmungen*, die SILVESTRONI (1938) an einem großen Material menschlicher und tierischer Drüsen durchgeführt hat (Zahlenangaben S. 182). An der Rinden-Markgrenze beschreiben ZWEMER, WOTTON und NORKUS (1938) zahlreiche pyknotische Kerne und Zelltrümmer. In verstärktem Maß lassen sich solche Befunde bei einer physiologischen Reizung der Nebennierenrinde beobachten. TURNER (1938) fand bei Transplantationsversuchen die ersten deutlichen Zelldegenerationen im Bereich der inneren Fasciculata und Zona reticularis. GRONCHI (1941) behauptete dagegen, daß die Zellen der Zona reticularis nicht als senescente Elemente angesehen werden dürfen. Aber auch aus den ausgedehnten Untersuchungen von STIEVE (1946) geht hervor, daß doch die innersten Rindenschichten am ehesten der Fundort degenerierender Zellen sind. STIEVE findet allerdings bereits in der Zona fasciculata einzelne Zellen mit pyknotischen Kernen. Vom 50. Lebensjahr an zeigen auch Kerne in der Glomerulosa oft Pyknosen. STIEVE ist kein Anhänger der GOTTSCHAUschen Hypothese, muß aber zugeben, daß besonders im höheren Alter in den inneren Rindenschichten zahlreiche Zellen zugrunde gehen. Hier ist dieser Prozeß verstärkt zu beobachten, wenn bei heftigen psychischen Erregungen usw. eine Schädigung der Keimdrüsen und sekundäre Veränderungen der Nebennieren eintreten (S. 708). Bei Frauen findet STIEVE in der Nebennierenrinde im Klimakterium Kernpyknosen in allen 3 Rindenzonen. Bei sehr alten Frauen sind viele Zellkerne in der lipoidreichen, die Nebennierenrinde beherrschenden Fasciculata pyknotisch; daneben werden zahlreiche Pyknosen in der Reticularis festgestellt. Bei sekundärer Amenorrhoe (Frauen jenseits des 35. Lebensjahrs) gehen in allen Schichten der Rinde Zellen zugrunde.

Aus diesen Untersuchungen ist also ersichtlich, daß die Degenerationsprozesse zwar einerseits *im wesentlichen auf die Reticularis beschränkt* sind und besonders bei alten Menschen vorkommen, daß daneben aber Zelldegenerationen auch in den anderen Teilen der Rinde eintreten können, vor allem unter besonderen Bedingungen wie Amenorrhoe usw. Immerhin kann man gelegentlich geradezu eine Degenerationszone um das Mark herum beobachten.

Nach dieser Übersicht dürfte der Eindruck bestehen bleiben, daß sich in erster Linie in den inneren Rindenabteilungen ein Zelluntergang abspielt. Es geht also meines Erachtens zu weit, wenn TONUTTI (1942c) die Reticularis nicht mehr als ,,Aufbrauchsschicht" bewertet wissen will. Vieles spricht in diesem Sinn, besonders, wenn wir noch einen weiteren Blick auf das tierische Material werfen.

Schon im Interrenale von *Selachiern* hat DITTUS (1941) regressive Vorgänge an den Zellen beobachtet. KOLMER (1918) sah degenerative Prozesse in marknahen Zellen bei *Didelphis dorsiger*, in der Reticularis bei *Erinaceus europaeus* (Pyknose der Zellkerne, granulärer Zerfall der Zellen). Bei *Ovis aries* (BACHMANN 1941) kann man bereits in der Zona glomerulosa untergehende Zellen auffinden. Das Cytoplasma ist gleichförmig stark rot angefärbt, der Zellkern pyknotisch. An der Grenze von Zona glomerulosa und fasciculata ist die Zahl degenerierender Zellen besonders groß. In der äußeren Fasciculata verschwinden diese Elemente aber wieder. Erst weiter markwärts setzen die regressiven Vorgänge erneut ein. Besonders deutlich lassen sich hier die degenerierenden Zellen mit Molybdän- oder Eisenhämatoxylin darstellen. Sie fallen zunächst durch geringere Größe gegenüber den gewöhnlichen Fasciculatazellen auf. Die ersten degenerativen Prozesse scheinen sich lediglich am Cytoplasma abzuspielen, die Kernveränderungen folgen offenbar nach. Die Cytoplasmaveränderung beruht auf einer zunehmenden Vergröberung der mit Hämatoxylinlacken darstellbaren Körner im Cytoplasma. Diese fließen zu größeren, immer stärker die Farbe an sich reißenden Bezirken zusammen. Jetzt scheint auch die Kernveränderung einzusetzen. Sie äußert sich in Faltungen der Kernmembran und in Verdichtung des Chromatins zu stark gefärbten groben Klumpen. Gemeinsam schreiten nun Verklumpung des Cytoplasmas, Verkleinerung der Zelle und Verdichtung der Kernsubstanz immer weiter fort. An verschiedenen Stellen lassen sich Bilder beobachten, die für eine Ausstoßung der untergegangenen Zellen aus dem Parenchym sprechen. Die Mehrzahl der Zellen zeigt nach Lockerung des Gesamtverbandes die Zellverkleinerung, die Cytoplasmaverklumpung und die Kernpyknose. Bei *Bos taurus* (BACHMANN 1941) liegen ganz in der Nähe der Rinden-Markgrenze in der Zona reticularis ziemlich viele untergehende Rindenzellen. Die Zellen werden offenbar aus dem Zellverband ausgestoßen. Einzelne degenerative Zellen findet man auch schon in der Fasciculata. Bei *Sus scrofa, Equus caballus* (BACHMANN 1941) habe ich in der Reticularis, gelegentlich auch schon in der Fasciculata degenerierende Zellen beobachtet. *Mus rattus:* JACKSON (1919) sah schon bei Tieren von einem Tag Alter in der Fasciculata einige pyknotische Kerne, noch mehr aber in der Reticularis, wo auch Karyorrhexis und Karyolysis auftraten. CROOKE und GILMOUR (1938) beschrieben bei 4 Tage alten *Ratten* in Marknähe Karyorrhexis und Karyolysis; es treten also offenbar schon zu dieser Zeit Zellverluste ein. In der 2. Lebenswoche dehnt sich bei der *Ratte* das Mark aus. Es kommt zu einer starken Abplattung der marknahen Rindenzellen. Die Zellen werden atrophisch und degenerieren. In der 3. Lebenswoche erscheinen überraschenderweise auch einige Kerne im Bereich der Zona glomerulosa hyperchromatisch, ja geradezu pyknotisch. In der Fasciculata, besonders aber in der Reticularis kann man degenerierende Elemente finden. In der 8. Lebenswoche macht die innere Rindenzone einen atrophischen Eindruck. Von der 10. Lebenswoche an nimmt die Zahl degenerierender Zellen in der Fasciculata offenbar ab. Bei der erwachsenen *Ratte* haben CROOKE und GILMOUR (1938) eine größere und eine kleinere Zellsorte in der Nebennierenrinde beschrieben. Die kleineren Zellen stellen vielleicht bereits die erste Phase eines Abbauprozesses dar. Sie kommen marknah in größerer Menge vor. Auch JACKSON (1919) hatte bereits von diesen marknahen Zellen gesagt: "The small size of the cells is associated with the atrophic condition of the inner zone, which undergoes continual absorption." Deutliche Zeichen, welche die Reticularis als Aufbrauchsschicht erscheinen lassen, hat bei *Ratten* BLUMENFELD (1939) beschrieben. Er sah die Hauptveränderungen meist im Außenbezirk der Zona reticularis. Eine Zunahme degenerierender Zellen findet sich nach TOBIN (1939) in der Zona reticularis der *Ratte* nach experimentellen Nebennierenschädigungen (ähnlich HERRMANN 1942). DRIBBEN und WOLFE (1947) beobachteten eine Zunahme der Kollagenisierung im marknahen Rindenbereich (S. 212) "associated with the presence of senescent and dying cortical cells in the zona reticularis." Neuerdings hat auch FRAZÃO (1950) bei neugeborenen *Ratten* großtropfig verfettete, offenbar degenerierende Zellen an der Rinden-Markgrenze beschrieben. *Mus musculus:* Im Bereich der Reticularis kann man immer wieder pyknotische Kerne und atrophischen Zellen antreffen. Die im Gefolge des Abbaues der sog. X-Zone auftretenden degenerativen Elemente sollen hier noch nicht berücksichtigt werden (S. 709 ff.). Im Cytoplasma solcher Zellen finden sich Komplexe, welche sich mit Eisenhämatoxylin besonders kräftig anfärben. Die degenerierenden Zellen können zu größeren Bezirken verschmelzen. Solche Bilder hat HETT (1926b) besonders deutlich bei seinen Hungerversuchen mit *Mäusen* sehen können (S. 522 f.); schon bei KOLMER (1918) werden diese Komplexe erwähnt. GUTHMANN und VOELKER (1933) fanden in der Zona reticularis der trächtigen *Maus* zugrunde gehende Zellen. Selbst TONUTTI (1945) beschreibt nach der Thyreoidektomie Zellen mit absterbenden Kernen nahe der Rinden-Markgrenze. *Cavia cobaya:* Bei diesem Tier ist der Prozeß des Zellabbaues in der Nebennierenrinde sehr oft gesehen worden (KOLMER 1918). MULON (1905b, c) hat Zelltrümmer sogar im Lumen der Zentralvene sehen wollen. Von besonderer Wichtigkeit ist die Untersuchung von ZWEMER (1934, 1936) über das Verhältnis des Bedarfes an Rindenstoffen zum morphologischen Bild der Nebennierenrinde. Er findet in der ruhenden Rinde insbesondere sog. beladene („loaded") Zellen und keinerlei Zeichen betonten Zelluntergangs. Bei einem akuten Bedarf an Rindenhormon beschreibt ZWEMER einmal die Zeichen für Stoffabgabe aus diesen Zellen und darüber hinaus in manchen die Zeichen der Degeneration. Im äußersten Fall kann es vorkommen, daß in den inneren Rindenschichten beinahe nur noch Zelltrümmer zu beobachten sind. HOERR (1931, 1936c) nennt zwei verschiedene Arten der Degeneration der Rindenzellen in den inneren Rindenschichten. Der erste Weg geht über eine Cytolyse (Chondriolyse, Karyolyse, Lipoid- und Pigmentverlust). Beim zweiten kommt es zur Homogenisierung und Schrumpfung des Cytoplasmas (Chondriomegalie, Pyknose, Retention oder Zunahme von Lipoid und Pigment). Auf diese Weise soll es zum Auftreten von hellen und dunklen Zellen in den inneren Rindenabschnitten kommen (vgl. auch DOSTOJEWSKY 1886). Später schildert HOERR (1936c) in der Reticularis der *Meerschweinchen* degenierte und abgestorbene Zellen, die in Gruppen liegen und geradezu kleine fokale Nekrosen (Verfettung) durch Verschmelzung bilden können. ZALESKY (1936) meint, daß die intracelluläre Zunahme von Makrolipsomen ebenfalls als ein Zeichen beginnenden Zelluntergangs zu werten sei. Ich selbst habe (BACHMANN 1939a, c) in den inneren Rindenschichten der Nebenniere trächtiger *Meerschweinchen* degenerierende Zellen in großer Menge erkennen können (s. o. ZWEMER; erhöhte Beanspruchung des Organs). Sie sind an ihrer Kernveränderung leicht zu erkennen. Faltungen der Kernmembran, mehr oder weniger weit fortgeschrittene Pyknose, gelegentlich auch Zeichen der Karyorrhexis kommen vor; dazu treten Homogenisierung des Cytoplasmas und Acidophilie. Feine Lipoidvacuolen sind in den Zellen mit dem verdichteten Cytoplasma nur noch selten zu sehen. Andere degenerierende Zellen enthalten reichlich gelbliches Pigment. Nur selten sind indessen Bilder der Phagocytose mit Sicherheit nachzuweisen. Auch FINK (1941) sagt, daß die ältesten Rindenzellen sich in der Reticularis befinden, was schon aus der beträchtlichen Pigmenteinlagerung zu schließen sei. *Lepus cuniculus:* Auf Grund von Untersuchungen der postnatalen Entwicklung kommt ROAF (1935) für das *Kaninchen* zu der Feststellung, daß in den inneren Rindenschichten (Zona reticularis und sog. „interlocking zone" an der Rinden-Markgrenze) keine Zelldegeneration zu beobachten ist. Lediglich bei erwachsenen Männchen und in etwas stärkerem Grad bei den Weibchen treffe man eine Vacuolenbildung in den Reticulariszellen. Die Vacuolen können zusammenfließen, so daß schließlich eine große Vacuole die ganze Zelle erfüllt. Diese Vacuolisation soll aber keineswegs zu einer Degeneration der ganzen Zona reticularis führen. *Felis dom.:* BENNETT (1940a) findet in der präsekretorischen Zone (Rindeneinteilung s. S. 110) keine degenerierenden Zellen. Dagegen liegen bereits in der sekretorischen Zone wechselnde Mengen abgestorbener oder absterbender Zellen mit pyknotischen Kernen und großen unregelmäßigen Lipoidvacuolen. Nach MASSON-Trichrom-Färbung färbt sich das Cytoplasma dieser Zellen grün; die Kerne solcher Zellen werden durch Trypanblau tingiert, wenn die Farbe in ziemlich hohen Dosen verabreicht wird. Nach DARLINGTON (1937) u. a. kann man die nach Vitalfärbung das Trypanblau annehmenden Kerne als abgestorben ansehen: "Dead or dying cells were absent or very rare in the secretory zone in the majority of the cat adrenals studied, but in a few glands they were fairly numerous." Oft liegen sie dann in kleinen Gruppen zusammen. In der postsekretorischen Zone findet DARLINGTON keine degenerierenden Zellen, in der senescenten Zone dagegen sehr viele. Sie fallen hier durch schlecht anfärbbare, fragmentierte, unregelmäßig verteilte Mitochondrien auf; bereits degenerierte Zellen haben fast keine Mitochondrien mehr. Mit der Trypanblaufärbung lassen sich viele Zellkerne der senescenten Zone blau anfärben, besonders unmittelbar an der Rinden-Markgrenze; das Cytoplasma färbt sich mit Trypanblau aber nicht. *Felis leo:* BACHMANN (1941) fand nahe der Rinden-Markgrenze zahlreiche untergehende Zellen mit pyknotischen Kernen. *Mustela foina* (BACHMANN 1941): Bereits in den äußeren Zellagen der Zona reticularis treten Zellen in großer Menge nahe der Rinden-Markgrenze auf, deren Kern pyknotisch ist und geschrumpft erscheint. Das Cytoplasma zeigt nach Azanfärbung an Stelle des üblichen bläulich-violetten Tones eine braune Verfärbung, die nichts mit Pigment zu tun hat, was in der Nebennierenrinde des *Steinmarders* von mir überhaupt nicht nachgewiesen werden konnte (ebenso KOLMER 1918). Im Hämatoxylin-Eosinpräparat heben sich diese Zellen durch ihre starke Acidophilie heraus; besonders deutlich treten sie durch Molybdän- oder Eisenhämatoxylinfärbung hervor. Während das Cytoplasma der Rindenzelle durchgehend feinkörnig in grauem Farbton erscheint, das der Markzellen dagegen hell und nur schwach feingekörnelt, finden wir in den inneren Rindenabschnitten, besonders an der Rinden-Markgrenze Zellen mit pyknotischem Kern und tiefblau angefärbtem Cytoplasma, in welchem Körner zu groben Klumpen zusammengeballt sind. Einzelne untergehende Zellen scheinen sich aus dem Verband der Reticularis zu lösen. Sie liegen dann am Rand der Sinusoide und sind nur schwer von mesenchymalen Phagocyten zu trennen. *Procyon lotor, Melursus ursinus:* KOLMER (1918) findet in der Zona reticularis pyknotische Zellkerne und degenerierende Zellen. *Saimiri:* KOLMER (1918) beschreibt an der Rinden-Markgrenze zahlreiche degenerierende Zellen mit einem vacuolisiertem Cytoplasma und Lipochrompigment.

Zusammenfassend müssen wir feststellen, daß Befunde absterbender Elemente in der Nebennierenrinde sehr häufig erhoben wurden. Trotzdem gebe ich zu, daß dieser Degenerationsprozeß vielleicht früher zu stark betont worden ist, auch von mir. Die Degenerationen wurden übrigens nicht ausschließlich in der Zona reticularis, sondern in einzelnen Fällen bereits in der Fasciculata, ja sogar an der Grenze zwischen Glomerulosa und Fasciculata beobachtet. BENNETT (1940a) erklärt diese vorzeitigen Degenerationen durch ein prämatures Versagen der eigentlichen Rindensekretionszelle. Zweitens fällt auf, daß der Prozeß bei den einzelnen Ordnungen usw. anscheinend recht verschieden stark ausgeprägt ist. So zeigen die Nebennieren der viel untersuchten *Rodentia* den Prozeß meist recht deutlich. Man darf aber diese Befunde nicht ohne weiteres auf andere Ordnungen übertragen. Drittens bleibt die Frage bestehen, ob alle Zellen mit pyknotischen Kernen ohne weiteres als irreversibel veränderte Gebilde betrachtet werden dürfen. Soweit BENNETT mit der Trypanblaufärbung der Kerne gearbeitet hat, möchte ich mich seinen Folgerungen anschließen und diese Zellen tatsächlich als abgestorben ansehen. Auch STIEVE (1946) meint, daß die pyknotischen Elemente sich nicht wieder einschalten können.

b) Zellneubildung in der Nebennierenrinde.

Schon ECKER (1846) will die Neubildung von Zellschläuchen — so nennt er die Baueinheit der Nebennierenrinde — besonders schön bei *Menschen* und

Fischen beobachtet haben. v. BRUNN (1872) vermutete, daß die jüngsten Stadien der Nebennierenrindenzellen in der Peripherie der Rinde liegen. GOTTSCHAU (1883a, b) bringt zum erstenmal die kurze Formulierung einer dynamischen Anschauung, welche die Bauelemente der Nebennierenrinde in einer Bewegung von außen nach innen sieht: „Um den Verlust im Innern zu ersetzen, geht an der inneren Fläche der Kapsel des Organs eine stete Neubildung von Elementen vor sich, welche in Hohlräumen des Bindegewebes von kugeliger oder walzenförmiger Ausdehnung auftritt, und ich möchte daher diese Gegend als eine Zona bulbosa bezeichnen. In ihr findet eine Anhäufung von Kernen statt, die eng aneinandergelagert in Protoplasma gelagert sind. Aus letzteren scheiden sich allmählich Zellindividuen ab und schließen sich den Zellreihen der Rindensubstanz an. Diese Region, zwischen Zona bulbosa und den Zellreihen gelegen, sehe ich als eine Zona germinativa an."

CANALIS (1887a) kommt auf Grund von Versuchen teilweiser Abtragung der Nebennierenrinde zu einem ganz ähnlichen Ergebnis. Er arbeitet an der Nebennierenrinde von *Hund, Kaninchen* usw. Zunächst findet er Mitosen in der ganzen Masse der fetalen Nebenniere (Rinde und Mark!). Schon bei neugeborenen Tieren sind die Zellteilungen im Mark seltener und beschränken sich in der Rinde auf das periphere Gebiet. «Ceci démontre que la substance corticale augmente principalement par la prolifération de ses cellules périphériques, et par suite que le cellules les plus anciennes sont les plus centrales.» CANALIS hat bei *Hunden* und *Kaninchen* aus der Nebenniere einen Keil herausgeschnitten. Nach der Operation (einseitig!) kam es zu keinen schweren Krankheitsbildern. Eine vollkommene Regeneration des Schadens hat er nicht feststellen können. Es bildet sich eine Nekrose des umgebenden Parenchyms, aber schon am 2. Tag nach der Operation konnte der Autor bei *Kaninchen* eine Zunahme der Mitosen, vor allem «dans la zone périphérique avoisinant la capsule fibreuse» beobachten. Über ähnliche Versuche von POLL (1899) soll weiter unten berichtet werden.

MULON (1903) stellte Beobachtungen über die Zahl *der Zellteilungen* in den verschiedenen Rindenschichten an und schreibt, da er sowohl mitotische wie besonders amitotische Teilungen fast ausschließlich in der Zona glomerulosa und in den äußeren Teilen der Fasciculata findet: «Il y a genèse de cellules dans les régions périphériques de la glande et destruction de cellules dans la zone centrale de l'écorce.» DELAMARE (1904) glaubt, daß selbst die lipoidbeladenen Spongiocyten zu mitotischer Teilung imstande sein sollen (vgl. auch COMOLLI 1908). Er beruft sich auf CANALIS (1887b), GOTTSCHAU (1883), RENAUT (1899), BARDIER und BONNE (1903). Gegen GUIEYSSE legt MULON vor allem Wert auf die Feststellung von *Amitosen*. Bei diesen soll es im übrigen nicht immer zu einer vollständigen Zellteilung kommen, wodurch Syncytien bereits in der Glomerulosa auftreten können. Spezielle experimentelle Studien zur Frage der *Regeneration* der Nebennieren lieferten außer CANALIS (1887a), TIZZONI (1884ff.), STILLING (1887ff.), RIBBERT (1888), DI MATTEI (1863, 1886) u. a. Sie stimmen darin überein, daß die Nebennierenrinde im Gegensatz zum Mark eine beträchtliche Regenerationskraft besitzt. Nur LABZINE (1905) und RAZZABONI (1911) haben keine starke Regeneration des Organs nach chirurgischen Läsionen beobachten können.

Es sind aber auch *tiefere Schichten* der Nebennierenrinde als Orte der stärksten Mitosentätigkeit beschrieben worden. BERNARD und BIGART (1902), WIESEL (1902a), CELESTINO DA COSTA (1913), STOERK und HABERER (1908a, b) behaupteten, daß die meisten Mitosen in der Fasciculata *(Hunde, Katzen, Kaninchen)* anzutreffen seien. Daher soll das Wachstum der Rinde von da aus nach außen wie nach innen gerichtet sein (eine Art Vorwegnahme der TONUTTISchen Transformationsfeldlehre, S. 258ff.). KOLMER (1912, 1918) fand die meisten Mitosen an der Grenze von Glomerulosa und Fasciculata. GRAHAM (1916) beobachtete nach Schädigungen der Nebenniere Mitosen in der Zona glomerulosa, vielleicht noch mehr in den äußeren Schichten der Zona fasciculata.

Wenden wir uns der Frage der Zellteilung in der *menschlichen Nebennierenrinde* speziell zu, so müssen wir natürlich die embryonalen Verhältnisse für sich betrachten (vgl. S. 137). Beim Erwachsenen liegen die Zellteilungsverhältnisse offenbar nicht einheitlich. KOLDE (1913) konnte bei der schwangeren Frau keine Mitosen in der Nebenniere feststellen, während in der Zona fasciculata der Nebenniere einer vor 8 Monaten kastrierten Frau zahlreiche Mitosen vorhanden waren. STIEVE (1936, 1947) konnte niemals in einer der 3 Schichten in irgendeinem Lebensalter Mitosen beobachten (s. a. LAESCHKE 1947). In der Nebenniere des *Menschen* spielen Mitosen offenbar keine nennenswerte Rolle. Es bleibt das Problem der *Amitosen*, auf welche ich bei Besprechung des subcapsulären Blastems genauer eingehen werde (S. 236). Bei Tieren liegen die Verhältnisse aber teilweise zweifellos anders, d. h. sie wechseln von Fall zu Fall ganz beträchtlich, so daß jede Verallgemeinerung abgelehnt werden muß.

In den Interrenalzellen der *Anuren*-Nebenniere beschrieb SRDÍNKO (1900) direkte Teilungsfiguren. AMIYA KAR (1947) fand beim *Hühnchen* keine Mitosen in den Rindenzellen. *Sorex vulgaris:* KOLMER (1918) sah viele Mitosen in der Rinde. *Talpa eur.:* KOLMER (1918) fand kaum Zellteilungen in der Nebennierenrinde. *Dasypus septemcinctus:* KOLMER (1918) sah Amitosen in der Zona reticularis. BOURNE (1949) bemerkt hierzu: "Although normal tissue is presumed not to show amitosis, it must be remembered that the cells of the zona reticularis are in many cases believed to be undergoing degeneration and the up setting of the physicochemical balance of the cell concomitant with degenerative changes may quite likely give rise to such abnormal forms of division." *Arctomys marmotta:* KOLMER (1918) sah Amitosen in der Glomerulosa.

Rattus rattus: Zunächst sei erwähnt, daß KOLMER (1918) öfter in Mark- als in Rindenzellen Mitosen gesehen haben will. JACKSON (1919) findet bei *Ratten* am 1. Lebenstag

Tabelle 4. *Mitosen in der Nebenniere der weißen Ratte* (JACKSON 1919).

Alter und physiologischer Zustand	Zahl der Nebennieren	Durchschnittsmitosenzahl je Schnitt				
		Äußere Zone	Mittlere Zone	Innere Zone	Mark	Total
A. Normale *Ratten.*						
Neugeborene	3	11	2	1	6	20 (12—29)
7 Tage alte *Ratten*	3	5	2	0,3	3	10 (7—13)
10 Tage alte *Ratten*	2	6	5	0,5	4	16 (14—18)
12 Tage alte *Ratten*	1	18	17	0	5	40
14 Tage alte *Ratten*	2	10	10	0,5	6	27 (22—31)
21 Tage alte *Ratten*	9	9	12	4/9	2	24 (10—41)
56 Tage alte *Ratten*	1	3	5	0	3	11
67—94 Tage alte *Ratten*	4	2	2	0,25	0	4 (2—5)
112—138 Tage alte *Ratten*	2	1	1	0	0	2 (1—3)
340 Tage alte *Ratten*	1	1	0	0	0	1
B. Versuchstiere.						
Gewichtsstillstand („Maintenance") von der Geburt bis zum Alter von 12 Tagen	1	1	1	0	2	4
„Maintenance" von der 3.—10. Lebenswoche	10[1]	3/5	0,5	0	0	1 (0—3)
„Maintenance" von der 3./12. bis 20. Lebenswoche	3	0	0	0	0	0
1 Woche wiedergefüttert	3	0,3	1	0	0,3	2 (1—3)
2 Wochen wiedergefüttert	2	3	5	0	2	10 (7—12)
1 Jahr wiedergefüttert	1	0	0	0	0	0

Bei den Versuchstieren war nur so viel Nahrung gegeben worden, daß das Gewicht sich unverändert hielt (= „Maintenance", JACKSON 1919).

[1] Sechs von diesen 10 Tieren zeigten keine Mitosen.

gelegentlich in der Zona glomerulosa Mitosen. Eindeutige Amitosen kann er nicht feststellen, obwohl er recht unregelmäßige, ja gelappte Zellkerne angetroffen hat. Über das Verhalten der Mitosen in der Nebennierenrinde verschieden alter Tiere gibt Tabelle 4 Auskunft. Die relative Rate der Mitosen (= Mitoseindex von MINOT) nimmt schnell ab, weil mit der Zunahme der Größe der Nebennieren die Zahl der Zellen je Schnitt stark ansteigt. JACKSON sieht die äußere Abteilung der Rinde als ,,germinative region" an. Gelegentlich könne aber eine Mitose sogar einmal in der Zona reticularis vorkommen, was ich für die *Maus* bestätigen kann (s. S. 227). Mit zunehmendem Alter verschwinden die Mitosen zuerst aus dem Mark und aus der Zona reticularis, dann aus der Fasciculata; sie halten sich mithin am längsten in der Zona glomerulosa. ENGSTRÖM (1936) kommt zu ähnlichen Ergebnissen. Bei ganz jungen *Ratten* findet er Mitosen in der gesamten Breite der Rinde, die meisten bei 10—14 Tage alten Tieren. Amitosen glaubt er aber auch gesehen zu haben. Die Hauptmenge der Mitosen liegt in der Zona glomerulosa, nur in einem Fall in der Fasciculata. HOWARD-MILLER (1938) fand in der Zona fasciculata die Zellteilungen besonders reichlich in den ersten Lebenswochen. Nach ZWEMER, WOTTON und NORKUS (1938) kommen Mitosen vor allem im subcapsulären Abschnitt der Zona glomerulosa vor, jedoch nicht in der inneren Kapselhälfte. TURNER (1938) dagegen beobachtete Mitosen in der Kapsel transplantierter Nebennieren, seltener in der Zona glomerulosa. BLUMENFELD (1939) fand Mitosen besonders oft in den äußeren Abschnitten der Fasciculata, dann folgte der Menge nach die Zona glomerulosa. Selten waren in der Reticularis Mitosen

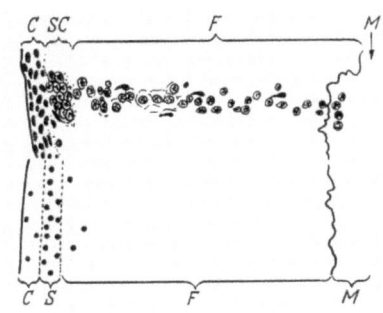

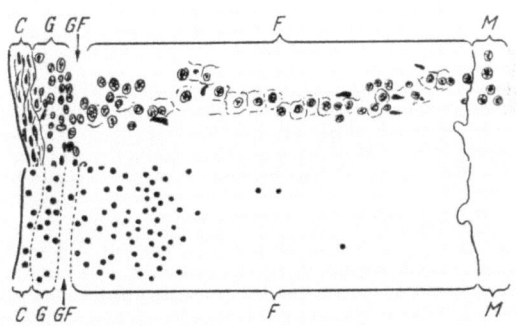

Abb. 130. Verteilung der Mitosen in der Nebennierenrinde der *Ratte*. 3 Tage altes Tier (oben): Mitosen vornehmlich in der basophilen subcapsulären (*SC*) Zone. 11 Tage altes Tier (unten): 2 Zonen besonderer Mitoseaktivität (*G* und *F*), dazwischen mitosearme Zone (*GF*). Aus MITCHELL 1948.

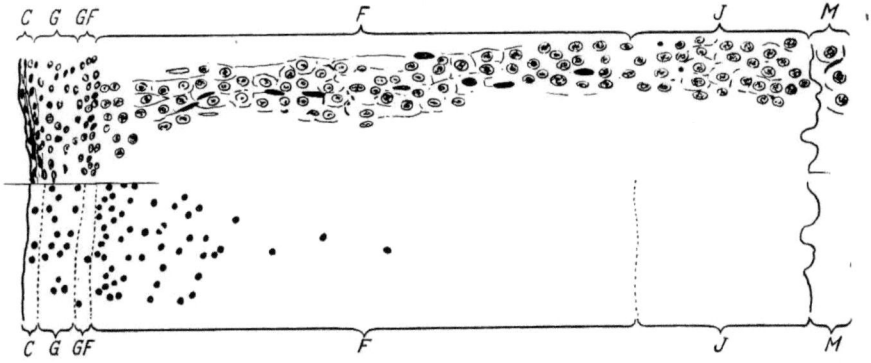

Abb. 131. Verteilung der Mitosen in der Nebennierenrinde einer 19 Tage alten *Ratte*. Im Bereich des Cortex fetalis (juvenilis, *J*) befinden sich keine Mitosen (Gesamtzahl der Mitosen höher, nur ein Teil wurde in typischer Verteilung eingezeichnet). Aus MITCHELL 1948.

zu sehen. Besonders interessant sind die Beobachtungen von BAKER und BAILLIF (1938, 1939) über die Änderung der Mitoserichtung in Regenerationsversuchen. Anfangs verläuft diese in den Zellen der Nebennierenkapsel parallel zur Oberfläche, später aber um $90°$ gedreht.

Die Autoren meinen, daß hierin der Grund für die zentripetale Wanderung der Rindenzellen gelegen sei. Durch Anwendung der Colchicintechnik (9,5 Std vor der Tötung der *Ratten*) konnten sie übrigens eine Anreicherung der Mitosen in der Kapsel erreichen. Recht bemerkenswert sind die Befunde von HUNT (1940/41 a, b), der *Ratten*-Weibchen (100 bis 200 Tage alt) auf Mitosen in der Nebennierenrinde untersuchte, und zwar einmal Tiere, welche im Dioestrus (mid-leucocyt-stage), zum andern solche, die im Oestrus (mid cornified) getötet worden waren. Die Ergebnisse klären vielleicht manche Diskrepanzen in der Literatur. Tiere der ersten Gruppe hatten zunächst 8 bis 16mal mehr Mitosen als die der zweiten in der Nebennierenrinde, die folgendermaßen außerdem auf die Zonen verteilt waren: Glomerulosa 10% (46%), äußere Fasciculata 35% (25%), mittlere Fasciculata 44% (23%), innere Fasciculata 10% (6%), Reticularis 1% (0%). Über die Mitosen der *Ratten*-Nebenniere vgl. ferner NATHANSON und BRUES (1941), BAXTER (1946). Eine ganz besonders sorgfältige Studie liegt von MITCHELL (1948) vor. Die *Ratten* (beiderlei Geschlechts) wurden unter möglichst konstanten äußeren Bedingungen gehalten, stets zur gleichen Zeit getötet; sie erhielten immer um 9 Uhr Colchicin (subcutan 0,1 cm³ = 0,1 mg Colchicin auf 100 g Körpergewicht). Um 17 Uhr wurden die Tiere getötet. Bei jüngeren (empfindlicheren) Tieren

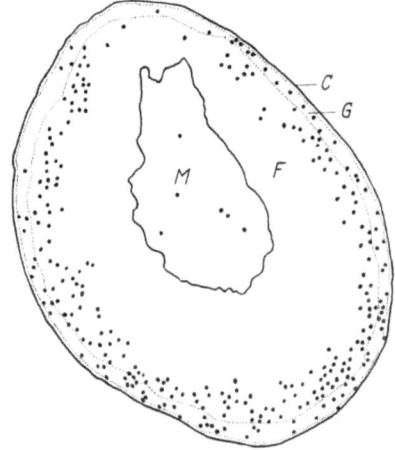

Abb. 132. Verteilung der Mitosen auf einem 6 µ dicken („repräsentativen") Schnitt durch die Nebenniere einer 19 Tage alten *Ratte*. Beachte den Unterschied der Mitoseaktivität in gleichen Zonen, aber verschiedenen Teilen des Schnittes (Colchicintechnik). Aus MITCHELL 1948.

mußte die Dosis auf 0,05 mg/100 g herabgesetzt werden. MITCHELL beobachtet bei der Geburt noch eine verhältnismäßig geringe Mitoseaktivität in der ganzen Drüse, die aber in der 1. Lebenswoche deutlich zunimmt. Mitosen finden sich besonders in der cellulären Kapsel und in der relativ breiten subcapsulären Zone, "which, in view of the relative paucity of mitotic figures in the fasciculata, strongly suggests that it is the capsule and the subcapsular zone which make the greatest contribution to the growth of the gland during the first week". In der 2. Lebenswoche steigt die Zahl der Zellteilungen weiter an (s. Tabellen 5 und 6, Abb. 130). Sie breiten sich auch im äußeren Teil der Fasciculata aus. Besonders aber finden sich in der jetzt ausgebildeten Zona glomerulosa zahlreiche Mitosen. Die sudanophobe Zone bezeichnet MITCHELL als Kompressionszone. Sie soll durch Zellproliferation und -vergrößerung im äußeren Fasciculatabereich entstehen. Die Mehrzahl der Mitosen in Glomerulosa und Kapsel gehört zum verklumpten Typ, die in der Fasciculata hingegen zum „exploded" Typ (Colchicin). In der 3. Woche (Abb. 131, 132) nimmt die Zahl der Mitosen in der Kapsel ab. Im Bereich der „juvenilen Rinde" findet man keine Zellteilungen. Im allgemeinen erreicht die Mitoseaktivität ihr Maximum zwischen 8.—19. Lebenstag, um dann

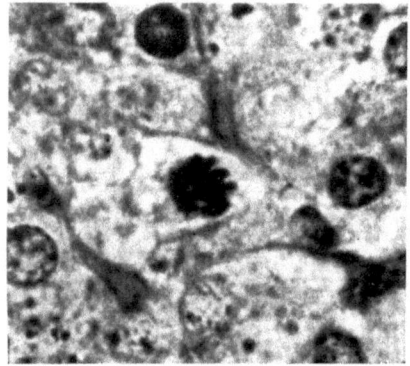

Abb. 133. Monaster in einer Nebennierenrindenzelle der äußeren Abteilung der Zona fasciculata der *Maus* (Eisenhämatoxylinfärbung, 800fach vergrößert).

wieder abzufallen. Beim erwachsenen Tier sind selbst nach Colchicin nur relativ wenige Mitosen zu beobachten. Während so Kapsel und subcapsuläre Zone in der 1. Lebenswoche die stärkste mitotische Aktivität aufweisen, spiele das äußere Drittel der Fasciculata schon kurz danach als germinative Zone die Hauptrolle. Nach VAN DORP und DEANE (1950) finden sich in der Nebennierenrinde der *Ratte* bis zum Alter von 4 Wochen reichlich Mitosen; mit der 6. Lebenswoche verschwinden sie weitgehend. Mitotische Teilungen weisen die Fibroblasten der Kapsel auf wie auch Parenchymzellen. Im Gegensatz zu früheren Untersuchern wird behauptet, daß in der sudanophoben Übergangszone Mitosen vorkommen können. Die Kapselmitosen verschwinden etwa in der 3. Lebenswoche.

Mus musculus: WHITEHEAD (1933a) fand in allen Zonen Teilungsfiguren. MITCHELL (1948) weist darauf hin, daß die X-Zone (S. 709ff.) durch mitotische Teilung entstehen soll.

Ähnlich wie bei der *Ratte* kann man auch hier wieder feststellen, daß das Bild der Mitoseaktivität außerordentlich schwankt und offenbar von vielen Faktoren bestimmt wird, die wir zur Zeit höchstens zum Teil übersehen. Zunächst ist zu bestätigen, daß bei der *Maus* in allen Zonen der Nebennierenrinde Zellteilungen vorkommen; an der Grenze von Glomerulosa/Fasciculata, in der äußeren Abteilung der Zona fasciculata (Abb. 133), sogar in der Zona reticularis (Abb. 134). Zählt man die Mitosen in den einzelnen Zonen, so erhält man von Tier zu Tier wechselnde Bilder.

Cavia cobaya: MULON (1905c) fand Mitosen vor allem in den äußeren Teilen der Rinde, besonders am Übergang von Glomerulosa zu Fasciculata. KOLMER (1912, 1918) beschrieb in der Zona glomerulosa neugeborener *Meerschweinchen* sowohl Mitosen wie Amitosen, in der Zona fasciculata selten ein paar Mitosen. Bei einem halbwüchsigen Männchen sah er dagegen einige Mitosen in der Fasciculata, während die Glomerulosa weder Mitosen noch

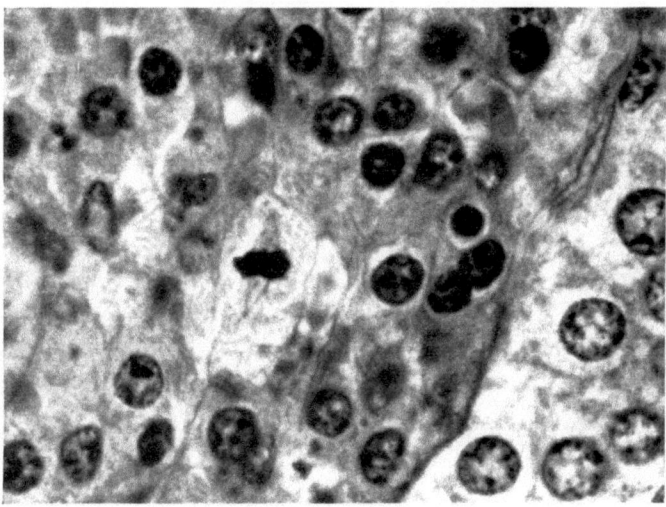

Abb. 134. Mitose (Äquatorialplatte) in der Zona reticularis (!) der Nebenniere einer *Maus*, rechts Rinden-Markgrenze (Fixierung in HELLYscher Lösung, Paraffinschnitt, Färbung nach MANN, 800fach vergrößert).

Amitosen enthielt. Bei einem nicht trächtigen *Meerschweinchen*, das aber schon mehrfach geboren hatte, fand KOLMER wieder Amitosen in der Glomerulosa. Bei Embryonen enthielt die Glomerulosa ebenfalls Amitosen. Ganz auffallend ist der Befund von ungefähr 600 Mitosen in einem 6 μ dicken Schnitt durch die Nebenniere eines *Meerschweinchen*-Feten am Ende der Gravidität, die hauptsächlich in der Zona fasciculata gelegen waren. Bei einem puerperalen *Meerschweinchen* fand der Autor zahlreiche Amitosen in der Zona glomerulosa und zahlreiche Mitosen in der Fasciculata. KOLMER ist nicht in der Lage, aus diesem Wirrwarr von Befunden eine Leitlinie herauszuarbeiten. GRAHAM (1916) untersuchte die Nebenniere von *Meerschweinchen* nach verschiedenen Schädigungen. Er fand die meisten Mitosen in der Glomerulosa und äußeren Abteilung der Fasciculata und sieht daher in diesen Gebieten in erster Linie die Regenerationsfähigkeit des Organs verankert. Bei jüngeren Tieren sah er allerdings Zellteilungsfiguren über die ganze Rinde verstreut. IWABUCHI (1922) beobachtete bei Skorbut-*Meerschweinchen* besonders viele Mitosen in der mittleren Abteilung der Zona fasciculata. Das Cytoplasma der sich teilenden Zellen war meist arm an Lipoiden oder ganz lipoidfrei. In manchen Zellen des Gebietes waren 2 Kerne festzustellen. SCHMECKEBIER (1934) fand Mitosen in der Zona glomerulosa und äußeren Fasciculata. Bei alten Tieren lagen offenbar weniger Kernteilungen vor. Das Übergangsgebiet zwischen Glomerulosa und Fasciculata, das schon KOLMER (s. o.) als eventuelle wesentliche Regenerationszone in Betracht zog, erscheint auch HOERR (1931, 1939) besonders verdächtig (ähnlich BLUMENTHAL 1940). Ich selbst (BACHMANN 1941) bin bei relativ vielen durchmusterten *Meerschweinchen*-Nebennieren nicht sehr oft auf sichere Mitosen oder Amitosen gestoßen. Vermutlich habe ich recht alte Tiere zur Verfügung gehabt. BLUMENTHAL (1948), der sich eingehend mit der Mitoseaktivität in Schilddrüse, Epithelkörperchen und Nebennieren des *Meerschweinchens* befaßte, sah diese Aktivität am größten kurz vor der Geburt. Sie fiel dann schnell bis etwa zur Zeit der Pubertät. Danach verminderte sie sich langsamer, um im Alter extrem gering zu werden. Da POTTER, SCHNEIDER und LIEBL (1945) beobachtet haben, daß kurz nach der Geburt die Menge der Dehydrogenase, Cytochromoxydase und des

Adenosintriphosphats im Gehirn und in der Leber von *Ratten* schnell zunehmen, schließt BLUMENTHAL (1948) auf ein reziprokes Verhalten zwischen Abnahme der Mitoseaktivität und Zunahme dieser Enzyme. — SADOWNIKOW (1949) sah in der Regenerationsphase nach einer Diphtherie zahlreiche Mitosen in der Rinde; zugleich scheint unter diesen Verhältnissen das subcapsuläre Blastem sehr deutlich ausgebildet zu sein. Beim experimentellen Botulismus stellte der Autor in der Erholungsphase in der Fasciculata, mehr noch in der Glomerulosa Mitosen fest.

Lepus cuniculus: CANALIS (1887a) findet zunächst Mitosen in der ganzen Masse der fetalen Nebenniere (Rinde und Mark). Schon bei neugeborenen Tieren sind sie im Mark

Tabelle 5. *Mitosenverteilung in den einzelnen Zonen der Nebenniere junger Ratten* (MITCHELL 1948).

Geschlecht	Alter in Tagen	Kapsel	Subcapsuläre Zone und Glomerulosa	Fasciculata (äußere Abteilung)	Fasciculata (innere Abteilung). Juvenile Rinde oder Reticularis	Mark	Gesamtzahl
♀	1	4	11	7			22
♂	2	3	16				19
♀	3	3	22	3			28
♂	4	3	18	10			31
♀	5	3	19	19			41
♀	7	7	33	13		12 (?)	65
♀	8	9	40	99	1	11	161
♂	9	4	51	49		6	110
♂	10	3	23	5		3	34
♂	11	2	56	137		7	202
♂	12	3	25	36		1	65
♀	14	2	23	20			45
♀	16	2	74	36	1	2	115
♀	18	5	30	77		1	113
♂	19	5	119	161		6	291
♂	21		41	50			91
♂	23	1	43	38			82
♂	26	1	53	53	2		109
♀	28	6	20	58			84
♂	31		43	45		2	90
♂	34	2	10	20		3	35
♂	37		7	7			14
♀	41		3	8			11
♀	51		10	10			20
♀	56	1	7	4			12
♀	63		1	11			12

Für jeden Fall stellen die Zahlen den Durchschnittswert je Schnitt ($6\,\mu$) aus der Mitte des Organs dar. Die Mitosen wurden mit Colchicin arretiert.

seltener und beschränken sich in der Rinde auf das periphere Gebiet (s. S. 223). SCHENK (1910) sah vor allem in der Zona glomerulosa des Tieres Mitosen. Im Explantat der *Kaninchen*-Nebenniere treten nach BULLIARD (1923) nur selten Mitosen auf.

Felis dom.: Auch im Explantat der *Katzen*-Nebenniere lassen sich nach BULLIARD (1923) nur selten Mitosen feststellen. Die Zellen der Zona glomerulosa, welche am besten gedeihen, vermehren sich amitotisch. Wenn bei der erwachsenen *Katze* überhaupt Mitosen aufgefunden werden, dann findet sie BENNETT (1940a) immer im Bereich der präsekretorischen Zone (S. 110). *Canis fam.:* CANALIS (1887a) beschreibt zunächst bei Feten in der gesamten Rinde und in Markzellen Zellteilungsfiguren. Nach der Geburt verschwinden die Mitosen zuerst im Mark. In der Rinde beschränken sie sich auf die äußeren Gebiete (s. experimentelle Befunde S. 223). CAUSSADE (1938b) beobachtete an der Grenze von Glomerulosa und Fasciculata Mitosen und beschreibt daher diese Stelle als „Couche germinative". *Melursus ursinus:* KOLMER (1918) stellt in der Zona glomerulosa vereinzelte Mitosen fest. *Viverra malaccensis:* KOLMER (1918) beschreibt ziemlich viele Zellteilungsbilder in der Rinde.

Das Studium der Mitosen in der Nebennierenrinde ist auch *unter experimentellen Bedingungen* vorgenommen worden. So soll es nach ANSELMINO und Mitarbeitern, SCHMECKEBIER (1934), WEBER (1938) nach Verabreichung von corticotropem Hormon zur Steigerung der Mitosenzahl in Glomerulosa und äußerer Abteilung der Fasciculata kommen. Nach Behandlung mit Vorderlappenhormon konnte LATYSZEWSKI (1937) Mitosen in den Spongiocyten (!) des *Meerschweinchens*, nicht aber des *Kaninchens* beobachten. Auch DITTUS (1941) gibt an, daß es bei einer zunehmenden Aktivität des Interrenale von *Selachiern* zur Steigerung der Mitosen- und ganz besonders der Amitosenzahl komme (s. a. MAXIMOW-BLOOM 1942).

Ich erinnere weiter an die bereits (S. 226) geschilderte Abhängigkeit der Mitosenzahl und -verteilung vom sexuellen Rhythmus (HUNT 1940/41). Ganz besonders eingehend sind WALAAS und WALAAS (1944) den Faktoren, die die Mitosen der Nebennierenrinde beeinflussen könnten, nachgegangen. Sie finden vor allem Einflüsse seitens der Ernährung und der Umgebungstemperatur (*Ratte*). Hohe Temperatur reduziert die Mitosenaktivität, niedrigere Temperatur steigert sie. Ferner haben die Autoren unter Berücksichtigung der eben genannten Faktoren die Wirkung von Thyroxin, Vorderlappenextrakten und Hypophysenimplantaten studiert. In Vorversuchen stellten sie fest, daß die Mitosen in der ganzen Nebenniere etwa gleich verteilt sind; sie konnten sich

Tabelle 6. *Mitosenzahlen der verschiedenen Zonen der Nebenniere junger Ratten. Prozentwerte der Gesamtzahl von Mitosen* (MITCHELL 1948).

Alter in Tagen	Kapsel %	Subcapsuläre Zone und Glomerulosa %	Fasciculata (äußere Abteilung) %	Fasciculata (innere Abteilung) Juvenile Rinde oder Reticularis %	Mark %
1	18	50	32		
2	16	84			
3	11	78	11		
4	10	58	32		
5	8	46	46		
7	11	51	20		18(?)
8	6	25	61	1	7
9	3	47	45		5
10	9	67	15		9
11	1	28	68		3
12	5	38	55		2
14	4	51	45		
16	2	64	31	1	2
18	4	27	68		1
19	2	41	55		2
21		45	55		
23	1	52	47		
26	1	49	49	1	
28	7	24	69		
31		48	50		2
34	6	29	57		8
37		50	50		
41		27	73		
51		50	50		
56	8	58	34		
63		8	92		

daher auf die quantitative Auswertung von 10 zentral gelegenen Schnitten (4 μ Schnittdicke) beschränken. Grundsätzlich liegen wieder die meisten Mitosen in der Zona glomerulosa und äußeren Fasciculata. In der normalen Drüse fanden sie 1,5 Mitose je Schnitt. Die Mehrzahl der Mitosen gehörte dem Metaphasestadium an (67%), Prophasen kamen in 24% und Anaphasen zusammen mit Telophasen in 6% der Fälle vor. Mit Recht weisen WALAAS und WALAAS auf die Erschwerung der Zählungen durch den Begriff der sog. ,,kinetic nuclei" (HOERR u. a.). Diese Zellkerne besitzen ein so deutliches Chromatinnetz, daß sie von den einen als erstes Stadium der Prophasekerne geführt werden, während die anderen, so auch WALAAS und WALAAS, sich dazu nicht entschließen. Jedenfalls bedarf es bei derartigen Arbeiten einer gründlichen Definition der gezählten Stadien. Nach einseitiger Adrenalektomie ändert sich das Bild der Mitoseverteilung in der kompensatorisch sich vergrößernden Nebenniere der Gegenseite nicht. Es war früher behauptet worden, daß dann Mitosen auch in tieferen Rindenschichten auftreten, was WALAAS und WALAAS nicht bestätigen können. In der kompensatorisch hypertrophierenden Nebennierenrinde steigt die Zahl der Mitosen auf 4,2 je Schnitt.

Zusammenfassend ergibt sich, daß die Mitosenzahl der Nebennierenrinde von Species zu Species wechselt. Auffallend ist die ganz geringe Zahl in der Nebennierenrinde des erwachsenen *Menschen*, während dagegen in der Gruppe der *Nagetiere*, wenn auch wieder mit Speciesunterschieden, im allgemeinen selbst bei ausgewachsenen Tieren Mitosen viel öfter aufgefunden werden. Dann liegt zweifellos ein das Mitosebild beeinflussender Altersfaktor vor, was leicht verständlich ist. Noch nicht klar ist die Frage, ob bei den *Rodentia*, z. B. *Maus* oder *Ratte* ein Unterschied in den einzelnen Stämmen vorhanden ist. Nachdem wir heute schon einiges über derartige Stammesdifferenzen bei *Ratten* und *Mäusen* wissen (z. B. Strahlenresistenz), wäre durchaus damit zu rechnen, daß auch das Mitosebild verschieden ist. Ferner wissen wir, daß die Mitoseaktivität zu den ausgesprochen rhythmisch ablaufenden und einsetzenden Vorgängen gehört. Es gibt tägliche Mitoseschwankungen; sie können (BLUMENTHAL 1948) durch relativ leichte Eingriffe verändert werden, z. B. bereits durch 24stündiges Fasten. Schließlich haben die wenigen bis jetzt durchgeführten experimentellen Untersuchungen auf diesem Gebiet auf eine weitere Vielzahl von Faktoren gewiesen (Temperatur, Ernährung, hormonales Gleichgewicht usw., s. o.). Es erscheint also verständlich, daß bei Zusammenstellung der Literatur eine Menge von gegensätzlichen Befunden hervortritt. Es handelt sich um ein typisches Beispiel dafür, daß mit rein beschreibender Methodik hier nicht mehr viel zu erfahren ist. Experimentelle Morphologie und histophysiologische Fragestellung können allein weitere Klärung bringen.

LEBLOND, STEVENS und BOGOROCH (1948) beobachteten, daß Radiophosphor (P^{32}) vor allem während der Mitose in den Zellkern eintritt. Unter anderen Organen (Leber usw.) fiel auch die Nebennierenrinde als bevorzugter Ort derartigen Phosphoreinbaues in Desoxyribonucleotide auf; andere Phosphorfraktionen waren durch die Vorbehandlung im wesentlichen entfernt.

Amitosen in der Nebennierenrinde. Immer wieder stößt man auf die Angabe, daß in der Nebennierenrinde neben Mitosen auch *Amitosen* eine Rolle spielen (SRDÍNKO 1900, *Anuren*, MULON 1903, KOLMER 1918, *Dasypus*, KOLMER 1918, *Arctomys*, JACKSON 1919, *Ratte*, nicht sicher s. S. 225, ähnlich ENGSTRÖM 1936, *Ratte*, s. S. 225, KOLMER 1918, *Cavia* s. S. 227, BULLIARD 1923, *Katze* S. 228, DITTUS 1941, *Selachier* S. 229). Ich selbst habe beim Studium des subcapsulären Blastems (S. 236ff.) selten Mitosen, dafür aber oft Kernbilder gesehen, welche für direkte Zellteilung sprachen (vgl. hierzu WALLRAFF 1949).

c) Die sog. GOTTSCHAUsche Hypothese.

Im Abschnitt b wurden Mitteilungen über die Zellteilungen in der Nebennierenrinde zusammengestellt. Wir können sagen, daß Zellteilungen im äußeren Bereich der Rinde mit größerer Wahrscheinlichkeit angetroffen werden können als weiter innen.

Ich habe im Abschnitt a) dieses Kapitels über die degenerativen Prozesse anscheinend normaler Nebennieren berichtet. Wir können ebenso kurz zusammenfassend aussagen, daß in der weit überwiegenden Mehrzahl der Fälle, in denen auf dies Phänomen geachtet wurde, die inneren Rindenbezirke betroffen waren. Ausnahmen kamen bei a) wie bei b) vor (s. dort).

So weist gerade wieder OVERZIER (1950) darauf hin, daß unter experimentellen Verhältnissen die Zahl degenerierender Elemente in der Rinde stark ansteigen kann (z. B. nach Cortirongaben, d. h. Desoxycorticosteronacetat, bei *Mäusen*).

Es werden dann wohl zuerst die Kernpyknosen in der Reticularis vermehrt, ,,schließlich auch in der Zona fasciculata und glomerulosa".

Aus dem Befund von degenerativen Elementen in marknahen Bezirken der Nebennierenrinde und von Zellteilungsfiguren in den äußeren bzw. äußersten Bezirken entstand die Vorstellung, daß in der Nebenniere mit einem gewissen Zellverlust und Zellersatz gerechnet werden müsse. Da die beiden Prozesse eine ziemlich feste Orientierung zu haben schienen, lag es nahe — etwa in Analogie zu Vorstellungen, die wir über ähnliche Prozesse in der Oberhaut haben — eine *Wanderung der Rindenelemente* von außen nach innen zu vermuten.

Als erster hat wohl GOTTSCHAU (1883a) diesen Vorgang formuliert: ,,Um den Verlust im Innern zu ersetzen, geht an der inneren Fläche der Kapsel des Organs eine stete Neubildung von Elementen vor sich, welche in Hohlräumen des Bindegewebes von kugeliger oder walzenförmiger Ausdehnung auftritt, und ich möchte daher diese Gegend als eine Zona bulbosa bezeichnen. In ihr findet eine Anhäufung von Kernen statt, die eng aneinander gelagert in Protoplasma gebettet sind. Aus letzterem scheiden sich allmählich Zellindividuen ab und schließen sich den Zellreihen der Rindensubstanz an. Diese Region, zwischen Zona bulbosa und den eigentlichen Zellreihen gelegen, sehe ich als eine Zona germinativa an."

Das innere Rindengebiet bezeichnete GOTTSCHAU als Zona consumptiva. Er rechnete in diese Verbrauchszone übrigens gleich das Mark mit ein. Aus diesen Gründen bezeichne ich die Hypothese von der Verschiebung der Rindenelemente von außen nach innen als ,,GOTTSCHAU*sche Hypothese*".

Eine kurze historische Darstellung der Weiterentwicklung dieser Hypothese mag folgen. Wir werden sehen, daß sich die Stimmen der Kritiker in neuerer Zeit mehren. Nach GOTTSCHAU kommt CANALIS (1887a) auf Grund von Versuchen teilweiser Abtragung der Nebennierenrinde zu einem ähnlichen Ergebnis. Er beobachtet Karyokinesen besonders in den peripheren Teilen des verbliebenen Parenchyms und vermutet daher, daß die Regeneration der Nebennierenrinde von der Peripherie ausgehe und infolgedessen die zentralen Zellen die ältesten seien. «La présence permanente d'éléments parenchymataux en voie de scission indirecte dans les capsules surrénales des animaux adultes, prouve que dans ces organes se produit une consommation continuelle d'éléments cellulaires...»

MULON (1903a) stellt Beobachtungen über die Zahl der Zellteilungen in den verschiedenen Rindenschichten an und schreibt, da er sowohl mitotische wie amitotische Teilungen fast ausschließlich in der Zona glomerulosa und in den äußeren Teilen der Zona fasciculata findet: «Il y a genèse de cellules dans les régions périphériques de la glande et destruction de cellules dans la zone centrale de l'écorce.» Auf Grund der Untersuchung der Nebenniere des *Meerschweinchens* (MULON 1905c) schreibt er: «Entre la zone de prolifération périphérique et la zone d'élimination centrale, il y a tout lieu de croire qu'il se produit une évolution cellulaire plus ou moins lente.»

GRAHAM (1916) schließt sich der Wanderungshypothese an. Besonders bedeutungsvoll für die hier angeschnittenen Probleme erweist sich die große Arbeit von KOLMER (1918). Er gewinnt aus vergleichend-histologischen Untersuchungen die Überzeugung, daß nicht die Zona glomerulosa, sondern vielmehr der Übergang der Zona glomerulosa in die Zona fasciculata als die eigentliche Keimschicht der Nebennierenrinde angesprochen werden müsse. ,,Aus diesen Elementen entwickeln sich während der Organogenese einerseits die Stränge der Fascicularis, andererseits gehen auch die so verschieden geformten Zellkomplexe der Glomerulosa aus ihnen hervor, welche dann im postfetalen Leben selbst wieder als ein Keimlager von vermehrungsfähigen Zellen anzusehen sind." —

„Ob es sich dabei um eine tatsächliche Verschiebung der amöboid-plastisch zu denkenden Zellkörper innerhalb des Bindegewebs- und Blutgefäßgerüstes handeln kann, oder ob an diesem jedenfalls außerordentlich langsam sich abspielenden Prozeß *Veränderungen der Stützsubstanzen* (im Original nicht gesperrt) mitbeteiligt sind, darüber läßt sich derzeit kein Urteil abgeben."

HEWER (1922) beschreibt die Orte der Regeneration und Degeneration und nimmt eine periphere Keimschicht an: "with a gradual moving of these cells towards the medulla." Auf Grund von Zellkernmessungen in der Nebennierenrinde schließt MARTHA KOLLINER (1925, 1927), daß in der Zona glomeruolsa die Zellkerne höchstens die halbe Zellgröße erreichen, in der Reticularis selten mehr als ein Fünftel. Dies Verhalten sei zu erwarten, wenn man die Glomerulosa als Keimzone mit den jüngsten Elementen, die Reticularis als Zone senescenter Zellen ansähe, denn mit zunehmendem Alter soll im allgemeinen die Zellkerngröße gegenüber der Zellgröße abnehmen. Auch HETT (1925, 1926 b) stimmt auf Grund seiner Beobachtungen an den Nebennieren von hungernden *Mäusen* (S. 522 f.) den Autoren zu, die annehmen, „daß in der Nebennierenrinde von außen nach innen gehende Zellnachschübe stattfinden". Dieselbe Auffassung vertritt HOERR (1931, 1936), der die Rindenzellen für verhältnismäßig kurzlebige Gebilde hält. Er beschrieb zwei verschiedene Arten der Degeneration von Rindenzellen in den inneren Rindenpartien. Der erste Weg geht über Cytolyse, Chondriolyse, Karyolyse, Lipoid- und Pigmentverlust. Der zweite bedeutet Schrumpfung und Homogenisierung des Cytoplasmas, Chondriomegalie, Pyknose, Retention oder sogar Zunahme von Lipoid und Pigment. Auf diese Weise kommt es zum Auftreten von „hellen" und „dunklen" Zellen in den inneren Rindenabschnitten. HOERR (1939) hat nach den Worten von MITCHELL (1948) "convincingly confirmed the theory by his study of cell degeneration and regeneration consequent on injury to the cortex..." In seiner Studie von 1936 (c) sagt HOERR von den inneren Rindenzellen "... appears to be made up of cells which originally arose by cell division in the outer part of the zona fasciculata and moved inward to their present position."

POLL (1933a) spricht von der Zona glomerulosa als Keimschicht, der Zona fasciculata als wesentliche Funktionsschicht und der Zona reticularis als Aufbrauchsschicht (vgl. ENGSTRÖM 1936). Auch in dem Lehrbuch der Endokrinologie von KEMP und OKKELS (1936) wird die GOTTSCHAUsche Hypothese, ohne weitere Stellungnahme, erwähnt. Ich habe versucht (BACHMANN 1937), auf einem indirekten Weg — nämlich unter Vergleichung der Phasen eines Corpus luteum mit den Zonen der Nebennierenrinde — einen Beweis für die GOTTSCHAUsche Hypothese zu liefern (vgl. S. 728 f.). Das Ergebnis bestand darin, die jüngeren Rindenelemente in der Peripherie, die älteren an der Rinden-Markgrenze anzusetzen. Es ist vorgegriffen, wenn ich sage, daß mir die Vergleichung der beiden Organe heute noch wichtig erscheint. Über die notwendigen Korrekturen meiner damaligen Ansichten S. 264.

Wenn ich allerdings von BENNETTS (1940a) Versuchen lese, sogar die Wanderungsgeschwindigkeit der Rindenzellen durch die Rinde hindurch mathematisch zu formulieren, so kann ich die kritischen Betrachtungen mancher gegen die GOTTSCHAU-Hypothese eingestellten Untersucher (z. B. WALLRAFF 1949) fast verstehen.

BENNETT geht bei seinen Überlegungen über die Wanderungsgeschwindigkeit der Rindenzellen der *Katze* von folgender Annahme aus: "Since each cell passes gradually through the successive zones, and since cells in all portions of such a moving continuous column will, under certain conditions to be stipulated below, be travelling at the same speed, it follows that the width of a given zone will ... represent the relative length of time a cell requires to traverse it." Wo eine Zellschrumpfung eintritt („postsecretory zone" S. 110), rechnet er mit einer verminderten Wanderungsgeschwindigkeit, z. B. in der postsekretorischen Zone einer auf die Hälfte verminderten Geschwindigkeit gegenüber der in der sekretorischen Zone. Wenn nun trotzdem die postsekretorische Zone ebenso breit ist wie die sekretorische, dann müssen die Rindenzellen in ihr zweimal so lang verweilen wie in der sekretorischen Zone. Diese Verhältnisse kann man so formulieren:

$$V = K_1 D$$
$$T = \frac{K_2 L}{D},$$

$V =$ Geschwindigkeit der Wanderung in einer bestimmten Zone, K_1 und $K_2 =$ unbekannte Konstanten, mit der Beziehung

$$K_2 = \frac{1}{K_1},$$

$D =$ Zelldurchmesser in der gegebenen Zone, $L =$ Zonenbreite, $T =$ Zeit der Durchquerung einer bestimmten Zone.

Im wesentlichen sollen BENNETTs Überlegungen allerdings nur für die sekretorische und postsekretorische Zone gelten. Mit dieser sehr wichtigen (s. u.) Einschränkung können die Überlegungen BENNETTs meines Erachtens vielleicht einen gewissen Wert gewinnen. Eine Wanderungsgeschwindigkeit durch die gesamte Rinde bestimmen zu wollen, muß aber aus später zu erörternden Gründen als verfehlt angesehen werden.

In letzter Zeit ist die GOTTSCHAUsche Hypothese vor allem von DITTUS (1941) propagiert worden: ,,In der Nebennierenrinde der *Säuger* liegt eine polare Orientierung vor, in der Weise, daß die Interrenalzellen von ihrer außen gelegenen Bildungsschicht (Glomerulosa und äußerer Teil der Fascicularis) in ihrem Zellleben nach innen wandern, wobei die Bildung des Inkretes erfolgt, und schließlich in der innersten Schicht zugrunde gehen, *ja zugrunde gehen müssen*, da ein dauernder Nachschub von außen her erfolgt, und ein Abwandern aus dem Innern der Nebenniere nicht möglich ist." Übrigens behaupten MILLER und RIDDLE (1939a, *Taube*) sowie KAR (1947, *Hühnchen*) auch für die *Vogel*-Nebenniere einen Wanderungsprozeß.

Auf weiteres Material, welches im Sinne der GOTTSCHAUschen Hypothese gedeutet wurde, gehe ich anläßlich der Besprechung des subcapsulären Blastems ein (S. 236).

Ich wende mich nunmehr den Kritikern der GOTTSCHAUschen Hypothese zu. Der Klassiker der Nebennierenhistologie, ALEXANDER ECKER (1846), der sich zweifellos schon Gedanken über die Dynamik der Nebennierenrinde machte, hat Zeichen für Neubildung von ,,Rindenschläuchen" (s. S. 6) gefunden, weiß aber damit nichts Rechtes anzufangen, denn er fand keine deutlichen Zeichen einer eigentlich dann zu postulierenden Zelldegeneration. ,,Findet eine beständige Neubildung von Schläuchen statt, so muß auch eine beständige Rückbildung, ein Vergehen derselben stattfinden, ein Prozeß, der jedoch durch das Mikroskop nicht zu verfolgen ist."

Der im inneren Rindenbezirk auftretende Degenerationsprozeß ist (s. o.) heute gut bekannt. Auf die Rolle des Bindegewebes dabei habe ich auf S. 728f. (Vergleich mit Corpus luteum) hingewiesen. PLENK (1927) schreibt übrigens zu einem ähnlichen Befund (allerdings im Epithelkörperchen):

,,Ich glaube vielmehr, daß dieses Eindringen des Bindegewebes mit einer fortschreitenden Auflösung des epithelialen Verbandes der endokrinen Drüsenzellen zusammenhängt, und daß diese Erscheinung wieder nichts anderes ist als das am frühesten sichtbare Zeichen eines Rückbildungsprozesses, der ja gerade bei vielen endokrinen Drüsen mit ihrer in verschiedenen Lebensaltern wechselnden Ausbildung eine große Rolle spielt."

Aus diesem Satze greife ich die Worte: ,,Auflösung des epithelialen Verbandes" heraus und erinnere an die Bemerkungen von GRUENWALD und KONIKOW (1944), GRUENWALD (1946, S. 134f.) über die Gitterfasern der fetalen Nebennierenrinde. Gerade die Bindegewebsstudien zeigen, daß nicht alle Zellen der Nebennierenrinde funktionell gleichwertig sind. Daß auf der anderen Seite die ,,Vis a tergo" in der Peripherie neugebildeter Zellen — am Befund kann meines Erachtens bei vielen Arten kein Zweifel sein — ausreicht, um einen Schub durch die gesamte Rindenbreite zu bewirken, mag einige Bedenken verursachen. Ein so vorsichtig abwägender Histologe wie BLOOM (MAXIMOW und BLOOM 1942) schildert daher zwar die Wanderungshypothese, drückt sich aber sehr vorsichtig aus und verlangt weitere Untersuchung des Problems. In neuerer Zeit ist besonders TONUTTI (1941ff.) der GOTTSCHAUSCHEN Lehre durch seine Transformationsfelderhypothese (s. S. 258) entgegengetreten. WHITEHEAD (1943) behauptet, daß Mitosen in der Nebennierenrinde nur während der Wachstumsperiode zu beobachten seien, dagegen nicht mehr bei erwachsenen Tieren. Davon abgesehen sollen die Zellteilungen höchstens eine allgemeine Breitenzunahme der Rinde bewirken, aber keine Zellverschiebung (-wanderung) von außen nach innen.

Auf Grund der Untersuchung *menschlicher* Nebennieren haben sich STIEVE (1946ff.) und LAESCHKE (1947) scharf gegen die GOTTSCHAUSCHE Lehre ausgesprochen. Eine Erweiterung ihrer Untersuchungen im vergleichend-histologischen Sinn hätte vielleicht die Schärfe mancher Formulierungen etwas gemildert. Weder STIEVE noch LAESCHKE konnten irgendwelche Anzeichen dafür finden, daß dauernd neue Zellen in der Glomerulosa gebildet werden, sich im Bereich der Fasciculata umwandeln und in der Zona reticularis zugrunde gehen.

Weiterhin hat WALLRAFF (1949) heftige Kritik an der GOTTSCHAUSCHEN Hypothese mit ihrer Vorstellung einer ,,Zellwanderung" geübt:

,,Wie sollen die Blastem- oder Glomerulosazellen den beträchtlichen Weg bis zum Nebennierenmark zurücklegen? Gelangen sie aus eigener Kraft, als Wanderzellen, dahin, oder ist außerhalb dieser Zellen eine Kraft vorhanden, die sie in die tiefe Rindenschicht schiebt? Warum sollen die Rindenzellen nicht an Ort und Stelle tätig sein und gegebenenfalls auch zugrunde gehen können? Sie haben doch wohl eine andere Aufgabe als die Zellen der Epidermis? Diese Fragen blieben, wenn sie überhaupt gestellt wurden, unbeantwortet. Weil man annahm, die Zellen der *Zona reticularis* gingen zugrunde und weil man ab und zu eine mitotische Zellteilung in der *Zona glomerulosa* fand, war die Lehre von der Zellwanderung in der Nebennierenrinde eine ausgemachte Sache" (vgl. auch CELESTINO DA COSTA 1949b).

Keiner der Anhänger der GOTTSCHAUSCHEN Hypothese scheint eine selbständige Wanderungsmöglichkeit der Rindenzellen ernstlich in Betracht gezogen zu haben. Man hätte gewiß besser von ,,Zellverschiebungen" innerhalb und durch die Rinde hindurch sprechen sollen. Nur KOLMER (s. o. S. 232) verwendet den Ausdruck von den vielleicht ,,amöboid-plastischen" Rindenzellen, und auch er hat offenbar an eine so leichte Lösung des Problems, nämlich die Rindenzellen als Wanderzellen anzusehen, nicht geglaubt. Ich selbst habe immer eine ,,Vis a tergo" angenommen, wie sie ja wohl auch in der Epidermis am Werke ist. Im übrigen sollte man sich dessen erinnern, daß wir über ,,Zellwanderungen", ,,Zellverschiebungen" usw. noch recht wenig Genaues wissen. Wir lassen ja auch die Markbildungselemente der Nebenniere im fetalen Leben ,,einwandern", wobei sich mancher Biologe völlig im klaren ist, daß er damit nicht unbedingt eine Wanderungsfähigkeit der Sympathophäochromoblasten präjudiziert. Manche glauben diese ,,Wanderungen" mit der reinen Mechanik erklären zu können, anderen genügt dies nicht und dann stellt sich der Begriff „amöboid" schnell ein. Es soll aber nochmals betont werden: über Nachweis degenerierender Elemente in der Reticularis und von Mitosen usw. in äußeren Rindenbezirken kann man nicht einfach hinweggehen.

SALMON, NUSSMAN und ZWEMER (1941) haben versucht, die „Wanderung" der Nebennierenrindenzellen bei der *Ratte* mit Hilfe von Trypanblauinjektionen aufzuklären. Einen Tag nach intraperitonealer Injektion von Trypanblau fanden sich Farbkörnchen nur in den Keimzellen der Kapsel, nach 6 Tagen in den Zellen

Tabelle 7. *„Wanderung" der Trypanblaugranula durch die Nebennierenrinde der Ratte*
(SALMON und ZWEMER 1941).

Zahl der Ratten	Tagesdosis von Trypanblau	Zahl der Injektionstage	Zeit (in Tagen) zwischen letzter Injektion und Autopsie	Gesamtversuchszeit	Rindenzone, in welcher Zellen mit blauen Körnchen deutlich (außer Makrophagen)
2	0,5—1 cm³, 0,5%	2	1	3	Kapsel
4	0,5—1 cm³, 0,5%	2	3—6	5—8	Kapsel, „präglomeruläre" Zellen, gelegentlich Glomerulosazellen
4	0,5 cm³, 1%	5	1	6	Kapsel, „präglomeruläre" Zellen, gelegentlich Glomerulosazellen
14	0,5 cm³, 1%	5	4—11	9—16	Kapsel teilweise farbfrei, Trypanblau in „präglomerulären" und Glomerulosazellen, gelegentlich in Fasciculatazellen
4	0,5 cm³, 1%	7	4—9	11—16	Kapsel teilweise farbfrei, Trypanblau in „präglomerulären" und Glomerulosazellen, gelegentlich in Fasciculatazellen
4	0,5 cm³, 1%	5	11—18	16—23	Kapsel und „präglomeruläre" Zone farbfrei. Reichlich Trypanblau in Glomerulosa- und äußeren Fasciculatazellen
1	1,5 cm³, 1%	11	1	21	Trypanblau in „präglomerulärer", glomerulärer und äußerer fasciculärer Zone
4	1,5 cm³, 1%	14—20	1	15—21	Trypanblau in der gesamten Nebennierenrinde (einschließlich Reticularis)

der Zona glomerulosa, nach 12 Tagen in den Zellen der Zona fasciculata, nach 20—30 Tagen in den Zellen der Zona reticularis. Die Autoren schließen daraus, daß die Nebennierenrindenzellen markwärts wandern (Tabelle 7). Gegenüber dieser Deutung weisen CALMA und FOSTER (1943), MCPHAIL (1944), BAXTER (1946) darauf hin, daß die Tiefe, bis zu der die Farbe eindringen kann, etwas mit dem Problem der erreichten Konzentration an der Oberfläche der Nebenniere zu tun hat, ein Gedanke, dem ich mich nicht verschließen kann. Auch WALLRAFF (1949) meint, die Ergebnisse von SALMON, NUSSMAN und ZWEMER (1941) zeigten ebensogut die verschiedene Bereitschaft der Zellen in den 3 Rindenschichten zur Farbstoffaufnahme.

Auch den Anhängern der Hypothese einer morphologisch-funktionellen Zweiteilung der Nebennierenrinde muß die GOTTSCHAUsche Hypothese gewisse Schwierigkeiten machen. Wenn man die Glomerulosa einerseits, die Fasciculata andererseits mehr oder weniger für sich und in bestimmter Richtung arbeiten läßt. wie dies vor allem DEANE und GREEP (1946, 1947, 1949) annehmen (s. S. 672ff.). dann fällt es schwer zu glauben, daß eine durch die Rinde „hindurchwandernde"

Zelle erst im Dienste des Wasserhaushalts durch Herstellung von Mineralocorticoiden, dann des Kohlenhydrathaushalts durch Produktion von Glucocorticoiden stehen soll.

Die wichtigsten Argumente gegen die die Verhältnisse zu stark vereinfachende GOTTSCHAUsche Hypothese hat zweifellos TONUTTI gefunden (vgl. S. 258ff.).

d) Die Lehre vom subcapsulären (capsulären) Blastem, die Zona „germinativa".

Es wurde auf S. 222ff. geschildert, wo überall in der Nebennierenrinde bei den einzelnen Species Mitosen oder Amitosen gefunden worden sind. Wir haben aus den Befunden noch nicht die Konsequenz gezogen, die von vielen Untersuchern immer wieder gezogen wurde, nämlich klar auszusprechen, wo denn nun in der Rinde eine *Keimschicht* vorhanden sei.

Bereits v. BRUNN (1872) vermutet, daß die jüngsten Stadien der Nebennierenrindenzellen in der Peripherie der Rinde liegen. Klarer noch spricht GOTTSCHAU (1883) von „einer steten Neubildung von Elementen an der inneren Fläche der Kapsel des Organs" (s. Zitat S. 231). Die Zona glomerulosa hat er als Zona „bulbosa" bezeichnet, das Gebiet zwischen ihr und den Zellreihen (Fasciculata) sieht er als die eigentliche Zona germinativa an. CANALIS (1887) kommt auf Grund von Versuchen (teilweise Abtragung der Rinde) zu einem ähnlichen Ergebnis. Da er die meisten Karyokinesen in den peripheren Teilen der verbliebenen Parenchymzellen sieht, vermutet er, daß die Regeneration überhaupt nur peripher vor sich gehe und die zentral gelegenen Zellen die ältesten seien. STILLING (1887) behauptet, daß die Zellstränge der Zona glomerulosa zum Teil an der Peripherie der Nebennierenrinde umbiegen und *in der Kapsel* eine Strecke weit *parallel der Oberfläche* verlaufen. Ähnliche Vorstellungen finden wir in der ersten ausführlichen Arbeit über Nebennierentransplantationen von POLL (1899). Die Kapsel der verpflanzten Nebennieren verbreitert sich, vermehrt ihre Zellen und Fasern und erhält sich am Transplantationsort als pigmentierter Bindegewebsstrang. Während nun die inneren Abschnitte der Zona fasciculata, die Zona reticularis und das gesamte Nebennierenmark zugrunde gehen, lassen sich in den äußeren Abschnitten der Zona fasciculata und besonders in der Glomerulosa eindeutige Regenerationserscheinungen beobachten. Besonders wichtig ist die Bemerkung, daß in der 3. Woche nach der Transplantation *(Ratte)* in der Kapsel Zellhaufen auftreten, die den Zellen der Zona glomerulosa ähneln.

In einer seiner ersten Arbeiten zum Nebennierenproblem betrachtet WIESEL (1901) jedoch die Zona fasciculata als die Keimschicht der Nebennierenrinde. MULON (1903a) vermutet auf Grund der Verteilung der Mitosen und Amitosen, Zona glomerulosa und äußerer Teil der Fasciculata stellten eine Keimschicht dar. In der Beschreibung eines Falles von MARCHETTI (1904) fand ich zum erstenmal wichtige einschlägige Angaben aus dem Bereich der menschlichen Pathologie.

Ein älterer Mann macht einen schweren Unfall durch. Es wird eine Quetschung der Leber und rechten Niere festgestellt. Zwei Jahre später stirbt er an einer Peritonitis. Bei der Sektion wird in der rechten Nierengegend eine große Blutcyste nachgewiesen; im Narbengewebe fanden sich auch die Reste einer Nebenniere, die in einzelne Stücke bei dem Unfall zerrissen worden war. Ein Teil der Bruchstücke besaß auf einer Seite noch eine bindegewebige Hülle, vermutlich die Reste der ehemaligen Nebennierenkapsel, auf der anderen Seite gingen diese Nebennierenreste ohne scharfe Grenze in das Narbenbindegewebe über. „Von den beiden Nebennierensubstanzen ist die Rindensubstanz diejenige, die sich den neuen durch das Trauma geschaffenen Lebensverhältnissen am besten angepaßt hat. Die Rindensubstanz hat sogar an Dicke zugenommen, ihre Elemente offenbaren eine erstaunliche Regenerationsfähigkeit." Und nun folgt der Hinweis, „. . ., daß nur jene Bruchstücke, die etwas von der bindegewebigen Hülle bewahrt hatten, die günstigsten Lebensbedingungen besaßen, indem sie besonders von der oberen und mittleren Nebennierenarterie mit Blut versorgt wurden."

COMOLLI (1908) sieht wie MULON die äußeren Rindenschichten als Nachschubzone der Rindenzellen an. Auch STOERK (1908), STOERK und v. HABERER (1908) nehmen eine Parenchymneubildung in den äußeren Abschnitten der Rinde an. STOERK und v. HABERER versenkten die mobilisierte Nebenniere von *Hunden, Katzen* und *Kaninchen* mit einem Teil der zu ihr verlaufenden Blutgefäße in die Substanz der Niere. Die Autoren stehen auf dem Standpunkt, daß nicht die Glomerulosa, beim *Hund* die Schleifenschicht als Matrix in Frage kommen, sondern die Zona fasciculata, da in ihr sich die meisten Mitosen nach der Transplantation feststellen lassen. Indessen enthält die Arbeit folgende interessante Angabe: ,,In vereinzelten Fällen bleibt zunächst überhaupt nur *ein Stück* der *subcapsulären Rindenschichte* (im Original nicht kursiv!) in der Gegend der Stieleinmündung erhalten." Weiterhin ist die Aussage von STOERK und v. HABERER über den Zusammenhang von Kapsel und Rinde interessant. ,,Letztere (d. h. die Kapsel) wird nämlich durch vordringende Schleifen in ganz umschriebener Erstreckung vorgetrieben, dann verdünnt, schließlich brechen die proliferierenden Schleifen als kleines Konvolut zur Bildung intracapsulärer Komplexe in die Kapsel ein." Ich neige zu einer anderen Deutung dieses Befundes. Wenn nämlich die Stelle der Regeneration tatsächlich in den äußersten Rindenzellen selbst anzusetzen wäre oder gar erst in der Zona fasciculata, wie könnte ein derartiger Wachstumsdruck im Transplantat entstehen, daß die Kapsel, die zumindest mit ihren peripheren, aus kollagenen Fasern aufgebauten Abschnitten (Kapsel s. str.) eine festere Hülle um das Ganze bildet, zusammengedrückt, ja aufgerissen wird?

Aus der nur im Referat zugänglichen russischen Dissertation von DSERSHINSAY (1910) läßt sich für unsere Frage nicht viel entnehmen. Keinesfalls scheint es mir berechtigt, daß CELESTINO DA COSTA (1913) diese Dissertation in dem Sinn auswertet, daß sämtliche Schichten der Rinde, vielleicht nicht in ganz gleicher Stärke, regenerativ tätig sein können. THOMAS (1911) sieht wohl in erster Linie die Zona glomerulosa als Keimschicht an (s. hierzu aber unten). GRAHAM (1916) studierte den Wiederaufbau der Nebennierenrinde nach verschiedenen Schädigungen und fand die meisten Mitosen in der Zona glomerulosa und besonders in den äußeren Schichten der Zona fasciculata. Bei jüngeren Tieren sollen Mitosen aber über die ganze Rinde verstreut vorkommen. Auch KOLMER (1912, 1918) hält das Übergangsgebiet von Glomerulosa und Fasciculata für die Keimschicht der Rinde, CELESTINO DA COSTA (1928) die Zona glomerulosa für das wichtigste regenerative Gebiet. KOHN (1930) spricht dagegen die Grenze zwischen Glomerulosa und Fasciculata als Wachstumszone an, da sich hier Mitosen abspielen. POLL, der schon 1889 aus Überpflanzungsversuchen auf die Bedeutung der Zona glomerulosa als Keimschicht geschlossen hat, sieht die Zona glomerulosa später (1933) wiederum als Keimschicht, die Fasciculata als wesentliche Funktionsschicht an.

Die neueren amerikanischen Arbeiten verlegen den Ursprung der Rindenschichten kurzerhand in die Nebennierenkapsel selbst, so ZWEMER (1934, 1936) "That the glomerular cells arise from indifferent connective tissue-like cells in the capsule is our additional contribution. These capsular cells lose their long processes become short ovals and take up lipoid droplets. A further increase in the amount of cytoplasm and a marked increase in cell fats mark the transition to the spongiocytes." Während 1938 im amerikanischen Schrifttum eigentlich nur noch in der Arbeit von EVELYN HOWARD-MILLER (1938) die Glomerulosa (,,the terminal glomerulosa") als Keimschicht hingestellt wird, bringen die meisten anderen Untersucher von da ab Bestätigungen der ZWEMERschen Anschauung (ZWEMER, WOTTON und NORKUS 1938, SALMON und ZWEMER 1941, ZWEMER und WOTTON 1942, GRUENWALD 1942a, b, WOTTON und ZWEMER 1943). Während diese Untersucher an normalen Nebennieren arbeiteten, untersuchten BAKER und BAILLIF (1938, 1939) die regenerierende Nebenniere mit ähnlichen Ergebnissen. ZWEMER, WOTTON und NORKUS (1938) versuchten auf Grund von Studien an den Nebennieren von *Amphibien, Nagetieren, Raubtieren* und *Primaten* die Bedeutung der Nebennierenkapsel als Keimgebiet allgemein zu erhärten. Die Kapselzellen verlieren ihre längeren Fortsätze, differenzieren sich zu subcapsulären Zellen, vermehren sich hier und nehmen schließlich Lipoid auf, wodurch sie langsam zu Fasciculataelementen werden.

Wie die amerikanischen Forscher sich die Kontinuität zwischen Kapselzellen und Rindenelementen vorstellen, geht wohl am klarsten aus Abb. 135 aus ZWEMER, WOTTON und NORKUS (1938) hervor.

Die Arbeiten von BAKER und BAILLIF (1938, 1939) und von ZWEMER, WOTTON und NORKUS (1938) veranlaßten mich zu einer kurzen Notiz (BACHMANN 1939b) über damals noch nicht ganz abgeschlossene Untersuchungen. Ich hatte zur Nachprüfung der v. LUCADOUschen Konstruktion des „Epinephrons" mit der Anfertigung mehrerer Schnittreihen durch die menschliche Nebenniere (Schnittrichtung parallel zur Oberfläche des Organs) begonnen, um eine Rekonstruktion der Rinde zu versuchen. Bei der Durchmusterung der ersten Schnitte fiel folgendes auf: Bevor die ersten typischen Glomerulosazellen angeschnitten waren, fand sich zwischen den kollagenen Fasern und der Glomerulosa ein ausgedehntes, merkwürdiges Gewebe, das vor allem aus Zellen mit sehr großen, eiförmigen bis runden Kernen bestand. Bilder direkter Kernteilung schienen häufig vorhanden zu sein, sehr selten sah ich eine echte Mitose. In einigen derartigen Zellen fanden sich im Cytoplasma auch feinste Vacuolen (Paraffin). Ich deutete und deute diese Schicht als ein mesenchymales Bindegewebe, in welchem eine Differenzierung zu Glomerulosazellen abläuft. Ich konnte mir dagegen nicht vorstellen, daß ausdifferenzierte Fibrocyten der Bindegewebskapsel der Nebenniere sich in hochspezifizierte Drüsenzellen der Nebennierenrinde umwandeln können, wie dies die amerikanischen Untersucher annahmen. Es wird aus den weiter unten zu schildernden speziellen Blastembefunden klar werden, daß recht oft (Species!) eine ziemlich scharfe Trennung zwischen Kapsel im engeren Sinn und innerem Teil der Kapsel besteht. Dieser innere Teil zeigt aber in solchen Fällen ziemlich unscharfe Grenzen gegenüber der Zona glomerulosa.

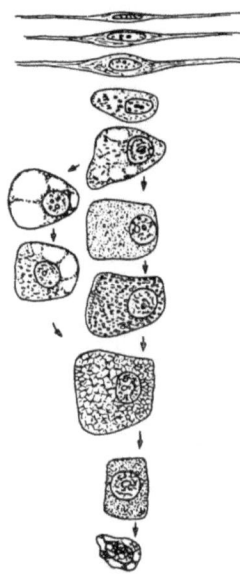

Abb. 135. Schematische Darstellung der Entwicklung der Nebennierenrindenzelle aus Bindegewebselementen der Kapsel. Aus ZWEMER, WTOTON und NORKUS 1938.

ROTTER (1949b) deutet neuerdings die ganze Kapsel der *menschlichen* Nebenniere als Blastem, im besonderen ihre inneren Schichten. Nach meinen Beobachtungen beteiligt sich die Bindegewebskapsel jedoch nicht an den hier geschilderten Prozessen; ich möchte das aktive Gebiet als „subcapsuläres Blastem" abtrennen (vgl. hierzu S. 250).

Aus den letzten Jahren seien noch folgende Angaben über die Keimschichtfrage erwähnt. PENNACHIETTI (1938) stellt fest, ,,che questo processo ha per base una continua produzione di elementi giovani a livello dello strato interno delle cosidetta zona glomerulare..." VERNE und LÉGER (1938) betrachten die Zona arcuata des *Hundes* als Keimschicht, fanden in ihr jedoch keine Mitosen. CAUSSADE (1938a, b) neigt mehr dazu, die Keimschicht der Nebenniere des *Hundes* an der Grenze von Glomerulosa und Fasciculata zu suchen (ähnlich DITTUS 1941, FINK 1941).

Der Darstellung der speziellen Blastem- oder Keimschichtfragen der *menschlichen* Nebenniere seien einige vergleichend-histologische Daten vorausgeschickt.

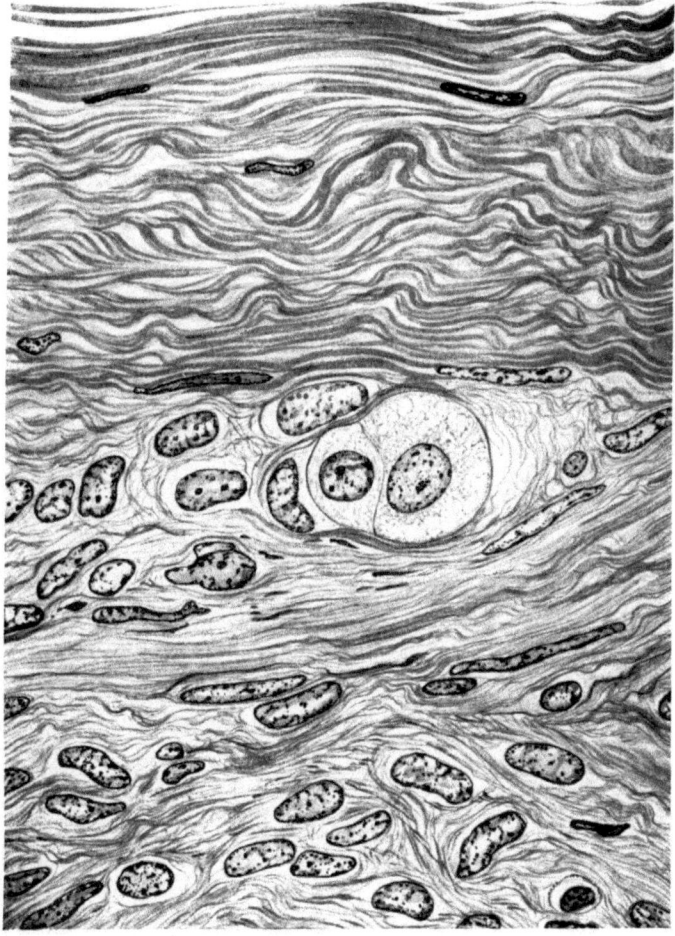

Abb. 136. Nebennierenkapsel und subcapsuläres Gebiet der Nebenniere von *Bos taurus*. Unterhalb der Kapsel s. str. ein aufgelockertes Gebiet, in dem sich Glomerulosaelemente gebildet haben (Fixierung in HELLYscher Lösung, Paraffinschnitt, Hämatoxylin-Eosinfärbung, Zeiss Okular 4, Objektiv homogene Ölimmersion 100). Aus BACHMANN 1941.

Gallus dom.: KAR (1947), S. 233. — *Talpa eur.*: BACHMANN (1941) sieht weder deutliche Bilder der Zellvernichtung noch des Zellnachschubes. Das stimmt mit KOLMERS (1918) Bemerkung überein: „Es scheint überhaupt speziell die *Maulwurfs*-Nebenniere außer einer geringen Volumzunahme außerordentlich konstante Verhältnisse aufzuweisen und in ihrem Zellbestand nicht wie die anderer Tiere Schwankungen zu besitzen." — *Ovis aries*: BACHMANN (1941) weist auf die Dreiteilung der Kapsel (LUNA 1921) hin, vor allem eine starke Auflockerung der inneren Kapselschichten. An einigen wenigen Stellen fanden sich Übergänge der subcapsulären Schicht in die Zona glomerulosa; meistens lag eine relativ scharfe Grenze zwischen beiden. Inzwischen hat aber ELIAS (1947) beim *Schaf* graduelle Übergänge von Kapselzellen in Rindenzellen beschrieben. Er sah auch gelegentlich Parenchymknötchen in der Kapsel entstehen, die angeblich durch die Elastizität der Kapsel in das eigentliche Rindengebiet gedrückt werden können. — *Capra hircus:* ELIAS (1947) beschreibt Parenchymknötchen ähnlicher Art wie bei *Ovis* in der Kapsel. — *Bos taurus:* BACHMANN (1941) findet zwei verschiedene Abschnitte, von denen allein der äußere einer Kapsel s. str. entspricht. Der innere weist alle Besonderheiten der subcapsulären Blastemschicht auf. Diese Einteilung der Kapsel läßt sich schön im Elasticapräparat erkennen. Die eigentliche Kapsel ist reich an groben elastischen Netzen, die Blastemschicht nahezu frei. Bei Färbung mit HELDS Molybdänhämatoxylin und langsamer Entfärbung mit Ferricyankaliborax gelingt eine besonders schöne Darstellung beider Kapselanteile. Das äußere Drittel, die eigentliche Kapsel, erscheint in gelbem Farbton, durch die große Menge kollagener Bindegewebsfasern hervorgerufen. Die beiden inneren Drittel erscheinen bei nicht allzu starker Vergrößerung als graublaues Band. Das wird durch die starke Zunahme cellulärer Bestandteile bedingt. An einigen Stellen läßt sich die Entwicklung von Glomerulosazellen mitten in der subcapsulären Schicht besonders schön verfolgen (Abb. 136). In dieser Zeichnung fällt zunächst der Unterschied zwischen Kapsel und subcapsulärer Schicht im Verhalten der Bindegewebsfasern auf. Zwischen den feineren Fasern der subcapsulären Schicht finden sich stellenweise reichlich größere Zellkerne. Zellen mit solchen Kernen können nun bereits hier reihenförmig (Reihe parallel zur Oberfläche des Organs) hintereinander geschaltet sein. In günstigen Fällen kann man dann beobachten, wie das den einzelnen Kernen zugehörende Cytoplasma langsam den Charakter der Glomerulosazelle annimmt. Im Cytoplasma treten feine Vacuolen und körnige Stoffe auf (s. a. ELIAS 1947). — *Hippopotamus:* Die von KOHNO (1925) beobachteten Rindenknötchen in der Kapsel scheinen den für *Bos taurus* beschriebenen zu entsprechen. — *Sus scrofa:* Die Schicht des subcapsulären Blastems ist (BACHMANN 1941) vorzüglich ausgebildet. In einem Fall war geradezu eine grobe Zweiteilung der Kapsel vorhanden (GÜNTHER 1906). Es fanden sich wieder eine gute Grenze zwischen subcapsulärer Schicht und eigentlicher Zona glomerulosa, nur an wenigen Stellen eindeutige Übergänge; neuere Untersuchungen zeigen, daß die neuen Glomerulosaanteile in dem subcapsulären Bezirk manchmal sozusagen vorgebildet und dann erst als größeres Paket an die Rinde übergeben werden. So hat ELIAS (1947) bei *Pferd* und *Schwein* die Ausbildung der Zellschichten in der Kapsel beobachtet, die dann von der Rinde aufgenommen werden (Apposition). GRUENWALD und KONIKOW (1944) sahen gelegentlich kleine Gruppen von Rindenzellen in der Kapsel und auch Verbindung solcher Elemente mit darunterliegenden Rindenzellen. — Ähnliche Verhältnisse scheinen bei *Equus* vorzuliegen, wo BACHMANN (1941) meist eine scharfe Begrenzung zwischen Kapsel und Arcuata fand. Stellenweise war aber auch hier eine Kapselteilung vorhanden. Ich hatte früher im Anschluß an KOLMERS Behauptung, die äußeren Rindenschichten der *Pferde*-Nebenniere seien als eine Art eingestülpter Glomerulosa anzusehen, die Hilfshypothese aufgestellt, daß vielleicht auch Teile der subcapsulären Zone mit in die Tiefe genommen worden sind. Heute erscheint mir diese Deutung zweifelhaft. ELIAS (1947) erklärt die Verhältnisse so, daß Rindenzellschichten in der Kapsel gebildet und als Gesamtheit von der Rinde aufgenommen werden. GRUENWALD (1942), GRUENWALD und KONIKOW (1944) weisen auf die besondere Breite der Zona glomerulosa (arcuata) hin. Die Mehrzahl der Zellreihen bilde zwar schöne Bögen mit Konvexität gegen die Kapsel, einige scheinen aber frei gegen die Kapsel hin zu enden. Die Autoren finden ferner gelegentlich ziemlich ausdifferenzierte Rindenzellmassen, die auch in Verbindung mit der eigentlichen Rinde stehen können. Es erscheint mir indessen fragwürdig, ob in solchen Fällen die Auffassung vom subcapsulären Blastem unbedingt Gültigkeit besitzt. Das trifft für einige Species zu, für andere nicht (S. 250).

Mus rattus: Schon POLL (1899) hat mitgeteilt, daß in der 3. Woche nach der Transplantation in der Kapsel Zellhaufen auftreten, welche den Zellen der Zona glomerulosa ähneln (Zitat S. 236). Dann hatte JACKSON (1919) in seinen bekannten Hungerversuchen (S. 518ff.) auf der einen Seite eine „cortical erosion", d. h. Atrophie bzw. Degeneration von Rindenzellen an der Rinden-Markgrenze beobachtet, auf der anderen Seite eine Zellvermehrung postuliert. JACKSON nahm in der postnatalen Wachstumsperiode eine Zellerneuerung im Bereich der Glomerulosa an. ENGSTRÖM (1936) fand bei ganz jungen Tieren Mitosen in der gesamten Breite der Rinde. Die meisten Mitosen konnte er bei 10—14 Tage alten Tieren beobachten. Amitosen glaubt er gesehen zu haben. Die Hauptmenge der Mitosen lag in der Zona glomerulosa, nur in einem Fall in der Fasciculata. LUX, HIGGINS und MANN (1937) haben bei Transplantationen der *Ratten*-Nebenniere auf die Stelle, von der die Regeneration ausgeht, geachtet. Die Transplantate stellten Rindenbruchstücke dar, die von einer Kapsel umgeben waren. Die Autoren meinen, die Proliferation neuer Rindenzellen gehe letztlich von der Kapsel aus.

BAKER und BAILLIF (1938, 1939) untersuchten die Regenerationsfähigkeit der Nebennierenrinde der weißen *Ratte* nach Entfernung der rechten Nebenniere und Enucleation der linken, meist am normalen Platz zurückgelassenen. Sie beobachteten bereits am 2. Tage nach der Operation eine Auflockerung der Kapsel, besonders deren innerer Hälfte. Von dieser Stelle aus erfolge die Regeneration der Rinde durch mitotische Teilungen der Kapselzellen.

Die Beobachtungen von ZWEMER (1936), ZWEMER, WOTTON und NORKUS (1938) u. a. beziehen sich zu einem guten Teil ebenfalls auf die *Ratten*-Nebenniere (vgl. S. 238). Auch TURNER (1938) hat Transplantationsversuche an *Ratten* vorgenommen. Ohne Einpflanzung mit der Kapsel bleiben diese erfolglos. Es wird daher angenommen, daß entweder die Kapsel selbst oder die ihr anliegende Schicht die Zona germinativa darstellt. Die entsprechenden Keimzellen seien klein und enthielten wenig Cytoplasma mit spärlichen Mitochondrien und noch selteneren Sekretgranula oder Fetttropfen. Der stark chromatinhaltige Zellkern soll ein oder mehrere Nucleolen besitzen. In der Keimschicht, seltener in der Zona glomerulosa seien Mitosen vorhanden. "The unspecialized cells of capsular origin are gradually pushed inwardly from the capsule and enter upon a period of growth and storage."

In einer weiteren Untersuchung von INGLE, HIGGINS und NILSON (1938) wird die nach Transplantation einsetzende degenerative Phase geschildert. Sie betrifft fast die gesamte Nebennierenrinde mit Ausnahme eines schmalen Streifens der Glomerulosa und der Kapsel. Die Regeneration des Rindengewebes geht von der Kapsel aus, vielleicht auch von dem schmalen Rest der Glomerulosa, der der Kapsel unmittelbar anliegt. Ferner glauben INGLE

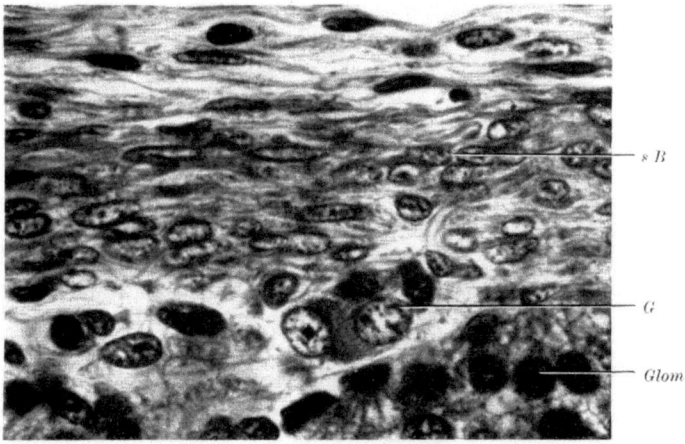

Abb. 137. Äußerer Abschnitt der Nebennierenrinde von *Cavia cobaya*. Subcapsuläres Blastem (*sB*) zwischen Kapsel s. str. und Zona glomerulosa (*Glom*). An der Grenze zwischen beiden Ganglienzellen (*G*) (Fixierung in ZENKER-Lösung, Eisenhämatoxylinfärbung, 600fach vergrößert).

und HIGGINS (1939), eine Beziehung zwischen der Menge jeweils zurückgelassenen Kapselgewebes und dem Grad der Regeneration aufstellen zu können. Jedenfalls war die Regeneration um so stärker, je mehr Kapsel erhalten geblieben war. Für das Überleben des Transplantates und seinen Eintritt in die regenerative Phase werden zwei Faktoren verantwortlich gemacht: "A capsule must be present in the graft, and the organism must have some physiologic need for the biologic principle elaborated by the adrenal gland." Auch HERMANN (1942) will Übergangsformen zwischen bindegewebiger Kapsel und Glomerulosa gesehen haben. Hingegen haben GRUENWALD und KONIKOW (1944) keine deutliche Zellneubildung im Kapselbereich feststellen können. WALAAS und WALAAS (1944) haben bei der Untersuchung der sog. siderophilen Zellen (S. 199) behauptet, daß solche Elemente auch schon im äußeren Rindenbezirk vorkommen können. Neuerdings hat MITCHELL (1948) die Frage der Kapsel-Rindenbeziehung kritisch beleuchtet.

Bei der Geburt findet MITCHELL eine beträchtlich dicke Kapsel, deren tiefere Zellen („subcapsular zone") eine Zwischenstellung zwischen Fibroblasten und Drüsenzellen einnehmen. Sie besitzen eine höhere Kern-Plasmarelation und dunklere Kerne als die anliegenden Rindenzellen. Nach der 1. Lebenswoche erscheint die breite subcapsuläre Zone reduziert. Dafür wird nun die Glomerulosa deutlicher. Während der 2. Lebenswoche kommt es zur Verdünnung der Kapsel, ihre Zellen werden den Fibroblasten ähnlicher. Während die subcapsuläre Zone undeutlicher wird, wird die Glomerulosa schärfer von der Kapsel abgetrennt; an manchen Stellen kann das primitive Übergangsbild noch bestehen bleiben. Mitosen sind in der 1. Lebenswoche besonders in der cellulären Kapsel und in der noch relativ dicken subcapsulären Zone vorhanden. In der 2. Woche breiten sich aber die Zellteilungen auch im äußeren Teil der Fasciculata aus (s. Genaueres S. 226). Es soll ein appositioneller Rindenanbau aus einem subcapsulären Blastem heraus nur in der ersten Zeit nach der Geburt noch eine wesentliche Rolle spielen. Dann tritt er zurück, verschwindet aber nicht vollkommen und kann z. B. im Fall einer (im Transplantat) forcierten Rindenregeneration voll und ganz wieder auftreten. WARING und SCOTT (1937) schildern eine Entwicklung von Rindenknötchen auf diesem Wege (vgl. ferner DEANE und MORSE 1948, VAN DORP und DEANE 1950).

Cavia cobaya: SPECHT (1923) hat Teilabtragungen an den Nebennieren des *Meerschweinchens* ausgeführt und beobachtete Regenerationen in vielen Fällen, bei geringer Regeneration kompensatorische Hypertrophie der Nebenniere der Gegenseite. HOERR (1931, 1936b) nahm für das *Meerschweinchen* das Grenzgebiet zwischen Glomerulosa und Fasciculata als „germinal layer" an. Neuerdings ist das Problem des subcapsulären Blastems gerade bei diesem Tier mehrfach untersucht worden. Nach meinen Erfahrungen ist hierfür die Nebenniere des *Meerschweinchens* ein ausgezeichnetes Objekt, allerdings durch starke individuelle Schwankungen ausgezeichnet. Man kann bei einem Tier überhaupt nichts von dem subcapsulären Blastem, bei einem anderen klare Übergangsbilder beobachten, wie sie z. B. GRUENWALD (1942) abbildet. Kleine Gruppen von Rindenzellen erscheinen zwischen den Fasern des inneren Kapselabschnittes. Je weiter man eine derartige Zellreihe aus der Glomerulosa in die Kapsel hinein verfolgt, um so mehr gehen die kubischen Elemente in platte Zellen über. Mit Recht weisen GRUENWALD und KONIKOW (1944) darauf hin, daß bei Anhäufung derartiger Übergangsreihen an manchen Stellen von einer Glomerulosa überhaupt kaum noch gesprochen werden könne. Diese Kapselelemente scheinen kontinuierlich in die Zona fasciculata überzugehen. An anderen Stellen wiederum trennen verdichtete Gitterfaserzüge die aus Kapselelementen neugebildeten Rindenzellen relativ scharf von der Fasciculata ab. Solche Rindenzellen können sich dann ballenförmig oberhalb der Fasciculata zusammenlagern. Eine neue Glomerulosa scheint an diesen Stellen aus den Kapselelementen gebildet zu werden, welche vorerst von den älteren tiefer liegenden Schichten getrennt bleibt.

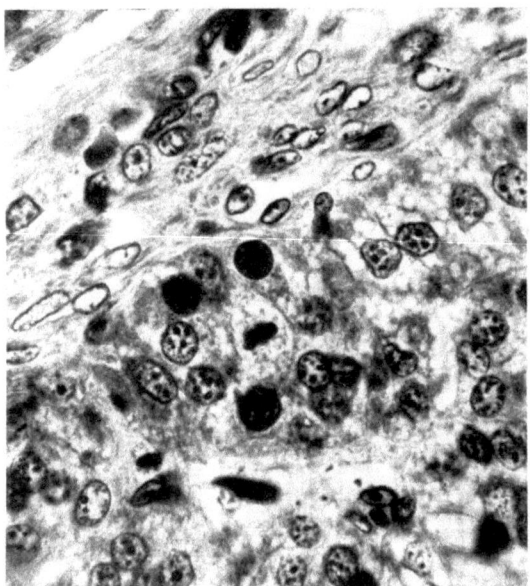

Abb. 138. Übergang zwischen subcapsulärem Blastem (oben) und Zona glomerulosa (unten) in der Nebennierenrinde des *Meerschweinchens*. Mitose an der Grenze zwischen beiden Schichten (Eisenhämatoxylinfärbung, 600fach vergrößert).

Wenn man systematisch auf die Blastemverhältnisse eingeht, kann man leicht Bilder beobachten, die den Zusammenhang der Nebennierenrinde mit einem Teil der Kapsel zumindest bei diesem Tier, als vollkommen gesichert erscheinen lassen. Diese Bilder haben nichts mit dem äußeren Transformationsfeld TONUTTIS zu tun (S. 261), denn dieses betrifft Schwankungen des Gleichgewichts zwischen Glomerulosa und Fasciculata. Da manche Untersucher, die nur eine einzige Species untersucht haben, glauben das Blastem ablehnen zu dürfen, möchte ich hier einige Bilder (Abb. 137—140) des subcapsulären Blastems der *Meerschweinchen*-Nebenniere zeigen. Es sei aber zuvor nochmals auf meine Bemerkung hingewiesen, daß es Fälle gibt, in denen auch bei diesem Tier von Blastem nichts zu sehen ist.

Die Bedeutung des Kapsel/Glomerulosagebietes beim *Meerschweinchen* wird durch eine Angabe von SADOWNIKOW (1949) über die Veränderungen der Nebenniere bei der experimentellen Diphtherie beleuchtet. Es kam zu beträchtlichen Schäden in der Rinde (S. 547 ff.); aber die Läsionen waren im wesentlichen auf Fasciculata und Reticularis beschränkt, „die Zona glomerulosa ist weit besser erhalten". CELESTINO DA COSTA (1949b) schreibt: „L'examen des diverses phases du développement montre que la formation de la glomérulaire est sous la dépendance de facteurs divers dont le plus important est l'organisation du mésenchyme capsulaire."

Lepus cuniculus: CANALIS (1887a) untersuchte die Nebennierenregeneration bei *Kaninchen, Hund* usw. «Généralement les éléments connectifs de la capsule blessée se multiplient par karyokinésis, plutôt et plus activement que les éléments du parenchyme.» Er beschreibt ferner in der Kapsel, auch in einiger Entfernung von der künstlich gesetzten Läsionsstelle eine „Zellhypertrophie", neben abgerundeten Bindegewebszellen, epitheloide Elemente. Die meisten Zellteilungen findet er dabei im äußersten Parenchym („parenchyme capsulaire"!). — GRUENWALD und KONIKOW (1944) fanden keine deutlichen Zeichen der Rindenzellneubildung,

Mikroskopische Anatomie der Nebenniere des Menschen und der Säugetiere. 243

Felis domestica: In der Nebenniere der *Katze* fand BACHMANN (1941) das subcapsuläre Blastem besonders schön ausgebildet. Freilich muß an vielen Stellen untersucht werden,

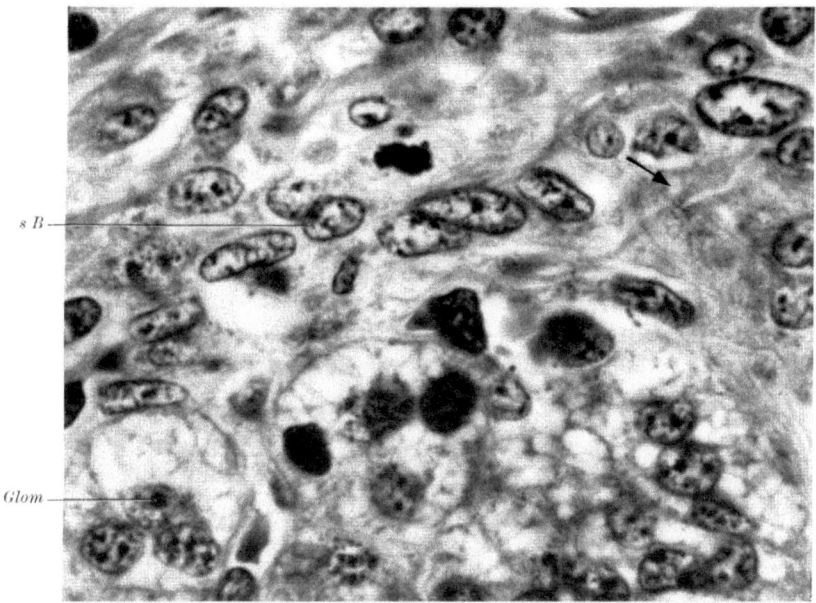

Abb. 139. Einbruch des subcapsulären Blastems (*sB*) in die Zone glomerulosa (*Glom*) der Nebennierenrinde beim *Meerschweinchen*. Mitose im subcapsulären Blastem (Fixierung in ZENKER-Lösung, Eisenhämatoxylinfärbung, 800fach vergrößert).

da die Verhältnisse schon innerhalb eines Schnittes wechseln können. Neben einer scharfen Begrenzung zwischen Kapsel und Zona glomerulosa kommen deutliche Übergänge zwischen

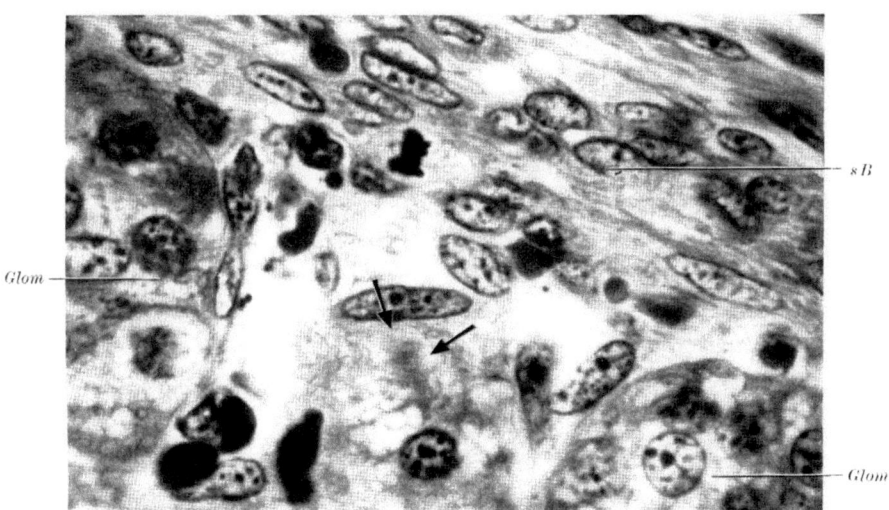

Abb. 140. Subcapsuläres Blastem (*sB*) zwischen Abschnitten der Zona glomerulosa (*Glom*) in der Nebennierenrinde des *Meerschweinchens*. Mitose (Äquatorialplatte) im Blastem. Pfeile zeigen Wachstumsrichtung an (Fixierung in ZENKER-Lösung, Eisenhämatoxylinfärbung, 800fach vergrößert).

beiden Schichten vor. Am oberen Rand der Abb. 141 verläuft die regelrechte Kapsel. Zwischen ihr und der Zona glomerulosa liegt ein syncytiales Gewebe mit wenigen Faserbestandteilen. Zellgrenzen sind kaum je angedeutet. Zunehmende Einlagerung der Lipoide in das

16*

Cytoplasma charakterisiert die schrittweise Umwandlung der mesenchymalen Elemente in Glomerulosazellen. Die Angabe von WOTTON und ZWEMER (1943), daß die Bildung neuer Rindenelemente von der Kapsel aus bei jungen Tieren deutlicher sei als bei älteren *Katzen*, kann ich bestätigen. WOTTON und NORKUS (1943) untersuchten daher die Nebennieren von 10 Tage bzw. 8 Wochen alten *Kätzchen* (Fixierung: CHAMPY). Zunächst bestätigen die Autoren das deutliche subcapsuläre Blastem. "From the periphery of the capsule inward,

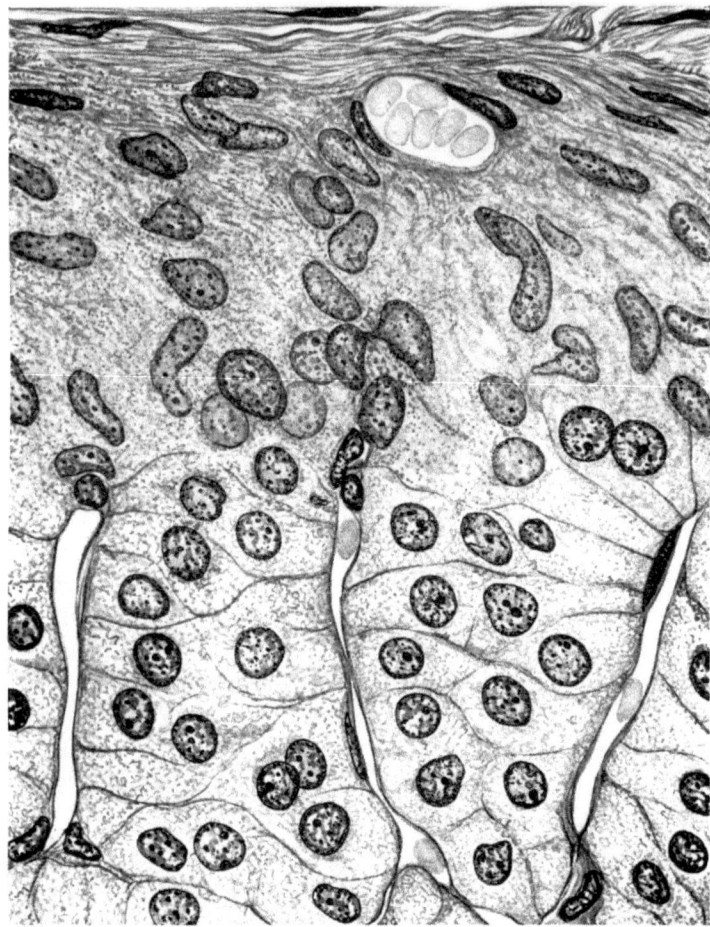

Abb. 141. Vollständiger Zusammenhang des subcapsulären Blastems mit der Zona arcuata in der Nebennierenrinde der *Katze* (Fixierung in 10%igem Formalin, Paraffinschnitt, Hämatoxylin-Eosinfärbung, Zeiss Okular 4, Objektiv homogene Ölimmersion 100). Aus BACHMANN 1941.

long, thin, connective tissue-like cells are seen in various intermediate stages of differentiation into the thick polyhedral cells of the subcapsular (glomerular) region." Der GOLGI-Apparat liegt immer zwischen Zellkern und Capillarseite der Zelle. In den undifferenzierten Zellen ist er etwa vom Typ des in Leukocyten anzutreffenden, d. h. es handelt sich um eine einheitliche Masse von lamellärer Struktur, in enger Lagebeziehung zu dem Kern. Wie bei den Leukocyten ist auch hier das Centriol in den Ring der GOLGI-Substanz eingelagert. Man kann den Ursprung neuer Zellsäulen aus der Kapsel durch die Wandlung der Form und Lage der GOLGI-Substanz bis in die echten Rindenzellen verfolgen. — Die Mitochondrien werden mit zunehmender Differenzierung der Rindenzellen zahlreicher. Nur ein oder zwei Mitochondrien sind in den länglichen echten Kapselelementen gelegen, in welchen auch der GOLGI-Apparat noch ganz kompakt ist. Wie sich die GOLGI-Substanz ausbreitet, so nimmt die Zahl der Mitochondrien zu. Zwischen den Mitochondrien liegen noch weitere lichtbrechende Granula, die später größer werden. GRUENWALD und KONIKOW (1944) fanden bei jungen

Kätzchen 2 Schichten in der Kapsel. Die äußere Schicht ist reich an kollagenen Fasern, ihre Zellen sind typische Bindegewebselemente. Die innere Kapselschicht ist viel faserärmer, dafür um so zellreicher. Die Zellen besitzen große, helle, bläschenförmige Kerne. An vielen Stellen besteht eine ganz deutliche kontinuierliche Verbindung mit den typischen Rindenelementen. GRUENWALD und KONIKOW (1944) vermuten, daß vielleicht die ganze innere Kapselschicht im Lauf der ersten Lebenswochen in typische Rinde umgewandelt wird. Im inneren Kapselbezirk kommen oft kaum noch Gitterfasern vor, auch kann von einer Gitterfasergrenze zwischen dieser Schicht und den äußeren Rindenzellen keine Rede sein. Indessen möchte ich bezweifeln, daß die innere Kapselschicht schon zu diesem frühen Zeitpunkt ganz und gar aufgebraucht wird. Auch bei älteren Tieren habe ich sie wiedergesehen.

Auch GRUENWALD und KONIKOW (1944) sind geneigt, die deutlich ausgeprägte und abgeteilte innere Kapselschicht als ein „subcapsuläres Blastem" zu bezeichnen. Zugegeben werden muß, daß bei älteren *Katzen* zwischen Glomerulosa und Kapsel an den meisten Stellen eine deutliche Grenze vorhanden ist. Damit wird vielleicht auch BENNETTS (1940a) Bemerkung verständlich: "nothing was noted in the present material which gave any direct confirmation to their (i. e.: ZWEMER usw.) theory".

Panthera (Felis) leo: Die Verhältnisse liegen ganz ähnlich wie bei der *Katze* (BACHMANN 1941).

Mustela foina: An manchen Stellen findet sich unter der Kapsel s. str. eine 2. Kapselschicht aus lockerem Bindegewebe, in welcher Zellen mit sehr polymorphen Kernen liegen (BACHMANN 1941). Diese Schicht besitzt hin und wieder gegen die Zona arcuata hin keine deutliche Abgrenzung, ja an manchen Stellen besteht ein syncytialer Zusammenhang zwischen beiden.

Canis familiaris: Sowohl die Zona arcuata selbst wie ihr Übergangsgebiet zur Fasciculata wurden als Keimschicht in Betracht gezogen. Nach meinen Erfahrungen ist meist eine scharfe Begrenzung zwischen Zona arcuata und Kapsel ausgeprägt. Es kann aber auch hier die Grenze gelegentlich verwischt sein. GRUENWALD und KONIKOW (1944) beschrieben zahlreiche „Foci", die im Sinn eines subcapsulären Blastems gedeutet werden können. Kleine Gruppen von Rindenzellen finden sich öfter in der Kapsel, welche keinerlei Verbindung mit der übrigen Rinde besitzen. Größere Zellgruppen scheinen aber die Tendenz zu haben, Verbindung mit der Rinde aufzunehmen.

Rhesus: Ähnlich wie beim *Menschen* kann man beobachten, daß Reihen von Fasciculatazellen schräg nach außen umbiegen, ohne daß es zur Einschaltung einer regelrechten Zona glomerulosa kommt. Die Spitzen dieser umgebogenen Zellsäulen tauchen in die untersten Schichten der Kapsel ein. Ferner bilden gelegentlich in der Kapsel ausdifferenzierte Rindenelemente parallel zur Oberfläche des Organs geordnete Reihen. Bei *platyrhinen Affen (Cebus)* fand HILL (1947) immer eine besonders zellreiche Schicht in tiefer Kapsellage, die für den Zellnachschub in Anspruch genommen wird.

Nach diesen vergleichend-histologischen Hinweisen wende ich mich dem *Blastem in der menschlichen Nebenniere* zu. STIEVE (1946ff.), der über ein vorzügliches Untersuchungsgut verfügt, sagt: „Ein subcapsuläres Blastem, wie es BACHMANN schildert, ist, wenn überhaupt, nur an ganz wenigen Stellen zu erkennen." Immerhin gibt er anschließend zu, daß manchmal kleine Gruppen von Glomerulosazellen vollkommen abgesondert in den inneren Schichten der Kapsel liegen (STIEVE 1946c). Schon früher (1941) war ich mir darüber im klaren, daß die Verhältnisse des subcapsulären Blastems in der menschlichen Nebenniere keineswegs so eindeutig zutage liegen wie bei manchen Tieren (*Feliden, Cavia* usw.). Außerdem hatte ich Sektionsmaterial untersucht, das nicht unmittelbar post mortem konserviert werden konnte. Schließlich waren nach STIEVEs ausgedehnten Untersuchungen gewisse *Altersveränderungen* in dem in Frage kommenden Bereich zu berücksichtigen. Die Abb. 142, mit der ich ein „Einströmen" des subcapsulären Blastems der menschlichen Nebenniere belegt hatte, stammt zwar von der Nebenniere eines 20jährigen. Aber ich stehe nicht an, heute dies Bild eventuell im Sinne von WALLRAFF (1949) zu deuten, der auf Grund seiner Tannineisenbefunde in ihm die Wiedergabe einer funktionellen Rückbildung peripherer Fasciculatazellen erblickt. Trotzdem möchte ich entgegen TONUTTI sowie STIEVE auch für die menschliche Nebenniere die Existenz einer subcapsulären Blastemschicht weiterhin annehmen. Es ist allerdings zuzugeben, daß ein solches Blastem in der menschlichen Nebenniere selten stark ausgeprägt ist. Immerhin habe ich unter dem spärlichen, verwendbaren menschlichen Unter-

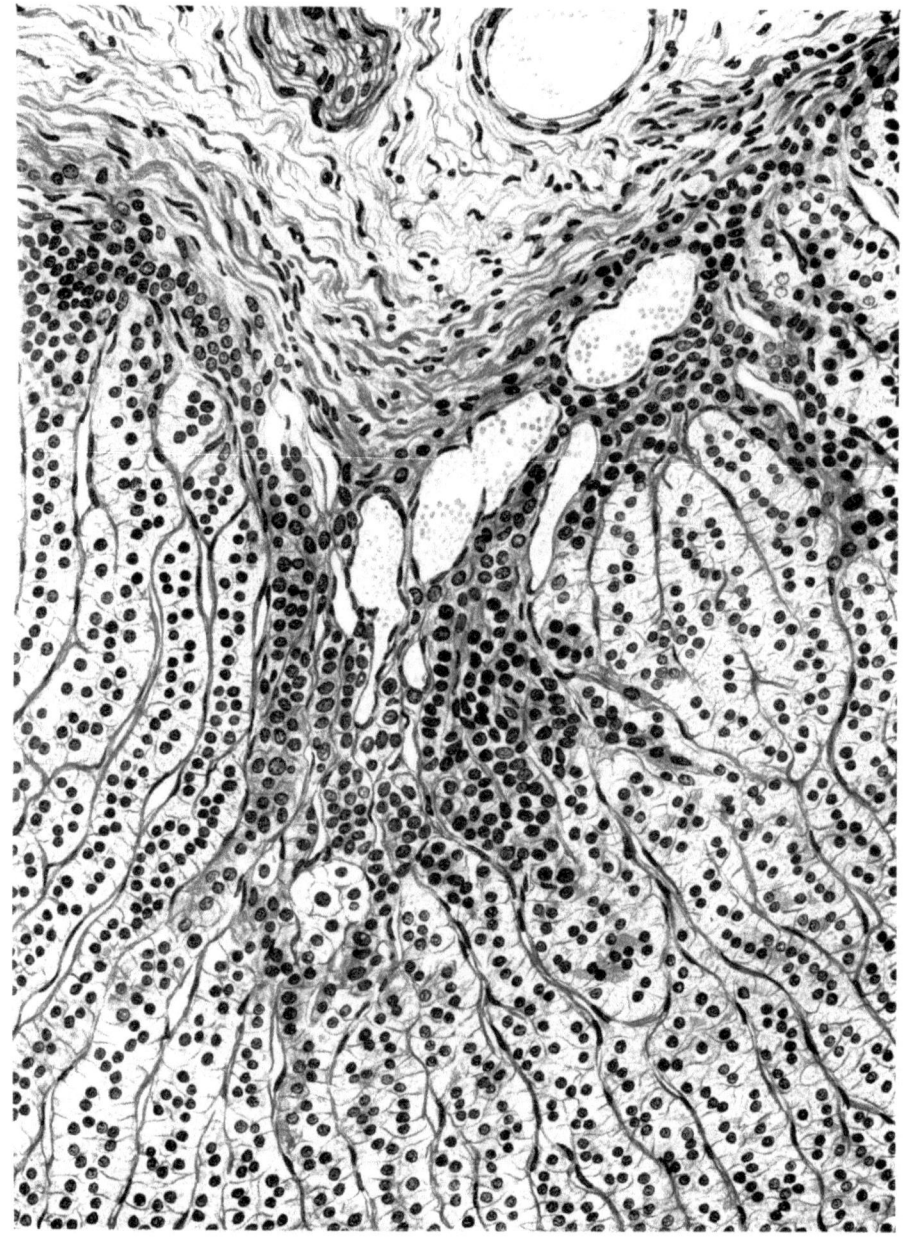

Abb. 142. Kapselnahes Gebiet der Nebennierenrinde eines 20 Jahre alten *Mannes*. Von BACHMANN (1941) als Übergang von Blastemgewebe in die Fasciculata gedeutet, von WALLRAFF (1949) als funktionelle Rückbildung peripherer Fasciculatazellen aufgefaßt (Fixierung in SCHAFFERscher Lösung, Paraffinschnitt, Hämatoxylin-Eosinfärbung. Zeiss Okular 4, Objektiv DD). Aus BACHMANN 1941.

suchungsgut, das mir zur Verfügung stand, einen so aufschlußreichen Fall gesehen, daß ich ihn im folgenden abbilde und frage, wie anders als durch die von mir

auseinandergesetzte Hypothese dieser Befund zu erklären sei. Abb. 143 zeigt
den äußeren Bezirk einer *menschlichen* Nebenniere, in welcher die Glomerulosa

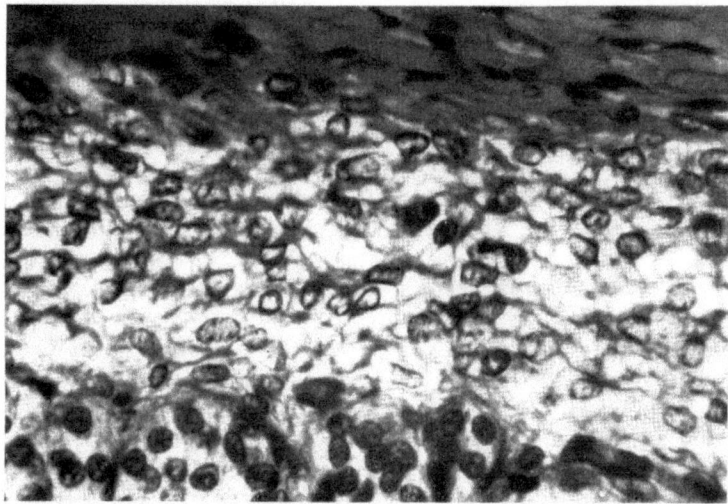

Abb. 143. Subcapsuläres Blastem zwischen Kapsel s. str. und Glomerulosa in der Nebennierenrinde eines
erwachsenen *Menschen* (Formolfixierung, Paraffinschnitt, Hämatoxylin-Eosinfärbung, 500fach vergrößert).

verhältnismäßig gut erhalten ist. Eine Transformation kommt also nicht in Betracht. Glomerulosa wie Fasciculata sind vorhanden. Darüber liegt die Kapsel,

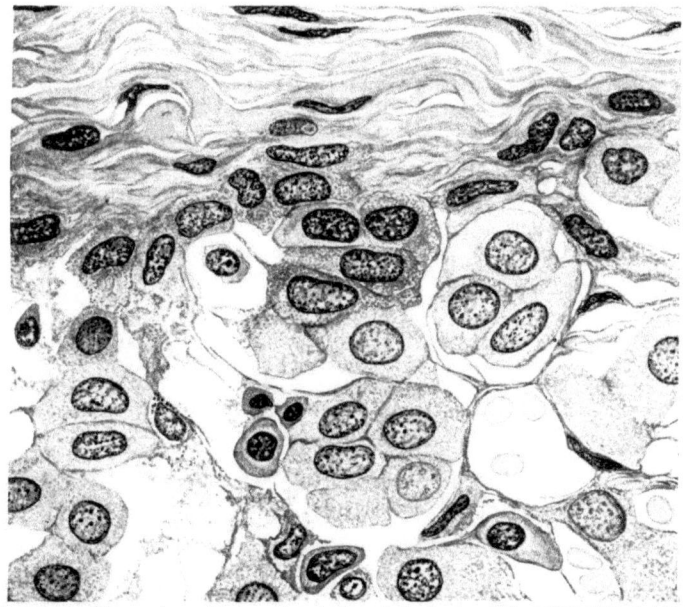

Abb. 144. Ablösung von Glomerulosazellen aus der stark aufgelockerten Nebennierenkapsel *(Mensch)*. Beachte
die spindelförmigen Zellkerne in der Kapsel s. str., die chromatinreichen ovoiden Zellkerne des subcapsulären
Blastems und die rundlichen chromatinärmeren Zellkerne der Glomerulosa (Fixierung in SCHAFFERscher Lösung,
Paraffinschnitt, Hämatoxylin-Eosinfärbung, Zeiss Okular 4, Objektiv $^1/_{12}$ homogene Ölimmersion 100).
Aus BACHMANN 1941.

in welcher keinerlei entzündliche Prozesse vorhanden sind: dies zu betonen, halte
ich hier für wichtig. Auf weite Strecken, aber nicht im gesamten Schnittumfang,

zeigt die Kapsel eine scharfe Zweiteilung. Die äußere Hälfte entspricht der Kapsel im engeren Sinne. Der innere Abschnitt ist außerordentlich zellreich. Die Grenze gegen die Glomerulosa ist nicht sehr scharf. Aber es finden sich noch keine derartigen Übergangsbilder, wie in der Nebenniere des *Meerschweinchens* (s. o.).

Solche Übergänge habe ich in meinem älteren Material allerdings auch gesehen (Abb. 144, Sektionsgut, vgl. BACHMANN 1941). Ergänzend gehe ich noch auf die Blastemstudie von GRUENWALD und KONIKOW (1944) ein. Die Autoren weisen auf die Zellreihen hin, welche aus der Fasciculata kommend gelegentlich umbiegen, schließlich parallel zur Oberfläche des Organs verlaufen und in die Kapsel übergehen. Um etwas Ähnliches handelt es sich bei Abb. 142 (s. o.). Die Form der Zellneubildung über ein Blastem haben GRUENWALD und KONIKOW auch nicht gesehen.

In der Kapsel der *menschlichen* Nebenniere finden sich ferner recht oft gut von der Glomerulosa abgeschlossene Zellreihen ausdifferenzierter Rindenelemente (HOERR 1931, WARING und SCOTT 1937, STIEVE 1946, s. o. S. 245). Diese Tatsache legt den Gedanken nahe, solche Bildungen könnten für die Entstehung der sog. *Rindenadenome* in Frage kommen (Näheres S. 272).

Daß sich umgekehrt auch einmal Rindeninseln aus Bindegewebssepten mitten im Nebennierenmark entwickeln können, beschreibt BENNETT (1940a, *Katze*). Mit dieser Vorstellung scheint der Blastemgedanke übersteigert zu werden.

Ferner scheint — dafür spricht vielleicht auch die Abb. 142 — auch beim Menschen gelegentlich, nach Einbeziehung von Glomerulosateilen in die Fasciculata (im Sinn der TONUTTIschen Transformationslehre), eine schichtartige Glomerulosaneubildung in der Kapsel eintreten zu können. Etwas derartiges haben anscheinend auch GRUENWALD und KONIKOW (1944) gesehen.

Das subcapsuläre Blastem kann auch in den *akzessorischen Rindenknötchen* nachgewiesen werden. PAGEL (1929) bildet auf S. 555 in Abb. 18 seiner Studie eine akzessorische Nebenniere in der Plica lata ab. Ich glaube aus seiner Abbildung die Proliferation des Rindengewebes aus Kapselanteilen ablesen zu können. BACHMANN (1941) beschreibt ein akzessorisches Rindenknötchen, in welchem zwischen Kapsel, subcapsulärem Gewebe und echten Rindenzellen ein einziger gradueller Übergang bestand.

Auch seitens der Pathologen liegen für unser Problem wichtige Aussagen vor. In dieser Hinsicht erscheint der schon ausführlich geschilderte Fall von MARCHETTI (1904, S. 236) bedeutsam. Weitere wichtige Beobachtungen teilt THOMAS (1911) mit, der die Nebennieren eines 4 Jahre alten, an Diphtherie verstorbenen Mädchens beschreibt. THOMAS findet die übliche Parenchymschädigung der Rinde. Das capsuläre und circumcapsuläre Bindegewebe waren blutig infiltriert, die Gefäße der Kapsel reichlich mit Blut gefüllt. „An den freien Stellen sind zwischen den Bindegewebslamellen auffallend runde, ziemlich chromatinreiche Zellen nachweisbar. Größere strangförmige Anordnungen solcher Zellen sind entfernt vom Hauptorgan nicht anzutreffen, hingegen liegen diese in kurzen Reihen häufig in der Kapsel und kommunizieren da und dort mit Glomerulosazellen." In einem 2. Fall werden die Nebennieren eines 10 Jahre alten, an Scharlach verstorbenen Jungen untersucht. Der Autor nimmt zwar an, Defekte des Parenchyms seien durch die Wucherung ungeschädigter, benachbarter Zellen in der Fasciculata bis zu einem gewissen Grad ersetzbar. Die eigentlichen Regenerationserscheinungen bei Infektionskrankheiten verlegt er jedoch in die Zona glomerulosa. Erstaunlicherweise hat THOMAS keine weiteren Schlüsse gezogen, obwohl er die in die Kapsel übergehenden Stränge in folgendem Sinn deutet: „Es ist wahrscheinlich, daß diese Stränge ihren Ursprung aus Rindenzellen nehmen, welche in der Embryonalzeit beim Eindringen der sympathischen Elemente abgesprengt wurden. Man findet in der Kapsel der Kindernebenniere eigentümliche runde Zellen mit wenig Protoplasma, aus denen ab und zu eine zweite, dritte usw. hervorgeht. So bildet sich ein in der Richtung des geringsten Widerstandes einzeilig zwischen den Bindegewebslamellen fortwuchernder Strang, welcher sekundär auch nach der Breitenrichtung sich teilt."

WEGELIN (1912) erwähnt anläßlich der Beschreibung eines Nebennierenmarktumors, „daß an einigen Stellen auch an der inneren Fläche der Tumorkapsel Zellkomplexe vorhanden sind, die in ihrer Struktur durchaus dem Rindengewebe, und zwar der Zona fasciculata und glomerulosa entsprechen". Da diese Tumorkapsel an einigen Stellen in die Nebennierenkapsel überging, können wir in WEGELINs Angaben einen weiteren Hinweis auf die in diesem Gewebe liegenden Potenzen erkennen.

In einem Fall von Venenthrombose und Infarktbildung in der rechten Nebenniere konnte WEISSENFELD (1922) beobachten, daß der nekrotische Bezirk an der Peripherie der Rinde von einem schmalen Saum recht gut erhaltener Glomerulosazellen umgeben war. Er schließt hieraus auf eine besondere Widerstandskraft dieser Keimschicht der Nebennierenrinde.

Eine ganz andere Auffassung hat PAUL (1931) vertreten. Er untersuchte Degeneration und Regeneration in der Nebenniere nach toxischen Schädigungen. Neben einer Lipoidverarmung der Rinde und neben Rundzelleinlagerungen beschreibt er einen vacuolären Zerfall und anschließende Nekrose umschriebener Rindenteile (dazu noch Markveränderungen usw.). Auf die Degeneration kann, falls die toxische Schädigung nicht zu stark gewesen ist, eine Regeneration folgen, die einen vollständigen Rindenumbau zur Folge habe. Dieser Umbau soll in Form adenomatöser Wucherungen der Fasciculata vor sich gehen. PAUL faßt daher fast alle Adenome als Rindenregenerate auf. Beim Einsetzen der regenerativen Phase sei eingangs oft eine Atrophie der Zona glomerulosa festzustellen; nie erfolge von dieser aus die Regeneration, diese gehe vielmehr nur in der Zona fasciculata vor sich. Daher müsse die Fasciculata als die Keimschicht der Rinde aufgefaßt werden. Weiterhin spreche für diese Behauptung das Vorkommen zahlreicher Amitosen in deren Bereich.

Aus neuerer Zeit zitiere ich eine Arbeit von FRAZÃO (1949), der die Nebennieren einer 28 Jahre alten, an Tuberkulose verstorbenen Frau untersucht hat: «On trouve dans la capsule fibreuse de l'organe, des nids cellulaires qui correspondent à ce que BACHMANN et d'autres interprètent comme étant un blastème capsulaire, où prendraient naissance des cellules corticales jeunes ... nous ajouterons qu'il s'agit de cellules qui semblent actives, possédent des inclusions lipidiques, donnent des réactions à la phénylhydrazine et plasmale de FEULGEN-VERNE. Nous ne croyons pas qu'il s'agisse d'un vrai blastème, ayant de l'importance pour l'histogénèse du cortex, nous interprétons plutôt ces groupes cellulairs comme de minuscules surrénales accessoires, restes du cortex embryonnaire remprisonnés dans la capsule.»

Damit wenden wir uns bereits der Kritik an der Lehre vom Blastem der Nebennierenrinde zu, bei welcher zweierlei zu beachten ist. Die Lehre vom Blastem muß nicht unbedingt mit der GOTTSCHAUschen Hypothese (S. 230ff.) verknüpft werden, deren Kritik hier nicht wiederholt werden soll. Wenn die Vis a tergo der in der Rindenperipherie sich abspielenden Prozesse, seien es Mitosen oder Amitosen in Glomerulosa und Fasciculata, seien es Blastemleistungen, überhaupt dazu ausreicht, Rindenzellen nach Verlust marknaher Elemente durch die ganze Rinde hindurchzupressen, dann kann nach unseren Vorstellungen ein solcher Vorgang nur eine verhältnismäßig geringe Rolle spielen.

Die Lehre vom subcapsulären Blastem besagt aber zunächst einmal nur, daß ein Ort mit Reservematerial vorhanden ist, welches der äußeren Zone funktionierende Rindenzellen beistellen kann. Ich hoffe für diese Behauptung einiges Material beigebracht zu haben.

Wenn STIEVE (1946c, 1947) sich über das subcapsuläre Blastem in der menschlichen Nebenniere kritisch äußert (S. 245), so verweise ich darauf, daß ich immer wieder, ob es sich um das Zellteilungsproblem, das Zelldegenerationsproblem usw. in der Nebenniere handelt, betont habe, daß allgemeine Aussagen über die Grenzen einer Species hinaus nicht gemacht werden können. Gerade in der menschlichen Nebenniere ist tatsächlich vom Blastem manchmal kaum etwas zu sehen. Diese Feststellung gilt auch für die Arbeit von WALLRAFF (1949), der wieder von der menschlichen Nebenniere ausgeht. Im übrigen ist es schon interessant, daß STIEVE das subcapsuläre Blastem selten, wenn überhaupt gesehen hat, WALLRAFF dagegen sagt: ,,Nach eingehender Beschäftigung mit den einschlägigen Arbeiten habe ich diese Zellschicht in allen Schnitten von menschlichen Nebennieren gefunden, wenn sie auch, wie BACHMANN (1941) ebenfalls beobachtet hat, an dieser oder jener Schnittstelle fehlte. Wahrscheinlich fehlt das subcapsuläre Blastem an solchen Stellen aber nur vorübergehend, da es entweder nicht ausgebildet ist, weil es nicht benötigt wird oder sich in

Nebennierenrindengewebe umgewandelt hat." WALLRAFF geht dann ausführlich auf die im Blastembereich befindlichen Zellkernformen ein, die er mit Recht vorsichtiger als ich (1941) beurteilt, d. h. er erklärt sich manche Einschnürung der Kerne durch den mechanischen Druck von Fasern u. dgl. in der Umgebung. Er hat aber genügend Kerne gesehen, bei denen er ebenfalls an dem Vorliegen einer direkten Zellteilung nicht zweifelt. Die Kernveränderungen beim Übergang des Blastems in die Zona glomerulosa hat WALLRAFF ebenfalls beschrieben. Das gelegentliche Fehlen von Mitosen wie Amitosen im subcapsulären Blastem wird heute nicht mehr sehr überraschen. Die Materialneubildung aus syncytialen mesenchymalen Verbänden, vor allem in Nachbarschaft der Blutgefäße, ist neuerdings wieder von H. MÜLLER (1951) in überzeugender Weise geschildert worden.

Aus diesen Zitaten geht hervor, daß meine und WALLRAFFS Befunde weitgehend übereinstimmen. Wir unterscheiden uns bislang nur durch die Deutung. Für WALLRAFF nämlich deutet die Blastemschicht — diese Benennung wird dann natürlich sinnlos — auf ein Gebiet der Entdifferenzierung von Glomerulosazellen. Zellrückbildung und Zellwiederentfaltung („Transformationen") machen für WALLRAFF, im Anschluß an TONUTTI, das Wesen der gestaltlichen und funktionellen Dynamik der Nebennierenrinde aus. Die Frage: kann nicht die ganze Blastemlehre in den einen Teil dieser Dynamik, nämlich den der Zellentfaltung von außen her, aufgehen? möchte ich mit Ja beantworten. Aber im Hinblick auf die bedeutende morphologische und physiologische Variabilität der Nebenniere bei den einzelnen Species möchte ich noch kein endgültiges Urteil über die GOTTSCHAUsche Lehre (s. S. 230) und über die Lehre von dem subcapsulären Blastem im Zusammenhang mit ihr fällen. Es dürfte sich empfehlen, die Nebenniere von Species zu Species unter den beiden Gesichtspunkten der Transformationen und der Durchwanderung der Rindenzellen erneut zu prüfen. Es erscheint mir durchaus denkbar, daß in dem einen Fall das eine, im anderen das zweite, in einem weiteren Fall vielleicht eine Kombination von beidem richtig ist.

Wenn wir die Ergebnisse der zahlreichen Untersuchungen zusammenfassend betrachten, dann müssen wir sagen, daß der Zellersatz, den wir weiterhin in der Rinde annehmen, wenngleich vielleicht in geringerem Grad als bisher vermutet wurde, von Species zu Species Eigentümlichkeiten zeigt. Es mag so zu Ersatzprozessen kommen, die sich hauptsächlich in der Zona fasciculata abspielen (WIESEL 1901, STOERK 1908, ENGSTRÖM 1936, MITCHELL 1948). Selten dürften sie auf dies Gebiet allein beschränkt sein. Aus diesem Grunde ist eine größere Untersuchergruppe geneigt, eher das Übergangsgebiet zwischen Glomerulosa und Fasciculata als Zona germinativa in Anspruch zu nehmen (GOTTSCHAU 1883, MULON 1903ff., GRAHAM 1916, KOHN 1930, PENNACHIETTI 1938, CAUSSADE 1938, DITTUS 1941). Hier muß warnend eingefügt werden, daß andererseits bei manchen Species gerade dies Übergangsgebiet ganz sicher nicht als „Keimschicht" in Betracht kommt, wobei aber offen bleiben muß, ob es nicht als Bereitstellungszone im Sinne der Transformationslehre angesehen werden kann. Hierher gehören manche *Nager*. Die sog. sudanophobe Zone bei *Ratte* und *Maus* wurde von ENGSTRÖM (1936) als mitosenfreie Kompressionszone beschrieben. Ebenso spricht MITCHELL (1948) von „a zone of compressed non dividing cells". Hierher gehört vielleicht auch das Übergangsgebiet zwischen Arcuata und Fasciculata beim *Hund* usw. Ferner wurde natürlich die ganze Glomerulosa als Keimschicht diskutiert (DIETRICH und SIEGMUND 1926, CELESTINO DA COSTA 1928, POLL 1933, HOWARD 1938 u. a.) und schließlich die Kapsel als Keimzone angesehen (S. 237ff.). Dabei haben ZWEMER, WOTTON und NORKUS (1938) die Kapsel ohne jegliche weitere Unterteilung als Nachschubzone angesehen, während ich eine Teilung der Kapsel in einen eigentlichen, das Organ einhüllenden Teil, die Kapsel im engeren Sinn, und das subcapsuläre Blastem vorgenommen habe (BACHMANN 1939b, 1941). Eine 3. Form, welche offenbar dem von mir

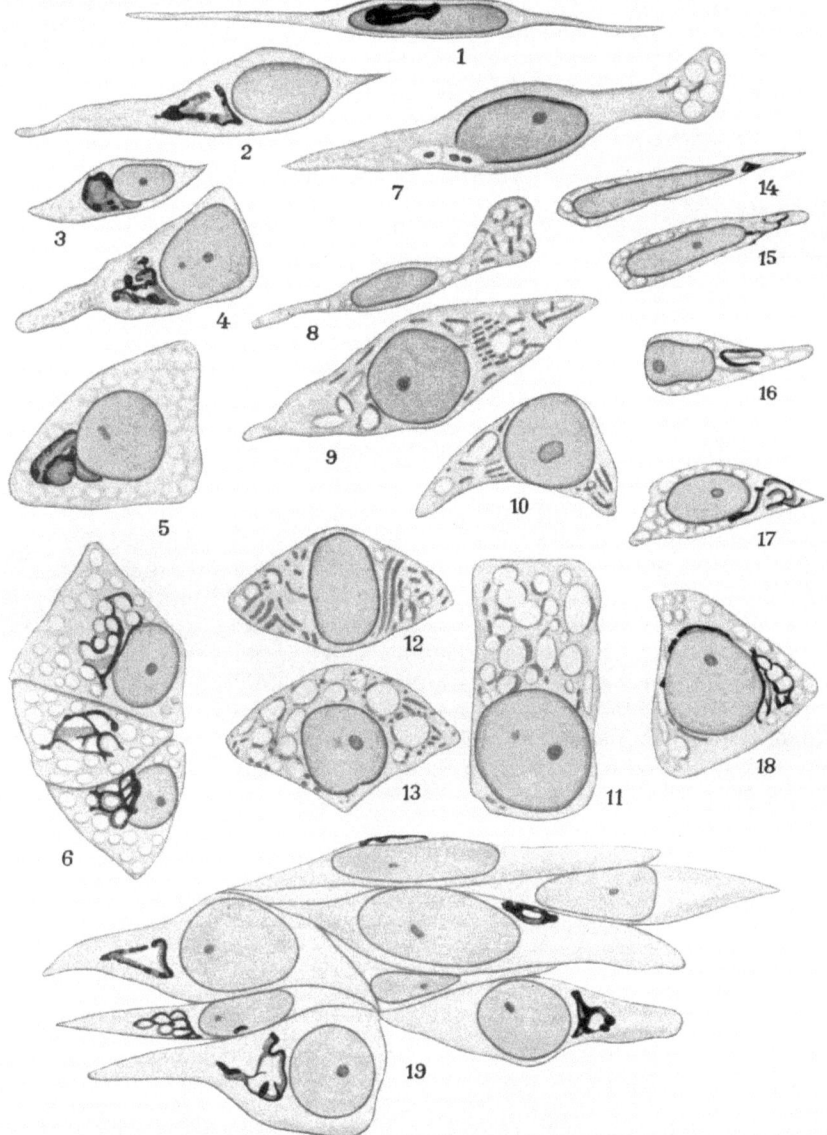

Abb. 145. Umwandlung des GOLGI-Apparates und der Mitochondrien beim Übergang von Blastemzellen der Kapsel in Nebennierenrindenzellen (*1—6, 19* KOLATCHEW-Methode zur Darstellung des GOLGI-Apparates; *7—13* SEVERINGHAUS-Methode zur Darstellung der Mitochondrien; *14—18* SEVERINGHAUS-Methode zur gleichzeitigen Darstellung von GOLGI-Apparat und Mitochondrien. Etwa 2000fach vergrößert). Aus WOTTON und ZWEMER 1943.

geschilderten Mechanismus nahesteht, ist die von GRUENWALD und KONIKOW (1944) geschilderte Apposition. Hier wird auch in den inneren Teilen, auf kürzeren Strecken, von den Autoren als „Foci" bezeichnet, von Kapselelementen neues Rindengewebe gebildet. Dieses bleibt aber vorerst durch Bindegewebe von der alten darunterliegenden Rinde geschieden. An solchen Stellen scheint die alte Glomerulosa, offenbar durch Aufnahme in die Fasciculata, nicht selten zu verschwinden. Dann würde die Apposition zum Ersatz der verschwundenen Glomerulosateile führen können. Dieser Mechanismus soll sich besonders auch dann finden, wenn die Zona glomerulosa (arcuata) aus Zellbögen besteht wie beim *Hund*. Alle diese Beobachtungen und Deutungen scheinen mir darauf hinzuweisen, daß Transformationen und Appositionen sich nicht ausschließen, sondern *neben-* bzw. *nacheinander vorkommen* können.

Die cytologischen Prozesse, die sich bei der Umwandlung der inneren Kapselschicht zu Rindenzellen abspielen, behandeln ZWEMER, WOTTON und NORKUS (1938), WOTTON und ZWEMER (1943), WOTTON und NORKUS (1943), GRUENWALD (1942).

Die fibroblastenähnlichen Zellen der inneren Kapselschicht runden sich stärker ab, ihre Zellkerne werden immer heller und mehr bläschenförmig. (Nach meinen wie WALLRAFFS Erfahrungen kommt es dagegen gerade zu einer stärkeren Anfärbbarkeit der Zellkerne.) Das Cytoplasma ist anfangs hell, fast homogen, dann wird es feingranulär. Schließlich kommt es zur epithelialen Zellreihenbildung. Gitterfasern dringen hier nicht zwischen die einzelnen neugebildeten Rindenzellen ein. Nehmen diese Zellreihen die Verbindung mit tiefer gelegenen Rindenelementen auf, dann erscheinen aber wieder Gitterfasern zwischen ihnen, wobei erst größere Gruppen von Zellen, schließlich kleinere und Einzelzellen eingefaßt werden. Wie sich die feineren Zellorganellen bei dieser Verwandlung der Kapselelemente zu Rindenzellen verhalten, geht aus Abb. 145 hervor.

GRUENWALD und KONIKOW (1944) meinen, bei relativ geringer Aktivität der Nebennierenrinde und dementsprechend geringerem Zellverbrauch genügten die durch Mitosen in der äußeren Fasciculata neugebildeten Rindenelemente vollauf. Steigt der Bedarf, so sollen die Elemente der Glomerulosa einbezogen werden, „because glomerulosa cells are available without cell division". Ist die Einbeziehung der Glomerulosa noch nicht ausreichend, dann treten die beschriebenen Mechanismen an der inneren Kapselschicht hinzu. Species mit gering entwickelter Glomerulosa sollen daher die capsulären Prozesse in besonders schöner Weise zeigen, Species mit kräftiger Glomerulosa (Arcuata) dagegen eine Einbeziehung der Glomerulosa in die Fasciculata. Die capsulären Prozesse spielen dann eine viel geringere Rolle.

Kann man bei *niederen Wirbeltieren* auch bereits etwas Ähnliches wie eine Keimschicht (Blastem usw.) feststellen? Ich erinnere hier an einen Befund von BAECKER (1928), der bei dem *Teleosteer Gobio fluviatilis*, ferner auch bei *Esox* an einigen Stellen einen unmittelbaren Übergang der sog. lymphoreticulären Stränge im Bereich der Kopfniere in Stränge des Interrenalgewebes gesehen hat. Ähnliches zeigen die *Anuren*, bei welchen die Niere hauptsächlich während der Entwicklung von einem zellreichen Gewebe durchsetzt wird, das zum Teil noch nicht verbrauchtes Urnierenblastem, zum Teil aber ebenfalls ein solches „lymphoreticuläres" Gewebe ist (PATZELT 1918). Nun weist PATZELT dem lymphoreticulären Gewebe eine formbildende Funktion für die sich entwickelnde Niere und Nebenniere insofern zu, als das lymphoreticuläre Gewebe schon den strangförmigen Bau der Nebenniere erkennen läßt. Gerade diese strangförmige Anordnung ist aber für das lymphoreticuläre Gewebe der Kopfniere bei vielen *Teleosteern* charakteristisch. BAECKER (1928) weist andererseits darauf hin, daß bei den untersuchten erwachsenen *Fischen* oft zwischen den lymphoreticulären Strängen und den interrenalen eine feine Zwischenlage von Bindegewebe nachzuweisen war. „Vereinzelt finden sich Stellen, an denen die Stränge des lymphoreticulären Gewebes unmittelbar in jene des Interrenalgewebes übergehen oder überzugehen scheinen, ähnlich wie dies PATZELT für die Larven der *Anuren* beschrieben hat."

e) Explantation, Transplantation der Nebenniere (Nebennierenrinde).

Bereits im Kapitel über die Zellteilungen und über die Zona germinativa in der Nebennierenrinde war gelegentlich auf hierher gehörende Befunde und Versuche zu verweisen, die in der Tat ein wichtiges Material für die Frage nach der Keimschicht darstellen. *Explantate* der Nebenniere von *Kaninchen* und *Katze* nahm BULLIARD (1923) vor. Nach seinen Angaben gediehen besonders die Kulturen mit Glomerulosagewebe gut. BULLIARD erklärt dies damit, daß die Glomerulosa das Gebiet der „jungen" (lipoidarmen) Zellen darstellt. Sehr interessant finde ich die Bemerkung, daß die Rindenzellen sich entdifferenzieren, und die am besten ernährten zu spindelförmigen (sic!) Gebilden werden. Sie vermehren sich im wesentlichen amitotisch (sic!), Mitosen sind selten. Außerdem weist BULLIARD darauf hin, daß die Bindegewebszellen der Kapsel intensiv proliferieren. *Transplantations*versuche sind an der Nebenniere seit langem ausgeführt worden. Naturgemäß ist aus ihnen die regenerative Möglichkeit des Organs abgelesen worden. Einige ältere Untersucher haben diese recht gering eingeschätzt (STREHL und WEISS 1901). LABZINE (1905) und RAZZABONI (1911) beobachteten keine starke Regeneration des Organs nach chirurgischen Läsionen. NEUSSER und WIESEL (1910) sagen: „Eine Regeneration der einmal zerstörten Parenchymteile kommt wohl nicht vor, wie überhaupt die Nebenniere sehr wenig regenerationsfähig ist." Auch die Transplantationsversuche von MACLEOD (1925) führten zu sehr wechselnden Erfolgen. Genauere Angaben über den Regenerationsort fehlen. Dieser relativ kleinen Gruppe negativer Aussagen steht eine beträchtlich größere mit sehr positivem Ergebnis gegenüber.

Schon aus den Versuchen von DI MATTEI (1863, 1886), TIZZONI (1884ff.), CANALIS (1887a), STILLING (1887ff.), RIBBERT (1888), ABELOUS (1892), SCHMIEDEN (nach DELAMARE 1904), LECÈNE (nach DELAMARE), CHRISTIANI (nach DELAMARE), POLL (1900), HULTGREN und ANDERSON (1899) ging eine beträchtliche Regenerationskraft des Organs hervor. Diese Untersucher stellten bereits fest, daß praktisch nur die Rinde regenerieren könne, das Mark diese Fähigkeit nicht besitze. Auch hier erweisen sich die Nebennieren einzelner Species in verschiedenem Grad für die Versuche geeignet.

Am *Frosch* haben ABELOUS und LANGLOIS (1892a) Transplantationsversuche mit der Nebenniere durchgeführt. Die Nebenniere eines gesunden *Frosches* wurde in den M. iliococcygicus implantiert. Später erfolgte die Exstirpation der Nebennieren des Wirtstieres. Der nach doppelseitiger Nebennierenexstirpation bei den Tieren mit Sicherheit eintretende Tod konnte so verhindert werden.

Besonders oft ist die *Ratten*-Nebenniere zu *Transplantationsversuchen* verwendet worden (vgl. POLL 1899, s. S. 236). CHRISTIANI (1902) überpflanzte Nebennieren mit Erfolg ins Peritonaeum der *Ratte*. Vom 2. Tag nach der Operation an bestand eine Verbindung des Transplantates mit der Umgebung. Die geschwollenen Rindenzellen des Transplantates färben sich zunächst nicht sehr gut. Wenn die Gefäßversorgung in Gang kommt, gewinnen sie bald ihr altes Aussehen wieder. Vom 6.—12. Tag nach der Operation wird die Regeneration besonders deutlich; sie geht nur in den äußersten Schichten des transplantierten Rindengewebes vor sich. Mark und tiefere Rindenschichten verschwinden. INGLE und HARRIS (1936) verpflanzten *Ratten*-Nebennieren ins Ovar. Das Markgebiet degenerierte; diesem histologischen Ergebnis entsprach ein Adrenalinmangel im Regenerat. Es regenerierte tatsächlich nur die Rinde. Aus den Versuchen von NILSON und INGLE (1936) ging die Bedeutung des Verwandtschaftsverhältnisses der Tiere für das Gelingen der Homoiotransplantation hervor. Um diese Frage noch weiter zu klären, unternahmen LUX, HIGGINS und MANN (1937) Versuche, in denen sie eine biologische Anpassung des Transplantates an das künftige Wirtstier zu erreichen trachteten. Zu diesem Zweck wurden jungen *Ratten* die Nebennieren entfernt und in vitro weitergezüchtet, wobei ein Teil den Zusatz von Blutserum des künftigen Wirtstieres, ein Teil den Zusatz von Blutserum anderer Tiere erhielt. Es stellte sich aber heraus, daß selbst diese „Anpassung" keine Garantie für das bessere Angehen des Transplantates gab. Die genetischen Faktoren (Verwandtschaft von Spender- und Wirtstier) werden daher als wesentlicher angesehen. Die Transplantate stellten im übrigen Rindenbruchstücke dar, die von einer Kapsel umgeben waren. Die Autoren fanden eine von der Kapsel ausgehende Proliferation von Rindenzellen. "One may identify all gradations in shapes of cells, from the elongated, definitely capsular cell, through the ovoid forms, to the spherical cells of the glomerular zone." (Ähnlich HIGGINS und INGLE 1938a.)

INGLE, HIGGINS und NILSON (1938) sahen nach der Transplantation zuerst eine fast vollständige Degeneration der Nebennierenrinde, ausgenommen ein schmaler Glomerulosastreifen und die äußere Kapselschicht. Von diesen beiden Lagen aus vollzieht sich die Rindenregeneration. Nach INGLE und HIGGINS (1939) läßt sich eine Beziehung zwischen der Menge des zurückgelassenen Kapselgewebes, vielleicht mit Teilen der Glomerulosa, und dem Grad der Regeneration feststellen. In Versuchen an *Ratten* jedenfalls war die Regeneration um so stärker, je mehr Kapsel erhalten geblieben war. TURNER (1938, 1939) beobachtete, daß kapselfreie Nebennierentransplantate nicht regenerieren und konnte sogar an Transplantaten in die vordere Augenkammer die Rindenbildung allein aus Kapselzellen sicherstellen (vgl. ferner BAKER und BAILLIF 1938, 1939, s. S. 238).

Keine Regeneration trat in den Versuchen von TOBIN (1939) ein, was im Hinblick auf die angewandte Methodik nicht erstaunlich ist.

TOBIN legte die Uterushörner trächtiger *Ratten* am Ende der Gravidität frei. Nachdem in Vorversuchen (!) die Lage der Nebennieren in den Embryonen annähernd (!) bestimmt worden war, versuchte der Autor die Nebennieren durch die Uteruswand hindurch mit einem Thermokauter zu zerstören. Von 402 kauterisierten Embryonen überlebten immerhin 160 die Operation. 35 Tiere hatten Schäden an der Nebenniere oder in der Nebennierengegend, nur bei 3 Tieren war die restlose Zerstörung der Nebennieren gelungen. Keine Regeneration war zu beobachten.

KROC (1941) nahm bei *Ratten* Transplantationen der Nebennieren in die Ohrmuschel vor. Bei Männchen hatte er in etwa 50% der Operationen Erfolg, bei Weibchen weniger. Nach Entfernung der Ohrmuscheln überlebten selbst doppeltadrenalektomierte *Ratten* längere Zeit, was auf die Entwicklung akzessorischen Rindengewebes während der Wirksamkeit des Transplantates bezogen wird.

Gelegentlich kommt es nach experimentellen Eingriffen an der Nebenniere zur *Verkalkung* des Gewebes, wie sie EVERSOLE (1942) bei reinen Rindenregeneraten beobachtete, die von der Kapsel ausgingen, nachdem das zentrale Nebennierengewebe ausgepreßt worden war. 2—9 Monate nach der Operation trat die Verkalkung bei einer ganzen Reihe von *Ratten* ein. In den meisten Fällen waren die Verkalkungsherde sogar makroskopisch feststellbar; in anderen Fällen handelt es sich um multiple Ablagerungen von mikroskopischer Größe. In allen Fällen bestanden die Herde aus homogenen, nicht cellulären Kalkmassen. Wird die Nebenniere vollkommen entfernt und an einen anderen Ort transplantiert, dann regeneriert sie, ohne daß es zu Calcifizierungen käme.

Ganz besonders wichtig erscheinen mir neuere Experimente von MACFARLAND (1945a, b), der Autotransplantationen einer oder beider Nebennieren unter die Haut der Inguinalgegend vornahm. Im Fall einseitiger Autotransplantation wurde 10 Tage später alles restliche Rindengewebe entfernt. In einer 3. Sitzung wurde bei einigen Tieren das Transplantat entnommen. War bilateral transplantiert worden, dann wurden die Transplantate in 2 Sitzungen nacheinander entfernt. Interessanterweise war die Erfolgszahl bei doppelseitiger Transplantation größer als bei den Tieren, welchen eine Nebenniere belassen worden war. Wenn MACFARLAND in *einer* Sitzung alles Rindengewebe entfernte, so kamen die Tiere nach einiger Zeit, selbst bei Substitutionstherapie um. Ebenso starben adrenalektomierte Tiere, bei denen das transplantierte Rindengewebe aus irgendwelchen Gründen nicht einheilte, in etwa 2 Wochen. Funktionierende Transplantate erhielten die Tiere am Leben. Wurden später, wenn die Tiere 168 Tage alt waren, die Transplantate entfernt, dann starben einige Tiere erwartungsgemäß innerhalb von 3 Tagen. Andere hielten aber diesen Eingriff ohne jeglichen Schaden aus und blieben in gutem Allgemeinzustand. Sie schienen also der Regel zu widersprechen, daß Entfernung allen Rindengewebes zum Tod führen muß. 122 Tage später wurden auch diese Tiere getötet und genauestens auf Rindenreste untersucht.

Es ergab sich nun, daß sich — um ein Beispiel zu wählen — eine deutliche Anhäufung von sog. braunem Fettgewebe an der Stelle, an der früher die Nebenniere gelegen war, entwickelt hatte, außerdem entlang der Aorta abdominalis. "In addition, there was also present a compact mass of corticoadrenal tissue near the former site of the left adrenal." Das Parenchym dieses Körpers bestand aus großen polyedrischen Zellen ganz vom Aussehen der Fasciculatazellen vor allem hinsichtlich ihres Lipoidgehalts. Sie lagen jedoch nicht in radiärer Richtung geordnet, im Gegensatz zu den regenerierten Rindenteilen bei Autotransplantationen. Um die mitten im Fett- und Bindegewebe gelegenen Zellmassen war keine besondere Kapsel ausgebildet. Die Zahl der Mitosen im entsprechenden Bereich war in keinem Fall groß. Parallel zur Oberfläche der Zellmasse strahlte schräg ein dünner Bindegewebsstreifen ein. Weil kein deutlicher Übergang von undifferenzierten Elementen zu Rindenzellen festzustellen war, schließt MACFARLAND: "... this capsule-like tissue which penetrates the glandular mass, has probably given rise to the cortical cells from both its surfaces. A naked surface is thus formed, the cytogenic layer having buried itself in the gland." Es unterscheiden sich also derartige Körperchen grundsätzlich von den typischen akzessorischen Rindenknötchen der *Ratte* in näherer oder weiterer Entfernung vom Hauptorgan. Derartiges Gewebe entwickelt sich in Form unregelmäßiger Inseln in einem lockeren Netzwerk kollagener Fasern, in dessen Maschen sich zahlreiche Bindegewebszellen befinden. Das neugebildete Rindengewebe geht nicht von der eigentlichen Kapsel aus, sondern von Bindegewebszügen, welche mit den die Zellmassen durchsetzenden Blutgefäßen in die Tiefe gelangen. An manchen Stellen ging dies Gewebe in das periadrenale Fettgewebe über und von da aus sogar an das Mesothel des Cöloms heran. Übergangszellen zwischen flachen Fibroblasten und polyedrischen Drüsenzellen ließen sich am Rand neugebildeter Rindenzellmassen nachweisen.

Übrigens zeigen in toto transplantierte Nebennieren im Bindegewebe oft ähnliche Randreaktionen. Diese Zellmassen dürften eine wichtige Rolle für das Überleben nach doppelseitiger Adrenalektomie spielen, vorausgesetzt, daß hier nicht nur morphologische Ähnlichkeiten bestehen, sondern daß diese Zellen wie Rindenelemente wirken.

In Anbetracht derartiger Befunde werden die verschiedenen Angaben über die *Mortalität nach Adrenalektomie* verständlich. In manchen Fällen, z. B. bei der besonderen Versuchsanordnung MACFARLANDS ist zu fragen, ob die Bedingungen für die Tiere nach der Adrenalektomie so günstig liegen, daß die potenten Zellen („dormant cells") im Gegensatz zu anderen Versuchsanordnungen Zeit zur Ausdifferenzierung haben. Die Ergebnisse von MACFARLAND sind für den Experimentator (Adrenalektomie!) wichtig, wie aus folgendem hervorgeht: "In addition, there is the proliferation of adrenal cortical tissue from fibroblast-like cells of the coelomic wall, similar to the cells found in the capsule of the normal gland. This is a factor which has heretofore received only passing mention and it is probably the most important of all." Eine besondere Rolle scheinen dabei die mesothelialen Elemente zu spielen. Nach MAXIMOW und BLOOM (1942) besitzt das Mesothel eine doppelte prospektive Potenz, indem es sich nämlich einmal in epitheliale Gebilde, zum anderen in bindegewebige ausdifferenzieren kann. Diese Aussage beruht unter anderem auf Beobachtungen in Gewebskulturen. MacFarland (1945a) sagt weiter: "it has been further shown that the cells derived from the coelomic mesothelium (i.e. cells of the underlying mesenchyme or later connective tissue) also retain this dual potency and may differentiate into either epithelial structures or common connective tissue" (vgl. hierzu Bachmann 1939b, 1941). Gruenwald (1942) geht noch weiter, indem er nachweist, "the capacity of the cells of the coelomic wall to change from epithelial to mesenchymal arrangement or vice versa was found in the tissues of the gonads, adrenal cortex, and müllerian ducts as well." In diesem Zusammenhang möchte ich auf die schon besprochenen (vgl. S. 158) Mitteilungen von Velican und Velican (1949) verweisen.

Bei der *Ratte* ist auch die wichtige Frage untersucht worden, wann z. B. nach einer Organtransplantation regeneriertes Rindengewebe wieder eine endokrine Leistung vollziehen könne. Die Versuche von Vaal (1947) an *Ratten* geben bereits einige Aufschlüsse. Vaal adrenalektomierte *Ratten* beidseitig (Tiere von 90 g bzw. 130—150 g Körpergewicht), schnitt die Nebennieren in 2—3 Teile und homoiotransplantierte in die Ohrspitzen. Gewöhnlich starben die Tiere infolge der Adrenalektomie. Die meisten Drüsentransplantate schrumpften innerhalb von 2—4 Wochen zu winzigen Resten, einige ließen sich indessen 3—4 Monate lang nachweisen. Auch die Ergebnisse nach Abschneiden der Ohren waren recht variabel, was wohl darauf hinweist, daß Vaal an einem Stamm gearbeitet hat, bei welchem mit akzessorischem Rindengewebe gerechnet werden muß.

Die meisten Untersucher nehmen an, daß man zumindest einen Monat nach der Operation abwarten müsse, bis die Nebennierenimplantate die erste degenerative Phase überwunden haben und bis zu einem gewissen Grade regeneriert sind (Eversole, Edelmann und Gaunt 1940, Wyman und tum Suden 1942, Weinstein und Schiller 1949a, b). Den Beginn einer anatomischen Regeneration sahen Ingle und Higgins (1938a) bei *Ratten* bereits am 3. Tag nach der Operation. Komrad und Wyman (1950) haben die Wiederaufnahme der Rindenfunktion im Implantat genauer mit Hilfe von Reaktionen auf drei Stressformen (S. 517ff., Histamin, Kälte, Wasserintoxikation) geprüft.

Die Nebennieren weißer, adrenalektomierter *Ratten* (Wistar-Stamm) werden in 4 Hälften geteilt und in die Rückenmuskulatur eingepflanzt. 10—15 mg (je 100 g Körpergewicht) Histamin in 5%iger Lösung werden intraperitoneal verabreicht. Die Erholung vom eintretenden Schock wird als Kriterium für funktionierendes Rindengewebe benutzt. Zweitens haben Komrad und Wyman (1950) den Kältetest nach Roos (1943) angewandt. Können die Tiere bei 2^0 C $\pm$ 2^0 die normale Körpertemperatur über 4 Std erhalten, dann gilt dies als Anzeichen für funktionierendes Rindengewebe. Drittens haben die Autoren die Wasserintoxikation als Test benutzt. Es werden 6 cm³ Wasser je 100 g Körpergewicht stündlich verabreicht, und zwar 4 Std lang. *Ratten* mit funktionierender Nebennierenrinde scheiden mehr als 90% der eingenommenen Flüssigkeitsmenge aus. Autoptische Kontrolle auf akzessorisches Rindengewebe wurde vorgenommen. "The results show that some protection against histamine poisoning and exposure to cold is afforded by adrenocortical transplants to the dorsal musculature within seven days after operation and against water intoxication by ten days." Es ist denkbar, daß die Rindentransplantate bei Wiederaufnahme der physiologischen Aktivität nicht alle aktiven Stoffe zu gleicher Zeit wieder zu produzieren beginnen. Zuerst scheint die Fasciculatafunktion wieder in Gang zu kommen, während die für den Wasserhaushalt wichtige Glomerulosa (S. 672ff.) nachhinkt.

WEINSTEIN und SCHILLER (1949) beobachteten bei ihren intrauterinen Nebennierentransplantaten ein beträchtliches Wachstum der Fasciculata, nur ein schwaches der Glomerulosa.

Die *Transplantation von Rindentumorgewebe* versuchten WOOLLEY und LITTLE (1945). Bei einem gonadektomierten *Mäuse*-Weibchen des ce-Stammes entwickelte sich ein Nebennierenrindentumor, der mit Erfolg in gonadektomierte und normale Weibchen wie Männchen verpflanzt werden konnte. Auch in der F_1-Generation wuchs der Tumor noch. Meist hatten die transplantierten Tumoren einen *androgenen* Einfluß, seltener einen *östrogenen*. Den Einfluß des Wirtsgewebes auf das Implantat prüfte BUTCHER (1948) bei der *Ratte*. BUTCHER nahm bilaterale Adrenalektomien vor und autotransplantierte entweder ein ganzes Organ oder einen Teil entweder in Leber, Milz oder Niere. Brachte er eine ganze Nebenniere in die Milz, so überlebten 85% der Versuchstiere, bei Implantation einer ganzen Nebenniere in die Leber 71%, bei Implantation einer halben Nebenniere in die Niere 69%, bei Implantation einer halben Nebenniere in die Leber 60%, bei Implantation eines Nebennierenviertels in die Niere 25% (ebenso: Leber). Im überlebenden Transplantat sollen neue Rindenelemente in der Kapselgegend gebildet werden. Zu einer normalen Zonierung kam es kaum je wieder. Eine Korrelation zwischen dem Grad der erreichten Zonierung und der Überlebenszeit der *Ratten* war nicht nachzuweisen. Leber wie Milz scheinen nicht mehr inaktivierenden Effekt auf das Nebennierentransplantat zu besitzen als Nierengewebe.

Transplantationsversuche an der Nebenniere des *Meerschweinchens* unternahm JAFFE (1927). Er zerschnitt die entfernte rechte Nebenniere in mehrere Segmente, deren Markanteile enucleiert wurden, und transplantierte die Rindenbruchstücke unter die Bauchhaut der Tiere. Nur ein Teil der Transplantate gelangte über die anfängliche degenerative Phase in die regenerative. Dies lag wohl zum Teil daran, daß erst nach 3—7 Wochen die linke Nebenniere der Versuchstiere entfernt wurde. Über die Stelle, von der die Regeneration ausgegangen war, findet sich keine genauere Angabe. JAFFE glaubt aber, daß die Zellvermehrung anfangs auf dem Weg der Karyokinese, später amitotisch vor sich gehe.

Beim *Kaninchen* hat CANALIS (1887a) Regenerationsversuche vorgenommen, über die ich bereits (S. 223) wie über die Angaben von STOERK (1908), STOERK und v. HABERER (1908) berichtete (S. 237). Erwähnt seien noch Versuche von BOATTINI (1923) mit auto- und homoioplastischen Transplantationen ins Subcutangewebe (Bauchhaut, Ohr), Leber, Milz, Niere. Am besten erwies sich die Transplantation in die Niere oder unter die Haut. Auto- und Homoiotransplantation zeigten keine besonderen Unterschiede. In beiden Fällen kam es zunächst zur Degeneration, die in einigen Fällen von gänzlicher Resorption des Transplantates gefolgt war. In anderen Fällen heilte das Transplantat ein. In einem Fall homoioplastischer Transplantation sah BOATTINI 3,5 Monate post operationem eindeutige Rindenzellen mit spongiösem Cytoplasma, ja selbst mit Mitosen. Die in situ belassene Nebenniere sei nicht hypertrophiert gewesen.

R. G. WILLIAMS (1945) beobachtete Autotransplantate der Nebennierenrinde des *Kaninchens* in der transparenten Kammer bis zu 8 Monaten. Allein in Transplantaten von Glomerulosazellen war eine Vascularisierung festzustellen; in Transplantaten von Fasciculatazellen kam es nicht zur Gefäßreaktion. Die Glomerulosazellen hielten sich über die ganze Beobachtungszeit, erkennbar an ihrer geringen Größe und dem körnigen Cytoplasma. Die Cytoplasmastruktur näherte sich langsam einem agranulären Stadium, danach wieder einem granulären. Der vollständige Cyclus dieser Veränderungen nahm etwa 3 Monate in Anspruch. "The capsule had no observed effect on the survival of glomerulosa grafts nor upon the number of cells therein." Die Fasciculatazellen waren größer; auch an ihnen traten Veränderungen ein, welche offenbar mit einem Sekretionsprozeß in Zusammenhang standen. Ihre Zahl nahm aber langsam und stetig ab. Interessanterweise wurden keine Übergänge zwischen Glomerulosa- und Fasciculatazellen beobachtet, auch nirgendwo Mitosen.

Die Verschiedenheiten des Regenerationsmodus bei *Ratte* und *Kaninchen* sind beachtlich. Vielleicht lassen sich hieraus wertvolle Schlüsse auf das Blastemproblem ziehen.

STOERK (1908) hat an der *Katzen*-Nebenniere experimentiert (s. S. 237). Über Transplantations- und Regenerationsuntersuchungen an der Nebenniere des *Hundes* berichten CANALIS (1887a) S. 223, STOERK (1908) S. 237, BLOCHINGER. KLENANOFF und LAURENS (1926).

Über die Nebenniere des *Menschen* liegen natürlich nur sehr wenige verwertbare Angaben vor. Besonders wichtig erscheint der bereits (S. 236) ausführlich behandelte Fall von MARCHETTI (1904).

PYBUS (1924) hat in 2 Fällen von Addison Nebennierenimplantationen versucht. Bei einem Patienten ging die Hautpigmentierung nach 6 Monaten zurück. auch soll er etwa 2 Jahre lang wieder arbeitsfähig geworden sein, dann allerdings mußte er sich einem erneuten Krankenhausaufenthalt unterziehen. Es wurde abermals eine subcutane Einpflanzung einer halben Nebenniere vorgenommen. Abermals kam es zu einer gewissen Restitution des Patienten. In dem 2. Fall ist das Transplantat nicht eingeheilt. Der Patient verstarb wenige Wochen nach der Operation.

BAUER (1949), der die Substitutionstherapie mit Gewebekulturen endokriner Organe versucht, hat nach intramuskulärer Einpflanzung von Nebennierenexplantaten (Nebenniere von *Kalbs*-Feten) bei Rindeninsuffizienz einen guten therapeutischen Effekt gesehen. Allerdings verhalten sich die implantierten Explantate wie heteroplastische Transplantate, d. h. sie werden in verhältnismäßig kurzer Zeit resorbiert.

f) Die Transformationsfelder der Nebennierenrinde (E. TONUTTI).

Mit der Aufstellung des Begriffes der Transformationsfelder in der Nebennierenrinde ist meines Erachtens ein sehr wichtiger Fortschritt zum Verständnis der Dynamik des Organs erreicht worden. Bis jetzt sind freilich erst an *Ratte. Maus, Meerschweinchen* hinsichtlich dieser Lehre wichtige Ergebnisse gefunden worden. Eine Untersuchung der Transformationsfelder anderer Species erscheint dringend geboten.

Lassen wir TONUTTI (1941, 1942a) zunächst selbst sprechen: „Im Gefolge von experimentellen Nebennierenstudien konnte gezeigt werden, daß bei den Volumschwankungen des Rindenorgans Veränderungen vornehmlich an 2 Stellen synchron und gleichsinnig erfolgen. Es ist dies der äußere Rindenbereich, die Zona gomerulosa und Kapsel umfassend, sowie das innere Rindenfeld, vornehmlich die Zona reticularis und, je nach den experimentellen Maßnahmen. verschieden weit die Zona fasciculata einbeziehend. Diese beiden Regionen, die sich nicht immer in unmittelbare Abgrenzung zur üblichen Dreiteilung der Nebennierenrinde bringen lassen, habe ich als „inneres und äußeres Transformationsfeld" bezeichnet, weil dort durch Transformationsvorgänge sich entweder Umbauvorgänge im Sinne einer Vereinheitlichung der Gesamtrinde unter Verwischung vieler Zonenunterschiede in morphologischer und histochemischer Hinsicht einstellen oder durch einen gegensätzlichen Vorgang sich verschieden breite Zonen vom ‚Arbeitsparenchym' abgliedern. Diese als progressive bzw. regressive Transformation bezeichneten Umbauvorgänge werden durch den Hypophysenvorderlappen gesteuert, durch ihre Art erfolgt die Anpassung des Rindenorgans an vermehrte oder verminderte Leistungsanforderung, indem vermehrt sekretionstaugliches Parenchym bereitgestellt oder vermindert wird."

Die regressive Transformation geht nach TONUTTI bei einzelnen Species in verschiedener Form vor sich. Einmal kommt es zur Zellschrumpfung und Einhüllung der Zellen in Fasergewebe, was Tonutti als „bindegewebige Involution" bezeichnet. Die Folge ist eine Verkleinerung der Nebennierenrinde.

Zweitens soll es aber, besonders im inneren Rindenbereich, zur Einlagerung von vermutlich Eiweißnatur besitzenden Substanzen kommen, die angeblich Stoffen nahestehen, wie sie bei der hyalin-tropfigen Entartung vorkommen. Die Zellen behalten trotz der „regressiven" Umwandlung ihre Größe, so daß das Organvolumen nicht absinkt, ja sogar eine Hypertrophie vorgetäuscht werden kann. Bei der *Ratte* kommt der erste Modus, beim *Meerschweinchen* der zweite vor.

Da sich nach Tonutti im inneren wie äußeren Transformationsfeld gleichsinnige Veränderungen abspielen (Einzelheiten S. 260ff.), kann man das Wesen der regressiven Transformation in einer „Abgliederung des inneren und äußeren Rindenfeldes" von der Zona fasciculata sehen (Tonutti 1942c). Die zonale Gliederung der Nebennierenrinde tritt dann besonders deutlich hervor (Tonutti 1943d). Andererseits kann es (z. B. unter Stress, S. 515) zur Entfaltung der beiden Transformationsfelder kommen, zur „progressiven Transformation". Das Wesen dieses Prozesses besteht in einer weitgehenden Angleichung des inneren und äußeren Rindenfeldes an die Zona fasciculata.

Die beiden Transformationsfelder können aus der Entfaltung in die Rückbildung übergehen und umgekehrt. Dieser Wechsel von dem einen zum anderen Zustand stellt nach Tonutti die den beiden Transformationsfeldern gesetzmäßig innewohnende Reaktionsform dar, die für die *Anpassungsfähigkeit des Rindenorgans* an die verschiedenen funktionellen Bedürfnisse des Gesamtorganismus verantwortlich ist. Der von Tonutti beobachtete synchrone und gleichsinnige Ablauf der Vorgänge in den beiden Transformationsfeldern legt den Gedanken an ein einheitliches Regulationsprinzip für dieselben nahe (Tonutti 1942c). Das corticotrope Hormon des Hypophysenvorderlappens soll das regulatorische Prinzip für beide Transformationsfelder darstellen.

Da die progressive Transformation beispielsweise bei der kompensatorischen Hypertrophie (S. 563ff.) einer Nebenniere, die regressive Transformation oft bei äußerst anfälligen Tieren zu beobachten ist, wird die erste als der Ausdruck erhöhter Anforderung an die Nebennierenrinde, die zweite als der Ausdruck verminderter Anforderung angesehen. Tonutti (1942c) legt indessen Wert darauf zu vermeiden, daß die progressive Transformation als „Ausdruck einer tatsächlich gesteigerten sekretorischen Leistung der Nebennierenrinde" aufgefaßt wird, „wenn dies auch das mit der progressiven Transformation erstrebte Ziel wohl in jedem Falle ist". Die sekretorische Leistung hängt aber nach Tonutti „außer von der Bereitstellung sekretionstauglichen Gewebes noch von anderen *Faktoren ab, und kann daher aus dem morphologischen Bilde nicht unmittelbar abgelesen werden*".

Ähnliche Gedankengänge, wie sie zum erstenmal von Tonutti scharf formuliert wurden, finden wir an einigen Stellen auch der älteren Literatur. Schon Mulon (1903ff.) äußert sich über die Glomerulosa als eine Reserveschicht, welche gegebenenfalls der Fasciculata beigesellt werden kann (vgl. auch Goormaghtigh 1922b, Bonin 1932). Dann erinnere ich an die Meinung von Bernard und Bigart (1902), Wiesel (1902a), Celestino da Costa (1913), Stoerk und Haberer (1908a, b), daß das Wachstum der Nebennierenrinde von der Fasciculata aus nach außen wie nach innen gerichtet sei, weil in der Fasciculata die meisten Mitosen angetroffen wurden. Giroud und Leblond (1934a) beobachteten, daß die Glomerulosa keine Ascorbinsäure enthält, und schlossen: «Ce fait ne nous surprend pas, car les observations des histologistes et des histopathologistes paraissent prouver que cette zone est, du point de vue fonctionnel, une zone de repos, une zone d'attente, mais prête, en cas de nécessité, à suppléer la fasciculée.» Dabei ist zu bedenken, daß eine Menge von Befunden, die im Sinne der alten GOTTSCHAUschen Lehre verwertet wurden, zumindest im Sinne einer „progressiven" Transformation im äußeren Bereich auch für die TONUTTIsche Lehre in Anspruch genommen werden können.

Der Ausdruck „progressive Transformation" findet sich wörtlich übrigens schon bei ZALESKY (1936). Er meint damit allerdings die Veränderung der Rindenzellen (speziell des *Meerschweinchens*, s. S. 108), welche markwärts von der typischen Zona spongiosa gelegen, in der lagemäßigen Anordnung zur Fasciculata, in dem cytologischen Bild dagegen zur Reticularis gehören. Nach TONUTTI müßte man dieses Zellgebiet wegen des Lipoidverlustes und der Einlagerung siderophiler (tannophiler) Stoffe als in regressiver Transformation befindlich ansehen. Auch an der Grenze von Glomerulosa zu Fasciculata *(Cavia)* beschreibt ZALESKY eine Art Transformationsmöglichkeit, ohne allerdings hier diesen Ausdruck zu gebrauchen.

Ganz besonders eindeutig im Sinne der Transformationslehre drückt sich aber bereits GRONCHI (1941) aus. Ähnlich wie TONUTTI wendet er sich gegen die Ansicht, daß die meisten Zellen der Reticularis als degenerierende Elemente anzusehen seien. Die Reticulariszellen sollen im Gegenteil durch eine „trasformazione spongiocitaria" bei Bedarf in Fasciculatazellen übergehen können. Sie sind also als Reserveelemente aufzufassen. Schließlich sind neben GOORMAGHTIGH (1918), CELESTINO DA COSTA (1933) auch GRUENWALD und KONIKOW (1944) zu nennen, welche in manchen Fällen eine Übernahme der ganzen Zona glomerulosa in die funktionierende Fasciculata für möglich halten. Spezielle Untersuchungen:

Ratte: Nach TONUTTI (1941, 1942a) ist die regressive Transformation im inneren Transformationsfeld durch Zellschrumpfung und Einhüllung der Zellen in Fasergewebe charakterisiert („bindegewebige Involution"). Die Folge ist eine Verkleinerung der Nebennierenrinde (s. dazu im Gegensatz: *Meerschweinchen*). Die Einlagerung tannophiler Stoffe, für TONUTTI (s. a. WALLRAFF 1949) ein Zeichen der Regression, ist bei der *Ratte* bei der regressiven Transformation im inneren Bereich unbedeutend. Sie wirkt sich auf das Volumen der Nebenniere nicht aus und scheint im übrigen auch nur vorübergehend vorhanden zu sein, da sie 10 Wochen nach einer Hypophysektomie — auf welche natürlich eine „regressive Transformation" folgt — bereits nicht mehr zu beobachten ist (TONUTTI 1945). Das Cytoplasma der inneren Rindenzellen färbt sich bei der regressiven Transformation dunkler an. Nur hier und da enthalten die Zellen Fetttropfen. Nahe der Markgrenze kommen große, gelegentlich mehrkernige Zellen vor. Im Hämatoxylin-Eosinpräparat enthalten sie Vacuolen, im Sudanpräparat zeigen sie dafür eine grobtropfige Verfettung. Pigment und Eisenreaktion sind oft recht deutlich. Typische Fettzellen treten nicht auf (TONUTTI 1945).

Wenn ich TONUTTI recht verstanden habe, dann scheint er bei der *Ratte* als „äußeres Transformationsfeld" besonders das Gebiet um die sog. sudanophobe Zone anzusprechen. Die nach TONUTTI nur in etwa 10% der Fälle vorkommende Zone sieht er als ein erstes Zeichen regressiver Transformation an. Die sudanophobe Zone entsteht indessen bereits in der 3. Lebenswoche bei der *Ratte* (S. 102). Soll man zu dieser Zeit eine regressive Phase in der Nebennierenrinde annehmen? Es sei ferner auf die Untersuchungen von MITCHELL (1948, S. 226) verwiesen. In der 1. Lebenswoche nimmt die Mitosenaktivität in der Rinde der *Ratte* zu (subcapsulärer Bezirk). In der 2. Lebenswoche breitet sich die Mitoseaktivität auch im Bereich der äußeren Fasciculata aus. Besonders aber finden sich jetzt in der Zona glomerulosa zahlreiche Mitosen. Die sudanophobe Zone erscheint; sie wird von MITCHELL (1948) als Kompressionszone bezeichnet. Das soll besagen, daß diese Zone dadurch entsteht, daß von Glomerulosa wie Fasciculata her durch die starke Zunahme von Zellteilungen ein Druck auf dies etwas geringer mitoseaktive Gebiet erfolgt.

Nicht ganz leicht zu deuten sind die Versuchsergebnisse von YOFFEY und BAXTER (1947b), die erwachsenen *Ratten*-Männchen Rindenextrakt gaben (Eschatin, Parke-Davis Co.). Es kam zu einer Lipoidzunahme in der Rinde und einem Verschwinden der subglomerulären Zone. An sich können wir nach Verabreichung eines wirksamen Rindenextraktes an das Normaltier eine Inaktivitätsatrophie der Nebennierenrinde erwarten. Es müßte nun eigentlich die regressive Transformation einsetzen, denn wozu sollte unter diesen Bedingungen sekretionstaugliches Parenchym vermehrt zur Verfügung gestellt werden müssen? Die Versuche müßten nachgeprüft werden. HARRISON und CAIN (1947) haben Bedenken, eine

Fasciculierung der Glomerulosazellen, d. h. eine Transformation von Glomerulosazellen zu Fasciculatazellen anzunehmen. Selbst wenn die Fasciculata an manchen Stellen bis an die Kapsel reicht, soll eine Differenzierung von Fasciculata- und Glomerulosaelementen nach Sudanfärbung möglich bleiben (S. 328f.).

Durchaus im Sinne Tonuttis sprechen dagegen Versuche von Moon (1937b), der nach Verabreichung von corticotropem Hormon eine Hypertrophie und Hyperplasie der Rinde sah, wohl in erster Linie im Grenzbereich zwischen Glomerulosa und Fasciculata. Die Lipoide nehmen seiner Meinung nach in der ganzen Rinde zu. Zu den frühesten Zeichen der Hormonwirkung gehöre indessen die Lipoidbeladung der „sudanophoben" Zone. Ähnlich sahen Weaver und Nelson (1943) bei der *Ratte* nach ACTH (500 mg, über 20 Tage verteilt) eine Art von Verschmelzung der Glomerulosa mit der ehemaligen sudanophoben Zone. Dieses Phänomen kann durchaus im Sinne einer „progressiven Transformation" verstanden werden. Ganz allgemein bemerkt Frazão (1948), daß die sudanophobe Zone bei sehr lipoidreicher Glomerulosa oft recht schlecht zu erkennen sei.

Nicht ganz glücklich sind die Versuche Tonuttis (1943d z. B.), mit Hilfe von Kastrationen einen besseren Einblick in die Dynamik der Transformationsfelder zu erhalten. Wir werden andernorts ausführlich auf die Beziehung zwischen Kastration und Nebenniere einzugehen haben (S. 741 ff.). Es handelt sich zweifellos um einen höchst komplexen Prozeß. Hier sei nur daran erinnert, daß aus Hashimotos (1941) ausgedehnten Experimenten an *Ratten* hervorgeht, daß der Zeitfaktor nach der Kastration eine wesentliche Rolle spielt. Es liegen des weiteren starke Sexualdifferenzen vor, die Tonutti meines Erachtens wohl zu wenig beachtet hat. Dies gilt ähnlich auch für die Versuche an *Meerschweinchen*.

Maus: Tonutti (1945) weist darauf hin, daß die Bestimmung einer Zona reticularis bei der *Maus* auf Schwierigkeiten stößt. Er zieht daher den Ausdruck „innere Rindenschicht" vor und setzt diese einem inneren Transformationsfeld gleich. Tonutti hat das Verhalten dieses Gebietes wie das des äußeren Transformationsfeldes nach Thyreoidektomie oder nach Kastrationen untersucht. Eine genaue Definition des äußeren Transformationsfeldes gibt der Autor nicht. Es dürfte sich wohl in erster Linie um die Zona glomerulosa handeln. In beiden Transformationsfeldern findet Tonutti nach den genannten Eingriffen regressive Vorgänge: innen vor allem grobtropfige Verfettung, außen Lipoidentspeicherung der Zona glomerulosa. Eine Entstehung von Fettzellen aus den Rindenzellen im inneren Transformationsfeld sei bei regressiver Transformation nicht zu bezweifeln.

Tonutti weist darauf hin, daß Gewichts- und Volumenbestimmungen der Nebenniere nach experimentellen Eingriffen kritisch betrachtet werden müssen. Bei einer bindegewebigen Involution des inneren Transformationsfeldes *(Ratte)* müssen sich Gewicht und Volumen des Organs anders verhalten als bei einer Verfettung *(Maus)* oder gar Einlagerung tannophiler Stoffe im inneren Rindenbereich *(Meerschweinchen,* s. u.), wobei die 3 Veränderungen gleich bewertet werden (d. h. als „regressive" Zeichen). Bei der *Maus* kommt es in der regressiven Phase im Innenbereich der Rinde neben der grobtropfigen Verfettung auch zur Zellverkleinerung. Das Cytoplasma dieser Reticulariszellen färbt sich stärker an, Bindegewebsfasern treten zwischen den rückgebildeten Zellen deutlicher in Erscheinung. Zellen mit Pigment und Eisen hat Tonutti nicht gesehen. Auf die Beziehungen zwischen der sog. X-Zone der *Maus* und regressiver Transformation gehe ich später ein (S. 709ff.).

Meerschweinchen: Tonutti (1942c) nimmt bei diesem Tier einen ganz anderen Mechanismus der Regression an, nämlich die Einlagerung der tannophilen Stoffe: „ich fasse diese Einlagerung tannophiler Substanzen als eine besondere Form der *Involution* (v. m. g.) des inneren Transformationsfeldes auf". Der Autor erklärt weiter, daß bei der Rückbildung des inneren Transformationsfeldes vielleicht zunächst eine Hemmung der Sekretausschüttung eintritt. Dies gespeicherte Material kann dann einen intracellulären Abbau oder Umbau erfahren.

Das äußere Transformationsfeld verhält sich in der regressiven Phase folgendermaßen. Die kleinzellige Schicht, normalerweise zwischen Glomerulosa und Fasciculata, soll beim *Meerschweinchen* geradezu die Rolle einer Grenzlinie spielen, indem sie bei der Hypertrophie verschwindet und bei einer Regression den zur Involution kommenden Rindenteil abgrenzt. Die Rückbildung des äußeren Transformationsfeldes geht nach Tonutti keineswegs ausschließlich durch Zelldegeneration vor sich, sondern durch Verkleinerung und Entspeicherung der Zellen mit nachfolgender Umformung, wobei die umgeformten Zellen in Bindegewebsfasern einbezogen werden und schließlich von gewöhnlichen Bindegewebszellen gar nicht mehr zu unterscheiden sind.

Daß durch die zunehmende tannophile Zone in der regressiven Phase im Innenbereich die gesamte Nebenniere vergrößert erscheinen kann, ist oben schon erwähnt.

Besonders schön will Tonutti (1942c) das Wechselspiel zwischen regressiver und progressiver Transformation gesehen haben, wenn er *Meerschweinchen* kastrierte (männliche wie weibliche Tiere) und nach Auswirkung der Kastration auf die Nebennierenrinde mit einer nicht tödlichen Diphtherietoxindosis behandelte. Ich wies schon oben darauf hin.

daß die Kastrationsfolgen auch an der Nebenniere des *Meerschweinchens* noch nicht einheitlich beurteilt werden (S. 744, 748). Es fragt sich also, ob durch diesen Eingriff eine zur Beurteilung der Transformation sehr günstige Ausgangslage geschaffen wird. Weiterhin scheint mir gerade das Tannophiliebild, wie es TONUTTI nach diesen Eingriffen schildert, dafür zu sprechen, daß inneres und äußeres Transformationsfeld nicht ohne weiteres funktionell gleichzusetzen sind; doch bedarf dies alles genauerer experimenteller Prüfung. Auf den Transformationsbegriff in der *Meerschweinchen*-Nebenniere nach ZALESKY (1936) habe ich bereits hingewiesen (S. 260).

CELESTINO DA COSTA (1949b) stützt in gewisser Weise die Vorstellungen von den Transformationsfeldern, aber mit Einschränkung, denn er läßt die Glomerulosa sozusagen kompensatorisch hypertrophieren, wenn die Fasciculata atrophiert: «Mentionnons aussi que plus d'un auteur, nous-même, a vu que la glomérulaire peut, dans des cas où la fasciculaire se vide de ses liposomes, ou subit une atrophie, s'hypertrophier et assumer une structure spongieuse qui la rapproche de la zone moyenne.»

In bezug auf die Transformationsfelder in der *menschlichen* Nebenniere meint TONUTTI (1942a), ihre Arbeitsweise scheine etwa wie bei den Transformationsfeldern des *Meerschweinchens* geordnet zu sein, vor allem hinsichtlich der Einlagerungen von tannophilen Substanzen in den inneren Rindenschichten. WALLRAFF (1949) findet, daß auch in der *menschlichen* Nebennierenrinde Zellrückbildung und Zellwiederentfaltung eine wichtige Rolle spielen. Das innere Transformationsfeld besteht nach WALLRAFF aus der Zona reticularis und einem daran anschließenden Teil der Zona fasciculata, das äußere Transformationsfeld aus der Zona glomerulosa und der inneren Schicht der Nebennierenkapsel. Auch STIEVE (1947) hat den Begriff der Transformationsfelder für die *menschliche* Nebenniere übernommen. Wenn er z. B. sieht, daß bei älteren Frauen eine Verbreiterung der Zona fasciculata einsetzt, und zwar auf Kosten von Glomerulosa und Reticularis, so erklärt er dies durch eine (progressive) Transformation. Die beim Hungerödem eintretende Verbreiterung der Fasciculata auf Kosten der Reticularis (OVERZIER 1948) kann man im Sinne TONUTTIs ebenfalls als progressive Transformation des inneren Transformationsfeldes auffassen.

Kritische Bemerkungen zur Transformationsfeldlehre.

Wenn STIEVE (1947) die Fasciculataverbreiterung in der Nebennierenrinde alternder *Menschen* als Transformationsfeldvorgang auffaßt, so müßte man nach den früheren Ausführungen TONUTTIS (S. 259) diese Einbeziehungen von Glomerulosa und Reticularis in die Fasciculata als Bereitstellung sekretionstauglichen Parenchyms verstehen („progressive Transformation"). Das heißt also, daß dann, wenn im allgemeinen die regressiven Prozesse überall im Körper einsetzen, in der Nebennierenrinde das Gegenteil der Fall ist. Man kann nun daran denken, daß im Anfang des Klimakteriums oft gewisse Zeichen eines „Interrenalismus" nachzuweisen sind. In der Tat könnte es zu einer überschüssigen Leistung der Nebennierenrinde kommen, welche sich in Form dieser „progressiven Transformation" kundtut. Ich habe aber gegenüber einer solchen Deutung deswegen Bedenken, weil STIEVE an seinem Material feststellt, daß selbst bei sehr alten Frauen, bei welchen zweifellos alle vitalen Prozesse im Abbau befindlich sind, dieses Ausbreiten der Fasciculata auf Kosten der beiden anderen Zonen noch erfolgt. Man möchte erwarten, daß in der Nebennierenrinde sehr alter Menschen doch wohl regressive Transformationen ablaufen; das ist aber offenbar nicht der Fall.

Unsicherheit besteht zweitens hinsichtlich des Modus der Involution, speziell im inneren Rindenbereich. Einmal manifestiert er sich in einer bindegewebigen Involution *(Ratte)*, einmal in einer Verfettung, um nicht zu sagen fettigen Degeneration *(Maus)*, und schließlich kommt die Tannophilie als Charakteristikum in den Vordergrund *(Meerschweinchen, Mensch)*. Kann man das alles auf einen Nenner bringen? Vor allem bezüglich der Tannophilie besteht eine Diskrepanz. Die Tannophilie ist nach WALLRAFF (1949, S. 201) „ein sicheres Zeichen der Zellrückbildung ...". „Den regsten Anteil an den Stoffumsetzungen an der Hormonausschüttung in der Nebennierenrinde nehmen die tannophilen Zellen" (WALLRAFF). Das heißt mit anderen Worten, daß die zurückgebildeten Zellen die funktionell aktivsten sind!?

Zur Zeit ist in der Deutung all dieser Erscheinungen noch große Zurückhaltung geboten. Wir werden später zu besprechen haben, wieweit der Morphologe eine funktionelle Beurteilung der Nebennierenrinde wagen kann.

Mit der Transformationsfeldlehre ist die von der funktionellen Zweiteilung der Nebennierenrinde (S. 672ff.) kaum zu vereinbaren. Dies wäre meines Erachtens nur dann möglich, wenn die Behauptung, daß beide Transformationsfelder unbedingt synchron arbeiten (TONUTTI 1943d usw.), aufgegeben würde. Gerade dieser „Satz" der Lehre bedarf der Überprüfung. In diesem Zusammenhang sei z. B. auf eine Angabe von DEANE und MASSON (1951) hingewiesen. *Ratten*, deren Nieren mit Seide eingekapselt wurden (Seidenperinephritis, Blutdrucksteigerung), zeigten eine Verbreiterung der Zona glomerulosa (87 μ, gegen normal etwa 40 μ), zugleich einen Lipoidanstieg in der Glomerulosa. Wenn die Ansicht der Untersucher zu Recht besteht, daß unter den angegebenen experimentellen Bedingungen eine speziell im Bereich der Glomerulosa sich abspielende Rindenveränderung der Nebenniere einsetzt, dann bekäme diese Zone eine größere Bedeutung als die eines Reservefeldes, welches der Fasciculata beigeordnet werden kann, wenn deren funktionelle Situation dies verlangt. Ich habe ferner beim *Meerschweinchen* zwar im Innenbereich die Tannophilie beobachtet, kaum je im äußeren. Im übrigen zeigt auch gerade wieder das gravide *Meerschweinchen* eine massive tannophile Innenzone, welche die Hälfte der ganzen Rinde umfassen kann. Hier kämen wir also zu einem weiteren Widerspruch wie bei den Verhältnissen der menschlichen Altersnebenniere; dort fanden wir eine „progressive" Transformation in der Seneszenz, hier finden wir eine „regressive" Transformation in der Gravidität, in welcher nach sehr vielen Beobachtungen mit einer vermehrten Tätigkeit der Nebenniere gerechnet werden darf. Man sollte also zunächst nur die Transformation untersuchen und die Zusätze „regressiv" und „progressiv" mit Vorbehalt verwenden.

g) Vorläufiges Urteil über die histologisch faßbare Dynamik der Nebennierenrinde.

1. Das regenerative Gefälle ist in der Nebennierenrinde von außen nach innen (markwärts) gerichtet. Es ist während der Organogenese und bei der Regeneration, z. B. im Transplantat, eindeutig zu beobachten. Bei einzelnen Species ist es auch postnatal in mehr oder weniger starkem Grad nachzuweisen. Im allgemeinen ist es früher überschätzt worden (GOTTSCHAUsche Hypothese).

2. Das degenerative Gefälle ist von innen nach außen gerichtet, d. h. die meisten degenerierenden Zellen finden sich an der Mark-Rindengrenze.

3. Für die Bedeutung eines Altersfaktors sprechen beispielsweise die Befunde an der Nebennierenrinde der *Ratte*. In den ersten Lebenswochen finden sich Mitosen in allen Rindenzonen, später nur noch im äußeren Fasciculatabereich.

4. Es gibt 3 Transformationsfelder:

a) Das „innere" Transformationsfeld an der Fasciculata-Reticularisgrenze,

b) das „äußere" Transformationsfeld I an der Glomerulosa-Fasciculatagrenze bzw. in der Zona glomerulosa. Die Rolle der „sudanophoben" Zone bedarf weiterer Klärung.

c) das „äußere" Transformationsfeld II (Kapsel bzw. innerer Kapselabschnitt-Glomerulosa).

Die Berechtigung, das „*äußere Transformationsfeld*" TONUTTIS zu *unterteilen*, entnehme ich unter anderem den Überlegungen von GRUENWALD und KONIKOW (1944, s. S. 252). Ich halte nach meinen Erfahrungen den Gedanken, daß Species mit kräftiger Glomerulosa bzw. Arcuata mit der Einbeziehung der Glomerulosa in die Fasciculata arbeiten, d. h. also über ein äußeres Transformationsfeld I, Species mit geringer entwickelter Glomerulosa mit Kapselbeteiligung, d. h. also über ein äußeres Transformationsfeld II arbeiten, für äußerst fruchtbar.

Der Begriff des „subcapsulären Blastems" ist nicht falsch. Er charakterisiert vermutlich aber nur eine Seite des Prozesses. Daß es umgekehrt zur Entdifferenzierung von Glomerulosaelementen und zu ihrer Verwandlung in bindegewebsähnliche Zellen kommen könnte, habe ich früher nicht bedacht. In Anbetracht dessen, daß eine solche regressive Wandlung im äußersten Rindenbereich nach TONUTTIS Anschauung möglich ist, wäre der Terminus Blastem durch einen allgemeineren Ausdruck wie etwa „capsuläre Reservezone" zu ersetzen. Dieser Ausdruck schließt auch die Möglichkeit regressiver Rückverwandlung ein.

23. Beizwischennieren (akzessorische Rindenknötchen), Rindenadenome.

Bemerkungen über akzessorische Nebennieren (-rinden bzw. -markanteile) finden sich bereits im Kapitel über die Entwicklungsstörungen der Nebenniere (S. 141ff.). Das Material wurde etwa so abgegrenzt, daß hier nur solche Fälle beschrieben werden, in denen sich neben dem akzessorischen Gebilde ein oder zwei normale Nebennieren vorfanden.

Es soll also über die auch als „Beizwischennieren" bezeichneten Gebilde berichtet werden (B.N.A.: Glandulae suprarenales accessoriae, I.N.A.: Corpora interrenalia accessoria). KRAUSE (1876ff.!) spricht von Gldd. suprarenales acc. scl. Renes succenturiati accessorii, HYRTL (1884) von Renunculi succenturiati. Alle diese Namen — mit Ausnahme (endlich!) des Terminus der I.N.A. — sind aus nachstehend angegebenen Gründen als zweideutig zu verwerfen.

Die Angaben über „akzessorische Nebennieren" im älteren Schrifttum sind nur teilweise zu verwenden. Es ist damals nicht klar zwischen akzessorischen Gebilden aus Rinde *und* Mark oder aus Rinde *oder* Mark unterschieden worden. Es kann also durchaus sein, daß sich bei älteren kasuistischen Angaben heterogenes Material eingeschlichen hat. An sich möchte ich an dieser Stelle nur Angaben über akzessorisches *Rindenmaterial* vermitteln. Über akzessorisches Markmaterial (= Paraganglien) vgl. WATZKA (1943).

Die echten „Beinebennieren", d. h. akzessorische, aus Rinde wie Mark bestehende Gebilde sind nach allgemeiner Ansicht ziemlich selten (s. u.). Die Angaben älterer Autoren können nur mit Vorsicht verwendet werden.

Übersichten über *akzessorische Nebennierenrindenknötchen* finden sich bei R. MEYER (1898, 1901, 1903, 1911), PICK (1901, 1926), POLL (1904a, 1906), PAGEL (1929). Der Befund akzessorischer Nebennierenrindenanteile hat einesteils theoretische, andererseits praktische Bedeutung. Man kennt wohl kaum ein Organ des menschlichen Körpers mit der gleichen Neigung zur Disseminierung, die zu begreifen uns die vergleichende Anatomie gelehrt hat. Die praktische Seite des Problems wissen vor allem die Experimentatoren zu würdigen, die immer wieder autoptische Kontrollen auf akzessorisches Rindengewebe vorzunehmen haben, wenn es sich darum gehandelt hat, durch doppelseitige Adrenalektomie eindeutige Insuffizienzbedingungen zu schaffen. Der lange Streit über die Frage nach der Lebensnotwendigkeit der Nebennierenrinde hat seine Ursache in dem Störungsfaktor akzessorisches Nebennierengewebe. Es kommt hinzu, daß eine kompensatorische Hypertrophie dieses Gewebes gerade nach Adrenalektomien eintreten kann (S. 563ff.), wo auch immer in der Bauchhöhle es untergebracht sein mag. Gerade das vielbenutzte Laboratoriumstier *Albinoratte* scheint in dieser Hinsicht besonders oft Schwierigkeiten zu machen (s. u.).

Der Befund akzessorischer Rindenknötchen wechselt von Species zu Species. Recht oft ist er unvermutet häufig (SCHMORL 1890). Es ist daher nicht verwunderlich, daß schon die alten Anatomen diese akzessorischen Gebilde gekannt haben. Nach PAGEL (1929) soll HARTMANN bei *Hunden* akzessorische „Nebennieren" beschrieben haben (vielleicht PHIL. JAC. HARTMANN ? 1681, 1684, 1693). Beim *Menschen* werden sie genannt von BARTHOLIN (1654), DUVERNOY (1751, neben der Nebenniere), MORGAGNI (1763, an der A. suprarenalis, s. Epist. anat. XX. Venetiis 1740, S. 43), MECKEL (1806). MÜLLER (1838) zitiert (ohne nähere Angabe) SEBASTIAN, der mehrere „Renes succenturiati accessorii" gefunden haben soll, welche die gewöhnliche Struktur der Nebenniere besessen haben. Genannt seien weiter HUSCHKE (1845) sowie ECKER (1846), welcher bemerkt, daß sie oft zu beobachten seien, meist gelblichweiße, innen mehr braungelbe Farbe haben und nur aus Rindensubstanz bestehen (vgl. auch KÖLLIKER 1854). STILLING (1890) hat wohl als erster auf die funktionelle Bedeutung akzessorischer Rindenteile aufmerksam gemacht, die bei Diskussionen um die vitale Bedeutung der Nebenniere berücksichtigt werden muß.

In der Schilderung der Kasuistik für den *Menschen* — sog. Rindenadenome werden S. 272 besprochen — schließe ich mich PAGEL (1929) mit einigen Ergänzungen an.

Die akzessorischen Rindenknötchen kommen beim *Menschen* häufig vor. Ein so erfahrener Pathologe wie SCHMORL (1890) fand sie in 92% aller Fälle, R. MAY (1887) 10mal bei 42 Autopsien.

Ob die von DELAMARE (1904) herangezogene Parallelität zwischen Nebennierengröße und Häufigkeit akzessorischen Rindengewebes tatsächlich besteht, müßte genauer untersucht werden. Akzessorische Rindenknötchen sollen um so häufiger sein, je kleiner die Hauptorgane sind. Das soll für *Mensch, Kaninchen* gelten. Bei *Cavia* mit seinen auffallend großen Nebennieren kommen dagegen akzessorische Rindenknoten recht selten vor.

Die Größe der rundlichen, ovoiden oder abgeplatteten Gebilde wechselt ganz beträchtlich (Stecknadelkopfgröße bis Erbsengröße). Ihre Konsistenz ist ziemlich fest. Auf dem Durchschnitt erscheinen sie von gelbbräunlicher Farbe.

Nach der topographischen Verteilung unterscheiden PICK (1901, 1926) und POLL (1904a, 1906) 3 Gruppen akzessorischer Rindenbildungen:

1. Akzessorisches Rindengewebe unmittelbar in Nachbarschaft von Nebenniere und Niere.
2. Akzessorisches Rindengewebe im Retroperitonealraum caudal von Region 1.
3. Akzessorisches Rindengewebe in der Genitalregion.

1. Rindenknötchen in Nachbarschaft von Nebenniere und Niere.

Bereits in der Nebenniere des *Säuglings* kann man in und an dem Organ, besonders aber in der Kapsel von der Rinde mehr oder minder abgegliederte Teile erkennen. Soweit diese mehr oder minder gut abgegrenzt unter der Kapsel in der Rinde selbst gelegen sind, rechnen wir sie in die Gruppe der Rindenadenome (s. u.). Anscheinend sind alle diese Bildungen beim *Säugling* zahlreicher vorhanden als beim *Keimling*, was nach LANDAU (1915) mit der Ausgestaltung des Oberflächenreliefs während der letzten Fetalzeit und des 1. Lebenshalbjahres zusammenhängen soll. Dementsprechend nimmt die Häufigkeit der Rindenknoten nach dem 2. Lebensjahr wieder etwas ab. Aus der Statistik von HANAU und WIESEL (1899, s. a. ULRICH 1895) geht die relative Häufigkeit der Rindenknoten in diesem Bereich hervor: 5,9% wurden bei Kindersektionen gegenüber 1,48% der Gesamtsektionen gefunden. Die Bedeutung der reliefgestaltenden

Einschnürungen der Organoberfläche für die Entstehung der akzessorischen Nebennierchen hat KLEBS (1876) betont. DENBER (1949) untersuchte die Leichen von 257 Erwachsenen und 36 Neugeborenen auf akzessorische Rindenknoten. Bei 72 (28%) der Erwachsenen fand sich Rindengewebe ohne besondere Kapsel im periadrenalen Fettgewebe. Bei Neugeborenen fand DENBER dagegen diese Gebilde noch nicht. Er nimmt eine Vergrößerung mit zunehmendem Alter an. Reticulariszellen ließen sich nur bei 12 (16,7%) der erwachsenen akzessorischen Drüsen feststellen.

Dieselben Formen, wie innerhalb der Niere bzw. unter der Nierenkapsel, findet man auch an der Oberfläche der Nebennieren, noch mit derselben in Zusammenhang, in Form kleiner rundlicher Protuberanzen. Demnach scheinen auch diese Bildungen durch die Abschnürung eines Teils der Drüsensubstanz, entweder nur der Rinde oder auch zugleich des Marks, zu entstehen. Ganz ähnliche Verhältnisse bieten auch die Einfaltungen der Oberfläche der Nebenniere dar, durch welche zunächst offene, von Rindensubstanz bekleidete Spalten entstehen, welche tief in die Marksubstanz, selbst bis zur Zentralvene, eindringen. Auch diese eingestülpten Teile können sich weiterhin abschnüren. Es entstehen so aus Rindensubstanz bestehende Knoten, welche allseitig von Marksubstanz eingeschlossen werden, Bildungen, welche nicht mit pathologischen Neubildungen verwechselt werden dürfen.

Nebennierenrindenknoten an und in der Niere sind beschrieben worden von DUVERNOY (1751 bzw. 1785), ROKITANSKY (1861), KLEBS (1876), MOGLIA (nach DELAMARE 1904), PILLIET (1891ff.), WIESEL (1898), GRAWITZ (1883, 1884), BIECK (1886), CACCIOLA (1885), METZNER (1888), VALENTI (1889), BENEKE (1980, 1902), HORN (1891), AMBROSIUS (1891), ASKANAZY (1893), LUBARSCH (1894a, b, 1896b, 1924), ULRICH (1895), MANASSE (1893), RAU (1896), RICKER (1896), BUDAY (1898), KELLY (1898), ROBERT MEYER (1898, 1901, 1903a, b, 1908, 1911), HIRSCH (1902), MARCHETTI (1904), O'CROWLEY und MAITLAND (1943), MITCHELL und ANGRIST (1943).

RICKER (1896) hat auf die *Beziehungen akzessorischen Rindengewebes zu abnorm entwickelter Nierensubstanz*, zu Harnkanälchencysten, verlagerten Nierenkanälchen u. a. verwiesen. Nach ihm liegen hier nicht einfache Verlagerungen der Nebennierenrinde vor, sondern verwickeltere Mißbildungen. In einem Fall hat er übrigens auch Marksubstanz in einem solchen Knötchen gefunden.

Nach LUBARSCH zerfallen die Niereneinschlüsse in akzessorische Rindenknötchen der Nierenregion in 4 verschiedene Typen: 1. Vereinzelte Kanälchen vom Typ gerader Harnkanälchen finden sich mitten in und am Rand der Nebennierenknötchen. 2. Es kommen zahlreiche Harnkanälchen und größere Cysten im Rindenknoten meist in dessen fasciculärem Teil vor. 3. Kleine cystisch-papilläre, fettarme Nierenadenome liegen dicht an der Grenze von Niere und Rindenknoten. 4. Glatte Muskulatur und Fettgewebe treten in akzessorischen Rindenknoten mit vereinzelten Harnkanälchen auf.

O'CROWLEY und MAITLAND (1943) fanden unter 5000 Autopsien 8mal bilateral eine Verlagerung der Nebenniere bzw. eines beträchtlichen Teiles derselben unter die Nierenkapsel. Während des Lebens waren bei den betroffenen Individuen keine endokrinen Störungen beobachtet worden. Die heterotopen Nebennieren enthielten entweder kein Markgewebe oder nur wenig, dann aber außerhalb der Nierenkapsel. Nach MITCHELL und ANGRIST (1943) kommen versprengte Nebennierenrindenteile in der Niere relativ häufig vor (23 Fälle unter 2896 Autopsien).

Andere Fundorte im weiteren Bereich um Nebenniere und Niere. Oft liegen Rindenknötchen *an Gefäßwänden*, z. B. an der A. suprarenalis bzw. den Rr. suprarenales: MORGAGNI (1763), Vv. suprarenales: DUVERNOY (1751 bzw. 1785), SCHMORL (1890), V. renalis: ABELOUS (1891ff.), V. cava caud.: STILLING (1887, 1898), SOULIÉ (1902, 1903, 1911), ferner *im Plexus solaris oder Plexus renalis:*

Rokitansky (1861), Brigidi (1882), Dostojewsky (1884, 1886), Stilling (1887, 1898), Jaboulay (1890), Schmorl (1890), Ulrich (1895), Testut (1901). Ob die an Sympathicusästen beschriebenen Gebilde tatsächlich Rindenknötchen darstellen, erscheint unsicher. Der Lage nach könnte man an Paraganglien denken, aber in vielen Fällen ist mangels entsprechender mikroskopischer Untersuchung bzw. mangels Nachweis der Phäochromie keine sichere Aussage möglich.

Zwischen *Colon transversum und Milz* hat Schmorl (1890) ein Rindenknötchen beschrieben, im Mesenterium neben *Leber und Pankreas* Soulié (1902, 1903, 1911), im rechten Leberlappen Schmorl (1890), Oberndorfer (1900), im Pankreas Ribbert (1888, 1904). Für die *Leber* behaupten Schmorl (1890) das Vorkommen von Beizwischennieren in 0,8%, Bertram (1903) in 4% der Fälle. Im *Omentum minus* (Pars hepatoduodenalis) des Menschen hat Herzenberger (1922) einen Rindenknoten gefunden, der außerdem Blutbildungsherde enthielt.

2. Akzessorisches Rindengewebe im Retroperitonealraum caudal von Region 1.

Ich nenne folgende Fundorte: In Höhe des Articulus sacroilicus: d'Ajutolo (1884), unterhalb des unteren Nierenpoles: Marchand (1883, 1891), Chiari (1884), längs der V. spermatica: Chiari (1884), Dagonet (1885), Michael (1888), Beneke (1890),1902, Schmorl (1890), Lubarsch (1894a, b, 1896b, 1924), Marchetti (1904), am M. iliopsoas: Robert Meyer (1898ff.). Besonders eingehend hat sich mit den akzessorischen Rindenknoten im Retroperitonealraum Iwanoff (1927) beschäftigt. Er fand im retroperitonealen Bereich der Aorta in etwa 60% seiner Fälle Interrenalgewebe, und zwar alle Übergangsformen von der echten akzessorischen Nebenniere bis zum vollständig getrennten Interrenalkörper und Paraganglion. Der topische Zusammenhang des Interrenalkörpers mit dem Paraganglion kann aber bis zur Reduktion des letzteren, etwa im 12. bis 15. Lebensjahr, erhalten bleiben. Am häufigsten findet sich interrenales Gewebe retroperitoneal rechterseits neben der Aorta abdominalis. Die interrenalen akzessorischen Nebennieren sollen nicht die übliche periphere Rindenzone der Nebennierenrinde besitzen.

3. Die im Bereich der männlichen Genitalorgane beobachteten Rindenknötchen lassen sich nach folgenden Fundorten gruppieren:

a) Die im ganzen Verlauf des Samenstrangs auftretenden Knötchen: Weiler (1885), d'Ajutolo (1884), Michael (1888), Schmorl 1890), Friedland (1895), Samt (1912), Esau (1924), Tillier, Lebon, Testoud und Franceries (1925) u. a.,

b) die Knötchen zwischen Hoden und Nebenhoden: Dagonet (1885), Pilliet (1891ff.), Wiesel (1898ff.), Regaud (1899), Loisel (1901ff.), Friedland (1895), Gruenwald (1946) u. a.,

c) die Knötchen im Rete testis: Roth (1889), Wiesel (1898ff.), Robert Meyer (1898ff.), Fassbender (1949) u. a.,

d) die Knötchen in der Paradidymis: Aschoff (1903).

R. Meyer fand bei einem Neugeborenen mit mangelhaftem Hodendescensus im Kopf des *Hodens* unter der *Tunica albuginea* ein etwa zur Hälfte zwischen Hodenkanälchen eingebettetes Knötchen. Außerdem bestand eine große Beizwischenniere im Samenstrang, dicht zwischen Paradidymis und aberrierenden Nebenhodenkanälchen. Sie zeigten eine gut ausgebildete Zona glomerulosa, die an dem kleineren Knötchen schwächer, und zwar nur in der Nähe der Hodenalbuginea ausgeprägt war.

Samt (1912) und Esau (1924) beschrieben Fälle von Rindengewebe am *Samenstrang*. Letzterer sah bei einem 14 Jahre alten Knaben (Operation doppelseitiger Leistenhernien) eine akzessorische Nebenniere von Größe und Form einer kleinen Bohne und intensiv gelber Farbe in der Höhe des Leistenringes dem Funiculus spermaticus anliegen. Die mikroskopische Untersuchung ergab Rindengewebe mit starkem Lipoidgehalt der Zellen.

Gruenwald (1946) fand ein akzessorisches Knötchen im *Nebenhoden* eines 2 Monate alten Knaben (s. S. 268).

FASSBENDER (1949) sah in einem Fall hypernephrogener Frühreife einige akzessorische Rindenknötchen beiderseits in der Nähe des Rete testis.

4. *Beim weiblichen Geschlecht sind akzessorische Rindenknötchen recht oft in der Plica lata uteri gefunden worden.*

Meist wird angegeben, sie seien hier zuerst von MARCHAND (1883, 1891)[1] gesehen worden. Nach ROBERT MEYER wurden sie an dieser Stelle aber vorher bereits von WALLMANN (1859) beschrieben (vgl. ferner CHIARI 1884, DAGONET 1885, GUNKEL 1887, MICHAEL 1888, BENEKE 1890, 1902, ROSSA 1898, TARGET, ULRICH 1895, PILLIET 1891ff., R. MEYER 1898ff., WEISS 1898, ASCHOFF 1903, AICHEL 1900a, L. PICK 1901, 1926).

PILLIET und VEAU (1897) beobachteten Rindengewebe zwischen den glatten Muskelfasern in der Plica lata. DAN BERCEANU (1923) sah in der Plica lata eines Feten akzessorisches Rindengewebe bei regelrecht gebildeten Nebennieren.

Nach AICHEL (1900a) sollen Beizwischennieren in der Plica lata ständig vorkommen. Das wird aber von ROBERT MEYER (1898ff.), ASCHOFF (1903), BAYER (1929) bestritten. ROBERT MEYER setzt ihre Häufigkeit auf 6—8%, BAYER auf 12% an. Auch WIESELS Angabe von 76,5% Häufigkeit dürfte zu hoch gegriffen sein. Gestalt und Größe der versprengten Knötchen schwanken von mikroskopischen Verhältnissen bis zu Groschengröße. Sie sind hier meist flach, discusartig, seltener kugelig und messen im Durchschnitt meist nur 2—5 mm. Je nach Fett- und Pigmentgehalt sind die Knötchen weißgelb bis bräunlich-schwärzlich. Sie liegen dem vorderen Bauchfellblatt näher als dem hinteren, meist von einer bindegewebigen Kapsel umgeben.

In der *Plica suspensoria ovarii* wurden Beizwischennieren von R. MEYER (1898ff.) in drei, von GOTTSCHALK (1898) in einem Fall beschrieben (linsengroßes, graurotes Knötchen an der hinteren oberen Fläche der Peritonealfalte bei einer 28 Jahre alten Frau).

Die Befunde akzessorischen Rindengewebes am und im *Eierstock* selbst sind nach PAGEL (1929) wegen der Verwechslungsmöglichkeit mit Anteilen des Corpus luteum skeptisch aufzunehmen (LODI 1902, MARCHETTI 1904). Einen anscheinend sicheren Fall von in das Ovar verlagertem Rindengewebe hat MEYER bei einem Keimling beschrieben. Schon GLYNN (1911) machte darauf aufmerksam, daß eben nur die „Hypernephrome" der Plica lata, nicht dagegen die des Ovariums sich als solche sichern lassen. Die Entscheidung würde natürlich dann leicht sein, wenn auch Markgewebe nachzuweisen wäre (Beinebennieren).

Übrigens ist die Anwesenheit von Markgewebe in akzessorischen Nebenniern im Bereich des weiblichen Genitales mehrfach behauptet worden (ORTH 1893, 1914, KLEBS 1876, RICKER 1896, ROSSA 1898, R. MEYER 1898ff., AICHEL 1900ff.). MAY (1887) fand hier zweimal Marksubstanz unter 10 Fällen von Beinebennieren. ASCHOFF (1903) warnt aber vor einer Täuschung: marksubstanzähnliche Bilder könnten im zentralen Bereich der Körperchen durch Leichenfäulnis und Blutstauung entstehen.

Zur Histologie der akzessorischen Rindenknötchen.

Im allgemeinen pflegt bei den Beizwischennieren der Genitalregion die Fasciculierung recht deutlich zu sein. Die beiden anderen Zonen kommen gelegentlich, besonders bei größeren Rindenknötchen ebenfalls zur Ausbildung. Oft aber ist von einer Zonierung nichts zu bemerken. In dem Fall von TILLIER, LEBON, TESTOUD und FRANCERIES (1925), wo bei einem 3jährigen Kind bei Gelegenheit einer Hernienoperation ein am Samenstrang liegendes Knötchen entdeckt wurde, waren alle drei Rindenzonen vorhanden.

Besonders interessant ist der Nachweis von GRUENWALD (1946), daß es im zentralen Gebiet akzessorischer Rindenknötchen zu einer Art Degeneration

---

[1] Daher früher oft der Ausdruck „MARCHANDsche Nebennieren" für akzessorisches Rindengewebe.

kommt, wenn im Hauptorgan der Abbau der sog. fetalen Rinde einsetzt. Ferner können die größeren Gebilde in ihrer eigenen Kapsel blastemartige Zonen besitzen (s. S. 248, PAGEL 1929, BACHMANN (1941), sich also offenbar durch Apposition neu ausdifferenzierter Rindenzellen von der Kapsel her vergrößern (GRUENWALD 1936). Das hat THOMAS (1911) schon zu einer Zeit gesehen, als über die Differenzierung von Rindenzellen aus Kapselgewebe nichts bekannt war. Er erklärte seinen Befund aber damit, daß Rindenzellen bei der Organogenese von der Anlage abgesplittert wären und zunächst inaktiv liegen blieben, bis sie durch irgendeinen unbekannten Reiz zum Wachstum übergegangen seien. Akzessorische Knötchen in weiterer Entfernung vom Hauptorgan können im histologischen Aufbau ganz dem in der Rinde der Nebenniere gleichen.

Manchmal stößt man bei ganz jungen Individuen (s. a. S. 266) in der Nebennierenkapsel auf Bildungen, welche eine Zwischenstufe zwischen blastemartiger Apposition und akzessorischem Rindenknoten darstellen. Denn es kommt hinzu, daß die in der Kapsel gelegenen akzessorischen Rindenknötchen offenbar in sehr vielen Fällen mit der Rinde fusionieren und damit schließlich verschwinden. Die dabei auftretenden Zwischenbilder könnte man natürlich wie STECKSÉN (1902) auch als Abtrennung von Rindenmaterial aus der Hauptdrüse zu deuten versuchen. Dagegen spricht z. B. die fortwährende Abnahme der Zahl und Größe akzessorischer Rindenknoten während des Lebens. Bei den mehr blastemartigen Bildern wäre man gezwungen, an ein geradezu infiltratives Wachstum von Rindenelementen zwischen die Bindegewebszüge der Kapsel zu glauben.

STECKSÉN (1902) will auch eine Degeneration von Rindenknötchen durch außerordentlich starke Vacuolisierung und „Fettveränderung" im Cytoplasma gesehen haben (vgl. dagegen GRUENWALD 1946). Vielleicht hat STECKSÉN Anhäufungen von plurivacuolären Fettzellen, welche fast regelmäßig in der Nähe der Nebenniere beobachtet werden können, als solche regressiven Rindenknötchen gedeutet.

Bei der Aufnahme von Rindenknötchen in die Hauptdrüse tritt eine interessante Umordnung des Materials in den Knötchen in Erscheinung. Hatten diese, solange sie vollständig selbständig waren, ihr eigenes Zentrum, zu welchem die eine Nebennierenrinde imitierende Zonierung ausgerichtet war, so orientiert sich die Zonierung nach Anschluß eines Rindenknötchens an die Hauptdrüse vollkommen um. Jetzt wirkt die Hauptdrüse als ein neues Zentrum; die Zellreihen des Rindenknötchens zeigen eine Glomerulosa-Fasciculata-Anordnung zum Hauptorgan hin. Die Umänderungen dürften wahrscheinlich nach Anschluß der Blutgefäße an die des Hauptorgans in Gang kommen.

Weitere Bemerkungen über die Abgliederung akzessorischer Rindenknötchen.

Von vielen Untersuchern wird die *Ursache* der merkwürdig oft eintretenden *Abgliederung* von Rindenteilen in den besonderen Verhältnissen der Organogenese der Nebenniere gesehen (vgl. S. 138). Vor allem der eindringende Sympathicus könnte zur Absplitterung von Rindenmaterial führen.

Eine besondere Anlage für akzessorisches Gewebe mit AICHEL (1900a, b, c) anzunehmen, erscheint weniger begründet. Das Hauptorgan soll von den Trichtern des Mesonephros stammen (vgl. dagegen Kapitel Entwicklung), die akzessorischen Rindenanteile sollen von den Querkanälchen des Mesonephros ausgehen.

Nach SOULIÉ (1902ff.) stammen die seltenen vollständigen akzessorischen Nebennieren (Beinebennieren) von einem bereits in fortgeschrittenem Entwicklungszustand befindlichen Hauptorgan ab, die akzessorischen Rindenknötchen (Beizwischennieren) dagegen von einer primitiveren Rindenanlage. Schließlich kann akzessorisches Markgewebe aus der Proliferation isolierter Sympathicuszellhaufen entstehen (Paraganglien, s. S. 140). Eine Rückbildungsmöglichkeit muß in jedem Fall vorhanden sein, da mit zunehmendem Alter alle diese Bildungen seltener anzutreffen sind (vgl. allerdings DENBER S. 266).

Verlagerung und Abschnürung vom Hauptorgan während der Formung der Oberfläche und Einwanderung der Sympathophäochromoblasten nehmen weiterhin an WIESEL (1898ff.), KOHN (1898ff.), JANOŠIK (1883ff.), INABA (1891), ASCHOFF (1903), BERTRAM (1903). Diese Forscher sehen einen Beweis einmal darin, daß bereits bei *Feten*, dann vor allem noch bei *Neugeborenen*, viele akzessorische Rindenknötchen vorkommen, zweitens darin, daß diese Gebilde vorwiegend medial zum Hauptorgan gelegen sind. Auf dieser Seite kommt es auch zur Einwanderung der sympathischen Elemente; jedenfalls liegt hier das Schwergewicht dieses Vorgangs. Nach LANDAU (1915) sollen funktionelle Bedingungen wie Alter, Geschlecht, Ernährungszustand, Krankheiten bei der Entstehung der Rindenknötchen auch beim Erwachsenen keine Rolle spielen. Das erscheint indessen recht fraglich, seit wir wissen, daß nach Adrenalektomien akzessorisches Gewebe „aufblühen" kann (s. u. *Ratte*). Es ist öfters diskutiert worden, ob akzessorisches Rindengewebe bei Erkrankung des Hauptorgans kompensatorisch einzuspringen vermag (s. S. 271).

Eine weitere Quelle für akzessorisches Rindengewebe könnten normalerweise sich zurückbildende *caudale Interrenalanlagen* sein bzw. caudale Interrenalanlagen, die normalerweise mit dem Hauptorgan verschmelzen (VALENTI 1889, POLL 1906). FUSARI (1893) hat bei der *Maus* Rindenabsplitterung durch Zwischenwachsen sympathophäochromen Gewebes auftreten sehen. WHITEHEAD (1903) meint, beim *Schwein* könne die vorspringende Urniere zu derartigen Abgliederungen führen. POLL (1906) nimmt aber eine autonome Entstehung der Rindenknötchen an, wofür ihre Marklosigkeit auf der einen Seite spricht, andererseits ihr Vorkommen bei Tieren, bei denen eine so starke Zerklüftung während der Organogenese wie etwa beim *Menschen* gar nicht nachzuweisen ist (z. B. *Kaninchen*). Doch ist nach POLLs Meinung — in Analogie zur Entstehung der Nebennierenrindenknötchen in der Genitalregion durch Verlagerung und Verschleppung (passive „Versprengung", ROBERT MEYER 1898) — anzunehmen, daß sie teilweise in der zwischen Nebenniere und Genitalregion gelegenen „Intermediärzone" gleichsam am Wege liegengeblieben sind. Daher ist man nach POLL (1906) auch nicht berechtigt, den Bereich der Interrenalzone des Cölomepithels so weit zu stecken, wie Beinebennieren oder Beizwischennieren überhaupt vorkommen. Für die autonome (autochthone) Entstehung spricht dagegen wieder das gelegentlich beobachtete *symmetrische Auftreten akzessorischer Knoten* (AICHEL 1900ff., ROTH 1889, MARCHAND 1883, 1891, ORTH 1893, DRÜNER 1925).

Auch bei den durch ROSSA (1898) und L. PICK (1901, 1926) beschriebenen ungeschichteten, sog. Jugendformen der Beizwischennieren an der Tuba uterina ist die autonome Entstehung in Betracht gezogen worden. Indessen handelt es sich bei diesen Gebilden vermutlich gar nicht um Beizwischennieren, sondern nach R. MEYER (1903b) und ASCHOFF (1899, 1925a) um *Knötchen des Serosaepithels*, wie sie bei der erwachsenen Frau am Eileiter und an der Plica lata meist mit den deutlichen Zeichen vorausgegangener Entzündung vorkommen. Sie enthalten auch keine Lipoide, was nach R. MEYER ebenfalls gegen ihre Rindenzellnatur spricht.

Die Vorstellungen einer primären (autonomen) und sekundären (Absprengungs-) Entstehung akzessorischer Rindenknötchen fallen nach POLL (1906) insofern zusammen, als die Entscheidung, von wann ab man den aus Einzelknospen konfluierenden Hauptkörper als Einheit zu betrachten habe, mehr oder minder willkürlich sei. Auch DIETRICH und SIEGMUND (1926) bezeichnen den Streit um diese beiden Punkte als müßig. Die AICHELsche Lehre (s. o. S. 269) ist teilweise auch von den Pathologen übernommen worden. So hat L. PICK (1901, 1926) auf die syntopische Beziehung akzessorischer Nebennieren zum Mesonephros und den Orten verlagerter Urnierenkanälchen (Eileiter, Uterus, Scheidengewölbe, Eierstock, Plica lata uteri, Canalis inguinalis) hingewiesen. Nach ROBERT MEYER (1903) sind Zellverbindungen von Nebenniere und Urniere häufig, mit der Leber z. B. erheblich seltener. Die Gewebe können kapsellos ineinander übergehen.

WIESEL (1898ff.) hat versucht, Kriterien zur Entscheidung, ob frühe oder späte Absprengung vorliegt, aufzustellen. Entscheidend ist für ihn das Vorhandensein einer Zona glomerulosa in den Knötchen. Da er diese als Mischprodukt aus Rindenzellen und Sympathicuselementen ansieht, spricht er alle mit Glomerulosa versehenen Rindenknötchen als spätembryonale Absprengungen an. Indessen ist die WIESELsche Lehre von der Beteiligung des Sympathicus beim Glomerulosaaufbau als unrichtig erkannt (FLINT 1900, SOULIÉ 1902ff., POLL 1906); damit ist auch das Kriterium für die Altersbestimmung unbrauchbar.

Das Schicksal der akzessorischen Rindenknoten beim Menschen ist noch recht unklar. Gewöhnlich muß es zu unauffälliger Rückbildung und Atrophie kommen. Einwachsendes Bindegewebe kann die Knötchen weiter zersprengen. STARKEL und WEGRZYNOWSKI (1910), die von „Strumae lipomatodes suprarenales" sprechen, erwägen eine Verfettung mit anschließender Degeneration. PAGEL (1929) denkt an die Möglichkeit von Cystenbildungen. Ihre freie Lage unter offenbar ungünstigen Ernährungsbedingungen, vielleicht auch der fehlende Anschluß an das Markgewebe mögen zur Rückbildung beitragen. Dieser Prozeß dürfte bald nach der Geburt einsetzen.

Nach DIETRICH und SIEGMUND (1926) sind die akzessorischen Rindenknoten im 1. Lebensjahr bei allen untersuchten Individuen gefunden worden. Auf die LANDAUschen Gedankengänge, daß sie anfänglich mit der Oberflächengestaltung der Nebenniere etwas zu tun haben, ist bereits verwiesen (S. 270). GRUENWALD (1946) fand bei 24 von 34 bis zu 3 Monaten alten Kindern akzessorische Rindenknötchen. In den meisten Fällen handelte es sich um multiple Zellgruppen in oder an der Kapsel des Hauptorgans. Da GRUENWALD keine Serienuntersuchung vorgenommen hat, vermutet er mit Recht, daß höchstwahrscheinlich auch in den 10 restlichen Fällen solche Gebilde aufgefunden worden wären (s. a. NELSON 1939). Im 2. Lebensjahr scheint die Involution dieser Beizwischennieren voll einzusetzen (die Statistik von HANAU und WIESEL s. S. 265). HANAU fand praktisch keine akzessorischen Bildungen mehr nach dem 3. Lebensjahr an den Vasa spermatica, WIESEL keine mehr nach dem 2. Lebensjahr im Nebenhodenbereich.

Nach Verlust einer Nebenniere tritt vielfach eine sog. *kompensatorische Hypertrophie* (S. 563ff.) in akzessorischen Rindenknoten auf (STILLING 1888, 1889, ROTH 1889, HANAU und WIESEL 1899, ABELOUS und LANGLOIS 1891ff., ROLLESTON 1892, 1895. MARCHETTI 1904, VELICH 1896).

Damit wird die Frage aktuell, inwieweit die akzessorischen Bildungen in der Lage sind, vikariierend für das Hauptorgan einzutreten. eine Frage, die besonders im Zusammenhang mit der ADDISONschen Krankheit viel diskutiert wurde. Als Ersatzorgane kommen neben den vom Hauptorgan abgegliederten Rindenknoten auch die Rindenknoten in der Nebenniere selbst in Betracht (über „Rindenadenome" s. u.). Eine schützende Bedeutung dieser Gebilde bei Zerstörung des Hauptorgans nehmen KARAKASCHEFF (1904. 1906), KAISERLING (1917), MARCHAND (1891). HUEBSCHMANN (1921. 1925), KOVACS (1928) an, bestritten wird sie von SCHMORL (1890. 1909) und CHIARI (1936). KOVACS (1928) hat eine Proliferation der Zona glomerulosa solcher Beizwischennieren nach Zerstörung des

Hauptorgans beobachtet. Übrigens behauptet PILLIET (1890ff.), daß die akzessorischen Rindenknoten bei Infektionen ähnliche Veränderungen wie die Hauptdrüse aufweisen.

Daß die akzessorischen Rindenknötchen zum *Ausgangspunkt pathologischen Wachstums* werden können, ist ein weiteres Problem, welches ich hier nur streifen kann. Ich erinnere an die Überlegungen von GRAWITZ (1883, 1884), die sich an den Befund von Rindenknoten in der Niere anschließen, an Beobachtungen von PICK (1926) über Tumoren in der Plica lata uteri, von LEVY-DU PAN (1924, ,,Hypernephrom" des Eierstocks), von DEBERNADI (nach PAGEL 1929, Hodentumor corticoiden Aussehens), SCHMORL (1909, Lebertumor usw.). Auch DELAMARE (1904) verweist auf die Möglichkeit der Tumorbildung aus Beizwischennieren. Nach PAGEL (1929) leiten die Rindeninseln und -knoten in der Marksubstanz eventuell auch schon zu echten Geschwulstbildungen über, zum Teil soll es sich um Melanome handeln. Andererseits sagt ESAU (1924): ,,Bei der bekannten Bösartigkeit der Nebennierenrindentumoren ist es auffallend, daß die weiter entfernt vom normalen Sitz der Nebenniere wachsenden Abkömmlinge wenig Neigung zu einer bösartigen Entartung besitzen."

Die sog. *,,Rindenadenome"* haben wir mehrfach bereits erwähnt, es aber vorgezogen, sie kurz gesondert zu betrachten. Die Grenze zwischen capsulären Rindenknötchen und den in der Rinde des Hauptorgans gelegenen mehr oder minder vom gewöhnlichen Rindengewebe abgegrenzten Knoten aus Rindenzellen ist in der Tat oft sehr schwer zu ziehen. Unter Rindenadenomen s. str. fasse ich Gebilde auf, welche mit der Rinde des Hauptorgans noch in Verbindung stehen. Ich verweise aber dabei nochmals auf das S. 269 über die Verschmelzung von Kapselknoten mit Rindengewebe Gesagte.

Man kann schon bei Jugendlichen, etwa zwischen dem 3.—10. Lebensjahr, Felder in der Nebennierenrinde beobachten, die gegen das übrige Rindengewebe einigermaßen abgegrenzt sind. An manchen Seiten kann es aber auch so aussehen, als ob kontinuierliche Zusammenhänge mit dem Rindengewebe gewöhnlicher Art und Ordnung bestünden. Auch hier — wie in den abgegliederten Beizwischennieren — können die peripheren Zellen eines solchen Areals — man könnte sie ,,Cortex in cortice" nennen — glomerulosaähnlich angeordnet sein, obwohl sie im Niveau der Zona fasciculata gelegen sind. Serienschnitte beweisen, daß es sich nicht einfach um Verlagerungen der Glomerulosa in die Tiefe handelt, die mit der oberflächlichen Zona glomerulosa in Verbindung stehen und durch komplizierte Faltenbildungen erklärt werden könnten.

Die Entstehung der Rindenadenome ist noch nicht geklärt. Es sind aber einige Ansatzpunkte für die weitere Untersuchung gegeben. Die Hypothese von LANDAU (1915) besagt, daß die Gebilde bei Gelegenheit der Oberflächenausbildung des Organs, also rein mechanisch, entstehen können. Das dürfte aber höchstens für einen Teil der Fälle gelten. Es wird gerade als eine *Alterserscheinung* eine ,,knotige Hyperplasie" der Nebennierenrinde (,,corticale Hypernephrome") beschrieben. Ganz ähnliche Bildungen, auf dem Boden regeneratorischer Vorgänge entstanden, hat COMMICHAU (ohne nähere Angabe) bei *Hunden* (s. u.) beobachtet. LANDAU nimmt ferner einen Zusammenhang zwischen Adenombildung und Chemismus der Nebenniere an. Dabei soll eine Fehldifferenzierung vorliegen, die ihren Ausdruck in dem von der Umgebung verschiedenartigen Wachstum des Adenoms bzw. im anderen Lipoidgehalt des Adenoms findet; was ist hier ,,post aut propter hoc?".

Wichtig ist, daß die Rindenadenome s.str. nicht bei ganz jungen Kindern nachzuweisen sind (s. o.). Es muß also ein Altersfaktor vorliegen. PAGEL (1929) denkt an liegengebliebene Adenomkeime, die beim Erwachsenen in eine Wachstumsphase eintreten. Weiter entsteht die Frage, in welcher Richtung diese Gebilde eigentlich wachsen. Früher hielt man es für so gut wie sicher (PAGEL 1929), daß die Rindenadenome aus dem Organinnern an die Oberfläche wachsen. DAGONETs (1885) Propulsion von Rindengewebe scheint auf ähnlichen Ursachen zu beruhen. Hierbei soll es sich um die Einleitung von Rindenabtrennungen infolge umschriebener Wachstumsprozesse handeln. Von leicht gewölbten Rindenabschnitten über DAGONETs pilzförmige Erhebungen, bis zu ganz selbständig gewordenen, abgegliederten Rindenknötchen bestehen alle Übergänge (Abb. 94, S. 156).

Auch GRUENWALD (1946) kann in Serienschnitten ein solches „Aufsteigen" des Adenommaterials beobachten. Es kommt jedoch nicht zum Kontakt mit der regelrechten Zona glomerulosa des Organs, sondern das Knötchen schlüpft an umschriebener Stelle wie ein Prolaps in die Kapsel hinein. Nun kann man selbstverständlich umgekehrt mit gleicher Sicherheit behaupten, dies Bild spreche für das Aufgehen eines ehemaligen, in der Kapsel gelegenen „Rindenknötchens" in die Rinde des Hauptorgans. Man sieht übrigens solche Bilder ziemlich selten. Das dürfte bedeuten, daß die Aufnahme vollständig ist. Nach einiger Zeit ist das Material in die Rinde eingeordnet und durch nichts mehr in seiner Sonderherkunft zu erkennen. Auch DRIBBEN und WOLFE (1947) nehmen eine Entstehung der Rindenadenome aus Kapselzellen an, wobei sie sich auf die Beobachtungen von ZWEMER, WOTTON und NORKUS (1938) u. a. berufen.

Daß die Rindenadenome bei der ADDISONschen Krankheit ähnlich wie die Beizwischennieren (s. o. S. 271) hypertrophieren und funktionell einspringen können, glauben KOVACS (1928) und GUTTMAN (1930). ROGOFF (1944) hat diese Auffassung experimentell zu stützen versucht. Er unterband die Gefäße zu den Hauptorganen und fand danach bei einigen akzessorischen Rindenknötchen eine Hypertrophie.

COMMONS und CALLAWAY (1948) zählten in einer statistischen Untersuchung über Rindenadenome alle Gebilde, die größer als 3 mm waren und fanden 216 (2,86%) bei 7437 aufeinanderfolgenden Sektionen. Geschlechtsunterschiede sahen sie nicht. Wohl aber ist höchst bemerkenswert, daß solche Rindenadenome nur 4mal bei Individuen unter 40 Jahren gefunden wurden. Mit zunehmendem Alter steigt die Häufigkeit. Beziehungen zu kardiovasculären Krankheiten, Hypertensionen, Herzvergrößerungen, Diabetes oder Keimdrüsenveränderungen wurden nicht ermittelt. — (Über Rindenadenome bei der *Ratte* s. unter vergleichenden Bemerkungen.)

Beizwischennieren, Beinebennieren, Rindenadenome bei Tieren.

Einige Hinweise aus der vergleichenden Anatomie dürften schon in Anbetracht der eingangs erwähnten Bedeutung des Problems für die experimentelle Morphologie und die Physiologie von Wert sein.

Opossum: HARTMAN (1927): Im Ovar eines mittelgroßen Tieres befinden sich nahe dem Hilus 2 Gebilde (0,33:0,5:0,6 mm, 0,16:0,20:0,35 mm), die aus versprengten Rindenzellen zusammengesetzt sein sollen. Siehe hierzu die Bemerkung über akzessorisches Rindengewebe im Ovar S. 268.

Dasyurus viverrinus: BOURNE (1949) hat bei einem Exemplar 3 zusätzliche Nebennieren, aus Rinde und Mark bestehend, gefunden. Die Rinde zeigte immer Zonierung.

Erinaceus europaeus: MECKEL (1906) erwähnt beim *Igel* eine akzessorische „Nebenniere".

Ovis aries: HARLEY (1858a) will bei einem *Schaf* 4 vollständige Nebennieren gefunden haben.

Spermophilus citellus: GROAT (1943, 1944) hat die Ausdifferenzierung eines der Nebennierenrinde ähnlichen Gewebes in den Ovarien von *Zieseln* nach bilateraler Adrenalektomie beschrieben. Ob hier Beziehungen zu einem Mutterboden gleicher Potenzen im Ovar bestehen, welcher bei der Frau zur Bildung von Nebennierenrindentumoren führen kann, wie sie von GREENE und LAPP (1944) und KEPLER, DOCKERTY und PRIESTLEY (1944) beschrieben wurden, kann nicht entschieden werden. Es scheint aber möglich, daß Rindenzellen sich in loco aus Bindegewebszellen differenzieren können, und zwar dort, wo sich solche Potenzen finden. Diese Orte scheinen relativ weit verbreitet zu sein (GRUENWALD 1942b).

Mus rattus: Wegen der besonderen Bedeutung dieses Tieres für den Experimentator sollen die Verhältnisse etwas eingehender geschildert werden. Die *Ratte* besitzt oft überraschend viel akzessorisches Rindengewebe, doch existieren je nach Stamm große Unterschiede, ein Beweis dafür, wie wichtig es ist, daß auch in europäischen Arbeiten nunmehr der Versuchstierstamm angegeben wird, wie dies in amerikanischen Arbeiten seit längerem fast regelmäßig der Fall ist. Wie anders kann man es sonst erklären, daß nach den sorgfältigen Adrenalektomien von LEWIS (1923a) von 400 *Ratten* nur etwa 20—40% starben? Das Ergebnis darf übrigens nicht ohne weiteres auf andere Tiere übertragen werden, bei welchen die doppelseitige Adrenalektomie meist tödlich verläuft (ROGOFF und STEWART 1926a, b). Auf die Bedeutung der akzessorischen Rindenanteile bei solchen Versuchen haben WIESEL (1899), später JAFFÉ (1926a) hingewiesen. Letzterer führte bilaterale Adrenalektomien an 90 jungen *Ratten* durch und konnte feststellen, daß nur 35% der Tiere innerhalb von 30 Tagen starben, 46% zwischen dem 1.—6./7. Monat post operationem; der Rest von etwa 19% überlebte. Bei dieser letzten Gruppe der Versuchstiere konnte immer akzessorisches Rindengewebe nachgewiesen werden. JAFFÉ (1927a) gibt an, daß bei normalen *Ratten* gröbere akzessorische Rindenkörperchen in etwa 8% der Fälle gefunden werden können, nach Adrenalektomien dagegen in 20—25% der Fälle, meist in der Nähe des Hauptorgans gelegen. Untersucht man aber das Retroperitonealgewebe mikroskopisch (Serienschnitte) von der Zwerchfellhöhe bis ins Becken hinein, dann steigt die Zahl der Fälle mit akzessorischen Rindenknötchen (*Ratten* vor der Geschlechtsreife) auf etwa 70%.

Es ist schon auf *Stammesunterschiede* verwiesen worden. GAUNT (1933) sah, daß bei verschiedenen *Ratten*-Stämmen die Fähigkeit, eine doppelseitige Adrenalektomie zu überleben, verschieden groß ist. PENCHARZ, OLMSTED und GIRAGOSSINTZ (1930, 1931) arbeiteten mit einem Stamm, wo von 62 doppelseitig adrenalektomierten *Ratten* 100% innerhalb von 18 Tagen nach der Operation verstarben. Akzessorisches Rindengewebe wurde nur bei einer von 500 *Ratten* dieses und eines nahe verwandten Stammes festgestellt. LASCANO-GONZALEZ (1934b) fand akzessorisches Rindengewebe bei weißen adrenalektomierten *Ratten* ebenfalls recht oft, vor allem zwischen Nieren und Zwerchfell. Phäochromes Gewebe fand sich nur in 4% der Fälle. Meist waren die Körperchen aus Elementen zusammengesetzt, die denen der Zona fasciculata des Hauptorgans glichen. Andeutungen einer Glomerulosa oder Reticularis waren selten.

DONALDSON (1919) weist auf "a small but constant mass of cortical cells in the epididymis of the testis" bei der *Ratte* hin.

MACFARLAND (1944, 1945a, b) fand bei seinen *Ratten* akzessorisches Rindengewebe bei mikroskopischer Kontrolle in etwa 25% der Fälle. Praktisch dürfte es also unmöglich sein, bei besonders disponierten Stämmen — leider kann ich noch keine genauen Angaben über die Stämme selbst machen — eine vollständige Entfernung des gesamten Rindengewebes durchzuführen. Es kommt hinzu, daß auch LANGENDORFF und TONUTTI (1950) neuerdings wieder gelegentlich bei der *Ratte* kleine, nur mit dem Mikroskop feststellbare Anlagen akzessorischen Rindengewebes im *periadrenalen Fettgewebe* fanden. Schließlich wird die Unsicherheit der Adrenalektomie durch Befunde von MACFARLAND (1945b) beleuchtet (S. 254f.): am Ort der exstirpierten Nebenniere entstanden aus undifferenzierten (Bindegewebs-) Zellen Regenerate von Rindenzellinseln.

In diesem Zusammenhang interessieren Versuche von COVIAN (1946) über freiwillige Aufnahme von einer NaCl-Lösung bei adrenalektomierten *Ratten*. Es handelte sich um 2 Versuchsgruppen, von welche die eine aus Tieren bestand, bei welchen erfahrungsgemäß akzessorisches Rindengewebe vorhanden war, die andere aus Tieren, die solches kaum besaßen. «En las *ratas* con suprarrenales accesorias el apetito para el cloruro de sodio fué transitorio y se observó mientras existían síntomas de insuficiencia suprarrenal; después disminuyó hasta su nivel preoperatorio debido a la hipertrofia de las cápsulas accesorias.» Die anderen Tiere nahmen unentwegt Kochsalz auf.

Anschließend muß sofort auf die merkwürdigen Ergebnisse von RICHTER, ROGERS und HALL (1950) verwiesen werden. Es ist ganz erstaunlich, daß *Wildratten* nur in 2% der Fälle mit der Kochsalzdiät nach doppelseitiger Adrenalektomie (Genaueres S. 684) erhalten werden können, während man bei domestizierten *Ratten*-Stämmen mit dieser Therapie in 87% der Fälle Erfolg hat. Es liegt nahe daran zu denken, daß bei der *Wildratte* wahrscheinlich seltener akzessorisches Rindengewebe angetroffen werden wird als bei der *Hausratte*. *Das Gegenteil ist aber der Fall.* Die Autoren fanden akzessorische Rindenknötchen bei 8 von 71 *Wildratten* (11,3%) und bei 3 von 70 *Hausratten* (4,3%) ihres Stammes.

Neben akzessorischen Knötchen beschrieben DRIBBEN und WOLFE (1947) unter 80 untersuchten *Ratten*-Weibchen auch ein *Rindenadenom* bei einer 1 Jahr alten *Ratte* und 4 Rindenadenome bei 3 von 9 alten (884 Tage alten) Tieren. Bei den älteren Tieren lag eine Zonierung vor; das Bindegewebe entsprach dem Verteilungsmodus der typischen Rinde.

Mus musculus: Auf die Entstehung akzessorischen Rindengewebes wurde bereits auf S. 270 verwiesen. HILL (1946) hat im Ovar von *Mäusen* ähnliche Vorgänge gesehen, wie ich sie oben beim *Ziesel* geschildert habe. VICARI (1943a) will bei *Mäusen* beobachtet haben, daß die Tiere, welche den höchsten Lipoidgehalt in der Nebennierenrinde aufwiesen, am ehesten auch akzessorische Nebennierenrindenkörper besitzen. So fand VICARI (1943b) häufiger solche Gebilde bei dem C 57-Stamm; sie kamen im übrigen eher an der rechten als an der linken Nebenniere vor, rechts mehr bei den Männchen, links mehr bei den Weibchen.

Uromys validis: BOURNE (1949) hat einmal akzessorische Rindenknötchen neben der linken Nebenniere beobachtet.

Cavia cobaya: Nach ABELOUS und LANGLOIS (1891ff.) kamen Knötchen selten (1 auf 70 Fälle) vor. Über die Beziehung zwischen Nebennierengröße und akzessorischem Gewebe s. S. 265.

Lepus cuniculus: Trotz geringer Zerlegung der Anlage der Nebennierenrinde während der Organogenese kommt es zu akzessorischen Rindenteilen beim *Kaninchen* (POLL 1906, s. a. S. 270). STILLING (1888ff.) sah nach doppelseitiger Adrenalektomie in fast allen Fällen akzessorisches Rindengewebe, nach einseitiger Adrenalektomie seltener. Er dachte auch an die kompensatorische Hypertrophie bereits vorhandenen akzessorischen Rindengewebes. Im Lichte der neueren Erfahrungen (MACFARLAND, s. o.) sollten diese Versuche wieder aufgenommen werden. Schon vor STILLING hat CANALIS (1887) akzessorisches Nebennierengewebe beim *Kaninchen* gefunden. ALEZAIS (1898) rechnete mit einer Häufigkeit von 1:20 der Fälle, PETTIT (1896) mit 1:41. LACASSAGNE und NYKA (1935) fanden ohne Ausnahme akzessorische Rindenknötchen im Bereich des Nebenhodens bei 10 erwachsenen *Kaninchen*. Bei adrenalektomierten *Kaninchen* stellten MARINE und BAUMANN (1921) akzessorisches Rindengewebe in 70% der Fälle fest.

Ochotona princeps: Bei der *Rocky-Mountains-Pika* fand DUKE (1952) im Zusammenhang mit mesonephritischen Gängen in etwa $^1/_3$ der Fälle adrenocorticales Gewebe, welches durch eine eigene Bindegewebskapsel vom Eierstockgewebe getrennt war.

Felis domestica: Nach HARTMAN und BROWNELL (1949) sind Beizwischennieren bei der *Katze* selten. ZWEMER (1924) erwähnt ein akzessorisches Rindenknötchen bei einer *Katze*. Vorsicht erscheint indessen geboten. DOETSCH, VERZÁR und WIRZ (1945) glauben, daß keine akzessorischen Rindenknoten von ausreichender Größe vorkommen, um die Tiere trotz doppelseitiger Adrenalektomie am Leben zu erhalten. Sie aber fanden unter 200 adrenalektomierten *Katzen* doch ein Tier, welches ohne Behandlung mit Desoxycorticosteronacetat am Leben blieb. „Bei der nach nahezu einem Jahr ausgeführten Sektion zeigte sich, daß dieses Tier eine dritte, vollkommene Nebenniere hatte. Diese saß rechts, in der Höhe der rechten Nebenniere, gegen die Wirbelsäule. Es hat sich um eine ganze Nebenniere mit Mark gehandelt und nicht etwa um ein Regenerat aus einem Stückchen Nebenniere oder einem Interrenalkörper." Der Fall ist für den Experimentator wichtig, falls tatsächlich die rechte Nebenniere mit der angegebenen Technik zerstört wurde. Es ist häufig schwierig, die Nebenniere vom umgebenden Gewebe klar abzugrenzen.

Canis familiaris: STEWART (1929) fand nur bei einem von 150 *Hunden* eine akzessorische Nebenniere (vermutlich Rinde). Beim *Hund* kommen nach COMMICHAU sog. corticale Hypernephrome (S. 272) auf dem Boden regeneratorischer Rindenprozesse vor. Bei *Hunden* von über 10 Jahre Alter fand sie COMMICHAU in 67% der Fälle, bei solchen jüngeren Alters nur in 0,46%, bei weiblichen Tieren öfter als bei männlichen. Oft waren sie beiderseits vorhanden. Histologisch waren die Organe nach dem Typ von Fasciculata bzw. Reticularis gebaut; sie ließen oft nekrobiotische Pseudolumina erkennen.

Macacus irus: Siehe S. 114.

24. Die Lebenskurve der Nebennierenrinde.

Als Lebenskurve der Nebennierenrinde bezeichnet ROTTER (1949, Abb. 146) gewisse Wandlungen im Bild der einzelnen Rindenzonen. Der Übersichtlichkeit halber wollen wir uns zuerst mit Veränderungen (Umbauten) in der Nebennierenrinde befassen, deren Acme etwa kurz nach der Geburt vorliegt, die aber bereits in der Keimlingsnebenniere angedeutet sind. Zweitens sollen die Altersveränderungen nach diesen postnatalen Veränderungen geschildert werden.

a) Postnatale Veränderungen.

Fast zu gleicher Zeit haben STARKEL und WEGRZYNOWSKI (1910a, b), THOMAS (1911a), KERN (1911), ELLIOTT und ARMOUR (1911) den Abbau bestimmter Abschnitte in der Nebennierenrinde des Neugeborenen beschrieben. Die physiologische Bedeutung des Vorganges, im einzelnen die Rolle der sog. „fetalen Rinde", der physiologischen Involution innerer Rindenabschnitte nach der Geburt, alles das ist ziemlich rätselhaft. Sicher ist, daß wir das Gebiet der späteren Zona reticularis in der menschlichen Nebenniere nicht ohne weiteres den inneren Rindenschichten der Nebenniere eines älteren Keimlings oder eines Säuglings gleichsetzen können. Wenn auch verschiedentlich von einer Zona reticularis während der Organogenese gesprochen wurde, so muß doch darauf hingewiesen werden, daß die bleibende Reticularis erst einige Zeit nach der Geburt entsteht.

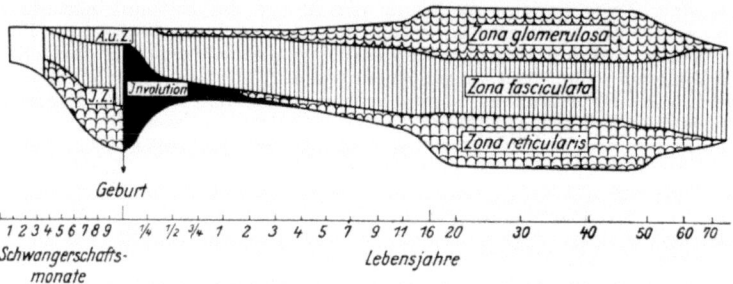

Abb. 146. Die Lebenskurve der Nebennierenrinde des *Menschen*. Aus ROTTER 1949b.

PAGELs (1929) Angabe über eine Zona reticularis in der Nebenniere eines 14,5 mm großen Embryos dürfte auf einem Irrtum beruhen. Gehen wir zunächst vom *Bau der Nebenniere des Neugeborenen* aus (PETER 1938). Die Nebenniere des Neugeborenen im strengen Sinn — man darf wegen der postnatalen Rindeninvolution unter diesen Begriff nicht Kinder der ersten Lebenstage rechnen — zeigt noch völlig fetalen Charakter. Eine dünne Kapsel, hauptsächlich elastischer Natur, umgibt das Organ. Von ihr reichen sehr zarte Scheidewände ins Innere des Organs. Das Parenchym besteht fast nur aus Rinde; die wenigen Markzellklümpchen und die Zentralvenen mit ihrer dünnen bindegewebigen Wand treten völlig zurück.

Die Rinde ist, dem vollsaftigen Aussehen des Organs entsprechend, sehr dick. Sie läßt 3 Zonen unscharf erkennen, die aber keineswegs jenen der erwachsenen Nebenniere schon ganz entsprechen. Zuäußerst liegt eine schmale Zona glomerulosa, die infolge der Kleinheit ihrer Zellen kernreich und dunkel aussieht. Die Zellkerne sind chromatinreich, die Zellen liegen in Ballen, die sich aber oft in die Stränge der darauffolgenden Streifenzone fortsetzen. Die Zellklumpen sind solid; an manchen Stellen trifft man sie aber noch um einen kleinen Hohlraum angeordnet, wie dies in fetaler Zeit eine Zeitlang die Regel ist.

Die nach innen zu gelegenen Zellen sind bereits in Strängen angeordnet, bilden also schon eine Zona fasciculata. Spärliche zarte Bindegewebsfasern trennen die Züge, die nach innen zu mehr und mehr von ihrem geraden Verlauf abweichen und so eine „Zona reticularis" ergeben, in der die Zellmassen in verschiedener Anordnung angetroffen werden. Das cytologische Bild bleibt aber im ganzen Bereich vorerst das gleiche: es handelt sich um große Elemente mit wabigem Cytoplasma. Eine scharfe Grenze zwischen einem „true cortex", der erhalten bleibt und dem degenerierenden „fetal cortex" (KEENE und HEWER 1925, 1927) konnte PETER (1938) beim Neugeborenen (s. o.) noch nicht erkennen.

Unmittelbar nach der Geburt, wahrscheinlich schon einige Tage vor der Geburt, setzt eine *physiologische Involution* des Gebietes ein, welches manche Untersucher als eine fetale Zona reticularis ansprechen. Von der bereits ausgebildeten Zona glomerulosa und dem äußeren Abschnitt der Innenzone (S. 134) (Zona fasciculata) aus regeneriert eine vollständige Rinde, deren innerer Abschnitt zu einer bleibenden Zona reticularis aufgebaut wird. Der Prozeß erstreckt sich über ziemlich lange Zeit. Daß er sich in *Gewichtsveränderungen* der Drüse manifestiert, belegen Arbeiten von SCAMMON (1926), JONSON und ÅDERMAN (1926), BENNER (1940), s. a. S. 278. Nach Ansicht mancher Autoren (MAXIMOW und BLOOM 1942) sollen die 3 typischen Rindenzonen erst am Ende des 3. Lebensjahres voll und ganz ausgebildet sein (s. u.). Der zugrunde gehende innere Rindenabschnitt wird als „Cortex fetalis" vom „Cortex permanens" abgegrenzt. Der beschriebene Vorgang ist vielleicht schon vor 1910 bekannt gewesen, ohne besonders betont worden zu sein. So spricht RENAUT (1899) davon, daß durch ein postnatales Markwachstum auf mechanische Weise eine „Erosion" innerer Rindenabschnitte zustande kommen könnte. Schon ELLIOTT und ARMOUR (1911) hatten gesehen, daß die Zellen des „permanenten Cortex" kleiner und dunkler erschienen als die in der „fetalen Rinde".

GRUENWALD (1946) nimmt übrigens an diesem Namen Anstoß, weil die Nebennierenrinde des Embryos permanente *und* fetale Rinde enthalte. Gewiß ist daher die Bezeichnung nicht ganz logisch, aber ich habe noch größere Bedenken, die fetale Rinde als „X-Zone" zu bezeichnen. Gerade weil wir nicht wissen, ob der jetzt zu besprechende Prozeß in der *menschlichen* Nebenniere überhaupt etwas mit der sog. X-Zone in der Nebenniere der *Maus* zu tun hat (s. u.), möchte ich diesen Terminus vermeiden. Es sei schon hier angedeutet, daß eher einiges *gegen* die Gleichsetzung des Cortex fetalis *(Mensch)* mit der X-Zone *(Maus)* spricht.

DEWITSKY (1912) versuchte, die fetale Rinde bzw. den postnatalen Involutionsprozeß als *pathologische Erscheinung* zu deuten, weil er den Vorgang in der *Ratten*-Nebenniere nicht finden konnte; solche Übertragungen sind im Bereich der Nebenniere allerdings gänzlich unangebracht. Spätere Untersuchungen ergaben aber einwandfrei, daß der Vorgang zur normalen postnatalen Nebennierenentwicklung gehört.

Die *Cytologie des Involutionsprozesses* ist vor allem von LANDAU (1915), LEWIS und PAPPENHEIMER (1916), SWINYARD (1943) genauer untersucht worden. Es fällt zunächst eine beträchtliche Hyperämie der inneren Rindenschichten auf, wodurch der Zellverband aufgelockert wird. MAXIMOW und BLOOM (1942) weisen darauf hin, daß es hierbei in der von ihnen als „boundary-zone" bezeichneten Rindenabteilung zu gefährlichen Blutungen kommen kann. Eine deletäre physiologische Auswirkung des Vorganges kann sicher in manchen Fällen letzte Ursache des Todes *Neugeborener* oder von *Säuglingen* sein. Es kommt zu weiterer Dislokation der Zellen, die schon in den ersten Lebenstagen Degenerationszeichen aufweisen können. Am Ende der 2. Lebenswoche sind die meisten Zellen von dem Degenerationsprozeß ergriffen. Am Ende des 1. Lebensmonats ist die gesamte innere Rindenschicht erfaßt. Nach PAGEL (1929) treten zu dieser Zeit kolloide Tropfen in der untergehenden Zone auf; es kommt zu einer großtropfigen Fettablagerung in der inneren, zu einer feintropfigen in der äußeren Abteilung der Rinde (KAWAMURA 1911). Vom Ende der 6. Lebenswoche bis zum Ende des 1. Lebensjahres verschmälert sich das Gebiet der degenerierenden fetalen Rinde immer weiter. Im 12. postembryonalen Monat ist die fetale Rinde gänzlich verschwunden (KEENE und HEWER 1927). Die Hyperämie läßt nach; durch Faserwucherung und Reticulumverdichtung entsteht — möglicherweise unter unmittelbarer Beteiligung degenerierender Rindenzellen (PAGEL 1929) — die

Markkapsel. Diese soll als Markstroma verbraucht werden. Nach LANDAU (1915) dienen die eingeschmolzenen Rindenmassen der Markreifung des Gehirns. In den ersten 3 Lebensjahren erfolgt nach LEWIS und PAPPENHEIMER (1916) kein weiteres Wachstum der permanenten Rinde. Der Involutionsprozeß soll durch Frühreife, Hunger oder Infektionskrankheiten nicht beeinflußt werden. GOLD-ZIEHER (1929) meint, daß die Nebenniere eine morphologische Stabilität erst im 8. Lebensjahr erreicht.

SCAMMON (1926) fand kein gesteigertes Wachstum der Nebennieren vor dem postnatalen Involutionsprozeß. Die Nebennieren verlieren allerdings während der ersten 2 Wochen nach der Geburt $1/3$ des Geburtsgewichtes und fast die Hälfte des Geburtsgewichtes im 1. Trimester nach der Geburt.

Nach KERN (1911) kann der postnatale Involutionsprozeß in 4 Stadien eingeteilt werden.

1. Stadium der capillären Hyperämie des inneren Rindengebietes.

2. Degeneration des Gebietes mit großtropfiger Verfettung, welche vom 1. Lebensmonat bis zum Ende des 1. Jahres andauert. An der Stelle des Zerfalls vermehrt sich fibrilläres Bindegewebe.

3. Allmählicher Schwund der degenerierten Zellen, wodurch die Grenze zwischen Rinde und Mark deutlicher hervortritt.

4. Diese fibrilläre Rinden-Markgrenze schwindet aber wieder etwas, der Vorgang dauert bis zum Abschluß der Wachstumsperiode.

Die Bilder wurden auch von COOPER (1925) u. a. bestätigt.

JONSON und ÅDERMAN (1926) untersuchten 101 menschliche Keimlinge vom 4. Embryonalmonat bis zur vollen Reife. Nach Ausschluß aller krankhaften Fälle konnten sie eine sichere und auffallende Zunahme aller Maße (Gewicht, Länge, Breite, Dicke) während der ersten Embryonalmonate feststellen. Dann kam es zu einer Stagnation, bezüglich der Dicke sogar zu einem Rückgang im 7.—9. Monat. Gegen Ende der Gravidität setzte wieder ein rascheres Wachstum ein.

Auch nach BENNER (1940) steigt das Organgewicht nochmals wenn sich die Länge des Keimlings 50 cm nähert. Von einer Größe von 45 cm an kamen starke individuelle Varietäten hinzu. Sexuelle Unterschiede schienen hingegen nicht zu bestehen. Beim Neugeborenen fand BENNER entweder nur eine geringe Involution oder überhaupt keine. Eine deutliche Degeneration der inneren Rindenschichten begann erst am 4. Lebenstag und war am Ende der 2. Woche — wie ältere Untersucher schon festgestellt hatten — beträchtlich. Beide Nebennieren zusammen wogen am Ende der 2. Lebenswoche 4—5 g. Dieses Gewicht hielten sie während des 1. Lebensjahres. BENNINGHOFF (1944) sagt, daß im 1. Lebensjahr das Nebennierengewicht auf 3 g absinkt. Erst zur Pubertätszeit soll das Geburtsgewicht wieder erreicht sein. Es werden angeblich etwa $4/5$ der ganzen Rinde in der 2. Lebenswoche in den Involutionsprozeß einbezogen. Aber schon in der 3. Lebenswoche hat sich die permanente Rinde ums Zweifache verdickt (vgl. dagegen LEWIS und PAPPENHEIMER 1916). In BENNERs Fällen war am Ende des 1. Lebensmonats das Maximum der Degeneration erreicht. Bei 32 Kindern von 1 Monat bis zu 1 Jahr Alter wurde das Fortschreiten der Involutionsvorgänge nachgewiesen. Auch nach BENNERs Ansicht ist weder eine Beziehung zum Geschlecht noch zu etwa gleichzeitigen pathologischen Vorgängen festzustellen.

Es wurde des öfteren behauptet, daß fetale und permanente Rinde nicht aus gleichem Material bzw. nicht zu gleicher Zeit angelegt werden. So wurde schon früher auf Untersuchungen von HEWER (1922, 1923), KEENE und HEWER (1927) und UOTILA (1940) verwiesen (S. 122, 134), aus denen hervorgehen dürfte, daß die fetale Rinde aus säulenförmig angeordneten Elementen des Cölomepithels von etwa 7—8 mm großen Embryonen gebildet wird, während die Zellen der permanenten Rinde durch eine weitere Proliferation des gleichen Gebietes auf dem 11—13 mm-Stadium entstehen sollen. HEWER (1922, 1923) beschreibt die fetale Rinde als "chains of large granular, acidophil cells with a rich capillary supply." Es soll schon während der letzten 2—3 Monate des fetalen Lebens zur Degeneration der fetalen Rinde kommen, besonders aber in den letzten 2 Wochen des intrauterinen Lebens. Auch nach HEWER kommen ziemlich starke Hämorrhagien bei dem Involutionsprozeß vor. UOTILA (1940) fand die Zellen der fetalen Rinde groß und acidophil, die der übrigen Rinde kleiner und mit dunkleren Zellkernen versehen.

GRUENWALD und KONIKOFF (1944), GRUENWALD (1946) haben das Vorhandensein getrennter Anlagen für die beiden Rindenanteile bestritten (Näheres S. 135).

PETER (1938) schildert den Prozeß in folgender Weise:

Die Nebenniere des Neugeborenen — das einige Tage gelebt haben muß! — zeigt auf dem Durchschnitt eine periphere gelblichrötliche Zone, die unscharf abgegrenzt ist von einer kirschroten hyperämischen Masse, die das ganze Innere der Drüse ausmacht. Selten findet sich im Innern bereits eine größere Menge des perlmutterartigen schimmernden Markes.

Mit der 2. Lebenswoche begrenzt sich die äußere gelbe Zone scharf gegen die innere rote, die dann immer mehr eingeengt wird mit der Breitenzunahme des äußeren Gürtels, bis sie vom 4. Monat an als schmaler roter Streifen Rinde von Mark trennt. Im 3. Monat beträgt sie die Hälfte der Rindendicke, im 4. nur noch $1/4$ derselben, am Ende des 1. Lebensjahres ist sie zu einem unbedeutenden Streifen reduziert.

Die mikroskopischen Schnitte erklären diese Bilder dahin, daß der äußere gelbe Gürtel den erhalten bleibenden Teil der Corticalsubstanz bildet, die rote Zone die Degenerationsschicht (von STARKEL und WEGRZYNOWSKI 1910 unzweckmäßigerweise als Markzone bezeichnet, was leicht zu Irrtümern führen kann). Der Teil der Rinde, der erhalten bleibt, umfaßt die Zona glomerulosa und den äußeren Abschnitt der Zona fasciculata.

Die Zona glomerulosa grenzt sich am Ende des 1. Monats scharf von der Fasciculata ab.

Die äußeren Lagen der Zona fasciculata werden ebenfalls nicht eingeschmolzen, grenzen sich gegen die Degenerationszone ab und schicken weitere Zellzüge ins Innere. Schon am 2. Lebenstage unterscheidet sich undeutlich (Abb. 147) der bleibende Streifen der Zona fasciculata (*ZF*) von dem degenerierenden (*DZ*). Die zentralen Zellbalken der ersten (*ZF*) liefern die endgültige Zona reticularis, die im 1. Lebensjahr gebildet wird, aber noch im 2. sehr schmal ist.

Die Regeneration der Rinde geht sehr langsam vor sich; sie dauert bis zur Pubertät.

Der ganze Prozeß wird durch eine mächtige Hyperämie des inneren Rindengebietes eingeleitet. PETER (1938) sah sie schon angedeutet in der Nebenniere eines 1 Tag alten Kindes, bei einem am 2. Tag verstorbenen Kind war sie voll entwickelt. PETER (1938) beobachtete die Hyperämie noch am Ende des 1. Lebensjahres.

In der 1. Lebenswoche fand PETER nur wenige eindeutig degenerierte Zellen, dann nehmen sie aber schnell zu. Am Ende des 1. Monats ist der Prozeß auf seiner Höhe angelangt und klingt dann allmählich wieder ab. Die Degenerationszone schmilzt zusammen; nach Abtransport der degenerierten Massen besteht sie fast nur noch aus Bindegewebe.

Wieviel von der ganzen Rinde bei dem Prozeß verlorengeht, ist schwer zu sagen. HONAN (1930) glaubte, daß die inneren $3/4$ der Rindenbreite degenerieren, ein Verhältnis, das nach PETER für die meisten Stellen zu hoch gegriffen erscheint. Nach 2 Monaten ist die bleibende Rinde nach HONAN 3mal so dick wie die eingeschmolzene, PETER findet eine so starke Verschmälerung erst nach 6 Monaten.

Eine ausgezeichnete Studie der postnatalen Entwicklung der Nebennieren lieferte SWINYARD (1943), der 74 Paare von Nebennieren von Negern (Altersstufen 3.—4. Embryonalmonat bis 17. Lebensjahr) untersucht hat, 14 davon mit exakten quantitativen Methoden. Er konnte unter anderem die Behauptung von MIRIAM BENNER (1940) bestätigen, nach der kurz vor der Geburt das Wachstum der fetalen Rinde beschleunigt wird.

Entgegen LEWIS und PAPPENHEIMER (1916), welche kein wesentliches Wachstum der permanenten Rinde in den 3 ersten Lebensjahren annehmen, bildet

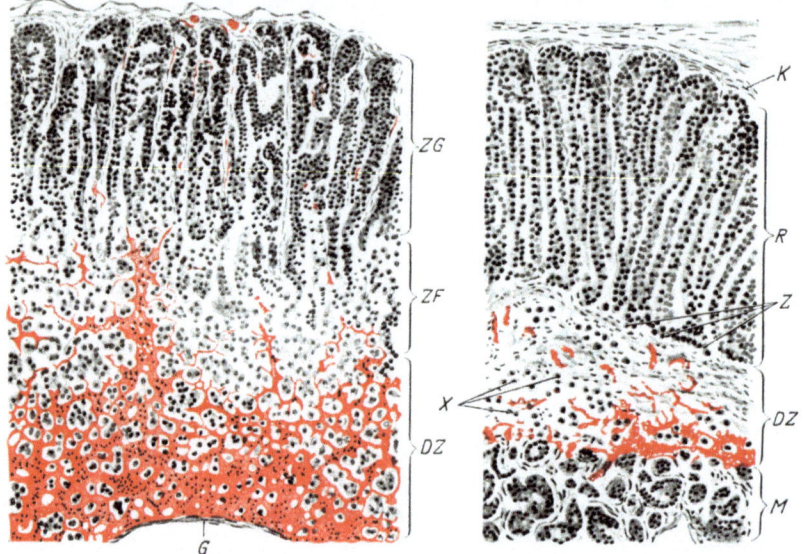

Abb. 147. Links Schnitt durch die Nebennierenrinde eines 2 Tage alten *Knaben*. *ZG* Zona glomerulosa; *ZF* Zona fasciculata (Cortex permanens); *DZ* Cortex fetalis; *G* Gefäß. Beachte die starke Hyperämie des inneren Rindenbezirkes. Rechts Schnitt durch die Nebenniere eines 1 Monat alten *Knaben*. *K* Kapsel; *R* Cortex permanens; *Z* innerste Zellen der Zona fasciculata mit Degenerationszeichen; *DZ* Umbaugebiet, Reste des Cortex fetalis; *X* große Zellen (Abraumzellen?) in Cortex fetalis; *M* Mark. Aus PETER 1938.

die permanente Rinde nach SWINYARD am Ende des 3. Lebensmonats bereits 73,4% der Gesamtrinde, 26,5% nimmt das restliche Stroma (s. u.) der fetalen Rinde ein (Abb. 148). Noch am Ende des 1. Lebensjahres läßt sich ein dichtes Band von Bindegewebe, welches 15,9% der Gesamtrinde ausmacht, als Rest der fetalen Rinde nachweisen.

Während der ganzen Kindheit wachsen Rinde und Mark andauernd weiter, wodurch das *Rinden-Markverhältnis* laufend weiter zuungunsten der Rinde verschoben wird. Kurz vor der Pubertät kommt es offenbar noch einmal zu einer Beschleunigung des Rindenwachstums. Die ersten *Geschlechtsdifferenzen* werden übrigens zur Zeit der Pubertät sichtbar. Diese Befunde bestätigen die Meinung von GOLDZIEHER (1929) nicht, der eine morphologische Stabilität der Nebenniere vom 8. Lebensjahr an behauptet. Während der Kindheit und Adoleszenz treten beträchtliche individuelle Schwankungen des Rinden-Markverhältnisses in Erscheinung.

Die permanente Rinde des Neugeborenen besteht hauptsächlich aus knäuelförmig angeordneten Zellnestern, dürfte also der Glomerulosa der erwachsenen

Nebennierenrinde entsprechen. Der Anfang fasciculärer Neuordnung ist in der 2. Lebenswoche festzustellen. Erst im 3. Lebensmonat kann man von einer echten Zona reticularis sprechen. Zusätzlich sei auf SWINYARDs (1943) interessanten Befund an der Nebenniere einer Frühgeburt von $7^1/_2$ Monaten, welche 30 Tage am Leben erhalten werden konnte, gewiesen. Die Involutionsprozesse setzten in typischer Weise ein.

TOBECK (1928) untersuchte die Nebennieren von 3 Totgeburten und 97 Neugeborenen und Säuglingen bis zu 1 Jahr Alter. Die formolfixerten Organe wurden gefriergeschnitten und mit Sudan III und nach SMITH-DIETRICH (S. 315) gefärbt. Weiterhin wurde auch auf Doppelbrechung untersucht. Zur Feststellung von Eisen wurde die Turnbullblaumethode angewendet. In der Umbauzone treten nach der Geburt sog. Abraumzellen auf; diese Zellen von vermutlich perivasculärer Genese nehmen Lipoide zerstörter Rindenzellen auf und geben sie wahrscheinlich weiter ans Blut; denn am Ende des 1. Jahres sind lipoidhaltige Abraumzellen immer seltener; gleichzeitig bildet sich dann eine schärfere Grenze zwischen Rinde und Mark aus. Hämosiderin läßt sich in der Umbauschicht erst nach der Geburt nachweisen, nimmt dann an Menge zu und verschwindet im Lauf des ersten Lebensjahres wieder. Der Eisengehalt der Umbauschicht hängt mit den hier stattfindenden Blutungen zusammen. Eisen soll in der permanenten Rinde nicht mehr vorkommen.

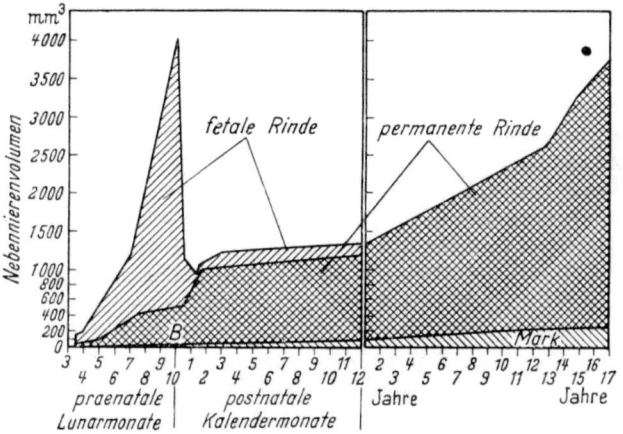

Abb. 148. Verhältnis von fetaler Rinde zu permanenter Rinde zu Nebennierenmark beim *menschlichen* Keimling, im 1. Lebensjahr und in der Kindheit (schwarze Rasse). Aus SWINYARD 1943.

ERBSLÖH (1947) bringt neue Gesichtspunkte über das Problem der postnatalen Involution zur Sprache insofern, als er auf die aus der Entwicklungsgeschichte der Nebenniere bekannte Teilung der primitiven Rindenanlage in eine Außen- und Innenzone zurückgreift. Die Innenzone soll allein später zugrunde gehen. Der Autor bezeichnet sie daher als „*Vorzwischenniere*".

Über die Vorstellungen von VELICAN (1948, S. 135) von einer „Zone transitoire" der fetalen Rinde usw. habe ich zum Teil schon berichtet. Es sind 3 Entwicklungsphasen zu unterscheiden:

Entwicklungsphase bis zum Ende des intrauterinen Lebens: VELICAN sieht die Zone zuerst bei einem Embryo von 10 mm am 32. Tag der Gravidität. Über die Abstammung der Elemente heißt es: «La zone transitoire dérive de la région germinative sexuelle de l'épithélium coelomique qui forme en même temps les cellules de la glande interstitielle de l'ovaire ou du testicule, et elle involue quand ces cellules commencent leur acticité endocrine normale.» Die Zellen sind in netzartigen Reihen angeordnet, das Gebiet ist stark vascularisiert. Das Cytoplasma ist fuchsinophil. Um diese Zone transitoire liegt die eigentliche „Zone cortigène". Hier ist noch keine charakteristische Zellenanordnung nachzuweisen, die Zellkerne sind klein („tachychromatique").

Bereits im 7. Fetalmonat treten die ersten *Zeichen der Involution* im Bereich der „Zone transitoire" auf. Die eigentliche Involutionsphase umfaßt die ersten 3 Lebensjahre. Sie beginnt mit einer Hämostase in der transitorischen Zone, die genau an der Grenze zur Zone „cortigène" halt macht. Rundzellinfiltrationen kommen hinzu und schließlich kann man eine Fettinfiltration der Zellen beobachten. Den Resorptionsprozeß vergleicht VELICAN — was mir bedenklich erscheint — mit einer Art holokriner Sekretion. Im 4. Lebensmonat befindet sich der Prozeß angeblich auf seinem Höhepunkt, was den Angaben aller anderen Untersucher widerspricht. Am Ende der Rückbildungsphase tritt eine Bindegewebsgrenze zwischen Rinde und Mark auf.

Auch ROTTER (1949a, b, 1950) geht von Außen- und Innenzone der embryonalen Nebenniere aus. „Die Außenzone halten wir für eine weitgehend unbeeinflußte, inaktive, noch nicht hormonell transformierte Zone, während die Innenzone augenscheinlich unter einem außergewöhnlich starken, diesen Organabschnitt progressiv transformierenden Einfluß troper Hormone steht." Mit NEUMANN (1936) meint ROTTER, das gonadotrope Chorionhormon (PHILIPP 1938) der Placenta sei das stimulierende Hormon der fetalen Nebennierenrinde. Das corticotrope Hormon der Mutter komme nicht in Frage, weil es wegen seiner Molekülgröße wahrscheinlich nicht die Placentabarriere passieren könne. Die fetale Hypophyse sei nicht in Betracht zu ziehen, weil der Wachstumsprozeß der Innenzone bereits in die ersten Schwangerschaftsmonate falle. Gonadotrope Hormone der Mutter fallen weg, weil die Hypophyse der Schwangeren diese Hormone nach PHILIPP (1938) nicht enthält. „Es scheint uns demnach durchaus möglich, ... daß die gesamte Innenzone gegenüber der Außenzone das durch das gonadotrope Chorionhormon transformierte innere Feld der Nebennierenrinde darstellt, dem die Aufgabe zukommt, Sexualhormone zu produzieren ..."

Die Involution der Innenzone tritt ein, weil mit der Geburt das gonadotrope Hormon der Placenta ausfällt (Parallele: Abbau des Corpus luteum graviditatis nach ROTTER 1950). Es soll sich dabei um eine regressive Transformation im Sinne TONUTTIs handeln (S. 258ff.). Als neue Schwierigkeit würde sich damit ergeben, daß die regressive Transformation des inneren Transformationsfeldes beim Menschen einmal nach dem Modus von Einlagerungen eiweißhaltiger Produkte ins Cytoplasma von Reticulariszellen vor sich gehen soll, andererseits nach dem Modus eines Zellabbaues mit Bindegewebsvermehrung! Die Involution selbst verläuft nach ROTTER im Sinne RÖSSLEs unter dem Bilde einer serösen Entzündung, die primär durch den Untergang der Parenchymzellen bedingt ist und ohne eine wesentliche zellige Reaktion unter Umgehung des Granulationsgewebes direkt in die Sklerose einmündet. Kreislaufstörungen (s. o.) spielen keine wichtige Rolle, da YASUKAWA (1934) bereits in frühen Stadien der Entwicklung eine Hyperämie in der Nebenniere habe beobachten können.

Bei der postnatalen Involution spielt das *Bindegewebe* eine besondere Rolle (BACHMANN 1941, SWINYARD 1943). In dem Grad, in welchem die Zellen der fetalen Rinde degenerieren, wird das Stroma dieses Gebietes immer deutlicher. Es wird kompakter und verschmälert sich, offenbar auch durch den zunehmenden Wachstumsdruck des Markes nach außen und der permanenten Rinde nach innen. So entsteht aus diesem Stroma eine Art von Markkapsel, die schon von KERN (1911) erwähnt wird. Eine Neubildung von Bindegewebe wird von LEWIS und PAPPENHEIMER (1916) sowie SWINYARD (1943) bestritten. Noch am Ende des 1. Lebensjahres läßt sich ein dichtes Band aus Bindegewebe, welches 15,9% der Gesamtrinde ausmacht, als Rest der fetalen Rinde nachweisen. Aber schon im 2. Lebensjahr beginnt diese „Markkapsel" zu verschwinden (s. hierzu auch ERBSLÖH 1947, VELICAN 1948). Nach ROTTER (1949) wird der Prozeß durch eine

Zunahme der Dicke und Dichte der *Gitterfasern* im Grenzbereich zwischen Abbaugebiet und permanenter Rinde eingeleitet. Wenn die marknahen Parenchymzellen nach der Geburt zugrunde gehen, tritt die Fasermasse immer deutlicher hervor; sie kollagenisiert zunehmend. So kommt es frühzeitig zur Bildung einer Markkapsel in der menschlichen Nebenniere; von der Rückbildung der Markkapsel sagt ROTTER nichts.

Erwähnenswert ist ferner, daß LEWIS und PAPPENHEIMER (1916) um die Zeit der postnatalen Veränderungen in der Nebennierenrinde auch in *akzessorischen Rindenknötchen* einen parallel laufenden Prozeß beobachten konnten (s. a. SWINYARD 1943). Selbst in weit vom Hauptorgan entfernt liegenden Beizwischennieren scheint zur entsprechenden Zeit eine solche Involution in Gang zu kommen. So hat GRUENWALD (1946) in einem akzessorischen Rindenknoten im Nebenhoden eines 2 Monate alten Knaben (s. S. 267, 268) „fetale Rinde" nachgewiesen.

Hinsichtlich der *Bedeutung der „fetalen Rinde" bzw. des postnatalen Involutionsprozesses* wurde eine Reihe von Hypothesen vorgetragen. Sehr bald wurden Beziehungen der fetalen Rinde zu den *Gonaden* vermutet. Nachdem BULLOCK und SEQUEIRA (1905) wohl als erste Nebennierenrindentumoren bei *Kindern* beschrieben hatten, bei welchen eine frühzeitige Sexualentwicklung eingetreten war, wurde die Frage erörtert, ob derartige Tumoren aus Resten der fetalen Rinde hervorgehen könnten.

ERBSLÖH (1947) geht davon aus, daß die fetale Rinde („Vorzwischenniere") beim Keimling ein größeres Areal einnimmt als die weniger differenzierte Außenzone, welche die permanente Rinde liefern soll. Infolgedessen müsse man der „Vorzwischenniere" im intrauterinen Leben eine bedeutende Funktion zusprechen. Der postnatale Umbau bedeute einen Verlust von funktionsbereitem Parenchym, so daß es beim Säugling zu einer aktuellen Mehrbelastung der bleibenden Rinde kommt. Diese physiologische Notlagesituation fördere die Entwicklung der Außenzone im Sinne einer progressiven Transformation nach TONUTTI (S. 258ff.). Die Nebennierenrinde des Säuglings besitzt noch nicht die Reservefelder wie die des Erwachsenen (Transformationsfelder). Erst mit Ausgang des Säuglingsalters komme die Rinde aus dem Zustand der physiologischen Notlagefunktion in den einer *anatomischen Luxusstruktur*. Es bedarf meines Erachtens schlüssiger Beweise, daß sich der Säugling sozusagen immer am Rande einer Nebenniereninsuffizienz befindet (vgl. auch ROTTER 1949a).

Nach ROTTER (1949a, b, 1950) steht die innere Rindenabteilung der Keimlingsnebenniere unter dem *Einfluß des gonadotropen Chorionhormons der Placenta* (s. o.). Wenn dies nach der Geburt ausfällt, kommt es zum Zusammenbruch des Gebietes. Dann erfährt die Außenzone ihre Entfaltung, vermutlich durch das jetzt wirksam werdende corticotrope Hormon des Hypophysenvorderlappens. Beim Keimling liegen die Verhältnisse also so, „daß die gesamte Innenzone gegenüber der Außenzone das durch das gonadotrope Chorionhormon transformierte innere Feld der Nebennierenrinde darstellt, dem die Aufgabe zukommt, Sexualhormone zu produzieren..." Die Involution der Innenzone wird im übrigen als eine regressive Transformation des inneren Rindenfeldes angesehen. Es kann jedoch kaum einem Zweifel unterliegen, daß das nicht richtig ist. Es kommt zu einer Involution nach der Geburt, zugleich zu einem tatsächlichen Abbau beträchtlicher Rindenteile (s. früher). Der Gedanke des Transformationsfeldes besagt aber, daß es gerade nicht zum vollständigen Abbau, sondern nur zu einer regressiven Phase in einem Rindengebiet kommt, dessen Entfaltung unter veränderten Bedingungen durchaus möglich ist. In dem Grad, in welchem sich die Abbauprozesse der Innenzone beruhigen, bildet sich die bleibende Zona reticularis aus. Die Zone ist anfangs schmal, wie auch ROTTER (1949) betont, um erst um die Zeit der Pubertät deutlicher zu werden. Die Angaben von ROTTER zur Ausbildung der Zona glomerulosa bedürfen meines Erachtens aber einer gewissen Korrektur (vgl. S. 134). Es ist sicher, daß bereits vor der Geburt eine Zona glomerulosa streckenweise auftaucht, wobei die Spaltraumbildung ab 3. Monat in der Außenzone einen gestaltenden Einfluß haben soll.

Zu einfach ist meines Erachtens die Darstellung von CELESTINO DA COSTA (1949b): «Les phénomènes régressifs, qui sont si caractéristiques de la zone interne, se produisent chez certaines espèces sous une forme critique *(homme, souris)*, tandis qu'ils peuvent durer toute la vie chez le *cobaye*, leur rythme et leur intensité étant très variables selon les animaux.» Die Vorgänge in der X-Zone der *Maus* und die postfetale Degeneration in der Nebenniere der *Primaten* sind nicht dasselbe. Neuerdings ist mit guten Gründen eine Produktion von Corticosteroiden im Cortex fetalis von ZANDER und SOLTH (1953) behauptet worden. Der unmittelbar nach der Geburt bei beiden Geschlechtern eintretende Abfall der Corticoidausscheidung im Urin könnte nach diesen Autoren mit dem Abbau der Innenzone in Zusammenhang gebracht werden.

Vergleichend-histologische Beobachtungen über postnatale Involution.

Mit ziemlicher Sicherheit kann man sagen, daß ähnliche Prozesse wie die postnatale Involution nur noch in den Nebennieren von *Primaten* vorzukommen scheinen. Demgegenüber wird allerdings die sog. X-Zone in der inneren Abteilung der *Mäuse*-Nebenniere als homologe Bildung bezeichnet. Auf diese Zone werde ich noch ausführlich zu sprechen kommen (S. 709ff.). Alles in allem dürfte sich aber aus der Fülle von Arbeiten zum X-Zonenproblem ergeben, daß es sich um etwas anderes handelt.

VELICAN (1948b) hat die Homologie zwischen X-Zone und fetaler Rinde vertreten. In Fällen von Unterentwicklung der Keimdrüsen bleibe beim *Menschen* die fetale Rinde länger erhalten (Parallele zur Erhaltung der X-Zone bei kastrierten *Mäuse*-Männchen s. dort). Die Angabe bedarf dringender Nachprüfung.

Nach PENNACHIETTI (vgl. CORTI 1948) zeigt die Nebenniere zur Zeit der Geburt bei den einzelnen Species sehr verschiedene Bilder. Beim *Meerschweinchen* sei die Trennung von Rinde und Mark schon vor der Geburt vollendet, bei der *Maus* beginne sie erst nach Geburt, beim *Kaninchen* kurze Zeit vor der Geburt. Veränderungen der inneren Rindenschichten in der *Ratten*-Nebenniere (S. 722) hat MITCHELL (1948) mit Recht nicht den hier zu besprechenden Befunden gleichgesetzt.

HILL (1930), der sich mit dem Problem der „fetalen Rinde" vom vergleichend-histologischen Standpunkt beschäftigte, hat gelegentlich bei *Ungulaten* und *Carnivoren* Bilder gesehen, die der fetalen Rinde in der Nebenniere des *neugeborenen Menschen* und einiger *Primaten* ähneln. In der Nebennierenrinde junger *Lämmer* hat HILL eine Hyperämie beobachtet, die etwas mit den oben geschilderten Umbauprozessen zu tun haben könnte (S. 97). In der Nebenniere junger *Ziegen* kommen Hämorrhagien geringeren Ausmaßes vor (S. 98). Weiter hat HILL bei *Equus zebra* im marknahen Gebiet Strukturen festgestellt, welche ihn an die fetale Rinde der *Primaten* erinnern (S. 100). Ähnliches berichtet er von den Nebennieren mancher *Carnivoren (Felis pardus, Felis leo)*. Beim *Löwen* (35 Tage alt) soll es postnatal zu einer Schrumpfung der Nebennierenrinde kommen. Dabei sei die Degeneration eines marknahen hämorrhagischen Gebietes festzustellen. PRETO PARVIS und CARINI (1950) haben in der Nebenniere der *Katze* einen mit Degeneration im Zentralteil der Drüse verbundenen postnatalen Gefäßumbau beschrieben.

Am ehesten scheinen die Vorgänge in der Nebennierenrinde einiger junger *Primaten* der Involution der fetalen Rinde zu entsprechen. HILL (1947) findet die Nebennieren *platyrhiner Affen (Cebus)* im Gegensatz zu derjenigen von *Altweltaffen* bei der Geburt nicht mehr auffallend groß, obwohl eine schmale Schicht fetaler Rinde („androgenes" Gewebe) vorhanden ist. HILL vermutet, daß diese innere Rindenschicht in der Fetalzeit größer ist. Es tritt aber wohl eine sehr frühe Degeneration ein, vielleicht in Korrelation zu der rapiden körperlichen Reifung der *Kapuzineraffen*. Bei den Weibchen bleibt die fetale Rinde etwas länger erhalten. Bei etwa 3 Wochen alten Tieren ist noch keine bleibende Reticularis ausgebildet. Diese tritt erst bei einjährigen Tieren auf, bleibt aber bei den Männchen vorerst schwach. Bei erwachsenen Männchen von *Cebus apellae* fehlt sie überhaupt, während bei *Cebus xanthosternos* Spuren nachzuweisen sind. Bei geschlechtsreifen Weibchen fand HILL neben den Resten der fetalen Rinde auch eine Zona reticularis. Bei *Hapale jacchus* schließt HILL aus der oberflächlichen Faltung der Nebenniere auf eine vorausgegangene Atrophie der fetalen Rinde. HOWARD-MILLER (1930) konnte bei *Cebus* und *Ateles* keine fetale Rinde erkennen; die Autorin spricht von X-Zone, s. o. Bei *Macacus rhesus*, *Pithecus senex (diff. spec.)* scheint die fetale Rinde ganz ähnlich aufzutreten wie beim neugeborenen *Menschen*.

ROTTER (1949, s. a. S. 282) fragt, warum die fetale Rinde in erster Linie bei *Mensch* und wenigen *Primaten* vorhanden sei; die anderen hier geschilderten Fälle scheinen in der Tat keine sicheren Parallelen darzustellen. Die Erklärung dieses eigentümlichen Phänomens ergibt sich nach ROTTER aus einer Mitteilung ZONDECKS, die nach SEITZ (1939) bisher nicht widerlegt wurde, wonach nämlich das gonadotrope Chorionhormon in Blut und Urin ausschließlich beim *Menschen* und den *höheren Primaten* nachweisbar sei.

b) Altersveränderungen der Nebennierenrinde.

Schon CASSEBOHM (1746) meint, daß die Nebennieren von Kindern größer als die von Erwachsenen seien. WINSLOW (1754) behauptet, daß sie bei jüngeren Menschen mehr rötlich, bei älteren dunkler aussehen; in mittleren Altersstufen seien sie gelblich. SEILER (1802) schreibt: „Die Nebennieren werden bey älteren Menschen um vieles kleiner, und enthalten eine kleine Quantität Saft von dunkler Farbe." Ein vermutlich pseudonymer PHILITES (1808) meint, daß die Nebennieren im Alter schrumpfen (vgl. auch DELAMARE 1904). Bei HAMMAR (1924) findet sich die Bemerkung, bei jungen Kindern seien Mark und Rinde gut trennbar, weil sie zu dieser Zeit noch mit glatter Oberfläche aneinanderlagern; beim Erwachsenen soll es dagegen zu einer „Verzahnung" beider Organteile kommen. DIETRICH und SIEGMUND (1926) geben an, daß von dem 5. Lebensjahrzehnt an beim Menschen allmählich eine Altersrückbildung der Nebenniere festzustellen sei, die beim Mann deutlicher als bei der Frau in Erscheinung treten soll.

Von den älteren Autoren wird als wesentlicher Altersbefund eine *Gewichtsabnahme* (s. S. 496) der Nebenniere behauptet.

DELAMARE (1904) hat aber bei 11 Individuen zwischen 50 und 76 Jahren als mittleres Nebennierengewicht 4,8 g (eine Drüse) gefunden. Dieser Wert liegt nicht wesentlich geringer als beim Erwachsenen bis zum 50. Lebensjahr. Manchmal lag auch noch ein etwas höheres Gewicht von 5—6 g vor. Auch in bezug auf die Größenverhältnisse hat DELAMARE nicht derartige Unterschiede gesehen, die es rechtfertigen würden, mit HUSCHKE (1845) zu behaupten, daß die senile Nebenniere immer kleiner sei. Im Gegenteil: nach CRUVEILHIER (1865) könne sie sogar größer sein. SCHEEL (1908) hatte festgestellt, daß das Nebennierengewicht im 1. Lebensjahr absinkt (postnatale Involution, s. o.), im Alter von 1—2 Jahren langsam wieder ansteigt. Diese stetige Zunahme reicht bis spätestens zum 30. Lebensjahr; von da ab bleibt die Gewichtskurve ziemlich konstant. Eine deutliche senile Atrophie wird bestritten. MERKEL (1915) behauptet dagegen eine Verkleinerung der Nebennieren im Greisenalter. (Weitere quantitative Angaben S. 496.)

Nach SABRASEZ und HUSNOT (1907) hypertrophieren die Nebennieren sogar im Greisenalter, wobei nach PARODI (1903) diese Hypertrophie die Rinde betrifft, da die Marksubstanz im höheren Alter atrophiert; nach HUSNOT liegen die Dinge gerade umgekehrt.

Eingehend hat MÜHLMANN (1896, 1927) die Nebenniere in ihren Betrachtungen über Wachstum, Altern und Tod einbezogen. Weder das absolute noch das relative Gewicht der Nebenniere geben Stützpunkte für die sog. endokrine Alterstheorie. Auch JUNKERSDORF und GOTTSCHALK (1912) finden keinen Zusammenhang zwischen der Funktion der Nebenniere und dem Wachstum.

MÜHLMANN behauptet, daß das Hämatoxylin die Rinden- und Marksubstanz der Nebennieren beim Erwachsenen und beim Kinde verschieden tingiert: beim Erwachsenen färbt es in der Rindensubstanz hauptsächlich die Kerne, in der Marksubstanz sowohl die Kerne als auch das Cytoplasma, wogegen beim Kind

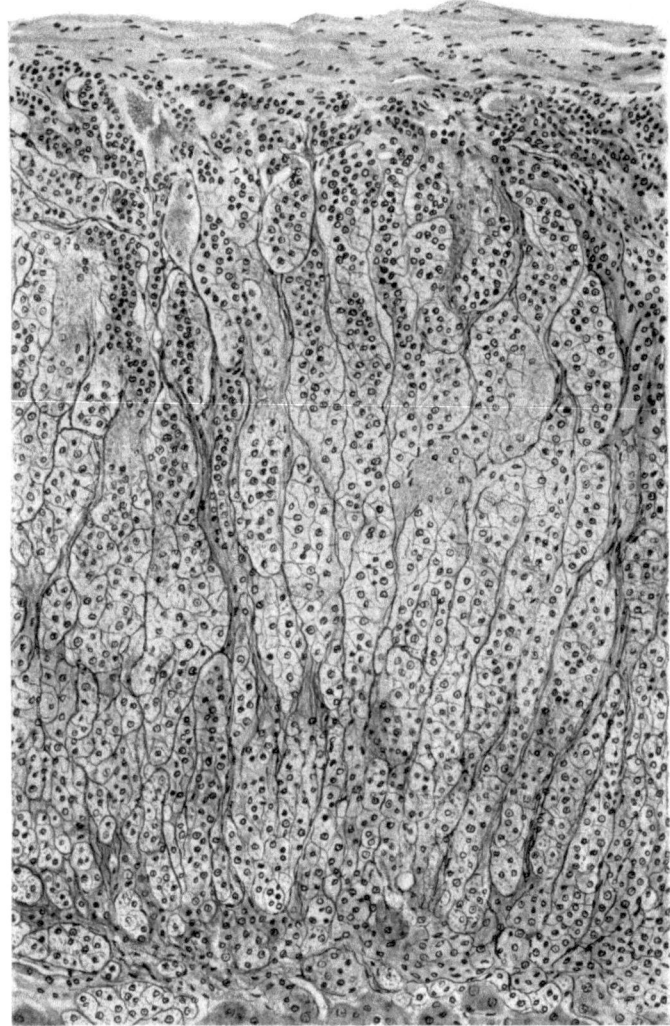

Abb. 149. Vordringen der Zona fasciculata gegen die Nebennierenkapsel auf Kosten der Zona glomerulosa bei einem 51 Jahre alten Mann. Von Frl. Dr. LAESCHKE-Berlin zur Verfügung gestellte, unveröffentlichte Zeichnung.

in der Marksubstanz nur die Kerne gefärbt werden sollen (?). Der zweite Unterschied bestehe darin, daß beim Kind die Nebennieren weniger pigmentiert sind als beim Erwachsenen und die embryonale Nebenniere überhaupt pigmentlos ist (s. a. S. 138). „In der makroskopischen und mikroskopischen Struktur der Nebennieren fanden wir eine Abspiegelung dessen, was aus dem Wachstum des Gewichts und der Größe (S. 485 ff.) derselben geschlossen werden kann: Einerseits das mehr oder minder gleichmäßige Wachstum, was durch die reichliche Blutversorgung des Organs erklärt werden kann, andererseits ein Rückstand im relativen Wachstum, verursacht sowohl durch den Druck der umgebenden

Organe als durch die schwächere Ernährung der inneren Teile, im Vergleich mit den äußeren. Die erste Ursache kann die bioreduktiven Veränderungen

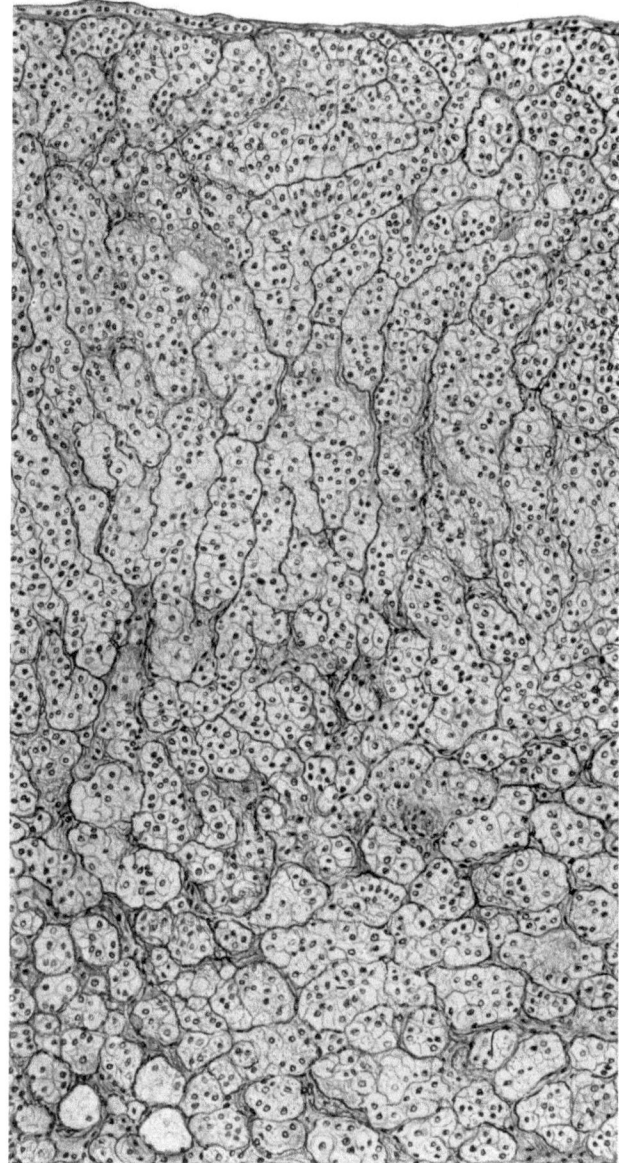

Abb. 150. Nebennierenrinde, fast nur noch aus Fasciculataelementen bestehend, 73 Jahre alter Mann. Aus LAESCHKE 1946.

in Form von Lipoidsubstanzbildung, ebenso wie des Cholins, die andere die Bildung von pigmentierten Lipoidosomen (Chromolipoidosomen) hervorbringen."

Bezüglich des Wachstums der Marksubstanz ist bekannt, daß sie in der Embryonalperiode später als die Rindensubstanz zur Bildung kommt und die Adrenalinmenge darin mit dem Alter steigt. DENBER (1944), BARBEY-GAMPERT (1944) berichten von einer nahe der Markgrenze gelegenen Zone bei alten

Säugetieren, welche durch Wanderung (?) von Glomerulosaelementen entstehe und mit der X-Zone vergleichbar sei (?).

Die genauesten Angaben über die Altersveränderungen der Nebenniere verdanken wir STIEVE und seinen Mitarbeitern (LAESCHKE 1947, 1950). Nach STIEVE (1946c) ändert sich beim Mann vom Anfang des *3. Lebensjahrzehnts* an das Verhalten der Nebennierenrinde etwas. Die Fasciculata wird breiter, die 3 Rindenzonen verhalten sich dann wie 1:2:2. Wesentliche Zellveränderungen treten aber noch nicht auf. Während vorher die 3 Zonen scharf gegeneinander abgesetzt sind, werden die Grenzen zwischen ihnen jetzt undeutlicher, besonders zwischen Fasciculata und Reticularis. Manchmal können schon, besonders im Bereich der Zona reticularis, größere, von einem einzigen Fetttropfen erfüllte Zellen gefunden werden.

Vom *4. Lebensjahrzehnt* an kommt es zu Vacuolenbildung in Reticulariszellen, die damit dem Typus der Fasciculatazellen sich anpassen. Andere hingegen degenerieren, wobei sich an einzelnen Stellen unter Verschwinden der Zellgrenzen mehrkernige Syncytien bilden. Die Kerne gehen schließlich pyknotisch zugrunde.

Gegen Ende des *4. und 5. Lebensjahrzehnts* grenzen sich die 3 Rindenschichten immer unschärfer gegeneinander ab (Abb. 149). Die Fasciculata dringt an manchen Stellen sowohl gegen die Glomerulosa wie auch gegen die Reticularis vor. Einzelne Fettzellen treten nun auch in der Fasciculata auf. Beim 50jährigen beträgt das Verhältnis der Rindenzonen 1:3:2. Aber im großen ganzen unterscheidet sich die Nebenniere des Mannes bis zum 50. Lebensjahr nur wenig von der des 20jährigen.

Im *6. Lebensjahrzehnt* nimmt die Fasciculata weiter auf Kosten der Glomerulosa und Reticularis zu. Sie besteht nun auch nicht mehr aus klar abgegrenzten, gerade verlaufenden schlanken Zellzügen, sondern aus Gruppen und Zügen ungeordnet gelagerter Zellen. Die Reticularis enthält immer mehr Fettzellen, kleinere und größere Ansammlungen von Lymphocyten. Die Grenzen zwischen den einzelnen Schichten verlaufen nicht mehr gerade, sondern wellig oder gezähnt.

Jenseits des *70. Lebensjahres* besteht die Rinde fast nur noch aus Fasciculata, die an einigen Stellen bis zur Kapsel vordringt, unter welcher die Glomerulosa vollständig verschwunden ist (Abb. 150). Auch die Reticularis bildet keine zusammenhängende Schicht mehr. Die meisten Reticularisgruppen liegen noch an der Rinden-Markgrenze, manche liegen aber auch in der Fasciculata. Alle diese Prozesse sollen gleichsinnig mit den regressiven Prozessen im Hoden verlaufen.

Bei der *Frau* ähnelt die Nebennierenrinde nach Abschluß der Pubertät zunächst der des Mannes. Die 3 Rindenzonen verhalten sich wie 1:1:3 zueinander (Abb. 151). Dieses Verhalten verändert sich während des *3. Lebensjahrzehnts* bei gesunden, regelmäßig menstruierenden Frauen äußerst wenig. Nach dem 30. Lebensjahr verbreitert sich die Fasciculata etwas, besonders bei Frauen, die mehrmals entbunden haben. Die Zellzüge der Fasciculata werden dicker, die Zellen lipoidreicher, die Reticularis schmäler. Wie beim Mann wird nun die Grenze zwischen Fasciculata und Reticularis undeutlicher; sie verläuft nicht mehr gerade, sondern wellenförmig oder gezackt (Abb. 152).

Bis gegen Ende des *4. Lebensjahrzehnts* schreiten diese Veränderungen ganz langsam, offenbar gleichmäßig fort. Etwa im 40. Lebensjahr verhalten sich die 3 Zonen wie 1:1:1. Zwischen *45.—55. Lebensjahr*, wenn der Cyclus zum Abschluß kommt, ist die Rinde breit, die Glomerulosa allenthalben gut erhalten. Die lipoidreichen Fasciculatazüge dringen an einzelnen Stellen nach außen wie nach innen gegen die Glomerulosa bzw. Reticularis vor. Fettzellenähnliche Gebilde sind in der Fasciculata noch relativ selten. In Glomerulosa wie Fasciculata sind einzelne pyknotische Zellkerne zu beobachten. Die Zellen der Reticularis sind kleiner. Ihr relativ acidophiles Cytoplasma enthält Pigment in wechselnder Menge. Nur ausnahmsweise sind mehrkernige Syncytien festzustellen.

Im *Klimakterium* kommt es nun zu einer Rindenveränderung innerhalb weniger Jahre, vielleicht sogar innerhalb weniger Monate. Diese Veränderung hängt deutlich mit den regressiven Prozessen im Ovarium zusammen. STIEVE gibt

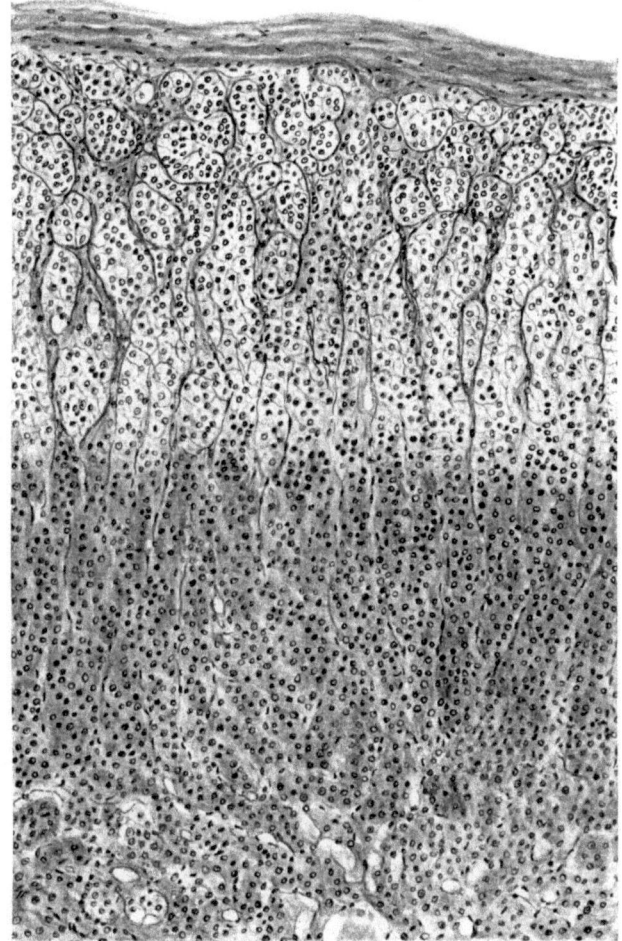

Abb. 151. Deutlich zonierte Nebennierenrinde einer 27 Jahre alten Frau. Aus LAESCHKE 1946.

hierfür zwei eindrucksvolle Beispiele: Bei einer 52jährigen Frau beobachtete er eine Nebennierenrinde, wie sie für gewöhnlich im 4. Lebensjahrzehnt nachgewiesen werden kann. Das Ovar war in diesem Fall groß, es fanden sich Bläschenfollikel und ein sprungreifer Follikel. Bei einer 39jährigen Frau, bei der die Menses seit dem 37. Lebensjahre sistiert hatten, fand er ein Nebennierenrindenbild, wie man es für gewöhnlich erst im 6. Lebensjahrzehnt findet. Das Ovar war hier klein, senil-atrophisch. Die Nebennierenrinde bestand nur noch aus Fasciculata, an manchen Stellen von der Kapsel bis zum Mark reichend. Die Reticularis war — wenn überhaupt erhalten — schmal und enthielt acidophile Zellen mit reichlich Pigment. Außerdem fanden sich jetzt vereinzelte mehrkernige Syncytien. In der Fasciculata lagen gelegentlich ,,Fettzellen".

Bei Frauen des 6.—7. Lebensjahrzehnts, die seit mindestens 1 Jahr nicht mehr menstruiert hatten, besteht die Nebennierenrinde praktisch nur noch aus

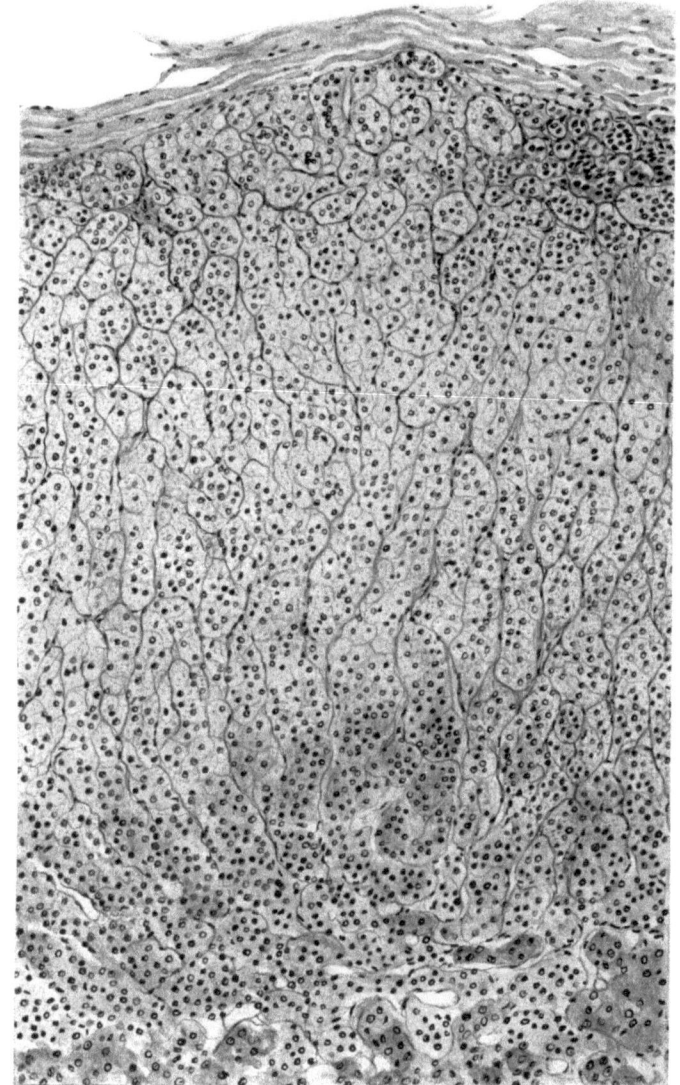

Abb. 152. Langsames Hervortreten der Fasciculataelemente auf Kosten von Zona glomerulosa und reticularis in der Nebennierenrinde einer 35 Jahre alten Frau. Von Frl. Dr. LAESCHKE-Berlin zur Verfügung gestellte, unveröffentlichte Zeichnung.

Fasciculata (Abb. 153). Die Zellzüge sind unregelmäßig. In der Fasciculata tauchen jetzt allenthalben fettzellähnliche Gebilde auf, bald einzeln, bald in Gruppen. Die Menge der mehrkernigen Syncytien in der Reticularis, soweit diese überhaupt vorhanden, nimmt noch mehr zu. Manchmal liegen kleine Reticulariszellgruppen im Nebennierenmark (Tabelle 8).

Diese interessanten Beobachtungen STIEVEs (1946, 1947), LAESCHKEs (1947) bringen als wesentliches Ergebnis das: die Altersveränderungen der menschlichen Nebennierenrinde dürfte in erster Linie mit dem *Funktionszustand der Gonaden* in engem Zusammenhang stehen (s. dazu auch weiterhin S. 703).

Auf histologische Einzelheiten bezüglich der Altersveränderungen der Nebennierenrinde sei im folgenden noch kurz eingegangen. Die *Veränderungen der*

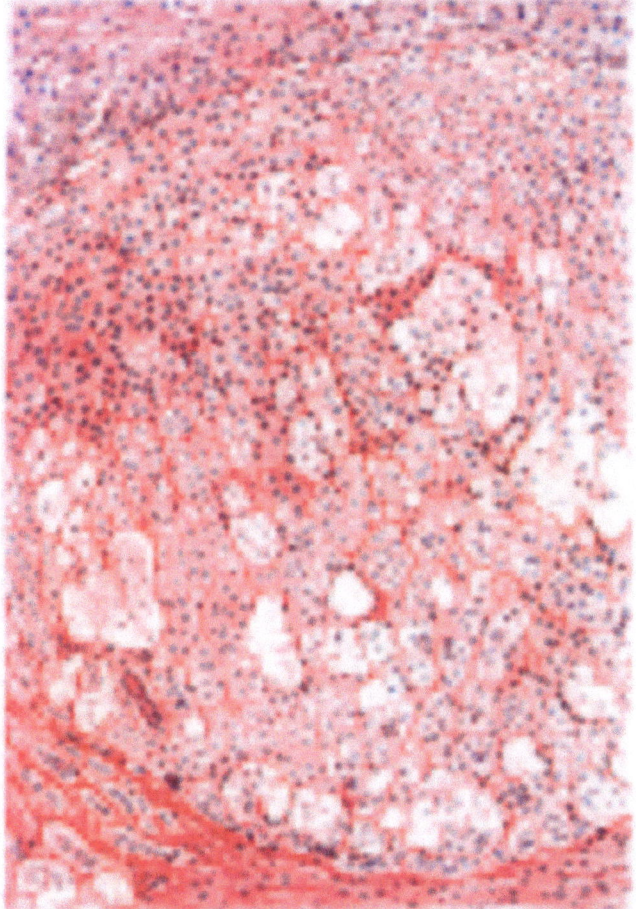

Abb. 153. Fast nur noch aus Fasciculataelementen bestehende Nebennierenrinde einer 62 Jahre alten Frau. Von Frl. Dr. LAESCHKE-Berlin zur Verfügung gestellte, unveröffentlichte Zeichnung.

Zona glomerulosa, die STIEVE als eine (progressive ? S. 258) Transformation des äußeren Transformationsfeldes deutet, laufen auf ein Verschwinden der Zone hinaus bzw. auf eine Einbeziehung der Glomerulosa in die Fasciculata. Bereits DELAMARE (1904) weist darauf hin, daß Glomerulosa wie Reticularis im Alter degenerieren, während die Fasciculata hypertrophiert, «dont certains éléments exagèrent leurs activités adipogénique et reproductrice.» DELAMARE sah die Atrophie der Glomerulosa allerdings erst in höheren Altersstufen, auch bei einem „alten" Hund, ferner bei einer Frau von 76 Jahren. DELAMARE spricht auch von der Ausbildung mehrkerniger Elemente. Auch DIETRICH und SIEGMUND (1926) erwähnen eine Verschmälerung und Verdichtung der Zona glomerulosa im Alter. Die feineren cytologischen Altersveränderungen in Glomerulosa (S. 170), Fasciculata (S. 173) und Reticularis (S. 174) habe ich bereits, im wesentlichen auch an Hand der STIEVEschen Arbeiten geschildert. Verwiesen sei ferner auf die Angabe von EINARSON und OKKELS (1936), die Zona reticularis älterer Menschen zeichne sich durch eine ausgesprochene Acidophilie der Zellen aus. Auch diese Autoren erwähnen übrigens die Glomerulosaverschmälerung.

Während man im allgemeinen die Ansicht vertritt, daß mit steigendem Alter die Zahl und Größe der akzessorischen Rindenknoten, welche nicht in unmittelbarer Beziehung mit der Nebennierenrinde stehen, abnimmt, scheint der Prozeß einer *intracorticalen Adenombildung* im Alter zuzunehmen. DELAMARE (1904) hat diesen Vorgang genauer dargestellt. Er meint, dieser Prozeß könne gewisse Gewichts- und Volumensvermehrungen der Nebenniere bei alten Leuten erklären. In der Fasciculata können nach seiner Ansicht im Alter noch einmal Amitosen

Tabelle 8. *Verhältnisse der Rindenzonen in verschiedenem Lebensalter.* (LAESCHKE 1951.)

Lebensjahre	Glomerulosa	Fasciculata	Reticularis	Gesamtbreite in mm	Lebensjahre	Glomerulosa	Fasciculata	Reticularis	Gesamtbreite in mm
19	1—2 :	$2^1/_2$:	$2^1/_2$—3	0,81	21	1 :	$3^1/_2$:	$1^1/_2$	0,96
29	1 :	4 :	3	0,8	27	1 :	3 :	2	0,94
32	1 :	$4^1/_2$:	$3^1/_2$	0,83	32	1 :	3 :	2	1,0
37	1 :	$4^1/_2$:	3	0,95	36	1 :	3 :	2	0,92
42	1 :	$4^1/_2$:	3	0,89	41	1 :	6 :	4	0,94
49	1 :	5 :	2	0,98	48	1 :	6 :	4	0,88
54				1,26	52				0,96
60				1,07	59				0,93
70				1,15	64	1 :	7 :	4	0,85
					73	1 :	9 :	2	1,07

auftreten, wodurch unter Umständen auch mehrkernige Elemente entstehen. Nach PILLIET kann ferner eine fleckförmige Überladung mit Fett in der Rinde auftreten, mit der die Adenombildung gegebenenfalls eingeleitet werden soll. Für die Proliferationsprozesse im Alter macht PILLIET eine Reizwirkung, welche von Zelltrümmern ausgehen soll, verantwortlich. DELAMARE denkt auch an eine Art von Autointoxikation; hervorgerufen durch Arteriosklerose, Nierenatrophie u. dgl.

Von den Pathologen wird die in Rede stehende Rindenveränderung als „knotige Hyperplasie" der Nebennierenrinde („corticale Hypernephrome") beschrieben (S. 272). Ganz ähnliche Bildungen, welche aber zweifellos auf dem Boden regeneratorischer Vorgänge entstanden, hat COMMICHAU bei Hunden beobachtet. LANDAU (1915) hat ähnlich wie PILLIET im Lipoidgehalt, und zwar offenbar auch in der ungleichmäßigen Lipoidverteilung in der Nebennierenrinde besonders älterer Menschen, einen kausalen Faktor für die Adenomentstehung gesehen (S. 272).

Viel diskutiert wurde die Frage, ob sich in der menschlichen Nebenniere eine mit dem Lebensalter steigende *Bindegewebsvermehrung* vollzieht. DELAMARE (1904) bemerkt, die *Verdickung der Kapsel* des Organs (vgl. auch COOPER 1925) sei im allgemeinen geringer als die der interparenchymatösen Septen. Es soll zu einer Faserzunahme ohne Zellinfiltration kommen. Beim Verschwinden der Zona glomerulosa (s. o.) spiele eine schärfere bindegewebige Abgrenzung der Glomerulosagruppen eine Rolle. Nach DIETRICH und SIEGMUND (1926) tritt das bindegewebige Stützgerüst des Organs im Alter durch Verdickung der Fasern deutlicher hervor, oft so sehr, daß man von einer Alterssklerose sprechen kann.

BACHMANN (1941) hat demgegenüber zwar eine gewisse allgemeine Bindegewebszunahme in der Nebenniere älterer Personen unabhängig vom Geschlecht konstatieren können, aber auch schon auf Täuschungsmöglichkeiten aufmerksam gemacht, wie sie vor allem durch eine Abnahme des Zellvolumens gegeben sein können, welche das Bindegewebsgerüst prägnanter hervortreten läßt. Das Bindegewebe schien mir in Übereinstimmung mit DELAMARE vor allem in den äußeren Rindenschichten vermehrt (Zona glomerulosa). Des weiteren habe ich in der Nebenniere alter Personen eine zunehmende „Kollagenisierung" von Gitterfasern beobachtet (BACHMANN 1941).

Auch STIEVE (1946) verweist auf eine gewisse Bindegewebszunahme im Bereich der Glomerulosa, wo nach Zugrundegehen von Glomerulosazellen (Transformation?!) Gitterfasern in die Zellgruppen eindringen. In der Fasciculata sollen sie sich gleichfalls in höherem Alter beim Mann etwas vermehren, aber immer zart bleiben. Eine deutliche Gitterfaserverdickung oder gar eine richtige Sklerose hat STIEVE aber niemals gesehen. Bei der Frau findet STIEVE in der Nebennierenrinde vor dem Klimakterium ein feinstes argyrophiles Fasernetz, welches in Glomerulosa wie Reticularis Zellgruppen, niemals Einzelzellen umgibt. Nur im Bereich der Fasciculata findet man einzelne etwas dickere Gitterfasern, senkrecht zur Oberfläche verlaufend. Im 7.—8. Lebensjahrzehnt bildet sich an der Rinden-Markgrenze ein dichteres Gitterfasergeflecht aus, so daß beide Nebennierenanteile schärfer voneinander getrennt erscheinen. Bei sehr alten Frauen ziehen die Bindegewebszüge mehr oder weniger ungeordnet durch die Rinde.

Bei beiden Geschlechtern scheint es in höherem Alter zur Einlagerung kleinerer, selten größerer *Ansammlung von Lymphocyten* in der Nebennierenrinde zu kommen (STIEVE 1946).

STIEVE (1947) und LAESCHKE (1947) fassen die Fasciculataverbreiterung auf Kosten von Glomerulosa und Reticularis bei alten Menschen als Veränderungen im Bereich der TONUTTIschen *Transformationsfelder* auf. Hält man sich an TONUTTIs Aufstellung einer „progressiven" und „regressiven" Transformation, dann stößt man auf Schwierigkeiten, die ich bereits (S. 262) aufzeigte. Es sei denn, daß man die Hypothese einfügt, nach Erlöschen der Gonadenfunktion setze eine erhöhte Tätigkeit der Nebennierenrinde ein (Andeutung eines Interrenalismus).

In diesem Sinne behauptet WILCZKOWSKI (1949), daß nach Erlöschen der Gonadenfunktion eine kurze Periode der Hyperaktivität von Hypophysenvorderlappen, Schilddrüse und Nebenniere folge.

Was die *Lipoidverhältnisse* angeht, so soll es nach PILLIET (DELAMARE 1904) zu einer fleckförmigen Lipoidüberladung einzelner Bezirke der Nebennierenrinde im Alter kommen können, was für die Adenomentstehung unter Umständen von Bedeutung sei, s. o.). STIEVE (1946ff.) und LAESCHKE (1947, 1951) verdanken wir weitere Angaben über die Lipoidverhältnisse. Von Anfang des 3. Lebensjahrzehnts an kann man beim *Mann* besonders in der Zona reticularis größere Zellen beobachten, die ganz von einem großen Lipoidtropfen erfüllt sind. Sie besitzen Form und Aussehen von Fettzellen. Gegen Ende des 4. und 5. Lebensjahrzehnts finden sich einzelne Fettzellen auch in der Zona fasciculata. Im 6. Lebensjahrzehnt nimmt hier die Menge weiter zu. Jenseits des 70. Lebensjahres, in dem die Rinde fast nur noch aus Fasciculata besteht, enthält sie reichlich Fettzellen.

Eine gewisse Lipoidzunahme erfolgt auch dann in der Fasciculata, wenn die Rinde infolge von Schädigungen der männlichen Keimdrüse, wie z. B. durch starke nervöse Erregungen usw., vorzeitig altert.

Bei der jüngeren *Frau* (etwa 18 Jahre alten) enthalten die Fasciculatazellen zunächst nur wenig Lipoide. Wenn sich die Fasciculata im 30. Lebensjahr etwas verbreitert, wird sie auch lipoidreicher. Bei Eintreten der Menopause (45. bis 55. Lebensjahr) wird sie von dicken Zügen großer lipoidreicher Zellen gebildet. In den Glomerulosazellen liegt um diese Zeit jedoch noch wenig Lipoid. Fettzellenähnliche Gebilde sind in der Fasciculata nur gelegentlich zu finden. Wenn die Tätigkeit der Ovarien aus besonderen Gründen früher eingestellt wird, dann können beträchtliche Rindenveränderungen eintreten (s. früher), darunter auch eine Fettzellzunahme in der Fasciculata. Solche Veränderungen stellt man normalerweise erst bei alten Frauen (6.—7. Lebensjahrzehnt) fest, wo in der Fasciculata geradezu Gruppen von Fettzellen zusammenliegen können. Züge von Reticulariselementen umgeben vielfach solche Fettzellgruppen, die dann als „fettreiche Inseln" zwischen atrophischen Fasciculatazügen imponieren.

Oft wurde behauptet, daß der *Pigmentgehalt* in der Nebennierenrinde mit höherem Alter steigt. Nach der Pubertät soll die Pigmenteinlagerung vor allem in der Zona reticularis zunehmen, in Parallele zu Pigmenteinlagerungen ähnlicher Bedeutung in Herzmuskelfasern und Nervenzellen. Wir sind indessen heute mit der Anwendung des Terminus „Abnützungspigment" zurückhaltender geworden. Es ist recht fraglich, ob die Pigmentmenge in der Nebennierenrinde ein eindeutiger Ausdruck für den Altersvorgang ist.

DELAMARE (1904) steht noch ganz unter dem Eindruck, daß das Pigment bei steigendem Alter zunimmt. Es soll keine Eisenreaktion mehr geben. DELAMARE meint, der Reticularis falle im Alter die Aufgabe zu, mehr Pigment abzubauen oder auszuscheiden. Die meisten Reticulariszellen sollen diese Leistung ohne Schaden bewältigen können. Einige Elemente können bei dieser Arbeit zugrunde gehen, ähnlich wie bei gesteigerter Leistung in der Gravidität (CARNOT). Sie werden dann durch Phagocyten abtransportiert. Im Alter wird aber schließlich die Leistung der Reticularis ungenügend. Dann erst soll es zur Pigmentzunahme kommen. Nach MERKEL (1915) setzt die Pigmentierung der Reticularis erst nach dem 20. Lebensjahr ein; mit den Jahren verstärkt sie sich. Nach DIETRICH und SIEGMUND (1926) soll das bereits im 2. Lebensjahrzehnt auftretende „Abnutzungspigment" mit dem Alter in den innersten Rindenschichten stärker zunehmen, so daß man die Zona reticularis alter Individuen auch als Zona pigmentosa bezeichnen könne.

BACHMANN (1941) äußert Bedenken gegen diese Aussage auf Grund von Nebennierenpräparaten aus verschiedenen Altersstufen. Auch STIEVE (1946, 1947), dessen Material viel sicherere Aussagen erlaubt, neigt nicht dazu, eine sehr enge Beziehung zwischen Pigmentmenge und Alter anzunehmen. So sieht er in der Nebenniere sehr alter Männer zwar noch Pigment in den Reticulariszellen. Da aber die Gesamtzahl der Reticulariszellen zurückgegangen ist, erscheint auch die Pigmentmenge im ganzen vermindert. Im Einklang mit meinen eigenen früheren Beobachtungen weist STIEVE auf einen ausgesprochenen Wechsel in der Pigmentmenge in allen Altersstufen hin. Von einer konstanten Pigmentzunahme in der älteren menschlichen Nebennierenrinde kann also kaum mit Sicherheit gesprochen werden. Über Veränderungen des Ascorbinsäuregehalts der Rinde im Alter S. 395, über Gewichtsveränderungen im Alter S. 496.

Aus den Untersuchungen von STIEVE (1946, 1947) geht eindeutig hervor, daß die Altersveränderungen der Nebennierenrinde in enger Beziehung zu den *Keimdrüsenveränderungen* im Lebensrhythmus ablaufen (vgl. hierzu S. 703). Bessere Einsicht in diese Beziehungen läßt sich gewinnen, wenn man die morphologischen Befunde mit physiologischen Untersuchungen, in erster Linie über die Ausscheidung der Ketosteroide, vergleicht.

Die Idee, der Altersprozeß hänge mit dem Versagen der endokrinen Organe zusammen, ist wohl zuerst von LORAND (1909) deutlich ausgesprochen, später besonders von B. M. ZAWA-

Dowsky (1926) vertreten worden. Nach Mühlmann (1927) soll der Zusammenhang dieser Organe mit dem Altern darin zu suchen sein, daß sie das Zentralnervensystem in einen Degenerationszustand versetzen, darunter auch das Kreislaufzentrum. Die Störung der Blutversorgung führt dann ihrerseits zu Altersveränderungen in den Organen. Nach der Lorandschen Theorie ist es Mühlmann allerdings unverständlich, in welcher Weise die *Nebenniere* die Altersschwäche hervorruft. Einerseits sagt Lorand, daß die Nebenniere im Blut zirkulierende (S. 12) Gifte bindet, da die Exstirpation des Organs zum Autointoxikationstode führt, andererseits soll Adrenalin den Organismus vergiften, da erstens Adrenalin Arteriosklerose hervorrufe, andererseits Alkohol, Nicotin, Infektionen die Nebenniere reizen, den Blutdruck erhöhen und durch die Steigerung der Adrenalinausschüttung wiederum Arteriosklerose hervorbringen. Wenn, wie Lorand meint, im Greisenalter die Nebenniere degeneriert, so wird ihre Entgiftungsfähigkeit verringert und es tritt Selbstvergiftung ein, aber eine Altersdegeneration erscheint Mühlmann keineswegs gesichert. Wenn auch die Lorandsche Hypothese heute in keiner Weise mehr in der alten Form gehalten werden kann, so gab sie doch den Anstoß, die Zusammenhänge zwischen endokrinen Organen und Altern weiter zu verfolgen. Daß solche Zusammenhänge bestehen, wird an sich heute niemand leugnen.

Von besonderem Interesse ist der Zusammenhang der speziellen Altersveränderungen der Nebenniere mit dem *allgemeinen Prozeß des Alterns*. In Übereinstimmung mit Stieves (1946ff.) Ergebnissen, welche die enge Beziehung zwischen Keimdrüsen und Nebennierenrinde bei beiden Geschlechtern deutlich machen, sieht Korenchevsky (1948) nach der Ovariektomie (artificial „climacteric") eine Acceleration des Alterns *(Ratte)*.

Der Gedankengang Korenchevskys geht dahin, durch Zufuhr entsprechender Hormone eine gegen das Altern gerichtete Therapie zu finden. Dabei ist klar geworden, daß die meisten daraufhin geprüften Hormone einmal stimulierend auf einige endokrine Organe und die Keimdrüsen wirken, zweitens aber andere endokrine Organe depressorisch, bis ins Pathologische hinein, beeinflussen. Korenchevsky versucht daher, durch Hormonkombinationen die erste Wirkung zu erhalten, die zweite herabzusetzen. "It is obvious (Korenchevsky 1948), that a complete picture of the effect of plurihormonal treatment on the process of ageing will be obtained only with the use of a combination of all the main hormones, especially those of the adrenal cortex and hypophysis." (Weitere Angaben im Kapitel über die Beziehung zwischen Nebenniere und Sexualorganen S. 698 ff.)

Über die *Altersveränderungen tierischer Nebennieren* liegen einige Untersuchungen vor. — Elliott und Tuckett (1906) behaupten, daß jüngere *Vögel* relativ größere Nebennieren besitzen als ältere. Kar (1947a) fand in den interrenalen Zellen älterer *Hähnchen* (156 Tage alt) die Fetttropfen grobtropfiger als bei jüngeren. Auch sollen die Bennettsche Reaktion auf Ketosteroide (S. 356ff.) und die Schultzsche auf Cholesterin bei älteren *Hähnchen* kräftiger ausfallen als bei jüngeren.

Die Nebennieren männlicher und weiblicher weißer Wistar-*Ratten* sowie die von grauen *Ratten* wurden auf Altersveränderungen von Yeakel (1946) untersucht. Die Autorin verglich die Organe von etwa 700 Tage alten Tieren mit denen jüngerer Tiere gleicher Körperlänge. Das durchschnittliche absolute und relative Nebennierengewicht lag bei älteren Tieren beträchtlich höher. Das relative Volumen der Rinde war am größten bei Tieren beiderlei Geschlechts von 50—100 Tage Alter. Bei Tieren von 300 Tage Alter war bei den Männchen ein auffallender Rückgang des Rindenvolumens zu beobachten, nicht aber bei den Weibchen. Bei noch älteren Tieren fiel das Rindenvolumen bei den Männchen, aber auch bei den Weibchen noch weiter ab. Noduläre Hyperplasien und oft enorme vasculäre Dilatationen täuschten bei sehr alten *Ratten* echte Erhöhungen des Rindenvolumens vor. Bei sehr alten Männchen kam es zu Markhyperplasien, die manchmal geradezu an neoplastische Bildungen erinnerten. Dribben und Wolfe (1947) vermuten eine Zunahme der Rindenadenome im Alter weil sie bei *Ratten*-Weibchen einmal ein Rindenadenom bei einem 1 Jahr alten Tier, 4 Adenome bei 3 (von 9) sehr alten (884 Tage!) *Ratten*-Weibchen beobachteten.

Bennett (1940a) weist darauf hin, daß bei jungen *Kätzchen* die postsekretorische Zone (S. 110) noch nicht entwickelt sei.

Histochemie und Cytochemie der Nebennierenrinde.

1. Fette und Lipoide der Nebennierenrinde.

a) Nachweismethoden.

Es soll hier nur auf die Methoden eingegangen werden, welche im Zusammenhang mit der Untersuchung der Nebennierenrinde benutzt werden. Über Fettnachweise im allgemeinen s. Lison (1936), Romeis (1948), Glick (1949). Über Fettchemie orientieren Grün und HALDEN (1925 und 1929), SCHMITZ (1927), HELLER (1929), HOLDE (1933), SCHÖNFELD (1936), BULL (1937), HILDITCH (1940), LEHNARTZ (1947[1]).

Schon die *Definition und Benennung* des im folgenden zu behandelnden Gegenstandes macht Schwierigkeiten. Will man etwa unter der Bezeichnung „Lipoid" all das zusammenfassen, was jetzt besprochen werden soll, so muß man sich die Bemerkung von LEATHES und RAPER (1930) gefallen lassen: Lipoid sei ein schlechter Name "which is at once a cloak for ignorance and an indefinable limbo into which anyone can thrust anything of which he knows little or nothing." Trotz der Einführung und weithin anerkannten Definition des Begriffes „Lipoide" („lipids") durch "The Committee on the Reform of the nomenclature of Biological Chemistry" am 4. internationalen Chemikerkongreß in Cambridge 1925 (GERARD 1925) herrscht heute noch eine Begriffsverwirrung hinsichtlich der Bezeichnung „Lipoide". DIRR und SODEN (1942) halten es daher für zweckmäßig, „daß jeder, der das Wort ‚Lipoide᾽ gebraucht, *seine* Definition, d. h. was *er* darunter versteht, wenigstens an einer Stelle klar aussprechen sollte".

ÖVERTON verstand unter Lipoiden alle Zellkonstituenten, welche in Fettlösungsmitteln löslich sind, KLETZINSKI u. a. sprachen von der unverseifbaren Fraktion (= Lipoide), CIACCIO wollte die Phosphatide (Phosphorlipine) und Cerebroside (Galaktolipine) darunter zusammengefaßt wissen. ARNDT (1924) definierte nach BANG so, daß unter Lipoiden alle Zellbestandteile zu verstehen seien, welche in Alkohol oder Äther löslich sind (also Neutralfette, Fettsäuren, Cholesterin, Phosphatide u. a.). LISON (1933) vermeidet wegen dieses Durcheinanders das Wort nunmehr ganz und meint es müsse verschwinden, wie auch der alte Ausdruck Protagon (= Fettgemisch) glücklicherweise verschwunden sei. Auch der früher oft gebrauchte Ausdruck Lecithin („corps lécithoides" älterer französischer Autoren) für alle die Fettkörper, welche mit Aceton gefällt werden können, ist heute in dieser Form auf keinen Fall mehr verwendbar. HOERR (1936) benutzt den Ausdruck „Lipine" etwa im Sinn des alten, mehr zusammenfassenden Ausdrucks Lipoide und rechnet darunter alle Neutralfette, Fettsäuren, Phosphatide, Cerebroside, Sterine und deren Ester. LISON (1933) machte folgenden, wie mir scheint, akzeptablen Vorschlag:

1. Glyceride, d. h. Ester des dreiwertigen Alkohols Glycerin mit höheren und mittleren Fettsäuren (auch oft als „Neutralfette" bezeichnet).
2. Cholesterin und Cholesterinester (meist kommt das Cholesterin mit Fettsäuren verestert im Gewebe vor).
3. Lipoide s. str. (Lipine der Franzosen, Lipide mancher englisch schreibender Autoren): in erster Linie Phosphatide, Cerebroside, Sterine.

In der biologischen Chemie wird die ganze Gruppe der Fette in erster Annäherung durch ihre *Löslichkeitsverhältnisse* charakterisiert. Bis zu einem gewissen Grad kann die Löslichkeit auch im Schnitt geprüft werden.

Die Glyceride, Cholesteride und Lipoide sind mit einigen Ausnahmen (!) unlöslich in Wasser, Salzlösungen, wäßrigen Fixationsmitteln (s. dagegen S. 298)!), sogar konzentrierten Mineralsäuren. Sie sind löslich in den kurz als Fettlösungsmitteln bezeichneten Flüssigkeiten: Alkohol, Äther, Chloroform, Tetrachlorkohlenstoff, Schwefelkohlenstoff und Kohlenwasserstoffen, ein Teil von ihnen in Aceton (s. ferner unten HADJIOLOFF 1938).

Diese Aussagen dürfen nur *mit Vorsicht auf die Histochemie* übertragen werden, wo man es mit Fettkörpern zu tun haben kann, die sich schlecht oder gar nicht in den gebräuchlichen Fettlösungsmitteln lösen, andererseits aber mit Stoffen, welche sich in Fettlösungsmitteln lösen, aber gar keine Fette sind.

So können z. B. Fettstoffe auf Paraffinschnitten erhalten sein (Fettsäuren nach ROUSLACROIX) bzw. auch *Carotinoide*. Solche Stoffe können sich also trotz Alkoholbehandlung im Schnitt halten. Sogar in Celloidinschnitten (VERSÈ 1924) kommen sie unter Umständen noch vor, also in Material, welches längere Zeit mit Alkohol und Ätheralkohol behandelt worden war. Eine Paraffineinbettung kann also nicht einem Alkoholextraktionsverfahren der analytischen Chemie gleichgesetzt werden (Verfahren nach SOXHLET, KUMAGAWA).

Daß andererseits allein schon eine Formolfixierung die Löslichkeitsverhältnisse der Fettstoffe wesentlich zu verändern vermag, geht aus den Untersuchungen von KAUFMANN, LEHMANN und BANIECKI (1927, s. u.) hervor.

Es gibt aber auch Stoffe, die nach Ansicht der Histologen den Fetten nahestehen, indessen in den Fettlösungsmitteln kaum oder wenig löslich sind. Hierzu gehören die sog. Chromolipoide von CIACCIO (Synonyma: Lipofuscin, Alterspigment, Abnützungspigment, braunes Pigment, Hämofuscin, Lipomelanin). *Für den Histochemiker sind die Löslichkeitsverhältnisse daher kein eindeutiges Zeichen für die Fettnatur eines bestimmten Stoffes.*

So müssen heute wohl auch die Betrachtungen über die Löslichkeitsverhältnisse von Lipoiden usw., die KUTSCHERA-AICHBERGEN (1925) angestellt hat, mit Vorsicht betrachtet

---

[1] Zur allgemeinen Orientierung in Fragen der organischen Chemie wurde das Werk von KARRER (1950) ständig zu Rate gezogen.

werden. Nach ihm soll die Menge der ätherlöslichen Lipoide, Cholesteride und Glyceride ungefähr der Menge der histochemisch (Sudan usw.) darstellbaren Fette parallel gehen. Die besonders fettreiche Nebennierenrinde soll die geringste Menge alkohollöslicher Stoffe enthalten. Daß KUTSCHERA-AICHBERGEN Phosphatide und Cerebroside zusammenfassend als ätherunlöslich bezeichnet, erscheint bedenklich. Das bekannte Esterphosphatid Lecithin ist nicht nur in Äther, sondern auch in Alkohol leicht löslich und unterscheidet sich hierin vom Kephalin, einem ähnlich gebauten Phosphatid, das Lecithin meistens begleitet, von Alkohol aber nur schwer aufgenommen wird.

HADJIOLOFF (1938) hat sich bemüht, die Wirkung der Lösungsmittel auf die Zelle unter dem Mikroskop zu studieren. Außer den oben bereits genannten Fettlösungsmitteln verwendete er noch Petroläther, Benzol, Benzin, Pyridin, Anilin. Eine schnelle Lösung ohne besondere Veränderung der Fetttröpfchen trat nur bei absolutem Alkohol und Aceton ein. Die Form der Zelle soll dabei unverändert bleiben. Bei Äther- oder Chloroformeinwirkung kommt es nach einigen Minuten zu rascher Schwellung der Lipoid-Fettpartikel; sie vereinigen sich sodann und füllen die ganze Zelle aus. Dabei verändert sich auch die Form der Zelle. Bei Verwendung von Lösungen der für Lipoide (und auch Fettfarbstoffe) hydrotropisch wirkenden Substanzen (Sulfosalicylsäure, citronensaures Coffein, Trichloressigsäure, Saponin usw.) schwinden die Lipoid-Fettpartikel langsamer aus den Zellen, besonders bei Anwendung von Sulfosalicylsäure in hohen Konzentrationen.

Die histologisch darstellbaren Fette-Lipoide stellen stets nur einen *Teil*, manchmal offenbar nur einen sehr kleinen *des Gesamtfettes* eines Gewebes oder Organs dar. Einige Fette-Lipoide bleiben unsichtbar oder „*maskiert*" (auch *konstantes Fett manchmal* genannt). Sie können in manchen Geweben bis zu 20% der Trockensubstanz ausmachen. Ob die vor allem bei der alten Sudanrotfärbung neben der Fett-Lipoidtropfendarstellung in den inneren Rindenschichten der Nebenniere oft zu beobachtende diffuse Rotanfärbung des Cytoplasmas, welche schon HAMMAR (1924) bei der Lipoidbeurteilung Schwierigkeiten bereitete, auf solchem „maskiertem" Fett beruht, ist nicht sicher erwiesen. Ob man andererseits mit KUTSCHERA-AICHBERGEN (1925) sagen darf, daß der histologisch nicht darstellbare Teil der Fette-Lipoide, angeblich in allerfeinster Tröpfchenform im Cytoplasma verteilt, wahrscheinlich größere funktionelle Bedeutung hat als die tropfigen Bildungen, weil er eine größere Oberflächenentwicklung erreiche, steht ebenfalls dahin.

Wenn man Gewebsschnitte längere Zeit mit Aceton extrahiert, verlieren sie jegliche Färbbarkeit mit den sog. Fettfarbstoffen. Behandelt man mit einem heißen Gemisch von Äther-Alkohol weiter, dann kann man in vielen Fällen noch beträchtliche Fettmengen aus dem Gewebe extrahieren (KUTSCHERA-AICHBERGEN 1925, WOLFF und FRANKENTHAL 1926). Auf diese Weise läßt sich annähernd eine Proportion von maskiertem zu unmaskiertem Fett ermitteln.

Welche falschen Vorstellungen entstehen können, wenn man die „maskierten" Fette vernachlässigt, das zeigt z. B. das Verhalten des *Cholesterins* in der Nebennierenrinde deutlich. Mit „histochemischen" Methoden kann man sehr oft mehr oder weniger viel Cholesterin in der Nebennierenrinde nachweisen, praktisch dagegen niemals im Nebennierenmark. Mit der chemischen Analyse läßt sich aber nachweisen (LEULIER und REVOL 1931a), daß die tatsächliche Menge von Cholesterin in Mark und Rinde fast gleich groß ist! Der relativ geringe Überschuß, der in diesem Fall in der Nebennierenrinde gegenüber dem Mark vorhanden ist, wird von manchen für die „histochemische" Reaktion verantwortlich gemacht.

HOERR (1936c) ist so optimistisch zu hoffen, daß das maskierte Fett-Lipoid vielleicht in gewebsunspezifischer Weise überall ähnlich im Cytoplasmastoffwechsel eingesetzt ist, die sichtbaren „Liposomen" dagegen mit der besonderen Funktion, z. B. der Nebennierenrinde (des Corpus luteum usw.) zusammenhängen.

Die *Sichtbarmachung der Fette-Lipoide* (*Lipophanerose* nach CIACCIO) muß erzwungen werden. Sie hängt nicht nur von der absoluten Menge der Fette-Lipoide in einem Gewebe ab, sondern auch von ihrem physikochemischen Zustand. Sie können z. B. in Cytoplasma in einem so stark dispersen Zustand (s. o. KUTSCHERA-AICHBERGEN) eingebaut sein, daß sie allein dadurch dem histochemischen Nachweis entgehen. Andererseits brauchen sie sich nicht in freiem Zustande zu befinden, sondern können in Form von Komplexen vorliegen, in erster Linie in Form von Lipoproteinverbindungen, deren physikochemischer Zustand ganz anders aussehen kann als der der freien Fette-Lipoide. Von HERINGA (1939) und Mitarbeitern wurden Versuche unternommen, das an Eiweiß gebundene Fett sichtbar zu machen.

Trotz dieser Einschränkungen kommt den histochemischen Fettuntersuchungen eine große Bedeutung zu. Zunächst darf man wohl mit HOERR (1936c) sagen, daß das sog. histochemisch nachweisbare Fett vielleicht von der speziellen Organfunktion mehr verrät als das maskierte (s. o.). In dieser Hinsicht erscheint mir als weiteres wichtiges Beweismittel die immer wieder feststellbare, bestimmten Gesetzen gehorchende Verteilung der Fette-Lipoide. Wenn diese Verteilung, wie dies für die Nebennierenrinde ganz typisch ist, unter bestimmten physiologischen Verhältnissen oder unter experimentellen Eingriffen in reproduzierbarer Weise gewisse Schwankungen zeigt, so erhöht sich die Bedeutung des histochemischen Fettnachweises beträchtlich, ja *macht ihn zu einer durch keine physiologisch-chemische Methode ersetzbaren Untersuchungsweise.*

Unter Vorwegnahme von Auseinandersetzungen über die *Rolle der Fixation* für die Erhaltung der Fette-Lipoide im Schnitt und der viel umstrittenen speziellen Fettfärbemethoden, die anschließend besprochen werden sollen, kann man zusammenfassend etwa folgende Einstellung vertreten. Man muß sich bei den zur Zeit gegebenen Verhältnissen vor einem übertriebenen Optimismus, etwa in Richtung auf eine sehr weitgehende Spezifizierung und Analyse der Fette-Lipoide in der Nebennierenrinde mit histochemischen Methoden hüten, aber auch nicht in den anderen Fehler fallen, das Heil allein in der rein chemischen Fettanalyse zu sehen. Die Arbeit an den Methoden erscheint gerade im Bereich der Fetthistochemie dringend notwendig.

Die historische Betrachtung lehrt, daß die Bewertung von histochemischen Fettuntersuchungen stark geschwankt hat. Nach MAYER, MULON und SCHAEFER (1912a) sollen histochemische und chemische Untersuchungen der Nebenniere des *Pferdes* in bezug auf Fette-Lipoide zu guter Übereinstimmung gebracht werden können. GRUNDLAND und BULLIARD (1938) andererseits kommen zu folgendem Schluß: «L'aspect de diminution ou d'enrichissement en graisse des surrénales ne correspond pas à des variations dans la teneur effective, évaluée par dosage, de ces organes.»

Es kommen noch weitere Schwierigkeiten hinzu. Verteilung und Dichte des sichtbaren Fettes wechseln unter Umständen, ohne daß sich die Gesamtmenge zu verändern braucht. Andererseits können einzelne Fettfraktionen sich verändern, oder eine einzelne abnehmen, während die andere steigt, wobei die Gesamtmenge unverändert bleibt.

Fixation der Fettsubstanzen im Gewebe.

Fette-Lipoide finden sich im Cytoplasma in Form einer relativ stabilen Emulsion mit Eiweißen und anorganischen Salzen zusammen. Jede Fixation, welche den Zustand des nativen Cytoplasmas stärker beeinträchtigt, setzt Veränderungen in der Lipoid-Eiweißemulsion. Das führt zu Disharmonie des histologischen bzw. histochemischen Bildes mit dem lebendigen Bild des Cytoplasmas.

Am besten würde es sicher sein, die „chemische" Fixation ganz zu umgehen und durch eine „physikalische" zu ersetzen (ALTMANN-GERSH-Verfahren). Indessen sind die allermeisten Lipoidarbeiten an der Nebenniere mit chemischen Fixationen vorgenommen worden. In erster Linie ist das *Formalin* zu nennen.

Fixation und längerer Aufenthalt der Gewebe in Formalin können bestimmte histochemische Eigenheiten der Fettsubstanzen verändern (BOEMINGHAUS 1920, DA ROCHA-LIMA 1922, VERSÉ 1923, 1924, HAMMAR 1924, KUTSCHERA-AICHBERGEN 1925a, b, KAUFMANN und LEHMANN 1926a, b, 1928, 1929, MILLOT und GIBERTON 1927, DOLFINI 1928, 1929a, b). So beobachteten HAMMAR (1924), KUTSCHERA-AICHBERGEN (1925a, b), daß die Extraktion der frischen Gewebe mit Fettlösungsmitteln immer höhere Werte ergibt als die Extraktion formalinfixierter Gewebe. Nach HAMMAR soll man nicht länger als 24 Std in Formalin fixieren. Abkühlung der Fixationslösung während dieser Zeit nütze nichts. Ähnliche Beobachtungen teilen MLADENOVIC und LIEB (1929) mit. ALBRECHT meint, eine Bindung von Fettsubstanzen an das coagulierende Eiweiß führe zu einer festeren Bindung. Indessen scheinen die Veränderungen im Augenblick der Fixation mit Formalin noch verhältnismäßig gering zu sein; vielleicht kann man diese sogar vernachlässigen. Viel nachteiliger dürfte der allzu lange Aufenthalt der Gewebe im Fixationsmittel sein. Beispielsweise verändert sich die Färbbarkeit mit *Sudan* oder *Scharlach* wenig (DOLFINI 1928, 1929a, b). Nach VERSÉ (1923, 1924) tritt nur eine geringe Verminderung der Färbbarkeit mit diesen Farbstoffen bei Aufenthalt im Formalin von 14 Tagen bis zu etwa 1 Monat ein. Nach DOLFINI soll sich auch die Schwärzung der Fettstoffe durch OsO_4 kaum verändern, während MILLOT und GIBERTON (1927) eine progressive Verminderung der Reaktion fanden.

Auf der anderen Seite kann man bei der Färbung mit *Nilblausulfat* sehen, daß — je länger der Aufenthalt in Formalin gedauert hat — desto weniger rötlich gefärbte Stoffe auftreten und dafür die blauvioletten Farben zunehmen. Schon nach 5—10 Tagen soll die Veränderung nach DOLFINI (1928, 1929a, b) zu beobachten sein, nach BOEMINGHAUS (1920) allerdings erst nach 1 Monat. In ähnlicher Weise ist etwa nach 1 Monat Aufenthalt des Gewebes im Formalin festzustellen, daß die *Methode von* FISCHLER (1904a, b, 1916) plötzlich positive Resultate an Fettstoffen gibt, welche in frisch fixiertem Zustand negativ reagiert haben (MILLOT und GIBERTON 1927, DOLFINI). Schließlich vermehrt längerer Aufenthalt in Formalin auch die Menge der mit der *Methode von* CIACCIO darstellbaren Fettstoffe (DA ROCHA-LIMA 1922, DOLFINI). Auch die *doppeltbrechenden Substanzen* können nach längerer Formalinvorbehandlung vermehrt erscheinen bzw. überhaupt erst nach längerem Aufenthalt des Gewebes im Formalin auftreten.

Man hat versucht, den Einfluß des Formaldehyds auf die Fette und Lipoide im Gewebe zu erklären. DA ROCHA-LIMA (1922) glaubte an eine Transformation von Glyceriden zu „Lipoiden", was chemisch wohl ein Ding der Unmöglichkeit ist. BOEMINGHAUS (1920), MILLOT und GIBERTON (1927) nahmen eine Hydrolyse der Glyceride in Glycerin und Fettsäuren an und sehen einen Beweis dafür in der Zunahme der blaugefärbten Stoffe nach *Nilblausulfatfärbung* und in einer Vermehrung der mit der FISCHLER-Methode erfaßbaren Substanzen. Da aber die Spezifität beider Methoden für *Fettsäuren* bestritten wird, ist auch diese Annahme nicht gesichert. BOEMINGHAUS (1920) dachte an eine hydrolisierende Wirkung der Ameisensäure, die im gewöhnlichen Formol immer enthalten ist. Um allerdings in vitro Fette zu hydrolysieren, bedarf es starker Säuren oder Basen. DOLFINI (1928, 1929a, b) konnte in der Tat zeigen, daß die Fettveränderung nicht nur in saurem Formalin, sondern auch in neutralem oder sogar alkalischem vor sich geht. MILLOT und GIBERTON (1927) nahmen eine hydrolisierende Wirkung einer formolresistenten Lipase an. Auch dies ist unwahrscheinlich, denn bei höheren Temperaturen (70° C), bei welchen die Enzyme im wäßrigen Milieu inaktiviert sein dürften, geht die Fetttransformation auch noch weiter (DOLFINI 1928, 1929a, b).

Die Problematik wird noch verwirrender, wenn man histochemische und chemische Untersuchungen vergleicht. So verändert die Formolfixation weder die Quantität des *Cholesterins* und seiner Ester, noch die der *Cerebroside* (WEIL 1929, KIMMELSTIEL 1925, 1929, MLADENOVIC und LIEB 1929), noch die der *Glyceride* (WEIL 1929) in den Geweben. Dagegen beobachtet man regelmäßig eine Verminderung der *Gewebsphosphatide*, wobei sich die Fixationsflüssigkeit an Phosphor anreichert. Der Verlust der Gewebe an *Phosphatiden*, besonders am Nervengewebe geprüft, ist beachtlich. In den Versuchen von WEIL (1929) betrug er etwa 30% in 102 Tagen, in den Versuchen von KIMMELSTIEL (1925, 1929) etwa 30% schon in 15 Tagen. Diese Löslichkeit beruht auf der Hydrolyse der *Phosphatide* zu wasserlöslichen Verbindungen (WEIL 1929, MLADENOVIC und LIEB 1929) oder auf einem Übergang in Wasser in kolloidalem Zustand (KIMMELSTIEL 1925, 1929). *Phosphatide* geben sehr leicht wäßrige, kolloidale Lösungen. Die Diskrepanz mit histochemischen Untersuchungen ist deutlich, denn während die Chemiker gerade eine beträchtliche Herauslösung der *Phosphatide* aus dem Gewebe konstatieren, stellen die Histologen mit der CIACCIO-*Methode* eine Vermehrung der Stoffe fest. Diese Methode soll für Lipoide spezifisch sein!

Es muß also verlangt werden, daß histochemische Fett- und Lipoiduntersuchungen *an möglichst frisch fixiertem* und *nur kurz fixiertem Material* vorgenommen werden. DOLFINI (1928, 1929a, b) hat keine wesentlichen Unterschiede bei histochemischen Fettuntersuchungen an frischem Gewebe und an 24 Std in Formol fixiertem feststellen können, weder qualitativ noch quantitativ, noch in histotopochemischer Hinsicht. Man braucht daher nicht unbedingt die technisch unerfreulichen Untersuchungen am frischen unfixierten Gewebe vorzunehmen. Daß im übrigen Formolfixation beträchtliche Veränderungen in der Löslichkeit von Fettstoffen bewirkt, haben Untersuchungen von KAUFMANN, LEHMANN und BANIECKI (1927) ergeben. So können Fettstoffe durch Fixation unlöslich oder weniger löslich werden.

Weitere Fixationsmethoden für Fette und Lipoide, die an der Nebennierenrinde mit Erfolg angewendet wurden, sollen kurz erwähnt werden. Auf die Osmierung wird weiter unten eingegangen. ZWEIBAUM (1933) empfahl Sublimat oder ZENKERsche Lösung. Die Fetttröpfchen fließen dann angeblich nicht wie bei der Formolfixation zusammen. Hierbei ist aber zu beachten (HOERR 1936b, c), daß auch durch ungeeignete Zusätze in den Fixationslösungen das — besonders in Nebennierenrindenzellen oft recht labile — Gleichgewicht zwischen Fetttröpfchen und organischem Substrat gestört wird, wobei leicht falsche Bilder entstehen. So bewirkt z. B. *Essigsäure* in Fixationslösungen (ZENKER, BOUIN) Störungen "of the delicate physical equilibrium between the visible liposomes and the colloids of the cytoplasma substrate" (HOERR), ferner Störung durch Hydrolyse einiger Lipoide. Dadurch kann es zu einer Neuverteilung der Komponenten dieser Lipoide, ja sogar zu einer Durchtränkung des ganzen Cytoplasmas mit solchen Bestandteilen kommen. Infolgedessen schwärzt sich dann z. B. das ganze Cytoplasma mit OsO_4. — Nach Fixation mit BOUINscher Lösung soll es zur Hydrolyse von Phosphatiden und zum Freiwerden von Fettsäuren kommen.

Es ist auch ungünstig, wenn während der Fixation sofort eine sehr kräftige Oxydation ungesättigter Verbindungen einsetzt, was innerhalb von Lipoidtropfen geschehen kann. Auch dadurch werden die Beziehungen zum Cytoplasma zu schnell und zu stark alteriert.

Auf Fixationsveränderungen nimmt auch die Kritik der sog. *Lipoidträgerhypothese* von JAFFÉ und LÖWENFELD (1912) Bezug. Wenn aus irgendeinem Grund die Zahl der Fetttröpfchen in den Rindenzellen abnimmt, dann tritt natürlich die Cytoplasmakomponente deutlicher hervor. Wird in einem solchen Fall ein schnell wirkendes Fixationsmittel benutzt, so kann das Cytoplasma mehr oder weniger granuliert erscheinen. Ist das Cytoplasma nun vermehrt, dann natürlich auch die Zahl der „Granula". So ist es wohl zu erklären, daß

Jaffé und Löwenfeld diese Körnchen als die „Träger der Lipoide" deklariert haben. Sie verdanken indessen ihre Existenz nur der Fixation. Bei bester Fixation sind sie nicht zu sehen. Sehr deutlich erscheinen sie dagegen in einer mit Zenkerscher Lösung und Essigsäurezusatz fixierten Nebennierenrinde.

Hoerr (1936) empfiehlt als Fixationsmittel für die Rindenzellen der Nebenniere neben dem gewöhnlichen Formalin die Hellysche Lösung (= Zenkersche Lösung ohne Eisessig, aber mit Formol, s. Romeis 1948, § 337), ferner die Bensleysche Lösung (Formalin, $K_2Cr_2O_7$, $HgCl_2$), die Regaudsche Lösung ($K_2Cr_2O_7$, Formalin) oder das Orthsche Gemisch (1 Teil Formalin auf 9 Teile Müllersche Flüssigkeit).

Sind die „Liposomen" in den Rindenzellen gut fixiert, dann gilt nach Hoerr (1936) zumindest für die Rindenzellen der *Meerschweinchen*-Nebenniere, daß in einer gegebenen Zelle alle Fetttröpfchen (Liposomen) von gleicher Größe und kugeliger Form sind. In einer anderen Rindenzelle können größere oder kleinere Liposomen vorhanden sein; sie sind aber wieder von unter sich gleicher Größe. Nur ziemlich große Lipoidtröpfchen flachen sich gegeneinander etwas ab. Liegen aber in einer Zelle verschieden große oder entrundete Fetttröpfchen, dann ist die Fixierung mit Vorsicht zu betrachten.

Bei *Selachiern* scheint diese Regel indessen nicht ohne weiteres zu gelten (Dittus 1941). Das Auftreten gröberer Tropfen in den Rindenzellen des Normaltieres *(Cavia)* ist nach Hoerr oft nur ein Zeichen schlechter Fixierung. Die Rindenzellen sind oft so empfindlich, daß schon durch unzarte manuelle Behandlung des Gewebes Lipoidtropfenveränderungen provoziert werden können. Was hier für die Rinde gilt, gilt ebenso für die höchst empfindlichen Adrenalinzellen des Markes!

Es soll aber auch beim *Meerschweinchen* in den Nebennierenrindenzellen gelegentlich gröbere Lipoidtropfen geben, die vital präexistieren. Sie sind als Zeichen eines erhöhten *Cholesterin*-Gehaltes gedeutet worden. Es sei hier daran erinnert, daß Bulliard (1923) beobachten konnte, wie im Explantat in degenerierenden Zellen die Lipoidtröpfchen zu größeren Tropfen zusammenfließen.

Allgemeine und spezielle Bemerkungen zur Fettfärbung.

Das Bestreben der Histochemiker geht seit langem dahin, nicht nur einen allgemeinen Fett-Lipoidnachweis in einem bestimmten Gewebe oder Organ zu liefern, sondern, wenn möglich, noch eine qualitative, ja sogar quantitative Analyse (s. u. Hammar, S. 319) der Fette aus ihrer Reaktion mit bestimmten Farbstoffen abzuleiten. Die Beurteilungen solcher Versuche schwanken zwischen hohem Optimismus und krassem Pessimismus. Eine eingehendere Auseinandersetzung mit der chemischen Natur der betreffenden Färbungsprozesse dürfte der einzige Weg sein, diesen Dingen näherzukommen.

Um zu einer qualitativen histochemischen Analyse zu gelangen, hat bereits Altmann (1890) versucht, durch *Modellversuche* Reaktionen zwischen Fetten verschiedener Art, mit welchen er Zigarettenpapier durchtränkt hatte, und Farbstoffen zu bestimmen. Diese Methode ist späterhin noch oft angewendet worden (Escher 1919 u. a.). Die Übertragung derartiger Modellversuche auf die Gewebsverhältnisse ist aber auch mit gewichtigen Einwänden abgelehnt worden (Lison 1933). Hoerr (1936) hat an Stelle des Zigarettenpapiers versucht, das Gewebe selbst als Träger von künstlich zugeführten Lipoiden zu benutzen. Er stellte sich Schnitte aus Nebennierenrinde *(Cavia)* her, welche nach dem Freezing-Drying-Verfahren konserviert war. Die Eiweißanteile des Cytoplasmas sind nach dieser Behandlung nur wenig verlagert. Die Lipoide werden nun mit Äther aus den Maschen des Cytoplasmas entfernt. Nunmehr können auf dem Schnitt in Äther gelöste bekannte Lipoide oder Fette verbracht werden: "The lipins were thus also adsorbed on a protective protein colloid." Auf einen 10 μ-Schnitt hat Hoerr so etwa $1/_{20}$ cm³ (oder weniger) einer 1%igen Lösung des Fettes oder Lipoids in Äther gebracht. Die Schnitte kommen dann für einige Zeit in einen auf 40° C erwärmten Thermostaten. Auf diese Weise hat Hoerr Modellversuche mit Ölsäure, Palmitinsäure, Stearinsäure, Cholesterin, Lecithin oder Olivenöl vorgenommen.

Gegen diese Modellversuche ist mit Recht immer wieder eingewendet worden, daß sich Fette-Lipoide in den Zellen wohl kaum je als reine Substanzen befinden. Die „Fetttropfen" dürften immer Mischungen recht heterogener Stoffe darstellen. Die alten Fettdifferenzierungsmethoden am histologischen Schnitt wurden vor allem von Escher (1919), Kutschera-Aichbergen (1925), Kaufmann und Lehmann (1926) stark kritisiert. Jaffé (1927) und Mitarbeiter waren aber auch nach diesen Angriffen auf die histochemischen Fettdifferenzierungsmethoden geneigt, mit ihrer Hilfe wenigstens den Versuch zu wagen, den Hauptkonstituenten eines Fettgemisches in der Zelle oder im Gewebe auszumachen.

Der *Mechanismus der Fettfärbung* an sich ist vor allem durch Lison und Dagnelie (1935), Sheehan (1939), Baillif und Kimbrough (1942), McManus (1945), Discombe (1946), Sheehan und Storey (1947), Bunting, Wislocki und Dempsey (1948), Sheehan und

WHITWELL (1949) über die *Sudanfarbstoffe* aufgeklärt worden. Ausgezeichnete theoretische Diskussionen zum Fettfärbungsmechanismus finden sich bei CONN (1946) und LILLIE (1948).

Schon MULON (1905c) wußte, daß die Fett„farbstoffe" die Fettkörper meist dadurch „färben", daß sie sich in ihnen lösen, z. B. *Orcanette, Alcanna, Sudan III, Scharlachrot, Indophenolblau*). Im Gegensatz zu der gewöhnlichen histologischen Färbung, deren genaues Verständnis nur durch weite Exkursionen in die Farbstoffchemie zu erreichen ist, handelt es sich bei den Fettfärbungen im wesentlichen um physikalische Phänomene, nämlich um Löslichkeitsphänomene, bestimmt durch das Gesetz von HENRY über den Teilungskoeffizienten, grob gesprochen um einen Verteilungsvorgang (LISON 1936a, KAY und WHITEHEAD 1937). Der Fettfarbstoff wird zwischen dem ursprünglichen organischen Lösungsmittel und dem zu „färbenden" Fett verteilt, wie es sogar in vivo vor sich geht (s. u. S. 319). Die Fett„farbstoffe" sind im Grunde genommen also „gefärbte" Stoffe und nicht „färbende" Stoffe. Das Lösungsmittel spielt demzufolge eine außerordentlich wichtige Rolle (s. z. B. unter *Sudanfärbung*). Es muß so gewählt werden, daß die vollkommene Verteilung des Fettfarbstoffes auf die Fette rascher als die Herauslösung der Fette aus dem Gewebe durch das Lösungsmittel erfolgt. So ist z. B. die alte *Sudanfärbemethode*, bei welcher der Farbstoff in etwa 70%igem Alkohol gelöst war, zu verwerfen. Selbst bei Zimmertemperatur kommt es hierbei zu Fettlösungen.

Die Rolle der *Temperatur* bei der Fettfärbung wird oft unterschätzt. So hat HOERR (1936) verlangt, daß Fixierung und Färbung von Fettstoffen bei Körpertemperatur vorgenommen werden sollen, weil beispielsweise das *Cholesterin* bei zu niedriger Temperatur auskristallisieren kann und dann vom Sudan III nicht mehr erfaßt wird.

Fettstoffe mit höherem Schmelzpunkt färben sich oft schlecht bei gewöhnlicher Temperatur (Wärmeschrank!).

HADJIOLOFF (1929c), der sich zunächst mit der Gewinnung natürlicher Fettfarbstoffe aus Tomaten, Karotten, Kirschen usw. abgegeben hatte, ging dazu über, ein *wasserlösliches Sudan* herzustellen, offenbar in der Absicht, die Nachteile der bis dahin üblichen alkoholischen Lösungsmittel für die Fettfarbstoffe zu umgehen (HADJIOLOFF 1929b). Man kann die wasserunlöslichen Fettfarbstoffe durch Zusatz hydrotropischer Substanz zur Lösung in Wasser zwingen. Um *Sudan* wasserlöslich zu machen, gibt man Spuren von Seife in Wasser (Saponine, Coffeinum benzoicum, Trichloressigsäure). Die hydrotropen Lösungen haben oft einen anderen Farbton als der Farbstoff. So löst sich das Sudanrot in Trichloressigsäure blau (HADJIOLOFF 1929b, 1938). Die Fettsubstanzen färben sich aber im Ton des Farbstoffes. Das Nilblausulfat macht gewisse Ausnahmen (s. u. S. 313). Technik der Färbung mit hydrotropen Lösungen ROMEIS (1948), § 1049.

Hier soll kurz auf das verwiesen werden, was zum Verständnis der Farberscheinungen in histochemischen Präparaten — im wesentlichen handelt es sich um die Fettdarstellung und Verwandtes — vorausgesetzt werden sollte, erfahrungsgemäß aber leider noch viel vernachlässigt wird. Die Lehrbücher der Farbenchemie geben eingehendere Auskunft (H. KAUFFMANN 1907, CAIN 1920, WOOD 1926, FIERZ-DAVID 1926 bzw. 1935, A. BRUNNER 1929, WIZINGER 1933, THORPE und LINSTEAD 1933, SCHULTZ-LEHMANN 1934, FRITZ MAYER 1934, SAUNDERS 1936, FIERZ-DAVID und BLANGEY 1938).

Die selektive Lichtabsorption eines Körpers ist stets mit einem gewissen ungesättigtem Zustand der betreffenden Verbindung verknüpft. So zeigen Stoffe, in deren Molekülen Doppelbildungen vorkommen

$$(C=O, \; C\begin{smallmatrix}\diagup O \\ \diagdown OH\end{smallmatrix}, \; N=O, \; N\begin{smallmatrix}\diagup O \\ \diagdown O\end{smallmatrix}, \; N=N, \; C=C, \; C\equiv C, \; C=S \; \text{u. a.}),$$

die Fähigkeit, gewisse Wellenlängen des Lichtes zu absorbieren. Solche selektiv absorbierenden Verbindungen bezeichnet man in weiterem Sinne als „farbig". Von „farbigen" Stoffen im gewöhnlichen Sinn wird dann gesprochen, wenn die betreffende Verbindung im sichtbaren Teil des Spektrums absorbiert.

Die klassische Histologie arbeitete im wesentlichen im letzteren Bereich, in der modernen Histologie (Histochemie, Fluorescenzmikroskopie usw.) wird auch der (unsichtbare) ultraviolette Teil des Spektrums bereits ausgenutzt.

Atome oder Atomgruppierungen, die man für die Lichtabsorption (Farbe) glaubt verantwortlich machen zu dürfen, heißen nach einem Vorschlag von N. O. WITT (KARRER 1950) *Chromophore* (chromophore Gruppen). Beispielsweise enthalten die dann zu erwähnenden Azofarbstoffe das Chromophor $-N=N-$.

Neben dem Chromophor sind die sog. Auxochrome für die Farbstoffe von größter Bedeutung. Man versteht darunter salzbildende Gruppen (NH_2, OH, SO_3H, $COOH$ usw.), welche die Farbe der betreffenden Verbindungen entwickeln und verstärken (KARRER 1950).

Was nun die *Fettfarbstoffe* angeht, so handelt es sich entweder um Stoffe, welche nur eine oder mehrere chromophore, aber keine auxochromen Gruppen enthalten, oder aber um solche, deren auxochrome Gruppe nicht ionisiert, dadurch unwirksam ist.

Die Nebennierenrinde ist wegen ihres hohen Lipoidgehaltes sehr oft Gegenstand von Untersuchungen über Fettfarbstoffe gewesen. Die Ergebnisse solcher Untersuchungen bestehen einmal in Aussagen über die Bedeutung der verwendeten Farbstoffe, zum andern in Aussagen über die in der Nebennierenrinde angetroffenen Lipoide, Fette, Lipoidkomplexe. Um in die verwirrende Fülle der nach der einen wie nach der anderen Seite gerichteten Beobachtungen Ordnung zu bringen, werden sie zuerst von der methodologischen Seite, dann in bezug auf die Rindenlipoide besprochen. Dabei wird eine subjektive Reihenfolge in der Besprechung der an der Nebennierenrinde versuchten Fettdarstellungen aufgestellt: die zur Zeit besonders oft benutzten Fettfärbungsmethoden werden zuerst und ausführlicher betrachtet, die früher verwendeten nur kurz erwähnt.

MORI (1921, 1923a, b) hat etwa 3000 Farbstoffe an Fetten untersucht; nur 26 davon waren wirklich geeignet. Kein Farbstoff schien bei der allgemeinen Fettdarstellung, d. h. der nicht auf die Spezifität der Fette gerichteten Darstellung, den klassischen Fettfarbstoffen *Sudan* und *Scharlachrot* überlegen zu sein.

Sudanfarben: ROMEIS (1948, §§ 1040—1050): Allgemeines über die Sudanfarbstoffe und Rezepte. Diskussion der Färbung bei LISON und DAGNELIE (1935), LISON (1936), SHEEHAN (1939), BAILLIF und KIMBROUGH (1942), McMANUS (1945), DISCOMBE (1946), SHEEHAN und STOREY (1947), BUNTING, WISLOCKI und DEMPSEY (1948), SHEEHAN und WHITWELL (1949), CHIFFELLE und PUTT (1951). Chemisch ist Sudan eine Ortho-oxy-azoverbindung. Die Färbung mit Sudan ist ein Beispiel eines rein physikalischen Färbeprozesses. ,,Unter Sudanlösungen gleicher Alkoholkonzentration ist die Färbekraft einer Lösung um so größer, je mehr ihr Farbstoffgehalt jenen einer bei Zimmertemperatur in Lösungsgleichgewicht befindlichen überschreitet. Die kolloidale Beschaffenheit spielt dabei mehr die Rolle einer Begleiterscheinung als die einer Ursache" (ROMEIS 1929, 1948). ROMEIS (1929) erkannte weiterhin, daß der handelsübliche Sudanfarbstoff lange Jahre ein inkonstantes Gemisch mehrerer Farbstoffe darstellte. Er konnte aus ihm drei in ihren Eigenschaften verschiedene Farbstoffe isolieren (Sudan-Rot, Sudan-Orange, Sudan-Gelb). Das jetzt standardisierte Sudan (HOLLBORN) besteht aus dem Sudan-Rot (Schmelzpunkt 179,6° C, Lösung in konzentrierter H_2SO_4 in dunkelgrüner Farbe) mit einer geringen Beimischung von Sudan-Gelb. Der standardisierte Farbstoff entspricht dem Sudan-Rot B der IG.-Farben.

Aus den oben angegebenen Gründen (s. a. bereits S. 301) ist die Frage nach dem Lösungsmittel bei Sudan von besonders großer Bedeutung. Sehen wir von den Versuchen ab, Sudan wasserlöslich zu machen (HADJIOLOFF 1938, s. o. S. 301), so ist im wesentlichen bislang die Lösung in Alkoholen verschiedener Konzentration benutzt worden. Die 70%ige alkoholische Lösung von Sudan muß nach GOVAN (1944), LILLIE (1948), KAUFMANN und LEHMANN (1926a, b, 1929) verworfen werden, da sie aus fettgetränkten Papierstreifen wie auch aus dem Gewebe beträchtliche Fettmengen entzieht, während eine 40%ige alkoholische Lösung eine recht geringe extrahierende Wirkung besitzt (ROMEIS 1927). Zusatz von KOH oder Ersatz des Alkohols durch Aceton haben wegen der stark schrumpfenden Wirkung dieser Stoffe keine rechten Vorteile. Aceton extrahiert im übrigen *Neutralfette* und *Fettsäuren* zu schnell aus dem Gewebe (MALLORY 1938, LILLIE 1948).

Verschiedene andere Lösungsmittel sollten als Ersatz für den Alkohol dienen. Man hat den Äthylalkohol durch Propyl- (bzw. Isopropyl-) Alkohol zu ersetzen versucht (ESCHER 1919, LILLIE und ASHBURN 1943, LILLIE 1944). Letztere benutzten den Isopropylalkohol ($CH_3CHOHCH_3$, auch Propanol 2 genannt) als Vehikel für die Sudanfarben Ölrot 0, Ölrot 4B. Die Farblösungen blieben aber in diesem Lösungsmittel nicht lange stabil. Als Lösungsmittel für *Scharlachrot* empfahl W. GROSS (1930) das Diacetin, welches kein Fett auslösen soll; DOMAGK (1933) benutzte es auch für Sudan-Rot. GOVAN (1944) verwandte als wäßriges Medium Gelatine (1%). Die Löslichkeit von *Sudan-Schwarz B* in verschiedenen organischen Säuren hat COHEN (1949) getestet. Schließlich fand T. L. HARTMAN (1940) im Äthylenglykol ein sowohl dem Alkohol wie dem Dioxan und Aceton überlegenes Lösungsmittel für die Sudanfarbstoffe. Das Äthylenglykol ($CH_2OH—CH_2OH$, also ein zweiwertiger Alkohol) wurde von CHIFFELLE und PUTT (1951) gegen Propylenglykol ($CH_3COH\ CH_2OH$) und gegen Dioxy-diäthyl-äther getestet. Gesättigte Lösungen von *Sudan IV* oder *Sudan-Schwarz B* in Äthylen- bzw. Propylenglykol wurden spektrophotometrisch verglichen, ohne daß die Absorptionskurven wesentliche Unterschiede ergaben. Im Propylenglykol hatte die Lösung eine größere optische Dichte. Für den histochemischen Gebrauch kommt eine 0,5 g:100 cm³ Glykollösung der Sudane in Betracht. (Färbevorschrift bei CHIFFELLE und PUTT 1951.)

Auf die Gefahren allzu langer Formolfixierung wurde bereits hingewiesen (S. 298). Die Sudanfärbung wird indessen noch verhältnismäßig wenig geschädigt. Man ist übrigens für die Sudanfärbung auf Formalinfixierung nicht unbedingt angewiesen. So hat HOERR (1936) für seine Nebennierenrindenlipoiduntersuchungen eine Vorbehandlung mit Kaliumbichromat vorgenommen. Die Fette sollen hierbei oxydiert und dadurch in den gewöhnlichen Fettlösungsmitteln unlöslich werden. Das in Gelatine eingebettete Material hat HOERR dann mit Sudan nach ROMEIS (1929) gefärbt. Nebenbei weist er (HOERR 1936b) darauf hin, daß das Gewebe während Fixation und Färbung bei Körpertemperatur gehalten werden müsse, weil sonst *Cholesterin* auskristallisieren kann und sich mit Sudan nicht mehr färbt. Die technischen Angaben von HEIDERMANNS (1925) oder FROBOESE und SPRÖHNLE (1928) sind obsolet.

Das mehrfach erwähnte *Sudan-Schwarz B*, wohl von LISON (1934) in die Fettfärbetechnik eingeführt, scheint das Sudan-Rot in den Hintergrund zu drängen. Für die Nebennierenrinde ist es von LEACH (1938) empfohlen worden, der es in einer 50%igen wäßrigen Diacetinlösung benutzte und die besten Resultate nach Fixierung nach ZWEIBAUM (1933) bekam. Ich verwende das Sudanschwarz jetzt auch mehr, weil man derartige Präparate bequemer photographieren kann. Im übrigen ist mehrfach behauptet worden (HARRISON und CAIN 1947, SCHWEIZER und LANG 1950), daß das Sudan-Schwarz mehr Lipoide und Fette erfaßt als Sudan III oder IV. Mit Sudan-Schwarz lassen sich vielfach Lipoidtröpfchen in der Zona reticularis darstellen. Das *Sudan-Blau* und das wohl ähnliche *Bleu BZL* (Ciba) scheinen sich nicht durchzusetzen (s. ROMEIS 1948, § 1051).

Welche Fette werden durch die Sudanfarben erfaßt? Es ist früher versucht worden, eine Art von „Nuancentabelle" aufzustellen (FROBOESE 1926), nach welcher beispielsweise die *Glyceride* durch Sudan tief orangerot „gefärbt" werden sollen (DIETRICH und KLEEBERG 1924), die *Cholesterine* und *Phosphatide* gelbrot (ASCHOFF und KAWAMURA), die *Cholesterinester* braungelb (DIETRICH und KLEEBERG 1924), *Fettsäuren* und *Seifen* gelb (ASCHOFF und KAWAMURA). Ungleichmäßiges färberisches Verhalten soll auf postmortalen autolytischen Vorgängen beruhen (DIETRICH und KLEEBERG 1924). Derartige Nuancierungen zur Fettdifferenzierung zu benutzen, hat sich als völlig unbegründet und wertlos erwiesen. Abgesehen davon, daß selbstverständlich die Schichtdicke der gefärbten Fettkörper („physikalischer" Färbungsvorgang, s. o.!) solche Nuancen bereits hervorzaubern kann, hat MICHAELIS (1920) auch in vitro die Unhaltbarkeit solcher Versuche bewiesen. MICHAELIS behauptete bereits, daß sich alle Fettstoffe mit *Sudan* oder *Scharlachrot* färben lassen. Die Untersuchungen von KAUFMANN und LEHMANN (1926) haben dies weitgehend bestätigt. Die Autoren tränkten Holundermark, welches vorher mit Äther im SOXHLET-Apparat entfettet worden war, mit den zu prüfenden Reagentien. Alle Fettkörper und Mischungen von Fettkörpern (mehr als 100 wurden geprüft) färbten sich in gleicher Weise. Die einzigen beiden Ausnahmen waren die beiden gesättigten Fettsäuren *Palmitin-* und *Stearinsäure*. Diese Ausnahmen hatten bereits RIEDER (1898) und HANDWERK (1898, 1899) gegen DADDI (1896), der die Sudanfärbung für die Histologie entdeckt hat, gekannt. Es erscheint indessen, daß auch diese Ausnahmen nur mit dem physikalischen, nicht mit dem chemischen Zustand der beiden Säuren zusammenhängen, denn bei gewöhnlicher Temperatur existieren die beiden Stoffe in kristallinem Zustand (nadelförmige Kristalle).

Scharlachrot schließt sich in jeder Weise an das *Sudan* an und wird auch heute noch gelegentlich an seiner Stelle verwendet. Es färbt sich nach dem gleichen physikalischen Mechanismus wie das *Sudan* (S. 301, 302). Auch das Scharlachrot ist eine Ortho-oxy-azoverbindung. Es scheint nach seiner chemischen Konstitution dem Azofarbstoff zu entsprechen oder nahezustehen, der in der organischen Chemie als „Biebricher Scharlach" geführt wird. Gefärbt wird in einer Aceton-Scharlachlösung nach HERXHEIMER (ROMEIS 1948, § 1046) oder in der Diacetin-Scharlachlösung nach W. GROSS (1930). Über die Einzelheiten des Lösungsmittelproblems s. unter Sudan (S. 301, 302). — Scharlachrot erweist sich längerer Formolfixierung gegenüber auch noch als günstiges Mittel, ähnlich wieder wie Sudan. Bis zur Einführung des *Sudan-Schwarz B* bzw. der kolloidalen *Sudan-Rot*-Lösung von ROMEIS war es eine Geschmacksfrage, ob man mit Sudan oder mit Scharlachrot färbte. So zieht HAMMAR (1924) bei seinen peinlich genauen Lipoiduntersuchungen der Nebennierenrinde das Scharlachrot vor (s. u. S. 319) und LISON (1933) meint, daß man mit Scharlachrot etwas kräftiger anfärben könne als mit Sudan. Mit Scharlach kann man praktisch die gleichen Fettsubstanzen erfassen wie mit Sudan. Im allgemeinen ist aber zum Zweck der Vereinheitlichung der Technik, auf die wir unbedingt zusteuern müssen, wenn wir nicht infolge der Unzahl der Methoden aneinander vorbeireden wollen, die Färbung mit Scharlachrot heute zu vermeiden.

Bevor auf die sog. „*spezifischen" Fettfärbungen* genauer eingegangen wird, sollen die Untersuchung auf *doppelbrechende Substanzen (Anisotropie)*, die Untersuchung durch „*Osmierung*" und die „*Cholesterinreaktionen*" im Schnitt besprochen werden. Alle drei spielen für die Fett- und Lipoidsubstanzen der Nebennierenrinde eine hervorragende Rolle. Sie hängen überdies gemeinsam mit dem „*Cholesterin*"-Problem der Nebennierenrinde zusammen.

Doppelbrechung. ORGLER (1898) hat wohl als erster die Doppelbrechung der Nebennierenrindenlipoide gesehen. MULON (1900ff.) bestätigte dies an den Lipoiden der Nebennierenrinde vom *Meerschweinchen*. BERNARD und BIGART (1902ff.), CIACCIO (1903ff.) haben dann die Untersuchung mit dem Polarisationsmikroskop zu der heute aus der histochemischen Rindenuntersuchung nicht mehr wegzudenkenden bedeutungsvollen Methode gemacht.

Zunächst sei mitgeteilt, daß auch die anisotropen Substanzen der Nebennierenrinde keineswegs von der Fixation unabhängig sind. Die Angaben über die Wirkung der Fixation auf sie wechseln allerdings. So hatte bereits DOLFINI (s. S. 298) darauf hingewiesen, daß in der Nebennierenrinde doppeltbrechende Substanzen nach längerer Formalinfixierung vermehrt erscheinen bzw. überhaupt erst nach längerem Aufenthalt des Gewebes im Formalin auftreten. Andererseits sah HOERR (1936) bei *Cavia* mehr doppeltbrechende Substanzen in frischen Gefrierschnitten als nach Formalinfixation, was nach ihm erklärt, daß manche Untersucher (offenbar nach zu lang dauernder Fixierung) bei diesem Tier in der Nebenniere überhaupt keine Doppelbrechung mehr fanden.

Doppeltbrechende Stoffe können in Tropfen- oder Kristallform vorkommen. Sind sie im ersten Fall in amorpher Form vorhanden, so kann die an sich bestehende Doppelbrechung infolge unregelmäßiger Lagerung der Achsen der einzelnen Lipoidteilchen zueinander undeutlich oder nicht erkennbar sein. Sind die Tropfen dagegen als Sphärokristalle vorhanden, dann zeigen sie im polarisierten Licht ein dunkles Achsenkreuz mit vier hellen Quadranten (sog. ,,Malteserkreuz"). Nach Einschalten eines Gipsplättchens Rot I. Ordnung heben sich die doppeltbrechenden Substanzen in lebhaften Interferenzfarben vom roten Untergrund ab, außerdem ist dabei von Vorteil, daß die Verdunkelung des Gesichtsfeldes, die sonst bei Kreuzung beider Nicols eintritt, ausbleibt, so daß die verschiedenen Strukturen ständig sichtbar bleiben und gut lokalisiert werden können (ROMEIS 1948, § 1038). Eingehende Angaben über das Verhalten der Fettsubstanzen im polarisierten Licht finden sich bei W. J. SCHMIDT (1924a, b, 1937, 1938, 1940).

Für den Nachweis des *Cholesterins* und der *Cholesterinester* ist die polarisationsmikroskopische Untersuchung besonders wichtig. Im frischen Präparat treten die *Cholesterin*-Verbindungen, insbesondere die Ester oder Gemenge von solchen mit *Triglyceriden*, als doppeltbrechende Tropfen mit dunklem Achsenkreuz auf. Bei der Formolfixierung nehmen die Tropfen oft Kristallform an (Temperatur! s. S. 301). Um entscheiden zu können, ob es sich um *Cholesterin*-Verbindungen oder andere Fettsubstanzen handelt, erwärmt man das Präparat, indem man es z. B. einige Zeit (etwa 10—15 min) in den Wärmeschrank 58—60° C) bringt. Die Cholesterinverbindungen verlieren dann ihre Anisotropie, um beim Abkühlen auf Zimmertemperatur als doppeltbrechende Sphärokristalle mit typischem schwarzem Achsenkreuz und hellen Quadranten wieder aufzutreten.

Nach ROMEIS (1948, § 1075) können auch *Neutralfette*, *Fettsäuren* und ihre Gemische im Präparat in kristallisierter Form auftreten; sie geben dann auch Doppelbrechung. Im Gegensatz zum *Cholesterin* bleibt aber bei ihnen die Doppelbrechung beim Erwärmen erhalten. Ferner bilden sie nie Sphärokristalle mit Achsenkreuz. Osmierung, Färbung mit Sudan oder Scharlachrot u. dgl. hebt zumeist die Doppelbrechung auf. Beim Einlegen der Schnitte in Lävulosesirup (seltener Glycerin) kann es zum Auskristallisieren der *Cholesterin*-Verbindungen kommen. Bei sudanfärbten Präparaten tritt in diesem Fall die Doppelbrechung wieder auf. Nach der üblichen Anschauung sollen die *Triglyceride* isotrop sein, während die *Fettsäuren* in Kristallform (im allgemeinen nadelförmig) Doppelbrechung geben. Ganz so einfach liegen indessen die Verhältnisse nicht. Im frischen Zustand (in vivo) erscheinen die *Triglyceride* als isotrope Tröpfchen von flüssigem Aggregatzustand; post mortem aber kann, wie schon kurz bemerkt, entweder durch Abkühlung oder durch die Wirkung eines Fixationsmittels das Triglycerid in kristallinen Zustand übergehen und unter Umständen anisotrop werden. Es ist also auf diese Weise eine sichere Differenzierung zwischen *Triglyceriden* und *Fettsäuren* nicht möglich. Befunde von Kristallisationen der *Triglyceride* geben HOLTHUSEN (1910), ARNDT (1923, 1924, 1925), VERSÉ (1924). Die Deutung, daß die dabei entstehenden Kristalle nur auf dem Freiwerden von Fettsäuren beruhen, ist unberechtigt (LISON 1933). In vitro kann man derartige Kristallisationen in Gemischen von *Triglyceriden*, welche frei von jeder Fettsäure sind, beobachten. VERSÉ arbeitete mit Mischungen von *Triolein + Tripalmitin + Tristearin*. Die beiden letztgenannten kristallisieren in feinen doppeltbrechenden Nadeln im Innern isotroper *Triolein*-Tröpfchen, welche bei gewöhnlicher Temperatur nicht kristallisieren. Auf der anderen Seite müssen nun *Fettsäuren* auch keineswegs unbedingt kristallisieren und Doppelbrechung geben; sie können amorph, flüssig oder gelöst bleiben. *Mithin ist es unmöglich, mit Hilfe des Polarisationsmikroskopes zwischen Glyceriden und Fettsäuren zu unterscheiden.* Von vornherein hat man indessen die Doppelbrechungserscheinungen auf *kompliziertere Fettsubstanzen* bezogen.

DAREST (1866, nach BOURNE 1949) hatte doppeltbrechende Körnchen in einigen Zellen des Eierstockes beobachtet, nach DASTRE (1877, zitiert nach BOURNE 1949) sollten diese aus ,,Lecithin" zusammengesetzt sein. MULON (1902ff.) versuchte dann in einer sehr großen Reihe von Arbeiten nachzuweisen, daß die Nebennierenrindenlipoide ebenfalls aus diesem ,,Lecithin" (und *Natriumoleat*) bestehen, weil beide Stoffe die gleichen Löslichkeitsverhältnisse wie die

Rindenlipoide aufweisen. Später wurden die unter dem alten Begriff „*Lecithin*" zusammengefaßten Lipoide unterteilt. Dabei traten nun in erster Linie das *Cholesterin* bzw. seine Verbindungen als Quelle der Doppelbrechung in den Vordergrund.

Lison (1933) hat darauf hingewiesen, daß die Doppelbrechung des *Cholesterins* und seiner Verbindungen auch nur mit Einschränkung und unter besonderen Bedingungen gilt. Die *Cholesterine* können flüssige Kristalle im Sinne von Lehmann (1918) geben. Im festen Aggregatzustand bilden sie Kristalle oder kristalline Plättchen mit den optischen Eigenschaften normaler Kristalle, d. h. sie leuchten zwischen gekreuzten Nikols auf und bieten bei einer Umdrehung von 360° viermal Auslöschung. Es handelt sich also um einachsige Kristalle (betrachtet nicht parallel zur optischen Achse). Im flüssigen Zustand nehmen sie die Eigenschaften der Sphärokristalle an, d. h. sie leuchten zwischen gekreuzten Nikols auf und zeigen das dunkle Achsenkreuz (s. o.). Bei der Rotation verändert sich die Lage des Achsenkreuzes nicht (Erwärmungsversuch S. 304). *Cholesteride* können sich also als gewöhnliche, nicht doppeltbrechende flüssige Tröpfchen (z. B. bei Erwärmung), als echte Kristalle (Doppelbrechung, Auslöschung s. o.), und als Sphärokristalle (Doppelbrechung, Achsenkreuz) zeigen. Von einem in den anderen Zustand kann man sie verhältnismäßig leicht überführen.

Zum echten Kristall kann man *Cholesteride* (nicht immer!) durch energisches Abkühlen bringen (Aschoff 1910), wie z. B. beim Herstellen von Gefrierschnitten oder durch längere Einwirkung von Formolfixation (S. 304) oder durch Einlegen der Schnitte in einen Sirup aus Zucker oder Lävulose, weniger häufig schon durch Aufbewahren in Glycerin. Die dabei auftretenden Kristalle sind meist lange Nadeln, seltener Plättchen. Das Schwinden der Doppelbrechung, d. h. der Übergang in den echten flüssigen Aggregatzustand der Tröpfchen erfolgt regelmäßig durch Erwärmen des Präparates. Die Transformation ist reversibel. Beim Abkühlen kommt es zur Bildung der interessanten Sphärokristalle.

In vivo werden sich also die *Cholesteride* oft isotrop verhalten. Die postmortal sich entwickelnde Doppelbrechung läßt sich indessen weder mit Regelmäßigkeit beobachten noch erzwingen. Man kann also auch nicht einfach sagen: da ich keine Doppelbrechung sehe, enthält das Präparat kein *Cholesterin*. Diese etwas ausführliche Darstellung der Doppelbrechungsverhältnisse wird ersparen, späterhin allzu apodiktische Aussagen mancher Untersucher im einzelnen zu diskutieren.

Es kommt noch folgender Punkt hinzu, der vor allem von Hoerr (1936) genauer betrachtet worden ist. Offenbar muß das *Cholesterin* in beträchtlicher Menge in der Nebennierenrinde vorhanden sein, damit es zu einer Doppelbrechung kommen kann. Der Wert der Doppelbrechungsuntersuchungen wird weiter herabgesetzt durch die neueren Erfahrungen über das Verhalten der *Lipoide s. str.* im polarisierten Licht (notabene!: in Verbindung mit anderen Lipoid-Fettuntersuchungsmethoden kommt selbstverständlich der Polarisationsuntersuchung Wert zu).

Auch die *Lipoide* können das Licht doppelt brechen, auch sie können nach Lison (1933) ein Achsenkreuz zwischen gekreuzten Nikols erkennen lassen. Lehmann (1918) hat dies mit ihrem Charakter als flüssige Kristalle zu erklären versucht. Die *Lipoide* verhalten sich insoweit wie die *Cholesterinester*, ja sie können die beim *Cholesterin* oben geschilderten optischphysikalischen Zustände alle bieten; selten treten sie allerdings in Form nadelförmiger Kristalle auf. Die ältere Anschauung jedenfalls, daß *Lipoide* nur in Mischung mit *Cholesteriden* flüssige Sphärokristalle bilden (Aschoff 1910, Schmidt 1924), muß revidiert werden. In den reinsten Zubereitungen von *Lipoiden* konnte man die Bildung von Sphärokristallen beobachten: *Lecithin* (Lehmann 1918), *Phrenosin (Cerebron)* und *Kerasin* (Rosenheim 1908, 1937). (Siehe ferner histochemische Analyse der Nebennierenrinde S. 350).

Eränkö (1951) weist auf die Bedeutung des Wassers bzw. des darin enthaltenen Sauerstoffs bei der Untersuchung der Doppelbrechung hin. So kann man in der Nebennierenrinde der *Ratte* eine Verstärkung der Doppelbrechung erhalten, wenn man die Schnitte einige Zeit in Wasser liegen läßt.

Osmierung. Vor Anwendung der Sudanfarbstoffe zur Fettdarstellung erfolgte der Nachweis der Fettsubstanzen vor allem durch die 1864 von Max Schultze in die histologische Technik eingeführte „Osmiumsäure". Eigentlich handelt es sich um das Oxyd des achtwertigen Osmium, das Osmium —8— oder Tetroxyd. Osmium, der schwerste aller bekannten Stoffe (Atomgewicht 190,9), bildet ein besonders leicht flüchtiges Oxyd. Durch Reduktionsmittel wird es zu schwarzem OsO_2 bzw. seinem Hydrat, $OsO_2 \cdot 2H_2O$ reduziert. Hierauf beruht der mikrochemische Nachweis von Fetten, welche durch OsO_4 ihrerseits oxydiert werden.

Unter der Einwirkung des OsO_4 wird das *Neutralfett* des typischen Fettgewebes schnell tiefschwarz. In der Nebennierenrinde dagegen kann man erkennen, daß neben dieser „*primären Schwärzung*" einiger Fett-Lipoidsubstanzen andere nur eine Bräunung aufweisen. Stellt man aber nachträglich die Präparate kurze Zeit in 60—70%igen Alkohol ein, so tritt oft auch eine „sekundäre Schwärzung" der vorher erst gebräunten Substanzen hinzu. Die *primäre Schwärzung* soll vor allem an den Stellen *ungesättigter Gruppen* (—C=C—) vor sich gehen (ALTMANN 1890), wie sie besonders in der *Ölsäure* ($C_{17}H_{33}$ COOH, mit der Doppelbindung zwischen den Kohlenstoffatomen 9 und 10) in den gewöhnlichen Fettsubstanzen gegeben sind. LENNERT und WEITZEL (1951) betrachten dies als so sicher, daß sie behaupten, eine *negative OsO_4-Reaktion schließe eine ungesättigte Fettverbindung aus.*

Dispersitäts-Verhältnisse scheinen hierbei in der Beziehung zwischen Fett und OsO_4 eine Rolle zu spielen. HOERR (1936) brachte Olivenöl bzw. *Ölsäure* oder *Cholesterin* gelöst in Olivenöl, mit einer 2%igen Lösung von OsO_4 zusammen auf einen Objektträger unter das Mikroskop. In diesem Fall bildete OsO_4 das Dispersionsmittel und die Fettsubstanz die disperse Phase (Emulsion). Es kommt unter dieser Bedingung zu einer Schwärzung am Rand der Fetttropfen, die sich nur ganz langsam durch den Fetttropfen hindurch fortsetzt. Brachte HOERR andererseits wenig OsO_4 auf einen mit einem Olivenöl-Film beschickten Objektträger, dann schwärzte sich das Öl ganz schnell und ziemlich gleichmäßig; nur am Rand des Filmes blieben helle Vacuolen in den Tropfen.

Neben der *Reduktion des Fettes* verändern sich zweitens seine *Löslichkeits*-Verhältnisse. wodurch osmiertes Fett nicht mehr in gewöhnlichen Fettlösungsmitteln löslich ist. Dadurch kommt bei so behandelten Präparaten gegebenenfalls sogar eine Paraffineinbettung. Aufbewahrung unter Canadabalsam u. dgl. in Frage (s. RADU 1931: Lipoide der Interrenalzellen von *Rana*). Im übrigen ist daran zu erinnern, daß auch durch Bichromatbehandlung und andere oxydierende Agentien Fetttropfen für Fettlösungsmittel unlöslich gemacht werden können (s. u.).

Die Besonderheiten der „primären" und „sekundären" Schwärzung (s. o.) hat man zu Zwecken einer Fettdifferenzierung bei der Osmierung benutzen wollen. Die kleinen Fetttröpfchen in den Zellen parenchymatöser Organe, wie besonders auch der Nebennierenrinde, bestehen zweifellos aus recht komplexen Fettsubstanzen, beispielsweise aus Mischungen von *Neutralfetten, Cholesteriden* und *Lipoiden s. str.* Manchmal reduzieren solche Tropfen OsO_4 überhaupt nicht, gewöhnlich jedoch bis zu einem gewissen Grad (Bräunung). An solchen Tropfen die „sekundäre" Schwärzung zu erreichen, gelang zum erstenmal STARKE (1895). STARKE (1895), MICHAELIS (1901, 1902), HANDWERK (1898) haben auch bereits versucht, Erklärungen für dies merkwürdige Verhalten mancher Fetttropfen zu geben. MULON (1904d) diskutiert für die „sekundäre Schwärzung" die Wirkung des Alkohols. auch des im Handelsalkohol vorhandenen Acetons. Vielleicht könnte auch das stark oxydirende OsO_4 den Alkohol in Aldehyd und Essigsäure zersetzen. Nach PLECNIK (1902) und LEVINSOHN (nach DELAMARE 1904) sollen gerade die Fettsubstanzen der Nebennierenrinde erst durch die sekundäre Schwärzung zu erfassen sein.

Nach LISON (1933) ist das Problem der *sekundären Schwärzung* noch reichlich dunkel. Es muß auch mit der konstitutionellen Besonderheit mancher Fettstoffe zusammenhängen. So soll beispielsweise *Lecithin* keine primäre, sondern überhaupt nur eine sekundäre Schwärzung geben (WLASSAK 1898, MULON 1904, LOISEL 1901ff., BOUIN 1929, BONNEMOUR und POLICARD 1903). Nach Vorbehandlung mit Bichromaten kommt aber auch die sekundäre Schwärzung des *Lecithins* nicht mehr zustande (WLASSAK 1898). Nach BERG (nach LISON 1933) soll die sekundäre Schwärzung auf einer Lösung oder Absorption des OsO_4 durch das Fett und einer folgenden Reduktion durch den Alkohol beruhen, Alkohol reduziert recht leicht OsO_4. Die Löslichkeitsverhältnisse osmierter Fettsubstanzen sind zur Fettdifferenzierung im Schnitt herangezogen worden. Sie sollen sich bei primär bzw. sekundär schwärzbaren Fettstoffen unterscheiden. Indessen sind die Dinge nicht klar. Im allgemeinen wird behauptet, daß das „primär" geschwärzte *Neutralfett* für Fettlösungsmittel schwer- bzw. unlöslich wird, die „sekundär" geschwärzten Lipoide (= allgemein) dagegen nicht. HOERR empfiehlt daher, doch vorsichtshalber die Paraffineinbettung zu umgehen und lieber bei einer Gelatineeinbettung zu bleiben, wenn man mit Gefrierschnitten nicht auskommt. HOERR wendet mit Recht ferner gegen die Benutzung der Löslichkeitsuntersuchung osmierter Fette ein, daß beispielsweise in den lipoidreichen Zellen der Nebennierenrinde *Triglyceride* und komplizierte Fettstoffe *(Cholesteride, Lipoide s. str.)* in inniger Durchmischung vorkommen. Einige intracelluläre Fetttröpfchen schwärzen sich weder nach 24stündiger Fixierung in OsO_4 „primär", noch bei entsprechender Alkoholnachbehandlung „sekundär". Hingegen kommt es zu einer Schwärzung, wenn die Objekte längere Zeit in OsO_4-Lösung aufbewahrt werden, oder wenn die Osmierung nach einer längeren Fixation in $K_2Cr_2O_7$-haltigen Lösungen vorgenommen wird. Offenbar müssen (OWENS und BENSLEY 1929) bei der „Osmierung" 2 Phasen unterschieden werden, von denen bisher die erste, nämlich die der Reaktion ungesättigter Verbindungen, besprochen worden ist. In der 2. Phase soll es sich um eine langsamprogrediente Reduktion am Eiweißsubstrat des Gewebes handeln.

In beiden Fällen geht nach HOERR (1936b) das Reduktionsprodukt vom Zustand höherer zu dem niederer Dispersion über. Man kann im Reagensglas OsO_4 mit Alkohol reduzieren, wonach kolloidales Os langsam in eine granuläre Suspension übergeht. Dasselbe geschieht im Gewebe, wo außerdem Schutzkolloide den Prozeß noch verzögern können. In der kolloidalen Phase kann es gegebenenfalls zu Wanderungen des Os an geeignete Oberflächen kommen, welche ein verzerrtes Bild der eigentlichen Reduktionsstellen liefern.

Der Reduktionsprozeß und die oben erwähnten, nicht ganz einheitlichen Veränderungen der Löslichkeitsverhältnisse der osmierten Fetttropfen scheinen eine gewisse Unabhängigkeit voneinander zu besitzen. Das hat HOERR dadurch zeigen können, daß er das entstandene Reduktionsprodukt OsO_2 bzw. metallisches Os durch $K(MnO_4)$ bleichen konnte. Die unlöslichen Fetttropfen ließen sich dann mit Sudan III usw. nachfärben. OsO_4 in wäßriger Lösung schwärzt die Fette schneller als der OsO_4-Dampf. Da mit beiden Aggregatzuständen in der Histochemie gearbeitet worden ist, muß darauf hingewiesen werden, daß durch Wechsel der Osmierungsweise nicht vergleichbare Wirkungen am Schnitt erzielt werden können. HOERR (1936b) stellte Nebennierenschnitte nach dem Freezing-Drying-Verfahren her und brachte sie in ein Gefäß mit trockenen OsO_4-Kristallen — noch nach 6 Wochen war die Schwärzung ausgeblieben.

Viele Überlegungen hat man angestellt, um die Bedeutung der sog. *unvollständigen Oxydation der Lipoide* (allgemein) zu verstehen, wobei die Lipoidtröpfchen nicht durchgehend schwarz werden, sondern eigentümliche geschwärzte Ringe, Halbringe, Halbmonde usw. bilden (Abb. 154, s. ferner unten Fixation und Osmierung). Es handelt sich in der Tat um eine unvollständige Oxydation der Fette, denn man kann den Prozeß unter dem Mikroskop verfolgen und sehen, daß bei weiterem Angebot von OsO_4 später auch eine Schwärzung im Innern der Tröpfchen zustande kommt. Man darf also nicht solche Schlüsse ziehen, wie dies CRAMER und GATENBY (1928) getan haben, die behaupteten, daß in solchen Tröpfchen ein leichter lösliches Lipoid von einem schwerer löslichen *(Neutralfett!)* umgeben sei. Es ist wohl außerdem unwahrscheinlich, daß die meist miteinander mischbaren Fette in einem Tropfen in konzentrischen Schichten angeordnet werden. Man muß ferner daran denken, daß eine zu lange Fixierung mit OsO_4 eine so kräftige Oxydation der Lipoide (allgemein) bewirkt, daß diese wieder leichter löslich werden. Auch auf diese Weise könnte es zur Bildung solcher Halbmonde u. dgl. kommen. Es würde also nicht nur das reduzierte Os diffundieren, sondern auch das zu stark oxydierte Lipoid (allgemein). Das führt im Extrem zu den merkwürdigen Bildern, daß das gesamte Cytoplasma geschwärzt ist, die Lipoidvacuolen dagegen leer erscheinen („osmiophile" Zellen s. S. 309).

Indessen ist die Anwesenheit von Lipoid überhaupt nicht notwendig, damit es im Cytoplasma zu Osmierungen kommt. Ein frischer Gefrierschnitt kann mit Aceton oder mit heißem absoluten Alkohol und Äther entfettet werden, trotzdem schwärzt sich bei verlängerter OsO_4-Behandlung das Cytoplasma.

Bei der bisherigen kritischen Betrachtung ist das *Fixationsproblem* zurückgestellt worden, weil eine Fixation vor der Osmiumbehandlung nicht unbedingt notwendig ist. Führt man aber vor der Osmierung eine Fixierung durch oder benutzt man bei der Osmierung Fixierungsgemische (FLEMMING usw.), dann ergeben sich weitere Verwicklungen.

Da das OsO_4 nur sehr wenig in die Tiefe der Gewebsstückchen eindringt, ist es an sich vorzuziehen, die Präparate zuerst mit HELLYscher oder REGAUDscher Lösung oder mit Formol vorzufixieren. Auch längere Formolfixierung scheint verhältnismäßig wenig zu schaden (S. 298). Mit dem Problem der Fixierung hat sich HOERR (1936) genau auseinandergesetzt. Grundsätzlich warnt er vor der Benutzung zu geringer Mengen von OsO_4 in Gemischen (CHAMPY, FLEMMING usw.). Durch die Fettoxydation kommt es zu einem so starken Konzentrationsabfall, daß starke Verschiebungen in der Zusammensetzung des Fixationsgemisches auftreten. Wird das Gleichgewicht zwischen Fetttröpfchen und organischem Substrat zu sehr gestört, dann entstehen falsche Bilder. So bewirkt z. B. die Essigsäure mancher Fixationsgemische (BOUIN!) eine Hydrolyse einiger Lipoide (allgemein), wodurch eine Diffusion der einzelnen Lipoidkomponenten durch das ganze Cytoplasma hindurch verursacht werden kann. Die Folge ist eine komplette Schwärzung der Zelle (s. a. S. 309). In welcher Weise sich die Fixation auf die Osmierungseffekte auswirken kann, zeigt die Abb. 154.

Es war bereits auf S. 306 bemerkt, daß nach der Reduktion des OsO_4 bzw. der Fettoxydation eine Veränderung der *Löslichkeit* der Lipoide (allgemein) einsetzt. Schon MULON (1903) behauptete, daß die primär geschwärzten Lipoide für die Fettlösungsmittel nicht mehr löslich sind, die primär nur grau oder graubraun osmierten Lipoide hingegen in verschiedenen Fettlösungsmitteln weiterhin löslich bleiben (Terpentinöl, Bergamottöl, Cedernholzöl). ROMEIS (1948) meint, daß das mit OsO_4 geschwärzte Fett in absolutem Alkohol ziemlich unlöslich sei, mehr oder weniger leicht löslich in Xylol, Toluol, Benzol, Äther, Kreosot, Terpentin, Thymen usw. Schwerer geht es in Chloroform, Nelkenöl, Bergamottöl oder Terpineol in Lösung. Am besten bleibe es in Cedernholzöl, Paraffinum liquid. und Glycerin erhalten. Nach M. B. SCHMIDT (1924, 1925) soll der Schutz des oxydierten Lipoids gegen Lösung dadurch gegeben sein, daß die Lipoidteilchen von Osmium umhüllt werden. Eine wirkliche Verbindung von Lipoid und Metall ist indessen nach dem oben Gesagten unwahrscheinlich. Die osmierten Substanzen der Nebennierenrinde lösen sich auch in Bergamottöl und Chloroform leicht (H. RABL 1891).

Zur *Technik der Osmierung* s. ROMEIS (1948) §§ 1060—1063, ZWEIBAUM (1933) und HOERR (1933b).

Für den Histochemiker ergibt sich nun die entscheidende Frage, ob durch Osmierung eine sichere Erfassung der Gruppe der Triglyceride, Cholesteride und Lipoide s. str. und überdies eine Differenzierung innerhalb dieser Gruppe möglich ist. Aus den theoretischen Erwägungen über den Reaktionsmechanismus der Osmierung geht bereits hervor, daß wir keine großen Erwartungen an die Methode in bezug auf Fettspezifität oder -differenzierung knüpfen können. Nach LISON (1933) ist die Osmiummethode für den Histochemiker überhaupt nicht brauchbar. Schon SCHULTZE und RUDNEFF (1865) stellten fest, daß alle mög-

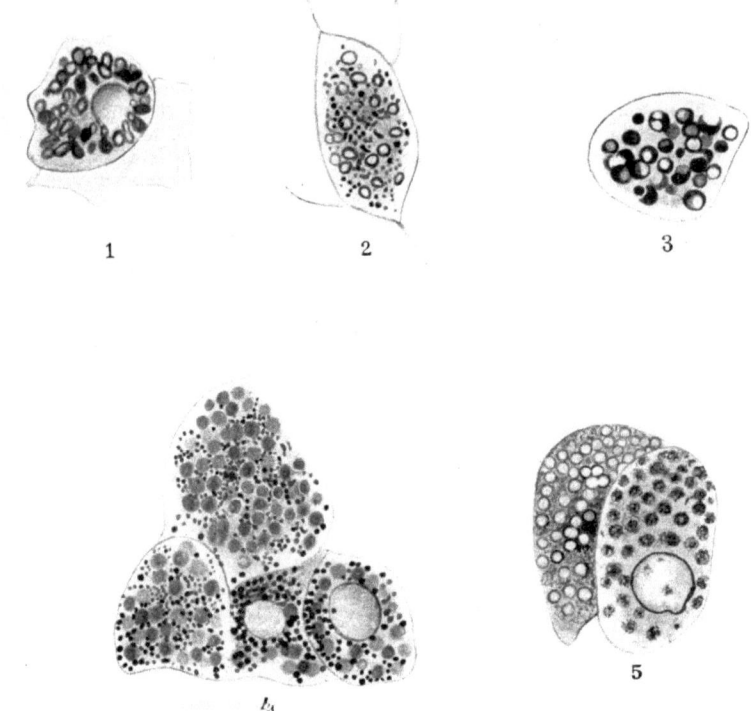

Abb. 154. Wirkung der Fixierung auf die Osmierung von Fett- und Lipoidsubstanzen in Nebennierenrindenzellen des *Meerschweinchens*. *1* Fixierung in BENSLEYS A.O.B.-Lösung, 1 Woche. Teilweise Verschmelzung der Lipoidtröpfchen, die meisten besitzen eine dunklere Peripherie und ein helleres Zentrum. *2* Fixierung in ZENKER-Formol, 24 Std, danach 2%ige OsO$_4$, 6 Tage. Ringbildung in den Lipoidtröpfchen, teilweise Mitochondrien mitgefärbt. *3* Fixierung in CHAMPY-Lösung, 4 Tage. Halbmondförmige Schwärzungsbilder in den Lipoidtröpfchen. *4* Fixierung in ZENKER-Formol, 24 Std, danach 3%ige Bichromatlösung, 24 Std, danach 2%ige OsO$_4$, 6 Tage. Ziemlich gleichmäßige, grauschwarze Anfärbung der Lipoidtröpfchen, Mitochondrien tiefschwarz. *5* 10%iges Formol, 24 Std, danach 2%ige OsO$_4$, 6 Tage. Sehr wechselnde Färbeeffekte. Aus HOERR 1936b.

lichen anderen Substanzen außer den Fettstoffen mit OsO$_4$ reagieren können. Ja es bedarf überhaupt nicht der Anwesenheit von Fettstoffen und doch kann bei längerer Osmiumbehandlung eine Schwärzung des Cytoplasmas zustande kommen (HOERR 1936).

Wir müssen also schon den ersten Teil unserer oben gestellten Frage verneinen. *Osmierung bedeutet keine sichere Erfassung von Fett-Lipoid.* Trotzdem muß auch der zweite Teil unserer Frage einer Betrachtung unterzogen werden, und zwar deswegen, weil man beobachtet hat, daß vor allem das reine OsO$_4$ so unspezifische Oxydationen bewirkt, während OsO$_4$ in Gemischen in gewisser Weise auf bestimmte Stoffe „gelenkt" werden könne (LISON 1933).

Versuche, mit Osmium bestimmte Untergruppen der Fette-Lipoide zu fassen, sind alt (ALTMANN 1890, UNNA 1894, STARKE 1895, HANDWERK 1898, 1899). Besonders MULON (1904d) hat sich dann mit der Untersuchung der OsO$_4$-Wirkung in vitro beschäftigt. Eine sofortige Schwärzung ergab sich mit *Olein*, während *Palmitin* und *Stearin* kaum reagierten. MULON bezog daher eine sofortige Schwärzung im Gewebe auf die Anwesenheit von *Olein*, die Nuancierungen nach gelbbraungrau auf verschieden starke Beimischungen von *Palmitin* bzw. *Stearin*. Die besondere Affinität zur *Ölsäure* bzw. zum *Olein* seitens OsO$_4$ ist später immer wieder bestätigt worden (unter anderem von ZWEMER 1933). Der ungesättigte Charakter dieser Fettsäure dürfte die Erklärung für dies Verhalten geben.

LISON (1933) sagt, daß das reine OsO_4 an allen möglichen Stellen im Cytoplasma oxydierend wirken kann, daß man aber beispielsweise durch vorgängige Oxydierung (mit Chromsäure, einem Bichromat usw.) eine mehr oder weniger spezifische Verlaufsform der Reaktion erzwingen könne. So soll sich z. B. das *Myelin* der Markscheiden mit reinem OsO_4 schwärzen (RANVIER 1882, 1888), nicht dagegen in einer Mischung von OsO_4 mit $K_2Cr_2O_7$ (WLASSAK 1898, MARCHI). *Cholesterin* verhält sich gerade umgekehrt. LISON (1933) weist ferner darauf hin, daß sich nicht alle Fettsubstanzen mit Osmium erreichen lassen, ja sogar ungesättigte Fettsäuren sollen unter bestimmten Bedingungen nicht reagieren können: *Natriumoleat* (FAVRE und ANDRÉ, nach LISON 1933), *Ölsäure* (ROSSI 1907).

Die Unterscheidung von NOËL und PALLOT (1934) in mit Scharlachrot darstellbare Leberfette und in „graisses insolubles dans l'alcohol et colorables par OsO_4" bringt uns bei den Nebennierenrindenlipoiden nicht viel weiter.

Systematische Testungen von Fetten auf Papierblättchen hat ESCHER (1919) mit OsO_4 vorgenommen. Es reduzierten *Triolein*, *Leinöl* (stark), *Ölsäure* (schwach), *Linolensäure*, *Cholesterinoleat* (kristallisiertes *Cholesterin* reagiert nicht), Hirn- und Eigelb-*Lecithin*.

Ähnliche Testungen mit OsO_4 führte HOERR (1936) durch. Auch er kommt zu dem Schluß, daß die schnelle, primäre Reduktion (innerhalb von 5—20 min) nicht mit Sicherheit auf die Anwesenheit von Fetten bzw. ungesättigten Fettkomponenten, sondern überhaupt nur auf die Anwesenheit reduzierender schließen läßt. Einen schlagenden Beweis sieht er darin, daß bei Behandlung von Nebennierenschnitten mit OsO_4-Dämpfen sich zuerst das *Mark* schwärzt (MULON 1904, CRAMER 1918). Das Adrenalin besitzt bekanntlich stark reduzierende Eigenschaften (S. 418ff.). HOERR (1936) testete folgendermaßen: Herstellung von Nebennierenrindenschnitten nach der ALTMANN-GERSH-Technik (GERSH 1932), Einbettung in Paraffin, Entfernung von Paraffin und Lipoid-Fetten mit Fettlösungsmitteln (Äther). Es bleibt nun nur ein cytoplasmatisches (Eiweiß-) Gerüst übrig, in dessen „Vacuolen" die zu prüfenden Fette-Lipoide eingebracht werden (vgl. ESCHERS Zigarettenpapiermethode). Aus diesen Untersuchungen geht mit Sicherheit hervor, daß die alte Faustregel: *Glyceride* schwarz, *Cholesteride* und *Lipoide* (s. str.) braun nicht mehr angewendet werden darf. FLEXNER und GROLLMAN (1939) sahen die Reduktion von OsO_4 als einen Indicator für die Rindenaktivität an. BENNETT (1940a) beobachtete, daß in der sekretorischen Zone (s. S. 110) der Katzen-Nebenniere die Lipoidtropfen durch OsO_4 geschwärzt werden, zugleich konnte er zeigen, daß *Desoxycorticosteronacetat* (Filtrierpapierversuch) mit OsO_4 reagiert. Nach HOERR (1936b) schwärzt sich *Cholesterin* mit OsO_4: "It is hence probable that the reduction of osmic acid in the secretory zone is at least in part due to the actual presence of the adrenal cortical sterones..." Da aber andererseits auch in der senescenten marknahen Zone Zellen mit osmiophilen Tropfen vorkommen, muß die OsO_4-Reaktion in der Rinde mit Kritik bewertet werden.

Zusatz: Die sog. „osmiophilen" Zellen der Nebennierenrinde. Nach HOERR (1936) handelt es sich um nichts anderes als Produkte einer zu langen Osmierung. CIACCIO hatte den Namen für Rindenzellen eingeführt, welche im gesamten Cytoplasma nach OsO_4 eine Schwärzung aufwiesen. Nach HOERR kommt es aber bei zu lang ausgedehnter Osmierung erstens zu einer Diffusion des Os ins Cytoplasma, zweitens zu einer sekundären Löslichkeit der anfänglich durch die Osmierung unlöslich gemachten Fette-Lipoide (s. o.). In solchen Zellen können die Verhältnisse sich schließlich umkehren. Das Cytoplasma schwärzt sich, die Fett-Lipoidvacuolen bleiben als helle Aussparungen übrig.

Cholesterinnachweise. Im *Cholesterin* haben wir ganz zweifellos eine Grundsubstanz vor uns, welche mit den aktiven Rindensteroiden in engster Beziehung steht. Da zudem die histochemischen Nachweismethoden für *Cholesterin*(-verbindungen) einen gewissen Grad von Sicherheit besitzen, so daß von einem (später zu erörternden) Schwellenwert an eine *qualitative Analyse* von Nebennierenrindenschnitten auf *Cholesterin* lohnt, ist der *Cholesterin*-Nachweis aus der histochemischen Untersuchung des Organs nicht mehr wegzudenken. Auch hier wollen wir uns vorerst den methodologischen Problemen zuwenden.

Löslichkeit. Obgleich *Cholesterin* in reinem Wasser, angesäuertem oder alkalischem Wasser unlöslich ist, löst es sich vollkommen in einigen speziellen wäßrigen Flüssigkeiten, wie z. B. im Blutserum. Es soll sich hier in einem diffusen Zustand befinden (POLICARD 1914) und mit Serumproteinen in unbekannter Weise verbinden. In einer ähnlichen Form findet es sich praktisch in allen Geweben und kann aus diesen nur isoliert werden, wenn seine Bindung mit dem Cytoplasma zerstört wird. In den Nebennierenrindenzellen liegt es daneben offenbar gemischt mit *Triglyceriden* und *Lipoiden* (s. str.) in den Tröpfchen der „Spongiocyten" ohne enge Bindung ans Cytoplasma vor.

Versuche, das *Cholesterin* im Schnitt nachzuweisen, wurden zuerst mit Hilfe des *Polarisationsmikroskopes* vorgenommen (S. 304f.). So hat schon KINGSBURY (1911b) die Doppelbrechung in der Nebennierenrinde auf „Myelin"kügelchen bezogen, in welchen er *Cholesterin* und *Ölsäure* in chemischer und physikalischer Bindung vermutete.

Im *frischen Gewebe* (Gefrierschnitte durch die unfixierte Nebennierenrinde, eventuell Zupfpräparat in isotonischem Serum u. dgl.) sollen nach POLICARD (1914) die *Cholesterinester* in Form kleiner, im allgemeinen unter $2\,\mu$ messender Tröpfchen zu finden sein. Nach ADAMI und ASCHOFF (1906) handelt es sich (bei gewöhnlicher Körpertemperatur) um ,,flüssige" Kristalle (s. o. S. 305).

Solche doppeltbrechende Tropfen finden sich in Gefrierschnitten der Nebenniere nur bei ziemlich hohem *Cholesterin*-Gehalt. Welche Schwellenwerte von *Cholesterin* ungefähr notwendig sind, um eine Anisotropie in der Rinde hervorzurufen, lehrt folgende Überlegung. BEUMER (1914) fand bei der *chemischen* Analyse von 100 frischen *Schafs*-Nebennieren 27% freies *Cholesterin* (=% der Trockensubstanz), 5% *Cholesterinester*, 1,3% *Fettsäuren* und 50% *Lecithin*. Interessant ist nun, daß beim *Schaf* histochemisch gar nicht so viel ,,Fett" in der Nebennierenrinde nachzuweisen ist, insbesondere gar nicht viel doppeltbrechende Substanzen vorhanden zu sein scheinen (bei 25% Cholesterin!). Trotzdem glaubten LANDAU und MCNEE (1914) in *Kaninchen*-Nebennieren die chemisch-analytisch festgestellte *Cholesterinmenge* mit der Stärke der Doppelbrechung im Schnitt in Proportion bringen zu können.

Eine wichtige Rolle spielt hierbei die *Temperatur*. Wenn man die Temperatur des Frischpräparates erniedrigt, bilden sich die Tröpfchen in echte nadelförmige Kristalle um, welche stark doppeltbrechen. Wenn man dagegen erwärmt, schmilzt der flüssige Kristall und verliert seine Doppelbrechung. Die Tröpfchen verschmelzen miteinander zu einem größeren Tropfen.

Auf solchen Temperaturwirkungen mag es beruhen, daß manche Untersucher beispielsweise in der Nebennierenrinde von *Cavia* überhaupt keine Doppelbrechung gefunden haben, während sie dagegen von WELTMANN (1913) behauptet wird. Es gelang ihm sogar, die Menge des doppeltbrechenden Lipoids durch Verseifung der Lipoide mit einer gesättigten Seifenlösung in Methylalkohol zu steigern (s. a. HOERR 1936c). Andererseits kann es aber auch auf solchen Temperatureinflüssen beruhen, daß einige Autoren behauptet haben (PARAT 1927, nach DOYLE 1933), *Cholesterin* sei überhaupt nicht doppeltbrechend. DOYLE (1933) meint, daß die schwindende Doppelbrechung entweder auf einer Lösung des *Cholesterins* oder auf seiner Maskierung durch Lipoide anderer Art beruhe.

Vielleicht betrifft dieses Temperaturproblem auch die Beobachtung, daß gelegentlich in den Rindenzellen der *Meerschweinchen*-Nebenniere größere Fetttropfen auftreten, die nach HOERR (1936c) als Zeichen für einen *Cholesterinestergehalt* an diesen Stellen gewertet werden können (s. S. 300). Werden die durch Erwärmung künstlich erzielten gröberen Tropfen wieder abgekühlt, dann gewinnen sie ihre Doppelbrechung wieder. Es scheint aber dabei das *Cholesterin* bzw. seine Ester nicht in den alten Zustand zurückzukehren, sondern sich in eine konzentrisch geschichtete Masse umzusetzen, was durch das Auftreten von Achsenkreuzen beim Polarisieren angedeutet wird.

Will man *fixieren*, so darf man praktisch nur *Formol* verwenden. Dabei ist zu bedenken, daß nach HOERR (1936c) frische Gefrierschnitte gewöhnlich mehr doppeltbrechende Substanzen zeigen als das formalinfixierte Material (S. 298, 299 war aber auf Veränderungen nach *längerer* Formolbehandlung hingewiesen). Andere behaupten, daß das Formol (kurz angewendet) keine Veränderung des *Cholesterins* oder seiner Ester setze.

Bei der *Formalinfixation* muß die *Temperatur* ebenfalls beobachtet werden (s. S. 301, 304, 305). Fixiert man bei Zimmertemperatur, dann nehmen die Tröpfchen der *Cholesterinester* die Gestalt nadelförmiger Kristalle an. Formol wirkt also wie die Kälte im frischen Schnitt (s. o.). Diese Tatsache erklärt den öfters erwähnten Befund von nadelförmigen Kristallen in der Nebennierenrinde.

Was nun die Frage anlangt, wieweit man den Befund von Doppelbrechung in der Nebennierenrinde = *Cholesterin*(-ester) setzen darf, so ist diese nicht eindeutig zu beantworten. YOFFEY und BAXTER (1947) haben Bedenken, glauben aber diese dann hintanstellen zu können, wenn beispielsweise die SCHULTZsche Reaktion (s. u.) in der gleichen Gegend positiv ausfällt.

Die histochemischen Reaktionen auf *Cholesterin* gehen letztlich auf die LIEBERMANN-SALKOWSKYsche Probe der physiologischen Chemiker zurück (auch LIEBERMANN-BURCHARDTsche Probe genannt). Zu einer Lösung von *Cholesterin* in Chloroform gibt man 10 Tropfen Eisessig und 1 Tropfen konzentrierte Schwefelsäure; es entsteht eine rosaviolette, später in Grün umschlagende Farbreaktion. Da nun die Schwefelsäure auf den Schnitt verheerend wirkt, bestanden die histochemischen Modifikationen der LIEBERMANN-Reaktion darin, diese Wirkung auszuschalten.

Zuerst hat GOLODETZ (GOLODETZ und STÖCKER, nach LISON 1933) eine Modifikation empfohlen, welche heute aber kaum noch benutzt wird (ROMEIS 1948, § 1081). Eine ähnliche Reaktion soll KEINTZ, der statt Formol + Schwefelsäure wie bei der GOLODETZ-Reaktion Formol + Jod verwendete, angegeben haben. Nach BRUNSWICK (1922, 1923) können bei diesen Reaktionen auch andere Stoffe eine braunrote Färbung geben. Im übrigen scheint nur freies *Cholesterin* zu reagieren.

Eine Verbesserung bedeutet die Methode von ROMIEU (1925b), heute aber von der ein Jahr älteren SCHULTZschen Reaktion (1924, 1925) verdrängt, die nun zweifellos die sichersten Resultate gibt. ROMIEU fixiert in Formalin oder BOUINscher Lösung ohne Essigsäurezusatz (!). Nach längerer Härtung des Gewebes in 95%igem Alkohol werden Gefrierschnitte hergestellt, auf dem Objektträger aufgezogen und mit Löschpapier angedrückt. Bei Zugabe von einem Tropfen konzentrierter Schwefelsäure färbt sich der Schnitt bei Anwesenheit von *Cholesterin* in 3—15 sec hellrosa-graurot. Mit 2—3 Tropfen Eisessig kann eine Neutralisierung vorgenommen werden. Nach Auswaschen wird der Schnitt mit einem Deckglas gegen Luft abgedichtet. Der Schnitt verfärbt sich an den *cholesterin*haltigen Stellen nun dunkelrotviolett. Die Färbung hält sich nur einige Stunden.

Im allgemeinen verwendet man jetzt die Methode von A. SCHULTZ (1924, 1925), bei welcher gleichzeitig ein Gemisch von Eisessig und Schwefelsäure zur Anwendung kommt. Zweitens wird durch eine vorgängige Oxydation das *Cholesterin* in ein *Oxycholesterin* verwandelt. Technik nach ROMEIS (1948, § 1079).

Die *Spezifität der Reaktion* ist erwiesen (LISON 1933). Einwände ARNDTS (1925a), daß SCHULTZ-Reaktion und Doppelbrechung selten übereinstimmen, sprechen eher gegen die Polarisationsmethode (s. o.) als gegen die SCHULTZ-Reaktion. Einwände von KIMMELSTIEL (1925) scheinen durch die Arbeiten von SCHULTZ und LÖHR (1925), LAUX (1926), KAUFMANN und LEHMANN (1926) widerlegt. Nach LISON (1933) ist nicht die blaue (violette, rote) Farbe zu Beginn der Reaktion entscheidend, sondern die Umwandlung dieser Farben in Grün nach einiger Zeit. Denn Schwefelsäure allein kann bereits mit Stoffen, welche mit *Cholesterin* gar nichts zu tun haben, blaue und rote Farben geben *(Carotin, Carotinoide, Cerebroside)*. Man sollte daher immer eine Probe mit Schwefelsäure allein machen!

Bei Modellversuchen mit Zigarettenpapier (s. früher) hat SCHULTZ (1925) noch eine Reaktion mit *Oleat* gefunden *(cholesterin*frei?), kaum mit Acetat, Valerinat, Stereat usw. Gänzlich negativ sollen sich Gemische von *Cholesterin*(estern) mit *Neutralfett* verhalten; ebenso war *Lecithin* negativ. KAUFMANN und LEHMANN (1926) fanden die Reaktion bei Prüfung an *cholesterin*freien Fetten und Fettgemischen niemals positiv, dagegen bei einer Reihe von Fällen trotz Anwesenheit von *Cholesterin* negativ, besonders bei Mischungen, in welchen *Glycerin, Phrenosin, Kerasin* vorhanden waren. Während also der positive Ausfall der Reaktion für die Anwesenheit von *Cholesterin(estern)* spricht, bedeutet negativer Ausfall nicht viel (s. a. oben S. 310). Die Frage der Spezifität der Reaktion wird neuerdings wieder von EVERETT (1945, 1947) und DEMPSEY (1948) diskutiert. Nach EVERETT (1947) kann man mit dem SCHULTZ-Test Oxycholesterin, Diole oder Cholesterin und Cholesterinester erfassen, wenn das Verhältnis des Cholesterin zu den anderen Fetten mindestens 1:10 beträgt. Für *Cholesterin* spricht der positive Ausfall der Acetylchloridreaktion nach GÖTZ (1934).

Auch bei den Methoden von SCHULTZ oder ROMIEU wirkt die Schwefelsäure auf den Schnitt zerstörend ein. Um die Säure ganz zu vermeiden, benutzten LEULIER und NOËL (1926) die WINDAUSsche (1909) *Digitoninmethode*. Das Digitonin verbindet sich nach WINDAUS mit *freiem Cholesterin* zu einer in Alkohol unlöslichen Verbindung und bildet Kristalle, die sehr verschieden von *Cholesterin-* und Digitoninkristallen sind. Nach LISON (1933a) sind die Digitonin-Sterinkristalle unlöslich in Wasser, Aceton, Äther, sehr wenig löslich in kaltem 96%igem Alkohol, etwas besser in kochendem Alkohol, sehr gut in Eisessig und Pyridin. Die Fällung mit Digitonin ist quantitativ. Die Reaktion kann in neutralem Milieu ausgeführt werden (Technik ROMEIS 1948, § 1080), für die Schnitte besteht somit keine Gefahr. LEULIER und NOËL (1926) verwendeten zuerst eine 1%ige Lösung von Digitonin in 95%igem Alkohol, welche sie etwa 8 Tage auf Nebennieren einwirken ließen (= Fixation und Kristallisationsprozeß). Es fiel ihnen aber im Polarisationsmikroskop auf, daß es aussah, als ob die Kristalle gegen das Mark hin gedrängt würden. Das könnte auf dem schnellen Eindringen des Alkohols beruhen. Andererseits könnte der starke Alkohol auch das Cholesterin der Peripherie gelöst haben. Sie verwendeten daher später eine 1%ige Lösung in 35—50%igem Alkohol eine Woche lang. Die Gefrierschnitte können leicht mit Hämatoxylin-Eosin nachgefärbt werden. Sie werden mit Glyceringelatine eingedeckt. Positive Reaktion: nadelförmige, doppelbrechende Kristalle, solitär oder in sternförmiger Gruppierung, besonders in der Zona fasciculata. Ein Beweis dafür, daß es sich tatsächlich um eine *Cholesterin*-Reaktion handelt, kann darin gesehen werden, daß benachbarte Schnitte nach Alkoholbehandlung die Digitoninwirkung nicht mehr zeigen. Die Methode ist von BRUNSWICK (1922) bereits mikrochemisch benutzt worden. Er verwandte eine 0,5%ige Lösung in 85%igem Alkohol. Mit dieser Konzentration arbeitet auch ROMEIS (1948, § 1080). Die Reaktion geht schnell vor sich. Das benutzte Glasgerät muß ganz sauber sein. Es genügt schon ein Fingerabdruck, um wegen des Gehaltes des menschlichen Schweißes an *Cholesterin* eine pseudopositive Reaktion hervorzubringen.

LEULIER und REVOL (1930) versuchen, eine Differenzierung zwischen *Cholesterinestern* und freiem *Cholesterin* im Schnitt durchzuführen. Statt des Digitonins verwenden sie ein Guajac-Saponin, welches mit *Cholesterin* und *Ergosterin* sehr deutliche Kristalle gibt, die eine Verwechslung mit den Nadeln des freien *Cholesterins* ausschließen sollen. Man geht zur Analyse des *Cholesterins* im Schnitt nunmehr folgendermaßen vor. Fixation: Formol (24 Std). Teilung des Gewebes in 2 Teile.

A. Gefrierschnitte als Testobjekte, Untersuchung ohne Färbung oder nach Färbung mit *Sudan III* bzw. *Nilblausulfat*. (Achtung: Temperatur! s. S. 304.)

B. Digitonin oder ein Saponin. 8—10 Tage. Danach längere Zeit Waschen in Wasser. dann Schneiden und Färbung wie bei A. Polarisationsmikroskop. Dabei soll *Sudan III* (jedoch nicht *Nilblausulfat*) die Doppelbrechung der *Cholesterinester* löschen, dagegen nicht die des *Cholesterinester*-Digitoninkomplexes.

Oder man erwärme auf etwa 70° C. Die Esterkristalle lösen sich, nicht dagegen die des Komplexes. BENNETT (1940a) arbeitete, um den Verlust von Lipoiden durch die alkoholische Lösung zu vermeiden, eine wäßrige Digitoninlösung aus. Das Digitonin soll mit *Dehydroandrosteron* und anderen Steroiden der Nebennierenrinde, nicht aber mit den eigentlich biologisch wirksamen Steroiden Niederschläge bilden. Im wesentlichen dürfte aber die Digitoninreaktion mit *Cholesterin* zustande kommen.

Auch die SCHULTZ-Methode und die anderen hierher gehörenden Reaktionen sowie die Digitoninreaktion erfassen nur Rinden-*Cholesterin*. Das chemisch im Mark sicher nachgewiesene *Cholesterin* kann mit diesen histochemischen Reaktionen nicht erfaßt werden. *Cholesterin* in freiem Zustand scheint im Gewebe nur selten eine solche Konzentration zu erreichen, daß sich es histochemisch ermitteln läßt. Meist dürfte es sich um *Cholesteride* (*Cholesterinester* usw.) handeln. Während das *freie Cholesterin* unter der WINDAUSschen Reaktion die nadelförmigen *Cholesterin-Digitonin-Komplexkristalle* mit starker Doppelbrechung liefert, zeigen die *Cholesteride* in vivo nur selten den Charakter von flüssigen Sphärokristallen. Post mortem oder post fixationem dagegen können sie

a) als feste nadelförmige Kristalle, mit Doppelbrechung (aber ohne Achsenkreuz) auftreten, besonders nach längerer Fixation oder bei erniedrigter Temperatur oder im Lävulosesirup. Bei Erwärmung schmelzen diese Kristalle.

b) Sie können als flüssige Tröpfchen erscheinen, als doppeltbrechende Sphärokristalle mit einem Achsenkreuz. Wenn die Doppelbrechung nur schwach ist, dann bieten nur die Ränder des Tröpfchens diesen Anblick. Das Zentrum bleibt dunkel. Die Tröpfchen bleiben im Zustand flüssiger Sphärokristalle innerhalb von 2 Temperaturgrenzen. Unterhalb des Schmelzpunktes gehen sie in die Form eines soliden Kristalls über. Oberhalb des eigentlichen Schmelzpunktes liegt eine weitere Temperaturgrenze, nach deren Überschreitung eine vollkommene Verflüssigung unter Preisgabe jeglicher Kristallerscheinungen vor sich geht. Bei gewöhnlicher Temperatur befindet man sich meist zwischen diesen beiden Grenzen. Die Doppelbrechung der Sphärokristalle wird durch Färbung *(Sudan III, Nilblau)* oder *Osmierung* vermindert oder gelöscht.

Eine Fällung mit Digitonin ist im allgemeinen typisch für alle Sterine, welche eine Hydroxylgruppe an C-3 besitzen (FERNHOLZ 1935, REICHSTEIN 1936c). In erster Linie kommt also wieder Cholesterin in Betracht. Nur wenn nachgewiesen werden kann, daß ein und dieselbe Substanz neben der Digitoninreaktion auch noch die Phenylhydrazinreaktion gibt. kann man auch an Ketosteroide denken (CLAESSON und HILLARP 1947) — eine Bedingung. die im Schnitt schwer befriedigend erfüllt werden kann.

Mit der *Osmierung* ist das *Cholesterin* nicht eindeutig zu erfassen. Mit OsO_4 ist *freies Cholesterin* nicht zu schwärzen (s. a. S. 309). Nach WLASSAK (1898) soll dies dagegen durch eine Mischung von $OsO_4 + K_2Cr_2O_7$ möglich sein. Die alte Behauptung, daß nach OsO_4 die *Glyceride* schwarz, die *Cholesteride* und andere *Lipoide* braun erscheinen, kann heute nicht mehr aufrechterhalten werden (S. 309). HOERR (1936) erwähnt, daß *Cholesterin*-Kristalle auch nach Auflösung in der Wärme nicht mit OsO_4 geschwärzt werden können. Mit anderen Worten: auch in bezug auf das *Cholesterin* erscheint das OsO_4 mehrdeutig und schließlich ganz überflüssig.

Zusammenfassend können wir sagen, daß als Teil einer sog. „battery" von Untersuchungsmethoden der Nebenniere die Untersuchung auf *Cholesterin* und *Cholesterinester* von ganz beträchtlicher Bedeutung ist. Die „battery", d. h. die Anwendung einer Vielzahl von Methoden, erscheint noch unbedingt notwendig, weil es keine vollkommene histochemische Methode gibt. Andererseits macht immer wieder die Tatsache besondere methodische Schwierigkeiten, daß in den Nebennierenrindenzellen weder *Cholesterin* noch *Steroidhormone* usw. getrennt nebeneinander liegen, sondern untereinander verbunden und in die Maschen des Cytoplasmagitters geknüpft sind, so daß es kaum chemisch exakt definierte Orte gibt, auf welche die Reagensglaschemie unmittelbar anwendbar ist. Wir müssen die Rindenzellen mit vielen Methoden abtasten. Dazu gehört der *Cholesterin*-Nachweis, wobei immer wieder berücksichtigt werden muß, daß trotz des chemischen Titels „*Cholesterin*-Nachweis" vielleicht dem *Cholesterin* nahestehende oder verwandte Produkte eher erfaßt werden als das chemisch definierte Gebilde *Cholesterin*. Umgekehrt dürfen wir uns nicht wundern, daß Reaktionen, welche zur Erfassung anderer Substanzen als „spezifisch" angegeben wurden, in höchst verdächtiger Weise an den Orten des „*Cholesterins*" angreifen (Phenylhydrazinreaktionen, Fluorescenz usw.). Sehr labile chemische Stoffe auf der einen Seite, relativ breite spezifische Reaktionen auf der anderen Seite — das ist die augenblickliche Situation der Histochemie der Nebennierenrinde, wie mir scheint.

Man ist daher, wie gesagt, zur Anwendung der „battery" gezwungen. Entmutigend sind nun ihre Ergebnisse keineswegs. So haben ROGERS und WILLIAMS (1947) gerade an normalen und lipoidarmen menschlichen Nebennieren histologische, histochemische und chemische Untersuchungen parallel ausgeführt („battery": Phenylhydrazintest, Sudan IV, Doppelbrechung, Fluorescenz, SCHULTZ-Reaktion, Digitonin usw.). Die Ergebnisse ließen sich mit denen der chemischen Untersuchung in gute Übereinstimmung bringen.

Die im folgenden genannten Reaktionen werden teilweise oft bei der Untersuchung der Nebennierenrindenlipoide (allgemein) verwendet, erscheinen aber noch weniger „spezifisch", obschon sie dieses Attribut gerade gelegentlich zugeschrieben erhalten. Noch am häufigsten wird das *Nilblausulfat* als Ergänzung der allgemeineren *Sudan*-Färbung verwendet. Mag die Bedeutung des Farbstoffes für die Fettdifferenzierung umstritten sein, die mit ihm feststellbare *Metachromasie* mancher Lipoide (allgemein) spielt gerade in den Rindenzellen der Nebenniere eine besonders große Rolle. An Hand der LISONschen Arbeit (1935) wollen wir einige theoretische Erwägungen über den Farbstoff und seine Metachromasie anstellen.

Nilblausulfat. Nach den meisten Autoren, die sich mit den Färbungseigenschaften des Nilblausulfats abgegeben haben (PAPPENHEIM, nach LISON 1935, DIETRICH 1910, EISENBERG 1910, FAURÉ-FRÉMIET 1910, 1911, FAURÉ-FRÉMIET, MAYER und SCHAEFFER 1910, LANGERON 1934), sollen die Lösungen von Nilblausulfat stark hydrolysiert sein. Neben dem blauen Farbsalz existiert in der Lösung die rote freie Base. So enthalte die wäßrige Lösung schließlich das blaue, in Wasser leicht lösliche Salz, zweitens die rote freie Base, welche in Wasser wenig löslich ist, drittens Sulfationen. Die in Wasser schlecht lösliche Base ist dagegen auch ordentlich gut in Fetten löslich (bzw. in Fettlösungsmitteln). Daher sollen sich die *Neutralfette* mehr oder weniger stark rot anfärben. Dagegen verbinden sich *Fettsäuren* bzw. Fette und Lipoide, welche Fettsäuren in geeigneter Position enthalten, mit der freien Base des Nilblausulfats, wodurch eine Seife von blauer Farbe entstehen soll. L. J. SMITH (1906, 1907) hatte die freie Base als ein Oxazin, die rote Farbe als ein Oxazon angesehen (vom Phenoxazin abzuleitende Farbstoffe, Näheres s. KARRER 1950). Die Blaufärbung stellte SMITH sich nach folgender allgemein gehaltener Formel vor: Nilblausulfat + Oleinsäure = Nilblau oleat + Schwefelsäure.

LISON (1935) sieht in der Metachromasie das entscheidende Problem der Nilblaufärbung. Seit PAUL EHRLICH (1877) nennen wir *Metachromasie* die Erscheinung, daß ein chemisch definierter reiner Farbstoff verschiedene Gewebsbestandteile in verschiedener Farbe färbt. Eine Theorie der Metachromasie, die Hydrolysetheorie von HANSEN (1905, 1908), erklärt die metachromatischen Farberscheinungen von Zellelementen nicht fettiger Natur durch einen Mechanismus, der vollkommen mit der allgemeinen Theorie des Nilblaufarbmechanismus übereinstimmt. Nach HANSENs Theorie wird nämlich der metachromatische Farbstoff hydrolytisch dissoziiert, enthält also neben dem Farbsalz die freie Base, wobei beide in der Farbe different sind. Bei der Metachromasie zeigt ein Teil der Strukturen die Farbe der Base, ein anderer die des Salzes.

In der Tat: Schüttelt man eine wäßrige Lösung von Nilblau mit einem organischen Lösungsmittel (Benzol, Toluol, Chloroform), so kann man eine rot gefärbte Substanz ausziehen, die freie Base des Nilblausulfats nach klassischer Anschauung. Indessen konnte LISON (1935) nachweisen, daß die Dinge komplizierter liegen. Wenn man eine verdünnte Lösung von Nilblausulfat (etwa M/300 = rund 0,1%) mit dem gleichen Volumen Toluol schüttelt, färbt sich das Toluol gelborange. Dekantiert man die blaue Lösung, so kann man den Prozeß mehrmals wiederholen. Spektroskopische Prüfung ergibt, daß die Toluolfraktion eine Absorptionsbande mit einem Maximum um 482 mμ besitzt; dies Spektrum ist identisch mit dem der Toluollösung der freien Base des Nilblaus. Läßt man an der freien Luft derartige Toluollösungen verdampfen, so erhält man als Rückstand blaue Kristalle. Diese lösen sich nicht mehr in Toluol, wohl aber in Wasser, und zwar mit blauer Farbe, wobei das Spektrum der Lösung fast identisch mit dem wäßriger Lösungen von Nilblausulfat ist. Säuert man aber mit HCl an, so entsteht ein Niederschlag von Chlorhydrat des Nilblaus + CO_2. Mithin mußte die oben geschilderte Substanz das Carbonat des Nilblaus gewesen sein, entstanden durch Einwirkung des CO_2 der Luft auf die gelborangene Verbindung im Toluol (s. o.), welche der freien Base des Nilblaus entspricht. R. HEIDENHAIN (1888) hat gezeigt, daß die freie Base des Nilblaus sich an der Luft mit Kohlensäure verbindet; sie ist geradezu ein Reagens auf CO_2. Somit sind also *verdünnte* Lösungen von Nilblau hydrolysiert und enthalten eine beträchtliche Quantität freier Base, wie die klassische Hypothese aussagt.

Doch ein zweites kompliziert die Verhältnisse. Wenn man eine Toluollösung der reinen Base des Nilblaus mit einer wäßrig verdünnten Lösung von Schwefelsäure schüttelt, dann entfärbt sich das Toluol völlig, während die wäßrige Lösung blau wird: Schwefelsäure + freie Base des Nilblaus (im Toluol) geht über in Nilblausulfat (unlöslich in Toluol, leicht löslich im Wasser).

Ganz anders verläuft die Reaktion, wenn man mit weniger verdünnten Lösungen, etwa M/30 = etwa 1%, arbeitet. Das Toluol wird rosa mit einer deutlich goldgelben Fluorescenz. Wiederholt man die Extraktion, dann vermindert sich die Menge der ausziehbaren Substanz progressiv; nach 4—5maligem Extrahieren färbt sich das Toluol nicht mehr. Das Spektrum des Toluolauszuges zeigt eine Absorptionsbande im grünen Teil des Spektrums mit einem Maximum um 550 mμ. Läßt man derartige Toluolauszüge verdampfen, dann bleibt ein Pulver von dunkelroter Farbe übrig, welches man wieder in Toluol lösen kann. Im Wasser ist es unlöslich. Schüttelt man die Toluol-gelöste Substanz mit wäßriger Lösung von H_2SO_4, dann tritt keine Veränderung der Toluollösung ein, die wäßrige Lösung färbt sich nicht. Der Vorgang beweist, daß in Nilblausulfatlösungen derartiger Konzentration keinerlei Hydrolyse stattfindet (beachte: man färbt gewöhnlich in wäßrig konzentriertem Nilblausulfat!). Die Substanz, welche man auf diese Weise extrahieren kann, bietet nicht die Charakteristika der freien Base des Nilblausulfats. LISON (1935) nennt diese Substanz ,,Nilrot". Die Konstitution von Nilrot und Nilblau hat bereits THORPE (1907) angegeben.

LISON (1935) hat nun beide Substanzen, freie Base des Nilblaus und Nilrots rein hergestellt. Färbungsversuche mit den Substanzen ergeben eindeutig, daß die freie Base die Fette überhaupt nicht färbt, dagegen das Nilrot, welches mithin für die Rotfärbung der Fette entscheidend ist. Hat man aber über die angegebenen Methoden dem Nilblau das Nilrot entzogen, dann färbt es nicht anders als die üblichen basischen Farbstoffe (Methylenblau, Toluidinblau usw.). Alle ,,basophilen" Substanzen der Gewebe färben sich blau. Besonders interessant ist es, daß auch die Fette, welche sich ,,blau" anfärben, mit reinem Nilrot gefärbt werden können. Nilrot allein verhält sich eben wie beispielsweise Sudan und färbt nach den dort angegebenen Gesetzen. Im käuflichen Nilblau liegt das Nilrot als Sulfat vor. Die Nilblaufärbung, bei welcher gleichzeitig rote und blaue Farbtöne auftreten, besagt also, daß eine Fettfärbung (rot) und eine übliche basische Färbung (blau) eingetreten ist. *Mit der Spezifizierung von Fetten hat dies nichts zu tun.*

Ich möchte aber zusätzlich bemerken, daß nicht alle in der Nebennierenrinde befindlichen Fette-Lipoide durch das Nilrot erfaßt werden. Im allgemeinen werden die weiter außen liegenden Zellen (Spongiocyten) rot gefärbt, nach innen treten die blauen Töne in den Vordergrund. Das muß meines Erachtens schließlich seinen Grund in den Ladungsverhältnissen der Fette-Lipoide haben.

Die Literatur über die Nebennierenrindenlipoide enthält eine ganze Reihe von spezifizierenden Aussagen über Fette-Lipoide an Hand der Nilblaufärbung. Um Wiederholungen zu vermeiden, seien hier die Autoren genannt, auf welche man sich dabei meist beruft.

Daß *Cholesteride* sich nach Nilblau hellrosa anfärben, ist in den Originalarbeiten von LORRAIN SMITH (1906, 1907) niemals ausgesprochen worden. Nach BOEMINGHAUS (1920) soll Nilblau ein Reagens auf *Oleinsäure* (blau) und *Glycerinester* (rot) sein. Nach KAUFMANN und LEHMANN (1926) überwiegt bei allen Fettmischungen, in welchen zugleich eine ungesättigte *Fettsäure* und ein ungesättigtes *Triglycerid* vorhanden ist, die Blaufärbung der Fettsäure. Dadurch soll die Rosafärbung des ungesättigten Triglycerids gewissermaßen verdeckt werden. Ferner werden die Färbeergebnisse durch Zusätze von *Cholesterin, Lecithin, Kerasin* und *Glycerin*, also von Stoffen, die im Organismus regelmäßig vorkommen, wesentlich beeinflußt. So geben z. B. *Cholesterin* und *Triolein* oder *Lecithin* und *Triolein* oder *Glycerin* und *Triolein* positive Blaufärbung. Bei dieser Sachlage kann nach ROMEIS (1948) nur die Rosafärbung, nicht aber die Blaufärbung als verläßlich anerkannt werden. Diese Ansicht würde in der Tat auch mit den theoretischen Überlegungen (s. o.) am ehesten übereinstimmen. Schon ESCHER (1919) war gegen Nilblausulfat recht mißtrauisch. Neuerdings hat SEEGER

(1940) behauptet, daß die mit Nilblausulfat in den Tumorasciteszellen des EHRLICHschen Ascitestumors der Maus rot gefärbten Körner *Cholesterinölsäureester* darstellen. In der Arbeit von HARRISON und CAIN (1947) über Veränderungen in der Verteilung der Lipoide in der Nebennierenrinde wird die Nilblaufärbung zur Differenzierung von sauren Lipoiden (*fettsäure*haltigen Lipoiden, *Lecithin* und anderen *Phosphorlipoiden*) gegen neutrale Lipoide benutzt, wobei sich die ersten blau, die zweiten rot färben sollen. Aber die Autoren haben auch einige Bedenken und weisen darauf hin, daß diese Differenzierung nur dann Erfolg versprechen wird, wenn eine Struktur nur die eine oder die andere Art der Lipoide enthält. Hält man eine Nilblaufärbung trotz allem für angebracht, dann sollte man möglichst an frischem oder nur recht kurz in Formol fixierten Material (S. 298) arbeiten. BOEMINGHAUS (1920) wies auf die beträchtlichen Veränderungen hin, die die Färbung nach längerer Formolfixierung zeigt. Ich kann das gerade für die Lipoide der Nebennierenrinde nur bestätigen. Technik der Färbung: ROMEIS (1948, § 1067).

Neuerdings haben sich LENNERT und WEITZEL (1951) mit der Nilblausulfatfärbung kritisch auseinandergesetzt. Sie konnten in der Bürzeldrüse der *Ente* ein Wachs feststellen, welches zwar mit Nilblausulfat eine Rotfärbung, aber keine Reaktion mit OsO_4 ergab. Diese höchst interessante Tatsache ermöglicht den Schluß, daß Nilblausulfat *nicht* — wie bisher ja meist angenommen — ungesättigte Fettsäuren spezifisch erfaßt, denn die Osmiumreaktion halten die Autoren für den sicheren Nachweis ungesättigter Fettverbindungen (S. 306). Im Modellversuch (Filtrierpapier-, Holundermarkmethode) ließen sich alle bei Zimmertemperatur flüssigen Fettsäureverbindungen (Äthylester, Glyceride, Wachse) mit Nilblausulfat rosa-orange-rot anfärben, ganz gleichgültig, ob Fettstoffe gesättigter oder ungesättigter Natur vorlagen. Die festen, ungesättigten Fettverbindungen blieben ungefärbt. Auch flüssige Alkohole von C_5 an färbten sich mit dem Farbstoff purpurrot. Eine Blaufärbung zeigten alle flüssigen Fettsäuren (normale ab C_6, ungesättigte und methylverzweigte). Eine Bestätigung dieser Angaben würde viele ältere Hypothesen überflüssig machen.

WEIGERT-*Färbung.* Einige der im folgenden zu erwähnenden „spezifischen" Fettfärbungsmethoden beruhen auf alten Beobachtungen, daß die WEIGERT-Färbung, die speziell für die Darstellung der Lipoide in den Markscheiden gedacht war, auch anderweitig, so in der Nebennierenrinde, Lipoide erfaßt[1]. Im Prinzip handelt es sich bei der WEIGERT-Färbung (WEIGERT 1885b, 1891, 1894, 1897, 1898) darum, daß durch eine Vorbehandlung mit chrom- und kupferhaltigen Flüssigkeiten die Löslichkeit der Lipoide gegenüber den Einbettungsmedien herabgesetzt wird. Außerdem entstehen Verbindungen, die bei der nachfolgenden Behandlung mit Hämatoxylin festhaftende Farblacke bilden, wodurch die Markscheiden intensiv gefärbt hervortreten. Schon um 1900 wurden die WEIGERT-Methode bzw. ihre Modifikationen auf die Nebenniere angewendet. Bei DELAMARE (1904) finden wir die Angabe, daß sich mit der PALschen Methode (PAL 1886; Technik ROMEIS 1948, § 1826) die Rindenlipoide, wie das „Myelin blauen. MULON (1902ff.) hat sie mit der alten WEIGERTschen Methode und in der Modifikation von REGAUD (ROMEIS 1948, §§ 1822ff.) blau gefärbt und schließt daher, daß es sich um *Phosphatide* handeln müsse. Ferner hat KINGSBURY (1911b) die Methode verwendet und gleichzeitige Darstellung von Mitochondrien erhalten. Hierher gehören weiterhin die Versuche von GUTSTEIN (1926). Die durch vorheriges Beizen mit Metalloxyden und nachträgliche Hämateinfärbung darstellbaren Zellbestandteile sind saure Zellipoide. Diese lassen sich auch durch basische Farbstoffe substantiv färben. Es soll sich dabei nicht um frei in der Zelle vorkommende Lipoide handeln, sondern um solche, die an einen basischen Eiweißkörper, die sog. basische Grundsubstanz von UNNA gebunden sind.

HOERR (1936) weist darauf hin, daß mit Ausnahme der CIACCIO-Methode (s. u.) die „spezifischen" Lipoidfärbungen nach FISCHLER (s. u.), SMITH-DIETRICH (s. u.) auf dem WEIGERT-Prinzip beruhen. In diese Gruppe gehört auch die (Phosphor-)*Lipoidfärbung nach* J. R. BAKER (1945, 1946), bei welcher nach einer Formol-Calciumfixierung mit saurem Hämatein gefärbt wird (angewendet von HARRISON und CAIN 1947, CAIN 1947, RENNELS 1952).

Lipoidfärbung nach SMITH-DIETRICH. Sie beruht nach LISON (1933) auf der Feststellung, daß Lipoide sich bei Behandlung mit $K_2Cr_2O_7$ leicht mit Chrom verbinden. Die Chromverbindung kann sekundär durch Hämatoxylinlackbildung mit schwarzblauer Farbe an den Chromstellen nachgewiesen werden. Der Lack hält sich bei der Differenzierung lange (Technik bei ROMEIS 1948, § 1086). Was eigentlich durch das Kaliumbichromat bewirkt wird, ist nicht klar. Manche denken an einen Oxydationsprozeß, denn Lipoide sind relativ leicht oxydierbar. So wird das *Lecithin* sehr leicht durch $K_2Cr_2O_7$ oxydiert (THUNBERG, nach

---

[1] *Substantive* Färbung: Wolle und Seide ziehen saure und basische Farbstoffe mehr oder weniger stark auf. Pflanzliche Fasern wie Baumwolle oder verschiedene Kunstseidenarten werden dagegen nur durch ganz bestimmte Gruppen kolloidaler Farbstoffe, die man substantive oder direktziehende nennt, angefärbt (KARRER 1950, S. 533).

LISON 1933). Aber bei der SMITH-DIETRICH-Methode scheint die Verbindung des Chroms mit dem Lipoid wichtiger zu sein als die Oxydation. Vielleicht handelt es sich hierbei nur um einen Adsorptionsprozeß.

Die Spezifität der Reaktion für „Lipoide" ist zuerst wohl von KUTSCHERA-AICHBERGEN (1925a, b) in Zweifel gezogen worden. Er begründet dies mit der Beobachtung, daß nach Behandlung der Schnitte mit Aceton, in welchem Lipoide unlöslich (?) sind, die SMITH-DIETRICH-Färbung negativ wird. Da andererseits nach Acetonextraktion keine histochemische Methode mehr imstande ist, Fette und Lipoide nachzuweisen, schloß KUTSCHERA-AICHBERGEN, daß durch die derzeitigen histochemischen Mittel Lipoide überhaupt nicht darstellbar seien. SHAPIRO (1927) kam zu ähnlichen Ergebnissen und Schlüssen.

Aber diese Beweisführung hat Lücken, worauf KAUFMANN und LEHMANN (1926), dann CIACCIO (1926, 1930) hinwiesen. *Reine* Lipoide sind Aceton-unlöslich, aber in Gegenwart anderer Fettstoffe lösen sie sich in beträchtlicher Menge in ihm. Gewebsextrakte mit Aceton enthalten stets Phosphor. Wendet man entsprechende Vorsicht an (Zufügung von Hg, Cd, Mg-Ionen), dann kann man übrigens trotz Acetonextraktion mit der Methode von SMITH-DIETRICH einen positiven „Lipoid"nachweis bekommen (CIACCIO). Andererseits hat KIMMELSTIEL (1925, 1929) nach Acetonbehandlung Fette noch mit *Fettponceau* färben können, ein Beweis dafür, daß Fettfarben auch Lipoide färben können. Daß mit der Methode von SMITH-DIETRICH tatsächlich *Lipoide* nachgewiesen werden, ist durch Modellversuche bewiesen (DIETRICH 1910, 1918, 1924, ESCHER 1919, KAWAMURA 1911, 1930, KAUFMANN und LEHMANN 1926). Was die Spezifität im Gewebe anbelangt, so fand ESCHER (1919), daß nur die richtige Schwarzfärbung typisch für *Lipoide* sei. Abstufungen nach grau hin können durch eine große Anzahl von gesättigten oder ungesättigten Fetten zustande kommen. KAUFMANN und LEHMANN (1926) haben dies bestätigt. „Der Ausfall der Färbung ist in hohem Maße von der bei der Färbung innegehaltenen Temperatur abhängig." Bei 60°C färbten sich *Lecithin* und *Sphingomyelin (Phosphatide), Phrenosin* und *Kerasin (Cerebroside)* schwarz. Die schönsten Färbungen ergaben Mischungen der genannten Stoffe mit *Fettsäuren* und *Triglyceriden*. Bei Zusatz von Eiweiß oder Glycerin war die Reaktion trotz Anwesenheit eines *Phosphatids* oft negativ. Auch die *Cholesterinester*-Gemische färbten sich, nicht aber *Cholesterin-Fettsäure*-Gemische. Bei sämtlichen *Fettsäuren* war die Reaktion negativ.

Letzteres erscheint mir bei Anwendung der Methode an der Nebennierenrinde wichtig. Die *Lipoide* der Nebennierenrinde scheinen in engem Verband mit *Cholesterin* zu stehen: dazu kommt das labile Gleichgewicht dieser „Rohstoffe" mit den aktiven Ketosteroiden. Es erscheint daher nicht verwunderlich, daß zumeist die SMITH-DIETRICH-Färbung positiv ausfällt, aber niemals eine totale Schwärzung der Stoffe erreicht werden kann.

Lipoidfärbung nach FISCHLER (1904). Die Kupfersalze der *Fettsäuren* bilden sich sehr leicht durch die Wirkung einer Lösung von $CuSO_4$ auf die freie Säure. Die schwerlöslichen Kupferseifen sind blauschwarz. Die Kupferseife der ungesättigten *Ölsäure* bildet sich schon bei gewöhnlicher Temperatur, die Seifen der gesättigten Fettsäuren erst bei höherer Temperatur (mindestens 40°C). Damit könnte man die Unterscheidung zwischen gesättigten und ungesättigten Fettsäuren vornehmen (MICHAELIS 1920, 1926). BENDA (1900) hat nach diesem Prinzip eine histochemische Methode zur Bestimmung der *Fettsäuren* angegeben. Behandelt man Schnitte mit Kupferacetat, so färben sich manche Fettkörper blau und grün. Um diese Kupferverbindungen besser sichtbar zu machen, hat FISCHLER (1904) außerdem die Schnitte mit einer Lösung von reinem Hämatoxylin behandelt. Es entsteht dann an den Stellen der Kupfer-*Fettsäure*-Verbindung ein blauer Kupferhämatoxylinlack (Technik ROMEIS 1948, § 1070).

FISCHLER glaubte, mit dieser Methode speziell *Fettsäuren* oder Seifen zu erfassen, Glycerin- oder Cholesterinester und Lipoide dagegen ausschließen zu können. LISON (1933) insbesondere wies nach, daß das leider alles Theorie ist. Zunächst einmal kann die Methode Färbung von Stoffen ergeben, welche überhaupt keine Fette sind. Andererseits haben KAUFMANN und LEHMANN (1926) gesehen, daß auch in solchen Fällen, wo die von ihnen benutzten Gemische freie *Fettsäuren* enthielten, die FISCHLER-Reaktion negativ blieb, umgekehrt aber positiv war, wenn überhaupt keine *Fettsäuren* anwesend waren. Nach LISON (1933) ist dies durchaus verständlich. Das Kupferacetat braucht nämlich nicht nur Kupfersalze mit den *Fettsäuren* zu geben, sondern kann auch Komplexsalze bilden oder Adsorptionsverbindungen mit Fettgemischen. Von manchen Fetten ist die Adsorptionskraft bereits erkannt, z. B. vom *Lecithin*, welches $CHCl_3$ (CALUGAREANU, nach LISON 1933) adsorbieren kann. Die Mehrzahl der bekannten Verbindungen des *Lecithins* scheinen Adsorptionsverbindungen zu sein (LOEWE, nach LISON 1933). Nach LISON (1933) hat infolgedessen die FISCHLER-Methode histochemisch überhaupt keinen Wert. Höchst verdächtig ist übrigens auch, daß bei etwas längerer Formolfixierung die Methode plötzlich positive Resultate an Fettstoffen gibt, welche in frisch fixiertem Zustand negativ reagiert haben (MILLOT und GIBERTON 1927). Es erscheint daher richtig, daß diese Methode in neueren histochemischen Arbeiten über die Nebennierenrinde nicht mehr zur Anwendung kommt.

Lipoidfärbung nach CIACCIO (1910). Die Lipoidfärbung nach CIACCIO besteht darin, daß gewisse Fettstoffe durch eine Chromierung des Gewebes in den gewöhnlichen Fettlösungsmitteln unlöslich werden sollen und infolgedessen eine Paraffineinbettung des Gewebes möglich wird. Man kann dann mit Sudan III färben; die Färbbarkeit ist, obwohl vielleicht etwas vermindert, nicht wesentlich verändert. Nach HOFFHEINZ (1926) sind eine gleichmäßig starke Konzentration und eine gleich lange Einwirkungszeit der Chromlösung und des Farbstoffes wichtig. Schon geringfügige Änderungen dieser Bedingungen können die Lipoidbilder beeinträchtigen. *Abnützungspigment* soll sich mitfärben. Technik ROMEIS (1948, § 1082ff.).

Bei der Unlöslichmachung gewisser Fettstoffe sollen Oxydationen eine Rolle spielen. Nach ARNDT (1923, 1924, 1925) geben CIACCIO-positive Stoffe zwar stets auch eine positive Reaktion nach SMITH-DIETRICH-Färbung, aber das Umgekehrte gilt keineswegs. Je nach der Art der Lipoide soll nach CIACCIO die Unlöslichmachung durch die Chromierung verschieden lang dauern. Die ungesättigten *Phosphatide (Lecithin, Kephalin, Myelin, Cuorin, Sahidin)* werden allein schon durch die Fixation nach CIACCIO unlöslich bzw. bei einer Nachchromierung in 1—2 Tagen. Die gesättigten *Phosphatide (Sphingomyelin, Neottin)* usw. werden erst innerhalb von 5 Tagen unlöslich. Alle anderen Fette geben auch nach 7tägiger Chromierung keine Ergebnisse, mit Ausnahme von Mischungen mit *Oleinsäure* und *Cholesterin* oder *Cholesteriden*. CIACCIOS Methode ist mehrfach kritisiert worden. Der Haupteinwand ist der, daß keineswegs nur die „Lipoide" unlöslich gemacht worden sind, sondern auch andere ungesättigte Fettkörper. So haben z. B. BELL (1911) und HOFFHEINZ (1926) konstatiert, daß ein kleiner Tropfen aus *Triolein* ebenso chromiert werden kann wie ein grober Tropfen aus *Lecithin*. FAURÉ-FRÉMIET, MAYER und SCHAEFFER (1910) beobachteten, daß ungesättigte *Fettsäuren*, frei oder an Eiweiß adsorbiert, durch Chromierung unlöslich gemacht werden. Die Dioxysäuren, welche durch Oxydation ungesättigter *Fettsäuren* erhalten werden, sind alkoholunlöslich. Die zur Unlöslichmachung der Mitochondrien bestimmten Methoden beruhen auf dem gleichen Prinzip. KAWAMURA (1911) erhielt positive Resultate mit *Oleinsäure* und Seifen. KAUFMANN und LEHMANN (1926) negieren jeden Wert der Methode und stellen fest, daß Behandlung der Organe nach dem Verfahren von CIACCIO nur 47—67% der *Phosphatide* unlöslich macht; bei alkoholischer Extraktion nach CIACCIO-Vorbehandlung bleiben noch 53% des *Trioleins* im Gewebe vorhanden. Also macht nicht nur die Chromierung keineswegs alle Lipoide unlöslich, sondern umgekehrt auch ungesättigte Nichtlipoide unlöslich. Ferner ergab sich, daß sämtliche Fettstoffe mit Ausnahme der gesättigten *Triglyceride* nach CIACCIO färbbar sind. Positiver Ausfall spricht also höchstens für das Vorhandensein ungesättigter Fettstoffe mit dem Rest einer ungesättigten Fettsäure. Eine Scheidung von sog. *Lipoiden* und ungesättigten *Neutralfetten* ist mit Hilfe der CIACCIO-Methode nicht möglich (s. ferner S. 299). Als spezifischer Lipoidnachweis kommt die Methode nicht in Betracht. Für Untersuchungen der Nebennierenrindenlipoide ist sie entbehrlich.

Weitere Lipoiddarstellungsmethoden, die auch an den Rindenzellen der Nebenniere angewendet worden sind.

Im folgenden werden summarisch die Methoden und Farbstoffe genannt, die unter anderem auch an den Rindenzellen der Nebenniere gelegentlich benutzt wurden. Sie haben sich entweder als ungeeignet oder zumindest überflüssig erwiesen. Einige davon sind indessen noch nicht in ihrem Färbungsmechanismus geklärt, auch kann ihre Bedeutung für die Lipoiddarstellung und -spezifizierung noch nicht abschließend beurteilt werden. Solche Methoden und Farbstoffe sollten doch bei Gelegenheit unter neueren Aspekten angewendet werden. Der Einfachheit halber sei eine alphabetische Reihe gewählt, welche nichts Bewertendes aussagen soll.

Alcanna, Alkanna. Als Derivat des Naphthazarins wurde ein Farbstoff aus der Wurzel *Alcanna tinctoria*, das *Alkannin*, erkannt. Nach MULON (1905c) ist der Färbungsmechanismus etwa jener der Sudanfärbung (S. 301 f.). Von älteren Untersuchern benutzt: DIPPEL (1882, 1898), FRIEDENTHAL (nach LISON 1933), NERKING (nach demselben). Erwähnt noch bei HAMMAR (1924), LISON (1933), HADJIOLOFF (1938).

ALSTERBERG (1941): *Phosphatidmethode*. Diese technisch schwierige Methode hat offenbar noch nicht viel Anwendung gefunden, obwohl sie vielleicht auch an der Nebennierenrinde recht interessante Resultate geben könnte. Sie beruht auf der Oxydation mit Jodcyan (das Jodid der Cyansäure: JCN; giftig!). Es soll in den *Phosphatiden* an den Basen Cholin bzw. Colamin angreifen (Zwischenstufen: Cyanamide). (Bezüglich Herstellung vgl. ALSTERBERG 1941.) Das Gewebe wird in eine Mischung aus Jodcyan und Silberchlorat gebracht. Nach Entparaffinieren erfolgt Behandlung mit H_2S. Innerhalb einiger Minuten werden die im Schnitt ausgefällten Silbersalze in Schwefelsilber umgesetzt.

In der Nebenniere wird das Plasmanetz zwischen den Lipoidtropfen gefärbt. Das soll auf den zwischen den indifferenten Lipoidtropfen gelegenen *Phosphatiden* beruhen, während die nicht reagierenden Tropfen hauptsächlich aus *Cholesterin* zusammengesetzt seien. Dies allerdings soll ein während der Imprägnierung erst eintretender Trennungseffekt sein. Vorher sollen die Lipoidtropfen aus einem Gemenge von *Cholesterin* und *Phosphatiden* bestehen. Wenn die Vorstellungen von ALSTERBERG sich bewahrheiten, wäre etwas Wesentliches zum Verständnis der Anordnung der Rindenlipoide erreicht.

Anthrachinon s. *Tetramethyldiaminoanthrachinon.*

Azobenzol. Diese einfachste aromatische Azoverbindung: $C_6H_5N = NC_6H_5$. wird von LISON (1933) erwähnt.

BENDAS (1900) *Kupferacetatmethode für Fettsäuren* s. S. 316.

Bismarckbraun. Bismarckbraun findet in der Lederfärberei sowie zur Synthese von Polyazofarbstoffen Verwendung (KARRER 1950). Erwähnt bei LISON (1933) als Fettfärber.

Brillantkresylblau. Erwähnt bei HAMMAR (1924) als Fettfarbstoff.

Capsicum. GUTSTEIN (1926, 1929), OKAJIMA (1911), LISON (1933).

Carotinoidfarbstoffe. Chemie: ZECHMEISTER (1934), L. S. PALMER (1922), KARRER und JUCKER (1948), KARRER (1950).

Zu diesen Farbstoffen gehören (vgl. KARRER 1950) zwei gelbe Pflanzenfarbstoffe, Lycopin und Carotin. Ihre Fettlöslichkeit und ihr Vorkommen in tierischen und pflanzlichen Fetten hat ihnen den Namen *Lipochromfarbstoffe* eingetragen. *Carotin* ($C_{40}H_5$.) wurde von WACKENRODER (1831) aus dem Carotinoidpigment gelber Rüben, Karotten (Daurus carotta) isoliert. VERNE (1936) verschaffte sich den Farbstoff durch Auszüge aus dem Rückenschild von Crustaceen. GALESCO und BRATIANO (1928) arbeiteten mit einem Farbstoffextrakt aus Daurus carotta, ebenso DOLFINI 1929, genaues Rezept). DOLFINI hat auch an der Nebennierenrinde den Farbstoff mit gutem Erfolg ausprobiert, hält ihn aber dem Sudan unterlegen. Daß der Farbstoff keine auxochromen Gruppen enthalte (S. 301), ist nicht richtig; die Seitenketten sind mit Geronsäure und Isogeronsäure besetzt (s. ferner S. 349).

CASANOVA-*Methode*. RADU (1931). Angeblich *Lecithin*-Nachweis.

Chlorophyll. Ob die Färbung mit diesem Stoffe lediglich auf „chromophoren" Gruppen beruht, oder ob auch „auxochrome" Gruppen beteiligt sind (S. 301), ist schwer zu entscheiden. Zuerst hat wohl EISENBERG (1910) den Stoff als Fettfärber benutzt. Technik: ROMEIS (1948, § 1052). BOAS (1911), später vor allem ARNDT (1924) haben den Farbstoff verwendet. Ich habe ebenfalls eine Zeitlang mit Chlorophyll gefärbt; der Farbstoff ist indessen dem Sudan unterlegen. Auch HAMMAR (1924) hat ihn an der Nebennierenrinde noch einmal ausprobiert, dann aber wieder fallen lassen. Zur Theorie der Chlorophyllfärbung vgl. BROUSSY (1927ff.).

Cyanine. Cyaninblau, benutzt von CERTES, RANVIER (nach LISON 1933).

Dahlia. Vom Fuchson abgeleiteter Farbstoff, erwähnt bei LISON (1933).

Fettponceau s. S. 316.

Fettrot, Fettblau, Fettorange, Fettschwarz, Fettgrün, Fettgelb (HOLLBORN). HADJIOLOFF (1938).

Gentianaviolett. Ist kein echter Fettfarbstoff, besitzt aber eine gewisse Lipoidlöslichkeit (LISON 1933).

Indogicarmin. Erwähnt bei LISON (1933).

Indophenolblau (= α-Naphtholblau). Dieses Benzochinonderivat wird in Form des Leukoproduktes angewendet; die Bläuung tritt durch den Sauerstoff ein. Zur Färbung der Rindenlipoide wurde es schon von MULON (1905c) verwendet, nach dem der Färbemechanismus, ähnlich wie beim Sudan (S. 301f.), gemäß dem Verteilungsprinzip arbeitet. Nach RADU (1931) soll die Blaufärbung die Anwesenheit von Glycerinestern verraten. Nach LISON (1933) hat angeblich HERXHEIMER das Indophenolblau empfohlen, ferner wurde es von ZWEIBAUM und MANGENOT (1923) benutzt. Schließlich hat sich VERNE (1936a, 1937b) im Zusammenhang mit der Darstellung von *Carbonyllipoiden* des Indophenolblaus bedient.

Kristallviolett. Hexamethyl-p-rosanilin-chlorhydrat. Erwähnt von LISON (1933).

MARCHI-*Methode*. Gehört in die Gruppe der WEIGERT-Methoden (vgl. S. 315).

Neutralrot (Toluylenrot). Zur Fettfärbung empfohlen von HAMMAR (1924), LISON (1933).

STÜLER-*Methode*. Näheres s. bei ARNDT (1925a), der sie zum Nachweis von *Phosphatiden* empfohlen hat. Auf Grund einer persönlichen Mitteilung von LENNERT müßte die Methode wieder geprüft werden (s. a. S. 346).

Tetramethyldiaminoanthrachinon. Das Anthrachinon wurde von HERXHEIMER (1901ff.) in die Technik der Fettfärbung eingeführt. Nach LISON (1933) wird die Basizität der auxochromen Gruppen durch Methylierung aufgehoben (ähnlich wie beim *Indophenolblau*, s. dort).

Verschiedene Farbstoffe. Methylenblau (LISON 1933), *Methylgrün* (ebenda), *Nachtblau* (ebenda), *Orange G* (ebenda), *Säurefuchsin* (ebenda), *Spanischer Pfeffer* (LISON 1933, FERRER 1927, 1928, ANDERA), *Nigrosin* (HAMMAR 1924), *Thionin* (LISON 1933), *Toluidinblau* (LISON 1933).

Vitale Fettfärbung. Technik: ROMEIS (1948) § 795, §§ 1033ff. Ausführlicher Bericht bei HADJIOLOFF (1938c, d). Offenbar sind bisher durch enterale und parenterale Verabreichung gefärbter Substanzen nur Fettdepots, nicht aber die Rindenlipoide, angefärbt worden.

Quantitative histochemische Fettbestimmungen. Die Arbeiten von HADJIOLOFF (1938) enthalten eine allgemeine Behandlung des Problems. Einen Versuch der quantitativen Analyse der Nebennierenrindenlipoide beim Menschen stellt die überaus exakte Arbeit von HAMMAR (1924) dar. HAMMAR weist selbst darauf hin, daß ohne „Kooperation mehrerer Untersucher" eine Analyse der Nebennierenrinde nach seinem Verfahren praktisch unmöglich ist, zumal bei reichlichem Materialanfall. Ich kann mich demgemäß des Eindrucks nicht erwehren, daß die Fehlergrenzen der Methode zu weit liegen, als daß HAMMARs Ergebnisse große Bedeutung haben könnten. Für quantitative Arbeiten ist vorzuschlagen, den quantitativen Teil an einer Nebenniere vom physiologischen Chemiker bearbeiten zu lassen; an der anderen Nebenniere kann man mit qualitativer histochemischer Methode wenigstens einen Vergleich gewinnen.

b) Die Lipoidverhältnisse der Nebennierenrinde des Menschen und der Säugetiere.

Die Interrenalzellen niederer *Wirbeltiere* oder die Rindenzellen der Nebenniere der übrigen *Wirbeltiere* einschließlich des *Menschen* enthalten fast ausnahmslos mehr oder minder viel Fettsubstanzen, und zwar meist in Form einzelner Tröpfchen. Das ist bereits den ersten Untersuchern aufgefallen, welche die eigentümliche gelbe Färbung der Rinde auf Fettkörper bezogen. Die ersten Untersucher, die sich des Mikroskops bedienten, erkannten sofort die „Öltropfen" im Rindengewebe (ECKER 1846 u. a.).

Frühzeitig kam es zur Theorienbildung über die Bedeutung der Fette und Lipoide in der menschlichen Nebennierenrinde (Übersicht bei POMONAREW 1914). Die alte, von MAY (1887), KAISERLING und ORGLER (1902) vertretene Anschauung vom „nekrobiotischen Ursprung der Fette" lehnt POMONAREW ab. Ausführlich diskutiert er die Frage, ob das Fett durch Infiltration der Rindenzellen oder durch Sekretion gebildet wird. Der Infiltrationstheorie war bereits durch die Arbeiten von HUECK (1914) und KRYLOW (1914) der Weg bereitet. Ihr schließt sich auch POMONAREW mit der Meinung an, daß sich die Fettsubstanzen, welche aus dem Blutplasma in die Zellen übergegangen sind, unter dem Einfluß der spezifischen Tätigkeit des Plasmas in andere kompliziertere Fettprodukte verwandeln, welche wieder an den Blutstrom abgegeben werden.

Die Fettstoffe der Nebennierenrinde sind im allgemeinen nicht gleichmäßig über die ganze Breite der Rinde verteilt. Wenn wir versuchen, ungeachtet vieler und interessanter Abweichungen, eine lehrbuchmäßige Regel aufzustellen, so können wir sagen, daß die Zona glomerulosa meist lipoidärmer ist und die Hauptmenge der Fettsubstanzen im äußeren Teil der Zona fasciculata liegt. Entweder nimmt sie langsam markwärts ab, oder es tritt eine Diskontinuität etwa in der Mitte der Fasciculata ein, d. h. es erscheint eine schärfere Grenze, von der an die Fettsubstanzen sehr rasch an Menge abfallen, um manchmal unmittelbar an der Rinden-Markgrenze, also im Bereich der Zona reticularis, noch einmal zuzunehmen. Diese Regel hat sehr viele Ausnahmen. Zunächst sei daran erinnert, daß ein Operieren mit dem Ausdruck „Menge der Fettsubstanzen" recht heikel ist (S. 297): wir können mit „Fettfärbungen" nur einen Teil der Fette sichtbar machen. Das Verhältnis von „sichtbarem" zu „unsichtbarem" Fett ist jeweils unbekannt.

Besonders wichtig ist aber, daß die Dynamik der Nebennierenrinde offenbar weitgehend mit dem Verhalten der „Fettstoffe" zusammenhängt. Das Fettbild ist daher bei jeder Species recht labil; eine Menge verschiedener Faktoren (Alter, Geschlecht, Keimdrüsenaktivität, die riesige Gruppe der „Stressing"-Faktoren) wirkt auf das Fettbild ein. Dieses spricht auf eine zur Zeit noch gar nicht zu übersehende Vielfalt normaler und pathologischer Konstellationen überraschend schnell an. Es erscheint aus diesem Grunde zweckmäßig, nach Darstellung der Lipoidverhältnisse in der Nebennierenrinde des Menschen eine Beschreibung verhältnismäßig typischer Fettverteilungsbilder in der Nebennierenrinde der einzelnen, wichtigeren, Species voranzustellen, bevor auf diese Dynamik näher eingegangen wird. Besonders sollen die Fettverhältnisse der Species beachtet werden, die zur Zeit eine große Rolle in der experimentellen Morphologie und Physiologie spielen.

Lipoid-Fettverteilung in der Nebennierenrinde des Menschen.

Eine der gründlichsten Arbeiten über die Fettstoffe der Nebenniere überhaupt ist die große Untersuchung von HAMMAR (1924) über die Menge und Verteilung der Lipoide der *menschlichen* Nebenniere (vgl. S. 319). Sie scheint an der zu großen Genauigkeit fast zu kranken. In dieser Meinung wird man bestärkt, wenn man die Lipoidbilder der rechten und linken Nebenniere öfters vergleichend untersucht. Neuerdings hat WALLRAFF (1949) ein ganz typisches Beispiel hierfür geschildert (Abb. 155). Ein quantitativer Ansatz mit den derzeit zur Verfügung stehenden Untersuchungsmethoden lohnt sich kaum. Das mag auch der Grund dafür sein, daß die HAMMARschen Untersuchungsvorschläge in praxi nicht wieder aufgenommen wurden.

Sudanophile Stoffe treten bereits in Rindenzellen der *Nebenniere des menschlichen Keimlings* auf. Ergänzend zu S. 138 sei bemerkt, daß PLECNIK (1902) und BROMAN (1911) erst bei 5 cm großen Keimlingen sudanophile Stoffe in den Rindenzellen beobachteten. Bei 12—15 cm großen Keimlingen hatten die Fetttröpfchen an Größe und Zahl zugenommen, besonders in der Peripherie des Organs. ROTTER (1949a) fand in den Zellen der Außenzone bei 6 cm großen Keimlingen — in jüngeren Stadien hatte er nicht mit Sudan gefärbt — eine zunächst ganz leichte, mit zunehmender Körpergröße jedoch an Umfang rasch erheblich zunehmende feintropfige Verfettung, die im Bereich der an die Innenzone angrenzenden Basis der Außenzone zuerst aufzutreten scheint, hier den stärksten Grad erreicht, um kapselwärts schwächer zu werden oder ganz aufzuhören (LANDAU 1915, YASUKAWA 1934). Bei einer 30 cm langen Frucht sah er schon eine erhebliche Verfettung der Nebennierenrinde. In der großzelligen Innenzone fand ROTTER in der Regel eine spärliche, fein- oder feinsttropfige bis körnige Verfettung; nur in wenigen Fällen war sie etwas stärker ausgeprägt. ,,Das Ausmaß der Verfettung ist insbesondere in der 2. Hälfte der Schwangerschaft in der Regel jedoch in der Außenzone weit intensiver als in der Innenzone."

Der Erklärungsversuch von HETT (1925), daß die Lipoidverteilung in der fetalen Rinde von der Blutversorgung abhängig sei, erscheint ROTTER (1949a) wenig überzeugend, da die gleichartige Gefäßverteilung beim Erwachsenen keinen ähnlichen Einfluß auf die Lipoidverteilung in der Rinde erkennen läßt. Auch Tierexperimente, wonach sich die Zona glomerulosa nach Lipoidfütterung als letzte Schicht mit Lipoiden belädt (LANDAU 1915), sprechen dagegen.

Beim *Neugeborenen* findet sich nach PETER (1938) das Fett vor allem in der Glomerulosa. Die Fasciculata ist lipoidarm. Erst in der inneren Abteilung der Rinde tritt Lipoid, auch doppeltbrechendes, wieder reichlicher auf. ROSENBAUM (1931) fand bei Frühgeburten und reifen Totgeborenen nur wenig kleintropfiges Fett in der Nebennierenrinde. Fettzellen sah GOSSMANN (1927) in der Nebenniere nie bei *Kindern*, zum erstenmal bei einem 19jährigen, später häufiger. Beim Kind soll die Glomerulosa lipoidreicher als die Fasciculata sein. KOHNO (1925) findet dies Verhalten schon im 2. Lebensjahr, nach NAPP (1905) besteht es bis zum 20. Jahre, ja er schreibt, daß die Fasciculata fast frei von Fett sei, während die Reticularis wenig, die Glomerulosa das meiste Fett enthalte. Die

Umschichtung der Lipoidverhältnisse findet nach DIETRICH und SIEGMUND (1926) einige Zeit vor der Reife statt. Nach KAISERLING und ORGLER (1902) soll in der Nebennierenrinde Jugendlicher fast nie doppeltbrechendes Fett vorkommen.

Beim *erwachsenen Menschen* ergibt eine Sudanfärbung (Sudanrot, Sudanschwarz), daß die Hauptmenge der Lipoide — im weitesten Sinn — in den meisten Normalfällen im äußeren und mittleren Drittel der Zona fasciculata abgelagert ist. Wie variabel aber dabei das Fettbild unter anscheinend normalen Verhältnissen bereits sein kann, zeigt die Abb. 155. Derartige fleckförmige Lipoidverteilungen in der Rinde kommen öfter vor; ob allerdings der extreme Fall

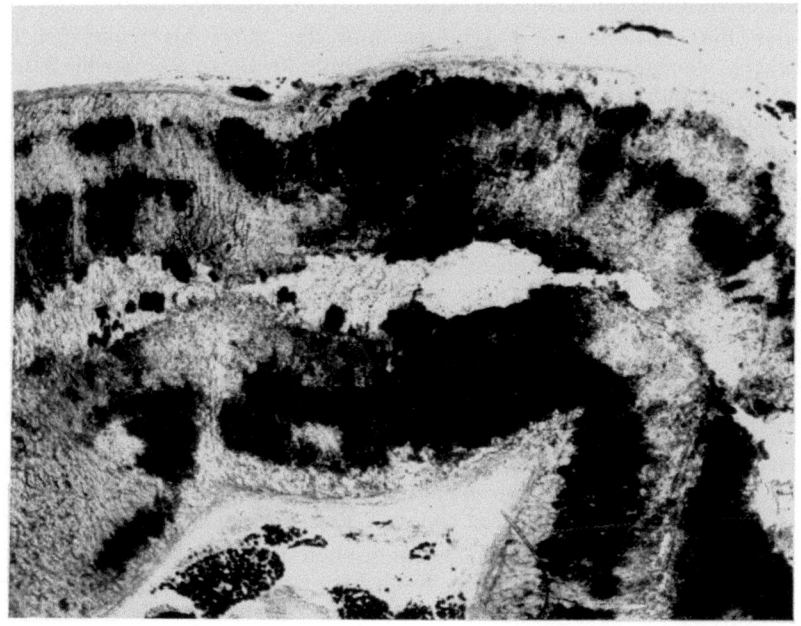

Abb. 155. Fleckige Lipoidverteilung in der Nebennierenrinde des *Menschen* (Formolfixierung, Gefrierschnitt 30 μ, Färbung mit Sudan III, 23fach vergrößert). Aus WALLRAFF 1949.

von WALLRAFF (1949) noch im Bereich des Normalen liegt, mag dahingestellt bleiben. Immerhin konnte WALLRAFF in der Nebenniere der Gegenseite eine gleichmäßige Lipoidverteilung konstatieren.

Beiläufig möchte ich bemerken, daß solche Fettverteilungsbilder, wie sie hier WALLRAFF beschreibt, als technische Kunstprodukte entstehen können. Wenn man die langsame Methode nach ROMEIS (s. S. 302) benutzt, muß man sehr darauf achten, daß die in die Farblösung verbrachten Gefrierschnitte nicht gefaltet sind oder zu eng übereinanderliegen. Ich färbe daher stets nur 3 Schnitte in einem Farbgläschen von etwa 4 cm Durchmesser. Seitdem ich diese Vorsichtsmaßregel beachte, hat sich die Zahl „fleckförmiger" Fettverteilungen in der Nebennierenrinde vermindert!

In der Zona glomerulosa findet man wenig Lipoid. In den äußeren zwei Dritteln der Zona fasciculata wird das Cytoplasma der Rindenzellen durch die massive Lipoidtröpfcheneinlagerung zu einem wabenförmigen Netzwerk zusammengepreßt, so daß die Hervorhebung dieser Fasciculatazellen als „*Spongiocyten*" — ein Namen, den GUIEYSSE zuerst für die Rindenverhältnisse des Meerschweinchens eingeführt hat — bzw. der von ihnen besetzten Fasciculatazone als *Zona spongiosa* verständlich erscheint.

Das innere Drittel der Zona fasciculata wie die Zona reticularis erscheinen lipoidärmer. Oft bemerkt man eine mehr diffuse Anfärbung des Cytoplasmas durch die Fettfarbstoffe. Daneben können aber kleinere sudanophile Körnchen in wechselnder Menge beobachtet werden. ,,In den stark sudanophilen Abschnitten der Zona fasciculata färbten sich die Fettstoffe ausnahmslos kräftig orangegelb. In der tannophilen Rindenschicht enthielten die tannophilen Zellen (S. 201 f.) in der Mehrzahl zahlreiche kleine, schwach gelb gefärbte Körner oder Tropfen, die ich für Lipofuscin halte. Orangegelbe, fein- und grobtropfige Fettstoffe dagegen fanden sich im tannophilen Rindenbereich nur in den versprengt liegenden, unveränderten Fasciculatazellen . . ." (WALLRAFF 1949).

Bei der Betrachtung des Fettbildes muß das *Alter* als wichtiger Faktor berücksichtigt werden. So können in jungen Jahren (6. Lebensmonat bis 3. Lebensjahr) gerade einmal in der Zona glomerulosa mehr Lipoide vorhanden sein als in der Zona fasciculata. Im späteren Alter tritt etwas ganz Ähnliches ein (STIEVE 1946, LAESCHKE 1947), indem die Sudanophilie durch Ausdehnung der Fasciculata bis an die Kapsel — unter Umwandlung der Glomerulosa oder Verlust dieser Zone — bzw. bis an das Mark dann auch die peripheren Rindenzellen wie die am weitesten markwärts gelegenen umfaßt. Es können dann Bilder einer fast kompletten Sudanophilie der Nebennierenrinde entstehen. Im Alter soll sich weiterhin nach STIEVE eine so grobe Verfettung einzelner Fasciculata- und Reticulariselemente abspielen, daß sie als gewöhnliche ,,Fettzellen" imponieren. Über diese Lipoidveränderungen im Rahmen der Alterserscheinungen des Organs wurde auf S. 288 ff. ausführlicher berichtet. Wenn STIEVE die periphere und zentrale Alterslipoidzunahme der Nebennierenrinde in Zusammenhang mit den Transformationsfeldern (S. 258 ff.) betrachtet, so sagt andererseits seine Mitarbeiterin LAESCHKE (1947): ,,Nur der mit zunehmenden Alter sich vergrößernde Lipoidreichtum der Rindensubstanz, besonders im Bereiche der Fasciculata, entwickelt sich unabhängig von den Transformationsfeldern."

Auch in der Nebennierenrinde des Menschen ist eine beträchtliche Menge *doppeltbrechenden Lipoids* vorhanden. Nach LIEBEGOTT (1944) finden sich durchschnittlich in einer Nebennierenrinde 508 mg einfachbrechende und 226 mg doppeltbrechende Lipoide. Nach YOFFEY und BAXTER (1947) sind vor allem viele Fasciculatazellen mit doppeltbrechendem Material gefüllt. Läßt man die Gefrierschnitte bei Zimmertemperatur stehen, dann erscheinen bei manchen tierischen Rinden immer mehr doppeltbrechende Kristalle. Beim Menschen scheint die ursprüngliche Doppelbrechung stabiler zu sein. Selbst nach 4 Wochen sind nur wenige Stellen in kristalline Doppelbrechung übergegangen. ROGERS und WILLIAMS (1947) untersuchten ebenfalls *menschliche* Nebennieren (Unfalltod) auf doppeltbrechende Stoffe. Sie finden auch in der Glomerulosa einige doppeltbrechende Körperchen, die meisten allerdings wieder in der Fasciculata. Nach Formolfixierung treten die doppeltbrechenden Stoffe oft als nadelförmige Kristalle auf. Einige erscheinen als diffuse feine Partikel. Nach Erwärmung und anschließender Abkühlung erscheinen die meisten doppeltbrechenden Partikel nun mit dem Achsenkreuz versehen, was als charakteristisch für *Cholesterinester* gilt (S. 304 ff.).

Vergleichend-histologische Beobachtungen.

Ambystoma tigrinum: PAWLIKOWSKI (1934b) untersuchte die Lipoide der interrenalen Zellen des *Axolotl* von der Länge von 24 mm (7. Woche) an bis zum erwachsenen Zustand. Er benutzte folgende 7 Untersuchungsmethoden: 1. Scharlachrot (in Diacetin) (S. 303), 2. Sudan III nach ROMEIS (S. 302), 3. Nilblausulfat (S. 313), 4. SMITH-DIETRICH (S. 315). 5. SCHULTZ' Cholesterintest (S. 311), 6. Lipoidfärbung nach FISCHLER (S. 316), 7. Polarisationsmikroskop (S. 304). *Cholesterin* tritt beim *Axolotl*-Keimling erst in der 10. Woche auf. Die nicht doppeltbrechenden Lipoide erscheinen vor den Cholesterinestern.

Rana: RADU (1931) untersuchte die Bräunung der Lipoidtropfen in den interrenalen Zellen nach Behandlung mit OsO_4. Die Rindenzellen enthalten Lipoidtropfen in verschiedener Menge. Im nachchromierten Material werden die Lipoidtröpfchen schwer löslich, so daß man die Präparate mit Canadabalsam eindecken kann. Im polarisierten Licht fand RADU gelegentlich Doppelbrechung der Rindenlipoide. Mit *Indophenolblau* (S. 318) entsteht in den Lipoiden eine Malvenfarbe, woraus RADU schließt, daß es sich nicht um *Glycerinester* handeln kann, die sich blau anfärben sollen. Nach Einwirkung von Nilblausulfat (S. 313) tritt Rosafärbung auf. Der *Cholesterin*-Test ist positiv, die *Digitonin*-Reaktion ergibt Komplexkristalle mit Doppelbrechung (S. 311), die SMITH-DIETRICH-Reaktion (S. 315), lediglich eine diffuse Anfärbung des Cytoplasmas, woraus auf eine Verteilung des Lipoids im Plasma geschlossen wird. Die Lipoidtropfen bleiben ungefärbt, weil sie zur Hauptsache vermutlich aus *Cholesterin* bestehen. Die CIACCIO-Färbung (S. 317) gibt ähnliche Bilder wie SMITH-DIETRICH. Da die Reaktion von CASANOVA (S. 318) negativ ist, soll *Lecithin* in den Fetttropfen der Rindenzellen der *Frosch*-Nebenniere auszuschließen sein. Am ehesten sei aus allen diesen Reaktionen auf *Cholesterinester* zu schließen.

(Weitere Angaben zu den Lipoiden in der Nebenniere der *Amphibien* und *Reptilien* in den entsprechenden vergleichend-anatomischen Kapiteln.)

Gallus: KAR (1947a) färbte mit *Sudan IV* (S. 302ff.). Nur die Rindenzellen reagierten. Neben kleineren sudanophilen Tropfen kamen auch einzelne zusammengeflossene größere vor. Unmittelbar unter der Kapsel liegende Rindenzellen enthielten wenig oder gar kein Fett. Auch in dieser Hinsicht zeigt also die *Vogel*-Nebenniere ein ähnliches Verhalten wie die der Säugetiere (s. a. KNOUFF und HARTMAN 1951, S. 84f.). Zwischen jungen und älteren Hähnchen ergaben sich keine auffallenden Lipoiddifferenzen in den Rindenzellen; die älteren Tiere besaßen vielleicht einige gröbere Tropfen mehr. Die SCHULTZsche Reaktion war in den Rindenzellen positiv, im adrenalen Gewebe negativ. In den Rindenzellen älterer *Hühnchen* ist offenbar etwas mehr *Cholesterin* enthalten als bei jungen *Hühnchen*.

Echidna: Lipoid enthalten nach BOURNE (1949) zumeist Zellen, welche gegen den gefäßreicheren, caudalen Pol der Nebenniere zu liegen. BOURNE meint, daß praktisch wohl nur in dieser Region bei *Echidna* Rindenhormon gespeichert wird.

Ornithorhynchus: Schon ELLIOTT und TUCKETT (1906) fanden mit *Scharlachrot* (S. 303) hellrosa Färbung in den Rindenelementen im Zentrum der von ihnen beschriebenen Läppchen. Nach BOURNE (1949) färben sich aber die peripheren Zellen gleichermaßen.

Didelphis dorsiger: Nach KOLMER (1918) finden sich in den Rindenzellen zahlreiche Lipoidvacuolen, im Reticularisbereich weniger Lipoid. — *Metachirus opossum:* Nach KOLMER (1918) liegt in den Zellen der Glomerulosa und Fasciculata Lipoid.

Dasyuridae: Nach BOURNE (1949) enthalten die Fasciculatazellen reichlich Lipoidvacuolen mit Sudanophilie.

Phascogalinae: BOURNE (1949) findet Lipoid (bzw. entsprechende Vacuolen) in den peripheren Zellen der Rinde samt Glomerulosa, soweit vorhanden.

Peramelidae: Nach BOURNE (1949) enthalten die Rindenelemente aller daraufhin untersuchten Species (S. 92) Lipoid.

Notoryctidae: BOURNE (1949) sah lipoidhaltige Zellen in der Rinde der Nebenniere von *Notoryctes typhlops*.

Trichosurus vulpecula: Nach KOLMER (1918) und BOURNE (1949) kommt wenig Lipoid in den Rindenzellen vor. Feine Lipoidtröpfchen sind in der Rinde gleichmäßig verteilt. Bei den Weibchen findet sich Lipoid vor allem in dem Gebiet unmittelbar unter der Kapsel (s. ferner S. 93ff.).

Potoroinae: Nach BOURNE (1949) enthalten die Fasciculatazellen Lipoid.

Macropus: KOLMER (1918) erwähnt Lipoid in der Zona glomerulosa.

Erinaceus: Gehört zu den Tieren mit im allgemeinen fettreicher Nebennierenrinde. Während des Winterschlafes sollen die Lipoide vermehrt sein, d. h. zur Zeit des minimalen Stoffwechsels! Dieser Befund müßte bestätigt werden, denn er hätte für die Auffassung der Rindenlipoide beträchtliche Bedeutung. Nach KOLMER (1918) soll sich das Lipoid vor allem in den Glomerulosazellen des Tieres befinden; die Fasciculatazellen sind angeblich lipoidfrei.

Neomys (Crossopus) fodiens: Nach KOHNO (1925) ist die Nebennierenrinde der *Wasserspitzmaus* sehr fettarm.

Talpa: Gehört wie der *Igel* zu den Tieren, welche meist eine sehr fettreiche Nebennierenrinde besitzen. KOLMER (1918) indessen behauptet, daß die Rindenzellen des Tieres nur wenig Lipoid enthalten.

Myrmecophaga jubata: Nach KOLMER (1918) befindet sich Lipoid in den Glomerulosazellen.

Dasypus septemcinctus: KOLMER (1918) beschreibt in den Glomerulosazellen zahlreiche Lipoidtröpfchen. In den Fasciculatazellen ist kapselwärts nicht viel Lipoid vorhanden.

mehr dagegen in den weiter markwärts (!) gelegenen. In manchen dieser Zellen ist so viel Lipoid gespeichert, daß die Zellen „Siegelringbilder" bieten, da ihre Kerne vollkommen an eine Zellseite verdrängt waren.

Giraffa camelopardalis: Nach KOLMER (1918) besitzen die Zellen der Zona arcuata wenig Lipoid, die der Zona fasciculata viel.

Tragulus javanicus: In den Rindenzellen soll wenig Lipoid vorhanden sein.

Ovis aries: Im allgemeinen wird behauptet, in der Nebennierenrinde sei auffallend wenig Lipoid vorhanden. Nach BROWN, KNOUFF, CONLIN und SCHNEIDER (1937) enthält die Nebennierenrinde der *Ruminantia* nur wenig histochemisch nachweisbares Fett (bzw. *Cholesterin*).

DELAMARE (1904) gibt das Verhältnis der *Phosphatide* zum Gesamtfett in der Nebenniere des *Schafes* mit 48,8:100 an. MULON (1912b) fiel auf, daß die Nebennierenrinde schon makroskopisch die gewöhnliche gelbe Färbung vermissen läßt, ebenso übrigens die Zone etwas stärkerer Pigmentierung nach innen davon. Mit *Scharlachrot* (S. 303) konnte MULON nur wenig Fett in den Rindenzellen nachweisen; die Glomerulosazellen enthielten einige wenige kleine Tropfen, Fasciculata und Reticularis waren lipoidleer. Es war nur eine schwach diffuse Rotanfärbung der Rinde zustande gekommen. Spongiocyten waren nicht vorhanden. Wenig osmiophile Substanz ließ sich nachweisen. MULON meint, daß sich nach OsO_4-Behandlung Mitochondrien in Fasciculata und Reticularis gefärbt hätten; an einigen Stellen war Doppelbrechung der Lipoide nachzuweisen. Auf die Ergebnisse der Fettfraktionierung von BEUMER (1914) wurde schon verwiesen (S. 310). Die relativ kleine Menge des gebundenen *Cholesterins* stimmt gut mit dem Befund relativ geringer Doppelbrechung der Rindenlipoide des Tieres überein. Nach SORG und JAFFÉ (1924) beträgt die *Cholesterin*-Menge etwa 4,5 mg/g Gewebe.

Bos: BROWN, KNOUFF, CONLIN und SCHNEIDER (1937) fanden nur in bezug auf die *Phosphorlipoide* und die *Fettsäuren*-Fraktion eine beträchtliche Differenz zwischen Rinde und Mark. Nach SORG und JAFFÉ (1924) beträgt die *Cholesterin*-Menge in der Nebennierenrinde der Kuh 4,5 mg/g Gewebe.

Capra hircus: Nach KOLMER (1918) ist nur wenig Lipoid in den äußeren Rindenzellen vorhanden.

Capra rupicapra: Nach KOHNO (1925) fand sich in den Rindenzellen der Nebenniere eines *Gemsenweibchens*, welches intra partum verstorben war, kein Fett.

Hippopotamus: Nach KOHNO (1925) befindet sich sehr viel Lipoid in den Spongiocyten der Fasciculata.

Sus: Nach BIEDL (1913) enthalten die Nebennieren des *Schweines* 74,61% Wasser, 25,39% Trockensubstanz. Von der zweiten sollen 61,12% Eiweiß und 38,80% Lipoide sein, das Mark ist bei der Analyse inbegriffen. HILL (1930) konnte beim neugeborenen *Schwein* noch nicht viel Lipoid in den Rindenzellen färberisch nachweisen. Erst bei Tieren von 5 bis 6 Tagen Alter werden die Fettfärbungen positiv. BACHMANN (1941) fand in den äußersten Abschnitten der Rinde kein Fett (Sudan). Es handelte sich dabei um Abschnitte, die zur Zona fasciculata zu gehören schienen, welche an manchen Stellen bis an die Kapsel reichen kann. Findet sich eine schmale Glomerulosa, so sind deren Zellen zumeist auch lipoidfrei. Unvermittelt kommt es dann im äußeren Bereich der Zona fasciculata zu einer verschwommenen Sudanophilie des Cytoplasmas. Distinkte Lipoidtröpfchen kamen in meinen Fällen in der ganzen Rinde nicht vor. Dagegen hebt sich nun wiederum die Zona reticularis deutlich von der Fasciculata und vom Mark ab, weil ihre Zellen mit groben scholligen sudanpositiven Einschlüssen reichlich angefüllt sind. So kann man schon bei schwächerer Vergrößerung einen der Zona reticularis entsprechenden Kranz fetthaltiger Zellen um das Nebennierenmark herum erkennen. Im Nilblausulfatpräparat ist der fetthaltige Bezirk rot gefärbt.

Equus: Nach DELAMARE (1904) beträgt das Verhältnis von *Phosphatiden* zum Gesamtfett 45,3/100. Bei KOLMER (1918) findet sich nur die kurze Notiz, daß die Rinde mäßig lipoidreich sei. Nach BACHMANN (1941) enthalten die Zellen der Zona arcuata (S. 100) zu beiden Seiten des Zellkernes einige wenige, feine, sudanpositive Körnchen (s. a. GÜNTHER 1906). Der Übergang der Zona arcuata in die Zona fasciculata hebt sich im Sudanpräparat vor allem deswegen so deutlich ab, weil an dieser Stelle der Fettgehalt unvermittelt sehr stark zunimmt. In der Fasciculata können radiäre, mehr oder weniger breite Streifen mit starkem oder schwachem Fettgehalt abwechseln. Die Streifen geringeren Fettgehaltes werden aus Zellen aufgebaut, die teilweise überhaupt kaum sudanpositive Einschlüsse besitzen, andernteils jedoch feinere oder gröbere orangerot gefärbte Fetttropfen in mäßiger Menge. In den Streifen mit starker Sudanophilie sind fast alle Zellen mit verhältnismäßig großen, die Zelle prall ausfüllenden Einschlüssen vollgestopft. Der Zellkern ist manchmal kaum noch erkennbar. Diese Streifen machen den größeren Teil der Zona fasciculata aus. An der Grenze von Rinde und Mark tritt — wenigstens stellenweise — noch eine Steigerung des Fettgehaltes der Zellen ein. Es entsteht dadurch eine Schicht stark sudanophiler Zellen, die mit größeren oder kleineren Unterbrechungen das Nebennierenmark umfaßt. In den Markzellen hat

KOLMER (1918) feinverteiltes Fett gefunden, insbesondere in den Zellen mit unregelmäßiger Form. Ich habe auch in den regelmäßiger geformten Markelementen Sudantropfen gesehen. Auffallenderweise liegen aber Zellen mit Sudaneinschlüssen durchwegs nur am Rande des Nebennierenmarkes, weswegen (BACHMANN 1941) eine Verlagerung von Lipoidtröpfchen aus den sehr stark mit Lipoiden angefüllten Reticulariszellen erst ausgeschlossen werden müßte. Die Färbung mit Nilblausulfat ergibt fast an allen Stellen rote Metachromasie (s. dazu S. 313), höchstens in den Zellen an der Rinden-Markgrenze eine Blautönung.

Equus zebra: BOURNE (1949) beschreibt wenig Lipoid in den Rindenzellen.

Rhinoceros unicornis: KOLMER (1918) fand eine fettreiche Nebennierenrinde.

Elephas indicus: Nach KOLMER (1918) befindet sich in den Glomerulosazellen sehr wenig Lipoid, in den Fasciculatazellen dagegen viel. Auch die Reticulariszellen enthalten viel Lipoid. Nur bei einem jungen (9 Monate alten) Tier nahmen die Lipoide gegen das Mark hin ab.

Arctomys (Marmotta) marmotta: KOLMER (1918) fand keine Spur von Lipoidtropfen (bzw. Vacuolen) in den Rindenzellen.

Spermophilus (Citellus) citellus: Nach BOURNE (1949) befinden sich keine Lipoidvacuolen in den Rindenzellen.

Mus rattus: Die Zahl der experimentellen Arbeiten, die sich in erster Linie mit Veränderungen an den Lipoiden der *Ratten*-Nebenniere befassen oder sie zumindest in der Ausdeutung eingehend berücksichtigen, steigt von Tag zu Tag. Hier soll vorerst auf die deskriptive Seite des Problems eingegangen werden. Die unter experimentellen Bedingungen eintretenden Veränderungen an den Lipoiden werden später im Zusammenhang mit den entsprechenden physiologischen Kapiteln geschildert und gedeutet.

Der Lipoidreichtum der Nebennierenrinde scheint ein Charakteristikum der *Rodentia* zu sein. Nach BOURNE (1949) trifft dies inbesondere für alle von ihm untersuchten *Ratten*-Arten zu.

Untersucht man einen ungefärbten, wenige Stunden in Formol fixierten Nebennierengefrierschnitt von der *neugeborenen Ratte* (JACKSON 1919), so erscheint die Rinde wegen der schon zahlreichen eingelagerten Lipoidtröpfchen (Liposomata) opak. In absolutem Alkohol oder Xylol sind diese Tropfen auflösbar, in wäßriger Kalilauge (1%) oder Essigsäure (1%) dagegen unlöslich. Abgesehen von einem hellen Streifen zwischen Glomerulosa und Fasciculata (= *sudanophobe Zone*, s. u.) ist das Lipoid ziemlich gleichmäßig über die ganze Rinde verteilt. Mit *Scharlachrot* (S. 303) färben sich die Rindenlipoide tatsächlich scharlachrötlich, während die extracapsulären Fettzellen hellrötlich erscheinen. Nach Einwirkung von OsO_4 (S. 305ff.) wird das extracapsuläre Fett grauschwarz, während die Liposomen in verschiedenen Brauntönen erscheinen. Die Liposomen sind zum Teil sehr fein, zum Teil gröber, aber auch die gröbsten sind auf jeden Fall sehr viel kleiner als die des späteren Alters. In den Markzellen hat JACKSON (1919) keine Lipoidtropfen gesehen. FRAZÃO (1948) findet bei Färbung mit *Sudanschwarz* (S. 302ff.) die äußere Rindenzone lipoidärmer als später. Die *sudanophobe Zone* ist noch schmal. Auch nach FRAZÃOs Beobachtungen ist in der restlichen Rinde das Lipoid gleichmäßig verteilt. Die Rinden-Markgrenze ist etwas gezackt. Dort findet FRAZÃO intensiv schwarz gefärbte Zellen („Dégenérescence lipidique" ?).

Am 2. *Lebenstag* kommt es zu einer weiteren Zunahme der Liposomen. Am 4. Lebenstag stellen CROOKE und GILMOUR (1938) bereits eine reichliche Menge *doppeltbrechender Lipoide* in feineren Körnchen und Tröpfchen über die ganze Rinde verteilt fest. In den inneren Rindenschichten, besonders ganz nahe der Rinden-Markgrenze sind jetzt sichere Zeichen einer fettigen Degeneration mancher Rindenzellen zu beobachten.

An eine spezielle fettige Degeneration hier gelegener Rindenzellen denken auch VAN DORP und DEANE (1950): "As the medullary tissue coalesces during the first week of life, the cortical cells lying within the medulla and those located on its border become more intensily fatty than those lying in the fasciculata proper. These intensily fatty cells gradually diminish in number and after the second week occur only in isolated groups. The droplets in these cells are larger than those found in the rest of the cortex." Anfangs geben übrigens diese Zellen die SCHULTZ-Reaktion auf Cholesterin, Ketosteroidreaktion nach ASHBEL-SELIGMAN (1949), Doppelbrechung usw.; mit Vergröberung der Fetttropfen schwinden diese Reaktionen.

In der *2. Lebenswoche* ist zunächst die Liposomenverteilung noch ganz ähnlich wie in der ersten. Die größten Lipoidtropfen erreichen jetzt Kerngröße. Viele Tröpfchen finden sich bereits in den Zellen der Zona glomerulosa, dann folgt meist wieder die „*sudanophobe Zone*", die starke Liposomenauffüllung der Fasciculataelemente, eine gewisse Abnahme in der Reticularis, wo einige Zellen mit grobtropfigem Lipoid liegen.

Zwischen 10.—14. Lebenstag scheint es zu einer weiteren Lipoidzunahme zu kommen (JACKSON 1919). Am 17. Lebenstag ist die Lipoidverteilung in der Rinde recht deutlich. Die meisten Lipoide liegen in Glomerulosa und äußerer Abteilung der Fasciculata; nach innen zu kommt es zu einer gewissen Abnahme. Außerdem erscheinen hier die Lipoidtropfen feiner. Einige Reticulariszellen können ganz lipoidfrei sein, andere sind überfüllt (VAN DORP und DEANE 1950).

In der *3. Lebenswoche* steigt der Gehalt der Fasciculata an histochemisch nachweisbaren Lipoiden noch weiter. In der *6. Lebenswoche* sollen gröbere Lipoidtropfen in den Reticulariszellen erscheinen, welche nicht die speziellen Reaktionen auf Cholesterin, auf Ketosteroide usw. geben (VAN DORP und DEANE 1950). In der *8. Lebenswoche* erscheint nach JACKSON das erste *lipochrome Pigment*. In der *10. Lebenswoche* erreichen selbst einige Lipoidtröpfchen in der Glomerulosa Kerngröße. Auch die Zellen der „*sudanophoben Zone*" können jetzt da und dort ein paar Lipoidtröpfchen enthalten.

Nach FRAZÃO (1948) nimmt die Lipoidmenge in der inneren Rindenhälfte bei *infantilen Ratten*-Männchen wie -Weibchen ab. Die *sudanophobe Zone* (Kompressionszone MITCHELL 1948, transitional zone GREEP und DEANE 1949a und sog. Grenzschicht ENGSTRÖM 1936) erscheint im ganzen Umfang der Nebennierenrinde deutlich. Während das extracapsuläre Fett sich mit *Nilblausulfat* immer rosa färbt, ist das Lipoid der Rindenzellen nur an wenigen Stellen rosa, sonst blaustichig. Nach TONUTTI soll die *sudanophobe Zone* nur in etwa 10% der Fälle vorkommen. Er faßt die Zone als ein erstes Zeichen der sog. regressiven Transformation auf (S. 258ff.). Da indessen die sudanophobe Zone schon in diesen frühen Fällen (s. o.) deutlich ist, erscheint mir dies nicht sicher.

Bei *erwachsenen Tieren* haben REISS, BALINT, OESTREICHER und ARONSON (1936) eine verhältnismäßig gleichmäßige Verteilung der Lipoide in Form feiner Tröpfchen diffus über die ganze Rinde gefunden. Das dürfte aber der Regel nicht entsprechen. Schon KOLMER (1918) sah meist eine Abnahme der Lipoide in Richtung auf das Mark. Eine genauere Differenzierung des Fettbildes gab HERRMANN (1942). Die Abb. 1 seiner Arbeit zeigt, daß bereits in der Zona glomerulosa Lipoid in Form gröberer Tropfen vorkommt. Die Fasciculata zeichnet sich durch Vorhandensein von Spongiocyten aus. Zwischen Zona glomerulosa und Zona fasciculata schiebt sich die sudanophobe Zone ein, deren Zellen sehr klein sind und dicht aneinandergedrängt liegen. Sie sind platt oder spindelförmig. Ihr Cytoplasma färbt sich etwas stärker an als das der Glomerulosazellen. Die Zone ist 2—3 Zellen breit. Gegen die Zona reticularis hin wird die Wabenstruktur mancher Rindenzellen gröber, vereinzelt treten große Vacuolen auf. Eine Übersichtszeichnung eines Sudanpräparates gibt Abb. 156 wieder. FRAZÃO (1948) gibt eine ähnliche Schilderung der Lipoidverhältnisse. Er findet die

Glomerulosa in mehr als der Hälfte der Fälle ebenfalls recht lipoidreich. Auch nach seinen Beobachtungen enthält sie grobtropfige Fette. Die Glomerulosa kann aber auch lipoidarm sein, in manchen Fällen lipoidleer. Fehlt die sudanophobe Zone, dann liegt meist eine sehr lipoidreiche Glomerulosa vor. «Dans les cas où l'on trouve une zone soudanophobe vestigiaire on remarque que les parties de la glomérulaire pauvres en lipides constituent des sortes de prolongements de la zone sus-dite.» Im Nilblaupräparat ist stellenweise eine höchst variable Rosafärbung zu beobachten. Das Lipoid in den Glomerulosazellen färbt sich meist blau. Mit dem Alter der *Ratte* nimmt das Lipoid in der inneren Abteilung der Rinde ab, wo es bei ganz jungen Tieren noch reichlich vorhanden sein kann. Auch die sudanophobe Zone scheint bei jungen Tieren öfter als bei älteren vorhanden zu sein. FRAZÃO sieht die sudanophobe Zone als Teil der Glomerulosa an. FELDMAN (1951) hat nach Sudanpräparaten eine Zonierung der *Ratten*-Nebennierenrinde (SPRAGUE-DEWLEY-Stamm) vorgenommen, bei der er die BENNETTschen (1940 a) Bezeichnungen verwendet (S. 110, *Katze*). Die Zona glomerulosa wird als *präsekretorisches Gebiet* angesehen. Sie enthält in ihren kleinen Zellen nur feine sudanophile Tropfen. Auf die sudanophobe Zone geht FELDMAN nicht genauer ein und erwähnt dann die kräftige Sudanophilie des mittleren Gebietes der Nebennierenrinde, welches er als die *sekretorische Zone* anspricht. In der *postsekretorischen Zone* nimmt die Sudanophilie wieder ab. Bei hypophysektomierten Ratten unterscheidet FELDMAN 4 Zonen (1951).

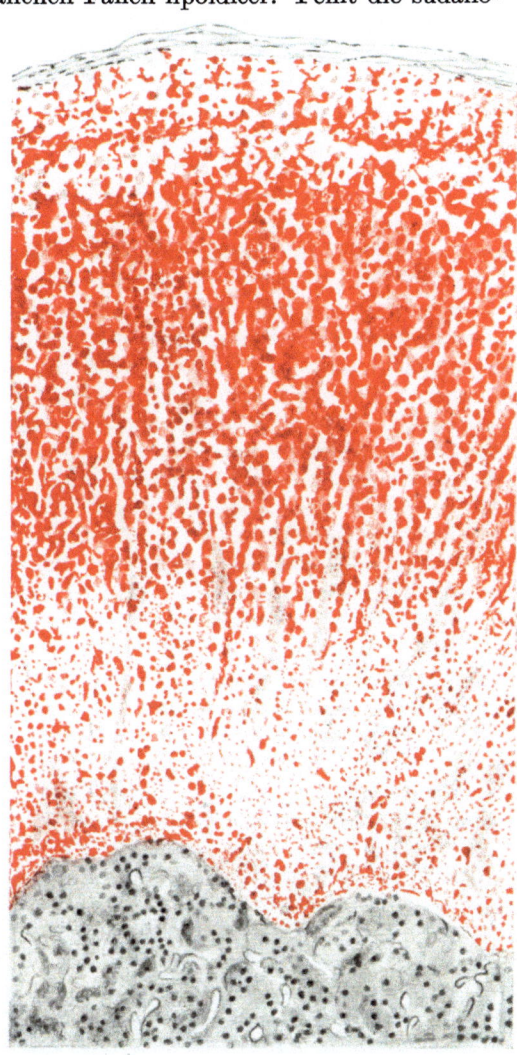

Abb. 156. Die Sudanophilie der Nebennierenrinde der *Ratte*. Die Hauptmenge der sudanophilen Lipoide findet sich in der Zona fasciculata und nimmt markwärts ab. Glomerulosa und juxtamedulläres Gebiet zeigen gleichfalls Sudanophilie. Zwischen Glomerulosa und Fasciculata die sog. „sudanophobe Zone" (Fixierung in 10%igem Formol, Färbung mit Sudan III, etwa 90fach vergrößert). Aus HERRMANN 1942.

Eine eingehende Prüfung der Rinde mit moderner Untersuchungstechnik stammt von HARRISON und CAIN (1947). Die Autoren verstehen unter Lipoiden alle mit Sudanschwarz färbbaren Stoffe. Ferner versuchen sie die Lipine zu differenzieren, d. h. die Lipoide, welche Fettsäuren und N oder P oder beides enthalten, also *Phosphorlipoide* und *Galaktolipoide*. Diese 2. Gruppe wollen HARRISON und CAIN mit saurem Hämatein nach BAKER (S. 315) darstellen. Ferner wurde Nilblausulfat (S. 313) zur Differenzierung von sauren Lipoiden (fettsäurehaltige Lipoide, Lecithin und andere Phosphorlipoide) und neutralen Lipoiden benutzt. Die ersten sollen sich blau, die zweiten rot färben, was allerdings nur dann gilt, wenn eine Struktur die eine *oder* die andere Art der Lipoide enthält. Zur Darstellung des *Cholesterins* diente die Methode von SCHULTZ (S. 311). Nach *Sudanschwarz* (bzw. *Sudan IV*) gab entweder der äußere Abschnitt der Fasciculata die stärkste Reaktion oder die ganze Fasciculata war ziemlich gleichmäßig gefärbt. Die Reticularis verhielt sich meist wie der innere Abschnitt der Fasciculata. Nur in Nähe der Markgrenze fanden sich einzelne sehr stark mit Lipoid beladene Elemente. Die Sudanophilie der Glomerulosa schwankte; sie fehlte stets bei *infantilen Rattenweibchen*. Die Autoren fanden meist eine *sudanophobe Zone*. In diesen Fällen schien der äußere Abschnitt der Glomerulosa meist stark mit Lipoid beladen, manchmal am stärksten von allen Rindengebieten (Widerspruch zu FRAZÃO, s. o. S. 326). Niemals fanden HARRISON und CAIN dies Bild bei *infantilen Weibchen* und bei infantilen Weibchen, welche *kastriert* worden waren und 4 Monate später zur Untersuchung kamen. Öfters war die Glomerulosa nicht gleichmäßig mit Lipoid beladen. Die *sudanophobe Zone* war stets bei *infantilen Männchen* und *erwachsenen* Weibchen vorhanden, manchmal bei *erwachsenen Männchen* und *kastrierten infantilen Weibchen*. Keine *sudanophobe Zone* war vorhanden bei *erwachsenen Männchen* und *trächtigen Weibchen* und, mit einer Ausnahme, bei *kastrierten Männchen*. Im allgemeinen folgte die Stärke der Anfärbung mit *Nilblau* der nach *Sudan*. Eine besonders kräftige Rotfärbung fand sich bei *Oestrus-* und *Dioestrusratten*, ferner bei *infantilen Rattenweibchen*, 11 Wochen nach der *Kastration*, eine gesteigerte Rotfärbung wohl auch bei den meisten *erwachsenen Männchen*, bei *kastrierten infantilen Männchen*, bei einigen *kastrierten Weibchen* und bei einer *trächtigen Ratte*, nicht jedoch bei normalen *infantilen Weibchen* und schwach bei *infantilen Männchen*. Eine Rotfärbung der Glomerulosalipoide kam vereinzelt bei allen Gruppen vor, mit Ausnahme der *infantilen Weibchen* und *graviden Tiere*. Fleckige Rotfärbung in Fasciculata und Reticularis zeigten einige *erwachsene* und *kastrierte* Tiere. Bei der Untersuchung *infantiler Rattenmännchen* fiel einmal ein Wurf von 4 Tieren auf, dessen Glomerulosa stärker angefärbt war als die Fasciculata; bei einem anderen Wurf waren regelmäßig beide Zonen gleich stark tingiert. Solche Befunde mahnen zur Vorsicht, wenn man darangeht, ein allgemeingültiges Lipoidschema für die *Ratten*-Nebenniere aufzustellen. Die *Cholesterin*-Prüfung, die nicht bei allen Gruppen durchgeführt wurde, zeigte, daß vor allem Glomerulosa und Fasciculata, sehr selten einmal tiefere Rindenelemente, erfaßt wurden. Die *sudanophobe Zone* war frei von *Cholesterin*. Die Verbreitung der ,,Lipine" (s. o.) *(Phosphor- und Galaktolipoide)* entsprach im allgemeinen dem Sudanophiliebild. Auch hierbei blieb die *sudanophobe* Zone schwächer gefärbt. Gewöhnlich färbte sich der äußere Abschnitt der Fasciculata mit dem sauren Hämatein (s. o.) stark, aber in einigen wenigen Fällen *(erwachsene und kastrierte Weibchen)* war die Reaktion im inneren Rindenbereich stärker als außen. Bei einem *trächtigen Weibchen* war die Glomerulosa stark gefärbt, die Fasciculata dagegen nur fleckig; bei einem im *Dioestrus* befindlichen Weibchen fand sich nach der Hämateinfärbung ein heller Streifen in der Mitte der Fasciculata. Einige besonders stark gefärbte Zellen lagen meist in der Nähe der Markgrenze in der Zona reticularis. Sie bildeten bei einigen *Weibchen* eine deutliche innere Zone, die bei einigen *infantilen Männchen* und einem *Kastraten* auch angedeutet war. Bei Vergleich von *Sudan*-Präparaten mit *Hämatein*-Präparaten konnte festgestellt werden, daß in beiden Fällen zunächst die äußere Abteilung der Fasciculata gleich gefärbt zu sein schien. Indessen lag in den *Sudan*-Präparaten die innere Grenze der lipoidreichen Zone oft dem Mark näher als in den *Hämatein*-Präparaten.

Da manche Untersucher den Lipoiden eine Beteiligung bei der Bildung der biologisch aktiven Steroide zusprechen, müßte nach HARRISON und CAIN die äußere Abteilung der Fasciculata allein als die *sekretorische Zone* angesprochen werden; weiter markwärts wäre die Sekretion vermindert. Die *sekretorische Zone* würde also bei *erwachsenen Männchen* gewöhnlich mehr als die halbe Rindenbreite einnehmen.

In den Fällen, in denen die Fasciculata anscheinend die Kapsel erreicht, sollen ihre Zellen nach der Sudanophilie doch im allgemeinen von Glomerulosaelementen unterscheidbar bleiben. Ob daher die letzteren als fasciculierte Glomerulosazellen bezeichnet werden dürfen, erscheint fraglich. Eine der von BENNETT (1940) beschriebenen präsekretorischen Zone entsprechende Schicht ließ sich nicht finden. Gegen die Meinung von ANDERSEN und KENNEDY (1932), die Veränderungen des Lipoidbildes der Rinde mit dem sexuellen *Cyclus* in Zusammenhang brachten, stellen die Untersucher fest, daß auch in der Nebennierenrinde infantiler Tiere ähnliche Schwankungen beobachtet werden. Die Rotfärbung nach *Nilblau* kann so stark variieren, daß die Aufstellung einer Beziehung zu den einzelnen Tiergruppen sinnlos wird. Überhaupt legt nach Meinung der Autoren das Verhalten des Lipoidbildes der Nebennierenrinde den Gedanken an *rhythmische Veränderungen* nahe. Für eine solche Annahme spricht auch, daß Tiere aus 3 Würfen, welche gleichzeitig getötet worden waren, eine gute Übereinstimmung des Lipoidbildes zeigten, während die Tiere eines weiteren Wurfes, die nacheinander an 6 aufeinanderfolgenden Tagen getötet worden waren, verschiedene Lipoidbilder aufwiesen.

HARRISON und CAIN versuchen aus diesen Bildern einen *Cyclus* aufzubauen: 1: schmale lipoidhaltige Zone im äußeren Abschnitt der Fasciculata, 2: die lipoidhaltige Zone ist zwar noch schmal, die Lipoidhauptbelastung liegt aber etwas weiter markwärts, die Fasciculatazellen in der Nähe der sudanophoben Zone sind verhältnismäßig hell (d. h. im Sudanschwarzpräparat!), 3 und 4: mehr als die halbe Rindenbreite ist gleichmäßig stark lipoidhaltig, 5: allgemeine Sudanschwarzfärbung in Fasciculata und Reticularis, im äußeren Abschnitt der Fasciculata sieht man die stärkste Reaktion, 6: das Bild ähnelt wieder dem bei 1, nur die Sudanophilie innerster Reticulariselemente kommt hinzu.

Acetonlösliche, fluorescierende Substanzen fanden VAN DORP und DEANE (1950) nur bei 6 Wochen alten *Ratten* in den Rindenzellen. ERÄNKÖ (1951) stellte entgegen anderen Behauptungen fest, daß die an der Rinden-Markgrenze gelegenen Reticulariszellen kein acetonlösliches Material enthalten.

Untersuchungen auf doppeltbrechende Lipoide in der Nebennierenrinde der Ratte.

Nach CROOKE und GILMOUR (1938) treten bereits am 4. Lebenstag doppeltbrechende, über die ganze Rinde verstreute Lipoide in Rindenzellen auf. Bei älteren Tieren konzentrieren sie sich offenbar mehr in den äußeren Bereich der Fasciculata, wo die gröbsten doppeltbrechenden Tropfen Kerngröße erreichen können. Ein beträchtlicher Teil (vielleicht alle?) der doppeltbrechenden Tropfen gibt eine positive SCHULTZsche *Cholesterin*-Reaktion (s. u.).

Eine ausführliche Untersuchung der *Ratten*-Nebenniere mit dem Polarisationsmikroskop verdanken wir WEAVER und NELSON (1943), die vier verschiedene Zonen in der Rinde nach Art und Verteilung der Doppelbrechung unterscheiden. Die äußere Zone (Glomerulosa) ist verhältnismäßig arm an doppeltbrechendem Material. Neben wenigen mittelgroßen Partikeln können kleine, staubfeine vorhanden sein. Dann folgt eine schmale optisch inaktive Zone, entsprechend der *sudanophoben Zone* der Autoren. Ihr schließt sich eine optisch besonders aktive

Zone an, welche alle oder die meisten Fasciculatazellen umfaßt; sie dürfte der „sekretorischen Zone" BENNETTs (1940a) entsprechen. Sie kann indessen je nach dem Zustand der Aktivität der Rinde beträchtliche Wandlungen durchmachen. Gewöhnlich sind ihre Zellen mit feinen staubförmigen, doppeltbrechenden Partikeln gefüllt. Daneben liegen gröbere Massen verschiedener Größe mit meist starker Doppelbrechung in vielen Zellen. Die vierte, innere Zone umfaßt das innere Drittel der Rinde oder noch mehr. Hier sinkt die Menge des doppeltbrechenden Materials stark ab; in einigen Zellen mögen noch vereinzelt gröbere doppeltbrechende Partikel vorkommen, mehr Zellen enthalten in recht geringer Menge die feinen staubartigen doppeltbrechenden Stoffe.

Auch YOFFEY und BAXTER (1947) haben die Doppelbrechung der Lipoide untersucht (Gefrierschnitte, frische, unfixierte Drüse).

Zunächst ist eine Doppelbrechung kristallisierter Stoffe gar nicht nachzuweisen. Läßt man die Schnitte bei Zimmertemperatur stehen, dann erscheinen nach einigen Tagen immer mehr doppeltbrechende Kristalle. Die ursprüngliche diffuse Luminescenz wird durch echte Kristalldoppelbrechung vor allem im Bereich der äußeren Fasciculata abgelöst. Die Kristalle sind nadelförmig, nur in tieferen Teilen der Fasciculata fanden sich Sphärokristalle (S. 305ff.). Nach Formolfixierung und Gelatineeinbettung treten viel mehr Kristalle auf. In der Glomerulosa sind sie etwas variabel, in größerer Menge finden sie sich in der Fasciculata. Die Kristalle der Glomerulosa scheinen feiner zu sein als die der Fasciculata. Alle Kristalle liegen innerhalb der Zellen. Die Kristalle sind zwar offenbar nicht unmittelbar vom Eindeckmedium (Lävulose, Kochsalzlösung u. dgl.) abhängig, andererseits scheint aber doch die Art ihres Auftretens mit dem Einschlußmittel in Zusammenhang zu stehen. So liegen in Schnitten, welche in Lävulose aufbewahrt werden, die feineren Kristalle zweifellos in den ersten Tagen innerhalb der Zellen; nach einigen Tagen lösen sich aber Kristalle aus den Zellen und treten an die Oberfläche des Schnittes. Die unfixierten Zellen gehen wohl nunmehr zugrunde. Trotzdem behalten die Kristalle noch eine Anordnung nach Zonen; sie liegen beispielsweise auch jetzt niemals im Nebennierenmark.

Hinsichtlich der Natur dieser Kristalle denken YOFFEY und BAXTER an die Möglichkeit, daß eine vordem nicht doppeltbrechende Substanz (z. B. ein Lipoprotein) zerfällt. Eine besonders schwierige Entscheidung betrifft ferner die Frage nach der Gleichsetzung von doppeltbrechendem Material und *Cholesterin*. Die SCHULTZsche Reaktion ist in der äußeren Abteilung der Fasciculata, also im Bereich der stärksten Anhäufung doppeltbrechender Substanzen, ebenfalls besonders deutlich. Andererseits kann man darauf verweisen, daß im Mark chemisch *Cholesterin* nachgewiesen worden ist, aber doppeltbrechende Partikel treten hier nicht auf.

Mus musculus: KOLMER (1918) fand in den Zellen der Glomerulosa ziemlich viele Lipoidvacuolen. Im allgemeinen entsprechen die Lipoidverhältnisse einigermaßen denen in der *Ratten*-Nebenniere. Bei einzelnen Mäusestämmen scheinen die Lipoidverteilungsbilder gesetzmäßige Varianten zu sein. Die Ergebnisse der Untersuchungen von VICARI (1943b) können aus Abb. 157 abgelesen werden. VICARI benutzte die Sudanfärbung nach ROMEIS (1929) und den SCHULTZschen Cholesterinnachweis. Folgende Stämme wurden verglichen: 1. C 57 Black strain, 2. ce oder „extreme dilution" (= Albinismusallel), 3. dilute brown oder dba-Stamm, 4. C 3 H (= AGOUTI-Färbung), 5. A-albino-Stamm, 6. N-Stamm (buntscheckig). — Die Tiere waren bei der Untersuchung der Nebennieren 34 Tage alt. Die Breite der ganzen Rinde und die der lipoidhaltigen Zone wurden mit dem Ocularmikrometer gemessen. Die Dichte des Fettes wurde nach der Größe und Zahl der Fetttropfen in einem gegebenen Feld geschätzt (Sicherheit der

Methode?). Die Abb. 157 ist so zu verstehen, daß Zone I ein Gebiet mittlerer Dichte der sudanophilen Fettstoffe darstellt; es ist bei allen Stämmen nachzuweisen. Die Zone II umfaßt das Gebiet der kräftigsten Sudanophilie und zeigt beträchtliche Variationen bei den einzelnen Stämmen. Auch Geschlechtsunterschiede sollen sich an dieser Zone bemerkbar machen. Zone III ist fast frei von Sudanophilie. Der C 57-Stamm besitzt offenbar die meisten Lipoide. Die Männchen sollen immer etwas mehr Fett als die Weibchen in der Nebenniere zeigen, vielleicht mit Ausnahme von ce. Die Cholesterinverteilung entspricht im wesentlichen der Verteilung der Sudanophilie. Es wird daraus geschlossen, daß der Großteil der Rindenlipoide Cholesterin ist. Einige histologische Unterschiede: Bei C 57 (Männchen wie Weibchen) findet man große Fetttropfen an der Rinden-Markgrenze. Stamm A: "the female zone III interlocked with the medulla". Die groben Lipoidtropfen fehlen. Die Grenze zwischen Sudanophiliezone II und III ist bei den Weibchen von Stamm N unregelmäßig. Bei beiden Geschlechtern von dba ist die Grenze von Zone II gegen III fingerförmig gezackt; in Zone III finden sich nahe der Markgrenze kleine Lipoidtropfen. Bei dem Weibchen von C3H findet sich eine gewisse Verzahnung zwischen Zone III und dem Mark. Beide Geschlechter von ce besitzen eine lipoidfreie Zone III, die Weibchen außerdem in Zone III verstreute Gruppen von 2—3 groben Lipoidtropfen.

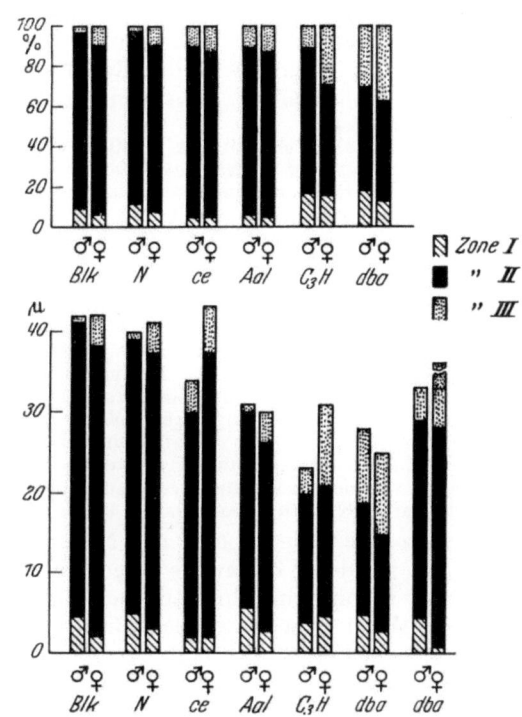

Abb. 157. Breite der sudanophilen Zone der Nebennierenrinde bei den *Mäuse*stämmen *Blk, N, ce, Aal, C3H, dba*. Nähere Erklärung im Text S. 330f. Aus VICARI 1943b.

Über derartige vergleichende Lipoiduntersuchungen lagen bislang nur die Arbeiten von WHITEHEAD (1933b) vor, der 3 Typen in der Fettverteilung gefunden hatte, die er aber nicht auf einzelne Stämme usw. bezog. Bei den meisten Tieren nahm ein breites Lipoidband nicht weniger als die Hälfte der Breite der permanenten Rinde ein. Bei einem zweiten Typ war das Lipoidband schmäler. Es umfaßte weniger als die Hälfte der permanenten Rinde. Der dritte Typus zeigte ein unregelmäßiges Lipoidband. Nach WHITEHEADs Beobachtungen sollen Typus 2 und 3 eher bei älteren Tieren vorkommen.

Nach JONES (1950) sind Glomerulosa und Fasciculata sudanophil, die Glomerulosa etwas weniger. Der Unterschied ist bei *infantilen Mäusen* noch nicht so deutlich, kann aber bei *erwachsenen* Tieren sehr auffallend sein. In beiden Zonen besteht das sudanophile Material aus kleinen, zahlreichen Tröpfchen im Cytoplasma (über die Lipoidverhältnisse in der sog. X-Zone s. S. 709ff.).

Ganz ähnlich wie die Untersuchungen von YOFFEY und BAXTER (1947) an der *Ratte* haben jene von JONES (1950) ergeben, daß im frischen Drüsenmaterial keine kristalline oder Formdoppelbrechung vorhanden ist. JONES findet hier aber bereits Lipoidtröpfchen mit Achsenkreuz, also sphärische Doppelbrechung. Im formolfixierten Material geben manche Rindenlipoide auch Kristalldoppelbrechung.

Die Stellen der stärksten Doppelbrechung finden sich wie Sudanophilie oder Plasmalreaktion (S. 351 ff.) im wesentlichen in Glomerulosa und Fasciculata (Abb. 160, S. 364). Charakteristisch ist eine Durchmischung feinerer und gröberer doppeltbrechender Partikel. Nach der SCHULTZ-Reaktion färben sich die meisten Zellen der Glomerulosa und Fasciculata (sowie der X-Zone! s. S. 709 ff.) grün. Die Reaktion scheint an cytoplasmatische Tröpfchen geknüpft zu sein. Nach Acetonbehandlung schwindet die Reaktion.

Leporillus conditor und *L. jonesi:* BOURNE (1949) beschreibt zahlreiche Lipoidtröpfchen in den Rindenzellen.

Uromys validis: Nach BOURNE (1949) enthalten die Rindenzellen reichlich Lipoid.

Cricetus cricetus und *Cricetus auratus (Goldhamster):* Da der Goldhamster als Laboratoriumstier stärkere Verwendung gefunden hat, seien einige Angaben über die Lipoide der Nebennierenrinde zusammengestellt. Die Nebennierenrinde des *Goldhamsters* besitzt wenig *sudanophiles Material* (PECZENICK 1944, KONEFF, SIMPSON und EVANS 1946). Im Sudanpräparat wird die Rinde nur gelblich-orange diffus angefärbt. Dies hängt nach ALPERT (1950) mit einem besonderen Lipoidreichtum der *Mitochondrien* zusammen. Nach Injektionen von Desoxycorticosteronacetat verändert sich das Bild kaum (S. 575 f.). Dagegen soll die Rinde reicher an *Phosphorlipoiden* sein (Färbung nach BAKER, S. 315). *Cholesterin* ist histochemisch nicht nachweisbar (ALPERT 1950), kann aber unter experimentellen Bedingungen auftreten. Aus den merkwürdigen Lipoidbefunden schließt ALPERT, daß die sudanophilen Stoffe und das *Cholesterin* nur eine sekundäre Beziehung zu den Rindensteroiden haben. Er lehnt daher die Anschauung, daß *Cholesterin* geradezu als Vorläufer des Rindenhormons anzusehen sei, ab. Allerdings macht er eine Einschränkung. Wenn die *Cholesterin*-Präcursorhypothese sich als richtig erweisen sollte, dann könnte das *Cholesterin* nach ALPERT beim *Goldhamster* vielleicht so schnell verbraucht werden, daß die zum histochemischen Nachweis notwendige Konzentration (0,5%) überhaupt nicht erreicht wird.

Cavia cobaya: Die Lipoide der Nebennierenrinde dieses Tieres sind sehr oft untersucht worden. Besonders eingehend hat MULON (1903 ff.) die normale Verteilung der Lipoide und ihre Abweichungen unter physiologischen (Alter, Gravidität usw.) und experimentellen Bedingungen geprüft. Seine Untersuchungen sind in mancher Hinsicht überholt, enthalten aber auch heute noch verwertbare wichtige Angaben. Für die Schilderung der normalen Lipoidverteilung stütze ich mich in erster Linie auf die Arbeiten von HOERR (1936). HOERR findet normalerweise in der Fasciculata mehr Fette und Lipoide als in der Glomerulosa und Reticularis (s. a. WHITEHEAD 1934, SCHWEIZER und LONG 1950). Aber auch die beiden letzten Zonen sind bei *Cavia* niemals ganz lipoidfrei. Die Lipoideinschlüsse in den Glomerulosazellen sind fein, staubähnlich, mehr im basalen Teil der Zellen gelegen, welcher der Peripherie eines „Glomerulum" zuzuordnen wäre oder bemerkenswerterweise Beziehungen zu Capillaren hat. Zu den *Mitochondrien*, die teils als Stäbchen, teils als Granula auftreten, wie zum GOLGI-Apparat, der zwischen Kern und Capillarseite nur in Glomerulosaelementen deutlich ist, haben die Lipoidtröpfchen keine eindeutigen Beziehungen. Mit *Nilblau* färben sich die Fette dieses Gebietes meist blau, bei modifizierter WEIGERT-Technik (S. 315 ff.), wie bei den Methoden von FISCHLER, SMITH-DIETRICH usw., bleiben die Lipoide hier nicht erhalten. Die Doppelbrechung ist nur schwach und vereinzelt nachzuweisen. Gelegentlich liegen die *Mitochondrien* auf proximalem und distalem Kernpol, das Fett in der Peripherie der Zelle. Bei sehr starkem Fettgehalt kann es aber bereits in dieser Zone zu Verdrängung des Zellkernes kommen.

Der Fettreichtum der folgenden Zone, der Zona fasciculata ist schon früher aufgefallen. GUIEYSSE (1901) prägte den Ausdruck „Spongiocyten" zuerst für die Elemente der äußeren Abteilung der Fasciculata des *Meerschweinchens*. Durch die Zurückdrängung des Cytoplasmas auf schmale Bälkchen zwischen den Fetttröpfchen (bzw. -vacuolen nach Behandlung mit Fettlösungsmitteln) machen die Zellen in der Tat den Eindruck eines wabenartigen, schwammartigen Körpers. In den Wabenräumen liegen relativ große „Liposomata" (HOERR 1936c). MULON (1905c) hat dies Gebiet als „couche graisseuse" hervorgehoben, GUIEYSSE (1901) spricht von einer „Zona spongiosa".

Nach REGAUD-Fixation, Paraffineinbettung und Färbung mit BENSLEYS Kupfer-Chrom-Hämatoxylin wird das Cytoplasma der Spongiocyten tiefblau. Nach KINGSBURY (1911) soll die bei dieser Fixierung eintretende Reduktion nur an der Oberfläche der Fetttropfen vor sich gehen, die zentrale Masse sekundär herausgelöst werden. Auch andere Mechanismen, wie artefizielle Fettverteilung ins Cytoplasma unter Fixationseinfluß usw., sind diskutiert worden (s. a. BARTELMEZ und HOERR). Solche Beobachtungen weisen auf die Labilität der Fettstoffe in diesem Bereich. In Zukunft wird man durch die Gefriertrocknungs-Methode allerdings eine bessere Ausgangsbasis für derartige histochemische Fragen besitzen.

In der äußeren Abteilung der Fasciculata sitzen zugleich die meisten doppeltbrechenden Lipoidpartikel. Ganz ähnlich wie bei *Ratte* und *Maus* kann man auch hier ein Auskristallisieren von doppeltbrechenden Tropfen beobachten, wenn man den Schnitt in Glycerin bringt oder bei Zimmertemperatur stehen läßt. HOERR meint, daß die Reaktion von GOLODETZ (S. 310ff.) oder die von SCHULTZ an den doppeltbrechenden Tropfen selbst vor sich gehe. Ferner soll an der gleichen Stelle die Digitoninreaktion positiv sein. Es würde dann alles dafür sprechen, die Doppelbrechung auf *Cholesterin(-ester)* zu beziehen. Daß Fixation, Temperatur usw. den Ausfall der Doppelbrechungseffekte beeinflussen, wurde bereits geschildert (S. 298). Viele solche Tropfen sollen sich nach HOERR nicht mit Nilblau anfärben lassen, obschon sie Scharlachrot oder Sudan vor allen anderen Liposomen aufnehmen.

Der gewöhnliche Typus der Fetteinschlüsse in den äußeren Fasciculatazellen ist ein kleines Kügelchen von 0,4—2,5 μ Durchmesser (ZALESKY 1936). ZALESKY hat beschrieben, daß diese Kügelchen mit OsO_4 Schwärzung ergeben. Indessen geht aus den Untersuchungen von HOERR (1936b, c) hervor, daß sich im frischen Schnitt hier die meisten Liposomen nur in grauer oder brauner Färbung nach Osmiumbehandlung zeigen (10 min bis 2 Std Exposition). Einige reagieren überhaupt nicht mit Osmiumtetroxyd. Die meisten grauen Tröpfchen geben die sog. sekundäre Schwärzung (S. 305ff.), andere werden allerdings herausgelöst. Je länger die Osmierung, desto widerstandsfähiger sollen die Tröpfchen gegen das Herauslösen werden (COLSON 1910).

Weitere Beobachtungen der Osmierung der Nebennierenrinde von *Cavia* ergaben:

1. Nach einstündiger OsO_4-Einwirkung und Eintauchen in absoluten Alkohol erscheinen einige Fetttröpfchen als hohle, geschwärzte Kugeln. Wird länger osmiert (1—2 Tage) und dann ebenfalls mit Alkohol nachbehandelt, so erscheinen die Kugeln total geschwärzt.

2. Im Falle der Beizung mit 3%igem Kaliumbichromat vor der Osmierung schwärzen sich mehr Tropfen als mit einfacher Osmierung. Wird die Beizung in der Wärme vorgenommen (37° C), so wirkt dies ungünstiger auf die Lipoide. Bemerkenswerterweise werden aber mit der Sudanlösung nach ROMEIS (S. 302ff.) mehr Fette gefärbt, als mit der Osmierung nachgewiesen werden können. ZALESKY (1936) nennt die Fetteinschlüsse dieser Gegend der Rinde „Mikroliposomen". Das ist nicht ganz gerechtfertigt, weil die Fetttröpfchen verschiedene

Größe in den einzelnen Zellen zeigen können; sie erreichen teilweise beträchtliche Größe. HOERR (1936) hat darauf hingewiesen, daß diese Lipoidgebilde zwar von Zelle zu Zelle verschieden groß sein können, in einer gegebenen Zelle aber meist alle von gleicher Größe sind (s. a. S. 300).

Des weiteren kommen Zellen mit grobtropfiger Verfettung vor (mit „Makroliposomen" von 3,5—20 μ Durchmesser nach ZALESKY 1936), wobei manchmal der Eindruck entsteht, daß das Fett nicht mehr intracellulär liegt. Ein Teil dieser Zellen mit grobtropfiger Verfettung dürfte sich in einer regressiven (degenerativen) Phase befinden. HOERR sieht indessen die Zellen mit Makroliposomen in den äußeren Rindenschichten nicht als degenerative Elemente an, zumal es Zellen gibt, in welchen Makro- und Mikroliposomen nebeneinander liegen. Wahrscheinlich enthalten Makro- bzw. Mikroliposomen nicht dieselben Lipoide. Sie sind vermutlich auch nicht ohne weiteres miteinander mischbar. Fixiert man längere Zeit in kräftiger Chromatlösung und färbt mit Kupfer-Chrom-Hämatoxylin, dann erscheinen die großen Fetttropfen in blauem, die kleineren in tiefschwarzem Farbton. Daß die Makroliposomen aus Mikroliposomen einfach zusammenfließen, halten ZALESKY (1936), HOERR (1936) und TONUTTI (1945) für unwahrscheinlich. Vermutlich enthalten die Makroliposomen mehr *Cholesterin*. Selbst nach länger dauernder Osmierung bleiben die Makroliposomen löslicher in Xylol usw. als die anderen Rindenliposomata. Nach meinen Beobachtungen (BACHMANN 1941) treten Makroliposomen erst bei älteren Tieren auf.

Auf Grund solcher Beobachtungen sprechen vornehmlich französische Untersucher (BONNAMOUR und POLICARD 1903, GOORMAGHTIGH und ELAUT 1925, BERNARD und BIGART 1902) von labilem Fett, womit wohl in erster Linie das doppeltbrechende gemeint wird, und stabilem Fett. Chemisch ist diese Unterscheidung bedeutungslos; sie kennzeichnet nur die größere Löslichkeit der einen Fettart in Fettlösungsmitteln.

HOERR (1936c) meint übrigens, daß die grobtropfigen Zellen bei Normaltieren gar nicht so häufig sind, wie man nach manchen Beschreibern annehmen möchte. Erscheinen sie vermehrt, so muß man immer daran denken, daß sie vielleicht, gegebenenfalls schon durch grobes Hantieren, im Gegensatz zu den echten Makroliposomen aus Mikroliposomen zusammengeflossen sind. Besonders gefährdet erscheinen dabei die großen Mikroliposomen von etwa 3 μ im äußeren Teil der Zona fasciculata. Zwischen diesen ist das Cytoplasmanetz aufs äußerste zusammengepreßt und kann daher leicht zerreißen. Vielleicht besitzen diese Fetttropfen auch eine größere Fluidität (geringere Viscosität und Oberflächenspannung).

Bei beiden Geschlechtern stimmt die Menge der Mikroliposomen etwa überein. Hingegen besitzt die Rinde der *weiblichen* Nebenniere mehr Makroliposomen. Ferner liegen die Makroliposomen bei den *Männchen* in den äußeren Zellreihen der Fasciculata, bei den *Weibchen* in der gesamten Zona fasciculata mit Bevorzugung der inneren Abschnitte (ZALESKY 1936). Die *Mitochondrien* stellen sehr kleine Granula zwischen den Liposomen dar. Sie liegen nie in den Liposomen, zu denen sie überhaupt keine besondere Beziehung besitzen, was von CELESTINO DA COSTA (1906ff.) und ROGOFF (1932) behauptet wurde. Der GOLGI-*Apparat* ist weder in der Zona fasciculata noch in der Zona reticularis klar darstellbar.

Der mittlere Abschnitt der Zona fasciculata (Einteilung nach HOERR 1936) enthält Fettkörper, welche sich mit Sudan III orangerot und mit Nilblau rötlich oder rötlichviolett anfärben. Wenn man mit Kaliumbichromat vorbeizt, kann man die Liposomen dieses Gebietes selbst auf dem Paraffinschnitt großenteils erhalten, jedenfalls stets mehr als in anderen Rindenregionen. Hier sollen auch Lipoide liegen, die sich nach der CIACCIO-Methode (S. 317) anfärben lassen.

Nach WEIGERT-Färbung (S. 315) nehmen die Liposomen dieser Zone ein metachromatisches Grün an, während sich die Liposomen im äußeren und inneren Fasciculatagebiet wie in der Zona reticularis purpurrot und langsamer anfärben. Später wird die Purpurfarbe immer dunkler, wodurch die Unterschiede der Liposomen der mittleren Fasciculataregion verschwinden. Auch nach einer Formol-ZENKER-Fixierung und Nachosmierung (2% OsO_4, eine Woche lang) bleiben die Liposomen dieser mittleren Fasciculataschicht besser erhalten als die nach außen oder innen davon gelegenen.

Im inneren Teil der Fasciculata variiert die Größe der Fetteinschlüsse stärker; einige sind, wie auch in der Reticularis, geradezu winzig. Man hat den Eindruck, daß die Größe der Lipoidtröpfchen aus dem lichtmikroskopischen Bereich in den submikroskopischen entschwindet. Hier kommen gelegentlich auch bereits sehr feine *Pigment*-Granula vor; sie erscheinen im ungefärbten Zustand gelb bis braun. In Fettlösungsmitteln sind sie unlöslich, färben sich aber oft mit Fettfärbungsmitteln, weswegen sie wohl in die Gruppe der *Lipochrome (Lipofuscin)* gehören.

Die Grenze der Zona reticularis gegen die Zone fasciculata zu bestimmen, fällt auch nach dem Verhalten der Lipoideinschlüsse oft schwer. Der Lipoidgehalt geht markwärts von der äußeren Abteilung der Zona fasciculata, die man der Zona spongiosa von GUIEYSSE (1901) wohl gleichsetzen kann, zurück. Nach dem Lipoidbild liegt also eine Grenze bereits im Bereich des fasciculär aufgebauten Gebietes. GUIEYSSE hat diesen fasciculären Bereich als Fasciculata propria von der Spongiosa abgetrennt, ZALESKY (1936) lehnt dies ab und erklärt, die Zone für einen Bestandteil der Zona reticularis (s. a. S. 108). Man müßte dann allerdings meines Erachtens aus cytologischen Gründen einen Begriff „Reticularis propria" einführen, weil insbesondere in den ganz marknahen Gebieten der Reticularis im engeren Sinn ziemlich viele degenerierende und abgestorbene Zellen vorkommen. Man kann hier mit HOERR helle und dunkle Zellen unterscheiden (Näheres S. 203 und Abb. 123, S. 196).

Nach HOERR sollen allerdings gerade die dunklen Zellen mehr Lipoid als die hellen enthalten. In den dunklen Zellen findet sich viel *lipochromes Pigment* in groben Klumpen, in den hellen Zellen, wenn überhaupt Pigment, so nur in Form staubförmiger Granula. Die hellen Zellen sollen weniger *Mitochondrien* besitzen, während angeblich in den dunklen Zellen Mitochondrien von bizarren Formen vorkommen. In diesen Zellen ist die Unterscheidung von coaguliertem Plasma, Mitochondrien, Lipoid und Pigment manchmal recht schwierig. Im allgemeinen enthält die Reticularis viel weniger histochemisch nachweisbares Pigment als die übrigen Rindengebiete, nie aber ist sie völlig fettfrei.

Beziehungen zwischen Lipoid und *Corps sidérophiles* (S. 198) sind oft diskutiert worden. Nach CELESTINO DA COSTA (1906ff.) sollte die siderophile Reaktion mit einer Diffusion der Lipoide ins Cytoplasma zusammenhängen, nach HOERR kann dies zumindest nicht allgemein gelten, weil die siderophile Reaktion auch dann auftritt, wenn Lipoidtropfen, Mitochondrien oder Pigment noch gut erhalten sind. Die dunklen Zellen färben sich intensiv mit Anilinfarben (Safranin, Säurefuchsin), ebenso kräftig mit Eisenhämatoxylin. Die grobtropfigen Fettelemente der Zona reticularis halten HOERR (1936) und ZALESKY (1936) für degenerierende Elemente. Benachbarte absterbende Zellen können miteinander verschmelzen und regelrechte große fokale Nekrosen bilden, in denen man noch Fett nachweisen kann (PFEIFFER, nach HOERR 1936).

Myopotamus (Myocastor) coypu: Nach KOLMER (1918) ist die Glomerulosa lipoidreich, die restliche Nebennierenrinde lipoidarm.
Fiber zibethicus: KOHNO (1925) schildert die Rinde als sehr fettarm.

Mus avellanarius: Nach KOHNO (1925) enthält die Rinde wenig Lipoid.

Lepus cuniculus: Die Nebennierenrinde dieses Tieres gilt allgemein als fettreich (ECKER 1846, FREY 1852, KRAUSE 1884, KOLMER 1918). Nach DELAMARE (1904) soll das Verhältnis der *Phosphatide* zum Gesamtfett in der Nebenniere des *Kaninchens* 52,7:100 betragen.

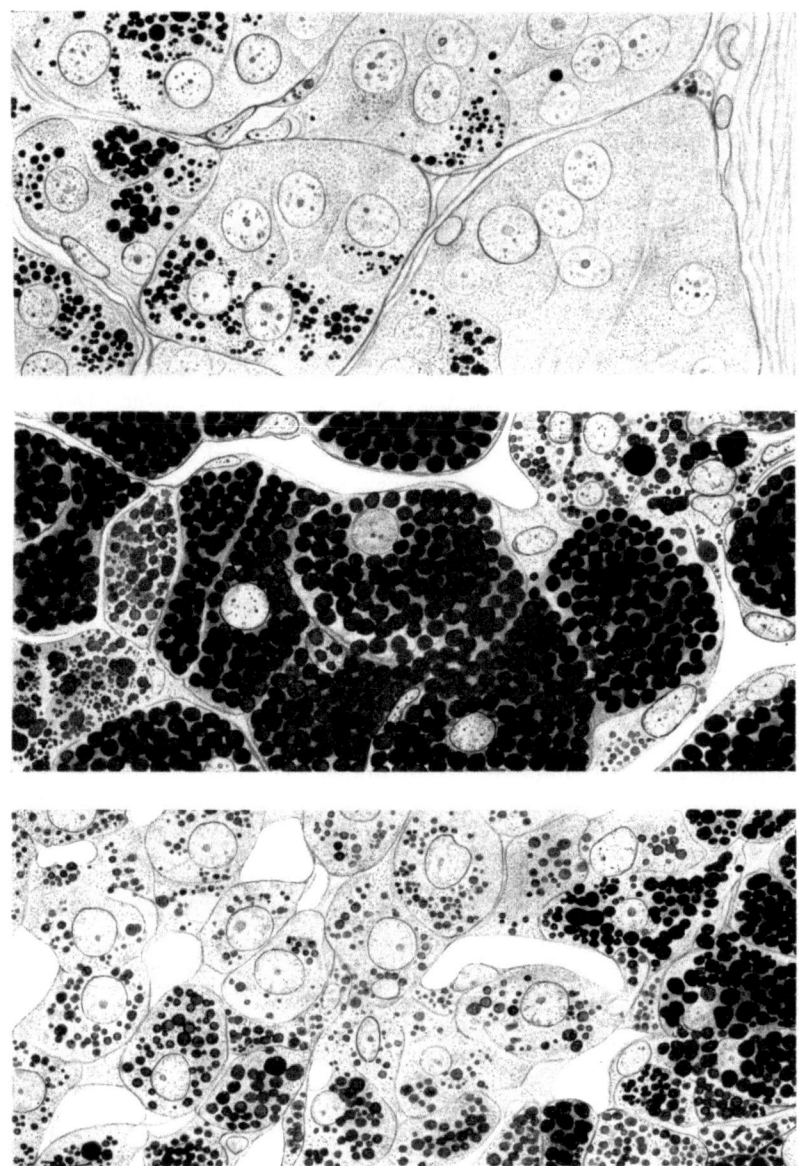

Abb. 158. Darstellung der Lipoide und Fette durch Osmierung in der präsekretorischen (oben), sekretorischen (Mitte) und postsekretorischen (unten) Zone der Nebennierenrinde der *Katze* (Fixierung in CHAMPY-Lösung). Aus BENNETT 1940a.

Über die Beziehungen zwischen *Cholesterin* und Doppelbrechung in der *Kaninchen*-Nebenniere s. LANDAU und MCNEE (1914) S. 310. MULON (1912) beschrieb osmiophile Granula in den Rindenzellen. Nach HOERR (1936) findet sich mehr Lipoid in der Fasciculata als in Glomerulosa und Reticularis. Mit der verbesserten ROMEIS-Sudantechnik (S. 302) kann man aber immer in den beiden letzten Zonen auch einige Lipoidtropfen nachweisen, nur sind die Tropfen sehr viel kleiner als die der Zona fasciculata. Ganz ähnlich wie beim *Meerschweinchen* lassen sich neben den zahlreichen Mikroliposomata einige Makroliposomen feststellen, besonders an der Übergangsstelle von Fasciculata zu Reticularis. Im übrigen gilt für die Makroliposomen das unter dem Abschnitt *Cavia* Gesagte.

Felis domesticus: PARHON und CAHANE (1931) haben den *Cholesterin*-Gehalt der Nebennierenrinde mit rund 109 mg/g Gewebe angegeben. Aus neuerer Zeit ist insbesondere die gründliche Untersuchung der *Katzen*-Nebenniere von BENNETT (1940, vgl. S. 110) mit einer Rindeneinteilung wesentlich auf Grund der Lipoidverteilung zu erwähnen. Die Zonierung wird besonders deutlich bei Darstellung der sudanophilen oder der osmiophilen Stoffe (Abb. 63 u. 158). Die *präsekretorische Zone* (s. S. 110) umfaßt Zellen, welche vergleichsweise arm an Lipoid sind. Das Gebiet entspricht der Zona glomerulosa und einem schmalen Streifen der äußersten Fasciculata, manchmal nur der Glomerulosa. Es kann gelegentlich verschmälert sein oder überhaupt fehlen.

Die zweite besonders lipoidreiche Zone umfaßt das äußere Gebiet der Zona fasciculata und dürfte der Zona spongiosa von GUIEYSSE (1901, s. S. 163) entsprechen. BENNETT schlägt für sie den Namen *„sekretorische Zone"* vor. Die dritte Zone wechselt selbst bei erwachsenen *Katern* beträchtlich, bei denen die Rindenstruktur noch am ehesten konstant zu sein pflegt. Die Zellen sind hier wieder lipoidärmer. BENNETT nennt das Gebiet die *postsekretorische Zone*. Der Zellordnung nach gehört das Gebiet im wesentlichen noch zur Fasciculata.

Die vierte, innerste Schicht ist wieder zunehmend lipoidreicher als die prä- oder postsekretorische Zone, jedoch nie so lipoidreich wie die sekretorische Zone. Die Zellen dieses vierten Gebietes haben einen sehr wechselnd starken Lipoidgehalt. Zugleich kommen hier die meisten degenerierenden Rindenzellen vor. Daher empfiehlt BENNETT den Namen *„senescente"* Zone für diesen Bereich. Das Gebiet umfaßt die Reticularis und einen wechselnd breiten Streifen der inneren Abteilung der Fasciculata. Eine echte Reticularis ist manchmal kaum nachzuweisen.

In der *präsekretorischen Zone* zeigen die Zellen unmittelbar unter der Kapsel sehr wenig osmiophile Substanz (Abb. 158, oben) in Form kleiner, verstreuter Tröpfchen, die an Zahl und Größe zunehmen, wenn man sich von der Kapsel entfernt. Einige doppelbrechende Kristalle *(Cholesterinester?)* kommen schon in dieser präsekretorischen Zone vor, meist mehr in der Nähe der Fasciculata. Gefrierschnitte, welche nach Formolfixierung mit wäßriger oder alkoholischer Digitoninlösung behandelt wurden, zeigen eine Anzahl doppelbrechender Kristalle. Man kann nach BENNETT daher auf die Anwesenheit von *Cholesterin* in der präsekretorischen Zone schließen (s. a. S. 348).

In der *sekretorischen Zone* findet man dicht gelagerte, gleichgroße osmiophile Tropfen (Abb. 158, Mitte). Nach BENNETT sollen diese Zellen einen 2—3mal so großen Durchmesser wie die Zellen der präsekretorischen Zone besitzen, daher ein viel größeres Volumen als diese (das 8—27fache!). Zwischen den stark osmiophilen Zellen befinden sich solche mit weniger osmiophiler Substanz. Die Capillaren des Gebietes sind eng, wie komprimiert durch die großen Spongiocyten. Kleine osmiumgeschwärzte Tropfen dürften auch in den Endothelzellen gelegen sein. Nach Sudan III erscheinen nicht immer alle Tropfen in je einer Zelle gleich groß wie nach OsO_4. Gelegentlich feststellbare gröbere Tropfen sieht BENNETT als artefiziell an. Die Zone ist reich an doppelbrechenden Partikeln, besonders wieder nach der Digitoninreaktion. Dies Gebiet betrachtet BENNETT als das an *biologisch aktiven Steroiden* besonders reiche.

Die Zellen der *postsekretorischen Zone* besitzen viel weniger osmiophile Stoffe (Abb. 158, unten). Die Zellen sind kleiner als in der sekretorischen Zone. Die

Capillaren werden hier zu Sinusoiden. Die Grenze zwischen der sekretorischen und postsekretorischen Zone ist wechselnd scharf, gelegentlich bei schwacher Vergrößerung bereits deutlich, in anderen Fällen kaum klar bestimmbar. Bei starker Vergrößerung kann man immer Übergangszellen zwischen Spongiocyten und lipoidleeren Zellen finden. Im Sudan III-Präparat erscheint diese Zone besonders hell. Die Anzahl der doppeltbrechenden Partikel hat ebenfalls stark abgenommen.

In der *senescenten Zone* sieht man nach Osmiumbehandlung wieder eine ganze Menge geschwärzter Zellen. Bei stärkerer Vergrößerung ergibt sich, daß das osmiophile Material an Menge in den Zellen stark wechselt und unregelmäßig verteilt ist. Die Capillaren des Gebietes sind weit geöffnet. Die Zellen erscheinen oft geschrumpft. Viele, besonders die dem Mark zunächst gelegenen, befinden sich in Degeneration. In solchen degenerierten Zellen kann man (3—10) unregelmäßige, gröbere Lipoidtropfen finden. Oft sind sie größer als der Zellkern. Das Sudanbild ist ganz ähnlich wie das Osmiumbild. Doppeltbrechende Partikel sind hier sehr klein und kommen nur noch vereinzelt vor.

Katzen-Nebennieren wurden von mir früher ebenfalls auf Fette untersucht (BACHMANN 1941). Während KOLMER (1918) die Glomerulosa als ziemlich lipoidreich beschreibt, die äußere Fasciculata als fettfrei, habe ich damals bereits das von BENNETT aufgestellte Schema der Lipoidverteilung, ohne Kenntnis seiner 1940 erschienenen Arbeit, bestätigt. Im Nilblaupräparat zeigen die Fettstoffe in den äußeren Abschnitten der Zona fasciculata eine schöne rote Metachromasie. Die Fette der Zona reticularis behalten den blauen Farbton.

YOFFEY und BAXTER (1947) haben besonders die *Doppelbrechung* der Lipoide der *Katzen*-Nebenniere an Gefrierschnitten der frischen, unfixierten Drüse in Kochsalzlösung, Lävulosesirup oder Aqua dest. untersucht. Die Autoren finden nur einige wenige doppeltbrechende Kristalle und im äußeren Bereich der Fasciculata eine schwache diffuse Doppelbrechung. Läßt man die Schnitte bei Zimmertemperatur stehen, dann erscheinen nach einiger Zeit mehr doppeltbrechende Kristalle. In der *Katzen*-Nebenniere tritt dieses Phänomen schneller ein als in der *Ratten*-Nebenniere (S. 330f.). Während bei der *Ratte* einige Tage gewartet werden muß, kann man bei der *Katze* schon nach 1—2 Std eine verstärkte Doppelbrechung erkennen. Die ursprünglich diffuse Luminescenz wird durch echte Formdoppelbrechung von Kristallen im äußeren Bereich der Fasciculata abgelöst. Unmittelbar nach Herstellung der Schnitte findet man höchstens einige wenige, meist nadelförmige Kristalle dieser Art. Nach Formolfixierung und Gelatineeinbettung wird ein Maximum von Kristallen erreicht. In der Glomerulosa sind sie etwas mehr variabel; hauptsächlich finden sie sich in der Fasciculata. Die Kristalle in der Glomerulosa scheinen feiner zu sein als die in der Fasciculata. Auf jeden Fall liegen sie immer *in* den Zellen. Über die chemische Natur der doppeltbrechenden Partikel s. S. 330.

Felis leo: Nach KOHNO (1925) enthält die Zona reticularis wenig Lipoid. Anscheinend kommt gelegentlich zwischen Glomerulosa und Fasciculata eine Art sudanophober Zone vor. Ich habe (BACHMANN 1941) die Nebennieren eines etwa einjährigen *Löwen* untersuchen können und fand im äußeren Glomerulosabereich eine fleckige, ganz unregelmäßig verteilte, grobtropfige Sudanophilie, die — wenn überhaupt vorhanden — stets ein „Glomerulum" einnahm. Daneben lagen völlig fettfreie Bezirke. Das innere Drittel der Glomerulosa war fast völlig fettfrei; vielleicht bezieht sich darauf KOHNOS Bemerkung von der sudanophoben Zone. Die sehr breite Fasciculata war nicht sehr reich an sudanophilen Stoffen. Die Zellen im äußeren Abschnitt der Zone enthielten staubartige bis feintropfige Lipoide. Die feintropfigen Fette nahmen markwärts an Menge ab; die innere Hälfte der Fasciculata erschien streckenweise völlig fettfrei. Im Cytoplasma der inneren Fasciculatazellen fanden sich dagegen sudanophobe, hellgelblich schimmernde Körnchen. Die marknahen Zellen der Reticularis zeigten streckenweise eine sehr starke und grobe Sudanophilie. Der größte Teil der Fettstoffe gab mit Nilblausulfat eine rote Metachromasie.

Mustela foina: Nach KOLMER (1918) sind in den Fasciculatazellen reichlich Lipoide vorhanden.

Mustela putorius: In der Glomerulosa sollen die meisten Lipoide vorhanden sein, zwischen Glomerulosa und Fasciculata eine fettarme schmale Zone.

Mustela (Putorius) vulg.: KOLMER (1918) findet Lipoide in allen Schichten.

Canis familiaris: BAKER (1937) hat eine sudanophobe Zone zwischen Glomerulosa und Fasciculata beschrieben: "There was a narrow zone between the glomerulosa and the fasciculata which contained very little fat and much more fibrous tissue than the adjacent zones" (S. 171). Schon in der Zona arcuata (glomerulosa) findet sich also etwas feintropfiges Lipoid. Nach HETT soll in der Fasciculata markwärts eine Steigerung der Fetteinlagerung eintreten.

Vulpes vulpes: Nach KOLMER (1919) finden sich Lipoide in der Fasciculata, die größten Tropfen indessen in den inneren Rindenzellen.

Nasua rufa: KOLMER (1918) stellte in den Glomerulosazellen einzelne sehr große Lipoidtropfen fest.

Procyon lotor: KOLMER (1918) sah in den Glomerulosazellen einzelne Lipoidtropfen, dann eine Konzentration der histochemisch färbbaren Lipoide im äußeren Bereich der Fasciculata, in der Reticularis weniger Fett.

Melursus ursinus: Nach KOLMER (1918) enthalten die Fasciculatazellen reichlich Lipoid. die Reticulariszellen grobe Lipoidtropfen.

Herpestes mungo: Nach KOLMER (1918) befinden sich in den Fasciculatazellen Lipoidvacuolen. Das Cytoplasma soll sich trotzdem verhältnismäßig stark anfärben.

Pteropidae: Nach KOLMER (1918) und BOURNE (1949) findet sich meist reichlich Lipoid in den Rindenzellen (Ausnahme: *Pteropus medius*).

Emballonuridae: BOURNE (1949) beschreibt Lipoid in den Rindenzellen.

Vespertilionidae: Nach COLSON (1910) sind bereits bei Embryonen in Nebennierenrindenzellen Lipoide (S. 112) nachweisbar.

Lemur rufifrons: KOLMER (1918) beschreibt reichlich Lipoid in den Fasciculatazellen.

Lemur catta: Nach KOLMER (1918) soll das Lipoid der Rindenzellen gegen die inneren Teile der Rinde zu an Menge zunehmen, die Reticularis das meiste enthalten, einige marknahe Reticulariszellen allerdings fast fettfrei bleiben.

Hapale jacchus: Nach KOLMER (1918) nimmt die Lipoidmenge in den Rindenzellen markwärts zu. Auch in den innersten Schichten der Rinde liegen Zellen mit kleinen Lipoidvacuolen.

Ateles hypoxanthus: KOLMER (1918) fand die Zellen der Glomerulosa lipoidfrei, die der Reticularis lipoidarm.

Cebidae: Nach HOWARD-MILLER (1930) ergibt Sudan III-Färbung eine gleichmäßig orangerote Anfärbung der ganzen Rinde.

Cebus albifrons: KOLMER (1918) schildert die Rinde als lipoidarm.

Saimiri sciurea: Nach KOLMER (1918) ist die Glomerulosa lipoidfrei, die Fasciculata lipoidreich. Nahe dem Mark liegen in der schwer abgrenzbaren Reticularis Zellen mit vacuolisiertem Cytoplasma (Lipoid?).

Macacus rhesus: HILL (1930) erwähnt eine starke Sudanophilie innerster Rindenzellen.

Macacus sinicus: Nach KOLMER (1918) ist die Glomerulosa lipoidfrei, die anderen Schichten lipoidarm. Bei einem erwachsenen Exemplar fand er die Zellen der Fasciculata lipoidreicher.

Macacus cynomolgus: Nach KOLMER (1918) enthält die Zona reticularis sehr wenig Lipoid.

Troglodytes (Pan): Bei einem sehr jungen Tier vermißte KOLMER (1918) Lipoid in den Rindenzellen. BAXTER und YOFFEY (1947), sowie YOFFEY und BAXTER (1947) fanden in den Rindenzellen einer *Schimpansin* weniger doppelbrechende Partikel als beim *Menschen*. Die meisten Kristalle lagen in den Glomerulosazellen und in der juxtaglomerulären Zone, die stärkste Sudanophilie wies die tiefere Rindenregion auf.

Versucht man aus der Fülle der Befunde ein allgemeines *Lipoidverteilungsschema für die Nebennierenrinde* zu konstruieren, so ergibt sich etwa das folgende. In der Glomerulosa kann bereits eine gewisse Lipoidmenge vorhanden sein. Die Lipoidtröpfchen sind hier jedoch meist fein. Die am ehesten lipoidreiche Zone ist der äußere Abschnitt der Fasciculata (Zona spongiosa). Hier sind Lipoidtröpfchen mittlerer Größe ziemlich regelmäßig in ein Cytoplasmawabenwerk eingelagert. Zwischen Glomerulosa und Fasciculata kann eine schmale Zone verminderten Lipoidgehaltes auftreten („sudanophobe Zone"). Vom mittleren Drittel der Fasciculata an kommt es gewöhnlich zur Abnahme der Lipoidmenge. Zugleich werden die Tröpfchen kleiner; dazwischen können sich ein paar gröbere befinden. Recht oft kommt es an der Markgrenze unmittelbar zur Einlagerung grober Lipoidtropfen in Reticulariszellen.

Es gibt aber Ausnahmen von diesem Verteilungsbilde. Mehrfach wurde eine markwärts gerichtete Lipoidzunahme geschildert (s. o. *Canis* S. 339, *Lemur catta* S. 339, *Hapale jacchus* S. 339 usw.). Diese Fälle bedürfen dringend der Nachprüfung an einwandfrei konserviertem Material. In manchen Fällen ohne Sudanophilie der Rindenzellen mag es sich um schlecht fixiertes Material gehandelt haben. Aber möglicherweise gibt es solche Ausnahmen, haben doch mehrere Untersucher in der Nebennierenrinde des *Goldhamstermännchens* nach Sudanfärbung übereinstimmend nur eine diffuse Anfärbung des Cytoplasmas in rotorangenem Ton beobachten können (PECZENICK 1944, KONEFF, SIMPSON und EVANS 1946, ALPERT 1950).

Eine Reihe weiterer Fragen steht in engem Zusammenhang mit dem Lipoid der Rindenzelle. Sie sollen im folgenden, mit Ausnahme des Problems der Lipoidverschiebungen unter experimentellen oder besonderen physiologischen Bedingungen, behandelt werden. Die experimentell verursachten Lipoidverschiebungen werden im histophysiologischen Teil der Arbeit geschildert werden und eine allgemeine Besprechung im letzten Kapitel erfahren.

c) Lipoid und GOLGI-Apparat (s. a. GOLGI-Apparat S. 191 ff.).

MELLAND (1929) beschreibt Fortsätze des GOLGI-Apparates der Rindenzellen *trächtiger Meerschweinchen*, die in unmittelbarem Zusammenhang mit Lipoidvacuolen stehen (Methode DA FANO). HOERR (1936c) und BENNETT (1940a) betrachten diese Bilder als Artefakte, weil die DA FANO-Technik die Vacuolen nicht in ihrer natürlichen Form erhält. BOURNE (1934) hält einen Zusammenhang des GOLGI-Apparates mit der Lipoidproduktion in der Nebennierenrinde für naheliegend. HOERR (1936) lehnt nähere Beziehungen zwischen GOLGI-Apparat und Lipoiden ab. BENNETT (1940a), dem selten (!) eine Osmiumimprägnation des GOLGI-Apparates in Rindenzellen gelang, fand GOLGI-Apparat und Lipoidvacuolen immer streng getrennt.

d) Lipoid und Mitochondrien (s. a. Mitochondrien S. 194 ff.).

Wohl als einer der ersten bemühte sich MULON um den Nachweis, daß die Lipoidherstellung in den Rindenzellen über die Mitochondrien vor sich gehe. MULON (1911, 1913) nahm eine Auflösung der Mitochondrien als Einleitung des Auftretens pigmentierter oder siderophiler Substanzen bzw. einer nachfolgenden „Lipoidsekretion" an. Er benutzte die BOUIN-Fixation und osmierte danach. HOERR (1936) hat indessen mit überzeugenden Gründen dargetan (S. 299), daß ein solches Verfahren zu Kunstprodukten geradezu führen muß. Das zum Teil noch flüssige Fett kann ins Cytoplasma diffundieren und außerdem durch die im Fixationsmittel vorhandene Essigsäure hydrolysiert werden. Es tritt dann eine allgemeine oder teilweise Schwärzung des cytoplasmatischen Netzwerkes durch OsO_4 ein. Die BOUINsche Lösung ist auch kein Mitochondrienfixierer, vermutlich ebenfalls wegen ihres relativ hohen Säuregehaltes (5%).

Ähnliche Überlegungen gelten für die Anschauungen von NOËL und PIGEAUD (1931), die bei menschlichen Feten eine Lipoidbildung aus Mitochondrien über Eisenhämatoxylingranula behaupteten (S. 126, ähnlich wohl auch RADU 1931, Rindenzellen des *Frosches*).

Insbesondere HOERR (1936) hat sich eingehender mit dem Mitochondrienproblem beschäftigt (s. a. S. 332). An sich liegt der Gedanke einer gewissen Verwandtschaft zwischen Lipoid und Mitochondrien nahe, können doch beide durch OsO_4 geschwärzt werden. Nach HOERR (1936) handelt es sich allerdings bei der Schwärzung der Mitochondrien nicht um eine schnelle, primäre Reduktion, sondern um einen langsamen Prozeß, welcher in einer sekundären Schwärzung einmal und zweitens wohl vor allem in einer Wanderung und Adsorption des Os an die Oberfläche der Mitochondrien besteht.

Nach Fixierung in HELLYscher Lösung und anschließend 6tägiger Osmierung (OsO_4 2%) erscheinen die Mitochondrien als die dunkelsten Zellstrukturen, während die Lipoidtropfen nur grau gefärbt sind. Die Methode ist sehr launisch. Werden die Mitochondrien von der Osmierung nicht erfaßt, dann können sie mit einer Mitochondrienfärbung nachgefärbt werden (z. B. mit BENSLEYs Säurefuchsin-Methylgrün). Es zeigt sich weiterhin, daß die kleinsten „Liposomen" auch mit Anilin-Säurefuchsin gefärbt werden können, wenn sie durch die Fixierung in Fettlösungsmitteln unlöslich geworden sind. Es ist dann unter Umständen sehr schwierig zu entscheiden, was ein kleines Liposom und was ein Mitochondrium ist. Ja es kann vorkommen, daß die Osmierung eine Schwärzung der Mitochondrien hervorruft, und daß sich auf diese geschwärzten Mitochondrien bei der Anilin-Säurefuchsinfärbung die rote Farbe adsorbiert. Man kann dann rote Körnchen mit einem schwarzen Zentrum betrachten. Es ist aussichtslos von solchen färberischen (nicht chemischen!) Zufällen her etwa auf eine differente Zusammensetzung der Mitochondrien zu schließen usw. Warum sollten Mikroliposomen nicht in gleicher Weise reagieren können? KATER und SMITH (1932) haben auf Grund solcher Bilder in der Leber auf eine Fettbildung aus dem Zentrum von Mitochondrien geschlossen. Die zentralen Fetttröpfchen sollen sich vergrößern und schließlich das Mitochondrium zum Bersten bringen.

Nach HOERR (1936) geben alle Färbungsmethoden keinen Beweis für solche Annahmen. Gerade in der Nebennierenrinde kann man äußerst differente Bilder erhalten. HOERR verweist auf eine Bemerkung von SEECOFF (ROGOFF 1932), die sich auf die besonders verwickelten Verhältnisse in den Rindenzellen bezieht. "When the fats or lipoids are dissolved out, in the preparation of the section, there remain large bodies which take the fuchsin stain, but their size, indefinite outline and resistance to acids do not permit their classification as true mitochondria."

Wenn Fette fixiert werden, bleiben unter Umständen die echten Mitochondrien zwischen den Fettmassen völlig verborgen, können aber nach Entfernung der Fette nachgewiesen werden! Es ist nun nicht zu entscheiden, ob die Mitochondrien als solche zwischen den Fetttröpfchen vorher vorhanden waren, oder ob die Mitochondriensubstanz im Fett diffus aufgelöst war und sich nach Anwendung von Fettlösungsmitteln konzentrierte („ausfällt"). HOERR betont die bei geeigneter Fixierung stets mögliche Trennbarkeit von Mitochondrien und Fett. Gegen COLSON (1910) behauptet er, es gebe keine Mitochondrien mit einem zentralen Fettkern. In solchen Fällen soll eher eine unvollständige Färbung vorliegen. Auch die Angaben von MULON (s. o.) und CELESTINO DA COSTA (1906ff.) über eine engere Beziehung zwischen Mitochondrien und Lipoid lehnt HOERR mit dem Hinweis auf technische Untersuchungsmängel ab.

Das spezifische Gewicht der Mitochondrien ist höher als das der Lipoide, was aus Ultrazentrifugierungsversuchen von DORNFELD (1936) hervorgeht. Die relativ scharfe *Abtrennung der Mitochondrien vom Lipoid* bei diesem Verfahren spricht gegen einen besonders engen Zusammenhang zwischen beiden. Auch nach der Zentrifugierung lassen sich die Mitochondrien mit Eisenhämatoxylin oder Säurefuchsin (BENSLEY) noch darstellen (Versuche an Rindenzellen der *Ratte*).

SEKI (1938) hat darauf hingewiesen, daß bei der Mitochondrienfärbung (Säurefuchsin nach ALTMANN, Kristallviolett nach BENDA usw.) Proceduren vorgenommen werden, welche ähnlich bei Bakterienfärbung — besonders von säure- und alkoholfesten Bakterien, welche bekanntlich fett- und wachsartige Stoffe enthalten — zur Verwendung kommen. Auf solchen Überlegungen aufbauend hat er eine verbesserte Färbung für Mitochondrien entwickelt (Eisenalizarin-Anilin-Fuchsinmethode).

Interessant sind ferner seine Versuche zur Bestimmung des *isoelektrischen Punktes* lipoidreicher Gebilde, wie es nach neueren Untersuchungen (Ultrazentrifuge) die Mitochondrien zu sein scheinen.

Die Färbung eines Substrates mit sauren Farbstoffen nimmt bei sinkendem p_H der Farblösung nicht gleichmäßig zu, sondern wird bei dem p_H, bei welchem der isoelektrische Punkt des Substrates liegt, plötzlich stärker. Bei Benutzung basischer Farbstoffe wird die Färbungsstärke im gleichen p_H plötzlich schwächer. Infolge der Uneinheitlichkeit im Feinbau der Gewebselemente können allerdings bei Strukturen mehrere isoelektrische Punkte vorliegen. Außerdem macht die Bestimmung der isoelektrischen Punkte mittels Färbung im lipoidreichen Material Schwierigkeiten, weil die Farbstoffe sich durch die VAN DER WAALSschen Kräfte im Substrat ohnehin anreichern können. Solche Kräfte können oft in stärkerem Grad zur Geltung kommen (Nebenvalenzen) als die elektrostatische Adsorption der Farbstoffe. Es dürfte daher die Bestimmung des isoelektrischen Punktes an Mitochondrien auf färberischem Weg fast unmöglich sein.

MILLER und RIDDLE (1939a) sahen in den interrenalen Zellen bei der *Taube* eine *Abnahme der Zahl der Mitochondrien*, wenn es zur Lipoidaufnahme im Cytoplasma kam. Ob man daraus auf einen Verbrauch der Mitochondrien bei der Lipoidbildung schließen darf, sei dahingestellt. MILLER und RIDDLE (1942a) meinen, "that the cell lipid decreased and mitochondria increased in interrenal cell hyperactivity while the reverse occured in hypoactivity". KNOUFF und HARTMAN (1951) entgegnen, dann müßten zumindest beim *Pelikan* (S. 84) die Reticulariszellen „aktiver" sein als die übrigen Rindenzellen, "since the latter are more intensely colored with the fat stains". Sie sind nicht geneigt eine Transformation der Mitochondrien zu Lipoid anzunehmen. Ähnlich kritisch äußerte sich BENNETT (1940a). Im übrigen konnte KAR (1947) an der *Vogel*-Nebenniere keine umgekehrte Proportion zwischen Lipoid und Mitochondrien nachweisen. Sie arbeitete mit *kastrierten* Hühnchen, in deren Rindenzellen eine Lipoidzunahme festzustellen ist. Hier kommt es aber zugleich zu einer Zunahme der Mitochondrien. Eine Beziehung zwischen beiden wird bezweifelt. Anders argumentiert allerdings ALPERT (1950).

Die Nebennierenrinde des in mancher biologischen Beziehung aus der Reihe fallenden *Goldhamsters* besitzt auffallend wenig sudanophiles Material (Näheres S. 332). Die Rindenzellen färben sich nur diffus an mit Fettfarbstoffen wie Sudan III usw. ALPERT bezieht dies auf einen besonderen Lipoidreichtum der Mitochondrien, welche, kurz gesagt in diesem Fall gar nicht bis zur Geburt der Lipoidgranula gelangen würden. Auf Gebilde, welche vielleicht zwischen Mitochondrien und Lipoidtropfen stehen, haben CAIN und HARRISON (1950) hingewiesen. Die Autoren fanden in den Rindenzellen der *Ratten*-Nebenniere neben Mitochondrien und Lipoidtropfen noch zweierlei intraplasmatische Einschlüsse: 1. „Sphäroidkomplexe", deren Zentrum sudanophob ist und sich nicht mit saurem Hämatein nach BAKER anfärben läßt, während ein um das Zentrum gelegener halbmondförmiger Rand sich mit beiden Methoden deutlich darstellen läßt, 2. sog. „discharge-bodies", verschieden stark anfärbbare granuläre Gebilde (vgl. ferner RENNELS 1952).

Die Frage der Beziehung zwischen Mitochondrien und Lipoiden scheint mir vorerst nicht eindeutig beantwortbar. Wenn hier im Anschluß an HOERR, ZALESKY u. a. mehrfach der Ausdruck „Liposomata" benutzt wurde, so soll er nichts anderes ausdrücken als ein Synonym für Lipoidtröpfchen. Es ist nicht daran gedacht, etwa die Liposomen zum Rang einer den Mitochondrien gegenüberstellbaren Zellorganelle zu erheben.

Über die Beziehungen zwischen *Lipoid* und *Pigment* s. S. 372.

e) Lipoid und Siderophilie bzw. Tannophilie (s. a. S. 198ff.).

Daß die sog. *Corps sidérophiles* eine Lipoidkomponente enthalten, hat zuerst MULON behauptet (S. 199). Er dachte an eine Lipoideiweißverbindung, weil die Lipoide der Spongiocyten sich zwar mit Fettlösungsmitteln, auch nach Osmierung, aus dem Schnitt herauslösen lassen, die geschwärzten Partikel der inneren Rindenschicht *(Meerschweinchen)* dagegen nicht. Nähere Untersuchung der Osmierung zeigte, daß in den Corps sidérophiles eine Substanz aus der Gruppe der Lipoide vorhanden ist, welche die sog. sekundäre Schwärzung (S. 305ff.) geben. Dieser Anteil ist in Fettlösungsmitteln löslich. Zweitens müssen die Corps sidérophiles eine Lipoidsubstanz enthalten, welche die primäre Schwärzung mit OsO_4 gibt, die bei längerem Aufenthalt sogar schon wasserlöslich ist.

Nach CELESTINO DA COSTA soll die siderophile Substanz aus einer Diffusion der Lipoide ins Cytoplasma entstehen. Nach HOERR (1936) ist aber die siderophile Reaktion im Cytoplasma auch dann intensiv, wenn Fetteinschlüsse, Mitochondrien und Pigmentgranula vollkommen erhalten sind (S. 335). KOLMER (1918) nahm an, daß es sich bei den siderophilen Körpern um *Lecithin*-Produkte handeln müsse. Zu verweisen ist ferner auf die schon behandelten Beobachtungen von NOËL und PIGEAUD (1931, S. 126), nach denen eine umgekehrte Proportion zwischen siderophilen Substanzen und Lipoiden in der Zelle vorhanden ist. Ich habe in der Nebenniere *trächtiger Meerschweinchen* eine Beziehung zwischen Eisen, Lipoid und Corps sidérophiles angenommen (BACHMANN 1939a, c) und fand die rätselhaften siderophilen Körper vor allem in der Rindenzone, in denen — nach Nilblaupräparaten zu urteilen — gewisse Fettumbauprozesse (S. 369) dem Auftreten eisenhaltiger Zellen parallel liefen. Auch CELESTINO DA COSTA (1948/49) hat den Lipoidzusammenhang mit den Corps sidérophiles betont (S. 200).

Der Siderophilie kann die *Tannophilie* in gewisser Weise an die Seite gestellt werden (S. 201). WALLRAFF (1949) nimmt an, daß Tannophilie und Lipoidgehalt eines Rindenbezirkes in einer umgekehrten Proportion zueinander stehen (Näheres S. 202). Nach WALLRAFF (1949) sind die tannophilen Rindenbezirke je nach dem Grad der Tannophilie fettarm bis fettfrei und plasmaarm bis plasmareich. Die tannophoben Anteile der Zona fasciculata sind stets sehr fettreich und plasmafrei bis sehr plasmareich. Mit anderen Worten, der Fettgehalt der Rinde kann von ihrer Tannophilie abhängig sein, der Plasmalgehalt hingegen nicht. Eine Sonderstellung nimmt die Zona glomerulosa ein *(menschliche* Nebenniere!), die nicht ausgesprochen tannophil und trotzdem so gut wie fettfrei ist. Sie kann außerdem plasmaarm bis mäßig plasmareich sein. Mit dem Auftreten tannophiler, granulärer Bestandteile in Rindenzellen sollen die Fettstoffe schwinden oder die Zellen im Zustand der Fettarmut verharren. Der Prozeß ist reversibel. In der tannophilen Rindenschicht enthalten die tannophilen Zellen in der Mehrzahl zahlreiche kleine, schwach gelb gefärbte Körner oder Tropfen, die WALLRAFF (1949) für *Lipofuscin* hält. Nach WALLRAFF (1949) sind die aktivsten Elemente der Rinde in den Zellen mit schwacher Tannpohilie und mäßigem Lipoidreichtum zu erblicken. Sie finden sich in der Hauptsache im inneren Drittel der Fasciculata.

f) Übertritt von Lipoid in die Blutgefäße der Nebenniere.

CANALIS (1887), PFAUNDLER (1892), CARLIER (1892/93), HULTGREN und ANDERSEN (1899) haben bereits Sekretgranula aus Nebennierenrindenzellen in den Blutgefäßen der Rinde wiedererkennen wollen. Seither ist dieser Ansicht teils zugestimmt worden, während andere, wohl die Mehrzahl sich ablehnend verhalten.

CARLIER (1892) untersuchte die Nebennieren des winterschlafenden *Igels* und beschrieb ,,Zymogengranula" in Blut- und Lymphgefäßen. SIMNITZKY und LASOWSKY (1926) wiesen darauf hin, daß Veränderungen des Fettgehaltes der Nebennieren und des strömenden Blutes gewöhnlich gleichzeitig auftreten. Angaben darüber, daß Lipoidgranula, vermutlich aus Rindenzellen, sich in den Sinusoiden der Nebennierenrinde wiederfinden lassen, machen GUIEYSSE (1901), NOËL und PIGEAUD (1931), DEANESLY (1931), SINGER und ZWEMER (1934), ZWEMER (1936). WEAVER und NELSON (1943) behaupten, daß man die Abgabe von Nebennierenrindenstoffen durch ihre Verbindung mit doppelbrechenden Substanzen in die Capillaren der Nebenniere hinein verfolgen könne. Besonders dann, wenn man durch ACTH-Verabreichung eine Aktivierung der Rindenzellen erreicht, verschwinden die staubförmig feinen doppelbrechenden Stoffe (S. 595) aus den Zellen; in Wand und Lichtung der Capillaren soll man sie jedoch wiederfinden können. Einen Übertritt größerer Lipoidtropfen in die Blutgefäße bestreiten die Autoren dagegen.

Kritisch äußert sich HOERR (1936) gegen eine ,,Lipoidsekretion". Er verweist auf technische Mängel (ungenügende Beize usw.) der Präparate. ,,Lipin droplets are not seen leaving the cells nor is lipin demonstrated in the blood stream." Auch SELYE (1937) glaubt nicht an einen Übertritt von Lipoiden ins Blut. Scharf hat sich DITTUS (1941) gegen die Annahme eines Übergangs osmiophiler Granula ins Blut ausgesprochen, obwohl FRASER (1929) ihn beim gleichen Untersuchungsobjekt *(Raja)* gesehen haben will. Schon BIEDL (1913ff.) hat sich übrigens in seiner zusammenfassenden Darstellung gegen diese Auffassungen gestellt.

g) Ultrazentrifugierung der Lipoide.

DORNFELD (1936) hat mit dieser Methode Lipoid aus dem Cytoplasma von Rindenzellen abgetrennt. Das Lipoid sammelt sich infolge seines geringen spezifischen Gewichtes am zentripetalen Zellpol (Cytoplasma und Zellkern sind schwerer!). Nach dem Zentrifugieren konnte er die Lipoidtröpfchen mit Sudan noch anfärben.

h) Welche Fette und Lipoide sind in der Nebennierenrinde mit histochemischen Mitteln gefunden worden?

Vorbemerkung: Vgl. mit diesem Abschnitt S. 295ff. Über die Bedeutung der aufgezählten Substanzen im Sinne der Beurteilung der Rindenaktivität s. S. 623ff.

α) Fette.

Nach LISON (1933a) können eigentlich nur die *ungesättigten Glyceride* histochemisch einigermaßen sicher erfaßt werden. Im physiologischen Zustand sollen sie als flüssige Tröpfchen im Gewebe auftreten. Nie brechen sie das Licht doppelt, auch nicht bei Temperaturänderungen. Nur schwer sind sie in einen soliden kristallinen Zustand zu bringen. Ihr Schmelzpunkt liegt niedrig, sie sind aber oft gemischt mit Fettstoffen höherer Schmelzpunkte (Triglyceriden mit gesättigten Fettsäuren, gesättigten Fettsäuren). Letztere können in der Kälte oder infolge längerer Formolfixierung als freiliegende Nadeln kristallisieren oder als nadelförmige, doppelbrechende Kristalle im Innern eines Tropfens von ungesättigtem flüssigem Glycerid liegen. Im Polarisationsmikroskop kann man dunkle Tropfen mit glänzenden Nadeln im Innern beobachten.

Die Triglyceride werden von den Farben der *Sudangruppe erfaßt*, zusammen mit anderen Fettkörpern. Durch Nuancen der Sudanfärbung sind sie nicht auszumachen (S. 303). Die beiden gesättigten Fettsäuren Palmitin- und Stearinsäure waren die einzigen Substanzen, welche sich bei der von KAUFMANN und LEHMANN (1926) untersuchten Gruppe im Modellversuch nicht mit Sudan färben ließen (S. 303).

Mit Nilblausulfat sollen sich die ungesättigten Triglyceride rot färben. Daß die mit Nilblausulfat blau gefärbten Stoffe für eine histochemische Fettdifferenzierung kaum in Frage kommen, wurde früher näher begründet (S. 314). Es sind nicht allein die Fettsäuren, welche mit dem Farbstoff blaue Verbindungen geben. Die Methode von FISCHLER (S. 316f.) sollte für den Nachweis von Fettsäuren spezifisch sein; das trifft jedoch nicht zu. Eine Abtrennung der Lipoide (allgemein) von ungesättigten Triglyceriden durch die Methode von CIACCIO (S. 317) ist ebenfalls unmöglich. Mit der Osmierung schwärzt sich am schnellsten Triolein (HOERR 1936 b, s. a. S. 309 ff.). Ob damit viel für die Fettdifferenzierung in der Nebennierenrinde zu gewinnen ist, erscheint fraglich.

β) Lipoide (Allgemeinbegriff).

Die beiden Hauptgruppen, die *Phosphorlipoide* und die *Galaktolipoide*, lassen sich mit histochemischen Mitteln nicht eindeutig voneinander trennen. Sie sind beide unlöslich in Wasser, geben aber sehr leicht mit Wasser Emulsionen oder kolloidale Lösungen. Sie können daher leicht aus histologischem Material verschwinden, wenn sie zu lang im Fixierungs- oder Entwässerungsmittel liegenbleiben. In Fettlösungsmitteln sind sie natürlich gut löslich, in reinem Zustand dagegen unlöslich in Aceton. Wenn sie sich aber (Nebenniere) mit anderen Fetten gemischt finden, gehen sie mit Aceton sehr leicht in Lösung. Es ist also von Löslichkeitsuntersuchungen histochemisch auch nicht allzuviel zu erwarten. Bei Behandlung mit starken alkalischen Lösungen und selbst bei einfacher Behandlung mit Wasser schwellen die Lipoide stark und bilden doppeltbrechende Myelinfiguren. Nur ausnahmsweise treten sie in Form solider nadelförmiger Kristalle auf. Lipoidtropfen können wie *Cholesterinester* im polarisierten Licht ein Achsenkreuz zeigen (S. 304). Einigermaßen sicher erscheint die Methode von SMITH-DIETRICH (S. 315f.) zum Nachweis von Lipoiden unter der Voraussetzung, daß man *Cholesterinverbindungen* ausschließen kann bzw. gesondert nachweist! Die anderen Angaben, z. B. Graufärbung bei Behandlung mit OsO_4, Nilblaunuancen, FISCHLER-Methode usw. sind von höchst zweifelhaftem Wert. Auch die Lipoiddarstellung nach CIACCIO (S. 317) ist nach LISON unsicher. Die Differenzierungsversuche von HARRISON und CAIN (S. 315) bedürfen daher ebenfalls der Nachprüfung.

γ) Phosphorlipoide (s. auch o. unter β).

Bei der Aufspaltung der Monoaminophosphatide bekommt man neben freien Fettsäuren und Glycerinphosphorsäure die Basen Colamin (beim Kephalin) bzw. Cholin (beim Lecithin). Da die alte WEIGERT-Methode (S. 315) bzw. ihre vielen Modifikationen sowohl die lecithinhaltige Markscheide von Nervenfasern wie die Rindenzellen der Nebenniere „bläuten", haben ältere Autoren darin einen *Phosphatid*-Nachweis in den Rindenzellen gesehen (MULON 1902 ff.). Die Unspezifität des Verfahrens ist früher (S. 315) dargelegt worden.

ASCHOFF und Mitarbeiter (S. 303) glaubten noch daran, aus Nuancen der Sudanfärbung auf die *Phosphatide* schließen zu können, was jedoch ebenfalls unmöglich ist. FAURÉ-FRÉMIET, MAYER und SCHOEFFER (1910) haben versucht, mit basischen Anilinfarben *Phosphatide* zu färben. Die längere Zeit supponierte Spezifität der Lipoidfärbung von CIACCIO (1910) ist früher erörtert worden

(S. 317). Keine wesentliche Verbreitung haben die histochemischen *Phosphatid*-Nachweise von ALSTERBERG (1941, S. 317) und STÜLER (S. 318) erfahren. Es kann daher hier auch nicht entschieden werden, ob diese schwierigeren Methoden eine genauere Spezifität besitzen. Die STÜLERsche Methode ist auf der Tatsache aufgebaut, daß die Cadmiumverbindungen der *Phosphatide* in Aceton unlöslich sind. LISON (1933) hat die Methode geprüft, erhielt aber offenbar keine zufriedenstellenden Ergebnisse.

Phosphatid-Untersuchungen, zum Teil chemischer Art, sind erwähnt S. 324 *Ovis*, S. 324 *Equus*, S. 325 ff. *Mus rattus*, S. 332 *Cricetus auratus*, S. 332 ff. *Cavia*, *Cuniculus*. Bezüglich spezieller *ungesättigter Phosphatide* vgl. *Kephalin* S. 317, *Myelin* S. 317, Cuorin S. 317, Sahidin S. 317.

Das hier ebenfalls einzureihende *Lecithin* wird oft als einer der Hauptvertreter der *Phosphatide*, als pars pro toto, genannt. Schon LOISEL (1901 ff.) hat versucht, *Neutralfette* und *Lecithin* zu trennen. Er beobachtete, daß bestimmte basische Anilinfarben (Gentianaviolett, Kristallviolett, Toluidinblau usw.) die *Neutralfette* nicht oder nur wenig anfärben, hingegen das *Lecithin* kräftig. In reinem *Lecithin* kann man die Bildung doppeltbrechender Sphärokristalle feststellen (LEHMANN 1918). Die SCHULTZsche Reaktion (S. 311) ist am *Lecithin* im Modellversuch negativ. Mit OsO_4 soll das *Lecithin* keine primäre Schwärzung geben (S. 306), nach Vorbehandlung mit Bichromat nicht einmal die sog. sekundäre Schwärzung. Nach ESCHERs (1919) Untersuchungen scheint das aber nicht zuzutreffen (S. 309). *Lecithin*-Zusatz zu *Triolein* ergibt nach Nilblausulfat starke Blaufärbung (*Triolein* allein Rotfärbung). Daß damit bewiesen sei, *saure Phosphatide (Lecithin)* färbten sich nach Nilblau blau, neutrale Fette und Lipoide rot (HARRISON und CAIN, s. S. 315), ist nach dem früher Gesagten unwahrscheinlich. Nur die Rotfärbung nach Nilblau ist nach ROMEIS' Erfahrung von Belang. Die Reaktion von SMITH-DIETRICH (S. 315) ist für *Lecithin* wie für andere *Phosphatide* positiv. Die Methode von FISCHLER (S. 316) kommt dagegen für *Lecithin*-Nachweis ebensowenig in Betracht wie für andere Lipoide; dasselbe gilt für die CIACCIO-Technik (S. 317). RADU (1931) stützt sich noch auf die Methode von CASANOVA (S. 318) als *Lecithin*-Nachweis. Diese kurze Übersicht zeigt, daß eine histochemische spezifische Erfassung des *Lecithins* kaum möglich ist.

ROMIEU (1925) hat das Problem noch einmal von der chemischen Seite her aufgegriffen. Er beobachtete, daß *Lecithin* sich mit einer Jodlösung („iode ioduré") mahagonibraun verfärbt. Die Reaktion soll mit der Bildung von Jodcholin zusammenhängen und besonders leicht nach einer schwachen sauren Hydrolyse des *Lecithins* (HCl 10%) eintreten. Sowohl freies wie gebundenes *Lecithin* werden angeblich erfaßt. Das *Glykogen*, welches eine ähnliche Reaktion gibt, entfernt man durch warmes Wasser, in welchem es sich leicht löst. Auch vom *Amyloid* kann differenziert werden, weil dies nach Behandlung mit Jod $+ H_2SO_4$ eine Blaufärbung gibt.

Über hypothetische Beziehungen des *Lecithins* zu den *siderophilen Körpern* wurde bereits berichtet (S. 343).

Eine Differenzierung des Diaminophosphatids *Sphingomyelin* sollte gegebenenfalls durch eine abgestufte Chromierung bei der CIACCIO-Methode (S. 317) erreichbar werden. Eine Kritik hierzu findet sich an der angezogenen Stelle. Dasselbe dürfte für das gesättigte Phosphatid *Neottin* gelten.

δ) Cerebroside (Galaktolipoide).

Diese den Phosphatiden nahestehenden Stoffe enthalten weder Phosphorsäure noch Cholin, sondern ergeben bei der Aufspaltung neben *Sphingosin* (einem ungesättigten zweiwertigen, höheren Aminoalkohol) ein Molekül einer höheren

Fettsäure und ein Kohlenhydrat (Galaktose z. B.). HARRISON und CAIN (1947) glauben mit der BAKERschen Methode (S. 315) *Galaktolipoide* in der Nebennierenrinde erfassen zu können.

Im Gegensatz zu den *Phosphatiden* sollen die *Cerebroside* durch Formolfixation weniger angreifbar sein (S. 299). *Cerebroside* geben bereits mit H_2SO_4 Farbreaktionen, die man vor Anstellen der SCHULTZschen Reaktion überprüfen sollte (S. 311). Im Modellversuch schwärzen sie sich mit der Methode von SMITH-DIETRICH (S. 315). FAURÉ-FRÉMIET, MAYER und SCHOEFFER (1910) haben versucht, mit Hilfe basischer Anilinfarben *Phosphatide* und *Cerebroside* darzustellen.

Kerasin (enthält die Lignocerinsäure): S. 305, 311, 314, 316.

Phrenosin (= Cerebron, enthält die Cerebronsäure): S. 305, 311, 316.

ε) Cholesterin(-ester).

Über den Nachweis im Schnitt dieser zur Zeit als Hormonvorläufer immer wieder diskutierten Substanzen wurde ausführlich berichtet (S. 309 ff.). Die Spezifität der SCHULTZschen Reaktion wird kaum noch bezweifelt. Die als spezifische Lipoidreaktionen angegebenen Methoden von SMITH-DIETRICH (S. 315) und CIACCIO (S. 317) dürften indessen das Sterin, vor allem in Esterbindung, miterfassen. Unklar ist die Bedeutung der ALSTERBERG-Methode (S. 317), welche die *Phosphatide* färbt, dagegen keine Reaktion mit *Cholesterin* geben soll. Aus der negativen Reaktion an den Lipoidtröpfchen der Nebennierenrindenzellen könnte man dann auf deren Zusammensetzung aus *Cholesterin* schließen.

Viel erörtert wurden die Beziehungen zwischen den *Doppelbrechungserscheinungen* und dem *Cholesteringehalt*. Nach ROGERS und WILLIAMS (1947) soll bei einem Absinken des *Cholesterin*-Gehalts unter 0,5 mg/100 mg Gewebe kaum noch eine Doppelbrechung in der Nebennierenrinde zustande kommen. Aber auch diese Autoren möchten die Doppelbrechung nicht allein auf das *Cholesterin* bezogen wissen; auch die *Phosphorlipoide* zeigen unter Umständen das Phänomen (s. ferner S. 305). Ob es berechtigt ist, daß ROGERS und WILLIAMS auch die anderen von ihnen verwendeten Reaktionen letztlich auf das *Cholesterin* beziehen (Autofluorescenz, Phenylhydrazintest usw.), erscheint mir fraglich. Eine größere vergleichend-histologische Untersuchung mit Benutzung des SCHULTZ-Test und des Polarisationsmikroskops würde sicher lohnend sein.

Einige histochemische Untersuchungen auf *Cholesterin* liegen vor. Nach PAWLIKOWSKI (1934b) tritt *Cholesterin* beim *Axolotl*-Keimling erst in der 10. Woche etwa auf (S. 322). Die Fetttröpfchen der interrenalen Zellen beim *Frosch* (RADU 1931, s. S. 323) scheinen größtenteils aus *Cholesterin* zu bestehen. *Ovis aries:* S. 310, 324. Nach SORG und JAFFÉ (1924) enthält die Nebenniere des *Schafes* 4,5 mg/g Gewebe *Cholesterin*. Ebenso hoch soll der *Cholesterin*-Gehalt in der Nebenniere der *Kuh* sein.

Nach HARRISON und CAIN (1947) findet sich *Cholesterin* (SCHULTZ-Test) in der Nebennierenrinde der *Ratte* vor allem in Glomerulosa und Fasciculata, sehr selten auch einmal in tieferen Abschnitten der Rinde. Die sudanophobe Zone (S. 325 f.) scheint frei von *Cholesterin*. Nach CROOKE und GILMOUR (1938) soll ein beträchtlicher Teil der doppeltbrechenden Partikel, besonders der Rindenperipherie, die SCHULTZsche Reaktion geben. *Mus musculus:* Nach der SCHULTZ-Reaktion auf *Cholesterin* färben sich die meisten Zellen der Glomerulosa und Fasciculata grün. Die Färbung scheint an die Fetttröpfchen im Cytoplasma geknüpft zu sein. Nach Acetonvorbehandlung verschwindet die Reaktion. (Über die Reaktion in der X-Zone s. S. 709 ff.) *Cricetus auratus: Cholesterin* ist histochemisch nicht nachweisbar (ALPERT 1950), kann aber unter experimentellen Bedingungen auftreten. *Cavia cobaya:* Nach PARHON und CAHANE (1931) enthalten die Nebennieren 35—67 mg/g Gewebe *Cholesterin*. Nach HOERR (1936) geht die Reaktion von GOLODETZ bzw. der SCHULTZ-Test an den doppeltbrechenden Tröpfchen vor sich (S. 333). Die Makroliposomen sollen mehr *Cholesterin* enthalten als die gewöhnlichen kleineren Liposomen. BÄR und JAFFÉ (1924) wollen *Cholesterinester* histochemisch nur bei *Meerschweinchen*, die an Tuberkulose verstorben waren, gesehen haben, was sicher nicht richtig ist. *Lepus cuniculus:* Über Beziehungen zwischen *Cholesterin* und Doppelbrechung s. LANDAU und MCNEE (1914) S. 310. *Felis:*

PARHON und CAHANE (1931) haben den *Cholesterin*-Gehalt der Nebennierenrinde mit rund 109 mg/g Gewebe angegeben. Mit der Digitoninmethode nach BENNETT (1940a, S. 312) werden mehr doppeltbrechende Kristalle in der präsekretorischen Zone nachweisbar als bei einfacher Untersuchung der Doppelbrechung. BENNETT sieht dies als Beweis dafür an, daß schon in dieser Zone *Cholesterin* vorhanden ist. Noch deutlicher ist die Reaktion in der sekretorischen Zone "more concentrated in the middle or outer fraction of this zone than in the inner portion where the ketones seem most highly concentrated". In anderen Drüsen fand sich das *Cholesterin* mehr gleichmäßig in der ganzen sekretorischen Zone verteilt, schließlich kann es sogar einmal besonders reichlich in der inneren Abteilung der Fasciculata vorkommen. In der postsekretorischen Zone scheint nach Digitoninreaktion und Doppelbrechung die geringste Menge *Cholesterin* vorhanden zu sein. Die Anwesenheit von *Cholesterin* in der sekretorischen Zone erscheint BENNETT insofern besonders wichtig, als FIESER (1936) das *Cholesterin* als wichtigen Vorläufer der Steroidhormone ansieht. Andererseits hat aber REICHSTEIN (1937b) bezweifelt, daß die Steroidbildung etwa einfach eine Oxydation von *Cholesterin* sei.

Über die interessanten Verschiebungen der *Cholesterin*-Menge in der Nebennierenrinde unter experimentellen und pathologischen Verhältnissen wird später ausführlich berichtet (S. 630ff.).

ζ) Doppeltbrechende (anisotrope) Substanzen der Nebennierenrinde.

Zur Methodik und Deutung s. a. S. 303ff. Grundsätzlich darf man sagen, daß ein großer Teil der doppeltbrechenden Substanzen, da an gleicher Stelle wie die nach der SCHULTZ-Reaktion blaugrün gefärbten Substanzen vorkommend, wohl auf das *Cholesterin* bzw. seine Ester zurückzuführen sein dürfte. Der Rest ist wohl Lipoiden zuzusprechen. So äußern z. B. YOFFEY und BAXTER (1947), daß die SCHULTZsche Reaktion im wesentlichen in dem Gebiet der Nebennierenrinde positiv sei, in welchem die stärkste Doppelbrechung zu beobachten ist. Andererseits muß einschränkend darauf verwiesen werden, daß im Mark der Nebenniere *chemisch* Cholesterin nachgewiesen ist, aber doppeltbrechende Partikel (SCHULTZ-Test negativ) dort nicht festgestellt werden können (s. a. CROOKE und GILMOUR 1938).

Aus den S. 303ff. besprochenen Möglichkeiten geht hervor, daß eine kritische Verwertung der polarisationsoptischen Untersuchung der Nebennierenrinde folgende Aussagen erlauben würde:

I. Keine Doppelbrechung: Beliebige Fettstoffe in *flüssigem* Zustand (Glyceride, Fettsäuren, gegebenenfalls sogar Lipoide und Cholesteride.

II. Doppelbrechung positiv; keine Achsenkreuze: Echte Kristalle (bei Drehung um 360° viermal Auslöschung, s. früher), Glyceride, Fettsäuren, Cholesteride, Lipoide.

III. Doppelbrechung positiv, Achsenkreuze: Cholesteride oder Lipoide (weitere Trennung polarisationsoptisch im Schnitt unmöglich, Glyceride und Fettsäuren bilden keine Sphärokristalle).

Zusatz zu I.: Abkühlungsversuch (eventuell genügt schon Aufenthalt in Lävulosesirup): die Tropfen werden zu ,,flüssigen Kristallen'' und geben jetzt Doppelbrechung mit Achsenkreuz.

Zusatz zu II.: Erwärmungsversuch: die echten Kristalle werden zu flüssigen Kristallen und geben nun auch Doppelbrechung mit Achsenkreuz, damit wären Glyceride und Fettsäuren ausgeschaltet.

Die Untersuchungen der Nebennieren der ,,kleinen Laboratoriumstiere'' führt nach meinen Erfahrungen im Polarisationsverfahren so gut wie immer zur Diagnose: *Lipoide* und *Cholesterin*-Verbindungen.

Doppeltbrechende Substanzen in der Nebenniere des *Menschen* werden erwähnt S. 320ff., bei *Axolotl* S. 322, *Rana* S. 323, *Ovis aries* S. 324, *Mus rattus* S. 325ff., *Mus musculus* S. 330ff., *Cavia cobaya* S. 333 ff. Zu letzterem sei ergänzend bemerkt, daß nach SADOWNIKOWS (1949) polarisationsoptischen Untersuchungen dem breiten, glänzenden Band der Zona fasciculata nach außen der schmale, blassere Saum der Zona glomerulosa anliegt, während das Lipoid der Zona reticularis nur in Form von Punkten und kleinen Inseln imponiert (s. ferner *Katze* S. 337 ff., 348, *Schimpanse* S. 339).

Bei einer Übersicht über die Verhältnisse der doppeltbrechenden Substanzen bei den einzelnen Species ist schon MULON (1912b) aufgefallen, daß es Nebennierenrinden mit viel doppeltbrechenden Partikeln *(Kaninchen, Schwein)*, mit wenig *(Schaf, Ratte, Ochse)* und mit einer mittleren Menge solcher Partikel gibt *(Cavia, Mensch)*. MULON hat dies folgendermaßen zu erklären versucht: «Ces variations selon les espèces sont peut-être dues à la coexistence dans un même organisme de glandes homologues suppléantes. Aussi la Lapine dont la graisse surrénale est bien plus abondante que chez le Cobaye, possède une glande interstitielle ovarienne où le travail mitochondrial est beaucoup plus marqué que dans la glande interstitielle ovarienne du Cobaye.»

Daß neuerdings aus Veränderungen der Menge und Verteilung doppeltbrechender Substanzen Schlüsse auf die Aktivität der Nebennierenrinde gezogen werden, sei hier nur angedeutet. Ausführlicher wird darüber später berichtet (S. 627 ff.).

η) Carotinoide, Lipochrome, Chromolipoide.

Die hier zur Diskussion stehenden Stoffe mögen zum Teil mit Fetten gar nichts mehr zu tun haben. Sie könnten gegebenenfalls auch im Zusammenhang mit den in der Nebennierenrinde vorkommenden *Pigmenten* besprochen werden. Da sie aber hier und da bereits erwähnt wurden, sollen einige allgemeine Bemerkungen über sie an dieser Stelle folgen. Nach LISON (1933b) wäre der zusammenfassende Name für die hier in Betracht kommenden Substanzen der Begriff „*Lipochrome*". Diese will LISON unterteilen in *Carotinoide* und *Chromolipoide*.

Carotinoide. Da die Carotinoide auch als Fettfarbstoffe benutzt werden können, sind sie bereits teilweise im Kapitel „Methodik" besprochen worden (S. 318). Es wurde darauf hingewiesen, daß es sich bei diesen Stoffen nicht eigentlich um Fette handelt, sondern um Kohlenwasserstoffe, die in *ungefärbten* Fetten gelöst oft vorkommen, so daß man früher annahm, die Farbe käme dem Fett selbst zu („Lipochrom"). Jetzt muß man ein *Lipochrom* als Lösung eines gefärbten *Carotinoids* in einer Fettsubstanz definieren.

Diese Stoffe würde der Histologe nun als gelbe oder rote *Pigmente* ansehen. Ihre Farbe wechselt etwas je nach ihrer Konzentration. Sie sind unlöslich in Wasser, Glycerin, Formol, verdünnten wäßrigen Lösungen von Säuren und Basen, im allgemeinen gut löslich in den üblichen Fettlösungsmitteln, d. h. langsam in kaltem Alkohol, schneller in Chloroform, Aceton, Äther, Petroläther und Toluol, leicht löslich in Schwefelkohlenstoff. Bei Paraffineinbettung können sie gelegentlich erhalten bleiben. Sie oxydieren sich leicht, z. B. durch 1%ige Chromsäure oder Kaliumbichromat, selbst schon durch Luftsauerstoff oder Tageslicht. Die Carotinoide reduzieren auch ammoniakalisches Silbernitrat; ihre Reaktion mit OsO_4 wechselt. Mit konzentrierter Schwefelsäure geben sie eine Blaufärbung, mit Jodjodkalilösung (1 g Jod, 7 g Kaliumjodid, 100 cm³ Wasser) eine dunkelviolette Färbung mit metallischem Glanz. VERNE (1927b) sieht diese Stoffe als exogene Pigmente an, weil sie bei Entziehung aus der Nahrung nach und nach im Körper verschwinden. Wenn in Nebennierenrindenzellen „lipochromes" Pigment gefunden wurde (S. 335), so dürfte es sich indessen nach der hier gegebenen Charakteristik kaum je um Carotinoide gehandelt haben, sondern um die unter Chromolipoiden zu besprechenden Stoffe (Ausnahme: s. die Hypothese von VERNE S. 352 ff.).

Chromolipoide. Diese noch recht rätselhaften Stoffe (ausführliche Behandlung bei HUECK 1912) stellen nach LISON (1933a, b) Derivate von Fettstoffen dar, die histochemisch ähnlich wie Fett reagieren, meist jedoch in den gewöhnlichen Fettlösungsmitteln unlöslich oder wenig löslich sind. Diese *Pigmente* (Abnutzungspigment, Alterspigment, braunes Pigment, Hämofuscin, Lipofuscin, Lipomelanin) sind nach Farbart und -intensität sehr variabel (gelb-braun-grau-schwarz). Sie sind unlöslich in Wasser, sauren und alkalischen Lösungen. Ihre Löslichkeit in Fettlösungsmitteln hängt vom Oxydationszustand ab. Je stärker sie oxydiert sind, desto weniger gut sind sie löslich. Die helleren Pigmentstufen sind oft besser in Fettlösungsmitteln löslich als die dunkleren. Im Paraffinschnitt sind sie oft erhalten. Im Gegensatz zu *Carotinoiden* (s. o.) geben die Chromolipoide mit H_2SO_4 höchstens eine braunrote Färbung. Man kann sie mit Fettfarben wie Sudan usw. anfärben, besonders, wenn man sie vorher mit H_2O_2 gebleicht hat. Die Chromolipoide geben auch keine Jodreaktion wie die *Carotinoide* (s. o.). Sie sind manchmal nicht leicht vom *Melanin* abzutrennen. Nach HUECKS (1912) Beobachtungen werden *Melanine* nach einer 24stündigen Bleichung mit Wasserstoffsuperoxyd farblos, *Chromolipoide* blau. Diskutiert wird eine Abstammung der *Chromolipoide* einmal von *Phosphatiden* (schwach mit Sudan III anfärbbar, SMITH-DIETRICH + bei kurzer Chromierung, FISCHLER —), zum anderen von *Fettsäuren* (Sudan stark +, SMITH-DIETRICH nur nach langer Chromierung +, FISCHLER +).

ϑ) Cyanochrome Lipoide (s. S. 204 f.).

i) Histochemische Analysentafel für Fette und Lipoide in der Nebennierenrinde.

Als Vorbemerkung hierzu s. die Ausführungen S. 312f. („battery"). Vergleiche Tableau d'Analyse von LISON (1933b, 1936), Gang einer histochemischen Analyse der Fettsubstanzen nach ROMEIS (1948).

I. Ungefärbter, am besten zuerst unfixierter Gefrierschnitt in Lävulosesirup: Die Fettsubstanzen zeigen Eigenfarbe (gelb-orange-braun): *Lipochrome*.
 1. Probe mit Jodkalium (S. 349): dunkelviolette Färbung, *Carotinoide*.
 2. Probe mit Schwefelsäure (S. 349): Blaufärbung, *Carotinoide*, (Nebenniere meist negativ!).
 1. und 2. negativ, bei Zusatz von Schwefelsäure höchstens Rotfärbung: *Chromolipoid* (Beispiel: Reticulariszellen von *Cavia*).

II. Im ungefärbten Gefrierschnitt keine Eigenfarbe:
 1. SCHULTZsche Reaktion (S. 311): Blaufärbung mit Umschlag nach Grün (wichtig!) *Cholesterin(ester)*,
  a) Digitoninreaktion (S. 311): doppelbrechende Kristalle: *freies Cholesterin*,
  b) keine Kristallbildung: *Cholesterinester*,
 2. SCHULTZsche Reaktion negativ. Polarisationsmikroskop (ungefärbter Schnitt, am besten vor und nach Formolfixierung, in Lävulosesirup, s. S. 304).
  a) keine Doppelbrechung: beliebige Fettstoffe in flüssigem Zustand (*Glyceride, Fettsäuren*, gegebenenfalls sogar *Lipoide* und *Cholesteride*),
  b) Doppelbrechung positiv, keine Achsenkreuze: *Glyceride, Fettsäuren, Cholesteride, Lipoide*,
  c) Doppelbrechung positiv, Achsenkreuz: *Cholesteride oder Lipoide*.

III. Färbungen nach SMITH-DIETRICH (S. 315): *Lipoide* schwarz, Nilblausulfat (S. 313): *ungesättigtes Glycerid*.

Wenn man die Fette und Lipoide der Nebenniere des öfteren mit Benutzung einer derartigen Analysentafel untersucht, so entsteht — speciesabhängige Bilder seien jetzt unberücksichtigt — der Eindruck, daß keine der verzeichneten Substanzen in reiner Form in den Rindenzellen vorhanden ist. Die Reaktionen und polarisationsoptischen Befunde sprechen am ehesten für die Anwesenheit von *Cholesterinestern*, in zweiter Linie für „*Lipoide*". So findet man in vielen älteren Arbeiten bereits die Angabe, daß die Fettsubstanzen der Nebenniere wahrscheinlich Mischungen von Fetten und Lipoiden und Cholesterin darstellen (MULON 1912b).

Der öfters vertretenen Meinung (z. B. SAYERS und SAYERS 1948), in erster Linie kämen *Cholesterinester* in den Rindenzellen vor, ist ein wichtiger Einwand entgegenzustellen. Zweifellos finden wir in der Nebennierenrinde gerade der viel verwendeten kleineren Laboratoriumstiere *(Rodentier)* meist eine positive SCHULTZsche Reaktion. Untersucht man aber genauer, so läßt sich folgendes feststellen: Erstens können größere Teile der Rinde, besonders innere Partie der Fasciculata und Reticularis negativ bleiben, zweitens geht die Reaktion zeitlich so vor sich, daß die entscheidende Grünfärbung am schnellsten in der äußeren Fasciculata auftritt. Dann dringt die Färbung langsam in die Tiefe der Rinde, um in den entfernteren Anteilen der Fasciculata aufzuhören. Diese Befunde sprechen meines Erachtens dafür, daß die Konzentration der Cholesterinester nach innen abnimmt. Insoweit besteht eine allgemeine Übereinstimmung. Was an Fetten und Lipoiden folgt nun aber nach innen? Einige dieser Substanzen müssen in den tieferen Rindenschichten vorhanden sein, denn eine allgemeine Fettfärbung mit Sudan zeigt eine positive Reaktion, wenn auch abgeschwächt gegen außen, im Bereich der inneren Fasciculata und Reticularis. Bei vielen Tieren kann man gerade an der Markgrenze wieder eine Zunahme auch doppeltbrechender gröberer Lipoidtröpfchen finden. Die histochemische Analyse gibt uns bislang keine sichere Auskunft über diese in tieferen Abschnitten der Rinde gelegenen Substanzen. Vermutlich deswegen, weil die Lipoide hier mit anderen Zellkonstituenten in nähere Berührung kommen (Lipoproteide?), wodurch sie den üblichen histochemischen Fettdifferenzierungsmethoden entgehen.

Es kommt hinzu, daß wir bisher eine Reihe anderer den Fetten und Lipoiden nahestehender Substanzen beiseite gelassen haben, welche die Analyse im Schnitt noch weiter erschweren, nämlich die als *Carbonyllipoide* zusammengefaßten Bestandteile.

2. Carbonyllipoide der Nebennierenrinde.

Unter diesem Namen möchte ich die als *Plasmale, Plasmalogene, Acetalphosphatide* bezeichneten Aldehyde sowie die *Steroide mit Ketogruppen* zusammenfassen, soweit sie eben durch den Besitz von $C=O$-Gruppen beide charakterisiert und durch verwandte histochemische Reaktionen im Schnitt erfaßbar sind.

a) Acetalphosphatide, Plasmale, Plasmalogene (Chemie, Nachweis).

Den „Esterphosphatiden" (S. 345) sind die von FEULGEN und VOIT (1924) entdeckten „Acetalphosphatide" stets in Mengen bis zu 12% (KARRER 1950) beigemengt. Sie finden sich also immer in der Phosphatidfraktion, aus der sie chemisch mit einiger Mühe abgetrennt werden können, z. B. durch alkalische Verseifung der begleitenden Esterphosphatide. Nach FEULGEN und BERSIN (1939) lassen sich die „Plasmalogene" zusammen mit der Phosphatidfraktion gewinnen.

FEULGEN und VOIT (1924), FEULGEN und ROSSENBECK (1924) benutzten zum Nachweis des „Plasmal" das SCHIFFsche Reagens (SCHIFF 1866). Über die Herstellung des Reagens s. ROMEIS (1948, § 1235).

Aliphatische Aldehyde färben sich mit fuchsinschwefliger Säure rot (CARO). Der rote Farbstoff Parafuchsin (= Pararosanilin) läßt sich unter Einwirkung schwefliger Säure (H_2SO_3)

in eine farblose Verbindung verwandeln, in der nach H. WIELAND die N-Sulfinsäure (allgemeine Formel der Sulfinsäure $C_nH_{2n+1}SO_2H$) der Parafuchsinleukosulfonsäure (I oder II) vorliegt.

$$\text{(I)} \qquad \text{(II)}$$

Bei Zusatz von Aldehyd bilden sich hieraus die ebenfalls farblosen Verbindungen III und IV.

$$\text{(III)}$$

$$\downarrow$$

$$\text{(IV)}$$

IV verliert jetzt die am C-Atom haftende Sulfonsäuregruppe und geht dabei in einen roten (chinoid-konstituierten) Farbstoff (V) über:

$$\text{(V)}$$

Nach einiger Zeit spaltet sich die Verbindung V wieder in Acetaldehydbisulfit und fuchsinschweflige Säure; damit tritt erneut Entfärbung der Lösung ein. Wir können zwei „FEULGEN-Reaktionen" unterscheiden (CHU 1950), einmal die sog. „Nuclealreaktion", zum anderen die „Plasmalreaktion". Die erste, die sich im Zellkern abspielt, verlangt als technische Vorbehandlung eine saure Hydrolyse der Nucleinsäurekomplexe, wodurch vermutlich auch Aldehydgruppen freiwerden (s. u.). Die hierbei entstehende gefärbte Verbindung ist alkoholbeständig. Die „Plasmalreaktion" tritt im Cytoplasma ein, ohne daß eine saure Hydrolyse vorgenommen werden muß. Die entstehende Farbe kann durch Alkohol oder andere Fettlösungsmittel ausgezogen werden.

Die im Gewebe vorhandenen Plasmalogene oder Acetalphosphatide sind als solche nicht ohne weiteres von der fuchsinschwefligen Säure angreifbar. Sie sind jedoch sehr empfindlich gegen Säuren oder Sublimat. Schon die Acidität des Reagens genügt, um innerhalb von 15 min Plasmal abzuspalten. Noch rascher wirkt eine Vorbehandlung von $HgCl_2$.

Nach HAYES (1949) kann die Plasmalreaktion nur dann als spezifisch für Acetalphosphatide angesehen werden, wenn das Sublimat nicht länger als 2—10 min eingewirkt hat, da bei längerer Sublimatbehandlung die Gefahr saurer Hydrolyse oder der Oxydation besteht. Außerdem sollten Kontrollschnitte angefertigt werden, bei denen die Sublimatbehandlung weggelassen wird und die daher nagativ sein müssen. Die so nachgewiesenen Stoffe darf man ebenfalls als Acetale bezeichnen, wobei es sich nicht notwendig um Acetalphosphatide handeln muß. Längere Formolfixierung zerstöre die Acetale oder demaskiere Lipoide, welche keine Acetale sind.

Ausführung der Plasmalreaktion (s. IMHÄUSER 1927, VOSS 1927, VERNE 1929, BECKER 1938, 1939, PISCHINGER 1941, 1942, WALLRAFF 1951, FELDMAN 1951, ROMEIS 1948, § 1242).

Gerade in Anbetracht der Tatsache, daß die Reaktion mit SCHIFFschem Reagens auf *Plasmale* in enger Beziehung mit Reaktionen auf *Ketosteroide* zu stehen scheint (GOMORI 1942, s. u.), ist es nicht verwunderlich, daß seit Einführung der FEULGEN-Reaktionen bereits und nun heute verstärkt die Frage erörtert wird, ob wirklich Aldehydgruppen mit SCHIFFschem Reagens bzw. den später zu nennenden Ketosteroidreagentien reagieren.

VERNE hatte die Behauptung aufgestellt, daß ungesättigte Lipoide die Plasmalreaktion geben können. Das SCHIFFsche Reagens ist, wie wir sehen werden, keineswegs absolut spezifisch für Aldehyde. Es lag daher nahe, folgende Prüfung der Methode vorzuschlagen. Wenn es gelingen sollte, mit typischen anderen Aldehydreaktionen eine Abschirmung der Aldehydgruppen im Gewebe zu erreichen, dann dürfte nach dieser Prozedur eine Behandlung mit SCHIFFschem Reagens keine Farbreaktion mehr ergeben.

Nun sind seit langem die Reaktionen der Aldehyde mit primären Aminen bekannt (ausführlich: JOHNSON, SHENNAN und REED 1946). Hierher gehört die Bildung von Aldoximen aus Hydroxylamin + Aldehyd:

$$C_nH_{2n+1}C{\overset{H}{=}}O + H_2NOH = C_nH_{2n+1} \cdot C{\overset{H}{=}}NOH + H_2O$$

Wahrscheinlich spielt sich die Reaktion in 2 Phasen ab. Der primäre Vorgang besteht in einer Anlagerung des Hydroxylamins an die Carbonyllücke, dann folgt erst sekundär die Wasserabspaltung:

$$C_nH_{2n+1}C{\overset{H}{=}}O + H_2NOH \rightarrow C_nH_{2n+1}C{\overset{H}{\underset{NHOH}{-}}}OH \rightarrow C_nH_{2n+1}C{\overset{H}{=}}NOH + H_2O$$

Aldoxim

Hierher gehören ferner die Bildungen von Hydrazonen aus Hydrazinen und von Semicarbazonen aus Semicarbaziden bei Anwesenheit von Aldehyden:

$$C_nH_{2n+1}C{\overset{H}{=}}O + H_2N \cdot NHC_6H_5 \rightarrow \left[C_nH_{2n+1}C{\overset{H}{\underset{NH \cdot NHC_6H_5}{-}}}OH \right] \rightarrow C_nH_{2n+1}C{\overset{H}{=}}N \cdot NHC_6H_5 + H_2O$$

Phenylhydrazin   Phenylhydrazon

$$C_nH_{2n+1}C{\overset{H}{=}}O + H_2N \cdot NHCONH_2 \rightarrow \left[C_nH_{2n+1}C{\overset{H}{\underset{OH}{-}}}NHNHCONH_2 \right] \rightarrow$$

Semicarbazid

$$\rightarrow C_nH_{2n+1}C{\overset{H}{=}}N \cdot NHCONH_2 + H_2O$$

Semicarbazon

(An Stelle des Semicarbazid kann auch ein Thiosemicarbazid $H_2NNHCSNH_2$ eingesetzt werden.)

Schon BEHRENS (1903) und DAKIN (1908) haben die Bedeutung dieser Reaktionen zur Entdeckung von Aldehyden erkannt. Auf diesen chemischen Tatsachen beruht der Ketosteroidnachweis von BENNETT (1940a) in der Nebennierenrinde, denn die kristallinen, ziemlich unlöslichen Verbindungen, welche hierbei entstehen, sind in manchen Fällen gefärbt, z. B. dann, wenn als Hydrazin das oben angegebene Phenylhydrazin oder das 2,4-Dinitrophenylhydrazin oder p-nitrophenylhydrazin verwendet werden.

$O_2N-\langle\ \rangle-OH$ $O_2N-\langle\ \rangle-NH-NH_2$ $O_2N-\langle\ \rangle-NH \cdot NH_2$
       NO_2 NO_2
2,4-Dinitrophenol   2,4-Dinitrophenylhydrazin   p-nitrophenylhydrazin

Bereits VERNE (1936, 1937) hatte versucht, die in den Plasmalen vermuteten Aldehydgruppen durch Phenylhydrazin abzufangen. Indessen sind aber auch die Hydrazonbildungen für Aldehydgruppen nicht vollkommen spezifisch, worin die chemische Schwierigkeit für den histochemischen „Ketosteroidnachweis" liegt.

Durch die Einführung der Ketosteroidreaktionen (s. u. S. 356) ist die Frage der Wirkweise und der Spezifität der fuchsinschwefligen Säure wieder aktuell geworden. Mehrere neuere Untersuchungen beschäftigen sich eingehend mit diesem Problem. CHU (1950) hat im Reagensglas eine ganze Reihe von Aldehyden und Ketonen mit SCHIFFschem Reagens zusammengebracht und die Färbungen notiert. Die meisten Aldehyde ergaben sofortige Farbreaktion, wasserunlösliche Aldehyde reagierten etwas langsamer. Einige wenige Aldehyde gaben nicht die purpurrote Färbung, sondern Abweichungen nach Gelb hin. In den meisten Fällen veränderte Zugabe von Salzsäure die Farbe nicht. VERNE (1941) wies auf die Tatsache hin, daß eine ganze Anzahl von Gewebsfetten, darunter gerade auch die Fette und Lipoide der Nebennierenrinde 3 Stadien durchmachen können. Im 1. Stadium geben sie nur Lipoidreaktionen (Sudanophilie u. dgl.); hierher gehören meist die Lipoide in den Glomerulosazellen der Nebenniere. Im 2. Stadium können Sudanophilie und Plasmalreaktion nebeneinander, natürlich nicht gleichzeitig, existieren, in einem finalen Stadium ist nur noch die Plasmalreaktion vorhanden. Nach VERNE sollen die Lipoide der Glomerulosa in vivo niemals das 1. Stadium überschreiten. Aber künstlich kann man in ihnen die Plasmalreaktion (durch Oxydation z. B. mit Permanganaten, Wasserstoffsuperoxyd usw.) hervorbringen. Nach LISON (1936) sollen die mit der Plasmalreaktion erfaßbaren Aldehydverbindungen Produkte einer physiologischen Oxydation von vermutlich ungesättigten Fettkörpern sein; im freien Zustand sollen sie im Gewebe nicht vorkommen. Sie sind dort maskiert durch Verbindung mit einer unbekannten Substanz, von der sie durch Behandlung mit $HgCl_2$ oder verdünnten Säuren freigesetzt werden können.

Durch die Untersuchungen von LISON (1932) an 475 verschiedenen Verbindungen mit differenten funktionellen Gruppen ist bekanntgeworden, daß die fuchsinschweflige Säure beispielsweise auch mit ungesättigten *Fettsäuren* reagieren kann. LISON hält daher auch einen ganz anderen Reaktionsmechanismus mit der fuchsinschwefligen Säure für möglich, nämlich eine Verbindung zwischen Äthylengruppen ($CH_2=CH_2$) und den Aminogruppen der Farbe. Die Möglichkeit, daß die ungesättigten Fettsäuren in Gegenwart von SCHIFFschem Reagens zu Aldehyden oxydiert werden, müßte aber erst ausgeschlossen werden. Es ist auch bislang vielleicht zu wenig beachtet, daß im SCHIFFschen Reagens immer ein gewisser Überschuß von schwefliger Säure vorhanden ist. BUDDE (1909) wies als erster nach, daß schweflige Säure Fette und Öle in Fettsäuren und Glycerin hydrolysieren kann. Später haben WARDLAW und CLEWS (1920), WARDLAW und SYLVESTER (1923), WARDLAW (1926) die oxydierende Kraft der schwefligen Säure nachgewiesen.

Das Problem der SCHIFF-Reaktion hängt mit dem der Fettoxydation zusammen. Heute wird meist angenommen, daß die Oxydation von Fetten, Ölen und ungesättigten Fettsäuren in zwei wohldefinierten Stadien vor sich geht. Im 1. Stadium werden Peroxyde gebildet, im zweiten Oxysäuren, Oxyketosäuren, ungesättigte Oxysäuren, Lactone (= innere Ester von Oxycarbonsäuren) und verschiedene andere Kondensationsprodukte, aus deren Spaltung schließlich Aldehyde, Aldehydsäuren und Mono- und Dicarbonsäuren entstehen. Oxydationshemmer verlängern die erste Phase, Acceleratoren wie auch die in der ersten Phase gebildeten Peroxyde können die Oxydation induzieren oder katalysieren.

LHOTKA und DAVENPORT (1951) haben versucht, durch Blockierungen die Natur des für die positive SCHIFF-Reaktion verantwortlichen Radikals zu finden. Sie gingen von der Überlegung aus, daß — angenommen, die Aldehyde seien das Entscheidende — auch andere Aldehydreaktionen außer der Farbreaktion mit SCHIFFschem Reagens nachzuweisen sein müßten. Die Autoren behandelten beispielsweise die Schnitte mit FEHLINGscher Lösung und anschließend mit $(NH_4)_2S$, um das schwarze CuS mikroskopisch zu erkennen. In keinem Fall ließ sich eine Aldehydreaktion nachweisen. Auch mit anderen Oxydationsprozessen und Reaktionen über primäre Amine (S. 353) gelang kein Aldehydnachweis, weswegen LHOTKA und DAVENPORT an der Bedeutung der Aldehyde für die FEULGEN-Reaktion zu zweifeln beginnen. Man müsse die Möglichkeit ins Auge fassen, das reagierende Radikal sei vielleicht ein Keton. Ketone besitzen nun eine deutliche Affinität zu Aminen (JOHNSON, SHENNAN und REED 1946), welche die der Aldehyde noch übersteigt. Da aber bei den angegebenen Versuchen eine Amin-Carbonylreaktion grundsätzlich nicht nachzuweisen war, ist auch die Rolle der Ketone für die ganze Reaktion höchst fragwürdig. Die Überlegungen führen LHOTKA und DAVENPORT (1951) so weit, daß sie kernphysikalische Vorstellungen von „Resonanz" (PAULING 1940) oder Elektronenbindungen (GILMAN 1943) zu Hilfe nehmen. Danach könnte die bei dem SCHIFFschen Reagens vorhandene Besonderheit sterischer Konfiguration eine Rolle spielen; die anderen hier benutzten Aldehydreagentien kämen dafür nicht in Betracht.

In mancher Hinsicht gehört hierher auch die ausgiebige Diskussion der Technik von CASELLA (1942) und H. BAUER (1933), der Wirkung der Perjodsäureoxydation und anschließender Verwendung des SCHIFFschen Reagens, die LILLIE (1951) vorgenommen hat. Im einzelnen werden wir andernorts auf diese Reaktionen zurückkommen, soweit es sich um Nachweisverfahren handelt, die an der Nebenniere überhaupt einen gewissen Erfolg versprechen (S. 426). ROMEIS (1948, § 1241) weist darauf hin, daß die sog. Nuclealreaktion, die Plasmalreaktion und neuerdings auch die Kohlenhydratreaktion nach H. BAUER (1933), bei welchen in jedem Fall das SCHIFFsche Reagens zur Verwendung kommt, sich nur durch die Art der Vorbehandlung unterscheiden. Die erstgenannte Reaktion erfolgt nach Alkoholextraktion und saurer Hydrolyse[1], die zweite unter striktem Vermeiden von Alkohol nach Einwirken von $HgCl_2$ usw., die dritte nach Vorbehandlung mit Chromsäure. Wir können

---

[1] Die Hydrolyse bei der Nuclealreaktion kann durch Behandlung mit Trichloressigsäure ersetzt werden (bei 65° C, 50 min). Für den Ausfall der FEULGENschen Nuclealreaktion ist also nur die Freisetzung der Aldehydgruppen wichtig, entweder nach alter Art durch Abspaltung von Purinbasen oder durch Lösung der glucosidischen Bindung (SHARMA 1951).

die Reihe dieser Reaktionen noch erweitern, wenn wir die Reaktionen auf „Ketosteroide" (s. u.) hinzufügen. In allen diesen Fällen könnten durch die spezifische Vorbehandlung jeweils Substanzen gewonnen werden, die unter sich zwar noch chemisch verschieden, aber durch eine oder mehrere gemeinsame Gruppen (z. B. Carbonylgruppen, s. aber S. 354) charakterisiert sind, an denen die fuchsinschweflige Säure angreifen kann.

Ich greife etwas voraus, wenn ich in diesem Zusammenhang auf Reaktionen im *Nebennierenmark* verweise, wo die bei den genannten Reaktionen üblichen Vorbehandlungen leicht eine Oxydation des *Adrenalins*, welches wir als einen Alkohol ansehen können (S. 418f.), zu einem Keton bewirken können. Damit muß die fuchsinschweflige Säure zu positiven Reaktionen im Nebennierenmark führen. In der Tat geben die *phäochromen Zellen* des Nebennierenmarkes von *Mensch* und *Nagetieren* eine schwache rosarote CASELLA-Reaktion (LILLIE 1951). Bei dieser Reaktion wird mit einer 1%igen $KMnO_4$-Lösung vorbehandelt und 20 min mit SCHIFFschem Reagens nachbehandelt. Die BAUERsche Reaktion (Vorbehandlung mit 5%iger CrO_3, Nachbehandlung 60 min SCHIFFsches Reagens) ist negativ. Eine deutliche purpurrote Färbung des Nebennierenmarkes kommt zustande nach den Reaktionen von McMANUS (1946 und McMANUS und CASON 1950, Vorbehandlung mit HIO_4, 10 min Nachbehandlung mit SCHIFFschem Reagens), LILLIE (1947a, b, c, 1948, Vorbehandlung mit HIO_4, Nachbehandlung mit SCHIFFschem Reagens, HI und Pikrinsäure) und nach Kontrolle mit Diastase (Glykogenentfernung) und anschließender Reaktion nach McMANUS. Auch am „*Lipofuscin*"-*Pigment* in den Nebennierenrindenzellen gaben die drei letztgenannten Reaktionen eine bräunliche bis purpurrote Verfärbung; CASELLA- und BAUER-Reaktion waren negativ.

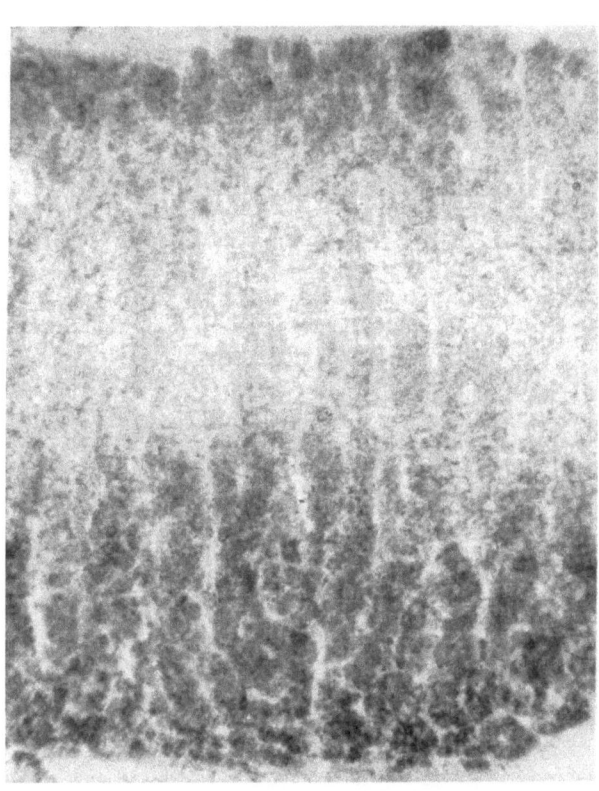

Abb. 159. Plasmalogene (Acetalphosphatide) in der *menschlichen* Nebennierenrinde. Der obere, schmale, dunkle Streifen entspricht der Zona glomerulosa, der untere, breitere, dunklere Streifen dem inneren Teil der Zona fasciculata und der Zona reticularis (Sublimat-Eisessigfixierung, Gefrierschnitt 30 μ, Plasmaldarstellung nach H. VOSS).
Aus WALLRAFF 1949.

Sehen wir von der Nuclealreaktion ab, die selbstverständlich an den Zellkernen von Rinden- und Markzellen ebenso positiv ausfällt wie an jedem anderen Zellkern, so ist bemerkenswert, daß nur durch die *Sublimatvorbehandlung* mit SCHIFFschem Reagens Carbonylgruppen in den Rindenzellen nachzuweisen sind („Plasmalreaktion"). Die kräftigen Oxydantien wie Chromate, Perjodsäure, Permanganat usw. führen an Markzellen, nicht aber an Rindenzellen zu Farbreaktionen mit SCHIFFschem Reagens. Eine weitere gründliche Diskussion über die durch solche Oxydationen produzierten Gruppen findet sich bei LILLIE (1951).

Bevor ich zur Besprechung der „Ketosteroid"-Nachweise übergehe, möchte ich noch zusammenfassend die *Beziehungen zwischen Plasmalen und Fettkörpern* erörtern.

Die Plasmalreaktion kann in der Nebennierenrinde dasselbe Muster ergeben wie eine Sudanfärbung, aber die Muster können auch voneinander abweichen. So berichtet WALLRAFF (1943) von der *menschlichen* Nebenniere, daß das meiste Fett immer dort nachzuweisen

---

DANIELLI (1950) hat den Aldehydnachweis mit reduziertem Fuchsin inzwischen so modifiziert, daß mit dieser Technik a) zwischen freien Aldehyden, b) acetalartig gebundenen Aldehyden und c) Substanzen, welche durch Oxydationen aldehydische Eigenschaften angenommen haben, unterschieden werden kann.

sei, wo die Plasmalreaktion am stärksten war, nämlich im äußeren und mittleren Drittel der Zona fasciculata. Nur an Stellen mit außergewöhnlich viel Plasmal im Bereich der dunkelvioletten Plasmalherde ließen sich Fette nicht darstellen. Nach einer neuen Untersuchung (WALLRAFF (1949) ist das Verhältnis Fett zu Plasmal umgekehrt. Die Zona glomerulosa und der innere Fasciculataabschnitt, beide in der Regel plasmalhaltig, enthalten wenig oder gar kein Fett. In der Zona reticularis wechselt der Fettgehalt je nach dem Plasmalgehalt. Sehr stark mit Fett beladen sind dagegen der äußere und mittlere Fasciculataabschnitt, der plasmalärmste Teil der Rinde. WALLRAFF mußte also auf Grund seiner neueren Untersuchungen an *menschlichen* Nebennieren sagen: ,,Wo viel Fett, da wenig Plasmal'' (Abb. 159). Über die Beziehungen zwischen *Tannophilie, Plasmal-* und *Fettvorkommen* habe ich S. 343 ebenfalls an Hand der WALLRAFFschen Arbeiten berichtet.

Was läßt sich aus diesen Beziehungen ableiten? WALLRAFF meint, daß in den meisten daraufhin untersuchten Organen Lipoid- und Plasmalgehalt klar parallel gingen, ausgenommen die Nebennierenrinde. WALLRAFF schließt daraus, daß die Plasmale der Nebennierenrinde nicht während des Lipoidabbaues und Lipoidschwundes in den Zellen entstehen, sondern eine Stufe im Lipoidaufbau oder -umbau darstellen. Die enge Beziehung des Plasmale zum Lipoidstoffwechsel hat besonders VERNE (1937) betont (s. a. S. 352). Über Beziehung der Plasmale zu den *cyanochromen Lipoiden* FEYRTERS (1948) s. S. 205.

b) ,,Ketosteroide'' (Nachweis).

Der histochemische Nachweis von Ketosteroiden würde für die Untersuchung der Nebennieren von allergrößter Bedeutung sein. Indessen ist es zunächst mehr als zweifelhaft, ob die aktiven Substanzen der Nebennierenrinde mit den zur Zeit vorliegenden Methoden gefaßt werden können. Es erscheint daher hier ganz besonders wichtig, die Grundlagen der Methode zu prüfen.

BENNETT (1939, 1940a) faßte die Idee zur färberischen Darstellung der Ketosteroide, wohl in Analogie zur Darstellung der Acetalphosphatide (S. 351), auf Grund einer Beobachtung von HASS (1939), der die Bildung *gefärbter* Hydrazone bei der Reaktion von Ketonen mit Phenylhydrazin gesehen hatte (Formulierung S. 353). DEMPSEY und BASSETT (1943) untersuchten mit dieser Methode die Ketosteroide im Ovar, POLLOCK (1942) die im Hoden. BENNETT (1940a) hatte die Methode bereits an der Nebenniere der *Katze* angewendet.

Phenylhydrazinreaktion. Die Grundlagen der Reaktion beruhen auf der Reaktion von einer Ketogruppe, vermutlich eines Ketosteroids, mit einem aromatischen Hydrazin, beispielsweise des Mono-nitro-Phenylhydrazins (s. a. S. 353). Das gefärbte, meist gelbe Hydrazon muß unlöslich sein und am Reaktionsort liegenbleiben. Es kann dann im Mikroskop an der Farbe erkannt werden. In neueren Modifikationen wird durch Behandlung des *Hydrazons* mit einem *aromatischen Diazoniumsalz* eine *Azofarbe* hergestellt.

Reaktion nach BENNETT *(1939, 1940a).* Gefrierschnitte aus der Nebenniere *(Katze)* werden in 10%igem Formol 24—48 Std fixiert. Zweckmäßigerweise verwendet man ziemlich dicke Schnitte (80—120 μ), in denen man die Farbreaktion zunächst besser beobachten kann.

Zur Entfernung der störenden Ascorbinsäure sind mehrere Wege versucht worden: a) Oxydation in durchlüfteter alkalischer Pufferlösung: eine kleine Menge von 0,1 M Glykokollösung wird mit Na_2CO_3 auf p_H etwa 8,4 gepuffert (große Flasche). Nach kräftigem Umschütteln werden in die Lösung die Gefrierschnitte gebracht (30—60 min). Die Schnitte werden danach mehrfach mit Aqua dest. gewaschen. Diese Methode empfiehlt BENNETT besonders für formolfixiertes Material, für frisches Material kommen b) und c) eher in Betracht. b) Oxydation mit Indophenol. Frische (oder formolfixierte) Gefrierschnitte kommen in einen Acetat (CH_3COOH, CH_3COONa)-Puffer vom p_H 6—6,5. Indophenolblaulösung tropfenweise zusetzen, bis die blaue oder rosa Färbung kaum noch bestehen bleibt. Nach 15min Herausnahme der Schnitte. Waschen in mehreren Portionen Aqua dest. Der Nachteil dieser Methode liegt darin, daß die Schnitte bei einem geringen Überschuß von Indophenolblau die Farbe annehmen. c) Oxydation mit Jod. Die Schnitte kommen wieder in den Acetatpuffer (wie unter b) oder in Aqua dest. (fixiertes Material). Zu der Lösung kommt tropfenweise Jodtinktur, bis eine schwach strohgelbe Färbung auftritt. Nach 15 min wird 1%iges Natriumthiosulfat tropfenweise zugegeben, etwas mehr als notwendig, um die Jodfarbe zum Verschwinden zu bringen. Nach 5 min kommen die Schnitte in mehrfach gewechseltes Aqua dest.

Die dritte Methode ist die technisch bequemste. Interessanterweise muß man bei fixierten Schnitten sehr wenig Jod oder Indophenolblau zusetzen, bei frischem Material viel mehr. Das wird von BENNETT als ein Zeichen dafür aufgefaßt, daß die Ascorbinsäure durch Formolfixierung und Wässern so gut wie völlig entfernt wird.

Nunmehr wird eine 2%ige Phenylhydrazin(-HCl)-Lösung frisch bereitet. Dazu kommt ein gleiches Volumen des oben genannten Acetatpuffers (p_H 6—6,5), wodurch also eine 1%ige gepufferte Lösung von Phenylhydrazin entsteht. Mittels CO_2-Durchströmung für 15 min wird der Sauerstoff vertrieben. Die Lösung wird dann in einer Flasche mit Glasstopfen aufbewahrt. Die Schnitte kommen in die Lösung, welche bis an den Deckel eines luftdicht verschlossenen Gefäßes reichen muß und bleiben, obwohl sie schon nach ein paar Minuten Gelbfärbung zeigen, bei Zimmertemperatur einige Stunden, eventuell über Nacht stehen. Schließlich werden sie mehrfach mit Aqua dest. gewaschen.

Die Beachtung aller oben genannten Vorsichtsmaßregeln ist erforderlich. Bei nicht genauer Pufferung kann die Salzsäure aus dem Hydrochlorid des Phenylhydrazins frei werden, die Lösung wird zu sauer. Zweitens wird Phenylhydrazin besonders in alkalischer Lösung, leicht durch Sauerstoff zerstört. Das dann entstehende Zwischenprodukt ist hellgelb bis orange, schlecht in Wasser, aber gut in Alkohol oder Fett löslich. Es *färbt* dann selbstverständlich die Rindenzellen. Sobald also eine gelbe Substanz in der Lösung ausfällt oder als Kruste am Gefäß erscheint, ist die Zersetzung des Phenylhydrazins eingetreten. Die Schnitte sind in Glycerin oder Glyceringelatine einzudecken. Alkohol oder Xylol müssen vermieden werden. BENNETT fand die Untersuchung im auffallenden Licht (Zeiß-Epi-Illuminator) vorteilhaft. Selbstverständlich ist es zweckmäßig, wenn man im Kontrollversuch Gefrierschnitte durch den Puffer mitgehen läßt, ohne daß Phenylhydrazin zugesetzt wurde. BENNETT hat im Modellversuch Streifen von Filtrierpapier mit Desoxycorticosteronacetat getränkt und danach in Phenylhydrazinlösung oder in REICHSTEINS Silberreagens (s. u.) gebracht. Er bekam ähnliche Reaktionen wie im Schnitt.

Modifikation von FRAZÃO *(1948)*. Mononitrophenylhydrazin in konzentrierter Lösung in 50%igem Alkohol. Gewebsschnitte darin über Nacht bei 35° C liegenlassen, danach mit Aqua dest. abspülen.

NAHD-Reaktion. Der Name entsteht durch Abkürzung (Anfangsbuchstaben) aus 2,3-naphthoic acid hydrazide diazo blue B Reaktion. Technische Angaben finden sich bei ASHBEL und SELIGMAN (1949). Die Methode erfaßt nach FELDMAN (1950) alle Carbonylgruppen, Keto- und Aldehygdruppen gemeinsam. ASHBEL und SELIGMAN bekamen mit der NAHD-Reaktion positive Ergebnisse an einigen reinen Ketosteroiden, in frischem Nebennierengewebe trat jedoch keine Hydrazonbildung ein (SELIGMAN und ASHBEL 1949). Die Spezifität für den Ketonnachweis ist nicht bewiesen. Nach ASHBEL und SELIGMAN (1949) sollen sich Phenylhydrazone von Aldehyden mit Diazoverbindungen in Pyridin zu wasserunlöslichen Formazonen verbinden, während die Phenylhydrazone der Ketone dies nicht tun sollen. In formolfixiertem Nebennierenrindengewebe fanden die Autoren keine freien Aldehyde, obwohl sie mit der NAHD-Reaktion ein positives Ergebnis bekamen. FELDMAN konnte aber zeigen, daß Aldehyde in vitro mit NAHD einen blauen Komplex ergeben.

Technik nach CAMBER (1949): Formolfixierung. Gründliches Auswaschen. 5 μ dicke Gefrierschnitte kommen über Nacht in gesättigte wäßrige Lösung von 2-oxy-3-naphtholsäurehydrazid. Danach Auswaschen in n/100 HCl, anschließend in Aqua dest. Nach Eintauchen in n/10 NaOH werden die Schnitte in die Lösung des Diazoniumsalzes verbracht.

ASHBEL und SELIGMAN (1949) versuchten die Reaktion dadurch spezifischer zu gestalten, daß sie leicht alkohollösliche Substanzen absichtlich aus dem Schnitt entfernten, indem sie die Schnitte 1—3 Std bei Zimmertemperatur oder bei 50—60° kürzere Zeit in 50%igen Alkohol brachten. Es ist dabei aber die Gefahr vorhanden, daß mindestens ein Teil der in kaltem Alkohol (wenn auch schlecht) löslichen Ketosteroide verschwindet.

Semicarbazidreaktion (REICHSTEIN 1936a, BENNETT 1940a). 10 g Semicarbazid (Formulierung der Reaktion S. 359) werden im Mörser mit 15 g kristallisiertem CH_3COONa verrieben, mit 100 cm³ absolutem Methylalkohol aufgenommen. Dann wird filtriert. Es wird zugleich eine Kontrollösung durch Verreiben von 15 g Na-Acetat ohne Semicarbazidzusatz und Aufnahme in Methylalkohol hergestellt. Die Schnitte kommen über Nacht in Lösung I und II. Danach wird mehrfach mit Aqua dest. gewaschen. Untersuchung unter Glycerin u. dgl. Am besten wieder auffallendes Licht verwenden. Mit Ketonen soll ein Semicarbazon von gelber Farbe entstehen. Nach BENNETT (1940a) ist die Reaktion nicht so deutlich wie die Phenylhydrazinmethode.

REICHSTEINS *ammoniakalische Silberreaktion.* Zu 50 cm³ einer 0,2 N Silbernitratlösung werden 5 cm³ einer 2 N NaOH gegeben. Das entstehende Silberoxyd wird mehrmals mit Aqua dest. gewaschen. Dann wird konzentrierter Ammoniak tropfenweise zugesetzt, bis fast alles Oxyd in die lösliche ammoniakalische Silberverbindung übergegangen ist (Überschuß von NH_3 vermeiden!). Eine kleine übriggebliebene Oxydmenge wird mit der gelösten Substanz auf 100 cm³ mittels Aqua dest. gebracht. Das Ganze bleibt im Dunkeln stehen, bis sich alle Partikel gut abgesetzt haben. Die klare überstehende Flüssigkeit wird in kleine braune Schälchen gegossen. Die Gefäße werden mit den Schnitten ins Dunkle gestellt. Zur Reduktion genügen 30—90 min. Die Gefäße sollen öfters geschüttelt werden. Dann werden die Schnitte in Aqua dest. gewaschen, anschließend in 2 Portionen 0,5%iger CH_3COOH. Tönung in 1% Goldchloridlösung (in 1%iger Essigsäure). Danach abermaliges Auswaschen. überführen in 5%iges Natriumthiosulfat (10 min). Waschen, Alkohole, Xylol usw.

Die aus Modellversuchen abgeleitete Bedeutung der Silberreduktion an Orten von Carbonylgruppen würde vielleicht eine klare Antwort auf die Frage geben können, was eigentlich die Argyrophilie im Rindengewebe verursacht (S. 202), vorausgesetzt, daß nicht alle möglichen anderen Substanzen ebenfalls reduzieren. Deswegen dürfte auch die Reaktion in dieser Form eher vom Chemiker als vom Histochemiker verwendet werden.

Wenn ich schließlich noch erwähne, daß man auch die Angabe findet, man solle die „Ketosteroide" mit reduziertem Fuchsin nachzuweisen versuchen, dann kommen wir an einen besonders kritischen Punkt der ganzen Methodik. Ist es berechtigt, die unter Ketosteroidreaktionen besprochenen Phänomene in dieser Form von den Reaktionen der Acetalphosphatide abzutrennen, oder handelt es sich letzten Endes um den Nachweis der gleichen Substanzen ?

Dieser kritische Einwand ist von GOMORI (1942) erhoben worden. Andere Autoren haben die Steroidspezifität der BENNETTschen Reaktion betont. Heute kann die Frage noch nicht als geklärt gelten.

GOMORI (1942) dachte daran, daß vielleicht die Plasmale für die „Ketosteroid"-Reaktion verantwortlich zu machen sind.

Die Plasmale geben Aldehydreaktionen (S. 351 ff.), nach GOMORI (1942) sollen sie mit Phenylhydrazin auch ein Hydrazon bilden können, was schon VERNE (1936, 1937) behauptet hat. Typisch ist weiter, daß der Plasmalnachweis mit SCHIFFschem Reagens wie die BENNETTsche Phenylhydrazinreaktion eine vorherige Oxydation der in Frage kommenden Substanzen auf den Nebennierenrindenschnitten zur Voraussetzung haben. Beide Reaktionen glücken nicht am frischen Gewebe. Es gibt eine Einschränkung: Lange Einwirkung des SCHIFFschen Reagens kann offenbar durch Wirkung des SO_2 doch zu einem positiven Resultat führen! Andererseits werden beide Reaktionen positiv, wenn Gefrierschnitte der Durchlüftung in einem alkalischen Puffer oder der Oxydation mit Jod ausgesetzt werden. Nach GOMORI sollen dann die Acetalbrücken der Acetalphosphatide aufbrechen und die Plasmale frei werden. Andererseits hatte BECHER (1938) bereits vor Kenntnis der „Ketosteroid"-Reaktionen die Vermutung ausgesprochen, daß die Plasmalreaktion in der Nebenniere mit dem Sterinstoffwechsel zusammenhängt. TONUTTI (1942c) dagegen verknüpft die Plasmale enger mit dem Lipoidstoffwechsel. Immer dann sieht er Veränderungen im Plasmalgehalt auftreten, wenn auch im Lipoidbild Verschiebungen vorhanden sind. Er meint, das Plasmalbild könne nur im Zusammenhang mit dem Sudanbild erfolgreich zu einer Deutung der Rindenaktivität ausgenutzt werden. ALBERT und LEBLOND (1946) zeigten, daß die Entfernung der bekannten wichtigsten Ketosteroidquellen, der Nebennieren und der Keimdrüsen, in einer Reihe anderer Gewebe die Phenylhydrazin- und Leukofuchsinreaktionen nicht veränderte.

Stehen Plasmal- und Ketosteroidreaktion einander so nahe, dann ist es allerdings schwer verständlich, daß BOSCOTT, MANDL, DANIELLI und SHOPPEE (1948) bei Untersuchung reiner Proben von Desoxycorticosteron mit der Plasmalreaktion keinen Erfolg hatten. Sie haben das Steroid auch mit $HgCl_2$ vorbehandelt. Trotzdem gab es mit SCHIFFschem Reagens keine Färbung. BOSCOTT und MANDL (1949) fanden, daß das Dinitrophenylhydrazin nicht mit Nebennierengewebe reagiert, wenn die Aldehyde vorher durch Kondensation mit aromatischen Aminen entfernt wurden.

DEMPSEY und BASSET (1943), DEMPSEY und WISLOCKI (1944), WISLOCKI und DEMPSEY (1946), DEMPSEY und WISLOCKI (1946), DEANE und GREEP (1946), DEMPSEY (1948), DEANE, SHAW und GREEP (1948), GREEP und DEANE (1949b) haben immer wieder versucht, die Spezifität der Ketosteroidreaktion darzutun. Die Verfasser weisen darauf hin, daß die Phenylhydrazinreaktion zumindest in Nebenniere, Ovar, Hoden, Placenta in Zellen vor sich geht, welche auch andere Reaktionen geben, die für Steroide sprechen. Sie versuchen, die histochemische Steroiddiagnose durch eine Methodenkombination folgender Art zu sichern: Die durch die BENNETTsche Reaktion nachgewiesene Substanz ist in Alkohol und Aceton löslich, bildet ein gelbes Phenylhydrazon, scheint in den Zellen regelmäßig den Orten doppeltbrechender Sphärokristalle zu entsprechen, ist mit Digitonin fällbar, gibt die Plasmalreaktion und besitzt schließlich eine grünliche Eigenfluorescenz.

Wenn DEMPSEY und WISLOCKI (1946) meinen, daß die in Betracht kommende Substanz doch als Hormon oder Hormonvorläufer angesehen werden dürfe, weil sie nämlich an all den Stellen mit der skizzierten technischen „battery" nachgewiesen werden kann, wo Ketosteroide überhaupt anzunehmen sind, so entgegnet GOMORI (1950) — vielleicht zu kritisch — dann genüge eine Sudanfärbung, denn diese sei auch an den in Frage kommenden Stellen positiv. Es scheint mir im Augenblick nichts Besseres als die „Battery"-Methode vorhanden zu sein, um — vorsichtig gesagt — die auch im histophysiologischen Experiment beweglichste Substanz der Rindenzellen zu fassen. Ob man sie ein Ketosteroid nennen soll, ist dann ziemlich belanglos. Besser ist es sicher, bis auf weiteres Worte wie „histochemischer Hormonnachweis" usw. zu vermeiden.

ASHBEL und SELIGMAN (1949) haben darauf hingewiesen, daß keineswegs alle Ketosteroide mit dem SCHIFFschen Reagens reagieren. Andererseits schließt ALPERT (1950) aus seinen Befunden, wonach ein „Stress" oder ACTH eine Abnahme der SCHIFF-positiven Substanzen in der Nebennierenrinde hervorruft, daß bei Anwendung des Reagens nach vorheriger Formolfixierung doch eine enge Beziehung der Reaktion zu den corticoiden Substanzen im Sinne von DEMPSEY und WISLOCKI (1946) angenommen werden kann. ALPERT meint übrigens, daß die von ihm mit SCHIFFschem Reagens nachgewiesenen Stoffe nicht Plasmalogene sind, weil die Einwirkung von Sublimat ohne jeden Einfluß auf das Resultat geblieben wäre (HAYES 1949).

Eine sehr gründliche Studie über die Bedeutung der histochemischen Nachweisverfahren für die aktiven Substanzen der Nebennierenrinde haben CLAESSON und HILLARP (1946, 1947) beigesteuert. Bei Untersuchungen eines „Präcursor"-Stoffes von Oestrogenen konnten die Autoren die Anschauungen von DEMPSEY und WISLOCKI nicht bestätigen. Sie verwendeten 50 μ dicke Gefrierschnitte des Ovars von *Kaninchen* und *Ratten* und stellten zunächst fest, daß der Phenylhydrazinreaktion eine mindestens 24stündige Formolfixierung vorangehen muß. Nach einer 3—4 Std langen Fixierung mit 10%igem Formol bekamen sie noch keine Phenylhydrazonbildung. Positive Resultate ergaben sich auch nach Oxydation der Schnitte. Daraus kann zunächst geschlossen werden, daß in den Zellen keine freien Carbonylgruppen vorhanden sind.

Leider sind die durch das Formaldehyd gesetzten Gewebsveränderungen noch recht unklar. Schon die Wirkung an den Eiweißen ist komplizierter Art (J. R. BAKER 1945b, FRENCH und EDSALL 1945, KARRER 1946). Auch ohne $HgCl_2$-Behandlung kann das Formaldehyd offenbar Aldehyd- und Ketogruppen im Gewebe freisetzen. Auf die Bedeutung der Formolfixierung haben auch YOFFEY und BAXTER (1947a) verwiesen. FELDMAN (1950) verwendete 13—16 μ dicke Gefrierschnitte der Nebenniere von *Ratten*-Männchen. Entweder wurden die NAHD-Reaktion (S. 357) oder die Reaktion mit Leukofuchsin am frischen Gewebe innerhalb von 30 min post mortem vorgenommen, oder am frischen Gewebe, welches in homologem Serum im Eisschrank 72 Std aufbewahrt worden war, oder am formolfixierten Material (10%iges auf p_H 7,2 gepuffertes Formaldehyd 2 Std bzw. 48 Std bzw. 3 oder mehr Monate). Im letzten Fall wurden die Schnitte 15 Std in fließendem Wasser ausgewaschen. Unter den verschiedenen Versuchsbedingungen seien genannt: Säurevorbehandlung, Hydroxylaminvorbehandlung (d. h. Blockierung der reagierenden Gruppen), Sublimatvorbehandlung (DANIELLI 1949). Frisches, unfixiertes Nebennierengewebe verhielt sich mit SCHIFFschem Reagens wie mit NAHD negativ. Nach Eintauchen in Sublimat (n/10-Lösung, 5 min, Zimmertemperatur) gaben die frischen, unfixierten Schnitte eine *Anfärbung im Cytoplasma, aber nicht in den Lipoidtropfen.* Fixierung in Formol über 2 Std bis zu 48 Std ergab positive Farbreaktion mit SCHIFFschem Reagens und NAHD *im Cytoplasma und in Lipoidtropfen.* Bei noch längerer Formolfixierung wurde die Cytoplasmaanfärbung verstärkt, aber nach 3 Monaten reagierten die Lipoidtropfen nicht mehr mit NAHD oder Leukofuchsin.

Wie CLAESSON und HILLARP (1947) schließt auch FELDMAN (1950, 1951), daß freie Aldehydgruppen im frischen Nebennierenrindengewebe entweder überhaupt nicht vorhanden sind oder zum mindesten postmortal schnell zugrunde gehen.

Der Mechanismus der Sublimatwirkung (S. 352) ist im einzelnen auch nicht bekannt. Nach Experimenten in vitro könnte es sich um eine Oxydation ungesättigter Fettsäuren handeln, wobei vielleicht Carbonylgruppen auftreten. Wahrscheinlicher ist eine Spaltung der Acetalbrücken zwischen ungesättigten Fettsäuren und Glycerin. Hierbei entstehen Aldehyde (CAIN 1949, DANIELLI 1949, THANNHAUSER und SCHMIDT 1946).

FELDMAN (1950) schließt daher: "Whatever the action of mercuric chloride is upon tissue, a positive reaction with leukofuchsin and NAHD merely denotes the presence of carbonyl groups and does not reveal the role of mercuric chloride in effecting this change nor does it reveal the nature of the compound acted upon." Da außerdem das Cytoplasma frischen Rindengewebes nach Behandlung mit $HgCl_2$ und Leukofuchsin schwach reagiert, was auch durch Vorbehandlung mit Aceton nicht verhindert werden kann, muß man annehmen, daß die freigesetzten Carbonylgruppen des Cytoplasmas vielleicht überhaupt nicht aus dem Lipoidanteil stammen. Das wäre ein neuer Gesichtspunkt.

Wichtig ist weiterhin die von GOMORI (1942), BOSCOTT und MANDL (1949), FELDMAN (1950, 1951) beobachtete Tatsache, daß die Lipoidtröpfchen der frischen Nebennierenrindenzellen nach Behandlung mit $HgCl_2$ zwar noch mit Sudan gefärbt werden können, aber sowohl bei der Leukofuchsin- wie bei der NAHD-Reaktion negativ bleiben. Das heißt also, daß in diesen Tropfen Carbonylgruppen weder als Ketone noch als Aldehyde freiwerden *(Ratte).*

Die *Doppelbrechungsphänomene,* welche DEANE, WISLOCKI usw. (S. 358) auf die aktive Rindensubstanz beziehen, wird nach CLAESSON und HILLARP (1946, 1947) wohl eher auf den *Cholesterinestern* beruhen, die in Form positiver Sphärokristalle auskristallisieren können, jedoch bei 60° C etwa wieder verschwinden (vgl. S. 348, 350). Die doppelbrechende Substanz gibt auch die SCHULTZsche Reaktion, ferner die typische LIEBERMANN-BURCHARDTsche Reaktion und die Acetylchloridreaktion (GÖRTZ 1934). Alles dies spricht für Anwesenheit von *Cholesterin*. Andererseits sei die m-dinitrobenzol-Reaktion (ZIMMERMANN 1935, 1938, 1944) negativ. Nach ZIMMERMANNS wichtigen Untersuchungen ist diese Reaktion bei Anwesenheit von Steroiden mit der Konfiguration CO—CH$_2$ positiv (s. a. CALLOW, CALLOW und EMMENS 1938). Wenn also die oben angegebenen Reaktionen schon nicht spezifisch für *Cholesterin* sein sollten, für *Ketosteroide* sind sie es nach CLAESSON und HILLARP noch viel weniger. YOFFEY und BAXTER (1947) fanden, daß das Gebiet der Doppelbrechung sich auch mit dem der positiven Phenylhydrazinreaktion decken kann. Da zu vermuten war, daß sich die Doppelbrechung mithin auf aktive Rindensteroide beziehen läßt, haben die Autoren kristallisierte Steroide polarisationsoptisch prüfen lassen. Die im Gewebe doppeltbrechenden Kristalle hatten aber andere Eigenschaften, als Messungen am reinem Desoxycorticosteron, Desoxycorticosteronacetat, Androsteron, Androstan, Ascorbinsäure, Tripalmitin, Tristearin, Cholesterin ergaben. Röntgenographische Untersuchung der doppeltbrechenden Substanz hat keine Identität mit Diagrammen von *Ketosteroid-* oder *Cholesterin-*Kristallen gegeben.

Auch FELDMAN (1950) bezweifelt die Bedeutung der Doppelbrechung als Merkmal der Anwesenheit von *Ketosteroiden*: "... none of the leukofuchsin and NAHD positive droplets contained birefringent material". (Zur Ausdeutung der Doppelbrechung s. S. 348f.) Noch weniger darf man nach CLAESSON und HILLARP (1946, 1947) die Digitoninfällung als histochemische Reaktion auf Ketosteroide ansehen. Eine solche Fällung ist im allgemeinen bei allen Sterinen mit einer 3-Hydroxylgruppe vorhanden (FERNHOLZ 1935, REICHSTEIN 1936c). In erster Linie ist also, wie früher ausgeführt, an das *Cholesterin* zu denken.

Wenn allerdings ein und dieselbe Substanz mit Digitoninfällung und Phenylhydrazinreaktion positiv reagieren sollte, dann kann man mit einer gewissen Wahrscheinlichkeit annehmen, daß es sich um ein Ketosteroid handelt. Man darf sich aber dabei nicht begnügen, daß zufällig ein und dieselbe Zelle die beiden Reaktionen gibt, sondern man muß beweisen, daß es sich um die gleiche Substanz in der Zelle handelt (vgl. die früheren Angaben über Reaktionen am Cytoplasma bzw. an den Lipoidtropfen).

Daß durch die Ketosteroidreaktionen vielleicht überhaupt nur die *Plasmale* erfaßt werden, ist eine Vermutung von GOMORI (1942), über die bereits berichtet wurde (S. 358).

Gewisse Steroide geben eine charakteristische grünliche *Fluorescenz* (MARRIAN 1938, REICHSTEIN und SHOPPEE 1943). Sie erscheint allerdings erst nach Vorbehandlung der Steroide mit Schwefelsäure. Die Autofluorescenz der Rindenzellen (S. 396ff.) ist U.V.-labil (POPPER 1941, SJÖSTRAND 1945/46), was mehr darauf hinweist, daß sie auf Vitamin A zurückgeht als auf Ketosteroide, denn eine U.V.-labile grünliche Fluorescenz ist für dieses Vitamin typisch (POPPER 1940, 1941). Fixiert man Ovarien längere Zeit in Formol (CLAESSON und HILLARP 1946), dann verschwindet die Fluorescenz. Dafür tritt jetzt die Phenylhydrazinreaktion ein. Dies erweckt freilich den Eindruck, als ob bei diesen Reaktionen zwei verschiedene Substanzen mitspielen.

Neuerdings übt GOMORI (1950) erneut Kritik an den Ketosteroidreaktionen. Einmal weist er auf die älteren Befunde hin, daß sowohl beim Phenylhydrazintest wie bei der Plasmalreaktion vor Anwendung der eigentlichen Reagens eine Oxydation (nach BENNETT allerdings „Entfernung der Ascorbinsäure", s. o. S. 356), zumindest ein hydrolysierender Katalysator notwendig ist. Die Intensität der Färbung ist innerhalb gewisser Grenzen proportional der Länge dieser Vorbehandlung. Ohne Vorbehandlung bleiben beide Reaktionen negativ. Im Falle des Plasmals ist das noch verständlich, weil erst die Acetalbindungen aufgebrochen werden müssen, im Fall der Ketosteroide indessen nicht ohne weiteres einzusehen. Sie müßten auch ohne die Vorbehandlung reagieren. Dieser Punkt spricht gegen eine Spezifität der Reaktion.

Noch schwerwiegender ist die Beobachtung, daß man recht intensive Plasmal- und Phenylhydrazinreaktionen erhält in nekrobiotischen Tumoren, Tuberkeln, Gehirnsubstanz, peripheren Nerven usw., ja sogar im gewöhnlichen Fettgewebe. Von keinem dieser Gewebe ist aber bisher bekannt, daß es etwa Ketosteroide enthalten.

Meine Mitarbeiterin ROESTER hat die Phenylhydrazinreaktion und Plasmalreaktion verglichen und dabei folgende Beobachtungen gemacht (noch unveröffentlicht). Die Hydrazinreaktion (2-oxy-3-naphtholsäurehydrazid[1]) war negativ (Nebennierenrinde, *Maus*), wenn sie in gewöhnlicher Temperatur durchgeführt wurde. Bei 80° C bildet sich in Marknähe, im Ovar, im Stromagewebe, in geringer Menge Hydrazon. Um einen Beweis zu erbringen, daß in die Hydrazidreaktion dieselben Substanzen eingehen, die auch für die positive Plasmalreaktion verantwortlich sind, machte ROESTER folgenden Versuch. Formolfixiertes Gewebe wurde vor Ausführung der SCHIFFschen Reaktion in die Hydrazidlösung gebracht. An diesen Schnitten kam eine positive Hydrazidreaktion nicht mehr zustande. Um zu zeigen, daß wirklich eine Bindung des Hydrazids an die durch Formolfixierung freigewordenen Plasmal-Carbonylgruppen vorlag, wurden Parallelschnitte unfixiert, d. h. also vor Abspaltung der

---

[1] Die Substanz war uns in dankenswerter Weise von Dr. CAMBER (Royal Coll. Surgeons London) zur Verfügung gestellt worden.

Plasmale aus dem Plasmalogen, in Hydrazidlösung gelegt, danach mit Formol bzw. Sublimat behandelt. In beiden Fällen fiel nunmehr die SCHIFFsche Reaktion positiv aus. Im ersten Fall hatte also mit großer Wahrscheinlichkeit das Hydrazid die CO-Gruppe der Plasmale blockiert.

Die höchst labilen Beziehungen zwischen Cholesterin und Ketosteroiden in der Nebennierenrinde lassen es auch möglich erscheinen, daß bei Oxydationen (s. o.) alkoholische Sterine (Cholesterin!) ebenfalls in Ketone (bzw. Aldehyde) übergehen.

U. ROESTER konnte auch noch einige Angaben von ASHBEL und SELIGMAN (1949) bestätigen. So fiel z. B. auf, daß die Herstellung der roten Azofarbstoffe (Hydrazon + Diazoniumsalz) in Nebenniere und andererseits Ovar ganz verschiedene Reaktionszeiten und Temperaturen beanspruchten. Es müssen also Differenzen in der Reaktionsbereitschaft der verschiedenen Ketokörper angenommen werden. ASHBEL und SELIGMAN (1949) hatten aber bereits im Reagensglas gesehen, daß bei Zimmertemperatur in wenigen Stunden nur die Steroide mit einer Ketogruppe am C 17-Atom mit dem Hydrazid reagieren, während Steroide mit einer Ketogruppe am C 3-Atom nur nach viel längeren Zeiten bzw. erst in der Hitze zu reagieren pflegen und ein C 11-Ketosteroid überhaupt kein Hydrazon bildet. Damit erfaßt der Ketosteroidnachweis mittels Hydrazonbildung nicht nur auf der einen Seite etliche Nichtketosteroide, sondern auf der anderen Seite trifft die Reaktion wahrscheinlich auch noch eine Ketosteroidauswahl, die wir noch nicht genau übersehen. Immerhin scheinen gerade die Ketosteroide nicht zu den von der Reaktion bevorzugten Stoffen zu gehören!

Wir müssen uns also der Meinung von FELDMAN (1951) anschließen: "...that at the present time there is no test or combination of tests which can visualize cortical steroids." Zu ähnlichen Schlüssen kommen noch ALBERT und LEBLOND (1946), CLAESSON und HILLARP (1947), BOSCOTT und MANDL (1949).

Man hat den Eindruck, daß die wirksamen Substanzen in der Rindenzelle in nativem Zustand fast immer abgedeckt liegen. In dem Augenblick, in dem die biologisch wirksamen Gruppen frei werden, scheint das Steroid die Rindenzelle zu verlassen. Das ist eine Spekulation, die aber das Verständnis dafür ermöglichen würde, daß in der Rindenzelle im nativen Zustand keine bis ins letzte chemisch definierten (im ursprünglichen Wortsinn! „abgegrenzte") Substanzen vorhanden sind und der histochemische Nachweis ein mixtum compositum charakterisiert, welches doppelt sudanophil ist, das Licht doppelt brechen kann, Carbonylgruppen leicht sichtbar werden läßt, andererseits sich chemisch wie Cholesterin verhalten kann.

Vielleicht wird durch das Experiment und die chemische und histochemische „battery" doch einmal dargetan, daß die genannten Reaktionen unter wechselnden Bedingungen reproduzierbare, wechselnde Konstellationen geben. Bis jetzt liegt dafür kein Beweis vor. Bislang konnte unter experimentellen Bedingungen nur eine Veränderung des Mixtum compositum, mit allen seinen Reaktionen gleichsinnig, festgestellt werden. Doch dürfte hier ein Weg liegen, der verfolgt werden sollte.

Eine interessante Überschlagsrechnung haben ROGERS und WILLIAMS (1947) durchgeführt, um zu zeigen, daß eine „Hormondarstellung" in der Rinde eigentlich kaum erwartet werden kann. Dagegen sei der Cholesteringehalt in guter Übereinstimmung mit der Summe der üblichen Reaktionen. Schon die Sudanfärbung soll ein guter Indicator für den Cholesteringehalt sein. ROGERS und WILLIAMS rechnen nun in folgender Weise. Wenn eine Nebenniere des erwachsenen Menschen etwa 4,5 g wiegt, dann kann man einen 15 μ-Schnitt durch die größte Ausdehnung des Organs hindurch angelegt mit etwa 1,35 mg ansetzen. Das Volumen des Schnittes beträgt bei einer Ausdehnung der ganzen Nebenniere mit den Dimensionszahlen 50:25:8 mm 3 mm³. Nun ist von der Rindernebenniere bekannt, daß in 1 g Frischgewebe etwa 8 μg Corticosteron und 4,5 μg Desoxycorticosteron vorhanden sind. In dem 15 μ-Schnitt würde das rund 0,017 μg verteilt über ein Areal von 200 mm² ergeben. Vergleicht man nun damit die Cholesterinwerte von 7 mg je 100 mg Gewebe, dann würde man in dem gleichen Schnitt 94,5 μg Cholesterin finden, d. h. 5000mal mehr Cholesterin als Rindensteroid!

Da andererseits bekannt ist, daß bei einem Abfall des Cholesteringehaltes unter 0,5 mg je 100 mg Gewebe die Doppelbrechungseffekte verschwinden, d. h. bei einem Gehalt unseres gedachten Schnittes von 6,8 μg Cholesterin, so kann man sich fragen, ob mit den früher diskutierten Methoden, darunter unter anderem die Doppelbrechung, überhaupt Steroide (s. o.: 0,017 μg im Schnitt!) erfaßt werden können?

Die genannten Zahlen stellen natürlich ganz rohe, meines Erachtens trotzdem eindrucksvolle Werte dar. Die mit „histochemischen" Reaktionen ablesbaren Rindenzellveränderungen dürften sich eben eher auf das oben skizzierte Mixtum compositum beziehen. Vielleicht auch dürfen wir diesen Ausdruck etwas abmildern zum Begriff „Präcursor"-Substanz („Hormonvorläufer"). Etwas Ähnliches meint wohl auch JONES (1950), wenn er schreibt: "The tests reveal substances which can be correlated with the hormonal activity of the cortex."

c) Die Carbonyllipoide in der Nebennierenrinde des Menschen und der Säugetiere.

Im folgenden sollen die *bisherigen Ergebnisse der Untersuchungen auf Plasmale und „Ketosteroide" gemeinsam dargestellt werden.*

Die Angaben stimmen keineswegs gut überein, auch weichen die Beobachtungen beispielsweise über die Plasmalmenge in Mark und Rinde der Nebenniere beträchtlich voneinander ab. So geben Voss (1940), FEYRTER und PISCHINGER (1942) an, daß die Plasmalreaktion gewöhnlich im Mark stärker als in der Rinde sei oder aber in beiden gleich. Umgekehrt soll nach IMHÄUSER (1927), WALLRAFF (1942a) die Rinde stärker reagieren. Daß funktionelle Schwankungen vorliegen können, ist inzwischen durch Versuche bewiesen (FINK 1941, TONUTTI 1941b, KROCZECK 1941). WALLRAFF (1949) schreibt über die Schwankungen der Plasmalreaktion: „..., mit der Plasmalreaktion der Nebennierenrinde kann man, das geht aus den Untersuchungen am *Menschen* hervor, je mehr und je länger man sich damit beschäftigt, aus dem Regen in die Traufe kommen".

Nach Voss (1941) färbt sich bei der Plasmalreaktion (Sublimat-Eisessigfixierung) in der Nebenniere des *Menschen* zuerst die Glomerulosa, dann die Reticularis, und schließlich die Fasciculata, wobei in der Fasciculata die Färbung von innen nach außen und außen nach innen fortschreitet. Am Schluß sind Rinde und Mark ziemlich gleichmäßig durchgefärbt. Das Mark zeigt dann einen mehr blauen, die Rinde einen mehr rötlich-violetten Ton. In der Rinde beobachtete H. Voss relativ wenig Unterschiede. Einmal war die innere Abteilung der Fasciculata am stärksten ausgefärbt, dann folgten Reticularis und Glomerulosa, die äußere Abteilung der Fasciculata blieb schwächer gefärbt (Abb. 159). Alle Rindenzellen schienen diffus tingiert. In den Markzellen fanden sich neben der gleichen diffusen Plasmaanfärbung der Zellen einige fast dunkelviolett gefärbte Stellen, die Voss als „Plasmalherde" bezeichnet. Die Kapsel war negativ. Im Vergleich mit manchen tierischen Nebennieren kann man die menschliche Nebenniere als verhältnismäßig plasmalarm bezeichnen. In Rinde wie im Mark fallen als Nebenbefund einzelne stark gefärbte Nervenfasern auf.

Nach WALLRAFF (1943, 1949, 1951) kann die Plasmalreaktion in der Nebennierenrinde dasselbe Muster wie eine Sudanfärbung ergeben, doch können die Muster auch voneinander abweichen. Die Plasmalreaktion ist eine Stufenreaktion oder eine Reaktion auf Zeit. Das Reagens erfaßt also die Plasmale nicht schlagartig in ihrer Gesamtheit, sondern schrittweise. Der sichtbare Ausdruck dafür ist die Zunahme der Zell- und Gewebsfärbung. Ob dabei der Farbton zunächst rötlich oder bläulich erscheint, sei für die Beurteilung der dargestellten Plasmalmenge nicht entscheidend, wohl aber die etwaige Steigerung des einen oder anderen der beiden Farbtöne bis in Dunkelviolett. Dieser Farbton zeigt nach allen bisherigen Beobachtungen eine Plasmalmenge an, wie sie in diesem Umfang offenbar nur in der Nebennierenrinde vorkommt. In einer ersten von WALLRAFF untersuchten Serie *menschlicher* Nebennieren färbte sich zuerst das Mark bläulichviolett, dann die Rinde rötlichviolett, voran die Zona fasciculata. Außerdem wies die Nebennierenrinde, in erster Linie in der Zona fasciculata und glomerulosa, bei 11 *Menschen* große blauviolette oder dunkel- bis schwarzviolette Plasmalherde auf. Die an diesen Plasmalherden reichen Nebennieren besaßen auch sonst in allen Rindenschichten mehr Plasmal als solche mit weniger oder gar fehlenden Plasmalherden. Nur bei 3 von 14 *Menschen* wurden keine Plasmalherde gefunden. In der Zona glomerulosa fehlte das Plasmal bei 3, in der Zona reticularis bei 9 von 27 Nebennieren. Die Zona fasciculata enthielt es stets, am reichlichsten in ihrem mittleren und äußeren Drittel. In einer zweiten Untersuchungsserie beobachtete WALLRAFF (1949) nun plasmalarme Nebennieren. Blauviolette oder gar dunkle bis schwarzviolette Plasmalherde fehlten ganz. Auch hier trat wieder die Plasmalreaktion zuerst im Nebennierenmark auf, das sich bläulichviolett und in einigen Fällen sogar stärker als die Rinde färbte. In der Rinde erschien das Plasmal immer in rötlichviolettem Farbton, war niemals gleichmäßig über die Rinde verteilt. In der Regel enthielten Zona glomerulosa, Zona reticularis und inneres Drittel der Fasciculata das meiste Plasmal. Von diesen Schichten war wiederum das innere Drittel der Fasciculata am plasmalreichsten (Abb. 159). Die beobachteten beträchtlichen Divergenzen zwischen den Befunden zeigen nach WALLRAFF, daß das Plasmalbild der *menschlichen* Nebennierenrinde unbeständiger als das Fett- und Tannineisenbild ist und sich kaum auswerten läßt. Von einer regel- oder gesetzmäßigen Verteilung des Plasmals in der menschlichen Nebennierenrinde kann keine Rede sein.

Die oben genannten „Plasmalherde" spricht unter anderen PISCHINGER (1942) als „Entmischungsprodukte", also letztlich als Artefakte an. WALLRAFF (1951) ist dagegen der Meinung, daß es sich um echte, sehr starke lokale Plasmalansammlungen handelt, da es entsprechende Lipoidherde in der menschlichen Nebennierenrinde gibt (WALLRAFF 1949); auch die Lipoide der Spinalnerven weisen dieselbe Anordnung und Verteilung wie ihre Plasmale auf (WALLRAFF 1942).

Mit der *Phenylhydrazinmethode* auf Ketosteroide, die nach FRAZAO (1948) topochemisch mit der Plasmalfärbung übereinstimmt, fanden ROGERS und WILLIAMS (1947) in Nebennieren durch Unfälle plötzlich verstorbener Menschen eine hellgelbe Reaktion (Hydrazonbildung) in den Zellen der Zona glomerulosa (s. a. FRAZÃO 1948) und äußeren Abteilung der Zona fasciculata. Die Reticulariszellen waren nur schwach gelblich angefärbt. Die Markzellen reagierten nicht. Auch das Fett in den um die Nebenniere herum gelagerten Fettzellen war gelblich angefärbt.

Vergleichend-histologische Beobachtungen.

Erinaceus: Nach Voss (1941) verhält sich das Mark bei der *Plasmal*-Reaktion wie in der Nebenniere des *Menschen.* Fast die ganze Rinde zeigt eine Farbreaktion, ausgenommen die äußere Abteilung der Zona reticularis, deren innere Abteilung nur eine schwache Reaktion gibt. In der plasmalfreien Zone der Reticularis fand Voss viele Zellen mit bräunlichem *Pigment.* Die Kapsel reagierte nicht.

Sus: Nach Voss (1941) verhält sich das Mark wie jenes der menschlichen Nebenniere. Die Rinde zeigt eine starke Plasmalreaktion an der Grenze von Reticularis und Fasciculata, die Fasciculatazellen eine schwach diffuse Anfärbung. Daneben kommen verstreut stark violett gefärbte Stellen vor. Die Kapsel verhält sich negativ. Nach NICANDER (1951) gibt die ganze Rinde eine positive Reaktion (Technik nach PISCHINGER 1941).

Bos: Nach Voss (1941) verhält sich die Plasmalreaktion im Mark wie die der Nebenniere des *Menschen.* In der Rinde fand Voss hellere, ungefärbte Streifen, die von der Rinden-Markgrenze ausgehen, die Rinde verschieden weit durchsetzen und die Oberfläche sogar erreichen können. Es handelt sich um plasmalarme oder vielleicht plasmafreie Gebiete. Die stärkste Reaktion fand sich in der Zona glomerulosa und im äußeren Abschnitt der Zona fasciculata, im letzteren Bereich eine mehr bläuliche Reaktion. Bei einem *Stier* sah Voss neben diesem Verteilungsbild außerdem in der Kapsel einen schon mit bloßem Auge erkennbaren schwarzen Streifen am Außenrand der Schnitte. Die Kapsel bestand aus zwei Zonen, einer äußeren, völlig ungefärbten, d. h. also plasmalfreien, und einer inneren mit einer schwach blauvioletten Plasmalreaktion. Vorkommen einer plasmalhaltigen Zone in der Nebennierenkapsel sei deswegen ungewöhnlich, weil das Bindegewebe sonst immer frei von Plasmalen ist. Nach NICANDER (1951) gibt die ganze Rinde eine positive Plasmalreaktion (Technik nach PISCHINGER 1941).

Ovis: Phenylhydrazinreaktion, Plasmalreaktion und Reaktion mit ammoniakalischem Silber sind in der gesamten Nebennierenrinde positiv, die ersten beiden sehr schwach (ABOIM 1943). Nach NICANDER (1951) gibt die ganze Rinde eine positive Plasmalreaktion (Technik nach PISCHINGER 1941).

Equus: Nach Voss (1941) verhält sich das Mark bei der Plasmalreaktion wie das der Nebenniere des *Menschen.* In der Rinde reagiert zuerst die Glomerulosa (Arcuata), später ein Rindenstreifen, welcher von der Arcuata deutlich durch eine schmale plasmalarme bzw. -freie Zone getrennt ist. Schließlich gehen Arcuata und äußere Abteilung der Fasciculata eine intensive und ziemlich gleichmäßige Plasmalreaktion, die innere Abteilung der Fasciculata und die Reticularis reagieren wesentlich schwächer und sehr ungleichmäßig. Die Kapsel zeigt keine Reaktion (vgl. auch NICANDER 1951).

Equus asinus: Die Phenylhydrazinreaktion ist besonders in der Fasciculata positiv, in der übrigen Rinde angedeutet. Nach der Silberreaktion erhielt ABOIM (1943) eine schmale Reduktionszone zwischen Glomerulosa und Fasciculata, ferner Reduktion im inneren Fasciculatabereich und in der Kapsel. Die Plasmalreaktion war im gleichen Bezirk wie die Phenylhydrazinreaktion positiv.

Rattus: Ohne Formolfixierung entwickelt sich in der *Ratten*-Nebenniere nach SCHIFFschem Reagens keine schöne Färbung, während die Nebenniere der *Maus* bereits in frischem Zustand mit SCHIFFschem Reagens reagieren soll. EGER (1942) findet kein gleichmäßiges Verteilungsschema.

FRAZÃO (1948) sah bei neugeborenen *Ratten* eine starke Plasmalreaktion im marknahen Rindengebiet, die sich gegen die sudanophobe Zone hin verringerte. Die Glomerulosa war negativ. Bei infantilen *Ratten* war die Plasmalreaktion in der Glomerulosa dagegen intensiv, ebenso in der äußeren Abteilung der Fasciculata, unmittelbar unter der sudanophoben selbst plasmalnegativen Zone. Die restliche Rinde gibt nur eine ziemlich schwache Reaktion. Bei erwachsenen *Ratten* war die Plasmalreaktion in Glomerulosa und äußerer Hälfte der Fasciculata positiv (vgl. auch NICANDER 1951).

FELDMAN (1951) untersuchte die Nebenniere der *Ratte* mit „Carbonylreagentien" (d. h. SCHIFFschem Reagens und NAHD-Reaktion, S. 357). Nach *beiden* Reaktionen fand er das *Cytoplasma* der Glomerulosazellen schwach, das der Fasciculatazellen kräftiger, das der Reticulariszellen mäßig angefärbt. Mit Sudan bleibt das Cytoplasma ungefärbt, dagegen *reagieren die sudanpositiven Tröpfchen nicht mit Carbonylreagentien*. Vielleicht bietet diese Feststellung einen Ansatz zur weiteren Untersuchung der Beziehungen zwischen Lipoid und Carbonyllipoiden.

Mus musculus s. a. *Mus rattus:* Nach JONES (1950) werden Glomerulosa und Fasciculata bei Plasmalfärbung violett. Die Verteilung der Plasmale soll gut mit dem Sudanophiliebild übereinstimmen (Abb. 160).

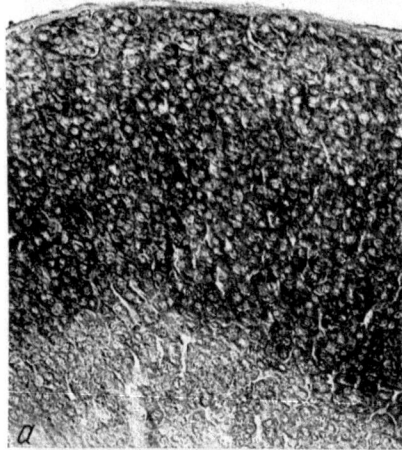
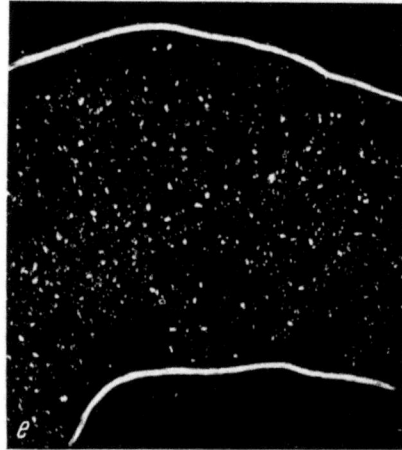

Abb. 160a u. e. Nebennierenrinde eines 24 Tage alten *Mäuse*weibchens. a Die Verteilung der Plasmalogene (Acetalphosphatide) in der Rinde stimmt mit dem Bild der Sudanophilie etwa überein. Die erhaltene X-Zone ist frei von Plasmalogenen. e Doppelbrechungsbild.
Aus JONES 1950.

Cricetus auratus: Nach ALPERT (1950) finden sich in der Nebenniere fast keine sudanophilen Stoffe, aber neben Phosphorlipoiden (s. dort) zahlreiche Carbonyllipide. Mit SCHIFFschem Reagens soll die gesamte Rinde, und zwar das Cytoplasma der Zellen (!) eine positive Reaktion geben. Da sich also in diesem Fall in erster Linie statt der sudanophilen Stoffe die Carbonyllipoide darstellen lassen, denkt ALPERT daran, daß hier vielleicht zumindest die Hormonbildung über derartige Stoffe durchgeführt wird.

Cavia: Entgegen BECHER (1937) und FINK (1942) gibt die *Plasmal*-Reaktion im Mark immer eine deutliche Färbung (Voss 1941, PISCHINGER 1941, WOLF 1941, KROCZECK 1941). Voss (1941) fand Plasmale in der Nebennierenrinde eines jungen Weibchens nur im äußeren Drittel. Bei einem Männchen gaben dagegen Glomerulosa, Reticularis und innere Abteilung der Fasciculata eine deutliche Plasmalreaktion. Die äußere Abteilung der Fasciculata war fast plasmalfrei (wechselnde funktionelle Zustände?). Die Kapsel bestand aus einer äußeren plasmalfreien und inneren plasmalhaltigen Zone. Im Mark kommen neben einer diffusen Plasmalreaktion noch dunkler gefärbte, wechselnd geformte, oft von einem unscharfen Hof umgebene Stellen vor. Voss wie WALLRAFF (1942a) gelang es nicht, diese „Plasmalherde" cytologisch näher zu bestimmen. PISCHINGER (1942), der mit seiner Methode niemals solche Plasmalherde sah, führt sie auf Entmischungsprozesse zurück. Die Acetalphosphatide sollen sich bei der Fixierung an den Entmischungsprozessen des Eiweißes beteiligen, weil sie als „Lipoproteide" in Verbindung mit dem Eiweiß stehen (PISCHINGER 1941b). Auch in der Nebennierenrinde sind ihm keine derartigen Herde aufgefallen. Neben den Entmischungsvorgängen besteht nach PISCHINGER (1942) die Gefahr der mikrotechnisch bedingten Imbibition nicht plasmahaltiger Strukturen. Bezüglich der Menge der Plasmale kann man Täuschungen auf Grund der Vorbehandlung der Schnitte ausgesetzt sein (PISCHINGER 1942). Daß durch Sublimat mehr Aldehyde im Gewebe freigemacht werden als den Plasmalogenen entspricht (FINK 1941), bestreitet PISCHINGER.

Neuerdings hat WALLRAFF (1951) die *Meerschweinchen*-Nebenniere untersucht, hauptsächlich um sich mit einigen Einwänden PISCHINGERS (s. o.) auseinanderzusetzen.

Gefrierschnitte unfixierter Nebennieren wurden in das PISCHINGERsche Sublimat-Reagensgemisch gelegt. Innerhalb von 1—2 min färbten sich das Mark und die Glomerulosa bläulichviolett. Es folgte die Reticularis mit einem schwachen rötlichvioletten Farbton. Die Fasciculata erschien nach 5 min noch als gelbes Band, das ungefähr ein Drittel der Rinde umfaßte und sich gegen die Glomerulosa scharf absetzte, während es einwärts mit allmählichem Farbwechsel von Gelb zu Braun in die Reticularis überging. Bis zu einer Reaktionsdauer von 10 min färbte sich nur die Reticularis etwas kräftiger. Erst nach 20 min zeigte sich eine schwache, von der Reticularis in die Fasciculata hineinstrahlende Violettfärbung. Nach 60 min war das Mark bläulichviolett, die Reticularis rötlichviolett, die Fasciculata gelb mit rötlichvioletter, radiärer Streifenzeichnung, die Glomerulosa blauviolett. Keine Plasmalherde waren sichtbar. Eine kurze Vorbehandlung mit SO_2-haltigem Wasser wirkte sich auf die oben benutzte Reaktion kaum aus. Eine längere Vorbehandlung ergab aber Abweichungen, die vordem gelbe Fasciculatazone färbt sich kräftig rötlich. Nach Fixation mit Sublimateisessig entstand letzten Endes das gleiche Bild wie nach der Methode von PISCHINGER. Bei der Plasmalstückfärbung reagierte das Innere der Nebennierenrinde nicht klar. Die Phenylhydrazinreaktion ist in der ganzen Rinde positiv (ABOIM 1943), am deutlichsten in der Fasciculata. Auch die Silbernitratreaktion erstreckt sich über die ganze Rinde.

Lepus cuniculus: Nach NICANDER (1951) ist die Plasmalreaktion (Technik nach PISCHINGER 1941) nur in der Glomerulosa positiv.

Felis domesticus: Nach Voss (1941) reagiert das Mark besonders kräftig *(Plasmal)*. Die Glomerulosa färbt sich dunkelviolett, Fasciculata und Reticularis ziemlich gleichmäßig schwachviolett. In der Fasciculata beobachtete Voss neben plasmalarmen Bezirken vereinzelte ganz stark dunkelviolette Herde, die eine oder mehr Zellen umfassen. Die Kapsel zerfällt deutlich in eine äußere, völlig plasmalfreie Schicht mit gröberen Bindegewebsfasern, eine innere plasmalhaltige mit feinerer Faserstruktur und kleinen punktförmigen Plasmalherden (vgl. auch NICANDER 1951).

Die *Phenylhydrazin*-Reaktion (BENNETT 1940a) fällt in der präsekretorischen Zone (S. 110) negativ aus, ebenso REICHSTEINS Test mit ammoniakalischer Silberlösung (S. 357). Im Bereich der sekretorischen Zone erhielt BENNETT mit der Phenylhydrazinreaktion nach Entfernung der Ascorbinsäure (d. h. einer Oxydation) ein deutliches gelbes Band. Dabei zeigt der innere Teil dieser Zone oft die Reaktion etwas stärker als der äußere Teil. Nach Acetonvorbehandlung wird die Reaktion negativ. Mit der *Semicarbazid*-Reaktion (S. 357) bekam BENNETT nur gelegentlich eine gelbliche Färbung (Semicarbazone) in diesem Gebiet. Auch die REICHSTEINsche Silberreaktion fiel wechselnd aus. Fast ausnahmslos waren in der postsekretorischen und senescenten Zone die Reaktion auf Ketosteroide negativ. Mit der Phenylhydrazinmethode bekam ABOIM (1943) ähnliche Ergebnisse wie BENNETT. ABOIM erwähnt allerdings auch eine positive Reaktion in der Reticularis.

Canis familiaris: Nach Voss (1941) verhält sich das Mark der Nebenniere bei der *Plasmal*-Reaktion wie das der *menschlichen* Nebenniere. Voss fand weiterhin bei einem sehr alten Tier eine schwache Reaktion in Glomerulosa und Reticularis. Die Fasciculata war meist. aber nicht überall plasmalfrei (ebenso NICANDER 1951).

Abschließend verweise ich auf einige besondere Punkte, so die Angabe von Voss (1941), daß in der Kapsel von *Bos* (S. 363), *Cavia* (S. 364), *Felis* (S. 365) ein innerer plasmalhaltiger Abschnitt nachzuweisen sei. Da Voss bei Plasmaluntersuchungen an der Haut eine positive Reaktion im Bereich der Keimschicht beobachtete, hält er es für möglich, daß der innere, plasmalhaltige Kapselabschnitt als subcapsuläres Blastem (BACHMANN) gedeutet werden kann, zumal Plasmale „meist in Organen und Geweben vorkommen, die entweder eine lebhafte Zellmauserung oder einen starken Stoffwechsel zeigen". Gewisse Befunde über die Veränderung der Plasmalverteilung in verschiedenen Altersstufen (s. *Ratte* S. 364) scheinen darauf hinzuweisen, daß die wechselnden Ergebnisse der Untersucher abgesehen von technisch bedingten Varianten auf der Verwendung altersmäßig verschiedenen Materials beruhen.

Die genauere histophysiologische Ausdeutung der Carbonyllipoidbefunde soll am Schluß erfolgen (S. 645f.). Veränderungen der Carbonyllipoidverteilung unter experimentellen Bedingungen werden in den histophysiologischen Kapiteln mitgeteilt.

3. Pigmente in der Nebennierenrinde.

Früher glaubte man, daß nur im inneren Rindenbereich, also in der Zona reticularis Elemente mit Pigmentkörnchen vorkommen (GRANDRY 1867, STILLING 1887, DELAMARE 1904). Im Cytoplasma von Reticulariszellen kann man gelbbraun bis schwarzbraun gefärbte Granula beobachten, manchmal in so groben Anhäufungen, daß der Zellkern verdeckt wird. Die Pigmentgranula können sehr fein sein, an der Grenze der Sichtbarkeit im Lichtmikroskop liegen, sie können andererseits sehr grob sein (Durchmesser 1—2—3 μ und mehr). Die Körnchen scheinen mitunter kugelig, meist aber unregelmäßig kristallin gestaltet zu sein.

In der *menschlichen* Nebenniere werden nach übereinstimmendem Urteil *vor der Geburt* (s. a. S. 138) keine Pigmentgranula in der Rinde bzw. im Mark gefunden (PETER 1927). Des weiteren sind sich die meisten Autoren einig, daß in der Nebenniere Jugendlicher nur selten und wenig Pigment nachgewiesen werden kann. Nach PETER (1938) tritt Pigment erst im 2. Jahrzehnt, meist erst vom 15. Lebensjahr an, in den innersten, „also ältesten" Rindenzellen auf, und zwar in wechselnder Menge. Nach HUECK (1912) handelt es sich um Lipofuscin (in diesem Fall als Abnutzungspigment zu werten). Späterhin soll nach DELAMARE (1904) nur in der Reticularis Pigment auftreten, niemals im Mark (HULTGREN und ANDERSON 1899, PFAUNDLER 1892, GUIEYSSE 1901 u. a.).

Schon bei einem 28 Jahre alten Mann fand BACHMANN (1941) in den innersten Rindenschichten Zellen mit einem granulären bräunlichen Pigment. Auch STIEVE (1946c) beschrieb Pigment vor allem in den Reticulariszellen. Aber auch er beobachtete im einzelnen recht wechselnde Verhältnisse. Ich möchte daher glauben, daß die Reticularis der *menschlichen* Nebenniere auf keinen Fall mit dem Namen „Zone pigmentaire" (z. B. DELAMARE 1904, s. a. S. 174) belegt werden kann. Nur zu oft ist auch bei älteren Personen überhaupt kein Pigment zu finden. Auf die Frage, ob im Alter eine Pigmentzunahme zustande kommt, ist S. 294 eingegangen worden. Über die Natur des Pigmentes S. 371.

Vergleichend-histologische Beobachtungen (Übersicht).

Ornithorhynchus: ELLIOTT und TUCKETT (1906) fanden im Cytoplasma von Rindenzellen, welche in der Nähe von Markzellen lagen, braune Granula.

Dasyurus geoffroyi: BOURNE (1949) erwähnt lipochromes Pigment in den Nebennieren.

Dasyurus viverrinus: BOURNE (1949) fand erstaunliche Mengen von Melanin in beiden Nebennieren, ebenso in zwei akzessorischen Nebennieren in Nähe der Hauptorgane. Das meiste Melanin fand sich in der Nähe der Rinden-Markgrenze, offenbar sowohl in Rinden- wie in Markzellen, große Mengen außerdem in der Zona glomerulosa und äußeren Abteilung der Zona fasciculata. BOURNE fand aber auch in den Leberzellen viel Melanin. Bei anderen verwandten Species sah er das Pigment auf die Zona reticularis beschränkt, wo er auch Granula eines gelblichbraunen Pigmentes, vermutlich eines Lipochroms beobachtete.

Phascogale macdonnellensis: Nach BOURNE (1949) enthielten beide Nebennieren eines Tieres mit einem Taschenjungen eine beträchtliche Ablagerung von Melanin in Rinde und Mark.

Sminthopsis crassicaudata: Die Nebennieren enthalten lipochromes Pigment (BOURNE 1949).

Isoödon obesula: Bei einem männlichen Exemplar fand BOURNE (1949) Melanin an der Rinden-Markgrenze.

Perameles gunni: BOURNE (1949) fand das Mark von der Rinde dadurch besonders deutlich abgesetzt, daß in den innersten Rindenzellen große Melaninkörnchen lagen. Einige wenige Körnchen sah er in Fasciculatazellen, in der Glomerulosa dagegen reichlich grobe amorphe Massen des „schwarzen" Pigmentes.

Petaurus breviceps: Die Nebennieren enthalten lipochromes Pigment (BOURNE 1949).

Trichosurus: BOURNE (1949) fand schon in Rindenelementen von Taschenjungen in den Nebennieren große extracelluläre Massen von Melanin, beim erwachsenen *Opossum* Melanin in Rinde wie Mark. In manchen Zellen umgab es in groben amorphen Massen den Zellkern. Oft beobachtete BOURNE Melanin in der Peripherie der Nebenniere, dem Gebiet der Glomerulosa etwa entsprechend, und im äußeren Abschnitt der Fasciculata. In den Zellen an der Rinden-Markgrenze fanden sich dagegen Zellen mit Lipochromtröpfchen eng mit Melaninkörnchen vergesellschaftet, welche die Lipochromeinschlüsse oft allseits umgeben. Beziehungen zwischen Pigmentierung und Geschlecht, Alter, Cyclus des Tieres ließen sich nicht entdecken. Viele Zellen an der Rinden-Markgrenze glänzen schon im ungefärbten Präparat hellgelb auf, weil sie lipochrome Pigmente enthalten. Gelegentlich fand BOURNE Lipochrome sogar in den Marksinus und in Histiocyten. Die Pigmentanhäufungen in der Nebenniere des *Opossums* sind vorerst noch völlig rätselhaft.

Auch bei *Phascolarctos cinereus, Bettongia* und *Setonyx brachyurus* fand BOURNE (1949) lipochrome Pigmente in Rindenzellen.

Macropus: KOLMER (1918) fiel die Pigmentierung der inneren Rindenschichten schon makroskopisch als schwarzbrauner Streifen auf. Nach BOURNE (1949) soll in der Nebenniere lipochromes Pigment vorhanden sein.

Phascolomys ursinus: Nach BOURNE (1949) findet sich in der Nebenniere lipochromes Pigment.

Erinaceus: VOSS (1941) fand in der plasmalfreien Zone (S. 363) der Reticularis viele Zellen mit bräunlichem Pigment.

Myrmecophaga jubata: KOHNO (1925) sah gelblichbraunes Pigment zwischen den Bindegewebszügen der „Markkapsel".

Ovis aries: Nach MULON (1912) enthalten die Rindenzellen 1—2 Jahre alter Schafe kein Pigment, doch kommen in der Kapsel Pigmentzellen vor (S. 158, STILLING 1887, BACHMANN 1941, Abb. 96).

Bos taurus: Nach STILLING (1898) soll nur die Nebennierenrinde von gescheckten Rindvieh Pigment besitzen (vgl. dagegen KOLMER 1918). STILLING (1887), DELAMARE (1904) sahen Pigment in der Zona glomerulosa des Tieres. MULON (1907) fand bei alten Kühen kugelige Pigmenteinschlüsse.

Sus scrofa: KOHNO (1925) fand Pigment nur in der Nebenniere älterer Tiere.

Equus: MULON (1907) will kristallisiertes Pigment in der Nebenniere *alter Pferde* gesehen haben.

Rhinoceros unicornis: KOLMER (1918) fand in der Reticularis Pigment. Isolierte, sehr große Zellen mit Pigment, pyknotischen Kernen und bräunlichgelbem Cytoplasma lagen in der Nähe der Rinden-Markgrenze.

Elephas indicus: KOLMER (1918) fand zu seinem Erstaunen bei einem jungen Tier (9 Monate alt) Pigment, aber nicht bei älteren Weibchen.

Arctomys marmotta: KOLMER (1918) erwähnt reichlich schwarzbraunes Pigment in den inneren Rindenbezirken.

Spermophilus citellus: In den Rindenzellen kommt Pigment vor.

Mus rattus: KOLMER (1918) beschreibt Pigment in manchen Rindenzellen. Nach JACKSON (1919) tritt in der 8. Lebenswoche lipochromes Pigment in Rindenzellen auf. In der 10. Lebenswoche nehmen die mit Pigment versehenen Zellen in der Zona reticularis an Menge zu. Im frischen Gefrierschnitt lassen sich die Pigmente mit OsO_4 oder Scharlachrot anfärben. Sie dürfen daher als ein lipochromes Pigment angesehen werden (JACKSON 1919).

Nach CROOKE und GILMOUR (1938) gibt das Pigment oft zugleich die Berliner Blaureaktion. Andererseits möchten die Autoren es nach seinem Verhalten gegen Fettfarbstoffe in die Gruppe der *Lipofuscine* einreihen. Gelegentlich ist jedoch überhaupt kein Pigment vorhanden. Bei *älteren Ratten* soll es vermehrt sein. Im Falle der „regressiven" Transformation (S. 260) findet TONUTTI (1945) oft reichlich Pigment in den inneren Rindenschichten („inneres Transformationsfeld"). Zugleich liegt oft eine positive Eisenreaktion in den Zellen vor (vgl. ferner BOURNE 1949).

Mus musculus: Nach BOURNE (1949) kommt Pigment in wechselnder Menge in Rindenzellen vor. TONUTTI (1945) findet im inneren Transformationsfeld (S. 261) nur selten Pigmenteinlagerungen. JONES (1950) hat bei verschiedenen Mäusestämmen (S. 106) eine unterschiedlich starke Pigmentablagerung beobachtet.

Notomys cervinus: BOURNE (1949) erwähnt lipochromes Pigment.

Cavia cobaya: Der Pigmentreichtum der inneren Rindenschichten ist unter manchen physiologischen Bedingungen beträchtlich. Die Markzellen sind stets pigmentfrei (HULTGREN und ANDERSON 1899, PFAUNDLER 1892, GUIEYSSE 1901). Bei Albinos will DELAMARE weniger Pigment gesehen haben.

Nach MULON ist zumeist der innere Rindenabschnitt braunrot verfärbt. Das Pigment tritt hier unter zwei Formen auf. Einmal handelt es sich um schwärzlich-braune granulierte Massen („amas pigmentaires"). Immer fand MULON einen oft allerdings deformierten Kern in diesen Pigmenthäufchen. Auch nach Maceration von Schnitten und Epithelauflösung zerbrechen diese Pigmenthäufchen nicht sogleich. Ob diese pigmentierten Zellen degenerierte Elemente darstellen, sagt MULON nicht eindeutig. Der Autor behauptet allerdings, daß gewisse Zellen der Fasciculata und Reticularis des *Meerschweinchens* (nicht ohne weiteres anderer Tiere!) in Pigmenthaufen verwandelt werden können. Diese Elemente dürften teilweise den sog. „dunklen Zellen" der Reticularis entsprechen. „La cellule de la couche pigmentée provient de la cellule de la couche graisseuse" (MULON 1905c). Zweitens beobachtet MULON (1905b) kleine, im ungefärbten Schnitt gelblichbräunliche Granula („pigment intracellulaire"). Er will diese mit Neutralrot angefärbt haben. Das Pigment ist in Benzol nicht löslich (MULON 1905b, HOERR 1936c), fast nicht zu entfärben mit Säuren, Alkalien, H_2O_2. Weiterhin macht MULON (1907) darauf aufmerksam, daß neugeborene Tiere nur eine verhältnismäßig kleine Pigmentzone besitzen. Die spätere dunklere Färbung der ganzen inneren Rindenschicht wird nicht durch vereinzelte Pigmentgranulationen hervorgerufen, sondern durch eine Art Pigmentdurchtränkung des ganzen Cytoplasmas. Bei älteren Tieren beschreibt MULON *Pigmentkristalle.* Es handelt sich interessanterweise um Tiere, die mehrfach geworfen hatten. Die Nebenniere ist im ganzen hypertrophiert, die Pigmentzone deutlich verbreitert. Etwas Ähnliches sieht MULON bei *Meerschweinchen*-Böcken, bei denen immunbiologische Versuche durchgeführt worden waren (Tuberkulose). Diese kristallisierten Pigmente sollen ebenfalls unter zweierlei Form auftreten. Einmal findet MULON nadelförmige ockerfarbene Kristalle im Innern der Zellen. Nur die dickeren Nadeln geben eine schwache Doppelbrechung. Zweitens beschreibt er stärker doppeltbrechende Pigmentkristalle im Innern der „amas pigmentaires". Alle diese Kristalle sind nicht zu färben, sind unlöslich in Wasser, Alkohol, Äther, Xylol, Aceton (warm oder kalt). Selbst nach Paraffineinbettung sind sie noch nachzuweisen. Ihre Auflösung gelingt nur mit warmer Natronlauge. Ob diesen subtilen Unterscheidungen MULONS heute noch großes Gewicht beizulegen ist, erscheint fraglich. Es ist bekanntgeworden, wie leicht in der Kälte Cholesterinester kristallisieren können (s. S. 305). Nach WATRIN (1924) kommt es nach einer experimentellen Coliinfektion rasch zu einer beträchtlichen Vermehrung des Pigmentes, obgleich die Tiere schnell der Infektion erliegen. WATRIN fand dann in allen Fasciculata- und Reticulariszellen ein bräunliches Pigment, das wie ein Lipoid auf Sudan und Nilblau reagierte. Entweder war das Pigment in Form feiner Körnchen in der Zelle verteilt oder in Form von 5—6 groben Tropfen. Im zweiten Fall kann der Zellkern deformiert werden.

Nach HOERR (1936) kommen bereits im inneren Teil der Fasciculata Pigmente vor, die sich oft mit Fettfärbungsmitteln anfärben lassen und daher den *Lipochromen (Lipofuscin)* zugerechnet werden.

FINK (1941) sagt, daß die älteren Rindenzellen sich in der Zona reticularis befinden, da sie besonders pigmentreich sind. Bei älteren Tieren würde der Abbauprozeß besonders deutlich.

Nach meinen Beobachtungen (BACHMANN 1939a, c) steht das Pigment mit dem Lipoid in enger Beziehung. Beim trächtigen Weibchen finden sich Zellen mit auffallend großen Lipoidtropfen bereits am inneren Rand der Zona spongiosa. An der Grenze von Spongiosa und Fasciculata häufen sich Zellen mit großen, fast den ganzen Zelleib ausfüllenden Fettropfen an („Fettzellen"). Nach GUIEYSSE sollen diese Zellen als Ausdruck der erhöhten Aktivität der Nebennierenrinde während der Gravidität gelten. Markwärts nimmt die Zahl der Zellen mit großen Vacuolen (Lipoidtropfen) schnell ab. Im Bereich der Reticularis treten viele degenerierende Zellen (Kernveränderungen) mit stärkerer Acidophilie und Pigmenteinlagerung auf. Im Hämatoxylin-Eosinpräparat kann man das bräunliche Pigment und die Lipoidvacuolen *nebeneinander* gut erkennen. Schon im Sudanpräparat fällt auf, daß sich im Bereich des Zellgebietes mit den großen Vacuolen eine Veränderung des Lipoids abspielt, denn nur wenige Vacuolen färben sich mit Sudan III gleichmäßig rot-gelbrot. Die meisten Vacuolen enthalten eine aus stark lichtbrechenden, gelblich gefärbten Körnchen bestehende Masse, die in eine gleichförmig rote bis gelbrote Substanz eingelagert zu sein scheint. In anderen Fällen nehmen die großen Vacuolen das Sudan überhaupt schwer an. Ein Zusammenhang dieser Veränderungen mit der Formolfixierung kann nicht ganz ausgeschlossen werden. Immerhin wurde in diesem Fall nicht länger als 24—48 Std fixiert. Weiter markwärts kommen drei trennbare Zellarten (Zellstadien) vor. Erstens beobachtet man Zellen mit violett (Sudan!) gefärbtem, noch ziemlich gleichförmigem Cytoplasma und nur wenigen gelblichen, stark lichtbrechenden Körnchen. Zweitens finden sich Zellen von ähnlicher Form, die aber viel mehr Pigment enthalten. Drittens treten große abgerundete Zellen auf, die mit Sudan färbbare große Brocken und Klumpen enthalten, daneben mehr oder weniger Pigment, so daß der Zellkern häufig verdeckt ist. Die Zellen der dritten Art sind in dem inneren Rindenabschnitt unregelmäßig verstreut; ihre Menge nimmt markwärts zu. In den einzelnen Graviditätsfällen kommen sie offensichtlich in verschiedener Häufigkeit vor. Sie scheinen gegen Ende der Tragzeit an Menge zuzunehmen. — Im Nilblaupräparat färben sich die Lipoide der Spongiosa und Fasciculata im engeren Sinne (s. o.) rötlich (S. 314f.). Der ganze innere Rindenbezirk erscheint dagegen mehr oder weniger stark bläulich. Die oben bereits genannten großen Fettkugeln können sich im Nilblaupräparat einmal rot anfärben, andererseits können in der rot gefärbten Masse ungefärbte helle Flecken übrigbleiben, drittens kommen wieder vollkommen ungefärbte Vacuolen mit körneligem, gelblichem Inhalt vor. Im ganzen inneren Rindenbereich findet man verstreut, in Marknähe jedoch angehäuft, große abgerundete Zellen von schmutzig-bräunlicher, manchmal auch mehr bläulicher Farbe. Bei starker Vergrößerung scheint der Inhalt dieser Zellen aus zwei Komponenten zu bestehen. Erstens finden sich grobe blaue Tropfen, zweitens feinere gelblich-bräunliche Granula, beide in einer gelblichen Grundmasse eingelagert. Der Zellkern ist meist nicht gut erkennbar, weil beide Stoffe in großer Menge in der Zelle enthalten sind. Diese Zellen entsprechen den im Sudanpräparat hervortretenden Degenerationsformen.

Es ergibt sich also, daß eine Lipoidveränderung von außen nach innen vor sich geht, welche anscheinend mit dem Auftreten von Pigmenten eng gekoppelt ist. Wir können folgende Reihe aufstellen (Abb. 161): An der Grenze von Spongiosa und Fasciculata (s. str., s. o.) treten Zellen auf, die mehrere grobe, rot gefärbte Tropfen und daneben 1—3 kleine, deutlich blau gefärbte minimale Tröpfchen (Granula) enthalten. Außerdem kann in diesen Zellen bereits gelbliches Pigment in feinstgranulärer Form vorkommen. Weiter innen erscheinen Zellen, die kaum je noch rot gefärbte Tropfen besitzen. Dagegen nehmen die blau gefärbten Einschlüsse an Menge zu, daneben steigt der Pigmentgehalt. Überlagerung läßt diese Zellen manchmal in einem grünlichen Farbton erscheinen. Dieses Bild steigert sich bis zu der als Degenerationsform früher beschriebenen Zelle. Es ist nun interessant, diesen Bildern die Ergebnisse der TURNBULL-Eisenreaktion hinzuzufügen. Bei schwacher Vergrößerung lassen sich bereits in der Zona fasciculata (int.) und reticularis zahlreiche blau granulierte Zellen erkennen. Die genauere Analyse dieser Zellen erlaubt, eine der Nilblauserie ähnliche Zellreihe aufzustellen. Nach innen von der Zona spongiosa bzw. im äußeren Abschnitt der Innenzone der Rinde finden wir Zellen mit relativ hellem Cytoplasma, das von großen Vacuolen durchsetzt ist (Abb. 161). In den wenigen übrigbleibenden Cytoplasmasträngen liegen mehr oder weniger zahlreiche blau gefärbte, sich scharf von der Umgebung absetzende Granula. Diese „Granula" geben die blaue Färbungsreaktion entweder im ganzen oder in einem äußeren Ring- oder Halbmondbezirk. Etwas weiter markwärts finden wir viel weniger vacuolisierte Zellen; dagegen haben die blauen Granula sowohl an Zahl wie an Größe zugenommen. In solchen Zellen treten nun auch deutlich gelbliche Pigmentgranula auf. Es kommt daher auch hier gelegentlich zu Überlagerungsfarben (grünliche Zellen). Eine dritte Zellart findet sich besonders oft an den Rinden-Markgrenze. Bei Gegenfärbung mit Cochenillealaun läßt sich leicht an den Veränderungen der Kernstruktur erkennen, daß diese Zellen Degenerationsformen darstellen. Die Zellen haben sich manchmal abgerundet und aus dem Verband gelöst. Besonders auffallend ist ihr Inhalt, der zumindest aus drei Komponenten besteht. Erstens finden sich gelbe Pigmentgranula, zweitens an Menge und Regelmäßigkeit zurücktretend gelblichbräunliche Klumpen, drittens zwischen diesen beiden Substanzen kleinere und gröbere zusammengeflossene, blau gefärbte, bzw. durch Überlagerung mit dem gelben Pigment grünlich erscheinende Massen. Es liegt nahe, die Degenerationsformen des Sudan- und Nilblaupräparates mit diesen Zellen zu identifizieren.

Auf die Beziehung dieser Komponenten zu den sog. Corps sidérophiles wurde auf S. 343 verwiesen. Neben der oft angenommenen Lipoid- und Eiweißkomponente mögen sie tatsächlich auch Eisen enthalten (was ihr Name im übrigen ursprünglich keineswegs ausdrücken sollte, s. S. 198). Ob die oben geschilderten Pigment-Lipoid-Eisenbeziehungen etwas für das *Meerschweinchen* (Gravidität) Spezifisches darstellen, ist nicht leicht zu entscheiden. Jedenfalls werden bei diesem Tier die Strukturverhältnisse, die für eine solche Beziehung sprechen (s. a. S. 343) besonders eindrucksvoll.

Lepus cuniculus: WATRIN (1924) hat bei 100 daraufhin untersuchten Nebennieren niemals Pigment gefunden.

Felis domesticus: In der als senescente Zone bezeichneten marknahen Schicht fand BENNETT (1940a, s. a. S. 110) Pigmentgranula von dunkelbrauner Eigenfarbe. Mit Alkohol oder Xylol konnte er das Pigment nicht extrahieren; es kann daher auch im Paraffinschnitt wiedergefunden werden. Die Pigmentgranula schwärzen sich kräftig mit Silber, wenn man die Paraffinschnitte in FONTANAsche Lösung eintaucht. Bei MASSON-Färbung erscheinen die Granula glänzend rot. Im Sudanpräparat sind die Pigmentkörnchen schwer von Lipoidtropfen zu unterscheiden. Es ist daher schwer, Genaueres über die oft vermutete Sudano-

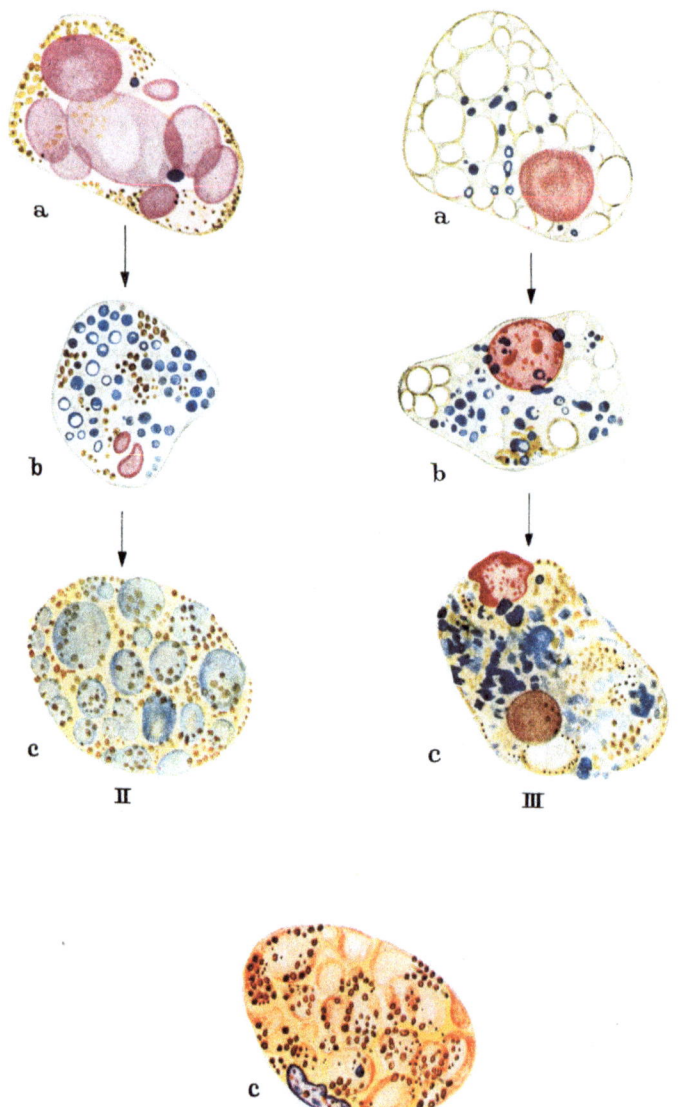

Abb. 161 I—III. Vergleich von Fettnachweisen mit dem Eisennachweis in Nebennierenrindenzellen des *Meerschweinchens*. I Sudanfärbung, II Nilblausulfatfärbung, III Eisennachweis nach TIRMANN und SCHMELZER. a Rindenzelle aus dem Bereich äußere/mittlere Fasciculata, b Rindenzelle aus dem Bereich innere Fasciculata/ Reticularis, c Rindenzelle aus der Nähe der Markgrenze. Beschreibung der einzelnen Zellformen im Text. Aus BACHMANN 1939a, c.

philie der Pigmentgranula auszusagen. Die Menge des Pigmentes wechselt von Organ zu Organ. BENNETT zählte etwa 4—10 Körnchen je Zelle. In manchen Nebennieren fand er überhaupt kein Pigment.

Felis leo: BACHMANN (1941) beobachtete im Cytoplasma der inneren Fasciculatazellen zahlreiche sudanophobe, hellgelb schimmernde Körnchen, KOHNO (1925) reichlich Pigment in den Reticulariszellen.

Mustela foina: BACHMANN (1941) sah bereits in den äußeren Zellagen der Zona reticularis Zellen, die nach der Rinden-Markgrenze hin an Menge zunehmen, deren Kern pyknotisch ist, und deren Cytoplasma nach Azanfärbung an Stelle des üblichen bläulichvioletten Tones eine braune Verfärbung zeigt, die mit Pigmentierung vermutlich nichts zu tun hat.

Canis familiaris: STILLING will gelegentlich sogar schon in der Arcuata einige Pigmentgranula gesehen haben (S. 171).

Herpestes mungo: KOLMER (1918) sieht manchmal Pigment in degenerierenden Zellen (Monocyten?) innerhalb von „Lumina" zwischen den Reihen der Fasciculatazellen.

Pteropus: Nach BOURNE (1949) findet sich lipochromes Pigment in der Nebennierenrinde.

Ateles hypoxanthus: BOURNE (1949) fand eine Reihe melaninhaltiger Zellen im Bindegewebe an der Rinden-Markgrenze.

Saimiri: Nach KOLMER (1918) liegen an der Rinden-Markgrenze in der Reticularis zahlreiche degenerierende Zellen mit vacuolisiertem Cytoplasma und Lipochrompigment.

Cynocephalus hamadryas: KOLMER (1918) beobachtet in den Reticulariszellen ziemlich grobe, schwarzbraune Pigmentgranula (von BOURNE 1949 als Melanin gedeutet).

Troglodytes (Pan): KOLMER (1918) findet in den inneren Rindenschichten Pigment. BOURNE (1949) meint, daß nach der Pubertät eine Pigmentzunahme eintritt.

Wenn wir uns nach dieser Übersicht der Frage zuwenden, *ob das Pigment der Nebennierenrindenzellen chemisch näher definiert werden kann* und zweitens, *welche Bedeutung ihm wohl zukommt,* so betreten wir recht unsicheren Boden.

Nach DELAMARE (1904) gibt es in der Nebenniere ein *autochthones* und ein *aus dem Blut stammendes* Pigment. Im Hinblick auf das *hämatogene Pigment* kann darauf verwiesen werden, daß die Eisenreaktionen in den pigmentierten Zellen (z. B. TURNBULL-Blaureaktion) in manchen Fällen positiv sind (MACMUNN 1888, AULD 1896, PILLIET 1890ff., GUIEYSSE 1901, BAGINSKI 1927, BACHMANN 1939a, c u.a.). Bei der *Ratte* hat z. B. TONUTTI (1945) in der Nähe der Rinden-Markgrenze in regressiver Transformation befindlicher Organe (S. 260) pigmenthaltige Zellen mit positiver Eisenreaktion gesehen. Ich habe bereits ausführlich über Befunde an der *Meerschweinchen*-Nebenniere (S. 368f.) berichtet. Ob derartige Befunde aber verallgemeinert werden dürfen — etwa im Sinne von DELAMARE (s. o.) — möchte ich sehr bezweifeln.

Die *nicht hämatogenen Pigmente* der Rindenzellen haben immer wieder das Interesse der Untersucher geweckt (LUKJANOW 1895, MULON 1900ff., CIACCIO 1903ff.). Auch hierbei scheint es sich nicht um ein einheitliches Pigment zu handeln. "The presence of at least two types of pigment in the adrenal glands is of doubtful significance and no adequate explanation has yet been given of their occurence" (BOURNE 1949). Pigment kommt gelegentlich auch einmal in *Markzellen* vor (s. vergleichend-histologischen Abschnitt), wo es z. B. von BAGINSKI (1927) beim Kaninchen nachgewiesen wurde.

Es hat immer nahe gelegen, bei Betrachtung der Nebennierenpigmente an die Pigmentierung der äußeren Haut und der Schleimhäute bei der ADDISON-schen Krankheit zu denken.

Hinsichtlich der Natur des Pigments finden wir entweder überhaupt keine Aussage, oder aber die Bemerkung, es handle sich um ein *schwarzes* Pigment (Melanin) oder um ein mehr *gelblichbräunliches* (Lipochrom). Gelegentlich sollen bei einem Tier beide Pigmente nebeneinander vorkommen.

Schon DELAMARE (1904) hat eine gewisse chemische Charakterisierung des Nebennierenpigments versucht. Er fand, daß das gelbliche Pigment in Alkohol unlöslich ist, ebenso in Chloroform oder Xylol. MULON behauptet, daß er die feinen Pigmentgranula mit Magenta-Fuchsin habe färben können. CIACCIO hat einige Pigmentgranula mit Eisenhämatoxylin und nach der Methode von RUSSELL gefärbt. MULON glaubte, jedes Pigmentkörnchen sei von einem eiweißartigen Stroma aufgebaut. Ferner soll es mit einer gefärbten Substanz imprägniert sein, welche bald eine Eisenverbindung (s. o.), bald ein Lipochrom, bald Lecithin sein kann. Über diese Angaben sind wir in den letzten 50 Jahren nicht viel hinausgekommen.

BOURNE (1949) verweist auf gewisse Beziehungen zwischen *Sterinen* und Pigmentbildung. *Oestron* z. B. bewerkstellige die Bildung eines braunen Pigments vom Melanintyp aus einer Tyrosin-Tyrosinasemischung. Der Prozeß ist angeblich durch *Glutathion* zu hemmen. Beide Substanzen sollen in der Nebenniere vorhanden sein, Glutathion in beträchtlicher Menge (FIGG und ALLEN 1941). Nach HAMILTON (1940) unterdrücken Corticosteroide die Melaninbildung.

Manches spricht für enge Beziehungen der Pigmente in den Rindenzellen zum *Lipoid* (vgl. S. 349 ff.). Verschiedene Autoren meinen, offenbar auf Grund allgemein-morphologischer Kriterien, daß die Pigmente der Rindenzellen in die Gruppe der „Lipofuscine" gehören (MAXIMOW-BLOOM 1942). Für den Lipoidcharakter der Gebilde spricht ihre Reaktion mit OsO_4 (*Ratte*, S. 367). Vor allem bestärkten mich eigene Untersuchungen an der Nebenniere trächtiger *Meerschweinchen*-Weibchen, daß manche Vermutungen von MULON über einen Zusammenhang von Lipoidabbau und Pigmententstehung der Wirklichkeit wohl nahekommen könnten.

MULON (1905 b, c, 1907) hielt das Pigment in den inneren Nebennierenrindenschichten des *Meerschweinchens* für ein Lipochrom. Die Zellen der „Pigmentschicht", wie er den ganzen inneren Rindenbezirk kurzerhand nannte, sollen aus den fe thaltigen Zellen der äußeren Rindenabteilung hervorgehen. MULON glaubte sogar nachweisen zu können, daß bei starker Leistung der Rindenzellen eine Zunahme des Pigments bei entsprechender Abnahme der Lipoide erfolgt. Übergänge zwischen beiden hat BABES (1908) beschrieben. Auch er sieht daher das Pigment als ein Lipochrom an, das frei von Fettstoffen geworden ist. Zu einer ähnlichen Auffassung kamen HUECK (1912), WALLRAFF (1949), ferner HOERR (1936): "this pigment, a yellow or brown in the unstained preparations, although insoluble in lipin solvents, often stains brilliantly with some of the lipin soluble stains and appears to be a lipochrome or lipofuscin pigment".

Indessen bleibt alles so lange unklar, als keine bessere Abgrenzung gegen das Melanin und keine bessere chemische Definition des „Lipofuscins" erreicht ist. Gerade LUBARSCH (1902), der als einer der ersten fettlösliche Pigmente in der Nebenniere beschrieb, hat einen Abbau des Fettes zu einem Lipofuscin verworfen (LUBARSCH 1922) und betont, daß die bisherigen Kriterien zur Unterscheidung von Lipofuscin und Melanin (s. dazu S. 350) nicht genügen.

Vor allem BOURNE (1949) spricht in seinen vergleichend-histologischen Untersuchungen oft von *Lipochrom*-Pigment. SEHRT (1904) setzte dies fettlösliche Pigment der Nebennierenrinde gewissen pflanzlichen Lipochromen gleich. PALMER und ECCLES (1914) wiesen nach, daß pflanzliche Lipochrome aus der Nahrung in das körpereigene Fett aufgenommen werden können. PALMER (1915) nahm an, daß bei manchen Tieren, deren Fettgewebe eine Färbung zeigen, die Farbstoffe aus der Nahrung stammen. Auch das Lipochrom in Nervenzellen ist von der Nahrung abhängig (DOLLEY und GUTHRIE 1918). Es liegt also nahe, anzunehmen, daß auch die fettlöslichen Pigmente (Lipochrome) in den Rindenzellen der Nebenniere aus den Nahrungsstoffen stammen (BOURNE 1949). Warum sie sich allerdings gerade hier anhäufen, ist schwer zusagen. MÜHLMANN (1927) hat nachzuweisen versucht, daß die Reticularis der Nebennierenrinde ein Ort besonders schlechter Ernährung sei, was vielleicht den Grund der Pigmentablagerung abgeben könnte. FINDLAY (1920) fand in der *menschlichen* Nebenniere (Unfalltod) gelbgefärbte Tropfen und amorphe braune Körner. Die gelben

Tropfen sollen aus Fett, Fettsäuren und Lipochrom aus der Nahrung in wechselnder Verteilung zusammengesetzt sein.

Ich habe hier die nicht in die Gruppe des *Melanins* gehörenden Pigmente mit dem Namen „*Lipochrome*" bezeichnet gemäß der auf S. 349 gegebenen Definition. Eine Unterscheidung von *Carotinoid* und *Chromolipoid* am Schnitt bereitet beträchtliche Schwierigkeiten. Zur Chemie der Pigmente verweise ich auf die eben angezogene Stelle, ferner auf S. 318, 349. Vielleicht wird die konsequente Fortführung neuerer Methoden (vgl. S. 355) mehr Licht in die Pigmentfrage bringen. Die derzeitige Situation ist höchst unbefriedigend.

Eine Zeitlang wurden — vor allem unter dem Einfluß der Arbeiten von MULON — wichtige *Beziehungen zwischen Pigmenten und Mitochondrien* diskutiert.

MULON (1913) stellt sich den Prozeß der Pigmentbildung aus Mitochondrien so vor, daß die Fette und Lipoide der Rindenzellen, besonders der marknahen, beteiligt werden. Mitochondrien können nach seiner Auffassung direkt in Pigment übergehen oder aber indirekt, indem sie sich erst in Fetttropfen verwandeln. Der Fetttropfen soll unter Verlust des Fettes langsam zum Pigmentgranulum werden. Diese Ansicht ist vor allem von HOERR (1936c), ferner von BENNETT (1940a) scharf bekämpft worden. HOERR glaubt, daß MULON zu seinen Vorstellungen durch die Benutzung nicht gut fixierter Präparate gekommen sei. Bei vollkommener Technik sollen Fette, Mitochondrien und Pigmente immer scharf voneinander getrennt liegen (?).

In diesem Zusammenhang ist daran zu erinnern, daß anscheinend auch die *siderophilen und tannophilen Substanzen* in Beziehung zu den Pigmenten stehen (S. 199). Ich bin bei der Besprechung der Pigmente in der Nebennierenrinde des *Meerschweinchens* näher darauf eingegangen (S. 368f.).

Beziehungen zwischen Pigment und Ascorbinsäure zu vermuten, erscheint nicht so abwegig, seitdem durch PFUHL (1941a, b) und LEOPOLD (1941) sowie CLARA (1942) gezeigt wurde, daß Ascorbinsäure auch in Zellen mit „Abnutzungspigment" (S. 318, 349) vorkommt. STEEGE (1945) hat daran gedacht, daß Pigment Vitamin C enthalten könne. Nach TONUTTI (1942) liegen die Pigmentgranula in den Reticulariszellen von den Ascorbinsäureschollen getrennt.

Wenden wir uns der Frage nach der *Bedeutung der Pigmente* zu, so wird die Unsicherheit noch größer. Eine alte Hypothese besagt, daß die Pigmente im Gefolge *immunbiologischer Prozesse* in der Nebennierenrinde entstehen (MULON 1905b, 1907). „La pigmentation de la cellule surrénale est, pour moi, la phase ultime des actes métaboliques accomplis par cet élément anatomique, au cours de sa fonction. Ayant ainsi transformé en résidus inoffensifs, qu'elle enmagasina,..., la cellule surrénale est devenue un „amas pigmentaire", élément vieilli ..." Dies Element wird ausgeschieden, wobei offenbleibt, ob es im strömenden Blut vielleicht doch noch eine weitere Funktion zu erfüllen hat. MULON kennt ein ganzes System von Zellen mit Entgiftungsfunktion, außer den Rindenzellen die Elemente des Gelbkörpers, die LEYDIGschen Zwischenzellen und bestimmte Bindegewebszellen.

GOORMAGHTIGH (1922) unterscheidet zwei Drüsenfunktionen der Nebenniere, a) die *Cholesterinbildung*, b) die *Produktion siderophiler und pigmentierter Stoffe*.

Dann lag es nahe, das Pigment als „Abnützungspigment" aufzufassen, zumal die Pigmentmenge nach einigen Angaben mit zunehmendem *Alter* ansteigt (DELAMARE 1904, MERKEL 1915, FINDLAY 1920), nach DIETRICH und SIEGMUND (1926) nimmt der Pigmentgehalt in den inneren Rindenschichten vom 2. Lebensjahrzehnt an zu.

Es wird im einzelnen behauptet, daß erst nach der Pubertät *(Mensch)* Pigment auftritt, daß es mit steigendem Alter an Menge in Parallele zu dem

Pigment in der Herzmuskelfaser und Nervenzelle (S. 294) zunimmt. Das zweite Beispiel ist unglücklich, weil die Pigmente der Nervenzellen offenbar nicht mit dem Wort ,,Abnützungspigment" abgetan werden können (HYDÉN, Vortrag in Göttingen 1951, Beziehungen zu Pterinen?). In der Monographie von BOURNE (1949) wird die Meinung vertreten: "The pigment of the zona reticularis appears to be present only after puberty and increases in amount with age. It stains with fat stains and is similar to the 'lipochrome' pigment found in cardiac muscle and nerve cells in old age." In diesem Satz ist meines Erachtens jedoch ungefähr jede Aussage strittig. Doch sei vor einer Kritik zunächst noch gesagt, daß auch bei Tieren die Pigmentmenge nach Ansicht mancher Autoren mit dem Alter zunehmen soll (*Opossum* S. 367, *Schwein* S. 367, *Pferd* S. 367, *Elefant* S. 397, *Ratte* S. 367, *Meerschweinchen* S. 368, *Schimpanse* S. 371).

BACHMANN (1941) war aber aufgefallen, daß manchmal die Rinde selbst sehr alter *Menschen* überhaupt kein Pigment enthält. Andererseits kann man gelegentlich viel Pigment in den Reticulariszellen jüngerer Menschen beobachten. Mein Zweifel daran, daß der Pigmentgehalt eine Altersfunktion darstelle, erhielt bald eine erste Bestätigung durch GRONCHI (1941). Die Reticularispigmente sind Lipochrome, nicht einfach Altersabnutzungspigmente. GRONCHI fand in allen Lebensaltern mehr oder weniger viel Pigment als ,,costituente normale" in den Rindenzellen. Reichlicher ist es nach seiner Ansicht vorhanden, wenn die Nebennierenrinde nur geringe Zeichen der Aktivität aufweist und umgekehrt fehlt es so gut wie ganz bei einer Hyperfunktion der Rinde. Auch STIEVE beurteilt die Frage einer Alterszunahme des Pigments sehr skeptisch. Da im Alter die Gesamtzahl der Reticulariszellen zurückgegangen ist, kann man beinahe eher von einer Pigmentverminderung sprechen. Auch bei Nebennieren von klimakterischen Frauen usw. kann STIEVE eine Pigmentzunahme nicht mit Sicherheit feststellen. Über die *Beziehungen der Pigmente zu primärer Fluorescenz* S. 397f.

Die Frage nach der *Beziehung der Pigmente zu degenerativen Prozessen* ist mit der Frage der Altersprozesse verknüpft. BOURNE (1949) faßt die Pigmentierung mindestens teilweise als Degenerationszeichen auf (vgl. S. 367 *Rhinoceros* und S. 371 *Saimiri*). Auch die ausführlicher geschilderte Pigmentbildung in der Nebennierenrinde des *Meerschweinchens* (S. 368f.) läßt sich unter diesem Gesichtspunkt betrachten. Indessen kommen auch *Beziehungen zu den Keimdrüsen* in Betracht. Im Ovar wie in den inneren Abschnitten der Nebennierenrinde älterer *Mäuse*-Weibchen tritt ein gelbbraunes, lipoides Pigment auf. Bei einigen Stämmen (ce, C 57) kommt es geradezu zu degenerativen Prozessen mit Pigmenteinlagerung (,,brown degeneration"). Die braune Degeneration ist mit dem Spontanauftreten von Tumoren korreliert worden (CRAMER und HORNING 1937; vgl. dagegen BLAISDELL, GARDNER und STRONG 1941, JONES 1948). Über die histochemische Untersuchung dieser Pigmente vgl. BLAISDELL, GARDNER und STRONG (1941), CLOUDMAN (1941), ROSSMAN (1942), ENDICOTT und LILLIE (1944), EVERETT (1945), FEKETE (1946), TOBIN und BIRNBAUM (1947), JONES (1948, 1950), LEE (1950), BARKER (1951), CASSELMAN (1951), LILLIE (1952), DEANE und FAWCETT (1952). Wahrscheinlich handelt es sich um Zeichen eines gehemmten Fettstoffwechsels.

Für *Beziehungen der Pigmente zu Veränderungen der Keimdrüsen* würde schon die erwähnte alte Behauptung sprechen, daß Pigmente erst nach der *Pubertät* in der Nebennierenrinde erscheinen sollen. Daß es während der *Gravidität* zur Pigmentzunahme kommt, findet sich bereits bei DELAMARE (1904) angegeben. MULON (1907) sieht in der Pigmentzunahme eine Verstärkung der Rindenaktivität, da das Pigment in der Nebennierenrinde von *Meerschweinchen*-Weibchen, die mehrfach geworfen haben, vermehrt ist, was ich bestätigen kann. Andererseits sah ZALESKY (1936) bei *Meerschweinchen* nach der *Kastration* eine Vermehrung der Pigmente in den Reticulariszellen (S. 744), die er aber als degenerative Zellen deutet. FASSBENDER (1949) beschrieb einen Fall einer *hypernephrogenen Frühreife* bei einem 7 Jahre alten Knaben mit auffallend viel Pigment in den Reticulariszellen.

BOURNE (1949) betont im Hinblick auf die massiven Pigmentierungen in der Nebenniere des Opossums (S. 367) mehrfach das Bestehen von Beziehungen zwischen Pigment und Sexualprozessen. So verweist er auf den Zusammenhang zwischen Carotinen, Vitamin A und Steroidproduktion.

Die *Sekretion von Pigmenten* in die Blutgefäße hinein erschien DELAMARE (1904) unsicher. MULON (1905b) verteidigt sich gegen DIAMARE (1905), der MULONs Sekretionsbilder als Ergebnis mangelhafter Technik gegeißelt hatte. MULON beschreibt Wandrupturen der Capillaren und Ausstoßung der „amas pigmentaires" ins Blut *(Cavia)*. Gleichzeitig soll es zum Bluteintritt in das Parenchym kommen können. Wenn man dies aber schon als Artefakt ablehnen will, dann bleibe als weiterer Befund der von Pigmentzellfragmenten oder Pigment in der unbeschädigten Zentralvene. Trotzdem erscheint DIAMAREs Einwand berechtigt. Indessen können die Verhältnisse bei *Cavia* besonders liegen. KOLMER (1912) fand vor allem bei *trächtigen Meerschweinchen* einen starken Zellzerfall in Marknähe. An solchen Stellen seien oft größere Hohlräume in der Zona reticularis zu beobachten, die angeblich gewisse Beziehungen zu den Blutgefäßen aufweisen. KOLMER nahm des weiteren auch an, daß beim Zellzerfall Pigmentkörnchen frei werden, die man dann zum Teil innerhalb der Blutgefäße wiederfinden soll. Weitere Bemerkungen über die Rolle von Pigmentierungen finden sich im histophysiologischen Teil, eine zusammenfassende Betrachtung ferner S. 658f.

4. Eisen in der Nebennierenrinde.

Bei Besprechung der Pigmente ergab sich mehrmals eine Beziehung zu dem histochemisch in den Rindenzellen der Nebenniere nachweisbaren Eisen (S. 371). Zur Technik der Darstellung verweise ich auf ROMEIS (1948) §§ 1200ff. Bei eigenen Untersuchungen benutze ich die dort in § 1204 angegebene Methode von TIRMANN (TIRMANN 1898) und SCHMELZER (SCHMELZER 1933).

In der Nebennierenrinde des *Menschen* kann man nur verhältnismäßig wenig Eisen nachweisen. Im allgemeinen findet es sich in den inneren Rindenbezirken, gelegentlich auch weiter außen, am ehesten in Glomerulosazellen, in feinstgranulierter Form. Nach THEILER (1926) enthalten fetale Nebennieren im allgemeinen weniger Eisen als die Jugendlicher oder Erwachsener. Nach TOBECK (1928) kann man in der postnatalen Involutionsperiode im Cortex fetalis (s. a. S. 281) *Hämosiderin* nachweisen. Im Lauf des 1. Lebensjahres soll es wieder aus der Nebenniere verschwinden. TOBECK lehnt ein Eisenvorkommen in der permanenten Rinde ab. Neuerdings hat WALLRAFF (1949) in *menschlichen* Nebennieren besonders auf das Eisenvorkommen geachtet.

Zum Eisennachweis benutzte er ebenfalls die Methode von TIRMANN und SCHMELZER. WALLRAFF fand Eisen in der Zona reticularis und fasciculata, immer in sehr kleinen, meist gut umschriebenen Herden. Der Autor meint, daß das Eisen zwischen den Zellhaufen und -strängen der Zona reticularis *in den Wänden der Capillaren* liege (Abb. 162). Wiederholt fand er aber eisenhaltige Zellen auf engem Raum beieinander ohne erkennbare Beziehung zu den Blutcapillaren.

Vergleichend-histologische Beobachtungen.

THEILER (1926) erwähnt eisenhaltiges Pigment in Glomerulosa und Fasciculata von *Mensch, Pferd, Rind, Schaf, Ziege* und *Hund*. Im *Mark* fand er Eisen in den Gefäßwänden und im Cytoplasma der Nervenzellen.

Bei der *Ratte* hat TONUTTI (1942c, 1945) öfters reichlich Eisen in den inneren Rindenschichten, genauer gesagt im „inneren Transformationsfeld" (S. 260) während der regressiven Phase beobachtet *(Hypophysektomie, Kastration, E-Avitaminose)*. In der Zona glomerulosa konnte TONUTTI — im Gegensatz zum *Meerschweinchen* — niemals Eisen finden. Nach WALLRAFF (1949) spielt das Eisen bei den gewöhnlichen Rückbildungsvorgängen in der *menschlichen* Nebenniere keine nennenswerte Rolle.

Bei der *Maus* hat TONUTTI (1945) nur selten Eisen in den inneren Rindenschichten erkennen können. Auch bei einer regressiven Transformation scheint es sich nicht zu ver-

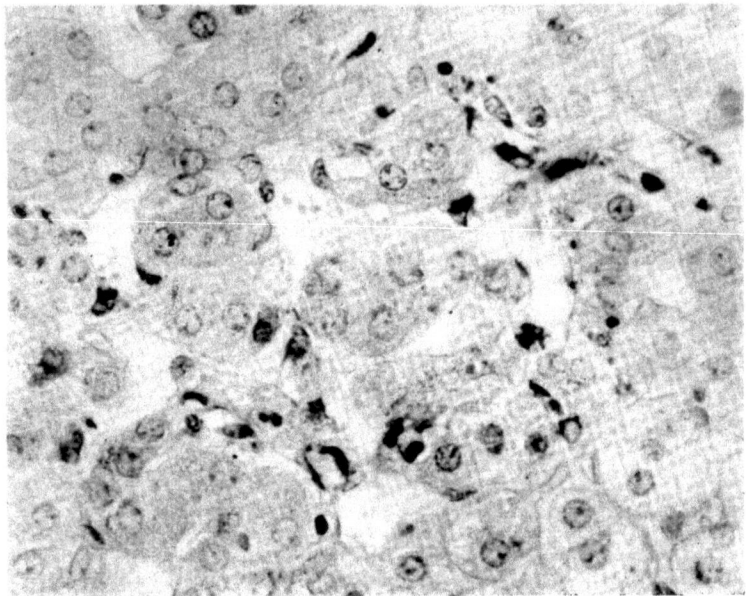

Abb. 162. Eisenhaltige Zellen in der Zona reticularis der *menschlichen* Nebennierenrinde (Fixierung in BOUINscher Lösung, Paraffinschnitt 10 μ, Eisenreaktion nach TIRMANN-SCHMELZER, Gegenfärbung mit Kernechtrot, 560fach vergrößert). Aus WALLRAFF 1949.

mehren. Auf die eisenpositiven Zellen in Nebennieren der *Hungermäuse* von HETT wird auf S. 522f. eingegangen.

Komplizierter liegen die Verhältnisse in der Nebenniere des *Meerschweinchens*. Schon MULON (1905b) beobachtete eine Eisenreaktion der Pigmentkörnchen. Manchmal färbte sich allerdings die ganze Reticulariszelle blau. In der Tat besteht kein Zweifel daran, daß man mit der TURNBULL-Blaumethode schon normalerweise in Rindenzellen des *Meerschweinchens* Eisen nachweisen kann. Mit sehr starker Vergrößerung kann man in den Glomerulosazellen feinste blaue Granulationen erkennen, besonders in den an der Glomerulosa-Fasciculatagrenze gelegenen Elementen. Beim *trächtigen Weibchen* ist die Eisenmenge in den inneren Rindenbezirken beträchtlich vermehrt (BACHMANN 1939a, c, s. a. S. 368 f.). In der Phase der *regressiven Transformation* fand TONUTTI (1942c) im inneren und auch im äußeren Transformationsfeld eine Einlagerung von Eisenkörnchen (wie z. B. bei der Rückbildung der Nebennierenrinde nach *Skorbut*-Hypertrophie).

Fragt man sich nach der Herkunft des Eisens, so kann man nur ausnahmsweise eine hämatogene Bildung annehmen, z. B. in dem oben geschilderten Fall der Rückbildung des Cortex fetalis. THEILER (1926) glaubte zwar, es handele sich meist um Bluteisen. Nach TONUTTI ist ein solcher Zusammenhang ganz unwahrscheinlich, da sich bei wirklichen Blutungen in der Nebennierenrinde Eisen in den Parenchymzellen nicht mit Regelmäßigkeit finden läßt

(Skorbut, Diphtherie). In erster Linie müsse man an einen Zusammenhang des Eisens mit cellulären Umbauvorgängen denken.

Am ehesten würde man einen derartigen Prozeß in Hinsicht auf die tannophilen und siderophilen Stoffe ins Auge zu fassen haben. WALLRAFF (1949) hat freilich zwischen Tannophilie und Eisengehalt keine klare Beziehung ausmachen können. Die rätselhaften Corps sidérophiles jedoch dürften mehr mit dem Eisen zu tun haben, als es der erste Beschreiber mit seiner Bezeichnung „sidérophile" (d. h. Affinität zu *Eisen*-Hämatoxylin) wahr haben wollte. Ich verweise hierzu auf die Ausführungen S. 369. Auf Grund der dort niedergelegten Beobachtungen möchte ich Beziehungen zwischen Eisen und Nebennierenpigment annehmen.

5. Kohlenhydrate, Glykogen.

FRAZÃO (1952) hat die Nebennieren verschiedener *Tiere* und des *Menschen* mit der Perjodsäure-Leukofuchsintechnik nach Fixierung in BOUINscher, HELLYscher REGAUDscher oder ORTHscher Lösung untersucht. Die Rindenzellen von *Rind* und *Ziege* reagieren nicht, die des *Schafes* schwach. In der Nebennierenrinde von *Esel* und *Pferd* kommt es zu einer diffusen Färbung in der Reticularis und an der Grenze gegen die Fasciculata, zu einer starken Reaktion einzelner Zellen der Reticularis und Fasciculata, im wesentlichen wohl bei älteren Tieren (Orte sog. Symplasten? Degenerationsherde?). Beim *Esel* reagieren ferner einige Granula in Glomerulosazellen positiv, die auch mit Toluidinblau angefärbt werden können. Sie bestehen aus Glykogen, da ihre Färbung nach Behandlung mit Speichelamylase ausbleibt. Bei einem 4 Monate alten *menschlichen* Keimling färbt sich in einigen Zellen des Cortex fetalis die GOLGI-Zone. Bei einem normalen *Neugeborenen* wie auch bei einem *Anencephalus* reagieren die inneren Bezirke der Rinde. Bei erwachsenen *Menschen* ist die Reaktion niemals in den Spongiocyten der Rinde, aber in den restlichen Rindenelementen (den tannophilen) positiv. Außer den genannten Körnchen der Glomerulosa geben die übrigen Stellen die Farbreaktion auch nach Behandlung mit Speichelamylase oder Hyaluronidase; es kann sich also nicht um Glykogen oder Hyaluronsäure handeln.

6. Glutathion.

Das Glutathion ist ein Tripeptid aus Glutaminsäure, Cystein und Glykokoll. Vor allem infolge der Eigenschaft des Cysteins, durch Oxydation leicht in Cystin übergehen zu können und umgekehrt durch Reduktion aus Cystin wieder zu Cystein zu werden, kommt dem Tripeptid vielleicht eine wichtige Rolle bei den Atmungsvorgängen im Gewebe zu. Im Zusammenspiel mit der Ascorbinsäure könnte sich in der Zelle ein wichtiges Arbeitssystem ergeben. Ascorbinsäure ist in der Nebenniere reichlich vorhanden; Leber und Nebenniere gelten zugleich auch als die an Glutathion reichsten Gebiete des Körpers. Sie enthalten nach älteren Angaben 300—350 mg-% Glutathion, vorwiegend in reduzierter Form (s. o.). BINET, BLANCHETIERE, LOEPER u. a. (zit. nach ABELIN 1945) schreiben der Nebenniere eine ausgesprochene Fähigkeit für Glutathionsynthese zu. Bei Durchströmungsversuchen fanden sie, daß die Nebenniere etwa $1/6$—$1/8$ des zugeführten reduzierten Schwefels in Form von SH-Bindungen zurückhält. Nach einseitiger Adrenalektomie sowie beim Morbus *Addison* sahen diese Autoren eine Zunahme des gesamten sowie des reduzierten Schwefels im Blute, ein Zeichen des herabgesetzten Vermögens der kranken Nebenniere, die SH-Gruppen in Form von Glutathion zurückzuhalten (LOEPER und BORY 1943). Nach ABELIN (1945) können schwefelhaltige Aminosäuren (Cystin, Cystein, Methionin) einer Abwanderung des Nebennierencholesterins entgegenwirken (Therapie).

Wie man sieht, würde ein histochemischer Glutathionnachweis von großer Bedeutung sein. Dahingehende Versuche beruhen auf der Freisetzung der SH-Gruppen aus dem Glutathion. Glutathion ist allerdings nicht die einzige im Cytoplasma vorhandene Substanz mit derartigen Gruppen.

Die Glutathionreaktion ist in vielen Zellen der Nebennierenrinde positiv; auch die Zellkerne geben eine schwache Reaktion. JOYET-LAVERGNE (1928) sowie GIROUD und LEBLOND (1935) wiesen Glutathion im Nucleolus nach. BOURNE fand bei *Echidna* nur gelegentlich einmal Glutathiongranula in einigen Rindenzellen. Manchmal schienen feine Granula um Vacuolen herum angeordnet zu sein. — Über eine Beziehung des Glutathions zur Pigmentbildung in Rindenzellen usw. wurde (S. 372) berichtet.

Methodische Angaben bei JOYET-LAVERGNE (1928), GIROUD und BULLIARD (1929), GIROUD (1931), GIROUD und LEBLOND (1935b), CHÈVREMONT und FRÉDÉRIC (1943), ROMEIS (1948, § 1255, 1255a). BOURNE (1949) arbeitete mit der (mir nicht näher bekannten) Methode von COLDWATER.

Inzwischen hat BENNETT (1951) eine Methode zum Nachweis von Thiolgruppen angegeben, nämlich eine Reaktion von 1-(4-Chloromercuriphenylazo)-naphthol-2 mit gefrorenen, alkoholgetrockneten und mit Trichloressigsäure fixierten Gewebsstücken. BENNETT konnte nachweisen, daß tatsächlich die Bindung

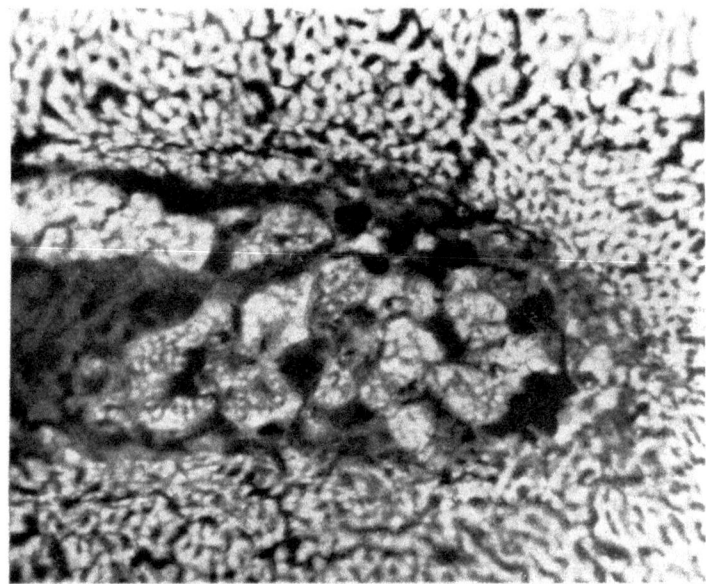

Abb. 163. Vitamin A-Speicherung in der Nebenniere der *Maus* (Gefrierschnitt, Formolfixierung, keine Färbung, Ultraviolettlicht, etwa 140fach vergrößert). Aus WIMMER 1939.

des roten Reagens ans Gewebe von der Anwesenheit der Chlorquecksilbergruppe auf der einen Seite und von intakten Sulfhydrylgruppen auf der Gewebeseite abhängt. Es handelt sich um eine Mercaptidbindung (vgl. ferner RATZENHOFER 1951).

7. Vitamin A in der Nebennierenrinde.

Das Vitamin A (antixerophthalmisches Vitamin, Axerophthol) kommt im Pflanzenreich wahrscheinlich nur in Vorstufen (Provitamin) vor. Die Provitamine gehören zu den Carotinen. Durch das Enzym Carotinase werden sie in der Leber in das Vitamin umgewandelt. Chemisch ist das Vitamin A ein Alkohol. In der Natur dürfte es meist verestert vorkommen (Lebertran).

Der histochemische Nachweis des Vitamins ist von JOYET-LAVERGNE (1937, 1938) in Analogie zu dem chemischen Nachweis mittels CARR-PRICE-Reaktion versucht worden. Es kommt zu einer Blaufärbung, wenn die Chloroformlösung des Vitamins A mit Antimontrichlorid versetzt wird (ROMEIS 1948, § 1182). Im allgemeinen wird aber zur Zeit mehr mit fluorescenzmikroskopischen Methoden gearbeitet. Die Fluorescenztechnik soll sogar makroskopisch verwendbar sein. So behaupten RADICE und HERRAIZ (1946), daß man kleinere Versuchstiere mit Avitaminose A von Normaltieren oder hypervitaminotischen dadurch unterscheiden kann, daß man sie im U.V.-Licht mit einem durch Nickeloxyd imprägnierten Glas betrachtet.

Das Vitamin A wird vermutlich schon innerhalb von 5—7 Std nach seiner Aufnahme in der Leber, Nebenniere und im Fettgewebe, besonders im intestinalen, gespeichert. WIMMER (1939) beobachtete eine Vitamin A-Speicherung in den Zellen des RES der Nebenniere (Abb. 163), d. h. eine Vermehrung von ultraviolett-labilen hellgelben Tröpfchen. In Rinde wie Mark soll gleichzeitig der Gehalt an freiem Vitamin B_2 steigen (S. 380). POPPER (1941) fand fluorescenzmikroskopisch in der Kapsel der Nebenniere Vitamin A. Die Beziehungen zwischen *lipochromem Pigment* und Vitamin A sind S. 375 erwähnt.

Neuerdings werden öfters die *Ketosteroide* für die grünliche Fluorescenz der Nebennierenrindenzellen verantwortlich gemacht, weil manche Steroide eine solche Fluorescenz geben (MARRIAN 1938, REICHSTEIN und SHOPPEE 1943), kritische Bemerkungen hierzu von CLAESSON und HILLARP (1947) s. S. 360.

8. Vitamin B-Komplex in der Nebennierenrinde.

a) Vitamin B_1, antineuritisches Vitamin, Aneurin, Thiamin, Thiochrom.

Das Verständnis der Rindenfunktionen wird unter anderem auch auf der weiteren Klärung der Beziehung der Vitamine zu den Enzymen und Steroiden des Organs beruhen. Neben den bekannten neuritischen Störungen und Veränderungen der Herzfunktion bei B_1-Mangel (Beriberi) ist eine erhebliche Steigerung des Blutfettes (Lipämie) charakteristisch, die offenbar auf Wechselbeziehungen zwischen dem Vitamin B_1 und der Nebennierenrinde beruht, denn diese erfährt bei Fehlen des Vitamins eine starke Vergrößerung (S. 528 f.). Der Bedarf an Aneurin ist um so größer, je größer der Kohlenhydratgehalt der Nahrung. Es wird also beim Kohlenhydratumsatz Vitamin B_1 verbraucht. Die wesentliche Bedeutung der Nebennierenrinde für den Kohlenhydrathaushalt und die oben angedeuteten Beziehungen zum B_1 machen also auch in dieser Hinsicht das Organ zu einer zentralen Regulationsstelle.

Über Nachweisverfahren im Schnitt berichten HIRT (1938/39) und WIMMER (1939). Nach WIMMER fluoresciert das Vitamin in Substanz oder Lösung nicht oder nur wenig. In den Zellen des RES kommt es offenbar erst nach einer Umwandlung im lebenden Organismus zum Auftreten leuchtend roter Tröpfchen, bestehend aus einer Trägersubstanz-Vitaminverbindung. Charakteristisch für das fluorescenzmikroskopische Verhalten des Vitamins B_1 sollen ultraviolett-stabile grünbraune Tröpfchen sein.

b) Vitamin B_2-Komplex.

Im Rahmen dieser und späterer Erörterungen werden vor allem folgende Komponenten des komplexen Wachstumsvitamins B_2, das etwa 15 Anteile umfaßt, wichtig:

α) Wachstumsfaktor, Vitamin B_2 s. str., Lactoflavin, Riboflavin.

Sein Fehlen verursacht Wachstumsstillstand als wichtigstes Symptom. Im Organismus ist das Vitamin beim Aufbau von spezifischen Enzymen beteiligt, die für die Oxydationsvorgänge in den Zellen unentbehrlich sind. Diese Fermente sind durch eine rötlich- oder grünlichgelbe Farbe gekennzeichnet und werden deshalb *gelbe Oxydationsfermente* genannt. Sie bilden ein reversibles *Redoxsystem*. In den gelben Oxydationsfermenten liegt das Vitamin als Lactoflavinphosphorsäure vor. Die Auffindung und Isolierung des Vitamins B_2 ging von der Beobachtung aus, daß alle wirksamen B_2-Präparate unabhängig von ihrer Herkunft eine gelbe Farbe und eine gelbgrüne Fluorescenz zeigen, und daß ihre biologische Wirksamkeit mit der Farbstärke parallel geht. Das aus der Milch isolierte „Lacto"flavin ist eine Verbindung der d-Ribose mit einem heterocyclischen Ringsystem, dem Isoalloxazin; es wird auch als Riboflavin bezeichnet. Das Vitamin kommt in allen Zellen pflanzlicher und tierischer Organismen vor. Nur bei intakten Nebennieren wird Lactoflavinphosphorsäure synthetisiert.

β) Pellagraschutzstoff des Menschen, PP-Faktor, Nicotinsäureamid.

Bei Fehlen entsteht Pellagra. In unserem Zusammenhang interessiert die Beobachtung von Pigmentierungen der Zunge und Mundschleimhaut bei der Krankheit. Der Pellagraschutzstoff ist chemisch als Nicotinsäureamid erkannt worden, ein Bestandteil der Co-Dehydrasen. Der *Pellagraschutzstoff der Ratte, das Adermin, Pyridoxin, Vitamin B_6* verhindert die sog. Rattenpellagra.

γ) Pantothensäure

ist für das Wachstum mancher Bakterien notwendig (Synonyma: Filtratfaktor, Kücken-Antidermatitis-Faktor, Anti-Graue-Haare-Faktor B_x der Ratte).

δ) Antianämisches Vitamin, extrinsic factor, Hämogen.

Bei Mangel kommt es zu Anaemia perniciosa.

ε) p-Aminobenzoesäure, Vitamin H'

ist für das Wachstum von Bakterien notwendig. Es hat sich gezeigt, daß die bactericide Wirkung der Arzneistoffe der Sulfonamidgruppe darauf beruht, daß sie wegen ihres sehr ähnlichen chemischen Baues die p-aminobenzoesäure, die für die Bakterien wahrscheinlich als Co-Ferment erforderlich ist, von ihren Wirkungsorten in den Bakterien verdrängt und sie dadurch der Vernichtung durch die Abwehrkräfte des Organismus zugängig machen.

Die Kenntnis dieser Vitamine hat insofern für unsere Zwecke Bedeutung, als später (S. 528 ff.) über spezielle *Veränderungen der Nebennierenrinde* bei Entzug eines oder mehrerer Anteile aus dem Komplex gesprochen werden muß.

Es ist der Versuch gemacht worden, das *Vitamin B_2 fluorescenzmikroskopisch* in den Organen nachzuweisen (WIMMER 1939).

Nach WIMMER wird das freie Lactoflavin nach intravenöser Gabe zunächst von Niere und Leber ausgeschieden. Bei der Speicherung des Vitamins wird das RES immer besser aus

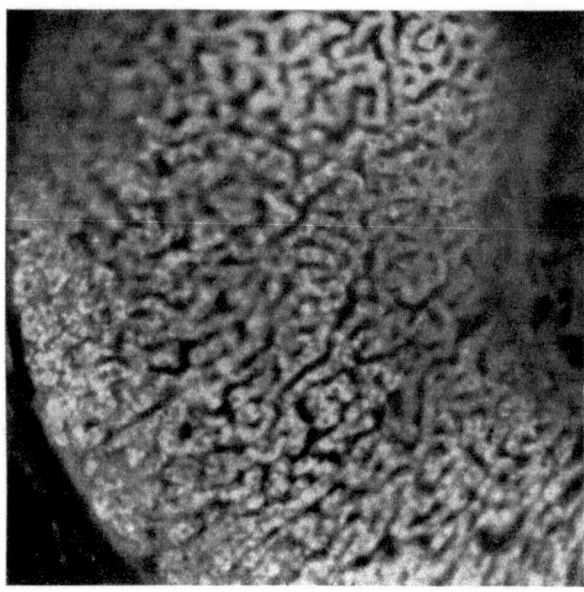

Abb. 164. Nicotinsäurespeicherung in der Nebennierenrinde der *Maus*. Rinde scharf gegen das rechts liegende dunklere Mark abgesetzt (Gefrierschnitt, Formolfixierung, keine Färbung, Ultraviolettlicht, 120fach vergrößert). Aus WIMMER 1939.

dem Verband des umgebenden Gewebes herausgehoben. In der Nebenniere ergibt sich eine deutliche Ähnlichkeit mit dem Bilde der Vitamin A-Speicherung (Abb. 163), zumal dem Vitamin A-Anstieg ein Anstieg von B_2 parallel geht. In Rinde und Mark finden sich helleuchtende Stoffe, deren Fluorescenz am lebenden Tier sich aus einem hellen ultraviolettlabilen Gelbgrün des in Tröpfchenform komplex gebundenen Vitamin B_2 zusammensetzt. Auch hier sind die Endothelzellen beladen mit den Tröpfchen des komplexen Vitamins; der Gehalt an freiem Lactoflavin tritt zurück. Während im RES selbst nur das komplexgebundene Vitamin B_2 gespeichert wird, nehmen die spezifischen Zellen der Organe, besonders die Leberzellen das freie Lactoflavin bis zur maximalen Sättigung auf. Aber auch in den Zellen der Niere, Nebenniere, im Herzmuskel erscheint Lactoflavin. Bei B_2-freier Ernährung sinkt der Gehalt des Zellactoflavin deutlich, während das komplexgebundene im RES steigen kann.

Nicotinsäure bzw. Nicotinsäureamid zeigen im gefilterten Ultraviolettlicht eine deutliche grüngelbe Fluorescenz.

WIMMER (1939) reicherte die Substanzen durch mehrtägige subcutane Injektionen im RES an, wo sie als grüne, ultraviolettstabile Tröpfchen erscheinen, während zugleich in den spezifischen Zellen mancher Organe, darunter wieder an erster Stelle der Rindenzellen, sich eine mehr diffuse ultraviolettstabile Grünfluorescenz zeigt. Abb. 164 gibt die Nebenniere einer mit Nicotinsäureamid angereicherten *Maus* wieder. Nur die Rinde leuchtet auf. An einigen Stellen fluorescieren aber auch Endothelzellen der Capillaren.

9. Vitamin C in der Nebennierenrinde.

Die Nebenniere gehört zu den an Vitamin C besonders reichen Organen, zu denen nach GIROUD und LEBLOND (1935b) noch die Zellen des Corpus luteum, die interstitiellen Hodenzellen, manche Zellen des Hypophysenvorderlappens rechnen. In dieser Organgruppe soll in etwa 1 g Frischgewebe 1 mg Ascorbinsäure vorhanden sein. Eine genaue Liste über den verschieden starken Ausfall der Ascorbinsäurereaktion in den einzelnen Organen findet sich bei GIROUD und LEBLOND (1934b).

Die Untersuchungen, die schließlich zum histochemischen Nachweis des Vitamins geführt haben — bemerkenswerterweise wurde zuerst der histochemische und dann erst der chemische Nachweis erarbeitet — gehen auf Arbeiten SZENT-GYÖRGYIs (1927/28ff.) zurück. SZENT-GYÖRGYI konnte zeigen, daß eine mit Silbernitratlösung behandelte Nebenniere sehr schnell eine Schwärzung der Rinde aufweist und schloß daraus auf eine kräftig reduzierende Substanz an dieser Stelle. Die stark reduzierende Wirkung der Ascorbinsäure äußert sich auch gegen FEHLINGsche Lösung, Permanganat usw. Es gelang SZENT-GYÖRGYI weiterhin, das in Frage kommende Material aus der Nebennierenrinde zu extrahieren und in kristallisiertem Zustand zu untersuchen. Anfangs nannte er diesen Stoff Hexuronsäure; Kristalle der Hexuronsäure reduzieren Silbernitrat schnell. Auch in Pflanzen (besonders Paprika) ließ sich die Substanz nachweisen. Aus Ochsennebennieren erhielt SZENT-GYÖRGYI (1928) bei Verarbeitung von 1—3 kg je Kilogramm etwa 300 mg kristallisierte Ascorbinsäure. In der Folge wurde die Identität der Hexuronsäure mit dem Vitamin C bewiesen (KING und WAUGH 1932a, b, HARRIS 1933, HARRIS und RAY 1932, 1933a, b, c). HARRIS und RAY konnten zeigen, daß die antiskorbutische Kraft eines Auszuges u. dgl. mit der das Silbernitrat reduzierenden Kraft parallel ging. Umgekehrt konnten MOORE und RAY (1932) sehen, daß aus makroskopischen Nebennierenschnitten von skorbutkranken Tieren die $AgNO_3$-Reaktion verschwand.

Nun teilen sich die Wege der weiteren Erforschung des Vitamins C. Während die Chemiker an die Synthese der Substanz gingen (REICHSTEIN, GUSSNER und OPPENAUER 1933), wandte BOURNE (1933a) die Silbertechnik auf den Mikrotomschnitt an und versuchte die histologischen und cytologischen Eigentümlichkeiten der Reaktion zu erkennen. Im gleichen Jahr begannen ZILVA und GOUGH (1933) außer der Nebenniere systematisch die Ascorbinsäureverhältnisse anderer Organe histochemisch zu untersuchen (Ovar, Hypophyse usw.). Durch Verbesserung der histochemischen Technik haben dann GIROUD und LEBLOND (1934ff.) in zahlreichen Arbeiten einen wesentlichen Beitrag zu dem Problem geliefert (vgl. ferner BOURNE 1933ff., GOUGH und ZILVA 1933, SIEHRS und MILLER 1934, BESSEY, MENTEN und KING 1934, WESTERGAARD 1934, 1936. GLICK und BISKIND 1935a, b, GIROUD und LEBLOND 1935ff., LEBLOND und GARDNER 1938b, BARNETT und BOURNE 1940, TUBA, HUNTER und OSBORNE 1946).

Die Tabelle 9 zeigt den Gehalt verschiedener Organe des *Rindes* an Ascorbinsäure. Beim *Menschen* und den gleichfalls auf Zufuhr der Ascorbinsäure angewiesenen *Affen* und

Meerschweinchen finden sich wesentlich niedrigere Werte, doch scheint der allgemeine Verteilungsplan jener der Tabelle 9 zu sein.

Die meisten Tiere scheinen das Vitamin selbst synthetisieren zu können. Das Ei z. B. ist frei von Ascorbinsäure, aber im Gewebe des *Küchens* ist sie vorhanden (GIROUD und LEBLOND 1934b). Es gibt indessen einige wenige Tiere, welche die Synthese nicht durchführen

Tabelle 9. *Gehalt an Ascorbinsäure in verschiedenen Organen vom Rind.*
(Nach GIROUD aus LEHNARTZ 1947.)

Organ	mg Ascorbinsäure in 100 g Gewebe	Organ	mg Ascorbinsäure in 100 g Gewebe
Rückenmark	6,50	Magen	6,30
Gehirn, weiße Substanz	10,10	Dünndarm	18,00
,, graue Substanz	15,50	Dickdarm	7,30
Hypophyse, Vorderlappen	161,00	Leber	29,00
,, Zwischenlappen	206,80	Pankreas	9,30
,, Hinterlappen	61,00	Niere	10,80
Nebenniere, Rinde	149,00	Blut	0,20
,, Mark	94,00	Milz	27,50
Ovarium, ohne Gelbkörper	20,50	Skeletmuskel	1,60
,, Gelbkörper	113,90	Linse	26,40
,, Follikelflüssigkeit	1,50	Kammerwasser	17,30

können: *Meerschweinchen, Murmeltier* (S. 390), *Schwein* (?), *Affe.* Während der *menschliche* Keimling und Säugling bis zum Ende des 1. Lebensjahres zur Vitamin C-Synthese fähig ist, muß es sich der erwachsene Mensch in der Nahrung zuführen. Der Vitamin C-Mangel führt zum *Skorbut.* Mit dem *menschlichen* Skorbut fast identische Erscheinungen lassen sich bei *Meerschweinchen* erzeugen, wenn man sie ausschließlich mit Körnerfutter ernährt (HOLST und FRÖHLICH).

Die antiskorbutische Wirkung der rechtsdrehenden Ascorbinsäure ist etwa 50mal geringer als die der l-Ascorbinsäure, bei gleich starker Reduktionskraft! (GEHRY 1943).

Beim *Meerschweinchen* genügt als tägliche Zufuhr $1/4$—$1/2$ mg Ascorbinsäure, um eine Gewichtsabnahme zu verhindern, doch erst bei 1—1,5 mg fehlen alle histologisch nachweisbaren Skorbutveränderungen (S. 530ff.). Der optimale tägliche Bedarf des erwachsenen *Menschen* wird verschieden hoch geschätzt. SZENT-GYÖRGYI (1933a) spricht von 0,5—1 mg als protektiver Tagesdosis; im allgemeinen rechnet man heute mit 15—50 mg, für ein Vitamin eine erstaunlich hohe Menge.

Eine interessante Hypothese über die biologische Bedeutung der Ascorbinsäure haben GOLDSTEJN, VOLKENZON, KONDRATEVA und ULJANOVA (1950) mitgeteilt. Sie hatten bereits auf Grund früherer Untersuchungen vermutet, daß das Verhältnis Ascorbinsäure: Fe-Ascorbinsäure auf die Umwandlung der Desoxyribonucleinsäure in Ribonucleinsäure und umgekehrt in den Zellkernen regulierend wirkt. Die Beteiligung der Ascorbinsäure an diesem Prozeß scheint ihre biologische Grundfunktion zu sein. Die Autoren untersuchten die Veränderungen der Nucleinsäuren bei C-avitaminotischen *Meerschweinchen* mit Hilfe der Viscositätsbestimmung der Zellkerne der Leber. Bei skorbutogener Diät geht die Viscosität stark herunter; gleichzeitig findet eine Verschiebung des Verhältnisses Ribose:Desoxyribose zugunsten der

l-Gulose   Ketoform   Enolform   reversibel oxydierte Form

l-Ascorbinsäure

Ribose statt. Der prozentuale Anteil der Kernmasse erhöht sich bei der C-Avitaminose. Die Leberzellkerne wurden übrigens vom Cytoplasma nach der Methode von DOUNCE (1943) abgetrennt. Nach diesen Versuchen könnte man annehmen, daß die Ascorbinsäure die Bildung von Desoxyribonucleinsäure fördert.

SZENT-GYÖRGYI sah (1927) die Hexuronsäure als eine Monocarbonsäure von der Bruttoformel $C_6H_8O_6$ an. Um die Konstitutionsformel bemühten sich MICHEEL und KRAFT (1933), die zunächst mit der Vorstellung arbeiteten, daß es sich um einen Furan- oder Cyclopentanabkömmling handeln müsse, ferner COX und HIRST (1933), HIRST, PERCIVAL und SMITH (1933), HAWORTH (1933a, b). HAWORTH, MICHEEL erkannten aber bald, daß die Ascorbinsäure ein Oxydationsprodukt der Hexose 1-Glucose ist. Es ist ein 3-Ketogulonsäureanhydrit. Bald darauf gelang REICHSTEIN auch die chemische Synthese.

Die hervorstechendste chemische Eigenschaft der Ascorbinsäure ist ihr starkes Reduktionsvermögen, das sich gegen Metallsalze sogar bei saurer Reaktion zeigt (LEHNARTZ 1947).

Das oxydierte Vitamin ist noch ebenso wirksam wie die Ascorbinsäure selbst, weil es im Gewebe wieder reduziert werden kann. Die biologische Funktion der Ascorbinsäure ist zwar noch nicht vollkommen geklärt, sie dürfte indessen in erster Linie auf ihrer Eigenschaft als reversibles Redoxsystem beruhen. Die starke Reduktionskraft fiel SZENT-GYÖRGYI sofort auf. In der reduzierten Form reagiert die Ascorbinsäure z. B. mit dem $AgNO_3$; in dieser Form findet es sich hauptsächlich auch im Gewebe. Unter Einwirkung von Luftsauerstoff (und Mithilfe einer Oxydase) kann die reduzierte Form leicht oxydiert werden (GIROUD und LEBLOND 1935b).

CLARA (1943) nimmt ein Gleichgewicht zwischen oxydierter (dehydrierter) und reduzierter Stufe an. Beide Stufen sollen außerdem teils frei, teils an Eiweißkörper gebunden in Zellen und Geweben vorhanden sein. Die gebundene Form bezeichnet CLARA als Ascorbigen; sie soll gegenüber Oxydantien eine größere Beständigkeit besitzen und ist vielleicht als Reserve- oder Depotform anzusehen, aus der die biologisch wirksame Form jederzeit leicht hervorgehen kann. BOURNE (1949) meint, in der Nebennierenrinde herrsche die reduzierte Form, im Mark die oxydierte (Dehydro-Ascorbinsäure) an Menge vor. Unter „Stress" (S. 515) soll die Ascorbinsäure auch im Markbereich wieder in die reduzierte Form übergehen können.

Für den *Nachweis des Vitamins* bestehen — abgesehen vom histochemischen, der weiter unten genau besprochen werden soll — mehrere Möglichkeiten. Der *biologische Nachweis* erfolgt im Tierversuch (*Meerschweinchen!* s. o.), indem die Dosis ermittelt wird, die den Gewichtsabfall aufzuhalten vermag, wenn eine ascorbinsäurefreie Ernährung durchgeführt wird.

Der *chemische Nachweis* (TILLMANNS) beruht auf dem hohen Reduktionsvermögen der Ascorbinsäure, wobei der blaue Farbstoff 2,6-dichlorphenol-indophenol durch l-Ascorbinsäure in eine farblose Leukoverbindung überführt wird. Die Nebenniere wird in 3%iger Metaphosphorsäure zerrieben und nach entsprechender Weiterverarbeitung mit dem TILLMANNSschem Reagens in einer Capillarbürette titriert (vgl. GLICK 1949). Man kann auch die Entfärbung von Methylenblau benutzen oder eine Titration mit verdünnter Jodlösung. Die Anwendung aller dieser Methoden auf Gewebe oder biologische Flüssigkeiten ergibt aber wegen der Anwesenheit anderer reduzierender Substanzen nur annähernd richtige Werte. Daher sind auch gerade die sog. quantitativen Ascorbinsäurebestimmungen mit viel Kritik zu betrachten (ROE und KEUTHER 1943, HAWK und OSER 1947).

BISCH, HARRIS und RAY (1933) versuchten einen *spektroskopischen* Nachweis aufzubauen und fanden ein Maximum der Absorption bei 265 mμ, ORTEGA-MATA (1950) gab eine *polarographische* Bestimmungsmethode an.

Werden — was dringend zu wünschen ist — neben den histochemischen Untersuchungen auf Ascorbinsäure zugleich zur Kontrolle auch biochemische (in der Nebenniere bzw. in den Körperflüssigkeiten) durchgeführt, so sei auf die Methode von TERUUCHI (1951) verwiesen. Er verbesserte das Bestimmungsverfahren nach ROE und KUETHER (1943) dadurch, daß sowohl für die Bestimmung von Gesamtvitamin C als auch von Dehydroascorbinsäure A-Kohle verwendet wird, deren oxydierende Wirkung im ersten Fall durch Einleiten von Kohlendioxyd in die mit Thioharnstoff und Sulfosalicylsäure versetzte Lösung ausgeschaltet wird. Menschlicher Harn enthält im Mittel 0,58 mg-% Gesamtvitamin C und 0,26 mg-% Dehydroascorbinsäure.

Wie schon bemerkt, stand der *histochemische Nachweis* am Anfang der Entdeckung des Vitamins. BOURNE (1933a) dürfte als erster versucht haben, die groben Schnitte durch die Nebenniere, mit welchen SZENT-GYÖRGYI anfangs arbeitete, durch Mikrotomschnitte zu ersetzen. Für den Histologen ergab sich aber als eine erste auf der Löslichkeit des Vitamins beruhende Schwierigkeit die Frage nach einer geeigneten *Fixation*.

Das Vitamin C ist in Wasser und Alkohol leicht löslich; finden sich im Fixierer kräftigere Oxydantien, dann liegt eine Zerstörung des Vitamins nahe. Nach verschiedenen anderen Mißerfolgen ging BOURNE dazu über, Fixierung und Imprägnierung mit der zu reduzierenden Substanz gleichzeitig vorzunehmen. Er arbeitete dann mit einer Mischung aus absolutem

Alkohol und 2%iger wäßriger Silbernitratlösung im Verhältnis 7:3. GIROUD und LEBLOND (1934b, f) kamen mit der Einführung der Essigsäure in die Fixierung einen Schritt weiter. Sie beobachteten, daß alkalisches Silbernitrat ganz besonders leicht reduziert wird (durch Zucker, Polyphenole usw.), neutrales Silbernitrat weniger leicht reduziert werden kann, immerhin z. B. noch mit Polyphenolen, während ein angesäuertes AgNO₃ nur noch durch eine Substanz vom hohen Reduktionsvermögen der Ascorbinsäure angegriffen wird. Das p_H beträgt im letzten Fall etwa 4.

Die noch weiter modifizierte Methode von GIROUD und LEBLOND (1934, 1935, ferner LEBLOND und GARDNER 1938) sieht schließlich folgendermaßen aus: Die zu untersuchenden Organe werden unmittelbar post mortem mit isotonischer Lävuloselösung durchspült, um NaCl zu entfernen, welches sonst zur Bildung von Chlorsilber führen könnte. Dann folgt die Injektion einer 10%igen Silbernitratlösung, der auf 100 cm³ 1 cm³ Eisessig zugesetzt worden war. Nach 15 min wird mit Aqua dest. nachgespült. Um ein Nachdunkeln der Gewebe durch überschüssige Silbernitratreste zu verhüten, kann noch mit 3%iger Natriumthiosulfatlösung nachgespült werden. Nach 15 min wäscht man abermals mit Aqua dest. aus und kann nun in Paraffin einbetten.

Bis zu einer Konzentration von 1:50000 soll die l-Ascorbinsäure mit dieser Methode erfaßt werden. Das AgNO₃ wird zu metallischem Silber reduziert, welches in Form schwarzer Körnchen im Gewebe sichtbar wird. Während es sich hier um eine primäre Silberreaktion handle, soll bei den sonst in der histologischen Technik üblichen Silberverfahren (Bindegewebs-Nervendarstellungen) stets eine sekundäre Reduktion vorliegen, weil der Prozeß erst durch ein zusätzliches Reduktionsmittel ausgelöst wird. Ähnliche direkte Methoden mit Silbernitrat sind die von MASSON-HAMPERL (MASSON 1914, 1923, HAMPERL 1932) und KON.

BOURNE (1933a, 1936) bevorzugt eine 5%ige Silbernitratlösung mit 5%igem Eisessigzusatz. Er hat außerdem versucht, beide Formen der Ascorbinsäure (s. o.) zusammen mit der Reaktion zu erfassen, indem er das Gewebe zunächst einige Minuten Eisessigdämpfen aussetzt. Dann wird es in dünne Schnitte zerlegt und 15 min mit Schwefelwasserstoffgas behandelt. Dadurch soll alles reversibel oxydierte Vitamin C wieder in die reduzierte Form überführt werden. Das H₃S muß danach wieder vollkommen entfernt werden, da es selbst AgNO₃ reduziert. Zu diesem Zweck wird das Gewebe in ein Vakuum für 15—30 min verbracht und außerdem noch 15 min mit Stickstoff vergast. Nach kurzem Eintauchen und Auswaschen in Quecksilberacetat kann die Behandlung des Gewebes mit angesäuertem Silbernitrat beginnen.

An Stelle der etwas komplizierten Injektionsmethoden kann man vielfach mit einem üblichen Durchtränkungsverfahren auskommen (WALLRAFF 1949). In den Fällen, in denen WALLRAFF die Nachbehandlung mit Natriumthiosulfat beiseite ließ, waren die Schnitte stets frei von den sehr lästigen braunen bis schwarzbraunen *Niederschlagsgürteln*. Sie sollen stets vorhanden sein, wenn ganze Organe oder Organstücke nach der Vitamin C-Reaktion und dem Auswaschen mit Aqua dest. in Natriumthiosulfat gebracht werden. WALLRAFF weist vielmehr darauf hin, daß nach Abschluß der histochemischen Vitamin C-Reaktion überschüssiges Silbernitrat in 70%igem Alkohol restlos aus den Geweben ausgezogen wird und das Natriumthiosulfat deshalb überflüssig, ja sogar schädlich ist, weil es mit dem überschüssigen Silbernitrat die braunen bis schwarzbraunen Niederschläge bildet. WALLRAFF empfiehlt daher folgende Prozedur:

1. Abspülen der Organstücke in 5,4%iger Lävuloselösung.
2. Einlegen in angesäuerte wäßrige 10%ige Silbernitratlösung 30 min bis 12 Std.
3. Auswaschen in mehrmals zu wechselndem destilliertem Wasser 30 min oder beliebig länger, da die Fixierung der Gewebe nach Ablauf der Vitamin C-Reaktion mit dem Silbernitrat abgeschlossen ist.
4. Übertragen in 70%igen Alkohol, der ein- oder zweimal erneuert wird, 12—24 Std lang (der zuerst verwandte Alkohol zieht in wenigen Stunden das meiste überschüssige Silbernitrat aus; setzt man ihm dann wenige Tropfen einer 3- oder 5%igen Natriumthiosulfatlösung zu, so entsteht augenblicklich ein weißer Niederschlag, der sich bald schwarzbraun verfärbt).
5. 96%iger Alkohol, absoluter Alkohol, diese Alkohole geben nach Entfernung der Organstücke nur einen weißen Niederschlag mit Natriumthiosulfat, der von Gewebsauszügen, Fetten u. dgl. herrührt. Benzol-Paraffin usw.

Wir haben uns (HAASE 1952), ebenfalls mit der Vitamin C-Methode eingehend beschäftigt und sind schließlich zu folgender Behandlung übergegangen: Die Nebennieren werden unmittelbar post mortem gewonnen und von Fett befreit, anfangs längs, später nur noch quer halbiert (s. u.). Eine Organhälfte wird für den histochemischen Vitamin C-Nachweis sofort in braune Gläser mit Silbernitratlösung verbracht, das restliche Gewebe anderen Techniken zugeführt. Das p_H der angesäuerten AgNO₃-Lösung (Ionometer) beträgt 3,5. Die Fixation und Imprägnation dauert 30 min; sie wird bei Zimmertemperatur in der Dunkelkammer vorgenommen. Anschließend wird das Gewebe mit einer paraffinierten Pinzette aus dem Silbernitrat in Aqua dest. gebracht und dort unter mehrmaligem Wasserwechsel 30 min gespült. Nach dem Wässern gehen die Nebennieren für jeweils 24 Std durch die aufsteigende Alkoholreihe und werden schließlich über Methylbenzoat und Benzol in Paraffin eingebettet. Gegenfärbungen mit Kernechtrot, Lichtgrün, sogar mit Hämatoxylin-Eosin haben sich bewährt.

Auf die Behandlung mit Lävulose haben wir verzichtet, denn die Gefahr einer Reaktion mit Silbernitrat durch im Blutgefäß vorhandenes NaCl erachten wir nach Proben für recht gering. Die Nachteile der Lävulosebehandlung erscheinen uns demgegenüber viel bedeutsamer. Sie bedingt zunächst eine Fixationsverzögerung, was nach den Beobachtungen von DEANE und MORSE (1948) gar nicht erwünscht ist. Sie führt auch nach unseren Beobachtungen zu einer unschönen und störenden rotbraunen Verfärbung des ganzen Präparates. Bereits im Reagenzglas läßt sich sehr leicht nachprüfen, daß sich eine Lävuloselösung nach Zusatz von Silbernitrat nach einiger Zeit rotbraun verfärbt. Wahrscheinlich handelt es sich dabei um die Bildung eines Oxydationsproduktes der Fructose. Ferner haben wir es unterlassen, an die Fixation eine Natriumthiosulfatbehandlung anzuschließen. Es genügt vollkommen, die Organe in mehrmals gewechseltem destilliertem Wasser zu spülen. WALLRAFFs Alkoholbehandlung erscheint nicht unbedingt erforderlich. Im Zweifelsfall zeigt der Zusatz von ein paar Tropfen HCl zu einer Probe des Spülwassers, ob noch $AgNO_3$ vom Gewebe abgegeben wird oder nicht. Es ist ein erheblicher Nachteil der $Na_2S_2O_3$-Behandlung, daß sie eine sehr häßliche braune Verfärbung des Gewebes verursachen kann. Wir können allerdings nicht WALLRAFFS (1949) Auffassung teilen, daß das Thiosulfat auch an der Entstehung der Niederschlagsgürtel unmittelbar schuld sei.

Die *Niederschlagsgürtel* werden öfters erwähnt (GIROUD und LEBLOND 1936, TONUTTI 1940, PFUHL 1941). Wir haben uns mit der Entstehung bzw. mit dem Problem der Vermeidung dieser Bildungen genauer befaßt. HAASE (1952) hat 60 querhalbierte, längshalbierte oder ganze Nebennieren speziell noch einmal darauf untersucht, ob sie „Niederschlagsgürtel" zeigen oder nicht. Es trat stets ein Gürtel auf, wenn ganze Nebennieren *(Meerschweinchen)* fixiert worden waren (20 Fälle, 100%). Sämtliche querhalbierten Präparate waren dagegen frei davon (20 Fälle, 100%). Von den längshalbierten Nebennieren waren 12 (60%) einwandfrei fixiert, während 8 (40%) dieses Artefakt zeigten. Markwärts vom Niederschlagsgürtel, der schwarz, bei Anwendung von Natriumthiosulfat kapselwärts braunschwarz, und scharf nach innen begrenzt ist und sich im allgemeinen in der äußeren Fasciculatahälfte befindet, kann jede Reaktion des Vitamin C mit $AgNO_3$ fehlen. Wir nennen dies eine „absolut gestörte Fixation". Bei der „relativ gestörten Fixation" kann die Reaktion zentralwärts vom Niederschlagsgürtel ganz oder teilweise abgelaufen sein. Bei ganzen Nebennieren ist die Fixation im Bereich des größten Querdurchmessers grundsätzlich „absolut gestört". Möglicherweise sind die allseitig vorhandene Bindegewebskapsel und der beträchtlich unterschiedliche Querdurchmesser zwei wichtige Faktoren für die Entstehung solcher Niederschlagsbezirke.

Es ist noch hinzuzufügen, daß an Stelle der Silbernitratlösung auch eine 1%ige Lösung von Goldchlorid verwendet wurde (TONUTTI und PLATE 1938). Auf 1 cm³ der Goldchloridlösung wird ebenfalls etwas Eisessig (etwa 2 Tropfen) zugesetzt. Näheres s. ROMEIS (1948) § 1187. ELFTMAN, ELFTMAN und ZWEMER (1946) injizierten Goldchlorid und fanden daraufhin eine Speicherung kolloidalen Goldes in der Nebennierenkapsel. Da ZWEMER und ELFTMAN (1946) nach Goldchlorid eine Abnahme der Ascorbinsäure im Cytoplasma gesehen hatten, konnte eine Reduktion des Goldchlorids an den Orten stärkerer Ascorbinsäurekonzentration vermutet werden; das ist aber augenscheinlich nicht der Fall.

Versuch des Ascorbinsäurenachweises mit Nilblausulfat.

M. R. LEWIS (1948) verabreichte *Mäusen* eine Kost, welche 0,2% Nilblau-2B und 0,25 bis 1% Tocopherol enthielt. Dadurch konnte eine intravitale Anfärbung der Nebennieren erreicht werden. Man kann dann histologisch einmal kleine Granula beobachten, die im ganzen Cytoplasma verteilt sind. Der Autor spricht sie nach Vergleich mit Silbernitratpräparaten als Orte der Ascorbinsäure an. Zweitens findet man große, blau gefärbte Granula, in erster Linie wohl in Makrophagen gelegen.

Fluorescenzmikroskopischer Nachweis von Vitamin C im Schnitt.

WIMMER (1939) zeigte, daß die Ascorbinsäure als Reinsubstanz sowie in wäßriger Lösung keine Fluorescenz gibt. Da aber TONUTTI behauptet, die Vitamin C-Granula seien von einer Substanz umgeben, welche Trypanblau speichern kann, hält es WIMMER für wahrscheinlich, daß entsprechend dem früher geschilderten Verhalten bei den Vitaminen A und B auch die Trägersubstanz des Vitamins C fluorescieren kann.

Nach mehrtägiger Vorbehandlung mit subcutanen Gaben von Ascorbinsäure konnte WIMMER sowohl im RES der Nebenniere als auch in Rinden- und Markzellen ein klares, hellgrünes Luminescenzlicht beobachten, welches schnell auslöschte. Im Mittel betrug die Auslöschzeit unter ultravioletter Bestrahlung etwa 28 sec. Bei Verwendung eines Vitamin C-Präparates mit einem kolloiden Träger konnte die Leuchtkraft der nach Speicherung in den Zellen auftretenden Tröpfchen noch verstärkt werden, während ihre Auslöschzeit sich weiter verkürzte; das Maximum der Fluorescenz war nach 4 sec bereits überschritten. Auch in diesem Fall sah WIMMER im RES der Nebenniere wieder reichlich glasklare, hellgrüne Tröpfchen, in der Rinde massenhaft hellgrüne, ultraviolettlabile Tröpfchen, in den dunkleren Markzellen wenige hellgrüne Tröpfchen.

Spezifität des histochemischen Nachweises der Ascorbinsäure.

Wegen der großen Bedeutung des Vitamins auf der einen, der relativ bequemen Nachweismethode auf der anderen Seite haben sich viele Untersucher gefragt, wieweit der histochemische Nachweis spezifisch ist. Eine erste größere Übersicht hierzu lieferte BOURNE (1936), aus der ich die folgenden Punkte nenne.

1. Organe von Tieren, in denen mit physiologisch-chemischer Methode (Dichlor-Phenolindophenol S. 383) ein besonders hoher Vitamin C-Wert ermittelt wird, zeigen auch beim histochemischen Verfahren die größte Menge schwarzer Silbergranula.

2. Im Skorbutversuch gehen biochemisch nachgewiesene Vitaminmenge und histochemische Silberreaktion parallel zurück (HARRIS 1933, HARRIS und RAY 1932, 1933).

3. Nach Extraktion der Fette mit Äther oder Chloroform bleibt die $AgNO_3$-Reaktion bestehen (BOURNE).

4. Adrenalin, Tannin gaben in vitro mit angesäuertem $AgNO_3$ keine Reaktion (GIROUD und LEBLOND 1934b, f, BOURNE).

5. Polyphenole (Tannin, Hydrochinon) reduzieren angesäuertes $AgNO_3$ nicht (GIROUD und LEBLOND).

6. Zucker geben schon mit neutralem Silbernitrat keine Reaktion, geschweige denn mit angesäuertem Silbernitrat. Speziell geprüft wurde die Lävulose (GIROUD und LEBLOND).

7. Glucuronsäure verhält sich ferner ebenfalls negativ (GIROUD und LEBLOND).

8. Zucker-Phosphorsäurekomplexe verhalten sich negativ (GIROUD und LEBLOND).

9. Cystein, Kreatinin reagieren nicht (s. u., GIROUD und LEBLOND 1934f.).

10. Die Silberreaktion wird sofort negativ, wenn die Ascorbinsäure mit Jod oxydiert worden war oder wenn eine Extraktion der Ascorbinsäure mit Methylalkohol voranging (GIROUD und LEBLOND 1934b, f).

Recht vorsichtig äußert sich LEOPOLD (1941) über die Spezifität der Reaktion. Er fand die Reaktion besonders in den Ganglienzellen des Zentralnervensystems sehr ausgeprägt, in denen viel „Abnützungspigment" lag. Es wird angenommen, daß außer der Ascorbinsäure noch ein Pigment aus der Reihe der Melanine mit angesäuertem Silbernitrat reagiert. Kritisch äußert sich auch PFUHL (1941a, b, 1942), der darauf hinweist, daß die geschwärzten Granula nicht aus Vitamin C (!), sondern aus reduziertem Silber bestünden. Sie zeigen nur an, daß in diesem Zellbezirk Silber durch Vitamin C reduziert wurde. GLIMSTED (1942) macht andererseits auf quantitative Beziehungen zwischen Vitamin C-Gehalt und Silberreaktion der Organe aufmerksam. Bei *Meerschweinchen*, die eine skorbutogene Grundkost mit höchstens 6,0 mg Ascorbinsäure täglich bekamen, fällt der histochemische Vitamin C-Nachweis in den Nebennieren negativ aus. Erst bei einer täglichen Zufuhr von 7,5 mg Ascorbinsäure lassen sich in den Nebennieren Silberkörnchen nachweisen, und zwar zuerst in den Markzellen. Bei etwas gesteigerter Zufuhr von Ascorbinsäure treten auch in der Rinde Silbergranula auf, doch nie so zahlreich wie im Mark.

CLARA (1943) beurteilt die Spezifität der Reaktion optimistischer. Nach einer Würdigung der bereits diskutierten Punkte verweist er auf die Dehydroverbindungen des Lactoflavins (S. 379) usw., die Silbernitrat in vitro unter gleichen Bedingungen wie Vitamin C reduzieren. Im Säugetierorganismus dürften sie die für einen positiven Ausfall der Reaktion erforderliche Mindestmenge nicht erreichen. Obwohl also von einer strengen Spezifität der Reaktion nicht die Rede sein kann, dürfe man die im Gewebe hervortretenden Silbergranula im wesentlichen auf das Vitamin C beziehen.

Auch bei Störungen des oxydativen Zellgeschehens können nach WOLF-HEIDEGGER (zit. nach CLARA 1943) stark reduzierende Verbindungen auftreten und die Spezifität der Reaktion auf Vitamin C beeinträchtigen. — Der negative Ausfall der Reaktion besagt hinsichtlich Vorhandenseins oder Fehlens der Ascorbinsäure nicht allzuviel, erstens weil zur histochemischen Erfassung ein Schwellenwert von etwa 10 mg je 100 g Gewebe nicht unterschritten sein darf, zweitens weil die Reduktionsfähigkeit der Ascorbinsäure durch gleichzeitige Anwesenheit von Hemmstoffen oder durch Bindung an Eiweißkörper „maskiert" sein kann, drittens weil die Ascorbinsäure in einer biologisch zwar aktiven, aber nicht reduzierenden, der schon genannten reversibel oxydierten Dehydroform vorhanden sein kann.

Die Dehydro-1-Ascorbinsäure hat im übrigen nach DE RITTER, COHEN und RUBIN (1951) 80—100% der biologischen Aktivität der reduzierten Form. Sie ist inzwischen auch in kristallisiertem Zustand gewonnen worden von PECHERER (1950) nach einer Modifikation der Darstellungsmethode von KENYON und MUNRO (1948).

Allgemeine Beschreibung des Vitamin C-Bildes in der Nebennierenrinde.

Die Orte des Vitamins C in der Zelle werden durch schwarze Silbergranula nach erfolgreich durchgeführter Reaktion charakterisiert. Der Zellkern nimmt niemals an der Reaktion teil. Die Reaktion geht also im Cytoplasma vor sich, und zwar ausnahmsweise nur dann in diffuser Form, wenn extrem wenig Vitamin C vorhanden ist. Meist ist die Reaktion jedoch scharf lokalisiert. Eine größere Menge von Silberkörnchen tritt nach übereinstimmenden Aussagen im inneren Rindenbezirk auf. In der Zona glomerulosa soll im allgemeinen weniger Vitamin vorhanden sein bzw. das Vitamin soll hier auch fehlen können (PLACENTINI 1949) Nach BOURNE (1949) liegt das Vitamin C in der Rinde hauptsächlich in der reduzierten Form vor, im Mark in der reversibel oxydierten Form. Aber auch im Mark soll die reduzierte Form unter bestimmten Bedingungen (Stress) erscheinen können.

Vitamin C in der Nebennierenrinde des Menschen.

Eine erste ausführlichere Untersuchung von BOURNE (1933) besagt: Beim menschlichen Keimling fällt die Reaktion auf Ascorbinsäure in der Außenzone der Rinde kräftiger aus als in dem sich entwickelnden Mark. Die stärkste Reaktion fand BOURNE im Cortex

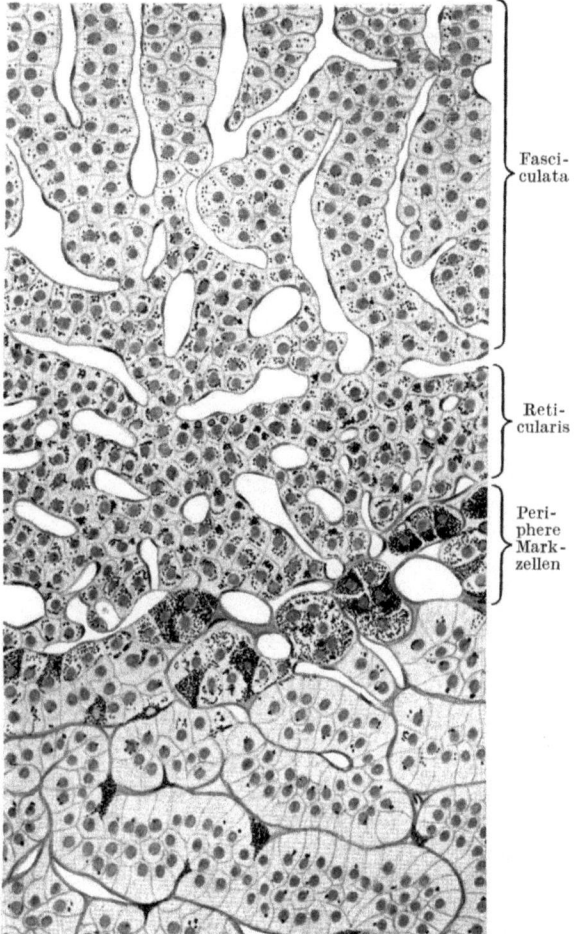

Abb. 165. Verteilung der Ascorbinsäure in der Nebennierenrinde eines 31 Jahre alten *Mannes* (Methode GIROUD und LEBLOND, etwa 135fach vergrößert). Aus HECKEL 1942.

fetalis (S. 276). Hier fanden sich die schwarzen Granula besonders perinucleär. Oft umgibt eine Schwärzungszone ein lipoides Zentrum, was allerdings in der Nebennierenrinde erwachsener Menschen nicht gefunden werden konnte. BOURNE beobachtete ferner die Vitamin C-Verhältnisse in der Nebenniere von Urämiepatienten, wo er eine kräftige Reaktion mit Silbernitrat fand. Ein Teil der Granula war im übrigen um Lipoidtropfen orientiert. Bei zwei Colitisfällen beobachtete er dagegen nur sehr wenige Ascorbinsäuregranula.

Eine regelmäßige Orientierung der Granula oder kurzen Stäbchen in der Zelle konnte BOURNE nicht feststellen.

HECKEL (1942) und CLARA (1943) untersuchten die Nebennieren von Erwachsenen nach der Originalmethode von GIROUD und LEBLOND (S. 384). In allen Fällen fanden sich sowohl in der Rinde wie im Mark Silbergranula (Abb. 165). Die Menge der Silbergranula zeigte in den einzelnen Fällen überraschend wenig Schwankungen. In der Zona glomerulosa und fasciculata war die Zahl der Silbergranula im allgemeinen gering, reichlicher in der Zona reticularis. Die feinen Granula in der Zona glomerulosa waren diffus in der Zelle verteilt; nur gelegentlich lagen Ansammlungen von Silberkörnchen in der Nähe des Zellkernes. Ferner

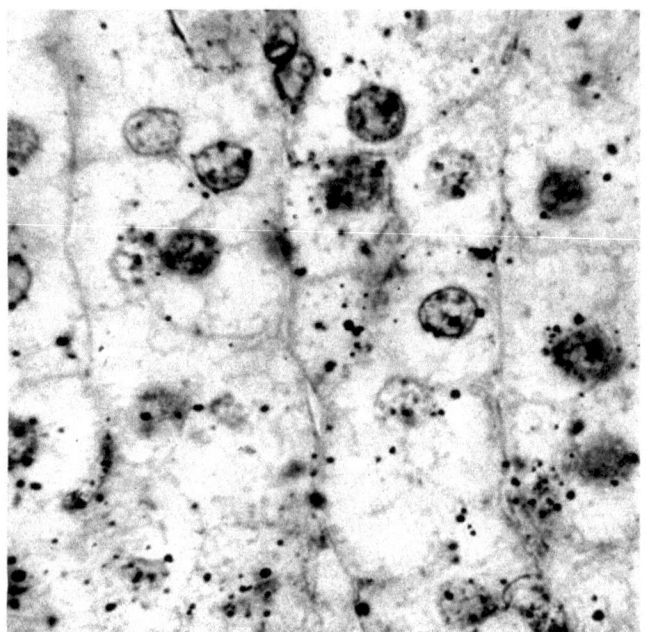

Abb. 166. Ascorbinsäurereaktion (Silbernitrat) in der Zona fasciculata der *menschlichen* Nebenniere. Aus WALLRAFF 1949.

beobachtete CLARA Granula in den Interstitien zwischen den Glomerulosazellgruppen. In den Fasciculatazellen lagen die Körnchen in den cytoplasmatischen Scheidewänden zwischen den Lipoidtropfen. In den Reticulariszellen ließen sich neben den Pigmentkörnchen immer ziemlich viele feine Granula im Zelleib feststellen. Eine eindeutige Anhäufung in der Nähe der Zellkerne war nicht festzustellen. In den Markzellen waren die Granula auffallend fein. Hier schwankte der Gehalt der einzelnen Zellen beträchtlich; auch von Fall zu Fall fand CLARA deutliche Unterschiede. In Nebennieren mit geringer Markbeladung lagen die reagierenden Zellen vor allem im Grenzgebiet gegen die Reticularis zu.

Die Befunde HECKELs und CLARAs an den Markzellen erfahren durch WALLRAFF (1946) eine gewisse Einschränkung. Nur bei einem Teil der Nebennieren hat er in den Markzellen ,,nicht durchleuchtbare schwarze Silberkörnchen" gefunden, ,,aber bei 23 von 24 Nebennieren in vielen Markzellen braune bis schwarzbraune, leicht bis schwer durchleuchtbare Körnchen, die nicht ‚Vitamin C-Granula', sondern Sekretgranula sind, aber offensichtlich fälschlich für ‚Vitamin C-Granula' gehalten wurden". Nach eigenen Erfahrungen muß ich WALLRAFF recht geben (s. S. 439). Im übrigen enthalten die Zellen der Zona glomerulosa und fasciculata wenige oder mäßig viele, teils grobe, teils feine, tief schwarze Silberkörner. Nur in einem Fall sah WALLRAFF an der rechten Nebenniere nicht ein einziges Silberkörnchen, während die Rinde der linken Nebenniere das gewöhnliche Bild bot. Das typische Verhalten in diesem Bereich gibt Abb. 166 wieder. Auch WALLRAFF findet regelmäßig die Zellen der Zona reticularis reicher an Ascorbinsäure als die äußeren Rindenelemente. Die Silberkörner sind hier offenbar feiner (s. a. CLARA 1943). Bei einem Teil der Nebennieren hat WALLRAFF einzeln oder in kleinen Gruppen liegende Zellen der Zona reticularis mit und ohne Pigment gefunden, die außergewöhnlich große, kugelige oder schollige schwarze

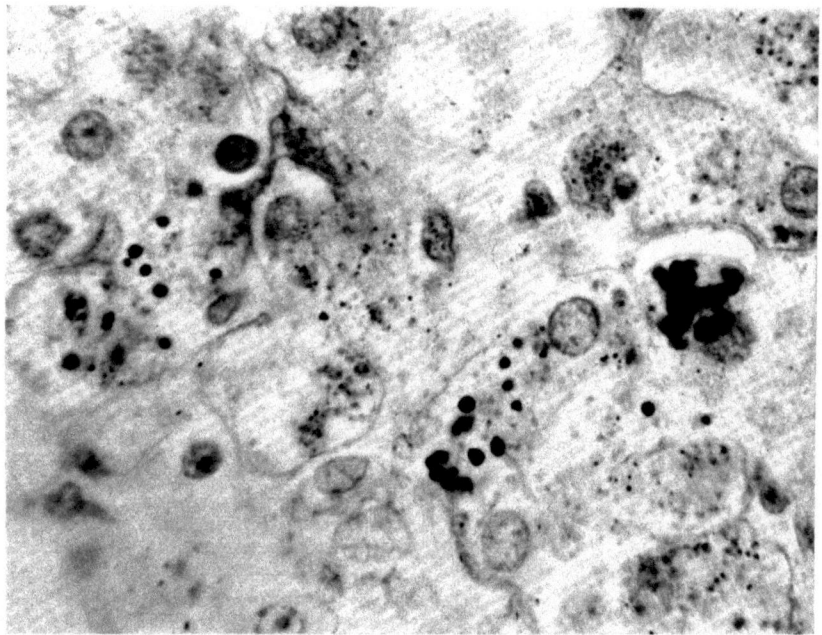

Abb. 167. Zellen aus der Zona reticularis einer *menschlichen* Nebennierenrinde mit feinen und groben Silberkörnern (Ascorbinsäurenachweis mit Silbernitrat, 1100fach vergrößert). Aus WALLRAFF 1949.

Silberniederschläge enthielten (Abb. 167). Diese Brocken, die manchmal einen bräunlichen Kern zu besitzen scheinen (Ölimmersion), sind meist über den ganzen Zelleib verstreut, der mitunter auffallend leer erscheint. Sie können aber auch zu großen und seltsam geformten schwarzen Massen verklumpt sein (rechts auf Abb. 167). Ob diese groben Zelleinschlüsse nur aus ausgefälltem Silber bestehen, ist schwer zu sagen. Die tannophilen Fasciculatazellen unterscheiden sich in ihrem Vitamin C-Verhalten nicht von den tannophilen Reticulariszellen; sie sind wie diese reich an feinen Silberkörnchen. Je stärker die Tannophilie, um so größer die Zahl der feinen Silberkörnchen.

Vergleichend-histologische Beobachtungen.

Reptilien: KNAB (1942) untersuchte die Nebennieren bei *Lacerta agilis, L. muralis* und *L. viridis,* ferner bei *Würfel-* und *Streifennattern.*

Vögel: BARNETT und BOURNE (1941) untersuchten die Verteilung des Vitamin C in den Nebennierenzellen des *Hühnchens* (Keimlinge).

Ornithorhynchus: Nach BOURNE (1949) liegen die Vitamin C-Verhältnisse ähnlich wie bei *Echidna* (s. u.).

Echidna: BOURNE (1933, 1934, 1935): In den meisten Zellen waren die Silbergranula wie ein Ring um den Zellkern herum gelagert. Manchmal schienen die Granula auch über die ganze Oberfläche des Kernes verteilt zu sein. Gegen den mehr gefäßreichen Pol der Nebenniere zu verloren die Granula die ringartige Lagerung; sie wurden feiner und waren durch die ganze Zelle verteilt. BOURNE hat in weiteren Untersuchungen immer wieder einen beträchtlichen Reichtum der Nebennieren an Vitamin C feststellen können. Von den *Marsupialiern* hat er untersucht: *Dasyurus, Sminthopsis, Perameles, Pseudocheirus, Trichosurus, Phascolarctos, Bettongia, Phascolomys*. Bei zahlreichen weiteren Säugern fand er das Vitamin ebenfalls in der Nebenniere, weshalb er eine hohe Konzentration von Vitamin C als Merkmal der Säugernebenniere anspricht.

Arctomys (Marmotta) marmotta: Das Tier gehört nach BOURNE (1949) zusammen mit *Meerschweinchen, Affen* und *Mensch* in die Gruppe der Tiere, welche das Vitamin nicht selbst synthetisieren können.

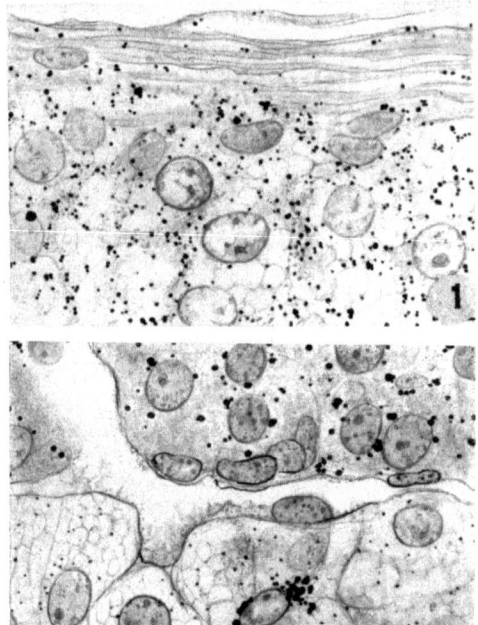

Abb. 168. Normales Ascorbinsäurebild in der Zona glomerulosa (*1*) und an der Reticularis-Markgrenze (*2*) einer *Ratten*nebenniere (Silbernitratreaktion, 1180fach vergrößert). Aus DEANE und MORSE 1948.

Mus rattus: GIROUD und LEBLOND (1934) fanden eine Reaktion nur in den Rindenzellen, in Fasciculata und Reticularis etwa gleich stark; die Glomerulosazellen reagierten nicht mit angesäuertem Silbernitrat. — Nach DEANE und MORSE (1948) finden sich Silbergranula aber praktisch in allen Rindenelementen (Abb. 168). Die Zellkerne reagieren nicht. Oft sahen DEANE und MORSE Silbergranula auch in den Gefäßsinusoiden, besonders der Fasciculata und Reticularis (vgl. dazu auch Abb. 216, S. 522). Von früheren Autoren war irrtümlicherweise behauptet worden, daß die Glomerulosa frei von Vitamin C sei (BOURNE 1934, GIROUD und LEBLOND 1935a, LEBLOND und GARDNER 1938b, WESTERGAARD 1934). Inzwischen konnten GLICK und BISKIND (1935), ferner GIROUD, MARTINET und BELLON (1940) mit Hilfe der Technik von LINDERSTRØM-LANG auch mikrochemisch nachweisen, daß in der Glomerulosa Vitamin C zwar vorkommt, aber nicht die Konzentration wie in den inneren Rindenschichten erreicht.

Bei infantilen *Ratten* ist weniger Ascorbinsäure in der Nebennierenrinde enthalten als bei erwachsenen, etwa 300 mg-% gegen 400 mg-% bei erwachsenen Männchen (JAILER 1950, Methode von ROE und KEUTHER 1943).

Mus musculus: BOURNE (1933a) fand in Rinden- und Markzellen braunschwarze Granula. In der Rinde war die Reaktion fleckförmig, im Mark gleichmäßiger. Eine Tendenz zur Verdichtung der Granula an den Zellmembranen fehlte. Nach LEBLOND und GARDNER (1938) fand sich kein Vitamin C in der Zona glomerulosa, sondern nur in Fasciculata und Reticularis (s. aber *Mus rattus*).

Cricetus auratus: Nach ALPERT (1950) ergibt die chemische Analyse (Methode von GLICK 1949) in der rechten Nebenniere 0,114—0,172 mg Ascorbinsäure auf 100 g Frischgewebe.

Cavia cobaya: BOURNE (1933a) fand die Reaktion in Rinde und Mark positiv. LEOPOLD (1941) beobachtete eine Verteilung der Silbergranula wie etwa in der Nebennierenrinde des Menschen. PFUHL (1941) hat in der Zona glomerulosa nur spärliche oder gar keine geschwärzten Körnchen, in der Zona reticularis dagegen reichliche Granula gefunden. TUBA, HUNTER und OSBORNE (1946) fanden bei Normaltieren zahlreiche feine schwarze Granula in den Nebennierenzellen. Bei skorbutischen Tieren sank die Zahl ab.

Ausgiebig hat sich mein Mitarbeiter HAASE (s. o.) mit der Verteilung der Ascorbinsäure unter normalen und experimentellen Bedingungen in der Nebenniere des *Meerschweinchens* befaßt. Grundsätzlich, aber mit gewissen Unterschieden in der Stärke, beteiligt sich das gesamte Nebennierengewebe normaler *Meerschweinchen* an der Silbernitratreaktion. Bereits die Bindegewebszellen der Kapsel weisen tiefschwarze intracelluläre Silberniederschläge auf, deren Menge nicht gerade erheblich ist, aber immerhin mit jener der Glomerulosazellen konkurrieren kann. Innerhalb der Glomerulosa finden sich im allgemeinen wenig Silberniederschläge, die sich gelegentlich dort auch in den Bindegewebssepten anzureichern scheinen. Die Größe der intracellulären Granula ist sehr wechselnd, die Verteilung nicht regelmäßig. In den Fasciculatazellen ist das Silber diffuser verteilt. Gelegentlich finden sich hier Silbergranula in den Wandelementen der Capillaren. Die anliegenden Fasciculatazellen sind dann erheblich ärmer an Silberkörnchen. Im „ausgefransten" Fasciculataabschnitt, der der Reticularis benachbart ist, werden die Silbergranula offenbar etwas gröber. Die Reticularis weist bereits in der Übersichtsvergrößerung gröbere Schwärzungseffekte vor. Bei stärkerer Vergrößerung kann man erkennen, daß die Silberniederschläge manchmal ausgesprochen verklumpt sind. Im allgemeinen entsteht der Eindruck, daß die einzelne Reticulariszelle mehr Silbergranula enthält als die Fasciculatazellen. Für die Markzellen sind staubfeine intracelluläre Niederschläge charakteristisch. Die Anliegerzellen der Marksinusoide enthalten gewöhnlich mehr Silber als die übrigen Markzellen, sind oft sogar völlig geschwärzt. Zusammenfassend kann man also sagen, daß die Menge der Silberniederschläge von der Kapsel bis gegen die Rinden-Markgrenze stetig zunimmt, nahezu parallel mit der Verstärkung der Eosinophilie des Cytoplasmas der Rindenelemente. Das Kaliber der Niederschläge ändert sich in gleicher Weise von fein- über mittel- bis zu grobkörnig.

Felis domesticus: Nach BOURNE (1933a) sind Glomerulosa und äußere Abteilung der Fasciculata stärker beladen als die inneren Rindenschichten und das Mark, während GIROUD und LEBLOND auf die Stärke der Reaktion in Fasciculata und Reticularis verweisen.

Vulpes vulpes: BOURNE (1934) fand Silbergranula, manchmal kurze Silberstäbchen, im Cytoplasma der Rindenzellen, gelegentlich auch einige Bindegewebszellen. Eine besondere Orientierung der Gebilde ließ sich nicht feststellen.

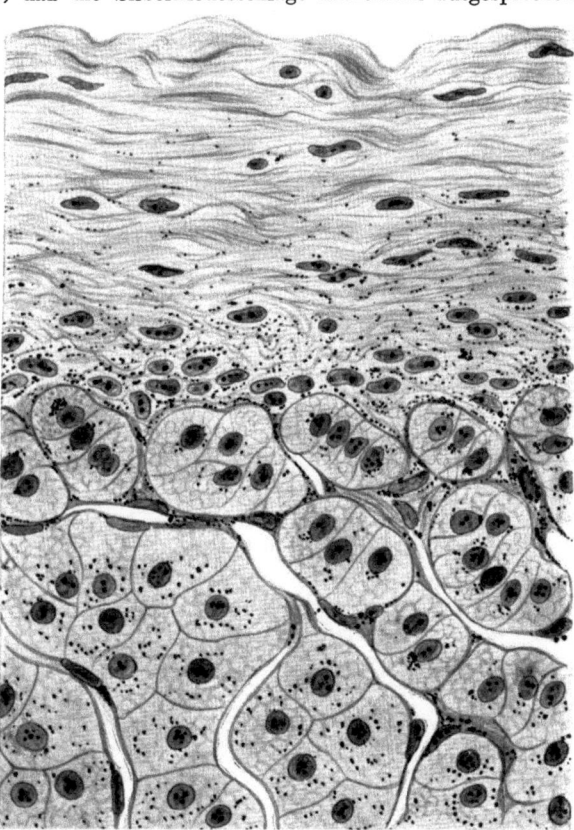

Abb. 169. Ascorbinsäure (Vitamin C) in der Nebennierenrinde und Kapsel eines 37 Jahre alten *Mannes*. Beachte die positive Reaktion im inneren Teil der Kapsel (Ascorbinsäurereaktion nach GIROUD und LEBLOND). Aus HECKEL 1942.

Beziehungen der Ascorbinsäure zu histologischen, cytologischen und histochemischen Konstituenten der Nebennierenrinde.

Mehrfach finden wir in den Arbeiten nachdrücklich den Hinweis auf den Vitamin C-Gehalt der *Bindegewebszellen im Kapselbereich.*

Nach HECKEL (1942) und CLARA (1943) enthält die bindegewebige Kapsel der *menschlichen* Nebenniere so gut wie immer geschwärzte Körnchen. Die Menge kann wechseln (Abb. 169). CLARA fügt überdies hinzu, daß die Silberkörnchen gerade in den tieferen Schichten der Kapsel auftauchen und bringt dies in Zusammenhang mit dem Funktionszustand des subcapsulären Blastems. GRUENWALD (1946) sieht darin einen Hinweis auf die Verwandtschaft von Kapsel- und Rindenelementen der Nebenniere. Auch WALLRAFF (1949, *menschliche* Nebenniere) erwähnt Silberniederschläge in der Nebennierenkapsel, „manchmal mit Vorliebe oder nur in der ‚Blastemschicht' " (vgl. ferner HAASE, *Meerschweinchen*, S. 390). Eine Beziehung des Ascorbinsäuregehaltes zum subcapsulären Blastem wäre in der Tat recht interessant. Freilich beobachteten GIROUD und LEBLOND (1934a), daß die Glomerulosa in vielen Fällen keine Ascorbinsäure enthält (?), und schlossen daraus, daß diese Zone ein Reservegebiet darstellt.

Des öfteren werden Beziehungen der *Silbergranula zu den Lipoidtröpfchen* der Rindenzellen geschildert. Meist wird behauptet, die Silbergranula lägen von den Lipoidtropfen getrennt (GIROUD und LEBLOND 1934, CLARA 1943). BOURNE (1933, 1936) nimmt indessen an, daß — zumindestens bei *menschlichen* Feten — die lipoiden Körnchen von einem Silberschwärzungsring eingefaßt werden. In der Nebenniere des Erwachsenen hat er solche Bilder nicht wiederfinden können. Nur in einigen krankhaften Fällen (Urämie) beobachtete er einen Teil der Silbergranula um Lipoidtropfen orientiert. WALLRAFF (1949) teilt gute Befunde mit, die sehr gegen eine wesentliche Beziehung zwischen den Lipoidtropfen und den Silberkörnchen sprechen. In den tannophilen und zugleich lipoidarmen Zellen sind mehr Silbergranula zu erkennen als in den tannophoben, zugleich lipoidreichen.

Anfangs wurden aber vor allem die Frage der Beziehungen zwischen *Ascorbinsäure und* GOLGI-*Feld* erörtert (GIROUD und LEBLOND 1934b, 1935b, 1938b, BOURNE 1942, TONUTTI 1937a, 1939b). GIROUD und LEBLOND dachten an eine Adsorption des Vitamins C an den GOLGI-Apparat. Sie sahen die Silbergranula des öfteren nicht gleichmäßig im Cytoplasma der Zellen verteilt, sondern in der Nähe des Zellkernes häufchenartig konzentriert. Es entstanden so Bilder, welche eine entfernte Ähnlichkeit mit den GOLGI-Arealen zeigten. GIROUD und LEBLOND waren kritisch genug, die Frage unvollständiger Imprägnationen in Betracht zu ziehen, denn sie fanden die besonderen Bilder oft gerade an der Grenze vollständiger Imprägnation gegen das reaktionslose Gebiet. Auch im Nebennierenmark ließen sich solche Bilder wiederfinden; GIROUD und LEBLOND denken an die eventuelle Wirkung von Hemmungsstoffen auf die Ascorbinsäure. TONUTTI (1939b) weist auf die Beobachtung von NASSONOW hin, daß saure kolloidale Farbstoffe am GOLGI-Feld angereichert werden, wo sie an Granulationen verankert werden. Offenbar hat also der GOLGI-Apparat mit der Aufnahme gewisser Substanzen in der Zelle zu tun. Die Ascorbinsäuregranula sollen am GOLGI-Apparat entstehen und dann ins Cytoplasma abgestoßen werden (Vitamin C-Emission). LEOPOLD (1941) konnte indessen keine Ähnlichkeit der Anordnung der Silbergranula mit dem Bild des GOLGI-Apparates feststellen (Pyramidenzellen des Cortex cerebri). — HECKEL (1942) sah zwar ähnliche Bilder wie TONUTTI (1940) und PFUHL (1941) und nimmt auch an, daß die Granula vielleicht im GOLGI-Feld liegen, möchte aber andererseits nicht so weit gehen und mit PFUHL sagen, daß das GOLGI-Internum geschwärzt sei. Auch CLARA (1943) hält es für wahrscheinlich, daß die Ascorbinsäure an ein Trägereiweiß im Organismus gekoppelt ist. Daß aber das Vitamin C ausnahmslos über den GOLGI-Apparat in die Zellen gelangt (TONUTTI), träfe in so allgemeiner Form sicher nicht zu. An einigen Stellen hatte CLARA den Eindruck, daß es von basal in die Zellen einströme (exokriner Teil des Pankreas, BRUNNERsche Drüsen, Schilddrüse). Gegen die Hypothese von der Bedeutung des GOLGI-Apparates für die Aufladung der Zelle mit Ascorbinsäure haben sich des weiteren BARNETT und FISHER (1943) ausgesprochen. SOSA (persönliche Mitteilung an BOURNE 1950) sagt, daß die nach der Silberreaktion auftretenden Granula sich nur im Bereich des GOLGI-Feldes befinden, wenn man die Nachbehandlung mit Natriumthiosulfat (s. o.) vornimmt. Damit war die Bedeutung der technischen Seite hervorgehoben. DEANE und MORSE (1948) mutmaßten, daß eine Verzögerung der Fixation das Bild der Verteilung der Silbergranula beeinflussen könne. "In all of the preparations of adrenals fixed quickly, the particles of silver were uniformly distributed throughout the cytoplasm of the cells (Abb. 168, S. 390). On the other hand, in the adrenals fixed 9 minutes after the *rats* were rendered unconscious by concussion or anesthesia, the particles were usually aggregated in a juxta-nuclear position that is characteristic of the GOLGI zone" (Abb. 170). Sie betrachten daher die Bilder von GIROUD und LEBLOND, TONUTTI und BOURNE (s. o.) als Kunstprodukte. WALLRAFF (1949), HAASE (s. o.) haben mit kurzer Fixierungszeit ebenfalls keine Anhäufung der Silbergranula im GOLGI-Feld sehen können.

HOCH-LIGHETI und BOURNE (1948) bleiben aber bei der Behauptung eines physikalischen Prozesses bei der Verteilung der Silbergranula in der Rindenzelle. Zunächst komme es zur Aggregierung der Granula im GOLGI-Feld („the synthetic part of the cell", BOURNE 1949). Ein späteres Stadium ist charakterisiert durch einen Übertritt der Granula von der Rindenzelle in die Sinusoide.

BOURNE (1950) meint, die Diskrepanzen seien dadurch zu erklären, daß man unter GOLGI-Feld verschiedenes verstanden habe (vgl. PALADE und CLAUDE 1949, s. S. 192). BOURNE (1950) hat Rindenzellen aus der *Ratten*-Nebenniere mit angesäuertem AgNO₃ behandelt und die eintretende Reaktion unter der

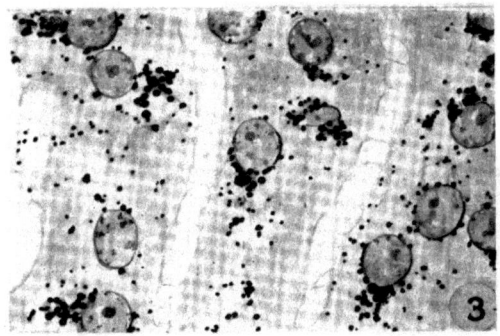

Abb. 170. Wirkung verzögerter Fixierung (Silbernitrat) bei der Reaktion auf Ascorbinsäure in Fasciculatazellen der *Ratten*nebenniere. Lage der Silbergranula in Form eines „GOLGI-Apparates". Aus DEANE und MORSE 1948.

Ölimmersion beobachtet. Dabei kam es zur Ausfällung der Silbergranula in den Glomerulosazellen in der GOLGI-Region, während die tiefer in der Rinde gelegenen Elemente Silberpartikel verstreut im Cytoplasma zeigten.

Im übrigen macht BOURNE (1950) auf die Darstellungsmöglichkeit der Ascorbinsäure mit Nilblausulfat nach M. R. LEWIS (1948, s. o.) aufmerksam, die wohl auf Darstellung einer Lipoidkomponente beruht. Er verweist in diesem Zusammenhang auf die Beobachtung von PALADE und CLAUDE (1949, s. S. 192), die bei Darstellung des GOLGI-Apparates Myelinfiguren aus Lipoiden erhielten.

Nach einer solchen Hypothese befindet sich letztlich jede granulierte Substanz der Zelle in den Fängen des GOLGI-Systems. Die Fixationshypothese von DEANE und MORSE scheint mir trotzdem besonders gut belegt zu sein.

Es ist verständlich, daß auch Beziehungen des *Vitamin C zu den Mitochondrien* angenommen worden sind. So haben GIROUD und LEBLOND (1934b, 1935b) eine Adsorption des Vitamins an diese Zellorganellen vermutet. In manchen Fällen scheinen die Mitochondrien von der Reaktion mit erfaßt worden zu sein. HECKEL (1942) fand die Verteilung der geschwärzten Körnchen in keinem Fall mit der der Plastosomen in Einklang (s. a. TONUTTI).

In diesem Zusammenhang möchte ich aber auf die kurz erwähnten Beziehungen der *Silbergranula zur Tannophilie* nochmals verweisen. WALLRAFF (1949) meint: „Die tannophilen Fasciculatazellen unterscheiden sich in ihrem Vitamin C-Verhalten nicht von den tannophilen Reticulariszellen, sie sind wie diese reich an feinen Silberkörnchen." „Man kann sogar an der Form und Menge der Silberkörnchen in einer Fasciculatazelle den Grad ihrer Tannophilie ablesen. Je stärker die Tannophilie, um so größer die Zahl der feinen Silberkörnchen."

Diese Angabe steht in guter Übereinstimmung mit unseren eigenen Befunden (s. o., HAASE). Die eosinophilen Rindenzellen sind die an Silberkörnchen reichen. Es liegt nunmehr nahe, einen Blick auf die *Beziehung des Vitamins zu den Pigmenten* der Nebenniere zu werfen (s. a. S. 379).

Aus Untersuchungen von PFUHL (1941 a, b) und LEOPOLD (1941) geht hervor, daß die Vitamin C-Reaktion an Zellen positiv ausfallen kann, in denen sog. *Abnutzungspigment* vorkommt (S. 350). Die in Betracht kommenden Pigmente sollen indessen nach LEOPOLD in die Melaninreihe gehören. Ob sich die Reaktion an der Oberfläche der Pigmentkörnchen abspielt, konnte er nicht entscheiden. LEOPOLD schließt aus derartigen Befunden jedenfalls, die Spezifität der ,,Vitamin C-Reaktion" müsse mit Kritik betrachtet werden. HECKEL (1942) sieht keine so enge Bindung der beiden Substanzen. Die Pigmentgranula schienen ihm immer nicht unwesentlich größer als die Silbergranula (*menschliche* Nebenniere) und nehmen auch hauptsächlich die zentralen Bezirke in der Umgebung der Zellkerne ein, während die Silbergranula diffus im ganzen Zelleib verteilt sind. Immerhin kann auch er nicht leugnen, daß eigentümlicherweise in manchen Zellarten ein Zusammentreffen von Pigment und Silbergranulis auffällt, so in manchen Nervenzellen (LEOPOLD 1941, CLARA 1942), in Zellen des Hypophysenvorderlappens (ROMEIS 1941) usw. Der Nachweis, daß dabei aber nur die Pigmente durch die Methode getroffen werden, erscheint ihm indessen nicht erbracht. CLARA (1943) hält eine Schwärzung der Lipofuscinkörnchen durch die Methode von GIROUD und LEBLOND für möglich. STEEGE (1935) schreibt: ,,Solange die Frage nicht geklärt ist, ob das Abnutzungspigment vielleicht eine Vitamin C-haltige, für den Stoffwechsel bedeutsame Substanz darstellt (,Nutzungspigment'), darf man von einem positiven Ausfall der Vitamin C-Reaktion nur dann sprechen, wenn sie nach vorheriger Ascorbinsäurezufuhr in Zellen auftritt, die erfahrungsgemäß keine Silberreaktion geben." Auch in der Schilddrüse fand STEEGE (1945) die Vitamin C-Reaktion positiv dort, wo im apikalen Zellteil Abnutzungspigmente vorkommen.

WALLRAFF (1949) sah in pigmenthaltigen Reticulariszellen häufig besonders viele, sehr kleine Silberkörner. Öfters besaßen Zellen der Zona reticularis große Pigmentkugeln, in die zahlreiche kleine Silberkörner eingelagert erschienen. Bei einem Teil der untersuchten *menschlichen* Nebennieren fand WALLRAFF in der Zona reticularis einzeln oder in kleinen Gruppen liegende Zellen mit und ohne Pigment, die außergewöhnlich große, kugelige oder schollige schwarze Silberniederschläge enthielten (Abb. 167, S. 389). Bei den meisten Zellen dieser Art seien diese Brocken, die manchmal einen bräunlichen Kern zu besitzen scheinen, über den ganzen Zelleib verstreut. Sie können aber auch zu schwarzen Massen verklumpt sein. Ob diese groben Zelleinschlüsse nur aus ausgefälltem Silber bestehen, ob sie durch Zerfall der großen, vielleicht im GOLGI-Feld liegenden verklumpten Massen hervorgehen, ob Pigment in sie eingeschlossen ist, kann WALLRAFF nicht sicher sagen.

Von Anfang an betrachteten es die an der Vitamin C-Reaktion als Methode Interessierten als besonders wichtige Frage, ob und welche anderen reduzierenden Stoffe im Gewebe die Reaktion erfassen könne. Schon bei den ersten diesbezüglichen Untersuchungen wurde an das *Glutathion* gedacht (s. a. S. 377). Es war auch erwogen worden, ob ein Hemmungsstoff im Gewebe die Reduktion des $AgNO_3$ durch Ascorbinsäure zu hindern vermöge. Nach SVIRBELY (zit. nach BOURNE 1936) soll es sich um Glutathion handeln.

BOURNE glaubte die Wirkung eines solchen Stoffes umgehen zu können, indem man die Gewebe in Dämpfen von Eisessig vorfixiert, danach mit Schwefelwasserstoff behandelt, kurz in Quecksilberacetat eintaucht und dann erst in das Reagens bringt. Glutathion soll besonders in Leberschnitten die Vitamin C-Reaktion hemmen können. Daß die Reaktion im Nebennierenmark ausbleibt, nimmt er als Beweis dafür an, daß hier das Vitamin in der reversibel oxydierten Form vorliegt (s. o.). Andererseits haben BIRCH und DANN (1933) gezeigt, daß an Glutathion reiche Gewebe oft auch gerade viel Ascorbinsäure enthalten. Daß beide Substanzen oft gemeinsam vorkommen, führte zur Hypothese, sie seien gemeinsam in ein bedeutendes Redoxsystem verflochten.

OTT, KRÄMER und FAUST (1936) behaupteten, neben der Ascorbinsäure sei noch eine zweite, amorphe Verbindung mit stark reduzierenden Eigenschaften aus der Nebenniere zu gewinnen. Sie soll wie die Ascorbinsäure sehr empfindlich gegen Luftsauerstoff sein. Auch ROMEIS (1948, § 1188) weist darauf hin, daß zur positiven Vitamin C-Reaktion offenbar eine beträchtliche Menge des Vitamins im Gewebe erforderlich sei. Die Reaktion könne trotz Anwesenheit des Vitamins negativ ausfallen, wenn das Reduktionsvermögen durch die hemmende Wirkung anderer im Gewebe vorhandener Substanzen, wie Glutathion, maskiert werde. Über die Frage der Beziehung zwischen *Ascorbinsäure und Adrenalin* s. S. 440.

Ein eigentümlicher Befund ist weiterhin die mehrfach erwähnte positive Reaktion innerhalb der Wände oder gar im Lumen der *Blutgefäße* der Nebenniere. Wird die Ascorbinsäure aus den Rinden(Mark-)zellen *ins Blut sezerniert*? "When it occurs in the sinusoids, little is present in the adjacent cells. This relationship suggests the secretion of ascorbic acid into the blood stream by the cortical cells", sagen DEANE und MORSE (1948). Die Befunde anderer Untersucher, wie eigene Beobachtungen, sprechen in der Tat nicht gegen diese Annahme.

Vitamin C-Gehalt der Nebenniere und Alter. Mit zunehmendem Alter, etwa vom 35. Lebensjahr an beginnend, fanden HECKEL (1942) und CLARA (1943) eine geringfügige Abnahme der Silbergranula in der Nebenniere. Auch GIROUD, RATSIMAMANGA und RABINOWICZ (1935) hatten Ähnliches behauptet. Es liegt nahe, an Beziehungen zur *Sexualsphäre* zu denken.

Vitamin C und Sexualsphäre. Die Beobachtungen von GIROUD und SANTA (1940), denen zufolge bei den meisten Species der Ascorbinsäuregehalt weiblicher Nebennieren deutlich höher sein soll als der männlicher, hat mein Mitarbeiter HAASE an der Nebenniere von *Meerschweinchen* jedenfalls nicht bestätigen können. Auch nach HOCH-LIGHETI und BOURNE (1948) weicht der histochemisch faßbare Vitamin C-Gehalt normaler weiblicher Nebennieren nicht von dem männlicher ab, soll auch keinen cyclischen Schwankungen unterliegen.

Die Feststellung von LEBLOND (1934), daß die Silberreaktion der Nebennierenrinde bei *Hypervitaminose C* nicht gegenüber der Norm verstärkt erscheint, stimmt mit einer Beobachtung HECKELs (1942) überein.

Die *Anhäufung des Vitamin C in der Nebenniere* wurde mit der *Bereitung der Steroide* bzw. überhaupt Hormone in Zusammenhang gebracht (LEHNARTZ 1947). Nach EUSTATZIOU, COMANESCO und VASILESCO (1945) hängt die Menge der Ascorbinsäure in der Nebenniere des *Meerschweinchens* von der Aktivität des Gewebes ab. Junges Gewebe soll mehr Vitamin C enthalten als altes, das fetale Gewebe im allgemeinen 2—2,5mal soviel wie das mütterliche. Eine konstante Beziehung zwischen Hormonfunktion endokriner Organe und Gehalt an Vitamin C sei nachzuweisen. Gegen diese Hypothese sprechen Experimente von M. VOGT (1947). Es wurde venöses Blut aus der Nebenniere eviscerierter, unter Chloralose stehender *Katzen* und *Hunde*, und zwar von der linken Drüse entnommen, nachdem die rechte entfernt worden war. Gleichzeitig wurden Blutproben aus der Carotis untersucht. Das Vitamin C wurde im Blutplasma und in Äthylendichloridextrakten aus dem Plasma vor und nach saurer Hydrolyse bestimmt. Es konnte kein Vitamin C vor wie nach der sauren Hydrolyse gefunden werden, was bedeutet, daß die Ascorbinsäure nicht mit dem Rindenhormon im Blut verbunden ist. Es bestand ferner keine Korrelation zwischen Vitamin C und Rindenhormon im Blutplasma. M. Vogt konnte auch keine Beziehung zwischen Adrenalinsekretion und Ascorbinsäure aufdecken.

Trotzdem überwiegen die Stimmen zugunsten einer engeren Bindung der Ascorbinsäure an die Steroidsekretion (Giroud und Ratsimamanga 1942, Sayers, Sayers, Liang und Long 1945, 1946, Ludewig und Chanutin 1947). Deane und Morse (1948) weisen darauf hin, daß die Ascorbinsäure sowohl im Übergangsgebiet zwischen Glomerulosa und Fasciculata wie in der inneren Fasciculata zu finden ist, obgleich gerade diese Gebiete normalerweise keine histochemisch (!) nachweisbaren Steroideinschlüsse besitzen. Zweitens verwerten sie die Beobachtungen von Stressversuchen (S. 636 ff.), bei denen bekanntlich immer wieder der rapide Abfall der Ascorbinsäure auffällt. Wenn die Nebenniere nach der Hypophysektomie vollends die Fähigkeit zur Bildung von 11-Oxy-Corticosteroiden verliert, dann ist niemals mehr Ascorbinsäure in den Rindenzellen nachzuweisen (s. a. S. 641 ff.).

Wallraff (1949) betrachtet das Problem zunächst unter dem Gesichtspunkt der Tonuttischen Aussage, daß die Nebennierenrinde als ein ausgesprochener Vitaminspeicher anzusehen sei (Tonutti 1937, 1938, 1940) und legt einige Gründe gegen eine solche etwas einseitige Auffassung dar (Schaffenroth 1944, Wallraff 1943). Die Vitamin C-Aufnahmebereitschaft eines Organs oder Gewebes ist kein Beweis für oder gegen eine Vitamin C-Speicherung. Da Wallraff das Vitamin vorwiegend in den tannophilen Zellen findet, denkt er an eine Funktion der Ascorbinsäure bei der Lipoidabgabe und der tannophilen Umwandlung der Rindenzellen. Er vermutet, daß die Ascorbinsäure in den letzteren untätig liegt, aber für ihre Wiederentfaltung bereitgehalten wird bzw. für den Aufbau neuer Lipoide oder anderer Zellstoffe. Bourne (1949) vertritt folgende Vorstellung: "Cholesterol contains the cyclopentenophenantrene nucleus present in all cortical and sex hormones, a fact which, as mentioned before, suggests that it may be the storage raw material of the cortical hormone. The concentration of vitamin C in the adrenal cortex is a good indicator of cortical hormone secretion, since it is progressively reduced by any physiological demand on cortical hormone secretion, e.g. pituitary adrenotrophic hormone.

Apparently the corticosterones and desoxycorticosterones of the adrenal cortex being fat soluble do not pass into the circulation in this form, but presumably are secreted with a side-chain attached to them which makes them water soluble. Some workers believe that vitamin C may act as the water-solubilizing side-chain of the cortical steroids."

Da sind durchaus naheliegende Überlegungen; indessen bedarf alles weiterer Untersuchung.

Weitere Angaben über die Veränderungen des histochemischen Ascorbinsäurebildes in der Nebennierenrinde finden sich im histophysiologischen Teil des Artikels.

10. Fluorescenzerscheinungen an der Nebennierenrinde.
(s. a. S. 378 Vitamin A, S. 379 Vitamin B_1, S. 379 Vitamin B_2, S. 381 Vitamin C).

Man unterscheidet zwei Hauptformen der Fluorescenz. Die primäre oder Eigenfluorescenz des Gewebes tritt bei Bestrahlung mit kurzwelligem, ultraviolettem Licht als sichtbares Licht mit längerer Wellenlänge zutage. Die sekundäre Fluorescenz erscheint erst nach Vorbehandlung des Gewebes mit fluorescierenden Stoffen (Fluorochromen).

Die Nebennierenrinde wurde in den Bereich fluorescenz(luminescenz-)mikroskopischer Untersuchungen einbezogen, als man festgestellt hatte, daß eine Reihe von Steroiden eine charakteristische primäre grünliche Fluorescenz gibt (MARRIAN 1938, REICHSTEIN und SHOPPEE 1943). Oft erscheint die Eigenfluorescenz der Steroide erst nach einer Vorbehandlung mit Schwefelsäure. Die Autofluorescenz der Nebennierenrindenzellen ist im allgemeinen ultraviolettlabil, sie löscht nach einiger Zeit aus (POPPER 1941, SJÖSTRAND 1945/46). Sie wird daher von POPPER (1940, 1941) in erster Linie auf das Vitamin A (S. 379) bezogen, für welches eine ultraviolettlabile grünliche Autofluorescenz charakteristisch ist. Andere Autoren nehmen indessen eine Beziehung der fluorescierenden Stoffe zu den Ketosteroiden an.

a) Untersuchungen der Autofluorescenz (primären Fluorescenz).

Mus musculus: Nach SJÖSTRAND (1945/46, Freezing-Drying-Methode, Paraffineinbettung) ist die allgemeine Fluorescenz der Rinde intensiv blaugrün, des Markes blauweißlich und schwächer. Die meisten Gewebe zeigen nach Formolfixierung eine dunkelblaue bis blauschwarze Fluorescenz im ultravioletten Licht (JONES 1950). Die zusätzliche blaugrüne Fluorescenz der Nebennierenrinde bezieht JONES auf Tropfen im Cytoplasma. Nach SJÖSTRAND ist die Fluorescenz der Nebennierenrinde auffallend ultraviolettlabil. An der Grenze zwischen Mark und Rinde finden sich in wechselnder Anzahl Endothelzellen mit goldgelb bis gelborange fluorescierenden Körnchen, welche zum Teil eine gelbliche Eigenfarbe haben (Pigment). In den Rindenzellen, vor allem innerhalb der Zona reticularis und im zentralen Teil der Zona fasciculata sieht man kleine, über das Cytoplasma hin verstreute gelborange fluorescierende Körnchen. In geringerer Anzahl können derartige Granula auch in der Zona glomerulosa und im Mark vorkommen, dessen Zellen sonst keine wesentliche spezifische Fluorescenz aufweisen. JONES (1950) sah, daß Glomerulosa und Fasciculata eine stabile grünlich-bläuliche Fluorescenz geben. Einzelne Zellen oder Zellgruppen bleiben völlig dunkel.

Cavia cobaya: Die allgemeine Fluorescenz der Rinde ist blauweiß; ihre Intensität ist in der Zona glomerulosa am größten. Die allgemeine Fluorescenz des Markes ist erheblich schwächer und mehr dunkelblaugrün.

Die Epithelzellen der Zona glomerulosa können gelb fluorescierende kleine Granula enthalten. Weiter nach dem Mark zu, in der Zona fasciculata und reticularis, werden die gelb fluorescierenden Körnchen zahlreicher; sie können im inneren Teil der ersten sowie in der ganzen zweiten Zone in sehr großen Mengen vorkommen. Die Fluorescenzfarbe kann gegen das Mark hin dunkler goldgelb bis gelborange sein. Die Granula sind über das ganze Cytoplasma verstreut, mit einer gewissen Anreicherung um die Zellkerne. Im Bereich der Zona reticularis weisen diese Granula in Nebennieren mancher Tiere vielfach eine schwach gelbe Eigenfarbe in unfiltriertem Licht auf, während in anderen Fällen keine Eigenfarbe zu konstatieren ist.

Die Epithelzellen der Zona fasciculata sind von schwarzen Partien in wechselnder Menge durchsetzt, so daß das Cytoplasma fluorescenzmikroskopisch ein wabenartiges Aussehen erhalten kann. Die dunklen Stellen dürften den Lipoidvacuolen entsprechen. Zwischen denselben und nahe den Zellkernen liegen die gelb fluorescierenden Körnchen.

In Epithelzellen innerhalb der beiden zentralen Rindenzonen bemerkt man eine wechselnde Menge von blauweiß aufleuchtenden Körnchen, oft mit den gelb fluorescierenden vermengt. Die blauweiße Fluorescenz verblaßt bei der ultravioletten Bestrahlung ziemlich schnell.

An der Grenze zwischen Rinde und Mark, sowie verschieden weit in die Zona fasciculata vordringend kommen in wechselnder Zahl verschieden große, teilweise sehr große Zellen mit oft reichlichen, gelb, goldgelb oder gelborange fluorescierenden Körnchen vor. Die Zellen weisen Beziehungen zu den Bindegewebszügen auf, welche von der Rinden-Markgrenze in die Rinde ausstrahlen. Die kleineren langgestreckten Zellen liegen in den Wandungen der feineren Blutgefäße. Die größeren besitzen unregelmäßig-rundliche Gestalt und können mit verschieden großen, runden Körnchen strotzend gefüllt sein. Diese Zellen enthalten unter Umständen auch Vacuolen mit einer gelbweiß fluorescierenden, oft gefalteten Wand. Näher am Mark kommen in diesen Zellen mehr gelborange fluorescierende Granula mit schwach gelber Eigenfarbe vor. Körnchen mit Eigenfarbe fehlen mitunter aber auch in diesen Gebieten ganz.

Das Mark fluoresciert schwach blauweiß; eingesprengte Rindenzellen stechen mitunter durch intensivere allgemeine Fluorescenz scharf ab. Gedämpft gelborange aufleuchtende, zerstreute Granula können in den Markzellen sichtbar sein.

Bei Untersuchung unfixierter Schnitte wird das fluorescenzmikroskopische Bild von einer intensiven grünen Fluorescenz beherrscht, an der sich sämtliche Schichten der Rinde beteiligen. Dieses Aufleuchten rührt von einer großen Menge runder, verschieden großer Granula her. Die grüne Fluorescenz erlischt verhältnismäßig bald; auf dieselbe folgt eine fleckweise auftretende, rote, rotbraune und orangefarbene Fluorescenz. Ein rötlicher Ton ist auch im Mark angedeutet (nach SJÖSTRAND 1945/46).

Lepus cuniculus: Das Fluorescenzbild der Nebenniere ist dem der Nebenniere des *Meerschweinchens* recht ähnlich. Größere und kleinere Inseln von goldgelb fluorescierenden Zellen werden in der Rinde angetroffen, allerdings nicht regelmäßig (SJÖSTRAND 1945/46).

Mensch: BOMMER (1929) untersuchte die Eigenfluorescenz der Nebenniere des *Menschen* und fand in der Zona glomerulosa und im äußeren Teil der Fasciculata violettgraue Fluorescenz. Gegen das Zentrum hin tritt eine stärkere gelbe Fluorescenz auf, welche in der Zona reticularis in ein strahlend braungelbes Aufleuchten übergeht. Das Mark fluoresciert grau. Die gelbe Fluorescenz in der Zona fasciculata wird nach Formolfixierung abgeschwächt; bei Behandlung mit Alkohol wird die betreffende Substanz ausgelaugt. Auch ERÖS (1932) beobachtete in der Nebennierenrinde gelb fluorescierende Zellen. HAMPERL (1934) sah gelegentlich im Mark lipoidlösliche, blaßgelb fluorescierende Körnchen, in der Zona reticularis gelbbraun fluorescierendes Abnutzungspigment. Hier finden sich auch nicht selten lange, spindelförmige Zellen, wohl zu dem Endothel zu rechnen, welche Schollen mit hellgelber Eigenfarbe enthalten, die bei Paraffineinbettung nicht ausgelöst werden und hellgelb fluorescieren. In der Zona fasciculata und glomerulosa liegen Fetttröpfchen und doppeltbrechende Sphärokristalle; jene können blaßgelb, diese

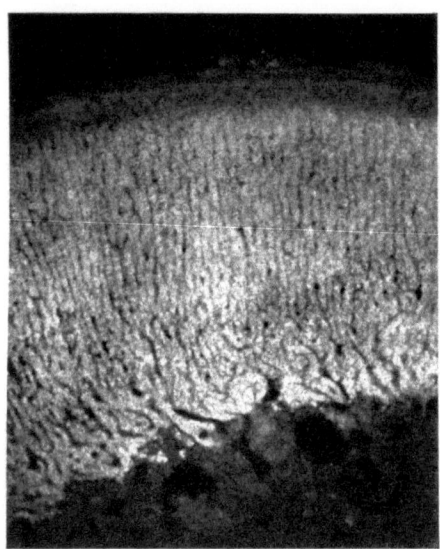

Abb. 171. Sekundäre (Thiochrom-) Fluorescenz in der Nebennierenrinde der *Ratte* (Kapsel oben, Mark unten). Aus HENKES 1946/47.

blaß blaugrün fluorescieren. QUERNER (1935) sah in der Nebennierenrinde stark fluorescierende Tröpfchen, die bei Vergleich mit ähnlichen Gebilden in der Leber eine längere Deluminationszeit aufwiesen (vgl. auch SCHAIRER, RECHENBERGER, GOCKEL und PATZELT 1939, SCHAIRER und PATZELT 1940).

POPPER (1941) beschreibt eine grüne ultraviolettlabile Fluorescenz von Lipoidtröpfchen in der Zona fasciculata und — in geringerem Umfang — in der Zona glomerulosa. Die Fluorescenz ist weniger stark grün und verblaßt nicht so schnell wie die in der Leber. Bei reichlicherem Vorkommen von doppeltbrechendem Lipoid tritt eine nebelartig braungrüne ultraviolettstabile Fluorescenz auf. Nach dem Verblassen der grünen Fluorescenz sieht man ein blaß braunes Aufleuchten in der Zona glomerulosa und in dem äußeren Abschnitt der Fasciculata, sowie im inneren Teil der Fasciculata braunrot fluorescierende Körper, die vermutlich aus Lipofuscin bestehen. In den Endothelzellen der Zona reticularis fand POPPER (1941) unregelmäßige Körnchen mit hellgelber ultraviolettstabiler Fluorescenz. Die braunrot und gelb aufleuchtenden Teilchen werden von Alkohol und Aceton nicht ausgelöst. ROGERS und WILLIAMS (1947) beobachteten eine gelblich-grünliche Eigenfluorescenz der Nebennierenrinde, am kräftigsten war sie in Glomerulosa und Fasciculata. Die exakte Lokalisierung der fluorescierenden Stoffe erscheint ihnen schwierig.

b) Sekundäre Fluorescenz.

v. MURALT (1943) hat eine Methode beschrieben, mit deren Hilfe die Verteilung von Aneurin (S. 379) im mikroskopischen Schnitt untersucht werden kann. Das Wesen dieser Methode besteht in der Umwandlung des im Schnitt vorhandenen *Aneurins* in *Thiochrom* durch Oxydation in einem alkalischen Medium. Nach einer solchen Behandlung kann eine sekundäre Fluorescenz im Schnitt erscheinen.

v. MURALT hat besonders die Markscheide der Nerven mit dieser Methode untersucht und so z. B. in der des N. ischiadicus Aneurin festgestellt. Die Methode wurde von HENKES (1946/47) nachgeprüft, der dabei auch die Nebenniere in den Kreis der Untersuchungen zog.

v. MURALT benutzte als Ultraviolettlichtquelle eine Philora-Lampe HP 300/75. W.HENKES verwendet die Philipps-Lampe SP 500. Die stärkere Ultraviolettquelle hat allerdings einen Nachteil: das Glycerin kann ebenfalls anfangen zu fluorescieren.

Mus rattus: Die Zona glomerulosa gibt eine viel geringere Fluorescenz als die übrigen Rindenschichten (Abb. 171). Die Zellkerne der Rindenelemente fluorescieren nicht. Das Mark fluoresciert genau so wenig wie die Glomerulosa. Die Kapsel zeigt die allergeringste Fluorescenz.

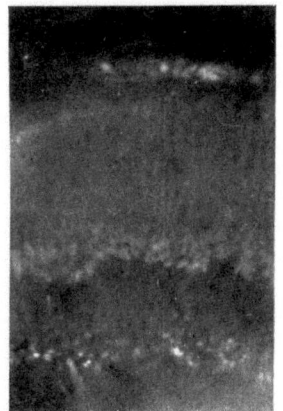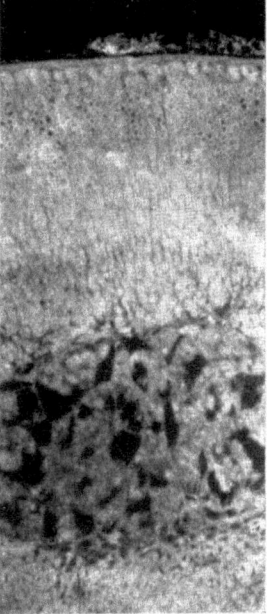

Abb. 172. Links primäre („intrinsic"), rechts sekundäre (Thiochrom-) Fluorescenz in der Nebennierenrinde der *Maus* (Kapsel oben, Mark unten). Aus HENKES 1946/47.

Mus musculus: Im Gegensatz zur Nebenniere der *Ratte* zeigt die Glomerulosa eine genau so starke Fluorescenz wie die anderen Rindenschichten. Das Mark fluoresciert schwächer.

HENKES weist darauf hin, daß die Photographie etwas zu starke Fluorescenz in Abb. 172 vortäuscht. Die Grenze zwischen Fasciculata und Reticularis ist am hellsten, was auf die Gegenwart ziemlich stark fluorescierender Granula — vielleicht Pigment — beruht. Eine starke gelbbraune Fluorescenzfarbe geben die an der Rinden-Markgrenze vorhandenen „Abnutzungspigmente" (HAMPERL 1934). Abb. 172 links zeigt den Rand mit diesen Pigmenten bereits bei primärer Fluorescenzuntersuchung. Die in der Zona fasciculata reichlich vorhandenen Lipoidgranula geben eine blauweiße Fluorescenz, welche von der sekundären „Thiochrom"-Fluorescenz deutlich unterschieden ist.

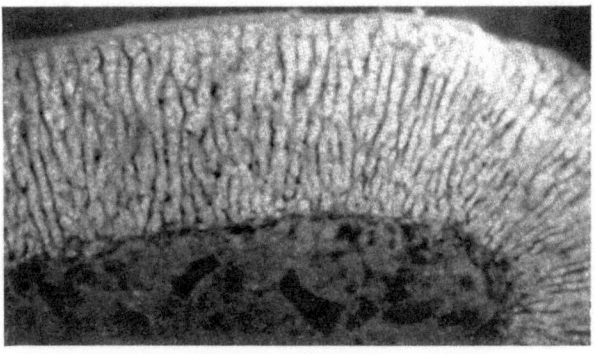

Abb. 173. Sekundäre (Thiochrom-) Fluorescenz nach 24 Tagen aneurinfreier Diät in der Nebennierenrinde der *Maus*. Aus HENKES 1946/47.

Cavia cobaya: Hauptsächlich erscheint das in der Zona reticularis gelegene Pigment aktiv (SJÖSTRAND 1945/46). Nach der Vorbehandlung wird eine ziemlich helle Fluorescenz in allen Schichten der Nebennierenrinde sichtbar. Die einzelnen Zonen können jedenfalls nach der Fluorescenzstärke nicht ohne weiteres unterschieden werden. Das Mark fluoresciert viel weniger stark.

Um die Frage zu prüfen, ob es sich bei dieser sekundären Fluorescenz tatsächlich um Aneurin handelt, hat HENKES *Mäuse* auf eine Vitamin B_1-freie Diät nach COWARD (1938) gesetzt. Nach 14tägiger Behandlung konnte in der Leber makrochemisch kein Aneurin mehr nachgewiesen werden. Wurde aber die Methode v. MURALTS benutzt, dann zeigte sich im Fluorescenzbild kein Unterschied gegenüber den normal gefütterten Tieren (Abb. 173). Daher ist HENKES der Meinung, v. MURALTS Annahme, er könne mit seiner histochemischen Methode Aneurin im Gewebe nachweisen, sei nicht gerechtfertigt. Es müssen andere Faktoren das Auftreten der sekundären Fluorescenzen bei Anwendung dieser Technik bestimmen.

Mehrfach wurden Beziehungen zwischen *Pigment und Fluorescenz* behauptet. Nach SJÖSTRAND darf man aber nicht alle im Fluorescenzmikroskop aufleuchtenden distinkten Körnchen auf Pigmente irgendwelcher Art beziehen. So könnte auch die Fluorescenz von Pigmentkörnchen durch Beimischung einer nicht pigmentartigen, aber fluorescierenden Substanz erklärt werden. SJÖSTRAND weist ferner darauf hin, daß die in Nähe der Rinden-Markgrenze liegenden Endothel- und Bindegewebszellen, welche mit gelb fluorescierenden Körnchen versehen sind, auch saure Vitalfarbstoffe bzw. Tusche aufnehmen können. SJÖSTRAND rechnet sie daher zum RES. Übrigens verschwindet die gelbe Fluorescenz aus diesen Zellen bei Vitalfärbung mit Trypanblau.

Bezüglich weiterer Beobachtungen über die Dynamik des Fluorescenzbildes s. S. 646. Anhangsweise sei auf Untersuchungen von CASELLA und REGGIANI (1949) aufmerksam gemacht, welche die Zona fasciculata der *Meerschweinchen*-Nebenniere histospektrographisch nach Formolfixierung untersucht haben. Die Autoren fanden in der Fasciculata 2 Maxima von 525 mμ und 475 mμ. Das erste ist vielleicht auf Vitamin A zu beziehen, welches als Ester in Öllösung das gleiche Maximum besitzt.

11. Zentrifugierungsversuche mit den Geweben der Nebenniere.

Es wurde bereits auf S. 182 erwähnt, daß DORNFELD (1936) durch Zentrifugieren von Rinden- und Markanteilen der Nebenniere Auskunft über die Schwereverhältnisse einzelner Zellkonstituenten erhalten konnte. Die Rindenzellkerne verändern ihre Lage bei der Zentrifugierung wenig, während in den Kernen der Markzellen die Chromatinanteile durch die Fliehkraft verlagert werden. In Rindenzellen werden die Kerne und Mitochondrien zentrifugal verschoben; das Lipoid (heller Bezirk) ist leichter. Umgekehrt muß in den Markzellen, abgesehen von der Veränderung im Kern selbst, die cytoplasmatische Masse schwerer als der Kern sein.

12. Histochemischer Enzymnachweis in der Nebennierenrinde (bzw. -mark).
a) Oxydoredukase.

Die sog. UNNAsche Methode zur Feststellung der Sauerstofforte in der Zelle dürfte den ersten Schritt zum Nachweis der Aktivität eines Fermentes im Gewebsschnitt dargestellt haben. Die Methode beruht darauf, daß eine Lösung von Methylenblau und Rongalit stark reduzierend wirkt, wobei das Methylenblau entfärbt wird, wenn im Gewebe Sauerstoff freigesetzt wird.

Die Methode hat starke Kritik erfahren (HIRSCH und BUCHMANN 1930). Sie ist trotzdem von ROSKIN (1932) auch an der Nebenniere des *Meerschweinchens* angewendet worden, der der Rongalitweißreaktion die Bedeutung als Reagens auf das *Oxydoreduktionssystem* der Zelle zubilligt. Ob eine Dehydrase dabei Wasserstoff von Leukomethylenblau löst, oder eine Oxydase Sauerstoff von einer Gewebs(,,Träger"-)substanz freisetzt, oder ob beides in Betracht kommt, bleibt völlig unklar. ROSKIN schlägt daher den allgemeinen Namen Oxydoredukase LM (d. h. Leukomethylenblau) vor. Er gibt eine technische Anweisung zur Durchführung der Reaktion an. ROSKIN hat Ausstriche von der Nebennierenrinde des *Meerschweinchens* angefertigt. Kern und Plasma färben sich intensiv. Der Färbeeffekt schwächt sich erst nach vorheriger Erwärmung auf 80° C (30 min lang) merklich ab, ferner nach Bestrahlung mit ultraviolettem Licht.

b) Cholinesterase.

Die Cholinesterase ist histochemisch in der Nebenniere noch nicht nachgewiesen, obwohl sie nach den Untersuchungen der Chemiker in der Rinde vorhanden ist und bei bestimmten Stressbedingungen Schwankungen zeigt (s. dort).

c) Tyrosinase.

Die Tyrosinase ist histochemisch noch nicht nachzuweisen (vgl. hierzu HUMAN, ROEDLER, WATLAND und KLINE 1951). Über eine mutmaßliche Rolle des Enzyms bei der Pigmentbildung s. S. 372.

d) Hyaluronidase.

Diese Substanz wurde offenbar in der Nebenniere bislang nicht in größeren Mengen gefunden (GIBIAN 1951, Referat über Chemie, biologische Bedeutung und klinische Anwendung der Hyaluronidase, Literatur). Das erscheint nicht so verwunderlich, wenn man daran denkt, daß auch Ascorbinsäure imstande ist, Hyaluronsäure abzubauen, daß sich also das Substrat der Hyaluronidase vermutlich in der Nebenniere, einem der ascorbinsäurereichsten Organe, gar nicht halten kann.

Die Prüfung der Nebennierenrinde selbst auf Hyaluronsäure erscheint jetzt möglich, nachdem KULONEN (1950) einen histochemischen Nachweis ausgearbeitet hat.

Bisher ist mit der BAUER-FEULGEN-Methode nur eine gemeinsame Darstellung der Polysaccharide, deren wichtigste Bestandteile im Gewebe die Hyaluronsäure und Chondroitinschwefelsäure sind, möglich gewesen. Zum alleinigen Nachweis der Hyaluronsäure führten Versuche von KULONEN, in denen sich zeigen ließ, daß (im Gegensatz zu den aus Hoden gewonnenen) aus Streptokokkenstämmen hergestellte Hyaluronidasepräparate bei p_H 5,6 nur die Hyaluronsäure aufspalteten. Dabei wurden aus der Hyaluronsäure reduzierende Substanzen freigesetzt, die mit Silbernitrat, aber nicht mit Fuchsinschwefelsäure nachweisbar sind. Der Nachweis von Hyaluronsäure erfordert folgende Schritte: Etwa 3 mm dicke Gewebescheiben werden in Aceton, Alkohol oder nach CARNOY fixiert. Einwirkung einer auf p_H 5,6 gepufferten Lösung von Bakterienhyaluronidase mit 0,6% NaCl 15—00 min bei 37° C. Gefrierschnitte. Einlegen der Schnitte in 5%ige ammoniakalische Silbernitratlösung bei 60° C 20 min im Dunkeln. Danach Abspülen in 5%iger Natriumthiosulfatlösung, Entwässerung, Balsam. Die Orte der Hyaluronsäure sind durch Silberniederschläge geschwärzt.

Immerhin ist darauf hingewiesen worden, daß zumindest die Zellen der Nebennierenrinde durch Hyaluronsäure („Kitt"-Substanz der Epithelien) aneinandergehalten werden. Wenn dies zutrifft, dann könnte selbstverständlich das System Hyaluronsäure—Hyaluronidase (vielleicht auch Ascorbinsäure) für den Stoffaustausch zu und von den Rindenzellen eine wichtige Rolle spielen. In diesem Zusammenhang sei auf ein historisch interessantes Kuriosum verwiesen. MULON (1905c) hat gesehen, daß Rindenzellen der Nebenniere des *Meerschweinchens* sich ohne Läsionen voneinander trennen lassen, wenn man sie in Humor aquaeus verbringt! Daß Kammerwasser Hyaluronidase enthält, ist behauptet worden (GODTFREDSEN 1949, K. MEYER 1947), aber nicht unwidersprochen geblieben (GIBIAN 1951).

e) Lipase.

GLICK und BISKIND (1935a, b) berichteten bereits von der Anwesenheit und Verteilung fettangreifender Enzyme in der Nebenniere. GOMORI (1946) sah eine beträchtlich verschiedenartige Verteilung der Lipase bei verschiedenen Species.

Beim *Menschen* fand GOMORI eine wechselnde Anzahl von Reticulariszellen lipaseaktiv. Beim *Hund* konnte er eine Aktivität des Fermentes in der Zona arcuata und in Zellgruppen der Zona reticularis unregelmäßig feststellen. Die Nebenniere des *Meerschweinchens* schien gänzlich frei von Lipase zu sein. Beim *Kaninchen* fand sich eine inkonstante, fleckige Reaktion mäßiger Intensität, welche sich aus dem Bereich der Glomerulosa da und dort in die Fasciculata hinein erstreckte. Die Nebenniere der *Ratte* ist entweder gänzlich frei von Lipase oder zeigt eine überaus schwache Reaktion in der Zona glomerulosa und der äußersten Partie der Fasciculata.

Das Nebennierenmark aller genannten Arten enthält keine Lipase.

f) Phosphatasen.

Die Phosphatasen bilden eine große Gruppe recht spezifischer Enzyme (Tabelle 10). Die Tabelle wie eine ganze Reihe hier folgender Literaturverweise verdanke ich meinem Mitarbeiter K. NEUMANN.

Auf Einzelheiten der Methodik des Nachweises brauche ich im Hinblick auf vorliegende Veröffentlichungen nicht einzugehen (K. NEUMANN 1949, 1951, WISLOCKI 1950, NEWMAN, KABAT und WOLF 1950, YOKOYAMA, STOWELL und MATHEWS 1951, SCHIEBLER 1951).

„Alkalische" Phosphatase.

Gallus: MOOG (1944, 1947) fand in der Rinde des 4 Tage alten Embryos eine recht hohe Aktivität alkalischer Phosphatase, die sich jedoch am 6. Tag bereits merklich verminderte und am 8. Tag auf etwa die Hälfte reduziert war. Die saure Phosphatase ist umgekehrt am 4. und 6. Tag in sehr geringer Menge, am 8. Tag dagegen in etwas gesteigerter; wenn

Tabelle 10. *Einteilung der Phosphatasen.* (Nach KARLHEINZ NEUMANN, unveröffentlicht.)

Enzym	Formelbild	Hydrolysiertes Substrat	Beispiele für Substrate
Phosphomonoesterasen p_H 9—10 „alkalische Phosphatase" p_H 6 „Erythrocytenphosphatase" p_H 4,5—5,0„ saure Phosphatase" p_H 3—4 „saure Phosphatase"	HO—CH$_2$ OH H—C—O—P—OH HO—CH$_2$ O	Monoester der Phosphorsäure einschließlich Nucleotide	Glycerophosphat Phenylphosphat Methylphosphat
Phosphodiesterasen	HO—CH$_2$ OH H$_2$C—OH H—C—O—P—O—C—H HO—CH$_2$ O H$_2$C—OH	Diester der Orthophosphorsäure (zwei Hydroxylgruppen des Phosphorsäure-Moleküls sind verestert)	Diglyceryl-Phosphorsäureester; Diphenyl-Phosphorsäureester
Pyrophosphatasen p_H 9,0 p_H 5,0 p_H 4,0	OH OH NaO—P—O—P—ONa O O	Salze und symmetrische Diester der Pyrophosphorsäure	Natriumpyrophosphat Diphenylpyrophosphat
Phosphoamidase	OH HO—P—NH—R O	N-substituierte Amidophosphorsäure	Phosphokreatin
Metaphosphatase	—P—O—P—O—P— O O O O O O Na Na Na	Salze der Metaphosphorsäure	Natriummetaphosphat

auch im Vergleich zu Keimdrüsen, WOLFFschem Gang und Nieren noch immer geringerer Aktivität nachzuweisen. Im Gegensatz zur alkalischen Phosphatase gelingt es bei Nachweis der sauren nicht, Elemente zu erfassen, die vielleicht den phäochromen Zellen entsprechen.

Mus rattus: Nach BOURNE (1942) sollen in der Rinde Zellen vorkommen, welche den sog. γ-Zellen des Opossums (S. 94) entsprechen. Die Zellkerne dieser Elemente enthalten das Chromatin an einigen Punkten im Kerninnern angehäuft („Karyosomata"bild). Diese Karyosomen sollen nach BOURNE (1942) eine starke Phosphatasereaktion geben.

Mus musculus: Das Vorkommen alkalischer Phosphatasen galt hier als nicht ganz sicher, bis ELFTMAN (1947a) auf einen höchst bemerkenswerten *Sexualdimorphismus* hinsichtlich der alkalischen Phosphatase aufmerksam machte. Es steht in scharfem Gegensatz das Vorkommen hoher Konzentration alkalischer Phosphatase in der Zona fasciculata und reticularis des männlichen Tieres zu der minimalen Aktivität des Enzyms in der Nebennierenrinde der Weibchen (Abb. 174). K. NEUMANN konnte den gleichen Sexualdimorphismus bei *Kaninchen* und *Hund* auffinden.

Lepus cuniculus s. unter *Mus musculus*.

Cricetus auratus: Nach ALPERT (1950) findet sich Aktivität alkalischer Phosphatase hauptsächlich in den Zellen der äußeren Hälfte bzw. der äußeren zwei Drittel der Fasciculata, und zwar sowohl in Zellkernen wie im Cytoplasma. In den übrigen Abschnitten der Nebennierenrinde geben nur die Zellkerne eine Reaktion.

Canis familiaris s, unter *Mus musculus*.

Mensch: ROSSI, PESCETTO und REALE (1951) fanden in der Nebennierenrindenanlage eines 23 mm SSL-Keimlings bereits eine kräftige Phosphataseaktivität, wenngleich auch nicht ganz regelmäßig ausgebreitet. „Le cellule della midollare mostrano un contenuto granuloso grossolano a reazione positiva." — Beim Keimling von 70 mm SSL hat sich die Reaktion in einigen kleinen Zellen beträchtlich verstärkt, aber auch große peripher gelegene Rindenzellen enthalten das Enzym, während größere, gegen das Zentrum des Organs zu gelegene Elemente wenig oder kein Ferment enthalten. In den Inseln der Marksubstanz ist die Reaktion nur an der Zellkernen der Phäochromoblasten positiv. — Beim Keimling von 120 mm SSL enthält die Kapsel, die in ganz frühen Fällen auch eine Reaktion gab, kein Ferment mehr. Cytoplasma und Kern der äußeren Rindenzellen geben eine positive Reaktion. In den Markelementen scheint sich besonders die Zellkernmembran zu schwärzen.

Im 5. Monat nimmt anscheinend die Phosphataseaktivität in der Nebenniere ab. Weder in den äußeren Elementen, noch in den vorher positiven Fasciculatazellen bleibt die Reaktion positiv, dafür wird jetzt ein mittleres Fasciculatagebiet positiv. Beim geburtsreifen Keimling ist der Phosphatasegehalt der Nebenniere gering. Nur im Bereich der Glomerulosa reagieren Zellkerne und Cytoplasma.

Aus den Einzelbefunden über das Verhalten der alkalischen Phosphatase ist ersichtlich, daß die Reaktion teils im Cytoplasma, teils im Zellkern, manchmal in beiden vor sich geht. So war bei den *Mäuse*-Männchen die Reaktion in Kern und Plasma, im ersten sogar stärker, nachzuweisen. Im Nebennierenmark hingegen reagierten oft nur die Zellkerne. Auch die Endothelzellen der Rindensinusoide können eine positive Reaktion geben.

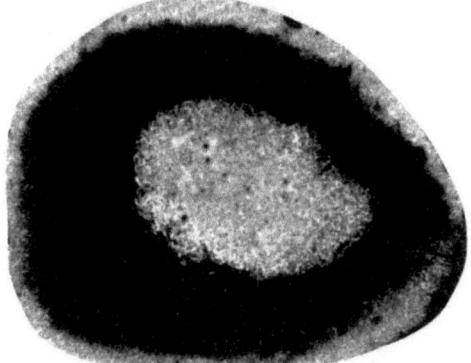

Abb. 174. Die Aktivität „alkalischer" Phosphatase in der Zona fasciculata und reticularis der Nebennierenrinde eines *Mäusemännchens*. Bei weiblichen Tieren fällt die Reaktion negativ aus (Fixierung in gekühltem Aceton 48 Std, Inkubation 20 Std, 40fach vergrößert). Präparat Dr. K. NEUMANN.

„Saure" Phosphatase.

In erster Linie scheint das Mark der Sitz der Reaktion zu sein. GOMORI (1941) fand in allen Fällen (*Mensch, Hund, Erdhörnchen, Meerschweinchen, Katze, Maus* usw.) einen positiven Ausfall der Reaktion im Mark. Die Rinde enthält anscheinend nur beim *Menschen* und beim *Meerschweinchen*, nach K. NEUMANN auch bei der weißen *Maus* saure Phosphatase. Beim *Menschen* reagiert die Reticularis stärker als die äußeren Rindenzonen, beim *Meerschweinchen* liegt die höchste Aktivität in der Zona glomerulosa. Auch nach WOLF, KABAT und NEWMAN (1943) reagiert das Plasma der Markzellen deutlicher als das der Rindenzellen; allerdings bekamen die Autoren eine positive Reaktion in den Zellkernen beider Gebiete. In einzelnen Fällen gab die Zona glomerulosa überraschenderweise die stärkste Reaktion (s. auch GALLUS, S. 402). Saure Phosphatase wurde auch in einigen Zellinseln des Nebennierenmarkes der *Ratte* nachgewiesen (ERÄNKÖ 1951). Die phosphatasenegativen Inseln sollen sich bei kurzem Eintauchen in ammoniakalisches Silbernitrat selektiv schwärzen und im ultravioletten Licht glänzend fluoreszieren. Die Bedeutung der beiden Typen von Markzellinseln ist nicht klar; angeblich finden sie sich nur bei den Species, in deren Mark Noradrenalin wie Adrenalin nachgewiesen sind.

Phosphoamidase.

GOMORI (1948) konnte auch die Phosphoamidase, ein Enzym, welches bei einem p_H von etwa 5 Verbindungen des Typus $R \cdot NH \cdot P{=}O(OH)_2$ in ein Amin und Phosphorsäure zerlegt, in der Nebenniere nachweisen. Nähere Angaben über die Lokalisation fehlen noch.

g) Sulfatasen.

Über den Nachweis der Azylsulfatase s. RUTENBURG, COHEN und SELIGMAN (1952).

B. Das Nebennierenmark (Paraganglion suprarenale).
Histologie und Cytologie.

Das Mark der Nebenniere besteht aus einem außerordentlich empfindlichen Netzwerk meist dickerer Zellstränge, die von unregelmäßig gestalteten, dicht zusammengefügten Elementen mit locker strukturierten Kernen gebildet werden (Abb. 179, S. 422). Ein bezeichnendes Merkmal der Markzellen ist eine zarte Granulation des Cytoplasmas, die sich mit Chromsalzen anfärben läßt. Die Darstellbarkeit der Markzellen mittels der Chromreaktion hat zu der Bezeichnung „*chromaffine Zellen*" oder „*phäochrome Zellen*" geführt (s. S. 421). Stränge und Nester der Markzellen werden von *venösen Sinus* (s. S. 461 ff.) umgeben. Das Markgewebe durchsetzen Bündel von *marklosen Nerven* (s. S. 470 ff.). Schon ältere Untersucher (JUL. ARNOLD 1866) wiesen darauf hin, daß eine gute Konservierung des Nebennierenmarkes schwierig sei. Kann man nicht unmittelbar post mortem mittels einer vorsichtigen Durchspülung fixieren, so muß man immer mit Veränderungen der Markzellen rechnen. In erster Linie kommt es zu einer Retraktion des Cytoplasmas. Zwischen Markzellgruppen und dem sie umhüllenden zarten Bindegewebskorb entstehen mehr oder weniger große Spalten und Hohlräume. Auch kann es durch mechanischen Insult des Organs, wozu keine besondere Kraft notwendig ist, sehr leicht zu einer Läsion an der Grenze zwischen Markelementen und feineren Blutgefäßen kommen. Manche „Sekretionsbilder" dürften hierauf beruhen. ALEXANDER ECKER (1846) hatte den Eindruck, daß das Mark besonders nach „Krankheiten mit Dissolution des Blutes" und bei schon beginnender Fäulnis schnell zugrunde geht. Während er von „Drüsenschläuchen" der Nebennierenrinde als Baueinheiten sprach, sah er diese, außer vielleicht bei *Equus*, niemals im Markbereich. Nach seinen Beobachtungen ist das Mark aus einem Netz von Fasern zusammengesetzt, welche von den Bindegewebsbalken der Rinde ausgehen und ein Gerüst für die übrigen Bestandteile bilden. Dazu kommen ein Blutgefäßnetz und zahlreiche Nervenverästelungen. In den Maschen dieses aus drei Komponenten zusammengesetzten Gitters findet er ein feinkörniges Cytoplasma mit Kernen und „Umhüllungskugeln", das heißt Zellen, und wenig Fetttröpfchen. Nach FREY (1852) ist das Mark im allgemeinen heller als die Rinde, wohl weil es weniger Lipoid enthält. "It is found to consist of a basis of fibrous tissue, which is formed by processes that come off from the sheath of the cortical substance, and in which numerous blood-vessels and nerves take their course."

In KÖLLIKERs (1854) Ausführungen wird von den *blassen Markzellen* mit einigen wenigen Fett- und Pigmentkörnchen gesprochen. Hie und da beobachtet er Zellen, welche Ausläufer wie Nervenzellen besitzen, „ohne jedoch mit Bestimmtheit als solche angesprochen werden zu können" (vgl. auch TODD und BOWMAN 1856). Auch WERNER (1857) bemerkt eine gewisse Ähnlichkeit zwischen Markzellen und Nervenzellen, möchte aber beide doch strenger geschieden wissen. Er sieht einmal eine engere Beziehung der Markzellen zu dem Bindegewebe, zweitens glaubt er an eine Verwandtschaft zwischen Rinden- und Markelementen. „Quaequum ita sint, equidem cellulas istas (i.e. medullae) ad telam conjunctivam potius referendas esse censuerim." — „Ejus modi autem metamorphosin in cellulis medullaribus reperiri, equidem in *bove* compluries observavi..." Ähnliches will WERNER im Nebennierenmark der *Katze* gesehen haben.

Diese Zellbeziehungen sind heute durch die Kenntnis der Ontogenese geklärt (s. Klassifizierung der Markelemente S. 139). Nach der Entwicklung des Organs ist es nicht verwunderlich, daß den Nervenzellen ähnliche Elemente im Nebennierenmark auftreten. Da sämtliche Bildungselemente des Markes der Anlage des Sympathicus entstammen, liegt sogar die Deutung des Markes als eines „Para"ganglions ganz nahe. Über die nervösen Markelemente soll aber erst später im Zusammenhang mit der Innervation der Nebenniere berichtet werden (S. 470ff.).

Der klassische Beschreiber der Nebennierenrinde, JUL. ARNOLD (1866), hat auch eine ausgezeichnete Beschreibung der Markhistologie gegeben. ARNOLD unterscheidet interstitielles Gewebe und Parenchymteile. Das Bindegewebsnetz des Markes ist außen am Bindegewebe der Zona reticularis, innen am Bindegewebe um die größeren venösen Sinus aufgehängt. Daher verlaufen die Bindegewebszüge in den Randteilen des Markes ziemlich radiär, und es entstehen „oblonge Räume", deren Längsdurchmesser perpendikulär gegen die Zentralvene hin gerichtet ist. Diese Räume zerfallen wieder in Unterabteilungen wechselnder Größe, in welchen ARNOLD Cytoplasma und Zellkerne erkennt. Jedem Kern komme vermutlich eine bestimmte Cytoplasmamenge zu. Weiter gegen das Zentrum des Markes zu wird das interstitielle Gewebe besonders fein. Es entstehen so in Nähe der zentralen Blutgefäße mehr rundliche bis polygonale Räume. Beim *Menschen* ist allerdings der Unterschied zwischen den peripheren und zentralen Räumen nicht so deutlich, weil das Mark überhaupt dünner ist. ARNOLD sah ferner, daß gelegentlich entlang der Zentralvene Rindenteile, sofort am reichlichen Lipoidgehalt der Zellen erkennbar, von der Oberfläche bis ins Mark hineinreichen können. Einen Aufbau des Markes aus nervösen Elementen lehnte ARNOLD ab. KRAUSE (1880) erwähnt ebenfalls Zellen „mit Ausläufern" im Mark. HYRTL (1884) unterscheidet dreierlei Zellen im Mark: 1. kernführende, zylindrische oder prismatische Elemente, 2. kleine Ganglienzellen ohne Fortsätze, 3. große, wahre Ganglienzellen mit verästelten Fortsätzen. TESTUT (1901) spricht von netzartigen Zellreihen, zwischen welchen große Capillaren gelegen sind. Die Markzellen sind ziemlich große Elemente von einem Hauptdurchmesser von 25—30 μ, sind also im allgemeinen voluminöser als Rindenzellen. In der Hauptsache handelt es sich um polygonale Zellen, manchmal kommen aber einige Zellen mit Fortsätzen vor, die zu den Nervenzellen gehören. Eine ähnliche Beschreibung der Markelemente gibt DELAMARE (1904).

Wir können zusammenfassend sagen, daß die typischen phäochromen (S. 421) Markelemente kubische, prismatische Zellen sind. Die als „Zellen mit Fortsätzen" bezeichneten Gebilde (KÖLLIKER 1854, TODD und BOWMAN 1856, KRAUSE 1880, HYRTL 1884, TESTUT 1901, DELAMARE 1904, RAUBER-KOPSCH 1933 usw.) dürften Nervenzellen oder geschrumpfte Elemente gewesen sein.

Einige Untersucher scheinen freilich auch die typischen Markelemente als fortsatzhaltige Zellen angesehen zu haben (EBERTH). VINCENT (1898) wies aber nach, daß es sich hierbei um Artefakte infolge unzureichender Fixierung handle. Da meist zum Zweck des Nachweises der Phäochromie (S. 421) mit einer Kaliumbichromatvorbehandlung gearbeitet wird, diese aber keineswegs eine ideale Plasmafixierung sichert, kommt es im Gegenteil recht leicht zu Zellschrumpfungen. VINCENT hielt übrigens die Markzellen für so labile Gebilde, daß er eine Beschädigung dieser Zellen sogar durch das Mikrotommesser für möglich erachtete. Bei einer zweckmäßigen Fixierung, wie z. B. bei einer Formol-Alkoholfixierung nach SCHAFFER, stellen sich die Zellen als polyedrische Gebilde dar. Intracelluläre Spalten und Spalträume zwischen ihnen und Interstitium sind dann nicht zu sehen.

Das allgemeine histologische Bild des Markes war in dieser Form um die Jahrhundertwende festgelegt und erfuhr keine weiteren wesentlichen Korrekturen oder Zusätze. Hingegen hat sich eine Fülle neuer cytologischer Befunde ergeben.

Bevor auf diese eingegangen werden wird, sei noch erwähnt, daß ganz allgemein (Näheres, Zahlen, S. 508 ff.) die *Markmenge* bei den einzelnen Species beträchtlich wechselt, auch individuell beträchtliche Schwankungen zeigen kann. Es ist bekannt, daß man nicht auf jeden Durchschnitt durch die *menschliche* Nebenniere mit allen Rindenzonen auch Markgewebe antreffen muß.

Auch der *Zusammenschluß* der Markelemente scheint beträchtlichen Schwankungen zu unterliegen. BOURNE (1949) findet einmal eine kompakte Zellanordnung mit wenig hervortretenden Blutsinus, zum andern eine ganz lockere Zellagerung mit weit offenen Blutgefäßen. Im einzelnen ist im Kapitel vergleichende Anatomie hierzu manches bereits mitgeteilt.

In der spärlich entwickelten Marksubstanz des *Neugeborenen* findet man nach PETER (1938) nur stellenweise Inseln von kleinen, dunkel erscheinenden, kein Lipoid enthaltenden Sympathophäochromoblasten. HETT (1925) vermißte chrombraune Körnchen, wogegen LEWIS und PAPPENHEIMER (1916) beim Neugeborenen schon Adrenalin in der Nebenniere nachweisen konnten. Beim *Kind* macht die Marksubstanz keine derartigen Umwandlungen durch wie die Rinde. Sie entwickelt sich von der Geburt bis zur Pubertät durch Massenzunahme weiter. WIESEL (1902a) u. a. glaubten, die Marksubstanz erhalte noch post partum Zuzug von phäochromen Elementen, ja die Einwanderung von Markbildungszellen halte noch bis zum 10. Lebensjahre an. HETT (1925) hat indessen nachgewiesen, daß sich das Mark im postfetalen Leben nur mitotisch in loco vermehrt.

Die Differenzierung der Phäochromoblasten zu Phäochromocyten geht in den ersten zwei Jahren vor sich und dürfte mit dem Abschluß des 2. Lebensjahres beendet sein (PETER 1938). KOHNO (1925) fand noch im 4. Monat Reste von Sympathogonien zwischen den Markzellen.

Da die aus der postnatalen Involution resultierende schwache „*Markkapsel*" (S. 280) langsam verschwindet, berühren sich Mark und Rinde etwa vom Ende des 2. Lebensjahres an.

1. Das Cytoplasma der Markzellen.

Schon ECKER (1846, s. S. 404) sprach von einem „feinkörnigen" Cytoplasma der Markgebilde. Die Mehrzahl aller späteren Untersucher erwähnt diese „Granulierung" wieder (ARNOLD 1866 u. v. a.). TESTUT (1901) zitiert ALEXANDER und CARLIER, welche diese Granulationen mit den „Zymogengranula" in manchen Drüsen verglichen, übrigens auch schon den Übergang solcher Granula in die Capillaren beschrieben. Genauer geht DELAMARE (1904) auf diese Granula ein, die er als konstante Gebilde der Markzellen bezeichnet, wenngleich ihre Menge wechseln kann. Bei verschiedenen Tieren sind sie verschieden groß, an sich aber meist fein, rundlich, weniger stark lichtbrechend als die Fetttropfen. GRYNFELTT (1902ff.) hat sie in frischen, unfixierten Markzellen erkennen können. Nach CIACCIO sollen die Körnchen teils acidophil, teils basophil sein. Die basophilen Granula färben sich mit Safranin, Magentarot, Gentianaviolett, Eisenhämatoxylin. Nach Thioninfärbung oder Färbung mit Polychromblau von UNNA weisen sie angeblich eine grüne Metachromasie auf. Die Granula sind weder in Essigsäure, noch in den gewöhnlichen Fettlösungsmitteln auflösbar. Mit OsO_4 bräunen bzw. schwärzen sie sich. Bei länger gewässerten Schnitten tritt allerdings diese Reaktion nicht mehr ein, weshalb MULON sowie GRYNFELTT die Substanz dieser Granula für wasserlöslich ansahen. Es ist allgemein bekannt, daß man diese Granula heute im allgemeinen auf das „Adrenalin" des Nebennierenmarkes bezieht. Die weitere Diskussion dieser Gebilde sei daher einstweilen verschoben (S. 418ff.).

Gewisse Aussagen über die spezifischen Gewichte der Zellbestandteile in Markelementen wurden bereits gemacht, S. 182. Da das Cytoplasma in den Markzellen zentrifugal verlagert wird, während der Zellkern an den zentripetalen Pol der Zelle gelangt — es liegen also umgekehrte Verhältnisse wie in Rindenzellen vor —, muß das spezifische Gewicht des Cytoplasmas höher liegen als das des Zellkernes. Auch innerhalb der Zellkerne der Markzellen kommt es im Gegensatz zu jenen der Rindenzellen zu beträchtlichen Materialverlagerungen. Da im Cytoplasma der Markzellen nach Zentrifugierung eine geringere Schichtenbildung zu beobachten ist als in Rindenzellen, schließt DORNFELD (1936) auf eine größere Viscosität des Markzellplasmas.

Auch neuere Untersucher bestätigen die granuläre Grundlage des Cytoplasmas der Markzellen. So ist die als Endstadium eines Sekretionscyclus aufzufassende Markzelle nach GOORMAGHTIGH (1931) ein großes, stark osmiophiles, feinvacuoläres Gebilde, welches aus einer feingranulierten Vorform hervorgeht. ŞEVKI (1934) konnte nach einer abgeänderten GIEMSA-Technik eosinophile Körner in gewöhnlichen Markzellen wie auch in den Zellen eines Phäochromocytoms (S. 668) beobachten. Sie sollen sicherer nachzuweisen sein als die Phäochromie. ŞEVKI verwendet daher diese Methode zur Diagnose vom Markgewebe ausgehender Geschwülste. KAHLAU (1937) kam nach abermaliger Abänderung der GIEMSA-Färbung zum Schluß, daß im Cytoplasma der Markzellen ein zartes Faserfilzwerk die rote Farbe annimmt. Durch Überschneiden feinster Fäserchen soll der Eindruck einer Körnelung hervorgerufen werden. Die Existenz dieses lichtmikroskopisch sichtbaren Faserfilzwerkes erscheint mir jedoch zweifelhaft. Die außerordentlich feine Körnelung des Cytoplasmas läßt sich nach vorsichtiger Fixierung immer wieder mit den verschiedensten Methoden nachweisen.

Besonders nach Fixierung im gewöhnlichen Formol und Färbung mit Hämatoxylin-Eosin fällt bei den meisten Tieren und auch beim Menschen stets ein grober Unterschied in der Färbbarkeit des Cytoplasmas von Rinden- bzw. Markelementen auf. Das Cytoplasma der Rindenzelle ist mehr oder weniger stark rötlich tingiert, das der Markzelle bläulich (RÄUBER 1881, GÜNTHER 1906, NORDMANN und LEBKÜCHNER 1931, BARGMANN 1933, BÜCHNER 1934).

2. Die Zellkerne der Markzellen.

Die ovoiden bis kugeligen Zellkerne (DELAMARE 1904) sind schon älteren Untersuchern (ARNOLD 1866) durch ihren scharfen Kontur als besonders deutliche Gebilde aufgefallen.

Aus den bereits genannten Zentrifugierversuchen von DORNFELD (1936) geht hervor, daß die Zellkerne leichter als das Cytoplasma sind. Das Karyoplasma scheint dagegen flüssiger zu sein als in Rindenelementen, denn es tritt im Gegensatz zu Rindenzellkernen eine starke Schichtenbildung im Markzellkern ein, so daß das Karyoplasma zentripetal, der Rest der Kernsubstanzen zusammengeballt am zentrifugalen Kernpol gefunden wird. Ähnlich verhalten sich übrigens die Kerne der im Mark gelegenen Nervenzellen.

Besonders eingehend hat sich mit den Kernen der Markzellen CLARA (1936) beschäftigt. Er fand nur relativ wenig Angaben über die Größe der Zellkerne im Markgewebe. Nach KOLMER (1918) sind sowohl beim Keimling als auch beim erwachsenen *Menschen* ,,besonders große Zellen mit länglichen riesigen Kernen recht häufig, während es schwer ist, Mitosen und Amitosen zu finden". SILVESTRONI (1933) hat bei einem 5 Monate alten Keimling, bei einer 23jährigen Frau und bei einem 43jährigen Mann die Größe der Zellkerne bestimmt, doch sind die mitgeteilten Ergebnisse nach CLARA in Anbetracht der viel zu geringen Zahl der ausgemessenen Kerne vielleicht noch verbesserungsbedürftig. Die Kerne sollen mit zunehmendem Alter größer werden, so daß beim erwachsenen Menschen die Kurve zahlreichere Kernklassen im Vergleich zum Keimling umfaßt. Nach SPANIO (1934) zeigen die Kernklassen in den Markzellen eines 2,5 Monate alten Kindes eine eingipfelige Kurve mit langsamem Abfall nach rechts; der Durchschnittswert beträgt etwa 5,54 μ.

CLARA (1936) sah, daß ganz beträchtliche Schwankungen der Größe der Zellkerne im Mark der *menschlichen* Nebenniere vorkommen. Wegen der häufig nicht runden Formen hat er von einer variationsstatistischen Untersuchung abgesehen. Die Regelzelle besitzt Kerne mit einem Durchmesser von etwa 8,0 μ. Er fand aber Kerne mit einem Durchmesser von 16,5 μ. Die Mehrzahl der Kerne

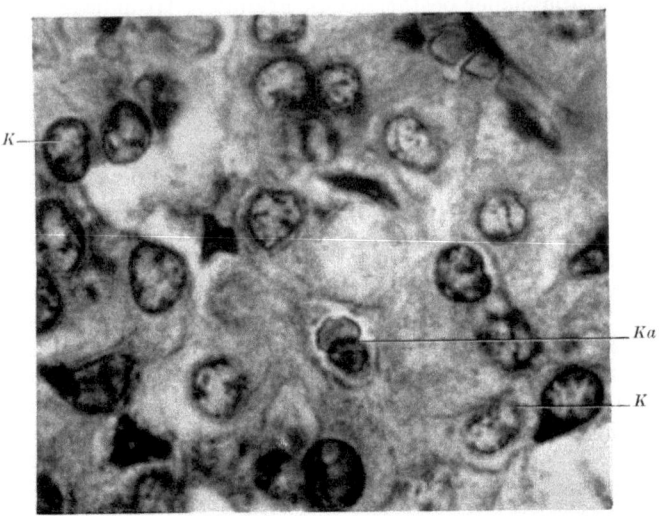

Abb. 175. Von der Capillare (*Ka*) abgewandte Lagerung der Zellkerne (*K*) im Nebennierenmark des *Hundes* bei schwerer Hypoxie (Fixierung in BOUINscher Lösung, Paraffinschnitt 10 μ, Hämatoxylin-Eosinfärbung, 1200fach vergrößert).

ist nicht rund, sondern länglich ausgezogen. Die Zellkerne besitzen ein zartes Chromatingerüst mit einzelnen gröberen und kleineren Chromatinteilchen. Über den Nucleolus s. unten.

Offenbar kommen des öfteren *mehrkernige Zellen* im Mark vor (VIALLETON 1898, DELAMARE 1904). KOHNO (1925) sah im Mark der Nebenniere von *Cercopithecus callithrix* zweikernige Elemente, CLARA betont (1936) die Häufigkeit doppelkerniger Elemente im *menschlichen* Nebennierenmark.

Was die *Lage der Zellkerne* anlangt, so ist behauptet worden (MILLER und RIDDLE 1937a), sie seien an dem den Blutgefäßen abgewandten Zellpol anzutreffen. Nach meinen Erfahrungen stellt dies nicht die Regel dar, trifft aber für viele Situationen zu (besondere Belastung der Nebennierenmarkfunktionen, vgl. Abb. 175).

3. Das Kernkörperchen der Markzellkerne.

Die Nucleolen der Markzellen erreichen bei *Mensch* und *Tier* oft erhebliche Größe, so daß es verständlich erscheint, wenn KOLMER (1918) gelegentlich der Beschreibung der Nebenniere von *Talpa* (S. 96) von „geblähten Nucleolen" in den Markzellen spricht. KOHNO (1925) hat offenbar ähnliche Bilder bei *Cercopithecus callithrix* gesehen. Am *menschlichen* Material ist CLARA (1936) die beträchtliche Größe des Nucleolus aufgefallen. „Gelegentlich erscheint der Nucleolus zu einer großen Vacuole mit gleichmäßig homogenem Inhalt umgewandelt, welche den größten Teil des Kernes erfüllt (Abb. 177, S. 416); die Vacuole ist — ganz ähnlich wie in anderen solchen Fällen — von einer deutlichen Chromatinschale umgeben." CLARA sah solche Gebilde allerdings nur in größeren Kernen (vgl. auch seine weiteren Angaben im Zusammenhang mit Amitosen S. 415). Ich konnte früher (BACHMANN 1941) die Befunde von KOLMER (1918) am Nebennierenmark von *Talpa* zunächst nicht bestätigen, habe inzwischen aber diese „Riesennucleolen" recht oft beobachten können (Abb. 176), z. B. im Nebennierenmark von *Maus* und *Meerschweinchen*. Bei der *Maus* sah ich auch des öfteren Bilder isolierter solcher Riesennucleolen im Zusammenhang mit einem Cytoplasmabereich, der sich färberisch anders verhielt als das gewöhnliche Markzellplasma (Degenerationen?, s. a. S. 427, Phäochromie am Zellkern). Vielleicht hat es sich hierbei um die früher schon von CELESTINO DA COSTA (1908), OBERNDORFER (1909), CRAMER (1916), GOORMAGHTIGH und ELAUT (1927), HOERR (1931), TORRES und AZEVEDO (1928), CELESTINO DA COSTA und BARBA (1945) beschriebenen *Sphäroidkörperchen* gehandelt, über welche FRAZÃO (1952a) neuerdings wieder berichtet *(Mensch, Pferd)*. Es handelt sich um kugelige Gebilde von Kern- bis Nucleolengröße im Cytoplasma, die einzeln und zu mehreren (3—6) in der Zelle vorkommen können. Mit Eisenhämatoxylin färben sie sich schwarz an, noch kräftiger mit dem Tannineisenhämatoxylin nach SALAZAR. Mit der Methode von MANN oder einfach mit Hämatoxylin-Eosin kann man sie rot färben; einige allerdings bläuen sich hierbei („cyanophile" Sphäroidkörperchen, CELESTINO DA COSTA).

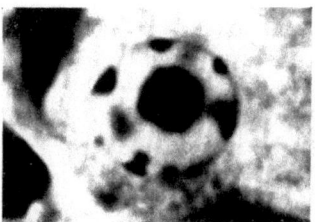

Abb. 176. Riesennucleolus in einer Nebennierenmarkzelle des *Meerschweinchens* (Fixierung nach REGAUD, Eisenhämatoxylinfärbung, etwa 2000fach vergrößert).

Bei MASSONs Trichromfärbung erweisen sie sich fuchsinophil, tannophil bei der SALAZAR-Technik. Wichtig ist, daß sie nach der Perjodsäure-Leukofuchsinreaktion (McMANUS) rot erscheinen. Gelegentlich kommen ganz ähnliche Gebilde auch in Rindenzellen vor. Nach Behandlung mit Speichelamylase oder Hyaluronidase kommt die Rötung noch zustande; es kann mithin weder Glykogen noch Hyaluronsäure vorliegen. Da es sich bei dem *menschlichen* Untersuchungsgut um Fälle handelte, bei welchen eine Virusinfektion nicht auszuschließen ist (atypische Pneumonie, akute Hepatitis, lymphatische Leukämie), denkt FRAZÃO an eine Viruszellreaktion.

4. Das Centrosom der Markzellen.

Nach CANALIS (1887), PFAUNDLER (1892), CARLIER (1893), GUIEYSSE (1901), DELAMARE (1904) liegen in den Markzellen 1—2 Centrosomata (Diplosom). KOLMER (1918) beschrieb ein Diplosom in den Nebennierenmarkzellen bei *Elephas indicus*. Am besten hat uns CLARA (1936) über die Rolle des Cytozentrums bei Kernteilungsprozessen im Nebennierenmark unterrichtet (vgl. ferner S. 415).

KOLMER (1918) gibt an, daß „überraschenderweise gerade bei den Anthropoiden" die Zentriolen in den Nebennierenzellen häufig stäbchenförmig sind; für den Menschen konnte er diesen Nachweis nicht erbringen. KOLMER erwähnt, daß beim Erwachsenen wohl noch das Diplosom, nicht aber Sphäre und Netzapparat färbbar seien.

5. Der GOLGI-Apparat der Markzellen.

In den Markzellen soll nach BOURNE (1949) der GOLGI-Apparat im allgemeinen aus einer verschlungenen Masse geschwärzter (Osmierung) Stäbchen bestehen;

jedenfalls sah BOURNE zahlreiche freie Enden von Filamenten. In manchen Filamenten will er knotenartige Anschwellungen beobachtet haben (perlenkettenartige Gebilde).

Vergleichend-histologische Beobachtungen.

Rana: RADU (1931) sah in den Adrenalzellen filamentäre oder gröbere geschwärzte (osmierte) Körperchen an einer Kernseite, gelegentlich auch ein juxtanucleäres Netz mit unregelmäßigen Knotenstellen. Auch mit Neutralrot oder Kresylblau konnte er den GOLGI-Apparat darstellen. Der GOLGI-Apparat tritt dann unter dem Bild „gefärbter Vacuolen" auf, d. h. die Farbe erscheint an granulären Gebilden niedergeschlagen („Vakuom" der Franzosen). Die Bilder des GOLGI-Apparates nach Fixation sollen einem etwas alterierten „Vakuom" entsprechen.

Mus rattus: DORNFELD (1936), der mit der Technik nach CHAMPY-SEVERINGHAUS arbeitete, fand für gewöhnlich ein juxtanucleäres Netzwerk.

Cavia cobaya: Nach MAXIMOW und BLOOM (1942) liegt der GOLGI-Apparat meist zwischen Zellkern und nächstgelegener Capillare.

6. Die Mitochondrien der Markzellen.

CELESTINO DA COSTA (1926) meint, daß wohl MULON zuerst die Mitochondrien der Markzellen nachgewiesen habe. MULON wollte Übergangsgebilde zwischen Mitochondrien und phäochromen Granulationen beobachtet haben. In mancher älteren Arbeit findet man diese Behauptung wieder. Indessen ist die Abgrenzung so schwierig, daß mittels gefärbter Präparate allein nichts Sicheres auszusagen ist. Es wird daher wohl auch die von HION (1927) aufgestellte Reihe der Nachprüfung bedürfen.

HION untersuchte das Nebennierenmark der *Ratte* mittels Chromreaktion und Mitochondriendarstellung. Er stellte 4 Zelltypen auf: 1. Zellen mit schwacher Phäochromie und wenig Mitochondrien. Da sie auch keine „Sekretkörnchen" besitzen, sieht er diesen Typ als Ruhestadium an. 2. Tiefbraun chromierte Zellen mit zahlreichen dicken Mitochondrien und vereinzelten fuchsinophilen Sekrettröpfchen. 3. Zellen ohne Mitochondrien, aber mit zahlreichen größeren und kleineren Sekrettröpfchen. 4. Zellen mit diffus dunkelbraunem Cytoplasma ohne Mitochondrien und Sekretgranula. Die Zellkerne dieser 4. Form sind oft stark pyknotisch. Es soll sich bei den 4 Typen um eine funktionelle Reihe handeln, in welcher das Bild zwischen 1 und 2 am ehesten hin- und herpendeln kann, während die Typen 3 und 4 seltener erscheinen.

Nach RADU (1931) sollen die Mitochondrien der Markzellen schwieriger nachzuweisen sein als die der Rindenelemente. RADU sah in den Adrenalzellen des *Frosches* sehr feine Filamente und Körnchen, manchmal gleichmäßig im Cytoplasma verteilt, manchmal mehr perinucleär in Form einer oder mehrerer Kalotten konzentriert. Diese unterschiedlichen Bilder bezieht RADU ohne weitere Angaben auf Differenzen im Funktionszustand der Zellen. Die stark phäochromen Zellen sollen zahlreiche Mitochondrien besitzen, die schwach phäochromen dagegen Sekretionsgranula. Letztere lassen sich genau so wie die Mitochondrien mit Fuchsin oder Hämatoxylin darstellen, unterscheiden sich aber von diesen dadurch, daß sie stets viel gröber als Mitochondrien sind (?). Auch sie können wie die Mitochondrien gleichmäßig durch die ganze Zelle hindurch verteilt sein bzw. an den Kernpolen zusammengedrängt liegen. Umgekehrt behauptete ROGOFF (1932), die reichlich in den Markzellen vorhandenen Mitochondrien könnten leichter als in den Rindenzellen dargestellt werden. MAXIMOW und BLOOM (1942) geben allgemein an, daß die Mitochondrien in Form kleiner runder Granula in den Markzellen verstreut liegen. Sie beschreiben ferner im Cytoplasma einige Kolloidvacuolen, welche Eiweiß enthalten sollen („RUSSELL-Körperchen"). Nach DORNFELDs (1936) Zentrifugierversuchen scheinen die Mitochondrien in den Markzellen der *Ratte* ein etwas schwereres spezifisches Gewicht zu besitzen als andere Zellbestandteile, da sie an den zentrifugalen Zellpol verlagert werden. Der Vorgang soll aber nicht so eindeutig sein wie in Rindenelementen.

7. Spezielle Markzellen.

Sehen wir vorerst von den echten Ganglienzellen des Markes ab und betrachten wir lediglich die phäochromen Elemente, so finden wir recht oft verzeichnet, daß es sich um zwei verschiedene Formen handle: „helle" und „dunkle" Zellen. Bei flüchtiger Durchmusterung rite fixierter Nebennierenpräparate fallen diese Unterschiede in der Tat bald auf. Nicht bei jeder Species sind sie indessen gleich deutlich ausgebildet.

Rana: Nach RADU (1931) lassen sich mit Eisenhämatoxylin helle und dunkle Elemente darstellen. Sie werden als Zeichen verschiedener Funktion von Markzellen angesehen.

Bos: Seit SCHEEL (1908) ist bekannt, daß bei *Bos taurus* im Nebennierenmark ein mittlerer und ein randständiger Teil nach der Art der Zellen unterschieden werden kann. Die randständigen Zellen bilden große, wellige Bänder aus zwei Zellschichten. Die Kerne liegen in der Mitte des Doppelzellbandes. Diese Zellen erscheinen bei gewöhnlicher Färbung dunkler als die weiter zentral gelegenen. In der Mitte des Nebennierenmarkes befinden sich kleinere, hellere Elemente. Nach meinen Erfahrungen lassen sich die beiden Zellarten auch im Molybdänhämatoxylinpräparat vorzüglich unterscheiden. Das Cytoplasma der zentralen helleren Zellen ist schwach körnelig. Im Cytoplasma der randständigen dunkleren Zellen liegen viel mehr Granula.

Sus: Nach KOHNO (1925), BACHMANN (1941) ist beim *Schwein* der Unterschied der beiden Markzellarten besonders deutlich. Die dunkleren, zylinderepithelähnlichen Gebilde liegen in der Nähe der Rinden-Markgrenze, die größeren, helleren Zellen von unregelmäßiger Form mehr in der Mitte des Markes.

Equus: KOLMER (1918) beschreibt im Mark der Nebenniere zwei Zelltypen.

Elephas ind.: KOLMER (1918) beschreibt helle und dunkle Zellen im Nebennierenmark.

Mus rattus: D. D. BAKER (1939) hatte eine Differenzierung der Zellkerne der Rindenelemente mittels eines besonderen Färbeverfahrens versucht (S. 181). Dabei fielen ihm auch gewisse Differenzen der Markzellen auf. Während im *menschlichen* Material die Differenzierung nicht gelang, konnte er an den Markzellkernen bei der *Ratte* die Nuancen gelb, blau, rot beobachten. Das Cytoplasma färbte sich gelb oder gelblichblau, ohne jede Beziehung zur Farbreaktion der Zellkerne.

Cricetus frumentarius: Hier sollen helle und dunkle Zellen im Mark geradezu schachbrettartig abwechseln.

Felis dom. (s. S. 110/111): BACHMANN (1941) fand bei der *Katze* ebenfalls kleinere helle und größere dunkle Markzellen. Die hellen Zellen besitzen unregelmäßige Form. Ihr Cytoplasma enthält nur wenige, schwach gefärbte granuläre Einschlüsse (ZENKER-Fixierung). Im Hämatoxylin-Eosinpräparat nehmen die Körnchen nach der angegebenen Fixierung rote Farbe an, im Molybdänhämatoxylinpräparat erscheinen sie in grauschwarzem Farbton, deutlich vom Cytoplasma abgesetzt. Die dunklen Zellen sind im ganzen nicht so reichlich vertreten. Dunkler erscheinen sie deshalb, weil ihr Cytoplasma mit feinsten, ebenfalls rot angefärbten Körnchen vollgestopft ist.

Canis fam.: KOLMER (1918) unterscheidet zwei Zelltypen, was ich bestätigen kann. Indessen sind diese beiden Typen gerade hier oft durch so viele Übergangsformen miteinander in Verbindung zu bringen, daß es sich ganz zweifellos um die beiden Extreme einer funktionell bedingten Reihe handelt.

Lemur macaca: Nach KOLMER (1918) sind helle und dunkle Zellen im Mark nachzuweisen. Die hellen Elemente enthalten einzelne rundliche Granula, die dunklen sehr viele.

Macacus sinicus: KOLMER (1918) fand helle und dunkle Zellen im Mark.

Troglodytes: KOLMER (1918) fand im Mark helle und dunkle Zellen, und zwar so angeordnet, daß ein fast mosaikartiges Bild entstand.

Im allgemeinen sind sich die Untersucher darüber einig, daß es sich bei den hellen und dunklen Zellen nicht um Zellarten sui generis handelt, sondern um zwei Erscheinungsformen eines Grundelementes, eben der phäochromen Markzelle. Wo man versucht hat, diese beiden Zelltypen („helle" und „dunkle") über verschiedene Zwischenformen (unter Einbeziehung des verschiedenartigen Verhaltens anderer Zellkonstituenten (z. B. Mitochondrien, Phäochromie usw.)

in eine Reihe zu bringen (Beispiel: HION, S. 410), hat man an Beziehungen zu einem Sekretionsmechanismus gedacht (KAMEDA 1937a, b). KAMEDA konnte aber andererseits auch differente Reaktionen beobachten. So reagierten die „hellen" Zellen nach einseitiger Adrenalektomie angeblich eher als die dunklen. Ebenso ließen sich nach Kastration Veränderungen an den hellen Zellen feststellen.

In der Nebenniere des *Menschen* sind durchaus ähnliche Unterschiede an den Markzellen zu beobachten, wie ich sie oben bei verschiedenen Tieren angegeben habe. Merkwürdig ist, daß die Granulationen, welche die „Helligkeit" der Markzellen offenbar durch ihre Quantität bestimmen, je nach Fixierung acidophil oder basophil erscheinen können. Nach Formolfixierung färben sie sich mit Hämatoxylin an, nach Fixierung in ZENKERscher oder HELLYscher Lösung beobachtete ich gelegentlich Acidophilie. Die Granulationen stehen weiterhin zweifellos in engem Zusammenhang mit der Phäochromie, obschon einige Untersucher immer wieder versuchen, „Granulationen", Mitochondrien und phäochrome Partikel (um nicht wieder zu sagen Granulationen) streng zu trennen (hierüber s. S. 419ff.).

Durch die Untersuchungen von BÄNDER (1950) und ERÄNKÖ (1950) ist die Annahme zweier differenter Zelltypen im Nebennierenmark *(Maus)* wieder wahrscheinlicher geworden. BÄNDER hat mit Hilfe der ALTMANNschen Färbung die hellen Zellen als pikrinophile P-Zellen, die dunklen als fuchsinophile F-Zellen beschrieben. Die Granulationen der P-Zellen leuchten im Dunkelfeld deutlich auf. Die Kernvolumina beider Zellarten zeigen Unterschiede. Das Kernvolumen der fuchsinophilen Zellen beträgt 65 μ^3, der pikrinophilen Zellen 108 μ^3.

Die zahlenmäßige Zusammensetzung der Markzellgruppen *(Maus)* schwankt in einem gewissen Rhythmus.

Bei am Tage untersuchten *Mäusen* fand BÄNDER (1950) immer kleine kompakte F-Zellen mit dunkel gefärbtem Plasma und gelegentlich Zellinseln, die fast ausschließlich aus P-Zellen bestanden. In der Nacht ist die Zahl der P-Inseln vermehrt, außerdem vergrößert sich ein Teil der F-Zellen. BÄNDER nimmt auch einen Übergang der großen F-Zellen in P-Zellen an. Bei Tagtieren machen die F-Zellen 59,9%, die P-Zellen 24,3% und die Gefäße 15,3% der Gesamtmarkfläche aus. Bei Nachttieren fand BÄNDER für die F-Zellen den gleichen Wert (59,8%), für die P-Zellen eine Erhöhung auf 37,5% und eine Abnahme der Gefäßfläche um 61%. Die P-Zellen sieht BÄNDER als Adrenalinbildner an, denn sie finden sich nur bei Tieren, welche im Nebennierenmark Adrenalin enthalten. Vermutlich — so meint BÄNDER — sind dann die F-Zellen die Noradrenalinbildner. Allerdings ist bis jetzt kein Tier gefunden, welches im Nebennierenmark nur Arterenol bildet und dementsprechend nur F-Zellen besitzen dürfte. ERÄNKÖ (1950, 1951) fand bei der *Ratte* saure Phosphataseaktivität in einigen Zellinseln (vgl. S. 403), in anderen nicht.

8. Das bindegewebige Stützgerüst des Nebennierenmarkes.

Nach Beobachtungen von ALEXANDER ECKER (1846) ist das Mark aus einem Netz von Fasern zusammengesetzt, welche von den Bindegewebsbalken der Rinde ausgehen und ein Gerüst für die übrigen molekularen (im alten Wortsinn) Bestandteile des Markes bilden (vgl. auch FREY 1852, s. S. 404). MOERS (1864) und JOESTEN (1863, 1864) haben die Bindegewebsverhältnisse von Rinde (S. 206) und Mark in guter Übereinstimmung beschrieben. Nach JOESTEN sollen im Mark Röhren aus Zellen vorhanden sein, welche von einer Membran umgeben sind. JUL. ARNOLD (1866) unterschied im Mark interstitielles Gewebe und Parenchymteile (über die näheren Beziehungen der beiden zueinander s. S. 405). FLINT (1899, 1900), der mit Hilfe der Pankreatinverdauung eine ausgezeichnete

Studie des Bindegewebes der Nebenniere gegeben hat (S. 207), beschreibt im Mark Züge reticulären, fibrillären Bindegewebes, welche Räume recht verschiedener Form und Größe einfassen, in welche offenbar kaum feinere Fibrillen, Gitterfasern unserer Terminologie, einzudringen pflegen. Die Anordnung des Reticulums in den peripheren und zentralen Teilen des Markes ist ungefähr gleich. VIALLETON (1898) sah, daß ein Teil der gröberen Bindegewebszüge der Rinde sogar zu dem um die Zentralvene gelegenen Bindegewebe in Beziehung treten kann. BACHMANN (1941) fand, daß in der *menschlichen* Nebenniere große Zellgruppen von ziemlich zarten *Gitterfaserkörben* umsponnen werden, die kaum je Seitenzweige zwischen die einzelnen Zellen senden. Von verschiedenen Untersuchern ist angegeben worden, daß das Nebennierenmark reich an *elastischen Fasern* sei (DEWITZKY 1912, KOHN 1930, BRAUS und ELZE 1934, KEMP und OKKELS 1936).

Einige vergleichend-histologische Angaben.

Thalacomys lagotis: Das Mark enthält nach BOURNE (1949) besonders viel Bindegewebe.
Onychogalea frenata: Wie vorher.
Myrmecophaga jubata: Wie vorher.
Equus: Von Gitterfasern umgebene auffallend große Zellgruppen (BACHMANN 1941).
Elephas indicus: KOLMER (1918) fand besonders viel und gröberes Bindegewebe am Rand des Nebennierenmarkes.
Mus rattus: DRIBBEN und WOLFE (1947) beschrieben ein dichtes membranartiges, reticuläres Netzwerk um relativ große Zellgruppen und Capillaren. Bei *Ratten*, die über 90 Tage alt waren, fanden sich hier auch kollagene Fasern.
Lepus cunic.: Gruppen von Zellen sind nach COMOLLI (1908) von Fasernetzen umgeben; meist gehen aber die feineren Fasern nicht zwischen die einzelnen Zellen.
Canis: Vgl. oben FLINT (1899, Pankreatinverdauungsmethode). Septen aus reticulären Fasern umgeben kleine Zellgruppen, ohne in sie weiter einzudringen.

9. Vom Mesenchym ableitbare Zellelemente im Nebennierenmark.

Die von SRDINKO (1900) im Nebennierenmark behauptete *Hämatopoese* hält DELAMARE (1904) für unwahrscheinlich. Ganz im Bann zeitgenössischer Ideen zum Nebennierenproblem sagt er, daß er eher an eine „Hämolyse" im Organ glauben könnte. Ebenso bezweifelt er die *leukopoetische* Tätigkeit im Mark, welche MATSUOKIS (1901) angegeben hatte.

Es liegt seit dieser Zeit nun aber eine Fülle kasuistischen Materials vor, welches jeden Zweifel darüber ausschaltet, daß es im Nebennierenmark zur Erythro- und Leukopoese kommen kann (vgl. S. 214ff.). Nachgetragen sei, daß CROOKE und GILMOUR (1938) im Nebennierenmark von *Ratten* in der 1. Lebenswoche intra- und extravasale Blutbildung beobachten konnten.

Ansammlungen von *Rundzellen (Lymphocyten, lymphoiden Zellen)* sind im Nebennierenmark öfter festgestellt worden (HULTGREN und ANDERSON 1899, GUIEYSSE 1901, OPPENHEIM und LOEPER 1902, DELAMARE 1904). Im Nebennierenmark des *Saimiri* hat KOLMER (1918) gelegentlich Lymphfollikel gefunden. BACHMANN (1941) fiel im Nebennierenmark der *Kuh* in einigen Präparaten eine stärkere Ansammlung von Rundzellen, wahrscheinlich Plasmazellen auf. Man darf nicht die kleinen Häufchen von Sympathogonien in der fetalen oder postnatalen Nebenniere mit mesenchymalen Rundzellen verwechseln.

Zweifellos außerhalb des Normalen liegen Entwicklungen von *Knochengewebe*, die von den Pathologen mehrmals erwähnt wurden (S. 216). KRUSE (1924) beschrieb im Nebennierenmark eines *Rhesus*-Weibchens eine elliptische Knochenbildung, welche an zwei Stellen die Rinde berührte. Außerdem lagen im Mark noch weitere kleine Knochensplitterchen verstreut. Die Bildungen waren von einem regelrechten Periost umgeben. Sie sollen nach Ansicht des Verfassers nicht durch pathologische Prozesse im engeren Sinne entstanden sein. Eingewanderte undifferenzierte Mesodermzellen sollen sich vielmehr zu Osteoblasten differenziert haben. Hierher gehören vielleicht auch gewisse *Verkalkungen*, wie sie in der Nebenniere der *Katze* (S. 216) beschrieben worden sind.

Einen eigentümlichen Befund stellen manche *glatten Muskelelemente* des Markes dar. Man ist geneigt, sie den Gefäßwänden zuzuordnen. Indessen scheinen sie öfters Neigung zu besitzen, sich von diesen etwas ins Parenchym hinein zu erstrecken. Schon VINCENT (1898) sah im Nebennierenmark von *Ochse* und *Pferd* derartige nicht der Gefäßmuskulatur zuzuordnende contractile Elemente. VINCENT meinte, daß nur im Nebennierenmark *größerer* Tiere und des *Menschen* glatte Muskelzellen außerhalb der Gefäße vorkommen. TESTUT (1901) beobachtete, daß solche Muskelfasern jedoch mit der Muskulatur der Zentralvene in Beziehung stehen, aber aus ihr gegen das Parenchym hin ausscheren. DELAMARE (1904) verweist zunächst auf v. BRUNN (1873), nach welchem Züge glatter Muskulatur von der Zentralvene wegziehen und da und dort an Zügen von Markelementen inserieren (wie?). Nach RENAUT (1899) sollen die Nervenzellen im Nebennierenmark (wie in anderen Drüsen manche Endstücke) in ein contractiles Netz eingefaßt sein. DELAMARE (1904) zog in Betracht, daß diese Muskelelemente bei der Sekretion der Markzellen eine Rolle spielen könnten. Nach KOLMER (1918) ziehen bei *Hylobates syndactylus* isolierte Bündel glatter Muskelzellen ins Markgewebe.

10. Degenerationen, Zellteilungen, Regeneration usw. im Nebennierenmark.

a) Degenerationen von Markzellen.

Auf Zeichen des Zellunterganges im Nebennierenmark hat CLARA (1936) aufmerksam gemacht. Immer wieder kann man Markzellen beobachten, deren Cytoplasma nicht die bekannte feine Körnelung, sondern entweder gröbere Schollen enthält oder aber eine mehr oder weniger vollkommene Homogenität aufweist und sich durch die dunklere Färbung deutlich von den Nachbarzellen abhebt. Die Kerne in diesen degenerierenden Zellen erscheinen mehr oder weniger stark geschrumpft, oft pyknotisch. Nicht selten kann man auch den Zerfall des Kernes in einzelne Schollen beobachten. Derartige absterbende Zellen können auch an den rasch nach dem Tode durchspülten menschlichen Nebennieren erkannt werden, so daß die Möglichkeit einer postmortalen Veränderung ausgeschlossen werden kann. Bei der Regelmäßigkeit, mit der solche absterbende Zellen angetroffen werden können (nur die Menge wechselt sehr), kann es gar keinem Zweifel unterliegen, daß es sich um ein physiologisches Vorkommnis handelt, und eben auch in der erwachsenen *menschlichen* Nebenniere ständig Markzellen zugrunde gehen.

Im übrigen hatte bereits KOLMER (1918) auf ähnliche Bilder hingewiesen und betont, daß Degenerations- und Regenerationsvorgänge im Mark viel häufiger vorzukommen scheinen als bisher angenommen. Einige diesbezügliche Angaben finden sich weiterhin bei JACKSON (1919, *Ratte*), HETT (1926b, Hungerversuche an *Mäusen*), BARGMANN (1933). BACHMANN (1941) fand degenerative Vorgänge besonders ausgesprochen im Nebennierenmark von *Bos taurus*. Neuerdings habe ich ähnliche Bilder aber auch beim *Hund* unter Stress feststellen können. Derartige Beobachtungen dürften das Verständnis für regenerative Prozesse im Mark erleichtern, die nunmehr besprochen werden sollen.

b) Zellteilungen im Nebennierenmark (Regeneration).

Die alte Behauptung von DELAMARE (1904), im Nebennierenmark seien weder Mitosen noch Amitosen nachzuweisen, kann nicht mehr aufrechterhalten werden.

Aber auch die Vorstellung mancher älterer Autoren, daß ein Teil der Markbildungselemente während der Ontogenese um die Nebennierenrinde herum liegenbleiben soll, um später als Nachschubmaterial fungieren zu können, muß seit HETTS (S. 140) gründlichen Untersuchungen über die Entwicklung des Nebennierenmarkes als widerlegt betrachtet werden.

Bei der *Ratte* hat KOLMER (1918) öfter in Mark- als in Rindenzellen Mitosen gesehen. MITCHELL (1948) sah die geringere Aktivität dagegen im Mark. Er warnt vor der Verwechslung von Zellteilungsfiguren in Markzellen mit solchen in Blutzellen. Amitosen hat MITCHELL nicht beobachten können. Er hat überhaupt den Eindruck, daß das Mark eher durch eine Volumzunahme der Elemente (Hypertrophie) eine Leistungssteigerung erreichen könne als durch eine Teilung (Hyperplasie).

SADOWNIKOW (1949), der die Wirkung des Diphtherietoxins auf die Nebennieren des *Meerschweinchens* untersucht hat, stellte fest, daß es — falls die Tiere überhaupt über den entscheidenden 3.—4. Versuchstag hinwegkommen — zu regenerativen Mitosen in dem geschädigten Mark kommt. Bis zum 6. Versuchstag stieg die Zahl der Zellteilungen.

Bei *Cricetus frumentarius* fand KOLMER (1918) im Mark auch reichlich Mitosen.

Über die Verhältnisse im *menschlichen* Nebennierenmark liegt eine gründliche Studie von CLARA (1936) vor.

Schon das häufige Vorkommen von Kernen verschiedener Größenklassen und von zweikernigen Zellen läßt vermuten, daß in dem Gewebe auch amitotische Prozesse ablaufen werden. Bezüglich dieses Zusammenhangs zwischen dem Schwanken der Kerngröße und dem Vorkommen von zwei- bzw. mehrkernigen Zellen einerseits und dem Vorhandensein von Amitosen finden sich gerade für die Verhältnisse im Nebennierenmark bei KOLMER (1918) sehr bezeichnende Angaben, die um so wertvoller sind, als KOLMER die näheren Zusammenhänge noch nicht bekannt waren. So erwähnt er für die *Katze* das sehr starke Variieren der Kerngröße und das Vorkommen von amitotischen Zerschnürungen, ebenso für *Macacus rhesus* „die in ihrer Größe sehr wechselnden Markzellen" und häufige Amitosen. Amitosen konnte CLARA nur im *menschlichen* Nebennierenmark konstant finden (Abb. 177 und 178). Wie das Verhalten des Kernkörperchens zeigt, so bieten sich Bilder (Knospungen), welche ebenfalls für einen amitotischen Prozeß an dieser Zellkernorganelle sprechen. Die Amitosen sind oft „asymmetrisch", d. h. es entstehen ungleich große Tochterkerne. Vielleicht sollten diese gar nicht als „Wachstumsamitosen" mit Verdoppelung der idioplasmatischen Masse in Kern und Cytoplasma gedeutet werden, sondern als „Reaktionsamitosen", wobei die Kernteilung zum Ausdruck einer Gleichgewichtsstörung oder -veränderung wird, mit anderen Worten als Folge einer Reizwirkung auftritt (CLARA 1931b). Ist diese Vermutung richtig, dann könnte man annehmen, daß einer der beiden Kerne bald wieder abgebaut werden wird. Was das Verhalten des Kernkörperchens bei der Amitose anlangt, so können wir heute mit ziemlicher Bestimmtheit sagen, daß in den Fällen, in denen es zur Teilung in zwei Tochterkerne kommt („Phänoschisis"), das Kernkörperchen ebenfalls in zwei annähernd gleich große Teile zerlegt wird, welche auf die beiden Tochterkerne verteilt werden. In anderen Fällen kommt es zur Vergrößerung des Zellkernes, ohne daß die Zerlegung in zwei Tochterkerne zustande kommt („Endoschisis"). Die Centriolen liegen bei der Amitose in einem etwas dunkler erscheinenden Cytoplasmahof in der Nähe des Kernes als kleine granulaartige, nicht selten auch kurze stäbchenförmige Gebilde. Auch in den zweikernigen Zellen konnte CLARA fast durchwegs nur zwei Centriolen erkennen. Die Zellen aber, welche zwei besonders große Kerne besitzen, lassen sehr häufig vier

Centriolen erkennen (Ankündigung des Teilungseintritts?). Setzt die Amitose ein — und zwar in Form einer sog. Hilusbildung an einer Kernlängsseite — dann legt sich das Cytozentrum in diesen Hilus. Es verhält sich also auch bei der Amitose keineswegs ganz passiv, sondern schickt sich offenbar an, sein Teilkörpermaterial ebenfalls zu verdoppeln, vervierfachen usw.

Während nach KOLMER (1918) in den Markzellen der Nebenniere gelegentlich auch Mitosen vorhanden sein sollen, ist es CLARA nicht gelungen, auch nur eine einzige sichere Mitose nachzuweisen. Auch im Nebennierenmark eines *Meerschweinchens*, welches am 2. Tage post partum getötet wurde, konnte CLARA (1936) entgegen den Angaben von KOLMER (1912) keine einzige Mitose auffinden. Er ist im übrigen der Meinung, daß genau so wie in anderen Organen (Leber, Niere, Hodenzwischenzellen usw.) Mitosen nur ausnahmsweise, d. h.

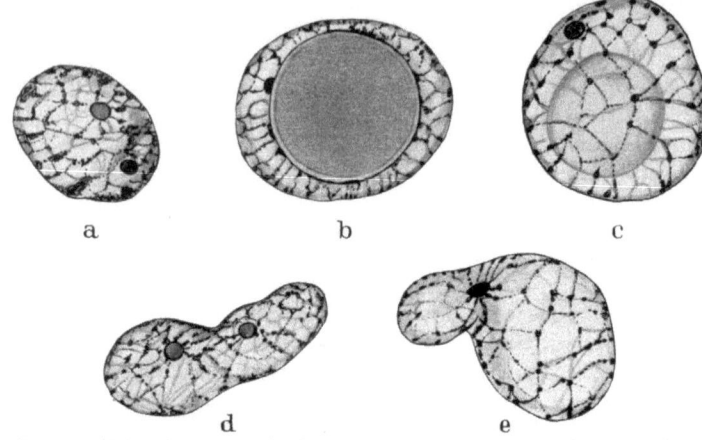

Abb. 177 a—e. Kerne aus Nebennierenmarkzellen des erwachsenen *Menschen*. a Großer Kern mit 2 Kernkörperchen (Beginn einer Amitose?); b und c Kerne mit großer Kernvacuole; d und e unsymmetrische Kerneinschnürungen („Kernknospung"), bei d Kernkörperchen bereits geteilt, bei e Kernkörperchen noch ungeteilt, aber genau in der Ebene der Einschnürung gelegen. Aus CLARA 1936.

wohl nur unter besonderen Bedingungen auftreten, sie auch in dem Nebennierenmark jedenfalls nicht als regelmäßige Erscheinungen gewertet werden können. Regelmäßig sind nur Amitosen anzutreffen.

Auf Grund dieser Beobachtungen könnte man eine gewisse *Regenerationskraft des Markes* erwarten. Schon aus den Versuchen von DI MATTEI (1863, 1886), TIZZONI (1884ff.), CANALIS (1887a), STILLING (1887ff.), RIBBERT (1888), ABELOUS (1892), SCHMIEDEN (nach DELAMARE 1904), LECÈNE (nach demselben), CHRISTIANI (nach demselben), POLL (1900), HULTGREN und ANDERSON (1899) ging hervor, daß die Nebennierenrinde zwar eine beträchtliche Regenerationskraft besitzt, das Mark hingegen nach experimenteller Läsion keine Zeichen einer solchen erkennen läßt. Auch in dem höchst bemerkenswerten Fall von MARCHETTI (1904, vgl. S. 236) konnte von einer deutlichen Markregeneration nicht die Rede sein.

Auf einen falschen Weg hat wohl WIESEL (1907) das Problem gebracht. Er sah in Fällen von chronischer Nephritis mit Herzhypertrophie eine Verbreiterung des Nebennierenmarkes. Er erklärte sie durch die Tätigkeit von „Sympathogonien", die unter solchen Umständen auch noch in die Nebenniere des Erwachsenen sollten einwandern können. Auch BLOCH (1920) glaubte, daß Markreservematerial in und an der Peripherie der Nebenniere erhalten bleibt. Er vergleicht die Möglichkeit einer Regeneration von Markelementen aus diesen Reserven mit der metaplastischen Blutbildung bei Blutkrankheiten des Erwachsenen.

Indessen sowohl diese Hypothese von der nachträglichen Einwanderung von Markbildungszellen wie auch die Regenerationsfähigkeit des reifen Markgewebes werden heute kaum noch anerkannt. INGLE und HARRIS (1936) verpflanzten *Ratten*-Nebennieren ins Ovar. Sie beachteten die Frage der Markregeneration genau. Histologisch stellten sie eine Markdegeneration fest. Was im Regenerat erschien, entsprach nur Rindenelementen. Die Autoren konnten dies morphologische Ergebnis überdies auch physiologisch-chemisch stützen. Im Regenerat

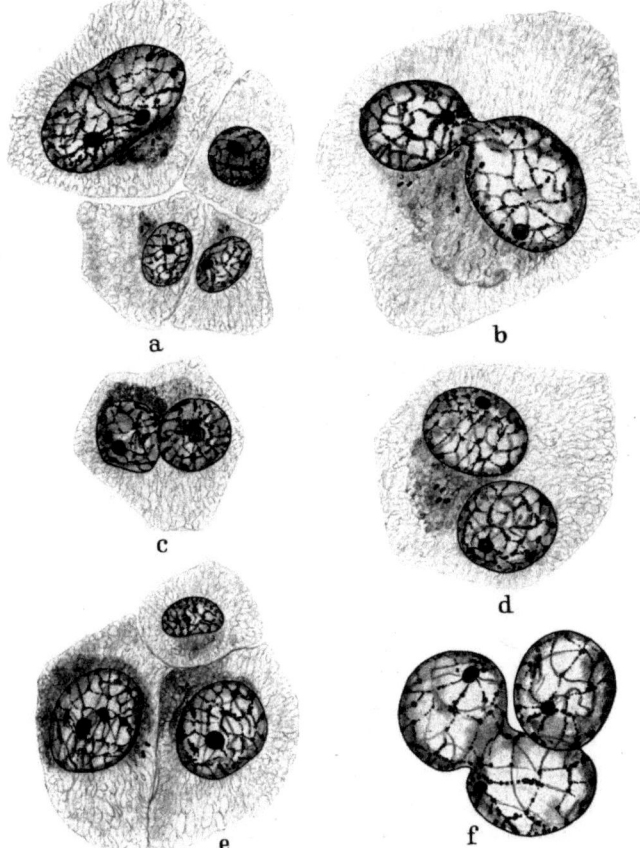

Abb. 178 a—f. Verschiedene Amitosestadien aus dem Nebennierenmark des erwachsenen *Menschen*. a Langgezogener Kern, Kernkörperchen bereits geteilt, Diplosom im Kernhilus; b Amitose, die beiden Kernhälften hängen nur mehr durch schmale Brücke zusammen, Teilungsfurche schneidet zirkulär, aber nicht allseitig gleich tief ein. Vier Zentralkörperchen, je 2 für jede Kernhälfte; c Kernteilung fast vollzogen, tief einschneidende Teilungsfurche; d vollendete Amitose, in der Gegend des früheren Kernhilus 4 Zentralkörperchen; e anscheinend nachträgliche Teilung des Zelleibes, jede der beiden Tochterzellen enthält 2 Zentriolen; f zweikernige Zelle, in welcher ein Kern in Amitose begriffen ist. Aus CLARA 1936.

ließen sich Adrenalin oder diesem ähnliche Stoffe nicht nachweisen. Auf der anderen Seite sagen KOLMER (1918) und CLARA (1936, s. o.), daß Degenerations- und Regenerationsvorgänge im Mark viel häufiger vorzukommen scheinen als bisher angenommen wurde. Auch sollen sich proliferative Vorgänge nicht nur bei jüngeren Individuen finden.

In den üblichen *Transplantations*-Experimenten mit Nebennieren ist im allgemeinen (s. o.) nur die Erhaltung der Rinde gelungen (s. ausführlich S. 252ff.). Nur STOERK und v. HABERER (1908) wollten in transplantierten Nebennieren eine Erhaltung des Markes gesehen haben. Allerdings haben sie bei ihren Versuchen die Gefäßversorgung des Organs erhalten.

11. Akzessorisches Markgewebe (Paraganglien).

Hierüber berichtet WATZKA (1943, Bd. IV, Teil 4) in diesem Handbuch gesondert, eine neuere Zusammenfassung gibt TRUEX (1950). Im Kapitel über die Phäochromie usw. werden die Verhältnisse in Paraganglien gelegentlich gestreift.

12. Altersveränderungen im Nebennierenmark.

Die Altersveränderungen scheinen im Nebennierenmark weniger ausgesprochen zu sein als in der Rinde (S. 285ff.). DELAMARE (1904) spricht zwar von einer langsamen, verhältnismäßig früh einsetzenden Atrophie des Nebennierenmarkes beim *Menschen*, vermutlich infolge einer ,,Phlebosklerose", ferner von der Zunahme einzelner Leukocytengruppen mit steigendem Alter, aber spätere Untersucher haben dies kaum bestätigt. Umgekehrt hat YEAKEL (1946) bei sehr alten *Ratten*-Männchen sogar eine gewisse Markhyperplasie erkennen wollen, welche in manchen Fällen geradezu an neoplastische Bildungen erinnert. DIETRICH und SIEGMUND (1926) fanden im Mark postfetal weder nennenswerte Wachstums- noch Alterserscheinungen. SILVESTRONI (1933) sieht in *menschlichem* Material mit zunehmendem Alter eine Zellkernvergrößerung, so daß die Kurve der Kerngrößen beim erwachsenen *Menschen* mehr Kernklassen als beim Keimling umfaßt. Indessen hat CLARA (1936, S. 407) diese Angabe kritisiert.

Von verschiedenen Untersuchern ist insbesondere das Verhalten des *Bindegewebes* beachtet worden. So soll nach COOPER (1925) eine Zunahme des Bindegewebes im *menschlichen* Nebennierenmark nach Überschreiten der Lebensmitte eintreten. Dabei sei auffallend, daß es im Gegensatz zu ähnlichen Prozessen in der Nebennierenrinde im Mark zur Kollagenisierung der Gitterfasern kommen soll. BACHMANN (1941) fand demgegenüber in allen untersuchten Altersstufen ein etwa gleiches Verhalten der Gitterfasern im Mark.

Histochemie und Cytochemie.

1. Adrenalin, Arterenol.

a) Allgemeines.

1894 entdeckten OLIVER und SCHÄFER, daß eine intravenöse Verabreichung eines Auszuges aus dem Nebennierenmark einen auffallenden Blutdruckanstieg bewirkt.

Nach weiteren Isolationsversuchen (ABEL 1899, 1902, FÜRTH 1897 ff.) konnten ALDRICH (1901) und TAKAMINE (1901) das Suprarenin als erstes aller Hormone in kristallisierter Form erhalten. TAKAMINE gab ihm den Namen Adrenalin. Um die Konstitutionserklärung haben sich JOVET (1904) und FRIEDMANN (1906) mit Erfolg bemüht und schließlich gelang die synthetische Darstellung STOLZ (DRP. 152814, 1905). Von FLÄCHER (1908) wurde es in die beiden optischen Isomeren getrennt.

Das Adrenalin ist ein Brenzcatechin-äthanol-methylamin. Da es in Wasser sehr schwer löslich ist, werden zu Versuchs- oder therapeutischen Zwecken zumeist Lösungen des Hydrochlorids verwendet. Wegen des asymmetrischen Kohlenstoffatoms (eingekreist) kommt das Adrenalin in optisch aktiver Form und als Racemat vor. Das natürliche Adrenalin ist linksdrehend; durch Synthese wird das Racemat gewonnen. Das natürliche Produkt ist etwa 12—15mal wirksamer als das synthetische.

Der Bildungsweg des Adrenalins ist noch nicht genau erforscht. Da sich hierbei interessante Beziehungen zum Pigmentstoffwechsel ergeben, soll diese Frage später besprochen werden (S. 432ff.).

Die wichtigsten Wirkungen des Adrenalins, des ,,flüssigen Sympathicus", seien kurz in Anlehnung an LEHNARTZ (1947) erwähnt, da ohne ihre Kenntnis die Ergebnisse experimentell-morphologischer Arbeiten unverständlich bleiben.

Die leichte Oxydierbarkeit, die das Adrenalin im Reagensglas zeigt, hat es auch im Organismus. Auf ihr beruht die außerordentliche Flüchtigkeit der Adrenalinwirkung. Adrenalinmengen, die die Leistungsfähigkeit des Kreislaufs fast bis zum äußersten beanspruchen, führen nur für wenige Minuten zu einer *Blutdrucksteigerung*, weil das Adrenalin — vorwiegend in der Leber — rasch oxydativ zerstört wird. Es wird das Amin fermentativ abgespalten als (Methylamin), wobei zugleich ein Aldehyd entsteht. Über eine fermentative Oxydation des Adrenalin zu einem Chinon im menschlichen Blutserum berichten PIRWITZ und SCHERER (1950).

Trotz der starken Wirkung des Adrenalins auf den Blutdruck im Tierversuch besteht nach REIN (1947) die eigentliche physiologische Bedeutung des Adrenalins nicht in der Regulation des Blutdrucks, sondern in der der Blutverteilung, und zwar zugunsten der blutbedürftigen Organe.

Neben der Wirkung auf den Kreislauf und die glatte Muskulatur der autonom innervierten Organe ist eine der biologisch wichtigsten Wirkungen des Adrenalins die auf den *Stoffwechsel*. Schon durch Mengen, welche noch keine Kreislaufwirkung ausüben, kommt es zur Steigerung des Grundumsatzes, wobei es sich um eine *direkte Wirkung des Adrenalins auf die Gewebe*, nicht um eine über das zentrale Nervensystem laufende handelt. Wahrscheinlich beruht die Wirkung nicht auf dem Adrenalin selbst, sondern auf seinem Oxydationsprodukt *Adrenochrom*, welches als Wasserstoffüberträger fungieren kann.

Mit der allgemeinen Stoffwechselsteigerung steht in engem Zusammenhang die Wirkung auf den Kohlenhydratstoffwechsel (BLUM 1901, 1902). Die Ursache der eintretenden Hyperglykämie liegt in der Mobilisierung und dem Abbau der Glykogenvorräte des Körpers, und zwar nicht vorwiegend der Leber, wie früher gesagt wurde, sondern der Skeletmuskulatur.

Vermutlich hat Adrenalin unter physiologischen Bedingungen nicht die gleiche Wirkung wie im pharmakologischen Versuch. Da es bei der Nervenerregung (Sympathicus, s. später) in größerer Menge abgeschieden wird, soll es nach Ansicht einiger Untersucher den Körper abwehrbereiter machen („Emergency theory"). Nach anderer Ansicht ist es nur ein Abfallprodukt des Eiweißstoffwechsels, das vielleicht zerstört ist, bevor es den arteriellen Blutstrom überhaupt erreicht hat (Exkretionstheorie).

Es erscheint heute bereits ziemlich sicher, daß neben dem Adrenalin im Nebennierenmark noch weitere Hormone gebildet werden. In diesem Zusammenhang verdient das *Arterenol* (= Nor-Adrenalin) besondere Erwähnung.

Arterenol ist neben Adrenalin offensichtlich in größerer Menge im Nebennierenmark enthalten. Es ist nun die Frage, ob das Arterenol hierbei als ein Intermediärprodukt bei der intracellulären Adrenalinsynthese eine Nebenrolle spielt, oder ob es als ein selbständiges Hormon angesehen werden kann (HOLTZ und KRONEBERG 1948a, b, HOLTZ und SCHÜMANN 1947, 1949, HOLTON 1949, HOLTZ 1950).

b) Histochemischer Adrenalinnachweis.

Im allgemeinen glaubt man, mit Hilfe der im folgenden aufgeführten Methoden „Adrenalin" histochemisch zu fassen. Vorsichtigere Untersucher sprechen allerdings auch von „Vorstufen" des Adrenalins oder von „Oxydationsprodukten".

Es wurde erwähnt, daß das Adrenalin außerordentlich leicht oxydiert. Hierauf gründen sich einige *Farbreaktionen*: Blaugrünfärbung mit Eisen(3)chlorid, Dunkelbraunfärbung mit Kaliumbichromat (Grundlage der Phäochromie).

Da diese und andere Farbreaktionen nur auf der Oxydierbarkeit des Brenzcatechinkernes beruhen, sind sie nicht spezifisch. VERNE (1923) konnte zeigen, daß in vitro alle aromatischen Verbindungen mit 2 OH-Gruppen oder einer OH- und einer NH_2-Gruppe in Ortho- oder Parastellung die „Chromreaktion" (s. dort) geben.

Unter besonderen Versuchsbedingungen läßt sich aber die Reduktion von Arsenmolybdänsäure durch Adrenalin in Gegenwart von schwefliger Säure zur colorimetrischen Bestimmung verwenden (KOBRO, zit. nach LEHNARTZ 1947). Eine weitere Bestimmungsmethode gründet sich auf die Eigenschaft des Adrenalins, in einen stark fluorescierenden Körper überzugehen (LEHMANN, nach LEHNARTZ 1947).

Diese Methode könnte in Zukunft vielleicht auch für die Histochemie Bedeutung erlangen. Zunächst handelt es sich um eine Bestimmung des Adrenalins im Blutplasma (LEHMANN und MICHAELIS 1943). Sie beruht auf der Tatsache, daß eine Lösung von Adrenalin, welche mit NaOH zusammengebracht wird, im ultravioletten Licht grün fluoresciert (GADDUM und SCHILD 1934). Nach STAUB und KLINGLER (1945) soll die Methode nicht spezifisch sein. LEHMANN (1949) sowie LEHMANN und KINZIUS (1949) haben die Methode weiter verbessert und meinen, daß sie im Blutplasma höhere Werte als mit den bisher üblichen Methoden deshalb erhalten, weil sie nicht nur das aktive, d. h. mit den biologischen Methoden nachweisbare (s. u.), sondern auch das inaktive Adrenalin fassen. Nach Adrenalektomie sinken die Werte stark ab, nach Verabreichung von Rindenextrakt steigen sie an, was auf eine Anregung des Markes durch Rindenstoffe hinweist. Auch bei Muskelarbeit schwindet die Adrenalinmenge im Blut.

Eine weitere Methode zum Nachweis des Adrenalins im Blut gab LUND (1949) an. Sie beruht auf der Oxydation des Adrenalins zu Adrenochrom und der Umsetzung des Adrenochroms zu Adrenolutin, welches fluorimetrisch erfaßt werden kann. ANNERSTEN, GRÖNWALL und KÖIW (1949) haben die Methode von LEHMANN und MICHAELIS zum Nachweis von Adrenalin im Blutplasma durch Einführung des BECKMAN-Spektrophotometers mit einem zusätzlichen Fluorescenzsatz verbessert. Auf Grund solcher Untersuchungen glauben die Autoren, das Adrenalin existiere im Blutplasma teilweise in Form einer freien dialysablen Substanz, teilweise aber auch in einer nicht dialysierbaren Form in Verbindung mit einem Eiweiß.

Zu den üblichen biologischen Nachweismethoden vgl. GELLHORN (1926).

Der histochemische Nachweis des Adrenalins ist fast 100 Jahre alt. Im Jahre 1856 entdeckte VULPIAN die später mit seinem Namen verbundene *Eisenchloridreaktion*. ARREN (1894) nennt einen Vorgänger COLIN, welcher mit Eisensulfid (vermutlich Eisen(3)sulfid, Fe_2S_3) eine blauschwarze Verfärbung des Markgewebes bei *Rind* und *Pferd* beobachtet habe. VULPIAN preßte aus dem Nebennierenmark Saft aus, den er mit Aqua dest. verdünnte *(Säugetiere, Mensch)*. Er benutzte zum chemischen Nachweis vornehmlich Eisenchlorid (Ferrichlorid, $FeCl_3$, Liquor ferri sesquichlorati). Die Reaktion des Marksaftes erwies sich als fast neutral oder leicht sauer. Mit $FeCl_3$ entstand eine ins Blaue oder Grüne spielende, zuweilen schwärzliche Färbung. Zugleich bekam VULPIAN mit wäßriger Jodtinktur, auch mit Cl und Br, eine carminrote Farbe. Die rote Färbung des mit Aqua dest. verdünnten Nebennierenmarksaftes wurde deutlicher, wenn VULPIAN diesen einige Stunden an der Luft stehen ließ, besonders im Sonnenlicht. Auch vorheriges Aufkochen beförderte das Auftreten der roten Farbe, das durch die Behandlung mit Salpeter- oder Schwefelsäure nicht verhindert werden konnte. Besonders interessant ist es, daß VULPIAN die gleichen Farbreaktionen auch im Blut der Nebennierenvene feststellen konnte. Er zog daher den Schluß, daß Stoffe aus dem Nebennierenmark ins Blut übertreten müßten. Nach MEISSNER (1857) hat dies übrigens schon JOHANNES MÜLLER vermutet. Somit schien zum erstenmal eine „innere Sekretion" sichtbar gemacht worden zu sein. Die VULPIANsche Entdeckung wurde allerorts aufgegriffen. Bereits ein Jahr später hat VULPIAN selbst (1857) seine Reaktion auch am Markgewebe von *Amphibien* und *Reptilien* nachweisen können. VULPIANs Beobachtungen wurden von HARLEY (1857) bestätigt, der vor allem mit wäßriger Jodlösung arbeitete. Daß die Untersucher bei *Fischen* keine positiven Resultate erhielten, nimmt uns heute nicht mehr wunder, denn sie werden vermutlich nicht adrenale, sondern interrenale Elemente untersucht haben.

Die Beobachtungen waren in zwei Richtungen wertvoll. Einmal gaben sie einen mächtigen Impuls zur Beschäftigung mit der analytischen Chemie der Nebenniere (CLOEZ und VULPIAN 1857, RUDOLF VIRCHOW 1857a, ZELLWEGER 1858, SELIGSOHN 1860, ARNOLD 1866, HOLM 1867). Zweitens stellte sich die überraschende Tatsache heraus, daß die VULPIANsche Reaktion auch am Schnitt gelang.

Am besten wird die Reaktion makroskopisch vorgenommen (DELAMARE 1904). Nachdem allerdings TAKAMINE (1901) zeigen konnte, daß Adrenalin mit $FeCl_3$ gleichfalls die Grünfärbung gibt, versuchten die Histologen die Eisenchloridreaktion als histochemische Adrenalinreaktion im Schnitt weiter auszubauen. CIACCIO (1903, 1904) stellte zunächst dünne Scheiben des Organs her, die er nach Eintauchen in eine alkoholische Lösung von $FeCl_3$ in eine Mischung aus Alkohol und Ammoniak und schließlich in absoluten Alkohol brachte. Er erkannte als erster, daß sich auch bei dieser Reaktion bestimmte Granula im Cytoplasma der Markzellen färben. MULON (1904) beschrieb gleichfalls mit $FeCl_3$ sich graugrün färbende Granula im Markzellplasma. Beide Autoren schlossen, daß die Körnchen für den Effekt bei der makroskopischen VULPIAN-Reaktion verantwortlich seien.

Inzwischen war längst eine zweite Reaktion an den Markzellen der Nebenniere, die HENLEsche *Chromreaktion* entdeckt worden, die für die Zukunft bei weitem größere Bedeutung als die Eisenchloridreaktion bekommen sollte. JAKOB HENLE (1865) lieferte eine zunächst rein histologische Untersuchung der Nebennieren. Er fand, daß die Markzellen durch KOH rascher und vollständiger zerstört werden als die der Rinde. Die Markelemente sah er als platte Scheiben, nicht als prismatische Zellen an:

„Der frappanteste und am leichtesten zu bestätigende Unterschied zwischen den Zellen der Mark- und Rindensubstanz besteht aber darin, daß die ersteren, und damit natürlich die Marksubstanz im ganzen, in chromsaurer Kalilösung und in MÜLLERscher Flüssigkeit alsbald, d. h. innerhalb 12—24 Std, tief dunkelbraun werden, viel dunkler als die Rindensubstanz, die sich in jenen Reagentien fast unverändert erhält" (HENLE). Zugleich mit den Zellen sollen sich auch die Kerne bald dunkler, bald heller färben (S. 426).

Die Entdeckung HENLES hatte eine mehrfache und große Bedeutung. Vorerst sei aber darauf hingewiesen, daß offenbar bereits WERNER (1857) mit Acidum chromicum gearbeitet hat, ohne indessen den Wert der Reaktion am Nebennierenmark zu erkennen.

Wenn der Nachweis geführt werden konnte, daß ausschließlich Markelemente und die ihnen entsprechenden adrenalen Zellen die HENLEsche Reaktion gaben, dann war die Möglichkeit vorhanden, gewisse bis zu jener Zeit zweifelhafte adrenale oder interrenale Bildungen zu chromieren und danach zu klassifizieren. Von dieser Technik machte daher die vergleichende Anatomie reichlich Gebrauch (vgl. S. 10).

Zweitens beobachtete man sehr bald, daß die Stärke der Chromierbarkeit von Nebennierenmarkzellen und manchen Paraganglien parallel ging mit ihrem Adrenalingehalt (s. u.). Damit war über die Histochemie hinaus der Zugang zur Histophysiologie der Drüse gegeben. Schließlich hat auch die genauere Untersuchung des Wesens der Reaktion manch interessanten Aufschluß gebracht.

Allerdings galt es zunächst die Einengung zu sprengen, die dadurch entstanden war, daß man den Chromaten und Bichromaten eine spezielle Affinität zum Cytoplasma der Markzellen zusprach, das Wesen der Reaktion also in der „Chromierung" sah. So ist es verständlich, daß später STILLING (1889, 1898b) die Markzellen als „chromophile", KOHN (1898a, b, 1899, 1902b) als „chromaffine" Elemente bezeichneten. Indessen sind dies keine glücklichen Namen, weil die Rolle des Chroms zu sehr im Vordergrund steht. Mit CLARA (1933) halte ich den Vorschlag von POLL (1903a, b, 1902/03, 1906) für gut, von „phäochromen" Zellen bzw. von „Phäochromie" zu sprechen, weil durch die Reaktion eine Farbe sichtbar wird. Inzwischen hat sich ergeben (s. u.), daß die bräunliche Färbung der Markzellen durch alle möglichen *Oxydationsmittel* bewirkt werden kann. Andererseits hat sich leider auch gezeigt, daß andere Körperzellen reduzierende bzw. leicht oxydierbare Stoffe enthalten, welche mit Oxydantien eine Bräunung ergeben können (KINGSBURY 1911a, s. u.).

Die Untersuchungen von KRUCKENBERG (1885), BRUNNER (1892), POLL (1902/03, 1903a, b, 1906), SCHULTZE und RUDNEFF (1865, Schwärzung des Nebennierenmarkes bei Behandlung mit Osmiumsäuredämpfen, s. S. 428), BONNAMOUR (1902ff.), GIACOMINI (1898ff.), MULON (1900ff.), FUSARI (1891ff.), STOERCK und v. HABERER (1908), MAYER (1872, Reduktion von Goldchlorid durch die Markzellsubstanz, s. S. 429), LOEWENTHAL (1894) u. a. führten zu der Annahme,

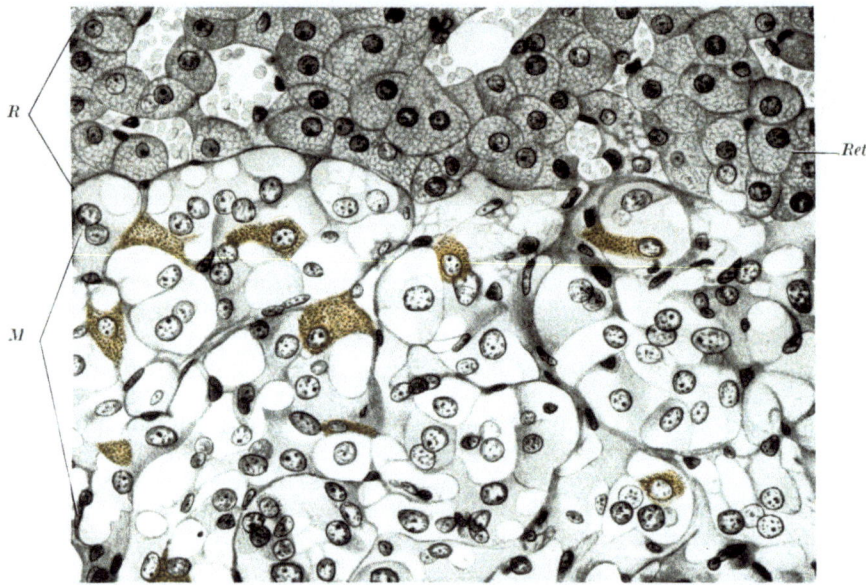

Abb. 179. Rinden-Markpartie aus der Nebenniere einer 31 Jahre alten Frau. Reticulariszellen der innersten Rindenschicht (R), weite Capillaren; M Marksubstanz, von deren Zellen nur ein Teil Phäochromie aufweist (Kaliumbichromat-Formalinfixierung, 400fach vergrößert). Aus KOHN 1930.

daß die Markzellen offenbar ein auch chemisch von den Rindenzellen abzutrennendes System darstellen. Diese Annahme wird durch die an verschiedenen Stellen aufgefundenen „Paraganglien" mit phäochromen Elementen (S. 418) des weiteren gerechtfertigt.

Zur *Methodik des Nachweises der Phäochromie* (Abb. 179) mögen folgende Angaben genügen.

Methode von J. WIESEL (1902a).

Fixierung in *Kaliumbichromat*. ROMEIS (1948) benutzt die Angaben von PFEIFFER und JARISCH (1920), welche sofort in einer Mischung aus 9 Teilen Kaliumbichromat (3,5%ig) und 1 Teil Formol fixieren. Nach 24 Std wird das Gewebe für 3 Tage in reine 3,5%ige Kaliumbichromatlösung übertragen. Dann 24stündiges Auswaschen in fließendem Wasser. Die Bräunung ist zwar etwas gelbstichiger, aber dafür ist der Erhaltungszustand des Gewebes unvergleichlich besser. — Nunmehr wird nach WIESEL mit 1%iger wäßriger Toluidinblaulösung 20 min gefärbt, danach 5 min in Brunnenwasser gewaschen und mit einer 1%igen Safraninlösung 20 min gegengefärbt. In 96%igem Alkohol wird so lange differenziert, bis die blaue Farbe wieder hervortritt. Über Carbolxylol, Xylol wird in Balsam eingeschlossen. Die chromaffinen Zellen erscheinen grünlich gefärbt, die Zellkerne rot. Das Cytoplasma der übrigen Zellen färbt sich blau an. — Modifikationen stammen von COMESSATTI (1908), BORBERG (1912), INGIER und SCHMORL (1911), SCHMORL (1914). HILLARP (1946) arbeitet mit *Injektion der Chromate* in die Aorta. Weitere Verbesserungen der Methodik finden sich bei GOMORI (1941b, 1948), ROMEIS (1948).

Abb. 179 gibt einen Eindruck von der feingranulären Reaktion bei Verwendung der vereinfachten SCHMORLschen Technik. In der Beschreibung dieses Bildes kann ich mich TRUEX (1950) anschließen. Die grünlich-bräunlichen Proadrenalinkörnchen, deren Form und Größe außerordentlich variabel sind, füllen fein verteilt die ganze Zelle. Oft ist die Zellgrenze kaum sicher zu erkennen.

Schließlich sei noch darauf hingewiesen, daß KOHN (1903) und WISLOCKI (1922) mit Hilfe der Chromierung *den makroskopischen Nachweis* chromaffiner Gewebe im Körper (Paraganglien) weiter ausgebaut haben. Das Untersuchungsgut wird in fließendem Wasser gewaschen und dann etwa 3 Std lang mit der KOHNschen Flüssigkeit behandelt (90 Teile einer 3,5%igen Kaliumbichromatlösung, 10 Teile 40%iges Formol). Dann werden die Stücke wieder gewässert und können nunmehr 24 Std lang mit 10%igem Formol nachfixiert werden. Danach wird wieder gewaschen, das Wasser durch Alkohol vertrieben und nunmehr das zu untersuchende Gebiet 6—24 Std gebleicht in einer Mischung aus 70 Teilen 70%igen Alkohols, 20 Teilen H_2O_2 und 10 Teilen Wasser (am besten einige Stunden in der Sonne!). Die phäochromen Körper erscheinen gelbbraun auf der hellen Unterlage. Für makroskopische Zwecke kann eine Aufhellung der Präparate nach SPALTEHOLZ angeschlossen werden; die Objekte können aber auch mikroskopisch verwendet werden. WISLOCKI fand mit diesem Verfahren beispielsweise phäochrome Körper im Retroperitonealraum von *Opossum, Meerschweinchen, Eichhörnchen, Affen*, nicht bei der *Ratte*.

Mit der Frage nach der *Natur und Bedeutung der phäochromen Reaktion* beschäftigte sich eine Fülle von Autoren. Um die Jahrhundertwende finden wir die ersten Äußerungen darüber, daß die Chromaffinität an cytoplasmatische Körnchen der Markzellen gebunden sei und daß in diesen höchstwahrscheinlich der Ort des Adrenalins zu suchen sein wird. So haben HULTGREN und ANDERSON (1899, *Säuger*), GIACOMINI (1901, *Amphibien*), GRYNFELTT (1902, *Selachier* und andere Wirbeltiere), eine Reaktion an den Körnchen nach Chrombehandlung beschrieben, während DIAMARE (1895ff.) die Phäochromie an das intergranuläre Plasma gebunden glaubte. VINCENT (1898) wies darauf hin, daß die adrenalen Elemente nach der Chromreaktion manchmal diffus braun aussehen, während die Bräunung in anderen Fällen an feinste Granula gebunden erscheint. Vermutlich handelt es sich um funktionell verschiedene Stadien der Adrenalinspeicherung.

Nach CIACCIO (1903ff.) ist die „Chromaffinreaktion" flüchtig und verschwindet schnell aus dem Leichenmaterial. Im übrigen könne mit der Reaktion nur ein adrenalinogener Vorläufer gefaßt werden, während das Adrenalin selbst als „Substance sidéraffine" charakterisiert sei, d. h. allein durch die VULPIAN-Reaktion erfaßt wird (S. 420, vgl. dagegen MANASSE 1894, GIACOMINI). Nach DELAMARE (1904) ist die Chromierung nicht spezifisch für Adrenalin, da ähnliche Verfärbungen an Blutzerfallsmassen, an Myelin u. a. zu beobachten sind. Beim Embryo sollen die Markzellen bereits Adrenalin enthalten, wenn noch keine Phäochromie nachzuweisen ist. MULON (1904a) sah die Phäochromie als Adrenalinreaktion an.

Zum erstenmal wurde der Zusammenhang der Chromierbarkeit der Markzelle mit ihrem Adrenalingehalt experimentell von SCHUR und WIESEL (1907) nachgewiesen. Die Autoren stellten bei *Hunden* eine Adreanlinausschüttung in das Blut im Laufversuch fest. Während in der Nebennierenrinde keinerlei Veränderungen zu beobachten waren, trat in den Markzellen eine Abnahme der Chromierbarkeit ein. Bei Tieren, die bis zur Erschöpfung gelaufen waren, fand sich entsprechend überhaupt keine chrombraune Substanz mehr in den Markzellen, zugleich ließ sich in einem solchen Nebennierenmark kein Adrenalin mehr nachweisen (Test: *Froschauge*). Für SCHUR und WIESEL lag daraufhin die Annahme einer Beziehung zwischen chrombrauner Substanz und Adrenalin nahe.

v. HABERER und STOERK (1908), STOERK und v. HABERER (1908) sahen das Marksekret als eine Flüssigkeit an, welche die sichtbaren Granulationen nur imbibiere. Die Granula sollen eine Art Trägersubstanz darstellen, das Sekret selbst als Flüssigkeit in die intercellulären Spalten und Gänge und von da in die Blutgefäße gelangen, wo gelegentlich auch feine chromaffine Klümpchen nachgewiesen werden können. Im übrigen beobachteten die Autoren, daß nicht alle feinen Körnchen der Markzellen die Chromaffinität zeigen, was mit dem funktionellen Zustand der Markzelle zusammenhänge. Der Übertritt des Sekrets in die Blutbahn müsse durch Diffusion erfolgen, weil die Gefäßwand überall durch Endothel von den Markelementen abgetrennt sei.

Eine eingehende Untersuchung der Chromreaktion nahm KINGSBURY (1911a, vgl. auch BORBERG 1912) vor (Tabelle 11).

Tabelle 11. (Nach KINGSBURY 1911a.)

Reagens	Histologischer Schnitt	Adrenalinlösung (1:1000)
Kaliumbichromat . . .	Schnelle Bräunung	Niederschlag, sofort rotbraun
Kaliumbichromat in alkoholischer Lösung.	Schnelle Bräunung	Niederschlag, sofort rotbraun
Kaliumbichromat und Formalin. . . .	Schnelle Bräunung	Niederschlag, sofort rotbraun
Kaliumbichromat und Essigsäure . . .	Braunfärbung, nimmt langsam ab	Niederschlag, löslich bei Zugabe von Essigsäure
ZENKER-Lösung	Verschiedene Farben, verschwinden beim Stehen	—
AgNO$_3$ (ammoniakalisch)	Mark und Reticularis grauschwarz	Grauschwarzer Niederschlag
OsO$_4$	Mark sofort schwarz, Rinde schwärzt sich langsamer	Schwarzer Niederschlag
FLEMMING-Lösung . . .	Mark schwarz, Schwärzung verschwindet langsam völlig	Bräunung-Schwärzung, kein deutlicher Niederschlag
Goldchlorid	Mark bräunt sich, verfärbt sich bei Stehenlassen purpurn	Bräunt sich, verfärbt sich beim Stehenlassen purpurn
Eisen(3)chlorid	Mark blaugrün (wird braun mit NH$_3$)	Grün (Bräunung beim Erhitzen oder mit NH$_3$)
Kaliumferricyanid . . .	Braunrot bei Erwärmen	Grün nach rotbraun bei Erhitzen
FEHLING-Lösung . . .	Mark rot, Rinde bläulich-purpurn	Im Kalten grün-gelb-rot (mit Niederschlag)
BENEDICT-Lösung . . .	Mark grau	Bei Erhitzen weißgelber Niederschlag

Wegen der zahlreichen Parallelresultate wird die Chromreaktion auf das Adrenalin im Nebennierenmark bezogen, zugleich wird erkannt, daß es sich bei der Chromierung um eine Oxydation des Adrenalins handelt.

Es wurden aber auch bald Stimmen laut, welche auf eine Inkongruenz von Adrenalingehalt der Nebennieren und Chromierbarkeit hinwiesen (THOMAS 1911, INGIER und SCHMORL 1914). Zur Vorsicht mahnten auch die Versuche von MARX (1912).

MARX untersuchte einesteils die Chromierbarkeit der Markzellen, andernteils den Adrenalingehalt mit der Methode von ZANFROGNINI. Er stellte zwar fest, daß die ZANFROGNINI-Methode meist dann negative Resultate gibt, wenn auch die Chromierbarkeit nicht mehr nachzuweisen ist, daß aber andererseits vor allem bei verschiedenen Krankheiten Schwankungen und Diskrepanzen vorkommen, die MARX einen engen Zusammenhang zwischen Adrenalingehalt und Phäochromie nicht sicher erscheinen lassen.

Dazu kam etwa gleichzeitig folgende Beobachtung (ABEL und MACHT 1912). In der Parotis von *Bufo agua* findet sich ein Gift, in welchem sich 4% Adrenalin nachweisen läßt. Da in den Speicheldrüsenzellen dieser tropischen Kröte keine Phäochromie auftritt, glauben ABEL und MACHT nachgewiesen zu haben, daß „phäochromes" Gewebe zur Adrenalinbildung nicht unbedingt notwendig sei.

Viel Mühe um die Aufdeckung des Phäochromiemechanismus haben sich OGATA und OGATA (1917, 1923) gegeben. Sie bestätigten die Angabe von KINGSBURY (1911a, s. o.), daß Adrenalin in vitro einen braunen Niederschlag (Tabelle 11) mit Kaliumbichromat gibt. Dieser soll aus Chromdioxyd bestehen, welches in Alkohol, Äther, Chloroform, Xylol, Benzol usw. unlöslich ist, dagegen leicht in Ätzkali oder in Mineralsäuren aufgelöst werden kann. Einen gleichen Niederschlag erhielten sie bei Behandlung von Nebennierenschnitten mit Kaliumbichromat. Auch mit Chromsäure bekamen die Autoren eine ähnliche, allerdings geringere Wirkung. Der Farbumschlag im Gewebe soll dem Adrenalingehalt parallel gehen. OGATA und OGATA empfehlen darauf zu achten, daß die Reaktion möglichst im neutralen Medium durchgeführt wird, da saures oder alkalisches Milieu stört. Diese p_H-Abhängigkeit sei auch ein Grund für die verschiedenen Untersuchungsergebnisse am Leichenmaterial (vgl. auch OHNO 1923).

VERNE (1922) stellte eine Phäochromie in den Körnchen der hinteren Speicheldrüsenzellen bei gewissen *Cephalopoden* fest, die aber kein Adrenalin sezernieren. Er schloß daraus, daß sich in diesen Zellen ein Stoff befinden müsse, welcher zumindest eine gewisse chemische Verwandtschaft mit dem Adrenalin hat (z. B. Tyramin). Er folgert weiter, daß die Phäochromie an die Gegenwart organischer Verbindungen von Art der Diphenole (Polyphenole) gebunden sei. Im tierischen Organismus erfüllen nur Adrenalin oder Tyramin diese Bedingung. Bei Pflanzen sind solche Polyphenole mehr verbreitet und in der Tat soll nach MANGENOT hier öfter eine Phäochromie nachgewiesen werden können.

Das Problem der Phäochromie wurde erst durch Untersuchungen von GÉRARD, CORDIER und LISON (1930) gelöst. Die Autoren beobachteten, daß die Reaktion von Adrenalin und $K_2Cr_2O_7$ in vitro in 2 Phasen vor sich geht. In der 1. Phase, welche etwa 2 Std dauert, tritt nur eine Bräunung ein. Erst in der 2. Phase erfolgt eine Fällung. Die Autoren glauben nun nicht, daß es sich in der 2. Phase lediglich um eine Dispersitätsänderung der in Phase I gebildeten Substanz handle (CrO_2), sondern daß in den beiden Phasen zwei verschiedene Reaktionen ablaufen. Zum Beweis dafür führen sie an, daß zwar das Produkt der 1. Phase mit Bromwasser entfärbt werden kann, nicht jedoch das Präcipitat der 2. Phase. Dasselbe kann man bei Anwendung von Natriumhyposulfit oder Ammoniak beobachten.

In den Markzellen kommt es offenbar nur zur 1. Phase der Reaktion. Mit Brom- oder Chlorwasser nämlich kann man auch die Phäochromie auslöschen, nicht jedoch mit $Na_2S_2O_4$ oder NH_3, was vielleicht durch eine stärkere Bindung der Produkte der 1. Phase an die Eiweiße zu erklären wäre. Wäre nun in der 1. Phase nur das Kaliumbichromat entscheidend, dann läge es nahe, das Produkt dieser Phase vom $K_2Cr_2O_7$ abzuleiten. Da man aber auch mit anderen oxydierenden Stoffen ähnliche Ergebnisse bekommt (beispielsweise Rotfärbung der Markzellen mit Kalium- oder Natriumjodat), und da auch danach mit Br- oder Cl-Wasser entfärbt werden kann, glauben die Verfasser mit Recht, daß es sich um einen Vorgang am Adrenalinmolekül selbst handeln muß. Andere oxydierende Stoffe sind nur deshalb weniger geeignet, weil sie nach ihrer Reduktion selbst gefärbte Verbindungen geben. Dies gilt z. B. auch für Jod in wäßriger Lösung (sog. VIRCHOWSche Reaktion, s. u.), OsO_4 (s. u.), $AgNO_3$ (s. u.).

Es fragt sich jetzt nur noch, was aus dem Adrenalin unter der Oxydation wird. Nach den bekannten Beobachtungen über Oxydationsprodukte von o-Diphenolen konnte angenommen werden, daß Äthylmethylaminchinon entsteht. Da Chinone mit Phenolen rotgefärbte Additionsverbindungen geben, schließen die Verfasser, daß in der 1. Phase eine Chinonverbindung auftritt. Deren Verbindung mit dem nicht oxydierten Adrenalin ergäbe letzten Endes die Phäochromie, d. h. es wird eine Farbe sichtbar. Allerdings fällt diese Phäochromiereaktion nicht nur mit Adrenalin positiv aus, sondern mit Di- und Polyphenolen im allgemeinen, mit Aminophenolen oder Polyaminen in Ortho- oder Para-Stellung.

CLARA (1933a) hat sich im wesentlichen diesen Deutungen der Phäochromie angeschlossen, die auch in den neueren Lehrbüchern im allgemeinen vertreten werden. Dabei wird die Beziehung einzig und allein zum Adrenalin vielleicht etwas zu stark in den Vordergrund gerückt, z. B. bei MAXIMOW und BLOOM: "The depth and amount of the chromaffin staining are roughly proportional to the amount of epinephrine in the gland" (MAXIMOW und BLOOM 1942), ähnlich BENNINGHOFF (1944, 1948). CELESTINO DA COSTA (1948b) weist aber mit Recht darauf hin, daß Hormone selten in einer Zelle unmittelbar zu sehen sind; das Adrenalin wäre insoweit eine Ausnahme. Die Granula brauchen aber nicht das Endprodukt darzustellen, sondern entweder Vorstufen oder eine Art Reservematerial. Auch WILLIS (1948) empfiehlt neuerdings wieder Vorsicht bei der Beurteilung der Phäochromie. Vielleicht wird das ganze Problem durch neue histochemische Reaktionen wieder in Fluß gebracht werden. LILLIE (1951) hat das Nebennierenmark von *Mensch* und *Rodentiern* mit verschiedenen solchen Reaktionen untersucht.

Es stellt sich heraus, daß nach der CASELLA-Reaktion (1942) oder der nach MCMANUS (1946) Färbungen im Nebennierenmark erzeugt werden können. Die chemischen Grundlagen für diese Vorgänge wurden bereits erörtert (S. 354, besonders S. 355ff.).

Eine zusätzliche Bemerkung muß über die Frage der *Phäochromie am Zellkern* gemacht werden (z. B. PAWLIKOWSKI 1934a, 1938).

Schon DOSTOJEWSKY (1886) hatte behauptet, daß die Chromreaktion auch *in* den Zellkernen vor sich gehe. STOERCK und v. HABERER (1908) erklärten diesen Befund über einen sekundären Prozeß. Wenn nämlich im Cytoplasma der Markzellen eine Überladung mit „chromaffiner Substanz" eintritt und zugleich keine Abgabe aus der Zelle erfolgt, dann solle sich der Kern beladen. MULON (1913f.) faßt den Befund umgekehrt gerade als ein Zeichen maximaler Exkretion auf! Kerne, welche das Phänomen zeigen, sollen oft gefältelt und ziemlich klein sein. MULON ist sich aber mit STOERK und v. HABERER insoweit einig, als er nur ein sekundäres Eindringen der chromaffinen Stoffe annimmt. KOLMER (1918) fand solche Kerne in den Markzellen der Nebenniere vom *Kaninchen* und *Hund*, ferner in Paraganglienzellen junger *Katzen*. Aber nur ein Teil der Zellkerne gab die Reaktion. KURKIEWICZ (1931) nahm eine Korrelation zwischen Chromreaktion und der aktiven Zusammenarbeit der Zellen zur Produktion des chromaffinen Sekrets an. PAWLIKOWSKI (1934a, b, 1935, 1936, 1938) arbeitete an einer Bestätigung der Anschauungen von KURKIEWICZ. In seiner ersten Arbeit untersuchte er die adrenalen Elemente des *Axolotls* (1934a). Bei Keimlingen von der 14. Woche beobachtete er echte phäochrome Zellen oder Phäochromie des Zellkernes. Nach Chromierung und Färbung nach PAPPENHEIM nehmen die Kerne dieser Zellen eine grünliche Farbe an. Hier wird also der Zellkern zur Quelle der Adrenalinproduktion. Beim 16 Wochen alten Keimling sollen diese Bilder noch deutlicher sein; erst jetzt kommt es auch zu einer Reaktion im Cytoplasma der adrenalen Zellen.

Weiterhin untersuchte PAWLIKOWSKI die Verhältnisse im Nebennierenmark von *Cavia* (1935) und vom *Hund* (1938). Beim *Hund* findet er in den Markzellkernen Granula und etwa 1—4 kleine Bröckel. Ein Teil der Bröckel ist ziemlich acidophil, die gröberen sind dagegen mehr basophil; sie liegen gewöhnlich in Nähe der Kernmembran. Nach ALTMANN-KULL färben sich die kleinen Granula rot, die gröberen mit Toluidinblau; letztere sollen besonders in Zellkernen von solchen Elementen zu finden sein, welche offenbar ihr Sekret abgegeben haben. Selten nur fand PAWLIKOWSKI einige gröbere, homogene Kerneinschlüsse („boules"), die sich mit Eosin schwach anfärbten. Ähnliche Beobachtungen wurden von KOHNO (1925), ELAUT (1929), CLARA (1937) gemacht, welche die Bildungen als hypertrophe Nucleolen (KOHNO), als acidophile Nucleolen (ELAUT) oder auch als Kerne mit großer Kernvacuole (CLARA) ansehen (s. dazu S. 409). Sie können klein bleiben, aber auch fast den ganzen Zellkern ausfüllen. Meist liegt nur ein solches Gebilde im Zellkern, selten mehrere. Kerne mit derartigen „Boules homogènes" haben meist keine acidophilen Nucleolen mehr, dagegen können im Zellkern zugleich noch kleine basophile Bröckelchen vorhanden sein. Zum Teil liegen diese basophilen Gebilde in nächster Nähe, ja offenbar sogar in der Kernmembran. Neben diesen Gebilden kommen halbmondförmige perinucleäre Massen vor. An Stellen mit derartigen Bildungen ist die Kernmembran unsichtbar. Dabei können diese Bildungen einmal von innen, zweitens von außen der Kernmembran anliegen. Die ganze Beschreibung erinnert ganz und gar an die von mir an Nervenzellen beobachteten An- und Auflagerungen (BACHMANN 1948, 1950). Im folgenden erwähnt PAWLIKOWSKI (1938) den Vorgang, den ich später als „Auslagerung" von Kernsubstanz (Nucleolarmaterial) beschrieb. Manchmal sind zwei derartige halbmondförmige Auflagerungen zu beobachten, Bilder, die vielleicht auch schon CARLIER (1893) gesehen hat. Nur selten ist bei einer Auflagerung zugleich eine Auslagerung von Kernsubstanz ins Cytoplasma festzustellen. In Kernen mit solchen halbmondförmigen Bildungen finden sich meist einige kleine basophile Bröckel. Ferner stellt PAWLIKOWSKI nun ganz ähnliche Bröckelchen in Zellkernnähe im Cytoplasma fest. Sie können zum Teil noch Kontakt mit der Kernmembran haben, manchmal aber auch schon vom Zellkern deutlich getrennt liegen. Er glaubt, sie gelegentlich ausgesprochen an der Zellseite zu finden, welche eine Capillare berührt. In den Bröckelchen können feine Vacuolen enthalten sein. Alle diese Bildungen sollen sich nur in Markzellen finden, welche ihre Sekretion bereits vollendet haben. Zellen mit typischer HENLEscher Reaktion zeigen die Bilder nur ausnahmsweise.

Um nun zu entscheiden, ob solche Stoffe tatsächlich aus dem Zellkern ins Cytoplasma gehen, eine Vermutung, die nach den morphologischen Beobachtungen naheliegt, nimmt PAWLIKOWSKI elektrische Reizungen des N. splanchnicus beim *Hund* vor. Erfahrungsgemäß steigt dann bei diesem Tier der Blutdruck. Die Nebennieren werden nach der Reizung so schnell wie möglich entfernt bzw. in einer weiteren Versuchsserie absichtlich erst nach mindestens 15 min Pause entnommen. Im ersten Fall kann PAWLIKOWSKI eine Vergrößerung der Zellkerne beobachten. In ihnen findet er neben acidophilen Nucleolen kleine basophile Bröckel, außerdem in viel mehr Fällen die geschilderten halbmondförmigen Kernan- und -auflagerungen. Phäochromie ist deutlich nur noch in etwa der Hälfte der Zellen gegenüber der Norm. Wird die Reizung verlängert, dann findet man weniger basophile Bröckelchen im Kern, dafür ganz ähnliche Bildungen im Cytoplasma. Wird aber nach einer Reizung mit der Herausnahme der Nebenniere abgewartet, dann erhöht sich wieder die Zahl der phäochromen Zellen. PAWLIKOWSKI nimmt daher an, daß während des Versuches eine Erschöpfung und ein Neuauftreten der phäochromen Substanzen gesetzmäßig eintritt. Dabei soll die Wanderung von Kernsubstanz ins Cytoplasma eine wichtige Rolle spielen. Ähnliche Befunde finden sich schon bei CIACCIO (1903, 1904), welcher drei Arten von Körnchen in den Markzellen unterscheidet. Er beschreibt chromaffine Granula, siderophile Granula («formés des précédents et constituant une sécrétion déjà parvenue à maturité, et passant dans les vaisseaux sanguins») und 3. fuchsinophile Granula.

CELESTINO DA COSTA (1913, 1930) fand im Plasma phäochromer Zellen Körnchen, welche selbst nicht phäochrom waren. Nach MANNscher Färbung ist ein Teil dieser Granula acidophil („grains érythrophiles"), andere färben sich mit Methylblau („grains cyanophiles"). Später untersuchte er (CELESTINO DA COSTA 1930) das Nebennierenmark des *Pferdes*, in welchem er basophile Granula in den Zellen beschreibt (ganz im Sinn von PAWLIKOWSKI, s. o.). In dieser letzten Arbeit scheint er solche Granulationen auch als Zeichen einer Leistung der Zellen zu werten.

KOLMER (1918) sah ebenfalls neben den phäochromen Körnchen basophile Granula. HIRAI (1929, 1931) unterscheidet in den Markzellen von Säugetieren 1. feine eisenhämatoxylinpositive, schwach phäochrome Granula, 2. feine eisenhämatoxylinpositive, nicht phäochrome Granula, 3. große eisenhämatoxylinnegative Granula und 4. große eisenhämatoxylinpositive, phäochrome Granula. ELAUT (1929) beschrieb siderophile Granula. PAWLIKOWSKI (1938) meint im Hinblick auf die Abbildungen von ELAUT, diese Gebilde entsprächen den von ihm beschriebenen basophilen Körnchen. Auch RADU (1931) erwähnt angeblich mit Fuchsin anfärbbare Sekretionsgranula in phäochromen Zellen.

Zusammenfassend kann man zu all diesen Befunden, in erster Linie zu denen von PAWLIKOWSKI sagen, daß der Gedanke einer Beziehung der Zellkerntätigkeit zur Phäochromie nicht von der Hand zu weisen ist, zumal die „Kernsekretions"-bilder vor allem in Zellen mit verminderter Phäochromie deutlich sind. Derartige Kernprozesse sind außer beim *Hund* auch bei *Mensch, Ochse, Katze, Igel* und *Maulwurf* beobachtet worden.

Weitere Verfahren des histochemischen „Adrenalin"-Nachweises.

Neben der Phäochromie existieren einige ältere und neuere Verfahren, welche Aussagen über den Adrenalingehalt der Markzellen zulassen sollen. Die Eisen(3)-chloridmethode war als älteste schon früher genannt worden (S. 420). Die sog. VIRCHOWsche *Reaktion*, bei welcher Jod in wäßriger Lösung zur Anwendung kommt, dürfte wie die Färbungen von Markzellen nach Einwirkung von Natrium- oder Kaliumjodat auf einer Oxydation des Adrenalins beruhen. Sie ist insofern wenig geeignet, als bei der Reduktion des Reagens selbst wieder gefärbte Stoffe entstehen können. Die geschilderte Rosaverfärbung der adrenalinhaltigen Markzellen ist daher schwer zu beurteilen.

SCHULTZE und RUDNEFF (1865) beobachteten bei Behandlung des Nebennierenmarkes mit *Osmiumsäuredämpfen* eine Schwärzung in den Markelementen. Diese Osmiumreaktion wurde von DELAMARE (1904) als unspezifisch angesehen, weil albuminoide Stoffe sich bei dieser Behandlung ebenfalls bräunen und schwärzen können. Hingegen haben GRYNFELTT, dann besonders MULON auch diese Methode zur Markuntersuchung viel angewendet, so daß sie auch unter dem Namen MULONsche *Reaktion* in der Markhistologie bekannt ist.

MULON untersuchte die Wirkung von OsO_4 auf Adrenalin. Er beobachtete zuerst eine Rosafärbung (= Reaktion des Adrenalins selbst), dann eine braunschwarze Verfärbung (= Reaktion des OsO_4). Werden frische Nebennierenmarkgefrierschnitte, die nicht mit Wasser in Berührung gekommen sind, dem Osmiumtetroxyd ausgesetzt, so tritt in den Markzellen zuerst eine rotbraune, dann braunschwarze Färbung auf. In gewässerten Schnitten verschwindet die Reaktionsmöglichkeit zunehmend. MULON (1904b) sieht sogar drei Farbschritte: rosa—rotbraun—schwarz. Diese Reaktion ist nach MULON bereits dann beendet, wenn die Lipoide der Rinde mit dem Osmium erst anfangen zu reagieren (S. 306 ff.). Einzelne Markzellzüge bleiben braunrot, andere werden schwarz. Die Farbreaktionen erfolgen an den Granulis in den Markzellen. Das intergranuläre Plasma färbt sich nur schwach braun an oder bleibt grau. Die Zellkerne erscheinen hell. Daß es sich um keine Fett- oder Lipoidreaktion handelt, erhellt aus der schon angegebenen Tatsache, daß vorheriges Wässern der Schnitte die Substanz, welche mit OsO_4 reagiert, offenbar auslöst. Aus diesem Grunde wird auch die Behandlung mit Osmiumdämpfen empfohlen, denn im Wasser gelöstes Osmiumtetroxyd könnte bereits zu Lösungserscheinungen der nachzuweisenden Stoffe führen.

Vor allem CRAMER (1918, 1926b) hat mit der MULONschen Reaktion Markuntersuchungen unter experimentellen Verhältnissen durchgeführt. Er behauptet, daß die MULONsche Reaktion bei einer Adrenalinsekretion oder -abgabe aus den Markzellen negativ wird. Die Schwärzung mit OsO_4 wird auf die starke Reduktionskraft des Adrenalins und seiner Vorläufer bezogen. Daher soll die Osmiumreaktion an den Markzellen sogar eher eintreten als in den Fettzellen um die Nebenniere herum. Auch aus den Untersuchungen von GÉRARD, CORDIER und LISON (1930) geht hervor, daß das Osmium in die Gruppe der das Adrenalin oxydierenden Stoffe ähnlich wie das Jod (s. o.) gehört (vgl. ferner Tabelle 11, S. 424). Mit Hilfe der Osmiummethode hat schließlich GOORMAGHTIGH (1931) im Nebennierenmark der *Maus* einen Sekretionscyclus der Markzellen bestimmen wollen. Die wichtigsten Stadien sind eine Zelle im Initialstadium der Sekretion von geringer Größe, mit homogenem Cytoplasma und ohne osmiophile Körner. Als erste Veränderung soll eine geringe Granulierung des Plasmas eintreten. Dann erscheinen im Cytoplasma schwarze Klümpchen, die sich wieder in feine staubartige Körnchen auflösen; zugleich vergrößert sich der Zellkern. Das Endstadium wird von einer großen, stark osmiophilen, feinvacuolären Zelle dargestellt. Adrenalinnachweis mittels Osmiumjodidfärbung nach CHAMPY s. S. 580.

MAYER (1872) hat die *Reduktion von Goldchlorid* durch die Marksubstanz zuerst beobachtet. KINGSBURY (1911 a, s. a. Tabelle 11, S. 424) sah, daß das Mark sich unter der Einwirkung von Goldchlorid bräunt und nach einiger Zeit purpurne Farbe annimmt. Versetzte er eine Adrenalinlösung (1:1000) mit dem Reagens, so trat ebenfalls eine Bräunung ein. Ließ er die Mischung einige Zeit stehen, so kam es auch zu der Purpurfarbe.

Größere Verbreitung erlangte die *Reaktion der Markzellen mit Silbersalzen*. Schon LAIGNEL-LAVASTINE (1905) beobachtete bei Behandlung der Nebenniere mit CAJALschen Silbermethoden eine Schwärzung der Markzellen. CELESTINO DA COSTA fand die Reaktion allerdings relativ launisch und unregelmäßig; war sie aber geglückt, dann zeichnete sie die Markgranula recht deutlich im Gegensatz zur hell bleibenden Nebennierenrinde. KINGSBURY (1911a, vgl. Tabelle 11, S. 424) erhielt mit ammoniakalischem Silbernitrat eine grauschwarze Verfärbung von Mark und Reticularis (vgl. Argyrophilie der Rindenzellen, S. 202 f.). Behandelte er eine Adrenalinlösung (1:1000) mit diesem Reagens, dann kam es zu einem grauschwarzen Niederschlag. T. und A. OGATA (1917, 1923) haben indessen erst die Silberreaktion in größerem Ausmaß an der Nebenniere verwendet. Nach ihren Feststellungen treten in den phäochromen Zellen, aber auch in den Blutgefäßen, zahlreiche geschwärzte Körnchen auf. Bis einschließlich der Fixierung in Fixiernatron arbeiten die Autoren im Dunkeln. Bei der Versilberung des Bindegewebes nach GOMORI (1937) tritt zwar eine Reaktion in einigen Rindenabschnitten ein (S. 203), das Mark aber bleibt im allgemeinen ziemlich hell.

Die OGATA-Technik wurde von KUTSCHERA-AICHBERGEN (1922, 1927) weiter ausgebaut (Paraffineinbettung).

Die intensive Schwärzung des Marks ist durch feine schwarze Silbergranula im Innern der Markzellen bedingt. Der Zellkern bleibt hell. Die Reaktion bringt

KUTSCHERA-AICHBERGEN mit dem Adrenalin in Zusammenhang, weil Adrenalin auch in vitro eine Silberlösung reduziert. Reduziertes Silber fand sich weiterhin auch zwischen den Markzellen, innerhalb der Markvenen und sogar in Rindencapillaren. Aus letzterem Befund hat der Autor besonders weitgehende Schlüsse gezogen (S. 456f.). Später hat KUTSCHERA-AICHBERGEN die Silberreaktion auf das Adrenalin, die Phäochromie auf ein adrenalinogenes Ferment bezogen. CELESTINO DA COSTA (1926b), der mit einer CAJALschen Silbermethode arbeitete, fand in den Markzellen des *Igels* eine ausgesprochene Silberreduktion. Indessen ist auch vor einer *Überschätzung der Bedeutung der Silberreaktion* mit vollem Recht gewarnt worden. CORDIER (1927) mahnt zunächst grundsätzlich bei allen sog. spezifischen Versilberungsmethoden zur Vorsicht. Wenn z. B. gesagt wird, daß eine Silberreaktion im Nebennierenmark „Adrenalin" anzeige, dann gehe eine solche Behauptung viel zu weit. CORDIER (1927), GÉRARD, CORDIER und LISON (1930) verweisen im übrigen darauf, daß die Reaktion der Markzellgranula mit $AgNO_3$ in die gleiche Reihe mit Phäochromie, Jodreaktionen, Osmierung usw. gehört, d. h. daß es sich um Oxydationsprozesse am Adrenalin oder allgemeiner an aromatischen Kernen mit 2 OH-Gruppen (und Ähnliches) in Ortho- oder Parastellung handelt.

Schließlich sei noch die *Kresylviolettmethode* von DEWITZKY (1912) genannt, die SADOWNIKOW (1949) besser als die oben angegebene WIESEL-Methode findet.

DEWITZKY untersuchte vor allem das Nebennierenmark des *Pferdes*. Nach Chromierung und Kresylviolettfärbung erscheinen die Körnchen der Markzellen in grüner Farbe. Eine enge Beziehung zur Adrenalinsekretion wird vermutet. Dagegen spricht meines Erachtens unter anderem, daß SADOWNIKOW in den Paraganglien des *Pferdes* mit seiner Färbung keine „Adrenalinbildung" nachweisen konnte, obwohl eine solche nach neueren Arbeiten in Paraganglien mit Sicherheit angenommen werden kann. Die Grünfärbung des „Adrenalins" durch Kresylviolett ist dann insbesondere von TAMMANN (1925) weiter ausgebaut worden. Auch er setzt Grünfärbung im Nebennierenmark gleich Adrenalinnachweis.

Weitere Angaben über die Problematik des Adrenalinnachweises finden sich im histophysiologischen Teil und in dem Kapitel über die sekretorische Aktivität des Nebennierenmarkes (S. 661 ff.).

c) Beginn der Adrenalinproduktion im Nebennierenmark.

Amblystoma: Nach PAWLIKOWSKI (1934a beginnt die Phäochromie beim *Axolotl* von 42 mm Gesamtlänge, offenbar in Abhängigkeit vom Zellkern.

Triton: Nach L. GARAFOLINI (1924) soll die Phäochromie des adrenalen Gewebes bei Larven von *Triton cristatus* relativ langsam eintreten, während beispielsweise die Schilddrüse bereits funktioniert. Das Adrenalin kann vielleicht schon produziert werden, bevor die Phäochromie nachzuweisen ist, eine Annahme, der man des öfteren begegnet. Es könnte vielleicht die Menge des Adrenalins anfänglich noch nicht den für die Phäochromie notwendigen Schwellenwert erreichen.

Aves: LUTZ und CASE (1925) untersuchten 42 *Hühnchen*-Embryonen vom 7.—20. Bebrütungstag. Die Nebennieren wurden mit Ringerlösung extrahiert und der Auszug auf seine mydriatische Wirkung am *Frosch*-Auge untersucht. 27 Fälle ergaben positive Reaktion, 10 waren negativ und 5 zweifelhaft. Alle negativen und zweifelhaften Fälle stammten vom 7.—10. Bebrütungstag. Vom 8. Bebrütungstag an frühestens wurde die Reaktion positiv. Nebennieren vom 9.—10. Bebrütungstag waren praktisch immer positiv. Zur Kontrolle wurden von 30 Tieren Organextrakte der Urniere, der Nachniere, des Herzens, der Leber, Keimdrüsen, des Gehirns in gleicher Weise geprüft; niemals war eine mydriatische Wirkung nachzuweisen.

Von BREZZI (1940) wurden die Nebennieren von *Gallus* (Nestflüchter) mit denen von *Columba* (Nesthocker) verglichen. *Gallus* hat eine Brutzeit von 21 Tagen, *Columba* von 17 Tagen. Die Nebennieren von *Gallus* haben 5 Tage nach dem Schlüpfen dasselbe Aussehen wie die Nebennieren von *Columba* 9 Tage später. Die Durchdringung von interrenalem und adrenalem Gewebe beginnt bei *Gallus* am 6. Tag, bei *Columba* am 13. nach dem Schlüpfen. Die Phäochromie tritt bei *Gallus* am 7. Tag und bei *Columba* am 16. Tag auf.

Sus: Nach WEYMANN (1922) ist die erste Andeutung der Phäochromie in den Markzellen von *Schweine*-Embryonen bei 40 mm Länge vorhanden; Embryonen von 45 mm Länge zeigen die Phäochromie deutlicher. Bei 75 mm langen Keimlingen ist sie in allen Markelementen ausgebildet. In den Markbildungszellen, die anfänglich zwischen Sympathicusganglien und Rindenanlage der Nebennieren gelegen sind (etwa 24 mm Länge der Keimlinge), ist noch keine Phäochromie nachzuweisen. Wenn die ersten Zeichen der Phäochromie auftauchen, liegen aber die Phäochromoblasten noch am Ort ihrer Entstehung. Während die Elemente in die Rinde eindringen — die Markbildung ist erst etwa bei 142 mm Länge der Keimlinge abgeschlossen — kommt es noch zu Mitosen, die Phäochromie wird allmählich stärker. Da bei Embryonen von 40 mm noch nicht von einer regelrecht positiven Reaktion gesprochen werden kann, nimmt WEYMANN an, daß zumindest um diese Zeit das Nebennierenmark ohne Bedeutung für die Entwicklung der Keimlinge ist.

Mus: Bei der *Maus* hat EVELYN HOWARD-MILLER (1926) das Auftreten der Phäochromie untersucht. Fixierung: MÜLLER 4—7 Tage. Danach 1—2 Std fließendes Wasser. Alkohol. Paraffineinbettung. Hämatoxylingegenfärbung. Die Autorin beobachtete die Phäochromie bei Keimlingen von 14—15 Tage Alter (9,3 bzw. 10,5 mm Länge), also in einem Stadium, bei dem die Markbildungszellen einzuwandern beginnen. 5—7 Tage nach der Geburt geben alle Markzellen die Reaktion, aber erst 14 Tage nach der Geburt ist das Maximum der Reaktion für sämtliche Zellen erreicht.

Felis dom.: Nach GÉRARD, CORDIER und LISON (1930) tritt die Phäochromie bei Keimlingen von 36 mm Länge (32—33 Tagen Alter) ein.

Canis fam.: GÉRARD, CORDIER und LISON (1930 beobachteten das Eintreten der Phäochromie etwa am Anfang des 4. Monats (Keimlinge von 120 mm Länge).

Mensch: Nach KOHN (1903) geben die Randzellen des Markes von *menschlichen* Keimlingen von 50 cm Gesamtlänge bereits eine Chromreaktion. DELAMARE (1904) gab an, daß die Markzellen beim Embryo Adrenalin produzieren, ohne schon „chromophil" zu sein. Der Adrenalingehalt der Nebennieren der Neu-

Tabelle 12. *Adrenalingehalt der Nebenniere beim Kinde.* (INGIER und SCHMORL 1911).

Alter	Adrenalingehalt mg
0 bis 1 Jahr	0,4
2 Jahre	1,18
3 ,,	1,66
4 ,,	1,96
5 ,,	2,92
6 ,,	3,20
7 ,,	2,84
8 ,,	3,96
0 bis 9 ,,	1,54
10 bis 19 ,,	4,29

geborenen ist von INGIER und SCHMORL (1911) auf 0,16 mg berechnet worden. Nach LUCKSCH (1913) soll er nach der Geburt eine Senkung erfahren. COMESSATTI (1910) schreibt, daß er im ersten Jahr kaum oder nicht nachzuweisen sei. Dagegen lehrt die Tabelle von INGIER und SCHMORL (Tabelle 12), daß er von der Geburt an bis zum 10. Jahre wächst, um sich dann auf gleicher Höhe zu halten; nach LUCKSCH (1913) soll er bis zum 30. Jahr steigen. TOKUMITSU (1921) behauptet, das Mark der kindlichen Nebenniere gebe keine HENLEsche Reaktion, während Paraganglien, wie z. B. die ZUCKERKANDLschen Organe, positiv reagieren. Er zieht daraus den wohl gewagten Schluß, daß die Paraganglien beim Kind so kompensatorisch für das Nebennierenmark eintreten könnten. Im übrigen dürften seine Beobachtungen nicht zutreffen (Methodik?). HAMMAR (1925b) sah bei 22—23 mm großen menschlichen Embryonen die ersten „aktiven" Zellen. Bei 90 mm langen Keimlingen soll die endokrine Tätigkeit der Nebenniere beginnen. DANISCH (1926) prüfte mit der Methode von INGIER und SCHMORL (1911, s. S. 422) den Adrenalingehalt von Nebennieren und ZUCKERKANDLschem Organ. In der Nebenniere fand er eine positive Reaktion erst bei Keimlingen von 34 cm Länge. Der Adrenalingehalt der ZUCKERKANDLschen Organe steigt bis zur Geburt, nimmt danach wieder ab. Der Adrenalingehalt der Nebennieren steigt dagegen gleichmäßig an. DANISCH denkt daher an eine Sicherung der Adrenalinproduktion im fetalen Leben durch die Paraganglien, solange das Nebennierenmark noch nicht voll entwickelt ist. Bei Totgeburten fand er den Adrenalingehalt in Nebennieren wie in Paraganglien vermindert. LELKES (1941) untersuchte mit der Methode der Blutdruckerhöhung beim *Hund* die Nebennieren abortierter menschlicher Feten von 9—48 cm Länge. Die Zeit zwischen Abort und Untersuchung der Nebenniere variierte zwischen 3—24 Std. Die Adrenalinbestimmung wurde an beiden Nebennieren von 15 Feten und an Paraganglien bei 8 dieser Feten durchgeführt. Der Adrenalingehalt in der Nebenniere eines 9 cm langen Keimlings betrug 4,5 μ g, bei einem 26 cm langen Fetus bereits 110 μ g, dann erfolgte eine Abnahme auf 1,4 μ g beim 48 cm langen Fetus. In den Paraganglien fanden sich nur Spuren von Adrenalin bis zu einer Fetenlänge von 27 cm. Dann stieg der Gehalt von 3,5 μg auf 50 μg beim 48 cm langen Fet. In der Nebenniere scheint das Adrenalin etwa am Ende des 3. Monats aufzutreten, in den Paraganglien etwa am Ende des 5. Monats. Interessant ist, daß die Adrenalinmenge in der Nebenniere am Ende des fetalen Lebens so stark abfällt und vom Adrenalingehalt der Paraganglien übertroffen wird. Nach VELICAN (1948b) tritt die Phäochromie erst etwa im 6. Monat des intrauterinen Lebens auf.

Aus diesen Befunden ergibt sich, daß die Angaben über das Auftreten der Phäochromie und über den diesem vielleicht gleichzusetzenden Beginn der Adrenalinproduktion recht schwanken. Ein Teil der Untersucher nimmt einen sehr frühen Beginn an (KOHN 1903, SOULIÉ 1902ff., WEYMANN 1922, HOWARD-MILLER 1926), die anderen setzen den Termin später (DANISCH 1926, VELICAN 1948b). Das Problem sollte mit modernen Mitteln und genauer histochemischerchemischer Vergleichung wieder untersucht werden (s. ferner S. 140).

2. Pigment im Nebennierenmark (Zusammenhang zwischen Pigment und Adrenalin, weitere Bemerkungen zur Adrenalinbildung).

Ich verweise zunächst auf das Kapitel über die Pigmente in den Nebennierenrindenzellen, das bereits einige Bemerkungen über Pigment in Markzellen enthält (S. 366ff.).

Im allgemeinen sind sich die Untersucher darüber einig, daß in den Markzellen — wenn überhaupt — äußerst wenige Pigmentgranula zu beobachten sind. KÖLLIKER (1854) spricht von einigen Fett- und Pigmentkörnchen (s. a. TODD und BOWMAN 1856). KRAUSE (1880) findet das Mark „fast" pigmentfrei. Vollkommen pigmentfrei ist das Nebennierenmark nach HULTGREN und ANDERSON (1899), PFAUNDLER (1892), GUIEYSSE (1901). FINDLAY (1920) fand kaum je Pigment im *menschlichen* Nebennierenmark. Das Zustandekommen der Aussage von RAUBER-KOPSCH (11. Auflage 1933, ebenso 15. Auflage 1939), die Markzellen enthielten „reichliche Mengen von Fett- und Pigmentkörnchen", ist unklar. Ich bin auch nicht sicher, ob HECKEL (1942) sich nicht getäuscht hat, wenn er schreibt, daß die Markzellen besonders reichlich mit Vitamin C versehen seien (*menschliches* Material), welche „Pigmenteinschlüsse" aufweisen. Dagegen schließe ich mich WALLRAFFs (1949) Feststellung an, „daß die Zellen des *menschlichen* Nebennierenmarkes nur selten Pigment enthalten..." Bei Tieren mögen die Dinge manchmal anders liegen (s. den vergleichenden Teil im Pigmentkapitel der Nebennierenrinde S. 366ff.). So berichtet beispielsweise BOURNE (1949), daß auch in den Markzellen des erwachsenen *Opossums* Melaninpigment vorkommt.

So spärlich nun die Pigmentbefunde im Nebennierenmark selbst erscheinen mögen, so ausgedehnt ist die Literatur über die *Beziehung zwischen Adrenalin und der Pigmentbildung im allgemeinen*. Es soll daher in diesem Zusammenhang über dieses Problem berichtet werden.

DUCLOS (1890) hatte bei der Autopsie einer *Negerin* beobachtet, daß jede der Nebennieren dieser Frau nur 3 g wog. Er zog den Schluß, daß die Pigmentierung der schwarzen Rasse mit einer Atrophie der Nebennieren in Zusammenhang stehe, d. h. beinahe, daß die Pigmentierung der Neger etwas Pathologisches sei. Zweitens war seit ADDISONs berühmter Krankheitsbeschreibung (S. 9) bekannt, daß zum Syndrom des Morbus Addison eine eigentümliche Haut- und Schleimhautverfärbung der Patienten gehört. Auch dies gab Anlaß, Beziehungen zwischen Nebennieren(mark) und Pigmentierung zu vermuten. MULON (1905b) kommt später zu dem Schluß, daß die Pigmentationen beim Morbus Addison als Zeichen einer Nebenniereninsuffizienz aufzufassen sind. Das Organ kann nicht mehr Toxine neutralisieren (s. S. 12). Die bei diesem Vorgang sonst in der Nebenniere entstehenden Pigmente, die als Stoffwechselschlacken anzusehen sind, werden frei und in der Haut fixiert. Drittens wurden noch vor Entdeckung des Adrenalins chemische Stoffe aus dem Nebennierenmark mit dem Pigmentierungsprozeß in Verbindung gebracht. So glaubte MÜHLMANN (1896), daß das Pigment der bronzegefärbten Haut des ADDISON-Kranken aus oxydiertem Brenzcatechin bestehe. Diese Hypothese ist von ABEL (1899) aufs heftigste angegriffen worden.

Weitere merkwürdige Beobachtungen kamen hinzu. So teilte ABELOUS (1904b) mit, daß bei adrenalektomierten *Fröschen* nach einiger Zeit eine dunkle Verfärbung der Haut infolge einer „Hypotonie" der Pigmentzellen zustande kommt. Gibt man 1—2—10 mg Adrenalin, so tritt wieder eine Aufhellung ein. Auch kurz vor dem Tod der Tiere soll es zu einer spontanen geringen Aufhellung der Haut kommen.

Inzwischen waren aber auch einige Vermutungen über Beziehungen zwischen *Melanin* und dem dem Adrenalin chemisch nahestehenden Dioxyphenylalanin (Dopa) aufgetaucht. BLOCH (1923) wies darauf hin, daß sich in bezug auf das Melanin zwei Theorien gegenüberständen. Nach der einen Ansicht entsteht das Pigment intracellulär, nach der anderen durch eine Aufnahme von Grundmaterial aus dem Kreislauf (extracelluläre Theorie). BLOCH schließt sich der zweiten Ansicht an, die nach seiner Meinung durch den Befund beim Morbus Addison gestützt wird, daß nämlich beim Ausfall der Funktion der Nebenniere, deren spezifisches Produkt das dem Dopa nahestehende Adrenalin ist, eine auf Dopa zurückgehende Pigmentation der Haut eintritt. Beim Morbus Addison gehen, grob gesagt, die Ausgangsmaterialien des Adrenalins, in erster Linie offenbar Dioxyphenylalanin, in die Haut und werden zu Melanin umgewandelt. MEIROWSKY (1923) dagegen, ein Vertreter der intracellulären Theorie, glaubt nicht an eine Melaninbildung aus Dopa, denn die sog. Dopaoxydase sei nicht spezifisch für die enzymatische Umwandlung des Dioxyphenylalanins zu Melanin. Über die verwickelten Probleme um die Dopareaktion, auf die hier nicht eingegangen werden kann, berichtet ROMEIS (1948, §§ 1178 ff., Literatur).

In die Reihe dieser älteren Hypothesen gehört auch die Schwefelhypothese von BORY (1926). Beim Morbus Addison soll ähnlich wie nach einseitiger Adrenalektomie der Schwefel im Blut vermehrt sein. Da die A. suprarenalis mehr Schwefel enthält als die Vene, soll die Nebenniere den Schwefel zurückhalten bzw. in andere Stoffe einbauen können. Bei Insuffizienz der Nebenniere gelange aber zu viel Schwefel ins Blut. Nach BORY soll dadurch eine Brücke zu den schwefelhaltigen Melaninen zu bauen sein. Die Pigmentdrüse der Haut („la glande pigmentaire de la peau") sei vielleicht als eine Art Hilfsnebenniere(-Mark) aufzufassen, die zwar nicht Adrenalin produzieren kann, aber fähig ist, die Sekretion des Melanins zu steigern. Melanodermie sei ein Entlastungsmerkmal zugunsten der geschädigten Nebenniere, damit wird die Haut zur „glande surrénale de dernière ressource". Diese Hypothese ist ebenso geistreich wie unbegründet.

Schließlich ist darauf verwiesen worden, daß in der *Gravidität*, in der bekanntlich eine Vergrößerung der Nebenniere einsetzt (S. 730ff.), eine Steigerung der Pigmentierung an verschiedenen Körperstellen der Schwangeren auftritt. GROSSMANN und SCHÖNEBERG (1928) sprachen von einer einem Interrenalismus ähnlichen Hyperfunktion der Nebenniere.

Aus den bisher mitgeteilten Arbeiten erhellt, daß das Pigmentproblem mit der Frage nach der Adrenalinbildung und dem Adrenalinabbau eng verknüpft ist.

Was die *Adrenalinbildung* angeht, so haben W. SCHULER und WIEDEMANN (1935) gezeigt, daß Nebennierengewebe aus Tyramin Adrenalin zu bilden vermag. Nach HOLTZ und KRONEBERG (1949), HOLTZ und SCHÜMANN (1949a, c) verläuft der physiologische Hauptweg der Adrenalinbildung über folgende Stufen:

Tyrosin—Dioxyphenylalanin—Oxytyramin (Leber, Niere), dann Oxytyramin—Arterenol—Adrenalin (Nebennierenmark). Arterenol ist inzwischen als körpereigene Substanz nachgewiesen worden (S. 419).

Eine Tyrosinase wurde bisher nicht eindeutig in der Nebenniere nachgewiesen. DORRIS (1939) und DUSHANE (1935) konnten jedoch zeigen, daß die Produktion von Melanin bei *Amphibien* und *Hühnchen* in Gegenwart von Abkömmlingen aus der Neuralleiste in der Haut, vermutlich durch eine Tyrosinase (CHARLES und RAWLESS 1940) vor sich geht. Auch das Nebennierenmark als Abkömmling der Neuralleiste (letzten Endes) könnte eine Tyrosinase enthalten (vgl. ferner HUMM, ROEDER, WATLAND und KLINE 1951). Nach ABELIN (1945b) hängt die Adrenalinbildung vielleicht mit der Anwesenheit von Sulfhydrylgruppen zusammen.

Was den *Adrenalinabbau* angeht, so sind bisher mehrere Wege diskutiert worden, ohne daß man sich für einen davon schon entscheiden könnte.

Nach HARE (1928), BLASCHKO, RICHTER und SCHLOSSMANN (1937) soll eine Monoaminooxydase eingeschaltet sein. Diese desaminiert oxydativ Amine vom Typ $R-CH_2-NH_2$, vorausgesetzt, daß es sich beim Radikal um eine Kohlenwasserstoffkette oder um einen Ring handelt. Die Reaktionsprodukte (ein Aldehyd, NH_3, H_2O_2, α-methylierte Amine) werden nicht weiter abgebaut. Die Methylierung der Aminogruppe selbst ist ohne Einfluß auf die Reaktion. Dagegen soll nach BAGHVAT, RICHTER und SCHLOSSMANN (1937) eine Hydroxylgruppe am β-Kohlenwasserstoffatom einen hemmenden Einfluß auf die Intensität des Aminabbaues durch Monoaminooxydase haben. So wird Epinin, das sich vom Adrenalin nur durch das Fehlen der genannten Hydroxylgruppe unterscheidet, in vitro sehr rasch desaminiert, während Intensität und Tempo der Monoaminooxydasewirkung bei Adrenalin wesentlich kleiner sind. Analoge Verhältnisse liegen beim Oxyphenyläthylamin (Tyramin) und Phenyloxyäthylamin vor: das erste wird rasch, das zweite langsam abgebaut.

Zweitens ist daran gedacht worden, daß das Cytochrom-Cytochromoxydasesystem oder WARBURG-KEILIN-System Adrenalin dehydrieren kann (GREEN und RICHTER 1937, KEILIN und HARTREE 1938). Dabei entsteht unter Abgabe von 4 Wasserstoffatomen und unter Ringschluß der Seitenkette als erstes Abbauprodukt das sog. *Adrenochrom* (Formel S. 419), ein labiler Körper, der rasch unter Aufnahme von weiteren Sauerstoffatomen in braune bis schwarze, melaninartige Körper übergeht.

BALL und CHEN (1933) sind auf Grund von Potentialmessungen der Ansicht, daß das Adrenalin in der Zelle sofort im Ring oxydiert werden müsse. Wichtig ist in dieser Hinsicht auch die Beobachtung, daß die Adrenalinwirkung durch reduzierende Substanzen erhöht bzw. verlängert werden kann (s. später die Beziehungen zwischen Adrenalin und Ascorbinsäure S. 440).

Es taucht die Frage auf, ob der Adrenalinabbau vielleicht nicht nur über einen, sondern über mehrere Wege erfolgen kann. PHILPOT und CANTONI (1941) meinten, daß in der Leber Adrenalin ausschließlich durch die Monoaminooxydase, im Herzen dagegen nur durch das WARBURG-KEILIN-System abgebaut wird.

FAHRLÄNDER (1946) hat den oxydativen Abbau des Adrenalins im Leberbrei von *Ratte* und *Meerschweinchen* untersucht.

Für den Ringabbau scheint der von GREEN und RICHTER (1937) angenommene Weg bei weitem der wichtigste zu sein. Dabei soll das Adrenalin in Adrenochrom unter Einfluß des WARBURG-KEILIN-Systems überführt werden. Aus dem Adrenochrom entstehe eine Leukoverbindung, die direkt oder über noch unbekannte Zwischenstufen mit dem atmosphärischen Sauerstoff reagieren kann. Die genauen Verhältnisse dieser letzten Phase sind noch nicht geklärt.

Die Verknüpfung der Probleme der Adrenalinbildung und des Adrenalinabbaues mit der Pigmentgenese hat vor allem DANNEEL (1946a, b, c ff.) vorgenommen. Die Pigmentierung der Haut bei der ADDISONschen Krankheit sieht DANNEEL als eine Art Entgleisung der Adrenalinsynthese an. Ein an Stelle des Adrenalins entstehendes Chromogen wird in der Haut abgelagert und in ein Pigment verwandelt.

Erwähnenswert erscheinen mir die Beobachtungen von TESTUT (1901) und DELAMARE (1904), wonach in den zur Nebenniere gehörenden Lymphknoten Pigment gefunden werden soll.

3. Fette und Lipoide im Nebennierenmark.

Bemerkenswerterweise lassen sich im Mark mit histochemischen Mitteln (S. 295ff.) im allgemeinen keine Fette und Lipoide nachweisen, während der Chemiker feststellt, daß in bezug auf einige Fettstoffe (Beispiel Cholesterin S. 297) gar keine wesentlichen quantitativen Unterschiede zwischen den beiden Organanteilen bestehen. Die neueren histochemischen Methoden (ROMEIS' kolloidale Sudanlösung, Sudanschwarz B, S. 302f.) bringen allerdings bereits einiges Fett in Markzellen hervor. Immer aber zeigt das histochemische Präparat einen ganz beträchtlichen Unterschied in der Menge der Lipoide zugunsten der Nebennierenrinde.

Daß Fett in Markelementen mit histologisch-histochemischen Methoden erkannt werden kann, ist indessen von vielen früheren Untersuchern schon angegeben worden (A. ECKER 1846, KÖLLIKER 1854, TODD und BOWMAN 1856, MOERS 1864, KRAUSE 1880, GUIEYSSE 1901, KOLMER 1918, HOSONO 1936, KEMP und OKKELS 1936).

Was speziell die Verhältnisse des *menschlichen* Nebennierenmarkes angeht, so beschrieb HOSONO (1938) eine Abhängigkeit der Rindenfette vom allgemeinen Ernährungszustand, während die des Markes davon unabhängig sein sollen. Nach HOSONO stellt dieser Befund aber angeblich eine Besonderheit der *menschlichen* Nebenniere dar. Bei Tieren sei niemals Fett in den Markzellen vorhanden, was sicher nicht richtig ist. WALLRAFF (1949), der mit einer modernen Sudan III-Lösung färbte (s. o.), erzielte gelegentlich auch eine sudanophile Reaktion in Markzellen. WALLRAFF (1942) hatte bereits früher darauf hingewiesen, daß Markzellen Fett enthalten, sie beherbergen ja auch die den Fetten verwandten Plasmale (s. u.).

Beim *Frosch* hat RADU (1931) gelegentlich mit OsO_4 in den phäochromen Zellen einige Fetttropfen nachweisen können. Beim *Pferd* hat KOLMER (1918) in Markzellen feinverteiltes Fett gefunden, insbesondere in den Zellen mit unregelmäßiger Form. Ich habe auch in den regelmäßig geformten Markelementen Sudantropfen gesehen. Auffallenderweise liegen aber Zellen mit Sudaneinschlüssen durchwegs nur am Rande des Nebennierenmarkes, weswegen ich (BACHMANN 1941) eine Verlagerung von Lipoidtröpfchen aus den äußerst fettreichen Reticulariszellen für möglich gehalten habe. Beim *Meerschweinchen* fand ich dagegen (BACHMANN 1939a, c) nur in ganz vereinzelten Fällen sudanophile Stoffe in feinster Verteilung und auffallender Menge in den Markzellen. Bei der *Katze* wollte bereits WERNER (1857) Fett in den Markzellen gesehen haben.

Es sei hier nochmals darauf verwiesen, daß sich mit OsO_4 kein Lipoidnachweis an Markzellen erbringen läßt, weil das Osmium noch vor Erfassung von Lipoiden mit dem Adrenalin reagiert (S. 309, 428).

Über die quantitativen Verhältnisse des *Cholesterins* in Rinden- und Markzellen wurde schon auf S. 297 berichtet. LEULIER und REVOL (1930) haben daran gedacht, daß vielleicht eine festere Bindung zwischen Cholesterin und anderen Stoffen innerhalb der Markzellen vorliegt als in der Rinde, so daß es mit histochemischen Mitteln nicht sichtbar gemacht werden kann. Auch mit Hilfe des Polarisationsmikroskopes läßt sich Lipoid (Cholesterin) im Mark nicht nachweisen (S. 330).

Bei der *Ultrazentrifugierung* (vgl. auch S. 400) stellte DORNFELD (1936) in den Markzellen *(Ratte)* eine zwischen zentripetaler Zellwand und zentripetal (!) verlagertem Zellkern gelegene schmale Zone fest. Da in entsprechenden Versuchen an Rindenzellen die Lipoide an dieser Stelle zusammengetrieben waren, wäre zu erwägen, ob es sich hier bei den Markelementen vielleicht ebenfalls um Lipoide handelt. Dies ist leider nicht sicher zu entscheiden, weil DORNFELD nichts über die Anfärbbarkeit dieser schmalen Zone mit Sudan III aussagt.

4. Carbonyllipoide im Nebennierenmark.

Nachweismethoden S. 351 ff. (Acetalphosphatide), S. 356ff. („Ketosteroide"). Außerdem sei darauf verwiesen, daß im entsprechenden Kapitel über die Nebennierenrinde (S. 362 ff.) Markbefunde teilweise mitangegeben worden sind.

Die sog. *Plasmalreaktion* kann im Nebennierenmark durchaus positiv sein (VERNE 1936a, 1937a). VERNE (1937b) stellte fest, daß Lipoide, welche weder Carotinoide (S. 318) noch Sudan annehmen, eine starke Plasmalreaktion geben können, ohne daß etwa an gleicher Stelle eine deutliche Indophenolblausynthese zustande kommt. Solche Lipoide sollen sich beispielsweise im Mark der Nebenniere befinden. Offenbar schwanken die Mengen beträchtlich. So geben Voss (1940), FEYRTER und PISCHINGER (1942) an, daß die Plasmalreaktion im Mark gewöhnlich stärker als in der Rinde sei oder aber in beiden gleich. Umgekehrt soll die Rinde stärker reagieren (IMHÄUSER 1927, WALLRAFF 1942a). Nach Voss (1941) färbt sich dabei das Mark der *menschlichen* Nebenniere in einem mehr blauen Farbton, die Rinde mehr rötlichviolett. In den Markzellen wie in den Rindenzellen fand Voss weiterhin neben einer diffusen Plasmaanfärbung einige fast dunkelviolett gefärbte Stellen, die er als „Plasmalherde" bezeichnet.

Voss (1941) diskutiert bei dieser Gelegenheit das Problem der Spezifität der Plasmalreaktion im Mark. Adrenalin reagiert nach seinen Untersuchungen im Reagensglas nicht mit dem SCHIFFschen Reagens. Spaltprodukte des Adrenalins (Brenzcatechin-Glykolaldehyd) kämen jedoch vielleicht für eine solche Reaktion in Betracht. Das Vitamin C dürfte als Säure wohl ausscheiden; es blieb übrigens im Reagensglasversuch auch negativ. Hielt Voss die in Sublimat-Eisessig fixierte Nebenniere eine Woche in 70%igen Alkohol, dann wurde die Plasmalreaktion im Mark negativ und in der Rinde abgeschwächt. Dies spricht dafür, daß es sich im Mark tatsächlich auch um Acetalphosphatide handelt.

Bei einer von WALLRAFF (1943, 1949, 1951) untersuchten Serie *menschlicher* Nebennieren färbte sich zuerst das Mark bläulichviolett, dann die Rinde rötlichviolett. In einer später bearbeiteten Serie traf WALLRAFF auf eine Reihe plasmalarmer Nebennieren, in denen aber auch die Reaktion zuerst im Mark in Gang kam. In diesem Fall war manchmal tatsächlich im Mark mehr Plasmal als in der Rinde vorhanden (S. 362f.).

Nach Voss (1951) verhält sich das Mark der Nebenniere von *Erinaceus, Sus, Bos, Equus* bei der Plasmalreaktion ähnlich wie das der *menschlichen* Nebenniere (s. o.). FRAZÃO (1950) fand das Mark der *Ratten*-Nebenniere negativ. Entgegen Behauptungen von BECHER (1937) und FINK (1942) gibt die Plasmalreaktion im Mark der *Meerschweinchen*-Nebenniere immer eine deutliche Färbung (Voss 1941, PISCHINGER 1941, WOLF 1941, KROCZECK 1941, WALLRAFF 1951). Im Mark kommen nach Voss (1941) neben einer diffusen Plasmalreaktion noch dunkler gefärbte, wechselnd geformte, oft von einem unscharfen Hof umgebene Stellen vor, deren Beziehung zu den bekannten Zellbestandteilen nicht sicher festzustellen war. Auch WALLRAFF (1942a) gelang es nicht, diese „Vossschen Plasmalherde" cytologisch näher zu bestimmen (Näheres S. 362f.).

Die nach Anwendung der sog. Ketosteroidreaktionen auch im Markgewebe zu beobachtenden Effekte sind bereits erörtert worden (S. 355).

5. Eisen in Nebennierenmarkzellen.

BAGINSKI (1927) hat mittels Mikroveraschung und anschließender TURNBULL-Blaureaktion usw. in den Markzellen der *Kaninchen*-Nebenniere Eisen festgestellt, und zwar soll es sich um eisenhaltiges Pigment handeln. Die Granula, welche in den Markzellen die Eisenreaktion geben, färben sich auch mit Sudan an. THEILER (1926) fand im Mark menschlicher Nebennieren in Gefäßwänden und auch im Cytoplasma von Nervenzellen (?) Eisen. Auch WALLRAFF (1949) bestätigt das Vorkommen von Eisenablagerungen in den Gefäßwänden (Abb. 180).

6. Kohlenhydrate, Glykogen usw.

Außer dem BESTschen und BAUERschen Verfahren (KICK 1944, WALLRAFF 1949 u. a.) seien folgende neuere Methoden erwähnt: Methode mit Perjodsäureoxydation und Nachweis der dadurch gebildeten Aldehydgruppen mit SCHIFFschem Reagens (MCMANUS 1946), PAPS alkalische Silbernitratmethode für den Glykogennachweis (MITCHELL und WISLOCKI 1944), Toluidinblaufärbung zum Nachweis metachromatischer Substanzen. Die ausführliche chemische Diskussion der neuen Methoden findet sich bei HOTCHKISS (1948), LEBLOND (1950).

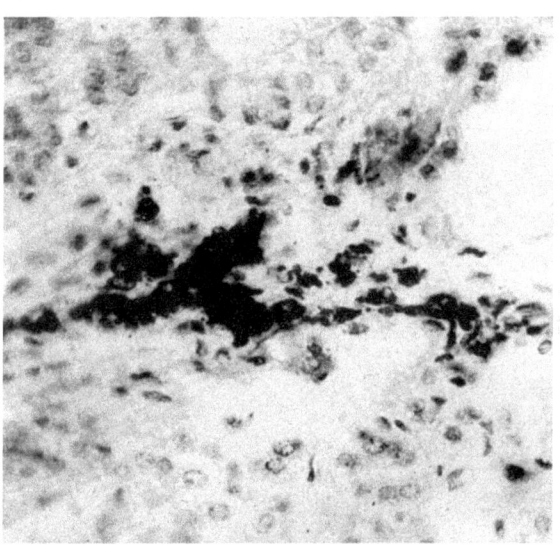

Abb. 180. Große Eisenablagerung im Bindegewebe des Nebennierenmarkes des *Menschen* (Methode TIRMANN-SCHMELZER, 430fach vergrößert). Aus WALLRAFF 1949.

Eine chemische Aussage auf Grund der histochemischen Kohlenhydratreaktionen kann nur mit Vorbehalten gegeben werden. Auf die unangenehmen Störungen durch die phäochromen Stoffe (S. 355) ist bereits hingewiesen worden. So hat neuerdings wieder WOLMAN (1950) angegeben, daß die Spezifität der PAS-Reaktion für Kohlenhydrate nicht außer Frage steht.

Im allgemeinen werden BEST- und BAUERsche Reaktion auf Glykogen bezogen. Damit im Einklang will SUND (ohne nähere Angabe, zit. nach PETER 1927, S. 800) mit chemischen Mitteln Glykogen in der Nebenniere bereits bei Embryonen von 15 mm Länge festgestellt haben. WALLRAFF (1949) fand in der Nebennierenrinde *(Mensch)* niemals ein Glykogenkörnchen (s. auch S. 377). Das Nebennierenmark hingegen enthielt nahezu regelmäßig kleine bis größere Glykogenmengen, nicht in allen, aber doch in zahlreichen Markzellen in Form einzelner kleiner Tröpfchen und unregelmäßig begrenzter schlieriger Massen. Die Glykogenmassen liegen bald mehr in der Nähe der Zellkerne, denen sie oft wie Kappen aufsitzen, bald mehr in der Peripherie der Zellen. Annähernd gleichmäßig verteilt fand sich das Glykogen im Zelleib nur dann, wenn es in Tröpfchenform vorhanden war.

LEBLOND (1950) sah im Mark eine etwas stärkere Perjodsäure-SCHIFF-Reaktion als in der Rinde, wobei es allerdings gleichzeitig wegen der ORTH-Fixierung zu einer störenden Phäochromie kam.

Nach FRAZÃO (1952b) findet sich in den Markzellen von *Rind* und *Pferd* hier und da zwischen phäochromen Elementen eine deutliche McMANUSsche Reaktion.

Sog. Sphäroidkörperchen im Cytoplasma von Markzellen *(Mensch, Rind)* — gelegentlich auch von Rindenzellen — geben eine positive Perjodsäure-Leukofuchsinreaktion (FRAFÃO 1952a). Da sie diese Reaktion auch noch nach Behandlung mit Speichelamylase oder Hyaluronidase zeigen, kann es sich weder um Glykogen noch um Hyaluronsäure handeln. Über die Deutung dieser Gebilde als Folge einer Viruszellreaktion vgl. S. 409.

7. Vitamine im Nebennierenmark.

Vergleiche dazu: Vitamin A in der Nebennierenrinde S. 378, Vitamin B S. 379, Vitamin C S. 381.

BOURNE (1936, 1949) beobachtete, daß das Mark der Nebenniere — im Gegensatz zur Rinde — oft keine Vitamin C-Reaktion gibt. Er erklärte dies damit, daß im Mark das Vitamin in der mit der histochemischen Reaktion nicht greifbaren reversibel oxydierten Form vorliege. Eine ähnliche Erklärung gaben auch GIROUD und LEBLOND (1935b). Nach HUSZAK (1933) sollen nämlich im Nebennierenmark Hemmungsstoffe das Auftreten der reduzierten Form der Ascorbinsäure hindern, wodurch natürlich auch die histochemische Reaktion (GIROUD und LEBLOND 1934b) negativ wird. Entfernt man diesen hemmenden Faktor mit Bleiacetat, dann soll die Reaktion positiv werden. Bei manchen Tieren *(Ratte, Petaurus breviceps)* scheint nach BOURNE (1949) die Hemmung nicht vollständig zu sein. So soll man bei der *Ratte* schon ohne Vorbehandlung mit Bleiacetat die Reduktion des $AgNO_3$ im

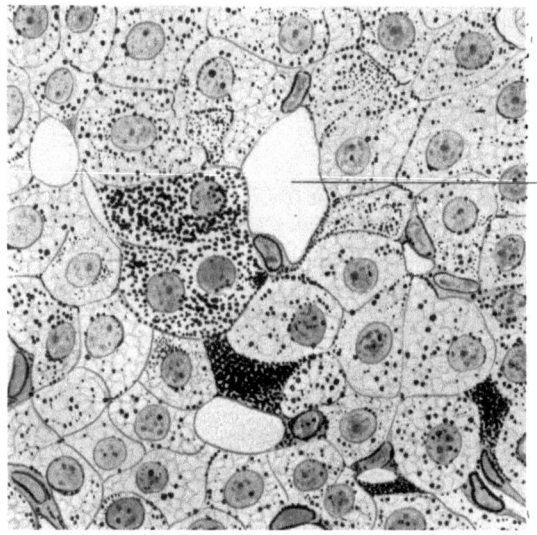

Abb. 181. Ascorbinsäurenachweis (Vitamin C) im Nebennierenmark eines 19 Jahre alten *Mannes*. Die Menge der Silbergranula wechselt in den einzelnen Markzellen (*K* Kapillare). Auch die Endothelzellen der Sinusoide sind mit feinen Silberkörnchen beladen (Silbernitratreaktion nach GIROUD und LEBLOND, Gegenfärbung mit Kernechtrot, etwa 525fach vergrößert). Aus HECKEL 1942.

GOLGI-Apparat der Markzellen sehen können (bezüglich der Beziehungen der Reaktion zum GOLGI-Apparat vgl. S. 392). Auch unter einem „Stress" (S. 515) soll die reduzierte Form der Ascorbinsäure im Nebennierenmark auftreten.

Nach sehr rascher Tötung der Tiere sah BOURNE (1933, 1936) im Mark keine Reaktion. Erregten sich aber die Tiere vor dem Exitus stärker, z. B. im Excitationsstadium einer Äther- oder Chloroformnarkose, dann wurde die Reaktion positiv.

Mit den speziellen Verhältnissen im menschlichen Nebennierenmark befassen sich TONUTTI (1937ff.), HECKEL (1942) und CLARA (1943). HECKEL (1942, s. a. S. 388) fand in der *menschlichen* Nebenniere in allen Fällen sowohl in der Rinde wie im Mark Silbergranula. Die an die Zona reticularis angrenzenden Markzellagen sind durchwegs dicht mit Silberkörnchen beladen; die weiter zentral gelegenen Zellen zeigen im allgemeinen eine wesentlich schwächere Beladung. Einzelne Zellen enthalten allerdings ebenfalls viele Körnchen (Abb. 181). Die in den Markzellen vorkommenden Granula sind sehr fein. Manche Zellen erscheinen gleichmäßig angefüllt, andere zeigen eine Verdichtung der Silbergranula in der Nähe eines Kernpoles. Manchmal können auch die Markzellen in der Umgebung der großen Markgefäße betont reich an Silberkörnchen sein. Auch die die Blutsinus auskleidenden Endothelzellen enthalten vereinzelt silbergeschwärzte Granula (vgl. ferner CLARA 1943).

Schließlich hat auch WALLRAFF (1949) die *menschliche* Nebenniere auf Vitamin C gründlich untersucht. Seine Beobachtungen glaube ich bestätigen zu können (s. a. S. 388f.). WALLRAFF weist darauf hin, daß nur die mit starker Lichtquelle nicht durchleuchtbaren tiefschwarzen Körnchen in den Markzellen als Ascorbinsäureorte angesprochen werden sollten. Schwarzbraune, leicht bis

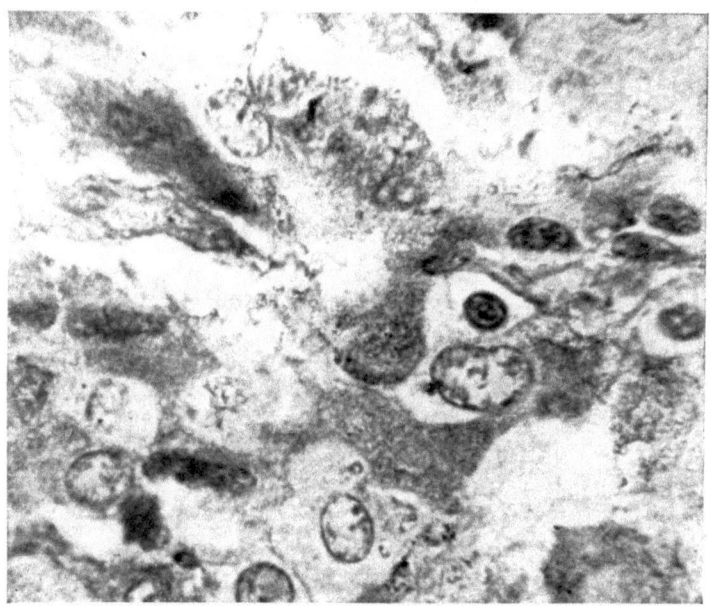

Abb. 182. Helle und dunkle Zellen („Schorfzellen") bei der Reaktion auf Ascorbinsäure im Nebennierenmark des *Menschen* (Silbernitratreaktion, 1100fach vergrößert). Aus WALLRAFF 1949.

schwer durchleuchtbare Körnchen faßt er als Sekretgranula auf. Nicht ganz glücklich finde ich indessen die Bezeichnung „Schorfzellen" für jene gelb- bis schwarzbraun oder schwarz gekörnten Markzellen, die WALLRAFF nur in einem Fall nicht hat finden können. Sonst traten sie in wechselnder Menge im Mark auf. Da der Farbton der Granula, die den Zelleib füllen, dem Farbton des Natriumthiosulfatsilberniederschlages sehr ähnlich war, schien es zumindest zweifelhaft, ob diese echte Zelleinschlüsse oder Kunsterzeugnisse sind, die das Natriumthiosulfat bildet. Diese Zweifel konnten durch die Ausschaltung des Natriumthiosulfates gelöst werden. Daß es sich aber bei dem körnigen Inhalt der Schorfzellen um Pigment handeln sollte, war ganz unwahrscheinlich, denn in solchen Mengen kommt Pigment in dem *menschlichen* Nebennierenmark niemals vor. Nicht Pigment und nicht das Natriumthiosulfat, sondern die angesäuerte Silbernitratlösung, also das Reagens auf Ascorbinsäure, bewirkt, daß die „Schorfzellen" im Nebennierenmark hervortreten.

Nach Behandlung der Nebenniere mit angesäuertem Silbernitrat kann man im Mark etwa vier verschiedene Zellarten feststellen (Abb. 182). Neben hellen, wie leer anmutenden Zellen liegen hellgraue, dunkelgraue und ganz dunkle, fast schwarze Zellen, alles verschiedene Funktionszustände der Markzelle. Die Körnchen sind in den hellgrauen Zellen gelblich, in den dunkelgrauen Zellen braungelb, in den ganz dunklen Zellen schwarzbraun oder schwarz gefärbt. Im letzten Fall macht es tatsächlich gelegentlich Schwierigkeiten, solche Körnchen gegen die undurchleuchtbaren ,,Vitamin C-Granula" abzugrenzen. Die in irgendeinem Grad durchleuchtbar erscheinenden Körnchen sind zelleigene Produkte, welche nichts mit der Ascorbinsäure zu tun haben. Die Sekretgranula der Zellen des *menschlichen* Nebennierenmarkes haben also die Fähigkeit, sich mit Silbernitrat in verschieden starkem Grad zu verbinden. Um eine echte Reduktion soll es sich indessen nach WALLRAFF nicht handeln (vgl. aber S. 429).

Einige Befunde und Deutungen in bezug auf den *Ascorbinsäuregehalt des Nebennierenmarkes von Tieren* seien angefügt.

Nach LEBLOND (1934) enthält die Marksubstanz bei den von ihm untersuchten Tieren Ascorbinsäure durchwegs in geringerer Menge als die Rinde. Manchmal konnte er überhaupt erst bei Betrachtung mit stärkster Vergrößerung feine Granula im Cytoplasma der Markzellen ausmachen. Bei *Hund, Katze, Ratte* seien immer nur netzartig angeordnete Granulaanhäufungen in der Nähe der Zellkerne geschwärzt, während beim *Meerschweinchen* einige feine Granulationen im ganzen Zelleib verteilt vorhanden seien. Indessen haben später GIROUD und SANTA (1939) ausdrücklich hervorgehoben, daß das Nebennierenmark manchmal auch unter offenbar normalen Verhältnissen reicher an Vitamin C sein kann als die Rindensubstanz.

Besonders oft ist die Nebenniere des *Meerschweinchens* (S. 390) auf Ascorbinsäure untersucht worden. PFUHL (1941) meint, daß die Körnchen, die er in den Markzellen der Nebenniere von *Cavia* mit der üblichen Technik dargestellt hat, samt und sonders phäochrom seien. Bereits WALLRAFF (1949) hat diese Anschauung kritisiert. Eine Silberreaktion mit dem Adrenalin oder einer seiner Vorstufen anzunehmen, liegt an sich nahe. WALLRAFF hat aber vollkommen recht, wenn er diese Reaktion scharf von der mit Ascorbinsäure trennt. Untersuchungen meines Mitarbeiters HAASE bestätigen WALLRAFF fast in jedem Punkt. WALLRAFF schließt seine Betrachtungen: ,,Das Aussehen des Markes nach der Behandlung mit dem Vitamin C-Prüfmittel ist also weniger abhängig vom Vitamin C-Gehalt, als vielmehr davon, daß sich die chromaffinen Markkörnchen anfärben. Fehlen der Markfärbung nach der Vitamin C-Reaktion kann eine Folge fehlenden Vitamins C und fehlender oder sehr geringer Chromierbarkeit der Markzellen sein." GLIMSTEDT (1942) hat in den Nebennieren von *Meerschweinchen* bei skorbutogener Kost nach Zufuhr von Ascorbinsäure die Silberkörnchen in der Rinde in den einzelnen Zellen nicht so zahlreich und nicht in so vielen Zellen angetroffen wie im Mark. Er meint, daß die hemmenden Stoffe möglicherweise zugleich mit dem Vitamin C aus dem Nebennierenmark verschwinden, und daß ihre Neubildung längere Zeit beansprucht als die Anreicherung mit Vitamin C, ,,jedenfalls bleibt als eine bemerkenswerte Tatsache bestehen, daß das Nebennierenmark ein größeres Anreicherungsvermögen für Ascorbinsäure hat als die Nebennierenrinde".

Nunmehr sei noch kurz auf die in neuerer Zeit oft besprochene Frage der *Beziehungen zwischen Vitamin C und dem Adrenalin* eingegangen, was auch im Nachgang zu den Ausführungen von WALLRAFF (1949) geboten erscheint. ABDERHALDEN (1934) stellte zunächst fest, daß die Zersetzung des Adrenalins in einer Phosphatpufferlösung durch Ascorbinsäure gehemmt werden kann. ABDERHALDEN (1935) beobachtete ferner, daß eine wäßrige Lösung von Adrenalin sich nach kurzer Zeit rot verfärbt. Nach Zusatz von Vitamin C bleibt die Farbstoffbildung aus. Bei Zusatz von verdünnter Eisen(3)chloridlösung bekommt man bei dem Ascorbinsäure-Adrenalingemisch immer wieder eine Grünfärbung, während bei der ohne Ascorbinsäurezusatz gebliebenen Adrenalinlösung nach einiger Zeit diese Reaktion immer schwächer ausfällt und schließlich ganz ausbleibt. Auch im biologischen Versuch am *Frosch*-Auge ergibt sich, daß die Wirkung einer wäßrigen Adrenalinlösung, der einige Spuren Ascorbinsäure zugefügt worden waren, länger erhalten bleibt. ABDERHALDEN diskutierte auch die Möglichkeit, daß vielleicht Lösungen von Rindensteroiden der Nebenniere durch Zusatz von Vitamin C haltbarer gemacht werden können. Vielleicht gilt sogar ganz allgemein, daß die Hauptrolle der Ascorbinsäure darin besteht, im Körper leicht oxydable Substanzen zu schützen! Nach YAMAMOTO (1936) könnte aber auch das Umgekehrte gelten: Ascorbinsäure soll durch Adrenalin, und zwar nur l-Adrenalin (das Racemat hat nur die halbe Wirkung) in einer Phosphatpufferlösung gleichfalls vor Zersetzung bewahrt werden.

Ein anderes Problem, welches in diesem Zusammenhang betrachtet werden möge, warfen MOURIQUAND und LEULIER (1937) auf, nämlich: wie schützt sich eigentlich das Nebennierenmark gegen sein eigenes Adrenalin? Eigentlich müßte in den Nebennierenmarkgefäßen eine fast dauernde totale Ischämie bestehen. Andererseits muß das Adrenalin im Mark einen Schutz gegen oxydierende Stoffe haben. Seine manchmal beträchtliche Akkumulation im Nebennierenmark wäre sonst undenkbar (3—8 g/kg beim *Hammel*, 5—11 g/kg bei *Ziege*!). Nach Ansicht der Autoren besteht ein Oxydationsschutz. Wird gepulverte Nebennierensubstanz mit der Sublimatmethode von BAILLY (ohne nähere Angabe) behandelt, so tritt eine Rotfärbung ein, deren Maximum in 3 min erreicht wird. Benutzt man dagegen für die Reaktion eine frische Drüse, so geht sie viel langsamer vor sich. Erst nach 20—25 min ist das Maximum erreicht. Die Verfasser schließen hieraus, daß das Adrenalin erst nach und nach aus seiner Schutzverbindung frei wird. In weiteren Versuchen konnten sie zeigen, daß der Adrenalingehalt der Drüse auch nach 24stündigem Aufenthalt im Vakuum größer ist als im Frischzustand. Läßt man dagegen die Nebenniere in Chloroformwasser liegen oder entnimmt man sie erst nach 24 Std, dann nimmt der Adrenalingehalt stark ab. In der lebenden Nebenniere ist also das Adrenalin höchstwahrscheinlich „maskiert".

Auch von seiten der Pharmakologen, Physiologen und Kliniker liegt eine ganze Anzahl von Beobachtungen vor, nach welchen die Wirkung des Adrenalins durch reduzierende Substanzen erhöht bzw. verlängert wird. Die Ascorbinsäure dürfte in allen diesen Fällen im Vordergrund stehen. Sie soll die Adrenalinwirkung am Darm (WEBER 1939), am Blutdruck der Spinal-*Katze* (KREITMAIR 1934) verlängern. Ein Adrenalin-Ascorbinat soll um 36% toxischer sein als die einfache Verbindung (MARQUARDT und KOCH 1943). KASAHARA und KAWAMURA (1937), KASAHARA, NISHIZAWA und HIRAO (1937) beobachteten sogar das Ausbleiben der Adrenalinwirkung an Blutdruck und Blutzucker bei skorbutischen *Meerschweinchen*.

MARQUARDT (1941) untersuchte die Adrenalin- bzw. Adrenochromwirkung, die seiner Ansicht nach von dem Verhältnis reduzierter zu oxydierter Form abhängig ist. Ascorbinsäure schützt die reduzierte Form, d. h. das Verhältnis bleibt zugunsten des Adrenalins. MARQUARDT (1948) weist darauf hin, daß schon das p_H von Blut und Geweben der Erhaltung (auch Bildung!) des Adrenalins feindlich gegenübersteht.

DEROUAUX (1943a, b) fand bei der enzymatischen Adrenalindehydrierung das Maximum bei einem p_H von 6,34. Nach MARQUARDTs Meinung müßte es möglich sein, durch Variation des p_H und der Temperatur (Maximum für Melaninbildung bei etwa 52° C) das Adrenochrom zu stabilisieren. Hier spiele sich auch der Eingriff der Ascorbinsäure in das Oxydations-Reduktionsgleichgewicht des Adrenalinabbaues ab.

8. Fluorescenzerscheinungen am Nebennierenmark.
Vergleiche S. 396ff., 403, ERÄNKÖ (1951).

9. Zentrifugierungsversuche.
Vergleiche auch S. 400. — DORNFELD (1936) beobachtete bei Zentrifugierungsversuchen am Markgewebe *(Ratte)*, daß zwischen zentripetaler Zellwand und zentripetal (!) verlagertem Kern eine schmale hellere Zone liegt. Da in den Rindenzellen die Masse der Lipoide an dieser Stelle zusammengetrieben war, wäre zu erwägen, ob es sich bei den Markelementen nicht auch um diese handeln könnte. Leider hat DORNFELD keine spezielle Fettfärbung im Anschluß an seine Experimente mehr durchgeführt. Die Frage bleibt also noch offen.

10. Histochemischer Enzymnachweis im Nebennierenmark (vgl. S. 400ff.).
Ergänzend seien hier einige Bemerkungen über das Vorkommen der *Cholinesterase im Nebennierenmark* gemacht. Wenn es sich auch nicht um histochemische Untersuchungsmethoden handelt, so halte ich diese Befunde doch bereits für mitteilungswert, weil zur Zeit gerade an der histochemischen Darstellung des Enzyms gearbeitet wird.

LANGEMANN (1941, 1942) untersuchte die Nebennieren auf Cholinesteraseaktivität nach der Methode von AMMON. Die Trennung von Rinde und Mark gelang nur unvollkommen.

Trotzdem konnte aber ein deutlicher Unterschied zwischen beiden Anteilen herausgearbeitet werden. Beim *Menschen* ist im Mark fünfmal mehr Acetylcholin vorhanden als in der Rinde (GADDUM und DALE 1939). Das Acetylcholin soll durch die Erregung der präganglionären, cholinergen Nervenfasern im Mark der Nebenniere freigesetzt werden. Dadurch soll die Produktion bzw. Abgabe von Adrenalin ausgelöst werden. *Cholin* hingegen findet sich im Nebennierenmark des *Pferdes* in 7mal geringerer Menge als in der Rinde (GUGGENHEIMER 1940). Die Anhäufung des Substrats und Ferments im Mark einerseits und des Reaktionsproduktes Cholin in der Rinde andererseits deutet auf einen starken Untersch'ed im Stoffwechsel zwischen Rinde und Mark.

VI. Die Blut- und Lymphgefäße der Nebenniere.
A. Blutgefäße.
1. Vergleichend-anatomische Vorbemerkungen zur makroskopischen Anatomie der Blutgefäße (mit Einschluß des groben Verteilungsschemas im Organ).

a) Blutgefäße der Nebennieren von Fischen, Amphibien und Sauropsiden.

Bei der Besprechung der vergleichenden Anatomie der Nebennieren hat sich eine Schilderung der Blutversorgung gelegentlich geradezu zwangsläufig ergeben. Dies gilt insbesondere für die Klasse der *Fische*, bei denen adrenale wie interrenale Elemente oft in so engem Kontakt mit den Blutgefäßen stehen, daß sie fast als Teile der Gefäßwand gelten können (vgl. S. 18ff.).

Bei *Amphibien* und *Reptilien* ist bereits ALEXANDER ECKER (1846) ein im Bereich der Nebenniere ausgebildetes *Pfortadersystem* aufgefallen. Nach VINCENT (1898) erhält die Nebenniere der *Amphibien* arterielles Blut auch aus Nierenarteriolen und venöses Blut aus Nierenvenen (s. a. S. 48ff.). Bei den *Sauropsiden*, zumindest bei den *Reptilien*, scheint das Pfortadersystem besonders gut ausgeprägt zu sein; aber auch für die *Vögel* ist dies behauptet worden. Das Pfortadersystem hat ECKER (1846) bei *Tropidonotus* entdeckt; von GRATIOLET (1853, zit. nach PETTIT 1896e) ist es unabhängig von ECKER bei *Python* und *Boa* nachgewiesen worden. Später hat insbesondere PETTIT (1896e) die Beschreibung dieser Verhältnisse in ausgedehnten und gründlichen Studien vorgenommen; SPANNER (1929) konnte das System sogar in seiner Funktion beobachten.

ECKER (1846) berichtet, daß bei *Tropidonotus* zwischen den Rippen neben den Wirbelkörpern Venen austreten, die sich aus einem Ramus intercostalis und einem Ramus dorsalis zusammensetzen. Einige dieser Venenstämme treten in die Nebenniere ein, wo sie sich verästeln. Zur rechten Nebenniere gehen 2—3 solche Vv. suprarenales advehentes, zur linken zwei oder einer. Aus diesem Capillarnetz bilden sich wieder Venen, welche die Nebenniere verlassen und in die V. cava münden. Die Arterien ergießen sich, aus der Aorta kommend, in das gleiche Capillarnetz. Die aus der Nebenniere hervorgehenden Vv. suprarenales revehentes gehen links zur V. renalis revehens und V. cava caudalis, rechts nur zur V. cava caudalis. Das System der Vv. suprarenales advehentes et revehentes liegt also zwischen Vertebral(Spinal-)venen und V. cava caudalis.

Bei *Testudo graeca* liegt (ECKER 1846) auf oder in den Wandungen eines dichten Venengeflechtes Nebennierengewebe auf der Niere. Die Geflechte entstehen aus den Vv. renales revehentes, wozu noch Venen aus Ovar und Tube treten können. Aus den Geflechten geht jederseits ein Stamm hervor, welcher sich mit dem der anderen Seite zur V. cava caudalis vereinigt.

ECKER glaubte wohl, daß in erster Linie die Nebennieren der *Schlangen* Pfortadersysteme besitzen. Durch ausgedehnte vergleichende Untersuchungen konnte PETTIT (1896e) indessen nachweisen, daß das System allen Reptilien zukommt (Abb. 183).

Nach SPANNER (1929) stehen bei den *Testudinatae* die Wirbelvenenplexus weitgehend mit dem Nebennierenpfortadersystem in Verbindung. Die Nebennierenpfortadern kommen a) aus dem medialen Umfang der Vena renalis afferens hervor, b) aus dem Wirbelvenenplexus kranial von der Niere. In den höheren Ordnungen der Reptilien bleiben die letztgenannten Gefäße erhalten, die unter a) genannten verschwinden dagegen.

GRATIOLET (1853) hat wohl als erster auch bei den *Vögeln* ein portales Nebennierengefäßsystem beschrieben. PETTIT (1896e) und RENAUT (1899) bestätigen seine Befunde (s. a. S. 74).

Typischerweise liegen mindestens 2 Nebennierenarterien vor. Das erste Gefäß kommt aus der Aorta etwas kranial vom oberen Ende der Nebenniere, das zweite, ebenfalls aus der Aorta stammend, liegt etwa in Höhe des caudalen Abschnittes der Nebenniere. Von dem zweiten Gefäß gehen auch noch einige Zweige zur Niere. Bei den *Vögeln* ist meist eine Nebennierenvene ausgebildet. Dazu kann aber oft eine Anzahl kleiner, sehr feiner akzessorischer Venen kommen. Links ist die Vene meist kräftiger entwickelt als rechts. Das Hauptgefäß kann rechterseits sogar einmal ganz fehlen *(Strauß)*. Dann ergießt sich das Blut der Drüse über sehr kleine Venchen von kürzestem Verlauf nahezu unmittelbar in die V. cava caudalis. — Die bereits von GRATIOLET geschilderte afferente Vene am äußeren Rand der Nebenniere sah PETTIT z. B. beim *Hahn*, bei der *Ente* u. a. Er glaubt mit GRATIOLET, diese Besonderheit sei bei allen *Vögeln* nachzuweisen. Der portale Teil des Nebennierengefäßsystems ist so aufgebaut wie bei den Reptilien. Der eine Zweig stammt aus der V. intercostalis, ein zweiter kommt hinzu "ramenant le sang du sinus neural par le trou de conjugaison de l'avant-dernier espace intercostal." Die Vene bildet ein paar feine Verzweigungen auf der Oberfläche der Nebenniere, aus welchen Gefäßchen ins Innere des Organs leiten. Eine Abbildung der Verhältnisse beim *Truthahn* findet sich bei PETTIT (Tafel II Nr. 1). In diesem gezeichneten Fall wird die portale Vene durch die Verbindung von 4 Ästen aufgebaut: eine bringt das Blut aus dem Sinus neuralis, die zweite ist eine Intercostalvene aus dem vorletzten Intercostalraum, die dritte kommt aus dem letzten Intercostalraum, die vierte aus weiter kranial gelegenen Zwischenrippenräumen. Beim *Raben* geben die drei letzten Zwischenrippenräume in ähnlicher Weise Gefäße an das portale System ab. Bei größeren *Vögeln* soll das Portalsystem gelegentlich beträchtliche Ausmaße annehmen.

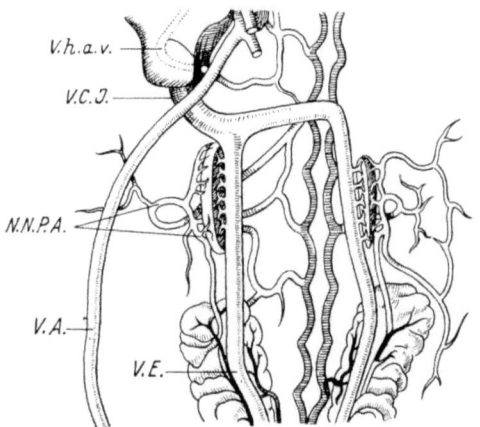

Abb. 183. Nebennierenpfortadersystem bei *Varanus albogularis*. *V.h.a.v.* Vena hepatica advehens vertebralis; *V.C.J.* Vena cava caud.; *N.N.P.A.* Nebennierenpfortader; *V.A.* Vena abdominalis; *V.E.* Vena renalis efferens. Aus SPANNER 1929.

b) Die Blutgefäße der Nebennieren der Säugetiere.

Bei den *Säugetieren* wird die arterielle Versorgung der Nebenniere in den meisten Fällen *von 3 Quellen* aus sichergestellt. Es kann daher schon die makroskopische Betrachtung den Eindruck vermitteln, daß die Nebennieren zu den besonders reichlich mit Blut versorgten Organen gehören. So sagt schon ECKER (1846): „Man schloß auf ihre Funktion, d. h. auf einen unbestimmten Einfluß, den sie auf die Blutmischung ausüben sollten, fast nur aus der verhältnismäßig bedeutenden Menge Blutes, die sie erhalten, einer Menge, die zu groß ist für die Ernährung des Organs, und von der man deshalb annahm, daß sie zu allgemeinen Zwecken zugeführt werde."

STEWART und ROGOFF haben errechnet, daß die Blutdurchströmung der Nebenniere, umgerechnet auf die Einheitsmasse Gewebe, größer als in jedem anderen Organ des Körpers ist, mit Ausnahme der Schilddrüse. NEUMANN (1911, 1912) behauptete sogar, daß die Nebenniere mehr Blut bekomme als die Schilddrüse. Nach seinen Berechnungen fließen durch die Nebennieren 6—7 cm^3 Blut je Gramm und Minute gegen etwa 5 cm^3 je Gramm und Minute bei der Schilddrüse. Das Organ soll in 1 min von der 6fachen Gewichtsmenge Blut durchströmt werden (VERZÁR 1939). BURTON-OPITZ und EDWARDS (1917) ermittelten bei

Hunden mit der Stromuhr einen Blutdurchfluß durch die Nebenniere von 4,9 cm³ je Gramm im Durchschnitt. Nach Houssay und Molinelli (1926b) hängt die Menge des venösen Nebennierenblutes vom Gewicht, nicht von der Oberfläche bei *Hunden* ab. Die Autoren kamen auf 0,31—0,38 cm³ Blut je Kilogramm und Minute bei *Hunden* von 14,5—32 kg Körpergewicht. Je Gramm Nebenniere und Minute fließen 5,2—8,0 cm³ durch die Drüse.

Die 3 Hauptzuflüsse sind jederseits:

a) ein oberes Gefäß, R. suprarenalis, aus der A. phrenica abdominalis,

b) ein mittleres Gefäß, A. suprarenalis, aus der Aorta,

c) ein unteres Gefäß, R. suprarenalis, aus der A. renalis.

Über Varianten der Arterien und über die Venenverhältnisse wird im folgenden an Hand einer abgekürzten vergleichenden Betrachtung berichtet.

Ornithorhynchus: Die linke Nebenniere erhält Blut aus einem Zweig der A. renalis, zwei Venen ziehen zur V. renalis. Die rechte Nebenniere erhält arterielles Blut aus der Aorta in Höhe der A. coeliaca, die Venen gehen ebenfalls zur Nierenvene (Pettit 1894). — Elliott und Tuckett (1906) lassen die Hauptvene vom unteren Ende der Nebenniere abgehen.

Marsupialia: Nach Beddard (1908) soll ein portales Gefäßsystem aus Venen der Bauchwand in der Umgebung der Nebenniere entstehen.

Dasyurus: Die Nebennierenvene geht zur V. renalis. — Bei *D. viverrinus* hat Beddard (1908) das portale Gefäßsystem beschrieben. Bourne (1949) schildert für die *Dasyuriden*, "that the medulla of the gland opened directly into the vena cava. There was no adrenal vein".

Thylacinus und *Trichosurus vulpecula:* Ein portales Gefäßsystem (Beddard 1908) ist vorhanden.

Bettongia ogilbyi: Nach Beddard (1908) besteht linkerseits ein portales Gefäßsystem.

Macropus: M. dorsalis: Nach Pettit (1896e) und Beddard (1908) ist linkerseits ein portales Gefäßsystem vorhanden. Die Blutgefäßverhältnisse eines erwachsenen Exemplars vom *M. giganteus* hat Bargmann (1933) untersucht.

Sorex: Kolmer (1918) beschrieb ein sehr zartes Gefäßnetz in der Nebenniere.

Cetacea: Nach Delamare (1904) erhalten die Nebennieren jederseits 3 Paare Arterien.

Delphinus: Nach Pettit (1896) gehen an Stelle der üblichen 3 Arterienpaare Gefäße in der Gegend des Winkels zwischen V. cava und renalis büschelförmig aus der Aorta hervor und ziehen in erster Linie an die Dorsalseite der Nebennieren. Einige Arterien verlaufen durch das Nebennierenparenchym hindurch und treten in den Kapselplexus der Niere ein. Die Nebennierenvenen sind links lang, rechterseits ganz kurz.

Ovis: Pettit (1896e) tiel die voluminöse Zentralvene in der Nebenniere von *Schafs-*Feten auf. Beiderseits münden die Zentralvenen unmittelbar in die V. cava.

Bos: Nach Nagel (1836) verlaufen einzelne Arterienzweige bis mitten ins Mark nahezu unverästelt. Mehrere Venen (2—3) sollen auf beiden Seiten in die V. cava caud. gehen. Nach Werner (1857) kommen mehrere Arterien aus der A. renalis und aus Aa. lumbales der Aorta. Sie zerfallen in nächster Nähe des Organs in zahlreiche Äste. Die ersten Zweige gehen nun „ad telam cellulosam adipemque circumjectum", der Rest der Ästchen an Vorder- und Hinterfläche des Organs, vornehmlich an seinen Innenrand. Den Arterien, nicht den Venen, sind oft Nerven beigesellt.

Equus: Eine in vieler Hinsicht interessante Gefäßuntersuchung stammt von Barpi (1902). Seine Beobachtungen dürften heute besonderes Interesse finden. In einem ersten Fall sah Barpi neben den üblichen Nebennierengefäßen eine Beziehung zwischen einem Gefäßästchen des Ggl. semilunare, welches im wesentlichen das Ganglion versorgte. Einige Kollateralen zogen indessen durch das Ganglion hindurch und verteilten sich auf die Nebenniere. Noch vor Eintritt in das Ganglion ging schon eine Kollaterale zur Nebennierenvorderfläche. Es lag ferner eine Verdoppelung der A. renalis vor; vom kranialen Gefäß und seinen Endästen zogen zahlreiche Zweige zur äußeren Fläche der Nebenniere. An die Hinterfläche des Organs gingen Ästchen aus einem kleinen Stamm, der an der Seite der Aorta entsprang. Rechterseits versorgte ein Gefäß Ganglion und Plexus coeliacus und teilte sich außerdem in Äste für Zwerchfell, Nebenniere und Nierenfettkapsel. Von der rechten Nierenarterie gingen nur wenige Äste zur Nebenniere. In einem zweiten Fall fand sich ein Ast am Ursprung der A. coeliaca, der zur Vorderfläche der linken Nebenniere zog und vorher kleine Zweige an das Ggl. semilunare und den Plexus solaris abgab. Ein weiteres Nebennierengefäß kam aus der A. renalis, nahe deren Ursprung gab es gleichfalls Äste an das Ggl. semilunare ab. Die Nebennierenarterien der rechten Seite kommen im wesentlichen aus der A. renalis. Ein dritter Fall (unvollständige Injektion) betrifft ein Aortengefäß, welches gleich nach seinem Ursprung aus der Aorta umlaufenden Ast abgibt, der zur rechten Nebenniere führt; der Hauptanteil des Gefäßes geht retrograd zu Ganglion und Plexus. Die außerordentlich engen Beziehungen in der arteriellen Versorgung von Nebenniere und Ggl. coeliacum erscheinen bemerkenswert.

Speed und Morris (1946) untersuchten die venöse Gefäßversorgung.

Maulesel: Vgl. Barpi (1902).

Rodentia: Pettit (1896) hat die von Tuffier und Lejars (1892) beschriebene venöse Arkade zwischen Niere und Nebenniere auch bei den *Nagetieren* gesehen.

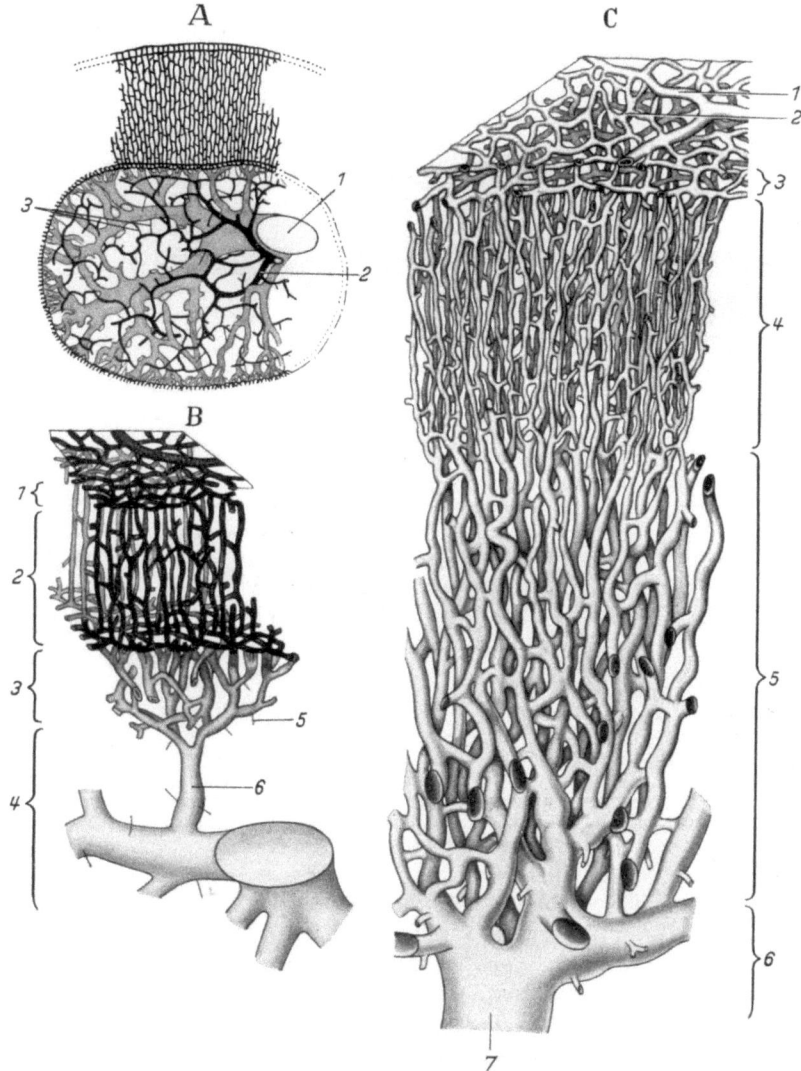

Abb. 184A—C. A Darstellung der Blutgefäße in der Nebenniere einer erwachsenen *Maus*. *1* Zentralvene im Nebennierenmark; *2* Arteriolen des Markes; *3* Capillaren des Markes. B Darstellung der Blutgefäße in der Nebenniere einer 4 Wochen alten *Maus*. *1* Zona glomerulosa; *2* Zona fasciculata; *3* X-Zone; *4* Nebennierenmark; *5* Endigungen von Markcapillaren; *6* Sammelvene im Mark. C Darstellung der Blutgefäße in der hypertrophischen Nebennierenrinde einer 4 Wochen alten *Maus* (Abbildungen B und C bei gleicher, 250facher Vergrößerung). *1* Kapselarteriolen; *2* Kapselcapillaren; *3* Zona glomerulosa; *4* Zona fasciculata; *5* X-Zone; *6* Mark; *7* Sammelvene. Aus Gersh und Grollman 1941.

Mus rattus: Harrison (1951) hat die Blutversorgung bei der *Ratte* nach Injektion von Wismutoxychlorid, Bariumsulfat oder Tusche in die Brustaorta studiert. Meist lag ein Hauptgefäß aus der Aorta zur Nebenniere vor, die A. renalis war nicht beteiligt. Wurde eine in die Nebenniere eintretende Arterie abgeklemmt, so kam es zu relativ großen nekrotischen Bezirken.

Mus musculus: Nach PETTIT (1896e) haben die Nebennieren keine engen Beziehungen zur V. cava caud. Die linke Nebenniere liegt mehrere Millimeter von den großen abdominalen Blutgefäßen entfernt; so entsteht eine ziemlich lange Nebennierenvene, welche in die V. renalis, nahe deren Einmündung in die V. cava caud. führt. Bei der *Maus* haben GERSH und GROLLMAN (1941) die Gefäßverhältnisse mittels Tuscheinjektionen untersucht. Abb. 184B zeigt das Gefäßmuster bei einer 4 Wochen alten *Maus*, bei welcher die X-Zone erhalten war. Bemerkenswert ist der Befund einer besonderen Zentralarterie, welche an der Stelle die Nebennierenrinde durchsetzt, an der die Zentralvene die Drüse verläßt (Abb. 184A). Eine Reihe charakteristischer Abweichungen gibt Abb. 185 wieder. Im Fall A dringt eine Kapselarteriole ein Stück weit in die Rinde ein, kehrt aber zur Kapsel zurück, ohne in der Rinde Äste abgegeben zu haben („arteriolar loop"). Im Fall B zieht eine ähnliche Schlinge bis beinahe zur X-Zone vor, biegt dann aber bis in die Glomerulosa zurück und zerfällt erst dort in Capillaren („terminal arteriolar loop"). Im Fall C liegt wieder eine Arteriolenschlinge

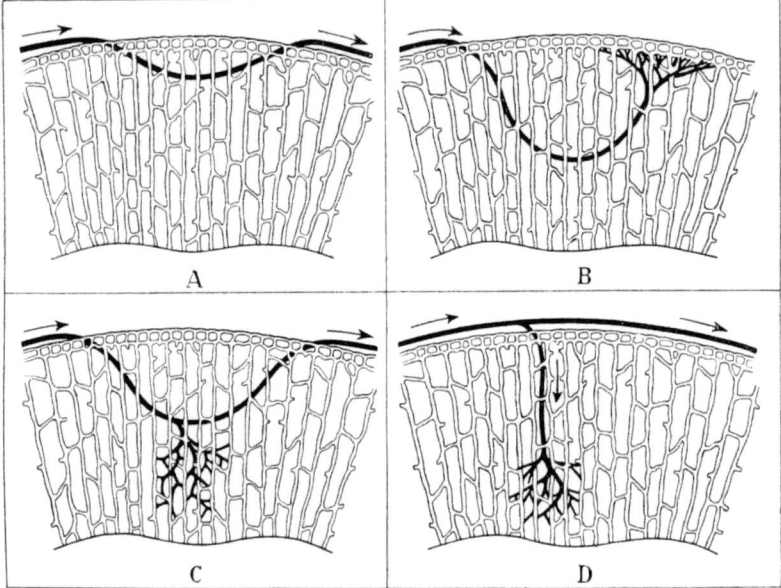

Abb. 185 A—D. Abwandlungen des Verlaufes von Kapselarteriolen in der Nebenniere der *Maus* (vgl. Text S. 446). Aus GERSH und GROLLMAN 1941.

vor, welche aber nun Capillarverbindung mit dem Gefäßnetz der Rinde aufnimmt („arteriolar loops giving rise to capillaries"). Im Fall D durchsetzt eine gröbere Arteriole die Rinde auf eine längere Strecke („terminal cortical arteriole"). Selten durchdringt sogar eine Arterie die Rinde, außer der mit der Zentralvene verlaufenden.

Bei einer experimentell erzeugten Hypertrophie (Verabreichung von Schilddrüsenpulver) kam es sowohl zur Steigerung der Zahl wie des Durchmessers der Capillaren (Abb. 184C), besonders im Bereich der enorm vergrößerten X-Zone. Die Blutgefäßbilder in der Nebenniere erwachsener *Mäuse* und *Ratten* zeigen Abb. 186A, B. Die Feinheit der Markcapillaren fällt auf. Nach Abbau der X-Zone gleichen sich die Rindengefäßmuster bei *Maus* und *Ratte* praktisch an.

Cavia cobaya: BARPI (1902) beobachtete eine Versorgung der Nebennieren ganz und gar über die Nierenarterien. In einem zweiten Fall gingen die Nebennierenarterien rechts von der kranialen zweier Nierenarterien aus. Linkerseits lagen gleiche Verhältnisse vor (s. a. LUTHER 1925).

Lepus cuniculus: BARPI (1902) fand in einem Fall linkerseits unmittelbar unterhalb des Abgangs der A. mesenterica cran., zwischen ihr und dem Abgang der A. renalis, ein kleines Gefäß, welches sich in zwei Äste teilte, dessen einer zum Ggl. coeliacum, dessen anderer, stärkerer zur Nebenniere führte. 4 mm unterhalb dieses Gefäßes entspang ein weiteres Ästchen aus der Aorta, speziell für den caudalen Teil der Nebenniere. Schließlich versorgt noch eine A. „sottolombare" (Ast der Nierenarterie) die Nebenniere. In einem anderen Fall beobachtete BARPI unterhalb der A. mesenterica cran. den Abgang der rechten A. renalis, welche wenige Millimeter nach ihrem Ursprung ein Gefäßbüschel im wesentlichen für die rechte Nebenniere abgibt. Daneben entspringt die oben genannte „A. sottolombare", welche in zwei Äste zerfällt, von denen einer zur Nebenniere zieht. Unterhalb der A. renalis kommt noch ein kleiner Ast aus der Aorta zur Drüse. Linkerseits liegen ähnliche Verhältnisse vor. Die rechte Nebenniere soll aber sogar aus der linken Nierenarterie ein zusätzliches Gefäß erhalten. In einem dritten Fall bekommt die Nebenniere ihre Versorgung im wesentlichen

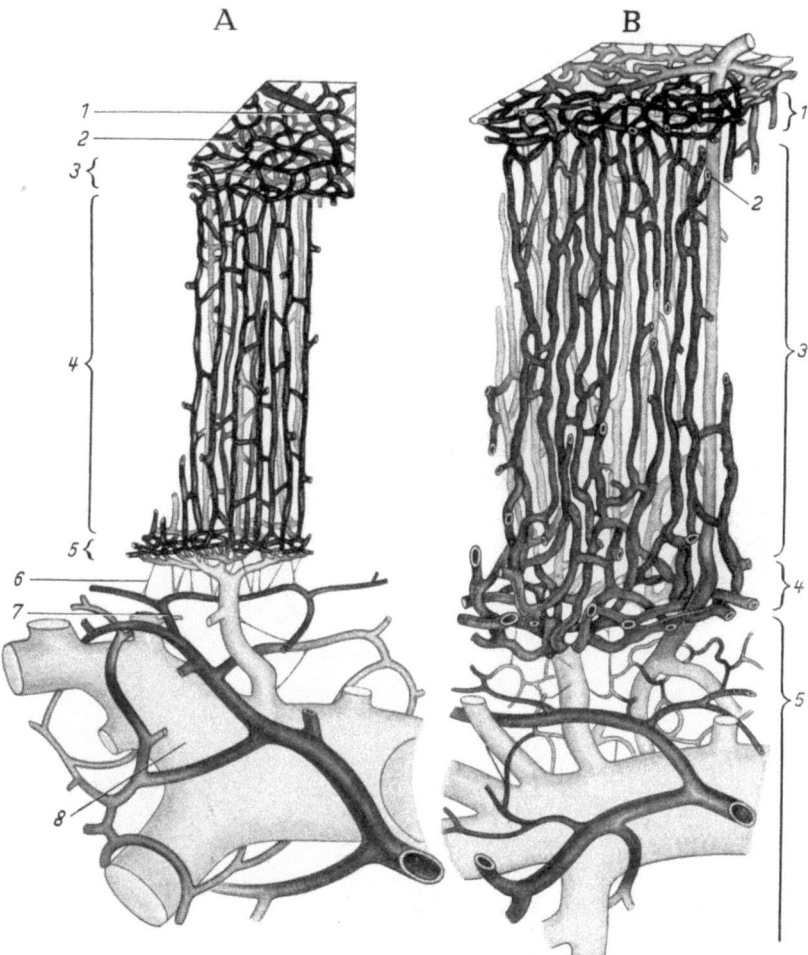

Abb. 186 A u. B. A Darstellung der Blutgefäße in der Nebenniere einer erwachsenen normalen *Maus*. *1* Kapselarteriolen; *2* Kapselcapillaren; *3* Zona glomerulosa; *4* Zona fasciculata; *5* Zona reticularis; *6* Markcapillaren; *7* Markarteriolen; *8* Markvene. B Darstellung der Blutgefäße in der Nebenniere einer 4 Wochen alten normalen *Ratte*. *1* Zona glomerulosa; *2* die Rinde durchsetzende Arterie; *3* Zona fasciculata; *4* Zona reticularis; *5* Nebennierenmark. (Beides 250fach vergrößert.) Aus GERSH und GROLLMAN 1941.

aus der „A. sottolombare", welche nahe dem Ursprung aus der linken A. renalis hervorgeht. Unterhalb der A. renalis entspringt ein weiteres Nebennierengefäß aus der Aorta; einer seiner beiden Äste verläuft zur Nebenniere, der andere zur Nierenkapsel. Die Gefäße der rechten Seite verhalten sich ähnlich.

Nach LUTHER (1925) besteht jederseits eine Nierenarterie, aus der eine A. intercostalis XII., A. suprarenalis und A. lateralis abd. hervorgehen. HARRISON (1951, Technik s. S. 445, *Ratte*) fand Zuflüsse aus Lumbalarterien oder aus der A. renalis, außerdem 2—3 Ästchen aus der Aorta. Zwischen den etwa 10 Ästchen, die schließlich in die Nebenniere eintreten, bestehen nur wenige oder überhaupt keine Anastomosen. Ein Teil der Gefäße soll in der Rinde Endarterien bilden, die anderen gehen bis ins Mark. Wird ein an das Organ herantretendes Gefäß unterbrochen, dann kommt es zu umschriebenen Nekrosen in Fasciculata, gelegentlich auch in Glomerulosa, nie in Reticularis oder Mark.

Felis: BARPI (1902) beobachtete in einem Fall rechterseits 1 cm unterhalb der A. mesenterica cran. den Abgang einer A. ,,sottolombare" (s. o. bei *Lepus cuniculus*), welche 8 mm nach ihrem Ursprung aus der Aorta ein kleines Gefäß nach ventral entließ, das sich weiter teilte und dabei die Versorgung der Nebenniere mit übernahm. Links lagen die Verhältnisse ähnlich wie rechts, nur daß linkerseits die A. renalis noch ein Nebennierenästchen für den kranialen und dorsalen Teil des Organs abgab. In einem zweiten Fall sah BARPI linkerseits die A. sottolombare unter anderem auch einen retrograden Ast an den kranialen Nebennierenrand abgeben. Rechterseits bekam die Nebenniere Blut aus der A. sottolombare und Nierenarterie. In einem dritten Fall erfolgte rechterseits kranial von der A. renalis der Abgang der A. sottolombare, welche im wesentlichen die rechte Nebenniere versorgte.

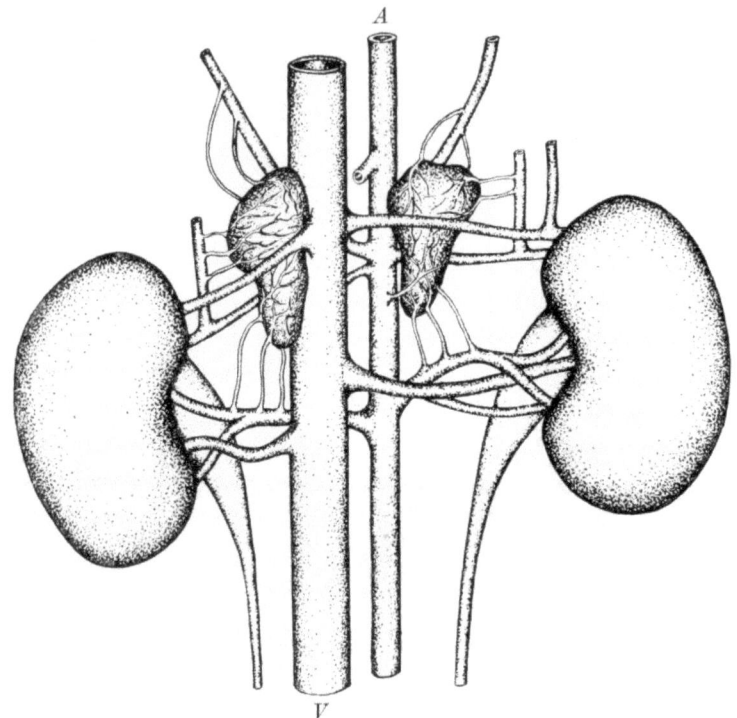

Abb. 187. Blutgefäßversorgung der Nebenniere des *Hundes*. *A* Aorta; *V* Vena cava caud. Beachte die quer über die Nebennieren hinwegziehende Lumbalvene. Aus HARTMAN und BROWNELL 1949.

Unmittelbar unterhalb der A. sottolombare ging noch eine Arterie ab, die offenbar nur zur Nebenniere Beziehung hatte. Linkerseits fand sich am Ursprung der A. coeliaca ein dünner, zur Nebenniere verlaufender Ast, von welchem eine ganze Reihe von Kollateralen das Ggl. coeliacum erreichten. Außerdem bekam die Nebenniere Zufluß aus einer Zwerchfellarterie. Die A. sottolombare entsprang in gleicher Höhe wie rechts, gab zwei Äste ab, deren einer zum Nierenfettgewebe, der andere zur Nebenniere zog. Die eigentliche Nebennierenarterie kam links aus der Aorta nächst der A. renalis. Nach BENNETT und KILHAM (1940) muß fast das gesamte Blut, welches die Rinde passiert, auch durch die Markvenen hindurchgehen.

HARRISON (1951, Technik S. 445, *Ratte*) fand eine recht wechselnde Art der arteriellen Versorgung. A. renalis, A. adrenolumbalis, A. coeliaca, A. phrenica, A. mesenterica cran. und Aorta waren mit Zuflüssen beteiligt. Offenbar bestehen zwischen diesen bessere Anastomosen als bei *Kaninchen* (s. dort) und *Ratte* (s. dort), da es nicht so schnell zu Nekrosen in der Nebenniere kommt, wenn ein Zufluß unterbunden wird.

Felis leo: Nach PETTIT (1896e) ist die Arterienversorgung typisch. Dagegen fällt auf, daß eigentlich keine regelrechte Nebennierenvene ausgebildet ist. Erst intracapsulär kommt es zu ausgedehnteren Venenverbindungen und schließlich bildet sich erst außerhalb des Organs eine größere Vene aus diesen Kapselvenen.

Mustela foina: Die über die Nebenniere hinwegziehende Lumbalvene (s. *Canis*) nimmt auch Blut aus der Nebenniere mit auf.

Canis familiaris: Nach MECKEL (1806) kommen die Nebennierenarterien aus der A. renalis. Die Venen ziehen zur gleichnamigen Vene, außerdem zur V. cava; sie treten am unteren Pol des Organs aus. Eine auffällig reichliche Ansammlung glatter Muskulatur in der Wand

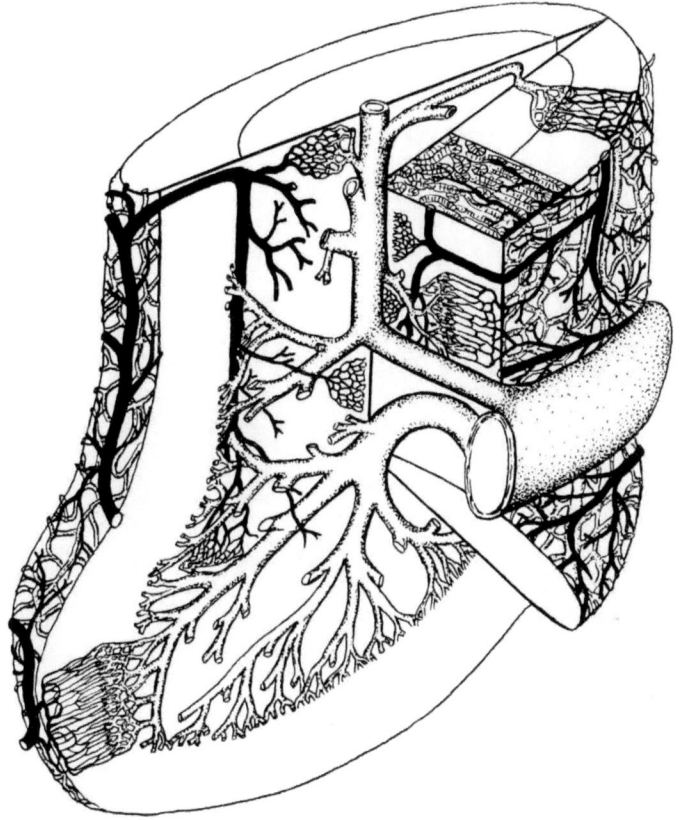

Abb. 188. Verteilung der Arterien (schwarz) und Venen (hell) in der Nebenniere des *Hundes*. Aus FLINT 1900.

der Hauptvene beschrieben v. BRUNN (1873), MATTEI (1886). Über die makroskopischen Verhältnisse klärt Abb. 187 auf. Besonders auffällig ist die regelmäßig quer über die Nebennieren ziehende, beträchtlich dicke Lumbalvene, die ich nie vermißt habe.

BARPI (1902) beobachtete in einem Fall eine von der Seitenwand der Aorta abgehende A. diaphragmatica post., von welcher Äste zur Nebenniere auf- und zum Ggl. coeliacum abstiegen. Ferner erhielt die rechte Nebenniere Kollateralen von einem Gefäß, welches ELLENBERGER und BAUM (1891) als A. phrenicoabdominalis bezeichnen (nach BARPI: A. sottolombare). In einem zweiten Fall sah BARPI die A. diaphragmatica post., welche unmittelbar unter der A. mesenterica cran. entsprang. Sie gab Zweige an die Ganglien und die rechte Nebenniere. Auch eine A. phrenicoabdominalis versorgte die Nebenniere. In einem dritten Fall beobachtete der Autor unmittelbar oberhalb des Truncus coeliacus einen Ast, der sich sogleich in zwei weitere Zweige teilte; einer davon ging an den Vorderrand der linken Nebenniere. In der Nähe der Drüse teilte er sich in allerfeinste Ramuli auf, welche zum Teil auch das Ggl. mesentericum erreichten. Linkerseits kam aus der Aorta ein größeres Gefäß (A. phrenicoabdominalis = sottolombare); daraus ging ein Ast an die Nebenniere, der an der Grenze des Organs in zahlreiche feinere Ästchen zerfiel, darunter auch solche, welche Fettgewebe und Peritonaeum der Umgebung versorgten. Ein weiterer Zweig zog an den linken Zwerchfellpfeiler und gab seinerseits wieder eine Kollaterale an die Nebenniere ab. Zwischen Ursprung der A. phrenicoabdominalis und Zwerchfellast zog ein weiteres Ästchen zur Nebenniere.

Rechterseits fand sich ein kleiner Ast der A. renalis zur Nebenniere; eine A. phrenicoabdominalis entsprang unmittelbar unter der A. mesenterica cran., aus welcher Zweige zur Nebenniere und zum Ggl. coeliacum gingen. Wie eng die Beziehungen zwischen Nebenniere und Ggl. coeliacum sind, zeigt die Bemerkung über einen weiteren Ast: „per un certo tratto decorre ricoperto dalla capsula surrenale". Der obere Ast gab vor Erreichen des Zwerchfells Kollateralen an den oberen Rand der Nebenniere ab. Zwischen beiden Zwerchfellästen fand sich noch ein ganz zartes, allein für die Nebenniere bestimmtes Gefäß. Unmittelbar unter dem Ursprung der A. mesenterica cran. verlief ein Gefäßchen mit je einem Ast zur Nebenniere und zum Ggl. coeliacum und Plexus. Rechterseits gab die Nebennierenarterie einen R. suprarenalis ab. In Höhe der linken A. renalis, aber nach rechts von der Aorta entspringend, fand BARPI ein kleines Gefäß, welches sich in viele Ästchen für Plexus renalis und Nebenniere aufteilte. In einem vierten Fall ging etwa 1 cm unterhalb

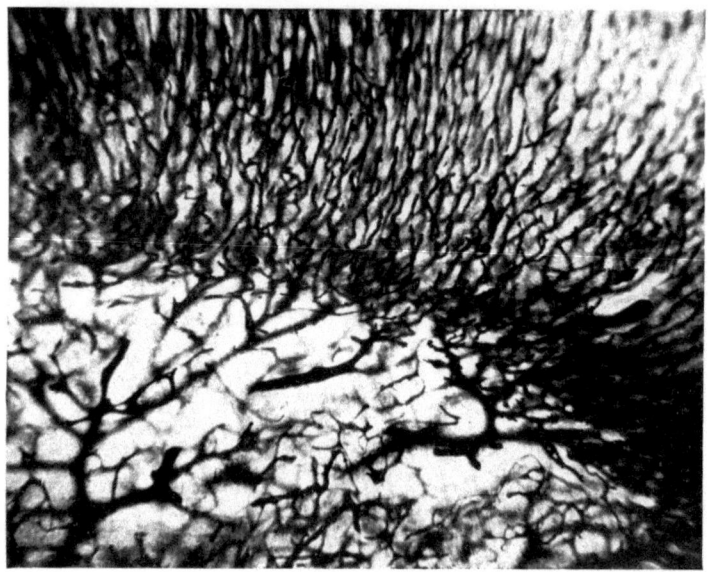

Abb. 189. Gefäßinjektion (rote Gelatine) der Nebenniere eines *Hundes*. Reiche Capillarisierung der Rinde, weitmaschigere des Markes. Keine Färbung des Gewebes (starke Lupenvergrößerung). Aus BARGMANN 1951.

der A. mesenterica cran. die A. diaphragmatica post. ab, unter anderem mit Ästen an Nebenniere und Ggl. mesentericum. Benachbart war eine A. phrenicoabdominalis (A. sottolombare), die einen Ast nach kranial ans Diaphragma abgab, von welchem nach caudal Nebennierenarterien entsprangen. Hier gab auch die A. spermatica („grande testicolare") ein Ästchen an die Nebenniere ab. Die gröbere Verteilung der Blutgefäße in der Nebenniere des *Hundes* schildert FLINT (1900, Abb. 188). Die Arterien bilden einen nicht sehr stark entwickelten Plexus in der Kapsel, von welchem aus drei, in verschiedene Tiefe der Drüse reichenden Systeme für Kapsel, Rinde und Mark entspringen. Entsprechende Venensysteme sammeln das Blut aus den 3 Abschnitten. Die Venenhauptstämme sind klappenlos, nur Kapselvenen enthalten Klappen. Die reiche Capillarisierung der Rinde zeigt das in Abb. 189 dargestellte Injektionspräparat.

Phoca vitulina: Wie bei den *Raubtieren* spielt die V. lumbalis die Rolle einer Nebennierenvene (PETTIT 1896e). Drei Paare von Arterien sind im allgemeinen ausgebildet. Linkerseits kommen erstens 2—3 Ästchen aus der Aorta, die zur medialen und dorsalen Seite der Drüse ziehen. Zweitens beobachtete PETTIT drei weitere Ästchen aus der Aorta, die unter starker Aufteilung zur Ventral- und Dorsalfläche des Organs gelangen. Drittens ist ein schwaches Gefäß, ein Ast der A. renalis, ausgebildet, vor allem den caudalen Pol der Nebennieren versorgend. Außerdem soll dieses Gebiet direkte Äste der Aorta bekommen. Die Gefäßversorgung ist rechts wie links ziemlich ähnlich.

Lemuren: Nach DELAMARE (1904) sind drei arterielle Zuflüsse wie bei *Menschen* vorhanden. Rechterseits soll gelegentlich gar keine richtige Nebennierenvene ausgebildet sein. Das Blut fließe durch viele Gefäße in den dorsolateralen Umfang der V. cava, der es geradezu angeklebt erscheinen kann. Links verläuft eine V. suprarenalis zur V. cava.

Macacus: PETTIT (1896e) fand die Venenarkade zwischen Niere und Nebenniere besonders deutlich. Im allgemeinen zieht ein kleiner Venenast in die Nebennierenvene; manchmal ziehen einige Venenäste sogar in die Nebenniere!

Die vergleichende Betrachtung zeigt deutlich, daß auch bezüglich der Gefäßversorgung ganz beträchtlich verschiedene Verhältnisse vorliegen können (s. a. Kapitel über die vergleichende Anatomie der Nebennieren).

2. Die Blutgefäßversorgung der menschlichen Nebenniere.

Die bekannten drei arteriellen Quellen der menschlichen Nebenniere hat im Grunde bereits WINSLOW (1754) im 2. Bande S. 59 seiner berühmten Anatomie richtig beschrieben. Zunächst sind die Aa. phrenicae beteiligt, so schreibt er. ,,Sie schießen kleine Zweige nach den Obernierendrüsen, welche Zweige sich bisweilen mit denen anderswoher entspringender Schlagadern diser Obernieren zusammenmünden." Dann gibt die A. renalis einen Ast zur Nebenniere. ,,Die Obernierenschlagadern (art. suprarenales), welche man Behältnisschlagadern (art. capsulares) nennen kan, entstehen bisweilen aus der großen Schlagader oberhalb der Nierenschlagadern..." Bisweilen sollen sie aus einem Stamm der Bauchschlagader kommen. Die A. suprarenalis dextra entspringt meist aus der A. renalis dextra, die A. suprarenalis sinistra dagegen öfter aus der Aorta. Die Venen verlaufen zu den Zwerchfellvenen, zur Hohlader und zu den Nierenvenen.

MECKEL (1806) behandelt die Gefäßverhältnisse nur kurz. Die A. suprarenalis soll aus der A. coeliaca entstehen. Vermutlich geht diese Angabe auf eine Beobachtung an einem Tier zurück, wo derartiges in der Tat beobachtet werden kann. Aber auch bei HILDEBRANDT und WEBER (4. Auflage, 1831) wird neben den Aa. phrenicae inferiores von einem Ast aus der A. coeliaca zur rechten Nebenniere berichtet. Es handelt sich um einen Fall, in dem die A. hepatica gleichzeitig aus der A. mesenterica cran. kam; letzteres scheint nach meinen Erfahrungen überhaupt ziemlich häufig zu sein, mindestens in dem Sinn, daß aus der A. mesenterica cran. ein zusätzliches Gefäß zur Leber zieht. Dann werden die Nierenäste genannt. Erwähnt sei, daß die A. spermatica aus der A. suprarenalis kommen kann. Daß aus der A. spermatica umgekehrt Äste zur Nebenniere gehen können, was in der Folge öfter beobachtet wurde, finden wir hier wohl zum erstenmal berichtet. Die enge Verwandtschaft zwischen Nebennieren und Gonaden wird durch diese Blutgefäßversorgung wieder sinnfällig. Auch von HILDEBRANDT und WEBER werden erst an letzter Stelle Aa. suprarenales ,,aorticae" erwähnt, welche wir heutzutage — nomenklatorisch zumindest — vielleicht zu sehr in den Vordergrund stellen. Links zieht die V. supraranalis in die Nierenvene, rechts in die V. cava caud.

NAGEL (1836) erwähnt neben den drei Hauptzuflüssen einen Ast aus der A. coeliaca. FREY (1852) teilt die Zuflüsse in der heute noch üblichen Art ein in eine A. suprarenalis sup. (ex a. phren. inf.), A. suprarenalis media (ex aorta), A. suprarenalis inferior (ex art. ren.). Die Gefäße treten teilweise sofort in die Drüsensubstanz ein, zum Teil aber verlaufen sie erst ein Stück weit an der äußeren Oberfläche. Im weiteren ähnelt FREYS Beschreibung der von ECKER (1846). Hinzu kommt, daß FREY arterielle Rückflüsse aus dem Mark gegen die Rinde gesehen haben will, wodurch die Capillarisierung der Rinde erhöht würde, "a fact which is in conformity with the predominant glandular activity of the former (i. e. Rinde) stratum". Beiderseits ist meist nur eine Hauptvene vorhanden, welche rechterseits zur Hohlvene, linkerseits mit längerem Verlauf zur Nierenvene geht.

WILSON (1853) weist mit Recht auf die bemerkenswerte starke Aufsplitterung der Nebennierenarterien vor Eintritt in die Drüse hin. Nach meinen Erfahrungen hängt eine mit Gefäßen und Nerven geduldig präparierte menschliche Nebenniere in einem vor allem medial stark ausgeprägten fädigen Netz.

Nach KÖLLIKER (1854) überziehen die arteriellen Gefäße vielfach verästelt die äußere Oberfläche des Organs und bilden schon in dessen Hülle ein weites Capillarnetz. WERNER (1857) weist darauf hin, daß viele Nebennierenarterien erst das Nebennierenfettgewebe versorgen. Die A. renalis gibt meist mehrere Ästchen an die Nebennieren ab, und zwar bald einmal unmittelbar nach ihrem Ursprung aus der Aorta, bald einmal erst ganz in der Nähe der Niere. Neben den üblichen Abflußrichtungen kommen auch beim *Menschen* zusätzliche kleine Venen (2—3) vor, die vor allem zur Nierenvene ziehen.

HYRTL (1860) behauptet, daß linker Hand die Vene entweder in die V. renalis oder in die V. phrenica gehe. Das zweite gilt für den *Menschen* unter gewöhnlichen Umständen bestimmt nicht.

JOHANNES MÜLLER verdanken wir schon genauere Mitteilungen über den weiteren Verlauf der Blutgefäße (HILDEBRANDTS Anatomie, Bd. 4, S. 355/356): ,,In der Rindensubstanz haben die kleinsten Venen und Arterien eine ganz eigenthümliche Disposition. Sie haben nämlich die Form gerader, paralleler, gleich dicker und sehr enger Röhrchen, welche alle den nämlichen Durchmesser haben und in der schönsten Regelmäßigkeit dicht nebeneinander von der Oberfläche senkrecht nach innen gehen, und fast so eng wie die gewöhnlichen Capillargefäße sind."

In Injektionsexperimenten gelang NAGEL (1836) die Füllung der Rindengefäße von den Arterien wie von der Vene aus. Die Nebennierenvenen enthalten keine Klappen. Die kleineren Markvenen münden im Mark unter sehr spitzen Winkeln in die Hauptvene. Das Injektionsbild macht daher den Eindruck eines Pappelbaumes.

Nach FR. ARNOLD (1844 bzw. 1851) liegt die Stelle der feinsten Verteilung der Blutgefäße in der Rinde. ECKER (1846) wendet sich neben der Schilderung der makroskopischen Verhältnisse den mikroskopischen zu. In der Kapsel befindet sich ein quer gelagertes, parallel zur Oberfläche angeordnetes Netz von Capillaren, die Rinde enthält senkrecht verlaufende Capillargefäße mit vielen Anastomosen, wodurch ein ausgedehntes Netz mit länglichen Maschen entsteht. Einzelne stärkere Arterien ziehen ohne wesentliche Astabgabe gegen das Mark zu, oft von Nerven begleitet. Im Mark bilden sie dann ein ziemlich regelmäßiges Gefäßnetz aus. Etwa in der Mitte des Markes liegt die V. suprarenalis (scl. V. centralis); bereits an der Rinden-Markgrenze bilden sich die ersten Venen, die dann mit denen des Markes gemeinsam die Zentralvene erreichen.

MOERS (1864) berichtet von einem ziemlich weiten capillären Netz auf der Oberfläche der Nebennieren, dessen Ausläufer in die Rinde eindringen und sich mit den Capillaren der ganz feinen, sofort in die Rinde eintretenden Gefäße verbinden. Das Netzwerk der Rindencapillaren schließe sich in den äußeren Rindenschichten ziemlich genau an das des Bindegewebes an. Wo das letztere jedoch weiter markwärts die engsten Maschen bilde, werden immer mehrere solcher Maschen von einer Gefäßschlinge umgeben, so daß die Gefäßmaschen wohl enger als in den äußeren Rindenabschnitten seien, jedoch weiter als die Bindegewebsmaschen.

JULIUS ARNOLD (1866) hat mit Hilfe der Injektionstechnik eine besonders gute Schilderung der Verhältnisse gegeben. Auch er weist zunächst darauf hin, daß die Nebennieren zu den gefäßreichsten Organen überhaupt gehören. Die Nebenniere erhält jederseits arterielles Blut durch 15—20 Gefäßchen, die aus drei Hauptquellen (s. früher) gespeist werden. Dazu können Äste anderer benachbarter Gebiete treten, unter anderem der A. coeliaca. Alle diese Gefäße verlaufen gegen die Oberfläche der Nebenniere zu und geben auf diesem Wege zahlreiche Gefäße an das die Nebenniere umhüllende, meist ziemlich fettreiche Bindegewebe ab. An der Oberfläche der Nebenniere angelangt, durchbohren sie die Kapsel und dringen nun zum Teil sofort in die Rindensubstanz. Ein Teil der Gefäße bildet aber unter der Kapsel durch Aufsplitterung in feinere Ästchen und gegenseitige Verbindung ein Netz, welches indessen nicht über die ganze Oberfläche der Nebenniere gleichmäßig ausgebreitet ist, sondern in eine Reihe von Bezirken zerfällt. Daraus erklärt sich der bei der Injektion auffallende Befund, daß sich von einer Arterie aus nur ein sehr kleiner Teil der Nebenniere füllen läßt.

Zunächst der Kapsel bilden die Gefäße kleinere und größere Knäuel. Es unterliegt keinem Zweifel, daß ARNOLD, welcher ausdrücklich betont, daß er die Rindeneinteilung nach dem Verhalten des Bindegewebes und der Blutgefäße vorgenommen hat, den Namen „Glomerulosa" in erster Linie nach dem Verhalten der Gefäßknäuel, nicht wie man öfters lesen kann, nach dem Verhalten der Rindenzellgruppen, gewählt hat (s. dazu Originaltext, S. 86ff., zit. S. 162. Die „aus den Glomerulis entspringenden Schläuche" (so ARNOLD!), also die Gefäße der Zona fasciculata sind weiter als gewöhnliche Capillaren. Wir sprechen heute von Sinusoiden. Außerdem dringen in diese Zone Gefäße ein, welche nicht erst eine Knäuelbildung in der Glomerulosa mitgemacht haben. Im Anfang geben die Sinusoide der Fasciculata wenige Seitenäste ab. Je weiter man markwärts kommt, um so stärker wird die Aufteilungstendenz, so daß schließlich in der Zona reticularis ein ungemein enges Gefäßnetz resultiert, in dessen Maschen nur recht kleine Zellgruppen noch Platz finden können. ARNOLD meinte, die Zona reticularis entspreche der Stelle der feinsten Capillarisierung der Rinde und verkörpere daher wahrscheinlich auch das Grenzgebiet zwischen arteriellem und venösem Gefäßbezirk der Nebenniere.

Wie stellte sich für die Anatomen nach der Mitte des 19. Jahrhunderts die *Versorgung des Markes* mit Blutgefäßen dar? Ich greife noch einmal zurück auf die Darstellung von JOH. MÜLLER (s. o.): „Die Medullarsubstanz der Nebenniere ist sehr schwammig und besteht größtenteils aus einem Venengewebe, welches in die Zweige der V. suprarenalis übergeht, die in dem Innern des Organs sehr weit ist und einen größeren Durchmesser hat als der Stamm, wenn er aus dem Organ hervorgetreten ist. Durch die Vena suprarenalis kann man daher jenes ganz schwammige Gewebe aufblasen."

Nach NAGEL (1836) sehen die Verhältnisse folgendermaßen aus: „Die Venen, welche an der Grenze der Mark- und Rindensubstanz aus den Capillargefäßen entstehen, bilden beinahe die ganze Marksubstanz in der Art, daß die kleinsten nach und nach zu größeren zusammentreten und endlich sich in der in der Mitte gelegenen, verhältnismäßig großen Vena suprarenalis vereinigen."

Auch nach FR. ARNOLD (1844 bzw. 1851) beginnen die stark gewundenen Venen an der Grenze der Rinden-Marksubstanz. Sie bilden ein Geflecht in der Marksubstanz, um sich unter spitzen Winkeln in die zentrale Vene einzusenken (s. a. FREY 1852, HASSALL, zit. nach ARNOLD, GERLACH 1849 ff., LEYDIG 1857 ff., KÖLLIKER 1854, LUSCHKA 1862/66 u. a.). MOERS (1864) sah die letzten Rindencapillaren in die Marksubstanz hineinragen und sich hier mit den Capillaren der Arterien verbinden, welche sich nicht erst auf der Oberfläche des Organs ausgebreitet hatten. Genauer schildert JOESTEN (1863, 1864) den Verlauf der Venen. ,,In der Marksubstanz ist die Verzweigung der Venenstämmchen ganz unregelmäßig. Die feinen Ästchen verlaufen meistens zwischen den einzelnen Schläuchen und bilden mannigfache Anastomosen. Diese sind an der Grenze zwischen Rinden- und Marksubstanz besonders zahlreich, wo überhaupt das Venengeflecht am reichlichsten ist." Weiter in der Marksubstanz verlaufen Arterien meist in der Nachbarschaft von gröberen Nervenstämmchen. JOESTEN macht auch Vermutungsangaben über die Lymphverhältnisse des Markes, auf die erst später genauer eingegangen werden soll. Der Platzersparnis halber sei die entsprechende Stelle hier mitzitiert: ,,Außer den Arterien und Venen findet man in den Nebennieren noch andere Hohlräume mit structurloser bindegewebiger Wandung, besonders in der Nähe größerer Arterien..." Diese Hohlräume können mit geronnenen Massen angefüllt sein. Er fährt fort: ,,Ich würde dieselben für künstlich entstandene Hohlräume halten, wenn nicht ihre Begrenzung eine ganz scharfe wäre. Vielleicht sind sie mit dem Lymphsysteme in Beziehung zu bringen."

Bei HENLE (1865) finden wir wohl zum erstenmal ein System wandungsloser Lücken in der Marksubstanz erwähnt, das ein intermediäres Gefäßsystem zwischen den capillaren Verzweigungen der durch die Rinde eingetretenen Arterien und den Venenwurzeln bilden soll. Auf diese merkwürdigen Befunde und Deutungen wird später genauer einzugehen sein. Im übrigen ist zu betonen, daß sowohl MOERS (1864) wie JOESTEN (1863, 1964) das Augenmerk auch auf die arteriellen Gefäße des Markes gelenkt haben. Vor ihnen ist zwar immer wieder die Rede von rindenperforierenden Arterien, die gegen das Mark zu verlaufen, über deren weiteren Verlauf aber Unklarheit bestand. Besonders wichtig ist auch hier die Darstellung von JULIUS ARNOLD (1866).

Nach seinen Untersuchungen entspringen aus dem capillaren Netz der Zona reticularis (s. o.) zunächst feinere, dann rasch sich erweiternde Gefäße, die anfänglich eine der Oberfläche der Nebenniere parallele Verlaufsrichtung haben, bald aber umbiegen und fast radiär gegen die ventrale Markvene zu verlaufen. Die Markgefäße zeigen eine Eigentümlichkeit: sie erweitern sich oft ziemlich schnell stark und bilden dann sinuöse Räume, deren Durchmesser den der anderen Gefäße um das Doppelte, ja Dreifache übertrifft. Aus diesen Räumen entspringen 1—3 oder mehr Gefäße, welche mit anderen Zweigen, die eine solche sinusartige Erweiterung nicht erfahren haben, zu kleineren venösen Stämmchen zusammenfließen. Diese setzen sich schließlich unter wiederholter Vereinigung zur Zentralvene zusammen. In den peripheren Teilen des Markes liegen nach ARNOLD schmale Gefäße. In den zentralen Partien erst kommt es zur Aufteilung der gröberen, die Rinde ohne wesentliche Astabgabe durchlaufenden Arterien. Sie bilden ein feines Capillarnetz im zentralen Teil des Markes, aus welchem ebenfalls venöse Wurzeln entspringen, die unter weiterer Vereinigung an die Zentralvene Anschluß finden. Auch hier kann es zwischen den venösen Wurzeln und den venösen Stämmchen zur Entwicklung sinusoider Räume kommen, doch weit seltener als in den Gefäßen der peripheren Markzone. Schließlich erwähnt ARNOLD (1866) als Besonderheit dichte Gefäßplexus um die größeren Venenstämmchen, welche beim *Rinde* diese meist ringförmig umlagern, beim *Menschen* aber in Form von Gefäßknäueln angeordnet sind. ,,Sie entsprechen den Gefäßen jener Partien der Rindensubstanz, welche sich bis zur Vene vorgeschoben haben." Wenn ich ARNOLD recht verstehe, handelt es sich dabei also um Capillaranteile der Rindensubstanz, die sich in der Nähe des Hilus auf die Zentralvene umgeschlagen hat. Die höchst bemerkenswerte Differenzierung eines peripheren und zentralen Gefäßbezirkes im Mark beruht auf Untersuchungen am *Rinde*. In der *menschlichen* Nebenniere ist die Unterteilung weniger deutlich.

ARNOLD (1866) sagt zusammenfassend, daß das Blut auf 3 Wegen durch die Nebenniere fließen kann:

1. Es durchläuft die Knäuel der Zona glomerulosa, die Schläuche der Zona fasciculata und das Netz der Zona reticularis, gelangt von da in die venösen Wurzeln und die sinuoiden Räume der Markperipherie, von da aus schließlich durch kleinere Venenstämmchen in die Vena centralis.

2. Es zirkuliert nur in den Knäueln der Zona glomerulosa, den Schläuchen und weitmaschigen Netzen der Zona fasciculata, um durch die an der Oberfläche zum Vorschein kommenden Venen die Vv. renales, Vv. diaphragmaticae usw. zu erreichen.

3. Das arterielle Blut gelangt in den die Rinde durchsetzenden Gefäßstämmchen zu den zentralen Teilen der Marksubstanz, durchläuft deren Capillarnetz und ergießt sich durch die Venenstämmchen in die Zentralvene.

Der an erster und an dritter Stelle genannte Weg erscheint ohne weiteres verständlich. Kann man das aber auch von Weg zwei behaupten? Dieser Fall würde eine besonders interessante Möglichkeit insofern darstellen, als das Blut das Organ wieder verlassen könnte, ohne mit der Marksubstanz überhaupt in Berührung zu kommen. Ja noch mehr: warum sollen Venen das Blut nicht bereits aus dem Bereich der Zona glomerulosa ableiten können, so daß dieses nicht mit Bestandteilen aus tieferen Rindenschichten beladen zu werden braucht? Damit wäre für Hypothesen (S. 672 ff.), welche auf eine funktionelle Zweiteilung der Nebennierenrinde hinausgehen, von der Blutgefäßverteilung her eine äußerst wertvolle Stütze gewonnen.

Alle späteren Blutgefäßuntersuchungen an der Nebenniere beruhen zunächst auf den Vorstellungen ARNOLDS und seiner Vorgänger. Indessen kommen einige Details hinzu.

D'EVANT (1901a, b) behauptet, daß aus einer der Nebennierenarterien auch der Plexus coeliacus mitversorgt wird. Diese Angabe ist im Hinblick auf die Befunde von BARPI (1902) an Tieren (s. S. 444 ff.) interessant (vgl. hierzu auch Tafel VII seiner Arbeit).

DELAMARE (1904) erwähnt, daß die mittlere, aus der Aorta stammende Nebennierenarterie nur selten fehlt. Dies kann öfters bei der unteren, aus der A. renalis kommenden beobachtet werden. Statt des gewöhnlichen R. suprarenalis a. renalis kann einmal ein Gefäß aus dem Nierenparenchym zur Nebenniere gelangen (BONNANY, zit. nach DELAMARE, BROCA und BEAU, zit. nach demselben, ALBARRAN und CATHELIN 1901). LAUTH (1815, 1816, nach DELAMARE) sah einmal drei Äste der A. phrenica zur Nebenniere verlaufen. DELAMARE selbst beobachtete in einem Falle 6 akzessorische Ästchen, welche außer der typischen A. suprarenalis cran. aus der A. phrenica abdominalis abgingen.

Aus DELAMARE (1904) entnehme ich noch folgende Besonderheiten: DELAMARE sah Äste der A. coeliaca zur Nebenniere ziehen. Ferner kann sich die A. spermatica beteiligen. In der Kapsel der Nebenniere bildet sich nach GRANDRY (1867) ein beträchtliches arterielles Netzwerk. Daraus gehen die bereits geschilderten zwei Haupttypen von Arterien hervor. Die zum Mark durchziehenden bezeichnet GRANDRY als „vaisseaux nourriciers", die eigentlichen Rindencapillaren als „vaisseaux fonctionnels". Diese Namen können wir zweifellos nicht mehr verwenden. Im übrigen schließt sich DELAMARE den ARNOLDschen Ausführungen an. Im Mark sollen die kleinen Venen oft eine Art Hülle um die Nervenzellen bilden. Die Nebennierenvene besitzt keine Klappen. Begleitvenen der ernährenden Arterien sollen durch die Septen der Rinde zurücklaufen. Sie gehen nur zum Teil in die typischen Abflußwege (via V. renalis) ein, zum andern in die Venen der Nierenfettkapsel, zu Zwerchfellvenen usw.

Nach KRAUSE (1878, 1880) können A. spermatica und A. suprarenalis (media B.N.A.) linkerseits gelegentlich aus einem gemeinsamen von der Aorta abgehenden Stamm entspringen. Des weiteren weist KRAUSE nachdrücklich auf die neben der Haupt- oder Zentralvene vorhandenen kleinen, über die Kapsel abgehenden Venchen der Nebenniere hin, welche zu den Vv. phrenicae abdominales, Vv. renales oder auch zur V. cava gehen. Sie sollen in den mittleren Rindenschichten entstehen (s. o. Bemerkung zu ARNOLDS „zweitem Weg".

Die für die Kasuistik äußerst ergiebige Anatomie von POIRIER (Band II, Angéiologie, 1896) erwähnt neben bereits mitgeteilten Besonderheiten die Möglichkeit, daß die Nebenniere sogar einmal über die A. mesenterica cran. Blut erhalten kann, nämlich dann, wenn die A. phrenica abd. auch dieser entspringt. Bei POIRIER sind auch drei Venen der Nebenniere geschildert, eine V. capsulaire inférieure zur Nierenvene, eine V. capsulaire moyenne aus der Vorderfläche des Organs, rechts zur Cava, links zur Nierenvene führend, und eine V. capsulaire supérieure zur V. phrenica abd.

Man fragt wohl mit Recht, ob POIRIERS Neigung zur Systematisierung über die Realität gesiegt hat. Selbstverständlich besitzt die Nebenniere mehrere Venen. Es bleibt aber im Vordergrund die Tatsache, daß eine davon an Größe alle anderen weit übertrifft, das Gefäß, welches wir Haupt- oder Zentralvene zu nennen pflegen. Alle übrigen sind kleine Gebilde im Bereich der „vernachlässigten Dimensionen", die kaum mit Messer und Pinzette zu präparieren sind. Das hat gewiß dazu geführt, sie zu bagatellisieren, auf der anderen Seite darf man aber nicht den drei einigermaßen ebenbürtigen Arterien drei ähnliche Venen gewaltsam beizuordnen versuchen. Die französischen Autoren, die in der beschreibenden Anatomie Meister sind, haben sich bemüht, alle diese Venen durch besondere Namen systematisch zu fassen. Eine Diskussion nomenklatorischer Art findet sich bei GANFINI (1905), wo Namen wie Vena major für das am Hilus austretende Gefäß, Vena capsularis media (CHARPY), Vase collectrice (ALBARRAN und CATHELIN 1901) auftauchen. Ich glaube, daß es müßig ist, weitere Namen zu schaffen, bevor der anatomische Zusammenhang dieser zusätzlichen Venen und ihre physiologische Bedeutung nicht besser erfaßt sind. Eine weitere, systematische Arbeit stammt von SCHMERBER (1896).

Bei GÉRARD (1906) und SOLOTUCHIN (1923) finden sich Angaben über Varianten der Nebennierengefäße.

Was die *Entwicklung der Blutgefäße der Nebenniere* anlangt, so hat VELICAN (1948) die ersten Anzeichen einer Vascularisation bei einem *menschlichen* Embryo von 6 mm SSL gefunden. Die ersten Gefäßzweige stehen in Zusammenhang mit der V. cardinalis post. Wenn bei Embryonen von etwa 11—13 mm Länge die physiologische Involution der Kardinalvenen einsetzt, verbinden sich die Nebennierenvenen mit Zweigen der intersubkardinalen Anastomose. Entsprechend deren weiterer Umwandlung mündet schließlich die rechte Nebennierenvene in die untere Hohlader, die linke zumeist in die Nierenvene. Schon bei 30 mm langen Embryonen ist an den Einmündungsstellen der Nebennierenvenen die Andeutung eines zunächst bindegewebigen, dann muskulären Polsters zu erkennen. DORA BOERNER (1952) bestätigt VELICAN. Ihrer Ansicht nach ist das von der hinteren Kardinalvene ausgehende kleine Gefäßnetz das Primäre. Die Elemente der Rindenanlage wandern in die Maschen dieses Gefäßnetzes ein, die von einem Mesenchym ausgefüllt sind. Die Mesenchymzellen sollen nicht verdrängt, sondern eher zu Endothelien umgewandelt werden (Schnittserien von *Cavia*-Embryonen, SSL 10—22 mm, und von *menschlichen* Embryonen).

Allmählich treten neben den rein deskriptiven Untersuchungen auch *funktionelle Betrachtungen* über die Nebennierengefäße im Schrifttum auf.

So stellt sich REIL (1923) vor, daß die V. suprarenalis ein Blutsinus mit pendelnder Blutbewegung sei. Die Rinde der Nebenniere habe ihre eigenen Gefäße, welche mit dem Mark nichts zu tun hätten. Die Nebenniere der *Amnioten* soll so zwischen das Gebiet der V. cava und V. azygos eingeschaltet sein, daß wenigstens embryonal ein Pfortaderkreislauf der Nebenniere besteht.

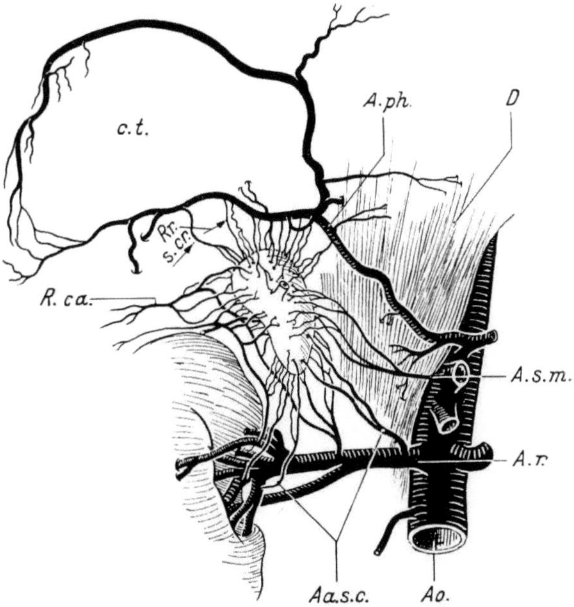

Daß Rinde und Mark mit so gut wie getrennten Kreisläufen versehen sind, hat besonders TAMMANN (1925) vertreten (s. dagegen ARNOLD 1866, S. 453).

Abb. 190. Blutgefäße der Nebenniere des *Menschen. c.t.* Centrum tendineum diaphragmatis; *A.ph.* A phrenicoabdominalis; *D* Pars lumbalis diaphragmatis; *A.s.m.* A. suprarenalis (media); *A.r.* Arteria renalis; *Ao.* Aorta; *Aa.s.c.* Rr. suprarenales a. renalis; *R.ca.* R. capsularis; *Rr.s.cr.* Rami suprarenales craniales a. phrenicoabdominalis. Aus PICK und ANSON 1940.

KOHN (1930) gebrauchte für die als Aa. perforantes bezeichneten Gefäße der Nebennierenrinde den Namen Aa. medullares propriae. PICK und ANSON (1940) greifen das Problem der variierenden Blutgefäßversorgung der Nebenniere unter besonderer Berücksichtigung der Verhältnisse an der A. phrenica abd. auf. Letztere gibt im allgemeinen einen größeren Ast zur Nebenniere ab (LUNA 1908 b, u. a.). PICK und ANSON (1940) haben nun verschiedentlich gesehen, daß die genannte Arterie aus der A. renalis entsprang. In solchen Fällen sollen die Nebennierengefäße meist auch nur aus dem Gebiet der A. renalis kommen, was für den Chirurgen wichtig wäre, wenn er den Nierenstiel einer Seite unterbindet (Nephrektomie). Daß allerdings dadurch die gesamte Blutversorgung der Nebenniere ausgeschaltet werden könnte, wie PICK und ANSON fürchten, glaube ich nicht; man vergleiche die früheren Angaben über die Vielfältigkeit der arteriellen Einnetzung der Nebenniere.

Die Art der Nebennierenversorgung von der A. phrenica abd. her zeigt die Abb. 190. Das Gefäß teilt sich typischerweise in zwei Äste, wovon der eine in zahlreiche Rami für die Nebenniere übergeht. Nicht immer kommt eine so gleichmäßig konzentrische Blutgefäßversorgung des Organs zustande wie in Abb. 190. Immer aber ist die arterielle Versorgung auffallend stark. Bei 182 untersuchten Leichen fanden PICK und ANSON (1940) Nebennierenzweige der A. phrenica abd. auf beiden Seiten. Nur zweimal fehlten diese Zweige linkerseits.

Die bereits von älteren Untersuchern gemutmaßte *Trennung des Rinden- und Markkreislaufes* war von TAMMANN (1925) vertreten worden. VELICAN (1947) hat versucht, diese

Trennung unter einem funktionellen Gesichtspunkt verständlich zu machen. In der Nebenniere des *Menschen* besteht oft eine Blutstagnation in der Rinde, welche an der Rinden-Markgrenze mit scharfer Linie aufhört. VELICAN meint, daß im inneren Rindenbereich nach Abbau der androgenen X-Zone (S. 709ff.) ein Gebiet arteriovenöser und intervenöser Anastomosen in den ersten drei Lebensjahren entwickelt wird. Durch diese Spezialgefäße könnte die freie Blutverbindung zwischen Rinde und Mark funktionell etwa durch eine Kontraktion der Pericyten dieser Anastomosen gedrosselt werden. Diese Kontraktion soll durch Adrenalin reguliert werden, vielleicht auch durch Veränderungen des Druckes in zentralen und peripheren Venen (s. a. S. 461).

3. Abflüsse des Blutes der Nebenniere, welche nicht über die V. suprarenalis verlaufen.

Schon JULIUS ARNOLD (1866) hat den Anstoß zur Erforschung dieser merkwürdigen Blutbahnen gegeben. Alle Untersucher sind sich darüber einig, daß zunächst einmal die an das Organ herantretenden Arterien die Capillarisierung des Gesamtorgans bestreiten. Durch eine Hauptvene soll das Blut die Drüse wieder verlassen. Aber bereits ARNOLD sprach davon, daß nicht das ganze Organ vom gesamten arteriellen Blut, das an die Nebenniere herangebracht wird, durchströmt werden muß, sondern daß es Gefäße gibt, welche nur einen Teil der Drüse durchsetzen (S. 453f). Wie anders soll man es auffassen, wenn er sagt, daß in einem Fall das Blut nur in den Knäueln der Zona glomerulosa, den Schläuchen und weitmaschigen Netzen der Zona fasciculata zirkuliere, um durch die an der Oberfläche der Nebenniere zum Vorschein kommenden Venen abzufließen. ARNOLD erwähnt neben der Richtung zur Nierenvene auch die zu Zwerchfellvenen (s. a. KRAUSE 1878, 1880, s. S. 454).

Dazu kommt zweitens, daß nach Beobachtungen insbesondere französischer Autoren bei *Amphibien*, vielleicht noch bei den *Sauropsiden* ein portales Venensystem der Nebenniere existiert. Die venösen Zuflüsse dieses Systems erstrecken sich nach Ansicht der verschiedenen Autoren auf das Gebiet der Niere bzw. der Nierenfettkapsel; manche Untersucher schränken den Bereich auf die Venen des periadrenalen Fettgewebes ein, andere erweitern ihn bis zu den Venenabflüssen der Keimdrüsen oder des Ggl. coeliacum. Besonders PETTIT (1896e) hat sich viel Mühe gegeben, das portale Nebennierensystem oder zumindest Teile davon bis hinauf zum *Menschen* nachzuweisen. Vergleichend anatomische Daten hierzu sind bereits auf S. 442ff. mitgeteilt worden.

Die Wiederentdeckung des sog. perirenalen Venenbogens (Nieren-Venenarkade) von HALLER durch TUFFIER und LEJARS (1892), QUÉNU und LEJARS (1894) beim *Menschen* gab PETTIT insbesondere eine Unterstützung seiner Hypothesen. Die Venen der Nierenfettkapsel bilden unter anderem eine Arkade am konvexen Rand des oberen Poles der Niere und stehen mit der Nebennierenvene, oben mit der Zwerchfellvene, unten mit der V. spermatica in Verbindung. Dieser „Arcus venosus perirenalis" soll konstant sein. PETTIT meint, es könne sich hierbei vielleicht um einen Rest des portalen Nebennierenkreislaufes handeln, wie er bei den Vögeln vorkommt.

Akzessorische Kapselvenen sollen nach TESTUT (1901) mit Zwerchfellvenen, Nierenvenen, Nierenkapselvenen in Verbindung stehen.

Auch der umgekehrte Weg von der Nebenniere über die Nierenfettkapsel wird in Betracht gezogen. ALBARRAN und CATHELIN (1901) beobachteten Abflüsse aus der Nebenniere in Richtung zur V. phrenica abd. Die von den französischen Autoren bearbeiteten Durchblutungsprobleme fanden zu Anfang unseres Jahrhunderts weder bei Endokrinologen noch Angiologen einen Widerhall. Erst in den zwanziger Jahren kam in das Problem durch KUTSCHERA-AICHBERGEN (1922ff.) wieder Bewegung. Der Ausgangspunkt der Überlegungen von KUTSCHERA-AICHBERGEN scheint freilich zunächst nicht das Gefäßproblem gewesen zu sein. Nach KUTSCHERA-AICHBERGEN reagieren die Rindenzellen beim Adrenalinnachweis mit ammoniakalischem Silbernitrat (S. 429) bei Untersuchung unmittelbar post mortem nicht. Macht man aber die Reaktion einige Zeit später, so geben auch die Rindenzellen eine Färbung. Nach dem Tod soll eine Diffusion der reduzierenden Flüssigkeit aus dem Mark in die Rinde einsetzen. In vielen Fällen sah der Autor überdies, daß das Silber nicht nur in den Zellen, sondern auch zwischen ihnen, offenbar in den Rindencapillaren gelegen war. KUTSCHERA-AICHBERGEN schloß an einen Gedanken von RÄUBER (1881) an, der den Kapselvenen wohl als erster eine besondere Rolle zugedacht hatte. KUTSCHERA-AICHBERGEN folgerte weiter, daß die starke Muskulatur der Markvenen einen Sperrmechanismus darstelle, um den Abfluß des mit dem hochwirksamen Adrenalin beladenen Blutes in den Gesamtkreislauf zu verhindern.

Eine durch Längsmuskeln bewirkte Sperrung der Venen ist freilich schwer vorzustellen und in der Tat finden wir auch die genau umgekehrte Angabe im Schrifttum (HENDERSON 1927), daß die Längsmuskulatur eine Abflußerleichterung schaffen könne. Zweitens dürfte es recht fraglich sein, daß das Adrenalin in hochwirksamer Form ins Blut abgegeben wird. Im allgemeinen wird heute mit guten Gründen angenommen, es sei dabei mit einer Trägersubstanz verbunden. KUTSCHERA-AICHBERGEN glaubte aber, daß eine Rückstauung des Blutes gegen die Rinde hin erfolge, daß schließlich sogar das Blut über die Kapselvenen abfließen könne.

Diese Vorstellung ist gegenüber der Anschauung von ARNOLD (s. o.) etwas Neues. Nach ARNOLD sollte ein Teil des Blutes über die Rinde allein, ohne mit dem Mark in Berührung zu kommen, aus den Kapselvenen abfließen. Hier dagegen handelt es sich um Blut, welches mit dem Sekret der Markzellen beladen nicht auf dem Weg über die V. suprarenalis schnell dem Gesamtkreislauf zufließen kann, sondern über die Kapselvenen in das Pfortadersystem der Leber geraten soll, etwa beispielsweise via V. lienalis.

KUTSCHERA-AICHBERGEN fand seine Anschauung vor allem dadurch bestätigt, daß das Adrenalin nur dann eine Glykogenmobilisierung in der Leber verursacht, wenn es dieser durch die Pfortader zugeführt wird. Der Zufluß von Adrenalin über die Leberarterie hingegen soll das Glykogen der Leber nicht beeinflussen. Um seiner Lehre die Basis zu geben, hat KUTSCHERA-AICHBERGEN (1922) auch mit Injektionsversuchen gearbeitet. Er will bewiesen haben, daß zumindest die Kapselvenen der Nebennieren auf der linken Seite Beziehungen zu den Pankreasvenen und zur Pfortader haben (s. a. BENNINGHOFF 1944, 1948). Es stünden mithin dem Blut in der Nebenniere zwei Abflußwege zur Verfügung. Welcher von beiden eingeschlagen wird, hängt von der Regulation durch die muskelreichen Venen des Markes ab. Es soll nun die Abdrängung des Adrenalins über die Rinde und die Kapselvenen bei Einschaltung der muskulären Sperre der Markvenen eine große funktionelle Bedeutung vor allem für den Zuckerstoffwechsel besitzen. KUTSCHERA-AICHBERGEN erklärt auf diese Weise sogar die Wirkung des sog. Zuckerstiches. Es kommt hierbei zu einer Erregung des Sympathicus, über den die Markvenensperre betätigt wird. Die Rinde bleibt dabei ganz aus dem Spiel.

Die Ideen von KUTSCHERA-AICHBERGEN (1922) sind von REIL (1923) ohne Kritik übernommen worden. Dagegen hat TAMMANN (1925) starke Bedenken geäußert. Er leugnet nicht den Abfluß venösen Blutes aus der Nebenniere über die Kapselvenen. Indessen konnte TAMMANN ihre Anastomosen mit Pankreas-, Nierenkapsel- und gar Pfortadersystem nicht direkt nachweisen und meint daher, daß — wenn überhaupt — solche Verbindungen beim *Menschen* eine nur untergeordnete Rolle spielen könnten. TAMMANN reduziert den „zweiten Weg durch die Nebenniere" im Grunde wieder im Sinne der alten Angaben von ARNOLD (s. o.).

Trotz weiterer Versuche von KUTSCHERA-AICHBERGEN, seine Hypothese zu stützen, haben sich seine Anschauungen nicht durchsetzen können. Eine Nachprüfung erscheint besonders in Anbetracht einer neuen portalen Gefäßhypothese von VELICAN und VELICAN (1949) wichtig. Diese Hypothese einer „Circulation-porte-adiposo-corticale" habe ich bereits auf S. 160 eingehend besprochen. Nach PRETO PARVIS und CARINI (1950) gestaltet sich der Blutgefäßapparat der *Katzen*-Nebenniere nach der Geburt um. Zur Zeit der Geburt bestehen nach Ansicht der Autoren zwei getrennte Systeme, eines für die Rinde, welches zu der adrenolumbalen Vene hin abfließt, eines im Mark, welches in unmittelbarer Verbindung mit den Gefäßplexus der präortischen sympathischen Ganglien stehen soll. Nach der Geburt degeneriert eine Reihe von zentral gelegenen Zellen, wodurch Platz für neue Venen entsteht, welche der inneren Rindenabteilung und dem Mark gemeinsam angehören.

BOURNE (1949) erwähnt nur kurz einen venösen Plexus, welcher die Kapsel der Nebenniere umgeben soll.

Faßt man die Angaben über die Abflüsse der Nebenniere außer dem Hauptabfluß über die Zentralvene zusammen, so ergibt sich ein recht heterogenes Bild. Die Zweiteilung des Kreislaufes in einen Rinden- und Markkreislauf (ARNOLD 1866, TAMMANN 1925), das Problem des portalen Systems oder seiner vermuteten Reste (PETTIT 1896, VELICAN und VELICAN 1949), die Hypothese von KUTSCHERA-AICHBERGEN (1922ff.), alles das sollte „auf einen Nenner gebracht werden". Indessen können wir dies heute noch nicht, obwohl diese Kreislauffragen von entscheidender Bedeutung für die Physiologie der Nebenniere sind.

Im Zusammenhang mit dem Problem des Blutabflusses aus der Nebenniere muß erwähnt werden, daß nach Ansicht der meisten Autoren (DELAMARE 1904, NAGEL 1836 u. a.) die *Nebennierenvenen klappenlos sind*. Erst bei der Einmündung in die V. cava soll es zur Ausbildung einer Venenklappe kommen (SPEED und MORRIS 1946, *Pferd*), während die Hauptstämme klappenfrei seien. Klappen in den Kapselvenen des *Hundes* erwähnt FLINT (1900).

4. Der Feinbau der Blutgefäße in der Nebenniere.

Der feinere Bau der Blutgefäße der Nebenniere weist eine Reihe von Besonderheiten auf. Insbesondere die außerordentlich reiche Versorgung der größeren

Markvenen mit glatten Längsmuskelzügen ist den Untersuchern immer wieder aufgefallen. Viel erörtert wurde ferner die enge Beziehung der feineren Markgefäße zum Parenchym. Gegenüber diesen beiden angiologischen Hauptproblemen der feineren Anatomie der Nebennierengefäße spielen Fragen nach der histiocytären Rolle des Endothels usw. eine nachgeordnete Rolle.

a) Die Muskulatur der größeren Markvenen.

Die Blutgefäßverhältnisse des Markes von *Macropus giganteus* hat BARGMANN (1933) untersucht. Im Mark fand er größere und kleinere Gefäße in so großer Anzahl, daß das Gewebe einen geradezu schwammigen Eindruck machte. Die Markgefäße bestanden aus langgestreckten und gewundenen schmalen Kanälen, deren Wandungen aus einem zarten, die Markzellen überziehenden Endothel aufgebaut waren. In weiten Gefäßen mit dünnen bindegewebigen Wänden waren gelegentlich polsterartig vorspringende Verdickungen zu beobachten, auf zahlreiche, subendothelial gelegene, längsverlaufende glatte Muskelzellen zurückzuführen, welche in einen dichten Filz feiner Bindegewebsfäserchen eingehüllt waren. Besonders deutlich waren solche Stellen an der großen zentral gelegenen Vene ausgebildet. Muskelwülste schienen sich vor allem an den Einmündungsstellen von Markvenen in die Zentralvene vorzufinden.

Bei *Capra rupicapra* hat KOHNO (1925) umschriebene Muskelverdickungen in der Wand der Zentralvene beschrieben. Während v. BRUNN (1873) in der Hauptvene der Nebenniere des *Rindes* eine reichliche Ansammlung glatter Muskulatur erwähnt, findet BARGMANN (1933) nur dünne muskelarme Gefäße. BACHMANN (1941) hat zwar nicht durch Muskulatur bewirkte Vorbuckelungen in den Markvenen des *Rindes* gesehen, aber immerhin reichliche Einlagerung von glatten, längsverlaufenden Muskelzügen. Die Markzellbuckel unter dem Endothel haben wohl nicht unbedingt etwas mit den durch Muskulatur entstandenen Polstern zu tun (s. u. S. 461 ff.). Bei *Hippopotamus* fand KOHNO (1925) Muskelverdickungen in der Wand der Zentralvene, ebenso beim *Schwein*, wo BARGMANN (1933) jedoch nur dünne und muskelarme Markgefäße gesehen hat. In den Markvenen des *Pferdes* beobachtete v. BRUNN (1873) reichliche Ansammlungen glatter Muskulatur, KOLMER (1918) dasselbe im Nebennierenmark von *Rhinoceros* und *Elephas*. In der Hauptvene der Nebenniere von *Mus rattus* will v. BRUNN (1873) eine kräftige Ansammlung glatter Muskulatur gesehen haben. BARGMANN (1933) indessen hat ganz allgemein bei den *Rodentia*, auch beim größten *Nagetier Hydrochoerus*, nur muskelschwache Markgefäße beobachtet. Da KOHNO (1925) übrigens eine Beziehung zwischen *Körpergröße* und Ausbildung der Venenwandmuskulatur annahm, hat BARGMANN (1933) besonders auf diese Verhältnisse bei *Hydrochoerus* geachtet. Aber die Venen verhielten sich bei diesem *Nager* wie bei den anderen Tieren dieser Ordnung. Bei *Lepus cuniculus* behauptet v. BRUNN (1873) viele glatte Muskeln in der Wand der Zentralvene gesehen zu haben, ebenso in der Hauptvene der Nebenniere der *Katze*. Bei *Felis leo* fand BARGMANN (1933) nur muskelfreie bzw. -schwache Venen, beschreibt dagegen in den Venenwänden ein zirkulär angeordnetes elastisches Fasernetz, mit den spärlichen elastischen Fasern des Markes in Verbindung stehend. Beim *Hund* haben v. BRUNN (1873) und MATTEI (1886) muskelstarke Venen beobachtet. Die *Affen* besitzen im allgemeinen nur muskelschwache Markvenen. Eine Ausnahme scheint der *Schimpanse* zu machen, bei dem BARGMANN (1933) vor allem an der Einmündung kleiner Markvenen in die Zentralvene die auch beim *Menschen* so deutlichen Muskelpolster erkennen konnte.

Bezüglich der *menschlichen* Nebenniere verweise ich noch auf die Untersuchungen von KRAUSE (1880), RENAUT (1899, TESTUT (1901) und GOLDZIEHER

(1911). RENAUT spricht davon, daß ein Teil der Längsmuskelfasern aus der Gefäßwand ausschert und sich im Mark vernetzt. TESTUT (1901) schließt wegen dieser Eigentümlichkeit auf beträchtliche funktionelle Regulationsmöglichkeiten seitens der Zentralvene und bezeichnet daher diese geradezu als ,,le Canal excréteur" der Drüse.

HENDERSON (1927) betont, daß die Längsmuskelzüge nicht im ganzen Wandumfang der Venen gleichmäßig verteilt, sondern in zwei gegenüberliegenden Wandpartien angesammelt sind. Durch ihre Kontraktion soll es zu einer Erweiterung der Vene kommen, wodurch der Abfluß adrenalinreichen Blutes erleichtert würde. BARGMANN (1933) findet die Anordnung der Muskelzüge wechselnd. Einmal sind sie nur locker aneinandergelagert und bilden durch Bindegewebe deutlich gesonderte Längszüge mit rundlichem Querschnitt. Ein andermal erscheinen die im Querschnitt spindeligen Muskelbündel eng zusammengepackt und ineinander gekeilt. Die bindegewebigen Zwischenräume sind unbedeutend. Senkrecht auf die innere Oberfläche der Markvenen zu gerichtete Muskelzüge, wie sie KOHNO (1925) erwähnt, hat BARGMANN nicht gesehen. Öfter ziehen aus der Venenmuskulatur frei ins Parenchym Muskelbündel weg. Elastische Fasern umspinnen die Muskelbündel. In der funktionellen Ausdeutung dieser Befunde ist BARGMANN sehr zurückhaltend.

Er untersuchte die Nebennieren von Frühgeburten, Neugeborenen und alle weiteren Altersstufen bis zum

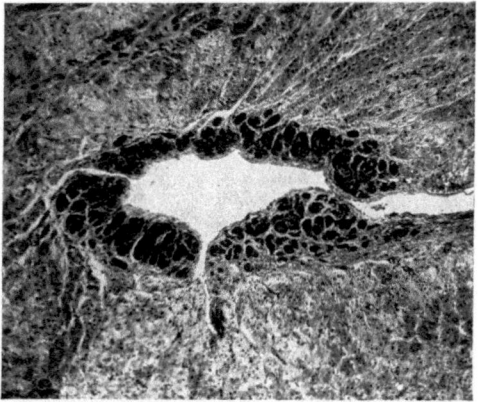

Abb. 191. Muskelreiche Vene im Nebennierenmark eines 42jährigen *Mannes*. Beachte die Muskelpolster an den Mündungen kleinerer Venen. Aus BARGMANN 1933.

81jährigen. BARGMANN erwähnt zunächst die 4 von FERGUSON (1905) aufgestellten Abschnitte des Venensystems in dem Organ, nämlich Sinusoide, kleine zentrale Venen, große Zentralvenen und die V. suprarenalis. Die Sinusoide besitzen lediglich eine zarte, den Parenchymzellen unmittelbar aufgelagerte Endothelmembran. Die relativ kurzen, dünnwandigen, sog. kleinen Zentralvenen haben ein weites Lumen, sind aber noch ganz muskelfrei. Sie vereinigen sich zu großen Zentralvenen mit den charakteristischen von Bindegewebe umhüllten subendothelialen Muskelpfeilern. Unter dem Endothel der großen Zentralvene liegt zunächst eine dünne Bindegewebsmembran mit zahlreichen elastischen Fasern. In der Nähe des Hilus entsteht aus den großen Zentralvenen die Vena suprarenalis mit ihrem typischen Wandaufbau (s. a. BENNINGHOFF 1930). Auf die Intima folgt eine dünne Media mit spärlichen zirkulär verlaufenden Muskelfasern. In der Adventitia liegen gleichmäßig verteilt Längsmuskelbündel.

Neben diesen 4 von FERGUSON bereits früher genannten Abschnitten beschreibt BARGMANN weite dünnwandige Venen mit ungleich verteilten, zarten Längsmuskelbündeln, welche jedoch keine Vorbuckelungen gegen das Lumen zu veranlassen. An den Einflußstellen der kleinen Zentralvenen kommt es zu umschriebenen vorgewulsteten Verdickungen der Längsmuskulatur (Abb. 191). Außerdem münden mit den Rindencapillaren kommunizierende Marksinus ein. Weiterhin beschreibt der Autor venöse Capillaren mit mächtigen Längsmuskelbündeln, manchmal auf einer Gefäßseite konzentriert, manchmal auf die ganze Circumferenz der Gefäßwand verteilt. Vereinzelte solche Gefäße sollen auch in der Rinde vorkommen. Schließlich werden Gefäße zwischen den großen Zentralvenen und der V. suprarenalis erwähnt, denen die der V. suprarenalis eigene dünne Media noch fehlt, deren Muskelbündel sich aber nicht mehr ins Lumen vorbuckeln, sondern eine Art unregelmäßiger Adventitia darstellen.

Die Frage nach der funktionellen Bedeutung der Muskulatur der Markvenen ist bisher unbeantwortet. Die Möglichkeit einer sperrenden Wirkung der Muskel-

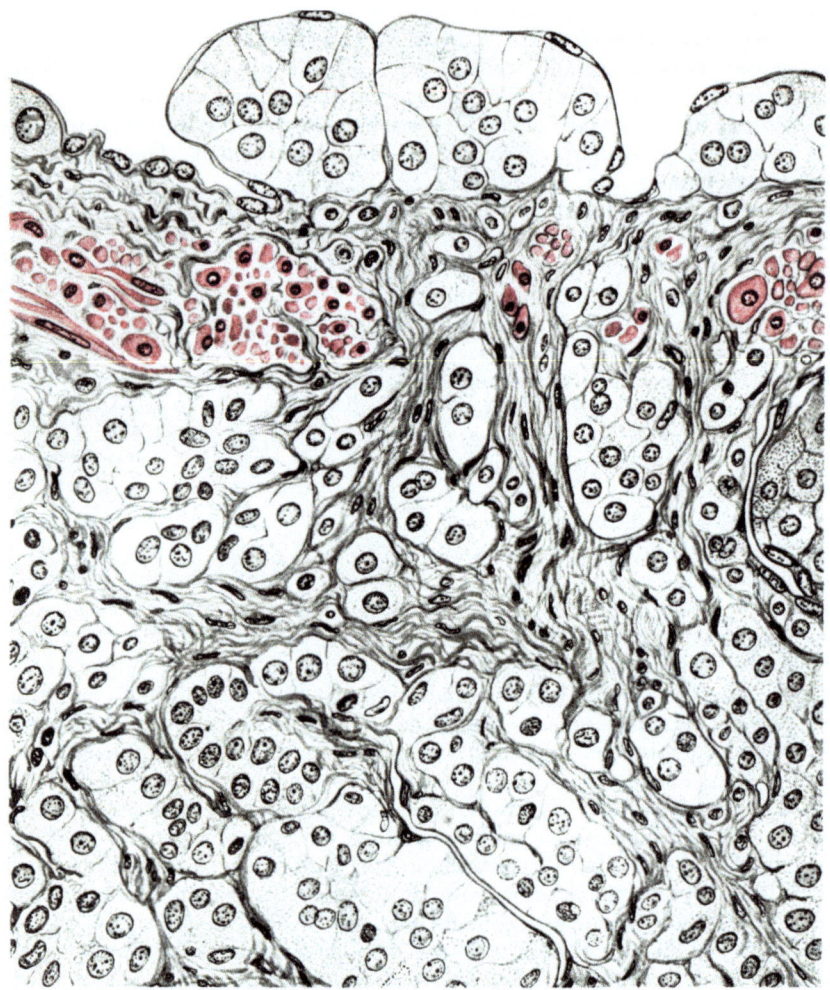

Abb. 192. Beziehungen der Markzellen zu den venösen Sinus (Zellprolaps in die Blutgefäße) in der Nebenniere von *Bos taurus* (Fixierung in HELLYscher Lösung, Paraffinschnitt, Molybdänhämatoxylin nach HELD, Zeiss Okular 4, Objektiv DD). Aus BACHMANN 1941.

pfeiler wird von BARGMANN u. a. erörtert. Diese Sperre mag im Dienst der Hormonabgabe stehen. Durch Sympathicusreiz soll es zur Erschlaffung der glatten Längsmuskeln, durch Parasympathicusreiz zu ihrer Kontraktion kommen (ZECKWER 1935). Man hat daran gedacht, daß durch eine muskuläre Sperrung der Zentralvene Adrenalin vorübergehend im Mark zurückgehalten werden könne, ja durch Rückstauung solle ein unmittelbarer Reiz auf die Nebennierenrinde ausgeübt werden. HARTMAN, WAITE und POWELL (1922) beobachteten bei *Katzen*, die in einer Tretmühle arbeiten mußten, deutliche Zeichen einer Adrenalinabgabe zu Beginn der Arbeitsleistung (Erweiterung der entnervten Iris). Gelegentlich blieb aber dies Symptom aus, und es kam erst nach einiger Zeit zu einer allerdings maximalen Irisdilatierung, die sogar mit Konvulsionen einhergehen konnte. Die Autoren schlossen auf eine Adrenalinretention durch die kontrahierte Venenmuskulatur. Läßt die Sperre nach, so soll es zur Überschwemmung des Organismus mit Adrenalin kommen. Allerdings sind gerade die Nebennierenvenen der *Katze* muskelschwach (vgl. BARGMANN 1933, BENNETT und KILHAM 1940, BACHMANN 1941).

Nach VELICAN (1948) ist die Muskulatur der Hauptvene der Nebenniere in der Weise angeordnet, daß zwei verschiedenartige Kontraktionsapparate

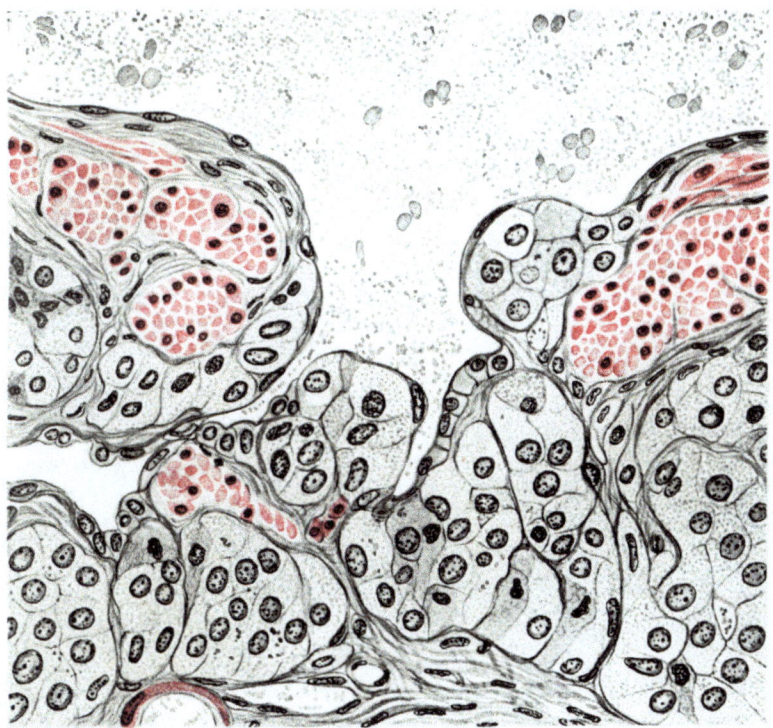

Abb. 193. Beziehungen der Markzellen zu den venösen Sinus (geschlossenes Endothel?) in der Nebenniere von *Bos taurus* (Fixierung in HELLYscher Lösung, Paraffinschnitt, Hämatoxylin-Eosinfärbung, Zeiss Okular 4, Objektiv DD). Aus BACHMANN 1941.

gebildet werden: „Un appareil sphinctérien" und „un appareil propulseur". Das Ganze nennt VELICAN: „le dispositif sphinctéro-propulseur de la surrénale". Das zweite System besteht aus longitudinalen glatten Muskelfasern in der gesamten Circumferenz des außerhalb der Drüse gelegenen Hauptvenenteiles. Nur an den Einmündungsstellen (rechts gewöhnlich in die Cava, links in die V. renalis) scheren die Muskelfasern spiralig aus und bilden das erste System, den Sphincter. Beide Systeme arbeiten antagonistisch. Sphincterverschluß soll zur Konzentrierung der Markhormone führen. Es kann sogar zu einer Stase im Grenzbezirk zwischen Mark und Rinde kommen.

b) Die Beziehungen der Markgefäße zu den Markzellen der Nebenniere.

Ob die im folgenden zu erwähnenden *Markzellpropulsionen* gegen das Venenlumen zu in irgendeinem Zusammenhang mit der muskulären Konstruktion der Venenwand stehen, wage ich nicht zu entscheiden; meine eigenen Befunde bei *Bos* (s. S. 463 und Abb. 192, 193) sprechen nicht dafür.

Gelegentlich bereitet es Schwierigkeiten, die *Kontinuität der Endotheltapete* in den feineren Gefäßen — ja sogar auch in größeren Sinus- und Markvenen — nachzuweisen (BARGMANN 1933, *Macropus*, BACHMANN 1941, *Bos*). Bei *Macropus* stehen die adrenalen Zellen nach BARGMANN (1933) in allerengstem Kontakt mit den Blutgefäßen. Besonders die acidophilen Zellgruppen des Markes haben enge Beziehungen zu den Blutgefäßen. Sie wölben sich in Form grober Ballen kugelig oder zapfenförmig in die Lumina der kleineren, vor allem aber der

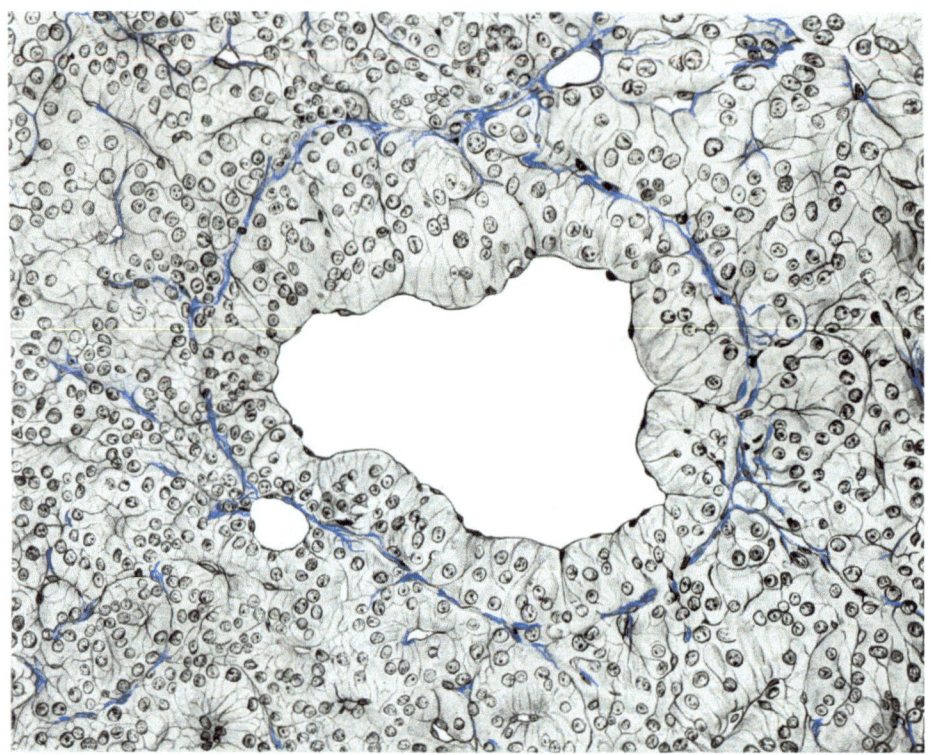

Abb. 194. Ausschnitt aus dem Nebennierenmark eines erwachsenen *Hundes*. Unmittelbar subendotheliale Lage von Markzellen in der Umgebung einer dünnwandigen Vene (Fixierung in BOUINscher Lösung, Azanfärbung, nur teilweise farbig wiedergegeben). Präparat Prof. BARGMANN-Kiel, Zeichnung B. HANSEN-Kiel.

größeren Venen hinein und bleiben vom strömenden Blut gerade durch ein ganz feines Endothel getrennt. Kleinere Venen können durch diese Markzellpropulsionen manchmal zu engen Spalten verengt erscheinen. Gelegentlich sind derartige Zellhaufen unmittelbar der Außenfläche der oben geschilderten Muskelwülste aufgelagert. Manchmal erscheint der Endothelüberzug aber sogar unterbrochen. In unmittelbarer Nähe solcher Endothellücken kann man dann vielfach acidophile Körner und isolierte Zellen frei im Lumen der Markgefäße vorfinden (Abb. 193). BARGMANN sieht derartige Stellen allerdings als Kunstprodukte an: ,,Trotzdem läßt sich die Möglichkeit einer vorübergehenden Wandunterbrechung mit Durchtritt corpusculärer Elemente in die Blutbahn wegen des histiocytären Charakters der Endothelmembranen in den Nebennierenvenen nicht ganz von der Hand weisen." Auch wäre daran zu denken, daß auf diese Weise verbrauchte Markelemente eliminiert werden.

TAMMANN (1925) beschrieb bei *Bos* außer den endothelbekleideten Gefäßen des Markes noch wandungslose Lumina (mit ,,Adrenalin" angefüllt, s. S. 457), die sich bei Gelatineinjektion sowohl von der Vene wie von der Arterie aus füllen. Eine retrograde Gelatineinjektion durch die Zentralvene ermöglichte außer der Füllung des Venensystems des Markes auch die der Capillaren der

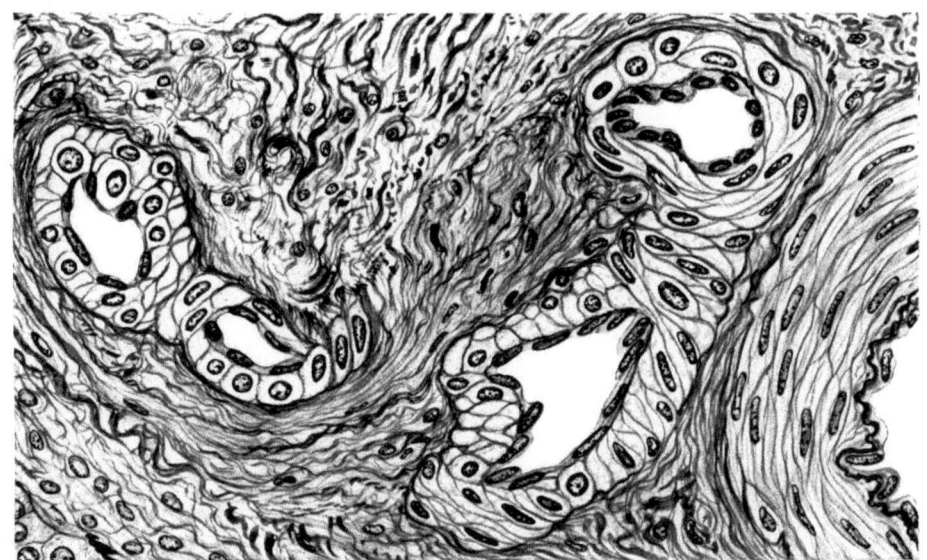

Abb. 195. Sperrarterie in der Kapsel der Nebenniere von *Bos taurus* (Fixierung in HELLYscher Lösung, Paraffinschnittreihe, VAN GIESON-Elasticafärbung, Zeiss Okular 4, Objektiv DD). Aus BACHMANN 1941.

Rinde. Beim *Menschen* war dies aber nicht möglich. Eigene Untersuchungen (BACHMANN 1941) am Nebennierenmark des *Rindes* ergaben folgendes. Die Wand der Markvene zeigt eine innige Verbindung mit dem Bindegewebe des Markes (Abb. 192). So erscheint es schwierig, das Markgefäß überhaupt nach dem Parenchym hin genau zu begrenzen. Die Bindegewebsmaschen des Markes nehmen zwar an Größe etwas ab, stehen aber in untrennbarem Zusammenhang mit dem spärlichen Bindegewebe der Venenwand, das sich um das Venenlumen herum schichtweise lagert. In die Maschen des Bindegewebes sind die Markzellen eingelassen. Solche feinen markzellhaltigen Maschen reichen nun bis nahezu an das Lumen der

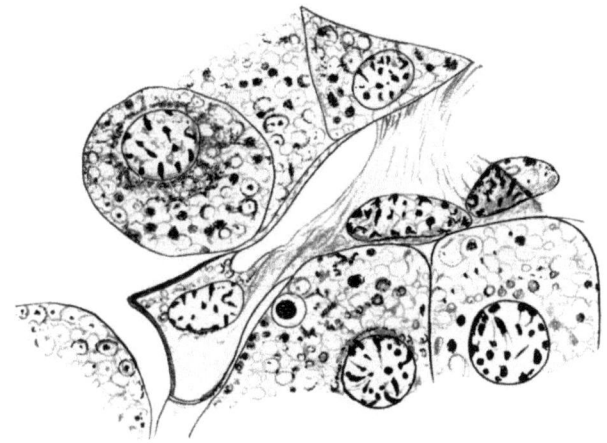

Abb. 196. Zwei intravasale Sternzellen aus einem Sinusoid der Zona reticularis einer *menschlichen* Nebenniere (Eisenhämatoxylinfärbung, 1200fach vergrößert). Aus BENNINGHOFF 1930.

Vene heran. Ganz besonders auffallend sind größere, 8—10 Markzellen einschließende Zellnester, die, unmittelbar unter dem Endothel der Vene gelegen, dieses ins Gefäßlumen vorstülpen. Solche eigentümlichen Nester finden sich in Reihenschnitten über weite Strecken der Zentralvene hin. Ein feiner fortlaufender Endothelüberzug wird über diesen vorgestülpten Markzellen nie vermißt. Bei einer zweiten Form des Zusammenhangs von Markvene und Markzellen finden wir die Markzellen flach ausgebreitet, wie ein einschichtiges kubisches Epithel zwischen Venenendothel und Gefäßwandbindegewebe liegen (Abb. 193). Neben diesen eigentümlichen Beziehungen lassen die Zeichnungen erkennen, daß glatte Muskelelemente reichlich zwischen den lumennahen Markzellen gelegen sein können. Ob in dem zweiten Fall stets eine Endothelbegrenzung vorhanden ist, kann nicht sicher entschieden werden. Über ähnlich enge Beziehungen zwischen Markelementen und Gefäßwand in der Nebenniere des *Hundes* unterrichtet Abb. 194.

RENAUT (1899) hat die Endothelverhältnisse in der Nebenniere des *Menschen* geprüft. In den Markgefäßen, wie auch Kapselgefäßen ließ sich immer ein deutliches Endothel wahrnehmen, in der Rinde dagegen weder eine deutliche Endothelbegrenzung noch überhaupt Endothelzellgrenzen.

Auf weitere Eigentümlichkeiten der Beziehung zwischen Markzellen und Capillarzellen wird im Zusammenhang mit dem Sekretionsproblem eingegangen werden (S. 663 ff.). Experimentelle Veränderungen der Capillarisierung werden auf S. 536 erwähnt.

c) Sperrarterien, arteriovenöse Anastomosen usw. im Bereich der Nebenniere.

Im Kapselbereich haben SPANNER (1926) und BACHMANN (1941, vgl. Abb. 195) Sperrarterien *(Bos)* mit epitheloiden Muskelzellen beobachtet. Neben dem zentralen Abfluß durch die Markvenen besteht nach SPANNER (1940) ein zweiter Abfluß aus der Nebenniere, nämlich über venöse Kapselnetze, die erst außerhalb des Hilus in die V. suprarenalis münden. Das Arteriengeflecht der Nebennierenkapsel besitzt direkte Verbindungen zum Kapselvenensystem. Durch Sperreinrichtungen kann das Capillarnetz der Drüse selbst abgeschaltet werden. Die Venen der Kapsel zeigen alle Einrichtungen von Blutspeichern: Verbreiterung der venösen Strombahn und sperrende Sphincteren in Form von Drosselvenen. Bei *Cavia* fand ich eine besonders kräftige Kapselarterie mit epitheloid (?) modifizierter Wand. BENNETT (1940a) beobachtete arteriovenöse Anastomosen in dem lockeren, um die Nebenniere gelegenen Bindegewebe. Die subcapsulären Arterien sollen rückläufige Schlingen bilden. CLARA (persönliche Mitteilung) hat Sperrgefäße in der Kapsel der menschlichen Nebenniere festgestellt. Im Nebennierenmark vom *Rhinoceros* hat KOLMER (1918) arteriovenöse Anastomosen gesehen.

VELICAN (1947) will im Bereich der sich rückbildenden „androgenen X-Zone" die Entwicklung arteriovenöser und intervenöser Anastomosen während der drei ersten Lebensjahre beobachtet haben (Näheres S. 456).

d) Das Endothel der Nebennierengefäße als Bestandteil des reticuloendothelialen Systems.

Die *Capillarendothelien der Nebenniere werden zum reticuloendothelialen System* gerechnet (S. 217f., KIYONO 1914, ASCHOFF 1924b). Nächst BENNINGHOFF (1930) weisen auch MAXIMOW und BLOOM (1942) auf die leberähnlichen Sinusoide der Nebennierenrinde (Reticularis) hin, deren Endothel Lithiumcarmin speichert.

In dem syncytialen Endothel der Capillaren in der Zona reticularis kommen gelegentlich Zellen vor, die nach Art der v. KUPFFERschen Sternzellen in das Lumen hineinreichen (Abb. 196).

B. Lymphgefäße.

HILDEBRANDT und WEBER (4. Auflage 1831) erwähnen kurz, daß die Lymphgefäße der Nebenniere in den Plexus renalis (lymph.) übergehen, KRAUSE (1838) bringt sie dagegen mit den „Gld. lumbares" in Beziehung. ECKER (1846) gelang der Nachweis von Lymphgefäßen im Innern des Organs nicht. Dagegen sah er bei Tieren, die während der „Chylifikation" getötet worden waren, die Lymphgefäße auf der Oberfläche der Nebenniere mit weißlicher Flüssigkeit angefüllt. FREY (1852) erwähnt, daß sich die lymphatischen Vasa efferentia der Nebenniere mit denen der Niere und inneren Sexualorgane vereinigen und dann zum Ductus thoracicus gehen. WILSON (1853) erwähnt nur kurz die Existenz zahlreicher Lymphgefäße, welche sich mit lumbalen Knoten verbinden, KÖLLIKER (1854) dagegen von „nur einigen Stämmchen" an der Oberfläche des Organs; im Innern konnte er sie auch nicht klar nachweisen (s. ferner JOESTEN 1863, 1864, S. 453). KRAUSE (1880) teilt mit, daß Lymphgefäße nur in der Kapsel der Nebenniere gefunden worden seien. Über die Ergebnisse älterer Untersucher (MASCAGNI 1787, HUSCHKE 1845, STILLING 1887, SAPPEY 1885, CUNÉO und MARCILLE, VIALLETON 1898) berichtet im übrigen DELAMARE (1904).

Erst mit STILLING (1887) werden Einzelheiten über das Lymphsystem der Nebenniere bekannt. Er findet meist zwei begleitende Lymphgefäße in der Nachbarschaft von Arterien und Nerven. Ihr Kaliber soll beim *Menschen* zwischen 0,3—1 mm, bei *Rind* und *Pferd* zwischen 1—1,5 mm schwanken. Nach STILLINGS Angaben bilden die Lymphgefäße der Rindensubstanz in und unter der Kapsel dichte Netze, aus denen mehrere größere Stämmchen hervorgehen. Sie sind mit Klappen ausgestattet und verlaufen meist mit Nerven und Arterien. Verbindungen dieser Bahnen in der Zona fasciculata bestehen sowohl mit denen der Zona glomerulosa wie des Markes. Die in den Interstitien („muskulären Interstitien", STILLING) gelegenen Lymphgefäße erweisen sich als ein mächtiges Flechtwerk. Aus kleinen Ästen können feinste, spitzenartige Ausläufer seitwärts, vor- und rückwärts hervorgehen, welche zwischen die zelligen Elemente der Fasciculata eindringen. An der Grenze von Mark und Rinde ziehen etwas größere Lymphgefäße der Oberfläche der Nebenniere parallel; sie kommunizieren mit den Lymphgefäßen der Marksubstanz. Im Mark trifft man lymphatische Bahnen den Venen benachbart. Die Plexus umspinnen die Vena centralis und sammeln sich mit zwei ansehnlichen Stämmchen, welche in Gemeinschaft mit der Vene das Organ verlassen. Diese Befunde gelten in erster Linie für *Rind* und *Kalb*.

ARREN (1894) sah in der Nebenniere des *Pferdes* zahlreiche, leicht injizierbare Lymphgefäße. Nach RENAUT (1899) beschränkt sich das Lymphnetz beim *Hund* auf die Teile der Drüse, welche Bindegewebe enthalten. Gegenüber den Blutgefäßen sollen die Lymphgefäße für den Abtransport der Sekretionsprodukte nur eine untergeordnete Rolle spielen. TESTUT (1901) beschreibt ein „Réseau superficiel" zwischen Glomerulosa und Bindegewebe der Kapsel und ein mit ihm verbundenes „Réseau profond ou central" um die Zentralvene. Auch er sieht zwei Sammelgefäße aus dem tiefen Netz der V. centralis sich anschmiegen. Die Lymphgefäße der Rinde gehen in mehreren Stämmchen über die Kapsel; sie sollen Anschluß an ein oder zwei Lymphknoten finden, in welche sich auch die tieferen Lymphgefäße einsenken. Die Lymphknoten liegen etwas oberhalb der V. centralis. Sie unterscheiden sich angeblich von benachbarten Lymphknoten durch ihren Gehalt an Pigment. Auch nach TESTUTs Ansicht steht der Venenabfluß ganz im Vordergrund; daher sei die Bedeutung der Lymphgefäße nicht besonders groß.

Besondere Verdienste um die Klärung der Lymphverhältnisse der Nebenniere erwarb sich KUMITA (1909), der mit der GEROTAschen Technik die Nebenniere des *Neugeborenen* untersuchte. GEROTA beschreibt eine erste Gruppe von Lymphgefäßen in der „Capsula adiposa", besonders an den oberen zwei Dritteln der rechten Nebenniere und am oberen Teil der linken Nebenniere. Die Gruppe besteht erstens aus ganz oberflächlichen subperitonealen Lymphgefäßen (Abb. 197). Die Lymphstämmchen, welche in der Gegend der rechten Nebenniere entstehen, verlaufen meist medialwärts bis zum Nebennierenrand. Dann biegen sie nach unten um, ziehen abwärts, um schließlich in einen kleinen Lymphknoten am rechten Rande der V. cava, oberhalb der Einmündungsstelle der V. renalis dextra zu münden. Vom oberen Teil der rechten Niere kommende Lymphstämmchen

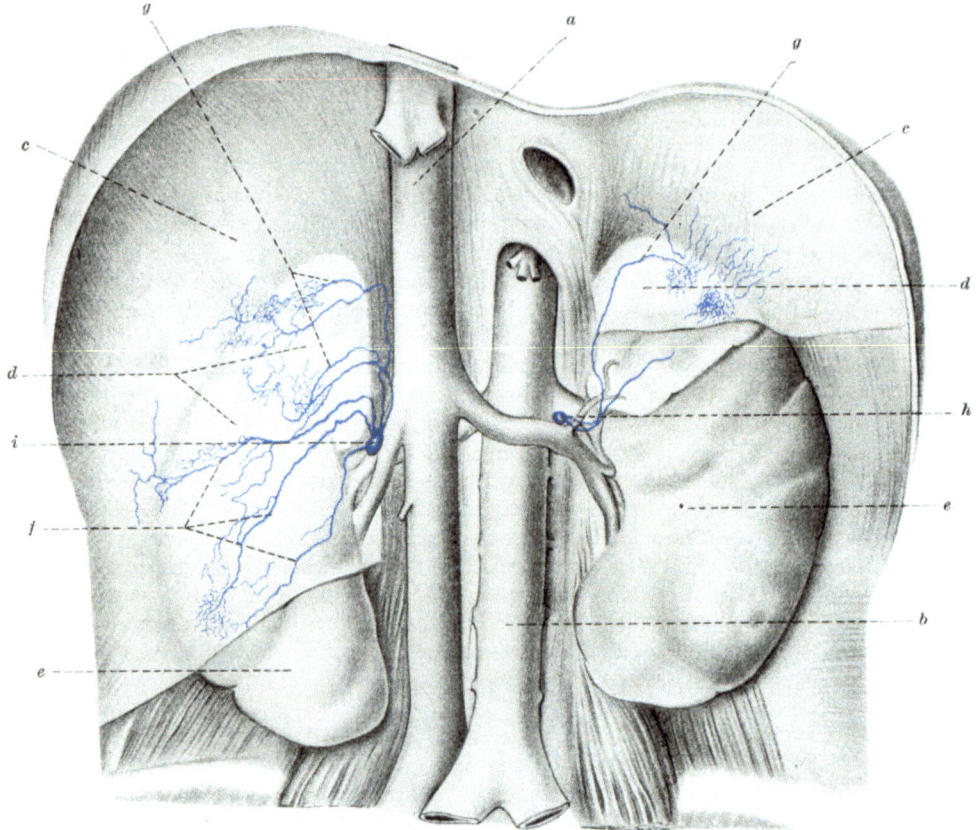

Abb. 197. Lymphgefäße der *menschlichen* Nebenniere. *a* Vena cava; *b* Aorta; *c* Diaphragma; *d* Peritonaeum; *e* Fettkapsel; *f* injiziertes Lymphcapillarnetz und Lymphstämme der Niere; *g* injiziertes Lymphcapillarnetz und Lymphstämme der Nebenniere; *h* regionale Lymphknoten der linken Nebenniere; *i* regionale Lymphknoten der rechten Nebenniere. Aus KUMITA 1909a.

verlaufen nach oben medial zur Nebenniere. Sie münden gleichfalls in einen der oben geschilderten Lymphknoten. Die am äußeren Rand der rechten Nebenniere entstehenden kleineren Lymphgefäße dringen eine kurze Strecke weit in das Zwerchfell ein; desgleichen verlaufen die aus dem Zwerchfell in Nähe der Nebenniere kommenden kleinen Lymphgefäße in die Nebenniere hinein und kommunizieren mit deren Lymphgefäßen. Die vom oberen Rand der rechten Nebenniere kommenden feineren Lymphgefäße verlaufen ganz oberflächlich in die Leber. Die Lymphgefäße, welche am oberen Teil der linken Nebenniere entstehen, schicken feine Äste in das Zwerchfell. Die abführenden ein oder zwei Lymphstämmchen münden in die oberhalb der V. renalis sin. gelegenen Lymphknoten oder aber auch in die tiefer gelegenen Lymphstämme, welche von der Nebennierenkapsel her kommen, und in die caudal von der V. renalis sin. am linken Rand der Aorta abd. gelegenen Knoten. Zweitens finden sich tiefer in der Fettkapsel gelegene Gefäße. In der Kapsel der linken Nebenniere zeigen sich spärliche Äste und einige aus ihnen entstehende größere Stämmchen, welche in ihrem Verlauf nach unten anfänglich der Vena suprarenalis folgen, dann über die V. renalis sin. hinwegziehen und in Lymphknoten am linken Rand der Aorta abdominalis münden. Die aus der rechten Nebenniere heraustretenden Stämme verlaufen zuerst wieder medianwärts bis zum inneren Rand der Nebenniere, biegen dann nach unten um, verlaufen entlang der V. cava, ziehen an der Mündungsstelle der V. renalis dextra schräg oder quer über die Vene hinweg und münden in Lymphknoten auf der linken Seite unterhalb der V. renalis sin.

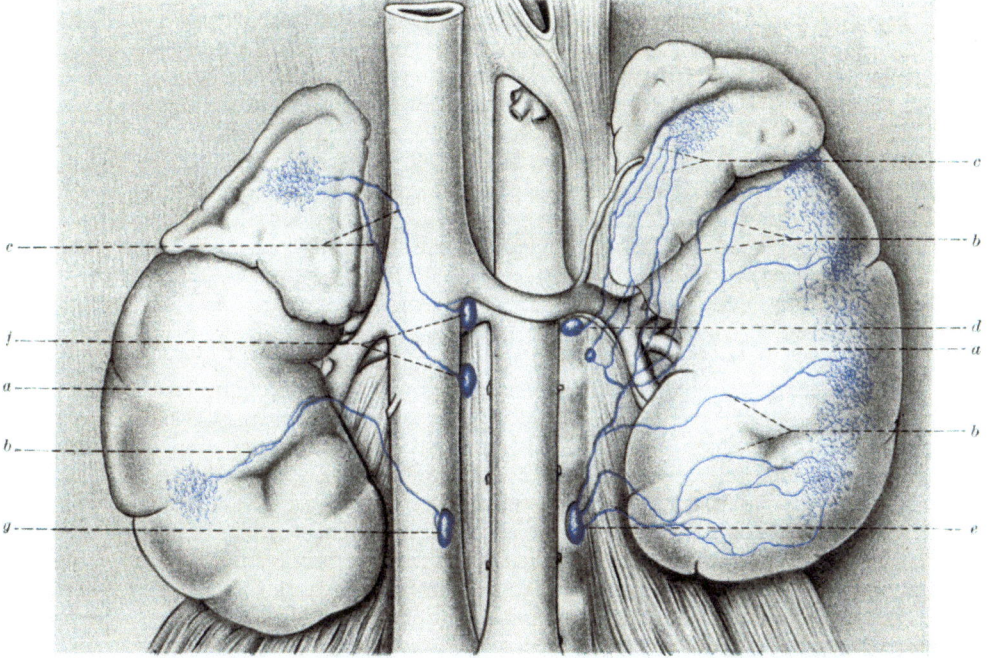

Abb. 198. In der Fettkapsel der *menschlichen* Niere und unmittelbar auf der Nebenniere liegende Lymphgefäße. *a* Fettkapsel der Niere; *b* injizierte Lymphstämme der Niere; *c* injizierte Lymphstämme der Nebenniere; *d* regionale Lymphknoten der linken Nebenniere; *e* regionale Lymphknoten der linken Niere; *f* regionale Lymphknoten der rechten Nebenniere; *g* regionale Lymphknoten der rechten Niere. Aus KUMITA 1909a.

Die Lymphgefäße der Nieren und Nebennieren zeigen keine Anastomosen mit denen der Umgebung (Zwerchfell, hintere Bauchwand, Leber, Abb. 198). Mithin bildet nur die oben geschilderte erste Lymphgefäßgruppe (oberflächliche Lymphbahnen) der rechten Niere und Nebenniere ein gemeinsames Capillarnetz, welches außerdem Anastomosen mit Leber- und Zwerchfellymphgefäßen hat. Die zweite Gruppe der etwas tiefer in der Fettkapsel liegenden Gefäße bildet anfangs auch Capillarnetze. Es kommt jedoch nicht zur Anastomosenentwicklung mit Lymphgefäßen von Leber und Zwerchfell.

In einer weiteren Arbeit beschäftigt sich KUMITA (1909b) mit den *Lymphbahnen des Parenchyms* der Nebenniere. „Die parenchymatösen Lymphbahnen der Nebenniere haben bei der Untersuchung so große Schwierigkeiten bereitet, daß ich sie bis auf weiteres aufzugeben genötigt bin. Ich muß es dahingestellt sein lassen, ob überhaupt geschlossene Lymphbahnen in den Nebennieren vorhanden sind, und ob es sich nicht um interstitielle wandungslose Bahnen handelt."

Immerhin konnte KUMITA seine erste Arbeit mit folgenden Angaben ergänzen: Die Lymphgefäße der Nebennierenkapsel bilden ein Netz, welches unregelmäßige Polygone oder Maschen zeigt. Es anastomosiert mit Lymphbahnen der Rindensubstanz, die ebenfalls ein Netz bilden. An der Oberfläche der Nebennierenkapsel verlaufen ziemlich viele Lymphstämmchen nicht nur zum inneren Rand der Nebenniere; sie verbreiten sich vielmehr wie die arteriellen Äste am ganzen Rand. Die Lymphgefäße, welche die ganze Nebenniere netzartig umgeben, laufen in 5—8 ziemlich großen Lymphstämmen zusammen, die entlang den Ästen der A. phrenica, A. suprarenalis und A. renalis nach medial zu den regionalen Lymphknoten gelangen. Linkerseits gehen die Rr. phrenici zu regionalen Lymphknoten am oberen inneren Winkel der Nebenniere. Die der A. suprarenalis bzw. A. renalis entlang laufenden Lymphgefäße münden in Knoten oberhalb und unterhalb der V. renalis, und zwar am linken Rand der Aorta abdominalis. Rechts gehen die entlang den Rr. phrenici verlaufenden Stämme meist in einige am linken Rand der V. cava oder an der Dorsalfläche der V. cava gelegene Knoten ein. Die entlang den Rr. suprarenales und Rr. renales hinziehenden Lymphstämme münden in einige am rechten Rand der V. cava oberhalb der Einmündungsstelle der V. renalis dextra gelegene Knoten, oder gehen quer über die V. cava hinweg und münden in einige auf der linken Seite gelegene Knoten unterhalb der V. renalis sin. ein. Geschlossene Lymphbahnen im Mark ließen sich nicht nachweisen (s. aber unten).

In einer dritten Arbeit geht KUMITA (1909c) nochmals auf das Nebennierenparenchym ein (retrograde Injektionsmethode, Einstich in die abführenden Lymphstämme neben einer Arterie). Er sieht jetzt in und unter der Kapsel ein dichtes Lymphnetz. Die abführenden Lymphstämme sind mit Klappen versehen. Sie gewähren in gefülltem Zustand ein perlschnurartiges Aussehen. Im weiteren bestätigt KUMITA die früheren Untersuchungen von STILLING. Bei stärkerer Vergrößerung indessen sieht man feine Lymphästchen zwischen die Rindenzellen eintreten und diese zum Teil umgeben, intercelluläre Lymphbahnen, welche besonders in den inneren Rindenschichten deutlich sein sollen. Auch KUMITA sah die an der Rinden-Markgrenze parallel zur Oberfläche des Organs verlaufenden Lymphgefäße. Sie kommunizieren mit den Lymphgefäßen der Marksubstanz. In der Marksubstanz finden sich die Lymphgefäße meist in der Nachbarschaft der Venen vor, wo sie teils sehr feine, teils etwas gröbere kurze Äste abgeben, welche auch hier zwischen die zelligen Elemente eindringen. Einzelne Markzellen werden von zierlichen Maschen eingeschlossen. An den Knotenpunkten dieser Netze zeigen sich deutlich Anschwellungen. In der Adventitia der V. centralis bilden größere Lymphgefäße ein die Vene umspinnendes Netz.

Um die Abflüsse aus der Nebenniere zu untersuchen, mußte sich KUMITA an die Nebennieren des *Rindes* halten, da er weder bei *Hund* noch *Mensch* deutliche Befunde erheben konnte. Beim *Rind* füllen sich ein oder zwei Lymphstämme, die zunächst mit der Adventitia der V. renalis verbunden sind. Diese Stämme münden schließlich in einen kleinen regionalen Knoten in der Nähe des Nebennieren-,,Hilus" inmitten des periadrenalen Fettgewebes. Auffällig ist, daß die Wandungen dieser Lymphstämmchen viel dünner und schwächer sind als die der capsulären Lymphgefäße. In der Marksubstanz verlaufen die Lymphgefäße aber nicht nur in der Nachbarschaft von Venen, sondern in allen bindegewebigen Bezirken. Insbesondere um die breiteren Bindegewebsbalken bilden sich reichliche Geflechte. Feinere Lymphcapillaren verlieren sich intercellulär im Mark. An ihnen konnte KUMITA manchmal sogar seitliche Sprosse beobachten, welche angeblich in den Zelleib eindringen und bis in die Nähe des Zellkernes gelangen können (Abb. 199).

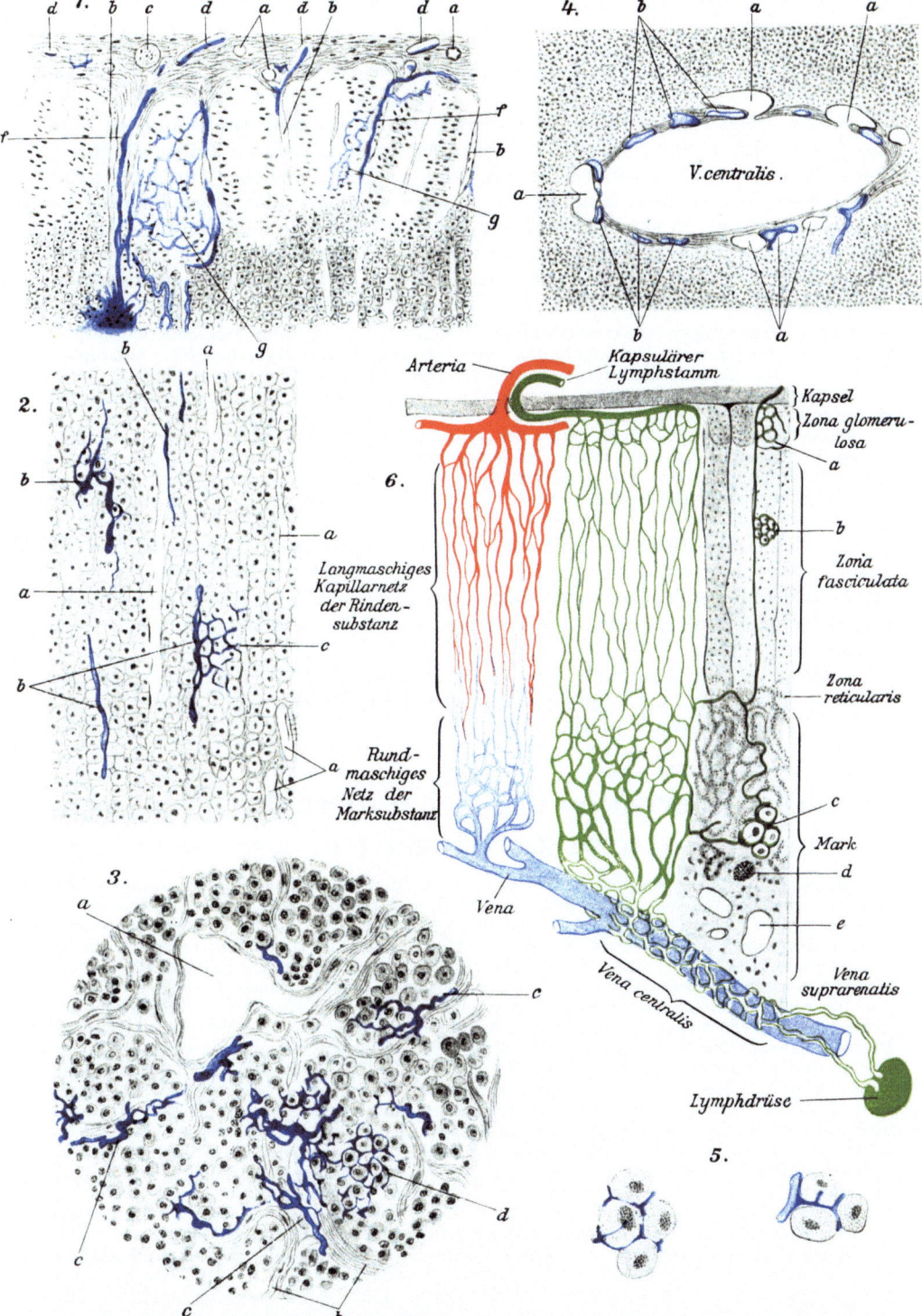

Abb. 199. Lymphgefäße der Nebenniere. *1*. Lymphgefäße in der Zona glomerulosa der Nebennierenrinde des *Hundes*. *a* Kapselarterie; *b* Septumgefäß; *c* Nerven; *d* capsuläre Lymphbahn; *f* Lymphgefäß in Septum; *g* Lymphcapillarnetz. *2*. Lymphgefäße in der Zona fasciculata der Nebennierenrinde des *Hundes*. *a* Blutgefäße; *b* injizierte Lymphbahn; *c* intercelluläres Lymphcapillarnetz. *3*. Lymphgefäße im Nebennierenmark des *Rindes*. *a* Vene; *b* Bindegewebsbalken; *c* injizierte Lymphbahn; *d* intercelluläre Lymphcapillaren. *4*. Lymphgefäße im Nebennierenmark des *Hundes*. *a* Vene; *b* injizierte Lymphgefäße. *5*. Inter- und intracelluläre Lymphcapillaren. *6*. Gesamtschema: Arterien rot, Venen blau, Lymphgefäße grün. Aus KUMITA 1909.

HASSE (1909), unter dessen Aufsicht KUMITA untersuchte, nimmt an, daß die Lymphgefäße der Nebenniere Stoffwechselprodukte ihrer Zellen abführen. Bemerkenswert erscheint ihm dabei die Tatsache, daß ein solcher Transport nicht neben dem Arterienweg, sondern längs den Venen geschieht, welche in ihrer Scheide geradezu von einem Lymphgefäßnetz umstrickt werden. Dies legt HASSE den Gedanken nahe, daß die entlang der Gefäßwand strömende Lymphe entweder weitere Stoffe aus der Vene aufnimmt oder ihre Nebennierenstoffwechselprodukte an sie abgibt.

Die Untersuchungen von AVERSENG und MOUCHET (1911) am *Hund* bringen keine wesentlichen Erweiterungen zu den Ergebnissen von KUMITA (1909). DELAGE (1927) behauptet, daß die mit der A. phrenica abd. verlaufenden Nebennierenlymphgefäße zu Lymphknoten an der A. coeliaca gehen, während die über die A. suprarenalis verlaufenden Knoten zu der A. mesenterica cran. Beziehungen haben.

Ferner sollen Lymphabflüsse längs der „mittleren" Nebennierenvene einmal nach vorn zu den Lymphonodi praeaortici (etwa im Mündungswinkel der V. renalis sin. in die V. cava caud.), nach hinten zu Knoten des Nierenhilus gehen. Von der caudalen Nebennierengegend aus verlaufen Lymphgefäße mit dem R. suprarenalis a. renalis, welche Beziehung zu den Nn. splanchnici bekommen und schließlich sogar durch das Zwerchfell hindurchtreten.

Man wird gegenüber den Angaben KUMITAS und anderen Untersuchern, die sich der Einstichmethode bedienten, sicherlich Vorsicht walten lassen müssen. Mit Hilfe der älteren Methoden wurden zweifellos manche Kunstprodukte (Füllung von Gewebsspalten mit Farbmasse) erzeugt, die als Lymphbahnen angesprochen wurden.

Insofern ist die Bemerkung von MAXIMOW und BLOOM (1942) verständlich: "Except those about the large veins, lymphatic capillaries have not been demonstrated in the substance of the gland."

VII. Die Innervation der Nebenniere des Menschen und der Säugetiere.

Die reiche Nervenversorgung der Nebenniere ist frühzeitig aufgefallen. WINSLOW (1752) gibt bei Besprechung der „Leberflechte" (Bd. 2, S. 303), d. h. des Plexus coeliacus, an, daß Zweige zur „Obernierendrüse" verlaufen. Rr. suprarenales des Plexus coeliacus werden von HILDEBRANDT und WEBER (4. Aufl., 1831) genannt; ihre Beziehungen zum Plexus renalis schildert KRAUSE (1838). BERGMANN (1839) weist auf den reichen Gehalt der Nebenniere an nervösem Gewebe hin und bringt das Organ in einer allgemeinen Betrachtung mit dem Nervensystem in engen Zusammenhang. Auch FREY (1852) spricht von einer sehr reichlichen Nervenversorgung der menschlichen Nebenniere und nennt Plexus coeliacus und Plexus renalis als Quellen der Nebennierennerven. Auf die enge Beziehung zwischen Nervensystem und Nebenniere verweisen ferner LEYDIG (1853, 1854, 1857 usw.), KÖLLIKER (1854), WERNER (1857). KÖLLIKER (1854) zählt an der rechten Nebenniere 33 Stämmchen. Nach WERNER (1857) kommen zu den Nebennierenästen aus Plexus solaris und Plexus renalis noch Äste des N. vagus und N. phrenicus, welche nicht erst eine Verbindung mit dem Plexus solaris aufnehmen. KRAUSE (1880) nennt außerdem die Nn. splanchnicus major et minor; auch er zählt 20—30 Stämmchen, die an die Nebenniere herantreten. Schon in der Kapsel, ja sogar noch etwas von ihr entfernt im periadrenalen Gewebe, kann es zur Ansammlung von Nervenzellen, fast in Form kleiner Ganglien, kommen. ARREN (1894) sieht zumindest auf der rechten Seite eine Vagusbeteiligung bei der Innervation der Nebenniere.

Neuere *beschreibend-anatomische Arbeiten über die Innervation der Nebenniere* stammen von LATARJET und BERTRAND (1923), PETIT-DUTAILLIS und FLANDRIN (1923), sowie BRAEUCKER (1951). Nach LATARJET und BERTRAND (1923), vgl. auch CRAMER 1926b) gibt der N. splanchnicus schon vor seinem Eintritt in den Plexus solaris oft selbständige Äste zur Nebenniere ab. Die Nebenniere soll zwei Gruppen zarter Nervenästchen erhalten, welche untereinander keine anastomotischen Verbindungen eingehen, sondern sich erst innerhalb der Nebennierensubstanz verästeln. Die eine Gruppe besteht aus etwa 20 Nervenfäden, die entweder vom N. splanchnicus selbst (etwa 5), zum größeren Teil (etwa 15) aber von dem in den Verlauf des N. splanchnicus eingeschalteten Ggl. suprarenale abzweigen. Diese

Nerven gehen zur dorsalen Fläche der Nebenniere, welche sie oberhalb des distalen Poles, der Basis, erreichen. Die zweite Gruppe zieht vom Ggl. semilunare zum untersten Abschnitt des medialen Randes der Nebenniere und erreicht mitunter die basale Fläche. Stets liegen diese Nerven distal von der ersten Gruppe und gehen mit ihr keinerlei Anastomosen ein. Die erste Gruppe von Nerven kann man operativ erreichen, ohne die Nebenniere in ihrer Lage zu verändern. Die zweite dagegen wird erst zugänglich, wenn man sie aus dem umgebenden Gewebe herauspräpariert und die Nebenniere nach oben und innen klappt. Diese doppelte Innervation der Nebenniere vom Splanchnicus und Plexus solaris her führte LATARJET und BERTRAND zur Frage, ob die beiden getrennten Nervengruppen nicht Rinde und Mark getrennt versorgen. — Auf der rechten Seite ziehen kleine Nervenäste von den subphrenischen Zweigen des N. phrenicus unmittelbar zur Nebenniere. Zum Teil passieren sie dort ein im Verlauf dieses Nervenästchens gelegenes Ganglion. Zwischen dem N. phrenicus dexter, seinem Ganglion und dem Ggl. semilunare besteht eine Anastomose. PETIT-DUTAILLIS und FLANDRIN (1923) verfolgten auch aus dem Plexus renalis Zweige über den R. suprarenales der A. renalis zur Nebenniere.

Die neueste Arbeit über die Innervation der Nebenniere stammt von BRAEUCKER (1951). Ihm fällt wie den alten Autoren schon bei oberflächlicher Betrachtung der enorme Reichtum des Organs an Nerven auf. Der Plexus suprarenalis ist bei weitem stärker als der Plexus renalis. Vom linken Ggl. coeliacum gehen vier kräftige Äste ab, der sich unter Verzweigungen dem halbmondförmigen Rand der Nebenniere nähern und in die Drüse eintreten (Abb. 200). Der unterste von ihnen ist verbunden mit dem obersten Zweig des Plexus renalis, der am oberen Rand der Nierenarterie entlang läuft und weiter distal zwei Zweige an die Nebenniere abgibt. In den oberen Teil der Nebenniere treten noch einige feinere Zweige vom Plexus phrenicus ein. Die Gesamtheit der zur linken Nebenniere ziehenden Nerven ist im Hinblick auf die Kleinheit des Organs so groß, daß man allein schon hieraus zur Annahme gedrängt wird, die innere Sekretion der Nebenniere müsse in engen Beziehungen zu den Funktionen des vegetativen Nervensystems stehen. Aus der Basis der Nebenniere kommen einige feine Nervenfäden hervor, die auf die Oberfläche der Nieren übergehen und sich in der Tunica fibrosa zu einer Geflechtbildung ausbreiten.

Die rechte Nebenniere erhält zahlreiche Nervenzweige, die in der Hauptsache vom Plexus coeliacus, unten vom Plexus renalis, am oberen Pol zusätzlich vom Plexus phrenicus kommen. Auch rechts gehen aus der Basis der Nebenniere Ästchen hervor, die sich in den Außenschichten der Niere zu einem Geflecht ausbreiten (s. a. HIRT 1924). Im übrigen weist BRAEUCKER darauf hin, daß die Innervation der Niere mit der Nebenniere innig verbunden ist, und zwar über den Plexus coeliacus, über die Anastomosen zwischen Plexus renalis und Plexus suprarenalis und schließlich über die Anastomosen des perirenalen Geflechts mit den Nebennierennerven. Anhangsweise sei erwähnt, daß BRAEUCKER die Innervation von Niere und Nebenniere bei einer im 5. Monat der Schwangerschaft verstorbenen Frau untersucht hat. Er beobachtete eine Vergrößerung der Ganglienmassen.

Der mikroskopisch-anatomischen Schilderung der Innervation werden einige *vergleichend-histologische Angaben* vorangestellt (vgl. auch S. 8 ff.: Innervation des Interrenale und Adrenale der *Fische*, S. 47 ff.: Innervation der *Amphibien*-Nebenniere, S. 63 ff.: Innervation der *Reptilien*-Nebenniere, S. 88: Innervation der *Vogel*-Nebenniere).

Vögel: LISI (1924, NISSL-, CAJAL-, BIELSCHOWSKY-Methode) fand in der Nebennierenkapsel von *Hennen* mehr sympathische Ganglien als bei *Hähnen*. Bei der *Henne* sollen Beziehungen zwischen dem Funktionszustand der Ovarien und den Ganglien bestehen.

Säugetiere: Bei *Metachirus opossum* finden sich zahlreiche markarme Nerven im Mark, aber keine Ganglienzellen, bei *Macropus* markhaltige Nervenfasern im Mark (KOLMER 1918). Bei *Myrmecophaga jubata* beschreibt KOLMER (1918) einige Ganglienzellen im Mark, KOHNO (1925) auch markhaltige Nervenfasern. Bei *Ovibos moschatus* findet KOHNO (1925) im Mark zahlreiche markhaltige Fasern, aber keine Ganglienzellen. Eine Abbildung der Innervation der Nebenniere bei *Cervus axis* gibt PETTIT (1896). Im Nebennierenmark von *Bos* kommen recht häufig Ganglienzellen vor (VINCENT 1898, BACHMANN 1941). Ganglienzellgruppen im Mark bei *Cervus capreolus* und Nervenplexus im Mark bei *Hippopotamus* schildert KOHNO (1925). Beim *Pferd* sieht FREY (1852) in der Nervenbündel Ganglienzellen eingelagert. KOLMER (1918) beobachtet nur selten Ganglienzellen im Mark. Nach RENAUT (1899), GÜNTHER (1906) kommen bei der *Ratte* nur ganz vereinzelt einmal Ganglienzellen im Mark vor, was KOLMER (1918) bestreitet. Auch PANKRATZ (1936) und MITCHELL (1948) finden zu Bögen gruppierte Ganglienzellen, welche manchmal deutliche Vacuolen im Cytoplasma zeigen, im Nebennierenmark der *Ratte*. Nach MACFARLANDS (1941 b) Beobachtungen (BODIANsche Protargoltechnik) durchsetzen die Nervenbündel die Nebennierenrinde der *Ratte*, ohne mit den Zellen in Beziehung zu treten. Erst um die Markzellen liegen Endverzweigungen.

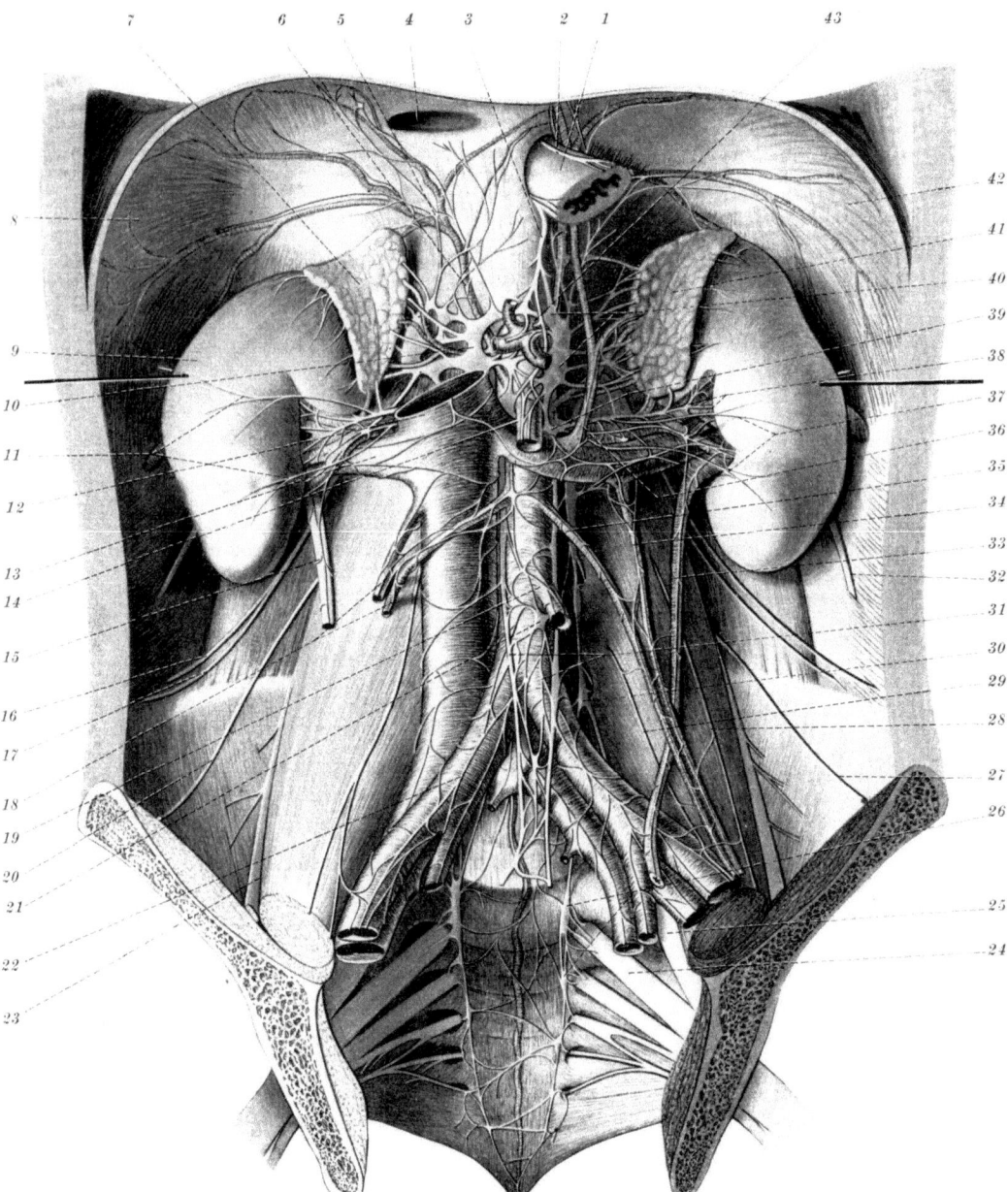

Abb. 200. Ventralansicht des Bauchteiles des vegetativen Nervensystems des *Menschen*. *1* Oesophagus; *2* Truncus (Chorda) ventralis vagi; *3* Truncus (Chorda) dorsalis vagi; *4* Foramen venae cavae; *5* Ggl. phrenicum; *6* A. phrenica abd. mit Plexus phrenicus; *7* Corpus suprarenale dextr.; *8* Diaphragma; *9* Ren dexter, *10* Ggl. coeliacum dextr.; *11* Rr. perirenales; *12* V. cava; *13* V. renalis dextr.; *14* A. mesenterica cran. mit Plexus mesentericus cran.; *15* Ureter; *16* N. iliohypogastricus; *17* N. ilioinguinalis; *18* Vasa spermatica mit Nervengeflechten; *19* A. mesenterica caud. mit Plexus mesentericus caud.; *20* N. cut. fem. fib.; *21* Ggl. mesentericum caud.; *22* A. ilica comm. mit Plexus ilicus comm.; *23* N. femoralis; *24* R. ventr. n. sacralis.; *25* Truncus lumbosacralis; *26* Ggl. sacralia; *27* N. cut. fem .fib.; *28* R. femoralis n. genitofemoralis; *29* R. genitalis n. genitofem.; *30* Ggl. lumbale IV.; *31* Plexus aorticus; *32* N. intercost. XII.; *33* Ureter mit Plexus uretericus; *34* V. spermatica mit Nervengeflecht; *35* A. spermatica mit Nervengeflecht; *36* V. phrenica abd. und V. suprarenalis cran.; *37* Rr. perirenales; *38* Ggl. renalia; *39* Ggl. renaliaorticum; *40* Ggl. coeliacum sin.; *41* Corpus suprarenale sin.; *42* Diaphragma; *43* A. coeliac mit Nervengeflecht. Aus BRAEUCKER 1951.

Die Fasern stammen aus dem Rückenmark (Degenerationsexperimente) und verlaufen größtenteils über die Nn. splanchnici major et minor. — Beim *Meerschweinchen* sind nicht viele Ganglienzellen im Nebennierenmark nachzuweisen (GUIEYSSE 1901), vielleicht etwas öfter bei jüngeren Tieren (BLOCH 1927). Die Ganglienzellen von *Cavia* sollen öfter zwei Zellkerne enthalten (VIALLETON 1898, GUIEYSSE 1901). RENAUT (1899) behauptet, daß bei *Cavia* gelegentlich richtige „intraadrenale" Ganglien von 2—10 Zellen vorkommen. Bei *Lepus cuniculus* findet HOLM (1866) Nervenzellen im Mark, ja sogar in der Rinde (wenn auch weniger). Während dies auch von DOGIEL (1894) bestätigt wird, behauptet HOSHI (1926), daß im Mark der *Kaninchen*-Nebenniere keine Ganglienzellen vorhanden sind. Die Nebenniere soll übrigens bei diesem Tier streng homolateral nur vom Splanchnicus, nicht vom Vagus innerviert werden. — DOGIEL (1894) findet bei *Felis dom.* Ganglienzellen im Mark, RENAUT (1899) behauptet, sogar einige Ganglienzellen in Fasciculata und Reticularis gesehen zu haben (vgl. ferner GÜNTHER 1906). BENNETT (1940a) betont, daß die Nerven ohne Astabgabe durch die Rinde ziehen. Eine Innervation der Rindenzellen konnte er nicht erkennen. Die Markzellen sollen an dem Pol innerviert werden, der einer Capillare anliegt, während der entgegengesetzte, einer Vene anliegende Pol, für die Sekretabgabe eingerichtet sei. — Nach KOHNO (1925) kommen bei *Felis leo* markhaltige Fasern im Mark vor. — DOGIEL (1894) beschreibt Nervenzellen im Mark von *Canis fam.* GÜNTHER (1906) findet sie beim *Hund* gerade seltener. — Nach KOLMER (1918) sind bei *Procyon* markhaltige Fasern im Mark anzutreffen. — Bei *Ateles hypoxanthus* beobachtet KOLMER (1918) einige markhaltige Fasern im Mark. — Nach PETTIT (1896e) scheint das Ggl. semilunare von *Macacus sinicus* geradezu eine Ausbreitung des N. splanchnicus major zu sein, von welchem aus die Fasern in die Nebennierenrinde eintreten. — Bei *Macacus cynomolgus* finden sich nach PETTIT (1896e) gelegentlich ein paar Ganglienzellen im Mark. Über die Innervation der Nebenniere von *Hylobates* (S. 115), *Satyrus* (S. 115) und *Schimpanse* (S. 115) wurde früher bereits kurz berichtet.

Im folgenden seien erstens Angaben über die *feinere Verteilung der Nervenfasern in Rinde und Mark*, zweitens Angaben über die *Ganglienzellen innerhalb der Nebenniere* mitgeteilt.

Bezüglich der *feineren Verteilung der Nervenfasern*, insbesondere auch innerhalb der *menschlichen* Nebenniere, sind sich die Untersucher einig, daß die meisten Nervenfasern die Rinde durchsetzen und erst im Mark in ihre Telodendren übergehen. Nach NAGEL (1836) sollen sich einige Fäserchen allerdings schon in der Rinde aufteilen. Nach ECKER (1846) durchlaufen die Nervenfasern die Rinde ungeteilt, meist mit den senkrechten gröberen Bindegewebszügen. Erst im Mark erfolge eine Aufteilung in zahlreiche Bündel, welche in starkem Faseraustausch stehen, wodurch ein dichtes Nervennetz im Mark gebildet wird. Ähnlich schildert FREY (1852) die Verhältnisse: dickere und dünnere Fasern gehen ohne Abgabe von „primitive fibres" durch die Rinde. Nur im Mark kommt es zur Faserverzweigung. KÖLLIKER (1854) gibt folgende Beschreibung. Die zahlreichen (über 30) in die Nebenniere eindringenden Stämmchen bestehen aus dünnwandigen, feineren und mitteldicken, selbst dickeren Nervenröhren von weißlicher oder weißer Farbe, mit kleineren Ganglien besetzt. Die Stämmchen dringen besonders in der unteren Hälfte und am Innenrand des Organs ein und scheinen alle für das Mark bestimmt zu sein. Es sollen um so mehr Nerven vorhanden sein, je größer das Mark ist. Spärlichem Mark dagegen entsprechen auch wenig Nerven *(Nager)*. TODD und BOWMAN (1856) meinen, daß die Nervenfasern die Rinde perforieren. WERNER (1857) ist gleicher Ansicht, sagt dann aber wie BERGMANN (1839), daß die Nerven aus dem Plexus solaris das Mark durchsetzen und wieder aus der Nebenniere herausgehen. Ähnlich wie EBERTH (1871) kommt KRAUSE (1880) zu der Überlegung: „Es wäre nicht unmöglich, daß die Nerven gar nicht der Nebenniere selbst angehörten, sondern nur einen in dieselbe eingelagerten, mithin endlosen sympathischen Plexus darstellten."

DOGIEL (1894, Methylenblautechnik, CAJAL-Methoden) findet Nerven besonders reichlich in den inneren Rindenschichten, die meisten allerdings im Mark. Nach seiner Ansicht befindet sich im Mark ein nervöser Plexus, in jeder Masche dieses Plexus eine Markzelle. FUSARI und DOGIEL (1894) beschreiben zwei Arten pericellulärer Nervenendigungen. Es finden sich varicöse Fasern mit Verdickungen von der Form ovaler Plättchen, dreieckig oder multipolar. Solche Fasern enden mit einem feinen Endbäumchen um die Markzellen. DOGIEL (1894) sieht Neurofibrillen Körbe um die Epithelzellen bilden. Die Körbe liegen in den Markzellzwischenräumen; sie umgeben eine oder mehrere Zellen. Im Kontakt mit den Markelementen enden solche Fasern mit einer Anschwellung. STÖHR sen. (Lehrbuch, 1898) sieht die Nervenästchen auf der Oberfläche von Rindenzellgruppen endigen, nicht aber zwischen die einzelnen Zellen eindringen. Ein dichteres Geflecht liegt bereits in der Zona reticularis, wo aber ebenfalls nur Zellgruppen umsponnen werden. Im Mark wird dagegen jede einzelne Zelle von Nervenfasern umgeben; ein Teil der Nerven mag an die Blutgefäßwände gehen.

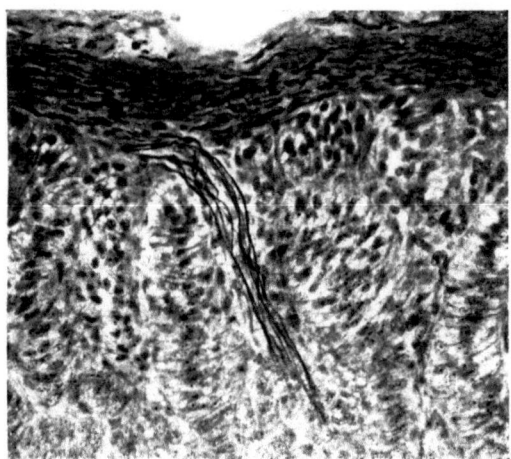

Abb. 201. Aus dem Plexus subcapsularis ohne Astabgabe in die Nebennierenrinde des *Meerschweinchens* eindringendes Nervenfaserbündel (Versilberungstechnik nach BODIAN, 260fach vergrößert, Präparat cand. med. KAEMMERER).

Nach RENAUTs (1899) Ansicht gehen die stärksten Nervenäste der Vena suprarenalis entlang („nerfs médullaires") und bilden im Mark einen Plexus. Die an anderen Stellen die Kapsel erreichenden Nerven laufen erst eine Strecke weit in ihr parallel zur Oberfläche des Organs, bevor sie in die Tiefe biegen (vgl. hierzu Abb. 201). RENAUT spricht von einem „Plexus sous-capsulaire", aus welchem sich die „Nerfs corticaux" lösen, und steht auf dem Standpunkt, daß auch jede Rindenzelle, zumal der Glomerulosa und Fasciculata, nervös versorgt sei. Die Reticularis soll sowohl von den „Nerfs corticaux" wie „Nerfs médullaires" Zufluß erhalten. Im Mark ist die Zahl der marklosen Fasern sehr groß; die Knotenpunkte des Nervennetzes können mit Ganglienzellen besetzt sein. Die präterminalen und terminalen Fasern „pénètrent dans l'épaisseur des cordons glandulaires". Dabei sieht RENAUT im Verlauf der Markfäserchen gelegentlich Varicositäten (Chromsilbermethode) oder perlschnurartige Bildungen (Methylenblaumethode). Die Angaben von TESTUT (1901) schließen sich dem eben Gesagten größtenteils an. Bemerkenswerterweise spricht er bei der Beschreibung der Markinnervation von einem „Réticulum terminal", welche die Markzellen korbartig umgibt und mit deren Cytoplasma in kontinuierlichem Zusammenhang steht. Eine Beziehung der die Rinde durchsetzenden Nervenfasern zu den Rindenelementen selbst kann TESTUT nicht finden. DELAMARE (1904) indessen behauptet, daß einige von den feineren in die Rinde eindringenden Nervenästen sich schon in der Zona glomerulosa aufsplittern. Alle in der Rindensubstanz endigenden Nervenfasern sollen frei enden, manchmal mit einer Anschwellung. Die gröberen Nervenäste liefern nur einige wenige Zweige für die Rinde; sie versorgen im wesentlichen das Mark, wo sie unter anderem auch angeblich Beziehungen zu den Venen haben. Die Art der Plexusbildung im Mark sei recht kompliziert. Die Fasern kreuzen sich zwar, verbinden sich aber dabei nicht miteinander (MANOUELIAN ohne nähere Angabe, zit. nach DELAMARE 1904).

ELLIOTT (1913) betrachtete das Nebennierenmark geradezu als ein prävertebrales Ganglion, das nur von präganglionären autonomen Fasern erreicht werde.

HAMMAR (1925c) fand viele Nerven in der Nebennierenrinde eines *menschlichen* Embryos von 17—18 mm Gesamtlänge. Über die Endigungsweise berichtet er nichts. Nach RAUBER und KOPSCH (1920) ist der größte Teil der in die Nebenniere eindringenden Fasern marklos. BRAUS und ELZE (1934) geben an, daß viele Fasern bis an die Kapsel heran markhaltig sind und erst mit dem Eintritt in das Organ die Markscheide verlieren. Daß es sich um markarme Fasern handelt, geht aus Abb. 202 und 203 hervor. KOLLOSOW (1930) beschreibt in der Nebenniere nervöse Endformationen von dreieckiger und ovaler Form. PINES und NAROWTSCHAROWA (1931) sehen ebenfalls terminale nervöse Anschwellungen. Nach ALPERT (1931) sollen die Zellen der Glomerulosa durch kurze Faserzüge unmittelbar aus dem in der Nebennierenkapsel gelegenen Plexus versorgt werden. Längere Fasern verlaufen zwischen den Fasciculatareihen, anastomosieren miteinander und bilden beträchtliche Netzwerke, welche die Rindenzellen einschließen; dünne Endfasern sollen sogar intracellulär endigen! Auf die gleiche Weise würden die Zellen der Zona reticularis versorgt.

Unter Berücksichtigung der Lehre der STÖHRschen Schule hat RIEGELE (1932) eine ausführliche Studie über die Innervation der Nebenniere geliefert, die sich auf die Untersuchung der Nebenniere von *Kindern, Erwachsenen, Kaninchen* und *Meerschweinchen* mit der BIELSCHOWSKY-Methode stützt. Er geht von der Konstruktion der Capillaren der Nebennieren aus, deren Endothelelemente zum reticuloendothelialen System gerechnet werden (S. 217). Sie bilden einen syncytialen Verband, der als Leitbahn der Neuriten fungieren kann. Die Nebennierenrinde erhält Nerven sowohl vom Mark wie vom Kapsel-

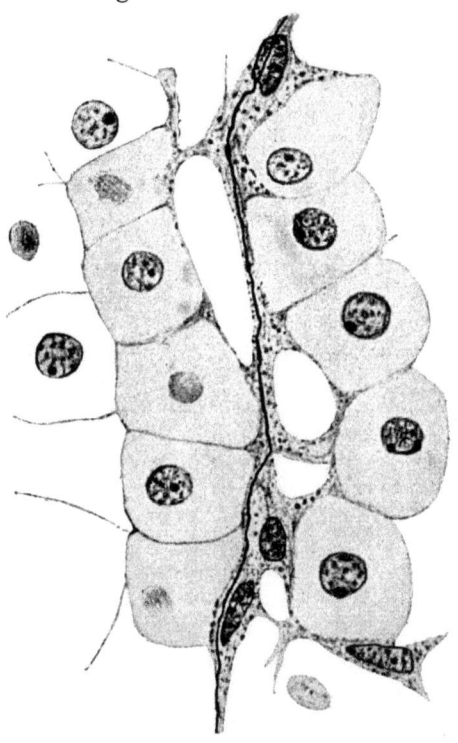

Abb. 202. Feinste, terminale Nervenfaser im Cytoplasma einer Capillarwand in der Zona fasciculata der Nebenniere des *Menschen* (BIELSCHOWSKY-Methode, etwa 1500fach vergrößert). Nach RIEGELE aus STÖHR 1951.

geflecht aus. Die Bündel folgen den Zellbälkchen der Rinde. An der Oberfläche der Zellstränge entwickelt sich ein Terminalnetz. Die Achsenzylinder dieses Netzes liegen intraplasmatisch in dem oben genannten Syncytium der Capillarwand (Abb. 202). RIEGELE hat manchmal den Eindruck, als ob eine besondere plasmatische Achsenzylinderhülle gebildet würde. Ob die Neurofibrillen des Terminalnetzes in reticuloendotheliales oder endotheliales Plasma eingebettet sind, kann RIEGELE wegen des untrennbaren Zusammenhanges beider nicht entscheiden. Mithin bilden hier keine SCHWANNschen ektodermalen Zellen eine Nervenhülle, sondern Mesodermabkömmlinge bauen das Scheidenplasmodium auf. Eine Beeinflussung des reticuloendothelialen Systems durch das vegetative Nervensystem wird erörtert. STÖHR jr. (Handbuch, 1928) schreibt: „Über das feinere Verhalten der Nervenfasern zu den Drüsenzellen der Rinde sind wir bis jetzt nicht genügend unterrichtet." Später nahm STÖHR (1935) in der Nebennierenrinde ein Terminalreticulum an. Im STÖHRschen Lehrbuch (1951) finden sich folgende Angaben:

„Von dem in der Kapsel ausgebreiteten Nervengeflecht dringen gewöhnlich dicke Nervenbündel ohne weitere Verästelung innerhalb der Rinde unmittelbar in die Marksubstanz hinein, um dort eine nervöse, vielfach verflochtene Fasermasse von enormer Dichte entstehen zu lassen (Abb. 203). Die Nervenfasern besitzen durch vielfache Schlingenbildung, Verästelung und starke Kaliberschwankungen ähnlich den in den Paraganglien vorhandenen Nervenfasern ein

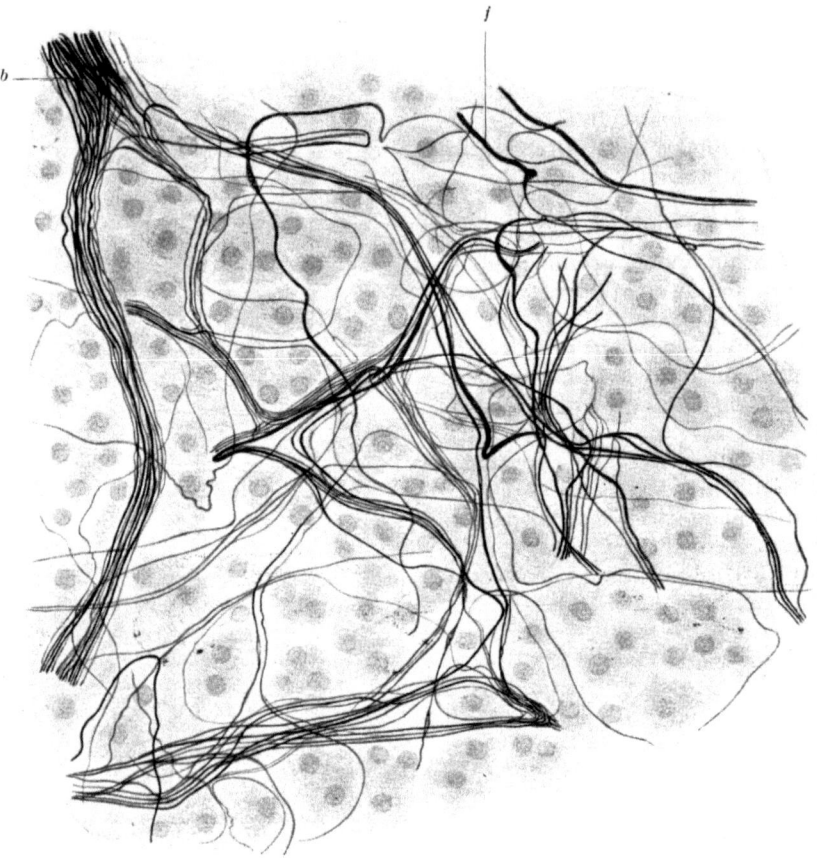

Abb. 203. Nervengeflecht aus dem Mark der Nebenniere des *Menschen*. *b* Von der Rinde einstrahlendes Nervenbündel; *f* dicke Nervenfaser (BIELSCHOWSKY-Methode, 500fach vergrößert und auf $^3/_4$ verkleinert). Aus STÖHR 1951.

besonderes morphologisches Gepräge, das eine beträchtliche Tendenz zur Oberflächenvergrößerung der gesamten Nervenmasse erkennen läßt. Jede einzelne chromaffine Zelle dürfte auf ihrer gesamten Oberfläche vielfach mit den feinsten, fibrillären Ausläufern des netzartig angeordneten Nervengewebes in plasmatische Verbindung geraten." „Die Rinde erhält ihre nervöse Versorgung teils von der Kapsel, teils vom Mark aus in Gestalt jenes zarten Netzes, das sich als nervöses Terminalreticulum an den Erfolgsorganen des vegetativen Nervensystems gewöhnlich vorfindet."

BENNETT (1940) bezweifelt die Deutungen von ALPERT (1931) und STÖHR (1935). HOLLINSHEAD (1936), SWINYARD (1937) und BENNETT (1940) lehnen eine Rindeninnervation rundweg ab. WILLARD (1936) glaubt allerdings, in der Nebennierenrinde des *Meerschweinchens* und der *Maus* eine engere Beziehung zwischen Neurofibrillen und Rindenzellen annehmen zu können. In seiner ausführlichen Studie über die periphere autonome Innervation geht HILLARP (1946/47) auch auf die Innervation der Nebenniere näher ein. Er bildet einen ,,Grundplexus" im Nebennierenmark ab. Dieser ist als eine Endformation des vegetativen Nervensystems anzusehen und zeigt keine so ausgiebige Bildung von Anastomosen zwischen den Axonen wie etwa STÖHRs Terminalreticulum oder BOEKEs sympathischer Grundplexus. Die Möglichkeit von Verbindungen der Neurone untereinander möchte HILLARP nicht ausschließen. DENBER (1947, 1949), BARBEY-GAMPERT fanden kein Terminalreticulum in der Nebenniere, dagegen besonders große keulenförmige Endigungen, die mit den von LAWRENTJEW beschriebenen Zellen verbunden sein sollen. Eine Rindeninnervation lehnen die Autoren ab (,,aucune terminaison nerveuse, ni réticulum de STÖHR, ni plexus fondamental de BOEKE"). DENBER (1944) berichtet außerdem über eine Innervation der X-Zone (neugeborene *Katze*), welche bei Untergang der Zone abgebaut wird, um bei älteren Individuen (das soll auch für den *Menschen* gelten!) gelegentlich wieder im Zusammenhang mit einer Alters-X-Zone aufzutreten. Die Endformationen der Fasern sollen dem WEBERschen metaterminalen Apparat entsprechen (postganglionäre Fasern?). Der Autor schließt mit der Bemerkung: «Avant l'apparition des fonctions sexuelles et après leur disparition, la zone la plus interne de la cortico-surrénale est légèrement innervée.»

SATO (1952) beschreibt eine Innervation der Rinde durch vegetative Fasern lediglich aus der Gefäßadventitia; sie wird in erster Linie humoral gesteuert. Das Mark dagegen erhält offenbar die Hauptmenge der in den Nebennierennerven zum Organ ziehenden Fasern, die aus dem nervösen Kapselplexus zu Strängen zusammentreten, welche die Rinde durchsetzen und erst im Mark in ein kompliziertes Endnetz zerfallen. Freie Nervenendigungen sah SATO hier nicht. Die Markzellen legen sich vielmehr den unterschiedlich kalibrierten Fasern an. Endformationen in Gestalt von Kolben und Ringen werden als receptorische Einrichtungen gedeutet.

Betrachten wir zusammenfassend *die Ergebnisse der Untersuchungen über die feinere Innervation der Nebenniere,* so können wir feststellen, daß die Aussagen über die *Markinnervation* immer mehr übereinstimmend auf die Annahme eines nervösen Plexus hinauslaufen. Die Markzellen erscheinen in diesen eingebettet. Die Neurofibrillen enden an ihnen per contiguitatem oder per continuitatem. Hingegen schwanken die Aussagen über die *Rindeninnervation.* Einige wenige Untersucher erörtern eine sehr weitgehende celluläre Innervation über ein terminales Reticulum, viele sprechen von perforierenden Nervenfasern, die nur gelegentlich bereits in der Rinde an Endformationen erinnernde Aufsplitterungen zeigen, und die meisten neueren Untersucher zweifeln überhaupt an einer Innervation des Rindenorgans.

Die *Ganglienzellen* der Nebenniere bedürfen einer besonderen Betrachtung. *Nervenzellen* werden in erster Linie im Mark, seltener in der Rinde angetroffen (Abb. 204). Von älteren Beschreibern sei HOLM (1866) erwähnt, der im übrigen auch in der Nebennierenrinde bei *Kaninchen, Hund* und *Katze* Ganglienzellen gesehen haben will. GRANDRY (1867), der die Nebennieren des *Rindes, Hammels, Hundes,* der *Katze* und des *Menschen* untersucht hat, findet nicht viele Nervenzellen in der Drüse und lehnt es daher ab, die Nebenniere in die Nähe des Nervensystems zu stellen. GOTTSCHAU (1883), der die Nebennieren des *Menschen* und zahlreicher Tiere untersucht hat *(Fledermaus, Seehund, Katze, Fuchs, Hund, Iltis, Wiesel, Fischotter, Igel, Ratte, Eichhörnchen, Maus, Ziege, Schaf, Ochse, Schwein)* beschreibt im Mark öfters Nervenzellen. Aber sie kommen nicht konstant vor; vor allem gibt es beträchtliche Artunterschiede. DOSTOJEWSKI (1884, 1886),

GUARNIERI und MAGINI (1888b), FUSARI (1890, 1891b) sehen das Nebennierenmark besonders auf Grund entwicklungsgeschichtlicher Untersuchungen und Überlegungen in gewisser Weise als ein *sympathisches Ganglion* an. Ein Teil der Markzellen sei von zwei Nervenfasern versorgt, «dont l'un se continue avec un des pôles de la cellule, tandis que l'autre s'encoulerait en spirale autour d'elle». Aus der Beschreibung geht nicht immer klar hervor, ob es sich bei diesen Markzellen in erster Linie um nervöse Elemente gehandelt hat. Nach DOGIEL (1894) sollen zwischen den echten Markzellen und den Nervenzellen des Markes keine engeren Beziehungen bestehen. Die Nervenfasern endigen aber nach seiner Meinung an den Drüsenzellen. Auch DOGIEL will im übrigen Ganglienzellen in der Nebennierenrinde bei *Kaninchen, Hund* und *Katze* gesehen haben. Ähnlich

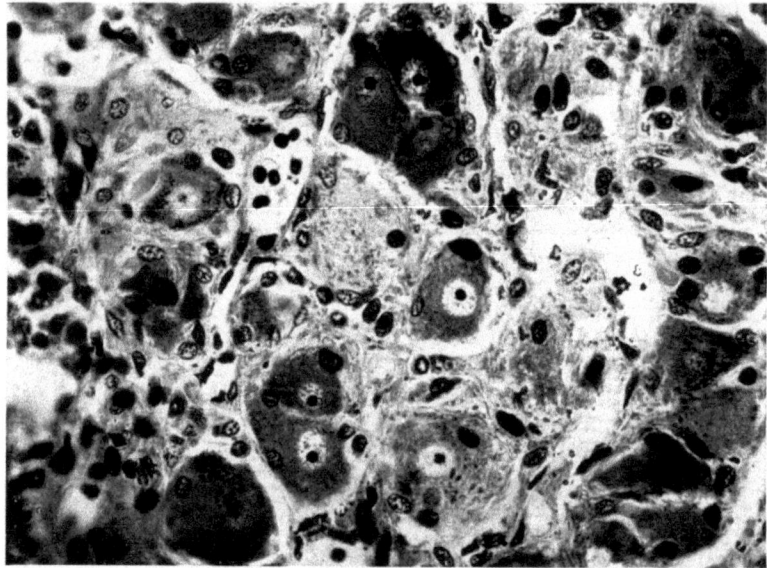

Abb. 204. Ganglienzellen im Nebennierenmark eines *Rhesusaffen* (Eisenhämatoxylin-Benzopurpurinfärbung, Vergr. etwa 250fach. Präparat von Prof. BARGMANN, Kiel).

schreibt STÖHR sen. (Lehrbuch, 1898) von Ganglienzellgruppen im Mark, gelegentlich aber auch in der Rinde. Auch RENAUT (1899) hat einige Ganglienzellen in der Zona reticularis und fasciculata bemerkt *(Hund, Katze)*. Hier wie im Mark handelt es sich um kleine Ganglienzellen multipolarer Form, mit höchstens 3—4 Fortsätzen. RENAUT hat nur wenige große, an ihren Zellkernen am ehesten erkennbare Ganglienzellen gefunden. DELAMARE (1904) verweist auf die komplizierte Zusammensetzung des Nebennierenmarkes. Rechnet man die Ganglienzellen zu dem Ganzen, so wird es nach seiner Ansicht verständlich, daß einige Untersucher das Nebennierenmark als Durchmischung eines nervösen mit einem drüsigen Organ ansehen. Allerdings wechselt die Zahl der Ganglienzellen beträchtlich (s. o.) nach Species, nach Individuen und — wie DELAMARE witzig mit Recht hinzusetzt — nach l'histologiste! Die große Menge nervöser Elemente sagt aber nach DELAMARE nichts gegen die Drüsennatur des Organs. Man könne im übrigen aus pericellulären Faserkörben (FUSARI, s. o.) nicht ohne weiteres auf die nervöse Natur von Markzellen Schlüsse ziehen. RITTER (1946/47) weist auf die enge, entwicklungsgeschichtlich leicht verständliche Verbindung nervösen Gewebes mit dem Nebennierenmark hin („Complexes neuro-endocriniens"). Das Nervengewebe im Mark scheint eine gewisse Autonomie zu besitzen.

Sowohl in der Nebennierenrinde wie im Mark hat RITTER Komplexe aus Nervenfasern, Ganglienzellen und endokrinen Zellen finden können. Nach DENBER (1944), BARBEY-GAMPERT (1945) handelt es sich bei ganglionären Elementen des Nebennierenmarkes um Nervenzellen vom DOGIELschen Typ II. Gelegentlich finden sie sich auch in der Kapsel und in der Nebennierenrinde. Die Zellen besitzen zahlreiche Dendriten. Eine Auflösung in eine Art Terminalreticulum findet nach diesen Autoren nicht statt. Die Endformationen der Nervenzellfortsätze sollen im übrigen stets extracellulär, gegebenenfalls in regelrechten Grübchen des Cytoplasmas der Markelemente gelegen sein. Es handelt sich immer um freie Nervenendigungen. Erwähnenswert erscheint schließlich noch,

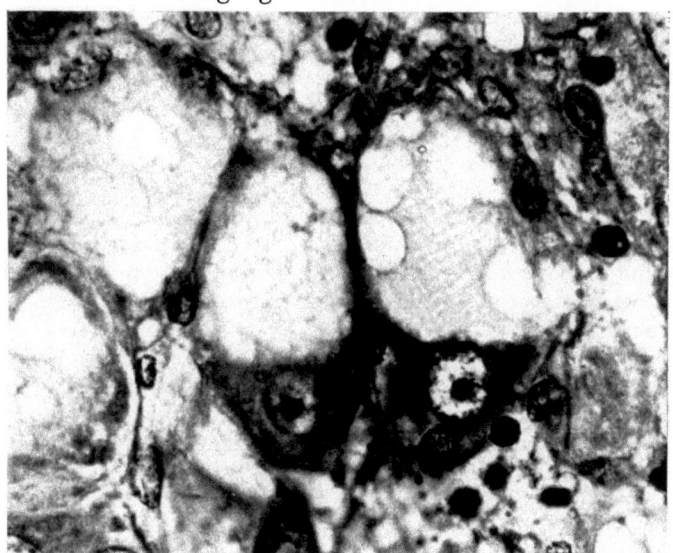

Abb. 205. Kolloidhaltige Ganglienzellen im Nebennierenmark von *Cricetus auratus*. Aus EICHNER 1951. BOUIN-Fixation (Azanfärbung. Vergr. etwa 1050fach).

daß THEILER (1926) in den Ganglienzellen der Nebenniere *Eisen* nachgewiesen hat. Kolloidhaltige Ganglienzellen, die teilweise Siegelringform besitzen, wurden im Nebennierenmark des *Goldhamsters* gefunden (EICHNER 1951, Abb. 205). Die Frage nach einer eventuellen *neurosekretorischen Leistung der Mark-Ganglienzellen* wird an anderer Stelle besprochen (S. 584).

Mit den experimentellen Untersuchungen von KAHN (1926) wird das Problem der *zentralen Repräsentation der Nebenniereninnervation* Gegenstand der Forschung. KAHN war zur Annahme einer zentralen Wirkung des Insulins gekommen. Er konnte nämlich beobachten, daß nach einseitiger, besonders linksseitiger Durchschneidung des N. splanchnicus — nach KAHNs Ansicht wird die linke Nebenniere ausschließlich durch den linken N. splanchnicus versorgt — in dem entsprechenden Nebennierenmark die vor der Durchschneidung deutliche Verkleinerung des Zelleibes, die Vacuolenbildung, die Abnahme der Phäochromie, der Körnchenschwund in den Markzellen unter Nervenreizen ausbleiben. In der Nebennierenrinde fand KAHN dagegen nach der Splanchnicusdurchtrennung außer einem nicht sehr eindeutigen Rückgang der Blutmenge keine besonderen Veränderungen. HOSHI (1926) versuchte experimentell am *Kaninchen* zu klären, ob die Nebenniere neben dem Splanchnicus aus vom Vagus versorgt wird. Die Durchschneidung der einzelnen und beider Nerven zeigte, daß nur der Splanchnicus, und zwar unilateral, in Betracht kommt. Die Nebennierenfasern gehen aus den sympathischen Wurzelelementen des Rückenmarkes wahrscheinlich ohne Neuronwechsel bis ins Mark. Damit würde die Richtigkeit der Vorstellung ELLIOTTs, das Nebennierenmark als prävertebrales Ganglion zu betrachten, bewiesen sein.

BÓTAR und O'SHAUGHNESSY (1937a, b) lieferten mehrere Arbeiten über die Innervation der Nebenniere. Auf Grund von Durchschneidungsversuchen bei *Katzen, Hunden* und *Affen* und der 4—5 Tage später erfolgten Untersuchung der Nebennieren mit der Methode CAJAL-DE CASTRO kommen die Autoren zu dem Schluß, daß das Mark unmittelbar und ausschließlich von den Nn. splanchnici majores, minores und abdominales versorgt wird. In ihren Untersuchungen fanden sie offensichtlich niemals Rindenveränderungen. YOUNG (1939) nahm Durchschneidungsexperimente an den vorderen und hinteren Wurzeln von Rückenmarkssegmenten bei der *Katze* vor und untersuchte die Faserdegeneration im Nebennierenmark mit der BODIAN-Technik. Nach seiner Ansicht wird die Nebenniere nur unilateral innerviert, und zwar von präganglionären Fasern mit einem Segmentbezug aus Th 6—L 3 bei geringen Schwankungen nach oben und unten. Wird nur ein Teil der Wurzeln durchschnitten — die meisten Fasern scheinen übrigens aus den hinteren Wurzeln zu kommen — so gibt es verschieden große Degenerationsfelder im Nebennierenmark. Die Durchschneidung des N. splanchnicus major bewirkt Nervendegeneration in der vorderen Markhälfte; die restlichen Markfasern verlaufen durch die Nn. splanchnici minores und einige tiefere Sympathicusganglien.

Um den Anteil des Parasympathicus und Sympathicus an der Innervation der Nebenniere festzustellen, nahmen OKINAKA und MORI (1939) Versuche an *Hunden* und *Kaninchen* vor. Über die Nn. splanchnici sollen parasympathische und orthosympathische Fasern zur Nebenniere verlaufen. Der orthosympathische Anteil wird angeblich im Ganglion umgeschaltet, während der Spinalparasympathicus durch das Ganglion lediglich hindurchziehe. MAYCOCK und HESLOP (1939) versuchten mit Hilfe eines Adrenalintestes die Innervation der Nebenniere nach elektrischer Reizung der einzelnen Splanchnici sowie einiger Lumbalganglien zu bestimmen. Auf Grund der rein physiologischen Methode kamen sie zu einem Innervationsschema, das ungefähr dem von YOUNG (1939, s. o.) nach Durchschneidungsversuchen entspricht.

HILLARP (1947) versuchte bei *Ratten* eine partielle oder totale *Entnervung* der Nebennieren zu erreichen: 1. mittels Durchschneidung des Rückenmarkes in verschiedener Höhe, 2. mittels Durchschneidung des linken N. splanchnicus major, 3. Durchschneidung des Truncus sympathicus in verschiedener Höhe. Dann reizte HILLARP das Nebennierenmark durch einen kräftigen Insulinschock, tötete die Tiere durch Nackenschlag und fixierte die Nebenniere in Formol-Chromatlösung. Nach seinen Beobachtungen kommen die präganglionären Neurone für das Nebennierenmark aus Th 8—11, besonders aus Th 9, und verlaufen zumeist im N. splanchnicus major. Eine bilaterale Innervation wird bestritten. Auch seien die Zellkomplexe des Markes nicht nach besonderen Rückenmarkssegmenten zu ordnen.

Mittels einer modifizierten BODIAN-Technik untersuchte EVANS (1947) die Nebenniere des *Kaninchens*. Der N. splanchnicus wurde unterbrochen und mit Ästen von 1 oder 2 Lumbalnerven, d. h. also spinaler Nerv mit autonomem Nerv verbunden. Danach ändert sich das Innervationsbild der Nebenniere beträchtlich. Es tauchen in der Rinde jetzt plötzlich dicke Nervenfasern auf, offenbar aus L 1—2, aus welchen einzelne Fasern zwischen die Rindenzellen ziehen und das Mark nicht mehr erreichen. Sie besitzen keulenartige Endformationen. Es wird vermutet, daß der von der zentralen Nervenzelle ausgehende Neuroplasmastrom

(Hypothese von PAUL WEISS) im Rindengebiet Schwierigkeiten beim Durchwachsen begegnet; Abweichungen vom normalen Weg und Auftreibungen am regenerierenden Ende sollen die Folge sein. Im Mark derartig behandelter Drüsen findet EVANS zwar fast nur die autonomen dünnen Nervenfasern, aber stellenweise auch beträchtliche Armut an Neurofibrillen (*Kaninchen*, 100 Tage post operationem). Erst etwa 200 Tage nach der Operation ist wieder ein normales Markinnervationsbild vorhanden.

KISS (1951) nahm an Nebennieren von *Katzen* und *Hunden* Untersuchungen mittels der Achsenzylinderdegenerationsmethode vor. Das Mark wird vorwiegend durch präganglionäre sympathische Fasern aus den Vorderwurzeln Th VII—IX, die Rinde durch postganglionäre Fasern aus dem Ganglion coeliacum und dem umliegenden Nervengeflecht sowie sensiblen Fasern aus den Spinalganglien Th IX—XI versorgt. Postganglionäre sympathische und sensible Fasern bilden gemeinsame intraprotoplasmatische Geflechte. Ob auch Fasern parasympathischen Ursprungs an der Nebenniereninnervation beteiligt sind, erscheint fraglich.

Experimentelle neurohistologische Untersuchungen am Nebennierenmark hängen schließlich seit der Entdeckung des Adrenalins, des „flüssigen Sympathicus" eng mit der *Frage der nervösen Steuerung der Adrenalinbildung und -abgabe* zusammen. ELLIOTT (1913) nahm alte Fragestellungen von LEYDIG (1853ff.) und DOSTOJEWSKI (1884, 1886) wieder auf und wies in seiner berühmten RINGER Memorial Lecture (1914) auf den Parallelismus zwischen Sympathicuswirkung und Adrenalinwirkung hin. ELLIOTT mutmaßte mit ungewöhnlichem biologischem Weitblick, daß wahrscheinlich auch noch die zweite Substanz aufgefunden werden würde, welche als ein chemischer Substituent des parasympathischen Systems wirken müsse. Wir wissen heute, daß diese Bedeutung dem Acetylcholin zukommt, ferner, warum die Aufdeckung dieses Stoffes so große Schwierigkeiten bereitet hat, wird er doch durch die Cholinesterase äußerst rasch wieder zerstört. Erst nachdem die Hemmung des Fermentes durch Eserin bekannt geworden war, konnte die „parasympathische" Substanz entdeckt werden.

Mit der Frage der nervösen Steuerung der Adrenalinabgabe unter Berücksichtigung morphologischer Probleme haben sich besonders französische Forscher befaßt (TOURNADE 1926, TOURNADE und MALMÉJAC 1931, 1932, TOURNADE und CHABROL 1926a, b, TOURNADE, HERMANN, MALMÉJAC und JOURDAN 1931, TOURNADE, CHABROL und WAGNER 1925). HERMANN, JOURDAN, MORIN und VIAL (1937) stellten fest, daß nach homolateraler Durchschneidung der Nn. splanchnici und des Truncus sympathicus lumbalis das Nebennierenmark Adrenalin, wenn auch in sehr verminderter Menge, immer noch fortlaufend abgibt. Die Untersucher fassen das Nebennierenmark als ein präganglionär innerviertes, autonomes, peripheres Ganglion auf. COUJARD (1943) untersuchte einesteils das Nervengewebe der Nebenniere, andererseits die sekretorischen Elemente, und versuchte eine schärfere Abgrenzung beider herauszuarbeiten. Die Osmiumjodidfärbung nach CHAMPY soll für Adrenalin spezifisch sein. Dadurch könnten adrenerge Strukturen von nervösen und vom Bindegewebe unterschieden werden. Es wird ein terminales intercelluläres Netzwerk beschrieben, welches von Fortsätzen gewisser geschwärzter interstitieller Zellen gebildet wird. Dieses Netzwerk veranlaßt letzten Endes die Adrenalinabgabe, wenn es über sympathische Fasern Impulse erhält. Es sei somit gar nicht notwendig, eine Innervation einer jeden einzelnen Markzelle zu postulieren. Die interstitiellen Zellen sollen unvollkommen differenzierte Nervenzellen darstellen, wie dies bereits RAMON Y CAJAL beschrieben hat.

VIII. Bemerkungen zur Konstitutions- und Rassenanatomie der Nebennieren.

Alte Behauptungen von der besonderen Größe der Nebenniere bei *Negern* (CASSAN ohne Jahresangabe, MECKEL 1806, KLEBS 1876) glaubte DUCLOS (1890) gerade umkehren zu dürfen. Dieser Internist hatte bei der Autopsie einer sonst wohlgebauten *Negerin* ein relativ niedriges Nebennierengewicht festgestellt. Daraus zog er den gewagten Schluß, daß die Pigmentierung der Negerrasse mit einer Atrophie der Nebennieren in Zusammenhang stehe, die Pigmentierung der *Neger* mit anderen Worten etwas Pathologisches sei (s. ferner S. 496).

Gegen eine derartige „Rassenanatomie" äußert schon DELAMARE (1904) Bedenken. Er warnt vor einer Verallgemeinerung dieser Pigmenthypothese und stützt sich auf die Feststellung, daß bei einer Reihe von Tieren *(Meerschweinchen, Kaninchen, Ratte, Maus)* die Nebennieren der pigmentreichen Tiere nicht voluminöser sind als die der Albinos. LANGLOIS und REHNS (1899) wollten freilich gefunden haben, daß die Nebennieren von Feten schwarzer *Schafe* dunkler und etwas schwerer seien als die weißer. Außerdem sollen erstere eine etwas stärkere Eisenchloridreaktion geben.

Nach Messungen von SWINYARD (1940a) sind die Nebennieren von *Weißen* infolge starker Rindenentwicklung angeblich größer als die von *Negern*. Das Rinden-Markverhältnis beträgt bei weißen Männern 12,4:1, bei Negern 8,3:1. Bei den Weibern liegt das Zahlenverhältnis bei den Weißen 20,4:1, bei den Negerinnen 14,2:1.

Eine sicherlich mit großer Skepsis zu bewertende Untersuchung der Nebenniere von *Mongolen* haben STEFKO und PUZIK (1933) angefertigt. Sie maßen die gesamte Rindenbreite mit 760 μ, wobei auf die Glomerulosa 120 μ, auf die Fasciculata 560 μ, auf die Reticularis 75 μ kamen. „Somit charakterisiert sich die Nebennierenrinde bei *Mongolen* durch schwache Entwicklung der Zona reticularis und der Zona glomerulosa." In der Zona fasciculata ist oft keine regelmäßige Säulenanordnung zu beobachten. Manchmal finden sich in der Fasciculata auch abgerundete Inseln von Marksubstanz. Die Markdicke beträgt normalerweise etwa 855 μ. Das Mark ist gegen die Rinde unregelmäßig begrenzt. Sehr oft fanden STEFKO und PUZIK sympathische Nervenzellen im Mark (Durchmesser dieser Elemente von 35—50 μ); sie liegen einzeln oder in Strängen oder in Form rundlicher Körper zusammen, welche an sympathische Ganglien erinnern.

„Es muß besonders darauf hingewiesen werden, daß sich in *jedem* Nebennierenpräparat von Mongolen in der Drüsenkapsel Anlagen der Rinde finden. Gewöhnlich bestehen sie aus denselben undifferenzierten anatomischen Elementen wie die Zona glomerulosa der Rindenschicht. Manchmal sind sie von der Drüse selbst vollständig getrennt, in anderen Fällen finden wir sie mit den Zellen der Rindenschicht wie durch eine kleine Brücke verbunden, so daß die rundliche Bildung wie auf einem Stiele sitzt."

Das ganze Bild fassen STEFKO und PUZIK als Ausdruck einer „Verzögerung der morphologischen Differenzierung der Histostruktur in den Nebennieren der *Mongolen*" auf. Bei erwachsenen *Russen* finden sich einzelne sympathische Zellen nur in 20% der Fälle. Die Anordnung der Ganglienzellen in Strängen und im Sinne der Bildung regelrechter kleiner Ganglien beobachteten die Autoren nur in der Nebenniere 6—8 Jahre alter Kinder.

Die Untersuchungen von VICARI (1942) über die Verschiedenheit des Lipoidbildes in den Nebennieren von Hunderassen, ferner Mäuserassen usw. sind bereits erwähnt worden (S. 330f.).

Nebenniere und Konstitutionstypus. Bei der Prüfung der sog. adrenalen Gegenregulation am postmortal durchströmten Kaninchenohr nach PISSEMSKI gelang MEYTHALER (1950) angeblich die Gegenüberstellung zweier „adrenaler" Konstitutionstypen.

Der Pykniker überwindet den Tiefpunkt der Hypoglykämie nach Insulin leicht. Die adrenale Gegenregulation hebt die Blutzuckerwerte rasch wieder an. Der Pykniker verfügt demnach über ein gut ausgebildetes phäochromes System, dem logischerweise auch ein gut ausgebildetes Inselsystem gegenüberstehen müßte.

Die Leptosomen zeigen das genaue Gegenteil. Die große Wirkungsintensität des Insulins läßt hier den Schluß zu, daß der Leptosome ein schwächeres Adrenalsystem mit einem ebenfalls schwächeren Inselapparat hat. Beim Athleten kommt die Gegenregulation nur schwer in Gang. Erst beim Absinken des Blutzuckers auf erheblich niedrige Werte setzt sie wirkungsvoll ein.

Sexualdifferenzen s. S. 699ff.

IX. Domestikation und Nebenniere.

Es ist seit langer Zeit bekannt, daß die Nebennieren frisch gefangener *Wildratten* größer sind als die von Laboratoriumstieren (WATSON 1907, KING und DONALDSON 1929), ebenso, daß dies auf eine spezielle Rindenverbreitung bei der Wildform zu beziehen ist (HATAI

1915b, DONALDSON 1923). EMERY (1935) fand bei einem aus einem Wildstamm entwickelten Stamm haarloser *Ratten* immerhin noch größere Nebennieren als bei Albinoratten. Nach DONALDSON (1928) soll aber auch die Menge des phäochromen Gewebes bei der grauen *Wildratte* größer sein als bei der *Albinoratte* gleichen Körpergewichtes. Auch nach ROGERS und RICHTER (1948) haben die *Wildratten* (Norway, Alexandrine) schwerere Nebennieren als die domestizierten Formen (Norway, s. a. S. 488).

Zwingt man die Wildformen unter die Lebensbedingungen der Laboratoriumstiere, so kommt es nach vielen Generationen der Domestizierung wohl zu einer geringen Reduktion der Nebennierengröße, aber nie zu den Gewichten wie bei den typischen Laboratoriumstieren. In der ersten Generation einer Kreuzung zwischen *wilden Ratten* und domestizierten Tieren steigt das Nebennierengewicht über das der domestizierten Elterngeneration nur geringfügig. Die verschiedenen Nebennierengewichte beruhen immer auf Veränderungen der Rinde. Die Markgewichte sollen praktisch relativ überall gleich sein.

Auf die Unterschiede in bezug auf die Salztherapieerfolge nach Adrenalektomie bei Wildratten und zahmen Ratten komme ich auf S. 684 zurück.

X. Die quantitativen Verhältnisse der Nebenniere.
A. Die Größe der Nebenniere.

Die absolut größte Nebenniere besitzt nach KOLMER (1819) der *Elefant*, dann folgen *Giraffe*, *Rhinoceros*, *Pferd*, *Ochse*, *Lippenbär*, *Hippopotamus*, *Löwe*, *Hydrochoerus*.

Bei der Untersuchung der *Größenverhältnisse der menschlichen Nebenniere* gehe ich von der Nebenniere des Keimlings aus. Bemerkungen hierzu finden sich bereits S. 125ff. (vgl. ferner SCAMMON 1923, 1926). Aus den Arbeiten von HUSNOT (1907, 1908), ZANDER (1890) und LANDAU (1915) ergeben sich folgende Maße der Keimlingsnebenniere (Tabelle 13).

LUNA (1908) maß die Nebennierengröße im Intra- und Extrauterinleben und fand folgende Verhältnisse (Tabelle 14).

Die Nebenniere erreicht im 6. Intrauterinmonat ihren relativ größten Umfang. Nach Tabelle 14 geht das Nebennierenwachstum vom Embryonalstadium bis zum Alter von 50 Jahren progredient vor sich: bis zu 29 cm Fetalgröße erfolgt das Wachstum zuerst gleichmäßig in allen Dimensionen, lediglich in der Dicke etwas langsamer. Dann steht das Wachstum in der Längsrichtung still und schreitet nur in der Querrichtung, in der Dicke kaum fort.

Ferner haben JONSON und ÅDERMAN (1926) Höhe, Breite und Dicke der Nebenniere in verschiedenen Entwicklungsstadien bestimmt. Unter Höhe verstehen sie die Entfernung vom höchsten Punkt des Organs bis zum gegenüberliegenden Punkt der Grundfläche, unter Breite den größten, zur Höhe senkrechten Durchmesser. Die Dicke wurde an der Basis gemessen. Während der ersten Intrauterinmonate kommt es zu einer sicheren und auffallenden Zunahme aller Maße. Eine Stockung mit Rückgang des Dickenwachstums erfolgt im 7.—9. Monat. Sie wird zu Ende der Schwangerschaft wieder ausgeglichen. Vom 4. Monat ab gibt die Breite die größte Ausdehnung des Organs während des ganzen Fetallebens an (s. a. Tabelle 13).

Tabelle 13.

	3. Monat		4. Monat		5. Monat		6. Monat		
	Breite	Höhe	Breite	Höhe	Breite	Höhe	Breite	Höhe	Dicke
ZANDER (1890)...	—	—	—	—	—	—	re. 18 li. 19	12 10	7 11
HUSNOT (1907, 1908)	3	5	3	8.5	—	—	8	11	
LANDAU (1915)...	—	—	—	—	—	—	re. 20 li. 22	17 18	8 10

	7. Monat			8. Monat			9. Monat			Neugeborener	
	Breite	Höhe	Dicke	Breite	Höhe	Dicke	Breite	Höhe	Dicke	Breite	Höhe
ZANDER (1890)...	re. 21 li. 24	10 9	7 10	18 19	13 12	7 8	27 27	15 13	5 9	—	—
HUSNOT (1907, 1908)	8	16		9	19	—	—	—	—	9	21
LANDAU (1915)...	re. 17 li. 16	16 16	17 7	25	20	9	—	—	—	—	—

Über die *Größe der Nebenniere des Neugeborenen* berichte ich nach den Angaben von PETER (1938). Die Größe der Nebennieren schwankt nach den in der Literatur niedergelegten Messungen in weiten Grenzen. Maßgebend sind die Zahlen von METTENHEIMER (1893) und GUNDOBIN (1921, Tabelle 15), während STARKEL und WEGRZYNOWSKI (1910) Neugeborene und Kinder bis zu 7 Tagen zusammengemessen haben; ihre Werte sind infolge der sofort post partum einsetzenden Verkleinerung der Nebennieren zu niedrig. Die Nebennieren messen also etwa 3,5 cm in der Höhe, 2,5 cm in der Breite und 1,25 cm in der Dicke. Größenunterschiede zwischen rechts und links sind noch nicht deutlich ausgesprochen. Erwähnt sei noch, daß die Nebennieren beim Neugeborenen nicht viel kleiner sind als beim Erwachsenen.

Bei *Frühgeburten* findet man nur um wenig geringere Werte als bei reifen Neugeborenen. GUNDOBIN (1921) verzeichnet für Feten im 8. und 9. Monat die gleichen Zahlen: 3 cm Länge, 2,5—3 cm Breite (s. a. Tabelle 13).

Auch die Angaben über die *Größe der Nebenniere des Kindes* entnehme ich den Mitteilungen von PETER (1938). Tabelle 15 gibt die Größe der Nebennieren

Tabelle 14. (Nach LUNA 1908 aus MÜHLMANN 1927.)

Körperlänge	Nebennierengröße		
	Querschnitt mm	Höhe mm	Dicke mm
Fetus 3,8 cm ...	3	2	1¹/₂
4,2 cm ...	3	3	2
5,0 cm ...	3	3	2¹/₂
6,0 cm ...	4	4	3
16,0 cm ...	7	6	4
15,0 cm ...	9	11	6
17,0 cm ...	10	11	7
20,0 cm ...	14	14	11
29,0 cm ...	20	20	11
40,0 cm ...	22	20	11
Neugeborene ...	25	20	8
Knabe 3 Monate .	27	20	8
14 Monate .	30	20	7
3 Jahre ..	36	25	7
20 Jahre ..	42	27	7
50 Jahre ..	50	30	7

Tabelle 15. *Größenverhältnisse der kindlichen Nebennieren in Zentimeter.* (Aus PETER 1938.)

Alter	Autor	Rechts			Links		
		Länge	Breite	Dicke	Länge	Breite	Dicke
Frühgeburten und Totgeburten	STARKEL und WEGRZYNOWSKI (ST. u. W.)	3,07	2,22	0,43	3,1	2,34	0,4
Fetus 8 Monate	GUNDOBIN (G.)	3	3		3	2,5	
Fetus 9 Monate	G.	3	2,5		3	3	
Neugeborene	G.	4	2,7	—	3,5	2,5	—
Neugeborene	METTENHEIMER	3,3—3,5	2,3	1,3	3,3—3,5	2,8	1,2
Neugeborene bis 7 Tage	ST. u. W.	2,79	2,41	0,41	2,92	2,47	0,37
7 Tage bis 1 Monat ..	ST. u. W.	2,81	2,07	0,33	2,88	1,84	0,37
1—2 Monate	ST. u. W.	2,65	2,17	0,29	3,11	2,01	0,24
3 Monate	G.	3,25	2		3,25	1,6	
3 Monate	LUNA (L.)	2,2	2,2	0,8	2,7	2,0	0,8
5 Monate	G.	3	2,25		3,75	2,75	
2—6 Monate	ST. u. W.	2,5	2,1	0,3	3,4	1,78	0,4
9 Monate	G.	2,5	2		3,0	2,5	
6—12 Monate	ST. u. W.	2,97	2,12	0,21	3,85	1,72	0,2
14 Monate	L.	2,6	2,0	0,7	3,0	2,0	0,7
1—1¹/₂ Jahre	ST. u. W.	2,84	2,28	0,28	3,35	1,75	0,2
1¹/₂—2 Jahre	ST. u. W.	2,65	2,25	0,26	3,8	1,9	0,26
2 Jahre	G.	3	3		4	2	
2—3 Jahre	ST. u. W.	3,45	2,43	0,3	4,17	2,05	0,3
3 Jahre	G.	4	1,25		3,65	2	
3 Jahre	L.	3,6	3	0,7	3,6	2,5	0,7
3—4 Jahre	ST. u. W.	3,14	2,27	0,3	4,01	1,78	0,29
4—5 Jahre	ST. u. W.	3,46	2,4	0,18	4,92	1,7	0,3
6 Jahre	G.	3,9	3		4,25	3	
10 Jahre	G.				5	2	
14 Jahre	G.				6	1,5	
15 Jahre	G.				4	2	
20 Jahre	L.	4,2	3,5	0,7	4,2	2,7	0,7

bei Kindern nach Messungen verschiedener Autoren. So verschieden auch die Werte selbst bei gleichalten Kindern sind — es handelt sich meist um individuelle Zahlen — so kann man doch klar aus der Zusammenstellung herauslesen, daß die Organe *nach der Geburt erheblich kleiner* werden. Im Hinblick auf die früheren Ausführungen über die postnatalen Veränderungen der Nebennieren (S. 276 ff.) ist das nicht verwunderlich. Diese Schrumpfung setzt schon in den ersten Lebenstagen ein, so daß STARKEL und WEGRZYNOWSKI (1910) für „Neugeborene bis 7 Tage" geringere Werte erhielten als für Totgeburten.

Die Größenabnahme reicht etwa bis zum 6. Lebensmonat. Von diesem Zeitpunkt an wird die Nebenniere nur langsam etwas größer. Die Größe des Organs des Neugeborenen ist etwa im 3.—4. Lebensjahr wieder erreicht. Dann wächst die Nebenniere langsam bis zur Pubertät und noch etwas darüber hinaus. Besonderheiten zeigt die Dicke der Nebennieren. LUNA (1908) verzeichnet durchweg sehr hohe Werte, die von denen des erwachsenen Organs nicht abweichen. Alle anderen Autoren haben aber weit niedrigere Zahlenwerte angegeben. Auch nach PETERS (1938) Messungen erscheinen die Nebennieren des Kindes sehr dünn. Es ist daher erklärlich, daß die Größe des neugeborenen Organs bereits im 3.—4. Jahre erreicht ist, während die Masse, das Gewicht erst im 11.—13. Jahr das Geburtsgewicht erreicht. Außerdem kommt es darauf an, wo man die Dicke mißt; LUNA hat wohl die dickste Stelle dafür genommen, die anderen Autoren etwa den oberen Teil des Organs.

Die Zahlenangaben über die *Größe der Nebenniere des erwachsenen Menschen* schwanken. LUSCHKA (1862/66): Höhe 2—3,5 cm, Breite 4—5 cm, Dicke 2—6—8 mm. TESTUT (1901): Höhe etwa 30 mm, Breite 25 mm, Dicke 5—6 mm. DELAMARE (1904) benutzt die Zahlenangaben von LUSCHKA und ergänzt die Werte für die Dicke: an der Basis der Nebenniere 8 mm, an den Rändern 4 mm. GANFINI (1905): Linke Nebenniere etwa 6 cm lang, 3 cm breit; die rechte Nebenniere soll zwischen Länge und Breite mehr ausgeglichen sein (4—6 cm). Die linke Nebenniere soll dicker als die rechte sein. Die Hauptachsen der Nebennieren sollen übrigens in etwa 30° zur Medianebene geneigt sein. RAUBER und KOPSCH (1920): Länge 4—6 cm, Breite 2—3 cm, Dicke nicht ganz 1 cm. MAXIMOW und BLOOM (1931, 1942): Nebennieren messen ungefähr 5,0 zu 3,0 zu weniger als 1 cm. HARTMAN und BROWNELL (1949): Nebenniere 40—60 mm lang, 20—30 mm breit und 2—8 mm dick.

Die Größenbestimmung findet heute mit Recht keine besondere Beachtung mehr. Die älteren Autoren glaubten offenbar mit Größenangaben wirklich etwas Wesentliches ausgesprochen zu haben. Immerhin fiel es beispielsweise schon FREY (1852) auf, daß die beiden Nebennieren bei einem Individuum beträchtlich verschiedene Größe haben können. Eine Schwierigkeit liegt darin, daß die Begriffe „Höhe" (Länge), „Breite" und „Dicke" bei der außerordentlich stark wechselnden Form der Nebennieren völlig verschwommen sind.

B. Das Gewicht der Nebenniere.

Können wir von den Gewichtsbestimmungen der Nebenniere etwas Besseres als von den Größenbestimmungen (s. o.) erwarten? Zwar dürften Gewichtsbestimmungen zweifellos einen größeren Wert beanspruchen als Größenbestimmungen, doch liegt auch hier eine ganze Reihe von Unsicherheitsfaktoren vor.

Beispielsweise vermißt man bei Gewichtsangaben recht oft den Hinweis, ob es sich um die *rechte oder linke Nebenniere* handelt. In dieser Hinsicht können beträchtliche Unterschiede vorliegen. WINTER und EMERY (1936, Untersuchungen an kastrierten *Ratten*) z. B. sagen, die Differenzen der mittleren Gewichte der rechten und linken Nebenniere seien bei bestimmtem Körpergewicht der *Ratte* so beträchtlich, daß sie bei Untersuchungen über die sog. kompensatorische Hypertrophie (S. 563 ff.) der Nebenniere unbedingt berücksichtigt werden müßten.

Jede Ermittlung des Gesamtgewichtes der Nebenniere verzichtet auf näheres Eingehen auf die *Rinden-Markproportionen*. Es wird dabei das Argument ins Feld geführt, die Gewichtsveränderungen der Nebenniere würden in allererster Linie durch Veränderungen der Rinde bewirkt.

Daß besonders bei weiblichen Versuchstieren *sexualbiologische Faktoren* auf das Nebennierengewicht Einfluß gewinnen können, wird auf S. 698 ff. ausführlich besprochen. Immerhin sei hier schon auf die Untersuchungen von BAKER (1938) verwiesen, der eine Zunahme des Nebennierengewichtes im *Oestrus* sah, oder auf die von HEWITT und VAN LIERE (1941), welche eine Gewichtszunahme der Nebenniere in der *Schwangerschaft* feststellten.

Daß eine zur Wägung bestimmte Nebenniere sorgfältig vom anhaftenden *Fett und Bindegewebe* befreit werden muß, sollte eine selbstverständliche Voraussetzung sein. Indessen kann die Wägungsvorbereitung einer sehr kleinen Nebenniere *(Maus)* Schwierigkeiten bereiten. Wenn es in die Größenordnung von Milligramm geht, dann kann schon die oft vernachlässigte *Wasserverdunstung* beträchtlich ins Gewicht fallen. Man mache sich die Mühe, eine *Maus*-Nebenniere auf einer sehr guten Analysenwaage ungeschützt vor Verdunstungsverlusten einige Zeit liegen zu lassen! Man wird über die chronischen Gewichtsveränderungen recht überrascht sein. Es kommt hinzu, daß der Wassergehalt des Organs an sich Schwankungen unterliegt. HEWITT und VAN LIERE (1941) haben z. B. einen gesteigerten Wassergehalt der Nebenniere post partum festgestellt.

Einen weiteren Faktor hebt TONUTTI (1942c, 1945) hervor. Bei *Regressionen der Nebennierenrinde* (S. 258ff.) können seiner Ansicht nach Bilder auftreten, welche äußerlich eine Hypertrophie oder Hyperplasie des Organs vortäuschen. Hierzu rechnet er z. B. eine kräftige Einlagerung sog. tannophiler Stoffe (S. 198ff.) in die Zona reticularis der *Meerschweinchen*-Nebenniere bei „regressiver Transformation". Ohne histologische Untersuchung, allein aus Gewichts- oder Volumenbestimmungen, ist daher keine sichere Aussage über „Hypertrophie" oder „Atrophie" des Organs zu machen.

Bei Betrachtung der Literatur über das Nebennierengewicht wird man feststellen, daß immer wieder die Frage, ob *äußere Einflüsse das Gewicht des Organs beeinträchtigen können*, diskutiert wird. Heute müssen wir diese Frage unbedingt bejahen. Es erscheint uns auf Grund der Vorstellungen über die Korrelationen des Hypophysen-Nebennierensystems jetzt selbstverständlich, daß die Dynamik des Organs beträchtliche Gewichtsschwankungen verursacht. Unter diesem Gesichtspunkt müssen daher manche Überlegungen älterer Autoren wieder überprüft werden. Wenn beispielsweise DELAMARE (1904) sagt, die Nebennierengewichte besäßen einen sehr großen Schwankungsbereich, daß sich nach Angaben älterer Autoren das Nebennierengewicht verdoppeln, ja verdreifachen kann, so erscheint uns dies aus angegebenen Gründen verständlich. Allerdings dürfte eine Verdreifachung des Gewichtes kaum je vorkommen. DELAMARE (1904), im Bann der Entgiftungshypothese (S. 12), meint, es komme dann zur Gewichtsvermehrung, wenn sich Gifte im Organismus ansammeln.

Viel Mühe hat sich SCHILF (1922) gegeben, um die *Bedeutung der Krankheit für das Nebennierengewicht* zu klären. Er kommt aber schließlich zu der Ansicht, das Gewicht der Nebennieren sei im allgemeinen unabhängig vom Gesundheitszustand des Körpers und von Krankheiten verschiedener Art. Einen ähnlichen Standpunkt vertritt RÖSSLE (RÖSSLE und ROULET 1932). Es sei notwendig, recht große Wägungsreihen durchzuführen. „Denn erstens schwankt die individuelle Ausbildung des Organs beträchtlich; dies geht so weit,

Tabelle 16. *Durchschnittskörpergewicht und Durchschnittsgewicht der Interrenalia verschiedener Selachier.* (HARTMAN, SHELDEN und GREEN 1943, HARTMAN und BROWNELL 1949.)

Family and Species	Sex and number	Body weight arithmetic mean, gm.	Interrenal arithmetic mean, gm.	Weight per cent body wt.
Galeidae				
Mustelis canis	9 males	2.564 ∓ 209.4	0.243 ∓ 0.0339	0.0092
(Smooth dogfish)	6 females	2.933 ∓ 626.0	0.194 ∓ 0.0437	0.0066
Prionace glauca				
(Blue shark)	1 male	48,640	1.040	0.0002
	1 female	27.000	0.760	0.0003
Carcharhinus obscurus	1 female	13.100	0.125	0.0010
(Dusky ground shark). .	1 undet.	19.540	0.437	0.0022
Squalidae				
Squalus acanthias	20 females	2.987 ∓ 151.3	0.171 ∓ 0.0144	0.0057
(Spined dogfish)	(with embryos)			
Rajidae				
Raja stabuliforis	1 male	15.200	0.610	0.0040
(Barn-door skate)....	11 females	11.206	0.428	0.0038
Raja diaphanes	1 male	530	0.019	0.0035
(Big skate)......	1 female	1.050	0.046	0.0047
Raja eglanteria				
(Clear-nosed skate) . .	4 females	2.390	0.053	0.0023
Raja erinacea	17 males	562 ∓ 9.6	0.023 ∓ 0.0125	0.0036
(Common skate)	56 females	532 ∓ 9.5	0.018 ∓ 0.0012	0.0034
Torpedinidae				
Narcacion nobiliana	2 females	39.600	1.130	0.0029
		14.000	0.396	0.0028
(Torpedo)	1 undet.	8.070	0.254	0.0032

daß man bei verunglückten jugendlichen, anscheinend gesund gewesenen Männern gelegentlich Nebennieren von der Hälfte des Durchschnittsgewichts finden kann. Zweitens können Depotbildungen (Lipoide) und Ödeme das Gewicht beträchtlich in die Höhe treiben. Natürlich sind Nebennieren mit zentralen Erweichungen für die Gewichtsbestimmungen unbrauchbar."

Angaben über Gewichte tierischer Nebennieren.

Selachier: HARTMAN, SHELDEN und GREEN (1943) haben die Interrenalia von 10 Species der *Elasmobranchier* (insgesamt 135 Fälle, vgl. Tabelle 16) gewogen. Betrachtet man das relative Gewicht der Interrenalia der *Selachier* (bezogen auf 100 g Körpergewicht), so scheinen die Interrenalia im allgemeinen kleiner zu sein als ihr Homologon, die Nebennierenrinde von Säugetieren, z. B. von *Hund* und *Ratte*, die zum Vergleich herangezogen wurden.

Vögel: HARTMAN und BROWNELL (1949) haben die Nebennieren von 143 Arten (38 Familien) von *Vögeln* gewogen (Tabelle 17). Von allen Arten scheint der *braune Pelikan* die relativ größten Nebennieren zu besitzen, die *Spechte* die kleinsten. Aus der Größe der Nebenniere

Tabelle 17. *Nebennierengewichte von Vögeln.* (HARTMAN und BROWNELL 1949.)

Species	Number	Per cent body wt.
Brown Pelican *(Pelecanus occidentalis)*	6	0.0405 ± 0.0056
Emden Goose	10	0.0114 ± 0.0016
Bob-white *(Colinus virginianus)*	6	0.0110 ± 0.0019
Herring Gull *(Larus argentatus smithsonianus)*	8	0.0153 ± 0.0062
Ruby-throated Hummingbird *(Archilochus colubris)*	4	$0.0127 \ (0.0095{-}0.0193)$
Downy Woodpecker *(Dryobates pubescens)*	30	0.0085 ± 0.0003
Phoebe *(Sayornis phoebe)*	10	0.0146 ± 0.0044
Purple Martin *(Progne subis)*	7	0.0133 ± 0.0021
Carolina Chickadee *(Penthestes carolinensisca rolinensis)*	21	0.0100 ± 0.0036
White-breasted Nuthatch *(Sitta carolinensis)*	14	0.0126 ± 0.0047
Brown Creeper *(Certhia familiaris americana)*	9	0.0142 ± 0.0061
Mockingbird *(Mimus polyglottis)*	10	0.0099 ± 0.0041
Robin *(Turdus migratorius)*	14	0.0117 ± 0.0046
Golden-crowned Kinglet *(Regulus satrapa)*	14	0.0135 ± 0.0045
Cedar Waxwing *(Bombycilla cedrorum)*	9	0.0155 ± 0.0040
Red-eyed Vireo *(Vireo olivaceus)*	15	0.0164 ± 0.0057
Myrtle Warbler *(Dendroica coronata)*	25	0.0125 ± 0.0049
English Sparrow *(Passer domesticus)*	28	0.0097 ± 0.0027
Red-winged Blackbird *(Agelaius phoeniceus littoralis)*	15	0.0089 ± 0.0034
Cardinal *(Richmondena cardinalis)*	21	0.0108 ± 0.0029

ließen sich keine wesentlichen Schlüsse auf die sonstige körperliche Aktivität einer Species ziehen. Auch waren keine eindeutigen Geschlechtsunterschiede zu beobachten. Dagegen bestanden bereits innerhalb einer Species erhebliche individuelle Unterschiede in bezug auf das relative Nebennierengewicht. Diese Differenzen waren zum Teil so groß, daß keine signifikanten Unterschiede gegenüber einer anderen Species zu gewinnen waren. Die Streuung der individuellen Gewichte war am geringsten beim *braunen Pelikan*, der *Emden-Gans* und verschiedenen *Spechten*.

Nach ELLIOTT und TUCKETT (1906) besitzen jüngere *Vögel* relativ größere Nebennieren als ältere. MÜLLER (1929) gibt das Gesamtgewicht der Nebennieren bei *Gallus* mit 0,01 bis 0,04% des Körpergewichts an. Eine Nebenniere wiegt 0,08—0,4 g. Nach LATIMER (1924) sinkt das Gewicht der Nebenniere des *Huhnes* während der ganzen postembryonalen Wachstumsperiode.

BRENEMAN (1940/41) untersuchte das Wachstum der Nebenniere bei *Hühnchen* einen Monat nach dem Schlüpfen. Am Ende des Monats schien eine Abnahme der relativen Größe eingetreten zu sein, denn am 5. Tag wogen die Nebennieren 0,017—0,025% des Körpergewichtes, am 13. Tag dagegen nur noch 0,012% des Körpergewichts. VENZKE (1943) sah eine langsame Abnahme des relativen Nebennierengewichts bei *Hühner*-Embryonen beider Geschlechter mit steigendem Alter in der Zeit vom 11.—21. Tag. So betrug z. B. bei den weiblichen Embryonen das relative Nebennierengewicht (bezogen auf Körpergewicht) am 10. Bebrütungstag $0,040 \pm 0,007\%$, am 15. Tag $0,028 \pm 0,005\%$ und am 21. Tag $0,024 \pm 0,004\%$. Geschlechtsunterschiede waren in dieser Beziehung kaum vorhanden. Diese Tendenz scheint nach der Geburt weiter zu bestehen, denn CRILE und QUIRING (1940), die das Nebennierengewicht von *Vögeln* verschiedener Altersstufe untersuchten, stellten fest, daß *Vögel* von 40—50 g Gesamtgewicht fast zweimal so schwere Nebennieren besaßen wie *Vögel* von 300 g Körpergewicht (bezogen auf das Körpergewicht).

Säuger: Sorex vagrous monticola: Beide Nebennieren 6,2 mg (CRILE 1937).

Balaenoptera musculus: Bei 26 Nebennieren schwankte das Gewicht zwischen 550 bis 2450 g; Durchschnittsgewicht etwa 1200 g (JACOBSEN 1941).

Mus rattus: Die Gewichte schwanken beträchtlich, wenn man die einzelnen Stämme vergleicht. Es empfiehlt sich daher die Benutzung relativer Gewichte (s. S. 496ff.). Die Wildformen haben relativ schwerere Nebennieren als die Hausratten oder Laboratoriumstiere (WATSON 1907). Nach HATAI (1915b) sind die Nebennieren der *Wanderratte (R. Norwegicus)* fast zweimal so schwer wie die der *Albinoratte.* Die Nebennieren von Männchen der *Wanderratte* sind um 97% schwerer als die der *Albinomännchen*, die Nebennieren von Weibchen der *Wanderratte* um 80% schwerer als die der *Albinoweibchen.* Nach H. H. DONALDSON und KING (1929) soll die Nebenniere in Gefangenschaft gehaltener *Wanderratten* leichter sein als die der Wildform, aber schwerer als die Nebennieren der *Albinos.* J. C. DONALDSON (1923) beobachtete, daß die Nebennierengewichte bei hybriden *Albinowanderratten* in der F_1-Generation einen starken Abfall vom Gewicht der Nebenniere der *Wildratte* zeigen. Ein Stamm haarloser *Ratten*, der von einem Wildstamm abgeleitet war, besaß nach EMERY (1935) größere Nebennieren als die *Albinoratten.*

Auf die unter Umständen beträchtlich großen Gewichtsunterschiede zwischen der *rechten* und *linken* Nebenniere bei *Ratten* wurde hingewiesen (s. a. S. 496). Über Gewichtsveränderungen bei *alternden Ratten* s. S. 295. Schließlich sei auf die Gewichtsunterschiede bei beiden *Geschlechtern* verwiesen. Nach DONALDSON (1924) besitzen erwachsene *Ratten*-Weibchen eine doppelt so schwere Nebenniere wie die Männchen (S. 700).

Mus musculus: Auch bei der *Maus* fand DEANESLY (1938) die Nebenniere der erwachsenen Weibchen schwerer als die der Männchen. Nach MASUI und TAMURA (1926) beruht dies auf einer besonders starken Entwicklung der Zona reticularis (s. aber S. 700). Auch in Zusammenhang mit dem Oestruscyclus schwankt das Gewicht der Nebenniere der Weibchen.

Cavia cobaya: Tiere von 400—600 g Körpergewicht besitzen nach LANGLOIS (1898) Nebennieren von 200—300 mg Gewicht, nach ELLIOTT und TUCKETT (1906) besitzen Tiere von 500 g Körpergewicht Nebennieren von 508 mg Gewicht. R. J. KOJIMA (1928) wog die Nebennieren von 20 normalen *Meerschweinchen*, darunter 17 Weibchen mit einem mittleren Körpergewicht von 527 g. Die linke Nebenniere wog von 0,060—0,189 g (Durchschnittsgewicht 0,102 g); die rechte Nebenniere wog von 0,054—0,167 g (Durchschnittsgewicht 0,0894 g). Nach LATIMER (1951) beträgt das Durchschnittsgewicht beider Nebennieren junger, erwachsener *Meerschweinchen*-Böcke $0{,}3284 \pm 0{,}0065$ g. Das Gewicht der Nebennieren kann nach folgender Formel berechnet werden: $Y = 0{,}00007\,X + 0{,}2795$, wobei Y = das Gewicht beider Nebennieren in Gramm und X = das Körpergewicht in Gramm bedeutet. Auch aus der Körperlänge läßt sich das Nebennierengewicht bestimmen; dann lautet die Formel: $Y = 0{,}0011\,X - 0{,}0036$, wobei Y = das Gewicht beider Nebennieren in Gramm und X = die Körperlänge in Millimeter darstellt.

Coelogenys paca: Bei einem Exemplar von 7030 g Körpergewicht wog die rechte Nebenniere 1,44 g, die linke 1,60 g (GLEY und ALMEIDA 1923).

Dasyprocta: Bei einem Exemplar von 2630 g wogen beide Nebennieren 0,687 g, das Mark etwa 50 mg (GLEY und ALMEIDA 1923).

Gamba: Bei einem Exemplar von 1250 g wogen beiden Nebennieren 0,19 g (GLEY und ALMEIDA 1923).

Felis tigris: Die linke Nebenniere eines halberwachsenen *Tiger*-Weibchens wog 4,2 g, die rechte 5 g (HILL 1930).

Phoca vitullina: Nebennierengewicht 2,6 g (ELLIOTT und TUCKETT 1906).

Das Gewicht der menschlichen Nebenniere.

a) Fetale Nebenniere. Schon im 18. Jahrhundert ist den Untersuchern aufgefallen, daß die Nebennieren des Fetus relativ sehr groß und schwer sind. Eine Zeitlang liegt ihr Gewicht sogar über dem der Niere. Zu Beginn des 4. Monats sind beide Organe etwa gleich groß, dann gewinnt die Niere das Übergewicht. LOMER (1884) beschrieb einen starken Anstieg des Gewichts der Nebennieren in den letzten Fetalmonaten, während es in der ersten Lebenszeit (s. u.) deutlich fällt.

LUCIEN und PARISOT (1913) sprechen von einer gleichmäßigen Zunahme des absoluten Gewichts während des intrauterinen Lebens. Das Maximum des relativen Nebennierengewichts finden auch sie im 4. Monat (vgl. Absolutwerte in Tabelle 18). Etwas genauer geht CAZZANIGA (1922) auf die fetalen Gewichtsverhältnisse ein.

Er hat 83 menschliche Feten untersucht, die entweder tot geboren worden waren oder kurz nach der Geburt verstorben waren. Lues, konstitutionelle Anomalien u. dgl. wurden ausgeschlossen. Die Länge der untersuchten Feten betrug 18—56 cm, ihr Körpergewicht 100—4290 g. Gemessen wurden Länge, Breite und Dicke der Nebennieren, Gewicht und Index aus Körpergewicht und Körperlänge. Ferner wurde ein Index des Nebennierengewichts bestimmt (vgl. Tabelle 19).

Das absolute Gewicht der Nebenniere scheint stetig zuzunehmen, zumindest von dem Zeitpunkt ab, in dem die Körperlänge 15—20 cm erreicht hat. Bei einer Körperlänge von 40—45 cm setzt eine beträchtliche Gewichtszunahme ein, die bis zu der Geburt andauert. Der Index aus Gewicht und Körperlänge wird immer niedriger bis zur Körperlänge von 40—45 cm, dann steigt er wieder etwas an. In der letzten Periode des intrauterinen Lebens bleibt der Index ziemlich konstant.

Ein ähnliches Verhalten zeigt die Beziehung zwischen Drüsengewicht und Körpergewicht. Eine Relation zwischen Zunahme des Nebennierengewichts und Zunahme des Körpergewichtes soll nicht bestehen, denn gerade in der letzten Zeit des intrauterinen Lebens nimmt die Intensität des Körperwachstums ab, während das Wachstum der Nebennieren noch einen beträchtlichen Auftrieb zeigt.

CAZZANIGA diskutiert eine Beziehung zwischen Nebennierengewicht und *Cholesteringehalt der Drüse*, der bis zum 6. Monat nach CHAUFFARD, LAROCHE und GRIGAUT (1914) konstant ist, von da ab zunehmen soll.

SCAMMON (1926) untersuchte das Nebennierengewicht bei 425 menschlichen Feten, 338 Neugeborenen und 324 Kindern bis zu 1 Jahr Alter. Körperverfassung und Todesursache

Tabelle 18.

Absolutgewicht der Nebennieren	Monat
0,06	3
0,50	4
1,65	5
2,30	6
3,10	7
3,75	9

Tabelle 19.

Länge des Feten cm	Anzahl der Fälle	Durchschnittswert des Gewichts beider Nebennieren g	Index aus Körpergewicht und Nebennierenlänge (S. 498)	Verhältnis des Nebennierengewichts zum Körpergewicht
15—20	2	0,660	0,01053	0,578
20—25	5	1,057	0,00940	0,560
25—30	3	1,436	0,00793	0,447
30—35	7	2,144	0,00568	0,313
35—40	14	2,450	0,00494	0,221
40—45	16	2,792	0,00363	0,183
45—50	11	5,977	0,00530	0,261
50—55	16	7,837	0,00549	0,240

wurden allerdings nicht berücksichtigt. Der postembryonale Gewichtsverlust (S. 276 ff.) vollzieht sich in zwei Etappen. In den ersten 14 Tagen nach der Geburt soll etwa ein Drittel des Geburtsgewichts der Nebenniere verlorengehen, im ersten Vierteljahr etwa die Hälfte.

JONSON und ÅDERMAN (1926) sehen die Hauptgewichtszunahme des Organs im 5. Fetalmonat. Das Gewicht bleibt dann bis zum 8. Monat hoch und nimmt nicht weiter zu, um kurz vor der Geburt noch einmal zu steigen.

Aus den Untersuchungen von LUCIEN und GEORGE (1927) läßt sich folgende Tabelle (Tabelle 20) zusammenstellen.

Das Geburtsgewicht wird mit 7—8 g angegeben (relativ 1/450—1/500). Die von KEENE und HEWER (1927) an 81 reifen, 50 über 28 Wochen und 19 unter 28 Wochen alten Feten gewonnenen Durchschnittswerte sind in der folgenden Tabelle (Tabelle 21) verzeichnet.

Tabelle 20.

Alter des Keimlings	Absolutgewicht beider Nebennieren g	Relatives Nebennierengewicht (Bezug: Körpergewicht)
3. Monat	0,08	1/270
4. „	0,53	1/150
5. „	1,50	1/300
6. „	2,30	1/390
7. „	3,00	1/400
8. „	5,40	1/430
9. „	7,50	1/450

Insgesamt steigt das mittlere Gewicht der Nebenniere von 0,5 g während der 16. bis 20. embryonalen Woche auf 4,4 g (rechts), 4,64 g (links) bei ausgetragenen Keimlingen.

MÜHLMANN (1927) meint, daß die frühere Vermutung, die Nebenniere des Embryos sei im Vergleich zum späteren Verhalten unverhältnismäßig groß und schwer, durch die neueren Tabellen nicht ganz gerechtfertigt werde. HOFFMANN (1947) indessen wieder hebt neuerdings hervor, daß die Nebennieren im 3. intrauterinen Monat das relativ größte Organ der Bauchhöhle darstellen und um diese Zeit ganz und gar aus dem Rahmen der übrigen innersekretorischen Organe herausfallen. Nach seinen Untersuchungen beträgt das mittlere Gewicht der Nebenniere am Ende der Schwangerschaft 6—8 g. Da die Nebenniere des Erwachsenen

Tabelle 21.

		28. Woche	28.—32. Woche	33.—36. Woche	37.—39. Woche	Reite
Durchschnitts- gewicht in Gramm	re.	0,84	2,45	3,50	2,98	4,64
	li.	0,86	2,36	3,50	3,00	4,78
Relativ zum Körpergewicht	re.	831,8	669,20	—	673,80	747,60
	li.	891,0	689,30	—	679,20	679,40

etwa 12 g wiegt, ist also bereits bei der Geburt ein relativ hohes Gewicht erreicht. Auch nach CLATWORTHY und ANDERSSON (1944) erreichen die Nebennieren ihr relativ größtes Gewicht im 3. Fetalmonat, nach EKHOLM und NIEMINEVA (1950; Untersuchungsgut aus Helsinki, Abb. 206) dagegen im 4. Monat.

Nebennierengewicht des Neugeborenen.

Unmittelbar nach der Geburt kommt es in der Nebenniere des Menschen zu einer Involution der inneren Rindenschichten (S. 276ff.) und damit zu Gewichtsverlusten (s. besonders S. 278, vgl. auch SCAMMON 1926). Das Gewicht der Nebennieren des Neugeborenen wird mit sehr verschiedenen Werten angegeben (PETER 1938, s. a. Tabelle 22). Sehr geringe

Tabelle 22. *Gewicht der Nebennieren von Neugeborenen und Frühgeburten in Gramm.*
(PETER 1938.)

Alter	Autor	Rechts	Links	Rechts und links	Alter	Autor	Rechts	Links	Rechts und links
Fetus 7 m	CRUISHANK und MILLER	♂2,0 ♀1,87	2,20 1,90	4,20 3,77	Neugeb. Neugeb.	GUNDOBIN CRUISHANK und MILLER	♀2,65 ♂4,65 ♀4,37	3,25 5,10 4,64	5,90 9,75 9,02
Fetus 8—9 m	CRUISHANK und MILLER	♂2,80 ♀2,70	3,03 2,90	5,83 5,60	Neugeb.	IWANOW			4—5
Fetus 8 m	GUNDOBIN	3	4	7	Neugeb.	MÜHLMANN			10
Fetus 9 m	GUNDOBIN	5,2	4,6	9,8	Neugeb.	BALLANTYNE			7—8
Neugeboren	RÖSSLE und ROULET (S. 124) ♂			6,22	Neugeb. Neugeb. bis 2 Tage	GANFINI SCAMMON	2	2	4 7,7
Neugeboren bis 1 Monat	dieselben (S. 78) ♀			5,23	Neugeb. bis 7 Tage	STARKEL und WEGRZY-			
Neugeboren	SCHILF ♂ ♀			7,39 6,30	Erwach- sener	NOWSKI RÖSSLE und ROULET ♂	2,66	2,81	5,47 12,95
Neugeboren	KEENE und HEWER	4,4	4,64	9,04	Erwach- sener	dieselben ♀			11,0
Neugeboren	GUNDOBIN ♂	2,5	3	5,5					

Zahlen teilt GANFINI (1905) mit, sehr hohe MÜHLMANN (1927), der erste nämlich 4 g, der zweite 10 g! Am besten hält man sich wohl an die Angaben von SCHILF (1922), dessen Werte das Mittel aus 14 bzw. 8 Fällen darstellen. Ein besonders großes Material stand RÖSSLE und ROULET (1932) zur Verfügung, doch gelten ihre Zahlen für „Neugeborene bis 1 Monat", sind also wegen des starken Abfalls des Gewichts post partum (s. u.) wohl etwas zu niedrig. Dasselbe gilt für die Tabelle von STARKEL und WEGRZYNOWSKI (1910). Die Tabelle 22, welche PETER (1938) aus den genannten verschiedenen Arbeiten zusammengestellt hat, liefert einen Einblick in die verschiedene Höhe der in der Literatur niedergelegten Werte.

Das Gewicht der Nebenniere des neugeborenen Kindes beträgt etwa die Hälfte des Gewichts des erwachsenen Organs. Die linke Nebenniere ist etwas schwerer als die rechte, die der Knaben etwas schwerer als die der Mädchen.

Nebennierengewichte bei Kindern.

Die Gewichtsverhältnisse der Nebennieren von Kindern sind oft bearbeitet worden. Die in zahlreichen Tabellen niedergelegten Werte weichen aber beträchtlich voneinander ab. Oft beziehen sich die Angaben auf sehr geringe Zahlen von Kindern. Die Ungleichheit des zur Verfügung stehenden Materials an Tabellen betont schon PETER (1938). Er verzichtet auf die Zahlenwerte von MÜHLMANN (1927), LOREY (1878), GANFINI (1905), WIDERÖE (1910) und GUNDOBIN (1921) und beschränkt sich auf neuere Angaben, die ein größeres Material verarbeitet haben. Nach SCHEEL (1908) fällt das Nebennierengewicht im 1. Lebensjahr von 4,7—5,0 bis auf 3,3—4,0, steigt gegen Ende des 1. und im 2. Lebensjahr allmählich. Erst mit 21—30 Jahren wird es konstant (etwa 11 g). Eine Altersatrophie lehnt SCHEEL ab.

Ein reiches Zahlenmaterial hat SCHILF (1922) verwertet, der die Nebennierenwerte von Knaben und Mädchen gesondert notiert sowie Volumen und spezifisches Gewicht angegeben hat (Tabelle 23). STARKEL und WE-GRZYNOWSKI (1910) haben rechte und linke Nebenniere getrennt gewogen und die Variationsbreite berechnet, die Anzahl der verwendeten Fälle ist allerdings nicht angegeben. RÖSSLE

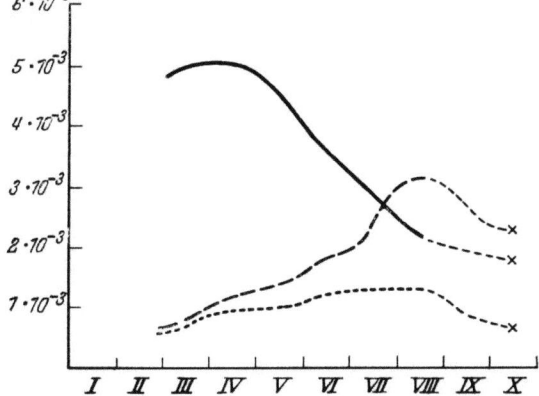

Abb. 206. Entwicklung der Relativgewichte von Nebennieren (ausgezogene Linie), Thymus (langgestrichelte Linie) und Schilddrüse (kurzgestrichelte Linie) bei *menschlichen* Keimlingen. Abszisse: Fetalmonate, Ordinate: Organgewicht: Körpergewicht. Aus EKHOLM und NIEMINEWA 1950.

und ROULET (1932) geben Mittelwerte aus einer besonders großen Zahl von Fällen (Tabelle 26).

So sehr die Zahlenwerte der einzelnen Tabellen voneinander abweichen mögen, ein eigenartiges Verhalten lassen sie alle erkennen, nämlich, daß das Gewicht bei reifen Neugeborenen sehr hoch ist (fast 7 g), nach der Geburt aber rapid abfällt. Darauf ist wohl zurückzuführen, daß die Werte von STARKEL und WEGRZYNOWSKI (1910) für Neugeborene bis zu 7 Tagen niedriger sind als die von SCHILF (1922) und RÖSSLE und ROULET (1932), die wirklich nur die Nebennierengewichte von „Neugeborenen" (s. str.) verzeichnen. SCAMMON (1926) berechnet die Gewichtsabnahme in den ersten 2 Wochen auf ein Drittel, nach 3 Monaten auf die Hälfte des Geburtswertes. Einige Angaben melden für spätere Zeiten noch stärkere

Tabelle 23. *Gewicht der Nebenniere von Kindern.* (SCHILF 1922.)

Alter	Mann		Weib		Mann und Weib	Volumen cm³	Spezifisches Gewicht	Zahl der Fälle
	beide Nebennieren	Zahl der Fälle	beide Nebennieren	Zahl der Fälle	Nebennieren			
Unreife Geburt .	2,99	15	3,99	15	3,49	3,2	1054	5
Reife Geburt . .	7,37	14	6,30	8	6,98	7,61	1037	7
1. Monat. . . .	3,69	14	2,84	14	3,26	3,91	1045	4
2. „	3,00	5	2,63	2	2,81	—	—	—
3. „	2,54	2	3,03	3	2,78	2,37	1050	2
4. „	2,85	3	2,61	5	2,73	1,30	1053	1
5. „	2,30	4	2,10	1	2,20	2,20	1072	1
6. „	1,69	3	—	—	1,69	1,70	1058	1
7.—12. Monat .	2,74	11	2,74	8	2,74	3,0	1045	3
1. Jahr	2,97	42	2,76	33	2,86	2,41	1053	12
2. „						3,13	1058	5
3. „	3,52	11	3,25	22	3,38	2,25	1061	2
4. „						2,25	1060	1
5. „						3,05	1033	3
6.—10. Jahr . .	4,9	8	4,36	8	4,63	4,24	1052	7
11.—15. „ . .	8,06	3	7,54	5	7,8	7,0	1044	4
16.—20. „ . .	6,7	6	14,5	5	10,6	14,1	1033	5
21.—25. „ . .	10,6	15	10,9	9	10,7	9,6	1050	6

Verluste. So beträgt in der SCHILFschen Tabelle die Schwere der Knabennebenniere vom 6. Monat nicht einmal ein Viertel von der der Neugeborenen. Man findet jedenfalls den stärksten prozentualen Abfall im 1. Monat, einen geringeren bis zum 6. Monat, der das niedrigste Gewicht liefert. Dann steigt das Gewicht langsam bis zum 8. Jahre, hierauf etwas schneller. Gegen das 11.—13. Jahr ist das Geburtsgewicht wieder erreicht (SCHILF 1922). Die endgültige Höhe findet sich zur Zeit der Geschlechtsreife oder etwas später (Mann 20 Jahre, Frau 16 Jahre). Auf dieser Höhe hält sich das Organ mit geringen Schwankungen bzw. nimmt vielleicht noch ein wenig bis zum 30. Lebensjahre zu. Sehr deutlich veranschaulichen diese eigenartige Lebenskurve der Nebenniere die Abb. 207—209. In diesem Fall wurden beide Geschlechter zusammengenommen, da ihre Sonderkurven parallel gehen. Die Werte weichen auffallend erst zwischen dem 16.—20. Lebensjahr voneinander ab. SCHILF (1922) hatte dies als nicht physiologisch angesehen, sondern mit Besonderheiten des Materials zu erklären versucht. Das ist sicher unberechtigt gewesen. Im Gegenteil: um die Pubertät herum prägt sich der Sexualdimorphismus der Nebenniere erst aus, wie wir heute wissen.

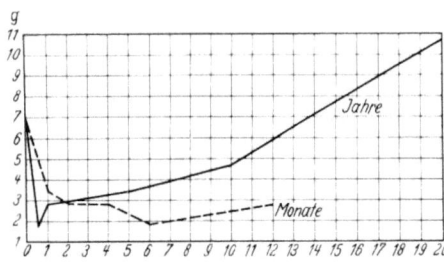

Abb. 207. Lebenskurve des Nebennierengewichtes. Aus PETER 1938.

Zahlreiche Wendepunkte im Wachstum der Kindernebenniere wollen FERTIK, MAJANZ und MONOSSOHN (1927) aus ihren Kurven herauslesen. Der erste Wendepunkt soll sich im 6. (weiblich) oder 8. (männlich) Monat finden, ein zweiter nach $2^1/_2$ Jahren (männlich), dann einer im 4. Jahre (beide Geschlechter) und nach 8 Jahren (männlich). Bei Knaben sei der Kurvenverlauf viel stärker ausgeprägt als bei Mädchen. PETER (1938) konnte diese Wendepunkte auf den wenigen von den Autoren für jedes Alter benutzten Fällen nicht bestätigt finden.

Nach BENNER (1940) wiegen beide Nebennieren am Ende der 2. Lebenswoche etwa 4—5 g. Dieses Gewicht sollen sie während des 1. Lebensjahres halten.

Nebennierengewicht des erwachsenen Menschen.

In VIERORDTS (1903) Tabellen sind einzelne Gewichts- und Volumenbestimmungen der Nebennieren mitgeteilt, welche von LOREY (1878), BISCHOFF, SCHWANN (1843/44) ohne Angaben des Körpergewichts der betreffenden Individuen gemacht wurden. Nach diesen

Tabelle 24.

Alter	Zahl der Fälle	Mittleres Gewicht der rechten Drüse mg	Mittleres Gewicht der linken Drüse mg	Extremwerte
Bis 1 Jahr	15	2000	2200	900—4500
1—10 Jahre . . .	2	3500	3000	2500—3900
11—20 ,, . . .	5	4600	4200	
21—30 ,, . . .	9	4300	4000	
31—40 ,, . . .	6	4400	4200	
41—50 ,, . . .	7	4100	3900	
51—60 ,, . . .	5	4200	4200	2500—7700
61—70 ,, . . .	5	4500	4300	
71—80 ,, . . .	4	4400	4100	
81—90 ,, . . .	2	4300	4400	
94 Jahre	1	4800	3600	

Angaben schwankt das Nebennierengewicht bei Menschen von 1—40 Jahren zwischen 5—10 g *ohne bestimmte Beziehung* zum Jahresalter. SIMMONDS (1898) wog die Nebennieren von 50 Individuen nach dem 20. Lebensjahr und fand als Durchschnittsgewicht 7,2—14,2 g. ARREN (1894) sprach von einer Schwankungsbreite zwischen 3—11 g mit einem Durchschnittsgewicht der einzelnen Drüse von 7 g. TESTUT (1901) gab 6—7 g an und nannte die Zahlenwerte äußerst variabel. DELAMARE (1904) fand das Nebennierengewicht bei der Frau etwas geringer als beim Mann. Für beide Nebennieren zusammen gibt er als Durchschnittsgewicht an: 8,7 g (Frau), 10,2 g (Mann). Eine größere Untersuchung von GANFINI (1905, Literatur) liegt vor.

GANFINI nennt außer einigen oben bereits angegebenen Daten die Arbeit von HOFFMANN (1877, 76 Fälle). Letzterer kommt für beide Nebennieren zusammen auf 11—18 g. SIMMONDS (1902) hat 200 Fälle gewogen und gibt als mittleres Gewicht für die Nebenniere des Erwachsenen 5600 mg an. MATTEI (1863) hat zwar einerseits seine Tabelle nach Altersgruppen geordnet, andererseits aber einmal die rechte, dann die linke Drüse zur Wägung benutzt, außerdem vielleicht pathologisches Material mitverwendet. Die von GANFINI (1905) gewonnenen Ergebnisse gehen aus Tabelle 24 hervor. Als wichtigstes Ergebnis bezeichnet er die Feststellung, daß die Nebennieren gewichtsmäßig keine Regression verraten.

MERKEL (1915) fand beträchtliche Altersunterschiede. Bereits in der Fetalzeit sollen die Nebennieren ihre definitive Größe erreicht haben, weshalb ihr Gewicht beim Erwachsenen (7,4 g) kaum größer sei als beim Neugeborenen (7,05 g). Im Greisenalter sollen sich die Organe verkleinern. Von RAUBER und KOPSCH (1920) werden 11—18 g für beide Nebennieren, bzw. 3,5—8,5 g für die einzelne Nebenniere (nach HAMMAR) angegeben.

SCHILF (1922) hat die Nebennieren als viel zu stabile Bildungen angesehen. Einer seiner Grundsätze lautet, ,,daß das Gewicht der Nebennieren im allgemeinen unabhängig ist vom Gesundheitszustand des Körpers und von Krankheiten verschiedener Art". Diese Bemerkung beleuchtet schlagartig den Weg der Nebennierenforschung in einer Generation.

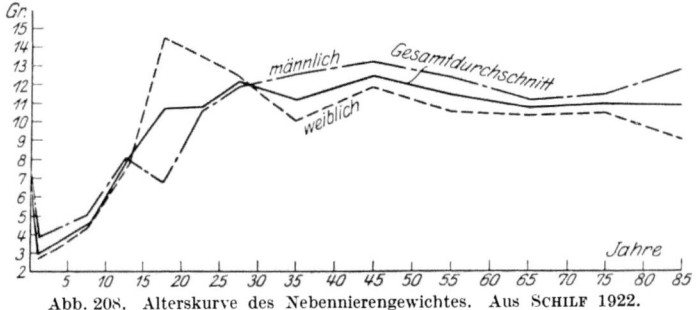

Abb. 208. Alterskurve des Nebennierengewichtes. Aus SCHILF 1922.

Im wesentlichen beruht SCHILFs Zahlenmaterial auf 423 Autopsien von Soldaten, die in den Jenaer Lazaretten während des ersten Weltkrieges verstarben, 2. auf 804 Sektionen aus der Friedenszeit vor 1914 (nach den Aufzeichnungen von W. MÜLLER). Das Durchschnittsgewicht beider Nebennieren zusammen für den männlichen Erwachsenen ist von SCHILF für das Soldatenmaterial mit 14,0 (423 Fälle) berechnet worden, für das Friedensmaterial mit 11,7 (480 Männer) bzw. mit 11,1 (613 Fälle, beide Geschlechter). Im Gegensatz zu SCHILFs erwähntem Grundsatz steht seine interessante Erklärung des beträchtlichen Gewichtsunterschiedes zwischen Soldaten- und Friedensmaterial. Er hält für möglich, ,,daß die Nebennieren durch die erhöhten körperlichen Anforderungen und die Gesamtheit der veränderten Verhältnisse des Krieges eine Hypertrophie erfahren haben und der gefundene Wert für dieses Material physiologisch ist".

SCHILF versuchte, das Problem dadurch weiter zu klären, daß er das Nebennierengewicht für verschiedene *Berufsklassen* berechnet hat, und zwar hat er diese eingeteilt in 1. körperlich schwer Arbeitende, 2. körperlich leichter Arbeitende, 3. körperlich wenig oder gar nicht Arbeitende, 4. geistig Arbeitende, 5. die Gruppe der Fleischer, um eventuell den Einfluß bestimmter Ernährung zu erkennen. Beim Friedensmaterial wie beim Soldatenmaterial sind allerdings die Gewichtsunterschiede zwischen den einzelnen Berufsklassen so gering und zeigen so wenig Charakteristisches, daß daraus kein bestimmter Schluß zu ziehen ist.

Über die *Alterskurve* des Nebennierengewichtes geben die Wägungen SCHILFs an Friedensmaterial Auskunft (Tabelle 25, Abb. 208). Während das Gewicht in der fetalen Zeit bis zur Geburt ständig zunimmt, erfährt es nach der Geburt einen Absturz. Dieser ist am stärksten im 1. Monat, hält aber noch in geringem Maße bis in den 6. Monat hinein an. Im 2. Halbjahr beginnt das Gewicht wieder langsam zu steigen, um in den folgenden Jahren, den Jahren des allgemeinen Körperwachstums zu beharren. Etwa im 8. Lebensjahr erhält die Gewichtskurve einen stärkeren Knick nach oben, ein rascheres Wachstum setzt ein. Im 12.—13. Jahr ist das Geburtsgewicht (rund 7 g) wieder erreicht. Etwa vom 20. Jahr an hält sich das Gewicht in einer mehr oder weniger gleichbleibenden Höhe. Eine geringe Zunahme scheint noch bis gegen das Ende des 30. Jahres hin vorhanden zu sein. Im übrigen zeigen sich in den folgenden Jahren nur geringe Schwankungen. Ob im Senium eine Gewichtsabnahme besteht, ist nicht deutlich. Man müßte dann eine solche schon um das 50. Jahr herum annehmen (Keimdrüsen), doch wäre sie nicht sehr erheblich. Jenseits des 50. Jahres findet SCHILF wieder eine geringe Erhöhung.

MATERNA (1923) untersuchte das Gewicht frischer Nebennieren junger gutgenährter Erwachsener, die eines *plötzlichen gewaltsamen Todes* verstorben waren. Atherosklerose, Nierenkrankheiten, Geisteskrankheiten und Gravidität wurden ausgeschlossen. Der gefundene Wert liegt niedriger, als in der Regel angegeben: die meisten Drüsen wogen etwas unter 10 g.

Tabelle 25. *Gewicht, Volumen, spezifisches Gewicht der Nebennieren.*
(SCHILF 1922.)

Alter	Friedensfälle								Soldatenfälle	
	Mann		Weib		Mann und Weib	Volumen cm³	Spezifisches Gewicht	Zahl der Fälle	Nebennieren	Zahl der Fälle
	Nebennieren	Zahl der Fälle	Nebennieren	Zahl der Fälle	Nebennieren					
Unreife Geburt	2,99	15	3,99	15	3,49	3,2	1054	5		
Reife Geburt	7,37	14	6,30	8	6,98	7,61	1037	7		
1. Monat	3,69	14	2,84	14	3,26	3,91	1045	4		
2. „	3,00	5	2,63	2	2,81	—	—	—		
3. „	2,54	2	3,03	3	2,78	2,37	1050	2		
4. „	2,85	3	2,61	5	2,73	1,30	1053	1		
5. „	2,30	4	2,10	1	2,20	2,20	1072	1		
6. „	1,69	3	—	—	1,69	1,70	1058	1		
7.—12. Monat	2,74	11	2,74	8	2,74	3,0	1045	3		
1. Jahr	2,97	42	2,76	33	2,86	2,41	1053	12		
2. „						3,13	1058	5		
3. „	3,52	11	3,25	22	3,38	2,25	1061	2		
4. „						2,25	1060	1		
5. „						3,05	1033	3		
6.—10. Jahr	4,9	8	4,36	8	4,63	4,24	1052	7		
11.—15. „	8,06	3	7,54	5	7,8	7,0	1044	4		
16.—20. „	6,7	6	14,5	5	10,6	14,1	1033	5	13,3	45
21.—25. „	10,6	15	10,9	9	10,7	9,6	1050	6	14,0	114
26.—30. „	11,8	18	12,4	5	12,1	11,1	1039	4	14,2	77
31.—40. „	12,5	27	10,0	18	11,2	11,4	1039	7	14,0	118
41.—50. „	13,1	28	11,8	23	12,4	11,9	1038	13	14,0	52
51.—60. „	12,3	40	10,5	25	11,4	10,4	1042	10	15,0	3
61.—70. „	11,1	30	10,3	29	10,7	10,1	1043	8		
71.—80. „	11,4	20	10,4	18	10,9	12,6	1030	6		
81.—90. „	12,7	4	8,9	6	10,8	8,0	1027	1		

Alter	$\frac{K}{N}$	Zahl der Fälle	Alter	$\frac{K}{N}$	Zahl der Fälle
Unreife Geburt	507	30	1. Jahr	1305	75
Reife Geburt	482	22	2. „	2462	11
1. Monat	727	28	3. „	1923	8
2. „	1119	7	4. „	2932	6
3. „	1497	5	5. „	3596	8
4. „	1331	8	6.—10. Jahr	3410	16
5. „	1986	5	11.—15. „	2929	8
6. „	2307	3	16.—20. „	4749	5
7.—12. Monat	1883	19			

LUCIEN und GEORGE (1927) geben das Nebennierengewicht des Erwachsenen absolut mit 12 g oder als 1/1100 des Körpergewichts an. MÜHLMANN (1927) führte Gewichtsbestimmungen an 40 Individuen verschiedenen Alters aus, und zwar von solchen, „deren Krankheiten an den Nebennieren sich weniger scharf dokumentierten". Das absolute Nebennierengewicht steigt in den ersten Lebensjahren stark an. Dann gehen die Gewichtsschwankungen mit denjenigen des Körpergewichts ziemlich parallel, so daß sich in höherem Alter keine stärkere Verringerung des Nebennierengewichts im Vergleich zu dem Körpergewicht bemerkbar macht. Das relative Gewicht zeigt indessen eine deutliche Verminderung vom Kindes- bis zum Greisenalter.

RÖSSLE und ROULET (1932) haben die Sektionen des Jenaer Pathologischen Instituts nochmals kritisch mit teilweise dem gleichen Material wie SCHILF (1922, s. o.), dazu Sektionen des Basler Pathologischen Instituts gesichtet (zusammen 1583 Fälle). Die daraus

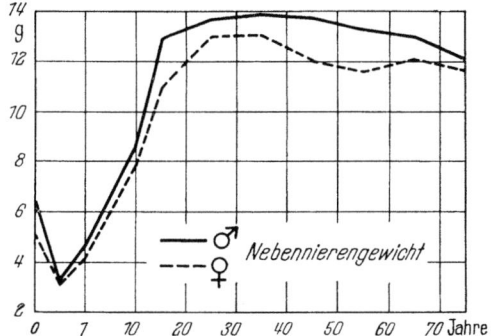

Abb. 209. Lebenskurve des Nebennierengewichtes bei *Menschen* beiderlei Geschlechts.
Aus RÖSSLE und ROULET 1932.

gewonnene Lebenskurve der Nebenniere (Abb. 209) zeigt unter anderem den charakteristischen Abfall der Organmasse nach der Geburt, den Anstieg im 2. Lebenshalbjahr und den Unterschied der Geschlechter (Tabelle 26). QUINAN und BERGER (1933) unter-

Tabelle 26. *Nebennierengewichte.* (Nach RÖSSLE und ROULET 1932.)

Nebennieren ♂ Alter	Mittelgewicht M g	Körpergewicht (Mittelwert) kg	Zahl der Fälle	σ Mittlere Abweichung g	m Mittlerer Fehler g	M+m g	M—m g
Geburt bis 1 Monat	6,22	2,956	81	±2,37	±0,26	6,48	5,96
2—12 Monate	3,35	4,076	30	±1,51	±0,27	3,62	3,08
1—5 Jahre	4,6	10,266	27	±1,506	±0,29	4,89	4,31
6—10 „	6,6	19,770	15	±1,7	±0,438	7,03	6,17
11—15 „	8,63	31,244	6	±1,58	±0,645	9,27	7,99
16—20 „	12,95	47,570	63	±2,95	±0,376	13,32	12,58
21—30 „	13,71	52,05	166	±2,779	±0,215	13,92	13,50
31—40 „	13,91	55,10	111	±2,777	±0,263	14,17	13,65
41—50 „	13,84	52,15	51	±2,95	±0,413	14,25	13,43
51—60 „	13,36	49,61	26	±3,2	±0,627	13,98	12,74
61—70 „	13,00	57,11	14	±2,52	±0,673	13,67	12,33
über 70 Jahre	12,16	54,20	11	±1,82	±0,548	12,70	11,62

601

Nebennieren ♀ Alter	Mittelgewicht M g	Körpergewicht (Mittelwert) kg	Zahl der Fälle	σ Mittlere Abweichung g	m Mittlerer Fehler g	M+m g	M—m g	Durchschnittsgewichte nach WEHEFRITZ (701 Fälle)
Geburt bis 1 Monat	5,23	2,438	147	±2,12	±0,174	5,40	5,06	3,91
2—12 Monate	3,15	3,921	102	±1,0	±0,09	3,24	3,06	2,85
1—5 Jahre	4,2	9,04	109	±1,48	±0,141	4,34	4,06	3,99
6—10 „	6,01	16,402	43	±1,81	±0,276	6,27	5,73	5,92
11—15 „	7,99	26,42	30	±2,098	±0,383	8,37	7,61	9,77
16—20 „	11,00	41,76	46	±3,15	±0,464	11,46	10,54	9,77
21—30 „	12,97	45,69	97	±3,028	±0,307	13,27	12,67	12,15
31—40 „	13,02	46,85	91	±2,904	±0,304	13,32	12,72	12,51
41—50 „	12,00	48,90	89	±2,77	±0,294	12,29	11,71	11,92
51—60 „	11,65	46,54	84	±2,736	±0,298	11,94	11,36	12,14
61—70 „	12,14	49,54	87	±3,023	±0,324	12,46	11,82	12,31
über 70 Jahre	11,72	44,00	57	±3,03	±0,398	12,11	11,33	11,62

suchten die Nebennierengewichte von 50 gesunden Menschen, die durch Unglücksfälle plötzlich zu Tode gekommen waren (41 Männer und 9 Frauen), Alter von 17—62 Jahre. Das Gewicht beider Nebennieren schwankte zwischen 5,8—11,3 g, bei einem Durchschnittswert von 8,3 g.

Eine sehr subtile Untersuchung fertigte SWINYARD (1940) an allerdings kleinem Material an.

Im Kapitel über die *Rassenanatomie* der Nebennieren (S. 482) hatte ich schon mitgeteilt, daß die *Nebennieren der Neger* teils als besonders groß, teils als besonders klein in der Literatur geführt werden. Leider sind kaum Zahlenangaben vorhanden. Auch BITTORF (1908), der berichtet, daß die Nebennieren bei Negern größer und pigmentreicher seien als bei der weißen Rasse, hat keine Zahlen beigesteuert. Es ist aber zweifelhaft, ob hier signifikante Unterschiede vorliegen. SWINYARD (1940a) jedenfalls, der auf den Sexualdimorphismus im Gewicht der Nebenniere achtete (S. 699ff.), sah sowohl bei weißen wie bei schwarzen Frauen die schwerere, größere Nebenniere, was übrigens bei HARTMAN und BROWNELL (1949) fälschlicherweise gerade umgekehrt zitiert wird.

Veränderung des Nebennierengewichts im Alter.

DELAMARE (1904) hat bei 11 Individuen zwischen 50—76 Jahren ein mittleres Nebennierengewicht von 4,8 g je Drüse gefunden. Dieser Wert liegt nicht wesentlich niedriger als beim Erwachsenen bis zum 50. Lebensjahr. Manchmal fand er sogar noch ein höheres Gewicht von 5—6 g vor. Ältere Autoren geben verschiedentlich eine Verkleinerung der Nebennieren im Alter an (HUSCHKE 1845), aber schon CRUVEILHIER (1865) behauptet das Gegenteil. GOLDZIEHER (1911) und MERKEL (1915) sprechen von einer *senilen Atrophie* des Organs. SCHEEL (1908) und SCHILF (1922) lehnen eine deutliche senile Atrophie auf Grund eines beträchtlichen Materials ab (vgl. auch BERBLINGER 1926). SCHILF erwähnt den eigentümlichen Befund von HUSNOT (1907f.), der eine Volumenzunahme der Nebenniere im fortgeschrittenen Alter sah, angeblich auf Veränderungen von Rinde wie Mark beruhend. Auch LUCIEN und PARISOT (1918) beschreiben eine Gewichtszunahme der Nebenniere im Greisenalter; sie nehmen indessen an, daß es sich schon um pathologische Veränderungen handelt. Im übrigen verweise ich auf Tabelle 25 (SCHILF 1922) sowie das Kapitel über den Sexualdimorphismus der Nebenniere (S. 699ff.).

Rechts-links-Differenzen; Relativgewichte.

Es fiel bereits den älteren Untersuchern auf, daß im *Gewicht wie Volumen der rechten und linken Nebenniere* beträchtliche Unterschiede vorhanden sein können, was übrigens aus topographisch-anatomischen Gründen verständlich ist. Aber es müssen noch andere Faktoren beteiligt sein, weil die rechte Nebenniere keineswegs immer die kleinere ist. Bei Gewichtsbestimmungen muß jedenfalls das unterschiedliche Verhalten der beiden Organe berücksichtigt werden, das ist keineswegs immer geschehen.

Betrachten wir zunächst die Verhältnisse an den *menschlichen* Nebennieren. TESTUT (1901) weist auf die Leber hin, welche die rechte Nebenniere offenbar in ihrer vollen Entfaltung hemmt. Die rechte Drüse wiegt daher etwas weniger als die linke. DELAMARE (1904) schreibt, daß das Gewicht der rechten und linken Nebenniere kaum je gleich sei. Bald soll die rechte, öfter indessen die linke das Übergewicht besitzen (s. a. HUSCHKE 1845, CRUVEILHIER 1865). Bei 28 Wägungen fand DELAMARE nur einmal Gewichtsgleichheit zwischen rechts und links; 11mal war die rechte Nebenniere größer als die linke, 16mal die linke größer als die rechte. GANFINI (1905) weist auf Größen(Dicken-)unterschiede zwischen rechter und linker Nebenniere hin (s. S. 485). Beim Neugeborenen sei die linke Nebenniere größer als die rechte, beim Erwachsenen die rechte größer als die linke, offenbar hat der Autor an Hand von sehr wenig Fällen geurteilt. JACKSON (1909), STARKEL und WEGRZYNOWSKI (1910) fanden beim Neugeborenen die linke Nebenniere schwerer als die rechte. Schon im embryonalen Zustand soll (JACKSON 1919) die linke Nebenniere an Größe immer die rechte übertreffen (JONSON und ÅDERMAN 1926). Nach PETER (1938) sind die Größenunterschiede zwischen rechts und links noch kurz nach der Geburt nicht sehr deutlich. Immerhin ist die linke Nebenniere etwas schwerer als die rechte (vgl. auch Tabelle 22). Beim Kind sind die Gewichtsunterschiede ebenfalls noch nicht sehr groß. Nach EKHOLM und NIEMINEVA (1950) ist die linke Nebenniere in 61% der Fälle größer als die rechte, die rechte in nur 26,6% größer als die linke.

Auch das *vergleichend-anatomische* Schrifttum enthält Bemerkungen über Rechts-Linksdifferenzen des Gewichts. So soll beim Männchen des *wilden Schwanes* die linke Nebenniere beträchtlich größer sein als die rechte (EMMERT 1811). Übergewicht der linken Nebenniere über die rechte bei *Erinaceus eur.* geben MECKEL (1806) und PETTIT (1896e) an.

In einer sehr gründlichen Studie gibt DONALDSON (1919) an, daß bei 15 von 17 *Ratten* die linke Nebenniere um etwa 10%, einmal mehr als 20% größer als die rechte war. WINTER und EMERY (1936) bemerkten bei ihren Kastrationsversuchen an der *Ratte*, daß die Diffe-

Die quantitativen Verhältnisse der Nebenniere. 497

renzen des mittleren Gewichts der rechten und linken Nebenniere so beträchtlich sind, daß dies z. B. bei Untersuchungen über die sog. kompensatorische Hypertrophie der Nebenniere unbedingt berücksichtigt werden müsse.

Nach EVELYN HOWARD-MILLER (1927) erweist sich die rechte Nebenniere erwachsener *Mäuse*-Männchen als die kleinere (Einfluß der sog. X-Zone ausgeschaltet). Bei einer Kontrollserie erreichte die rechte Nebenniere nur etwa 90% der linken (vgl. auch HETT 1928).

Bei *Cavia cobaya* (Feten, Neugeborene) übertrifft nach CASTALDI (1922) die linke Nebenniere im allgemeinen die rechte; in einem Fall waren beide gleich und in 10 Fällen von insgesamt 143 war die rechte schwerer. R. J. KOJIMA (1928) untersuchte die Nebennieren

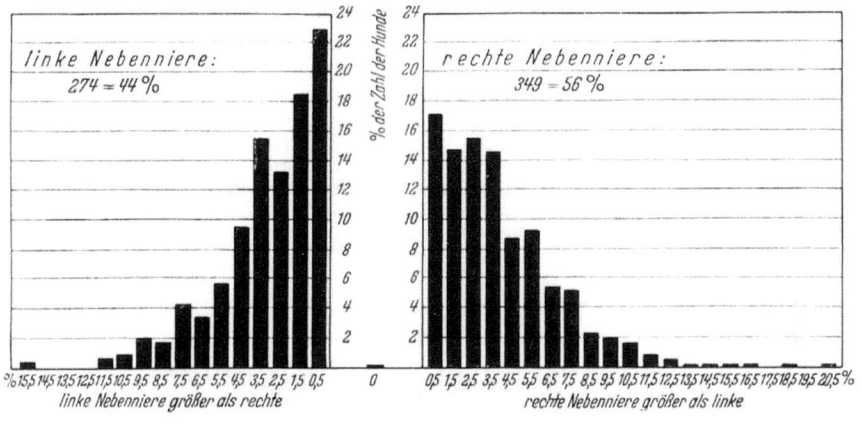

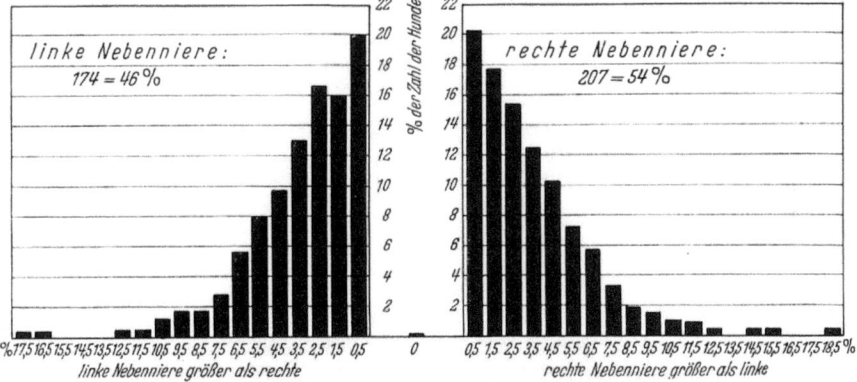

Abb. 210. Vergleiche der Gewichte rechter und linker Nebennieren beim *Hund*. Aus BAKER 1937.

von 20 normalen *Meerschweinchen*, 17 Weibchen mit einem mittleren Körpergewicht von 527 g. Die linke Nebenniere wog 0,060—0,189 g (Durchschnittsgewicht 0,102 g), die rechte 0,054—0,167 g (Durchschnittsgewicht 0,0894 g).

Bei *Coelogenys paca* ist nach GLEY und ALMEIDA (1923) die linke Nebenniere etwas schwerer als die rechte (S. 488). — Bei einem halberwachsenen *Tiger*-Weibchen hat dagegen HILL (1930) die rechte Nebenniere etwas schwerer gefunden (S. 488). Eine ausgedehnte quantitative Studie an den Nebennieren von 1250 *Hunden* veröffentlichte BAKER (1937). Die Tiere wurden nach folgenden Gruppen unterteilt: 293 nicht geschlechtsreife Männchen, 400 geschlechtsreife Männchen, 282 nicht geschlechtsreife Weibchen und 275 Weibchen im Dioestrus (betreffs Geschlechtsunterschiede s. S. 501). Den Rechts-Linksunterschied beleuchtet Abb. 210. Bei Männchen ist die rechte (!) Nebenniere größer als die linke in 56% der Fälle, bei Weibchen in 54% (nicht signifikant).

Bei *Ursus marit.* (S. 112), *Macacus inuus* (S. 114), *Schimpanse* (S. 115) sind die linken Nebennieren größer als die rechten, soweit bisher auf diese Unterschiede überhaupt geachtet worden ist.

Handbuch der mikr. Anatomie VI/5. 32

Nach SCHUBERTS (1921) Untersuchung der Maße und Gewichte von 140 Nebennierenpaaren verschiedener *Haussäugetiere* ist die linke Nebenniere meist größer als die rechte (Ausnahmen: *Pferd* und *Katze*).

Wir wenden uns nun der Frage nach den *Beziehungen zwischen Nebennierengewicht und Körpergewicht* zu. Nach SCHILF (1922) bestehen solche Beziehungen nicht.

DELAMARE (1904) jedoch, der sich wohl auf Angaben von HUSCHKE (1845) verläßt, gibt für den Menschen das Verhältnis 1:4800, 1:10000 und 1:10800 an. LANGLOIS nannte 1:20000.

Für Feten hat CAZZANIGA (1922) einen Index aus Nebennierengewicht × 100 : Körperlänge hoch 3 errechnet (Tabelle 19). In 5 Fällen von Makrosomie (4200—4800 g) Neugeborener sah GAIFANI (1924) das relative Gewicht der Nebenniere höher als gewöhnlich. Die von KEENE und HEWER (1927) festgestellten Relativgewichte finden sich in Tabelle 21. MÜHLMANN (1927) behauptet, das relative Nebennierengewicht zeige eine deutliche Verminderung vom Kindesalter bis zum Greisenalter. Die relative Größe und das relative Gewicht der embryonalen Nebenniere sind größer als diejenigen des Erwachsenen. In Tabelle 20 von LUCIEN und GEORGE (1927) ist auch das relative Nebennierengewicht von Keimlingen des 3.—9. Monats verzeichnet. Das relative Nebennierengewicht des Erwachsenen beträgt angeblich 1/1100 des Körpergewichts. Abb. 211 gibt die relativen Gewichtskurven der Milz, des Thymus, der Lunge und der Nebenniere vom 7. Fetalmonat bis zur Geburt aus WETZEL (1938) nach CRUICKSHANK und MILLER (1924) wieder. Nach PETER (1938) machen die Nebennieren 0,2—0,3% des Körpergewichts beim Neugeborenen aus, bei Erwachsenen nur noch den zehnten Teil dieses Wertes (s. Tabelle 27). Die Tabelle 27 enthält

Tabelle 27. *Verhältnis von Nebennierengewicht zu Körpergewicht und Nierengewicht.* (PETER 1938, aus MÜHLMANN 1927.)

Körpergewicht		Nierengewicht	
Alter	Nebennierengewicht in % des Körpergewichts	Alter	$\frac{\text{Nebenniere}}{\text{Niere}}$
Neugeboren	0,3	Neugeboren	1:2,4—4
1 Woche	0,3	3 Monate	1:7
3 Wochen	0,24	5 ,,	1:6,5
3 Monate	0,07	9 ,,	1:17
6 ,,	0,08	2 Jahre	1:20
8 ,,	0,04	3 ,,	1:22
1 Jahr	0,03	6 ,,	1:16,5
1 Jahr 3 Monate	0,05	10 ,,	1:25
1 Jahr 4 Monate	0,04	14 ,,	1:21
6 Jahre	0,03	15 ,,	1:24
12 ,,	0,04	21—25 Jahre	1:30
15 ,,	0,02		
17 ,,	0,03		

Werte aus der MÜHLMANNschen (1927) Zusammenstellung, welche gut mit den von RÖSSLE (Tabelle 26) gegebenen übereinstimmen; die Werte von LOREY (1878) liegen meist etwas höher.

JACKSON (1913) hat zum erstenmal die *Korrelationsrechnung* auf die Proportion von Nebennierengewicht und Körpergewicht angewendet. Man wird nach seinem Ergebnis die relativen, d. h. mit Bezug auf das Körpergewicht ermittelten Nebenniergewichte bei Vergleichungen nicht überschätzen dürfen! JACKSON (1919) hat später Volumina korreliert (Tabelle 28). Nach GROLLMAN (1936) soll das Gewicht der Nebenniere bei den meisten *Säugetieren* 0,01—0,02% des Körpergewichts ausmachen. Aus der Reihe fallen allerdings *Cavia cobaya* und sein Wildverwandter *Coelogenys paca*, welche gegenüber den übrigen *Säugetieren* 10mal so schwere Nebennieren besitzen (relativ zum Körpergewicht).

Es wird auch behauptet, das Gewicht der Nebennieren sei eindeutiger zur *Körperoberfläche* als zum Körpergewicht korreliert (HOUSSAY und MOLINELLI 1926b, s. S. 501, *Hund*). Andere Untersucher jedoch halten die Korrelation zwischen Nebennierengewicht des erwachsenen Tieres und Körpergewicht für sehr eng (LOESER 1933, FREEMAN 1934, JORES und BECK 1936).

Die *relativ größten Nebennieren* sollen *Myopotamus* und *Wasserschwein* besitzen. Die einfache Proportion *Nebennierengewicht:Körpergewicht* nimmt in folgender Reihe zu: *Schwein, Kalb, Jungrind, Rind, Ziege, Schaf, Pferd, Hund, Katze*. Das *relative Gewicht* ist *bei weiblichen Tieren* am höchsten, niedriger bei *Kastraten*, am kleinsten bei *Männchen*. Bei den

Fleischfressern ist es aber angeblich bei männlichen Tieren höher als bei weiblichen. Weitere Einzelheiten lassen sich der nun folgenden Aufstellung entnehmen, deren Zahlenangaben sich auf das Verhältnis des Nebennierengewichtes zum Körpergewicht beziehen, soweit kein anderer Hinweis gegeben wird.

Fische:
Das Interrenale von *Mustelis canis*, das schwerste Rindenorgan bei den *Elasmobranchiern*, wiegt nach HARTMAN, SHELDEN und GREEN (1943) 0,009% des Körpergewichts, das von *Prionace* 0,0003%, von *Dasyatis* 0,0005%.

Vögel:
Das Gewicht des Interrenale vom *Haushuhn* beträgt 0,0102% des Körpergewichts, das des *Truthahns* 0,0077% (LATIMER und ROSENBAUM 1926).

Mammalia:
Marsupialia:
Didelphis virginiana: Nach HARTMAN und BROWNELL (1949) wiegen die Nebennieren von 2 *Opossums* mit Taschenjungen 0,0237 bzw. 0,0251% des Körpergewichts, die eines erwachsenen Weibchens 0,0171% des Körpergewichts.

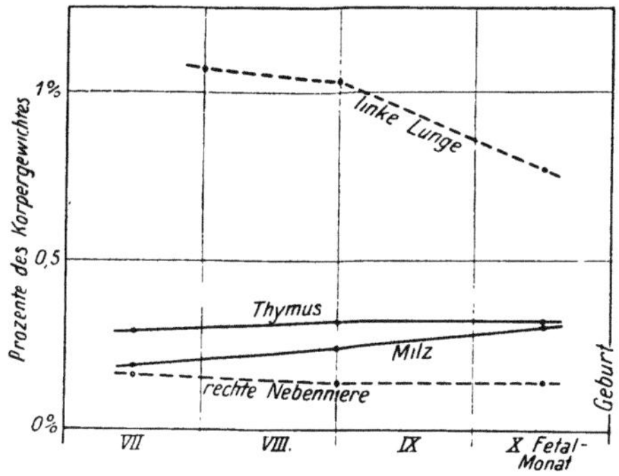

Insectivora:
Erinaceus: Nebennierengewicht 0,4—0,5 g je Kilogramm Körpergewicht (NOE, zit. nach DELAMARE 1904).

Edentata:
Dreizehiges Faultier: Nebennierengewicht 0,015% (♂) bzw. 0,022% (♀) des Körpergewichts (BRITTON 1941). — *Dasypus novemcinctus texanus:* Nebennierengewicht im Durchschnitt 0,0267% (HARTMAN und BROWNELL 1949).

Artiodactyla:
Bovidae: SWETT, MILLER, GRAVES, BLACK und CREECH (1937, SWETT, GRAVES und MILLER (1928) fanden Werte zwischen 0,0034 und 0,0088% (Relativgewichte aus ihren Tabellen errechnet von HARTMAN und BROWNELL 1949). Diese Zahlen beziehen sich auf ein sehr kleines Material verschiedener Rassenzugehörigkeit.

Perissodactyla:
Equus: Die Nebennieren wiegen 1:12000 des Körpergewichts (DELAMARE 1904).

Rodentia:
Marmota monax: Die Nebennieren eines großen Männchens wogen 0,039% (HARTMAN und BROWNELL 1949). — *Tamias striatus* (8 Sommertiere): Nebennierengewicht 0,0543 ± 0,0187% (HARTMAN und BROWNELL 1949). WOODWARD und CONDRIN (1945) fanden bei *Tamias* eine beträchtliche Zunahme des Nebennierengewichts im Frühling und Sommer. — *Sciurus hudsonicus:* HARTMAN und BROWNELL (1949) ermittelten ein relatives Durchschnittsgewicht von 0,0451 ± 0,0129% (13 ♂) bzw. von 0,0431 ± 0,0108% (11 ♀). — *Sciurus carolinensis leucotis:* HARTMAN und BROWNELL fanden ein relatives Durchschnittsgewicht von 0,0231 ± 0,0092% (7 ♂) bzw. von 0,0286 ± 0,0089% (7 ♀). — *Mus rattus:* H. H. DONALDSON (1924) ermittelte bei etwa 50 g schweren Männchen wie Weibchen Nebennieren von 0,03% des Körpergewichts, bei 100 g-Tieren von 0,02% (♂) bzw. 0,03% (♀), bei 200 g-Tieren 0,017% (♂) bzw. 0,026% (♀).

Auf Unterschiede im Gewicht der Nebennieren von *Wildformen* und *domestizierten Tieren* wurde bereits S. 488 verwiesen. YEAKEL (1946) hat die Nebennierengewichte von *Wistar-Ratten* und grauen, mindestens 700 Tage alten *Wanderratten* und jüngeren Tieren gleicher Körperlänge verglichen. Das relative Durchschnittsgewicht lag bei den älteren Tieren höher. Auf einen großen Durchschnitt errechnet wird das relative Nebennierengewicht der *Ratte* mit 0,0247% angegeben. Nach YEAKEL beträgt der Korrelationskoeffizient des Nebennierengewichts unter Wurfgeschwistern von männlichen und weiblichen *Ratten* etwa 0,4. — *Mus musculus:* Der Quotient Nebennierengewicht in Milligramm:Körpergewicht in Gramm mal 100 soll bei der *Maus* 20,0 betragen. HARTMAN und BROWNELL (1949) stellten für 100 junge, 18—35 g schwere weiße *Mäuse* (♂) ein relatives Durchschnittsgewicht der Nebenniere von 0,0133—0,0030% fest. — *Cricetus auratus:* PECZENIK (1944) ermittelte als relatives

Abb. 211. Gewichtskurven von Nebennieren, Milz, Thymus und Lunge (in Prozent Körpergewicht) bei *männlichen Keimlingen* vom 7. Fetalmonat bis zur Geburt. Zahlenwerte von CRUICKSHANK und MILLER (1924), zusammengestellt von WETZEL (1938).

Tabelle 28.

Fetalmonat	Nebennierenvolumen in % des Körpervolumens
2. Monat . .	0,306
3. ,, . .	0,485
7. ,, . .	0,310
10. ,, . .	0,246
Neugeborener	0,229

Durchschnittsgewicht 0,0187% (24 ♂) bzw. 0,0083% (♀). HARTMAN und BROWNELL (1949) bestimmten für die Nebennieren von 19 Männchen (50—116 Tage alt) ein Durchschnittsprozentgewicht von 0,0192—0,0042, für die Nebennieren von 11 Weibchen (48—118 Tage alt) von 0,0142—0,0017%. — *Erethizon d. dorsatum*: HARTMAN und BROWNELL (1949) fanden bei 9 Männchen (1590—9100 g Körpergewicht) Nebennieren von 0,0080—0,00145% des Körpergewichts, bei 6 Weibchen (4560—6580 g Körpergewicht) Nebennieren von 0,0121—0,0033% des Körpergewichts. — *Cavia cobaya* (S. 488, 498): Das *Meerschweinchen* und seine Wildform *Coelogenys paca* stellen mit etwa 10mal schwereren Nebennieren als die anderer *Säugetiere* einen Sonderfall dar. Dies sollte Veranlassung geben, die am *Meerschweinchen* erhobenen experimentellen Befunde nicht ohne weiteres zu verallgemeinern. DELAMARE (1904) gibt für das *Meerschweinchen* als Verhältnis von Nebennierengewicht zu Körpergewicht den Bruch 1:1500 bis 1:2000 an; auf 1 kg Körpergewicht entfallen 0,4—0,5 g Nebennierengewicht. Nach BESSESEN und CARSLON (1923) wogen die beiden Nebennieren von Tieren verschiedenen Alters 0,05% des Körpergewichts. Bei über 400 g schweren *Meerschweinchen* wurde ein Anstieg des relativen Organgewichts beobachtet, so daß eine biphasische Gewichtskurve resultierte. Bei Tieren mit höherem Körpergewicht war die Variabilität des relativen Nebennierengewichts beträchtlich. Nach DONALDSON (1924) beträgt das Durchschnittsgewicht beider Nebennieren in Prozent des Körpergewichts ausgedrückt beim 200 g schweren *Meerschweinchen* 0,026. Nach KOJIMA (1928) wiegen die Nebennieren im Durchschnitt 0,038% des Körpergewichtes, während KOSAKA (1932a, b) den Wert 0,07% angibt. EATON (1938) untersuchte die Nebennierengewichte bei zwei Inzuchtstämmen; die Tiere waren über 360 Tage alt. Das äußerst variable Drüsengewicht schien in einer umgekehrten Proportion zum Körpergewicht zu stehen, da die schwersten Nebennieren bei den Tieren mit dem kleinen Körpergewicht, die leichtesten bei Tieren mit höherem Körpergewicht zu finden waren. Das Nebennierengewicht von Kreuzungen zwischen zwei Stämmen lag in der Mitte der elterlichen Nebennierengewichts. MIXNER, BERGMAN und TURNER (1943) untersuchten die Relation des Nebennierengewichts zum Körpergewicht bei wachsenden und geschlechtsreifen *Meerschweinchen*. Sie fanden keine Unterschiede zwischen männlichen und weiblichen Tieren, konnten aber den von BESSESEN und CARLSON (1923) behaupteten Bruch in der Kurve für Tiere mit einem Gewicht von etwa 500 g an bestätigen. HARTMAN, SHELDEN und GREEN (1943) gaben 0,049% als relatives Nebennierengewicht an, LATIMER (1951) fand den Wert 0,0512—0,0011% für 100 Tiere. LATIMER gibt eine Formel zur Errechnung des absoluten Nebennierengewichts aus dem Körpergewicht an (vgl. S. 488), die mit den entsprechenden Formeln von BESSESEN und CARLSON (1923), MIXNER, BERGMAN und TURNER (1943), EATON (1938), STRANDSKOV (1939) kritisch verglichen wird. *Lepus cuniculus:* Nach DELAMARE (1904) beträgt das Verhältnis von Nebenniere zu Körpergewicht 1:10000. BAGER (1917) untersuchte die Wachstumsveränderungen der Kaninchennebenniere. Das absolute Nebennierengewicht steigt ziemlich parallel mit dem Körpergewicht und erreicht ein Maximum am Ende des 1. Lebensjahres. Das relative Gewicht steigt von der Geburt bis zum 7. Monat. Eine Gewichtssteigerung in der Pubertätszeit konnte nicht festgestellt werden. BROWN, PEARCE und VAN ALLEN (1926a, b) fanden als arithmetischen Mittelwert der Nebennieren von 644 normalen erwachsenen *Kaninchen*-Böcken 0,02082—0,00795% des Körpergewichts. Kranke Tiere zeigten so lange ähnliche Werte, als sie in relativ gutem Allgemeinzustand blieben (BROWN, PEARCE und VAN ALLEN 1925). KIBLER, BERGMAN und TURNER (1943) fanden, daß das Verhältnis von Nebennierengewicht zu Körpergewicht bei steigendem Gewicht des Körpers abnahm (weiße New Zealand-Kaninchen unter bzw. über 2500 g Körpergewicht).

Carnivora:

Felis dom.: LATIMER (1947, 1948) untersuchte die Relativgewichte verschiedener Organe fetaler, neugeborener und erwachsener *Katzen*. Eine 1. Organgruppe umfaßt Organe, die in der Fetalzeit an Gewicht abnehmen und beim Erwachsenen relativ kleiner sind (unter anderem Gehirn, Rückenmark, Hypophyse, Herz, Ovarien, Schilddrüse, *Nebennieren*, Leber). In der 2. Gruppe handelt es sich um Organe, die ebenfalls in der Fetalzeit an Gewicht abnehmen, aber beim Erwachsenen relativ und prozentual etwas schwerer sind, sich später also wieder vergrößern (Skelet, Hoden). In der 3. Gruppe steigt das Wachstum zu einem sekundären Maximum in der späteren Fetalzeit an, nimmt aber beim Neugeborenen wieder ab und erreicht dann das Maximum beim Erwachsenen (Muskulatur, Milz). Die Organe der 4. Gruppe erreichen ein Wachstumsmaximum beim Neugeborenen, nehmen danach leicht ab (Nieren, Pankreas), Uterus usw.). Über die Proportionen von Nebennierengewicht zu Körpergewicht und Nebennierengewicht zu Nierengewicht bei *Katzen* unterrichtet BOURNE (1949). *Leopard:* Nach HILL (1937) beträgt das Nebennierengewicht 1/3174 des Körpergewichts. *Canis fam.*: DELAMARE (1904) bestimmte das Verhältnis des Nebennierengewichts zum Körpergewicht mit 1/6000—1/3000. SATO (1930a) verglich die Nebennierengewichte einer großen Anzahl gesunder *Hunde* verschiedener Rassen (Körpergewicht 3,5—40 kg), welche längere Zeit im Laboratorium gehalten worden waren. Die Nebennieren von 77 Hündinnen wogen 0,0140—0,0026%, die von 122 *Hunden* 0,0104—0,0022% des Körpergewichts. Houssy und Molinelli (1925, 1926) meinen allerdings, das Nebennierengewicht stehe viel eher zu der Körperoberfläche als zu dem Körpergewicht in direkter Beziehung. Bei kleinen *Hunden* soll das Nebennierengewicht je Kilogramm Körpergewicht größer sein als bei großen *Hunden*. So ist es für Hunde von 5—6 kg Körpergewicht, bei denen etwa 1 g Nebenniere auf 5—6 kg Körpergewicht entfällt, doppelt so groß wie bei *Hunden* von 21—24 kg Körpergewicht, bei welchen 1 g Nebenniere auf 9—10 kg Körpergewicht zu rechnen ist. Die Beziehung zwischen Nebennierengewicht und Körperoberfläche ist sehr eng. So errechneten

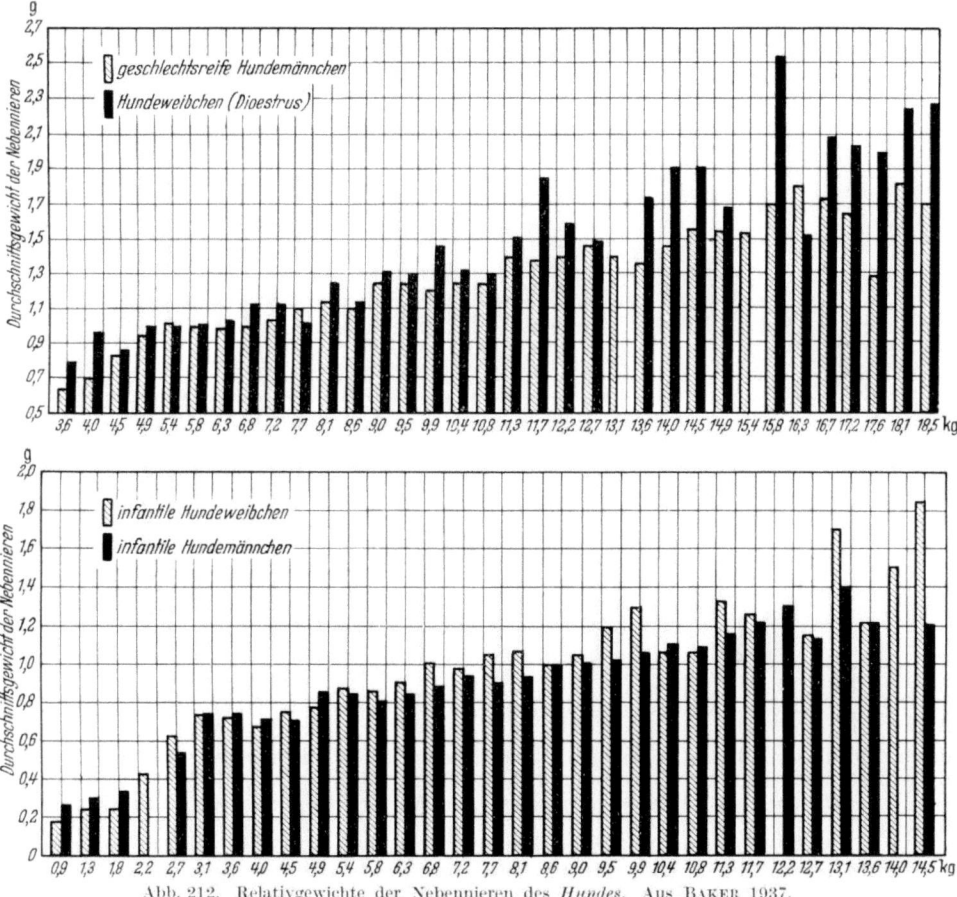

Abb. 212. Relativgewichte der Nebennieren des *Hundes*. Aus Baker 1937.

die Autoren für *Hunde* von 4—16 kg Körpergewicht 30—32 dm² Oberfläche auf 1 g Nebenniere, für *Hunde* von 17—29 kg Körpergewicht 34—40 dm² Oberfläche auf 1 g Nebenniere. Die rechte Nebenniere war im Durchschnitt um 8% schwerer als die linke (Houssay, Biasotti und Mazzocco 1933). Besonders eingehend hat sich Baker (1937, 1938) mit dem Nebennierengewicht bei *Hunden* beschäftigt (über die Methodik s. a. S. 497). Steigendem Körpergewicht entsprach eine Abnahme des Nebennierengewichts, insbesondere bei den Weibchen. Dagegen ist das Durchschnittsgewicht der Nebenniere geschlechtsreifer Männchen kleiner als das der Weibchen (Dioestrus). Auch die Nebenniere nicht geschlechtsreifer Weibchen ist größer als die nicht geschlechtsreifer Männchen gleichen Körpergewichts (Abb. 212 und 213). Bei den Weibchen trat während der Gravidität eine Gewichtssteigerung ein. Während der *Lactation* konnte gewichtsmäßig keine Nebennierenhypertrophie festgestellt werden, höchstens eine geringe während einer Pseudogravidität. Hartman, Shelden und Green (1943) berechneten das prozentuale Gewicht der Nebennierenrinde zum Körpergewicht mit 0,011. *Procyon lotor:* Hartman und Brownell (1949) stellten bei einem längere Zeit im Laboratorium gehaltenen sehr fetten Tier ein Nebennierengewicht von 0,0072% des Körpergewichts fest.

Chiroptera:
Vespertilionidae. Myotis lucifugus: Nach HARTMAN und BROWNELL (1949) wogen die Nebennieren von 3 Exemplaren zwischen 0,0153—0,0285%, im Durchschnitt also 0,0217% des Körpergewichts. Die Nebennieren von 13 Exemplaren von *Tadarida cynocephala* wogen 0,0394—0,004% des Körpergewichts.

Primates: KENNARD und WILLNER (1941) bestimmten das Verhältnis von Nebennieren- zu Körpergewicht bei *Macaca mulatta* mit 0,032% für 34 Weibchen, mit 0,029% für 32 Männchen. Das gleiche Verhältnis fand sich bei 8 Weibchen und 5 Männchen des *Schimpansen*. HARTMAN und BROWNELL (1949) errechneten aus diesen Zahlenangaben den Wert von 0,028—0,015% für die Weibchen, von 0,030—0,011% für die Männchen.

Die Beziehung zwischen *Nebennierengewicht und Körpergröße beim Menschen* ist nach SCHILF (1922) durch ein deutliches Ansteigen des Nebennierengewichts mit der Körpergröße

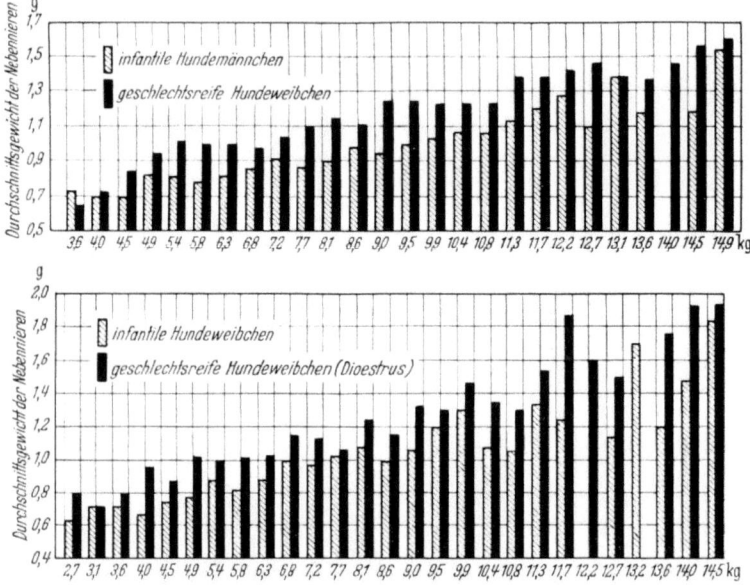

Abb. 213. Relativgewichte der Nebennieren des *Hundes.* Aus BAKER 1937.

ausgezeichnet, so daß man sogar eine Abhängigkeit des Drüsengewichts von der Körpergröße postulieren kann (s. a. LEUPOLD 1920ff., BIEDL 1916, SCHEEL 1908).

Über *Relationen des Nebennierengewichts zur Körperlänge* berichtet LATIMER (1951, *Cavia*).

Da die Beziehungen der Nebennieren zu den Keimdrüsen frühzeitig erkannt wurden, ist es nicht verwunderlich, daß man mit Hilfe von Gewichtsbestimmungen die Korrelation von *Nebennieren- und Keimdrüsengewicht* zu sichern versucht hat. Außerdem wurden bei den meisten Arten *Geschlechtsdifferenzen* auch des relativen Nebennierengewichts festgestellt. Da die Beziehungen zwischen Nebennieren und Sexualsphäre auf S. 699 ff. eingehend geschildert werden, sollen die Gewichtsangaben dort Berücksichtigung finden.

Ferner sind die *Proportionen zwischen Nebennieren und Nieren* recht oft untersucht worden, zumal deswegen, weil im embryonalen Leben die Verhältnisse anders als beim Erwachsenen liegen. Schon im 2. Embryonalmonat ist die Nebenniere des Menschen größer als die Niere. Am Ende des 2. Monats gleicht sich der Unterschied angeblich wieder aus. In der ersten Hälfte des 3. Monats bekommt die Nebenniere noch einmal das Übergewicht. Nach ECKER (1846), FREY (1852) sind in der 10.—12. Embryonalwoche Niere und Nebenniere etwa gleich groß. Erst vom Ende des 3. Monats an bleibt die Nebenniere im Wachstum hinter der Niere zurück. Bereits im 6. Monat ist die Niere doppelt so groß wie die Nebenniere (PAGEL 1929), während KÖLLIKER (1854) für diesen Zeitpunkt ein Verhältnis von 2:5 (Nebenniere:Niere) angibt. Im 8. Monat liegt das Verhältnis bei 1:2—3 (HUSCHKE 1845). Für den *Neugeborenen* wird die Nebennieren-Nierenproportion meist mit 1:3 angegeben (RIBEMONT, CRUVEILHIER 1834, HUSCHKE 1854, KÖLLIKER 1854, FREY 1852). Am Ende des 1. Lebensmonats beträgt das Verhältnis 1:6. ARREN (1894) fand bei Neugeborenen die Proportion 1:5, während der Pubertät 1:12, beim Erwachsenen 1:18 (20, 25, 30, 40!).

Die quantitativen Verhältnisse der Nebenniere.

KÖLLIKER (1854) gab nur den Wert 1:8 an, MERKEL (1915) für den Neugeborenen 1:3—4, für den Erwachsenen 1:20—30 (s. a. HEWER 1922/23).
Nach SCHILFS (1922) Tabellen stellt sich der Quotient Niere:Nebenniere auf 20,3. Das Gewicht der Nieren nimmt mit dem der Nebennieren bis zu einem Nebennierengewicht von 16,0 g zu, um danach entweder wieder abzufallen oder die erreichte Höhe zu behalten. SCHILF denkt daher an eine „gewisse Beziehung des Nierengewichts zum Nebennierengewicht bis zu 16,0 desselben". Die Untersuchungsergebnisse von PETER (1938) über die hier diskutierte Proportion sind in Tabelle 27 (S. 498) enthalten. Im übrigen setzt PETER hinzu:
„Das Verhältnis des Gewichts der Nebennieren zu dem der Nieren ist bei der fehlenden funktionellen Verwandtschaft beider Organe ohne Wert." Er reproduziert Zahlen aus einer Tabelle von GUNDOBIN (Tabelle 27, S. 498), die die Abnahme dieses relativen Wertes gut

Tabelle 29. *Beziehungen des relativen Nebennierengewichts zum Gewicht von Nieren und Schilddrüsen.* (Aus BOURNE 1949.)

No.	Name of Animal	Weight in grams			Thyroid-Adrenal ratio
		Thyroid	Adrenals	Kidneys	
1	*Onychomys* (Grasshopper Mouse)	.0014	.04	.392	1 : 28.57
2	*Sorex vagrans monticola* (Shrew)	.0012	.0062	.221	1 : 5.17
3	*Microtus alticola alticola* (Mountain Meadow Mouse)	.0032	.0054	.172	1 : 1.69
4	*Peromyscus* (Deer Mouse)	.0015	.0068	.24	1 : 4.53
5	*Sciurus fremonti mogollonensis* (Pine or Red Squirrel).	.008	.091	1.626	1 : 11.37
6	*Sciurus arizonensis* (Grey Squirrel). . . .	.026	.197	3.335	1 : 7.58
7	*Sciurus aberti* (Abert's Squirrel)	.051	.222	3.536	1 : 4.35
8	*Eutamias* (Chipmunk)	.0012	.020	.608	1 : 16.7
9	*Ammospermophilus* (Antelope Chipmunk) . .	.0028	.038	.807	1 : 13.57
10	*Citellus* (Ground Squirrel)	.004	.019	1.09	1 : 4.75
11	*Callospermophilus* (Mantle Ground Squirrel)	.0095	.035	1.415	1 : 3.68
12	*Cynomys* (Prairie Dog)	.025	.028	2.564	1 : 1.12
13	*Thomomys* (Pocket Gopher)	.0012	.0085	1.172	1 : 7.08
14	*Neotoma* (Mexican Pack Rat)	.019	.137	2.353	1 : 7.21
15	*Dipodomys* (Kangaroo Rat)	.01	.04	.947	1 : 4
16	*Mus norvegicus* (Gray Norway Rat) . . .	.008	.062	—	1 : 7.75
17	*Ondrata zibethica* (Musk-Rat of Musquash)	.043	.156	5.16	1 : 3.63
18	*Sylvilagus auduboni* (Cotton-Tail Rabbit) .	.030	.090	4.630	1 : 3
19	*Lepus californicus* (Jack Rabbit)	.147	.256	19.34	1 : 1.74
20	*Urocyon cinereoargenteus scotti* (Grey Fox)	.160	.371	29.4	1 : 2.32
21	*Bassariscus* (Ring-Tailed Cat)	.080	.387	10.25	1 : 4.84
22	*Felis domesticus* (Domestic Cat)	.216	.518	23.9	1 : 2.4
23	*Mephitis* (Common or Hooded Skunk) . .	.096	.348	6.91	1 : 3.62
24	*Conepatus mesoleucus* (Hog-Nosed Skunk) .	.054	.211	7.51	1 : 3.9
25	*Hemionus odocoileus* (Mule Deer)	2.00	5.750	—	1 : 2.87
26	*Odocoileus couesi* (Arizona White-Tail Deer)	1.650	2.400	85.00	1 : 1.45 [1]
27	*Odocoileus virginianus* (Florida White-Tail Deer)	2.460	2.670	—	1 : 1.08
28	*Phoco richardii geronimensis* (Seal)	5.204	6.003	—	1 : 1.15
29	*Felis concolor* (Mountain Lion)	1.6	4.1	140.00	1 : 2.56
30	*Alligator mississipiensis*	3.5	4.0	—	1 : 1.14

[1] Hyperplasie der Schilddrüse.

illustrieren. IWANOW (1922) gibt gleiche Zahlen. Indessen müssen wir heute PETERS Aussage revidieren. Zweifellos gibt es funktionelle Beziehungen zwischen Nieren und Nebennieren (S. 696 ff.).
Angaben aus der vergleichenden Anatomie, die Proportion Niere-Nebenniere betreffend, sind in den vorangegangenen Kapiteln über die Größen- und Gewichtsverhältnisse der Nebennieren gelegentlich schon enthalten. An die Spitze stelle ich eine auch andere Relationen aufzeigende Tabelle (Tabelle 29) von BOURNE (1949), welche Angaben über zum Teil ziemlich seltene Tiere enthält. Ich füge folgende Angaben hinzu.

Reptilien:
Coluber natrix: 1:40 (Embryo 1:36) (ECKER 1846).
Säugetiere:
Ornithorhynchus: 1:4 (PETTIT 1894). *Didelphis virg.:* 1:45 (PETTIT 1896). *Känguruh:* 1:40 (CUVIER 1805). *Phocaena:* 1:40—1:50 (MECKEL 1806). *Erinaceus:* Nach NOÉ (zit. nach DELAMARE 1904) soll die Nebenniere den Nieren während der Embryonalzeit niemals gewichtsmäßig überlegen sein. *Capreolus:* 1:17 (CUVIER 1805). *Lama:* 1:100 (!?) (CUVIER 1805). *Equus:* 1:30 (CUVIER 1805, PETTIT 1896). *Manatus Stelleri:* 1:4—5 (MECKEL 1806). *Ratte:* 1:12 (CUVIER 1805, DELAMARE 1904). *Hystrix:* 1:3 (PERRAULT 1676). *Cavia:* 1:5—8 (CUVIER 1805), 1:4—5 (FREY 1852). Nach PETTIT (1896) sind die Nebennieren den Nieren in der Embryonalzeit niemals gewichtsmäßig überlegen. *Coelogenys paca:* 1:4—5 (FREY 1852). Nach PETTIT (1896) sind die Nebennieren von *Paca* den Nieren in der Embryonalzeit niemals gewichtsmäßig überlegen. *Felis dom.:* 1:56—60 (ECKER 1846). *Felis tigris:* 1:48 (PETTIT 1896), 1:150 (DELAMARE 1904). *Phoca:* 1:150 (CUVIER 1805, PETTIT 1896). *Rhinolophus* (Embryo): 1:10 (EMMERT und BURGAETZY 1818). *Platyrhina:* 1:9. *Meerkatze:* 1:16 (DELAMARE 1904). *Katarrhina:* 1:14.

Die *Beziehung von Nebenniere zu Schilddrüse* behandelt SCHILF (1922, vgl. S. 604 ff.), nach dessen Angaben das Gewicht der Schilddrüse des *Menschen* in keiner Abhängigkeit zu dem der Nebennieren steht (vgl. ferner Tabelle 29, BOURNE 1949, S. 503).

Beziehungen des Nebennierengewichts zur *Pigmentierung des Körpers* konnte SCHILF (1922) ebenfalls nicht finden.

Das Gewichtsverhältnis von *Milz zu Nebennieren des Menschen* beträgt nach SCHILF (1922) 10,7 (28 Fälle). Angesichts der Konstanz des Milzgewichts bei wechselndem Nebennierengewicht lassen sich keine Gewichtsbeziehungen zwischen den Organen nachweisen. Auch konnte SCHILF keinen Einfluß des *Thymus* auf das Gewichtsverhältnis von Hoden und Nebennieren erkennen. An 81 Fällen hat er für den Thymus von Soldaten ein Durchschnittsgewicht von 12,7 g erhalten, für die Nebennieren von 13,7 g. Es entsteht somit eine Proportion von Thymus:Nebenniere = 0,92. SCHILF meint, dies Verhältnis könne durch Krankheiten nicht besonders beeinflußt werden. Für das Verhältnis von *Nebenniere zu Pankreas* gibt SCHILF folgendes an: in 277 Fällen fand er ein Pankreasgewicht von 88,0 g, ein Nebennierengewicht von 14,2 g, mithin eine Verhältniszahl Pankreas zu Nebennieren von 6,19. Das Gewicht des Pankreas nimmt mit dem Nebennierengewicht zu bis zu einem Wert desselben von 17,0 g. Weiterhin steigt das Pankreasgewicht mit der Zunahme des Nebennierengewichts nicht mehr an. Ähnlich ist bis zu einem Nebennierengewicht von 16,0 g eine Zunahme des *Herzgewichts*, ansteigend mit dem Gewicht der Nebennieren, zu verzeichnen; weiterhin ist sie nicht mehr nachweisbar. Bei 259 Fällen stellte SCHILF ein mittleres *Gehirngewicht* von 1408 g fest, ein Nebennierengewicht von 13,7 g. Das Verhältnis Gehirn:Nebennieren beträgt mithin 102,1. Aus den Gewichtsverhältnissen lassen sich keine Beziehungen zwischen beiden Organen ablesen. Bei Untersuchung der quantitativen Beziehungen von *Nebennieren und Leber* zeigt sich die Schwierigkeit, zunächst ein normales Durchschnittsgewicht der Leber zu ermitteln, da diese sehr gewichtslabil ist (Krankheitszustände, Durchblutungsänderungen). An Hand einer größeren Anzahl von Fällen hat SCHILF (1922) die Gewichte von Leber und Nebenniere in Beziehung gebracht. Die Lebergewichte lagen zwischen 1550—1850 g. Für den Durchschnitt beträgt das Verhältnis von Lebergewicht:Nebennierengewicht 117,4. Vergleicht man verschiedene Nebennierengewichte, dann ergibt sich, daß der Anstieg des Gewichts nicht regelmäßig ist und der Höhepunkt bei einem Nebennierengewicht von 16,0 g liegt. Jenseits davon fällt das Lebergewicht ab. SCHILF meint, Gewichtsbeziehungen zwischen beiden Organen seien in gewissem Grade wahrnehmbar, jedoch nicht bei einem über 16—17 g gelegenen Nebennierengewicht.

Zusammenfassend darf man bei Betrachtung der Proportionierungen wohl sagen, daß die zweifellos vorhandenen Beziehungen der Nebennieren zu den meisten hier genannten Organen zu komplizierter Natur sind, als daß sie mittels eines Wägeverfahrens gefaßt werden können (vgl. auch LATIMER 1951).

C. Das spezifische Gewicht der Nebenniere.

HUSCHKE (1845) teilt den Wert 1,0333 für das spezifische Gewicht der *kindlichen* Nebenniere mit. Die Nebenniere des *Erwachsenen* hat angeblich ein etwas geringeres spezifisches Gewicht. KRAUSE (1878) gab 1,0163 an. Erst SCHILF (1922) hat weitere ausführliche Angaben mitgeteilt (s. Tabelle 23, S. 491). Nach seinen Beobachtungen ist es bei der Frühgeburt hoch, bei reifer Geburt verhältnismäßig niedrig. Es soll parallel mit dem Abfall des absoluten Gewichts im 1. Lebenshalbjahr zunehmen. Von da ab bleibt es in den folgenden Monaten und Jahren ziemlich konstant. Im 3. und 4. Jahr nimmt es noch einmal etwas zu. Vom 5. Jahr an ist das spezifische Gewicht dauernd niedriger als in der vorhergehenden

Zeit; es schwankt innerhalb gewisser Grenzen. Die beiden letzten Zahlen weisen auf eine Verminderung im späten Alter hin. Das spezifische Gewicht beträgt für den Erwachsenen im Durchschnitt 1,038 (55 Fälle). VIERORDT (1906) gab 1,016 bzw. 1,053 für das Parenchym selbst an; nach LUCIEN und PARISOT (1918) beträgt es 1,016—1,033.

Eingehend hat sich auch HAMMAR (1924) mit dem Problem des spezifischen Gewichts des Organs beschäftigt. HAMMAR bestimmte auch das spezifische Gewicht der extrahierten Lipoide mit einer sehr sorgfältigen Methode. Die Ergebnisse seiner Untersuchungen enthalten Tabellen 30 und 31.

HAMMAR (1924) hat des weiteren versucht, das spezifische Gewicht *von Rinde und Mark gesondert* zu bestimmen. Besonders bei Kindern ist eine Lösung beider Anteile nach seiner

Tabelle 30. *Spezifisches Gewicht der Nebennierenlipoide (a) und der gesamten Nebenniere (b) sowie von Rinde und Mark (c, Formolfixation).* (Nach HAMMAR 1924.)

Katalog-Nr.	Körperseite	Spezifisches Gewicht der extremen Lipoide	Katalog-Nr.	Körperseite	Spezifisches Gewicht des extremen Lipoide
38 c	beide zusammen	0,962	43	links	0,980
			44	links	0,990
38 e	beide zusammen	0,987	49	links	0,974
			55	links	0,984
39	rechts	0,975	60	links	0,972
39	links	0,987	61	rechts	0,985
40	rechts	0,980	66	links	0,962
40	links	0,985	Durchschnitts- und Grenzwerte		0,978 (0,962—0,990)
42	links	0,971			

Tabelle 30b.

Katalog-Nr.	Körperseite	Spezifisches Gewicht des ganzen Organs frisch	nach Formalinfixierung	Differenz
76	links	1,035	1,043	+0,008
81	rechts	1,030	1,047	+0,017
81	links	1,040	1,040	±0,000
84	rechts	1,033	1,040	+0,007
84	links	1,036	1,038	+0,002
85	links	1,035	1,032	−0,003
90	rechts	1,042	1,047	+0,005
90	links	1,037	1,046	+0,009
91	rechts	1,043	1,045	+0,002

Tabelle 30c.

Katalog-Nr.	Körperseite	Spezifisches Gewicht der Rinde	Spezifisches Gewicht des Markes	Differenz
75	links	1,062	1,062	±0
92	rechts	1,062	1,062	±0
92	links	1,062	1,115	+0,053
93	rechts	1,062	1,062	±0
93	links	1,085 (1,062)	1,085	±0 (+0,023)
94	rechts	1,062	1,145	+0,083
95	rechts	1,085	1,085	±0
95	links	1,085	1,085	±0
96	rechts	1,085	1,085	±0
96	links	1,062	1,085	+0,013
97	rechts	1,062	1,085	+0,013
97	links	1,062	1,085	+0,013

Ansicht noch möglich. HAMMAR hat Rinde und Mark gewogen. Die Resultate der an 12 Organen ausgeführten Untersuchungen sind in Tabelle 30c angeführt und in Tabelle 31 zusammengefaßt. Obgleich unter Umständen ein nicht zu unterschätzender Unterschied im spezifischen Gewicht der Rinde und des Markes vorkommen kann, scheint doch eine recht weitgehende Übereinstimmung die Regel zu sein.

Auch SWINYARD (1939) hat das spezifische Gewicht (Suspensionsmethode) der Nebenniere bestimmt. Seine Ergebnisse sind in Tabelle 32 enthalten (vgl. ferner S. 507f.).

D. Das Volumen der Nebenniere.

Der Wert der älteren Angaben ist beschränkt, da über die Methode der Volumbestimmung keine genügenden Aussagen vorliegen.

Nach DELAMARE (1904) schwanken die relativen Volumina bei den *Säugetieren* zwischen 1—30. Sie seien groß bei *Fischotter* (MÖHRING 1740), *Cavia, Paca* (DAUBENTON 1758/66, CUVIER

Tabelle 31. *Spezifische Gewichte menschlicher Nebennieren.* (Nach HAMMAR 1924.)

Kat.-Nr.	Körperseite	Geschlecht	Alter	Diagnose	Spezifisches Gewicht des ganzen Organs			Spezifisches Gewicht Rinde bei 15° C	Spezifisches Gewicht Mark bei 15° C	Differenz
					frisch	nach Formalinfixierung	Differenz			
108	rechts	♀	Neugeb.			1,050		1,050 [1,065]	1,090 1,080]	+0,040 +0,015
108	links	♀	Neugeb.			1,042		1,050	1,090	+0,040
109	rechts	♂	Neugeb.	Rupt. tent. cereb.		1,041		1,057 [1,065	1,065 1,075]	+0,008 +0,010
109	links	♂	Neugeb.	Rupt. tent. cereb.		1,052		1,057 [1,065]	1,075 1,090]	+0,018 +0,025
103	rechts	♀	8 Mon.	Ileus	1,034	1,057	+0,023	1,075	1,075	±0
103	links	♀	2 Mon.	Ileus	1,031	1,047	+0,016	1,075	1,075	±0
98	rechts	♀	2 J. 8 M.	Bronchopneumonia	1,052	1,054	+0,002	1,047 1,057	1,040	−0,007 −0,017
98	links	♀	2 J. 8 M.	Bronchopneumonia	1,037	1,048	+0,011	1,055	Mark nicht isolierbar	
100	rechts	♀	8 Jahre	Tumor oc. et cer.	1,051	1,057	+0,006	1,050 [1,057]	1,055 [1,065]	+0,005 +0,008
100	links	♀	8 Jahre	Tumor oc. et cer.	1,044	1,055	+0,011	1,057	1,065	+0,008
106	rechts	♀	9 Jahre	Enterit. c. peritonit.	1,054	1,044	−0,010	1,050 [1,057]	1,050	±0 −0,007
110	rechts	♀	26 Jahre	Tbc. pulm.	1,035	1,041	+0,006	1,042	1,042 [1,040]	±0 −0,002
102	rechts	♀	27 Jahre	Tbc. pulm.	1,038	1,050	+0,012	1,055 [1,060] [1,065	1,080 1,090] 1,065]	+0,025 +0,030 ±0
102	links	♀	27 Jahre	Tbc. pulm.	1,036	1,049	+0,013	1,050 [1,060]	1,075	+0,025 +0,010
107	rechts	♀	36 Jahre	Cancer pulm.	1,047	1,051	+0,004	1,047	1,042	−0,005
107	links	♀	36 Jahre	Cancer pulm.	1,041	1,048	+0,007	1,045	1,042	−0,003
104	rechts	♀	39 Jahre	Tbc. pulm.	1,044	1,044	±0	1,050 [1,035	1,057 1,065]	+0,007 +0,030
104	links	♀	39 Jahre	Tbc. pulm.	1,049	1,053	+0,004	1,065 [1,075]	1,065	±0 −0,010
99	rechts	♂	68 Jahre	Insuff. cord. Nephro-cord.-scler.	1,025	1,035	+0,010	1,042	1,050	+0,008
99	links	♂	68 Jahre	desgl.	1,026	1,033	+0,007	1,030	1,050	+0,020
105	rechts	♂	69 Jahre	Tumor pulm. Pleur. haemorrh.	1,036	1,030	−0,006	1,035	1,065 [1,050]	+0,030 +0,015
105	links	♂	69 Jahre	Tumor pulm. Pleur. haemorrh.	1,047	1,039	−0,008	1,050 [1,035	1,050 1,042]	±0 +0,007
101	rechts	♂	69 Jahre	Tbc. pulm. Diabet. mell.	1,039	1,047	+0,008	1,057 [1,050]	1,065	+0,008 +0,015
96	rechts	♂	75 Jahre	Hypertroph. prost. Uraemia.	1,029	1,034	+0,005	1,042 [1,035]	1,075	+0,033 +0,040
96	links	♂	75 Jahre	desgl.	1,031	1,033	+0,002	1,035	1,090 [1,075]	+0,055 +0,040

Tabelle 32. *Spezifisches Gewicht und Volumina von Nebennieren des Menschen.*
(Aus SWINYARD 1939.)

Gland	Weight in air in grams	Weight in water in grams	Volume in cubic centimeters	Specific gravity	Volume in cubic centimeters	Per cent difference in volume
Human suprarenal	4.1916	0.1460	4.0456	1.038	4.0381	0.19
,, ,,	5.9237	0.1829	5.7408	1.036	5.7178	0.41
,, ,,	3.8757	0.1597	3.7160	1.041	3.7230	0.19
,, ,,	3.8923	0.1466	3.7457	1.041	3.7390	0.18
Dog thyroid	1.4056	0.0904	1.3152	1.068	1.3161	0.07
,, ,,	0.5894	0.0247	0.5647	1.039	0.5672	0.45
,, ,,	1.0307	0.0600	0.9707	1.053	0.9788	0.83
,, ,,	0.9386	0.0567	0.8819	1.057	0.8879	0.68
Dog suprarenal	0.8699	0.0344	0.8355	1.040	0.8364	0.11
,, ,,	0.8473	0.0348	0.8125	1.040	0.8147	0.28
,, ,,	0.5521	0.0205	0.5316	1.037	0.5324	0.16
,, ,,	0.8693	0.0354	0.8339	1.038	0.8374	0.42
Rat suprarenal	0.0421	0.0024	0.0397	1.043	0.0403	1.50
,, ,,	0.0330	0.0013	0.0317	1.039	0.0317	0.00
,, ,,	0.0348	0.0011	0.0337	1.035	0.0336	0.30
,, ,,	0.0329	0.0016	0.0313	1.039	0.0316	1.00
Rat thyroid	0.0281	0.0015	0.0266	1.046	0.0268	0.80
,, ,,	0.0241	0.0013	0.0228	1.052	0.0229	0.50
,, ,,	0.0230	0.0013	0.0217	1.038	0.0221	1.80
,, ,,	0.0191	0.0008	0.0183	1.038	0.0184	0.55

1805, MECKEL 1806, FREY 1852, STANNIUS 1846/48) und bei *Ornithorhynchus* (PETTIT 1896), auch bei den *Laufvögeln*, der Mehrzahl der *Chelonier* und *Ophidien*. Das Volumen sei klein bei *Galeopithecus* (MECKEL 1806), *Seehund* (STELLER 1749, CUVIER 1805, PETTIT 1896), *Cetacea* usw. (MECKEL 1806).

JACKSON (1919) bestimmte das *relative Volumen*, bezogen auf den Körper, durch Wägung der Nebenniere und eine Volumberechnung von Papierausschnitten projizierter Nebennierenschnitte *(Ratte)*. Er verwandte etwa 50 Zeichnungen für jede Nebenniere, d. h. etwa jeden 4. Schnitt bei kleinen, bis zu jeden 16. Schnitt bei größeren Drüsen. Die auf diese Weise erhaltenen Volumenwerte (in Kubikmillimeter) waren bei weitem geringer als die der frischen Drüse. Als Gründe hierfür gibt JACKSON an, daß er bei der Papierausschnittmethode die fibröse Kapsel und deren Anhängsel nicht mitgemessen hat. Ferner spielt die durch Fixation, Entwässerung und Paraffineinbettung bewirkte, beträchtliche Schrumpfung eine Rolle. JACKSONS Ergebnisse sind zum Teil in Tabelle 28, S. 499 enthalten.

CASTALDI (1922) hat mit dem Begriff eines *Nebennierengesamtindexes* gearbeitet:

$$\text{Nebennierengesamtindex} = \frac{\text{Nebennierenvolumen (mm}^3)}{\text{Körpergewicht (g)}} \cdot 100.$$

Im intrauterinen Leben wächst die Nebenniere beständig, bleibt aber im Verhältnis zum wesentlich schnelleren Wachstum des Körpers allmählich zurück, d. h. der Nebennierengesamtindex verkleinert sich. Stets ist das Volumen bei den Männchen absolut größer als bei den Weibchen *(Meerschweinchen)*, im Verhältnis zum Körpergewicht dagegen bei den Weibchen größer als bei den Männchen. Absolut nehmen die Nebennieren mit dem Lebensalter an Volumen dauernd zu, ja im extrauterinen Leben steigt der Nebennierengesamtindex, d. h. das Wachstum der Nebenniere geht schneller vor sich als das des Körpers insgesamt. CASTALDI bestimmt den Index für das embryonale Leben mit dem Wert 0,8126, für die postfetale Periode mit dem Wert 0,9320. Das stärkste absolute Wachstum soll im 1. Monat nach der Geburt zu beobachten sein (diese Aussage bezieht sich auf die *Meerschweinchen*-Nebenniere!). Über die dabei beobachtbaren besonderen Wachstumsverhältnisse von Rinde und Mark s. S. 511.

Neuerdings hat sich besonders SWINYARD (1939, 1940, 1943) mit dem spezifischen Gewicht und dem Volumen der Nebenniere eingehend auseinandergesetzt. SWINYARD schildert zunächst die zur Volumenbestimmung zur Verfügung stehenden Methoden.

1. Wasserverdrängungsmethode: Die Menge des verdrängten Wassers kann nach Volumen oder Gewicht bestimmt werden.

2. Volumenbestimmung nach dem Archimedischen Prinzip: Das Volumen des Organs wird durch Subtraktion des Gewichts der Nebenniere im Wasser vom Gewicht der Nebenniere in Luft festgestellt.

3. Bestimmung des Volumens, wenn Absolutgewicht und spezifisches Gewicht der Nebenniere (S. 504f.) bekannt sind.

Die erste Methode ist gut brauchbar für größere Nebennieren, für die kleinen Organe der meist gebrauchten Laboratoriumstiere indessen bedenklich. SCAMMON (persönliche Mitteilung an SWINYARD 1938) hat diese Methode zu einer Mikromethode modifiziert. Er konnte Meniscusänderungen einer Flüssigkeitssäule ablesen, welche noch innerhalb von 0,04 mm³ genau waren.

Wenn man das Gewicht des verdrängten Wassers bestimmt, arbeitet man meist mit einem Pyknometer (z. B. CARLSON, GUSTAVSON und MÖLLER 1937).

Das Archimedische Prinzip hat STOELTZNER (1906) benutzt. An Stelle von Wasser kann man in physiologische Kochsalzlösung eintauchen. Zur Volumenberechnung arbeitet man nach der Formel:

$$x = \frac{(p-q) \cdot 100}{R}$$

(wobei x = gesuchtes Volumen, p = Gewicht in Luft, q = Gewicht in physiologischer Kochsalzlösung, R = Gewicht von 100 cm³ physiologischer Kochsalzlösung).

Mit der 3. Methode arbeitet SWINYARD. Nach sorgfältiger Wägung der Nebennieren in Luft erfolgt die Bestimmung des spezifischen Gewichts. Division des Gewichts durch das spezifische Gewicht ergibt das Volumen. Bei der Berechnung des spezifischen Gewichts benutzt SWINYARD eine modifizierte Methode von HAMMERSCHLAG (1892).

Die Nebenniere wird im Zentrum einer Lösung von Glycerin und Wasser solcher Dichte gehalten, daß sie gerade in der Schwebe bleibt. Dann stimmen Dichte der Lösung und Dichte der Nebennieren überein. Das spezifische Gewicht der Flüssigkeit kann man mit einem Hydro- oder Pyknometer bestimmen. Temperaturveränderungen spielen bei dieser 3. Methode keine so wichtige Rolle, da errechnet wurde, daß bei einem Temperaturunterschied von 10° C ein Fehler von 0,10% bei der Volumenbestimmung entsteht. Aus der Tabelle 32 gehen die Volumenwerte für die Nebennieren bei verschiedener Methodik hervor.

Weiterhin hat sich SWINYARD (1940) der *Volumenbestimmung der einzelnen Teile des Organs* zugewendet.

E. Die Rinden-Markproportion.

Den Wert exakter Untersuchung des Verhältnisses Mark:Rinde betont GROLLMAN (1936), der auf die Schwierigkeit einer Bestimmung der Markgröße durch die autoptische Untersuchung hinweist.

NAGEL (1836) nahm ein Rinden-Markverhältnis von 1:2 (!) an. DELAMARE (1904) maß die Rindendicke mit 1—1,5—2 mm am Organrande, eine Markdicke von 0,25, im Zentrum des Organs bis 2—3 mm. Aus diesen Werten schloß er auf ein Rinden-Markverhältnis von rund 2:1. RAUBER und KOPSCH (1920) verzeichnen den Quotient Rinde zu Mark = 6,5—17,6:1. HAMMARs (1924. Papiergewichtsmethode) Ergebnisse mögen aus der Haupttabelle (Tabelle 33) seiner detailreichen Arbeit abgelesen werden. Aus der Tabelle der Hauptergebnisse ergeben sich allerdings beträchtliche Schwankungen des sog. Rinden-Markindex, nämlich für 10 Nebennieren zwischen 6,5 und 17,6!

Eine größere Studie über die Rinden-Markproportionen liegt von SWINYARD (1940) vor. Er untersuchte 26 histologisch normale Nebennieren von Weißen und Schwarzen vom 20.—57. Lebensjahr (Methodik vgl. S. 507). Das Ergebnis der planimetrischen Untersuchungen zeigt Abb. 214.

Das Durchschnittsvolumen der Nebenniere weißer Männer beträgt 5473,4 mm³, weißer Frauen 6089,0 mm³, schwarzer Männer 4172,4 mm³, schwarzer Frauen 4413,3 mm³, d. h. das Durchschnittsvolumen der Nebennieren weißer Frauen übertrifft das der Organe weißer Männer um 10,1%, das der Nebennieren von Negerfrauen um 19,3%, der Nebennieren von Negern um 31,4%. Die Nebennieren der Frau sind also bei beiden Rassen signifikant größer als beim Mann, die der weißen Frau übertreffen außerdem die der schwarzen.

Das *Mark* hatte im Durchschnitt Volumina von 435,9 mm³ (weißer Mann), 295,8 mm³ (weiße Frau), 464,9 mm³ (Neger), 286,0 mm³ (Negerin). Da das

Tabelle 33. *Bestimmungen der Rinden-Markverhältnisse von* HAMMAR (1924).

	\multicolumn{10}{c}{Katalog-Nr.}									
	84 h	84 v	89 v	90 h	90 v	88 v	85 v	81 v	91 h	86 h
Alter in Jahren	18	18	21	22	22	24	32	46	62	68
Geschlecht	♀	♀	♂	♂	♂	♂	♂	♀	♂	♀
Krankheit	Tbc. pulm.	Tbc. pulm.	Psychosis Sturz	Tbc. pulm. Pneumon.	Tbc. pulm. Pneumon.	Tbc. pulm. usw.	Tumor cer.	Lues hered.	Diabet. mell. Seps.	Myocardit.
Körperseite	rechts	links	links	rechts	links	links	links	links	rechts	rechts
Frischgewicht in g	3,530	3,850	3,390	6,595	8,555	6,890	5,890	3,670	5,720	3,470
Parenchym in g	3,029	3,265	2,898	5,889	7,802	5,719	5,201	2,966	4,919	2,849
Rinde in g	2,722	2,953	2,742	5,460	7,374	5,361	4,853	2,606	4,267	2,495
Mark in g	0,307	0,312	0,156	0,429	0,428	0,358	0,348	0,360	0,652	0,354
Rinde-Markindex	8,9	9,5	17,6	12,7	17,2	15,0	13,9	7,2	6,5	7,0
Zona glomerulosa in g	0,452	0,372	0,428	0,562	0,686	0,595	0,563	0,422	0,376	0,317
Zona fasciculata in g	1,892	1,881	1,577	4,614	6,371	4,766	3,814	2,002	3,038	1,901
Zona reticularis in g	0,378	0,700	0,737	0,284	0,317		0,476	0,182	0,853	0,277
Lipoidmenge des ganzen Organs in mg	171	143	467	191	286	314	722	164	378	193
Lipoidgehalt I: pro Mille	34	37	56	26	24	42	19	11	82	47
absolut, in mg	57	96	75	105	151	139	43	20	321	78
Bezirk, in g	1,641	2,587	1,338	4,008	6,356	3,340	2,232	1,876	3,917	1,662
Lipoidgehalt II: pro Mille	55	74	280	52	83	77	72	109	150	111
absolut, in mg	29	12	393	68	50	137	50	36	47	74
Bezirk, in g	0,531	0,168	1,404	1,294	0,604	1,764	0,694	0,331	0,316	0,671
Lipoidgehalt III: pro Mille	103	148		115	238	149	326	218	300	249
absolut, in mg	35	22		18	84	38	629	65	10	41
Bezirk, in g	0,343	0,148		0,158	0,354	0,257	1,927	0,297	0,034	0,162
Lipoidgehalt IV: pro Mille	241	260						425		
absolut, in mg	50	13						43		
Bezirk, in g	0,207	0,050						0,102		

Hauptergebnisse der Analyse von zehn menschlichen Nebennieren. Die Organe sind nach dem Alter des Individuums geordnet. Die Rindengebiete verschiedenen Lipoidgehalts sind in steigender Reihe mit I, II bzw. III und IV bezeichnet.

Durchschnittsvolumen der Nebenniere bei Weißen um 25,7% größer war als bei Schwarzen, das Mark der Weißen im Durchschnitt um 2,6% geringer als das der Schwarzen, muß das größere Nebennierenvolumen bei der weißen Rasse auf die Rinde bezogen werden. Da weiterhin das Gesamtvolumen der Drüse bei der Frau größer, das Markvolumen kleiner ist (beide Rassen), ist zu folgern, daß die größeren Volumina der Nebennieren der Frau relativ wie absolut auf einer größeren Rindenmenge beruhen. Das durchschnittliche Rinden-Markverhältnis der beiden Rassen und Geschlechter sieht folgendermaßen aus: weiße Männer 12,4:1, weiße Frauen 20,4:1, Neger 8,3:1, Negerinnen 14,2:1. (Über die Zonenverhältnisse s. S. 512ff., über die Proportionen bei Neugeborenen und Jugendlichen beider Rassen usw. vgl. S. 280.)

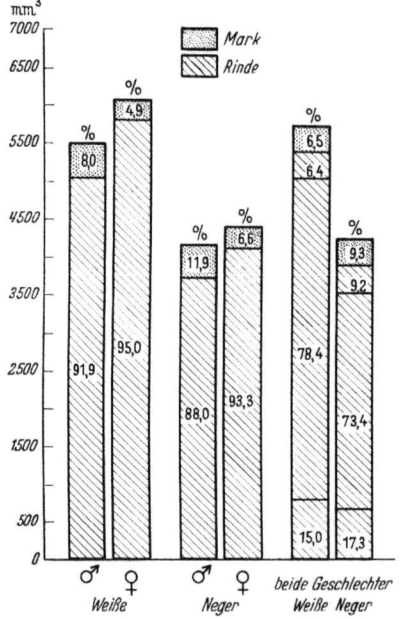

Abb. 214. Darstellung des Gesamtvolumens (in Kubikmillimeter) der Nebenniere, des Rinden- und Markvolumens bei Weißen und Negern beiderlei Geschlechts. Zonenproportionen. Aus SWINYARD 1940.

Vergleichend-anatomische Angaben über das Rinden-Markverhältnis.

Reptilien: Quantitative Bestimmungen der Längen von Rinden- und Markanlagen bei *Eidechsen*-Keimlingen gibt BIMMER (1950, S. 71f., Abb. 41 und 42, Tabelle 2).

Vögel. Columba: MILLER und RIDDLE (1939b, Papiergewichtsmethode) fanden, daß der interrenale Anteil 65% der Nebenniere ausmacht, der adrenale Teil 32%. Ein Unterschied zwischen Männchen und Weibchen ergab sich nicht. *Gallus:* LATIMER und LANDWER (1925) fanden (weiße Leghorn), daß bei *Hähnen* das Mark etwa 71% (65—79%), bei *Hennen* 37% (28—34%) der Rinde ausmacht. Nach SAUER und LATIMER (1930/31) ist bei *Hennen* etwa 30% mehr interrenales Gewebe vorhanden als bei *Hähnen*. ELLIOTT und TUCKETT (1906) finden für adrenales wie interrenales Gewebe beim *Huhn* 0,1 g, mithin ein Verhältnis von 1:1. KAR (1947) stellte bei 86 Tage alten *Hühnern* fest, daß das Interrenale bei *Hähnen* etwa 40%, bei *Hennen* 71% ausmacht. Bei 156 Tage alten *Hühnern* betrug das interrenale Gewebe etwa 34% der ganzen Nebenniere.

Säuger: Über die Rinden-Markverhältnisse bei *Marsupialiern* informiert BOURNE (1949). Eine ebenfalls sehr allgemein gehaltene Betrachtung der Proportion wohl von KOLMER (1918) findet sich in manchen zusammenfassenden Arbeiten. Das Verhältnis Mark:Rinde ist danach groß bei *Phocaena, Rhinoceros, Macropus, Dasypus*, besonders auch bei *Pteropus, Ateles, Troglodytes, Ichneumon, Cavia, Hystrix, Hydrochoerus*, klein bei *Herpestes mungo, Fiber cibethicus, Myopotamus*.

Ratte: ELLIOTT und TUCKETT (1906) geben für das Mark 0,002 g, für die Rinde 0,04 g im Durchschnitt an, d. h. eine Proportion von 1:20. JACKSON (1919) untersuchte das Verhalten des Rinden-Markvolumens während der normalen postnatalen Weiterentwicklung der Nebenniere. Rinde und Mark wachsen nämlich nach der Geburt weiter bis etwa zum Alter von 1 Jahr. In der 2.–3. Lebenswoche wächst die Rinde schneller: während bei der neugeborenen *Ratte* (36 Tiere) das Mark etwa 25% der Nebenniere ausmacht, nimmt es jetzt nur mehr etwa 10% ein. In der 10. Lebenswoche erreicht die Rinde 93% des Gesamtdrüsenvolumens; bei älteren *Ratten* sinkt es wieder auf 90—91%. Auf Grund solcher Beobachtungen darf man Volumen-(Gewichts-)veränderungen der Nebennieren der *Ratte* wohl in erster Linie auf Rindenveränderungen zurückführen. — Eine weitere ausführliche Untersuchung von 17 *Ratten* (9 Männchen und 8 Weibchen) liegt von DONALDSON (1919) vor. Wenn man den Prozentwert des Markvolumens bei neugeborenen Tieren (etwa 5 g) bis zu 9 Monate alten Tieren (etwa 300 g schwer) betrachtet, so ergibt sich, daß bei den Weibchen anfangs ein geringerer relativer Markwert vorhanden ist. Gegen Ende der Beobachtungsperiode stimmen die Werte für beide Geschlechter ungefähr überein. Bei beiden Geschlechtern tritt eine Abnahme des relativen Markvolumens bis etwa zur Pubertätszeit auf. Dann kommt es bei den Männchen zu einem gewissen Anstieg des Markwertes, bei den Weibchen wenigstens zu keinem weiteren Verlust. Weiterhin hat DONALDSON (1928) festgestellt, daß die absolute Menge des Markgewebes bei grauen *Wildratten* größer als bei Albino-*Ratten* gleichen Gewichts ist. Das Gewicht des Markes der Albinoweibchen betrug 3,1 mg, der Albinomännchen 2,8 mg, der Wildweibchen 4,3 mg, der Wildmännchen 4,7 mg. Das Gewicht der Rinde der Albinoweibchen erreichte 47,1 mg, der Albinomännchen 30,3 mg, der Wildweibchen 92,7 mg, der Wildmännchen 75,3 mg. Über Altersveränderungen des Rindenvolumens der *Ratten*-Nebenniere berichtet YEAKEL (1946, s. S. 295).

Maus: Nach HETT (1926, 1928) ist die Rinden-Markgrenze bei älteren *Mäuse*-Männchen scharf (nicht bei Weibchen, Abb. 60, S. 104). Rinde und Mark wachsen nicht gleichsinnig: die Markkurve zeigt einen langsameren Anstieg als die Rindenkurve (Abbildung 215). Außerdem sind rechts und links oft beträchtliche Unterschiede festzustellen. Ferner ist das Gewicht beider Nebennieren zusammen bei den Weibchen größer als bei den Männchen. Dies beruht auf der stärkeren Ausbildung der Rindensubstanz beim Weibchen. Die größere Rindenmenge ist nicht allein dadurch bedingt, daß die Nebenniere des Weibchens im ganzen größer ist. Vielmehr ist auch die prozentuale Zusammensetzung bei beiden Geschlechtern verschieden (vgl. HETTS Kurven).

Meerschweinchen: ELLIOTT und TUCKETT (1906) beobachteten, daß das Nebennierenmark seine volle Entwicklung erst am Ende des 1. Monats nach der Geburt erreicht. Die Rinde wächst aber danach noch weiter. Das Rinden-Markverhältnis stellt sich bei einem Tier von 150 g auf 1:6,8, bei einem Tier von 795 g auf 1:81,0. Als mittleren Wert für ein 500 g-Tier geben die Autoren für das Mark 0,008 g, für die Rinde 0,5 g, als Proportion 1:62,5 an. CASTALDI (1922) hat 143 *Meerschweinchen* mit der Papierausschnittmethode untersucht. Bei der Geburt macht das Mark, meist bereits als einheitliche Masse organisiert, etwa $1/5$ der Rinde aus. Nur in 49% der Fälle lag das Mark nicht zentral, sondern nach einem Pol zu verschoben. Der embryonale Zusammenhang des Markes kann über die Oberfläche des Organs nach außen noch beim Neugeborenen bestehen. Im Verhältnis zur Rinde soll das Mark in der

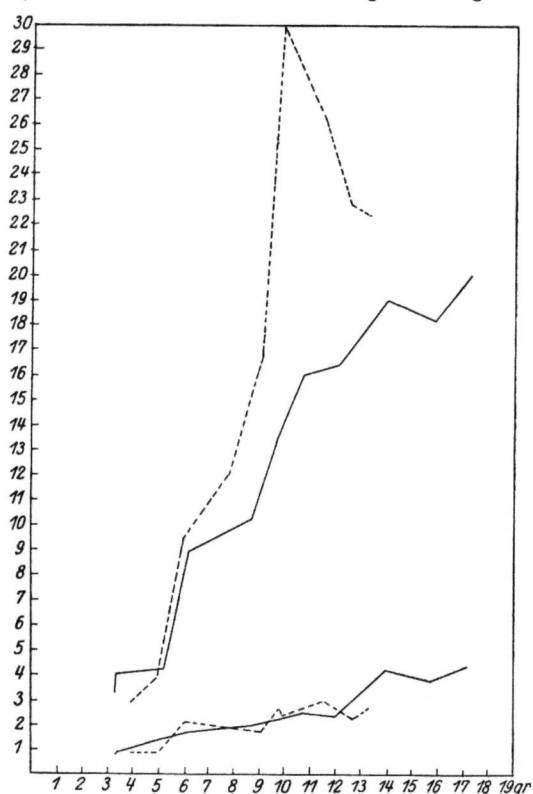

Abb. 215. Rinden-Markproportionen der Nebennieren von *Mäusen* verschiedenen Gewichtes. Abszisse: Körpergewicht in Gramm, Ordinate: obere 2 Kurven Rinde, untere 2 Kurven Mark, jeweils ausgezogene Linie Männchen, gestrichelte Linie Weibchen. Aus HETT 1928.

rechten Nebenniere größer als in der linken sein, absolut gemessen dagegen diesem nachstehen. Beim Weibchen übertrifft der Markanteil beider Nebennieren angeblich sowohl relativ wie absolut den der Rinde. Rinde und Mark wachsen im extrauterinen Leben beständig weiter. Bei dem außerordentlich starken Wachstum der Nebenniere in den ersten Monaten bleibt das Mark etwas zurück. Die Zunahme betrifft daher in erster Linie die Rinde. Beim Weibchen wächst dabei das Mark stärker als die Rinde. Im fortgeschrittenen Alter nimmt die Rinde relativ und absolut sehr stark zu, das Mark nur noch ganz unbedeutend. Das Rinden-Markverhältnis verschiebt sich daher beim erwachsenen Tier ganz zugunsten des ersten. Es beträgt im Durchschnitt 9:1. Im Verhältnis zum Körpergewicht nimmt die Rinde im extrauterinen Leben rasch zu, regelmäßiger beim Männchen, mit einem Sprung in der Pubertätszeit und auch sonst mit stärkeren Schwankungen beim Weibchen.

In der *Schwangerschaft* nehmen die Nebennieren beträchtlich an Größe zu, die linke mehr als die rechte. Die stärkste Steigerung des Nebennierengesamtindex (Definition S. 507) liegt zwischen dem 20.—40. Tag der Gravidität. In der folgenden Woche fällt er wegen des rascher wachsenden Körpergewichts wieder etwas ab. Die Vermehrung in der Gravidität ist besonders auf die starke absolute und relative Vermehrung der Rinde zurückzuführen. Das Rinden-Markverhältnis steigt auf 12,56:1. Im Verhältnis zum Körpergewicht erreicht das Mark zwischen dem 30.—40. Tag der Gravidität seinen tiefsten Wert.

KOSAKA (1932a, b) hat mit Hilfe der Papiergewichtsmethode das Nebennierenmark mit 0,001% des Körpergewichts bestimmt, d. h. mit 1,7% der gesamten Drüse.

Kaninchen: ELLIOTT und TUCKETT (1906) stellten bei einem 3000 g schweren Tier ein Markgewicht von 0,01 g, ein Rindengewicht von 0,4 g und eine Proportion von 1:40 fest. An anderer Stelle sprechen sie bei den Weibchen von einem Rinden-Markverhältnis von 9:1, bei Männchen von 20:1. ONOZAWA (1931, Papiergewichtsmethode) beobachtete an 27 Fällen ein durchschnittliches Markvolumen von 3,16% der Drüse (bzw. 0,00043 cm^3 auf 100 g Körpergewicht).

Katze: ELLIOTT und TUCKETT (1906) bestimmten bei einem Tier von 3 kg das Mark mit 0,02 g, die Rinde mit 0,35 g, die Proportion mit 1:17,5. Bei Kätzinnen fand sich ein Mark-Rindenverhältnis von 1:11, bei Katern von 1:9.

Hund: FLINT (1900) schätzte das Mark (3 Fälle) auf 33% der Gesamtdrüse. ELLIOTT und TUCKETT (1906) wogen das Nebennierenmark eines 15 kg-Tieres mit 0,25 g, die Rinde mit 1,25 g und stellten eine Rinden-Markproportion von 1:5 fest. Besonders eingehende Untersuchungen über die Proportionen beider Drüsenanteile finden sich in der mehrfach angezogenen Studie von BAKER (1937), der 1250 Hunde untersucht hat. Geschlechtsreife Männchen wiesen ein Rinden-Markverhältnis von 5,7:1 auf, geschlechtsreife Weibchen von 5,3:1. Dabei ergab sich eine recht gute Übereinstimmung der Werte aus 2 Meßverfahren. Der Markanteil variierte zwischen 8,9—18,9% des Organs (Durchschnittswert 14,3%, bestimmt für 6 Tiere).

Dieser Übersicht sei hinzugefügt, daß ELLIOTT und TUCKETT (1906) glauben, daß bei niederen Wirbeltieren ein höherer Markanteil als bei höheren vorhanden sei (vgl. dagegen SWINYARD 1940).

Gegenüber den Proportionsmessungen ist ein grundsätzliches Bedenken anzumelden. Die Menge akzessorischen Rinden- und Markgewebes ist meist weder beachtet worden noch technisch exakt feststellbar. Schon DONALDSON (1919) wies auf solche Störungsfaktoren hin. Bei der *Ratte* fand er im retroperitonealen Bindegewebe mikroskopische Massen von phäochromen Zellen, eine kleine Gruppe akzessorischer Rindenzellen oft im Nebenhoden. In den meisten anderen Untersuchungen werden solche Möglichkeiten gar nicht in Betracht gezogen. Sie dürften indessen manche quantitative Aussage illusorisch machen.

F. Das Verhältnis der Rindenzonen zueinander.

Einige Bemerkungen über die Proportion der Rindenzonen zueinander finden sich in den Kapiteln über die einzelnen Rindenzonen (S. 160, 167, 171, 173).

Besonders die Transformationslehre TONUTTIs (S. 258) dürfte die Bedeutung der Zonenmessung etwas in den Hintergrund gedrängt haben. Nach dieser Lehre sind die Zonen nicht stabil begrenzt. Gerade an den „Grenzen" finden wesentliche Umbauten statt, welche die Zonierung im extremen Fall geradezu aufheben können.

Für eine Vermessung der Rindenzonen benutzt man zumeist das Ocularmikrometer (z. B. FELDMAN 1951). Jede Zone wird auf beiden Seiten des Markes im längsten und kürzesten Durchmesser in der zentralen Partie der Drüse gemessen. Außerdem muß man sich vorher über die Definition der Zonierung einigen, was nach verschiedenen früheren Ausführungen durchaus nicht ganz einfach ist.

Einige Zahlen über die *menschliche* Nebenniere hat DELAMARE (1904) gegeben, wohl in Anlehnung an SOULIÉ.

Beim Neugeborenen fand DELAMARE folgende Meßwerte: Kapsel 40 μ, Glomerulosa 80—100 μ, Fasciculata 300—350 μ, Reticularis 250—300 μ, Mark 70—80 μ. Beim Erwachsenen messen die Kapsel 90—100 μ, Glomerulosa 110—120 μ. Fasciculata 720—750 μ, Reticularis 400 μ, das Mark 200—250 μ.

Die Ergebnisse HAMMARs (1924) wurden bereits erwähnt (S. 508, Tabelle 33 S. 509). Auch in den hier nicht abgedruckten Tabellen HAMMARs finden sich

Angaben über die Zonenproportionen. Die Abb. 214 (S. 510) enthält die Ergebnisse der Untersuchung von SWINYARD (1940) an den Nebennieren von Weißen und Negern. Bei 6 Nebennieren ergaben sich im Durchschnitt für die Glomerulosa 15%, für die Fasciculata 78,4% und für die Reticularis 6,4% des gesamten Rindenvolumens. SWINYARD fügt jedoch hinzu: "The volume of the cortical zones varied widely, that of the zona reticularis being the most variable." Rassen- oder Geschlechtsunterschiede kamen in der Zonierung nicht zum Ausdruck.

VELICAN (1947, 1948) hat einige Zahlenwerte für den Cortex fetalis (S. 276 ff.) gegeben. Die von ihm als „Zone transitoire" bezeichnete innere Abteilung der Rinde, welche dem Abbau verfällt, beträgt in Prozent der größten Oberfläche der Rinde beim Embryo von 12 cm 33%, von 15 cm 37,5%, von 18 cm 40%, von 24 cm 60%, von 27 cm 62,5%, von 30 cm 65% und am Ende der Embryonalzeit 70%. Das Verhältnis der fetalen Rinde zur bleibenden Rinde beträgt bei Embryonen von 18 cm 0,66, von 24 cm 1,50, von 27 cm 1,66, von 30 cm 1,71.

Vergleichend-anatomische Daten.

Capra rupicapra: Nach KOHNO (1925) sind die Glomerulosa 720 μ, die Fasciculata 1600 μ und die Reticularis 640 μ breit.

Meerschweinchen: ZALESKY (1936) maß bei normalen Männchen 1:6,5:16,7 (Glomerulosa: Fasciculata:Reticularis), bei normalen Weibchen 1:7,7:7,7, bei kastrierten Männchen 1:5,0:17,7, bei kastrierten Weibchen 1:7,4:8,8.

Hund: Nach BAKER (1937), beträgt die Glomerulosa 24%, die Fasciculata 52—67% der Rinde.

G. Zellen- und Zellkernmessungen an der Nebenniere.

Aus den Untersuchungen von KOLLINER (1924, s. a. S. 232) an *menschlichem* Material geht folgendes bezüglich der *Rinde* hervor: In der Zona glomerulosa sind die Kernschnitte relativ zu den Zellquerschnitten am größten, in der Zona reticularis am kleinsten. So erreichen in der Glomerulosa bei einem Keimling von 6 cm SSL, ferner bei einem Keimling aus dem 5. und einem aus dem 6. Monat die Zellkerne die halbe Zellgröße, während das Verhältnis der Kerne zur Zelle in der Fasciculata 1:3,2 (5. Lunarmonat) und 1:3,6 (Keimling von 16 cm SSL und 6. Lunarmonat) beträgt. In der Zona reticularis finden sich in nur wenigen Fällen, und zwar nur vor der Geburt Zellkerne, deren Querschnitt mehr als $1/5$ des Zellquerschnitts ausmacht. Dies war nach KOLLINER zu erwarten, wenn die Glomerulosa als Keimzone mit den jüngsten Zellen aufgefaßt wird, weil mit zunehmendem Alter der Zellen die Kerngröße gegenüber der Zellgröße abnehmen soll. In verschiedenen Entwicklungsstadien zeigt sich, daß die Relation Kern:Zelle im Bereich der Glomerulosa vor der Geburt zwischen 2 und 2,5 schwankt. Nach der Geburt steigt der Quotient von 2,1 beim Neugeborenen bis zu 4,7 beim 40jährigen an. In der Fasciculata und Reticularis steigen die Verhältniszahlen bis zur Geburt; später sinken sie allmählich ab, so daß die Unterschiede zwischen den 3 Schichten in fortgeschrittenem Alter in dieser Hinsicht verschwinden. Daß der Zellkern in den inneren Schichten mit zunehmendem Alter eine relative Größenzunahme erfährt, könnte man vielleicht damit erklären, daß der Nachschub aus der Keimzone in vorgeschrittenem Alter aufhört und die Zellgröße in den inneren Schichten abnimmt (vgl. ferner WERMEL und IGNATJEWA 1932).

Über Zellkerngrößen des *Markes* finden sich Angaben bei CLARA (1936, s. S. 408). Über SILVESTRONIs (1938) Messungen habe ich S. 182 berichtet.

Vergleichend-anatomische Daten.

LEVI (1906, Tabelle 34) gibt für die Fasciculatazellen (ZENKER-Fixation) einer Reihe von Tieren folgende Werte, die eine beträchtliche Variationsbreite erkennen lassen.

Ratte: Nach JACKSON (1919, Papierausschnittmethode) kommt es während der normalen postnatalen Weiterentwicklung der Nebenniere zu einer allgemeinen Zunahme der Zellgröße von der Geburt bis zur Reife. In der Glomerulosa z. B. beträgt die Zellgröße bei der Geburt 7 μ, nach 3 Wochen 8 μ, nach 10 Wochen 9 μ, der Fasciculata in der 1. Woche 9 μ, in der 2.—3. Woche 9,6 μ, innen 10,3—10,7 μ, in der 10. Woche außen 14—15 μ, innen 12 μ. In der erwachsenen Nebenniere liegen die kleinsten Zellen in der Zona reticularis, was mit dem atrophischen Zustand dieses inneren Gebietes zusammenhängt. Für das Mark

Tabelle 34.

Species	Zelldurchmesser		Zelloberfläche	Kerndurchmesser		Kernoberfläche	Kernplasmaindex
Sorex vulg.....	10	11,8	118	5,6	5,6	24,63	4,79
Myoxus	12,04	10,32	124,25	5,5	5,5	23,75	5,23
Bos taurus	11,6	13,7	158,9	6,4	6,4	32,17	4,94
Vesperugo	15,8	10,3	162,74	5,4	5,4	23,9	7,11
Mus musc.	13,7	13,8	189,06	5,9	5,9	27,34	6,92
Mus decum. ...	13,1	14,5	189,95	6,4	6,4	32,17	5,90
Erinaceus	14,9	13,4	199,66	6,3	6,3	31,17	6,41
Sus scrofa	13,9	14,7	204,33	6,01	6,01	28,36	7,21
Dasypus	13,4	16,2	217,08	7,2	7,2	40,71	5,33
Tragulus	15,2	14,4	218,88	6,6	6,6	34,21	6,40
Canis fam.....	14,9	16,08	239,6	6,1	6,1	29,22	8,20
Lemur catta ...	14,8	17,5	259	6,2	6,4	31,15	8,31
Putorius	17,9	14,5	259,55	6,4	6,4	32,17	8,07
Vulpes.......	16,4	16,1	263,87	6,2	6,2	30,2	8,70
Pachiura.....	14,7	18,1	266,07	6,9	6,9	37,4	7,11
Lepus cun.....	14,04	17	289,68	6,2	6,2	30,2	9,59
Cavia	18	16,1	289,8	7,2	7,2	40,7	7,12
Lemur mang....	17,1	19,7	336,87	7,3	7,3	41,85	8,05
Felis dom.....	17,1	16,6	454,86	6,7	6,7	35,25	12,90

wird die Zellgröße mit 8 μ bei der Geburt angegeben. Sie steigt in der 2.—3. Woche auf 10—11 μ, in der 10. Woche auf 13 μ und erreicht beim Erwachsenen 16 μ. Das Kernwachstum geht langsamer vor sich, so daß bei zunehmendem Zellvolumen der Kern zunächst an Größe relativ abnimmt. Während der Kern bei der neugeborenen *Ratte* 44% des durchschnittlichen Zellvolumens ausmacht, erreicht er beim erwachsenen Tier nur noch 23%. Über die Veränderungen der Zell- und Kernvolumina bei *Hunger*-Versuchen s. S. 519.

Meerschweinchen: FREERKSEN (1933) fand bei erwachsenen *Meerschweinchen* im Mark eine Regelklasse in K 6. Embryonale Tiere wiesen keine besonderen Unterschiede auf; auffällig war die Größe der Kerne. In der Rinde fanden sich gehäuft Kerne in K 5. Auch hier entspricht das Kernbild des embryonalen Tieres ganz dem des erwachsenen.

Kaninchen: In Mark und Rinde zeigt sich nach FREERKSEN (1933) kein Unterschied in der Verwendung der einzelnen Klassen, in beiden Fällen liegt die Regelklasse in K 5. In der Rinde kommen aber auch Kerne in K 4 vor, während das Mark ein außerordentlich starkes einheitliches Maximum in K 5 zeigt.

H. Quantitative Untersuchungen des Lipoidbestandes der Nebenniere.

In einem außerordentlich mühseligen Verfahren, zu dem sich kein späterer Untersucher je hat wieder aufraffen können, hat HAMMAR (1924) in seinem VIII. Beitrag zur Konstitutionsanatomie eine quantitative Erfassung auch der histochemisch dargestellten Lipoide versucht. Es ist unmöglich, seine Methodik hier auch nur auszugsweise mitzuteilen. Man wird sich fragen müssen, ob die HAMMARsche Methodik einer Analyse mittels Fehlerrechnung standhalten wird.

Zahlreiche weitere quantitative Angaben werden im Zusammenhang mit histophysiologischer Fragestellung besprochen. Es dürfte sich erübrigen, diese Zahlen hier nochmals zusammenzustellen.

XI. Histophysiologie der Nebenniere.

Zusammenfassende Darstellungen unserer Kenntnisse über die Histophysiologie der Nebenniere geben BIEDL (1913, 1916), BRITTON (1930a), GROLLMAN (1936), LOEB, ATCHLEY, FERREBEE, RAGAN (1939), INGLE (1942a, 1944a, 1948), LONG (1942, 1947a), HARTMAN (1942), SUNDSTROEM und MICHAELS (1942), PINCUS (1947, 1948a, b), G. SAYERS und SAYERS (1948, 1949), HARTMAN und BROWNELL (1949), SELYE (1949), G. SAYERS (1950).

1. Das Verhalten der Nebenniere bei Belastung, Reiz, „Stress" (Allgemeines).

Die Dynamik der Nebenniere wird zu einem guten Teil vom „Stress"[1] her bestimmt. Ein Zitat von G. SAYERS (1950) möge klarmachen, worum es geht. "The role of numerous buffer organs, in particular the sympatho-adrenal system, in endowing the higher organism with relative freedom from a constantly changing environment has been lucidly presented by CANNON in The Wisdom of the Body (1939). In the decade that has elapsed since the appearance of the second edition of this publication the adrenal cortex has been demonstrated to occupy a key position in the complex physiological processes concerned with the maintenance of the steady state. Indeed, the pituitary adrenocortical system is now generally recognized to play an even more ubiquitous role in homeostasis than the sympatho-adrenal system. A most striking feature of the adrenal cortex, as an organ of homeostasis, is its ability to endow the organism with resistance not to a few, but to all types of stress."

Besonders durch die Arbeiten von SELYE und Mitarbeitern ist erwiesen worden, daß eine große Zahl verschiedenartiger Reize (z. B. Kälte, Toxine, Hunger usw.) im Organismus eine nach Art und Ablauf unspezifische Reaktionskette auslöst. Der Stress bewirkt eine Stoffwechselstörung am Reizort, den sog. „katabolischen Impuls". Dieser teilt sich auf humoralem oder nervalem Wege unter Beteiligung des Diencephalon dem Hypophysenvorderlappen, vielleicht auch unmittelbar dem Nebennierenmark mit. Der Vorderlappen schüttet nunmehr verstärkt adrenocorticotropes Hormon (ACTH) aus, welches die Nebennierenrinde zu intensiverer Tätigkeit anregt. Das bedeutet, daß mehr Corticoide bereitgestellt und abgegeben werden. Dadurch wird der veränderten Stoffwechselsituation im Sinne einer Anpassung an die durch den Stress ausgelöste Änderung des inneren Milieus Rechnung getragen *(Adaptation)*.

Die Toleranz des Rindenorgans hat indessen ihre Grenzen. Es kann zur funktionellen Entgleisung — vor allem in bezug auf die Proportionen von Mineralo- und Glucocorticoiden — kommen. Darin sieht SELYE eine wichtige Ursache für die Entstehung verschiedener Krankheiten, die er „Adaptationskrankheiten" nennt (arthritischer Formenkreis, Periarteriitis nodosa, Nephrosklerose usw.).

Geht man der historischen Entwicklung des um den Begriff Stress entstandenen pathobiologischen Vorstellungskreises nach, so findet man gegen Ende des vorigen Jahrhunderts die ersten richtungsweisenden Vermutungen. Damals kristallisierten sich zwei Arbeitsrichtungen heraus, deren eine mehr den Problemen des Nebennierenmarkes zugewandt war („pharmakologische Richtung"). Ihr großer und früher Erfolg lag in der Entdeckung des Adrenalins. Die zweite Arbeitsrichtung galt den Problemen der Nebennierenrinde („pathologisch-anatomische", später eher „pathologisch-physiologische" Richtung). Ihr waren nicht sofort Erfolge beschieden. Im Gegenteil: infolge einer in der „Adrenalinära" verständlichen Überbewertung des Nebennierenmarkes war es fraglich geworden, ob der Nebennierenrinde überhaupt eine wesentliche physiologische Bedeutung zukäme.

Die zweite Arbeitsgruppe ging von der früh beobachteten Tatsache aus, daß bei verschiedenen Krankheiten, insbesondere Infektionen, pathologisch-histologische Veränderungen der Nebennierenrinde nachzuweisen sind. Sie arbeitete unter der hypothetischen Vorstellung, daß die Nebenniere eine Art

---

[1] Der Ausdruck „Stress" (Druck, Akzent, Belastung) erscheint so zweckmäßig, daß er sich bereits im deutschen Schrifttum eingebürgert hat. Stress kann nicht immer mit „Reiz" übersetzt werden, Stress ist mehr: besonderer Reiz, Belastung des Organismus usw. (vgl. aber auch PFLANZ und VON UEXKÜLL 1952).

Entgiftungsorgan für alle möglichen toxischen Produkte darstelle, die im normalen Stoffwechsel entstehen oder dem Körper von außen zugeführt werden.

Vor allem französische Forscher haben sich um diese Probleme bemüht. BOUCHARD (1886), ABELOUS (1891 ff.), LANGLOIS (1893 ff.), ROGER und GILBERT (1894), PILLIET (1894), DUBOIS (1894), CHARRIN (1895 ff.), CHARRIN und LANGLOIS glaubten, in vitro derartige Neutralisationen nachweisen zu können. In vivo wollte ABELOUS dasselbe beweisen. ABELOUS und LANGLOIS sahen, daß die intravenöse oder subcutane Injektion von Blut eines *Frosches*, der sich nach beidseitiger Adrenalektomie bereits im agonalen Stadium befand, deletär wirkt. Ein mit solchem Blut injizierter normaler *Frosch* geht unter Lähmungserscheinungen rasch zugrunde. Klinische Hinweise auf die Rolle der Nebennieren bei Infektionskrankheiten gaben VIRCHOW (1857), LANCEREAUX (1890), CHVOSTEK, HAYEM, LESAGE, MATTEI (1886), ROUX und YERSIN (1888, 1889, 1890), BOINET (1896). ALBANESE (1893) sowie ALBANESE und SUPINO (1892) meinten, daß die Nebenniere das toxische „Neurin", welches sich im Körper bildet, unschädlich macht.

Die französischen Forscher schlossen, daß in erster Linie die bei der Muskelarbeit entstehenden gefährlichen Stoffwechselschlacken von den Nebennieren abgefangen werden müssen. Ein typisches Experiment in dieser Hinsicht stammt von ABELOUS (1904a).

Der Autor bestimmte die mittlere Überlebensdauer von *Fröschen* nach beidseitiger Zerstörung der Nebennieren. Sie lag im Juni (mittlere Temperatur 20°) bei etwa 48 Std. Nach Entnervung der Hinterextremitäten stieg die Überlebensdauer auf 4—5 Tage, weil angeblich der Muskelmechanismus in einem großen Bereich abgestellt worden war. Umgekehrt wurde die Überlebenszeit der adrenalektomierten *Frösche* durch Strychnin beträchtlich abgekürzt.

Nach Entfernung der Nebennieren bzw. bei einer Nebenniereninsuffizienz sollten sich Stoffe im Blut anhäufen, welche bei normaler Nebennierentätigkeit dort zerstört würden. DUBOIS (1896) sah die Nebennieren daher als „antitoxische Drüsen" an. Neben den bei Muskelarbeit entstehenden Giften dachte man auch an toxische Stoffe, welche bei der „Nervenarbeit" entstehen könnten.

Eine große Reihe älterer Untersucher bemüht sich nun, die Wirksamkeit der verschiedensten Noxen auf die Nebennieren zu prüfen und zu beweisen, daß die Drüse in dem gegebenen Fall als Entgiftungsorgan tätig war. Dabei legten die Untersucher Wert darauf, ein möglichst spezifisches, der jeweils untersuchten Noxe entsprechendes histologisches Bild festzulegen. Dies Vorgehen führte zwar zu äußerst differenzierten morphologischen Beschreibungen, in manchen Fällen auch zur Haarspalterei, weil man sich um die Feinheiten der Bilder bemühte und übersah, daß im Grunde alles auf einen Nenner gebracht werden konnte.

Es ist das Verdienst von SELYE, an die Stelle der Vorstellung von vielen spezifischen Mechanismen die einer unspezifischen Rindenreaktion der Nebenniere gesetzt zu haben. Was auch immer als Noxe *oder* „Stress" auftreten mag, sei es ein Pharmakon, Toxin, eine Infektion, Hunger, Durst, Hitze oder Kälte, die Nebennierenrinde und das Mark reagieren in einer geradezu schematischen Reaktionsfolge (SELYE 1937a, TEPPERMAN, ENGEL, LONG 1943, SELYE 1946, INGLE und NEZAMIS 1950 u. a.). Eine nicht zu vergessende weitere wichtige Grundlage für die Klärung der Verhältnisse bestand darin, daß es gelang, adrenalektomierte Tiere durch eine gerade ausreichende Substitutionstherapie länger am Leben zu erhalten, so daß die Reaktionsweise ohne Nebennieren besser beurteilt werden konnte [vgl. die Untersuchungen über körperliche Leistung an normalen und adrenalektomierten Tieren von TEPPERMAN, ENGEL und LONG (1943), SWINGLE und REMINGTON (1944)].

Bevor ich genauer auf das SELYEsche Reaktionsschema eingehe, möchte ich (der historischen Entwicklung folgend) einzelne Stresswirkungen schildern.

2. Beispiele für Stresswirkungen.

a) Allgemeine Bedeutung der Ernährung.

Ursprünglich wurde der Ernährung kein wesentlicher Einfluß auf Gestalt und Funktion der Nebenniere zugebilligt (DELAMARE 1904). Noch BIEDL (1916), LEUPOLD (1920ff.) und KRIEGER (1920) stellten Beziehungen zwischen *Ernährungszustand* und Nebenniere in Abrede. Die Nebennieren sollten selbst bei chronisch konsumierenden Krankheiten, Inanition und kachektischen Zuständen anderer Art völlig unbeeinflußt bleiben. Nur bei der chronischen Ruhr stellte KRIEGER (1920) eine geringe Gewichtsabnahme der Organe fest. RÖSSLE (1919) sprach von Gewichtsschwankungen der Drüse bei Abzehrung durch chronisches Fieber, Eiterungen usw., die er aber als Nebenerscheinungen wie Erschöpfung des Lipoidgehaltes, Ödem u. dgl. zu erklären versuchte. Auch SCHEEL (1908) war nicht geneigt, einen wesentlichen Einfluß der Ernährung auf die Nebennieren anzunehmen.

Demgegenüber stehen aber bereits einige *Fütterungsversuche*, bei welchen Nebennierenveränderungen nachzuweisen waren.

Werden *Hunde* (KRYLOW 1914) oder *Kaninchen* (MORI 1923b) mit Fetten gefüttert, dann soll es zur Hypertrophie der Nebennierenrinde kommen. Alimentäre oder parenterale Verabreichung von Cholesterin an *Kaninchen* steigert den Cholesteringehalt der Nebennierenrinde (KRYLOW 1914, BÄR und JAFFÉ 1924b); die Nebennieren werden dabei angeblich auch schwerer (BAILEY 1916, KAY und WHITEHEAD 1935, LIGAS 1937). Nach MORINO (1923) ist die Menge des in der Nebenniere vorhandenen Cholesterins der im Blut enthaltenen proportional, während CHAMBERLAIN (1928) bei einer Hypercholesterinämie ein Absinken des Cholesteringehaltes der Nebenniere beobachtete. LÖWENTHAL (1926) hat die Cholesterinfütterungen kritisch betrachtet und festgestellt, es müsse bei Beurteilung der Art der Lipoidablagerung im Körper darauf geachtet werden, daß bei der Zufuhr der gleichen Substanz (z. B. des Cholesterins) bei dem gleichen Tier die Lipoide in recht verschiedenen Orten und in verschiedener histochemischer Zusammensetzung zur Ablagerung kommen, je nach dem Wege, auf dem sie in den Organismus gelangen. Bei mit Öl gefütterten *Ratten* fand ABELIN (1946a) mehr Sterine in der Nebennierenrinde als bei Kontrolltieren. SCHETTLER (1952) beobachtete bei *Kaninchen* eine Verdoppelung des Nebennierengewichts binnen 60 Tagen nach Fütterung von natriumacetathaltigem, fettcholesterin- und kohlenhydratreichem, eiweißarmem Futter.

b) Hunger.

Angaben über Gewichtsverlust der Nebenniere bei Hunger sind im älteren Schrifttum selten (z. B. NIKOLAJEW 1926). Schon VINCENT und HOLLENBERG (1920) fanden bei verschiedenen Tieren im Hungerzustand eine Zunahme des Nebennierengewichts. Nach OKUNEFF (1923), MOURIQUAND und LEULIER (1927), MARRIAN und PARKES (1929), MASON und WOLFE (1930), MOORE und SAMUELS (1931), SURE und THEIS (1939), WERNER (1939), POMERANTZ und MULINOS (1939), MULINOS und POMERANTZ (1940/41), MACLACHLAN, HODGE und WHITEHEAD (1941), OLESON und BLOOR (1941), WHITEHEAD (1942), MULINOS, POMERANTZ und LOJKIN (1942), TYSLOWITZ (1943) ist erwiesen, daß bei Hunger oder Unterernährung eine Aktivierung des Hypophysenvorderlappens mit Abgabe von ACTH einsetzt, die eine Nebennierenrindenstimulation bewirkt. Im übrigen ist es längst bekannt, daß im Hunger nicht alle Organe in gleicher Heftigkeit atrophieren. Man hat das immer als eine sinnvolle Anpassung mit dem Ziel, die Funktion der für die Vitaminima notwendigsten Organe zu erhalten, gedeutet. So wurde auch die Tatsache aufgefaßt, daß Zentralnervensystem, Herz, Lunge, Nieren und ein Teil der endokrinen Organe im absoluten Hunger wenig oder nicht an Substanz verlieren (C. VOIT 1894, KUMAGAWA 1894, SEDLMAIR 1899, CHOSSAT 1893), OVERZIER 1947).

Im folgenden wird über Hungerversuche an verschiedenen Species berichtet.

Hühnchen: BRENEMAN (1940/41) untersuchte in Abständen von 5 Tagen nach dem Schlüpfen bis 30. Tag die Gewichtskurve, unter anderem auch der Nebennieren bei Gruppen mit normaler Fütterung und mit Futterverminderung. In den ersten 30 Tagen waren bei beiden Gruppen keine wesentlichen Unterschiede im Nebennierengewicht zu verzeichnen.

Ratte: JACKSON (1919, vgl. S. 224 f.) verglich die Nebennierenverhältnisse bei 52 Normaltieren beiderlei Geschlechts (Neugeborene und bis zu 1 Jahr alte Tiere), 16 Tieren „held nearly at maintenance", d. h. bei denen durch Unterernährung versucht wurde, möglichst lange ein konstantes Körpergewicht in der eigentlichen Wachstumszeit festzuhalten, 10 Tieren, die nach verschieden langen Unterernährungsperioden wieder gefüttert worden waren, einem erwachsenen Tier, welches nach akutem Hungerversuch wieder gefüttert worden war, 13 erwachsenen Tieren, welche streng hungerten, 6 Tieren mit chronischer Unterernährung.

Während der normalen postnatalen Entwicklung verhalten sich die Volumina von Rinde und Mark in der *Ratten*-Nebenniere wie aus Tabelle 35 abzulesen. Die Verhältnisse sind im einzelnen bereits S. 508, 510 geschildert worden. Die Volumenschwankungen in dieser Zeit

Tabelle 35. *Rinden- und Markvolumen der Rattennebenniere im Hungerversuch.*
(Aus JACKSON 1919.)

Behandlung und Alter der *Ratten*	Zahl[1] und Geschlecht	Durchschnittliches Körpergewicht g	Durchschnittliches Nebennierengewicht g	Relatives Nebennierengewicht in % des Körpergewichtes	% der Rinde	% des Markes
A. Normal.						
7 Tage	1 m	10,8	0,0024	0,025	74,5	25,5
7 Tage	2 f	10,8	0,0024	0,023	79,8	20,4 (18,6—21,7)
10—14 Tage	3 m	13,7	(0,0031)	(0.019)	80,9	19,1 (16,8—22,3)
10—14 Tage	2 f	15,5	0,0040	0,026	84,3	15,7 (15,3—16,4)
21 Tage	5 m	27,9	0,0106	0,033	90,6	9,4 (8,5—10,8)
21 Tage	2 f	28,2	0,0078	0,028	89,5	10,5 (10,0—11,0)
56 Tage	2 m	77,0	0,0182	0,024	92,3	7,7 (7,4—8,1)
56 Tage	1 f	63,0	0,0116	0,018	82,7	17.3
67—74 Tage	3 m	180,3	0,0218	0,012	92,8	7,2 (5,8—8,0)
67—74 Tage	3 f	132,6	0,0414	0,032	93,5	6,5 (5,3—7,2)
94—346 Tage	8 m	220,1	0,0322	0,015	89,9	10,1 (6—16)
112—253 Tage	4 f	161,1	0,0426	0,027	90,9	9,1 (7,0—11,9)
B. Versuche.						
Unterernährung 1—12 Tage	2 f	8,9	0,0026	0,029	79,3	20.6 (18,6—22,7)
Gewichtsstillstand 21—51 Tage	1 m	30,5	0,0124	0,040	90,2	9,8
Gewichtsstillstand 3—10 Wochen	7 m / 1 f	34,1	0,0131	0,041	89,8	10,2 (8,7—12.5)
Gewichtsstillstand 21—82 Tage	2 m	45,0			88,2	11,8 (11,4—12,2)
Gewichtsstillstand 21—139 Tage	1 m	30,0	0,0161	0,054	89,3	10.7
Wiedergefüttert 1 Woche	6 f	57,6	0,0125	0,024	89,4	10,6 (9,6—11,6)
Wiedergefüttert 2 Wochen	1 m / 5 f	82,9	0,0171	0,022	90,4	9,6 (8,8—11,1)
Wiedergefüttert 189 Tage	2 f	162,0	0,0396	0,024	85,7	14,3 (13,4—15,3)
Wiedergefüttert 206 Tage	2 m	229,0	0,0348	0,016	90,8	9,2 (9,0—9,4)
Erwachsene *Ratte*, akuter Hunger	6 m	177,3	0,0393	0,024	90,1	9,9 (5,8—12,8)
Erwachsene *Ratte*, chronischer Hunger	9 m	123,4	0,0278	0,023	88,7	11,3 (8,1—13,1)

[1] Zahl = die der untersuchten Drüsen.

sind im wesentlichen auf Rindenveränderungen zurückzuführen. Bei jungen *Ratten*, die längere Zeit durch Unterernährung auf konstantem Körpergewicht gehalten wurden, bleibt das Markvolumen offenbar mehr konstant. Bei erwachsenen *Ratten* fand JACKSON im akuten Hungerversuch bei fast $^1/_3$ Körpergewichtsverlust normales Mark- und Rindenvolumen, beim chronischen Hungerversuch geringfügige, nicht signifikante Abnahme von beiden.

Die Veränderungen, die bei solchen Versuchen in den Proportionen von Parenchym und Stroma (Tabelle 36) beobachtet wurden, dürften hauptsächlich durch wechselnde *Blutfüllung* der Nebenniere zu erklären sein. In den inneren Rindenbezirken kommt es ziemlich regelmäßig zu einer Hyperämie.

Die Veränderungen der *Zellen- und Zellkerngrößen* (Normen s. S. 513) sehen bei jungen *Ratten* (Tabelle 37), die durch *chronische Unterernährung* möglichst auf ihrem Ausgangsgewicht gehalten wurden, folgendermaßen aus. Die Zellen der Glomerulosa vergrößern sich, die Durchmesser der ganzen Gruppen zeigen jedoch nur sehr geringe Zunahme. In der äußeren Abteilung der Fasciculata steigt die Zellgröße auf 11,1 μ von der 3. (in der 3. Lebenswoche normalerweise 9,7 μ), bis 10./12. Lebenswoche (normalerweise in der 10./12. Woche 14,5 μ), bleibt also hinter der Norm zurück. In der inneren Abteilung der Fasciculata kommt es zu deutlicher Abnahme der Zellgröße auf 8,9 μ (normalerweise 10,5 μ). Auch in der Reticularis nehmen die Zellen an Größe ab, doch erscheinen die Markzellen unverändert. Die Zellkerne der Zona glomerulosa verändern sich wenig. Ihr relatives Volumen beträgt 25,7% (gegen 34,5% normal). In der äußeren Abteilung der Fasciculata ist das Kernvolumen relativ zum Zellvolumen von 27% auf 17% abgesunken. In der inneren Abteilung der Fasciculata fällt der Kerndurchmesser von normal 6,2 μ auf 5,5 μ; da aber das Zellvolumen noch stärker abnimmt, steigt die relative Kerngröße von 21% auf 23%. In der Reticularis fällt der Kerndurchmesser von 5,7 μ auf 4,9 μ. Da die Cytoplasmamenge in gleicher Weise abnimmt, bleibt das relative Kernvolumen unverändert. Auch im Nebennierenmark kommt es zu einer geringen Abnahme des Kerndurchmessers von 6,7 μ auf 6,4 μ; das relative Volumen sinkt von 23,5% auf 17,2%.

Werden die Tiere *nach der Hungerperiode wieder gefüttert*, so findet man in der Glomerulosa bald wieder normale Größenverhältnisse der Zellen. In der äußeren Abteilung der Fasciculata steigt nach einer Woche Normalkost der Zelldurchmesser auf 11,8 μ (von 11,1 μ bei „maintenance" s. o.). Nach 2 Wochen Normalkost erreicht er 13,1 μ, bleibt damit aber immer noch etwas unter der Norm (14,5 μ). In der Reticularis wird die normale Größe erreicht. Auch im Mark kommt es wieder zu einer Zunahme auf 12,2 μ (gegen 13,2 μ normal). Die Zellkerne bleiben nach Wiederfüttern in der Glomerulosa unverändert; es kommt dabei infolge von Cytoplasmazunahme zu einer Abnahme des relativen Zellvolumens. Die Kerne

Tabelle 36. *Parenchym- und Stromaverhalten der Rattennebenniere im Hungerversuch.* (Aus JACKSON 1919.)

Versuchsbedingungen und Alter	Zahl der Nebennieren	Gefäß- und Bindegewebe in % der Rinde				
		äußere Zone %	äußere Hälfte der Mittelzone %	innere Hälfte der Mittelzone %	innere Zone %	Mark %
Normal, 1—14 Tage	3	14,4 (12,1—18,5)	8,4 (6—9,4)	8,4 (6—9,4)	18,1 (13,4—18,7)	32,8 (27—37,6)
Normal, 3 Wochen und älter	5	13,2 (11,1—15,0)	8,6 (5,8—13,5)	12,5 (10—16,7)	19,1 (10,4—23,3)	27,7 (19,8—33,5)
Wachstumsstillstand von der 3. Woche an	5	10,6 (8,9—12,8)	6,4 (4,4—8,6)	9,0 (7,5—10,4)	28,0 (16,7—39,9)	29,7 (16,2—44,1)
Wiedergefüttert 1 Woche	2	6,2 (5,1—7,4)	9,2 (8,6—9,8)	10,4 (7,2—13,6)	15,6 (12,5—18,6)	19,9 (12,4—27,4)
Wiedergefüttert 2 Wochen	2	9,3 (7,8—10,8)	14,3 (8,4—20,3)	9,6 (8,4—10,8)	21,1 (18—24,3)	23,4 (22,5—24,2)
Erwachsenes Tier, akuter Hunger	4	12,4 (6,4—15,2)	12,6 (8,4—18,1)	16,9 (13,1—26,4)	22,2 (14,0—30,8)	23,5 (16,5—36)
Erwachsenes Tier, chronischer Hunger	2	12,4 (12,3—12,6)	13,5 (10—17,1)	24,6 (23—26,2)	23,7 (21,8—25,6)	16,2 (12,4—20)

Tabelle 37. *Zellen- und Kerngrößen in der Nebenniere der Ratte im Hungerversuch.* (Aus JACKSON 1919.)

Behandlung und Alter der *Ratten*	Durchschnittlicher Zelldurchmesser				Durchschnittlicher Kerndurchmesser				Relatives Zellkernvolumen			
	Außen-zone μ	Mittel-zone (außen) μ	Mittel-zone (innen) μ	Innen-zone μ	Mark μ	Außen-zone μ	Mittel-zone (außen) μ	Mittel-zone (innen) μ	Innen-zone μ	Mark μ	Außen-zone %	Mittel-zone (außen) %	Mittel-zone (innen) %	Innen-zone %	Mark %

Kontrolltiere.

Neugeborenes	7,1	8,9	9,3	9,4	7,9	5,4	6,2	6,1	6,1	6,1	44,0	33,1	28,2	27,8	46,0
1 Woche alt	6,7	9,4	9,0	8,5	10,7	4,6	6,0	5,6	5,3	6,0	32,2	25,7	24,0	23,5	17,8
2 Wochen alt	7,7	9,7	10,3	9,2	10,2	4,9	5,6	5,8	5,4	6,5	25,8	19,0	17,5	20,0	25,6
3 Wochen alt	7,7	9,7	10,3	9,8	10,4	5,5	6,2	6,2	5,8	6,6	35,6	26,3	21,3	21,0	25,5
3 Wochen alt	8,3	9,6	10,7	9,2	11,3	5,7	6,2	6,3	5,6	6,8	32,5	27,0	20,6	22,9	21,6
10 Wochen alt	9,0	14,1	11,5	8,2	12,8	5,8	7,3	6,4	5,0	7,4	26,8	17,5	17,5	21,9	19,3
10 Wochen alt	8,3	14,6	12,2	10,2	13,6	5,4	6,9	6,4	5,6	7,0	26,8	10,7	14,5	16,5	13,3
1 Jahr alt	9,0	14,8	11,5	8,7	15,9	5,5	6,9	6,2	5,2	7,3	23,2	10,1	15,5	21,4	9,6

Versuchstiere.

Unterernährung (Gewichtsstillstand) 21— 66 Tage	8,6	10,9	9,4	8,8	11,5	5,5	5,8	5,7	5,2	6,4	25,8	14,9	23,1	20,6	17,0
desgl. 21— 70 Tage	8,5	10,9	8,9	7,1	12,2	5,4	5,9	5,0	4,2	6,7	25,6	15,4	18,3	21,1	16,1
,, 21— 70 Tage	7,8	10,3	8,6	8,9	11,6	5,3	5,8	5,6	5,4	6,3	30,6	17,6	27,0	22,0	15,8
,, 28— 82 Tage	7,8	13,0	8,9	7,7	11,4	4,8	7,3	5,7	4,9	6,6	24,0	17,8	26,3	25,3	19,2
,, 21—131 Tage	8,8	10,2	8,9	7,9	10,4	5,4	5,8	5,3	4,7	5,9	22,6	18,7	20,6	21,3	17,8
Gruppendurchschnitt	8,1	11,1	8,9	8,1	11,4	5,3	6,1	5,5	4,9	6,4	25,7	16,9	23,1	22,1	17,2
Wiedergefüttert 1 Woche	8,3	11,3	8,5	8,9	12,5	5,1	5,8	5,1	5,1	6,4	22,9	13,3	21,8	18,6	13,5
Wiedergefüttert 1 Woche	8,9	12,3	9,7	9,6	12,0	5,4	6,0	5,5	5,6	5,7	21,8	11,8	18,0	19,8	10,7
Wiedergefüttert 2 Wochen	8,8	13,4	9,7	9,3	11,6	5,3	6,0	5,4	5,3	6,2	22,0	8,9	17,4	18,5	15,2
Wiedergefüttert 2 Wochen	8,6	12,8	9,8	8,9	12,5	5,3	6,6	5,7	5,4	6,2	23,1	13,5	19,7	22,7	12,0
Gruppendurchschnitt	8,7	12,5	9,4	9,2	12,2	5,3	6,1	5,4	5,2	6,1	22,5	11,9	19,2	19,9	12,9
Erwachsene *Ratte*, akuter Hunger	9,9	11,8	9,0	8,3	13,7	6,1	6,4	5,6	5,2	6,7	23,1	16,0	23,5	24,5	11,9
Erwachsene *Ratte*, akuter Hunger	8,7	11,3	8,7	8,0	11,7	6,2	6,7	5,3	5,0	7,2	35,6	20,9	23,1	24,4	22,8
Erwachsene *Ratte*, akuter Hunger	8,7	13,2	9,3	9,1	13,8	5,5	6,6	5,5	5,4	7,2	25,8	12,2	20,9	20,8	14,0
Erwachsene *Ratte*, akuter Hunger	8,4	11,7	9,9	8,5	11,7	5,2	6,3	5,7	5,1	6,7	23,9	15,7	19,3	20,2	18,3
Gruppendurchschnitt	8,9	12,0	9,2	8,5	12,7	5,8	6,5	5,5	5,2	7,0	27,1	16,2	21,7	22,5	16,8
Erwachsene *Ratte*, chronischer Hunger	7,9	11,4	8,5	8,4	13,8	5,1	6,7	5,4	4,9	6,5	26,5	21,7	25,0	20,0	10,4
Erwachsene *Ratte*, chronischer Hunger	9,8	11,5	9,1	8,7	13,6	5,6	5,8	4,7	4,8	6,4	18,6	13,0	13,7	16,3	10,1
Gruppendurchschnitt	8,6	11,5	8,8	8,6	13,7	5,4	6,3	5,1	4,9	6,5	22,6	17,4	19,4	18,2	10,3

der Fasciculata verändern sich wenig, aber das relative Kernvolumen nimmt etwas zu. In der Reticularis bleibt das relative Volumen fast normal. Interessanterweise sinkt der Zellkerndurchmesser im Mark auf $6,1\,\mu$ (gegen $6,4\,\mu$ bei „maintenance" s. o.); das relative Zellkernvolumen fällt von 17,2 auf 12,9%, also unter die Norm von 16%.

Im *akuten Hungerversuch* an erwachsenen *Ratten* kommt es in der Glomerulosa zu keiner wesentlichen Zellgrößenabnahme. Dagegen fällt der Zelldurchmesser in der Fasciculata, und zwar in der äußeren Abteilung von $14,8\,\mu$ auf $12\,\mu$, in der inneren Abteilung von $11,5\,\mu$ auf $9,2\,\mu$. In der Reticularis geht der Zelldurchmesser nur wenig, von $8,7\,\mu$ auf $8,5\,\mu$ zurück. Im Mark dagegen ist die Abnahme von $15,9\,\mu$ auf $12,7\,\mu$ recht deutlich. Die Zellkerngröße in der Glomerulosa verändert sich dabei nicht oder kaum. In der Fasciculata kommt es zur Abnahme des Kerndurchmessers (äußere Abteilung von $6,9\,\mu$ auf $6,5\,\mu$, innere Abteilung von $6,4\,\mu$ auf $5,5\,\mu$). Indessen ist die Abnahme der Cytoplasmamenge größer, weshalb das relative Zellkernvolumen steigt (von 10,1 auf 16,2% in der äußeren Abteilung, von 15,5 auf 21,7% in der inneren). Die Zahlenverhältnisse in der Reticularis sind ziemlich unverändert. Im Mark kommt es zu einer geringen Abnahme des Kerndurchmessers von 7,3 auf $7,0\,\mu$. Auch hier aber fällt die Cytoplasmamenge stärker ab, weshalb das relative Zellkernvolumen von 9,6 auf 16,8% steigt.

Beim *chronischen Hungerversuch* nimmt in Glomerulosa wie Fasciculata der Zelldurchmesser etwas stärker als im akuten Hungerversuch ab. Reticularis und Mark verhalten sich dagegen wie dort. Die Zellkerne erleiden aber überall eine etwas stärkere Volumeneinbuße als im akuten Hungerversuch.

Recht interessant sind auch die Verschiebungen in den *Mitoseindices* bei hungernden *Ratten* (vgl. auch Tabellen 5 und 6, S. 228 und 229). Besonders deutlich ist die Verminderung der Mitosezahl bei jungen *Ratten*, deren Körpergewicht durch Unterernährung möglichst konstant gehalten wird. Schließlich verschwinden die Mitosen aus der Nebenniere völlig. Nach einer Woche Wiederfütterung (nach 3—12 Wochen „maintenance") erscheinen die Mitosen wieder, ihre Zahl liegt noch unter der Norm. Nach 2wöchigem Wiederfüttern sind die Normzahlen wieder nachweisbar.

Bezüglich der *histologischen Veränderungen im Hungerversuch* berichtet JACKSON (1919), daß bei den auf „maintenance" verharrenden Jungtieren die postnatale Weiterdifferenzierung der Nebennieren voranschreitet, obschon die Mitosen verschwinden. Manchmal scheint aber die Phäochromie etwas zu leiden. Bei einer Konstanthaltung des Körpergewichts über 3—8 Wochen scheint der Lipoidgehalt etwas zurückzugehen. In der Fasciculata sind einige degenerierte Zellen mehr als gewöhnlich zu beobachten. Die deutlichsten Veränderungen wies die Reticularis auf: Hyperämie, Zellatrophie, Kernpyknosen, Karyolysis, Zunahme des Pigmentes. Das Mark erscheint unverändert. Bei längerer Versuchsdauer werden die Veränderungen noch deutlicher: es tritt eine Kernhyperchromie auf, das Fett aus der Kapsel des Organs verschwindet vollständig, während in der äußeren Abteilung der Fasciculata noch Lipoid nachweisbar ist. In der inneren Abteilung kommen vermehrt degenerierte Zellen vor. Besonders in der Zona reticularis fallen Veränderungen auf. Grüngelbe Pigmentmassen füllen manche Zellen fast ganz aus. Abgesehen von einigen hyperchromatischen, manchmal sogar pyknotischen Zellkernen ist das Mark histologisch unverändert. Nach Wiederfütterung normalisiert sich das histologische Bild schnell. Läßt man erwachsene *Ratten* akut hungern, dann kommt es zur Rindenhyperämie, während gerade im Mark die Durchblutung offenbar zurückgeht. Das Cytoplasma der Rindenzellen nimmt an Menge ab, seine eosinophilen Granula werden undeutlich. In der Fasciculata nehmen die Lipoide ab, während die Glomerulosa ihren Lipoidbestand noch hält. Eine Pigmentvermehrung in der Reticularis ist nicht so sicher wie bei den jüngeren Tieren, aber zahlreiche degenerierte Zellen finden sich hier.

Im Lichte neuerer Anschauungen bemerkenswert ist eine Zunahme des Lipoids in der sog. sudanophoben Zone. *Im allgemeinen aber nehmen die Lipoide mit der Länge der Hungerperiode ab.* Dabei sind sie trotzdem stets resistenter als die gewöhnlichen Fette und Lipoide, wie sie beispielsweise in den Fettzellen um das Organ herum zu beobachten sind. Die Phäochromie der Markzellen soll sich im akuten Hungerversuch kaum verändern. Beim chronischen Hungerversuch an erwachsenen *Ratten* treten ganz ähnliche histologische Veränderungen wie im akuten Versuch auf. LUCKNER und SCRIBA (1938) haben bei hungernden *Ratten* „einen vollständigen *Lipoidverlust*" der Nebennieren gefunden.

Da Progynon B, Follitein, Wachstumshormon des Hypophysenvorderlappens ohne Wirkung auf die Nebennierengewichte dieser Tiere blieben, aber eine Implantation des Hypophysenvorderlappens von einer Wachstumszunahme gefolgt war, schlossen MULINOS und POMERANTZ, daß die Nebennierenatrophie beim chronischen Hunger über eine *Schädigung der adrenocorticotropen Leistungsfähigkeit des Hypophysenvorderlappens* zu erklären sei.

Mit mehreren *histochemischen Methoden* untersuchte FRAZÃO (1948) die Nebennierenrinde hungernder *Ratten*. Zunächst erfolgte ein Anstieg der Rindenlipoide und Verschwinden der sudanophoben Zone. Doppeltbrechende Lipoide waren nicht mehr nachzuweisen. Nach

Nilblaufärbung kam es nicht mehr zur rosaroten Metachromasie mancher Lipoide. Die Plasmalreaktion war besonders in der äußeren Abteilung der Rinde intensiv rosaviolett. Die Phenylhydrazinreaktion (Technik s. S. 356) stimmte etwa mit der Plasmalreaktion überein.

Einen Hinweis auf die *Unterschiedlichkeit der Reaktionsweise der Nebenniere bei den einzelnen Species* geben die Versuche von D'ANGELO, GORDON und CHARIPPER (1948). Die Autoren führten Hungerversuche an erwachsenen *Ratten* beiderlei Geschlechts (Ausgangsgewicht 150—250 g) und *Meerschweinchen*-Weibchen (290—320 g) aus. Die Hungerversuche wurden ausgedehnt, bis ein Körpergewichtsverlust von 34—43% entstanden war (kompletter Nahrungsentzug über 6—11 Tage). Wasser stand den Tieren frei zur Verfügung. Bei den *Meerschweinchen* kam es regelmäßig zur *Hypertrophie* der Nebenniere, bei der *Ratte* war dagegen die *Nebennierenvergrößerung recht variabel*. Erhielten die Tiere Desoxycorticosteronacetat in hohen Dosen (10—15 mg täglich über 7—10 Tage), so konnte die Nebennierenvergrößerung bei den *Ratten* reduziert werden; bei den *Meerschweinchen* dagegen war die Behandlung wirkungslos.

DEANE und MORSE (1948) wandten sich der Dynamik der *Ascorbinsäure in der Nebenniere* der *Ratte* zu. Die Untersucher ließen die Tiere vollständig hungern und töteten sie nach 2, 6, 9 oder 12 Tagen (Ascorbinsäurenachweismethode s. S. 384f.). Bei längerem Hungerstress blieb die Ascorbinsäurekonzentration in der Nebennierenrinde praktisch unverändert. Auch in den Sinusoiden fanden sich Silbergranula (Abbildung 216). Eine beträchtliche Menge reduzierender Stoffe blieb selbst dann in den Rindenzellen, wenn sudanophile und doppelbrechende Lipoide aus der Fasciculata und Reticularis nach 12tägigem Hungern verschwunden waren. Unmittelbar nach einer ACTH-Injektion dagegen verschwand die Ascorbinsäure aus den Sinusoiden der Nebennierenrinde und nahm in den Zellen der Fasciculata und Reticularis ab. Die Autoren meinen, ihr Befund stehe in guter Übereinstimmung mit den durch chemische Methodik gewonnenen Ergebnissen von SAYERS,

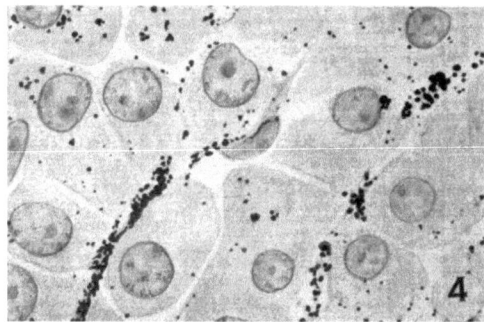

Abb. 216. Ascorbinsäurereaktion in der Zona fasciculata der *Ratte* nach 2 Tagen Hunger. Obwohl die Sinusoide noch Silbergranula in beträchtlicher Menge enthalten, sind die Rindenzellen schon fast entleert (Silbernitratreaktion, 1180fach vergrößert). Aus DEANE und MORSE 1948.

SAYERS, LIANG und LONG (1946). Diese Untersucher sahen bei *Ratten* und *Meerschweinchen* einen unmittelbar nach der Injektion von ACTH eintretenden Abfall der Ascorbinsäure in der Nebennierenrinde. Bei einem folgenden Stress kam es zur Wiederherstellung der normalen oder sogar zu einer übernormalen Konzentration von Ascorbinsäure in den Rindenzellen. DEANE und MORSE (1948) glauben, vor allem in der Entleerung der Sinusoide einen morphologischen Beweis für die rapide Abgabe der Ascorbinsäure unter ACTH oder Stress zu haben.

Mit moderner *histochemischer Methodik* hat FELDMAN (1951) die Nebenniere hungernder *Ratten* untersucht. Die *sudanophobe Zone* („transitional zone") war meist noch vorhanden. De *Sudanophilie* hatte zugenommen, auch die Menge der doppelbrechenden Lipoide, besonders in der Fasciculata, gelegentlich in der Reticularis. In der Glomerulosa blieben die doppelbrechenden Lipoide praktisch unverändert. Erhielten die Tiere nach 24 Std Nahrungsentzug ACTH, dann erfolgte eine Zunahme des Nebennierengewichts ohne deutliche Organvergrößerung. Sudanophiles und doppelbrechendes Material verschwand aus Fasciculata und Reticularis. In den Rindenzellen fanden sich Tröpfchen, welche die SCHIFFsche Plasmalreaktion und die sog. NAHD-Reaktion (S. 357) gaben, während das Cytoplasma sudanpositiv sein soll.

Maus: Ähnlich wie bei der *Ratte* (JACKSON, S. 518ff.) wurde von HETT (1926) die Wirkung des Hungers auf die Nebenniere der *Maus* gründlich untersucht. Bei vollkommenem Nahrungsentzug gehen die Tiere innerhalb von 2—3 Tagen zugrunde, ohne daß es in dieser kurzen Zeit zu eindeutigen Nebennierenveränderungen kommt. HETT hat daher mit *intermittierendem Hungern* gearbeitet, indem er zwischen reinen Hungerperioden kurzdauernde Möglichkeiten zur Nahrungsaufnahme einschaltete. Wasser stand den Tieren immer in genügender Menge zur Verfügung. So kam der Autor auf Versuchszeiten von 3—27 Tagen. Im allgemeinen wurden die Tiere getötet, bevor sie durch den Hunger ad exitum kamen.

Im Hunger schwindet das *Fett* besonders aus den Fasciculatazellen, und zwar zuerst aus den marknahen. Diese lokalisierte Lipoidabnahme soll mit den besonderen Zirkulationsverhältnissen der *Mäuse*-Nebenniere zusammenhängen. HETT meint nämlich, daß das Mark keine eigenen Arterien bekommt, daß vielmehr alles Blut schon in der Rinde in Capillaren übergeht, welche im Bereich der Fasciculata gestreckt verlaufen, sich in der Reticularis netzförmig verbinden und von da aus in die großen venösen Räume des Markes übergehen. Dementsprechend erhalten die äußeren Rindenabschnitte das erste Fettangebot. Daß nun wieder nicht die Glomerulosa die fettreichste Schicht ist, wie eigentlich zu erwarten, soll daran liegen, daß sie die Keimschicht darstellt. Diese Schicht enthält die meisten Kernteilungsfiguren. Daher erinnert HETT an die bekannten Vorstellungen von PETER, nach welchem Mitosezellen aus dem speziellen Organbetrieb ausgeschaltet sein sollen. Sie können also gar nicht an dem komplizierten Lipoidstoffwechsel während der Teilungsprozesse beteiligt sein. Typisch sei auch in diesem Zusammenhang, daß bei jüngeren *Mäusen* Mitosen in der ganzen Rindenbreite nachzuweisen sind, während sie sich bei älteren Tieren auf die äußeren Rindenabschnitte beschränken, und zwar dann, wenn die Lipoidbeladung der Rindenzellen einsetzt. Im Hunger kommt es nun zur Aufhebung der Mitosetätigkeit in der Zona glomerulosa. Dabei kann man natürlich die wenigen Mitosen beim erwachsenen Tier schneller unterdrücken als die zahlreichen Mitosen in der Nebennierenrinde eines noch wachsenden Tieres.

Eine weitere interessante Beobachtung betrifft das *Verhalten der Reticulariszellen.* Hier findet man neben einigen Granulocyten in den Capillaren immer einzelne *degenerierende*

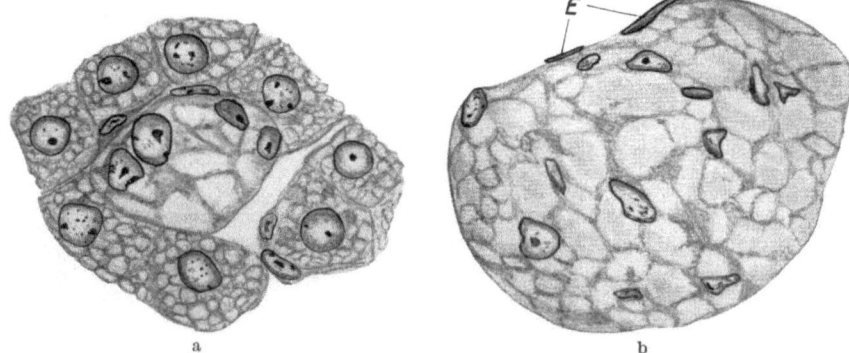

Abb. 217a u. b. a Beginnende Syncytienbildung in der Zona reticularis der Nebennierenrinde einer Hungermaus. b Ausgebildetes Syncytium aus der Zona reticularis einer *Maus*, die 27 Tage intermittierend gehungert hat (Fixierung Formol-Sublimat-Eisessig, Paraffineinbettung, Schnittdicke 10 μ, Hämatoxylin-Eosinfärbung. Zeiss Komp. Okular 6, Homog. Imm. $^1/_{12}$, auf $^9/_{10}$ verkleinert). Aus HETT 1926.

Zellen mit pyknotischen Kernen. Im Hungerversuch verstärkt sich dieser Vorgang beträchtlich. Schon nach 3—5tägigem Hungern erscheinen an der Rinden-Markgrenze, ja noch in den innersten Schichten der Fasciculata, stark *vacuolisierte Zellen*, gewöhnlich mit mehreren Kernen (Abb. 217a und b). Die Vacuolen werden größer, das Cytoplasma färbt sich bei Hämatoxylin-Eosinfärbung mit basischen Farbstoffen, was in Rindenzellen sonst ganz und gar nicht der Fall zu sein pflegt. Die Gebilde entstehen durch Zusammenfluß mehrerer Rindenzellen. Mitosen oder Amitosen sind in ihnen nicht zu erkennen. Es kann sich also nur um *Syncytien* handeln. Die Zellkerne der Syncytien sind nicht mehr rund, sondern durch die umgebenden Vacuolen eingedellt. An ihnen treten Degenerationserscheinungen auf (Chromatolyse, seltener Pyknose). Die Markzellen werden von dem ganzen Geschehen nicht betroffen. Ob Granulocyten und Endothelien ganz unbeteiligt sind, erscheint fraglicher. Bei jungen Kontroll-*Mäusen* war festzustellen, daß solche Syncytien normalerweise niemals auftreten. Hingegen kommen sie gelegentlich bei älteren Tieren vor, meist aber in kleinerer Form. Mit Sudan kann man in diesen Gebilden grobe Fetttropfen nachweisen (Abb. 218). In den Wabenwänden zwischen diesen liegen feine gelbbraune Pigmentkörnchen und eisenpositive Granula (Methode von TIRMANN und SCHMELZER). HETT meint daher, daß das Pigment vielleicht *Hämosiderin* darstellt. Eine eindeutige Beziehung zwischen der Länge der Hungerversuche und der Zahl der Syncytien bestand nicht.

Entgegen LINDSAY und MEDES (1926) fand HETT weder im Mark noch in der Rinde bei den Hungertieren *Hämorrhagien*. Ihm schien nur gelegentlich die Reticularis etwas blutreicher als gewöhnlich zu sein. Bei Verwendung wachsender Tiere kam es zu mächtigen Zelluntergangsbildern. Zeit zur Bildung von Syncytien schien gar nicht mehr vorhanden gewesen zu sein.

HUSEBY, BALL und VISSCHER (1945) untersuchten histologisch die Genitalorgane (vgl. auch HETT) und das endokrine System von 17—18 Monate alten C 3 H-*Mäusen*, die nach dem Entwöhnen eine Diät von etwa $^2/_3$ des calorischen Wertes bekamen wie die ad libitum fressenden Kontrolltiere des gleichen Stammes. Sie konnten entgegen HETT (1926), MULINOS und POMERANTZ (1940) *keine Zunahme des gelblichgrünen Pigmentes* in der Rinde der unterernährten Tiere beobachten. HUSEBY und BALL (1945) nahmen daher die Untersuchungen noch einmal an *Mäusen* des A-Stammes auf. Infantile *Mäuse*-Weibchen wurden im Alter von 23—29 Tagen in den Versuch genommen und erhielten eine reduzierte Futtermenge genau bekannter Zusammensetzung. Die Nebennierenrinde der unterernährten Tiere war schmäler als die der Kontrolltiere, was auf einer *Atrophie* (Plasmaverlust) der einzelnen Rindenzelle beruhen soll. Aber wieder war es nicht zu einer vermehrten Pigmentbildung gekommen.

Recht deutliche Unterschiede ergaben sich aber zwischen Kontrolltieren und unterernährten Tieren bezüglich der sog. *X-Zone* (Abb. 60, S. 104). Bei den normalen Tieren entwickelt sich diese Zone in der 1. Woche noch weiter, bleibt dann etwa 3 Wochen ziemlich unverändert, wonach (bei Weibchen) die ersten Degenerationszeichen auftreten. Bei den Versuchstieren genügt eine Woche Unterernährung, um die Zone bei 3 von 5 Weibchen zum Verschwinden zu bringen (Abb. 219). Nach 4 Wochen waren nur noch bindegewebige Reste

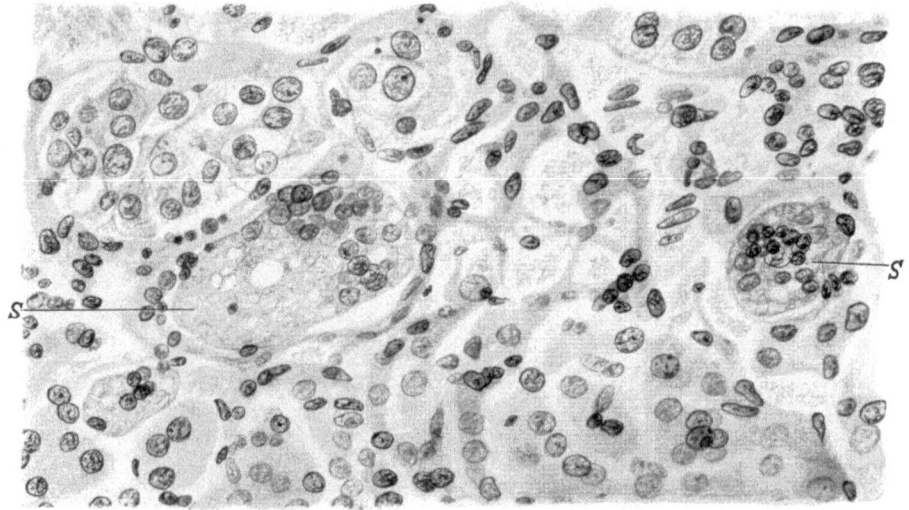

Abb. 218. Syncytien *S* an der Rinden-Markgrenze von Hungermäusen (Komp. Okular 5, Objektiv 7a Winkel auf ¹/₅ verkleinert). Aus HETT 1926.

der X-Zone bei allen Versuchstieren zu sehen. HUSEBY und BALL (1945) erklären dies Verhalten der X-Zone mit dem Hinweis auf eine Beobachtung von RUTH DEANESLY (1938), welche bei einem *Zwergmaus*-Stamm (hypophysärer Zwergwuchs!) keine X-Zone nachweisen konnte. Die X-Zonenausbildung scheint von einer voll funktionierenden Hypophyse abzuhängen.

Meerschweinchen: LINDSAY und MEDES (1926) ließen die Tiere hungern bzw. ernährten sie „vitaminarm". Sie beobachteten *Hämorrhagien in der Nebennierenrinde*, seltener dagegen Zelldegenerationen. OLESON und BLOOR (1941) fanden beim hungernden *Meerschweinchen* zuerst eine Zunahme, dann nach 3—7tägiger Hungerperiode eine Abnahme des *Nebennierencholesterins*.

KNOUFF, OLESON und WAGNER (1943) untersuchten die linken Nebennieren von 150 *Meerschweinchen* histochemisch (Sudanfärbung, SCHULTZ-Test) und analysierten zugleich die rechten Nebennieren chemisch. Chemisch wurde mit Mikromethoden die Menge der Phosphorlipoide, Fettsäuren, das Gesamtcholesterin und der Cholesterinester bestimmt. Im Hunger und bei Vitamin C-Mangel kommt es zu einem deutlichen *Rückgang der Cholesterinester*. Dagegen scheinen das *freie Cholesterin* und die *Phosphorlipoide* unbeeinflußt zu bleiben. Die *Fettsäuren* waren bei den Hungertieren vermindert, beim Ascorbinsäuremangel dagegen nicht. Mit dem SCHULTZ-Test ließ sich ein *Rückgang der Cholesterinester im Hunger und bei Vitamin C-Mangel* feststellen. Bei der Mehrzahl der Versuchstiere war das *sudanophile Material* der Nebennierenrinde in die inneren Schichten verlagert, in den äußeren Abschnitten der Rinde vermindert. Die sudanophilen Stoffe waren nur zu einem geringen Teil SCHULTZ-positiv. In den Fällen, in denen die chemische Analyse einen relativ hohen Fettsäuregehalt ergeben hatte, war die innere (!) sudanophile Zone ungewöhnlich breit und dicht. Die Autoren schließen daher, daß dies Gebiet besonders viel Neutralfette enthält. Im übrigen behaupten sie, daß eine relativ gute Übereinstimmung bei der Beurteilung der Gesamtfettmenge nach

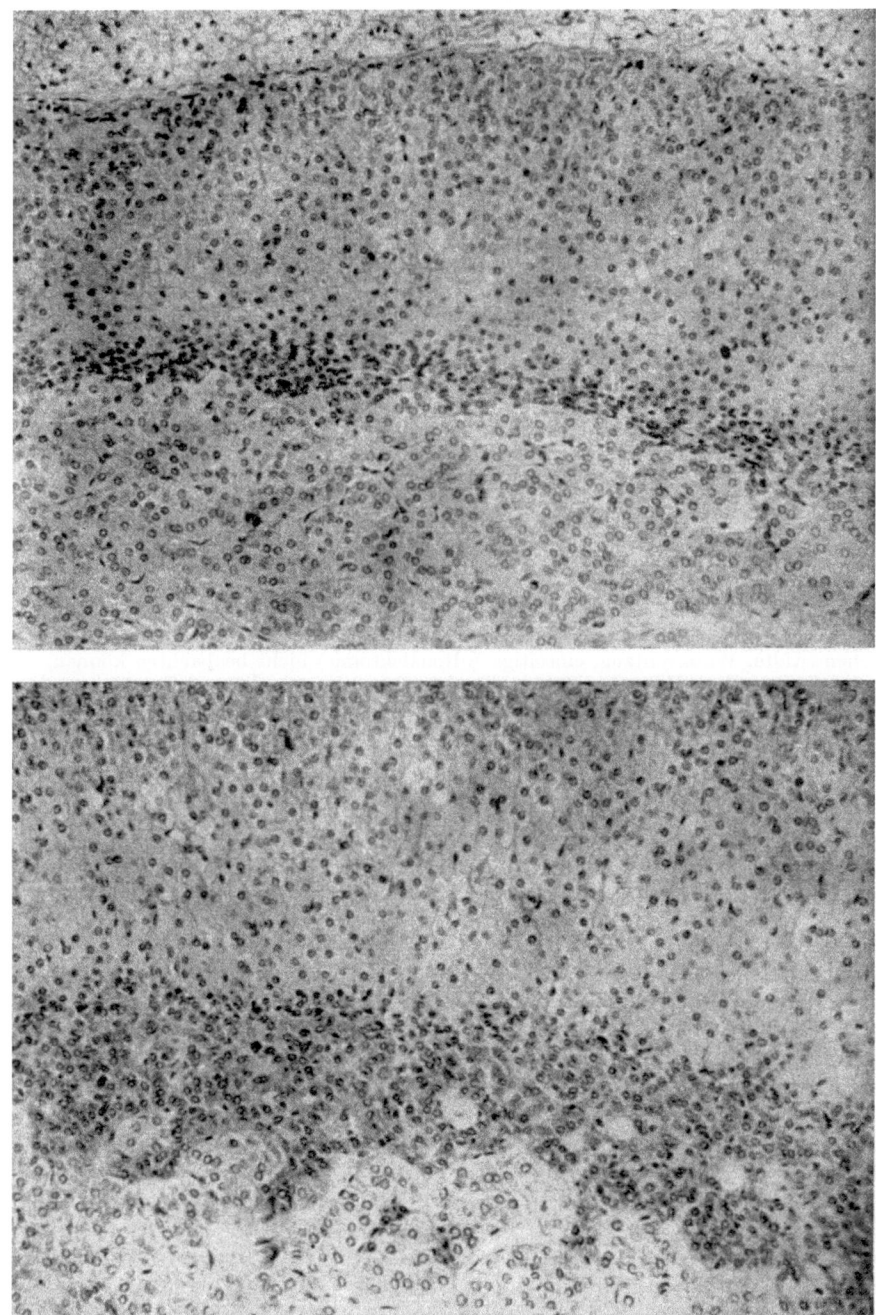

Abb. 219. Wirkung der Unterernährung auf die Rückbildung der X-Zone bei *Mäuse*weibchen. Unten: Höchstens angedeuteter Beginn der Rückbildung der X-Zone (oben im Bild Rinde, unten Mark) bei einem normal ernährten, 1 Monat altem Tier. Oben: Fast völlige Rückbildung der X-Zone (oben im Bild pericapsuläres Fettgewebe und Rinde, unten Mark) bei einem unterernährten, gleichalten Tier. Aus HUSEBY und BALL 1945.

chemischen bzw. histochemischen Methoden vorhanden sei. Die Nebennierenhypertrophie war bei den Vitamin C-Mangeltieren größer als bei den Hungertieren.

Mit der Reaktionsweise der Nebenniere des *Meerschweinchens* befassen sich auch SCHWEIZER und LONG (1950, vgl. Abb. 241, S. 590). Läßt man normale *Meerschweinchen hungern*, so kommt es zu einer *Abnahme der sudanophilen Zone* in der Nebennierenrinde. Von zwei *hypophysektomierten Hungertieren mit Hypophysenvorderlappenimplantaten* zeigte das eine in der Nebenniere eine sudanophile Zone, die deutlich breiter war als die von einem vor 3 Wochen hypophysektomierten, normal ernährten Tier und die eines hypophysektomierten Hungertiers ohne Implantat. Trotzdem meinen SCHWEIZER und LONG, daß kein deutlicher Hunger-Stresseffekt bei dem hypophysektomierten Hungertier mit Hypophysenvorderlappenimplantat nachgewiesen sei. — In der Glomerulosa führte der Hungerversuch bei allen Tieren zu ähnlichen Veränderungen, ob nun der Vorderlappen erhalten war oder nicht. Die Breite der Glomerulosa nahm um etwa 50% ab (s. a. D'ANGELO, GORDON und CHARIPPER 1948b). Diese *Reaktion der Glomerulosa* kann vielleicht als eine *unmittelbare Wirkung des Hungers* aufgefaßt werden. Außerdem würde der Befund die Hypothese einer funktionellen Zweiteilung der Nebennierenrinde von SWANN (1940), DEANE und GREEP (1946) stützen (S. 672 ff). Danach wird der Glomerulosa eine gewisse Autonomie zugestanden; ihre Abhängigkeit von der Hypophyse soll weniger deutlich sein als die der Fasciculata.

Das *Verhalten der Ascorbinsäure* in der Nebennierenrinde hungernder *Meerschweinchen* hat HAASE (1952) histochemisch untersucht. Die Tiere hungerten in Einzelkäfigen 3, 5 und 7 Tage. Wasser stand ihnen zur Verfügung. Ein Teil der Tiere erhielt täglich 5 mg Cebion (Merck), d. h. Ascorbinsäure, um die skorbutogene Komponente des Hungerversuches auszuschalten. Nach einer 3tägigen Hungerperiode fand HAASE noch keine histologischen Veränderungen. Am 7. Versuchstage waren ausgedehnte subcapsuläre hyperämische Bezirke nachzuweisen. Bei 2 Tieren war es geradezu zur Fragmentation des Gewebes innerhalb der Fasciculata gekommen. Das Cytoplasma sah im betroffenen Bezirk wolkig-trübe aus, die Zellkerne lagen meist exzentrisch. Karyolysen waren nicht selten. Bei gleichzeitiger Verabreichung von Ascorbinsäure blieben alle diese Veränderungen aus. Histochemisch ließ sich zeigen, daß vom 3. Versuchstag an die Ascorbinsäurekonzentration in der gesamten Rinde und auch im Mark abfällt.

Die nekrobiotischen Veränderungen der Nebennierenrinde hat HAASE bei anderen Stressversuchen (Kälte, Wasserentzug, einseitige Adrenalektomie) nicht beobachten können, auch nicht bei hungernden *Meerschweinchen*, die Ascorbinsäure erhielten. Wir glauben daher, daß dies eine speziell mit dem Skorbut zusammenhängende Besonderheit ist. Interessanterweise scheint der Ascorbinsäureabfall im Hungerversuch nur in der ersten Periode des Versuches zu erfolgen. Die am 3.—4. Versuchstag erreichte Konzentration bleibt dann bis zum Exitus erhalten. Es sieht mithin so aus, als ob die Nebennierenrinde nach der ersten Phase, der Alarmphase, nicht imstande sei, in eine wirkliche Resistenzphase beim Hunger zu gelangen.

Kaninchen: Bei der histologischen Untersuchung der Nebennieren von *Kaninchen*, die 9—17 Tage hungerten, konnte OKUNEFF (1923) keine Veränderungen, vor allem auch des Lipoid- bzw. Cholesteringehalts feststellen. MACLACHLAN, HODGE und WHITEHEAD (1941) dagegen fanden mit chemischer Methodik eine Zunahme des Nebennierencholesterins während des Hungerns..

Auch vom *Menschen* sind die *Wirkungen des Hungerns an den Nebennieren* bekannt geworden. STEFKO (1926) beschreibt Hämorrhagien und Degenerationen in der Nebennierenrinde sowie eine Hypoplasie des Nebennierenmarkes. Neuerdings hat OVERZIER (1947, 1948a, b) Gelegenheit gehabt, diese Untersuchungen zu ergänzen. Nach den an verschiedenen Species erhobenen experimentellen Befunden erscheint es außer Frage, daß beispielsweise auch ein *Hunger*-Ödem eine Wirkung auf die menschliche Nebenniere haben muß. OVERZIER fand in einem Material von mehr als 100 wissenschaftlich verwerteten Autopsien beträchtliche Veränderungen an den Nebennieren, ja an allen endokrinen Organen. Die Fasciculata verbreitert sich bei Hungerzuständen, während die Reticularis schmäler wird. Freies Cholesterin und Cholesterinester sind in der Nebennierenrinde vermindert, wobei aber das Verhalten der beiden Fraktionen zueinander normal bleibt. In Normalfällen hatte OVERZIER 4,1% Gesamtcholesterin, bezogen auf das Feuchtgewicht des Organs in der Nebenniere festgestellt, bei reinen Inanitionsfällen fand er maximal nur noch 1,4%. Im Blutserum kommt es zum deutlichen Abfall der Cholesterinester und zu einer extremen Erniedrigung des Cholesterins bis auf 7,26 mg-% Gesamtcholesterin und des Gesamtfettes.

Die Gefäße der Rinden-Markgrenze waren mit Blutkörperchen dicht gefüllt. Die Verbreiterung der Rinde erscheint OVERZIER nicht ohne weiteres als Leistungssteigerung deutbar. Es fragt sich, ob nicht auch bei der Hungerdystrophie ein Teil der vielen in der Nebennierenrinde aufgebauten Hormone vermehrt produziert wird; da aber die endokrinen Organe wie alle anderen Organe ihre Tätigkeit während der Inanition einschränken, erscheint ihm eine im ganzen vermehrte Tätigkeit der Drüse unwahrscheinlich.

Schon makroskopisch fiel OVERZIER die ockergelbe Farbe der Nebennierenrinde auf. Auch auf Grund der Scharlachrotfärbung war die Rinde als fettreich oder sogar als überfettet zu bezeichnen. Das Nebennierenmark erschien unverändert.

ERBSLÖH (1947) untersuchte die Nebennieren bei *Säuglingen*, die an *Ernährungsstörungen* zugrunde gegangen waren. Im Gegensatz zu den meist atrophischen inneren Organen war die Nebennierenrinde in der Regel noch gut entfaltet, aber entfettet. Manchmal hat ERBSLÖH auch in der Nebennierenrinde von Frühgeburten eine typische Fettspeicherung bei mangelhafter Entfaltung des Organs sehen können.

Der *Entzug* oder umgekehrt die *übermäßige Zufuhr bestimmter Nahrungsbestandteile* kann zumindest teilweise im Rahmen des Stressmechanismus verstanden werden. So sollen *Elektrolytgabe* oder *-entzug* das histologische und histochemische Bild der Nebennieren beeinflussen (über die Beziehungen der Nebenniere zum Elektrolythaushalt s. aber auch S. 696ff.). BADINEZ und CROXATTO (1947a, b) sahen nach KCl-Verabreichung bei *Ratten* eine Hypertrophie der Nebennierenrinde, in erster Linie der Zona glomerulosa, wo sich auch das Lipoid vermehrte. Nach NaCl-Zufuhr soll dagegen eine langsame Atrophie der Glomerulosa bei gleichzeitigem Lipoidverlust einsetzen. Nach DEANE und GREEP (1946) beginnt eine Aktivierung der Glomerulosazellen, wenn die Versuchstiere wenig Natrium erhalten; die Aktivierung soll sich durch Lipoidentleerung und Zellvergrößerung manifestieren. Nach Kaliumgabe dagegen atrophiert die Glomerulosa angeblich. Andererseits beschreiben DEANE, SHAW und GREEP (1948) nach intraperitonealer Injektion von Kalium eine Lipoidentleerung und Verbreiterung der Glomerulosa, die bereits wenige Stunden nach der Injektion deutlich sei. NICHOLS (1948c) hat schließlich gefunden, daß sowohl kaliumarme, wie natriumarme Diät das Lipoid der Glomerulosa entleert. Schließlich werden die Widersprüche noch durch die Angabe von FORTIER, SKELTON, CONSTANTINIDES, TIMIRAS, HERLANT und SELYE (1950) vertieft, die eine allgemeine Abnahme der Rindensudanophilie nach NaCl-Gabe bei hungernden *Ratten* beschreiben.

Auch beim *Menschen* scheint *Verabreichung oder Entzug bestimmter Elektrolyte* einen *Stressmechanismus* auszulösen, was allerdings bislang wohl nur indirekt gefolgert werden kann. Wenn beispielsweise im Fall einer völligen Hypofunktion der Hypophyse („Panhypopituitarismus" der Amerikaner) die Nebenniere nicht mehr richtig arbeitet, dann sehen wir, daß der Organismus ein Überangebot von Kalium oder einen Mangel an Natrium nicht mehr bewältigt (STEPHENS 1940). Gewebsuntersuchungen liegen hierzu aber noch nicht vor.

Einige Beobachtungen von allgemeiner Bedeutung aus Hungerversuchen sollen noch zugefügt werden. Der Hungerstress kommt nur dann zum typischen Ablauf, *wenn die Hypophyse vorhanden ist*. Die Rindenveränderungen bleiben bei hypophysektomierten Versuchstieren aus (SCHWEIZER und LONG 1950. Läuft der Hungerstress aber über Hypophysenvorderlappen-Nebennierenrinde ab und gibt diese vermehrt Corticoide ab, dann treten auch die typischen peripheren Wirkungen auf, z. B. eine *Lymphopenie* beim Hungertier (S. 690

nähere Erklärung, DOUGHERTY und WHITE 1947, G. SAYERS 1950). Über das Verhalten der *Eosinophilen* s. HUNGERLAND und RAMING (1951, S. 693). Über eine *Stimulation des reticuloendothelialen Systems* unter Hungerstress berichten GORDON und KATSH (1949 b). Schließlich sei erwähnt, daß MILLER, MICKELSEN und KEYS (1948) bei kräftiger Arbeit während 4tägigem Hungern eine deutliche *Verminderung der 17-Ketosteroidausscheidung* fanden.

Die Atrophie der Nebennierenrinde, die nach sehr langer Unterernährung bei der *Ratte* schließlich eintritt, haben MULINOS und POMERANTZ (1940) als „Pseudohypophysektomie"-Folge beschrieben. SAYERS glaubt aber eher, daß sie auf ein verringertes Bedürfnis des Organismus nach Rindensteroiden bei allgemeiner Senkung des Stoffumsatzes zurückzuführen ist als auf einen Mangel an ACTH.

Ganz allgemein darf man beim Überblick über die Ergebnisse aller Hungerversuche sagen, daß die Nebenniere im Hunger ganz zweifellos in Mitleidenschaft gezogen wird, und zwar auf eine komplizierte Weise, denn eine Reihe nachgeprüfter Versuche zeigen eindeutig, daß das Organ nicht einfach an Gewicht verliert, d. h. der allgemeinen Atrophie anheimfällt. Es zeigt vielmehr Reaktionen, die zu histologischen Veränderungen führen. Am ehesten können diese nach dem allgemeinen Stress-Schema (S. 613f.) verstanden werden, obwohl eine Fülle widerspruchsvoller Befunde vorliegt, die schwer auf einen Nenner zu bringen sind. Man konnte daher von vornherein gleichmäßigere Resultate erwarten, wenn man die Tiere nicht einfach hungern ließ, sondern definierte Nahrungsbestandteile aus der Diät entfernte. Daher wenden wir uns jetzt den Nebennierenveränderungen bei Vitaminmangel zu.

c) Vitaminmangel.

α) Vitamin B-Mangel.

VERZÁR und PETER (1924) beobachteten bei *Vitamin B-Mangel* eine *Gewichtszunahme der Nebennierenrinde*, SIMNITZKY und LASOWSKY (1926) eine Hypertrophie, die sie als Folge einer lebhafteren Ablagerung von Fettsubstanzen in der Nebennierenrinde erklären. BARLOW (1926) zeigte, daß *Tauben* bei Vitamin B-Mangel zugrunde gehen; Verabreichung von Nebennierenrindenextrakt kann den Tod nicht aufhalten. KAPPERT (1947) wies darauf hin, daß das Vitamin B zur vollen Funktionstüchtigkeit der Nebennierenrinde notwendig sei.

Nach Analyse des Vitamin B-Komplexes wurden die Nebennierenveränderungen nach Ausschaltung einzelner Komponenten des Komplexes untersucht. Über die einzelnen Komponenten finden sich einige Angaben im histochemischen Kapitel S. 379 ff.

Vitamin B_1. Neben den bekannten Veränderungen der Herzfunktion bei B_1-Mangel (Beriberi) ist eine erhebliche Steigerung des Blutfettes (Lipämie) charakteristisch, die offenbar auf Wechselbeziehungen zwischen dem Vitamin B_1 und der Nebennierenrinde beruht, denn diese erfährt bei Fehlen des Vitamins eine starke *Vergrößerung*. Der Bedarf an Aneurin ist um so größer, je größer der Kohlenhydratgehalt der Nahrung. Es wird also beim Kohlenhydratumsatz Vitamin B_1 verbraucht (LEHNARTZ 1947).

Von älteren Untersuchungen über die *Nebennierenveränderungen bei Vitamin B_1-Mangel* nenne ich die Arbeit von LASOWSKY und SIMNITZKY (1926).

Bei mit einem Vitamin B_1-freien Futter gefütterten *Tauben* kam es zur Vergrößerung der Nebenniere, an der Rinde und Mark beteiligt sein sollten. Die Zunahme des Organgewichts hängt von der Versuchsdauer und der Stärke der Avitaminose ab. In den Rindenzellen treten große Fetttröpfchen auf. Einzelne Rindenzellen gehen zugrunde; zugleich treten aber Mitosen auf. Im Mark soll es zur Vergrößerung der Zellen und der Zellkerne kommen. Nucleolen besonderer Größe füllten manchmal den Zellkern fast ganz aus. Die phäochromen Körnchen der Markzellen sind nicht vermehrt.

Die durch forcierte *Muskelarbeit* (S. 535ff.) hervorgerufene *Rindenhypertrophie* kann nach VERZÁR und PETER (1924) durch Vitamin B_1 weitgehend unterdrückt werden. SKUTTA

(1939) fand bei Beriberi-*Tauben* neben einer hochgradigen Organatrophie eine Hypertrophie der Nebennieren. Interessanterweise erwähnt er zugleich eine Atrophie des Lymphgewebes und des Thymus; die S. 688 ff. ausgeführten Beziehungen sind erst später bekannt geworden. Durch Verabreichung Vitamin B-freier Rindenextrakte kann die Rindenhypertrophie bei Beriberi verhindert werden.

DEANE und SHAW (1947, vgl. auch SKELTON 1950) untersuchten *Ratten*-Männchen, deren Diät entweder Thiamin oder Riboflavin oder Pyridoxin entzogen worden war. Die Thiaminmangel-*Ratten* stellten das Wachstum am Ende der 2. Versuchswoche ein, verloren an Gewicht gegen Ende der 3. Woche und kamen nach 4wöchiger Mangeldiät unter ihr Ausgangsgewicht in moribundem Zustand. Andererseits stieg das relative Nebennierengewicht und gleichzeitig atrophierte der Thymus. Nach 3 Wochen schien die Sudanophilie der Glomerulosa unverändert, während die Fasciculata sudanophiles Material verloren hatte. Die sudanophobe Zone war verschwunden. Die Plasmalreaktion war in der Glomerulosa intensiv, schwach in der Fasciculata, wo sie überhaupt nur auf die äußere Abteilung beschränkt war. Die Menge der doppeltbrechenden Stoffe schien in der Glomerulosa unverändert, in der Fasciculata über die Norm vermehrt. Autofluorescenz gewöhnlicher Stärke fand sich in der Glomerulosa und äußeren Hälfte der Fasciculata. Am Schluß der Versuchszeit war zwar noch Lipoid in der Glomerulosa in fast normaler Menge vorhanden, aber aus der Fasciculata war die Sudanophilie praktisch verschwunden. Die geringe lipoidige Restmenge gab keine Ketosteroidreaktionen mehr.

Während die *Mitochondrien* in den Glomerulosazellen in der typischen Körnchenform erhalten waren, zeigten die der Fasciculatazellen bei abnehmender Färbbarkeit Vergrößerung.

DEANE und SHAW beobachteten eine Reduktion des sudanophilen Materials am Ende der 1. Versuchswoche. Im Gegensatz zu dem unter „Befunden" mitgeteilten Angaben sprechen sie in der Zusammenfassung von einer am Ende der 2. Woche durch Hypophysenstimulation einsetzenden Zunahme des Nebennierengewichts bei gleichzeitiger Thymusatrophie. Auch vermehren sich die Lipoide in der Fasciculata. Das sudanophile und doppeltbrechende Material dehnt sich weiter gegen die Rinden-Markgrenze aus. Nach 3 Wochen ist der Lipoidgehalt in den Fasciculatazellen wieder reduziert.

Eine *Aktivierung der Nebennierenrinde bei Thiaminmangel* hat GOODSELL (1941a, b) beim *Hund* beschrieben. FOSTER, JONES, HENLE und DORFMAN (1944) untersuchten die Widerstandskraft von normalen, hungernden und an Thiaminmangel leidenden *Mäusen* gegen Poliomyelitis. Zwischen dem 10.—20. Tag einer Thiaminmangeldiät waren die *Mäuse* resistenter gegen die Krankheit als die Hungertiere und beide Gruppen gegen die Kontrolltiere. DEANE und SHAW (1947) nennen diesen Versuch als Beispiel dafür, daß ein Stress (Thiaminmangel) eine erhöhte Aktivität der Nebennierenrinde schafft, mithin eine bessere Ausgangslage gegen die Infektion.

Andererseits fanden D. C. SMITH, OSTER und TOMAN (1944) *Katzen* bei einer Thiaminmangeldiät gegen Erniedrigung des Luftdrucks empfindlicher als Hungertiere (vgl. ferner ähnliche Befunde bei Stress nach Vitamin C-Mangel von MURRAY und MORGAN 1946, S. 533).

Der Thiaminmangel kann meines Erachtens wohl einerseits als Stress aufgefaßt werden, welcher die typische Kettenreaktion auslöst, aber andererseits beherrscht der Thiaminspiegel eine Reihe weiterer morphokinetischer (S. 614) Reaktionen in spezifischer Weise (Milz, Herz, Leber), so daß das Bild kompliziert wird.

Vitamin B_2 (s. a. S. 379). — Die Wirkung des Riboflavinmangels haben DEANE und SHAW (1947) untersucht. *Ratten* mit einer Riboflavinmangeldiät nahmen während der Versuchsdauer von 10 Wochen am Gewicht weiter zu; sie kamen im Gegensatz zu den Thiaminmangeltieren (s. o.) niemals in ein moribundes Stadium. Nur zwischen der 2.—4. Versuchswoche schien die Vitalität der Tiere beeinträchtigt.

Die *Nebennieren* blieben bis zur 6. Woche relativ groß, wurden dann etwas kleiner. Der Thymus zeigt kaum Veränderungen. Zur histologischen Untersuchung wurden Tiere in der 3., 6., 8. und 10. Woche getötet. Sudanophilie und „Ketosteroid"reaktion schienen unverändert; die sudanophobe Zone war verschwunden. Es scheint also, als ob der Riboflavinmangel im Gegensatz zum Thiaminmangel nicht als Stress wirkt. In gleichem Sinn sprechen auch physiologische Untersuchungen gegen eine Nebennierenaktivierung bei Riboflavinmangel (WICKSON und MORGAN 1946).

Vitamin B_6. Versuche von JÜRGENS, PFALTZ und REINERT (1945) über die Wirkung einer Vitamin B_6-Mangeldiät an *Ratten* ergaben Akrodyniesymptome (Ekzeme, Ulcera an den Acren), eine hypochrome Anämie, Leukopenie, Lymphocytose. In den Nebennieren wurden histologisch Hämorrhagien festgestellt. Offenbar hat es sich also um eine Schädigung der Nebennieren gehandelt, wofür auch die Lymphocytose sprechen würde (S. 689). Nach KAPPERT (1947) führt der Entzug von Nicotinsäureamid (PP-Faktor) zur Insuffizienz der Nebenniere.

Die mehrfach zitierte Arbeit von DEANE und SHAW (1947) enthält auch Mitteilungen über die Wirkung des *Pyridoxinmangels* auf die Nebenniere (bezüglich der Benennung der einzelnen Komponenten des Vitamin B_6-Komplexes s. S. 379). Bei Pyridoxinmangel nahmen die *Ratten* in den 10 Versuchswochen an Gewicht weiter zu. Sie kamen niemals in ein prekäres Stadium. Die Nebennieren blieben bis zur 6. Versuchswoche relativ groß, nahmen dann ab. Im Gegensatz zum Riboflavinmangel (s. o.), der kaum eine deutliche Wirkung an der Nebenniere veranlasse, sahen DEANE und MORSE nun aber immerhin bei Pyridoxinmangel eine Thymusatrophie, was für eine Aktivierung der Nebenniere spricht. Zwecks histologischer Untersuchung wurden die Tiere in der 3., 6., 8. und 10. Woche des Versuchs getötet. Eine gewisse Aktivierung der Nebennierenrinde schien in der 3. Versuchswoche vorhanden zu sein, die aber später wieder verschwand. In der 3. Woche war es zu einer Zunahme der Sudanophilie bis an die Rinden-Markgrenze gekommen. Das Lipoid gab eine positive SCHIFF-Reaktion, war etwas autofluorescierend, die ganze Rinde enthielt Häufchen doppeltbrechender Partikel. In der 6.—10. Versuchswoche ist indessen das Lipoidbild von dem der Kontrolltiere nicht mehr zu unterscheiden.

Nach der histologischen Beschreibung von DEANE und SHAW (1947) konnte es sich nicht um eine eindeutige Rindenaktivierung bei B_6-Mangel handeln. Um so auffälliger war der Befund einer massiven Thymusatrophie, die übrigens auch STOERK und EISEN (1946) sowie STOERK und ZUCKER (1944) erwähnen. DEANE und SHAW sagen daher, daß die Thymusinvolution nicht unter allen Umständen auf einer vermehrten Corticoidsekretion der Nebennierenrinde beruhen muß.

Die Rolle der Nebenniere bei Vitamin B_6-Mangel bedarf dringend weiterer Untersuchung. Die Arbeiten von JÜRGENS, PFALTZ und REINERT (1945) sowie von KAPPERT (1947) sprechen für eine vielleicht nicht dem Stressmechanismus beizuordnende spezifische Schädigung der Nebenniere. Die Ergebnisse dieser Arbeiten stehen in einem gewissen Gegensatz zu den Beobachtungen von DEANE und SHAW (1947), die immerhin von einer zeitweiligen Rindenaktivierung als Stresswirkung sprechen. Abschließend möchte ich darauf hinweisen, daß die einzelnen Komponenten des ganzen Vitamin B-Komplexes offenbar in sehr verschiedener Weise in den Betrieb der Nebenniere eingeschaltet sind.

Im Zusammenhang mit den Nebennierenreaktionen bei Vitamin B-Mangel sollen Versuche mit *Pteroylglutaminsäuregaben und Cholinmangel* erwähnt werden. Nach MARVIN, TOTTER, DAY, SCHMITT, KEITH und OLDS (1950) nehmen Hypophyse und Nebenniere nicht geschlechtsreifer *Hühnchen* bei steigender Zufuhr von Pteroylglutaminsäure an Gewicht zu. Die prozentuale Zunahme des Körpergewichts lag aber über der beider Organe. Histologische Veränderungen waren an der Nebenniere nicht nachzuweisen. In allen Fällen bestand eine enge Relation zwischen Nebennierengewicht und Körpergewicht, nicht aber zwischen Nebennierengewicht und Zufuhr von Pteroylglutaminsäure. Eine Anregung der Schilddrüse konnte aus der Zunahme der Zellhöhe erschlossen werden. Abkömmlinge der Pteroylglutaminsäure mit einem Mehrgehalt an Glutaminylresten werden mit der Gruppenbezeichnung Folsäure zusammengefaßt und spielen im Zusammenhang mit dem Vitamin B_{12} vermutlich eine Rolle.

β) Vitamin C-Mangel.

Die seit langem bekannte besondere Rolle der Nebenniere beim Vitamin C-Mangel (Skorbut) hat eine umfangreiche pathologisch-histologische Literatur hervorgerufen, die hier unmöglich in ihrer Gesamtheit berücksichtigt werden kann. Im wesentlichen soll daher nur auf eine Reihe experimenteller Untersuchungen zu unserem Problem eingegangen werden. Daß diese in allererster Linie immer wieder am *Meerschweinchen* durchgeführt wurden, ist aus dem S. 381ff. Mitgeteilten verständlich. Da dieses Tier wie auch der Mensch nicht selbst Ascorbinsäure zu synthetisieren vermag, wirkt sich ein Entzug des Vitamins in der Nahrung sehr bald deutlich aus.

MCCARRISON (1919, 1921) sah bei Vitamin C-frei ernährten *Meerschweinchen Hämorrhagien in der Nebenniere*, dazu *Degenerationen in Rinde und Mark*. IWABUCHI (1922) beschrieb degenerative Vorgänge in der Fasciculata (vgl. auch LINDSAY und MEDES 1926). PALLADIN, UTEWSKI und FERDMANN (1928) nennen neben MCCARRISON (1919, 1921) Arbeiten von LAMER und CAMPBELL (ohne nähere Angabe), in denen eine *Gewichtszunahme* der Nebenniere bei skorbutkranken Tieren festgestellt wurde. Sie selbst sprechen von einer Dysfunktion der Nebennierenrinde bei Skorbut.

Die auch bei BESSESSEN (1923) beobachtete Hypertrophie der Nebenniere bei präskorbutischen und skorbutischen Tieren erklärt QUICK (1933) als kompensatorische Leistung des Organs.

Genauere Untersuchungen des Verhaltens der Ascorbinsäure in der Nebenniere unter Skorbutverhältnissen machten EULER und MALMBERG (chemische Analyse 1935, 1936). Die Autoren stellten zunächst einen Normgehalt von 0,8 mg Ascorbinsäure je Gramm Nebenniere beim *Meerschweinchen* fest. Die Ascorbinsäure soll besonders in der Rinde verankert sein. Bei skorbutkranken Tieren ist der Ascorbinsäuregehalt der Nebenniere unter die Norm abgesunken.

Beim *Meerschweinchen* treten die sehr mannigfachen Mangelerscheinungen zwischen dem 20.—26. Tag der ascorbinsäurefreien Ernährung auf. LEOPOLD (1941) fand die Ascorbinsäurereaktion in der Nebenniere und Milz skorbutischer *Meerschweinchen* negativ, während sie im Zentralnervensystem sich nur abschwächte und nach Zufuhr von Redoxon schnell wieder zum Normalbild zurückkehrt. FINK (1941) sah die Phäochromie der Markzellen bei gesunden *Meerschweinchen* deutlicher ausgeprägt als bei skorbutkranken. Interessanterweise war sie aber bei totgeborenen Feten von Muttertieren, die eine Vitamin C-Mangelkost bekamen, noch positiv.

Hinsichtlich der *Histologie der Skorbutnebenniere* sind die Arbeiten von HOERR (1931), ganz besonders aber von TONUTTI (1942c) wichtig; letzterer verdient auch wegen ihrer allgemein biologisch bedeutsamen Ausführungen eine gründlichere Besprechung.

TONUTTI bestätigt zunächst die schon mehrfach erwähnte Hypertrophie der Nebennierenrinde beim Skorbut-*Meerschweinchen*. Folgende cytologische Veränderungen der Glomerulosa- und Reticulariselemente fallen auf: in beiden Zonen kommt es zur cytologischen Annäherung an das Zellbild der Fasciculataelemente. Etwas Ähnliches muß bereits HOERR (1931) gesehen haben, der unter solchen Bedingungen eine durch die gesamte Rindenbreite gleichmäßige Sudanophilie beschrieb, d. h. anderseits eine Aufhebung der sonst deutlichen Zonierung. Während der Skorbuthypertrophie wird die Kapsel der Drüse sehr dünn, bis sie schließlich nur noch aus wenigen Faserlagen besteht. Ihre Capillaren sind hyperämisch. Von der Kapsel lösen sich gegen die Rinde hin nur mehr sehr zarte Faserzüge ab. Der größte Teil der Glomerulosaballen ist gegen die Fasciculata hin offen, d. h. es fehlen die normalerweise vorhandenen, parallel zur Oberfläche des Organs verlaufenden Bindegewebsfasern, die eine gewisse Grenze zwischen Glomerulosa und Fasciculata bilden. Nach Zufuhr von Ascorbinsäure wird die Kapsel wieder dicker. An der Grenze zwischen Glomerulosa und Fasciculata bilden sich kleine Bindegewebsnester mit wenigen kleinen Zellen. In diesem Bereich will TONUTTI in einem solchen Stadium sogar sichere Zeichen des Zellunterganges gesehen haben. „Die kleinzellige Schicht, die normal zwischen den beiden äußeren Rindenschichten sich findet, scheint eine besondere Rolle zu spielen, indem sie bei der Hypertrophie verschwindet, und bei der nachfolgenden Rückbildung derselben den zur Involution gelangenden weiteren Rindenteil abgrenzt." TONUTTI sah auch Fälle, in denen die „Glomerulosazellen" sich verkleinern und dabei der Kapsel anlagern, ohne daß es vorher zur Ausbildung einer Grenzlinie kommt. Die Zellen des in Involution befindlichen Rindenfeldes, d. h. der Glomerulosa, zeigen mehr oder weniger starke Einlagerungen von Eisen. Die Kapselzellen selbst sowie die Zellen der Zona fasciculata sind histochemisch eisenfrei. Dabei soll das Eisen zuerst an der Grenze Glomerulosa-Fasciculata auftreten, in dem Augenblick, wenn diese Grenzlinie wieder aufgebaut wird. Auch bei normalen Tieren hat TONUTTI gelegentlich an dieser Stelle feinste Eisengranula bei starker Vergrößerung festgestellt.

Ich habe Bedenken gegen die Verwendung des Ausdrucks *Involution* (s. o.) bei den Gliederungsvorgängen im äußeren Transformationsfeld (S. 258). Man kann wohl schließlich eine deutliche Glomerulosa in der Nebennierenrinde des *Meerschweinchens*, von anderen Species ganz zu schweigen, nicht einfach als Involutionsgebiet bezeichnen.

Über das *Lipoidbild* der Skorbutnebenniere berichtet außer HOERR (1931) TONUTTI (1942c). Die Zona glomerulosa, die sich beim Normaltier durch etwas geringere Sudanophilie immer einigermaßen deutlich von der Fasciculata abhebt, ist bei der Skorbuthypertrophie kaum noch von der Fasciculata zu unterscheiden. Bei der Rückbildung der Skorbuthypertrophie kommt es wieder zur Entspeicherung der äußersten Rindenzellen.

Im Bereich des von TONUTTI als „*inneres Transformationsfeld*" bezeichneten Gebietes, also etwa der Zona reticularis und des inneren Abschnittes der Zona fasciculata, kommt es bei der Skorbuthypertrophie ebenfalls zur *Lipoidaufladung*, bei deren Rückgang wieder zur *Entspeicherung*, so daß sich die Sudanophilie dann im wesentlichen auf die äußere Abteilung der Fasciculata beschränkt (Abb. 220). Die Breite des zurückbleibenden lipoidhaltigen Streifens wechselt von Fall zu Fall etwas. Schon ohne Darstellung der Lipoide fällt auf der Höhe der Skorbuthypertrophie auf, daß die Reticulariszellen nicht mehr typisch sind; sie verlieren ihre gewöhnliche Eosinophilie und werden den „*Spongiocyten*" immer mehr ähnlich. Die sonst in dieser Zone oft sichtbaren Zeichen degenerativer Zellveränderung sind gerade unter diesen Bedingungen aufgehoben.

TONUTTI (1942c) weist darauf hin, daß bei sehr ausgedehnten Skorbutversuchen *Spontanveränderungen* in Richtung zur „Normalisierung" in beiden Transformationsfeldern vorkommen können. Aus diesem Grunde hat er nach 14—18 Tagen Skorbutkost bereits untersucht. Diese Angabe TONUTTIs erscheint im Rahmen der Stressvorstellungen durchaus begreiflich. Was untersucht wurde, dürfte dem Resistenzstadium entsprochen haben; die „Normalisierungen" können Zeichen der beginnenden Erschöpfung des Rindenorgans sein.

Nach Wiederzufuhr von Vitamin C entwickeln sich auch *im Bereich des inneren Transformationsfeldes* erhebliche *regressive Veränderungen*. Da das innere Transformationsfeld das bei weitem größere ist, sind auch hier die degenerativen Zeichen viel stärker ausgeprägt.

Es kommt zur Lipoidentspeicherung. Zwischen den Zellsträngen tritt Bindegewebe auf. Erreicht die Rückbildung der Rinde stärkere Grade, so kann es sogar zur Zellablösung kommen. Abgelöste Zellen kann man eine Zeitlang in den Bindegewebssträngen liegen sehen. Der Umbau des inneren Gebietes scheint ziemlich lange zu dauern. TONUTTI beobachtete erst etwa 6 Wochen nach Abbruch der Skorbutdiät wieder einigermaßen normale Reticularisverhältnisse. Als Restzustand kommt es zur Ansammlung von Bindegewebe an der Rinden-Markgrenze, zur Ausbildung einer sog. *„Markkapsel"*. Von der Markkapsel setzt sich das Bindegewebe mit 2—3 Zipfeln gegen die Kapsel der Nebenniere hin fort. Im Bereich dieser Bindegewebszipfel finden sich immer noch atrophische Rindenelemente. Normalerweise wird das Mark der *Meerschweinchen*-Nebenniere kaum von Bindegewebe umhüllt. Diese Bemerkung TONUTTIS läßt es als gewiß erscheinen, daß die Resultate der Skorbutversuche

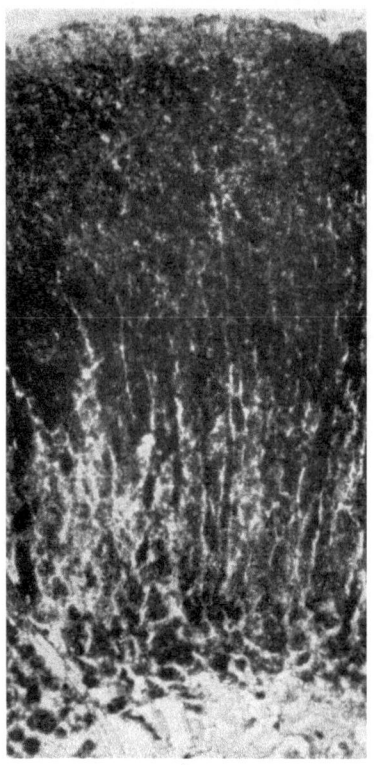
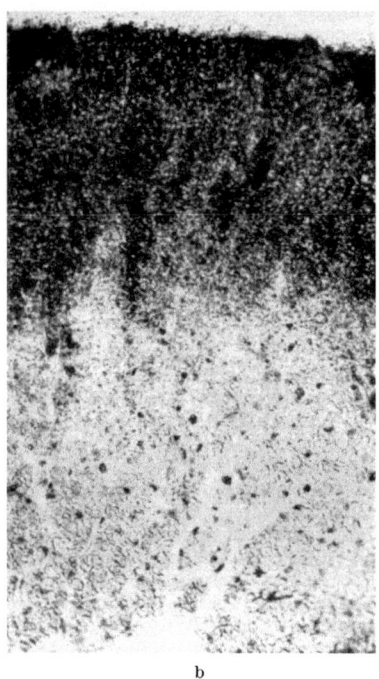

Abb. 220a u. b. a Lipoidaufladung der Nebennierenrinde eines *Meerschweinchens* während einer Skorbuthypertrophie. b Normalisierung des Lipoidbildes nach Zufuhr von Ascorbinsäure (Scharlachrotfärbung, 57fach vergrößert). Aus TONUTTI 1942.

nicht ohne weiteres auf die im physiologischen Bereich sich abspielenden funktionellen Schwankungen der Nebennierenrinde, soweit überhaupt morphologisch faßbar, übertragen werden können.

In der regressiven Phase tritt auch im inneren Transformationsfeld eine kräftige Eisenreaktion auf. Auf der Höhe der Skorbuthypertrophie ist die Eisenreaktion dagegen gegenüber der Norm eher abgeschwächt.

TONUTTI beobachtete nach Abbruch der Skorbutkost und Verabreichung einer normalen Diät mit Vitamin C-Zusatz in der Zeit vom 6.—16. Tag nach dem Kostwechsel eine erhöhte Sterblichkeit der Versuchstiere. Gerade solche Tiere wiesen in beiden Transformationsfeldern der Nebennierenrinde die stärksten regressiven Veränderungen auf. Es liegt daher nahe, eine ungenügende Leistung der im Umbau begriffenen Rinde für die Todesursache mit verantwortlich zu machen.

In Hungerversuchen an *Meerschweinchen* haben KNOUFF, OLESON und WAGNER (1943) auch das Verhalten der Nebennieren bei Ascorbinsäuremangel untersucht (Methodik s. S. 524) und einen Rückgang der Cholesterinester festgestellt, ferner eine Verlagerung der Sudanophilie in der Rinde von außen nach innen. Die von TONUTTI beschriebene durchgängige

Sudanophilie haben die Autoren nicht gesehen. Mit einer neueren Silbertechnik (nach Smyth, Birgley und Hill) fanden Tuba, Hunter und Osborne (1946) bei skorbutischen *Meerschweinchen* nur wenig Silbergranula in der Nebennierenrinde.

Nachdem Lockwood und Hartman (1933) schon auf die Ähnlichkeit der Symptome bei Skorbut und Nebennierenrindeninsuffizienz hingewiesen hatten, lag es nahe, den Skorbut mit Rindenextrakt zu bekämpfen. Ratsimamanga (1944) verlängerte die Lebensdauer skorbutischer *Meerschweinchen* mit Rindenextrakt. Kendall (zit. nach Murray 1948) beobachtete ebenfalls, daß mit Rindenextrakt behandelte Skorbuttiere länger leben als unbehandelte, obgleich das Extrakt nicht etwa den Skorbut als solchen heilt, wie auch der autoptische Befund zeigte.

Wie adrenalektomierte Tiere sind auch skorbutische *Meerschweinchen* überempfindlich gegen einen *Stress*, man könnte sagen gegen einen zweiten Stress, nämlich das Skorbutgeschehen. Perla und Marmorston (1937a, b) hatten bereits bei Skorbuttieren eine verringerte Widerstandskraft gegen Infektionen beobachtet, Parrot und Richet (1945) eine Stressüberempfindlichkeit. Murray und Morgan (1946) beobachteten im Widerspruch zu den soeben erwähnten Angaben von Parrot und Richet (1945) eine Zunahme der Resistenz gegen Anoxie bei *Meerschweinchen*, die eine Vitamin C-Mangeldiät erhielten. Ähnliche Diskrepanzen ergaben sich bereits beim Stadium des Thiaminmangels (S. 529). Die Reaktionsweisen bei doppelten Stresses bedürfen dringend weiterer Untersuchung.

Die beim Skorbuttier eintretende Hemmung der Bildung des Leberglykogens kann mit Rindenextrakt nicht behoben werden (Murray 1948, McKee, Cobbey und Geiman 1949). Dieser Befund ist in diesem Zusammenhang insofern von Interesse, als man daraus schließen kann, daß die Bedeutung der Ascorbinsäure in der Rinde, deren Konzentration beim Skorbuttier selbstverständlich abgesunken ist, nicht allein mit der Bereitung von Corticoiden erschöpft sein kann. Im übrigen sollen Skorbutpatienten Corticoide in normaler Höhe ausscheiden (Daughaday, Jaffe und Williams 1948b). Auch Stepto, Pirani, Consolazio und Bell (1951) äußern sich auf Grund der Untersuchung von Nebennieren skorbutkranker *Meerschweinchen* über die Rolle der Ascorbinsäure bei der Rindensteroidproduktion sehr zurückhaltend. Wahrscheinlich fällt dem Cholesterin die wichtigere Aufgabe zu. Jedenfalls geht die Menge der Ascorbinsäure und des Cholesterins nicht in gleicher Stärke zurück. Die Nebenniere kann an Ascorbinsäure weitgehend verarmt sein, während der Cholesteringehalt noch nicht sehr stark abgenommen hat.

Der Vitamin C-Mangel wurde hier unter der Rubrik „Stress" besprochen. Indessen möchte ich doch abschließend darauf hinweisen, daß ziemlich wahrscheinlich eine weitere unmittelbare Beziehung zwischen Ascorbinsäurespiegel und Nebenniere besteht, auf die neben den Beobachtungen von Murray (1948), McKee, Cobbey und Geiman (1949) auch der früher mitgeteilte Befund von Haase (1952, S. 526) deutet.

Eine Beziehung der Ascorbinsäure zum gesamten *Alternsprozeß, unter Beteiligung der Nebenniere*, hat v. Lehotzky (1941) behauptet. Lehotzky (1941) nimmt Stellung gegen Ruzicka, der die Ursache des Alterns in einer Zunahme des p_H in den Geweben sieht. Zunächst sei die Verschiebung des p_H nach der alkalischen Seite gar nicht nachweisbar. Weiterhin hat Lehotzky die Stabilität von aus verschiedenen Geweben hergestellten Emulsionen bei verschiedenem p_H-Wert experimentell geprüft, was gleichsam eine Untersuchung der Hydrophilie der emulgierten Teilchen bedeutet. Bei geringen Verschiebungen des p_H nach der sauren oder alkalischen Seite tritt aber keine Änderung der Hydrophilie ein. Da im Alter zumindest stärkere p_H-Verschiebungen keinesfalls vorkommen, kann also der Verlust der Quellungsfähigkeit alter Gewebe nicht auf das p_H allein bezogen werden. Was sich verschiebt, ist der isoelektrische Punkt, und zwar in alkalischer Richtung. Das Substrat des Primum movens des Alterns soll nun in der Nebennierenrinde liegen. Diese sezerniert zu wenig des gegen das Adrenalin antagonistischen Materials. Die Folge sei die Zunahme des Blutdrucks als Alterserscheinung. Weiterhin soll man das Augenmerk auf die Nebenniere als Vitamin C-Speicher richten. Viele Alterserscheinungen könnten als Mangel an diesem Vitamin aufgefaßt werden. In ausgedehntem Vergleich mit Beobachtungen aus dem Pflanzenreich wird die bräunliche Verfärbung der Haut älterer Menschen auf Mangel an Vitamin C zurückgeführt. Dieses Vitamin hemme die Oxydation der Polyphenole zu Melaninen. Kommt es in höherem Alter zu einer Atrophie des Nebennierenmarkes, dann bleibt die Hypertonie aus.

γ) Vitamin D-Überangebot.

Wagner (1950) beobachtete eine 50 Jahre alte Frau, die wegen eines Lupus vulgaris in 4 Wochen mit 150 mg (!) Vigantol behandelt worden war. 16 Tage nach der letzten Vigantolgabe verstarb die Patientin an einer Lungenembolie. Außer einem auffallenden Lipoidreichtum waren keine histologischen Veränderungen an den Nebennieren festzustellen.

δ) Vitamin E-Mangel.

TONUTTI (1942c) beobachtete bei E-avitaminotischen *Ratten* eine Zunahme von Eisen und Pigment im inneren Transformationsfeld, welches im ganzen regressive Veränderungen wie nach Kastration zeigt.

d) Die Wirkung des Durstes.

Durstversuche hat bereits KUDO (1921) unternommen.

Ein akuter Wasserentzug ist bei weißen *Ratten* schwierig, weil die Tiere dann gewöhnlich auch nicht mehr fressen. Infolgedessen handelt es sich eigentlich um Hunger- und Durstversuche. KUDO hat daher chronische Wasserentziehung durch immer weiter getriebene Flüssigkeitsherabsetzung vorgezogen. Die Tiere kommen schnell in ein deletäres Stadium: das Fell wird rauh, die Haare fallen aus; es kommt zu Nasenbluten und Konvulsionen kurz ante exitum. Die Tiere wurden aber vorher mit Chloroform getötet. Der *Gewichtsverlust* innerer, besonders aber endokriner Organe wurde festgestellt: Gewichtsverlust der Schilddrüse 23,9% (akuter Versuch, im folgenden immer die erste Zahl) bzw. 33,1% (chronischer Versuch), des Thymus 78,1% bzw. 90%, der *Nebennieren* (Männchen) 21,3% bzw. 27,1%. KUDO hat schon beobachtet, daß das Nebennierengewicht im Hungerversuch (Wasser stand zur Verfügung) resistenter ist als im Durstversuch. Den geringsten Gewichtsverlust zeigte immer die Hypophyse. Durstversuche: 1,7% bzw. 1,7%. Der außerordentlich große Gewichtsverlust des Thymus weist darauf hin, daß eine Periode der Rindenaktivierung im Durstversuch vorgelegen haben muß (S. 688 ff.).

Neuere Versuche an weiblichen Albinoratten (300 g Körpergewicht) mit Anwendung histochemischer Methoden stammen von NICHOLS (1949). Die Versuchstiere erhielten normale Ernährung, aber kein Wasser (Drahtbodenkäfige). Am 8. Versuchstag wurden 4 Tiere getötet, ein Tier starb am 9. Tag, 4 am 10. Tag, je eines am 11. und 12. Tag (Formolfixierung, Sudanfärbung nach ZWEMER 1933, ROMEIS 1929, Cholesterindarstellung nach SCHULTZ, WHITEHEAD 1934 und NICHOLS [chemisch] 1948). Bei zunehmendem Wasserverlust der Tiere trat eine deutliche Abnahme des Gesamtfettes und Cholesterins auf, während Gewicht und Wassergehalt der Nebennieren relativ konstant blieben. Bei *Ratten* vom 8. Versuchstag war das *Lipoidbild der Rinde* noch ziemlich unverändert, bei der *Ratte* vom 9. Tag hingegen enthielt zwar die Glomerulosa noch Lipoid, dagegen waren die Lipoide aus Fasciculata und äußerer Abteilung der Reticularis verschwunden. Die innersten Schichten der Reticularis erschienen weniger gestört. Ebenso schien das *Cholesterin* abgebaut. Bei Tieren vom 10.—12. Versuchstag waren die Lipoide bis auf ein paar Tropfen in der Glomerulosa aus allen Zonen verschwunden. Cholesterin war überhaupt nicht mehr nachzuweisen.

Die Veränderungen der Bluteiweißkörper versucht der Autor an Hand der Beobachtungen von DOUGHERTY und WHITE (1947; s. ausführlich S. 688 ff.) zu erklären. Die durch die Aktivierung der Nebennierenrinde im Durststress aus Fasciculata und Reticularis abgegebenen 11-Oxycorticosteroide bewirken eine Lymphocytopenie, wodurch dem Blutplasma Eiweiß zugeführt wird. Dies wiederum bindet mehr Wasser im Blut.

In meinem Laboratorium hat HAASE (1952) das Verhalten der Ascorbinsäure in der Nebennierenrinde durstender *Meerschweinchen* untersucht. Nach 3 Versuchstagen erscheint die Glomerulosa etwas verschmälert. Nach 8 Versuchstagen lockert sich die ganze Rinde auf, die Fasciculata ist verbreitert, die Glomerulosa streckenweise kollabiert. Die Rindenverbreiterung nach 10 Tagen ist vor allem auf die Reticularis zu beziehen, in der wieder relativ viele Pyknosen auftreten.

Das Ascorbinsäurebild hat sich nach 3 Tagen noch nicht wesentlich verändert, doch aggregieren sich im Bereich der Reticularis die Silbergranula an den Kernpolen. Vielleicht ist in der Reticularis eine gewisse Erhöhung des Ascorbinsäuregehaltes eingetreten. Im Mark findet sich wenig feines, unregelmäßig verteiltes Silber. Ein Wasserentzug von 8 Tagen macht die Glomerulosa silberfrei. In der äußeren Abteilung der Fasciculata sind auch nur noch Spuren feiner Silberniederschläge zu erkennen; auch in den übrigen Schichten wie im Mark ist kaum noch Silber vorhanden. Am 10. Versuchstage fällt die Reaktion in Glomerulosa und Fasciculata vollkommen negativ aus, nur in einigen wenigen Reticulariszellen sieht man feinste Ag-Spuren. Ganz vereinzelt lassen sich im Mark ein paar Silberniederschläge erkennen.

NICHOLS (1949, s. o.) fand bei *Ratten* in den ersten Tagen des Durstversuches keine wesentlichen Veränderungen an Lipoiden und Cholesterin; wir haben ein gleiches Verhalten für die Ascorbinsäure in den ersten Versuchstagen beim *Meerschweinchen* nachweisen können. Vielleicht ist die anfängliche Nichtbeteiligung der Nebennierenrinde im Durstversuch so zu erklären, daß Wasserentzug innerhalb einer bestimmten Zeit gar keine stressartigen Störungen hervorruft, weil die Bluteiweißkörper, Elektrolyte und die intakten Zellmembranen als Mittel der Blutselbstregulation der inneren Milieuänderung entgegentreten können. Später kommt es zum rapiden Sturz der Rindenlipoide (NICHOLS 1949) und der Ascorbinsäure (HAASE 1952), d. h. zu einer sprunghaften *Steigerung der Rindensekretion*.

Auch die sog. Wasserintoxikation wird von manchen Autoren in erster Linie als ein „Stress" aufgefaßt (COSMOS, DUELL und GAUNT 1950).

e) Muskelleistung.

Es wurde bereits (S. 515) auf die lange Geschichte der Stresshypothese hingewiesen. Sie läßt sich auf die Entgiftungshypothese der französischen Forscher um die Jahrhundertwende herum zurückführen. Die bei der Muskelarbeit entstehenden „toxischen" Stoffwechselprodukte abzufangen und zu entgiften, sollte Hauptaufgabe der Nebenniere bzw. Rinde sein (BOUCHARD 1886, ABELOUS 1891, ALBANÈSE 1892, LANGLOIS 1893, CHARRIN 1895, BOINET 1896a). Einige Versuche jener Zeit sind S. 516 auch erwähnt worden (ABELOUS 1904a). Genannt seien weiterhin Untersuchungen von BERNARD und BIGART (1902ff.), BARDIER und BONNE (1903). Die beiden erstgenannten Autoren beobachteten eine *Fettvermehrung* in der Fasciculata, die zweitgenannten nach Tetanisierung der Muskulatur allgemeine Zeichen der *Hypersekretion* der Nebennieren, besonders in Spongiosa und äußeren Abschnitt der Fasciculata. Das Mark soll an den Veränderungen nicht teilnehmen. Was im einzelnen die Sekretion anlangt, so drücken sich die Untersucher noch sehr unklar aus. Sie sprechen von „une mystérieuse sécrétion" mit Zunahme von Vacuolen in den Rindenzellen, die angeblich durch eine teilweise Auflösung der Fette entstehen. DELAMARE (1904), der die Anschauungen seiner Zeit gut zusammenfaßt, sagt: «Comparé à la masse musculaire totale, le parenchyme surrénal paraît un peu plus abondant chez le jeune que chez l'adulte. Mais on peut admettre, suivant NOÉ, que le rapport est fixe et cette fixité est intéressante à rapprocher du rôle que jeue l'organe dans la fatigu emusculaire.» Eine spezifische, auf die bei Muskelarbeit entstehenden Toxine gerichtete Sekretion der Nebennierenrinde muß gar nicht unbedingt nachgewiesen werden, da Lipoide an sich ja bereits imstande sind, gewisse Toxine zu binden und damit zu neutralisieren.

Die ersten experimentellen Arbeiten (ELLIOTT und TUCKETT 1906, SCHUR und WIESEL 1907) über den Zusammenhang der Phäochromie der Markzelle mit der *Adrenalinproduktion* gehen auch von der Rolle der Muskelleistung aus. SCHUR und WIESEL prüften bei *Hunden* im Laufversuch die Adrenalinausschüttung in das Blut. Während in der Nebennierenrinde angeblich keine Veränderungen zu beobachten waren, trat in den Markzellen eine Abnahme der Chromierbarkeit ein. Bei Tieren, welche bis zur Erschöpfung hatten laufen müssen, fand sich überhaupt keine chrombraune Substanz mehr in den Markzellen. Zugleich ließ sich in einem solchen Nebennierenmark biologisch kein Adrenalin mehr nachweisen (Froschaugetest). NEUSSER und WIESEL (1910) gingen auf Grund solcher Versuche noch weiter und meinten, forcierte Muskelarbeit löse durch vermehrten Adrenalinverbrauch hypertrophische Prozesse des „Adrenalsystems" aus.

In den zwanziger Jahren beginnen Versuche, die Muskelermüdung durch Nebennierenextrakte zu beheben. MAUERHOFER (1922) beobachtete, daß beidseitig adrenalektomierte *Ratten* schneller ermüden, ja sogar durch einen geringen Arbeitsstress leicht ad exitum kommen können. Einseitig adrenalektomierte Tiere verhielten sich dagegen wie normale. Dasselbe konnte er bei *Meerschweinchen* feststellen. Damit sei die experimentelle Erzeugung eines Kardinalsymptoms der ADDISONschen Krankheit gelungen. Die außerhalb der Nebenniere gelegenen akzessorischen Rindenanteile könnten dem Rindengewebe funktionell nicht voll äquivalent sein. Im übrigen formuliert er im Sinne der alten Entgiftungshypothese weiter, daß die Nebennieren die bei der Muskelarbeit entstehenden Stoffwechselprodukte unschädlich machen müßten.

BAST (1927) setzte *Kaninchen* in Käfige, welche sich über mehrere Tage mit etwa einer Umdrehung/Minute bewegten, so daß die Tiere zwischen 8—14 Tagen in einen Erschöpfungszustand kamen. In den motorischen Nervenzellen fand sich die bekannte Tigrolyse. Die Rindenzellen der Nebenniere zeigten Vacuolen. Eosinophile Zellen häuften sich in den Rindensinus, während in den Sinus und Venen des Markes eine Art Kolloidsubstanz aufzutreten schien. HION (1927) ließ *Ratten* in einer ständig sich bewegenden Lauftrommel arbeiten. Eine Abnahme der Markzellen mit schwacher Phäochromie und wenig Mitochondrien, also der Markelemente, die HION als Ruhezellen auffaßt, war die Folge. Die sog. aktiveren Markzellen (vgl. S. 410) nahmen an Zahl zu, so daß HION eine Hyperfunktion des Markes vermutet, was recht unwahrscheinlich klingt, da bei der langen Dauer der Laufversuche mit einer Markerschöpfung zu rechnen ist.

Durch die bisher geschilderten Hypothesen und Versuche — sie mögen zunächst in der Methodik noch relativ primitiv sein — war jedenfalls der enge Zusammenhang der Muskelleistung mit der Funktion der Nebenniere erwiesen. Diese Erkenntnis wurde späterhin im sog. „Ermüdungstest" für die quantitative Erfassung von Rindenstoffen übernommen. Das Prinzip des Testes besteht darin, den Widerstand zu bestimmen, den ein Rindenextrakt oder ein Corticoid usw. gegen Muskelermüdung zu leisten befähigt ist. J. W. R. EVERSE und DE FREMERY (1932), HÉRON, HALES und INGLE (1934), GAARENSTROOM, WATERMAN und LAQUEUR (1937), INGLE (1938e, c) haben den Ermüdungstest erarbeitet und geprüft. Mit Hilfe des Verfahrens hat INGLE (1938c) beispeilsweise sehen können, daß die nach 12 Std Zwangsarbeit bei der *Ratte* bereits deutliche Rindenhypertrophie nicht auftritt, wenn Rindenextrakt während der Arbeitsleistung verabreicht wird. Weiter konnte INGLE (1940b) mit dem gleichen Test bei der *Ratte* bestimmen, welches Minimum von Rindengewebe der Nebenniere für die Erhaltung der normalen Muskelfunktion notwendig ist. Ähnliche Untersuchungen wurden später von RATSIMAMANGA (1950, s. u.) wiederholt. BENGTSON, MELIN und PETRÉN (1939) sahen, daß die *Capillarisierung der Nebennierenrinde* bei fortgesetzter Muskelarbeit zunimmt (s. S. 657).

Desoxycorticosteronacetat hemmt die auf Muskelarbeit folgende Nebennierenhypertrophie (BENZNÁK und KORÉNYI 1941, SELYE und DOSNE 1942).

Bedenken gegen die Ausführungen von HION (1927) wurden bereits auf S. 535 geäußert, der bei forcierter Muskelarbeit eine Hyperaktivität des Nebennierenmarkes festgestellt haben will. Dies mag im Initialstadium eines Stress der Fall sein. Wenn aber die Zwangsleistung, wie doch wohl auch in HIONs Versuchen, längere Zeit dauert, dann kommt es sicher zu einem Verbrauch des Adrenalins, über dessen Bildungsgeschwindigkeit wir nichts ganz Sicheres wissen. Den Abfall des Adrenalins im Blut bei einem länger dauernden Muskelstress haben LEHMANN (1949), LEHMANN und KINZIUS (1949) fluorescenzoptisch nachgewiesen.

Eine neue Untersuchung über die Wirkung der Muskelleistung auf die Nebennieren legt RATSIMAMANGA (1950) vor. Er verwendete zum Versuch eine Arbeitsleistung vom „Type maximal" (DILL, TALBOTT und EDWARDS 1930, 1932), d. h. das Maximum an Arbeit, welches ein Versuchstier in einer gegebenen Zeit zu leisten imstande ist. Die eintretende Erschöpfung ist das Kriterium für die Nebenniereninsuffizienz (KAYSER 1947). Technisch am übersichtlichsten erweist sich bei *Ratten* der Schwimmversuch (s. a. SELYE 1946); das Temperaturoptimum liegt dabei zwischen 25 bis 30° C. Ferner müssen die *Ratten* in Vorversuchen

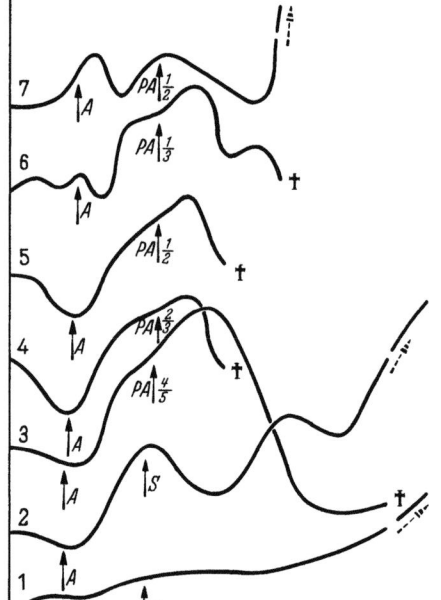

Abb. 221. Arbeitsleistung der *Ratte* in Abhängigkeit von der Menge sekretorischen Parenchyms der Nebennierenrinde. *A* Rechtsseitige Adrenalektomie; *PA* partielle Adrenalektomie; *S* Scheinoperation. Bei Fall 7 fand sich akzessorisches Rindengewebe. Aus RATSIMAMANGA 1950.

dem Schwimmen angepaßt werden, damit zuerst vergleichbare Durchschnittswerte gewonnen werden können. Die Adaptationszeit dauert 2—3 Wochen. Die Tiere dürften sich dann in der Resistenzphase nach SELYE befinden. Nach dieser Zeit wird die Arbeitsleistung gleichmäßig. Die nun einsetzende Periode der Stabilität dauert 3—6 Wochen, vorausgesetzt, daß man die Tiere 2 Tage in der Woche in Ruhe läßt. Läßt man die Schwimmversuche über diese Zeit hinaus weitergehen, dann magern die Tiere ab und kommen in die finale Erschöpfungsphase, wo sie bald zugrunde gehen, meist an einer interkurrenten Infektionskrankheit.

RATSIMAMANGA (1950) benutzte bei seinen Versuchen nur *Ratten*-Männchen (kastrierte *Ratten*-Männchen zeigten übrigens kein differentes Verhalten, RATSIMAMANGA 1946). Die Ergebnisse werden durch Abb. 221 deutlich: «Dans l'ensemble, on voit que la présence d'une surrénale au moins est nécessaire pour supporter un grand effort tel que la nage forcée. On voit que la régénération surrénale détermine une augmentation des capacités primitives. Quand l'organisme ne possède qu'une fraction de la surrénale restante, la capacité de travail, après une augmentation passagère, baisse définitivement.»

Mit Hilfe von Rindenextrakten kann indessen die Leistung wieder verbessert werden. Beim Normaltier tritt nach Rindenextrakt keine Leistungssteigerung ein, es sei denn, man gibt beträchtlich höhere Dosen. «La dose active chez les animaux ayant subi une surrénalectomie totale ou partielle est sans action sur les animaux normaux.» Über eine Steigerung der Arbeitsleistung durch Corticoide berichten übrigens auch SHIPLEY, DORFMAN und HORWITT (1943).

Über weitere Experimente von RATSIMAMANGA (1950) wird auf S. 539 und 544 berichtet (s. ferner ANDERSEN 1935, KNOUFF, BROWN und SCHNEIDER 1941).

f) Temperaturstress.

α) Kältestress.

Der Kältestress ist wohl der am häufigsten untersuchte Temperaturstress. Bereits ELLIOTT (1914c) bemerkt, daß adrenalektomierte *Katzen* Operationen besser überstehen, wenn sie warm gehalten werden. CRAMER (1916, 1926, 1928) konnte zeigen, daß sich die Nebennieren von *Ratten*, die der Kälte ausgesetzt worden waren, vergrößerten. Ferner sah er Veränderungen der Lipoidverteilung in der Nebennierenrinde. Nach CRAMER (1926b) breiten sich diese Lipoidveränderungen im Gegensatz zum Normalbild, wo sie nur etwa die äußeren $^2/_3$ der Rinde beherrschen, über die gesamte Rinde aus. In der Wärme hingegen sollen sie verschwinden. Weiter studierte CRAMER (1928) das Adrenalinverhalten im Kältestress, diesmal an der Nebenniere der *Maus*. Wenn er das Mark mit Osmiumsäuredämpfen behandelte (S. 429), so wurde das OsO_4 hier zu schwarzem Os reduziert. Im Mark traten dunkle Flecken auf, welche CRAMER auf die Anwesenheit von Adrenalin bezog. In der Kälte kam es nicht nur zur Vermehrung solcher Flecken im Gewebe (vermutlich Initialstadium des Stress). Es konnte vielmehr die gleiche Reaktion auch in den unter diesen Umständen dilatierten Markgefäßen beobachtet werden. Auch HARTMAN und HARTMAN (1923) konnten bei erniedrigter Temperatur ein Ansteigen der Adrenalinproduktion im Nebennierenmark nachweisen (ferner CANNON, QUERIDO, BRITTON und BRIGHT 1927, CROWDEN 1929/30).

Längerdauernde Kälteeinwirkung bewirkt eine Abnahme des Adrenalingehaltes der innervierten, nicht mehr der entnervten Nebenniere (CROWDEN und PEARSON 1928). Hierzu paßt ein Befund von GEIGER (1933), der das durch die Carotiden strömende Blut abkühlte. Daraufhin kommt es zu einer Hyperglykämie, allerdings nur bei intaktem N. splanchnicus.

Es schien somit schon damals gesichert, daß die Nebenniere bei Temperatureinflüssen von außen eine regulatorische Rolle spielt. HOUSSAYS (HOUSSAY und ARTUNDO 1928) vorsichtige Mahnung, die Unfähigkeit adrenalektomierter Tiere, ihre Körpertemperatur zu regulieren, sei noch kein eindeutiger Beweis dafür, daß die Nebenniere den Temperaturregulator bzw. -registrator darstelle, ist damals vielleicht berechtigt gewesen. Heute sind aber solche Zweifel auf Grund zahlreicher Experimente wohl zugunsten der Ansicht aufgegeben, daß die Nebenniere tatsächlich auf Temperatureinflüsse reagiert, wie aus weiteren Untersuchungen hervorgeht.

Bei *Kaninchen* sah REINECK (1928), daß die Nebennieren von Wintertieren schwerer sind als die von Sommertieren. Bei hypophysenlosen *Ratten*, die einen Kältestress sehr schlecht vertragen, kann man durch künstliche Zufuhr von Rindenstoffen helfen (BAIRD, CLONEY und ALBRIGHT 1933, TYSLOWITZ und ASTWOOD 1942). Daß hypophysenlose Tiere dem Kältestress leicht erliegen, ist nach unseren heutigen Vorstellungen vom Verhalten des Hypophysen-Nebennierensystems unter Stress (S. 613) ganz verständlich.

SELYE (1936b, 1937a) beobachtete eine *Hypertrophie der Nebenniere bei Kälteeinwirkung* bereits nach 48 Std. Nach 24stündiger Kälteeinwirkung verliert die Rinde Lipoide. Später steigt der Lipoidgehalt wieder an (Alarmstadium-Resistenzstadium), gleichgültig, ob die Tiere bei —6° C oder zwischen +1° bis 7° C gehalten wurden.

Die Bedeutung der Nebenniere für die Temperaturregulation ist besonders durch die Kälteversuche von HORWARTH (1938) an adrenalektomierten *Ratten* klar gemacht worden. Bei +4° C halten total adrenalektomierte Tiere die Kontrolle ihrer Wärmeregulation nur noch einige Stunden aufrecht. Dann sterben sie bei fallender Körpertemperatur innerhalb von 11 Std alle. Wurde der Stoffwechsel nach einigen Stunden Aufenthalt in der erniedrigten Temperatur gemessen, so ergab sich bei den adrenalektomierten Tieren eine Steigerung um 79%, bei Kontrolltieren mit Nebennieren um 176%. Außerdem konnten HORWATH, HITCHCOCK und HARTMAN (1938) zeigen, daß Kälte bei einseitig adrenalektomierten Tieren ebenfalls nicht so starke Stoffwechselsteigerungen wie bei normalen Tieren bewirkt.

HOSKINS und BERNSTEIN (1939) wiesen bei *Ratten*, welche im Winter der Kälte ausgesetzt worden waren, statistisch sicher nach, daß die Menge der *Rindenlipoide* unter die Norm gesunken war. FLEXNER und GROLLMAN (1939) fanden bei *Ratten*, die bei +10° C gehalten worden waren, eine Verminderung der osmiumreduzierenden Substanzen in der Nebennierenrinde (Versuchsdauer 24 Std). Setzt man aber die Tiere dieser nicht allzu stark herabgesetzten Temperatur nur kurze Zeit aus, dann resultierte eine Vermehrung der Lipoide (Versuchsdauer 30 min). ZALESKY und WELLS (1940) hielten *Erdhörnchen* während des Sommers bei einer Temperatur von +4° C, Kontrolltiere in höherer Temperatur. Bei den der Kälte ausgesetzten Tieren stellte sich eine Vergrößerung der Nebennierenrinde ein. BERNSTEIN (1941) sah Rindenvergrößerung und Lipoidabnahme in der Rinde von *Ratten*, die bei —4° C gehalten wurden. DOSNE und DALTON (1941) beobachteten ein Verschwinden der osmierbaren Stoffe aus der Nebennierenrinde von *Ratten,* die einer einstündigen Kältebehandlung (—3⁰ C) ausgesetzt worden waren.

MORIN, VIAL und GUYOTAT (1942) lenkten das Interesse mit Recht auf die *Rolle des Nebennierenmarkes* beim Kältestress. Sie konnten die Richtigkeit der alten Behauptungen (s. o.) bestätigen, es komme bei erniedrigter Außentemperatur zur Adrenalinsekretion.

HILLARP (1946) gebührt das Verdienst (s. o. CRAMER 1928, HARTMAN und HARTMAN 1923, CANNON, QUERIDO, BRITTON und BRIGHT 1927, CROWDEN 1929/30, CROWDEN und PEARSON 1928, GEIGER 1933), das morphologische Verhalten des Nebennierenmarks beim Kältestress untersucht zu haben. *Ratten* erhielten subcutan 0,8 cm³ einer 25%igen Lösung von Urethan je 100 g Körpergewicht. Nach 45 min setzte die narkotische Wirkung ein. Zwei Tiere wurden bei 25⁰ C gehalten, zwei bei 0⁰ C. Nach 75 min war die Temperatur der beiden letzten auf 19 bzw. 22⁰ C gefallen, die der Kontrolltiere betrug 37⁰ C. Die Kontrolltiere zeigten eine gewisse Aktivierung des Nebennierenmarkes: die meisten Zellkomplexe waren stark phäochrom; nur einige Zellkomplexe wiesen verminderte Phäochromie (Methode S. 422) und vacuolisiertes Cytoplasma der Markelemente auf. Die Kältetiere zeigten aber eine bei weitem *stärkere Stimulierung.* Die meisten Zellkomplexe boten nur noch eine sehr schwache Phäochromie. Zugleich waren an anderen Zellkomplexen alle möglichen Übergänge zwischen stark phäochromen und erschöpften Zellgruppen zu sehen. In solchen Versuchen wird die Reaktion von Zellgruppen als Einheiten des Markes recht deutlich.

Es folgen nun Versuche über eine Erhöhung der Überlebenszeit beim Kältestress durch eine Substitutionstherapie. Versuche mit Corticoiden unternahmen mit gutem Erfolg DORFMAN, HORWITT und FISH (1942), DORFMAN, SHIPLEY, SCHILLER und HORWITT (1946), WEIL und BROWNE (1939), VENNING, HOFFMAN und BROWNE (1944).

Nachdem PETRÉN und Mitarbeiter nachgewiesen hatten, daß in Organen mit gesteigerter Funktion eine Vermehrung der capillären Durchblutung, d. h. im wesentlichen eine Steigerung der Durchblutung, eintritt, hat BENGTSSON (1943) zu entscheiden versucht, ob auch in der Nebenniere von *Meerschweinchen,* welche der Kälte ausgesetzt worden waren, eine gesteigerte Durchblutung nachgewiesen werden kann. Kältetiere zeigten in der Tat mehr offene Capillaren in der Nebennierenrinde als die Kontrolltiere. Außerdem besaßen sie die schwereren Nebennieren. Aber auch bei Versuchen mit Thyroxininjektionen fand sich die gleiche Gewichtszunahme der Nebenniere um etwa 30%.

GRAB und LANG (1943) berühren das Problem eines weiteren Faktors der Temperaturregulation über die Nebenniere, wenn sie darauf hinweisen, daß die Kälteresistenz bei völligem Mangel an Vitamin A oder B herabgesetzt sei. Ist nur der Mindestbedarf gedeckt, dann ist die Kälteresistenz größer, aber nicht optimal; in der Kälte ist der Vitaminbedarf erhöht (vgl. S. 530ff.). Bei den Auskühlungsversuchen an *Hunden* von CREMER, KRAMER und REICHEL (1944) ist leider die Nebenniere offensichtlich nicht mituntersucht worden. Es wird daher auch fraglich sein, ob man sich den Folgerungen von BALKE, CREMER, KRAMER und REICHEL (1944) ohne weiteres anschließen kann. Diese Autoren behaupten, die Kälteanpassung sei ein zentralnervöser Vorgang und werde nicht von wesentlichen Änderungen des Blutchemismus begleitet.

Daß beim Kältestress als einem typischen „unspezifischen" Stress, wie Hunger, Röntgenbestrahlung usw. in der Nebennierenrinde der *Ratte* Cholesterin und Ascorbinsäure absinken, berichten übereinstimmend LONG und FRY (1945), LEVIN (1945), LUDEWIG und CHANUTIN (1947), SAYERS und SAYERS (1948) u. a. Während diese Autoren in erster Linie den Mechanismus zwischen Hypophysenvorderlappen-ACTH-Nebennierenrinde aufzuklären suchen, hat BROLIN (1946) mit Recht darauf hingewiesen, daß eine solche Betrachtung zu einseitig ist, da auch *andere endokrine Drüsen* in diesen Korrelationen laufend mitspielen, vor allem die Schilddrüse. BROLIN (1946) untersuchte männliche und weibliche *Ratten,* die bei einer Temperatur von +5 bis +10⁰ C gehalten worden waren, und fand eine Zunahme des Nebennierengewichtes. Interessanterweise schildert er aber bei einigen *Ratten,* die bei einer Temperatur von +1,5 bis +3⁰ C gehalten worden waren, eine insignifikante *Abnahme des Nebennierengewichtes.* Die im ersten Fall beobachtete Hypertrophie, so betont er, darf man nicht als eine alimentäre Hypertrophie des Organs ansehen. Es gibt zwar eine alimentäre Hypertrophie der Nebenniere und es ist auch richtig, daß die Kälte-*Ratten* mehr fressen, aber die Nebennierenveränderungen treten so schnell ein, daß sie beispielsweise gar nicht mit einer Cholesterinfütterung verglichen werden können, die erst nach Wochen an der Nebenniere wirksam wird.

Daß Kälte auch die Schilddrüse (Hypophysenvorderlappen — thyreotropes Hormon des Hypophysenvorderlappens — Schilddrüse) stimuliert, ist ganz sicher (Literatur bei BROLIN 1946). BENGTSSON (1943) hat an der Nebenniere von *Meerschweinchen* ganz ähnliche Capillarreaktionen einerseits durch Thyroxininjektionen, andererseits durch Kälteeinwirkung hervorgerufen.

Im übrigen sah BROLIN nach Thyreoidektomie ähnliche Veränderungen an den Basophilen des Hypophysenvorderlappens *(Ratte)* wie nach Kälteeinwirkung, während die Eosinophilen nach Kälte unverändert erschienen. BROLIN konnte ferner bei Kälte-*Ratten* thyreotropes Hormon im Serum statistisch gesichert nachweisen. Auch im Urin der Kältetiere wird das Hormon ausgeschieden. BROLIN bezieht daher die Veränderungen an den basophilen Zellen des Hypophysenvorderlappens auf eine vermehrte Produktion des thyreotropen Hormons. Nach Thyroxininjektion verschwindet die Vacuolisierung der Basophilen wieder. Da aber nun die Nebennieren bei Kälte-*Ratten* trotz einer solchen Behandlung hypertrophieren, kommt er zu dem Schluß, daß die Kältereaktionen der Nebennieren unabhängig von Schilddrüse und thyreotropem Hormon vor sich gehen. In diesem Schluß kann ich ihm nicht ganz folgen. BROLIN denkt nicht an eine direkte Wirkung des Thyroxins auf die Nebennierenrinde (S. 611), die neben der Reaktion auf die Basophilen des Hypophysenvorderlappens eingetreten sein könnte. Warum sollte ein Stress nicht neben der Freisetzung von ACTH andere Hormonlockerungen im Hypophysenvorderlappen bewirken? Die Stresswirkung über Hypophysenvorderlappen—ACTH—Nebennierenrinde kann durchaus im Nebenschluß über Hypophysenvorderlappen—Thyreotropin—Schilddrüse—Thyroxin—Nebennierenrinde verlaufen.

Der *Abfall der Ascorbinsäure* in der Nebennierenrinde etwa 1 Std nach Kälteeinwirkung kann durch Vorbehandlung des Versuchstieres mit Rindenextrakt oder kristallisierten Rindensteroiden verhindert werden (SAYERS und SAYERS 1947, LONG 1947c). DUGAL und THERIEN (1949) konnten die typische Vergrößerung der Nebenniere bei frierenden *Ratten* und *Meerschweinchen* durch große Dosen von Ascorbinsäure vollkommen unterdrücken; die Tiere vertrugen dann auch die Kälte viel besser. Die Kältewirkung auf die Nebenniere wurde ferner untersucht von HEMPHILL und REISS (1947). Die Kältestresseffekte können einmal vom Morphologen in der Nebennierenrinde abgelesen werden (Ascorbinsäure, Cholesterin), sind aber auch in der Peripherie an morphokinetischen (S. 614) Reaktionen (Sekundärwirkungen) zu erkennen. So beobachteten DOUGHERTY und WHITE (1947) bei Kälteversuchen an *Ratten* eine Lymphocytopenie (S. 690). FINERTY und BRISENO-CASTREJON (1948) beobachteten die kompensatorische Hypertrophie nach einseitiger Adrenalektomie. An der Zunahme der Eosinophilen im Hypophysenvorderlappen wollen sie zugleich die gesteigerte ACTH-Produktion ablesen. Bei gleichzeitiger Kältebehandlung der Tiere waren die Effekte noch deutlicher.

RATSIMAMANGA (1950) untersuchte *Doppelstresswirkungen* an *Ratten* (s. a. S. 544) im Schwimmversuch bei +3 bis +8° C (S. 536). Erhöhung oder Erniedrigung der Temperatur wirken ähnlich. In beiden Versuchsreihen treten 3 Reaktionsgruppen auf (S. 544), nach Ansicht von RATSIMAMANGA ohne Beteiligung der Schilddrüse, weil eine Thyroxininjektion die Arbeitsleistung in keiner Weise beeinflußt. Auch das Nebennierenmark soll keine wesentliche Rolle spielen, was im Einklang mit Untersuchungen von HARRIS und INGLE (1940) steht, nach welchen sich die Arbeitsleistung bei Abwesenheit des Nebennierenmarkes nicht verändert. Es handle sich also um eine reine Hyperfunktion der Nebennierenrinde, was durch den Osmiumsäuretest nach FLEXNER und GROLLMAN (1939) erwiesen werden könne (Abb. 222). Es kam auch zur Hypertrophie der Rinde «et la disparition des diverses zones de séparation entre les trois couches de la corticale.» Alle diese Zeichen sprechen für eine erhöhte Rindenaktivität (SELYE 1936a, 1938c, d usw., DELAUMAY, LEBRUN und LASFARGUES 1947, LEBLOND 1939). Das Blutbild zeichnet sich durch eine Lymphocytopenie aus (s. o. DOUGHERTY und WHITE 1947). Wenn die Leistung der Nebennierenrinde bei fortgesetztem Temperaturstress abzufallen droht, kann die Situation durch künstlich zugeführte Corticoide wieder gerettet werden. — Im Stadium der Erschöpfung verschwindet schließlich die spongiöse Struktur der Fasciculata.

Mit *histochemischen Methoden* haben ROBINSON und YOFFEY (1950) die Veränderungen der Nebennierenrinde von *Ratten*-Männchen *(*WISTAR*)* untersucht, welche verschieden lange Zeit einzeln in engen Käfigen (Bewegungshemmung) bei einer Temperatur von 0° C gehalten worden waren. Besonders zweckmäßig erwies sich in diesen Untersuchungen die SCHULTZsche Reaktion auf Cholesterin (vgl. hierzu Abb. 223, 1—3, Normalfälle, die Schwärzung gibt die Orte und Stärke der grünlichen Cholesterinreaktion an). Bereits 5 min Kälteeinwirkung genügen, um einen merklichen Abfall des Cholesterins hervorzurufen. Wurden die Tiere 3 Std der Kälte ausgesetzt, dann brauchten sie 72 Std, um wieder ins „corticale Gleichgewicht" zu kommen. Das SELYEsche Adaptationssyndrom (SELYE 1937a) ließ sich in diesen Kälteversuchen sehr schön nachweisen. Das Alarmstadium mit Cholesterinverbrauch in der Nebennierenrinde zeigt Figur 4 der abgebildeten Tafel (Abb. 223). Nach 48stündiger Kältebehandlung ist das Stadium deutlich. Nach etwa 72 Std Kälte kommt es zum Widerstandsstadium, d. h. (Figur 5 der Abb. 223) zur Lipenchosis (S. 614), wobei die Rinde noch einmal mit Cholesterin aufgefüllt wird. Läßt man die Tiere noch länger in der Kälte, dann versagt der Regulationsmechanismus und es tritt das Stadium der Erschöpfung (Exhaustion) ein (Figur 6 der Abb. 223, einwöchige Kältebehandlung. Vgl. ferner die bunte Tafel Abb. 224, S. 642).

Der Einwand, die bei den Kälteversuchen im Dunkeln gehaltenen Tiere seien durch die Dunkelheit beeinflußt worden, konnte leicht durch eine weitere Versuchsserie entkräftet

540 R. Bachmann: Die Nebenniere.

werden, bei welcher die *Ratten* im Winter im Freien und Licht bei etwa gleicher Temperatur wie oben gehalten wurden. Das Ergebnis war praktisch dasselbe.

Wichtig erscheint weiterhin, daß das Lipoid bzw. die Cholesterinverbindungen nur im Bereich von Fasciculata und Reticularis die geschilderten Veränderungen oder Schwankungen durchmachten. Die Glomerulosa schien sich nicht daran zu beteiligen. Die Schultz-positiven Stoffe (hier kurzerhand als Cholesterin geführt) liegen intracellulär, aber extranucleär.

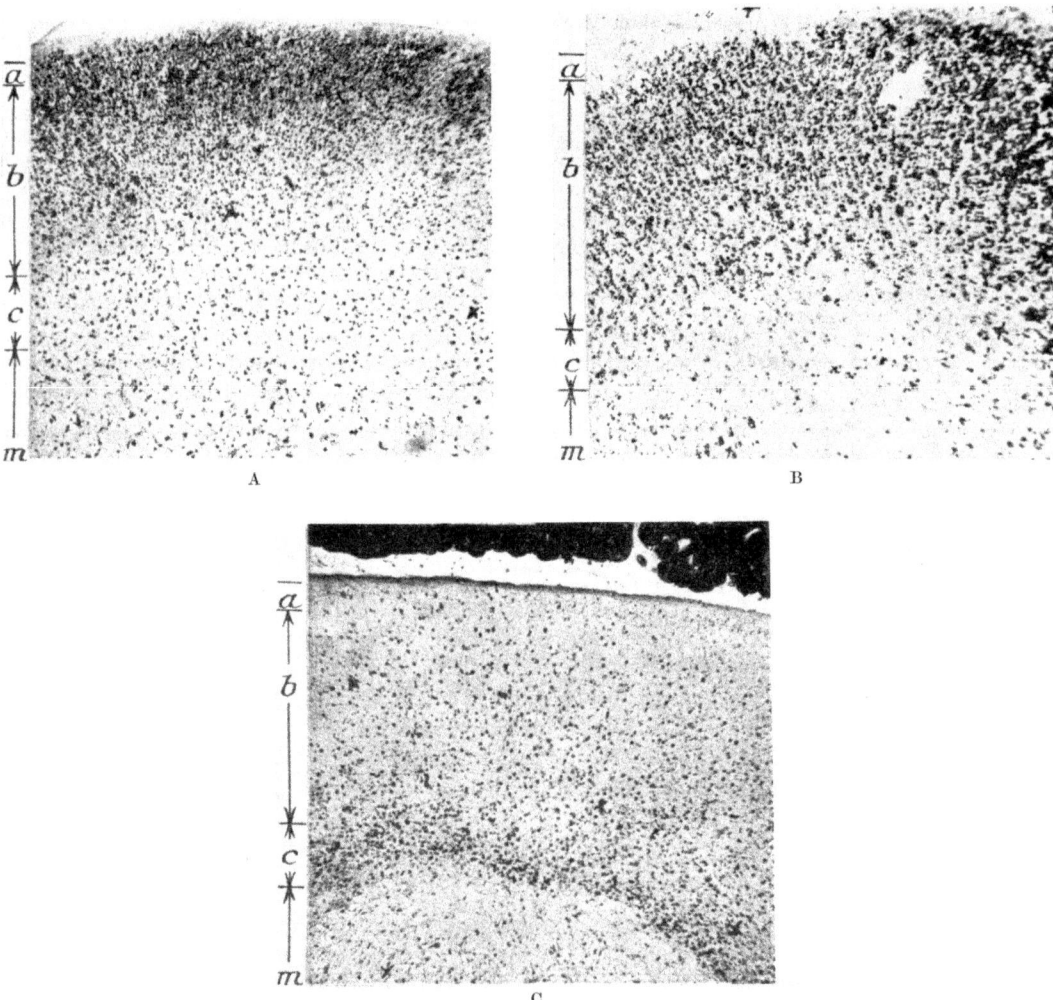

Abb. 222 A—C. Wirkung eines Stress auf die Rindenlipoide (Osmierung) der Nebenniere der *Ratte*. A Kontrolltier in Ruhe. Osmiumreaktion auf die äußere Abteilung der Fasciculata beschränkt. B Stresstier (Temperaturerhöhung). Ausbreitung der Osmiumreaktion über die ganze Rinde. C Stresstier bei Verabreichung eines Rindenextraktes. Starker Rückgang der Osmiumreaktion. *a* Zona glomerulosa; *b* Zona fasciculata; *c* Zona reticularis; *m* Nebennierenmark. Aus Ratsimamanga 1950.

Angesichts einer solch sorgfältigen zeitlichen Analyse der Kältewirkung an den Nebennierenlipoiden wird es verständlich, daß frühere Autoren, die von den Zusammenhängen noch nichts wußten, ohne Berücksichtigung des Zeitfaktors zu widersprechenden Angaben über die Kältewirkung auf die Nebennieren kommen *mußten*. Offenbar lagen solche Unterschiede viel weniger an den verwendeten differenten Temperaturen als vielmehr an der Verschiedenheit der Momentbilder aus dem sich abspielenden Film in der Nebennierenrinde. Robinson und Yoffey (1950) konnten übrigens die gleichen Stadien bei einem Adrenalinstress beobachten.

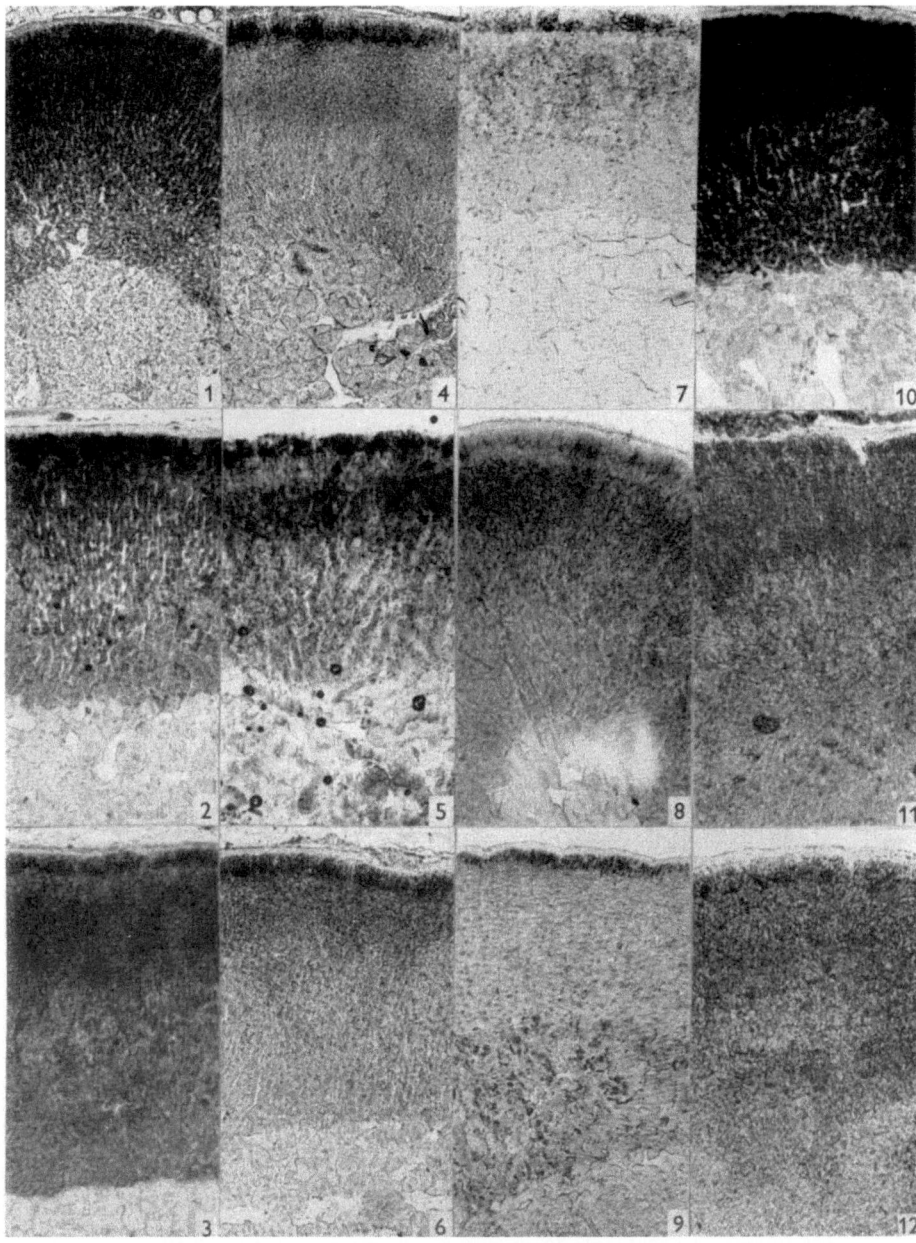

Abb. 223 (*1—12*). Histochemisch nachweisbare Veränderungen in der Nebennierenrinde von *Ratten*männchen unter Stress. *1—3* SCHULTZ-Test auf Cholesterin bei 3 erwachsenen Männchen, die 7—10 Tage isoliert gehalten worden waren. Positive Reaktion in allen Rindenzonen. *4* Kältestress, Alarmstadium, Diaprasie des Cholesterins (*Ratte*, 48 Std bei 0° C). *5* Resistenzstadium, Cholesterinenchosis (*Ratte*, 72 Std bei 0° C). *6* Exhaustionsstadium, abermalige Cholesterindiaprasie, in der inneren Abteilung der Rinde beginnend (*Ratte*, 1 Woche bei 0° C). *7* und *8* Adrenalinstress, Cholesterindiaprasie 10 min nach der Injektion (*7*), Cholesterinenchosis 72 Std nach der Injektion (*8*). *9* und *10* Übergang aus dem Alarmstadium (*9*) in das Resistenzstadium (*10*), 3malige tägliche Adrenalininjektion 4 Tage lang (*9*) bzw. 6 Tage lang (*10*). *11* und *12* Exhaustionsstadien, 14 bzw. 21 Tage lang Adrenalin (Hinweis der Autoren zu *11* und *12*: die Schwarzweißphotographie gibt hier die stark braune Verfärbung des Schnittes unter der Reaktion wieder, die grüne Cholesterinreaktion war negativ). Aus ROBINSON und YOFFEY 1950.

Weitere Versuche von Cosmos, Duell und Gaunt (1950) ergaben, daß man mit Desoxycorticosteronacetat die Wirkungen eines Kältestress hemmen kann. Jailer (1950) versuchte mit Hilfe des Kältestress den Zeitpunkt zu bestimmen, an welchem diese über den Hypo-

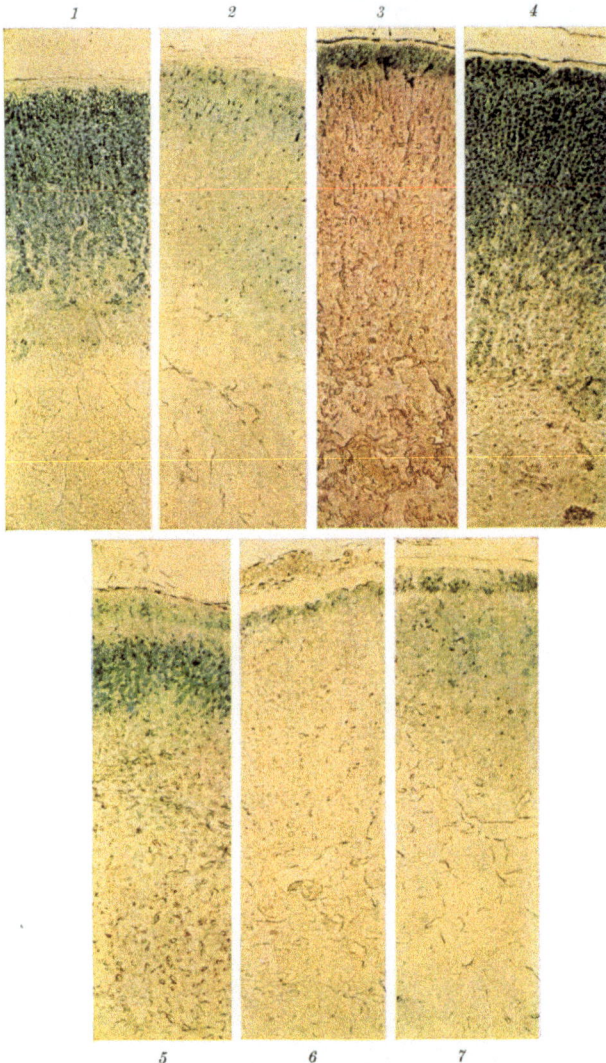

Abb. 224 (1—7). Histochemisch nachweisbare Veränderungen in der Nebennierenrinde von *Ratten*männchen unter Stress. *1* Typisches Bild des Schultz-Testes auf Cholesterinverbindungen in der Nebenniere des Normaltieres. *2* Kältestress, *Ratten*männchen 5 min einer Temperatur von 0° C ausgesetzt; Diaprasie des Cholesterin. *3* Kältestress, *Ratten*männchen 15 min einer Temperatur von 0° C ausgesetzt; weitere Diaprasie des Cholesterin (Ausnahme: Glomerulosa). *4* Kältestress, *Ratten*männchen 3 Std der Kälte ausgesetzt, Enchosis des Cholesterin, Resistenzphase. *5* und *6* Kälte allein (*5*) wirkt nicht so stark, wie Kälte und Licht (*6*). *7* Typische Alarmreaktion mit Diaprasie des Cholesterin 10 min nach Verabreichung einer Adrenalininjektion.
Aus Robinson und Yoffey 1950.

physenvorderlappen verlaufende Reaktion einsetzt: bei *Ratten* kann man vor dem 16. Lebenstag, gemessen an dem Verhalten der Ascorbinsäure in der Nebennierenrinde, keinen Kälteeffekt ablesen!

Ähnlich wie Robinson und Yoffey (1950) die Cholesterinveränderungen beim Kältestress systematisch unter Berücksichtigung des Zeitfaktors histochemisch studierten, hat mein Mitarbeiter Haase (1952) das *Verhalten der Ascorbinsäure* im *Meerschweinchen*-Versuch histochemisch verfolgt.

Ein Kälteversuch von 4 Tagen scheint das allgemeine strukturelle Verhalten der Nebenniere noch nicht zu verändern. Hingegen verbreitern sich innerer Teil der Fasciculata und Reticularis, wenn man die Tiere 12 bzw. 20 Tage einer mittleren Temperatur von $+1^0$ C aussetzt. Die Zellkerne sind vergrößert, die Zahl der Pyknosen nimmt etwas zu. An der Glomerulosa sind zunächst keine histologischen Veränderungen zu bemerken.

Was die Ascorbinsäure angeht, so sind nach 4 Tagen in der Glomerulosa und angrenzenden Fasciculata nur mehr feine Silberspuren auszumachen. Die Zellen der äußeren wie inneren Fasciculatahälfte enthalten nur wenig feinkörniges Silber. Der normalerweise in der Nebennierenrinde des *Meerschweinchens* festzustellende Anstieg der Silberkonzentration von außen nach innen bleibt jetzt aus. Mäßig viel mittelgrobe Niederschläge liegen in den Reticulariszellen. Gelegentlich sind die Granula etwas aggregiert, ohne daß durchwegs strenge Beziehungen zu den Zellkernen bestehen. Das Mark enthält nur sehr wenig fein verteiltes Silber. Viele Zellen erweisen sich, selbst bei Anwendung der Immersion, als silberfrei. Nach 12 oder 20 Tagen Versuchsdauer fällt der Ascorbinsäurenachweis noch schwächer aus.

Zusammengefaßt ergibt sich für beide Termine: Das Silberbild der Glomerulosa entspricht etwa dem des ersten (4 Tage-)Versuches. In Fasciculata, und zwar innen wie außen gleichmäßig, sind kaum noch Silberpartikel zu erkennen. Nur die Reticularis enthält noch Silbergranula, und zwar decken diese besonders oft die Zellkerne besonders in den ganz marknahen Reticulariszellen.

Aus den Versuchen von HAASE geht überraschenderweise hervor, daß beim *Meerschweinchen* ein länger dauernder, beträchtlicher Kältestress zur Diapraise (S. 614) der Ascorbinsäure führt, vielleicht anschließend zum Stadium der Erschöpfung, ohne daß dazwischen eine Vitaminenchosis zustande kommt. Wir möchten annehmen, daß die chronische Kälteeinwirkung laufend den Bedarf an Rindenhormon steigert. Auch die makrochemischen Untersuchungen von SAYERS und SAYERS (1947) zeigen, daß die Nebennierenrinde um so stärkere ACTH-Impulse bekommt, je stärker Grad und Dauer der Kälteeinwirkung sind. Daneben denken wir mit TEPPERMAN, ENGEL und LONG (1943) an die Rolle der Schilddrüse. Die allgemeine Umsatzsteigerung, verbunden mit erhöhter Sauerstoffaufnahme sprechen ebenfalls für eine Aktivierung der Schilddrüse. Hyperplasie und Vitaminenchosis als Zeichen steigender Resistenz (Adaptation) gegen die Kälte sehen wir nicht. Kälte, also ACTH und Thyroxin peitschen das Rindenorgan bis zur Erschöpfung an. Nach DUGAL und THERIEN (1949) kommt es zur Wiederbeladung mit Ascorbinsäure (Vitaminenchosis), wenn die Versuchstiere sich der Kälte adaptieren konnten; man kann dies z. B. schon durch eine kurze Unterbrechung des Stress erreichen. Bei unseren Tieren sprechen noch andere Zeichen für das Fehlen der Adaptation. So bekamen die *Meerschweinchen*-Böcke nach einiger Zeit Penisödeme (LEBLOND und DUGAL 1949) und Haarausfall. Wir möchten darauf hinweisen, daß in unseren Versuchen immer die ganze Rinde reagierte, soweit es sich um die Ascorbinsäuredynamik handelt.

Somit ergeben sich einige Diskrepanzen mit Angaben von ROBINSON und YOFFEY (1950), die allerdings *Ratten* untersuchten. Diese Autoren haben die 3 SELYEschen Stadien (S. 613) am Cholesterinverhalten unter Kältestress deutlich gesehen, ferner die Glomerulosa als relativ unbeteiligt geschildert. Während wir bei anderen Stressversuchen (Hunger, einseitige Adrenalektomie usw.) durchaus auch imstande waren, die von SELYE angegebenen Phasen zu finden (Ascorbinsäuretest), ist es uns bei Kälte bisher nicht gelungen. Einige erklärende Hinweise wurden oben gegeben.

Eine Beobachtung von SUOMALAINEN und HERLEVI (1951) mag in diesem Zusammenhang erwähnt werden. Die Autoren hatten bei SELYE und TIMIRAS (1949) die Bemerkung gefunden, daß bei einer Lipodiaprasie in der Nebennierenrinde der *Ratten* eine Abnahme sudanophiler Substanzen auch im sog. braunen Fettgewebe eintritt. SUOMALAINEN und HERLEVI haben nun Nebenniere und braunes Fettgewebe des *Igels* zu verschiedenen Jahreszeiten untersucht. Die intensivste Sudanophilie fanden sie im Sommer, die schwächste unmittelbar nach dem Erwachen der Tiere im Mai. Im Sommer sind auch die sudanophilen Partikel am gröbsten, am kleinsten sind sie beim Erwachen aus dem Winterschlaf.

β) Verbrennung.

Daß die Nebennieren bei Verbrennungen reagieren, ist aus der menschlichen Pathologie bekannt. Die Klinik lehrt, daß es bei Verbrennungen zu einem gesteigerten Ascorbinsäureverbrauch bzw. zur Abnahme der Ascorbinsäure in den an diesem Vitamin reichen Organen kommt.

Unter den pathologisch-anatomischen Befunden nenne ich den bei PAGEL (1929) erwähnten von HANDFIELD-JONES. Bei einem an einer Verbrennung verstorbenen 6jährigen Knaben fand sich an der Stelle der Nebenniere eine geringe Menge schlaffen, schmutzigrötlichen Gewebes, mit einer feinkörnigen Substanz durchsetzt. Es fragt sich allerdings, ob es sich nicht um postmortale Zersetzungserscheinungen handelte (PAGEL). Von Destruktionen der Nebenniere bei Verbrennungen berichten ferner KAPPERT (1947), CREMA (1928). PFEIFFER (1920), HARKINS und LONG (1945).

γ) Wärmeversuche.

CRAMER (1926, *Ratte*) fand, daß bei erhöhter Außentemperatur die Lipoide aus der Nebennierenrinde verschwinden, während sie sich bei Kälte gerade umgekehrt über die ganze Rinde ausbreiten (S. 537). Die Lipoidabnahme faßte CRAMER noch als ein Zeichen gehemmter Sekretion auf. ELMADJIAN und PINCUS (1946a, b) berichten über Veränderungen des Blutbildes. SAYERS und SAYERS (1947) erwähnen, daß der nach einem Hitzestress eintretende Abfall der Ascorbinsäure in der Nebennierenrinde durch Vorbehandlung der Versuchstiere mit einem Rindenextrakt oder kristallisierten Rindensteroiden verhindert werden kann.

Das Verhalten der sog. *X-Zone der Maus* (S. 709 ff.) im Hitzeversuch hat GEIGER (1949) geprüft. Die X-Zone verschwindet bei Hitzetieren, gehalten bei 37^0 C schneller als bei den 24 Kontrollen, die bei 18—20^0 C gehalten wurden. Die Zellen im Bereich der X-Zone schrumpfen, Mitosen verschwinden, das Bindegewebe nimmt zu. Die restliche Nebennierenrinde verbreitert sich.

So, wie er Doppelstressuntersuchung mit Muskelleistung und Kälte (S. 539) vorgenommen hat, hat RATSIMAMANGA (1950) auch Muskel- und Wärmestress kombiniert. Nachdem RATSIMAMANGA seine Versuchstiere *(Ratten)* im Schwimmversuch auf eine für längere Zeit stabile Leistung adaptiert hatte (S. 536), fügte er einen Wärmestress hinzu, indem er die Temperatur des Schwimmbeckens auf 25—32^0 C steigerte. Er beobachtete bei seinen Tieren 3 Reaktionsgruppen: a) 30% der Tiere reagierten mit einer unmittelbaren Leistungssteigerung, der am 3. Tag wieder Normalisierung folgte, b) 40% der Tiere zeigten erst in der 2. Woche eine deutliche Wirkung, c) 30% der Tiere zeigten kein Wirkung nach dem 2. Stress.

Mit Desoxycorticosteronacetat versuchte RATSIMAMANGA nun eine Hemmung des Hypophysenvorderlappens zu erreichen, was auch offenbar gelang, denn nun blieb die Leistungssteigerung nach dem 2., dem Wärmestress aus. Hier muß eingefügt werden, daß VÖGTLI (1943) allerdings gerade die Arbeitsleistung der adrenalektomierten *Ratte* durch Desoxycorticosteronacetat erhalten konnte.

Bei der Autopsie zeigten RATSIMAMANGAs *Ratten*, welche einem Wärmestress und einer Desoxycorticosteronacetatbehandlung unterworfen worden waren, eine *Atrophie der Nebenniere*.

g) Infektionen als „Stress".

α) Ältere Arbeiten.

Daß die Nebennieren bei Infektionskrankheiten in besonderer Weise reagieren, ist eine alte Erfahrung (vgl. S. 515 f.). Bei Tuberkulose und Diphtherie wurde eine *Hypertrophie der Nebenniere* festgestellt, bei anderen Infektionen oft eine auffallende *Hyperämie*. Schon DELAMARE (1904) bemerkt, daß das Gewicht der Nebenniere des Menschen bei Infektionen erheblich steigen kann. Auf Grund der ersten Beobachtungen und Überlegungen entstand die Entgiftungshypothese (S. 516), eine Wurzel der modernen Stresslehre. Solange die pathologische Histologie sich darum bemühte, für die einzelnen Infektionskrankheiten spezielle histologische Bilder der Nebennieren zu gewinnen, wäre es unberechtigt gewesen, sich vom Standpunkt des Normalpathologen unbedingt in die Auseinandersetzungen der Schwesterwissenschaft zu mischen.

Nachdem aber bei den verschiedensten Infektionskrankheiten ein in gleicher Weise wie bei den typischen sog. „nicht spezifischen Stresses" (Hunger, Kälte, Hitze und derlei) ablaufendes phasisches Geschehen aufgedeckt wurde, können wir einige Beobachtungen der Pathologen zur Abrundung des Stressbildes aufs vortrefflichste verwenden. Es soll aber betont werden: *das Problem einer über das Stressgeschehen hinausgehenden Beziehung zwischen Infektion und Nebenniere soll hier nicht erörtert werden; dies bleibt ganz und gar pathologisch-anatomische und pathologisch-physiologische Domäne.*

Von den älteren Arbeiten möchte ich nur einige charakteristische nennen. ABELOUS und LANGLOIS (1891), deren zahlreiche Arbeiten eine Fundgrube für die patho-biologischen Vorstellungen der damaligen Zeit bieten, haben die antitoxische Rolle der Nebenniere durch Versuche mit der Injektion virulenter und steriler Kulturen des *Bacterium pyocyaneus* an einseitig adrenalektomierten *Meerschweinchen* zu erhärten versucht. LANGLOIS und CHARRIN (1896) beobachteten folgendes.

Unter dem Einfluß der Infektion tritt eine Hypertrophie der Nebenniere ein. Hieraus wird gefolgert, daß unter der Wirkung von Toxinen erst eine Hyperaktivität der Nebenniere in Gang kommt. Durch eine einseitige Adrenalektomie soll die Menge der «Substances toxiques surrénales résorbables» vermindert werden, weshalb solche Tiere besser davonkommen als solche mit beiden Nebennieren. Nach heutiger Ansicht führt die einseitige Adrenalektomie zu der sog. kompensatorischen Hypertrophie der anderen Nebenniere, S. 563 ff. Der Vorgang steht nach Art eines Stress unter Regulation des Hypophysenvorderlappens. ACTH wird vermehrt abgegeben. Die Leistung der kompensatorisch hypertrophierenden Nebenniere kann also vorübergehend größer sein als die der beiden vorher vorhandenen, im allgemeinen Gleichgewicht gering tätigen Nebennieren.

Nach BIEDL (1916), HART (1917, 1920), DIETRICH (1918) gelten unter den endokrinen Organen besonders die Nebennieren als empfindlicher, frühzeitig in Mitleidenschaft gezogener Reaktionsort bei allen infektiös-toxischen Körperschädigungen. Besonders sollen sich *akute Infektionskrankheiten* bemerkbar machen, wobei an der Nebenniere zu beobachten sind: entzündliches Ödem, parenchymatöse Schwellung, kleinzellige Infiltration, herdförmige Nekrosen, Hyperämie. Schon aus diesem Grund muß übrigens bei allen diesen Erkrankungen mit Gewichtszunahme des Organs gerechnet werden. Die Behauptung einer Hypertrophie kann daher ganz unbegründet sein. DIETRICH (1918) fand bei Wundinfektionen (Peritonitis, Gasödem, akute und chronische Sepsis) eine deutliche Abnahme der doppeltbrechenden und der Gesamtlipoide in der Nebenniere. Schon ALBRECHT und WELTMANN (1911) hatten eine Verminderung bzw. einen Schwund der doppeltbrechenden Substanzen bei akuten, subakuten, septischen und pyämischen Prozessen beobachtet. Sie konnten auch durch experimentell gesetzte Infektionen oder Intoxikationen die Menge der doppeltbrechenden Lipoide vermindern oder zum Verschwinden bringen. DIETRICH hat übrigens die Abnahme doppeltbrechender Lipoide nicht nur als ein quantitatives Phänomen angesehen, sondern angenommen, daß sie ein Zeichen tiefgreifenden Umbaues der Rindenzelle unter den geschilderten Bedingungen bedeutet, den Anfang eines Prozesses, der mit dem Tod der Zelle enden kann. Unverständlich ist der Befund eines abnorm niedrigen Nebennierengewichtes bei Infektionskrankheiten, den LEUPOLD (1920) mitteilt (6—8—8,15 g). Im übrigen ist er der irrigen Ansicht, daß nach Abschluß des Wachstums weder akute noch chronische Krankheiten einen Einfluß auf das Gewicht der Nebenniere ausüben können.

Eine Zeitlang haben die Pathologen gemeint, aus der Größe der Lipoidtropfen in den Rindenzellen weitgehende Schlüsse ziehen zu dürfen. Bereits WEISSENFELD (1922) hat sich aber gegen die Meinung ausgesprochen, daß die großtropfigen Fette in der menschlichen Nebennierenrinde bei Infektionskrankheiten in die kleintropfige Form übergehen. Im Gegenteil, die Feintropfigkeit kann jederzeit in morphologisch einwandfreien Nebennieren festgestellt werden. Eher darf man die großen Tropfen als pathologische Veränderung werten. Die sog. „Lipoidaufsplitterung" unter pathologischen Verhältnissen ist also weniger verdächtig als eine Fettentmischung zu gröberen Tropfen.

Von RIDDLE (1923a) liegt eine recht genaue Untersuchung vor, in welcher nachgewiesen wird, daß *Tiere (Tauben) mit irgendwelchen Krankheitszeichen* (Parasiten, Tuberkel, Milzvergrößerungen, Lebervergrößerungen) fast doppelt so große Nebennieren besitzen wie gesunde Tiere.

Das Verhalten der Nebennieren bei Infektion scheint neuerdings stärker beachtet zu werden. Ohne eine vollständige Darstellung anzustreben, sei auf folgendes verwiesen. Diphtherie-, Meningokokken-, Staphylokokken- und Streptokokkentoxine verursachen Hyperämie, Hämorrhagie und Nekrosen in der Nebennierenrinde des *Kaninchens* (LITHANDER 1945). Degenerative Veränderungen in der Nebennierenrinde des *Meerschweinchens* nach Infektion mit Clostridium Welchii (bzw. Toxin) beschrieben KEPL und PEARSON (1945), fokale Nekrosen in der *Affen*-Nebennierenrinde bei Malaria GOLDEN und OVERMAN (1948). Solche Bilder können nicht im Rahmen der Stressdynamik des Rindenorgans allein verstanden werden.

Beim *Menschen* macht das WATERHOUSE-FRIDERICHSEN-Syndrom, welches bei akuten Infektionen zu beobachten ist, Veränderungen, die für eine Rindeninsuffizienz sprechen; auch beim *Menschen* stellen sich hämorrhagische und nekrotische Läsionen der Nebennierenrinde ein. Dementsprechend hat man bei Infektionskrankheiten immer wieder Versuche mit Rindensteroidsubstitutionstherapie gemacht (KAUFMAN 1944, D'AGATI und MARANGONI 1945, HARRIS und LEVITON 1945, HAYES und WHALEN 1945, JACOBI und HARRIS 1945, M. H. D. SMITH 1945, WEINBERG und MCGAVACK 1945, WRIGHT und REPPERT 1946, NEWCOMB 1946, HOFFMAN und MAMELOK 1946, GRUBSCHMIDT, GRAHAM und JESSUP 1947, STEIN 1947, THORN, FORSHAM und EMERSON 1949). Da aber die Rindensteroide in allen diesen Fällen praktisch nur als Unterstützung zur Therapie mit Antibioticis usw. gegeben worden sind, ist ihre Bedeutung schwer abzuschätzen.

β) Untersuchungen über Nebennierenveränderungen bei einzelnen Infektionskrankheiten.

Diphtherie. Besonders bei der *Diphtherie* sind schon sehr früh Beziehungen zur Nebenniere erörtert worden. PETTIT (1896) beobachtete bei *Meerschweinchen*, denen Diphtherietoxin injiziert worden war, Hämorrhagien in der Nebennierenrinde, ferner Zell- und Zellkerndegenerationen. Auch im Interrenale des *Aales* sah er unter der Wirkung von Diphtherietoxin ähnliche Veränderungen. PETTIT war zu seinen histologischen Arbeiten durch Beobachtungen von ROUX und YERSIN (1888, 1889, 1890) angeregt worden. Diese Forscher hatten bei Diphtherie bereits eine erhebliche Vergrößerung und starke Hyperämie der Nebenniere festgestellt (Toxinvergiftung von *Meerschweinchen*). BEHRING (1908) fand beide Veränderungen mit solcher Regelmäßigkeit, daß darauf ein Test zur Titration des Diphtherieserums aufgebaut worden ist. Die histologischen Befunde von PETTIT wurden von DUBOIS (1896) u. a. bestätigt. DUBOIS (1896), LANGLOIS (1898), LUKSCH (1905) stellten überdies fest, daß ein Nebennierenextrakt von *Meerschweinchen*, die an Diphtherie verstorben waren, weniger aktiv sei als ein Extrakt aus der Nebenniere gesunder Tiere.

Damit wandte sich die Aufmerksamkeit von der Nebennierenrinde wieder dem *Nebennierenmark* zu. TAKAMINES Entdeckung (1901) des Adrenalins erwies sich als so bedeutsam, daß die Erforschung der Nebenniere in ganz bestimmte Richtung gedrängt wurde. In einer Veränderung der Marksubstanz, für die man allerdings zunächst kein eindeutiges histologisches Substrat besaß, suchte man die Erklärung für den Kreislaufkollaps bei der Diphtherie. OPPENHEIMER und LOEPER (1901) bestätigten die Beobachtungen von DUBOIS, LANGLOIS und fanden ähnliche Veränderungen der Wirksamkeit von Nebennierenextrakten, d. h. damals immer von Markextrakt auch bei Tetanus, Milzbrand, Variola, Typhus abdominalis, Pneumonie und Streptokokkeninfektionen.

BOGOMOLEZ (1905) behauptete, daß nach Behandlung mit Diphtherieserum eine Steigerung der Funktion der Nebennierenrindenzellen einsetze, deren Produkt angeblich eine wichtige Rolle bei der Abwehr gegen das Diphtherietoxin spielt. Zu einem ähnlichen Ergebnis kam SINIBALDI (1907) mit der Feststellung, daß partiell adrenalektomierte Tiere gegen Diphtherietoxin empfindlicher seien als gesunde. MOLTSCHANOW (1909) erklärte die Nebennierenhyperämie bei Infektionen als Ergebnis einer direkten Einwirkung des Toxins auf die Gefäßwände.

Die in der Rinde beobachteten Nekrosen sind nach seiner Ansicht Folge der Kompression der betroffenen Zellen durch die dilatierten Gefäße und der Störung der Ernährung dieser Zellen infolge Verlangsamung des Blutstromes. Bei wiederholten Einspritzungen von kleinen Serumdosen beobachtete MOLTSCHANOW eine Erhöhung der Funktion der Rindenzellen. Obwohl er an der Chromreaktion im Nebennierenmark keine Veränderungen sah, schrieb er doch auch dem Adrenalin eine wichtige Rolle zu und bemühte sich allerdings vergeblich, seine Versuchstiere durch Adrenalininjektionen, die er gleichzeitig mit den Toxinen verabreichte, zu retten.

Auch LUKSCH (1910) lenkte die Aufmerksamkeit auf das Nebennierenmark, als er berichtete, daß bei *Kaninchen*, welche mit Diphtherietoxin vergiftet worden waren, die Chromreaktion der Markzellen fast völlig oder völlig verschwand. Adrenalin war in der Nebennierenvene nur in Spuren oder überhaupt nicht mehr zu finden. In der Rinde sah LUKSCH Blutungen, Nekrosen und leukocytäre Infiltrate. GOLDZIEHER (1910), der diese Befunde bestätigen konnte, stellte fest, daß in Diphtheriefällen mit relativ unbedeutenden morphologischen Veränderungen der Nebenniere Adrenalin chemisch überhaupt nicht mehr nachzuweisen sei (Methode von ZANFROGNINI). Wichtig ist die Bemerkung GOLDZIEHERS, daß es sich dabei nicht um eine für Diphtherie spezifische Reaktion handle, sondern daß bei den verschiedensten Infektionen dasselbe zu beobachten sei. HANNES (1910) beobachtete ebenfalls eine Abnahme der Chromreaktion unter Infektionseinfluß. ELLIOTT (1912) führt den Adrenalinverlust auf einen bei der Infektion eintretenden erhöhten Sympathicusreiz zurück.

ABRAMOW (1912) hat sich mit dem Mechanismus des Adrenalinverlustes bei Diphtherie beschäftigt. Er betrachtete das Diphtherietoxin als ein spezielles Gift für das phäochrome System. Injizierte er große Toxindosen, die ein *Meerschweinchen* innerhalb von 1—2 Tagen töten, so fand er eine völlige Erschöpfung der Markzellen, die nur noch geschrumpftes Cytoplasma und pyknotische Zellkerne zeigten. Die Phäochromie war verschwunden. Bei *Meerschweinchen*, die eine subletale Dosis bekommen hatten, oder *Pferden*, die gegen Diphtherie immunisiert worden waren, sah er dagegen eine Verstärkung der Phäochromie, verbunden mit einer Erweiterung von Gefäßen, nach seiner Deutung mit Adrenalin gefüllte Lymphgefäße.

Auf Grund der Annahme, daß das Diphtherietoxin eine spezielle Affinität zum Nebennierenmark besitze, versuchten ABRAMOW und MISCHENIKOW (1914) das Diphtherietoxin, ferner auch Tetanustoxin in vitro mit Adrenalin zu neutralisieren. Wie auch MARIE (1939) glaubten sie, daß ihnen dies gelungen sei. TSCHEBOSSAROW (1911) zeigte am *Hunde*, daß der Adrenalingehalt im Blut der Nebennierenvene nach Injektion von Diphtherietoxin erst stark zunimmt (Diaprasie nach meiner Terminologie), nach 12 Std langsam geringer und nach 2—4 Tagen gleich Null wird. STAEMMLER (1933) glaubt an eine primäre Sekretionsstauung des Markes bei der Diphtherie, wofür die schweren geweblichen Veränderungen im Mark sprechen sollen.

BOGOMOLETZ (1911) lenkte das Interesse wieder auf die Nebennierenrinde mit der Behauptung, bei Botulismus der *Katze* eine Steigerung der sekretorischen Vorgänge in der Rinde gesehen zu haben, gekennzeichnet durch Schwellung, Vacuolisierung und Abblassung der Rindenzellen, dazu durch eine mäßige Hyperämie. Durch die Arbeiten von ASCHOFF und seine Schüler, besonders KAWAMURA (1911), war klar geworden, daß die Schwankungen des Lipoidgehaltes der Nebennierenrindenzellen nicht einfach als Parallelerscheinungen zu Lipoidschwankungen im Gesamtkörper aufgefaßt werden dürfen, sondern Ausdruck schwankender Rindenfunktion sind. Es war daher außerordentlich wichtig, daß ALBRECHT und WELTMANN (1911) bei allen möglichen akuten, subakuten, septischen und pyämischen Prozessen eine Verminderung bzw. sogar einen Schwund der doppeltbrechenden Substanzen in der Nebennierenrinde feststellen konnten. Auch auf experimentellem Weg, durch artefizielle Infektion oder Intoxikation konnten sie diesen Effekt erreichen. DIETRICH (1918) sah das gleiche bei Wundinfektionen. In den äußeren Schichten der Fasciculata beschreibt DIETRICH übrigens drüsenähnliche Lumina, die ASKANAZY (1908) bereits in der normalen Nebenniere gesehen haben wollte (S. 177). Wir werden diesen Befund bei der Diphtherienebenniere noch öfter zu erwähnen haben. Außer seinen bereits geschilderten Lipoidbefunden, konnte DIETRICH regelmäßig eine Hyperämie oder sogar Blutungen in der Rinde feststellen, ferner Infiltrate aus Granulocyten oder Lymphocyten, besonders im Mark oder in der Zona reticularis. In besonders schweren Fällen kommt es zu einer blutigen Durchsetzung des ganzen Organs, die in vollkommener hämorrhagischer Infarzierung und Zerfall ausgehen kann. Chromreaktion und Lipoidschwankungen gingen nicht parallel. DEMOLE (1916) erwähnt drüsenartige Lumina in der Nebennierenrinde bei Diphtherie (14 Fälle). LEUPOLD (1923) konnte bei *Katzen* und *Kaninchen* durch Diphtherietoxin die doppeltbrechenden Lipoide in Nebenniere und Ovarium zum Verschwinden bringen.

Auch ZWEMER (1936) wandte sich dem Bild der Nebennierenrinde unter dem Einfluß von verschiedenen Toxinen zu. Aus seinen Versuchen schließt er auf ein akutes Bedürfnis nach Rindenstoffen unter solchen Bedingungen. Dabei komme es in kürzester Frist zu strukturellen Veränderungen im Bereich der Reticularis und inneren Abteilung der Fasciculata, während die äußeren Rindenschichten zumindest in der ersten Zeit ziemlich unbeteiligt bleiben sollen. Zur Unterstützung dieser Ansicht wies er darauf hin, daß bei manchen akuten Todesfällen im Gefolge von Infektionen in der äußeren Abteilung der Nebennierenrinde eine durchaus noch reichliche Lipoidbeladung vorhanden sein kann. ZWEMER sah dies Lipoid als eine Art Prähormon an.

DRAGANESCO und TUCOLESCO (1938) berichten über eine Abnahme bzw. den vollen Schwund der doppeltbrechenden Substanzen in der Nebenniere bei Endokarditis, Tollwut, Encephalitis, Tetanus, Pneumokokkenmeningitis, Fleckfieber, Scharlach, Diphtherie und Lungenabsceß. TONUTTI (1941b) sah bei der experimentellen Diphtherie die Ausbreitung einer verstärkten Plasmalreaktion über die ganze Nebennierenrinde gehen. In einer weiteren Arbeit schildert TONUTTI (1942c) eine unter ähnlichen Versuchsbedingungen eintretende Hypertrophie der Rinde mit typischer progressiver Transformation in den „inneren und äußeren Transformationsfeldern". Eingehend hat sich mit der Nebenniere bei Diphtherie LIEBEGOTT (1944) beschäftigt.

Er fand interessanterweise das Mark bei der Diphtherie recht wenig verändert, die Phäochromie war noch deutlich, die Vacuolisierung entsprach der Norm (außer bei einem Spättodesfall). In der Rinde sah LIEBEGOTT eine Hyperämie, besonders deutlich in der Fasciculata. Bei Frühtodesfällen war noch reichlich Lipoid nachzuweisen (Enchosis?), nur die inneren Abschnitte der Rinde schienen entspeichert zu sein. Die Menge der doppeltbrechenden Substanzen war relativ groß. Oft waren Rindenzellen mit großen Lipoidtropfen beladen. Auch LIEBEGOTT berichtet in nahezu allen Fällen von drüsenartigen Lichtungen, in welchen abgestoßene Epithelien lagen. Die sog. wabige Umwandlung (wabige Degeneration DIETRICHs) wurde dort angetroffen, wo der Lipoidgehalt stärker herabgesetzt war. Neben den Parenchymveränderungen sah LIEBEGOTT in mehreren Fällen solche des Gefäßbindegewebes, wie beispielsweise Schwellung des Endothels mit Lipoidspeicherung.

Schließlich hat neuerdings SADOWNIKOW (1949) die tierische Nebenniere bei verschiedenen Infektionen (Diphtherie, Botulismus, Tetanus) untersucht (an *Meerschweinchen* [von etwa 300 g Körpergewicht], Injektionen von Diphtherie-, Botulismus- und Tetanustoxin). Bei der experimentellen Diphtherie (5—200 Dosis letalis) kann man schon nach 3 Std einen totalen Schwund (Diaprasie) der doppeltbrechenden Substanzen feststellen, während das Bild der Sudanophilie noch unverändert erscheint.

Auch die Phäochromie ist noch deutlich. Nach 6 Std bilden sich Vacuolen in den Markzellen (Diaprasie des Adrenalins), die Zahl der Zellen ohne Phäochromie steigt rasch an. Außerdem entwickelt sich eine mäßige Hyperämie der Markcapillaren. Eine deutliche Hyperämie der Rinde tritt erst nach 17—20 Std ausgeprägt auf. Dann treten in der Rinde neben fast homogenisiert erscheinenden Elementen auch Zellen mit vergröberter wabiger Struktur auf. Sie können in größeren Gruppen zusammenliegen. Die Phäochromie fehlt nach 17 Std in fast allen Markzellen. Dafür enthalten sie im Cytoplasma jetzt große Vacuolen. Ferner kommen Markzellen mit wabiger Struktur vor. Alle Blutgefäße des Markes sind stark erweitert und mit Blut überfüllt. Am 2. Versuchstag sterben die meisten *Meerschweinchen*. Die Nebenniere dieser Tiere bietet ein wechselndes Bild. Die Phäochromie ist verschwunden,

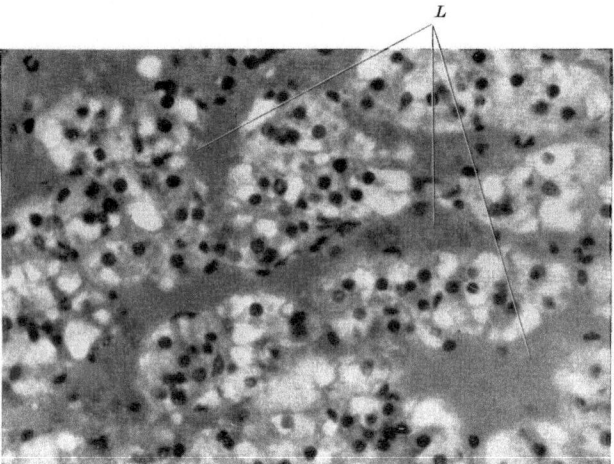

Abb. 225. Nebennierenmark eines am 2. Tag nach Diphtherietoxininjektion verstorbenen *Meerschweinchens*. Mit Sekret überfüllte Lymphgefäße (*L*), zwischen diesen stark vacuolisierte Markzellen ohne Phäochromie (Fixierung Kaliumbichromat-Formol, Hämalaun-Eosinfärbung, etwa 180fach vergrößert). Aus SADOWNIKOW 1949.

die Zahl vacuolisierter Markzellen weiter gestiegen. Die Lymphgefäße enthalten eine homogene Masse, die in Hämatoxylin-Eosinpräparaten einen rosa-bräunlichen Ton, in DEWITZKY-Präparaten einen grünlichen Ton erkennen läßt (Abb. 225). Neben der außerordentlichen

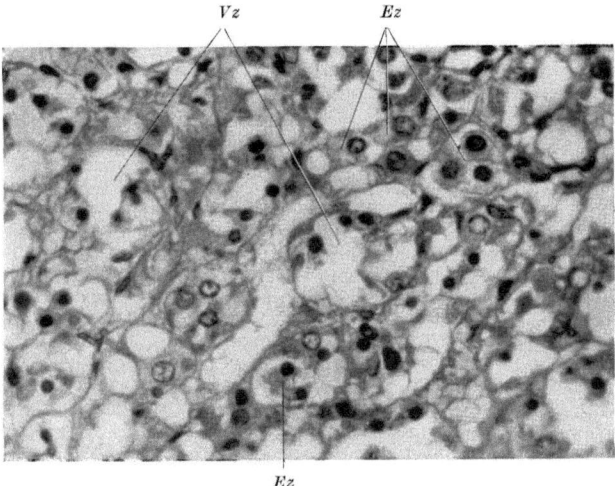

Abb. 226. Nebennierenmark eines am 2. Tag nach Diphtherietoxininjektion verstorbenen *Meerschweinchens*. Marksubstanz ohne jede Phäochromie. *Vz* Vacuolisierte Markzellen; *Ez* erschöpfte, geschrumpfte Markzellen in Bindegewebsmaschen (Fixierung Kaliumbichromat-Formol, Hämalaun-Eosinfärbung, etwa 300fach vergrößert). Aus SADOWNIKOW 1949.

Hyperämie kommt es nun auch im Mark stellenweise zu hämorrhagischer Infarzierung. Viele Markzellen gehen zugrunde (Abb. 226, 227). In der Rinde verstärken sich die bereits geschilderten Veränderungen; Granulocyten sammeln sich an. Überleben die Tiere diesen Tag, dann kann man am 3.—4. Tag das Maximum der anatomischen Veränderungen sehen. An Stelle des Markes sieht man nur noch prall gefüllte Gefäße und hämorrhagisch infiltrierte Stellen, in welchen Reste von Markzellen liegen. Die Zona glomerulosa scheint weit besser erhalten zu sein als der Rest der Rinde. Am 5. Versuchstag sieht man neben früher geschilderten Zellresten, die in Bindegewebsmaschen liegen, normal große, gut gefärbte und kernhaltige, aber keine Chromreaktion zeigende Zellen. Weiter findet man ebensolche, aber blasser gefärbte Zellen mit Mitosefiguren und endlich kleine Gruppen von Zellen normalen Aussehens mit einer schwachen, aber deutlichen Chromreaktion. Zwischen Rinde und Mark befindet sich an der Stelle der Reticularis eine mächtige Demarkationslinie aus Granulocyten. Am 6. Versuchstag nimmt die Zahl der Mitosen im Mark noch weiter zu, ebenso steigt die Zahl chromierbarer Zellen an (Enchosisphase). Auch in der Rinde finden sich jetzt zahlreiche Zellteilungen. Schließlich kann man hier und da auch bereits wieder ein paar doppelbrechende Partikel beobachten.

SADOWNIKOW hat ferner auch Nebennieren von Diphtheriekindern untersucht. Bei einem 16 Monate alten Mädchen, das bereits am 4. Krankheitstage an maligner Kehlkopfdiphtherie verstorben war, fand er in der Nebennierenrinde nur eine mäßige Hyperämie.

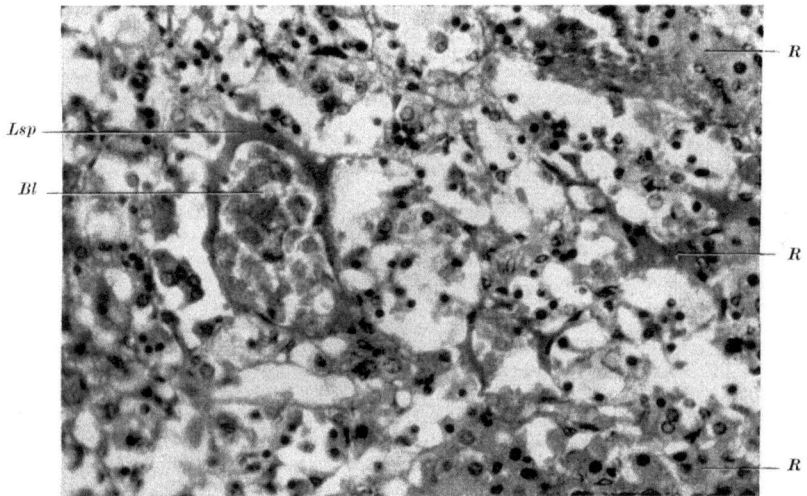

Abb. 227. Nebennierenmark eines am 2. Tag nach Diphtherietoxininjektion verstorbenen *Meerschweinchens*. Totale Erschöpfung des Markgewebes. *Bl* Erweitertes Blutgefäß; *Lsp* Lymphspalten mit Sekretresten; *R* Reticularis (Fixierung Kaliumbichromat-Formol, Hämalaun-Eosinfärbung, etwa 120fach vergrößert). Aus SADOWNIKOW 1949.

Die Sudanophilie war in allen 3 Zonen stark, doppelbrechende Stoffe aber nur noch in Spuren vorhanden. Das Mark war fast in seiner ganzen Ausdehnung einer hämorrhagischen Infarzierung zum Opfer gefallen. Eine Phäochromie fehlte.

Über Botulismus- und Tetanusversuche am *Meerschweinchen* von SADOWNIKOW (1949) sei nur kurz berichtet. Bei Botulismus traten geringere Veränderungen auf als bei Diphtherie. Auffallend war wieder die Entwicklung drüsenähnlicher Lumina etwa am 3. Versuchstag. Auch hier kam es aber zum Verschwinden der Phäochromie im Mark. Am 4. Tag konnten Mitosen in der Fasciculata, vor allem aber in der Glomerulosa beobachtet werden. Am 5. Versuchstag traten unmittelbar unter der Glomerulosa ziemlich große, fast kernlose Bezirke auf; die erhaltenen Zellkerne waren pyknotisch. In der Fasciculata erschienen wieder zahlreiche Mitosen. Auch nach Gaben von Tetanustoxin kam es zum Verlust doppelbrechender Substanz in der Rinde. Die Chromreaktion im Mark war abgeschwächt. Alle Veränderungen waren jedoch geringgradiger als bei Diphtherie.

Durch die sorgfältigen Untersuchungen SADOWNIKOWs dürfte nachgewiesen sein, daß die Nebenniere mit beiden Anteilen am Krankheitsgeschehen teilhat. Die meisten früheren Untersucher (s. o.) haben entweder Rinde *oder* Mark untersucht und demgemäß zu einseitig dem einen oder dem anderen Abschnitt größere Bedeutung für die Infektionsreaktion beigemessen. Indessen spielen beide Teile der Nebenniere wichtige Rollen. Die Abnahme der doppelbrechenden Stoffe in der Rinde deutet SADOWNIKOW als Zeichen einer „Hormonausschüttung". Die Untersuchungen ergeben ferner, daß beim Infektionsstress (Nerven) frühzeitig eine Markstimulation einsetzt (Diaprasie des Adrenalins).

Die Schädigungen der Rinde hält SADOWNIKOW in der Hauptsache für die *Folgen von Kreislaufstörungen*. Hierin kann ich ihm allerdings nicht folgen. Gerade die Rindenzellen dürften unter dem Infektionsstress eine (ACTH-)Stimulation erfahren. Die SELYESCHEN

Gedankengänge sind SADOWNIKOW offenbar noch nicht bekannt gewesen, jedenfalls hat er sie in diesem Zusammenhang nicht ausgewertet. Bei der Diphtherie scheint die Resistenzphase in schweren Fällen kaum einzusetzen. Die Markprozesse sprechen für eine völlige Exhaustion. Daß daneben eine Kreislaufkomponente durchaus eine Rolle spielt, soll nicht geleugnet werden. Ich habe schon früher betont (S. 544), daß ich das Infektionsgeschehen nicht einzig und allein als Stresskette betrachten möchte. Doch spielt die Kreislaufkomponente vermutlich erst dann eine wesentliche Rolle, wenn der auf den Infektionsstress einsetzende Regulationsmechanismus ausgespielt hat. Da SADOWNIKOW (1949) dem Adrenalin die dominierende Rolle zuspricht und gegenüber der Adrenalinverarmung der Nebenniere die Kreislaufstörung in den Vordergrund stellt, entsteht für ihn die Frage, ,,warum man bei der Diphtherie in keinem Organ so tiefgreifende Kreislaufveränderungen antrifft wie in der Nebenniere, obwohl diese Störungen als lokaler Befund des allgemeinen Diphtheriekollapses angesehen werden müssen". SADOWNIKOW muß nun zu einer Hilfshypothese greifen: ,,Man könnte annehmen, daß die Gefäße der Nebenniere gegen Adrenalinmangel empfindlicher sind als die der anderen Organe, vielleicht deshalb, weil sie physiologischerweise einer höheren Adrenalinkonzentration ausgesetzt sind."

Mir scheint die Erklärung für die Kreislaufanfälligkeit des Organs darin eben gelegen zu sein, daß in ihm die Stressregulation vor sich geht. Kommt es — wie SADOWNIKOWs Bilder lehren — über die Diaprasie nicht zu einer neuen Enchosis, sondern in Rinde (Lipoide) wie Mark (Adrenalin) zur Erschöpfung, so folgen morphokinetische, höchst gefährliche Reaktionen. Die ,,Exhaustion" beider Nebennierenanteile schafft den Locus minoris resistentiae. Für meine Anschauung spricht ein höchst bemerkenswerter Befund von TONUTTI (1949), der unten erwähnt wird.

SADOWNIKOW fährt fort: ,,Wie dem auch sei, bringen die Kreislaufstörungen den Untergang der Rindenzellen mit sich, und wir schließen uns der Meinung derjenigen an, die den Nekrosen der Rinde nicht der direkten Einwirkung des Toxins zuschreiben (wie THADDEA, BEITZKE, THOMAS, DIETRICH, SIEGMUND), sondern der Störung des Kreislaufes (LIEBEGOTT, GÜNTHER, ABRAMOW)."

Noch in einem weiteren Punkt möchte ich SADOWNIKOWs Schlußfolgerungen kritisieren. Gegen LANDAUS (1913, 1915), DIETRICHS (1918) und THADDEAS (1941) Meinung, daß verschiedene Toxine in der Nebenniere letztlich die gleichen Bilder hervorrufen, versucht SADOWNIKOW bestimmte Spezifitäten zu erkennen. So soll beim Botulismus primär die Rinde in Mitleidenschaft gezogen, der Anteil des Markes an der Reaktion geringer sein. Die Bilder können in der Tat etwas wechseln, aber wir dürfen auf keinen Fall so weit gehen, zu behaupten, daß ,,jedes Toxin charakteristische Eigenschaften in der Wirkungsweise auf das Organ" hat. Hätte SADOWNIKOW die Versuche mit Botulismus- oder Tetanustoxin nach der Dosis oder Zeit weiter variiert, so wäre er höchstwahrscheinlich auch noch auf entsprechende Bilder wie bei der Diphtherie gestoßen.

Schließlich erwähne ich den schon angedeuteten höchst interessanten Befund TONUTTIS (1949a, b): Diphtherietoxin ruft bei fehlender adrenocorticotroper Beeinflussung seitens des Hypophysenvorderlappens, also nach Hypophysektomie, nicht mehr auch bei höheren Dosen eintretende Zerstörung der Nebennierenrinde hervor! Dieser auch allgemein-pathologisch äußerst wichtige Befund bedarf weiterer Nachprüfung. TONUTTI (1949a, b, 1950) sowie TONUTTI und MATZNER (1950) haben sich um die Aufklärung der Bedeutung des Hypophysen-Nebennierenrindensystems für Infektion und Entzündungsprozeß bemüht.

Typhus. Über die Arbeiten von OPPENHEIMER und LOEPER (1901) wurde bereits berichtet (S. 546). ABRAMOW und LEBEL (1926) beobachteten bei Typhus abdominalis hauptsächlich in der 1. Woche der Erkrankung (20 Fälle) eine starke Abnahme der doppelbrechenden Substanzen bis zum völligen Schwund aller Lipoide in der Rinde. LONG und FRY (1945), SAYERS und SAYERS (1944, 1947, 1948), LUDEWIG und CHANUTIN (1947), LEVIN (1945) u. a. sahen nach Verabreichung von Typhusvaccine, Adrenalin usw. einen Abfall von Cholesterin und Ascorbinsäure in der *Ratten*-Nebennierenrinde. Auch hier wird die Reaktionskette durch Hypophysektomie unterbrochen; die Nebennierenrinde reagiert nach Hypophysenausschaltung nicht mehr. SAYERS und SAYERS (1947) zeigten außerdem, daß der Abfall der Ascorbinsäure durch Vorbehandlung mit Nebennierenrindenextrakt oder kristallinisierten Steroiden verhindert werden kann. DOUGHERTY und WHITE (1947) lösten ebenfalls mit einer Typhusvaccine die typische Stresskette aus und beobachteten die Wirkung an einem peripheren Phänomen, der Lymphocytopenie (S. 690). Aber auch beim adrenalektomierten Tier soll es nach Typhusvaccine zur Lymphocytopenie kommen (LEWIS und PAGE 1948).

Botulismus. BOGOMOLETZ (1911) s. S. 547, SADOWNIKOW (1949) s. S. 549.

Tetanus. OPPENHEIMER und LOEPER (1901) s. S. 546, ABRAMOW und MISCHENIKOW (1914) s. S. 546, DRAGANESCO und TUCOLESCO (1938) s. S. 547, GHOSH (1939), SADOWNIKOW (1949) s. S. 549.

Fleckfieber. DRAGANESCO und TUCOLESCO (1938) s. S. 547, ABRAMOW und SADOWNIKOW (1944) stellten bei Fleckfieber eine starke Abnahme der doppelbrechenden Lipoide fest (Sektionsmaterial, *Meerschweinchen*-Versuch).

Lungenabsceß. DRAGANESCO und TUCOLESCO (1938) s. S. 547.
Endokarditis. DRAGANESCO und TUCOLESCO (1938) s. S. 547.
Tollwut. DRAGANESCO und TUCOLESCO (1938) s. S. 547.
Encephalitis. DRAGANESCO und TUCOLESCO (1938) s. S. 547.
Tularämie. Bei dieser Erkrankung scheinen besondere Verhältnisse vorzuliegen. So haben PINCHOT, CLOSE und LONG (1949) bei *Ratten*, welche mit B. tularense infiziert worden waren, in der Nebennierenrinde einen normalen Ascorbinsäuregehalt mit einer extrem niedrigen Cholesterinkonzentration vergesellschaftet gefunden. Die Cholesterinentleerung blieb auch durch große Dosen von Rindenextrakt (in mehreren Intervallen gegeben) unbeeinflußt.

Plasmodiuminfektionen. Plasmodium knowlesi-Infektion veranlaßt eine deutliche Abnahme der Ascorbinsäurekonzentration in der Nebenniere von *Affen* (MCKEE, CORBEY und GEIMAN 1947), während Plasmodium gallinaceum keine Wirkung auf den Ascorbinsäuregehalt der Nebenniere des *Hühnchens* hat (JOSEPHSON, TAYLOR, GREENBERG, NADEL 1949).

Scharlach. DRANAGESCO und TUCOLESCO (1939) s. S. 547.
Meningitis (Pneumokokken). DRAGANESCO und TUCOLESCO (1938) s. S. 547.
Pneumonie. OPPENHEIMER und LOEPER (1901) s. S. 546.
Milzbrand. DRAGANESCO und LOEPER (1901) s. S. 347.
Variola. OPPENHEIMER und LOEPER (1901) s. S. 546.
Streptokokkeninfektionen. OPPENHEIMER und LOEPER (1901) s. S. 546.

Die eingehende Schilderung der bei diesen verschiedenen Infektionen aufgefundenen Bilder in der Nebenniere erübrigen sich. Bei Besprechung der Diphtherie ist auf die für unseren Zusammenhang wichtigen Punkte eingegangen worden. Auf Grund der S. 544 durchgeführten Betrachtungen bedarf es hier wohl auch weiter keiner Erklärungen, daß die sog. ,,spezifischen" Infektionen (Tuberkulose, Syphilis usw.) hier nicht eingefügt werden können.

Welch große Rolle aber der Stressmechanismus auch im Infektionsgeschehen spielt, geht aus Versuchen TONUTTIS hervor (S. 550), der nach Hypophysektomie und Diphtherietoxininjektion eine Beteiligung der sonst stets betroffenen Nebenniere vermißte. Sind umgekehrt die Nebennieren insuffizient oder entfernt, dann kann sich die Stresskette bei der Infektion selbstverständlich nicht abwickeln. PERLA, MARMORSTON (1937a, b) fanden adrenalektomierte oder skorbutische *Meerschweinchen* gegen Infektionen viel anfälliger.

Weitere Literatur über Stresswirkung von Toxinen und Infektionen: WACKER und HUECK (1913), WELTMANN (1913), ELLIOTT (1914), LANDAU und MCNEE (1914), GRAHAM (1916), LUCKE, WIGHT und KIME (1919), CLEVERS und GOORMAGHTIGH (1922), BAUMANN und HOLLY (1925), MOURIQUAND, LEULIER, SÉDALLIAN (1928), BLUMENSAAT (1929), DEANESLY (1931), SPERRY und STRYANOFF (1935), EWERT (1935), MENTEN und SMITH (1936), LAGE (1940), SARASON (1943), KEPL und PEARSON (1945), ROGERS und WILLIAMS (1948), PINCHOT, CLOSE und LONG (1949), ADAMS und BAXTER (1949).

h) Die Wirkung von Adrenalin auf die Nebenniere.

Schon im vorangehenden Kapitel wurde darauf hingewiesen, daß das *Nebennierenmark* bei Infektionskrankheiten deutliche Reaktionen zeigt, die insgesamt auf eine extrem gesteigerte Adrenalinabgabe hinweisen. Nicht bei allen Stressformen scheint indessen das Mark in so kräftiger Weise anzusprechen. Es mag durchaus sein, daß wir in der enormen Adrenalindiaprasie (S. 614) eine Besonderheit des Infektionsgeschehens vor uns haben. Indessen liegen zu wenig Beobachtungen am Nebennierenmark unter Stress vor, weil das Augenmerk der meisten Untersucher zu einseitig auf die Nebennierenrinde gerichtet ist. Die bei Infektionen gewonnenen Beobachtungen dürften der Hauptanlaß für die Entstehung der Ansicht gewesen sein, daß jedes Stressgeschehen (vegetatives Nervensystem) zunächst am Nebennierenmark angreift, dort zu einer Adrenalinausschüttung führt, wobei in der Peripherie der Verbrauch oder die Nutzung der Corticoide steigt und ihr Spiegel im Blut entsprechend fällt. Auf humoralem Weg erfolgt die Reaktion des Hypopyhsenvorderlappens.

Andererseits werden wir im folgenden sehen, daß sich das Adrenalin bei vielen Versuchen wie ein unspezifischer Stress ausgewirkt hat. Wir werden daher im folgenden nur die Wirkungen *künstlich zugeführten Adrenalins* untersuchen. Die Einschaltung des körpereigenen Adrenalins soll später diskutiert werden (S. 577ff.). Im übrigen verweise ich zum Problem ,,Adrenalinwirkung" auf S. 418ff. Wir werden schließlich zu erwägen haben, ob nicht eine direkte Wirkung des Markhormons auf endokrine Organe, einschließlich Nebennierenrinde in Betracht zu ziehen ist. ELLIOTT (1912) meinte auf Grund seiner Versuche mit Adrenalin, eine intravenöse Injektion veranlasse weder Abgabe noch Speicherung im Mark (Phäochromietest). Eine direkte Wirkung auf die Drüse, die er selbst (1905) behauptet hatte, wird von ihm abgelehnt. Er habe damals noch nicht die Wirkung des Äthers (S. 554ff.) auf das Nebennierenmark gekannt.

Zunächst hatte LIPPROSS (1936) nach Verabreichung von Suprareninchlorid keine histologische Veränderung der Nebennierenrinde von *Ratten* gesehen. SELYE (1937a) konnte aber nach Injektion von 0,02 cm³ einer Lösung von Adrenalin (1:1000) zweimal täglich bei *Ratten* die typische *Alarmreaktion* beobachten. MORIN, VIAL und GUYOTAT (1942) verglichen die Wirkung eines Kältestress und einer Adrenalininjektion und kamen zur Überzeugung, daß beide außerordentlich ähnliche Bilder in der Nebenniere veranlassen. Sie schlossen daraufhin auf eine Adrenalinausschüttung unter Kältestress, womit sich die Meinung anbahnte, daß letztlich jeder Stress auf eine Adrenalinabgabe zielt und alle weiteren Wirkungen schließlich als solche des Adrenalins aufzufassen sind.

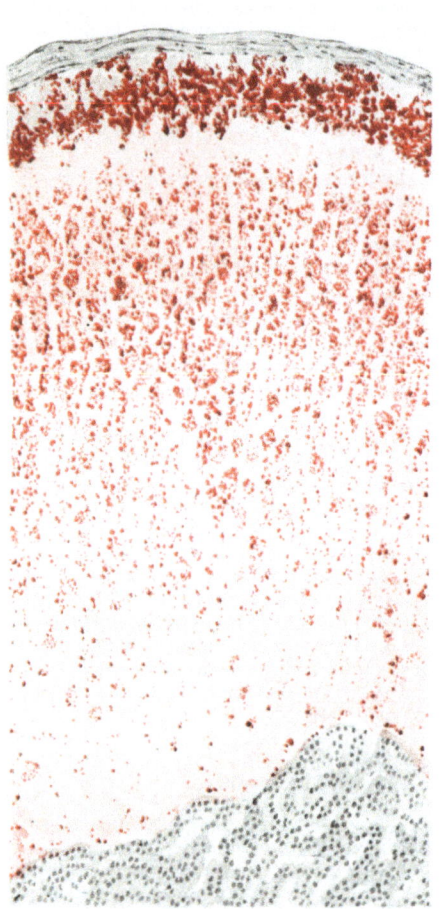

Abb. 228. Durch Adrenalininjektionen verstärkte Sudanophilie in der Zona glomerulosa der *Ratte* (Färbung mit Sudan III; vgl. mit Abb. 156, S. 327). Aus HERRMANN 1942.

CLARAS Schüler HERRMANN (1942) hat die Nebennieren von *Meerschweinchen* und weißen *Ratten* nach Adrenalingaben untersucht. Bei *Ratten* (Suprarenin 1:10000, Einzeldosis 0,2 cm³ intramuskulär, 10 Injektionen, Behandlungsdauer 24 Tage bzw. 15 Injektionen, Behandlungsdauer 37 Tage), die im allgemeinen die Injektionen gut vertrugen, verschwand die Grenzschicht zwischen Glomerulosa und Fasciculata (progressive Transformation nach TONUTTI?). Die Sudanophilie der Fasciculata ging zurück (Lipodiaprasie, S. 614), während sie in der Glomerulosa sogar zugenommen haben soll (Abb. 228). Interessanterweise waren selbst hohe Adrenalingaben bei jüngeren Tieren weniger wirksam als bei älteren. Bei *Meerschweinchen* (Suprarenin 1:10000, Einzeldosis 0,4 cm³ intramuskulär, 15 bzw. 25 Injektionen insgesamt, 38 bzw. 56 Tage Versuchsdauer), die sehr stark zu entzündlichen Reaktionen im Bereich der Injektionsstellen neigten, zeigten sich ähnliche Veränderungen, jedoch kam bei höheren Dosen eine gewisse Rückbildung der Glomerulosa hinzu.

Im übrigen kann man der Arbeit von HERRMANN entnehmen, welche Schwierigkeiten die wechselnden Bilder der Nebennierenrinde nach Adrenalingabe dem Verständnis bereiteten. Es war keineswegs leicht, Ordnung in die mannigfachen Befunde zu bringen. Erst SELYES Konzeption hat die Verhältnisse geklärt. Inzwischen ist durch die Arbeiten von LONG und FRY (1945), LEVIN (1945), LONG (1947) LUDEWIG und CHANUTIN (1947), SAYERS und SAYERS (1947), MCDERMOTT, FRY, BROBECK und LONG (1950), M. VOGT (1950) erwiesen, daß Adrenalin wie Histamin, Kälte, Sauerstoffmangel usw. Cholesterin- und Ascorbinsäuregehalt der Nebennierenrinde der *Ratte* in typischer Weise senken. Bei Ausschaltung der Hypophyse ist die Reaktionskette unterbrochen. Der Abfall der Ascorbinsäure kann durch Vorbehandlung der Tiere mit Rindenextrakt oder kristallisierten Steroiden verhindert werden (SAYERS und SAYERS 1947). Die Wirkung des Adrenalins auf die Ascorbinsäure haben ferner BOAS und JAILER (1949) geprüft. Überraschenderweise fanden sie, daß weder ACTH noch Adrenalin die Ascorbinsäurekonzentration der *Hühnchen*-Nebenniere beeinflussen.

ROBINSON und YOFFEY (1950, vgl. S. 539 ff.) untersuchten den Kälte- und Adrenalinstress an *Ratten*, denen sie 0,036 cm³/100 g Körpergewicht Adrenalin (1:1000) intraperitoneal verabfolgten. Schon 10 min nach einer Injektion sank das Cholesterin besonders in Reticularis und inneren Abschnitten der Fasciculata (s. Figur 7 der Abb. 223, S. 541). Drei Tage nach einer solchen Injektion war das normale Rindenbild wieder hergestellt (Figur 8 der gleichen Abbildung). Wiederum ließen sich die 3 Stadien der SELYEschen Reaktionsreihe deutlich nachweisen. Figur 7 der Abb. 223 zeigt das Alarmstadium (Diaprasie des Cholesterins, S. 614). Um die weiteren Stadien (Resistenz-Exhaustion) zu erhalten, bekamen die *Ratten* dreimal täglich 1—21 Tage lang Adrenalininjektionen der oben angegebenen Menge. Zwischen dem 4.—6. Tag ging das Alarmstadium in das Widerstandsstadium über (Figur 9 und 10 der Abb. 223, Enchosis des Cholesterins, S. 614). Noch länger verabreichte Adrenalininjektionen führten zur Exhaustion (Figur 11, 12 der Abb. 223, Exhaustion des Cholesterins).

Auch an *Sekundäreffekten* (*Lymphocytopenie* nach Abgabe von Rindensteroiden) kann die Adrenalinwirkung auf das System ACTH-Nebennierenrinde abgelesen werden. HORTLING und PEKKARINEN (1949) haben beim Menschen die Lymphocytopenie nach Adrenalininfusion gesehen, welcher eine kurze Lymphocytose vorangeht; diese wird als ein Effekt des Adrenalins auf die Milz aufgefaßt. Indessen haben GABRILOVA, VOLTERRA, JACOBS und SOFFER (1949) auch bei Addison-Patienten nach Adrenalinzufuhr eine Lymphocytopenie beobachtet. Adrenalin bewirkt des weiteren eine Lymphocytopenie beim hypophysektomierten, nicht aber beim adrenalektomierten Tier (HUNGERFORD 1949). Allerdings ist die Wirkung in Abwesenheit der Hypophyse viel geringer als normalerweise.

Darf man daraus auf eine *direkte Wirkung des Adrenalins auf die Sekretion der Corticoide* schließen? Das hypophysektomierte Tier gibt eine kleine, aber eindeutig nachweisbare Quantität von Corticoiden aus der Nebennierenrinde kontinuierlich ab. Kann Adrenalin direkt auf die Lymphocyten in Gegenwart dieser geringen Hormonmenge wirken? Die Frage kann zur Zeit noch nicht klar beantwortet werden.

Über eine *Eosinopenie* nach Adrenalinstress berichten GODLOWSKI (1948), LARAGH und ALMY (1948), ALMY und LARAGH (1949), HORTLING und PEKKARINEN (1949), SPEIRS und MEYER (1949), C. WHITE, LING und KLEIN (1950), ABELSON und MOYES (1950), DURY (1950), RECANT, HUME, FORSHAM und THORN (1950), BEST und SAMTER (1951), BLISS, RUBIN und GILBERT (1951). Auch hier bestehen Schwierigkeiten, die aus den beiden folgenden gegenübergestellten Sätzen hervorgehen.

"Following the administration of 0,2 mg of epinephrine hydrochloride, an intact anterior pituitary gland will release sufficient ACTH to stimulate a normal adrenal cortex to increase the secretion of steroid hormones. Adrenal steroids identical with or related to 11-17-hydroxycorticosterone will lead to a rapid fall in circulating eosinophils which will reach a maximum in approximately four hours after the beginning of the injection. In the absence of adequate anterior pituitary or adrenocortical function this change will not occur" (THORN, FORSHAM, EMERSON 1949).

"... 1,5 mg of epinephrine in saline given intravenously over a one-hour period produces a fall in circulating eosinophils of from 55 to 75 per cent, in four hours in both normal subjects and patients with ADDISONS disease" (RECANT, FORSHAM, THORN 1948). Bei höheren Adrenalindosen ist also auch auf Grund des Eosinopenietestes zumindest eine Direktwirkung des Adrenalin auf die Nebennierenrinde nicht auszuschließen. Bei Addison-Patienten müßten sogar von der Nebenniere gegebenenfalls unabhängige Beziehungen zwischen Adrenalin und eosinophilen Granulocyten des peripheren Blutes herangezogen werden. Die Zuverlässigkeit des sog. *Adrenalintestes* — Stimulierung der Nebennierenrinde nicht direkt mit ACTH, sondern indirekt mit Adrenalin — wird daher von einer Reihe von Untersuchern bezweifelt (GABRILOVA, VOLTERRA, JACOBS und SOFFER 1949, ABELSON und MOYES 1950, RUPPEL und HITZELBERGER 1951, LOHMEYER und HÜSSELMANN 1953).

VOGT (1944) beobachtete am dekapitierten *Hund* eine deutliche *Ausschüttung von Rindensubstanzen* nach intravenöser Gabe von Adrenalin. Adrenalinverabreichung führt zur gesteigerten Abgabe der Biocorticoide. Es muß also eine direkte Wirkung des Adrenalins ohne Einschaltung von Hypophysenvorderlappen und ACTH auf die Nebennierenrinde angenommen werden.

Ein solcher Befund könnte unter Umständen die eigentümliche Zusammenlagerung von Rinde und Mark von der physiologischen Seite verständlich machen. VOGT (1945) hat ähnliche Versuche an der *Ratte* wieder aufgenommen. Nach Adrenalininjektion stieg die Menge der Rindenlipoide (Sudan III), bei hypophysektomierten Tieren blieb die Wirkung jedoch aus.

Auch nach PASCHKIS, CANTOROW und BOYLE (1949a, b) steigt nach Adrenalingabe der Biocorticoidspiegel im Blut normaler *Hunde* an; nach CORCORAN und PAGE (1948) nimmt auch die Menge der Chemocorticoide unter Adrenalin im Nebennierenvenenblut wie im peripheren Blut zu.

Ebenso bewirkt Adrenalin eine Eosinopenie bei der hypophysektomierten *Maus* (SPEIRS und MEYER 1949). Dieser Befund mag für die Anschauung von M. VOGT sprechen. Andererseits aber wirkt nur ACTH, nicht Adrenalin auf die Produktion der Chemocorticoide in der isolierten, durchströmten Nebenniere ein (HECHTER 1949). LONG (1947b, c) ist der Meinung, daß das Adrenalin "is not in the usual sense 'a non-specific agent'."

Über den *Wirkungsmechanismus des Adrenalins* wird später weiter berichtet (S. 577ff.). Hier soll nur noch erwähnt werden, daß die durch Adrenalin bewirkte Diaprasie der Ascorbinsäure durch Rindensteroide verhindert werden kann (SAYERS und SAYERS 1948, LONG

1947c). Auch die Lymphocytopenie nach Adrenalingabe läßt sich durch Rindensteroid unterdrücken (GELLHORN und FRANK 1948). Diese Beobachtungen sprechen nach G. SAYERS (1950) mehr dafür, daß das Adrenalin wie andere unspezifische Stresses wirkt und nicht direkt den Hypophysenvorderlappen beeinflußt. Alle diese Probleme sind freilich im Fluß.

Von ganz besonderer Bedeutung für die Frage nach der Rolle des Adrenalins kann folgender Versuch von GORDON (1950) werden. Er entmarkte die Nebennieren von *Ratten*. Etwa nach 32 Tagen war der Ascorbinsäuregehalt der regenerierten, weil bei dem Eingriff beschädigten, Nebennierenrinde wieder konstant. Es gelang nun durch Kälte, Histamin, Insulin, Adrenalin einen Konzentrationsabfall der Ascorbinsäure um 27—37% zu erreichen. Nach Ansicht GORDONs ist damit bewiesen, daß das körpereigene Adrenalin keine wesentliche Rolle im Stressmechanismus zu spielen hat. Man könnte sich seiner Ansicht eher anschließen, wenn das Nebennierenmark die einzige erwiesene Quelle von Adrenalin im Körper wäre. Außerdem könnte unter Umständen in 32 Tagen eine Umstellung auf andere Paraganglien erfolgen. Würden aber Prüfungen ergeben, daß die Bedeutung der Paraganglien überschätzt wurde, dann wäre GORDONs Beweisführung wohl unanfechtbar.

JAILER (1950) hat versucht, an Hand der Veränderungen des Ascorbinsäuregehaltes der Nebennierenrinde ganz junger *Ratten* zu bestimmen, *wann der Adrenalinstress wirksam zu werden beginnt*. Bei 8 Tage alten Tieren sinkt nach einer Gabe von 0,04 mg Adrenalin (Tötung nach 1—2 Std) der Ascorbinsäuregehalt um etwa 30%, bei 10 Tage alten Tieren um 34%, bei erwachsenen *Ratten*-Männchen nach Zufuhr von 0,1 mg Adrenalin um etwa 40% (s. a. LONG und FRY 1945, SAYERS und SAYERS 1948).

PELLEGRINO, MORRIS und TRUBOWITZ (1950) stellten fest, daß das *Noradrenalin* (0,2 bis 0,3 mg, intravenös, *Mensch*) im Gegensatz zum Adrenalin keine eindeutigen Veränderungen der Zahl der Eosinophilen bewirkt. Unter dem Gesichtspunkt, welche Rolle diese beiden Marksubstanzen im Stressgeschehen überhaupt spielen, ist mir außer dieser Arbeit noch nichts weiter bekannt geworden.

i) Histamin.

Schon ELLIOTT (1912) hat die Wirkung des Histamins auf die Nebenniere geprüft. Er fand keine Exhaustionszeichen an den Markzellen. Verhältnismäßig spät wurden solche Versuche wieder aufgenommen.

Aus den Untersuchungen von LONG und FRY (1945), LEVIN (1945), ROTH und KWALE (1945), LUDEWIG und CHANUTIN (1947), SAYERS und SAYERS (1948) geht die *Stresswirkung des Histamins* deutlich hervor. ROTH und KWALE (1945) beobachteten vor allem die nach Histamininjektion folgende Adrenalinausschüttung, die anderen Autoren die *Rindenveränderungen*, bei welchen Abfall des Cholesterins und der Ascorbinsäure im Vordergrund stehen. Nach SAYERS und SAYERS (1947) kann die Verminderung der Ascorbinsäure nach Histamininjektion durch Vorbehandlung mit Rindenextrakt oder kristallisierten Steroiden, allerdings nur teilweise, verhindert werden.

Auch nach Histaminstress kann man an *Sekundäreffekten* (Corticoide-Lymphocytopenie) die Erhöhung der Aktivität der Nebennierenrinde ablesen (DOUGHERTY und WHITE 1947).

Eine *Durchschneidung des Hypophysenstieles* hemmt nicht die Abgabe von ACTH aus dem Hypophysenvorderlappen nach Histamingabe, geprüft am Ascorbinsäureabfall der Nebennierenrinde (CHENG, SAYERS, GOODMAN, SWINYARD 1949a).

j) Die Wirkung weiterer Pharmaka (alphabetisch geordnet) auf die Nebenniere.

Anaesthetica und Narkotica. ELLIOTT (1912) beobachtete bei *Äthernarkose (Katze)* einen Adrenalinverlust, intakte Innervation der Nebenniere vorausgesetzt (SCHUR und WIESEL 1908, HORNOWSKI 1909, 1910). Später wurde der Einfluß der Narkotica auf die Nebennieren erneut untersucht. Nach BOWMAN und MUNTWYLER (1937, Äther), LAUBER, DUMKE und PATZSCHKE (1937, Äther, Chloroform) sinkt das Vitamin C in der Nebenniere und anderen Organen ab. Gegen diese Behauptung haben sich RITZ, SAMUELS und ADDIS (1940), CH. REISS (1940) ausgesprochen, d. h. sie soll nur für den Fall tiefer Narkose zutreffen. FROMMEL, PIQUET, CUÉNOD und LOUTFI (1946c) untersuchten das Verhalten des Vitamin C bei Äther- bzw. Chloroformnarkose des *Meerschweinchens* (chemische Analyse). Die Ergebnisse lassen sich aus den Abb. 229 und 230 ablesen. Als Nebenbefund erwähnen die Autoren eine Senkung der Cholinesterase in der Nebenniere während der Narkose (s. a. BERNHEIM und BERNHEIM 1936, AHLMARK und KORNERUP 1939, HERSCHBERG, GEISENDORF und PIQUET 1944). ABELIN (1943, 1946a) beobachtete, daß während der Narkose (Äther, Chloroform, Numal) der Cholesteringehalt der Nebenniere (chemische Bestimmung) bei *Ratte* wie *Meerschweinchen* zunimmt, bei letzteren deutlicher als bei *Ratten*. Während der Narkose erfolgt bei *Meerschweinchen* ein tiefer Sturz des Blutcholesterins, manchmal derartigen Ausmaßes, daß Cholesterin im Blut überhaupt nicht mehr nachgewiesen werden kann. Bei *Ratten* wird dagegen der Blutcholesteringehalt durch die Narkose nicht gesenkt, er kann im Gegenteil manchmal ansteigen. Bei der Narkose tritt auch eine Hyperglykämie *(Meerschweinchen)* auf; wahrscheinlich hängt der Cholesterinverlust des Blutes damit zusammen.

Nach einer Chloroformnarkose steigt der Cholesteringehalt der Nebenniere nicht so stark an wie nach einer Äthernarkose, dafür sind die erreichten Werte konstanter. Bei der *Ratte* beträgt die Zunahme bis 52%. Nach Gabe von Numal (Roche) steigt der durchschnittliche Cholesteringehalt der Nebenniere um 87%, während Evipanzufuhr nur geringfügige Änderungen bewirkt; man verwendet Evipan gerne zur Betäubung der Versuchstiere bei Glykogenversuchen u. ä., weil der Stoff offenbar wenig Beziehungen zum Kohlenhydratstoffwechsel hat.

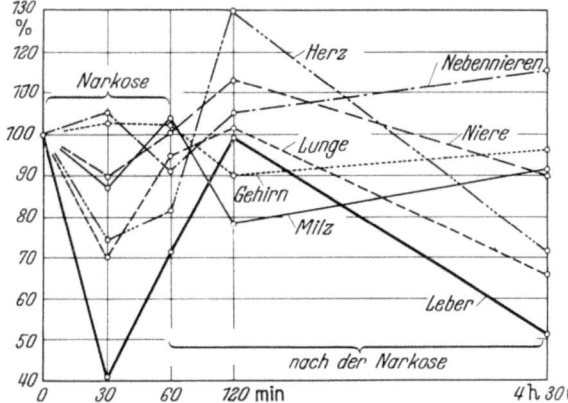

Abb. 229. Verhalten der Ascorbinsäure in verschiedenen Organen bei Äthernarkose. Aus FROMMEL, PIQUET, CUÉNOD und LOUTFI 1946c.

Die bei der Narkose einsetzende Hyperglykämie erklärt ABELIN (1946) mit einer Vermehrung der Adrenalinabsonderung. Er verweist in diesem Zusammenhang auf die Arbeiten von SCHUR und WIESEL (1908), HORNOWSKI (1909a, b), ELLIOTT, BORBERG und SYDENSTRIKKER (1914), welche eine Abnahme der Phäochromie unter Narkoticis beschrieben, ferner von BIEDL (1913) und KOCHMANN (1936) über Veränderungen des Adrenalingehaltes des Blutes während der Narkose.

Die Hyperglykämie wiederum sieht ABELIN als Ursache dafür an, daß das Blutcholesterin abfällt, das Nebennierencholesterin steigt. Bei der Hyperglykämie wird Leberglykogen verbraucht, eine Abfüllung der Glykogenreserve wird notwendig. Material für den Neubau von Glykogen können einmal die während der Narkose vermehrt vorhandene Milchsäure sein, zweitens Eiweiße. Für die Beteiligung der letzteren spricht eine vermehrte Harnstoffausscheidung. Es würde sich also um eine Glykoneogenie handeln, bei derem Zustandekommen aber Rindensteroide der Nebenniere höchstwahrscheinlich eine entscheidende Rolle spielen.

Die Wirkung mancher Anaesthetica als Stress auf dem Wege Hypophysenvorderlappen-ACTH-Nebennierenrinde-Ausschüttung von Rindensteroiden, kann auch an der Peripherie, beispielsweise an der Lymphocytopenie erkannt werden (DOUGHERTY und WHITE 1947).

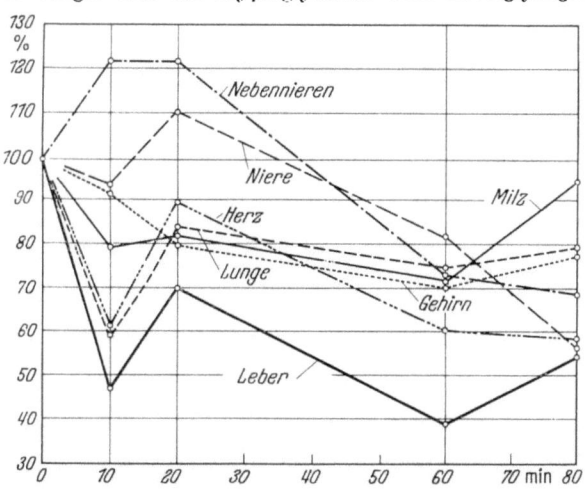

Abb. 230. Verhalten der Ascorbinsäure in verschiedenen Organen bei Chloroformnarkose. Aus FROMMEL, PIQUET, CUÉNOD und LOUTFI 1946c.

Versuche mit allerdings beträchtlichen Dosen von *Morphium* unternahm bereits ELLIOTT (1912). Das Mittel wirkt auf die *Katze* stark erregend. Der über die Nn. splanchnici laufende Impuls führt zu einer Exhaustion des Nebennierenmarkes mit fast völligem Schwinden der Phäochromie (s. a. MAXIMOW und BLOOM 1942). Nach CREMER, KRAMER und REICHEL (1944) klingt indessen die Wirkung von *Morphin, Urethan, Chloralose* auf die Marksekretion nach 1—2 Std ab (Dosen: *Hund:* Morphin 0,08 g/kg, Chloralose 0,04 g/kg). Beim *Urethan* beobachtete ELLIOTT (1912) ähnliche Markwirkungen wie bei Äther. Angaben über eine

Lymphocytopenie nach Urethanstress sind kritisch zu betrachten, weil das Mittel selbst eine lymphocytolytische Wirkung besitzt (DURY und ROBIN 1948).

Antimon. Auf Stresswirkung deutet nach DOUGHERTY und WHITE (1947) die Lymphocytopenie (S. 690).

Arsen vgl. Antimon, DOUGHERTY und WHITE (1947).

Barium. Bariumvergiftung führt zunächst zur Senkung des Ascorbinsäuregehaltes der Nebennierenrinde; ihr folgt die übermäßige Beladung mit dem Vitamin C (FROMMEL, PIQUET und CUÉNOD 1946c); zugleich soll das Barium die Cholinesterase in der Nebenniere hemmen.

Benzanthracen usw. RATSIMAMANGA (1950) hat die Stresswirkung der folgenden Stoffe geprüft: 1. Styryl 430 (acéto-méthylate de 2 p-aminostyryl-6p-acétylaminobenzoylaminoquinoléinium, BUU-HOI 1947, RATSIMAMANGA 1950), 2. 1—2 Benzanthracen, 3. die aktive cancerogene Substanz 9—10 Dimethyl-benzanthracen und 4. das ebenfalls cancerogene 20-Methylcholanthren. Diese 4 Stoffe sind mit Corticoiden chemisch verwandt. Sie sollen eine Wirkung auf den Hypophysenvorderlappen ausüben (HADDOW). RATSIMAMANGA (1950) hat die Stoffe an der *Ratte* im Arbeitstest (Schwimmversuch, S. 536) untersucht. Einmalige Injektion ergab eine Leistungssteigerung, bald gefolgt von einem beträchtlichen Leistungsabfall und nur langsamer Normalisierung (zur Messung vgl. die Angaben S. 536). Im einzelnen war nach Verabreichung des Styryls der Leistungsabfall rapid, nach Benzanthracen etwas langsamer und nach den beiden letzten Stoffen sehr langsam. « Le cortex était donc capable de mobiliser instantanément une certaine quantité d'hormones actives. Mais cette sécrétion supplémentaire d'hormones est purement transitoire, car elle est suivie d'un effrondrement (chute corrigible par les extraits corticaux) » (RATSIMAMANGA 1950).

Benzol. HETT (1940) richtete in den bereits geschilderten (S. 218) Versuchen das Augenmerk in erster Linie auf die Blutzellwirkung des Benzols. Es ist nach seiner Beschreibung schwierig zu entscheiden, ob dem Benzol überdies eine Stresswirkung zukommt. Eine solche Wirkung geht indessen aus den Arbeiten von POUMEAU-DELILLE (1941), DOUGHERTY und WHITE (1947) (Lymphocytopenie) hervor. POUMEAU-DELILLE (1941) gab *Meerschweinchen* (etwa 400 g Körpergewicht) eine Durchschnittsdosis von 0,3 cm^3 Benzol (in Erdnußöl, subcutan, täglich, 3—50 Tage lang). Dann wurde eine Ascorbinsäurebestimmung in verschiedenen Organen vorgenommen (Colorimetrie mit 2,6-dichlorphenol-indophenol im MEUNIERschen Photometer). Körpergewicht und Nebennierengewicht stiegen während des Versuches an. Während der ersten Zeit der Vergiftung war das Vitamin C in der Nebenniere stark vermindert. Später stieg die Konzentration langsam wieder an, blieb aber noch immer unter der Norm. Die Abnahme des Vitamins C wurde aber aufgewogen durch die Zunahme des gesamten Organs, d. h. die Bereitstellung größerer Mengen sekretorischen Parenchyms.

β-chloro-äthylamin. Nach einer Injektion sinkt der Cholesteringehalt der Nebennierenrinde zuerst (toxische Phase) und steigt danach wieder bis über die Norm an (LUDEWIG und CHANUTIN 1946).

β-tetra-hydronaphthylamin. Diese pyretische, nach persönlicher Mitteilung von Prof. LENDLE sympathicomimetische Substanz, mit stärkerer zentraler Erregungskomponente bewirkt nach ELLIOTT (1912) bei *Katzen* (2—3 cm^3 einer 2%igen Lösung) nicht Fieber, sondern eine Erregung aller sympathisch innervierten Muskeln. Dabei verliert die Nebenniere einen Teil ihres Adrenalins (Abfall der Phäochromie). Eine vollständige Erschöpfung tritt aber nicht ein. Hinsichtlich der Frage der Innervation der Nebenniere bei diesem Versuch s. S. 481. CRAMER (1926b) beobachtete eine Ausbreitung des Lipoids über die ganze Rinde (Enchosis?).

Blei. Nach BERNARD und BIGART (1904) entsteht bei der experimentellen Bleivergiftung der *Meerschweinchen* ein Bild der Nebenniere, welches sie als Ausdruck von „Suractivité" oder „Hyperépinéphrie" auffassen. Nach Verabfolgung von Bleiacetat sahen die Autoren eine knotige *Hyperplasie der Glomerulosa, Vermehrung der Spongiocyten* durch Transformation von Fasciculatazellen, Ergastoplasmazunahme («qui remplit la couche réticulée et se forme dans la couche spongieuse»). Mehrfache Gaben von Bleiacetat bewirken *Hypertrophie* der Nebenniere, Zunahme des Pigmentes in der Reticularis, Capillarektasie (Schädigung von Rindenzellen durch Druck). Das Mark wird nicht verändert. Die Nebennierenhyperaktivität, die aus diesen Zeichen gefolgert werden, soll einen Einfluß auf die nach Bleivergiftung zu beobachtenden Gefäßveränderungen (Aorta) haben.

In der Bleivergiftung kommt es nach neueren Untersuchern zum Abfall des Vitamin C auch in der Nebenniere (HOLMES, CAMPBELL und AMBERG 1939, PILLEMER, SEIFTER, KÜHN und ECKER 1940, MARCHMONT-ROBINSON 1941, RAMEL und SCHENK 1942, KRAUT und LEHMANN 1942, LANG 1942/43). Nach FROMMEL, HERSCHBERG und PIQUET (1944b) hemmt Blei die Cholinesterase. FROMMEL, PIQUET und CUÉNOD (1946): « Le plomb crée une certaine hypovitaminose C à doses toxiques et inhibite la cholinestérase sérique.»

Chloralose s. S. 555.

Chloroform s. S. 554ff.

Colchicin. DOUGHERTY und WHITE (1947) berichten von einer Lymphocytopenie nach Colchicinvergiftung, die sie auf eine Stresswirkung beziehen. Beim Colchicin dürfte aber erst eine unmittelbare Einwirkung auf die Lymphocyten auszuschließen sein.

Curare. Curare hat eine ähnliche, aber schwächere Wirkung auf die Nebenniere als Pilocarpin (s. dort).

Cyan. NICHOLS und MILLER (1949) verabreichten *Ratten* NaCN in kleinen wiederholten subletalen Dosen mit dem Resultat einer *Hypertrophie* der Nebenniere und deutlicher *Lipoidabnahme* in den inneren Zonen. Die Wirkung ist die gleiche wie bei Sauerstoffmangel, obwohl die arterielle Sauerstoffspannung bei dem Versuch normal gehalten wurde.

Dibenamin. Nach HENI und MAST (1951) bewirkt Dibenamin (*Ratte*, 6 mg, intravenös) einen Abfall von Lymphocyten, Granulocyten und besonders Eosinophilen. Nach doppelseitiger Adrenalektomie bleibt die Reaktion aus. Eine Stresswirkung wird angenommen.

Evipan s. S. 555.

Formaldehyd. Injektion von Formollösungen bedeutet einen starken Stress, bei dem eine *Aktivierung der Nebennierenrinde* angenommen werden kann (SELYE 1937a, SAYERS und SAYERS 1948). DOUGHERTY und WHITE (1947) sahen nach einer Formolinjektion eine Lymphocytopenie auftreten. Unter einem Formolstress steigt der Corticoidspiegel im Blut (PASCHKIS, CANTOROW und BOYLE 1949a, b).

Der Formalinstress erlangte besondere Bedeutung, nachdem SELYE (1949) nachgewiesen hatte, daß verdünnte Formollösungen (1/10 cm³), gelenknah eingespritzt, bei Versuchstieren eine Monarthritis hervorrufen, die der nach übermäßigen Gaben von Desoxycorticosteronacetat zu beobachtenden ähnelt. Sie läßt sich sogar im Gegensatz zur Desoxycorticosteronacetatarthritis mit konstanterer Gleichmäßigkeit auslösen. Gibt man *Goldhamster*-Männchen in 2 Tagen 4 Injektionen von je 0,5 cm³ einer 4%igen Formollösung, so erfolgt ein Abfall der Carbonyllipoide in der Nebennierenrinde (ALPERT 1950), wie nach Verabreichung von ACTH. Außerdem steigt das Nebennierengewicht an.

Mit dem Formolstress hat INGLE (1950) die Frage geprüft, ob ein Diabetes infolge Aktivierung der Nebennierenrinde verschlimmert wird. *Ratten*-Männchen mit künstlichem Diabetes infolge teilweiser Entfernung des Pankreas (Methode von INGLE und GRIFFITH 1942) erhielten subcutan 0,25—1 cm³ einer 1,5%igen Formollösung, 2mal täglich, 7 Tage lang. Bei schwach diabetischen *Ratten* kam es daraufhin zu einer geringen Abnahme der Zuckerausscheidung im Harn; in schwereren Diabetesfällen trat keine derartige Veränderung ein. Auch bei längerer Applikation wurden keine wesentlichen Änderungen der Glykosurie festgestellt.

Bei Formolarthritis hat SELYE (1949) makrochemisch eine Verminderung der Ascorbinsäurekonzentration in der Nebenniere festgestellt. Meine Mitarbeiterin ROEPKE (1952) hat diese Versuche mit histochemischer Technik an *Meerschweinchen* wiederholt.

Die Versuchstiere (*Meerschweinchen*, 300—400 g Körpergewicht) erhielten eine Injektion von 0,1 cm³ einer 2%igen Formollösung unter die Plantaraponeurose des linken Hinterfußes. In der 1. Versuchsreihe gaben wir nur eine Injektion und untersuchten die Nebennierenrinde der Tiere histochemisch auf Ascorbinsäure (Technik-Probleme s. HAASE 1952) nach 10 min, 1, 12, 24 und 48 Std nach der Injektion. In der 2. Versuchsreihe wurden 2 Injektionen im Abstand von 48 Std gegeben. Die Tiere wurden dann in gleichen Intervallen getötet. Die Tiere der 3. Versuchsreihe bekamen außerdem noch am 5. Versuchstage eine Injektion und wurden dann wieder in gleichen Intervallen untersucht. Schließlich wurde eine 4. Versuchsreihe angesetzt, in der die Tiere in gleicher Weise wie in der 3. injiziert wurden. Sie wurden aber erst am 14. bzw. 28. Tage nach den Injektionen getötet.

In der 1. Versuchsreihe kam es zu plötzlicher starker Abnahme der Ascorbinsäure innerhalb der ersten Stunde nach der Injektion. Zwei Tage nach der Injektion war die Nebennierenrinde mit Ascorbinsäure stärker als normal beladen (Abb. 231). In der 2. Versuchsreihe war der Anfangsabfall der Ascorbinsäure (Diaprasie S. 614) noch größer, wobei nach den Erfahrungen der 1. Versuchsreihe zu bedenken ist, daß die Diaprasie von einem an sich erhöhten Ascorbinsäuregehalt der Rindenzellen in der 2. Versuchsserie ihren Ausgang genommen haben muß! Die Enchosis stößt jetzt aber im Gegensatz zu der deutlichen des 1. Versuches auf größere Schwierigkeiten, was noch klarer im 3. Versuch wird, wo selbst nach 14tägiger Versuchsdauer äußerst wenig Ascorbinsäure wieder erschienen ist (Abb. 232). In der 4. Versuchsserie ergab sich, daß die normale Konzentration der Ascorbinsäure in der Nebennierenrinde erst in der 4. Versuchswoche wieder erreicht wird. Auch in der ROEPKE-schen Arbeit wird eine gleichmäßige Ascorbinsäuredynamik für die gesamte Rinde der *Meerschweinchen*-Nebenniere angegeben; eine Zweiteilung der Rinde im Sinne von GREEP und DEANE (1949) konnten wir nicht feststellen.

Im übrigen scheint sich das Verhalten der Ascorbinsäure in den Versuchen mit mehreren Formolinjektionen am ehesten nach SELYES Schema der sog. *gekreuzten Resistenz* verstehen zu lassen. Die 1. Versuchsreihe gab nämlich in typischer Weise die Alarmreaktion (Diaprasie der Ascorbinsäure in der Nebennierenrinde) wieder. Ihre Dauer erstreckt sich auf etwa 48 Std. Würde mit dem Beginn der 2. Injektion (Versuchsserie II) wieder nur der Formolstress wirksam werden, dann müßte sich nach kurzer Diaprasie — die auch eintritt — baldigst eine mächtige Enchosis einstellen. Der Organismus hätte sich damit als spezifisch resistent gegen einen unspezifischen Stress gezeigt. Wir beobachteten aber in der 2., noch deutlicher 3. Versuchsserie lange Zeit niedrige Konzentration der Ascorbinsäure. Das spricht für die gekreuzte Resistenz, was nach SELYE (1947) besagt, daß der Körper die Fähigkeit erwirbt, einer Stressart zu widerstehen, die sich qualitativ von der unterscheidet, an welche er ursprünglich adaptiert wurde. Es wird sich dabei wohl um die formolbedingten Gelenkentzündungen handeln. Sie sind nicht so schwer, daß sie die gesamte „Adaptationsenergie" aufzehren.

Germanin. (Bayer 205; das offenbar eroberte Patent führte zum „Naphuride" der Firma Winthrop.) Germanin soll besonders bei *Meerschweinchen* eine cytotoxische Atrophie der

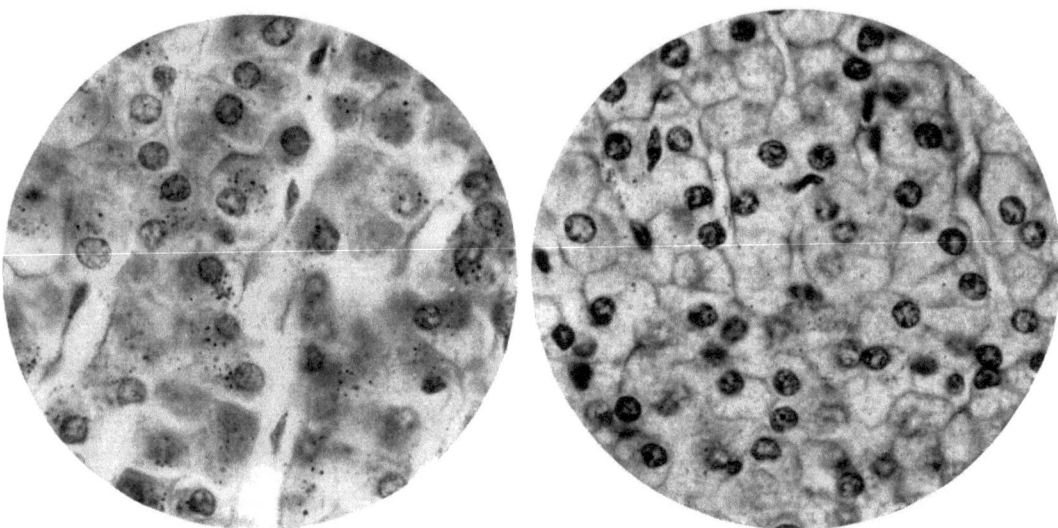

Abb. 231.   Abb. 232.

Abb. 231. Relativ starke Beladung mit Ascorbinsäure im inneren Bereich der Zona fasciculata der Nebennierenrinde eines *Meerschweinchens* nach einmaliger Verabreichung von 0,1 cm³ 2%igen Formol unter die Plantaraponeurose. Tötung nach 48 Std (AgNO₃ bei pH 3,5, Gegenfärbung mit Hämatoxylin-Eosin, 600fach vergrößert). Aus ROEPKE 1952.

Abb. 232. Diaprasie der Ascorbinsäure aus der Zona fasciculata der Nebennierenrinde eines *Meerschweinchens* nach 3maliger Injektion von je 0,1 cm³ 2%igen Formols unter die Plantaraponeurose (AgNO₃ bei pH 3,5. Gegenfärbung mit Hämatoxylin-Eosin, 600fach vergrößert). Aus ROEPKE 1952.

Nebennierenrinde bewirken (HUMPHREYS und DONALDSON 1941). WEIS und GAUNT (1946) haben in einer Nachuntersuchung *Ratten*-Weibchen 3mal wöchentlich 2 mg Germanin je 100 g Körpergewicht 1—90 Tage lang gegeben. Die chronische Verabreichung führte zu pathologischen Veränderungen der Niere. An den Nebennieren aber war keine Wirkung zu erkennen. Vielleicht trat bei gleichzeitiger verstärkter Vacuolenbildung in den Glomerulosazellen und einer Chromatinverdichtung in den Zellkernen eine gewisse Verschmälerung der Glomerulosa ein.

Glukose. Eosinopenie beobachtet von DURY (1950), JORDAN, LAST, PITESKY und BOND (1950).

Gold vgl. DAINOW (1935). Mit Solganal behandelte *Meerschweinchen* bekommen eine C-Hypovitaminose (SANDE 1938). Auf Grund von Versuchen mit der intramuskulären Injektion von Sanochrysine stellten FROMMEL, PIQUET, CUÉNOD und LOUTFI (1946c) fest: « Les sels d'or créent une hypovitaminose C tissulaire, ils dépriment en outre la cholinestérase. » Besonders stark ist der Vitamin C-Abfall in der Nebenniere.

Hydergin. HENI und MAST (1951) beobachteten bei *Ratten* nach subcutaner Verabreichung von 0,6 mg Hydergin einen Abfall der Eosinophilen im Blut, nach Verabreichung von 0,05 mg eine Zunahme. Nach doppelseitiger Adrenalektomie kam es auch bei der höheren Dosis zum Anstieg der Eosinophilen. Eine Stresswirkung des Hydergins wird daher diskutiert.

Insulin. Eosinopenie beobachtet von GODLOWSKI (1948, 1951), DURY (1950). PERLMUTTER und MUFSON (1951).

Kobragift. Die alte Neutralisationslehre (S. 516) stützte sich immer auf ein Experiment von MYERS (1898). Danach sollte Kobragift wirkungslos werden, wenn es mit Nebennierenzellen (Rinde ? Mark ?) verrieben worden war.

Methylcholanthren s. S. 556.

Morphium s. S. 555.

Nicotin. Nach DE CARO und ROVIDA (1937), YUN und KIM (1938) soll der Vitamin C-Gehalt der Nebennierenrinde nach subcutanen Nicotininjektionen steigen. Bei den Nicotinversuchen von ESSENBERG (1951) reagierten die Nebennieren weit stärker als alle anderen endokrinen Organe. 36 *Mäuse* wurden 16 Monate lang der Einwirkung von Zigarettenrauch ausgesetzt. Die Nebennieren wiesen folgende Veränderungen auf: die Zona reticularis verschwand, gelegentlich auch ein Teil der Fasciculata. In einigen Fällen vergrößerte sich die Menge des Markgewebes.

Nitrofurazon. Nach FRIEDGOOD, SWINYARD und RIPSTEIN (1951) bewirkt Nitrofurazon bei *Mäusen* eine Nebennierenhypertrophie. Auch bei *Ratten* hypertrophiert die Fasciculata, wobei die Sudanophilie und die Carbonyllipoide (Reaktion nach ASHBEL und SELIGMAN, S. 357) zunehmen.

Numal s. S. 554.

Physostigmin. Physostigmin soll nach TSCHEBOKSAROFF (1910, 1911) beim *Hund* die Adrenalinabgabe sogar nach Durchschneidung der Nn. splanchnici steigern. Nach ELLIOTT (1912) tritt aber bei *Katzen* keine Exhaustion des Nebennierenmarkes (Abfall der Phäochromie) ein. Auch bei normalen *Ratten* übt Physostigmin nach HILLARP (1946) keine Wirkung auf das Nebennierenmark aus. (Über die Wirkung von Physostigmin im Insulinschock s. S. 582.)

Pilocarpin. Unter dem Einfluß von Pilocarpin hat PETTIT (1896) in der Nebenniere des *Aales* — wahrscheinlich ist das Interrenale gemeint — Modifikationen ähnlich wie nach kompensatorischer Hypertrophie (S. 563) gesehen. Bei nur geringer Gefäßerweiterung verdoppeln die Zellreihen die Höhe. Das zentrale Lumen, um welches die interrenalen Elemente orientiert sind, wird verkleinert. Die Zellen messen schließlich 35 μ im Hauptdurchmesser. Ihr Cytoplasma ist granuliert, der Zellkern groß, der Nucleolus größer als normal. Das ganze Bild deutet auf eine Hypersekretion. Noch 24 Std nach der letzten Injektion sollen diese Zeichen vorhanden sein.

Dagegen behauptet GRYNFELTT (1902), daß durch Pilocarpin bei *Plagiostomen* keine Veränderungen der Interrenale hervorgerufen werden, abgesehen von einer Vermehrung der Mitosenzahl. GUIEYSSE (1901) injizierte *Meerschweinchen*-Böcken 0,02 g Pilocarpin (Chlorhydrat) und tötete sie 50 min danach. Er beschreibt eine Zunahme des Nebennierenvolumens — nach 50 min! (?) —, Blutreichtum der Glomerulosa, Lipoidzunahme der Glomerulosa. Die Fasciculata zeichnete sich durch Vacuolenbildungen und Zunahme der siderophilen Substanzen aus (S. 198), die Reticularis durch gesteigerten Pigmentgehalt. Die Wirkungen des Pilocarpins schienen auf die Rinde beschränkt zu sein. DELAMARE (1904) sah bei *Kaninchen* nur eine Kongestion der Nebenniere, nicht aber die von GUIEYSSE genannten Veränderungen. Im übrigen fragt DELAMARE, ob die Pilocarpinwirkung auf die Nebenniere beschränkt sei, da man ganz ähnliche Reaktionen auch in den Lymphknoten sehe. BOGOMOLEZ (1909) glaubte, die „Sekretionstheorie" der Lipoide in der Nebenniere (S. 344) dadurch bewiesen zu haben, daß er nach Pilocarpininjektion eine Fettvermehrung in den Rindenzellen konstatieren konnte. Wahrscheinlich hat es sich um eine unspezifische Streßreaktion gehandelt (Phase der Lipenchosis). Spätere Nachprüfungen haben übrigens keine sichere Bestätigung einer Fettvermehrung unter Pilocarpin gegeben.

Pitressin. DOUGHERTY und WHITE (1947) erwähnen eine Lymphocytopenie nach Pitressingabe als Zeichen einer Nebennierenrindenaktivierung.

Quecksilber. Die anorganischen Quecksilbersalze (Sublimat) wie die organischen Hg-Verbindungen (Esidron) verändern den Vitamin C-Gehalt der Rindenzellen.

Strychnin. ELLIOTT (1914) meint, daß nach Strychnin keine „Alarmreaktion", d. h. keine Adrenalinausschüttung, festzustellen sei. Auf Grund seiner pharmakologischen Prüfungen kam ELLIOTT zu dem Schluß, daß nur die zentral erregenden Mittel (z. B. β-tetrahydronaphthylamin, Morphium bei der *Katze*) zur Adrenalinausschüttung führen (s. a. FROMMEL, PIQUET, CUÉNOD und LOUTFI 1946b).

Styryl s. S. 556.

Urethan s. S. 555.

Wismut. Wismut wirkt nach FROMMEL und LOUTFI (1946) auf die Nebenniere etwa wie Quecksilberverbindungen. Es kommt zum Abfall der Ascorbinsäure und zur Hemmung der Cholinesterase.

Die hier genannten Reaktionen auf Pharmaka stellen keine lückenlose Schilderung aller an den Nebennieren studierten pharmakologischen Wirkungen dar. Auch wäre es falsch anzunehmen, daß jedes hier genannte Pharmakon nur als Streßeffektor angesehen werden kann. Jedoch ist zur Zeit, ähnlich wie bei den Infektionskrankheiten (s. S. 544 ff.), eine klare Trennung der unspezifischen Stresswirkung von der eventuellen spezifischen Wirkung auf die Nebenniere nicht möglich.

k) Die Stresswirkung von artfremdem Eiweiß.

Nach TEPPERMAN, ENGEL und LONG (1943b) wirkt bereits eine einseitige, hohe Eiweißdiät gegebenenfalls wie ein Stress. Indessen soll über die Beziehungen zwischen Nebenniere und Eiweißstoffwechsel in anderem Zusammenhang berichtet werden (S. 688 ff.). Nach Verabreichung von artfremdem Eiweiß beobachteten DOUGHERTY und WHITE (1947) eine Rindenaktivierung der Nebenniere, die sich an einer Lymphocytopenie erkennen ließ (S. 690). Über Versuche mit Hypertensinogen berichteten FORTIER, SKELTON, CONSTANTINIDES, TIMIRAS, HERLANT und SELYE (1950). Doch handelte es sich bei ihrer Fragestellung in erster Linie um eine Prüfung der ACTH-Wirkung, weshalb auf S. 596 verwiesen wird. Auf die Beziehungen zwischen Eiweißanaphylaxie und Nebenniere komme ich S. 694 zurück.

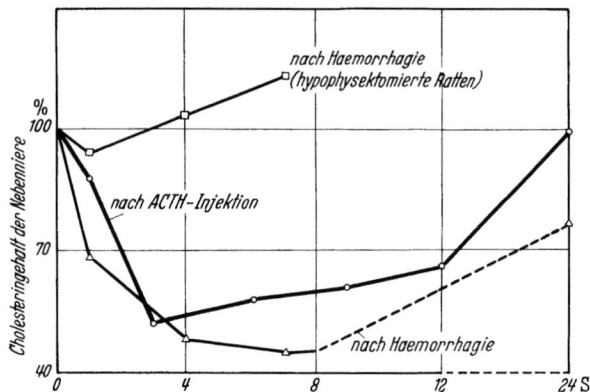

Abb. 233. Veränderung des Gehaltes der Nebenniere an *Cholesterin* nach Injektion von ACTH bzw. nach Stress (Hämorrhagie). Beim hypophysektomierten Tier wirkt sich der Stress nicht mehr aus. Aus SAYERS und SAYERS 1948.

l) Blutung als Stress.

Einen Einfluß einer stärkeren Hämorrhagie auf die Nebenniere (Mark, Adrenalin!) nahm bereits ELLIOTT (1914) an. Daß aber eine Blutung im Sinne eines Stress die typischen Reaktionen an der Nebennierenrinde auslöst, ist erst durch neuere Arbeiten erwiesen worden (ENGEL, WINTON und LONG 1943, LONG und FRY 1945, SAYERS, SAYERS, LIANG und LONG 1945, LEVIN 1945, LUDEWIG und CHANUTIN 1947, SAYERS und SAYERS 1948). Die Sudanophilie, der Gehalt an Cholesterin und Ascorbinsäure sinken rasch ab (Abb. 233). GELLHORN und FRANK (1949) beobachteten als Zeichen einer Nebennierenrindenstimulierung unter der Hämorrhagie eine Lymphocytopenie im Blut der normalen, nicht aber der entmarkten *Ratte*. BRAUNSTEINER (1951) hat die physiologischen Reaktionen bei großen Blutaustauschtransfusionen untersucht und dabei aus einem Eosinophilensturz auf eine ACTH-Abgabe des Hypopyhsenvorderlappens geschlossen. Der Anstieg von 17-Ketosteroiden im Urin war aber nur manchmal eindeutig.

m) Erniedrigung des Luftdrucks, Hypoxie, Anoxie.

Nächst einer mir nicht zugänglich gewesenen Arbeit von SACERDOTE (1938) nenne ich die Mitteilung von LANGLEY und CLARKE (1942), daß die auf Luftdruckerniedrigung nach 2—3 Versuchstagen sich einstellende *Hypertrophie* der Nebenniere durch Vorbehandlung mit Rindenextrakt verhindert werden kann. POMERAT und HORVATH (1942) brachten *Ratten* in eine Unterdruckkammer, deren Luftdruck einer Höhe von rund 25000 Fuß entsprach. Innerhalb von 2 Tagen trat ein *Gewichtssturz* von 15—20% ein. Die Nebennieren zeigten einen deutlichen Verlust osmierbaren Materials; nur in der Zona glomerulosa blieb es liegen. Später schien das osmierbare Material wieder zuzunehmen. Längere Ausdehnung des Versuches führte zu keinen weiteren histologischen Veränderungen der Nebennierenrinde. Im Hypophysenvorderlappen erfolgte nach 84 Std eine geringe Reduktion der eosinophilen Zellen und deutliche Zunahme der Basophilen. Die Veränderungen in beiden endokrinen Organen stehen angeblich in Zusammenhang. Eine umfassende Studie über die Rolle der Nebennierenrinde bei erniedrigtem Druck stammt von SUNDSTROEM und MICHAELS (1942). Veränderungen der Aktivität der Rinde bilden die Grundlage für die zahlreichen weiteren, beim Unterdruck auftretenden Symptome.

Typische Reaktionen des Cholesterins und der Ascorbinsäure in der Nebennierenrinde konnten bei erniedrigtem atmosphärischen Druck oder bei Erniedrigung der Sauerstoffzufuhr LEVIN (1945), LONG und FRY (1945), LUDEWIG und CHANUTIN (1947), SAYERS und

SAYERS (1948) beobachten. Bei hypophysektomierten Tieren unterbleibt angeblich die Stresswirkung (vgl. ferner HOAGLAND, ELMADJIAN und PINCUS 1946, NICHOLS 1948). In den ersten 5 Tagen einer Anoxie beobachteten DARROW und SARASON (1944) bei *Ratten* eine Lipoidentleerung der Nebennierenrinde. Bei Fortsetzung des Versuches kam es am 7.—8. Tag wieder zur Auffüllung. DALTON, MITCHELL, JONES und PETERS (1943/44) brachten *Ratten* sehr lange Zeit, aber mit Unterbrechungen, in erniedrigten atmosphärischen Druck. Die anfangs erzielte Hypertrophie der Nebenniere erreichte in der 6. Versuchswoche ihr Maximum. Später wurden Nebennierengröße und Lipoidgehalt wieder normal.

TEPPERMAN, TEPPERMAN, PATTON und NIMS (1947) beobachteten einen deutlichen Abfall der Cholesterinkonzentration der Nebenniere, dagegen kaum Veränderungen des Ascorbinsäuregehalts bei Tieren, die 5 Std lang einem erniedrigten atmosphärischen Druck ausgesetzt wurden. FORTIER (1949) brachte weiße *Ratten* 38 Std unter hohen und normalen CO_2-Spannungen in eine Unterdruckkammer. Schon bei erhöhter CO_2-Spannung der atmosphärischen Luft entwickelt sich eine Nebennierenhyperplasie und Involution des lymphatischen Gewebes.

n) Strahlenwirkungen und Nebenniere.

DOUGHERTY und WHITE (1946b, 1947) beobachteten nach Röntgenbestrahlung eine Lymphocytopenie. Ob diese ohne weiteres auf erhöhte Rindenaktivität der Nebenniere bezogen werden darf, erscheint fraglich, da eine Direktwirkung nicht auszuschließen ist. Es kommt ferner nach einer Röntgenbestrahlung zum Cholesterinabfall in der Nebennierenrinde, der allerdings mit Verabreichung von Nebennierenrindenextrakt aufgehalten werden kann (SWIFT, PATT und TYREE 1948). Die Reaktion spielt sich zeitlich so ab, daß zunächst eine Cholesterinentleerung eintritt. Dann kommt es zur Erholung, wobei die Rindenzellen sich wieder mit Cholesterin auffüllen (Enchosis). Bestrahlt man aber weiter, dann tritt erneut eine Entleerung auf (Exhaustion). Die Tiere gehen nun meist zugrunde (PATT, SWIFT, TYREE, JONH 1947). ELLINGER (1948) untersuchte die Strahlenwirkungen an Milz, Knochenmark und Nebenniere mit und ohne Desoxycorticosteronacetatgaben. Den Effekt an der Milz hemmte Desoxycorticosteronacetat überhaupt nicht, im Knochenmark trat nach Desoxycorticosteronacetat eine rapide Regeneration auf, am klarsten war das Verhalten der Nebennierenrinde. Die sudanophilen Stoffe, die bei einer Röntgenbestrahlung gewöhnlich aus der Nebennierenrinde verschwinden, blieben bei Desoxycorticosteronacetatbehandlung liegen.

PATT, SWIFT, TYREE und STRAUBE (1948) haben die Rolle der Hypophyse beim Röntgenstress an *Ratten* geprüft. Die Nebennierenreaktion auf Röntgenbestrahlung wurde durch die Hypophysektomie aufgehoben. Es waren weder signifikante Veränderungen des Nebennierencholeseringehalts noch des Nebennierengewichts mehr nachzuweisen. Hingegen traten Milz- und Thymusinvolution trotz Hypophysektomie ein. Das Nierengewicht veränderte sich bei beiden Gruppen nicht auffällig. Die Hypophysektomie schien die Toxicität der Bestrahlung zu erhöhen. Die Atrophie der Nebenniere war bei den hypophysektomierten Tieren schon zur Zeit der Bestrahlung, also 7 Tage nach der Operation, deutlich. Zugleich war die Cholesterinkonzentration zu dieser Zeit in der Nebenniere noch erhöht!

NIZET, HEUSGHEM und HERVE (1949) bestrahlten eine Hinterpfote eines *Kaninchens* einmal mit 2000 r. Daraufhin fiel der Lipoidgehalt der Nebennierenrinde. Die Ausscheidung der 17-Ketosteroide erschien unverändert. Dagegen soll nach LAWRENCE (1949) die Ausscheidung der 17-Ketosteroide nach Röntgenbestrahlung bis zum 9. Tag bei *Hunden* gesteigert sein und sich dann langsam normalisieren. EDELMANN (1950) konstatierte bei Abschirmung der Nebenniere eine Senkung der Strahlensensibilität *(Ratten)*, CRONKITE und CHAPMAN (1950) eine erhöhte Strahlentoleranz bei *Mäusen* mit gesunden Nebennieren gegenüber adrenalektomierten Tieren. Indessen sind Versuche von SMITH, SMITH und THOMPSON (1950), mit ACTH oder Cortison eine Therapie der Strahlenschädigungen durchzuführen, negativ ausgegangen. Es wird daher dem Hypophysen-Nebennierenrindensystem zur Zeit keine überragende Rolle bei der Abwehr gegen Strahlenschäden zugesprochen (W. W. SMITH 1951, 1952).

Bestrahlung mit *infrarotem Licht* bewirkt nach RIGDEN, EWING und TATE (1943) beim *Kaninchen* keine Veränderungen an den Nebennieren.

o) Schall als Stress.

Schalleinwirkung führt nur dann zur ACTH-Abgabe des Hypophysenvorderlappens, abgelesen am Ascorbinsäureabfall der Nebennierenrinde, wenn die Verbindung zwischen Hypothalamus und Hypophyse intakt ist (FORTIER 1951a, b, c).

p) Trauma, Schock, Schmerz usw. als Stress.

Daß ein Trauma die mehrfach beschriebenen Veränderungen der Nebennierenrinde (Cholesterin- und Ascorbinsäureabfall) veranlassen kann, ergeben die Untersuchungen von

DONAHUE und PARKINS (1935), MUIRHEAD, ASHWORTH, KREGEL und HILL (1942), LUDEWIG und CHANUTIN (1947). Letztere setzten eine Hautreaktion durch eine Quaddel mit bis-(β-chloräthyl)sulfid (nach SAYERS 1950). FORBES, DONALDSON, REIFENSTEIN und ALBRIGHT (1947) stellten nach einem Trauma einen kurzen Anstieg der Ketosteroidausscheidung fest, welchem ein deutlicher Abfall folgt.

Interessante Untersuchungen über die Wirkungen des *Geburtstraumas* als Stress veröffentlichten VENNING, RANDALL und GYORGY (1949). Beim neugeborenen Kind werden bereits geringe Mengen sog. Glucocorticoide sezerniert. Nach einem schweren Trauma steigt die Ausscheidung dieser Stoffe an. Das ist so gedeutet worden, daß die Hypophyse des Neugeborenen schon auf einen Stress reagiert. Bei neugeborenen *Ratten* scheinen die Verhältnisse anders zu liegen. Wie man aus dem Verhalten der Ascorbinsäure in der Nebennierenrinde schließen kann, reagieren ganz junge Tiere noch nicht auf einen Stress (Adrenalin, Kälte). *Ratten* sind bei der Geburt indessen im allgemeinen noch nicht ganz so reif wie menschliche Neugeborene.

Im Grunde bedeutet *jede Operation* bereits einen Stress. Es wird manchmal schwer zu entscheiden sein, ob der operative Eingriff bei einem Stressversuch an sich schon die Reaktionskette auslöst. Wenn BAGINSKI (1926) z. B. eine Lipoidzunahme der Nebennierenrinde speziell auf eine Durchschneidung des rechten N. vagus zurückführt, so erscheint uns dies heute recht fragwürdig. Wir brauchen nicht auf lange Diskussionen der Beeinflußbarkeit der Rindenlipoide durch nervöse Impulse einzugehen, denn höchstwahrscheinlich läßt sich das Verhalten der Rinde als Ausdruck eines Operationsstress deuten (vgl. hierzu WEIL und BROWNE 1939).

Nach Operationen sind auch die *Blutveränderungen* gesehen worden, welche wir heute als *Ausdruck gesteigerter Nebennierenrindenaktivität* ansprechen (Eosinopenie: ALMY, LARAGH 1949, DAVIS und HULIT 1949, ROCHE, HILLS und THORN 1949, ROCHE, THORN und HILLS 1950, GABRILOVE 1950, FIELD und MARBLE 1951, J. REHN 1951). Beim *Elektroschock* tritt die Eosinopenie gleichfalls auf (ALTSCHULE, PARKHURST und TILLOTSON 1949). GELLHORN und FRANK (1949) beobachteten nach Elektroschock eine Lymphopenie (S. 690), allerdings nur bei *Ratten* mit intakten Nebennieren, nicht mehr nach Entmarkung der Drüse. Nach längerer Elektroschockbehandlung hypertrophiert die Nebenniere; dieser Vorgang kann durch gleichzeitige Desoxycorticosteronacetatbehandlung verhindert werden.

Schwere Erkrankungen (ante exitum; JENNINGS 1951), *Fieber* (KIRKENDALL, HODGES und JANUARY 1951), *Myokardinfarkte* (ELLESTAD und REED 1952, FELDMAN, SILVERBERG, BIRENBAUM und JICK 1952) führen zu einem deutlichen Abfall der Eosinophilen.

Schließlich sollen schon *Schreck und Schmerz* als Stress aufzufassen sein; der Begriff Stress umfaßt nicht nur körperliche, sondern auch seelische Belastungen. Schon ELLIOTT (1912) hat bei einer Schreckwirkung Veränderungen der Nebennieren vermutet, in erster Linie eine Adrenalinabgabe. Sieht man diese als Einleitung des Stressmechanismus an (GELLHORN und FRANK 1949 u. a.), dann würde sich die Wirkung auf die Rinde (Adrenalin-Gewebe-Corticoidverarmung-Hypophysenvorderlappen-ACTH-Nebennierenrinde)fortpflanzen (vgl. hierzu S. 574ff.). MALMO, SHAGASS, DAVIS, CLEGHORN, GRAHAM und GOODMAN (1948) haben nach Schmerzreizen eine Lymphocytopenie (S. 690) beobachtet.

Seelische und körperliche Belastungen verschiedenster Art rufen ein deutliches Absinken der eosinophilen Granulocyten im peripheren Blut hervor (SPEIRS und MEYER 1949, HUMPHREYS und RAAB 1950, FROST, DRYER und KOHLSTAEDT 1951).

Die bei *Eklampsie* auftretende Eosinopenie (DAVIS und HULIT 1949) wird ebenfalls auf eine Rindenaktivierung bezogen.

Abschließend sei darauf hingewiesen, daß zwecks Erreichung einer sicheren Stresswirkung bei kleineren Laboratoriumstieren neuerdings eine Durchschneidung der Wirbelsäule vorgenommen wird („Spinal section"). DALTON (1940/41) hatte danach einen Abfall der Körpertemperatur beobachtet. Werden die Tiere aber bei Zimmertemperatur gehalten, dann tritt die typische Alarmreaktion auf. Dazu rechnet DALTON allgemeine Ödemneigung, braune Nebennieren, Magenulcera, Pyknose und Karyorrhexis der Thymocyten, Erhöhung der Blutkonzentration, niedriges Blutvolumen. Hält man die Tiere künstlich bei ihrer Körpertemperatur, dann treten die Symptome nicht auf. Nur eine geringe Vergrößerung der Nebenniere und etwas Lipoidverlust der Rindenzellen ist festzustellen. FORTIER, SKELTON, CONSTANTINIDES, TIMIRAS, HERLANT und SELYE (1950) sahen nach Spinalsektion bei der *Ratte* einen Abfall der Sudanophilie der Nebennierenrinde.

Neuerdings wird die *Schizophrenie* von einigen Autoren als Adaptationskrankheit im Sinne von SELYE aufgefaßt (LINGJAERDE 1950), bei der eine Insuffizienz der Nebennierenrinde vorliegen soll (FAURBYE, VESTERGÅRD, KOBBERNAGEL und NIELSEN 1951). KINBERGER (1951) betrachtet die Schizophrenie als Insuffizienz des Systems Nebenniere-Hypophyse.

q) Die einseitige Adrenalektomie und die „kompensatorische Hypertrophie".

Die kompensatorische Hypertrophie ist meist dann zu beobachten, wenn eine Nebenniere entfernt wurde oder zugrunde ging. Dieses Phänomen stellt ein eindrucksvolles Beispiel für die Beziehungen zwischen Hypophyse und Nebenniere dar. Man kann die Ergebnisse der einseitigen Adrenalektomie durchaus als typischen Stresseffekt ansehen.

Die weit zurückliegende Entdeckung der kompensatorischen Hypertrophie der Nebenniere hat eine Fülle von Untersuchungen ausgelöst, deren Wert oft schon aus folgendem Grunde schwankt: alle Untersuchungen, bei denen die für die einzelnen Species typischen Gewichtsunterschiede zwischen rechter und linker Nebenniere unberücksichtigt blieben, sind nur mit Einschränkung zu verwerten. Man wird beim Vergleich der Zahlenangaben (S. 496ff.) einsehen, daß bei wesentlichen, am unbeeinflußten Tier feststellbaren Differenzen zwischen rechts und links ein Organ gegenüber dem anderen „hypertrophiert" erscheinen kann (s. a. HETT 1926a, WINTER und EMERY 1936, sowie Abb. 260, S. 741). Einen zweiten Grund für eine Fehldiagnose bzw. falsche Beurteilung der Hypertrophie hat TONUTTI (S. 261) angegeben.

STILLING (1870, 1888, 1890) hat wohl als erster die kompensatorische Hypertrophie gesehen. Er beobachtete einige Zeit nach Exstirpation der linken Nebenniere oder Unterbindung ihrer Gefäße *(Kaninchen)* eine Volumenvergrößerung des rechten Organs, welche auf gesteigerte mitotische Tätigkeit zurückzuführen war. Offenbar hat es sich also nicht nur um eine Hypertrophie, sondern auch um eine Hyperplasie der zurückgebliebenen Nebenniere gehandelt. In späteren Arbeiten ist der Unterschied zwischen Hypertrophie und Hyperplasie sehr oft vollständig vernachlässigt worden; sicher ist in vielen Fällen der meistgebrauchte Ausdruck „Hypertrophie" zu eng.

Nach Entfernung „beider Nebennieren will STILLING beim *Kaninchen* öfter die Entwicklung akzessorischer Nebennieren gesehen haben. Dies erinnert an die erstaunlichen Feststellungen von MACFARLAND (1945, s. S. 254).

PETTIT (1896a, e) untersuchte den gleichen Prozeß beim *Aal*, dessen Interrenale nach seinen Angaben operativ besonders gut zugänglich ist, weil es deutlich auf der Ventralfläche der Niere liegt. Es kann sich aber durchaus auch um das sog. STANNIUSsche Körperchen gehandelt haben (S. 36). Nach PETTIT verträgt der Aal die Operation verhältnismäßig gut. Schon makroskopisch ist nach kurzer Zeit eine Volumenvergrößerung der zurückgelassenen „Nebenniere" festzustellen. Mikroskopisch fällt eine Vergrößerung der Gefäßkaliber (Vasodilatation) im Organ auf. Während nun die „Nebenniere" (PETTIT) des *Aales* normalerweise aus zylinderförmigen Hohlräumen besteht, deren Wand mit einer einzigen Lage von 15—20 μ hohen Epithelzellen ausgekleidet ist, so daß ein zentrales Lumen übrigbleibt, mit einem amorphen, offenbar aus Zelltrümmern gebildeten Magma angefüllt, nimmt nach der einseitigen „Adrenalektomie" die Zellhöhe fast um das Doppelte zu (auf 35μ). Außerdem wird das Epithel zum Teil mehrschichtig. Das zentrale Lumen wird dementsprechend eingeengt. Nach Art einer holokrinen Sekretion werden mehr Zellen als sonst in diesen zentralen Teil abgestoßen.

PETTIT meint, daß STILLING zwar zuerst die kompensatorische Hypertrophie gesehen habe, er selbst jedoch ihre Bedeutung zuerst erwiesen habe, nämlich «La suractivité fonctionelle de la glande surrénale.» Außerdem sei durch Beobachtung und Deutung der kompensatorischen Hypertrophie die funktionelle Bedeutung der Nebenniere überhaupt erst dargelegt worden: «En effet, si la capsule est bien réellement le siège d'une sécrétion, on doit consécutivement à l'ablation d'une des glandes constater une hypertrophie correspondante de l'organe laissé en place.»

PETTIT hätte nicht unrecht, wenn sicherstünde, daß er tatsächlich das Interrenale vor sich gehabt hat. Aber auch im Falle einer Verwechslung mit dem STANNIUSschen Körperchen sind seine Untersuchungen bedeutsam. Sein Befund würde dann besagen, daß auch diese Gebilde einer kompensatorischen Hypertrophie anheimfallen, wenn eines von ihnen zerstört wird. Vielleicht bietet dies einen Zugang zu der bis heute noch nicht geglückten Lösung der Frage nach der Bedeutung dieser Organe.

Es folgten, teilweise angeregt durch STILLING und PETTIT, eine ganze Reihe von Kontrolluntersuchungen. LANGLOIS und CHARRIN (1896), LANGLOIS (1897) fanden nur eine schwache kompensatorische Hypertrophie, ALEZAIS (1898), ALEZAIS und ARNAUD sahen sie inkonstant. LUCEBELLI, OPPENHEIM (1902), RIBBERT (1888), MATTEI (1886) sprechen jedoch von einer stets beträchtlichen kompensatorischen Hypertrophie.

ELLIOTT (1912) hat wohl die einseitige Adrenalektomie durchgeführt, weist aber nur darauf hin, daß Durchschneidung des N. splanchnicus auf der Gegenseite den Adrenalinverlust der verbliebenen Nebenniere verhindern könne. TOKUMITSU (1921) zerstörte bei seinen Untersuchungen über die Beziehungen zwischen Pankreasinseln und Nebennieren mehr oder weniger große Rindenanteile ein- oder beidseitig und sah nach einseitigen Läsionen die kompensatorische Hypertrophie auf der Gegenseite. Nach SPECHT (1923) ergaben einseitige Adrenalektomie und Teilabtragungen der Nebenniere (Wägung und Messung der anderen Nebenniere) selbst bei *ausgewachsenen Meerschweinchen* und *Kaninchen* eine kompensatorische Hypertrophie, manchmal auch noch Regenerationen von Rindenmaterial (vgl. ferner MacKay und MacKay 1926, 1938).

FLEXNER und GROLLMAN (1936) beobachteten bei der *Ratte* nach einseitiger Adrenalektomie eine über die ganze Rinde der verbliebenen Nebenniere verbreiterte, erhöhte Osmiumreaktion („Lipenchosis"). Ähnliche Feststellungen erhob DORIS ANDERSEN (1937) am*Opossum*. Die gesteigerte Leistung einer kompensatorisch hypertrophierenden Nebenniere führt zu einer Erhöhung des Lipoid-, speziell des Cholesteringehaltes. Bei *Mäuse*-Männchen nimmt zuerst das Lipoid der intakten Nebenniere ab, später erreicht oder übersteigt es die Normalwerte. Nach WHITEHEAD (1933d) ist 65 Tage nach einseitiger Adrenalektomie keine Erhöhung der Lipoidwerte mehr nachzuweisen.

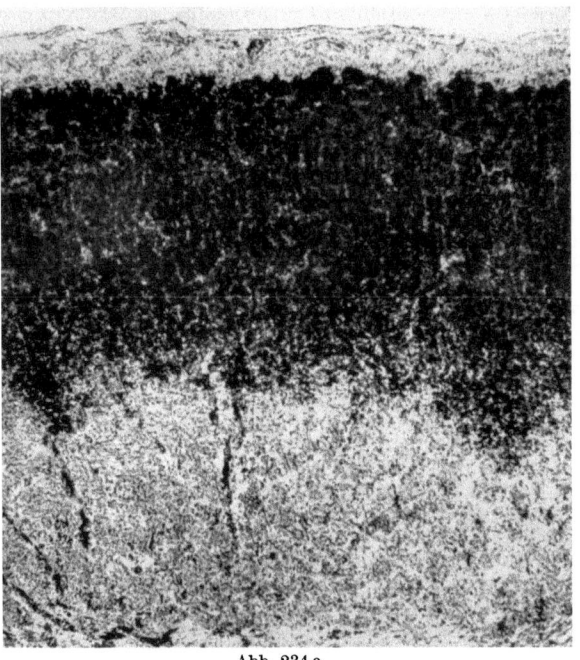

Abb. 234 a.

Auch TONUTTI (1942c) sah eine Lipoidzunahme in der Nebennierenrinde *(Meerschweinchen)* nach unilateraler Adrenalektomie. Im übrigen hat ihn im Zusammenhang mit der kompensatorischen Hypertrophie mehr die *Frage der Transformationsfelder* interessiert. Er ging von dem Bild der Nebenniere kastrierter Männchen aus, weil sich bei diesen die Transformationsfelder in der Phase der regressiven Transformation (siehe S. 261) befinden. TONUTTI hat im 4. Monat nach der Kastration einseitig adrenalektomiert. Nach Ansicht verschiedener Untersucher (S. 741ff.) kann man um diese Zeit nach der Kastration durchaus noch mit einer hypertrophen Nebenniere rechnen. Da der Vorgang der kompensatorischen Hypertrophie beim *Meerschweinchen* (s. o.) durchaus gesichert ist, hätte TONUTTI meines Erachtens vom normalen Kontrolltier ausgehen können.

Unter dem Einfluß der halbseitigen Adrenalektomie setzte ganz besonders bei den zusätzlich mit einem Vorderlappenextrakt (Praephyson forte) behandelten Tieren in beiden Transformationsfeldern eine progressive Transformation ein. Lediglich die halbseitige Adrenalektomie führte hingegen nicht zu einer vollständigen Entfaltung der beiden Transformationsfelder, namentlich nicht zu einer vollständigen Lipoidauffüllung des inneren Rindenbereichs. Aber der lipoidfreie Innenstreifen der Nebennierenrinde war deutlich verschmälert (Abb. 234). Diese progressive Transformation deutet TONUTTI als *Ausdruck erhöhter Anforderung* an die Nebennierenrinde.

DITTUS (1941) hat interessante cytologische Studien über die kompensatorische Hypertrophie am Interrenale von *Selachiern (Rochen)* durchgeführt, bei denen er ein Stück des Interrenale entfernte. Die operierten *Rochen* überlebten nicht ganz so lang wie scheinoperierte Tiere. Die Atemfrequenzkurve der teilinterrenopriven Tiere sinkt zwar zuerst ebenso ab wie die der vollständig interrenopriven *Rochen* (S. 21 ff.), erreicht aber nach 2—3 Tagen wieder den Stand wie vor der Operation, was als deutliches Zeichen der Erholung des Interrenale gewertet werden kann. Die Läppchenstruktur und das Capillarnetz treten im hypertrophierenden Interrenale stärker hervor. Die Zellkerne färben sich kräftiger, das Cytoplasma enthält basophile Granula. Die Nucleolarsubstanz in den Zellkernen erscheint vermehrt (S. 186ff.). Auch treten zahlreiche Amitosen auf.

Vorgänge, wie sie bei der kompensatorischen Hypertrophie von Versuchstieren zu beobachten sind, scheinen sich auch beim *Menschen* abspielen zu können, wenngleich natürlich hier die Befunde weniger eindeutig sind (STILLING, SIMMONDS 1898, 1902, KARAKASCHEFF 1904, 1906, RÖSSLE 1910).

Den *zeitlichen Verlauf* der kompensatorischen Hypertrophie haben WINTER und EMERY (1936) genauer untersucht. Die kompensatorische Hypertrophie ist bei der *Ratte* bereits nach 10 Tagen, manchmal vielleicht sogar noch früher eindeutig nachzuweisen. Die Variabilität der Reaktion ist indessen beträchtlich (Tabelle 38). Auch nach 135 Tagen (!) war bei der *Ratte* die kompensatorische Hypertrophie noch ausgesprochen deutlich. Die Untersuchung von WINTER und EMERY ist insofern noch besonders wichtig, als die Autoren die *Rechts-Linksunterschiede* des Gewichts berücksichtigt haben (s. dazu Abb. 260, S. 741).

WALAAS und WALAAS (1944) sind der Frage nachgegangen, wie sich die *Nebenniere des Keimlings* verhält, *wenn die Nebennieren des Muttertieres* entfernt werden. Am 16. Tag der Gravidität wurden die Muttertiere *(Ratte)* adrenalektomiert. Daraufhin kam es zur kompensatorischen Hypertrophie der Nebennieren des Keimlings. Während nämlich das Durchschnittsgewicht beider Nebennieren bei normalen *Ratten*-Neugeborenen zusammen 2,61 ± 0,25 mg beträgt, erreichten die Organgewichte bei den Jungen adrenalektomierter Mütter 3,47 ± 0,38 mg, d. h. es trat eine Zunahme um etwa 33% ein. Da somit auf eine stärkere Funktion der fetalen Nebenniere geschlossen werden kann, muß man annehmen, daß das ACTH der mütterlichen Hypophyse die Placenta passiert. Nicht auszuschließen ist meines Erachtens aber auch die Möglichkeit des Übertritts von Corticosteroiden der Mutter in das Blut des Keimlings. Sinken diese infolge Adrenalektomie beim Muttertier ab, dann könnte beim Keimling eine verstärkte Tätigkeit der eigenen Hypophyse einsetzen.

Histologisch zeigen die Nebennieren der Keimlinge folgendes Bild. Die Glomerulosa weist keine Besonderheiten auf, dagegen ist die Fasciculata verbreitert. Sie besteht größtenteils aus hellen Zellen. An einigen Stellen liegen dunklere Elemente in kleinen Häufchen. Eine beträchtliche Hyperämie ist zu beobachten, die Blutgefäße haben an Zahl und Kaliber zugenommen. Große, unregelmäßig gestaltete Blutsinus, umgeben von

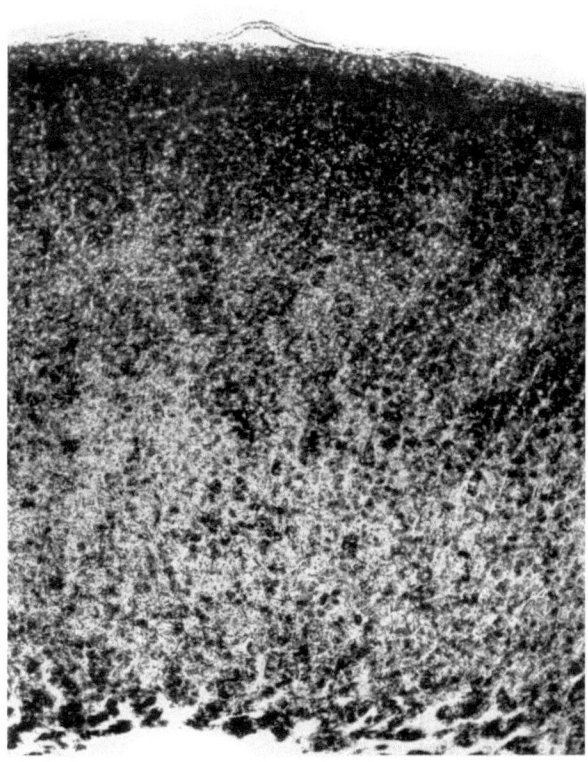

Abb. 234 b.

Abb. 234 a u. b. Lipoidverteilung in der linken (a) und rechten (b) Nebennierenrinde eines kastrierten *Meerschweinchens* vor (a) und 7 Tage nach linksseitiger Adrenalektomie (b). Nach der einseitigen Adrenalektomie wurde ein Hypophysenvorderlappenpräparat (Präphyson) verabreicht (Scharlachrotfärbung, 75fach vergrößert). Aus TONUTTI 1942c.

stark granulierten Rindenzellen, beherrschen das Bild. Diese granulierten Zellen besitzen teilweise polyedrische teilweise längliche Form, ihre Grenzen sind schwer zu bestimmen.

Tabelle 38. *Kompensatorische Hypertrophie der Nebenniere der Ratte. Zeitliches Verhalten.*
(WINTER und EMERY 1936.)

Ratten	Anzahl	Hypertrophie (in %) nach Tagen								
		3	5	10	20	30	40	50	70	90	135
Männchen	88	3	29	40	25	49	28	51		28	
Kastrierte Männchen	47	12	10	18		42			20		23
Weibchen	42		31	23	45	37	37				
Kastrierte Weibchen	36		16		36	30	39		35	42	
Thyreoidektomierte Männchen	43				32		36				

Die Zahl der Granula wechselt stark. Gelegentlich enthält das Cytoplasma dieser Elemente auch Vacuolen.

KITCHELL (1950) hat Feten von SPRAGUE-DAWLEY-*Ratten* ohne Störung des Placentarkreislaufs freigelegt. Nach Entfernung der linken Nebenniere wurde die Wunde geschlossen und der Fet reponiert (für etwa 52 Std.) Es zeigte sich bei ihm bereits eine Hypertrophie der rechten Nebenniere (Papiergewichtsmethode). Wurde aber bei den Feten gleichzeitig ein Cortisondepot (1,0 mg) angelegt, dann trat keine kompensatorische Hypertrophie ein. Bei Desoxycorticosteronacetatzufuhr dagegen blieb diese Hemmung aus. Entgegen JAILER (1950), JAILER, WONG und ENGLE (1951) nehmen KITCHELL und WELLS (1952) daher bereits eine Funktion des Hypophysen-Rindensystems des *Ratten*-Fetus vor der Geburt etwa vom 20. Entwicklungstag ab an.

Nach einseitiger Adrenalektomie ist die zurückbleibende Nebenniere nicht imstande, die Leistung des zweiten Organs sofort voll zu ersetzen. COVIAN (1946) beobachtete bei *Ratten* zwischen dem 5.—7. Tag nach einseitiger Adrenalektomie eine temporäre Nebennierenrindeninsuffizienz mit folgenden Zeichen: Tendenz zur Hypoglykämie, Glykogenverlust der Leber, Besserung eines Pankreasdiabetes, geringere Fähigkeit zur Muskelleistung, Überempfindlichkeit gegen Avitaminose B_1, ferner gegen toxische Substanzen, Insulin, Oestrogen usw., Hypertrophie des Thymus und der Lymphknoten.

Anfangs kommt es nach einseitiger Adrenalektomie (HAASE 1952) auch zur *Ascorbinsäureentleerung*. *Meerschweinchen* zeigen 14 Tage nach einseitiger Adrenalektomie in der zweiten Nebenniere noch keine wesentlichen morphologischen Veränderungen. Dagegen liegt am 21. Tag nach der Operation eine eindeutige Rindenverbreiterung vor. Sie ist in erster Linie auf eine Hyperplasie im Bereich der Zona reticularis und des unmittelbar benachbarten Fasciculatagebietes zurückzuführen, dürfte also dem inneren Transformationsfeld TONUTTIS entsprechen. Außerdem fällt in dem Bereich eine Menge von pyknotischen Zellkernen auf.

Am 94. Versuchstag übertrifft die Rindenverbreiterung erheblich die am 21. Tag beobachtete. Die Glomerulosa scheint indessen weder früh noch spät an dieser Hypertrophie teilzuhaben.

Was die Konzentration der Ascorbinsäure angeht (histochemischer Nachweis), so ist am 14. Tag nach der einseitigen Adrenalektomie nur noch sehr wenig Silber in der Glomerulosa festzustellen. Am 21. Tag sind nur noch einige feinkörnige Silberspuren auszumachen.

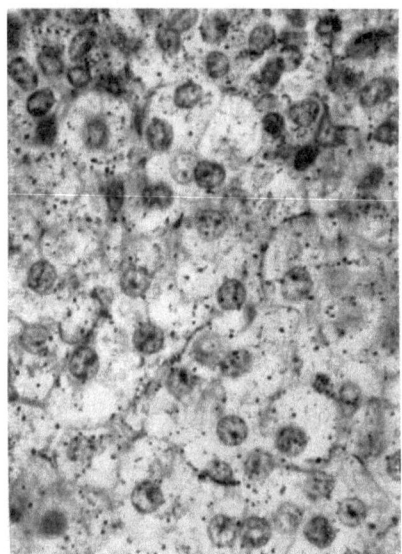

Abb. 235. Äußere Abteilung der Nebennierenrinde eines *Meerschweinchens* 3 Monate nach einseitiger Adrenalektomie. Zunahme der Menge der Silbergranula = Ascorbinsäureenchosis ($AgNO_3$ bei pH 3,5, Gegenfärbung mit Kernechtrot, Paraffinschnitt 10 μ, 500fach vergrößert). Aus HAASE 1952.

In der 3. Woche scheint sich der Umschwung in den inneren Rindenpartien vorzubereiten, d. h. der Umschwung von der Diaprasie zur Enchosis, S. 614). Besonders in der Nähe der Zellkerne schlägt sich vermehrt Silber nieder (Deutung S. 391 ff.). Nach 3 Monaten ist der Ascorbinsäuregehalt offenbar beträchtlich über die Norm gestiegen, denn sowohl in Fasciculata (Abb. 235), wie besonders in der Reticularis (Abb. 236) treten starke Silberreaktionen ein (vgl. dagegen Abb. 237, welche die Diaprasie der Ascorbinsäure aus der Fasciculata nach 4tägiger Kältebehandlung zeigt). Nur am unteren Bildrand sind noch ein paar Silberspuren zu entdecken.

Die nach einseitiger Adrenalektomie eintretende Diaprasie (S. 614) der Ascorbinsäure kann man durch Verabreichung eines Rindenextraktes nach der Operation verhindern (LONG 1947b).

Nach Untersuchungen von LOCKWOOD und HARTMAN (1933) nimmt die verbliebene Nebenniere einseitig adrenalektomierter *Meerschweinchen* in ihrem Gewicht von der 4. bis zur 7. Woche nach der Operation zu, wobei ihre physiologische Aktivität größer als die von zwei normalen Nebennieren werden soll. Später normalisiere sich der Aktivitätsgrad — gemessen an der Kälteresistenz der Versuchstiere — wieder. Unsere morphologischen und histochemischen Befunde entsprechen im wesentlichen den Untersuchungsergebnissen der Autoren.

Seit langem ist bekannt, daß der Prozeß der kompensatorischen Hypertrophie einer Nebenniere nach einseitiger Adrenalektomie *unter Kontrolle der Hypophyse* vor sich geht.

Wir fassen den Eingriff als Stress mit folgender Reaktionskette auf: einseitige Adrenalektomie — ungenügender Nachschub von Corticosteroiden — Abfall des Corticosteroidspiegels im Blut — Einschaltung des Hypophysenvorderlappens — ACTH-Abgabe — Hypertrophie der zurückgebliebenen Nebenniere (bezüglich des Problems der Adrenalinmobilisation am Anfang der Kette s. S. 577ff.).

Bewiesen wurde die Existenz dieser Kette durch COLLIP, ANDERSON und THOMPSON (1933). Die kompensatorische Hypertrophie bleibt nämlich nach Hypophysektomie und einseitiger Adrenalektomie aus (SHUMAKER und FIROR 1934, ANSELMINO und HOFFMANN 1941, GREEP und DEANE 1949 u. a.). Ein weiterer Beweis für die auf den Hypophysenvorderlappen ausgeübte Wirkung nach einseitiger Nebennierenentfernung gelang FINERTY und BRISENO-CASTREJON (1948). Diese Autoren beobachteten bei infantilen *Ratten*

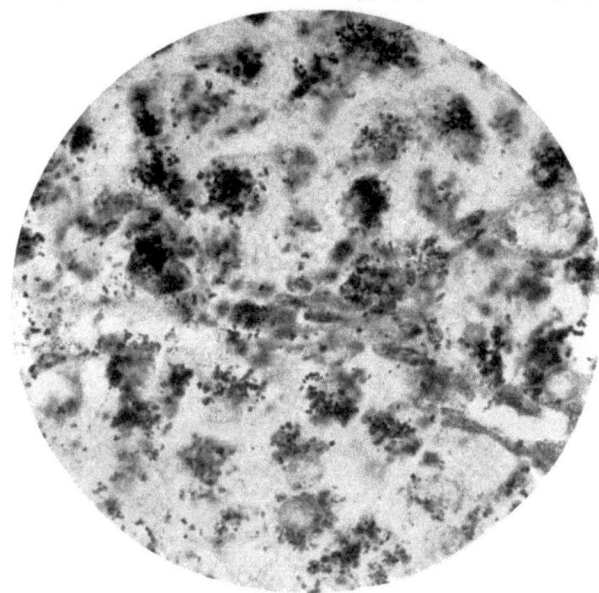

Abb. 236. Starke Auffüllung (Enchosis) der Nebennierenrinde des *Meerschweinchens* mit Ascorbinsäure 3 Monate nach einseitiger Adrenalektomie (vgl. mit Abb. 237; $AgNO_3$ [p$_H$ = 3,5]). Gegenfärbung mit Kernechtrot, 500fach vergrößert). Aus HAASE 1952.

15 Tage nach der Operation neben der Hypertrophie der verbliebenen Nebenniere eine deutliche Zunahme der acidophilen Zellen im Vorderlappen. Bei erniedrigter Temperatur waren die Veränderungen noch deutlicher. Zu dem Beweismaterial für die oben skizzierte Kette gehört auch die Beobachtung, daß Verabreichung von Rindenhormonen nach der einseitigen Adrenalektomie bei vorhandener Hypophyse das Auftreten der kompensatorischen Hypertrophie hindert (INGLE und KENDALL 1937, McKAY und McKAY 1938, s. auch oben LONG 1947b).

Diese Untersuchungen zeigen aufs schönste, daß der periphere Corticoidspiegel (Blut, Lymphe, Gewebe) für die Aktivität von Hypophyse und Nebenniere entscheidend ist. Der Mangel führt zur Aktivierung beider Organe, der Überfluß an Corticoiden muß entsprechend eine Inaktivierung der Organe insbesondere eine Inaktivitätsatrophie der Nebenniere hervorrufen (Genaueres S. 575ff.).

Man hat gefragt, ob neben der Hypophyse noch andere regulierende Faktoren in den Prozeß der kompensatorischen Hypertrophie eingreifen können.

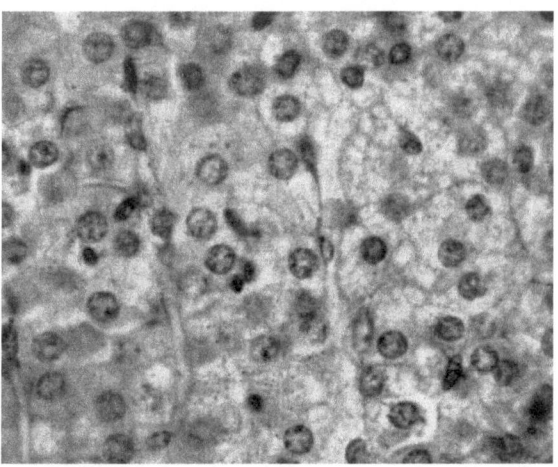

Abb. 237. Absinken (Diaprasie) des Ascorbinsäuregehaltes der Nebennierenrinde eines 4 Tage lang einer Temperatur von — 1°C ausgesetzten *Meerschweinchens* (vgl. mit Abb. 236; $AgNO_3$ [p$_H$ = 3,5]. Gegenfärbung mit Hämatoxylin, 500fach vergrößert). Aus HAASE 1952.

Die Rolle der *Schilddrüse* ist unklar. WINTER und EMERY (1936) zeigten, daß die kompensatorische Hypertrophie *(Ratte)* der Nebenniere nach Thyreoidektomie in gleicher Weise eintritt wie beim Versuchstier mit intakter Schilddrüse. In ihren Versuchen entfernten sie die Schilddrüsen 3—7 Tage vor der unilateralen Adrenalektomie (Tabelle 38, S. 565). Es schien also nach diesen Ergebnissen zunächst so, als ob das ACTH ohne Umweg unmittelbar auf die Nebennieren wirke. Hingegen behaupteten INGLE und HIGGINS (1938b), daß *Thyroxin* die kompensatorische Hypertrophie *(Ratte)* steigere. Dabei soll die Thyroxinwirkung auch zunächst über den Hypophysenvorderlappen zustande kommen. Letzteres wäre dann am ehesten zu verstehen, wenn die adrenocorticotrope Aktivität des Hypophysenvorderlappens mit der thyreotropen verknüpft wäre, wenn letztlich, also beide Hormone in der gleichen Zelle des Hypophysenvorderlappens gebildet würden.

Die *Kastration* scheint keinen Einfluß auf Bildung und Abgabe des ACTH bei der kompensatorischen Hypertrophie zu haben (WINTER und EMERY 1936). Vielleicht kann das *Gonadotropin* des Chorions die kompensatorische Hypertrophie verstärken. HORTOBÁGYI und ÁGOSTON (1949) beobachteten nach einseitiger Adrenalektomie *(Ratte)* eine Gewichtszunahme der anderen Nebenniere von durchschnittlich 26,7 auf 36,3 mg. Wurden nach der Operation täglich 10 Tage lang 500 IE Choriongonadotropin gegeben, dann wurden Nebennierengewichte von 44—56 mg ermittelt.

Im Zusammenhang mit der kompensatorischen Hypertrophie mögen einige verwandte Beobachtungen Erwähnung finden. So stellten GREEP und DEANE (1949) fest, daß nach *einseitiger Adrenalektomie und zusätzlicher Entmarkung der zweiten Nebenniere*[1] eine rapide Regeneration der Rinde an der zurückgelassenen Nebenniere einsetzte. Auch hierbei ist die Anwesenheit des Hypophysenvorderlappens Conditio sine qua non. Offenbar hat schon STILLING etwas Ähnliches gesehen, wenn er behauptet, daß es nach doppelseitiger Adrenalektomie zur kompensatorischen Hypertrophie akzessorischer Rindenanteile kommen könne *(Kaninchen)*.

Hierher gehört meines Erachtens auch die Beobachtung von LANGENDORFF und TONUTTI (1950), daß schonende Entfernung der Nebennierenrinde unter Erhaltung des periadrenalen Fettpolsters bei einer großen Zahl der operierten Tiere *(Ratte)* zum Heranwachsen akzessorischer Nebennieren führt (S. 274). Mikroskopisch kleine Anlagen akzessorischen Rindengewebes finden sich nämlich sehr häufig im periadrenalen Fettgewebe. Unter der Wirkung des während dieses „Hypocorticismus" vermehrt ausgeschiedenen ACTH, des spezifischen Wachstums- und Gestaltungsfaktors des Rindengewebes, wachsen die winzigen Nebennierenrindenanlagen in 10—14 Tagen zu makroskopisch erkennbaren akzessorischen Organen heran.

Den im morphogenetischen Sinn höchsten Grad der ACTH-Wirkung scheint MCFARLAND (1945) beobachtet zu haben. Werden *bilateral* adrenalektomierte *Ratten* durch Salzgaben längere Zeit am Leben erhalten, dann bilden sich aus dem Cölomepithel funktionierende Rindenmassen, welche allerdings nicht die typische Rindenzonenbildung zeigen. Die Befunde von MCFARLAND wurden bereits von GAUNT und EVERSOLE (1949) bestätigt, wenngleich diese im Hinblick auf das Fehlen eingehender cytologischer Untersuchungen etwas vorsichtig sind.

Vielleicht ist auch an eine Rolle des ACTH bei der Beobachtung von GROAT (1943) zu denken, nach welchem das Ovar von adrenalektomierten *Erdhörnchen (Citellus)* angeblich die Funktion der Nebennierenrinde übernimmt.

Interessanterweise nimmt das neugebildete Nebennierengewebe offenbar sehr schnell die speziellen Rindenfunktionen auf. CASADY, COLE und HEART (1949) stellten nach einseitiger Adrenalektomie (und Ovariektomie) eine Steigerung der Ausscheidung androgener Stoffe in den Faeces *(Kuh)* fest. Da die Keimdrüsen nicht mehr in Betracht kamen, beziehen sie die verstärkte androgene Tätigkeit auf die verbliebene Nebenniere.

r) Gravidität usw. als Stress.

Sicher wäre es erlaubt, die seit langem bekannten Veränderungen der Nebenniere bei Gravidität — sie bestehen typischerweise in erster Linie in einer Hypertrophie der Rinde — in diesem Stresskapitel abzuhandeln. Mindestens teilweise dürfte die Gravidität als Stress wirken und die entsprechende Reaktionskette auslösen. Indessen scheinen nach vielen guten Kennern des Materials noch andere, engere Beziehungen zwischen Keimdrüsen und Nebennieren zu bestehen. Es sei daher davon abgesehen, hier einen Teil der Befunde, bei welchen eine Erklärung als Stressreaktion ganz nahe liegt, mitzuteilen. Die Beziehungen zwischen Keimdrüsen und Nebenniere behandelt Kapitel 24 (S. 698ff.).

s) Tumorwachstum als Stress.

SUNDSTROEM und MICHAELS (1942) haben die Rolle erniedrigten Druckes auf das Tumorwachstum an *Ratten* untersucht und kommen zu dem Schluß, daß hierbei die Nebennieren-

---

[1] „Enucleierung" besagt eigentlich mehr als Entmarkung; ein beträchtlicher Teil der Nebennierenrinde geht hierbei mit zugrunde.

rinde eine wesentliche Vermittlerrolle spielt. Wenn SUNDSTROEM und MICHAELS auch in erster Linie mit chemischen Methoden usw. arbeiten, so stellt ihre Studie doch auch für den Morphologen ein grundlegendes Werk zur Nebennierenproblematik dar.

FUKUOKA und NAKAHARA (1952) haben aus Tumoren sog. Toxohormone gewinnen können, welche bei gesunden Tieren gewisse für Carcinomträger typische Veränderungen auslösen, beispielsweise eine Senkung der Aktivität der Leberkatalsae. Hierbei ist gelegentlich auch eine Nebennierenhypertrophie und Thymusinvolution beobachtet worden. Ob das Tumorwachstum auch als Stress über das Hypophysen-Nebennierenrindensystem wirkt, ist nach diesen Beobachtungen weiterer Untersuchung wert.

3. Ergebnisse und Probleme der Stressuntersuchungen.

Die Dynamik der Histologie und Histochemie der Nebenniere kann dann am ehesten verstanden werden, wenn man sie dem sog. Stressmechanismus unterordnet (vgl. S. 515). Wir haben oben an einer Reihe von Beispielen Stressfälle betrachtet. Eine Ordnung in die Fülle wechselnder histologischer, histochemischer und chemischer Befunde brachte erst die Konzeption eines bei all den verschiedenen unspezifischen Stresses gleichmäßig sich abspielenden hormonalen Korrelationsmechanismus, welcher in der Nebenniere zur Hintereinanderschaltung ziemlich fest umrissener Phasen führt. Im allgemeinen bewirkt der Stress über Hypophysenvorderlappen und ACTH-Ausschüttung eine Alarmierung, Aktivierung oder Stimulierung der Nebennierenrinde (*Alarmreaktion* nach SELYE), welcher entweder als Gegenregulation eine Leistungserhöhung des Organs folgt, die sich in einer erhöhten Widerstandskraft gegen den Stress kundtut (*Resistenzstadium* nach SELYE), oder aber ein Versagen des Organs folgt, das sich in einer Verminderung der Widerstandskraft zeigt *(Exhaustion)*.

Was den Histologen und Histochemiker an diesen Regulationen interessiert, habe ich durch die Begriffe Diaprasie und Enchosis zu fassen gesucht, die später eingehend erläutert werden (S. 614). Hier sei nur so viel gesagt: *Diaprasie* im Alarmstadium soll ausdrücken, daß die chemischen Konstituenten der Rindenzellen dem Organismus zur Verfügung gestellt werden (Lipoide, Cholesterin, Ascorbinsäure usw., indem diese „Rohstoffe" offenbar kurzfristig zu dem oder den biologisch aktiven Rindensteroiden zusammengefügt und in den Kreislauf abgegeben werden) — *Enchosis* im Resistenzstadium bedeutet, daß die Rohstoffe beschleunigt aus dem Blut in die Rindenzelle einfließen.

Diaprasie und Enchosis sind eng mit morphokinetischen Reaktionen verbunden, als welche ich Hypertrophie und Atrophie, Zellkernreaktionen, Reaktionen am Nucleolarapparat usw. (Näheres S. 614) ansehe.

Der Begriff „Alarmreaktion" ist alt (ELLIOTT 1912). ELLIOTT meinte mit dieser Bezeichnung allerdings nur, daß unter einem Stress — diesen Terminus gebrauchte er nicht — eine Adrenalinausschüttung aus dem Nebennierenmark einsetzt. G. SAYERS (1950) weist darauf hin, daß CH. CHAMPY und GLEY (1911) die Alarmreaktion unter dem Namen „Tachyphylaxie" in fast moderner Weise beschrieben haben.

Wie z. B. die durch einen Stress, in diesem Fall eine Adrenalininjektion, ausgelösten Phasen an der Diaprasie und Enchosis des Cholesterins erkannt werden können, schildern besonders deutlich ROBINSON und YOFFEY (vgl. S. 552, s. a. die Angaben dieser Autoren über die Wirkung eines Kältestress an der Nebenniere S. 539). Wie dasselbe mit Hilfe der histochemischen Ascorbinsäurereaktion erreicht werden kann, sollten die Versuche meiner Mitarbeiterin ROEPKE dartun (S. 557, Formolstress). Im Kapitel 2 (S. 517—569) finden sich zahlreiche weitere Beispiele für die durch einen Stress entstehende Bewegung an den chemischen Konstituenten der Nebennierenrinde.

Nicht in allen Fällen hielt ich es für notwendig, chemische oder histochemische Analyse dieser Konstituenten, in erster Linie des Cholesterin und der Ascorbinsäure, gesondert zu erwähnen. Ausführlicher besprochen sind selbstverständlich die histochemischen Analysen.

Viele andere histologische, cytologische und histochemische Methoden sind hier und da zur Untersuchung der Stresswirkung angewendet worden, aber bislang haben sie nicht die Sicherheit wie der Cholesterin- und Ascorbinsäurenachweis erlangt. Der histochemische Cholesterinnachweis mit der ausgezeichneten SCHULTZ-Methode (S. 311 ff.) wird oft einfach durch ein Sudanpräparat ersetzt, die Veränderung der Sudanophilie der Nebennierenrinde kurzerhand auf das Cholesterin bezogen.

Für die Beurteilung der aktuellen Leistung der Nebennierenrinde erscheint mir der Ausbau der *Transformationsfeldhypothese* von TONUTTI wichtig, auf die bislang in den Stressversuchen zu wenig geachtet wurde. Anscheinend ohne TONUTTIs Arbeiten zu kennen, hat RATSIMAMANGA (1950) die „progressive Transformation" bei der Leistungssteigerung der Nebennierenrinde beobachtet (S. 539).

Kommt es unter einem Stress zur Stimulierung der Nebennierenrinde und Abgabe von Corticosteroiden, so kann man die Stresswirkung natürlich auch an den nun in der Peripherie ausgelösten Phänomen beurteilen, so die Veränderungen des Blutbildes, über die in anderem Zusammenhang berichtet wird, nämlich die Lympho- und Eosinopenie (Beispiele s. S. 527, 529, 539, 562 usw.).

Nicht richtig ist es, wenn man bei einem Stress eindeutige Veränderungen der Ausscheidung der 17-Ketosteroide erwartet. Die 17-Ketosteroide stellen leider noch einen Komplex recht heterogenen Ursprungs dar. Ihre Quellen liegen weder allein in der Nebenniere, noch in den Rindensteroiden.

Es wurde schon (S. 528) eine Angabe von MILLER, MICKELSEN und KEYS (1948) erwähnt, wonach bei kräftiger Arbeit während 4tägigem Hungern eine deutliche Verminderung der 17-Ketosteroidausscheidung eingetreten war. Im allgemeinen hat die Untersuchung der 17-Ketosteroidausscheidung nach G. SAYERS (1950) in den Fällen, in denen unter Stress eine erhöhte Rindenaktivität anzunehmen war, zu keiner weiteren Klärung beigetragen (s. aber ROGERS und WILLIAMS 1947, STAUDINGER und SCHMEISSER 1948, WEISSBECKER und STAUDINGER 1951).

Das Stressgeschehen wurde hier bisher vergröbernd durchwegs auf die drei SELYEschen Phasen Alarm-Resistenz-Erschöpfung zurückgeführt und die Dynamik der Nebenniere samt den peripheren Sekundärreaktionen damit kurz verbunden. Indessen sind heute bereits feinere *Varianten des Stressgeschehens* herausgearbeitet, von denen an Hand der ausgezeichneten Zusammenstellung G. SAYERS' (1950) zusammenfassend berichtet werden soll.

Für gewöhnlich können wir nach SAYERS nur mit einer verhältnismäßig geringen ACTH-Abgabe des Hypophysenvorderlappens rechnen. Ebenso wird die Sekretion der Nebennierenrinde schwach sein, damit ohne besondere Ansprüche im „inneren Milieu" ein Eucorticismus herrscht. Die Rindenzellen enthalten Lipoid und Ascorbinsäure; "each individual cortical cell has an ample store of precursor material". Es kann nun plötzlich ein *kurzdauernder Stress* einsetzen, eine nur wenige Minuten bis Stunden dauernde Belastung. Durch erhöhte Abgabe von ACTH und verstärkte Nebennierenrindensekretion kann der Eucorticismus erhalten bleiben. Die Sudanophilie, die Konzentration an Cholesterin und Ascorbinsäure sinken rapid ab. Danach erfolgt die Wiederauffüllung, ohne daß eine Größenveränderung der Drüse bemerkbar wird. Diaprasie und Enchosis führen noch nicht zur Morphokinesis. Als Beispiele nennt

SAYERS eine akute, nicht tödliche Hämorrhagie (SAYERS, SAYERS, LIANG und LONG 1945), eine kurze, kräftige Muskelleistung (ANDERSEN 1935, ELLIOTT und TUCKETT 1906, KNOUFF, BROWN und SCHNEIDER 1941), eine einmalige Adrenalininjektion (LONG und FRY 1945), kurze Zeit erniedrigten atmosphärischen Druck (LEVIN 1945, TEPPERMAN, TEPPERMAN, PATTON und NIMS 1947, NICHOLS 1948a), eine intraperitonaeale Glucoseinjektion (DOHAN und LUKENS 1948). Alle diese Stresses kann man durch eine einzige Injektion von ACTH imitieren.

In einem 2. Fall kommt es zu *langsamer Veränderung des inneren oder äußeren Milieus*. Die Belastung des Organismus steigt nur langsam über Wochen und Monate an, entsprechend langsam der Bedarf an Rindenhormonen bzw. die ACTH-Produktion. In der Nebennierenrinde können Sudanophilie, Cholesterin, Ascorbinsäure zunächst unverändert erscheinen. Dagegen wächst die Größe des Organs langsam (Hypertrophie, Hyperplasie), wodurch der Eucorticismus der Gewebe weiter erhalten bleibt. Lipodiaprasie und Lipenchosis beispielsweise halten sich einigermaßen die Waage, aber ihr Rhythmus ist beschleunigt. Die Zelle befindet sich in erhöhter Erregung; dies scheint mir das Stimulans für die Morphokinesis zu sein, die in Hypertrophie und Hyperplasie deutlich wird. Beispiele: Hunger (S. 517ff.), systematische Herabsetzung der Calorien (BOUTWELL, BRUSH und RUSCH 1948), jahreszeitlicher Wechsel der Temperatur (große Nebennieren mancher Winterschläfer), Gravidität (S. 730ff., ANDERSEN und SPERRY 1937, RANDALL und GRAUBARD 1940), manche Typen einer erhöhten Eiweißdiät (TEPPERMAN, ENGEL und LONG 1943b), milde chronische Infektion (BAUMANN und HOLLY 1925).

Ein 3. Typus betrifft einen *intensiven kontinuierlichen meist letalen Stress*. Es erfolgt eine maximale Abgabe von ACTH. Sudanophilie, Cholesterin- und Ascorbinsäurekonzentration stürzen rapid ab und bleiben ohne jegliche Erholung niedrig bis zum Tod, Hypertrophie und Hyperplasie können einsetzen. Ein dabei entstehender morphokinetischer Reiz führt aber zu keinem vollen Ergebnis. Beispiele: Letaldosen von Toxin (ELLIOTT 1914b, CLEVERS und GOORMAGHTIGH 1922, KEPL und PEARSON 1945, MOURIQUAND, LEULIER und SÉDALLIAN 1928), Infektionskrankheiten mit tödlichem Ausgang (S. 544ff.), starker Wasserverlust (NICHOLS 1949), starker Unterdruck (LEVIN 1945), Verbrennung (S. 543), tödliche Blutung (ELLIOTT 1914b, ENGEL, WINTON und LONG 1943, SAYERS, SAYERS, LIANG und LONG 1945) Trauma (S. 561).

Eine *Erholung von einem schweren Stress* nach Ausschaltung der Belastung führt zur Wiederauffüllung der Rindenzellen mit „Precursormaterial" (Enchosis). Beispiele: Hautquaddelversuch mit Chloräthyl (LUDEWIG und CHANUTIN 1943, s. S. 562) oder β-Chloräthylaminblase (LUDEWIG und CHANUTIN 1946). — Der Reaktionstypus läßt sich durch mehrere Gaben von ACTH imitieren. Die Enchosis kann dann nach dem Entzug des ACTH in eine hypertrophierte Nebenniere hinein erfolgen. Die entstehende Phase entspricht der bei dem Versuch der sog. gekreuzten Resistenz (S. 574).

Adaptation an den Stress kann über Diaprasie und Enchosis geradezu zur Überfüllung der Rindenzellen führen. Beispiele: Länger durchgeführte Anoxieversuche (DALTON, MITCHELL, JONES und PETERS 1943, DARROW und SARASON 1944, s. S. 561), manche länger durchgeführte Kälteversuche (LEVIN 1945).

Schließlich erwähnt SAYERS (1950) einige *pathologische Formen des Stressgeschehens*. Die Rindenzelle kann zerstört sein *(Hypo- oder Acorticismus)* wie bei einer Toxämie, Tuberkulose, idiopathischen Atrophie, hämorrhagischen Nekrose. In einem solchen Fall kann sogar ACTH im Blut in beträchtlicher Menge nachgewiesen werden (TAYLOR, ALBERT und SPRAGUE 1949). Oder es fällt die Hypophyse aus wie bei der *Hypophysektomie* im Versuch, der

Zerstörung des Hypophysenvorderlappens durch einen krankhaften Prozeß. Eine Nebennierenrindenatrophie ist die Folge (S. 585). Es erscheint mir höchst beachtenswert, daß auch SAYERS (1950) unter solchen Verhältnissen eine gewisse Autonomie der Nebenniere annimmt. Selbst bei vollständigem Fehlen von Adrenocorticotropin fährt die Nebennierenrinde fort, eine konstante geringe Menge von Corticoiden zu bilden. Unter optimalen Verhältnissen könnte diese genügen, um im Gewebe den „Eucorticismus" zu erhalten, unter Stressbedingungen reicht sie freilich nicht aus.

Eine *pathologische Hyperaktivität des Hypophysenvorderlappens* läßt sich im Versuch durch massierte ACTH-Injektionen imitieren. Auch in den Fällen einer exzessiven Leistung des Hypophysenvorderlappens ist das ACTH im Blut gelegentlich nachzuweisen, was unter normalen Verhältnissen nicht gelingt. TAYLOR, ALBERT und SPRAGUE (1949) untersuchten 2 Patienten mit adrenocorticaler Hyperplasie hypophysärer Genese.

Verabreichung des Blutes von einem dieser Patienten bewirkte eine deutliche Abnahme der Ascorbinsäure in der Nebenniere einer hypophysektomierten *Ratte*.

Eine *primäre Dysfunktion der Nebennierenrinde* können wir bei Neoplasmen des Organs beobachten, welche Steroide produzieren und abgeben, ohne daß sie korrelativ durch die üblichen Regulationsmechanismen beeinflußt werden können; sie sind unabhängig von der Hypophyse. Es entsteht Hypercorticismus.

Der unter Stress deutlich werdende *Hypophysen-Nebennierenmechanismus* wirft eine ganze Reihe weiterer Probleme auf. Im Zusammenhang mit der Frage, *wie denn nun eigentlich der Stress am Vorderlappen angreife*, d. h. wie es denn unter einem Stress eigentlich zur ACTH-Abgabe kommt, ist vieles noch unbekannt. Angedeutet sei hier (Näheres S. 574ff.), daß schon die Frage des „Auftaktes" des Stressgeschehens zu zwei gegensätzlichen Ansichten geführt hat. Eine Reihe von Autoren nimmt an, daß der „katabolische Impuls", den der Stress auslöst, an beliebiger Gewebsstelle genügt, um eine Wirkung auf den Hypophysenvorderlappen durch Corticoidverbrauch — d. h. Abfall der Rindensteroide im Blut — zu erklären. Andere Untersucher lassen den Stress über das vegetative Nervensystem zuerst auf das Nebennierenmark wirken, wodurch das Adrenalin zum Initiator des Geschehens würde. Manche Versuche, in denen der Stress nach einer Nebennierenentmarkung nicht mehr die Reaktionskette auslöst (S. 553, 554, LONG 1947, gegen GORDON 1950), sprechen vielleicht in diesem Sinn (vgl. hierzu S. 583).

Fest steht aber: *ohne Hypophyse, d. h. ohne ACTH-Zwischenschaltung, läuft die Reaktionskette* nicht ab. Bereits bei Besprechung des Hungers als Stress (S. 526) habe ich geschildert, daß dieser beim hypophysektomierten Versuchstier keine Nebennierenveränderungen mehr auslöst (SCHWEIZER und LONG 1950, s. Abb. 241, Teilbild 8). Nach der Hypophysektomie atrophiert die Nebennierenrinde (S. 585) und sezerniert in nur sehr geringer und offenbar gleichbleibender Menge weiter. Die hypophysektomierten Versuchstiere sind äußerst empfindlich gegen einen Stress (BAIRD, CLONEY, ALBRIGHT 1933, JOSEPH, SCHWEIZER, GAUNT 1943, PERLA 1935, COREY und BRITTON 1939, REISS, MACLEOD und GOLLA 1943, TYSLOWITZ und ASTWOOD 1942). Mit Rindenextrakt kann man die Resistenz hypophysektomierter Tiere wiederum erhöhen, beispielsweise gegen Kälte (BAIRD, CLONEY und ALBRIGHT 1933, TYSLOWITZ und ASTWOOD 1942).

Welch entscheidende Rolle die *Hypophyse beim Infektionsprozeß*, der als Stress gesehen sei, spielt, geht aus den Versuchen von TONUTTI (1949a, b) hervor (S. 550, 551). Das Diphtherietoxin, welches bekanntlich deletär für die Nebennierenrinde sein kann, ruft keine Beteiligung des Organs mehr hervor, wenn die Hypophyse fehlt.

Mit Rindenextrakt kann man die Resistenz hypophysektomierter Tiere wieder steigern (s. o.), beim normalen Tier die Stressreaktionen durch gleichzeitige Verabreichung von Rindensubstanz überhaupt hemmen. Dies ist insofern verständlich, als wir (S. 570) als Einleitung der Stressreaktion, ob mit oder ohne Adrenalinbeteiligung, auf jeden Fall eine Verarmung der Peripherie an Rindensteroiden ansehen. Wenn wir Rindenextrakt ohne Stress-Situation verabreichen, muß es logischerweise zu einer Atrophie der Nebennierenrinde kommen (S. 575, INGLE und KENDALL 1937, INGLE, HIGGINS und KENDALL 1938); Desoxycorticosteronacetat scheint ähnlich zu wirken (SELYE 1940b, VILLELA 1941, 1943, SARASON 1943a, DEL CASTILLO und RAPELA 1945). Auch Desoxycorticosteronacetat kann die Hypertrophie der Nebenniere hemmen, welche manchem Stress folgt (SELYE und DOSNE 1942), beispielsweise auf Muskelleistung (BENZNÁK und KORÉNYI 1941, SELYE und DOSNE 1942), nach Thyroxingabe (HOEN, LANGEFELD und OEHME 1939), nach Oestrogenzufuhr (ALBERT und SELYE 1942), nach Elektroschock (WOODBURY, CHENG, SAYERS und GOODMAN 1950). Die Hypertrophie der Nebenniere nach 12 Std forcierter Arbeit tritt nicht ein, wenn den Versuchstieren während der Arbeit Rindenextrakt gegeben wird (INGLE 1938c). Der Abfall der Ascorbinsäure, den man normalerweise 1 Std nach Kälte oder Hitze, nach Typhustoxin, Adrenalin, Histamin beobachtet, läßt sich durch Vorbehandlung des Tieres mit Nebennierenrindenextrakt oder kristallisierten Rindensteroiden verhindern (SAYERS und SAYERS 1947). Auch LONG (1947b) beobachtete, daß ein Nebennierenrindenextrakt die Diaprasie der Ascorbinsäure nach Kälte oder einseitiger Adrenalektomie hemmt. Dasselbe gilt für den Adrenalinstress (LONG 1947c). Die kompensatorische Hypertrophie kann man überhaupt verhindern, wenn man Rindenextrakt gibt (INGLE und KENDALL 1937, MCKAY und MCKAY 1938, s. a. S. 567). Desoxycorticosteronacetat hemmt die Wirkung eines Kältestress nach COSMOS, DUELL, GAUNT (1950). Der nach einer Röntgenbestrahlung gewöhnlich einsetzende Cholesterinabfall bleibt bei gleichzeitiger Verabreichung eines Nebennierenrindenextraktes aus (SWIFT, PATT und TYREE 1948). Die Lymphocytopenie (S. 554) nach Adrenalin läßt sich durch einen Rindenextrakt verhindern (GELLHORN und FRANK 1948).

Die ACTH-Abgabe aus dem Hypophysenvorderlappen kann bei einem milden Stress durch Rindensteroid völlig oder teilweise gehemmt werden. Bei zunehmender Stärke des Stress muß die Menge der Rindenhormone entsprechend erhöht werden, was von SAYERS und SAYERS (1947) quantitativ durchgearbeitet worden ist. Es gibt aber besondere Fälle, in denen beispielsweise Desoxycorticosteronacetatvorbehandlung die Stressreaktion nicht völlig ausschließt (S. 577).

RATSIMAMANGA (1950) hat *Ratten* Desoxycorticosteronacetat injiziert, um eine Hemmung des Hypophysenvorderlappens zu erhalten. Eine Steigerung der Leistung der bereits adaptierten Tiere war dann nicht mehr möglich.

Daß ein Stress sich bei *adrenalektomierten Versuchstieren* gefährlich auswirken muß — ähnlich bei skorbutischen, obwohl da der Mechanismus der gekreuzten Resistenz eine Rolle spielen könnte (s. u.) —, ist nach Klarstellung der Bedeutung des Hypophysen-Nebennierenmechanismus für die Stressabwehr selbstverständlich. Die große Anfälligkeit adrenalektomierter Tiere, ihre Unfähigkeit, eine Infektion usw. erfolgreich abzuwehren, wird somit begreiflich.

Wenn im Verlaufe einer durch einen bestimmten Stress erreichten Adaptation ein zweiter, vom ersten verschiedener Stress zugeschaltet wird, dann ruft der zweite Stress eine Vermehrung der Widerstandskraft hervor. Diese richtet sich in erster Linie gegen den ersten Stress: gegen den zweiten Stress kann die

Widerstandskraft sogar vermindert sein, weswegen dieser Sonderfall auch unter der Bezeichnung „*gekreuzte Resistenz*" bekannt geworden ist.

Derartiges scheint schon früher beobachtet worden zu sein. MURRAY und MORGAN (1946) stellten z. B. eine Zunahme der Resistenz gegen Anoxie beim *Meerschweinchen* fest, das eine Vitamin C-Mangeldiät erhielt (S. 533). RATSIMAMANGA (1950) und LEBLOND (1939) benutzten als ersten Stress einen Schwimmversuch *(Ratten)*, als zweiten chemische Agentien oder Wärme und Kälte (siehe S. 539). Auch bei den Versuchen meiner Mitarbeiterin ROEPKE (1952, s. S. 557) mit einem Formolstress scheint die gekreuzte Resistenz eine Rolle gespielt zu haben.

Wann *beginnen Stressreaktionen*, ist die Stressreaktion schon beim neugeborenen Menschen und Tier vorhanden? Nach VENNING, RANDALL und GYORGY (1949, s. S. 562) kann beim Menschen schon ein Geburtstrauma die Stressreaktionen auslösen[1]. Bei *Ratten* scheinen die Verhältnisse aber anders zu liegen. JAILER (1950, s. S. 542) konnte vor dem 16. Lebenstag keine Kältestresswirkung, gemessen am Verhalten der Ascorbinsäure, ablesen. Es ist eher zu vermuten, daß bei den Poikilothermen nach der Geburt sich der Hypophysen-Nebennierenmechanismus erst voll einspielen muß.

Es soll in dieser zusammenfassenden Betrachtung noch einmal mit Nachdruck darauf hingewiesen werden, daß die *Rolle der Schilddrüse* bei der Stressreaktion nicht vernachlässigt werden darf (vgl. S. 538f., BROLIN 1946). RATSIMAMANGA (1950) lehnt allerdings eine Bedeutung der Schilddrüse in diesem Zusammenhang ab (S. 539). Auf die Beziehungen zwischen Schilddrüse und Nebenniere komme ich später zurück (S. 604ff.).

Daß auch noch andere Faktoren — zum Teil außerhalb des Endokriniums — in das Stressgeschehen eingreifen können, sei kurz erwähnt. Über eine *Stimulierung des reticuloendothelialen Systems* unter einem Hungerstress berichten GORDON und KATSH (1949b). TIMIRAS und SELYE (1949) konnten ebenfalls eine deutliche Zunahme der *Phagocytoseaktivität* während der Alarmreaktion bei der *Ratte* sehen (verstärkte Tuschespeicherung im reticuloendothelialen System).

4. Über den Blutweg verlaufende Stresswirkung an der Hypophyse — Bremsung der Hypophysenvorderlappenaktivität auf humoralem Weg.

Die Annahme, daß der Spiegel der Rindensteroide der Nebenniere im Blut die Aktivität des Hypophysenvorderlappens beeinflußt, ist gut begründet. Dabei entstehen zwei Möglichkeiten: a) der Rindensteroidspiegel sinkt im Blut, Folge: Aktivierung der Hypophyse, b) der Rindensteroidspiegel steigt im Blut, Folge: Inaktivierung der Hypophyse.

Unter einem Stress haben wir die Situation a) angetroffen. Gaben wir während eines Stress gleichzeitig Rindenextrakt (bzw. Desoxycorticosteronacetat), so konnten wir diese Situation beseitigen und die Stresswirkung damit bekämpfen. Gaben wir exzessive Mengen von Rindensteroiden, dann konnten wir eine so starke Hemmung des Hypophysenvorderlappens erreichen, daß nicht nur die histochemisch und histologisch faßbaren Stresswirkungen an der Nebennierenrinde ausblieben, sondern sogar eine Atrophie des Organs eintrat (siehe bereits S. 573). Wir können also praktisch alle histochemisch, histologisch oder chemisch geprüften Rindenveränderungen der Nebenniere (Diaprasie, Enchosis der Rindenzelle, Hypertrophie bzw. Hyperplasie des Organs) letzten Endes auf ein *Absinken des Rindensteroidspiegels im Blut* beziehen, welches die Tätigkeit des Hypophysenvorderlappens angeregt hat.

Noch nicht berichtet wurde über die Gegensituation bzw. nur insoweit, als damit der Stress bekämpft wird. H. O. NEUMANN (1936) versuchte die Ovarialfunktion bei *Mäusen* mit Nebennierenrindenextrakt zu hemmen. Dabei fiel ihm eine Atrophie der Nebennierenrinde auf. Die Zellen der Zona glomerulosa lagen dicht gedrängt beieinander, ihre Kerne füllten den Zelleib fast vollkommen aus. Die Säulenanordnung der Fasciculata war gestört.

---

[1] Vielleicht gehört auch die „*interrenale Intoxikation*" v. GIERKES (1928) hierher, die in den ersten Lebenswochen bei Säuglingen auftritt, z. B. bei Ernährungsstörungen. Dabei kann man Hyperplasien der Nebennierenrinde beobachten.

die Reticularis sehr schmal. Kernstrukturen waren hier wegen Verklumpung des Chromatins meist nicht mehr zu erkennen.

LIPPROSS (1936) fand allerdings in der Nebennierenrinde von *Ratten* weder nach Injektion von Cortin noch von Adrenalin histologische Veränderungen. KING (1937) stellte nach hohen Dosen von Cortin eine geringe Gewichtszunahme der Versuchstiere fest. Bald darauf konnten INGLE und KENDALL (1937) die Verhältnisse klären. Wenn sie einem *gesunden* Versuchstier Rindenextrakt verabreichten, atrophierte die Nebennierenrinde eindeutig (ebenso INGLE, HIGGINS und KENDALL 1938). Bei hypophysektomierten Tieren blieb die Atrophie der Nebennierenrinde bei großen Cortingaben aus, zweifellos zunächst ein Zeichen dafür, daß eine Injektion von Rindensteroiden bzw. Rindenextrakt die Nebenniere über eine Bremsung der ACTH-Abgabe des Hypophysenvorderlappens beeinflußt. Zum anderen handelt es sich gewissermaßen um eine Direktwirkung auf die Nebenniere, indem das Organ bei künstlicher Zufuhr der von ihm hergestellten Produkte inaktiv wird. SELYE und DOSNE (1940b) sowie BENNETT (1940) konnten die Angaben von INGLE im wesentlichen bestätigen. DITTUS (1941) bemerkt, daß auch das Interrenale der *Selachier* unter gleichen Einflüssen steht wie die Nebennierenrinde der höheren *Wirbeltiere*.

Er gab 0,01 cm³ Cortidyn (Promonta) je Gramm und Tag. Histologisch war eine deutlich herabgesetzte Aktivität des Interrenale zu erkennen. Die Organe ähnelten denen hypophysektomierter *Rochen*.

Daß durch Desoxycorticosteronacetatinjektionen eine Hemmung der Leistung des Hypophysenvorderlappens erreicht werden kann, haben des weiteren ARVY (1942b), COURRIER und POUMEAU-DELILLE (1942) beweisen können.

Mit KENDALLS (1942, 1950) Arbeiten beginnt eine Einengung des Problems. Nachdem außer dem Desoxycorticosteronacetat andere Rindensteroide bekannt geworden waren, unternahm er Experimente zur Klärung der Frage, ob diese alle in gleicher Weise und Stärke über den Hypophysenvorderlappen auf die Nebennierenrinde einwirken.

Die Erzeugung der Rindenatrophie gelang ihm in erster Linie mit den Verbindungen A, B, E und F (Terminologie von KENDALL). Desoxycorticosteronacetat hatte die geringere Wirkung, doch war die Atrophie mit größeren Dosen von Desoxycorticosteronacetat ebenfalls zu erreichen. Neben der Atrophie der Nebennierenrinde nach Desoxycorticosteronacetat wird übrigens auch eine Atrophie des Thymus beschrieben, was nach neueren Versuchen schwer verständlich ist, wenn man nicht eine direkte Wirkung des Desoxycorticosteronacetats auf den Thymus annehmen will (S. 688 ff.).

Ein zweiter wichtiger Befund von KENDALL (1942) betrifft die Tatsache, daß er mit Corticosteron wohl eine Atrophie der Fasciculata, nicht aber der Glomerulosa erhielt. Dieser Befund führt zur Hypothese der *funktionellen Zweiteilung* der Nebennierenrinde (S. 672 ff.).

Eine Gewichtsabnahme der Nebenniere nach Desoxycorticosteronacetat beschrieb SARASON (1943a), eine Hemmung des Hypophysenvorderlappens nach Desoxycorticosteronacetat COURRIER (1945), DEL CASTILLO und RAPELA (1945). Die genauere Wirkung von Desoxycorticosteronacetat auf die Zona glomerulosa haben vor allem GREEP und DEANE (1947a, 1949b) studiert. Ihre Ergebnisse sollen in anderem Zusammenhang verwertet werden (S. 674). Die Untersuchungen von YOFFEY und BAXTER (1947) weisen in ähnliche Richtung, nämlich die eines gegensätzlichen Verhaltens von Fasciculata und Glomerulosa unter Wirkung von Rindenextrakten usw. Die Autoren verabreichten Eschatin (Nebennierenrindenextrakt der Firma Parke Davis & Co.) an erwachsene *Ratten*-Männchen intravenös oder subcutan. Besonders die Glomerulosa speicherte daraufhin Lipoid. Die subglomeruläre Zone schien zu verschwinden; diese Erscheinung ist eigentlich eine „progressive Transformation" (TONUTTI). die wir nach Nebennierenrindenextrakt nicht erwarten würden (S. 258 ff.).

Nachdem die Vermittlerrolle der Hypophyse nach Injektion von Rindenextrakten oder Desoxycorticosteronacetat deutlicher erkannt war, trat die Vorstellung einer direkten Wirkung dieser Substanzen auf die Nebenniere mehr in den Hintergrund. Durch gleichzeitige Verabreichung der Rindenstoffe und des auf die Nebennierenrinde wirkenden Prinzips des Vorderlappens konnte die Hypophysenrolle experimentell eindeutig geklärt werden (TURNER 1948 u. a.).

Bei gleichzeitiger Verabreichung von ACTH und Nebennierenrindenhormon entwickelt sich nämlich *nicht* eine Atrophie der Nebennierenrinde. Schon die alte Beobachtung INGLES (1938), daß große Dosen von Cortin beim hypophysektomierten Tier *nicht* zur Rindenatrophie führen, war ein wichtiger Beweis gegen die Direktwirkung der Rindenhormone auf ihre Bildungsstätte. Neuerdings konnte RATSIMAMANGA (1950) auch im physiologischen Test (Arbeitsleistung, Schwimmversuch) zeigen, daß die kombinierte Behandlung der Versuchstiere mit einem Vorderlappenextrakt und Nebennierenrindenextrakt die Arbeitsleistung erhöht; histologisch war sogar eine gewisse Hypertrophie des Organs nachweisbar.

ALPERT (1950) hat die Nebenniere des *Goldhamsters* nach Verabreichung von Desoxycorticosteronacetat untersucht. Nach Abschluß der Behandlung zeigten die Nebennieren eine geringe Gewichtsabnahme. Die Zona glomerulosa erschien, möglicherweise infolge einer

Einschränkung des Zellersatzes, verschmälert. Die Sudanophilie, die in der Nebennierenrinde des *Goldhamsters* kaum nachweisbar ist, sowie der bei diesem Tier gewöhnlich negative SCHULTZ-Test blieben auch durch die Desoxycorticosteronacetatbehandlung unbeeinflußt. Carbonyllipoide waren nur noch im äußeren Abschnitt der Fasciculata und in der Glomerulosa vorhanden. Der Rest der Rinde reagierte nicht mehr mit dem SCHIFFschen Reagens. Die Menge der Ascorbinsäure war um 34% bei den älteren Tieren vermindert.

OVERZIER (1950) hat die Desoxycorticosteronacetatwirkung (täglich 3 Wochen lang 1 mg Cortiron-Schering = Desoxycorticosteronacetat in gesättigter, oestrogenfreier öliger Lösung) an *Mäuse*- und *Ratten*-Männchen geprüft und untersucht, inwieweit sich die Bilder der Nebennierenrinde nach Hypophysektomie oder Kastration oder beiden Eingriffen gleichzeitig zusammen verändern.

Bei *Mäuse*-Männchen sind die Veränderungen der Nebennierenrinde mannigfaltig. Meist fanden sich die stärksten Veränderungen in der Reticularis. OVERZIER hat eine Reihe der Stärkegrade der Veränderungen aufgestellt: 1. Hyperämie der Reticularis bzw. der Reticularis und Fasciculata, 2. Kernpyknosen in Reticularis, fortschreitend in Fasciculata und schließlich sogar Glomerulosa, 3. Zeichen des Umbaus in der Zona fasciculata und Reticularis, 4. Veränderungen in den Proportionen der Zonen zueinander, 5. Verschmälerung der gesamten Nebennierenrinde, und 6. Entstehung großer wabiger und mehrkerniger Cytoplasmabezirke in der Reticularis.

Diese Veränderungen können sich zu recht wechselnden Bildern miteinander verbinden. Die Stärke der Veränderung ist offensichtlich abhängig von der Dosis, der Dauer der Behandlung, andererseits aber auch von dem Alter der Tiere. Die jüngeren Tiere sollen im allgemeinen empfindlicher sein als die älteren. Dazu kommt schließlich noch ein individueller Empfindlichkeitsunterschied. Stärke der histologischen Veränderungen und der Störung des Allgemeinbefindens der Tiere gingen parallel.

Normale junge, aber geschlechtsreife *Ratten*-Männchen zeigen nach der Cortironbehandlung einen Umbau der Zona fasciculata und reticularis, während die Glomerulosa unverändert bleibt. Die Fasciculata soll sich verschmälern, die Reticularis eher etwas breiter werden. Im ganzen resultiert aber eine Verschmälerung der Nebennierenrinde. Der Umbau geht mit einer Hyperämie von Fasciculata und Reticularis einher.

Die kastrierten *Ratten*-Männchen, bei welchen OVERZIER auffallend wenige Rindenveränderungen beschreibt (S. 747), zeigen einen stärkeren Umbau in Fasciculata und Reticularis. Die Verbreiterung der Reticularis kann nach Kastration und Cortironbehandlung einen solchen Grad erreichen, daß die gesamte Rinde verbreitert erscheint. Oft ist allerdings die Grenze zwischen Fasciculata und Reticularis schwer auszumachen.

Bei hypophysektomierten *Ratten*-Männchen erscheinen die bekannten (S. 585ff.) regressiven Veränderungen der Nebennierenrinde; durch Cortironbehandlung soll die Rindenverschmälerung noch verstärkt werden (s. dagegen INGLE 1938). Die Grenze zwischen Fasciculata und Reticularis wird durch Umbau verwischt. Die Kernpyknosen nehmen in allen Rindenschichten zu. Das Bindegewebe der Rinde ist mäßig vermehrt. Im Mark fällt nur die Hyperämie auf.

Schließlich hat OVERZIER *Ratten*-Männchen mit Cortiron (Desoxycorticosteronacetat) behandelt, welche zuvor hypophysektomiert und kastriert worden waren. Ohne Cortironbehandlung überwogen dann die Folgen der Hypophysektomie, nach Cortironbehandlung war auch die Glomerulosa verschmälert.

Das wichtigste Ergebnis seiner Versuche sieht OVERZIER (1950) darin, daß die schweren Hypophysektomieveränderungen der Nebennierenrinde durch die Behandlung mit Cortiron noch verstärkt werden können. „Das Cortiron wirkt demnach auch unmittelbar auf die Nebennierenrinde ein." Oder: „Anscheinend wirkt sich die Hemmung der Hypophysensekretion stärker aus." Auf das Problem einer direkten Desoxycorticosteronacetatwirkung werde ich zurückkommen (s. u.). Die Verstärkung der relativ geringen Kastrationsveränderungen durch Cortironbehandlung erklärt OVERZIER durch eine „Sensibilisierung" der Nebennierenrinde infolge Kastration.

RATSIMAMANGA (1950) beobachtete bei *Ratten*, die einem Wärmestress und einer gleichzeitigen Desoxycorticosteronacetatbehandlung unterworfen worden waren, eine Atrophie der Nebennierenrinde. Es können sogar stärkere Läsionen auftreten (Hämorrhagien, s. a. SELYE und DOSNE 1940b). Die Glomerulosa wird hierbei angeblich kaum beeinträchtigt (GREEP und DEANE 1947a). RATSIMAMANGA (1950): «En plus, malgré le stimulus, nous n'avons pas vu la disparition de la limite qui sépare la glomérulée de la fasciculée, qui . . . est un des tests d'hyperactivité corticale.»

Wenn wir zunächst von der Behauptung OVERZIERS (1950) absehen, der Beweise für eine direkte Desoxycorticosteronacetatwirkung an der Nebennierenrinde gesucht hat, so können wir noch einmal zusammenfassen, daß die Wirkung von Desoxycorticosteronacetat, Rindenextrakten, einigen speziellen Rindensteroiden (KENDALL 1950) usw. im allgemeinen zuerst auf den Vorderlappen gerichtet erscheint, dessen Aktivität sinkt. Leistungsabfall und schließlich Atrophie der Nebennierenrinde wird durch eine Verminderung der ACTH-Produktion erklärt.

Wie greift nun Desoxycorticosteronacetat oder eine der anderen Substanzen am Hypophysenvorderlappen an? Hierzu sagt SAYERS (1950), einer der besten Kenner der Materie: "The exact nature of the process by which the changing levels of cortical hormone in the blood influence the rate of discharge of ACTH from the adenohypophysis is unknown."

Die Hypothese von der Bremswirkung der Nebennierenrindenstoffe auf den Hypophysenvorderlappen versagt im übrigen bei einigen besonderen Fällen. So haben SAYERS und SAYERS (1947) beobachtet, daß eine Vorbehandlung mit relativ großen Dosen von Rindensteroiden die Diaprasie der Ascorbinsäure nur teilweise blockiert, welche an sich dann eintritt, wenn man *Ratten* eine Histamininjektion gibt. Noch merkwürdiger ist folgendes. Die Verabreichung von Rindenextrakt hemmt wohl den Abfall der Cholesterinkonzentration in der Nebennierenrinde, welcher in der ersten Stunde nach einer Röntgenbestrahlung erfolgt, dagegen nicht die späteren Nebennierenveränderungen (SWIFT, PATT und TYREE 1948). Die Cholesterindiaprasie in der *Ratten*-Nebenniere nach einer Infektion mit B. tularense bleibt auch durch große, in mehreren Intervallen gegebene Dosen von Rindenextrakt unbeeinflußt (PINCHOT, CLOSE und LONG 1949). Auch merkwürdige Speciesunterschiede treten in den Reaktionen auf. So hemmt der Rindenextrakt die Nebennierenhypertrophie, welche nach länger dauerndem Unterdruck (2—3 Tage) eintritt (LANGLEY und CLARKE 1942), oder Desoxycorticosteronacetat die Nebennierenhypertrophie hungernder *Ratten* (D'ANGELO, GORDON und CHARIPPER 1948a). Aber weder Desoxycorticosteronacetat (D'ANGELO, GORDON und CHARIPPER 1948a) noch Rindenextrakt (D'ANGELO, GORDON und CHARIPPER 1948b, D'ANGELO 1949) beeinflussen die Nebennierenhypertrophie hungernder *Meerschweinchen*. SAYERS (1950), der diese Fälle zusammengestellt hat, sagt zur Erklärung, daß vermutlich keine komplette Hemmung des Hypophysenvorderlappens eingetreten ist. Im übrigen zieht er in Betracht, daß je nach der Stärke eines Stress die sich anschließende Reaktion Unterschiede zeigen kann.

SAYERS (1950) hält schließlich 3. einen direkten Einfluß auf die Hypophyse für möglich bei sehr schwerem Stress (Kreislaufversagen, Anoxie, Toxinhäufung).

Für die praktische Medizin haben HEMPHILL und REISS (1940, 1942, 1944, 1947) eine wichtige Folgerung aus den experimentellen Arbeiten über das Problem der Hypophysenhemmung durch Rindensteroide gezogen. Bei Unterfunktion der Nebennierenrinde halten sie eine Behandlung mit ACTH oder einem Hypophysenvorderlappenextrakt, welcher das corticotrope Prinzip enthält, für zweckmäßiger als die Verabreichung der von der Nebennierenrinde selbst hergestellten Steroide. Auf die Möglichkeit einer direkten Wirkung eines Rindenextraktes bzw. des Desoxycorticosteronacetats auf die Nebenniere selbst habe ich oben bereits hingewiesen (DEL CASTILLO und RAPELA 1945, OVERZIER 1950).

In diesem Zusammenhang mag erwähnt werden, daß ZWEMER und LOWENSTEIN (1940a, b) mit Strophanthin und anderen Herzglykosiden eine Atrophie der Spongiocyten erreichten. Diese Glykoside stehen chemisch den Rindensteroiden nahe.

Genauere Untersuchungen des Zucker- und Eiweißstoffwechsels unter Desoxycorticosteronacetat (WINNETT, CALDWELL und KAHLER 1940, INGLE und THORN 1941, McGAVACK, CHARLTON und KLOTZ 1941, SELYE und DOSNE 1942, KÖHLER und FLECKENSTEIN 1941, 1942b, 1943, 1944, CONN, JOHNSTON und LOUIS 1946, OBERDISSE und WERNER 1948, KÖHLER 1947, 1948, 1949, KÖHLER und WEGENER 1949) haben wahrscheinlich gemacht, daß Desoxycorticosteronacetat tatsächlich eine Stoffwechselveränderung setzt, "characteristic of a deficiency of the 11,17-oxysteroids". SAYERS (1950) schreibt zusammenfassend, daß ein Teil dieser Wirkung vom Hypophysenvorderlappen aufgenommen wird, "however, the possibility that DCA (= DOCSTA) and 11,17-oxysteroids compete for loci in effector cells must also be considered". Die gelegentlich bei Kastrationen usw. zu beobachtenden Atrophien der Nebenniere sollen erst später im Zusammenhang mit den sexualbiologischen Problemen besprochen werden (S. 741 ff.).

5. Aufnahme der Stresswirkung durch das periphere vegetative Nervensystem und Überleitung der nervösen Impulse auf das Nebennierenmark.

Vor allem die älteren Experimentatoren haben den Angriffspunkt aller möglichen wirksamen Substanzen — von Stress sprach man nicht, wohl aber schon von „Alarmreaktion", ELLIOTT 1912 (s. S. 569) — am Mark der Nebenniere bzw. am Adrenalin des Markes gesucht. Zweifellos fällt dem vegetativen Nervensystem in der Kontrolle eines Stress eine ausschlaggebende Verantwortung zu. Zur Zeit scheint die Frage der Innervation des Nebennierenmarkes zugunsten der Durchforschung der regulatorischen Beziehungen zwischen Hypophyse und Nebennierenrinde etwas in den Hintergrund gedrängt zu sein. Diese Unterlassung muß korrigiert werden.

Manches hierher gehörende Material wurde bereits bei der Schilderung der Innervation der Nebenniere erwähnt (vgl. S. 470 ff.). Im folgenden sollen nur die experimentellen Eingriffe am Nervenapparat der Nebenniere sowie einige klinische neurologische Überlegungen Erwähnung finden.

Eine alte Beobachtung von JÜRGENS (1889) hat meines Erachtens nicht den verdienten Widerhall gefunden. JÜRGENS verdanken wir nämlich die Beschreibung einer Degeneration der Nn. splanchnici und von Ganglienzellen im Plexus solaris bei einigen ADDISON-Fällen. Auch LANCEREAUX (1890a) schloß aus autoptischen Befunden, daß eine Schädigung des abdominalen Sympathicus für die Pathogenese des Addison wesentlich sei. Nach BIEDL (1897) ist es wahrscheinlich, daß die Produktion des „Epinephrins" unter dem Einfluß des Nervensystems steht, daß die Nn. splanchnici nicht nur die Vasodilatatoren, sondern auch „sekretorische" Fasern für die Nebenniere führen. DREYER (1910, 1911) hat dann schließlich als erster eine erhöhte Adrenalinabgabe ins Blut der Nebennierenvene durch direkte Reizung der Nn. splanchnici unterhalb des Zwerchfelles feststellen können. Besonders eingehend befaßte sich ELLIOTT (1912 ff.) mit dem Problem der Adrenalinsekretion unter nervösem Einfluß.

Nach Entnervung der Nebenniere soll es zur Hemmung der Adrenalinsekretion kommen, wie auch STEWART und ROGOFF (1919) feststellten. Die Adrenalinsekretion beurteilte ELLIOTT (1912a) nach der Phäochromie, indem er die Schnittfläche einer *Katzen*-Nebenniere mit Kaliumbichromat-Formol behandelte, woraufhin das Mark bei reichlichem Adrenalingehalt eine tiefbraune Farbe mit hier und da gelblichen Flecken annahm. Des weiteren nahm er eine mikroskopische Kontrolle der Phäochromie vor. Als auch diese ihn nicht voll befriedigte, hat er schließlich noch die biochemische Kontrolle hinzugefügt (Blutdruckversuch an der *Katze*). So konnte ELLIOTT schließlich durch Vergleich mit der Wirkung einer bekannten Menge synthetischen Adrenalins exakte Zahlenwerte gewinnen. Bei einer möglichst in Ruhe gelassenen *Katze* fand er damit 0,32 mg Adrenalin in der rechten wie linken Nebenniere. Höchst bemerkenswert ist aber, daß unruhige Tiere viel geringere Werte geben, beispielsweise 0,14—0,15 mg Adrenalin.

ELLIOTT hat nun mit einer großen Zahl verschiedener Mittel — wir würden heute von Stress sprechen — das Verhalten der Adrenalinsekretion untersucht; die meisten habe ich im Stresskapitel bereits erwähnt (Beispiele: Diphtheriewirkung, S. 546, Äther, S. 554, Morphin, S. 555). Hier soll nur die Innervationsfrage selbst noch berücksichtigt werden.

Nach ELLIOTT werden die Impulse, welche zur Exhaustion des Nebennierenmarkes, d. h. einem Verschwinden der Phäochromie führen, über die Nn. splanchnici geleitet. Auf lumbalem, teilweise nur thorakalem Weg wurden alle erreichbaren präganglionären Fasern durchschnitten, die in erster Linie in den Nn. splanchnici verlaufen. Die Durchschneidung der Splanchnici soll sogar von einer Eröffnungsstelle der Thoraxwand aus nach Anheben der Aorta nach rechts und links möglich sein. Die Durchschneidung des Vagus wurde nicht weiter versucht, nachdem ELLIOTT glaubte festgestellt zu haben, daß dieser bei der Innervation der Nebenniere keine Rolle spielt. Wenn man den Splanchnicus einseitig durchtrennt, dann kann man auf der gesunden Seite das Nebennierenmark durch einen Stress noch zur Entleerung (Diaprasie des Adrenalins) zwingen. Beispiel: Durchschneidung des rechten Splanchnicus. Nach 15 Tagen Injektion von 2 cm^3 β-tetra-hydro-naphthylamin 8 Std und 2,5 cm^3 4 Std ante mortem. Die rechte Nebenniere (23 g) enthielt (s. o. Berechnung) 30 mg Adrenalin, die linke (21 g) 15 mg Adrenalin.

Im übrigen bemerkt ELLIOTT, daß die Nebennierenrinde durch die Entnervungen nicht verändert wird. Bei direkter Reizung des N. splanchnicus hat er am Mark geringere Wirkung gesehen als nach den Stresses, bei welchen er in erster Linie eine zentrale Wirkung annimmt.

PENDE (1920) hat beim *Kaninchen* den linken N. splanchnicus durchschnitten und das Ggl. coeliacum exstirpiert. Eine Woche danach sah er eine Hyperämie und beginnende Atrophie des Nebennierenmarkes. Nach 3—4 Wochen hatten sich die Markveränderungen verstärkt. Nun zeigte auch die Rinde Reaktion. PENDE (1936) hat das Verfahren zur Behandlung der Hypertension angegeben.

Auf recht hypothetischer Basis beruhen die Vorstellungen von KUTSCHERA-AICHBERGEN (1922 ff.) über die Wirkung des sog. Zuckerstiches. Dabei soll es zu einer Erregung des Sympathicus kommen. Entsprechend der Annahme von KUTSCHERA-AICHBERGEN gelangt nun das venöse Blut mit dem Adrenalin durch Drosselung der Markvenen über die Rinde und Kapselgefäße schließlich in den Pfortaderkreislauf (s. S. 456 f.). Damit wäre eine Möglichkeit zur Glykogenmobilisierung gegeben. Auch CIMINATA (1926) hat die Innervation des Nebennierenmarkes im Zusammenhang mit dem Kohlenhydratstoffwechsel studiert.

Er entnervte die linke Nebenniere bei *Hund* oder *Katze*. Die Tiere blieben längere Zeit bei gutem Allgemeinbefinden. Die Krampfbereitschaft der Tiere (Campherinjektionen) war nicht erhöht, die durch Schmerzreize auslösbare Steigerung des Blutzuckers nach der Entnervung geringer als beim normalen Tier. Die Adrenalinproduktion soll durch die Entnervung nur relativ gering herabgesetzt werden, aber die Ausscheidung des Stoffes ins Blut hinein gestört sein.

In Untersuchungen über die Insulinwirkung kommt KAHN (1926) zur Annahme einer zentralen Wirkung des Insulins. Er konnte nämlich beobachten, daß nach einseitiger Durchschneidung des N. splanchnicus — besonders deutlich auf der linken Seite, da nach seiner Annahme die linke Nebenniere ausschließlich durch den linken Splanchnicus versorgt wird — in dem entsprechenden Nebennierenmark die vor der Durchschneidung deutliche Verkleinerung des Zelleibes, die Vacuolenbildung, die Abnahme der Phäochromie und der Körnchenschwund in den Markzellen ausbleiben. Auch das außerhalb der Nebenniere gelegene phäochrome Gewebe, besonders die Paraganglien an der Aorta des *Hundes*, zeigen solche Insulinveränderungen. In der Nebennierenrinde fand KAHN keine wesentlichen Veränderungen.

Reizexperimente am N. splanchnicus unternahm weiterhin CRAMER (1926b, 1928). Nimmt man mit ihm an, daß die Menge der mit OsO_4 in Nebennierenmarkzellen nachweisbaren Granula in einem Verhältnis zu ihrem Gehalt an Adrenalin steht, dann ist es zunächst schwer verständlich, daß nach Reizung des Splanchnicus nur die peripheren Markzellen die Granula verlieren. CRAMER hat auf dieser Beobachtung die Hypothese von der *Selbstkontrolle* der Nebenniere aufgestellt. Er meint, eine zu kräftige Adrenalinsekretion könne einen Circulus vitiosus einleiten, indem dies neu freigewordene Adrenalin sofort wieder das Nervensystem erregen könnte. Dies würde wieder einen Impuls zur Adrenalinabgabe aussenden. Auf diesem Wege müßte es ganz rapid zum vollständigen Adrenalinverlust des Markes kommen.

Länger dauernde Kälteeinwirkung bewirkt eine Abnahme des Adrenalingehaltes der innervierten, nicht mehr der entnervten Nebenniere (CROWDEN und PEARSON 1928). Hierzu paßt ein Befund von GEIGER (1933), der das durch die Carotiden strömende Blut abkühlte. Daraufhin tritt eine Hyperglykämie auf, allerdings nur bei intaktem N. splanchnicus.

Arbeiten von PAWLIKOWSKI (1934a, 1938), die bereits auf S. 426f. ausführlich besprochen wurden, behandeln die Frage, ob die am Zellkern nachweisbare Phäochromie auch unter Nerveneinfluß steht. Der Autor glaubt dies insofern bejahen zu können, als beim *Hund* nach Reizung des Splanchnicus eine Blutdrucksteigerung einsetzt, wobei Adrenalin verbraucht werden soll. Dabei soll die Bildung der phäochromen Granula unter Beteiligung des Zellkernes besonders schön sichtbar sein.

SGROSSO (1935) untersuchte die linke Nebenniere des *Hundes*, 1. nach Exstirpation des Truncus sympathicus vom caudalen Pol der Niere bis in den Thorax, 2. nach Resektion des N. splanchnicus, 3. nach Exstirpation des Nervengewebes um die großen Bauchgefäße vom Truncus coeliacus bis zur A. mesenterica caudalis. 2—3 Monate nach den Eingriffen konnte er niemals Differenzen zwischen dem Bild der rechten und linken Nebenniere feststellen. Es liegt also zunächst ein vollkommener Gegensatz in den Angaben von PENDE (1920) und SGROSSO (1935) vor.

Wie stark Sympathicus und Nebennierenmark indessen von manchen in Verbindung gesehen werden — man kann in der Tat die Ganglienzellen des Markes als die zweiten Neurone der Markinnervierung betrachten — geht aus folgendem Satz von CELESTINO DA COSTA (1935) hervor: "During the first states of embryonic life, the secretion of adrenalin supplies the function that it assumes later by the developing sympathetic. When this system is so differentiated that it can completely assume its function, most of the adrenalin-secreting tissue regresses, only persisting in the medulla of the adrenal and in some chromaffin bodies scattered through the organism."

In der Behauptung von BAUER (1935), daß der Einfluß der Innervation der Nebennieren sich weniger auf die Produktion als auf die Ausschüttung des Adrenalins erstrecke, steckt die Vorstellung, daß die zur Nebenniere ziehenden Nerven ihre Wirkung hauptsächlich am Nebennierenmark entfalten.

Die zwischen PENDE (1920, s. o.) und SGROSSO (1935, s. o.) entstandene Verschiedenheit der Auffassungen gab HERMANN, JOURDAN, MORIN und VIAL (1937), HERMANN, JOURDAN, CIER und GALLONI (1937) den Anlaß, die Bedeutung der Innervation für die Markverhältnisse erneut zu studieren.

Die Untersucher entfernten einmal auf einer Seite alle an die Nebenniere herantretenden Nerven bis zum Kontakt der Nerven mit der Kapsel und resezierten den Truncus sympathicus von Th 13—L 3. Bei 2 Tieren wurde auch das Ggl. coeliacum exstirpiert. Danach wurde die Phäochromie der Markzellen nach dem Verfahren von ELLIOTT (s. o.) bestimmt. Zwischen der rechten und linken Seite fanden sich keine Unterschiede. Bei 2 *Hunden* war in der entnervten Nebenniere eine Senkung des Adrenalingehaltes festzustellen (biologische Prüfung nach ELLIOTT, s. o.). In weiteren ausgedehnten Versuchen ergab sich, daß die Fasern für die Nebenniere das Rückenmark in den vorderen Wurzeln Th 3—L 2 verlassen; die Drüse wird nur homolateral innerviert. Massive Veränderungen der Phäochromie oder des Adrenalingehaltes waren jedenfalls bei allen Versuchen durch eine Störung der Innervation nicht zu erreichen.

Um den Anteil des Parasympathicus und Sympathicus an der Innervation der Nebenniere festzustellen, nahmen OKINAKA und MORI (1939) Versuche an *Hunden* und *Kaninchen* vor. Sie schließen auch die Nebennierenrinde mit in die Beobachtung nach Nervenreizungen ein. Aber auch in ihrer Arbeit steht die Untersuchung der Adrenalinausschüttung, also das Nebennierenmark im Vordergrund.

Da diese Untersucher jedoch eine physiologische Zusammenarbeit zwischen Rinde und Mark annehmen, benutzen sie Beobachtungen über die Veränderungen der doppelbrechenden Stoffe in der Rinde, um den Einfluß sympathischer wie parasympathischer Innervation auf die Nebenniere zu untersuchen. Zusammenfassend ergibt sich, daß in den Nn. splanchnici parasympathische und sympathische Fasern zur Nebenniere verlaufen. Der sympathische Anteil soll eine Zwischenschaltstelle im Ganglion besitzen, während der Spinalparasympathicus durch dieses Ganglion lediglich hindurchzieht.

MAYCOCK und HESLOP (1939, Adrenalintest) ermitteln die Innervation der Nebenniere durch elektrische Reizung der einzelnen Splanchnici sowie einiger Lumbalganglien. Auf

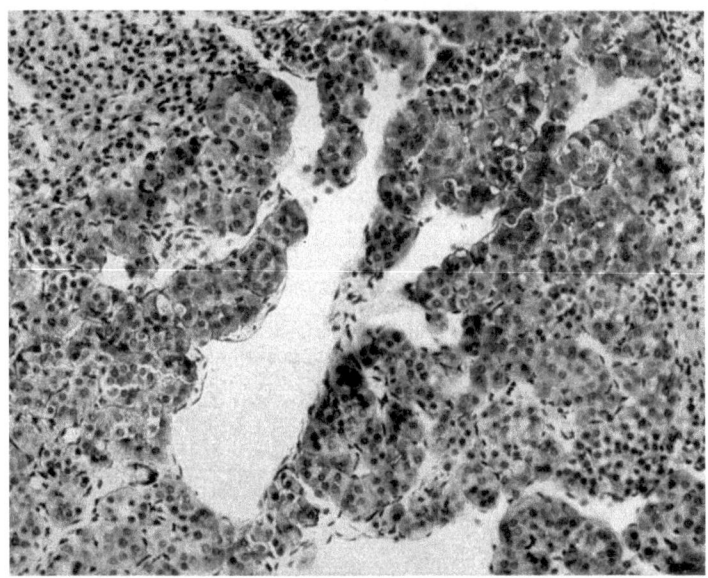

Abb. 238. Starke Phäochromie des Nebennierenmarkes der *Ratte* (150fach vergrößert). Aus HILLARP 1946.

Grund dieser rein physiologischen Methode kommen sie zu einem Innervationsschema, das ungefähr dem von YOUNG (1939, S. 480) an Hand von Durchschneidungsversuchen aufgestellten entspricht.

COUJARD (1943) untersucht einesteils das Nervengewebe der Nebenniere, andererseits die sekretorischen Elemente und versucht eine schärfere Abgrenzung beider herauszuarbeiten. Durch die für Adrenalin angeblich spezifische Osmiumjodidfärbung (CHAMPY) sollen adrenerge Strukturen von nervösen und vom Bindegewebe differenziert werden können. Es wird ein terminales intercelluläres Netzwerk beschrieben, von Fortsätzen gewisser geschwärzter interstitieller Zellen gebildet. Dieses Netzwerk veranlasse die Adrenalinabgabe, wenn es über sympathische Fasern Impulse erhält. Es ist somit gar nicht notwendig, eine Innervation jeder einzelnen Markzelle zu postulieren. Die interstitiellen Zellen seien unvollkommen differenzierte Nervenzellen, wie bereits RAMON Y CAJAL beschrieben hat. Zu diesem Punkt geben die Versuche von HILLARP (s. u.) interessante weitere Aufschlüsse.

Die Frage der Nebenneureninnervation wird durch HILLARP nunmehr in den größeren Rahmen des Regulationsproblems gestellt (Stressmechanismus), was die Veranlassung bietet, die Innervationsfrage hier zu behandeln. Die bis jetzt genannten Arbeiten hatten die Frage zum Gegenstand, woher und auf welchem Wege nervöse Impulse zur Nebenniere kommen. Die Ablesung geschah bei den Reizversuchen zumeist an der Phäochromie der Markzellen. Die Ergebnisse waren widersprechend. Mit einem starken Stress lassen sich an der innervierten Nebenniere gleichmäßigere Veränderungen gewinnen.

HILLARP (1946) rief bei *Ratten* mit Krampfdosen von Insulin eine starke Adrenalinausschüttung aus dem Nebennierenmark hervor. Sie dürfte durch die Hypoglykämie bedingt sein, welche auch zentrale Regulationen auslöst (GELLHORN 1943). Diese wiederum werden auf rein nervösem Wege an das Nebennierenmark herangebracht (KAHN 1926, SATO, KANOWOKA und OHMI 1933, SCHLOSSBERG, SAWYER und BIXBY 1933, KANOWOKA 1935, 1943).

Daß die Insulinhypoglykämie nicht direkt auf die Markzellen wirken kann, geht aus der Tatsache hervor, daß selbst ein maximaler Insulinschock nach Entfernung der Splanchnici oder thorakaler Rückenmarksdurchtrennung keine cytologischen Veränderungen an den Markzellen mehr hervorruft.

Gewöhnlich geben die Markzellen der *Ratten*-Nebenniere nach der HILLARPschen Fixation (S. 422) eine ziemlich starke Phäochromie (Abb. 238). Das Cytoplasma ist äußerst fein granuliert. Zwischen derartigen Zellgruppen finden sich hier und da einige wenige andere, in welchen die Phäochromie geringer ist, jedoch reichlich normales Cytoplasma vorhanden ist. Nur in wenigen Zellgruppen tritt als drittes Bild neben einer starken Phäochromie eine gewisse Vacuolenbildung im Cytoplasma auf. Schon auf Grund dieses Normalbildes liegt es nahe, daran zu denken, daß hier verschiedene funktionelle Verhältnisse ihren morphologischen

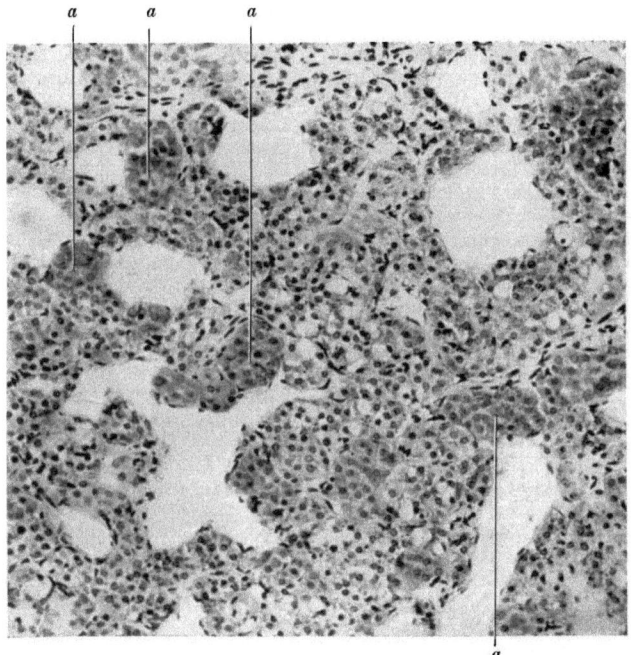

Abb. 239. Diaprasie des Adrenalins, Rückgang der Phäochromie, Markerschöpfung nach Insulinschock bei der *Ratte*. *a* Zellgruppen mit erhaltener Phäochromie (vgl. mit Kontrollbild Abb. 238, 150fach vergrößert). Aus HILLARP 1946.

Ausdruck finden. Innerhalb einer Zellgruppe zeigen aber alle Markzellen etwa das gleiche funktionelle Stadium.

Untersucht man nun das Mark der *Ratten*-Nebenniere im Augenblick der vollen Insulinschockwirkung, so ist die Phäochromie fast gänzlich verschwunden (Abb. 239). Das Cytoplasma der Drüsenzellen ist stark vacuolisiert. Die beiden Nebennieren eines Tieres stimmen dabei im histologischen Bild gut überein. Interessant ist, daß immer einige Zellgruppen selbst im erschöpften Nebennierenmark gute Phäochromie zeigen. Zeitlich festgelegte Untersuchung ergab, daß die Insulinwirkung offenbar bereits nach 1 Std an den Markzellen abgelesen werden kann. Die Zellgruppen scheinen im übrigen immer als funktionelle Einheiten zu reagieren.

Das führte HILLARP zur Ablehnung des STÖHRschen Terminalreticulums als Substrat der Innervation des Nebennierenmarkes. Die Insulinversuche legen mehr eine auf Zellgruppen gezielte Innervation nahe.

HILLARP hat nun die Stresswirkung (Insulinschock) mit experimentellen Störungen der Innervation der Drüse kombiniert. So hat er die Durchschneidung des Rückenmarkes in verschiedener Höhe durchgeführt und danach den Insulinschock wieder angewendet. Je nach Höhe der Durchschneidung (von Th 5/6—11/12) wird eine größere oder kleinere Anzahl präganglionärer Neurone, welche bei der Nebennierenmarkinnervation beteiligt sind, von den höheren Zentren getrennt. Wurde das Rückenmark zwischen dem 6. und 7. Brustwirbel durchtrennt, dann konnte der Insulinschock keine cytologisch feststellbaren Veränderungen im Mark mehr hervorbringen. Alle Markelemente waren stark phäochrom.

das Cytoplasma feinst granuliert, ohne jede Vacuolenbildung. Wurde das Rückenmark zwischen Th 7/8 durchschnitten, dann war nach Insulinschock immer noch der größte Teil der Markzellen nicht aktiviert, d. h. zeigte weiterhin eine gute Phäochromie. Immerhin traten jetzt bereits zwischen den inaktiven Zellkomplexen hier und da solche auf, die bei Verlust der Phäochromie und starker Vacuolenbildung im Cytoplasma auf eine beträchtliche Aktivierung (Diaprasie des Adrenalins) schließen ließen. Wurde erst zwischen Th 8/9 durchschnitten, dann war der Insulinschock höchst wirksam. Bei Durchschneidung in Höhe von Th 9/10 entsprach das Markbild dem normal innervierter Nebennieren nach Insulinschock.

Höchst wichtig erscheint mir, daß in HILLARPS Versuchen der Operationsstress (Rückenmarksdurchtrennung!) sich allein am Markbild nicht auswirkt. Eine Diaprasie von Cholesterin und Ascorbinsäure in der Rinde können wir nach früheren Ausführungen durchaus vermuten. Nach Durchschneidung des N. splanchnicus bewirkt der Insulinschock nur noch auf der Kontrollseite mit Innervation eine Markentleerung.

Während also die Stressversuche mit oder ohne Kombination der Störung der Innervation recht klare und eindeutige Ergebnisse brachten, ergab direkte elektrische Reizung des Splanchnicus widerspruchsvolle Befunde.

Die weiteren Durchschneidungsversuche von HILLARP seien kurz erwähnt: Durchtrennung des Truncus sympathicus. Der Intercostalraum, in welchem die Durchschneidung durchgeführt wurde, wurde von dorsal her eröffnet *(Ratte)*. Es wurde auch versucht, die Rr. communicantes zu zerschneiden. Durchtrennung des Truncus sympathicus zwischen 6./7. Rippe: nach Insulinschock ist die Phäochromie im Mark fast völlig verschwunden, Durchschneidung zwischen 7./8. Rippe: wie vorher. Nach Durchschneidung zwischen 8./9. Rippe: die Zellkomplexe mit Phäochromie nehmen zu. Nach Durchschneidung zwischen 9./10. oder 10./11. Rippe nimmt die Phäochromie trotz Insulinschock weiter zu. Nach Durchschneidung zwischen 11./12./13. Rippe mit Splanchnicusdurchtrennung: fast das gesamte Mark bleibt trotz Insulinschock phäochrom.

Über HILLARPS Physostigminversuche wurde auf S. 559 berichtet. Die Wirkung der Insulinhypoglykämie konnte am Nebennierenmark mit Physostigmin nicht aufgehoben werden. In Versuchen mit Tetrahydro-β-naphthylamin konnten BOUCKAERT und HEYMANS (1929) Angaben bestätigt werden, die nach Durchschneidung der Nn. splanchnici keine Hyperglykämie mehr feststellten.

Nach diesen gründlichen Versuchen von HILLARP kann man also annehmen, daß die cholinergen, präganglionären Fasern für die Nebenniere das Rückenmark in der Hauptsache zwischen Th 7/8 verlassen. Sie verlaufen dann größtenteils durch den N. splanchnicus major, nur einige wenige durch den N. splanchnicus minor. Eine bilaterale Innervation scheint bei der *Ratte* nicht vorzuliegen (HILLARP 1946, 1947).

DENBER (1947) untersuchte den N. splanchnicus und die vegetativen Ganglien, die bei bilateraler thorakolumbaler Sympathektomie von 20 Hochdruckpatienten gewonnen worden waren, mit der Versilberungstechnik nach WEBER. In 9 Fällen fand er Abweichungen von der normalen Nervenstruktur, ohne diese indessen mit Sicherheit auf die Hypertension beziehen zu können.

Nach WEST (1949) soll nach Durchschneidung einiger sympathischer Fasern eine Hemmung der Methylierung des primären Amins einsetzen, so daß bei Reizung mehr Arterenol (S. 419) gebildet wird und weniger Adrenalin.

R. LERICHE (1936) berichtete über eine Reaktivierung der Nebenniere nach doppelter Enervation des Sinus caroticus. LÉGER (1939/40, 1940), LÉGER und MOLLARD (1941) diskutierten eine funktionelle Beziehung zwischen Sinus caroticus und Nebennierenrinde. LERICHES Versuch basierte vermutlich auf Beobachtungen von GOORMAGHTIGH und ELAUT (1929), die bereits Rindenveränderungen nach Durchtrennung der vasosensiblen Fasern des Sinus mitgeteilt hatten.

Eine interessante Studie über nervöse Zusammenhänge zwischen *Sinus caroticus* und *Nebenniere* veröffentlichten COPPITZ und CINTI (1949).

COPPITZ und CINTI (1949) denervierten den Sinus caroticus beim *Hunde* (Technik nach GENTILE 1938) mit dem Ergebnis, daß ,,L'enervazione sino-carotidea bilaterale determina un'iperplasia ed un'ipertrofia cellulare dell'interrenale, ipertrofia ed iperplasia che si estrinsecano secondo gli schemi classici (N. GOORMAGHITGH ed L. ELAUT, I. VERNE ed L. LÉGER). Essa provoca l'attivazione del blastema subcapsulare nel senso di R. L. ZWEMER e Collaboratori, di R. BACHMANN e di P. GRUENWALD e W. L. KONIKOV. L'intervento costituisce pertanto un possibile mezzo di ,,rivitalizzazione`` della interrenale, secondo il concetto di R. LERICHE.``

Die letzte gründliche makroskopische Bearbeitung der Innervation von BRAEUCKER (1951) wurde auf S. 471 besprochen. Ihre Ergebnisse verstärken den Eindruck, daß die ungemein starke Verbindung der Nebenniere mit dem vegetativen Nervensystem, zudem in unmittelbarer Nähe des Solarplexus, sinnfällig für eine funktionelle Zusammenarbeit von Nervensystem und Nebenniere spricht. Wie diese Zusammenarbeit des ,,sympatho-adrenalen Systems`` im einzelnen zu denken ist, ist noch recht strittig (SAYERS 1950). Wo künstlich zugeführtes Adrenalin angreift, ist schwer zu sagen. Teils wird eine unmittelbare Wirkung an der Nebenniere angenommen, teils die Ansicht vertreten, diese Adrenalinwirkung entspreche einem unspezifischen Stress und gehe über den Hypophysenvorderlappen.

M. VOGT (1944) hat nach Adrenalin eine Zunahme der Biocorticoide im Nebennierenvenenblut beobachtet (Test: Kälteschutz). Sie neigt zur Annahme einer Direktwirkung auf die Rinde. SAYERS (1950) wendet — mit Recht — ein, damit sei eine Wirkung auf den Hypophysenvorderlappen nicht ausgeschlossen. Für M. VOGTS Ansicht spricht, daß das Adrenalin Lymphocytopenie auch bei hypophysektomierten Ratten (HUNGERFORD 1949) sowie Eosinopenie auch bei hypophysektomierten Mäusen (SPEIRS und MEYER 1949) hervorruft. Für SAYERS Anschauung dagegen spricht, daß ACTH, nicht aber Adrenalin, die Produktion von Chemocorticoiden in der isolierten, durchströmten Nebenniere anregt (HECHTER 1949). Andererseits sei an die Beobachtungen von WILHELMI (1948) erinnert, der einen Anstieg des Blutzuckers als Initialreaktion bei Stress gesehen hat. Er erklärt ihn durch eine „reflektorische" Adrenalinabgabe (vgl. ferner HARTMAN, WAITE und POWELL 1922, S. 460). LONG (1947b, c) ist der Meinung, daß das Adrenalin kein unspezifisches Agens in gewöhnlichen Sinn ist. Seine Beteiligung im Stressmechanismus erscheint ihm zumindest denkbar. SAYERS (1950) erwägt folgende Möglichkeiten für den Angriff des Adrenalins: 1. könne Adrenalin am Hypophysenvorderlappen direkt oder über den Hypothalamus dort einwirken, 2. könne Adrenalin wie jeder andere nicht spezifische Stress über den Verbrauch von Rindensteroiden usw. wirken und 3. könne Adrenalin der Initiator jeglichen Stressgeschehens sein. Schließlich wird eine Kombination dieser Möglichkeiten in Betracht gezogen.

In diesen Überlegungen steckt ein Fehler. Es kommt meines Erachtens sehr darauf an, ob es sich bei der Betrachtung um das körpereigene, auf dem Nervenweg freigesetzte Adrenalin des Nebennierenmarkes handelt oder um eine künstliche Adrenalininjektion. Das zweite ist ein Stress üblicher Art, das erste ist durch das zweite nicht ohne weiteres zu imitieren, schon allein deswegen, weil bis jetzt noch nicht geklärt ist, ob unter dem nervösen Impuls Adrenalin oder Noradrenalin oder beides in gleichen oder wechselnden Proportionen von den Markzellen abgegeben wird.

Einen starken Einwand gegen die Ansicht, daß das Adrenalin des Markes auf nervösen Impuls hin abgegeben werden muß, um den Stressmechanismus einzuleiten, bieten folgende Experimente. Weder Dibenamin, welches Sympathin und Adrenalin blockiert (NICKERSON und GOODMAN 1947), noch Tetraäthylammoniumbromid, welches die autonomen Ganglien blockiert (ACHESON und MOE 1946), beeinflussen die Reduktion der Nebennierenascorbinsäure nach Stress bei der Ratte (TEPPERMAN und BOZARDUS 1948). Die Lymphocytopenie nach Schock war größer bei Ratten, die mit Dibenamin behandelt worden waren, als bei unbehandelten Tieren (WIEDEMAN und LEWIS 1949).

Andererseits sind sympathektomierte Tiere (Katze) überempfindlich gegen verschiedene Reize, allerdings nicht so stark wie adrenalektomierte Tiere (CANNON 1939). Der vollständig sympathektomierte Hund ist überempfindlich gegen Insulin, widersteht aber andererseits Kälte, Hitze, Anoxie (McDONOUGH 1939). Auch der Mensch kann nach Sympathektomie Belastungen ausregulieren (RAY, CONSOLE 1949). Bei Abwägung dieser widersprechenden Befunde kommt SAYERS (1950) doch zum Resumé, daß das sympatho-adrenale System beim Stressmechanismus nicht unbedingt notwendig sei. Auch an den von dem Stress unmittelbar betroffenen Zellen scheint Adrenalin nicht erforderlich zu sein, denn Zusatz von Adrenalin zu einem Rindenextrakt steigert eine Muskelleistung bei adrenalektomierten Ratten nicht, im Gegensatz zu Tieren, denen nur Rindenextrakt verabreicht worden war (INGLE und NEZAMIS 1949b). Man hat sogar gesagt, nicht das Nebennierenmark (körpereigene Adrenalin) ist als Initiator des Stressmechanismus wichtig, sondern die Nebenniere hat umgekehrt eine Wirkung auf den Adrenalineffekt: die pressorische Wirkung einer Sympathicusreizung soll nach Adrenalektomie vermindert sein und durch Rindensteroide normalisiert werden können (SECKER 1949).

GELLHORN und FRANK (1949) beobachteten aber eine Lymphopenie nach Hämorrhagie oder Elektroschock nur bei Ratten mit intakten Nebennieren, dagegen nicht bei solchen, deren Nebennieren entmarkt worden waren. Auf den ersten Blick könnte dieses Experiment alle Zweifel an der Bedeutung des körpereigenen Adrenalins für den Auftakt des Stressmechanismus beseitigen, wenn man sich nicht daran erinnerte, daß das phäochrome System nicht nur durch das „Paraganglion suprarenale" repräsentiert wird, ganz abgesehen von Zweifeln an der methodischen Vollendung der „Entmarkung" der Nebenniere.

Wahrscheinlich wird die Bedeutung des sympatho-adrenalen Systems übersteigert, wenn man jeden Stress mit einer Adrenalinabgabe des Nebennierenmarkes zu erklären versucht. Andererseits wäre es sicher falsch, diesen einleitenden Akt für alle Fälle kurzerhand zu leugnen. Einem Mittelweg scheint SAYERS (1950) zuzusteuern, wenn er sagt:

"The sympatho-adrenal system actively drives organs and organ systems to increased functional activity in emergencies, whereas the pituitary-adrenocortical system plays a passive role, making cortical hormone available in quantities appropiate for the varying needs of the organism. In other words, the sympatho-adrenal system initiates, whereas the pituitary-adrenocortical system supports cellular activities."

Einen ersten Einblick in den Mechanismus des Rindensteroidverbrauchs durch die vom Stress beeinflußte Zelle bekommen wir vielleicht bei Auswertung des folgenden Versuches. Wenn man *Ratten* mit einem Barbitursäurederivat narkotisiert, dann zeigen ihre Nebennieren nicht den Ascorbinsäureabfall, welcher für gewöhnlich dann eintritt, wenn man die Tiere 1 Std in eine Temperatur von $+3^0$ C bringt (SAYERS und SAYERS 1948). Andererseits kann man trotz des Narkoticums die Ascorbinsäurediaprasie mit ACTH veranlassen. Es ist daher unwahrscheinlich, daß die Barbitursäure im ersten Fall die ACTH-Abgabe durch einen zentralen Angriff verhindert. Dafür gibt es den weiteren Beweis, daß die ACTH-Abgabe des Hypophysenvorderlappens unter Barbitursäurenarkose bei Histamin- oder Adrenalinstress nicht gestört ist. Es liegt daher nahe anzunehmen, daß letztlich die Barbitursäurenarkose die periphere Zellaktivierung unter Stress selbst ausgeschaltet hat. Das wäre dann der erste Beweis zugunsten der immer wieder geäußerten Vermutung über den Verbrauch der Corticosteroide bei Stress.

Einige zusätzliche Bemerkungen:

Weiterhin müssen im Zusammenhang mit dem Innervationsproblem die Vorstellungen von LICHTWITZ (1908) über den Abfluß des Adrenalins entlang den Nervenbahnen erwähnt werden, denen eine Hypothese von TAMMANN (1925) ähnelt.

TAMMANN setzt die durch Kresylviolett grün gefärbten Stoffe des Nebennierenmarkes dem Adrenalin gleich und kommt zu dem Ergebnis, daß das Adrenalin in Markzellen meist diffus, seltener in Tropfenform vorhanden sei, daß weiterhin das bindegewebige und elastische Gerüst des Markes von Adrenalin durchtränkt werde, daß auch die Nerven innerhalb des Nebennierenmarkes „von einer Adrenalinlösung umspült" werden, weil die Nervenscheiden sich ebenfalls grün anfärben. Weiterhin sollen wandlose Spalträume im Mark, die mit einer grünen Masse angefüllt sind, mit dem Blutgefäßsystem in Verbindung stehen.

Daß andererseits aus dem Bereich vegetativer Ganglien nicht nur nervöse Impulse zum Nebennierenmark gelangen, sondern auch chemische Substanzen freiwerden und über den Blutweg die Drüse erreichen, könnte man aus Angaben von D'EVANT (1901a, b), BARPI (1902, S. 454), VELICAN (1949) schließen. Diesem Problem müßte man um so eher wieder nachgehen, als neuerdings EICHNER (1951) über eine Neurosekretion der Mark-Ganglienzellen in der Nebenniere berichtet. Er fand beim *Goldhamster* kolloidhaltige Ganglienzellen (Abb. 205, S. 479), die nicht als degenerierende Elemente anzusehen sind.

Die bis hierher wiedergegebenen Befunde und Deutungen über Markinnervation unter verschiedenen Versuchsbedingungen berücksichtigen kaum einmal die Möglichkeit eines nervösen Einflusses auf die Rinde der Nebenniere (Ausnahmen: PENDE 1920, S. 578, BAGINSKI 1926, S. 562). Es bietet also auch das Experiment keinen Anhaltspunkt gegen die Ansicht der Morphologen, die in der Mehrzahl eine Rindeninnervation negieren. Des weiteren wird bei der Innervation meist von cholinergen Sympathicusfasern gesprochen. Inwieweit parasympathische Fasern bei der Nebenniereninnervation beteiligt sind, ist experimentell bislang trotz der Arbeit von OKINAKA und MORI (1939, S. 579) nicht geklärt.

6. Einleitung zu Kapitel 7—10.

In den folgenden Kapiteln sind die *Beziehungen zwischen Hypophyse und Nebenniere* genauer zu untersuchen. Der historischen Entwicklung entsprechend gehen wir von der *Hypophysektomie* (Kapitel 7, S. 585) aus, denn durch Entfernung der Hypophyse wurde deren Beziehung zur Nebenniere überhaupt aufgedeckt. Anschließend erfolgte die Entdeckung eines speziellen glandotropen Hormons des Hypophysenvorderlappens für die Nebennierenrinde (Kapitel 8, S. 591) durch Substitutionsversuche (Hypophysenextrakt—Hypophysenvorderlappenextrakt—ACTH). Diesem Kapitel werden wir die Frage anschließen, ob außer ACTH andere Hormone des Hypophysenvorderlappens einen Einfluß auf die Nebenniere haben.

Die Hypophysektomie schaltet die Nebenniere von ihrem höheren Regulationszentrum ab. Man hat vermutet, daß gewisse Hemmungsmißbildungen, in erster Linie die *Anencephalie*, einer Hypophysektomie nahezu gleichzusetzen sind. Beobachtungen noch aus dem Anfang des vorigen Jahrhunderts betreffen Fälle von Anencephalie mit einer Aplasie der Nebenniere. Man hat sie zum Anlaß von Spekulationen über enge Beziehungen der Nebenniere zum Zentralnervensystem genommen. Wir werden diese Literatur daher im Anhang zu den Hypophysen-Nebennierenbeziehungen bringen (Kapitel 9, S. 599), indem wir diese Veränderungen mit A. KOHN in erster Linie auf die Nichtausbildung der Hypophyse beziehen. Danach mögen die wenigen Angaben über die Beziehungen zwischen *Zirbel und Hypophyse* folgen (Kapitel 10, S. 603).

7. Die Wirkung der Hypophysektomie auf die Nebenniere.

Wir wissen heute, daß die Atrophie der Nebenniere (Nebennierenrinde) nach Ausschaltung der Hypophyse auf den Ausfall des im Hypophysenvorderlappen gebildeten adrenocorticotropen Hormons (ACTH) beruht. Die Nebennierenveränderungen nach Hypophysektomie entsprechen denen, welche bei einer idiopathischen Atrophie der Hypophyse, bei degenerativen Prozessen der Drüse, wie z. B. der SIMMONDSschen Kachexie, hypophysärem Infantilismus usw. entstehen. Wir kennen auch den umgekehrten Fall einer gesteigerten ACTH-Funktion der Hypophyse (CUSHINGsche Krankheit), welcher zur Hyperaktivität der Nebennierenrinde führt (COELHO 1949, LEWIS und WILNINS 1949). Die Erhöhung der Menge des ACTH im Blut bei Morbus Cushing behaupten JORES und BECK (1935), JORES (1936), BRAUER (1937), JACOBI und TIGGES (1939), SUNDERMANN (1940), BERBLINGER (1940, 1943). Leider überzeugen nach MELLGREN (1948) die Testmethoden nicht vollkommen.

Im Jahre 1912 zeigten ASCOLI und LEGNANI, daß bei hypophysektomierten *Hunden* eine in erster Linie die Rinde betreffende Atrophie der Nebenniere einsetzt. 1920 erschienen die ersten Untersuchungen von PHILIP E. SMITH (weitere 1926a, 1927, 1930), in welchen er zunächst eine routinemäßig durchführbare Operation zur Entfernung der Hypophyse bei der *Ratte* mitteilte.

Bei der SMITHschen Technik wird durch die Nasenhöhle eingegangen, das Os sphenoides trepaniert, die Dura mater eröffnet und durch diese Öffnung entweder die ganze Hypophyse oder der Hypophysenvorderlappen für sich abgesaugt. Nach einer gelungenen vollständigen Entfernung des Hypophysenvorderlappens hört das allgemeine Körperwachstum auf. Ebenso wird das Wachstum des Skelets gehemmt. Das Gewicht von Nebennieren, Schilddrüse und Genitalorganen geht zurück und auch die Größe von Leber, Milz und Nieren soll in typischer Weise abnehmen. Aus weiteren Arbeiten von SMITH ging hervor, daß bei gleichzeitiger Verletzung des Tuber cinereum eine Zunahme des Körperfettes mit Atrophie der Genitalorgane eintritt. Wird lediglich der Hypophysenhinterlappen entfernt, dann bleiben Wachstum und Struktur der endokrinen Organe unverändert. SMITH gelang auch der umgekehrte Beweis für die engen Beziehungen zwischen Hypophyse und Nebenniere. Täglich durchgeführte Transplantationen von Hypophysenvorderlappengewebe oder intramuskuläre Injektionen von Hypophysensubstanz brachten das Wachstum wieder in Gang und bewirkten wenigstens teilweise auch eine Restitution der geschädigten endokrinen Organe (vgl. auch die zusammenfassende Darstellung von SHUMAKER und FIROR 1934).

Die Reduktion der *Nebennierengröße* bzw. des Gewichtes nach Hypophysektomie wurde weiterhin bestätigt von RICHTER und WISLOCKI (1930), ATWELL (1932), EVANS, PENCHARZ, MEYER und SIMPSON (1932, 1933), COLLIP, SELYE und THOMSON (1933), COLLIP (1933), DEANE und GREEP (1936), OVERZIER (1950). ATWELL (1932) konnte die Atrophie der Nebennierenrinde (*Ratten* beiderlei Geschlechts) durch Cortininjektionen (vgl. hierzu S. 574ff.) nicht aufheben. ADAMS und BOYD (1933) nahmen die Hypophysektomie (und Thyreoidektomie) bei *Triturus viridescens* vor. Auch hier geht das Volumen des Rindengewebes zurück. Die Autoren sagen allerdings, nur das absolute; die Menge des Rindengewebes soll relativ zum Körper steigen. Die Lipoide der Rindenzellen schwinden, die Zellgröße vermindert sich. Die Markelemente scheinen dagegen unbeeinflußt zu bleiben.

Wichtig in bezug auf spätere Hypothesen (S. 672ff.) sind Befunde von ANSELMINO und PENCHARZ (1934), ANSELMINO, HEROLD und HOFFMANN (1934) über eine verschiedenartige *Reaktion der einzelnen Nebennierenrindenzonen* nach Hypophysektomie. Insonderheit die Fasciculata solle degenerieren, die Glomerulosa an keiner Stelle an Dicke einbüßen, ja vielleicht streckenweise sogar breiter werden.

REISS, BALINT, OESTREICHER und ARONSON (1936) beobachteten *Lipoidveränderungen* nach Hypophysektomie.

In der Nebennierenrinde der *Ratte* sind die Lipoide für gewöhnlich in Form feiner Granula diffus über die ganze Rinde verteilt. Beim hypophysektomierten Tier werden die Granula gröber, sie erscheinen verklumpt. Die Untersucher meinen, daß sie dann für die Bereitung der Wirkstoffe der Nebennierenrinde nicht mehr tauglich seien. Höchstens könnten sie noch eine Art Reservematerial darstellen. Die sog. sudanophobe Zone war nach Hypophysektomie verbreitert. SELYE, COLLIP und THOMPSON (1935) sowie DOSNE und DALTON (1941) beobachteten kurz nach der Hypophysektomie eine Lipoidzunahme in der Nebennierenrinde. ATWELL (1937) beschrieb eine Verminderung der Lipoidsubstanzen im Interrenale von hypophysektomierten *Kaulquappen*, die durch corticotropes Hormon behoben werden konnte. MILLER und RIDDLE (1939b) fanden bei *Tauben* nach Hypophysektomie eine relative Lipoidzunahme pro Involution des Rindenanteils, ferner degenerative Vorgänge an Mitochondrien und GOLGI-Apparat der interrenalen Elemente. Nach Verabfolgung von corticotropem Hormon konnten sie eine Nebennierenhypertrophie sowie Abnahme der Lipoide und Restitution der Mitochondrien und des GOLGI-Apparates feststellen.

Die Erkenntnis, daß die Ausschaltung der Hypophyse *nur auf die Nebennierenrinde*, nicht auf das Mark wirkt, erbrachten Arbeiten von SMITH (1927), HOUSSAY und MAZZOCCO (1933), HOUSSAY und SAMMARTINO (1934). HOUSSAY und MAZZOCCO (1933) z. B. versuchten einen physiologischen Beweis zu liefern, indem sie zeigten, daß die Adrenalinabgabe aus dem Nebennierenmark nach Hypophysektomie in keiner Weise gestört ist (*Hunde*-Versuch).

Einen *quantitativ-morphologischen Beweis* für die elektive Wirkung der Hypophysektomie verdanken wir CUTULY (1936).

Bei hypophysektomierten *Ratten* wurde mittels der Papierausschnittmethode das Verhältnis von Rinde zu Mark bestimmt. Zunächst zeigte sich, daß das Absolutgewicht der Nebenniere bei hypophysektomierten *Ratten*-Männchen um 62%, bei Weibchen um 70% fällt (Tabelle 39). Die Berechnung des Markvolumens ergab bei 3 Versuchsgruppen (1. hypophysektomierte Tiere, 2. scheinoperierte Tiere, 3. normale Kontrolltiere) keine signifikanten Unterschiede. Hingegen betrug der Verlust an Rindengewebe bei hypophysektomierten

Tabelle 39. *Veränderungen des Nebennierengewichtes und der Mark-Rindenproportion bei hypophysektomierten Ratten.* (CUTULY 1936.)

Gruppe	Zahl der Ratten	Körpergewicht g	Absolutgewicht beider Nebennieren mg	Markvolumen %	Markgewicht (errechnet) mg	Rindengewicht (errechnet) mg
Ratten-Männchen.						
Hypophysektomierte .	20	166	9,83	20,4	2,00 ± 0,31	7,83 ± 1,24
Scheinoperierte . . .	9	238	27,80	11,4	3,17 ± 0,71	24,63 ± 5,60
Kontrollen	14	195	25,60	9,9	2,53 ± 0,45	23,07 ± 2,20
Ratten-Weibchen.						
Hypophysektomierte .	24	139	12,20	16,1	1,96 ± 0,29	10,24 ± 1,45
Scheinoperierte . . .	12	181	43,60	8,5	3,71 ± 0,76	38,89 ± 7,90
Kontrollen	13	158	40,50	8,5	3,44 ± 0,66	37,06 ± 7,20

Männchen 66%, bei Weibchen 73%. Da außerdem die *Ratten*-Weibchen ein höheres Nebennierengewicht haben als die Männchen (DONALDSON 1924), muß aus den etwa gleichen Verlusten geschlossen werden, daß die Weibchen in Wirklichkeit einen noch größeren Rindengewebsverlust erleiden als die Männchen.

Den *zeitlichen Ablauf der Nebennierenveränderungen* nach Hypophysektomie *(Ratte)* beleuchten CROOKE und GILMOUR (1938) genauer. Ihnen stand ein Material von 114 anscheinend vollständig hypophysektomierten *Ratten* zur Verfügung, welche im Abstand von 2 bis zu 102 Tagen nach der Hypophysektomie mit Chloroform getötet worden waren. Wenn keine histologische Sellakontrolle auf Hypophysenreste durchgeführt werden konnte, so wurden wenigstens die Keimdrüsen angesehen, deren Atrophie die geglückte Hypophysektomie deutlich verrät.

Die Atrophie der Nebennieren ist nach einer Woche bereits fast vollständig, nach 14 Tagen vollständig erreicht (Abb. 240). Zwei Tage nach der Hypophysektomie erscheint die Rinde normal, abgesehen von einigen wenigen marknah gelegenen Zellen mit Kernveränderungen (Karyorrhexis). Bereits 4 Tage nach der Hypophysektomie setzen die morphologischen Veränderungen ein. Es kommt zuerst zu Kernveränderungen (Karyolysis, Karyorrhexis) im inneren Bereich der Rinde. Die Deutlichkeit der Kernkörperchen in den großen hellen Zellen der normalen Rinde schwindet. Noch aber scheinen sich die Lipoide zu halten.

Nach 7 Tagen ist der regressive Prozeß in vollem Gang, aber — und das ist bemerkenswert — er scheint sich weiterhin auf die innere Zone der Nebennierenrinde zu beschränken. Die äußere Zone zeigt sogar eine gewisse Verbreiterung, weswegen CROOKE und GILMOUR einen Proliferationseffekt der Operation auf diesen Teil der Nebennierenrinde in Betracht ziehen. Die Kernveränderungen der inneren Zone führen zu deutlichen Pyknosen. Im marknahen Bereich ist eine so große Menge von Zellen der Vernichtung anheimgefallen, daß um das Mark ein heller Ring erscheint. Die innere Zone hat an Breite schon jetzt etwa 50% verloren. Die Zahl der Lymphocyten steigt in diesem Gebiet. In vielen Rindenzellen und auch in phagocytenähnlichen Elementen tritt ein oft eisenpositives Pigment auf. Aber auch jetzt kann sich der Lipoidbestand noch halten. Erst nach 14 Tagen kann in der weiter verschmälerten Innenzone der Lipoidverlust nachgewiesen werden. Der um das Mark erscheinende helle Ring, das Gebiet der vollständigen Regression, wird immer noch breiter. Nach einem Monat kann er etwa ein Drittel der ganzen Nebennierenrinde einnehmen. In den inneren Teilen der Innenzone dürften auch fettige Degenerationen der Rindenzellen eintreten. Nach etwa 2 Monaten scheint sich der Prozeß einer Endphase zu nähern. Die Innenzone bleibt schmal. Indessen geht der hellere, marknahe Streifen an Breite zurück, weil die Degenerationen von Fasciculatazellen offenbar aufhören. Später kann er vollkommen verschwinden. Die Zahl der fettig degenerierten Zellen in Marknähe vermindert sich ebenfalls; schließlich verschwinden auch diese ganz. Das Lipoid der gesamten, zurückbleibenden, stark verschmälerten Innenzone hat sehr stark an Menge abgenommen.

In der Beschreibung von CROOKE und GILMOUR (1938) fällt auf, daß sich das Lipoid der Nebennierenrinde nach der Hypophysektomie offenbar geraume Zeit noch hält. Von SELYE, COLLIP und THOMPSON (1935) war sogar eine kurz nach der Hypophysektomie eintretende Fettzunahme beschrieben worden. Diese Beobachtung ist von DOSNE und DALTON (1941) bestätigt worden (vgl. hierzu MILLER und RIDDLE 1939b, S. 585). Alle diese verschiedenen Lipoidbilder können wir heute besser verstehen (S. 614 ff.), wenn wir sie auf die Dynamik der chemischen Konstituenten der Rindenzellen beziehen.

TONUTTI (1941, 1942a) hat die Folgen der Hypophysektomie an der Nebenniere der *Ratte* insbesondere im Hinblick auf das *Verhalten der sog. Transformationsfelder* studiert.

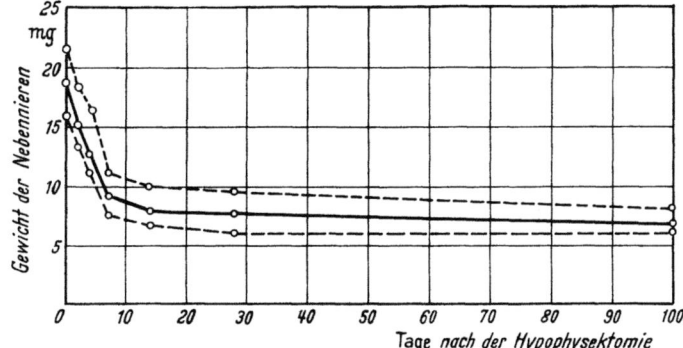

Abb. 240. Zeitlicher Verlauf der Nebennierenatrophie bei der *Ratte* nach Hypophysektomie. Ausgezogene Linie: durchschnittliches Gewicht, gestrichelte Linien: Minima und Maxima. Aus CROOKE und GILMOUR 1938.

Seine Beschreibung steht in einem beträchtlichen Gegensatz zu den bisher gebrachten. TONUTTI findet Veränderungen im äußersten Rindenbezirk, welcher unmittelbar an die Kapsel grenzt und im innersten Rindenbezirk, d. h. Reticularis samt angrenzender Fasciculata. In beiden Regionen soll es unter Entspeicherung der Lipoideinschlüsse zur Umwandlung der Rindenzellen zu bindegewebigen bzw. ihnen ähnlichen Elementen kommen, die von kollagenen Fasern eingeschlossen werden. Der periphere Prozeß führt nach TONUTTI zu einer erheblichen Verdickung der Kapsel, der zentrale zum Auftreten eines Bindegewebslagers zwischen Rinde und Mark, einer sog. „Markkapsel". Bei der Bildung der Markkapsel spielen auch degenerative Prozesse eine Rolle. Eine Zunahme eisenhaltiger Pigments im „inneren Transformationsfeld" hat TONUTTI gleichfalls gesehen.

Was die Veränderungen des inneren Transformationsfeldes angeht, so befindet sich TONUTTI in Übereinstimmung mit den meisten anderen Untersuchern, während seine Angaben über die Veränderungen im äußeren Transformationsfeld schwer mit den Beobachtungen von LEBLOND und NELSON (1937a, b), CROOKE und GILMOUR (1938) u. a. in Einklang gebracht werden können.

Nach SARASON (1943) bleibt, wie schon von SMITH (1930) und CROOKE und GILMOUR (1938) angedeutet, beim hypophysektomierten Tier die Zona glomerulosa intakt, während die innere Fasciculata atrophiert. Die Tatsache einer lebhaften zu Verschmälerung führenden Reaktion der Fasciculata (WEISSCHEDEL 1949) auf die Hypophysektomie steht in mir nicht recht verständlichem Gegensatz zu ROTTERS (1950) Ansicht, sie sei die einzige konstante Struktur der Rinde. Bei den hypophysektomierten Tieren soll auch das K-Na-Gleichgewicht nicht gestört sein, was darauf hindeutet, daß die Funktion der Glomerulosa für die Erhaltung dieses Gleichgewichtes wichtig ist. Die Reaktion der Glomerulosazellen auf *alkalische Phosphatase* (DEMPSEY, GREEP und DEANE 1949) bleibt nach Hypophysektomie unverändert erhalten, während sie an den Fasciculatazellen negativ ausfällt. Demgegenüber finden wir in einer neuen Arbeit TONUTTIS (1945) die hiermit nicht in Einklang stehende Angabe, daß bei hypophysektomierten *Ratten*, ähnlich wie bei thyreoidektomierten *Mäusen*, eine Lipoidentspeicherung der Glomerulosa einsetzt (vgl. dagegen DEANE und GREEP 1946, DEMPSEY,

GREEP und DEANE 1949). In der äußeren Region der Fasciculata herrscht eine starke, feintropfige Sudanophilie vor. Dann folgt eine breite sudanophobe Zone mit einzelnen verfetteten Zellen. Markwärts kann die feintropfige Sudanophilie wieder zunehmen, während unmittelbar an der Rinden-Markgrenze grobtropfig verfettete Rindenelemente vorkommen.

Die Wirkung der Hypophysektomie manifestiert sich auch im Verhalten des *Plasmalogens* der Rinde. Während sich in der Nebennierenrinde des normalen *Meerschweinchens* Fett- und Plasmalogenverteilung weitgehend decken, tritt beim hypophysektomierten Tier ein entgegengesetztes Verhalten auf (TONUTTI 1951). Ein Teil der Zona fasciculata, nach TONUTTI handelt es sich um den noch funktionsfähigen, ist durch ein scharf begrenztes Band von Lipoiden, die z. B. mit Scharlachrot angefärbt werden können, gekennzeichnet, enthält aber keine Plasmalogene mehr. Dagegen zeigen Glomerulosa, Reticularis und der nicht lipoide Teil der Fasciculata Plasmalogeneinlagerungen, ohne daß mit Scharlachrot eine Lipoidfärbung gelingt. Etwa 4 Wochen nach der Hypophysektomie kann man bei *Meerschweinchen* dies Bild beobachten. Mit einem Hypophysenvorderlappenpulver, mit Sexualhormonen oder mit Thyroxin können die Verhältnisse wieder stabilisiert werden. Die Plasmalreaktion tritt auch in der Fasciculata wieder auf, die Doppelbrechung geht etwas zurück, was FETZER (1952) als Abnahme der Cholesterinester wertet. Das Scharlachrotbild bleibt unverändert. Es ist interessant, daß die Sexualhormone, auch in Abwesenheit der Keimdrüsen, und das Thyroxin das Plasmalogenbild nach Hypophysektomie normalisieren können. FETZER (1952) schließt daraus auf eine Beeinflußbarkeit der Nebennierenrinde auch ohne Mitwirkung der Hypophyse.

Die Untersuchungen über die Beziehungen zwischen Hypophyse und Nebennierenrinde von I. CH. JONES (1948, 1950) erstrecken sich vor allem auf das Verhalten der sog. *X-Zone* bei der *Maus*. JONES konstatiert eine gewisse Erhaltung dieser Zone bei sehr früh hypophysektomierten Tieren (vgl. hierüber S. 709 ff.).

Nach SCHWEIZER und LONG (1950) umfaßt die sudanophile Zone des normalen *Meerschweinchens* (S. 332 ff.) 60—80% der gesamten Rindenbreite. Vier Wochen nach einer Hypophysektomie sinkt der Wert schrittweise auf etwa 35%, bis zur 6. Woche auf 30%. Es bleibt dann aber immer noch eine sudanophile Restzone in der Rinde erhalten (vgl. Teilbilder 1, 3 und 5 der Abb. 241). Nach SCHWEIZER und LONG (1950) nimmt die Breite der Glomerulosa langsam zu, bis sie etwa in der 4. Woche nach der Hypophysektomie um rund 50% breiter ist als beim Normaltier: "This increase in width of the zone is a very stable factor." Eine teilweise Erhaltung der Hypophysenvorderlappenfunktion durch Implantation von Hypophysenvorderlappengewebe verändert das Glomerulosabild nicht. Nur im Hungerversuch kommt es angeblich zu weiteren Veränderungen der Glomerulosa.

Die Verbreiterung der Glomerulosa beim hypophysektomierten *Meerschweinchen* geht aus Teilfigur 9 der Abb. 241 hervor, die Aufhellung ihrer Sudanophilie aus Teilfigur 13 der gleichen Abbildung. Es fällt schwer, diese Bilder mit der Vorstellung einer regressiven Transformation von TONUTTI in Übereinstimmung zu bringen.

SCHWEIZER und LONG (1950) haben die *Kompensation der Hypophysektomie durch Implantation von Vorderlappengewebe* studiert, nachdem bereits SCHWEIZER, CHARIPPER und KLEINBERG (1940) früher Hypophysenvorderlappenimplantationen und Hypophysektomiewirkungen an der Nebennierenrinde untersucht hatten. Sie implantierten einen Hypophysenvorderlappen in die vordere Augenkammer von *Meerschweinchen*, wo sich das Implantat im allgemeinen gut mit der Iris verband. Obwohl die Vascularisierung in Gang kam, trat im Zentrum des überpflanzten Gewebes eine bindegewebige Konzentration auf. An den Stellen, wo das Implantat die Cornea berührte, kam es zur Degeneration des Vorderlappengewebes. Interessanterweise schienen im Implantat bei den Tieren, deren Nebennieren nach Hypophysektomie + Hypophysenvorderlappenimplantation gut erhalten blieben, die eosinophilen Zellen zu überwiegen!

Solange die Untersucher Hypophysektomie und Implantationsexperiment gleichzeitig vornahmen, gelang ihnen die Erhaltung des Normalbildes der Nebennierenrinde nicht. Dies ist so zu erklären, daß während der ersten Tage nach dem Eingriff regressive Vorgänge im Implantat überwiegen und die Vascularisation noch spärlich ist. Zu diesem Zeitpunkt dürften nur geringe Mengen von Vorderlappenhormonen frei werden. Bei unvollständig hypophysektomierten *Meerschweinchen* mit Hypophysenvorderlappenimplantaten war zwar genügend hormonproduzierendes Gewebe vorhanden, um z. B. das normale Gewicht der Hoden zu erhalten, aber die Nebennierenatrophie war anfänglich genau so groß wie bei total hypophysektomierten Tieren.

Es ist übrigens bekannt (EVANS, PENCHARZ, MEYER und SIMPSON 1933), daß zur Wiederherstellung einer nach Hypophysektomie bereits atrophierten Nebenniere größere Mengen von ACTH notwendig sind, als wenn man unmittelbar nach der Operation sofort mit der Substitutionstherapie beginnt. So sah auch INGLE (1942), daß bei hypophysektomierten *Ratten* selbst große Mengen von ACTH nicht imstande waren, die Regeneration enucleierter Nebennieren anzuregen. REISS (1947) meint, daß man 6mal soviel ACTH braucht, wenn man die Nebennieren 4 Wochen nach Hypophysektomie restituieren will, verglichen mit der Menge, die man braucht, wenn man eine Woche nach der Hypophysektomie bereits mit der Substitution einsetzt.

SCHWEIZER und LONG (1950) unternahmen nun neue Versuche, bei welchen sie die Hypophysektomie erst dann vornahmen, wenn das Hypophysenvorderlappentransplantat mutmaßlich über die regressive Phase hinaus war und seine Wirksamkeit entfalten konnte. Vorderlappen eines Spendertieres (Meerschweinchen wurden geteilt, die eine Hälfte in die vordere Augenkammer rechterseits, die andere linkerseits implantiert (Spender und Empfänger gleichen Geschlechts). Das Intervall bis zur (parapharyngealen) Hypophysektomie betrug 1—4 Wochen. Überstanden die Tiere den 2. Eingriff, dann wurden sie nach 3 bis 10,5 Wochen getötet.

Die Gewichtsbestimmungen an den Nebennieren lieferten kein klares Bild. Beim Normaltier ergibt sich nach einer Hypophysenvorderlappenimplantation ein Anstieg des relativen Nebennierengewichtes um etwa 35% in der 1. Woche. Der Gewichtsanstieg ist zwar nicht signifikant. Immerhin kann man sagen, daß er der Wirkung des Implantates selbst zukommt.

Die Wirkung der Hypophysektomie auf die Leukocyten des Blutes war auffallend gering. Selbst die Implantation einer Hypophyse, die sich beim Normaltier (s. o.) wenigstens in einer Gewichtsveränderung der Nebenniere auswirkt, brachte keine Veränderungen des Blutbildes. Die Erklärung dieses Befundes, der im Gegensatz zu Angaben von DOUGHERTY und WHITE (1944a), WHITE und DOUGHERTY (1945a) steht, mag darin liegen, daß DOUGHERTY und WHITE (S. 690) akute Experimente durchführten. Auch liegen die Verhältnisse bei chronischen Einwirkungen auf die Nebenniere vielleicht anders. Das Verhalten der Sudanophilie nach Hypophysektomie und Substitution mit Hypophysenvorderlappenimplantaten geht aus den einzelnen Bildern der Abb. 241 hervor.

WALKER, ASLING, SIMPSON, LI und EVANS (1952) haben übrigens darauf aufmerksam gemacht, daß das Alter der Versuchstiere für die Folgen der Hypophysektomie Bedeutung hat. Die Autoren haben *Ratten* am 6. (!) Lebenstag bereits hypophysektomiert und sahen — im Gegensatz zu den am 28. Lebenstag hypophysektomierten Tieren — keineswegs sofort eine Verminderung des Gewichtes der endokrinen Organe, auch nicht der Nebenniere. Es trat sogar noch ein gewisser Fortschritt der Differenzierung der endokrinen Organe ein. Allerdings ging dann schließlich die Sudanophilie der Nebennierenrinde doch zurück und verbreitete sich unter Verabreichung von Wachstumshormon des Hypophysenvorderlappens nur wenig (Verunreinigung durch etwas ACTH?).

GARDNER und ALLEN (1942) haben geprüft, ob die Nebenniere eines hypophysektomierten Muttertieres *vom Hypophysenvorderlappen des Feten (Maus) aus reguliert* werden kann. Ihnen war bekannt geworden, daß die Nebenniereninsuffizienz bei trächtigen *Hündinnen* ausbleibt, wenn sie erst gegen Ende der Gravidität hypophysektomiert werden (ROGOFF und STEWART 1928b, SWINGLE, PARKINS, TAYLOR, HAYES und MORRELL 1937). Bei der *Maus* scheinen indessen die Verhältnisse nach den Versuchen von GARDNER und ATWELL anders zu liegen. Trächtige *Mäuse*-Weibchen wurden am 10. Tage nach der Kopulation hypophysektomiert (Technik: THOMA 1938). In 16 von 19 Fällen ging die Gravidität regelrecht zu Ende. Allerdings machte die Geburt gelegentlich Schwierigkeiten.

Während die Nebennieren normaler *Mäuse*-Weibchen am 1.—2. Tag nach der Geburt etwa 5,75—7,5 mg (durchschnittlich 6,9 mg) wiegen, wiesen sie bei den hypophysektomierten Muttertieren zu dieser Zeit ein Gewicht von 2,5—5 mg (durchschnittlich 3,8 mg) auf. Es war zur Verschmälerung der Fasciculata gekommen. Die unmittelbar um das Mark gelegene Rindenzone enthielt eine Menge Zellen mit lipoider Degeneration. Dieses Verhalten spricht dafür, daß die Nebenniere der Mutter vom Feten aus nicht hormonal gehalten werden kann. Interessant ist allerdings, daß die Muttertiere trotz der beträchtlichen anatomischen Veränderungen der Nebennieren keine Nebenniereninsuffizienz aufwiesen. Vielleicht hat das reichlich vorhandene Progesteron kompensiert. Nach GAUNT und HAYS (1938) soll Progesteron bei adrenalektomierten Tieren lebensverlängernd wirken.

8. Das adrenocorticotrope Hormon des Hypophysenvorderlappens und seine Wirkung auf die Nebenniere.

Die Untersuchung der Folgezustände nach Hypophysektomie bot die Möglichkeit, einen Einblick in die verwickelten Verhältnisse der funktionellen Morphologie der Nebenniere zu erhalten. Parallel liefen aber von Anfang an Experimente, durch eine Substitutionstherapie wieder das „Normalbild" eines vom Vorderlappen abhängigen Organs nach der Hypophysektomie zu erhalten. Die Substitutionen wurden zunächst mit ziemlich rohen Auszügen aus der Hypophyse oder dem Vorderlappen oder aber auch durch Transplantationen von Hypophysenvorderlappengewebe vorgenommen. Als aber dann die Methoden der organischen und physiologischen Chemie herangezogen wurden, kam es zur Verbesserung der Hypophysenextrakte, deren einzelne Konstituenten schärfer erfaßt werden konnten. Ihre biologische Wirksamkeit wurde eindeutiger charakterisiert, und schließlich blieb ihre chemische Natur kein Geheimnis mehr. Dieser Weg hat zu der Entdeckung der verschiedenen Hypophysenhormone geführt.

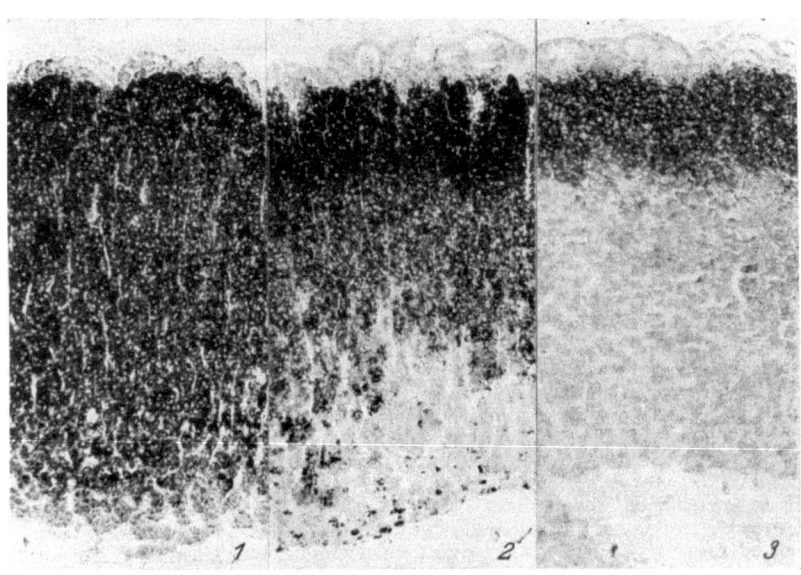

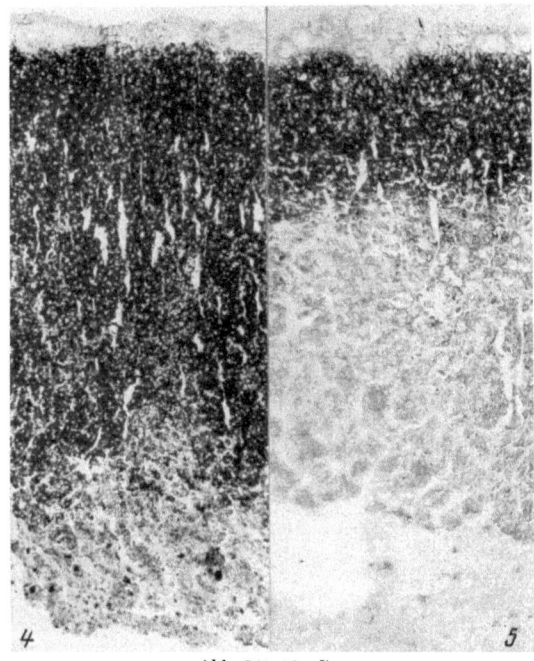

Abb. 241 (*1—5*).

Wir wissen heute fernerhin, daß das speziell auf die Nebennierenrinde gerichtete Hormon des Hypophysenvorderlappens, das adrenocorticotrope Hormon (-troph- ist sprachlich unrichtig!), kurz ACTH genannt, bei allen früher geschilderten Stressprozessen eingeschaltet

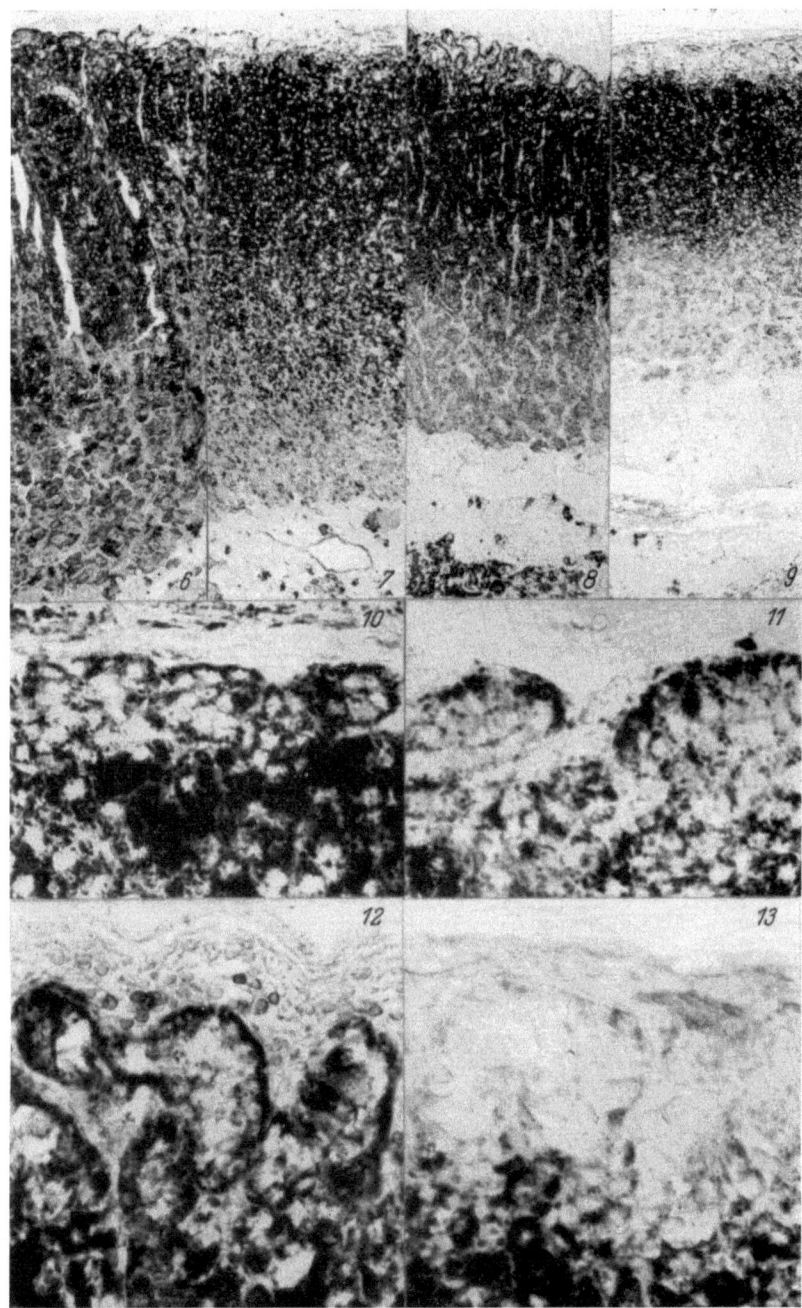

Abb. 241 (6—13). Wirkungen der Hypophysektomie bzw. von Implantaten aus Hypophysenvorderlappengewebe auf die Nebennierenrinde von *Meerschweinchen*. *1* Nebennierenrinde eines normalen Meerschweinchens. Etwa 85% der gesamten Rindenbreite zeigen Sudanophilie (Sudanschwarzfärbung). — *2* Implantation einer Hypophyse vor 6 Wochen, Hypophysektomie vor 4 Wochen. Die sudanophile Zone macht noch etwa 60% der Rindenbreite aus. — *3* Hypophysektomie vor 4 Wochen. Noch 25% der Fasciculata sind sudanophil, Verbreiterung der Glomerulosa und Lipodiaprasie in der Glomerulosa. — *4* Implantation einer Hypophyse vor 7 Wochen, Hypophysektomie vor 6 Wochen, vgl. mit *2*. — *5* Hypophysektomie vor 6 Wochen. Erwa 30% der Fasciculata sind noch sudanophil. — *6* Hungertier (Gewichtsverlust 35%). Unregelmäßige Sudanophilie der Fasciculata, Lipenchosis in Glomerulosa. — *7* Implantation einer Hypophyse vor 4 Wochen, Hypophysektomie vor 3 Wochen, Hungerversuch (34% Körpergewichtsverlust). — *8* Hypophysektomie vor 3 Wochen, Hungerversuch (35% Körpergewichtsverlust). — *9* Hypophysektomie vor 3 Wochen. — *10* Glomerulosa zu *6*. — *11* Glomerulosa zu *7*. — *12* Glomerulosa zu *8*. — *13* Glomerulosa zu *9*. Aus SCHWEIZER und LONG 1950.

ist. Die meisten Reaktionen der Nebennierenrinde auf Stress können wir, wie öfter schon erwähnt, mit einer oder mehreren ACTH-Injektionen auslösen. Manche Klärung kommt auch aus der Beobachtung pathologischer Veränderungen des Hypophysenvorderlappens, besonders in dem Fall, wenn das ACTH im Exzeß gebildet wird, wie bei der CUSHINGschen Krankheit (S. 585). Im folgenden wird in etwa zeitlicher Ordnung der Gang der Untersuchung des ACTH-Problems dargestellt.

Schon ELLIOTT (1912) hat eine Wirkung von Hypophysenpräparaten (BURROUGHs und WELLCOMEs 20%-Extrakt) auf die Nebenniere untersucht, allerdings ohne Veränderungen zu finden. HOFFSTÄTTER (1919) konnte durch längere Zeit verabreichte Pituitrininjektionen — übrigens eine aus dem Hypophysenhinterlappen gewonnene Substanz — bei *Kaninchen* eine erhebliche Hyperplasie der Nebenniere, in erster Linie der Rinde, erreichen.

Es wurde schon auf S. 585 mitgeteilt, daß SMITH (1920, 1930ff.) als erster die Wirkung der Hypophysektomie durch eine klare Substitutionstherapie aufzuheben versuchte. Er zeigte, daß Auszüge bzw. Implantate aus Vorderlappengewebe imstande sind, die Hypophysektomieveränderungen einigermaßen zu verhindern, während Mittel- und Hinterlappen der Hypophyse offenbar wirkungslos bleiben. Auch das von ZONDEK und KROHN (1932) aus dem „Mittellappen" gewonnene „Intermedin" blieb an der Nebenniere ohne Effekt. Wie SMITH konnten EVANS, PENCHARZ, MEYER und SIMPSON (1932, 1933) die auf Hypophysektomie folgende Atrophie der Nebenniere durch zellfreie Extrakte (EVANS 1933b) aus dem Hypophysenvorderlappen aufhalten, welche nachweislich frei von gonadotropem und thyreotropem, meist auch Wachstumshormon waren.

COLLIP (1933), COLLIP, SELYE und THOMSON (1933) bestätigten zunächst die Nebennierenveränderungen nach der Hypophysektomie. Sie versuchten nun eine Substitutionstherapie mit A.P.L. (= anterior pituitary-like), einem Hormon aus der menschlichen Placenta. Es gelang ihnen zwar, damit das Wachstum hypophysektomierter *Ratten* wieder in Gang zu bringen. Die Atrophie von Schilddrüse, Nebennierenrinde und Gonaden konnten sie jedoch mit ihren ersten Extrakten nicht aufheben. COLLIP, ANDERSON und THOMSON (1933) arbeiteten mit gereinigten, alkalischen Extrakten des Hypophysenvorderlappens. Nun gelang es, bei normalen *Ratten* eine Hypertrophie der Nebennierenrinde zu erzielen, bei hypophysektomierten Tieren die aufgetretenen Schäden weitgehend zu beheben. Die speziell auf die Nebennierenrinde gerichtete Wirkung ihrer Präparate schrieben die Autoren einem in ihnen enthaltenen „adrenotropen" Faktor zu[1].

ANSELMINO, HOFFMANN und HEROLD (1933, 1934), ANSELMINO und HOFFMANN (1934) zeigten zunächst, daß die atrophischen Nebennieren kastrierter *Mäuse*-Weibchen, durch eine im Vorderlappenauszug enthaltene, von anderen, damals bekannten Hypophysenvorderlappenhormonen isolierbare, aktive Substanz zur Hypertrophie gebracht werden können, besonders im Bereich der Zona fasciculata.

ANSELMINO und HOFFMANN (vgl. auch ANSELMINO, HOFFMANN und HEROLD 1934) bezeichneten diesen neuen Faktor als „*corticotropes Hormon*" des Hypophysenvorderlappens. Neben der durch dieses Hormon bewirkten Hyperplasie der Fasciculata soll in gleicher Weise auch die Glomerulosa verändert werden, während die Reticularis unbeeinflußt bleibt. Nach Zufuhr von corticotropem Hormon kommt es bei der *Ratte*, infantilen *Maus*, bei geschlechtsreifen *Mäuse*-Männchen, *Meerschweinchen*, weniger schön bei *Kaninchen* zu einer Verbreiterung der nach der Hypophysektomie atrophierten Fasciculata mit Hyperämie und Steigerung der Zahl der Mitosen. Vor allem soll auch der Lipoidgehalt der Fasciculata, dann der Glomerulosa schließlich auch der Reticularis ansteigen. Als bestes Testobjekt für das neue Hormon empfahlen die Autoren erwachsene *Mäuse*-Männchen. Als 1 ME (Mäuseeinheit) wollten sie die Hormonmenge bewertet wissen, welche bei einer Serie von *Mäusen* im Mittel eine 50%ige Dickenzunahme der Nebennierenrinde gegenüber unbehandelten Kontrolltieren bewirkt.

EMERY und ATWELL (1933) zeigten, daß die Zellen der Zona fasciculata und reticularis sich nach Injektion des „adrenotropen Faktors" vergrößerten.

ANSELMINO, HOFFMANN und HEROLD (1934) gaben dagegen an, daß das corticotrope Hormon die Zona reticularis der *Maus* unbeeinflußt läßt. Die Hypertrophie soll sich auf die Fasciculata beschränken. TONUTTI (1942c) wies später mit Recht darauf hin, daß die Nebennierenrinde der jungen *Maus* gerade wegen der in den inneren Rindenschichten sich abspielenden Umbauprozesse besonders schwer zu beurteilen sei (S. 709 ff., X-Zone). Außerdem kritisiert TONUTTI — wahrscheinlich mit Recht — daß ANSELMINO, HOFFMANN und HEROLD ihren Ausführungen eine ziemlich starre Rindenzonierung zugrunde legen. Eine scharfe Grenze zwischen Fasciculata und Reticularis gibt es nicht.

ANSELMINO, HEROLD und HOFFMANN (1934) glaubten, auch ein auf das Markgewebe gerichtetes glandotropes Hormon des Hypophysenvorderlappens nachweisen zu können. Sie

---

[1] COLLIP, ANDERSON und THOMSON isolierten den adrenotropen Faktor aus einem thyreotrop wirksamen Auszug. Noch $1/8$ mg ihrer Substanz erwies sich als wirkungsvoll.

beobachteten bei *Ratten* und *Mäusen* nach Injektion von Hypophysenvorderlappenextrakten einen Schwund der phäochromen Substanz bei gleichzeitiger Vacuolisierung des Cytoplasmas der Markzellen. Die Autoren nahmen daher die Existenz eines medullotropen („adrenalotropen") Hypophysenvorderlappenhormones an. In der Folgezeit wurde das Vorkommen dieses Wirkstoffes von den meisten Untersuchern bestritten. Neueste Untersuchungen von FETZER (1952b) haben wieder recht eindeutig gezeigt, daß auch bei hypophysenlosen *Meerschweinchen* das Nebennierenmark nach Verabreichung von Diphtherietoxin oder Pyrogenen aus Bac. abort. equi reagiert, ganz im Gegensatz zu der unter Hypophysenkontrolle stehenden Rinde der Nebenniere.

EMERY und ATWELL (1933) behaupteten ferner, die stimulierende Wirkung des adrenotropen Faktors auf die Nebennierenrinde kastrierter Tiere sei deutlicher als bei normalen; dies ist wohl so zu erklären, daß nach Kastration oft eine gewisse Regression in der Rinde einsetzen kann (S. 741 ff.). Dann muß der ACTH-Effekt natürlich mehr auffallen, weil die positive Veränderung aus einer tieferen Ausgangslage vor sich geht. Wichtig ist ferner die Beobachtung, daß nach Injektion des adrenotropen Faktors der Lipoidgehalt der Nebenniere besonders wieder in der Fasciculata steigen soll.

Wir wissen, daß nach einer Injektion eines gereinigten ACTH-Präparates eine Lipodiaprasie einsetzt. Viele ältere Untersucher (s. u.) berichten aber gerade von einer Lipenchose in der Nebennierenrinde nach Verabreichung ihrer primitiveren ACTH-Präparate. Ob dies allein durch den Zeitfaktor zu erklären ist, etwa in dem Sinn, daß jene Untersucher die erste Phase des Prozesses nicht gesehen haben, sei dahingestellt.

Schließlich stellte EMERY fest (1933), daß die zur Erhaltung des Nebennierenwachstums notwendige Dosis von Hypophysenvorderlappensubstanz oder entsprechend die notwendige Menge von Hypophysenvorderlappentransplantationen das Mehrfache der Dosis beträgt, welche bereits eine deutliche Vergrößerung der Eierstöcke hervorruft.

In seinem Extrakt bzw. im Hypophysenvorderlappengewebe war die Menge des adrenotropen Faktors bei weitem niedriger als die des gonadotropen Faktors, ein Hinweis darauf, wie schwierig der Weg der Herstellung gereinigter ACTH-Präparate werden mußte, zugleich aber, wie notwendig er war, um späterhin schädliche Nebeneffekte zu vermeiden.

EVANS, PENCHARZ, MEYER und SIMPSON (1933) konnten mit am Wachstumshormon reichem Vorderlappenextrakt das vor der Operation festgestellte Gewicht der Nebenniere bei hypophysektomierten *Ratten* erhalten. Auch schienen die Nebennieren normal strukturiert zu sein; allerdings war die Menge der Lipoide anscheinend etwas zurückgegangen. Mit Prolan oder Präparaten aus dem Serum trächtiger *Stuten* konnten sie dagegen das voroperative Nebennierengewicht hypophysektomierter Tiere nicht halten.

HOUSSAY, BIASOTTI, MAZZOCCO und SAMMARTINO (1933b) erreichten mit einem zellfreien Hypophysenvorderlappenextrakt bei hypophysektomierten *Hunden* eine Hypertrophie der Nebenniere und Lipoidzunahme in den Rindenzellen.

SCHAEFER (1933) hat hypophysektomierten *Schlangen* jeden 2. Tag subcutan eine Hypophyse implantiert (Versuchsdauer 30 Tage). Die Elemente des Interrenale verloren zwar an Größe, nahmen aber wieder ihr typisches Aussehen, beurteilt nach Kern und Cytoplasma, an, welches sie nach der Hypophysektomie ohne Substitution verlieren.

JORES (1933b), JORES und BECK (1934) diskutierten, ob das Melanophorenhormon des Mittellappens der Hypophyse das „interrenotrope" Hormon sei, weil nach ROTH (1932), JORES und GLOGENER (1933) das Melanophorenhormon in den basophilen Zellen der Pars intermedia der Hypophyse gebildet werden soll. Außerdem hatte JORES (1933a) einen Antagonismus zwischen Adrenalin und Melanophorenhormon gesehen, was ihm auf eine Beziehung zwischen Nebenniere und Melanophorenhormon zu deuten schien. JORES und Mitarbeiter stellten also ein Melanophorenhormon her und behandelten damit *Kaninchen*-Böcke 8 Wochen lang. Sie meinten, bei den *Kaninchen* eine Vergrößerung des Nebennierengewichtes um 30% feststellen zu können, in erster Linie bedingt durch Rindenhypertrophie, ferner ein Steigen des Adrenalingehalts der Nebenniere.

ANSELMINO, HEROLD und HOFFMANN (1934) lehnten JORES' Melanophorenhormon als adrenotropen Faktor ab. Ihrer Ansicht nach mußte der von JORES benutzte Auszug eben den adrenotropen Faktor neben dem Melanophorenhormon enthalten haben. JORES und BECK (1934) meinten umgekehrt, daß der Hypophysenauszug von ANSELMINO und HOFFMANN (1934) ihrem Melanophorenhormon außerordentlich nahe stehen müsse. Heute hat diese Frage nur noch historisches Interesse.

Nach ANSELMINO, HOFFMANN und HEROLD (1934) läßt das corticotrope Hypophysenvorderlappenhormon die Reticularis der *Mäuse*-Nebenniere unbeeinflußt (vgl. hierzu S. 592). Hinzugefügt sei, daß ANSELMINO, HEROLD und HOFFMANN (1934b, c) nach Injektion eines wäßrigen Hypophysenvorderlappenextraktes bei weitgehendem Schwund der phäochromen Substanzen eine Aufhellung der Zellen des Nebennierenmarks mit Vacuolisierung des Cytoplasmas fanden. Das Mark war außerdem weitgehend hyperämisch. BIERRING (1935) erzielte mit einem alkalischen Extrakt aus dem Vorderlappen eine Hyperplasie der Fasciculata und des Markes *(Ratten)*, letztere angeblich zurückzuführen auf eine Schilddrüsenaktivierung, weil in dem Extrakt höchstwahrscheinlich auch thyreotropes Hormon enthalten war. Neben der Rindenhyperämie soll eine Vermehrung der chromaffinen Granula in den Markzellen eingetreten sein. Auch das Mark zeichnete sich schließlich durch Hyperämie aus.

REISS, BALINT, OESTREICHER und ARONSON (1936) konnten mit einem corticotropen Präparat die verbreiterte sudanophobe Zone hypophysektomierter *Ratten* auf ihre normale Breite einengen. Da sie auch eine Lipoidzunahme nach der Hormonbehandlung konstatierten (s. Bemerkung S. 585, 592), wollten sie die Stärke der Lipenchosis als Maß für die Wirkung des corticotropen Hormons benutzen. JORES und BECK (1936) arbeiteten dagegen einen Test für corticotropes Hormon aus, der sich auf die hormonal bedingte Rindenhypertrophie stützt.

Die Verbreiterung der Zona fasciculata (ANSELMINO, HOFFMANN und HEROLD 1934) drückt sich in einer Gewichtsvermehrung der Gesamtnebenniere aus (vgl. dagegen TONUTTI S. 261). Nach JORES und BECK ist eine corticotrope Einheit (c. E.) die Hormonmenge, die je Gramm Körpergewicht bei einer Gruppe von 5 infantilen *Mäusen* auf 2 Injektionen im Abstand von 6 Std verteilt, nach 24 Std eine Steigerung des Nebennierengewichtes um 50% hervorruft bzw. den Quotienten

$$\frac{\text{Nebennierengewicht in mg}}{\text{Körpergewicht in g}} \cdot 100, \text{ auf } 30{,}0 \text{ erhöht}.$$

der bei unbehandelten *Mäusen* 20,0 beträgt.

HILL und GARDNER (1936) konnten mit der intratesticulären Implantation von Hypophysengewebe eine Wirksamkeit des Hypophysenvorderlappens bei unvollständig hypophysektomierten *Mäusen* demonstrieren. Die Hodenfunktion wurde wiederhergestellt, auch trat wieder eine gewisse Aktivierung der Nebennierenrinde ein.

Nach MOON (1937b) kommt es bei normalen *Ratten* nach Verabreichung von corticotropem Hormon zu Hypertrophie und Hyperplasie der Rindenzellen, im wesentlichen im Bereich der Glomerulosa und äußeren Abteilung der Fasciculata, also gerade an den Grenzen der sudanophoben Zone. Die Lipoide sollen aber im ganzen Rindenbereich zunehmen (s. Bemerkung S. 592). Zu den frühesten Zeichen der Hormonwirkung gehört die Lipoidbeladung der „sudanophoben" Zone. DAVIDSON (1937) erreichte eine deutliche Nebennierenhypertrophie bei kastrierten und kastrierten-hypophysektomierten *Ratten* durch Gaben von 250—450 E eines corticotropen Hormons über 9—14 Tage. Zeichen für Hyperplasie der Rinde fand er aber im Gegensatz zu MOON nicht.

ATWELL (1937) beobachtete an hypophysektomierten und thyreoidektomierten *Kaulquappen*, daß nach Zufuhr des adrenotropen Faktors von COLLIP, ANDERSON und THOMSON (1933) eine Hypertrophie des Interrenale und eine Zunahme der Lipoidsubstanzen eintrat (vgl. ferner MILLER und RIDDLES 1939b Versuche an hypophysektomierten *Tauben* S. 585).

Mit einem nicht ganz gereinigten ACTH-Präparat konnte MOON (1940) bei nur 4 Tage alten *Ratten* eine Vergrößerung der Nebennieren erzielen. Dies ist deshalb besonders bemerkenswert, weil der Stressmechanismus um diese Zeit bei *Ratten* offenbar noch nicht eingespielt ist (S. 574).

Nach intraoculärer, homoioplastischer Hypophysenvorderlappentransplantation fanden SCHWEIZER, CHARIPPER und KLEINBERG (1940) bei hypophysektomierten *Meerschweinchen* zwar eine aktivierende Wirkung der Implantate auf die Gonaden, jedoch nicht auf die Nebennieren (vgl. aber hierzu die Angaben über weitere Implantationsversuche der Autoren S. 588ff.).

Um 1940 wurden immer bessere corticotrope Auszüge aus dem Hypophysenvorderlappen hergestellt, beispielsweise von GROSS und COLE (1940). Zu gleicher Zeit etwa wurde klargestellt, daß der Stressmechanismus über eine ACTH-Abgabe des Hypophysenvorderlappens auf die Nebennierenrinde einwirkt (MULINOS und POMERANTZ 1941, vgl. S. 521).

Mit der Wirkung des corticotropen *Hormons* bei *Fischen* und *Amphibien* hat sich besonders DITTUS (1939, 1941) befaßt. Substituiert man bei interrenopriven *Rochen* den Ausfall der Funktion des Interrenale durch Rindenhormone (Cortidyn, Cortin DEGEWOP), so kann das Absinken der Atmung und damit auch die Kontraktion der Melanophoren hintangehalten oder behoben werden. Erzwingt man umgekehrt (DITTUS 1937) durch Injektion von corticotropem Hormon bei normalen *Rochen* und *Haien* eine Überfunktion des Interrenalorgans, so tritt eine starke Vermehrung der Atemfrequenz und Vertiefung der Atmung auf, die nach einiger Zeit wieder abnimmt. Es zeigt sich weiterhin eine außerordentlich starke Expansion der Melanophoren, wie sie beim normalen Tier nie beobachtet werden kann. Spritzt man interrenopriven Tieren corticotropes Hormon, so tritt keine Veränderung der Atmung usw. ein. Melanophorenhormon und thyreotropes Hormon des Hypophysenvorderlappens konnten bei diesen Versuchen auf jeden Fall ausgeschaltet werden. Um diese Hormone zu umgehen, wurden die *Selachier* hypophysektomiert (Methodik bei DITTUS 1939): die Melanophoren solcher Tiere kontrahieren sich nun vollständig (Wegfall des Melanophorenhormons). Das verwendete corticotrope Präparat (Promonta) war frei von Melanophorenhormon und anderen, nicht auf das Interrenale wirkenden Stoffen. (Über die Zellkernveränderungen im Interrenale unter Einfluß von corticotropem Hormon s. S. 189.) Gleichsinnige Ergebnisse erhielt DITTUS beim *Axolotl* (s. a. KLEINSCHMIDT 1938).

Die Wirkung verschiedener Dosen von ACTH (200, 400, 500 mg) auf die Lipoide der Nebennierenrinde untersuchte besonders WEAVER (1941) an der normalen und kastrierten *Ratte* genauer. Bei normalen Tieren nahmen die doppeltbrechenden Substanzen, besonders im inneren Drittel der Rinde ab. Am Ende der 200 mg-Versuche war eine Hypertrophie der Nebennierenrinde und eine Zunahme des doppeltbrechenden Materials nachzuweisen (Lipodiaprasie-Lipenchosis). In der 400 mg-Serie war es zwar auch zur Hypertrophie der Nebennierenrinde gekommen, die Lipenchosis war aber nicht nachzuweisen. In der 500 mg-Serie waren aber Hypertrophie und Lipenchosis wieder gemeinsam vorhanden. Außerdem fanden sich im äußeren Viertel der Rinde große doppeltbrechende Tropfen; in den mittleren $2/4$ kam es zur Ablagerung kleiner und mittelgroßer Tropfen bei relativ geringer Doppelbrechung auf dem Hintergrund eines feinen doppeltbrechenden Materials, im inneren Viertel zum Auftreten einzelner grober stark doppeltbrechender Tropfen.

WEAVER und NELSON (1943) haben diese Untersuchungen erweitert. Kastrierte *Ratten* reagierten nach ACTH mit einer 70%igen Nebennierenhypertrophie. Die auf Grund des Verhaltens doppeltbrechender Lipoide vorgenommene Zoneneinteilung (S. 329) wird gänzlich undeutlich. Schließlich sammelt sich das optisch aktive Material in Form gröberer Partikel verstreut in der ganzen Rinde an. Eine Zunahme wird als Hormonspeicherung aufgefaßt. Feine staubartige Partikel finden sich in Wand oder Lichtung der Rindencapillaren.

Bei höherer ACTH-Dosis (500 mg, verteilt über 20 Tage) wird eine 100%ige Hypertrophie der Nebenniere erreicht. Die Beziehungen zwischen ACTH-Dosis und Nebennierenhypertrophie seien so eng, daß man umgekehrt die Stärke von ACTH-Präparaten nach der Hypertrophie beurteilen könne. Das äußere Viertel der Rinde scheint nunmehr aus einer Verschmelzung von Glomerulosa und sudanophober Zone hervorgegangen zu sein. NELSON (1941a) glaubt, daß mit ACTH die Nebenniere von *Ratten* beiderlei Geschlechts auch zur Produktion und Abgabe von Sexualhormonen angeregt werden kann.

CUTULY (1941) transplantierte Hypophysenvorderlappengewebe in die vordere Augenkammer hypophysektomierter *Ratten*, andererseits in die Sella turcica der Tiere zurück. Merkwürdigerweise besaßen die intraoculären Transplantate nur eine gonadotrope Funktion, die sellären Transplantate außerdem auch eine adrenocorticotrope Wirkung.

NOBLE und COLLIP (1941) veröffentlichten eine Reihe von Versuchen, nach denen die Wirkung des ACTH gesteigert werden kann, wenn man gleichzeitig Injektionen eines Hypophysengesamtextraktes gibt.

ABELIN (1943) fand, daß eine Injektion eines Vorderlappenextraktes die Nebenniere einer mit Zucker gefütterten *Ratte* praktisch cholesterinfrei macht. Es bleibt nur das sog. „Organcholesterin", d. h. der konstitutive Cholesterinanteil des Gewebes in einer Menge von etwa 0,2—0,4% zurück; das ganze abgelagerte Cholesterin verschwindet.

Das Jahr 1942 bedeutet für die ACTH-Forschung einen entscheidenden Zeitpunkt. LI, SIMPSON und EVANS stellten zum erstenmal aus der Hypophyse des *Schafes* die vollkommen gereinigte Substanz her. SAYERS, WHITE und LONG (1943) gelang ebenfalls die Gewinnung von ACTH aus der Hypophyse des *Schweines*.

Nachdem das gereinigte ACTH-Präparat gewonnen war, konnte erneut die Dynamik der chemischen Konstituenten der Nebennierenrindenzellen (vornehmlich Cholesterin, Ascorbinsäure) unter Einfluß des Hormons geprüft werden, mit dem Ziel, zunächst einmal Widersprüche in der älteren Literatur (s. o. die Angaben über das Lipoidverhalten nach Hypophysenvorderlappenextrakten) zu beseitigen. Die wichtigen Beiträge von SAYERS, FRY, WHITE und LONG (1944), SAYERS, SAYERS, LIANG und LONG (1946), LONG (1947), SAYERS und SAYERS (1948), DEANE, SHAW und GREEP (1948), DUCOMMUN und MACH (1949), BRØCHNER-MORTENSEN, GEORG, HAMBURGER, SNORRASON, SPRECHLER, VIDEBAEK und WITH (1949) haben übereinstimmend ergeben, daß als erste ACTH-Wirkung in der Nebennierenrinde, chemisch wie histochemisch nachweisbar, ein Abfall der Sudanophilie, des Cholesteringehaltes und der Ascorbinsäure erfolgt (= Phase der Diaprasie).

Im allgemeinen faßt man diese Diaprasie heute als Zeichen gesteigerten Aufbaues und rapider Abgabe von Rindensteroiden auf. Die periphere Wirkung der Corticoide kann in einfacher Weise am Blutbild abgelesen werden (*Lymphocytopenie:* DOUGHERTY und WHITE 1944a, 1945a, 1947, *Eosinopenie:* FORSHAM, THORN, PRUNTY, HILLS, 1948, Näheres S. 693).

Eingehender noch waren die histochemischen Untersuchungen der Nebennierenrinde erwachsener *Ratten*-Männchen von YOFFEY und BAXTER (1947). Die Autoren fanden nach Verabfolgung von Cortrophin (Organon; = ACTH-Präparat) zunächst Lipoidabnahme, später Zunahme. Der Phenylhydrazintest, angeblich auf Ketosteroide, wird intensiver und nimmt ein größeres Rindengebiet ein, während gleichzeitig das Gebiet der positiven Plasmalreaktion schmäler wird.

BERGNER und DEANE (1948) gaben hungernden *Ratten*-Männchen 10 mg ACTH. Innerhalb von 6 Std fiel die Intensität der Ketosteroidreaktion in der Nebennierenrinde; es kam zur Thymusatrophie. Nach 18 Std war bereits eine Vergrößerung der Nebenniere nachzuweisen. Nach 24 Std war das Leberglykogen erhöht (Gluconeogenese). Die Ausscheidung von Stickstoff und Cl stieg für 24 Std an. In einer weiteren Versuchsserie wurden täglich 12 mg ACTH über 12 Tage lang injiziert. Es ergab sich Hypertrophie der Nebenniere, vorübergehende Glykosurie, steigende N-Ausscheidung, Thymusatrophie, keine eindeutige Veränderung in Na-, K-, Cl- oder P-Ausscheidung. Cytochemisch schien die Glomerulosa unverändert, die Fasciculata war verbreitert. Nach 18 Std war ein Minimum an histochemisch nachweisbaren Ketosteroiden vorhanden. Nach 24 Std begannen sich aber die Ketosteroide bereits wieder aufzufüllen. Bei längerer Versuchsdauer blieben die Ketosteroide 8 Tage lang vermehrt, mit dem 12. Tag begannen sie aus dem inneren Fasciculatabereich zu verschwinden.

Die Autoren geben folgende Deutung der Befunde: Durch ACTH kommt es zur Ausscheidung der ,,Zucker"-Hormone aus der Fasciculata der *Ratten*-Nebenniere, nicht hingegen zur Abgabe von ,,Salz"-Hormonen aus der Glomerulosa.

YOFFEY und BAXTER (1949) behandelten erwachsene *Ratten*-Männchen mit subcutanen, teilweise auch mit intravenösen Injektionen von ACTH. Den intravenösen Injektionen folgte bereits eine Alarmreaktion, weil eine kurze Ätheranästhesie notwendig war. Die Fasciculata und Reticularis reagieren zeitlich in folgender Weise: Eine Stunde nach der ACTH-Injektion erscheint die Reticularis entleert (Plasmalreaktion, Phenylhydrazintest und Sudanophilie negativ), die Fasciculata dagegen erscheint noch normal. Drei Stunden nach ACTH-Injektion sind die Reaktionen im äußeren Bereich der Fasciculata verstärkt, nach 6 Std kommt es zu variablen Bildern. Im allgemeinen scheint nach der initialen Entleerung der Reticularis eine Normalisierung einzutreten, nach 24—48 Std von einer neuen Diaprasie gefolgt. Wegen der beträchtlichen Reaktionen im inneren Rindenbereich sind die Autoren nicht bereit, dem BENNETTschen Rindenschema mit postsekretorischer und senescenter Zone zu folgen.

Etwas aus der Reihe fallen die Befunde von SKELTON, FORTIER und SELYE (1949), die nach Verabreichung eines ACTH-Präparates (LAP = lyophilized anterior pituitary tissue, mit ACTH-Wirkung) eine Zunahme der Sudanophilie in der Nebennierenrinde bei gleichzeitigem Abfall von Cholesterin und Ascorbinsäure beschreiben. Die Zunahme der Sudanophilie steht im Widerspruch zu anderen Angaben. FORTIER, SKELTON, CONSTANTINIDES, TIMIRAS, HERLANT und SELYE (1950) sind diesem Widerspruch weiter nachgegangen.

SELYE und seine Mitarbeiter prüften zunächst noch einmal die zeitlichen Verhältnisse nach einmaliger Injektion von ACTH genauer. Dann benutzten sie Hypertensinogen, ein körperfremdes Eiweiß, um einen gut dosierbaren Stress zu erzeugen. Es erfolgte ein geringer Abfall der Sudanophilie in Reticularis und innerer Abteilung der Fasciculata. Die Konzentration der Ascorbinsäure veränderte sich praktisch nicht. Nach ACTH-Injektion kam es zu stärkerem Abfall der Sudanophilie im gleichen Rindengebiet nach 1 Std, doch schwand die Sudanophilie nicht vollends. Nach 3 Std war sie in allen 3 Rindenschichten zurückgegangen; nur ein schmales Gebiet in der Glomerulosa reagierte nicht. Nach 12 Std war der normale Sudanophiliezustand etwa wieder erreicht. Eine Ausnahme stellte die etwas geringere Sudanophilie in der Reticularis dar. Erhielten die Tiere aber die hohe Dosis von 20 mg ACTH in 6 gleichen Gaben zu je 0,2 cm³ subcutan *(Ratte)* über 24 Std verteilt, so sahen sie nur "an equal and slight depletion of lipids from the reticularis". Nach Zufuhr von insgesamt 38 mg ACTH über 48 Std verteilt in 24 Injektionen in gleichem Abstand und in gleicher Menge von 0,2 cm³ war die Sudanophilie normal oder sogar etwas verstärkt.

Diese Versuche zeigen deutlich, daß *Dosis* und *Zeitfaktor* bei Beurteilung der Lipoidaprasie und Lipenchosis einen maßgeblichen Einfluß haben. Die Bewegung des Cholesterins unter ACTH bzw. Stress geht aus Abb. 233 (S. 560) deutlich hervor (SAYERS und SAYERS 1948).

Die Diaprasie und Enchosis der Ascorbinsäure ist bereits erwähnt worden (s. auch bei Hungerversuchen S. 522, SAYERS, SAYERS, LIANG und LONG 1946, DEANE und MORSE 1948). Auch am *Verhalten der Ascorbinsäure* kann man die Bedeutung von ACTH-Dosis und Zeitfaktor studieren. Nach längerer Verabreichung von ACTH, tritt, getestet an der Ascorbinsäure, ein Wirkungsabfall ein. GORDON (1949) meint, es handle sich nicht um einen Mechanismus im Hypophysenvorderlappen, sondern um eine Regulation im Blut, etwa im Sinne einer Antigen-Antikörperreaktion. Er sah nach wiederholten Injektionen eines recht reinen ACTH einen Abfall der Ascorbinsäurediaprasie in der Rinde. Wurden die ACTH-Injektionen bei *Ratten* über 7 Wochen durchgeführt, dann war keine Wirkung am Ende der Versuchszeit zu verzeichnen. Außerdem enthielt das Serum dieser Tiere einen Stoff, welcher regelmäßig die durch ACTH an normalen *Ratten* auslösbare Vitamin C-Verminderung in der Nebennierenrinde hemmte.

Man kann daher SAYERS (1950) nur zustimmen, wenn er die *ACTH-Abgabe aus dem Hypophysenvorderlappen unter normalen Umständen für sehr gering* erachtet. Es würden sonst im Blut beträchtliche Gegenregulationen entstehen. Auch beim gesunden *Menschen* ist offenbar die ACTH-Menge im Blut so gering, daß sie mit den derzeitigen Mitteln nicht nachgewiesen werden kann. Erst bei der Nebenniereninsuffizienz erscheint nachweisbares ACTH im Blut der unbehandelten Patienten (TAYLOR, ALBERT und SPRAGUE 1949). Aber sogar dabei treten noch Überraschungen auf. So sahen TAYLOR, ALBERT und SPRAGUE (1949) 2 Patienten mit adrenocorticaler Hyperplasie, bei denen sie eine ACTH-Überproduktion angenommen hatten. Das Blut des einen Patienten bewirkte eine deutliche Diaprasie der Ascorbinsäure in der Nebennierenrinde bei der hypophysektomierten *Ratte*, Blut des zweiten Patienten, wie vom Gesunden, war wirkungslos. Daß auch eine Diaprasie der Carbonyllipoide unter ACTH-Wirkung anzunehmen ist, geht aus den Versuchen von ALPERT (1950) hervor (S. 557).

Schließlich bleibt die Dynamik der chemischen Konstituenten der Nebennierenrindenzelle unter ACTH nicht ohne *Einfluß auf die lichtmikroskopisch wahrnehmbaren Strukturen* (s. z. B. FELDMAN 1951, S. 522). Mit TONUTTI bezeichne ich diesen Übergang der hormonalen Dynamik aus dem submikroskopischen in den lichtmikroskopischen Bereich als „*morphokinetischen Effekt*". Den höchsten Grad dieser ACTH-Wirkung scheint MCFARLAND (1945) beobachtet zu haben (s. S. 568).

Ein Blick auf die *physiologische Wirkung des ACTH* ergibt folgendes: Beim Menschen induziert das Hormon alle die Stoffwechselveränderungen, die man der Nebennierenrinde zuzuschreiben pflegt. Folgen wir einer Aufzählung von SAYERS (1950), so betrifft dies die diabetogene Veränderung im Kohlenhydratstoffwechsel, vor allem wohl durch die 11,17-Oxysteroide (BROWNE 1943, CONN, LOUIS, WHEELER 1948, FORSHAM, THORN, PRUNTY, HILLS 1948, MCALPINE, VENNING, JOHNSON, SCHENKER, HOFFMAN, BROWNE 1948, SAYERS, BURNS, TYLER, JAGER, SCHWARTZ, SMITH, SAMUELS, DAVENPORT 1949), Natriumphorese (FORSHAM, THORN, PRUNTY, HILLS 1948, SAYERS, BURNS, TYLER, JAGER, SCHWARTZ, SMITH, SAMUELS, DAVENPORT 1949), Lymphocytopenie und Eosinopenie (FORSHAM, THORN, PRUNTY, HILLS 1948, HILLS, FORSHAM, FINCH 1948, DOUGHERTY und WHITE 1944a, 1945a, 1947, SAYERS, BURNS, TYLER, JAGER, SCHWARTZ, SMITH, SAMUELS, DAVENPORT 1949), die Natriumretention, vor allem wohl über Desoxycorticosteronacetat (CONN, LOUIS, WHEELER 1948, FORSHAM, THORN, PRUNTY, HILLS 1948, MCALPINE, VENNING, JOHNSON, SCHENKER, HOFFMAN, BROWNE, 1948 PRUNTY, FORSHAM, THORN 1948, SAYERS, BURNS, TYLER, JAGER, SCHWARTZ, SMITH, SAMUELS, DAVENPORT 1949), Acne, Hirsutismus, vermutlich über androgene Rindenprodukte (CONN, LOUIS, WHEELER 1948, FORSHAM, THORN, PRUNTY, HILLS 1948, MASON, POWER, RYNEARSON, CIARAMELLI, LI, EVANS 1948).

Die Wirkungen des ACTH beim Menschen sind stark von der Dosis abhängig. Veränderungen, wie sie in den ersten 4 Std nach einer einzigen Injektion von 25 mg ACTH beim Menschen eintreten, haben FORSHAM, THORN, PRUNTY und HILLS (1948) beschrieben. BROWNE, JOHNSON und MCALPINE (1948) untersuchten dagegen die Wirkung großer ACTH-Dosen (210 mg, über 24 Std an ein gesundes Individuum verteilt).

Es kam zu Oligurie, Gewichtsanstieg, vermehrter Ausscheidung von 17-Ketosteroiden und neutralen reduzierenden Lipoiden, zu vermehrter Ausscheidung von Kalium, Retention von NaCl. Der Blutzucker stieg von 98 auf 148 mg-%, Glykosurie trat auf. Die N-Ausscheidung im Harn stieg gering an (s. S. 598).

Auch über die Wirkung einer *lang dauernden Verabreichung von ACTH* liegen Untersuchungen vor. FORSHAM, THORN, PRUNTY und HILLS (1948) verabfolgten 4—6 Tage lang täglich 40 mg ACTH. MASON, POWER, RYNEARSON, CIARAMELLI, LI und EVANS (1948) gaben 25—100 mg ACTH täglich, 12 Tage lang, ALBRIGHT, FORBES und BARTTER (1948) 6 Tage lang täglich 100 mg ACTH. Die Gruppe MASON, die mit einem ACTH-Präparat von LI arbeitete (aus *Schafs*-Hypophysen isoliert), stellte eine Zunahme der Ausscheidung von 17-Ketosteroiden und neutralen reduzierenden Lipoiden, aber keine deutlichen Veränderungen am Elektrolythaushalt fest. Dagegen beobachteten THORNs Gruppe sowie ALBRIGHT, FORBES und BARTTER (1948), die ein ACTH-Präparat aus *Schweine*-Hypophyse benutzten, in allen Fällen eine Zunahme der Kaliumausscheidung und Abnahme der NaCl-Ausscheidung, solange das Hormon gegeben wurde. ALBRIGHT, FORBES und BARTTER (1948) haben dann aber auch mit Präparaten aus *Schafs*-Hypophyse kontrolliert und fanden die gleichen Elektrolytveränderungen.

Eine klare Wirkung des ACTH auf die Produktionssteigerung von Chemocorticoiden sah HECHTER (1949) in der isolierten, durchströmten Nebenniere.

Daß fast (!) alle diese unter ACTH beobachteten Reaktionen auch nach Stress eintreten, wurde bereits angegeben.

Es ist durch eine ganze Reihe von Untersuchungen fraglich geworden, ob ACTH die *Nebennierenrinde in ihrer Gesamtheit* gleichmäßig beeinflussen kann. Auf das zur Zeit viel diskutierte Problem einer funktionellen Unterteilung der Nebennierenrinde in Analogie zur anatomischen Zonierung wird andernorts eingegangen (S. 672 ff.).

Zusatz I. Gibt es verschiedene Sorten von adrenocorticotropen Hormonen?

Diese Frage wurde schon von NOBLE und COLLIP (1941) diskutiert. GOLLA und REISS (1941, 1942) behaupteten, daß es zwei physiologisch differente ACTH gäbe, ein „Adrenotrophe-A", welches aus dem Hypophysenvorderlappen zu gewinnen ist und die Nebennierenrinde stimuliert, und ein „Adrenotrophe-B", welches im Serum trächtiger *Stuten* vorkommen soll. Mit dem ersten soll man bei hypophysektomierten *Ratten* die weitere Atrophie der Nebennierenrinde hemmen bzw. das Nebennierengewicht wieder steigern können. Nur mit Hilfe dieses ACTH soll die sudanophobe Zone zum Verschwinden gebracht werden können.

Das zweite ACTH hemme ebenfalls die Nebennierenatrophie bei hypophysektomierten Tieren, besitze aber keinen Einfluß auf die sudanophobe Zone.

Indessen gelang es EVANS, PENCHARZ, MEYER und SIMPSON (1933) nicht, ein die Nebennierenrinde beeinflussendes Hormon aus dem Serum trächtiger *Stuten* zu gewinnen. Bisher hat sich auch keine weitere Stütze für die Behauptung von SELYE und JENSEN (1946) ergeben, daß nämlich der Hypophysenvorderlappen ein „Glucocorticotrophin", „Mineralocorticotrophin", „Lipocorticotrophin", „Testocorticotrophin" sezerniere.

Zusatz II. Wirken auf die Nebennierenrinde andere Hypophysenvorderlappenhormone außer ACTH ein bzw. wirken andere Hormone über den Hypophysenvorderlappen und dessen Hormone außer ACTH auf die Nebennierenrinde ein?

Die zuerst zu erwähnende sog. N- und S-Hormonhypothese geht auf Arbeiten von ALBRIGHT (1942, 1943, 1947), REIFENSTEIN, FORBES, ALBRIGHT, DONALDSON und CARROL (1945), TALBOT, ALBRIGHT, SALTZMAN, ZYGMUNTOWICZ und WIXOM (1947), ALBRIGHT und REIFENSTEIN (1948) zurück. Das S-Hormon soll ungefähr dem Cortison entsprechen, das N-Hormon androgene Wirkung haben. S-Hormon steht angeblich unter der Kontrolle von ACTH, N-Hormon unter der Kontrolle des Luteinisierungshormons (LH) des Hypophysenvorderlappens. Die Ausscheidung der 17-Ketosteroide soll als Index der N-Hormonproduktion zu benutzen sein.

Für diese dualistische Konzeption der Hypophysenvorderlappen-Nebennierenrindenbeziehung spricht einiges. Nach Zufuhr von Methyltestosteron, einem Androgen, welches nicht als 17-Ketosteroid ausgeschieden wird, fällt die Ausscheidung von 17-Ketosteroiden bei kastrierten Männern und Frauen (REIFENSTEIN, FORBES, ALBRIGHT, DONALDSON und CARROL 1945). Diese Erscheinung wird folgendermaßen erklärt. Methyltestosteron wirkt über den Blutweg auf den Hypophysenvorderlappen, wo es die Produktion des Gonadotropins hemmt; das Gonadotropin ist verantwortlich für die Sekretion von N-Hormon. Es scheint allerdings das Methyltestosteron auch die Ausscheidung von Corticoiden im Urin zu senken (VENNING, unveröffentlicht).

Zugunsten der dualistischen Hypothese könnte man weiterhin anführen, daß beim CUSHING-Syndrom eine übermäßige Ausscheidung von S-Hormon, beim adrenogenitalen Syndrom dagegen eine übermäßige Ausscheidung von N-Hormon vorkomme.

Ganz besonders oft ist aus dem Vorhandensein der sog. *X-Zone in der Nebennierenrinde der Maus* (S. 709 ff.) und ihren Wandlungen im *Zusammenhang mit der sexuellen Reifung* auf eine besondere Kontrolle dieses Gebietes seitens der gonadotropen Faktoren des Hypophysenvorderlappens geschlossen worden (Näheres S. 716). So behauptet I. CH. JONES (1949), man könne nach den Beziehungen zum Hypophysenvorderlappen 3 Zonen in der Nebennierenrinde der *Maus* unterscheiden. Die Glomerulosa existiere ziemlich unabhängig vom Hypophysenvorderlappen (S. 672 ff.), lediglich die in ihr gelegenen acetonlöslichen sudanophilen Stoffe stünden unter der Abhängigkeit des Hypophysenvorderlappens (ACTH). Die Fasciculata soll voll und ganz vom ACTH des Hypophysenvorderlappens abhängig sein. Die X-Zone werde vom Gonadotropin (wahrscheinlich LH, Luteinisierungshormon des Hypophysenvorderlappens) gesteuert. Das gleiche gilt nach JONES auch für die sekundäre, d. h. nach Kastration erwachsener *Mäuse*-Männchen auftretende X-Zone.

Nach ROTTER (1949b, 1950) stimuliert das gonadotrope *Chorionhormon* die Innenzone der Nebennierenrinde, das innere Transformationsfeld. Folgende Überlegungen liegen dieser Meinung zugrunde. Eine Hyperplasie der inneren Rindenabschnitte und die nach der Geburt folgende Involution des Cortex fetalis (S. 276 ff.) kämen nur bei *Mensch* und höheren *Affen* vor. Nur bei diesen findet sich in Blut und Urin der Gravida gonadotropes Chorionhormon in beträchtlichen Mengen. Die mächtige Entfaltung der Innenzone der Nebennierenrinde des Keimlings beruhe auf der Wirkung dieses Hormons, während die Außenzone der Rinde (äußeres Transformationsfeld) in der intrauterinen Entwicklung mehr oder weniger inaktiv, hormonal unbeeinflußt bleibe.

Nach der Geburt muß die Innenzone abgebaut werden, weil das gonadotrope Hormon der Placenta ausfällt. Eine Parallele zu der Nebennierenrindenveränderung dürfte der

Abbau des Corpus luteum graviditatis sein. Die Geburtsinvolution der Nebennierenrinde wird mit TONUTTI gegen ERBSLÖH als eine ,,regressive Transformation" angesehen. Gegenüber TONUTTI weist ROTTER (1950) aber darauf hin, daß die Involution hier tatsächlich einen Zelluntergang bedeutet. Die Reticularis des Kindes wird nicht durch eine ,,progressive Transformation" atrophischer Rindenzellen der Rindeninnenzone aufgebaut, sondern durch Segmentierung der inneren Abteilung der Zona fasciculata.

Zu gleicher Zeit soll die Außenzone der Rinde eine Entfaltung erfahren, welche durch das ACTH des Hypophysenvorderlappens bedingt ist. Dieser Prozeß führe zur Entstehung der bleibenden Rinde, welche anfänglich praktisch nur aus Fasciculata besteht.

,,Wir sehen in dem inneren Transformationsfeld, das die zentralen lipoidarmen Abschnitte der Zona fasciculata und die Zona reticularis umfaßt, eine akzessorische Geschlechtsdrüse, die beim Keimling vom gonadotropen Hormon der Placenta, beim Erwachsenen vom gleichartigen Hormon des Hypophysenvorderlappens stimuliert wird. Bei einseitiger Stimulierung des inneren Feldes, ein Fall, der nur beim Keimling realisiert ist, greift die Transformation weit auf die Zona fasciculata über, das erklärt uns die Armut der Innenzone an histochemisch nachweisbaren Lipoiden, auch wieder eine Parallele zum Corpus luteum graviditatis."

Den Abbau der Zona reticularis nach Ausfall des Chorionhormons bezieht ROTTER auf den in diesem Augenblick vorhandenen Mangel des Vorderlappens an Luteinisierungshormon, welches nach ENGLE im gonadotropen Chorionhormon ausschließlich vorhanden sein soll. Im inneren Rindenbezirk der Keimlingsnebenniere vermutet der Autor eine wichtige Progesteronbildungsstelle.

Während der Geschlechtsreife sollen sich im inneren Rindenbezirk wie im Ovar cyclische Prozesse abspielen, welche unter anderem rhythmische Abspaltungen von Zellballen auslösen, die dann allmählich zugrunde gehen. Die lipoidreichen Bezirke der Fasciculata werden dagegen von ACTH beeinflußt. Ob dies auch für die Glomerulosa gilt, oder ob diese auch von Gonadotropin stimuliert wird, bleibt zunächst unentschieden. Viele Behauptungen ROTTERS sind spekulativer Natur und bedürfen der experimentellen Nachprüfung.

Man hat versucht, mit anderen Hormonen eine Substitutionstherapie nach Hypophysektomie zu betreiben, aber die Erfolge sind gering. So kann man z. B. die Spermiogenese und das Hodengewicht durch Verabreichung androgener Stoffe nach der Hypophysektomie fast normal erhalten. Hingegen *atrophieren die Nebennieren trotz dieser Behandlung* (WALSH, CUYLER und MCCULLAGH 1934, NELSON und GALLAGHER 1936, CUTULY, MCCULLAGH und CUTULY 1937, NELSON und MARCKEL 1938). Das Nebennierengewicht jedoch konnte wenigstens teilweise nach Hypophysektomie gehalten werden, wenn infantilen *Ratten*-Männchen Testosteronpropionat gegeben wurde (CUTULY, CUTULY und MCCULLAGH 1938, LEONARD 1942). In weiteren ähnlichen Experimenten konnte allerdings CUTULY (1942) die Testosteronwirkung nicht bestätigen. Die Nebennieren wurden atrophisch. Auch scheint nach Versuchen mit androgenen Stoffen am hypophysektomierten, infantilen *Ziesel* keine günstige Wirkung auf die Nebenniere erreicht werden zu können (ZALESKY, WELLS, OVERHOLSER und GOMEZ 1941). LEATHEM (1944) hypophysektomierte 27 oder 33 Tage alte *Ratten* (LONG-EVANS-Stamm). Die Tiere bekamen vom Tag der Hypophysektomie an tägliche subcutane Injektionen von 2,5 mg Testosteronpropionat (Perandren Ciba). Unter einer solchen, 5 bis 20 Tage währenden Behandlung konnte der Abfall des Nebennierengewichtes beträchtlich abgeschwächt werden.

SIMPSON, LI und EVANS (1942) haben dagegen mit androgenen Hormonen bei hypophysektomierten Tieren nur geringe Erfolge in bezug auf die Erhaltung der Nebenniere erzielt. Über die Wirkung anderer Hormone des Hypophysenvorderlappens als ACTH, sowie von Hormonen anderer endokriner Organe auf die Nebennierenrinde wurde auch im Zusammenhang mit dem Problem der sog. *kompensatorischen Hypertrophie* berichtet (S. 568).

9. Anencephalie und Nebenniere, sowie Hypothesen über die Beziehungen zwischen Nervensystem und Nebennieren.

Die Einfügung dieses Kapitels habe ich kurz zu begründen versucht (S. 584).

Aus der Kasuistik, die nachstehend ohne Anspruch auf Vollständigkeit aufgeführt wird, kristallisieren sich folgende Ergebnisse heraus: 1. sind die Nebennieren in Fällen von Anencephalie und anderen Hirnveränderungen oft hypoplastisch. Die vor allem von den älteren Autoren oft behauptete Aplasie können wir mit gutem Grund bezweifeln. GRUBER (1929) bemerkt, daß die Nebennieren oft so kümmerlich entwickelt sind, daß ihre Unterscheidung vom Fettgewebe der Umgebung schwer fällt. Wenn man noch bedenkt, in welchem Zustand die älteren Autoren die zu untersuchenden Leichen meist vorfanden, wird es verständlich, daß die äußerst empfindlichen Nebennieren, welche postmortal sehr schnell Zersetzungserscheinungen aufweisen, ihren Nachforschungen entgingen. 2. Die *Hypoplasie der Nebenniere bei Anencephalie* dürfen wir trotz einiger Kritiker (KRAUS 1929) wohl am ehesten auf Störungen in den Beziehungen zwischen Hypophyse und Nebenniere zurückführen. Daß dabei das Nebennierenmark wenig beteiligt ist, ist höchst bemerkenswert (vgl. hierzu S. 593).

VOGLI (1720): Anencephalie, Nebennieren fehlen. — WINSLOW (1732ff.): Wie vorher. — MORGAGNI (1740ff.): Hypoplasie der Nebenniere bei drei hirn- und schädellosen Feten. — GILIBERT (o. J., nach PAGEL 1929): Anencephalie, Nebennieren fehlen. — ELLER (1754): Aprosopie, Verkleinerung der Nebenniere. — BAYLE (1760): Anencephalie, Nebennieren normal. — RENARD (1765): Anencephalie, Nebennieren von der Größe einer kleinen Nuß. — BÜTTNER (1768): Anencephalie, Nebennieren fehlen. — HEWSON (1774) bestätigt RENARD (1765). — ODHELIUS (1785): Anencephalie, Nebennieren fehlen. — MONRO (1789): Wie vorher. — SOEMMERRING (1791ff.) bestätigt RENARD (1765). — KLEIN (1793): 2 Fälle von Anencephalie, Nebennieren normal, beschreibt aber auch bei Anencephalie Fehlen der Nebennieren. — ISENFLAMM (1802, 1822): Anencephalie, Fehlen der Nebennieren. — VETTER (1802, 1803): In 4 Fällen von Anencephalie Fehlen der Nebennieren. — BUSCH (1803): Anencephalie, Nebennieren fehlen. — MECKEL (1806, 1818) hat Acephali spurii von *Katzen, Schweinen* und *Hunden* untersucht und die Nebennieren bei Gehirnmangel nie kleiner als normal gefunden. 1822 hatte er Gelegenheit 2 Geschwister zu untersuchen, die jeweils mit „Hirnbruch" im Abstand von einem Jahr geboren waren. Das erste war ein weibliches Individuum mit Polydaktylie und anderen Mißbildungen. Die Nebennieren seien ungefähr um die Hälfte zu klein gewesen. Das zweite war ein männliches Individuum, bei dem er keine Nebennieren fand. Die Genitalien waren mißgebildet. Die Gehirnveränderungen sind recht unklar, weil unter anderem der Erhaltungszustand der Leichen sehr schlecht war. Die mutmaßlichen Beziehungen zwischen Gehirn und Nebennieren beschreibt MECKEL folgendermaßen: „Offenbar spricht für ein gegenseitiges Bedingen der Affection beider Organe sehr 1) der Umstand, daß sie auf gleiche Weise gehemmt erscheinen, ungeachtet sie so weit voneinander entfernt sind, daher keine mechanische Wirkung des einen auf das andere anzunehmen ist, und die zwischen ihnen liegenden Theile normal sind; 2) die gleichzeitige stärkste Entwicklung derselben in den früheren Embryoperioden." — RIVIERA (o. J., nach PAGEL 1929): Verkleinerung der Nebennieren bei Hydrocephalus. — WAGLER (o. J., nach PAGEL 1929): Wie vorher. — OTTO (1811, 1814, 1816) fand die Nebennieren in einem von 3 Anencephaliefällen sehr klein und platt. — BRESCHET (1823): Hydrocephalus, Agenesie des Großhirns, Nebennieren abnorm klein. In einem zweiten ähnlichen Fall erwähnt er die Nebennieren nicht. — JOH. MÜLLER (1830) leugnet das Fehlen der Nebennieren bei Anencephalie. — COOPER (1832): Hypoplasie der Nebenniere bei Anencephalie. — RAYER (1837ff.): Anencephalie, Nebennieren fehlen. — SVITZER (1839): Weiblicher Hemicephalus, Gehirn und Rückenmark nicht entwickelt. Nebennieren vorhanden. — FOERSTER (1861): Anencephalie, Nebennieren fehlen. — LOMER (1884): Wie vorher (7 Fälle). Wenn Nebennieren vorhanden, fand er ihr Gewicht nie höher als 0,5 g. — HYRTL (1874): „Daß sie (i. e. die Nebennieren) bei Acephalen fehlen, wurde durch BISCHOFFS Erfahrungen widerlegt." WEIGERT (1885) lehnte eine wesentliche Beziehung zwischen Nebennieren und Zentralnervensystem ab. Daß die Nebennieren bei Anencephalie oder Hemicephalie besonders klein sind, führt er darauf zurück, daß eine Stimulation vom Sympathicus auf die Nebennieren fehlt, weil in solchen Fällen auch ein Fehlen des oberen sympathischen Cervicalganglions festzustellen sei. In einem anderen Fall aber hat WEIGERT das Ganglion nachgewiesen. — LIEBMANN (1886) fand den Sympathicus bei Nebennierenhypoplasie gut ausgebildet. In 2 Hydrocephalusfällen fand er die Nebennieren normal. — BIESING (1886): Unterentwicklung der Nebennieren bei 13 von 19 Hemicephalen. Die Unterentwicklung betrifft in erster Linie die Rinde. Den Sympathicus fand er bei den Hypoplasien gut entwickelt. — MAGNUS (1889) lehnt völliges Fehlen der Nebennieren bei Anencephalie ab. Er fand in 13 Fällen von Anencephalie lediglich Hypoplasie der Nebennieren. Den Sympathicus fand er gut ausgebildet. — ZANDER (1890): Hypoplasie der Nebenniere in 42 Anencephaliefällen. Das Organ scheint bei Anencephalie in kraniocaudaler und sagittaler, weniger in transversaler Richtung verkleinert zu ein. Nach ZANDER ist der Breitendurchmesser am wenigsten verkürzt. Die Nebenniere ist schmal wie eine plattgedrückte Sichel. ZANDER nimmt an, daß die einmal angelegte Nebenniere keine wesentlichen Veränderungen mehr erfahre. Bei Hydrocephalie hat ZANDER keine Unterentwicklung der Nebenniere gefunden. — CLEMENTE (o. J., nach PAGEL 1929): Fehlen der Nebennieren bei Anencephalie. — ALEXANDER (1891, 1892): Die Hirnmißbildung soll auf einer Störung der Nebennierenanatomie und -physiologie beruhen. Diese Auffassung wurde schon von WEIGERT und ROB. MEYER (s. u.) abgelehnt. — CZERNY (1899): CZERNY fand bei 5 Hydrocephalusfällen auf das Nebennierenmark beschränkte Störungen, die bis zum Fehlen des Markes gehen könnten. Immer handelte es sich um beidseitige Veränderungen. Es müsse sich um Entwicklungsstörungen handeln. Nach CZERNY sollten besonders Kreislaufbeziehungen zwischen Hirn und Nebennieren bestehen. Bei Hydrocephalus hat CZERNY keine eindeutigen Nebennierenveränderungen feststellen können. — BAUCKE (1899): Hypoplasie der Nebenniere und des Thymus bei einem 25 Tage alten Mädchen. — ANTON (1902): Hirnhypertrophie, Thymus persistens, Nebennierenhypoplasie, cystische Umwandlung des Markes. — ILBERG (1902): 6 Tage altes Kind mit Hydrancephalie, Hämorrhagien in inneren Organen, strahliger Narbe im rechten Leberlappen (Lues?). Nebennieren flach und klein, die linke zeigte an der Stelle des Markes einen ausgedehnten Bluterguß. — WIESEL (1904): Störungen in der Entwicklung des Nebennierenmarkes bei einem 18- und einem 80jährigen Individuum. Bei einem Hydrocephalus fanden sich enge Blutgefäße, Kyphoskoliose, allgemeinen Hydrops, Infantilismus der Genitalien. Histologisch fanden sich nur spärliche Markzellhaufen um die Zentralvene mit schlechter Chromreaktion. Auch im Sympathicusbereich konnte er keine phäochromen Elemente auffinden. — KERN (1911): Anencephalie, relative Größe und bessere Entwicklung des Nebennierenmarkes, die Rinde kleiner als beim normalen Neugeborenen. — HIRSCHFELD (1911): Ähnlich wie vorher.

ROBERT MEYER (1912): Bei Anencephalie liegt meist eine sog. ,,Miniaturnebenniere" (WEIGERT) vor. Sie verhält sich zur normalen Neugeborenennebenniere wie die Säuglingsnebenniere zu dieser. Histologisch wird in der Hälfte der Fälle der Anschein einer relativen Größe und besseren Entwicklung, ja Hyperplasie des Markes erweckt, während die Rinde kleiner als beim normalen Neugeborenen zu sein scheint. Am besten erhalten pflegen Glomerulosa und periphere Abteilung der Fasciculata zu sein. Die inneren Schichten fehlen. Nach MEYER weichen Fettgehalt und Fettverteilung der Anencephalennebenniere nicht von den Verhältnissen beim normalen Neugeborenen ab. Je jünger die Individuen, desto gleichmäßiger erscheint die Fettverteilung. Nach dem 6. Monat macht die Sudanfärbung zwei fetthaltige Zonen sichtbar, die eine mittlere ungefärbte einschließen. Besonders viel Fett enthält zu dieser Zeit die Glomerulosa. Die großen Fetttropfen in den zentralen Rindenschichten legen den Gedanken an degenerative Fettablagerungen nahe. Es könnte also so scheinen, als ob bei der Anencephalie eine Unterentwicklung der inneren Rindenschichten vorliegt. In Wahrheit soll aber eine *verfrühte Markentwicklung* bestehen, in Abhängigkeit von einer verfrüht, d. h. in den letzten Fetalmonaten bereits vollzogenen endgültigen Ausgestaltung der Nebennierenrinde. Auch die sonstigen Paraganglien sind bei den Anencephalen sehr gut entwickelt. Der Durchmesser der Marksubstanz mißt 0,5—1,0 mm gegenüber 0,5 mm beim normalen Neugeborenen. Auch die normalerweise im 1. Lebensjahr erfolgenden Rindeneinstülpungen um die Zentralvenen sind bereits vollendet. Daß im übrigen die Nebennierenmißbildung der Anencephalie nicht zugrunde liegen kann, zeigt die Beobachtung normaler Nebennieren bei 2 Anencephalen im 2. bzw. 5. Fetalmonat. Bei dem 2 Monate alten Keimling erschien das Hirn gespalten und evertiert, bei dem 5 Monate alten Keimling lag eine ausgesprochene Hemicephalie vor. Die rechte Nebenniere war bei diesem ein wenig gegenüber der Norm verkleinert, im übrigen völlig intakt. Wenn überhaupt ein innerer Zusammenhang zwischen Anencephalie und Nebennierenmißbildung besteht, dann muß umgekehrt die Hirnmißbildung das Primäre sein. Immerhin hat MEYER doppeltes oder einseitiges Fehlen der Nebennieren in 50% der Fälle von Anencephalie gesehen. Bei aller Kritik lehnt MEYER aber die irgendwie kausal verankerte Konkordanz von Hirn- und Nebennierenmißbildung nicht ganz ab.

FALTA (1913, 1915): Fälle von Dystrophia adiposogenitalis und Hypoplasie der Hypophyse vergesellschaftet mit Hypoplasie der Nebennierenrinde. Damit tritt die Rolle der *Hypophyse* in den Kreis der Betrachtung. — LANDAU (1915) steht im großen und ganzen auf ähnlichem Standpunkt wie ROB. MEYER (s. o.). Er hat ebenfalls beobachtet, daß alle Prozesse der Oberflächengestaltung der Nebenniere bei den Anencephalen verfrüht durchgeführt werden. HART (1917, 1920) hält einen ursächlichen Zusammenhang zwischen Mißbildungen des Gehirns mit solchen der Nebennieren nicht für bewiesen. — KLOPSTOCK (1922): Fehlbildung der Nebenniere bei Arhinencephalia completa. — VEIT (1922): Anschein einer relativen Größe und besseren Entwicklung des Nebennierenmarkes bei Anencephalie, während die Rinde kümmerlich entwickelt ist. — VRIES (1922): Weiblicher Hemicephalus, der 50 Std gelebt hat; der Zwilling war gesund. Beim Hemicephalus fehlte der Hypophysenhinterlappen, das Nebennierenmark war spärlich entwickelt. — DE VECCHI (1922): Bei 9 Fällen von Acranie fand er die Nebennierenrinde hypoplastisch, das Mark hyperplastisch. Daß der Thymus vergrößert war, paßt zu dem Nebennierenbefund (S. 688). — ARLOTTA (1924): Duplicitas parallela anterior, vieräugiger weiblicher Diprosopus mit auffallend kleiner linker Nebenniere. Die rechte Nebenniere schien normal zu sein. — GAIFANI (1924): Defekt der Nebenniere bei einem Acranier. — BÄR und JAFFÉ (1924): Die Nebennierenrinde von Anencephalen enthält bereits reichlich Cholesterin, was normalerweise erst vom 3. Lebensmonat an vorkommen soll.

KOHN (1924) hat mit allem Nachdruck auf die Bedeutung der *Hypophyse* für das Problem der Anencephalennebennieren hingewiesen. Sollte es nicht viel weniger der Mangel des ,,Gehirns", als vielmehr die Aplasie der Hypophyse sein, welche in einer Beziehung zur Aplasie oder Hypoplasie — vermutlich die häufigere Form — entgegen den teilweise dubiösen Angaben der älteren Autoren steht? KOHN konnte feststellen, daß die Hypophyse des öfteren in entsprechenden ,,Anencephalie"-Fällen fehlte. Statt dieser fand er manchmal nur große Bluträume, auch Abschnürungen vom Hauptorgan mit Bildung von ,,Nebenhypophysen". Stets will er eine Verminderung der Eosinophilen in den Resthypophysen beobachtet haben. An ihrer Stelle soll eine neue Zellart auftreten: große helle, scharf konturierte Elemente. Auch die Neurohypophyse fehlte oft. Wenn sie vorhanden war, war die Verbindung mit dem Drüsenteil ausgeblieben. Alle diese Befunde führten KOHN zu der Meinung, daß die Nebennierenverkleinerung die *Folge der Hemmungsmißbildungen an der Hypophyse* sei, entsprechend manchen späteren Atrophien der Nebennieren im Gefolge von Hypophysenerkrankungen. Bei 11 Anencephalen, die KOHN weiterhin untersuchte, war zwar überall eine Hypophyse nachzuweisen, aber in keinem Fall war sie völlig normal.

WRETE (1924): Bei Kraniorhachischisis sollen die Nebennieren klein sein oder fehlen. Bei einem Abortivei der 7. Schwangerschaftswoche mit Encephalomyeloschisis waren sie kleiner als normal (Rekonstruktion, Vergleich mit Nebennieren eines normalen gleichalten Embryos). Die Hirnmißbildung muß vor Anlage der Nebennieren schon in Gang gekommen sein. WRETE glaubt nicht ohne weiteres an die Richtigkeit der Hypophysenhypothese. — ROTHSCHILD (1925, 1927): Arhinencephalia completa, Aplasie der Hypophyse, Aplasie der Nebenniere. — KEENE und HEWER (1925): Einer von 6 Anencephaliefällen wies die Nebennierengewichte von 0,35 g (links) und 0,27 g (rechts) auf (entsprechendes Normalgewicht 4,78 g). Die Nebennierenrinde des Anencephalen soll etwas breiter als die des normalen Säuglings nach vollzogenem postnatalem Umbau sein. Bei Cerebromeningocele mit starker Degeneration des Hirns fand sich starke Verkleinerung der fetalen Rinde; war nur das Kleinhirn ausgestülpt, dann erwies sich die Nebenniere als intakt. — FRAZER (nach KEENE und HEWER 1925): 25mm langer anencephaler Embryo mit gut ausgebildeter Nebenniere (histologisch nachgewiesen). — KIYONO (1925): Anencephalie, Form der Nebenniere meist abgeplattet oder länglich-oval. KIYONO deutet seine Befunde so, daß die Rinde hypoplastisch angelegt sei bzw. frühzeitig im Wachstum stillstehe. Sie ist bei der Nebennierenhypoplasie der führende Abschnitt. Sowohl das allein für den Menschen typische vorbereitende Wachstum der Rinde, wie die Umbauvorgänge nach der Geburt fallen bei der Anencephalie fort. Die Reliefgestaltung soll sich aber ungestört weiter vollziehen. Die Rindenverschmälerung sei im übrigen vorgetäuscht durch eine Kompression der Rinde infolge Blutstauung. Da bei Anencephalen nach ROB. MEYER vor dem 6. Monat eine normale Nebenniere gefunden wird, muß dieser Termin für den Beginn der Nebennierenveränderungen irgendwie entscheidend sein. Der KOHNschen Hypothese steht KIYONO ziemlich ablehnend gegenüber. Er fand bei 7 von 11 Anencephaliefällen in der Hypophyse vorwiegend Eosinophilie, was KOHN gerade nicht beobachtet hat. Einmal waren auch Basophile vorhanden, die um diese Zeit normalerweise noch gar nicht nachzuweisen sein sollen. Die Blutgefäße waren stark erweitert, Blutungen lagen aber nicht vor. — KRATSCH (1927/28): Die Nebennieren von 17 anencephalen Keimlingen waren immer verkleinert. Besonders waren Fasciculata und Reticularis verschmälert. Das Mark war gut entwickelt. Unverständlich ist die Ansicht, daß die stark lipoidhaltigen inneren Rindenschichten deswegen betroffen seien, weil auch das Gehirn so reich an Lipoiden sei. Der Autor scheint noch unter dem Einfluß der Myelinisierungshypothese zu stehen (s. u.). Die Nebenniere war stets mit einer Ausnahme in 2 Durchmessern verkleinert, im 3. oft vergrößert. 7mal überschritt der Breiten-, 6mal der Höhen- und 4mal der Dickendurchmesser die Norm. Der Breitendurchmesser hatte im Durchschnitt am wenigsten abgenommen. Die Rindenbreite betrug 0,25—1,00 mm, gegenüber 1—3 mm in der Norm. — UTTER (1927): Männliche Mißgeburt von 3,8 kg. Vom Zentralnervensystem waren nur Rückenmark und Medulla oblongata ausgebildet. Nur linkerseits konnte eine Nebenniere von 0,3 g Gewicht nachgewiesen werden. Es wird, was ganz unwahrscheinlich ist, eine Hyperplasie der Rinde auf Kosten des Markes beschrieben. — FRITSCHEK (1928): 38 cm lange weibliche Frucht ohne Schädeldecke mit rudimentärem Gehirn. Hypophyse und Nebennieren klein. — PAGEL (1929): Der Autor weist vor allem darauf hin, daß der Prozeß der postnatalen Involution der Anencephalennebenniere bei der Geburt bereits abgeschlossen ist. — GRUBER (1929): Unter 20 Fällen von Anencephalie, ad hoc untersucht, fand sich kein Nebennierenmangel. Stets waren allerdings die Nebennieren sehr hypoplastisch.

mitunter kaum vom Fettgewebe zu unterscheiden. In einem Fall war die Nebenniere einer Seite in eine Hämatomcyste von fast normaler Nebennierengröße verwandelt. — HAMMAR (1929): Bei keinem von 19 Anencephaliefällen fehlten die Nebennieren. Allerdings waren sie stets subnormal in bezug auf ihr Gewicht, außer in einem Fall, wo sie die Norm sogar überschritten.

KRAUS (1929): Kritik der Hypophysenhypothese von A. KOHN (s. o.). Beschreibung eines epignathischen Teratoms der Hypophysengegend. Trotz Fehlens der Neurohypophyse und der dadurch bedingten Unterbrechung zwischen Drüsenteil und Zwischenhirn, wie sie auch bei der Anencephalie vorhanden sind, waren intakte Nebennieren vorhanden. Die Hypophysenveränderungen von offenbar längerer Dauer hätten nach der KOHNschen Theorie auf jeden Fall Nebennierenveränderungen erwarten lassen. KRAUS erscheint das Vorderhirn von größerer Bedeutung, welches in seinem Fall intakt war. Wenn ein schwerer Schaden des Hypophysenvorderlappens vorgelegen hätte, dann hätte meines Erachtens die Nebenniere atrophieren müssen. Außerdem beachtet KRAUS nicht die Frage, wann der Hypophysen-Nebennierennexus für die Genese der Nebennieren von Bedeutung ist.

MOEHLIG (1931): Nebennierenveränderungen bei Anencephalie bestehen in ausschließlicher Veränderung der Rinde; das Mark ist unbeteiligt. — PANSE und GIERLICH (1949): Acardius, Anencephalus (einer von Zwillingen), Niere und Nebennieren fehlen. (vgl. ferner TÖRÖK 1951).

Zusatz I. Die „Myelin"-Hypothese.

Wir haben bei Besprechung der Beziehungen zwischen Anencephalie und Nebennierenmißbildung gelegentlich darauf hingewiesen, daß nicht alle Untersucher das Primum movens in der Hirnmißbildung sahen, sondern umgekehrt in der Nebenniere, die ihrerseits das Zentralnervensystem beeinflussen sollte (ALEXANDER 1891, 1892 u. a.).

ELLIOTT und ARMOUR (1911) versuchten die Frage nach den Beziehungen von Nebenniere zu Zentralnervensystem durch einen weiteren Gedanken zu klären. Es fiel ihnen auf, daß die *Primaten* mit dem kompliziertesten Gehirn, in welches ihrer Meinung nach auch das meiste Myelin bei der Markreifung eingehen müßte, als einzige die merkwürdige postnatale Involution der inneren Rindenschichten der Nebenniere aufweisen (S. 276 ff.). Sollte die beim Keimling so auffallend breite Nebennierenrinde nicht sozusagen ein Reservoir komplizierter Lipoide darstellen, welche bei der Myelogenese verbraucht würden, woraus sich dann die Involution erklären ließe? Auch LANDAU (1915) hat eine Verwendung der eingeschmolzenen Nebennierenrindenmassen bei der Markreifung im Zentralnervensystem in Betracht gezogen. CAZZANIGA (1922), JONSON und ÅDERMAN (1926) dachten dabei besonders an eine Rolle des in der Nebennierenrinde nachgewiesenen Cholesterins (vgl. hierzu auch KRATZSCH 1927/28, S. 602).

Neben HILL (1930) ist OMURAS (1930) Nachweis zu nennen, daß das Gewicht der Gewebe bei länger dauernder Verabreichung von Nebennierenrindenextrakten durch Zunahme des Fettgehaltes steigt. Seine Angabe bestätigt GOLDZIEHER (1934) insofern, als nach Injektion von Rindenextrakt die Blutlipoide absinken, weil sie vom Gewebe festgehalten werden. NOEL und PIGEAUD (1931) glauben gleichfalls an einen Einfluß der Nebenniere auf die Lipoide des Zentralnervensystems. Sie beschreiben beim *menschlichen* Keimling eine gewisse Veränderung des sekretorischen Cyclus in der Nebennierenrinde im 5. Embryonalmonat. Zu diesem Zeitpunkt sollen die cytologisch aktiven Elemente verschwinden, dafür helle Zellen auftreten und schließlich die Spongiocyten dominieren. Sie folgern daraus: «Est-il permis d'établir une relation entre ce fait et l'achèvement du gros travail d'élaboration des substances nécessaires à la constitution des centres nerveux ?» In der zusammenfassenden Arbeit über die Säugetiernebennieren von BOURNE (1949) gibt der Verfasser auch einige Gründe für eine Beziehung zwischen Nebennierenrinde und Gehirn an, muß aber dann doch mit einem Hinweis auf mangelnde experimentelle Belege schließen.

Zusatz II. Einige weitere Angaben über Beziehungen zwischen Nebennieren und Zentralnervensystem.

Bei Geisteskrankheiten (Paralyse, Epilepsie, Dementia praecox) sind von der Norm abweichende Nebennieren beschrieben worden. BIEDL (1916) hat besonders auf das hohe Gewicht der Nebenniere in solchen Fällen hingewiesen. Ferner sollen bei „Megalencephalie" gelegentlich Nebennierenveränderungen zu beobachten sein (FRITZE 1919).

10. Die Beziehungen zwischen Zirbeldrüse und Nebennieren.

Hierbei kann ich auf die Zusammenfassung von BARGMANN (dieses Handbuch 1943b) hinweisen, deren Inhalt und kritischer Stellungnahme ich kaum etwas hinzuzufügen habe.

Weder scheint die Entfernung der Epiphyse die Nebenniere, noch die Adrenalektomie die Epiphyse zu beeinflussen (LEHMANN, DEMEL 1926, 1927, 1929, KOHN 1930, DEN HARTOG JAGER und HEIL 1935). Bei Morbus Addison wurden keine auffälligen Zirbelveränderungen beobachtet (BERBLINGER 1920, 1922, 1926b, 1929, ORLANDI und GUARDINI 1929). UEMURA (1917) erwähnt zwar eine starke Atrophie der Epiphyse eines Addison-Kranken, v. KUP (1937a, b, c) die schwache Entwicklung der Zirbel eines 3,5 Jahre alten Knaben, der infolge eines malignen Nebennierenrindenadenoms an einer Pubertas praecox litt. BARGMANN (1943) hat aber sicher recht, wenn er sagt, daß das Vorkommen gleichartiger Epiphysenveränderungen bei Hyper- wie Hypofunktion der Nebenniere gegen spezielle funktionelle Beziehungen zwischen beiden Organen spricht. v. KUP meint allerdings, zwischen Nebennierenrinde und Zirbel bestehe ein Antagonismus (ATKINSON 1939); bei Nebennierenrindengeschwülsten, welche mit Pubertas praecox einhergehen, wird nach seiner Auffassung ,,die Funktion der antagonistischen Zirbel in den Hintergrund gedrängt, wodurch das Wachstumshormon der Adenohypophyse in gesteigertem Maße zur Geltung gelangt". Die Mitteilung von URECHIA und ENKES (1924) über die günstige Wirkung des Epiglandols auf die Asthenie bei einem Addison-Kranken kommt keine wesentliche Bedeutung für die Frage der Nebennieren-Epiphysenbeziehung zu, ebensowenig der Angabe von KOTHMANN (1939), der durch Verfütterung von Epiphysen eine Gewichtsverminderung und geringeren Umfang der Zona fasciculata der Nebenniere des *Hundes* erzielt haben will. KOTHMANNs Angaben beruhen nach BARGMANN (1943) auf einem zu geringen Untersuchungsgut.

11. Einleitung zu Kapitel 12—14.

Die endokrinen Organe sind allseits funktionell miteinander verkettet. So stehen die Nebennieren — wenn dies sicher auch die wichtigste Kette sein mag — nicht nur mit dem Hypophysenvorderlappen in enger Beziehung, sondern auch mit der Schilddrüse, den LANGERHANSschen Inseln, den Keimdrüsen usw. Die Beziehungen zu letzteren spielen zweifellos eine besondere Rolle. Da von manchen Autoren sogar ein anatomisch umschriebenes Gebiet der Nebennierenrinde, zumindest bei manchen Species, als ein für die Sexualfunktion wesentliches Feld betrachtet wird, sollen die sexualbiologischen Probleme der Nebenniere erst nach der Darstellung dieser ,,Felderhypothesen" der Rinde besprochen werden (S. 672ff.).

Die Frage der Beziehungen zu den LANGERHANSschen Inseln, zum Thymus usw. berührt die Stoffwechselfunktionen der Nebenniere in so hohem Maße, daß wir sie erst nach Kenntnisnahme der Wirkstoffe der Drüse näher betrachten wollen. Das gilt natürlich auch von den Beziehungen zwischen Schilddrüse und Nebenniere. Indessen läuft offenbar eine Reihe von Hypophysen-Nebennierenregulationen gleichsam im Nebenschluß auch über die Schilddrüse, so daß es berechtigt erscheinen mag, im Anschluß an die Hypophysen-Nebennierenbeziehungen diejenigen zwischen Schilddrüse und Nebenniere zu besprechen.

Dabei werden wir zunächst die von der Schilddrüse auf die Nebennierenrinde sich erstreckenden regulatorischen Funktionen besprechen (Kapitel 12, S. 604). Danach sollen die zwischen Schilddrüse und Nebennierenmark bestehenden Beziehungen (Kapitel 13, S. 612) geschildert werden. Kapitel 14 (S. 613) bringt die spärlichen Bemerkungen über die Beziehungen zwischen Epithelkörperchen und Nebenniere.

12. Korrelationen zwischen Schilddrüse und Nebennierenrinde.

Nach LEUPOLD (zit. nach SCHILF 1922) und SCHILF (1922) besteht kein konstantes *Gewichtsverhältnis* zwischen Schilddrüse und Nebenniere. HAMMETT (1924) nimmt dagegen eine positive Korrelation zwischen dem Schilddrüsen- und Nebennierengewicht bei männlichen und weiblichen *Ratten* an. Die Beziehung sei allerdings bei den Männchen deutlicher als bei den Weibchen. Bei etwas verstärkter Schilddrüsentätigkeit bleibt bei den Männchen die Beziehung zur Nebenniere erhalten, bei den Weibchen angeblich nicht.

Eine unmittelbare Beziehung zwischen Schilddrüse und Nebenniere wird von TONUTTI (1942c) abgelehnt; die zwischen beiden Organen bestehenden Korrelationen sollen immer des Hypophysenvorderlappens als einer Vermittlungsstelle bedürfen.

a) Die Wirkung einer Hypofunktion der Schilddrüse auf die Nebennierenrinde.

HOSKINS (1910b) behauptete, die Thyreoidektomie führe bei trächtigen *Meerschweinchen* zu einer 20%igen Gewichtszunahme der Nebennieren der neugeborenen Tiere. Bei der *Ratte* bewirkt eine Thyreoidektomie eine Verkleinerung der Nebenniere (HERRING 1920b). SCHILF (1922) berichtet lediglich referierend, eine Reihe von Versuchen habe nach Schilddrüsenexstirpation Hypertrophie und Hyperplasie der Nebennieren ergeben. Offenbar hat man anfangs an eine Art kompensatorische Hypertrophie der Nebenniere nach Ausschaltung der Schilddrüse und umgekehrt gedacht. In der Literatur (s. u.) finden sich mehrere solche Hinweise. Dadurch geriet man anfänglich in einige Diskrepanzen zwischen Befunden und Lehrmeinung. Auch bei Thyreoaplasie gibt es nach SCHILF kein konstantes Verhalten der Nebennieren.

Es kann aber heute kaum einem Zweifel unterliegen, daß die Nebennierenrinde nach einer Thyreoidektomie einer mehr oder minder starken *Atrophie* anheimfällt.

Nach der Pubertät bewirkt die Thyreoidektomie bei *Ratten*-Männchen (100 Tage alt) eine 9%ige *Gewichtsabnahme* der Nebenniere, bei Weibchen (150 Tage alt) eine 28,8%ige Gewichtsabnahme (HAMMETT 1923, 1926, vgl. auch ZWEMER 1938). Allerdings behauptet GOLDBERG (1927), daß er bei thyreoidektomierten *Schafen* und *Ziegen* eine Hypertrophie der Nebenniere gesehen habe. Indessen ging eine Synergie von Schilddrüse und Nebenniere auch bald aus rein physiologischen Versuchen hervor. So beobachtete DEMARIA-MASSEY (1927) bei der *Ratte* sowohl nach Thyreoidektomie wie nach Adrenalektomie eine Abnahme des Gaswechsels und eine Summation dieser Abnahme, wenn beide Drüsen exstirpiert wurden. SUN (1929) stellt Degeneration von Rindenzellen und Lipoidverlust nach Thyreoidektomie fest. LOESER (1933) konnte die mit thyreotropem Hormon des Hypophysenvorderlappens erreichbare Hypertrophie der Nebennierenrinde durch Thyreoidektomie beim *Meerschweinchen* verhindern. Andererseits erreichte er mit einem anders zubereiteten Hypophysenvorderlappenextrakt, der vermutlich genügende Mengen von ACTH enthielt, auch bei thyreoidektomierten *Meerschweinchen* eine Rindenhypertrophie der Nebenniere, ein schöner Beweis für die direkte ACTH-Wirkung und die Wirkung des Thyreotropins über die Schilddrüse auf die Nebenniere. ADAMS und BOYD (1933) beobachteten bei *Triturus viridescens* nach Hypophysektomie wie nach Thyreoidektomie nach 3 Monaten eine Verminderung des absoluten Durchschnittsvolumens des Rindengewebes bei relativer Zunahme gegenüber dem außerordentlich zurückgehenden Körpergewicht der Tiere. Das Lipoid nahm in den Rindenzellen ab, Zellgröße und Zellkerngröße verminderten sich. Nach einem Intervall von 5 Monaten waren die Veränderungen noch deutlicher.

Die Thyreoidektomieversuche sind für die *Frage der ACTH-Wirkung* (s. o., LOESER 1933) sehr wichtig geworden. EMERY und WINTER (1934), MCQUEEN-WILLIAMS (1934) glaubten festgestellt zu haben, daß die nach Verabreichung von Hypophysenvorderlappensubstanz *(Rind)* auftretende Hypertrophie der *Ratten*-Nebenniere nach Thyreoidektomie der *Ratten* ausbleibt. MCQUEEN-WILLIAMS (1934) behauptet außerdem, daß auch die Nebennierenhypertrophie, welche bei *Meerschweinchen* nach Implantation von *Rinder*-Hypophysen eintritt, durch Thyreoidektomie verhindert werden könne. Eine Bestätigung der Versuche von MCQUEEN-WILLIAMS müßte zur Annahme führen, daß ACTH nicht direkt auf die Nebennieren wirkt, sondern den Umweg über die Schilddrüse einschlagen muß. Indessen haben bereits weitere Versuche von WINTER und EMERY (1936) ergeben, daß die von der Hypophyse aus gesteuerte kompensatorische Hypertrophie der Nebenniere nach unilateraler Adrenalektomie (S. 567 f.) auch *nach Entfernung der Schilddrüse ungestört* abläuft.

ATWELL (1937) zeigte, daß bei hypophysektomierten und thyreoidektomierten *Kaulquappen* nach Zufuhr des „adrenotropen Faktors" von COLLIP, ANDERSON und THOMSON (1933) eine Hypertrophie des Interrenale und eine Zunahme der Lipoidsubstanzen eintritt; dem steht eine Atrophie des Interrenale nach Hypophysektomie und Thyreoidektomie gegenüber. JORES und BOECKER (1937) wiesen nach, daß total thyreoidektomierte *Meerschweinchen* nach Zufuhr eines corticotropen Hormons eine ebenso starke Nebennierenvergrößerung wie Kontrolltiere mit Schilddrüse zeigen. Damit dürfte die Frage des Wirkungsweges von ACTH entschieden sein.

Eine genauere Besprechung verdienen die verschiedenen Arbeiten TONUTTIS (1942c, 1943a, 1944, 1945) über die Wirkung der Schilddrüsenentfernung auf den Feinbau der Nebenniere. Nach Thyreoidektomie tritt die regressive Transformation (S. 258ff.) im äußeren und inneren Transformationsfeld besonders klar hervor. Beim *Meerschweinchen* bleibt schließlich nur ein schmaler Streifen der Fasciculata lipoidbeladen, während in den beiden Transformationsfeldern eine beträchtliche Fettverarmung einsetzt. In der Glomerulosa spielt sich geradezu eine bindegewebige Rückbildung ab. Die Zellen verkleinern sich, werden von dicken Bindegewebsbündeln umgeben und gegen die Fasciculata durch Bindegewebe gut abgegrenzt. In den Zellen des inneren Transformationsfeldes sind die „siderophilen" Einschlüsse (S. 198) vermehrt, unter Umständen so stark, „daß die regressive Transformation bei *Cavia* nicht zur Volumverkleinerung des Organs führt, sondern sich auch bei hypertrophischen Nebennieren finden kann".

Tonutti bezieht diese Veränderungen auf eine Verminderung der corticotropen Leistung des Hypophysenvorderlappens nach Thyreoidektomie. Bekanntlich erfolgen nach der Entfernung der Schilddrüse im Hypophysenvorderlappen *(Ratte)* Reaktionen, die bis in die Morphe hineingehen (Auftreten der sog. Thyreoidektomiezellen). ,,Die Störung der thyreotropen Teilfunktion des Hypophysenvorderlappens als Entstehungsort der glandotropen Hormone greift also auf eine zweite Teilfunktion, nämlich die corticotrope über, und zwar in gegensätzlichem Sinne hinsichtlich Mehr- oder Mindererzeugung."

Übrigens weist Tonutti darauf hin, daß eine vollständige Thyreoidektomie keineswegs einfach ist. Geringste zurückgelassene Schilddrüsenreste besitzen eine außerordentlich große Regenerationskraft und können so das erwartete Bild beträchtlich stören. Sicher gehen manche Widersprüche über Thyreoidektomiefolgen auf methodische Unzulänglichkeit zurück.

Im weiteren glaubt Tonutti nicht, daß die unmittelbar nach Schilddrüsenentfernung eintretende Verminderung des Thyroxinspiegels im Blut die wesentliche Ursache der Nebennierenveränderungen sei. Er denkt mehr daran, daß die Steigerung der thyreotropen Funktion des Hypophysenvorderlappens nach dem Eingriff sozusagen auf Kosten der ACTH-Produktion geht (über Tonuttis Vorstellung von einer Sekretionsbiologie des Hypophysenvorderlappens s. auch S. 611).

Bei der thyreoidektomierten *Ratte* tritt eine deutliche Volumenreduktion der Nebenniere auf etwa $1/3$ ein. Die sudanophobe Zone ist deutlich, es kommt überhaupt zu einer Fettentspeicherung. Gröbere Fetttropfen finden sich jetzt unmittelbar nach innen von der sudanophoben Zone. Die Kapsel soll sich verdicken. In der Rinde treten Zell- und Kernrückbildungen auf. Nach innen von der sudanophoben Zone können eisenhaltige Zellen auftauchen. Zuerst erscheinen die eisenpositiven Partikel schmutzig-blaugrün gefärbt, weiter nach innen blau (Methode von Tirmann und Schmelzer, S. 375). ,,Die Kapsel enthält ein basales sehr dichtes Zellager, ..., indem peripher sich Rindenzellen entspeichern, verkleinern und basal an und in die Kapsel sich lagern." ,,Die Glomerulosa erfährt gleichfalls regressive Veränderungen und wird wohl fast ganz entspeichert und in die Kapsel einbezogen, ..." Im allgemeinen sehen die Veränderungen nach Thyreoidektomie den nach Hypophysektomie zu beobachtenden ziemlich ähnlich.

Eingehend haben sich auch Deane und Greep (1947) mit der Veränderung der *Ratten*-Nebenniere (Long-Evans- und Sprague-Dawley-Stämme) nach Thyreoidektomie (vgl. auch Feldman 1951) usw. beschäftigt. Nach Entfernung der Schilddrüse schrumpft das Nebennierengewicht von 19 auf 13 mg-% je 100 g Körpergewicht, das Thymusgewicht von 160 auf 70 mg-%. Die Nebennierenverkleinerung beruht in erster Linie auf einem Abbau in der Zona fasciculata. Im Gegensatz zur Beschreibung von Tonutti heißt es weiterhin: "The glomerulosa appears broader than normal and to contain more lipid." Die sudanophile Zone in der Fasciculata verschmälert sich dagegen laufend. Auch die Ketosteroidreaktionen nehmen an Intensität ab. Dagegen belädt sich die Glomerulosa stärker mit Ketosteroiden, was man schon an der Zunahme der doppeltbrechenden Substanzen erkennen kann (vgl. Deane und Morse 1947, Nelson und Wheeler 1948b, Weisschedel 1949).

Die Atrophie der *Fasciculata* bei Hypothyreoidismus — gleichgültig, ob durch eine Thyreoidektomie oder eine andere Ursache entstanden — bestätigen Rokhlina (1940), Leblond und Hoff (1944), Glock (1945), während sie Williams, Weinglass, Bissell und Peters (1944), Leathem (1946) nicht beobachtet haben. Der Lipoidabfall in der Fasciculata ist progredient; damit unterscheidet er sich von der Lipodiaprasie beim Stress, auf welche zumeist eine Lipenchosis folgt.

Die Beladung der *Glomerulosa* mit doppeltbrechendem Material spricht nach Deane und Greep (1947) sowie Weaver und Nelson (1943) für eine gewisse Inaktivität der Zone. Sie versuchen diese durch einen gewissen Abfall des Blutcalciumspiegels bei den *Ratten* zu erklären, wie er durch die nicht zu vermeidende Parathyreoidektomie eintreten muß (TWEEDY und CHANDLER 1929). Das Bild der Glomerulosa sieht bei Thiouracilbehandlung anders als nach Thyreoidektomie aus (s. u.). Die Veränderungen im Bereich der Glomerulosa kann ich aber ganz und gar nicht als Zeichen der regressiven Transformation eines äußeren Transformationsfeldes verstehen. Wenn überhaupt, dann würde meines Erachtens der Ausdruck ,,äußeres Transformationsfeld" auf die nach Thyreoidektomie besonders deutlich hervortretende sudanophobe Zone zutreffen.

Die bis jetzt angezogene Literatur betraf den durch Thyreoidektomie erzeugten Hypothyreoidismus und seine Wirkung auf die Nebennierenrinde. Nunmehr wird über andersartig bedingte Einschränkungen der Schilddrüsentätigkeit und ihre Folgen für die Rinde berichtet.

HAMMAR und HELLMAN (1920) sahen in einem Fall mit ganz wenig *Schilddrüsensubstanz* untergewichtige Nebennieren. Nach VERZÁR und VASÁRHELYI (1924) setzt *Vitamin B-Mangel* die sekretorische Tätigkeit der Schilddrüse herab, wobei es aber zu einer Vergrößerung der Breite der Nebennierenrinde kommen soll (VERZÁR und PETER 1924), was vielleicht als eine von der Schilddrüse weniger abhängige reine Stresswirkung (ACTH-Wirkung) angesehen werden kann.

Es liegt nahe, auch eine verringerte Aktivität der Nebennierenrinde beim *Myxödem* anzunehmen. Indessen scheinen bisher wenige Untersuchungen in dieser Hinsicht vorzuliegen. MEANS (1949) berichtet, daß aus dem Eosinophilentest zu schließen beim Myxödem eine wenig aktive Nebennierenrinde vorhanden zu sein scheint.

Seit etwa 1940 ist die Untersuchung der sog. *thyreostatischen Stoffe* ganz besonders vorangetrieben worden. Die hierbei entstehende Hypofunktion der Schilddrüse muß nach den Mitteilungen über die Thyreoidektomiewirkungen auch an der Nebenniere Spuren hinterlassen.

KENNEDY und PURVIS (1941) behaupten eine Nebennierenhypertrophie nach Verfütterung von *Semen Brassicae*, welcher antithyreoidale Stoffe enthält, während RICHTER und CLISBY (1942), WILLIAMS, BISSELL, JANDORF und PETERS (1944), GORDON, GOLDSMITH und CHARIPPER (1944) eine Wirkung auf die Nebennierengröße leugnen.

Eine andere Untersuchergruppe meint, daß die Gewichtsveränderungen der Nebennieren bei Verabreichung thyreostatischer Substanzen mit den Körpergewichtsveränderungen ganz parallel gehen; mithin zeige das relative Nebennierengewicht keine Veränderungen (LEBLOND und HOFF 1944, WILLIAMS, WEINGLASS, BISSELL und PETERS 1944, LEATHEM 1945b, 1946a, SMITHCORS 1945).

Eine 3. Gruppe nahm *wesentliche Veränderungen in der Nebenniere nach Verabreichung thyreostatischer Substanzen* an (TEPPERMAN, ENGEL und LONG 1943a; ENDICOTT, KORNBERG und DAFT 1944: Hämorrhagien und Nekrosen in der Nebennierenrinde; DAFT, KORNBERG, ASHBURN und SEBRELL 1946). GLOCK (1945) beobachtete, daß Thioharnstoff oder Thiouracil bei *Ratten* eine Nebennierenrindeninsuffizienz verursachen. Die Tiere gehen zugrunde, wenn solche Stoffe in der Diät laufend verabreicht werden. In der Nebennierenrinde kommt es zu einer außerordentlich starken Hyperämie, besonders in der Zona reticularis. Scharlachrotfärbung deckt einen beträchtlichen Lipoidmangel auf. Gelegentlich treten Hämorrhagien und Nekrosen hinzu. Auch das Leberglykogen ist reduziert.

DALTON, MORRIS und DUBNICK (1945) erwähnen einen Verlust cytoplasmatischer Granula der Rindenzellen. Nach BAUMANN und MARINE (1945) erfolgt bei täglicher Fütterung von 40—120 mg *Thiouracil* an *Ratten* über 3—4 Monate eine Abnahme der Nebennierengröße auf weniger als die Hälfte, wobei angeblich alle 3 Zonen der Rinde betroffen sind. In der Fasciculata soll es dabei zu einer Lipoidvermehrung kommen, in Glomerulosa und Reticularis zur Abnahme (vgl. auch MCQUILLAN und TRIKOJUS 1946, *Meerschweinchen*).

Etwas eingehender möchte ich mich der Arbeit von DEANE und GREEP (1947) zuwenden. Es war oben schon darauf hingewiesen worden, daß die Rindenveränderungen nach Thiouracileinwirkung etwas anders aussehen als nach Thyreoidektomie. Die Rinde atrophiert sogar schneller als nach Schilddrüsenexstirpation. Indessen waren die Nebennieren von Tieren, welche längere Zeit (15 Wochen) mit Thiouracil behandelt worden waren, in manchen Fällen wieder von normaler Größe (s. a. BAUMANN und MARINE 1945). Auch in diesem Fall atrophiert der Thymus wieder gegen die theoretische Erwartung (s. S. 688 ff.). Eine gleichzeitige Hypertrophie des Nebennierenmarkes unter der Behandlung sei bereits hier kurz erwähnt (vgl. MARINE und BAUMANN 1945).

Wenn man den *zeitlichen Verlauf* der Thiouracilveränderungen in der Nebenniere untersucht, so ergibt sich bei täglicher Dosis von 25 mg im Trinkwasser folgendes Bild. Nach 7 Tagen ist die Sudanophilie noch nicht erheblich gestört. Vielleicht beginnt eine gewisse Reduktion in Glomerulosa und Fasciculata. Plasmalreaktion und Autofluorescenz vermindern sich. Besonders deutlich ist aber der mengenmäßige Rückgang doppelbrechenden Materials, am stärksten in der Zona glomerulosa. Nach 14 Tagen ist dieser Prozeß noch deutlicher geworden. Die Ketosteroidreaktion fällt in der Glomerulosa nun völlig negativ aus. Aber auch in der Fasciculata haben Sudanophilie und Ketosteroide abgenommen. In der Reticularis treten stark verfettete Zellen vom Aussehen regelrechter Fettzellen auf. Nach 28 Tagen hat die Glomerulosa im allgemeinen wieder ihre ursprüngliche Sudanophilie erreicht. Die Fasciculata dagegen ist nur im äußeren Abschnitt sudanophil. Plasmalreaktion und Autofluorescenz liegen in ihrer Intensität unter der Norm. Nach 56 Tagen Thiouracilbehandlung scheint die Glomerulosa verbreitert; sie ist intensiv sudanophil. Die Ketosteroidreaktion ist in ihrem Bereich normal. Die Fasciculata bleibt geschrumpft, enthält aber noch Fett, dessen Verteilung etwas unregelmäßig ist. Nach einer 15wöchigen Behandlung wechseln die histologischen und histochemischen Bilder. Immer ist jedoch die Glomerulosa beträchtlich sudanophil. DEANE und GREEP haben auch *Ratten* mit etwas höherer täglicher Thiouracildosis behandelt, ohne dabei wesentlich andere Bilder zu erhalten. Nur kommt es anfangs zu einer rapiden Senkung der Sudanophilie in der Glomerulosa. DEANE und GREEP erklären dies über Störungen im Elektrolytstoffwechsel, da das Blutnatrium bei einer derartigen Thiouracilbehandlung stark abfällt. Nun haben aber auch KNOWLTON, LOEB, STOERK und SEEGAL (1947) gezeigt, daß die Reduktion des Blutnatriums einen Reiz auf die Glomerulosa auslöst. Bei Thiouracildosen von 25 mg täglich können sich die *Ratten* aber offenbar anpassen, ähnlich wie bei der Thyreoidektomie, wo der Gehalt an Lipoiden in der Glomerulosa hoch bleibt.

GODDARD (1948) beobachtete keine Veränderungen an den Nebennieren von *Ratten*, die infolge einer Behandlung mit Propylthiouracil im Wachstum zurückgeblieben waren. Dagegen sahen NELSON und WHEELER (1948b) nach Thioharnstoffbehandlung von *Ratten* eine Nebennierenrindenatrophie. ERBSHOFF (1948) beschrieb eine verminderte Widerstandsfähigkeit von *Ratten* nach Behandlung mit thyreostatischen Substanzen.

DUREY (1949) hat *Ratten* mit täglich 1 cm³ einer 2,5%igen *Aminothiazol*-Lösung behandelt, ohne an der Nebenniere eine Gewichtsveränderung feststellen zu können. In der Fasciculata und Reticularis soll es zur Lipoidvermehrung kommen. Einige Zellen waren nekrotisch.

Nach KROON (1949) steigt bei *Ratten* und *Meerschweinchen* nach Behandlung mit Methylthiouracil die Phosphataseaktivität in der Nebennierenrinde.

Eine gründliche Bearbeitung des Problems der Thiouracilwirkung auf die Nebenniere nahmen ZARROW und MONEY (1949) vor. Neben der Gewichtsuntersuchung der Nebennieren *(Ratten)* prüften sie die Rindenveränderungen mit physiologischer Methodik, indem sie die Anpassungsfähigkeit der Tiere im Kältestress untersuchten. Das Thiouracil wurde im Trinkwasser als 0,1%ige Lösung verabreicht. Außerdem wurden Nebennieren und Schilddrüsen von *Ratten* untersucht, welche von Müttern stammten, die vor der Paarung und zum Teil auch während der Gravidität mit Thiouracil behandelt worden waren. Die Jungen wurden nach 4 Wochen von den Muttertieren weggenommen und weiterhin mit Thiouracil behandelt. Ganz allgemein konnte zunächst eine Zunahme der Resistenz gegen Kälte mit steigendem Alter festgestellt werden. Bis zum Alter von 7 Wochen reagieren die Nebennieren nicht mit einer Vergrößerung bei Kälte. Erst nach diesem Alter wurden die Unterschiede zwischen Versuchstieren und Kontrollen deutlich, d. h. bei den Kontrolltieren waren die Nebennieren nach Kältestress stets schwerer.

Dagegen kommt es bei den mit Thiouracil behandelten Tieren nach der Kälteeinwirkung zu keiner Reaktion der Nebennieren mehr. Auch mit steigendem Alter ist keine Zunahme der Kälteresistenz festzustellen. Das Nebennierengewicht der behandelten jüngeren Tiere bleibt hinter dem der Kontrolltiere zurück. Bei älteren Tieren sinkt es unter Thiouracil sogar ab, bei weitem mehr als das Körpergewicht. Es handelt sich also um eine echte Involution der Nebenniere.

Daß nicht alle Untersucher die Nebennierenatrophie nach Thiouracil beobachteten, liegt nach ZARROW und MONEY (1949) daran, daß sie die Thiouracilbehandlung meist zu kurze Zeit durchgeführt haben. Nach 2 Wochen könne man indessen nicht mit Sicherheit bereits eine Nebennierenatrophie erwarten.

Weiterhin haben ZARROW und ZARROW (1949) untersucht, ob die *Wirkung des Thiouracils* eine *direkte* ist, oder erst den Umweg über eine Beeinflussung des *Hypophysenvorderlappens* nimmt. *Ratten*-Weibchen erhielten 12 Wochen lang eine 0,1%-Lösung von Thiouracil im Trinkwasser. Danach wurde eine zusätzliche Behandlung mit ACTH (ARMOUR, zweimal täglich 6 Tage lang, Dosisangabe fehlt) durchgeführt. Am 7. Tag wurden die Tiere getötet. Es stellte sich heraus, daß die Nebenniere thiouracilbehandelter *Ratten* genau so auf ACTH reagiert wie die der Kontrolltiere. ACTH steigerte das Nebennierengewicht bei Thiouraciltieren um 29,5%, gegen 32,3% beim Kontrolltier.

Das allgemeine Ergebnis der Untersuchungen über die Wirkung des Hypothyreoidismus (Thyreoidektomie, Myxödem, thyreostatische Substanzen) auf die Nebennierenrinde besteht offenbar darin, daß trotz gewisser Unterschiede des histologischen und histochemischen Bildes der Nebennierenrinde die ACTH-

Produktion infolge einer Steigerung der thyreotropen Tätigkeit des Hypophysenvorderlappens abfällt. Daraufhin erfolgt eine *Atrophie der Nebennierenrinde* (TONUTTI 1942ff., ZARROW und ZARROW 1949).

b) Die Wirkung einer Hyperfunktion der Schilddrüse auf die Nebennierenrinde.

Im allgemeinen — so dürfen wir vorausschicken — bedeutet eine Hyperfunktion der Schilddrüse eine Aktivierung der Nebennierenrinde, wie sich nach Verabreichung von Schilddrüsenpräparaten oder Thyroxin bzw. in klinischen Fällen von Hyperthyreoidismus leicht nachweisen läßt. Offenbar spielt die *Dauer* einer Hyperthyreose für den Zustand der Nebennierenrinde eine wesentliche Rolle. WEGELIN (1926) vermutete bereits, daß lang andauernde Hyperaktivität der Schilddrüse zur Schädigung der Rindenaktivität führt. Eine Entnervung der Nebenniere hindert die Schilddrüsenwirkung auf das Organ nicht, was aus der Verbreiterung der Nebennierenrinde auch unter solchen Bedingungen abgelesen werden kann (SQUIER und GRABFIELD 1922).

HOSKINS (1910a, b) erhielt eine 25%ige *Zunahme des Nebennierengewichtes* durch 15tägige Verfütterung von Schilddrüsensubstanz an neugeborene *Meerschweinchen*. Die Nebennierenhypertrophie war besonders bei den Männchen sehr deutlich (HOSKINS 1916). Schilddrüsenverabreichung an Muttertiere hat auf Feten jedoch gerade die umgekehrte Wirkung: werden trächtige *Meerschweinchen* mit Schilddrüsensubstanz gefüttert, so kann man bei den Neugeborenen später einen etwa 20%igen Gewichtsverlust der Nebenniere feststellen (HOSKINS 1910b). HERRING (1917b) erzielte eine 75%ige Gewichtszunahme der Nebenniere nach 3—4wöchiger Schilddrüsenverfütterung (vgl. ferner CAMERON und SEDZIAK 1921, SQUIER und GRABFIELD 1922).

Die Gewichtszunahme der Nebenniere nach Injektion eines Schilddrüsenextraktes (MINOUCHI 1932), Thyroxingabe oder Schilddrüsenverfütterung (GOHAR 1934, AMANO 1935, KADEN, OEHME und WEBER 1937, FREUD, MANUS und MÜHLBOCK 1938, SCHMIDT und SCHMIDT 1938 u. a.) beruht auf einer *Rindenverbreiterung*. Histologische Untersuchung der Nebenniere der *Maus* nach Thyroxininjektionen ergab eine Zunahme der Rindenzellen aller Zonen an Zahl und Größe. Die Breite der Zona reticularis soll auf das Doppelte zunehmen, ja diese Zone kann wieder regenerieren, wenn sie bereits verschwunden war (PRESTON 1928). Nach Thyroxininjektionen sahen J. G. SCHMIDT und SCHMIDT (1938) dreimal soviel Mitosen in der Nebennierenrinde, besonders in der Fasciculata, wie bei Kontroll-*Mäusen*. In der Glomerulosa traten interessanterweise keine Zellteilungsfiguren auf. GERLEI (1938) injizierte *Kaninchen* 2 Jahre lang Thyroxin. Hypertrophie der Nebennierenrinde war die Folge (s. a. BENGTSON 1943). Bei *Meerschweinchen, Kaninchen* und *Katzen* fand HABAN (1938) Nebennierenhypertrophie nach Verabreichung eines Schilddrüsenextraktes. ADAMS, MEDLICOTT und HOPKINS (1942) verabreichten Thyroxin (Gesamtmenge 0,6—1,2 mg, verteilt über 6 Tage) an nicht gravide und gravide *Mäuse*-Weibchen. Bei beiden Gruppen vergrößerten sich die Nebennieren, was auf einer Hypertrophie der inneren Fasciculatazellen beruhte und, falls die X-Zone noch vorhanden war (S. 709ff.), auch auf einer Hypertrophie ihrer Zellen. Mit der Verfütterung von Schilddrüsensubstanz erhielt GARDNER ganz ähnliche Ergebnisse.

Auf die Bedeutung der Schilddrüse für den Prozeß der *kompensatorischen Hypertrophie* einer Nebenniere nach einseitiger Adrenalektomie wurde hingewiesen (S. 568, vgl. INGLE und HIGGINS 1938, INGLE und KENDALL 1938).

Die *Reaktion der Lipoide der Rindenzellen* unter Schilddrüseneinfluß erfolgt wohl in erster Linie im Sinne einer Diaprasie. LEUPOLD (1923) fütterte *Katzen* und *Kaninchen* mit Thyreoidin. Die doppelbrechenden Substanzen in Nebenniere und Ovar verminderten sich (vgl. WOLFF 1927). CRAMER (1926b) behauptete dagegen, daß nach Schilddrüsenverfütterung eine Ausbreitung der Lipoide über die ganze Nebennierenrinde stattfinde. PARHON und WERNER (1931) beobachteten eine Zunahme des Cholesterins in der Nebennierenrinde nach Verabreichung von Schilddrüsensubstanz. ABELIN (1943, 1944, 1946) hat dann zeigen können, daß schon eine kurze Thyroxinbehandlung zu einer Cholesterinabnahme (chemischer Nachweis) in der Nebenniere führt, eine längere Thyroxinbehandlung interessanterweise wieder zur Normalisierung der Cholesterinkonzentration (Gesamtcholesterin). Man kann diese Cholesterinveränderungen wohl ungezwungen als Diaprasie- und Enchosestadien betrachten, so daß man den Eindruck bekommt, die Thyroxininjektion wirke auf die Nebenniere wie ein Stress. Übrigens ist auch beim Morbus Basedow der Cholesteringehalt des Blutes nicht selten erniedrigt (vgl. ABELIN 1946a). Bei Besserung des Zustandes steigt das Blutcholesterin wieder an. ABELIN und BRACHER (1946) konnten die durch Thyroxin oder Schilddrüsensubstanz (peroral) ausgelöste Cholesterinsenkung durch gleichzeitige Gabe eines frischen Thymusextraktes hemmen.

Mit histologischer und histochemischer Technik haben DEANE und GREEP (1947) die Veränderungen der Nebennierenrinde nach Verabreichung eines Schilddrüsenpulvers (in der Konzentration von 1% in der Nahrung) bei *Ratten* untersucht. Meist starben die Tiere innerhalb von 4 Wochen. Eine Dosis von 0,5% in der Nahrung ist weniger toxisch. In dieser kurzen Zeit steigt das Gewicht der Nebennieren, anfangs auch das Thymusgewicht, welches bald wieder abfällt. Die Schilddrüse selbst wird immer kleiner. Vor allem kommt es zur Verbreiterung der Fasciculata (s. o.). Die histochemischen Befunde sind je nach der verwendeten Dosis verschieden. Bei den Tieren, welche 0,5% Schilddrüsenpulver bekommen hatten, nimmt anfangs die Sudanophilie der Glomerulosa ab, normalisiert sich aber später wieder. Während der Reduktion der Sudanophilie werden auch die Ketosteroidreaktionen wie auch Plasmalreaktion und Autofluorescenz schwächer. Später normalisieren sich auch diese Reaktionen wieder. Die Fasciculata wird breiter, aber sowohl die Sudanophilie wie die anderen genannten Reaktionen zeigen nach zweiwöchiger Behandlung eine Verminderung. Im äußeren Bereich der Fasciculata treten stark vacuolisierte Zellen auf. Merkwürdigerweise nimmt die *Doppelbrechung* in der Fasciculata zu. Im 2. Monat des Versuches scheint es aber zur Lipoidentleerung des Organs zu kommen. Im Bereich der inneren Fasciculataabteilung und der Reticularis treten Zellen mit groben Fetttropfen auf (degenerative Verfettung?). Bei der höheren Dosis von Schilddrüsenpulver verschwindet das Lipoid aus der Glomerulosa. Auch die Intensität der Ketosteroidreaktionen vermindert sich. Zuerst scheint die verbreiterte Fasciculata mehr SCHIFF-positives Material, eine stärkere Doppelbrechung und Sudanophilie zu zeigen als beim Kontrolltier. Im 2. Behandlungsmonat schwinden aber alle histochemischen Reaktionen. Dazu treten degenerative Bilder, vor allem im inneren Rindenbereich, wie dies für die Nebenniere bei Hyperthyreoidismus bereits DEANESLY (1931) und ROKHLINA (1940) angaben. DUREY (1949) verabreichte *Ratten* 11—44 Tage täglich 1 cm^3 einer 0,02%igen Thyroxinlösung. Es kam zum Gewichtsanstieg der Nebennieren infolge Hypertrophie der Fasciculata, während die Lipoidmenge der Rinde absank.

Auffällig ist, daß bei Behandlung mit Schilddrüsensubstanz auch die Glomerulosa zu reagieren scheint. DEANE und GREEP (1947) versuchen diese Erscheinung mit einer bei Hyperthyreoidismus vorhandenen Polyurie (MARINE 1935) in Zusammenhang zu bringen, wobei ein starker Natriumverlust entsteht, der nach neueren Anschauungen eine Stimulation der Glomerulosa bewirkt. Auch Calcium wird bei Schilddrüsengaben vermehrt ausgeschieden (AUB, BAUER, HEATH und ROPES 1929). Dabei kann das Blutkalium kompensatorisch ansteigen, das Blutnatrium muß entsprechend fallen. Diese Überlegungen über die Rolle der Elektrolyte werden durch die zitierte Beobachtung von LOWENSTEIN und ZWEMER (1943) gestützt, daß Kaliumvergiftung bei hyperthyreotischen Tieren gefährlicher ist als bei normalen.

Durch Thyroxinzufuhr wird die Menge der *Ascorbinsäure* in der Nebennierenrinde herabgesetzt. MOSONGI (1935) hat bei *Meerschweinchen* eine Senkung des Vitamin C-Gehaltes von Leber und Nebenniere nach Darreichung von Schilddrüsenhormon erhalten. Bei Hyperthyreosen beobachteten MEANS (1949), WALLACH und REINEKE (1949) eine Rindenhyperaktivität. Letztere beurteilten die Rindenaktivität auf Grund des Verhaltens der Ascorbinsäure. Wenn man eine *Ratte* 4 Tage mit Thyroxin behandelt, fällt der Ascorbinsäuregehalt der Rindenzellen auf minimale Mengen ab. Später, wenn das Nebennierengewicht ansteigt, füllen sich auch die Rindenzellen wieder mit Ascorbinsäure auf. Das Maximum wird allerdings erst nach etwa 4 Wochen erreicht.

Nach derartigen Versuchen erscheint es deutlich, daß das *Thyroxin nach Art eines unspezifischen Stress auf die Nebenniere* wirkt. Wenn LECOMPTE (1949) bei Hyperthyreosen *(Mensch)* eine signifikante Verschmälerung der Nebennierenrinde beschreibt, so bleibt offen, wie die zeitlichen Verhältnisse lagen. Fassen wir die Hyperthyreosewirkung auf die Nebenniere auch als ein Stressgeschehen auf, dann ist es durchaus verständlich, daß bei lang dauernder Hyperthyreose eine Atrophie der Nebenniere als finales Exhaustionsstadium auftreten kann (vgl. auch die Versuche einer Therapie mit Rindenextrakt bei Hyperthyreosen). WALLACH und REINEKE (1949) haben errechnet, daß die Zunahme der Sekretion der Nebennierenrinde hyperthyreotischer *Ratten* einer äquivalenten Wirkung von 10—20 *Hunde*-Einheiten adrenocorticalen Hormons entspricht. Des weiteren — und auch das spricht für eine Stresswirkung des Thyroxins — konnten die Autoren die nach Thyroxingabe einsetzende Hypertrophie der Nebennierenrinde durch Verabreichung von Rindenextrakt verhindern. Ebenso hemmt Desoxycorticosteronacetat die durch Thyroxinzufuhr verursachte Hypertrophie der Rinde (HOEN, LANGEFELD und OEHME 1939). Dafür, daß es sich bei den experimentell provozierten Schilddrüsenwirkungen um einen Stress handelt, können wir schließlich alte Beobachtungen von SMITH (1930), KADEN, OEHME und WEBER (1937) heranziehen. Nach diesen Autoren nämlich bewirkt Thyroxin bei hypophysenlosen Tieren keine Hypertrophie der Nebennierenrinde. Auch HOBERMAN (1950) nimmt an, daß "an excess or absence of thyroxin" — eine wichtige und richtige Formulierung — die Nebenniere über die Hypophyse erreicht. FELDMAN (1951) bestätigt die Wirkungslosigkeit des Thyroxins nach Hypophysektomie.

Indessen haben MILLER und RIDDLE (1939a, b, 1942a) behauptet, eine Nebennierenrindenhyperplasie nach Thyroxinverabfolgung auch bei hypophysektomierten *Tauben* beobachtet zu haben. Somit wäre ein *direktes Angreifen des Schilddrüsenhormons an der Nebenniere* anzunehmen. Neuerdings hat FETZER (1952) durch Thyroxin beim hypophysenlosen *Meerschweinchen* eine Normalisierung von Lipoid- und Plasmabild erreichen können.

Wir können vielleicht in das Problem der Wirkungsweise der Schilddrüse auf die Nebenniere noch tiefer eindringen, wenn wir das *thyreotrope Hormon des Hypophysenvorderlappens* mehr berücksichtigen. LOESER (1933), EMERY und WINTER (1934) und McQUEEN-WILLIAMS (1934) stellten fest, daß bei Hypertrophie der Schilddrüse nach Verabreichung von Hypophysenvorderlappensubstanz oder Thyreotropin auch eine Hypertrophie der Nebennierenrinde einsetzt. An thyreoidektomierten *Meerschweinchen* ließen sich jedoch mit den vorher verwendeten Hypophysenvorderlappenextrakten keine Nebennierenveränderungen mehr bewirken. Mit einem weiteren Hypophysenvorderlappenextrakt, der vermutlich viel reicher an ACTH war, konnten die Untersucher auch bei den thyreoidektomierten Tieren wieder eine Rindenhyperplasie auslösen. DITTUS (1941) gelang es nicht, bei hypophysektomierten *Torpedinen* die Atrophie des Interrenale durch Thyreotropin zu beheben, während schon geringe Dosen seines corticotropen Hormons eine äußerst starke Reaktion am Interrenale hervorriefen. Auffallenderweise war allerdings über die Anregung der Schilddrüse kein Nebennieneffekt zu erzielen. ANSELMINO und HOFFMANN (1941) berichteten dagegen, daß nach Zufuhr von thyreotropem Hormon genau so wie nach Schilddrüsenverfütterung eine Rindenhypertrophie einsetzt. Die Autoren meinen, eine Rindenreaktion auf Thyreotropin sei nur dann zu bemerken, wenn sowohl Hypophyse wie Schilddrüse vorhanden sind, während ACTH unmittelbar auf die Rinde wirke. Von beträchtlicher Bedeutung in diesem Zusammenhang erscheinen auch die Versuche von D'ANGELO, GORDON und CHARIPPER (1941b), die bei *Meerschweinchen* im Hungerstress durch Zugabe von Thyreotropin eine gegenüber der einfachen Hungerwirkung verstärkte Hypertrophie der Nebennierenrinde erzielten.

TONUTTI (1942, 1944) geht davon aus, daß nach einer Thyroxininjektion eine *verminderte Abgabe von thyreotropem Hormon* aus der Hypophyse anzunehmen ist. In der Tat bietet die Schilddrüse selbst das Bild der sog. Speicherschilddrüse. In allen Zonen der Nebennierenrinde kommt es zur Fettaufladung *(Meerschweinchen)*. Dadurch wird die Zonengliederung undeutlich, die Glomerulosa ist kaum mehr von der Fasciculata abzugrenzen. Zwischen Fasciculata und den marknahen Schichten ist ebenfalls kein wesentlicher histologischer Unterschied mehr festzustellen, denn auch in diesem Bereich sind die Zellen mit Lipoiden beladen. Nach TONUTTIS Terminologie handelt es sich also um eine typische „progressive Transformation". „Da das Ziel der progressiven Transformation der Nebennierenrinde die vermehrte Bereitstellung von sekretionstauglichem Parenchym unter dem Einfluß des corticotropen Hormons ist, läßt sich weiter sagen, daß sich mit fortschreitender Leistungsminderung der Schilddrüse eine zunehmende Leistungsbereitschaft des Rindenorgans unter der Wirkung von Thyroxingaben einstellt." „Ob es dabei tatsächlich zu einer vermehrten Rindenhormonbildung kommen muß, läßt sich aus dem histologischen Bild allein nicht ersehen ..." TONUTTI folgert weiter, daß bei einer Bremsung der Produktion bzw. Abgabe von Thyreotropin aus dem Hypophysenvorderlappen die Produktion bzw. Abgabe von ACTH alternierend steige (vgl. S. 606). Auch die postnatalen Involutionserscheinungen der Nebennierenrinde bringt TONUTTI (1944) mit dieser Alternativleistung des Hypophysenvorderlappens zusammen, dessen thyreotrope Aktivität nach der Geburt ansteige. In dem Grad, in welchem die Schilddrüse stimuliert wird, wird die Nebennierenrinde inaktiv bzw. sogar zurückgebildet. Umgekehrt soll nach einer einseitigen Adrenalektomie mit gleichzeitiger Teilzerstörung der verbleibenden Nebenniere und Teilresektion der Schilddrüse eine Regeneration der Nebenniere durch erhöhte corticotrope Wirkung vorangetrieben werden, während die Regeneration der Schilddrüse angeblich sehr verzögert erfolgt.

Nach BROLIN (1946, s. ausführlich S. 538f.) erscheint es indessen ziemlich sicher, daß beispielsweise während eines Kältestress nicht nur eine Stimulierung der ACTH-Leistung, sondern zugleich eine Stimulierung der thyreotropen Leistung des Hypophysenvorderlappens einsetzt. Gegen TONUTTIS Auffassung spricht, daß es BROLIN gelang, Thyreotropin in der Kälte statistisch gesichert nachzuweisen. Abschließend muß aber hinzugefügt werden, daß RATSIMAMANGA (1950) neuerdings behauptet, die Schilddrüse spiele beim Kältestress keine Rolle, weil eine Thyroxininjektion unter entsprechenden experimentellen Bedingungen die Arbeitsleistung der Versuchstiere in keiner Weise modifiziere.

Daß dem Thyreotropin — neben der Stresswirkung von Thyroxin — eine zusätzliche über die Schilddrüse erfolgende Wirkung auf die Nebenniere zukommt, erscheint schon durch LOESERS (1933) Versuche geklärt. Wenn man einem thyreoidektomierten Tier ein thyreotropes Hormon zuführt, muß die Thyreotropinproduktion seiner eigenen Hypophyse nach allen Erfahrungen absinken. Trifft die Alternativlehre TONUTTIS zu, so würde jetzt die Möglichkeit für eine gesteigerte ACTH-Produktion gegeben sein. Indessen ist von LOESER u. a. (S. 611) unter solchen Umständen keine Nebennierenveränderung mehr beobachtet worden. Umgekehrt spricht die gesteigerte Nebennierenreaktion im Hungerstress bei zusätzlicher Verabreichung von Thyreotropin für eine neben der ACTH-Wirkung einhergehende Wirkung des Thyreotropins.

Im übrigen scheint es von großer Bedeutung zu sein, ob das Thyreotropin oder Thyroxin experimentell von außen zugeführt werden, oder ob es sich um eine gesteigerte endogene Produktion dieser Stoffe handelt. In den meisten der erörterten Versuche dürfte eine von außen kommende Thyroxinzufuhr in erster Linie als unspezifischer Stress wirken (ACTH). Insofern hat TONUTTI recht, wenn er eine direkte Wirkung des Thyroxins auf die Nebennierenrinde in derartigen Versuchen bestreitet. In den Experimenten von LOESER (1933), EMERY und WINTER (1934), MCQUEEN-WILLIAMS (1934), D'ANGELO, GORDON und CHARIPPER (1941b) kann aber — abgesehen von der ACTH-Wirkung — eine Beeinflussung der Rinde durch die Schilddrüse im Nebenschluß (endogenes Thyroxin) durchaus in Betracht kommen.

Die Wirkung der *Pteroylglutaminsäure* auf die Nebenniere habe ich früher geschildert (S. 530); ich erwähne diese Säure hier nur deshalb, weil eine Wirkung über die Schilddrüse in Betracht gezogen wird (MARVIN, TOTTER, DAY, SCHMITT, KEITH und OLDS 1950).

ABELIN und ALTHAUS (1941) haben darauf aufmerksam gemacht, daß ein *länger dauernder Hyperthyreoidismus* von der Nebennierenrinde nicht vertragen wird. Schon WEGELIN (1926) hatte das vermutet. ABELIN wies aber auf Degenerationen in der Nebennierenrinde hyperthyreotischer *Menschen* hin. ABELIN und Mitarbeiter versuchten zunächst nachzuweisen, daß die funktionelle Leistung der Nebennierenrinde bei Hyperthyreoidismus nach einiger Zeit abnimmt. Nach ihrer Meinung muß man die Nebennierenrinde durch eine Substitutionstherapie stützen (vgl. PEMBERTON 1936). Dann haben ABELIN und ALTHAUS (1941) gesehen, daß die normale Nebenniere die Folgen eines Thyroxinüberschusses zu kompensieren vermag, während den Nebennieren hyperthyreoidisierter *Ratten* diese Eigenschaft nicht mehr zukommt.

Nach dieser Übersicht ergibt sich ein gewisser *Synergismus von Schilddrüse und Nebennierenrinde. Die Bedeutung dieser Zusammenarbeit ist noch rätselhaft.* Nach KOELSCHE (1934), WELLS und CHAPMAN (1940) soll das Zusammenwirken für die Erhaltung des Stickstoffgleichgewichtes wichtig sein. WELLS und KENDALL (1940) behaupten, ohne Mithilfe des Thyroxins könne das 17-Oxy-11-dehydrocorticosteron seine volle Wirkung im Eiweißstoffwechsel nicht entfalten. Wie auch im einzelnen der Schilddrüse und Nebenniere verbindende Mechanismen sich abspielen mag, wir dürfen — ganz allgemein gesprochen — die Hypertrophie der Nebennierenrinde unter Schilddrüsenwirkung wohl mit einem erhöhten Bedarf an Rindensteroiden in Zusammenhang bringen. Als Beweis für die Richtigkeit dieser Auffassung diene die Beobachtung, daß die Verabreichung von Schilddrüsenstoffen die Überlebenszeit adrenalektomierter Tiere beträchtlich verkürzt (ZWEMER 1927b, HOFFMANN, HOFFMANN und TALESNIK 1948). Umgekehrt soll die Thyreoidektomie die Überlebenszeit adrenalektomierter *Katzen* verlängern (CARR und CONNOR 1933). Nach dieser Bemerkung erscheint es auch verständlich, daß man bei adrenalektomierten und zugleich thyreoidektomierten *Katzen* mit weniger hohen Desoxycorticosteronacetatgaben auskommt (DOETSCH, VERZÁR und WIRZ 1945, VERZÁR 1943b). Weiter sei die Tatsache erwähnt, daß infolge Thyroxinverabreichung auftretende Nebennierenrindenhypertrophie die Widerstandsfähigkeit der *Ratte* gegen Kaliumvergiftung steigert. Auch Desoxycorticosteronacetat wirkt ähnlich (LOWENSTEIN und ZWEMER 1943). Dies spricht für eine gesteigerte hormonale Leistung der durch die Schilddrüse angeregten Nebennierenrinde.

Die Zukunft muß lehren, ob das Problem der Einwirkung von Schilddrüsenhormon auf die Nebenniere mit Hilfe der Verwendung von radioaktiven Isotopen erfolgreich bearbeitet werden kann. Es ist heute möglich, durch ein radioaktives isotopisches C-Atom markiertes Schilddrüsenhormon autoradiographisch auf seinem Weg durch den Organismus zu verfolgen (GROSS, BOGOROCH, NADLER und LEBLOND 1951) und in Herz, Milz, Pankreas, Leber und Niere wieder aufzufinden. In der Nebenniere sammelt es sich in der Rinde in weit höherem Maß als im Mark (GROSS 1949).

13. Korrelationen zwischen Schilddrüse und Nebennierenmark.
a) Die Wirkung einer Hypofunktion (bzw. der Thyreoidektomie) auf das Nebennierenmark.

Eine Thyreoidektomie setzt die Adrenalinglykosurie herunter (EPPINGER, FALTA und RÖDINGER 1908). Die verminderte Empfindlichkeit des Körpers für Adrenalin führt offenbar zu einer Hyperplasie oder Hypertrophie des Nebennierenmarkes (TATUM 1913, GLEY 1923).

DEANE und GREEP (1947) beobachteten nach Thiouracilbehandlung neben den früher besprochenen Rindenveränderungen (S. 607 f.) eine Hypertrophie des Nebennierenmarkes (vgl. auch MARINE und BAUMANN 1945).

b) Die Wirkung einer Hyperfunktion der Schilddrüse auf das Nebennierenmark.

Schon HERRING (1917b, 1920b) hatte festgestellt, daß Verabreichung von Schilddrüsenpräparaten zur Vergrößerung des Nebennierenmarkes und gesteigerter Aktivität in ihm führt. Durch eine 3—4 Wochen lang durchgeführte Verfütterung von Schilddrüse erhielt er eine 75%ige Vergrößerung des Nebennierengewichtes. Der Adrenalingehalt stieg um 47%. HEWER (1922) beobachtete mit Hilfe von Phäochromieuntersuchungen, daß das Adrenalin bei gesteigerter Schilddrüsenaktivität aus den peripheren Teilen des Markes verschwindet. Tägliche Thyroxininjektion verursacht deutliche Hyperämie im Nebennierenmark, Zellvergrößerung im Mark der *Mäuse*-Nebenniere (PRESTON 1928, BIERRING 1935. Eine Markhyperplasie nach Thyroxinzufuhr wird von TONUTTI (1944) erwähnt.

14. Die Beziehungen zwischen Epithelkörperchen und Nebennieren.

Nach BARGMANN (1939) sind morphologische Veränderungen der Epithelkörperchen unter Nebennierneinfluß bisher nicht bekannt geworden. Umgekehrt fand MELLGREN (1943) in einem Fall von akutem tödlichem Hyperparathyreoidismus (51 Jahre alte Frau) keine Veränderungen an den Nebennieren.

15. Einleitung zu Kapitel 16—18.

In den bis hierher aufgestellten 14 Kapiteln zur Histophysiologie der Nebenniere sind unter verschiedenster Beleuchtung und mit wechselndem Hintergrund immer wieder Momentbilder der histologischen und histochemischen Zustände von Nebennierenrinde und -mark festgehalten worden.

In den folgenden 2 Kapiteln soll eine Synopsis dieser Momentbilder versucht werden: Welche Möglichkeiten bestehen, um aus histologischen und histochemischen Bildern eine einigermaßen sichere Aussage über den aktuellen Aktivitätszustand des Organs zu gewinnen? Optimisten halten eine solche Aussage mit heutigen Mitteln für möglich, ,,denn die anatomischen Befunde zeigen deutlich den Funktionszustand des Organs an" (R. LAESCHKE 1951). TONUTTI (1944) dagegen meint, daß man die Leistung eines Organs aus dem histologischen Bild nur dann endgültig zu erschließen vermöge, wenn sein spezifisches Produkt erfaßt werden kann. Bis zur Erreichung dieses Zieles über eine vervollkommnete Histochemie erscheint mir mit TONUTTI (1942c) der sicherste Weg der, eine Vielfalt von Methoden anzuwenden, die ,,battery" der amerikanischen Forscher. Wir besitzen heute einige wenige histochemische Methoden, die eine vorsichtige ,,Aktivitätsbestimmung" gestatten. Im übrigen sind auch die Physiologen der Frage der Aktivitätsbeurteilung der Nebenniere gegenüber noch ziemlich ratlos: "There is no entirely satisfactory method for measuring the secretory activity of the adrenal cortex. With the exception of the method of VOGT (1943b), which unfortunately is very limited in its applications, the methods are indirect in their approach" sagt ein so guter Kenner der Nebennierenphysiologie wie G. SAYERS.

SELYE gebührt das Verdienst, durch die Aufstellung des *Adaptationssyndroms* mit einer *Alarmphase*, *Widerstandsphase* und *Erschöpfungsphase* die Möglichkeit einer Ordnung der verschiedenen histologischen und histochemischen Befunde in der Nebennierenrinde gegeben zu haben. Gelegentlich ist es jedoch schwierig, den mikroskopischen Befund eindeutig mit dem wertenden Schema SELYES in Einklang zu bringen.

Gewiß kann z. B. die *Abnahme der Sudanophilie* anzeigen, daß Rohstoffe bei der Produktion und Abgabe von Corticoiden verbraucht worden sind bzw.

daß das Rindenorgan vermehrt Arbeit geleistet hat oder leistet, aber das gleiche Momentbild kann auch eine Erschöpfung der Rindenzellen zum Ausdruck bringen. Die *Steigerung einer Sudanophilie* kann das Einströmen neuer Rohstoffe in die Rindenzellen, damit die Sicherung des Corticoidaufbaues bedeuten. Wir kennen aber auch Fälle, in denen die Lipoidauffüllung geradezu zu einer Lähmung der Leistungsfähigkeit der Rindenzelle führt, zu einem Zustand, der dem einer fettigen Degeneration zumindest nicht sehr fern steht (Lipoidzunahme in den Rindenzellen sehr alter Personen, STIEVE 1946ff.).

Die Schwierigkeiten in der Deutung der histologischen und histochemischen Momentbilder gaben Veranlassung, bei ihrer Beschreibung auf eine Wertung zunächst zu verzichten. Die *Abnahme* der Sudanophilie, des doppeltbrechenden Materials, der histochemisch nachweisbaren Ascorbinsäure usw. bezeichne ich als eine *Diaprasie* (διάπρασις, Verkauf von Waren) der bei den jeweiligen Reaktionen erfaßten Substanzen.

Eine aus dem Schnittbild ablesbare *Zunahme* der in Frage stehenden Stoffe wird als eine *Enchosis* (ἐγχέω, gieße ein) bezeichnet werden. Die beiden Begriffe lassen sich übrigens auch auf die Markzellen der Nebennieren anwenden. Die Bezeichnungen Diaprasie und Enchosis der phäochromen Substanz sind sicher für die Belange des experimentellen Morphologen sauberer als die zweifellos oft voreilige Aussage Adrenalinabgabe bzw. -speicherung.

Die im Rahmen von Diaprasie und Enchosis sich abspielende Dynamik chemischer Konstituenten kann nicht ohne Wirkung auf die Strukturen bleiben, wenn sie sich verstärkt oder wenn ihr Gleichgewicht gestört ist. Treten solche Wirkungen ein, so sprechen wir mit TONUTTI von *morphokinetischen Reaktionen*, die mithin in erster Linie als Folgeerscheinungen eines veränderten Zellchemismus betrachtet werden.

Auf Grund dieser Überlegungen sollen im folgenden erst die histochemischen Reaktionen und dann die histologischen Veränderungen behandelt werden. Der Besprechung der speziellen Histophysiologie von Rinde und Mark folgt eine Darstellung (Kapitel 18) des viel erörterten Problems der funktionellen Aufgliederung der Nebennierenrinde.

16. Spezielle Histophysiologie der Nebennierenrinde.
a) Das Verhalten der sudanophilen Stoffe.
α) Hungerversuche.

Nach JACKSON (1919) geht der Lipoidgehalt der Nebennierenrinde bei einer Konstanthaltung des Körpergewichtes junger *Ratten* über 3—8 Wochen zurück. Bei längerer Versuchsdauer verschwindet das Fett aus den typischen Fettzellen in und um die Kapsel der Nebenniere. In der äußeren Region der Fasciculata kann noch Lipoid nachzuweisen sein. Beim akuten Hunger erwachsener *Ratten* kommt es zur Lipodiaprasie. Die Glomerulosa hält ihren Lipoidbestand anfangs. In der sog. sudanophoben Zone nimmt das Lipoid späterhin zu (Enchosis und progressive Transformation?).

WOLFF (1922) findet zuerst Abnahme, dann Anstieg der Lipoide (Diaprasie-Enchosis). Nach HETT (1926) verschwindet das Lipoid bei Hunger-*Mäusen* vor allem aus der Zona fasciculata (S. 522), und zwar zuerst aus den marknahen Zellen. Aus dieser Beobachtung ergeben sich wichtige Überlegungen über die Beziehungen des Blutgefäßnetzes in der Nebennierenrinde zu den Orten stärkerer und schwächerer Fettablagerung. Darüber wie auch über die merkwürdigen Syncytien im Reticularisbereich s. Genaueres S. 522f. — LUCKNER und SCRIBA (1938) sahen bei hungernden *Ratten* einen fast vollständigen Lipoidverlust der

Nebennieren, KNOUFF, OLESON und WAGNER (1943, s. a. S. 524) fanden das sudanophile Material bei hungernden *Meerschweinchen* in die inneren Rindenschichten verlagert; in den äußeren Rindenschichten kommt es zur Lipoidverminderung. Die sudanophilen Stoffe waren nur zum Teil SCHULTZ-positiv. In den Fällen, in denen die chemische Analyse einen relativ hohen Fettsäuregehalt der Nebenniere ergeben hatte, war die innere sudanophile Zone ungewöhnlich breit und dicht. Dieses Gebiet soll daher besonders viel Neutralfette enthalten. — ERBSLÖH (1947, s. a. S. 527) beobachtete bei Ernährungsstörungen von *Säuglingen* eine Entfettung der Nebennierenrinde. — OVERZIER (1947, 1948a, b, s. a. S. 526f.) fällt bei verhungerten *Menschen* bereits makroskopisch die ockergelbe Färbung der Nebennierenrinde auf; auf Grund der Scharlachrotfärbung ist die Rinde als fettreich oder sogar als überfettet zu bezeichnen. — FRAZÃO (1948, S. 521) gibt an, bei hungernden *Ratten* erfolge zuerst ein Anstieg der Rindenlipoide; die sudanophobe Zone verschwinde. Nach HERLANT und SELYE (1950) nimmt die Rindensudanophilie (S. 527) nach NaCl-Gabe bei hungernden *Ratten* allgemein ab. Wie SCHWEIZER und LONG (1950, S. 526) berichten, kommt es bei hungernden *Meerschweinchen* zur Verkleinerung der einzelnen Fetttröpfchen in den Fasciculatazellen. Beim hypophysektomierten Tier treten diese Veränderungen nicht mehr auf (Abb. 241, S. 589, 590). Von zwei hypophysektomierten Hungertieren mit Hypophysenvorderlappenimplantaten zeigte das eine in der Nebenniere eine sudanophile Zone, die deutlich breiter war als die von einem vor 3 Wochen hypophysektomierten, normal ernährten und als die von einem hypophysektomierten Hungertier ohne Implantat. In der Glomerulosa nahm im Hungerversuch bei allen hypophysektomierten und nicht hypophysektomierten Hungertieren die Zahl und Größe der sudanophilen Tropfen zu.

Nach FELDMAN (1951, S. 522) war die sudanophobe Zone (= „transitional zone") bei hungernden *Ratten* meist noch vorhanden. Die Sudanophilie hatte zugenommen. Wurde nach 24 Std Nahrungsentzug ACTH geboten, dann verschwand das sudanophile Material aus Fasciculata und Reticularis.

β) Vitamin B-Mangel.

SIMNITZKY und LASOWSKY (1926, S. 528), LASOWSKY und SIMNITZKY (1926) finden bei an Vitamin B_1-Mangel leidenden *Tauben* eine Vermehrung größerer Fetttröpfchen in den Rindenzellen. Wichtig ist meines Erachtens die Behauptung von SIMNITZKY und LASOWSKY, daß länger dauernde sehr starke Fettansammlung in den Rindenzellen zu proliferativen Prozessen führt (Mitosen!). Die Hyperplasie wird so zur Folge einer Hypertrophie. Wenn diese Behauptung durch neuere Befunde bestätigt werden könnte, so würde sie ein schönes Beispiel für das sein, was ich unter „Morphokinesis" verstehe (s. o. S. 614): der Betriebsstoffwechsel der Rindenzelle greift auf den Baustoffwechsel über.

In Thiaminmangelversuchen an *Ratten* von DEANE und SHAW (1947) schien die Sudanophilie der Glomerulosa nach 3 Wochen noch unverändert, aber die Fasciculata hatte sudanophiles Material verloren. Die sudanophobe Zone war verschwunden. Am Schluß der Versuchszeit war zwar noch Lipoid in der Glomerulosa in fast normaler Menge vorhanden, aber aus der Fasciculata war die Sudanophilie praktisch vollkommen verschwunden. Bei genauerer zeitlicher Analyse der Veränderungen glauben DEANE und SHAW eine Reduktion des sudanophilen Materials am Ende der 1. Versuchswoche feststellen zu können. Am Ende der 2. Versuchswoche soll es zur Vermehrung der Lipoide in der Fasciculata kommen. Das sudanophile Material dehne sich weiter gegen die Rinden-Markgrenze zu aus. Nach 3 Wochen ist der Lipoidgehalt in den Fasciculatazellen wieder reduziert (Beginn der Erschöpfung).

γ) Vitamin C-Mangel.

HOERR (1931) sieht in der Skorbutnebenniere des *Meerschweinchens* eine gleichmäßige Ausbreitung der Lipoide über die ganze Rinde (S. 531). Im Sinne von TONUTTI könnte man also von einer progressiven Transformation der Nebennierenrinde sprechen. — TONUTTI (1942c) bestätigt zunächst HOERR (1931) im wesentlichen (S. 531). Die Zona glomerulosa, die sich beim Normaltier durch eine etwas geringere Sudanophilie immer einigermaßen deutlich von der Fasciculata abhebt, ist bei der Skorbuthypertrophie kaum noch von der Fasciculata zu unterscheiden. Bei der Rückbildung der Skorbuthypertrophie kommt es wieder zur Entspeicherung der äußersten Rindenzellen (Abb. 220, S. 532). Im Bereich des als inneres Transformationsfeld bezeichneten Gebietes, also etwa der Zona reticularis und des inneren Abschnittes der Zona fasciculata, vollzieht sich bei der Skorbuthypertrophie ebenfalls eine Lipoidaufladung. Deren Rückgang folgt wieder Entspeicherung, so daß sich die Sudanophilie dann im wesentlichen auf die äußere Abteilung der Fasciculata beschränkt. Die Breite des zurückbleibenden lipoidhaltigen Streifens wechselt von Fall zu Fall etwas. Nach Wiederzufuhr von Vitamin C spielen sich erhebliche regressive Veränderungen ab, vornehmlich eine Lipoidentspeicherung.

KNOUFF, OLESON und WAGNER (1943) haben neben der Hungerwirkung (S. 524) auch die des Vitamin C-Mangels auf die Rindenlipoide untersucht (S. 532). Als wesentlicher Befund wird eine Verlagerung des sudanophilen Materials in der Rinde von außen nach innen verzeichnet.

δ) Durstversuche.

Bei Durstversuchen an *Ratten* beobachtete NICHOLS (1949) bei zunehmendem Wasserverlust der Tiere eine Abnahme des Gesamtfettes und Cholesterins in der Nebenniere. Am 8. Versuchstag war das Lipoidbild noch ziemlich unverändert. Am 9. Versuchstag enthielt die Glomerulosa noch Lipoid, dagegen waren die Lipoide aus Fasciculata und äußerer Abteilung der Reticularis verschwunden; die innersten Schichten der Reticularis schienen weniger gestört. Am 10. bis 12. Versuchstag waren die Lipoide aus allen Zonen verschwunden, nur in der Glomerulosa waren ein paar Tropfen liegengeblieben.

ε) Muskelleistung.

ELLIOTT und TUCKETT (1906) beobachteten bei einem *Hund*, der 30 Meilen gelaufen war, eine Lipoidanreicherung in der gesamten Rinde (s. ferner DE JONGH und ROSENTHAL 1933, KNOUFF, BROWN und SCHNEIDER 1941).

ζ) Kälteversuche.

CRAMER (1926) fand, daß bei Aufenthalt in der Wärme die Lipoide aus der Nebennierenrinde verschwinden, in der Kälte sich über die ganze Rinde ausbreiten (S. 537). Kälte und Wärme wirken beide als Stress. Der scheinbare Gegensatz, den CRAMER beobachtet hat, beruht wahrscheinlich auf Nichtbeachtung des Zeitfaktors. Nach SELYE (1936, 1937a) kommt es nach 24 Std Kälteeinwirkung zum Lipoidverlust der Nebennierenrinde; später steigt der Lipoidgehalt wieder an (Alarmstadium-Resistenzstadium bzw. Diaprasie-Enchose, Näheres S. 537). HOSKINS und BERNSTEIN (1939) konnten bei *Ratten*, welche im Winter der Kälte ausgesetzt worden waren, statistisch sicher nachweisen, daß die Menge der Rindenlipoide geringer war als unter normalen Verhältnissen. FLEXNER und GROLLMAN (1939) fanden bei *Ratten*, die bei $+10°$ C gehalten worden waren, eine Verminderung der Menge der osmiumreduzierenden Substanzen in der Nebennierenrinde (Versuchsdauer 24 Std). Setzten sie aber die Tiere nur kurze Zeit dieser nicht allzu stark herabgesetzten Temperatur aus, dann sahen sie eine Lipoidvermehrung (Versuchsdauer 30 min). BERNSTEIN (1941) hielt *Ratten* bei — 4⁰ C und sah eine Lipoidabnahme in der Rinde. DOSNE und DALTON (1941) beobachteten ein Verschwinden der osmierbaren Stoffe aus der Nebennierenrinde von *Ratten* nach einstündiger Kältebehandlung (— 3⁰ C).

RATSIMAMANGA (1950) benutzt bei seinen Doppelstressversuchen (Schwimmversuch + Temperaturveränderungen, S. 536) zur Beurteilung der Rindenaktivität den Osmiumsäuretest nach FLEXNER und GROLLMAN (1939, vgl. Abb. 222, S. 540).

η) Wärmeversuche.

Siehe oben unter ζ) Kälteversuche: CRAMER (1926).

ϑ) Infektionen.

Daß die Lipoide der Nebennierenrinde bei Infektionskrankheiten usw. offenbar eine wichtige Rolle spielen, ist eine alte Erfahrung (vgl. S. 545ff.). Auf Grund älterer Beobachtungen und Deutungen entstand die sog. *Entgiftungshypothese*. Noch DELAMARE (1904) steht ganz auf dem Standpunkt dieser Hypothese, wonach die Lipoide der Rindenzellen in der Lage sind, alle möglichen toxischen Produkte zu binden (S. 516). ELLIOTT (1912) hat diese Neutralisierungshypothese heftig bekämpft.

DIETRICH (1918) sieht bei Infektionen eine beträchtliche Abnahme der Lipoide in der Nebennierenrinde (S. 545). Hierbei kann es sich um Diaprasie der Lipoide gehandelt haben (vgl. Bemerkung S. 614). WEISSENFELD (1922) wendet sich gegen die Meinung, daß die „normale" Großtropfigkeit der Rindenlipoide bei Infektionskrankheiten in die kleintropfige Form übergehe (sog. „*Lipoidaufsplitterung*", s. a. S. 545). LIEBEGOTT (1944, Literatur) findet bei *Diphtherie*-Frühtodesfällen noch reichlich Lipoid in der Rinde; nur die inneren Abschnitte der Rinde scheinen entspeichert zu sein. Viele Rindenzellen sind mit großen Lipoidtropfen angefüllt. Eine solche Veränderung wertet LIEBEGOTT mit Recht als regressiven Vorgang. Ferner verweist er auf eine Schwellung des Endothels mit Lipoidspeicherung. Auch SADOWNIKOW (1949) hat die Lipoidveränderungen bei seinen Experimenten mit Diphtherietoxin usw. beobachtet. Bei der experimentellen Diphtherie des *Meerschweinchens* schwinden die doppeltbrechenden Substanzen schon nach 3 Std (Dosis letalis 5—200, s. S. 547ff.), während die sudanophilen noch keine Veränderung in der Rinde zeigen. Erst am 2. Versuchstag kommt es zu Reaktionen am sudanophilen Material.

Beim *Typhus* beobachteten ABRAMOW und LEBEL (1926) in der 1. Woche der Erkrankung einen völligen Schwund der Lipoide.

Daß der Infektionsprozeß mindestens teilweise als „Stress" (und zwar unspezifisch) auf die Nebenniere einwirkt, ist früher angeführt (S. 544, 551).

ι) Adrenalin.

HERMANN (1942, S. 552) beobachtete einen Rückgang der Sudanophilie in der Fasciculata, ein Steigen in der Glomerulosa (Abb. 228, S. 552). Die Versuche wurden an *Ratten* wie *Meerschweinchen* mit etwa gleichen Ergebnissen durchgeführt. VOGT (1945) bemerkte bei *Ratten* nach Adrenalininjektionen eine Zunahme der Rindenlipoide (Sudan III). Bei hypophysektomierten Tieren blieb die Wirkung bezeichnenderweise aus.

κ) β-tetra-hydronaphthylamin.

CRAMER (1926, S. 556) beobachtete Ausbreitung des Lipoids über die ganze Rinde (Enchosis?).

λ) Cyanverbindungen.

NICHOLS und MILLER (1949, S. 557) erwähnen eine Lipoidabnahme in den inneren Rindenzonen.

μ) Nitrofurazon.

FRIEDGOOD, SWINYARD und RIPSTEIN (1951) berichten über Zunahme der Sudanophilie in der Fasciculata der *Ratten*-Nebenniere (S. 559).

ν) Pilocarpin.

GUIEYSSE (1901, S. 559) sah nach Pilocarpinzufuhr eine Lipoidzunahme in der Glomerulosa von *Meerschweinchen*-Böcken (vgl. dagegen DELAMARE 1904). BOGOMOLEZ (1909) beobachtete nach Pilocarpininjektionen eine Fettvermehrung in den Rindenzellen (unspezifische Stresswirkung?, Lipenchose?).

ξ) Blutung.

Abfall der Sudanophilie nach einer Hämorrhagie verzeichnen ENGEL, WINTON und LONG (1943), LONG und FRY (1945), SAYERS, SAYERS, LIANG und LONG (1945), LEVIN (1945), LUDEWIG und CHANUTIN (1947), SAYERS und SAYERS (1948, s. a. S. 560).

ο) Hypoxie usw.

In den ersten 5 Tagen einer Hypoxie stellten DARROW und SARASON (1944) eine Lipoidentleerung der Nebennierenrinde bei *Ratten* fest. Bei Fortsetzung des Versuches kam es am 7.—8. Tag wieder zur Lipenchosis. Auch DALTON, MICHELL, JONES und PETERS (1943/44) beobachteten bei *Ratten* in der Unterdruckkammer Lipoidschwankungen in der Nebennierenrinde; nach der 6. Versuchswoche erfolgte eine Normalisierung des Lipoidbildes (s. a. S. 561).

π) Strahlenwirkungen.

Nach einmaliger Bestrahlung einer Hinterpfote eines *Kaninchens* mit 2000 r erfolgt ein Lipoidabfall (S. 561) in der Nebennierenrinde (NIZET, HEUSGHEM und HERVE 1949).

ϱ) Kompensatorische Hypertrophie.

Die gesteigerte Leistung einer kompensatorisch hypertrophierenden Nebenniere geht mit Erhöhung des Lipoidgehaltes, speziell des Cholesteringehaltes der Rinde einher. Zuerst nimmt allerdings bei *Mäuse*-Männchen das Lipoid in der intakten Nebenniere ab, später erreicht oder übersteigt es Normalwerte. 65 Tage nach einseitiger Adrenalektomie war keine Erhöhung der Lipoidwerte mehr nachzuweisen (WHITEHEAD 1933d). FLEXNER und GROLLMAN (1936) beobachteten bei der *Ratte* nach einseitiger Adrenalektomie eine über die ganze Rinde des verbliebenen Organs verbreiterte, erhöhte Osmiumreaktion (Lipenchosis). Ähnliche Beobachtungen machte DORIS ANDERSEN (1937) an der Nebenniere des *Opossums*. Auch TONUTTI (1942c) sah nach unilateraler Adrenalektomie eine Lipoidzunahme in der Nebennierenrinde des *Meerschweinchens*. Im übrigen betrachtet er die Lipoidveränderungen eng im Zusammenhang mit den Prozessen in den Transformationsfeldern (S. 564).

σ) Gravidität usw.

Daß es bis zu einem gewissen Grad erlaubt ist, die Gravidität als *Stress* aufzufassen, wurde früher ausgeführt (S. 568, vgl. hierzu Kapitel 24g).

τ) Operation usw.

FORTIER, SKELTON, CONSTANTINIDES, TIMIRAS, HERLANT und SELYE (1950) sahen nach Spinalsektion einen Abfall der Sudanophilie in der Nebennierenrinde der *Ratte*.

v) Allgemeiner Stress.

Im allgemeinen vermindert sich nach einem Stress — wie früher angeführte Beispiele zeigen — die Sudanophilie der Nebennierenrinde. Allerdings ist die Anwesenheit der Hypophyse eine Vorbedingung für diese Veränderung (INGLE 1938c, SAYERS, SAYERS, LIANG und LONG 1945).

Bei einem heftigen, aber *kurzdauernden Stress* kommt es nach der Lipodiaprasie rasch zur Lipenchosis; eine morphokinetische Reaktion (Größenzunahme des Organs) braucht sich keineswegs bereits anzuschließen. Beispiele für diesen Verlauf sind eine akute, nicht tödliche Hämorrhagie (SAYERS, SAYERS, LIANG und LONG 1945), eine kurze kräftige Muskelleistung (ANDERSEN 1935, ELLIOTT und TUCKETT 1906, KNOUFF, BROWN und SCHNEIDER 1941), eine Adrenalininjektion (LONG und FRY 1945), Erniedrigung des atmosphärischen Druckes (LEVIN 1945, TEPPERMAN, TEPPERMAN, PATTON und NIMS 1947, NICHOLS 1948a), eine intraperitonaeale Glucoseinjektion (DOHAN und LUKENS 1948).

Bei einer *langsamen Veränderung* des inneren oder äußeren Milieus kann die Stimulierung so allmählich vor sich gehen, daß beispielsweise die Sudanophilie der Nebennierenrinde unverändert bleibt. Lipodiaprasie und Lipenchosis befinden sich in einem Gleichgewicht, aber die zwischen beiden dauernd im Gang befindliche Gefällereaktion führt rasch zur morphokinetischen Übersetzung: die Größe der Nebenniere nimmt zu, der sog. Eucorticismus der Gewebe bleibt indessen erhalten. Beispiele für solche Prozesse sind Hunger (OKUNEFF 1923, MOURIQUAND und LEULIER 1927, SURE und THEIS 1939, McLACHLAN, HODGE und WHITEHEAD 1941, OLESON und BLOOR 1941, MULINOS, POMERANTZ und LOJKIN 1942, WHITEHEAD 1942, TYSLOWITZ 1943), Calorienherabsetzung (ELLIOTT 1914b, BOUTWELL, BRUSH und RUSCH 1948), jahreszeitlicher Temperaturwechsel (SAYERS 1950), Gravidität (S. 618), manche Arten einseitiger Eiweißdiät (TEPPERMAN, ENGEL und LONG 1943b), milde chronische Infekte (BAUMANN und HOLLY 1925).

Bei einem *intensiven, kontinuierlichen Stress*, meist mit tödlichem Ausgang, kommt es zu einer enormen Lipodiaprasie, die ohne Erreichen einer Enchosisphase in die Erschöpfungsphase übergeht. Beispiele für solche Vorgänge sind Verabreichung von Letaldosen von Toxinen (ELLIOTT 1914b, CLEVERS und GOORMAGHTIGH 1922, MOURIQUAND, LEULIER und SÉDALLIAN 1928, KEPL und PEARSON 1945), Infektionskrankheiten mit tödlichem Ausgang (WACKER und HUECK 1913, WELTMANN 1913, LANDAU und McNEE 1914, ELLIOTT 1914b, GRAHAM 1916, LUCKE. WIGHT, KIME 1919, BAUMANN und HOLLY 1925, BLUMENSAAT 1929, DEANESLY 1931, SPERRY und STROGANOFF 1935, EWERT 1935, MENTEN und SMITH 1936, LAGE 1940, SARASON 1943b, ROGERS und WILLIAMS 1948, PINCHOT, CLOSE und LONG 1949, ADAMS und BAXTER 1949), Wasserverlust (NICHOLS 1949), erniedrigter Druck (LEVIN 1945), Verbrennung (PFEIFFER-SAWISCH 1920, CREMA 1928, KARKINS und LONG 1945), Hämorrhagie (ELLIOTT 1914b, ENGEL, WINTON und LONG 1943, SAYERS, SAYERS, LIANG und LONG 1945), Trauma (DONAHUE und PARKINS 1935, MUIRHEAD, ASHWORTH, KREGEL und HILL 1942). Bei schwerstem, protrahiertem Stress erscheint die Nebenniere nicht nur vergrößert, sondern auch infolge Verlustes der Cytoplasmalipoide rötlichbraun statt gelb gefärbt (SAYERS, SAYERS, FRY, WHITE und LONG 1944, SAYERS 1950).

φ) Nerveneinfluß auf Lipoidmenge.

BAGINSKI (1926) hat einen Einfluß der Innervation auf die Lipoidogenese der Nebennierenrinde behauptet. Der Autor hat die Resektion des rechten N. vagus bei verschiedenen *Säugetieren,* darunter solchen mit Vagosympathicus *(Hund, Katze)* und mit typischem Vagus *(Kaninchen, Meerschweinchen, Ratte)* vorgenommen. Durchtrennung des Vagosympathicus im Bereich der Halsregion soll keine Störung der tieferen Sympathicusinnervation bedeuten, sofern die Fasern erst über das Ggl. stellare verlaufen. Die Durchschneidung des rechten Vagus sei für die Nebenniere von größeren Folgen als die Durchschneidung des linken Vagus. Beim *Kaninchen* hypertrophiere die Nebenniere nach dem Eingriff; die Lipoidmenge in der Rinde (auch die Menge der CIACCIO-positiven Lipoide s. S. 317) steigt angeblich. BAGINSKI vermutet eine Herabsetzung der Funktion der Nebenniere und daher eine Stapelung von Reservestoffen (Lipoiden). Von der Reticularis aus sollen die Lipoide in den Blutstrom übergehen. Da nach dem operativen Eingriff kein Abfluß mehr stattfinde, kommt es zur Fettauffüllung selbst in der Reticularis. Die Menge der Phosphatide wird nach BAGINSKI vermindert.

Diese Arbeit hat mit zu der Annahme beigetragen, daß Lipoidanhäufung in der Nebennierenrinde auf verminderte Funktion des Organs schließen läßt. Die Vagusinnervation bzw. überhaupt eine Nervenwirkung auf die Rindenzellen sind bisher aber nicht bestätigt worden. Wir können die Veränderungen gegebenenfalls auch als Operationsstress erklären (s. a. S. 562).

χ) Bremsung der ACTH-Wirkung durch Zufuhr von Rindensteroiden usw.

Die sudanophilen Stoffe, welche für gewöhnlich nach einer Röntgenbestrahlung aus der Nebennierenrinde verschwinden (s. S. 561), bleiben bei gleichzeitiger Desoxycorticosteronacetatbehandlung liegen (ELLINGER 1948). Desoxycorticosteronacetatgabe ruft eine Entleerung des Lipoids aus den Glomerulosazellen hypophysektomierter *Ratten* hervor (GREEP und DEANE 1947a, vgl. auch Kapitel 4, S. 574ff.).

ψ) Hypophysektomie.

ADAMS und BOYD (1933) beobachteten nach Hypophysektomie wie nach Thyreoidektomie Lipoidschwund an den Rindenzellen. SELYE, COLLIP und THOMPSON (1935) sowie DOSNE und DALTON (1941) sahen kurz nach der Hypophysektomie eine Fettzunahme in der Nebennierenrinde. LEBLOND und NELSON (1937a, b) fanden bei hypophysektomierten *Mäusen* mit zunehmender Rindenatrophie immer größeren Lipoidverlust der Rindenzellen. Auch für das Interrenale von *Kaulquappen* konnte ATWELL (1937) den Lipoidverlust nach der Hypophysektomie bestätigen.

Nach den Untersuchungen von CROOKE und GILMOUR (1938) an 114 hypophysektomierten *Ratten* (s. a. S. 586f.) scheinen sich die Lipoide der Nebennierenrinde in der 1. Woche nach dem Eingriff recht gut zu halten. Selbst in der 2. Versuchswoche kann der Lipoidgehalt bestehen bleiben. Nach 14 Tagen ist ein eindeutiger Lipoidverlust nachzuweisen. Im Bereich der Innenzone der Rinde entwickeln sich dann auch fettige Degenerationen, die erst nach 2 Monaten wieder ganz abgeklungen sind. Langsam verschwinden auch die fettig degenerierten Zellen in Marknähe. Im Endresultat hat das Lipoid der verschmälerten zurückbleibenden Nebennierenrinde sehr stark an Menge abgenommen.

Merkwürdigerweise berichten MILLER und RIDDLE (1939b), daß bei hypophysektomierten *Tauben* eine relative Lipoidzunahme bei Involution des Nebennierenrindenanteils zustande kommt. Bei *Torpedinen* sah DITTUS (1941) die Lipodiaprasie erst 5 Tage nach der Hypophysektomie.

TONUTTI (1941, 1942c) hat die Folgen der Hypophysektomie an der Nebenniere der *Ratte* insbesondere mit Berücksichtigung der sog. *Transformationsfeldveränderungen* studiert (S. 258ff., 587f.). Aber auch nach seiner Ansicht spielen die Lipoidveränderungen dabei eine große Rolle. Im äußeren wie im inneren Transformationsfeld wandeln sich unter Entspeicherung der Lipoideinschlüsse später die Rindenzellen zu bindegewebigen Elementen um. TONUTTI (1945) gibt an, daß bei hypophysektomierten *Ratten* ähnlich wie bei thyreoidektomierten *Mäusen* die Lipoidentspeicherung in der Glomerulosa einsetzt; in der äußeren Abteilung der Fasciculata herrscht eine starke, feintropfige Sudanophilie vor. Dann folgt eine breite sudanophobe Zone mit einzelnen verfetteten Zellen. Markwärts kann die feintropfige Sudanophilie wieder zunehmen, während unmittelbar an der Rinden-Markgrenze grobtropfig verfettete Rindenelemente vorkommen.

Dagegen erwähnen DEANE und GREEP (1946), DEMPSEY, GREEP und DEANE (1949) gerade die Erhaltung der Sudanophilie im Bereich der Glomerulosa. Nach JONES (1948, 1950) treten 24—48 Std nach der Hypophysektomie bei *Mäusen* die ersten Veränderungen in der Nebennierenrinde auf. Nach Sudanfärbung erscheint die Fasciculata zuerst stärker, die Glomerulosa schwächer tingiert als normalerweise. In der Fasciculata bilden sich bald grobe Fetttropfen.

Eine Darstellung der eigentümlichen Lipoidverschiebungen in der Nebennierenrinde nach Hypophysektomie geben auch SAYERS und SAYERS (1948), ferner SCHWEIZER und LONG (1950). Beim normalen *Meerschweinchen* umfaßt die sudanophile Zone (S. 588) 60—80% der gesamten Rindenbreite. Vier Wochen nach einer Hypophysektomie sinkt der Wert schrittweise auf etwa 35%, bis zur 6. Woche auf 30%. Es bleibt dann aber immer noch eine sudanophile Restzone in der Rinde erhalten (vgl. Teilbilder 1, 3 und 5 der Abb. 241, S. 589). Eine Diskrepanz im Verhalten der Sudanophilie und der Plasmalogenverteilung bei hypophysektomierten *Meerschweinchen* haben TONUTTI (1951), FETZER (1952) berichtet (s. S. 588).

ω) ACTH.

Nach EMERY und ATWELL (1933) steigt der Lipoidgehalt der Nebennierenrinde nach Injektion des von ihnen zubereiteten „adrenotropen Faktors" des Hypophysenvorderlappens an. HOUSSAY, BIASOTTI, MAZZOCCO und SAMMARTINO (1933b) konnten bei hypophysektomierten *Hunden* mit einem zellfreien Hypophysenvorderlappenextrakt eine Lipoidzunahme in den Rindenzellen erreichen. ANSELMINO, HOFFMANN und HEROLD (1934) fanden nach Verabfolgung ihres corticotropen Hormons eine Zunahme des Lipoidgehaltes in der Fasciculata, dann auch in der Glomerulosa und zuletzt in der Reticularis (S. 592). REISS, BALINT, OESTREICHER und ARONSON (1936) engten mit einem corticotropen Präparat die verbreiterte sudanophobe Zone hypophysektomierter *Ratten* auf ihre normale Breite ein. Da sie auch eine Lipoidzunahme nach der Hormonbehandlung konstatierten (s. Bemerkung S. 592), wollten sie die Stärke der Lipenchosis als Maß für die corticotrope Wirkung des Hormons benutzen.

Nach MOON (1937b) belädt sich die sudanophobe Zone normaler *Ratten* nach Verabreichung von ACTH schnell mit Lipoid. ATWELL (1937) konnte an hypophysektomierten und thyreoidektomierten *Kaulquappen* zeigen, daß nach Zufuhr des adrenotropen Faktors von COLLIP, ANDERSON und THOMSON (1937) eine Hypertrophie des Interrenale und eine Zunahme der Lipoidsubstanz eintritt.

WEAVER und NELSON (1943) fassen eine Zunahme der Lipoide in der Nebennierenrinde nach ACTH-Zufuhr als Ausdruck einer Hormonspeicherung auf (Lipenchosis?). Ob man ihrer Annahme, "that secretion is proceeding so rapidly that complete release of hormone is not accomplished", folgen kann, ist eine Frage für sich.

Mit gereinigtem ACTH wird nach übereinstimmenden neueren Berichten auf jeden Fall zuerst eine Mobilisierung der sudanophilen Substanzen in der Nebennierenrinde erreicht, d. h. also eine Lipodiaprasie (SAYERS, SAYERS, FRY, WHITE und LONG 1944, SAYERS, SAYERS, LIANG und LONG 1946, LONG 1947, SAYERS und SAYERS 1948, DEANE, SHAW und GREEP 1948, DUCOMMUN und MACH 1949, BRØCHNER-MORTENSEN, GEORG, HAMBURGER, SNORRASON, SPRECHLER, VIDEBAEK und WITH 1949 u. a.).

YOFFEY und BAXTER (1947) fanden nach Verabreichung von Cortrophin (Organon, ein ACTH-Präparat) zunächst Lipoidabnahme (Diaprasie), dann Zunahme (Enchosis).

I. CH. JONES (1949b) nimmt an, daß zwar die Lipoide der Fasciculata unter dem Einfluß des ACTH stehen, weniger dagegen die der Glomerulosa. Höchstens die acetonlöslichen sudanophilen Stoffe der Glomerulosa sollen auch ACTH-abhängig sein.

Über die merkwürdige Sonderreaktion der Sudanophilie, die sonst immer mit der Cholesterin- und Ascorbinsäurereaktion parallel geht (s. u.), nach LAP (SKELTON, FORTIER und SELYE 1949) wurde auf S. 596 ausführlich berichtet (vgl. auch die gründliche nochmalige Überprüfung der Sudanophilie durch FORTIER, SKELTON, CONSTANTINIDES, TIMIRAS, HERLANT und SELYE 1950).

FELDMAN (1951) gab *Ratten* nach 24 Std Nahrungsentzug ACTH. Sudanophiles und doppeltbrechendes Material verschwindet aus Fasciculata und Reticularis. Tröpfchen in den Rindenzellen geben die SCHIFFsche Plasmalreaktion und die sog. NAHD-Reaktion (S. 357), während das Cytoplasma sudanpositiv sein soll.

αα) Thyreoidektomie, Thiouracil, Hypothyreoidismus.

SUN (1929) beobachtete nach Thyreoidektomie Lipoidverlust in den Rindenzellen (S. 605). ADAMS und BOYD (1933) im Rindenorgan von *Triturus*. Besonders eingehend hat sich TONUTTI (1942c, 1943a, 1944, 1945) mit der Veränderung der Lipoide nach Thyreoidektomie befaßt. Man sieht nach der Thyreoidektomie schön die regressive Transformation besonders im äußeren und inneren Transformationsfeld. Beim *Meerschweinchen* bleibt schließlich nur ein schmaler Streifen der Fasciculata lipoidbeladen, während beide Transformationsfelder in ausgedehnterem Maße an Fett verarmen. Bei der thyreoidektomierten *Ratte* kommt es ebenfalls zu einer beträchtlichen Fettentspeicherung. Größere Fetttropfen finden sich unmittelbar nach innen von der sudanophoben Zone. Schließlich wird die Glomerulosa fast ganz entspeichert und in die Kapsel mit aufgenommen (regressive Transformation). Weitere Einzelheiten s. S. 605f.

DEANE und GREEP (1947) fanden bei thyreoidektomierten *Ratten* zwar auch eine Lipoidentspeicherung in der Fasciculata. Die Glomerulosa war viel weniger an diesem Vorgang beteiligt (S. 606); sie erschien breiter und lipoidreicher als normal.

Nach Verabreichung von thyreostatischen Substanzen sollte man eigentlich ähnliche Lipoidreaktionen in der Nebennierenrinde erwarten wie nach Thyreoidektomie. Indessen beobachteten BAUMANN und MARINE (1945) in der Fasciculata eine Lipoidvermehrung, in Glomerulosa und Reticularis eine Abnahme der Lipoide. Aber schon GLOCK (1945) konstatierte bei *Ratten* nach Gaben von *Thioharnstoff* bzw. *Thiouracil* einen beträchtlichen Lipoidmangel in der Nebennierenrinde (Scharlachrotfärbung). Die Diskrepanzen zwischen den einzelnen Untersuchern dürften auch hier wie so oft auf einem Außerachtlassen des *Zeitfaktors* beruhen. DEANE und GREEP (1947) haben dagegen unter genauer Berücksichtigung der zeitlichen Verhältnisse folgendes festgestellt.

Bei täglicher Dosis von 25 mg Thiouracil im Trinkwasser (Näheres S. 607f.) war die Sudanophilie nach 7 Tagen noch nicht erheblich gestört. Vielleicht beginnt — im Gegensatz zu den Beobachtungen nach Thyreoidektomie — eine gewisse Lipoidreduktion im Bereich der Glomerulosa und Fasciculata. Nach 14 Tagen haben die sudanophilen Substanzen in der Fasciculata beträchtlich zugenommen. In der Reticularis treten stark verfettete Zellen, gelegentlich vom Aussehen echter Fettzellen auf. Nach 28 Tagen hat die Glomerulosa ihre ursprüngliche Sudanophilie im allgemeinen wieder erreicht; die Fasciculata ist dagegen nur in ihrem äußeren Abschnitt noch sudanophil. Nach 56 Behandlungstagen erscheint die Glomerulosa verbreitert und intensiv sudanophil. Die Fasciculata bleibt geschrumpft, enthält aber noch Fett in etwas unregelmäßiger Verteilung. Nach noch längerer Behandlungsdauer kommen etwas wechselnde histochemische Bilder zustande. Immer aber bleibt die Glomerulosa sudanophil. Bei höherer Thiouracildosis kommt es zu einem rapiden Lipoidabfall in der Glomerulosa. Die Erklärung dazu s. S. 608.

DUREY (1949, S. 608) hat nach *Aminothiazol*-Behandlung bei *Ratten* eine Lipoidvermehrung in Fasciculata und Reticularis beschrieben.

$\beta\beta$) Hyperthyreoidismus, Thyroxin usw.

Nach DEANE und GREEP (1947) nimmt die Sudanophilie der Glomerulosa bei *Ratten*, welche 0,5% *Schilddrüsenpulver* in der Nahrung bekommen hatten, anfangs ab; sie normalisiert sich aber später wieder. Die Fasciculata wird zwar breiter, aber die Sudanophilie zeigt nach zweiwöchiger Behandlung eine Abnahme. Im äußeren Bereich der Fasciculata treten stark vacuolisierte Zellen auf. Im 2. Behandlungsmonat scheint es zur Lipoidexhaustion der Rinde zu kommen. In der inneren Fasciculataabteilung erscheinen Zellen mit groben Fetttropfen (degenerative Verfettung?). Bei der höheren Dosis von Schilddrüsenpulver (Einzelheiten S. 610) verschwindet das Lipoid aus der Glomerulosa; die Fasciculata scheint zuerst eine stärkere Sudanophilie zu zeigen als beim Kontrolltier. Im 2. Behandlungsmonat jedoch verschwinden alle histochemischen Reaktionen.

DUREY (1949, S. 610) ähnlich FELDMAN (1951, S. 611) beobachteten nach *Thyroxin* eine Lipodiaprasie in der Fasciculata.

$\gamma\gamma$) Veränderungen des Kohlenhydratstoffwechsels.

Nach Verabreichung von *Alloxan* (ERÄNKÖ 1951) an *Ratten*-Männchen (250 mg, subcutan) nimmt der Lipoidgehalt der Nebennierenrinde langsam ab: nach 24 Std färbt sich die Fasciculata bereits mit Sudanschwarz schwächer an, nach 3 Tagen enthält die Glomerulosa noch sudanophiles Material. Besonders das innere Drittel der Fasciculata gibt nur noch eine schwache Reaktion. Nach 6 Tagen sind die Lipoide der Glomerulosa und die groben acetonunlöslichen Stoffe in den Reticulariszellen nahe der Rinden-Markgrenze mit Sudanschwarz anzufärben. Die Fasciculata ist völlig frei von sudanophilen Stoffen.

$\delta\delta$) Elektrolytveränderungen.

Nach DEANE und GREEP (1946) soll eine Aktivierung der Glomerulosazellen erfolgen, wenn die Versuchstiere zu wenig *Natrium* erhalten (S. 527). Dies manifestiere sich durch Lipoidentleerung und Zellvergrößerung. DEANE, SHAW und GREEP (1948) beschreiben nach intraperitonaealer Injektion von *Kalium* eine Lipoidentleerung und Verbreiterung der Glomerulosa, die bereits wenige Stunden nach Injektion deutlich sein soll. BADINEZ und CROXATTO (1947a, b) sahen nach *KCl*-Verabreichung eine Hypertrophie der Nebennierenrinde bei *Ratten*, in erster Linie der Zona glomerulosa, wo sich auch das Lipoid vermehrte. Nach *NaCl*-Zufuhr soll dagegen die Glomerulosa bei gleichzeitigem Lipoidverlust langsam atrophieren. NICHOLS (1948c) hat schließlich gefunden, daß sowohl *kaliumarme*, wie *natriumarme* Diät das Lipoid der Glomerulosa entleert. Schließlich werden die Widersprüche noch durch die Angaben von FORTIER, SKELTON, CONSTANTINIDES, TIMIRAS, HERANT und SELYE vertieft, die eine allgemeine Abnahme der Rindensudanophilie nach *NaCl*-Gabe bei hungernden *Ratten* beschrieben.

$\varepsilon\varepsilon$) Jahreszeitliche Einflüsse, Winterschlaf.

Nach KOLMER (1918) und TREROTOLI (1937) sollen während des Winterschlafs beim *Igel* die Rindenlipoide vermehrt sein. Nach TORGERSEN (1940, s. a. S. 204) finden sich in der Nebennierenrinde des *Kaninchens* helle und dunkle Zellen. Große, fettreiche Rindenzellen (sog. ,,delomorphe" Zellen) scheinen besonders im Herbst mengenmäßig im Vordergrund zu stehen.

$\zeta\zeta$) Tumorwachstum.

VICARI (1943a) untersuchte die Korrelation zwischen Lipoidgehalt der Nebennierenrinde und Tumorbereitschaft bei einigen *Mäuse*-Stämmen, bei welchen es in verschiedener Häufigkeit erfahrungsgemäß zur Ausbildung spontaner Mammacarcinome kam. Die Lipoide wurden mit der ROMEISschen Sudanmethode und dem SCHULTZschen Cholesterintest untersucht. Nach der Lipoidmenge lassen sich die Stämme in folgender fallenden Reihe ordnen: C 57 Black — N — ce (alle 3 mit geringer Tumorbereitschaft) — A (bei infantilen Weibchen geringe Tumorbereitschaft, in der Lactationsperiode steigende) — C 3 H — dba; die beiden letzten Gruppen zeichnen sich durch starke Tumorbereitschaft aus. Zugleich will VICARI beobachtet haben, daß bei den Tieren mit dem höchsten Lipoidgehalt der Nebennierenrinde am häufigsten akzessorische Nebennierenrindenknötchen vorkamen (vgl. auch Abb. 157, S. 331).

Weil der Stamm C 57, der eine lipoidreiche Nebennierenrinde besitzt, wenig Tendenz zum Tumorwachstum zeigt, schließt VICARI (1943b), dies Lipoid sei als Speicherlipoid anzusehen. Dagegen soll Stamm C 3 H mit weniger lipoidreicher Nebennierenrinde und größerer Neigung zum Tumorwachstum mehr Rindenhormon zu bilden gezwungen sein.

$\eta\eta$) Allgemeine Vorstellungen über die Bedeutung der Rindenlipoide und über Lipoidsekretion.

GUIEYSSE (1901) hielt es für möglich, daß die Fetteinschlüsse der Rindenzellen in eine wäßrige Lösung eingehen könnten, welche in den Blutstrom sezerniert wird. HOERR (1936c) vertritt in einer Kritik die Ansicht, es handle sich um Aussagen auf Grund von Präparaten mit ungenügender Erhaltung der Lipoide.

BERNARD und BIGART (1902ff.) deuteten Fettvermehrung in der Fasciculata als Zeichen einer Hypersekretion.

Das Problem der Sekretion in der Nebennierenrinde ist über 50 Jahre alt. Als PETTIT (1896) in der ,,Nebenniere" des *Aales* — es war aber wohl ein STANNIUSsches Körperchen — nach Pilocarpininjektion (S. 559) eine Art *holokriner Sekretion* zu erkennen glaubte, war die Diskussion dieser Frage eingeleitet. Die Bemühungen, auch bei *Säugetieren* eine holokrine Sekretion nachzuweisen, reichen bis zu den Arbeiten VON LUCADOUS (S. 175) und VELICANS (1948). Schon DELAMARE (1904) hat aber bestritten, daß ganze Rindenzellen oder Zellteile in den Blutgefäßen des Organs den Ausdruck einer Sekretion verkörpern. Solche Befunde beruhen nach seiner Meinung immer auf mangelhafter Präparation. Eine *merokrine* Sekretion in der Nebennierenrinde sei jedoch nicht auszuschließen. Er stützte sich dabei auf Befunde von ,,Lecithin"-Kügelchen (ALEXANDER 1892) oder Sekretkörnchen im Blut (CANALIS 1887, PFAUNDLER 1892, CARLIER 1892, 1893, HULTGREN und ANDERSON 1899 u. a.). Über das Problem, ob Lipoide in das Blut der Rinde übergehen können, s. auch S. 333f. Daß größere Lipoidtropfen in die Blutbahn übertreten, was für kleinere allenfalls möglich sein mag, bestreiten WEAVER und NELSON (1943) sowie SELYE (1937) fraglos mit Recht.

In zahlreichen Arbeiten hat sich MULON (1902ff.) mit dem Problem der Rindenzellen beschäftigt. Viele seiner Angaben und Überlegungen haben heute nur noch historisches Interesse, andere haben sich indessen als richtungweisend erwiesen. So sagt MULON (1907), daß zuviel Fett in den Rindenzellen der *Meerschweinchen*-Nebenniere nicht für eine gesteigerte lipidogene Leistung spreche, sondern im Gegenteil darauf hinweise, daß die Rindenzelle die Möglichkeit der Lipoidverwendung eingebüßt habe.

In diesen Ausführungen steckt ein Gedanke, der meines Erachtens in der modernen Vorstellung von der Dynamik der Rindenlipoide sogar zu kurz kommt: so wie die Fettentleerung der Rinde als Lipodiaprasie sehr nützlich sein kann, als Exhaustion dagegen einen Leerlauf darstellt, so sollte auch hinsichtlich der Lipenchosis betont werden, daß sie einmal ein nützliches Rohstoffangebot bei starkem Verbrauch von Rindenstoffen bedeuten mag, zum anderen aber auch geradezu zur Blockierung der Rindenzellen mit Fetten führen kann, wobei die diffizilen Umgestaltungen zum biologisch wirksamen Rindenprinzip gehemmt werden.

Durch die Arbeiten ASCHOFFs und seiner Mitarbeiter (besonders KAWAMURAs 1911) wurde klar, daß die Unterschiede des Lipoidgehaltes der Rindenzellen nicht einfach als Parallelerscheinungen zu Lipoidschwankungen im Gesamtstoffwechsel aufgefaßt werden dürfen, sondern den *Ausdruck schwankender Rindenfunktion* darstellen.

CIACCIO (1915) nahm an, daß die Nebennierenrinde komplexere Fettstoffe auf Kosten einfacherer herstelle, die aus dem Blute stammen sollten. CIACCIO wollte dies dadurch beweisen, daß Phosphatide in der Nebennierenrinde konstant aufzufinden seien, einfachere Glycerin- oder Cholesterinester dagegen nur recht unregelmäßig. Da nun außerdem in den Rindenzellen die Phosphatide in weit größerer Menge vorkommen als sonst irgendwo im Gewebe, meint CIACCIO, daß sie mit der speziellen Rindenfunktion in engster Verbindung stehen müßten.

Daß ein sehr starker Lipoidgehalt der Rinde eher als Zeichen herabgesetzter Funktion denn als Zeichen der Aktivität zu deuten ist, wird besonders deutlich im Fall der lipoidreichen Nebennieren winterschlafender *Igel* usw. (KOLMER 1918, TREROTOLI 1937, s. a. S. 623). Ein starker Wechsel in der Lipoidmenge und -verteilung der Rinde spricht dagegen nach HAMMAR (1924) für funktionelle Schwankungen des Organs. Auf die wichtige Bemerkung von SIMNITZKI und LASOWSKI (1926) über eine Beziehung zwischen Lipoiddynamik und Morphokinese bin ich bereits früher eingegangen (S. 615).

ZWEMER (1936) dürfte zuerst behauptet haben, daß das Lipoid im äußeren Bereich der Nebennierenrinde als eine Art *Reservestoff* oder „Prähormon" aufgefaßt werden könne, während die fertigen einsatzbereiten Rindensteroide in den inneren Rindenschichten zu finden sind. Als Stütze seiner Anschauung dient ZWEMER unter anderem der Befund, daß nach Infektionskrankheiten oft noch Lipoide in den äußeren Rindenschichten nachzuweisen sind, während die inneren bereits völlig entleert sind. Das würde dann heißen, daß in solchen Fällen der Organismus nicht mehr imstande war, so rasch wie nötig die Verwandlung vom Prähormon zum biologisch aktiven Steroid vorzunehmen. Das Reservematerial bleibt unbenutzbar liegen; es kommt langsam zur Exhaustion. Als *Reservematerial* oder *Vorstufen* von Rindensteroiden betrachtet CELESTINO DA COSTA (1948b) die Liposomata der Rindenzellen (vgl. ferner VICARI 1943a).

REISS, BALINT, OESTREICHER und ARONSON (1936) beobachteten, daß die Lipoide in der Nebennierenrinde der *Ratte* in Form verhältnismäßig feiner Granula über die ganze Rinde verteilt sind. Bei der hypophysektomierten *Ratte* werden die Granula gröber, sie erscheinen verklumpt. Solche veränderte Granula sollen bei der Bereitung der Rindensteroide kaum noch voll einsatzfähig sein. Eher könne es sich um eine *Speicherung* solcher Substanzen handeln.

SELYE (1937b, c) konnte schließlich gut begründen, daß Nebennierenhypertrophie und Lipoidverlust (Diaprasie) bei der *Ratte* mit dem Zeitpunkt des größten Rindenhormonbedarfes zusammenfallen. Schon mit bloßem Auge (SELYE 1936b, c, 1937a) könne man sehen, daß die Nebenniere von Tieren, welche im Alarmstadium oder während der Erschöpfungsphase getötet wurden, braun aussieht, während die Nebenniere von Tieren aus der Widerstandsphase (Lipenchosis) infolge der Lipoidaufnahme hellgelb gefärbt ist.

Es sind indessen aus den Fettbefunden auch die gegenteiligen Schlüsse gezogen worden. So haben FLEXNER und GROLLMAN (1939), welche den Lipoidgehalt der Nebennierenrinde nach der Reduktion von OsO_4 beurteilt haben, gesagt: "In general, depression of activity is correlated with a decrease in the reduction of osmic acid; stimulation of activity with an increase in the reduction of osmic acid." Die Behauptungen von FLEXNER und GROLLMAN haben DOSNE und DALTON (1941) zu entkräften versucht. Ihrer Meinung nach deutet Lipoidanreicherung mehr auf eine Speicherfunktion des Organs als auf aktuelle Hormonproduktion.

In diese Zeit fällt auch BENNETTs (1940a) Versuch, die klassische *Rindeneinteilung* von ARNOLD (S. 162ff.) durch eine histochemische zu ergänzen. Er hat dies unter anderen mit Hilfe der Sudanophilie an der Nebennierenrinde der *Katze* versucht (vgl. S. 337f., ferner die Abb. 63 und 158). BENNETT bezeichnet die sudanophile Zone, in welcher auch die übrigen histochemischen Reaktionen meist am deutlichsten in Erscheinung treten, als „*sekretorische* Zone". Das würde heißen, daß die Lipoidbeladung einer Sekretansammlung gleichzusetzen wäre. Was tut dann aber die doch gelegentlich recht breite „*postsekretorische* Zone"? BENNETT bedarf einer Hilfshypothese, die schon von GUIEYSSE (1901) benutzt worden ist. Die 3. Zone soll nämlich die Produktion eines wasserlöslichen Steroid-Glykosidkomplexes (ZWEMER und LOWENSTEIN 1940a, b) übernehmen. Da die postsekretorische Zone aber nicht in allen Fällen nachzuweisen ist, kann sie nach BENNETT nicht so wichtig sein. Die „Lebensgeschichte" der Rindenzelle faßt BENNETT (1940) folgendermaßen zusammen. Die Rindenzellen werden entweder in der Kapsel selbst oder in der unmittelbar ihr anliegenden Zone gebildet; sie sind zuerst frei von Lipoiden oder Cholesterin. Ihr GOLGI-Apparat liegt zwischen Kern und Capillare, ihr Cytoplasma ist reich an kurzen, stäbchenförmigen Mitochondrien. Weiter innen häufen sich in den Rindenzellen Cholesterin und Lipoide an. Damit geht die Rindenzelle zu ihrer speziellen Aufgabe, der *Bereitung von Ketosteroiden* über. In der Nähe des Markes degenerieren die Rindenzellen. Die eigentliche Sekretabgabe ist unklar. Mit der Deutung von osmierbaren feinen Tröpfchen in manchen Endothelzellen hält sich BENNETT sehr zurück.

Einen *Vergleich chemischer und histochemischer Fettdarstellung* haben KNOUFF, BROWN und SCHNEIDER (1941) durchgeführt. Sie kommen zu einem recht wichtigen allgemeinen Ergebnis: Eine Lipoidzunahme braucht nicht unbedingt eine Vermehrung des Gesamtfettgehaltes der Nebennierenrinde zu bedeuten, da eine gesteigerte Ausbreitung des Lipoides mit einer Abnahme der Dichte einhergehen kann.

Nach GRONCHI (1941) ist die Art des Übergangs der Rindenprodukte in die Capillaren oder das Sekret in den Capillaren mit den derzeitigen histochemischen Mitteln nicht nachzuweisen. GRONCHIs Hypothese besagt, daß das lipoidige Sekret in ein lösliches Lipoprotein umgewandelt werden soll, welches die roten Blutkörperchen aufnehmen. Ist das Lipoid in den Zellen in ein Lipoprotein umgewandelt, dann sei mit Sudan III nur noch eine diffuse Anfärbung zu erreichen. Nach MILLER und RIDDLE (1942a) sollen die Rindenhormone (= wasserunlösliche Ketone) in den Lipoiden liegen. Unter normalen Verhältnissen sei der Bedarf an diesen Hormonen nicht ausgesprochen groß: "a considerable storage of a precursor (cholesterol ?) and of the hormone (water insoluble ketone ?) may occur".

WALLRAFF (1949) vertritt folgende Anschauung hinsichtlich der *Beziehungen der Lipoide zur sekretorischen Aktivität der Rindenzellen* der menschlichen Nebenniere:

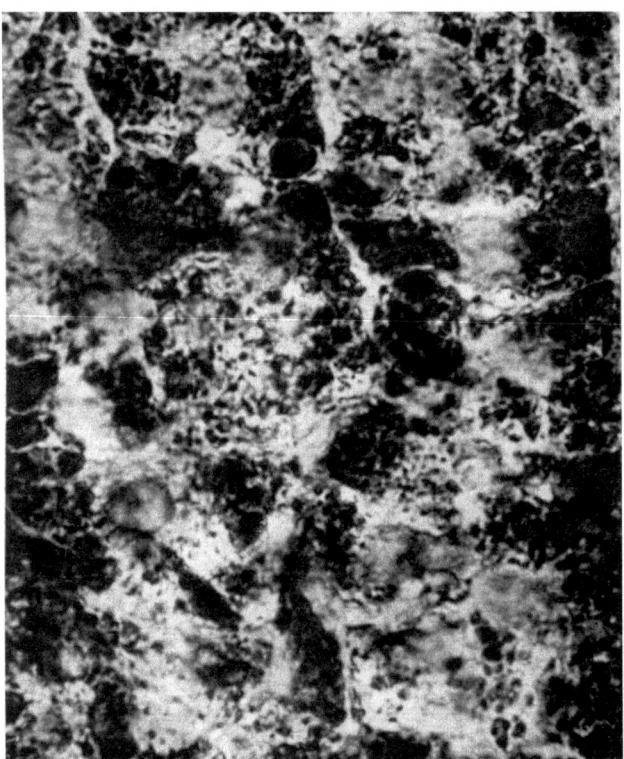

Abb. 242. Lagerung sudanophiler Substanzen an der Capillarseite von Fasciculatazellen in der Nebennierenrinde des *Kaninchens* (Formalinfixierung, Gefrierschnitt, Sudan III-Färbung, 1200fach vergrößert).

„Am stärksten tätig sind die schwach tannophilen und zugleich mäßig lipoidreichen Zellen der Rinde, die sich in der Hauptsache im inneren Drittel der Fasciculata und in den tannophilen Streifen und Herden der Rinde, aber auch in der Zona reticularis finden. Wenig oder gar nicht tätig sind die tannophoben und lipoidfreien bis sehr lipoidreichen Zellen der Zona fasciculata sowie alle stark tannophilen Zellen. Diese beiden Zellgruppen, die sehr tätige und die wenig oder gar nicht tätige, unterscheiden sich dadurch, daß die letzte Lipoid und wahrscheinlich auch Hormon abgegeben hat, während das bei der ersten Gruppe nicht der Fall zu sein scheint. Das äußere und mittlere Drittel der Fasciculata bilden den voll einsatzbereiten Teil der Rinde; die Zona glomerulosa ist zwar auch einsatzbereit, aber nicht wie diese augenblicklich einsatzfähig. Gewöhnlichen, an die Nebennierenrinde des Menschen gestellten Anforderungen vermögen die Zona reticularis und das innere Fasciculatadrittel zu genügen. Eine Hochleistung erfordert zusätzlich den Einsatz der ganzen Rinde, wobei zweifellos die zeitliche Dauer einer solchen Beanspruchung eine Rolle spielen wird. Die Bildung und Speicherung der Lipoidstoffe in den Rindenzellen dienen dem Aufbau der Sekret- und Hormonstoffe, zu dem die tannophilen Eiweißkörper mitverwendet werden." WALLRAFF hält sogar eine Darstellung von Hormonen mit Tannineisen nicht für ausgeschlossen.

ALPERT (1950, *Goldhamster* S. 332) meint, daß die sudanophilen Stoffe und das Cholesterin nur eine Art sekundärer Beziehung zu den Rindensteroiden besitzen. Er lehnt daher die Anschauung, diese Stoffe seien geradezu Vorläufer der Rindenhormone, ab. Wenn die „Präcursorhypothese" richtig ist, dann könnte es nach seiner Meinung vielleicht hier so sein, daß in der Nebennierenrinde des *Goldhamsters* sudanophile Stoffe und Cholesterin ganz schnell für die Hormonbildung verbraucht werden und z. B. das Cholesterin nicht die für den histochemischen Nachweis notwendige Konzentration (von etwa 0,5%) erreicht.

Es sei noch mit einem Bild demonstriert, was ich als den Unsicherheitsfaktor in der Beurteilung der Rindenaktivität ansehe. Wenn man die mit Sudan III gefärbten Fettstoffe in der Fasciculata der *Kaninchen*-Nebenniere (Abb. 242) betrachtet, so stellt man fest, daß sie jeweils nahe der Capillarseite der Rindenzellen gelegen sind. Dieses Bild erlaubt, an zwei entgegengesetzte Möglichkeiten zu denken. Einmal könnten die Stoffe dort aus dem Blut aufgenommen und angereichert werden, zum anderen könnten sie zur Abgabe aus der Zelle bereit liegen. Das Bild ließe sich also sowohl auf eine Lipenchosis wie auf eine Lipodiaprasie beziehen. Eine Entscheidung ist aus dem Lipoidbild allein unmöglich.

b) Doppeltbrechende Lipoide.

α) Hungerversuche.

DEANE und MORSE (1948) beobachteten in den Rindenzellen 12 Tage hungernder *Ratten* noch einen beträchtlichen Ascorbinsäuregehalt, wenn sudanophiles und doppeltbrechendes Material bereits vollständig verschwunden war. Auch FRAZÃO (1948) sah bei hungernden *Ratten* einen raschen Abfall doppeltbrechender Stoffe.

β) Vitamin B_1-Mangel.

Nach DEANE und SHAW (1947) ist die Menge der doppeltbrechenden Stoffe in der Glomerulosa von *Ratten*-Männchen nach dreiwöchigem Thiaminmangel unverändert (S. 529), in der Fasciculata anscheinend über die Norm vermehrt. Anfänglich breitet sich sudanophiles und doppeltbrechendes Material gegen die Rinden-Markgrenze zu aus.

γ) Infektionen.

ALBRECHT und WELTMANN (1911) stellten bei allen möglichen akuten, subakuten, septischen und pyämischen Prozessen eine Verminderung bzw. sogar einen Schwund der doppeltbrechenden Substanzen in der Nebennierenrinde fest. In Untersuchungen über Wundinfektionen (Peritonitis, Gasödem, akute und chronische Sepsis) fand DIETRICH (1918) eine deutliche Abnahme der doppeltbrechenden und Gesamtlipoide in der Nebennierenrinde. LEUPOLD (1923) konnte die doppeltbrechenden Lipoide in Nebenniere und Ovarium von *Katzen* und *Kaninchen* durch Diphtherietoxin zum Verschwinden bringen. ABRAMOW und LEBEL (1926) beobachteten bei Typhus abdominalis eine starke Abnahme der doppeltbrechenden Substanzen bis zum Schwund des Gesamtlipoids hauptsächlich in den ersten Wochen (20 Fälle). DRAGANESCO und TUCOLESCO (1938) berichteten über Abnahme und Schwund der doppeltbrechenden Substanzen bei Endokarditis, Tollwut, Encephalitis, Tetanus, Pneumokokkenmeningitis, Fleckfieber, Scharlach, Diphtherie und Lungenabsceß. LIEBEGOTT (1944) fand bei Frühtodesfällen nach Diphterie meist noch reichlich Lipoid in der Nebennierenrinde; auch die Menge der doppeltbrechenden Substanzen war noch relativ groß. ABRAMOW und SADOWNIKOW (1944) stellten hingegen bei Fleckfieber wieder eine starke Abnahme der doppeltbrechenden Lipoide fest (Sektionsmaterial, *Meerschweinchen*-versuche, vgl. ferner SADOWNIKOW 1949, S. 549).

SADOWNIKOWS Befunde können ohne weiteres so gedeutet werden, daß die doppeltbrechenden Substanzen zu Beginn der Infektion unter Stresswirkung absinken, d. h. daß die Nebennierenrinde in diesem Augenblick Steroide abgibt. Bezeichnenderweise ändert sich der Gehalt an sudanophilen Stoffen deswegen nicht sogleich. Das Wiederauftreten doppeltbrechender Stoffe ist eines der typischen Zeichen für eine günstige Prognose: die Tiere sind anscheinend in die Widerstandsphase gelangt.

δ) Hypophysektomie.

Als Zeichen dafür, daß der Hypophysenvorderlappen im Gegensatz zu der von ihm regulierten Fasciculata auf die Glomerulosa nur einen geringen Einfluß hat, wertet JONES (1950) die äußerst geringe Veränderung des Doppelbrechungsbildes der Glomerulosa nach Hypophysektomie *(Maus)*. Aus der Fasciculata verschwinden die typischen feineren doppeltbrechenden Partikel rasch.

ε) ACTH.

WEAVER (1941) beobachtete die Wirkung von ACTH an der *Ratten*-Nebenniere (Einzelheiten S. 595). Bei normalen Tieren nimmt die Masse der doppeltbrechenden Substanzen ab, besonders im inneren Drittel der Rinde. Nach einiger Zeit steigt die Menge der doppeltbrechenden Partikel aber wieder. Bei sehr hoher ACTH-Dosis treten gröbere doppeltbrechende Partikel im äußeren Abschnitt der Rinde auf. In den mittleren $^2/_4$ lagern sich kleine und mittelgroße Tropfen mit relativ geringer Doppelbrechung auf dem Hintergrund eines sehr feinen doppeltbrechenden Materials ab. Im inneren Viertel treten einige grobe stark doppeltbrechende Tropfen auf.

Nach ROGERS und WILLIAMS (1947) sollen die doppeltbrechenden Partikel aus Glomerulosa *und* Fasciculata verschwinden *(Maus)*. FELDMAN (1951) verabreichte 24 Std hun-

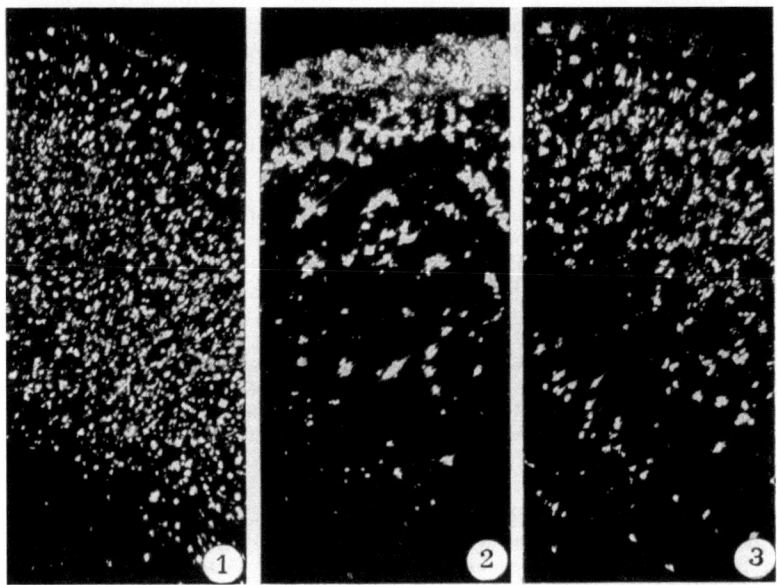

Abb. 243 (1—3). Wirkung thyreostatischer Stoffe auf die doppeltbrechenden Substanzen in der Nebennierenrinde der *Ratte*. *1* Normalbild; *2* Abnahme doppeltbrechender Substanzen bzw. Verklumpungsneigung; *3* Restitutionsphase. Aus DEANE und GREEP 1947.

gernden *Ratten* ACTH (s. S. 522): Sudanophiles und doppeltbrechendes Material verschwand aus Reticularis und Fasciculata.

Auf die allgemeinen Schlüsse aus dem Doppelbrechungsbild (WEAVER und NELSON 1943) komme ich auf S. 629 zurück.

ζ) Thyreoidektomie, thyreostatische Substanzen.

DEANE und GREEP (1947) beobachteten bei *Ratten* nach *Thyreoidektomie* einen Abbau im Bereich der Zona fasciculata (S. 606), während sich die Glomerulosa mit Ketosteroiden bald wieder belud, was auch aus dem Anstieg doppeltbrechender Partikel hervorging. Ganz allgemein kommt es zu einer Vergröberung des doppeltbrechenden Materials nach Thyreoidektomie (DEANE und GREEP 1947, FELDMAN 1951).

DEANE und GREEP (1947) haben auch *thyreostatische* Substanzen in ihrer Wirkung auf die Rindenlipoide untersucht (S. 607). Bei einer täglichen Dosis von 25 mg Thiouracil im Trinkwasser nimmt die Doppelbrechung in der Rinde sehr schnell ab, zunächst am stärksten in der Glomerulosa (Abb. 243). Nach 14tägiger Behandlung ist der Prozeß noch deutlicher geworden.

η) Hyperthyreoidismus, Thyroxin.

Nach LEUPOLD (1923) sollen die doppeltbrechenden Substanzen in Nebenniere und Ovar mit Thyreoidin gefütterter *Katzen* und *Kaninchen* sich vermindern. Nach Verabreichung eines Schilddrüsenpulvers haben dagegen DEANE und GREEP (1947) eine Vermehrung der doppeltbrechenden Partikel in der Fasciculata beschrieben (S. 610). Bei stärkeren Dosen kommt es aber bald zum Abfall der Doppelbrechung. Im 2. Behandlungsmonat verschwinden alle histochemischen Reaktionen. Degenerative Bilder treten in den Vordergrund. FELDMAN (1951) beobachtete nach Thyroxininjektionen weniger doppeltbrechende Substanzen in der Nebennierenrinde als bei Kontrolltieren.

ϑ) Allgemeine Vorstellungen über die Bedeutung der doppeltbrechenden Rindenlipoide, Lipoidsekretion.

Am ehesten neigen die Untersucher dazu, die Doppelbrechungsphänomene auf die Anwesenheit des *Cholesterins* und seiner Verbindungen (Ester) zu beziehen. Es ist zwar sicher unberechtigt, die doppeltbrechenden Partikel kurzerhand als Cholesterinester anzusprechen (s. dazu auch S. 347f.), doch scheinen die Cholesterinveränderungen in der Rinde in der Tat besonders deutlich mit denen der doppeltbrechenden Substanzen parallel zu gehen.

Jedenfalls liegt es nach CLAESSON und HILLARP (1946, 1947) näher, die Doppelbrechung auf Cholesterinverbindungen zu beziehen, als auf die biologisch aktiven Rindensubstanzen, wie dies DEANE, WISLOCKI u. a. (S. 358, 359f.) tun.

Die *Verteilung der doppeltbrechenden Partikel* variiert je nach der Rindenaktivität (WEAVER 1941, WEAVER und NELSON 1943, DEANE, SHAW und GREEP 1948). Besonders WEAVER und NELSON (1943) glauben polarisationsmikroskopisch feststellen zu können, daß die Aktivität der Nebennierenrinde ziemlich eindeutig aus dem Verhalten der doppeltbrechenden Stoffe abgelesen werden kann. In einer inaktiven Nebennierenrinde sollen die doppeltbrechenden Stoffe staubförmig fein im Cytoplasma der Rindenzellen liegen. Kommt es zur Hormonspeicherung, dann sollen sich vor allem größere intraplasmatische Massen doppeltbrechender Stoffe finden. Diese Annahme stimmt mit der Ansicht von BENNETT (1940a) überein, der die Doppelbrechung von kristallisiertem Desoxycorticosteronacetat vergleichshalber untersucht hat. Darüber hinaus behaupten WEAVER und NELSON auch, die Abgabe von Nebennierenrindenprodukten in Verbindung mit doppeltbrechendem Material erfolge in die Capillaren hinein.

Untersucht man die Nebennierenrinde einer normalen *Ratte* im Polarisationsmikroskop, so kann man vier verschiedene Zonen nach Art und Verteilung doppeltbrechender Substanzen unterscheiden. Die Zona glomerulosa ist verhältnismäßig arm an solchem Material. Neben wenigen mittelgroben Partikeln können kleine staubfeine vorhanden sein. Dann folgt die schmale optisch inaktive Zone, welche der sudanophoben Zone entspricht. Es folgt 3. eine optisch besonders aktive Zone, welche alle oder die meisten Fasciculatazellen umfaßt; sie entspricht der „sekretorischen Zone" BENNETTs (1940, s. dazu auch S. 625). Je nach dem Aktivitätszustand der Nebenniere macht diese Zone beträchtliche Wandlungen im Doppelbrechungsbild durch. Gewöhnlich sind ihre Zellen mit feinen staubförmigen, doppeltbrechenden Partikeln gefüllt. Daneben liegen gröbere Massen verschiedener Größe und meist beträchtlich starker Doppelbrechung in vielen Zellen. Die 4. Zone umfaßt meist das innere Drittel der Rinde oder noch mehr. Hier sinkt die Menge des doppeltbrechenden Materials stark ab. Nur in einigen Zellen liegen noch gröbere Partikel, in vielen in sehr geringer Menge die feinen staubartigen doppeltbrechenden Stoffe.

WEAVER und NELSON (1943) sahen beispielsweise bei *Ratten* beiderlei Geschlechts nach *Kastration* eine Verminderung der feinen staubartigen doppeltbrechenden Stoffe, in erster Linie in der optisch sonst besonders aktiven äußeren Abteilung der Fasciculata. Dafür waren die unregelmäßig geformten gröberen Partikel vermehrt, besonders in den inneren Rindenabschnitten. In etwa der Hälfte der Fälle war die optisch inaktive sudanophobe Zone verschwunden. WEAVER und NELSON glauben aus diesen Veränderungen ablesen zu können, daß Sexualhormone der Nebennierenrinde, welche nach WINTERSTEINER (1942) hier nach Kastration vermehrt gebildet werden sollen, in erhöhtem Maß abgegeben werden.

Werden dagegen kastrierte Ratten mit ACTH behandelt, dann verschwinden die staubartig feinen doppeltbrechenden Stoffe ganz oder fast ganz. Die nach dem Verhalten der Doppelbrechung geschilderte Zonierung der Nebennierenrinde in 4 Gebiete wird gänzlich undeutlich. Das optisch aktive Material ist über die ganze Rindenbreite verstreut. Außerdem findet man feinste staubartige Partikel mit Doppelbrechung in Wand und Lichtung der Capillaren.

Erhöht man in diesen Versuchen an kastrierten Ratten die ACTH-Dosis, dann erscheint wieder ein anderes Bild im polarisierten Licht. Im äußeren Viertel der Rinde, welches vielleicht aus Verschmelzung von Glomerulosa und sudanophober Zone hervorgegangen ist (Transformationsfeld), befinden sich in den Zellen grobe, sehr stark doppeltbrechende Schollen. In den folgenden zwei Vierteln (= Zona fasciculata) kommt es zur Ablagerung kleiner und mittelgroßer doppeltbrechender Partikel auf einem Grund ziemlich vieler feiner staubartiger doppeltbrechender Substanzen. Im inneren Viertel der Rinde tauchen jetzt auch einige grobe doppeltbrechende Partikel auf. Manchmal füllen sie eine ganze Zelle aus. Es ist dies eine Degenerationserscheinung, wie aus den Kernveränderungen in solchen Zellen eindeutig hervorgeht. Auch diese Bilder fassen WEAVER und NELSON (1943) wieder als Zeichen der Hormonspeicherung auf: "secretion is proceeding so rapidly that complete release of hormone is not accomplished".

Die Abnahme der feineren doppeltbrechenden Stoffe im äußeren Bereich der Fasciculata könnte als Verbrauch von Lipoiden (Cholesterinverbindungen) bei der gesteigerten Hormonbereitung gedeutet werden. Die Zunahme der gröberen Partikel in den inneren Rindenabschnitten ist schwer zu verstehen. DEANE, SHAW und GREEP (1948) haben sie als Zeichen verringerter Aktivität der Rinde angesehen.

c) Cholesterin(-Verbindungen).

α) Hungerversuche.

KNOUFF, OLESON und WAGNER (1943) fanden bei hungernden Meerschweinchen, ähnlich wie bei Vitamin C-Mangel, einen deutlichen Rückgang der Cholesterinester in der Nebennierenrinde. Freies Cholesterin und Phosphorlipoide schienen unbeeinflußt (chemische und histochemische Technik, s. S. 524). Die sudanophilen Stoffe waren nur zu einem geringen Teil SCHULTZ-positiv.

Nach OVERZIER (1947, 1948a, b) zeichneten sich Nebennieren verhungerter Menschen durch Verminderung des Gehaltes an freiem Cholesterin und Cholesterinestern aus (chemische und histochemische Untersuchung, vgl. auch S. 526).

β) Vitamin C-Mangel.

Siehe oben unter α): KNOUFF, OLESON und WAGNER (1943), ferner STEPTO, PIRANI, CONSOLAZIO und BELL (1951).

γ) Durstversuche.

Nach NICHOLS (1949) sinken bei durstenden Ratten mit zunehmendem Wasserverlust Gesamtfett und Cholesterin deutlich, während Gewicht und Wassergehalt der Nebennieren noch relativ unverändert bleiben können (S. 534). Nach dem 10.—12. Versuchstag sei überhaupt kein Cholesterin in der Nebennierenrinde mehr (chemisch wie histochemisch) nachzuweisen.

δ) Muskelleistung.

DE JONGH und ROSENTHAL (1933) beobachteten bei Muskelarbeit einen Abfall des Cholesteringehaltes der Ratten-Nebenniere. Bei 8 normalen Tieren betrug der Durchschnittsgehalt 3—6,9%, bei 4 durch Muskelarbeit erschöpften Tieren 1,2—1,7%. Eine Untersuchung der Nebenniere von Meerschweinchen nach muskulären Leistungen unternahmen ferner

Knouff, Brown und Schneider (1941), wobei sie den Cholesteringehalt mit chemischen und histochemischen Methoden laufend verglichen.

Meerschweinchen-Weibchen kamen bis zur völligen Erschöpfung (5—9 Std) in eine Tretmühle. Danach wurden die Nebennieren in leichter Ätheranästhesie entfernt. Die chemische Fettanalyse wurde nach der Methode von Bloor (1929) vorgenommen, später nach der Modifikation von Man und Gildea (1932). Die Extrakte wurden filtriert, um nicht fetthaltigen Rückstand zu entfernen. Die verschiedenen Fettfraktionen wurden nach folgenden Methoden bestimmt: 1. Phosphorlipoide nach Bloor (1929), 2. freies und Gesamtcholesterin nach Okey (1930), Okey, Godfrey und Gillium (1938), 3. die Gesamtfettsäuren nach Man und Gildea (1932), Bloor (1928), 4. das Gesamtlipoid wurde nach der Formel Gesamtfettsäuren + Gesamtcholesterin + $1/3$ der Phosphorlipoide errechnet.

Nach dem Arbeitsversuch erfolgte ein signifikanter Abfall der Cholesterinester und des Gesamtcholesterins. Die Veränderungen an den Phosphorlipoiden, an den Fettsäuren und am freien Cholesterin waren nicht signifikant.

Interessanterweise ist ein Gesamtlipoidabfall chemisch nicht nachzuweisen. Der Abfall betrifft offenbar in allererster Linie die Cholesterinester. Wo der ausgleichende Anstieg zu suchen ist, bleibt vorerst unklar. Wesentliche Veränderungen im Wassergehalt der Nebenniere konnten ebenfalls nicht festgestellt werden. Diese Befunde stehen in Einklang mit einer Beobachtung von Materna und Januschke (1927), welche bei *Mensch* wie *Meerschweinchen* bei Lipoidabfall Wasserzunahme und umgekehrt fanden. Im Versuch von Knouff, Brown und Schneider bleiben Gesamtfettgehalt und Wassergehalt unverändert.

Höchst interessant ist der Vergleich mit den histochemischen Reaktionen. Bei den Versuchstieren war der sudanophile Teil der Rinde (Sudanlösung nach Romeis 1929) verbreitet, d. h. die ganze Fasciculata und ein Teil der Reticularis waren mit sudanophilem Material beladen. Auch die Glomerulosa enthielt mehr Fett als normalerweise. Die Autoren behaupten nun, daß die Dichte der sudanophilen Tropfen vermindert war. Es sei dabei höchst fraglich, ob tatsächlich eine Fettzunahme vorliege.

Der Schultz-Test war normalerweise im sudanophilen Bereich positiv, d. h. alles sudanophile Material scheint beim *Meerschweinchen* Cholesterin zu enthalten. In der Versuchsgruppe war in Übereinstimmung mit dem chemischen Befund ein Rückgang der Schultz-Reaktion deutlich. Die histochemische Cholesterinreaktion war besonders im mittleren Drittel der sudanophilen Zone deutlich, anderes sudanophiles Material gab die Schultz-Reaktion nicht. Die Doppelbrechung ist normalerweise am stärksten im äußeren Fasciculatabereich in der *Meerschweinchen*-Nebenniere. Über einen Abfall in der Versuchsgruppe ließ sich nichts Eindeutiges aussagen. Die Untersucher meinen übrigens, daß Stoffe, welche sich mit Sudan anfärben und die Schultz-Reaktion geben, nicht unbedingt auch anisotrop sein müssen.

ε) Kälteversuche.

Daß beim Kältestress Cholesterin und Ascorbinsäure in der Nebennierenrinde der *Ratte* absinken, wurde übereinstimmend von Long und Fry (1945), Levin (1945), Ludewig und Chanutin (1947), Sayers und Sayers (1948) u. a. gezeigt. Levin (1945) beobachtete beispielsweise eine Reduktion des Cholesteringehaltes bei *Ratten*, die 16—22 Std bei 0—5° C gehalten wurden. Nach 72 Std ist aber eine Normalisierung der Konzentration wieder erreicht (Diaprasie-Enchosis des Cholesterins). Die Cholesterindynamik unter Kältestress untersuchten ferner Robinson und Yoffey (1950, S. 539f.). Dabei erwies sich die Schultz-Technik als besonders vorteilhaft (s. a. Abb. 223 u. 224, S. 541 u. 542). Bereits 5 min Kälteexposition (0° C, *Ratten*-Männchen) genügen, um einen merklichen Cholesterinabfall zu provozieren. Weitere Einzelheiten S. 539ff.

ζ) Infektionen.

Long und Fry (1945), Sayers und Sayers (1944, 1947, 1948), Ludewig und Chanutin (1947) haben gezeigt, daß ein Abfall von Cholesterin und Ascorbinsäure in der Nebennierenrinde der *Ratte* nach Verabreichung einer Typhusvaccine, von Adrenalin usw. einsetzt. Nach Hypophysektomie ist die Reaktionskette unterbrochen, die Rindenzellen reagieren nicht mehr. Bemerkenswerterweise bleibt bei mit B. tularense infizierten *Ratten* die Cholesterindiaprasie auch bei gleichzeitiger Verabreichung großer Dosen eines Nebennierenrindenextraktes unbeeinflußbar.

η) Adrenalin.

In den Arbeiten von Long und Fry (1945), Ludewig und Chanutin (1947), Sayers und Sayers (1947) wird oft auf den Abfall von Cholesterin und Ascorbinsäure nach Adrenalininjektion hingewiesen. Bei Ausschaltung der Hypophyse ist die Reaktionskette unterbrochen. Die Wirkung des Kälte- und Adrenalinstress auf die Cholesterindiaprasie und -enchosis wurde auf S. 552 an Hand der Studie von Robinson und Yoffey (1950) geschildert.

ϑ) Histamin.

Aus Untersuchungen von Long und Fry (1945), Roth und Kwale (1945), Ludewig und Chanutin (1947), Sayers und Sayers (1948) geht die Stresswirkung des Histamins, geprüft am Cholesterinabfall der Rindenzellen, deutlich hervor.

ι) Verschiedene Pharmaka.

Abelin (1943, 1946a) beobachtete, daß der Cholesteringehalt (chemische Bestimmung) der Nebenniere bei *Ratte* wie *Meerschweinchen* während der *Narkose (Äther, Chloroform, Numal)* zunimmt (Einzelheiten S. 554 f.).

Nach einer Injektion von *β-chloro-äthylamin* fällt das Cholesterin der Nebennierenrinde zuerst ab (toxische Phase), steigt danach aber wieder bis über die Norm (Ludewig und Chanutin 1946).

ϰ) Anoxie, Unterdruck usw.

Nach Tepperman, Tepperman, Patton und Nims (1947) sinkt die Cholesterinkonzentration in der Nebenniere deutlich, wenn man Versuchstiere 5 Std lang einem erniedrigten atmosphärischen Druck aussetzt. Der Ascorbinsäuregehalt soll sich dagegen nur wenig verändern.

λ) Trauma usw.

Daß ein Trauma die mehrfach beschriebenen Veränderungen der Nebennierenrinde (Cholesterin- und Ascorbinsäureabfall) veranlassen kann, haben die Untersuchungen von Donahue und Parkins (1935), Muirhead, Ashworth, Kregel und Hill (1942), Ludewig und Chanutin (1947) ergeben.

μ) Kompensatorische Hypertrophie.

Nach Doris Andersen (1937) führt die gesteigerte Leistung einer kompensatorisch hypertrophierenden Nebenniere *(Opossum)* zu einer Erhöhung des Lipoid-, speziell des Cholesteringehaltes.

ν) Strahlenwirkungen.

Nach Röntgenbestrahlung kommt es zum Cholesterinabfall in der Nebennierenrinde, der durch Verabreichung von Rindenextrakt aufgehalten werden kann (Swift, Patt und Tyree 1948). Die Reaktion spielt sich zeitlich so ab, daß zunächst eine Cholesterinentleerung eintritt (Diaprasie). Dann kommt es zur Erholung, die Rindenzellen füllen sich wieder mit Cholesterin auf (Enchosis). Bestrahlt man weiter, dann tritt eine erneute Entleerung auf, die Tiere gehen nun meist zugrunde (Patt, Swift, Tyree und John 1947). Einzelheiten ferner bei Patt, Swift, Tyree und Straube (1948, S. 561).

ξ) Allgemeiner Stress.

Nach einem Stress vermindert sich im allgemeinen anfänglich die Cholesterinmenge der Nebennierenrinde. Die Anwesenheit der Hypophyse ist Vorbedingung für den regelrechten Ablauf dieses Mechanismus (Ingle 1938c, Sayers, Sayers, Liang und Long 1945).

Bei einem heftigen, aber *kurzdauernden Stress* kommt es nach der Abgabe (Diaprasie) des Cholesterins rasch zum Neuaufbau von Cholesterin oder Cholesterinverbindungen nach Einfuhr entsprechenden Rohmaterials (Enchosis). Eine morphokinetische Reaktion braucht nicht zu folgen. Beispiele wurden auf S. 619 bereits genannt.

Bei einer *langsamen Veränderung* des inneren oder äußeren Milieus kann der Cholesteringehalt der Rinde unverändert bleiben. Im übrigen gelten hier die bereits auf S. 619 gemachten Ausführungen.

Bei einem *intensiven, kontinuierlichen Stress* mit meist tödlichem Ausgang spielt sich eine stärkere Diaprasie des Cholesterins ab. Bezüglich der Beispiele verweise ich auf das früher erwähnte Schrifttum (S. 619).

If you have any concerns about our products,
you can contact us on
ProductSafety@springernature.com

In case Publisher is established outside the EU,
the EU authorized representative is:
**Springer Nature Customer Service Center GmbH
Europaplatz 3, 69115 Heidelberg, Germany**

Printed by Libri Plureos GmbH
in Hamburg, Germany

HANDBUCH DER MIKROSKOPISCHEN ANATOMIE
DES MENSCHEN

HANDBUCH DER MIKROSKOPISCHEN ANATOMIE DES MENSCHEN

BEGRÜNDET VON

WILHELM v. MÖLLENDORFF

FORTGEFÜHRT VON

WOLFGANG BARGMANN

KIEL

SECHSTER BAND

BLUTGEFÄSS- UND LYMPHGEFÄSSAPPARAT INNERSEKRETORISCHE DRÜSEN

FÜNFTER TEIL

DIE NEBENNIERE · NEUROSEKRETION

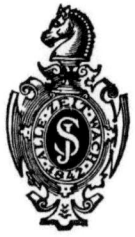

SPRINGER-VERLAG BERLIN HEIDELBERG GMBH
1954

BLUTGEFÄSS- UND LYMPHGEFÄSSAPPARAT INNERSEKRETORISCHE DRÜSEN

FÜNFTER TEIL

DIE NEBENNIERE · NEUROSEKRETION

BEARBEITET VON

R. BACHMANN   E. UND B. SCHARRER

MIT 336 ZUM TEIL FARBIGEN ABBILDUNGEN

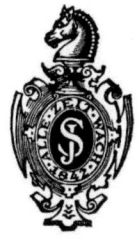

SPRINGER-VERLAG BERLIN HEIDELBERG GMBH
1954

ALLE RECHTE,
INSBESONDERE DAS DER ÜBERSETZUNG IN FREMDE SPRACHEN,
VORBEHALTEN

OHNE AUSDRÜCKLICHE GENEHMIGUNG DES VERLAGES
IST ES AUCH NICHT GESTATTET, DIESES BUCH ODER TEILE DARAUS
AUF PHOTOMECHANISCHEM WEGE (PHOTOKOPIE, MIKROKOPIE) ZU VERVIELFÄLTIGEN

COPYRIGHT 1954 BY SPRINGER-VERLAG BERLIN HEIDELBERG
URSPRÜNGLICH ERSCHIENEN BEI SPRINGER-VERLAG OHG. IN BERLIN, GÖTTINGEN AND HEIDELBERG 1954
SOFTCOVER REPRINT OF THE HARDCOVER 1ST EDITION

ISBN 978-3-642-47859-8   ISBN 978-3-642-47858-1 (eBook)
DOI 10.1007/978-3-642-47858-1

Vorwort.

Der vorliegende Band setzt die durch Kriegs- und Nachkriegsgeschehen und den Tod des Begründers des Werkes, Prof. Dr. WILHELM VON MÖLLENDORFF, unterbrochene Folge monographischer Darstellungen im „Handbuch der mikroskopischen Anatomie des Menschen" nach mehrjähriger Pause fort. Die Fachgelehrten werden dem Verlag für die Fortführung eines Handbuches Dank wissen, das sich — getragen von der Mitarbeit deutscher und ausländischer Forscher — internationales Ansehen hat erwerben können. Die Fortsetzung der Bandreihe wird sich im Sinne ihres verdienstvollen Schöpfers sowohl auf die Herausgabe der noch fehlenden Monographien erstrecken als auch von Ergänzungsbänden, welche bereits abgehandelte Themen in neuer Sicht betrachten. Herausgeber und Verlag geben dem Wunsche Ausdruck, das „Handbuch der mikroskopischen Anatomie des Menschen" möge weiterhin allen denen gute Dienste leisten, die sich der Erforschung des lebendigen Gefüges des Organismus widmen.

Kiel, im Dezember 1953.   W. BARGMANN.

Inhaltsverzeichnis.

Seite

Die Nebenniere. Von Professor Dr. R. BACHMANN-Göttingen. Mit 265 Abbildungen . . 1

I. Die Geschichte der Nebennierenforschung 1
II. Vergleichende Anatomie der Nebenniere 15
   A. Vorläufer des Adrenal- und Interrenalsystems bei den Wirbellosen 15
   B. Vergleichende Anatomie der Nebenniere der Wirbeltiere 16
      1. Allgemeine Übersicht 16
      2. Acrania 18
      3. Craniota, Cyclostomata 18
      4. Selachii, Holocephali 21
      5. Dipnoi 36
      6. Ganoidea 36
      7. Teleostei 36
      8. Amphibia 47
      9. Reptilia 63
     10. Aves 74
     11. Mammalia 90
III. Die Entwicklung der Nebenniere der Säuger 117
   1. Die Entwicklung der Nebennierenrinde 117
   2. Entwicklung des Nebennierenmarkes 128
   3. Einige zusammenfassende Bemerkungen zur Entwicklungsgeschichte der menschlichen Nebennieren 133
   4. Entwicklungsstörungen 141
     a) Doppelseitiges Fehlen (Agenesie) der Nebennieren 141
     b) Einseitiges Fehlen der Nebenniere 141
     c) Hypoplasie der Nebenniere 142
     d) Teilweise Nebennierenrindendefekte 142
     e) Nebennierenmarkaplasie 142
     f) Vermehrungen der Nebennieren, Verschmelzungen der Nebennieren 142
     g) Angeborene Nebennierenhypertrophie 143
     h) Dystopien der Nebennieren 143
     i) Heterotopie fremder Gewebe in die Nebenniere 146
IV. Bemerkungen zur makroskopischen Anatomie der Nebennieren des Menschen 146
V. Mikroskopische Anatomie der Nebenniere des Menschen und der Säugetiere 154
   A. Die Nebennierenrinde 155
     Histologie und Cytologie 155
      1. Die Kapsel der Nebenniere 155
      2. Die Zonierung der Nebennierenrinde 160
      3. Die Zona glomerulosa („globosa", „bulbosa", „arcuata") 167
      4. Die Zona fasciculata (fascicularis) 171
      5. Die Zona reticularis („Zone pigmentaire" DELAMARE) 173
      6. Das „Epinephron" (v. LUCADOU, 1938) 175
      7. Hohlräume, Lumina, Spaltbildungen, Follikel und Cysten der Nebennierenrinde 176
      8. Die Faltung der Nebennierenrinde 180
      9. Die Zellkerne 181
     10. Die Kernkörperchen (Nucleolarapparat) 183
     11. Die Kerneinschlüsse (Kernsekretion) 190
     12. Das Centrosom der Rindenzellen 191
     13. Der GOLGI-Apparat 191
     14. Die Mitochondrien der Rindenzellen 194
     15. Granulationen, welche nicht zu den Mitochondrien gehören sollen . . . 198

Inhaltsverzeichnis. IX

Seite
16. Corps „sidérophiles" (Siderophilie), Tannophilie 198
17. Basophilie, Argyrophilie 202
18. Spezielle Rindenzellen 203
    a) Helle und dunkle Zellen (ferner: „fuchsinophile", „siderophile", „tannophile", „argyrophile" Zellen) 203
    b) Sommerzellen des Frosches: „acidophile Zellen" (PATZELT und KUBIK, 1912), „cellules granulifères" (CIACCIO, 1903) 204
    c) α-, β-, γ- und δ-Zellen in der Nebenniere des Opossums 204
    d) Cyanochrome Zellen 204
    e) PONCEAU-Fuchsin-Zellen von BROSTER und VINES (1933) 205
    f) Riesenzellen 206
    g) Kollapszellen von HELMKE (1939) 206
19. Das Bindegewebe der Nebenniere 206
20. Vom Mesenchym ableitbare Elemente, welche nicht zum Stützgerüst gehören 214
    a) Blutbildungsherde in der Nebennierenrinde 214
    b) Granulocyten, Monocyten, Lymphocyten, Mastzellen 216
    c) Knochengewebe, Verkalkungen 216
    d) Glatte Muskelelemente 216
21. Speicherung, Phagocytose, RES. 217
22. Zelluntergang und Zellneubildung in der Nebennierenrinde (Regeneration, subcapsuläres Blastem, Transformationsfelder) 218
    a) Zelluntergang in den Nebennierenrinde 219
    b) Zellneubildung in der Nebennierenrinde 222
    c) Die sog. GOTTSCHAUsche Hypothese 230
    d) Die Lehre vom subcapsulären (capsulären) Blastem, die Zona „germinativa" 236
    e) Explantation, Transplantation der Nebenniere (Nebennierenrinde) 252
    f) Die Transformationsfelder der Nebennierenrinde (E. TONUTTI) ... 258
    g) Vorläufiges Urteil über die histologisch faßbare Dynamik der Nebennierenrinde 263
23. Beizwischennieren (akzessorische Rindenknötchen), Rindenadenome .. 264
24. Die Lebenskurve der Nebennierenrinde 275
    a) Postnatale Veränderungen 276
    b) Altersveränderungen der Nebennierenrinde 285

Histochemie und Cytochemie der Nebennierenrinde 295
 1. Fette und Lipoide der Nebennierenrinde 295
    a) Nachweismethoden 295
    b) Die Lipoidverhältnisse der Nebennierenrinde des Menschen und der Säugetiere 319
    c) Lipoid und GOLGI-Apparat 340
    d) Lipoid und Mitochondrien 340
    e) Lipoid und Siderophilie bzw. Tannophilie 343
    f) Übertritt von Lipoid in die Blutgefäße der Nebenniere 343
    g) Ultrazentrifugierung der Lipoide 344
    h) Welche Fette und Lipoide sind in der Nebennierenrinde mit histochemischen Mitteln gefunden worden? 344
        α) Fette S. 344. — β) Lipoide (Allgemeinbegriff) S. 345. — γ) Phosphorlipoide S. 345. — δ) Cerebroside (Galaktolipoide) S. 346. — ε) Cholesterin (-ester) S. 347. — ζ) Doppeltbrechende (anisotrope) Substanzen der Nebennierenrinde S. 348. — η) Carotinoide, Lipochrome, Chromolipoide S. 349. — ϑ) Cyanochrome Lipoide S. 350.
    i) Histochemische Analysentafel für Fette und Lipoide in der Nebennierenrinde 350
 2. Carbonyllipoide der Nebennierenrinde 351
    a) Acetalphosphatide, Plasmale, Plasmalogene (Chemie, Nachweis) .. 351
    b) „Ketosteroide" (Nachweis) 356
    c) Die Carbonyllipoide in der Nebennierenrinde des Menschen und der Säugetiere 362
 3. Pigmente in der Nebennierenrinde 366
 4. Eisen in der Nebennierenrinde 375
 5. Kohlenhydrate, Glykogen 377
 6. Glutathion 377
 7. Vitamin A in der Nebennierenrinde 378

Inhaltsverzeichnis.

Seite

8. Vitamin B-Komplex in der Nebennierenrinde 379
   a) Vitamin B_1, antineuritisches Vitamin, Aneurin, Thiamin, Thiochrom 379
   b) Vitamin B_2-Komplex 379
      α) Wachstumsfaktor, Vitamin B_2 s. str., Lactoflavin, Riboflavin S. 379. — β) Pellagraschutzstoff des Menschen, PP-Faktor, Nicotinsäureamid S. 379. — γ) Pantothensäure S. 380. — δ) Antianämisches Vitamin, extrinsic factor, Hämogen S. 380. — ε) p-Aminobenzoesäure: Vitamin H′ S. 380.
9. Vitamin C in der Nebennierenrinde 381
10. Fluorescenzerscheinungen an der Nebennierenrinde 396
    a) Untersuchungen der Autofluorescenz (primären Fluorescenz) 397
    b) Sekundäre Fluorescenz 399
11. Zentrifugierungsversuche mit den Geweben der Nebenniere 400
12. Histochemischer Enzymnachweis in der Nebennierenrinde (bzw. -mark) 400
    a) Oxydoredukase 400
    b) Cholinesterase 401
    c) Tyrosinase 401
    d) Hyaluronidase 401
    e) Lipase 401
    f) Phosphatasen 401
    g) Sulfatasen 404

B. Das Nebennierenmark (Paraganglion suprarenale) 404
   Histologie und Cytologie 404
   1. Das Cytoplasma der Markzellen 406
   2. Die Zellkerne der Markzellen 407
   3. Das Kernkörperchen der Markzellkerne 408
   4. Das Centrosom der Markzellen 409
   5. Der GOLGI-Apparat der Markzellen 409
   6. Die Mitochondrien der Markzellen 410
   7. Spezielle Markzellen 411
   8. Das bindegewebige Stützgerüst des Nebennierenmarkes 412
   9. Vom Mesenchym ableitbare Zellelemente im Nebennierenmark . . . 413
   10. Degenerationen, Zellteilungen, Regeneration usw. im Nebennierenmark 414
       a) Degenerationen von Markzellen 414
       b) Zellteilungen im Nebennierenmark (Regeneration) 414
   11. Akzessorisches Markgewebe (Paraganglien) 418
   12. Altersveränderungen im Nebennierenmark 418
   Histochemie und Cytochemie 418
   1. Adrenalin, Arterenol 418
      a) Allgemeines 418
      b) Histochemischer Adrenalinnachweis 419
      c) Beginn der Adrenalinproduktion im Nebennierenmark 430
   2. Pigment im Nebennierenmark (Zusammenhang zwischen Pigment und Adrenalin, weitere Bemerkungen zur Adrenalinbildung) 432
   3. Fette und Lipoide im Nebennierenmark 435
   4. Carbonyllipoide im Nebennierenmark 436
   5. Eisen in Nebennierenmarkzellen 437
   6. Kohlenhydrate, Glykogen usw. 437
   7. Vitamine im Nebennierenmark 438
   8. Fluorescenzerscheinungen am Nebennierenmark 441
   9. Zentrifugierungsversuche 441
   10. Histochemischer Enzymnachweis im Nebennierenmark 441

VI. Die Blut- und Lymphgefäße der Nebenniere 442
    A. Blutgefäße 442
       1. Vergleichend-anatomische Vorbemerkungen zur makroskopischen Anatomie der Blutgefäße (mit Einschluß des groben Verteilungsschemas im Organ) 442
          a) Blutgefäße der Nebennieren von Fischen, Amphibien und Sauropsiden 442
          b) Die Blutgefäße der Nebennieren der Säugetiere 443
       2. Blutgefäßversorgung der menschlichen Nebenniere 451
       3. Abflüsse des Blutes der Nebenniere, welche nicht über die V. suprarenalis verlaufen 456

Inhaltsverzeichnis. XI

Seite

    4. Der Feinbau der Blutgefäße in der Nebenniere 457
        a) Die Muskulatur der größeren Markvenen. 458
        b) Die Beziehungen der Markgefäße zu den Markzellen der Nebenniere 461
        c) Sperrarterien, arteriovenöse Anastomosen usw. im Bereich der Nebenniere 464
        d) Das Endothel der Nebennierengefäße als Bestandteil des reticuloendothelialen Systems 464
    B. Lymphgefäße 465

VII. Die Innervation der Nebenniere des Menschen und der Säugetiere 470

VIII. Bemerkungen zur Konstitutions- und Rassenanatomie der Nebennieren 482

IX. Domestikation und Nebenniere 482

X. Die quantitativen Verhältnisse der Nebenniere 483
    A. Die Größe der Nebenniere 483
    B. Das Gewicht der Nebenniere 485
    C. Das spezifische Gewicht der Nebenniere 504
    D. Das Volumen der Nebenniere 505
    E. Die Rinden-Markproportion 508
    F. Das Verhältnis der Rindenzonen zueinander 512
    G. Zellen- und Zellkernmessungen an der Nebenniere 513
    H. Quantitative Untersuchungen des Lipoidbestandes der Nebenniere 514

XI. Histophysiologie der Nebenniere 514
    1. Das Verhalten der Nebenniere bei Belastung, Reiz, „Stress" (Allgemeines) 515
    2. Beispiele für „Stress"-Wirkungen 517
        a) Allgemeine Bedeutung der Ernährung 517
        b) Hunger 517
        c) Vitaminmangel 528
            α) Vitamin B-Mangel S. 528. — β) Vitamin C-Mangel S. 530. — γ) Vitamin D-Überangebot S. 533. — δ) Vitamin E-Mangel S. 534.
        d) Die Wirkung des Durstes 534
        e) Muskelleistung 535
        f) Temperaturstress 537
            α) Kältestress S. 537. — β) Verbrennung S. 543. — γ) Wärmeversuche S. 544.
        g) Infektionen als „Stress" 544
            α) Ältere Arbeiten S. 544. — β) Untersuchungen über Nebennierenveränderungen bei einzelnen Infektionskrankheiten S. 545.
        h) Die Wirkung von Adrenalin auf die Nebenniere 551
        i) Histamin 554
        j) Die Wirkung weiterer Pharmaka (alphabetisch geordnet) auf die Nebenniere 554
        k) Die Stresswirkung von artfremdem Eiweiß 560
        l) Blutung als Stress 560
        m) Erniedrigung des Luftdrucks, Hypoxie, Anoxie 560
        n) Strahlenwirkungen und Nebenniere 561
        o) Schall als Stress 561
        p) Trauma, Schock, Schmerz usw. als Stress 561
        q) Die einseitige Adrenalektomie und die kompensatorische Hypertrophie 563
        r) Gravidität usw. als Stress 568
        s) Tumorwachstum als Stress 568
    3. Ergebnisse und Probleme der Stressuntersuchungen 569
    4. Über den Blutweg verlaufende Stresswirkung an der Hypophyse-Bremsung der Hypophysenvorderlappenaktivität auf humoralem Weg 574
    5. Aufnahme der Stresswirkung durch das periphere vegetative Nervensystem und Überleitung der nervösen Impulse auf das Nebennierenmark 577
    6. Einleitung zu Kapitel 7—10 584
    7. Die Wirkung der Hypophysektomie auf die Nebenniere 585

8. Das adrenocorticotrope Hormon des Hypophysenvorderlappens und seine Wirkung auf die Nebenniere 589
9. Anencephalie und Nebenniere, sowie Hypothesen über die Beziehungen zwischen Nervensystem und Nebennieren 599
10. Die Beziehungen zwischen Zirbeldrüse und Nebennieren 603
11. Einleitung zu den Kapiteln 12—16 604
12. Korrelationen zwischen Schilddrüse und Nebennierenrinde 604
    a) Die Wirkung einer Hypofunktion der Schilddrüse auf die Nebennierenrinde 604
    b) Die Wirkung einer Hyperfunktion der Schilddrüse auf die Nebennierenrinde 609
13. Korrelationen zwischen Schilddrüse und Nebennierenmark 612
    a) Die Wirkung einer Hypofunktion (bzw. der Thyreoidektomie) auf das Nebennierenmark 612
    b) Die Wirkung einer Hyperfunktion der Schilddrüse auf das Nebennierenmark 613
14. Die Beziehungen zwischen Epithelkörperchen und Nebennieren ... 613
15. Einleitung zu Kapitel 16—18 613
16. Spezielle Histophysiologie der Nebennierenrinde 614
    a) Das Verhalten der sudanophilen Stoffe 614
       α) Hungerversuche S. 614. — β) Vitamin B-Mangel S. 615. — γ) Vitamin C-Mangel S. 616. — δ) Durstversuche S. 616. — ε) Muskelleistung S. 616. — ζ) Kälteversuche S. 616. — η) Wärmeversuche S. 617. — ϑ) Infektionen S. 617. — ι) Adrenalin S. 617. — $\varkappa$) β-tetrahydronaphthylamin S. 617. — λ) Cyanverbindungen S. 618. — μ) Nitrofurazon S. 618. — ν) Pilocarpin S. 618. — ξ) Blutung S. 618. — o) Hypoxie usw. S. 618. — π) Strahlenwirkungen S. 618. — ϱ) Kompensatorische Hypertrophie S. 618. — σ) Gravidität usw. S. 618. — τ) Operation usw. S. 619. — υ) Allgemeiner Stress S. 619. — φ) Nerveneinfluß auf Lipoidmenge S. 620. — χ) Bremsung der ACTH-Wirkung durch Zufuhr von Rindensteroiden S. 620. — ψ) Hypophysektomie S. 620. — ω) ACTH S. 621. — $\alpha\alpha$) Thyreoidektomie, Thiouracil, Hypothyreoidismus S. 621. — $\beta\beta$) Hyperthyreoidismus, Thyroxin usw. S. 622. — $\gamma\gamma$) Veränderungen des Kohlenhydratstoffwechsels S. 622. — $\delta\delta$) Elektrolytveränderungen S. 622. — $\varepsilon\varepsilon$) Jahreszeitliche Einflüsse, Winterschlaf S. 623. — $\zeta\zeta$) Tumorwachstum S. 623. — $\eta\eta$) Allgemeine Vorstellungen über die Bedeutung der Rindenlipoide und über die Lipoidsekretion S. 623.
    b) Doppeltbrechende Lipoide 627
       α) Hungerversuche S. 627. — β) Vitamin B_1-Mangel S. 627. — γ) Infektionen S. 627. — δ) Hypophysektomie S. 627. — ε) ACTH S. 628. — ζ) Thyreoidektomie, thyreostatische Substanzen S. 628. — η) Hyperthyreoidismus, Thyroxin S. 628. — ϑ) Allgemeine Vorstellungen über die Bedeutung der doppeltbrechenden Rindenlipoide, Lipoidsekretion S. 629.
    c) Cholesterin (-Verbindungen) 630
       α) Hungerversuche S. 630. — β) Vitamin C-Mangel S. 630. — γ) Durstversuche S. 630. — δ) Muskelleistung S. 630. — ε) Kälteversuche S. 631. — ζ) Infektionen S. 631. — η) Adrenalin S. 631. — ϑ) Histamin S. 632. — ι) Verschiedene Pharmaka S. 632. — $\varkappa$) Anoxie, Unterdruck usw. S. 632. — λ) Trauma usw. S. 632. — μ) Kompensatorische Hypertrophie S. 632. — ν) Strahlenwirkungen S. 632. — ξ) Allgemeiner Stress S. 632. — o) ACTH-Wirkung S. 633. — π) Hyperthyreoidismus S. 633. — ϱ) Einflüsse vom Kohlenhydratstoffwechsel auf das Rindencholesterin S. 633. — τ) Jahreszeitliche Einflüsse S. 634. — υ) Gravidität usw. S. 634. — φ) Allgemeine Vorstellungen über die Bedeutung des Rindencholesterins, über das Verhältnis zu den biologisch aktiven Rindensubstanzen S. 634.
    d) Ascorbinsäure 636
       α) Hungerversuche S. 636. — β) Vitaminmangel S. 637. — γ) Durstversuche S. 637. — δ) Kälteversuche S. 638. — ε) Wärmeversuche S. 638. — ζ) Infektionen und andere Erkrankungen S. 638. — η) Adrenalin S. 638. — ϑ) Histamin S. 638. — ι) Die Wirkung verschiedener

Inhaltsverzeichnis. XIII

Pharmaka auf die Nebenniere S. 638. — ϰ) Hämorrhagie S. 639. — λ) Hypoxie, Anoxie S. 639. — μ) Trauma, Schock S. 639. — ν) Allgemeine Stresswirkungen auf den Ascorbinsäuregehalt der Nebennierenrinde S. 639. — ξ) Die Wirkung von Nebennierenrindensteroiden auf die Ascorbinsäure der Nebenniere S. 641. — o) Die Wirkung der Hypophysektomie nach der ACTH-Zufuhr S. 641. — π) Hyperthyreoidismus S. 643. — ϱ)Allgemeine Vorstellungen über die Bedeutung der Ascorbinsäure für die Aktivität der Nebennierenrinde S. 643.

e) Carbonyllipoide 645
    α) Plasmalreaktion S. 645. — β) „Ketosteroid"-Veränderungen S. 646.

f) Fluorescenz 646

g) Histochemische Enzymreaktionen 646

h) Transformationen innerhalb der Nebennierenrinde 646

i) Hypertrophie (Hyperplasie) der Nebennierenrinde 650
    α) Hungerversuche S. 650. — β) Vitaminmangel S. 650. — γ) Muskelleistung S. 651. — δ) Kälteversuche S. 651. — ε) Die Wirkung von Infektionen auf die Nebennierenrinde S. 651. — ζ) Die Wirkung verschiedener Pharmaka auf die Nebennierenrinde S. 652. — η) Die Wirkung von Anoxie und Hypoxie auf die Nebennierenrinde S. 652. — ϑ) Strahlenwirkungen S. 652. — ι) Schock usw. S. 652. — ϰ) Kompensatorische Hypertrophie S. 652. — λ) Gravidität usw. S. 652. — μ) Elektrolytwirkungen S. 652. — ν) Die Wirkung eines Stress auf die Morphokinese der Nebennierenrinde S. 653. — ξ) Bremsung der Hypertrophie durch Verabreichung von Rindensteroiden, DOCSTA, usw. S. 653. — o) Hypophysektomie S. 653. — π) Die ACTH-Wirkung auf die Nebennierenrinde S. 654. — ϱ) Schilddrüsenwirkungen S. 654. — σ) Regenerationsvorgänge nach Nebennierentrauma S. 655.

k) Atrophie der Nebennierenrinde, Zelluntergang in der Nebennierenrinde 656

l) Hyperämie, Hämorrhagie in der Nebennierenrinde 657

m) Pigmentveränderungen 658

n) Siderophilie und Tannophilie 659

o) Zell- und Kernveränderungen 659

p) GOLGI-Apparat, Mitochondrien, Sekretgranula 660

q) Physiologische Rindenaktivitätsprüfungen 660

17. Spezielle Histophysiologie des Nebennierenmarkes 661
    a) Zeichen der Sekretion in Markzellen 661
    b) Beziehungen der Markzellensekretion zu den Blutgefäßen .. 663
    c) Beziehungen der Markzellensekretion zu den Lymphgefäßen 666
    d) Beziehungen der Markzellensekretion zu den Nervenscheiden 666
    e) Verhalten der Ascorbinsäurereaktion im Nebennierenmark . 667
    f) Hypertrophie, Hyperplasie des Nebennierenmarkes 667
    g) Dynamik der „hellen" und „dunklen" Markelemente 667
    h) Reaktive Veränderungen der Zellgröße, Zellkerne, Nucleolen und Zellorganellen 668
    i) Phäochromocytom 668
    j) Veränderungen des Nebennierenmarkes bei Stress 669
    k) ACTH-Wirkung 672
    l) Schilddrüse und Nebennierenmark 672

18. Versuche einer funktionellen Unterteilung der Nebennierenrinde ... 672

19. Die Wirkung der Adrenalektomie 678

20. Zur Frage der Wechselbeziehungen zwischen Rinde und Mark 685

21. Beziehungen der Nebennieren zum Blutbild, lymphatischen Organen und Thymus 688

22. Über Beziehungen zwischen Nebennieren und Inselapparat des Pankreas 694
    a) Die Wirkung des Insulins auf die Nebenniere 694
    b) Alloxandiabetes und Nebenniere 695

23. Beziehungen zwischen Nebenniere und Niere 696

24. Die Beziehungen zwischen Nebennieren und Sexualorganen 698
    a) Allgemeines 698
    b) Sexualdimorphismus der Nebennieren 699

c) Beziehungen zwischen Nebennieren und männlicher Keimdrüse . . . 707
d) Die sog. X-Zone der Maus (HOWARD-MILLER 1927); analoge bzw.
   homologe Bildungen 709
e) Die Veränderungen der Nebennieren während des sexuellen Cyklus
   beim weiblichen Geschlecht 724
f) Nebennierenrinde und Corpus luteum 727
g) Nebennieren und Gravidität 730
   α) Die Veränderungen der Nebennieren bei der Gravidität S. 730.—
   β) Verhalten der Corticoide usw. während der Schwangerschaft
   S. 735. — γ) Adrenalektomie bzw. Nebenniereninsuffizienz und Gravidität S. 735. — δ) Adrenalsystem und Gravidität S. 736.
h) Nebenniere und Brustdrüse (Lactation) 737
i) Die Nebennieren im Klimakterium 739
k) Nebennieren nach Kastration 741
   α) Allgemeines S. 741. — β) Nebennieren nach Ovariektomie
   S. 741. — γ) Die Nebennieren nach Exstirpation der männlichen Keimdrüsen S. 745.
l) Die Wirkung oestrogener Stoffe auf die Nebenniere 750
m) Die Wirkung von Progesteron auf die Nebenniere 756
n) Die Wirkung von Gonadotropin auf die Nebenniere 757
o) Die Wirkung androgener Substanzen auf die Nebenniere 757
p) E-Avitaminose und Nebenniere 759
q) Die Wirkung der Nebennierenrindeninsuffizienz auf die männlichen
   Sexualorgane 759
r) Die Wirkung der Nebennierenrindeninsuffizienz auf die weiblichen
   Sexualorgane 759
s) Der Einfluß von Nebennierenwirkstoffen auf die männlichen Sexualorgane 760
t) Der Einfluß von Nebennierenwirkstoffen auf die weiblichen Sexualorgane 760
u) Adrenogenitales Syndrom 760
v) Nebennieren und Integument 761
25. Die biologische Stellung der Nebenniere 761
Literatur 769

Neurosekretion. Von Professor Dr. E. SCHARRER und Dr. B. SCHARRER, Denver, Colorado, USA. Mit 71 Abbildungen 953

Vorbemerkung 953
I. Einleitung 953
   A. Die Entwicklung des Begriffs der Neurosekretion 954
   B. Die Rolle des Analogiebegriffes im Studium der Neurosekretion 955
II. Morphologie neurosekretorischer Zellen 956
   A. Untersuchungsmethodik 956
   B. Der Neuronencharakter der neurosekretorischen Zellen 958
   C. Der Sekretionsprozeß 959
      1. Die Sekretgranula 959
      2. Der Sekretionscyclus 962
      3. Die Sekretabgabe 964
         a) Direkte Abgabe in die Blutbahn 964
         b) Sekretion in den Ventrikel 964
         c) Abwanderung entlang den Nervenfasern 965
   D. Die Rolle der Zellbestandteile in der Sekretbereitung 975
      1. Die NISSL-Substanz 975
      2. Das basophile Cytoplasma 976
      3. Der Kern 976
      4. Der GOLGI-Apparat 977
      5. Die Mitochondrien 979
   E. Cytochemie 979
   F. Beziehungen der neurosekretorischen Zellen zu den Gefäßen 980

Inhaltsverzeichnis.

	Seite
G. Beziehungen zwischen neurosekretorischer Aktivität und Alter, Geschlecht, Jahreszeit und anderen Faktoren	984
H. Terminologie	986
III. Vorkommen neurosekretorischer Zellen	987
A. Abgrenzung und Kriterien	987
B. Beschreibung neurosekretorischer Zellgruppen	990
1. Wirbeltiere	990
a) Mensch	991
b) Säugetiere	996
c) Vögel	1001
d) Reptilien	1001
e) Amphibien	1004
f) Fische	1006
α) Knochenfische S. 1007. — β) Selachier S. 1009. — γ) Cyclostomen S. 1012.	
2. Wirbellose Tiere	1013
a) Arthropoden	1013
α) Crustaceen S. 1013. — β) Xiphosuren S. 1016. — γ) Onychophoren S. 1016. — δ) Insekten S. 1017.	
b) Mollusken	1020
c) Würmer	1023
IV. Physiologie der Neurosekretion	1023
A. Spezielle funktionelle Bedeutung neurosekretorischer Zellgruppen	1023
1. Wirbeltiere	1024
a) Beziehungen der neurosekretorischen Zellgruppen des Hypothalamus zum Hypophysenhinterlappen	1025
b) Revision der auf den Hypophysenhinterlappen bezüglichen Anschauungen	1031
c) Beziehungen zum Hypophysenvorderlappen	1034
2. Wirbellose Tiere	1035
a) Xiphosuren und Crustaceen	1035
b) Insekten	1038
c) Mollusken und Würmer	1041
3. Vergleich der neurosekretorischen Systeme bei Wirbeltieren und Wirbellosen	1042
B. Allgemeine Bedeutung der Neurosekretion	1047
V. Schluß	1049
Literatur	1050
Namenverzeichnis	1067
Sachverzeichnis	1130

o) ACTH-Wirkung.

ABELIN (1943) fand, daß die Injektion eines Auszuges aus dem Hypophysenvorderlappen die Nebenniere einer mit Zucker gefütterten *Ratte* praktisch cholesterinfrei macht. Es bleibt nur das sog. „Organcholesterin" in einer Menge von 0,2—0,4% zurück; das ganze abgelagerte Cholesterin verschwindet (Abb. 244).

Mit gereinigtem ACTH-Präparat konnte die Dynamik der chemischen Konstituenten der Rindenzellen, vornehmlich des Cholesterins und der Ascorbinsäure unter dem Einfluß des Hormons erneut geprüft werden (SAYERS, SAYERS, FRY, WHITE und LONG 1944, SAYERS, SAYERS, LIANG und LONG 1946, LONG 1947, SAYERS und SAYERS 1948, DEANE, SHAW und GREEP 1948, DUCOMMUN und MACH 1949, BRØCHNER-MORTENSEN, GEORG, HAMBURGER, SNORRASON, SPRECHLER, VIDEBAEK und WITH 1949). Übereinstimmend stellen die Untersucher fest, daß als erste ACTH-Wirkung in der Nebennierenrinde ein Abfall der Sudanophilie, des Cholesteringehaltes und des Ascorbinsäuregehaltes zu beobachten ist (Phase der Diaprasie).

Binnen 3 Std fällt der Cholesteringehalt der Nebennierenrinde *(Ratte)* nach einer einzigen Dosis von ACTH auf 50% des Normalwertes. Das würde bedeuten, daß die Nebenniere in dieser Zeit 1—1,5 mg Cholesterin umsetzt (SAYERS, SAYERS, LIANG und LONG 1945, 1946).

Nach 12 Std beginnt das Cholesterin sich wieder anzureichern, nach 24 Std hat es die Ausgangskonzentration erreicht (SAYERS, SAYERS, FRY, WHITE und LONG 1944, GEMZELL 1948, SAYERS und SAYERS 1949, SAYERS 1950; Abb. 233, S. 560). DOUGHERTY und WHITE (1947) beobachten nach mehreren ACTH-Injektionen eine Zunahme des Cholesterins über die Norm. Zugleich kommt es zur Hypertrophie der Nebennierenrinde. Die Phase der Anhäufung von Cholesterin und Ascorbinsäure (Enchosis) in einer hypertrophierten Drüse kann der Periode einer „gekreuzten" Resistenz entsprechen, d. h. der Verstärkung der Resistenz, welche gegen einen anderen Stress bereits erreicht war.

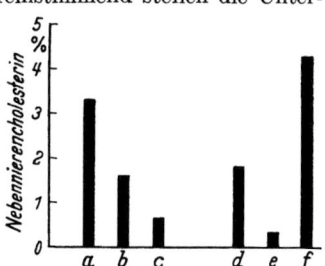

Abb. 244a—f. Beeinflussung des Cholesteringehaltes der Nebenniere von *Ratten* durch Hormone. a Normaler Durchschnittsgehalt 3,35% (absolut 1,16 mg). b Nach intraperitonaealer Injektion eines NaCl-haltigen Auszuges aus dem Hypophysenvorderlappen: 1,63%. c Nach intraperitonaealer Injektion eines NaCl-haltigen Auszuges aus dem Hypophysenvorderlappen und Verfütterung von Rohrzucker: 0,68%. d Nach intramuskulärer Injektion von Thyroxin: 1,81%. e Nach kombinierter Behandlung mit intraperitonaealer Injektion des Hypophysenvorderlappenextraktes, intramuskulärer Injektion von Thyroxin und Fütterung mit Rohrzucker: 0,33%. f Nach intramuskulärer Behandlung mit Thyroxin und intraperitonaealer Injektion von Auszügen aus dem Thymus 4,26%.
Aus ABELIN und BRACKER 1946.

π) Hyperthyreoidismus.

PARHON und WERNER (1931) beobachteten nach Verabreichung von Schilddrüsensubstanz eine Zunahme des Cholesterins in der Nebennierenrinde.

Besonders eingehend haben sich ABELIN und Mitarbeiter mit der Wirkung der Schilddrüse auf das Nebennierencholesterin auseinandergesetzt (s. hierzu auch S. 609).

Im Grunde kommt es bei einer Rindenbeanspruchung, d. h. bei akuter vermehrter Abgabe von Rindensteroiden stets zum Absinken des Cholesteringehaltes der Nebenniere (ABELIN 1943). Einige Stunden nach Zufuhr von Kohlenhydrat wird in der Leber reichlich Glykogen abgelagert. Zur gleichen Zeit sinkt der Cholesteringehalt der Nebenniere merklich ab, im Durchschnitt um 25%, in vielen Einzelfällen aber stärker. Bei der Glykogenspeicherung in der Leber wird also das Nebennierencholesterin mitbeansprucht. In gleichem Sinn spricht die Tatsache, daß bei gleichzeitiger Zufuhr von Zucker und von 3—5 mg Corticosteron keine Cholesterinabnahme in der Nebenniere erfolgt. Fett und Eiweiß scheinen keinen sofortigen Einfluß auf den Cholesteringehalt der Nebenniere auszuüben.

Auch das Hormon der Schilddrüse setzt den Cholesteringehalt der Nebenniere herab, aber nicht so stark wie das Hypophysenvorderlappenhormon. Die Cholesterinabnahme beträgt 30—40% der Norm. Hyperthyreoidisierte Tiere reagieren im übrigen viel intensiver auf den Zuckerreiz.

Zusammengefaßt ergibt sich bezüglich der Rolle des Cholesterins in der Nebennierenrinde etwa folgendes: Lange Zeit wurde das Cholesterin der Nebenniere als relativ träge Substanz angesehen. Neuerdings müssen wir umgekehrt schließen, daß wir es mit einem sehr reaktionsfähigen Stoff zu tun haben, dessen Empfindlichkeit zahlreichen Eingriffen gegenüber etwa mit der Ansprechbarkeit des Leberglykogens verglichen werden kann (ABELIN).

ϱ) Einflüsse vom Kohlenhydratstoffwechsel auf das Rindencholesterin.

Vergleiche die Arbeiten von ABELIN, die oben im Zusammenhang mit der Schilddrüsenwirkung besprochen wurden (Abschnitt π).

Hinzugefügt sei, daß bei alloxandiabetischen *Ratten* mit vermutlich gesteigerter Rindenaktivität das Cholesterin in den Rindenzellen vermindert ist (PINCUS, SCOLA und ELMADJIAN 1950). Weitere Angaben s. S. 695 f.

τ) Jahreszeitliche Einflüsse.

Nach TORGERSEN (1940, s. a. S. 623) enthält die Nebennierenrinde des *Kaninchens* in den Wintermonaten geringere Mengen von doppeltbrechenden Substanzen, in erster Linie wohl von Cholesterin, als im Sommer.

v) Gravidität usw.

Siehe Bemerkung S. 618.

φ) Allgemeine Vorstellungen über die Bedeutung des Rindencholesterins, über das Verhältnis zu den biologisch aktiven Rindensubstanzen.

Zu Beginn unseres Jahrhunderts standen sich zwei Anschauungen gegenüber (KOLOSSOW 1927). CHAUFFARDs Hypothese (1902ff.) besagte, daß in der Nebennierenrinde eine Neubildung von Cholesterin und eine Sekretion je nach dem allgemeinen Bedarf stattfinde („Sekretionstheorie"). CHAUFFARD sprach von der Nebenniere als einer „Glande lipidogène".

CAZZANIGA (1922) wertet das Cholesterin als eine Art Sekret der Nebenniere, welches aktiv in die Stoffwechselfunktion eingreift; allerdings denkt er in erster Linie an einen Einfluß auf den speziellen Cholesterinstoffwechsel bzw. an einen Zusammenhang mit der Markscheidenreifung der Nerven (s. S. 603).

ASCHOFF (1910ff.) und seine Schüler betrachteten dagegen die *Nebenniere als ein Depotorgan für Cholesterin* und stellten die Infiltrationshypothese auf. In ähnlichem Sinn äußerten sich HUECK (1912, 1914), WACKER und HUECK (1913), LANDAU (1915), LANDAU und MCNEE (1914), ROTHSCHILD (1915), PONOMAREW (1914), KRYLOW (1914).

GOORMAGHTIGH (1922) knüpfte dagegen an die älteren französischen Arbeiten an und meint, daß der Nebennierenrinde zwei Drüsenfunktionen zukommen, 1. die der *Cholesterinbildung*, 2. die *Produktion siderophiler und pigmentierter Stoffe*. Die erste Funktion soll in den äußeren $^7/_8$ der Rinde vor sich gehen. Hinsichtlich der Wirkung des Cholesterins greift GOORMAGHTIGH auf die alte Toxinbindungshypothese zurück. HOERR (1936c) hat sich kritisch über diese Vorstellungen ausgesprochen. Er findet das Lipoidbild der normalen Nebennierenrinde zu stabil, als daß man daraus Lipoidsekretion ablesen könnte. Inzwischen ist zur Dynamik der Lipoide, speziell des Cholesterins, so viel neues Material zusammengetragen worden, daß wir HOERR nicht mehr beipflichten können. Schon KATO (1938) weist auf die *Labilität des Cholesterins* in der Rinde hin.

Die Beziehung des Cholesterins zur Sudanophilie wird verschieden beurteilt. SAYERS (1950) hält auf Grund der Veränderungen der Sudanophilie Schlüsse auf die Cholesterindynamik für möglich. Es ist aber immer wieder zu bedenken, daß mit histochemischen Mitteln nur ein Teil der Fettstoffe dargestellt werden kann (S. 295ff.). Das gilt in besonderer Weise für das Cholesterin (S. 297).

SKELTON, FORTIER und SELYE (1949) haben auf der anderen Seite auch behauptet, Intensität der Sudanophilie und Cholesterinkonzentration gingen nicht immer parallel. Cholesterinabfall bedeutet eventuell keine Veränderung des Neutralfettgehaltes (POPJACK 1944) und der Phosphorlipoide (KNOUFF, BROWN und SCHNEIDER 1941, LUDEWIG und CHANUTIN 1946).

Im allgemeinen wird das *Cholesterin als ein Reservematerial für die biologisch wichtigen Rindensteroide* angesehen bzw. als ein Rohstoff. Bei der Abgabe von Rindensteroiden wird Cholesterin verbraucht (ZWEMER 1936, FRIESEN 1936, BLOCH 1945, SAYERS, SAYERS, LIANG und LONG 1946, YOFFEY und BAXTER

1949 u. a.). Nach MILLER und RIDDLE (1942a) sollen die Rindenhormone (= wasserunlösliche Ketone) in den Lipoiden liegen. Unter normalen Verhältnissen sei der Bedarf an diesen Hormonen nicht ausgesprochen groß.

ROGERS und WILLIAMS (1947), die das Cholesterin ebenfalls für Rohmaterial der Rindensteroide halten, warnen auf Grund ihrer Untersuchungen an normalen lipoidarmen menschlichen Nebennieren mit Recht davor, aus den Cholesterinveränderungen zu weitgehende Schlüsse auf die Menge, Sekretion usw. der Rindensteroide zu ziehen. Als histochemische Reaktionen verwandten die Autoren den Phenylhydrazintest, Sudan IV, Doppelbrechung, Fluorescenz. Wenn sie diese Reaktionen im wesentlichen auf das Cholesterin bezogen, bekamen sie relativ gute Übereinstimmung mit der chemischen Cholesterinbestimmung. Da die Nebennierenrinde etwa 5000mal soviel Cholesterin enthält wie Nebennierenrindenhormon und da angenommen werden kann, daß das Verhältnis der beiden Konzentrationen nicht konstant ist, sondern vielmehr bei cholesterinarmen Nebennieren ein erhöhter Gehalt an Rindenhormon zu erwarten ist, sind alle die genannten Reaktionen nicht geeignet, Rückschlüsse auf den Hormongehalt der Nebennierenrinde zu erlauben.

YOFFEY und BAXTER (1949) haben bezüglich der Bedeutung der Cholesterinveränderungen folgende Überlegungen angestellt: Für eine *Verwendung des Cholesterins beim Aufbau von Rindensubstanzen* spricht die Beobachtung, daß 6 Std nach Injektion von ACTH ein starker Abfall des Cholesterins in der Rindenzelle mit Regelmäßigkeit erwartet werden kann. Wurden andererseits Rindensubstanzen künstlich zugeführt, dann stiegen alle die Reaktionen in ihrer Intensität an, welche man heute auf die Anwesenheit von Cholesterin im Schnitt bezieht. Bei länger fortgesetzter Verabreichung von Rindensubstanzen kommt allerdings eine Schädigung der Rindenzellen in Betracht.

Auch BROCHNER-MORTENSEN, GEORG, HAMBURGER, SNORRASON, SPRECHLER, VIDEBAEK und WITH (1949), LONG (1950) und G. SAYERS (1950) sehen das Cholesterin als einen Vorläufer der Rindensteroide an. Die offenbar ziemlich plötzliche *Umwandlung des Präcursorstoffes in wirksame Rindensteroide* wird in verschiedenen chemischen Arbeiten neueren Datums angenommen (s. u.).

Einen Einwand gegen die Cholesterinpräcursorhypothese macht ALPERT (1950, vgl. auch S. 332). Da weder in der Nebenniere des *Goldhamsters* eine eindeutige Sudanophilie vorhanden ist, noch ein Cholesterinnachweis normalerweise glückt, meint er, daß sudanophiles Material wie Cholesterin nur eine sekundäre Beziehung zu den Rindensteroiden haben können. Allerdings macht der Autor noch folgende Einschränkung. Wenn die Präcursorhypothese richtig ist, dann könnten die Verhältnisse in der Rinde des *Goldhamsters* vielleicht so liegen, daß das Cholesterin zu schnell für die Hormonbereitung verbraucht wird, als daß es überhaupt die zum histochemischen Nachweis unerläßliche Konzentration von etwa 0,5% zu erreichen vermöchte.

Einige Hinweise auf chemische Beobachtungen mögen diese Überlegungen abschließen. Nach SRERE, CHAIKOFF und DAUBEN (1948) wird Cholesterin von Nebennierenrindengewebe in vitro synthetisiert. Damit wäre die alte Frage, ob das Cholesterin als Fertigprodukt von der Nebenniere aufgenommen und gespeichert wird (s. o. ASCHOFF 1910), oder ob es in der Rindenzelle erst gebildet wird (s. o. CHAUFFARD, Glande lipidogène), zugunsten der zweiten Alternative entschieden, es sei denn, beide Möglichkeiten würden sich nicht ausschließen, was ich für das Wahrscheinlichste halte (s. Fütterungen mit Cholesterin, S. 517).

Hier soll kurz auf einen technischen Einwand eingegangen werden. Wenn die Veränderungen des Cholesteringehaltes immer auf die Rinde bezogen werden, so ist dies bei histochemischen Präparaten selbstverständlich in den Grenzen histochemischer Technik ohne weiteres erlaubt, nicht jedoch, wenn mit chemischen Methoden gearbeitet wird. Nun wird bei kleineren Versuchstieren tatsächlich zumeist das *ganze* Organ der chemischen Analyse zugeführt. Es sind aber genügend getrennte Analysen von Rinde und Mark durchgeführt worden, nach denen die Cholesterinveränderungen unter Stress usw. allein in der Rinde auftreten (SAYERS, SAYERS, LIANG und LONG 1946).

Auch *das Problem der Weiterverwandlung des Cholesterins zu biologisch aktiven Corticoiden* ist von den Chemikern in den letzten 10 Jahren bearbeitet worden. Manches spricht dafür, daß das Cholesterin die Quelle für die Gallensäuren (BLOCH, BOREK und RITTENBERG 1942), Cholestenon (ANKER und BLOCH 1947) und Progesteron ist (BLOCH 1945). VESTLING und LATA (1951) prüften die Umwandlungsmöglichkeit von Cholesterin zu anderen Steroiden in vitro.

Zunächst wurde das Cholesterin nicht als Vorläufer des Rindenhormons angesehen, weil es in vitro schwierig ist, Sauerstoffatome an das C_{11} oder C_{17} des Cyclopentaphenathrenringes zu bringen. Nachdem aber nachgewiesen wurde, daß die durchströmte Nebenniere Sauerstoff an C_{11} binden kann (HECHTER, JACOBSEN, JEANLOZ, LEVY, MARSHALL, PINCUS und SCHENKER 1949), sind diese Einwände wohl hinfällig geworden.

Immer wieder ist der Befund *paralleler Veränderungen* — sowohl synchroner Diaprasie wie Enchosis — an *Cholesterin und Ascorbinsäure* in den Rindenzellen unter Stress demonstriert worden (SAYERS, SAYERS, LIANG, LONG 1946, KNOUFF und HARTMAN 1951). Cholesterin und Ascorbinsäure müssen gemeinsam bei der Produktion der Rindenstoffe beteiligt sein. Indessen ist ihre Verkettung noch recht dunkel.

ZWEMER und LOWENSTEIN (1940a) haben das entscheidende Rindenprodukt als ein wasserlösliches Glykosid angesehen, vielleicht ein Steroid in Verbindung mit Ascorbinsäure. Nach Angabe dieser Autoren ist es möglich, daß Strophanthin und andere Herzglykoside, die sich chemisch nicht allzusehr von Rindensteroiden unterscheiden, das Leben adrenalektomierter Tiere wenn auch nicht erhalten, so doch jedenfalls verlängern. ZWEMER und LOWENSTEIN (1940a, b) zeigten ferner, daß diese Glykoside eine Atrophie der Spongiocyten und der inneren Rindenschicht verursachen.

In Abwesenheit des Hypophysenvorderlappens beeinflußt ein Stress die Cholesterinkonzentration der Nebennierenrinde nicht mehr (INGLE 1938c, SAYERS, SAYERS, LIANG und LONG 1945). Die Rinde produziert gleichwohl in minimaler Menge weiter biologisch aktive Steroide. Die Konzentration des Cholesterins in den Rindenzellen kann nach einer Hypophysektomie sogar etwas ansteigen (SAYERS, SAYERS, FRY, WHITE und LONG 1944, PATT, SWIFT, TYREE und STRAUBE 1948).

Einige besondere Stressreaktionen seien abschließend genannt. Bei *Ratten*, welche mit B. tularense infiziert wurden, kann ein normaler Ascorbinsäurespiegel mit einer extrem niedrigen Cholesterinkonzentration der Rinde vergesellschaftet sein (PINCHOT, CLOSE und LONG 1948). Setzt man Tiere etwa 5 Std lang einem erniedrigten atmosphärischen Druck aus, dann tritt ein deutlicher Abfall der Nebennierencholesterinkonzentration ein, aber nur relativ geringe Veränderungen des Ascorbinsäuregehaltes (TEPPERMAN, TEPPERMAN, PATTON und NIMS 1947).

d) Ascorbinsäure.
α) Hungerversuche.

DEANE und MORSE (1948, *Ratte*) fanden die Ascorbinsäurekonzentration bei längerem Hungerstress in der Nebennierenrinde praktisch unverändert. Auch in den Sinusoiden fanden sich Silbergranula (Abb. 216, S. 522). Eine beträchtliche Menge reduzierender Stoffe blieb selbst dann in den Rindenzellen, wenn sudanophile und doppelbrechende Lipoide aus der Fasciculata und Reticularis nach 12tägigem Hungern verschwunden waren. Unmittelbar nach einer ACTH-Injektion dagegen verschwindet die Ascorbinsäure aus den Sinusoiden der Nebennierenrinde und nimmt in den Zellen der Fasciculata und Reticularis ab (s. auch Abb. 247, S. 640).

Daß bei der Produktion und Abgabe von Rindensteroiden Ascorbinsäure in irgendeiner Weise *verbraucht* wird, geht aus weiteren Hungerversuchen an *Meerschweinchen* von McKEE, GOBBEY und GEIMAN (1949) hervor. Bei hungernden *Meerschweinchen* fällt das Leberglykogen ab. Nach Verabreichung von Rindenhormon steigt es wieder an. Bei skorbutischen *Meerschweinchen* ist der Glykogengehalt der Leber schon ohne Hungern erniedrigt, woraus die Verfasser schließen, daß der Vitamin C-Mangel sich ungünstig auf die Hormonproduktion in der Nebennierenrindenzelle auswirkt. Indessen wurde auch eine Hemmung der Insulinproduktion bei Ascorbinsäuremangel erörtert (BANERJEE 1943), ferner eine Störung der Glykogensynthese (MURRAY 1950). Die Beziehungen zwischen Ascorbinsäure und Kohlenhydratstoffwechsel sind noch nicht geklärt (BICKNELL und PRESCOTT 1946).

HAASE (1951) hat die Veränderungen des Ascorbinsäuregehaltes der Nebennierenrinde bei hungernden *Meerschweinchen* nach dem *zeitlichen Ablauf* genauer untersucht (Einzelheiten s. S. 526). Inwieweit bei Hungerversuchen der Vitaminmangel eine Rolle spielt, ist nicht leicht zu entscheiden. HAASE versuchte zumindest den Skorbutfaktor durch künstliche Zufuhr von Vitamin C auszuschalten.

β) Vitaminmangel.

SKELTON (1950) sah nach *Thiaminmangel* bei *Ratten* unter anderem (S. 529) eine Abnahme der Ascorbinsäure in der Nebennierenrinde.

GALVAO und CARDOSO (1934) haben die Nebennierenrinde skorbutkranker *Meerschweinchen* histochemisch untersucht. Bei Verabreichung einer Vitamin C-freien Kost sahen die Autoren nach 20—28 Tagen das vollausgeprägte Skorbutbild. Bei den Skorbuttieren blieb in Rinde und Mark die Schwärzung mit $AgNO_3$ aus.

Mit chemischer Analyse untersuchten EULER und MALMBERG (1935, 1936) die Ascorbinsäureverhältnisse beim skorbutischen *Meerschweinchen* (S. 530). Die Ascorbinsäure soll besonders in der Rinde verankert sein. Zwischen dem 20.—26. Tag der ascorbinsäurefreien Ernährung treten die typischen Skorbutzeichen auf. Dazu gehört ein eindeutig subnormaler Ascorbinsäuregehalt in den sonst an Ascorbinsäure besonders reichen Nebennieren (Normgehalt 0,8 mg je Gramm Nebenniere).

GIROUD, SANTA und MARTINET (1940), GIROUD, SANTA, MARTINET und BELLON (1940) konnten zeigen, daß der Rindenhormongehalt dem Vitamin C-Gehalt parallel geht, d. h. bei Skorbutkost rasch absinkt, nach Zufuhr von Vitamin C wieder ansteigt. LEOPOLD (1941) fand die Ascorbinsäurereaktion in Nebenniere und Milz skorbutischer *Meerschweinchen* negativ, im Zentralnervensystem nur abgeschwächt. Mit einer neueren Silbertechnik nach SMYTH, BIRGLEY und HILL (S. 390) fanden TUBA, HUNTER und OSBORNE (1946) bei skorbutischen *Meerschweinchen* nur mehr wenige Silbergranula in der Nebennierenrinde.

Die Bedeutung der Ascorbinsäure für die Leistung der Nebennierenrinde scheint nicht so groß zu sein, wie man zunächst annahm (LONG 1947, HYMAN, RAGAN und TURNER 1950). LONG kam zu dieser Auffassung, weil er nach Verabreichung von ACTH an skorbutkranke *Meerschweinchen* einen Abfall der Cholesterinmenge in den Rindenzellen und eine Lymphocytolyse (Rindensteroidwirkung) beobachtete, obwohl der Ascorbinsäuregehalt der Nebenniere bereits gleich Null war. Diese Feststellung spricht gegen die vermutete Rolle der Ascorbinsäure bei Produktion und Abgabe der Rindenhormone. Auch VOGT (1948) fand keinen Hinweis darauf, daß die Ascorbinsäure mit den Rindenhormonen im Blut in Zusammenhang steht. Hinzukommt, daß die Ausscheidung der Rindensteroide im Urin bei Skorbutpatienten offenbar nur wenig abfällt (DAUGHADAY, JAFFÉ und WILLIAMS 1948). STEPTO, PIRANI, CONSOLAZIO und BELL (1951) beobachteten bei Skorbut-*Meerschweinchen* zwar den typischen Abfall der Ascorbinsäure in der Nebennierenrinde, dagegen ging die Reduktion des Cholesterins viel langsamer vor sich. Die Autoren halten eher einen Zusammenhang zwischen Cholesterindynamik und Rindensteroidproduktion und -abgabe für wichtiger als zwischen Ascorbinsäuregehalt und Hormonproduktion der Rinde (vgl. auch TRAEGER, GABUZDA, ZAMCHECK und DAVIDSON 1950, EISENSTEIN und SHANK 1951).

γ) Durstversuche.

Über Ascorbinsäureveränderungen in der Nebenniere durstender *Meerschweinchen* berichtet HAASE (1952, S. 534).

δ) Kälteversuche.

Eine Diaprasie der Ascorbinsäure unter Kältestress zeigt Abb. 237, S. 567. JAILER (1950) versuchte mit Hilfe des Kältestress (u. a.) zu bestimmen, wann nach der Geburt die ACTH-Wirkung auf die Ascorbinsäure der Nebenniere beginnt (hierüber mehr S. 639, vgl. auch HAASE 1952).

ε) Wärmeversuche.

SAYERS und SAYERS (1947) erwähnen, daß der nach einem Hitzestress eintretende Abfall der Ascorbinsäure in der Nebennierenrinde durch Vorbehandlung der Versuchstiere mit Rindenextrakt oder kristallisierten Rindensteroiden verhindert werden kann.

ζ) Infektionen und andere Erkrankungen.

Über merkwürdige Unterschiede in der Reaktion der Ascorbinsäure der Nebennierenrinde nach Infektion mit *Plasmodium knowlesi* bzw. *Plasmodium gallinaceum* wurde auf S. 551 berichtet. — Nicht parallel verlaufende Reaktionen von Ascorbinsäure und Cholesterin in den Nebennierenrindenzellen bei Tularämie wurden ebenda erwähnt.

REISS (1949) beobachtete bei *Psoriasis* eine verminderte Ausscheidung von 17-Ketosteroiden bei gleichzeitiger allgemeiner Vitamin C-Erschöpfung.

SAVARD (1948) fand bei *Sarkommäusen* Rindenhypertrophie, Ascorbinsäureabfall und Thymusinvolution.

η) Adrenalin.

Der Abfall der Ascorbinsäure in der Nebennierenrinde nach Adrenalininjektion kann durch gleichzeitige Verabreichung von Rindensteroiden verhindert werden (LONG 1947c, SAYERS und SAYERS 1948). BOAS und JAILER (1949) fanden weder nach Gaben von ACTH noch von Adrenalin eine Veränderung der Ascorbinsäurekonzentration in der *Hühnchen*-Nebenniere.

Zur Klärung der Rolle des Adrenalins (unspezifischer Stress durch Adrenalin oder spezifische pharmakologische Wirkung?) hat GORDON (1950) die Veränderungen des Ascorbinsäuregehaltes der entmarkten regenerierenden Nebenniere als Test benutzt (S. 554). JAILER (1950) versucht, an Hand der Veränderungen des Ascorbinsäuregehaltes der Nebennierenrinde ganz junger *Ratten* zu bestimmen, wann der Adrenalinstress wirksam zu werden beginnt (Einzelheiten S. 554 und 639).

ϑ) Histamin.

ROTH und KWALE (1945) beobachteten Adrenalinausschüttung nach Histamininjektion, LONG und FRY (1945) u. a. an Ascorbinsäure und Cholesterin.

ι) Die Wirkung verschiedener Pharmaka auf die Nebenniere.

Nach Untersuchungen von BOWMAN und MUNTWYLER (1937, Äther), LAUBER, DUMKE und PATZSCHKE (1937, Äther, Chloroform) kommt es bei der Narkose zum Absinken des Vitamin C-Gehaltes der Nebenniere und anderer Organe. Dies soll aber nach RITZ, SAMUELS und ADDIS (1940), CH. REISS (1940) nur für tiefe Narkose zutreffen. FROMMEL, PIQUET, CUÉNOD und LOUTFI (1946c) untersuchten das Verhalten des Vitamin C bei Äther- bzw. Chloroformnarkose des *Meerschweinchens* chemisch (s. Abb. 229 u. 230, S. 555). — Über Vitamin C-Veränderungen bei *Bariumvergiftung* s. FROMMEL, PIQUET und CUÉNOD (1946c, S. 556). — *Benzolvergiftung (Meerschweinchen)*: Abgabe und Anreicherung der Ascorbinsäure erwähnt POUMEAU-DELILLE (1941, S. 556). — *Bleivergiftung* bewirkt unter anderem ein Sinken des Vitamin C-Gehalts der Nebenniere (HOLMES, CAMPBELL und AMBERG 1939, PILLEMER, SEIFTER, KÜHN und ECKER 1940, MARCHMONT-ROBINSON 1941, RAMEL und SCHENK 1942, KRAUT und LEHMANN 1942, LANG 1942/43, s. ferner FROMMEL, PIQUET und CUÉNOD 1946, S. 556.)

Über die besondere Bedeutung des *Formolstress* wurde auf S. 557f. berichtet. SELYE (1949) hat bereits makrochemisch eine Abnahme der Ascorbinsäure in der Nebennierenrinde bei Formolarthritis festgestellt. ROEPKE (1952) konnte diese Angabe histochemisch bestätigen (s. S. 557). BACCHUS (1951) beobachtete eine Hemmung der Stresswirkung bei Vorbehandlung der *Ratten* mit Ascorbinsäure. Dagegen bleibt die Ascorbinsäure wirkungslos auf die Nebennierenrinde, wenn man ACTH gibt.

Mit Solganal (*Gold*-Präparat) behandelte *Meerschweinchen* bekommen eine C-Hypovitaminose (s. a. FROMMEL, PIQUET, CUÉNOD und LOUTFI 1946c, S. 558). — *Nicotin*: Nach DE CARO und ROVIDA (1937), YUN und KIM (1938) soll das Vitamin C der Nebennierenrinde nach subcutanen Nicotininjektionen steigen.

χ) Hämorrhagie.

Ascorbinsäurebewegungen in der Nebennierenrinde nach Hämorrhagien schildern ENGEL, WINTON und LONG (1943), SAYERS und SAYERS (1948).

λ) Hypoxie, Anoxie.

Bei Hyp- und Anoxie ereignet sich anscheinend der verhältnismäßig seltene Vorgang, daß die Dynamik des Cholesterins und der Ascorbinsäure in den Rindenzellen nicht parallel verläuft. TEPPERMAN, TEPPERMAN, PATTON und NIMS (1947) beobachteten einen deutlichen Abfall der Cholesterinkonzentration in der Nebenniere, wenn man Versuchstiere 5 Std lang einem erniedrigten atmosphärischen Druck aussetzt. Der Ascorbinsäuregehalt dagegen soll sich kaum verändern.

μ) Trauma, Schock.

AGUIRRE und ARJONA (1949) beobachteten bei *anaphylaktischem Schock* keine Abnahme des Ascorbinsäuregehaltes der Nebenniere des *Meerschweinchens*.

ν) Allgemeine Stresswirkungen auf den Ascorbinsäuregehalt der Nebennierenrinde.

Unter den verschiedensten Stresseinwirkungen kommt es in der Nebennierenrinde (ebenso wie nach Verabreichung von ACTH) zum Abfall des Gehaltes an Ascorbinsäure und Cholesterin (SAYERS, SAYERS, FRY, WHITE und LONG 1944, LONG und FRY 1945, LEVIN 1945, SAYERS, SAYERS, LIANG und LONG 1946, LONG 1947, LUDEWIG und CHANUTIN 1947, SAYERS und SAYERS 1948, DUCOMMUN und MACH 1949, BRØCHNER-MORTENSEN, GEORG, HAMBURGER, SNORRASON, SPRECHLER, VIDEBAEK und WITH 1949). Daß der Abgabe eine ACTH-Ausschüttung des Hypophysenvorderlappens zugrunde liegt, geht daraus hervor, daß die Ascorbinsäurereaktionen in der Nebennierenrinde nach Hypophysektomie in den meisten Fällen unter den Stresseinwirkungen ausbleiben.

Heftiger, aber kurzfristiger Stress ruft nach einer Diaprasie der Ascorbinsäure rasch deren Enchosis hervor, ohne daß eine morphokinetische Reaktion (Hypertrophie usw.) der Nebennierenrinde folgen müßte. Beispiele solcher Stresses wurden auf S. 619 aufgeführt.

Verändert sich das innere oder äußere Milieu langsam, dann kann die Stimulierung so verzögert ablaufen, daß der Ascorbinsäuregehalt der Nebennierenrinde unverändert bleibt. Im übrigen gelten hier die gleichen Überlegungen, die auf S. 619 dargelegt wurden (s. dort auch Literatur).

Intensiver, kontinuierlicher Stress bewirkt eine Diaprasie der Ascorbinsäure, die unmittelbar in die Exhaustion übergeht. Solche Vorgänge betreffende Literaturhinweise findet der Leser auf S. 619.

Einige besondere Stressreaktionen, bei welchen die Veränderungen an Ascorbinsäure und Cholesterin nicht parallel verlaufen, seien nunmehr erwähnt. Zu ihnen gehören die auf S. 551 skizzierten Beobachtungen von PINCHOT, CLOSE und LONG (1948) an mit B. tularense infizierten *Ratten*, ebenso die Feststellungen von TEPPERMAN, TEPPERMAN, PATTON und NIMS (1947) an Nebennieren von Tieren, die 5 Std lang in der Unterdruckkammer lebten. In beiden Fällen stand normalem oder geringgradig gesunkenem Ascorbinsäuregehalt ein Abfall der Cholesterinkonzentration gegenüber.

JAILER (1950) hat am Verhalten der Ascorbinsäure in der Nebenniere abzulesen versucht, *wann* nach der Geburt der unter Stress wirksame Vorderlappen-Rindenmechanismus eingespielt ist.

Infantile *Ratten* erhielten kurz nach der Geburt zum Teil 0,04 oder 0,05 mg Adrenalin subcutan und wurden 1—2 Std später getötet. Ein anderer Teil der Versuchstiere wurde bei 5° C 75—150 min gehalten. Ein 3. Teil bekam 0,50 bis 2,5 mg ACTH (ARMOUR) subcutan und wurde 80—120 min später getötet. Um eine Stresswirkung durch die Tötung zu verhindern, wurden die Tiere entweder dekapitiert oder intraperitoneal mit angewärmtem Nembutal (Barbitursäurepräparat) betäubt. Der Ascorbinsäuregehalt der Nebenniere wurde nach der Methode von ROE und KEUTHER (1943) mit Verwendung von 8 statt 15 cm³ Trichloressigsäure bestimmt.

Nach subcutaner Injektion von 0,05 mg Adrenalin trat bei 30% der Versuchstiere der Exitus ein. Bei einer Dosis von 0,04 mg kam es 2 min nach der Injektion

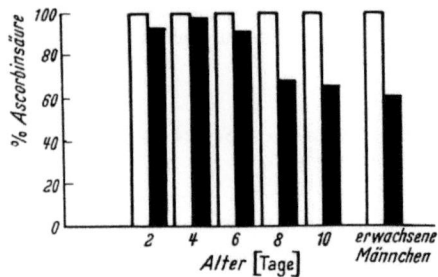
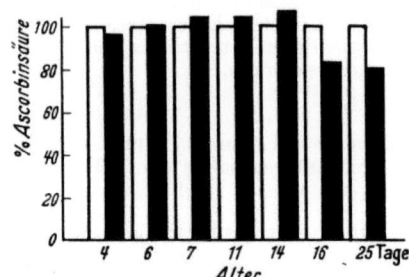

Abb. 245. Wirkung von Adrenalin auf den Ascorbinsäuregehalt der Nebennierenrinde ganz junger Ratten. □ Kontrolltiere, ■ Versuchstiere. Aus JAILER 1950.

Abb. 246. Wirkung der Kälte auf den Ascorbinsäuregehalt der Nebennierenrinde ganz junger Ratten. □ Kontrolltiere, ■ Versuchstiere. Aus JAILER 1950.

zum Abblassen der Hautfarbe und zu Krämpfen, d. h. eine beträchtliche Stresswirkung war erreicht. Aus Abb. 245 geht jedoch deutlich hervor, daß bei 2 bis 6 Tage alten Ratten kein Abfall der Ascorbinsäure in der Nebennierenrinde einsetzt. Erst bei 8 Tage alten Tieren kommt es zu einer etwa 30%igen Abnahme der Ascorbinsäure, bei 10 Tage alten Tieren zu einem 34%igen Abfall, bei erwachsenen Ratten-Männchen nach 0,1 mg Adrenalin zu einem 40%igen Abfall (vgl. auch LONG und FRY 1945, SAYERS und SAYERS 1948). Kälte wirkt sich als Stress erst aus, wenn die Tiere 16 Tage alt geworden sind (Abb. 246). Bei solchen wie bei 25 Tage alten Ratten kommt es zu einem Abfall der Ascorbinsäure von etwa 19%.

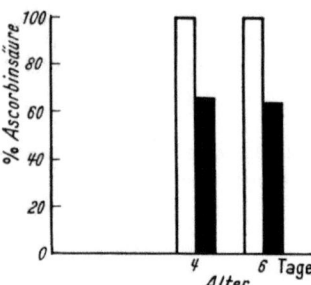

Abb. 247. Wirkung von Adrenocorticotropin auf den Ascorbinsäuregehalt der Nebennierenrinde ganz junger Ratten. □ Kontrolltiere ■ Versuchstiere. Aus JAILER 1950.

Nach ACTH-Injektion wird aber schon bei 4 bzw. 6 Tage alten Ratten (Abb. 247) ein 24- bzw. 37%iger Abfall der Ascorbinsäure in der Nebenniere beobachtet. Auch MOON (1940) erzielte mit einem nicht ganz reinen ACTH-Präparat bereits am 4. Lebenstag bei Ratten eine Vergrößerung der Nebenniere.

Da die Nebennierenrinde auf ACTH bereits sehr früh anspricht, schließt JAILER (1950) aus diesen Versuchen, daß die Hypophyse zu dieser Zeit noch nicht vom Adrenalin beeinflußt werden kann. Vom 8. Lebenstag an wird sie bei der Ratte dazu fähig. Erst von diesem Zeitpunkt an gelingt der Nachweis des Stressreaktionsmechanismus. Daß der Kältestress noch später wirksam wird, erklärt sich daraus, daß er sich zumeist von geringerer Wirkung erwiesen hat.

Warum aber wirkt das Adrenalin noch nicht auf die Hypophyse?

JAILER zieht verschiedene Möglichkeiten in Betracht. Es könnte sein, daß die Adrenalinwirkung über den Hypothalamus verläuft. Der — übrigens noch umstrittene — Nervenweg von dort zur Adenohypophyse braucht aber unter Umständen noch nicht gangbar zu sein. Ein zweiter Erklärungsversuch beruht auf der Tatsache, daß während der Gravidität eine gesteigerte corticoide Sekretion im Gang ist (VENNING 1946), was nach SAYERS und SAYERS (1948) die Sekretion von ACTH aus dem Hypophysenvorderlappen hemmen würde. Die Nebennierenhypertrophie beim Neugeborenen soll bekanntlich auch auf der gesteigerten Corticoidproduktion der Mutter beruhen. Dadurch könnte es auch zur Hemmung des Hypophysenvorderlappens des Keimlings kommen.

ξ) Die Wirkung von Nebennierenrindensteroiden auf die Ascorbinsäure der Nebenniere.

Der Abfall der Ascorbinsäure 1 Std nach Einwirkung von Kälte oder Hitze, nach Zufuhr von Toxinen, Adrenalin oder Histamin kann durch Vorbehandlung der Versuchstiere mit Rindenextrakt oder kristallisierten Rindensteroiden verhindert werden (SAYERS und SAYERS 1947, LONG 1947b, c). Es gibt aber einige Ausnahmen. Vorbehandlung mit relativ großen Dosen von Rindensteroiden blockiert die Reduktion (Diaprasie) der Nebennierenascorbinsäure nur teilweise, welche für gewöhnlich dann eintritt, wenn man Ratten große Dosen von Histamin gibt (SAYERS und SAYERS 1947). MOYA und SELYE (1948) haben auch gesehen, daß Desoxycorticosteronacetatbehandlung den Abfall der Ascorbinsäure nach einem Kältestress nicht verhindert.

Diese Versuche erfahren allerdings Kritik von SAYERS (1950). Aus den Zahlen von SAYERS soll hervorgehen, daß auch bei unbehandelten, der Kälte ausgesetzten Tieren eine auffallend geringe Diaprasie der Ascorbinsäure beobachtet wurde. Die Desoxycorticosteronacetatdosen waren andererseits enorm; sie hätten ausgereicht, um die Tiere zu „anästhetisieren" (Nebenwirkung mancher Steroide). Die physiologische Bedeutung der Experimente von MOYA und SELYE soll also zweifelhaft sein.

Nach Desoxycorticosteronacetatinjektionen fallen die Ascorbinsäurewerte in der Nebennierenrinde des *Goldhamsters* um etwa 34% ab (ALPERT 1950).

o) Die Wirkung der Hypophysektomie und der ACTH-Zufuhr.

Nach DEANE und MORSE (1948) verschwindet die Ascorbinsäure aus der Nebennierenrinde der *Ratte* nach Hypophysektomie im Verlauf von 2 Monaten. "Presumably this inactivity of the fasciculata is a manifestation of its inability to secrete 11-oxygenated corticosteroids (DEANE und GREEP)"

Daß nach Stress wie nach *ACTH-Injektionen* zumindest in einer Anfangsphase der Ascorbinsäuregehalt der Nebennierenrinde gesenkt wird (Diaprasie), geht aus zahlreichen chemischen und histochemischen Untersuchungen hervor (SAYERS, SAYERS, FRY, WHITE und LONG 1944, SAYERS, SAYERS, LIANG und LONG 1946, LONG 1947, SAYERS und SAYERS 1948, DEANE, SHAW und GREEP 1948, DUCOMMUN und MACH 1949, BRØCHNER-MORTENSEN GEORG, HAMBURGER, SNORRASON, SPRECHLER, VIDEBAEK und WHIT (1949). Der Abfall der Ascorbinsäure tritt bereits wenige Minuten nach der ACTH-Injektion ein (SAYERS, SAYERS, WOODBURY 1948). BRØCHNER-MORTENSEN und Mitarbeiter benutzten ein aus *Schweine*-Hypophysen gewonnenes ACTH-Präparat, dessen Wirkung aus Tabelle 40 abgelesen werden kann.

Aus den Arbeiten des SAYERS-Teams (SAYERS, SAYERS, FRY, WHITE und LONG 1944, SAYERS, SAYERS, LIANG und LONG 1946, SAYERS und SAYERS 1948) entnehme ich Abb. 248, welche die ACTH-Wirkung im Vergleich mit einem Stress (Hämorrhagie) zeigt. Ihr ist zu entnehmen, daß die Enchosis etwa nach 12 Std wieder abgeschlossen ist.

Wie zu erwarten, erfolgt die Wiederauffüllung (Enchosis) der Ascorbinsäure in den Rindenzellen der Nebenniere beim *Meerschweinchen* viel langsamer als bei der *Ratte*: Bekanntlich ist das *Meerschweinchen* ganz und gar auf die äußere Zufuhr von Vitamin C angewiesen. GREEP und DEANE (1947) erhielten 6 Std nach ACTH-Injektion bei *Ratten* histochemische Veränderungen des Vitamin C-Bildes in der Nebennierenrinde.

DEANE und MORSE (1948) gaben *Ratten*-Männchen (60 g) 5 mg ACTH intraperitonaeal (Adrenotropin ARMOUR) und töteten sie nach 1 Std. Die Nebennierenrinde enthielt weniger Silber als die der unbehandelten Kontrolltiere (Abb. 249). Eine Abnahme der doppeltbrechenden Substanzen ist jedoch innerhalb so kurzer Zeit noch nicht zu beobachten. Unmittelbar nach der Injektion verschwindet die Ascorbinsäure auch aus den Sinusoiden der Nebennierenrinde.

GORDON (1949) meint, daß es sich bei den Beziehungen zwischen ACTH und Ascorbinsäure nicht um einen im Vorderlappen lokalisierten Mechanismus handle, sondern um eine Regulation im Blut etwa im Sinne einer Antigen-Antikörperreaktion. Der Autor sah einige Zeit nach wiederholten Injektionen eines recht reinen ACTH (*Schweine*-Hypophyse) einen Abfall der Ascorbinsäurediaprasie in der Nebennierenrinde. Wurden nämlich die

ACTH-Injektionen bei *Ratten* über 7 Wochen lang durchgeführt, dann war die Wirkung am Ende der Versuchszeit gleich Null geworden. Außerdem enthielt das Serum dieser Tiere einen Stoff, welcher die durch ACTH an normalen *Ratten* auslösbare Vitamin C-Verminderung in der Nebennierenrinde regelmäßig hemmte.

Boas und Jailer (1949) fanden merkwürdigerweise in der *Hühnchen*-Nebenniere weder nach ACTH noch nach Adrenalin eine Veränderung der Ascorbinsäurekonzentration.

Bei ACTH-Versuchen kommt es wesentlich auf die Zahl der Injektionen an; je nachdem

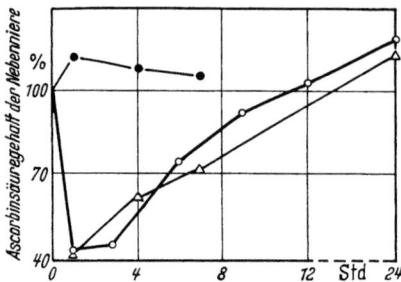

Abb. 248. Veränderungen des Ascorbinsäuregehaltes in der Nebenniere der *Ratte* nach Injektion von ACTH (○), nach einem Stress (Hämorrhagie, △) und beim hypophysektomierten Tier (●). Aus Sayers und Sayers 1948.

Tabelle 40. *ACTH-Wirkung auf die Ascorbinsäure der Nebennierenrinde (Cortrophin Organon).* (Aus Brøchner-Mortensen und Mitarbeiter 1949.)

ACTH. Dosis in γ je 100 g Körpergewicht	Durchschnittlicher Ascorbinsäureabfall in γ je 100 mg Nebenniere (von jeweils 20 hypophysektomierten *Ratten*)
0,33	46
1,0	76
3,0	125
9,0	143

kann man recht verschiedene Bilder der Rinde erhalten. Folgende Tabelle von Fortier, Skelton, Constantinides, Timiras, Herant und Selye (1950) zeigt, wie sich Nebennierengewicht und Ascorbinsäure (Bestimmung nach Roe und Kuether 1943) nach *einmaliger Injektion* von ACTH verhalten.

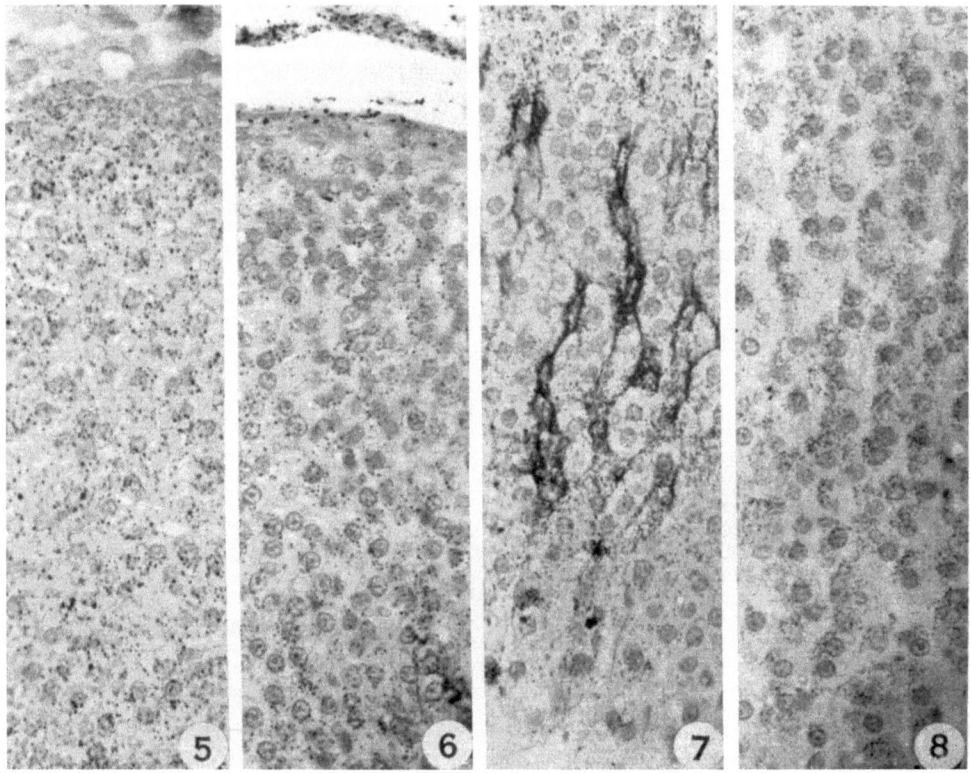

Abb. 249 (5—8). Wirkung von Adrenocorticotropin auf den Ascorbinsäuregehalt in der Nebennierenrinde der *Ratte*. 5 Unbehandeltes Kontrolltier. 6 Abnahme der Silbergranula 1 Std nach Injektion von 5 mg ACTH. 7 Unbehandeltes Kontrolltier, zahlreiche Silbergranula in den Sinusoiden der Rinde. 8 Entleerung der Sinusoide nach Injektion von ACTH (Silbernitratreaktion bei saurem Milieu, 400fach vergrößert). Aus Deane und Morse 1948.

Tabelle 41. *Wirkung einer einzigen ACTH-Injektion auf Nebennierengewicht (a = in mg/100 g Körpergewicht) und Ascorbinsäuregehalt (b = in mg/100 g Nebenniere) bei der Ratte.* (FORTIER, SKELTON, CONSTANTINIDES, TIMIRAS, HERANT und SELYE 1950.)

Gruppe	Behandlung	Kontrolle		1		3		12 Std nach Injektion	
		a	b	a	b	a	b	a	b
I		13,3 ±1,1	0,541 ±0,071						
II	12 mg Hypertensinogen			14,4 ±1,32	0,551 ±0,029	14,6 ±0,3	0,501 ±0,060	14,2 ±0,5	0,572 ±0,033
III	12 mg ACTH			12,6 ±0,88	0,274 ±0,011	13,8 ±1,32	0,301 ±0,014	13,6 ±1,08	0,523 ±0,016

Eine Versuchsgruppe von *Ratten* erhielt einmal 12 mg Hypertensinogen (Eiweiß) und wurden nach 1—3—12 Std getötet, eine zweite einmal 12 mg ACTH (ARMOUR). Das Nebennierengewicht ändert sich während der Beobachtungszeit nicht signifikant, dagegen fällt die Ascorbinsäure deutlich ab. Nach 1 Std ist die Diaprasie am stärksten (49,3%). Es folgt dann die Enchosis, so daß die Ausgangswerte nach 12 Std wieder erreicht sind.

Nach Verabfolgung von Hypertensinogen war in der kurzen Versuchszeit noch keine Ascorbinsäurebewegung zu erreichen. Die Veränderung der Sudanophilie ist früher geschildert worden (S. 596).

Beim *Goldhamster* kommt es nach ACTH-Injektion zunächst zu einer chemisch nachweisbaren Abnahme der Ascorbinsäure in der Nebennierenrinde, dann zur Normalisierung und schließlich zu einem erneuten Abfall. Das Bild sieht also etwas anders aus als bei *Ratte* und *Meerschweinchen*, wo nach einer Auffüllung der Zellen — meist über die Norm — eine gewisse Ruhe eintritt. Der *Goldhamster* reagiert freilich in vieler Hinsicht anders als die übrigen *Rodentia*. Im übrigen sind die Ascorbinsäureveränderungen in der Nebenniere von *Cricetus auratus* recht schwach.

Siehe ferner zur Frage der ACTH-Wirkung: JAILER (1950), S. 639 f.

π) Hyperthyreoidismus.

MOSONGI (1935) hat bereits bei *Meerschweinchen*, die Schilddrüsenhormon erhalten hatten, ein Sinken des Vitamin C-Gehalts in Leber und Nebenniere festgestellt. Bei Thyroxininjektionen beobachtete dasselbe PRINA (1946b). Eine Rindenhyperaktivität bei Hyperthyreose sahen MEANS (1949) sowie WALLACH und REINEKE (1949). Letztere studierten die Rindenaktivität an Hand des Verhaltens der Ascorbinsäure. Wenn man eine *Ratte* 4 Tage mit Thyroxin behandelt, dann fällt der Ascorbinsäuregehalt der Nebennierenrinde auf minimale Mengen ab. Später kommt es zur Zunahme des Nebennierengewichts und auch wieder zum langsamen Anstieg der Ascorbinsäurewerte. Das Maximum wird aber erst nach etwa 4 Wochen erreicht.

ϱ) Allgemeine Vorstellungen über die Bedeutung der Ascorbinsäure für die Aktivität der Nebennierenrinde.

Die Rolle der Ascorbinsäure im Stoffwechselgeschehen der Nebennierenrinde ist unbekannt. Nur Vermutungen können zur Diskussion gestellt werden. Eine Reihe physiologischer und klinischer Untersuchungen liefert Material für die Anschauung, daß die Ascorbinsäure eine wichtige Rolle bei der *Sekretionsleistung der Nebenniere* spielt. So waren LOCKWOOD und HARTMAN (1933) schon bald von der Ähnlichkeit der Symptome einer Nebennierenrindeninsuffizienz mit denen eines Skorbuts beeindruckt. Dann stellte man fest (RATSIMAMANGA 1944), daß Nebennierenrindenextrakt die Lebensdauer skorbutischer *Meerschweinchen* verlängert. KENDALL (zit. bei MURRAY 1948) beobachtete ebenfalls, daß mit Rindenextrakt behandelte Skorbuttiere länger leben als unbehandelte, obgleich das Extrakt nicht etwa den Skorbut als solchen heilt. Beim Tod sind nämlich die pathologisch-anatomischen Veränderungen in beiden Gruppen die gleichen. Wie adrenalektomierte Tiere sind auch skorbutische *Meerschweinchen* gegen einen Stress überempfindlich (PARROT und RICHET 1945). Sie besitzen eine verringerte

Widerstandskraft gegen Infektionen (PERLA und MARMORSTON 1937a, b), Verbrennungen, Frakturen (ANDREAE und BROWNE 1946, BEATTIE 1947, LUND, LEVENSON, GREEN, PAIGE, ROBINSON, ADAMS, MACDONALD, TAYLOR und JOHNSON 1947). Alle diese Stresses bewirken einen gesteigerten Ascorbinsäureverbrauch.

Man findet allerdings auch widersprechende Beobachtungen. Die beim Skorbuttier eintretende Hemmung des Leberglykogens kann mit Rindenextrakten nicht behoben werden (MCKEE, COBBEY und GEIMAN 1949, MURRAY 1948). Würde sich die Aufgabe der Ascorbinsäure in der Herstellung der Corticoide erschöpfen, dann ist dieser Befund nicht zu verstehen. Skorbutpatienten scheiden Corticoide im übrigen in normaler Höhe aus (DAUGHADAY, JAFFÉ und WILLIAMS 1948).

Im allgemeinen hat sich aber die Untersuchung der Veränderungen des Ascorbinsäuregehaltes in der Nebenniere als zweckmäßig erwiesen, um die Aktivität des Organs einigermaßen zu beurteilen, da eine einfache und genaue Methode zur Bestimmung der Ascorbinsäure von ROE und KUETHER (1943) vorliegt.

Nach G. SAYERS (1950) sollte indessen der Ascorbinsäurespiegel der Nebennierenrinde trotz allem mit Vorsicht als Indicator für die Rindenaktivität verwendet werden (vgl. auch PINCHOT, CLOSE und LONG 1949).

Nach SAYERS' (1950) Erfahrungen hat unter anderem der *Ernährungszustand* der Versuchstiere Bedeutung für den Verlauf der Ascorbinsäurereaktion bei Belastungsversuchen. Beispielsweise können gleichkräftige Stresses bei schlecht ernährten Tieren eine größere Senkung (Diaprasie) der Ascorbinsäure als bei normalen Tieren herbeiführen. Es ist aber nach SAYERS schwer vorzustellen, daß die Nebennierenrinde bei Mangelernährung aktiver sein soll als im Normalfall. Möglicherweise ist der niedrigere Ascorbinsäurespiegel bei Mangelernährung *und* Stress in der Unmöglichkeit einer Vitamin C-Synthese mitbegründet.

Die *regulierende Rolle des Vorderlappens* wird bei den Ascorbinsäureveränderungen — genau wie im Fall des Cholesterins — dadurch bewiesen, daß bei Fehlen des Hypophysenvorderlappens der Ascorbinsäuregehalt der Nebenniere durch einen Stress nicht mehr beeinflußt werden kann (INGLE 1938, SAYERS, SAYERS, LIANG und LONG 1945). TYSLOWITZ (1943) behauptet allerdings, daß die Ascorbinsäurekonzentration der Nebenniere nach der Hypophysektomie abnimmt.

Immer wieder ist der Befund *paralleler Veränderungen*, sowohl synchroner Diaprasie wie Enchosis, an *Ascorbinsäure und Cholesterin* in den Rindenzellen unter Stress demonstriert worden (SAYERS, SAYERS, LIANG und LONG 1946, SAYERS und SAYERS 1948, KNOUFF und HARTMAN 1951). Es wird daher in neuerer Zeit öfters behauptet, daß Cholesterin und Ascorbinsäure bei der Herstellung der Rindensteroide gemeinsam beteiligt sind. Wie sie aber im einzelnen miteinander verkettet sind, ist noch ganz dunkel.

Es gibt einige Schwierigkeiten, die sich dem Gedanken einer engen Zusammenarbeit von Cholesterin und Ascorbinsäure entgegenstellen. Wenn die Ascorbinsäure in der Nebennierenrinde der *Katze* nach GIROUD und LEBLOND (1935ff.) in erster Linie in Fasciculata und Reticularis gelegen ist, so ergäbe sich ein anderer Verteilungsplan für das Vitamin als für die sog. Ketosteroidreaktionen im Schnitt nach BENNETT (1940a).

Es ist wohl auch kein Zeichen sehr enger Zusammenarbeit der beiden Stoffe, daß der gewöhnliche Abfall des Nebennierencholesterins (mit Lymphopenie, d. h. also klarer Corticoidwirkung!) durch ACTH ausgelöst wird, und zwar bei *Meerschweinchen*, bei denen die Ascorbinsäurekonzentration durch eine Skorbutdiät abgesunken war (LONG 1947b).

Bei *Ratten*, welche mit B. tularense infiziert worden waren, kann ein normaler Ascorbinsäurespiegel mit einer extrem niedrigen Cholesterinkonzentration vergesellschaftet sein (PINCHOT, CLOSE und LONG 1949). Ähnliche Diskrepanzen ergaben sich bei Versuchen mit erniedrigtem Luftdruck (TEPPERMAN, TEPPERMAN, PATTON und NIMS 1947).

Im allgemeinen scheint die Nebenniere der *Ratte* — unmittelbar nach der Verabreichung von ACTH oder nach einem Stress — viel schneller Ascorbinsäure zu verlieren als Cholesterin. Während der Erholungsphase (Enchosis) wird der ursprüngliche Ascorbinsäurespiegel viel schneller wieder erreicht als der des Cholesterins (SAYERS 1950). Beim *Meerschweinchen* läuft dagegen die Enchosis beider Substanzen mehr synchron ab (SAYERS, SAYERS, LIANG und LONG 1946). Aus all diesen Gründen kommt G. SAYERS (1950) zum Endresultat: "Ascorbic acid does not appear to be an essential component of those metabolic processes of the adrenal concerned with the secretion of cortical hormone. It is possible that some other constituent of the gland, e. g., glutathione, can substitute for the vitamin."

Einige Übersichten zu dem hier abgehandelten Problem finden sich bei GIROUD (1940), TORRANCE (1940), SAYERS, SAYERS, LIANG und LONG (1945, 1946), SAYERS und SAYERS (1948), SAYERS (1950).

e) Carbonyllipoide.
α) Plasmalreaktion.

Methodisches und deskriptive Histochemie S. 351 ff. Nach WALLRAFF (1949, S. 362 f.) dürfte die Plasmalreaktion wegen ihrer starken Variabilität kaum zu einer Beurteilung der Rindenaktivität geeignet sein, was bedauerlich ist, da Beziehungen der Plasmalogene (Acetalphosphatide) zur Hormonbildung für möglich gehalten werden (MOTTA 1931, GUARNA 1934, BECHER 1938, ALPERT 1950), über Beziehungen der Plasmalogene zu den Carotinoiden, zu Oxydations- und Stoffwechselvorgängen in der Nebennierenrinde usw. vgl. VERNE (1930ff.).

TONUTTI (1941 b) sah bei der *experimentellen Diphtherie* die Ausbreitung einer verstärkten Plasmalreaktion über die ganze Nebennierenrinde.

DEANE und SHAW (1947) untersuchten *Ratten*-Männchen mit *Avitaminose*, deren Diät entweder Thiamin oder Riboflavin oder Pyridoxin entzogen worden war (S. 529). Bei den *Thiaminmangelratten* war die Plasmalreaktion in der Glomerulosa intensiv, in der Fasciculata blieb sie nur auf die äußere Abteilung beschränkt. DEANE und GREEP (1947) sahen nach *Thiouracil*-Behandlung bei *Ratten* eine Abschwächung der Plasmalreaktion (S. 607 f.). Nach Verabreichung eines *Schilddrüsenpulvers* (S. 610) gingen die Sudanophilie und mit ihr auch Plasmalreaktion wie Autofluorescenz zurück. Später normalisierten sich die Reaktionen.

Nach Verabfolgung von *Cortrophin* (*ACTH-Präparat* der Firma Organon) fanden YOFFEY und BAXTER (1947) eine Ausdehnung des Phenylhydrazintestes („Ketosteroid"reaktion) bei gleichzeitiger *Einengung der Plasmalreaktion* in der Nebennierenrinde. Bei *hungernden Ratten* sah FRAZÃO (1948) eine besonders intensive rosaviolette Plasmalreaktion in der äußeren Abteilung der Rinde. Die Phenylhydrazinreaktion (Methodik S. 356) stimmte gebietsmäßig etwa mit der Plasmalreaktion überein. ALPERT (1950) schließt aus der Tatsache, daß ein *Stress* oder *ACTH* eine Abnahme der SCHIFF-positiven Substanzen in der Rinde bewirkt, es könne doch im Sinne von DEMPSEY und WISLOCKI (1946) eine enge Beziehung der Reaktion zu den corticoiden Substanzen angenommen werden (s. a. S. 358). In der Nebennierenrinde des *Goldhamsters* findet ALPERT an Stelle der sudanophilen Stoffe in erster Linie Carbonyllipoide; die Bildung von Rindensteroiden über solche Stoffe hält er daher für gegeben. Injektion von *Formol* führt beim *Goldhamster*-Männchen genau so wie nach Verabreichung von ACTH zum Abfall der Carbonyllipoide in der Nebennierenrinde. Nach Desoxycorticosteronacetatbehandlung (S. 575 f.) fällt die Plasmalreaktion nur noch im Glomerulosabereich positiv aus, der Rest der Rinde reagiert nicht mehr.

Über eine Diskrepanz in der Verteilung der Sudanophilie und der Plasmalogene in der Nebennierenrinde *hypophysektomierter Meerschweinchen* berichten TONUTTI (1951) und FETZER (1952, s. S. 588).

ERÄNKÖ (1951,) hat bei Alloxanversuchen an *Ratten*-Männchen Veränderungen des Plasmalgebietes in der Nebennierenrinde beobachtet, die sich von wechselnder Methodik abhängig erwiesen.

β) „Ketosteroid"-Veränderungen.

Nach DEANE und SHAW (1947) schwinden bei *Ratten*-Männchen mit Avitaminose, deren Diät entweder *Thiamin* oder *Riboflavin* oder *Pyridoxin* entzogen worden war (S. 529), außer den sudanophilen Stoffen auch die sog. Ketosteroidreaktionen der Rindenzellen. DEANE und GREEP (1947) beobachteten nach *Thyreoidektomie* eine Schwächung der Ketosteroidreaktionen. Nach *Thiouracil*-Zufuhr sind die Ketosteroidreaktionen im Schnitt in der Glomerulosa nach 14 Tagen vollkommen negativ. Auch in der Fasciculata nimmt ihre Intensität ab (S. 608). Nach längerer Thiouracilbehandlung (56 Tage) hat sich die Ketosteroidreaktion im Bereich der Glomerulosa wieder normalisiert. Aber auch nach der Verabreichung von *Schilddrüsenpulver* (Dosis S. 610) sinken Sudanophilie und Intensität der Ketosteroidreaktionen. Später stellen sich die Reaktionen anscheinend unter Beteiligung der Glomerulosa wieder ein.

Auch ROGERS und WILLIAMS (1947) haben festgestellt, daß der Phenylhydrazintest in der Phase des Lipoidschwundes negativ wird. KAR (1947a) beobachtete bei älteren *Hähnchen* einen kräftigeren Ausfall der BENNETTschen Reaktion als bei jüngeren.

Über Veränderungen der Ketosteroidreaktion in der Nebenniere *hungernder Ratten*-Männchen, die 10 mg *ACTH* erhalten hatten, berichten BERGNER und DEANE (1948). Die Intensität der Reaktion in der Rinde sank binnen 6 Std (bezüglich des ACTH-Einflusses s. a. YOFFEY und BAXTER 1947, der Hungerwirkung FRAZÃO 1948). Bei noch höherer ACTH-Dosis (12 mg) schien die Glomerulosa cytochemisch unbeeinflußt zu sein. Nach 18 Std war in den übrigen Schichten nur ein Minimum an histochemisch nachweisbaren Ketosteroiden vorhanden, aber bereits nach 24 Std begannen sich die Ketosteroide wieder aufzufüllen. Bei längerer Versuchsdauer blieben die Ketosteroide 8 Tage lang vermehrt. Mit dem 12. Versuchstag beginnen sie aus dem inneren Fasciculatabereich zu verschwinden. Nach Deutung von BERGNER und DEANE veranlaßt ACTH eine Ausscheidung der „Zucker"-Hormone aus der Fasciculata der *Ratten*-Nebenniere, nicht hingegen von „Salz"-Hormonen aus der Glomerulosa. An den Ketosteroiden werden in diesen Versuchen die 3 Stadien Diaprasie-Enchosis-Exhaustion sehr schön deutlich.

GREEP und DEANE (1947, 1949b) beobachteten, daß die Reaktion auf Ketosteroide nach der *Hypophysektomie* zwar in der Glomerulosa weiterhin positiv ausfällt, aber aus der Fasciculata verschwindet.

Nach FRIEDGOOD, SWINYARD und RIPSTEIN (1951) nimmt nach der Verabreichung von *Nitrofurazon (Ratten)* die Sudanophilie bei gleichzeitiger Intensivierung der Ketosteroidreaktion zu (ASHBEL und SELIGMAN 1949, s. a. S. 559).

f) Fluorescenz.

DEANE und GREEP (1947) beobachteten nach Gaben von *Thiouracil* sowie eines Schilddrüsenpulvers (S. 610) an *Ratten* eine Verminderung der Autofluorescenz der Rindenzellen (S. 396). Nach ROGERS und WILLIAMS (1947) schwinden die autofluorescierenden Stoffe aus der Nebennierenrinde in der Phase der Lipodiaprasie. Andererseits schließen VAN DORP und DEANE (1950) auf eine Speicherung von Rindensteroiden bei 6 Wochen alten *Ratten*, da bei ihnen die Fluorescenz auftritt.

g) Histochemische Enzymreaktionen.

Methodisches und deskriptive Histochemie S. 400 ff.

DEANE und GREEP (1946), DEMPSEY, GREEP und DEANE (1949) beobachteten nach *Hypophysektomie* eine Abnahme bzw. ein völliges Verschwinden der Aktivität der alkalischen Phosphatase unter anderem in den Fasciculatazellen der Nebennierenrinde. Nach Substitutionstherapie mit einem Hypophysenvorderlappengesamtextrakt tritt Normalisierung ein. Angeblich bleibt aber die alkalische Phosphatase in der Zona glomerulosa nach Hypophysektomie, ferner auch im Corpus luteum unverändert.

Nach KROON (1949) steigt die Phosphataseaktivität in der Nebennierenrinde bei *Ratten* und *Meerschweinchen* nach Behandlung mit Methylthiouracil.

In diesem Zusammenhang sei noch einmal auf die Veränderungen der *Cholinesterase* bei Narkose usw. aufmerksam gemacht (FROMMEL, PIQUET, CUÉNOD und LOUTFI 1946c, s. a. S. 554).

ZWEIFACH, BLACK und SHORR (1951) haben die Nebenniere mit dem 2,3,5-triphenyltetrazolium-chlorid untersucht und unabhängig von einem exogenen Wasserstoffdonator eine positive Reaktion in Rindenzellen bekommen, aus welcher sie Rückschlüsse auf die Aktivität der Nebennierenrinde ziehen wollen.

h) Transformationen innerhalb der Nebennierenrinde.

Es wurde bereits ausgeführt (S. 614), wie etwa man sich einen Übergang aus dem submikroskopisch-chemischen Bereich der Zelle in den lichtmikroskopisch faßbarer Strukturveränderungen, die *Morphokinesis* (TONUTTI), vorstellen kann. Wenn wir bislang die chemischen Konstituenten der Rindenzellen (Lipoide, Cholesterin, Plasmalogene, doppelbrechendes Material usw.) betrachteten, um aus ihren experimentell verursachten Veränderungen Schlüsse auf die Tätigkeit des Rindenorgans zu ziehen, so gehen wir nunmehr in den Bereich der Strukturveränderungen der Nebennierenrinde selbst über. Wir werden im ferneren Strukturen streifen, die vielleicht eine Zwischenstellung zwischen chemischen Konstituenten und komplexeren Strukturen einnehmen (Pigmente, eisenpositive Granula usw.), die es also verdient hätten, zunächst besprochen zu werden. Ich möchte aber dadurch, daß ich die ,,Transformationen" an die Spitze der Morphokinesen stelle, betonen, daß die Untersuchung der Transformationsfelder zusammen mit der histochemischen Rindenuntersuchung viele wichtige Aufschlüsse erwarten läßt.

Ich verweise vorerst auf die frühere Darstellung der Transformationsfeldlehre TONUTTIS (S. 258ff.), welche als Basis der folgenden Zusammenstellung gewertet werden muß, die sich mit dem Auftreten von Transformationen unter der Wirkung *verschiedener Faktoren* befaßt.

Die ersten Beobachtungen, die im Sinn der TONUTTIschen Lehre gedeutet werden dürfen, wurden bezeichnenderweise bei den ersten Versuchen einer experimentellen Nebennierenmorphologie gemacht. So schildern BERNARD und BIGART (1904) bei der *experimentellen Bleivergiftung* des *Meerschweinchens* ein Bild der Nebenniere, welches sie als Zeichen einer ,,Suractivité", einer ,,Hyperépinéphrie" auffassen (Näheres S. 556), gekennzeichnet durch Hyperplasie der Glomerulosa, Vermehrung der Spongiocyten infolge Transformation von Fasciculatazellen und Ergastoplasmazunahme.

Mit TONUTTI wollen wir die sog. *sudanophobe* Zone der Nebennierenrinde verschiedener *Nagetiere* als einen Anteil des äußeren Transformationsfeldes betrachten. Bereits bei JACKSON (1919) findet sich die Angabe, daß bei *hungernden Ratten* eine Lipoidbeladung dieser Zone einsetzt (S. 521). Nach TONUTTI würde dies bedeuten, daß die sudanophobe Zone der Fasciculata angepaßt wird, daß eine ,,progressive Transformation" des äußeren Transformationsfeldes einsetzt.

Nach MOON (1937b) kommt es bei normalen *Ratten* nach Verabreichung von *ACTH* zur Hypertrophie und Hyperplasie der Rindenzellen, im wesentlichen wohl im Bereich der Glomerulosa und äußeren Abteilung der Fasciculata (äußeres Transformationsfeld?). REISS, BALINT, OESTREICHER und ARONSON (1936) sprechen davon, daß man mit *ACTH* die charakteristische sudanophobe Zone hypophysektomierter *Ratten* (regressive Transformation TONUTTIS) ,,auf die normale Breite einengen" könne (progressive Transformation).

ZWEMER (1936) untersuchte die Nebennierenrinde nach Einwirkung verschiedener *Toxine*. Er beschreibt dabei Veränderungen, welche man als progressive Transformation im inneren Transformationsfeld deuten könnte; er gebraucht übrigens bereits den Terminus ,,Transformation" für die Charakterisierung der cytologischen Umänderungen im Reticularisbereich (betreffend *Infektionsprozesse* vgl. ERBSLÖH 1947).

CROOKE und GILMOUR (1938), die eine sehr eingehende Untersuchung der *Hypophysektomie*-Folgen an der Nebenniere der *Ratte* (S. 586) geben, sehen im inneren Rindenbereich eine regelrechte *Degeneration*, nicht nur einen in gewissen Grenzen verbleibenden regressiven Prozeß. ZALESKY (1936, *Meerschweinchen*), BLUMENFELD (1939), KORENCHEVSKY und JONES (1947) beschreiben Verschmälerung von Fasciculata und Reticularis nach *Kastrationen*. BLUMENFELD schildert Degenerationen im inneren Rindenbereich, nicht nur regressive Vorgänge. Er erklärt sie mit einer übermäßigen Aktivität der Rindenzellen, bei welcher die

Bildung neuer Rindenelemente mit dem Zelluntergang offenbar nicht Schritt halten könne und eine allgemeine Gewichtsabnahme der Drüse die Folge sein müsse.

Ein besonders günstiges Beispiel für Transformationen in beiden Bereichen stellt die *Skorbutnebenniere* dar (TONUTTI, s. ausführlich S. 531 f.). Nach Wiederzufuhr von Vitamin C *(Meerschweinchen)* entwickelt sich eine regressive Transformation, wobei aber im inneren Transformationsfeld auch Zelldegenerationen auftreten. Weiterhin beschreibt TONUTTI (1942c) eine progressive Transformation im inneren und äußeren Transformationsfeld bei der experimentellen *Diphtherie* (S. 547), ferner die Transformationen beim Vorgang der *kompensatorischen Hypertrophie* nach einseitiger Adrenalektomie (S. 563 ff., vgl. ferner KITCHELL 1950, S. 566).

TONUTTI geht von der regressiven Transformation beim *kastrierten Meerschweinchen* aus. Adrenalektomierte er die Kastraten einseitig und gab er ihnen danach sogar noch einen ACTH-haltigen Vorderlappenextrakt (Praephyson forte), dann setzte in beiden Transformationsfeldern die progressive Transformation ein. Merkwürdigerweise führte die unilaterale Adrenalektomie allein noch nicht zur vollen Entfaltung beider Transformationsfelder, namentlich nicht zu einer vollständigen Lipoidauffüllung des inneren Rindenbereichs. Diese progressive Transformation deutet TONUTTI als Ausdruck erhöhter Anforderungen an die Nebennierenrinde.

TONUTTIs (1941, 1942a) Schilderung der Transformationsfeldveränderungen nach der *Hypophysektomie (Ratte)* steht in einem gewissen Gegensatz zu den bisherigen Beschreibungen.

Er gibt vor allem auch Veränderungen im äußersten Rindenbezirk an, welcher unmittelbar an die Kapsel grenzt, dazu im inneren Rindenbezirk (Reticularis und angrenzende Fasciculata). In beiden Regionen kommt es nach Entspeicherung der Lipoide zur Umwandlung der Rindenzellen zu bindegewebigen bzw. bindegewebsähnlichen Elementen, die in kollagene Fasern eingeschlossen werden. Der periphere Prozeß soll zu einer erheblichen Verdickung der Kapsel führen, der zentrale zum Auftreten eines Bindegewebslagers zwischen Rinde und Mark, einer sog. Markkapsel. Bei der Bildung der Markkapsel spielen angeblich auch degenerative Vorgänge eine Rolle.

Was die Veränderungen im inneren Transformationsfeld angeht, so befindet sich TONUTTI in Übereinstimmung mit den meisten anderen Untersuchern, während seine Angaben über die Veränderungen im äußeren Transformationsfeld schwer mit der Ansicht vor allem amerikanischer Autoren in Einklang gebracht werden können, welche der Glomerulosa eine gewisse Unabhängigkeit von der Hypophyse zusprechen (s. funktionelle Zweiteilung der Nebennierenrinde, S. 672 ff).

Weiterhin hat TONUTTI (1942c, 1943a, 1944, 1945) auch die Rolle der *Schilddrüse* im Zusammenhang mit Transformationsprozessen in der Nebennierenrinde genauer studiert (S. 605f.). In gewisser Weise ähneln die Veränderungen den nach der Hypophysektomie auftretenden. Nach *Thyroxin*-Verabreichung (S. 611) dagegen belädt sich die Nebennierenrinde des *Meerschweinchens* mit Lipoid (TONUTTI 1942, 1944). Einen ähnlichen Prozeß wie die TONUTTIsche progressive Transformation schildert übrigens bereits GRONCHI (1941), wenn er sagt, daß die Nebennierenrinde meist nicht in allen Teilen gleich stark arbeite. Erst unter besonderen physiologischen Verhältnissen (Gravidität, Intoxikation) würden mehr Zellen in den Arbeitsprozeß eingestellt.

HERRMANN (1942) beobachtete bei *Ratten*, die mit *Adrenalin* behandelt wurden, unter anderem ein Verschwinden der sudanophoben Zone; wahrscheinlich hat es sich ebenfalls um eine progressive Transformation des äußeren Transformationsfeldes gehandelt (S. 552). Bei *Meerschweinchen* dagegen stellte er eine Rückbildung im Bereich der Glomerulosa fest.

WEAVER und NELSON (1943) merkten, daß die von ihnen auf Grund der Verteilung doppeltbrechender Lipoide (S. 329f.) vorgenommene Zoneneinteilung nach Verabreichung von *ACTH* undeutlich wird; das gesamte Rindenbild wird einheitlicher (s. ferner auch S. 628). Nach DEANE und SHAW (1947) schwindet die sudanophobe Zone bei *Vitamin B_2-Mangel* (S. 529), ferner bei *Thiaminmangel* (S. 529).

Wenn TONUTTI betont, daß die progressive und regressive Transformation in beiden Transformationsfeldern synchron verläuft, so dürfte dies nicht für alle Fälle von Transformationen gelten: eine gewisse Unabhängigkeit der Transformationsfelder voneinander scheint im Gegenteil nachweisbar zu sein. So sahen DEANE und GREEP (1947) nach der *Thyreoidektomie* zwar einen Abbau in der Zona fasciculata, fanden aber die Glomerulosa breiter als normal.

Bei Fällen von *Hungerödem* verbreitert sich die Fasciculata auf Kosten der Reticularis (OVERZIER 1947, 1948a, b). Auch unter der Verabreichung von *Desoxycorticosteronacetat* hat OVERZIER anscheinend eine regressive Transformation im inneren Transformationsfeld festgestellt (1950, S. 576).

Schwierig zu verstehen ist das Ergebnis der Untersuchung von YOFFEY und BAXTER (1947, S. 575), demzufolge Verabreichung von *Nebennierenrindenextrakt* (Eschatin, Parke Davis & Co.) bei erwachsenen *Ratten*-Männchen eine beträchtliche Lipoidspeicherung in der Glomerulosa nach sich zieht. Die subglomeruläre, sudanophobe Zone scheint zu verschwinden. Das wäre das Bild einer progressiven Transformation nach TONUTTI, die man nach Rindenextrakt kaum erwarten kann (S. 574ff.).

Nach ROTTER (1949b, 1950) soll das *gonadotrope Hormon* die Innenzone der Nebennierenrinde, das innere Transformationsfeld, stimulieren (S. 598).

Eine Gegensätzlichkeit im Verhalten des äußeren und inneren Rindenfeldes bei *Hypophysektomie* berichten SCHWEIZER und LONG (1950). Die Autoren stellen fest, daß die Breite der Glomerulosa nach der Operation langsam zunimmt, bis sie etwa in der 4. Woche um rund 50% breiter ist als beim Normaltier und behaupten sogar: "This increase in width of the zone is a very stable factor." Das sudanophile Gebiet (Fasciculata) wird dagegen abgebaut.

Offenbar ohne Kenntnis von TONUTTIs Arbeiten hat RATSIMAMANGA (1950) die progressive Transformation bei der *Leistungssteigerung der Nebennierenrinde* beobachtet. Bei bestimmten *Doppelstresses* (S. 539), beispielsweise Schwimmversuch und Kälte, beobachtete RATSIMAMANGA eine Rindenhypertrophie. Die Unterschiede der drei Rindenzonen verschwanden.

Nach *einseitiger Adrenalektomie* hat HAASE (1951) eine progressive Transformation im inneren Rindenbereich der Nebenniere von *Meerschweinchen* feststellen können, an der aber die Glomerulosa nicht teilzunehmen scheint.

Diese Übersicht unterstreicht die Notwendigkeit, in Zukunft neben den histochemischen Veränderungen der Nebennierenrinde unter experimentellen Bedingungen auch die Transformationsfelder jeweils einer genaueren Kontrolle zu unterziehen. Andererseits zeigt sich, wie wenig es zur Zeit schon angebracht ist, die TONUTTIsche Lehre zu dogmatisch anzusehen. Das von TONUTTI betonte synchrone Verhalten beider Transformationsfelder scheint in manchen Fällen nicht erwiesen zu sein. Auch mag die in den Begriffen „progressiv" und „regressiv" steckende Bewertung noch da und dort der Korrektur bedürfen (vgl. auch SWINYARD 1940). Alles in allem sind wir aber durch die Lehre von den Transformationsfeldern ein gutes Stück in der Rindenbeurteilung gefördert.

i) Hypertrophie (Hyperplasie) der Nebennierenrinde.

Als relativ einfache Methode, die Wirkung eines Hormons usw. auf die Nebenniere zu prüfen, ist seit langem die *Gewichtsfeststellung* üblich, deren Genauigkeit Grollman (1936) fordert. Schätzungen über Massenverhältnisse der Nebenniere, die an Schnittpräparaten durchgeführt werden, erlauben keine sichere Aussage (Clark und Rowntree 1934). Steigendes Nebennierengewicht unter bestimmten experimentellen Bedingungen wurde und wird im allgemeinen kurzerhand als positiver Effekt gewertet. Da in der Tat eine *histologische Untersuchung* in vielen solchen Fällen eine *Verbreiterung der Nebennierenrinde* ergeben hat, ist man leicht geneigt, den Gewichtsanstieg einer Nebennierenhypertrophie, insbesondere Rindenhypertrophie, gleichzusetzen. Neuere Untersuchungen mahnen indessen zur Vorsicht. So weist Tonutti (s. S. 261) mit Recht darauf hin, daß in gewissen Fällen regressiver Transformationen eine Hypertrophie vorgetäuscht sein kann. Meines Erachtens sollten daher alle im folgenden aufgezählten Behauptungen der Rindenhypertrophie unter den oder jenen Bedingungen mit Reserve angenommen werden. Soweit keine histologische Untersuchung erfolgt ist, können Täuschungen vorliegen. Die Untersuchung der im vorangegangenen Kapitel geschilderten Veränderungen in den Transformationsfeldern sollte eines Tages die einfache Feststellung „Hypertrophie" ergänzen.

α) Hungerversuche.

Vincent und Hollenberg (1920) fanden bei verschiedenen Tieren im Hungerzustand eine Zunahme des Nebennierengewichtes. Mulinos und Pomerantz (1941) beobachteten bei *Ratten* eine Erhöhung des Nebennierengewichtes nach 7—13tägigem vollständigem Hungern, jedoch eine Erniedrigung nach 50—100tägiger Unterernährung. Gibt man aber hungernden *Ratten* Desoxycorticosteronacetat, dann kommt es nicht zur Rindenhypertrophie (D'Angelo, Gordon und Charipper 1948a). Wiederum anders liegen die Verhältnisse offenbar bei *Meerschweinchen*. Denn weder Desoxycorticosteronacetat (D'Angelo, Gordon, Charipper 1948), noch Rindenextrakt (D'Angelo, Gordon und Charipper 1948, D'Angelo 1949) beeinflussen die Rindenhypertrophie dieser Tiere im Hungerversuch. (Hypertrophie bei Fett- bzw. Cholesterinfütterung s. S. 517.)

β) Vitaminmangel.

Verzár und Peter (1924) berichten über eine Gewichtszunahme der Nebennierenrinde bei *Vitamin B-Mangel*, Simnitzky und Lasowsky (1926) über eine Hypertrophie als Folge gesteigerter Ablagerung von Fettsubstanzen in den Rindenzellen (s. a. S. 528, Lasowsky und Simnitzky 1926). Bei Vitamin B_1-Mangel fand Skutta (1939, Beriberi-*Tauben*) neben einer hochgradigen Organatrophie eine Hypertrophie der Nebennieren, welche durch Verabreichung B_1-freier Nebennierenrindenextrakte verhindert werden kann.

Deane und Shaw (1947) untersuchten *Ratten*-Männchen bei *Thiaminmangel*. Die Tiere verloren gegen Ende der 3. Versuchswoche stark an Gewicht und waren in der 4. Woche moribund. Andererseits kam es zur progressiven Zunahme des relativen Nebennierengewichtes bei gleichzeitiger Thymusatrophie (s. a. Skelton 1950, S. 529).

Nach Marvin, Totter, Day, Schmitt, Keith und Olds (1950) nehmen bei nicht geschlechtsreifen *Hühnchen* Hypophyse und Nebenniere bei steigender Zufuhr von *Pteroylglutaminsäure* an Gewicht zu. Aber die prozentuale Zunahme des Körpergewichtes liegt über der beider Organe.

Seit langem bekannt ist die Gewichtszunahme der Nebennieren bei *Skorbut* (McCarrison 1919, 1921, Lamer und Campbell, zit. nach Palladin, Utewski und Ferdmann 1928). Die auch von Bessessen (1923) beobachtete Hypertrophie der Nebenniere bei präskorbutischen und skorbutischen Tieren erklärte Quick (1933) als kompensatorische Leistung des Organs. Tonutti (1942a) bestätigt die mehrfach behauptete Hypertrophie der Nebennierenrinde bei skorbutkranken *Meerschweinchen* (S. 531f.). Ganz allgemein faßt Tonutti die Skorbuthypertrophie der Nebenniere als einen Versuch des kranken Organismus auf, sein sekretionstaugliches Parenchym zu vermehren. Da aber das Vitamin C fehlt, welches das *Meerschweinchen* bekanntlich nicht selbst synthetisieren kann, ist eine Steigerung der Rindensteroidproduktion kaum zu erwarten. Knouff, Oleson und Wagner (1943, S. 532) stellten fest, daß die Nebennierenrindenhypertrophie bei skorbutischen *Meerschweinchen* größer ist als bei hungernden Tieren.

γ) Muskelleistung.

INGLE (1938c) beobachtete, daß die nach 12 Std Zwangsarbeit bei der *Ratte* bereits deutliche Rindenhypertrophie nicht auftritt, wenn während der Arbeitsleistung Rindenextrakt verabreicht wird. Auch Desoxycorticosteronacetat hemmt die auf Muskelarbeit folgende Rindenhypertrophie (BENZNÁK und KORÉNYI 1941, SELYE und DOSNE 1942). BENZNÁK und SARKADY meinen, es handle sich bei der Rindenvergrößerung eher um eine Hyperplasie als um eine Hypertrophie. Nach Messungen von BENGTSON, MELIN und PETRÉN (1939a, b) werden die Rindenzellen unter diesen experimentellen Bedingungen in der Tat kleiner.

δ) Kälteversuche.

Schon CRAMER (1916, 1926, 1928) konnte zeigen, daß die Nebennieren der *Ratte* in der *Kälte* größer werden. Bei *Kaninchen* fand REINECK (1928) die Nebennieren von Wintertieren schwerer als die von Sommertieren. SELYE (1936b, 1937a) beobachtete eine Hypertrophie der Nebenniere bei Kälteeinwirkung bereits nach 24 Std (S. 537). ZALESKY und WELLS (1940) hielten *Erdhörnchen* während des Sommers bei einer Temperatur von $+4^0$ C, Kontrolltiere unter höherer Temperatur. Bei den Kältetieren kam es zur Vergrößerung der Nebennierenrinde. BERNSTEIN (1941) hielt *Ratten* bei -4^0 C und sah neben einer Lipoidabnahme in den Rindenzellen eine Vergrößerung der Rindenbreite (s. a. BENGTSSON 1943, S. 538).

Schwierig zu deuten sind Befunde von BROLIN (1946). Bei *Ratten*, die bei $+5$ bis $+10^0$ C gehalten wurden (S. 538), sah er eine Zunahme des Nebennierengewichtes, bei einigen *Ratten*, welche bei einer Temperatur von $+1,5$ bis $+3^0$ C gehalten worden waren, eine signifikante Abnahme des Nebennierengewichtes. Die im ersten Fall beobachtete Hypertrophie der Drüse, so betont BROLIN, darf man nicht als alimentäre Hypertrophie des Organs ansehen. Es gibt zwar eine solche, und es ist auch richtig, daß die *Ratten* in der Kälte mehr fressen, aber die Nebennierenveränderungen treten so schnell ein, daß sie beispielsweise nicht mit denen nach einer Cholesterinfütterung verglichen werden können, die erst nach Wochen an der Nebennierenrinde wirksam wird. Trotz einer Behandlung mit Thyroxin (s. hierzu S. 539) kommt es bei Kältetieren zur Nebennierenhypertrophie.

DUGAL und THERIEN (1949) verhinderten die typische Vergrößerung der Nebenniere bei frierenden *Ratten* und *Meerschweinchen* vollständig, indem sie den Tieren große Mengen von Ascorbinsäure gaben. Die Tiere vertrugen dann auch die Kälte viel besser. RATSIMAMANGA (1950) untersuchte *Ratten* nach Doppelstresswirkungen (S. 539). In meinem Laboratorium hat HAASE (1952) zwar in erster Linie das Verhalten der Ascorbinsäure in den Rindenzellen unter Kälteeinwirkung histochemisch untersucht *(Meerschweinchen)*, doch konnten wir gleichfalls die morphokinetischen Folgen in Form der Hypertrophie bestätigen (S. 543).

ε) Die Wirkung von Infektionen auf die Nebennierenrinde.

Schon um die Jahrhundertwende war bekannt, daß die Nebennieren bei Infektionskrankheiten, z. B. bei Diphtherie und Tuberkulose auffallend groß sind (S. 544ff.). Aber auch in experimentellen Arbeiten wurde die *Hypertrophie* bestätigt (LANGLOIS und CHARRIN 1896, Infektion mit Bac. pyocyaneus). Die Deutungen der Befunde, die zur Entgiftungshypothese geführt haben, sind andernorts geschildert (S. 516). DELAMARE (1904) teilte in seiner für die damalige Zeit maßgeblichen Zusammenfassung mit, daß das Gewicht der Nebennieren beim *Menschen* unter Infektionskrankheiten enorm steigen könne. BIEDL (1916), HART (1917, 1920), DIETRICH (1918) bestätigten diese Angaben, wiesen aber auch auf weitere Veränderungen der Nebennieren: entzündliches Ödem, parenchymatöse Schwellung, kleinzellige Infiltration, herdförmige Nekrosen, Hyperämie. Schon diese Befunde machen klar, daß mit Gewichtszunahmen der Nebennieren gerechnet werden muß, welche mit einer echten Hypertrophie überhaupt nichts zu tun haben brauchen. Unverständlich ist aber andererseits der Befund eines abnorm niedrigen Nebennierengewichtes bei Infektionskrankheiten den LEUPOLD (1920) mitteilt (S. 545).

Speziell bei der Diphtherie hatten schon ROUX und YERSIN (1888, 1889, 1890) eine erhebliche Vergrößerung und starke Hyperämie der Nebennieren festgestellt (Vergiftung von *Meerschweinchen* mit Diphtherietoxin). BEHRING (1890) hat dies bestätigt und auf beiden so regelmäßig nach Diphtherie in Erscheinung tretenden Veränderungen sogar einen Test zur Titration von Diphtherieserum aufgebaut. TONUTTI (1941b, 1942c) hat sich später ausgiebig mit der Hypertrophie der Nebennierenrinde nach experimenteller Diphtherie befaßt und die Veränderungen im Sinne seiner Transformationsfeldlehre (S. 258ff.) gedeutet.

Von RIDDLE (1923a) liegt eine recht genaue Untersuchung vor, in welcher nachgewiesen wird, daß die Nebennieren von *Tauben* mit verschiedenartigen Krankheitszeichen (Parasiten, Tuberkel, Milzvergrößerungen, Lebervergrößerungen) fast doppelt so groß sind wie die gesunder Tiere.

ζ) Die Wirkung verschiedener Pharmaka auf die Nebennierenrinde.

POUMEAU-DELILLE (1941) behandelte *Meerschweinchen* mit *Benzol* (vgl. S. 556). Körpergewicht und Nebennierengewicht stiegen während des Versuches an.

Nach BERNARD und BIGART (1904) entsteht bei der experimentellen *Bleivergiftung* der *Meerschweinchen* eine „Suractivité" der Nebenniere, eine „Hyperépinéphrie". Dazu gehören unter anderem (S. 556) eine knotige Hyperplasie der Glomerulosa, Vermehrung der Spongiocyten der Fasciculata durch Transformation gewöhnlicher Fasciculatazellen. Mehrfache Gaben von Bleiacetat führten zur Hypertrophie der Nebenniere.

NICHOLS und MILLER (1949) verabreichten an *Ratten* NaCN in kleinen wiederholten subletalen Dosen. Es kam unter anderem (S. 557) zur Hypertrophie der Nebenniere.

ALPERT (1950) beobachtete bei einem *Goldhamster*-Männchen, das in 2 Tagen 4 Injektionen von je 0,5 cm³ einer 4%igen *Formol*-Lösung erhalten hatte (S. 557), ein Ansteigen des Nebennierengewichtes.

Nach FRIEDGOOD, SWINYARD, RIPSTEIN (1951) kommt es nach Verabreichung von *Nitrofurazon* unter anderem (S. 559) zur Nebennierenhypertrophie.

Eine celluläre Hypertrophie im Interrenale des *Aales* nach *Pilocarpin*-Injektion hat bereits PETTIT (1896, S. 559) beschrieben (Kritik von GRYNFELTT 1902, s. ebenda). Auch GUIEYSSE (1901) will nach Injektion von 0,02 g Pilocarpin bei *Meerschweinchen* eine Zunahme des Nebennierenvolumens schon nach 50 min (Hyperämiewirkung ?) festgestellt haben.

η) Die Wirkung von Anoxie und Hypoxie auf die Nebennierenrinde.

LANGLEY und CLARKE (1942) geben an, die nach Luftdruckerniedrigung am 2.—3. Versuchstag sich einstellende Hypertrophie der Nebenniere könne durch Vorbehandlung mit einem Rindenextrakt verhindert werden. DALTON, MITCHELL, JONES und PETERS (1943/44) brachten *Ratten* sehr lange Zeit, aber mit Unterbrechungen, in erniedrigten atmosphärischen Druck. Anfangs kam es zur Hypertrophie der Nebenniere, bis zu einem Maximum in der 6. Versuchswoche, danach zur Normalisierung der Nebennierengröße und des Lipoidgehaltes. Nach FORTIER (1949) hyperplasiert bei erhöhter CO_2-Spannung der Luft (S. 561) die Nebenniere.

ϑ) Strahlenwirkungen.

PATT, SWIFT, TYREE und STRAUBE (1948) haben die Rolle der Hypophyse und Nebenniere beim Röntgen-Stress geprüft (S. 561). Nach Hypophysektomie waren keine signifikanten Veränderungen des Nebennierengewichtes mehr nachzuweisen.

ι) Schock usw.

Die nach längerer Elektroschockbehandlung erfahrungsgemäß auftretende Hypertrophie der Nebenniere kann durch gleichzeitige Desoxycorticosteronacetatbehandlung verhindert werden (WOODBURY 1950).

κ) Kompensatorische Hypertrophie.

Die kompensatorische Hypertrophie einer Nebenniere nach einseitiger Adrenalektomie, bei der Mitosen auftraten (vgl. STILLING 1870, DITTUS 1941, *Selachier*), ist als Sonderfall der Hypertrophie ausführlich in anderem Zusammenhang besprochen worden (S. 563ff.).

λ) Gravidität usw.

Die seit langem bekannte Hypertrophie der Nebennierenrinde bei der Gravidität sowie weitere Fälle von Rindenhypertrophie unter Sexualeinfluß werden auf S. 730ff. besprochen.

μ) Elektrolytwirkungen.

BADINEZ und CROXATTO (1947a, b) sahen nach KCl-Verabreichung bei *Ratten* eine Hypertrophie der Nebennierenrinde, in erster Linie der Zona glomerulosa, wo sich auch die Lipoide vermehrten. Nach NaCl-Gaben soll dagegen die Glomerulosa bei gleichzeitigem Lipoidverlust langsam atrophieren. Nach DEANE und GREEP (1946) werden angeblich die Glomerulosazellen aktiviert, wenn die Versuchstiere wenig Natrium erhalten; dieser Vorgang soll sich durch Lipoidentleerung und Zellvergrößerung manifestieren. Nach Kaliumgabe dagegen atrophiert angeblich die Glomerulosa. Andererseits beschreiben DEANE, SHAW und GREEP (1948) nach intraperitonaealer Injektion von Kalium eine bereits wenige Stunden nach der Injektion deutliche Lipoidentleerung und Verbreiterung der Glomerulosa.

v) Die Wirkung eines Stress auf die Morphokinese der Nebennierenrinde.

Ein plötzlicher, aber ganz temporärer Stress bedingt wohl eine Veränderung (Diaprasie, Enchosis) der sudanophilen Substanzen, des Cholesterins und der Ascorbinsäure in den Rindenzellen. Dagegen dürfte eine Morphokinese im Sinne einer Hypertrophie oder Hyperplasie in den meisten derartigen Fällen nicht erreicht werden. Anders ist es, wenn eine langsame Veränderung des inneren oder äußeren Milieus einen langsam steigenden Bedarf an Rindenhormon bewirkt. Es kann sich dann in den Rindenzellen ein Gleichgewicht zwischen Schwund (Diaprasie) und Aufbau (Enchosis) einstellen, so daß an den chemischen Konstituenten der Zelle (sudanophilem Material, Cholesterin, Ascorbinsäure) kaum irgendwelche Veränderungen erkennbar werden. Um so deutlicher können hingegen die morphokinetischen Folgen sein. Langsam *steigen Gewicht* und *Volumen* der Nebenniere, speziell der Rinde an. Der Eucorticismus der Gewebe bleibt erhalten. Beispiele hierfür sind: Hunger (OKUNEFF 1923, MOURIQUAND und LEULIER 1927, SURE und THEIS 1939, MCLACHLAN, HODGE und WHITEHEAD 1941, OLESON und BLOOR 1941, MULINOS, POMERANTZ und LOJKIN 1942, WHITEHEAD 1942, TYSLOWITZ 1943), Calorienherabsetzung (ELLIOTT 1914b, BOUTWELL, BRUSH und RUSCH 1948), jahreszeitlicher Temperaturwechsel (SAYERS 1950), Gravidität (S. 730ff.), manche Arten einer einseitigen Eiweißdiät (TEPPERMAN, ENGEL und LONG 1943b), milde chronische Infekte (BAUMANN und HOLLY 1925).

Ein intensiver, kontinuierlicher Stress mit meist tödlichem Ausgang bedingt eine *Einbuße der Rindenzellen* an allen wichtigen chemischen Komponenten. Hypertrophie und Hyperplasie können noch, brauchen aber nicht eingesetzt haben. Beispiele für solche Situationen wurden mehrfach aufgezählt (s. S. 619).

Nach Einsetzen eines schweren Stress beginnt die *Vergrößerung* der Nebenniere (echte Hypertrophie?) innerhalb von 6—24 Std (ENGEL, WINTON und LONG 1943, INGLE 1938c). Das Nebennierengewicht steigt proportional zur Stressstärke bzw. zur verabreichten Dosis von ACTH (LI, EVANS und SIMPSON 1943, SAYERS, WHITE und LONG 1943). Nach SELYE (1937b, c) fallen Nebennierenhypertrophie und Lipoidschwund (Lipodiaprasie) bei der *Ratte* mit dem Zeitpunkt des größten Hormonbedarfs zusammen. In Fällen eines schweren protrahierten Stress erscheint die Nebenniere nicht nur vergrößert, sondern auch infolge Verlustes an Cytoplasmalipoiden rötlichbraun statt gelb gefärbt (SAYERS, SAYERS, FRY, WHITE und LONG 1944, SAYERS 1950).

Einschlägige Übersichten geben TEPPERMAN, ENGEL, LONG (1943a), SAYERS, SAYERS, FRY, WHITE, LONG (1944), CANOYETT, GOLLA und REISS (1945), ROGERS und WILLIAMS (1947), SAYERS (1950).

ξ) Bremsung der Hypertrophie durch Verabreichung von Rindensteroiden, Desoxycorticosteronacetat usw.

Die Glomerulosahypertrophie bei Natriummangel kann durch Verabreichung von Desoxycorticosteronacetat nicht verhindert werden (DEANE, SHAW und GREEP (1948). In anderen Fällen (s. o.) dagegen läßt sich die Stresswirkung durch Verabreichung von Desoxycorticosteronacetat, Rindensteroiden oder Rindengesamtextrakt aufheben.

o) Hypophysektomie.

Die Hypophysektomie verursacht eine Atrophie der Nebennierenrinde (s. Kapitel 7, S. 585ff.). Es ist aber die Frage, ob diese Atrophie die Rinde in der gesamten Breite in gleicher Stärke ergreift bzw. ob die gesamte Rindenbreite unter der Steuerung des Vorderlappens steht. SCHWEIZER und LONG (1950, S. 588ff.) fanden die typische Atrophie der Fasciculata nach der Hypophysektomie von *Meerschweinchen*. Hingegen nahm die Breite der Glomerulosa langsam zu, bis sie etwa in der 4. Woche nach der Hypophysektomie um rund 50% breiter war als beim Normaltier. Solche Beobachtungen bilden unter anderem die Grundlage für die Hypothese einer funktionellen Zweiteilung der Nebennierenrinde (S. 672ff.).

π) Die ACTH-Wirkung auf die Nebennierenrinde.

HOFFSTÄTTER (1919) konnte bei *Kaninchen* durch längere Zeit verabreichte Pituitrininjektionen eine erhebliche Hyperplasie der Nebennierenrinde erreichen (vgl. hierzu S. 592). COLLIP, ANDERSON und THOMSON (1933) riefen mit einem besser gereinigten Vorderlappenpräparat schon bei normalen *Ratten* eine Rindenhypertrophie hervor. Die speziell auf die Nebennierenrinde gerichtete Wirkung ihres Präparates schrieben sie einem darin enthaltenen „adrenotropem Faktor" zu. ANSELMINO, HOFFMANN und HEROLD (1933, 1934), ANSELMINO und HOFFMANN (1934) zeigten zunächst, daß die Nebennieren kastrierter *Mäuse*-Weibchen, also atrophische Nebennieren, durch eine im Vorderlappenauszug enthaltene, von anderen Hypophysenvorderlappenhormonen isolierbare, aktive Substanz zur Hypertrophie besonders im Bereich der Zona fasciculata gebracht werden können. Sie bezeichneten den neuen Faktor als „*corticotropes Hormon*" des Vorderlappens. Neben der durch das Hormon bewirkten Hyperplasie der Fasciculata sollte in gleicher Weise auch die Glomerulosa verändert werden, während die Reticularis unbeeinflußt blieb. Nach Zufuhr von corticotropem Hormon entsteht bei der *Ratte*, bei infantilen *Mäusen*, bei geschlechtsreifen *Mäuse*-Männchen, *Meerschweinchen*, weniger deutlich bei *Kaninchen* eine Verbreiterung der nach Hypophysektomie atrophierten Fasciculata. HOFFMANN und ANSELMINO gaben auch eine quantitative Testmethode für das neue Hormon an, auf der Grundlage der Rindenverbreiterung (Näheres S. 592). EMERY und ATWELL (1933) zeigten, daß die Zellen der Zona fasciculata und reticularis sich nach der Injektion des „adrenotropen Faktors" vergrößerten. ANSELMINO, HOFFMANN und HEROLD (1934) gaben dagegen an, daß das corticotrope Hormon die Zona reticularis der *Maus* unbeeinflußt läßt; die Hypertrophie solle sich auf die Fasciculata beschränken (s. dazu S. 592).

HOUSSAY, BIASOTTI, MAZZOCCO und SAMMARTINO (1933) vermochten bei *hypophysektomierten Hunden* mit einem zellfreien Vorderlappenextrakt eine Hypertrophie der Nebenniere und Lipoidzunahme in den Rindenzellen zu erreichen. BIERRING (1935) löste mit einem alkalischen Extrakt des Vorderlappens eine Hyperplasie der Fasciculata (und des Nebennierenmarkes?) aus (*Ratten*). Nach MOON (1937b) entsteht bei normalen *Ratten* nach Verabreichung von corticotropem Hormon eine Hypertrophie und Hyperplasie der Rindenzellen, im wesentlichen im Bereich der Glomerulosa und äußeren Abteilung der Fasciculata, also gerade an den Grenzen der sudanophoben Zone. DAVIDSON (1937) erreichte bei kastrierten und kastrierten, hypophysektomierten *Ratten* eine deutliche Nebennierenhypertrophie durch Gaben von 250—450 Einheiten eines corticotropen Hormons über 9—14 Tage. Zeichen einer Hyperplasie der Rinde fand er aber im Gegensatz zu MOON nicht. ATWELL (1937) zeigte an hypophysektomierten und thyreoidektomierten *Kaulquappen*, daß nach Zufuhr des adrenotropen Faktors von COLLIP, ANDERSON und THOMSON (1933) eine Hypertrophie des Interrenale und eine Zunahme der Lipoidsubstanzen eintritt. INGLE und KENDALL (1937), INGLE, HIGGINS und KENDALL (1938) testeten die Wirkung von ACTH-Präparaten am Gewichtsanstieg der Nebenniere bei hypophysektomierten Tieren.

Mit einem nicht ganz gereinigten ACTH-Präparat erzielte MOON (1940) bei nur 4 Tage alten *Ratten* eine Vergrößerung der Nebennieren. Dies ist besonders bemerkenswert, weil der Stressmechanismus um diese Zeit bei der *Ratte* offenbar noch nicht eingespielt ist (S. 574).

Mit reinem ACTH (10 mg) konnten BERGNER und DEANE (1948) schon nach 18 Std bei der *Ratte* eine Nebennierenvergrößerung bewirken (S. 595f.). FELDMAN (1951) berichtet über eine Zunahme des Nebennierengewichtes ohne deutliche Organvergrößerung bei *Ratten*, die nach 24stündigem Hungern ACTH erhalten hatten.

ϱ) Schilddrüsenwirkungen.

HOSKINS (1910a, b, 1916) erhielt eine 25%ige Zunahme des Nebennierengewichtes durch *Verfütterung von Schilddrüsensubstanz* (15 Tage) an neugeborene *Meerschweinchen* (Versuchsbeginn unmittelbar nach der Geburt). Die dann folgende Nebennierenhypertrophie war besonders bei Männchen sehr deutlich. Auch HERRING (1917b) erhielt eine 75%ige Gewichtszunahme der Nebenniere nach 3—4wöchiger Schilddrüsenverfütterung (s. a. CAMERON und SEDZIAK 1921, SQUIER und GRABFIELD 1922, DEANE und GREEP 1947).

Die histologische Untersuchung der Nebenniere der *Maus* ergab eine Zunahme der Rindenzellen an Zahl und Größe nach *Thyroxininjektionen*, wobei alle Zonen beteiligt waren. Es soll auch die Breite der Zona reticularis auf das Doppelte zunehmen, ja im Falle des Unterganges wieder regenerieren (PRESTON 1928). P. E. SMITH (1930), KADEN, OEHME und WEBER (1937) sahen bereits, daß Thyroxinzufuhr bei hypophysektomierten Tieren keine Hypertrophie der Nebenniere mehr bewirkt (vgl. dagegen MILLER und RIDDLE 1939, *Tauben*). Rindenverbreiterung nach Zufuhr von Schilddrüsenextrakten beschrieben MINOUCHI (1932) und HABAN (1938). GOHAR (1934) bemerkte, daß Thyroxin wie Schilddrüsenverfütterung auf die Nebenniere wirke (s. a. AMANO 1935, KADEN, OEHME und WEBER 1937, FREUD, MANUS und MÜHLBOCK 1938, SCHMIDT und SCHMIDT 1938 u. a.). Nach Thyroxininjektionen zählten SCHMIDT und SCHMIDT (1938) dreimal soviel Mitosen in der Nebennierenrinde, besonders in der Fasciculata, wie bei Kontroll-*Mäusen*; in der Glomerulosa traten bemerkenswerterweise keine Zellteilungsfiguren auf. GERLEI (1938) injizierte *Kaninchen* 2 Jahre lang Thyroxin. Hypertrophie der Nebennierenrinde war die Folge (s. a. BENGTSON 1943). DUREY (1949) verabreichte *Ratten* täglich 1 cm^3 einer 0,02%igen Thyroxinlösung 11—44 Tage lang mit dem Ergebnis eines Gewichtsanstiegs der Nebennieren bei Hypertrophie der Fasciculata. Desoxycorticosteronacetat hemmt die auf Thyroxin folgende Hypertrophie der Nebenniere (HOEN, LANGEFELD und OEHME 1939).

ADAMS, MEDLICOTT und HOPKINS (1942) verabreichten Thyroxin (Gesamtmenge 0,6 bis 1,2 mg, verteilt über 6 Tage) an nicht gravide und *gravide Mäuse*-Weibchen. Bei beiden

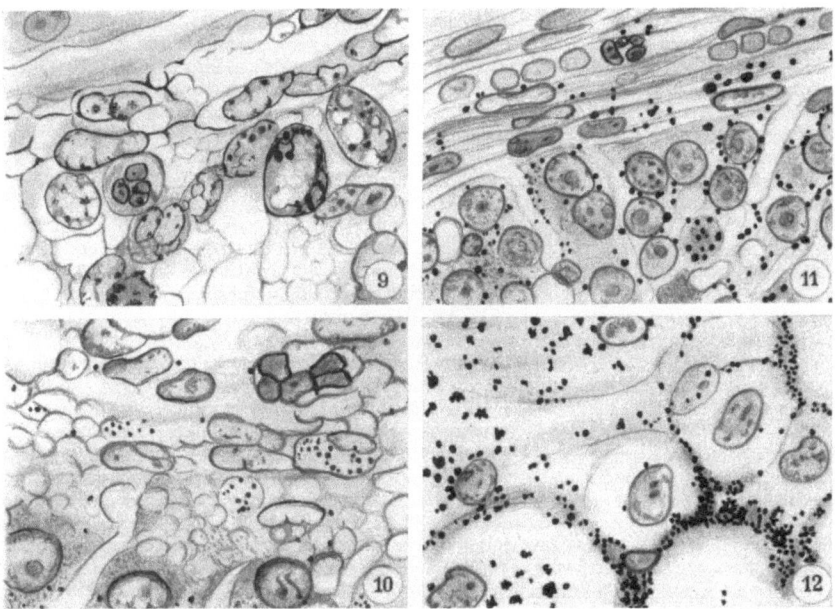

Abb. 250 (9—12). Verhalten der Ascorbinsäure in der regenerierenden Nebennierenrinde der *Ratte. 9* Negative Ascorbinsäurereaktion in der capsulären und subcapsulären Zone 1 Tag nach Enucleierung der Nebenniere. *10* Dasselbe Gebiet 8 Tage nach der Operation. Regeneration von Rindenzellen aus dem subcapsulären Blastem, Beladung dieser Elemente mit Lipoid und Ascorbinsäure. *11* Normalisierung des Ascorbinsäurebildes im äußeren Bereich der Zona fasciculata. *12* Positive Ascorbinsäurereaktion bzw. Silbergranula in den Sinusoiden der Nebennierenrinde (Silbernitratreaktion, etwa 1180fach vergrößert). Aus DEANE und MORSE 1948.

Gruppen trat eine Vergrößerung der Nebenniere ein, auf einer Hypertrophie der inneren Fasciculatazellen beruhend (S. 609). Mit der Verfütterung von Schilddrüsensubstanz erhielt GARDNER (1942) ähnliche Ergebnisse. Eine beträchtliche Steigerung der Zahl der *Mitosen* in der Rinde, nach Thyroxininjektionen *(Maus)* auftretend, verzeichneten J. G. SCHMIDT und SCHMIDT (1938); von Zellteilungen frei war lediglich die Zona glomerulosa.

Eine Rindenhyperaktivität unter *Hyperthyreose* sahen MEANS (1949), WALLACH und REINEKE (1949).

LOESER (1933), EMERY und WINTER (1934), MCQUEEN-WILLIAMS (1934) stellten bereits fest, daß nach der Hypertrophie der Schilddrüse durch Verabreichung von *Vorderlappensubstanz* oder *thyreotropem* Hormon eine Hypertrophie der Nebennierenrinde einsetzt (weitere Einzelheiten S. 611). Eine unmittelbare Wirkung des Thyreotropins auf die Nebennierenrinde ist dagegen nach den Versuchen von DITTUS (1941) unwahrscheinlich.

σ) Regenerationsvorgänge und Nebennierentrauma.

Über die *Aktivität der regenerierenden Nebennierenrinde nach künstlicher Excision eines Teiles der Nebenniere* haben DEANE und MORSE (1948) und RATSIMAMANGA (1950, s. S. 536) berichtet. DEANE und MORSE (1948) enucleierten die Nebennieren von 5 *Ratten*-Männchen und töteten die Tiere 1, 3, 8, 18 und 32 Tage nach der Operation. Anfangs fehlten die Lipoide im regenerierenden Gewebe ganz, am Ende der 1. Woche traten sie in den mehr peripher gelegenen Zellen auf. Bei den 1—3 Tage nach der Operation getöteten Tieren war keine Ascorbinsäure in den Rindenelementen nachzuweisen (Abb. 250). Nach 8 Tagen erschien die Ascorbinsäure in den äußersten Rindenzellen wieder, nach 32 Tagen hatte sie sich bis zur Norm wieder angereichert. Auch im Lumen der Sinusoide waren Silbergranula nachzuweisen.

k) Atrophie der Nebennierenrinde, Zelluntergang in der Nebennierenrinde.

Schon ZWEMER (1934, 1936) hat offenbar vermutet, daß aus der Stärke des Zellunterganges in der Nebennierenrinde vielleicht *Schlüsse auf die aktuelle Leistung* gezogen werden können. Bei einem akuten Bedarf an Rindenhormon fand er neben den Zeichen der Stoffabgabe auch manche Anzeichen für Zelldegenerationen (S. 219ff.). Bei einer funktionellen Überbelastung kann man im inneren Rindenbereich geradezu nur noch Zelltrümmer finden.

Im *Hunger*-Versuch hat JACKSON (1919) eine Reihe morphokinetischer Reaktionen an den Rindenzellen beobachtet, darunter auch solche atrophischen Charakters (S. 518ff.), dort auch genauere Zahlenangaben). LÜHRS (1950) fand bei *hungernden Ratten* eine Atrophie der Nebenniere. HUSEBY und BALL (1945) verabreichten infantilen *Mäuse*-Weibchen des A-Stammes eine reduzierte Futtermenge (S. 523f.). Die Nebennierenrinde der unterernährten Tiere war schmäler als die der Kontrolltiere, was auf einer Atrophie, einem Cytoplasmaverlust der einzelnen Rindenzelle beruhen soll.

D'ANGELO, GORDON und CHARIPPER (1948b), SCHWEIZER und LONG (1950) beobachteten bei *hungernden Meerschweinchen* unter anderem (S. 526) eine Verschmälerung der Glomerulosa. Die Atrophie der gleichen Zone bei Kaliumgabe usw. (DEANE, SHAW und GREEP 1948) wird auf S. 527 genauer besprochen.

LASOWSKY und SIMNITZKY (1926) fanden bei *Vitamin B_1-Mangel* zwar eine Vergrößerung der Nebenniere (S. 528), aber auch einzelne degenerierende Rindenelemente.

MCCARRISON (1919, 1921, s. a. LINDSAY und MEDER 1926), sah bei *Vitamin C-frei* ernährten *Meerschweinchen* unter anderem (S. 530) Degenerationen in Rinde und Mark, IWABUCHI (1922) degenerative Vorgänge speziell in der Fasciculata.

In der Nebenniere einem *Kältestress* ausgesetzter *Meerschweinchen* verzeichnete HAASE (1952) unter anderem eine Zunahme der pyknotischen Zellkerne.

RATSIMAMANGA (1950) beobachtete bei *Ratten*, die einem *Wärmestress und Desoxycorticosteronacetat*-Behandlung unterworfen worden waren, eine Atrophie der Nebenniere.

Daß sich die auf *Hypophysektomie* folgende Atrophie der Nebennierenrinde gegenüber *Strahlenwirkung* sehr unangenehm auswirken kann, zeigten PATT, SWIFT, TYREE und STRAUBE (1948, s. a. S. 561). Soweit in Stress-Situationen eine „Atrophie der Nebenniere" behauptet wurde, wird man nach neueren Erfahrungen kritisch sein dürfen. Es kann sich vielleicht einmal um ein volles Versagen des Rindenorgans handeln, wenn der Stress zu stark ist. In der Regel aber setzt unter der ACTH-Wirkung ein Wachstumsimpuls auf die Rindenzellen ein, falls es zu morphokinetischen Reaktionen unter Stress kommt.

Die Rindenatrophie nach Applikation von Rindenextrakten, Rindensteroiden usw. wird man nach den Ausführungen S. 574ff. verstehen. NEUMANN (1936) versuchte, die Ovarialfunktion von *Mäusen* mit Rindenextrakt zu hemmen. Dabei fiel ihm eine Atrophie der Nebennierenrinde auf.

Den Mechanismus der Wirkung von Rindenextrakt über eine Hemmung der Funktion des Vorderlappens haben INGLE und KENDALL (1937) aufgeklärt. Wenn sie einem gesunden Versuchstier Rindenextrakt verabreichten, atrophierte die Nebennierenrinde eindeutig (s. a. INGLE, HIGGINS und KENDALL 1938). Bei hypophysektomierten Tieren dagegen blieb die Atrophie der Nebennierenrinde selbst bei großen Cortingaben aus. Die Injektion bremst also die ACTH-Abgabe aus dem Vorderlappen (S. 575). SELYE und DOSNE (1940b), BENNETT (1940) haben die Angaben von INGLE im wesentlichen bestätigt (Einzelheiten S. 575). DITTUS (1941) beobachtete nach Cortidyngabe (Promonta) eine Inaktivierung des Interrenale von *Rochen*.

Mit KENDALLS (1942, 1950) Untersuchungen beginnt eine spezifiziertere Behandlung des Problems. Nachdem außer dem Desoxycorticosteronacetat andere Steroide der Nebennierenrinde bekannt geworden waren, suchte KENDALL die Frage zu klären, ob sie alle in gleicher Weise und Stärke über den Vorderlappen auf die Nebennierenrinde einwirken. In erster Linie gelang ihm der Nachweis einer Rindenatrophie mit den Verbindungen A, B, E und F (Terminologie von KENDALL). Desoxycorticosteronacetat hatte eine geringere Wirkung, doch war die Atrophie mit *größeren Dosen* von Desoxycorticosteronacetat ebenfalls zu erreichen (s. a. SARASON 1943a). Eine zweite wichtige Feststellung von KENDALL ist die Tatsache, daß sich mit Corticosteron zwar eine Atrophie der Fasciculata hervorrufen läßt, nicht aber der Glomerulosa. Diese Beobachtung führte zur Hypothese der funktionellen Zweiteilung der Nebennierenrinde (S. 672ff.). Über Rindenatrophie nach Desoxycorticosteronacetatgaben berichten ferner GREEP und DEANE (1947a, 1949b), ALPERT (1950, *Goldhamster*, vgl. S. 575), OVERZIER (1950, vgl. S. 576), RATSIMAMANGA (1950, s. a. S. 576). OVERZIER rechnet mit einer unmittelbaren Einwirkung von Rindenstoffen auf die Rinde.

Solche theoretischen Überlegungen haben neuerdings auch in der Therapie Beachtung gefunden (CURRAN 1952). Die Verabreichung insbesondere des Cortison ist mit Gefahren für die Nebennierenrindenzelle verbunden. Man versucht sie dadurch zu umgehen, daß man an Stelle des Cortison ein Mittel verabfolgt, das im Sinne eines unspezifischen Stress das körpereigene ACTH bzw. sekundär Cortison freisetzt (vgl. die Beeinflussung silikotischer Knötchen mittels Oestrogen, Insulin, Thyroxin usw., SCHILLER 1953).

Die deutlichste, mit Regelmäßigkeit nachweisbare Atrophie der Nebennierenrinde finden wir nach der *Hypophysektomie*, über die in Kapitel 7 (S. 585 ff.) bereits berichtet wurde.

Nach HOSKINS (1910b) führt die *Thyreoidektomie* bei trächtigen *Meerschweinchen* zu einer 20%igen Gewichtszunahme der Nebennieren der neugeborenen Tiere. Bei der *Ratte* bewirkt eine Thyreoidektomie gleichfalls eine Verkleinerung der Nebenniere (HERRING 1920b), nach der Pubertät bei *Ratten*-Männchen (100 Tage alt) eine 9%ige, bei Weibchen (150 Tage alt) eine 28,8%ige Gewichtsabnahme des Organs (HAMMETT 1923, 1926). SUN (1929) sah nach Thyreoidektomie eine Degeneration von Rindenzellen und Lipoidverlust. ADAMS und BOYD (1933) beobachteten bei *Triturus viridescens* nach Hypophysektomie wie nach Thyreoidektomie nach 3 Monaten eine Verminderung des absoluten Durchschnittsvolumens des Rindengewebes, allerdings bei relativer Zunahme gegenüber dem außerordentlich zurückgehenden Körpergewicht der Tiere. ZECKWER (1938) bestätigte, daß die Nebennierenrinde bei *Ratten*-Weibchen nach Thyreoidektomie an Gewicht verliert (s. a. TONUTTI, vgl. S. 605). Die Atrophie der Fasciculata bei Hypothyreoidismus — unbeschadet, ob dieser auf einer Thyreoidektomie oder anderer Ursache beruht — wird bestätigt von ROKHLINA (1940), LEBLOND und HOFF (1944), GLOCK (1945), während sie WILLIAMS, WEINGLASS, BISSELL und PETERS (1944), LEATHEM (1946) nicht beobachteten.

BAUMANN und MARINE (1945) beobachteten eine Abnahme der Nebennierengröße bei *Ratten* nach Fütterung mit *Thiouracil* (Einzelheiten S. 607, s. a. MCQUILLAN und TRIKOJUS 1946, DEANE und GREEP 1947, S. 607).

l) Hyperämie, Hämorrhagie in der Nebennierenrinde.

In *Hungerversuchen* an jungen *Ratten* hat JACKSON (1919) *Hyperämie* im inneren Rindenbezirk festgestellt (S. 519f.). Bei hungernden erwachsenen *Ratten* tritt eine ausgedehntere Rindenhyperämie auf, während die Durchblutung im Mark offenbar geringer wird. LINDSAY und MEDES (1926) beobachteten bei hungernden *Meerschweinchen* Hämorrhagien in der Nebennierenrinde (S. 523).

Beim *Skorbut* stellte MCCARRISON (1919, 1921) Hämorrhagien in der Nebenniere des *Meerschweinchens* fest. TONUTTI (1942c) fand bei skorbutischen *Meerschweinchen* hyperämische Capillaren in der Kapsel der Drüse (S. 531).

Nachdem PETRÉN und Mitarbeiter in aktivierten Organen verschiedentlich eine Zunahme der Zahl offener Capillaren je Gewebseinheit nachgewiesen hatten, untersuchten BENGTSON, MELIN und PETRÉN (1939a, b) auch die Nebennierenrinde *zwangstrainierter Meerschweinchen*. Es ergab sich eine Steigerung der Zahl offener Capillaren wie der Zahl roter Blutkörperchen je Gesichtsfeld um 100—150%. Die Zellgröße der Rindenelemente war bei den muskeltrainierten Tieren etwas vermindert (13%); es trat also eine Rindenhyperplasie, nicht nur eine Hypertrophie auf, wie man meist behauptete. SAYERS (1950) erwähnt gelegentlich auftretende hämorrhagische Bezirke in hochaktiven Nebennieren.

Die Wirkung des *Kältestress* hat BENGTSON (1943) ebenfalls an verstärkter Capillarisierung nachweisen können (Einzelheiten S. 538).

Bei *Infektionskrankheiten* fiel frühzeitig (S. 544) die oft besonders starke Hyperämie der Nebennieren auf (z. B. ROUX und YERSIN 1888, 1889, 1890). Bei der *Diphtherie* beobachtete PETTIT (1896) überdies Hämorrhagien in der Nebennierenrinde *(Meerschweinchen)*. LUKSCH (1910), der das Gewicht mehr auf die Reaktion der phäochromen Zellen des Markes legte (S. 546), erwähnt gleichfalls Blutungen in der Rinde (s. a. DIETRICH 1918). LIEBEGOTT (1944) beobachtete beim *Menschen* die Hyperämie der Diphtherienebenniere besonders im Bereich der Zona fasciculata. Bei der experimentellen Diphtherie des *Meerschweinchens* sah SADOWNIKOW (1949) zuerst eine mäßige Hyperämie der Markcapillaren, eine ausgeprägte Rindenhyperämie erst nach 17—20 Std. Später kommt es über die Hyperämie hinaus geradezu zur hämorrhagischen Infarzierung der Rinde. Zwischen den Massen roter Blutkörperchen liegen dann Rindenzellen mit geschrumpften oder pyknotischen Kernen. Alle Blutgefäße des Markes sind nun gleichfalls überfüllt; am 2., kritischen, Versuchstag kann man auch im Mark Stellen hämorrhagischer Infarzierung konstatieren. Viele Markzellen gehen infolgedessen zugrunde. Die außerordentlich starken Gefäßreaktionen dürften aber etwas für die Infektionen Spezifisches sein. Im Rahmen des gewöhnlichen Stressgeschehens kommen sie in der geschilderten Stärke nicht vor.

BERNARD und BIGART (1904) sahen bei der experimentellen *Bleivergiftung* von *Meerschweinchen* (s. S. 556) unter anderem auch eine Capillarektasie in der Rinde von solcher Stärke, daß eine Läsion der Rindenelemente durch Druck anzunehmen war.

OVERZIER (1950) hat nach *Cortironbehandlung* (S. 576) einen gewissen Umbau der Nebennierenrinde beschrieben, dem eine Hyperämie parallel ging. Bei *Ratten*, welche einem *Wärmestress* und zugleich einer *Desoxycorticosteronacetatbehandlung* unterworfen worden waren, sah RATSIMAMANGA (1950, S. 576) unter anderem Rindenhämorrhagien.

Nach der Verabreichung *ACTH*-haltiger Vorderlappenauszüge tritt ebenfalls eine Rindenhyperämie auf (ANSELMINO, HOFFMANN und HEROLD 1934, BIERRING 1935).

GLOCK (1945) beobachtete, daß *Thioharnstoff* oder *Thiouracil* bei *Ratten* eine Rindeninsuffizienz verursachen. Dabei entwickelt sich in der Nebennierenrinde eine außerordentlich starke Hyperämie, besonders in der Zona reticularis, die aus anatomischen Gründen hierfür geradezu prädestiniert erscheint (s. S. 443 ff.).

m) Pigmentveränderungen.

Vergleiche hierzu auch das Kapitel über die Pigmente und die eisenhaltigen Gebilde der Nebennierenrinde (S. 366 ff., 375 ff.). Die um die Jahrhundertwende auf die Untersuchung der Pigmente der Nebenniere gesetzten Erwartungen haben sich nicht erfüllt. Man meinte damals, der Bedeutung dieser Stoffe einigermaßen auf der Spur zu sein (S. 368); ein gut Teil des Lebenswerkes von MULON ist beispielsweise dem Problem gewidmet. Seit längerer Zeit ist es indessen um diese Fragen ruhiger geworden, nicht weil sie gelöst worden wären.

MULON brachte die Pigmentbildung mit der damals viel erörterten Entgiftungshypothese in Zusammenhang. GOORMAGHTIGH (1922) unterschied noch zwei Drüsenfunktionen der Nebenniere: a) die Cholesterinbildung, b) die Produktion siderophiler und pigmentierter Stoffe. GRONCHI (1941) sah die Reticularispigmente als Lipochrome nicht einfach als Altersabnutzungspigmente an. Er fand in allen Lebensaltern mehr oder weniger viel Pigment als normalen Bestandteil. Pigment ist nach seiner Angabe reichlich vorhanden, wenn die Rinde nur geringgradig sezerniert. Einer Überfunktion entspreche spärliches Pigmentvorkommen oder gar dessen Fehlen.

BOURNE (1949) faßt die Pigmentierung wenigstens teilweise als Degenerationszeichen auf. Auch die ausführlich geschilderte Pigmentbildung in der Nebennierenrinde des *Meerschweinchens* (S. 368 f.) könnte man unter diesem Gesichtspunkt ansehen. Daß es während der *Gravidität* zur Zunahme der Rindenpigmente kommt, gibt schon DELAMARE (1904) an. Die von BOURNE (1949) vermuteten Beziehungen zwischen Pigment und Sexualprozessen sind S. 374 f. geschildert worden.

Bei jungen *hungernden Ratten* hat JACKSON (1919) eine Pigmentzunahme in der Reticularis beobachtet, besonders bei längerer Versuchsdauer (s. a. S. 518 ff). JACKSON fielen auch grüngelbe Pigmentmassen auf, die manche Reticulariszellen fast ganz ausfüllten. Bei älteren hungernden *Ratten* ist die Pigmentzunahme nicht so deutlich wie bei jüngeren Tieren. Bei hungernden *Mäusen* beschrieb HETT (1926) die Ausbildung größerer Syncytien in Marknähe, welche neben Lipoiden auch eisenpositive Pigmentgranula enthalten sollen. HUSEBY, BALL und VISSCHER (1945) haben aber später die Pigmentbefunde von HETT sowie MULINOS und POMERANTZ (1940) nicht bestätigt.

Beim *Skorbutmeerschweinchen* hat TONUTTI (1942c) neben anderen früher geschilderten Veränderungen (S. 531 f.) auch eisenpositive Einlagerungen im Bereich des äußeren Transformationsfeldes nachgewiesen (Restitution nach Skorbut, d. h. regressive Transformation). Die Kapsel selbst sowie die Zellen der Zona fasciculata seien histochemisch eisenfrei. Das Eisen soll dabei zuerst an der Grenze Glomerulosa/Fasciculata auftreten, und zwar in dem Augenblick, in dem diese Grenzlinie wieder aufgebaut wird. Auch bei normalen Tieren hat TONUTTI an dieser Grenze feinste Eisengranula gelegentlich festgestellt. Im inneren Transformationsfeld tritt in der regressiven Phase ebenfalls eine kräftige Eisenreaktion auf. Auf der Höhe der Skorbuthypertrophie ist die Eisenreaktion dagegen gegenüber der Norm eher abgeschwächt, d. h. in der Phase der progressiven Transformation oder mit anderen Worten: der Phase der Bereitstellung sekretionstauglichen Parenchyms.

TONUTTI (1942c) beobachtete auch bei *E-Avitaminose* der *Ratte* eine Zunahme von histochemisch nachweisbarem Eisen und Pigment im inneren Transformationsfeld. BERNARD und BIGART (1904) fanden bei experimenteller *Bleivergiftung* der *Meerschweinchen* eine Zunahme des Pigmentes in der Reticularis (S. 556).

GUIEYSSE (1901) beschreibt unter anderem (S. 559) eine Pigmentzunahme in der Reticularis von *Meerschweinchen*-Böcken, die 50 min nach einer *Pilocarpin*-Injektion getötet worden waren.

Nach der *Hypophysektomie* sahen CROOKE und GILMOUR (1938) eine Zunahme eines oft eisenpositiven Pigmentes in vielen Rindenzellen, aber auch in phagocytenähnlichen

Elementen in Nähe der Rinden-Markgrenze *(Ratte)*. LEBLOND und NELSON (1937a) sahen ähnliche Bilder bei hypophysektomierten *Mäusen* (S. 587).

TONUTTI (1942c, 1943a, 1944, 1945) hat nach der *Thyreoidektomie* unter anderem (S. 605 f.) in der Nebennierenrinde des *Meerschweinchens* nach innen von der sudanophoben Zone eisenhaltige Zellen beobachtet; zuerst erschienen die eisenpositiven Partikel schmutzigblaugrün gefärbt, weiter nach innen blau (Methode von TIRMANN und SCHMELZER, S. 375).

Die Rindenpigmente dürften im allgemeinen als Abbauprodukte, als Stoffwechselschlacken anzusehen sein. Eine Pigmentzunahme kann daher wohl in einer übersteigerten Morphokinese begründet sein. Ob freilich damit das Problem der Pigmentierung der Rindenzellen abgetan werden kann, ist fraglich.

n) Siderophilie und Tannophilie.

Nachweismethoden und Deskriptives S. 198 ff.

WALLRAFF (1948, 1949) meint, neben der Färbung der Lipoide und dem Nachweis der Ascorbinsäure biete die Darstellung der *tannophilen Substanzen* eine gewisse Möglichkeit, die aktuelle Leistung bzw. Situation der Nebennierenrinde zu beurteilen. Mit TONUTTI betrachtet er die innere Abteilung der Zona fasciculata und die Zona reticularis mit ihren vielen tannophilen Zellen als die Hauptarbeitsschicht, äußere Fasciculata und Glomerulosa mehr als Reserveschichten. Je nach Bedarf sollen sich sudanophile Zellen in tannophile umwandeln und umgekehrt. Die Bedeutung der tannophilen Reaktion selbst ist indessen noch ganz unklar.

Eine ähnliche Relation wie zwischen Lipoid und Tannophilie ist früher schon für Lipoid und *Siderophilie* behauptet worden (NOEL und PIGEAUD 1931, S. 126, 343). DITTUS (1941) sah in den Corps sidérophiles ein Zeichen dafür, daß im Bereich der inneren Rindenschichten die Ausstoßung des Rindensekretes erfolgt. WALLRAFF (1949) hält die schwach tannophilen Elemente für die Zellen der stärksten Aktivität.

Nach *Pilocarpin*-Injektion (Einzelheiten S. 559) hat GUIEYSSE (1901) auch eine Zunahme der siderophilen Substanzen in der Nebennierenrinde des *Meerschweinchens* gesehen. Sonst werden die Veränderungen dieser Substanzen wie auch der tannophilen unter experimentellen Verhältnissen selten erwähnt. Ob durch ihre Untersuchung in Zukunft mehr Verständnis für die Rindenfunktion erreicht werden wird, was besonders WALLRAFF und TONUTTI annehmen, wird sich zeigen.

o) Zell- und Kernveränderungen.

Bei der *Aktivitätshypertrophie* der Nebennierenrinde nach Verabreichung von corticotropem Hormon vergrößern sich nach EMERY und ATWELL (1933) die einzelnen Rindenzellen, in erster Linie jene der Zona fasciculata, vielleicht auch der Zona reticularis.

Nach Messungen von BENGTSON, MELIN und PETRÉN (1939a, b) verkleinern sich aber bei zwangstrainierten Tieren, für die gleichfalls eine ACTH-Abgabe über den Stressmechanismus angenommen werden darf, die Rindenelemente, weswegen die Autoren unter diesen Umständen eher an eine Hyperplasie als eine Hypertrophie der Rinde glauben.

Bei einem *Natriumdefizit* soll es nach DEANE und GREEP (1946) zur Aktivierung der Glomerulosazellen kommen, was sich angeblich durch Lipoidentleerung und Zellvergrößerung manifestiert (S. 527).

Ein recht aussichtsreiches Unterfangen scheint es mir zu sein, wenn man zur Klärung der Rindenleistung die Veränderungen der *Zellkerngröße* und die Veränderungen des *Nucleolarapparates* in den Kreis der Betrachtung zieht.

Wir können hierbei an alte Versuche anknüpfen. So hat beispielsweise PETTIT (1896) nach der Injektion von *Pilocarpin* Veränderungen der Zellgröße, Zellkerngröße und der Nucleolen im Interrenale der *Aales* registriert (S. 559). GRYNFELTT (1902) hatte den Eindruck, daß in den Zellen des Interrenale von *Zygaena (Selachier)* der Zellkern an der Sekretion beteiligt sei. Bei *Kälteversuchen* an *Meerschweinchen* beobachtete HAASE (1952) gleichfalls eine Zellkernvergrößerung.

Neuerdings haben nun BOGUTH, LANGENDORFF und TONUTTI (1951) Untersuchungen aufgenommen, in welchen sie die Zellkerngröße als Indicator der Funktionsbeziehung *Hypophyse-Nebennierenrinde* benützen. Die Untersuchungen wurden an der Nebennierenrinde des *Meerschweinchens* durchgeführt, und zwar an Normaltieren, hypophysektomierten Tieren sowie an Tieren (normal oder hypophysektomiert), die einem Alarmreiz ausgesetzt worden waren (Hunger, Penicillin, Diphtherietoxin). In der Nebennierenrinde jedes Tieres wurden mit dem Ocularmikrometer die Durchmesser von je 200 Zellkernen in der äußeren Zona fasciculata (Spongiocyten) bestimmt.

Bei der regressiven Transformation der Nebennierenrinde nach Hypophysektomie *nehmen die Zellkernvolumina ab*, bei der progressiven Transformation, ausgelöst durch Alarmreize verschiedener Art, tritt beim Normaltier ein verschieden starkes *Anwachsen der Zellkernvolumina* auf.

Die Rolle des *Nucleolarapparates* ist bis jetzt nur von DITTUS (1936, 1941) untersucht worden (vgl. ausführlich S. 183 ff., besonders S. 185, 564).

p) Golgi-Apparat, Mitochondrien, Sekretgranula.

1. Golgi-Apparat (Deskriptives S. 191 ff.): Über *degenerative Veränderungen am Golgi-Apparat* nach *Hypophysektomie* von *Tauben* berichten MILLER und RIDDLE (1939b).

2. Mitochondrien (Deskriptives S. 194 ff., 340 ff.): COWDRY (1926) nahm an, daß ein *Absinken* der Mitochondrienzahl unter pathologischen Veränderungen die Regel sei, daß dagegen eine *Zunahme* der Mitochondrienzahl bei Fehlen von Fettveränderungen in der Zelle als Zeichen erhöhter Aktivität gewertet werden dürfe. Nach MILLER und RIDDLE (1942a, s. o.) sollen die Mitochondrien in die Bildung der Lipoide und Hormone eingeschaltet sein. DEANE und SHAW (1947) beobachteten bei *Thiaminmangel (Ratte)* Veränderungen an den Mitochondrien (S. 529). Während sich die Mitochondrien in den Glomerulosazellen in der typischen Körnchenform zeigten, waren die der Fasciculatazellen angeschwollen, von unregelmäßiger Größe und nur noch schwach anfärbbar.

3. Granula. GRYNFELTT (1902) glaubte, *safranophile Granula* im Cytoplasma der Zellen des Interrenale von *Zygaena (Selachier)* in Verbindung mit der Sekretion bringen zu dürfen.

Über mit dem *Nucleolarapparat* des Zellkernes in Verbindung stehenden Granulationen berichtet DITTUS (1941, vgl. S. 183 ff., 198, „nucleoläre Granulationen").

Die in Gefäßnähe liegenden, dunklen granulierten Rindenelemente, die WALAAS und WALAAS (1944) bei der *kompensatorischen Hypertrophie* der Keimlingsnebennieren nach einseitiger Adrenalektomie des Muttertieres fanden (S. 565), werden an der angegebenen Stelle genauer geschildert.

Bei *skorbutischen Meerschweinchen* haben TUBA, HUNTER und OSBORNE (1946) eine Abnahme von *Silberkörnchen* (Methode von SMYTH, BINGLEY und HILL. S. 390) festgestellt.

Neuerdings hat VELICAN (1949c) die sekretorische Funktion kolloidaler, *fuchsinophiler Körnchen* erörtert. Er fand sie in der Nebenniere des *Menschen, Ochsen, Pferdes, Meerschweinchens* und *Kaninchens,* am deutlichsten in der Nebenniere des *Menschen.* Es handelt sich um kolloide, fuchsinophile Körperchen, die besonders an der Rinden-Markgrenze der Erwachsenennebenniere angesammelt sind. Die Gebilde besitzen ein Durchmesser von $2-12\,\mu$, sind kugelig und homogen. Die kolloiden Stoffe sollen in die Marksinus übergehen, werden aber niemals in der Zentralvene gefunden. Im Innern der Nerven hängen kolloidführende Gefäße mit intranervösen Venchen zusammen, die sich in den Plexus solaris einsenken. Der Durchmesser dieser Gefäße beträgt $20-180\,\mu$, die Endothelwand soll diskontinuierlich ausgebildet sein. Im Plexus solaris hängen die Venen mit dem Vennennetz des Plexus zusammen. In diesen lasse sich das oben beschriebene Kolloid schließlich wiederfinden. Auch durch Injektion mit Berliner Blau will VELICAN diesen Gefäßzusammenhang nachgewiesen haben. Diese Gefäße würden dann also ein *medullo-solares portales System* darstellen. Entwicklungsgeschichtlich handle es sich um Reste des Gefäßsystems des ZUCKERKANDLschen Paraganglions, welches nach der Geburt atrophiert, wobei angeblich vor allem sein arterieller Teil zugrunde geht (?).

q) Physiologische Rindenaktivitätsprüfungen.

Da die Kombination physiologischer und histologisch-histochemischer Methoden den besten Weg für die Erforschung des Rindenorgans darstellt, seien einige Literaturhinweise bezüglich wichtiger physiologischer Testmethoden mitgeteilt (s. a. BOMSKOV 1937, VERZÁR 1939).

1. Überlebenstest. CARTLAND und KUIZENGA (1936). Nach DORFMAN (1949a) sind alle Methoden, welche von der Beeinflussung des Wachstums und der Überlebenszeit nach doppelseitiger Adrenalektomie durch bestimmte Stoffe ausgehen, noch in Entwicklung begriffen (DORFMAN und HORWITT 1943, VENNING, HOFFMAN und BROWNE 1944).

2. Histaminprobe (s. S. 554). PERLA und MARMORSTON-GOTTESMAN (1931a, b).

3. Ermüdungstest, Arbeitstest. a) Schwimmversuch. GAARENSTROOM, WATERMAN und LAQUEUR (1937). *b) Muskelermüdung.* EVERSE und DE FREMERY (1932), HÉRON, HALES und INGLE (1934), INGLE (1938c, e, 1940b), INGLE und NEZAMIS (1949b), INGLE, NEZAMIS und JEFFRIES (1949).

4. Leberglykogenprobe. REINECKE und KENDALL (1942), HORWITT und DORFMAN (1943), VENNING, HOFFMAN und BROWNE (1944), DORFMAN, ROSS und SHIPLEY (1946), VENNING, KAZMIN und BELL (1946), PASCHKIS, CANTOROW, WALKING, PEARLMAN, RAKOFF und BOYLE (1948).

5. *Kälteschutztest.* VOGT (1943b), DORFMAN (1949a).
6. *„Repair-Test"* (für ACTH). SIMPSON, EVANS und LI (1943).
7. *„Maintenance-Test"* (für ACTH). SIMPSON, EVANS und LI (1943).
8. *Ascorbinsäuretest* (für ACTH). SAYERS und SAYERS (1946).
9. *Elektrolytstoffwechsel-Testverfahren.* Diese Verfahren sind nach DORFMAN (1949a) weder sehr genau noch sehr empfindlich.
10. *Eosinophilentest.* THORN, FORSHAM, PRUNTY und HILLS (1948) beobachteten ein Absinken der eosinophilen Granulocyten im peripheren Blut nach intramuskulärer Injektion von 25 mg ACTH. Auf Grund zahlreicher Kontrolluntersuchungen an gesunden und kranken *Menschen* (HILLS, FORSHAM und FINCH 1948, LOHMEYER und HÜSSELMANN 1953: Literatur) ist die positive Eosinophilenreaktion, d. h. der Eosinophilenabfall nach ACTH-Verabreichung — wie nach zahlreichen Stresses — auf die durch Stimulation einer gesunden Nebennierenrinde erfolgte Abgabe von Glukocorticoiden zurückzuführen. Fallen die Eosinophilen 4 Std nach der ACTH-Injektion auf 50% ihres Ausgangswertes oder noch tiefer ab, so kann man eine ausreichende Nebennierenrindenaktivität annehmen. Da aus den Untersuchungen von LONG und LONG (1945), LONG (1947), MCDERMOTT, FRY, BROBECK und LONG (1950), M. VOGT (1950) hervorgeht, daß Adrenalin zu einer Mobilisierung der Nebennierenrinde auf dem Weg über die Hypophyse führt, lag der Gedanke nahe, ACTH durch Adrenalin zu ersetzen. Nach LOHMEYER und HÜSSELMANN (1953) sinkt dadurch die Zuverlässigkeit des Eosinophilentestes.
11. Bestimmung des *Harnsäure-Kreatininquotienten im Urin.* Unter ACTH-Wirkung soll der Quotient bei funktionierender Nebennierenrinde ansteigen (THORN, FORSHAM, PRUNTY und HILLS 1948, LOHMEYER und HÜSSELMANN 1953: Literatur und Kritik).
12. Bestimmung der *C-17-Ketosteroide im Urin.* THORN (1950) injiziert 10 E ACTH alle 6 Std während 48 Std (Literatur: HÜPPE, Dissertation Göttingen 1951).

17. Spezielle Histophysiologie des Nebennierenmarkes.
a) Zeichen der Sekretion in Markzellen.

Die besondere biologische Stellung der phäochromen (chromaffinen) Markzelle ist von KOHN (1903) mit folgenden Worten gewürdigt worden: „Außer der Epithelzelle, der Bindesubstanzzelle, der Muskel-, der Nervenzelle usw. haben wir noch besonders zu unterscheiden die chromaffine Zelle." Auf den ersten Blick erscheint eine solche Aussage vielleicht etwas übertrieben. Wahrscheinlich hat aber A. KOHN die Sonderstellung der phäochromen Zelle mit Recht betont, stellt sie doch eine eigentümliche Brücke zwischen Nervensystem und Endokrinium dar.

Auch die Bezeichnung Paraganglien hebt die Zwischenstellung der phäochromen Elemente zwischen Nervenzellen und typischen drüsigen Epithelien hervor. Man vergißt wohl allzuoft, daß das *Paraganglion suprarenale*, das Nebennierenmark nur ein Teil des ganzen paraganglionären Systems ist. So erscheint es auch nicht verwunderlich, wenn beispielsweise nach einer einseitigen Adrenalektomie immer wieder die *Hypertrophie der Rinde* bei der dann folgenden kompensatorischen Hypertrophie der zweiten Drüse in den Vordergrund gestellt wird (S. 563ff.). Eine Hypertrophie des Markes ist gar nicht nötig, weil offenbar in einem weiteren Bereich genügend phäochrome Elemente einspringen können. Daher darf man wohl sagen, das Nebennierenmark sei nicht lebensnotwendig.

Bemerkenswerterweise ist nach dem Adrenalinabfall infolge Adrenalektomie *(Ratte)* ein Wiederauftreten von Adrenalin innerhalb der nächsten 24—48 Std festzustellen. Nach Adrenalektomie kann man unter solchen Einwirkungen auch noch Adrenalinschwankungen im Blut beobachten, die einerseits auf eine bessere periphere Ausnutzung des Adrenalins hinweisen könnten. LEHMANN und KINZIUS meinen aber mit Recht, daß sich solche Adrenalinreaktionen auch auf die angeregten phäochromen Paraganglienzellen beziehen lassen.

Bezüglich der *Sekretionszeichen in Markzellen* verweise ich zunächst auf die Angaben über das Cytoplasma der Markzellen auf S. 406f.

Nach TESTUT (1901) haben schon ALEXANDER und CARLIER die nach Fixierung sichtbar werdenden *Granulationen* in den Markzellen mit den „Zymogengranula" anderer Drüsen auf eine Stufe gestellt und die Markzellen damit als sekretorische

Gebilde angesprochen. DELAMARE (1904) hat dann bemerkt, daß die Menge dieser Sekretgranula wechseln kann (S. 406).

Durch die Experimente von ELLIOTT (1912) wurde die *Dynamik der Marksekretion* zum erstenmal schärfer erfaßt (s. die Versuchsergebnisse S. 670 f., sowie KAHN 1926, CRAMER 1928). Schon aus ELLIOTTs Darstellung geht hervor, daß die von mir bei der Darstellung der Dynamik der chemischen Konstituenten der Rindenzelle verwendete Terminologie (S. 613 f.) auch für den Markbereich angewandt werden kann. Es gibt also auch eine Adrenalin-Diaprasie, -Enchosis und -Exhaustion, wobei ich von der völlig ungeklärten Frage absehe, wieweit wir berechtigt sind, die Sekretgranula der Markzelle dem Adrenalin gleichzusetzen (vgl. S. 419 ff.).

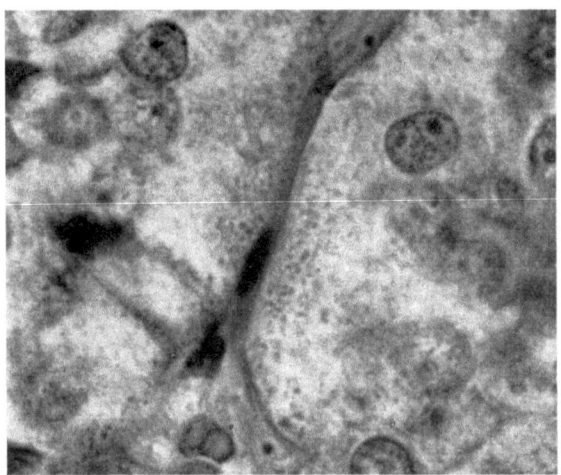

Abb. 251. Ansammlung phäochromer Granula (Diaprasiebeginn) am Gefäßpol von Nebennierenmarkzellen des *Hundes* bei einem starken Stress (Hypoxie) (Fixierung in HELLYscher Lösung, Paraffinschnitt 10 μ, Hämatoxylin-Eosinfärbung, 1200fach vergrößert).

TAMMANN (1925) hat die Grünfärbung des „Adrenalins" durch Kresylviolett (DE WITZKY 1912) benutzt, um den *Sekretionsmechanismus* der Markzellen zu erkennen. TAMMANN setzt Grünfärbung im Nebennierenmark gleich Adrenalinnachweis. Damit kommt er zu dem Ergebnis, daß das Adrenalin in Markzellen meist diffus, seltener in Tropfenform vorhanden sei, daß weiterhin das bindegewebige und elastische Gerüst des Markes von Adrenalin durchtränkt sei und daß auch die Nerven innerhalb des Nebennierenmarkes „von einer Adrenalinlösung umspült" werden, weil die Nervenzellen sich ebenfalls grün anfärben. Wandlose Spalträume im Nebennierenmark, die mit einer grünen Masse angefüllt sind, sollen mit dem Blutgefäßsystem in Verbindung stehen.

GOORMAGHTIGH (1931) bestätigt die granuläre Beschaffenheit des Markzellplasmas. Nach seiner Ansicht ist das Endstadium des Sekretionscyclus ein großes, stark osmiophiles, feinvacuoläres Gebilde, welches aus einer feingranulierten Vorform hervorgeht. Die sekretorisch aktive Zone des Markes soll im Grenzgebiet zur Rinde liegen (GOORMAGHTIGH und ELAUT 1925, 1927).

RADU (1931, *Frosch*) beurteilt die Sekretion der Markzellen nach dem Gehalt und der Lagerung der *Mitochondrien*, ferner danach, wie die *Phäochromie* wechselt, schließlich nach Menge und Verteilung der mit Eisenhämatoxylin darstellbaren *hellen* und *dunklen Markelemente*. Beim *Frosch* soll es außerdem Zellen geben, welche wenig Mitochondrien, dafür aber gröbere Granula (= Sekretgranula) besitzen. Solche Zellen sollen geringere Phäochromie aufweisen, während die typisch phäochromen Elemente zahlreiche Mitochondrien und keine Sekretionsgranula enthalten.

ŞEVKI (1934) konnte mit einer abgeänderten GIEMSA-Technik *eosinophile Körner* in gewöhnlichen Markzellen wie auch in den Zellen eines Phäochromocytoms (S. 668) nachweisen. Die Granula sollen sicherer als die Phäochromie nachzuweisen sein. ŞEVKI bevorzugt daher diese Methode beim Nachweis vom Markgewebe ausgehender Gewächse. KAHLAU (1937) dagegen kam nach abermaliger Abänderung der GIEMSA-Färbung zum Schluß, daß ein zartes Faserfilzwerk im Cytoplasma der Markzellen die rote Farbe annimmt. Durch Überschneiden feinster Fäserchen soll der Eindruck der Körnelung hervorgerufen werden (S. 407). MAXIMOW und BLOOM (1942) beschrieben im Cytoplasma der Markzellen angeblich Eiweiß enthaltende *Kolloidvacuolen* („RUSSELL-Körperchen"). Nach BENNINGHOFF (1944) soll die Chromierbarkeit bei vermehrter Adrenalinausschüttung abnehmen, die Vacuolisierung im Cytoplasma der Markzellen steigen.

Die lehrbuchmäßigen Darstellungen werden durch die Beobachtung der Stresswirkungen auf das Nebennierenmark (s. S. 669ff., besonders HILLARP 1946) im großen und ganzen bestätigt (s. ferner VELICAN 1949c, S. 660). Abb. 251 vermittelt einen Eindruck der Sekretgranula im Cytoplasma der Markzelle. Es sind meiner Meinung nach die gleichen Gebilde, welche die Phäochromie zeigen.

Über die Frage, *wann* etwa die Adrenalinproduktion im Nebennierenmark einsetzt, habe ich auf S. 430ff. vom histologisch-histochemischen Standpunkt aus berichtet.

b) Beziehung der Markzellensekretion zu den Blutgefäßen.

PFAUNDLER (1892) fand in den Markzellen Körnchen bestimmter Form und Farbe. Da er ganz ähnliche Gebilde in den Arterien und Venen des Nebennierenmarkes sowie im peripheren Blut auffand, hielt er diese Körnchen für das Sekretionsprodukt des Nebennierenmarkes. Auch CARLIER (1893) hat an eine granuläre Sekretion im Nebenniernemark gedacht (*Igel*, S. 95). Eingehend hat sich dann MANASSE (1894) über die Marksekretion geäußert. Seine Angaben können aber nur mit Zurückhaltung angenommen werden. Die von ihm beschriebenen Bilder sind von verschiedenen Nachuntersuchern als Kunstprodukte gedeutet worden. Er hat seine Beobachtungen anfangs an Tumoren des Nebennierenmarkes gemacht, dann an der normalen Nebenniere fortgesetzt. MANASSEs wichtigste Behauptung dürfte die sein, daß die Markzellzapfen manchmal wie gestielte Fortsätze durch die Venenwandung in das Lumen der Markgefäße hineinragen. „So konnte ich alsdann feststellen, daß eine sehr innige Beziehung zwischen der Nebennierensubstanz und den Venen besteht, derart, daß nicht nur ein Übertritt von Nebennierenzellen in die venöse Blutbahn stattfindet, sondern daß auch die Parenchymzapfen in das Venenlumen hineinhängen." Weiter hat MANASSE auch in den Arterien der Marksubstanz homogene Massen gefunden. Da der Überzug der Marksubstanz mit einem kontinuierlichen Endothel als Abschluß gegen die Blutgefäße geleugnet wird, nimmt MANASSE einmal die Ablösung von ganzen Markzellen in die Markvenen, 2. ein Überfließen jener braunen Massen aus Markelementen in den venösen Kreislauf an. Schließlich beschreibt MANASSE noch Markzellgruppen, die mit besonderen Capillaren in Verbindung stehen sollen. MANASSE war aber vorsichtig genug, seine braunen Massen nicht einem echten Sekret gleichzusetzen.

Es ist schwer, die Angaben MANASSEs auf das richtige Maß zu reduzieren Wenn man im Nebennierenmark *(Mensch)* ein Bild wie in Abb. 252 beobachtet. dann ist die *Frage des kontinuierlichen Endothelüberzuges* in der Tat nicht sicher zu beantworten. In der gleichen Nebenniere fand ich in Markgefäßen bräunlich gefärbte Körnchen und Tropfen, wie sie ähnlich, nur viel feiner, in den angrenzenden Markelementen vorkommen (Abb. 252). Der Kritiker mag einwenden: ein leichter Druck bei der Herausnahme der Drüse könne solche Verhältnisse künstlich erzeugen, zumal die Markelemente außerordentlich empfindlich sind. Sein Gegner wird antworten, die Befunde seien nicht selten und man habe gelegentlich die Überzeugung, das Organ sei vorsichtig genug behandelt worden

Auch RENAUT (1899) wies auf enge Beziehungen zwischen der Wand kleiner Markvenen und dem Parenchym hin; daß das Sekret der Markzellen leicht in die Venen gelangen kann, «dont la paroi se réduit ou tout à fait (veinules) ou presque (petites veines) à une simple ligne endothéliale», scheint ihm nahezuliegen. Bezüglich des Übertritts granulärer Produkte in die Gefäße ist RENAUT allerdings mißtrauisch; bei „sehr guter Fixierung" sollen keine granulären Gebilde in den Gefäßen nachzuweisen sein. HULTGREN und ANDERSON (1899) haben dagegen die granuläre Sekretion durchaus für möglich gehalten.

Über *pericelluläre Spalten*, welche angeblich mit den Markgefäßen auf der einen Seite kommunizieren, sich auf der anderen Seite weit in das Parenchym hinein verästeln, berichtet LYDIA FÉLICINE (1902), über Beziehungen zu *intracellulären Capillaren* CIACCIO, HOLMGREN u. a. L. FÉLICINE beschrieb intercelluläre Gänge, die in der Mitte der als Drüsenläppchen gedeuteten Zellhaufen des Nebennierenmarkes in ein zentrales Lacunensystem übergingen. Die Lacunen sollten in offener Verbindung mit dem Blutoder Lymphgefäßsystem stehen. KUTSCHERA-AICHBERGEN (1922, 1925, 1927) nahm eine Sekretabgabe über ein intercelluläres Spaltensystem an. In den intercellulären Sekretkanälchen fand er

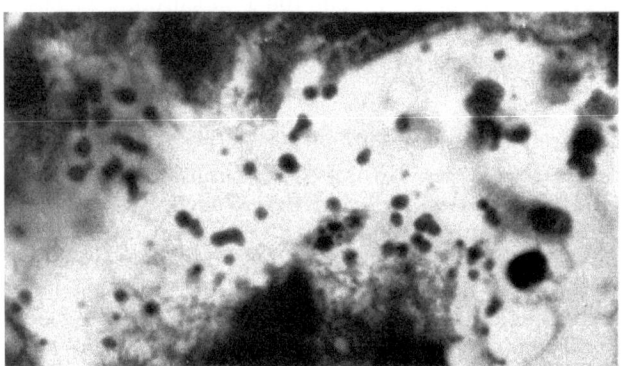

Abb. 252. Bräunliche, körnelig-kugelige Tröpfchen in einem Blutgefäß des *menschlichen* Nebennierenmarkes (Formolfixierung, Paraffinschnitt, Hämatoxylin-Eosinfärbung, 800fach vergrößert).

reduzierende Substanzen. Die Markvenen waren dagegen meist leer. Über seine Hypothese des Abflusses von Markprodukten über die Nebennierenrinde zum Pfortaderkreislauf vgl. S. 457.

DELAMARE (1904) faßte die Marksekretion als *merokrinen Sekretionsvorgang* auf; die intracellulären Granula sollten ohne Zerstörung der Markzellen die sezernierbare Form des Sekretes bilden und abgeben. v. HABERER und STOERK (1908) fanden in den Markzellen feine Körnchen, welche die Chromreaktion teilweise gaben, teilweise auch nicht. Dieser Wechsel wird wohl mit Recht auf funktionelle Veränderungen in der Markzelle bezogen. Im übrigen stellten v. HABERER und STOERK (1908) sowie STOERK und v. HABERER (1908) in allen größeren und kleineren Markgefäßen eine kontinuierliche Endothelauskleidung fest und nahmen daher eine Sekretion durch Diffusion an. Gegen die von MANASSE beschriebenen Sekretionsformen wenden sie sich kritisch.

Mittels einer Eosin-Toluidinblaufärbung hat SCHEEL (1908) in den Markzellen menschlicher, merkwürdigerweise nie tierischer Nebennieren Sekretkörnchen festgestellt, die er auch in den Blutgefäßen wiederfinden konnte. Er nimmt daher einen physiologischen Übergang dieser Körnchen aus den Markzellen an. Die Rindenzelle (!) soll an der Produktion dieser Granula mitbeteiligt sein.

NEUSSER und WIESEL (1910) glaubten, die in den Markzellen beobachteten Körnchen stellten eine Sekretvorstufe dar, während das *Endprodukt flüssigen Aggregatzustandes* sein müsse. In ähnlichem Sinn deutete DEWITZKY (1912) seine Beobachtungen an den Markzellen des *Pferdes*. DEWITZKY beobachtete in Markzellen, Markgefäßen, aber auch im Bindegewebe des Markes (Alkoholfixierung) grobkörnige Klümpchen, die nach Hämatoxylin-Eosinfärbung dunkelbläulichrot, nach Alauncarmin rötlichbraun, nach Malloryfärbung dunkelbläulich-schwarz, nach van Gieson-Färbung gelb getönt waren. Er nahm in diesen Klümpchen die Adrenalinsubstanz nach einer tropfigen Entmischung an. Die Beziehungen, die zwischen den nach Kresylviolettfärbung grün erscheinenden Gebilden des Nebennierenmarkes und einer Adrenalinsekretion bestehen sollten, sind wohl nicht so sicher, wie DEWITZKY angenommen hat. Dagegen spricht unter anderem, daß DEWITZKY in den Paraganglien des *Pferdes* mit seiner Färbung keine Adrenalinproduktion nachweisen konnte, für die nach neueren Arbeiten mit einer gewissen Adrenalinbildung durchaus gerechnet werden darf.

OGATA und OGATA (1917, 1923) haben eine *Silberreaktion* zum Adrenalinnachweis angegeben (S. 429). In den phäochromen Zellen und Blutgefäßen treten geschwärzte Körnchen auf. Es wird auf einen Übertritt des „Adrenalins" in die Blutbahn geschlossen. Statt von chromaffinen Zellen solle man gleich von „Adrenalinzellen", „Adrenalingewebe", „Adrenalinsystem" sprechen.

TAMMANN (1925, s. a. S. 462f., 662) hat das Problem des Sekretübergangs aus den Markzellen in die Blutgefäße des Markes ebenfalls eingehender bearbeitet. TAMMANN untersuchte die Nebennieren von 3—5jährigen *Kühen* und färbte mit Kresylviolett (S. 662). Es färbte sich nicht nur das Cytoplasma der Markzellen, vielmehr durchtränkt das „Adrenalin" offenbar auch das bindegewebige Gerüstwerk des Markes. Nahezu regelmäßig färbt sich eine amorphe Masse im Lumen kleiner Venen. In den großen Venen einschließlich Zentralvene fehlt diese Substanz. Im Mark färbten sich auch die Nervenscheiden intensiv grün, außerhalb des Organs verloren sie den „Adrenalin"-Gehalt. In den Rindencapillaren kann man bei schonender Behandlung des Organs niemals „Adrenalin" nachweisen. TAMMANN behauptet weiterhin, im Mark kämen außer endothelausgekleideten Gefäßen noch „wandungslose Lumina" vor, in denen auch „Adrenalin" nachzuweisen sein soll. Die fraglichen Räume ließen sich bei Gelatineinjektion von der Vene wie von der Arterie aus füllen. Retrograde Gelatineinjektion durch die Zentralvene ermöglicht außer Füllung der Markvenen auch die der Rindencapillaren. Beim *Menschen* ist es dagegen unmöglich, von der Zentralvene aus bis in die äußeren Rindenabschnitte zu gelangen.

BESSHO (1925) behauptete gleichfalls, daß einige Gefäße im Nebennierenmark kein Endothel besitzen; an solchen Stellen sollen die Markzellen unmittelbar an das Gefäßlumen grenzen. Über die osmierbare Substanz, welche CRAMER (1916ff.) nicht nur in Markzellen, sondern auch in Markgefäßen sah, werde ich berichten (S. 670.) Daß ein großer Teil des Adrenalins in gelöster Form abgeschieden wird, und zwar über intra- und intercelluläre Sekretkanälchen in die weiten Markvenen, behaupten DIETRICH und SIEGMUND (1926) sowie GOORMAGHTIGH (1931). Im Lehrbuch von BRAUS und ELZE (1934) findet sich der Hinweis, daß in der Vena centralis des Nebennierenmarkes die gleichen Granula zu finden seien wie in den Markzellen, was für einen Abtransport des „Adrenalins" auf dem Venenweg spreche.

BENNETT (1939) beobachtete bei Anwendung der BODIAN-Technik am venösen Zellpol der Markelemente *Silbergranula* (vgl. Abb. 251), die er als Ausdruck sekretorischer Vorgänge in den chromaffinen Zellen auffaßt. Nach BENNETTs (1940) Untersuchungen, vor allem an der Nebenniere der *Katze* (S. 110), soll nämlich ein Zellpol der Markzelle meist einem venösen Gefäß anliegen, der andere einer arteriellen Capillare. Am Capillarpol werden die Zellen innerviert, am Venenpol findet die Sekretabgabe statt. Die Markzellen machen des weiteren einen sekretorischen Cyclus durch; in einem gegebenen Zeitpunkt kann man Zellen in verschiedenen Stadien dieses Cyclus finden.

In einer zweiten Untersuchung hat BENNETT (1941, *Katze*) die Oxydation und Polymerisation des Adrenalins mit OsO_4 durchgeführt. Einige Markzellen enthalten eine stark reduzierende „adrenalinähnliche" Substanz. In den benachbarten Venen kann man gleichfalls stark reduzierende Stoffe mit der gleichen Reaktion nachweisen. Daher liegt der Schluß auf „Adrenalinsekretion" bei solchen Befunden nahe. An anderen Markstellen enthalten weder die Venen noch die benachbarten Zellen derartige Stoffe. Es muß daher an einen *Sekretionscyclus* gedacht werden. Durch Reizung der Splanchnici kann die Zahl der Sekrettropfen, der sezernierenden Zellen und die Menge der „adrenalinartigen" Substanz in den Markvenen vermehrt werden.

Befunde, die denen MANASSEs (1894, s. o.) ähneln, habe ich (BACHMANN 1941) am Nebennierenmark des *Rindes* erhoben. Mit großer Zurückhaltung möchte ich die anscheinend endothelfreien Gefäßabschnitte erwähnen, betone aber, daß die Bilder unmittelbar dem Blutstrom anliegender Markzellen gelegentlich recht überzeugend wirken (s. a. S. 461ff. sowie Abb. 192, 193). In Abb. 193 ist auch im Lumen der Zentralvene eine körnelige Masse zu erkennen (vgl. ferner Abb. 252).

Die Körnchen sind alle ungefähr gleich groß *(Bos)* oder variabel *(Mensch)*; sie sind im Hämatoxylin-Eosinpräparat rötlich angefärbt. In beiden Fällen lassen sich Körnchen entsprechender Art, Form und Farbreaktion in den Markzellen wiederfinden. Daß der Befund etwas mit der Adrenalinsekretion zu tun hat, scheint nahezuliegen. Daß man die Granula indessen nicht einfach als „Adrenalin" bezeichnen kann, ist nach modernen cytologischen und cytochemischen Überlegungen klar.

Ob die von mir bei *Bos taurus* beschriebenen feinen Spalten zwischen den Markzellen intercellulären Sekretkanälchen entsprechen, weiß ich nicht.

Über engste Beziehungen zwischen adrenalen Zellen und Gefäßen bei *Macropus* hat auch BARGMANN (1933) berichtet. Er ist trotz suggestiver Bilder geneigt, scheinbare Unterbrechungen des Endothels als Kunstprodukte anzusehen.

c) Beziehungen der Markzellensekretion zu den Lymphgefäßen.

ABRAMOW (1912) sah bei *Meerschweinchen*, die eine subletale Dosis Diphtherietoxin erhalten hatten, und bei *Pferden*, welche gegen Diphtherie immunisiert worden waren, eine Verstärkung der Chromreaktion, verbunden mit einer Dilatation der Lymphgefäße, die mit „Adrenalin" gefüllt waren. Sein Schüler SADOWNIKOW (1949), der die experimentelle Diphtherie an *Meerschweinchen* untersuchte (S. 547ff.), fand nahe dem Höhepunkt der Markaktivierung eine starke Füllung der Lymphgefäße, die normalerweise kollabiert sein sollen und nur an ihrem Endothel zu erkennen sind. Sie enthalten dann eine homogene Masse, die im Hämatoxylin-Eosinpräparat einen rosabräunlichen, in Präparaten nach DEWITZKY (1912) einen grünlichen Ton besitzt. Die Überfüllung der Lymphgefäße erreicht in einigen Fällen ein Ausmaß, daß sie wie verzweigte Stränge durch die Marksubstanz zu verfolgen sind (Abb. 225, S. 548). Ob man aus der grünlichen Verfärbung auf „Adrenalin" schließen kann, habe ich oben schon bezweifelt. Man wird diese Hinweise auf die Rolle des Lymphgefäßsystems im Nebennierenmark vielleicht mit weniger Skepsis betrachten dürfen, wenn man die merkwürdigen früher erwähnten Befunde von KUMITA (1909) in Betracht zieht (S. 465 ff., Abb. 199).

d) Beziehungen der Markzellensekretion zu den Nervenscheiden.

Vergleiche S. 577 ff.: LICHTWITZ (1908), TAMMANN (1925).

e) Verhalten der Ascorbinsäurereaktion im Nebennierenmark.

BOURNE (1933, 1936) fand die Reaktion auf Ascorbinsäure regelmäßig im Nebennierenmark dann negativ, wenn die Versuchstiere schnell getötet worden waren. Waren die Tiere aber vorher recht erregt gewesen, z. B. durch ein Excitationsstadium bei Narkose, dann gab es im Mark eine positive Reaktion (vgl. auch S. 438). BOURNE erklärt diese Erscheinung mit "the change of the reversibly oxidized vitamin C to the reduced condition". HECKEL (1942) sah eine ziemlich regelmäßige Verteilung der Ascorbinsäure im Mark (S. 438).

f) Hypertrophie, Hyperplasie des Nebennierenmarkes.

Über Hypertrophie und Hyperplasie des Markes ist verhältnismäßig wenig bekannt geworden. Dies erscheint insofern verständlich, als das Nebennierenmark als Paraganglion suprarenale nur einen Teil eines größeren Systems darstellt. Bei einer Veränderung des ganzen Systems im Sinne der Hypertrophie oder Hyperplasie ist noch nicht gesagt, daß an einem Teil die Veränderung des Ganzen abgelesen werden kann. Erwähnt sei, daß NEUSSER und WIESEL (1910) eine Hypertrophie des „Adrenalsystems" bei forcierter Muskelarbeit vermutet haben (S. 669 f.).

g) Dynamik der „hellen" und „dunklen" Markelemente.

Über die hellen und dunklen Zellen des Markes wird auf S. 411 f. berichtet. Es stellt sich die Frage: Handelt es sich bei diesen Elementen um verschiedene Stadien ein und derselben Zelle oder um differente Elemente? Im allgemeinen wird jetzt die erste Alternative angenommen.

Interessanterweise wurde mehrfach behauptet, die dunkleren Markzellen befänden sich mehr randständig in der Peripherie des Markes bzw. an der Rinden-Markgrenze. Dies Verhalten erinnert an die eigentümliche Aufgliederung der Pankreasinseln (FERNER). Sollte es sich um jüngere und ältere Zellen handeln? Sollten sie doch vielleicht verschiedene Produkte liefern (Adrenalin-Noradrenalin?) Vorläufig können wir auf diese Fragen keine Antwort geben.

HEWER (1922, 1923) sah das „Adrenalin" im erschöpften Mark zuerst aus der peripheren Markzone verschwinden. GOORMAGHTIGH und ELAUT (1925, 1927) haben das Mark in eine aktive (exkretorische) periphere Zone mit Kontakt zur Rinde und eine zentrale Ruhezone eingeteilt. KAMEDA (1937a, b) hat helle und dunkle Zellen im Nebennierenmark der *Ratte* beschrieben; in beiden sollen sekretorische Bilder zu beobachten sein. KAMEDA konnte auch einige Reaktionen dieser Zellen auf Reize beobachten. So sollen die hellen Markzellen nach einseitiger Adrenalektomie eher als die dunklen reagieren, ebenso lassen sich nach einer Kastration angeblich zuerst Veränderungen der hellen Zellen feststellen.

Über die *fuchsinophilen* und *pikrinophilen Markzellen* und ihre Beziehungen zur Adrenalin- bzw. Arterenolbildung wurde berichtet (BÄNDER 1950, S. 412). Zahlenmäßige Schwankungen im Verhältnis der beiden Zelltypen zueinander scheinen einen gewissen Rhythmus zu besitzen. BÄNDER (1950) hat dies Rhythmusproblem genauer untersucht. Bei *Mäusen* liegt der Gipfelpunkt des Sauerstoffverbrauches um Mitternacht, was der Zeit der größten Motilität der Tiere entspricht. Der Sauerstoffverbrauch hat einen Tiefstwert etwa zwischen 10 bis 11 Uhr vormittags. Zu dieser Zeit nimmt BÄNDER eine verminderte Tonuslage im vegetativen Nervensystem der Tiere an (Überwiegen des Parasympathicus), während in der Nacht eine Erhöhung der Tonuslage durch Überwiegen des Sympathicus eintritt. Die Schwankungen der Tonuslage wirken sich bis in die Strukturen der endokrinen Organe hinein aus. Auf die Veränderungen der P- und F-Zellen des Nebennierenmarkes wurde früher hingewiesen (S. 412). In der Nebennierenrinde scheint bei Tage eine Lipenchosis, in der Nacht eine Lipodiaprasie einzutreten. Das Inselorgan des Pankreas und das Nebennierenmark weisen in der Nacht gemeinsam Zeichen einer erhöhten Zellfunktion auf.

h) Reaktive Veränderungen der Zellgröße, Zellkerne, Nucleolen und Zellorganellen.

Eine *Vergrößerung der Zellen und Zellkerne* im Nebennierenmark wollen LASOWSKY und SIMNITZKY (1926) bei *Vitamin B_1-Mangel* der *Tauben* gesehen haben. In den Zellkernen beobachteten sie auch manchmal *sehr große Kernkörperchen*, welche fast den ganzen Zellkern ausfüllen können (s. aber hierzu Beobachtungen in Abb. 176, 177, S. 409 und 416). Über die Rolle des Nucleolarapparates bei der Bildung phäochromer Substanzen in den Markzellen hat PAWLIKOWSKI (1934a, 1938) berichtet (ausführliche Beschreibung S. 426f.). Die Bilder sprechen teilweise für eine *Kernsekretion der Markzelle*, doch bedarf eine solche Behauptung dringend weiterer Prüfung.

Die Beziehung der *Mitochondrien* zur Chromreaktion haben HION (1927, S. 410) und RADU (1931, S. 662) bearbeitet.

i) Phäochromocytom.

Daß ich im folgenden eine Liste von Phäochromocytombeschreibungen zusammenstelle, hat den Grund, daß manche Zellfunktionen der Markelemente von den Zellen dieser Tumoren in übersteigerter Weise vollzogen werden können. In vielen Fällen ist der temporäre außerordentlich große Adrenalinreichtum (Noradrenalinreichtum) der Tumoren nachgewiesen worden, doch wurde das wertvolle Material bedauerlicherweise oft einer nicht genügenden histologischen und histochemischen Verwertung zugeführt. Die Klärung der histophysiologischen Probleme des Markes dürfte durch die Untersuchung der Phäochromocytome voranzutreiben sein.

Kasuistik. MANASSE (1893): Hyperplastischer Tumor des Nebennierenmarkes. — STANGL (1902): Retroperitonaeales Phäochromocytom bei 32 Jahre altem Mann. Phäochromie positiv. — ALEZAIS (1910) führt den Namen „Paragangliom" für Phäochromocytom ein. — HEDINGER (1911): Phäochromocytom ohne klinischen Befund. — HERDE (1912): Phäochromocytom ohne klinischen Befund. — WEGELIN (1912): Phäochromocytom ohne klinischen Befund. — KOLISKO (1913): Hinweis auf die gerichtsmedizinische Bedeutung der Marktumoren. — HELLY (1913): Phäochromocytom. — ORTH (1914): Phäochromocytom. — BERGSTRAND (1920): Phäochromocytom. — MANON und MARTIN (1923): Phäochromocytom.— J. W. MILLER (1924): Phäochromocytom. — WALTHARD (1925): Doppelseitiges phäochromes Gewächs bei einem 36 Jahre alten Mann. Klinische Beschreibung bei BIEBL und WICHELS (1925). — BOYD (1926): Phäochromocytom. — VAQUEZ und DONZELOT (1926): Phäochromocytom. — BONNAMOUR, DOUBROWET und MONTEGUE (1927): Maligner Marktumor, Metastasen in der Pleura. — OBERLING und JUNG (1927): Phäochromocytom. — WICHELS und BIEBL (1928): Phäochromocytom. — SCHRÖDER (1928): Phäochromocytom. — WÄTJEN (1928): Etwas unreifer Marktumor, dessen Zellen am ehesten als Sympathogonien aufgefaßt werden können. — WINKEL (1928): Unklarer Fall. — VAQUEZ, DONZELOT und GERAUDEL (1929): Epikrise zu dem Fall VAQUEZ und DONZELOT (1926). „Surrénalome hypertensif". — SHIPLEY (1929): Gutartiger Marktumor, 26 Jahre alte Frau. Paroxysmale Hypertension. — LABBÉ (durch unentwegtes Abschreiben als L'ABBÉ in die Literatur eingegangen), VIOLLE und AZÉRAD (1929, 1930): Phäochromocytom. — RABIN (1928): Phäochromocytom. — PORTER und PORTER (1930): Phäochromocytom? — NORDMANN und LEBKÜCHNER (1931), LEBKÜCHNER (1931): Ausgezeichnete Beschreibung von Tumoren in Paraganglien nach Typ der Phäochromocytome. — PAUL (1931): Phäochromocytom. — VOLHARD (1931): Interessante Fälle von Marktumoren. — BLACKLOCK (1934): Phäochromocytom. — ERNOULD und PICARD (1934): Bösartiger Marktumor mit ausgedehnter Metastasenbildung. — LAUBRY und BERNAL (1934): Phäochromocytom. — BAUER (1934), BAUER und LERICHE (1934): Phäochromocytom. — KALK (1934a, b, c). — REICHARDT (1934): Geschwulst des ZUCKERKANDLschen Organs. Adrenalin im Tumor nachgewiesen. — BÜCHNER (1934): Zwei Tumoren des Nebennierenmarkes. Fall 2 entspricht dem von KALK (1934, s. o.) klinisch beschriebenen. Im 1. Fall fand BÜCHNER eine hyperplastische Nebennierenrinde über dem Tumor, im 2. Fall war die Rinde normal. — HOFFMEYER (1938): Zwei Phäochromocytome. — PHILIPS (1940): Phäochromocytom. — SAILER (1943): Sympathicustumoren. — CLERC, MOUQUIN und MACREZ (1947): Nebennierentumor, paroxystische Hypertensionsanfälle. — MAYCOCK und ROSE (1947): Phäochromocytom rechts bei einem 42 Jahre alten Mann. — MUNTZ, RITCHEY und GATCH (1947): Phäochromocytom. Tachykardie, Blutdruckanstieg bis auf 320 mm Hg. —

BAUER und BELT (1947): Phäochromocytom mit "suprarenal sympathetic syndrome": plötzliche Anschwellung der Schilddrüse, Blutdrucksteigerung. — BURRAGE und HALSTED (1948): 32 Jahre alter Soldat. Ulcus duodeni, Phäochromocytom. — MANDEVILLE und SAHYOUN (1949): 1. Fall: 55jährige Frau. Kavernöses Hämangiom des 4. Ventrikels, Neurofibromatose und benignes Phäochromocytom (Kombination Neurofibromatose + Phäochromocytom soll schon aus 40 Fällen bekannt sein). Hypertension. — 2. Fall: 63jähriger Mann, Phäochromocytom und Bronchialcarcinom. — FORSGREN, NESSET und ANDERSON (1949): 27jähriger Mann. Vier Jahre lang paroxysmale Hypertensionsanfälle. Diagnose des Phäochromocytoms mittels Histamintest und Röntgenbild nach perirenaler Lufteinblasung. — HOLTON (1949) zeigte, daß in Phäochromocytomen auch Noradrenalin enthalten sein kann. — CHAMOVITZ und FANGER (1949): Malignes Phäochromocytom, Hypertension. 42 Jahre alte Frau. — GOLDENBERG, FABER, ALSTON und CHARGAFF (1949): Literatur über die chemische Untersuchung der Phäochromocytome. Der Gehalt der Tumoren an Noradrenalin kann zwischen 50—90% variieren. — CARL, HILDEBRAND, REHN und MARQUARDT (1950): Tumor mit einem Gehalt von etwa 50% Noradrenalin, ein weiterer Fall (CARL, HILDEBRAND und MARQUARDT 1951) mit 90% Noradrenalin. Interessanterweise konnte man aus dem Blutdruckverhalten des Patienten schließen, daß vor der Operation einige Zeit der Adrenalin-Noradrenalin-Quotient sich gerade umgekehrt verhalten haben mußte. — GOLDENBERG und ARANOW (1950): Versuch, mittels Piperidylmethylbenzodioxan (933 F) eine erhöhte Adrenalinabgabe bei ihrem Patienten nachzuweisen, da dieser Stoff durch seine starke adrenolytische Wirkung den Blutdruck kräftig senkt. Die Probe fällt auch in den Fällen, wo der Tumor hauptsächlich Noradrenalin enthält, positiv aus. — ENGEL und EULER (1950): Annahme, daß eine erhöhte Sekretion des phäochromen Gewebes von einer vermehrten Katecholaminausscheidung im Harn gefolgt sein müsse. In 2 Fällen konnte die richtige Diagnose auf diese Weise erreicht werden (operative Bestätigung). In beiden Fällen waren die Werte beträchtlich erhöht, und zwar für Noradrenalin auf 500—1200 μg und für Adrenalin auf 50—800 μg pro die. In einem Fall enthielt der Tumor fast reines Noradrenalin, wobei der Harn ebenso ausschließlich Noradrenalin enthielt. Im 2. Fall enthielten sowohl Tumor wie Harn einen relativ hohen Gehalt an Adrenalin. — EULER (1951) konnte bei weiteren Fällen von Phäochromocytomen hohe Harnwerte von Adrenalin und Noradrenalin beobachten. In 3 von insgesamt 6 Fällen enthielten Tumoren und Harn fast ausschließlich Noradrenalin. Diese drei phäochromen Tumoren waren außerhalb der Nebenniere lokalisiert, während in den übrigen drei mit höheren Adrenalinwerten die Tumoren vom Nebennierenmark selbst ausgingen. „Es scheint somit, als ob eine Möglichkeit gegeben war, nicht nur die Anwesenheit eines Phäochromocytoms durch Harnanalyse zu diagnostizieren, sondern auch gewissermaßen seine Lokalisierung zu bestimmen." — MANN, LYNCH, TUTHILL und FOX (1951): Phäochromocytom, 40 Jahre alte Frau. Der operativ gewonnene Tumor enthielt rund 90% Noradrenalin. Der Histamintest war positiv (S. 660), dagegen konnte mit Benzodioxan (F 933) die auf Histamin folgende Drucksteigerung nicht gehemmt werden.

j) Veränderungen des Nebennierenmarkes bei Stress.

Als Einleitung zu diesem Kapitel kann das über die Stresswirkung auf das periphere Nervensystem Gesagte dienen (S. 577 ff.).

Über Veränderungen der Zellgröße und Zellkerngröße im Nebennierenmark *hungernder Ratten* berichtet bereits JACKSON (1919, s. S. 518ff.). Nach LASOWSKY und SIMNITZKY (1926) soll es auch bei *Vitamin B_1-Mangel (Tauben)*, neben einer Rindenreaktion (S. 528) zur Vergrößerung der Zellen und Zellkerne im Mark kommen. In den Zellkernen wurden manchmal auch sehr große Kernkörperchen beobachtet, die fast den ganzen Zellkern ausfüllen können, was meiner Erfahrung nach aber auch schon bei normalen Tieren der Fall sein kann. FINK (1941) fand die Phäochromie der Markzellen gesunder *Meerschweinchen* deutlicher ausgeprägt als die *skorbutkranker*.

Die Beziehungen zwischen *Muskelleistung*, Phäochromie und Adrenalinproduktion untersuchten SCHUR und WIESEL (1907) an jungen *Hunden* (Laufversuch). Während Rindenveränderungen angeblich fehlten, trat eine Abnahme der Chromierbarkeit der Markzellen ein. In den Markzellen der bis zur Erschöpfung belasteten Tiere war keinerlei chrombraune Substanz mehr erhalten, auch ließ sich biologisch (Froschaugentest) in dem Mark kein Adrenalin mehr nachweisen. NEUSSER und WIESEL (1910) meinten auf Grund solcher Versuche, forcierte Muskelarbeit löse hypertrophische Prozesse des „Adrenalsystems" durch vermehrten Adrenalinverbrauch aus. BAST (1927) setzte *Kaninchen* für mehrere Tage in Drehkäfige, in denen die Tiere keinen Schlaf fanden. Er stellte unter anderem (S. 535) in den Sinus und Venen des Markes eine Art Kolloidsubstanz fest. Auch HION (1927, S. 535) verzeichnete bei zwangsbewegten *Ratten* eine Hyperaktivität des Markes (s. dazu auch meine Bemerkung S. 535). Den Abfall des Adrenalins im Blut bei länger dauerndem Muskelstress haben LEHMANN (1949), LEHMANN und KINZIUS (1949) fluorescenzoptisch nachgewiesen.

Die Wirkung der *Kälte* auf das Nebennierenmark hat CRAMER (1916, 1926, 1928) untersucht. Das reduzierende Adrenalin wurde mit Hilfe von Osmiumsäuredämpfen nachgewiesen (S. 429). Im Mark traten schwärzliche Flecke auf, welche CRAMER auf die Anwesenheit von Adrenalin bezog. In der Kälte kam es nicht nur zur Vermehrung solcher Flecken im Gewebe (vermutlich Initialstadium des Stress!), sondern es konnte die gleiche Reaktion auch in den dilatierten Markgefäßen beobachtet werden. Auch HARTMAN und HARTMAN (1923) konnten nachweisen, daß die Adrenalinproduktion im Nebennierenmark bei erniedrigter Temperatur steigt (ferner CANNON, QUERIDO, BRITTON und BRIGHT 1927, CROWDEN 1929/30). Länger dauernde Kälteeinwirkung bewirkt eine Abnahme des Adrenalingehaltes der innervierten Nebenniere, nicht mehr der entnervten Nebenniere (CROWDEN und PEARSON 1928). Hierzu paßt ein Befund von GEIGER (1933), der das durch die Carotiden strömende Blut abkühlte. Daraufhin kommt es, allerdings nur bei intaktem N. splanchnicus, zu einer Hyperglykämie. MORIN, VIAL und GUYOTAT (1942) bestätigten, daß bei erniedrigter Außentemperatur Adrenalinsekretion eintritt. Die Temperaturversuche von HILLARP (1946) wurden bereits in anderem Zusammenhang genauer geschildert (S. 538). Bei der Kälte spielt sich ein typischer Schwund (Diaprasie) der phäochromen Substanz ab. RATSIMAMANGA (1950) hat allerdings bei seinen Doppelstressversuchen (S. 539) eine Beteiligung des Nebennierenmarkes nicht erkennen können.

Besonders viele Untersuchungen liegen über die Markbeteiligung im *Infektionsprozeß* vor. ELLIOTT (1912), dem das Verdienst gebührt, mit der alten Entgiftungshypothese aufgeräumt zu haben (S. 544), hat bereits eine Adrenalinverminderung im Mark bei Infektionen beobachtet (s. a. CRAMER 1926). LUKSCH (1910) berichtet, daß bei *Kaninchen*, die mit Diphtherietoxin vergiftet worden waren, die Chromreaktion fast völlig oder völlig verschwand. Das Adrenalin war in der Nebennierenvene nur in Spuren oder überhaupt nicht mehr nachzuweisen. GOLDZIEHER (1910b) stellte bestätigend fest, daß Adrenalin in Fällen von Diphtherie bei noch relativ unbedeutenden morphologischen Veränderungen chemisch überhaupt nicht mehr nachzuweisen war (Methode von ZANFROGNINI). GOLDZIEHER hielt diese Erscheinung mit Recht nicht für spezifisch, sondern glaubte, sie könne bei allen möglichen anderen Infektionen auch vorkommen. Ebenso beobachtete HANNES (1910) die Abnahme der Chromreaktion unter diesen Bedingungen. Zu gleichen Ergebnissen kam ABRAMOW (1912), der das Diphtherietoxin allerdings als ein spezifisches Gift für die phäochromen Zellen ansah. Injektion letaler Toxindosen *(Meerschweinchen)* führte zu einer völligen Erschöpfung der Markzellen, die nur noch geschrumpftes Cytoplasma und pyknotische Kerne bei Exhaustion des Adrenalins zeigten (Chromreaktion negativ). Bei *Meerschweinchen*, die eine subletale Dosis erhalten hatten, und *Pferden*, die gegen Diphtherie immunisiert worden waren, sah er dagegen eine Verstärkung der Chromreaktion, verbunden mit einer Dilatation der Lymphgefäße, die mit „Adrenalin" gefüllt waren. TSCHEBOSSAROW (1921) konnte am *Hund* zeigen, daß der Gehalt der Nebennierenvene an Adrenalin nach Injektion von Diphtherietoxin anfangs stark zunimmt, nach 12 Std langsam geringer wird und nach 2—4 Tagen auf Null absinkt. DIETRICH (1918) fand, daß die Chromreaktion mit Lipoidschwankungen der Rinde nicht parallel ging (s. a. S. 547).

Nach STAEMMLER (1933) handelt es sich bei der Diphtherie mit ihren schweren Zellveränderungen und Blutungen im Nebennierenmark um eine primäre Sekretionsstörung des Markes, deren Beurteilung man übrigens nicht allein auf die Phäochromie abstellen dürfe. Es ist vielmehr auch einer besonderen Vacuolisierung des Cytoplasmas der Markzellen Beachtung zu schenken. Erhöhter Vacuolengehalt deutet auf gesteigerte Zelltätigkeit. Geht eine Abnahme der Chromierbarkeit mit Vacuolenbildung in den Markzellen einher, so ist sie das Zeichen einer mit erhöhter Sekretion verbundenen Ausschüttung von Adrenalin, d. h. erhöhter Leistung des Markes. Fehlt bei Abnahme der Phäochromie eine gleichzeitige Vacuolisierung, so kann dies auf erhöhte Ausschwemmung des Adrenalins ohne Mehrsekretion oder auf eine primäre Sekretionsstörung hinweisen. LIEBEGOTT (1944) dagegen hat bei der Diphtherie wenig Markveränderungen gefunden; in vielen Fällen war die Chromierbarkeit erhalten. Dagegen konnte SADOWNIKOW (1949, S. 547ff.) bei experimenteller Diphtherie am *Meerschweinchen* den Rückgang und das völlige Verschwinden der Chromreaktion deutlich beobachten. Ferner bestätigt SADOWNIKOW die Angaben STAEMMLERs insofern, als er bereits nach 6 Std in zahlreichen Markzellen Vacuolen auftreten sah. Eine ganze Reihe solcher Markzellen hatte dabei die Phäochromie vollständig verloren. Nach 17 Std war die Phäochromie im ganzen Mark verschwunden. Am 2. Versuchstag bot sich dasselbe Bild; die Zahl der vacuolisierten Zellen nahm weiter zu. Überlebten die Tiere diese kritische Periode, so war am 3.—4. Tag manchmal überhaupt kaum noch Markgewebe nachzuweisen (schwere morphokinetische Reaktion). Am 5. Versuchstag setzte die Regeneration im Mark ein. Sofort erschienen auch einige Zellen mit Phäochromie. Bei Botulismus und Tetanie sind ähnliche Markprozesse, aber viel schwächeren Grades, nachzuweisen. Die Überlegungen, welche SADOWNIKOW auf Grund der Markbefunde anstellt, führen ihn zu der Überzeugung, daß die *Kreislaufstörung* eine beträchtliche Rolle bei dem ganzen Prozeß spiele (vgl. S. 549).

ELLIOTT (1912) fand nach *Histaminzufuhr* keine Exhaustionszeichen an den Markzellen. ROTH und KWALE (1945) haben aber eine Adrenalinausschüttung nach Histamininjektion festgestellt (S. 554).

ELLIOTT (1912) beobachtete einen Adrenalinverlust bei *Äthernarkose (Katze)* (Voraussetzung: intakte Innervation der Nebenniere), ein entsprechendes Markbild nach *Chloroformnarkose*, obwohl das Excitationsstadium bei der *Katze* viel kürzer ist als nach Äthernarkose. Nach Entnervung der Nebenniere ist auch die Adrenalinsekretion gehemmt (ELLIOTT 1912, STEWART und ROGOFF 1919, 1924). Ältere Untersuchungen mit ähnlichen Ergebnissen liegen von SCHUR und WIESEL (1908) und HORNOWSKI (1909, 1910), von ELLIOTT, BORBERG und SYDENSTRIKKER (1914), BIEDL (1913), KOCHMANN (1936) vor.

Morphium wirkt nach ELLIOTT (1912) auf die *Katze* stark erregend. Der über die Nn. splanchnici laufende Impuls führt zu einer Exhaustion des Nebennierenmarkes, die Phäochromie verschwindet praktisch völlig (s. a. MAXIMOW und BLOOM 1942). Nach CREMER, KRAMER und REICHEL (1944) klingt indessen die Wirkung von Morphin, Urethan, Chloralose auf die Marksekretion nach 1—2 Std ab (Dosen S. 555).

Bei *Urethannarkose* beobachtete ELLIOTT ähnliche Wirkungen auf das Nebennierenmark wie nach Äthergabe.

Nach Verabfolgung von β-*tetra-hydronaphthylamin* (S. 556) verliert die Nebenniere der *Katze* einen Teil ihres Adrenalins verbunden mit einem Abfall der Phäochromie (ELLIOTT 1912).

k) ACTH-Wirkungen.

ACTH-Wirkungen auf das Nebennierenmark werden heute bestritten. Ältere Angaben, wonach das „corticotrope" Hormon auch Veränderungen im Nebennierenmark erzeuge, etwa Schwund der Phäochromie, Vacuolisierung der Markzellen usw. (ANSELMINO, HEROLD und HOFFMANN 1934), dürften ihre Erklärung durch Anwendung unreiner Hypophysenvorderlappenextrakte finden. Auch BIERRING (1935) will nach Verabreichung seines Vorderlappenextraktes neben einer Hyperplasie der Fasciculata eine Markhyperplasie beobachtet haben.

l) Schilddrüse und Nebennierenmark.

Vergleiche S. 612f.

18. Versuche einer funktionellen Unterteilung der Nebennierenrinde.

Daß der anatomischen Zonierung der Nebennierenrinde eine *funktionelle Gliederung* entspricht, daß mit anderen Worten in den einzelnen Zonen der Nebennierenrinde verschiedene Substanzen gebildet und abgegeben werden, ist erst in den letzten Jahren schärfer formuliert worden (SWANN 1940, DEANE und GREEP 1946, DEANE, SHAW und GREEP 1948, GREEP und DEANE 1949, YOFFEY und BAXTER 1949). Wenn wir zunächst von einem für die Sexualfunktion in Betracht kommenden Feld in der Nebennierenrinde absehen (s. u.), so haben wir an manchen Stellen bereits Hinweise auf eine *Zweiteilung des Rindenorgans* gefunden.

Gewisse alte Vorstellungen über die *Blutversorgung der Nebenniere* würden meines Erachtens mit der Auffassung von einer funktionellen Zweiteilung von Glomerulosa und Fasciculata in Einklang zu bringen sein. ARNOLD (1866, vgl. eingehend S. 452ff.) schildert nämlich ein Capillarnetz, welches sich mit ausgiebiger Vernetzung in der Glomerulosa ausbreitet und dann Äste in die tieferen Rindenschichten abgibt, 2. Gefäße, welche dies glomeruläre Netz durchziehen, ohne sich wesentlich an ihm zu beteiligen. Sie stellen die Hauptzuflüsse für Fasciculata und Reticularis dar. Diese Anordnung von Capillaren im äußeren Rindenbereich scheint die Vermutung zu rechtfertigen, daß die Fasciculata nicht nur Blut erhält, welches bereits die Glomerulosa durchlaufen hat (vgl. S. 452).

JACKSON (1919) beobachtete bei erwachsenen *Ratten*, denen plötzlich die *Nahrung entzogen* wurde, eine Lipoidabnahme in der Fasciculata, dagegen nicht gleich in der Glomerulosa. Wir fassen einen solchen Versuch heute als einen typischen Stressversuch auf, bei welchem es zu einer ACTH-Abgabe seitens des Vorderlappens kommt. Die obige Angabe würde dann besagen, daß die Fasciculata im Hungerversuch unter dem Einfluß von ACTH deutlicher mit einem Lipoidschwund (Lipodiaprasie, S. 614ff.) reagiert als die Glomerulosa. FELDMAN (1951) hat die alten Befunde von JACKSON in gewisser Weise bestätigt (S. 522). Veränderungen am doppeltbrechenden Material traten bei *hungernden Ratten* nur in der Fasciculata, nicht in der Glomerulosa ein. Eine zur Fasciculatareaktion gegensätzliche Reaktion der Glomerulosa beschreiben bei *hungernden Meerschweinchen* SCHWEIZER und LONG (1950, S. 526).

BADINEZ und CROXATTO (1947a, b) sahen nach *KCl-Verabreichung* bei *Ratten* eine Hypertrophie der Nebennierenrinde, in erster Linie der Zona glomerulosa, wo sich auch das Lipoid vermehrte. Bei *Thiaminmangel* reagierte bei *Ratten* die Glomerulosa kaum, die Fasciculata viel stärker (DEANE und SHAW 1947, S. 527). Auch bei *Kälteversuchen* (ROBINSON und YOFFEY 1950, S. 539ff.) scheinen sich die entsprechenden Reaktionen praktisch nur in der Fasciculata, kaum in der Glomerulosa abzuspielen. Bezüglich Fasciculata und Glomerulosa *(Ratte)* teilt HERRMANN (1942, S. 552) gegensätzliche Reaktionen nach *Adrenalininjektionen* mit. Beim *Formolstress* hat ROEPKE (1952, S. 557) hinsichtlich des Verhaltens der Ascorbinsäure keine Beschränkung der Stressreaktion auf die Fasciculata gesehen; die Rinde war in ihrer gesamten Breite an Abgabe (Diaprasie) und Anreicherung (Enchosis) der Ascorbinsäure beteiligt.

Besonders aufschlußreich mußten Versuche sein, in denen die eigenen Produkte des Rindenorgans in massiver Dosis verabreicht wurden (vgl. S. 574ff.). Beispielsweise läßt die künstliche Zufuhr eines in der Fasciculata produzierten Steroids eine Atrophie der Produktionsstätte über eine Bremsung des Vorderlappens (bzw. der ACTH-Abgabe) erwarten. Hierüber liegen in der Tat einige interessante Angaben vor. So hat KENDALL (1942) beobachtet, daß nach Zufuhr von Corticosteron wohl eine Atrophie der Fasciculata (S. 575), nicht aber der Glomerulosa eintrat, was eine beträchtliche Stützung der Hypothese der funktionellen Gliederung der Nebennierenrinde bedeutet. YOFFEY und BAXTER (1947) verabreichten Eschatin (einen Rindenextrakt von Parke Davis & Co., S. 575). Die Glomerulosa speicherte daraufhin noch Lipoid.

RATSIMAMANGA (1950) unterwarf *Ratten* einem Wärmestress und zugleich einer Desoxycorticosteronacetatbehandlung (S. 576) mit dem Resultat einer Atrophie der Nebennierenrinde. Aber gerade die Glomerulosa, in welcher das Desoxycorticosteronacetat nach der Ansicht einiger Autoren (s. u.) produziert wird, war von der Atrophie kaum betroffen. DEANE und MASSON (1951) sahen dagegen nach Desoxycorticosteronacetatverabreichung bei *Ratten* eine Verschmälerung der Glomerulosa.

ANSELMINO und PENCHARZ (1934), ANSELMINO, HEROLD und HOFFMANN (1934) berichteten bereits über eine verschiedenartige Reaktion einzelner Rindenabschnitte nach *Hypophysektomie* (S. 592). Insbesondere die Fasciculata sollte degenerieren, die Glomerulosa an keiner Stelle an Dicke einbüßen, eher streckenweise sogar breiter werden. Auch OVERZIER (1950) findet bei geschlechtsreifen hypophysektomierten *Ratten*-Männchen kaum Veränderungen der Glomerulosa, während Fasciculata und Reticularis einen beträchtlichen Abbau erleiden.

SCHWEIZER und LONG (1950) weisen aber darauf hin, daß der Verlust sudanophiler Tröpfchen der Glomerulosazellen in der Nebenniere des *Meerschweinchens* im Gegensatz zu der Erhaltung des Lipoidbestandes bei der hypophysektomierten *Ratte* stehe. Es fragt sich, ob die Autonomie der Glomerulosa bei *Cavia* auch so weitgehend ist wie bei *Rattus*. Im übrigen beobachteten SCHWEIZER und LONG bei *Meerschweinchen* nach Hypophysektomie beträchtlich gegensätzliche Reaktionen von Glomerulosa und Fasciculata. Die sudanophile Zone (Fasciculata), die normalerweise 60—80% der gesamten Rindenbreite ausmacht, sinkt innerhalb von 6 Wochen auf 30% (S. 588). Dagegen nimmt die Breite der Glomerulosa langsam zu, bis sie etwa in der 4. Woche nach der Hypophysektomie um rund 50% breiter ist als beim Normaltier.

SARASON (1943, s. a. SMITH 1930, CROOKE und GILMOUR 1938) hat ebenfalls zeigen können, daß die Zona glomerulosa bei hypophysektomierten Tieren relativ intakt bleibt (S. 587). Außerdem soll das K-Na-Gleichgewicht bei den hypophysektomierten Tieren nicht gestört sein, was darauf hindeutet, daß die Funktion der Glomerulosa für die Erhaltung dieses Gleichgewichtes wichtig ist, nicht aber die Funktion der Fasciculata. DEANE und GREEP (1946), DEMPSEY, GREEP und DEANE (1949) sahen, daß nach der Hypophysektomie *(Ratte)* die Aktivität der alkalischen Phosphatase aus den Fasciculatazellen verschwindet (S. 587), nicht aber aus der Glomerulosa.

Nach *ACTH-Behandlung* schien die Glomerulosa cytochemisch unverändert zu sein, während die Zellkonstituenten der Fasciculata beträchtliche Veränderungen aufwiesen (S. 595f. usw., BERGNER und DEANE 1948, YOFFEY und BAXTER 1949). Daß das Lipoid in den Fasciculatazellen wie die ganze Zone unter dem Einfluß des ACTH des Vorderlappens steht, nimmt auch I. CH. JONES (1949b) an. Die Glomerulosa kann vermutlich ohne Vorderlappenstimulans existieren, ausgenommen vielleicht die acetonlöslichen sudanophilen Stoffe der Glomerulosazellen. Nach DUCOMMUN und MACH (1949) sollen die nach ACTH-Injektion in der Nebennierenrinde auftretenden histochemischen Veränderungen in der Glomerulosa geringer sein als in der übrigen Rinde. Auch FORTIER, SKELTON, CONSTANTINIDES, TIMIRAS, HERLANT und SELYE (1950) haben nach Anwendung ihres Vorderlappenpräparats (S. 596) eine allgemeine Rindenreaktion bis auf einen schmalen Streifen in der Glomerulosa beobachtet.

KRATSCH (1927/28) wies in den atrophischen Nebennieren von 17 *anencephalen* Keimlingen (S. 602) interessanterweise vor allem eine Verschmälerung von Fasciculata und Reticularis nach. Mißt man der KOHNschen Hypothese (S. 602) Wert zur Erklärung der Anencephalennebenniere bei, dann könnte der Befund gleichfalls in dem Sinn sprechen, daß der Hypophysenvorderlappen vor allem die inneren Rindenschichten kontrolliert.

Nach der *Thyreoidektomie* beobachtet man Rindenverschmälerung (S. 604ff.). Auch für diesen Fall geben einige Untersucher an (DEANE und MORSE 1947, FELDMAN 1951), die Glomerulosa sei ziemlich unbeteiligt, wenn sie sich nicht — dies im Gegensatz zu TONUTTI — sogar vergrößert.

Zum Schluß erwähne ich einige den *Elektrolytstoffwechsel* betreffende Beobachtungen (DEANE und MASSON 1951). SELYE hatte behauptet, daß der Hypophysenvorderlappen bei Hypertension vermehrt „salt-retaining"-Hormone der Nebennierenrinde zur Abscheidung zwinge. DEANE und MASSON bestreiten dies. Wenn sie ihren *Ratten* Desoxycorticosteronacetat verabreichten, dann beobachteten sie einen Blutdruckanstieg von etwa 100 mm Hg auf 186 mm Hg. Dabei kam es zur Verschmälerung der Glomerulosa (30 μ Breite gegen normal etwa 40 μ) unter Lipoidabnahme ihrer Zellen. Wenn dagegen die Nieren mit einem Überzug dünner Seidenfäden versehen wurden („encapsulated kidneys"), wodurch es zu einem chronischen Druck auf die Organe kommt, so entstand ein Hochdruck von etwa 161 mm Hg und die Glomerulosa verbreiterte sich auf 87 μ. Derartige Versuche weisen nach Ansicht der Autoren auf eine Sonderrolle der Glomerulosa im Elektrolytstoffwechsel, die auch durch folgendes Beispiel beleuchtet wird. DEANE, SHAW und GREEP (1948) riefen durch Injektion eines Kaliumsalzes bzw. Mangel von Na in der Nahrung Störungen des normalen Na:K-Verhältnisses im Blutplasma von *Ratten* hervor. Die Glomerulosa wird breiter, die Lipoidtröpfchen ihrer Zellen werden feiner und können sogar verschwinden (Lipodiaprasie). Ketosteroidreaktionen sind so lange nachzuweisen, als Lipoidtröpfchen vorhanden sind. Die Wiederherstellung des Na:K-Verhältnisses durch Verabreichung von Desoxycorticosteronacetat oder Herabsetzung des Kaliums in der Nahrung führt zur Inaktivierung der Glomerulosa: die Zellen werden kleiner, ihre Lipoidtropfen größer. Die Intensität der Ketosteroidreaktionen schwindet. Für den 1. Fall kann also eine verstärkte Sekretion im Bereich der Glomerulosa, im 2. Fall eine Abnahme der Sekretionsaktivität angenommen werden. — KNOWLTON, LOEB, SEEGAL und STOERK (1949) beobachteten bei *Ratten* mit experimenteller Nephritis, denen außerdem NaCl zugeführt wurde, eine subcapsuläre Atrophie der Nebennierenrinde, während nach Salzeinschränkung eine Hyperplasie zustande kam.

Zusammengefaßt ergeben sich folgende *Unterschiede im Verhalten von Glomerulosa und Fasciculata*, welche für eine *funktionelle Verschiedenheit* beider Zonen sprechen:

1. Nach einer *Hypophysektomie* treten schwere Veränderungen der Fasciculata und Reticularis auf, während die Glomerulosa kaum mitreagiert (ANSELMINO 1934, SARASON 1943, DEANE und GREEP 1946, DEMPSEY, GREEP und DEANE 1949, OVERZIER 1950, SCHWEIZER und LONG 1950, *Speciesunterschiede*).

2. Auf eine *Injektion von ACTH* folgen Reaktionen in der Fasciculata, in viel geringerem Grade, wenn überhaupt, in der Glomerulosa (JACKSON 1919, BERGNER und DEANE 1948, YOFFEY und BAXTER 1949, JONES 1949b, DUCOMMUN und MACH 1949, FORTIER 1950, FELDMAN 1951).

3. *Thyreoidektomie* hat Verschmälerung der Nebennierenrinde zur Folge, wobei die Glomerulosa angeblich wenig beteiligt ist (DEANE und MORSE 1947, FELDMAN 1951).

4. Die Zona glomerulosa soll die auf den *Elektrolythaushalt* wirkenden Rindensteroide produzieren. Bei Störungen des Elektrolythaushaltes sind die Rindenreaktionen auf die Glomerulosa beschränkt (SARASON 1943, DEANE und GREEP 1946, BADINEZ und CROXATTO 1947a, b, S. 672, DEANE, SHAW und GREEP 1948, S. 672, KNOWLTON, LOEB, SEEGAL und STOERK 1949, LIEFMANN und SCHULTZ 1949, OLSON und DEANE 1949, VAN DORP und DEANE 1950, DEANE und MASSON 1951, S. 673).

5. Im Bereich der Zona glomerulosa soll das *Desoxycorticosteron* produziert werden. So schreiben z. B. OLSON und DEANE (1949), daß die Zona glomerulosa "secretes hormones of the desoxycorticosterone Type (C_{11}-desoxysteroids concerned with salt metabolism and renal function)".

Desoxycorticosteronacetat veranlaßt eine Retention von Na und Cl, während Kalium vermehrt ausgeschieden wird. Gibt man einem Versuchstier Desoxycorticosteronacetat oder auch reichlich NaCl, dann atrophiert die Glomerulosa bei gleichzeitiger Lipoidentleerung. Demgegenüber behauptet nun OVERZIER (1950), daß Fasciculata und Reticularis bei normalen *Ratten*-Männchen nach Desoxycorticosteronacetatzufuhr umgebaut werden, während die Glomerulosa unverändert bleibe. Ob die den Salzhaushalt regulierenden Hormone schon von der Säuglingsnebenniere abgegeben werden, ist noch nicht bekannt (VAN DORP und DEANE 1950).

6. Der Zona fasciculata wird ein Einfluß auf den *Zucker- und Eiweißstoffwechsel* zugeschrieben.

Die Zona fasciculata soll die „*glycogenic hormones*" abgeben (BERGNER und DEANE 1948). Solche Hormone sind nach VENNING, RANDALL und GYORGY (1949) schon am 1. Lebenstag im Urin *(Mensch)* nachzuweisen.

OLSON und DEANE (1949) behaupten, die Fasciculata der *Ratten*-Nebenniere sezerniere Oxycorticosteroide.

Neben den 11-Oxysteroiden sollen hier die noch wirksameren 11,17-Oxysteroide gebildet werden, die vorwiegend die Umwandlung von Eiweiß zu Kohlenhydrat und Verstärkung der Fettausnützung regulieren.

Dieser Gegenüberstellung mögen einige weitere allgemein-biologisch interessante Hinweise bezüglich einer funktionellen Zweiteilung der Nebennierenrinde folgen. Zunächst sei daran erinnert, daß die Verhältnisse nicht bei allen Species ganz gleich zu liegen brauchen. Die merkwürdigen Unterschiede in der Reaktion der Glomerulosa bei *Meerschweinchen* und *Ratten*, die SCHWEIZER und LONG (1950) beobachteten, wurden erwähnt (S. 588, 673). HARTMAN, LEWIS, BROWNELL. ANGERER und SHELDON (1944) haben die Frage aufgeworfen, ob beispielsweise beim *Opossum* von der Nebennierenrinde auf den Elektrolythaushalt wirksame Steroide überhaupt gebildet werden.

Gewisse Schwierigkeiten erwachsen der Hypothese der funktionellen Zweiteilung der Nebennierenrinde aus der *Vorstellung einer Wanderung der Rindenelemente* von außen nach innen. Aber auch wenn man diese Vorstellung mit TONUTTI vollkommen preisgibt und dafür die *Lehre von Transformationsfeldern* einführt, bleiben für die Annahme einer funktionellen Zweiteilung Schwierigkeiten bestehen, insbesondere dann, wenn man wie TONUTTI eine synchrone Leistung der beiden Transformationsfelder annimmt. Auch bei histochemischer Untersuchung des Rindenorgans unter verschiedenen Belastungen, konnten HAASE (1952) und ROEPKE (1952, S. 673) beispielsweise am Verhalten der Ascorbinsäure nur eine über die *gesamte* Breite der Rinde *(Meerschweinchen)* ablaufende Reaktion beobachten.

So überzeugend manche experimentellen Ergebnisse zu sein scheinen, so bin ich von der funktionellen Zweiteilung im Sinn der oben gegebenen Gegenüberstellung noch nicht vollkommen überzeugt. In diesem Zusammenhang liegt die Fragestellung nahe, ob die Nebennierenrinde überhaupt ein oder zwei oder gar noch mehr definierte Steroide produziert und sezerniert.

Hierüber hat SAYERS (1950) in seiner Zusammenfassung einiges mitgeteilt. SAYERS (1950) erörtert zunächst die „*Multisteroid*"-*Hypothese* (SELYE 1946a, 1949a). SELYE und JENSEN (1946) unterschieden *Glucocorticoide, Mineralocorticoide, Lipocorticoide, Testocorticoide* und nehmen an, daß die Nebennierenrinde in der Produktion dieser einzelnen Steroide je nach den biologischen Bedürfnissen variieren kann. Mit Recht warnt aber SAYERS vor einer Überbewertung der Schlüsselstellung der Nebenniere.

Größere Bedeutung als die Multisteroidhypothese hat die Vorstellung eines hormonalen Dualismus in der Nebennierenrinde gewonnen, die in 2 Hypothesen vorgetragen wird:

1. Die N- und S-Hormonhypothese (ALBRIGHT 1942, 1943, 1947, REIFENSTEIN, FORBES, ALBRIGHT, DONALDSON und CARROL 1945, TALBOT, ALBRIGHT, SALTZMAN, ZYGMUNTOWICZ und WIXOM 1947, ALBRIGHT und REIFENSTEIN 1948). Das S-Hormon soll dem Cortison ähnlich sein, daher als 11,17-Oxysteroid bezeichnet. Das N-Hormon soll androgene Bedeutung besitzen. S-Hormon steht nach Ansicht der genannten Untersucher unter ACTH-Einfluß, N-Hormon unter dem Luteinisierungshormon (LH) des Hypophysenvorderlappens. Die Bildung der 17-Ketosteroide und deren Ausscheidung gelten als Index der N-Hormonsekretion, die der sog. Corticoide als Zeichen der S-Hormonproduktion. Für diese dualistische Konzeption spricht einiges. Nach Verabreichung von androgenem Methyltestosteron, welches indessen nicht als 17-Ketosteroid ausgeschieden wird, sinkt die Ausscheidung der 17-Ketosteroide überdies bei kastrierten Männern und bei Frauen, d. h. bei Personen, welche, wenn überhaupt, androgene Stoffe nur noch aus der Nebennierenrinde bereitstellen könnten (REIFENSTEIN, FORBES, ALBRIGHT, DONALDSON und CARROLL 1945). REIFENSTEIN u. a. erklären dies mit einer Bremsung der Gonadotropinabgabe aus dem Hypophysenvorderlappen, welches bekanntlich für die Sekretion des N-Hormons verantwortlich sein soll. Diese Überlegung wird allerdings durch eine noch nicht publizierte Beobachtung von VENNING (nach SAYERS 1950) getrübt: Verabreichung von Methyltestosteron senkt nicht nur die Ausscheidung der 17-Ketosteroide im Harn, sondern auch den Corticoidspiegel im Blut.

Nach der dualistischen Konzeption kann man andererseits unter Berücksichtigung *klinischer* Erfahrungen gut folgendes Schema aufstellen: CUSHING-Syndrom = übermäßige Ausscheidung von S-Hormon, adrenogenitales Syndrom = übermäßige Ausscheidung von N-Hormon.

Die weiteren, mit der Produktion eines androgenen Stoffes der Nebennierenrinde in Zusammenhang stehenden Fragen führen unter anderem zu dem Begriff der sog. X-Zone (hierüber S. 709 ff.).

2. Über den *Mineralo- und Glucocorticoid-Dualismus* wurde ausführlicher S. 672 ff. berichtet, weil er insbesondere auch von morphologischer Seite her mit entwickelt wurde (DEANE u. a.). SAYERS (1950) weist darauf hin, daß die *Hypothese einer autonomen Regulation der Sekretion des Desoxycorticosterons* nicht erklärt, warum nach Versagen der Hypophyse bei Tier und Mensch eine deutliche Hemmung der Anpassungsfähigkeit auf einen Elektrolytstress zu beobachten ist. Hypophysektomierte *Ratten* sind überempfindlich gegen eine intraperitonaeale Injektion von Glucose, wobei das Plasmanatrium absinkt (JOSEPH, SCHWEIZER und GAUNT 1943, REISS, MACLEOD und GOLLA 1943). Patienten mit einer Hypofunktion der Hypophyse („Panhypopituitarismus" der Angelsachsen) werden mit einem Überangebot von Kalium oder Mangel an Natrium nicht fertig (STEPHENS 1940). Die Ausscheidung von Natrium im Schweiß ist größer als normal, allerdings geringer als im Fall eines Addison (CONN 1949). CHENG und SAYERS (unveröffentlicht, nach SAYERS 1950) konnten zwar tatsächlich zeigen, daß Desoxycorticosteronacetatzufuhr eine Lipoiddiaprasie in der Glomerulosa bewirkt, auch bei der hypophysektomierten *Ratte!* Mit Thyroxin und Oestrogen konnten sie jedoch manchmal die gleiche Wirkung erzielen. Auch JONES (1949a) beobachtete nach Testosterongabe eine Lipoidentleerung in der Glomerulosa der hypophysektomierten *Maus*. Die Spezifität der Desoxycorticosteronacetatwirkung auf die Glomerulosa wird durch solche Beobachtungen zweifelhaft. Eine direkte cytotoxische Wirkung muß in Erwägung gezogen werden. Daß Desoxycorticosteronacetat auch eine Atrophie der Fasciculata verursacht (GREEP und DEANE 1947a), ist schwer mit der Autonomiehypothese zu vereinigen. Auch kann die Hypertrophie der Glomerulosa bei einer Na-Mangeldiät nicht ohne weiteres durch Desoxycorticosteronacetatgaben verhindert werden (DEANE, SHAW und GREEP 1948). GREEP und DEANE (1949a) sahen im Regenerationsexperiment noch keine neuaufgebaute Fasciculata, und dennoch konnten die Tiere offenbar den Blutzucker während des Hungerns mit dem nur glomerulosaähnlichen Regenerat auf normalem Niveau halten, was für die Sekretion von 11,17-Oxysteroiden in diesem Bereich spricht. Umgekehrt soll hoch gereinigtes ACTH auch die Sudanophilie in der Glomerulosa beeinflussen können (JONES 1949b).

Den dualistischen steht eine *unitaristische Hypothese* gegenüber: Man hat auch angenommen, daß vielleicht nur ein einziges Rindenprodukt für alle verschiedenen Effekte verantwortlich ist. Die strenge Trennung in 2 Hormongruppen (11,17-Oxysteroide und Desoxycorticosteron) sollte man nicht zu dogmatisch anwenden. Erstens kann man indirekt mit ACTH sowohl die diabetogene Wirkung der ersten wie die natriumfixierende der 2. Gruppe entfalten. Dann zeigten FORSHAM, BENNETT, ROCHE, REISS, SLESSOR, FLINK, THORN (1949), daß Cortison beim Addison eine Na-Retention bewirken kann.

Hinsichtlich der *androgenen Leistungen* der Rinde wäre zu fragen, ob nicht in der Leber oder in anderen Organen Corticoide in androgene Produkte umgewandelt werden können. Gibt man Cortison (FORSHAM, BENNETT, ROCHE, REISS, SLESSOR, FLINK und THORN 1949) oder einen Rindenextrakt (DORFMAN, HORWITT, SHIPLEY, FISH, ABBOTT 1947), dann soll die Ausscheidung der 17-Ketosteroide steigen (bei ADDISON-Patienten geprüft). Nach Injektion großer Dosen von Cortison entwickelt sich eine verstärkte Ketosteroidausscheidung (PERERA, nach SAYERS 1950), es kann sogar ein schwacher Hirsutismus entstehen (SPRAGUE, nach SAYERS 1950). Diese Beobachtungen beziehen sich auf Frauen mit intakten Nebennieren. Da man also 17-Ketosteroide mit einem Sauerstoffatom an C_{11} aus dem Urin zu isolieren vermag (LIEBERMAN, DOBRINER, HILL, FIESER, RHOADS 1948, LIEBERMAN, FUKUSHIMA, DOBRINER 1948, MASON 1945), kann man annehmen, daß androgene Stoffe beim Abbau von Rindenhormonen entstehen. Auch den relativ hohen Androgenspiegel in den Körperflüssigkeiten bei der CUSHINGschen Krankheit (dazu Acne, Hirsutismus) könnte man durch den Abbau von 11,17-Oxysteroiden zu androgenen Stoffen erklären. Weist man nun aber auf den hohen Androgenspiegel beim adrenogenitalen Syndrom hin, so kann man dies ganze Bild als eine völlige Fehlleistung der Nebennierenrinde oder eines Rindenneoplasmas ansehen, die mit der physiologischen Normalleistung des Rindenorgans kaum noch Gemeinschaft hat. Das adrenogenitale Syndrom könnte andererseits auch mit einer Abbaustörung in der Leber oder in den Geweben zusammenhängen.

SAYERS (1950) erhofft eine Klärung des Problems, was die Nebennierenrinde letztlich eigentlich sezerniert, von der Abwendung der Analyse toten Gewebes und der Zuwendung zur Blutanalyse. In diesem Sinne arbeiteten, haben NELSON, REICH und SAMUELS (1950) im Nebennierenvenenblut des *Hundes* nur 17-Oxysteroide und vielleicht etwas Cortison nachweisen können. Die Diskussion folgender Möglichkeit hat zu neuen fruchtbaren Ansätzen geführt. Wenn Desoxycorticosteronacetat die ACTH-Abgabe des Vorderlappens hemmt, könnte die künstliche Zufuhr großer Mengen von Desoxycorticosteronacetat oder die übermäßige Bildung von Desoxycorticosteronacetat die Bildung der Oxysteroide in der Nebennierenrinde hemmen. Tatsächlich haben CHENG und SAYERS (1949) beobachtet, daß bei chronischer Verabreichung von Desoxycorticosteronacetat eine Insulinüberempfindlichkeit entsteht. WOODBURY, CHENG, SAYERS und GOODMAN (1950) wiesen nach, daß die Steigerung der Plasma-Natriummenge oder die Herabsetzung der Erregbarkeit des Zentralnervensystems, welche Desoxycorticosteronacetatbehandlung begleiten, durch gleichzeitige ACTH-Verabreichung oder aber auch durch Gabe eines Rindengesamtextraktes normalisiert werden können.

Die Störung des Gleichgewichts zwischen Minerale- und Glucocorticoiden bedeutet nach SELYE eine Ursache für die Entstehung der sog. „Adaptations"-Krankheiten, wozu er unter anderem den arthritischen Formenkreis, die Periarteriitis nodosa und die Nephrosklerose rechnet. Seine Anschauung leitet SELYE (1944) u. a. aus den Ergebnissen der experimentellen Behandlung der *Ratten* mit hohen Dosen von Desoxycorticosteronacetat ab. Das unphysiologische Übergewicht der Mineralocorticoide über die Glucocorticoide macht er dafür verantwortlich, daß sich bei den Versuchstieren eine Polyarthritis ausbildet, welche einer akuten Polyarthritis rheumatica histologisch durchaus entsprechen kann. Allerdings ist die den Prozeß provozierende Wirkung des Desoxycorticosteronacetats nicht konstant.

Die Abgrenzung einer androgenen Zone in der Nebennierenrinde.

Auf Grund des Verhaltens der Ausscheidung von Corticoiden und 17-Ketosteroiden wird eine *Teilung in ein corticoides und ein androgenes Rindengebiet* von FORBES, DONALDSON, REIFENSTEIN, ALBRIGHT (1947), VENNING und BROWNE (1949) angenommen. LIEFMANN und SCHULTZ (1949) verweisen auf eine Gruppe von Steroiden in der Nebennierenrinde, die wie androgene Stoffe wirken. Konstitutionell sollen die zu dieser Gruppe gehörenden Steroide dem Testosteron ähneln, aber ein Sauerstoffatom an C_{11} besitzen. Sie bewirken angeblich Vermännlichung und beeinflussen den Elektrolythaushalt.

BOURNE (1949) bemerkt, daß bezüglich der Lokalisierung androgener Stoffe in der Rinde noch weitgehende Unsicherheit herrsche. Immerhin schiene die Tatsache von Veränderungen der inneren Rindenzone im Zusammenhang mit dem Fortpflanzungsgeschehen und dem Sexualcyclus darauf hinzudeuten, daß die Stoffe hauptsächlich an diese Region gebunden sind.

Über die in diesem Zusammenhang natürlich auftauchende *X-Zone* berichte ich in anderem Zusammenhang ausführlich (S. 709 ff.).

19. Die Wirkung der Adrenalektomie.

Die Entfernung der Nebennieren im Tierexperiment, die etwa in der Mitte des vorigen Jahrhunderts zum erstenmal durchgeführt wurde (S. 9), gab — wie auch die anderer endokriner Drüsen — wichtige Aufschlüsse über die Bedeutung des Organs. Allerdings traten gleich zu Beginn derartiger Versuche einige beträchtliche Schwierigkeiten auf, die dazu führten, daß eine Gruppe der Untersucher glaubte behaupten zu dürfen, die Entfernung der Nebenniere führe unweigerlich zum Tode des Versuchstieres, die andere Untersuchergruppe dagegen einwandte, daß der Tod in solchen Fällen lediglich als allgemeine Operationsfolge anzunehmen sei und nicht ursächlich mit dem Ausfall der Nebennierenfunktion zusammenhänge. Im Kapitel über die geschichtliche Entwicklung der Nebennierenforschung ist hierüber näher abgehandelt (S. 9 ff.).

Die Schwierigkeiten wurden dadurch vermehrt, daß einmal die Nebenniere ein Doppelorgan darstellt, daß zweitens akzessorisches Rinden- wie Markgewebe (akzessorisches Rindengewebe, Paraganglien mit Phäochromie) in schwer vorherbestimmbarer Menge an vielfach mühsam zugänglichen Stellen im Körperinnern versteckt liegen kann.

Wenn die Untersucher also schon der Nebenniere eine große Bedeutung zumaßen — wir wissen heute, daß sie auf die richtigen Fährte waren — dann entstand sofort die weitere Frage, muß die Rinde oder das Mark als lebensnotwendiger Bestandteil des Organs gewertet werden oder sind beide Anteile gleich wichtig. Auch über diese Frage wird im historischen Teil berichtet. Wir sehen, daß lange Zeit, bis etwa um das Jahr 1920 herum, mit einer Periodizität, die durch die Entwicklung der Nebennierenforschung bedingt war, einmal das Mark — beispielsweise nach TAKAMINES großer Entdeckung —, dann wieder die Rinde als der wesentlichere Anteil des Organs betrachtet wird.

Erst durch BIEDLS (1899, 1910) schöne Experimente an *Haifischen*, bei welchen Rinden- (Interrenale)- und Mark(Adrenale)-Anteil (S. 21 ff.) getrennt liegen (S. 35), gelang es, Klarheit zu schaffen. Nach Entfernung des der Nebennierenrinde entsprechenden Interrenale gingen die Tiere unter Symptomen zugrunde, die im Formenkreis der ADDISONschen Krankheit in ähnlicher Weise zu beobachten sind.

Als typische Symptome interrenopriver Tiere beschrieb BIEDL nämlich eine allmählich sich steigernde *Adynamie, Abblassen der Färbung* und schließlich *Exitus;* die Lebensnotwendigkeit des interrenalen Gewebes war somit erwiesen. Trotzdem ging der Streit um die Bedeutung der Rinde noch lange hin und her. KISCH (1928b, 1929) bestätigte die Angaben BIEDLS an *Torpedo marmorata* RISSO und *T. ocellata* RAF. Er beobachtete an seinen Versuchstieren weiterhin noch eine fortschreitende Verlangsamung der Atmung, inverse motorische Atemreaktionen, Überempfindlichkeit gegen Sauerstoffmangel, plötzlichen Tod nach stärkerer Muskeltätigkeit und Opisthotonus.

DITTUS (1937) hat diese Versuche abermals aufgenommen und zugleich das Interrenale durch eine Substitutionstherapie zu ersetzen versucht. Tiere der Species *Torpedo ocellata* erreichten nach Exstirpation des Interrenale eine Überlebenszeit von 2—4 Tagen, d. h. etwa nur $^1/_4$—$^1/_3$ der Überlebenszeit scheinoperierter Tiere. Die Tiere der Species *T. marmorata* starben erst 5—7 Tage nach der Exstirpation. KISCH (1928) hat dieses Verhalten damit erklärt, daß *T. ocellata* ein etwa doppelt so großes Interrenale besitzt wie *T. marmorata*, d. h. daß dem Interrenale von *T. ocellata* eine größere physiologische Bedeutung zukommen dürfte als dem von *T. marmorata*. KISCH meint, ,,daß die verschiedene Größe des Interrenalkörpers bei den nahe verwandten Arten *T. ocellata* und *marmorata* der anatomische Ausdruck der konstitutionellen Verschiedenheit bezüglich der physiologischen Bedeutung dieses Organs für sie ist''. Das ist vielleicht etwas gewagt; *T. marmorata* scheint im allgemeinen resistenter zu sein.

Nach der Exstirpation kommt es zur *Verminderung der Atemfrequenz*; spätestens 24 Std nach der Operation ist das Phänomen deutlich. Nach etwa 2 Tagen erscheinen die seitlichen Körperpartien der Tiere verfärbt. Die Farbänderung ergreift schließlich die gesamte pigmentierte Oberfläche (Melanophorenballung, s. ferner S. 594). Es kommt zu allgemeiner Reaktionsträgheit und *Muskelschwäche*, schließlich *Atemstillstand*. Etwas stärkere Muskelbewegungen können in fortgeschrittenen Stadien den sofortigen Tod herbeiführen. Dieses Phänomen macht verständlich, daß die älteren Experimentatoren an eine besonders enge Beziehung zwischen Muskelleistung und Nebenniere dachten (S. 535).

Injiziert man nun den Tieren einen *Rindenextrakt* — DITTUS benutzte Cortidyn (Promonta) oder Cortin (Degewop) — so läßt sich die Überlebenszeit wesentlich verlängern. Auch die Senkung der Atemfrequenz und die Aufhellung der Hautfarbe sind dadurch zu beeinflussen. KISCH (1928) hatte mit einem Extrakt aus dem Interrenale von *Selachiern* noch keine Verlängerung der Überlebenszeit beim interrenopriven Tier erreichen können. Inzwischen haben aber REISS und HERZOG (1932) aus dem Interrenalorgan von *Haien* einen Wirkstoff extrahiert, der genau so wie Rindenextrakt von *Säugetieren* das Leben adrenalektomierter Säugetiere verlängert. Nach den genannten Autoren soll eine Extraktmenge, die aus 0,5—2 g Ausgangsmaterial von *Selachier*-Interrenalkörpern gewonnen ist, dieselbe Senkung des Blutcholesterins bewirken, die aus 20—40 g Ausgangsmaterial von *Säugetier*-Nebennierenrinde hergestellten Extraktmengen.

Die Frage, ob eine *vollständige doppelseitige Adrenalektomie bei den Säugetieren* unter allen Umständen zum Exitus führen muß, bzw. ob Rinde oder Mark lebensnotwendig sind, hat die Forscher trotz BIEDLS Versuchen seit etwa dem Jahre 1900 rund 20 Jahre bewegt. Gerade um die Jahrhundertwende hatte BOINET (1895, 1896) wieder behauptet, daß die Adrenalektomie nicht tödlich sei und die Ermüdung durch körperliche Leistung von adrenalektomierten Tieren genau so gut vertragen werden könne wie von normalen. Nur langsam brach sich die Anschauung von der *Lebensnotwendigkeit* der Organe Bahn.

Nachdem um die Jahrhundertwende die Darstellung des wirksamen Prinzips des Nebennierenmarkes geglückt war und die unerhört starken Wirkungen des ersten kristallin gewonnenen Hormons, des Suprarenins, bekannt geworden waren, lag es nahe, dem *Nebennierenmark* die Hauptrolle in den Nebennierenfunktionen zuzuschreiben. Eindeutige Wirkungen der Nebennierenrinde waren, abgesehen von BIEDLS Ergebnissen, noch nicht recht erfaßt worden. Wie unsicher man sich fühlte, geht aus einer Bemerkung von DELAMARE (1904) in einer zusammenfassenden Arbeit über die Nebenniere hervor, wo er von der Rinde schreibt: «... non indispensable à la vie, l'écorce apparaît et fonctionne plus tôt que la moelle». Das Mark hingegen sei wegen seiner Adrenalinproduktion für den Lebensprozeß unerläßlich.

CROWE und WISLOCKI (1914) gebührt das Verdienst, die Überbewertung des Markes in Zweifel gezogen und die Rindenfunktion dadurch wieder zur Diskussion gestellt zu haben. Die endgültige Klärung wurde aber durch erfolgreiche Versuche gewonnen, das Mark isoliert aus der Nebenniere zu entfernen, wobei die Rinde allein erhalten blieb (Einschränkung: phäochrome Zellen in Paraganglien!). Solche Experimente unternahmen WHEELER und VINCENT (1917), HOUSSAY und LEWIS (1923). Die Tiere blieben am Leben, während sie nach dem technisch einfacheren Eingriff einer beidseitigen Adrenalektomie unter allen Umständen nach einiger Zeit starben. Auch TOKUMITSU (1921b) u. a. hatten um die 20er Jahre die Lebensnotwendigkeit der Nebennierenrinde anerkannt. Noch 1926 schrieb jedoch der um die Nebennierenforschung verdiente ABEL (1926): ''... I cannot believe that it has been proved with certainty that epinephrine is not essential to the continuance of life'', und begründete dies damit, daß eine vollständige Entfernung des phäochromen Gewebes selbst nach doppelseitiger Adrenalektomie und Exstirpation etwa auffindbarer Markanteile (Paraganglien) nicht möglich sei, weil unter Umständen in jedem oder an jedem Sympathicusganglion noch derartige Elemente liegen, welche vikariierend und hypertrophierend wirken können. Diese Überlegungen sind an sich durchaus berechtigt. Dazu erschien eine Arbeit von LEWIS (1923a), die die Bedeutung der Nebennieren quoad vitam überhaupt wieder in Frage zu stellen schien.

LEWIS hatte rund 400 *Ratten* adrenalektomiert, von denen nur etwa 20—40% verstarben (s. a. S. 274). Dieses Ergebnis konnte zwar nicht ohne weiteres auf andere Versuchstiere übertragen werden, bei welchen nach der doppelseitigen Adrenalektomie zweifellos der Tod eintrat (ROGOFF und STEWART 1926a, b), führte aber doch zu neuen Zweifeln an der lebenswichtigen Bedeutung der Nebennierenrinde. Auch MAUERHOFER (1922) hatte um diese Zeit behauptet, daß *Ratten* die doppelseitige Adrenalektomie vertragen, während bei *Kaninchen* nur 16—20% der Tiere die Operation überleben sollen. Am schlechtesten vertrügen *Meerschweinchen* die Operation.

Die merkwürdigen Diskrepanzen wurden aber durch die genauere Untersuchung *akzessorischer Rindenanteile* geklärt (S. 264ff.). Die Menge akzessorischen Rindengewebes schwankt nicht nur stark von Species zu Species, sondern variiert außerdem noch individuell ganz beträchtlich. Dadurch mußte in allen Experimenten, welche das Problem der Lebensfähigkeit ohne Nebennieren zum Gegenstand hatten, mit einem Unsicherheitsfaktor gerechnet werden. Schon durch die Arbeiten von JAFFÉ (1926a) wurde sichergestellt, daß zwischen der Überlebenszeit nach doppelseitiger Adrenalektomie und der Menge des bei gründlicher Autopsie entdeckbaren akzessorischen Rindengewebes eine klare Beziehung erstand. Bei der Gruppe von Versuchstieren, welche überhaupt überlebte, konnte stets ohne jede Schwierigkeit *Rindengewebe außerhalb des Nebennierenbezirks* aufgefunden werden. Dabei scheinen sich überdies einzelne *Ratten*-Stämme nach der Menge solchen Gewebes zu unterscheiden. GAUNT (1933) beobachtete nämlich, daß die Fähigkeit, eine doppelseitige Adrenalektomie zu überleben, bei verschiedenen *Ratten*-Stämmen verschieden groß ist. PENCHARZ, OLMSTED und GIRAGOSSINTZ (1931) hatten bei 62 *Ratten* eine Mortalität von 100% innerhalb von 18 Tagen nach doppelseitiger Adrenalektomie zu verzeichnen. Im Durchschnitt überlebten die Tiere nur 7—8 Tage. Akzessorisches Rindengewebe wurde nur bei einer von 500 *Ratten* dieser und nahe verwandter Serien festgestellt. FIROR und GROLLMAN (1933) fanden an 167 adrenalektomierten *Ratten*, daß recht verschiedene Faktoren, wie Alter, Anästhesie, prä- und postoperative Pflege, Gravidität, Operationstechnik usw. einen wesentlichen Einfluß auf die Überlebenszeit haben. Trotz alledem kommen sie zu dem Schluß, daß ausnahmslos die *vollständige Adrenalektomie* bei *Ratten* und *Kaninchen* mit dem Weiterleben der Tiere unvereinbar ist. Auch SCHULTZER (1935) und WATERMAN (1940) schließen sich dieser Ansicht an. WATERMAN fand bei 109 jungen adrenalektomierten *Ratten* eine durchschnittliche Überlebenszeit von 5,4 Tagen (Tabelle 42).

Da die Beurteilung der Adrenalektomiefolgen aus den angegebenen Gründen derart schwierig zu beurteilen war, ist auch das Problem der Rindenfunktionen anfänglich kaum vorangekommen (GAUNT und EVESROLE 1949). Typisch für die damalige Situation ist folgende Mitteilung von STEWART (1924): "The cortex is the part of the adrenal essential to life. How it exercises its function is utterly unknown." Noch 6 Jahre später mußte BRITTON (1930) am gleichen Ort bekennen: "That the very meagre knowledge of corticoadrenal function does not lend itself at present time even to rational theorizing." Gleichzeitig konnte er schon damals auf 311 Publikationen über Funktion und Bedeutung der Nebennierenrinde verweisen.

Eine wichtige Grundlage für die weitere Bearbeitung des Adrenalektomieproblems bildete die Ausarbeitung einer sauberen Operationstechnik durch HARTMAN (1923), ROGOFF und STEWART (1926, 1928).

Tabelle 42. *Überlebenszeiten von 1214 Ratten nach doppelseitiger Adrenalektomie nach Arbeiten, in welchen die Operationsveränderungen mindestens an 48 Tieren kontrolliert wurden.* (WATERMAN 1940.)

Untersucher	Jahr	Zahl der Tiere	Alter der Tiere	Mortalität innerhalb von 30 Tagen %	Durchschnittliche Überlebenszeit der 1. Gruppe	Tiere, die länger als 30 Tage lebten %
BOINET	1895	48	—	87,5	wenige Tage	12,5
LEWIS	1923	200	30—40 Tage	20—40	48 Std	60—80
LEWIS	1923	200	40 Tage oder mehr	20—40	48 Std	60—80
JAFFÉ	1926	90	30—59 Tage	35	5—12 Tage	65
PENCHARZ und Mitarbeiter	1931	62	4—5 Monate	100	7—8 Tage	0
FIROR und GROLLMAN	1933	167	verschieden	100	6,26	0
GAUNT	1933	185	,,	95	7	5
GAUNT	1933	—	,,	50	14,4	50
SCHULTZER	1935	58	junge *Ratten*	100	6,6	0
SCHULTZER	1935	77	,, ,,	100	5,7	0
SCHULTZER	1935	18	,, ,,	100	11,2	0
WATERMAN	1940	109	,, ,,	100	5,4	0

Zur Technik der Adrenalektomie.

Selachier DITTUS (1937, S. 25): Die kompakte Ausbildung des Interrenale, das Fehlen akzessorischen interrenalen Gewebes und die weniger dichte Anlagerung des Organs an die Nieren machen *Torpedo marmorata* und *T. ocellata* im Vergleich zu anderen *Selachiern* zu den für eine Exstirpation des Interrenale besonders geeigneten Formen. Dazu kommt noch, daß bei einer Exstirpation des Interrenalgewebes bei *Haien* und *Rochen* eine Verletzung beider Nieren kaum zu umgehen ist, während die in der Norm linksseitige Lage des Interrenale bei den *Torpedinen* eine vollständige Schonung der rechten Niere ermöglicht. Allerdings lassen sich *Torpedinen* schlechter in Gefangenschaft halten als *Haie*.

Technik: 10 min lang Einwirkung einer 1%igen Urethanlösung. Die Tiere werden dann in Rückenlage mit 3—5 Stiften auf einem Brett befestigt. Das Brett wird schräg in Wasser eingestellt, so daß die Kiemenregion im Wasser liegt; dem Wasser werden 0,5—0,75% Urethan beigegeben. Die Bauchregion liegt trocken. Die Bauchdecke wird mit 50%igem Alkohol abgerieben, dann wird ein 2—3 cm langer Medianschnitt gemacht, die Wunde gespreizt, der Enddarm zur Seite geschoben. Durch das Nierenperitonaeum sieht man das gelbliche Interrenale durchschimmern. Das Nierenperitonaeum wird gespalten, das Interrenale entweder stumpf herausgeschält oder mit der Schere abpräpariert. Kleinere Blutungen stehen auf Tupferkompression. Treten größere Blutungen auf, so sind die Tiere erfahrungsgemäß für den Versuch verloren. Nach Exstirpation des Interrenale wird das Nierenperitonaeum mit Catgut genäht. Bei der Wundnaht empfiehlt es sich, für die Muskulatur Catgut, für die Haut Seide zu benutzen. Abschließend wird die Kiemenhöhle mittels eines in das Maul gesteckten Gummischlauches 3 min lang mit frischem Seewasser durchspült.

Ratte s. BANGERTER (1932).

Meerschweinchen TONUTTI (1942c): Soll nur *eine* Nebenniere entfernt werden, dann entscheide man sich für die aus topographisch-anatomischen Gründen viel leichter zu entfernende linke Nebenniere. Das Tier wird in Seitenlage gebracht und die Bauchhöhle mit einem 4—5 cm langen Schnitt zwischen dem Ende der letzten beiden Rippen beginnend, schräg nach vorn abwärts eröffnet (Anlage von zwei starken Arterienklemmen am oberen Ende der Schnitträngen). Namentlich die äußere Klemme muß hochgehalten werden, so daß das Tier beinahe von der Unterlage abgehoben wird. Die Eingeweide lassen sich dann gut nach vorn abwärts in die Bauchhöhle drängen, so daß ein bequemer Überblick möglich wird. Gleichzeitig wird damit die linke Niere dem lateralen Wundrand genähert, wobei eventuell der Schnitt vorsichtig nach oben etwas zwischen die beiden Rippen erweitert werden kann. Eine derbe anatomische Pinzette, deren Branchen mit Watte umwickelt werden, wird nun von innen so gespreizt, daß die Milz nach oben und die Niere nach der Seite gedrängt wird. Dabei muß die Nebenniere gut sichtbar werden. Die Nebenniere wird nun so gestielt, daß sie nur noch an den Gefäßen hängt. Das Organ darf dabei nicht kräftiger berührt werden, sonst kann man später im Sudanpräparat in Rinden- und Markgefäßen kleine Fetttröpfchen finden. Das Stielen gelingt am besten von der Nierenseite her, indem man erst nach kranial, dann an der medialen Seite der Nebenniere wieder nach caudal vorgeht. Dieser schwierigste Teil der Operation kann am besten mit Hilfe eines unten nach Art eines Meißels zugeschnittenen feinen Holzspans, der vorher ausgekocht und mit Watte umwickelt wird, und dessen Breite am Ende knapp 1 mm beträgt, vorgenommen werden. Damit läßt sich die Nebenniere ohne jegliche Blutung stielen. Sobald sich der Stiel gut abgrenzt, wird er mit einer Arterienklemme mit sehr feinen Zweigen gefaßt. Nun kann man das Organ etwas anheben. Über die Klemme wird dann eine vorbereitete Fadenschlinge eingeführt, die mit dem Holzspan um die Nebenniere nach hinten geschoben wird, bis sie unter der Klemme um den Gefäßstiel des Organs liegt. Nach dem Abbinden verwendet man zum Abschneiden des Gefäßstieles eine breitere gebogene Schere, auf der sich die Nebenniere dann ohne weitere Berührung heraushebeln läßt. In der Regel ist eine Blutung so gut wie vollständig zu vermeiden, jedoch laufen gelegentlich Gefäße an der Kapsel, deren Zerreißung beim Stielen eine erhebliche Blutung bedeuten kann. Mit heißen Tupfern kann man die Blutung zum Stehen bringen. Im allgemeinen bedeuten größere Blutungen allerdings meist eine erhebliche Verkürzung der Überlebenszeit nach der Adrenalektomie (SWINGLE, PFIFFNER, VARS, BOTT und PARKINS 1933, REISS und HERZOG 1934. BOMSKOV 1937).

Hund s. HARTMAN (1923), ROGOFF und STEWART (1926, 1928).

Katze s. ZWEMER (1927), DOETSCH, VERZÁR und WIRZ (1945): Die Exstirpation der Nebennieren erfolgt in hoher Lumballage vom Rücken her mit dem elektrischen Messer. Zertrümmerung der Nebennieren muß vermieden werden, weil eine Regeneration aus zerstreuten Resten nicht ausgeschlossen werden kann. Man exstirpiert gewöhnlich in Äthernarkose zuerst die rechte Nebenniere und, wenn die Wunde geheilt ist. 14 Tage später etwa die linke. Will man in einer Sitzung beidseitig adrenalektomieren. so muß man mit Desoxycorticosteronacetat vorbehandeln. Das Tier erhält 2 Tage vor der Operation und am Operationstag je 10 mg Desoxycorticosteronacetat (= 1 cm³ Percorten Ciba). nach der Operation 20 mg und je nach Allgemeinzustand noch mehrere Tage dieselbe hohe Dosis. Nach der Operation werden 50—100 cm³ physiologische Kochsalzlösung subcutan gegeben.

Die Tiere müssen warm gehalten werden; sie werden zuerst nur mit Milch ernährt (VERZÁR, BUCHER, SOMOGYI und WIRZ 1941, VERZÁR 1943a). Entgegen früheren Angaben (0,5 mg/kg/Tag Desoxycorticosteronacetat) betonen DOETSCH, VERZÁR und WIRZ (1945), daß man bereits mit 0,4 mg/kg/Tag bei der *Katze* als minimaler lebenserhaltender Dosis von Desoxycorticosteronacetat auskommen kann, gelegentlich sogar mit 0,2 mg/kg/Tag. Mit dieser sehr geringen Dosis kann man zwar das Körpergewicht, nicht aber die Körpertemperatur adrenalektomierter *Katzen* halten.

Die *Katze* verträgt eine *einseitige* Adrenalektomie nach ZWEMER (1927) ohne weiteres. Wird die 2. Nebenniere 5—20 Tage später entfernt, so geht das Tier in 53 Std nach der 2. Operation zugrunde. Schont man bei der 2. Operation die Rinde mit ihrer Blutversorgung, dann können die Tiere weiterleben. Wird in einem 3. Eingriff die Rinde entfernt, so gehen die Tiere (keine kompensatorische Hypertrophie akzessorischen Rindengewebes?) innerhalb von 1—8 Tagen zugrunde. Einige Tiere bleiben am Leben; bei ihnen konnte in jedem Fall autoptisch akzessorisches Rindengewebe nachgewiesen werden.

Nach der doppelseitigen Adrenalektomie kann durch Überpflanzung von Rindengewebe das Leben einige Zeit verlängert werden. Geht das Transplantat zugrunde, dann stirbt das Tier. Untersuchung des Blutes nach der Adrenalektomie ergibt, daß der Gehalt an Phosphor, Eiweiß, nicht an Eiweiß gebundenem Stickstoff und Harnstoff steigt. Der Blutzucker vermindert sich. Der Tod erfolgt durch Hypoglykämie und Acidose.

Was die technische Seite der *vollständigen doppelseitigen Adrenalektomie* angeht, so kann man natürlich in jedem Fall des Überlebens eines Versuchstieres auf längere Zeit im Zweifel sein, ob die Organentfernung in vollem Umfang geglückt ist. Die vollständige Entfernung und Ausschaltung alles interrenalen Gewebes wird dadurch kompliziert, daß es die Ausdifferenzierung eines der Nebennierenrinde ähnlichen Gewebes in den Ovarien beim *Erdhörnchen* nach bilateraler Adrenalektomie zu geben scheint (GROAT 1943). Ob hier Beziehungen zu einem Mutterboden gleicher Art im Ovar bestehen, welcher beim *Menschen* zur Bildung von Nebennierenrindentumoren im Ovar führen kann, wie GREENE und LAPP (1944), KEPLER, DOCKERTY und PRIESTLEY (1944) beschreiben, ist nicht zu entscheiden. In neuerer Zeit hat MACFARLAND (1945a) außerordentlich interessante Angaben über die Regenerationsfähigkeit und die Möglichkeit der Ausdifferenzierung bindegewebiger Elemente zu rindenzellähnlichen Gebilden erhoben (S. 254).

Die selektive Ausschaltung des Nebennierenmarkes.

Zum Zweck der selektiven Ausschaltung des Markes sind verschiedene Wege angegeben worden.

1. Die Entnervung der Nebenniere (ELLIOTT 1912a, STEWART und ROGOFF 1919, 1924). Nach diesem Eingriff tritt eine Hemmung der Adrenalinsekretion ein. Von einer vollständigen Ausschaltung des Markes kann man aber nicht sprechen. Außerdem ist die Operation nicht ganz einfach.

2. Die Zerstörung des Markes mit Radium (LACASSAGNE und SAMSSONOW 1920, KELLAWAY und COWELL 1922/23, WISLOCKI und CROWE 1924).

3. Die Zerstörung des Markes durch den Thermokauter bzw. der Versuch der Excision des Markes (VASSALE und ZANFROGNINI 1902a, b, LUCIBELLI 1920, HOUSSAY und LEWIS 1921, REID 1932).

4. Die Ausschaltung des Markes durch Ligatur der Nebennierenvene (HOSKINS und MACPEEK 1913, MCGUIGAN und MOSTROM 1913, HIMWICH, FAZEKAS und MARTIN 1938).

5. Die Transplantation der Nebenniere, da bekanntermaßen nur die Rinde den Eingriff übersteht und regeneriert (PEDNE 1923, WYMAN und TUM SUDEN 1932c, INGLE, HALES und HASLERUD 1936).

6. Die Massage und Quetschung der Nebenniere, wobei das höchst druckempfindliche Markgewebe zerstört wird und nicht wieder zu regenerieren scheint (INGLE und NEZAMIS 1949).

7. Da alle diese Methoden daran kranken, daß die Markausschaltung nicht vollkommen sicher ist, dagegen aber ein mehr oder weniger großer Rindenschaden in Kauf genommen werden muß, hat sich SELYE (1936b) um eine neue chirurgische Methode von größerer Sicherheit bemüht. Das Mark der *Ratten*-Nebenniere wird nach einem kleinen Einschnitt in die Rinde durch eine Glascapillare abgesaugt. Gelegentlich können allerdings Inseln phäochromer Zellen in der Drüse liegenbleiben, vor allem die, welche entlang der Nebennierenhauptvene manchmal bis an die Kapsel des Organs heranreichen. Um diesen Fehler auszuschalten, haben SELYE und MARTIN (1946/47) die Methode noch verbessert.

Unter Ätheranästhesie wird ein kleiner Einschnitt zwischen Rippen und Wirbelsäule gemacht. Nach dem Einsetzen von zwei kleinen Retraktoren kann die Nebenniere freigelegt werden. Nunmehr wird die Hauptnebennierenvene mit einer gebogenen Pinzette in der Nähe des Hilus gefaßt, dann mit einer kleinen Schere eine Incision durch die ganze Breite der Rinde angelegt, und zwar möglichst an der Stelle, an der die Hauptvene austritt. Obwohl dadurch eine ganze Reihe venöser Zuflüsse zur Hauptvene durchschnitten wird, ist die Blutung nur relativ klein; sie kann leicht mit einem kleinen Tupfer gestillt werden. Die Wundränder der Nebenniere werden nun etwas gespreizt, so daß das immer dunkler als die Rinde gefärbte Mark deutlich sichtbar wird. Mit einer dünnen Glascapillare wird das gesamte Markgewebe abgesaugt, vor allem auch das der Hauptvene entlang gelegene. Die Wundränder fallen dann leicht wieder zusammen. Haut und Muskel werden getrennt genäht. Die Operation auf der anderen Seite kann sofort angeschlossen werden. Bei kleineren *Ratten* empfiehlt sich die Benutzung einer Präparierlupe. Untersucht man die Nebennieren nach einiger Zeit, so sieht man an der Stelle des Markes fibröses Narbengewebe; die Rinde zeigt histologisch keine Abnormität.

Adrenalektomiefolgen, Substitutionstherapie.

Die anatomischen und physiologischen Folgen der Adrenalektomie scheinen im ganzen *Wirbeltierreich* grundsätzlich ähnlich zu sein. Daß bereits die Entfernung des Interrenale bei *Selachiern* ein ADDISON-ähnliches Syndrom erzeugt, geht aus der früheren Schilderung S. 35, 678 hervor. Bei *Vögeln* hat PARKINS (1931) die Adrenalektomie in 2 Sitzungen ausgeführt. Er beobachtete eine Überlebenszeit der Tiere von etwa 80 Std. MILLER und RIDDLE (1942a) konnten die Überlebenszeit adrenalektomierter *Tauben* durch postoperative Salzzufuhr auf 9 Tage im Durchschnitt erhöhen. Immer wieder muß man aber denken, daß der Beweis für einen vollständig einheitlichen Funktionsmechanismus der Nebennierenrinde bei allen *Säugern* oder gar bei allen *Wirbeltieren* aussteht. Manches spricht im Gegenteil für Funktions- und Reaktionsbesonderheiten bei den einzelnen Species (HARTMAN, SMITH, LEWIS 1943, KNOUFF und HARTMAN 1951). INGLE (1948a) weist darauf hin, daß der Ausfall einer besonderen Leistung nach Adrenalektomie nicht ohne weiteres auf die Funktion der Nebennieren bezogen werden dürfe.

Man meint, daß bei Tierversuchen im allgemeinen etwa $1/10$ der Nebennierenrinde erhalten bleiben muß, wenn keine Erscheinungen der Rindeninsuffizienz auftreten sollen (MAXIMOW-BLOOM, 4. Aufl., 1942).

Eine *Substitutionstherapie* durch Implantation von Nebennierengewebe haben wohl zuerst ABELOUS und LANGLOIS (1903ff.) mit einigem Erfolg versucht (zusammenfassende Darstellungen von DORFMAN und HORWITT 1943, VENNING und HOFFMAN 1944, SWINGLE und REMINGTON 1944). Seitdem die Herstellung wirksamer *Gesamtextrakte* aus der Nebennierenrinde gelang, konnten die Rindeninsuffizienz oder Folgen der Adrenalektomie beim Versuchstier energisch bekämpft werden. Diesen Versuchen schloß sich logischerweise die Analyse des Extraktes an. HARTMAN, DEAN und McARTHUR (1928) berichteten zuerst über ein Hormon der Nebennierenrinde, welches das Leben bei beidseitig adrenalektomierten Tieren zu erhalten imstande sein sollte. Sehr bedeutungsvoll wurde die Entdeckung, daß die Nebenniere eine wichtige Rolle im *Elektrolythaushalt* spielt (LOEB 1933, 1939, LOEB, ATCHLEY, GUTMAN und JILSON 1933, LOEB, ATCHLEY, BENEDICT und LELAND 1933, LOEB, ATCHLEY und STAHL 1935, HARROP, SOFFER, ELLSWORTH, TRESCHER 1933, HARROP, SOFFER, NICHOLSON, STRAUSS 1935, RUBIN und KRICK 1933). Bei adrenalektomierten Tieren wie auch bei Patienten mit ADDISONscher Krankheit hat die Verabreichung von Na-Salzen eine günstige Wirkung (STEWART und ROGOFF 1925, BANTING und GAIRMS 1926, MARINE und BAUMANN 1927, LOEB 1933, LOEB, ATCHLEY und STAHL 1935, LOEB 1939, SWINGLE, PFIFFNER, VARS und PARKINS 1934, SWINGLE, PARKINS, TAYLOR und HAYS 1936, SWINGLE 1937, HARROP, SOFFER, NICHOLSON und STRAUSS 1935, GAUNT, TOBIN und GAUNT 1935, ALLERS und KENDALL 1937, WILDER, KENDALL, SNELL, KEPLER, RYNEARSON und ADAMS 1937, CLEGHORN, ARMSTRONG und AUSTEN 1939, KNOWLTON und KRITZLER 1949 u. v. a.). Nachdem vor allem LOEB (1933) gezeigt hatte, daß allein Verabreichung von NaCl genügt, um einem ADDISON-Patienten zu helfen, passierte es, daß "... with this report, most adrenal workers rushed to their laboratories with salt shakers in hand" (GAUNT und EVERSOLE 1949).

Weitere Beobachtungen, die im Zusammenhang mit der Substitutionstherapie stehen, seien kurz erwähnt. GROAT (1941) stellte fest, daß bei adrenalektomierten *Erdhörnchen* und *Ratten* die Zufuhr der normalen Futtermenge entscheidend ist, wenn die Tiere nicht bald an der Rindeninsuffizienz zugrunde gehen sollen. Gibt man den adrenalektomierten Tieren NaCl, dann behalten sie ihren Appetit. Die *Erdhörnchen* brauchen diese Salztherapie etwa 15—35 Tage nach der Adrenalektomie; dann bleibt ihre Appetenz unverändert. Es lag nahe, an kompensatorisches Eintreten von Rindengewebe zu denken, aber nirgends fand sich autoptisch akzessorisches Rindengewebe.

EVERSOLE (1945) untersuchte *Ratten*-Männchen, welche nach dem Entwöhnen mit einer typischen Grundernährung aufgezogen worden waren, bis sie ein Gewicht von 50—60 g erreicht hatten. Dann wurden sie adrenalektomiert und erhielten eine entweder von Eiweiß oder von Kohlenhydraten freie Diät. Außerdem bekamen sie täglich entweder 0,5 cm^3

Rindenextrakt oder 0,2 mg Desoxycorticosteronacetat. Elf von 12 adrenalektomierten *Ratten*, welche bei eiweißfreier Diät täglich Desoxycorticosteronacetat erhalten hatten, überlebten 10 Tage, keine aber mehr als 19 Tage. Der Gewichtsverlust betrug in den ersten 10 Tagen 0,5 g je Tag; er war praktisch gleich dem der Kontrolltiere mit derselben Diät. Dagegen schien Desoxycorticosteronacetat bei adrenalektomierten *Ratten*, welche eine kohlenhydratfreie Diät bekamen, völlig wirkungslos zu sein. Bei diesen Tieren konnte aber das Leben mit einem Rindengesamtextrakt im Trinkwasser erhalten werden, und zwar so lange, als das Extrakt verabreicht wurde. Interessanterweise war die Injektion des Extraktes wirkungslos.

Wildratten können mit der Salztherapie nur in etwa 2% der Fälle nach der Adrenalektomie erhalten werden, während bis zu 87% der domestizierten *Ratten* mit der Salztherapie längere Zeit überleben können (RICHTER, ROGERS und HALL 1950). Man möchte meinen, bei der Wildform sei seltener akzessorisches Rindengewebe vorhanden als bei der domestizierten, aber das Gegenteil ist der Fall! Die Autoren fanden bei 8 von 71 *Wildratten* (= 11,3%) und bei 3 von 70 *Hausratten* (= 4,3%) akzessorisches Rindengewebe.

Bei der Rindeninsuffizienz reagiert übrigens der Organismus auf Rindenextrakte sensibler als normalerweise (RATSIMAMANGA 1950).

Die *Folgen der Adrenalektomie* möchte ich hier nur ganz kurz erwähnen, weil ich über sie jeweils im Zusammenhang der speziellen Wirkungsbereiche (Sexualsphäre, Eiweißstoffwechsel usw.) berichte. Daß eine verstärkte *Muskeltätigkeit* bei adrenalektomierten Tieren zum plötzlichen Exitus führen kann, ist frühzeitig aufgefallen und wiederholt bestätigt worden (KAHN 1917, MAUERHOFER 1921/22, KISCH 1924, 1928a, b, SUNDBERG 1925). Bei der ADDISONschen Krankheit des *Menschen* steht ja gleichfalls eine Adynamie mit im Vordergrund des ganzen Symptomenkomplexes. Man weiß jetzt aber, daß adrenalektomierte Tiere praktisch gegenüber jeder Belastung (Stress) im Nachteil sind, wenn man ihre verbliebene Regulationsfähigkeit mit der des Normaltieres vergleicht.

Nach BORNSTEIN und HOLM (1923) kommt es bei *Hunden* nach der Adrenalektomie zu einer Herabsetzung des *Atemfrequenz*. Die Tiere sterben unter Atemstillstand, wobei das Herz noch schlagen kann; ähnliche Folgen sah DITTUS (1937, s. S. 35) bei interrenopriven *Selachiern*. Verminderung der Atemfrequenz haben nach Adrenalektomie beim *Hund* auch BIEDL (1913), BANTING und GAIRNS (1926) gesehen, bei der *Katze* KELLAWAY und COWELL (1922), beim *Meerschweinchen* KÜHL (1927), bei der *Maus* BOMSKOV und BAHNSEN (1935), beim *Kaninchen* MAGISTRIS.

BORNSTEIN und HOLM (1923) sahen in der im späteren Stadium auftretenden Atemhemmung und dem Tod durch Atemlähmung die Folge einer anfänglichen *Überventilation*. Diese Auffassung steht im Widerspruch mit der Meinung der meisten genannten Autoren. Vor allem scheint sie für interrenoprive *Selachier* keine Gültigkeit zu haben, da bei diesen nach Überventilation keine größere Empfindlichkeit gegen Sauerstoffmangel eintreten dürfte (KISCH 1928).

BORNSTEIN und GREMELS (1925) beobachteten beim adrenalektomierten *Hund* die anfängliche Überventilation genauer. Es kommt zum Anstieg des respiratorischen Quotienten, Glykogenschwund in der Leber, Temperatursturz, Bluteindickung, Blutdrucksenkung. Etwas mehr als die Hälfte der Rinde genügt, um die Tiere am Leben zu erhalten. Tritt kein Ventilationsanstieg ein, dann bleiben auch die übrigen Folgen aus. Auch Unterbindung der V. suprarenalis oder Durchtrennung der arteriellen Gefäße der Nebenniere führt zum Exitus infolge Rindeninsuffizienz.

Über die *Wirkung der Adrenalektomie auf den Gaswechsel* liegen widerspruchsvolle Angaben vor. MARINE und BAUMANN (1922a), MARINE, BAUMANN und CIPRA (1925) hatten behauptet, daß der Sauerstoffverbrauch nach Rindenexstirpation ansteigt. INOUE (1939) will dies schon bei einseitiger Adrenalektomie gesehen haben. Demgegenüber aber hatten DEMARIA-MASSEY (1927), v. ARVAY (1928) bei *Ratten* eine Senkung des Gaswechsels nach Nebennierenexstirpation gesehen. AUB, BRIGHT und FORMAN (1922), sowie BARLOW (1924), WEBSTER, PFIFFNER und SWINGLE (1932) beobachteten bei *Katzen* dasselbe, wie HARROP, WEINSTEIN, SOFFER und TRESCHER (1933) bei *Hunden*. Behandlung mit Nebennierenrindenhormon erhöht den gesunkenen Sauerstoffverbrauch wieder (BROWNELL und HARTMAN 1941). Ältere Autoren, denen aber vielleicht noch kein vollwertiges Rindenpräparat zur Verfügung stand, haben das nicht gesehen (HOEN, LANGEFELD und OEHME 1939, REISS und PETER 1939, WEBSTER, PFIFFNER und SWINGLE 1932, HARROP, WEINSTEIN, SOFFER und TRESCHER 1933). Nach DOETSCH, VERZÁR und WIRZ (1941) haben adrenalektomierte *Katzen*, die mit einer Minimaldosis Desoxycorticosteronacetat am Leben erhalten wurden, keinen verminderten Grundumsatz.

Ferner leidet die *Wärmeregulation* (WYMAN 1929, HARTMAN, BROWNELL und CROSBY 1931). Die Körpertemperatur sinkt nach der Adrenalektomie sehr leicht ab (Warmhaltung der operierten Tiere).

Die Wirkungen der Adrenalektomie auf das *lymphatische System* (Hypertrophie), auf das *Blutbild*, auf die *Leber* (Kohlenhydratstoffwechsel), auf die *Nieren* können hier nicht im Detail geschildert werden. Die im *Großhirn* usw. nach Adrenalektomie angeblich auftretenden Schäden (TIZZONI 1884, 1886a) sind nicht ohne weiteres verständlich; die alten Versuche müßten nachkontrolliert werden. Über Wirkungen der Adrenalektomie auf das Zellbild des *Hypophysenvorderlappens* berichten REESE, KONEFF und AKIMOTO 1939, GATZ 1941, KONEFF, HOLMES und REESE 1941, GATZ und KENDALL 1940/41, MELLGREN 1948ff., FINERTY und BRISENO-CASTREJON 1948, 1949.

20. Zur Frage der Wechselbeziehungen zwischen Rinde und Mark.

Für ein getrenntes Funktionieren von Rinde und Mark sprechen die *Phäochromocytome* (S. 668). Diese von der Rindensubstanz meist ganz eindeutig abgesetzten Marktumoren zeichnen sich dadurch aus, daß sie paroxystisch gewaltige Adrenalinausschüttungen veranlassen können (Blutdrucksteigerungen). Die anhaftende Nebennierenrinde wird durch Druckwirkung nicht selten geradezu zur Atrophie gebracht. Der Tumor selbst kann übrigens durch eine bindegewebige Kapsel von der Rinde abgegrenzt sein. Wir haben hier also einen Fall vor uns, in welchem sich das Nebennierenmark offenbar in höchster Funktion befindet, während die Nebennierenrinde zumindest nach dem morphologischen Bild gerade das Gegenteil vermuten läßt.

Indessen ist öfters vermutet worden, daß das in der Phylogenie sichtbar werdende *Sichfinden von Rinde und Mark* eine *physiologische Bedeutung* haben müsse. So hat SCHEEL (1908) behauptet, daß bei der Bildung der Sekretgranula in den Markzellen aus den Rindenzellen stammende Stoffe beteiligt seien. Solange die inneren Rindenschichten infolge der postnatalen Degeneration (S. 276ff.) noch nicht vollkommen ausgebildet sind, kann man nach seiner Aussage auch keine Sekretgranula in den Markzellen nachweisen. Auch sollen sich solche Granula niemals in Paraganglienzellen finden; sie sind mithin typisch für die unter dem Einfluß der Rindenelemente stehende spezielle Paraganglienzelle im Nebennierenmark.

Eine Zeitlang wurde ferner behauptet, in den Rindenzellen würden Vorstufen des Adrenalins gebildet bzw. das Cholesterin sei an der Bildung des Adrenalins beteiligt (ABELOUS, SOULIÉ und TOUJAN 1905, ABELOUS und ARGAUD 1931, KÖHLER und EICHELBERGER 1930, KEMP und OKKELS 1936, OKINAKA und MORI 1939). Auf Grund von chemischen Untersuchungen der Nebennieren von *Rind*, *Schaf* und *Pferd* kamen ABELOUS und seine Mitarbeiter zu folgendem Schluß: «Les capsules surrénales nous apparaissent donc comme des organes de production de l'adrénaline. Cette adrénaline est élaborée dans la substance corticale et s'accumule dans la médullaire».

Derartige Ansichten sind keineswegs nur historisch interessant; sie haben bis in die neue Zeit hinein eine Rolle gespielt. COMESSATTI (1908) nahm ebenfalls Adrenalinvorstufen in der Rinde an und betonte die funktionelle Einheit von Rinde und Mark. Auch KOLMER (1918) hat sich der alten französischen Hypothese angeschlossen. Nach seiner Ansicht sollen die in der Nähe der Rinden-Markgrenze zerfallenden Rindenzellen für die Funktion des Nebennierenmarkes von wesentlicher Bedeutung sein: „Die Zellen der Rinde treten mit den Zellen des Markes ... auf mehrfache Art in Beziehung. Schon in der Jugend wandern strangweise Rindenelemente in das Mark ein. Später werden in den dem Mark zunächst gelegenen Zellen der Rinde Zerfallsprodukte sichtbar, die mit der teilweisen Umwandlung von Protoplasmaportionen (unter gleichzeitiger Umwandlung der ‚siderophilen Körper' in körnelige Brocken) in Pigment einhergehen." Für IWABUCHI (1922) ergibt sich ebenfalls auf Grund von Untersuchungen des experimentellen Skorbuts am *Meerschweinchen* die *funktionelle Einheit* von Rinde und Mark. Die angenommenen kausalen Beziehungen zwischen den bei Skorbut beobachteten Rindenschäden und Markveränderungen sollen sich durch Lipoidausschwemmungen aus der Rinde erklären lassen. Ferner nimmt WIESEL (1930) eine gegenseitige funktionelle Abhängigkeit von Rinde und Mark an; allerdings soll für die Adrenalinbildung allein das Mark verantwortlich sein. PAUL (1931) kommt auf Grund der Untersuchung eines Paraganglions zu dem Schluß, daß trotz der anatomischen Verbindung von Rinde und Mark noch eine weitgehende physiologische Unabhängigkeit beider vorhanden ist.

Später hat vor allem KONSCHEGG (1933) die Ansichten der französischen Untersucher in etwas veränderter Form übernommen. Er sieht den größten Teil des in der Nebenniere nachweisbaren Adrenalins als ein durch Säurewirkung entstandenes Kunstprodukt an. Der wirksame Stoff dagegen, der die starke Gefäßwirkung ausübt, soll ein lipoidgebundenes Adrenalin sein.

Auch die *Rindenhormone* und *Adrenalin* sind in nähere Beziehung miteinander gebracht worden. So soll die Wirksamkeit des Cortins bei nebennierenlosen Tieren versagen (KUSCHINSKY und NACHMANSON 1934), wenn die Bereitungen völlig adrenalinfrei sind. Andererseits behauptet ASHER (1934), die Adrenalinwirkung sei, gemessen an der Herzleistung im Tierversuch, bei gleichzeitiger Cortinverabreichung viel stärker (sog. Integration der Hormone). Von BAUDOUIN (1936) und THADDEA (1941) ist darauf hingewiesen worden, daß Adrenalin keine Wirkung mehr auf den Blutdruck adrenalektomierter Tiere und von ADDISON-Kranken hat.

Im Lehrbuch von KEMP und OKKELS (1936) wird eine Zusammenarbeit der Reticulariszellen mit dem Mark angenommen. Die Rinde soll Adrenalinvorstufen enthalten. Die Vereinigung von Rinde und Mark gehe bei den einzelnen Species parallel mit der Ausbildung der Wärmeregulation. „Je stärker die Eigenschaft der selbständigen Temperaturregulation entwickelt ist, desto enger ist die Verbindung der beiden Nebennierenanteile." KEMP und OKKELS nehmen eine Art Symbiose oder mindestens einen Synergismus in der ausgebildeten Nebenniere an. Ferner weist SECKER (1949) darauf hin, daß die pressorische Wirkung einer Sympathicusreizung nach Adrenalektomie bekanntlich abgeschwächt ist, durch Verabreichung von Rindensteroiden aber wieder normalisiert werden kann. Nach Zufuhr von Rindenstoffen steigen die Adrenalinwerte im Blutplasma an (LEHMANN und KINZIUS 1949); die Autoren denken an eine Anregung des Markes durch Rindenprodukte. Ganz besonders energisch ist VON LUCADOU (1938) für eine anatomische und physiologische Einheit von Rinde und Mark eingetreten. Soweit es sich um die anatomischen Grundlagen seiner Hypothese handelt, ist S. 175 f. bereits darüber berichtet.

Bei der Diskussion, ob eine *Wirkung der Nebennierenrinde auf das Mark* möglich sei, finden wir öfters Hinweise darauf, daß man vielleicht *im Nebennierenmark* ein zentrales, mehr autonomes Gebiet von einem peripheren, mehr unter dem Einfluß der Rinde stehenden unterscheiden dürfe. Aber auch jene Untersucher, die weniger weitgehende Schlüsse ziehen, haben wenigstens rein morphologisch öfters Unterschiede des randständigen vom zentralen Markbild feststellen wollen. So sagt z. B. schon KOHN (1903) im Hinblick auf die fetale Nebenniere, daß beim menschlichen Keimling von 50 mm Gesamtlänge die Randzellen des Markes zwar bereits eine phäochrome Reaktion geben, die zentralen aber nicht. Ich verweise auf früher geschilderte Differenzen im Nebennierenmark des *Pferdes* (S. 100).

GOORMAGHTIGH und ELAUT (1925, 1927) teilten das Mark in eine aktive Zone (exkretorische, periphere Zone, in Kontakt mit der Nebennierenrinde) und eine zentrale Ruhezone ein. Vornehmlich CRAMER (1926b, 1928) hat dann eine derartige Differenzierung des Nebennierenmarkes weitergetrieben und darauf seine Hypothese von der *Selbstkontrolle der Nebenniere* aufgebaut: Eine zu kräftige Adrenalinsekretion kann einen Circulus vitiosus auslösen, indem das freigewordene Adrenalin sofort wieder Nerven reizt, welches einen neuen Impuls zur Adrenalinabgabe im Nebennierenmark bedeuten würde: es müßte kurzfristig zur totalen Adrenalinerschöpfung kommen, wenn überhaupt erst einmal das Markhormon abgegeben worden wäre.

Es ist — was nahe liegt — natürlich auch schon daran gedacht worden, daß die differenten Zelltypen der Peripherie und des Zentrums im Nebennierenmark *zwei verschiedene Hormone* produzieren. Wir wissen ja jetzt sicher, daß neben dem Adrenalin tatsächlich ein weiterer Wirkstoff, das Noradrenalin von den Markelementen gebildet wird (S. 419). Indessen darf man nicht in den Fehler verfallen, den man vielfach bei der Differenzierung der Zellen des Hypophysenvorderlappens macht, nämlich zu dogmatisch an bestimmte Zellen bestimmte Funktionen knüpfen.

Wir haben bis jetzt Untersuchungen genannt, aus welchen eine Wirkung der Nebennierenrinde auf das Mark abgelesen worden ist. Es existieren aber auch einige Beobachtungen, die umgekehrt eine *Wirkung des Nebennierenmarkes bzw. des Adrenalins auf die Rinde* möglich erscheinen lassen.

Ich erinnere zunächst an die umstrittene Hypothese von KUTSCHERA-AICHBERGEN (1922ff.), nach der adrenalinreiches Blut infolge einer Drosselung der Markvenen via Nebennierenrinde in die Kapselvenen der Nebenniere gelangen soll (S. 456f.), von wo aus es gegebenenfalls sogar an den portalen Kreislauf Anschluß gewinnen könnte. Besteht diese Vermutung zu Recht, dann müßte auch eine Wirkung des Adrenalins auf die Rindenelemente in Betracht gezogen werden.

Nach experimenteller Zufuhr von Adrenalin entstehen in der Nebennierenrinde Veränderungen, wie wir sie gemeinhin bei ,,Stress'' sehen können (S. 551ff.).

Es gibt aber einige Beobachtungen, die für eine direkte Wirkung des Adrenalins auf die Nebennierenrinde sprechen. So konnte M. VOGT (1944) beim dekapitierten *Hund* durch intravenöse Adrenalininjektionen offenbar eine direkte Rindenwirkung erzielen.

Im Zusammenhang mit dieser Frage steht das Problem der *Blutversorgung der Nebenniere*; es ist von verschiedenen Seiten eine getrennte Versorgung von Rinde und Mark behauptet worden. Damit kommen wir zur Reihe jener Untersucher, die nicht nur die anatomische, sondern auch die physiologische Trennung von Rinde und Mark betonen. Schon ARNOLD (1866, s. S. 453) behauptet, der Gefäßweg durch die Nebenniere sei dadurch ausgezeichnet, daß das Blut nur in den Knäueln der Zona glomerulosa, den Schläuchen und weitmaschigen Netzen der Fasciculata zirkuliere, und dann über die Kapselvenen wieder Anschluß an die Vv. renales, diaphragmaticae usw. finde, ohne mit dem Markgewebe in Berührung zu kommen. REIL (1923) meinte, daß die Nebennierenrinde ihre eigenen Gefäße besitze, die mit dem Mark nichts zu tun haben. Ferner hat besonders TAMMANN (1925) die These getrennter Blutbahnen für Rinde und Mark vertreten.

Vom Standpunkt des vergleichenden Anatomen und Embryologen aus hat VINCENT (1898) geäußert: "The totally distinct origin and structure of cortex and medulla renders it probable that their functions have no relation to each other." Ebenso betont GUIEYSSE (1901) die scharfe funktionelle Trennung beider Nebennierenanteile: «Ces deux parties n'ont en somme aucain rapport entre elles, sauf la rapport de voisinage...» Nach MARCHETTIS (1904) Meinung sprechen unter anderem gegen einen irgendwie wichtigeren Zusammenhang einmal die Phylogenese, dann die Ontogenese, die Tatsache der akzessorischen Nebennierenrindenanteile, der rein aus Markelementen aufgebauten Paraganglien, die kompensatorische Hypertrophie, die immer nur die Rinde betrifft, ähnlich die Regeneration, die sich immer nur im Rindenbereich abspielt und viele Beobachtungen aus dem Bereich der Pathologie.

Andererseits kann unter experimentellen Bedingungen nur die Marksubstanz Veränderungen durchmachen und die Rinde histologisch unverändert bleiben (SCHUR und WIESEL 1907). PEYRON und PEZET (1910) beschrieben Nebennierenveränderungen bei einer Geisteskranken, die nur die Nebennierenrinde betrafen: «Il corrobore la doctrine du dualisme surrénal qui est démontré par l'ontogenèse, la tératologie et l'étude des caractères normaux et pathologiques.» NEUSSER und WIESEL (1910) lehnen in ihrer Monographie die Entstehung des Adrenalins in der Rinde vollkommen ab. Allein die Markzelle ist imstande, dieses Hormon zu bilden, und zwar „unabhängig von ihrer Verbindung mit der epithelialen Nebenniere". DIETRICH und SIEGMUND (1926) sehen die Frage nach der Bildungsstätte des Adrenalins als abgeschlossen an; sie führen übrigens auch die getrennte Gefäßversorgung von Mark und Rinde als Beweis mit an. KOHN (1930) weist vor allem auf die Marklosigkeit funktionierender akzessorischer Nebennieren hin. Auf Grund der scharfen Abgrenzung zwischen Mark- und Rindentumoren der Nebenniere treten schließlich viele Pathologen für eine scharfe Trennung von Rinde und Mark ein. Besonders eindrucksvoll ist in dieser Hinsicht eine Beobachtung von REICHARDT (1934, s. a. S. 668). Er beschrieb einen Tumor des ZUCKERKANDLschen Organs, in welchem Adrenalin nachgewiesen werden konnte, der ganz das Bild eines Phäochromocytoms bot. Bei diesem Tumor war eine Rindenbeteiligung anatomisch vollkommen, physiologisch wohl fast ebenso vollkommen auszuschließen.

HOLTZ und BACHMANN (1952) haben neuerdings durch ein Nebennierenrindenextrakt eine Aktivierung der im Mark nachgewiesenen Dopadecarboxylase erreicht. LANGEMANN (1951) hat das Ferment in *Rinder*-Nebennieren aufgefunden. Die Ascorbinsäure konnte als entscheidender Rindenfaktor für diesen Aktivierungsprozeß ausgeschaltet werden. Die Autoren vermuten, daß das in der Nebennierenrinde vorhandene Pyridoxalphosphat, das Co-Ferment der Dopadecarboxylase mengenmäßig genügen könnte, um die Aktivierung auszulösen. Das Ferment katalysiert die Bildung von Oxytyramin aus 1-Dioxyphenylalanin, was im Zusammenhang mit dem Adrenalin-Pigmentproblem (S. 432ff.) recht interessant ist. Zugleich bedeutet der Fermentaktivierungsprozeß ein Beispiel für eine von der Rinde auf das Mark gerichtete Wirkung.

21. Beziehungen der Nebennieren zum Blutbild, lymphatischen Organen und Thymus.

Die Beziehungen der Nebennieren zum Blutbild, den lymphatischen Organen und dem Thymus werden im folgenden deswegen beleuchtet, weil in zahlreichen, diesen Problemkreis betreffenden Veröffentlichungen Fragen der funktionellen Morphologie der Nebenniere berührt werden. (Ein Referat über die endokrine Steuerung der Blutbildung findet der Leser bei GORDON und CHARIPPER 1947.) Eine Erörterung der Beziehungen zwischen Blutzellen, Rindenfunktion und Eiweißstoffwechsel kann im Rahmen dieses Handbuches nicht erfolgen.

Nach MECKEL (1806) soll schon RUYSCH (ohne nähere Angabe) an eine nähere Beziehung zwischen Nebennieren und lymphatischem Apparat gedacht haben. Tiere, bei welchen Nebennieren und Schilddrüse beständig groß bleiben, sollen einen kleinen Thymus haben, bzw. soll bei ihnen die Thymusinvolution frühzeitig und ziemlich vollständig vor sich gehen. MECKEL meint, dagegen spräche nur, daß Nebenniere und Schilddrüse bei völligem

Thymusmangel *(Didelphis, Macropodidae)* klein seien. Allerdings verfügen die genannten Formen in Wirklichkeit über einen Thymus.

Es scheint jedenfalls eine recht alte Erfahrung zu sein, daß bei mangelhafter Ausbildung der Nebenniere eine Vergrößerung des Thymus, ja des gesamten lymphatischen Apparates festgestellt werden kann. MERKEL (1915) hat diese Beobachtung schon vor fast 40 Jahren in sein Lehrbuch aufgenommen.

Den älteren Untersuchern schien zunächst die *Beziehung zwischen Thymus und Nebennierenmark* nahezuliegen. Schon WIESEL hat der Nebenniere eine wichtige Rolle beim sog. *Status hypoplasticus* zugesprochen. In einem Fall von Thymushyperplasie mit makroskopischem Fehlen des Nebennierenmarkes lag ein konstitutioneller Status hypoplasticus vor, während man bei dem damals viel diskutierten *Status thymicolymphaticus* einen als Eutrophie bezeichneten Konstitutionstyp zu sehen gewohnt war. Durch solche Beobachtungen wurde das Interesse auf die Rolle des Nebennierenmarkes in seiner Wirkung auf den Thymus in den Vordergrund gerückt. Die Hypoplasie des chromaffinen Systems beim Status thymicolymphaticus hat ferner HORNOWSKI (nach BIEDL 1916) betont, während WIESEL eher geneigt war, eine Hyperplasie des Nebennierenmarkes mit Thymushyperplasie zu verbinden. Von RÖSSLE (1919) und HEDINGER (zit. nach LEUPOLD 1920) ist diese Verknüpfung bestritten worden. BENEKE nahm wiederum eine Korrelation zwischen Status thymicus und Nebennierenhypoplasie an.

Nach LEUPOLD (1920) sind Beziehungen zwischen Thymus und Nebennieren in dem Sinn vorhanden, daß die Wirksamkeit des Thymus auf die Hoden auf dem Umweg über die Nebenniere vor sich geht und andererseits ein Einfluß der Nebennieren auf die Hoden bei schwerer Schädigung des Thymus nicht mehr zustande kommen soll.

In den 20er Jahren wurde aber immer deutlicher, daß zwischen Nebenniere und Thymus offenbar eine negative Korrelation besteht. Bei adrenalektomierten Tieren beobachtete man Hyperämie und Hypertrophie des Thymus, nach Thymusexstirpation sollte es dagegen zur Hypertrophie der Nebenniere kommen. In diesem Zusammenhang sei auch eine Beobachtung von WELLER (1925) erwähnt. Oft liegen nach seiner Behauptung gerade bei *Heterotopien der Nebenniere* (3 Fälle von Verlagerung der Nebenniere unter die Leberkapsel) gleichzeitig *Thymus persistens* oder Status thymicolymphaticus vor. Man darf wohl annehmen, daß die verlagerten Nebennieren ziemlich atrophisch waren.

Dementsprechend kann man natürlich auch beim *Morbus Addison* ein Hervortreten des Thymus — und der übrigen lymphatischen Gliederungen — erwarten, auf das bereits die klassische Schilderung dieses Krankheitsbildes von THOMAS ADDISON (1855, s. S. 9) hinweist. Später ist diese Beziehung immer wieder aufgefallen. BLOCH (1920) beschrieb die Krankengeschichte eines 29 Jahre alten Mannes, der an der ADDISONschen Krankheit zugrunde gegangen war. Autoptisch wurde ein Schwund beider Nebennieren bei Thymus persistens (Status thymicolymphaticus) festgestellt; CROOKE und RUSSELL (1935) u. a. schilderten weitere solche Befunde.

Genannt sei ferner das sog. TURNERsche Syndrom, bei welchem eine Nebennierenhypoplasie vorliegt; ganz entsprechend reagiert dann die Thymusdrüse mit einer Hyperplasie (ATRIA, SANZ und DONOSO 1948).

Es liegt nahe, besonders die Folgen der *Adrenalektomie* auf Thymus und lymphatisches System zu studieren. Zuerst scheint JAFFÉ (1924) die Hyperplasie der lymphatischen Organe und des Thymus nach Adrenalektomie beobachtet zu haben. Bestätigungen liegen vor von SELYE (1937), INGLE (1938), MOON (1940), REINHARDT und HOLMES (1940), WELLS und KENDALL (1940), NOBLE und COLLIP (1941), DOUGHERTY und WHITE (1943), SIMPSON. LI, REINHARDT und EVANS (1943), WHITE und DOUGHERTY (1944), DOUGHERTY, CHASE und WHITE (1945), REINHARDT und LI (1945), DOUGHERTY und WOODBURY (1949) u. a.

MARINE (1926) beobachtete eine Verzögerung der Thymusinvolution, sogar eine Regeneration des bereits teilweise involvierten Thymus nach Adrenalektomie, besonders deutlich bei älteren Tieren mit bereits reduzierten Thymen. Nach seiner Meinung kommt es bei gleichzeitiger Gonadektomie zu verstärkter Regeneration von Thymus und lymphatischem Apparat. Hingegen soll die Wirkung auf den lymphatischen Apparat nach Thyreoidektomie + Gonadektomie + Adrenalektomie verschwunden sein.

Im Blutbild kann man nach Adrenalektomie eine *relative Lymphocytose* finden (COREY 1922, ZWEMER und LYONS 1928, COREY und BRITTON 1932, THADDEA 1936, DOUGHERTY und WHITE 1944a, 1947, ELMADJIAN, PINCUS 1945). Auch bei ADDISON-Patienten wurde die Lymphocytose nachgewiesen (DE LA BALZE, REIFENSTEIN und ALBRIGHT 1946, BAEZ-VILLASEÑOR, RATH und FINCH 1948, GABRILOVE, VOLTERRA, JACOBS und SOFFER 1949). Sie wird heute in beiden Fällen als Zeichen eines gesunkenen Corticoidspiegels im Blut aufgefaßt (s. u.). Bei einer Nebennierenrindeninsuffizienz gilt eine allgemeine Hyperplasie des lymphatischen Systems geradezu als ein typisches Zeichen (COVIAN 1946).

Die nach Adrenalektomie auftretende *Hyperplasie des lymphatischen Systems* hat man im Sinn einer kompensatorischen Leistung für die Nebenniere zu deuten versucht. Thymusextrakt erwies sich nämlich bei adrenalektomierten Tieren als lebensverlängerndes Therapeuticum (LA GRUTTA und AVELLONE 1933). Daß die bilaterale Adrenalektomie das ganze lymphatische System erfaßt, geht aus Versuchen von GATZ (1941), GATZ und KENDALL (1940/41) hervor.

Beidseitig adrenalektomierte *Ratten* erhielten 0,5% NaCl und 0,5% Natriumcitrat im Trinkwasser. Das Gewicht des Körpers, des Thymus und der Milz stieg an. Im Hypophysenvorderlappen vermehrten sich die Eosinophilen um 10%, während die Chromophoben um den gleichen Wert abfielen; die Basophilen blieben unverändert. Die Milzfollikel erschienen vergrößert, die Lymphocyten an ihrer Peripherie offenbar vermehrt. Auch im Thymus war die Proliferationstendenz der Lymphocyten besonders im Rindengewebe deutlich zu erkennen.

Man kann diese Bilder als eine „Aktivierung" des lymphatischen Systems nach Ausschaltung der Nebenniere auffassen, kann aber auch an eine Hemmung der Einsatzbereitschaft der Lymphocyten bei Mangel an Rindenstoffen denken. Dann überwiegt das Angebot schließlich die Nachfrage, was uns dann als Hyperplasie erscheint. In diesem Zusammenhang erscheint erwähnenswert, daß BITTORF (1908) schon früh von Milzvergrößerungen beim Morbus Addison gesprochen hat (betreffend Gewichtskorrelationen von Milz und Nebenniere vgl. SCHILF 1922, s. S. 504).

Eine interessante Studie über die eigentümlichen *Beziehungen zwischen Nebenniere und weißem Blutbild* verdanken wir STEIN und CHENG (1948), welche die Nebennieren und die Blutbilder bei drei verschiedenen *Mäuse*-Stämmen (C 57, F und C 3 H) untersuchten. Im Alter von 40—42 Tagen haben die *Mäuse* aus dem C 57-Stamm die höchste, die aus dem F-Stamm die niedrigste Leukocytenzahl. Das relative Nebennierengewicht (zu Körpergewicht) verhielt sich bei beiden Stämmen gerade umgekehrt, d. h. die Tiere mit den niedrigsten Leukocytenwerten (F-Stamm) hatten die schwersten Nebennieren. Das reziproke Verhältnis lag bei C 57 vor. C 57 und C 3 H wurden in bezug auf Blutbild und Verhältnis Nebennierenrinde: Gesamtnebenniere (Papiergewichtsmethode) untersucht. Wieder ergab sich: je größer die Nebennierenrinde, desto geringer die Leukocytenwerte. Die umkehrbare Beziehung fand sich aber auch zwischen absoluten Lymphocytenzahlen und Nebennierengewicht. Ferner werden die Wirkungen doppelseitiger Adrenalektomien bei den verschiedenen *Mäuse*-Stämmen geschildert; fast immer traten Leukocytosen mit absoluten Lymphocytosen auf. Aber auch hierbei lassen sich je nach dem Stamm zeitliche Reaktionsdifferenzen des Blutbildes nach der Operation feststellen.

Besonders eingehend wurden die Beziehungen zwischen Nebennieren und lymphatischem System von DOUGHERTY und WHITE (1943, 1944a, b, 1945a, b, 1946a, b, 1947), DOUGHERTY, CHASE und WHITE (1945), WHITE (1948) studiert. Die Autoren untersuchten sowohl die nach Adrenalektomie auftretende Hyperplasie als auch die nach Aktivierung der Nebennierenrinde eintretende Hypoplasie aller lymphatischen Organe genauer. Nach der Adrenalektomie erhielten die Versuchstiere eine minimale Menge Desoxycorticosteronacetat als Substitution. Es muß gleich darauf verwiesen werden, daß die Veränderungen am Blutbild usw. keineswegs auf die Applikation dieser Desoxycorticosteronacetatdosis zurückgeführt werden können, da die niedrige Dosis in Kontrollversuchen keine entsprechenden Veränderungen bewirkte.

Im strömenden Blut sinkt die Zahl der Lymphocyten bei Verabreichung von ACTH, während sie nach Adrenalektomie steigt *(Mäuse, Ratten)*; Blutvolumen und Blutkonzentration wurden von den Autoren kontrolliert. Die höchst *eindeutige Lymphopenie nach ACTH-Injektion* kann geradezu als *Test für die Rindenaktivität* angesehen werden; sie verläuft offenbar sogar nach bestimmten zeitlichen Gesetzmäßigkeiten. So tritt der Lymphocytenabfall bei *Mäusen* nach subcutaner Gabe von 1 mg ACTH nach 1 Std auf, erreicht nach etwa 9 Std ein Minimum, um danach schnell anzusteigen. 24 Std nach der ACTH-Injektion liegen wieder normale Verhältnisse vor. Eine ähnliche Kurve ergibt sich bei *Ratten* nach Verabreichung von 5 mg ACTH, bei *Hunden* von 10 mg ACTH.

Prüft man die ACTH-Wirkung auf die Lymphocyten bei *nebennierenlosen Tieren*, so ist von einer direkten Wirkung des Vorderlappenhormons auf die Lymphocyten nichts zu bemerken. Die Nebennierenrinde bzw. gewisse Rindensteroide müssen eingeschaltet sein, wenn der Mechanismus ablaufen soll. Die indirekte ACTH-Wirkung erstreckt sich auf das ganze lymphatische System. Gibt man *Mäusen* täglich subcutan 1 mg ACTH, dann tritt eine Gewichtsabnahme des lymphatischen Gewebes bei gleichzeitiger (initialer) Zunahme des Milzgewichtes infolge Anhäufung degenerierter Lymphocyten und Milzödem ein. Die Milzfollikel sind verkleinert. HECHTER (1948) verzeichnete nach Durchspülung der isolierten Milz mit Rindenextrakt eine Verminderung der Lymphocyten, offenbar infolge einer Abgabe von Lymphocyten. Bei der *Ratte* sind ähnliche Wirkungen zu beobachten. Nach einiger Zeit wird die Neubildung von Lymphocyten in Gang gesetzt. Gibt man ACTH nur einmal, dann stellt sich eine normale Lymphocytenzahl im Blut und ein normales Strukturbild der lymphatischen Organe und des Thymus rasch wieder her. Interessanterweise konnten JEAN DOUGHERTY und THOMAS DOUGHERTY (1950) bei adrenalektomierten *Mäusen* keine Lymphopenie oder akute Atrophie des Lymphgewebes mit 4-Aminopteroylglutaminsäure erzwingen.

Die Befunde von DOUGHERTY und WHITE sind von verschiedenen Autoren bestätigt worden (INGLE 1938, 1940, NELSON 1941a, WEAVER und NELSON 1943, KORENCHEVSKY und JONES 1946, INGLE, PRESTRUD, LI und EVANS 1947, DEANE und SHAW 1947, BERGNER und DEANE 1948, INGLE, EVANS, PRESTRUD und NEZAMIS 1949), welche nach ACTH-Verabreichung eine fast vollständige Atrophie des Thymus und des lymphatischen Apparates *(Ratten)* beobachteten.

Bei mehrmaliger ACTH-Injektion, verteilt über 24 Std, kann man bei der *Ratte* den erstaunlichen Abfall des Thymusgewichtes von 34,9% unter den Normalwert konstatieren (FORTIER, SKELTON, CONSTANTINIDES, TIMIRAS, HERLANT und SELYE 1950). Weitere Bestätigungen liegen vor von FEINSTEIN (1947), HILLS, FORSHAM und FINCH (1948). Letztere haben bei einer größeren Anzahl von Gesunden und Kranken die Wirkung des ACTH untersucht. ACTH rief eine Verminderung der zirkulierenden Lymphocyten und Eosinophilen hervor. Der gleiche Effekt konnten bei ADDISON-Patienten mit Hilfe von 17-Oxycorticosteron, jedoch nicht mit Desoxycorticosteronglykosid hervorgerufen werden. FORSHAM, THORN, GARNETT, PRUNTY und HILLS (1949) erzielten in klinischen Versuchen durch Injektion von 25 mg ACTH einen Abfall der Lymphocyten von durchschnittlich 77% innerhalb von 4 Std; bei ADDISON-Patienten bleibt die Wirkung aus, weil sie unmittelbar über die intakte Nebennierenrinde zustande kommt (s. o.).

Wir können bereits jetzt auf Grund des vorgelegten Materials sagen, daß *Korrelationen zwischen Nebennierenfunktion und Blutbild bestehen*, wie sie schon VIALE (1928) ahnte, der eine Regulation der Lymphogenese durch die Nebenniere behauptete. Die Rolle der Oxycorticoide scheint dabei entscheidend zu sein (DOUGHERTY und WHITE 1944a, 1947, BÁEZ-VILLASEÑOR, RATH und FINCH 1948, FORSHAM, THORN, PRUNTY und HILLS 1948, HILLS, FORSHAM und FINCH 1948). Weder ein Stress (s. u.) noch ACTH können bei adrenalektomierten Tieren eine Lymphocytopenie bewirken (DOUGHERTY und WHITE 1944a, 1947, REINHARDT und LI 1945, ELMADJIAN und PINCUS 1945, ELMADJIAN, FREEMAN, PINCUS 1946, MAJUNDER und WINTROBE 1948). Auch bei ADDISON-Patienten ist das unmöglich (BÁEZ-VILLASEÑOR, RATH und FINCH 1948, FORSHAM, THORN, PRUNTY und HILLS 1948, HILLS, FORSHAM und FINCH 1948). Andererseits wird die Lymphocytopenie beim CUSHING-Syndrom (DE LA BALZE, REIFENSTEIN und ALBRIGHT 1946) als Wirkung eines erhöhten Corticoidspiegels im Blut aufzufassen sein. CERVIÑO, MORATÓ-MANARO, SARALEGUI und LARRAINCI (1949) wiesen auf die Lymphopenie bei malignen Tumoren der Nebennierenrinde sowie beim CUSHING-Syndrom hin.

Schematisch kann also folgende Gegenüberstellung gewagt werden:

1. Adrenalektomie, Nebennierenrinden-insuffizienz, Morbus Addison

   Hyperplasie des lymphatischen Apparates, der Milzfollikel, des Thymus. Lymphocytose im Blutbild.

2. Aktivierung der Nebennierenrinde durch ACTH, Stimulierung des Hypophysenvorderlappens (Stress), Cushing, Zufuhr von Oxycorticosteroiden (Rindenextrakt)

   Abbau des lymphatischen Gewebes, der weißen Milzpulpa, des Thymus. Lymphocytopenie im Blutbild. Eiweißabbau bzw. Eiweißmobilisierung, N-Ausscheidung im Urin steigt.

Ob die in der *kalten Jahreszeit* bei manchen Tieren beobachtbare Thymusatrophie (CONINX-GIRARDET 1927) von der Nebenniere beeinflußt ist, steht dahin, da an den Nebennieren keine eindeutigen histologischen Veränderungen nachzuweisen sind.

ANDREASEN, ENGBERG und OTTESEN (1945/46) haben beim *Meerschweinchen* einen auffallenden *Geschlechtsunterschied* im Verlauf der Thymusinvolution beobachtet. Bei männlichen Tieren beginnt die Altersatrophie jeweils gegen Ende des 2. Lebensmonats, während sie bei den Weibchen bis zum 4. Monat nicht eintritt. Während des ganzen 1. Lebensjahres ist der Thymus beim Weibchen größer als beim Männchen. Kastration erzeugt nun bei männlichen *Meerschweinchen* eine beträchtliche postpuberale Thymusvergrößerung, nicht jedoch bei den Weibchen, wo nur der Involutionseintritt weiter verzögert wird. Aus den Beobachtungen über die Folgen der Kastration bei *Meerschweinchen*-Böcken auf die *Nebenniere* geht hervor, daß eine *Hypertrophie* danach eigentlich die Regel ist; man sollte daher eine Involution des Thymus erwarten.

Es war oben schon darauf hingewiesen worden, daß es vermutlich die *Oxysteroide* der Nebennierenrinde sind, welche die Wirkung auf den lymphatischen Apparat entfalten. DOUGHERTY und WHITE (1947) erkannten als wirksam das WILSONsche wäßrige Rindenextrakt (s. a. SHAPIRO und SCHECHTMAN 1949), UPJOHNs Lipoidextrakt. Mit beiden Extrakten konnten sie bei normalen und adrenalektomierten *Ratten* und *Mäusen* eine Lymphocytopenie erzeugen. Im gleichen Sinn waren die Extrakte auch bei *Kaninchen* und beim *Menschen* wirksam. Von den einzelnen Steroiden erwiesen sich Corticosteron und Cortison als wirksam.

ANTOPOL (1950) gab *Mäusen* Cortison in sehr hohen Dosen, etwa 50mal soviel wie beim Menschen üblich ist. Es resultierten eine starke Lymphocytopenie, Verlust von Körpergewicht, Atrophie von Thymus und Milz, Verminderung der Nebennierenrindensubstanz, Verkleinerung der Speicheldrüsen, der Hypophyse und der Fettkörper.

Desoxycorticosteronacetat erwies sich dagegen an normalen wie adrenalektomierten *Mäusen* unwirksam (DOUGHERTY und WHITE 1947, FEINSTEIN 1947). Auch LANGENDORFF und TONUTTI (1950) fanden, daß in erster Linie die 11-Oxycorticosteroide für die Wirkungen auf das lymphatische System verantwortlich sind. Sie stellten fest, daß KENDALLS Verbindung A (intraperitoneal 2,5 mg in Öl) bei *Ratten* ebenfalls einen Abfall der Lymphocyten nach 5 Std auf rund 25% des Ausgangswertes bewirkt. WHITE (Diskussionsbemerkung zu KENDALL 1950) behauptet auch, Verbindung A senke zumindest bei *Ratten* und *Mäusen* die Lymphocyten. THORN, FORSHAM, PRUNTY, BERGNER und HILLS (1949) fanden allerdings bei ADDISON-Patienten nach Verabreichung von Verbindung A keine Lymphocytenverringerung im strömenden Blut. Desoxycorticosteronacetat erscheint nach LANGENDORFF und TONUTTI (1950) im Gegensatz zu DOUGHERTY und WHITE (1947), FEINSTEIN (1947) nicht ganz wirkungslos, aber auf jeden Fall von viel geringerer Wirksamkeit als das 11-Oxycorticosteroid.

KENDALL (1950) fand bei der Herstellung von Cortison eine Verunreinigung, ein 6-Dehydrocortison. Während Cortison den Leukocytenwert der *Ratte* (je Kubikmillimeter) von 16000 auf etwa 6000 senkt, wird bei mehrtägiger Verabreichung des 6-Dehydrocortisons ein Lymphocytenwert von 18000 gefunden.

Eine Prüfung der Lymphocytenverhältnisse nach Progesteronverabreichung zeigt keine Veränderungen.

Bei der Einschmelzung des *Ratten*-Thymus durch Cortisoninjektion wird zunächst die Mark-Rindengrenze des Thymus undeutlich, die Zahl der Lymphocyten nimmt ab, die Rinde schwindet, schon nach 5 Tagen bleibt nur mehr ein kleiner Rest des Organs in der ursprünglichen Lappung erhalten. Das Thymusmark widersteht der Cortisonwirkung länger als die nach Auffassung von STUDER (1952) vorwiegend mesenchymale Rinde. STUDER (1952) meint übrigens, die Reaktionen von Milz und Lymphknoten auf Cortison seien geringer als die des Thymus. Vitamin B_{12} und Aureomycin hemmen die Cortisonwirkung auf den Thymus bei der *Ratte* (MEITES 1951).

Wenn nun auch zweifellos die Zahl der im Blut zirkulierenden Lymphocyten durch Corticoide reguliert wird, so darf man die Rolle der Nebennierenrinde bei der Steuerung der weißen Blutelemente sicher nicht überschätzen. Umgekehrt kann man die Lymphocytenzahl nicht als absolut sicheren Index der Rindenfunktion bewerten. Es ist immer wieder zu überlegen, welche anderen Faktoren den Lymphocytenwert gleichzeitig beeinflussen können. Faktoren wie die Röntgenstrahlen (DOUGHERTY und WHITE 1946b) oder Urethan (DURY und ROBIN) besitzen neben ihrer Bedeutung als Auslöser eines Stressmechanismus eine unmittelbare lymphocytolytische Wirkung, was unter anderem durch die von ihnen bewirkte Lymphocytopenie beim adrenalektomierten Tier bewiesen wird. Neben dem Urethan sei das Methyl-bis-(β-chloräthyl)-amin mit seiner lymphocytolytischen Wirkung bei Stressversuchen erwähnt (BASS und FEIGELSON 1948). LEWIS und PAGE (1948b) behaupteten auch, daß die nach Anwendung einer Typhoidvaccine auftretende Lymphocytopenie nicht von der Abgabe von Corticoiden abhänge, da sie auch beim adrenalektomierten Tier zu beobachten sei.

Nicht in Einklang mit den oben entwickelten Vorstellungen über die Rolle der Oxysteroide der Nebennierenrinde steht die Feststellung, daß nach Adrenalingabe (GABRILOVE, VOLTERRA, JACOBS und SOFFER 1949) oder nach Glucosebelastung (JAILER, MARKS, MARKS 1948) sogar bei ADDISON-Patienten eine Lymphocytopenie eintritt.

Die Rolle der Milz bei der Beeinflussung der Lymphocytenzahl durch ACTH, einen Stress oder durch die Oxycorticosteroide der Rinde ist nicht ganz klar. Nach Untersuchungen von HECHTER (1948), STONE und HECHTER (1948) soll es unter den entsprechenden Bedingungen anfangs zu einer Lymphocytenabgabe seitens der Milz kommen, wodurch z. B. die initiale Stresslymphocytopenie etwas verschleiert wird. Typisch ist auch, daß der Lymphocytopenie nach Adrenalininjektion eine kurzdauernde Lymphocytose vorangeht (HORTLING und PEKKARINEN 1949).

Die Wirkung der *Splenektomie* auf die Nebenniere sei hier kurz mit erwähnt. BERGNER (1941) sah, daß sich die Glomerulosa 1—2 Wochen nach dem Eingriff *(Ratte)* in Fasciculata transformiert. Die Zellen der Fasciculata und Reticularis hypertrophieren; eine größere Zahl von Rindenzellen soll lipoidhaltig werden. Das ganze Bild macht den Eindruck einer progressiven Transformation im Sinne TONUTTIS.

Neben der Wirkung auf die Lymphocyten scheint die Rindenaktivierung aber auch einen Effekt auf die *Granulocyten,* und zwar in erster Linie auf die *Eosinophilen* zu besitzen. *Der Verabreichung von ACTH, unter einem Stress, der Injektion von Oxycorticosteroiden folgt regelmäßig eine Eosinopenie.* Nach Ansicht mancher Untersucher (STEIN, BADER, ELIOT und BASS 1949) soll der Eosinopenietest empfindlicher sein als die Lymphocytopenie. Die Eosinopenie nach ACTH-Verabreichung wurde von FORSHAM, THORN, PRUNTY, HILLS (1948), HILLS, FORSHAM und FINCH (1948), SAYERS, BURNS, TYLER, JAGER, SCHWARTZ, SMITH, SAMUELS und DAVENPORT (1949), LEWIS und WILKINS (1949), HERBERT und DE VRIES (1949) u. a. beobachtet. Auch für die Klinik hat sich dieser Test als äußerst nützlich erwiesen. Nach Verabreichung von ACTH fallen die Eosinophilenwerte; ausgedrückt in Prozent der vor der Injektion vorhandenen Eosinophilenzahl handelt es sich um einen zweimal so starken Rückgang wie bei den Lymphocyten. Ferner ist die Reaktion der Eosinophilen viel weniger variabel (FORSHAM, THORN, PRUNTY, HILLS 1948).

BRØCHNER-MORTENSEN, GEORG, HAMBURGER, SNORRASON, SPRECHLER, VIDEBAEK und WITH (1949) geben an, daß beim *Menschen* nach einer einzigen Gabe von 25 mg ACTH ein Abfall der Eosinophilen um 50—80% einsetzt (bezüglich der Methodik vgl. RANDOLPH 1949).

Die Auslösung einer Eosinopenie gelingt natürlich nicht nur mit ACTH oder über einen Stress, sondern auch durch Verabreichung von Oxycorticosteroiden. Dies läßt sich sogar durch cutane Applikation von Cortison zeigen (SPEISS 1951, SPEISS und MEYER 1949, 1950, 1951, SPEISS u. a. 1950).

HILLS, FORSHAM und FINCH (1948) sagen, daß "... a wealth of reports in the literature attests the great variety of clinical emergencies in which a striking diminuition of the eosinophils is found" (Literatur!). Man darf sagen, daß beim *Menschen* ein Nichteinsetzen der Eosinopenie nach ACTH-Verabreichung ein Zeichen der Rindeninsuffizienz ist (THORN, FORSHAM, PRUNTY und HILLS 1948) bzw. man muß mit einem Rindenversagen rechnen (ROCHE, HILLS, THORN 1949), wenn beispielsweise nach einer Operation keine Eosinopenie einsetzt.

G. SAYERS (1950) meint, daß der Eosinopenietest im wesentlichen für die Aufdeckung einer beträchtlichen absoluten Rindeninsuffizienz bedeutsam sei, während der Test bei *Mäusen* nach der Anschauung von SPEISS und MEYER (1949) auch eine relative Rindeninsuffizienz aufdeckt.

Natürlich wird auch die Zahl der Eosinophilen von anderen Faktoren außer den Rindenstoffen beeinflußt. Das Blutbild des ADDISON-Patienten zeigt keine Eosinopenie unter Stress mit Ausnahme von Infektionskrankheiten (BÁEZ-VILLASEÑOR, RATH und FINCH 1948). Weiterhin kann Adrenalin offenbar auch in Abwesenheit der Nebenniere eine Eosinopenie veranlassen. Zwei Sätze aus SAYERS (1950) stehen sich gegenüber, THORN, FORSHAM und EMERSON (1949) geben an: "Following the administration of 0,2 mg of epinephrine hydrochloride, an intact anterior pituitary gland will release sufficient ACTH to stimulate a normal adrenal cortex to increase the secretion of steroid hormones. Adrenal steroids identical with or related to 11-17-hydroxycorticosterone will lead to a rapid fall in circulating eosinophils which will reach a maximum in approximately four hours after the beginning of the injection. *In the absence of adequate anterior pituitary or adrenocortical function this change will not occur"* (v.m.g.). Dagegen behaupten RECANT, FORSHAM und THORN (1948): "—1,5 mg of epinephrine in saline given intravenously over a one-hour period produces a fall in circulating eosinophils of from 55 to 75 percent in four hours *in both normal subjects and patients with* ADDISONS *disease"* (v.m.g.).

Untersucht wurden ferner von DOUGHERTY und WHITE (1947) *die polymorphen Granulocyten* nach Rindenaktivierung, genauer gesagt die sog. *heterophilen* Granulocyten im *Mäuse-*Blut und die entsprechenden *pseudoeosinophilen* Granulocyten bei *Kaninchen;* nicht dagegen wegen ihrer allzu geringen Zahl die Basophilen und echten Eosinophilen. Nach mehrmaligen Gaben von ACTH scheint bei *Mäusen* eine leichte Zunahme der Granulocyten einzutreten. Ob es sich aber um eine spezifische Wirkung handelt, ist fraglich, weil verschiedene Agentien an normalen, adrenalektomierten und hypophysektomierten Tieren die gleichen Veränderungen hervorrufen. Umgekehrt tritt nach Adrenalektomie bei *Mäusen* vielleicht eine gewisse Abnahme der polymorphen Granulocyten ein, bei *Ratten* dagegen eine Vermehrung.

Was die Beziehungen der *roten Blutkörperchen* zur Rindenaktivität (s. a. die zusammenfassende Darstellung von GORDON und CHARIPPER 1947) anlangt, so behauptet schon DELAMARE (1904), daß nach Adrenalektomie wie bei ADDISONscher Krankheit eine *Hyperglobulie* zu beobachten sei. Neuere Untersucher haben bei *Mäusen* nach mehrmaliger Verabreichung von ACTH eine geringe, aber signifikante *Polycythämie* gesehen. Bei adrenalektomierten *Mäusen* kommt es trotz täglicher Injektion von Desoxycorticosteronacetat zu einer gewissen Zunahme der Blutkonzentration; die Werte der roten Blutkörperchen bleiben aber normal. Bei adrenalektomierten *Ratten* nimmt die Zahl der roten Blutkörperchen bei normalem spezifischem Gehalt des Blutes sogar ab. Die Verhältnisse scheinen also gerade umgekehrt zu liegen, wie sie DELAMARE (1904) und GRADINESCU (1913) vermutet haben.

GRADINESCU (1913) fand bei Rindeninsuffizienz einen Anstieg der Zahl der roten Blutkörperchen. CASTALDI (1925) spricht zwar von einer Hämoglobinvermehrung nach Verabreichung von Rindenextrakt (aus *Rinder*-Nebenniere, verabreicht an *Meerschweinchen*). Seine Angabe, die roten Blutkörperchen und die Leukocyten seien nicht immer vermehrt gewesen, ist indessen schwer deutbar, besonders, was die farblosen Blutelemente betrifft, die nach Anwendung eines wirksamen Rindenextraktes hätten fallen müssen. Bei *Mäusen* und *Ratten* steigt die Hämoglobinkonzentration und Zahl der roten Blutkörperchen bereits nach einmaliger Gabe von ACTH (3. Std post injectionem). Nach 24 Std liegen beide Werte unter der Norm. Während der ganzen Zeit verändert sich das spezifische Gewicht des Blutes kaum.

Im allgemeinen scheinen Rindenextrakte, welche eine Lymphocytopenie veranlassen, eine Vermehrung der roten Blutkörperchen und Steigerung der Hämoglobinkonzentration zu bewirken.

Bezüglich der *Blutplättchen* liegen Untersuchungen von GREER und BROWN (1948) vor, welche an *Ratten* und *Menschen* bis zu 66 mg gereinigtes ACTH verabreichten, ohne Veränderungen der Zahl der zirkulierenden Blutplättchen zu erzielen.

Auch das *Nebennierenmark* kann einen Einfluß auf das *Blutbild* haben. DURY (1950) denkt daran, daß Adrenalinwirkung in der Nebennierenrinde unmittelbar Steroide freisetzen könne, welche dann an Lymphocyten und Eosinophilen ihre Wirkungen entfalten. Bei diesen Mark-Rindenwirkungen soll auch die Milz eingeschaltet sein. Jedenfalls fallen die Rindenwirkungen an Eosinophilen und Lymphocyten nach seiner Beobachtung weg, wenn man die Milz exstirpiert. Der Ascorbinsäuregehalt der Nebennierenrinde wird durch Splenektomie kaum verändert. Durch Adrenalininjektion soll es beim adrenalektomierten Tier — im Gegensatz zur Wirkung bei Anwesenheit der Nebennierenrinde — zur Eosinophilie kommen. Wird außer der Nebenniere aber auch die Milz entfernt, dann bleibt dieser Effekt aus.

Faßt man alle diese Beobachtungen über die Beziehungen zwischen Rindenhyper- bzw. -hypoaktivität und Blutbild zusammen, so ergeben sie eine gewisse Stütze für die von HOFF (1944) geäußerte Vorstellung einer *antagonistisch-vegetativ-nervösen Regulation des Blutbildes*.

Die Einschaltung von Wirkstoffen in der Regelung des gesamten weißen Blutbildes konnte von BEER (1939) gezeigt werden, der bei parabiotisch vereinigten *Kaninchen* fand, daß nach zentralnervösem Reiz mittels Luftfüllung in den Ventrikel bei *einem* Tier, auch bei dem parabiotischen Partner, zeitlich etwas später, eine Leukocytose auftritt. Da die beiden Parabiosetiere nicht über eine nervöse Verbindung verfügen, sondern nur im Säfteaustausch miteinander stehen, ist die Mitwirkung humoraler Faktoren bei diesen vegetativen Regulationen bewiesen (HOFF 1944). BEER und BEDACHT (1941) haben daraufhin Untersuchungen über die *Beteiligung der Nebenniere* an der Steuerung der Blutzusammensetzung vorgenommen, ausgehend von der Beobachtung von BORCHARD (1929), daß bei adrenalektomierten *Katzen* weder auf pharmakologische noch auf zentralnervöse Reize hin eine Leukocytose auftritt. Wie BARTA fanden auch BEER und BEDACHT dieses Verhalten nur kurze Zeit nach der Adrenalektomie beim *Kaninchen*, also vermutlich als Folge des Operationsschocks. Einige Zeit später vermögen die adrenalektomierten Tiere wieder, wenn auch etwas geringer als Normaltiere, mit Leukocytose auf die verschiedensten Reize zu reagieren; sie verlieren diese Eigenschaft aber mit Abnahme ihrer allgemeinen Lebenskraft. Auf Grund solcher Beobachtungen kann die Nebenniere nicht als alleiniger Regulator des Blutbildes angesprochen werden. Auch die *Schilddrüse* ist offenbar in den Mechanismus der Lymphocytenregulation eingeschaltet (REINHARDT 1945).

Nebenniere, Stress und Blutbild. Bei vielen Versuchstieren steht zweifellos in vielen Stress-Situationen die Gesamtmenge des lymphatischen Gewebes im umgekehrten Verhältnis zur Aktivität der Nebennierenrinde (DOUGHERTY und WHITE 1943). In manchen Fällen spielen allerdings andere Faktoren eine störende Rolle, so daß man die Untersuchung der Lymphocyten und Eosinophilen immer nur als *einen* Beitrag zur Beurteilung der Rindenaktivität ansehen darf.

Wenn man die eigentümliche Reaktion der Lymphocyten unter der Wirkung von Oxycorticosteroiden betrachtet, so kann man sie in dem weiteren Rahmen des *Zusammenhangs der Nebennierenrindenfunktion mit dem gesamten Eiweißstoffwechsel* verstehen.

In diesem Zusammenhang ist es vielleicht nicht uninteressant zu erwähnen, daß nach Verabreichung von ACTH bei der *Ratte* der Umsatz von P^{32} in der Nebennierenrinde steigt (GEMZELL 1948). Hier liegt vielleicht eine ausgezeichnete Möglichkeit zur quantitativen Messung der Rindenaktivität mit autoradiographischem Verfahren vor.

22. Über Beziehungen zwischen Nebennieren und Inselapparat des Pankreas.
a) Die Wirkung des Insulins auf die Nebenniere.

Durch Injektion hoher Dosen von Insulin verursachte KAHN (1920) bei *Hund* und *Kaninchen* hypoglykämische Krämpfe. Im *Nebennierenmark* der Versuchstiere ließ sich eine

Verkleinerung der Zellen mit Vacuolenbildung und Abnahme der Chromierbarkeit beobachten. KAHN (1926) gelangte zur Auffassung einer zentralen Wirkung des Insulins, weil nach einseitiger Durchschneidung des N. splanchnicus in dem entsprechenden Nebennierenmark die vor der Durchschneidung deutliche Verkleinerung des Zelleibes, die Vacuolenbildung, die Abnahme der Chromierbarkeit und der Körnchenschwund in den Markzellen ausbleiben. Auch das außerhalb der Nebenniere gelegene phäochrome Gewebe, besonders die Paraganglienzellen an der Aorta des *Hundes*, zeigen solche Insulinveränderungen. Dagegen fand KAHN in der Nebennierenrinde außer einem nicht besonders eindeutigen Rückgang der Blutmenge keinerlei Besonderheiten.

Indessen haben schon GOORMAGHTIGH und ELAUT (1927) vermutet, daß das Insulin auch auf die *Nebennierenrinde* eine Wirkung entfaltet. Nach dem histologischen Bild schienen sowohl Mark- wie Rindenzellen *(Maus, Hund, Kaninchen)* verstärkt tätig zu sein. Im Mark fand sich nach Insulininjektion eine Abschwächung der Phäochromie. Der vollständig sympathektomierte *Hund* ist überempfindlich gegen Insulin (McDONOUGH 1939), kann aber nach BROUHA, CANNON und DILL (1936) noch unter einer Muskelleistung einen normalen Blutzuckerwert unterhalten.

Erst LATTA und GOSTAS (1944) haben die Insulinwirkung auf die Nebennierenrinde mit histologischen und histochemischen Methoden genauer an *Ratten* untersucht, die 7mal täglich 80 E Insulin intraperitonaeal erhielten. Mit der Phenylhydrazinmethode (S. 356) wollen die Autoren eine Zunahme der Corticosteroide gesehen haben, die besonders das Gebiet der Glomerulosa und äußeren Abteilung der Fasciculata betreffen sollte. Die Menge der doppeltbrechenden Substanzen (Cholesterin?) dagegen habe unter der Insulineinwirkung abgenommen.

Über die Arbeiten von HILLARP (1946 usw.), der sich wieder dem Nebennierenmark unter Insulinwirkung zuwendet, wurde bereits auf S. 580ff. ausführlich berichtet.

Nach allen neueren Untersuchungen ist nicht mehr zu bezweifeln, daß eine Insulinhypoglykämie durch eine Mobilisierung von Kohlenhydrat und eine Hemmung der Zuckerverbrennung regulatorisch in gewissen Grenzen kompensiert wird; hierbei spielt die Nebennierenrinde mit ihren ,,Glucocorticoiden" eine entscheidende Rolle. Allerdings ist die Rolle der Rindensteroide hierbei recht kompliziert und keineswegs geklärt. Rindensteroide können sowohl eine fördernde wie eine hemmende Wirkung auf die Glucoseausnutzung entfalten (INGLE, PRESTRUD, NEZAMIS und KUIZENGA 1947, INGLE 1948a, INGLE und NEZAMIS 1948d).

Weitere experimentelle Untersuchungen über die engeren *Beziehungen zwischen Nebenniere und* LANGERHANS*schen Inseln* stammen von TOKUMITSU (1921, *Kaninchen*). Durch Unterbindung des Ductus pancreaticus wurde eine allmähliche Atrophie des Pankreas erzeugt. Bei histologischer Bearbeitung der anderen endokrinen Organe stieß TOKUMITSU vor allem auf eine Beziehung zwischen *Nebennierenrinde* und Pankreas. Er glaubt, ,,daß die Krankheitsursache (d. h. des Diabetes, B.) keineswegs nur durch die Veränderungen des Pankreas allein zu erklären ist, es dürfte vielmehr mit Sicherheit betont werden, daß die zur Zeit eintretende Beschaffenheit der Nebennierenrindensubstanz hier die Hauptrolle spielt."

Durch den operativen Eingriff kommt es zu regressiven Erscheinungen auch am Inselapparat des Pankreas, gefolgt von einer Regenerationsphase, während der exokrine Anteil der Drüse zugrunde geht. Nach der Operation nimmt die Menge des Rindengewebes zu und soll 31 Tage nach dem Eingriff das $1^1/_2$–2fache des Normalwertes betragen. TOKUMITSU sah auch Kernteilungsfiguren an der Grenze von Glomerulosa und Fasciculata, in der Fasciculata eine gewisse Lipoidabnahme. Die Phäochromie der Markelemente erschien ihm in vielen Fällen gesteigert zu sein. TOKUMITSU versuchte, die Nebennierenrinde durch Kauterisation zu zerstören. 7 Std danach folgte eine mäßige Glykosurie, die wieder abklang. Die aus diesen Versuchen gezogenen Schlußfolgerungen sind etwas abenteuerlich. Eine Deutung erscheint aber gerade im Lichte neuerer Forschungsergebnisse recht interessant: Die nach Unterbindung des Ductus pancreaticus auftretende Rindenhypertrophie soll die Funktion der Inseln einigermaßen ersetzen können!

b) Alloxandiabetes und Nebenniere.

Alloxan übt nicht nur eine spezifisch schädigende Wirkung auf die β-Zellen des Pankreas aus, sondern löst auch in anderen Organen Läsionen aus (Nieren, Hypophyse, Nebenniere). Die auf die Nebennieren gerichtete Wirkung wurde von THOMAS und EMERSON (1945), KENDALL, MEYER, LEWIS und VICTOR (1945), HARD und CARR (1944) geprüft. BENNETT und KONEFF (1946) gaben *Ratten*-Männchen (LONG-EVANS-Stamm) intraperitonaeal 200 mg Alloxanmonohydrat je Kilogramm Körpergewicht an zwei aufeinanderfolgenden Tagen. Es kam zu einem geringen Gewichtsverlust der Schilddrüsen und zu einer Hypertrophie der Nebenniere (bezogen auf das Körpergewicht). Im Gegensatz zu den Befunden bei Normaltieren konnte durch Osmierung nach FLEXNER und GROLLMAN (1939) eine Lipoidzunahme in der sog. sudanophoben Zone und im inneren Drittel der Rinde hervorgerufen werden.

Dies gilt für Tiere, die 72 Std nach der ersten Alloxaninjektion getötet wurden. Tiere, die erst 1 Monat später zur Autopsie kamen, zeigten nicht so deutliche Nebennierenveränderungen, aber auch bei diesen war die Aufladung der sudanophoben Zone mit osmierbarem Material deutlich. Dagegen enthielt die innere Rindenhälfte wenig Lipoid, ja sie glich in manchen Fällen der von Kontrolltieren.

Es wird angenommen, daß die Nebennierenvergrößerung nach Alloxan nicht infolge einer direkten Wirkung des Stoffes auf die Nebenniere entsteht, sondern die Folge der Veränderung des Kohlenhydratstoffwechsels im allgemeinen ist. Auch FOGLIA (1945) hat eine Nebennierenvergrößerung bei teilweise pankreatektomierten *Ratten* beschrieben.

SOULAIRAC und DESCLAUX (1948) beobachteten bei *Ratten* nach Alloxangaben in den ersten 3—5 Tagen eine Vergrößerung der Nebenniere, die bis zum 18. Versuchstag andauerte und dann wieder zurückging. Offenbar war es zu einer progressiven Transformation im äußeren Rindenbereich gekommen. Im Mark wurde neben einer starken Hyperämie eine Cytoplasmolyse angetroffen. Nach dem 18. Tag traten aber auch die histologischen Veränderungen wieder in den Hintergrund. Je mehr sich die Nebennierenbilder normalisierten, desto deutlicher wurden involutive Erscheinungen an der Schilddrüse.

BENNETT und LAUNDRIE (1948) untersuchten alloxandiabetische *Ratten*-Männchen bei kohlenhydratfreier, eiweißreicher Diät. ACTH-Verabreichung (3 mg pro die, 5—6 Tage lang) bewirkte eine Erhöhung der Glykosurie in 5 von 5 Versuchen, Erhöhung der Stickstoffausscheidung im Harn in 4 von 5 Versuchen, der Ketosteroidausscheidung in 4 von 6 Versuchen. Wachstumshormon hatte keinen Einfluß auf die Glykosurie bei 6 von 6 Versuchen; es reduzierte die Stickstoffausscheidung im Harn in 6 von 6 Versuchen und verstärkte die Ketosteroidausscheidung im Harn in 3 von 5 Versuchen. Diese Befunde demonstrieren wieder den Antagonismus zwischen ACTH und Wachstumshormon des Hypophysenvorderlappens.

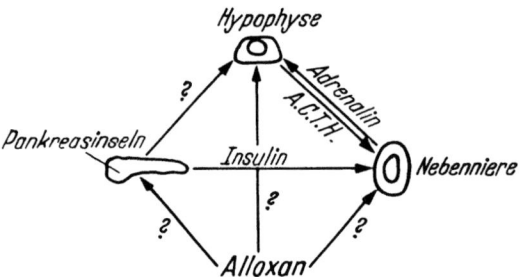

Abb. 253. Schematische Darstellung der durch *Alloxan* ausgelösten Störungen des endokrinen Gleichgewichtes nach ERÄNKÖ 1951.

BARGMANN und CREUTZFELD (1949) haben auch die Nebennieren beim Alloxandiabetes untersucht und verweisen auf Angaben, wonach beim Alloxandiabetes Nekrosen in der Nebennierenrinde entstehen sollen (DUFFY 1945), ja auch im Mark Läsionen eintreten können (HARD und CARR 1944). In ihrem eigenen Material *(Hunde)* haben sie allerdings nichts derartiges finden können.

PINCUS (Diskussionsbemerkung zu KENDALL 1950) weist darauf hin, daß bei alloxandiabetischen *Ratten* eine erhöhte Nebennierenrindensekretion angenommen werden kann (PINCUS, SCOLA und ELMADJIAN 1950). Bei solchen *Ratten* sei das Cholesterin in den Rindenzellen vermindert.

Neuerdings hat ERÄNKÖ (1951) die Gewichtszunahme der Nebennieren mit Alloxan behandelter erwachsener *Ratten*-Männchen statistisch gesichert. Im Gegensatz zu früheren Untersuchern fand ERÄNKÖ kaum Veränderungen in der Glomerulosa, hingegen einen beträchtlichen Lipoidverlust in der Fasciculata. Der Verlust acetonlöslichen Materials konnte mittels Sudanschwarzfärbung, Anwendung des SCHIFFschen Reagens, Untersuchung der Doppelbrechung und Fluorescenz ermittelt werden. Der Autor nimmt eine Rindenstimulierung in der Kettenreaktion Alloxan—Insulin—Adrenalin—ACTH (vgl. Abb. 253) an.

23. Beziehungen zwischen Nebennieren und Niere.

Während stets betont wird, daß die „Nebennieren" ihren Namen nur aus topographischen Gründen erhalten haben, wissen wir seit den 30er Jahren, daß zwischen beiden Organen zweifellos funktionelle Beziehungen bestehen. Sie sollen nur insoweit erörtert werden, als sie ihren Ausdruck im histologisch-cytologischen Bereich finden.

Von älteren Arbeiten seien zunächst die Angaben von CRUVEILHIER und BLASIUS (zit. nach DELAMARE 1904) über eine beträchtliche Hypertrophie der Nebennieren bei einer doppelten Nierenatrophie sowie einer länger dauernden Eiterung erwähnt. COTT hat in einem Fall von Agenesie der rechten Niere eine Atrophie der gleichseitigen Nebenniere geschildert. Unter gleichen Verhältnissen berichten von einer Hypertrophie der Nebenniere FOERSTER, HACKENBERG und KÜSTER.

WIESEL und Mitarbeiter (1906, 1907), BLOCH (1920, 1921) fanden bei chronischer Nephritis mit linksseitiger Herzhypertrophie eine Vergrößerung des Nebennierenmarkes, in einigen Fällen vielleicht durch zahlreiche neu eingewanderte (?) Sympathogonien verursacht. Aber auch bei den nicht renal bedingten linksseitigen Herzhypertrophien sollen sich Markvergrößerungen in der Nebenniere nachweisen lassen (s. dazu auch S. 416). Über Gewichtskorrelationen zwischen Nebennieren und Nieren wurde bereits früher berichtet (vgl. SCHILF 1922, S. 502 ff.).

Wir beginnen mit der Besprechung der *Veränderungen der Nebenniere nach Nephrektomie.* WRETE (1946/47) stellte bei rechtsseitig nephrektomierten *Mäuse-*Männchen (Alter 1 Monat) nach 1 Monat durchschnittlich ein höheres Körpergewicht als bei Kontrolltieren fest. Auch die endokrinen Organe der operierten Tiere wogen mehr mit Ausnahme der zusammen gewogenen Nebennieren, deren Gewicht signifikant statistisch niedriger als bei den Kontrollen war. Die Abnahme des Nebennierengewichtes in Relation zum Gehirngewicht betrug etwa 2%, in Relation zum Körpergewicht etwa 7%. Bei Bestimmung der Trockensubstanzen kommt aber bei den operierten Tieren sogar eine Abnahme von 17—19% heraus. Diese Veränderungen könnten nach WRETE auf eine gestörte Blutversorgung der rechten Nebenniere zurückgeführt werden. Da aber rechte und linke Nebenniere gemeinsam gewogen waren, ließ sich hierüber nichts Näheres aussagen. Indessen scheinen die Verhältnisse komplizierter zu liegen. Es kommt nämlich nach einseitiger Nephrektomie zu einer Zunahme des Hypophysen- und Schilddrüsengewichtes. Wenn gewöhnlich die Gewichtszunahme endokriner Organe auf eine Funktionssteigerung hinweist, dann wird der Nebennierenbefund um so merkwürdiger. Denn eine Hyperfunktion von Hypophyse wie Schilddrüse führt im allgemeinen zur Stimulierung der Nebenniere.

Wenn tatsächlich vasculäre Störungen auf der Operationsseite die Nebenniere beeinträchtigen, dann müßte eigentlich eine kompensatorische Hypertrophie des Partners den Gewichtsverlust der Nebennieren wieder ausgleichen. So bleibt die Frage offen, ob die Nephrektomie nicht doch eine direkte Wirkung auf die Nebennieren besitzt. — Eine zur Kontrolle durchgeführte einfache Reduktion von indifferentem Körpergewebe (Schwanzamputation bei *Mäusen*) bewirkte keine gewichtsmäßig erfaßbare Veränderung an den endokrinen Organen.

FICHTELIUS, GARBY, LINDER und STAHLE (1948) wiederholten die WRETEschen Versuche an weißen *Ratten*. Bei einer einseitigen Nephrektomie wurden die venösen Abflüsse aus der Nebenniere soweit wie möglich geschont. Interessanterweise reagiert die *Ratte* offenbar anders als die *Maus*. Die Hypophysen zeigten 30 Tage nach der Nephrektomie höchstens eine geringe Zunahme der Trockensubstanz, an Schilddrüsen und Nebennieren waren keine eindeutigen Gewichtsveränderungen festzustellen. Die linke Nebenniere bot 8 Tage nach der Nephrektomie eine statistisch fast signifikante Zunahme der Trockensubstanz und eine mögliche Vermehrung des Frischgewichtes. Die rechte Nebenniere wies keine Veränderungen auf.

DOPTER und GOURAUD (1904) haben bei doppelseitig nephrektomierten *Kaninchen* eine Urämie erzeugt und die Nebennieren untersucht. Sie stellten außer einer Capillarerweiterung in der Rinde eine Proliferation der Glomerulosa fest. In der Fasciculata war es vermutlich durch den Druck der stark erweiterten Blutgefäße zu Zelläsionen gekommen. Im Mark fanden sich sogar Hämorrhagien.

Die Frage der Beziehungen zwischen Nebennieren und Nieren hat neuerdings an Aktualität gewonnen, nachdem eine Reihe von Untersuchern eine *funktionelle Zweiteilung der Nebennierenrinde* vorgenommen hatte. Der äußeren Rindenabteilung (Glomerulosa) soll die Produktion von Hormonen zur Regulierung des Elektrolythaushalts zukommen, während die Fasciculata angeblich Hormone mit Wirkung auf Eiweiß- und Kohlenhydratstoffwechsel herstellt (vgl. S. 672 ff.). Es sei daran erinnert, daß SARASON (1943) nach Verabreichung von Desoxycorticosteronacetat eine Atrophie und Lipoidentleerung in der Glomerulosa beobachtet hat. Diese Befunde haben GREEP und DEANE (1947) als eine Unterdrückung der sekretorischen Aktivität dieser Zone durch Desoxycorticosteronacetat gedeutet. Da unter diesen Umständen zugleich eine Retention von Natrium eintrat, schloß bereits SARASON auf eine Bedeutung der äußeren Rindenabteilung für den Elektrolythaushalt. Dieser Befund kann in zweierlei Weise erklärt werden: 1. könnte dem Desoxycorticosteronacetat eine unmittelbare Wirkung auf die Niere zukommen (s. u.). Dies würde die Natriumretention als Störung der Nierenfunktion bedeuten. 2. könnte Desoxycorticosteronacetat über eine Bremsung der ACTH-Produktion oder -abgabe seitens des Hypophysenvorderlappens auf die Nebenniere einwirken. Indessen haben GREEP und DEANE (1947), OLSON und DEANE (1949) gerade eine gewisse Unabhängigkeit der Glomerulosa vom Vorderlappen angenommen, während besonders die Fasciculata unter dem Einfluß des Hypophysenvorderlappenhormons stehen soll.

KNOWLTON, LOEB, STOERK und SEEGAL (1947) beobachteten nach Verabreichung von Desoxycorticosteronacetat atrophische Veränderungen im subcapsulären Rindenbereich der *Ratten*-Nebenniere. Zugleich kam es zur Natriumretention bei abfallendem Kaliumspiegel im Blutserum. Die Mitteilungen von GREEP und DEANE (1949) über die Regeneration enucleierter Nebennieren von unbehandelten und mit Desoxycorticosteronacetat behandelten *Ratten* gehören gleichfalls hierher. Die Regeneration, welche in etwa 1 Monat vollendet war, führte zu einer Rinde mit etwas stärkerem Lipoidreichtum der Zona glomerulosa bei gleichzeitig etwas geringerem Lipoidgehalt der Fasciculata. In einer weiteren Versuchsgruppe erhielten die Tiere, bei welchen die Regeneration der Nebennierenrinde etwa $1^1/_2$ Monate im Gang war, täglich 1 Monat lang 2 mg Desoxycorticosteronacetat. Die Glomerulosa atrophierte, die Zellen schrumpften, das Lipoid verschwand. Die Zona fasciculata schien unbeeinflußt. Auch nach Thiouracilbehandlung (S. 607 f.) hatten DEANE und GREEP (1947) bei *Ratten* eine rapide Senkung der Sudanophobie in der Glomerulosa gesehen. Sie erklärten dies mit Störungen im Elektrolythaushalt, da bei einer derartigen Behandlung das Natrium im Blut stark abfällt.

Eine interessante Beobachtung teilen KNOWLTON, LOEB, SEEGAL und STOERK (1949) mit, welche bei nephritisch gemachten *Ratten*, denen außerdem NaCl reichlich zugeführt wurde, eine subcapsuläre Atrophie der Nebenniere sahen, während es nach Salzeinschränkung gerade zur Hyperplasie in diesem Gebiet kam.

Zusatz: Nebenniere und Kreislauf.

Beim sog. Status hypoplasticus fand man unter anderem eine auffallende Kleinheit des Herzens mit Enge des gesamten Gefäßsystems, dabei oft auch eine Unterentwicklung der Nebenniere, insbesondere des Markes (BIEDL 1916, RÖSSLE 1919). Im Gegensatz dazu behauptet GOLDZIEHER (1911) bei der Arteriosklerose eine Hypertrophie der Nebenniere. Auf eine Hypertrophie des Nebennierenmarkes bei Nephritis, Herzhypertrophien und Arteriosklerose verweisen v. GIERKE (1919), ASCHOFF (1919), LIEBEGOTT (1944). Nach WIESEL (1904, 1906, 1907, s. S. 416) sollen Herzhypertrophien bei Nierenaffektionen und manche Fälle von idiopathischer Herzhypertrophie adrenalen Ursprungs sein. HECHT (zit. nach BIEDL 1916) berichtet von konstant erhöhtem Blutdruck, von Herzhypertrophie und sklerotischen Veränderungen der Gefäße bei angeborenem Defekt einer Nebenniere und kompensatorischer Hypertrophie der anderen.

Die These von der adrenalinogenen Pathogenese der Arteriosklerose ist von JOSUÉ (zit. nach ASCHOFF 1919) bekämpft worden. Er hat zeigen wollen, daß die sog. Adrenalinsklerose der Gefäße auf ganz andere Weise zustande kommt und auch andere Bilder zeigt als die Arteriosklerose des *Menschen*. Auch SCHILF (1922) bemerkt, daß die Ätiologie der Arteriosklerose zu der Nebenniere in keiner Beziehung steht (über seine Gewichtskorrelationen s. S. 504).

v. LUCADOU (1935, 1936) beobachtete bei chronischer Herzbelastung (Hypertonien, chronischer Nephritis usw.) eine Vergrößerung von Nebennierenrinde und -mark. Was hierbei das Primum movens ist, ist schwer zu durchschauen. Es wäre daher naheliegend, nach Bekanntwerden der einzelnen Rinden- und Marksubstanzen die Beziehungen zwischen Nebenniere und Kreislauf erneut zu untersuchen.

24. Die Beziehungen zwischen Nebennieren und Sexualorganen.
a) Allgemeines.

Bereits MECKEL (1806, vgl. dagegen NAGEL 1836) und OTTO (1814) haben enge Beziehungen zwischen Nebennieren und Keimdrüsen angenommen. HUSCHKE (1845) stellte bei Hemmungsmißbildungen der Keimdrüsen oft auch solche der Nebennieren fest. So soll z. B. eine Aplasie beider Organe des öfteren beobachtet worden sein. Man kann verstehen, daß bei den in enger Nachbarschaft sich abspielenden Entwicklungsprozessen von Keimdrüsen und Nebennieren (s. S. 117 ff.) auch gemeinsame Fehlentwicklungen vorkommen können. Sehr enge entwicklungsgeschichtliche Beziehungen zwischen beiden Organen nahm insbesondere JANOSIK (1883ff.) an, welcher darin einen Hinweis auf die späteren funktionellen Beziehungen zwischen beiden Organen sah.

Auch die engen Gefäßbeziehungen zwischen Nebennieren und Sexualorganen geben zu denken (S. 442ff.). Allerdings dürften einige Untersucher dabei übers Ziel hinausgegangen sein; so, wenn beispielsweise DELAMARE zu dem Schluß kommt, daß über einen portalen Nebennierenkreislauf Produkte der männlichen oder weiblichen Keimdrüse die Nebennierenzelle beeinflussen können.

Die Veränderungen der Nebennierenrinde während der sexuellen Entwicklung und während des Abbaues der sexuellen Leistung sprechen des weiteren deutlich für enge Beziehungen zwischen beiden Systemen. Wir werden sehen, daß bei manchen Species offenbar schon die Dynamik des cyclischen Geschehens bei weiblichen Individuen mit Veränderungen der Nebenniere einhergeht (Gewicht, histologisches Bild). Die Hypertrophie der Nebennierenrinde in der Gravidität ist zeitig bekannt geworden. Das Klimakterium, die Entfernung der Keimdrüsen bei weiblichen wie männlichen Individuen vor oder nach der Pubertät beeinflussen Struktur und Leistung der Nebenniere. Selbstverständlich bleiben auch die von den Keimdrüsen produzierten oestrogenen wie androgenen Stoffe nicht ohne Einfluß auf die Nebenniere. Andererseits sehen wir Schäden an den Fortpflanzungsorganen nach Adrenalektomie oder schon bei Nebenniereninsuffizienzen. Ganz besonders deutlich werden aber die Beziehungen zwischen Nebennieren und Keimdrüsen im sog. adrenogenitalen Syndrom.

Ältere Autoren, deren Arbeiten zur Klärung der Beziehungen zwischen beiden Organen beigetragen haben, sind BORTZ (1898), GUIEYSSE (1899), RAINERI (1900), MARRASSINI (1906), THUMIN (1909), CIULLA (1909), ROBINSON (1911), SCHENK (1910), KOLMER (1912, 1918), KOLDE (1913), NICE und SHIFFER (1931), COREY und BRITTON (1933a) usw.

Faßt man dies alles zusammen, so ist es nicht verwunderlich, daß KOLMER (1912a, *Meerschweinchen*) und TAKECHI (1926) der Nebennierenrinde zumindest sekundären Geschlechtscharakter zugesprochen haben, oder daß POLL (1931a, b) davon spricht, daß die Nebennierenrinde einen „internen extragenitalen akzidentellen Geschlechtscharakter" zeigt. Neuerdings hat LLUSIA (1949) von „La troisième gonade" gesprochen, womit er die Nebenniere meint. Nur TONUTTI (1942c) lehnt eine unmittelbare Beziehung zwischen Nebenniere und Keimdrüsen ab. Alle in diesem Zusammenhang beobachteten Veränderungen sollen ihre Ursache darin haben, daß eine quantitative Änderung in der Produktion oder Ausschüttung des corticotropen Hormons hervorgerufen wurde. Dagegen ist einzuwenden, daß die Ergebnisse der biologischen Chemie (Progesteron in der Nebennierenrinde usw.) und 2. die Erkenntnisse der Nebennierenpathologie in eine ganz andere Richtung weisen. Zweifellos hat TONUTTI recht, wenn er bei vielen auf die Keimdrüsen bezogenen Rindenveränderungen den allgemeinen Stressmechanismus zu berücksichtigen empfiehlt. Ich glaube aber nicht, daß damit alles gedeutet werden kann. Wir werden zu prüfen haben, ob heute genügend gesichertes Versuchsmaterial vorliegt, um mindestens eine androgene Wirkung der Nebennierenrinde unter bestimmten Verhältnissen zu postulieren.

b) Sexualdimorphismus der Nebennieren.

Am längsten ist bekannt, daß sich der Sexualdimorphismus der Nebennieren im *Gewichtsverhalten* ausprägen kann. Im allgemeinen sollen die Nebennieren der weiblichen Tiere nach der Pubertät schwerer sein als die der männlichen. Einige Zahlenangaben hierzu:

Bradypodidae. BRITTON (1941): Die Männchen des *dreizehigen Faultieres* besitzen Nebennieren von 0,015%, Weibchen von 0,022% des Körpergewichtes. — *Sciuridae*. HARTMAN und BROWNELL (1949): *Sciurus hudsonicus*: Die Nebennieren von 13 Männchen besaßen ein Durchschnittsgewicht von 0,0451 ± 0,0129% des Körpergewichtes, die Nebennieren von 11 Weibchen ein Durchschnittsgewicht von 0,0431 ± 0,0108% des Körpergewichtes. Also fehlt hier ein deutlicher Unterschied. *Sciurus carolinensis leucotis*: Nach denselben Untersuchern besaßen die 7 Männchen Nebennieren vom Durchschnittsgewicht 0,0231 ± 0,0092% des Körpergewichtes, die Weibchen vom Durchschnittsgewicht 0,0286 ± 0,0089% des Körpergewichtes.

Mus rattus: JACKSON (1913/14, bestätigt durch DONALDSON 1924) hat wohl als einer der ersten behauptet, daß die Nebennieren der *Ratten*-Weibchen nach der Geschlechtsreife mehr wiegen als die der Männchen. Hatte HILL gesagt, daß die Nebennieren der Weibchen von *Carnivoren*, *Ungulaten* und *Primaten* bereits bei der Geburt schwerer sind als die der männlichen Individuen, so konnte DONALDSON (1924) zeigen, daß dieser Sexualdimorphismus sich bei der *Ratte* jedenfalls nur langsam entwickelt. Etwa zwischen dem 40.—50. Lebenstag. d. h. bei einem Körpergewicht von ungefähr 75 g, wird bei diesem Tier das relative Nebennierengewicht — bezogen auf Körpergewicht — bei den Weibchen größer als bei den Männchen. Dieser Unterschied wird später noch deutlicher, so daß bei einem Körpergewicht von rund 200 g das relative Nebennierengewicht der weiblichen Tiere etwa 50% größer ist als das der männlichen. Die relativen Nebennierengewichte rangieren bei der *Ratte* nach DONALDSON in folgender Reihe: bei 50 g-Tieren bei beiden Geschlechtern 0,03%, bei 100 g-Tieren bei den Männchen 0,02%, bei den Weibchen 0,03%, bei 200 g-Tieren bei den Männchen 0,017%, bei den Weibchen 0,026%.

Durch eine Thyreoidektomie kann bekanntlich ein Rückgang des Nebennierengewichtes erreicht werden (S. 604 ff.). Wird diese Operation bei der *Ratte* nach der Pubertät ausgeführt, so kommt es bei Männchen (100 Tage alt) zu einer 9%igen Gewichtsabnahme der Nebenniere, bei Weibchen (150 Tage alt) zu einer 28,8%igen Gewichtsabnahme (HAMMETT 1923). Die Nebennieren der Weibchen sind offenbar gegenüber dem Versagen der Schilddrüsenfunktion empfindlicher als die der Männchen.

Nach EMERY (1935) betrug das Durchschnittsgewicht der Nebennieren bei haarlosen *Ratten* 48,1 mg bei den Männchen, 52,0 mg bei den Weibchen (Albinos 32:42 mg, vgl. ferner WINTER und EMERY 1936, s. S. 488). Weiter sind die Untersuchungen von COLE und HARNED (1942) sowie von YEAKEL (1946) zu nennen. Letzterer hat auch die Sexualunterschiede in verschiedenen höheren Altersstufen bei der *Ratte* geprüft (s. ferner ROGERS und RICHTER 1948).

Mus musculus: MASUI und TAMURA (1926) fanden bei den Weibchen das höhere Nebennierengewicht. Sie erklärten dies mit einer stärkeren Entwicklung der Zona reticularis in der weiblichen Nebenniere, womit sie vermutlich die sog. X-Zone gemeint haben, welche ein Jahr später von HOWARD-MILLER genauer beschrieben wurde (S. 709 ff.). Nach HETT (1926, 1928) ist bei der *Maus* das Gewicht beider Nebennieren zusammen bei den Weibchen größer als bei den Männchen, was auf einer stärkeren Ausbildung der Rindensubstanz bei den Weibchen beruhe (s. Abb. 215, S. 511). Die größere Rindenmenge ist nicht allein dadurch bedingt, daß die Nebenniere des Weibchens im ganzen größer ist, sondern daß auch die prozentuale Zusammensetzung bei beiden Geschlechtern verschieden ist, wie deutlich aus den HETTschen Kurven hervorgeht (vgl. hierzu auch HOWARD-MILLER 1927a, DEANESLY 1928, POLL 1931a, DEANESLY 1938).

Cricetus auratus: PECZENIK (1944) beobachtete eine beträchtliche Differenz der relativen Nebennierengewichte bei männlichen und weiblichen *Hamstern*. Bei 24 Männchen betrug das durchschnittliche Nebennierengewicht 0,0187% des Körpergewichtes, bei 27 Weibchen 0,0083% des Körpergewichtes. Das wäre ein beträchtlicher Unterschied, und zwar im umgekehrten Sinn: die Männchen hätten dann die schwereren Nebennieren. PECZENIK (1944) beobachtete zugleich starke individuelle und Altersdifferenzen. Diese Angaben wurden von KONEFF, SIMPSON und EVANS (1946), LAVELLE (1948) und KEYES (1949) bestätigt. HARTMAN und BROWNELL (1949) fanden die Unterschiede des Gewichtes nicht so groß. Bei 19 Männchen (Alter 50—116 Tage) war das Durchschnittsgewicht der Nebennieren $0,0192 \pm 0,0042\%$, bei 11 Weibchen (Alter 48—118 Tage) $0,0142 \pm 0,0017\%$.

Cavia cobaya: Schon GUIEYSSE (1901) kannte den Gewichtsunterschied der Nebennieren. KOLMER (1912a) hat bestätigt, daß die Weibchen die schwereren Nebennieren besitzen (s. a. S. 428). Aus den früher erwähnten Volumenuntersuchungen an Nebennieren von CASTALDI (1922, S. 507) geht hervor, daß immer die weiblichen *Meerschweinchen* die größeren Nebennieren besitzen. DEANESLY und ROWLANDS (1936) bestätigten dies für das Gewicht. Zu einem gegensätzlichen Ergebnis kam EATON (1938). Die Gewichte der Nebennieren von über 36 Tage alten Tieren waren außerordentlich variabel (Inzuchtstamm). Die schwersten Nebennieren fanden sich bei den Gruppen mit dem geringsten Körpergewicht und umgekehrt. Die Nebennieren sollen bei den Männchen größer gewesen sein als bei den Weibchen. MIXNER, BERGMAN und TURNER (1943) sowie SCHWEIZER und LONG (1950) fanden keinen signifikanten Unterschied im Nebennierengewicht von Weibchen und Männchen. Bei einer Gruppe von 25 *Meerschweinchen* fanden SCHWEIZER und LONG unter 10 Männchen (durchschnittliches Körpergewicht 461 g) ein relatives Nebennierengewicht von $51,4 \pm 2,8$ (= Gewicht in Milligramm je 100 g Körpergewicht und Standardabweichung). Bei 15 Weibchen (durchschnittliches Körpergewicht 462 g) betrug dieses Relativgewicht der Nebenniere $54,9 \pm 4,0$.

Erethizon d. dorsatum: Das *kanadische Stachelschwein* besitzt relativ kleine Nebennieren. Bei 9 Männchen (Körpergewicht von 1590—9100 g) besaßen die Nebennieren ein relatives (Körpergewicht) Durchschnittsgewicht von $0,0080 \pm 0,00145\%$, bei 6 Weibchen (Körpergewicht von 4560—6580 g) von $0,0121 \pm 0,0033\%$.

Felis dom.: Bei der *Katze* hat bereits ELLIOTT (1912a) Gewichtsunterschiede der Nebennieren beider Geschlechter festgestellt (vgl. ferner BENNETT 1940a, s. u.)

Canis fam.: SATO (1930a) verglich die Nebennierengewichte einer großen Anzahl gesunder *Hunde*, welche längere Zeit im Laboratorium gehalten worden waren. Es handelte sich um verschiedene Rassen; das Körpergewicht schwankte zwischen 3,5—40 kg. Die Nebennieren von 77 *Hündinnen* wogen 0,0140 ± 0,0026%, die von 122 *Hunden* 0,0104 ± 0,0022% des Körpergewichtes. Auf die Untersuchungen von BAKER (1937) wurde bereits S. 501 verwiesen.

Macacus: KOLMER (1918) fand die Nebennieren der Weibchen größer als die der Männchen, und zwar schien bei den Weibchen das Rindengewebe vermehrt (s. a. S. 114). KENNARD und WILLNER (1941) bestimmten das Verhältnis von Nebennieren- zu Körpergewicht bei 34 Weibchen und 32 Männchen von *Macaca mulatta* und stellten 0,032% für die Weibchen und 0,029% für die Männchen fest. Sie bestimmten ferner das gleiche Verhältnis bei 8 Weibchen und 5 Männchen des *Schimpansen*. HARTMAN und BROWNELL (1949) errechneten aus den Zahlenangaben 0,028 ± 0,015% für die Weibchen und 0,030 ± 0,011% für die Männchen.

Was den gewichtsmäßig erfaßbaren *Sexualdimorphismus der menschlichen Nebenniere* angeht, so verweise ich zunächst auf eine Reihe früherer Zahlenangaben (S. 488ff.). Bei neugeborenen Knaben soll das Gewicht der Nebenniere etwas größer als bei neugeborenen Mädchen sein (s. a. die PETERsche Tabelle, Tabelle 22, S. 490). Siehe hierzu auch besonders SCHILF (1922, S. 491ff.), RÖSSLE und ROULET (1932, S. 491ff.), sowie die Tabellen 23 und 25 (S. 491 und 494) von SCHILF (1922), die Abb. 208 (S. 493) von SCHILF (1922) und 209 (S. 495) von RÖSSLE und ROULET (1932).

Besonders wichtig ist wohl, daß sich auch beim *Menschen* der gewichtsmäßige Sexualdimorphismus erst langsam auszubilden scheint. Nach PETER (1938) ist beim Knaben die Nebenniere anfangs sogar schwerer als beim Mädchen. Auch GÜNTHER (1942) hat die Prävalenz des weiblichen Nebennierengewichtes vor der Pubertät in seinem Untersuchungsmaterial nicht finden können und nimmt an, die dann nachweisbaren Differenzen seien hauptsächlich durch die Graviditätshypertrophie der Nebenniere bedingt. Die Untersuchungen von SWINYARD (1940) sind ebenfalls früher bereits besprochen (S. 496). Es seien noch PARHON und ZUGRAVU (1913) sowie FREEMAN (1934) erwähnt, der beim Menschen das größere Nebennierengewicht bei der Frau gefunden hat.

Überblickt man die gesamte Liste, so darf man wohl sagen, daß je neuer die Untersuchung ist, je genauer die statistischen Methoden angewendet wurden (GÜNTHER 1942), desto weniger von der Behauptung übriggeblieben ist, die Nebenniere weiblicher Individuen sei schwerer als die männlicher. Es scheint aber vor allem die Zahl der Graviditäten einen Einfluß auf das Gewicht der Nebennieren zu haben. Man darf daher wohl die weiblichen Nebennieren nicht allgemein als die schwereren betrachten, sondern muß den speziellen sexuellen Individualcyclus berücksichtigen.

Die meisten Angaben über Geschlechtsunterschiede der Nebennieren beruhen auf Gewichtsuntersuchungen. Es ist jedoch auch eine Reihe anderer morphologischer Charakteristika der Drüse gelegentlich in Betracht gezogen worden. So hat man *das Verhältnis von Rinde zu Mark* (s. a. S. 508ff.) auch bei den beiden Geschlechtern geprüft. Gelegentlich wurden Differenzen behauptet. LATIMER und LANDWER (1925), SAUER und LATIMER (1930/31) wiesen nach, daß bei *Hühnchen* etwa 30% mehr Rindensubstanz als bei *Hähnchen* vorhanden ist. MILLER und RIDDLE (1939b) fanden dagegen bei *Tauben* keine derartige Sexualdifferenz. KAR (1947a) schätzte den Anteil des interrenalen Gewebes bei 86 Tage alten männlichen *Hühnchen* auf 40%, auf 71% bei den weiblichen Tieren; bei 156 Tage alten Tieren waren die entsprechenden Werte ähnlich.

Bei der *Ratte* konnte JACKSON (1919) in bezug auf die Rinden-Markproportion keine konstanten Sexualunterschiede beobachten. Die relativ größeren Nebennieren der Weibchen haben sowohl größere Rinde wie größeres Mark. DONALDSON (1924) gab folgende Zahlen an: Markgewicht bei Albinoweibchen 3,1 mg, bei Albinomännchen 2,8 mg, bei Wildweibchen 4,3 mg, bei Wildmännchen 4,7 mg.

Rindengewicht bei Albinoweibchen 47,1 mg, bei Albinomännchen 30,3 mg, bei Wildweibchen 92,7 mg, bei Wildmännchen 75,3 mg.

Beim *Meerschweinchen* liegen außer den Untersuchungen von CASTALDI (1922, S. 507) die von ZALESKY (1936) vor. Er fand, daß die Breite der Zona glomerulosa bei beiden Geschlechtern in gleichem Maße variiert; die Zona fasciculata war bei den Weibchen etwas breiter als bei den Männchen, während die Zona reticularis bei den Männchen beträchtlich breiter schien als bei den Weibchen. Da ZALESKY als „Reticularis" sowohl die innere Abteilung der Fasciculata als auch die eigentliche Reticularis bezeichnet, mithin also seine Reticularis etwa der „Couche pigmentée" von MULON (1905c) entspricht, ergibt sich aus dieser Bemerkung über die Sexualdifferenzen der Rindenschichten bei *Cavia* Übereinstimmung bei beiden Untersuchern. Das Verhältnis Glomerulosa: Fasciculata: Reticularis (s. o.) gibt ZALESKY (1936) bei den Männchen mit 1:6,5:16,7, bei den Weibchen mit 1:7,7:7,7 an.

Mit Erwähnung dieser letzten Arbeit wird bereits das Problem angeschnitten, ob *Sexualdifferenzen im histologischen oder Zonierungsbild* der Nebennieren vorliegen. Ich verweise zunächst auf die Ausführungen über die Histologie der *Opossum*-Nebenniere (S. 93 ff.). VAN DORP und DEANE (1950) haben bei *Ratten* gleichen Alters weder histologische noch histochemische Sexualdifferenzen in der Nebenniere gesehen. Beim *Meerschweinchen* hat dagegen TAKECHI (1926) histologische Differenzen gefunden. Auf ZALESKYs (1936) Zonierungsunterschiede war bereits verwiesen.

Ausführlich hat BENNETT (1940a) die Nebenniere der *Katze* unter dem Gesichtspunkt der Sexualdifferenzen untersucht. Bei 55 Nebennieren von *Katern* fiel die innere Grenze der sekretorischen Zone (S. 110) mehr oder weniger in die äußere Hälfte der Rinde (2 Ausnahmen). Bei erwachsenen weiblichen *Katzen* variierte die Zonierung mehr. Bei einem Drittel war die sekretorische Zone beträchtlich breiter als bei *Katern*, ihr innerer Rand fiel in die innere Rindenhälfte. Bei trächtigen *Katzen* zeigten die Nebennieren in der ersten Zeit der Gravidität den juvenilen Zonierungstyp. Gelegentlich herrscht der männliche Zonierungstypus mit relativ schmaler sekretorischer Zone schon zu Beginn der Gravidität, immer in späteren Stadien und bei lactierenden *Katzen* vor.

Auch in der färberischen Reaktion (Fixierung Formol-Bichromat, Färbung nach MASSON, Trichrom) waren gewisse Unterschiede festzustellen. Bei erwachsenen *Katern* war das Cytoplasma der Nebennierenrindenzellen immer deutlich rötlich bis rosa angefärbt, hellrosa in der sekretorischen Zone, dunkelrot in der postsekretorischen Zone. Bei erwachsenen weiblichen *Katzen* färbte sich dagegen das Cytoplasma graugrün. Der Unterschied zwischen beiden Geschlechtern ist in bezug auf diese Färbungseigentümlichkeit durchaus deutlich.

Aus einer Reihe neuerer Untersuchungen ergibt sich die nach den chromosomalen Verhältnissen erwartete Tatsache eines Sexualdimorphismus der Zellkerne (BARR und BERTRAM 1949, BARR, BERTRAM und LINDSAY 1950, BARR 1951, MOORE, GRAHAM und BARR 1951, GRAHAM und BARR 1952) unter anderem auch für die Zellkerne der Nebennierenrinde der *Katze* (GRAHAM und BARR 1952, Abb. 254). In männlichen Zellkernen soll sich ein FEULGEN-negatives Kernkörperchen finden, welches sich bei der Färbung mit Methylgrün-Pyronin mit der Pyroninkomponente anfärbt, daher wohl Pentosenucleinsäure enthält. Eng verbunden mit dem Nucleolus läßt sich zweitens ein FEULGEN-positives, mit Methylgrün anfärbbares Chromatin darstellen, welches also offenbar Desoxypentosenucleinsäure enthält und drittens finden sich einige, gleich reagierende Chromatinbröckelchen im Kern. Bei den weiblichen Kernen liegt zusätzlich zu den genannten Kernbestandteilen ein als „sex-chromatin" bezeichnetes

Gebilde an der Kernmembran. Auch dies ist FEULGEN-positiv. Es soll vom Geschlechtschromosom stammen.

Was die *menschliche* Nebenniere angeht, so sind nach PETER (1938) Sexualunterschiede im Bau der kindlichen Nebennieren nicht vorhanden. Sie treten erst beim Erwachsenen auf, indem die Zona glomerulosa bei der Frau deutlicher ausgebildet zu sein scheint als bei Männern und langsamer der Rückbildung anheimfallen soll. Diese Angabe stimmt nicht ganz mit den Befunden von STIEVE (1946, 1947) überein, dem bis jetzt wohl das größte Vergleichsmaterial zur Verfügung gestanden hat. Nach STIEVE ist der komplette Schichtenbau der Nebennierenrinde des Menschen nicht vor Abschluß der Pubertät erreicht.

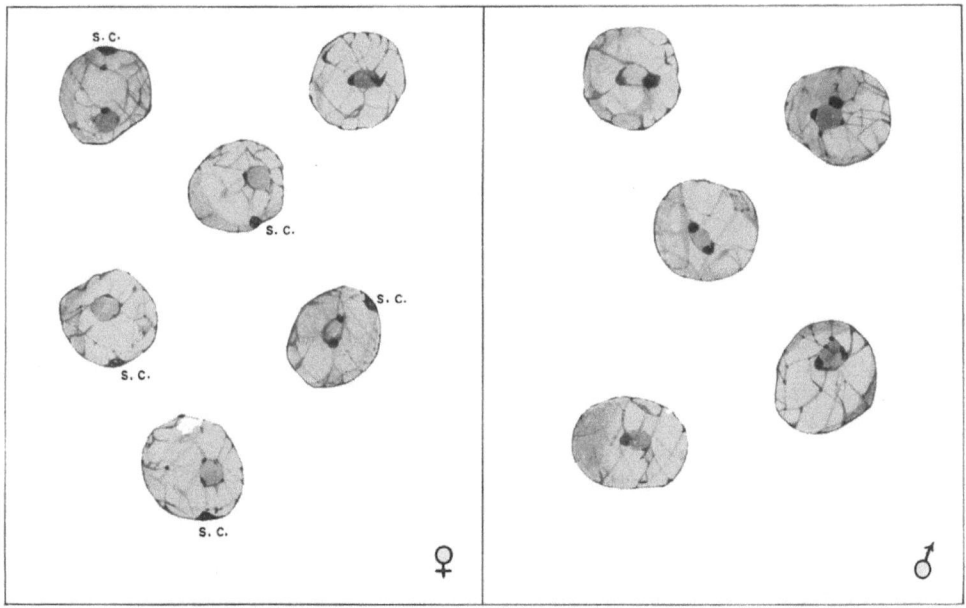

Abb. 254. Zellkerne aus der Nebennierenrinde der *Katze*. $^2/_3$ der weiblichen Zellkerne zeigen „sex chromatin" (*s.c.*) an der Kernmembran. Rechts typische männliche Zellkerne. (Kresylviolettfärbung.) Aus GRAHAM und BARR 1952.

Des weiteren schildern STIEVE und LAESCHKE (1947) den Sexualdimorphismus der menschlichen Nebennierenrinde folgendermaßen.

Bei gesunden *Frauen* am Ende des 2. Lebensjahrzehntes ist die Nebennierenrinde schmal, die 3 Zonen sind gut ausgebildet und deutlich gegeneinander abgesetzt. Die Zona glomerulosa ist schmal, gleichmäßig aus kleinen Zellen mit schaumigem Cytoplasma zusammengesetzt. Die schmale Fasciculata besteht aus großen lipoidreichen Zellen, die Reticularis ist breit. Pigment kommt in wechselnder Menge vor. Die Reticularis ist breiter als Glomerulosa und Fasciculata zusammengenommen. Bei Frauen vom 18.—45. Lebensjahr mit normalem Cyclus zeigt die breite Nebennierenrinde deutlich voneinander abgesetzte Schichten; die Reticularis ist weiterhin deutlich, und zwar wieder so breit wie Glomerulosa und Fasciculata zusammengenommen. Gegen das Mark ist die Reticularis undeutlich abgegrenzt. Mit dem Cyclus gehen keine eindeutigen Veränderungen des Nebennierenbildes einher. Während der ganzen Zeit nimmt nur die Fasciculata auf Kosten der Reticularis etwas an Breite zu. Etwa von der Mitte des 4. Lebensjahrzehntes an treten die Rindenveränderungen ein, welche zum Bilde der Nebenniere des Klimakteriums führen (S. 739).

Gesunde *Männer* vom 18.—50. Lebensjahr besitzen eine Nebennierenrinde mit ebenfalls sehr deutlichen Schichten; die Reticularis ist aber nur so breit wie jede der beiden anderen und deutlich gegen das Mark abgegrenzt. Die Fasciculata ist gegen die Reticularis nach innen und Glomerulosa nach außen nicht so deutlich abgesetzt wie bei der Frau. Daß Glomerulosa und Fasciculata gleich breit sein sollen, kann ich selbst in vielen Fällen nicht bestätigen; oft ist die Glomerulosa an wirklich repräsentativen Schnitten durch das Organ kleiner als die Fasciculata (in dieser Altersstufe!). Die Zellen der Fasciculata sind nach STIEVE zwar lipoidreich, aber nicht übermäßig groß. Die Reticularis bildet eine gleichmäßige, zusammenhängende Lage. Sie ist wohl schmäler als bei der Frau, aber ebenso wie bei der Frau gegen die Fasciculata deutlich, gegen das Mark undeutlich abgegrenzt. Oft habe ich auch die markseitige Grenze deutlich ausgeprägt gefunden. Dieser Bau der männlichen Nebenniere findet sich in etwa gleicher Weise bis zum 50. Lebensjahr; allenfalls wird die Fasciculata mit zunehmendem Alter breiter. Ihre Zellen werden größer, lipoidreicher, die Zone breitet sich langsam in die alten Bereiche von Glomerulosa und Reticularis hinein aus.

Mit Einschränkung der Samenbildung jenseits des 50. Lebensjahres wird die Fasciculata noch breiter, ihre Zellen werden noch größer und lipoidreicher. Die Zellzüge verlaufen dann nicht mehr so geordnet; sie dringen gegen die angrenzenden Lagen weiter vor. Dadurch wird besonders die Glomerulosa verschmälert und teilweise durch die eindringende Fasciculata in einzelne Abteilungen zerlegt. An einigen Stellen sah STIEVE in der Fasciculata die Ausbildung regelrechter Fettzellen. Die Gitterfasern des feineren Bindegewebes sollen aber zart bleiben, sie bilden ein lockeres Netzwerk, ohne zu sklerosieren. Manchmal kommt es zu kleineren Lymphocytenansammlungen. Offenbar gehen die Veränderungen aber äußerst langsam vor sich, denn gelegentlich findet man noch bei 70jährigen ein Rindenbild wie im 4. Lebensjahrzehnt. Obwohl ein Zusammenhang mit dem Zustand der Keimdrüsen sicher ist, zweifelt STIEVE, daß die Funktion der Keimdrüsen der einzige maßgebende Faktor für die histologischen Veränderungen der Nebennierenrinde sei. Vielleicht ist ein Teil der Umänderungen dem allgemeinen Alterungsprozeß zuzurechnen.

Bei der Frau scheinen die Veränderungen aber enger an das Verhalten der Keimdrüsen gebunden zu sein als beim Mann (s. S. 739ff., Klimakterium!). Es wäre nach STIEVE wichtig zu wissen, wie die Nebennieren des Mannes nach Exstirpation der Keimdrüse in relativ jungen Jahren reagieren. Nun ist aber in der Tat über das histologische Bild der Nebennieren bei Frühkastraten kaum etwas bekannt. Die Übertragung der Ergebnisse von Tierexperimenten auf die Verhältnisse beim Menschen dürfte nur mit Einschränkung möglich sein. STIEVE konnte aber zu diesem Problem einen recht interessanten Befund beitragen. Bei Männern, bei denen die Samenbildung durch starke Erregung, besonders Angst zum Stillstand kommt und die Hoden sich mehr oder weniger stark zurückbilden, gestaltet sich auch die Nebennierenrinde um, und zwar erst einige Zeit, nachdem die Veränderungen an den Keimdrüsen eingesetzt haben. In solchen Fällen hat STIEVE dann ebenfalls eine Ausbreitung der Fasciculata auf Kosten der angrenzenden Rindenschichten beobachtet.

Nur wenige Angaben finden sich über *Geschlechtsverschiedenheiten des Lipoidbildes der Nebenniere*. HARRISON und CAIN (1947) haben die Nebennierenrinde der *Ratte* unter diesem Gesichtspunkt untersucht (S. 327f.). Bemerkungen über derartige Differenzen in der Nebennierenrinde des *Meerschweinchens* habe ich früher gemacht (S. 333ff.). Ergänzungen sollen hinzugefügt werden. So hat MULON (1905c) bereits bei Betrachtung mit bloßem Auge konstatiert, daß die zwischen der hellgelben Rindenzone und dem grauweißen Mark gelegene dunkelbraune Zone bei Männchen immer deutlicher als bei Weibchen sei. Nach WHITEHEAD (1934c) enthält die Nebenniere weiblicher *Meerschweinchen* immer mehr färbbares Fett als die der Böcke. ZALESKY (1936) hat dagegen keine derartigen Unterschiede beobachten können. Er meint nur, daß sich bei weiblichen *Meerschweinchen* mehr sog. Makroliposomen in den Rindenzellen als bei den Männchen

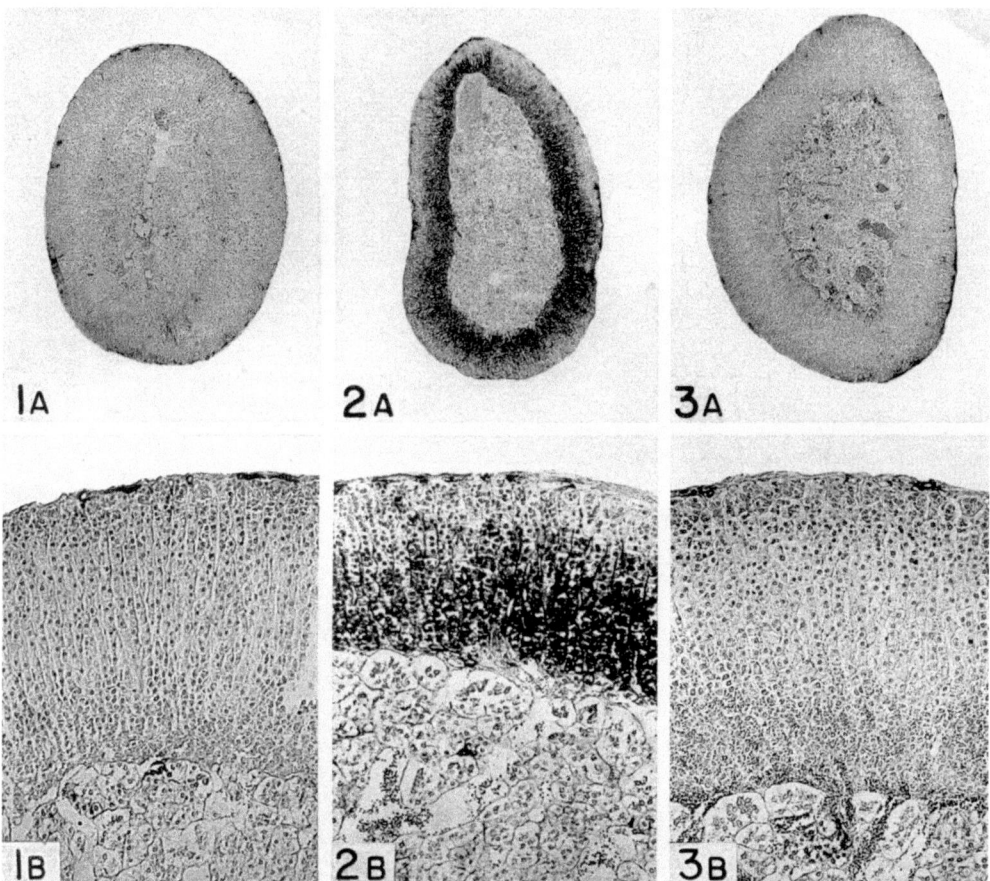

Abb. 255. Verhalten der Aktivität alkalischer Phosphatase in der Nebenniere der *Maus*. *1A* Normales, erwachsenes Weibchen. Phosphatasereaktion negativ (22fach vergrößert). *1B* Dasselbe (100fach vergrößert). *2A* Normales, erwachsenes Männchen. Reaktion in der Nebennierenrinde (Schwärzungszone) positiv (22fach vergrößert). *2B* Dasselbe (100fach vergrößert). *3A* Erwachsenes Männchen, vor 33 Tagen kastriert. Phosphatasereaktion negativ (22fach vergrößert). *3B* Dasselbe (100fach vergrößert). Aus ELFTMAN 1947b.

finden. Ferner liegen die Makroliposomen bei den Männchen in den äußeren Zellreihen der Fasciculata, bei den Weibchen in der gesamten Fasciculata mit Betonung der inneren Gebiete. Bezüglich der menschlichen Nebenniere ist wiederum auf die erwähnten Untersuchungen von STIEVE (1946ff.) und LAESCHKE (1947) hinzuweisen.

Einen besonders interessanten histochemischen Sexualdimorphismus hat ELFTMAN (1947a) im Verhalten der *Aktivität der alkalischen Phosphatase* in der Nebennierenrinde aufgedeckt. In der Zona fasciculata und reticularis männlicher Tiere ist die Aktivität der alkalischen Phosphatase deutlich mit histochemischen Mitteln nachweisbar (Abb. 174, S. 403). Bei den weiblichen Tieren ist die Aktivität dieses Enzyms — wenn überhaupt nachweisbar — minimal. Mein Mitarbeiter NEUMANN konnte dieselbe Gegensätzlichkeit in der Nebennierenrinde bei *Kaninchen* und *Hunden* feststellen (vgl. Abb. 255 und 256).

Bei einigen Versuchen haben sich gewisse Differenzen der Reaktion bei männlichen und weiblichen Tieren ergeben. So soll im Gefolge einer *Hypophys-*

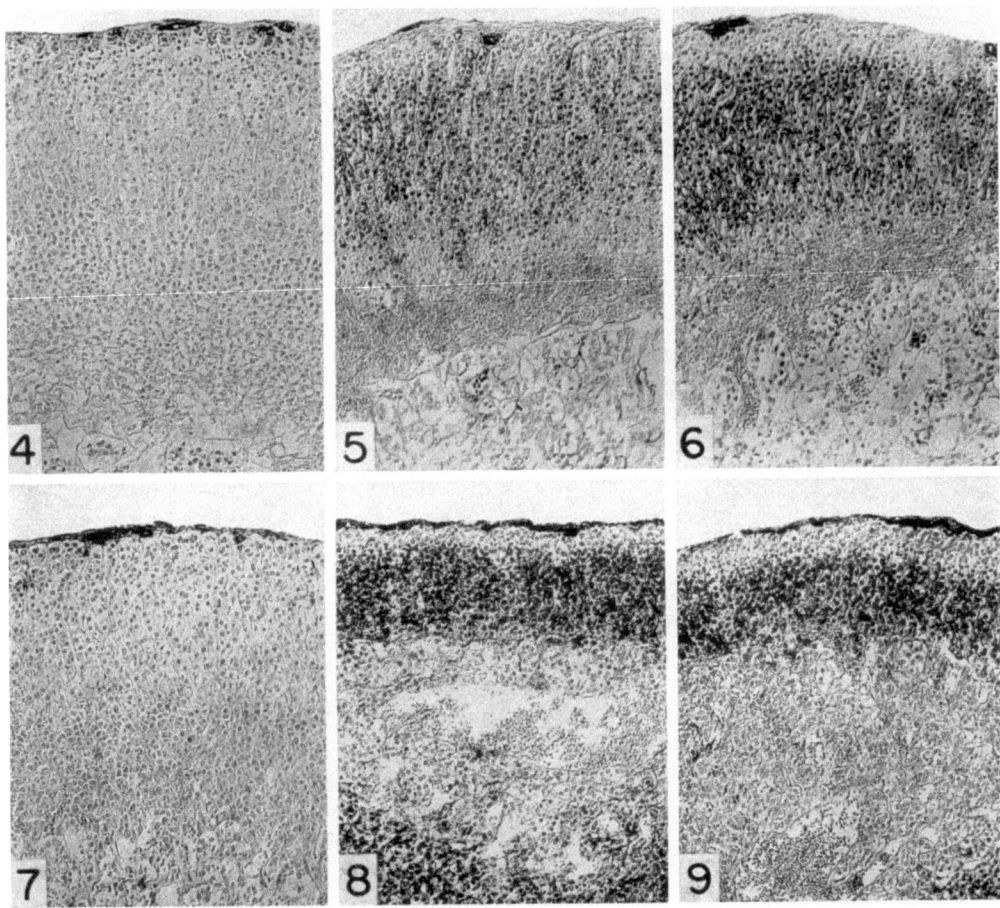

Abb. 256 (4—9). Verhalten der Aktivität alkalischer Phosphatase in der Nebenniere der *Maus*. *4* Erwachsenes, ovariektomiertes Weibchen. Phosphatasereaktion negativ (100fach vergrößert, wie alle folgenden Abbildungen). *5* Erwachsenes, ovariektomiertes Weibchen. 10 Injektionen von je 250 μg Testosteronpropionat. Schwache Aktivität alkalischer Phosphatase (Schwärzung). *6* Erwachsenes, kastriertes Männchen. 10 Injektionen von je 250 μg Testosteronpropionat. Die Phosphataseaktivität, die nach der Kastration verschwunden war (vgl. Abb. 255, *3A* und *3B*), kehrt zurück. *7* Normales, 24 Tage altes Männchen. Noch keine Aktivität alkalischer Phosphatase nachweisbar. *8* Infantiles Weibchen, 22 Tage alt. Fünf Tage lang täglich je 250 μg Testosteronpropionat. Phosphatasereaktion positiv. *9* Infantiles Männchen, 22 Tage alt. Fünf Tage lang täglich je 250 μg Testosteronpropionat. Phosphatasereaktion positiv. Aus ELFTMAN 1947b.

ektomie (Ratte) bei den Weibchen eine stärkere Rindenatrophie einsetzen als bei den Männchen (CUTULY 1936). ZALESKY (1936) hat den Sexualdimorphismus der Nebenniere bei *Cavia* generell auf qualitative und quantitative hormonale Differenzen des Hypophysenvorderlappens zurückgeführt.

Daß in der *sekretorischen Leistung der Nebennierenrinde* Sexualdifferenzen vorhanden sind, ist sicher. In den neueren Untersuchungen über die Corticoide im Blut und Harn finden sich zahlreiche quantitative Hinweise. Schließlich darf an eine alte, aber der Nachprüfung harrende Behauptung von POLL (1931b) erinnert werden, nach welchem die männliche Nebenniere, berechnet je Kilogramm Körpergewicht, weniger *Adrenalin* enthalten soll als die weibliche.

c) Beziehungen zwischen Nebennieren und männlicher Keimdrüse.

Eine alte Behauptung lautet: Tiere mit großen Hoden haben auch große Nebennieren. Diese Bemerkung ist auch in einige Lehrbücher eingegangen (z. B. BLOOM-MAXIMOW, 4. Aufl., 1942). Nachdem wir heute mit Sicherheit wissen, daß die Nebennieren eine Quelle androgener Substanzen bei Mann wie Frau darstellen, erscheinen uns Beziehungen zu den männlichen Keimdrüsen verständlich. Hier soll indessen nicht über die Beeinflussung der Sexualorgane durch androgene Stoffe gesprochen werden. Auch auf die Beeinflussung der Nebenniere durch androgene Substanzen komme ich später zurück (S. 757). Hier mögen einige Fälle, die allgemein für eine Koppelung der Funktion von Nebennieren und männlichen Keimdrüsen sprechen, genannt werden. Auf die enge Beziehung zwischen männlicher Keimdrüse und Nebenniere weisen die Beobachtungen gleichzeitiger, an beiden Organen auftretender *Hemmungsmißbildungen*, welche aus der engen Nachbarschaft beider Organe in der Ontogenese verständlich sind (ASCHOFF 1919). Auf das *adrenogenitale Syndrom* kann ich hier nur verweisen.

SCHILF (1922) hat im Rahmen seiner Untersuchungen über *Gewichtskorrelationen* auch *Nebennieren und Hoden miteinander verglichen*. Nach seiner Berechnung beträgt das Verhältnis von Hoden zu Nebennieren 2,48. LEUPOLD (1921) hat die Zahl 2,5 errechnet. Das absolute Gewicht der Hoden nimmt gleichmäßig mit dem der Nebennieren zu. Bei Berücksichtigung der Körpergröße, welche nach SCHILFs Beobachtungen das Gewicht von Hoden wie Nebennieren beeinflußt, ist festzustellen, daß das Gewicht der Hoden mit dem der Nebennieren beständig zunimmt. Sehr konstante Gewichtsbeziehungen zwischen Hoden und Nebennieren können also angenommen werden.

Im folgenden wird nur über *histologisch* faßbare Organveränderungen berichtet, die ein Licht auf die Hoden-Nebennierenbeziehungen werfen. WATRIN (1927) beobachtete, daß bei neugeborenen und jugendlichen *Ratten* in den interstitiellen Zellen des Hodens reichlich Lipoid vorhanden ist, welches zu Beginn der Spermatogenese offenbar verbraucht wird. Dann soll seiner Meinung nach die Nebennierenrinde für das Interstitium des Hodens stellvertretend wirksam werden.

PÉZARD und CARIDROIT (1922) kastrierten 2 Monate alte *Hähnchen* und untersuchten ein Jahr später die Gegend der Keimdrüsen und Nebennieren histologisch. In der Umgebung zufälliger „Hodentransplantate", wie sie die Überbleibsel von Hodengewebe bei unvollständiger Kastration nennen, sammeln sich im Bindegewebe Elemente an, die wie Nebennierenzellen aussehen. In einem 2. Fall drangen solche Nebennierenelemente sogar in das restliche Hodengewebe ein, wo sie sich um besonders stark reduzierte Hodenkanälchen anordneten und schließlich fanden sich in einem 3. Fall zwischen den Hodenkanälchen im Interstitium derartige „suprarenale Elemente".

Da nach LEUPOLD (1920) bei Erwachsenen eine Abhängigkeit des Fettgehaltes der Zwischenzellen des Hodens von der Nebennierenrinde bestehen soll, untersuchte TOBECK (1928) die Verhältnisse bei Kindern. Während der Lipoidstoffwechsel der Nebennieren von verschiedenen Krankheiten beeinflußt wird, reagieren die Lipoide des Hodens bei *Säuglingen* offenbar viel träger.

Eine gewisse Abhängigkeit der Hodenfunktion von der Nebenniere scheint aus folgender Beobachtung von BÜLBRING (1940) hervorzugehen. Beim *Enterich* nehmen die Hoden von etwa Januar bis zum Juni an Größe zu. Beim adrenalektomierten Tier muß man in dieser Zeit mehr Rindenextrakt geben, wenn man das Leben der Tiere und gar, wenn man diese Hodenhypertrophie erhalten will.

Besonders ausführliche Untersuchungen über die sexualspezifischen Charakteristika der Nebennierenrinde beim *Mann* liegen von STIEVE (1946b, c) vor. Beim *Mann* sind die *Altersveränderungen* der Nebenniere zeitlich auffällig eng mit der Aktivität der Keimdrüse gekoppelt. Sie werden etwa nach dem 50. Lebensjahr manifest, also mit allmählicher Abnahme der Spermatogenese.

Besonders interessant sind in diesem Zusammenhang die Fälle, in denen stärkste nervöse Erregungen eine vorzeitige schnelle Schädigung der männlichen Keimdrüsen hervorrufen. Wenn die Rückbildungen des Hodens nur kurze Zeit gedauert haben (3, höchstens 6 Wochen), dann zeigen die Nebennieren meist noch das dem Alter entsprechende Verhalten; nur ist manchmal schon bei Männern unter 50 Jahren die Fasciculata etwas verbreitert und sehr reich an Lipoiden. Haben aber die Rückbildungen längere Zeit angehalten, so kann man auch bei jüngeren, sonst gesunden Männern sehen, daß die Nebennierenrinde stärkstens mitreagiert. Sie ist dann schmal und ganz unregelmäßig gebaut. Die Glomerulosa ist teilweise erhalten, teilweise bereits verschwunden, was normalerweise erst in höherem Alter beim normalen Mann zu beobachten ist. Hier reicht dann die Fasciculata bis an die Kapsel des Organs heran. Auch die Reticularis wird ganz verschieden breit, an den meisten Stellen sehr schmal. Ihre fein gekörnten Zellen enthalten wenig Pigment. Die Grenze der Reticularis gegen die Fasciculata erscheint unregelmäßig gezackt. An einzelnen Stellen sind die Zellgrenzen verschwunden. Man erkennt mehrkernige Syncytien; viele Kerne gehen zugrunde. Die Fasciculata kann manchmal außerordentlich schmal werden, so daß die Reticularis unmittelbar an die Glomerulosa grenzt. An anderen Stellen durchsetzt eine breite Fasciculata die ganze Rinde von der Kapsel bis zum Mark. Die Zellen der Fasciculata sind klein, ihr Cytoplasma ist feinschaumig-wabig. In allen Schichten finden sich einige pyknotische Kerne.

Das Netz argyrophiler Fibrillen umgibt noch einzelne Zellgruppen in den innersten Lagen der Reticularis, allerdings auch einzelne Zellen. An manchen Stellen erscheinen die Fasern dicker als sonst in der Nebennierenrinde. In mancher Hinsicht erinnert der Bau dieser Nebennieren an die Verhältnisse bei älteren Männern jenseits des 50. Lebensjahres. Es fehlen aber Fettzellen- und Lymphocyteneinlagerungen.

Bilden sich bei Männern jenseits des 50. Lebensjahres die Hoden unter derartigen Milieubedingungen zurück, dann tritt eine viel raschere Rückbildung der Nebennieren ein als gewöhnlich in diesem Alter.

Aus einer Arbeit von HEWITT (1947) möchte ich den folgenden interessanten Befund abschließend mitteilen. Bei den *Sauropsiden* kann bekanntlich das Ovar der rechten Seite atrophieren. Bei der *Henne* findet sich beispielsweise meist auf der rechten Seite eine vollständig rudimentäre Ovotestis. Wird nun auf der linken Seite das Ovar entfernt, so entsteht aus der rechten rudimentären Gonade ein mehr hodenähnliches Gebilde. Bei dieser Umwandlung scheint ebenfalls die Nebenniere eine wichtige Rolle zu spielen. Denn HEWITT konnte bei beidseitig adrenalektomierten und linksseitig ovariektomierten *Hennen* die Umbildung nicht mehr nachweisen.

Wirkung der Vasektomie auf die Nebennieren. ROSSI (1926) resezierte beim *Hund* 2 cm des Ductus deferens. Die Tiere wurden zwischen 10 Tagen bis 8 Monaten nach der Operation getötet. Im Hypophysenvorderlappen sollen sich die Eosinophilen vermehrt haben. Die Nebennieren zeigten keine Veränderungen.

d) Die sog. X-Zone der Maus (HOWARD-MILLER 1927); analoge bzw. homologe Bildungen.

Wahrscheinlich haben MASUI und TAMURA (1926) die „X-Zone" bei *Mäusen* zuerst gesehen. Sie sprechen davon, daß sich die Zona reticularis der Nebennierenrinde bei jungen *Mäuse*-Weibchen allmählich ausbildet, während sie bei den *Mäuse*-Männchen schon vor der Geschlechtsreife wieder verschwinde. Sie beobachteten sogar bereits, daß die „Reticularis" bei kastrierten *Mäuse*-Männchen wieder auftreten kann, wodurch die Nebennierenrinde solcher Männchen das Aussehen wie bei erwachsenen normalen Weibchen bekommen kann. Die Besonderheit der X-Zone richtig erkannt zu haben, ist das Verdienst von EVELYN HOWARD-MILLER (1927). Die Glomerulosa der erwachsenen *Maus* ist weniger deutlich, sie besteht aus ein paar gebogenen Zellreihen mit cytoplasmaarmen Zellen mit sehr stark anfärbbarem Kern. Auch Fasciculata und Reticularis sind nicht besonders gut voneinander zu trennen. Alle Rindenzellen scheinen von ziemlich gleichem Typ; sie enthalten verhältnismäßig große, mit Sudan färbbare Körnchen. Die parallelen Zellreihen werden durch Blutgefäße voneinander geschieden. In der Nähe der Rinden-Markgrenze wird wohl die Zellordnung etwas unregelmäßiger, aber oft laufen parallele, fasciculierte Zellreihen bis an diese Grenze heran. Unmittelbar an der Rinden-Markgrenze liegt eine ganz schmale Zone aus 2—3 Zellagen. Ihre Zellen sind meist etwas schmäler, entsprechen aber sonst Reticulariselementen. Pigment sah die Autorin nicht.

Bei erwachsenen Männchen tritt die Rinden-Markgrenze dadurch besonders deutlich hervor, daß an dieser Stelle eine schmale Bindegewebseinlagerung hinzukommt.

Bei der Untersuchung von erwachsenen *Mäuse*-Weibchen, die noch nie trächtig gewesen waren, fiel eine zusätzliche Zone auf, die oftmals breiter als die aus Glomerulosa und Fasciculata zusammengesetzte Rinde war. Von einer bindegewebigen Grenze gegen das Mark konnte keine Rede sein. Im Gegenteil, es kam zur Vermischung von Rinden- und Markelementen. Diese merkwürdig marknahe Zone bei erwachsenen, nulliparen Weibchen nannte HOWARD-MILLER zunächst einfach die „X-Zone". Ihre Zellen sind kleiner als die üblichen Rindenzellen und besitzen weniger Cytoplasma; sie färben sich nach BOUIN-Fixierung und Hämatoxylin-Eosinfärbung intensiver rot als die anderen Rindenzellen. Die Zellkerne sind rund und stark basophil. Auf der Höhe der Entwicklung lassen sich die Zellen der X-Zone im Gegensatz zu den Fasciculatazellen nicht mit Sudan anfärben; erst wenn Degenerationszeichen in der X-Zone auftreten, wird dies anders. Von vornherein hatte HOWARD-MILLER Bedenken, die X-Zone der *Maus* der gewöhnlichen Reticularis gleichzusetzen.

Um das Wesen dieser X-Zone genauer zu erfassen, untersuchte HOWARD-MILLER die postnatale Entwicklung der *Mäuse*-Nebenniere. Während der ersten 10 Tage nach der Geburt ist eine relativ breite Glomerulosa vorhanden. Nach innen von dieser finden sich schlecht charakterisierbare Zelltrabekel, noch weiter zentralwärts kommt es zur Durchmischung von Rinden- und Markelementen. Etwas später konsolidiert sich das Mark. Es wird dann von einer Lage kleiner basophiler, cytoplasmaarmer Zellen umgeben. Was diese Basophilie angeht, so hat HOWARD-MILLER hier wohl vor allem die mit Kaliumbichromat fixierten Schnitte im Sinn. Spätere Untersucher, die offenbar anders fixiert haben (BOUIN-Fixierung), sprechen durchwegs von einer Eosinophilie der X-Zonenzellen (JONES 1950).

Zwischen dem 10.—14. Lebenstag wird das Gebiet deutlicher, denn es wird schnell breiter, die Zellen vergrößern sich. Bei 3 Wochen alten Tieren beiderlei Geschlechts ist schließlich eine ganz deutliche X-Zone vorhanden.

Mit 4 Wochen wird nun eine Sexualdifferenz deutlich. Bei den Weibchen wächst die Zone weiter, bei den Männchen dagegen nimmt sie nicht mehr eine so große Abteilung der Rinde wie vorher ein, ja sie fängt jetzt bald an, undeutlicher zu werden und zu verschwinden. Es gibt dabei allerlei individuelle Unterschiede; aber nach dem 48. Lebenstag hat HOWARD-MILLER bei *Mäuse*-Männchen nie mehr eine X-Zone gesehen. In manchen Fällen kommt es zu einer ganz deutlichen Degeneration der Zone. Die Zellen werden wieder kleiner, ohne daß eine starke Vacuolisierung in den Zellen dazukommt, wie später bei der Degeneration der weiblichen X-Zone.

Besonders wichtig war die Beobachtung, daß die X-Zone bei den *Mäuse*-Männchen offenbar dann verschwindet, wenn die ersten Zeichen der sexuellen Reife einsetzen. Der Beweis für die Richtigkeit dieser Ansicht ergibt sich aus der oft nachgeprüften Tatsache, daß die X-Zone beim Männchen durch Kastration in der Jugend ebenfalls über viel längere Zeit erhalten werden kann. Schon HOWARD-MILLER sah dann bei kastrierten *Mäuse*-Männchen von 160 Tage Alter noch eine X-Zone.

Bei den Weibchen entwickelt sich die Zone anfänglich noch weiter. Bei manchen Stämmen kann die Breite der X-Zone 50% der gesamten Rindenbreite erreichen. JONES (1950) gibt für den „Swiss-Strain" etwa 40% der Rindenbreite als Maximum an, während die X-Zone bei den BAGG- und STRONG-Stämmen nur halb so breit wird. Eine ganz langsame Rückbildung tritt bei jungen erwachsenen *Mäuse*-Weibchen ein. Die Nebennierenstruktur, die bei den normalen Männchen etwa am 40. Lebenstag erreicht ist, wird bei den Weibchen erst zwischen 80.—200. Lebenstag angetroffen.

Eine weitere Stütze für die Ansicht, daß zwischen X-Zone und der Sexualsphäre besondere Beziehungen bestehen, konnte HOWARD-MILLER dadurch gewinnen, daß sie die eine Nebenniere eines Tieres der histologischen Untersuchung durch Adrenalektomie zugänglich machte, die zweite nach verschieden langen Intervallen untersuchte. Der bekannte Prozeß der kompensatorischen Hypertrophie verändert die Verhältnisse der X-Zone nicht! Aufbau und Abbau der X-Zone verläuft offenbar nach eigenen Gesetzen.

Es seien noch einige Beobachtungen zur Degeneration der X-Zone mitgeteilt. Sie setzt zunächst in einigen wenigen Zellen ein. Es kommt dann schnell zu Verschmelzung mehrerer (3—5) Zellen. Vor allem bei Rückbildung der X-Zone der *Mäuse*-Weibchen findet man verfettete Rindenzellen. Eine besondere Hyperämie kann gelegentlich während des Prozesses beobachtet werden. Kernveränderungen (Fragmentationen, Pyknosen, Chromatinverklumpungen) treten hinzu. Am Ende nimmt die ganze X-Zone das Bild einer stark mit Vacuolen durchsetzten, reticulären Schicht an. Es bilden sich Siegelringzellen. Es wird immer schwieriger, zwischen fibroblastenähnlichen Elementen und ehemaligen Parenchymzellen zu entscheiden. Dabei verschmälert sich die X-Zone fortlaufend, so daß endlich Fasciculata und Mark nahezu aneinanderstoßen, nunmehr aber durch eine recht deutliche Markkapsel und eine 2—3 Zellen dicke Schicht getrennt, die endlich einer Zona reticularis entspricht. Vor der Degeneration der X-Zone liegt etwas Bindegewebe zwischen Fasciculata und X-Zone; dieses Bindegewebe ist es, welches nach der Degeneration der X-Zone markwärts verschoben wird.

Bei den Männchen, seltener auch bei den Weibchen, vollzieht sich an Stelle der Degeneration mit Verfettung ein anderer Prozeß. Dabei platten sich die Elemente der X-Zone einfach immer stärker ab. Wo es zur Verfettung in den Zellen der X-Zone kommt, ist die Sudanfärbung meist stark positiv. Aber gelegentlich färben sich auch einige Flecken in den Zellen nicht mit Sudan; hier ist es wohl bereits zu einer weiteren Zersetzung gekommen.

Bei den einzelnen *Mäuse*-Stämmen scheint der Abbau der X-Zone zeitlich etwas verschieden zu verlaufen. Bei dem Swiss-Stamm fand JONES (1950) bei 100 Tage alten Tieren noch eine sehr deutliche X-Zone, in welcher hier und da Degenerationsfelder auftraten, die leicht an ihrer Sudanophilie erkennbar waren. Mittels Azanfärbung konnte er zugleich die ersten Spuren einer Markkapsel erkennen. Bei einem 221 Tage alten, virginellen Weibchen war die X-Zone durch eine Reticularis ersetzt (Abb. 257, S. 717).

Kommt es zur *Gravidität*, dann erfolgt ein rapider Abbau der X-Zone; am 12. Tag der Gravidität ist sie in der Regel verschwunden. Diese Beobachtungen machte HOWARD-MILLER (1927) an primiparen Weibchen, bei denen altersmäßig durchaus mit dem Vorhandensein einer X-Zone zu rechnen war. Folgen weitere Graviditäten, dann treten im Bereich der X-Zone keine neuen Veränderungen ein.

Die Entdeckung der X-Zone gab Anlaß zu einer großen Reihe von vergleichend-histologischen und experimentell-morphologischen Untersuchungen (HOWARD-MILLER 1929, 1930, 1937a, 1938a, DEANESLY 1928, 1938, WARING 1935, McPHAIL und READ 1942 u. v. a.). Besonders ARTHUR GROLLMAN (1936) versuchte die Bedeutung der X-Zone als Ort der Produktion androgener Stoffe zu beweisen. Er sprach direkt von einer „androgenen Zone" der Nebennierenrinde.

WARING (1935) untersuchte die Nebenniere von *Mäuse*-Embryonen und schloß, daß es sich bei der X-Zone um eine transitorische Entwicklung aus Material der Rindenanlage handle. Um den 15. Entwicklungstag herum differenzieren sich Glomerulosa und Fasciculata, während isolierte, wenig differenzierte Rindenelemente nahe der Markgrenze liegenbleiben. So soll um das Mark eine Zone von 2—3 Zellschichten entstehen; das wäre etwa das Bild zur Zeit der Geburt der Tiere. Die Zellen unterscheiden sich durch die beträchtliche Eosinophilie von den restlichen Rindenelementen.

HOWARD (1939) hat später noch einmal betont, sie könne nicht ganz und gar der Meinung von WARING beipflichten, da die Festlegung einer X-Zone unter Umständen in den ersten 10 Lebenstagen ziemliche Schwierigkeiten mache.

McPHAIL und READ (1942a) haben die Angaben WARINGs bestätigt, nach welchen die erste Rindenanlage bei der *Maus* am 12. Tag der Gravidität auftritt. Am folgenden Tag erscheint die Markanlage und am 14. Tage ist zum ersten Male eine Verbindung zwischen Rinden- und Markgewebe festzustellen. Die Rindenzellen bilden am 14. Tag unregelmäßige Säulen oder Gruppen, zwischen welchen große Blutsinus liegen. Anfangs ist das Cytoplasma aller Rindenzellen stark eosinophil. Die großen ovoiden oder nierenförmigen, meist bläschenförmigen Zellkerne enthalten ein oder mehrere Kernkörperchen. Die basophilen Markzellen sind kleiner. Sie liegen einzeln oder in Gruppen in der Rindenanlage. Die Rindenzellen bilden um diese Markzellen die von PANKRATZ (1931), KEENE und HEWER (1927) beschriebenen „Rosetten".

Am 16. Tag nimmt ein Teil der Rindenzellen die Charakteristika von Fasciculataelementen an; sie werden kubisch, stärker vacuolisiert und unterscheiden sich von den dunkleren peripheren Zellen, d. h. der künftigen Zona glomerulosa. Einige Rindenzellen machen aber diese Differenzierung nicht mit. Sie behalten ihr dunkles, eosinophiles Cytoplasma und die syncytiale Anordnung, wie sie am 14. Entwicklungstag noch für die Mehrzahl der Rindenzellen gilt. Die größte Zahl der undifferenzierten Zellen findet sich im Zentrum des Organs, wo sie mit Markelementen untermischt sind oder diese auch zu umgeben beginnen. Bei der Geburt bilden sie eine Doppelschicht um das Mark (s. a. WARING 1935). Die X-Zone („interlocking zone", WARING) wird erst am 4. Tage nach der Geburt deutlich.

Es ist trotz der Bedenken von McPHAIL und READ (1942) sehr wahrscheinlich, daß die X-Zone von den eosinophilen, marknahen Zellen der Rinde aus ihre

Entwicklung nimmt, ob man sie nun mit WARING (1935) von Elementen der *Rindenanlage* ausgehen läßt oder mit MCPHAIL und READ (1942a) von innersten Zellen der Zona fasciculata.

MASUI und TAMURA (1926a) fanden die X-Zone zuerst deutlich zwischen 5. und 15. Lebenstag — allerdings noch als Reticularis (s. o.) bezeichnet —, HOWARD (1939) sah sie etwa zur gleichen Zeit eindeutig, jedenfalls zwischen 16.—20. Lebenstag. Nach dieser Zeit kommt es zu der eigentümlichen geschlechtsspezifischen Weiterentwicklung der Zone (s. o.). Bei Männchen geht die Entwicklung noch etwa bis zum 30. Lebenstag weiter; dann beginnt die Zone zu degenerieren. Nach MCPHAIL und READ (1942a) ist der Untergang der Zone am 36. Tage vollendet, nach WARING (1935) am 37. Tage, nach HOWARD (1927) am 38. Tage.

Bei den Weibchen bleibt die Zone viel länger bestehen. Schon bei 4 bis 5 Wochen alten Weibchen nimmt die Zone eine viel größere Rindenbreite ein als je bei Männchen. Schließlich kann die X-Zone 30—40% der gesamten Rindenbreite einnehmen (HOWARD-MILLER 1927). Dann aber beginnt langsam auch bei den Weibchen der Abbauprozeß, welcher etwa 80 Tage dauern kann, es sei denn, er würde durch eine Gravidität rapid beschleunigt.

Der *Untergang der X-Zone* wird in seinen Einzelheiten genauer beschrieben bei MASUI und TAMURA (1926), TAMURA (1927), HOWARD-MILLER (1927), DEANESLY (1928), TAKEWAKI (1936). HOWARD-MILLER (1927) kommt zur Auffassung, daß der Abbau der X-Zone stets über eine fettige Degeneration verlaufe. DEANESLY (1928) und WHITEHEAD (1933b, c) meinen dagegen, zumindest bei *Mäuse*-Weibchen müsse der Untergang der X-Zone nicht unbedingt über eine fettige Degeneration gehen. DAUGHADAY (1941) stellt fest, daß die X-Zone von virginellen *Mäuse*-Weibchen des „dilute brown strain" über 200 Tage persistiere und daß bei ihrer Rückbildung Vacuolenbildungen in den Zellen zu beobachten waren, während die X-Zone 100 Tage alter *Mäuse*-Weibchen des Stammes C 57 Black (geringe Neigung zu Mammacarcinomen) vollständig, und zwar ohne Vacuolenstadium verschwunden war. Bei virginellen wie trächtigen *Mäuse*-Weibchen vom dba-Stamm (starke Tendenz zum Mammacarcinom) degenerieren die Zellen der X-Zone über ein Vacuolenstadium. Der Prozeß geht ganz langsam vor sich, so daß Reste der Zone noch bei 210 Tage alten Tieren zu beobachten sind. HUSEBY und BALL (1945) untersuchten den A-Stamm (geringe Neigung zum Mammacarcinom bei virginellen Tieren, hohe Tendenz zum Mammacarcinom bei Tieren, welche geboren haben). Die X-Zone degeneriert über ein Vacuolisationsstadium, ähnlich wie bei dba-Tieren. Zeitlich liegt der Degenerationsprozeß zwischen C 57 Black und dba. "Thus a correlation may exist between the maintenance of the X-zone and its time of normal disappearance with vacuolization and a factor or factors important in carcinogenesis."

Bevor auf die Frage nach der Bedeutung der X-Zone eingegangen wird, sollen einige Angaben zur *experimentellen Morphologie* dieses Rindengebietes gemacht werden.

Da die Reste der X-Zone bei der *Maus* in der *Gravidität* sehr schnell verschwinden, lag es nahe zu fragen, ob die X-Zone nach der Gravidität erneut aufgebaut wird (MASUI und TAMURA 1926). MCPHAIL und READ (1942a) stellten Versuche an, indem sie einmal die Jungen zum Säugen bei den Muttertieren ließen, zum andern aber die Jungen gleich nach der Geburt töteten. Es stellte sich heraus, daß die X-Zone bei regelrechter Lactation wohl für immer verschwindet. Dagegen kam es bei den nicht nährenden Weibchen zu einer gewissen Regeneration der X-Zone.

Einige Beobachtungen weisen darauf hin, daß die X-Zone sich *histochemisch* anders verhält als der Rest der Nebennierenrinde. "The appearance of *alkaline phosphatase* (hier gesperrt, s. a. S. 705ff.) in the male adrenal cortex parallels the regression of the X-zone" (ELFTMAN 1947b). Über die Verteilung der *Plasmale* s. S. 364, Abb. 160.

Die Wirkung oestrogener Stoffe auf die X-Zone wird nicht einheitlich beschrieben. MARTIN (1930) erhielt bei kurzdauernden Versuchen mit Verabreichung oestrogener Stoffe zunächst keine Veränderungen der X-Zone. Dagegen erzielte er bei längerer Behandlung infantiler, kastrierter Männchen, ferner normaler und kastrierter Weibchen eine Degeneration der X-Zone. Bei Behandlung infantiler normaler Männchen mit oestrogenen Stoffen ging die Entwicklung der X-Zone länger vonstatten als normalerweise. Bei nichtkastrierten erwachsenen Männchen kam es sogar zum Wiederauftreten der X-Zone (POLL 1931a, Versuche mit Progynon). BURROWS (1936) fand bei *Mäuse*-Männchen, daß längere subcutane Verabreichung oestrogener Stoffe zunächst zu einem Wiederauftauchen der X-Zone führt. Danach folgte eine erhebliche Degeneration, wobei ,,large rounded lipoid-like masses" gebildet wurden. CRAMER und HORNING (1937c) konnten bei Verabreichung oestrogener Stoffe keine Veränderungen an der X-Zone der Nebenniere weiblicher Versuchstiere beobachten. Nach subcutaner Verabreichung sahen sie dagegen (1937b) bei beiden Geschlechtern sog. braune Degeneration der Nebennierenrinde. Bei dieser ,,braunen Degeneration" handelt es sich um das Auftreten isolierter Massen oder eines kontinuierlichen Bandes nekrotischen Gewebes an der Rinden-Markgrenze, welches mit Fett beladen ist. LACASSAGNE und RAYNAUD (1937a) behaupten, daß die Involution der X-Zone durch oestrogene Stoffe nicht verändert wird, eine allgemeine Reduktion aller Rindenzonen soll aber folgen. MORRELL und HART (1941) beschrieben Schwellung und Vacuolenbildung in der Zona fasciculata der *Ratten*-Nebenniere nach Stilboestrolinjektionen. MCPHAIL und READ (1942b) verabreichten Oestron oder Stilboestrol an junge, offenbar aber geschlechtsreife *Mäuse*-Weibchen. Es kam zur Zellschwellung und zur Vacuolenbildung in der Zona fasciculata unmittelbar peripher (kapselwärts) von der X-Zone, die auch selbst von dem gleichen Vorgang betroffen sein konnte. In anderen Nebennieren schien dagegen die verhältnismäßig große X-Zone unbeeinflußt. Die Wirkung auf die der X-Zone benachbarten Fasciculatazellen bezeichnen die Verfasser als ,,ring-effect". Im Degenerationsbezirk schwellen die Zellen an, verschmelzen teilweise miteinander und verlieren ihre gewöhnlichen Färbungseigentümlichkeiten. Spezifisch ist die Wirkung aber wohl nicht, da ähnliche Bilder auch nach Verabreichung von A.P.L. und P.M.S. (= gonadotrope Hormone aus dem Urin) gelegentlich auftreten können. Dagegen ließen sich durch längere Chloroformnarkose (Stress) keine ähnlichen Wirkungen wie nach Oestron erzielen. Auch den postmortalen Rindenveränderungen entsprachen die Bilder nach Oestronapplikation nicht ohne weiteres. Vielleicht wird durch Oestron oder Stilboestrol eine Erschöpfung der Nebennierenrinde mittelbar (Ausschaltung der ACTH-Wirkung des Vorderlappens) oder unmittelbar erreicht.

Nach LEATHEM (1949) soll der Abbau der X-Zone durch Stilboestrol verzögert werden. Bei infantilen *Mäuse*-Weibchen, welche über 10 Tage täglich 10000 IE Oestron bekommen hatten, degenerierte die X-Zone (MCPHAIL und READ 1942b). Schließlich brachten die gleichen Untersucher durch A.P.L. (10 IE täglich) bei *Mäuse*-Weibchen die X-Zone zum Verschwinden. Danach gaben sie 1000 IE Oestron täglich. In der Zona fasciculata traten keine Degenerationen auf, aber die X-Zone entwickelte sich wieder.

Bei erwachsenen Männchen wirkte Oestron fast gar nicht; vor allem erschien die X-Zone nicht wieder (vgl. dagegen MARTIN 1930, BURROWS 1936). Dabei wurden sogar so hohe Dosen verabreicht, daß allgemein toxische Erscheinungen auftraten. Nur zweimal bildeten sich Vacuolen in den Fasciculatazellen.

Nach VICARI (1943b) nimmt der Fettgehalt der Zellen in der X-Zone nach Theelinzufuhr (Oestron) zu, die Zone hypertrophiert.

Die Ergebnisse der Oestronversuche sind also uneinheitlich. Neuere Untersucher haben meist keine Wirkung beobachtet (LEATHEM und SILVERMAN 1945, ZINSSER, ZINSSER und STOREY 1950, s. ferner S. 750ff.).

Die Wirkung der *Progesteron*-Zufuhr auf die X-Zone ist ebenfalls nicht klar. HOWARD und GENGRADOM (1940) verzeichneten nach großen Dosen von Progesteron eine geringe Reduktion, aber keinen vollen Abbau der X-Zone. Nach SELYE (1940) soll dagegen die X-Zone nach Progesteron verschwinden. MCPHAIL und READ (1942b) injizierten bei 20 Tage alten *Mäuse*-Weibchen 10—13 Tage lang 0,5 mg Progesteron. Die X-Zone blieb erhalten. Auch bei kastrierten Männchen mit deutlicher X-Zone (s. u.) war durch Progesteroninjektion keine deutliche Wirkung zu erzielen. Dagegen konnte bei Weibchen mit Anhydrooxy-progesteron eine deutliche Wirkung, d. h. ein Verschwinden der X-Zone erreicht werden (Dosis 0,5 mg 11—16 Tage lang).

Mehr im Sinne von HOWARD und GENGRADOM sprechen die Versuche von CLAUSEN (1944). Er injizierte täglich intraperitonaeal entweder 0,5 mg kristallisiertes Progesteron oder Desoxycorticosteronacetat an junge weibliche und kastrierte junge männliche *Mäuse*. Alle Tiere wurden vor der Hormonbehandlung einseitig adrenalektomiert. Nach 40tägiger Behandlung wurde die zweite Nebenniere untersucht. Beide Steroide führten zu einer teilweisen Degeneration der X-Zone. Aber es erfolgte keine vollkommene Vacuolisierung der Zone. Die Zellen schrumpfen, viele Zellkerne werden pyknotisch, die weiten Sinusoide verschwinden, die Zellagerung wird dadurch dichter. Die Nebennieren der Weibchen scheinen empfindlicher zu sein als die der kastrierten Männchen. BOURNE (1949) äußert Zweifel hinsichtlich einer Progesteronwirkung auf die X-Zone.

Die *Ovariektomie* scheint ohne jeden Einfluß auf die X-Zone zu bleiben (HOWARD-MILLER 1930). In einer späteren Arbeit (HOWARD 1940) wird jedoch eine gewisse Stimulierung der Entwicklung der X-Zone vermutet.

Das verblüffende Ergebnis der *Kastration jüngerer Mäusemännchen* auf die X-Zone wurde schon erwähnt (S. 710). Die Zone erhält sich viel länger als unter normalen Verhältnissen. Kastration junger *Mäuse*-Männchen vor der Geschlechtsreife führt zu einer Persistenz der X-Zone (HOWARD 1939), Kastration nach erlangter Geschlechtsreife sogar zu einem Wiederauftauchen der X-Zone. Übrigens hat HOWARD Bedenken, eine allzu enge Beziehung zwischen der X-Zone und den Gonaden anzunehmen. Sie hat die früher (HOWARD-MILLER 1927) bereits konstatierte Persistenz der X-Zone bei kastrierten *Mäuse*-Männchen wieder überprüft. Das Ergebnis war das gleiche. Nun aber beobachtete sie den weiteren Verlauf der Dinge über längere Zeiträume. Die Männchen wurden im Alter von 12—28 Tagen kastriert, aber erst im Alter von 231—266 Tagen getötet. In allen Fällen enthielten die Nebennieren Reste der X-Zone, entweder in Form eines verstärkten reticulären Gewebes in den innersten Rindenabschnitten oder in Form eines schmalen Zellbandes. Bei 2 *Mäusen* wurde je eine Nebenniere im Alter der Tiere von 160 Tagen, die zweite im Alter von 199 Tagen entnommen. In beiden Fällen war in der jüngeren Nebenniere noch eine X-Zone ohne Degenerationszeichen festzustellen, in der älteren aber nur noch ein Rest einer X-Zone. Die Kastration verhindert also die endgültige Degeneration der X-Zone nicht. Nach JONES (1949) bleibt bei infantilen kastrierten *Mäuse*-Männchen die X-Zone bestehen, ja sie vergrößert sich (s. a. HOWARD und BENUA 1950b). Eine

Produktion androgener Stoffe in der erhaltenen X-Zone konnten die Autoren nicht nachweisen.

Mittels einer Injektion *androgener Stoffe* kann die erhaltene X-Zone kastrierter *Mäuse*-Männchen rasch zum Verschwinden gebracht werden (HOWARD-MILLER 1927a, DEANESLY 1928, MARTIN 1930, POLL 1931a: Provironversuche, DEANESLY und PARKES 1937, CRAMER und HORNING 1937c, LACASSAGNE und RAYNAUD 1937a, STARKEY und SCHMIDT 1938, LEATHEM 1949, JONES 1949, ZINSSER, ZINSSER und STOREY 1950, s. ferner S. 757 ff.).

LACASSAGNE und RAYNAUD (1937a) schrieben: «Enfin, la castration du mâle pratiquée entre la 2e et la 3e semaine, permet le même développement et l'égale durée de la zone X que chez la femelle.» STARKEY und SCHMIDT (1938) brachten die X-Zone durch eine einzige Injektion von 0,4 mg Testosteron innerhalb von 6 Tagen zum Verschwinden. Ähnliche Befunde liegen ferner vor von HOWARD (1940), SELYE (1940b). McPHAIL und READ (1942a, b) gaben jungen, nicht geschlechtsreifen, kastrierten *Mäuse*-Männchen Testosteroninjektionen (0,25 mg). Die X-Zone verschwand, wie die einen Tag nach der letzten (4 Tage insgesamt) Injektion herausgenommene Nebenniere erkennen ließ. Nach einer Erholungspause von 21—26 Tagen hatte bei diesen Tieren sich erneut eine X-Zone gebildet. McPHAIL und READ (1942a) meinen, die regenerierte X-Zone gleiche der primären nahezu. Frühere Untersucher waren nicht so sicher. So schrieb DEANESLY (1928), daß sich nach Kastration "an area develops which eventually resembles the x-zone in the young female in all respects — but in animals castrated after sexual maturity growth in the adrenal cortex appears to cease before the condition characteristic of the young female is reached".

CALLOW und DEANESLY (1935) sprachen von einer Zona reticularis, die nach der Kastration bei der *Maus* wieder erscheint. HOWARD (1927, 1938b, 1939) kam zum Schluß, daß zwischen primärer und sekundärer X-Zone gewisse strukturelle Unterschiede vorhanden sind. Andererseits konnten McPHAIL und READ feststellen, daß die echte Reticularis später durch Testosteronpropionat nicht mehr zu beeinflussen ist. Sie gingen dabei bis zu Mengen von 8—17,5 mg Testosteronpropionat auf 10—16 Tage verteilt über, während die typische X-Zone schon bei einer Dosierung von 0,25 mg täglich in 4 Tagen vollständig degeneriert. Dies zeigt eigentlich recht deutlich, daß die X-Zone nicht ohne weiteres der Reticularis gleichgesetzt werden kann.

Hier seien auch die Versuche von VAAL (1946, 1948) erwähnt, der mit Testosteronpropionat (täglich 100 mg) trächtige *Mäuse* die letzten 3—5 Tage vor dem Werfen behandelt hat. VAAL (1946) hat bei männlichen Jungen dieser Tiere Mißbildungen der Genitalien beobachtet; in der Nebenniere bestand eine Hypertrophie der Rinde und fettige Degeneration der X-Zone. Auch die weiblichen Neugeborenen (VAAL 1948) zeigten abnorme Entwicklungen im Bereich des Urogenitaltraktes, vor allem aber der Klitoris. Während die X-Zone bei Kontrolltieren nach der üblichen Zeit zugrunde ging, verbreiterte sie sich bei den Weibchen, die von den hormonbehandelten Müttern stammten. Später kam es zur Verfettung der X-Zone.

Auch bei *Mäuse*-Weibchen konnte LEATHEM (1949) mittels Testosteroninjektion die X-Zone zum Verschwinden bringen (temporär?). Interessanterweise mußte er bei hyperthyreotischen Tieren größere Dosen von Testosteron für die gleiche Wirkung auf die X-Zone geben als bei normalen, woraus er auf einen Schutz der X-Zone durch die Schilddrüse schließt (s. u.). Bei infantilen 10 Tage alten *Mäuse*-Männchen verschwindet die X-Zone nach einer einzigen Dosis von Testosteron. Die Spermatogenese wird übrigens hierdurch gehemmt.

Auch Jones (1949) hat das rasche Verschwinden der X-Zone bei infantilen kastrierten *Mäuse*-Männchen beobachtet. Es entwickelte sich eine Markkapsel. In Fasciculata und Glomerulosa waren unter der Testosteronbehandlung keine sicheren Veränderungen festzustellen.

Es taucht nun die weitere Frage auf, ob die nach Kastration durch Testosteron beseitigte X-Zone durch eine Direktwirkung des Hormons zur Degeneration gebracht wird oder ob hierbei der Hypophysenvorderlappen eingeschaltet ist. Hat der *Hypophysenvorderlappen* einen Einfluß auf Entstehung oder Abbau der X-Zone ? Solchen Beziehungen nachzugehen erscheint notwendig, seit Deanesly (1938) bei einem *Zwergmaus*-Stamm (hypophysärer Zwergwuchs) keine X-Zone nachweisen konnte und schloß, daß die Ausbildung dieser Zone von einer voll funktionierenden Hypophyse abhänge. Besonders Jones (1948, 1949, 1950) hat sich dieses Problems angenommen. Jones hypophysektomierte präpuberal kastrierte *Mäuse*-Männchen (Kastration am 21. Lebenstag, Hypophysektomie 12 Tage später). Dann bekamen die Tiere 7 Tage lang täglich 1 mg Testosteronpropionat in Sesamöl. Die biologische Aktivität der Testosterondosis ließ sich eindeutig an der histologischen Reaktion der Samenblasen ablesen. Die Hypophysektomie wurde nach Newton und Richardson (1940) vorgenommen. Nach der Operation erhielten die Tiere eine calorisch hochwertige Nahrung. Die normale X-Zone ist weder sudanophil, noch gibt sie eine positive Schiffsche Reaktion. Auch die Reaktionen auf die sog. Ketosteroide bleiben negativ; die Zone enthält keine doppelbrechenden Stoffe und gibt keine Autofluorescenz. Nach Hypophysektomie kommt es zu der bekannten Schrumpfung der Fasciculata (Abb. 257, 2). Die Zellen verlieren Cytoplasma, die Kerne zeigen pyknotische Veränderungen. Die Glomerulosa wird von dem Prozeß kaum betroffen, aber auch die X-Zone bleibt noch sichtbar, wenngleich ihre Eosinophilie geringer wird. In der Zona glomerulosa werden die sudanophilen Tropfen vielleicht etwas gröber, die Fasciculata bleibt zunächst aber sehr stark sudanophil. Die Plasmale in der Glomerulosa gehen auch etwas an Menge zurück; auch nimmt dort die Autofluorescenz etwas ab. In der Fasciculata entstehen jetzt aber grobe sudanophile Tropfen mit Neigung zur Verschmelzung. Die Schiffsche Reaktion ist noch positiv. Die Doppelbrechung ist an gröbere Partikel geknüpft, die Autofluorescenz ist gering oder verschwunden. Trotz der Hypophysektomie kommt es nach Kastration + Testosteron zum typischen Abbau der X-Zone. Aus diesem Versuch muß der Schluß gezogen werden, daß die Testosteroninjektionen unmittelbar auf die Nebennierenrinde wirken. Die feineren Rindenveränderungen in Glomerulosa und Fasciculata bleiben praktisch dieselben, wie sie früher unabhängig von dem Verhalten oder überhaupt der Anwesenheit einer X-Zone geschildert wurden.

Ursprünglich hatte Jones angenommen, daß das Luteinisierungshormon des Vorderlappens für die Erhaltung einer X-Zone wichtig sei. Jetzt neigt er zur Hypothese, daß die bei der sexuellen Reifung der *Mäuse*-Männchen entstehenden androgenen Stoffe das Luteinisierungshormon des Hypophysenvorderlappens hemmen (Greep, van Dyke und Chow 1942). Es entsteht schließlich ein Gleichgewicht zwischen beiden Stoffen und dann kommt es zur Direktwirkung des Androgens auf die X-Zone.

Da also recht *enge Beziehungen des Testosterons zur X-Zone* angenommen werden dürfen, hat man diese eindeutige Testosteronwirkung schon als Methode zur Testung von Testosteronpräparaten benutzt.

Leathem und Slobodien (1944) konnten mit einer einzigen subcutanen Injektion von 0,5 mg Testosteronpropionat die X-Zone bei 22—24 Tage alten *Mäuse*-Weibchen innerhalb von 6 Tagen zum Verschwinden bringen. Mit 2 mg

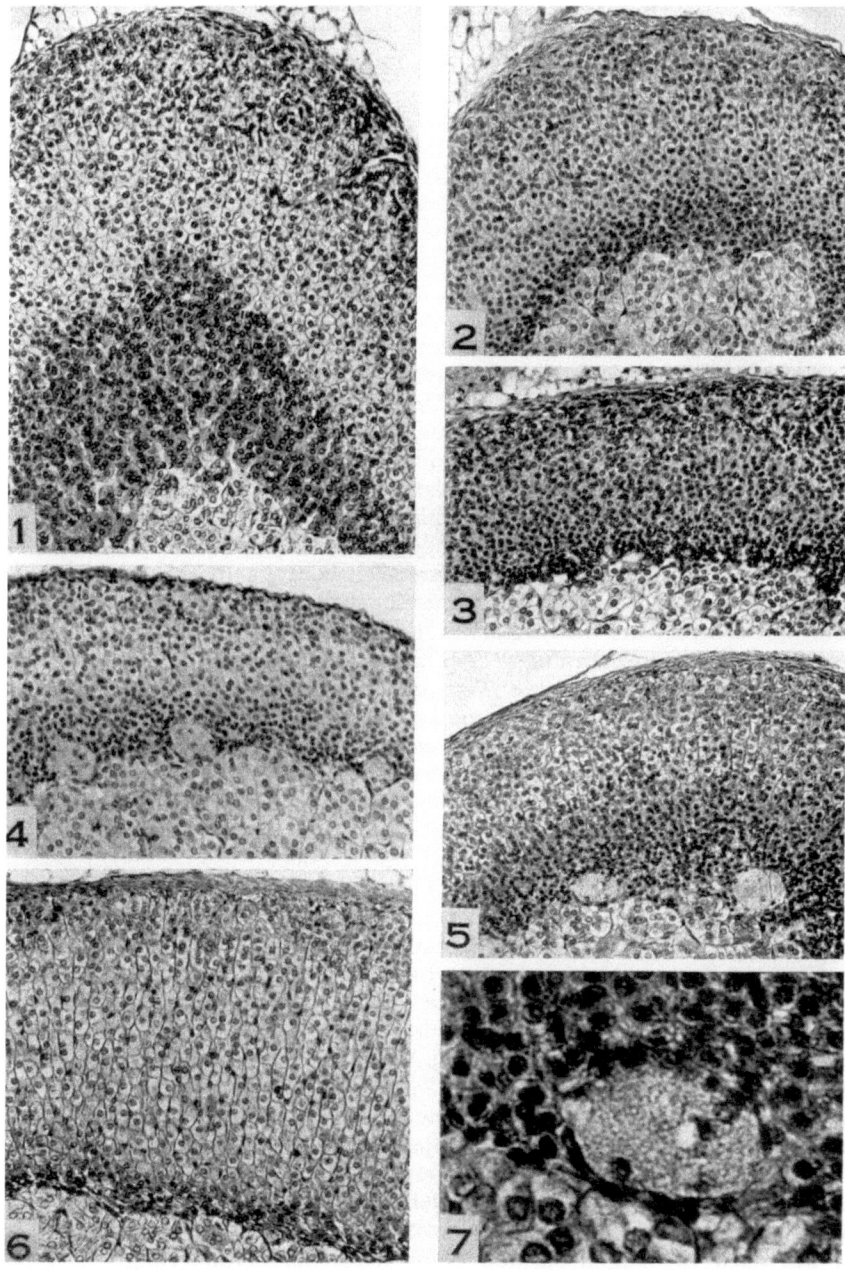

Abb. 257 (1—7). Wirkung der Hypophysektomie auf die X-Zone der *Mäuse*-Nebenniere. *1* Breite X-Zone zwischen Rinde und Mark (dunkleres Gebiet) in der Nebenniere eines normalen, 24 Tage alten *Mäuse*-Weibchens. *2* Dieselbe Gegend, 14 Tage nach Hypophysektomie, X-Zone verschmälert, aber noch nachzuweisen. *3* Dieselbe Gegend 42 Tage nach Hypophysektomie, Reste der X-Zone noch vorhanden. *4* Dieselbe Gegend 98 Tage nach Hypophysektomie, Degeneration der X-Zone (sog. „braune Degeneration"). *5* Dieselbe Gegend 198 Tage nach Hypophysektomie, an der Rinden-Markgrenze sind immer noch degenerierende Elemente nachzuweisen. *6* Nebennierenrinde eines normalen, 221 Tage alten, virginellen Weibchens, X-Zone völlig verschwunden, Zona reticularis aufgebaut. *7* Degenerative Zellverschmelzung in der X-Zone bei stärkerer Vergrößerung (Fixierung in BOUINscher Lösung, Hämatoxylin-Eosinfärbung). Aus JONES 1950.

Methyltestosteron gelang dies nicht; es mußten dann schon 0,5 mg Methyltestosteron täglich 10 Tage lang gegeben werden, um den gleichen Effekt zu erreichen. Nach diesem Test kann man also sagen, daß Testosteronpropionat etwa 5mal stärker als Methyltestosteron wirkt.

Die Wirkung gonadotroper Hormone auf die X-Zone ist im speziellen mehrfach untersucht worden (s. auch S. 757). MARTIN (1930) injizierte Luteinisierungshormon des Vorderlappens kürzere und längere Zeit ohne Wirkung auf die X-Zone. FSH (das Follikelwachstum anregende Hormon des Hypophysenvorderlappens) führte dagegen zu einer Vergrößerung der X-Zone bei infantilen normalen wie kastrierten Weibchen und zur Persistenz der X-Zone bei infantilen normalen Männchen.

NÜRNBERGER (1932) hat bei jungen *Mäuse*-Weibchen bei Gelegenheit der biologischen Schwangerschaftsreaktion in Fällen mit positiver Prolanreaktion das Verschwinden der X-Zone beobachtet.

MCPHAIL und READ (1942b) erhielten nach Verabreichung gonadotroper Hormone (A.P.L. und P.M.S. aus dem Urin) Involution der X-Zone bei jungen Tieren, ähnlich wie nach Testosteroninjektion (s. o.). Die Wirkung kam nur bei Anwesenheit der Keimdrüsen zustande, bei kastrierten Männchen und Weibchen blieb sie aus. So konnte auch beim erwachsenen *Mäuse*-Männchen, wo eine X-Zone sich nach der Kastration erhalten hatte, mittels A.P.L. oder P.M.S. keine Wirkung erzielt werden.

Daß die X-Zone bei normalen *Mäuse*-Weibchen nach Verabreichung von gonadotropem Hormon verschwindet, steht mit der Tatsache der X-Zonendegeneration während der Gravidität in Einklang, weil in dieser Zeit eine vorübergehende „Überschwemmung" des Körpers mit gonadotropen Hormonen erfolgt. Im Hinblick darauf, daß Testosteron eine schnelle Degeneration der X-Zone bewirkt, könnte man annehmen, daß die gonadotropen Hormone im Hoden oder Eierstock die Abgabe androgener Stoffe anregen. Daß die Ovarien solche besitzen, geht aus Versuchen von HILL (1941) hervor. HAIN (1939) hat allerdings gerade ein Nachlassen der androgenen Wirksamkeit der Ovarien während der Gravidität festgestellt. CRAMER und HORNING (1937a) fanden keine Wirkung von Vorderlappenhormonen auf die X-Zone.

TONUTTI (1945), der die besondere Stellung der X-Zone weitgehend leugnet, meint, dieses Gebiet könne sowohl durch eine regressive Transformation (S. 258 ff.) abgebaut werden wie durch eine progressive Transformation, wobei die Zellen des in Betracht kommenden Gebietes durch Anpassung an die Struktur der Fasciculataelemente gleichfalls zu verschwinden scheinen. Die von NÜRNBERGER (1932, s. o.) beobachteten Veränderungen der X-Zone nach Verabreichung gonadotroper Hormone bezieht TONUTTI auf ACTH in dessen Injektionsmaterial. BISHOP (1946) hat nach Injektion von Gonadotropin (Gonadogen UPJOHN) bei *Mäuse*-Weibchen (5—20 Tage alt) keine Beeinflussung der X-Zone gesehen (Tötung der Tiere 120 Std nach der Injektion; eine Ovarvergrößerung zeigte um diese Zeit bereits die Wirksamkeit der Gonadotropininjektion an).

BISHOP und LEATHEM (1946) verabreichten *Mäuse*-Männchen und -weibchen abermals Gonadotropin (Gonadogen UPJOHN; einmal 0,1 cm³ subcutan 50 IE). Wieder war nach 120 Tagen bei den Weibchen keine Veränderung der X-Zone zu konstatieren. Bei den Männchen, die im Alter von 10 Tagen getötet wurden, war die X-Zone noch vorhanden. Es können also die vom Hodengewebe — in erster Linie kommen die stimulierten interstitiellen Zellen in Betracht — abgegebenen androgenen Stoffe nicht ausgereicht haben, um einen Effekt an der X-Zone zu bewirken. Bei Männchen, die im Alter von 15 Tagen getötet worden waren, war die X-Zone verschwunden; bei gleichaltrigen Kontrollen war sie noch vorhanden.

Nach Versuchen von HUSEBY und BALL (1945) soll die X-Zone unter der Kontrolle des Hypophysenvorderlappens stehen.

Nach JONES (1949b) entfaltet Gonadotropin — außer an der X-Zone der *Maus* — angeblich keine Wirkung an der Nebennierenrinde.

ROTTER (1949a, b) sagt: ,,Auch beim Erwachsenen stellt das innere Transformationsfeld, also die Zona reticularis und die zentralen Abschnitte der Zona fasciculata eine jetzt vom gonadotropen Hormon des Hypophysenvorderlappens gesteuerte sekundäre Geschlechtsdrüse dar."

ZINSSER, ZINSSER und STOREY (1950) untersuchten ebenfalls die Gonadotropinwirkung auf die X-Zone. Die Autoren weisen zunächst darauf hin, daß nach Verabreichung von A.P.L. (= anterior pituitary-like placental substance) eine Stimulierung der extragonadalen Androgenquellen einsetzt (DOMM 1937, PRICE und ORTIZ 1944, ORTIZ 1947). Selbst bei der *Kuh*, wo die Produktion eines maternal-placentalen A.P.L. bezweifelt worden ist (ASCHHEIM und ZONDEK), kommt es zur Erhöhung des Androgenspiegels (untersucht am neugeborenen *Kalb* von WOMACK und KOCH 1930). Die Autoren verabreichten nun an trächtige *Mäuse*-Weibchen Antuitrin S (entspricht dem A.P.L.), um die Nebennierenentwicklung bei Feten zu beeinflussen. Zunächst wird RAYNAUDs (1938) Angabe bestätigt, daß es nach einer solchen Behandlung meist zu Totgeburten kommt. Es gelang aber, einige Würfe bei einer täglichen Injektion von 0,1 cm^3 Antuitrin S lebend zu erhalten. Die Nebennieren zeigten keine wesentlichen histologischen Veränderungen. Die Involution der X-Zone war bei weiblichen *Mäusen* in den ersten 30 Lebenstagen bei weiterer Antuitrininjektion beschleunigt. Nach dem 30. Lebenstag wurde "a persistent late involutional phase, with a few fuchsinophilic cells persisting in the fibrous tissue matrix lying between the true cortex and the medulla" beobachtet. "In all males, however, it was impressive that the involution, although slow to start, once started, was more rapid and complete than that in the females, in which remnants of transitory zone could be found as late as 140 days." Die Verfasser nehmen wohl mit Recht an, daß die *Mäuse* gegen das Hormon resistent werden. Allerdings gehen die Meinungen über die antigene Eigenschaft der Gonadotropine auseinander (SULMAN 1937, ROWLANDS und SPENCE 1939).

Die Gonadotropinwirkung könnte nach ZINSSER, ZINSSER und STOREY (1950) auch sekundär über die Gonaden zustande kommen, wenngleich dies für Weibchen nicht leicht einzusehen ist, es sei denn man benutzt die oben bereits genannten Angaben über eine Androgenproduktion im Ovar als Hilfshypothese (HILL 1941, GROAT 1943). Jedenfalls muß man auch im Körper der Weibchen eine Androgenquelle annehmen (MOORE und MORGAN 1943); am ehesten käme dann wohl die Nebennierenrinde in Betracht.

Über die *ACTH-Wirkung auf die X-Zone* ist bislang nicht viel bekanntgeworden. Immerhin liegen einige merkwürdige Nebenbeobachtungen bei Stressversuchen vor, die eine ACTH-Wirkung möglich erscheinen lassen. So haben HUSEBY und BALL (1945, s. ausführlich S. 523f.) einen beschleunigten Abbau der X-Zone bei Hunger-*Mäusen* beschrieben. HOWARD und BENUA (1950b) fanden bei einer Diät mit teilweisem Eiweißmangel eine deutliche Unterdrückung der X-Zone. Auch im Wärmestress scheint die X-Zone schneller zu verschwinden als bei Kontrolltieren (GEIGER 1949, s. ausführlich S. 544).

Die Wirkung von Schilddrüsenhormon auf die X-Zone untersuchte PRESTON (1928), der nach Thyroxinverabreichung eine deutliche Zunahme der Lipoide in der X-Zone beschrieb, während GERSH und GROLLMAN (1939b) nach Verabreichung eines Schilddrüsenextraktes kleine Lipoidtröpfchen in der X-Zone sahen.

Adams, Medlicott und Hopkins (1942) konnten diese Angaben bestätigen. Sie verabreichten Thyroxin (Gesamtmenge 0,6 oder 1,2 mg, verteilt über 6 Tage) an nicht trächtige und trächtige *Mäuse*-Weibchen. Bei beiden Gruppen trat eine Gewichtszunahme der Nebennieren ein, welche auf einer Hypertrophie der inneren Fasciculatazellen beruhte, und — falls die X-Zone noch vorhanden war — auch auf einer Hypertrophie ihrer Zellen. Die Beobachtung von Leathem (1949), daß bei hyperthyreotischen *Mäusen* mehr Testosteron notwendig ist, die X-Zone abzubauen, als bei normalen Tieren, sei ergänzend zu S. 716f. erwähnt.

Die Wirkung von Nebennierenrindenextrakten bzw. -steroiden auf die X-Zone beschrieben verschiedene Untersucher. Howard (1940) sah nach Desoxycorticosteronacetatzufuhr keine Veränderungen, Gersh und Grollman (1939b), Selye (1940) und Clausen (1944) dagegen eine Involution der X-Zone. Selye arbeitete allerdings mit den beträchtlich hohen Dosen von 3 mg täglich über 20 Tage bei jungen kastrierten Männchen und normalen Weibchen. In den Versuchen von Gersh und Grollman (1939b) verschwand die X-Zone nicht bei allen Versuchstieren. McPhail und Read (1942b) injizierten kastrierten Männchen 0,2 mg Desoxycorticosteronacetat täglich 5 Tage lang, normalen Weibchen 1 mg täglich 15 Tage lang. Bei den Männchen trat wohl eine Verschmälerung der X-Zone, aber kein volles Verschwinden ein, bei den Weibchen ging in der Mehrzahl der Fälle die X-Zone zugrunde. McPhail und Read fanden ferner ähnlich wie Clausen (1940) nach Progesteron in der Nebenniere der *Ratte* Zellverdichtungen in der X-Zone.

Slobodien und Leathem (1944) gaben 24 Tage alten *Mäuse*-Weibchen Desoxycorticosteronacetat (Percortin, Ciba) subcutan (Gesamtdosis 2,5 mg, über 10—30 Tage, ferner Injektionen mit 0,25 oder 1 mg täglich über 20 Tage). Das Gewicht der Nebennieren änderte sich nicht, die X-Zone blieb erhalten. Eine Abnahme der Zahl der Bläschenfollikel und geringere Bildung von Gelbkörpern war im Ovar nach Verabfolgung von 20 mg festzustellen.

Ähnliche Befunde erhob Leathem (1945c), der 22 Tage alten *Mäuse*-Weibchen 1 mg Desoxycorticosteronacetat täglich 20 Tage lang gab. Wieder wurde die X-Zone nicht im geringsten beeinflußt, auch das Gewicht der Nebenniere veränderte sich nicht. Dagegen bewirkte eine einzige subcutane Injektion von 0,5 mg Testosteronpropionat eine Verminderung des Nebennierengewichtes und ein Verschwinden der X-Zone bei Weibchen.

Während also bei den *Ratten*-Männchen Desoxycorticosteronacetat ähnlich wie eine androgene Substanz wirkt, bleibt die X-Zone des *Mäuse*-Weibchens anscheinend unbeeindruckt. Leathem (1949) hat die Desoxycorticosteronacetatversuche mit gleichem negativem Erfolg an der X-Zone der *Maus* wiederholt.

Ferner sei erwähnt, daß das carcinogene 2-Acetylaminofluoren bei der *Maus* keinen Einfluß auf die X-Zone ausübt (Leathem 1949).

Wie verhält sich die X-Zone zur Zona reticularis der Mäusenebennierenrinde? Nach Waring (1935) gliedert sich die Zona reticularis aus den inneren Zellen der Zona fasciculata ab, ist also unabhängig von der X-Zone. Beide Zonen können sogar nebeneinander vorkommen. Auch Howard (1927) und Deanesly (1928) beschreiben einen Ring dunklerer Rindenzellen, welcher oft außerhalb der nach Degeneration der X-Zone entstehenden Markkapsel aus Bindegewebe aufgebaut wird. Die Reticularis wird aber bei der *Maus* überhaupt kaum sehr deutlich. McPhail und Read (1942a) konnten keine einwandfreie Reticularis feststellen und meinen, die Nebennierenrinde erwachsener *Mäuse*-Männchen könne eigentlich nur in Glomerulosa und Fasciculata eingeteilt werden.

Erwähnenswert sind die *Mitosezahlen*, welche McPhail und Read (1942a) mit Hilfe der Colchicintechnik in der Nebennierenrinde junger *Mäuse*-Männchen beobachtet haben. In der Zeit der besten Entwicklung der X-Zone (13.—19. Lebenstag) traten immer mehr Mitosen in der X-Zone als in den beiden äußeren Rindenzonen auf. Auch Whitehead (1933) fand reichlich Mitosen in der X-Zone und kam daher zur Auffassung, sie besitze die Möglichkeit eigener, unabhängiger Proliferation. McPhail und Read (1942a) weisen auch darauf hin, daß die Rindenzellen an der Grenze von Fasciculata und X-Zone außerordentlich flach, geradezu zusammengepreßt erscheinen. Dieses Bild deute darauf hin, daß die Rindenzellen einmal von außen nach innen, 2. aus der X-Zone nach außen zu wachsen.

Nachdem Howard-Miller (1927) die X-Zone bei der *Maus* ausführlich beschrieben hatte, lag es nahe, nach *analogen oder homologen Bildungen in der Nebenniere anderer Species* zu suchen. Das ausgedehnte Schrifttum berichtet über zwei entgegengesetzte Ergebnisse. Die eine Untersuchergruppe ist geneigt, bei einer großen Reihe anderer Tiere und auch beim Menschen eine Rindenabteilung zu erkennen, welche der X-Zone vergleichbar ist, die andere meint, daß alle in Betracht gezogenen Analoga der X-Zone nicht voll und ganz entsprechen.

Schon Howard-Miller (1927) vermittelt einige vergleichende Angaben. So erinnert sie an den Degenerationsprozeß in der Nebennierenrinde des *menschlichen* Neugeborenen und Säuglings, der im Kapitel der postnatalen Rindenveränderungen (S. 276 ff.) geschildert wird. Auch bei der *Ratte* scheine etwas Ähnliches vorhanden zu sein, wenn auch keine so deutlichen Degenerationserscheinungen oder als Endresultat eine bindegewebige Markkapsel nachgewiesen werden können. Aber einige innere Rindenzellschichten sollen durch einen graduellen Prozeß in die erwachsene Reticularis verwandelt werden. Bei *Affen* konnte Howard-Miller keine ähnlichen Vorgänge in den inneren Rindenzellen finden.

Hill (1930, 1937) will mehrfach im äußeren Rindenbezirk fetaler und junger *Schafe, Schweine, Katzen* usw. die echte, permanente Rinde von einer zentraler gelegenen Zellmasse unterschieden haben, in der zum Teil die Rindenelemente untermischt mit Markzellen liegen. Obgleich diese zentralen Rindenzellen nicht in allem den Bildern entsprachen, wie man sie bei der postnatalen Degeneration beim *Menschen* beobachten kann, hält Hill sie doch für ihr Homologon. Auch bei manchen *Lemuren* und höheren *Affen* beschreibt er Ähnliches.

Waring (1935) vergleicht die X-Zone der *Maus* mit der nach der Geburt beim *Menschen* sichtbaren transitorischen Grenzzone um das Mark.

Roaf (1935) schreibt von der Nebenniere des *Kaninchens*: "the innermost cortical zone is interlocked with the medulla and from available embryological evidence it appears to represent the remains of the fetal cortex after the reticular, fasciculata and glomerulosa zones have differentiated."

Grollman (1936) fand bei *Hund, Katze, Kaninchen* und *Kuh* keine spezielle innere Rindenzone, weist aber darauf hin, daß in Kolmers vergleichenden Beschreibungen manches einer X-Zone äquivalent erscheint *(Elefant)*. Es taucht die Vermutung auf, daß bei allen Tieren mit mehr oder weniger deutlicher Markkapsel ursprünglich eine X-Zone vorgelegen haben mag. Bewiesen ist eine solche Ansicht indessen nicht.

Davies (1937) hat die Nebenniere der *Katze* genauer auf das Vorhandenseer einer X-Zone geprüft. Beim 30 mm-Stadium soll die zentrale Zellmasse der Anlage aus großen eosinophilen Elementen bestehen. Um diese herum fand er kleine, stark anfärbbare Zellen, zwischen ihnen einzelne vacuolisierte Elemente. Im Lauf der weiteren Entwicklung sollen letztere mehr ins Zentrum der Drüse gelangen. Die eosinophilen Zellen bilden schließlich eine Schicht zwischen den kleineren Außenelementen, die als die Bildungszellen der permanenten Rinde anzusehen seien. Die vacuolisierten Zellen stellen angeblich die Markbildungselemente vor. Die eosinophilen Zellen entsprächen daher den Elementen eines

"Cortex fetalis", seien vermutlich sogar Analoga der X-Zone. Im weiteren Verlauf der postnatalen Entwicklung verschwinden sie wie die Zellen der X-Zone langsam.

In einer weiteren Arbeit (1938) hat HOWARD die *Ratten*-Nebenniere auf das Vorhandensein einer X-Zone geprüft, da bei der nahen Verwandtschaft mit der *Maus* hier zu allererst ein Parallelfall zu erwarten war. Bei der *Ratte* bilden die tiefsten Rindenschichten eine nicht so deutliche X-Zone wie bei der *Maus*: immerhin soll ein „juvenile cortex" auch hier vorhanden sein. Ebenso sprechen WALAAS und WALAAS (1944) von einer Art X-Zone bei der *Ratte*. "The central zone in the fetal adrenal glands of our rats seems to be identical with the 'interlocking zone' in the mouse." Ähnlich wie bei der *Maus* nimmt diese Zone infolge Zellschrumpfung in der 1. Lebenswoche an Ausdehnung ab. Die Zellen gleichen denen der *Maus*-X-Zone. Es kann daher angenommen werden, daß diese Zone bei der *Ratte* eine ähnliche Funktion wie bei der *Maus* ausübt. Nach Adrenalektomie bei den Muttertieren soll eine Hypertrophie der X-Zone bei der *Ratte* auftreten. Injektion von Rindenhormon führt hingegen zur Verschmälerung der X-Zone. Daher sei es wahrscheinlich, daß die Rindenzellen der Zentralzone etwas mit der Hormonproduktion im fetalen Cortex zu tun haben. Auch MITCHELL (1948) hat die X-Zonenverhältnisse bei der *Ratte* untersucht. In der 3. Lebenswoche werden die tieferen Schichten der Fasciculata mehr eosinophil, was als Zeichen des Auftretens eines „juvenile cortex" gewertet wird. Hier entstehen große Zellen mit undeutlichen Grenzen. Die Zellkerne sind etwas kleiner und homogener als die der äußeren Abteilung der Fasciculata. Dieser innere Rindenabschnitt entspricht nach der Lage der Reticularis des erwachsenen Organs (JACKSON 1919), obgleich er nicht die celluläre Anordnung und Zeichen der Zelldegeneration aufweist wie die erwachsene Reticularis. Weitere Angaben über die vermeintliche X-Zone in der *Ratten*-Nebenniere finden sich bei FRAZÃO (1948, S. 325f.) und VAN DORP und DEANE (1950, S. 325f.).

VELICAN (1948b, s. a. S. 284) meint, die X-Zone der *Maus* mit der „fetalen Rinde" des *Menschen* homologisieren zu können. Die „Zone transitoire" des *Menschen* soll wie die inkretorischen Zellen des Ovars und Hodens aus der Gegend der Keimdrüsenanlagen stammen. Sie involviere, wenn die endokrine Tätigkeit der Keimdrüsen beginne, wofür folgende Befunde sprechen: Bei zwei neugeborenen männlichen Individuen mit schlecht entwickelten ektopischen Hoden zeigte die Zone transitoire (= androgène) keine Involution. Ferner sah der Autor bei einem 3 Monate alten Mädchen mit sklerosierten Ovarien bei kongenitaler Syphilis „une zone androgène non involuée". Seiner Meinung nach stützen solche Befunde die Hypothese, daß die „région transitoire" in der Nebennierenrinde des Menschen androgene Bedeutung hat.

Die weitere Untersuchung der „androgenen" Zone der menschlichen Nebenniere (VELICAN 1948a, b) ergibt, daß ihre Involution bei Knaben 12—14 Monate, bei Mädchen 20—24 Monate dauert. Nach ihrem Abbau soll sich eine Zone sog. reticulo-glandulären Gewebes bilden, in dem Rinden- und Markzellen sich vermischen. In diesem Bereich kommt es auch zur Auflösung roter Blutkörperchen. Eine kolloidale Sekretion will VELICAN gleichfalls gesehen haben. Das Sekret soll teilweise durch die Zentralvene, teilweise durch ein spezielles portales Gefäßsystem abfließen. Außerdem werden angeblich Kolloidgranula zu den juxtaadrenalen Ganglien, zum Plexus coeliacus geschafft. Durch die präganglionären Fasern des N. splanchnicus könne das Kolloid bis zum Rückenmark und zur Cerebrospinalflüssigkeit gelangen.

BOURNE (1949), dem ein außerordentlich großes vergleichendes Material zur Verfügung stand, hat ebenfalls die Frage der X-Zone immer wieder geprüft. Er ist wohl geneigt, schon den Befund einer stärkeren Bindegewebsansammlung zwischen Rinde und Mark als verdächtig anzusehen und gibt eine Liste von Tieren mit einer „Markkapsel". Eine vergrößerte Reticularis, die wie eine nicht involvierte X-Zone aussieht, fand er ferner bei sehr jungen *Känguruh*-Weibchen *(Onychogalea frenata, Macropus dorsalis, Macropus agilis)*. Ferner liegen ähnliche Zellmassen an der Rinden-Markgrenze in der Nebenniere von *Notomys mitchelli*. BOURNE folgert: "In general, one may say that there is considerable evidence that some representatives of the 'juvenile or X-zone' of HOWARD-MILLER is present in the adrenals of all Mammals from the Marsupials upwards, which suggest that this zone has some special function in the foetal (e.g. man and monkey) and possibly in early post-natal life (e.g. mouse)."

Neuerdings hat DELOST (1952) bei *Microtus arvalis* eine etwa am 15. Lebenstag in Erscheinung tretende Eosinophilie der inneren Rindenabteilung beschrieben, die bei den Weibchen schließlich fast die Hälfte, bei den Männchen höchstens $1/4$ der Gesamtrinde einnimmt. Bei geschlechtsreifen Männchen verschwindet die Eosinophilie, kehrt aber nach der Kastration zurück. Im Gegensatz zum Verhalten der *Maus* bleibt die Eosinophilie bei *Feldmaus*-Weibchen auch während der Gravidität und Lactation bestehen. Auf die weitgehende Homologisierung der X-Zone mit allen möglichen temporären Rindenbildern an der Markgrenze, die DENBER (1944) annimmt, sei kurz verwiesen. Über die von ihm gesehene Innervation der X-Zone vgl. S. 477.

Zum Schluß möchte ich das schwierigste X-Zonenproblem besprechen: *Welche funktionelle Bedeutung kommt dieser Zone bzw. ihren Analoga zu?* Wir haben schon mehrfach erwähnt, daß man von Anfang an mit mehr oder minder guten Gründen vermutet hat, die X-Zone stelle den Ort der Produktion androgener Rindenstoffe (Zone androgène VELICANS s. o.) dar. Ein abschließendes Urteil über das Für und Wider liegt nicht vor.

Die erste Untersuchung von HOWARD-MILLER (1927) machte es wahrscheinlich, daß die X-Zone besonders enge Beziehungen zum Genitalapparat besitzt. WHITEHEAD (1933c) sprach klar aus, die X-Zone sezerniere androgene Substanzen. Auch ARTHUR GROLLMAN (1936) deutete das Gebiet zunächst als „androgene Zone", GERSH und GROLLMAN (1939a, b) äußerten sich allerdings bereits dahingehend, daß das Gebiet einen Reserveabschnitt der Nebennierenrinde darstelle, im übrigen die gleichen Funktionen wie die übrigen Rindenabschnitte besitze. FLEXNER und GROLLMAN (1939) haben die Osmiophilie als einen guten Indicator der Rindenaktivität angesehen. Da sie in der X-Zone ebenfalls osmiophile Substanzen nachweisen konnten, kamen sie zu dem Schluß, daß auch dort Steroide liegen müßten.

Untersuchungen von HOWARD (1938) an kastrierten jungen *Ratten* zeigten indessen, daß der ventrale Teil der Prostata, beurteilt nach dem histologischen Bild, in einem aktiven Zustand verbleibt, solange eine X-Zone vorhanden ist. Am nachdrücklichsten wandte sich TONUTTI (1945) gegen die Meinung, die X-Zone stelle eine spezifische, mit der Sexualsphäre verbundene Abteilung der Nebennierenrinde dar. „Die Tatsache, daß die gesamte X-Zonenphänomenologie, sowohl nach Thyreoidektomie, wie nach Kastration zu erzielen ist, beweist, daß man der X-Zone ebensowenig wie den sonstigen inneren Rindenschichten bei anderen Nebennierenformen irgendwelche besonderen Beziehungen zur Sexualfunktion zuerteilen kann." Da TONUTTI die X-Zone besonders deutlich nach der Hypophysektomie bei der *Ratte* sieht, soll der Zustand dieser Zone weitgehend vom Vorderlappen abhängig sein, indem Maßnahmen an Schilddrüse oder Keimdrüsen zu einer Änderung der glandotropen Vorderlappentätigkeit führen. So soll nach TONUTTI (1943b, 1944) eine durch Thyreoidektomie erhöhte thyreotrope Vorderlappentätigkeit zu gleichzeitiger Senkung der ACTH-Produktion führen.

Dadurch kommt es zu einer regressiven Transformation der Nebennierenrinde. Die spontanen regressiven Transformationen werden als Folge corticotroper Depression des Hypophysenvorderlappens angesehen.

Indessen ist es noch fraglich, ob diese Arbeitsteilungshypothese zu Recht besteht. WINTER und EMERY (1936) zeigten, daß die Kastration die sog. kompensatorische Hypertrophie einer Nebenniere nach einseitiger Adrenalektomie nicht beeinflußt!

CLAUSEN (1944) hat dagegen die androgene Bedeutung der X-Zone behauptet, während es CARNES (1940) nicht gelang, aus der fetalen menschlichen Nebenniere androgene Stoffe zu gewinnen, wobei offen bleibt, ob ein Vergleich der X-Zone der *Maus* mit dem menschlichen Nebennierenbild überhaupt erlaubt ist. Auch nach PARKES (1945) soll die X-Zone der *Maus* androgene Funktion besitzen.

JONES (1949 b) dagegen ist der Ansicht, die X-Zone stehe unter der Kontrolle des Hypophysenvorderlappengonadotropins, wahrscheinlich des Luteinisierungshormons. Eine Bildung androgener Stoffe kommt aber vermutlich nicht in Betracht, weil bei hypophysektomierten kastrierten *Mäusen*, deren X-Zone mittels Gonadotropininjektion erhalten wurde, trotzdem die Samenblasen atrophieren, ebenso wie bei unbehandelten hypophysektomierten, kastrierten Tieren.

Auch SAYERS (1950) glaubt nicht, "that an important physiological role can be assigned to pituitary regulation of androgen secretion by the adrenal cortex of the mouse". Beim *Menschen* soll die androgene Bedeutung der Rinde gleichfalls gering sein, weil eine kompensatorische Zunahme der Sekretion von N-Hormon — wenn sie überhaupt vorkommt — nicht groß genug ist, die Kastrationsveränderungen beim männlichen Kastraten zu hemmen. Man muß hier wohl normale und pathologisch veränderte Situationen streng trennen.

FASSBENDER (1949) erörtert die Möglichkeit einer androgenen Rolle der fetalen Rinde im Hinblick auf eine Rindenhyperplasie bei einem 7jährigen *Knaben* mit hypernephrogener Frühreife. Es könnte möglich sein, daß sich die fetale Rinde in diesem Fall nicht zurückgebildet hat. Dann würde dieser Fall für deren androgene Wirksamkeit sprechen. Allerdings könnte es sich auch um eine vom Hypophysenvorderlappen ausgehende und beherrschte Rindenhyperplasie handeln.

e) Die Veränderungen der Nebennieren während des sexuellen Cyclus beim weiblichen Geschlecht.

Im allgemeinen scheinen die Beziehungen zwischen Nebennieren und weiblichen Sexualorganen verwickelter zu sein als zwischen Nebennieren und männlichen Keimdrüsen (HEWITT 1947). Schon FRASER (1929) hatte den Eindruck, das Interrenale von *Raja clavata* weise mit der Periodizität des geschlechtlichen Geschehens parallele Aktivitätsschwankungen auf. Auch im Adrenale wurden ähnliche Schwankungen vermutet. FANCELLO (1937) ist den Beziehungen zwischen Interrenale und Adrenale der *Selachier* und der sexuellen Entwicklung der Tiere nachgegangen (*Scyllium canicula* L., *Scyllium stellare* L., *Pristiurus melanostomus* RAF.). Besonders interessant ist die Beobachtung (S. 30, 33), daß das Interrenale bei älteren Weibchen, deren Eiablage verhindert war, eine gewisse Rückbildung zeigt, so daß histologische Bilder wie bei infantilen weiblichen Tieren festgestellt werden konnten. "Questo dimostra che le modificazioni da me notate non sono in rapporto allo sviluppo in grandezza e all'età dell'individuo, ma esclusivamente in rapporto all'attività sessuale, e spariscono coll'arrestarsi di questa." Im Adrenale reifer Weibchen soll übrigens mehr phäochromes Gewebe als bei infantilen Tieren nachzuweisen sein.

Die in Zusammenhang mit unserem Problem besonders aufschlußreichen Untersuchungen von DITTUS (1941) wurden bereits ausführlich besprochen (vgl.

S. 31 ff.). Daß auch das Interrenale von *Knochenfischen* zum sexuellen Geschehen Beziehungen hat, geht aus den Befunden von BAECKER (S. 44) hervor.

Nach STILLING (1898b) hypertrophieren die Nebennieren beim *Frosch* während der Ovulation.

Untersuchungen von RIDDLE (1923a) weisen auf periodische, 7—11 Tage anhaltende Vergrößerungen der Nebenniere hin, die in Zusammenhang mit den Ovulationsperioden stehen. Die Organvergrößerung während dieser Zeit soll durchschnittlich 40% betragen. Die Hypertrophie beginnt etwa 108 Std vor der Ovulation, ist während der 44 Std der Ovulationsphase deutlich und 108 Std danach wieder verschwunden. Die *Tauber* haben etwas größere Nebennieren als nicht ovulierende Weibchen. Die Hypertrophie soll von einer funktionellen Mehrleistung der Nebenniere begleitet sein (Messung des Blutzuckers).

Nach Untersuchungen von STECKHAN (1941) an 88 männlichen und weiblichen *Tauben* ist die Menge von Vacuolen oder Lipoidtropfen im Cytoplasma der Rindenelemente bei jungen geschlechtsreifen Vögeln weniger groß als bei älteren. Vor, weniger deutlich während der Legezeit erscheinen bei beiden Geschlechtern kleinere und gröbere Vacuolen in peripheren und zentralen Rindenzellen. Während der Brutzeit finden sich die gleichen Vacuolen nur in peripheren Rindenzellen, dagegen nicht mehr in den zentralen, welche dafür eine beträchtliche Anzahl großer, lichtbrechender Tröpfchen aufweisen. Während der Mauser sind kleine, geschrumpfte polyedrische Zellen in der Nebenniere bei beiden Geschlechtern zu beobachten. Eine Beziehung des Pigmentgehaltes der Rindenzellen zum sexuellen Cyclus besteht nicht. Der Pigmentgehalt der Rindenzellen steigt nach dem 1. Lebensjahr an; das Maximum wird etwa zwischen 5.—7. Lebensjahr erreicht. Das Rindengewebe faltet sich im Lauf des Lebens stärker zusammen; dieser Prozeß läßt keine Beziehungen zum Sexualverhalten erkennen. Auch das Bindegewebe nimmt im Alter zu.

Die Kerne der Markzellen junger *Vögel* enthalten ein deutliches Chromatinnetzwerk. Bei älteren Tieren scheinen die Reste eines solchen Netzes an die Kernmembran gepreßt, die Zellkerne infolgedessen leer und durchsichtig.

Bei *Säugetieren* ist gleichfalls wiederholt ein cyclisches Geschehen in den Nebennieren beobachtet worden. Auch bei männlichen Tieren kann die Nebennierenrinde während der Fortpflanzungsperiode hypertrophieren, was auf eine größere Aktivität des Organs während dieser Zeit hinweist (KOLMER 1912a, MANN 1916a). Im Lehrbuch der Anatomie von BRAUS-ELZE (1934) findet sich die Angabe, daß bei Tieren mit ausgesprochener Brunstzeit (z. B. *Maulwurf*) die Samenepithelien so lange wachsen und funktionieren, wie die Nebennierenrinde reich an Cholesterin ist; sie veröden, sobald diese Substanz abnimmt (s. a. WATSON 1923).

Die Veränderungen des Gewichts und der Struktur der weiblichen Nebenniere im Sexualcyclus wird ausführlich von BOURNE und ZUCKERMAN (1941) und PARKES (1945) behandelt. Es sei ferner auf die interessanten Überlegungen von EMMENS und PARKES (1938) verwiesen. Ergänzende Angaben über Befunde bei verschiedenen Species sollen folgen.

KOLMER (1918) sah, daß die Nebenniere des *Maulwurfs* während des Oestrus hypertrophiert. Nach ZALESKY und WELLS (1940) verursacht die durch niedere Temperatur beim *Erdhörnchen* hervorgerufene Verlängerung der sexuellen Entwicklung auch eine stärkere Ausbildung der Nebennieren. Allerdings ist zu bedenken, daß niedrige Temperatur als Stress die Nebennierenrinde auch ohne Einschaltung der Keimdrüsen bereits aktiviert. Die Rindenhypertrophie bleibt beim *Erdhörnchen* während des Oestrus und während der Gravidität bestehen; wenn die Tiere geworfen haben, tritt eine Rindeninvolution ein (FOSTER 1934).

Bei der *Ratte* hat der Follikelsprung nach WATRIN (1925) keinerlei Einfluß auf die Nebenniere. Ferner fand WATRIN (1927) auch keine Veränderungen des Lipoidgehaltes der Nebennierenrinde, welche auf den Cyclus bezogen werden konnten. Diesen Aussagen stehen indessen positive Befunde neuerer Untersucher gegenüber. So behaupten ANDERSEN und KENNEDY (1932) sowie BAKER (1938) eine Gewichtszunahme der Nebenniere während des Oestrus, die nach MUTOW (1937a) etwa 10% erreichen kann.

ZUCKERMAN, BOURNE und LEWIS (1938) beobachteten Schwankungen der *Nebennierengröße* in einem Rhythmus von etwa 5 Tagen bei kastrierten *Ratten*, die täglich Oestron erhielten, sich also in einem künstlichen Daueroestrus befanden. Im Oestrus normaler *Ratten* war die Drüse größer als im Dioestrus. Veränderungen in der Fasciculata scheinen eine Rolle zu spielen.

BOURNE und ZUCKERMAN (1940a, 1941), die den Beziehungen der Nebennieren zum *Cyclus* nachgingen, konnten wohl bei kastrierten, hypophysektomierten *Ratten* einen Cyclus durch tägliche Verabreichung von Oestron erzeugen, nicht aber bei kastrierten, adrenalektomierten *Ratten*, die mit Desoxycorticosteronacetat am Leben erhalten wurden, obwohl adrenalektomierte *Ratten* mit Ovarien unter Desoxycorticosteronacetat einen normalen Cyclus aufweisen können. Aus solchen Versuchen wurde eine unmittelbare Wirkung der Nebenniere auf die sekundären Sexualorgane geschlossen. Während im Dioestrus (Leukocytenstadium) nach HUNT (1940) bei der *Ratte* in der Zona fasciculata die meisten Mitosen gefunden werden, soll im Oestrus (Schollenstadium) die Glomerulosa am reichsten an Mitosen sein. HARRISON und CAIN (1947, s. a. S. 327ff.) konnten in der Rinde der *Ratten*-Nebenniere keine sicheren Oestrusveränderungen nachweisen.

Auch HOCH-LIGHETI und BOURNE (1948) stellten bei der *Ratte* nur unbedeutende Gewichtsschwankungen während des Cyclus fest; nur im Oestrus schien das Organ etwas schwerer zu sein. Die Autoren haben auch das Verhalten des Vitamin C während des Cyclus in der Nebenniere beobachtet. Der Gesamtvitamingehalt ändert sich nur unwesentlich. Im Oestrus und Metoestrus scheinen die Rindenzellen am meisten auszuscheiden.

HILLARP (1949) hat durch elektrische Reize und Schäden im Gebiet vor und ventral vom Nucleus paraventricularis des Hypothalamus der *Ratte* in manchen Fällen einen Daueroestrus erzeugen können. Weder Nebennieren noch Schilddrüse zeigten in diesen Versuchen histologische Veränderungen.

POUMEAU-DELILLE (1949) stellte fest, daß bei der *Ratte* der Vaginalcyclus nach der Adrenalektomie mit der Hälfte der Dosis von Oestradiolbenzoat erhalten werden kann, die bei nicht adrenalektomierten *Ratten* zur Sicherung eines künstlichen Cyclus notwendig ist. Werden Oestradiol und Progesteron gleichzeitig injiziert, dann braucht man beim adrenalektomierten Tier von ersterem 33% weniger, vom Progesteron 33% mehr.

Bei der *Maus* soll die Nebenniere nach MASUI und TAMURA (1926) während der verschiedenen Abschnitte des Cyclus Größenunterschiede aufweisen. Die histologischen Veränderungen in der Nebennierenrinde während des Oestrus beim *Meerschweinchen* wurden von KOLMER (1912a) untersucht.

Beim *Schaf* sollen sich nach NAHM und MCKENZIE (1937) die dunklen Zellen der Nebennierenrinde und das Lipoid während Oestrus und Gravidität vermehren.

Beim *Hund* hypertrophieren nach D. D. BAKER (1938) Rinde und Mark während des Oestrus. Die Gewichtszunahme war aber, bezogen auf das Körpergewicht, gering oder überhaupt nicht deutlich (Untersuchungen an 500 Tieren).

LONG und ZUCKERMAN (1937) sowie ZUCKERMAN (1938) erklärten es für wahrscheinlich, daß die Nebennierenrinde cyclische Hydrierungen und Dehydrierungen auslöst, wenn der uterine Cyclus bei kastrierten *Äffinnen* mit Oestroninjektionen erhalten bleibt.

Ob es beim *Menschen* zu Veränderungen der Nebennierenrinde während des Cyclus kommt, hat STIEVE (1946) zunächst nicht recht zu entscheiden gewagt. Er hielt eine geringe Verbreiterung der Fasciculata im Prämenstruum für möglich. Später sagt STIEVE (1947) ausdrücklicher, daß beim *Menschen* eindeutige Veränderungen der Nebennierenrinde im Cyclus nicht festzustellen seien (s. a. S. 703). Anders ist es nach STIEVE dagegen bei Cyclusstörungen; hier reagieren die Nebennieren recht schnell. Bei sekundärer Amenorrhoe (Frauen jenseits des 35. Lebensjahres) erscheint die Zona fasciculata wesentlich verbreitert; sie besteht aus dicken Zügen großer, grobschaumiger, lipoidreicher Zellen, wie sie sonst erst im Klimakterium auftreten. Die Fasciculata dringt an manchen Stellen bis an die Kapsel vor, reicht andererseits weit in die Reticularis hinein. In der Fasciculata kommen Fettzellen vor. Dasselbe Bild trifft man in der Nebenniere jüngerer, sekundär amenorrhoischer Frauen. Hält die Amenorrhoe länger als 4—5 Monate an, dann verbreitert sich auch bei den jungen Frauen die Zona fasciculata auf Kosten von Glomerulosa und Reticularis. Auch in diesem Fall werden die Fasciculatazellen enorm fettreich.

Hinsichtlich der Cyclusveränderungen möchte ich nicht ganz so streng wie STIEVE urteilen. STAUDINGER und PFEFFER (1950) haben mit ihrer Methode zum Nachweis von Corticoiden im Harn cyclusabhängige Schwankungen der Ausscheidung nachgewiesen (s. ferner H. J. STAEMMLER 1952). Die zweifelsohne auch im Feinbau ablaufenden Veränderungen sind nur mit den derzeitigen Methoden nicht zu fassen. Es zeigt sich deutlich, daß die Beschränkung auf histologische Methoden zu Fehlannahmen führen kann.

In diesem Zusammenhang erwähnenswert ist auch eine Arbeit von ALBRIEUX und GONZALEZ (1948). Die Autoren verabreichten infantilen *Ratten* 5 Wochen lang täglich Urin von Frauen. Das Gewicht der Nebenniere erreichte bei den behandelten Tieren alle 5 bis 7 Tage ein Maximum, d. h. also 4mal während des ganzen Cyclus. Wurde der Urin erhitzt, so trat keine Wirkung ein.

Nach ROTTER (1949, 1950, s. a. S. 599) sollen sich nach der Geschlechtsreife im inneren Rindenbezirk der Nebenniere cyclische Prozesse abspielen, welche unter anderem rhythmische Abspaltungen von Zellballen auslösen, die dann allmählich zugrunde gehen.

f) Nebennierenrinde und Corpus luteum.

Zwischen Nebennierenrinde und Corpus luteum bestehen histologisch, cytologisch und in mancher Hinsicht sogar histochemisch und chemisch gewisse Ähnlichkeiten. Sie sind manchen Untersuchern so stark aufgefallen, daß an gemeinsame Funktionen gedacht wurde. Zuerst hat wohl CREIGHTON (1877) auf die merkwürdige Ähnlichkeit zwischen Nebennierenrinde und Corpus luteum hingewiesen. Die erste Bemerkung über eine funktionelle Parallelität zwischen beiden Organen fand ich bei LOISEL (1902). Der damals herrschenden Ansicht über die Bedeutung der Nebennierenrinde entsprechend wies LOISEL besonders dem Corpus luteum graviditatis ähnliche antitoxische Aufgaben zu, wie sie in der sog. Entgiftungshypothese für die Nebennierenrinde erörtert wurden. Bei der Neubildung der Gewebe und Organe des Feten soll es zum Durchtritt von Stoffen ins mütterliche Blut kommen, die für die Mutter schädlich sein können. Ob Nebennierenrinde und Corpus luteum des weiteren für einander eintreten könnten, stehe dahin (auch DELAMARE 1904).

Diesen Beziehungen ist vor allem MULON (1912) weiter nachgegangen. Er weist auf eine Beobachtung von GUIEYSSE an *Meerschweinchen* hin. In der

Nebennierenrinde trächtiger Weibchen soll besonders in den äußeren Abschnitten doppeltbrechendes Fett in gröberen Tropfen vorkommen als in der Rinde des Männchens. Das Maximum wird etwa um den 30. Tag der Gravidität erreicht. Um diese Zeit kommt es nun im Corpus luteum graviditatis zur Bildung sog. ,,Corps en peloton sidéro-osmophile", wie sie sonst charakteristisch für die innere, fettärmere Zone der Nebennierenrinde des *Meerschweinchens* sind (S. 198 ff.). In dem Augenblick also, in dem sich das Corpus luteum graviditatis entwickelt, welches histochemisch der inneren Zone der Nebennierenrinde ähnlich ist, vermehrt sich das Fett im äußeren Abschnitt, und zwar durch Vergrößerung der Fetttropfen. Diese Fettvermehrung deutet MULON nicht als Zeichen einer gesteigerten Funktion der Nebennierenrinde, sondern eines verlangsamten Verbrauchs der Fettstoffe. Denn alle Untersucher seien sich darüber einig, daß Fetttropfen, vor allem gröbere, nicht als solche von den Rindenzellen abgegeben werden. Die Fetttropfen werden als Toxinbindungsstellen gedeutet.

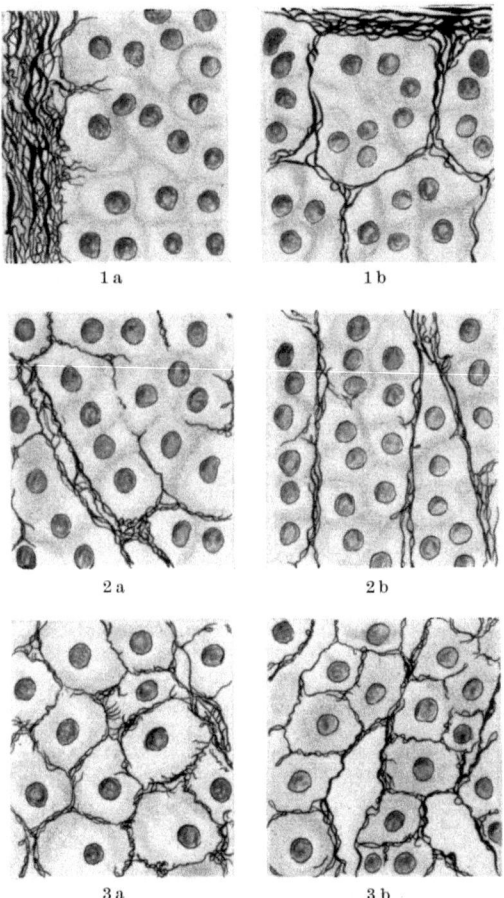

Abb. 258 (1 a—3 b). *1 a* Corpus luteum, kurz nach Follikelsprung. Links Theca interna, rechts Granulosa, eindringende argyrophile Fibrillen. *1 b* Zona glomerulosa der Nebennierenrinde, Umhüllung von Zellgruppen durch argyrophiles Bindegewebe. *2 a* Corpus luteum kurz vor voller Reife. Umhüllung von Zellgruppen durch argyrophiles Bindegewebe. *2 b* Zona fasciculata der Nebennierenrinde. Zellgruppenumhüllung durch argyrophiles Bindegewebe. *3 a* Corpus luteum nach der Reife, Umhüllung einzelner Zellen durch argyrophile Fasern. *3 b* Zona reticularis der Nebennierenrinde, Umhüllung einzelner Zellen durch argyrophile Fasern.
Aus BACHMANN 1937.

Wenn es nun nicht zu gesteigerter Funktion der Nebennierenrinde während der Gravidität kommt, so ist nach MULON an ein vikariierendes Eintreten des Schwangerschaftsgelbkörpers zu denken. MULON sieht die innere Hälfte der Nebennierenrinde des *Meerschweinchens*, in welcher das Lipoid resorbiert sei, als die eigentliche Functionalis an. Dieser Zone soll das Corpus luteum histologisch und histochemisch entsprechen.

Es wurde später festgestellt (ESCHER 1913), daß in den Luteinzellen und den Nebennierenrindenzellen ganz ähnliche Fettsubstanzen vorkommen. Auch die Silberreaktion auf Ascorbinsäure ist in den Nebennierenrindenzellen wie im Corpus luteum besonders deutlich (GIROUD und LEBLOND 1935b).

Durch CLARAS (1936) ,,vergleichend histobiologischen Untersuchungen", die sich als gutes heuristisches Prinzip erweisen können, wurde ich angeregt, einen Vergleich von Nebennierenrinde und Corpus luteum durchzuführen (BACHMANN 1937).

Dem „Primum comparationis", nämlich den 3 Schichten der Nebennierenrinde, stellte ich als „Secundum comparationis" das Corpus luteum in seinen verschiedenen Stadien gegenüber. Das „Tertium comparationis" betraf das Verhalten der Stützsubstanz, besonders des argyrophilen Bindegewebes, der Gitterfasern. Abb. 258 zeigt die Ergebnisse des Vergleiches. Im Corpus luteum finden sich kurz nach dem Follikelsprung praktisch keine Gitterfasern; nur von der Theca interna aus dringen einige wenige Silberfasern zwischen die in Umwandlung zu Luteinzellen befindlichen Granulosazellen ein. Besonders in der *menschlichen* Nebennierenrinde können wir beobachten, daß jeweils ein ganzes Glomerulum der Zona glomerulosa von einer Gitterfaserhülle umgeben wird, ohne daß Silberfibrillen in größerer Menge zwischen die einzelnen Glomerulosazellen eindringen.

Im Corpus luteum kommt es im Zusammenhang mit der Vascularisierung zum Einwachsen feiner Bindegewebszüge, in erster Linie von Gitterfasernetzen. Auch hier werden anfangs nur relativ große Zellgruppen von Gitterfasernetzen umfaßt. Je älter das Corpus luteum wird, desto mehr nimmt die Menge der Gitterfasern zu, besonders natürlich sobald es zur Regression kommt. Schließlich wird jede einzelne Zelle von Gitterfasern umschlossen.

Was hier in zeitlicher Folge hintereinander vor sich geht, sehen wir in der Nebennierenrinde in örtlicher Folge nebeneinander auftreten. In der Fasciculata werden gelegentlich noch größere Zellgruppen von zarten Gitterfasern eingehüllt. In den inneren Rindenschichten (Reticularis) werden die Gitterfasern so zahlreich, daß schließlich jede einzelne Zelle ihren Gitterfaserkorb besitzt. Ob es dabei zugleich zu einer gewissen Vergröberung des Faserkalibers kommt, ist nicht immer mit Sicherheit zu entscheiden, scheint aber öfters doch der Fall zu sein.

Aus solchen Befunden habe ich seinerzeit geschlossen, daß in den ganz marknahen Rindengebieten — wie im sich rückbildenden Corpus luteum — die Funktion der Drüse absinkt.

In Untersuchungen des feineren Bindegewebes in der Nebenniere der *Ratte* haben sich DRIBBEN und WOLFE (1947) meiner Deutung angeschlossen. Interessanterweise ist auch beim älteren Tier nur eine verhältnismäßig geringe Verdickung und Vergröberung von Fasern in der Fasciculata zu beobachten. Hingegen wird gerade beim sehr alten Tier die mengenmäßige Zunahme der Fasern, ihre Vergröberung und schließlich sogar Kollagenisierung deutlich.

Daß dem morphologischen Vergleich bzw. dem eigentümlichen Verhalten der Gitterfasern ein vergleichbares funktionelles Geschehen entspricht, läßt sich aus folgendem Befund schließen. In der Nebennierenrinde junger geschlechtsreifer *Meerschweinchen*-Männchen und -Weibchen findet man ein Verhalten der Gitterfasern, wie ich es soeben für die *menschliche* Nebenniere geschildert habe. Anders beim trächtigen *Meerschweinchen*, wo gerade in den inneren Rindengebieten größere Zellkomplexe und nicht Einzelelemente von Gitterfaserhüllen umgeben werden. Daß aber gerade in der Gravidität mit einer erhöhten Funktion der Nebenniere gerechnet werden darf, werden wir im nächsten Kapitel sehen (vgl. S. 730ff.).

Die Vorstellung, das Corpus luteum könne stellvertretend für die Nebennierenrinde eintreten, ist auch später noch geäußert worden. COLLINGS (1941) z. B. nimmt an, die beträchtliche Verlängerung der Überlebenszeit adrenalektomierter *Ratten* während einer experimentell induzierten Pseudogravidität beruhe auf einer Wirkung des Corpus luteum graviditatis.

Nachdem schließlich BEALL und REICHSTEIN (1938) aus der Nebennierenrinde das Progesteron isoliert haben, haben die bisherigen spekulativen Äußerungen über eine Verwandtschaft zwischen Corpus luteum und Nebenniere nachträglich eine Basis gewonnen, von der aus sich die Beziehungen zwischen beiden Organen weiter bearbeiten lassen.

g) Nebennieren und Gravidität.

α) Die Veränderungen der Nebennieren bei der Gravidität.

Daß die Nebennieren während der Gravidität Veränderungen durchmachen, ist eine alte Erfahrung (GOTTSCHAU 1883, GUIEYSSE 1899, TESTUT 1901, DELAMARE 1904, HEWER 1922, DE LEE 1927 u. v. a.). Eine *Vergrößerung* der Nebenniere während der Gravidität oder eine *Zunahme des Nebennierengewichtes* bei Mensch und Tier dürfte als gesicherte Tatsache gelten und wird mit Recht bereits in den Lehrbüchern erwähnt (MAXIMOW und BLOOM 1942, 4. Aufl., BENNINGHOFF 1944ff.).

In der zusammenfassenden Arbeit von DELAMARE (1904), welche den damaligen Stand der Nebennierenforschung insbesondere unter dem Gesichtspunkt der Entgiftungsfunktion der Rinde darstellt, finden wir folgende Angaben zu unserem Problem: «Étant données les fonctions antitoxiques connues de la surrénale, il est logique de penser que cette glande s'hypertrophie dans la gestation, puisque, dans cet état, les poisons de l'organisme augmentent d'une façon incontestable.» Erwähnt werden die Befunde eines erhöhten Nebennierengewichtes in der Gravidität (GOTTSCHAU 1883, ALEZAIS 1898, GUIEYSSE 1899).

Zu Beginn der 20er Jahre erwacht erneut das Interesse an diesen Beziehungen. Wir finden bei HEWER (1922) die Angabe einer Rindenhypertrophie und Lipoidvermehrung während der Gravidität, bei WATRIN (1925) die Meinung, daß die Schwangerschaftshypertrophie der Nebenniere vor allem durch die Placenta fetalis hervorgerufen würde, bei GROSSMANN und SCHÖNEBERG (1928) die Vermutung, die Nebennierenvergrößerung könne als ein Zeichen der Hyperfunktion (Interrenalismus) aufgefaßt werden, was sich auch beispielsweise in gewissen Pigmentierungen während der Schwangerschaft dokumentiere.

In neuerer Zeit ist man teilweise geneigt, die Schwangerschaftsveränderungen der Nebennieren nicht als ein spezifisches sexualbiologisches Phänomen anzusehen, sondern unter dem Gesichtspunkt einer *Stresswirkung* der Gravidität selbst zu erklären. Andeutungen in dieser Hinsicht kann man schon bei ELLIOTT (1912) finden, deutlicher neuerdings bei ANDERSEN und SPERRY (1937), RANDALL und GRAUBARD (1940). Auch ROTTER (1950) behauptet, während der Gravidität werde das ACTH vermehrt gebildet und abgegeben. Er hält es indessen für unwahrscheinlich, daß das große ACTH-Molekül die Placenta passieren könne und auf die Nebenniere des Kindes einwirke.

Auch ich möchte annehmen, daß die Nebennierenveränderungen in der Gravidität zumindest zum Teil ein Stresszeichen sind, bezweifle aber, daß damit alles gesagt ist. Zur Zeit dürfte diese Frage aber eher vom Chemiker als vom Morphologen weiter erfolgreich bearbeitet werden (S. 735). Die Morphologie kann hingegen eine Reihe interessanter Befunde zu dem Thema beisteuern.

Offenbar erfährt bereits das Interrenale der *Selachier* während der Gravidität eine *Aktivierung* (DITTUS 1939, 1941, s. a. S. 31ff.). Anderseits fand PITTOTI (1937) bei trächtigen Weibchen von *Torpedo marmorata* eine *Vermehrung der phäochromen Zellen.*

Über die Nebenniere bei *Trichosurus vulpecula* während der Gravidität wurde früher berichtet (S. 93f., BOURNE 1949), ebenso über eine *Nebennierenvergrößerung* unter gleichen Umständen bei *Talpa* (S. 96, KOLMER 1918).

Beim *Schaf* nimmt die Zahl der dunklen Zellen in der Nebennierenrinde und die Lipoidmenge während Oestrus und Gravidität zu (NAHM und MCKENZIE

1937). PAVONE (1923) untersuchte die Nebennierenrinde trächtiger *Kühe* vor allem in bezug auf das Verhalten der *Lipoide*. Die Lipoide waren bis zum 5. Monat der Gravidität reichlich vorhanden, verringerten sich im 5.—6. Monat, stiegen dann wieder auf die doppelte Menge an und blieben bis zum Ende der Gravidität reichlich erhalten. Die Fettmenge schwankte besonders in der Zona reticularis. In der Reticularis war zu Beginn der Gravidität noch nicht viel Lipoid vorhanden. Am Ende der Gravidität war diese Zone genau so stark verfettet wie Fasciculata oder Glomerulosa.

Vielfach untersucht wurden natürlich die Graviditätsveränderungen in der Nebenniere der typischen *Laboratoriumstiere*.

Ratte. KOLMER (1918) meinte, im allgemeinen seien die Graviditätsveränderungen der Nebennierenrinde der *Ratte* weniger ausgeprägt als jene des *Meerschweinchens*. DONALDSON (1924, 1928) fand weder in der Rinde noch im Mark (Bestimmung des relativen Volumens) der graviden *Ratte* Veränderungen. Nur Tiere, die zugleich an irgendwelchen Infektionen litten, sollten ein deutlich höheres Nebennierengewicht gezeigt haben. ANDERSEN und KENNEDY (1933b) schließen sich dieser Aussage im wesentlichen an; auch in der Lactation sei nur eine geringe Gewichtszunahme der Nebenniere zu verzeichnen (s. a. BLUMENFELD 1934, 1939). KULKA (1934) hat die Nebenniere in der Gravidität bei *Maus, Ratte, Meerschweinchen* und *Kaninchen* untersucht. Besondere Veränderungen gibt er zwar nicht zu (über den Wert seiner Untersuchungen s. BACHMANN 1939a). Immerhin spricht KULKA von einer leichten Hypertrophie der Rinde, vornehmlich der Fasciculata und Reticularis. MUTOW (1937a) beobachtete eine Gewichtszunahme der *Ratten*-Nebenniere um 30—50%; dabei wurden Tiere mit interkurrenten Infektionen ausgeschlossen. SILVESTRONI (1938) fand bei trächtigen *Ratten* eine Kernhypertrophie, besonders in der Zona fasciculata und reticularis, in Zona glomerulosa und Mark dagegen annähernd normale Werte. BACSICH und FOLLEY (1939) haben in der Nebennierenrinde der trächtigen *Ratte* eosinophile Zellen beschrieben, die etwa den Elementen in der sog. δ-Zone der *Opossum*-Nebenniere ähnelten. Über feinere Lipoidveränderungen während der Gravidität bei der *Ratte* berichten HARRISON und CAIN (1947, s. ausführlich S. 327 ff.).

Maus. Die Nebennierenveränderungen bei der trächtigen *Maus* hat zuerst TAMURA (1926) genauer beschrieben. Er unterscheidet 5 Perioden. 1. Periode: Vor der Bildung der Placenta steigt die Zahl der Mitosen in der Nebenniere (Glomerulosa). In der Fasciculata finden sich 1. die typischen stark vacuolisierten Zellen, 2. kleinere, nicht vacuolisierte Elemente, die hauptsächlich an der Grenze von Fasciculata und Reticularis gelegen sind. Durch diese Zellen wird geradezu eine neue Zone aufgebaut, als „Zona gestationis" bezeichnet. In der Zone reticularis degenerieren zahlreiche Zellen. 2. Periode: Sie reicht vom Beginn der Placentabildung an bis zur Größe der Embryonen von 5 mm. In der Nebenniere vergrößert sich die Fasciculata weiter, die Reticularis wird hingegen durch beträchtlichen Zelluntergang reduziert. Die Zona gestationis wird deutlicher. 3. Periode: Bei Embryonen von 6—12 mm Länge finden sich keine wesentlichen Veränderungen in den Nebennieren. 4. Periode: Die Zona gestationis der Embryonen von 13—20 mm Länge ist stark verbreitet, im Cytoplasma ihrer Zellen treten siderophile Granula auf. Aber auch in den Zellen der Glomerulosa kommt es zur Granulabildung. 5. Periode: Bei Embryonen von 21 mm Länge und darüber liegen jetzt wieder mehr typische Zellen in der Zona fasciculata, während die Zellen der Zona gestationis zu verschwinden scheinen. In der ersten Zeit der Gravidität nehmen die Mitosen in allen Teilen der Rinde mit Ausnahme der Zona reticularis zu.

TAMURA faßt seine Eindrücke so zusammen, daß er für die ersten drei Viertel der Gravidität eine zunehmende sekretorische Aktivität der Nebennierenrinde vermutet, für das letzte Viertel eine Abnahme. Eine einseitige Ovariektomie blieb auf die geschilderten Vorgänge ohne Einfluß. Ähnliche Rindenveränderungen sah HETT (1928) bei trächtigen *Mäuse*-Weibchen. Etwas abweichende Beobachtungen haben GUTHMANN und VOELCKER (1933) mitgeteilt. Nach diesen Untersuchern sollen Rinde und Mark bei der trächtigen *Maus* an Masse zunehmen, die Rinde um etwa $^1/_{50}$, das Mark um $^1/_9$ der Masse. Offenbar haben die Autoren aber noch nicht die eigentümlichen Reaktionen der X-Zone in der Gravidität gekannt. Sie schreiben, daß in der Gravidität die das Mark vorher wie ein dunkler Hof umgebende Reticularis verschwinde; dieser Hof dürfte indessen die X-Zone gewesen sein. Die Reste einer X-Zone bei einer trächtigen *Maus* zeigt Abb. 259.

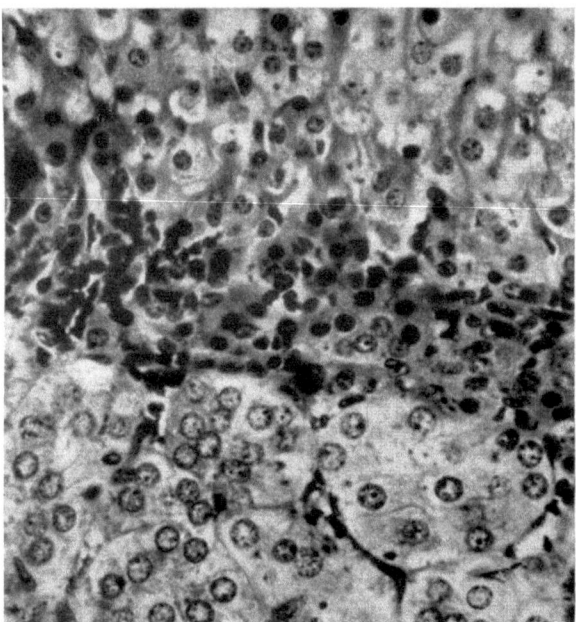

Abb. 259. Rinden-Markgrenze (Rinde oben, Mark unten) der Nebenniere einer trächtigen *Maus*. Rapider Abbau der X-Zone, zahlreiche degenerierende Zellen mit pyknotischen Kernen unmittelbar an der Markgrenze (Fixierung in STIEVEscher Lösung, Eisenhämatoxylinfärbung, 80fach vergrößert).

CARLSON, GUSTAFSON und MÖLLER (1937) haben in außerordentlich genauen Studien ebenfalls die Nebenniere der *Maus* während der Gravidität untersucht. Sie weisen, besonders unter Berücksichtigung der Ergebnisse von GUTHMANN und VOELCKER, darauf hin, daß das Nebennierenmark des trächtigen Tieres durchaus keine sicheren Veränderungen zeigt.

Meerschweinchen. In der Nebennierenrinde trächtiger *Meerschweinchen* liegt nach GUIEYSSE (1901, s. a. KOLDE 1913) das doppelbrechende Fett in Form gröberer Tropfen vor, als sie je beim männlichen Tier zu beobachten sind. Das Maximum soll um den 30. Tag der Gravidität erreicht werden. Die Befunde sprechen nach GUIEYSSE für eine während der Gravidität vermehrte sekretorische Aktivität der Nebennierenrinde, wobei im äußeren Bereich der Fasciculata ein mehr wäßriges Produkt entstehe, welches das hypothetische Sekretionsprodukt der inneren Abschnitte der Fasciculata verdünnen soll. Schließlich würden alle diese Sekretionsprodukte samt den aufgelösten Zymogenkörnchen der Zona reticularis in die großen venösen Sinus des Markes abgegeben. CIACCIO (1903) bestätigte die Befunde von GUIEYSSE (1901) teilweise. Er beobachtete beim *Meerschweinchen* eine Vermehrung der von ihm als oxyphile Zellen bezeichneten Elemente in den innersten Rindenschichten (degenerierende Zellen?).

DELAMARE (1904) bestimmte die *Durchmesser* der Nebennieren trächtiger *Meerschweinchen*. Während der große Durchmesser der Nebennieren von Männchen zwischen 8—10,5 mm variiert, schwankt er bei trächtigen Weibchen zwischen 10,5—14 mm. Nach Färbung mit Eisenhämatoxylin sei in der Rinde eine Zunahme der siderophilen Stoffe (S. 198ff.) festzustellen. Sie sammeln sich besonders in den Zellen im inneren Fasciculatabereich. Bei manchen derartigen Zellen kann das Cytoplasma nach Eisenhämatoxylinfärbung geradezu schwarz erscheinen. Die Pigmente vermehren sich besonders im Bereich der Zona reticularis. Auffallend stark reichern sich die Lipoide an. Im Cytoplasma mancher Fasciculata(spongiosa)-Zellen entstehen dadurch außerordentlich große Vacuolen mit Durchmessern bis zu $20\,\mu$.

Zu der oben geschilderten Sekretionshypothese von GUIEYSSE (1901) äußert sich DELAMARE (1904) kritisch. Er wandte mit Recht ein, daß in Gefrierschnitten keine Vacuolen in der Fasciculata nachzuweisen sind. Damit wird es sehr fraglich, ob man wirklich von einem wäßrigen Extrakt im äußeren Bereich der Fasciculata sprechen kann. Was die sog. ergastoplastischen Substanzen angeht, so ist deren Bedeutung ebenso zweifelhaft, weil es sich vielleicht um künstliche Niederschläge handelt. Dagegen glaubt DELAMARE an die Präexistenz der Granula in der Zona reticularis und deutet sie als Zeichen sekretorischer Aktivität.

MULON (1907, 1912) hat die Hypertrophie der Nebennierenrinde und das vermehrte *Auftreten von Pigment* in den inneren Rindenzellen trächtiger *Meerschweinchen* bestätigt (s. a. S. 372, 376). Er fand wie GUIEYSSE (1901) gröbere Tropfen doppeltbrechender Lipoide, als sie je in der Nebennierenrinde der Männchen zu beobachten sind, ebenfalls mit einem Maximum am 30. Tag der Gravidität. Um diese Zeit treten im Corpus luteum auch die ,,Corps en peloton sidéro-osmophile" auf (S. 728), wie sie ebenso für die innere, fettärmere Zone der Nebennierenrinde von *Cavia* charakteristisch sind.

Die Vergrößerung der Fetttropfen im äußeren Rindenabschnitt deutet MULON nicht als eine Steigerung der Funktion, sondern eher als Speicherung, als Zeichen eines verlangsamten Verbrauchs des Fettes. Allerdings spricht in diesen Überlegungen die Hypothese von der Toxinbildung an Lipoide der Rinde eine Rolle.

Die damit gerade in der Gravidität sich offenbarende Herabsetzung der Rindenaktivität erklärt MULON mit der vikariierenden Leistung des Corpus luteum graviditatis (S. 728). Die innere Hälfte der Nebennierenrinde vom *Meerschweinchen*, in welcher das Lipoid resorbiert werden soll, sieht er als die eigentliche Functionalis an.

KOLMER (1912) beschrieb beim *Meerschweinchen* einen starken Zellzerfall an der Rinden-Markgrenze während der Gravidität. An diesen Stellen waren meist größere Hohlräume in der Reticularis zu beobachten, die seiner Meinung nach gewisse Beziehungen zu den Blutgefäßen aufwiesen. Wichtig dürfte auch der Hinweis sein, daß bei diesem Zellzerfall Pigmentkörnchen frei werden (s. a. S. 375), die sich angeblich zum Teil innerhalb der Blutgefäße wiederfinden lassen.

CASTALDI (1922), dem wir eine gute quantititave Bearbeitung der *Meerschweinchen*-Nebenniere verdanken (S. 507), hat bei schwangeren Tieren eine Zunahme der Größe gemessen; die linke Nebenniere soll sich dabei stärker vergrößern als die rechte.

Nach FIESCHI (1926) vermehren sich beim *Meerschweinchen* die Rindenlipoide am Anfang der Gravidität, fallen dann etwa um die Mitte der Gravidität unter die Normalmenge und steigen gegen Ende wieder an. SLEETH und VAN LIERE (1939) haben behauptet, daß an den Nebennieren des *Meerschweinchens* keine Graviditätsveränderungen festzustellen sind. Dies steht im Widerspruch zu den meisten anderen Untersuchern und auch zu eigenen Befunden (BACHMANN 1939a, c, vgl. ausführlich S. 368f). Auch HEWITT und VAN LIERE (1941a) korrigierten ihre ältere Ansicht: eine sehr deutliche Zunahme (um 48%) des relativen Nebennierengewichtes — bezogen auf das Körpergewicht — ließ sich gegen Ende der Gravidität beim *Meerschweinchen* nachweisen. Nach der Geburt bleibt die Nebenniere der Muttertiere noch beträchtlich schwerer (um 58%) als die nulliparer Weibchen. In dieser Zeit bestand auch eine geringe, aber signifikante Zunahme des Wassergehaltes der Nebenniere. FINK (1941), welche die Rindenhypertrophie bei trächtigen *Meerschweinchen* bestätigt, findet ferner die Plasmale eher vermindert.

Kaninchen. Nach SCHENK (1910) und KOLDE (1913) sollen sich in der Nebenniere trächtiger *Kaninchen* keine deutlichen histologischen Veränderungen abspielen. Nach COPPOLA (1935) nimmt die Zahl der Lipoidgranula in den Rindenzellen des *Kaninchens* während der Gravidität ab; das Gewicht der Nebenniere soll in der ersten Phase der Gravidität fallen, zu Beginn der zweiten Hälfte der Gravidität wieder anzusteigen beginnen. Es fällt wieder etwas, wenn die Tiere geworfen haben und bleibt während der Lactationsperiode niedrig. Die Menge der Phosphorlipoide und Cholesterinester nimmt nach RANDALL und GRAUBARD (1940) ab, während freies Cholesterin und Gesamtfettmenge unverändert bleiben. Auch die Neutralfette nehmen übrigens etwas an Menge zu. Im Stadium der Hypertrophie (2. Hälfte der Gravidität) steigt die absolute Menge der Phosphorlipoide, des freien Cholesterins, der Cholesterinester und des Gesamtfettes.

Katze. Die Nebennieren trächtiger *Katzen* hat BENNETT (1940a) untersucht. Die Rindenverbreiterung betrifft nicht so sehr die „sekretorische Zone" (S. 110), sondern die inneren Rindengebiete, deren Gehalt an Rindensteroiden gering ist. Die Graviditätshypertrophie der Rinde darf man also wohl nicht einfach als Arbeitshypertrophie ansehen. Im übrigen entsteht bei trächtigen *Katzen* nach BENNETT das Bild des männlichen Zonierungstypus der Nebennierenrinde, d. h. die sekretorische Zone ist in der Tat relativ schmal (S. 702.).

Hund. Nach Untersuchungen an *Hunden* teilte CAUSSADE (1938a, b) mit, daß bei trächtigen Tieren eine Hypertrophie der Zona arcuata sowie hyperplastische Vorgänge an der Grenze von Arcuata und Fasciculata zu beobachten seien. Auf die früher behandelten Gewichtsuntersuchungen von BAKER (1938) sei nochmals verwiesen (S. 501). LADD (1941) beobachtete bei trächtigen *Fledermäusen* zwar eine größere Variabilität bezüglich der Dimensionen der Nebenniere. Eine signifikante Vergrößerung der Nebenniere dieser Tiere während der Gravidität lehnt er jedoch ab.

Primaten. BAXTER und YOFFEY (1947) haben die Nebennieren einer graviden *Schimpansin* untersuchen können. Zunächst liegt eine Rindenhypertrophie vor. Die Rindenzellen enthalten nicht mehr viel Lipoid, Plasmal, Ketosteroid (Phenylhydrazinmethode) usw. Auch die Doppelbrechung ist schwächer als in der Nebenniere gravider Frauen.

Auch die Nebenniere des *menschlichen Weibes* scheint in der Gravidität zu reagieren. Bereits DELAMARE (1904) erwähnte die Nebennierenhypertrophien bei 3 Frauen, die einige Tage nach der Entbindung an Lungentuberkulose verstorben waren. DELAMARE fand keine Mitosen in der Zona fasciculata, welche sich hauptsächlich verbreitert hatte und nur einige Amitosen in der Zona glomerulosa. Die volumetrisch festgestellte Hypertrophie bedeute nicht eine Hyperaktivität aller Nebennierenfunktion, da sich das Mark nicht mit verändere.

Ferner haben KOLDE (1913) und LANDAU (1915) auf die Verbreiterung der Fasciculata während der Gravidität hingewiesen. FAUVET (1936) sah eine ausgesprochene Verbreiterung der Zona fasciculata mit beträchtlicher Lipoidvermehrung bei normal verlaufener Schwangerschaft, wahrscheinlich unter dem Einfluß der Hypophyse entstanden (s. a. CAUSSADE 1938a, b).

STIEVE (1946, s. a. S. 294) ist nicht sicher, ob es während der Schwangerschaft zu einer Pigmentvermehrung in der menschlichen Nebennierenrinde kommt. Die erhebliche Vergrößerung der Schwangerennebenniere, die aber auch STIEVE gesehen hat, beruht im wesentlichen auf einer Zellvergrößerung in der Zona fasciculata, vermutlich infolge einer Lipoidaufladung. Im Wochenbett und nach der Stillzeit soll sich eine fast vollständige Rückbildung der Nebennierenhypertrophie abspielen. Doch ist die Zona fasciculata bei Frauen, die entbunden haben, fettreicher, die Glomerulosa breiter als vorher. Die Frauen, die schon kurz nach dem 30. Lebensjahr eine etwas verbreiterte Fasciculata aufweisen, haben meist geboren.

Die Breitenzunahme der Nebennierenrinde in der Gravidität sucht STIEVE mit folgenden Überlegungen zu erklären. Da er ein ähnliches Nebennierenverhalten auch in manchen Fällen der sekundären Amenorrhoe fand, also unter Verhältnissen, in denen ähnlich wie in der Gravidität das Follikelwachstum im Ovar zum Stillstand gekommen ist, ja die vorhandenen Bläschenfollikel wie in der Gravidität atresieren, meint STIEVE, das Versiegen der Follikelhormonproduktion für die Nebennierenveränderungen verantwortlich machen zu können. Ja, er geht noch einen Schritt weiter. Die großen lipoidreichen Fasciculatazellen sollen in der Lage sein, Follikelhormon zu bilden, und zwar um so mehr, je weniger in den Eierstöcken entsteht. So würden die Nebennieren bei alten Frauen, in der Schwangerschaft oder bei sekundärer Amenorrhoe die inkretorische Funktion der Follikelepithelzellen wenigstens teilweise übernehmen können.

Beim Mann könnte die Nebennierenrinde im Fall einer Regressionsphase in den Keimdrüsen, z. B. unter ungünstigen psychischen Momenten, kompensatorisch in die Androsteronbildung eintreten.

STIEVES Schülerin LAESCHKE (1947) bestätigte zunächst die *Rindenverbreiterung in der Gravidität*. Sie stellte eine Erhöhung des Cholesterinblutspiegels während der Schwangerschaft fest. In der Zona fasciculata erscheint das Cholesterin vermehrt. In der Nebennierenrinde der graviden *Frau* fanden BAXTER und YOFFEY (1947) eine Vermehrung der doppeltbrechenden Stoffe. Dieser Befund läßt sich zu den Cholesterinbefunden LAESCHKEs zwanglos in Beziehung setzen.

β) Verhalten der Corticoide usw. während der Schwangerschaft.

Im Schwangerenharn finden sich Stoffe, welche die Nebenniere beeinflussen können. So kann man durch Injektion von Antuitrin S, einer Substanz aus dem Urin schwangerer Frauen mit Hypophysenvorderlappenpotenzen (ACTH ?), eine Gewichtszunahme der Nebenniere schwangerer *Ratten* erreichen (LEIBY 1933b). Injektion von Schwangerenharn ruft bei nicht geschlechtsreifen weiblichen *Meerschweinchen* eine Hypertrophie der Nebennierenrinde hervor (BOISSEZON 1936), zugleich eine Zunahme der Rindenlipoide (ESIASCHWILI 1935). Ferner verursacht diese Behandlung eine 30%ige Zunahme des Nebennierencholesterins bei *Meerschweinchen* jedes Alters (BOISSEZON und PEYROT 1934). BLUMENTHAL (1945b) erhielt aus dem Urin normaler und gravider Frauen eine Substanz, welche die Nebenniere ebenfalls aktivierte. Die aus dem Urin normaler Frauen gewonnene Substanz bewirkt eine Mitosenaktivität vornehmlich in den äußeren Teilen der Zona fasciculata, welche 2,5mal größer wird als bei Kontrolltieren. Die aus dem Harn Schwangerer gewonnene Substanz zeigt ebenfalls eine gewisse Wirksamkeit in gleicher Richtung. Allerdings finden sich die Mitosen in der Zona glomerulosa. BLUMENTHAL meint, es könne sich um eine toxische Reaktion handeln.

Über die Ausscheidung von Nebennierenrindenstoffen während der Gravidität vgl. SAMUELS, EVANS und MCKELVEY (1943), TALBOT, BUTLER, HERMAN, RODRIQUEZ und MACLACHLAN (1943), VENNING (1946), DAY (1948), KNOWLTON, MUDGE und JAILER (1949), TOBIAN (1949), HOFBAUER (1950), STAUDINGER und SCHMEISSER (1951), H. J. STAEMMLER (1952) u. a.

γ) Adrenalektomie bzw. Nebenniereninsuffizienz und Gravidität.

STEWART (1921) dürfte zuerst aufgefallen sein, daß trächtige *Katzen* eine Adrenalektomie besser überleben als normale Tiere. ROGOFF und STEWART (1927) konnten dasselbe bei adrenalektomierten trächtigen *Hündinnen* feststellen. Auch eine sog. Pseudogravidität, d. h. Paarung eines normalen Weibchens mit einem vasektomierten Männchen, scheint eine ähnliche Schutzwirkung zu besitzen (Rogoff und Stewart 1927b, Swingle, Parkins, Taylor, Hays und Morrell 1937). Anders lauten aber die Angaben von Granzow (1927), der die Wirkung der Adrenalektomie an graviden und nicht graviden *Kaninchen* und *Meerschweinchen* untersuchte. Die einzeitig durchgeführte doppelseitige Adrenalektomie führt bei nicht graviden Tieren in kurzer Zeit zum Tod. In den Ausnahmefällen sind akzessorische Interrenalia gefunden worden. Bei graviden Tieren kam es nach der Adrenalektomie nicht immer zur Schwangerschaftsunterbrechung, jedoch soll sich die Adrenalektomie bei diesen Tieren noch gefährlicher auswirken als bei nicht graviden Weibchen.

Offenbar reagieren trächtige *Hündinnen* und *Katzen* tatsächlich verschieden auf die Adrenalektomie. Corey (1927, 1928) beobachtete, daß trächtige *Hündinnen* nach beidseitiger Nebennierenentfernung etwas länger lebten als trächtige Tiere, trächtige *Katzen* dagegen nicht. Bei adrenalektomierten *Ratten* sahen Grollman und Firor (1934) sowie Emery und Schwabe (1936) und Collings (1941) in der Gravidität eine verlängerte Überlebenszeit.

Nach Dessau (1937) führt die Adrenalektomie in der ersten Hälfte der Gravidität bei *Ratten* zum Abort oder zur Resorption der Früchte (s. a. McKeown und Spurrell 1940). In der zweiten Hälfte der Schwangerschaft kann sie vertragen werden.

Auch mit Hilfe einer Anregung der Progesteronsekretion des Ovars durch Injektion von „Gonadin" und „Follutein" konnten d'Amour und d'Amour (1939) die Überlebenszeit adrenalektomierter *Ratten*-Weibchen verlängern. Prolactin verursacht bei *Ratten* nach Adrenalektomie eine Erhaltung der Corpora lutea (Tobin 1942).

Tobin (1939b) hatte bereits festgestellt, daß die Zerstörung der Nebennieren die Entwicklung der *Ratten*-Embryonen nicht unmöglich macht. Jedoch zeigen Hypophyse, Schilddrüse, Epithelkörperchen und Thymus bei solchen Muttertieren die typischen Adrenalektomieveränderungen.

Es ist wohl sicher, daß der Nebennierenmangel des Muttertieres durch erhöhte funktionelle Leistung der fetalen Nebenniere kompensiert werden muß (s. o.). Diese Leistungssteigerung drückt sich in einer Zunahme des Nebennierengewichtes bei solchen Feten aus. Walaas und Walaas (1944) adrenalektomierten trächtige *Ratten* im letzten Drittel der Gravidität und fanden beim Neugeborenen eine durchschnittlich 33%ige Hypertrophie der fetalen Nebenniere. Bei Zufuhr von Rindenhormon blieben die Nebennierenvergrößerungen aus. Auch Houssay (1945) bestätigt eine Zunahme des Nebennierengewichtes bei den Nachkommen adrenalektomierter Muttertiere.

Aus diesen Befunden geht hervor, daß die Nebennieren zur Durchführung der Gravidität nicht unabdingbar notwendig sind. Selbstverständlich fragt man sich sofort, ob diese Ergebnisse auch auf den *Menschen* übertragen werden können. Knowlton, Mudge und Jailer (1949) weisen 29 Arbeiten mit insgesamt 39 Fällen von Gravidität bei Addisonscher Krankheit nach. In 30 Fällen trugen die Frauen aus (Barlow 1885, Jaquet 1895, 1902, Fleming und Miller 1900, French 1908, Pollack 1910, Vogt 1913, Seitz 1913, Giusti 1914, von Roten 1919, Falco 1915, Puyg y Roig 1920, Fitzpatrick 1922, Haro Garcia 1931, Bachner 1932, R. Schmidt 1932, Perkins 1932, Charvat 1934, Tapfer 1934, Eng 1935, Thaddea 1935, Valenzi 1936, Marañon 1936, Paucot und Gelle 1937, Galloway, Sutton und Ashworth 1940, Jonas und Jellinek 1942, Samuels, Evans und McKelvey 1943, Sheldon 1945, van Zwanenberg 1945, Simpson 1946). Natürlich liegt in diesen Fällen kein gleichwertiges Material vor. Nur in einem einzigen Fall liegt überdies eine Aussage über die Steroidausscheidung vor (Samuels, Evans und McKelvey 1943), und zwar wurde beobachtet, daß die Ausscheidung von Oestrogen, Pregnandiol und der 17-Ketosteroide (modifizierte Zimmermann-Reaktion) in den letzten 6 Wochen der Schwangerschaft Werte wie bei normalen Gravidae erreichte.

δ) Adrenalsystem und Gravidität.

Die Frage der Beziehungen zwischen dem Adrenalsystem und dem graviden Uterus ist neuerdings von Hofbauer (1950) bearbeitet worden. Der Autor lehnt sich an alte Befunde Blotevogels (1927, 1928, 1931) über die Variabilität der Phäochromie in bestimmten Elementen des Ggl. cervicale uteri (FRANKENHÄUSER) der *Maus* an. Als typische Graviditätsreaktion tritt eine auffallende Mengenzunahme der phäochromen Elemente der FRANKENHÄUSERschen Ganglien und eine gesteigerte Phäochromie dieser Zellen ein. Der Ursprung der neuen phäochromen Zellen von undifferenzierten Stammzellen in den Ganglien läßt sich unschwer erkennen. Dagegen ist keine Vergrößerung des nervösen Anteils zu verzeichnen.

Die Massenzunahme der in der Peripherie des FRANKENHÄUSERschen Ganglions in Strängen angeordneten phäochromen Zellen ist individuellen Schwankungen unterworfen; sie wird von HOFBAUER mit durchschnittlich 6fach angegeben. In Anbetracht experimenteller Befunde, welche diese Zellen als Erfolgsorgane oestrogener Hormone erkennen ließen, wird die Neubildung phäochromer Elemente als Folgeerscheinung des im Blute des graviden Organismus überaus reichlichen Angebotes placentar und adrenal (!) gebildeter Hormone oestrogenen Charakters plausibel erscheinen (HOFBAUER 1950). Die Phäochromie der Markzellen wird mit vielen Gründen auf die Adrenalinproduktion bezogen. Damit können wir schließen, daß im FRANKENHÄUSERschen Ganglion eine akzessorische Formation biologisch gleichwertiger Struktur vorliegt, die in der zweiten Hälfte der Gravidität zunehmend deutlicher wird. Die biologische Rolle des hier gebildeten Adrenalins sieht HOFBAUER in der Gewährleistung der Ruhigstellung des graviden Uterus.

Diese klinisch höchst bedeutsamen Überlegungen bedürfen der Nachprüfung, dürften aber für das Problem der Geburtsauslösung, vielleicht auch für die Frage der Graviditätstoxikosen von außerordentlicher Tragweite sein.

h) Nebenniere und Brustdrüse (Lactation).

Einige Befunde sprechen dafür, daß die Nebennieren bei der Lactation, übrigens auch bei der Ausbildung des Kropfes der *Vögel*, eine wichtige Rolle spielen. Von Untersuchungen an *Vögeln* seien kurz die von RIDDLE und LAHR (1944a, b) erwähnt, welche *Tauben* Desoxycorticosteronacetatdepots implantierten und danach eine Vergrößerung der Kröpfe beobachteten.

BOURNE (1949) untersuchte ein Weibchen von *Phascogale macdonnellensis* mit einem Jungtier im Beutel, das also „lactierte". In der Nebenniere des Muttertieres fand BOURNE eine breite Zona reticularis, die fast ein Drittel der ganzen Rinde einnahm. Normalerweise ist eine solche Zone bei diesen Tieren überhaupt kaum differenziert. Ähnliches beobachtete BOURNE bei *Petaurus breviceps* und *Trichosurus vulpecula*.

Bei *Talpa europea* soll es nach KOLMER (1918) zur Vergrößerung der Nebenniere während der Lactationszeit kommen, während bei lactierenden *Hündinnen* eine Nebennierenhypertrophie vermißt wurde (BAKER 1937, 1938).

Eine größere Zahl von Untersuchungen beschäftigt sich mit dem Verhalten von Brustdrüse und Nebenniere der *Ratte*. ANDERSEN und KENNEDY (1933b) fanden während der Lactationszeit eine geringe Gewichtszunahme der Nebenniere. Da die Hypophysektomie eine unmittelbare Involution des Brustdrüsengewebes zur Folge hat, wie sie durch Ovariektomie bei der *Ratte* nicht ausgelöst werden kann, dürfte die Erhaltung des Brustdrüsenparenchyms in erster Linie vom Vorderlappen abhängig sein. Dieser sezerniert vermutlich unter dem Einfluß des Progesteron, vielleicht auch nervöser Reize (Saugakt, SELYE und MCKEOWN 1934), das für die Brustentwicklung notwendige Prinzip. SELYE (1940a) erklärt auch die rätselhafte Tatsache, daß eine große Gruppe verschiedener Steroide (Oestrogen, Androgen, Nebennierenrindenhormone, Progesteron) die

Entwicklung des Brustdrüsengewebes anregen können, letztlich als eine Hypophysenwirkung. Alle diese Stoffe sollen zu ihrer Wirkung weniger die Anwesenheit des Ovars benötigen als vielmehr einen intakten Vorderlappen (SELYE und COLLIP 1936, SELYE, BROWN und COLLIP 1936, McEUEN, SELYE und COLLIP 1937, NOBLE 1939). Andererseits scheint aber mit Prolactin allein eine vollkommene Lactationsleistung nicht möglich zu sein. GAUNT und TOBIN (1936) nahmen anfangs an, daß adrenalektomierte *Ratten*-Weibchen bei ausreichender Salztherapie regelrecht lactieren können. Später aber wies TOBIN (1939a, b, 1942) nach, daß die Behandlung mit NaCl die adrenalektomierten *Ratten* keineswegs in die Lage versetzt, eine regelrechte Lactation durchzuführen. Die Jungen mit Salz behandelter adrenalektomierter Muttertiere sollen nicht besser überleben als die unbehandelter Tiere. Entsprechende Mengen von Rindenextrakt verändern dagegen das Bild rasch. Bei einer solchen Behandlung bringen adrenalektomierte *Ratten* gewöhnlich lebende Junge zur Welt und können sie auch aufziehen. BUTCHER (1939) beobachtete regelmäßig an den Brustdrüsen unterernährter adrenalektomierter *Ratten* Veränderungen im Sinne eines verbesserten Wachstums des Organs, welches nicht ovariell bedingt war, weil es in gleicher Stärke auch nach Ovariektomie eintrat.

Bei *Ratte* und *Maus* soll Desoxycorticosteronacetat allein oder in Verbindung mit oestrogenen Stoffen keine Wirkung auf die Brustdrüse ausüben, abgesehen vielleicht von einem geringen Wachstum der Brustwarze (CHAMORRO 1940a). Dagegen erhielt CHAMORRO (1940b) bei hypophysektomierten *Ratten*-Männchen durch eine Behandlung mit Desoxycorticosteronacetat + Oestrogen eine Brustdrüsenentwicklung. Vielleicht wird das Wachstum des Brustdrüsenparenchyms von einem anderen Faktor beeinflußt als das der Warze.

Auf eine ganz andere, bislang allerdings nur gemutmaßte Rolle der Nebenniere während Gravidität und Lactation wiesen BURRILL und GREENE (1942) hin. Während der Gravidität wird bekanntlich in verstärktem Maß oestrogene Substanz ausgeschieden. Zugleich scheinen aber auch androgene Substanzen vermehrt abgegeben zu werden, die antagonistisch wirken sollen, um eine übermäßige oestrogene Beeinflussung des Keimlings hintanzuhalten. Jedenfalls haben BURRILL und GREENE (1941c) am Ende der Gravidität und zu Beginn der Lactation Androgen durch die Stimulation der ventralen Prostata nachweisen können. Zur Untersuchung bedarf man eines *Ratten*-Stammes mit einem hohen Prozentsatz von Weibchen mit der „ventralen Prostata". Das Epithel dieses Drüsengewebes ist androgenabhängig. Es wird unter Androgeneinfluß hochprismatisch; die Zellkerne liegen dann basal. Distal vom Kern finden sich „light areas", die als sekretorisches Zeichen gewertet werden.

Die androgenen Stoffe könnten aus dem Ovar, aus der Nebennierenrinde, vielleicht auch aus der Placenta stammen. Da die Substanzen aber auch in der ersten Zeit der Lactationsperiode wirken, scheidet die Placenta als Quelle aus, es sei denn, es handle sich um zwei verschiedene Wirkstoffe während Gravidität und Lactation. Weitere Untersuchungen über die Ausscheidung androgener Stoffe aus der Nebennierenrinde stammen von HOWARD (1939), BURRILL und GREENE (1939, 1940a, 1941b), CROOKE und CALLOW (1939), CALLOW, CALLOW und EMMENS (1938), REICHSTEIN (1936) u. v. a.

MEITES, TRENTIN und TURNER (1942) meinen, daß das Versagen während der Gravidität adrenalektomierter *Ratten* bei der Lactation nicht auf einem Mangel an lactogenem Hormon des Hypophysenvorderlappens beruhen könne, weil eine Adrenalektomie in der letzten Woche der Gravidität den Anstieg dieser lactogenen Substanz nach der Geburt nicht hemmt. Regressive *Veränderungen der Brustdrüse* bei der *Ratte* nach Adrenalektomie wurden oft, aber nicht regelmäßig beobachtet (COWIE und FOLLEY 1947a, b).

FOLLEY und BACHSICH (zit. nach BOURNE 1949) haben eosinophile Zellen in der inneren Abteilung der Nebennierenrinde als sog. „Lactationszellen" beschrieben und die Ähnlichkeit dieser Elemente und der Zellen in der δ-Zone der Nebennierenrinde des *Opossum*-Weibchens unterstrichen.

VERDOZZI beobachtete bereits 1917, daß die Nebennieren von *Cavia*-Muttertieren zur Zeit der Geburt ein höheres Gewicht als für gewöhnlich besitzen. Dies höhere Gewicht bleibt weiterhin bestehen, wenn die Muttertiere ihre Jungen säugen können; es vermindert sich schnell, wenn dies nicht geschieht. Die Rinde scheint bei diesem Prozeß die wesentliche Rolle zu spielen.

Besonders NELSON (1941a) hat sich dann mit der Rolle der Nebenniere bei der Lactation *(Meerschweinchen)* befaßt. Nach täglicher Verabreichung von 10—25 mg ACTH über 10—30 Tage in Anwesenheit der Nebenniere ist auch ein Wachstum der Brustdrüse zu beobachten. Auf die Bedeutung des ACTH für den Lactationsprozeß waren NELSON und GAUNT (1936) schon früher aufmerksam geworden. Beim hypophysektomierten *Meerschweinchen* konnten sie jedenfalls durch das lactogene Hormon allein keine Lactation erreichen. NELSON (1941b) versuchte nun an Stelle eines Rindenextraktes bei hypophysektomierten, mit Prolactin behandelten *Meerschweinchen* mit Injektion von Desoxycorticosteronacetat (0,5—3 mg täglich) auszukommen. Das mißlang; erst nach Verabfolgung des Gesamtextrakts der Rinde (1—2 cm^3 täglich) trat die Lactation ein.

Beim *Menschen* sind Desoxycorticosteronacetatwirkungen auf die Brustdrüsen — nämlich eine Vergrößerung — von LAWRENCE (1943) bei ADDISONscher Krankheit beobachtet worden. Nach Absetzen des Desoxycorticosteronacetats verschwanden die Symptome.

Das gleichzeitige Auftreten einer paradoxen Fettsucht (S. 740) und *Gynäkomastie* wurde von OVERZIER (1949) als Folge einer Fehlproduktion der Steroidhormone in der Nebennierenrinde aufgefaßt, vielleicht in Gestalt einer erhöhten Produktion mit verstärkter, „bzw. anderer Wirksamkeit".

Wenn man Tierversuche und Kasuistik überblickt, drängt sich die Feststellung auf, wie vorsichtig man in der Übertragung der bei einer Species beobachteten Befunde auf die andere sein muß, z. B. bezüglich der Desoxycorticosteronacetatwirkungen bei *Rodentiern* und *Primaten*. Grundsätzlich dürfte die Frage der Nebennierenbeteiligung bei der Regulierung der Brustdrüse überhaupt noch nicht zu entscheiden sein. BROWNELL, LOCKWOOD und HARTMAN (1933) teilten zwar mit, daß der Rindenextrakt in zwei Fraktionen eingeteilt werden könne, deren eine die für die Erhaltung des Lebens adrenalektomierter Tiere notwendige Substanz, deren andere einen für den Lactationsprozeß nötigen Stoff enthalte (Corticolactin).

Bei anderer Methodik der Aufbereitung des Extraktes freilich gelang diese Einteilung nicht mehr. Die lebenserhaltende Fraktion allein war nicht imstande, die Lactation bei adrenalektomierten Tieren zu sichern. SPOOR, HARTMAN und BROWNELL (1941) haben eine weitere Methode angegeben, bei welcher der Lactationsfaktor durch isoelektrische Fällung gewonnen werden kann. Später mußten aber HARTMAN und BROWNELL (1949) eingestehen, daß sie bei erneuter Benutzung dieser Methode keine Erfolge mehr hatten. Die damit gewonnene Fraktion erwies sich in Testversuchen an der Kropfdrüse der *Taube* als inaktiv. Ganz allgemein weist SPEERT (1948) darauf hin, daß die gleichsinnigen Wirkungen von Oestron, Progesteron, Testosteron und Desoxycorticosteronacetat an der Brustdrüse angesichts der chemischen Verwandtschaft der Stoffe nicht überraschen (s. aber auch SELYE und Mitarbeiter S. 737).

i) Die Nebennieren im Klimakterium.

BERBLINGER (1926) behauptete bereits, daß die Nebennieren bei einsetzender Atrophie der Ovarien ein Übergewicht bekommen; er erklärte damit auch die im Klimakterium oft zunehmende Gesichtsbehaarung der Frau. Das würde also heißen, daß eine Nebennierenhypertrophie bei Abnahme der oestrogenen Stoffe erfolgt. Wir sehen indessen (S. 750ff.), daß gerade nach Applikation oestrogener Stoffe im Tierversuch vielfach eine Rindenhypertrophie eingetreten ist.

An einem großen Material konnten STIEVE (1946, 1947ff.) und LAESCHKE (1947) die Nebennieren klimakterischer Frauen untersuchen (s. a. früher S. 170, 173, 175). Nach ihrer Darstellung werden Rindenveränderungen während des Klimakteriums innerhalb weniger Jahre deutlich. Etwa in der Mitte des 4. Lebensjahrzehnts treten in der Nebennierenrinde der Frau Veränderungen ein, besonders deutlich in der Zona fasciculata und an deren Grenzen. Die Fasciculatazellen werden größer, lipoidreicher, die ganze Schicht wird breiter, die Reticularis dagegen schmäler und die Grenze zwischen Fasciculata und Reticularis verliert an Deutlichkeit. Immer mehr Zellen der Reticularis büßen ihre Acidophilie ein: ihr Cytoplasma wird schaumig, von Lipoidtropfen durchsetzt. Diese Zellen nehmen also den Typus von Fasciculatazellen an. In den Ovarien dieser Frauen findet man eine beginnende Abnahme der Zahl der Bläschenfollikel.

Der eigentliche klimakterische Zustand der Nebennieren sei durch 2 Beispiele aus STIEVES Untersuchungen beleuchtet. Im 1. Fall handelt es sich um eine 52 Jahre alte Frau, die niemals Geschlechtsverkehr gehabt hatte und seit dem 14. Lebensjahr regelmäßig menstruierte. Die Nebenniere bot ein Bild, wie es dem 4. Lebensjahrzehnt entspricht (s. o.). Alle Schichten waren gut erhalten. Die großen Ovarien enthielten Bläschenfollikel. Im 2. Fall handelte es sich um eine 33 Jahre alte Frau, deren Menarche im 12. Lebensjahr gelegen war. Sie war niemals gravid gewesen. Im 37. Lebensjahr hörten die Blutungen auf (psychische Alteration). Die Nebennieren boten ein Bild, wie es sonst bei Frauen im 6. Lebensjahrzehnt vorkommt. Die Ovarien waren klein und atrophisch. Die Nebennierenrinde bestand fast nur aus Fasciculata; von der Glomerulosa war wenig erhalten, die schmale Reticularis enthielt reichlich Pigment. Im Grunde fanden sich eigentlich nur noch einzelne Gruppen von Reticulariszellen an der Rinden-Markgrenze. In der Fasciculata erschienen Fettzellen.

Im Zusammenhang mit diesen klimakterischen Rindenveränderungen muß an die STIEVEschen Beobachtungen bei sekundärer Amenorrhoe erinnert werden. Kommt es bei jungen Frauen jenseits des 35. Lebensjahres zur sekundären Amenorrhoe, dann treten ziemlich rasch Veränderungen der Nebennierenrinde ein, und zwar ganz nach Art der im Klimakterium üblichen. Bei sehr lang andauernder Amenorrhoe können auch Ansammlungen von Lymphocyten im Bindegewebe der Nebenniere auftreten, besonders nach der zweiten Hälfte des 5. Lebensjahrzehnts. Setzt dagegen die sekundäre Amenorrhoe schon bei Frauen im Alter von 18—35 Jahren ein, dann können während der ersten 3—4 Monate nach Sistieren der Blutung, manchmal sogar noch länger, Veränderungen der Nebennierenrinde ausbleiben. Nur die Breite der Fasciculata kann auffallen. Hält indessen die Amenorrhoe länger als 4—5 Monate an, so verändern sich natürlich auch die Ovarien immer stärker (Zunahme der Atresien). Dann verbreitert sich die Fasciculata wieder auf Kosten der beiden anderen Schichten, ihre Zellen werden größer und speichern reichlich Lipoid. Manchmal kann man schon bei Frauen im 3. Lebensjahrzehnt regelrechte Fettzellen in der Fasciculata beobachten. Die Fasciculata rückt teilweise bis an die Kapsel, andererseits bis an das Mark heran. Die Glomerulosa wird rückgebildet. An manchen Stellen fehlt sie schon ganz, an anderen Stellen kann sie auffallend breit sein. Auch die Reticularis ist wechselnd breit, vielfach sehr schmal; an anderen Stellen wieder dringt sie keilförmig bis gegen die Glomerulosa vor. In allen Schichten finden sich Zellen mit pyknotischen Kernen, in der Reticularis auch vielkernige Zellen. Die Rinden-Markgrenze wird unscharf.

Die stärksten Nebennierenveränderungen sah STIEVE (1946c) bei Frauen, bei welchen die Menstruation unter der Wirkung starker psychischer Erregung ausgeblieben war und die trotz ungenügender Ernährung (1200—1400 Calorien pro die) nach einigen Monaten an Gewicht zunahmen („paradoxe Fettsucht", STIEVE). Trotz Mangelernährung hatten diese bedauernswerten Menschen an Körpergewicht zugenommen. Es handelte sich aber nicht um Hungerödeme, sondern um einen echten Fettansatz. Die Frauen waren meist amenorrhoisch. Bei der Sektion stellte STIEVE regressive Veränderungen im Ovar fest. Das Bild der paradoxen Fettsucht trat nur selten bei Männern auf, die über mangelnde Libido und Impotenz klagten.

Jenseits des Klimakteriums verwandeln sich immer mehr Fasciculatazellen in fettzellähnliche Gebilde; oft verbinden sich sogar mehrere zu einem ganz großen Element, das von einem einzigen Lipoidtropfen ausgefüllt ist. Einzelne

Zellen gehen zugrunde. An verschiedenen Stellen der Rinde sieht man noch Züge von Reticulariszellen, die wenige oder gar keine Lipoide enthalten, bis gegen die Glomerulosa vordringen. Viele solche Reticulariszellen besitzen pyknotische Kerne. Zwei solche auf dem Schnitt nicht allzu weit voneinander entfernte Züge können größere Bezirke lipoidreicher Zellen umgrenzen. Vermutlich entsprechen sie den von ASCHOFF (1925a) als fettreiche Inseln zwischen atrophischen Faserzügen bezeichneten Bildungen.

k) Nebennieren nach Kastration.

α) Allgemeines.

Nach WINTER und EMERY (1936) soll die Kastration weder bei *Ratten*-Männchen noch -Weibchen die Sekretion des adrenocorticotropen Faktors des Vorderlappens beeinflussen. CLARKE, ALBERT und SELYE (1942b) beobachteten bei kastrierten *Ratten* beiderlei Geschlechtes eine Hemmung der Bildung der sog. Kastrationszellen im Hypophysenvorderlappen bei Verabreichung von Desoxycorticosteronacetat und anderen Corticosteroiden.

β) Nebennieren nach Ovariektomie.

Ratte. HATAI (1914a, 1915a) beobachtete nach einer teilweisen Entfernung der Ovarien keine wesentlichen Veränderungen im Gewicht der endokrinen Organe. Nach totaler Entfernung beider Ovarien kam es dagegen bei *Ratten* unter anderem zu einer 20%igen Reduktion des Nebennierengewichts; in einer zweiten Arbeit ist nur von einem 8,5%-igen Rückgang die Rede. Wurden die Ovarien aber bereits zur Zeit des Entwöhnens der Tiere entfernt, dann betrug der Gewichtsrückgang der Nebennieren sogar 35,8%.

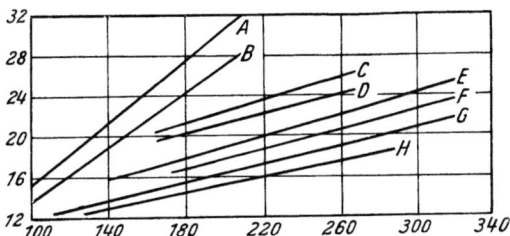

Abb. 260. Nebennierengewichte normaler *Ratten*-Weibchen und -Männchen, sowie kastrierter Weibchen und Männchen. Abszisse: Körpergewicht in Gramm, Ordinate: Nebennierengewicht in Milligramm. A 42 linke Nebennieren normaler Weibchen; B 43 rechte Nebennieren normaler Weibchen; C 39 linke Nebennieren kastrierter Weibchen; D 40 rechte Nebennieren kastrierter Weibchen; E 44 linke Nebennieren kastrierter Männchen; F 44 rechte Nebennieren kastrierter Männchen; G 147 linke Nebennieren normaler Männchen; H 131 rechte Nebennieren normaler Männchen.
Aus WINTER und EMERY 1936.

Sehr bald wurde bemerkt, daß verschiedene Angaben über die Veränderungen des Nebennierengewichtes auf Nichtberücksichtigung des *Zeitfaktors* beruhen. So haben schon ANDERSEN und KENNEDY (1933) bei ovariektomierten *Ratten* eine initiale Nebennierenhypertrophie festgestellt. Eine Woche nach Ovariektomie waren überhaupt keine signifikanten Veränderungen des Nebennierengewichtes vorhanden. Aber auch bei Tieren, die in längeren Abständen von der Ovariektomie untersucht wurden, lagen nicht immer deutliche Veränderungen des Gewichtes vor. ANDERSEN und KENNEDY hatten 80—200 Tage alte *Ratten* kastriert und untersuchten die Nebennieren nach 1, 3, 6 bzw. 8 Wochen. Bei einer Gruppe fanden sie 3 Wochen nach der Operation eine Atrophie der Nebenniere, bei einer 2. Gruppe nach dem gleichen Intervall keine Veränderungen der Drüse. Wir werden weiter unten sehen, daß die Nebennieren offenbar nach einer verschieden lang dauernden anfänglichen Hypertrophie atrophieren. Entnimmt man einer Versuchsreihe nur einzelne Stichproben, dann müssen geradezu widersprechende Ergebnisse auftreten.

BLUMENFELD (1934, 1939) erklärte den Gewichtsverlust der Nebenniere nach Ovariektomie durch eine Vermehrung degenerierender Zellen infolge einer übermäßig gesteigerten Rindenaktivität. Offenbar kann die Bildung neuer Rindenelemente nicht nur mit dem Zelluntergang nicht Schritt halten, sondern die Lebensdauer der einzelnen Rindenzellen soll außerdem verkürzt sein, so daß die Rindenzellen gar nicht ihre volle Größe erreichen können. Betroffen sind vor allem innere Abteilung der Fasciculata und Reticularis. FREUDENBERGER und BILLETER (1935) bestätigten die Nebennierenatrophie bei kastrierten *Ratten*-Weibchen.

WINTER und EMERY (1936) haben die Kastrationsfolgen bei *Ratten*-Weibchen und -Männchen in bezug auf die Nebennieren verglichen. Aus Abb. 260 geht für die Weibchen eine Abnahme, für die Männchen eine Zunahme des Nebennierengewichts nach der Kastration hervor. Das Nebennierengewicht (mg) betrug bei einer Gruppe von *Ratten* von 150—210 g Körpergewicht:

Normale Weibchen . . . . 26,29 ± 0,91 mg (36 Tiere)
Kastrierte Weibchen . . . 22,65 ± 0,61 mg (79 Tiere)
Kastrierte Männchen . . . 17,95 ± 0,43 mg (37 Tiere)
Normale Männchen . . . 15,50 ± 0,27 mg (131 Tiere)

Die Frist zwischen Kastration und Autopsie ist allerdings nicht angegeben. Rechte und linke Nebenniere sind jeweils für sich berücksichtigt. Die Differenz des Nebnierengewichtes zwischen normalen und kastrierten *Ratten*-Männchen beträgt 2,45 ± 0,50, ist also fast 5mal größer als der Fehler; für normale und kastrierte Weibchen gelten die Werte 3,64 ± 1,10 mg. Die große Variabilität bei den Weibchen könnte vielleicht auf verschiedene Cyclusstadien bezogen werden, welche aber bei der Untersuchung nicht berücksichtigt wurden.

Bemerkenswert ist weiter, daß die Differenzen der Nebennierengewichte zwischen normalen und kastrierten Tieren bestehen bleiben, wenn eine Nebenniere entfernt wurde und die andere kompensatorisch hypertrophierte. Man könnte mithin schließen, daß die Sekretion des ACTH durch die Kastration nicht beeinflußt wird. Vielleicht darf man dann noch weiter gehen und sagen, daß die durch Kastration hervorgerufenen Rindenveränderungen nicht mittelbar über eine Hypophysenwirkung entstehen.

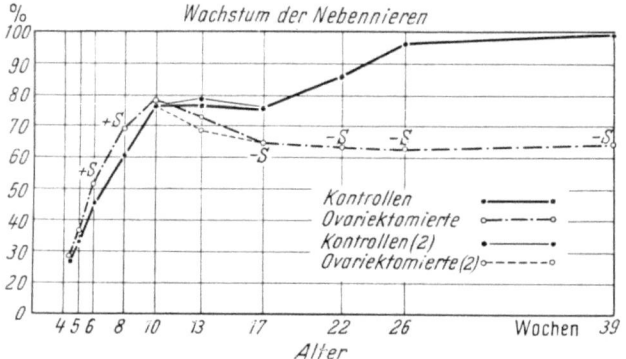

Abb. 261. Wachstum der Nebennieren bei normalen und ovariektomierten *Ratten*. +S Größeres Nebennierengewicht (signifikant) bei den ovariektomierten *Ratten*; −S kleines Nebennierengewicht (signifikant) bei den ovariektomierten *Ratten*. Aus HASHIMOTO 1941.

Die Werte, welche BILLETER (1937) bei der Kastration 24—25 Tage alter *Ratten* erhielt, die im Alter von 26 bzw. 50 Wochen getötet worden waren, wiesen auf eine eindeutige Nebennierenatrophie. Er verabreichte übrigens an eine Versuchsgruppe sofort nach der Kastration Theelin. In diesem Fall konnte er die Kastrationsfolgen an der Nebenniere verhindern.

LAUSON, GOLDEN und SEVERINGHAUS (1939) fanden bei einer im Alter von 20 Wochen kastrierten *Ratten*-Versuchsgruppe, die 4 Wochen später zur Untersuchung kam, keine Atrophie der Nebenniere, nachdem LAUSON, HELLER und SEVERINGHAUS (1937) eine geringe Atrophie der Nebenniere nach 20 Tagen beobachtet hatten. LAUSON, GOLDEN und SEVERINGHAUS (1939) beobachteten im Gegenteil bei ihren 5, 10 bzw. 20 Tage nach Kastration untersuchten *Ratten* eine Hypertrophie der Nebenniere (vgl. oben ANDERSEN und KENNEDY 1933); dies läßt sich jedenfalls ihren Zahlen entnehmen. Die Autoren selbst erwähnen die initiale Hypertrophie nicht. Unverständlich ist allerdings die Angabe dieser Untersuchergruppe, auch 7, 15 bzw. 20 Wochen nach Kastration keine Nebennierenveränderungen beobachtet zu haben.

Nach CHIODI (1938) stieg das Nebennierengewicht bei kastrierten Tieren während des 45.—70. Tages nach der Operation. Bis zum 100. Tag trat nur noch ein langsamer Anstieg ein. Von diesem Termin ab übertraf das Nebennierenwachstum normaler Tiere das der kastrierten. Den Gewichtsrückgang der Nebennieren bei kastrierten *Ratten*-Weibchen bestätigte weiterhin WATERMAN (1939).

Eine gewisse Klärung der Widersprüche über die Kastrationswirkung auf die Nebennieren scheint sich durch die Untersuchungen von FREUDENBERGER und Mitarbeitern anzubahnen, nach denen es für die Beurteilung der Nebennieren nach Ovariektomie von großer Wichtigkeit ist, die Zeit zwischen Operation und Autopsie zu beachten (s. o.). HASHIMOTO (1941) hat nicht geschlechtsreife *Ratten* unter Beachtung des genannten Punktes untersucht. Wird die Ovariektomie bei 26 Tage alten *Ratten* vorgenommen, so findet man zunächst eine Periode der Hypertrophie der Nebennieren (5—10 Wochen). Dann folgt eine Periode, in welcher das Wachstum der Nebenniere zu sistieren beginnt (10—13 Wochen nach der Kastration) und endlich atrophieren die Drüsen eindeutig (13—17 Wochen nach der Kastration). Nach der 17. Woche — die Beobachtungen erstreckten sich bis zu 39 Wochen — stellt sich ein neuer Gleichgewichtszustand der atrophischen Nebennieren ein. Ihr Gewicht geht dann offenbar nicht weiter zurück (vgl. hierzu auch TEPPERMAN, ENGEL und LONG 1943).

Betrachtet man die ältere Literatur auf Grund dieser Erfahrungen, so läßt sich nunmehr folgendes sagen. Was zunächst die Versuche an nicht geschlechtsreifen *Ratten* angeht, so hat HATAI (1915) wohl *Ratten* untersucht, welche zur Zeit der Autopsie etwa der 13—26 Wochengruppe Hashimotos (1941) entsprachen; eine Atrophie der Nebennieren war also zu erwarten. Andersen und Kennedy (1933) untersuchten die *Ratten* eine Woche nach der Ovarektomie und fanden verständlicherweise keine signifikanten Veränderungen an den Nebennieren. Die gleichen Autoren untersuchten noch Tiere von etwa 85 Tagen Alter, konnten aber auch zu diesem Zeitpunkt nichts Wesentliches finden, denn nach Abb. 261 kreuzt hier gerade die Linie der kastrierten Weibchen die der Normaltiere, um nun unter dieser zu liegen (Atrophiephase). Bei *Ratten*, welche im Alter von 6 Monaten kastriert und 12—13 Wochen später getötet wurden, stellten Freudenberger und Hashimoto (1939) eine deutliche Nebennierenatrophie fest.

Tang (1941) fand im allgemeinen bei kastrierten *Ratten*-Weibchen eine Abnahme des Nebennierengewichtes um 11,4%. Gruppe A seiner 2 Versuchsgruppen enthielt Tiere, welche entweder gleich bei der Geburt oder im Alter von Wochen, Gruppe B solche, welche im Alter von 45 Tagen kastriert worden waren. Die Gewichtsabnahme war in Gruppe B deutlicher, woraus Tang schließt, die Gonadektomie habe bei geschlechtsreifen Tieren eine größere Wirkung als bei jüngeren. Da die Tiere nach etwa 10 Wochen zur Autopsie kamen, hätte der Anfang des Atrophiestadiums nach den eben genannten Untersuchungen von Hashimoto erreicht sein müssen.

Nach Tonutti (1942c) treten bei *Ratten*-Weibchen namentlich im Bereich der *Zona reticularis* etwa 4 Monate nach Kastration ähnliche regressive Veränderungen wie nach Hypophysektomie ein (S. 587). Auch bei männlichen *Ratten*-Kastraten wie bei E-Avitaminose der *Ratten* beiderlei Geschlechtes will Tonutti diesen Effekt festgestellt haben. Es entwickelt sich kollagenes Fasergewebe zwischen den Reticulariszellen, die wie zusammengepreßt aussehen. Man findet ferner in diesem Gebiet einen ungewöhnlich starken *Eisen-* und *Pigmentgehalt* (Tannophilie s. S. 201).

Weaver und Nelson (1943) beobachteten nach der Kastration (beide Geschlechter) in der Rinde der *Ratten*-Nebenniere eine Abnahme der feinen staubartigen, *doppeltbrechenden* Partikel, dagegen eine Zunahme der gröberen Partikel. In etwa 50% der Fälle verschwand die optisch inaktive sudanophobe Zone (s. a. S. 629).

Nach Pinto (1945) beruht die Atrophie im marknahen Rindenbereich, die bei kastrierten *Ratten*-Weibchen auftritt, auf dem Ausfall ovarieller Hormone, denn die Injektion von Ovarialhormonen hemmt nicht nur diese Atrophie (Korenchevsky und Jones 1947), sondern kann bei reichlicher Hormongabe sogar zur Hypertrophie oder Hyperplasie der Nebennierenrinde führen. Dabei sollen die oestrogenen Stoffe in doppelter Weise auf die Rinde einwirken, einmal mittelbar durch eine Anregung des Hypophysenvorderlappens, 2. unmittelbar auf das Organ.

Korenchevsky und Jones (1946, 1947), Jones und Korenchevsky (1946) sind dem funktionellen Zusammenhang zwischen Ovar und Nebenniere weiter nachgegangen. Die Hypoplasie der Nebennieren nach Ovariektomie wird besonders deutlich, wenn die relativen Nebennierengewichte verglichen werden. Im Gegensatz zu Weaver und Nelson (s. o.) fanden sie aber keine starken Lipoidveränderungen in der Nebenniere. In der Reticularis beobachteten die Autoren eine Hyperämie. Die nach der Ovariektomie auftretenden Schäden an der Nebenniere der *Ratte* können durch Oestradiol, noch besser durch eine Kombinationsbehandlung von Oestradiol und Schilddrüsenhormon ausgeglichen werden. Dieselben Untersucher gaben nach der Ovariektomie kombiniert Androsteron und Oestradiol. Die zur Regression in der Nebennierenrinde führende Androsteronwirkung konnte durch Oestradiol vollkommen kompensiert werden (Hall 1940).

Ein besonders merkwürdiges Phänomen ist die *Tumorbildung nach Gonadektomie in der Nebennierenrinde* von *Mäusen, Ratten* und *Meerschweinchen* (Spiegel 1939, Gardner 1941, Woolley, Fekete und Little 1939, 1941, Woolley und Little 1945a, b, Heiman 1944). Woolley, Fekete und Little (1939, 1941) beobachteten nach Ovariektomie eine noduläre Hyperplasie in der Nebennierenrinde bei *Ratten* und *Mäusen* (s. dort).

Maus. Anselmino, Hoffmann und Herold (1933, 1934), Anselmino und Hoffmann (1934) zeigten, daß die Nebennieren kastrierter *Mäuse*-Weibchen (vgl. Blotevogel 1927) durch eine im Vorderlappenauszug enthaltene, von anderen damals bekannten Hypophysenvorderlappenhormonen isolierbare, aktive Substanz zur Hypertrophie, besonders im Bereich der Fasciculata, gebracht werden können.

Woolley, Fekete und Little (1939, 1941) beschrieben eine knötchenförmige Hyperplasie in der Nebennierenrinde bei ovariektomierten *Mäuse*-Weibchen wie kastrierten *Mäuse*-Männchen, ebenso Fekete, Woolley und Little (1941) bei ovariektomierten *Mäuse*-Weibchen vom dba-, ce-Stamm usw.

Es gibt bestimmte *Mäuse*-Stämme (z. B. den ce-Stamm), bei welchen nach der Kastration bei beiden Geschlechtern die Entwicklung von Carcinomen in der Nebennierenrinde einsetzt. Woolley und Little (1946) konnten das Auftreten solcher Nebennierentumoren durch ein subcutanes Diäthylstilboestroldepot bei gonadektomierten ce-*Mäusen* verhindern. Sie schlossen aus diesem Versuch, daß Stilboestrol zumindest in diesem Zusammenhang die gleiche

Wirkung wie die Keimdrüsenhormone haben muß. Auch im NH-Stamm treten Adenome der Nebennierenrinde bei Weibchen von etwa 1 Jahr Alter bis zu einem gewissen Grad sogar spontan auf. Durch Ovariektomie kommt es bereits früher zur Tumorbildung. Auch bei kastrierten Männchen bilden sich Tumoren in der Nebennierenrinde. Alle diese Tumoren sezernieren oestrogene Stoffe. Es ist daher verständlich, daß nach der Adrenalektomie älterer *Mäuse* (d. h. nach Entfernung solcher Tumoren) Uterus und Vagina dieser Tiere trotz vorhandener Ovarien atrophieren, genau so wie beim kastrierten Tier. Bei den NH-*Mäusen* sistiert die Follikelbildung im Ovar, wenn die Tiere 9—11 Monate alt werden, der Cyclus wird unregelmäßig oder verschwindet. Bei anderen Inzuchtstämmen enthalten die Ovarien 1 Jahr alter *Mäuse*-Weibchen durchaus noch reichlich Follikel. MARTHELLA FRANTZ (1948) hat aus diesen interessanten Beobachtungen geschlossen, daß beim Auftreten spontaner Nebennierenrindentumoren mit einer funktionellen Kastration gerechnet werden kann. HERTZ (1951) faßt die nach Gonadektomie auftretenden Nebennierentumoren als Zeichen einer längeren Störung des Hypophysen-Nebennierengleichgewichtes auf.

CASAS, KING und VISSCHER (1949) ovariektomierten Weibchen nach dem Entwöhnen (C 3 H-Stamm) und setzten die Calorienzufuhr herab. Auch in diesem Stamm entwickeln sich bei ovariektomierten *Mäusen* Rindenadenome. Die Nahrungseinschränkung auf 50% der ad libitum aufgenommenen Menge verhindert zwar nicht das Auftreten der Rindenadenome, hemmt aber einen kontinuierlichen Suboestrus, wie er bei den voll gefütterten Kontrollen zu beobachten ist. Wird nach einiger Zeit der Unterernährung wieder voll gefüttert, dann tritt auch dieser Suboestrus sofort wieder auf. Histologisch lassen sich Rindenadenome in beiden Versuchsgruppen nicht unterscheiden, obwohl angenommen werden muß, daß diese Tumoren nur beim voll gefütterten Tier oestrogene Stoffe ausscheiden (s. ferner CHRISTY, DICKIE, ATKINSON und WOOLLEY 1951).

Meerschweinchen. Was die Kastrationsfolgen auf die Nebennieren weiblicher *Meerschweinchen* oder *Kaninchen* angeht, so haben bereits BÄR und JAFFÉ (1924) darauf hingewiesen, daß der Gehalt der Rinde an Seifen und Fettsäuren steigt, was sie als Degenerationserscheinung gewertet haben.

ZALESKY (1936) beschrieb nach der Kastration männlicher und weiblicher *Meerschweinchen* degenerative Veränderungen in der Reticularis, was übrigens DEANESLY (1928) bei *Mäusen* nicht gesehen hat. Die bilaterale Kastration wurde vor Eintritt der Geschlechtsreife an 3—4 Wochen alten Tieren durchgeführt; 18 Monate später kamen die Tiere zur Autopsie. Weder bei Männchen noch bei Weibchen war eine eindeutige Hypertrophie der Nebennieren zu beobachten. Auch die Breitenverhältnisse der einzelnen Rindenschichten zeigten keine signifikanten Veränderungen. Bei normalen *Meerschweinchen*-Weibchen lautet das Verhältnis der Breiten von Glomerulosa:Fasciculata:Reticularis wie 1:7,7:7,7, bei kastrierten Weibchen wie 1:7,4:9,8. Auch das Rinden-Markverhältnis war nicht gestört. Dagegen war in der Zona fasciculata besonders bei den Weibchen eine Lipoidzunahme festzustellen. Einige Zellkerne waren hyperchromatisch oder bereits pyknotisch. Alles dies sollen indessen nicht spezifische Kastrationsfolgen sein, da sich die gleichen Veränderungen nach Behandlung der Tiere mit Senfgas, Diphtherietoxin usw. nachweisen lassen.

Je mehr Makroliposomata in der Fasciculata auftreten, um so gröbere Herdnekrosen kann man in der Reticularis nachweisen. Zellen mit lipochromen Pigmenten, welche sich nach MALLORY-Färbung grün tingieren, sind zahlreich. Sie sollen als degenerative Zeichen zu deuten sein. In fortgeschrittenen Stadien verschmelzen solche Zellen zu Syncytien mit mehreren Kernen oder Kerntrümmern. Schließlich verschwinden auch die Kerntrümmer und Massen eines alveolären Cytoplasmas bleiben übrig, die wohl auf dem Blutweg eliminiert werden oder vielleicht auch in Wanderzellen aufgenommen und abtransportiert werden. ZALESKY meint, durch die Kastration werde der individuelle Lebenscyclus der Rindenzelle beschleunigt. Indessen konnte er keine Anreicherung von Mitosen beobachten, was gegen eine solche Mutmaßung zu sprechen scheint.

HODLER (1936, 1937) erzeugte bei kastrierten *Meerschweinchen*-Weibchen mit einem Präparat (l.a.H.) aus dem Hypophysenvorderlappen eine Hyperplasie der Nebennierenrinde mit Zeichen von Virilismus. Über die Veränderungen der *Tannophilie* in den Rindenzellen der *Meerschweinchen*-Nebennieren nach Kastration, die TONUTTI (1942) beobachtet hat, habe ich früher berichtet (S. 201).

Kaninchen. SCHENK (1910) und KOLDE (1913) beschrieben beim ovariektomierten *Kaninchen* Nebennierenrindenbilder, die etwa denen von ovariektomierten *Mäuse*-Weibchen entsprechen. Die Zona reticularis, welche bei *Kaninchen*-Weibchen normalerweise fehlt, soll nach der Ovariektomie auftreten. DICK und CURTIS (1912) haben diesen Befund allerdings nicht bestätigt. Nach BÄR und JAFFÉ (1924) lagern sich bei kastrierten *Kaninchen*-Weibchen Seifen und Fettsäuren in der Nebennierenrinde ab, diese Erscheinung wird als Degenerationszeichen gewertet.

Nach TORGERSEN (1940) sollen die „hellen" Zellen in der Nebennierenrinde des *Kaninchens* nach der Kastration an Menge zunehmen. Nach der Injektion oestrogener Stoffe verwandeln sie sich in lipoidreiche delomorphe Zellen. Diese Veränderungen sollen mit der Produktion von Sexualhormonen in der Nebennierenrinde in Zusammenhang stehen.

Goldhamster. PECZENIK (1944) wies nach, daß sich nach der Entfernung der Keimdrüsen das zum Körpergewicht relative Gewicht der Nebennieren männlicher und weiblicher *Goldhamster* einander angleicht, während an sich ein beträchtlicher Gewichtsunterschied, und zwar zugunsten der Männchen (!) beim *Hamster* vorliegt (vgl. S. 700). KEYES (1949) stellte nach der Ovariektomie eine Zunahme des Nebennierengewichtes (!) bei *Hamster*-Weibchen fest (ebenso LAVELLE 1948).

Bei männlichen wie weiblichen *Hamstern* kommt es nach der Gonadektomie fernerhin zur Entwicklung kleiner, weißlicher Fleckchen von der Größe einer Stecknadelspitze auf der Oberfläche der Nebenniere. Bei Kontrolltieren war dergleichen nicht zu sehen. Die nähere Untersuchung dieser Flecken ergab: "There was a subcapsular proliferation of cells in the outer part of the cortex which occured largely at the expense of the zona fasciculata." An anderen Stellen schien es sich mehr um eine Hypertrophie der Zona glomerulosa zu handeln. In den Herden waren nicht viele Mitosen festzustellen. Maligne Entartung kam nie vor. Die Herde bestanden aus großen, ziemlich hellen Zellen mit undeutlichen Zellgrenzen. Gelegentlich bildeten sich Follikel. An anderen Stellen kam es zur Anhäufung subcapsulärer Elemente, die so dicht beieinander lagen, daß keine deutlichen Zellgrenzen festgestellt werden konnten. Auch diese Zellen besaßen große ovoide Kerne, welche aber grobes granuläres Material enthielten; Cytoplasma war nur wenig vorhanden. An anderen Stellen wiederum schienen sich solche Zellen zu vergrößern. Die kleineren Zellen waren von spindelzelligen Elementen umgeben.

Durch Implantation von Testosteronpropionatdepots (25 mg) konnten die geschilderten Kastrationsveränderungen verhindert werden. Der Versuch wurde an 5 kastrierten *Hamster*-Männchen und an 10 kastrierten Weibchen durchgeführt. Kastration und Implantation des Testosteronpropionats erfolgten, als die Tiere 22—38 Tage alt waren; die Autopsie wurde 137 Tage später durchgeführt.

HARTMAN und BROWNELL (1949) kastrierten einen Monat alte *Goldhamster*. Die Nebennieren nahmen dann nicht mehr an Gewicht zu, wiesen aber auch keine weitere Sexualdifferenz auf. Die von 7 Monate alten Tieren untersuchten Nebennieren wogen bei Männchen $0{,}0100 \pm 0{,}0025$, die der Weibchen $0{,}0094 \pm 0{,}0023\%$ des Körpergewichtes.

Ziesel. Bei *Citellus tridecemlineatus* scheinen nach ZALESKY (1934) ähnliche Bilder in der Nebennierenrinde zu entstehen wie bei kastrierten *Meerschweinen*.

Katze. SSERDJUKOFF (1922) beobachtete bei der *Katze* 2—3 Wochen nach doppelseitiger Ovariektomie Anzeichen einer Hyperfunktion der Nebennierenrinde, vor allem eine Vergrößerung der Glomerulosazellen. Bei kastrierten *Katzen* soll sich nach BENNETT (1940a) der männliche Zonierungstyp der Nebennierenrinde mit einer relativ schmalen sekretorischen Zone ausprägen.

Mensch. Auch beim *Menschen* konnte KOLDE (1913) Befunde erheben, die als Kastrationsfolgen angesprochen werden können, so eine starke Ausbildung der Fasciculata mit zahlreichen Mitosen sowie eine sehr deutliche Reticularis in der Nebennierenrinde einer Frau, der 8 Monate vor dem Tode die Ovarien entfernt worden waren.

γ) Die Nebennieren nach Exstirpation der männlichen Keimdrüsen.

Amphibien. CIACCIO (1903) sah beim *Frosch* 15 Tage nach *Kastration* eine Hyperämie und Hypertrophie der Nebennieren bei gleichzeitiger Vermehrung der sog. granulierten Zellen von STILLING. Injektion eines Hodenextraktes hatte einen gegensätzlichen Effekt.

Vögel. JUHN und MITCHELL (1929) kastrierten 42—84 Tage alte Brown-Leghorn-*Hähnchen*; die Tiere wurden erst im Alter von 235—334 Tagen getötet und untersucht. Das Nebennierengewicht betrug dann 0,0154% des Körpergewichtes, was eine gewisse Verminderung gegenüber Normaltieren bedeutet. DAKIN und HAMILTON (1928) sahen bei *Vogel*-Männchen Nebennierenvergrößerungen, wenn die Entwicklung der Hoden verzögert war.

Ausführliche Untersuchungen an *Hähnchen* veröffentlichte KAR (1947). Werden 44 Tage alte *Hähnchen* kastriert, dann setzt eine Hypertrophie der Nebennierenrinde ein. Die Lipoidmenge in den interrenalen Zellen nimmt zu, der Cholesterintest wird stark positiv. Bei 86 Tage alten *Hähnchen* macht das Interrenalgewebe schließlich 70% der gesamten Nebenniere aus, bei 156 Tage alten Tieren 77%. Das Nebennierengewicht beträgt bei den ersten 0,0112% des Körpergewichtes, beim Normaltier 0,0082%. Nach Verabreichung von Testosteronpropionat oder Diäthylstilboestrol normalisiert sich das Lipoidbild. Bei kastrierten *Hähnchen* nimmt ferner die Zahl der sog. fuchsinophilen Zellen (S. 204) zu, nach Testosteronpropionat wieder ab. Ähnlich verhalten sich die Mitochondrien (S. 196). Die gleichen Effekte sind auch nach Verabreichung von Diäthylstilboestrol zu beobachten.

Auf Grund dieser histologischen Veränderungen wird geschlossen, daß die Nebennierenrinde des *Hähnchens* nach der Kastration die Produktion von männlichem Sexualhormon aufnimmt. Der Prozeß setzt offenbar allmählich ein, gemessen am Bild der langsam zunehmenden Rindenhypertrophie. Einen gewissen Beweis für ihre Annahme sieht KAR (1947c) darin, daß z. B. die nach Kastration degenerierende Glandula uropygialis, welche die Erhaltung und Ausbildung des Federkleides bei beiden Geschlechtern mitreguliert, bei alten *Kapaunen* histologisch wieder fast normal erscheint. Nach KAR ist in der Zwischenzeit die Produktion androgener Stoffe in der Nebennierenrinde so stark geworden, daß auch sekundäre Geschlechtsorgane beeinflußt werden können.

Ratte. Schon HATAI (1914a, 1915), später ANDERSEN und KENNEDY (1933), WINTER und EMERY (1936) stellten fest, daß bei der männlichen *Ratte* die Nebenniere nach Kastration hypertrophiert, bei weiblichen Kastraten atrophiert (s. S. 741 ff.). HATAI (1914a) fand nach Kastration von *Ratten*-Männchen eine Gewichtszunahme der Nebenniere von 15% (ähnlich später LEATHEM 1945c). ANDERSEN und KENNEDY (1933a) stimmen zu, behaupten aber außerdem, daß Kastration nach eingetretener Geschlechtsreife ohne Wirkung auf die Nebenniere bleibt. Auch LAWLESS (1936) bestätigt die Nebennierenhypertrophie nach Kastration unter Schonung des Nebenhodens, wenn man die relativen Nebennierengewichte vergleicht. Die anschließenden Ergebnisse von WINTER und EMERY (1936) sind bereits ausführlich dargestellt (S. 741f.).

Recht genaue Untersuchungen über die Kastrationsfolgen bei *Ratten*-Männchen stammen von HALL und KORENCHEVSKY (1937, 1938, vgl. auch Bemerkung S. 743).

Nicht geschlechtsreife Tiere im Alter von 21—27 Tagen wurden kastriert und zu verschiedenen Zeiten nach der Operation getötet. Die Kastrationsveränderungen treten langsam ein. Voll entwickelt sind sie erst bei etwa 80 Tage alten *Ratten*. Die Nebenniere nimmt an Gewicht und Größe infolge Hypertrophie der Fasciculata und besonders der Reticularis zu. Es handelt sich um eine echte Hypertrophie, d. h. Zunahme der individuellen Zellgröße. In der Reticularis macht sicher auch die Hyperämie etwas aus. Schließlich könnten in dieser Zone sogar hyperplastische Prozesse eine Rolle spielen. Die Vacuolisierung nimmt nach Kastration in den Rindenzellen zu, d. h. es kommt zur Lipoidvermehrung selbst im Bereich der sog. sudanophoben Zone, die infolgedessen verschwindet. Vielleicht gewinnt auch das Mark etwas an Größe, aber die diesbezüglichen Zahlenwerte sind nicht signifikant.

Verabreichung verschiedener androgener Stoffe (Androsteron, Androstandiol, Transdehydroandrosteron, Androstendion, Androstendiol, Testosteron, Testosteronpropionat) normalisieren das Rindenbild wieder. Sogar nach Dehydroandrosteron, einem besonders schwachen Androgen, tritt diese Kompensationswirkung ein. Mit Androsteron, Androstandiol und Testosteron ist ein vollkommener Rückgang der Veränderungen in Fasciculata und Reticularis zu erreichen. Mit Transdehydroandrosteron, Androstendion und Testosteronpropionat kann die Reticularis wieder normalisiert werden, die Fasciculata nur teilweise. Mit Androstendiol ist bei den meisten Tieren nur ein teilweiser Rückgang der Kastrationsfolgen zu erreichen. Nach Androsteron und Androstandiol kann es sogar zu einem Abbau (einer Verschmälerung) der Reticularis kommen, bei großen Dosen von Androsteron greift diese Wirkung auch auf die Fasciculata über.

Auch die Lipoidmenge geht nach der Androgenbehandlung zurück. Ja, es läßt sich mit täglicher Injektion von 0,9 mg oder mehr Androsteron erreichen, daß die Fasciculatazellen durch Verlust ihrer Vacuolen geradezu untypisch (entdifferenziert?) werden. Bei den meisten androgenen Hormonen wird bei steigender Dosis immer mehr Lipoid abgebaut. Eine Ausnahme machen Testosteron und Testosteronpropionat, wo die Vacuolen nach kleiner Dosis schneller verschwinden als nach großer. Von allen diesen Lipoidverschiebungen wird das Lipoid in der Glomerulosa viel weniger betroffen als in den beiden anderen Schichten. "Such a difference in the resistance to the action of hormones suggests a difference in the chemical nature of the lipoids in different zones and, perhaps, a difference in their endocrinological function." Geht durch die Injektionen die Lipoidmenge zurück, dann taucht auch die sudanophobe Zone wieder auf. Interessanterweise behaupten die Untersucher noch eine Diskrepanz zwischen Vacuolisierungsbild und Lipoidtröpfchen; sie erklären dies mit einem Hinweis auf verschiedene chemische Formen, in welchen die Lipoide vorliegen können. So soll beispielsweise nach einer Injektion von 1,4 mg Testosteron eine ausgesprochene Vacuolisierung auftreten, während mit anderer Technik gar nicht so viele Lipoidtröpfchen nachgewiesen werden können.

Injiziert man normalen *Ratten* Testosteronpropionat, dann nimmt die Breite von Fasciculata und Reticularis sowie die individuelle Zellgröße etwas zu, d. h. es geschieht das Umgekehrte wie in der Kastratennebenniere.

Durch Zufuhr von Prolan oder Follikulin konnte SILVESTRONI (1938, 1939) den Fettgehalt der Nebenniere kastrierter *Ratten*-Männchen noch steigern.

Aus den Arbeiten von BURRILL und GREENE (1939, 1940a) geht mit ziemlicher Sicherheit hervor, daß die Nebennieren nicht geschlechtsreifer *Ratten*-Männchen nach Kastration die Fähigkeit besitzen, das Wachstum der sekundären Geschlechtsorgane, im besonderen der ventralen Prostata zu erhalten. Wurden die Keimdrüsen allein entfernt, dann blieb diese

Drüse in ihrer histologischen Struktur unverändert. Wurden aber mit den Keimdrüsen auch die Nebennieren entfernt, dann trat eine Prostatainvolution ein. Adrenalektomie allein ergab auch noch keine Veränderung. Es scheint aber nur die Nebenniere nicht geschlechtsreifer Tiere eine solche androgene Wirkung entfalten zu können, da bei älteren Tieren nach der Kastration die Prostata immer atrophiert.

WYMAN und TUM SUDEN (1941) beobachteten, daß nach Kastration männlicher *Ratten* die Erfolge homoioplastischer Transplantationen von Nebennierenrindengewebe verbessert werden; bei Weibchen fehlen solche Effekte. Waren aber bei den *Ratten*-Männchen zwischen Kastration und Transplantationsversuch 2—3 Monate vergangen, dann unterschied sich die Zahl erfolgreicher Transplantationen auch nicht mehr wesentlich von jener der Kontrolltiere. BOTELLA (1941) und JORDE (1950) beobachteten übrigens, daß adrenalektomierte *Ratten* nach der Kastration schwieriger am Leben zu erhalten waren.

In einem gewissen Gegensatz zu den Angaben der bis jetzt erwähnten Autoren stehen die Mitteilungen von TONUTTI (1942) über die Kastrationsfolgen bei der *Ratte* (s. a. S. 743). Leider fehlen des öfteren (z. B. TONUTTI 1942 c, S. 55 unten) Angaben über das Geschlecht der kastrierten Tiere. Wie wichtig diese Angabe aber ist, dürfte zur Genüge aus den bisherigen Mitteilungen hervorgehen. Bei *Ratten*-Weibchen hat TONUTTI (1942 c) — und das stimmt zunächst mit den übrigen Befunden durchaus überein — namentlich im Bereich der Reticularis etwa 4 Monate nach der Kastration regressive Veränderungen gesehen. Aber er beschreibt nun ähnliche Vorgänge auch bei kastrierten *Ratten*-Männchen. Seine weiteren Angaben beziehen sich auf *Meerschweinchen* und sollen dort abgehandelt werden.

WEAVER und NELSON (1943) untersuchten die Veränderungen der *doppeltbrechenden Stoffe* in der Nebenniere der *Ratte* nach Kastration (s. a. S. 629 f., 743). In der Regel kommt es bei beiden Geschlechtern zu einem Verlust der feinen staubartigen doppeltbrechenden Partikel, besonders der an sich stark optisch aktiven äußeren Abteilung der Fasciculata. Dafür vermehren sich die unregelmäßig geformten gröberen doppeltbrechenden Partikel, besonders der inneren Rindenabschnitte. In etwa der Hälfte der Fälle ist die optisch inaktive sudanophobe Zone verschwunden. Das Bild wird so gedeutet, daß die Sexualhormone der Nebennierenrinde, welche nach der Kastration hier vermehrt gebildet werden sollen (WINTERSTEINER 1942), relativ schnell wieder abgegeben werden.

Die zum Teil histochemischen Angaben über die Nebennierenrinde kastrierter *Ratten* von HARRISON und CAIN (1947) sind früher besprochen worden (S. 327 ff.). Auffallend geringe Veränderungen in der Nebennierenrinde kastrierter *Ratten*-Männchen beschreibt OVERZIER (1950). Meist soll die Rinde etwas verschmälert sein (!). Die Zellen der Glomerulosa und Reticularis verkleinern sich etwas. In der Reticularis werden vereinzelte Kernpyknosen gefunden, seltener in der Fasciculata. Bisweilen zeigt das Gebiet der Fasciculata und Reticularis eine geringe Hyperämie. Das Bindegewebe ist in Rinde und Mark unverändert.

Nach Cortironbehandlung (= Desoxycorticosteronacetat) verstärken sich die Rindenveränderungen. OVERZIER erklärt dies durch eine „Sensibilisierung" der Nebennierenrinde infolge der Kastration. Er findet diesen Befund insofern wichtig, als die Nebennierenrinde unter gewissen Umständen (Kastration, Altersinvolution usw.) kompensatorisch einen Teil der Hormonproduktion der Gonaden übernehmen soll (s. ferner die Angaben auf S. 576).

Maus. Als Kastrationsfolgen hat ALTENBURGER (1924, 1926) an der Nebenniere von *Mäuse*-Männchen eine Rindenverbreiterung bei gleichzeitiger Markverschmälerung gesehen. Wahrscheinlich handelte es sich um eine Verbreiterung der X-Zone (S. 709 ff.), wie sie dann von MASUI und TAMURA (1926; noch ohne Bezeichnung des Terminus „X-Zone"), HOWARD-MILLER (1927) und POLL (1931) „Hemmung des Reticularisschwundes") beschrieben wurde. Transplantation von Hodengewebe hemmt dagegen den Abbau dieser Zone (TAKEWAKI 1938). Wird die Kastration jedoch nach Erlangen der Geschlechtsreife durchgeführt, dann tritt oft keine Wirkung auf die X-Zone mehr ein (Ausnahmen usw. s. S. 709 ff).

Ganz anders sieht TONUTTI (1945) diese Vorgänge in der Nebennieren nach Kastration von *Mäuse*-Männchen an. Er kastrierte die Tiere im Alter von 3 Monaten; 7 Monate später wurden sie getötet. Die Zona glomerulosa war weitgehend fettfrei (= periphere Entspeicherung), die Fasciculata fettreich. Dann folgte eine Zone verminderter Sudanophilie und schließlich nahe dem Mark ein Gebiet mit verstreut liegenden großtropfig verfetteten Zellen. Im großen und ganzen entspricht das Bild nach TONUTTI dem nach Thyreoidektomie zu beobachtenden. Ein Unterschied liegt darin, daß die fettarme Rindenzone weiter markwärts gelegen ist; dementsprechend ist die noch weiter nach innen gelegene Zone mit grobtropfig verfetteten Zellen erheblich schmäler.

Betrachten wir dieses Bild, indem wir das Verhalten der X-Zone bei *Mäuse*-Männchen nach Kastration zugrunde legen (S. 709 ff.), so könnten wir die marknahen Veränderungen als ein schwaches Wiederauftreten der X-Zone nach Kastration deuten. Wir wissen, daß die X-Zone der *Mäuse*-Männchen bei Frühkastration längere Zeit erhalten bleibt bzw. bei Spätkastration gelegentlich wieder auftritt.

TONUTTI (1945) folgert unter Zugrundelegen seiner Transformationsfeldlehre (S. 258 ff.) etwas ganz anderes aus diesen Bildern. Die Kastration soll in erster Linie einen Umbau im Bereich des inneren Transformationsfeldes bewirken, und zwar im Sinne einer regressiven Transformation. Dabei erfolgt der Umbau nach der Kastration angeblich tiefer in der Rinde als nach der Thyreoidektomie.

Meerschweinchen. Auch bei männlichen *Meerschweinchen* soll die Kastration eine vorübergehende Hypertrophie der Nebennierenrinde hervorrufen (MARRASSINI 1906). TAKECHI (1926) stellte zunächst einen histologischen Gegensatz in dem Rindenbild normaler Männchen und Weibchen auf. Bei den Weibchen soll die Pigmentbildung im Vordergrund stehen, die Ausbildung der sog. Corps sidérophiles (S. 198 ff.) dagegen zurücktreten, bei den Männchen soll dies gerade umgekehrt sein.

Nach Kastration eines halbwüchsigen *Männchens* bleibe nun die volle Entwicklung der „Siderophilie" aus. Nach Kastration erwachsener Männchen soll sie zum Teil wieder verschwinden, und zwar bereits 3 Wochen nach dem Eingriff; dagegen komme es zur Pigmentvermehrung. Die Befunde gelten nur für doppelseitige Kastrationen; die einseitige Kastration ist ohne jede Wirkung auf die Nebenniere. Ähnlich wie die Kastration wirkt allerdings noch die doppelseitige Herstellung eines künstlichen Kryptorchismus durch Rückverlagerung der Hoden in die Bauchhöhle.

Schließlich hat TAKECHI (1926) noch eine Art künstlichen Hermaphroditismus herzustellen versucht, indem er Ovarialgewebe in einen Hoden transplantierte und den anderen Hoden entweder entfernte oder an Ort und Stelle ließ. Auch bei Implantation von Ovarialgewebe in die Niere hatte er Erfolg, und zwar kam es unter diesen Verhältnissen zu ganz ähnlichen Rindenbildern wie nach Kastration, d. h. Abnahme der Siderophilie und Zunahme des Pigmentes. Aus diesen Befunden zog TAKECHI den Schluß, daß die männlichen Keimdrüsen die Ausbildung der Siderophilie, die weiblichen Keimdrüsen die Pigmentbildung in der Nebennierenrinde beherrschen.

Dagegen beobachtete ZALESKY (1936) nach bilateraler Kastration vor Eintritt der Geschlechtsreife weder bei Männchen noch bei Weibchen von *Cavia* eindeutige Nebennierenveränderungen (s. a. S. 744).

Etwas ausführlicher muß ich wieder auf die Untersuchungen von TONUTTI (1942 ff.) eingehen (s. a. S. 564). TONUTTI beobachtete, daß 3—4 Monate nach der Kastration mit sehr großer Regelmäßigkeit die Glomerulosa, ebenso die Reticularis und große Teile der inneren Fasciculataschicht weitgehend die Sudanophilie verlieren. Je länger man nach der Kastration wartet, um so schmäler wird der verbleibende sudanophile Streifen, der schließlich nur mehr $1/4$—$1/5$ der Rinde ausmacht.

Etwas Ähnliches hatte TONUTTIS Mitarbeiter KROCZECK (1941) am Verhalten der Plasmalreaktion gesehen. Bei Tieren, die länger als 6 Monate vor der Untersuchung kastriert worden waren, fiel zwar die Plasmalreaktion sehr stark aus, war aber nur noch auf den schmalen peripheren sudanophilen Streifen beschränkt („Plasmalstreifenreaktion"). In diesem Fall liefern also Lipoide und Plasmale in der Nebennierenrinde ein ziemlich übereinstimmendes Bild (vgl. auch Abb. 160). Allerdings tritt nach TONUTTI dies Verhalten beider Stoffe erst geraume Zeit nach der Kastration auf. Die Plasmalreaktion soll nach der Kastration längere Zeit in der ganzen Rinde verstärkt ausfallen. „Diese Beobachtungen am Sudan- und Plasmalbild zeigen zunächst jedenfalls, daß lange Zeit nach der Kastration Rindenveränderungen eintreten, die gänzlich anders geartet sind, wie bei der Skorbuthypertrophie, trotzdem auch nach Kastration jedenfalls für sehr lange Zeit die Nebenniere gleichfalls vergrößert ist."

Um die feineren Rindenveränderungen nach Kastration deutlicher verfolgen zu können, hat TONUTTI (1942c) *Meerschweinchen*-Böcke kastriert und in folgender Weise behandelt. Etwa 4 Monate oder später nach Kastration wurde die linke Nebenniere herausgenommen. Ein oder zwei Tage danach erhielt das Versuchstier $1/4$—$1/5$ D.l.m. Diphtherietoxin, in einzelnen Fällen auch $1/2$ D.l.m. Bei den kleineren Dosen wurden die Tiere am 5. Tage nach der Injektion getötet, bei den großen Dosen schon nach 15—25 Std. Das Experiment soll die Dynamik der Transformationsfelder demonstrieren.

Nach dem, was wir aber über die Wirkung der Kastration auf die Nebennieren männlicher Versuchstiere wissen (s. o.), könnte man TONUTTIS Befund (Abb. 11a seiner Arbeit von 1942c) doch am ehesten als „progressive" Transformation — und zwar während der Hypertrophie post castrationem — ansehen, obschon der Untersucher selbst hier eine regressive Transformation für wahrscheinlich hält.

TONUTTI schildert weitere cytologische Veränderungen im Bereich des sog. inneren Transformationsfeldes: „Wie ich schon erwähnte, erfährt die Nebenniere des *Meerschweinchens* bei der Kastration zweifellos eine Volumvergrößerung, die sogar ohne Anwendung quantitativer Untersuchung recht auffällig in Erscheinung tritt. Auch zu dem Zeitpunkt nach der Kastration, den ich als Ausgangspunkt für den eigentlichen Versuch nahm, sind die Nebennieren noch überaus deutlich vergrößert, trotzdem qualitativ ... recht beachtliche regressive Veränderungen vorhanden sind."

Die meines Erachtens unglückliche Kombination der Kastrationsversuche mit der Diphtherietoxinverabreichung zwingen TONUTTI, der eine allgemeine Anwendung seiner Transformationsfeldlehre anstrebt, die folgenden Beobachtungen unter dem Aspekt „Regression" anzusehen — trotz der eindeutigen Hypertrophie des Organs. Er stützt sich hierbei auf DANNERS Arbeit (1940) über die Wirkung lang andauernder Verabreichung von Follikelhormon auf die Nebenniere der *Maus* (S. 752).

Die Befunde im inneren Nebennierenrindengebiet — Reticularis einschließlich eines großen Teiles der Fasciculata — schildert TONUTTI folgendermaßen. Bei Hämatoxylin-Eosinfärbung fällt eine starke Eosinophilie auf. Nach Azanfärbung erscheint alles Zellmaterial nach innen von dem sudanophilen Streifen als eine „verquollene Masse", in der nur undeutlich Kerne zu erkennen waren, während sich die Zellen mit schlierenartigen Massen erfüllt, oft bizarr geformt und aufgequollen darbieten.

Dieses Bild ergibt sich, wenn man so weit differenziert, daß gerade die Kerne der Zona glomerulosa und äußeren Fasciculataschichten richtig gefärbt erscheinen. Differenziert man weiter, so entfärben sich die in den inneren Rindenbereichen liegenden rot und blau gefärbten Massen weiter, bis auch gelbliche Farbtöne auftreten. „In den Zellen, deren Kerne nun besser sichtbar sind, erkennt man nun fädige, oft zu Bändern verschlungene, oder längsoval aussehende Einlagerungen." Oft hat man den Eindruck von konzentrisch geschichteten Ablagerungen. Ein ähnliches Bild findet man auch bei erwachsenen Normaltieren; allerdings ist der entsprechende um das Mark gelegte Rindenstreifen mit diesem Verhalten schmäler.

Es handelt sich bei diesen Einlagerungen um die *Corps sidérophiles* (S. 198 ff.), die besonders nach Färbung mit Eisenhämatoxylin bzw. anderen Hämatoxylinlacken gut dargestellt werden können. TONUTTI hat diese Schicht mit der Tannineisenmethode nach SALAZAR darzustellen versucht, um einen schnellen Überblick über ihre Ausdehnung zu bekommen.

Bei Kastratennebennieren ist nun diese Tannineisenreaktion stark verbreitert. Sie erstreckt sich von der Rinden-Markgrenze beginnend weit nach außen, wo nur ein verhältnismäßig schmaler hellerer Streifen übrigbleibt, der sich ungefähr mit dem Gebiet des sudanophilen Zone zur Deckung bringen läßt. Zwischen diesem hellen Streifen und den inneren sehr stark schwarz gefärbten Gebieten befindet sich eine mehr graue Zone, in deren Bereich man die Zellkonturen der Fasciculataelemente nicht deutlich erkennen kann. In diesem Teil zeigen sich die tannophilen Zellen, das sind fast alle in dieser Gegend, von schwarzgrauen Körnern erfüllt, zwischen denen einzelne feine Vacuolen liegen. In den tieferen Schichten findet man dagegen weniger granuläre tannophile Zellen; jetzt vielmehr erscheint das Cytoplasma von schwarzgrauen Schlieren und konzentrisch geschichteten Körpern angefüllt. Nun deutet TONUTTI das Bild so, daß er — von der Tannophilie ausgehend — eine Angleichung großer Teile der Fasciculata an die Reticularis in den Vordergrund stellt. Auch der Eisengehalt ist in der tannophilen Zone erhöht.

„Wir können also sagen, daß nach dem Zellbild zu urteilen, von einer gewöhnlichen Zona fasciculata nur ein schmaler Streifen übrigbleibt, alles was markwärts davon liegt cellulär die Merkmale der gewöhnlichen Reticulariszelle annimmt." „Ich fasse diese Einlagerung tannophiler Substanzen als eine besondere Form der Involution des inneren Transformationsfeldes auf. Im Gegensatz zu den weiblichen *Ratten*-Kastraten verläuft die Involution hier viel weniger durch Zellatrophie der inneren Schicht und Einbeziehung der geschrumpften Zellen in Bindegewebe, sondern fast nur durch Einlagerung eines vermutlich Eiweißnatur besitzenden Körpers in die Zellen des der Rückbildung verfallenden inneren Transformationsfeldes. Dieser Involutionstypus verhindert das Auftreten einer Volumverkleinerung der Nebennierenrinde trotz der deutlich regressiven Veränderungen."

Das wäre also eine Hypertrophie regressiver Art. Ich glaube jedoch, daß mit Hilfe der Vorstellungen über den Sekretionsmodus der Nebennierenrinde die Bilder auch anders gedeutet werden können, und zwar im Sinne einer echten Hypertrophie (vielleicht Hormonspeicherung).

TONUTTI selbst hat ein recht überzeugendes Experiment in dieser Richtung angestellt. Er spritzte solchen Kastraten Diphtherietoxin und konnte damit fast schlagartig die Tannophilie beseitigen. Unter der damit erfolgten Belastung (Stress) tritt also eine akute Nachfrage nach Rindenstoffen ein. Ohne sagen zu wollen, daß die Tannophilie die Hormonspeicherung exakt anzeigt oder gar, daß die tannophilen Gebilde ohne weiteres den Rindensteroiden entsprechen, sieht es aber doch ganz so aus, als ob mit der unter dem Toxin eintretenden Hormonausschüttung (s. Stresskapitel) plasmatische Einlagerungen, welche vorher in der inneren Abteilung der Nebennierenrinde des kastrierten *Meerschweinchen*-Bockes gestaut waren, mobilisiert werden. Lipoid (Rohstoff) rückt nunmehr nach. Zusammenfassend könnte man also sagen, daß TONUTTIS Experimente den Nachweis einer Speicherungshypertrophie erbracht haben. Selbstverständlich ist TONUTTI beizupflichten, wenn er die Tannophilie nicht als spezifische Folge des Keimdrüsenausfalles ansehen will. Jede Hypertrophie der Nebennierenrinde (Gravidität!) wird ähnliche Bilder bieten. Im übrigen ist es aber gerade von der Kastration bekannt, daß bei männlichen Versuchstieren Speicherungen von Fetten und Lipoiden u. dgl. in der Nebennierenrinde auftreten können.

Kaninchen. Eine Hypertrophie der Nebenniere nach Kastration beim *Kaninchen* beschrieben SCHENK (1910) und KOLDE (1913). Diese Hypertrophie beruht nach SCHENK auf einer Zunahme von Rindengewebe, während das Mark eher verschmälert erscheint. In der Rinde ist wiederum besonders die Zona fasciculata breiter. Sowohl SCHENK wie KOLDE betonen, daß nach der Kastration auch stets eine deutliche Reticularis vorhanden sei, die beim *Kaninchen* normalerweise nur sehr schmal ist bzw. fehlen kann.

Hamster. Dagegen soll bei *Cricetus auratus* das absolute wie relative Nebennierengewicht nach der Kastration fallen (KEYES 1949, s. a. S. 745, ferner HARTMAN und BROWNELL 1949). Der *syrische Hamster* scheint überhaupt eine Ausnahme zu bilden insofern, als die normalen Männchen die schwereren Nebennieren besitzen.

Mensch. Hinsichtlich der Verhältnisse beim *Menschen* erwähne ich zunächst einen alten Befund von DELAMARE (1904), der bei einem Kastraten eine verkalkte Nebenniere gesehen hat. — STAEMMLER (1943) meint, die Menge des normalerweise in der Nebenniere gebildeten Androsterons reiche nicht aus, um die Atrophie der sekundären Geschlechtsorgane nach Kastration aufzuhalten. STAEMMLER betrachtet überhaupt die Beziehungen zwischen Nebennierenrinde und männlicher Keimdrüse sehr skeptisch. Daß es Ausnahmen geben muß, geht außer den bereits erwähnten Fällen auch aus Versuchen von SPIEGEL (1939) hervor, in welchen bei frühkastrierten *Meerschweinchen*-Männchen nach 2, 3, 4 und 5 Jahren eine deutliche Vergrößerung des Penis beobachtet werden konnte. Bei 3 von 9 solcher frühkastrierter Tiere ließ sich eine Vergrößerung der übrigen sekundären Geschlechtsorgane nachweisen. Zugleich fanden sich Adenome in der Nebennierenrinde.

HAMILTON (1943) versuchte die bei Eunuchen gelegentlich zu beobachtende übermäßige Bildung und Abgabe von Sexualhormonen mit einer gesteigerten Funktion der Nebenniere zu erklären.

l) Die Wirkung oestrogener Stoffe auf die Nebenniere.

Vögel. Verabreichung von Diäthylstilboestrol verursacht nach KAR (1947b) keine Veränderungen des Nebennierengewichtes bei *Hähnchen*. Dagegen nimmt die Zahl der Vacuolen in den interrenalen Zellen zu, d. h. der Lipoidgehalt steigt. Nach Zufuhr von Testosteronpropionat sinkt der Lipoidgehalt wieder ab. Die Hypertrophie des interrenalen Gewebes nach Kastration läßt sich durch Diäthylstilboestrol hemmen.

Ratte. Eine Hypertrophie der Nebennierenrinde der *Ratte* erzielten LEIBY (1933a), ELLISON und BURCH (1936) mit der Injektion von Theelol (= Trioxyoestrin), Dioxyoestrin, Theelin (= Ketoxyoestrin), Oxyoestrin und Emminin. ANDERSEN (1934) injizierte kastrierten *Ratten*-Weibchen 3mal täglich 2 Tage lang Ovarialhormone. Es kam zu einer Hypertrophie der Nebenniere von 35%. Die Vergrößerung soll auf einer Zunahme der Plasma- und Lipoidmenge in den Rindenzellen beruhen. Dagegen behaupten KORENCHEVSKY und DENNISON (1935), daß auch große Dosen von oestrogenen Stoffen bei kastrierten Tieren keine Vergrößerung der Nebenniere hervorrufen (s. a. LAUSON, HELLER und SEVERINGHAUS 1937). DEANESLY (1939) beobachtete bei *Ratten*-Männchen unterschiedliche Reaktionen der Nebennieren auf Oestrogen, welche offenbar von der Dauer der Behandlung abhängig waren. Anfänglich trat eine Verbreiterung der Nebennierenrinde ein, später atrophierte sie. HALL (1940) stellte nach chronischen Oestradiolinjektionen (87—105 Tage) Hyperämie und Degenerationen in der Zona reticularis der *Ratten*-Nebenniere fest. Im äußersten Fall verschwand die Zona reticularis vollkommen und nur einige wenige Gewebsinseln blieben liegen. Das Bild könnte dem von CRAMER und HORNING (1937b) bei der *Maus* beschriebenen („braune Degeneration") entsprechen. BACSICH und FOLLEY (1939) beobachteten bei *Ratten*-Weibchen Hyperämie und Degeneration der Nebennierenrinde nach täglicher Verabreichung hoher Dosen von Oestradiol. ODENDAAL (1941) fand ähnliche Veränderungen nach einer Behandlung mit Oestradiolbenzoat über 130 Tage. Nach KORENCHEVSKY und HALL (1941) wird die Nebennierenhypertrophie von Kombination von oestrogenen Stoffen mit Schilddrüsenhormon verstärkt. Oestrinbehandelte *Ratten* (α-Oestradioldipropionat) zeigen eine geringe Aktivität des Vorderlappens in bezug auf das Wachstumshormon, die thyreotrope, gonadotrope, adrenocorticotrope (!) Aktivität und das Prolactin. Dieser Befund ist insofern wichtig, als eine Wirkung der oestrogenen Stoffe im Sinne eines Stressmechanismus des öfteren erörtert worden ist (s. u.). MORRELL und HART (1941) fanden in der Fasciculata der *Ratten*-Nebenniere nach Stilboestrolverabreichung Schwellung und Vacuolenbildung. Nach SELYE (1940c), SELYE und BELAND (1943) verursacht die Injektion von Oestradiol bei jungen *Ratten*-Weibchen eine Nebennierenvergrößerung.

JANES (1943) injizierte *Ratten* 13 Monate lang täglich mit 100 μg Diäthylstilboestrol subcutan. Das Nebennierengewicht stieg an, vor allem schienen die Elemente der Zona fasciculata vergrößert. Vielleicht kann man diesen Versuchen den Hinweis auf eine Beteiligung der Hypophyse entnehmen, denn besonders bei den *Ratten*-Männchen stellte sich stets auch eine Vergrößerung der Hypophyse ein. Bei 2 Männchen waren chromophobe Adenome im Vorderlappen vorhanden.

HESKETT und HOFFMAN (1943) injizierten erwachsenen *Ratten*-Weibchen mit 1—5 mg Stilboestrol täglich 1—10 Tage lang. Die Behandlungsdauer schien von größerer Bedeutung für das Endergebnis, welches in jedem Fall in einer Nebennierenvergrößerung bestand, als die Dosis. Hyperämie und sogar Blutungen waren in der Zona reticularis zu beobachten. Die Veränderungen gingen aber nach Absetzen des Stilboestrols wieder zurück. Die Wirkung wurde als eine spezifische, toxische aufgefaßt.

Nach PINTO (1945) zeigt sich die Wirkung oestrogener Stoffe auf die Nebenniere nicht nur bei Anwesenheit der Hypophyse, obschon sie dann verstärkt zu sein scheint. Eine direkte Wirkung auf die Nebennierenrinde dürfte nicht unmöglich sein.

Es handelt sich um eine Hypertrophie, vielleicht sogar Hyperplasie der Nebennierenrinde bei ovarieller Hyperfunktion bzw. Verabreichung oestrogener Stoffe. Besonders beteiligt erscheint die Zona reticularis. Als Durchschnittszahlen gibt PINTO für die Nebennierengewichte unbehandelter *Ratten* 27,5 mg, für die mit Oestrogen behandelter *Ratten* 44 mg.

Die Implantation von Hexestrol führte zu einer Nebennierenhypertrophie, wobei innerhalb von 10 Tagen die Rindenlipoide vollständig verschwanden (!) (VOGT 1945). SEGALOFF und DUNNING (1945) beobachteten, daß zwei verschiedene Stämme von *Ratten* ziemlich verschieden auf Diäthylstilboestrol reagierten (kontrolliert am Nebennierenbild). Nach einer Adrenalektomie ist die anregende Wirkung von Oestradiolbenzoat auf den Vorderlappen, die sich einer in verstärkten Sekretion von Luteinisierungshormon äußert, vermindert (CHAMORRO 1946).

Die Injektion höherer Dosen oestrogener Stoffe, natürlicher wie künstlicher, beseitigt die durch Kastration (*Ratten*-Weibchen) ausgelöste Atrophie der Nebennierenrinde (KORENCHEVSKY und JONES 1947, s. a. S. 743). Bei ausreichender Menge oestrogener Stoffe tritt sogar Hypertrophie bzw. Hyperplasie, besonders im Reticularisbereich, ein. Die Implantation von Ovargewebe wirkt ähnlich. Wird nach der Ovariektomie außer Oestradiol zusätzlich Schilddrüsenhormon gegeben, so werden die nach Kastration aufgetretenen Rindenveränderungen noch besser ausgeglichen. Die zur Regression in der Nebennierenrinde führende Androsteronwirkung konnte durch Oestradiol voll auskompensiert werden.

Bei alternden *Ratten*, die Oestradiol mit oder ohne Zusatz von Progesteron erhielten, haben KORENCHEVSKY, PARIS und BENJAMIN (1950) keine Wirkungen an der Nebenniere hervorrufen können. Nur in Verbindung mit Schilddrüsenhormon kam es noch zum Gewichtsanstieg der Drüse. Die Zellen der Glomerulosa verarmten dabei an Lipoiden. Zu hohe Dosen von oestrogenen Stoffen wirken auf die Nebennierenrinde von *Ratten* toxisch.

O. W. SMITH (1947) fand nach Oestronbehandlung keine wesentliche Gewichtszunahme von Nebennieren und Hypophysen normaler *Ratten*-Männchen; wenn die Tiere aber etwa 16 Tage vor Beginn der Injektionen kastriert wurden, dann war die Gewichtszunahme beider Organe eindeutig. Auch HAOUR und SELYE (1948) stellten fest, daß androgene und oestrogene Substanzen, zugleich gegeben, sich kompensieren. In diesem Fall hemmten die Untersucher die Wirkung von Stilboestrol mit androgenen Stoffen [17(β)-methyl-Δ5-androsten-3(β), 17(α)-diol = Methylandrostendiol]. Auch schwächer wirksame androgene Stoffe [wie β-Äthylandrostan-3-on-17(α)-ol = Dihydroäthyltestosteron] verhinderten die morphokinetischen Wirkungen von Stilboestrol an Hypophyse und Nebenniere, konnten aber die Hoden gegen die Oestrogenwirkung nicht schützen. Desoxycorticosteronacetat und ein lyophiles Extrakt des Hypophysenvorderlappens *(Rind)* waren wirkungslos. BRAND (1949) verabreichte *Ratten* 0,5 mg Stilboestrol 10 Tage lang, worauf das Gewicht der Nebenniere erwachsener Weibchen und Männchen anstieg. Bei infantilen *Ratten* kam es nur zu geringem Gewichtsanstieg, bei kastrierten erwachsenen Männchen zu keinem. Bei infantilen *Ratten*-Weibchen verstärkte Serumgonadotropin die Stilboestrolwirkung auf die Nebennieren, nicht aber bei infantilen *Ratten*-Männchen. Bezüglich der Wirkungsweise der oestrogenen Stoffe s. BAKER (1949) und HUNT (1950) sowie S. 598.

Ob und wieweit die *Hypophyse* bei den Oestrogenwirkungen auf die Nebenniere beteiligt ist, ist noch schwer zu entscheiden. SKELTON, FORTIER und SELYE (1949) beobachteten bei *Ratten*, die mit Stilboestrol behandelt worden waren, einen fast völligen Schwund der Lipoide aus der Nebennierenrinde, außerdem ein Sinken des Gehaltes an Cholesterin und Ascorbinsäure. Unter der Wirkung eines lyophilen Extrakts (LAP) aus dem Vorderlappen mit ACTH-Wirkung erfolgte eine Anhäufung von sudanophilen Stoffen in der Nebennierenrinde. Die Werte für Cholesterin und Ascorbinsäure waren aber wieder niedrig. Nunmehr wurden Stilboestrol und LAP verabreicht. Offenbar wirkte das Stilboestrol dem ACTH entgegen. Die Autoren halten neben der Wirkung über die Hypophyse eine direkte Wirkung oestrogener Stoffe auf die Nebenniere für denkbar.

Maus. Die Wirkung oestrogener Substanzen auf die Nebenniere der *Maus* ist nicht klar. MARTIN (1930) erhielt in kurzdauernden Versuchen mit oestrogenen Stoffen zunächst keine Veränderungen der X-Zone (s. a. S. 709ff.), dagegen bei längerer Behandlung nicht geschlechtsreifer kastrierter Männchen, ferner normaler und kastrierter Weibchen (Degeneration der X-Zone). Bei Behandlung infantiler normaler Männchen konnte die X-Zone länger erhalten werden als normalerweise; bei nicht kastrierten erwachsenen Männchen trat sie nach Oestrogenzufuhr wieder auf. BURROWS (1936) fand bei *Mäuse*-Männchen, daß längere subcutane Verabreichung von oestrogenen Stoffen zunächst zu einem Wiederauftauchen der X-Zone führt. Dann folgt eine ausgiebige Degeneration, wobei „large rounded lipoid-like masses" gebildet werden. Anfänglich wirken die oestrogenen Substanzen bei den *Mäuse*-Männchen wie eine Kastration. CRAMER und HORNING (1937b, c, s. a. S. 750) konnten nach Verabreichung oestrogener Stoffe keine Veränderungen an der X-Zone der Weibchen beobachten (1937c). In einer weiteren Arbeit (1937b) beschreiben sie eine sog. „braune Degeneration" im inneren Rindenbereich. LACASSAGNE und RAYNAUD (1937a, b, c) behaupteten zunächst, die Involution der X-Zone werde durch oestrogene Stoffe nicht verändert; dagegen sollten sich alle Rindenzonen verschmälern. Weiterhin wurden *Mäuse* verschiedener Stämme abermals mit oestrogenen Stoffen behandelt (Oestradiol, Oestron, Equilin, Equilinin). Es entstanden merkwürdige mehrkernige Gebilde an der fibrovasculären Grenze, welche bei der *Maus* Rinde vom Mark trennt, ferner im Mark. Diese sog. „Symplasmen" gehen anscheinend aus bindegewebigen bzw. endothelialen Elementen hervor. Lymphocytäre und histiocytäre Reaktionen scheinen sich zu beteiligen. Die Gefäßendothelien können sich auch mit Lipoid beladen und vielkernig werden („par incorporation de leucocytes immigrés"). Degenerierende Zellen der Reticularis sollen sich an den Vorgängen beteiligen. Auch in sie können Leukocyten eindringen. Besonders bei alten Tieren treten solche Formationen in großer Menge auf.

Untersuchungen von DANNER (1938, 1940) sprechen dafür, daß eine längere Verabreichung (4—16 Monate) von Follikelhormon auf die Nebenniere toxisch wirkt. Tägliche Injektionen von 10 IE bei kastrierten und 20 IE bei normalen *Mäusen* verursachen eine schwere Degeneration der Nebenniere, in erster Linie in Fasciculata und Reticularis, nicht in Glomerulosa. Zeichen von Rindeninsuffizienz treten auf (Kachexie, Schwäche, Verlust der Haare, des Depotfettes, Abnahme des Körpergewichtes. Nach peroraler Progynonbehandlung fand DANNER (1940) charakteristische Veränderungen in der Nebenniere: teils hypertrophierte Reticulariszellen, teils amyloide Entartung.

Nach GARDNER (1940, 1941c) sollen mit Oestrogenen behandelte *Mäuse*-Männchen stärkere Nebennierenläsionen aufweisen als die Weibchen, während MCPHAIL und READ (1942b) gerade bei jungen *Mäuse*-Weibchen nach Verabreichung von Oestron und Stilboestrol einen sog. „Ringeffekt" in den der X-Zone angelegenen Fasciculatazellen festgestellt haben. Die Nebennieren erwachsener *Mäuse*-Männchen blieben nach diesen Untersuchern unbeeinflußt.

Eine genauere Beschreibung der Theelinwirkung auf die *Rindenlipoide* bei *Mäusen* vom dba-Stamm verdanken wir VICARI (1943b, vgl. Abb. 157, S. 331). Die Tiere wurden im Alter von 27 Tagen in den Versuch genommen; sie bekamen täglich 0,4 cm³ Theelin subcutan, zum Teil etwas mehr. Nach 10 Tagen wurden sie getötet. Der streifige unregelmäßige Rand der Zone II (Zonen s. Abb. 157) gegen Zone III verschwand. Die Zone II wurde breiter, dichter mit Lipoid beladen als bei den dba-Kontrollen. Bei beiden Geschlechtern waren die gleichen Veränderungen nachzuweisen. Die Zone III war entsprechend verschmälert.

Die früheren Bemerkungen über *tumorartige Veränderungen* in der Nebennierenrinde kastrierter *Mäuse* werden durch Angaben von WOOLLEY und LITTLE (1945a, b, 1946) ergänzt. Bei den Weibchen des JAX-Stammes, welche bald nach der Geburt kastriert worden waren, entwickelte sich eine noduläre Hyperplasie der Nebennierenrinde, welche nahezu in 100% der Fälle in eine Carcinombildung überging. Wurden bei solchen Tieren im Alter von 7 Wochen Depots mit Diäthylstilboestrol angelegt, dann blieb die Tumorentwicklung, übrigens bei beiden Geschlechtern, aus.

Meerschweinchen. WATRIN (1925) spritzte *Meerschweinchen* Liquor folliculi intraperitonaeal. Eine Hyperämie des gesamten weiblichen Genitaltraktes war die Folge. Die Veränderungen an den Nebennieren seien dagegen, abgesehen von einer gewissen Größenzunahme, minimal gewesen. Nach ALLEN und BERN (1941, 1942) entsteht durch eine über mehrere Wochen durchgeführte Behandlung mit Diäthylstilboestrol eine Zunahme des Nebennierengewichtes, etwa um 37% bei den Männchen, um 33% bei den Weibchen. Histologisch ließen sich an den Nebennieren keine wesentlichen Veränderungen feststellen. Bei beiden Geschlechtern kam es unter dieser Behandlung zum Wachstumsstillstand. Vielleicht spielt die Schilddrüse eine Rolle bei der Wirkung des Diäthylstilboestrols auf die Nebenniere mit. Nach Thyreoidektomie kommt es nämlich unter der Wirkung der oestrogenen Substanz nur zu einer geringen Größenzunahme der Nebennieren. Die Thyreoidektomie an sich bewirkt bereits eine Atrophie der Nebennierenrinde, welche offenbar durch Diäthylstilboestrol nicht behoben werden kann. Im übrigen scheint Diäthylstilboestrol eine Lipoidzunahme in den Rindenzellen zu verursachen, was LEVIN (1945) mit einer ACTH-Aktivierung im Hypophysenvorderlappen nach Oestrogen erklärt hat. Es vermehrt sich dann auch der Cholesteringehalt der Nebenniere (SAYERS, SAYERS, FRY, WHITE und LONG 1944, SAYERS, SAYERS, LIANG und LONG 1946).

KIMELDORF und SODERWALL (1947) injizierten kastrierten weiblichen *Meerschweinchen* 5—20 RE Oestrogen (Progynon B) in 48stündigen Intervallen. Zwei Tage nach der 3. Injektion war das relative Nebennierengewicht vergrößert, verglichen mit den Verhältnissen bei normalen und kastrierten *Meerschweinchen*, die Rinde hypertrophiert. Die Größe der Zellen in Glomerulosa und Fasciculata hatte zugenommen. Die Glomerulosa war verbreitert, die Fasciculata eher etwas verschmälert (!), die an degenerierenden Zellen reiche Reticularis beträchtlich breiter. Aus diesen Befunden schließen die Untersucher, daß oestrogene Stoffe den Untergang der Rindenzellen beim *Meerschweinchen* beschleunigen. Dieser Vorgang führt zur Abnahme der Rindenaktivität, was unter Rückwirkung auf die Hypophyse eine vermehrte Ausscheidung von ACTH zur Folge hat. Dieser letzte Punkt erklärt die Rindenhypertrophie. Nach FETZER (1952) konnte bei hypophysenlosen *Meerschweinchen* mit Oestradioldipropionat Lipoid- und Plasmabild der Nebennierenrinde normalisieren (S. 588).

Bei länger dauernder Behandlung mit Diäthylstilboestrol lagert sich sudanophiles Material in der Nebennierenrinde bei *Hamstern* beiderlei Geschlechtes ab (KONEFF, SIMPSON und EVANS 1946). ALPERT (1950) verabreichte *Goldhamster*-Männchen täglich subcutan 1 cm³ Sesamöl mit 1 mg Diäthylstilboestrol, insgesamt 27 mg während der ganzen Versuchsdauer. Außerdem wurden bei manchen Tieren 25 mg-Depots subcutan implantiert, welche 3 bis 4 Monate zur Wirkung kamen. Das Gewicht der Versuchstiere stieg langsamer an als das der Kontrolltiere. Die Nebennieren erlitten Gewichtsverluste, welche von der Länge der Behandlung abhängig schienen (etwa 24% Gewichtsabnahme der Nebenniere bei älteren Männchen). Diese Gewichtsabnahme haben auch KONEFF, SIMPSON und EVANS (1946) gesehen, während bei anderen Versuchstieren meist eine Gewichtszunahme beobachtet wurde (s. o., ferner HAAM, HAMMEL, RARDIN und SCHOENE 1941, JANES und NELSON 1942, LEATHEM und SILVERMAN 1945).

Interessant sind die histochemischen Befunde von ALPERT (1950). Nach Diäthylstilboestrolgaben werden sudanophile Stoffe (Pigmente) in der Reticularis der Nebenniere von *Goldhamster*-Männchen abgelagert, hin und wieder auch in innersten Fasciculataabschnitten. Schon im frischen ungefärbten Schnitt fallen diese Stoffe auf, die sich mit Alkohol oder Aceton nicht extrahieren lassen. Nach dem histochemischen Verhalten zu schließen, dürfte es sich um Lipochrome handeln.

Es ist offenbar dasselbe Pigment, welches bei der sog. „braunen Degeneration" in verschiedenen Organen älterer Tiere und auch des Menschen beobachtet wird („Abnützungspigment"). Bei *Mäusen* ist das gleiche Pigment in der Nebennierenrinde gefunden worden, wenn sie mit oestrogenen Stoffen behandelt worden waren (s. o. CRAMER und HORNING 1937a, TOBIN und BIRNBAUM 1947).

Das meiste Pigment fand sich bei den Tieren, die am längsten (4 Monate) unter der Einwirkung des Diäthylstilboestrols gestanden hatten. ALPERT denkt an eine Art von Degenerationsvorgang. Das einzige ältere Männchen, welches nach der Hormonbehandlung kein Pigment zeigte, besaß dafür reichlich sudanophile Stoffe in der Nebennierenrinde (s. Teilbild 5 der Abb. 262), was beim *Goldhamster* ganz ungewöhnlich ist. Interessant war bei diesem Tier auch eine positive SCHULTZ-Reaktion, die beim *Goldhamster* gewöhnlich ebenfalls negativ ausfällt. Die grüne Färbung trat etwa in dem gleichen Bezirk auf, der vorher die Sudanophilie gegeben hatte (Teilbild d der Abb. 262). Wurden die Schnitte mit Ätheralkohol behandelt, so blieben Nachweis der Sudanophilie wie SCHULTZ-Test negativ.

Nach Diäthylstilboestrol kommt es übrigens auch zu einem chemisch nachgewiesenen Verlust von Ascorbinsäure in der Nebennierenrinde älterer Männchen von 11,8%, dagegen bei infantilen Männchen zu einem Anstieg von 36%.

Eine Hypertrophie der Nebennierenrinde durch Dienoestrol und Indenoestrol „A" bekamen SMITH und VANDERLINDE (1951).

Fragt man sich angesichts dieser Kasuistik, ob eine Wirkung der Oestrogene auf die Nebennierenrinde angenommen werden darf, so wäre wohl zuerst die bereits mehrfach berührte Frage der Hypophysenbeteiligung zu erörtern. So sollen z. B. nach Ansicht mancher Untersucher oestrogene Stoffe bei kastrierten wie bei normalen Tieren eine Nebennierenhypertrophie auf dem Wege über die Einschaltung des Hypophysenvorderlappens erzeugen. Der Vorderlappen zeigt allerdings bei den Kastrationen die bekannten typischen Veränderungen (FRIEDL 1933). Nach der Hypophysektomie soll die Wirkung der Oestrogene auf die Nebenniere aufgehoben sein (BOURNE und ZUCKERMAN 1940a, b). In diesem

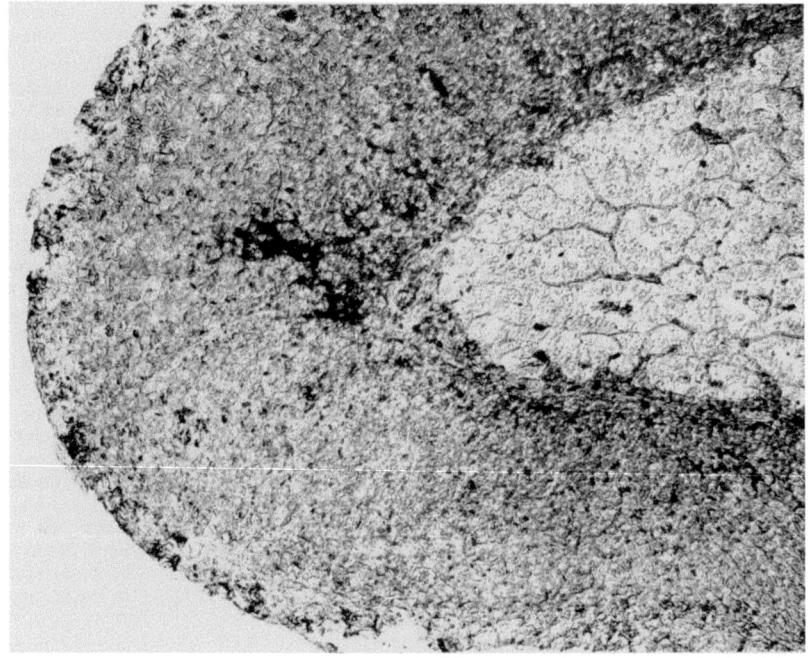

Abb. 262a.

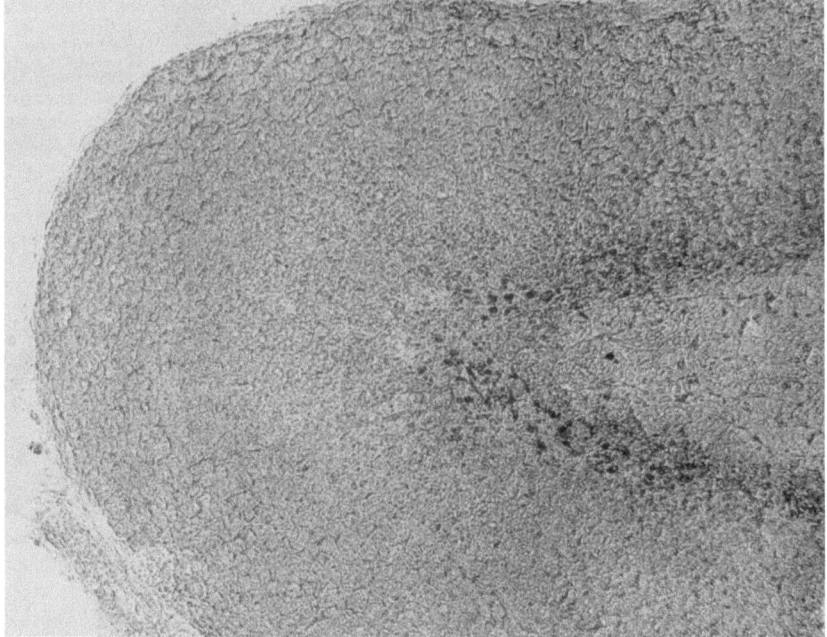

Abb. 262b.

Sinne sprechen auch die Befunde von ALBERT und SELYE (1942), die nach Desoxycorticosteronacetatgaben bei Oestrogenbehandlung keine Nebennierenhypertrophie mehr sahen; es könnte ein Stressgeschehen vorliegen. Aber auch

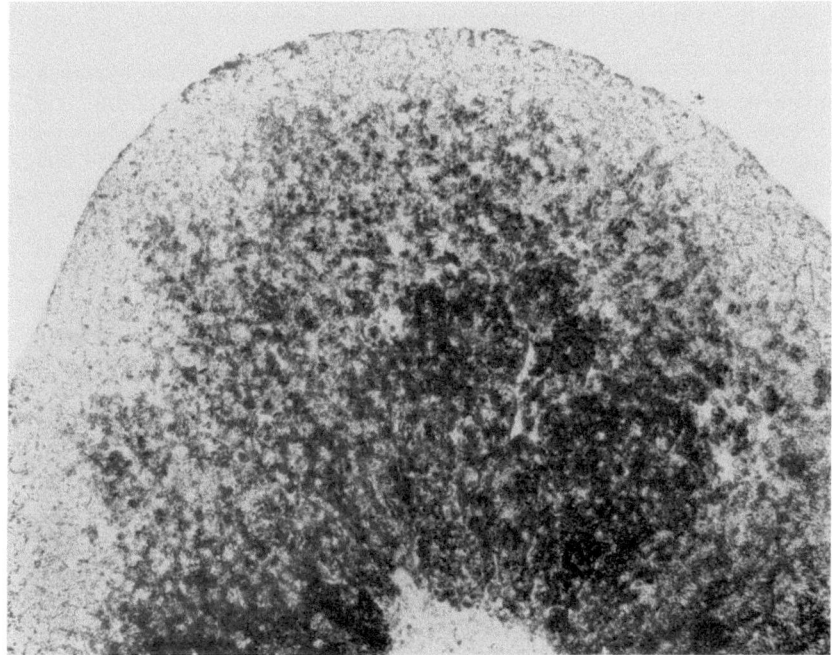

Abb. 262 c.

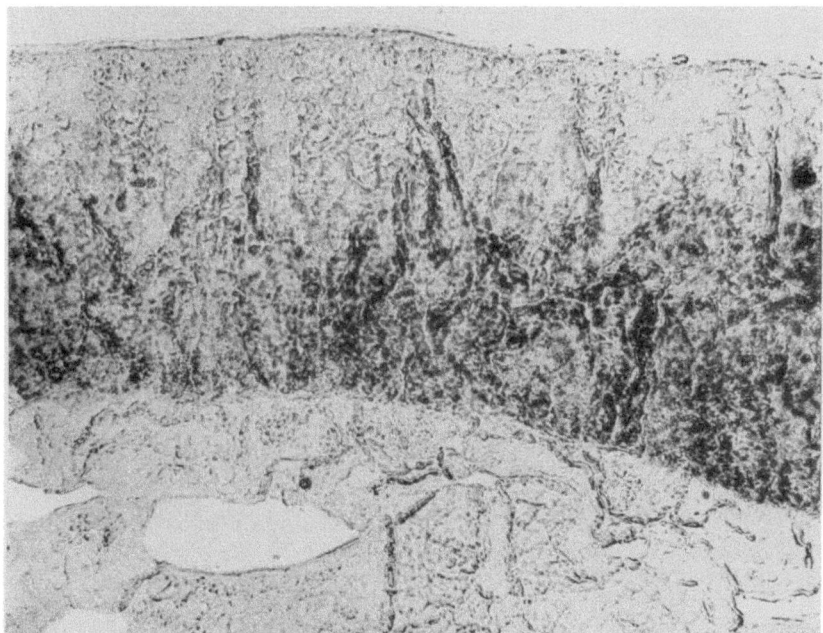

Abb. 262 d.

Abb. 262a—d. Reaktion der Nebennierenrinde des *Goldhamsters* auf Verabreichung von Diathylstilboestrol. a Lipochromes Pigment in der Zona reticularis (Sudanschwarzfärbung). b Dasselbe (ungefärbter Gefrierschnitt). c Starke Sudanophilie. d Starke histochemische Cholesterinreaktion (weitere Erklärung im Text S. 753). Aus ALPERT 1950.

eine unmittelbare Wirkung der Oestrogene auf die Nebenniere haben wir mehrmals in Betracht gezogen.

TEPPERMAN, ENGEL und LONG (1943a, b) beschreiben zwei verschiedene Mechanismen, welche eine Nebennierenhypertrophie auslösen können. Einmal werden typische Stressverhältnisse erörtert, bei welchen eine Nebennierenvergrößerung als Folge einer Eiweißzunahme auftreten kann. Der zweite Mechanismus kann durch natürliche oder synthetische oestrogene Substanzen ausgelöst werden, wobei das Hormon den Hypophysenvorderlappen aktivieren soll. LEVIN (1945) hatte angenommen, das Diäthylstilboestrol wirke ganz im Sinne einer Stressreaktion. Immerhin sollte man bedenken (ALPERT 1950), daß die oestrogene Substanz zumindest einen Teil der Hypophysenvorderlappenhormone zu hemmen imstande ist, nämlich die gonadotropen Hormone. Die Rolle der Abbauprodukte oestrogener Stoffe für die Freisetzung von Gonadotropin und Adrenotropin haben SMITH und SMITH (1941, 1946, 1948), SMITH und VANDERLINDE (1951) untersucht. Die Hoden der von ALPERT untersuchten *Goldhamster*-Männchen zeigten eine beträchtliche Atrophie, was NALBANDOW und BAUM (1948) auch bei *Ratten*-Männchen beobachtet haben. SKELTON, FORTIER und SELYE (1949) vertraten weiterhin die Meinung, daß oestrogene Stoffe Rindenveränderungen bewirken, welche nicht nur auf Hypophysenvorderlappenaktivierung beruhen. SAYERS (1950) bemerkt aber, daß die angewandten beträchtlich hohen Oestrogendosen vielleicht toxische Veränderungen in der Nebenniere gesetzt haben. BAKER (1949) und vor allem HUNT (1950) haben aber eine ACTH-Stimulierung durch Oestrogengaben propagiert.

Auf die Vorstellungen BOURNEs (1949) über gewisse Beziehungen zwischen Oestron und Pigmentbildung bin ich schon früher eingegangen (S. 375).

m) Die Wirkung von Progesteron auf die Nebenniere.

Progesteron ist in der Nebenniere selbst aufgefunden worden (S. 729f.). Seine Rolle haben wir verschiedenenorts bereits erörtert (S. 727ff., S. 730ff.: Gravidität). Ziemlich sicher kann man mit Progesteron die Überlebenszeit adrenalektomierter Tiere verlängern (BOURNE 1938, GAUNT und HAYS 1938). Auf die immer wieder auftauchende Hypothese, die Nebennierenrinde könne gelegentlich vikariierend für das Corpus luteum eintreten, sei nochmals hingewiesen.

CLAUSEN (1940a) beobachtete nach Progesterongaben bei der *Ratte* in der Zona reticularis Zellverdichtungen. Nach SELYE (1940c) wogen die Nebennieren mit Progesteron behandelter normaler *Ratten* nur 29 mg im Durchschnitt (19—36 mg), während die unbehandelter Kontrolltiere ein Durchschnittsgewicht von 44 mg (33—53 mg) besaßen. Die Atrophie betraf nur die Rinde und ähnelte der nach Desoxycorticosteronacetatinjektionen auftretenden. CLAUSEN hat dies nicht beobachten können; er arbeitete aber an *Ratten*-Männchen, während SELYE gerade zeigen konnte, daß diese weniger progesteronempfindlich sind als die Weibchen. Bei hypophysektomierten *Ratten* hat Progesteron offenbar gar keinen Einfluß auf die Sekretion der Nebennierenrinde. HISAW und VELARDO (1951) berichten, daß Pregnandiol bei normalen *Ratten* unter anderem zur Gewichtsabnahme der Ovarien, des Uterus, der Nebennieren und des Thymus führt. Die Überlebenszeit der Tiere im Kälteversuch sinkt auf etwa die Hälfte ab.

Bei der *Maus* will SELYE (1940) nach Progesteron ein Verschwinden der X-Zone konstatiert haben. In diesem Zusammenhang sei auf die von GREENE, BURRILL und IVY (1939) behauptete androgene Wirksamkeit des Progesteron verwiesen. HOWARD und GENGRADOM (1940) sahen nach großen Dosen von Progesteron bei der *Maus* eine gewisse Reduktion, aber nicht einen vollen Abbau der X-Zone. MCPHAIL und READ (1942b) injizierten 20 Tage alten *Mäuse*-Weibchen 10—13 Tage lang 0,5 mg Progesteron; die X-Zone blieb erhalten. Auch bei kastrierten *Mäuse*-Männchen mit erhaltener X-Zone war durch Progesteron keine deutliche Wirkung zu erzielen. Dagegen konnte die X-Zone bei Weibchen mit Anhydrooxy-progesteron zum Verschwinden gebracht werden (Dosis 0,5 mg Progesteron, 11 bis 16 Tage lang).

KIMELDORF und SODERWALL (1947) injizierten kastrierten *Meerschweinchen*-Weibchen Progesteron (0,05—0,2 mg) in ähnlicher Weise wie in ihren Oestrogenversuchen (S. 753). Es folgte eine geringe Zunahme des relativen Nebennierengewichtes, Verbreiterung der Zona glomerulosa und reticularis. Die Degeneration von Reticulariszellen war nur wenig verstärkt. Mit Progesteron konnte FETZER (1952) das Lipoid- und Plasmalogenbild in der Nebennierenrinde hypophysektomierter *Meerschweinchen* normalisieren (S. 588). ROGOFF und STEWART (1928) konnten zeigen, daß Progesteron während der Gravidität und nach dem Oestrus beim *Hund* eine Hemmung der Ausbildung einer Rindeninsuffizienz bewirkt.

n) Die Wirkung von Gonadotropin auf die Nebenniere.

UOTILA (1939c) konnte bei *Hühnchen*, denen er gonadotrope Hormone injiziert hatte, in keinem Fall wesentliche Gewichts- oder histologische Veränderungen der Nebenniere sehen. Die Zahl der sog. fuchsinophilen und hellen Zellen des Rindengewebes (MASSONS Trichrom III-Färbung) wurde nicht beeinflußt. Im übrigen ist die Zahl solcher Zellen bei normalen *Hühnchen* größer als bei erwachsenen *Hennen*.

TAILLARD und VEYRAT (1947) beobachteten an *Ratten*-Weibchen, die ein Extrakt aus Schwangerenharn erhalten hatten, eine Maskulinisierung (Veränderungen an Klitoris, Speicheldrüsen, Prostatatransplantaten usw.). Ähnliche Wirkungen ließen sich aber auch bei adrenalektomierten *Ratten*-Weibchen erzielen. Die Nebenniere scheint also bei dem Maskulinisierungsprozeß nicht unbedingt notwendig zu sein. HORTOBÁGYI und ÁGOSTON (1949) beobachteten 10 Tage nach einseitiger Adrenalektomie bei der *Ratte* eine Gewichtszunahme der verbleibenden Nebenniere von 26,7 auf 36,3 mg, also die typische kompensatorische Hypertrophie (s. a. S. 568); 500 IE choriogenes Gonadotropin, 10 Tage lang gegeben, bewirkten eine Verstärkung der kompensatorischen Hypertrophie (Nebennierengewicht 44 bis 56 mg!). EVANS, PENCHARZ, MEYER und SIMPSON (1932), FETZER (1952, vgl. S. 588) konnten die nach Hypophysektomie auftretenden Schäden der Nebennierenrinde mit gonadotropem Hormon nicht beheben.

BAU-KIEN-TSING (1936) behandelte *Mäuse* mit Injektionen von Schwangerenharn, der unter anderem reichlich Gonadotropine enthält; daher wurde in Parallelversuchen auch Prolan gegeben. Bei der Verabreichung an erwachsene *Mäuse*-Männchen kommt es zur Hyperämie in der Umgebung der Nebenniere und in der Nebenniere selbst. Wenn ich die histologische Beschreibung des Verfassers richtig verstanden habe, erneuert sich die X-Zone (der Untersucher spricht von Reticularis). Da aber nach Verabreichung eines Corpus luteum-Extraktes, ferner von Prolan, ja sogar nach Terpentinöl ebenfalls zuerst eine Hyperämie, dann das Wiedererscheinen einer X-Zone festzustellen war, hält er es für möglich, daß jeder beliebige, zur Hyperämie der Nebennierenrinde führende Reiz, besonders wenn er sich in den inneren Rindenschichten auswirkt, auch zu einem Wiederaufbau der „Reticularis" bei erwachsenen *Mäuse*-Männchen führt.

Die von JONES (1949b) festgestellten Wirkungen von Gonadotropin auf die X-Zone der *Maus*-Nebennieren wurde geschildert (S. 719). Nach ROTTER (1949, 1950), dessen Vorstellungen ebenfalls schon abgehandelt wurden (S. 598, 719), verkörpert das innere Transformationsfeld auch des Erwachsenen, also die Zona reticularis und die zentralen Abschnitte der Zona fasciculata, eine jetzt vom gonadotropen Hormon des Vorderlappens gesteuerte „sekundäre Geschlechtsdrüse".

Die von SCHENK (1934) nach Prolaninjektion an der Nebennierenrinde des *Meerschweinchens* geschilderten Veränderungen gleichen so sehr den von ANSELMINO, HEROLD und HOFFMANN (1934) nach Verabreichung ihres corticotropen Hormons beschriebenen, daß letztere meinen, SCHENKs Präparate seien mit corticotropem Hormon verunreinigt gewesen. Nach BOISSEZON (1936) verursachen 4 Injektionen von 4 cm³ Schwangerenharn in 4 Tagen bei *Meerschweinchen*-Weibchen Erhöhung des Cholesteringehaltes der Nebennierenrinde. Bei nicht geschlechtsreifen Tieren entwickelt sich eine Hypertrophie (Gewichtsvermehrung) der Nebennieren. Versuche mit Harn von Männern oder nicht graviden Frauen verliefen negativ. In der Rinde vollzog sich eine Verschmälerung der Glomerulosa bei gleichzeitiger Verbreiterung der Fasciculata (Hypertrophie nicht Hyperplasie). Die Lipoide nahmen an Menge zu, die Zellkerne hellen sich auf. Die Veränderungen der Nebenniere entsprachen ganz denen, die man bei graviden *Meerschweinchen* beobachten kann.

o) Die Wirkung androgener Substanzen auf die Nebenniere.

FRIEDGOOD und UOTILA (1939) stellten bei maskulinisierenden Ovarialtumoren bei *Hennen* eine Nebennierenatrophie bei gleichzeitiger Abnahme der sog. fuchsinophilen Zellen fest. Bei *Hähnchen* entwickelt sich nach Injektion von 10 mg Androsteron (20 Tage lang) eine deutliche Nebennierenatrophie. Die für die Erhaltung des Lebens adrenalektomierter *Enteriche* notwendige Nebennierenextraktmenge ist während der Brutzeit 2—3mal größer als außerhalb dieser Zeit. Werden die Hoden entfernt, dann fällt dieser Unterschied fort (BÜLBRING 1940). Es scheint also, daß androgene Stoffe den Bedarf an Corticosteroiden mit regeln. Nach Zufuhr von Testosteronpropionat erhielt KAR (1947b, vgl. S. 750) bei *Vögeln* eine Abnahme des Lipoids in den Rindenzellen, nach Diäthylstilboestrol eine Zunahme.

ZALESKY, WELLS, OVERHOLSER und GOMEZ (1941) sahen beim hypophysektomierten *Ziesel* keine Wirkung des Testosterons. Es kam zur typischen Atrophie der Nebenniere. Überhaupt kann man durch Verabreichung androgener Stoffe nach Hypophysektomie zwar Spermiogenese und Hodengewicht normal erhalten, nicht aber die Nebennieren (WALSH, CUYLER und MCCULLAGH 1934, NELSON und GALLAGHER 1936, CUTULY, MCCULLAGH und CUTULY 1937, NELSON und MARCKEL 1938). Immerhin konnte wenigstens das Nebennierengewicht nach Hypophysektomie durch Verabfolgung von Testosteronpropionat an infantilen *Ratten*-Männchen gehalten werden (CUTULY, CUTULY und MCCULLAGH 1938, LEONARD 1942). In weiteren Versuchen konnte allerdings CUTULY (1942) die Testosteronwirkung nicht wieder bestätigen. Die Nebennieren wurden atrophisch. Eine unmittelbare Wirkung androgener Stoffe auf die Nebenniere scheint also in gewissem Umfange möglich; das Problem bedarf aber weiterer Prüfung.

LEONARD (1942, 1944) behauptete, bei der hypophysektomierten *Ratte* übe Testosteron einen ACTH-ähnlichen Effekt aus, d. h. die nach der Hypophysektomie typischerweise auftretende Rindenatrophie könne aufgehalten werden. Die Nebennieren derartig behandelter Tiere sollten schwerer sein als die von hypophysektomierten, unbehandelten Tieren. Für gewöhnlich tritt allerdings nach Verabreichung androgener Stoffe eine Atrophie der Nebennierenrinde ein (SELYE 1939b, PARKES 1945). In guter Übereinstimmung mit den Angaben von LEONARD befinden sich aber die Beobachtungen von CUTULY und CUTULY (1938), daß zwar die Nebennierenrinde hypophysektomierter *Ratten* nach Androgenverabreichung histologisch dieselben Schrumpfungsbilder aufweise wie nach Hypophysektomie, daß aber trotzdem diese Nebennieren in 5 von 12 Fällen noch schwerer waren als die der hypophysektomierten, unbehandelten *Ratten* (vgl. ferner LEATHEM 1944, s. S. 599).

Auch die Kastrationshypertrophie der Nebennierenrinde von *Ratten*-Männchen kann durch Verabreichung androgener Stoffe gehemmt werden (HALL und KORENCHEVSKY 1938, HALL 1937, s. a. S. 746). MCEUEN, SELYE und COLLIP (1937), SELYE (1940c) setzten die Nebennierengröße normaler *Ratten*-Weibchen durch Testosteronbehandlung um fast ein Drittel herab. Verglichen mit der ähnlichen Desoxycorticosteronacetatwirkung hat Testosteron den größten Effekt (HOWARD 1938b). Aus der Reihe fällt eine Beobachtung von FREUD, MANUS und MUHLBOCK (1938), welche bei *Ratten* und *Meerschweinchen* durch Injektion der Fettsäurenfraktion aus dem Hoden eine Vergrößerung der Nebennieren erzielt haben wollen.

Die androgenen Stoffe sollen eine Senkung des Lipoidgehaltes der Rindenzellen bewirken (SILVESTRONI 1938, 1939b). Nach NATHANSON und BRUES (1941a) regt Testosteron die Mitosenbildung in der Nebenniere infantiler *Ratten*-Weibchen an. SIMPSON, LI und EVANS (1942) hatten bei hypophysektomierten Tieren mit androgenen Hormonen nur wenig günstige Erfolge bezüglich des Erhaltungszustandes der Nebenniere. Eine lang dauernde Behandlung von *Ratten*-Männchen mit großen Dosen von Methyltestosteron verursacht eine Involution der Zona glomerulosa, während zugleich grobe Fetttröpfchen in den Zellen der Fasciculata und Reticularis auftreten (SELYE, ROWLEY und HALL 1943). Desoxycorticosteronacetat- und Testosteronwirkung verglich ferner LEATHEM (1945c). Normale wie kastrierte 14 Tage alte *Ratten*-Männchen erhielten 24 Tage lang täglich subcutan 1 mg Testosteronpropionat (Perandren, Ciba) oder Desoxycorticosteronacetat (Percorten, Ciba). Bei allen injizierten Tieren konnte, ganz besonders deutlich bei den kastrierten *Ratten* — die Kastration führt bei *Ratten*-Männchen an sich zur Hypertrophie der Nebennieren — eine deutliche Hemmung des Nebennierenwachstums gewichtsmäßig festgestellt werden. Diese Hemmung war speziell auf die Nebenniere gerichtet, denn das allgemeine Körperwachstum war nicht wesentlich beeinträchtigt.

LEWIS, DE MAJO und ROSEMBERG (1949) konnten mit 17-Vinyltestosteron die Größe von *Ratten*-Nebennieren herabsetzen. Auch KORENCHEVSKY, PARIS und BENJAMIN (1950) erhielten in Bestätigung älterer Versuche mit Androsteron oder Testosteronpropionat eine Hypoplasie der Nebenniere.

Eine Neutralisation der Hypoplasie wurde durch Verabreichung oestrogener Stoffe und Schilddrüsenhormon erreicht. Bei der Kombination dieser 2 Hormone hypertrophierte die Nebenniere sogar. KORENCHEVSKY und JONES (1947) gaben nach Ovariektomie Androsteron und Oestradiol; auch durch diese Kombination konnte die zur Regression der Nebennieren führende Androsteronwirkung durch Oestradiol voll kompensiert werden. Umgekehrt betont HALL (1940) die Hemmung der Oestrogenwirkung auf die Nebenniere durch androgene Stoffe. KORENCHEVSKY, PARIS und BENJAMIN (1950) geben auch Zahlenwerte zu den Proportionsänderungen der einzelnen Rindenzonen und zur Größe der Fasciculatazellen. Mit androgenem Hormon bzw. Testosteron erreichten sie eine Hypoplasie der Rindenzelle und ihres Kernes; eine gewisse Lipoidabnahme kam hinzu. Die „Demarkationszone" (= sudanophobe Zone der Autoren) verbreiterte sich. Wurden aber außer Androsteron gleichzeitig Oestradiol, Progesteron oder Schilddrüsenhormon verabfolgt, dann vergrößerten sich die Fasciculatazellen in den meisten Fällen wieder. Bei den Testosterontieren fanden sich auch zweimal adenomartige Bildungen in der Rinde, aus sehr großen Zellen mit großen bläschenförmigen Kernen und eosinophilem Cytoplasma bestehend. Obwohl diese Bildungen im allgemeinen von den gewöhnlichen Fasciculata- und Reticulariselementen abzutrennen waren, fanden sich doch einige Zellen, die als Übergangsformen angesprochen werden konnten. Keine Kapsel trennte diese Adenome vom normalen Rindengewebe.

ZIZINE, SIMPSON und EVANS (1950) zeigten, daß Testosteron die Atrophie der Nebennierenrinde der *Ratte* nach Hypophysektomie in Gewicht und Verteilung der Sudanophilie 15 Tage lang verhindert. Über die Beeinflussung der Plasmalogenverteilung in der Nebennierenrinde des hypophysektomierten *Meerschweinchens* mit androgenen Stoffen hat FETZER (1952) gearbeitet (S. 588).

Die Injektion androgener Stoffe bei kastrierten, infantilen *Mäuse*-Männchen hemmt die Entwicklung und Erhaltung der X-Zone (S. 715; DEANESLY und PARKES 1937, CRAMER und HORNING 1937c, TOLENAAR 1939, letzterer bei *Ratten*). Eine braune Degeneration der Nebenniere, wie sie ähnlich nach längerer Verabreichung oestrogener Hormone auftritt, ist bei *Mäusen* auch nach Zufuhr androgener Stoffe zu beobachten, zusammen übrigens mit einer auffallenden Neigung zur Spontanbildung von Brustdrüsencarcinomen (CRAMER und HORNING 1939b).

ELFTMAN (1947, s. a. S. 705 und Abb. 255) teilt die überraschende Beobachtung mit, daß die Aktivität der *alkalischen Phosphatase* zwar im Zellkern und Cytoplasma von Fasciculata- und Reticulariszellen der Nebennierenrinde erwachsener *Mäuse*-Männchen eindeutig nachzuweisen sei, jedoch nicht in der Nebennierenrinde von *Mäuse*-Weibchen. Interessanterweise tritt die Phosphataseaktivität bei den *Mäuse*-Männchen in dem Augenblick in den Rindenzellen ein, in welchem die X-Zone in ihre regressive Phase übergeht. Die Aktivität dieses Enzyms scheint daher in irgendeiner Beziehung zum Androsteron zu stehen, wofür weiter spricht, daß Behandlung kastrierter, infantiler Tiere beiderlei Geschlechts mit Testosteron zu einer positiven Phosphatasereaktion führt.

Testosteronverabreichung bringt das Lipoid aus den Glomerulosazellen hypophysektomierter *Mäuse* zum Verschwinden (JONES 1949a). Über die Versuche von FREUD, MANUS und MUHLBOCK (1938), die sich auch auf *Meerschweinchen* erstreckten, ist oben (S. 758) berichtet worden.

Über die Verhältnisse beim *Menschen* ist begreiflicherweise relativ wenig Sicheres bekannt. REIFENSTEIN jr., FORBES, ALBRIGHT, DONALDSON und CARROLL (1945) prüften mit einem 17-Methyltestosteron die Wirkung einer Testosteronverbindung auf die endogene Bildung von 17-Ketosteroiden. Das Methyltestosteron kann nicht in ein 17-Ketosteroid umgewandelt werden, jedenfalls nicht vor der Ausscheidung im Urin. Auf Grund der an Patienten gemachten Erfahrungen wird gefolgert, daß die beobachtete Hemmung der Bildung von 17-Ketosteroiden genau so vor sich geht wie die Hemmung der Testosteronbildung im Hoden nach Injektion von Methyltestosteron, nämlich durch Bremsung von Hypophysenvorderlappenhormonen, welche für die Aktivierung der Nebennierenrinde wie des Hodens verantwortlich sind. VENNING und BROWNE (1947b) zeigten, daß die Verabreichung von Testosteron beim Menschen die Ausscheidung von Glucocorticoiden herabsetzt. WILBUR und BURGER (1948) beschrieben einen schwer deutbaren Fall von Kombination einer ungewöhnlichen Hyperplasie der interstitiellen Zellen im Hoden, basophiler Hyperplasie im Hypophysenvorderlappen und Rindenadenom der Nebenniere.

p) E-Avitaminose und Nebenniere.

Siehe TONUTTI (1942c), HÜPPE (1951) S. 534.

q) Die Wirkung der Nebennierenrindeninsuffizienz auf die männlichen Sexualorgane.

Erste Beobachtungen: LAUNOIS (1900), NOVAK (1914). — Experimentelle Untersuchungen an *Vögeln*: HERRICK und TORSTVEIT (1938), HERRICK und FINERTY (1940), HEWITT (1947). BÜLBRING (1940), an *Ratten*: MCMAHON und ZWEMER (1929), FREED, BROWNFIELD und EVANS (1931), WAITZ (1937), BURRILL und GREENE (1939), SPURR und KOCHAKIAN (1939), STAEMMLER (1949), JORDE (1950), an *Mäusen*: PFEIFFER und HOOKER (1940), an *Kaninchenböcken* und *Katern*: LEUPOLD (1923).

r) Die Wirkung der Nebennierenrindeninsuffizienz auf die weiblichen Sexualorgane.

Erste Beobachtungen: CESA BIANCHI (1903), NOVAK (1914). — Experimentelle Untersuchungen an *Vögeln*: HEWITT (1947), an *Ratten*: NOVAK (1914), LEWIS (1923), DEL

Castillo (1928), Schiffer und Nice (1930), Kitagawa (1927), Wyman (1928), Martin (1932), Gaunt (1933), Firor und Grollman (1933), Corey und Britton (1934), Schiller (1935), Kutz, McKeown und Selye (1934), Kroc und Martin (1934), Paiva (1941), Hicks und Matters (1935), Dessau (1937), Martin und Fazekas (1937), di Paola (1939), del Castillo und di Paola (1939), Ring (1945), Harrison (1947), Harrison und Cain (1947), Cowie und Folley (1947), Butcher (1939), Levenstein (1937), Dietlein (1951), an *Mäusen*: Masui (1928), Thaddea (1935), Jaffé und Marine (1923), am *Ziesel*: Groat (1943, 1944), an *Kaninchen* und *Katzen*: Leupold (1923), Sserdjukoff (1922), Friedgood und Foster (1938), Verzár (1943), an *Hunden*: Rogoff und Stewart (1927), Swingle, Parkings, Taylor, Hays und Morrell (1937), Beobachtungen am *Menschen*: Mussio, Fournier, Pollack und Lussich Siri (1949), Thaddea (1935, 1938), Marx (1941), Williams, Wittenberger, Bissell und Weinglass (1945), Poumeau-Delille (1949).

s) Der Einfluß von Nebennierenwirkstoffen auf die männlichen Sexualorgane.

Allgemeine Darstellungen: Albright (1942ff.), Speert (1948), Forsham, Bennett, Roche, Reiss, Slessor, Flink und Thorn (1949), Dorfman, Horwith, Shipley, Fish und Abbott (1947), Sayers (1950), Conn, Louis, Wheeler (1948), Forsham, Thorn, Prunty und Hills (1948), Mason, Power, Rynearson, Ciaramelli, Li und Evans (1948), Reichstein (1936), Reichstein und Euw (1938), Pfiffner und North (1940).

Experimentelle Untersuchungen an *Vögeln*: Fournier, Albrieux und Prego (1940), Paris, Benoit, Kehl und Gros (1942), Hooker und Collings (1940), Bülbring (1940), Selye und Alpert (1942), bei *Ratten*: Hoskins und Hoskins (1916), Hewer (1922), Klein (1931, Stein (1931), Freud und Oestreicher (1933), Davidson und Moon (1936), Davidson (1937), Nelson (1941), Howard (1937, 1938), Burrill und Greene (1939, 1940, 1941), Price (1942), Pottinger jr. und Simonsen (1938), Dantschakoff (1939), Howard (1941), Selye (1941), Selye und Albert (1942), Gros, Benoit, Paris und Kehl (1942), Poumeau-Delille (1942), Masson und Selye (1943), Giroud, Desclaux, Martinet und Piat (1944), Katsh, Charipper und Gordon (1947), Haour und Selye (1948), Hoch-Ligeti (1948), Staemmler (1949), Baker, Schairer, Ingle und Li (1950), bei der *Maus*: Mira (1927), Tonutti (1945), Heuverswyn, Folley und Gardner (1939), Chamorro (1940), Burdick und Konanz (1941), Courrier und Bennetz (1942), Arvy (1942), Clausen (1944), Marvin (1947), bei *Meerschweinchen*: Hodler (1937), Clausen (1941), Torstveit und Mellish (1941).

Über die Wirkung von Adrenalin auf die männliche Keimdrüse: Becher (1931), Perry (1941), Wheeler, Searcy und Andrews (1942), Lamar (1943), Adams und Hunter (1944), Robbins und Parker (1949).

t) Der Einfluß von Nebennierenwirkstoffen auf die weiblichen Sexualorgane.

Experimentelle Untersuchungen bei *Fischen*: Barnes, Kanter und Klavans (1936), Kleiner, Weisman und Mishkind (1937), Fleischmann und Kann (1938), Eversole (1941), bei *Anuren*: Atwell (1932), Corey und Britton (1934), Sapeika (1943), bei *Vögeln*: Riddle und Minoura (1923), Riddle und Lehr (1944), Carr und Connor (1933), Gaunt und Parkins (1933), beim *Pferd*: Casida und Hellbaum (1934), bei *Ratten*: Corey und Britton (1931), Casida und Hellbaum (1934), Hoffmann (1937), Atwell (1932), Gaunt und Parkins (1933), Carr und Connor (1933), Davidson und Moon (1936), Moon (1937), Hall, Chamberlin und Miller (1938), Castillo und Paola (1939), Wade und Haselwood (1941), Hechter, Krohn und Harris (1942), Kehl, Benoit und Gros (1942), Selye (1942), Masson (1943), Lipschütz, Varas und Nunez (1941), Lipschütz (1946), Marvin (1947), Alden und Leathem (1948), Hartman und Brownell (1949), Dietlein (1951), Hisaw und Velardo (1951), Ingle (1950), Seifter, Christian und Ehrich (1951), bei *Mäusen*: Migliavacca (1933), Neumann (1936), Schirrmeister (1940), Burdick und Konanz (1941), Slobodien und Leathem (1944), Hooker (1945), Christy, Dickie, Atkinson und Woolley (1951), bei *Meerschweinchen*: Migliavacca (1932, 1933), Hodler (1936), van Heuverswyn, Collins, Williams und Gardner (1939), bei *Kaninchen*: Ogawa (1931), Engelhart (1930, 1937), Hoffmann (1937), Gallardo (1939), Manardo (1937/40), Hohlweg (1939), O. Neumann (1943), Courrier und Cologne (1951), bei *Hamstern*: Isaacson jr. (1949), bei *Katzen*: Leathem und Crafts (1940), bei *Äffinnen*: Speert (1940), Engle (1941), Zuckerman (1941), Gilbert und Gillman (1944), bei der *Frau*: Salmon (1939). Die Wirkung von *Adrenalin* auf die weiblichen Keimdrüsen behandeln Robson (1932), Perry (1941, 1943).

u) Adrenogenitales Syndrom.

Tierversuche ergeben wohl mit Sicherheit: Zwischen Nebennieren und männlichen wie weiblichen Keimdrüsen bestehen Beziehungen in beiden Richtungen. Diese Beziehungen mögen im einzelnen noch recht umstritten sein. Nachdem aber in der Nebennierenrinde oestrogene wie androgene Stoffe festgestellt wurden, müssen die Relationen anerkannt werden. Normalerweise mögen die Mengen gerade dieser Stoffe so gering sein, daß sie ohne Wirkung bleiben. Es gibt aber pathologische Prozesse und Grenzfälle zum Pathologischen, bei denen solche Quantitäten von androgenen usw. Stoffen erscheinen, daß der Körper an vielen Stellen zu reagieren gezwungen wird. Umgekehrt können wir aus der pathologischen Verzerrung wenigstens einige vorsichtige Rückschlüsse auf den Normalzustand wagen.

Es erscheint möglich, daß die Produktion der übrigen Steroide bei übermäßiger Bildung und Abgabe von Sexualhormonen seitens der Nebennierenrinde entweder nahezu sistiert oder auch im Übermaß erfolgt. Letzteres wird von den Klinikern als das Wahrscheinlichere angesehen. Es ist eine charakteristische klinische Beobachtung, daß bei Nebennierenrindenhyperfunktionen sexuelle Störungen gemeinsam mit solchen des Stoffwechsels vorkommen (MAININI).

Seit längerer Zeit ist das Syndrom von Hypertrichosis, Adipositas und Nebennierentumor bekannt. MARCHAND (1891), BULLOCK und SEQUEIRA (1905) wiesen wohl mit als erste auf dies „adrenogenitale Syndrom" hin.

MARCHAND (1883, 1891) beschrieb einen Fall von Pseudohermaphroditismus femininus, bei welchem ein Nebennierenrindentumor festgestellt wurde. In einem anderen Fall beobachtete er eine akzessorische Nebenniere (Rinde ?) in der Plica lata bei einer Frau mit den Symptomen eines Hermaphroditismus. Die Ovarien waren atrophisch.

SCHWARZ (1927) schlug den Namen „interrenal-genitales" Syndrom vor, weil wohl die Nebennierenrinde (Interrenale) bei dieser Beziehung durchaus den Vorrang verdient. Die ersten Sammlungen diesbezüglicher Fälle veröffentlichten GLYNN (1911), GALLAIS (1912), HEALLY und GUY (1931).

Heute bezeichnen wir den Symptomenkomplex meist als *„adrenogenitales Syndrom"*. Eine ausgezeichnete Darstellung findet man bei HARTMAN und BROWNELL (1949, Kasuistik und Literatur).

v) Nebennieren und Integument.

Die Beziehungen zwischen Nebennieren und Haut sind Gegenstand der Forschung geworden, seit THOMAS ADDISON (1855) Pigmentveränderungen an Haut und Schleimhaut als Teil des nach ihm benannten Syndroms erkannt hatte. Gegen Ende des vorigen Jahrhunderts entstand die Hypothese, daß eine Nebenniereninsuffizienz zur Ablagerung von pigmentierten Stoffwechselschlacken in der Haut führe. Neuere Arbeiten über dieses Gebiet stammen von HEWER (1922), CASTALDI (1924), GROSSMANN und SCHÖNEBERG (1928), BUTCHER (1937, 1942), WRIGHT (1947), BAKER und WHITAKER (1948), WHITAKER (1948), BAKER, INGLE, LI und EVANS (1948), BAKER (1949), CASTOR und BAKER (1950), BAKER und CASTOR (1950), FORBES (1942), KATAOKA (1949), JONES (1949), GREEN und BULLOUGH (1950), MARTIN, MORGAN und LOVINGOOD (1952).

25. Die biologische Stellung der Nebenniere.

Nachdem der Verfasser sich bemüht hat, spekulativen Gedankengängen einen möglichst geringen Raum zu gewähren und das Tatsächliche ganz in den Vordergrund zu stellen, sei ihm abschließend doch eine zusammenfassende Betrachtung erlaubt, welche die Grenzen der experimentellen Biologie überschreiten mag.

Bei der funktionellen Ausdeutung des Organs Nebenniere stand anfangs der Markanteil ganz und gar im Vordergrund des Interesses. Die „Chromreaktion", die Eisenchloridreaktion lenkten die Aufmerksamkeit in diese Richtung. Die Rinde blieb zunächst ein recht rätselhaftes Gebilde, welches — von seinem Reichtum an Fetten oder Lipoiden abgesehen — wenig Auffallendes bot. Durch die Entdeckung des Adrenalins wurde die dominierende Rolle des Markes für Jahre festgelegt („Adrenalinära"). Noch 1921 schrieb TOKUMITSU, es gebe manche, „welche unter dem Worte ,Nebenniere' in assoziativer Weise ohne weiteres das chromaffine System (nämlich die Marksubstanz) verstehen wollen, ..."

Nur schrittweise ist die Erkenntnis von der lebensnotwendigen Rolle der Nebennierenrinde erreicht worden. Erst in den 30er Jahren unseres Jahrhunderts wurde die korrelative Bedeutung des Rindenorgans im endokrinen System klarer. Dann schien sich die Situation allerdings gerade ins Gegenteil zu verkehren: die Marksubstanz hatte anscheinend ihr wesentliches Geheimnis preisgegeben, die Untersuchung der Nebennierenrinde — und zwar recht oft unter gänzlicher Außerachtlassung der Markverhältnisse — erschien einzig lohnenswert. Erst seit wenigen Jahren sind Morphologie und Physiologie des Nebennierenmarkes wieder stärker beachtet worden (Noradrenalinproblem). Schließlich hat sich im Zusammenhang mit den Stressuntersuchungen ergeben, daß Mark *und* Rinde an dem Stressgeschehen beteiligt sind.

Aber selbst wenn wir Struktur und Funktion von Rinde und Mark bis ins letzte analysiert hätten, bliebe eine ungelöste Frage, die sich dem aufdrängt, der sich mit der Phylogenese und Ontogenese des adrenalen und interrenalen Systems und ihren merkwürdig häufigen Abartigkeiten beschäftigt: Warum kommt es zu der Annäherung von Rinde und Mark, warum zur Bildung eines „Doppelorgans", warum bleiben die beiden Anteile nicht voneinander getrennt — wissen wir doch, daß versprengte Rinden- wie Markanteile jeweils für sich allein offenbar so gut wie voll funktionsfähig sein können?

Hierauf das Interesse zu lenken, halte ich für wichtig, weil vielleicht hinter dieser „Annäherung" ein allgemein-wichtiges biologisches Prinzip steckt, das wir vorerst mehr ahnen als exakt umreißen können.

CLARA hat die Idee gehabt, den Bauplan eines bestimmten Organs dadurch besser zu begreifen, daß er die vorgefundenen Strukturen mit anderen zu analogisieren versuchte („Vergleichende Histobiologie" s. beispielsweise CLARAs Vergleich von Lungenalveole und Nierenglomerulum, 1936a, s. a. CLARA 1939a). Es handelt sich dabei weniger um ein Analogisieren im Sinne der vergleichenden Anatomie — obschon dies die Basis sein mag, auf welche die CLARAschen Gedankengänge zurückgehen —, als vielmehr um eine vom Funktionellen her getragene Analogielehre.

Wohlverstanden: die vergleichende Histobiologie erklärt noch nichts, sie ist nicht final und nicht kausal, sondern lediglich ein heuristisches Prinzip.

Geht man unter diesem Aspekt auf die Suche, so drängt sich ein Objekt geradezu zum Vergleichen auf, die Hirnanhangsdrüse. Man betrachte beispielsweise die Abb. 38a (S. 67). Die Ordnung von adrenalen und interrenalen Anteilen der Nebenniere von *Anolis carolinensis* ist schematisch wiedergegeben (HARTMAN und BROWNELL 1949). Von Rinde und Mark kann man in diesem Fall nicht sprechen, eher scheinen diese Anteile wie bei einer Hypophyse in Form von „Lappen" aneinandergelagert zu sein. Das ist allerdings zunächst nur ein ganz roher Vergleich. Geht man ihm aber weiter nach, so kommt man von einer merkwürdigen Tatsache zur anderen. Bevor ich dies erörtere, ist einzufügen. daß auch anderen Untersuchern schon die Bauplanähnlichkeit zwischen Hypophyse und Nebenniere aufgefallen ist. So ging WATZKA (1931) dem Problem der Verbindung inkretorischer und neurogener Organe nach. Die Nebennierenrinde ist das eigentliche endokrine Organ, das Mark ist neurogen (Sympathicus). Die Abkömmlinge des Nervensystems bestehen im Nebennierenmark aber nicht mehr aus gewöhnlichen Neuronen, sondern aus Geweben, welche zu gewissen stofflichen Sonderleistungen befähigt sind, weswegen KOHN von neurogenen Nebenzellen und Nebenorganen gesprochen hat. Als zweites Beispiel nennt WATZKA das „Infundibularorgan", welches sich mit der inkretorischen, epithelialen Hypophyse verbindet. „Man darf jedoch diese neurogenen Vermittler nicht etwa nur für indifferente und untätige Verbindungsbrücken zwischen Inkretionsorgan und Nervensystem halten, da sie allem Anschein nach auch selbst wichtige Sonderaufgaben zu erfüllen vermögen."

Auch das Paraganglion caroticum kann genannt werden, dessen neurogene Natur WATZKA sehr wahrscheinlich ist. Es hat indessen unter den Paraganglien eine Sonderstellung, denn es gehört nicht nur dem Sympathicus an, sondern auch Hirnnerven sind an seiner Zusammensetzung beteiligt. Meist enthält es nur wenig, bei manchen Tieren überhaupt keine chromierbaren Zellen. Mit seinen Extrakten soll daher auch keine Blutdrucksteigerung, sondern eine Blutdrucksenkung herbeizuführen sein.

Im Zusammenhang mit der hier angeschnittenen Frage ist interessant, daß bei *Vögeln* regelmäßig enge nachbarliche Beziehungen zwischen den branchiogenen Epithelkörperchen und dem Paraganglion caroticum bestehen (KOSE 1907, WATZKA 1935). Das Paraganglion caroticum kann vom kranialen Epithelkörperchen in ähnlicher Weise umfaßt werden wie die Marksubstanz der Nebenniere von der Rinde. Gelegentlich sollen auch beim Menschen derart enge Beziehungen zwischen beiden Gebilden zu beobachten sein. WATZKAs Schüler SCHNEIDER (1951) hat die Ähnlichkeit dieser Epithelkörper-Glomusbeziehung

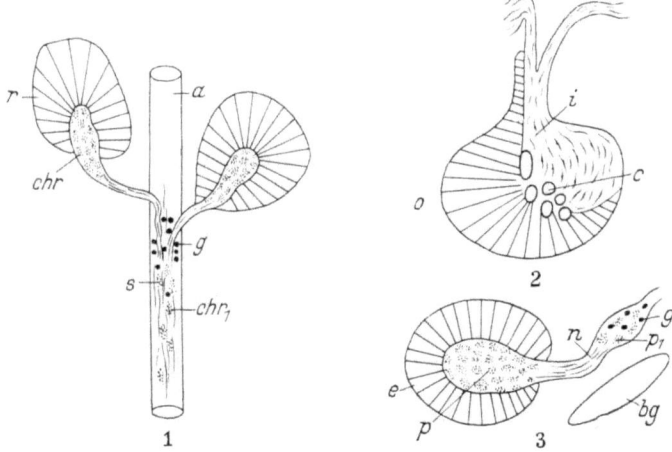

Abb. 263. Schematische Darstellung der Verbindungen inkretorischer und neurogener Organe. Aus WATZKA 1931.

mit Adeno- und Neurohypophyse weiter herausgearbeitet. Er diskutiert die Möglichkeit, daß spezifische, das Epithelkörperchen beeinflussende Wirkstoffe des Glomus caroticum auf humoralem Weg abgegeben werden. Die in der Nähe der Kontaktfläche gefundenen sekretgefüllten Cysten im Epithelkörperchen lassen sich an der Grenzfläche Adeno-Neurohypophyse mit auftretenden Hohlräumen der Pars intermedia vergleichen usw.

Schließlich weist WATZKA auch auf die postbranchialen Körper der *Vögel* und *Reptilien* hin, welche nahe Beziehungen zu Nachbarvenen unterhalten, ferner darauf, daß die Zwischenzellen der menschlichen Keimdrüsen oft entlang oder innerhalb der Hilusnerven von Hoden und Ovarium gelagert sind. Manche Gewebe zeigen also eine Art „Neurotropismus". WATZKAs (1931) schematische Abb. 263 zeigt die Verhältnisse. Das Teilbild 1 dieser Skizze erinnert lebhaft an einen von WATZKAs Lehrer ALFRED KOHN (1903) gezeichneten Befund. In seiner großen Paraganglienarbeit bildet KOHN einen *Kaninchen*-Embryo vom 16. Tage (Abb. 264) und 21 mm Länge ab. Es sind bereits große Mengen von phäochromem Gewebe nachzuweisen. Interessant ist nun, wie die phäochrome Paraganglienmasse nach kranial jeweils nach rechts und links zwei Fortsätze in die epitheliale Nebenniere hinein entwickelt und so deren Mark bildet. Angesichts dieses Bildes wird es übrigens leicht verständlich, daß auch beim Menschen gelegentlich über die Mittellinie hinwegziehende Nebennieren(mark)verschmelzungen vorkommen

(s. a. S. 142ff.). Auch beim neugeborenen *Kaninchen* ist diese Anordnung von adrenalem und interrenalem Gewebe noch oft nachzuweisen (Abb. 265).

Gehen wir weiter in der Literatur zurück, so finden wir aber schon bei älteren Autoren, z. B. bei JAKOB HENLE (1865), Ansätze eines Vergleichs zwischen Nebenniere und Hypophyse. Die Zusammenstellung dieser beiden Organe wird nicht überraschen. Während man einerseits die Nebenniere wegen ihres besonderen Nervenreichtums, „... in eine Beziehung zum Nervensystem zu bringen suchte, wurde andererseits die Hypophyse von HASSALL zwischen die Nervenganglien und Blutgefäßdrüsen gestellt und von RATHKE und ECKER zu den letzteren herübergezogen, bis in jüngster Zeit LUSCHKA Nebennieren und Hypophyse mit der Glandula coccygea in eine besondere Gruppe der Nervendrüsen vereinigte." LUSCHKA ist dabei allerdings zu weit gegangen und mußte sich von HENLE einige Korrekturen gefallen lassen. So hat er die Markzellen mit verzweigten Ganglienzellen verglichen, was HENLE mit Recht ablehnt. Ferner weist HENLE LUSCHKAs Behauptung zurück, die Fortsätze von Markzellen gingen in markhaltige Nervenfasern über. HENLE betrachtet den Vergleich zwischen Hypophyse und Nebenniere recht kritisch, allerdings seinerseits von einem falschen Standpunkt aus. Er hatte die Vorstellung, daß der Hypophysenvorderlappen — offenbar nur dieser Teil der Drüse — histologisch ähnlich aufgebaut sei wie das Nebennierenmark, ja er suchte sogar danach, durch die Chromreaktion auch eine Bräunung an den Zellen des Hypophysenvorderlappens zu erreichen. Da ihm dies mißlang, paßte ihm schließlich die Vergleichung der beiden Organe nicht mehr, obwohl er im Grunde die Ähnlichkeit des Aufbaues geahnt haben muß. Noch vorher hat KÖLLIKER (1854) Nebennieren und Hypophysen kurz verglichen.

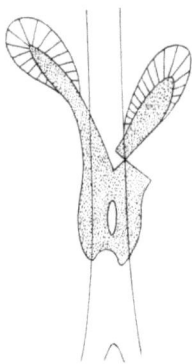

Abb. 264. Halbschematische Darstellung des Paraganglion suprarenale (punktiert) und der Nebennierenrinde (schraffiert) eines 16 Tage alten *Kaninchen*embryos. Aus KOHN 1903.

Am weitesten aber ist — genau vor 100 Jahren — FRANZ LEYDIG (1852) gegangen. „Überlegt man sich die Sache weiter, so wird man zu der schon von anderen Forschern ausgesprochenen Vermuthung kommen, daß die Nebennieren in einer näheren Beziehung zum Nervensystem stehen und man wird schließlich die Beobachtungen auch so auslegen können, daß, wie der Hirnanhang ein integrirender Theil des Gehirnes ist, so die Nebennieren ein Theil des Sympathicus..."

Wenn man hier noch dazufügt, daß die Alten, vermutlich unter dem Einfluß der Ära REILs und der romantischen Naturwissenschaft den Plexus solaris und alles, was sich an autonomen Nervenfasern und -ganglien um diesen herum gruppiert, kurzerhand als das „Cerebrum abdominale"[1] bezeichneten, dann wird wohl evident, daß man die Nebenniere als die „Hypophyse" des Bauches auffassen kann. Wie der glanduläre Teil der Hypophyse mit einer neuralen Ausstülpung des Diencephalon (Zentrale des autonomen Nervensystems) in Kontakt kommt, so die Nebennierenrindenzellen mit einer „Ausstülpung" im Bereich des peripheren autonomen Nervensystems.

Hypophysenhinterlappen wie Nebennierenmark entstammen neuralem Gewebe. In beiden Fällen differenzieren sich aber die Neuroglioblasten in eigentümlicher Weise. Nur wenige bilden im Mark überhaupt regelrechte Nervenzellen. Die meisten übernehmen spezielle Aufgaben: im Nebennierenmark ent-

---

[1] Zum Begriff des „Cerebrum abdominale" s. auch die Arbeit meiner Schülerin WAGNER: E. T. A. HOFFMANNs Beziehungen zur Naturwissenschaft usw. Diss. Göttingen 1947.

wickeln sich aus ihnen die phäochromen Elemente, die mit der Adrenalin- und Noradrenalinbildung zu tun haben; im Hypophysenhinterlappen kennen wir zwar keine den „Pituicyten" eigene Reaktion wie die Phäochromie. Auch ist ihre Rolle der Sekretabgabe noch recht dunkel (vgl. BARGMANN 1949 sowie den Beitrag Neurosekretion von B. u. E. SCHARRER in diesem Band, 1953).

Hypophysenhinterlappen wie Nebennierenmark werden reichlich innerviert, im ersten Fall unter anderem durch den Tractus supraoptico-hypophyseus, im zweiten durch die Menge der autonomen Nervenfasern aus dem Plexus coeliacus. Die außerordentlich auffallende Fülle der zur Nebenniere ziehenden Nervenfasern hat schon dazu geführt, daß in manchen älteren Lehrbüchern die Nebenniere unter „Nervensystem" besprochen wurde (vgl. z. B. STÖHR 1898).

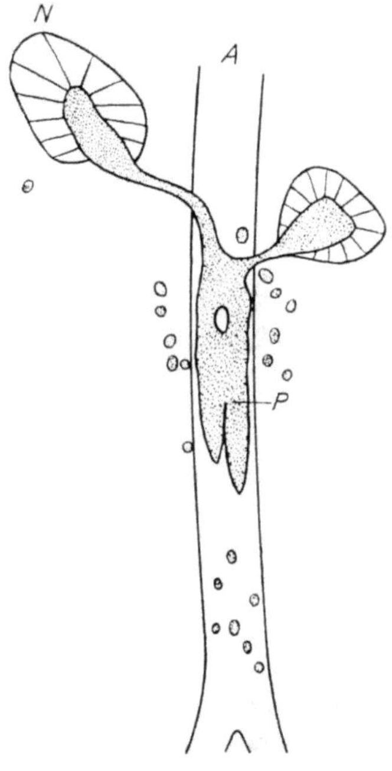

Reminiszenzen an die Myelinisierungshypothese (S. 603) finden sich noch im Lehrbuch von BRAUS-ELZE (1934):

„Da in die Zellen der Nebennierenrinde (nephrogene Komponente) nach der Geburt in hohem Maße Lipoide eingelagert werden, welche dem Myelin in der Markscheide der peripheren Nerven nahestehen, so hat man eine Parallele zwischen sympathischen und cerebrospinalen Nerven darin gesehen, daß die letzteren auf ihrem ganzen Wege mit der fetthaltigen Markscheide in Berührung sind, daß die sympathischen Nerven eine solche Symbiose mit einem lipoiden Organ auch besitzen, aber nicht überall, sondern nur an einer Stelle, in der Nebenniere. Aus dem Versagen dieser als lebensnotwendig betrachteten Beziehung wird der Sympathicustod erklärt, eine der häufigeren letzten Ursachen des Ablebens. Diese Todesursache hat ihren Sitz in der Nebenniere, wie aus den post mortem gefundenen Veränderungen der Größe des Organs geschlossen wird."

Nach RITTER (1946/47, S. 473ff.) sollen die nervösen Strukturen des Nebennierenmarkes eine gewisse Autonomie besitzen. Auch ein so guter Kenner des vegetativen Nervensystems wie BRAEUCKER (1951, s. a. S. 582) schreibt: „Die Gesamtheit der in die linke Nebenniere eintretenden Nerven ist im Hinblick auf die Kleinheit des drüsigen Organs so groß, daß man allein schon aus dieser Tatsache zu der Annahme gedrängt wird, daß die innere Sekretion der Nebenniere in engen Beziehungen zu den Funktionen des vegetativen Systems stehen muß."

Abb. 265. Halbschematische Darstellung des Paraganglion suprarenale eines neugeborenen *Kaninchens*. *A* Aorta; *N* Nebennierenrinde; *P* Paraganglion aorticum abdominale, welches mit dem Nebennierenmark in breiter Verbindung steht. Aus KOHN 1903.

In neuerer Zeit haben neben dem reinen Innervationsproblem vor allem neurosekretorische Beziehungen zwischen Hypothalamus und Hypophyse das Interesse der Untersucher auf sich gezogen (BARGMANN 1949, BARGMANN und HILD 1949 usw.). Es wäre natürlich höchst bemerkenswert, wenn auch im Bereich der Nebenniere entsprechende Beobachtungen gemacht werden könnten. Hierbei wäre auf die Verbindungswege zwischen dem Plexus coeliacus und der Nebenniere zu achten. In der Tat sind nun einige ältere und neuere Beobachtungen vorhanden, die eine neurosekretorische Beziehung zwischen beiden Organen möglich erscheinen lassen. Ich erinnere zuerst an Untersuchungen von TAMMANN (1925), der mittels der Kresylviolettmethode eine Grünfärbung des „Adrenalins" erreicht zu haben meinte. Damit kommt er zu dem Ergebnis, daß das Adrenalin in den Markzellen meist diffus, seltener in Tropfenform vorliegt, daß weiterhin das bindegewebige und elastische Gerüst des Markes von Adrenalin durchtränkt ist und daß auch die Nerven ,,von einer Adrenalinlösung umspült" werden, weil die Nervenscheiden sich ebenfalls grün anfärben.

Weit mehr im Sinn der modernen Endokrinielehre lassen sich aber Beobachtungen von VELICAN (1948) verwenden, über die ich bereits ausführlich berichtet habe (S. 284, 722). Seine Angaben, daß Kolloidgranula aus der Nebenniere, deren Quelle vielleicht in Ganglienzellen des Markes zu suchen ist, zu den juxtaadrenalen Ganglien bzw. zum Plexus coeliacus geschafft werden können, ja über die präganglionären Fasern des N. splanchnicus weiter bis zum Rückenmark, bedürfen dringend der Nachprüfung. Die im Nebennierenmark des *Goldhamsters* regelmäßig vorkommenden kolloidhaltigen Ganglienzellen (Abb. 205, S. 479) werden von EICHNER (1951) als Ausdruck neurosekretorischer Vorgänge aufgefaßt.

Ob sich bei vergleichend-anatomischen Untersuchungen von Nebennieren und Hypophysen über den Bezirk der *Vertebrata* hinaus noch nicht aufschlußreiches Material für unsere Art histobiologischer Vergleichung ergibt, steht dahin. Ich erinnere daran, daß zumindest adrenale Elemente auch bei *Invertebraten* gefunden wurden (S. 15). Für die Hypophyse sei auf B. HANSTRÖM (1946/47) und B. SCHARRER (1952) verwiesen.

Folgende weitere Parallelen zwischen Nebennieren und Hypophyse sollen noch hervorgehoben werden. Sowohl Nebennierenmark wie Hypophysenhinterlappen sind besonders reich an *Cholinesterase* (LANZMANN 1942), während Nebennierenrinde und Vorderlappen gerade sehr wenig davon enthalten. Recht interessant sind auch die *Blutgefäßverhältnisse* beider Organe. Sie sind wie alle endokrinen Organe sehr reichlich mit Blut versorgt (S. 442). Merkwürdigerweise werden bei beiden sog. ,,portale "Gefäße diskutiert. Bezüglich der Hypophyse verweise ich auf ROMEIS (1940), GREEN (1947, 1948), HARRIS (1948), SPATZ (1952) usw. Über die portalen Systeme um die Nebennieren ist im Blutgefäßkapitel mehrfach berichtet (S. 442). Erinnert sei an die nun fast 100 Jahre alten Untersuchungen von GRATIOLET an der Nebenniere von *Sauropsiden*, sowie von BARPI (1902), aus welchen enge Blutgefäßbeziehungen zwischen Nebenniere und Ggl. coeliacum hervorgehen (S. 444). Wieder ist aus neuerer Zeit VELICAN (1947, 1948) zu erwähnen, der wohl in der Deutung seiner Gefäßbefunde am weitesten geht (S. 160, 457).

Um das vergleichende Bild abzurunden, stelle ich noch der Vielzahl der Vorderlappenhormone die Vielzahl der Rindensteroide gegenüber, das Bild der Insuffizienz der Hypophyse (SIMMONDSsche Kachexie) dem der Nebenniereninsuffizienz (ADDISONsche Krankheit), und wenn wir uns auf ganz hypothetisches Gebiet wagen, der Differenzierung der Elemente im Hypophysenvorderlappen die Schichtung der Nebennierenrinde (Hypothese der funktionellen Rindenaufteilung!). Ein guter Teil der Untersucher bestreitet die Innervation von Nebennierenrinde wie Hypophysenvorderlappen — abgesehen von den mit den Gefäßen eindringenden vegetativen Fasern — während Mark und Hinterlappen nicht an Gefäße gebundene Nervenfasern erhalten sollen. Doch ist dieser Punkt noch nicht vollkommen geklärt.

Selbstverständlich hat dieser wie jeder Vergleich seine Grenzen. Das gilt für anatomische wie physiologische Einzelheiten. So reicht die Einteilung der Hypophyse in Vorder- und Hinterlappen nicht aus; aber ich glaube bei dem hier durchgeführten Vergleich mit der Nebenniere dürfen die Pars infundibuli und das eigentümliche Grenzgebiet zwischen Vorder- und Hinterlappen (Zona intermedia) vernachlässigt werden. Was die Pars infundibuli angeht, so wäre vergleichsweise an die Einschlagung der Nebennierenrinde am sog. Hilus des Organs zu erinnern, wo die Zona glomerulosa, der Vena suprarenalis angeschmiegt, gelegentlich bis an das Mark eindringen kann.

Wie die Hypophyse in Kontakt mit einem vegetativen Hauptort des Zentralnervensystems stehend Stoffwechsel und Wachstum entscheidend beherrscht, so die Nebenniere in Kontakt mit dem peripheren Hauptort des vegetativen Nervensystems.

Ohne die übrigen Organe des Endokriniums in ihrer Bedeutung zu verkennen, darf man daher wohl der Konzeption eines in der physiologischen Literatur oft genannten „Hypophysen-Nebennierensystems" folgen. Manches spricht gerade für die enge Verbindung dieser beiden endokrinen Drüsen.

Beginnen wir mit dem Negativen: Die *Acrania* haben weder eine Hypophyse noch eine Nebenniere. Immerhin besitzt *Branchiostoma* am Stirnhirnbläschen offenbar ein dem Zwischen- und Mittelhirn der *Cranioten* entsprechendes Gebilde. Das sog. Infundibularorgan wird allerdings von BOEKE (1902, 1908, 1913) als Homologon des Sinnesepithels im Saccus vasculosus der *Fische* aufgefaßt. V. FRANZ (1927) denkt jedoch an ein Schattensinnesorgan.

Zweitens verweise ich auf das Problem der Nebenniere bei Anencephalie (S. 599 ff.). Die Hypothese von KOHN (1924, s. S. 602) besagt, daß die bei Anencephalie oft zu beobachtende Aplasie oder Hypoplasie der Nebenniere (Rinde!) auf der Aplasie der Hypophyse beruhe. Geklärt ist diese Frage nicht, denn bei den neueren genaueren histologischen Untersuchungen hat man, öfter als früher vermutet, bei der Anencephalie doch eine Nebenniere gefunden. PETER (1938) spricht sogar davon, daß die Nebennierenmißbildungen bei der Anencephalie die Nebennierenrinde betreffen, welche sich bezüglich des postnatalen Umbaus und des Anstiegs des Cholesteringehaltes vorzeitig entwickelt.

Nach HONAN (1930) ist die Nebenniere neugeborener Anencephaler soweit entwickelt wie die eines 7wöchigen normalen Kindes (d. h. im besonderen bezogen auf die postnatale Involution, S. 276ff.). KEENE und HEWER (1925, 1927) gehen zu weit, wenn sie den Zustand der Anencephalennebenniere mit dem eines Kindes von 12 Monaten Alter vergleichen; ihr beigegebenes Schnittbild zeigt die Degenerationszone noch breit entwickelt, deutet also auf einen früheren Termin. HONAN (1930) fand aber auch normale Nebennieren bei Anencephalen, wenngleich seltener.

Es ist ziemlich unwahrscheinlich, daß der Anlagerung des Hypophysenvorderlappens an das Infundibulum, der Nebennierenrinde um das Nebennierenmark keine physiologische Bedeutung zukommen soll. So findet man denn auch tatsächlich immer wieder Überlegungen, wie die beiden Anteile in beiden Organen in Wechselwirkung stehen könnten.

Man darf dabei in der Vereinheitlichung beider Anteile sicher nicht soweit gehen wie v. LUCADOU (s. S. 175f.), der anatomische Tatsachen schließlich vergewaltigt hat, um eine Rinde und Mark durchziehendes Epinephron zu konstruieren. Aber andererseits wissen wir aus entwicklungsphysiologischen Beobachtungen, daß eine regelrechte Hypophyse überhaupt nur entsteht, wenn die orale und neurale Abteilung in Kontakt kommen.

Über die wechselseitigen Beziehungen zwischen Rinde und Mark ist an anderer Stelle berichtet worden (S. 685). Von anatomischer Seite haben POLL (1899), LANDAU (1915) und COWDRY (1938) die Verzahnung von Rinde und Mark betont. KOLMER (1918) meinte, daß die in der Nähe der Rinden-Markgrenze zerfallenden Rindenzellen für die Funktion des Nebennierenmarkes von wesentlicher Bedeutung seien. Nach THOMAS (1924) sollen die stammesgeschichtliche und auch ontogenetische Entwicklung dafür sprechen, daß ein „einheitliches" Organ geschaffen werden soll. Die funktionellen Gründe sind dunkel. Nach CRAMER (1926ff.) soll erst durch die gemeinsame Leistung von Rinde und Mark die richtige Adrenalinmenge produziert werden. In diesem Zusammenhang ist bemerkenswert, daß man mit der von LEHMANN (1949) angegebenen fluorescenzoptischen Methode zum Nachweis von Adrenalin zwar einen beträchtlichen Abfall des Adrenalins sieht, dagegen nach Verabreichung von Rindenextrakten einen Anstieg des Adrenalinwertes, was LEHMANN als eine Stimulierung des Markgewebes durch Rindenstoffe auffaßt. BRAUS-ELZE (1934) meinen: ,,Möglicherweise beruht auf dieser großen Berührungsfläche zwischen zwei heterogenen, jetzt zu einem Organ verschmolzenen Anlagen *eine* Funktionseigenart der Nebenniere." Auch von KEMP und OKKELS (1936) wird eine Zusammenarbeit der Reticulariszellen mit dem Mark angenommen. Die Rinde soll Adrenalinvorstufen enthalten. Die Vereinigung von Rinde und Mark gehe bei den einzelnen Species der Ausbildung der Wärmeregulation parallel. ,,Je stärker die Eigenschaft der selbständigen Temperaturregulation entwickelt ist, desto enger ist die Verbindung der beiden Nebennierenanteile!" Aber auch die Beeinflussung der Nebennierenrinde durch das Mark ist erörtert worden (VOGT 1944, S. 553, 583).

Ich möchte annehmen, daß in einigen der genannten hypothetischen Äußerungen ein Körnchen Wahrheit steckt. Es dürfte sich dabei weniger darum handeln, daß in der Nebennierenrinde Adrenalinvorstufen gebildet werden, als *daß die phylogenetisch ansteigende Vereinigung von Rinde und Mark der zunehmenden Notwendigkeit schnellerer und sichererer Regulationen parallel geht.* Die von CRAMER (1926) erwähnte Wärmeregulation dürfte nur einen Sonderfall darstellen.

Wenn wir der Nebenniere zusammen mit der Hypophyse die wichtigsten Rollen im Endokrinium, insbesondere in der neuro-endokrinen Verknüpfung zusprechen, so erscheint es schließlich fragenswert, wieweit der Nebenniere Selbständigkeit zugesprochen werden kann, oder wieweit sie im Lauf der Phylogenie unter die Suprematie der Hirnanhangsdrüse geraten ist.

Bislang scheinen mir überhaupt noch keine eindeutigen Untersuchungen darüber vorzuliegen, ob die Nebenniere nach der Hypophysektomie noch gewisse Funktionen ausüben kann. Zu schnell hat man aus der anatomisch sicheren Atrophie der Nebennierenrinde allgemein funktionelle Schlüsse auf das ganze Organ gezogen. Indessen haben einige wenige Autoren behauptet, daß die Nebenniere (Rinde) nach der Hypophysektomie gleichwohl noch weiter sezerniere, aber in sehr geringer und gleichmäßiger Weise (SAYERS 1950). Interessanterweise scheinen niedere Wirbeltiere eher imstande zu sein, ohne Hypophyse über die Nebenniere Stoffwechselregulationen vorzunehmen als höhere. So behauptet DITTUS (1939), daß nicht geschlechtsreife, hypophysektomierte, thyreoprive *Selachier* weiterleben können, also Tiere, bei denen praktisch jede Stimulation des Interrenalorgans wegfällt, dessen Funktion zur Erhaltung des Lebens unbedingt notwendig ist. DITTUS schließt daher auf eine ,,autonome Inkretion" des Interrenalorgans. Auch aus dem cytologischen Bild explantierter Interrenalzellen kann man schließen, daß eine selbständige Inkretbildung noch möglich ist.

Eine gewisse funktionelle Selbständigkeit schreiben GORDON und KATSH (1949b) der Nebennierenrinde im Zusammenhang mit ihren Untersuchungen über die Beeinflußbarkeit des RES durch Rindensteroide zu. Nach Adrenalektomie wird die Aktivität des RES herabgesetzt, durch Rindensubstanzen gesteigert. Hypophysektomie wirkt bei weitem geringer. Die Autoren schreiben: "It is of interest that the effects of hypophysectomy upon macrophagic structure and activity are not so striking as those induced by adrenal ablation. This might be interpreted to mean either that the hypophysectomized animal is still capable of secreting sufficient amounts of cortical factor to prime the macrophage for phagocytosis, or that other types of compensatory mechanisms, not directly related to the endocrine system, are operative in such animals."

Auch LANGENDORFF und TONUTTI (1950), FETZER (1952) sind der Auffassung, die Nebenniere könne nach der Hypophysektomie (ausführlicher S. 588) noch in beschränktem Umfang Hormone bilden. SAYERS (1950) ist ähnlicher Meinung. "Even in the complete absence of ACTH, the adrenal cortex continues to secrete a constant minimal quantity of cortical hormone which under optimal conditions may be adequate to maintain the tissue cells in a state approaching eucorticism..."

Ich fasse abschließend zusammen: Aus vergleichend-histobiologischen Gründen müssen wir der Nebenniere in ihrem Kontakt mit dem peripheren vegetativen Nervensystem eine ähnliche Rolle zuschreiben wie der Hypophyse in ihrem Kontakt mit dem Zwischenhirn. Die neurohumoralen Regulationen des Körpers scheinen an zwei Stellen abgestimmt zu werden.

Literatur.

Abderhalden, Emil: Der Einfluß von Vitamin C-Ascorbinsäure auf die Wirkung von Tyrosinase. Fermentforsch. **14**, 367—369 (1935). — Alloxandiabetes. Dtsch. med. Wschr. **1946**, 241—242. — **Abderhalden, Rudolf:** Die Hormone. Berlin-Göttingen-Heidelberg 1952. — **Abdon, N. O.:** Acta pharmacol. (København) **1**, 169 (1945a). — Acta pharmacol. (København) **1**, 325 (1945b). — **Abdon, N. O.,** u. **T. Bjarke:** Acta pharmacol. (København) **1**, 1 (1945). — **Abel, John J.:** Further observations on the chemical nature of the active principle of the suprarenal capsule. Bull. Hopkins Hosp. **9**, 215—218 (1898). — Über den blutdruckerregenden Bestandtheil der Nebenniere, das Epinephrin. Z. physiol. Chem. **28**, 318—362 (1899). — On the phenylcarbamic esters of epinephrin. Amer. J. Physiol. (Proc. Amer. Physiol. Soc. XVII) **3** (1900). — Further observations on epinephrine. Bull. Hopkins Hosp. **12**, 80—84 (1901a). — On the behavior of epinephrin to Fehling's solution and other characteristics of this substance. Bull. Hopkins Hosp. **12**, 337—343 (1901b). — A simple method of preparing epinephrin and its compounds. Bull. Hopkins Hosp. **13**, 29—36 (1902). — Some recent advances in our knowledge of the ductless glands. Bull. Hopkins Hosp. **38**, 1—32 (1926). — **Abel, John J.,** and **Albert C. Crawford:** On the blood-pressure-raising constituent of the suprarenal capsule. Bull. Hopkins Hosp. **1897**. — **Abel, John J.,** and **D. I. Macht:** Two crystalline pharmacological agents obtained from the tropical toad, *Bufo agua*. J. of Pharmacol. **3**, 319—377 (1912). — **Abelin, I.:** Zur Kenntnis der Wechselbeziehungen zwischen Nebenniere und Schilddrüse. Z. exper. Med. **94**, 353—358 (1934). — Zur Kenntnis des Cholesterinstoffwechsels der Nebenniere. Helvet. physiol. Acta **1**, 81—83 (1943). — Zur Kenntnis des Cholesterinstoffwechsels der Nebenniere und dessen Beeinflussung durch das Schilddrüsenhormon. Helvet. chim. Acta **27**, 293—298 (1944). — Zur Frage der Beteiligung der Nebenniere am Zuckerstoffwechsel. Helvet. physiol. Acta **3**, 71—82 (1945a). — Über den Einfluß der schwefelhaltigen Aminosäuren (Methionin, Cystein, Cystin) auf den Verlauf der experimentellen Hyperthyreose. Helvet. physiol. Acta **3**, 481—495 (1945b). — Nebennierenfunktion und Cholesterinstoffwechsel bei der Narkose. Helvet. physiol. Acta **4**, 1—9 (1946a). — Über den verschiedenen Einfluß fett- oder ölhaltiger Nahrung auf den Steringehalt der Nebenniere. Experientia (Basel) **2**, 105 (1946b). — Schweiz. med. Wschr. **1946c**, 527. — Zur Frage der Sterinbildung im tierischen Körper. I. Öle und Fette in ihrer Beziehung zum Cholesteringehalt der Nebenniere und anderer Organe. Helvet. physiol. Acta **4**, 551—567 (1946d). — Helvet. physiol. Acta **7**, 427 (1946). — **Abelin, I.,** u. **U. Althaus:** Über den gegensätzlichen Einfluß der Hormone der Nebenniere und der Schilddrüse auf den Glykogenstoffwechsel der Leber. Helvet. chim. Acta **25**, 205—215 (1942). — **Abelin, I.,** u. **G. Bracker:** Zur Kenntnis der hormonalen und diätetischen Beeinflussung des Nebennieren-Cholesterins. Helvet. physiol. Acta **4**, 383—393 (1946). — **Abelin, I.,** u. **P. Kürsteiner:** Biochem. Z. **198**, 19 (1928). — **Abelin, I.,** u. **H. Pfister:** Über die Ausscheidung der 17-Ketosteroide nach Glucosebelastung. Klin. Wschr. **1950**, 790. — **Abell, Richard G.,** and **Eliot R. Clark:** A method of studying the effects of chemicals upon living cells and tissues in the moat chamber, a transparent chamber inserted in the *rabbit*'s ear. Anat. Rec. **53**, 121—140 (1932). — **Abelous, J. E.:** La physiologie des glandes à sécrétion interne. Corps thyroide et capsules surrénales. Rev. g n. Sci. **4**, 273—278 (1893a). — Des rapports de la fatigue avec les fonctions des capsules surrénales. Arch. de Physiol. **5**, 720—728 (1893b). — Sur l'action antitoxique des capsules surr nales. C. r. Soc. Biol. Paris **1895**. — Sur l'origine musculaire des troubles consécutifs à la déstruction des glandes surrénales. C. r. Soc. Biol. Paris **56**, 951—952 (1904a). — Les troubles de pigmentation de la *grenouille* à la suite de la d'struction des glandes surr nales. C. r. Soc. Biol. Paris **56**, 952—953 (1904b). — C. r. Soc. Biol. Paris **1905**. — **Abelous, J. E.,** et **Ardaud:**

Sur la formation de l'adrénaline dans la glande surrénale. C. r. Soc. Biol. Paris **1931**. — Sur la formation de l'adrénaline dans la glande surrénale. Adrénaline combinée ou virtuelle et adrénaline libre. C. r. Acad. Sci. Paris **199**, 318 (1934a). — Sur la formation de l'adrénaline dans la glande surrénale. Rôle des lipides et des lipoïdes dans l'adrénalogénèse. C. r. Acad. Sci. Paris **199**, 535 (1934b). — **Abelous, J. E., Charrin** et **P. Langlois:** La fatigue chez les Addisoniens. Arch. de Physiol. 4, 14—24 (1892). — **Abelous, J. E.,** et **P. Langlois:** Note sur les fonctions des capsules surrénales chez la *grenouille*. C. r. Soc. Biol. Paris **1891**a, 793—798. — La mort des *grenouilles* après la déstruction des deux capsules surrénales. C. r. Soc. Biol. Paris **1891**b, 855—857. — C. r. Soc. Biol. Paris **1891**c, 292. — C. r. Soc. Biol. Paris **1891**d, 835. — Essai de greffe de capsules surrénales sur la *grenouille*. C. r. Soc. Biol. Paris **1892**a, 864—866. — Note sur l'action toxique du sang de *Mammifères* après la destruction des capsules surrénales. C. r. Soc. Biol. Paris **1892**b, 165. — Recherches expérimentales sur la fonction des capsules surrénales de la *grenouille*. Arch. de Physiol. 4, 269—278 (1892c).— Destruction des capsules surrénales chez le cobaye. C. r. Soc. Biol. Paris **1892**d, 388—391. — Toxicité de l'extrait alcoolique du muscle des *grenouilles* privées des capsules surrénales. C. r. Soc. Biol. Paris **1892**e, 490. — Sur les fonctions des capsules surrénales. Arch. de Physiol. 4, 465—476 (1892f). — Sur les fonctions des capsules surrénales. C. r. Soc. Biol. Paris **1895**. — **Abelous, J. E.,** et **L. C. Soula:** C. r. Soc. Biol. Paris 85, 6 (1922). — C. r. Acad. Sci. Paris 178, 1850 (1924). — **Abelous, J. E., A. Soulié** et **G. Toujan:** Sur la formation de l'adrénaline par les glandes surrénales. C. r. Soc. Biol. Paris 58, 533—534 (1905). — **Abelous, J. E.,** et **Soulier:** Démonstration de la sécrétion interne cholestérogène de la rate. C. r. Soc. Biol. Paris 94, 268—269 (1926). — **Abelson, D.,** and **E. N. Moyes:** Lancet 1950 II, 50. — **Aboim, A. Nunes:** La graisse de l'organe interrénal des *Sélaciens*. Bull. Soc. portug. Sci.nat. **13** (1939). — Essais de détection histo-chimique de l'hormone cortico-surrénale. Bull. Soc. portug. Sci. nat. **14**, 119—123 (1943). — L'organe interrénal des *sélaciens*. Arch. portug. Sci. biol. 7, 89—134 (1944). — L'organe interrénal des *cyclostomes* et des *poissons*. Portugal. Acta Biol., Sér. A 1, 353—382 (1946). — **Abraham, A.:** Beiträge zur Kenntnis der sensiblen Endorgane der Sinusreflexe von Hering. Z. Zellforsch. **34**, 208—299 (1949). — **Abramow, Sergei:** Z. Immun.forsch. **15** (1912). — C. r. Soc. Biol. Paris **94** (1926). — **Abramow, Sergei,** u. **S. Mischenikow:** Z. Immun.forsch. **20** (1914). — **Abramow, Sergei,** u. **Wsewolod Sadownikow:** Virchows Arch. **313** (1944). — **Abrams, A.,** and **P. P. Cohn:** Federat. Proc. 7, 140 (1948). — J. of Biol. Chem. **177**, 439 (1949). — **Abramson, Doris:** Zur Methodologie der modifizierten Salkowskischen Reaktion für quantitative Cholesterinbestimmung im Blutserum. Biochem. Z. **198**, 233—240 (1928). — **Abramson, E. A.,** and **W. J. Eversole:** The effects of pentobarbitol sodium and the methyl ether of bis-dehydrodoisynolic acid on the blood sugar of *rats*. Amer. Soc. Zool. 1947 Chicago. Anat. Rec. **99**, 678 (1947). — **Achard, C.,** et **J. Thiers:** Bull. Acad. Méd. Paris 86, 51—66 (1921). — **Acheson, G. H.,** and **G. K. Moe:** J. of Pharmacol. 87, 220—236 (1946). — **Ackerman, G. A., R. A. Knouff** and **H. A. Hoster:** J. Nat. Canc. Inst. 12, 465 (1951). — **Ackermann, W.:** Rev. méd. Suisse rom. 68, 7|(1948). — **Adami, J. G.,** and **L. Aschoff:** On the myelins, myelin bodies and potential fluid crystals of the organism. Proc. Roy. Soc. Lond. 78 (1906). — **Adams, A. Elizabeth,** and **Elizabeth M. Boyd:** Changes in adrenals of *newts* following hypophysectomy or thyroidectomy. Amer. Soc. Zool. Harvard 1933. Anat. Rec. 57, Suppl., 34 (1933). — **Adams, A. Elizabeth,** and **Alice Louise Bull:** Effects of injections of thiourea and thiouracil on *chick* embryos. Amer. Assoc. Anat. Wisconsin 1948. Anat. Rec. **100**, 729 (1948). — **Adams, A. Elizabeth,** and **Elsie F. Hunter:** The effects of adrenalin injections on male *newts*. Amer. Assoc. Anat. 1944. Anat. Rec. 88, 418 (1944). — **Adams, A. Elizabeth,** and **D. Jensen:** The effect of thyroxin injections on the thyrotropin content of the anterior pituitary of the male albino *mouse*. Endocrinology 35, 296—308 (1944). — **Adams, A. Elizabeth, Mary Medlicott** and **Marjorie Hopkins:** The effects of thyroxin administration on the adrenals, thyroids and anterior pituitaries of non-pregnant and pregnant *mice*. Amer. Soc. Zool. Anat. Rec. 84, 523—524 (1942). — **Adams, A. Elizabeth,** and **K. Paul:** The histology of certain endocrine glands of adrenalin-injected male albino *mice*. Anat. Rec. **94**, 510 (1946). — **Adams, E.,** and **M. Baxter:** Arch. of Path. 48, 13—26 (1949). — **Adams, Leverett A.,** and **Samuel Eddy:** Comparative anatomy. An introduction to the *vertebrates*. New York 1949. — **Adams, R., W. Bachman, L. Fieser, J. Johnson** and **H. Snyder:** Organic reactions. New York 1944. — **Adams, W. E.:** The carotid sinus complex and epithelial body of *Varanus varius*. Anat. Rec. **113**, 1—27 (1952). — **Adamstone, F. B.,** and **A. B. Taylor:** A study of periodide bodies found in liver cells. Amer. Soc. Zool. Chicago 1947. Anat. Rec. **99**, 584 (1947). — **Addis, T.,** and **H. Gray:** Body size and suprarenal weight. Growth 14, 81—92 (1950). **Addis, T., J. Marmorston, H. Goodman** and **A. Sellers:** Adrenalectomy and proteinuria in the *rat*. Federat. Proc. 9, 3 (1950). — **Addison, Thomas:** Anaemia-disease of the suprarenal capsules. London Med. Gaz. **43**, 517—518 (1849). — On the constitutional and local effects of disease of the supra-renal capsules. London 1855. (Auch in Medical Classics, Bd. 2, 1937/38; dtsch. Übersetzung unter: Die Erkrankungen der Nebennieren und ihre Folgen von Ebstein. Leipzig 1912.) — **Adelon, N. P.:** Physiologie de l'Homme. Paris 1824. — **Adler, D. K.:** Atypical

Addisons disease associated with diabetes mellitus. New England J. Med. **237**, 805—809 (1947). — **Adler, H.,** u. **F. Reimann:** Beitrag zur Funktionsprüfung des retikulo-endothelialen Apparates. Z. exper. Med. **47**, 617—633 (1925). — **Adlersberg, David, Louis E. Schaefer** and **Rhoda Dritch:** Adrenal cortex and lipid metabolism: effects of cortisone and adrenocorticotropin (ACTH) on serum lipids in *man*. Proc. Soc. Exper. Biol. a. Med. **74**, 877—879 (1950). — **Aeby, Chr.:** Der Bau des menschlichen Körpers mit besonderer Rücksicht auf seine morphologische und physiologische Bedeutung. Leipzig 1868. — **Agate jr., F. J.,** and **R. L. Zwemer:** Amer. J. Physiol. **111**, 1 (1935). — **Agati, V. C. d',** and **B. A. Marangoni:** New England J. Med. **232**, 1—7 (1945). — **Agostini, Luciano:** Sulla regolazione neuro-umorale dell' emopoiesi. Rass. Neur. veget. **7**, 1—25 (1949). — **Aguirre, M.,** y **E. Arjona:** Bull. Inst. Med. Res. **2**, 131—137 (1949). — **Agulhon** et **Leobardy:** C. r. Soc. Biol. Paris **1921**. — **Ahlfeld, F.:** Die Mißbildungen des Menschen. Leipzig 1880. — **Ahlmark, T.,** u. **T. G. Kornerup:** Skand. Arch. Physiol. (Berl. u. Lpz.) **82**, 39 (1939). — **Aichel, O.:** Vorläufige Mitteilung über die Nebennierenentwicklung der *Säuger* und die Entstehung accessorischer Nebennieren des *Menschen*. Anat. Anz. **17** (1900a). — Vergleichende Entwicklungsgeschichte und Stammesgeschichte der Nebennieren. Über ein neues normales Organ des *Menschen* und der *Säugetiere*. Arch. mikrosk. Anat. **56**, 1—19 (1900b). — Eine Antwort auf die Angriffe des Herrn Prof. S. Vincent in London. Anat. Anz. **18** (1900c). — Arch. mikrosk. Anat. **56**, 75—80 (1900d). — **Ainley jr., Alan B.:** Treatment of the nephrotic phase of chronic glomerulonephritis with ACTH. Report of two cases. Arch. of Pediatr. **68**, 431—440 (1951). — **Aird, R. B.:** J. Nerv. Dis. **99**, 501 (1949). — **Aitken, J. T. M,.** **Sharman** and **J. Young:** Maturation of regenerating nerve fibres with various peripheral connexions. J. of Anat. **81**, 1—22 (1947). — **Ajutolo, d':** Arch. Sci. med. **8**, 283 (1884a). — Su di una struma suprarenale accessoria in un rene. Boll. Sci. med. Bologna, Ser. IV **17** (1884b). — Boll. Sci. med. Bologna **18** (1886). — **Akaoka, S.,** and **H. Nakamura:** A study on the influence of some solvents on Kon's silver reaction and vitamine C of the hypophysis and the suprarenal glands of *cow*. Trans. Jap. Path. Soc. **28**, 61 (1938). — **Albanese, Manfredi:** Recherches sur la fonction des capsules surrénales. Arch. ital. Biol. **18**, 49—53 (1892a). — La fatigue chez les animaux privés de capsules surrénales. Arch. ital. Biol. **1892b**. — **Albanese, Manfredi,** e **Supino:** Riforma med. **3**, 686—691 (1892). — **Albarran** et **Cathelin:** Anatomie descriptive et topographique des capsules surrénales. Rev. de gynéc. et de chir. abdom. **5**, 973 (1901). — **Albert, S.,** and **C. P. Leblond:** The distribution of the Feulgen and 2,4 dinitrophenylhydrazine reactions in normal, castrated, adrenalectomized and hormonally treated *rats*. Endocrinology **39**, 386—400 (1946). — **Albert, S.,** and **H. Selye:** J. Pharmacol. **75**, 308—315 (1942). — **Albinus, Bernh. Siegf.:** Annotationum academicarum libri VIII. Lud. **1754/68.** — Explicatio tabularum anatom. B. Eustachii. Lugd. Bat. **1764.** — **Albrand, M.:** Arch. mikrosk. Anat. **72** (1908). — **Albrecht, H.,** u. **O. Weltmann:** Über das Lipoid der Nebennierenrinde. Wien. klin. Wschr. **24**, 483—484 (1911). — **Albrich** u. **Bertsehinger:** Klin. Wschr. **1943**, 31. — **Albrieux, A. S.,** y **M. Gonzalez:** Hormonas adrenótropicas en la orina durante el ciclo menstrual en la *mujer*. Arch. Soc. Biol. Montevideo **14**, 14—18 (1948). — **Albright, F.:** Cushing's syndrome. Harvey Lect. **38**, 122—186 (1943). — Recent Progr. in Hormone Res. **1**, 293—353 (1947). — **Albright, F., A. P. Forbes** and **F. C. Bartter:** The number of adrenocorticotrophic hormones in *man*. Tr. 17. conference on metabol. asp. of convalesc. 1948. — **Albright, F., W. Parson** and **E. Bloomberg:** Cushings syndrome interpreted as hyperadrenocorticism leading to hypergluconeogenesis: Results of treatment with testosterone propionate. J. Clin. Endocrin. **1**, 375—384 (1941). — **Albright, F.,** and **E. C. Reifenstein:** The parathyroid glands and metabolic bone diseases. Baltimore 1948. — **Albright, F., P. H. Smith** and **R. Fraser:** A syndrome characterized by primary ovarian insufficiency and decreased stature. Report of 11 cases with a digression on hormonal control of axillary and pubic hair. Amer. J. Med. Sci. **204**, 625—648 (1942). — **Albus, G. P.:** Dtsch. med. Wschr. **1951**, 939. — **Alden, Roland H.:** The effect of desoxycorticosterone acetate on epithelial lipids in the *rat* uterus. Amer. Assoc. Anat. Wisconsin 1948. Anat. Rec. **100**, 729—730 (1948). — **Alden, Roland H.,** and **Frank E. Whitacre:** Histological changes in skin transplants to the lower genital tract for congenital absence of the vagina. Amer. Assoc. Anat. New Orleans 1950. Anat. Rec. **106**, 167—168 (1950). — **Aldrich:** Amer. J. Physiol. **5**, 457 (1901). — Amer. J. Physiol. **7**, 359 (1902). — **Aleshin, B. V.,** and **P. F. Sarenko:** The action of mediators on the thyroid. Amer. Rev. Soviet Med. **4**, 269—270 (1947). — **Alessandrini:** Mschr. Psychiatr. **28**, 411. — **Alexander, C.:** Untersuchungen über die Nebennieren und ihre Beziehungen zum Nervensystem. Beitr. path. Anat. **11**, 145—197 (1892) (= Diss. Freiburg i. Br. 1891). — **Alezais, A.:** Note sur l'évolution de quelques glandes. C. r. Soc. Biol. Paris **1898a**, 425—427. — Contribution à l'étude de la capsule surrénale du *cobaye*. Arch. Physiol. norm. et Path. **1898b**, 444—454. — **Alezais** et **Arnaud:** Recherches expérimentales et critiques sur la toxicité de la substance des capsules surrénales. Marseille méd. **26**, 637 (1889). — Travaux du laborat. du Prof. Livon (1890/91). — Sur les caractères du sang efférent des capsules surrénales. Marseille méd. **28**, 393—396 (1891a). —

Étude sur la tuberculose des capsules surrénales et de ses rapports avec la maladie d'Addison. Rev. Méd. 11, 283—326 (1891b). — Recherches expérimentales sur les capsules surrénales. Marseille méd. 28, 11, 94, 131, 195 (1891c). — **Alezais et Peyron:** L'organe parasympathique de Zuckerkandl chez de jeune *chien.* C. r. Soc. Biol. Paris 60, 1161—1163 (1906). — Sur quelques particularités du développement des paraganglions lombaires. C. r. Soc. Biol. Paris 62, 549—550 (1907). — Aplasie des paraganglions surrénaux chez un *Anencéphale.* C. r. Soc. Biol. Paris 67, 619 (1909). — Sur les caractères cytologiques de la cellule chromaffine dans les paragangliomes surrénaux. C. r. Soc. Biol. Paris 69, 206—208 (1910a). — Paraganglions médullo-surrénaux avec involution épidermoide au début. C. r. Soc. Biol. Paris 69, 219 (1910b). — Sur certains aspects de néoplasie conjonctive observés dans les paragangliomes carotidiennes. C. r. Soc. Biol. Paris 70, 545 (1911a). — Sur une tendance évolutive fréquente dans les paraganglions médullo-surrénaux. C. r. Soc. Biol. Paris 70, 718 (1911b). — Les vacuoles et les enclaves des cellules chromaffines. C. r. Soc. Biol. Paris 70, 820 (1911c). — **Alison:** Outlines of physiology and pathology. London a. Edinburgh 1833. — **Allara, E.:** Modificazioni dello stroma sottomascellare di *cane* in mezzi ipo-ed ipertonici. Monit. zool. ital. Suppl. 49, 70—72 (1938). — Sul significato dei follicoli e della sostanza colloide nelle ghiandole a secrezione interna. Rass. biol. uman. 2, 189—194 (1947). — Cenni di istologia della midollare surrenale. Monit. zool. ital. 57, 93—94 (1950). — Ricerche sui processi secretori nelle ghiandole endocrine. I. Gli acidi nucleinici nella midollare surrenale di *Bos taurus.* Boll. Soc. ital. Biol. sper. 27, 747—748 (1951). — **Allardyce, John, Freeman Fitch** and **Robert Semple:** Amelioration of experimental hypertension. Trans. Roy. Soc. Canada Sect. 5 42, 25—35 (1948). — **Allegra, G.:** Contributo allo studio delle cosidette „artropatie endocrine". Giorn. Clin. med. 30, 96—112 (1949). — **Allen, Bennet M.:** The embryonic development of the ovary and testis of the *mammals.* Amer. J. Anat. 3, 89 (1904). — The origin of the sex-cords and rete-cords of *Chrysemys.* Science (Lancaster, Pa.) 21 (1905a). — The embryonic development of the rete-cords and sex-cords of *Chrysemys.* Amer. J. Anat. 5, 79 (1905b). — **Allen, Bennet M.,** and **Howard Bern:** The influence of stilbestrol upon the adrenal cortex of the *guinea pig.* Anat. Rec. 81, Suppl. 31 (1941). — Influence of diethylstilbestrol upon the adrenal cortex of the *guinea pig.* Endocrinology 31, 586—591 (1942). — **Allen, Edgar:** (edit.) Sex and internal secretions: a survey of recent research. Baltimore 1932. — **Allen, Edgar,** and **P. M. Vespignani:** Active testicular epithelium in the connective tissue surrounding a *human* suprarenal gland. Anat. Rec. 72, 293 (1938). — **Allen, R.,** and **G. Bourne:** An extract from the adrenal gland causing luteinization of the ovaries and endometrial hyperplasia. Austral. J. Exper. Biol. a. Med. Sci. 14, 45—50 (1936). — **Allen, W.:** The suprarenal glands and hypertension. Ann. Int. Med. 3, 181—189 (1929). — **Allen, W. M.,** and **O. Wintersteiner:** Science (Lancaster, Pa.) 80, 190 (1934). — **Allers, W. D.,** and **E. C. Kendall:** Maintenance of adrenalectomized *dogs* without cortin through control of mineral constituents of the diet. Amer. J. Physiol. 118, 87 (1937). — **Almy, T. P.,** and **J. H. Laragh:** Amer. J. Med. 6, 507 (1949). — **Alpern et Collazo:** Influence de l'adrénaline sur le chimisme sanguin, à l'état normal, dans l'inanition et l'avitaminose. Z. exper. Med. 35, 288—295 (1923). — **Alpert, L. K.:** The innervation of the *human* suprarenal glands. Proc. Soc. Exper. Biol. a. Med. 28, 325 (1930). — The innervation of the suprarenal glands. Anat. Rec. 50, 221—233 (1931). — **Alpert, Morton:** Observations on the histophysiology of the adrenal gland of the *golden hamster.* Endocrinology 46, 166—176 (1950). — **Alquier, L.:** Sur les modifications de l'hypophyse après l'extirpation de la thyroide ou des surrénales chez le *Chien.* J. Physiol. et Path. gén. 9, 492—499 (1907a). — Étude histologique de l'hypertrophie expérimentale des capsules surrénales chez le *Chien.* Gaz. Hôp. 1907b, Nr 61, 723—728. — **Alsterberg, Gustav:** Über Bau und Funktion der Nebennierenrinde. Lund 1928. — Über Vorkommen und Physiologie der Phosphatide in tierischen Zellen, besonders im Nervensystem. Z. Zellforsch. 31, 364—407 (1941). — **Altenburger, H.:** Kastration und Nebennieren. Pflügers Arch. 202, 668—669 (1924). — Die histologische Struktur innersekretorischer Drüsen nach Beeinflussung des Gallenabflusses. Pflügers Arch. 122, 369—371 (1926). — **Altland, Paul D.:** Effects of discontinuous exposure to 18 000 ft. simulated altitude on the body weight and breeding behavior of the *albino rat.* Amer. Soc. Zool. 1947. Anat. Rec. 99, 574—575 (1947). — **Altmann, R.:** Die Elementarorganismen und ihre Beziehungen zu den Zellen. Leipzig 1890. — **Altschule, Mark D.:** Further observations on vagal influences on the heart during electroshock therapy for mental disease. Amer. Heart J. 39, 88—91 (1950). — **Altschule, Mark D.,** and **L. H. Altschule:** Effect of electrically induced convulsions on cutaneous lymphatic flow. Arch. of Neur. 63, 593—595 (1950). — **Altschule, Mark D., L. H. Altschule** and **K. J. Tillotson:** Changes in urinary uric acid-creatinine ratio after electrically induced convulsions in *man.* J. Clin. Endocrin. 9, 548—554 (1949). — **Altschule, Mark D., I. Ascoli** and **K. J. Tillotson:** Extracellular fluid and plasma volumes in depressed patients given electric shock treatment. Arch. of Neur. 62, 618—623 (1949). — **Altschule, Mark D.,** and **J. E. Cline:** Decreases in plasma volume during electrically induced convulsions in *man.* Proc. Soc. Exper. Biol. a. Med. 69, 598—601 (1948). — **Altschule, Mark D.,**

J. E. Cline and K. J. Tillotson: Fall in plasma protein level associated with rapid gain in weight during course of electroshock therapy. Arch. of Neur. 59, 476—480 (1948). — Altschule, Mark D., Henry Grunebaum and Elaine Promisel: Significance of changes in extracellular fluid volume during insulin therapy for mental disease. J. Appl. Physiol. 2, 477—480 (1950). — Altschule, Mark D., and M. Lorenz: Observations of nitrite-induced postural syncope of patients with mental disease. Proc. Soc. Exper. Biol. a. Med. 71, 6—9 (1949). — Altschule, Mark D., B. P. Parkhurst and K. J. Tillotson: Decreases in blood eosinophilic leukocytes after electrically induced convulsions in man. J. Clin. Endocrin. 9, 440—445 (1949). — Altschule, Mark D., and W. M. Sulzbach: Effect of carbon dioxide on acrocyanosis in schizophrenia. Arch. of Neur. 61, 44—55 (1949). — Altschule, Mark D., Wolfgang M. Sulzbach and Kenneth J. Tillotson: Effect of electrically induced convulsions on peripheral venous pressure in man. Arch. of Neur. 58, 193—199 (1947). — Significance of changes in the electrocardiogram after electrically induced convulsions in man. Arch. of Neur. 58, 716—720 (1947). — Altschule, Mark D., and K. J. Tillotson: Modification by curare of circulatory changes during electrically induced convulsions in man. A note an D-Tubocurarine. Arch. of Neur. 59, 469—475 (1948). — Untoward reactions to curare consequent to vagal hyperactivity following electroshock convulsions. Arch. of Neur. 60, 392—401 (1948). — Mechanisms underlying pulmonary and cardiac complications of electrically induced convulsions. New England J. Med. 238, 113—115 (1948). — The use of testosterone in the treatment of depressions. New England J. Med. 239, 1036—1038 (1948). — Effects of electroshock therapy on water diuresis. Arch. of Neur. 61, 184 (1949). — Effect of electro-convulsive therapy on water metabolism in psychotic patients. Amer. J. Psychiatry 1950. — Altshuler, C. H., and D. M. Angevine: Amer. J. Path. 25, 1061 (1949); 27, 141 (1951). — Amabile, Gennaro: Variazioni cariometriche della surrenale in rapporto all'azione dell'ormone follicolare. Ann. Obstetr. 63, 365—416 (1941). — Amano, N.: Arch. klin. Chir. 182, 392 (1935). — Ambrose, A. M., and F. de Eds: Arch. of Biochem. 12, 375 (1947). — Ambrosius, W.: Beiträge zur Lehre von den Nierengeschwülsten. Diss. Marburg 1891. — Ammon, Robert: Erg. Enzymforsch. 4, 102 (1935). — Ammon, Robert, u. Wilhelm Dirscherl: Fermente, Hormone und Vitamine. Leipzig 1948. — Amour, M. C. d', and F. E. d'Amour: Effect of luteinization on the survival of adrenalectomized rats. Proc. Soc. Exper. Biol. a. Med. 40, 417—418 (1939). — Anders: Demonstration eines Holocardius. Verh. dtsch. path. Ges. 1921, 328. — Andersen, Dorothy H.: The effect of ovarian hormone on the pituitary, thyroid, and adrenal glands of spayed female rats. J. of Physiol. 83, 15—25 (1934). — The effect of food and exhaustion on the pituitary, thyroid, adrenal, and thymus glands of the rat. J. of Physiol. 85, 162—167 (1935). — Andersen, Dorothy H., and H. S. Kennedy: Studies on the physiology of reproduction. IV. Changes in the adrenal gland of the female rat associated with the oestrous cycle. J. of Physiol. 76, 247—260 (1932). — The effect of gonadectomy on the adrenal, thyroid, and pituitary glands. J. of Physiol. 79, 1—30 (1933a). — The adrenal cortex in pregnancy and lactation. J. of Physiol. 77, 159—173 (1933b). — Andersen, Dorothy H., and W. M. Sperry: J. of Physiol. 90, 296—302 (1937). — Andersen, Dorothy H., and A. Wolf: Pinealectomy in rats, with a critical survey of the literature. J. of Physiol. 81, 49—62 (1934). — Anderson, Doris: Studies on the opossum (Trichosurus vulpecula). The effects of splenectomy, adrenalectomy and injections of the cortical hormone. Austral. J. Exper. Biol. a. Med. Sci. 15, 24—32 (1937). — Anderson, Evelyn, and W. Haymaker: Adrenal cortical hormone in blood and urine of patients with Cushings disease. Proc. Soc. Exper. Biol. a. Med. 38, 610—613 (1938). — Anderson, Evelyn, and M. Joseph: Urinary excretion of radioactive Na and K in adrenalectomized rats, with and without salt. Proc. Soc. Exper. Biol. a. Med. 40, 347 (1939). — Anderson, Evelyn, M. Joseph and Herring: Proc. Soc. Exper. Biol. a. Med. 44, 477 (1940). — Anderson, Evelyn, Laurance W. Kinsell, Troy C. Daniels and Edward Henderson: The intraoral administration of desoxycorticosterone acetate tablets in the treatment of Addisons disease. J. Clin. Endocrin. 8, 884—886 (1948). — The treatment of Addisons disease by the intraoral administration of desoxycorticosterone acetate tablets. J. Clin. Endocrin. 9, 1324—1332 (1949). — Anderson, Evelyn, E. W. Page, C. H. Li and E. Ogden: Amer. J. Physiol. 141, 393—396 (1944). — Anderson, J. A.: J. Clin. Endocrin. 3, 615 (1943). — Anderson, J. A., and W. R. Murlin: J. of Pediatr. 21, 326 (1942). — Anderson, W. A. D.: Pathological morphology of the adrenals, S. 1091—1105; Pathological morphology of the pituitary gland, S. 1019—1050. In Pathology. St. Louis; C. V. Mosby Comp. (1948). — Andora: Ars med. 5, 324 (1929). — André et Favre: J. Physiol. et Path. gén. 1906. — Andreae, W. A., and J. S. L. Browne: Canad. Med. Assoc. J. 55, 425—432 (1946). — Andreasen, Erik: On the lymphatic activity of the different lymphoid organs of mice. Amer. Assoc. Anat. Wisconsin 1948. Anat. Rec. 100, 634—635 (1948). — Andreasen, Erik, Harald Engberg u. Jens Ottesen: Sex difference in the size of the thymus in guinea pigs. Acta anat. (Basel) 1, 1—14 (1945/46.) — Andreasen, Erik, u. Chr. Hamburger: Function of the thymus. II. On the effect of thymus extract (Hanson) and homologous thymus implants in successive generations of rats. Acta anat. (Basel) 6, 1—13 (1948). — Angelo, Savino A. d': Attempted blockade of the adrenotrophic mechanism of the pituitary in starvation. Federat. Proc. 8, 31 (1949). — Pituitary-thyroid gland interaction on the *guinea pig* after treatment with propyl thiouracil. Amer. Assoc. Anat. New Orleans 1950. Anat. Rec. 106, 186—187 (1950). — Thyrotrophic hormone content of blood in starvation. Anat. Rec. 109, 286 (1951). — **Angelo, Savino A. d', Albert S. Gordon** and **Harry A. Charipper:** A study of pituitary-adrenal-thyroid function in the starved *guinea pig*. Anat. Rec. 81, Suppl. 96 (1941a). — The effect of thyrotropic hormone on pituitary-adrenal-thyroid function in the starved *guinea pig*. Anat. Rec. (Suppl.) 81, 96—97 (1941b). — Effect of thiourea on the growth, plumage, and endocrine organs in the *fowl*. Amer. Soc. Zool. Chicago 1947. Anat. Rec. 99, 663—664 (1947). — A differential response of the *rodent* adrenal gland in acute starvation. Proc. Soc. Exper. Biol. a. Med. 68, 527—529 (1948a). — The effect of inanition on the anterior pituitary-adrenocortical interrelationship in the *guinea pig*. Endocrinology 42, 399—411 (1948b). — Effects of steroids on the endocrine system of the starved *guinea pig*. Federat. Proc. 8, 31 (1949a). — Modifications in the endocrine system of the *rat* in acute starvation. Amer. Assoc. Anat. Philadelphia 1949. Anat. Rec. 103, 26 (1949b). — **Angerer, C. A.,** and **H. Angerer:** Amer. J. Physiol. 133, 197 (1941). — **Anker, H. S.,** and **K. Bloch:** J. of Biol. Chem. 178, 931 (1947). — **Annersten, S., A. Grönwall** and **E. Köiw:** The fluorimetric determination of adrenaline in blood plasma. Scand. J. Clin. Labor. Invest. 1, 60—69 (1949). — **Ans, J. d',** u. **W. Frey:** Ber. dtsch. chem. Ges. 45, 1845 (1912). — Z. anorg. Chem. 84, 145 (1913). — **Anschütz, R.,** u. **G. Schroeter:** In v. Richter, Chemie der Kohlenstoffverbindungen, 11. Aufl., Bd. 1. Bonn 1909. — **Anselmino, K. J., L. Herold** u. **Fr. Hoffmann:** Vergleichende Untersuchungen über die Wirkung des corticotropen Hormons des Hypophysenvorderlappens bei *verschiedenen Tierarten*. Z. exper. Med. 94, 323—328 (1934a). — Arch. Gynäk. 158, 531 (1934b). — Klin. Wschr. 1934 II, 1724. — **Anselmino, K. J.,** u. **Fr. Hoffmann:** Klin. Wschr. 1934 I, 209. — Die Wirkstoffe des Hypophysenvorderlappens. In Handbuch der experimentellen Pharmakologie, Erg.-Werk Bd. 9. Berlin 1941. — **Anselmino, K. J., Fr. Hoffmann** u. **L. Herold:** Klin. Wschr. 1933, 944. — Das corticotrope Hormon des Hypophysenvorderlappens. Arch. Gynäk. 157, 86 (1934). — Z. exper. Med. 97, 329 (1935). — **Anselmino, K. J.,** u. **M. Lotz:** Zur Frage des thymotropen Hormons des Hypophysenvorderlappens und des Thymushormones. Klin. Wschr. 1941, 1190—1192. — **Anselmino, K. J.,** u. **Pencharz:** Z. exper. Med. 1934. — **Anson, B. J.,** and **E. W. Cauldwell:** The pararenal vascular system. Quart. Bull. Northwest. Univ. Med. School, Chicago 21, 320—328 (1947). — **Anson, B. J., J. W. Pick** and **L. E. Beaton:** The renal and suprarenal blood vessels. Anat. Rec. 73, Suppl. 2, 4 (1939). — **Antopol, William:** Anatomic changes produced in *mice* treated with excessive doses of cortisone. Proc. Soc. Exper. Biol. a. Med. 73, 262—265 (1950). — **Antopol, William, Glaubach** and **Guittner:** Rheumatism. 7, 187 (1951). — **Antopol, William,** and **D. Glick:** J. of Biol. Chem. 132, 669 (1940). — **Apert, E.:** Bull. Soc. Pédiatr. Paris 12, 501 (1910). — **Apitz, K.:** Die Geschwülste und Gewebsmißbildungen der Nierenrinde. 1. Mitt. Die intrarenalen Nebenniereninseln. Virchows Arch. 311, 285—305 (1943). — **Apor, L.:** Über die jahreszeitlichen Veränderungen im Hypophysen-Hauptlappen der *Tauben*. Z. Zellforsch. 32, 217—228 (1942). — **Applegarth, A.:** Endocrinology 44, 197—199 (1949). — **Archer, Benjamin H.:** Arch. Int. Med. 84, 361 (1949). — Pituitary adrenocorticotropic hormone. J. Amer. Med. Assoc. 143, 570 (1950). — **Archibald, Reginald M.,** and **Jacques Genest:** Chromatographic fractionation of steroids of blood and adrenal tissue. Federat. Proc. 9, 147 (1950). — **Arey, Leslie Brainerd:** Developmental anatomy, 5. Aufl. Philadelphia 1946. — **Argaud, R.,** et **P. de Boissezon:** Les rapports du corpuscule carotidien chez l'embryon de *cheval*. Bull. Histol. Appl. 17, 258—267 (1940). — **Argüello, R. A.:** Influence de l'administration prolongée d'oestrone sur le peau et les annexes du *rat blanc*. C. r. Soc. Biol. Paris 124, 497—498 (1937). — **Arloing, F., A. Josserand** et **M. Levrat:** Étude anatomique des lésions rénales observées chez les *lapins* normaux et chez les *lapins* traités par l'adrénoferrine et l'adrénaline. C. r. Soc. Biol. Paris 115, 521—522 (1934). — **Arlotta, Michele:** Un caso di monstruosità fetale doppia. Riv. Ostetr. 6, 493—505 (1924). — **Armour, R. G.,** and **T. R. Elliott:** The development of the cortex in the *human* adrenal gland and its conditions in hemicephaly. J. of Path. 15, 481—488 (1911). — **Armstrong, C. N.,** and **J. Simpson:** Adrenal feminism due to carcinoma of the adrenal cortex. Brit. Med. J. 1948, No 4555, 782—784. — **Armstrong, G. R.:** A modification of Ogata's silver method of staining for chromaffin granules. J. Med. Labor. Techn. 9, 49 (1951). — **Armstrong, L. T. E.,** and **C. M. Spencer:** Effects of pituitary extract upon the *turtle* adrenal cortex. Anat. Rec. 75, Suppl. 123 (1939). — **Arndt, Hans Joachim:** Verh. dtsch. path. Ges. (20. Tagg) 1923, 127. — Erfahrungen mit histochemischer Lipoiddifferenzierung. Mikrosk. Naturforsch. 2, 109—116 (1924a). — Beitr. path. Anat. 72 (1924b). — Zum histologisch-färberischen Lipoidnachweis mit Chlorophyll. Z. wiss. Mikrosk. 41, 481—486 (1924c). — Zur Klinik neuerer Methoden des histochemischen Lipoidnachweises. Verh. dtsch. path. Ges. 1925a, 143—149. — Zbl. Path. 35 (1925b). — Über das retikuloendotheliale System. Dtsch. tierärztl. Wschr. 1927, 497—500. — **Arnett, J. H.:** Addisons disease and diabetes mellitus occuring simultaneously, report of a case. Arch. Int. Med. **39**, 698—704 (1927). — **Arnold, Friedrich:** Handbuch der Anatomie des *Menschen*. Freiburg 1844. (2 Bde. Freiburg 1846/47; weitere Ausgaben Bd. 2/1, Nebenniere S. 215. 1851: 1881). — Lehrbuch der Physiologie des *Menschen*. Zürich 1836. (Zugleich mit J. W. Arnold: Die Erscheinungen und Gesetze des lebendigen *menschlichen* Körpers im gesunden und kranken Zustande. Bd. 1, Teil 1: Lehrbuch der Physiologie des *Menschen* von Friedrich Arnold. Bd. 2, Teil 1: Lehrbuch der pathologischen Physiologie des *Menschen* von J. W. Arnold). — Tabulae anatomicae. Turici 1838/1843. — **Arnold, Julius:** Ein Beitrag zur Structur der sogenannten Steißdrüse. Vorläufige Mitt. Zbl. med. Wiss. **1864**, Nr 5. — Ein Beitrag zu der Structur der sogenannten Steißdrüse. Virchows Arch. **32**, 293—331 (1865a). — Über die Structur des Ganglion intercaroticum. Virchows Arch. **33**, 190—209 (1865b). — Zwei Fälle von Hygroma colli cysticum congenitum und deren fragliche Beziehung zu dem Ganglion intercaroticum. Virchows Arch. **33**, 209—228 (1865c). — Zur Steißdrüsenfrage. Virchows Arch. **33**, 454—456 (1865d). — Ein Beitrag zu der feineren Structur und dem Chemismus der Nebennieren. Virchows Arch. **35**, 64—107 (1866a). — Ein weiterer Beitrag zu der Steißdrüsenfrage. Virchows Arch. **35**, 220—223 (1866b). — **Arnold, R., et P. Gley:** Sur l'origine de l'adrénaline. C. r. Soc. Biol. Paris **92**, 1413 (1925). — **Arnstein, K.** usw.: Grundzüge zum Studium der mikroskopischen Anatomie des *Menschen* und der *Tiere*. Zusammengestellt von den Professoren und Dozenten K. Arnstein, W. Bechterew, A. Geberg u. A. Dogiel in Kasan; W. Weliki, M. Lawdowski, Ph. Owsjannikow, P. Rosenbach u. A. Erlizki in St. Petersburg; H. Hoyer u. W. Komozki in Warschau; P. Peremeschko und L. Stieda in Königsberg. Redigiert von M. Lawdowski u. Ph. Owsjannikow. Teil II. Die Lehre von dem Bau der Organe. St. Petersburg 1888 (russ.). — **Arren, Louis:** Essai sur les capsules surrénales. Thèse de Paris **1894**. — **Artemof, N. M.:** La présence de substances adrénaloïdes dans les organes du système chromaffine des embryons de *vache*. Bull. Soc. Nat. Moscou, Sér. biol. **46**, 323 (1937). — **Artom, C.:** Arch. internat. Physiol. **20**, 17 (1923). — **Arvay, A. v.:** Biochem. Z. **205**, 441 (1928). — **Arvay, A., u. F. Verzár:** Biochem. Z. **234**, 186 (1931). — **Arvay, A., u. L. Lengyel:** Biochem. Z. **239**, 128 (1931). — **Arvy, L.:** Action de l'acétate de désoxycorticostérone sur l'appareil génital de la *souris* femelle. C. r. Soc. Biol. Paris **136**, 465—466 (1942a). — C. r. Soc. Biol. Paris **136**, 660—662 (1942b). — **Arzac, J. P.:** Acido peryódico carbolfuchsina para la demostración de carbohydratos en los tejidos. Ann. Méd. **9**, 15—17 (1948). — Acidos crómico y peryódico en la demostración argéntica del glucógeno. Rev. mexic. Labor. Clin. **2**, 107—113 (1949). — A simple histochemical reaction for aldehydes. Stain Technol. **25**, 187—194 (1950a). — A simple histochemical reaction for aldehydes. Proc. histochem. Soc. in: J. Nat. Canc. Inst. **10**, 1341 (1950b). — **Arzac, J. P., and L. G. Flores:** The histochemical demonstration of glycogen by silver complexes. Stain Technol. **24**, 25—31 (1949). — Demonstration of Golgi zones by three technics for carbohydrates. Stain Technol. **27**, 9—15 (1952). — **Asch:** Über einen Fall von heterosexueller Frühreife durch Geschwulstbildung der Nebennierenrinde. Sitzgsber. der Med. Sekt. der Schles. Ges. für Vaterländ. Kultur zu Breslau, 16. Juli 1920. Berl. klin. Wschr. **1921**. — **Aschheim, S., u. B. Zondek:** Klin. Wschr. **1928**, 1404. — **Aschner, B.:** Die Blutdrüsenerkrankungen des Weibes. Wiesbaden 1918. — Technik der experimentellen Untersuchungen an der Hypophyse und am Zwischenhirn. In Handbuch der biologischen Arbeitsmethoden, Liefg 129, Abt. 5, Teil 3B, Heft 2, S. 125—148. Berlin u. Wien 1924. — **Aschoff, Ludwig:** Cystisches Adenofibrom der Leistengegend. Mschr. Geburtsh. **9**, 25 (1899). — Über die Lage des Paroophoron. Verh. dtsch. path. Ges. **2**, 433 (1899). — Über das Vorkommen chromaffiner Körperchen in der Paradidymis und im Paroophoron *Neugeborener* und ihre Beziehungen zu den Marchandschen Nebennieren. Festschrift für Orth, 1903. — Verh. dtsch. path. Ges. **1906**. — Bemerkungen zu der Schur-Wieselschen Lehre von der Hypertrophie des Nebennierenmarkes bei chronischen Erkrankungen der Niere und des Gefäßapparates. Verh. dtsch. path. Ges. **1908**. — Zur Morphologie der lipoiden Substanzen. Ein Beitrag zur Verfettungsfrage. Beitr. path. Anat. **47** (1910). — Zur Cholesterinämie der *Schwangeren*. Wien. klin. Wschr. **1911 I**, 559. — Lehrbuch der pathologischen Anatomie. Jena 1919. — Lectures on pathology. New York 1924a. — Das reticulo-endotheliale System. Erg. inn. Med. **26**, 1 (1924b). — Über die ortho- und pathologische Morphologie der Nebennierenrinde. Jena 1925a. — Vorträge über Pathologie. Jena 1925b. — **Ascoli, G., u. T. Legnani:** Münch. med. Wschr. **1912 I**, 518. — **Ashbel, Rivka, and Arnold M. Seligman:** A new resgent for the histochemical demonstration of active carbonyl groups. A new method for staining ketonic steroids. Endocrinology **44**, 565—583 (1949). — **Asher, Leon:** Die innere Sekretion der Nebenniere und deren Innervation. Zbl. Physiol. **24**, 928 (1910). — Beiträge zur Physiologie der Drüsen. 17. Mitt. Die innere Sekretion der Nebenniere und deren Innervation. Z. Biol. **58**, 274—304 (1912). — Die Innervation der Nebenniere durch den Splanchnicus. Arch. f. Physiol. **166**, 372—374 (1917). — Innere Sekretion und Phagocytose. Klin. Wschr. **3**, 308—309 (1924). — Neue Erfahrungen über den funktionellen Aufbau der tierischen Organisation. Naturforsch. Ges. Bern. Sitzung vom 21. Nov. 1925. — Allgemeine Physiologie der inneren Sekretion. In Handbuch der inneren Sekretion, Bd. 2/1, 1929. — Integration durch innere Sekrete. Schweiz. med. Wschr. **1934 I**, 532—534. — Physiologie der inneren Sekretion. Wien u. Leipzig 1936. — **Asher, Leon,** u. **Y. Abe:** Beiträge zur Physiologie der Drüsen. Nr 79. Fortgesetzte Untersuchungen über die Abhängigkeit der Phagocytose von der inneren Sekretion. Biochem. Z. **157**, 103—125 (1925). — **Asher, Leon,** u. **K. Furuya:** Beiträge zur Physiologie der Drüsen. Nr 63. Experimentelle Untersuchungen über den Einfluß der Drüsen mit innerer Sekretion auf die Wachstumsvorgänge, zugleich ein Beitrag zum Konstitutionsproblem. II. Mitt. Die Abhängigkeit der Phagocytose von der inneren Sekretion, eine neue Methode zur Untersuchung der inneren Sekretion. Biochem. Z. **147**, 410—424 (1924). — **Asher, Leon,** u. **O. Gantenbrin:** Verh. Schweizer Physiol. 16. Tagg Basel 1940. — **Asher, Leon,** u. **O. Klein:** Der Einfluß der Hyperinterrenalisierung auf die Entwicklung der männlichen Geschlechtsorgane. Klin. Wschr. **1930**, 1076. — **Asher, Leon,** u. **J. Masuno:** Beiträge zur Physiologie der Drüsen. Nr 69. Fortgesetzte Untersuchungen über die Abhängigkeit der Phagocytose von der inneren Sekretion. Biochem. Z. **152**, 302—308 (1924). — **Askanazy, M.:** Die bösartigen Geschwülste der in der Niere eingeschlossenen Nebennierenkeime. Beitr. path. Anat. **14**, 32 (1893). — Kommen in den Zellkomplexen der Nebennierenrinde drüsenartige Lumina vor ? Berl. klin. Wschr. **1908 II**, 1603—1605. — Bemerkungen zu B. Fischer. Schweizer med. Wschr. **1928**, 865. — **Asling, C. Willet, Donald G. Walker, Miriam E. Simpson** and **Herbert M. Evans:** Differences in the skeletal development attained by 60-day-old female *rats* hypophysectomized at ages varying from 6 to 28 days. Anat. Rec. **106**, 555—569 (1950). — **Asling, C. Willet, Donald G. Walker, Miriam E. Simpson, Choh Hao Li** and **Herbert M. Evans:** Deaths in *rats* submitted to hypophysectomy at an extremely early age and the survival effected by growth hormone. Anat. Rec. **114**, 49—66 (1952). — **Astwood:** Endocrinology **28**, 309 (1941). — **Aszodi, Zoltan,** u. **Ludwig Paunz:** Chemisches über die Zugehörigkeit der Carotisdrüse zu dem Adrenalsystem. Biochem. Z. **136**, 159—162 (1923). — **Aterman, K.:** Lancet **1950 II**, 517. — **Atkinson:** Anat. Anz. **19**, 610 (1901). — **Atkinson, F. R. B.:** The hormones of the pineal gland. Bull. Soc. roum. Endocrin. **5**, 119—125 (1939). — **Atkinson, William B.:** Effect of androgen on alkaline phosphatase in the seminal vesicle of the *mouse*. Amer. Assoc. Anat. Wisconsin 1948. Anat. Rec. **100**, 731 (1948). — **Atkinson, William B.,** and **H. Elftman:** Proc. Soc. Exper. Biol. a. Med. **62**, 148 (1946). — Mobilization of alkaline phosphatase in the uterus of the *mouse* by estrogen. Endocrinology **40**, 30—36 (1947). — **Atria, Á., R. Sanz** and **S. Donoso:** Necropsy study of a case of Turners syndrome. A case report. J. Clin. Endocrin. **8**, 397—405 (1948). — **Atwell, W. J.:** Effects of administration of corticoadrenal extract to the hypophysectomized *anuran*. Proc. Soc. Exper. Biol. a. Med. **29**, 621—623 (1932a). — Effects of administration of cortin to the hypophysectomized *rat*. Proc. Soc. Exper. Biol. a. Med. **29**, 1259—1260 (1932b). — An experimental analysis of certain pituitary-adrenal-gonad relationships. Endocrinology **16**, 639—647 (1932c). — Effects of thyrotropic and adrenotropic principle on hypophysectomized *amphibia*. Anat. Rec. **62**, 361 (1935). — Effects of administering adrenotropic extract to hypophysectomized and thyroidectomized *tadpoles*. Amer. J. Physiol. **118**, 452—456 (1937). — **Aub, J. C., W. Bauer, C. Heath** and **M. Ropes:** J. Clin. Invest. **7**, 97 (1929). — **Aub, J. C., E. M. Bright** and **J. Forman:** Amer. J. Physiol. **61**, 349 (1922). — **Audigé:** Arch. Zool. exper. **4** (1910). — **Augereau, Pierre,** et **Colette Faucher:** Note préliminaire concernant les produits d'oxydation de l'adrénochrome. Bull. Soc. chim. France **1950**, 683—685. — **Auld:** Brit. Med. J. 1896. — **Auler, H.,** u. **Rubenow:** Weitere Untersuchungen über die Beziehung zwischen Nebennieren und Geschwulstwachstum. Z. Krebsforsch. **33**, 292 (1930). — **Auscher:** Bull. Soc. anat. **1892**, 321. — **Averseng** et **A. Mouchet:** Lymphatiques superficiels du rein chez le *chien*. Bibliogr. anat. **21**, 25—28 (1911). — **Awapara, Jorge, Alton J. Landua** and **Robert Fuerst:** Free aminoethylphosphoric ester in *rat* organs and human tumors. J. of Biol. Chem. **183**, 545—548 (1950). — Distribution of free amino acids and related substances in organs of the *rat*. Biochim. et Biophysica Acta **5**, 457—462 (1950). — **Awapara, Jorge, Horace N. Marvin** and **Benjamin B. Wells:** The quantitative relation between certain amino acids and glycogenesis as influenced by adrenalectomy and adrenal replacement. Endocrinology **44**, 378—383 (1949). — **Axenfeld, H.,** u. **W. Nonnenbruch:** Münch. med. Wschr. **1951**, 15.

Babès, V.: Observations sur la graisse surrénale. C. r. Acad. Sci. Paris **144**, 766—768 (1907). — Les rapports entre la graisse, le pigment et des formations cristallines dans les capsules surrénales. C. r. Soc. Biol. Paris **64**, 83—84 (1908). — **Babès, V.,** et **V. Jonesco:** Distribution de la graisse dans les capsules surrénales. C. r. Soc. Biol. Paris **65**, 235—237 (1908). — **Bacchus, Habeeb:** Cytochemical study of the adrenal cortex of the *rat* under salt stresses. Amer. J. Physiol. **163**, 326—331 (1950a). — Ascorbic acid and ketosteroid cytochemistry in the *rat*'s adrenal cortex following prolonged injections of epinephrine. Federat. Proc. **9**, 7 (1950b). — Ketosteroid and ascorbic acid cytochemistry observed in the adrenal cortices of *rats* flooded with either sodium or potassium chloride, or given prolonged injections of DCA. Federat. Proc. **9**, 7 (1950c). — Leukocyte response to stress in normal and adrenalectomized *rats* pretreated with ascorbic acid. Proc. Soc. Exper. Biol. a. Med. **77**, 167—169

(1951a). — Effect of ascorbic acid, potassium chloride flooding, and cortisone on the course of formaldehyde-irritation arthritis. Endocrinology **49**, 789—794 (1951b). — Proc. Soc. Exper. Biol. a. Med. **76**, 391 (1951c). — Cytological distribution of cholesterol and ascorbic acid in the adrenal cortex of the *rat* exposed to cold. Anat. Rec. **110**, 495—501 (1951d). — **Bacchus, Habeeb** u. **Mitarb.**: Science (Lancaster, Pa.) **113**, 269, 367 (1951). — **Bacchus, H., A. Dury** and **D. B. Young:** Hyperplasia of chromaffin material in the sympathetic paraganglia of adrenalectomized *rats.* Federat. Proc. **8**, 6 (1949). — **Bach, Francis,** and **H. J. Jacobs:** Splenectomy in rheumatoid arthritis. Ann. Rheumat. Dis. **10**, 320—327 (1951). — **Bachmann, Rudolf:** Untersuchungen über den Ovulationstermin nebst Bemerkungen zur Histologie des Corpus luteum. Z. mikrosk.-anat. Forsch. **40**, 57—109 (1936). — Über die Bedeutung des argyrophilen Bindegewebes (Gitterfasern) in der Nebennierenrinde und im Corpus luteum. Z. mikrosk.-anat. Forsch. **41**, 433—446 (1937). — Über die Nebennierenrinde des *Meerschweinchens* während der Tragzeit. Z. mikrosk.-anat. Forsch. **45**, 157—178 (1939a). — Zur Frage der Zona germinativa der Nebennierenrinde. Klin. Wschr. **1939 Ib**, 783—784. — Über die Nebennierenrinde des *Meerschweinchens* in der Gravidität. Anat. Anz. Erg. Heft **87**, 416—420 (1939c). — Nebennierenstudien. Erg. Anat. **33**, 31—134 (1941). — Zwischenhirnstudien. II. Z. Naturforsch. **3b**, 51—55 (1948). — Veränderungen der Nebennierenrinde des *Hundes* bei akuter und chronischer Kreislaufbelastung. Z. Zellforsch. **38**, 1—25 (1953a). — Die Nebennierenrinde des *Hundes* bei Hypoxie. Verh. anat. Ges. (50. Verslg Marburg) **1953b**. — Referat: Nebenniere (Normale Anatomie). Ber. über die 36. Tagg der Dtsch. Ges. Pathol. Freiburg 1952, S. 68—90 (1953c). — **Bachner, F.:** Zur Frage der Schwangerschaftsunterbrechung bei Morbus Addison. Zbl. Gynäk. **56**, 1039—1042 (1932). — **Bacon, Robert L.:** Changes with age in the reticular fibers of the myocardium of the *mouse.* Amer. J. Anat. **82**, 469—475 (1948). — Changes in testes of *golden hamsters* implanted with pellets of diethylstilbestrol or of diethylstilbestrol and cholesterol. Amer. Assoc. Anat. New Orleans 1950. Anat. Rec. **106**, 171—172 (1950). — **Bacq, Z. M.:** C. r. Soc. Biol. Paris **130**, 1369 (1939a). — Arch. Inst. Pharm. **63**, 59 (1939b). — The metabolism of adrenaline. J. Pharmacol. **95**, Pharmacol. Rev. II, 1—26 (1949). — **Bacsich, P.,** and **S. J. Folley:** The effect of oestradiol monobenzoate on the gonads, endocrine glands and mammae of lactating *rats.* J. of Anat. **73**, 432—440 (1939). — **Badano:** Referat siehe Münch. med. Wschr. 1898, 475. — **Badinez, O.,** y **H. Croxatto:** Modificaciones histologicas de la corteza suprarenal en la *rata* provocadas por la administracion de cloruro de potasio y chloruro de sodio. Rev. Med. y Aliment. **7**, 40—43 (1947a). — Efectos del cloruro de potasio y cloruro de sodio sobre el peso de las suprarrenales de *ratas.* Rev. Med. y Aliment. **7**, 37—40 (1947b). — **Baecker, Richard:** Über die Nebennieren der *Teleostier.* Z. mikrosk.-anat. Forsch. **15**, 204—273 (1928). — **Baena, V.:** Biochem. Z. **274**, 362—366 (1934). — **Bänder, Alfred:** Über zwei verschiedene chromaffine Zelltypen im Nebennierenmark und ihre Beziehungen zum Adrenalin- und Arterenolgehalt. Verh. anat. Ges. **1950**, 172—176. — Die Beziehungen des 24-Stunden-Rhythmus vegetativer Funktionen zum histologischen Funktionsbild endokriner Drüsen. Z. exper. Med. **115**, 229—250 (1950). — **Baer, E., J. M. Grosheintz** and **H. O. L. Fischer:** Oxidation of 1,2-glycols or 1,2,3-polyalcohols by means of lead tetraacetate in aqueous solution. J. Amer. Chem. Soc. **61**, 2607—2609 (1939). — **Baer, Karl Ernst v.:** Beitrag zur Kenntniss vom Bau des *dreizehigen Faulthiers.* Meckels dtsch. Arch. Physiol. **8**, 354—369 (1823). — **Bär, Richard,** u. **Rudolf Jaffé:** Lipoiduntersuchungen an den Nebennieren der *Anencephalen.* Zbl. Path. **35**, 179 (1924a). — Lipoidbefunde in Nebennieren und Keimdrüsen beim *Kaninchen.* Z. Anat. **10**, 321—328 (1924b). — **Baer, Walter:** Die Stellung des Ovariums im endokrinen System. Klin. Wschr. **1927**, 1603—1606. — **Baeumer, Sibylle-Erdmuthe:** Arteriographische Untersuchungen an 120 Leichennieren. Diss. Med. Göttingen 1946. — **Báez-Villaseñor, J., C. E. Rath** and **C. A. Finch:** Blood **3**, 769—773 (1948). — **Bager, Bertil:** Bidrag till binjuraruas åldersanatomi hos *kaninen.* Beitrag zur Alteranatomie der Nebennieren der *Kaninchen.* Uppsala Läkför. Förh. **23**, 48—116 (1917). — **Baghvat, K., D. Richter** and **H. Schlossmann:** Biochemic. J. **31**, 2187 (1937). — **Baginski, S.:** Medyc. dosw. i spol. 4 (1925) = Méd. exper. et publique (Varsovie) 4 (1925). — L'influence de la résection du nerf vague sur la lipoidogenèse des capsules surrénales *mammifères.* Bull. Histol. appl. **3**, 185—198 (1926). — Sur la nature des cellules lipopigmentaires dites de ,,Ciaccio". Bull. Histol. appl. **4**, 173—179 (1927). — Sur la détection histochimique de l'adrénaline. Bull. Histol. appl. **5**, 129—130 (1928). — Die Histo-Physiologie des retikulo-endothelialen Systems (RES). II. Mitt. Histologische Untersuchungen über die Blockade des retikulo-endothelialen Systems. Z. Zellforsch. **28**, 382—402 (1938). — **Bailey, C. H.:** Atheroma and other lesions produced in *rabbits* by cholesterol feeding. J. of Exper. Med. **23**, 69—84 (1916). — **Baillif, Ralph N.:** Amer. J. Anat. **61**, 1—19 (1937); **62**, 475—496 (1938). — Response of thymic epithelial cells in induced involution. Amer. Assoc. Anat. Wisconsin 1948. Anat. Rec. **100**, 638 (1948). — The influence of injection site on the segregation of acid colloidal substances. Amer. Assoc. Anat. Anat. Rec. **109**, 266 (1951). — **Baillif, Ralph N.,** and **C. Kimbrough:** Studies on leucocyte granules after staining with Sudan black B. J. Labor. a. Clin. Med. **32**, 155 (1947). —

Baiocchi: Capsule surrenali e timo nella cloronarcose sperimentale. Sperimentale 77, 5—32 (1923). — **Bairati, Angelo:** I caratteri ottici, meccanici, strutturali della tramula di Renaut e dello stroma di organi parenchimatosi (tessuto reticolare). Ricerche in campo oscuro ed a fresco. Z. Zellforsch. 30, 389—431 (1940). — **Baird, P. C., E. Cloney** and **F. Albright:** Amer. J. Physiol. 104, 489—501 (1933). — **Bakay, Lajos:** Untersuchungen über Korrelation und Veränderungen innersekretorischer Drüsen, auf Grund variationsstatistischer Erhebungen über Zellkerngröße. Mat. természett. Értès 61, 299—311 (dtsch. Zusammenfassung) (1942). — **Baker, Burton L.:** Some aspects of the cytology of the metrial gland in the *rat*. Amer. Assoc. Anat. 1948. Anat. Rec. 100, 638 (1948a). — Growth inhibition in bone and bone marrow following treatment with adrenocorticotropine (ACTH). Endocrinology 43, 422—429 (1948b). The rôle of the adrenals in the inhibition of growth by estrogen. Amer. Assoc. Anat. Philadelphia 1949. Anat. Rec. 103, 422 (1949). — In: Pituitary-adrenal-function. Edit. R. C. Christman. Amer. Assoc. Adv. Sci. 1950, 88. — A comparison of the histological changes induced by experimental hyperadrenocorticalism and inanition. Recent. Progr. in Hormone Res. 7 (1952). — **Baker, Burton L.,** and **C. William Castor:** Cutaneous atrophy induced by local treatment with adrenocortical steroids. Amer. Assoc. Anat. New Orleans 1950. Anat. Rec. 106, 173 (1950). — **Baker, Burton L., Dwight J. Ingle** and **Choh Hao Li:** A study of the anatomical response of the lymphoid system to adrenocorticotropin. Amer. Assoc. Anat. 1951. Anat. Rec. 109, 265 (1951). — **Baker, Burton L., Dwight J. Ingle, Choh Hao Li** and **Herbert M. Evans:** Growth inhibition in the skin induced by parenteral administration of adreno-corticotropin. Anat. Rec. 102, 313—331 (1948a). — The effect on liver structure of treatment with adrenocorticotropin under varied dietary conditions. Amer. J. Anat. 82, 75—103 (1948b). — **Baker, Burton L., Marjorie A. Schairer, Dwight J. Ingle** and **Choh Hao Li:** The induction of involution in the male reproductive system by treatment with adrenocorticotropin. Anat. Rec. 106, 345—359 (1950). — **Baker, Burton L.,** and **Wayne L. Whitaker:** Growth inhibition in the skin following direct application of adrenal cortical preparations. Anat. Rec. 102, 333—347 (1948). — Amer. J. Physiol. 159, 118 (1949). — Endocrinology 46, 544 (1950). — **Baker, Dan Dysart:** A comparison of the weights of the suprarenal glands of male and female *dogs* (preliminary report). Amer. Assoc. Anat. Anat. Rec. 61 Suppl., 33 (1935). — Studies of the suprarenal glands of *dogs*. I. Comparison of the weights of suprarenal glands of mature and immature male and female *dogs*. Amer. J. Anat. 60, 231—252 (1937). — Comparison of the weights of suprarenals of *dogs* in estrus, pregnancy and lactation. J. of Morph. 62/63, 1—15 (1938). — Differential stain for the nuclei of the suprarenal cortical cells. Anat. Rec. 74, 401—408 (1939a). — Differential stain for the nuclei of the suprarenal cortical cells. Anat. Rec. 73, Suppl. 2, 5 (1939b). — **Baker, D. D.,** and **R. N. Baillif:** The rôle of the capsule in suprarenal regeneration. Anat. Rec. 70 Suppl. 3, 5—6, 87 (1938). — The rôle of capsule in suprarenal regeneration studied with aid of colchicin. Proc. Soc. Exper. Biol. a. Med. 40, 117—121 (1939). —**Baker, J. R.:** Quart. J. Microsc. Sci. 85, 1 (1944). — The structure and chemical composition of the Golgi element. Quart. J. Microsc. Sci. 85, 1—71 (1945a). — Cytochemical technique. London 1945b. — The histochemical recognition of lipine. Quart. J. Microsc. Sci. 87, 441—470 (1946). — Further remarks on the histochemical recognition of lipine. Quart. J. Microsc. Sci. 88, 463—465 (1947). — Further remarks on the Golgi element. Quart. J. Microsc. Sci. 90, 293—307 (1949). — Studies near the limit of vision with the light microscope, with special reference to the so-called Golgi-bodies. (Discussion of morphology and fine structure.) Proc. Linnean Soc. Lond. 162, 67—72 (1950). — **Baldwin, W. M.:** Mercuro-chrome-220 soluble as a histologic stain. Anat. Rec. 39, 229—230 (1928). — **Balfour, D. C.,** and **F. Wildner:** The intercarotid paraganglion and its tumors. Surg. etc. 18, 203—213 (1914). — **Balfour, F. M.:** The development of *elasmobranch* fishes. J. Anat. a. Physiol. 10, 377—411, 517—570, 672—688 (1876); 11, 128—172, 406—490, 674—706 (1877); 12, 177—216 (1878). (Dasselbe auch als: A monograph on the development of *elasmobranch* fishes, published 1878. In Memorial edition: The works of F. M. Balfour, Bd. I, S. 203—520 1885.) — A treatise on comparative embryology, Bd. I 1880, Bd. II 1881. (Ebenfalls in Memorial edition. The works of F. M. Balfour, Bd. III, Nebenniere S. 664—666, London 1885.) — Über die Entwicklung und Morphologie der Suprarenalkörper (Nebennieren). Biol. Zbl. 1, 136—138 (1881a). — The pronephros of the *teleosteans* and *ganoids*. Brit. Assoc. Rep. 1881b, 721. — On the nature of the organ in adult *teleosteans* and *ganoids* which usually regarded as the head-kidney or pronephros. Quart. J. Microsc. Sci. 22, 12 (1882). — **Balint, J.:** Beziehungen zwischen Hypophysenvorderlappen, Nebenniere und Luteinisierung. Klin. Wschr. 1937, 136. — **Ball, E. G., T. T. Chen** and **W. M. Clark:** J. of Biol. Chem. 102, 691 (1933). — **Ballance, H. A.:** Brit. Med. J. 1923 I, 926. — **Ballantyne, J. W.:** Manual of antenatal pathology and Hygiene. Edinbourgh 1902. — **Ballif, O., et J. Gherscovici:** Le contenu de l'adrénaline dans les glandes surrénales post-mortem. Bull. Soc. roum. Neur. etc. 17, 143 (1936). — **Ballmann, E.:** Die Hypophyse. Ihr Bau, ihre Funktion und die durch ihre Veränderungen bedingten Krankheitsbilder. Erg. Med. 9, 277—338

(1926). — **Baltaceanu, G., A. Comanesco, G. Eustatziou, I. Iacobovici** et **S. Vasilesco:** La vitamine C est-elle indcateur de l'activité biologique des tissus dans les affections gastroduodénales? Rev. Științelor med. 1946, Nr 9—12, 946. — **Balze, F. A. de la, R. E. Mancini, S. J. Scarpa** and **F. C. Arrillaga:** J. Clin. Endocrin. 11, 777 (1951). — **Balze, F. A. de la, E. C. Reifenstein** and **F. Albright:** J. Clin. Endocrin. 6, 312—319 (1946). — **Banerjee, S.,** and **N. C. Ghosh:** J. of Biol. Chem. 168, 207 (1947). — **Bangerter, A.:** Endokrinol. 11, 175 (1932). — **Bangham, A. D.:** Brit. J. [Exper. Path. 32, 77 (1951). — **Banting, F. G.,** and **S. Gairns:** Suprarenal insufficiency. Amer. J. Physiol. 77, 100 (1926). — **Barbacci, O.:** Sulla patologia del sisteme delle ,,Gitterfasern" in alcuni organi parenchimali. Atti Accad. Fisiocritici Siena 5, Ser. V, 111—127. — **Barber, M.,** et **A. Delaunay:** Effet du plasma prélevé chez de *cobayes* traités par la cortisone sur des cultures in vitro de fibroblastes et de macrophages. Ann. Inst. Pasteur 81, 193—205 (1951). — **Barbera, A. G.,** e **D. Bicci:** Contributo istologico alla conoscenza delle modificazioni che il digiuno apporta negli elementi anatomici dei vari organi e tessuti dell'economia animale. Prima nota: capsule sovrarenali. Bol. Sci. med. Soc. med.-chir. Scuola Med. Bologna, 71, Ser. 7, 11, 679—682 (1900a). — Contributo alla conoscenza delle modificazioni che il digiuno apporta negli elementi anatomici dei vari organi e tessuti dell'economia animale. Capsule sovrarenali. Monit. zool. ital. 11, 214 (1900b). — **Barberi, Salvatore:** Contributo sperimentale allo studio dei rapporti fra tiroide ed altri organi endocrini. Endocrinologia 1, 241—260 (1926). — **Barbier:** Des rapports entre les lésions des capsules surrénales, les lésions nerveuses et la maladie d'Addison. Gaz. méd. Paris 1892. — **Bardeleben, Karl v.:** Übersicht über die wichtigsten Vorkommnisse auf dem Gebiete der Anatomie. Dtsch. med. Wschr. 1887, 49—52. — Handbuch der Anatomie des Menschen. Jena 1896. — Lehrbuch der systematischen Anatomie des Menschen. Berlin 1896. — **Bardier** et **Bonne:** Modifications produites dans la structure des surrénales par la tétanisation des muscles. C. r. Soc. Biol. Paris 55, 355—357 (1903a). — Sur les modifications produites dans la structure des surrénales par la tétanisation musculaire. J. de Anat. 1903b, 296—312. — **Bargmann, Wolfgang:** Über den Bau der Nebennierenvenen des *Menschen* und der *Säugetiere*. Z. Zellforsch. 17, 118—138 (1933). — Untersuchungen über Histologie und Histophysiologie der *Fisch*niere. II. *Selachier*. Z. Zellforsch. 26, 765—788 (1937). — Innersekretorische Drüsen. I. Schilddrüse, Epithelkörperchen und Langerhanssche Inseln. In Handbuch der mikroskopischen Anatomie des *Menschen*, hrsg. von W. v. Möllendorff, Bd. VI/2, S. 160. 1939. — Über Kernsekretion in der Neurohypophyse des *Menschen*. Z. Zellforsch. 32, 394—400 (1943a). — Die Epiphysis cerebri. In Handbuch der mikroskopischen Anatomie des *Menschen*, hrsg. von W. v. Möllendorff, Bd. VI/4. 1943b. — Über die neurosekretorische Verknüpfung von Hypothalamus und Neurohypophyse. Z. Zellforsch. 34, 610—634 (1949a). — Über die neurosekretorische Verknüpfung von Hypothalamus und Hypophyse (Anat.-Kongr. Bonn 1949). Dtsch. med. Rdsch. 1949b, 631—632. — Über die neurosekretorische Verknüpfung von Hypothalamus und Hypophyse. Klin. Wschr. 1949, 617—622. — Zwischenhirn und Neurohypophyse. Eine neue Vorstellung über die funktionelle Bedeutung des Hinterlappens. Med. Mschr. 5, 466—470 (1951a). — Histologie und mikroskopische Anatomie des *Menschen*. Bd. 2, Organe und Systeme. Stuttgart: 1951b. — **Bargmann, W.,** u. **W. Hild:** Über die Morphologie der neurosekretorischen Verknüpfung von Hypothalamus und Neurohypophyse. Acta anat. (Basel) 8, 264—280 (1949). — **Bargmann, Wolfgang, W. Hild, R. Ortmann** u. **Th. H. Schiebler:** Morphologische und experimentelle Untersuchungen über das hypothalamisch-hypophysäre System. Acta neurovegetativa (Wien) 1, 233—275 (1950). — **Bargmann, Wolfgang,** and **Ernst Scharrer:** The site of origin of the hormones of the posterior pituitary. Amer. Scientist 39, 255—259 (1951). — **Barker, N. W.:** Arch. of Path. 8, 432 (1929). — **Barker, W. L.:** A cytochemical study of lipids in *sows*' ovaries during the estrous cycle. Endocrinology 48, 772—785 (1951). — **Barlow:** Medical Societies. Pathol. Doc. of London. Lancet 1885 I, 251. — **Barlow, D. L.:** Apituitarism and the anencephalic syndrome. Brit. Med. J. 1923 I, 15—16. — **Barlow, O. W.:** Amer. J. Physiol. 70, 453 (1924). — Fasting and rice disease in *pigeons*; the parallelism of loss of body weight, temperature and respiration rate; the absence of B vitamins from the cortex of the beef suprarenal. Amer. J. Physiol. 78, 322—324 (1926). — **Barnes, B. O., A. E. Kanter** and **A. H. Klavans:** *Bitterling* ovipositor lengthening produced by adrenal extracts. Science (Lancaster, Pa.) 84, 310 (1936). — **Barnes, R. H., E. S. Miller** and **G. O. Burr:** The influence of the adrenals on the transport of fact into the liver. J. of Biol. Chem. 140, 247—253 (1941). — **Barnett, H. L.,** and **Helen McNamara:** Electrolyte balances in a male *infant* with adrenocortical insufficiency and virilism. The effect of desoxycorticosterone acetate and salt therapy with special reference to potassium. J. Clin. Invest. 28, 1498—1506 (1949). — **Barnett, J., A. A. Henley, C. J. O. R. Morris** and **F. L. Warren:** Biochemic. J. 40, 778 (1946). — **Barnett, L.:** Austral. a. New Zealand J. Surg. 12, 241 (1942). — **Barnett, S. A.,** and **G. Bourne:** The distribution of ascorbic acid (vitamin C) in the early stages of the developing *chick* embryo. J. of Anat. 75, 251—264 (1940). — **Barnett, S. A.,** and **R. B. Fisher:** J. of Exper. Biol. 20, 14 (1943). — **Baroncini, L.,** e **A. Beretta:** Ricerche istologiche sulle modificazioni degli organi *mammiferi ibernanti*. IV. Capsule surrenali (Nota preventiva). Riforma med. **16**, 162—163; **17**, 76—78 (1901). — **Barpey-Gampert, M.:** Les recherches de H. C. B. Denber sur l'innervation des capsules surrénales. Bull. Histol. appl. **1945**, 30—32. — **Barpi, Ugo:** Intorno ai rami minori dell'aorta addominale ed all'irrigazione arteriosa del ganglio semilunare, del plesso solare e delle capsule surrenali negli *equini*, nei *carnivori* e nei *roditori* domestic Arch. ital. Anat. **1**, 491—522 (1902). — **Barrows, H. R.:** The histological basis of the different shank colors in the domestic *fowl*. Ann. Rep. Maine Agric. exper. Stat. for **1914**, 237—252. — **Barsantini, J. C., G. Masson** et **H. Selye:** Effets des stéroides sur la lactation. Rev. Canad. de Biol. **5**, 407—427 (1946). — **Barta, L.:** Influence of desoxycorticosterone acetate on the clearance of creatinine. Paedit. Danubiana **5**, 137—142 (1949). — **Bartelheimer, H.,** u. **J. F. Cabeza:** Klin. Wschr. **1942**, 630. — **Bartels:** Das Lymphgefäßsystem. In Handbuch der Anatomie, hrsg. von v. Bardeleben. Jena 1909. — **Barten, Heinz:** Über das Vorkommen von Knochenmarksgewebe in den Nebennieren. Virchows Arch. **294**, 139 (1934). — **Bartholinus, Caspar:** Exercitationes miscellaneae Lugd. Bat. **1675**. — Exercitationes anatomicae. Hafn. **1678, 1692**. — **Bartholinus, Th.:** Anatomia reformata Lugd. Bat. **1651 (1669**; engl. London **1668**). — Historiarum anat. rarior. Cent. VI. Hafn. **1654—1665** (in Centuria II. Nebenniere S. 276—278, 28, 67). — Anatome quartum renovata. Lugd. Bat. **1673** (dtsch. Nürnberg **1677**). — **Bartlakowski, Johannes:** Über die Lage der Nebennieren zu den Nieren. Anat. Anz. **59**, 508—511 (1925). — **Bartles, E. D.:** Studies on hereditary dwarfism in *mice*. III. Development of the adrenal in dwarf *mice*. Acta path. scand. (Københ.) **18**, 20—35 (1941). — **Bartoli, O.:** Sulla interpretazione di alcune infiltrati cellulari in surrenali di individui sani. Pathologica (Genova) **22**, 8, 468, 539 (1930). — **Basir:** J. of Anat. **66**, 628 (1931). — **Bass, A. D.,** and **M. Feigelson:** Cancer Res. **8**, 503—509 (1948). — **Basset, David L,:** Ethyl methacrylate as a preserving medium for gross anatomical serial sections. Anat. Rec. **99**, 145—150 (1947). — Cellular proliferations in the corpus luteum of pregnancy in the albino *rat* revealed by colchicine. Amer. Assoc. Anat. Wisconsin 1948. Anat. Rec. **100**, 731—732 (1948). — Mitotic activity in the blood and tissue of the corpus luteum of pregnancy in the *rat* demonstrated by colchicine. Amer. Assoc. Anat. Wisconsin 1948. Anat. Rec. **100**, 763 (1948). — **Bastenie, P.,** et **J. Maes:** Influence de l'ablation des surrénales sur la structure histologique de la thyroide du *cobaye*. C. r. Soc. Biol. Paris **123**, 532 (1936). — **Bastos, J.,** e **S. Pinto:** Arch. portug. Sci. biol. **8**, 242 (1946). — **Basylewycz, I.:** Hormonorgane und Alter. Bemerkungen zur Klinik des normalen Seniums. Z. Vitamin-, Hormon- u. Fermentforsch. **2**, 265—287 (1948/49). — **Bates:** N. Y. Med. J. **63**, 647 (1896). — **Baucke:** Ein Beitrag zur Pathologie der Nebennieren. Diss. Göttingen 1899. — **Bauer, H.:** Innere Sekretion. Berlin 1927. — Paraganglion, operativ geheilt. Dtsch. med. Wschr. **1934 II**, 1494. — **Bauer, Hans:** Mikroskopisch-chemischer Nachweis von Glykogen und einigen anderen Polysacchariden. Z. mikrosk.-anat. Forsch. **33**, 143—160 (1933). — **Bauer, Julius:** Dtsch. Arch. klin. Med. **107**, 39 (1912). — Individual constitution and endocrine glands. Endocrinology **8**, 297 (1924). — Klin. Wschr. **1933**, 1553. — Der Einfluß der Nebennieren und Hypophyse auf die Blutdruckregulation und Umstimmung des Geschlechtscharakters beim *Menschen*. Klin. Wschr. **1935 I**, 361—367. — **Bauer, Julius,** and **Elmer Belt:** Paroxysmal hypertension, with concomitant swelling of the thyroid due to pheochromocytoma of the right adrenal gland. Cure by surgical removal of the Pheochromocytoma. J. Clin. Endocrin. **7**, 30—46 (1947). — **Bauer, Julius,** u. **Siegmund Brügel:** Bibliographie auf dem Gebiete der Konstitutionslehre im Jahre 1921. Z. Anat., Abt. 2 **9**, 460—500. — **Bauer, Julius,** u. **R. Leriche:** Zur Klinik und Therapie des Paraganglioms. Adrenalogene Hochdruckkrisen. Wien. klin. Wschr. **1934 II**, 1224—1228. — **Bauer, Karl Friedrich:** Über In-vitro-Züchtung endokriner Drüsengewebe zum Zwecke der Reimplantation in den *menschlichen* Organismus. Helvet. med. Acta **15**, 569—580 (1948). — Über therapeutische Anwendung von Gewebekulturen bei inneren Erkrankungen. Med. Mschr. **3**, 452—454 (1949). — **Bauhinus, C.:** De corporis fabrica. Basil. **1590**. — Institutiones anatomicae. Basil. **1592** (Bern **1604**). — Theatrum anatomicum. Fcft. M. **1605** (**1621**). — **Bau-Kien-Tsing:** Über die Wirkung des Harnes von Schwangeren auf die Nebennierenrinde der männlichen *Maus*. Z. Zellforsch. **24**, 714—726 (1936). — **Baum, Hermann:** Das Lymphgefäßsystem des *Hundes*. — **Baumann, E. J.,** and **Holly:** Relations entre les lipoides et la physiologie surrénale. Le contenu en cholesterine et en lipoides phosphorés du sang de *lapin* avant et après surrénalectomie. J. of Biol. Chem. **55**, 457—475 (1923); **63**, LXIII—LXIV (1925). — **Baumann, E. J.,** and **S. Kurland:** J. of Biol. Chem. **71**, 281 (1927). — **Baumann, E. J.,** and **D. Marine:** Endocrinology **36**, 400—405 (1945). — **Baumann, J. Aimé:** Développement et anatomie de la loge rénale chez l'*homme*. Acta anat. (Basel) **1**, 15—65 (1945/46). — **Baumann, R.:** Virchows Arch. **277**, 833 (1930). — **Baxter, J. S.:** Growth cycle of the cells of the adrenal cortex in the adult *rat*. J. of Anat. **80**, 139—146 (1946). — **Baxter, J. S.,** and **J. M. Yoffey:** Histochemistry of the suprarenal cortex in *man* and the *chimpanzee*. Proc. Anat. Soc. Great Britain. 1947. J. of Anat. **81**, 402 (1947). — **Bayer, Gustav:** Nebennieren. In Handbuch der inneren Sekretion, hrsg. von M. Hirsch. Leipzig 1929. — **Bayer, Gustav,** u. **F. J. Lang:** Über kongenitale interrenale Makrosomie. Endokrinol. **14**, 225—245 (1934). — **Bayer, Gustav,** u.

Theodor Wense: Arch. ges. Physiol. **237**, 651—654 (1936). — Zur Frage Nebenniere und Infektion. Wien. klin. Wschr. **1937**, Nr 20. — **Bayle, A. L. J.:** Roux' J. de Méd. **25**, 518 (1760). — Petit manuel d'anatomie descriptive. Paris et Montpellier 1823. — **Bayle, A. L. J., et A. Hollard:** Manuel d'anatomie générale. Paris 1827. — **Beaird jr., R. D., and H. S. Swann:** Proc. Soc. Exper. Biol. a. Med. **36**, 194 (1937). — **Beale, L. S.:** Die Structur der einfachen Gewebe. Aus dem Englischen von V. Carus. Leipzig 1862. — **Beall, D.:** The isolation of progesterone and 3,20-allopregnanolone from ox adrenals. Biochemic. J. **32**, 1957—1960 (1938). — Isolation of estrone from the adrenal gland. Nature (Lond.) **144**, 76 (1939). — Isolation of oestrone from ox adrenals. J. Endocrin. **2**, 81—87 (1940). — **Beall, D., and T. Reichstein:** Isolation of progesterone and allopregnanolone from the adrenal cortex. Nature (Lond.) **142**, 479 (1938). — **Beard, J.:** The inter-relationship of the *Ichthyoprida*. Anat. Anz. **5** (1890). — **Beattie, J.:** Brit. Med. J. **1947**, 813—817. — **Beatty, B.:** A comparative account of the adrenal glands in *Rana t. temporaria* and *R. esculenta*. Proc. Leeds Phil. Lit. Soc. **3**, 633—637 (1940). — **Becher, Hellmut:** Histochemische Untersuchung an den inkretorischen Organen mit der Plasmalreaktion. Verh. Anat. Ges. Königsberg. Anat. Anz. (Erg.-H.) **85**, 38—47 (1938). — **Bechgaard, Poul, and Anders Bergstrand:** Can the administration of desoxycorticosterone acetate give rise to nephrosclerosis? Acta endocrin. (København.) **2**, 61—69 (1949). — Bechholds Handlexikon der Naturwissenschaften und Medizin. Bearb. von A. Velde, W. Schauf, V. Loewenthal u. J. Bechhold. Frankfurt 1890. — **Beck and Diller:** Amer. J. Med. Sci. **212**, 125—126 (1946). — **Beck, J. C., J. S. L. Browne, L. G. Johnson, B. J. Kennedy and D. W. MacKenzie:** Occurence of peritonitis during ACTH administration. Canad. Med. Assoc. J. **62**, 423—426 (1950). — **Beck, K.:** Beiträge zu den Nebennierentumoren bei *Tieren*. Diss. Leipzig 1922. — Dtsch. tierärztl. Wschr. **1926**, 398—399. — **Beck, M.:** Zbl. Path. **47**, 181 (1929). — **Beckmann, R.:** Die Lumina in den Zellkomplexen der Nebenniere und ihre Genese. Beitr. path. Anat. **60**, 139—149 (1914). — **Becks, Hermann, C. W. Asling, M. E. Simpson, H. M. Evans and C. H. Li:** Ossification at the distal end of the humerus in the female *rat*. Amer. J. Anat. **82**, 203—230 (1948). — **Béclard, F. A.:** Mémoire sur les *Acéphales*. Leroux' J. Méd. 1815, 1816. — Additions à l'anatomie générale de X. Bichat. Paris 1821. (Dtsch. von L. Cerutti, Leipzig 1823.) — Eléments d'anatomie générale. Paris 1825. — Traité élémentaire de physiologie *humaine*, 2. Aufl. Paris 1856. — **Beddard:** Proc. Zool. **1908**, 561. — **Beer, A. G.:** Z. exper. Med. **105** (1939). — **Beer, A. G., u. G. Bedacht:** Klin. Wschr. **1941**, 1000. — **Behrens, H.:** p-nitrophenylhydrazin als mikrochemisches Reagens. Chem.-Ztg **27**, 1105 (1903). — **Behrens, W., A. Kossel u. P. Schiefferdecker:** Die Gewebe des *menschlichen* Körpers und ihre mikroskopische Untersuchung. Braunschweig 1891. — **Behring, Emil:** Dtsch. med. Wschr. **1890.** — **Beiglböck, W.:** Z. klin. Med. **6**, 1333 (1937). — Wien. klin. Wschr. **1941**, 262. — **Bein, H. J., R. Meier u. P. Miescher:** Internat. Arch. Allerg. a. Appl. Immunol. Suppl. 1, **1950.** — **Belding, David L., and Leland C. Wyman:** The rôle of the suprarenal gland in the natural resistance of the *rat* to diphtheria toxin. Amer. J. Physiol. **78**, 50—55 (1926). — **Bell:** J. Med. Res. **24**, 539 (1911). — **Bell, A. W.:** The origin of neutral fats from the Golgi apparatus of the spermatid of the *dog*. J. of Morph. **48**, 611—623 (1928). — **Bell, W. B.:** Experimental operations on the pituitary. Quart. J. Exper. Physiol. **11**, 77—126 (1917). — **Benazzi-Lentati, Giuseppina:** Contributo all'istofisiologia delle isole del Langerhans. Ricerche su *Anas domestica*. Arch. ital. Anat. **32**, 321—347 (1934). — Contributo alla istofisiologia delle isole del Langerhans. Parte II. Ricerche su *Anas domestica* e su *Mus musculus*. Arch. ital. Anat. **37**, 437—452 (1936). — Sulla distribuzione del glicogeno e sulla glicemia vera degli *invertebrati*. Atti Zool. **5**, 35—70 (1939). — **Benda:** Virchows Arch. **161** (1900). — **Benda, L., u. E. Rissel:** Wien. klin. Wschr. **1950**, 23. — **Bender, X., et A. Léri:** De l'atrophie des capsules surrénales chez les *foetus anencéphales*. C. r. Soc. Biol. Paris **1903**, 1137—1139. — **Benedict, F. G.:** Abderhaldens Handbuch der biologischen Arbeitsmethoden, Abt. IV, Teil 10, S. 440. 1926. — Erg. Physiol. **36**, 300 (1934). — **Beneke:** Zur Lehre von den Versprengungen von Nebennierengewebe in die Niere. Beitr. path. Anat. **9**, 440 (1980). — Pathologische Anatomie der Nebennieren. In Zülzers Handbuch der Harn- und Geschlechtsorgane. 1902. — Untersuchungen über gleichzeitige peritoneale Transplantation verschiedener Organstücke. Beitr. path. Anat. **74** (1925). — Über Status thymicus und Nebennierenatrophie bei Kriegsteilnehmern. Zbl. Path. **27** (Beih.). — **Bengtson, Gösta:** Morph. Jb. **88**, 343—350 (1943). — **Bengtson, Gösta, Karl-Axel Melin u. Ture Petrén:** Studien über die Blutmenge der Nebennierenrinde in Ruhepause bei „chronisch" muskeltrainierten *Meerschweinchen*. Morph. Jb. **83**, 287—294 (1939a). — Beiträge zur Methodik bei quantitativ-anatomischen Untersuchungen der Nebennieren. Morph. Jb. **83**, 277—286 (1939b). — **Benner, Miriam C.:** Studies on the involution of the foetal cortex of the adrenal glands. Amer. J. Path. **16**, 787—798 (1940). — **Bennett, H. Stanley:** The blood vessels of the adrenal medulla and their relation to the chromaffin cells. Anat. Rec. **73**, Suppl. 2, 6—7 (1939a). — Localization of adrenal cortical hormones in the adrenal cortex of the *cat*. Proc. Soc. Exper. Biol. a. Med. **42**, 786 (1939b). — The life history and secretion of the cells of the adrenal cortex of the *cat*. Amer. J. Anat. **67**, 151—227 (1940a). The distribution of the corticosterones in the adrenal cortex of the *cat*. Amer. Assoc. Anat. Anat. Rec. **76**, Suppl. 2, 5 (1940b). — Cytological manifestations of secretion in the adrenal medulla. Amer. Assoc. Anat. Chicago. Anat. Rec. **79**, Suppl., 7—8 (1941a). — Cytological manifestations of secretion in the adrenal medulla of the *cat*. Amer. J. Anat. **69**, 333—375 (1941b). — The demonstration of thiol groups in certain tissues by means of a new colored sulfhydryl reagent. Anat. Rec. **110**, 231—247 (1951). — **Bennett, H. Stanley,** and **L. Kilham:** The blood vessels of the adrenal gland of the adult *cat*. Anat. Rec. **77**, 447—471 (1940). — **Bennett, Leslie L.:** Effects of the pituitary growth and adrenocorticotropic hormones on the urinary glucose and nitrogen of hypophysectomized diabetic *rats*. Amer. J. Physiol. **155**, 24—27 (1948). — **Bennett, Leslie L., A. P. Applegarth** and **C. H. Li:** Proc. Soc. Exper. Biol. a. Med. **65**, 256 (1947). — **Bennett, Leslie L., Joseph F. Garcia** and **Choh Hao Li:** Production of increased ketonemia in a normal *dog* by adrenocorticotropic hormone. Proc. Soc. Exper. Biol. a. Med. **69**, 52—53 (1948). — **Bennett, Leslie L.,** and **Alexei A. Koneff:** Atrophy of the thyroid and hypertrophy of the adrenal in *rats* with alloxane diabetes. Anat. Rec. **96**, 1—11 (1946). — **Bennett, Leslie L.,** and **Barbara Laundrie:** Effects of the pituitary growth and adrenocorticotropic hormones on the urinary glucose, nitrogen and ketone bodies of diabetic *rats* maintained on a carbohydrate-free diet. Amer. J. Physiol. **155**, 18—23 (1948). — **Bennett, Leslie L.,** and **C. H. Li:** Amer. J. Physiol. **150**, 400 (1947). — **Benninghoff, Alfred:** Zur Kenntnis und Bedeutung der Amitose und amitoseähnlicher Vorgänge. Sitzgsber. Ges. Naturwiss. Marburg **7**, 45—68 (1922). — Blutgefäße und Herz. In Handbuch der mikroskopischen Anatomie des *Menschen*, hrsg. von W. v. Möllendorff, Bd. VI/1, S. 1—232. 1930. — Lehrbuch der Anatomie des *Menschen*. Dargestellt unter Bevorzugung funktioneller Zusammenhänge, Bd. 2, Teil 1. München u. Berlin 1944. — **Benoit, A.:** Archives de Biol. **38**, 219 (1928). — **Benoit, J.:** Stimulation du développement testiculaire par l'éclairement artificiel. C. r. Soc. Biol. Paris **118**, 664—668 (1935a). — Rôle des yeux dans l'action stimulante de la lumière sur le développement testiculaire chez le *canard*. C. r. Soc. Biol. Paris **118**, 669—671 (1935b). — **Benoit, J., R. Kehl** et **M. Leportois:** Techniques biométriques appliquées à l'histophysiologie des organes glandulaires, en particulier dans le domain endocrinologique. Techniques cytométriques. C. r. Soc. Biol. Paris **136**, 514—517 (1942). — **Bensen, W.:** Beitrag zur Kenntnis der Organveränderungen nach Schilddrüsenexstirpation bei *Kaninchen*. Virchows Arch. **170**, 229—242 (1902). — **Bensley:** Trans. Linn. Soc. London **9**, 83 (1903). — **Bensley, Caroline M.:** Comparison of methods for demonstrating glycogen microscopically. Stain Technol. **14**, 47 (1939). — **Bensley, R. R.:** On the nature of the pigment of mitochondria and of submicroscopic particles in the hepatic cell of the *guinea-pig*. Anat. Rec. **98**, 609—619 (1947). — Facts versus artefacts in cytology: the Golgi apparatus. Exper. Cell. Res. **2**, 1—9 (1951). — **Bensley, R. R.,** and **S. H. Bensley:** Handbook of histological and cytological technique. Chicago 1938. — **Bensley, S. H.:** The normal mode of secretion in the parathyroid gland of the *dog*. Anat. Rec. **98**, 361—381 (1947). — **Benthin:** Innere Sekretion und ihre Störungen. Dtsch. med. Wschr. **1925** II, 1265. — **Benua, R. S.,** and **E. Howard:** Endocrinology **36**, 170—177 (1945). — A carbonyl reaction differentiating the fetal zona reticularis of the *human* adrenal cortex from the *mouse* X zone. Bull. Hopkins Hosp. **86**, 200—214 (1950). — **Benznák, M.,** et **Z. Korényi:** Arch. internat. Pharmacodynamie **65**, 321—328 (1941). — **Berberich, J.,** u. **Rudolf Jaffé:** Der Lipoidstoffwechsel der Ovarien mit besonderer Berücksichtigung des Menstruationszyklus nebst Untersuchungen an Nebennieren und Mamma. Z. Anat. **10**, 1—27 (1924). — Z. angew. Anat. **18**, 1 (1925). — **Berblinger, Walther:** Zur Frage der genitalen Hypertrophie bei Tumoren der Zirbeldrüse und dem Einfluß embryonalen Geschwulstgewebes auf die Drüsen mit innerer Sekretion. Virchows Arch. **227** (Beih.), 38—81 (1920). — Zur Frage der Zirbelfunktion. Virchows Arch. **237**, 144—153 (1922). — Klimakterische Gesichtsbehaarung und endokrine Drüsen. Z. Anat. **10**, 412—433 (1924). — Zur Frage der Gesichtsbehaarung bei *Frauen* (im Zusammenhang mit Keimdrüsen, Nebennieren und Hypophyse). Z. Konstit.lehre **12**, 193—214 (1926a). — Die Glandula pinealis. In Handbuch der speziellen pathologischen Anatomie, Bd. 8. 1926b. — Innere Sekretion im Lichte der morphologischen Forschung. Jenaer akad. Reden, Heft 15. 1928. — Physiologie und Pathologie der Zirbel. Erg. Med. **14** (1929). — Pathologie und pathologische Morphologie der Hypophyse des *Menschen*. In Handbuch der inneren Sekretion, Bd. 1, S. 910. 1932. — Schweiz. med. Wschr. **1940**, 133, 157. — Die Adenohypophyse bei chronischer Nebenniereninsuffizienz. Virchows Arch. **309**, 302—332 (1942). — Schweiz. med. Wschr. **1943**, 1159. — **Berdach:** Zur Pathologie der Nebennieren. Wien. med. Wschr. **1894**. — **Berdach** u. **Pal:** Zur Pathologie der Nebennieren. Berl. klin. Wschr. **1894**. — **Berdés:** Contribution à l'étude des tumeurs des capsules surrénales. Arch. méd. expér. **4** (1892). — **Bereterwide, J. J.,** y **Rosemblatt:** Los factores hereditarios en endocrinologia. Prensa méd. argent. **24**, 1965 (1937). — **Berg, Nils O.:** A histological study of masked lipids. Stainability, distribution and functional variations. Acta path. scand. (København.) Suppl. **90**, 1—192 (1951). —

Berg, W.: Über spezifische in den Leberzellen nach Eiweißfütterung auftretende Gebilde. Anat. Anz. **42**, 251—262 (1912). — **Berger, Benjamin:** Changes in the adrenal cortex of the albino *rat* following splenectomy. Amer. Assoc. Anat. Chicago. Anat. Rec. **79**, Suppl., 83 (1941). — **Berger, C. A.,** and **E. R. Witkus:** Some cytological effects of cortisone. Bull. Torrey Bot. Club **78**, 422—425 (1951). — **Berger, Louis:** Arch. d'Anat. **2** (1923a). — Die sympathicotropen und phäochromen Zellen des *menschlichen* Ovariums. C. r. Soc. Biol. Paris **90**, 267—268 (1923b). — The sympathicotropic, interstitial, and phaeochrome cells in the *human* foetal testis. Trans. Roy. Soc. Canada, Sect. 5 **42**, 45—49 (1948). — **Bergman, H. C., D. D. Rosenfeld, O. Hechter** and **M. Prinzmetal:** Amer. Heart J. **29**, 506—512 (1945). — **Bergmann, G. H. B.:** De glandulis suprarenalibus. Gottingae 1839. — **Bergmann, Gustav v.:** Dtsch. med. Wschr. **1934 I**, 123. — Dtsch. med. Wschr. **1936.** — Verh. dtsch. Ges. inn. Med. **50**, 161 (1938). — Geburtsh. u. Frauenheilk. **6**, 12 (1944). — Das Bild der modernen Klinik im Rahmen anderer Wissenschaften. Antrittsvorlesung bei Übernahme der II. Med. Univ.-Klin. München. Med. Klin. **1946**, 465—471. — **Bergner, Grace E.,** and **Helen Wendler Deane:** Effects of pituitary adrenocorticotrophic hormone on the intact *rat*, with special reference to cytochemical changes in the adrenal cortex. Endocrinology **43**, 240—260 (1948). — **Bergstrand, Anders:** A case of essential hypertension in connection with enlarged adrenals. Acta path. scand. (København.) **24**, 412—416 (1948). — **Bergstrand, H.:** Luteinisierung der Ovarien bei einem Fall von basophilem Hypophysenadenom mit Cushings Symptomenkomplex. Virchows Arch. **293**, 412—428 (1934). — Ett fall av s.k. Phaeochromocytoma glandulae suprarenalis med hypertrophi av myocardiet i vänstra hjärtsalvan. Hygiea (Stockh.) **82**, 321—335 (1920). — **Berkelbach van der Sprenkel, H.:** Nebenniere und Paraganglien. In Handbuch der vergleichenden Anatomie der *Wirbeltiere*, Bd. 2, 1. Hälfte, S. 777—816. 1934. — **Berman, Doreen, Eleanor Hay** and **Hans Selye:** Influence of high carbohydrate diets upon the development of experimental nephrosclerosis and allied cardiovascular phenomena. Canad. Med. Assoc. J. **54**, 69—72 (1945). — **Berman, Doreen, Marjorie Sylvester, Eleanor C. Hay** and **Hans Selye:** The adrenal and early hepatic regeneration. Endocrinology **41**, 258—264 (1947). — **Berman, Louis:** Anthropology and the endocrine glands. Sci. Monthly **21**, 157—166 (1925). — The glands regulating personality. A study of the glands of internal secretion in relation to the types of human nature. London 1926. — **Bern, Howard A.:** Effects of sex hormones on certain of the sex accessories of castrate male dutch *rabbits*. Amer. Soc. Zool. 1947. Anat. Rec. **99**, 573 (1947). — **Bernard, Léon:** J. Physiol. et Path. gén. **8**, 84 (1906). — **Bernard, Léon,** et **Bigart:** Sur les réactions histologiques générales des surrénales à certaines influences pathogènes. C. r. Soc. Biol. Paris **1902a**. — Étude anatomo-pathologique des capsules surrénales dans quelques intoxications expérimentales. J. Physiol. et Path. gén. **4**, 1014—1029 (1902b). — Réactions histologiques des surrénales au surmenage musculaire. C. r. Soc. Biol. Paris **54**, 1400—1401 (1902c). — Note sur l'aspect macroscopique des capsules surrénales du *cobaye* à l'état normal et pathologique. Bull. Soc. Anat. Paris **1903a**, 835—837. — Quelques détails de la structure des glandes surrénales normales du *cobaye*, décelés par l'acide osmique. Bull. Soc. Anat. Paris **1903b**, 837—839 (1903b. — Sur les réactions histologiques générales des surrénales à certaines influences pathogènes expérimentales. C. r. Soc. Biol. Paris **1903c**, 1219—1221. — Réactions histologiques des surrénales au surmenage musculaire. C. r. Soc. Biol. Paris **1903d**, 1400—1402. — Note sur la graisse dans les capsules surrénales normales de l'*homme*. Bull. Soc. Anat. Paris **1903e**, 929—931. — Suractivité fonctionelle des glandes surrénales dans l'intoxication saturnine expérimentale. C. r. Soc. Biol. Paris **56**, 59—60 (1904). — Les processus sécrétoires dans la substance corticale de la glande surrénale. C. r. Soc. Biol. Paris **57**, 504—506 (1905). — **Bernard, Léon, Bigart** et **Henry Labbé:** Sur la sécrétion de lécithine dans les capsules surrénales. C. r. Soc. Biol. Paris **55** (1903). — **Berner, O.:** A case of „Virilisme surrénal". Vidensk. selsk. Skr. Christiania, Math.-naturwiss. Kl. I, **1923**, Nr 7, 1—18. — Norsk Mag. Laegevidensk. **84**, 849—864 (1923). — Kan en soulst i eggstokken forwandle en *høne* till en *hane*? Norsk. Mag. Laegevidensk. **1928**, 349—364. — **Bernheim, F.,** et **M. L. C. Bernheim:** J. of Pharmacol. **57**, 427 (1936). — J. of Biol. Chem. **145**, 213 (1942). — **Bernstein, D. E.:** Diabetes mellitus followed by Addisons disease and hypothyroidism simulating panhypopituitarism. J. Clin. Endocrin. **8**, 687—693 (1948). — **Bernstein, Joseph G.:** The effect of the thermal environment on the morphology of the thyroid and adrenal cortical glands in the albino *rat*. Amer. Assoc. Anat. Anat. Rec. **76**, Suppl. 2, 6 (1940a). — Experimental variations in the histological structure of the adrenal cortex of the albino *rat* as a result of artificial fever induced by ultra-high frequency radio emanations. Amer. J. Anat. **66**, 177—196 (1940b). — Endocrinology **28**, 985—997 (1941). — **Bernstein, Julius:** Lehrbuch der Physiologie des tierischen Organismus, im Speciellen des *Menschen*. Stuttgart 1894. — **Bernstein, S.:** Klin. Wschr. **1911**, 1794. — **Berres, Chr. Jos.:** Anatomie der mikroskopischen Gebilde des *menschlichen* Körpers, Anatomia partium microscopicarum corp. hum. I.—VI. 1836. — **Berruti:** Siehe Beruti. — **Berry, L. J.,** and **T. D. Spies:** Phagocytosis. Medicine **28**, 239—300 (1949). — **Berthold, Am. Ad.:** Lehrbuch der Physiologie des *Menschen* und der *Thiere*. 2 Bde. Göttingen 1829. — **Berthold, A. P.:** Arch. f. Anat. **1849,**

42. — **Berthrough, M., A. R. Rich** and **P. C. Griffith:** Bull. Hopkins Hosp. **80**, 131 (1950). — **Bertram:** Betrachtungen über Adenomknötchen an den Nebennieren und über Tumoren an den Nebennien. Festschrift für Orth. 1903. — **Berutti et Perosino:** Ablation des capsules surrénales. Gaz. hebd. Sci. méd. **1856**, III, Nr 52. — **Besnier:** Dégénérescence cancéreuse complètement des deux capsules surrénales. Bull. Soc. Anat. Paris **1850**. — **Bessesen jr., Alfred N.,** and **Herbert A. Carlson:** Postnatal growth in weight of the body and the various organs in the *guinea-pig*. Amer. J. Anat. **31**, 483—521 (1923). — **Bessesen, D. H.:** Changes in the organ weights of the *guinea pig* during experimental survey. Amer. J. Physiol. **63**, 245—256 (1923). — **Bessey, O. A., M. L. Menken** and **C. G. King:** Pathologic changes in the organs of scorbutic *guinea pigs*. Proc. Soc. Exper. Biol. a. Med. **31**, 455—460 (1934). — J. of Biol. Chem. **126**, 771—784 (1938). — **Bessho, Masataka:** Über das Nebennierenmark. Fol. anat. jap. **3**, 147 (1925). — **Bessho, Masayazu:** Histologische und histogenetische Untersuchungen über die Nebenniere der *Ratte*. Aichi Jg. Kw. Z. Nagoya **34** (1927). — **Bessis, M.:** Études sur la cellule réticulaire normale et pathologique (Genèse des cellules souches. Sér. histiocytaire. Cytologie des réticuloses). Rev. d'Hématol. **2**, 339—395 (1947). — **Best, C. H.,** and **J. Campbell:** Anterior pituitary extracts and liver fat. J. of Physiol. **86**, 190—203 (1936). — The effect of anterior pituitary extracts on the liver fat of various *animals*. J. of Physiol. **92**, 91—110 (1938). — **Best, C. H., C. C. Lucas, J. M. Patterson** and **J. H. Ridout:** The lipotropic properties of inositol. Science (Lancaster, Pa.) **103**, 12 (1946). — **Best, W. R., R. C. Muehrcke** and **R. M. Kark:** J. Clin. Invest. **30**, 629 (1951). — **Best, W. R.,** and **M. Samter:** Blood **6**, 61 (1951). — **Betz, H.:** Le rôle de la surrénale dans la résistance générale de l'organisme aux radiations. J. belge Radiol. **35**, 380—392 (1952). — **Betz, H.,** et **L. Fruhling:** Étude de la régénération des organes hématopoiétiques chez les *souris* irradiées à fortes doses et protigées par injection de KCN. C. r. Soc. Biol. Paris **144**, 1013—1015 (1950). — **Beumer, H.:** Ein Beitrag zur Chemie der Lipoidsubstanzen in den Nebennieren. Arch. exper. Path. u. Pharmakol. **77**, 304—316 (1914). — **Beumer, H.,** u. **F. Lehmann:** Z. exper. Med. **37**, 274 (1923). — **Bevier, G.,** and **A. E. Shevsky:** Amer. J. Physiol. **50**, 191 (1919). — **Beyer, K. H.:** and **S. H. Shapiro:** Amer. J. Physiol. **144**, 321 (1945). — **Bichat, X.:** Traité d'anatomie générale et descriptive. Paris 1801. — **Bichel, J.,** u. **Kissmeyer-Nielson:** 3. Internat. Europ. Haematol.-Kongr. Rom 1951. — **Bickel, G.:** Gastroenterologia (Basel) **69** (1944). — Diabète pancréatique sévère, devenu aglycosurique à l'occasion du développement d'une maladie d'Addison. Helvet. med. Acta **12**, 281—283 (1945). — **Bicknell, F.,** and **Fr. Prescott:** Vitamin E. In The vitamins in medicine. London 1948. — **Biebl, M.,** u. **P. Wichels:** Physiologische und pathalogisch-anatomische Betrachtungen im Anschluß an einen Fall von Paragangliom beider Nebennieren. Virchows Arch. **257**, 182—201 (1925). — **Bieck, P.:** Beiträge zur Kenntnis der Nierengeschwülste. Diss. Marburg 1886. — **Biedl, A.:** Pflügers Arch. **67**, 443—477 (1897). — Wien. klin. Wschr. **14**, 1278 (1901). — Innere Sekretion. Wien. klin. Wschr. **1903**. — Die funktionelle Bedeutung des Interrenalorgans der *Selachier*. Verh. 8. Internat. Zool.-Kongr. 1910. — Innere Sekretion. Berlin u. Wien 1933, 2. Aufl.; 1916, 3. Aufl. — **Biedl, A.,** u. **J. Wiesel:** Über die funktionelle Bedeutung der Nebenorgane des Sympathicus (Zuckerkandl) und der chromaffinen Zellgruppen. Arch. ges. Physiol. **91**, 434—461 (1902). — **Biedl, A.,** u. **M. Reiner:** Arch. ges. Physiol. **79**, 158—194 (1900). — **Bielschowsky, Max:** Neuroblastic tumours of the sympathetic nervous system. In Penfields Cytology and cellular pathology of the nervous system, Bd. 3, S. 1085—1094. New York 1932. — **Bierring, Karl:** Action de l'extrait préhypophysaire sur les surrénales chez le *rat*. Bull. Histol. appl. **12**, 269—273 (1935). — **Bierry et Malloizel:** C. r. Soc. Biol. Paris **65**, 232 (1908). — **Biesele, J. J.:** Chromosome size in normal *rat* organs in relation to B vitamins, ribonucleic acid, and nuclear volume. Cancer Res. **4**, 529—539 (1944). — **Biesing, Karl:** Über die Nebennieren und den Sympathicus bei *Anencephalen*. Diss. Bonn 1886. — **Biétrix:** Étude de quelques faits relatifs à la morphologie générale du système circulatoire à propos du réseau branchial des *poissons*. Paris 1895. — **Bigart et L. Bernard:** Note sur la graisse dans les capsules surrénales de l'*homme*. Bull. Soc. Anat. Paris **1902**, 929. — Presse méd. **1903**. — **Billeter, Oscar A.:** The effect of spaying and theelin injections on body growth and organ weights of the albino *rat*. Amer. J. Anat. **60**, 367—395 (1937). — **Billington, W.:** Movable kidney, its etiology, pathology, diagnosis, symptoms, and treatment, 2. Aufl. London 1929. — **Billmann, F.,** u. **R. Engel:** Vikariierender Einsatz fetaler Nebennieren in der Schwangerschaft beim nebennierenlosen *Hund*. Klin. Wschr. **1939 I**, 599—600. — **Bimar, A.:** Sur un monstre acéphale, description et reflexions. Gaz. hebd. Sci. méd. Montpellier **8**, 220—224 (1886). — **Bimmer, Edith:** Metrische Untersuchungen über die Entwicklung der Nebenniere und der von ihr benachbarten Organe bei *Eidechsen*. Anat. Anz. **97**, 276—311 (1950). — **Binet, L., J. Verne** et **G. L. Parrot:** C. r. Soc. Biol. Paris **125** (1937). — **Birch, T. W.,** and **W. J. Dann:** Estimation and distribution of ascorbic acid (Vitamin C) and glutathione in animal tissues. Nature (Lond.) **131**, 469—470 (1933). — **Birch, T. W., Leslie J. Harris, S. N. Ray:** Hexuronic (Ascorbic) acid as the antiscorbutic factor, and its chemical determination. Nature (Lond.) **131**, 273—274 (1933). — **Birch-Hirschfeld:** Lehrbuch der pathologischen Anatomie. 1877. — **Birnbaum, R.:** Klinik der Mißbildungen und kongenitale

Erkrankungen. Berlin 1909. — **Birnie, James H., W. J. Eversole, W. R. Boss, C. M. Osborn** and **Robert Gaunt:** Federat. Proc. 8, 12 (1949). — An antidiuretic substance in the blood of normal and adrenalectomized *rats*. Endocrinology 47, 1—12 (1950). — **Birnie James H., W. J. Eversole and Robert Gaunt:** Extra-renal action of adrenal cortical hormones in water intoxication. Amer. Soc. Zool. Chicago. Anat. Rec. 99, 596 (1947). — Endocrinology 42, 412 (1948). — **Birnie, James H., Rosemary Jenkins, W. J. Eversole and Robert Gaunt:** An antidiuretic substance in the blood of normal and adrenalectomized *rats*. Proc. Soc. Exper. Biol. a. Med. 70, 83—85 (1949). — **Bisceglie, V.:** Sugli effetti che la iperormonizzazione con liquido folliculare determiva nella ipofisi, tiroide e capsule surrenali. Endocrin. e Pat. costit. 5, 70 (1930). — Endocrinology 16, 302 (1932). — **Bischoff:** Entwicklungsgeschichte mit besonderer Berücksichtigung der Mißbildungen. In Handwörterbuch der Physiologie. — **Bischoff, Th. C. W.:** Entwicklungsgeschichte der *Säugethiere* und des *Menschen*. Leipzig 1842. — **Bishop, Charles, William Garner** and **John H. Talbott:** Pool size, turnover rate, and rapidity of equilibration of injected isotopic uric acid in normal and pathological subjects. J. Clin. Invest. 30, 879—888 (1951). — **Bishop, D. H.:** Response of prepuberal female *mice* to equine gonadotropin. Amer. Soc. Zool. Boston. Anat. Rec. 96, 541 (1946). — **Bishop, D. H.,** and **J. H. Leathem:** Response of prepuberal male *mice* to equine gonadotropin. Anat. Rec. 95, 313 (1946). — **Bishop, P. M. F.:** J. of Endocrin. 5, LXXI—LXXVII (1948). — **Biskind, G. R.,** and **J. Mark:** Inactivation of testosterone propionate and estrone in *rats*. Bull. Hopkins Hosp. 65, 212—217 (1939). — **Bisset, K. A.:** The influence of adrenal cortical hormones upon immunity in *cold-blooded vertebrates*. J. of Endocrin. 6, 99—103 (1949). — **Bittorf, Alexander:** Die Pathologie der Nebennieren und der Morbus Addisonii. Jena 1907. — Dtsch. Arch. klin. Med. 100, 116 (1910). — Berl. klin. Wschr. 1919 I, 776. — **Bizzozero, G.,** u. **G. Vassale:** Über die Erzeugung und die physiologische Regeneration der Drüsenzellen bei den *Säugetieren*. Virchows Arch. 110, 155—214 (1886). — Intorno al tessuto delle glandole secernenti. Atti Congr. Assoc. med. ital. Pavia 1, 133—134 (1887a). — Arch. ital. Biol. 1887b. — **Bjerkelund, C. J.,** and **O. Torgersen:** Cushings syndrome in a 55-year-old man. Report of a case with decreased serum protein values and pathologic changes of the adrenal cortical cells. Acta med. scand. (Stockh.) 130, 584—594 (1948). — **Bjørneboe, M., Chr. Hamburger** and **M. Jersild:** Steroid hormones in hepatitis. Acta med. scand. (Stockh.) 136, 287—292 (1950). — **Black, E. M., M. Hupper** and **J. Rogers:** The effects of adrenal feeding upon the iodine content of the thyroid gland. Amer. J. Physiol. 59, 222—226 (1922). — **Blacklock, J. W.:** Neurogenic tumors of the sympathetic system in *children*. J. of Pathol. 39, 27—48 (1934). — **Blackman, S. S.:** Concerning the function and origin of the reticular zone of the adrenal cortex. Bull. Hopkins Hosp. 78, 180—214 (1946). — **Blaisdell, J. S., W. U. Gardner** and **L. C. Strong:** Adrenal glands of *mice* from strains with different susceptibilities to mammary carcinoma. Cancer Res. 1, 283—289 (1941). — **Blalock, A.,** and **S. E. Levy:** Ann. Surg. 106, 826—847 (1937). — **Blanchard, Ernest W.:** An experimental study of the opsonins of the blood. I. Effect of bilateral adrenalectomy. Physiologic. Zool. 4, 302—323 (1931). — Relation of adrenal cortical function to certain aspects of resistance. Amer. Soc. Zool. Harvard. Anat. Rec. 57, Suppl. 30 (1933). — An experimental study of the opsonins of the blood. III. Further studies of their relationship to adrenal cortical function. Physiologic. Zool. 7, 493—508 (1934). — A study of possible synergists with the adrenal cortical hormone. Anat. Rec. 78, 114—115 (1940/41). — **Blanchard, K. C., E. H. Deaborn, Th. H. Maren** and **E. K. Marshall jr.:** Bull. Hopkins Hosp. 86, 89 (1950). — **Blanchard, L.:** Étude anatomique des cortex surrénaux aberrants, siégant au niveau du péritoine pariétal non mésentérique, chez le *cheval*. C. r. Soc. Biol. Paris 126, 1120 (1937a). — L'acide ascorbique réduit, le carotène et le cholestérol des cortex surrénaux aberrants du *cheval*. C. r. Soc. Biol. Paris 126, 1122 (1937b). — Au sujet de l'adrénalinogenèse dans la surrénale. Absence d'adrénaline dans les cortex surrénaux aberrants du *cheval*. C. r. Soc. Biol. Paris 127, 750 (1938). — **Blanchard, R.:** Note sur l'histoire de la découverte de la capsule surrénale. C. r. Soc. Biol. Paris 1882a, 325—327. — Progrès méd. 1882b, 409. — **Blaschko, H., D. Richter** and **H. Schlossmann:** J. of Physiol. 90, 1 (1937).— **Bleicher, M.:** La loge surrénale. Rev. franç. Endocrin. 9, 82 (1931a). — L'enveloppe fibroadipeuse des glandes surrénales. C. r. Assoc. Anat. 26. Réun. Varsovie 1931b, S. 54—57. — **Bliss, E. L., S. Rubin** and **T. Gilbert:** J. Clin. Endocrin. 11, 46 (1951). — **Bloch, Vennesland** and **Gurney:** J. Labor. a. Clin. Med. 38, 234 (1951). — **Bloch, Br.:** Der jetzige Stand der Pigmentlehre. Zbl. Hautkrkh. 8, 1—10 (1923). — **Bloch, K.:** The biological conversion of cholesterol to pregnanediol. J. of Biol. Chem. 157, 661—666 (1945). — **Bloch, K., E. Borek** and **D. Rittenberg:** J. of Biol. Chem. 149, 511 (1942). — **Bloch, K.,** and **D. Rittenberg:** J. of Biol. Chem. 143, 297 (1942). — **Bloch, K.,** and **R. Schönheimer:** J. of Biol. Chem. 145, 625 (1942). — **Bloch, Richard:** Entwicklungsstörung und Entwicklungshemmung der Nebennieren bei Addisonscher Erkrankung. Beitr. path. Anat. 67, 71—113 (1920). — Einiges zur pathologischen Entwicklung der Nebennieren des *Meerschweinchens*. Virchows Arch. 232, 232—280 (1921). — **Blodinger, J., H. E. Klebanoff** and **Henry Laurens:** Suprarenal transplantation in the *dog*. Amer. J. Physiol. 76, 151—157

(1926). — **Bloomfield, A. L.**: The coincidence of diabetes mellitus and Addisons disease; effect of cortical extract on glycemia and glycosuria. Bull. Hopkins Hosp. **65**, 456—465 (1939). — **Bloor, W. R.**: Determination of small amounts of lipids in blood plasma. J. of Biol. Chem. **77**, 53—73 (1928). — The oxidative determination of phospholipid (lecithin and cephalin) in blood and tissues. J. of Biol. Chem. **82**, 273—286 (1929). — Biochemistry of fatty acids and other compounds, the lipids. New York 1943. — **Bloor, W. R., and Frances L. Haven**: Lipids of the adrenals and blood plasma in cancer. Cancer Res. **10**, 205 (1950). — **Blotevogel, Wilhelm**: Sympathicus und Sexualzyklus. Versuch einer Histophysiologie des Ganglion cervicale uteri. Z. mikrosk.-anat. Forsch. **10**, 141—168 (1927). — Sympathicus und Sexualzyklus. Versuch einer Histophysiologie des Ganglion cervicale uteri. Das Ganglion cervicale uteri des kastrierten Tieres. Z. mikrosk.-anat. Forsch. **13**, 625—668 (1928a). — Zur Histo-Physiologie der Sexualhormonproduktion. Verh. anat. Ges. **37** (Ergh. z. Anat. Anz. **66**), 31—38 (1928b). — Follekelatresie, Strahlenwirkung und Adrenalineffusion. Verh. anat. Ges. Amsterdam. Anat. Anz. (Erg.-H.) **71**, 172—178 (1931). — **Blotevogel, Wilhelm, u. H. Poll**: Ganglion cervicale uteri und Corpus luteum. Med. Klin. **1927**, Nr 39. — **Blount, Raymond: F.** Differential growth effects of additional pituitary tissue in developing *amphibian larvae*. Amer. Assoc. Anat. Wisconsin. Anat. Rec. **100**, 733—734 (1948). — The inhibitory influence of the brain upon the hypophysis. Amer. Assoc. Anat. New Orleans. Anat. Rec. **106**, 177—178 (1950). — **Blum, F.**: Über Nebennierendiabetes. Dtsch. Arch. klin. Med. **71**, 146 (1901). — Weitere Mittheilungen zur Lehre von dem Nebennierendiabetes. Arch. ges. Physiol. **90**, 617—629 (1902a). — 20. Kongr. Inn. Med. 1902b, S. 502. — Über medikamentöse Blutzuckersenkung, ihr Wesen und ihre Bekämpfung; zugleich ein Beitrag zum Wirkungsmechanismus des α-oxybenzylphosphinigsauren Natrium („Phos"). Helvet. physiol. Acta **4**, 43—68 (1946). — **Blumenau**: Über die Nebennieren der *Kinder*. Diss. Petersburg 1901. — **Blumenbach, Joh. Fr.**: Institutiones physiologicae, Edit. IV. Göttingen 1798. — Handbuch der vergleichenden Anatomie, 3. Aufl. Göttingen 1824. — **Blumenfeld, Ch. M.**: The weights and corticomedullary proportions of suprarenal glands in adult Wistar albino and Long-Evans hybrid *rats*. Anat. Rec. **48**, Suppl. 10 (1931). — Weight changes in the suprarenal glands of albino *rats* on vitamin E and fat deficient diets. Endocrinology **18**, 367—381 (1934). — Effect of spaying on the adrenal glands of the albino *rat*. Amer. Assoc. Anat. Anat. Rec. **61**, Suppl. 6 (1935). — The effects of ovariectomy on the adrenal glands of the albino *rat*. Endocrinology **24**, 723—738 (1939). — **Blumensaat, C.**: Virchows Arch. **271**, 639—669 (1929). — **Blumenthal, Herman T.**: The mitotic count in the adrenal cortex of normal *guinea pigs*. Endocrinology **27**, 477—480 (1940). — Aging processes in the endocrine glands of the *guinea pig*. I. The influence or age, sex and pregnancy on the mitotic activity and the histologic structure of the thyroid, parathyroid and adrenal glands. Arch. of Path. **40**, 264—269 (1945a). — An adrenal cortex stimulating substance in female *human* urine. J. Labor. a. Clin. Med. **30**, 428—432 (1945b). — Metabolism and mitotic activity in the thyroid, parathyroid, and adrenal glands of the *guinea pig*. Amer. Soc. Zool. Anat. Rec. **101**, 679—680 (1948). — **Blumenthal, Herman T., and Leo Loeb**: Two antagonistic effects of underfeeding on the adrenal cortex of the *guinea pig*. Amer. J. Path. **18**, 615—628 (1942). — **Blunt, J. Wallace jr., Charles M. Plotz, Raffaele Lattes, Edward L. Howes, Karl Meyer and Charles Ragan**: Effect of cortisone on experimental fractures in the *rabbit*. Proc. Soc. Exper. Biol. a. Med. **73**, 678—681 (1950). — **Boas**: Berl. klin. Wschr. **1911**. — **Boas, N. F., and J. W. Jailer**: J. Clin. Endocrin. **9**, 655 (1949). — **Boatman, Joseph, J. H. Sunder, Clem. Russ and Campbell Moses**: Changes in adrenal and pituitary concentration of J 131 and P 32 following thyreoidectomy. Proc. Soc. Exper. Biol. a. Med. **78**, 250—253 (1951). — **Boattini, Giorgio**: Gli innesti delle ghiandole a secrezione interna. Arch. Sci. med. **46**, 323—327. — Boll. Soc. med.-chir. Pavia **35**, 1—11 (1923). — **Bobin, Geneviéve**: Images histo-cytologiques des corpuscules de Stannius de *l'anguille* européenne. Archives de Zool. **86**, 1—7 (1949). — **Bock, K. A.**: Klin. Wschr. **17**, 1311—1314 (1938). — **Bodansky, Oscar, and George F. McInnes**: Thermal coagulation of serum proteins in cancer, in the postoperative phase of surgery, and in the administration of adrenocorticotropic hormone. Cancer **3**, 1—14 (1950). — **Bodechtel, G., and H. Sack**: Diencephalose und Hirntrauma. Med. Klin. **1947**, 133—140. — **Bodian, David**: The staining of paraffin sections of nervous tissue with activated protargol. The rôle of fixatives. Anat. Rec. **69**, 153—162 (1937). — Nerve endings, neurosecretory substance and lobular organization of the neurohypophysis. Bull. Hopkins Hosp. **89**, 354—376 (1951). — **Bodo, R. C. de, S. P. Kiang** and **I. H. Slater**: Rôle of the adrenal cortex in the abnormal insulin and adrenaline response of hypophysectomized *dogs*. Federat. Proc. **8**, 32 (1949). — **Böhm, A. A., u. M. von Davidoff**: Lehrbuch der Histologie des *Menschen* einschließlich der mikroskopischen Technik. Wiesbaden 1895, 2. Aufl. 1898. — **Boehnheim, F.**: Klin. Wschr. **1925a**, 1159. — Arch. Verdgskrkh. **35** (1925b). — Klin. Wschr. **1926 II**, 1322. — **Boeke, J.**: Über das Homologon des Infundibularorgans bei *Amphioxus lanc.* Anat. Anz. **21** (1902). — Das Infundibularorgan im Gehirn des *Amphioxus*. Anat. Anz. **32** (1908). — Neue Beobachtungen über das Infundibularorgan des *Amphioxus* und das homologe Organ des *Kranioten*gehirns. Anat. Anz. **44** (1913). — **Boeminghaus, Hans:** Über den Wert der Nilblaumethode für die Darstellung der Fettsubstanzen und den Einfluß einer längeren Formalinfixierung auf den Ausfall der Färbung. Beitr. path. Anat. **67**, 533—538 (1920). — **Böning, H.:** Studien zur Körperverfassung der Langlebigen. Z. Konstit.lehre **8**, 459—506 (1922). — **Boerhaave, Hermannus:** Opuscula Lugd. Bat. **1707**. — Opusculum anatomicum de fabrica glandularum in corpore *humano*, continuens binas epistolas, quarum prior est Hermanni Boerhaave super hac re ad Fr. Ruyschium; altera Fr. Ruyschii ad Herm. Boerhaave, qua priori respondetur. Lugd. Bat. **1722** (et in Ruyschii O. o.). — Physiologie, 2. Ausg. von Joh. Pet. Eberhardt. Halle 1780. — **Boerner, Dora:** Die Beziehungen der ersten Anlage der Nebenniere und ihrer Gefäße zueinander. Z. mikrosk.-anat.. Forsch. **59**, 137—160 (1952). — **Bogart, R., J. F. Lasley and D. T. Mayer:** Influence of reproductive hormone upon growth in ovariectomised and normal female *rats*. Endocrinology **35**, 173—181 (1949). — **Bøggild, D. H.:** Acta path. scand. (København.) **2**, 68 (1925). — **Bogomolez, A.:** Beitr. path. Anat. **38** (1905). — Zur Physiologie der Nebennieren. Zur Kenntnis der Suprarenolysine. Fol. ser. **3**, 125—144 (1909). — Z. Immun.forsch. **8** (1911). — **Boguth, W., H. Langendorff** u. **E. Tonutti:** Zellkerngröße als Indikator der Funktionsbeziehung Hypophyse-Nebennierenrinde. Physiologische Ausgangsreaktion und toxische Läsion des Rindenorgans durch Diphtherietoxin. Med. Welt **20**, 408—414 (1951). — **Bohle, A., G. Hieronymi** u. **F. Hartmann:** Morphologische und elektrophoretische Veränderungen nach toxischen Desoxykortikosteronazetat-Gaben bei *Albinoratten*. Z. Kreislaufforsch. **40**, 161—174 (1951). — **Boinet, E.:** Resultats éloignés de soixante-quinze ablations des deux capsules surrénales. C. r. Soc. Biol. Paris **47**, 162—167 (1895a). — Recherches expérimentales sur les capsules surrénales. Marseille méd. **32**, 16—25 (1895b). — Résistance à la fatigue de 11 *rats* décapsulés depuis cinq et six mois. C. r. Soc. Biol. Paris **1895**c. — Nouvelles recherches sur la résistance à la fatigue de *rats* décapsulés depuis longtemps. C. r. Soc. Biol. Paris **1895**d. Ablation des capsules vraies et accessoires chez le *rat* d'égout. C. r. Soc. Biol. Paris **1895**e. — Maladie d'Addison expérimentale chez le *rat* d'égout. C. r. Soc. Biol. Paris **48**, 164—166 (1896a). — Action antitoxine des capsules surrénales sur la neurine. C. r. Soc. Biol. Paris **48**, 364—367 (1896b). — Résultats éloignés de 25 ablations de capsules surrénales. C. r. Soc. Biol. Paris **1896**c. — **Boissezon, P. de:** La corticale surrénale du *cobaye* et ses modifications, après injection d'urine de *femme* enceinte. Bull. Histol. appl. **13**, 129—136 (1936). — Action des urones de *femme* gravide sur la glycémie et la structure histologique des surrénales, de l'hypophyse et du pancréas chez le *cobaye* et la *lapine*. C. r. Soc. Biol. Paris **127**, 296 (1938). — **Boissezon, P. de, et Peyrot:** Arch. Soc. Sci. méd. et biol. Montpellier **1934**, 307—312. — **Boivin, A., et R. Vendrely:** Sur le rôle possible des deux acides nucléiques dans la cellule vivante. Experientia **3** (Basel), 32—34 (1947). — **Bojanus:** Anatome *testudinis*. Wilnae 1814 (1819—1821). — **Boldingh:** Experientia (Basel) **4**, 270 (1948). — **Bommer, S.:** Acta dermato-vener. (Stockh.) **10**, 391 (1929). — **Bomskov, Christian:** Methodik der Hormonforschung, Bd. 1. Leipzig 1937 (Adrenalektomie S. 480—484). Bd. 2. Leipzig 1939. — **Bomskov, Christian, u. Bahnsen:** Biologische Standardisierung der Hormone der Nebennierenrinde. Arch. exper. Path. u. Pharmakol. **178** (1935). — **Bomskov, Christian, u. K. N. von Kaulla:** Beitrag zur Frage nach der Wirkungsweise des Vitamins E. Klin. Wschr. **20**, 334—340 (1941). — **Bomskov, Christian, u. E. Schneider:** Klin. Wschr. **1939**, 12—14. — **Bondy, Philip K.:** The effect of the adrenal and thyroid glands upon the size of plasma amino acids in the eviscerated *rat*. Endocrinology **45**, 605—608 (1949). — **Bondy, Philip K., Frank L. Engel and Betty Farrar:** The metabolism of amino acids and protein in the adrenalectomized-nephrectomized *rat*. Endocrinology **44**, 476—483 (1939). — **Boni, M.:** Il reattivo di Schiff nella tecnica istologica. Quad. Anat. prat. **6**, 22—79 (1951). — **Bonke, Elisabeth:** Über die Beziehungen der Nebennierenrinde zum Ovar. Diss. Erlangen 1946. — **Bonke, Franz:** Über die Beziehungen der Nebennierenrinde zum Hoden. (Eine Studie an weißen *Ratten*.) Diss. Erlangen 1946. — **Bonnamour, Stéphane:** Recherches histologiques sur la sécrétion des capsules surrénales. C. r. Assoc. Anat. **1902**. — Étude histologique des phénomènes de sécrétion de la capsule surrénale chez les *mammifères*. Thèse Lyon. 1905a. — Modifications histologiques de la capsule surrénale dans certains états physiologiques (hibernation, inanition) et pathologiques expérimentaux (diphthérie, rage). C. r. Assoc. Anat. **7**, 87—93 (1905b). — **Bonnamour, Stéphane, Doubrow et Montegue:** Sur le comportement des métastases pleurales des paragangliomes. Ann. d'Anat. path. **4**, 141—146 (1927). — **Bonnamour, Stéphane, et Pinatelle:** Note sur l'organe parasympathique de Zuckerkandl. Bibliogr. anat. **11**, 127—136 (1902a). — Note sur les organes parasympathiques de Zuckerkandl. C. r. Soc. Biol. Paris **1902**b, 924—925. — Note sur la structure des organes parasympathiques de Zuckerkandl. C. r. Soc. Biol. Paris **1902**c, 925—926. — **Bonnamour, Stéphane, et A. Policard:** Note histologique sur la capsule surrénale de la *grenouille*. C. r. Assoc. Anat. **1903**a, 102—104. — Sur la graisse de la capsule surrénale de la *grenouille*. C. r. Soc. Biol. Paris **1903**b, 471—473. — **Bonner, C. D.:** J. Amer. Med. Assoc. **148**, 634 (1952). — **Bonnet, Robert:** Grundriß der

Entwicklungsgeschichte der *Haussäugetiere*. Berlin 1891. — **Booker, Walter M., Raymond L. Hayes** and **Frances M. Dent:** Influence of adreno-cortical hormone on the day-to-day blood levels and excretion of ascorbic acid in *dogs*. Federat. Proc. **9**, 14 (1950). — **Boorsook, H.** u. Mitarb.: J. of Biol. Chem. **117**, 237 (1937). — **Borberg, N. C.:** Bidrag til Bieryrens Fysiologi og Pathologie. I. Det kromaffine Vaers indre Sekretion. København 1912a. — Das chromaffine Gewebe. Nebennierenuntersuchungen. II. Skand. Arch. Physiol. (Berl. u. Lpz.) **28**, 91 (1912b). — **Borchardt, L.:** Konstitution und innere Sekretion. Slg Abh. Verdgskrkh. **9**, 1—56 (1926). — Arch. exper. Path. u. Pharmakol. **137** (1928); **139** (1929). — **Bordeu, Theophile de:** Recherches anatomiques sur la position des glandes et sur leurs actions. Paris 1751. — **Borell, U.,** and **Hj. Holmgren:** The effect of methylthiouracil on the oxygen consumption of the thyroid, liver and kidneys. Endocrinology **42**, 427—435 (1948). — **Borghese, E.:** L'emopoiesi nella ghiandola surrenale fetale di *Mus musculus*. Boll. Soc. ital. Biol. sper. **27**, 635—637 (1951). — **Bori, V. D.:** Sul tenore in acido ascorbico nei tessuti nelle varietà con particolare riguardo al sistema nervoso centrale *umano*. Boll. Soc. ital. Biol. sper. **23**, 715—717 (1947). — **Bornstein, A.,** u. **H. Gremels:** Über den Anteil von Mark und Rinde an den Ausfallserscheinungen der Nebennieren-Exstirpation. Virchows Arch. **254**, 409—424 (1925). — **Bornstein, A.,** u. **K. Holm:** Über die Ausfallserscheinungen nach Nebennierenexstirpation. 1. Mitt. Z. exper. Med. **37** (1923). — **Borst, Max:** Pathologische Histologie. Leipzig 1926. — **Bortz, H.:** Arch. Gynäk. **88** (1898). — **Boruttau:** Arch. f. Physiol. **78**. — **Bory, Louis:** La glande pigmentaire de la peau. Progrès méd. **54**, 671—684 (1926). — **Boscott, R. J.:** Nature (Lond.) **159**, 342 (1947). — **Boscott, R. J.,** and **A. M. Mandl:** The histochemical demonstration of ketosteroids in adrenal tissue. J. of Endocrin. **6**, 132—136 (1949). — **Boscott, R. J., A. M. Mandl, J. F. Danielli** and **C. W. Shoppee:** Cytochemical demonstration of ketosteroids. Nature (Lond.) **162**, 572 (1948). — **Boss, W. R., J. H. Birnie** and **Robert Gaunt:** Federat. Proc. **8**, 13 (1949a). — J. Clin. Endocrin. **9**, 658 (1949b). — **Bossak, Elaine T., Albert S. Gordon** and **Harry A. Charipper:** Effects of sex hormones and thyroxine on hematopoiesis in the *frog, Rana pipiens*. Amer. Soc. Zool. Chicago. Anat. Rec. **99**, 679 (1947). — **Bossard, R.:** Ein Fall von Lymphangioma cysticum der rechten Nebenniere. Zürich 1900. — **Bosselmann, H.:** Nebenniere und Zwitterbildung. Beitr. path. Anat. **98**, 65 (1936). — Intersex mit suprarenalem Virilismus (Knochenmarksentwicklung in der hyperplastischen Nebenniere). Endokrinol. **19**, 292 (1937). — **Botar, J.,** et **L. O'Shaugnessy:** L'innervation de la glande surrénale. Verh. anat. Ges. Anat. Anz. (Ergh.) **83**, 89—90 (1937a). — L'innervation de la glande surrénale. Monit. zool. ital. Suppl., **47** 106—107 (1937b). — **Botella:** Rev. clin. españ. **3**, 309 (1941). — **Bottini, A. C.:** Anatomia descriptiva de las capsolas suprarrenales. Rev. Asoc. méd. argent. **60**, 573—574 (1946). — **Bouchard:** Les auto-intoxications. Paris 1886. — **Bouckaert, J.,** et **C. Heymans:** Arch. internat. Pharmacodynamie **35**, 153 (1929). — **Bouin, P.:** Eléments d'histologie, 2. Aufl. Paris 1932. — **Bourey, P.,** et **F. Legueu:** J. d'Urol. **1**, 181 (1912). — **Bourgery, N.:** Traité complet de l'anatomie de l'*homme*. Paris 1832. — **Bourne, Geoffrey H.:** Vitamin C in the adrenal gland. Nature (Lond.) **131**, 874 (1933a). — The staining of vitamin C in the adrenal gland. Austral. J. Exper. Biol. a. Med. Sci. **11**, 261 (1933b). — Vitamin C in the *human* foetal adrenal and the physical state of the vitamin in the gland cell. Nature (Lond.) **132**, 850 (1933c). — A study on the Golgi apparatus of the adrenal gland. Austral. J. Exper. Biol. a. Med. Sci. **12**, 123—139 (1934a). — Vitamin C. Med. J. **1934**b, 339. — Unique structure in the adrenal of female *opossum*. Nature (Lond.) **134**, 664—665 (1934c). — Physiology of vitamin C. Assoc. for the Adv. of Sci. **22**, 388 (1935a). — The distribution of vitamin C in the organs of the *fox (Vulpes vulpes)*. Austral. J. Exper. Biol. a. Med. Sci. **13**, 113—125 (1935b). — Mitochondria, Golgi apparatus, and vitamins. Austral. J. Exper. Biol. a. Med. Sci. **13**, 234 (1935c). — The physiology of vitamin C. Scientia **1935**d. — The significance of vitamin C in the organism as suggested by its cytology. Physiologic. Rev. **1935**e. — The sterols, sex hormones and cancer. J. Canc. Res. Comm. Univ. Sidney **7**, 34—39 (1935f). — The vitamin C technique as a contribution to cytology. Anat. Rec. **66**, 369—385 (1936a). — The adrenal gland in new-born *mammals*. Proc. Linnean Soc. N. S. Wales **61**, 221 (1936b). — The phylogeny of the adrenal gland. Amer. Naturalist **70**, 159 (1936c). — J. of Physiol. **95**, 12 (1939). — Mitochondria and Golgiapparatus. In G. Bourne, Cytology and cell physiology. Oxford 1942a. — The distribution of alkaline phosphatase in various tissues. Quart. J. Exper. Physiol. **32**, 1—19 (1943). — Nature (Lond.) **153**, 254 (1944). — The *mammalian* adrenal gland. Oxford 1949. — The adrenal gland. Discovery **11**, 5—7 (1950a). — Intra-cellular distribution of vitamin C in the adrenal cortex. Nature (Lond.) **166**, 549—550 (1950b). — **Bourne, G.,** and **S. Zuckerman:** The influence aif the adrenals on cyclical changes in the accessory reproductive organs of female *rats*. J. of Endocrin. **2**, 268—282 (1940). — Changes in the adrenals in relation to the normal and artificial threshold oestrous cycle in the *rat*. J. of Endocrin. **2**, 268—310 (1941). — **Boutwell, R. K., M. K. Brush** and **H. P. Rusch:** Amer. J. Physiol. **154**, 517—524 (1948). — **Bovin:** Nord. med. Ark. **41** (1909). — **Bowen, B. D., G. F. Koepf, G. Bissell** and

D. Hall: Metabolic changes in coexisting diabetes mellitus and Addisons disease. Proc. Assoc. Study Int. Secret. Endocrinology **30**, 1026 (1942). — **Bowen, R. H.:** On a possible relation between the Golgi apparatus and secretory products. Amer. J. Anat. **33** (1924). — Notes on the topography of the Golgi apparatus in gland cells. Science (Lancaster, Pa.) **61** (1925). — Studies on the Golgi apparatus in gland-cells. II. Glands producing lipoidal secretions-the so-called skin glands. Quart. J. Microsc. Sci. **70** (1926a). — Studies on the Golgi apparatus in gland-cells. IV. A critique of the topography, structure and function of the Golgi apparatus in glandular tissue. Quart. J. Microsc. Sci. **70** (1926b). — The cytology of glandular secretion. Quart. Rev. Biol. **4** (1929). — **Bowman, D. E.,** and **E. Muntwyler:** Proc. Soc. Exper. Biol. a. Med. **35**, 557—558 (1937). — **Boxter, Johnson, Mader** and **Schiller:** Canad. Med. Assoc. J. **63**, 540 (1950). — **Boycott, A. E.,** and **C. H. Kelloway:** Compensatory hypertrophy of suprarenals. J. of Path. **27**, 171—180 (1924). — **Boyd, J. D.:** Anat. Rec. **61**, Suppl. 52 (1934). — **Boyd, W.:** Three tumors arising from neuroblasts. Ann. Surg. **12**, 1031—1048 (1926). — **Boyd, W. M., B. K. Lee** and **M. Stevens:** Endocrinology **32**, 27 (1943). — **Boyden, Edward A.:** A volumetric analysis of young *human* embryos of the 10- and 12-somite stage. Contrib. to Embryol. **28**, 157—192 (1940). — A laboratory atlas of the 13-mm *pig* embryo (prefared by younger stages of the *chick* embryo), 3. Aufl. Philadelphia 1951. — **Bozzolo, C.:** La coloration vitale en rapport avec les méthodes de Ciaccio et sous leur action pour la diagnose différentiale des cellules à sécrétion interne. Arch. ital. Biol. **75**, 186—190 (1926). — **Brachet, A.:** Traité d'embryologie des *vertébrés*, 2. Aufl. Paris 1935. — **Brachet, J.:** La détection histochimique des acides pentose nucléiques. C. r. Soc. Biol. Paris **133**, 88—90 (1940). — **Brachet, J.,** u. **R. Jenner:** Recherches sur des particules cytoplasmiques de dimensions macromoléculaires riches en acide pentose-nucléique. I. Propriétés générales, relations avec les hydrolases, les hormones, les proteins de structure. Enzymologica **11**, 196—212 (1944). — **Bradley, H. C.,** and **S. Belfer:** Autolysis of adrenal gland tissue. J. of Biol. Chem. **124**, 331—338 (1938). — **Braeucker, W.:** Die Nerven der Schilddrüse und der Epithelkörperchen. Anat. Anz. **56** (1923). — Der Bauchteil des vegetativen Nervensystems mit besonderer Berücksichtigung der Niereninnervation. Anat. Nachr. **1**, 217—232 (1951). — **Bramwell:** Brit. Med. J. **1897**. — **Brand, M.:** The influence of stilboestrol on the size on the adrenal glands. Arch. internat. Pharmacodynamie **79**, 298—305 (1949). — **Brander, J.:** Secretory pathways of the anterior lobe of the hypophysis cerebri. Proc. Anat. Soc. Great Britain June 1947. J. of Anat. **81**, 402 (1947). — **Brandt, Alexander:** Über den Zusammenhang der Glandula suprarenalis mit dem Parovarium resp. der Epididymis bei *Hühnern*. Biol. Zbl. **9** (1899). — **Brandt, W.:** Z. angew. Anat. **5** (1920). — **Brass, Arnold :** Kurzes Lehrbuch der normalen Histologie des *Menschen* und typischer *Tierformen* Leipzig 1888. — Atlas der Gewebelehre des *Menschen*. Göttingen 1895. — **Brauer, A.:** Zool. Jb. **10** (1897); **12** (1898). — Beiträge zur Kenntnis der Entwicklung und Anatomie der *Gymnophionen*. III. Die Entwicklung der Excretions-Organe. Zool. Jb., Abt. Anat. u. Ontog. **16**, 134 (1902). — A topographical and cytological study of the sympathetic nerve components of the suprarenal of the *chick* embryo. Anat. Rec. **51**, 61 (1931). — The differentiation of the sympathetic nervous components of the *chick* suprarenal in chorio-allantoic grafts. Anat. Rec. **60**, 60—61 (1934). — **Brauer, E. W.:** Endokrinol. **19**, 10 (1937). — **Brauer, Irmgard:** Die Wirkung von Adrenalin, Adrenalin-Abbauprodukten sowie ihren Ascorbinaten auf Wurzelspitzen-Mitosen von *Vicia faba*. Biol. Zbl. **70**, 152—172 (1951). — **Braun, L.:** Über Adrenalinarteriosklerose. Sitzgsber. Akad. Wiss. Wien, Math.-naturwiss. Kl. III, **116**, 3—24 (1907). — **Braun, M.:** Arb. zool. zoot. Inst. Würzburg **4** (1877/78). — Zool. Anz. **2** (1879). — Bau und Entwicklung der Nebennieren bei *Reptilien*. Arb. zool. zoot. Inst. Würzburg **5**, 1—30 (1882). — **Braunsteiner, H.:** Große Blutaustauschtransfusionen, Physiologie und therapeutische Wirkung. Klin. Wschr. **1951**, 435—438. — **Braunsteiner, H., K. Fellinger, H. Kolder** u. **F. Pakesch:** Gleichzeitige Verabreichung von Stickstofflost und Cortison. Klin. Wschr. **1952**, 997—998. — **Braunsteiner, H., E. Gisinger** u. **F. Pakesch:** Ferritin, Transferrin und Serumeisen. Klin. Wschr. **1952**, 394—401. — **Braus, Hermann:** Anatomie des *Menschen*, 2. Aufl., Bd. 2, Eingeweide, von C. Elze. Berlin 1934. — **Bremer, Frédéric:** Nerve and synaptic conduction. Amer. Ann. Rev. Physiol. **9**, 457—476 (1947). — **Bremer, John Lewis:** The origin of the renal artery in mammals and its anomalies. Amer. J. Anat. **18**, 179—200 (1915). — **Breneman, W. R.:** Growth of endocrine glands and viscera in normal white Leghorn *chicks* compared with limited diet and estrogen injected *birds*. Anat. Rec. **78**, 45 (1940/41). — **Brenner, L. O., S. O. Waife** and **M. G. Wohl:** J. Labor. a. Clin. Med. **37**, 593 (1951). — **Brera:** Singol. Monstruosità d'un feto *umano*. Mem. di Verona **17**, 354 (1815). — **Breschet, G.:** Medic. chir. transact. **9**, 433 (1818). — Über zwei neugeborene wasserköpfige und hirnlose *Kinder*. Meckels Arch. dtsch. Physiol. **8**, 151—156 (1823). — **Brezzi, Jolanda:** Ricerche sull'istogenesi dell ghiandole surrenali negli *uccelli (Gallus* e *Columba)*. Arch. ital. Anat. **44**, 551—555 (1940). — **Brian, Otto:** Über eine aus Knochenmark bestehende Geschwulst zwischen Niere und Nebenniere. Virchows Arch. **186** (1906). — **Bricaire, H.:** Un nouveau test d'insuffisance surrénale: l'épreuve à l'hormone adrénocorticotropique. Presse méd. 57, 200 (1949). — **Bridge, T. W.**: Fishes. The suprarenal bodies. Cambridge natural history 7, 346—348 (1904). — **Brieger, H.**: Die Auswirkung tierischer, pflanzlicher und gemischter Rohnahrung auf den Entfaltungsgrad von Nebenniere, Milz, Hoden und Thymusdrüse bei der weißen *Ratte*. Roux' Arch. 142, 225 (1942). — **Brigidi, V.**: Delle capsule suprarenali accessorie. Sperimentale 36, 581 (1882). — **Brin, M. H.**: De l'évolution des tumeurs propres à la capsule surrénale. Thèse Paris. 1892. — Assoc. franç. d'urol. 15, 33 (1911). — **Brischke, H.**: Experimentelle Untersuchungen über die Verpflanzung von Nebennieren. Diss. Halle 1939. — **Briseño-Castrejon, B.**: Estudio estadistico y estructural acerca de la interdependencia hipófisocorticosuprarrenal en la suprarrenalectomia unilateral en la *rata*. I. Hipofisis. An. Escuela Nacion, Cienc. Biol. México 5, 167—187 (1948). — **Briseno-Castrejon, B.**, and **J. C. Finerty**: An azocarmine stain for differential cell analysis oft the *rat* anterior hypophysis. Stain Technol. 24, 103—107 (1949). — **Brites, G.**: A propos de l'union rénosurrénale et de sa signification pathologique. Fol. anat. Univ. coimbr. 9, 1—22 (1934). — Encore les surrénales accessoires sous-capsulaires, dans le rein de l'*homme*. Fol. anat. Univ. coimbr. 10, 1 (1935). — **Britton, S. W.**: Neural and hormonal factors in bodily activity. The prepotency of medulliadrenal influence in emotional hyperglycemia. Amer. J. Physiol. 86, 340—352 (1928). — Adrenal insufficiency and related considerations. Physiologic. Rev. 10, 617—682 (1930a). — Seasonal variations in survival after adrenalectomy. Amer. J. Physiol. 94, 686—691 (1930b). — Observations on adrenalectomy in *marsupial*, hibernating and higher *mammalian* types. Amer. J. Physiol. 99, 9—14 (1931). — Form and function in the sloth. Quart. Rev. Biol. 16, 190—207 (1941). — **Britton, S. W.**, and **E. L. Corey**: Pancreatic and cortico-adrenal involvment in carbohydrate regulation. Amer. J. Physiol. 131, 790—798 (1941a). — Antagonistic adrenal and pituitary effects on body salts and water. Science (Lancaster, Pa.) 93, 405—406 (1941b). — **Britton, S. W., J. C. Flippin** and **H. Silvette**: The oral administration of corticoadrenal extract. Amer. J. Physiol. 99, 44—51 (1931). — **Britton, S. W.**, and **R. F. Kline**: Effects of saline and other solutions on estrus and survival after adrenalectomy. Amer. J. Physiol. 113, 17 (1935). — Augmentation of activity in the sloth by adrenal extract emotion and other conditions. Amer. J. Physiol. 127, 127—130 (1939); 133, 503 (1941). — Federat. Proc. 1, 10 (1942). — Age, sex, carbohydrate, adrenal cortex and other factors in anoxia. Amer. J. Physiol. 145, 190—202 (1945). — **Britton, S. W., R. F. Kline** and **H. Silvette**: Blood-chemical and other conditions in normal and adrenalectomized *sloths*. Amer. J. Physiol. 123, 701—704 (1938). — **Britton, S. W.**, and **H. Silvette**: Some effects of cortico-adrenal extract and other substances on adrenalectomized animals. Amer. J. Physiol. 99, 15—32 (1931). — The effects of cortico-adrenal extract on carbohydrate metabolism in normal animals. Amer. J. Physiol. 100, 693—700 (1932a). — The apparent prepotent function of the adrenal glands. Amer. J. Physiol. 100, 701—713 (1932b). — Amer. J. Physiol. 100, 685 (1932c). — Amer. J. Physiol. 107, 190 (1934a). — Amer. J. Physiol. 108, 535 (1934b). — Amer. J. Physiol. 115, 628 (1936a). — Amer. J. Physiol. 118, 21 (1936b). — The adrenal cortex and carbohydrate metabolism. Cold Spring Harbor Symp. Quant. Biol. 5, 357 (1937a). — Amer. J. Physiol. 118, 594 (1937b). — Amer. J. Physiol. 122, 446 (1938). — **Britton, S. W., H. Silvette** and **R. F. Kline**: Adrenal insufficiency in American *monkeys*. Amer. J. Physiol. 123, 705—711 (1938). — **Brøchner-Mortensen, K., Joh. Georg, Chr. Hamburger, E. Snorrason, M. Sprechler, A. A. Videbaek** and **Torben K. With**: The effects of adrenocorticotrophic hormone (ACTH) in a case of chronic rheumatoid arthritis. Acta endocrinol. (Københ.) 3, 39—55 (1949). — **Brody, H.**, and **P. L. Bailey** jr.: Unilateral renal agenesia in a fetal *pig*. Anat. Rec. 74, 159—163 (1939). — **Broek, van den**: Morph. Jb. 37 (1908). — **Brokaw, Rodman, Benjamin Briseno-Castrejon** and **John C. Finerty**: Quantitative studies of cell types in the *rat* hypophysis following prolonged periods of unilateral adrenalectomy. Texas Rep. Biol. a. Med. 8, 312—319 (1950). — **Brolin, Sven Elov**: A study of the structural and hormonal reactions of the pituitary body of *rats* exposed to cold. Illustrating the regulatory influence of the anterior lobe on the thyroid gland. Acta anat. (Basel) Suppl. 3, 1946. — The possibilities of analysing experimental inducement of acute thymus involution. Acta anat. (Basel) 11, 586—589 (1951). — **Broman, Ivar**: Normale und abnorme Entwicklung des *Menschen*. Wiesbaden 1911. — Die Entwicklung des *Menschen* vor der Geburt. München 1927. — **Brooks, Ch. M.**: Amer. J. Physiol. 107, 577 (1934). — **Broster, L. R.**: A review of sex characters, with special reference to the adrenal cortex. Brit. Med. J. 1931, 743—748. — Eight years experience with the adrenal gland. Arch. Surg. 34, 761—791 (1937). — **Broster, L. R., C. Allen, H. W. C. Vines, J. Patterson, A. W. Greenwood, G. F. Marrian** and **G. C. Butler**: The adrenal cortex and intersexuality. London 1938. — **Broster, L. R.**, and **H. Gardiner-Hill**: A case of Addisons disease successfully treated by a graft. Brit. Med. J. 1946, 570—572. — **Broster, L. R.**, and **Jocelyn Patterson**: An unusual case of adrenal carcinoma. With the note on the application of a new colour test. Brit. Med. J. 1948, No 4555, 781—782. — **Broster, L. R.**, and **H. W. C. Vines**: The adrenal cortex; a surgical and pathological study. London 1933. — **Broucha, L.**, et **H. Simon-**

net: Nouvelles recherches concernant l'action de l'urine de *femme* enceinte sur le tractus genital male. C. r. Soc. Biol. Paris 103 (1930). — **Brouha, L., W. B. Cannon** and **D. B. Dill:** J. of Physiol. 87, 345—359 (1936). — **Broun, G. O., Victor Hager, M. C. Goehausen, C. B. Grebel, W. M. Sweeney** and **R. H. Hellmann:** Remission in Hodgkins disease following colchicine, desoxycorticosterone, and ascorbic acid. J. Labor. a. Clin. Med. 36, 803—804 (1950). — **Broussy, J.:** Arch. Soc. Sci. med. et biol. Montpellier 9, 177 (1927). — Amino acides phénoliques et hyperadrénalinogénèse. Arch. Soc. Sci. méd. et biol. Montpellier 15, 716 (1934a). — Sur un point particulier de l'histophysiologie de la surrénale. Amino-acides phénoliques et hyperadrénalinogénèse. C. r. Assoc. Anat. 1934b, 529. — **Broussy, J.,** et **H. Daniel:** Sur les modifications histologiques du cortex surrénal au cours de divers états pathologiques et expérimentaux. Arch. Soc. Sci. méd. et biol. Montpellier 1938, 431. — **Brevnell, K. A.:** Proc. Soc. Exper. Biol. a. Med. 30, 783 (1933). — **Brown, G. Malcolm:** The effect of ACTH in a case of beta islet cell adenoma of the pancreas. Amer. J. Digest. Dis. a. Nutrit. 18, 145—146 (1951). — **Brown, J. B.:** Arachidonic acid in lipids of thyroids, adrenal and spleen. J. of Biol. Chem. 83, 777—782 (1929). — **Brown, J. B., R. Knouff, M. Conlin** and **B. Schneider:** Comparative lipid analysis of cortex and medulla of *beef* adrenals. Proc. Soc. Exper. Biol. a. Med. 37, 203—205 (1937). — **Brown, N. Catherine:** Histologic changes in the adrenal glands of albino *rats* suffering from avitaminosis of the vitamin B complex. Univ. Colorado Stud., Ser. A 27, 40 (1945). — **Brown, Wade H.,** and **Louise Pearce:** On the pathological action of arsenicals on the adrenals. J. of Exper. Med. 22, 535—542 (1915). — **Brown, Wade H., Louise Pearce** and **Chester M. van Allen:** Effects of obscure lesions on organ weights of apparently normal *rabbits*. J. of Exper. Med. 42, 163—178 (1925). — Effects of spontaneous disease in organ weights of *rabbits*. J. of Exper. Med. 43, 241—262 (1926a). — Organ weights of normal *rabbits*. J. of Exper. Med. 43, 733—741 (1926b). — **Brown, W. Langdon:** The biology of the endocrine system. New York Med. J. 115, 373—376 (1922a). — The position of the thyroid in the endocrine system. Brit. Med. J. 31, 85—88 (1922b). — **Browne, J. S. L.:** Conf. metab. asp. convalesc, 11.—12. Juni 1943, S. 86—94. — **Browne, J. S. L., M. M. Hoffman, V. Schenker, E. H. Venning** and **P. Weil:** Conf. metab. asp. convalesc, 2.—3. Febr. 1945, S. 15—25. — **Browne, J. S. L., L. G. Johnson** and **H. McAlpine:** Some effects of large doses of adrenocorticotrophic hormone. Tr. 17. conf. metab. asp. convalesc. 1948. — **Browne, J. S. L., S. Karady** and **H. Selye:** J. of Physiol. 97, 1 (1939). — **Browne, J. S. L., V. Schenker** and **H. Cohen:** Conf. metab. asp. convalesc., 15.—16. Okt. 1945, S. 100—105. — **Browne, J. S. L.,** and **E. M. Venning:** Lancet 1936 II, 1507. — **Brownell, K. A.,** and **F. A. Hartman:** Influence of adrenal preparations on basal metabolism and specific dynamic action. Endocrinology 29, 430—442 (1941). — Increased glyconeigenetic factor production after adrenal enucleation. Endocrinology 42, 232—235 (1948). — **Brownell, K. A., J. E. Lockwood** and **F. A. Hartman:** A lactation hormone of the adrenal cortex. Proc. Soc. Exper. Biol. a. Med. 30, 783—784 (1933). — **Browning, Henry C.:** Heterologous and homologous growth of transplants during the course of development of spontaneous mammary tumors in C 3 H *mice*. J. Nat. Canc. Inst. 8, 173—189 (1948). — Homologous and heterologous growth of transplants of various tissues during the course of development in the *mouse*. Cancer 2, 646—672 (1949). — **Brownlee, G.:** Lancet 1950 I, 157. — **Brown-Séquard:** Recherches expérimentales sur la physiologie et la pathologie des capsules surrénales. C. r. Acad. Sci. 43, 22, 422—425, 542 (1856a). — Recherches expérimentales sur la physiologie des capsules surrénales. Moniteur des hôpitaux. Paris 1856b. — Recherches expérimentales sur la physiologie et la pathologie des capsules surrénales. Arch. gén. méd. 1856c. — Nouvelles recherches sur les capsules surrénales. C. r. Acad. Sci. 45, 1036 (1857). — Nouvelles recherches sur l'importance des fonctions des capsules surrénales. J. de Physiol. 1, 160 (1858a). — Nouvelles recherches sur l'importance des fonctions des capsules surrénales. Gaz. méd. 1858b, Nr 1. — Influence de l'extrait aqueux de capsules surrénales sur les *cobayes* presque mourants à la suite de l'ablation de ces organes. C. r. Soc. Biol. Paris 44, 410 (1892a). — Influence heureuse de la transfusion du sang normal après l'extirpation des capsules surrénales chez le *cobaye*. C. r. Soc. Biol. Paris 1892b, 467. — **Bruck, H.,** and **D. J. MacCune:** Involution of the adrenal glands in newly born infants. A biochemical inquiring into its physiologic significance. Amer. J. Dis. Childr. 52, 863 (1936). — **Brues, Austin M.,** and **Agnes N. Stroud:** Effects of tritium on cells cultivated in vitro. Amer. Assoc. Anat. New Orleans. Anat. Rec. 106, 181 (1950). — **Brüschweiler, Hans Peter:** Über die Verkalkungen der Nebenniere der Katze. Virchows Arch. 255, 494—503 (1925). — **Bruhn, J. M.:** Amer. J. Physiol. 135, 572 (1942). — **Brunes, Joyce A.,** and **Emil Witschi:** Distribution of chorionic gonadotropin. Amer. Soc. Zool. Chicago. Anat. Rec. 99, 662 (1947). — **Bruni:** Anat. Anz. 42 (1912). — **Brunn, A. v.:** Ein Beitrag zur Kenntnis des feineren Baues und der Entwicklungsgeschichte der Nebennieren. Arch. mikrosk. Anat. 8, 618—638 (1872). — Über das Vorkommen organischer Muskelfasern in den Nebennieren. Nachr. kgl. Ges. Wiss. Göttingen 1873, 421—422. — **Brunner:** Schweiz. Wschr. Chem. u. Pharm. 30, 121—123 (1892). — **Brunner, Albert:** Analyse der Azofarbstoffe. Berlin 1929. — **Brunschwig, Alexander:** Paroxysmal hypertension from pheochromocytomas. J. Amer. Med. Assoc. **134**, 253—254 (1947). — **Brunswick, Hermann:** Der mikroskopische Nachweis der Phytosterine und von Cholesterin als Digitonin-Steroide. Z. wiss. Mikrosk. **39**, 316—321 (1922). — Die Grenzen der mikrochemischen Methodik in der Biologie. Naturwiss. **11**, 881—885 (1923). — **Bruzzone, Silvio,** and **Hugo Lopez:** Comparative cortical action of different pregnenolones in the adrenalectomized *guinea pig*. Proc. Soc. Exper. Biol. a. Med. **68**, 578—579 (1948). — **Bryan, A. H.,** and **H. T. Ricketts:** J. Clin. Endocrin. **4**, 450—464 (1944). — **Bubenaite, J.:** Über einige Erfahrungen mit der Golgi-Methode. Z. wiss. Mikrosk. **46**, 259—260 (1920). — **Buchanan** and **Fraser:** J. of Anat. **53**, 35 (1918). — **Buchholz, B.:** Z. exper. Med. **63**, 188—197 (1928). — **Bucura, K. J.:** Nachweis von chromaffinem Gewebe und wirklichen Ganglienzellen im Ovar. Wien. klin. Wschr. **1907**. — **Buday, K.:** Beitrag zur Cystenbildung in den suprarenalen Nierengeschwülsten. Beitr. path. Anat. **24** (1898). — **Budde, C. C. L. G.:** A new and improved method for the decomposition of fats and oils into fatty acids and glycerine. Brit. Patent No 5, 715, 1909. — **Buddenbrock, W. v.:** Grundriß der vergleichenden Physiologie. 3. Teil: Ernährung, innere Sekretion, Exkretion, Blutkreislauf, S. 525—830. 1928. — **Budge, J.:** Specielle Physiologie des Menschen. Weimar 1856. — **Bücherl, E.,** u. **M. Schwab:** Der Einfluß der Milz auf das weiße Blutbild. Klin. Wschr. **1951**, 731—736. — **Büchmann, P.,** u. **H. Schulze-Buschoff:** Med. Klin. **1949**, 881. — **Büchner, Fr.:** Spezifische Tumoren des Nebennierenmarkes mit Hypertonie. Klin. Wschr. **1934 I**, 617. — **Bülbring, Edith:** J. of Physiol. **89**, 64 (1937). — The relation between cortical hormone and the size of the testis in the *drake*, with some observations on the effect of different oils as solvents and an desoxycorticosterone acetate. J. of Pharmacol. **69**, 52—63 (1940). — The action of adrenaline on transmission in the superior cervical ganglion. J. of Physiol. **103**, 55—67 (1944). — **Bülbring, Edith,** and **J. H. Burn:** Liberation of nor-Adrenaline from adrenal medulla by splanchnic stimulation. Nature (Lond.) **163**, 363 (1949). — **Bülbring, Edith,** and **D. Whitteridge:** The effect of adrenaline on nerve action potentials. J. of Physiol. **99**, 201—207 (1941). — **Büttner, C. G.:** Anatomische Betrachtungen. Königsberg u. Leipzig 1768. — **Bujard, Eug.:** Essai de classification synthétique des formations glandulaires de l'*homme*. Bibliogr. anat. **21**, 86—116 (1911). — **Bull, H. B.:** The biochemistry of the lipids. London 1937. — **Bulliard, H.:** Recherches sur les cultures de tissus: La corticale surrénale. Arch. de Zool. **61**, 553—579 (1923). — **Bulliard, H., I. Grundland** and **M. Maillet:** Détection histochimique des phosphatides cellulaires. C. r. Soc. Biol. Paris **144**, 192—194 (1950). — **Bulliard, H.,** et **M. Maillet:** Médullo-surrénale et yohimbine. C. r. Assoc. Anat. Lyon. — Bull. Assoc. Anat. **1949**, 87—90. — **Bullock, W.,** and **J. H. Sequeira:** On the relation of the suprarenal capsules to the sexual organs. Trans. Path. Soc. London **56**, 189—208 (1905). — **Bullough, W. S.:** Stress and epidermal mitotic activity. I. The effects of the adrenal hormones. J. of Endocrin. **8**, 265—274 (1952a). — Stress and epidermal mitotic activity. II. The effects of the sex hormones. J. of Endocrin. **8**, 365—376 (1952b). — **Bullough, W. S.,** and **F. J. Ebling:** Cell replacement in the epidermis and sebaceous glands of the *mouse*. J. of Anat. **86**, 29—34 (1952). — **Buno, W.,** u. **P. Engel:** Über die histologischen Veränderungen inkretorischer Organe durch chronische Zufuhr gonadotroper Hormone. Klin. Wschr. **1936**, 716. — **Bunting, Henry:** The histochemical detection of iron in tissues. Stain Technol. **24**, 109—115 (1949). — Ann. New York Acad. Sci. **52**, 977 (1950). — **Bunting, H., G. B. Wislocki** and **E. W. Dempsey:** Chemical histology of *human* eccrine and apocrine sweat glands. Anat. Rec. **100**, 61 (1948). — **Burchenal, Stock** and **Rhoads:** Cancer Res. **10**, 209 (1950). — **Burdach, Karl Friedrich:** Handbuch der Pathologie. Leipzig 1808. — Handbuch der Physiologie. Leipzig 1810. — Anatomische Untersuchungen. Leipzig 1814. — **Burdick, H. O.,** and **E. J. Konanz:** The effect of desoxycorticosterone acetate on early pregnancy. Endocrinology **28**, 555—560 (1941). — **Burgaetzy:** De *vespertilionibus* quibusdam gravidis aerumque foetuum velamentis. Tubingae 1817. — **Burghart:** A case of diabetes with complete destruction of one adrenal. Medical Week **1897**, 141. — **Burn, J. H.,** and **H. Dale:** J. of Physiol. **61**, 185 (1926). — **Burns, B. I., J. D. Reese** and **A. H. Sellman:** Lymphatic ganglion cell changes in adrenalectomized animals. Proc. Soc. Exper. Biol. a, Med. **36**, 261 (1937). — **Burns, Thomas W., George Sayers, Frank H. Tyler, H. V. Jager, T. B. Schwartz, Emil L. Smith** and **L. T. Samuels:** Fats and metabolic action of intravenously administered adrenocorticotropic hormone (ACTH). J. Clin. Endocrin. **8**, 590 (1948). — **Burns, Thomas W., Marshall Merkin, Marion A. Sayers** and **George Sayers:** Concentration of adrenocorticotrophic hormone in *rat, porcine* and *human* pituitary tissue. Endocrinology **44**, 439—444 (1949). — **Burrage, W. C.,** and **J. H. Halsted:** Adrenal medullary tumor — Phaeochromocytoma. Case report with successful operation. Ann. internat. Med. **28**, 238—249 (1948). — **Burresi:** Morbo dell'Addison. Sperimentale 1880. — **Burrill, M. W.:** Further studies in the andromimetic function of the immature male *rat* adrenal. Endocrinology **26**, 645—660 (1940a). — The liver and endogenous androgens. Proc. Soc. Exper. Biol. a. Med. **44**, 273—276 (1940b). — **Burrill, M. W.,** and **R. R. Greene:** Androgenic function of the adrenals in immature male castrate *rat*. Proc. Soc. Exper. Biol. a. Med. **40**, 327—330 (1939a). — Androgen production in normal intact and castrate immature female *rats*. Proc. Soc. Exper. Biol. a. Med. **42**, 764—766 (1939b). — Liver and adrenal androgen of the *rat*. Endocrinology **28**, 874—876 (1941a). — Androgen production in the female *rat*. Endocrinology **28**, 871—873 (1941b). — Androgen production in the pregnant and lactating *rat*. Amer. J. Physiol. **133**, 233 (1941c). — Androgen production during pregnancy and lactation in the *rat*. Anat. Rec. **83**, 209—227 (1942). — **Burrill, M. W.,** and **A. C. Ivy:** Excretion of neutral 17-ketosteroids in *human* subjects repeatedly exposed to hypoxia under conditions of simulated high altitude. J. Appl. Physiol. **2**, 437—445 (1950). — **Burrill, M. W., F. Smith** and **A. C. Ivy:** J. of Biol. Chem. **157**, 297 (1945). — **Burrows, Harold:** Changes induced by oestrogens in the adrenals of male *mice*. J. of Path. **43**, 121—126 (1936). — Biological actions of sex hormones. New York 1945. — **Burrows, Harold, J. W. Cook, E. M. F. Roe** and **F. L. Warren:** Isolation of Δ-3-5 androstadiene-17-one from the urine of a *man* with a malignant tumor of the adrenal cortex. Biochemic. J. **31**, 950—961 (1937). — **Burton-Opitz, R.:** The vascularity of the liver. VIII. The influence of adrenalin upon the arterial inflow. Quart. J. Exper. Physiol. **5**, 309—324 (1912). — **Burton-Opitz, R.,** and **D. J. Edwards:** The vascularity of the adrenal bodies. Amer. J. Physiol. **43**, 408—414 (1917). — **Busacchi, P.:** I corpi cromaffini del cuore *umano*. Arch. ital. Anat. **1912/13**. — **Busch:** Beschreibung zweier merkwürdiger Mißgeburten, S. 17, Nebennieren. Marburg 1803. — **Busse, O.:** Über Bau, Entwicklung und Einteilung der Nierengeschwülste. Virchows Arch. **157**, 346 (1899). — **Busse, Walter:** Zur Frage des Ileothoracopagus tripus. Z. Anat. **90**, 671—689 (1929). — **Butcher, Earl O.:** Hair growth in adrenalectomized, and adrenalectomized tyroxin treated *rats*. Amer. J. Physiol. **120**, 427—434 (1937). — Effect of adrenalectomy on the growth of mammary glands in underfed albino *rats*. Proc. Soc. Exper. Biol. a. Med. **42**, 571—573 (1939). — Oxygen consumption of skin and hair growth after adrenalectomy in the white *rat*. Amer. Soc. Zool. Anat. Rec. **84**, 489 (1942a). — The oxygen consumption of skin during the hair cycle in the normal *rat* and after adrenalectomy in underfed *rats*. Amer. Assoc. Anat. Anat. Rec. **82**, 403 (1942b). — Effects of adrenalectomy on pigmentation of hair in *rats* fed a deficient diet. Proc. Soc. Exper. Biol. a. Med. **60**, 396—397 (1945). — Adrenal autotransplants with hepatic portal drainage in the *rat*. Endocrinology **43**, 30—35 (1948a). — Adrenal transplants in the liver, spleen and kidney of the *rat*. Amer. Assoc. Anat. Wisconsin. Anat. Rec. **100**, 735 (1948b). — **Butcher, Earl O.,** and **R. A. Richards:** The relation of the adrenals to the retarded hair growth in underfed albino *rats*. Endocrinology **25**, 787—792 (1939). — **Butenandt, Adolf, Heinz Dannenberg** u. **Dorothee v. Dresler:** Methylhomologe des 1.2-Cyclopenteno-phenanthrens. II. Mitt. Synthese des 3-Methyl-, 4-Methyl- und 3.4-Dimethyl-1.2-cyclopenteno-phenanthrens. Z. Naturforsch. **1**, 153—156 (1946). — **Butenandt, Adolf,** u. **U. Westphal:** Ber. dtsch. chem. Ges. **67**, 1440 (1934). — **Butenandt, Adolf, U. Westphal** u. **H. Cobler:** Ber. dtsch. chem. Ges. **67**, 1611 (1934). — **Butler, A. M., R. A. Ross** and **N. B. Talbot:** Probable adrenal insufficiency in an *infant*; report of a case. J. Pediatry **15**, 831—835 (1939). — **Buu-Höi, N.,** et **Rakoto Ratsimamanga:** Bull. Soc. Chim. biol. Paris **29**, 325—329 (1947). — **Byhovskiy, Z. S.:** Zur Lehre über die Drüsen mit innerer Ausscheidung. Neurol. **1925**, 76—83 (Russisch). — **Byrom, F. B.:** Clin. Sci. **1**, 273 (1934).

Cabrera, Angel: Genera *Mammalium*. Madrid 1919. — **Cacciola, S.:** Un caso di capsule surrenale accessoria aderente al rene. I. Alcune osservazioni anatomiche. Padova 1885. — **Cagan, Ralph N., John L. Gray** and **H. Jensen:** The influence of certain endocrine secretions on amino acid oxidase. J. of Biol. Chem. **183**, 11—20 (1950). — **Cagianut:** Schweiz. Z. Path. u. Bakter. **14**, 667 (1951). — **Cahill, G. F.:** Adrenal cortical syndromes and adrénal tumors. Trans. Amer. Assoc. Genito-urin. Surgeons **31**, 111 (1938a). — The adrenogenital syndrome and adrenocortical tumors. New England J. Med. **218**, 803—815 (1938b). — Studies of adrenals by x-rays in adrenal-genital syndromes. South Surg. **7**, 489—586 (1938c). — Hormonal tumors of the adrenal. In Endocrinology of neoplastic diseases, S. 291—328. Oxford: Univ. Press 1947. — **Cahill, G. F., M. N. Melicow** and **H. H. Darby:** Adrenal cortical tumors. The types of non-hormonal and hormonal tumors. Surg. etc. **74**, 281—305 (1942). — **Cahill, G. F.,** and **Meyer M. Melicow:** Tumors of the adrenal gland. J. of Urol. **64**, 1—25 (1950). — **Caillau:** Notice sur les capsules surrénales suivie d'un discours prononcé sur le même sujet par Montesquieu prononcé en 1718. Ann. Soc. Méd. Montpellier **1819**. — **Cain, A. J.:** The use of Nile Blue in the examination of lipoids. Quart. J. Microsc. Sci. **88**, 383—392 (1947a). — An examination of Baker's acid haematein test for phospholipines. Quart. J. Microsc. Sci. **88**, 467—487 (1947b). — On the significance of the plasmal reaction. Quart. J. Microsc. Sci. **90**, 75—86 (1949a). — A critique of the plasmal reaction with remarks on recently proposed techniques. Quart. J. Microsc. Sci. **90**, 411—426 (1949b). — The histochemistry of lipoids in *animals*. Biol. Rev. Cambridge Philos. Soc. **25**, 73—112 (1950). — **Cain, A. J.,** and **R. G. Harrison:** Cytological and histochemical variations in the adrenal cortex of the albino *rat*. J. of Anat. **84**, 196—226 (1950). — **Cain, J. C.:** The chemistry and technology of the diazo-compounds. New York 1920. — **Calderwood:** The head-kidney of *teleostean fishes*. J. Mar. Biol. Assoc. U. Kingd., N. S. **2**, No 1 (1891). — **Calendoli, Angelica:** Sul „Glomerulogeno" delle capsule surrenali di *Delphinus Delphis* L. Boll. Zool. **11**, 191—202 (1940). — **Calhoon, Thomas B., and Clifford A. Angerer:** The effect of relatively large doses of sesame oil on oxygen consumption and the antagonistic action of adrenocortical extract. Endocrinology **46**, 327—333 (1950). — **Calkins, Evan, G. W. Dana, J. C. Seed and J. E. Howard:** On piperidylmethyl-benzodioxane (933-F), hypertension and pheochromocytoma. J. Clin. Endocrin. **10**, 1 (1950). — **Callow, N. H.:** Biochemic. J. **33**, 559 (1939). — **Callow, N. H., and R. K. Callow:** The isolation of 17-ketosteroids from the urine of normal *women*. Biochemic. J. **33**, 931—934 (1939). — Excretion of androgens by *eunuchs*; the isolation of 17-ketosteroids from the urine. Biochemic. J. **34**, 276—279 (1940). — **Callow, N. H., R. K. Callow and C. W. Emmens:** Colorimetric determination of substances containing the grouping — $CH_2 \cdot CO$ — in urine extracts as an indication of androgen content. Biochemic. J. **32**, 1312 (1938). — 17-ketosteroid, androgen and oestrogen excretion in the urine of cases of gonadal or adrenal cortical deficiency. J. of Endocrin. **2**, 88—98 (1940). — **Callow, N. H., R. K. Callow, C. W. Emmens and S. W. Stroud:** J. of Endocrin. **1**, 76 (1939). — **Callow, N. H., and A. C. Crooke:** Diagnosis of adrenal tumors. Estimation of 17-ketosteroids in urine. Lancet **1944 I**, 464—465. — **Callow, R. K.:** The significance of the excretion of sex hormones in the urine. Proc. Roy. Soc. Med. **31**, 841—856 (1938a). — Biochemic. J. **32**, 1312 (1938b). — J. of Endocrin. **5**, LXVII—LXX (1948). — **Callow, R. K., and R. Deanesly:** The effects of androsterone and male hormone concentrates on the accessory reproductive organs of castrate *rats, mice* and *guinea pigs*. Biochemic. J. **29**, 1424—1445 (1935). — **Callow, R. K., and A. S. Parkes:** J. of Physiol. **87**, 28 (1936); **87**, 16 (1937). — **Calma, J., and C. L. Foster:** Trypan blue and cell migration in the adrenal cortex of *rats*. Nature (Lond.) **152**, 536 (1943). — **Camber, Bernard:** Histochemical demonstration of keto-steroids in the adrenal cortex. Nature (Lond.) **163**, 285—286 (1949). — Precipitation and separation of 2-hydroxy-3-naphthoic acid hydrazones of conjugated and free ketosteroids. Federat. Proc. **9** (1950). — **Cameron, Alexander Thomas:** Quart. J. Exper. Physiol. Suppl. **78** (1923). — Amer. J. Physiol. **63**, 670 (1925). — Recent advances in endocrinology, 6. Aufl. Philadelphia 1947. — **Cameron, Alexander Thomas, and J. Carmichael:** The comparative effects of thyroid feeding and iodide feeding on growth in white *rats* and in *rabbits*. J. of Biol. Chem. **45**, 69—100 (1920). — The effect of thyroxin on growth in white *rats* and in *rabbits*. J. of Biol. Chem. **46**, 35—52 (1921). — Acceleration of growth and regression of organ-hypertrophy in young *rats* after cessation of thyroid feeding. Trans. Roy. Soc. Canada **16**, 57—60 (1922). — **Cameron, Alexander Thomas, and F. A. Sedziak:** The effect of thyroid feeding on growth and organ-hypertrophy in adult white *rats*. Amer. J. Physiol. **58**, 7—13 (1921). — **Campbell, H. J.:** Text-book of elementary biology. London 1892. — **Campenhout, Ernest van:** The epithelioneural bodies. Quart. Rev. Biol. **21**, 327—347 (1946). — Les cellules sympathicotropes de Berger. Acta anat. (Basel) **4**, 73—78 (1947). — Sympathicotropic cells in the testis of *primates*. Amer. Assoc. Anat. Wisconsin. Anat. Rec. **100**, 720—721 (1948a). — Sympathicotropic cells in the testis of *primates*. Amer. Assoc. Anat. Wisconsin. Anat. Rec. **100**, 760—761 (1948b). — **Camper, Petrus:** Demonstrationum anatomico-pathologicarum libri. II. Amsteld. 1760. — Description anatomique d'un éléphant mâle. Paris 1802. — **Campora, G.:** Pathologica (Genova) **18** (1926). — **Canalis, Pierre:** Contribution à l'étude du développement et de la pathologie des capsules surrénales. Internat. Mschr. Anat. **4**, 312—344 (1887a). — Contributo allo studio dello sviluppo e della patologia delle capsule soprarenali. Atti R. Accad. Sci. Torino **22** 747—769 (1887b) (auch separat Torino 1887b). — **Candia, de:** Endocrinology **4**, 3 (1929). — **Cannon, W. B.:** Amer. J. Physiol. **29**, 274—280 (1911). — The emergency function of the adrenal medulla in pain and the major emotions. Amer. J. Physiol. **33**, 356—372 (1914). — Studies on the conditions of activity in endocrine glands. V. The isolated heart as an indicator of adrenal secretion induced by pain, asphyxia and excitement. Amer. J. Physiol. **50**, 399—432 (1919). — Evidence that medulli-adrenal secretion is not continuous. Amer. J. Physiol. **98**, 447—453 (1931). — The wisdom of the body, 2. Aufl. New York 1939. — **Cannon, W. B., and McK. Cattell:** The influence of the adrenal secretion on the thyroid. Amer. J. Physiol. **41**, 74—78 (1917). — **Cannon, W. B., and S. W. Britton:** The influence of motion and emotion on medulli-adrenal secretion. Amer. J. Physiol. **79**, 433—465 (1927). — **Cannon, W. B., and H. Gray:** The hastening or retarding of coagulation by adrenalin injections. Amer. J. Physiol. **34**, 232—242 (1914). — **Cannon, W. B., and R. G. Hoskins:** The effects of asphyxia, hyperpnoea and sensory stimulation on adrenal secretion. Amer. J. Physiol. **29**, 274—279 (1911). — **Cannon, W. B., J. R. Linton and R. R. Linton:** The effects of muscle metabolites on adrenal secretion. Amer. J. Physiol. **71**, 153—162 (1924). — **Cannon, W. B., and K. Lissak:** Evidence for adrenaline in adrenergic neurones. Amer. J. Physiol. **125**, 765—777 (1939). — **Cannon, W. B., and H. Lyman:** The depressor effect of adrenalin on arterial pressure. Amer. J. Physiol. **31**, 376—398 (1913). — **Cannon, W. B., M. A. McIver and S. W. Bliss:** A sympathetic and adrenal mechanism for mobilizing sugar in hypoglycemia. Amer. J. Physiol. **69**, 46—66

(1924). — **Cannon, W. B.,** and **D. de la Paz:** Emotional stimulation of adrenal secretion. Amer. J. Physiol. **28**, 64—70 (1911a). — The stimulation of adrenal secretion by emotional excitement. J. Amer. Med. Assoc. **56**, 742 (1911b). — **Cannon, W. B.,** and **J. R. Pereira:** Increase of adrenal secretion in fever. Proc. Nat. Acad. Sci. U.S.A. **10**, 247—248 (1924). — **Cannon, W. B., A. Querido, S. W. Britton** and **E. M. Bright:** The rôle of adrenal secretion in the chemical control of body temperature. Amer. J. Physiol. **79**, 466—507 (1927). — **Cannon, W. B.,** and **D. Rapport:** VI. Further observations on the denervated heart in relation to adrenal secretion. Amer. J. Physiol. **58**, 308—336 (1922a). — The reflex center for adrenal secretion and its response to excitatory and inhibitory influences. Amer. J. Physiol. **58**, 338—352 (1922b). — **Cannon, W. B.,** and **A. Rosenblueth:** Electrical excitability of the denervated adrenal. C. r. Soc. Biol. Paris **124**, 1262—1264 (1937a). — Autonomic neuro-effector systems. New York 1937b. — **Canzanelli, Attilio, Ruth Guild** and **David Rapport:** Pituitary and adrenocortical relationship to liver regeneration and nucleic acids. Endocrinology **45**, 91—95 (1949). — **Cappello, van de:** Waarneming van een ontdekt kraakbenig gertel der miltvaten en renes succenturiati, welke kwaal zo men meende, door tovery veroorzakt, en *kind* van 5 jaaren ten graave sleepte. Ver. van het maatch te blaachem. Deel 3. Bl. 610. — **Caramanian, M. K.,** et **R. Debré:** Comparaison des éosinophiles circulant dans le sang veineux et capillaire chez l'*homme*. C. r. Soc. Biol. Paris **145**, 827—829 (1951). — **Carbone, T.:** Neurine et capsules surrénales. Arch. ital. Biol. **22**, 122—124 (1895). — **Caridroit, Fernand:** Effets antagonistes de l'adrénaline et de la thyroxine dans la masculinisation de la crête du *chapon*. C. r. Acad. Sci. **227**, 539—540 (1948). — **Caridroit, Fernand,** et **L. Arvy:** Action de la désoxycorticostérone et de la testostérone sur les vésicules séminales des *souris* castrées. C. r. Soc. Biol. Paris **136**, 339—341 (1942). — **Carl, Elisabeth, Gerhard Hildebrand,** u. **Peter Marquardt:** Wechselnder Adrenalin-Arterenolquotient im Urin bei einem Phaeochromocytom. Klin. Wschr. **1951**, 24—26. — **Carl, Elisabeth, G. Hildebrand, J. Rehn** u. **P. Marquardt:** Arch. exper. Path. u. Pharmakol. **209**, 82 (1950). — **Carl, W.:** Arch. mikrosk. Anat. **89** (1916). — **Carleton, H. M.:** In Schaefers Essentials of Histology. — **Carlier:** Note on the structure of the suprarenal body. Anat. Anz. **8**, 443—445 (1892/93). — **Carlson, H., B. Gustafson** u. **Kj. L. Möller:** Quantitative mikromorphologische Studien über die Nebennieren einjähriger weißer *Mäuse* unter besonderer Berücksichtigung von Geschlechtsverschiedenheiten. Uppsala Läk.för. Förh. följd **43**, 49—82 (1937). — **Carnes, W. H.:** Androgenic essay of the *human* fetal adrenal. Proc. Soc. Exper. Biol. a. Med. **45**, 502—505 (1940). — **Carnes, W. H., C. Ragan, J. W. Ferrebee** and **J. O'Neil:** Endocrinology **29**, 144—149 (1941). — **Carr, C. J.,** and **F. F. Beck:** The metabolism of adrenalectomized *rats*. Amer. J. Physiol. **119**, 589 (1937).— **Carr, J. L.:** Effects of ovaries in various stages of activity and of pregnancy upon adrenalectomized *rats*. Proc. Soc. Exper. Biol. a. Med. **29**, 128—130 (1931). — **Carr, J. L.,** and **L. C. Connor:** Animal experiments with adrenal cortical extracts. Ann. Int. Med. **6**, 1225—1229 (1933). — **Carra, J.:** Boll. Soc. med.-chir. Modena **24/25**, 60 (1924). — **Carrasco, R.,** y **L. Vargas:** Hormonas esteroideas y estilbestrol en el tratamiento de la diabetes aloxanica. Med. Rev. y Aliment. **8**, 61—63 (1948/49). — **Carrato, Ibanez A.:** Datos morfologicos sobre la inervacion de las capsulas suprarenales en el *cobaya*. Arch. portug. Sci. biol. **8**, 128—132 (1945/46). — **Carreyett, R. A., Y. M. L. Golla** and **M. Reiss:** J. of Physiol. **104**, 210 (1945). — **Carrière, G., J. Morel** et **P. J. Gineste:** Influence de l'adrénaline et de l'extrait cortico-surrénal sur le thymus du lapin et du rat. C. r. Soc. Biol. Paris **126**, 46—48 (1937). — La glande thyroide. Histologie expérimentale. Paris 1939. — **Carter, Anne C.,** and **Ephraim Shorr:** A study of the biological activity and the magnitude of endogenous androgen production in a case of adrenogenital syndrome. J. Clin. Endocrin. **8**, 583 (1948). — **Cartland, G. F.,** and **M. H. Kuizenga:** J. of Biol. Chem. **116**, 57 (1936a). — Amer. J. Physiol. **117**, 678—685 (1936b). — **Cartwright** u. Mitarb.: Endocrinology **48**, 1 (1951). — **Cartwright, Hamilton, Gubler, Fellows, Ashenbrucker** and **Wintrobe:** J. Clin. Invest. **30**, 161 (1951). — **Carus, G.:** Grundzüge der vergleichenden Anatomie. Dresden 1828. — Handbuch der vergleichenden Anatomie. 1836. — System der Physiologie. 1838. — **Casady, R. B., H. H. Cole** and **G. H. Hart:** Factors modifying the excretion of fetal androgens in the *cow*. J. Dairy Sci. **32**, 265—277 (1949). — **Casas, Carmen B., Joseph T. King** and **M. B. Visscher:** Effect of caloric restriction on the adrenal response of ovariectomized C 3 H mice. Amer. J. Physiol. **157**, 193—196 (1949). — **Case, J. F.:** Influence of pituitary on adrenal chemodifferentiation in the *chick* embryo. Amer. Assoc. Anat. Anat. Rec. **109**, 277—278 (1951). — **Casella, C.:** Il permanganato di potassio quale ossidante in alcune reazzioni istochimiche dei polisaccaridi. Anat. Anz. **93**, 289—299 (1942). — **Casella, C.,** e **M. Reggiani:** Istospettrografia di fluorescenza. Arch. di Biol. **60**, 207—234 (1949). — **Casida, L. E.,** and **A. A. Hellbaum:** Ovarian stimulation by adrenal extracts. Endocrinology **18**, 249—253 (1934). — **Caspersson, Torbjörn,** and **Lars Santesson:** Studies on protein metabolism in the cells of epithelial tumours. Acta radiol. (Stockh.) Suppl. **46, 1942**. — **Cassan:** Hufelands Annalen **1**, 475. — **Cassebohm, Johann Friedrich:** Methodus secandi oder deutliche Anweisung zur anatomischen Betrachtung und Zergliederung des *menschlichen* Cörpers. Berlin 1746. — **Casselman, W. C. B.:** The in vitro preparation and histochemical properties of substances resembling ceroid. J. of Exper. Med. **94**, 549—562 (1951). — **Casserius, Plac. J.:** Tabulae anatomicae LXXVIII cum supplemento XX. tabularum O. Bucretii. Ven. 1627 (dtsch. von J. J. Ficker, Frankf. M. 1707). — **Castaldi, Luigi:** Arch. ital. Anat. **17**, 373—506 (1919). — Accrescimento delle sostanze corticale e midollare della glandola surrenale e loro rapporti volumetrici. Ric. istologico-biometriche in *Cavia cobaya*. Arch. di Fisiol. **20**, 33—127 (1922). — Ricerche sperimentali circa l'influenza della corticale surrenale sull'accrescimento somatico della *cavia*. Boll. Accad. med. Perugia **1924**a. — Primi risultati di ricerche sperimentali sugli effetti della somministrazione di corticale surrenale sull'accrescimento somatico di giovani *cavie*. Atti Accad. naz. Lincei **33**, 94 (1924b). — Corticale surrenale et croissance du corps. Ar. Assoc. Anat. Turin **1925**a, 144—145. — Corticale surrenale e accrescimento somatico. Ricerche sperimentali in *Cavia cobaya*. Arch. ital. Anat. **22**, 297—368 (1925b). — Osservazioni ad un articolo del Falta sulle funzioni della corticale surrenale. Scritti biol. **1926**, 203—207. — Boll. Accad. med. pist. Fil. Pacini **1932**. — **Castillo, E. B. del:** C. r. Soc. Biol. Paris **99**, 1403—1404 (1928). — Pouvoir gonadostimulant ou thyréostimulant de l'hypophyse du *rat* surrénoprive. C. r. Soc. Biol. Paris **115**, 317—319 (1934). — **Castillo, E. B. del, L. F. Leloir** et **A. Novelli:** Action de l'extrait cortico-surrénal sur les glandes endocrines. C. r. Soc. Biol. Paris **115**, 338—340 (1934). — **Castillo, E. B. del,** y **G. di Paola:** Rev. Soc. argent. Biol. **15**, 434—437 (1939). — **Castillo, E. B. del,** y **C. E. Rapela:** Rev. Soc. argent. Biol. **21**, 338—359 (1945). — **Castillo, E. B. del,** y **R. Sammartino:** Rev. Soc. argent. Biol. **13**, 455 (1937). — Action des fortes doses prolongées d'oestrone sur les organes endocrines et sexuels du *rat*. C. r. Soc. Biol. Paris **129**, 870—872 (1938). — **Castillo, E. B. del, T. Schlossberg** y **J. L. Curuchet:** La finción sexual en la virilisación suprarenal. Semana méd. **46**, 210—214 (1939). — **Castor, C. William:** Microscopic changes in the brain following treatment with adrenocorticotropin or cortisone. Amer. Assoc. Anat. Anat. Rec. **109**, 278 (1951). — **Castor, C. William,** and **B. L. Baker:** Endocrinology **47**, 234 (1950). — **Castro, F. de:** Sur la structure et l'innervation de la glande intercarotidienne (Glomus caroticum) de l'*homme* et des *mammifères*, et sur un nouveau système d'innervation autonome du nerf phonopharyngique. Trab. Labor. Rech. biol. Univ. Madrid **24**, 365—432 (1926). — Sur la structure et l'innervation du sinus carotidien de l'*homme* et des *mammifères*. Nouveaux faits sur l'innervation et la fonction du glomus carotidien. Trab. Labor. Rech. biol. Univ. Madrid **25**, 331—380 (1927/28). — **Catchpole, H. R.:** Cellular distribution of glycoprotein in the anterior lobe of the pituitary gland. Federat. Proc. **6**, 88 (1947). — Distribution of glycoprotein hormones in the anterior pituitary gland of the *rat*. J. of Endocrin. **6**, 218—225 (1949). — Ann. New York Acad. Sci. **52**, 989 (1950). — **Cathelin, F.:** Sur la topographie des capsules surrénales de *l'homme* adulte. Bull. Soc. Anat. Paris **1902**, 215—217. — **Cattaneo, G.:** Embriologia e morfologia generale. Milano 1894. — **Caussade, G.:** Sur les effets de l'injection sous-cutanée d'extrait de capsules surrénales chez les animaux. C. r. Soc. Biol. Paris **48**, 67—68 (1896). — La circulation du sang dans les capsules surrénales. Presse méd. **55**, 1083, (1938a). — Hypertrophie et hyperplasie de la zone glomérulaire des capsules surrénales. (Expériences, constatations anatomiques entre autres au cours de la gravidité. Considérations sur les raisons de ces phénomènes.) Ann. d'Anat. path. **15**, 788—792 (1938b). — Nouvelles expériences en faveur de la prolifération des glandes surrénales. Ann. d'Anat. path. **15**, 658—661 (1938c). — **Caussard:** Sur les effets de l'injection sous-cutanée d'extrait de capsules surrénales chez les animaux. C. r. Soc. Biol. Paris **1896**. — **Cauwenberge, H. van:** Lancet **1951** II, 374. — **Cauwenberge, H. van,** and **H. Betz:** Lancet **1952** I, 1083. — **Cavanaugh, C. J.,** and **Robert Gaunt:** Effect of pituitary substances on adrenalectomized *rats*. Proc. Soc. Exper. Biol. a. Med. **37**, 222—228 (1937). — **Caylor, Harold O.:** Suprarenal-renal heterotopia. J. of Urol. **20**, 197—202 (1928). — **Cazzaniga, A.:** Gli indici ponderali dei surreni in funzione della lunghezza e del peso del prodotto del concepimento. Sperimentale **76**, 121—129 (1922). — **Celestino da Costa, A.:** Quelques vues sur la structure des cellules glandulaires. XV. Congrès internat. Méd. Lisbonne, Sect. I, 1906a. — Notes cytologiques sur les cellules corticales des glandes surrénales. XV. Congrès internat. Méd. Lisbonne, Sect. I, 1906b. — Sur la signification des „Corps sidérophiles" de Guieysse chez les cellules cortico-surrénales. Anat. Anz. **31**, 70—79 (1907a). — Bull. Soc. portug. Sci. Nat. **1**, 105 (1907b). — Bull. Soc. portug. Sci. nat. **1908** II. — Sôbre a histofisiologia das glândulas de secreção interna. Lisboa 1911a. — Notes sur le chondriome des cellules de la capsule surrénale. Bull. Soc. portug. Sci. nat. **5** (1911b). — Recherches sur l'histo-physiologie des glandes surrénales. Archives de Biol. **28**, 111—196 (1913). — Note sur la cytogenèse de glandes surrénales du *cobaye*. C. r. Soc. Biol. Paris **77**, 67 (1914). — Bull. Soc. portug. Sci. Nat. **7**, 14, VI (1916). — Mém. Soc. portug. Sci. Nat. **4** (1917). — Note sur le développement de la surrénale du *Hérisson*. C. r. Soc. Biol. Paris **83**, 878 (1920). — Structure et histogenèse du cortex surrénal des *mammifères*. C. r. Assoc. Anat. **17**, 79—87 (1922). — L'appareil surrénal. Presse méd. **31**, 769—772 (1923a). — Le rôle de l'histologie dans la connaissance des sécrétions internes. Rev. franç. Endocrin. **1**, 377—390 (1923b). — Le tissu paraganglionnaire. Bull. Histol. appl. **3**, 10—25 (1926a). — Quelques points de l'histologie et du développement de la surrénale. Démont. C. r. Assoc. Liège **1926** b, 606. — Sur le développement du tissu paraganglionnaire chez l'*hérisson* et sur d'autres types évolutifs de ce tissu. C. r. Assoc. Anat. Liège **1926** c, 156—159. — Les formations vésiculeuses dans les glandes endocrines. C. r. Assoc. Anat. Prague **23**, 69—75 (1928 a). — Mecanismos de excrecao dos produtos endócrinos. Relatório apves. ao III Congr. Nac. de med. Lisboa 1928 b. — Cicatrisation de plaies de la surrénale. C. r. Soc. Biol. Paris **98**, 1005—1006 (1928 c). — Sur quelques problèmes de l'histophysiologie surrénale. C. r. Assoc. Anat. Amsterdam **1930** a. — Sur les rapports entre la substance corticale et la substance médullaire de la surrénale des *mammifères*. C. r. Soc. Biol. Paris **105**, 141 (1930 b). — Le cortex surrénal. Bull. Assoc. Anat. **1933**, Nr 33. — Paraganglia and carotid body. J. of Anat. **69**, 479—483 (1935). — Nouvelles recherches sur le développement des paraganglions chez certains *chéiroptères* de la famille des *vespertilionidés*. Arch. portug. Sci. biol. **5**, 115 (1936 a). — Sur les éléments paraganglionnaires des embryons des *mammifères*. C. r. Assoc. Anat. Milano **1936** b.— Les paraganglions cervicaux des embryons de *chéiroptères*. C. r. Soc. Biol. Paris **122**, 242 (1936 c). — Les paraganglions du coeur chez l'embryon. C. r. Soc. Biol. Paris **123**, 628 (1936).— Eléments d'embryologie. Paris 1938. — Signification histologique et embryologique du corpuscule carotidien. C. r. Assoc. Anat. Budapest **1939** a. — Le système paraganglionnaire. La notion de paraganglion et les principaux problèmes qu'elle soulève. Montpellier méd. **16**, 139—167 (1939 b). — Conception unitaire des paraganglions. C. r. Soc. Biol. Paris **133**, 103 (1939 c). — Paraganglions et sympathique. Ann. d'Endocrin. **1**, 337—357, 449—464 (1939/40). — Sur les dispositifs glomiques du corpuscule carotidien. Arch. portug. Sci. biol. **8** Suppl. (1943). — Chronologie des ébauches nerveuses périphériques chez l'embryon de *cobaye*. Arch. portug. Sci. biol. **9**, 82—84 (1946 a). — Présence de ribonucléiques dans certaines ébauches embryonnaires. C. r. Soc. Biol. Paris **142**, 1254—1257 (1948 a). — Le cycle sécrétoire dans les glandes endocrines. Acta endocrin. (Københ.) **1**, 385—407 (1948 b). — Présence de ribonucléines dans certaines ébauches embryonnaires. Arch. portug. Sci. biol. **10**, 39—43 (1948 c). — Les zones du cortex surrénal des *mammifères*. Arch. portug. Sci. biol. **10**, 44—46 (1948 d). — Sur quelques aspects cytochimiques de l'ébauche corticosurrénale. C. r. Assoc. Anat. **1948** e. — Les zones du cortex surrénal des *mammifères*. C. r. Soc. Biol. Paris **143**, 1618—1620 (1949 a). — Função sexual do córtex suprarenal. Cadernos cient. **2**, 151—177 (1949 b). — Reflexions sur les rapports entre les hormones de la corticale surrénale et la structure de cet organe. Semaine Hop. **27**, 17—26 (1951). — **Celestino da Costa, A., e F. Geraldes Barba:** Sobre as inclusões celulares da medula suprarenal da *cobaia* na raiva e noutras condições experimentais. Livro da I. Reun. biol. Portug. 1945 a. — Inclusions cytoplasmiques de la surrénale rabique. Arch. portug. Sci. biol. **8**, 38—39 (1945 b). — Sur les inclusions cytoplasmiques de la moelle surrénale du *cobaye* intoxiqué par la toxine diphthérique. Arch. portug. Sci. biol. **9**, 33—35 (1946). — **Celestino da Costa, A., F. Geraldes Barba et J. Vascencelos Frazao:** Formations basophiles de nature ribonucléique dans les glandes endocrines. C. r. Assoc. Anat. Lyon **1949**, 111—115.— **Celestino da Costa, Jaime:** A Zona X da suprarenal do *murganho*. Imprensa Méd. **7**, Nr 20 (1941). — **Celotti, A.:** Innervazione delle capsule surrenali in alcuni *mammiferi*. Monit. zool. ital. **41** Suppl. 36, (1931). — **Ceresoli, A.:** Il comportamento della tiroide e delle capsule surrenali nel trattamento colla somministrazione di estratti placentari, ovarici e corpulteinici. Soc. Lombard. Sci. med. e biol. **1924**. — **Cerviño, J. M., J. Morató-Manaro, J. Saralegui y E. Larrainci:** Los linfocitos en las endocrinopatias con alteraciones de la función suprarenal. Agric. Uruguayos Med., Cir. y Espec. **34**, 432—443 (1949). — **Cesa-Bianchi, G.:** Gaz. med. ital. **1903**. — Anat. Anz. **32** (1908). — **Chabanier:** Action comparée des extraits hypophysaires et surrénaux sur la sécrétion rénale. J. d'Urol. **11**, 322 (1921). — **Chadwick, C. S.:** Evidence for a thyroid-skin gland relationship in the induction of molting in the red eft of *Triturus viridescens*. Amer. Soc. Zool. Anat. Rec. **101**, 678—679 (1948 a). — Failure to mature the ovaries in the red eft of *Triturus viridescens* by pituitary treatment. Amer. Soc. Zool. Anat. Rec. **101**, 718 (1948 b). — **Chadwick, C. S., and H. R. Jachson:** Acceleration of skin growth and molting in the red eft of *Triturus viridescens* by means of prolactin injections. Amer. Soc. Zool. Anat. Rec. **101**, 718 (1948). — **Chaikoff, I. L., C. L. Connor and G. R. Biskind:** Fatty infiltration and cirrhosis of the liver in depancreatized *dogs* maintained with insulin. Amer. J. Path. **14**, 101—110 (1938). — **Chaikoff, I. L., K. B. Eichorn, C. L. Connor and C. Entenman:** The production of cirrhosis in the liver of the normal *dog* by prolonged feeding of a higher-fat diet. Amer. J. Path. **19**, 9—21 (1943). — **Chain, E., and E. S. Duthie:** Nature (Lond.) **144**, 977 (1939). — **Chakovitch, X., et M. Vichnjitch:** Existe-t-il un rapport entre les lipoides des capsules surrénales et celles se trouvant dans les cellules réticulo-endothéliales? Acta path. Belgrade **1**, 79 (1937). — **Chamberlain, E.N.:** The cholesterol content of normal tissues and the effect of intravenous injections of cholesterol theron. J. of Physiol. **66**, 249—261 (1928). — Sex difference in the cholesterol content of tissues. J. of Physiol. **68**, 259 (1929). — The effect of insulin and other endocrine extracts on the cholesterol content of tissues. J. of Physiol. **70**, 441—448 (1930). — **Chambers, G. H.:** Anat.

Rec. 92, 391 (1945). — **Chambers, G. H., E. V. Melville, R. S. Hare** and **K. Hare:** Amer. J. Physiol. 144, 311 (1945). — **Chambers, R.,** and **Gladys Cameron:** The effect of Kendalls cortical extracts on kidney tubules in tissue culture. Amer. Soc. Zool. Anat. Rec. 84, 462 (1942). — Amer. J. Physiol. 141, 138 (1944). — **Chambers, R.,** and **B. W. Zweifach:** Physiologic. Rev. 27, 436 (1947). — **Chambers, Wallace L.:** Adrenal cortical carcinoma in a *male* with excess gonadotropin in the urine. J. Clin. Endocrin. 9, 451—456 (1949). — **Chamorro, A.:** L'action de la désoxycorticostérone sur la mamelle et sur l'appareil sexuel secondaire de la *souris* mâle hypophysectomisée. C. r. Soc. Biol. Paris 133, 546—547 (1940a). — Stimulation de la mamelle du *rat* mâle, atrophiée par hypophysectomie. C. r. Soc. Biol. Paris 134, 228—229 (1940b). — Absence d'action androgène de l'acétate de désoxycorticostérone sur la zone X et sur la sous-maxillaire de la *souris*. C. r. Soc. Biol. Paris 136, 489—491 (1942). — Oestrogènes et zone X de la surrénale de la *souris*. C. r. Soc. Biol. Paris 138, 757 (1944); 140, 722—723 (1946). — **Chamovitz, J.,** and **Herbert Fanger:** Malignant pheochromocytoma and hypertension. Amer. J. Clin. Path. 19, 243—251 (1949). — **Champy, Christian:** De l'existence d'un tissu glandulaire endocrine temporaire dans le testicule (corps jaune testiculaire). C. r. Soc. Biol. Paris 74, 367 (1913). — Arch. de Morph. 4 (1922). — Manuel d'embryologie, 2. Aufl. Paris 1927. — Régénérats testiculaires à l'intérieur de la surrénale. C. r. Soc. Biol. Paris 106 (1931). — **Champy, Christian, R. Coujard** u. **Ch. Coujard-Champy:** L'innervation sympathique des glandes. Acta anat. (Basel) 1, 233—283 (1945). — **Champy, Christian, et A. Dreyfus:** Y a-t-il un mécanisme nerveux terminal dans les actions hormoniques? C. r. Soc. Biol. Paris 124, 640—642 (1937). — **Champy, Christian, et E. Gley:** C. r. Soc. Biol. Paris 71, 430 (1911). — **Channon, H. J.:** Biochemic. J. 19, 425 (1925). — Biochemic. J. 20, 400 (1926). — **Chappell, R. H.,** and **J. R. Phillips:** Adenomatoid changes of renal glomerular capsular epithelium associated with adrenal tumor. Arch. of Path. 49, 70—72 (1950). — **Charipper, A. H.,** and **A. S. Gordon:** The biology of antithyroid agents. Vitamins a. Hormones 5, 273—316 (1947). — **Charles, D. R.,** and **M. E. Rawless:** Proc. Soc. Exper. Biol. a. Med. 43, 55 (1940). — **Charpy:** Organes génito-urinaires. Paris 1890. — **Charrin, A.:** La résistance aux virus. Variété des conditions qui l'influencent; Role des viscères, du corps thyroide, des capsules surrénales. Rev. gén. Sci. 4, 561—567 (1893). — Les toxines; mécanisme de leur action. Rev. gén. Sci. 6, 24—32 (1895). — **Charrin, A., et Langlois:** Action antitoxique des capsules surrénales. C. r. Soc. Biol. Paris 1895. — Hypertrophie expérimentale des capsules surrénales. C. r. Soc. Biol. Paris 1896. — **Charvat, J.:** Nekolik poznamek k problemu korove einnosti nedlednikove. Čas. lék. česk. 73, 1217—1223 (1934). — **Chase, J. H., A. White** and **T. F. Dougherty:** The enhancement of circulating antibody concentration by adrenal cortical hormones. J. of Immun. 52, 101 (1946). — **Chase, Samuel W.:** The mesonephros and urogenital ducts of *Necturus maculatus* RAF. J. of Morph. 37, 457—531 (1923). — **Chasis, H., H. A. Ranges, W. Goldring** and **H. W. Smith:** J. Clin. Invest. 17, 683 (1938). — **Chassevant et Langlois:** Des gaz du sang éfferent des capsules surrénales. C. r. Soc. Biol. Paris 1893. — **Chatin:** Anatomie comparée. Paris 1896. — **Chauchard, P.:** Recherches sur les effets de l'excitation du nerf splanchnique. Rev. sci. 80, 179—182 (1942). — **Chauchard, P., H. Mazoué et R. Lecoq:** Influence immédiate de quelques extraits glandulaires et de quelques hormones sur l'équilibre acido-basique de l'organisme. C. r. Acad. Sci. Paris 231, 303—304 (1950). — **Chauffard, A.:** C. r. Soc. Biol. Paris 23, 401 (1902). — Ann. Méd. 8, 69, 149, 321 (1920). — **Chauffard, A., Georg Laroche et A. Grigaut:** C. r. Soc. Biol. Paris 73, 23 (1912). — Nouvelles recherches sur la teneur en cholestérine des capsules surrénales dans les différents états pathologiques. C. r. Soc. Biol. Paris 76, 529 (1914). — C. r. Soc. Biol. Paris 81, 87—89 (1918). — **Chauvard, Arloing et Lestre:** Traité d'anatomie comparée des animaux domestiques, 5. Aufl. 1903. — **Chauveau, A., et Arloing:** Traité d'anatomie comparée des animaux domestiques, 4. Aufl. Paris 1889 (Lyon 1890). (Nebenniere S. 370—371.) — **Chauvin, E., et H.-F. Chauvin:** Les anomalies congénitales de l'orientation rénale. J. d'Urol. 56, 481—493 (1950). — **Chen, G.,** and **E. M. K. Geiling:** Proc. Soc. Exper. Biol. a. Med. 52, 152 (1943). — **Cheng, Chi-Ping,** and **George Sayers:** Insulin hypersensitivity following the administration of desoxycorticosterone acetate. Endocrinology 44, 400—408 (1949). — Desoxycorticosterone acetate and adenohypophyseal content of adrenocorticotrophic hormone. Proc. Soc. Exper. Biol. a. Med. 74, 674—677 (1950). — **Cheng, Chi-Ping, George Sayers, L. S. Goodman** and **C. A. Swinyard:** Amer. J. Physiol. 158, 45—50 (1949a). — Amer. J. Physiol. 159, 426—432 (1949b). — **Cheng, Chi-Ping, Marion A. Sayers** and **George Sayers:** Effect of desoxycorticosterone acetate (DCA) on pituitary content of adrenocorticotrophic hormone (ACTH) after adrenalectomy. Federat. Proc. 8, 24 (1949). — **Cheselden, G.:** The anatomy of the *human* body. London 1713 (dtsch. Göttingen 1790). — **Chevrel, René:** Sur l'anatomie du système nerveux grand sympathique des *Elasmobranches* et des *poissons osseux*. Arch. de Zool. 5 (1887). — Sur l'anatomie du système nerveux grand sympathique des *Elasmobranches* et des *poissons osseux*. Thèse de Paris 1889. (Sér. A, Nr 126, No. d'ordre 671.) — Recherches anatomiques sur le système nerveux grand sympathique de l'*esturgeon*. Arch. de Zool. 1894. — **Chèvremont, M., et J. Frédéric:** Une nouvelle méthode histichimique de mise en évidence des substances à fonction sulfhydrile. Archives de Biol. **54**, 589—605 (1943). — **Cheymol, J.,** et **A. Pfeiffer:** Atteinte de la surrénale au cours de l'intoxication phalloidienne. Essai de traitement par les hormones cortico-surrénales. Arch. internat. Pharmacodynamie **79**, 273—281 (1949). — **Chiari, H.:** Zur Kenntnis der accessorischen Nebennieren des *Menschen.* Prager Z. Heilk. **5**, 449 (1884). — Wien. klin. Wschr. **1929**, 1318. — Zur pathologischen Anatomie der Nebenniere. Wien. med. Wschr. **1936 II**, 1293. — **Chiarugi, Giulio:** Lezioni elementari di anatomia generale. Siena 1892. — **Chidester, F. E., A. G. Eaton** and **G. P. Thompson:** The influence of adrenal cortex and medulla on the growth and maturity of *Aguti rats.* Anat. Rec. **37**, 326—327 (1928). — **Chieffi, Giovanni:** Sull'organogenesi dell'interrenale e della medulla della gonade in *Torpedo ocellata* e in *Scylliorhinus canicula.* Pubbl. Staz. zool. Napoli **23**, 186—200 (1952). — **Chiffelle, Thomas L.,** and **Frederick A. Putt:** Propylene and ethylene glycol as solvents for sudan IV and sudan black B. Stain Technol. **26**, 51—56 (1951). — **Chiodi, Hugo:** Rev. Soc. argent. Biol. **13**, 455 (1938a). — Acción de la castración prepuberal sobre el peso de los órganos endocrinos de las *ratas* albinas. Rev. Soc. argent. Biol. **14**, 246—252 (1938b). — **Chiu, C. Y.:** The effect of adrenal cortical preparations added in vitro upon the carbohydrate metabolism of liver slices. 2. The effect of some pure steroids upon carbohydrate synthesis, oxygen uptake and non-protein nitrogen. Biochemic. J. **46**, 120—124 (1950). — **Chiu, C. Y.,** and **D. M. Needham:** The effect of adrenal cortical preparations added in vitro upon the carbohydrate metabolism of liver slices. 1. The effect of adrenal cortical extract (Eschatin) upon synthesis os glycogen and of total carbohydrate. Biochemic. J. **46**, 114—120 (1950). — **Chossat:** Mém. Acad. Sci. **8**, 438 (1843). — **Chowdhary, D. S.:** A note on the carotid body and carotid sinus of *Varanus monitor.* Anat. Rec. **107**, 235—241 (1950). — **Christ, J.:** Infundibulum und Tuber cinereum beim erwachsenen *Menschen.* Dtsch. med. Rdsch. **1949**, 631. — Zur Anatomie des Tuber cinereum beim erwachsenen *Menschen.* Dtsch. Z. Nervenheilk. **165**, 340—408 (1951). — **Christeller:** Zbl. Path. **1916**. — **Christensen, K.,** and **W. H. Griffith:** Involution and regeneration in *rats* fed choline deficient diets. Endocrinology **30**, 574 (1942). — **Christian, John J.:** The relation of adrenal weight to body weight in mammals. Science (Lancaster, Pa.) **117**, 78—80 (1953). — **Christiani, H.,** et. Mme. **A. Christiani:** Rôle préponderant de la substance médullaire des capsules surrénales dans la fonction de ces glandes. C. r. Soc. Biol. Paris **54** (1902). — Recherches sur les capsules surrénales. J. de Physiol. **4** (1902). — **Christy, Nicholas P., Margaret M. Dickie, William B. Atkinson** and **George W. Woolley:** The pathogenesis of uterine lesions in virgin *mice* and in gonadectomized *mice* bearing adrenal cortical and pituitary tumors. Cancer Res. **11**, 413—422 (1951). — **Chu, C. H. U.:** Staining of nerve endings in *mouse* epidermis by Feulgen nucleal reaction. Science (Lancaster, Pa.) **106**, 70 (1947). — A histochemical study of staining the axis cylinder with fuchsin-sulfurous acid (Schiffs reagent). Anat. Rec. **108**, 723—745 (1950). — **Chura, Alojz:** Beitrag zur Fixation der Mitochondrien. Z. wiss. Mikrosk. **42**, 55—60 (1925). — **Ciaccio, Carmelo:** Ricerche sui processi di secrezione cellulare nelle capsule surrenali dei *vertebrati.* Anat. Anz. **23**, 401—424 (1903a). — Sopra una nuova specie di cellule nelle capsule surrenali degli *Anuri.* Anat. Anz. **1903**b. — Communicazioni sopra i canaliculi di secrezione nelle capsule soprarenali. Anat. Anz. **22**, 493—497 (1903c). — Sui caratteri citologici e microchimici delle cellule cromaffini. Anat. Anz. **24**, 244 (1904). — Sur la fine structure et sur les fonctions des capsules surrénales des *vertébrés.* Arch. ital. Biol. **43**, 17—34 (1905). — Sur la sécrétion de la couche médullaire de la surrénale. C. r. Soc. Biol. Paris **1906**a, 332. — Sur la topographie de l'adrénaline. C. r. Soc. Biol. Paris **1906**b, 333—334. — Rapporti istogenetici tra il simpatico e le cellule cromaffini. Arch. ital. Anat. **5**, 256—267 (1906c). — Zbl. Path. **20**, 385, 771 (1909). — Contributo alla distribuzione ed alla fisio-patologia cellulare dei lipoidi. Arch. exper. Zellforsch. **5**, 235—363 (1910a). — Virchows Arch. **199**, 378 (1910b). — Contributo alla conoscenza dei lipoidi cellulari. Anat. Anz. **35**, 17—31 (1910c). — Beitr. path. Anat. **50**, 317 (1911). — Les lipides intracellulaires. Biol. méd. **10**, 275—302 (1912). — Zbl. Path. **24**, 49 (1913). — Beitrag zur Funktion der Nebennierenrinde. Arch. exper. Path. u. Pharmakol. **78**, 347—369 (1915). — Sur la distribution des lipoides histogènes (histolipoides) dans la cellule. C. r. Assoc. Anat. Liège **1926**a, 160—165. — I lipoidi considerati come costituenti essenziali della cellula. I. Introduzione e tecnica. Boll. Soc. Biol. sper. **1**, 47—50 (1926b). — I lipoidi considerati come costituenti essenziali della cellula (Istolipoidi). II. Distribuzione degli istolipoidi nei costituenti morfologici della cellula. Boll. Soc. Biol. sper. **1**, 144—146 (1926c). — Contributo all'istochimica del lipidi. C. r. Assoc. Anat. Amsterdam **1930**. — Boll. Soc. Biol. sper. **6**, 301 (1931a). — Contribution à l'histichimie des lipides. Verh. Anat. Ges. Amsterdam. Anat. Anz. (Ergh.) **71**, 216 (1931b). — Contributo all'istochimia delle cellule cromaffini della midolla surrenale. Rend. R. Accad. Naz. Lincei, C.l Soc. Fis., Mat. e Nat. **3**, 626—629 (1942). — Contributo all'istochimica dei lipidi. I. Struttura dei cromolipidi. Boll. Soc. ital. Biol. sper. **26**, 534—535 (1950). — **Cicconardi, A.,** e **G. Lorusso:** Boll. Soc. ital. Biol. sper. **20**, 63—65 (1945). — **Ciminata, A.:** Über Nebennierenentnervung und ihre Folgen für den Organismus. Abh. neur. Inst. Univ. Wien **28**, 95—102 (1926). — **Cimino, S.:** L'importanza della corteccia surrenale sui rapporti tra acido ascorbico e lattoflavina. Arch. di Sci. biol. **32**, 46—52 (1947). — **Cirillo, Nicola, e G. Gilberto:** Il peso dei reni, dei surreni, delle vesicole seminali e della milza in seguito a gonadectomia in *Cavia cobaya*. Scritti biol. **8**, 253—265 (1933). — **Ciulla, M.:** Gli organi a secrezione interna nelle gravidanza e nel puerperio. Palermo 1909. — **Claesson, Lennart, and Nils-Åke Hillarp:** Acta physiol. scand. (Stockh.) **1946**. — Critical remarks on the histochemical reactions for ketosteroids. Acta anat. (Basel) **3**, 109—114 (1947). — Sterol content of the interstitial gland and corpora lutea of the *rat, guinea pig* and *rabbit* ovary during pregnancy, parturition and lactation. Acta anat. (Basel) **5**, 301—305 (1948). — **Clara, Max:** Eine Studie zur Kenntnis der Langerhansschen Inseln. Z. mikrosk.-anat. Forsch. **1**, 513—562 (1924). — Die arteriovenösen Anastomosen der *Vögel* und *Säugetiere*. Erg. Anat. **27**, 246—301 (1927). — Considerazioni sulla struttura e sullo sviluppo del cosidetto tessuto adiposo secondario. Monit. zool. ital. **40** (1929). — Untersuchungen an der menschlichen Leber. II. Über die Kerngröße in den Leberzellen. Zugleich über Amitose und über das Wachstum der „stabilen" Elemente. Z. mikrosk.-anat. Forsch. **22**, 145—219 (1930). — Bau und Bedeutung der dunklen Leberzellen. Z. mikrosk.-anat. Forsch. **31**, 193—249 (1932). — Sulla natura della cosidetta cromoreazione di Henle („cromaffinità"). Monit. zool. ital. **44**, 199—202 (1933a). — Warum ist eine möglichst genaue (variationsstatistische) Bestimmung der Kern- bzw. Zellgrößen notwendig? Z. Anat. **99**, 622—631 (1933b). — Über die hellen Leberzellen. Morphologische und experimentelle Untersuchungen an der Kaninchenleber. III. Z. mikrosk.-anat. Forsch. **34**, 379—416 (1933c). — Über die Diazokuppelungsreaktion zum Nachweis der ortho- und para-Phenole in der histologischen Technik. Z. wiss. Mikrosk. **51**, 316—337 (1934). — Über die Aufgabe und Ziele der Anatomie in unserer Zeit. Leipzig 1935. — Vergleichende Histologie des Nierenglomerulus und der Lungenalveole nach Untersuchungen beim *Menschen* und beim *Kaninchen*. Z. mikrosk.-anat. Forsch. **40**, 147—280 (1936a). — Über arterio-venöse Anastomosen. Münch. med. Wschr. **1936 Ib**, 651. — Über die physiologische Regeneration der Nebennierenmarkzellen beim *Menschen*. Z. Zellforsch. **25**, 221—235 (1937a). — Bau und Bedeutung der arteriovenösen Anastomosen. Zbl. Chir. **64**, 642—645 (1937b). — Anatomie und Biologie des Blutkreislaufes in der Niere. Arch. Kreislaufforsch. **3**, 42—94 (1938a). — Arteriovenöse Nebenschlüsse. Verh. dtsch. Ges. Kreislaufforsch. **1938**b, 226—253. — Begrüßungsansprache. Anat. Ges. Budapest. Anat. Anz. (Ergh.) **88**, 7—24 (1939a). — Die arterio-venösen Anastomosen. Anatomie, Biologie und Pathologie. Leipzig 1939b. — Über die Beziehungen zwischen Epithel und den Blutkapillaren. Anat. Anz. **90**, 161—172 (1940). — Beiträge zur Histotopochemie des Vitamin C im Nervensystem des *Menschen*. Z. mikrosk.-anat. Forsch. **52**, 359—392 (1942a). — Die anatomischen Grundlagen der peripheren Kreislaufregulation. Jahrb. des Auslandsamtes der dtsch. Dozentenschaft 1942b. — Das Nervensystem des Menschen. Leipzig 1942c. — Histotopochemische Untersuchungen über das Vitamin C in menschlichen Organen. Sitzgsber. Ges. Morph. u. Physiol. Münch. **52** (1943). — Entwicklungsgeschichte des Menschen, 4. Aufl. Heidelberg 1949. — Das Beziehungsgefüge von Struktur und Funktion als morphologisches Problem. Z. klin. Med. **145**, 73—86 (1949). — Beiträge zur Kenntnis der Gitterfasern. Z. Zellforsch. **37**, 389—405 (1952). — **Clark, G.:** Quart. Bull. Northwestern Univ. Med. School **14**, 96 (1940). — **Clark, I.:** Effect of cortisone on protein metabolism in the rat as studied with isotopic glycine. Federat. Proc. **9**, 161 (1950). — **Clark, I. C., and C. D. Kochakian:** J. of Biol. Chem. **1947**, 170. — **Clark, J. H., and L. G. Rowntree:** Studies of the adrenal gland in health and disease. I. Diseases of the adrenal glands as revealed in 25000 autopsies. Endocrinology **18**, 256—273 (1934). — **Clark, W. G.:** Proc. Soc. Exper. Biol. a. Med. **40**, 468 (1939). — **Clark, W. G., R. I. Akawie, R. S. Poyrund and T. A. Geissman:** Abstr. of commun. of the 18. Int. Physiol.-Congr. Copenhagen 1950. — **Clark, W. G., and D. F. Clausen:** Amer. J. Physiol. **139**, 70 (1943). — **Clarke, A. P. W., R. A. Cleghorn, J. K. W. Ferguson and G. L. A. Fowler:** J. Clin. Invest. **26**, 359—363 (1947). — **Clarke, Eleanor, Samuel Albert and Hans Selye:** The influence of various steroids on the development of castration changes in the hypophysis of the *rat*. Anat. Rec. **83**, 449—455 (1942a). — The prevention of castration changes in the pituitaries of gonadectomized *rats* as a common action of all steroid hormones. Amer. Assoc. Anat. Anat. Rec. **82**, 482—483 (1942b). — **Clarke, Eleanor, and Hans Selye:** The action of steroid compounds on the vaginal epithelium of the *rat*. Amer. J. Med. Sci. **204**, 401—409 (1942). — The overt and masked manifestations of folliculoid hormones. J. of Pharmacol. **78**, 187—196 (1943). — **Clatworthy and Andersson:** Amer. J. Dis. Childr. **67**, 167 (1944). — **Claude, Henri, et A. Baudoin:** Étude histologique des glandes à sécrétion interne dans un cas d'acromégalie. C. r. Soc. Biol. Paris **71**, 75 (1911). — **Claude, Henri, et H. Gougerot:** Sur l'insuffisance simultanée de plurieuses glandes à sécrétion interne (insuffisance pluriglandulaire). C. r. Soc. Biol. Paris **43**, 785—787 (1907). — **Claus, C., Karl Grobben u. Alfred Kühn:** Lehrbuch der Zoologie, 10. Aufl. Berlin u. Wien 1932. — **Clausen, H. J.:** The atrophy of the adrenal cortex following the administration of large amounts of progesterone. Endocrinology **27**, 989—993 (1940a). — The effect upon the adrenal glands of the administration of large amounts of progesterone to male *rats*. Amer. Assoc. Anat. Anat. Rec. 76, Suppl. 2, 14 (1940b). — The effect of progesterone and desoxycorticosterone on the accessory sex organs of the male *guinea pig*. Anat. Rec. Suppl. 14—15, 1941. — The effect of some steroid hormones on the seminal vesicles of the *mouse*. Amer. Soc. Zool. Anat. Rec. 89, 564 (1944a). — Effect of progesterone and desoxycorticosterone acetate on the x-zone of the *mouse* adrenals. Amer. Assoc. Anat. Anat. Rec. 88, 427 (1944). — **Cleghorn, A.:** The action of adrenal extracts, bacterial cultures, and culture filtrates on the *mammalian* heart muscle. Amer. J. Physiol. 2, 273—290 (1899). — **Cleghorn, R. A.:** Observations on extracts of *beef* adrenal cortex and *elasmobranch* interrenal body. J. of Physiol. 75, 413 (1932a). — J. of Physiol. 76, 193 (1932b). — A comparative assay of desoxycorticosterone acetate and acetoxy pregnenolone in the adrenalectomized *dog*. Endocrinology 32, 165—169 (1943). — **Cleghorn, R. A., C. W. J. Armstrong** and **D. C. Austen:** Clinical and chemical observations on adrenalectomized *dogs* maintained by a diet high in sodium salts and low in potassium. Endocrinology 25, 888 (1939). — **Cleghorn, R. A., C. W. J. Armstrong, D. C. Austen** and **G. A. McVicar:** The response of the denervated nictitating membrane and of blood pressure to sympathetic nerve stimulation in adrenalectomized *cats*. Amer. J. Physiol. 132, 542—551 (1941). — **Cleghorn, R. A., A. P. W. Clarke** and **W. F. Greenwood:** Activity of desoxycorticosterone acetate in propylene glycol by oral and intravenous routes in adrenalectomized *dogs*, and its effect on the cardiac arrhythmia of adrenal insufficiency. Endocrinology 32, 170—175 (1943). — **Cleghorn, R. A., S. M. M. Cleghorn, M. G. Forster** and **G. A. McVicar:** Some factors influencing the survival of *rats* after adrenalectomy and the suitability of the young *rat* for testing the potency of adrenal cortical extracts. J. of Physiol. 86, 229—249 (1936). — **Cleghorn, R. A., J. L. A. Fowler, J. S. Wenzel** and **A. P. W. Clarke:** The desoxycorticosterone acetate requirement of the adrenalectomized *dogs*. Endocrinology 29, 535—544 (1941). — **Cleghorn, R. A., A. J. Goodman, B. F. Graham, M. H. Jones** and **N. K. Rublee:** Activation of adrenal cortex in *human* subjects following electroconvulsive therapy (ECT) and psychomotor stress. J. Clin. Endocrin. 8, 608 (1948). — **Cleghorn, R. A., E. W. McHenry, G. A. McVicar** and **D. W. Overend:** Experimental and clinical studies on the adrenal insufficiency. Canad. Med. Assoc. J. 37, 48—52 (1937). — **Cleghorn, R. A.,** and **G. A. McVicar:** High-potassium diet and the survival of adrenalectomized *rats*. Nature (Lond.) 38, 124 (1936). — **Clement, R.:** Hermaphrodisme et ambigite sexuelle. Rôle des perturbations hormonales pendant la vie foetale. Ann. paediatr. 171, 264—266. — **Clemente:** Siehe Ber. Gynäk. 8, 338. — **Clerc, A., M. Mouquin** et **C. Macrez:** Une nouvelle observation de surrénalome hypertensif opéré. Arch. Mal. Coeur 40, 49—54 (1947). — **Clevers** et **Goormaghtigh:** Bull. Acad. Méd. Belg. 2, 425—438 (1922). — **Clinton jr., M.,** and **G. W. Thorn:** Science (Lancaster, Pa.) 96, 343 (1942). — Bull. Hopkins Hosp. 72, 255 (1943). — **Clinton, jr., M., G. W. Thorn, H. Eisenberg** and **K. E. Stein:** Endocrinology 31, 578 (1942). — **Cloez** et **Vulpian:** Note sur l'existence des acides hippurique et choléique dans les capsules surrénales chez *animaux herbivores*. C. r. Acad. Sci. 1857. — **Cloquet, H.:** Traité d'anatomie descriptive. Paris 1816. — **Cloudman, A. M.:** Spontaneous neoplasms in *mice*. In Biology of the laboratory *mouse*, S. 168—233. Philadelphia: G. D. Snell 1941. — **Cluxton, jr., Harley E., Warren E. Bennett** and **Edvin J. Kepler:** Anterior pituitary insufficiency (panhypopituitarism-Simmonds disease), pituitary myxedema and congestive heart failure (myxedema heart); report of a case and findings at necropsy. Ann. Int. Med. 29, 732—745 (1948). — **Cocchi, U.:** Die Frage des hormonalen Einflusses bei der Entwicklung maligner Tumoren. Sammelreferat Oncologia 1, 259—266 (1949). — **Code:** J. of Physiol. 89, 257 (1937). — **Coelho, E.:** Pluriglandular pathogenesis of Cushings syndrome demonstrated by therapy. Presentation of 3 cases. Acta clin. belg. 4, 197 (1949). — **Coester, C.:** Z. physiol. Chem. 215, 207—214 (1933). — **Cohen, Georges N.:** Les étages de l'anabolisme et du catabolisme de l'adrénaline. Enzymologia 12, 373—374 (1948). — **Cohen, R. B., K.-C. Tsou, S. H. Rutenberg** and **A. M. Seligman:** The volumetric estimation and histochemical demonstration of beta-D-galactosidase. J. of Biol. Chem. 195, 239—249 (1952). — **Cohen, Saul L.:** A simple, continuous, liquid-liquid extraction apparatus suitable for the removal of steroids from urine at low temperatures. J. Labor. a. Clin. Med. 36, 769—772 (1950). — **Cohen-Kramer, A. H.:** The influence of pituitary extracts on the growth of *rats* that had been deprived of their adrenals and gonads. Acta brev. neerl. Physiol. 16, 62—64 (1948). — **Cohn:** Primäres Nebennierensarkom beim neun-monatlichen *Kind*. Berl. klin. Wschr. 1894. — **Cohn, E. J.,** and **J. T. Edsall:** Proteins, amino acids and peptides. New York 1943. — **Cohoe, B. A.:** Endocrin. a. Metab. 2, 277 (1922). — **Cole, V. V.,** and **B. K. Harned:** Adrenal and pituitary weights in *rats* with reduced glucose tolerance. Endocrinology 30, 146—149 (1942). — **Coleman, L. C.:** Preparation of leucobasic fuchsin for use in the Feulgen reaction. Stain Technol. 13, 123—124 (1938). — **Colfer, H. F., J. de Groot** and **G. W. Harris:** Pituitary gland and blood lymphocytes. J. of Physiol. 3, 328—334 (1950). — **Colin, G.:** Traité de physiologie comparée des *animaux domestiques*. Paris 1856. — **Collett, A.:** Genito-suprarenal syndrome (suprarenal virilism) in a *girl* one and a half years old, with successful operation. Amer. J. Dis. Childr. 27, 204—218 (1924). — **Collin, R.:** Réflexes neuro-endocriniens extéroréceptifs. Scientia 59, 20 (1936). — Les hormones. Paris 1938. — **Collin** et **Drouet:** Rev. franç. Endocrin. 1933, 161—177. — **Collinge, Walter E.:** The suprarenal bodies of *fishes*. Nat. Sci. 10, 318—322 (1987). — **Collinge, Walter E.,** and **Swale Vincent:** On the so-called suprarenal bodies in the *cyclostomata*. Anat. Anz. 12, 232—241 (1896). — **Collings, W. D.:** The effect of experimentally induced pseudopregnancy upon the survival of adrenalectomized *cats*. Endocrinology 28, 75—82 (1941). — **Collings, W. D., C. F. Downing** and **R. E. Hodges:** Federat. Proc. 8, 27 (1949). — **Collins, Donald C.:** Formation of bone marrow in the suprarenal gland. Amer. J. Path. 8 (1932). — **Collip, J. B.:** Lancet 1933a, No 5727, 1208. — J. Mount Sinai Hosp. 1, 28 (1934). — **Collip, J. B., E. M. Anderson** and **D. L. Thompson:** The adrenotropic hormone of the anterior pituitary lobe. Lancet 1933 I, 347—348. — **Collip, J. B., H. Selye** and **D. L. Thompson:** Gonad-stimulating hormones in hypophysectomized *animals*. Nature (Lond.) 131, 56 (1933a). — Beiträge zur Kenntnis der Physiologie des Gehirnanhanges. Virchows Arch. 290, 23—46 (1933b). — Proc. Soc. Exper. Biol. a. Med. 31, 682 (1934). — **Collip, J. B., Hans Selye** and **J. E. Williamson:** Changes in the hypophysis and the ovaries of *rats* chronically treated with anterior pituitary extract. Endocrinology 23, 279 (1938). — **Collip, J. B.,** and **J. C. Williamson:** Canad. Med. Assoc. J. 34, 458 (1936). — **Colonge, R.,** et **A. Raffy:** C. r. Soc. Biol. Paris 141, 63—64 (1947). — **Colowick, S. P., C. F. Cori** and **M. W. Slein:** J. of Biol. Chem. 121, 465 (1937). — **Colson, Robert:** Histogènese et structure de la capsule surrénale adulte. Archives de Biol. 25, 535—681 (1910). — **Comessatti, G.:** Beitrag zur Kenntnis der drucksteigernden Substanzen. Münch. med. Wschr. 1908 II, 1926. — Systematische Dosierungen des Nebennieren-Adrenalins in der Pathologie. Arch. exper. Path. u. Pharmakol. 62 (1910). — **Commichau:** Z. Kreislaufforsch. 25, 253 (nicht auffindbar gewesen). — **Commons, Robert R.,** and **Claude P. Callaway:** Adenomas of the adrenal cortex. Arch. Int. Med. 81, 37—41. — **Comolli, A.:** Struttura ed istogenesi del connettive del corpo surrenale. Arch. ital. Anat. 7, 145—164 (1908). — Arch. ital. Anat. 11, 377 (1912). — Ricerche istologiche sull'interrenale dei *Teleostei*. Arch. ital. Anat. 40, 408 (1913). — **Congdon, Edgar D.,** and **John N. Edson:** The cone of renal fascia in the adult *white male*. Anat. Rec. 80, 289—313 (1941). — **Coninx-Girardet, Berta:** Beiträge zur Kenntnis innersekretorischer Organe des *Murmeltieres* (*Arctomys marmota* L.) und ihrer Beziehungen zum Problem des Winterschlafes. Acta zool. (Stockh.) 8, 161—224 (1927). — **Conn, H. J.:** Biological stains. 5. Aufl. Geneva (N. Y.) 1946. — **Conn, Jerome W.:** Arch. Int. Med. 83, 416—428 (1949 a). — The mechanism of acclimatization to heat. In Advances in internal Med. New York 1949b. — J. Clin. Endocrin. 10, 825 (1950). — **Conn, Jerome W., M. W. Johnston** and **L. H. Louis:** J. Clin. Invest. 25, 912—913 (1946). — **Conn, Jerome W.,** and **L. H. Louis:** J. Clin. Endocrin. 10, 12 (1950). — **Conn, Jerome W., Lawrence H. Louis** and **Stefan S. Fajans:** The probability that compound F (F 17-hydroxycorticosterone) is the hormone produced by the normal *human* adrenal cortex. Science (Lancaster, Pa.) 113, 713—714 (1951). — **Conn, Jerome W., Lawrence H. Louis** and **Margaret W. Johnston:** Studies upon mechanisms involved in the induction with adrenocorticotropic hormone of temporary diabetes mellitus in *man*. Proc. Amer. Diabetes Assoc. 8, 1—24 (1948). — Metabolism of uric acid, glutathione and nitrogen, and excretion of „11-oxysteroids" and 17-ketosteroids during induction of diabetes in *man* with pituitary adrenocorticotropic hormone. J. Labor. a. Clin. Med. 34, 255—269 (1949). — **Conn, Jerome W., L. H. Louis** and **C. E. Wheeler:** J. Labor. a. Clin. Med. 33, 651—661 (1948). — **Conn, Jerome W.,** u. Mitarb.: J. Labor. a. Clin. Med. 35, 504 (1950a). — J. Labor. a. Clin. Med. 36, 813 (1950b). — **Connor, C. L.:** Fatty infiltration of the liver and the development of cirrhosis in diabetes and chronic alcoholism. Amer. J. Path. 14, 347—364 (1938). — **Constantinides, P.:** Formation of secondary deciduomata in spayed *mice* and lactating *rats*. Endocrinology 43, 380—388 (1948). — **Constantinides, P. C.,** and **N. Carey:** The alarm reaction. Soc. Amer. 180, 20—23 (1949). — **Consden, R., A. Gordon** and **A. J. P. Martin:** Biochemic. J. 38, 224 (1944). — **Cook, R. P.:** Nutrit. Abstr. a. Rev. 12, 1 (1942). — **Cooper, Eugenia R. A.:** The histology of the more important *human* endocrine organs at various ages. Oxford Med. Press 1925. — **Cope:** Brit. Med. J. 1951, No 4701, 271. — **Cope, O., A. G. Brenizer** and **H. Polderman:** Amer. J. Physiol. 137, 69 (1942). — **Coppitz, Antonio,** e **Guido Cinti:** L'ipertrofia e l'attivazione del „blastema subcapsulare" di R. Bachmann dopo enervazione della regione sino-carotidea in *Canis fam.* Linn. Arch. „De Vecchi" 12, 745—765 (1949). — **Coppola, M.:** Arch. Farmacol. sper. 59, 232—244 (1935). — **Corcoran, A. C.,** and **Irvine H. Page:** Methods for the chemical determination of cortico-steroids in urine and plasma. J. Labor. a. Clin. Med. 33, 1326—1333 (1948). — **Cordier, P., L. Devos** et **J. Wattel:** Rapports entre la vascularisation de la capsule fibro-adipeuse du rein et celle des organes génitaux internes. C. r. Assoc. Anat. Bâle 1938, 38. — **Cordier, R.:** L'argentaffinité en histologie. Bull. Histol. Appl. 4, 161—169 (1927). — **Corey, E. L.:** The effect of pregnancy and lactation upon the life-span of adrenalectomized *cats*. Anat. Rec. 37, 138 (1927a). — Observations on life-span of epinephrectomized *cats*. Proc. Soc. Exper.

Biol. a. Med. **24**, 779—780 (1927b). — A study of the survival period in the pregnant and lactating *cat* following bilateral adrenal extirpation. Physiologic. Zool. **1**, 147—152 (1928). — An apparent sex-specificity in the action of progesterone on adrenalectomized *cats*. Proc. Soc. Exper. Biol. a. Med. **41**, 397—398 (1939). — Comparative effects of progesterone and cortico-adrenal extracts on normal, adrenalectomized and other *animals*. Amer. J. Physiol. **132**, 446—453 (1941). — **Corey, E. L.,** and **S. W. Britton:** The induction of precocious sexual maturity by cortico-adrenal extract. Amer. J. Physiol. **99**, 33—43 (1931a). — Effects on the gonads of cortico-adrenal extract. Science (Lancaster, Pa.) **74**, 101 (1931b). — Blood-cellular changes in adrenal insufficiency and the effects of cortico-adrenal extract. Amer. J. Physiol. **102**, 699—706 (1932). — The ovarian cycle and the adrenal glands. Amer. J. Physiol. **107**, 207—212 (1934). — Hypophyseal and adrenal interrelationships and carbohydrate metabolism. Amer. J. Physiol. **126**, 148—154 (1949). — Glycogen levels in the isolated liver perfused with cortico-adrenal extract, insulin and other preparations. Amer. J. Physiol. **131**, 783—789 (1941a). — The antagonistic action of desoxycorticosterone and post-pituitary extract on chloride and water balance. Amer. J. Physiol. **133**, 511—519 (1941b). — **Corey, E. L., H. Silvette** and **S. W. Britton:** Hypophyseal and adrenal influence on renal function in the *rat*. Amer. J. Physiol. **125**, 644—651 (1939). — **Cori, C. F.:** Physiologic. Rev. **11**, 143 (1931). — Enzymatic reactions in carbohydrate metabolism. Harvey Lect. (1945/46) **41**, 253—272 (1947). — **Cori, C. F.,** and **G. T. Cori:** The fate of sugar in the animal *body*. VII. The carbohydrate metabolism of adrenalectomized *rats* and *mice*. J. of Biol. Chem. **74**, 473—494 (1927). — **Corkhill:** J. of Physiol. **75**, 29 (1932). — **Corner, G. W.:** On the widespread occurrence of reticular fibrils produced by capillary endothelium. Carnegie Instn. Washington Publ. 272. Contr. to embr. **9**, 87 (1920). — **Cornil:** Rapport sur un mémoire de MM. es Des Kalindero et Babès, concernant un cas de maladie d'Addison, avec des lésions des racines spinales ainsi que de la moelle. Bull. Acad. Sci. Paris 1889. — **Cornil, J.,** et **V. Ranvier:** Manuel d'histologie pathologique, 3. Aufl. Paris 1901 (II, 417—523: Nebenniere.). — **Corning, H. K.:** Lehrbuch der Entwicklungsgeschichte des *Menschen*, 2. Aufl. München 1925. — **Cornman, Ivor:** Responses of fetal heart to potassium and adrenal cortical extract in roller tube cultures. Amer. Assoc. Anat. New Orleans. Anat. Rec. **106**, 185—186 (1950). — Science (Lancaster, Pa.) **113**, 37 (1951). — **Corona, G. L.:** Contributo alla conoscenza della struttura e delle innervazione della neuroipofisi. Z. Anat. u. Entw.gesch. **115**, 658—675 (1951). — **Correa, P. Riet** et **Hans Selye:** Actions sur le rein de l'administration combinée de cortisone et de LAP. Rev. canad. de Biol. **9**, 479—480 (1951). — **Corti, A.:** Momenti di accrescimento di ghiandole endocrine (surreni, tiroide, pancreas, timo). Riv. Biol. **40**, 106—124 (1924). — **Cosmos, Ethel, Helen Duell** and **Robert Gaunt:** Anat. Rec. **101**, 74 (1948). — Some biological properties of desoxycorticosterone glucoside. Endocrinology **46**, 30—38 (1950). — **Costa:** Siehe Celestino da Costa, A. — **Costa-Severid, A.:** Istologia e significato fisio-patologico del sistema venoso delle capsule surrenali. Sperimentale **72**, 321 (1936). — **Coste, F., F. Delbarre, F. Laurent** et **F. Lacronigne:** Presse méd. **1950**, 1337. — **Cotereau, H., M. Gabe, E. Giro** and **J. L. Parrot:** Influence of vitamin P (Vitamin C 2) upon the amount of ascorbic acid in the organs of the *guinea pig*. Nature (Lond.) **161**, 557—558 (1948). — **Cottentot, Mulon** et **Zimmern:** Action des rayons X sur la corticale surrénale. C. r. Soc. Biol. Paris **73**, 717—720 (1912). — **Coujard, Roger:** Le rôle du sympathique dans les actions hormonales. Bull. biol. **77**, 193—223 (1943). — **Courrier, R.:** L'apparition de graisse osmiophile au cours du cycle sécrétoire de certaines cellules glandulaires. C. r. Soc. Biol. Paris **89** (1923). — Les effets de la castration chez les *cheiroptéres*. C. r. Soc. Biol. Paris **94**, 1386—1388 (1926). — Endocrinologie de la gestation. Paris 1945. — **Courrier, R.,** et **H. Bennetz:** Ann. d'Endocrin. **3**, 118—120 (1942). — **Courrier, R.,** et **A. Cologne:** C. r. Acad. Sci. Paris **232**, 1164 (1951). — **Courrier, R.,** et **A. Jost:** C. r. Soc. Biol. Paris **130**, 726 (1939). — **Courrier, R.,** et **G. Poumeau-Delille:** Action comparée de quelques stéroides sur le tractus génital male. C. r. Soc. Biol. Paris **136**, 360—361 (1942a). — C. r. Soc. Biol. **136**, 261 (1942). — **Coutu, Lucien,** et **Hans Selye:** Rev. canad. Biol. **9**, 258 (1950). — **Coutu, Lucien, H. Selye** et **R. J. Gareau:** Étude morphologique de l'arthrite expérimentale à la moutarde chez le *rat*. Rev. canad. de Biol. **10**, 228—245 (1951). — **Covian, M. R.:** Apetito especifico de las *ratas* suprarrenoprivas para el cloruro de sodio. Rev. Soc. argent. Biol. **22**, 383—393 (1946). — **Coward, K.:** Biological standardisation of the vitamins. London 1938. — **Cowdry, E. V.:** The mitochondrial constituents of protoplasm. Contrib. to Embryol. **8** (1918). — The carotid bodies. Endocrinology and metabolism (ed. by Barker), Bd. 2, S. 73—74. 1922a. — Anatomy, embryology, comparative anatomy and histology of the suprarenals. Endocrinology and metabolism. New York 1922b. — General cytology. Chicago 1924. — Reactions of mitochondria to cellular injury. Arch. of Path. **1**, 237—255 (1926). — A textbook of histology. Philadelphia 1938. — Laboratory technique in biology and medicine. Baltimore 1948. — **Cowie, A. T.,** and **S. J. Folley:** The role of the adrenal cortex in mammary development and its relation to the mammogenic action of the anterior pituitary. Endocrinology **40**, 274—285 (1947a). — The measurement of lactational performance in the *rat* in studies of the endocrine control of lactation. J. Endocrin. 5, 9—13 (1947b). — Adrenalectomy and replacement therapy in lactating *rats*. 2. Effects of desoxycorticosterone acetate on lactation in adrenalectomized *rats*. J. of Endocrin. 5, 14—23 (1947c). — Adrenalectomy and replacement therapy in lactating *rats*. 3. Effects of desoxycorticosterone acetate and 11-oxygenated cortical steroids on lactation in adrenalectomized *rats* maintained on stock or high-protein diets. J. of Endocrin. 5, 24—31 (1947d). — **Cowie, D. M., and P. W. Beaven:** On the clinical evidence of involvement of the suprarenal glands in influenza and influenzal pneumonia. Arch. Int. Med. 24, 78—88 (1919). — **Cox, A. A.:** Federat. Proc. 7, 23 (1948). — **Cox, E. G., and E. L. Hirst:** Constitution of Vitamin C. Nature (Lond.) 131, 402 (1933). — **Craddock, C. G., W. N. Valentine** and **J. S. Lawrence:** J. Labor. a. Clin. Med. 34, 158—177 (1949). — **Crainiceano, Al., L. Copelman, E. Banu** et **Sarbou:** L'action de l'hormone gonadotrope sur la corticale surrénale. C. r. Soc. Biol. Paris 125, 227 (1937). — **Cramer, W.:** J. of Physiol. 1916. — Further observations on the thyroid-adrenal apparatus. A histochemical method for the demonstration of adrenalin granules in the suprarenal gland. J. of Physiol. 52, VIII—XII (1918). — Sixth Rep. Imper. Cancer Res. Fund. 1919. — Brit. J. Exper. Path. 1, 31 (1920); 5, 128 (1924). — Fever, infections and the thyroid-adrenal apparatus. Brit. J. Exper. Path. 7, 95—110 (1926a). — Self-control and inhibition in the adrenal gland. Brit. J. Exper. Path. 7, 88—94 (1926b). — The thyroadrenal apparatus. London 1928a. — Fever, heat regulation, climate and the thyroidadrenal apparatus. London 1928b. — **Cramer, W.,** and **J. B. Gatenby:** Fatty substances. Lee's microtomist's vademecum, 9. Aufl., Kap. 35, S. 459—472. 1928. — **Cramer, W.,** and **E. S. Horning:** Lancet 1936 I, 247. — Adrenal changes associated with estrin administration and mammary cancer. J. of Path. 44, 633—642 (1937a). — Adrenal degeneration in a pure strain of *mice* subject to mammary cancer. Nature (Lond.) 139, 196—197 (1937b). — Hormonal relationship between the ovary and the adrenal gland. Lancet 1939 a, 192. — On association between brown degeneration of adrenals and incidence of mammary cancer in inbred strains of *mice*. Amer. J. Canc. 37, 343—354 (1939b). — **Cramer, W.,** and **M. A. Horning:** On the relationship between the male gonads and the adrenal glands. Lancet 1937 I, 1330. — **Cramer, W.,** and **R. McCall:** Carbohydrate metabolism in relation to the thyroid gland. III. The effect of thyroidectomy in *rats* on the gaseous metabolism. Quart. J. Exper. Physiol. 12, 92—109 (1918). — **Crampton, E. W.:** J. Nutrit. 33, 491 (1947). — **Crampton, Joseph H., Sidney T. Scudder** and **Clarence D. Davis:** Carbohydrate metabolism in the combination of diabetes mellitus and Addisons disease, as illustrated by a case. J. Clin. Endocrin. 9, 245—254 (1949). — **Craver, Bradford N.:** The effect of adrenal cortical injury on the toxicity of Roentgen rays. Amer. J. Roentgenol. 59, 404—407 (1948). — **Crawford, A. C.:** Chemistry of chromaffin tissue. Endocrin. a. Metab. 2 (1922). — **Credé, R. H.,** and **H. D. Moon:** Effect of adrenocorticotropic hormone on the thymus of *rats*. Proc. Soc. Exper. Biol. a. Med. 43, 44 (1940). — **Creighton:** Points of resemblance between the suprarenal bodies of the *horse* and *dog* and certain occasional structures in the ovary. Proc. Roy. Soc. Lond. 26, 500 (1877). — A theory of the homology of the suprarenals based on observations. J. Anat. a. Physiol. 13 (1878). — **Crema:** Boll. Soc. ital. Biol. sper. 3, 59—62 (1928). — **Criegee, R.:** Eine oxydative Spaltung von Glykolen. II. Über Oxydationen mit Blei(IV)-salzen. Ber. dtsch. chem. Ges. 64, 260—266 (1931). — Sitzgsber. Ges. Naturwiss. Marburg 69, 25 (1934). — The specificity of oxidizing agents. A comparison of the oxidizing action of lead tetraacetate and periodic acid upon polyhydroxy compounds. Chem. Abstr. 29, 6820 (1935). — Oxidations with lead tetraacetate and periodic acid. In: Newer methods of preparative organic chemistry, S. 1—17. New York 1948. — **Criegee, R., L. Kraft** u. **B. Rank:** Die Glykolspaltung, ihr Mechanismus und ihre Anwendung auf chemische Probleme. Liebigs Ann. 507, 159—197 (1933). — **Crile, D. P. Quiring:** A record of the body weight and certain organ and gland weights of 3690 *animals*. Ohio J. Sci. 40, 219—259 (1940). — **Crile, R.:** The comparative anatomy of the thyroid and adrenal glands in *wild animals*. Ohio J. Sci. 37, 42 (1937). — **Crippa, A.:** Sulla utilizzazione del tetracetato di piombo come ossidante in istochimica. Boll. Soc. ital. Biol. sper. 27, 599—601 (1951). — **Crismen, J. M.,** and **J. Field:** Amer. J. Physiol. 130, 231 (1940). — **Cristiani:** Des néoplasmes congénitaux. J. de Anat. 1891. — C. r. Soc. Biol. Paris 1902, 1124. — **Cristiani** et **Christiani:** Histologie pathologique des greffes de capsules surrénales. C. r. Soc. Biol. Paris 54, 811—814 (1902a) (= Rev. méd. de la Suisse Romande 684—697). — Recherches sur les capsules surrénales. J. Physiol. et Path. gén. 1902b, 837—844. — **Cronkite, E. P.,** and **W. H. Chapman:** Effect of adrenalectomy on radiation-induced mortality of the *mouse*. Proc. Soc. Exper. Biol. a. Med. 74, 337 (1950). — **Crooke, A. C.:** Change in basophil cells of pituitary gland which exhibit syndrome attributed to basophil adenoma. J. of Path. 41, 339—349 (1935). — The endocrine disorders associated with Cushings syndrome and virilism. J. Clin. Endocrin. 7, 787—794 (1947). — **Crooke, A. C.,** and **R. K. Callow:** The differential diagnosis of forms of basophilism (Cushings syndrome) particularly by the estimation of urinary androgen. Quart. J. Med. 8, 233—249 (1939). — **Crooke, A. C.,** and **J. R. Gilmour:**

A description of the effect of hypophysectomy on the growing rat, with the resulting histological changes in the adrenal and thyroid glands and the testicles. J. of Path. 47, 525—544 (1938). — Crooke, A. C., and D. S. Russell: The pituitary gland in Addisons disease. J. of Path. 40, 255 (1935). — Crowden, G. P.: J. of Physiol. 68, 313 (1929/30). — Crowden, G. P., and M. G. Pearson: J. of Physiol. 65, 25 P (1928). — Crowe, S. J., and G. B. Wislocki: Bull. Hopkins Hosp. 1914, 284—287. — Crowe, S. J., H. Cushing and J. Homans: Experimental hypophysectomy. Bull. Hopkins Hosp. 21, 126—169 (1910). — Cruickshank: Geschichte und Beschreibung der einsaugenden Gefäße. 1767. — Cruickshank, J. N., and M. J. Miller: The weight of foetal organs. A study of the relations between organ weight and body weight in the later months of development, based upon the examination of 470 normal foetuses out of a series of 1000 foetuses of new born infants in Glasgow. Med. Res. Council. Spec. therap. Ser. No 86. London 1924. — Cruveilhier, J.: Traité d'anatomie, 4. Aufl. 1865. — Csik, L., u. G. Ludány: Pflügers Arch. 232, 187 (1933). — Cuatrecasas, J.: Semana méd. 56, 613 (1949). — Cuénot, L.: Hormones d'*invertébrés*. Rev. Sci., Paris 81, 513—514 (1943). — Cullen, Thos. S.: Tumor developed from aberrant adrenal in the kidney. Bull. Hopkins Hosp. 6, 37—39 (1895). — Cumia, H.: C. r. Soc. Biol. Paris 68 (1910). — Cunningham, D. J.: A manual of practical anatomy, 2. Aufl. Edinburgh 1889. — Curran, R. C.: Brit. J. Exper. Path. 33, 82 (1952). — Cushing, H.: Bull. Hopkins Hosp. 50, 137 (1932). — „Dyspituitarism" twenty years later with special consideration of the pituitary adenomas. Arch. Int. Med. 51, 487—557 (1933). — Cushing, H., and L. M. Davidoff: The pathological findings in four autopsied cases of acromegaly with a discussion of their significance. Monogr. Rockefeller Inst. 1927, No 22, 1—131. — Cutuly, Eugene: Quantitative study on the adrenals of hypophysectomized *rats*. Anat. Rec. 66, 119—122 (1936). — Autoplastic grafting of the anterior pituitary in male *rats*. Anat. Rec. 80, 83—97 (1941). — Study on spermatogenesis in *rats*. Amer. J. Physiol. 137, 521—527 (1942). — Cutuly, Eugene, and E. C. Cutuly: Pigmented cells in adrenals and testes of hypophysectomized *rats*. Proc. Soc. Exper. Biol. a. Med. 36, 335 (1937). — Cutuly, Eugene, E. C. Cutuly and D. R. McCullagh: Spermatogenesis in immature hypophysectomized *rats* injected with androgens. Proc. Soc. Exper. Biol. a. Med. 38, 818—823 (1938). — Cutuly, Eugene, D. R. McCullagh and E. C. Cutuly: Effects of androgenic substances in hypophysectomized *rats*. Amer. J. Physiol. 119, 121—126 (1937). — Cuvier, Georges: Leçons d'anatomie comparée. Paris 1805. — Le règne animal. Paris 1817. — Cybulski, N.: Weitere Untersuchungen über die Function der Nebenniere. Anz. Akad. Wiss. Krakau, 4. März 1895 a. — Sur les fonctions des capsules surrénales. Gazeta lekarska Warschau, Nr 12, 23. 3. 1895 b. — Über die Funktion der Nebennieren. Wien. med. Wschr. 1896, 214—218; 255—259. — Czarnecki, Edw., et L. Sababia: La sécrétion surrénale d'adrénaline chez les *chiens* éthyroidés. C. r. Soc. Biol. Paris 97, 455—456 (1927). — Czerny: Hydrocephalus und Hypoplasie der Nebennieren. Zbl. Path. 10, 281 (1899).

Da Costa: Siehe Celestino da Costa. — Daddi, Lamberto: Nouvelle méthode pour colorer la graisse dans les tissus. Note de technique histologique. Arch. ital. Biol. 26, 143 (1896 a). — Giorn. Accad. Med. Torino 59, 87 (1896 b). — Daft, F. S., A. Kornberg, L. L. Ashburn and W. H. Sebrell: Proc. Soc. Exper. Biol. a. Med. 61, 154 (1946). — Dagonet, J.: Beiträge zur pathologischen Anatomie der Nebennieren des *Menschen*. Prager Z. Heilk. 6, 1 (1885). — Dainow, I.: Ann. de Dermat. 6, 830 (1935). — Dakin, H.: Note on the use of paranitrophenylhydrazine for identification of some aliphatic aldehydes and ketones. J. of Biol. Chem. 4, 235—238 (1908). — Dakin, W. J., and M. A. Hamilton: Notes on a naturally occuring abnormality in the domestic *fowl* associated with enlarged suprarenal glands. Proc. Zool. Soc. Lond. 4, 993—1004 (1928). — Dale, H. H.: Thomas Addison, Pioneer of Endocrinology. Brit. Med. J. 1949, 347. — Dale, H. H., and Richards: J. of Physiol. 61, 185 (1926). — Dalton, Albert J.: The effect of maintenance of normal body temperature during the alarm reaction. Anat. Rec. 78, 110—111 (1940/41). — Dalton, Albert J., C. Dosne and Hans Selye: Anat. Rec. 76, 85 (1940). — Dalton, Albert J., B. F. Jones, V. B. Peters and E. R. Mitchell: Organ changes in *rats* exposed repeatedly to lowered oxygen tension with reduced barometric pressure. J. Nat. Canc. Inst. 6, 161—185 (1945). — Dalton, Albert J., E. R. Mitchell, B. F. Jones and V. P. Peters: Changes in the adrenal glands of *rats* following exposure to lowered oxygen tension. J. Nat. Canc. Inst. 4, 527—536 (1943/44). — Dalton, Albert J., H. P. Morris and C. S. Dubnik: J. Nat. Canc. Inst. 5, 451 (1945). — Dalton, Albert, J., and Virginia B. Peters: Histologic changes in the adrenal glands of tumor bearing *mice*. J. Nat. Canc. Inst. 5, 99—109 (1944). — Dalton, Albert J., and Hans Selye: The blood picture during the alarm reaction. Fol. haemat. (Lpz.) 62, 397 (1939). — Dam, C. van: Kwaadardige Bijniergefoellen. Amsterdam 1924. Acad. Proefschrift. — Damberg, S.: Über die extramedulläre Bildung des hämopoetischen Gewebes. Fol. haemat. (Lpz.) 16 (1913). — Dan Berceanu: Un cas de capsule suprarenale accessorii. Spitalul 1923, 73—74. — D'Angelo: Siehe Angelo. — Danielli, J. F.: A critical study of techniques for the cytochemical demonstration of aldehydes. Quart. J. Microsc. Sci. 90, 67—74 (1949). — On the cytochemical demonstration of aldehydes. Quart. J. Microsc. Sci. 91, 215—216 (1950). — Danisch:

Vergleichende Untersuchungen über den Adrenalingehalt der Nebennieren und Zuckerkandlschen Organe. Verh. dtsch. path. Ges. Freiburg **1926**, 222—236. — **Danneel, Rolf:** Melaninbildende Fermente bei *Drosophila melanogaster*. II. Nachweis einer Dehydrase. Neuformulierung der Tyrosinase-Tyroxin-Reaktion. Biol. Zbl. **65**, 115—119 (1946a). — Tyraminderivate als Pigmentvorstufen. Ein Beitrag zur biologischen Adrenalinsynthese. Z. Naturforsch. **1**, 87—92 (1946b). — Theorien der Krebsentstehung und ihre Unterlagen. Dtsch. med. Wschr. **1946 I**c, 52—56. — **Danner, M.:** Die Einwirkung langdauernder peroraler Verabreichung geringer Mengen von Follikelhormon auf die Nebenniere. Klin. Wschr. **1938**, 658—660. — Über die Wirkung lang dauernder peroraler Verabreichung von Follikelhormon auf die Nebenniere der weißen *Maus*. Arch. Entw.mechan. **140**, 345—378 (1940). — **Danowski, T. S., L. Greenman, R. Tarail, F. M. Mateer, E. N. Ward** and **J. S. Youngner:** Effect of cortisone upon chemical composition of allantoic fluid of the *chick* embryo. Proc. Soc. Exper. Biol. a. Med. **77**, 839—841 (1951). — **Dantschakoff, Vera:** Corrélations entre actions hormonales. Effets d'un traitément simultané par la cortine et la testostérone. C. r. Soc. Biol. Paris **131**, 464—467 (1939). — Der Aufbau des Geschlechts beim höheren *Wirbeltier*. Jena 1941. — **Danysz et Laskownicki:** C. r. Soc. Biol. Paris **91** (1924). — **Darby:** Anatomy, physiology and pathology of the suprarenal capsules. Charleston. Rev. 1859. — **Darby, Hugh H.:** Calcium usage in the *vertebrates*. Amer. Soc. Zool. Anat. Rec. **101**, 684 (1948). — **Dardin, V. J.,** and **D. Feriozi:** Presence of basophilic cells in the pituitary and adrenal glands in hypertension. Med. Ann. Distr. Columbia **20**, 527—529 (1951). — **Darlington, J. McD.:** The use of trypan blue in detecting cell death in the perfusion of the mammalian kidney, and the evaluation of some modified Ringer-Locke fluids by this method. Anat. Rec. **67**, 253—269 (1937). — **Darrow, D. C., H. E. Harrison** and **M. Taffel:** J. of Biol. Chem. **130**, 487 (1939). — **Darrow, D. C.,** and **H. C. Miller:** J. Clin. Invest. **21**, 601—611 (1942). — **Darrow, D. C.,** and **E. L. Sarason:** Some effects of low atmospheric pressure on *rats*. J. Clin. Invest. **23**, 11—23 (1944). — **Darrow, D. C.,** and **H. Yamet:** J. Clin. Invest. **14**, 266 (1935). — **Daubenton:** In Histoire natur. de Buffon. 1758/1766. (Nebennieren in Bd. 7, Bd. 8, 11, 111, 228, 316, Bd. 14, 171.) — **Daughaday, William H.:** A comparison of the X-zone of the adrenal cortex in two inbred strains of *mice*. Cancer Res. **1**, 883—885 (1941). — **Daughaday, William H., H. Jaffe** and **R. H. Williams:** J. Clin. Endocrin. **8**, 166—174 (1948a). — J. Clin. Endocrin. **8**, 244—256 (1948b). — **Daughaday, William H.,** and **Cyril M. MacBride:** Renal and adrenal mechanism of salt conservation. J. Clin. Invest. 1950. — **Daughaday, W. H., W. E. Perry** and **C. M. MacBride:** Hyperadrenalcorticism in acromegaly with insulin resistant diabetes. J. Clin. Endocrin. **10**, 410—422 (1950). — **Davidson, Alex.:** Notice of a case of malposition of the right kidney. J. Anat. a. Physiol. **2**, 282 (1868). — **Davidson, C. S.:** Effect of adrenocorticotropic extracts on accessory reproductive organs of castrate *rats*. Proc. Soc. Exper. Biol. a. Med. **36**, 703—705 (1937). — **Davidson, C. S.,** and **H. D. Moon:** Effect of adrenocorticotropic extracts on accessory reproductive organs of castrate *rats*. Proc. Soc. Exper. Biol. a. Med. **35**, 281—282 (1936). — **Davidson, J. N.,** and **I. Leslie:** Nucleic acids in relation to tissue growth: a review. Cancer Res. **10**, 587—594 (1950). — **Davidson, J. N.,** and **C. Waymouth:** The histochemical demonstration of ribonucleic acid in *mammalian* liver. Proc. Roy. Soc. Edinburgh **62**, 96—98 (1944). — **Davies, D. V.,** and **T. Mann:** The function, anatomy and development of the „prostate" gland in the *rabbit*. Proc. Anat. Soc. J. Anat. **81**, 385—386 (1947). — **Davies, S.:** The development of the adrenal gland of the *cat*. Quart. J. Microsc. Sci. **80**, 81—98 (1937). — **Davis, David E.:** The weight of wild brown *rats* at sexual maturity. Amer. Soc. Zool. Anat. Rec. **99**, 575—576 (1947). — **Davis, J. E.,** and **A. B. Hastings:** The relationship of the adrenal and thyroid glands to excised muscle metabolism. Amer. J. Physiol. **105**, 110—121 (1933). — **Davis, M. E.,** and **B. E. Hulit:** J. Clin. Endocrin. **9**, 714—724 (1949). — **Davis, jr., W. D., A. Segaloff, W. S. Jacobs** and **J. B. Callahan:** Renin sensitivity and renin substrate levels in adrenalectomized *dogs*. J. Labor. a. Clin. Med. **36**, 729—734 (1950). — **Dawson:** Amer. J. Anat. **73**, 347—409 (1946). — **Dawson** and **Friedgood:** Anat. Rec. **70**, 21 (1938). — **Dawson, Alden B.:** Some morphological aspects of the secretory process. Symposium on the mechanism of secretion. Amer. Physiol. Soc. Federat. Proc. **1** (1942). — **Dawson, Alden B.,** and **Marcia McCabe:** The interstitial tissue of the ovary in infantile and juvenile *rats*. Amer. Soc. Zool. Anat. Rec. 1948. — **Dawson, Alden B.,** and **J. H. Reis:** An anomalous arterial supply to suprarenal, kidney and ovary. Anat. Rec. **23**, 161—167 (1922). — **Day, E. M. A.:** The urinary excretion of 17-ketosteroids and of corticosteroid-like hormones by the new born *infant*. Med. J. Austral. **2**, 122—124 (1948). — **Deane, Helen Wendler:** The basophilic bodies in hepatic cells. Amer. J. Anat. **78**, 227—243 (1946). — Physiological regulation of the zona glomerulosa of the *rat's* adrenal cortex, as revealed by cytochemical observations. In: Pituitary-Adrenal Function, Amer. Assoc. Adv. Sci. (o. J.). — **Deana, Helen Wendler,** and **Don W. Fawcett:** Pigmented interstitial cells showing "brown degeneration" in the ovaries of old *mice*. Anat. Rec. **113**, 239—245 (1952). — **Deane, Helen Wendler,** and **Lytt I. Gardner:** Ouabain and the adrenal cortex. Endocrinology **48**, 237—238 (1951). — **Deane, Helen Wendler,** and **Roy O. Greep:** A morphological and histochemical study of the *rat's* adrenal cortex after hypophysectomy, with comments on the liver. Amer. J. Anat. **79**, 117—146 (1946). — A cytochemical study of the adrenal cortex in hypo- and hyperthyroidism. Endocrinology **41**, 243—257 (1947). — Restoration of zonation and secretory activity in the cortex after enucleation of the adrenal. Amer. Assoc. Anat. Philadelphia. Anat. Rec. **103**, 22 (1949). — **Deane, Helen Wendler,** and **Georges M. C. Masson:** Changes in the adrenal cortex of *rats* with experimental hypertension. Amer. Assoc. Anat. Anat. Rec. **109**, 287 (1945). — Adrenal cortical changes in *rats* with various types of experimental hypertension. J. Clin. Endocrin. **11**, 193—208 (1951). — **Deane, Helen Wendler,** and **John M. McKibbin:** The chemical cytology of the *rat's* adrenal cortex in pantothenic acid deficiency. Endocrinology **38**, 385—400 (1946). — **Deane, Helen Wendler,** and **Anna Morse:** The cytological distribution of ascorbic acid in the adrenal cortex of the *rat* under normal and experimental conditions. Anat. Rec. **100**, 127—141 (1948). — **Deane, Helen Wendler,** and **Robert E. Olson:** Stimulation of the zona glomerulosa of the *rat's* adrenal cortex associated with the „hemorrhagic" kidney of choline deficiency. Amer. Assoc. Anat. Wisconsin. Anat. Rec. **100**, 653 (1948). — **Deane, Helen Wendler,** and **James H. Shaw:** A cytochemical study of the responses of the adrenal cortex of the *rat* to thiamine, riboflavin and pyridoxine deficiencies. J. Nutrit. **34**, 1—19 (1947). — **Deane, Helen Wendler, James H. Shaw** and **Roy O. Greep:** The effect of altered sodium or potassium intake on the width and cytochemistry of the zona glomerulosa of the *rat's* adrenal cortex. Endocrinology **43**, 133—153 (1948). — **Deanesly, Ruth:** A study of the adrenal cortex in the mouse and its relation to the gonads. Proc. Roy. Soc. Lond. B **103**, 523—546 (1928). — The histology of adrenal enlargement under experimental conditions. Amer. J. Anat. **47**, 475—498 (1931). — Adrenal cortex differences in male and female *mice*. Nature (Lond.) **141**, 79 (1938). — Depression of hypophyseal activity by implantation of tablet of estrone and oestradiol. J. of Endocrin. **1**, 36—48 (1939). — **Deanesly, Ruth, A. R. Fee** and **A. S. Parkes:** J. of Physiol. **70**, 38 (1930). — **Deanesly, Ruth,** and **A. S. Parkes:** Multiple activities of androgenic compounds. Quart. J. Exper. Physiol. **26**, 393—402 (1937). — Lancet **1938**, 606. — **Deanesly, Ruth,** and **J. W. Rowlands:** Growth of reproductive and endocrine glands of *guinea pig*. J. of Anat. **70**, 331—338 (1936). — **Debenedetti, E.:** Di un caso di grande eosinofilia con distrofie endocrine. Haematologica **4**, 394—410 (1923). — **Debeyre et Riche:** Surrénale accessoire dans l'ovaire. C. r. Soc. Biol. Paris **43**, 733—734 (1907). — **Debierre, Ch.:** Manuel d'embryologie *humaine* et comparée. Paris 1889. — Traité élémentaire d'anatomie de l'*homme*. Paris 1890. — **Debrunner, H.:** Michel de Montaigne und die Lehre von der Mißbildung. Gesnerus **3**, 1—7 (1946). — **De la Balze:** Siehe Balze. — **Delage, J.:** Les lymphatiques des capsules surrénales chez l'*homme*. Ann. d'Anat. path. **4**, 1045 (Soc. Anat. Paris) (1927). — **Delamare, Gabriel:** Recherches sur la sénescence de la glande surrénale. C. r. Soc. Biol. Paris **55**, 1152 bis 1154 (1903). — Glandes surrénales. In: Traité d'ant. hum. par Poirier et Champy, T. V. II..F., P. 1433—1483, 1904. — **Delamater, E. D., H. Mescon** and **J. D. Barger:** The chemistry of the Feulgen reaction and related histo- and cytochemical methods. J. Invest. Dermat. **14**, 133—152 (1950). — **Delaunay, A., J. Lebrun** et **E. Lasfargues:** Rev. sci., Paris **9**, 532 (1947). — **DeLee, J. B.:** The principles and practice of versetrics, 4. Aufl. Philadelphia 1927. — **Della-Chiaje:** Esistenza delle glandule renale di *Batrachi* e di *Pesci*. 1837. — **Delost, P.:** Structure histologique et étude de l'activité phosphatasique alcaline du canal déférent du *campagnol des champs* (*Microtus arvalis* P.). État du cortex surrénal. C. r. Soc. Biol. Paris **145**, 373—377 (1951a). — C. r. Soc. Biol. Paris **145**, 1775 (1951b). — Le cortex surrénal du *campagnol des champs* (*Microtus arvalis* P.) et ses modifications après castration. C. r. Soc. Biol. Paris **146**, 27—31 (1952). — **Demaria-Massey, C.:** C. r. Soc. Biol. Paris **97**, 405 (1927). — **Demel, R.:** Experimentelle Studie zur Funktion der Zirbeldrüse. I. Mitt. Grenzgeb. Med. u. Chir. **40**, 302—312 (1926). — Experimentelle Studie zur Funktion der Zirbeldrüse. II. Mitt. Arb. neur. Inst. Wien **30**, 13—26 (1927). — Klinisches und Experimentelles zur Funktion der Zirbeldrüse. Bruns' Beitr. **147**, 66—70 (1929). — **Demel, R., S. Iatrou** u. **A. Walner:** Beziehungen des Ovarien, Nebennieren und des Thymus zur Thyreoidea bei *Ratten*. Mitt. Grenzgeb. Med. u. Chir. **36**, 306—333 (1923). — **Demole** u. **Guy:** Praxis (Bern) **32**, 517 (1943). — **Demole, Victor:** Zbl. path. Anat. **27** (1916). — **Dempsey, Edward W.:** The chemical cytology of endocrine glands. Recent Progr. in Hormone Res. **3**, 127—157 (1948). — The chemical cytology of the thyroid gland. Ann. New York Acad. Sci. **50**, 336—357 (1949). — **Dempsey, Edward W.,** and **D. L. Bassett:** Endocrinology **33**, 384 (1943). — **Dempsey, Edward W., H. Bunting, Singer** and **G. B. Wislocki:** The dyebinding capacity and other chemohistological properties of *mammalian* mucopolysaccharides. Anat. Rec. **98**, 417—429 (1947). — **Dempsey, E. W., H. Bunting** and **G. B. Wislocki:** Amer. J. Anat. **81**, 309 (1947). — **Dempsey, Edward W.,** and **Helen Wendler Deane:** The cytological localization, substrate specifity, and p_H optima of phosphatases in the duodenum of the *mouse*. J. Cellul. a. Comp. Physiol. **27**, 159—179 (1946). — **Dempsey, Edward W., Roy O. Greep** and **Helen Wendler Deane:** Changes in the distribution and concentration of alkaline phosphatases in tissues of the *rat* after hypophysectomy or gonadectomy, and after replacement therapy. Endocrinology **44**, 88—103 (1949). — **Dempsey, Edward W.,** and **H. F. Searles:** Endocrinology **32**, 119 (1943). — **Dempsey, E. W.,** and **M. Singer:** Endocrinology **38**, 270 (1946). — **Dempsey, E. W., M. Singer** and **G. B. Wislocki:** Stain Technol. **25**, 73 (1950). — **Dempsey, Edward W.,** and **G. B. Wislocki:** Endocrinology **35**, 409 (1944). — Histochemical contributions to physiology. Physiologic. Rev. **26**, 1—27 (1946). — Amer. J. Anat. **81**, 309 (1947). — **Denber, Herman C.B.:** Altérations nerveuses dans le voisinage de tumeurs de la surrénale *humaine*. C. r. Soc. Physiol. Genève **61**, 245 (1944a). — Cellules nerveuses rudimentaires dans la médullo-surrénale du *chat* et du *rat* adulte. C. r. Soc. Physiol. Genève **61**, 88 (1944b). — Recherches sur l'innervation des capsules surrénales chez l'*Homme* et quelques autres *Mammifères*. Thèse de Doctorat en Méd. Genève 1944. Auch Arch. suiss. Neur. **54**, 361—399 (1944c.) — Innervation de la zone X dans la cortico-surrénale des *Mammifères*. C. r. Soc. Physique de Genève **61**, 185—188 (1944d). — A study of *human* splanchnic nerves removed at operation for hypertension. Acta anat. (Basel) **4**, 117—118 (1947a). — The question of regeneration of nerve fibers to the *human* adrenal gland after bilateral sympathectomy. Ann. Surg. **126**, 332—339 (1947b). — Nonencapsulated adrenal cortical tissue in the peri-adrenal fat. Amer. J. Path. **25**, 681—688 (1949). — **Deniker:** Recherches anatomiques et embryologiques sur les *singes anthropoïdes*. Thèse de Paris. 1886. — **Dennis, C.,** and **E. H. Wood:** Amer. J. Physiol. **129**, 182 (1940). — **De Ritter:** Siehe Ritter, de. — **Derjugin, K. M.:** Proc. I. Congr. Russ. Zool., Anat. and Histol. in Petrograd 15.—21. 12. 22. 1922. — **De Robertis, E. D. P., W. W. Nowinski** and **Francisco A. Saez:** General cytology. Philadelphia 1948. — **Derouaux, G.:** Étude du temps de saignement dans deux états physiopathologiques expérimentaux: l'anémie post-hémorrhagique et les convulsions. Arch. internat. Physiol. **51**, 269—277 (1941). — Acta biol. belg. **3**, 81 (1943a). — Soc. Belg. Biol. 17. April 1943b. — **Derrien, Y., R. Michel** et **J. Roche:** Recherches sur la préparation et les propriétés de la thyroglobuline pure. Biochim. et Biophysica Acta **2**, 454—470 (1948). — **Desclaux, P.:** L'hypophyse du *cobaye* normal et sous-alimenté. Archives Anat. microsc. **36**, 91—120 (1946/47). — **Desclaux, P.,** et **M. Martinet:** Assoc. Anat. Mars 1948. — **Desclin, L.:** Détection de substances pentosenucléiques dans les cellules du lobe antérieure de l'hypophyse du *rat* et du *cobaye*. C. r. Soc. Biol. Paris **133**, 457—459 (1940). — **Deskin, J. A.:** Endokrinol. **11**, 249 (1932). — **Desmarais, A.:** Differences in the effects of cold environment and of muscular work on adrenal function. Federat. Proc. **8**, 34 (1949). — **Desmarais, A.,** et **L. P. Dugal:** La circulation périphérique chez le *rat* blanc exposé au froid. Rev. canad. de Biol. **9**, 206—209 (1950). — **Dessau, F.:** Acta brev. neerland. **5**, 173 (1935). — Beobachtungen an nebennierenlosen schwangeren *Ratten*. Acta brev. neerland. **7**, 55 (1937). — **Dessau, F.,** u. **J. E. Vyldert:** Beziehungen zwischen Nebenniere und Schilddrüse mit Berücksichtigung des Thymus. Acta brev. neerland. **7**, 64 (1937). — **Dessy, G.:** Endokrinol. **7**, 432 (1930). — **Detharding, Grg. Chrstph.:** De administratione anatomica. Rostock 1752. — **Deucher, J. W.:** Veränderungen der Nebennierenrinde bei Peritonitis und Sepsis. Arch. klin. Chir. **125**, 578—596 (1923). — **Devis, R.,** et **J. Férin:** Ann. d'Endocrin. **9**, 417 (1948). — **Devitt, J. S.,** and **F. D. Murphy:** Diabetes mellitus complicated by Addisons disease; case report with a review of the literature. Amer. J. Digest. Dis. **14**, 164—166 (1947). — **Dew, H. R.:** Hydatid disease: its pathology, diagnosis and treatment. Sidney 1928. — **Dewitzky, Wladimir:** Beiträge zur Histologie der Nebennieren. Beitr. path. Anat. **52**, 431—443 (1912). — **Diamare, V.:** Morphologie des capsules surrénales. Anat. Anz. 1889. — I corpuscoli surrenali di Stannius ed i corpi del cavo addominale de'*Teleostei*. Notizie anatomiche e morfologiche. Boll. Soc. natur. Napoli **9**, 10 (1895). — Ricerche intorno all'organo interrenale degli *Elasmobranchi* ed ai corpuscoli di Stannius de'*Teleostei*. Contributo alla morfologia delle capsule surrenali. Mem. Soc. ital. Sci., Ser. III, **25**, 1896. — Sulla morfologia delle capsule surrenali. Anat. Anz. **15**, 357 (1899a). Mem. Soc. ital. Sci., Ser. III **15** (1899b). — Sulla costituzione dei gangli simpatici negli *Elasmobranchi* e sulla morfologia dei nidi cellulari del simpatico in generale. Anat. Anz. **20**, 418 (1902). — Sviluppo e morfologia delle capsule soprarenali. Boll. Soc. natur. Napoli **17**, 55 (1903a). — Metaplasma e immagini di secrezione nelle capsule soprarenali. Arch. Zool. ital. **1**, 121 (1903b). — Anat. Anz. 1905a. — Varietà anatomiche dell'interrenale. Arch. ital. Anat. **4**, 366—369 (1905b). — Sull'interrenale vero nel cosidetto „Sistema interrenale". Anat. Anz. **78**, 90—99 (1934). — **Diaz, J. T., D. Phelps, E. T. Ellison** and **J. T. Burch:** The effects of various gonadotropic substances on the ovaries, pituitaries and adrenals of animals receiving longterm injections of estrin. Amer. J. Physiol. **121**, 794—799 (1938). — **Dick, G. F.,** and **A. H. Curtis:** Concerning the function of the corpus luteum and some allied phenomena. Surg. etc. **15**, 588—593 (1912). — **Dickie, M. M.,** and **G. W. Woolley:** Spontaneous basophilic tumors of the pituitary glands in gonadectomized *mice*. Cancer Res. **9**, 372—384 (1949). — **Dieckmann, H.:** Histologische und experimentelle Untersuchungen über extramedulläre Blutbildung. Virchows Arch. **239** (1922). — **Dieckhoff, J.,** u. **E. Schulze:** Naunyn-Schmiedebergs Arch. **186**, 462 (1937). — **Diehl, F.:** Dtsch. Arch. klin. Med. **175**, 177 (1933). — **Diemerbroek, J. de:** Anatomia corporis humani. Ultraj. 1672. — **Diepen, Rudolf:** Afferent nerve fibres from the hypophysis to the tuber cinereum. Fol. psychiatr. néerl.

53, 204—212 (1950). — **Dieterich:** Epithelkörperchen und Carotisdrüse. Beitr. klin. Chir. **131**, 708 (1924). — **Dietlein, Lawrence F.**: Some responses of the immature rat uterus to hormonal stimulation with special reference to fat deposition in the luminal epithelium. Amer. Assoc. Anat. Anat. Rec. **109**, 287 (1951). — **Dietrich, A.**: Naphtholblausynthese und Lipoidfärbung. Zbl. Path. **19** (1908). — Zbl. Path. **21**, 465 (1910a). — Zur Differentialdiagnose der Fettsubstanzen. Verh. dtsch. path. Ges. **1910**b, 263—268. — Die Nebennieren bei den Wundinfektionskrankheiten. Zbl. Path. **29** (1918). — Isopropylalkohol für histologische Zwecke. Zbl. Path. **47**, 83 (1929). — **Dietrich, A., u. H. Siegmund:** Die Nebenniere und das chromaffine System (Paraganglien, Steißdrüse, Karotisdrüse). In Handbuch der speziellen pathologischen Anatomie und Histologie, Bd. 8, S. 951—1089. 1926. — **Dietrich, A., u. Kleeberg:** Erg. Path. **20**, 912 (1924). — **Dill, D. B., S. H. Talbott** and **H. T. Edwards:** J. of Physiol. **69**, 267 (1930); **77**, 49 (1932). — **Diller, Irene Corey:** The effect of simultaneous administration of bacterial toxins and adrenal cortex extract on cells of *mouse* tumors and on the adrenal glands of the host. Amer. Soc. Zool. Boston. Anat. Rec. **96**, 533—534 (1946). — **Diller, Irene C., L. V. Beck** and **B. Blauch:** Cancer Res. **8**, 581 (1948). — **Diller, Irene Corey, B. Blauch** and **L. V. Beck:** Histological changes in adrenal glands of tumorbearing *mice* injected with Serratia marcescus polysaccharide alone and in combination with adrenalcortical extract. Cancer Res. **8**, 591—606 (1948). — **Dimroth, O., u. R. Schweizer:** Bleitetraacetat als Oxydationsmittel. Ber. dtsch. chem. Ges. **56**, 1375—1385 (1923). — **Dingemanse, E., H. Borchardt** and **E. Laqueur:** Capon comb growth-promoting substances („male hormones") in human urine of males and females of varying age. Biochemic. J. **31**, 500—507 (1937). — **Dingemanse, E.,** and **L. G. Huis in 't Veld:** Acta brev. neerland. **14**, 34 (1946). — **Dingemanse, E., L. G. Huis in 't Veld** and **B. M. de Laat:** Clinical method for the chromatographic-colorimetric determination of urinary 17-ketosteroids. J. Clin. Endocrin. **6**, 535—548 (1946). — **Dingemanse, E., L. G. Huis in 't Veld** and **S. Hartogh-Katz:** Nature (Lond.) **161**, 848 (1948). — **Dingemanse, E.,** and **E. Laqueur:** Occurrence of abnormal ly large quantities of testis hormone in urine of patients with adrenal tumor. Nederl. Tijdschr. Geneesk. **82**, 4166—4170 (1938). — **Dionis, Pierre:** Anatomie de l'*homme* suivant la circulation du sang. Genève 1690. — **Dippel, L.:** Das Mikroskop und seine Anwendung. In Handbuch der allgemeinen Mikroskopie, I. Teil. 1882. — **Dirr, K., u. O. v. Soden:** Biochem. Z. **312**, 263 (1942). — **Dirscherl, W., u. H. Traut:** Hoppe-Seylers Z. **262**, 61 (1939). — **Dirscherl, W., u. F. Zilliken:** Naturwiss. **27**, 664 (1943). — **Discombe, G.:** Nature of neutrophilic granulation. J. of Path. **58**, 572 (1946). — **Disse, J.:** Grundriß der Gewebelehre. Stuttgart 1892. — Handbuch der Anatomie des *Menschen*, Bd. 7. 1902. — **Dittus, Paul:** Interrenalsystem und chromaffine Zellen im Lebensablauf von *Ichthyophis glutinosus*. Z. wiss. Zool. **147**, 459—512 (1936). — Experimentelle Untersuchungen am Interrenalorgan der *Selachier*. I. Atemfrequenz und Melanophoren bei interrenopriven und mit corticotropem Hormon behandelten *Selachiern*. Pubbl. Staz. zool. Napoli **16**, 402—435 (1937). — Das Verhalten der Melanophoren hypophysektomierter *Selachier* und *Amphibien* nach Zufuhr von kortikotropem Hormon. Biol. Zbl. **59**, 627—652 (1939). — Histologie und Cytologie des Interrenalorgans der *Selachier* unter normalen und experimentellen Bedingungen. Ein Beitrag zur Kenntnis der Wirkungsweise des kortikotropen Hormons und des Verhältnisses von Kern zu Plasma. Z. wiss. Zool. **154**, 40—124 (1941). — **Dixon:** On Addisons disease. Lancet 28. 3. u. 4. 4. **1891**. — **Dobriner, Konrad:** Adrenal function and steroid excretion in disease. In: Symposium on Steroids in Experimental and Clinical Practice. Philadelphia: A. White 1951. — **Dobriner, Konrad, E. Gordon, C. P. Rhoads, S. Lieberman** and **L. F. Fieser:** Steroid hormone excretion by normal and pathological individuals. Science (Lancaster, Pa.) **95**, 534—536 (1942). — **Dobriner, Konrad, S. Lieberman** and **C. P. Rhoads:** J. of Biol. Chem. **172**, 241 (1948). — **Dobriner, Konrad, Seymour Lieberman** and **Hildegard Wilson:** Adrenal function in patients with neoplastic disease. Cancer Res. **10**, 213 (1950). — **Dobriner, Konrad, C. P. Rhoads, S. Lieberman, B. R. Hill** and **L. F. Fieser:** Abnormal alpha ketosteroid excretion in patients with neoplastic disease. Science (Lancaster, Pa.) **99**, 494—496 (1944). — **Dobrovlskaia-Zavadskaia, N.:** La surrénale chez les *souris* mortes d'adénocarcinome, de sarcome, de lymphadénome et de certaines maladies non néoplasiques. C. r. Soc. Biol. Paris **125**, 877 (1937). — La surrénale dans les lignées de *souris* à potentialité canceregène différente. C. r. Soc. Biol. Paris **128**, 971 (1938). — **Dobrovlskaia-Zavadskaia, N., et Z. M. Pezzini:** Dégénérescence des capsules surrénales chez les *souris* de différentes lignées cancéreuses. C. r. Soc. Biol. Paris **131**, 240 (1939). — **Döllinger:** Grundriß der Physiologie. Regensburg 1835. — **Döring, G.:** „Trophik"studien. I. Grundsätzliches zur Frage der Beziehung von Nervensystem und Gewebe. Dtsch. Z. Nervenheilk. **158**, 449—502 (1948). — **Doetsch, R., F. Verzár** u. **H. Wirz:** Nebennierenrinde und Schilddrüse. Helvet. physiol. Acta **3**, 565—587 (1945). — **Dogiel, A. S.:** Die Nervenendigungen in den Nebennieren der *Säugetiere*. Arch. Anat., Anat. Abt. **1894**, 90—104. — **Dogliotti et Giordanenco:** Sur le contenu en adrénaline des capsules surrénales dans le shock traumatique expérimental. Ann. ital. Chir. **8**, 381 (1929). — **Dogliotti, G. C.:** Ricerche istologiche sullo sviluppo e sulla regressione del tessuti adiposo di varie regioni del corpo *umano*. Arch. ital. Anat. **25**, 76 (1928). — **Dohan, F. C.**, and **F. D. W. Lukens:** Endocrinology **42**, 244—262 (1948). — **Dolfini, Giulio:** Pathologica **20** (1928). — Su un nuovo metodo di colorazione dei grassi. Bull. Histol. appl. **6**, 137—141 (1929a). — Monit. zool. ital. **40**, 362 (1929b). — **Dolley** and **Guthrie:** J. Med. Res. **40**, 289 (1919). — **Domagk, G.:** Neuerungen auf dem Gebiete der histologischen Technik. In Medizin und Chemie. 1933. — **Domenici, F.:** Ghiandole surrenali e stati intersessuali. Boll. Soc. ital. Biol. sper. **10**, 515 (1935). — **Domini, G.:** Sul contenuto in acido ascorbico delle surrenali di *cavia* nell'ipocalcemia sperimentale da miscele di ossalati fosfati. Boll. Soc. ital. Biol. sper. **11**, 677 (1936). — **Dominici, G.:** Il comportamento e la struttura delle surrenali nella ipocalcemia sperimentale da ossalati. Boll. Soc. ital. Biol. sper. **6**, 386 (1931). — **Dominicis, N. de:** Ricerche sperimentali su gli effeti dellasoppressione delle capsule surrenali. Atti Accad. med.-chir. Napoli 1892. — Le capsule surrenali sono organi depuratori? Giorn. Assoc. Napol. Med. e Nat. **4**, 257—266 (1894). — **Domm, L. V.**, and **P. Leroy:** A method for hypophysectomy of *rat* fetus by decapitation. Amer. Assoc. Anat. Rec. **109**, 395—396 (1951). — **Donaggio:** Riv. sper. Freniatr. **34** (1906). — **Donahue, J. K.**, and **W. M. Parkins:** Proc. Soc. Exper. Biol. a. Med. **32**, 1249—1253 (1935). — **Donaldson, H. H.:** The *rat*. References, tables and data. Memoirs of the Wistar Inst. No 6. Philadelphia 1915; 2. Aufl. 1924. — Summary of data for the effects of exercise on the organ weights of the albino *rat*: comparison with similar data from the *frog*. Amer. J. Anat. **56**, 57—70 (1935). — **Donaldson, H. H.**, and **H. D. King:** Life processes and size of the body and organs of the gray Norway *rat* during ten generations in captivity. Amer. Anat. Mem. **1929**, No 14. — **Donaldson, H. H.**, and **R. E., Meeser:** On the effects of exercise carried through seven generations on the weight of the musculature and the composition and weight of several organs of the albino *rat*. Amer. J. Anat. **50**, 359—396 (1932). — Effect of prolonged rest following exercise on the weights of the organs of the albino *rat*. Amer. J. Anat. **56**, 45—55 (1935). — **Donaldson, John C.:** The relative volumes of the cortex and medulla of the adrenal gland in the albino *rat*. Amer. J. Anat. **25**, 290—298 (1919). — Note on the weight of the adrenals in crosses between the albino and the wild Norway *rat (Mus norvegicus)*. Proc. Soc. Exper. Biol. a. Med. **21**, 157—160 (1923). — The influence of pregnancy and lactation on the weight of the adrenal glands in the albino *rat*. Anat. Rec. **27**, 202 (1924a). — The influence of pregnancy and lactation on the weight of adrenal glands in the albino *rat*. Amer. J. Physiol. **68**, 517—522 (1924b). — Adrenal gland in wild gray and albino *rat*. Cortico-medullary relations. Proc. Soc. Exper. Biol. a. Med. **25**, 300—301 (1928a). — The adrenal glands in pregnancy: cortico-medullary relations in albino *rats*. Anat. Rec. **38**, 239 (1928b). — The silhouette method for comparing the volumes of the two parts of the adrenal glands in small animals. Endocrinology **19**, 523—531 (1935). — **Donders:** Physiologie des *Menschen* (dtsch. von Theile). Leipzig 1856. — **Donetti, E.:** Des altérations du système nerveux central dans l'urémie expérimentale. C. r. Soc. Biol. Paris **1897a**, 502—504. — Les altérations du système nerveux central après l'ablation des capsules surrénales. Revue neur. **1897b**, 566—570. — **Donn, L. V.:** Sex reversal following ovariotomy in the *bird*. Proc. Soc. Exper. Biol. a. Med. **22**, 28—35 (1924). — Observations in the female *fowl* rendered completely sexless. Anat. Rec. **37**, 142—143 (1927a). — New experiments on ovariotomy and the problem of sex inversion in the *fowl*. J. of Exper. Zool. **48**, 31—173 (1927b). — Cold Spring Harbor Symp. Quant. Biol. **5**, 241 (1937). — Modifications in sex and secondary characteristics in *birds*. Ch. V. sec. A. Sex and internal secretions ed. by Edgar Allen. Baltimore 1939. — **Donn, L. V.**, and **Ben B. Blivaiss:** Plumage and other sex characters in thiouracil-treated brown Leghorn *fowl*. Amer. Soc. Zool. Chicago. Anat. Rec. **99**, 633 (1947). — Plumage and other sex characters in thiouracil-treated brown Leghorn *fowl*. Amer. J. Anat. **82**, 167—201 (1948). — **Dontigny, P.:** Morphologic effect of desoxycorticosterone acetate on the thymus. Proc. Soc. Exper. Biol. a. Med. **63**, 248—250 (1946). — **Dontigny, P., E. Béland, E. Hall** et **Hans Selye:** Influence de l'adrénalectomie sur l'action néphrosclérotique des préparations hypophysaires. Rev. canad. de Biol. **5**, 356—358 (1946). — **Dontigny, P., E. C. Hay, J. L. Prado** and **Hans Selye:** Hormonal hypertension and nephrosclerosis as influenced by the diet. Amer. J. Med. Sci. **215**, 442—447 (1948). — **Dopter** et **Gouraud:** Les capsules surrénales dans l'urémie expérimentale. C. r. Soc. Biol. Paris **56**, 251—253 (1904). — **Doran, A. H. G.:** Brit. Med. J. **1908**, 1558. — **Dordoni, F.**, and **Claude Fortier:** Proc. Soc. Exper. Biol. a. Med. **75**, 815 (1950). — Ann. Acfas. **17**, 117 (1951). — **Dorfman, Ralph J.:** The bioassay of adrenal cortical steroids. Ann. New York Acad. Sci. **50**, 556—574 (1949a). — The comparative activities of 11-dehydrocorticosterone isolated from the adrenal gland and that produced synthetically. Ann. New York Acad. Sci. **50**, 551—553 (1949b). — Influence of adrenal cortical steroids and related compounds on sodium metabolism. Proc. Soc. Exper. Biol.a. Med. **72**, 395—398 (1949c). — **Dorfman, Ralph I., J. W. Cook** and **J. B. Hamilton:** J. of Biol. Chem. **130**, 285 (1939). — **Dorfman, Ralph I.**, and **W. U. Gardner:** Metabolism of the steroid hormones. The excretion of estrogenic material by ovariectomized *mice* bearing adrenal tumors. Endocrinology **34**, 421—423 (1944). — **Dorfman, Ralph I.**, and **J. B. Hamil-**

ton: J. of Biol. Chem. **133**, 753 (1940). — **Dorfman, Ralph I.**, and **B. N. Horwitt:** Federat. Proc. **2**, 60 (1943). — **Dorfman, Ralph I., B. N. Horwitt** and **W. R. Fish:** The presence of a cortin-like substance (cold protecting material) in the urine of normal *men*. Science (Lancaster, Pa.) **96**, 496—497 (1942). — **Dorfman, Ralph I., B. N. Horwitt, R. A. Shipley** and **W. E. Abbott:** Metabolism of the steroid hormones: The adrenal gland as a source of cortinlike material in the urine of *monkeys*. Endocrinology **35**, 15—21 (1944). — **Dorfman, Ralph I., B. N. Horwitt, R. A. Shipley, W. R. Fish** and **W. E. Abbott:** Endocrinology **41**, 470—488 (1947). — **Dorfman, Ralph I., A. M. Potts** and **M. L. Feil:** Endocrinology **41**, 464 (1947). — **Dorfman, Ralph I., E. Ross** and **R. A. Shipley:** Endocrinology **38**, 178—188 (1946). — **Dorfman, Ralph I., R. A. Shipley, E. Ross, S. Schiller** and **B. N. Horwitt:** The relative potencies of adrenal cortical steroids as determined by cold protection test and by glycogen deposition test. Endocrinology **38**, 189—196 (1946). — **Dorfman, Ralph I., R. A. Shipley, S. Schiller** and **B. N. Horwitt:** Studies of the „cold test" as a method for the assay of adrenal cortical steroids. Endocrinology **38**, 165—177 (1946). — **Dorfman, Ralph I.,** and **Gertrude van Wagenen:** Surg. etc. **73**, 545 (1941). — **Dorfman, Ralph I., J. E. Wise** and **R. A. Shipley:** Endocrinology **42**, 81 (1948). — **Dornfeld, Ernst J.:** Nuclear and cytoplasmic phenomena in the centrifuged adrenal gland of the albino *rat*. Anat. Rec. **65**, 403—415 (1936). — Regeneration of ultracentrifuged adrenal tissue in the albino *rat*. Science (Lancaster, Pa.) **85**, 564 (1937a). — Structural and functional reconstitution of ultracentrifuged *rat* adrenal cells in autoplastic grafts. Anat. Rec. **69**, 229—245 (1937b). — **Dornfeld, Ernst J.,** and **James H. Berrian:** Stimulation of mitoses in the germinal epithelium of the *rat* ovaries by intracapsular injections. Anat. Rec. **109**, 129—137 (1951). — **Dorp, Arnolda W. V. van,** and **Helen Wendler Deane:** A morphological and cytochemical study of the postnatal development of the *rat's* adrenal cortex. Anat. Rec. **107**, 265—281 (1950). — **Dorris, F.:** J. of Exper. Zool. **80**, 315 (1939). — **Dosne, Christiane,** and **Albert J. Dalton:** Changes in the lipoid content of the adrenal gland of the *rat* under conditions of activity and rest. Anat. Rec. **80**, 211—217 (1941). — **Dostojewsky, A.:** Material zur mikroskopischen Anatomie der Nebennieren. Diss. Petersburg 1884. — Ein Beitrag zur mikroskopischen Anatomie der Nebennieren bei *Säugetieren*. Arch. mikrosk. Anat. **27**, 277—296 (1886). — **Dougherty, Jean H.,** and **Thomas F. Dougherty:** Acute effect of 4-amino-pteroylglutamic acid on blood lymphocytes and the lymphatic tissue of intact and adrenalectomized *mice*. J. Labor. a. Clin. Med. **35**, 271—279 (1950). — **Dougherty, Thomas F.:** Effect of administration of adrenotrophic hormone on the cells of the juxtaglomerular apparatus. Amer. Assoc. Anat. Wisconsin. Anat. Rec. **100**, 737 (1948a). — In: Factors regulating blood pressure. B. W. Zweifach und E. Shorr. S. 17—40. New York 1948b. — The rôle of the adrenal gland in the protection against anaphylactic shock. Amer. Assoc. Anat. Philadelphia. Anat. Rec. **103**, 24 (1949). — **Dougherty, Thomas F., J. H. Chase** and **A. White:** Pituitary-adrenal cortical control of antibody release from lymphocytes. An explanation of the anamnestic response. Proc. Soc. Exper. Biol. a. Med. **58**, 135—140 (1945). — **Dougherty, Thomas F.,** and **Jean H. Dougherty:** The roles of adrenal cortical secretions and hypersensitivity in etiology of mesenchymal dyscrasias. Amer. Assoc. Anat. New Orleans. Anat. Rec. **106**, 188—189 (1950). — **Dougherty, T. F.,** and **L. F. Kumagai:** Influence of stress stimuli on lymphatic tissue of adrenalectomized *mice*. Endocrinology **48**, 691—699 (1951). — **Dougherty, Thomas F.,** and **G. L. Schneebeli:** Proc. Soc. Exper. Biol. a. Med. **75**, 854 (1950). — **Dougherty, Thomas F.,** and **A. White:** Effect of pituitary adrenotropic hormone on lymphoid tissue. Proc. Soc. Exper. Biol. a. Med. **53**, 132—133 (1943). — Influence of hormones on lymphoid tissue structure and function. The role of the pituitary adrenotrophic hormone in the regulation of the lymphocytes and other cellular elements of the blood. Endocrinology **35**, 1—14 (1944a). — Relationship of the effects of adrenal cortical secretion on lymphoid tissue and on antibody titer. Proc. Soc. Exper. Biol. a. Med. **56**, 28 (1944b). — Regulation of functional alterations in lymphoid tissue induced by adrenal cortical secretion. Amer. J. Anat. **77**, 81—116 (1945a). — Role of the adrenal cortex in lymphoid tissue involution produced by inanition. Anat. Rec. **91**, 269—270 (1945b). — Functional alterations in lymphoid tissue induced by adrenal cortical secretion. Amer. J. Anat. **60**, 423—435 (1945c). — Increased „plasma cell" production following adrenal cortical stimulation. Anat. Rec. Suppl. **94**, 13 (1946a). — Pituitary adrenal cortical control of lymphocyte structure and function as revealed by experimental X-radiation. Endocrinology **39**, 370—385 (1946b). — An evaluation of alterations produced in lymphoid tissue by pituitary-adrenal cortical secretion. J. Labor. a. Clin. Med. **32**, 584—605 (1947). — **Dougherty, Thomas F., A. White** and **J. H. Chase:** Relationship of the effects of adrenal cortical secretion on lymphoid tissue and on antibody titer. Proc. Soc. Exper. Biol. a. Med. **56**, 28—29 (1944). — **Dougherty, Thomas F.,** and **L. A. Woodbury:** The effect of adrenalectomy on the rate of growth of the *mouse* thymus. Anat. Rec. **103**, 533 (1949a). — The effect of adrenalectomy on the rate of growth of the *mouse* thymus. Amer. Assoc. Anat. Philadelphia. Anat. Rec. **103**, 117 (1949b). — **Douglas, Jac.:** An account of a hydrops ovarii, with a new and exact figure of the glandulae renales, and of the uterus in a *puerpera*. Philos. Trans. 1706, 2317. — **Dounce:** J. of Biol. Chem. 151, 221 (1943). — **Douthat, A., y R. Pardiñas:** Observaciones acerva de la naturaleza y extension de los reticulos del timo. Arch. Hist. norm. y Pat. 1, 415—439 (1943). — **Doyle, L.:** À propos de la détection histochimique du cholestérol. Bull. Histol. appl. 10, 20—21 (1933). — **Doyon, M., et N. Kareff:** Action de l'adrénaline sur le glycogène du foie. C. r. Soc. Biol. Paris 56, 66 (1904). — **Draganesco, State, et D. Strzeszewska-Filibiu:** Sur le contenu lipidique des glandes endocrines du *poule et* soumis à une alimentation cholestérique. Soc. méd. Hôp. de Bucarest 1942. — **Draganesco, State, et I. Tucolesco:** Recherches sur les lipides figurés biréfringentes des glandes surrénales chez l'*homme* dans divers états pathologiques. Bull. Sect. Endocrin. Soc. Roum. Neur. etc. Bucarest 4, 3 (1938). — **Drager, Glenn A.:** The termination of the hypothalamico-hypophyseal nerve fibers in the *bovine* hypophysis. Amer. Assoc. Anat. Wisconsin. Anat. Rec. 100, 737—738 (1948). — Anat. Rec. 103, Suppl. Abstr. 25 (1949a). — Texas Rep. Biol. a. Med. 7, 468 (1949b). — Neurosecretion following hypophysectomy. Proc. Soc. Exper. Biol. a. Med. 75, 712—713 (1950). — **Drager, Glenn A., and C. A. Baker:** An anatomical investigation of the retino-pituitary reflex. Texas Rep. Biol. a. Med. 2, 401—404 (1944). — **Drekter, I. J., S. Pearson, E. Bartczak and T. H. McGavack:** A rapid method for the determination of total urinary 17-ketosteroids. J. Clin. Endocrin. 7, 795—800 (1947). — **Dreyer:** Pflügers Arch. 137, 59 (1910/11). — Amer. J. Physiol. 2, 203. — **Dribben, I. S., and J. M. Wolfe:** Structural changes in the connective tissue of the adrenal glands of female *rats* associated with advancing age. Anat. Rec. 98, 557—585 (1947). — **Drips, Della:** Studies on the ovary of the *spermophile (Spermophilus Citellus tridecemlineatus)* with special reference to the corpus luteum. Amer. J. Anat. 25, 116—184 (1919). — **Drogleever, Fortuyn J.:** Over de nerveuze verbindingen van de hypophyse met de hypothalamus. Nederl. Tijdschr. Geneesk. 95, 750—752 (1951). — **Droysen, Jul. Fr.:** De renibus et capsulis suprarenalibus. Göttingen 1752. — **Drüner, L.:** Über die anatomischen Unterlagen der Sinusreflexe Herings. Dtsch. med. Wschr. 1925, 51. — **Dsershinsey, Wl.:** Die Entwicklung der Nebenniere, ihre Histogenese, Ontogenese und Phylogenese. Diss. Moskau 1910. Ref. Schwalbes Jber. Fortsch. Anat. usw., N. F. 16, 501, 510. — **Dubois:** Note préliminaire sur l'action des extraits de capsules surrénales. C. r. Soc. Biol. Paris 48, 14—16 (1896a). — Des variations de toxicité des extraits de capsules surrénales. Arch. de Physiol. 1896b, 412—426. — De la pathologie et du traitement de la maladie d'Addison. Nancy 1896c. — **Dubreuil, G.:** Transformation directs des mitochondries et des chondriocontes en graisse dans les cellules adipeuses. C. r. Soc. Biol. Paris 70, 264 (1911). — La musculature des veines centrales surrénales de l'*homme*. C. r. Soc. Biol. Paris 83, 958 (1920). — **Duclos:** Contribution à l'étude des capsules surrénales dans la race *nègre*. Rev. gén. Clin. et Thér. 4, 473 (1890). — **Ducommun, Pierre, et R. S. Mach:** Effet de l'hormone adrenocorticotrope sur la morphologie du cortex surrénalien, son contenu en acide ascorbique et en esters de cholestérol chez le *rat* normal. Acta endocrinol. 3, 17—26 (1949). — **Ducommun, Pierre, Claude Fortier et Hans Selye:** Effet de l'hormone somatotrophique (STH) sur la formule sanguine du *rat*. Rev. canad. de Biol. 9, 477—478 (1951). — **Duffy, E.:** J. of Path. 57, 199 (1945). — **Dugal, L. P.:** Canad. J. Med. Sci. 20, 35 (1951). — **Dugal, Louis-Paul, et A. Desmarais:** Hépatectomie partielle et résistance aux brulures. V. Variations de l'acide ascorbique et du poids des surrénales. Canad. J. Res., Sect. E. Med. Soc. 27, 52—62 (1949). — **Dugal, Louis-Paul, and Mercedes Thérien:** Rev. canad. de Biol. 6, 552 (1947). — The influence of ascorbic acid on the adrenal weight during exposure to cold. Endocrinology 44, 420—426 (1949). — **Dugès:** Traité de physiologie comparée de l'*homme* et des *animaux*. Montpellier 1838. — **Duke, Kenneth L.:** Ovarian histology of *Ochotona princeps, the Rocky Mountain Pika*. Anat. Rec. 112, 737—759 (1952). — **Dumm, Mary E., P. Ovando, P. Roth and E. P. Ralli:** Proc. Soc. Exper. Biol. a. Med. 71, 368—371 (1949). — **Dumm, Mary E., and Elaine P. Ralli:** The critical requirement for pantothenic acid by the adrenalectomized *rat*. Endocrinology 38, 283—292 (1948). — **Dumortier:** Recherches sur la structure comparée et le développement des *animaux* et des *végétaux*. Bruxelles 1833. — **Dungern, Emil Freiherr v.:** Beitrag zur Histologie der Nebennieren bei Morbus Addison. Diss. Freiburg i. Br. 1892. — **Dunglison, R.:** Human physiology, 8. Aufl. Philadelphia 1856. — **Dunihue, F. W.:** The effect of bilateral adrenalectomy on the juxtaglomerular apparatus. Amer. Soc. Zool. Boston. Anat. Rec. 96, 536 (1946). — The effect of adrenal insufficiency and of desoxycorticosterone acetate on the juxtaglomerular apparatus. Amer. Soc. Anat. Philadelphia. Anat. Rec. 103, 26—27 (1949). — **Dunin-Karwicka:** Beitr. path. Anat. 56 (1913). — **Dunn, J. S., H. L. Sheehan and N. G. B. McLetchie:** Lancet 1943 I, 484. — **Dunn, Thelma B.:** Relationship of amyloid infiltration and renal disease in *mice*. J. Nat. Canc. Inst. 5, 17—28 (1944). — Some observations on the normal and pathological anatomy of the kidney of the *mouse*. J. Nat. Canc. Inst. 9, 285—301 (1949). — **Dunn, Thelma B., Harold P. Morris and Celia S. Dubnik:** Lesions of chronic thiamine deficiency in *mice*. J. Nat. Canc. Inst. 8, 139—155 (1947). — **Durante, Luigi:** Résultats de 510 médullectomies surrénales dans les syndromes de l'hypersurrénalisme médullaire. Presse méd. 1952, 102—105. — **Durey, Jeanne-Marie:** Action de la thyroxine et de l'aminothiazol sur la cortico-surrénale du *rat* normal et castré. Ann. d'endocrin. **10**, 31—37 (1949). — **Durgin, M. L., and R. L. Meyer:** Endocrinology **48**, 518 (1950). — **Durlacher, S. H., D. C. Darrow** and **M. C. Winternitz:** Amer. J. Physiol. **136**, 346—349 (1942). — **Dury, Abraham:** The correlation of the circulating polymorphonuclear leucocytes (neutrophiles) with the adrenal ascorbic acid in the *rat*. Endocrinology **43**, 336—348 (1948). — Leucocyte picture of the *rat*. Relation of adrenal and spleen. Amer. J. Physiol. **160**, 75—82 (1950a). — Amer. J. Physiol. **163**, 96 (1059b). — Endocrinology **47**, 387 (1950c). — **Dury, Abraham,** and **E. D. Robin:** Endocrinology **42**, 320—325 (1948). — **Dushane, G. P.:** J. of Exper. Zool. **72**, 1 (1935). — **Dussa, Maria:** Beitrag zur vergleichenden Anatomie der Zellkerngröße in der Entwicklung. Anat. Anz. **91**, 321—370 (1941). — **Dustin, A. P.:** C. r. Assoc. Anat. **1938**, 205. — **Duval, Matthias:** Atlas d'embryologie. Paris 1889. — Précis d'histologie. Paris 1896. — **Duval, Matthias, et Paul Constantin:** Anatomie et Physiologie animales. Paris 1891. — **Duvernoy, J. G.:** Animadversiones variae ad renum succenturiatorum illustrationem. Petropol. 1750/51. — De glandulis renalibus Eustachii. Comm. Accad. Petropol. **13**, 361—373 (1751). — Von den Nierendrüsen des Eustachius. In Phys. u. med. Abh. der Akad. der Wiss. in Petersburg. Aus dem Lat. Bd. 31, S. 546. Riga 1785. — Animadversiones variae in crinaceorum terrestrium Anatomen. Comm. Acad. Petropol, **14**, 119—206 (1751). — De quadrupede volatili Russiae. Comm. Acad. Soc. Petropol. **5**, 218—234 (1751).

Eartly, H. H.: Effects of thyroidectomy on young *rats* fed various diets. Amer. Assoc. Anat. New Orleans. Anat. Rec. **106**, 190 (1950). — **Eaton, A. G., W. M. Insko, G. P. Thompson** and **F. E. Chiedester:** The influence of adrenal cortex and medulla on the growth and maturity of young (white Leghorn) *chicks*. Anat. Rec. **37**, 326 (1928). — **Eaton, O. N.:** Weights and measurements of the parts and organs of mature inbred and crossbred *guinea pigs*. Amer. J. Anat. **63**, 273—295 (1938). — **Ebenhoech, P.:** Le corps humain, ses organs internes et leur fonctionnement. Manuel d'anatomie physiologique. Paris 1895. — **Eberth, C. J.:** Die Nebennieren. In Strickers Handbuch C. XXII, S. 508—516. Leipzig 1871. — Circulationsorgane, sog. Blutgefäßdrüsen. Anat. Hefte, Abt. 2. Ergebn. **2**, 179—192 (1892/93). — Erg. Anat. **3** (1893/94). — Arch. Anat. u. Entw.gesch. **4**, 61—77 (1896). — **Ebner, V. v.:** In Köllikers Handbuch der Gewebelehre des *Menschen*, 6. Aufl., Bd. 3. Leipzig 1902. — **Eck, W. F. van,** and **J. Freud:** Analysis of the growth of very young, hypophysectomized, immature *rats*. Acta brev. neerl. **11**, 43—46 (1941). — **Ecker, Alexander:** Der feinere Bau der Nebennieren beim *Menschen* und den vier *Wirbelthierclassen*. Braunschweig 1846. — Recherches sur la structure intime des corps surrénaux. Ann. des Sci. natur., 3. sér. **8**, 103—118 (1847). — Blutgefäßdrüsen. In R. Wagners Handbuch der Physiologie, Bd. 4, S. 128. 1849. Braunschweig 1853. — **Ecker, Alexander, u. Wiedersheim** (später u. **Gaupp**): Die Anatomie des *Frosches*. Braunschweig 1864—82 (1899 bis 1902). — **Eckstein, H. C.,** and **C. R. Traedwell:** J. of Biol. Chem. **112**, 373 (1935/36). — **Edelmann, Abraham:** Federat. Proc. **9**, 36 (1950). — Adrenal shielding and survival of *rats* after X-irradiation. Amer. J. Physiol. **165**, 57—60 (1951). — **Edwards, Edward A.,** and **S. Quimby Duntley:** Post ovariectomy and cyclic cutaneous vascular changes in *women*. Amer. Assoc. Anat. Wisconsin. Anat. Rec. **100**, 738 (1948). — **Eger, W.:** Die Nebennieren bei der Glykogenbildung in der Leber und im Fettgewebe. Virchows Arch. **309**, 811—832 (1942). — **Eggeling, H. v.:** Eine Nebenniere im Ligamentum hepato-duodenale. Anat. Anz. **21**, 13 (1902). — **Eggert-Schabbel, Else:** Die Drüsen mit innerer Sekretion. Jena 1944. — **Eggleston, N. M., B. J. Johnston** and **K. Dobriner:** Endocrinology **38**, 197 (1946). — **Ehrenstein, Maximilian:** Synthesis of steroids of the progesterone series. Chem. Rev. **42**, 457—490 (1948). — **Ehrenstein, Maximilian** and **S. W. Britton:** Purification of adrenal extracts and isolation of the activator of male sex hormones. Amer. J. Physiol. **120**, 213—221 (1937). — **Ehrich, William E.:** J. Philadelphia Gen. Hosp. **1** (1950). — Pathologic aspects of adrenal cortical hormones. Adv. Med. a. Surg. **1952a**, 13—26. — Nature of collagen diseases. Amer. Heart J. **43**, 121—156 (1952b). — **Ehrich, William E.** and **Seifter:** Arch. of Path. **45** (1948). — **Ehringhaus, A.:** Das Mikroskop. Seine wissenschaftlichen Grundlagen und seine Anwendung. 3. Aufl. Leipzig u. Berlin 1943. — **Ehrlich, P.:** Arch. mikrosk. Anat. **13** (1877). — **Ehrmann:** Mitteilungen zur Nebennierenphysiologie und über im Blut vorhandene und andere pupillenerweiternde Substanzen. Sitzgsber. Ver. Inn. Med. Berlin. Münch. med. Wschr. **1908 I**, 652. — **Eichelberger, L.,** and **W. G. Bibler:** J. of Biol. Chem. **132**, 645 (1940). — **Eichler u. Barfuss:** Arch. exper. Path. u. Pharmakol. **195**, 245 (1940). — **Eichner, Dietrich:** Zur Frage der Neurosekretion der Ganglienzellen des Nebennierenmarkes. Z. Zellforsch. **36**, 293—297 (1951). — Zur Frage der Neurosekretion in den Ganglienzellen des Grenzstranges. Z. Zellforsch. **37**, 274—280 (1952). — Über den morphologischen Ausdruck funktioneller Beziehungen zwischen neurosekretorischem Zwischenhirnsystem und Nebennierenrinde der *Ratte*. Z. Zellforsch **38**, 488—508 (1953). — **Eiler, J. J., T. L. Althausen** and **M. Stockholm:** Amer. J. Physiol. **140**, 699 (1944). — **Einarson, L., et H. Okkels:** Les glandes endocrines et le cerveau dans la vieillesse. Ann. d'Anat. path. **13**, 557—580 (1936). — **Eisen, H. N., M. M. Mayer, D. H. Moore, R. R. Tarr** and **H. C. Stoerk:** Proc. Soc. Exper. Biol. a. Med. **65**, 301—306

(1947). — **Eisenberg, Ph.:** Über Fettfärbung. Farbchemische und histologische technische Untersuchungen. Virchows Arch. 199 (1910). — **Eisendrath, D. N.:** Congenital solitary kidney. Ann. Surg. 79, 206—228 (1924). — **Eisenhardt, L.,** and **K. W. Thompson:** Yale J. Biol. a. Med. 11, 507—522 (1939). — **Eisenstein, A. B.,** and **R. E. Shank:** Assoc. Study Internat. Secret. Atlantic City 1951. — **Eisler, Paul:** Grundriß der Anatomie des *Menschen*. Stuttgart 1893. — **Eitel, H.:** Klin. Wschr. 1933 I, 615. — **Ekholm, Erik,** and **K. Niemineva:** On prenatal changes in the relative weights of the *human* adrenals, the thymus and the thyroid gland. Acta paediatr. (Stockh.) 39, 67—86 (1950). — **Ekman, Carl-Axel,** and **Hjalmar Holmgren:** The effect of alimentary factors on liver glycogen rhythm and the distribution of glycogen in the liver lobule. Anat. Rec. 104, 189—216 (1949). — **Elaut, L.:** Arch. internat. Méd. expér. 5, 69 (1929). — La structure de l'artère afférente du glomérule rénal chez le *chien* hypertendu. C. r. Soc. Biol. Paris 115, 1416—1418 (1934). — **Elchlepp, Jane G.:** The prostate of the female cottontail *rabbit, Sylvilagus floridanus.* Amer. Soc. Zool. Chicago. Anat. Rec. 99, 656 (1947). — **Eleftheriou, D. S.:** Sur la question des épithéliomes primitifs de la surrénale. Ann. d'Anat. path. 11, 673 (1934). — **Elert, R.:** Med. Klin. 1943, 19—20. — Über Schwangerschaft und Nebennierenrindenfunktion. Ref. Klin. Wschr. 1953, 142. — **Elftman, Herbert:** Anat. Rec. 97, 331 (1947a). — Response of the alkaline phosphatase of the adrenal cortex of the *mouse* to androgen. Endocrinology 41, 85—91 (1947b). — The Sertoli cell cycle in the *mouse*. Anat. Rec. 106, 381—393 (1950). — **Elftman, Herbert,** and **S. R. Detwiler:** Differential growth of the epidermis in *Amblystoma punctatum*. J. of Exper. Zool. 101, 241—260 (1946). — **Elftman, Herbert, Alice G. Elftman** and **Raymund L. Zwemer:** Histochemical distribution of gold after administration of gold chloride. Anat. Rec. 96, 341—353 (1946). — **Elftman, Herbert, H. Kaunitz** and **C. A. Slanetz:** Histochemistry of uterine pigment in vitamin E-deficient *rats*. Ann. New York Acad. Sci. 52, 72—79 (1949). — **Elias, Hans:** Cortical cell replacement in the adrenal gland of domesticated *Ungulata*. Amer. Soc. Zool. Chicago. Anat. Rec. 99, 609 (1947). — Growth of the adrenal cortex in domesticated *Ungulata*. Amer. J. Vet.-Res. 9, 173—189 (1948). — **Eliel, Leonard P.,** and **Olof H. Pearson:** The metabolic effects of adrenocorticotropic hormone (ACTH) in a patient with Cushing syndrome and acromegaly. J. Clin. Endocrin. 11, 913—925 (1951). — **Eliel, Leonard P., Olof H. Pearson, Bernice Katz** and **Frances W. Kraintz:** Comparison of lymphoid tumor and muscle electrolyte composition in patients treated with ACTH and cortisone acetate. Federat. Proc. 9, 168 (1950). — **Ellenberger:** Handbuch der vergleichenden Histologie und Physiologie der *Haussäugethiere* (Nebennieren bearbeitet von Parey, S. 269—272), Bd. 1 Histologie. Berlin 1887a usw. (17. Aufl. mit Baum 1932.) — Grundriß der vergleichenden Histologie der *Haussäugethiere*. Berlin 1887b. — **Ellenberger u. Baum:** Systematische und topographische Anatomie des *Hundes*. Berlin 1891. — **Ellestad, M. H.,** and **J. Reed:** Ann. Int. Med. 36, 551 (1952). — **Ellinger, Friedrich:** The biologic fundamentals of radiation therapy. New York 1941. — Proc. Soc. Exper. Biol. a. Med. 64, 31—35 (1947). — The use of adrenal cortical hormone in radiation sickness. Radiology 51, 394—399 (1948). — **Elliott, G. F.,** and **B. T. Shallard:** Cushings syndrome. Med. J. Austral. 1, 390—393 (1938). — **Elliott, T. R.:** The action of adrenalin. J. of Physiol. 32, 401—467 (1905). — The innervation of the bladder and urethra. J. of Physiol. 35, 367—445 (1907). — The control of the suprarenal glands by the splanchnic nerves. J. of Physiol. 44, 374—409 (1912a). — Proc. Physiol. Soc. J. of Physiol. 43, XXVII (1912b). — The innervation of the adrenal glands. J. of Physiol. 46, 285—290 (1913). — Brit. med. J. 1914a, 1393. — Pathological changes in the adrenal glands. Quart. J. Med. 8, 47—90 (1914b). — Some results of excision of the adrenal glands. J. of Physiol. 49, 38—53 (1914c). — **Elliott, T. R.,** and **R. G. Armour:** The development of the cortex in the *human* suprarenal gland and its condition in hemicephaly. J. of Path. 15, 481—488 (1911). — **Elliott, T. R., N. C. Borberg** and **L. Sydenstrikker:** J. of Exper. Med. 19, 536 (1914). — **Elliott, T. R.,** and **H. E. Durham:** On subcutaneous injections of adrenalin. J. of Physiol. 34, 490—498 (1906). — **Elliott, T. R.,** and **Ivor L. Tuckett:** The cortex and medulla in the suprarenal glands. J. of Physiol. 34, 332—369 (1906). — **Ellison, E. T.,** and **J. C. Burch:** The effect of estrogenic substances upon the pituitary, adrenals and ovaries. Endocrinology 20, 746—752 (1936). — **Elmadjian, F., H. Freeman** and **G. Pincus:** Endocrinology 39, 293—299 (1946). — **Elmadjian, F.,** and **G. Pincus:** Endocrinology 37, 47—49 (1945). — J. Clin. Endocrin. 6, 287 (1946a). — J. Clin. Endocrin. 6, 295 (1946b). — **Elmer, A.,** et **M. Scheps:** Distribution de l'iode dans les substances corticale et médullaire des capsules surrénales. C. r. Soc. Biol. Paris 118, 1374 (1935). — **Elsner, Hans:** Tumorwachstum und endokrines System. Die Beeinflussung des Tumorwachstums bei *Mäusen* durch Extrakte endokriner Drüsen. Z. Krebsforsch. 23, 28—44 (1926). — **Emerson, Wurtz** and **Zametti:** Federat. Proc. 9, 357 (1950). — **Emery, C.:** R. Accad. Lincei, Mem. Cl. Sci. fis. mat. e nat., Ser. 3a 7 (1880). — Studii intorno alla morfologia ed allo sviluppo del rene nei *Teleostei*. Mem. della R. Accad. Lincei, Ser. 3 13 (1881). — Zur Morphologie der Kopfniere der *Teleostier*. Zool. Anz. 8 (1885). — **Emery, Frederick E.:** Some chronic effects of the anterior pituitary sex hormone on the weights of body, ovaries, uterus, pituitary and adrenal glands. Endocrinology 17, 64 (1933). — The estrus cycle and weights of organs in relation to the hypophysis in the hairless *rat*. Amer. J. Physiol. 111, 392—396 (1935). — Relaxation of the pubic symphysis in *guinea pigs* following injections of desoxycorticosterone acetate. Proc. Soc. Exper. Biol. a. Med. 63, 100—102 (1946). — **Emery, Frederick E., and W. J. Atwell:** Hypertrophy of the adrenal glands following administration of pituitary extract. Anat. Rec. 58, 17—24 (1933). — **Emery, Frederick E., and L. G. Gottsch:** Studies on pituitary implants and extracts in adrenalectomized *rats*. Endocrinology 28, 321—324 (1941). — **Emery, Frederick E., and P. A. Greco:** Comparative activities of desoxycorticosterone acetate and progesterone in adrenalectomized *rats*. Endocrinology 27, 473 bis 476 (1940). — **Emery, Frederick E., and Fr. R. Griffith jr.:** The influence of adrenalin, pituitrin, histamine and peptones on the volume of the liver. J. of Pharmacol. 42, 233—244 (1931). — **Emery, Frederick E., and E. L. Schwabe:** The rôle of the corpora lutea in prolonging the life of adrenalectomized *rats*. Endocrinology 20, 550—555 (1936a). — The vaginal smears of *rats* as influenced by frequent examination. Anat. Rec. 64, 147—154 (1936b). — **Emery, Frederick E., and Charles A. Winter:** The adrenotropic substance of the hypophysis as influenced by age, castration, sex, and thyroparathyroidectomy. Anat. Rec. 60, 381—390 (1934). — **Emlet, J. R., K. S. Grimson, D. M. Bell** and **E. S. Orgain:** Use of piperoxan and Regitine as routine tests in patients with hypertension. J. Amer. Med. Assoc. 146, 1383—1386 (1951). — **Emmens, C. W., and A. S. Parkes:** The oestrogens of the testis and of the adrenal in relation to the treatment of enlarged prostate with testosterone propionate. J. of Path. 47, 279—283 (1938). — Effect of exogenous estrogens on the male *mammal*. Vitamins a. Hormones 5, 233—272 (1947). — **Emmert:** Beobachtungen über einige anatomische Eigenheiten der *Vögel*. Arch. Physiol. (von Reil und Autenrieth) 10, 377—392 (1811). — **Emmert u. Burgaetzy:** Beobachtungen über einige schwangere *Fledermäuse* und ihre Eihüllen. Dtsch. Arch. Physiol. 4, 1—33 (1818). — **Endicott, K. M., A. Kornberg** and **F. S. Daft:** Publ. Health Rep. 59, 49 (1944). — **Endicott, K. M., and R. D. Lillie:** Ceroid and the pigment of dietary cirrhosis of *rats*, its characteristics and its differentiation from hemofuscin. Amer. J. Path. 20, 149—153 (1944). — **Eng, H.:** Zur Kenntnis des Wechselspieles zwischen Keimdrüsen und anderen endokrinen Organen. Klin. Wschr. 1935, 6—7. — **Engel, A., and U. S. v. Euler:** Diagnostic value of increased urinary output of noradrenaline and adrenaline in pheochromocytoma. Lancet 1950 I, 387. — **Engel, Frank L.:** Endocrinology 45, 170—177 (1949). — **Engel, Frank L., Sara Schiller** and **E. Irene Pentz:** Studies on the nature of the protein catabolic response to adrenal cortical extract. Endocrinology 44, 458—475 (1949). — **Engel, Frank L., M. G. Winton** and **C. N. H. Long:** J. of Exper. Med. 77, 397—410 (1943). — **Engelberth u. Masek:** Čas. lék. česk. 82, 14, 373 (1943). — **Engelhardt, E.:** Klin. Wschr. 1930, 2114—2115. Arch. Gynäk. 149, 688 (1932). — Zbl. Gynäk. 61, 1098—1101 (1937). — Klin. Wschr. 1942 II, 937. — **Enghusen, E.:** Über die Bildung der argyrophilen Fibrillen. Acta anat. (Basel) 11, 664—676 (1951). — **Engle, E. T.:** Arch. Gynäk. 166, 131 (1938). — Pathological uterine bleeding in experimental animals. J. Clin. Endocrin. 1, 197—199 (1941). — **Engleman, Krupp** and **Molyneaux:** Cortisone Research (Symposion). Washington: Merck & Co. 1950. — **Engström, A.:** Korrelation zwischen Aschengehalt und Ultraviolettabsorption bei verschiedenen Zellbestandteilen. Chromosoma 2, 459—472 (1943). — **Engström, H.:** Studien über die postnatale Entwicklung der Nebennierenrinde der weißen *Ratte*. Anat. Anz. 83, 1—19 (1936). — **Engström, W. W.:** Yale J. Biol. a. Med. 21, 21—85 (1948). — **Engström, W. W., and H. L. Mason:** Endocrinology 33, 229 (1943). — **Engström, W. W., H. L. Mason** and **E. J. Kepler:** Excretion of neutral 17-ketosteroids in adrenal cortical tumor and feminine pseudohermaphroditism with adrenal cortical hyperplasia. J. Clin. Endocrin. 4, 152—155 (1944). — **Eöllös, Zoltán, u. György Szabé:** A phosphorylatio szerepe a tubularis cukor-resorptioban. Orv. Hétil. (ung.) 90, 19—21 (1949). — **Épelbaum:** Contribution à l'étude de l'organothérapie. Corps thyroide. Capsules surrénales. Thèse Paris 1895. — **Eppinger, H.:** Verh. dtsch. Ges. inn. Med. 1938. — **Eppinger, H., W. Falta** u. **C. Rüdinger:** Z. klin. Med. 66, 1—52 (1908). — **Eränkö, O.:** Wirkung des Alloxandiabetes auf die Nebennieren erwachsener männlicher und weiblicher *Ratten*. Acta anat. (Basel) 9, 251—257 (1950). — Histochemical evidence of the presence of acid-phosphatase-positive and -negative all islets in the adrenal medulla of the *rat*. Nature (Lond.) 168, 250—251 (1951a). — Histochemical changes in the adrenal cortex of male *rats* induced by Alloxan diabetes. Acta endocrinol. (København) 6, 97—109 (1951b). — On the histochemistry of the adrenal medulla of the *rat*, with special reference to acid phosphatase. Acta anat. (Basel) Suppl. 17 = 1 ad. 16, 1—60 (1952). — **Erbslöh, Friedrich:** Über die normale und pathologische Histologie der *Säuglings*nebennieren. Ein Beitrag zur morphologischen Funktionsanalyse der Nebennieren. Klin. Wschr. 1947, 622—625. — **Erdheim, J., u. E. Stumme:** Über die Schwangerschaftsveränderung der Hypophyse. Beitr. path. Anat. 46, 1—132 (1909). — **Eriksson-Lihr, Z.:** La fonction de la glande cortico-surrénale dans les états allergiques et le traitement par hormones adréno-cortico-tropiques. Acta allergol. (København) 4, 158—167 (1951). — **Ernould, H. J.:** Traitement d'un cas de maladie d'Addison par la testostérone en implantation associée à la désoxycorticostérone. Influence sur le métabolisme des hydrates de carbones. Ann. d'Endocrin. **9**, 410—416 (1948). — L'emploi de la testostérone dans l'insuffisance surrénale avec hypoglycémie. Ann. d'Endocrin. **10**, 115—119 (1949). — **Ernould, H. J.**, et **E. Picard:** Un cas de sympathome sympathogonique avec hypertension artérielle paroxystique. Rev. belge Sci. méd. **6**, 223—251 (1934). — **Erös, G.:** Zbl. Path. **54**, 385 (1932). — **Ershoff, B. J.:** Endocrinology **43**, 36 (1948). — Beneficial effects of liver on cortisone acetate toxicity in the rat. Proc. Soc. Exper. Biol. a. Med. **78**, 836—840 (1951). — **Erspamer, V.:** Sostanze attive delle ghiandole salivari posteriori degli *Octopodi* e dell'organo ipobranchiale dei *Muridici*. Studia ghisleriana 1, Ser. 3, 209—220 (o. J., 1951?). — **Esau:** Akzessorische Nebenniere am Samenstrang. Dtsch. Z. Chir. **185**, 417—418. — **Escamilla, Roberto F.:** Diagnostic significance of urinary hormonal assays; report of experience with measurements of 17 ketosteroids and follicle stimulating hormone in the urine. Ann. Int. Med. **30**, 249—260 (1949). — **Escher:** Endokrinol. **11**, 249 (1913). — **Escher, H. H.:** Grundlagen einer exakten Histochemie der Fettstoffe. Korresp.bl. Schweiz. Ärzte **1919**, 1609—1623. — **Esiaschwili, J. N.:** Zbl. Gynäk. **59**, 2741—2746 (1935). — **Esselier, A. F.**, u. **K. F. Wagner:** Das Verhalten der Eosinophilen in Blut und Knochenmark auf Verabreichung von adrenocorticotropem Hormon. Beitrag zum Wirkungsmechanismus des ACTH. Klin. Wschr. **1952**, 705—709. — **Essenberg, J. M.:** The effect of tobacco smoke on endocrine glands of albino *mice*. Amer. Assoc. Anat. Anat. Rec. **109**, 290 (1951). — **Essenberg, J. M.**, and **Lewis Fagan:** The effect of nicotine and tobacco smoke on the ovaries and testes of albino *rats* and *mice*. Amer. Assoc. Anat. New Orleans. Anat. Rec. **106**, 192 (1950). — **Etcheverry, M. A.**, y **R. E. Mancini:** Reacción fotoquímica para la investigación de polisacáridos en los tejidos. Rev. Soc. argent. Biol. **24**, 155—159 (1948). — **Étienne-Martin, Pierre:** Le facteur corticosurrénalien dans l'hypertension artérielle permanente. Presse méd. **58**, 273—276 (1950). — **Euler, Hans v.:** Sv. kem. Tidskr. **44**, 290 (1932). — Sv. Vet. Akad. Arkiv Kemi B **11**, Nr 13 (1933). — **Euler, Hans v.**, u. **E. Klussmann:** Z. physiol. Chem. **217**, 167—176 (1933). — **Euler, Hans v.**, u. **Maj Malmberg:** Sv. kem. Tidskr. **47**, 16 (1935). — Blutzellenbestand und Ascorbinsäure-Gehalt bei *Meerschweinchen*. Z. physiol. Chem. **243**, 121—143 (1936). — **Euler, Hans v.**, **Myrbäck** u. **Larsson:** Z. physiol. Chem. **217**, 1 (1933). — **Euler, U. S. v.:** Biochem. Z. **260**, 18—25 (1933). — An adrenaline-like action in extracts from the prostatic and related glands. J. of Physiol. **81**, 102—112. — Action of adrenaline, acetylcholine and other substances on nerve-free vessels (*human* placenta). J. of Physiol. **93**, 129—143 (1938). — A specific sympathomimetic ergone in adrenergic nerve fibers (sympathin) and its relations to adrenaline and noradrenaline. Acta physiol. scand. (Stockh.) **12**, 73—97 (1946). — Acta physiol. scand. (Stockh.) **19**, 207 (1949). — Noradrenalin- und Adrenalinausschüttung im Harn bei Normalen und in Phaeochromozytomen. Dtsch. med. Wschr. **1951**a, 406—407. — The nature of adrenergic nerve mediators. Pharmacol. Rev. **3**, 247—277 (1951b). — Increased urinary excretion of noradrenaline and adrenaline in cases of pheochromocytoma. Ann. Surg. **134**, 929—933 (1951c). — **Euler, U. S. v.**, and **U. von Hamberg:** Science (Lancaster, Pa.) **110**, 561 (1949). — **Euler U. S. v.**, u. **S. Hammarström:** Skand. Arch. Physiol. (Berl. u. Lpz.) **77**, 163—178 (1937). — **Euler, U. S. v.**, u. **S. Hellner:** Acta physiol. scand. (Stockh.) **1951**. — **Euler, U. S. v.**, and **G. Liljestrand:** Skand. Arch. Physiol. (Berl. u. Lpz.) **71**, 73—84 (1934). — **Eustachius, Bartholomaeus:** De renibus libellus. Venetiis 1563. (Auch in: Opusc. anat. Venet. 1564, in: Edit. opusc. anat. L. B. 1707.) — Tabulae anatomicae clarissimi viri Bartholomaei Eustachii quas e tenebris tandem vindicatas et sanctissimi domini Clementis XI., Pont. Max. munificentia dono acceptas praefatione, notisque illustravit, ac ipso suae bibliothecae dedicationis die publici juris fecit Jo. Maria Lancisius intimus cubicularius, et archiater pontificus. Romae MDCCXIV. Ex officina typographica Francisci Gonzagae in Via lata. Praesisium permissum. — **Eustatziou, G.**, **A. Comanesco** et **S. Vasilesco:** Les variations saisonnières de la vitamine C dans les organes des *cobayes* normaux. Rev. Știint. med. **1944**, Nr 7—12. — Vitamine C indicateur de l'activité biologique des tissus. I. Variations du taux de la vitamine C dans les tissus normaux. Arch. roum. Path. expér. **14**, 277 (1945a). — La vitamine C indicateur de l'activité biologique tissulaire. II. Variations du taux de la vitamine C dans les tissus pathologiques. C. R. Soc. Roum. Zool. Arch. roum. Path. expér. **14**, 280—282 (1945b). — **Euw, J. v.**, **A. Lardon** u. **T. Reichstein:** Über Bestandteile der Nebennierenrinde und verwandte Stoffe. 68. Mitt. Pregnandiol-(3α, 11α)-on-(20) und Pregnandiol-(3β, 11α)-on-(20). Helvet. chim. Acta **27**, 821—839 (1944a). — Über Bestandteile der Nebennierenrinde und verwandte Stoffe. 70. Mitt. Teilsynthese des Corticosterons. Helvet. chim. Acta **27**, 1287—1296 (1944b). — **Euw, J. v.**, **F. Reber** et **T. Reichstein:** Sur la provenance de la sarmentocymarine: Strophantus spec. var. sarmentogenifera No MPD 50. (Comm. préliminaire). Hétérosides et génines, 68. comm. Helvet. chim. Acta **34**, 413—427 (1951). — **Euw, J. v.**, u. **T. Reichstein:** Über Bestandteile der Nebennierenrinde und verwandte Stoffe. 56. Mitt. „Substanz V" und Konfigurationsbestimmungen in der $C_{21}O_5$-Gruppe. Helvet. chim. Acta **25**, 988—1022 (1942). — Über Bestandteile der Nebennierenrinde und verwandte Stoffe, Pregna-4,11-dien-21-ol-3,20-

dion-acetat ($\Delta^{11,12}$-anhydrocorticosteron-acetat) und eine weitere Teilsynthese von 11-Dehydro-corticosteron. Helvet. chim. Acta 31, 2076—2079 (1948). — **Evans, D. H. Lodwick:** Endings produced by somatic nerve fibres growing into the adrenal gland. J. of Anat. 81, 225—232 (1947a). — Endings produced by somatic nerve fibres growing into the adrenal gland. Proc. Anat. Soc. J. of Anat. 81, 376 (1947b). — **Evans, G.:** Amer. J. Physiol. 114, 297—308 (1936). — **Evans, Herbert M.:** The growth and gonad-stimulating hormones of the anterior hypophysis. Mem. Univ. Calif. 11 (1933a). — J. Amer. Med. Assoc. 101, 425—432 (1933b). — Récents progrès de nos connaissances sur les hormones du lobe antérieur de l'hypophyse. J. de Physiol. 39, 121—136 (1947). — **Evans, H. M., Hermann Beeks, C. Willet Asling** and **Choh Hao Li:** The growth of hypophysectomized female *rats* following chronic treatment with pure pituitary growth hormone. II. Skeletal changes. Amer. Assoc. Anat. Anat. Rec. 100, 657 (1948a). — Differences in bones as regards their response to the pituitary growth hormone. Amer. Assoc. Anat. Anat. Rec. 100, 739 (1948b). — **Evans, H. M., H. L. Fraenkel-Conrat, M. E. Simpson** and **C. H. Li:** Science (Lancaster, Pa.) 89, 249 (1939). — **Evans, Herbert M., H. D. Moon, M. E. Simpson** and **W. R. Lyons:** Atrophy of thymus of the *rat* resulting from administration of adrenocorticotropic hormone. Proc. Soc. Exper. Biol. a. Med. 38, 419 (1938). — **Evans, Herbert M., R. I. Pencharz, K. Meyer** and **M. E. Simpson:** Anat. Rec. 45, 215 (1930). — Science (Lancaster, Pa.) 1932, 442. — Interrelations of hypophysis and adrenals. Part 2: Maintenance and repair of adrenal and thyroid after hypophysectomy. Mem. Univ. Calif. 1933. — **Evans, Herbert M., M. E. Simpson** and **Choh Hao Li:** Endocrinology 33, 237 (1943). — **Evans, L. Thomas:** The effects of gonadotropic and androgenic hormones upon dorso nuchal crest of the *lizard*. Amer. Assoc. Anat. Anat. Rec. 100, 657 (1948). — **Evant, T. d':** Sui rami minori dell'aorta ventrale e specialmente sulla irrigazione del plesso celiaco del simpatico. Rend. 2a Assem. ordin. Unione Zool. Ital. Napoli. Monit. zool. ital. 12, 195—196 (1901a). — Dei rami minori dell'aorta addominale con speciale considerazione intorno alla irrigazione del plesso solare. Monit. zool. ital. 12, 287—293 (1901b). — **Everett, John W.:** The microscopically demonstrable lipids of the cyclic corpora lutea of the *rat*. Amer. J. Anat. 77, 293—323 (1945). — Hormonal factors responsible for deposition of cholesterol in the corpus luteum of the *rat*. Endocrinology 41, 364—377 (1947). — Disclosure of a 24-hour rhythm in the „LH-release apparatus" of female *rats* by barbiturate sedation. Amer. Assoc. Anat. New Orleans. Anat. Rec. 106, 193—194 (1950). — **Everett, John W., C. H. Sawyer** and **J. E. Markee:** The timing of the neurogenic stimulus for release of the ovulating surge of LH in the *rat*. Amer. Assoc. Anat. Wisconsin. Anat. Rec. 100, 740 (1948). — **Everett, Newton B.:** Autoplastic and homoplastic transplants of the *rat* adrenal cortex and medulla to the kidney. Anat. Rec. 103, 335—347 (1949). — **Everhard:** Lux e tenebris effulsa ex viscerum monstrosi partus enucleatione. Medioburg 1663. — **Everse, J. W. R.,** and **P. de Fremery:** Acta brev. neerland. 2, 152 (1932). — Nederl. Tijdschr. Geneesk. 5 (1933). — **Eversole, Wilburn J.:** The effects of pregneninolone and related steroids on sexual development of the *fish. (Lebistes reticulatus)*. Endocrinology 28, 603—610 (1941). — Calcification in *rat* adrenals. Amer. Assoc. Anat. Anat. Rec. 82, 409—410 (1942). — Studies on the efficacy of desoxycorticosterone acetate in adrenalectomized *rats* on (A) a low sodium chloride diet, (B) a diet deficient in cystine. Amer. Soc. Zool. Cleveland. Anat. Rec. 89, 564 (1944a). — The effectiveness of desoxycorticosterone acetate in adrenalectomized *rats* on a low sodium chloride diet. Amer. Assoc. Anat. Anat. Rec. 88, 431 (1944b). — Studies on the effectiveness of adrenal cortex extract and desoxycorticosterone acetate in adrenalectomized *rats* fed diets free of proteins or carbohydrates. Anat. Rec. 91, 273 (1945a). — Studies on the effectiveness of desocycorticosterone in adrenalectomized *rats*. Proc. a. Trans. Texas Acad. Sci. 28, 138—145 (1945b). — Relation of carbohydrate deficient diets to the effectiveness of the adrenal cortex. Endocrinology 37, 450—455 (1945c). — **Eversole, Wilburn J., J. H. Birnie** and **Robert Gaunt:** J. Clin. Endocrin. 8, 616 (1948). — **Eversole, Wilburn J., A. Edelmann** and **Robert Gaunt:** Effect of adrenal cortical transplants on life-maintenance and „water intoxication". Anat. Rec. 76, 271 (1940). — **Eversole, Wilburn J.,** and **Robert Gaunt:** The partial inactivation of desoxycorticosterone by the liver. Amer. Soc. Zool. Anat. Rec. 84, 490 (1942). — Methods of administering desoxycorticosterone and the problem of its inactivation by the liver. Endocrinology 32, 51—56 (1943). — **Eversole, Wilburn J., Robert Gaunt** and **E. C. Kendall:** The effect of adrenal steroids in water intoxication. Anat. Rec. 81, Suppl. 98 (1941). — Adrenal steroids in water intoxication. Amer. J. Physiol. 135, 378—382 (1942). — **Ewald, Paul:** Über Fettgehalt und multiple Adenombildung in der Nebenniere. Diss. München 1902. — **Ewert, B.:** Uppsala Läk.för. Förh. 40, 421—559 (1935). — **Exner, A.:** Über Hypophysentransplantationen und die Wirkung dieser experimentellen Hypersekretion. Dtsch. Z. Chir. 107, 172—182 (1910). — **Eyselius, J. Phil.:** De glandularum natura et usu. Erford (o. J.).

Faak, K.: Lehrbuch der Anatomie und Physiologie der landwirtschaftlichen *Haussäugetiere*, 2. Aufl. Hannover 1923. — **Faber, H.:** Studies on the hormonal interrelationship of the anterior pituitary and the adrenal cortex. Copenhagen 1945. — **Fabre, I., u. R. S.**

Mach: Schweiz. med. Wschr. **1951**, 473. — **Fabricius, Phil. Conr.:** Observationes anatomicae. Helmstedt 1751. (Fabricius ab Aquapendente: Opera omnia anatomica et physiologica. Praef. J. Bohnius. Lips. 1687. Ausgabe von B. S. Albinus Lugd. Bat. 1737.) — **Fadem, R. S., S. S. Berson, A. S. Jacobson** and **B. Strauss:** Amer. J. Clin. Path. **21**, 799 (1951). — **Fahr, Th.,** u. **O. Lubarsch:** Die Nierengewächse. In Handbuch der speziellen pathologischen Anatomie und Histologie, Bd. VI/1, S. 587—720. 1925. — **Fahrländer, Hansjürg:** Untersuchungen über den Adrenalinabbau durch Leberbrei mittels der Warburg-Barcroft-Methode. Helvet. physiol. Acta **4**, 181—197 (1946). — **Fahrländer, Hansjürg,** u. **E. Rothlin:** Untersuchungen über den Adrenalinabbau in Leberbrei von *Ratte* und *Meerschweinchen* mittels der Warburg-Barcroft-Methode. Verh. Schweiz. Ver. Physiol. 1946. Helvet. physiol. Acta **4**, C 10 (1946). — **Fain, W. R.,** and **J. M. Wolfe:** A cytological stain for the anterior pituitary gland involving the use of basic fuchsin. Anat. Rec. **90**, 311—314 (1944). — **Fajans, S. S., L. H. Louis** and **J. W. Conn:** Metabolic effects of compound S(11-desoxy-17-hydroxycorticosterone) in *man*. J. Labor. a. Clin. Med. **38**, 911 (1951). — **Falco, A.:** Morbo di Addison e gravidanza. Rassegna d'ostetr. a ginec. **24**, 434—456 (1915). — **Falloppius, Gabriel:** Observationes anatomicae. Venetiis 1561. — Opera. Frankfurt a. M. 1600. **Faloon, William W., Lloyd A. Owens, Margaret C. Broughton** and **L. Whittington Gorham:** The effect of testosterone on the pituitary-adrenal cortex mechanism in cancer subjects. J. Clin. Endocrin. **11**, 173—185 (1951). — **Falta, W.:** Die Erkrankungen der Blutdrüsen. Berlin 1913a. — Wien. klin. Wschr. **1913b**, 912. — Die Funktion der Nebennierenrinde. Wien. klin. Wschr. **1925**, Nr 45. — **Fancello, Omiti:** Interrene, surreni e ciclo sessuale nei *Selaci* ovipari. Publ. Staz. zool. Napoli **16**, 80—88 (1937). — **Fanconi, G.:** Klinische Beiträge zur Pathologie der Nebennierenrinde im Kindesalter. Bull. schweiz. Akad. med. Wiss. **5**, 15—33 (1949). — **Fantoni, Jo.:** De renibus et primum de succenturiatis, de ureteribus et vesica. In ejusdem anat. Aug. Taur. **4**, 129 et in Diss. VII. prior renov. Taurin. 1745. — **Farr, L. E.,** and **L. K. Alpert:** Amer. J. Physiol. **128**, 772 (1940). — **Fassbender, H. G.:** Beitrag zum Problem der hypernephrogenen Frühreife. Endokrinol. **26**, 47—56 (1949). — **Faurbye, Vestergård, Kobbernagel** u. **Nielsen:** Nord. Med. **45**, 182 (1951). — **Fauré-Frémiet, E.:** Réactions de quelques mitochondries. C. r. Acad. Sci. **149**, 163 (1909). — Mitochondries et liposomes. C. r. Soc. Biol. Paris **68**, 537 (1910a). — Anat. Anz. **26**, 596 (1910b). — Sur la valeur des indications mitochondriques fournies par quelques colorants vitaux. Anat. Anz. **40**, 378 (1912). — **Fauré-Frémiet, E., A. Mayer** et **G. Schoeffer:** Sur la microchimie des corps gras. Application à l'étude des mitochondries. Arch. d'Anat. microsc. **12**, 19—103 (1910). — **Fauré-Frémiet, E.,** et **G. Schoeffer:** Sur la constitution et le rôle des mitochondries. C. r. Soc. Biol. Paris **66**, 921 (1909). — **Fauvet, E.:** Eklampsie und Nebennieren. Klin. Wschr. **1936 II**, 1356—1358. — **Fawcett, Don W.:** The effect of hypo- und hyperinsulinism on the deposition of glycogen in the adipose tissue of *rats*. Amer. Assoc. Anat. Wisconsin. Anat. Rec. **100**, 740 (1948). — **Fawcett, Don W.,** and **I. Chester Jones:** The effects of hypophysectomy, adrenalectomy and of thiouracil feeding on the cytology of brown adipose tissue. Endocrinology **45**, 609—621 (1949). — **Fearnly, Wm.:** A course of elementary practical histology. London 1887. — **Feder, Diana,** and **Albert S. Gordon:** The influence of starvation and adrenocortical hormones upon the macrophagic and lymphocytic tissues. Amer. Assoc. Anat. Philadelphia. Anat. Rec. **103** (1949). — **Fegler, J., H. Kowarzyk** u. **Lelusz-Lachowicz:** Klin. Wschr. **1938**, 667. — **Feigl, F.:** Qualitative analysis by spot tests, 3. Aufl. New York 1946. — Chemistry of specific, selective and sensitive reactions. New York 1949. — **Feinstein:** S. Afric. Med. J. **21**, 905 (1947). — **Fekete, Elizabeth:** Histology. In Biology of the laboratory *mouse*. Philadelphia: G.D. Snell 1941. — **Fekete, Elizabeth, G. W. Woolley** and **C. C. Little:** Histological changes following ovariectomy in *mice*. I. DBA high tumor strain. J. of Exper. Med. **74**, 1—8 (1941). — **Feldberg, W.,** u. **B. Minz:** Arch. exper. Path. u. Pharmakol. **163**, 65 (1931). — **Feldberg, W.,** and **J. A. Grimaräis:** J. of Physiol. **86**, 306 (1936). — **Feldberg, W., B. Minz** and **H. Tsudzimura:** J. of Physiol. **81**, 286 (1934). — **Feldman, D., C. Silverberg, A. Birenbaum** and **S. Jick:** Amer. J. Med. Sci. **223**, 168 (1952). — **Feldman, Joseph D.:** Histochemical reactions of adrenal cortical cells. Anat. Rec. **107**, 347—358 (1950a). — The in vitro reaction of cells to adrenal cortical steroids with special reference to lymphocytes. Endocrinology **46**, 552—562 (1950b). — Endocrine control of the adrenal gland. Anat. Rec. **109**, 41—69 (1951a). — Endocrines control of lymphoid tissue. Anat. Rec. **110**, 17—39 (1951b). — **Feldmann, Ernst:** Zur Kenntnis der suprarenalen Pseudoarrhenie (Pseudohermaphroditismus femininus externus). Virchows Arch. **259**, 608—616 (1926). — **Félicine, Lydia:** Beitrag zur Anatomie der Nebenniere. Anat. Anz. **22**, 152—156 (1902). — Über die Beziehungen zwischen dem Blutgefäßsystem und den Zellen der Nebenniere. Arch. mikrosk. Anat. **63**, 281—312 (1904) (Dissertation Bern 1905). — **Felix:** Anat. Hefte **7** (1897). — **Felix, Kurt:** Physiologische Chemie. Heidelberg 1951. — **Fellinger, Feistl, Leonhardsberger** u. **J. Schmidt:** Med. Klin. **1951**, 976. — **Fenger:** J. of Biol. Chem. **11**. — **Fenn, W. O.:** The phagocytosis of solid particles. I. Quartz. J. Gen. Physiol. **3**, 439—464 (1921). —

Physiologic. Rev. **20**, 377 (1940). — **Fenwick:** Trans. Path. Soc. London **33**, 353. — **Ferguson, J. H.:** Amer. J. Obstetr. **61**, 603 (1951). — **Ferguson, J. S.:** The veins of the adrenal. Amer. J. Anat. **5**, 63—71 (1905). — **Ferner, Helmut:** Weitere Untersuchungen über die Bedeutung der Silberzellen in den Langerhansschen Inseln des *Menschen*. Verh. Anat. Ges. Budapest. Anat. Anz., Ergh. **88**, 104—112 (1939). — Pankreasdiabetes und Inselzellen. Ist der Pankreasdiabetes in einer Minderwertigkeit der Inselzellen an sich begründet ? Dtsch. med. Wschr. **1947**, 540—542. — Das gemeinsame Substrat am Inselapparat und Gangbaum der Bauchspeicheldrüse bei experimentellen Diabetesformen und beim Pankreasdiabetes. Klin. Wschr. **1948**, 481—486. — **Ferner, Helmut,** u. **W. Stoeckenius** jr.: Die Cytogenese des Inselsystems beim *Menschen*. Z. Zellforsch. **35**, 147—175 (1950). — **Fernholz, E.:** Z. physiol. Chem. **232**, 97 (1935). — **Ferraciu:** Fol. gynaec. (Genova) **1923**, 241. — **Ferraro, Louis R.,** and **Robert G. Angle:** Pheochromocytoma with symptomes of epinephrine stock. Arch. Int. Med. **81**, 793—798 (1948). — **Ferrebee, J. W., D. Parker, W. H. Carnes, W. K. Gerity, D. W. Atchley** and **R. F. Loeb:** Amer. J. Physiol. **135**, 230 (1941). — **Ferrebee, J. W., C. Ragan, D. W. Atchley** and **R. F. Loeb:** J. Amer. Med. Assoc. **113**, 1725 (1939). — **Ferreira de Mira, M.:** Note sur une surrénale accessoire chez un *lapin* ayant survécu à la capsulectomie. Bull. Soc. portug. Sci. nat. **6**, 74 (1914). — Action des extraits de capsules surrénales sur les muscles fatigués de la *grenouille*. C. r. Soc. Biol. Paris **94**, 911—913 (1926). — C. r. Soc. Biol. Paris **97**, 709—711 (1927). — **Ferreira de Mira, M.,** et **A. da Cruz:** Sur quelques composés phosphoriques du muscle de *lapin* privé de capsules surrénales. C. r. Soc. Biol. Paris **125**, 552 (1937). — **Ferreira de Mira, M.,** et **Joaquim Fontes:** Nouvelles recherches sur les capsules surrénales dans leurs rapports avec la fonction musculaire. C. r. Soc. Biol. Paris **98**, 1013—1015 (1928a). — Action de l'adrénaline sur la contractilité du muscle fatigué chez le *lapin* privé de capsules surrénales. C. r. Soc. Biol. Paris **98**, 1011—1013 (1928b). — La fatigué musculaire chez les *lapins* privés de capsules surrénales. C. r. Soc. Biol. Paris **98**, 987—989 (1928c). — Contribution à l'étude de la physiologie des capsules surrénales. Arch. portug. Sci. biol. **2**, 110—145 (1928d). — Quelques essais de traitement des *chats* surrénalectomisés par un régime pauvre en potassium et riche en sodium. Arch. portug. Sci. biol. **4**, 199—206 (1937). — C. r. Soc. Biol. Paris **131**, 655—657 (1939). — Influence de l'acide ascorbique sur le développement du jeune *chat* privé d'une capsule surrénale. Arch. portug. Sci. biol. **6**, 7—12 (1940). — **Ferreira de Mira, M., Joaquim Fontes** et **Kurt P. Jacobsohn:** Les extraits de cortex surrénal et leur influence sur la survie du *cobaye* décapsulé. Arch. portug. Sci. biol. **3**, 24—42 (1931). — **Ferrer:** Rev. méd. Barcelona **7**, 150 (1927). — Ars medica **4**, 213 (1928). — **Ferstl A., E. Heppich** u. **K. Neugebauer:** Die Wirkung kombinierter ACTH-Vitamin C-Gaben auf die Magensekretion nach Histamin. Gastroenterologia (Basel) **77**, 299—303 (1951). — **Fertik, I. M., A. I. Majanz** u. **Monossohn:** Über die endokrinologische Formel bei Kindern in verschiedenen Altersperioden. Jb. Kinderheilk. **115** (1927). — **Fetzer, Siegbert:** Beeinflussung der Plasmalogenverteilung in der Nebennierenrinde des hypophysektomierten *Meerschweinchens*. Naturwiss. **39**, 114—115 (1952a). — Zur Funktion des Nebennierenmarkes bei hypophysenlosen *Meerschweinchen*. Ber. Anat. Verslg Marburg 1952b. — **Feulgen, R.:** Handbuch der biologischen Arbeitsmethoden, Bd. 5/2, 2. 1926. — **Feulgen, R.,** u. **N. Behrens:** Zur Kenntnis des Plasmalogens. III. Eine weitere Methode zur Identifizierung des Plasmals. Z. physiol. Chem. **256**, 15—20 (1938a). — Zur Kenntnis des Plasmalogens. III. Eine neuartige Gruppe von Phosphatiden (Acetalphosphatide). Z. physiol. Chem. **260**, 217—245 (1938b). — **Feulgen, R.,** u. **T. Bersin:** Z. physiol. Chem. **260**, 217 (1939). — **Feulgen, R., R. Imhauser** u. **M. Behrens:** Z. physiol. Chem. **180** (1929). — **Feulgen, R.,** u. **H. Rossenbeck:** Mikroskopisch-chemischer Nachweis einer Nucleinsäure vom Typus der Thymonucleinsäure und darauf beruhende elektive Färbung von Zellkernen in mikroskopischen Präparaten. Z. physiol. Chem. **135**, 203—248 (1924). — **Feulgen, R.,** u. **K. Voit:** Über den Mechanismus der Nuclealfärbung. I. Z. physiol. Chem. **135**, 249—252 (1924a). — Über den Mechanismus der Nuclealfärbung. II. Z. physiol. Chem. **136**, 57—61 (1924b). — Über einen weitverbreiteten festen Aldehyd. Seine Entstehung aus einer Vorstufe, sein mikrochemischer und mikroskopisch-chemischer Nachweis und die Wege zu seiner präparativen Darstellung. Pflügers Arch. **206**, 389—410 (1924c). — **Fex, J.:** Chemische und morphologische Studien über das Cholesterin und die Cholesterinester in normalen und pathologisch veränderten Organen. Biochem. Z. **104**, 82—174 (1920). — **Feyel, P.:** C. r. Acad. Sci. **1942**, 718. — **Feyrter, Friedrich:** Über die cyanochromen Zellen des *menschlichen* Körpers. Z. Zellforsch. **34**, 179—195 (1948). — Zur Histopathologie der Ganglienzellen des Truncus sympathicus beim *Menschen*. Wien. med. Wschr. **1949**, 164—169. — Über ein morphologisches Prinzip zentraler und peripherer endokriner Regulation. Klin. Wschr. **1950a**, 533—535. — Über die Unterschiedlichkeit des menschlichen Fettgewebes. Wien. klin. Wschr. **1950b**. — Über die Pathologie der vegetativen nervösen Peripherie und ihrer ganglionären Regulationsstätten. Wien 1951. — **Feyrter, Friedrich,** u. **Albert Pischinger:** Wien. klin. Wschr. **1942**. — **Fichtelius, Karl-Erik, Lars Garby, Lars Linder** u. **Jan Stahle:** The effect of unilateral nephrectomy on the weight of some endocrine organs in *rats*. Acta anat. (Basel) **4**, 410—417 (1948). — **Fick, A.**: Kompendium der Physiologie des *Menschen*. Wien 1891. — **Field, James B.**, and **Alex. Marble**: Diminished adrenal cortical function in diabetes as shown in eosinophil response to stress of surgery. Proc. Soc. Exper. Biol. a. Med. **77**, 195—198 (1951). — **Fierz-David, H. E.**: Künstliche organische Farbstoffe. Berlin 1926. Erg.-Bd. Berlin 1935. — **Fierz-David, H. E.**, u. **L. Blangey**: Grundlegende Operationen der Farbenchemie, 4. Aufl. Berlin 1938. — **Fieschi, A.**: Boll. Soc. med.-chir. Pavia **1**, 1289—1305 (1926). — Boll. Soc. med.-chir. Pavia **2**, 1 (1927). — **Fieser, L. F.**: The chemistry of natural products related to phenanthrene. New York 1936. — **Fieser, L. F.**, **M. Fields** and **S. Lieberman**: J. of Biol. Chem. **156**, 191—201 (1944). — **Figg** and **Allen**: Endocrinology **29**, 262 (1941). — **Finci, O.**: Arch. path. Anat. **214**, 413 (1913). — **Findlay, G. M.**: The pigments of the adrenals. J. of Path. **23**, 482—489 (1920). — **Findley, T. W., D. Swern** and **J. T. Scanlan**: J. Amer. Chem. Soc. **67**, 412 (1945). — **Fine, J.**, and **J. Fischmann**: Proc. Soc. Exper. Biol. a. Med. **49**, 98 (1942). — **Finerty, John C.**: The effects of graded dosages of estrogen upon pituitary structure and function. Amer. Assoc. Anat. New Orleans. Anat. Rec. **106**, 195—196 (1950). — **Finerty, John C.**, and **Benjamin Briseno-Castrejon**: The effect of unilateral adrenalectomy on histology of the *rat* anterior-hypophysis. Amer. Assoc. Anat. Wisconsin. Anat. Rec. **100**, 659—660 (1948). — Quantitative studies of cell types in the *rat* hypophysis following unilateral adrenalectomy. Endocrinology **44**, 293—300 (1949). — **Finerty, John C., Melvin Hess** and **Robert Binhammer**: Pituitary cytological manifestations of heightened adrenocorticotrophic activity. Anat. Rec. **114**, 115—125 (1952). — **Fink, W.**: Histochemische Studien über Vitamin C und Plasmalogen an Ovarium und Nebenniere von *Meerschweinchen*. Z. mikrosk.-anat. Forsch. **50**, 558—589 (1941). — **Firor, W. M.**, and **A. Grollman**: Adrenalectomy in *mammals* with particular reference to the white *rat*. Amer. J. Physiol. **103**, 686—698 (1933). — **Fischel, Alfred**: Untersuchungen über vitale Färbung an *Süßwassertieren*, insbesondere bei *Cladoceen*. Internat. Rev. Hydrobiol. **1**, 73—140 (1908). — Anat. H. **48** (1913). — **Fischel, E. E., M. Lemay** and **E. A. Kabat**: J. of Immun. **61**, 89—93 (1949). — **Fischer et Engel**: Rev. franç. Endocrin. **1938**, 400. — **Fischer, B.**: Zbl. Path. **13** (1902). — **Fischer, W.**: Die angeborene allgemeine Wassersucht. Dtsch. med. Wschr. **1912**, 410. — Über die Funktion der Carotisdrüse. Z. exper. Med. **39**, 477—486 (1924). — **Fischler, F.**: Über die Unterscheidung von Neutralfetten, Fettsäuren und Seifen im Gewebe. Zbl. Path. **15**, 913 (1904a). — Beitr. allg. Path. (Festschrift für Arnold) **1904**b. — Physiologie und Pathologie der Leber nach ihrem heutigen Stande. Berlin 1916. — **Fisher, C., W. R. Ingram** and **S. W. Ranson**: Diabetes insipidus and the neuro-hormonal control of water balance. Ann. Arbor **1938**. — **Fitzhufh, O.**: Effects of cortico-adrenal extract on growth and sexual activities. Amer. J. Physiol. **118**, 677 (1937). — **Fitzpatrick, G.**: Addisons disease complicating pregnancy, labor or puerperium. Surg. etc. **35**, 72—76 (1922). — **Flanagan, J. B.**, and **R. R. Overman**: Federat. Proc. **8**, 46 (1949). — **Fleischmann, F. L.**: Bildungshemmungen des *Menschen* und der *Thiere*. Nürnberg 1823. — **Fleischmann, W.**: Die physiologischen Lebenserscheinungen der Leukozytenzelle. Erg. Physiol. **27**, 1—146 (1928). — **Fleischmann, W.**, and **S. Kann**: The *bitterling* ovipositor reaction to corticosterone. Science (Lancaster, Pa.) **87**, 305—306 (1938). — **Fleming, R. A.**, and **J. Miller**: A family with Addisons disease. Brit. Med. J. **1900**, 1014—1015. — **Flemming, W.**: Über Bau und Eintheilung der Drüsen. Arch. Anat. u. Physiol., Anat. Abt. **1888**, 287. — **Flexner, Louis B.**, and **Arthur Grollman**: The reduction of osmic acid as an indicator of adrenal cortical activity in the *rat*. Anat. Rec. **75**, 207—221 (1939). — **Flint, A.**: The physiology of *man*. New York 1867. — **Flint, J. M.**: Reticulum of the adrenal. Anat. Anz. **16**, 1—13 (1899). — The blood-vessels, angiogenesis, organogenesis, reticulum and histology of the adrenal. Bull. Hopkins Hosp. **9**, 153—230 (1900). — **Flörken**: Karzinom und Nebenniere. Dtsch. Z. Chir. **224**, 116 (1930). — **Florentin, P.**: La neurocrinie hypophysaire interstitielle chez les *Téléostéens*. C. r. Soc. Biol. Paris **115**, 1444—1446 (1934). — **Florey, C. M.**, and **A. Thal**: A transparent chamber for the observation of the pancreas in the living *mouse*. Anat. Rec. **97**, 33—39 (1947). — **Flower** and **Lydekker**: *Mammals* living and extinct. London 1891. — **Flower, W. H.**, and **James Murie**: Account of the dissection of a *Bushwoman*. J. of Anat. **1**, 189—208. — **Foà**: Contribuzione allo studio della malattia dell'Addison. Riv. Clin. Bologna 1874. — **Foà e Pellacani**: Arch. Sci. med. **7**, 113—166 (1883). — **Förster**: Die Mißbildungen des *Menschen*. Jena 1861. — **Foglia, V. G.**: El peso de los órganos de la *rata* diabetica. Rev. Soc. argent. Biol. **21**, 45 (1945). — **Fol, Hermann**: Lehrbuch der vergleichenden mikroskopischen Anatomie mit Einschluß der Histologie und Histogenese. Leipzig 1885 (1896). — **Foley, James O.**: A new silver method for staining nerve fibres in blocks of nervous tissue. Anat. Rec. **73**, 465—473 (1939). — **Folley, S. J.**: Lactation. Biol. Rev. Cambridge Phil. Soc. **15**, 421—458 (1940). — **Folley, S. J.**, and **A. L. Greenbaum**: Effects of adrenalectomy and of treatment with adrenal cortex hormones on the arginase and phosphatase levels of lactating *rats*. Biochemic. J. **40**, 46—51 (1946). — Effect of adrenalectomy on the arginase levels of liver, mammary gland and kidney in lactating *rats*. Studies by the paired feeding technique. Biochemic. J. **43**, 581—584 (1948). — **Folling**: Skand. Arch. Physiol. (Berl. u.

Lpz.) **63**, 30 (1931). — **Follis jr., Richard H.:** Effect of cortisone on growing bones of the *rat*. Proc. Soc. Exper. Biol. a. Med. **76**, 722—724 (1951). — **Fontaine, Réne:** Österr. Ärztetagg Wien 1948. — **Fontaine, Réne, Paul Frank et Georges Stoll:** La chirurgie des surrénales. Paris 1949. — **Fontaine, Réne, et Louis Fruhling:** Syndrone Addisonien survenu chez un tuberculeux trois ans après l'extirpation accidentelle, au cours d'une néphrectomie d'une des deux surrénales par atrophic simple de la glande restante. Ann. d'Endocrin. **3**, 152—156 (1942). — **Fontaine, T.:** Sur le mécanisme de la régression renale à la suite de l'hypophysectomie chez le *rat*. Arch. Sci. physiol. **1**, 357—373 (1948). — **Foot, N. C.:** The Manson trichrome staining methods in routine laboratory use. Stain Technol. **8**, 101—110 (1933). — **Forbes, A. P., E. C. Donaldson, E. C. Reifenstein jr. and F. Albright:** The effect of trauma and disease on the urinary 17-ketosteroid excretion in *man*. J. Clin. Endocrin. **7**, 264—288 (1947). — **Forbes, A. P., E. C. Reifenstein jr., L. W. Kinsell and F. Albright:** Is testosterone therapy indicated in female patients with Addisons disease. Assoc. Study intern. Secr. 27. Meet. Abstr. No 71. 1944. — **Forbes, Thomas R.:** The development of the adrenal cortex of *Alligator mississippiensis*. Anat. Rec. **73** Suppl. 2, 20 (1939). — Studies on the reproductive system of the *Alligator*. IV. Observations on the development of the gonad, the adrenal cortex, and the Müllerian duct. Carnegie Inst. Washington Publ. 518. Contrib. to Embryol. 174, 129 (1940). — The relative absorption rates and effects on *rat* hair of pellets of some crystalline compounds. Amer. Assoc. Anat. Anat. Rec. **82**, 412 (1942). — Plasma levels of progesterone during pregnancy in the *mouse*. Anat. Rec. **100**, 661—662 (1948). — **Fordham:** J. of Morph. **46**, 563 (1928). — **Foreman, C., J. Seifter** and **W. E. Ehrich:** J. Allergy **20**, 273 (1949). — **Forsgren, A. L., W. D. Nesset** and **D. M. Anderson:** Pheochromocytoma of the adrenal with successful removal. Minnesota Med. **32**, 170—174 (1949). — **Forsham, P. H., L. L. Blennett, M. Roche, R. S. Reiss, A. Slessor, E. B. Flink** and **G. W. Thorn:** J. Clin. Endocrin. **9**, 660 (1949). — **Forsham, P. H., G. W. Thorn, Th. F. Frawley** and **L. W. Wilson:** J. Clin. Invest. **29**, 812 (1950). — **Forsham, P. H., G. W. Thorn, F. T. Garnet Prunty** and **A. G. Hills:** Clinical studies with pituitary adrenocorticotropin. J. Clin. Endocrin. **8**, 15—66 (1948). — **Forster, F. M., A. Cantorow, P. A. Herbut, K. E. Paschkis** and **A. E. Rakoff:** J. Clin. Endocrin. **6**, 77—87 (1946). — **Fortier, Claude:** Effect of atmospheric carbon dioxide on adrenal cortical hyperplasia and associated changes due to stress. Proc. Soc. Exper. Biol. a. Med. **70**, 76—78 (1949). — Rev. canad. Biol. **9**, 70 (1950a). — Ann. Acfas. **16**, 130 (1950b). — Dual control of adrenocorticotrophin release. Endocrinology **49**, 782—788 (1951a). — Rev. canad. Biol. **10**, 67 (1951b). — Stimulation sonore et fonction corticotrophique. Ann. Acfas. **17**, 110—117 (1951c). — **Fortier, Claude,** and **Hans Selye:** Amer. J. Physiol. **159**, 433 (1949). — **Fortier, Claude, Floyd R. Skelton, Paris Constantinides, Paola S. Timiras, Marc Herlant** and **Hans Selye:** A comparative study of some of the chemical and morphological changes elicited in the adrenals by stres and purified ACTH. Endocrinology **46**, 21—29 (1950). — **Fortier, Claude, Sergio Yrarrazaval** and **Hans Selye:** Limitations of the ACTH regulating effect of corticoids. Amer. J. Physiol. **165**, 466—468 (1951a). — Corticoïdes et régulation de la fonction corticotrophique. Rev. canad. de Biol. **9**, 478 (1951b). — **Foster, C., J. H. Jones, W. Henle** and **F. Dorfman:** The comparative effects of vitamin B_1 deficiency and restriction of food intake on the response of *mice* to the Lansing strain of poliomyelitis virus, as determined by the paired-feeding technique. J. of Exper. Med. **80**, 257 (1944). — **Foster, C. L.:** Some observations upon the Golgi elements of the anterior pituitary cells of normal and stilboestrol-treated male *rats*, using the Sudan black technique. Quart. J. Microsc. Sci. **88**, 409—417 (1947). — **Foster, G. L.,** and **P. E. Smith:** Hypophysectomy and replacement therapy in relation to basal metabolism and specific dynamic action in the *rat*. J. Amer. Med. Assoc. **87**, 2151—2153 (1926). — **Foster, M. A.:** The reproductive cycle in the female ground squirrel *Citellus tridecemlineatus*. Amer. J. Anat. **54**, 487—506 (1934). — **Fourman, P.** u. Mitarb.: J. Clin. Invest. **29**, 1462 (1950). — **Fournier, J. C., A. S. Albrieux** y **L. Prego:** Arch. clin. e inst. endocrin. Fac. Med. (Montevideo) **1, I,** 333—337 (1937/40). — **Fox, F. W.,** and **L. F. Levy:** Biochemic. J. **30**, 211 (1936). — **Fraenkel, L.:** Structure and functions of the endocrine glands, particularly of the ovary. Amer. J. Obstetr. **12**, 606—610 (1927). — **Fränkel, S.:** Beiträge zur Physiologie und physiologischen Chemie der Nebennieren. Wien. med. Wschr. **1896**, 211—212, 228—230, 246—247. — Nachweis, Bestimmung und Darstellung der Inkrete der einzelnen Organe mit Einschluß der Abbaustadien und der Synthese. In Handbuch der biologischen Arbeitsmethoden, Liefg 129, Abt. 5, Teil 3B, Heft 2, S. 195—268. 1924. — **Fraenkel-Conrat, J., H. Fraenkel-Conrat** and **H. M. Evans:** Amer. J. Physiol. **137**, 200 (1942). — **Fralick, Rachel L.,** and **Roger C. Murray:** Pseudohermaphroditism in an adult *dog*. Amer. Assoc. Anat. Wisconsin. Anat. Rec. **100**, 741—742 (1948). — **Frame, E. G.:** Endocrinology **34**, 175 (1944). — **Frame, E. G., W. Fleischmann** and **L. Wilkins:** Bull. Hopkins Hosp. **75**, 95 (1944). — **Frame, E. G.,** and **J. A. Russell:** Endocrinology **39**, 420 (1946). — **Francis, E. T. B.:** Anatomy of the *salmander*. Oxford 1934. — **Franck, L.:** Handbuch der Anatomie der *Haussäugetiere* mit besonderer Berücksichtigung des *Pferdes*. 3. Aufl. von P. Martin. Stuttgart 1891. — **Frank, R. T.:** Endocrinology **10**,

260 (1926). — A suggested test for functional cortical adrenal tumor. Proc. Soc. Exper. Biol. a. Med. **31**, 1204—1206 (1934). — A suggested test for cortical adrenal carcinoma. J. Amer. Med. Assoc. **109**, 1121 (1937). — **Franke, Rolf Joachim:** Über die Wirkung des Cortins auf die Nebennierenrinde der *Ratte*. Z. mikrosk.-anat. Forsch. **48**, 83—591 (1940). — **Frankel** u. **Allers:** Biochem. Z. **18**, 40 (1909). — **Franklin, K. J.:** A monograph of veins. London 1937. — **Frantz, Marthella J.:** Functional castration and the occurrence of spontaneous adenomas of the adrenal cortex in the inbred NH stock of *mice*. Amer. Assoc. Anat. Wisconsin. Anat. Rec. **100**, 662 (1948). — **Frantz, Marthella, A. Kirschbaum** and **C. Casas:** Endocrine interrelationship and spontaneous tumors of the adrenal cortex in NH *mice*. Proc. Soc. Exper. Biol. a. Med. **66**, 645—646 (1947). — **Franz, V.:** Morphologie der *Akranier*. Erg. Anat. **27**, 464—692 (1927). — **Fraser, A. H. H.:** J. of Anat. **53**, 97 (1918). — Nature (Lond.) **122**, 206 (1928). — Lipin secretion in the *Elasmobranch* interrenal. Quart. J. Microsc. Sci. **73**, 121—134 (1929). — **Fraser, I.:** Precocious puberty in a *boy* of one year. Brit. J. Surg. **27**, 521—526 (1940). — **Fraser, R. W., A. P. Forbes, F. Albright, H. Sulkowitch** and **C. Reifenstein** jr.: Colorimetric assay of 17-ketosteroids in urine. J. Clin. Endocrin. **1**, 234—255 (1941). — **Frasinetti, A.,** e **B. Lanza:** Fol. endocrinol. (Pavia) **3**, 903 (1950). — **Frazão, J. Vasconcelos:** Note sur les lipides du cortex surrénal du *rat* blanc. Arch. portug. Sci. biol. **10**, Suppl. C. r. Soc. portug. biol. 11. juin 1948. — Sur la localisation des formations basophiles ribonucléiques dans le cortex surrénal *humain*. Arch. portug. Sci. biol. **10**, Suppl. C. r. Soc. portug. biol. 4. févr. 1949 a. — Les réactions plasmale et à la phénylhydrazine. Bol. Soc. portug. Ciê. nat. **2**, 249—272 (1949 b). — Corpuscules sphéroïdes dans la médullaire surrénale de l'homme et du cheval. C. r. Soc. Biol. Paris **146**, 956—958 (1952a). — La méthode de Mac-Manus pour la recherche des glycoprotéines dans l'étude cytologique de la glande surrénale. C. r. Soc. Biol. Paris **146**, 958—960 (1952b). — **Frechin:** Thèse pharmac. Nancy 1927. — **Fredenhagen, H.:** Schweiz. med. Wschr. **1947**, 1254. — **Frederici:** Sperimentale **1903**. — **Freed, S. C.:** Traumatic shock in adrenalectomized *rats*. Proc. Soc. Exper. Biol. a. Med. **30**, 677—679 (1933). — **Freed, S. C., B. Brownfield** and **H. Ch. Evans:** Effect of adrenalectomy on the testes of the *rat*. Proc. Soc. Exper. Biol. a. Med. **29**, 1—3 (1931). — **Freed, S. C.,** and **E. Lindner:** The effect of steroids of the adrenal cortex and ovary on capillary permeability. Amer. J. Physiol. **134**, 258—262 (1941). — **Freedmann, M.,** and **H. Kabat:** The pressiv response to adrenaline in the course of traumatic shock. Amer. J. Physiol. **130**, 620—626 (1940). — **Freeman, Ann:** Adrenal cortical adenoma of the epididymis. Arch. of Path. **39**, 336—337 (1945). — **Freeman, W.:** The weight of the endocrine glands. Biometrical studies in psychiatry. Human. Biol. **6**, 489—523 (1934). — **Freeman, W.,** and **W. E. Glass:** Relation of the adrenal glands at autopsy with clinico-pathological findings and with blood vitamin C. Amer. J. Clin. Path. **8**, 197—205 (1938). — **Freeman, W., J. M. Melick** and **D. K. McClusky:** Suprarenal cortex therapy in vomiting of pregnancy. II. Results in seventy-eight cases. Amer. J. Obstetr. **33**, 618—624 (1937). — **Freerksen, Enno:** Ein neuer Beweis für das rhythmische Wachstum der Kerne durch vergleichende volumetrische Untersuchungen an den Zellkernen von *Meerschweinchen* und *Kaninchen*. Z. Zellforsch. **18**, 362—399 (1933). — **Frei, W.:** Nebennierenmark und Hypertonie. Frankf. Z. Path. **46**, 523—545 (1934). — **Freifeld, H.,** u. **Anne Ginsburg:** Erythropoese in Kulturen in vitro von *Kaninchen*nebennieren. Arch. exper. Zellforsch. **4** (1927). — **Fremery, P. de, E. Laqueur, T. Reichstein, R. W. Spanhoff** and **I. E. Uyldert:** Corticosterone, a crystallized compound with the biological activity of the adrenalcortical hormone. Nature (Lond.) **139**, 26 (1937). — **French, D.,** and **J. T. Edsall:** The reactions of formaldehyde with amino acids and protein. Adv. Protein Chem. **2**, 278—336 (1945). — **French, H.:** The Goulstonian lectures on the influence of pregnancy upon certain medical diseases and of certain medical diseases upon pregnancy. Lancet **1908 I**, 1393—1401. — **Frenk, S., S. Wolf** and **K. E. Paschkis:** Endocrinology **47**, 386 (1950). — **Freud, J., M. B. C. Manus** and **O. Muhlbock:** Enlarged adrenals after administration of fatty acid extracts of testicles. Acta brev. neerland. **8**, 6—9 (1938). — **Freud, J.,** and **F. Oestreicher:** Adrenal cortex hormone (Cortin) and the sexual apparatus. Acta brev. neerland. **3**, 82—83 (1933). — **Freud, J., I. E. Uyldert** and **M. L. Waterman:** The technique of adrenalectomy in *dogs*. Endocrinology **22**, 497—499 (1938). — **Freudenberger, C. B.:** Variability in body length, body weight and organ weights of the *rat*. Anat. Rec. **56**, 47—56 (1933). — **Freudenberger, C. B.,** and **O. A. Billeter:** The effect of spaying on body growth and the organ weights of the albino *rat*. Endocrinology **19**, 347—355 (1935). — **Freudenberger, C. B.,** and **F. W. Clausen:** The effect of continued theelin injections on the body growth and organ weights of young female *rats*. Anat. Rec. **68**, 133—144 (1937a). — Quantitative effects of theelin on body growth and endocrine glands in yuong albino *rats*. Anat. Rec. **69**, 171—177 (1937b). — **Freudenberger, C. B.,** and **E. J. Hashimoto:** A summary of data for the effects of ovariectomy on body growth and organ weights of the young albino *rat*. Amer. J. Anat. **62**, 93—119 (1937). — Quantitative results of ovariectomy in immature and adult *rats*. Proc. Soc. Exper. Biol. a. Med. **41**, 530—532 (1939). — **Freudenberger, C. B.,** and **P. M.**

Howard: Effects of gonadectomy in the female albino *rat*. Anat. Rec. **61**, Suppl. 19 (1935). — Effects of ovariectomy on body growth and organ weights of the young albino *rat*. Proc. Soc. Exper. Biol. a. Med. **36**, 144—148 (1937). — **Frey, Heinrich:** Supra-renal capsules. In: The Cyclopaedia of anatomy and physiology, herausgeg. von Robert B. Todd, Bd. IV, S. 827—841. London 1852. — Histologie und Histochemie des *Menschen* mit Holzschnitten. Leipzig 1859 (1876). — **Frey, Joachim:** Einfluß experimenteller Saloprivie auf die renale Ausscheidung von Steroiden der Nebennierenrinde. Klin. Wschr. **1951**, 262—263. — **Frey-Wyssling, A.:** Submikroskopische Morphologie des Protoplasmas und seiner Derivate. Protoplasma-Monographien, Bd. 15. Berlin 1938. — **Friebel, H.:** Arch. exper. Path. u. Pharmakol. **1952**. — **Friede, F.:** Z. Geburtsh. **105**, 227—235 (1933). — **Friedenthal:** Zbl. Physiol. **1900**. — **Friedgood, Charles E., C. A. Swinyard** and **Charles B. Ripstein:** Histological effect of nitrofurazone in the *rat*. Amer. Assoc. Anat. Anat. Rec. **109**, 294 (1951). — **Friedgood, H. B.:** Endocrine function of the hypophysis. New York 1946. — **Friedgood, H. B.,** and **R. A. Berman:** Endocrinology **28**, 248 (1941). — **Friedgood, H. B.,** and **M. A. Foster:** The experimental production of ovulation, luteinization and cysts of the corpus luteum in adrenalectomized anestrous *rats*. Amer. J. Physiol. **123**, 137—242 (1938). — **Friedgood, H. B., E. H. Taylor** and **M. L. Wright:** J. clin. Endocrin. **3**, 638 (1943). — **Friedgood, H. B.,** and **U. U. Uotila:** Occurrence of ovarian tumors in spontaneous virilism of the *hen*. Anat. Rec. **1939**. — **Friedland, Franz:** Über einen Fall von accessorischen Nebennieren in den beiden Samensträngen bei gleichzeitigem Conflux des Ureters und des Vas deferens der rechten Seite. Prag. med. Wschr. **1895**, 145—147. — **Friedman** and **Hall:** Endocrinology **29**, 179 (1941). — **Friedman, Meyer, Donald Bernstein** and **Sanford O. Byers:** Rôle of the adrenal cortex in the excretion of purines. Federat. Proc. **8**, 52 (1949). — **Friedman, Sydney M.:** Effect of progesterone anesthesia on systemic blood pressure. Proc. Soc. Exper. Biol. a. Med. **46**, 197—198 (1941). — The histology of the *rat* kidney in post-DCA hypertension. Amer. Assoc. Anat. Anat. Rec. **109**, 294 (1951). — **Friedman, Sydney M.,** and **Constance L. Friedman:** The relation of renal function to DCA induced hypertension. Amer. Assoc. Anat. Wisconsin. Anat. Rec. **100**, 662—663 (1948). — Observations on the rôle of the *rat* kidney in hypertension caused by desoxycorticosterone acetate. J. of Exper. Med. **89**, 631—641 (1949). — **Friedman, Sydney M., Constance L. Friedman** and **Charles G. Campbell:** Effects of adrenalectomy and of adrenal cortical extract on DCA-hypertension in the *rat*. Amer. J. of Physiol. **157**, 241—247 (1949). — **Friedman, Sydney M., K. R. MacKenzie** and **C. L. Friedman:** Endocrinology **43**, 123 (1948). — **Friedman, Sydney M., J. R. Polley** and **C. L. Friedman:** J. of Exper. Med. **87**, 329—338 (1948). — **Friedmann:** Hofmeisters Beitr. chem. Physiol. **8**, 95 (1906). — **Frischmann, Fr.:** Das Verhalten des Bindegewebsgerüstes der Leber des *Menschen* beim Wachstum und Altern. Z. mikrosk.-anat. Forsch. **31**, 635—648 (1932). — **Fritschek, F.:** Über eine amniogene Schädel- und Hirnmißbildung. Virchows Arch. **267**, 318—325 (1928). — **Fritze:** Über Megalencephalie. Diss. Jena 1919. — **Frizzi:** Ress. Ostetr. **1929**. — Monit. ostetr. ital. **1930**, 371. — **Froboese, Curt:** Über das Vorkommen von Fett in jungen Embryonen. Z. mikrosk.-anat. Forsch. **7**, 527—641 (1926). — **Froboese, Curt, u. Gertrud Spröhnle:** Untersuchungen zur Theorie und Technik der Sudanfärbung. Z. mikrosk.-anat. Forsch. **14**, 13—59 (1928). — **Frommel, E., A. D. Herschberg** et **J. Piquet:** Helvet. physiol. Acta **1**, 229 (1943). — Helvet. physiol. Acta **2**, 507 (1944a). — Helvet. physiol. Acta **2**, 169, 193 (1944b c). — **Frommel, E.,** et **M. Loutfi:** L'intoxication au bismuth étudiée dans le cadre de ,,l'hypovitaminose C médicamenteuse``, ses relation avec la cholinestérase. Helvet. physiol. Acta **4**, 315—317 (1946). — **Frommel, E., J. Piquet** et **C. L. Cuénod:** L'intoxication saturnine étudiée dans le cadre de ,,l'hypovitaminose C cellulaire``. Rôle protecteur de l'acide ascorbique. Helvet. physiol. Acta **4**, 301—303 (1946a). — L'intoxication au mercure étudiée dans le cadre de l'hypovitaminose C cellulaire. Helvet. physiol. Acta **4**, 305—307 (1946b).— L'intoxication au baryum étudiée dans le cadre de ,,l'hypovitaminose C cellulaire`` et de ses rapports avec la cholinestérase sérique et son rôle antitoxique. Helvet. physiol. Acta **4**, 311—313 (1946c). — **Frommel, E., J. Piquet, C.-L. Cuénod** et **M. Loutfi:** L'aurothérapie étudiée dans le cadre de ,,l'hypovitaminose C médicamenteuse``. Helvet. physiol. Acta **4**, 105—106 (1946a). — La strychnine étudiée dans le cadre de ,,l'hypovitaminose C médicamenteuse``. Helvet. physiol. Acta **4**, 107—108 (1946b). — Narcose générale et hypovitaminose C. L'éther et le chloroforme étudiés dans le cadre de ,,l'hypovitaminose C médicamenteuse``. Helvet. physiol. Acta **4**, 109—112 (1946c). — **Fronius, S., u. H. Poll:** Über die Einwirkung von Insulin auf die Ausschüttung von Adrenalin. Naturwiss. **19** (1931). — **Frost, J. W., R. L. Dryer** and **K. G. Kohlstaedt:** J. Labor. a. Clin. Med. **38**, 523 (1951). — **Frugoni, C.:** Études sur la glande carotidienne de Luschka. Arch. ital. Biol. **59**, 208—212 (1913). — **Fry, E. G.:** The effect of adrenalectomy and thyroidectomy on ketonuria and liver fat content of the albino *rat* following injection of anterior pituitary extract. Endocrinology **21**, 283—291 (1937). — **Fuchs, B.:** Z. Anat. u. Entw.gesch. **72**, 383—389 (1924). — **Fuchs, R. F.:** Zur Physiologie der Pigmentzellen. Sitzgsber. physik.-med. Soz. Erlangen **41** (1909). — **Fuerst, Robert, Alton J. Landua** and **Jorge Awapara:** The presence in animal organs and human blood of a peptide detected by paper chromatography. Science (Lancaster, Pa.) **111**, 635 (1950). — **Fürth, v.**: Z. physiol. Chem. **24**, 105, 142 (1897); **26**, 15 (1898); **29**, 105 (1900). — **Fugo, N. W.**: Effects of hypophysectomy in the *chick* embryo. J. of Exper. Zool. **85**, 271—297 (1940). — **Fuhrmann**: Anat. Anz. **24** (1904). — **Fuhrmann, K., H. Fedtke** u. **E. Wöhlisch**: Die Einwirkung der Verfütterung laktierender Rindermamma auf die Genitalorgane und Nebennieren der weißen *Maus*. Arch. Gynäk. **181**, 153—167 (1952). — **Fujii**: Epinephrin content of *dog* suprarenals after ether anesthesia. Tohoku J. of Exper. Med. **5**, 566 (1925). — **Fukuoka, Fumiko**, and **Waro Nakahara**: Toxohormone and thymus involution in tumor bearing animals. A fourth study on toxohormone, a characteristic toxic substance produced by cancer tissue. Gann (jap.) **43**, 55—62 (1952). — **Fulk, M. E.**, and **J. J. R. Macleod**: Evidence that the active principle of the retroperitoneal chromophil tissue has the same physiological action as the active principle of the suprarenal gland. Amer. J. Physiol. **40**, 21—29 (1916). — **Fumagalli, Z.**: La vascolarizzazione dell'ipofisi *umano*. Z. Anat. u. Entw.gesch. **111**, 266—306 (1941). — **Furuya, K.**: Die Abhängigkeit der Phagocytose von inneren Sekreten, eine neue Methode zur Untersuchung der inneren Sekretion. Biochem. Z. **147**, 410 (1924). — **Fusari, Romeo**: Contributo allo studio delle terminazioni nervose delle sviluppo della capsula surrenale. Sicilia med. **2**, 768—775 (1890). — Sulla terminazione delle fibre nervose nelle capsule surrenali dei *mammiferi*. Atti R. Accad. Soc. Torino **26**, 374—388 (1891a). — De la terminaison des fibres nerveuses dans les capsules surrénales des *mammifères*. Arch. ital. Biol. **16**, 191, 262—275 (1891b). — Contribuzione allo studio dello sviluppo delle capsule surrenali e del simpatico nel *pollo* e nei *mammiferi*. Arch. Soc. med. Torino **16**, 249—301 (1892a). — Contribution à l'étude du développement des capsules surrénales et du sympathique chez le *poulet* et chez les *mammifères*. Arch. ital. Biol. **18**, 161—182 (1892b). — Sullo sviluppo delle capsule surrenali. Risposta al G. Valenti. Letta all'Accad. Sc. med. e nat. Ferrara. 25. Juni 1893a. — Sulla terminazione delle fibre nervose nelle capsule surrenali dei *mammiferi*. Atti R. Accad. med. Torino **26** (1901). — **Fustinoni, O.**, y **J. Porto**: Morfologia das las glandules adrenales del sapo *Bufo arenarum* (Hensel). Rev. Soc. argent. Biol. **14**, 315—320 (1938). — **Fyfe, A.**: A system of anatomy of the *human* body. London 1827.

Gaarenstroom, J. H., and **S. E. de Jongh**: On the importance of the adrenal glands for the survival of the *rat* following hypophysectomy. II. Proc. Kon. nederl. Akad. Wetensch. Amsterdam **51**, 73—75 (1948). — **Gaarenstroom, J. J., L. Waterman** and **L. Laqueur**: A method for standardizing the cortical hormone. Acta brev. neerland. **1**, 10—13 (1937). — **Gabe, M.**, et **J. L. Parrot**: Action de la vitamine C_2 (Vitamine P) sur la structure du cortex surrénal du *cobaye*. J. de Physiol. **40**, 185 A—186 A (1948). — **Gabrilove, J. L.**: J. Clin. Endocrin. **10**, 637 (1950). — **Gabrilove, J. L., M. Volterra, M. D. Jacobs** and **L. J. Soffer**: Blood **4**, 646—652 (1949). — **Gaddum, J. H.**, u. **H. H. Dale**: Gefäßerweiternde Stoffe der Gewebe. Leipzig 1936. — **Gaddum, J. H.**, and **H. Kwiatorski**: J. of Physiol. **94**, 87 (1938). — **Gaddum, J. H.**, and **H. Schild**: J. of Physiol. **80**, 9 P (1934). — **Gaebler, O. H.**: J. Exper. Med. **57**, 349 (1933). — **Gaede, Karl**, u. **Helmut Ferner**: Zur funktionellen Bedeutung des sog. „insulären Gangorgans" von Feyrter. Klin. Wschr. **1950**, 621—622. — **Gaertner, K.**: Pathologisch-anatomische Untersuchung eines nach Röntgenbestrahlung geheilten Falles von Morbus Cushing. Virchows Arch. **310**, 388—394 (1943). — **Gaetani, G. F. de**: Adrenalina et morfologia del sangue. Boll. Soc. ital. Biol. sper. **18**, 38 (1943). — **Gaetani, L. de**: Éléments chromaffines de *Sauriens*. Arch. ital. Biol. **58**, 28 (1912). — Cortical surrénale e spermatogenesi. Monit. zool. ital. **41**, Suppl. 186 (1931). — **Gaetano, O.**: Sulla vascularisazione della ghiandola suprarenali dell'*uomo*. Arch. ital. Anat. **52**, 173—214 (1936). — **Gage, H.**, and **P. Gage**: Science (Lancaster, Pa.) **28**, 494 (1908). — **Gahlen, W., N. Klüken** u. **J. Latz**: Zur Wirkung homologer und heteroleger Keimdrüsenhormone auf die Adrenalin-Leukocytose. Klin. Wschr. **1952**, 633—635. — **Gaifani, Paolo**: Note di endocrinologia fetale. Soc. Ital. Ostetr. Ginecol. Napoli 23. Congr. 1924, S. 3—11. — **Gaillard, L.**: Bull. Soc. Méd. Hôp. Paris **37**, 272 (1914). — **Galeotti** e **Villa Santa**: Sugli innesti di cellule embrionali, tra tessuti ontogeneticamente affini. Roux' Arch. **13** (1902). — **Galesco et Bratiano**: C. r. Soc. Biol. Paris **99**, 1460 (1928). — **Galesco, Bratiano** et **Salomon**: C. r. Assoc. Anat. (24. Réun.) **1929**, 241. — **Gallagher, T. F.**, and **F. C. Koch**: The quantitative assay for the testicular hormone by the comb-growth reaction. J. of Pharmacol. **55**, 97—117 (1935). — **Gallagher, T. F., D. H. Peterson, R. I. Dorfman, A. T. Kenyon** and **F. C. Koch**: The daily urinary excretion of estrogenic and androgenic substances by normal *men* and *women*. J. Clin. Invest. **16**, 695 (1937). — **Gallais, A.**: Thèse de Paris 1912. — **Gallardo, J. B. S.**: Progestational action of desoxycorticosterone. Rev. Soc. argent. Biol. **15**, 523—526 (1939). — **Galli, T.**, e **F. Sabatelli**: Pathologica **32**, 113—118 (1940). — **Galli Mainini, C., E. B. del Castillo, J. Reforzo Membrives** y **M. A. Gambin**: Medicina (Buenos Aires) **4**, 391—411 (1944). — **Galloni, L.**: Thèse de Lyon 1937. — **Galloway, C. E., D. Sutton** and **J. Ashworth**: An acute crisis of suprarenal insufficiency complicating pregnancy. Amer. J. Obstetr. **40**, 148—149 (1940). — **Galvao, P. E.**, et **D. M. Cardoso**: Vitamine C et surrénales. C. r. Soc. Biol. Paris

115, 350—352 (1934). — **Gambaro, P.:** L'azione del digiuno prolungato su alcuni organi ghiandolari dell'*anguilla*. 2. La tiroide, corpuscoli di Stannius, rene. Arch. ital. Anat. **49**, 327—372 (1943). — **Ganfini, Carlo:** Alcune particolarità morfologiche e topografiche, delle glandulae suprarenales dell'*uomo*. Arch. ital. Anat. **4**, 63—80 (1905). — **Gans, H. M.,** and **H. M. Miley:** Ergographic studies on adrenalectomized animals. Amer. J. Physiol. **82**, 1—6 (1927). — **Gantenbrin, O.:** Z. Biol. **100**, 8—14 (1940). — **Garafolini, Livia:** Lo sviluppo del sistema cromaffine e la comparsa della cromoreazione nel *triton cristatus*. Atti R. Accad. Lincei **33**, 193—196 (1924). — Modificazioni citologiche nello sviluppo dell'abbozzo interrenale. Boll. Soc. Biol. sper. **1**, 219—221 (1926). — **Garciá Solá, D. Eduardo:** Tratado elemental de histologia e histoquimia normales. Barcelona 1889. — **Gardner, Lytt I.** u. Mitarb.: Biopsy and steroid-excretion studies in congenital adrenal cortical hyperplasia. Cancer Res. **10**, 218—219 (1950). — **Gardner, William U.:** Growth of the mammary glands in hypophysectomized *mice*. Proc. Soc. Exper. Biol. a. Med. **45**, 835—837 (1940). — Experiments on mammary growth in hypophysectomized and intact male *mice*. Anat. Rec. **79**, Suppl., 23—24 (1941a). — Cancer Res. **1**, 632 (1941b). — The effect of estrogen on the incidence of mammary and pituitary tumors in hybrid *mice*. Cancer Res. **1**, 345—358 (1941c). — Endocrinology **31**, 124 (1942). — **Gardner, William U.,** and **A. White:** Mammary growth in hypophysectomized male *mice*. Amer. Assoc. Anat. Anat. Rec. **82**, 414 (1942). — **Garland, H. G., A. P. Deck** and **C. U. M. Whitty:** Lancet **245**, 566 (1943). — **Garm O.,** and **P. Meschaks:** Investigations on the urinary androgen excretion in endocrinely normal non-pregnant *cows* and in *cows* with adrenal virilism. Nordisk. Veter. Med. **1**, 967—974 (1949). — **Garnier, M.,** et **E. Schulmann:** J. Physiol. et Path. gén. **21**, 92—102 (1923). — **Garrett, Frederic D.:** Development of the cervical vesicles in *man*. Anat. Rec. **100**, 101—113 (1948). — **Gasche, P.:** Verh. schweiz. naturforsch. Ges. **1942**, 158. — Helvet. physiol. Acta **2**, 607 (1944). — Einwirkung von Desoxycorticosteronacetat (Percorten) auf Larven von *Xenopus laevis* in den verschiedenen Metamorphosestadien. Helvet. physiol. Acta **3**, C 10—C 11 (1945). — **Gasche, P.,** and **W. Schuler:** Zur Wirkung von Pregnenolon [Δ^5 Pregnen-ol(3β)-on(20)] und Testosteronpropionat (Perandren) auf *Ratten*organe. Verh. Schweiz. Ver. Physiol. 28. Tagg. Helvet. physiol. Acta **4**, C 11—C 12 (1946). — **Gasic, G.:** Proc. Soc. Exper. Biol. a. Med. **66**, 579—582 (1947). — **Gaskell, J. F.:** The distribution and physiological action of the suprarenal medullary tissue in *Petromyzon fluviatilis*. J. of Physiol. **44**, 59—67 (1912). — The chromaffine systeme of *annelids* and the relation of this system to the contractile system in the *leech, Hirudo medicinalis*. Phil. Trans. Roy. Soc. B **205**, 153—211 (1914). — Adrenalin in *annelids*. J. Gen. Physiol. **2**, 73—85 (1919). — **Gastaldi, A.:** Su alcuno modificazioni osservate nelle cellule nervoso dopo trattamento con ormoni sessuali feminili. Boll. Soc. ital. Biol. sper. **26**, 789—791 (1950). — **Gatenby, J. Bronte,** and **E. V. Cowdry** (später and **H. W. Beams**): Lee's Microtomist's Vademecum. London u. Philadelphia 1928 (1950). — **Gatz, Arthur J.:** The gross and histological effects of adrenalectomy upon the spleen and thymus of the albino *rat*. Amer. Assoc. Anat. Chicago. Anat. Rec. **79**, Suppl. 24 (1941). — Pituitary studies on riboflavin deficient *rats*. Amer. Assoc. Anat. Wisconsin. Anat. Rec. **100**, 664 (1948). — **Gatz, Arthur J.,** and **Roy Kendall:** The effect of the adrenalectomy upon the histology of the anterior lobe of the *rat* hypophysis. Anat. Rec. **78**, Abstr. 89—90 (1940/41). — **Gaudino, N. Mario:** Rev. Soc. argent. Biol. **20**, 470—486, 529—545 (1944). — **Gaudino, N. Mario,** and **Marvin F. Lewitt:** Action of DOCA and adrenal cortical extract on body water and kidney function. Federat. Proc. **8**, 54 (1949). — **Gaunt, Robert:** Adrenalectomy in the *rat*. Amer. J. Physiol. **103**, 494—510 (1933). — Effect of pregneninolone and propylene glycol on adrenalectomized animals. Anat. Rec. **78**, 151—152 (1940/41). — Proc. Soc. Exper. Biol. a. Med. **54**, 19 (1943). — Trans. New York Acad. Sci., Ser. II **6**, 179 (1944a). — Water diuresis and water intoxication in relation to the adrenal cortex. Endocrinology **34**, 400—417 (1944b). — Animal experiments relating to water diuresis tests for adrenal insufficiency. J. Clin. Endocrin. **6**, 595—606 (1946). — **Gaunt, Robert, James H. Birnie** and **W. J. Eversole:** Adrenal cortex and water metabolism. Physiologic. Rev. **29**, 281—310 (1949). — **Gaunt, Robert, M. Cordson** and **M. Liling:** Water intoxication in relation to thyroid and adrenal function. Endocrinology **35**, 105—111 (1944). — **Gaunt, Robert, Gerald Dolin** and **Samuel Joseph:** Steroid hormones in experimental diabetes mellitus of *ferrets*. Anat. Rec. **78**, Abstr. 151 (1940/41). — **Gaunt, Robert,** and **W. J. Eversole:** Notes on the history of the adrenal cortical problem. Ann. New York Acad. Sci. **50**, 511—521 (1949). — **Gaunt, Robert, W. J. Eversole** and **E. C. Kendall:** Influence of some steroid hormones on lactation in adrenalectomized *rats*. Endocrinology **31**, 84—88 (1942). — **Gaunt, Robert,** and **Gaunt:** Proc. Soc. Exper. Biol. a. Med. **31**, 480 (1934). — **Gaunt, Robert, J. H. Gaunt** and **C. E. Tobin:** Proc. Soc. Exper. Biol. a. Med. **32**, 888 (1935). — **Gaunt, Robert,** and **H. W. Hays:** Role of progesterone and other hormones in survival of pseudopregnant adrenalectomized *ferrets*. Amer. J. Physiol. **124**, 767—773 (1938). — **Gaunt, Robert,** and **E. C. Kendall:** Adrenal steroids in the maintenance of lactation. Anat. Rec. **81**, Suppl., 99 (1941). — **Gaunt, Robert, M. Liling** and **M. Cordson:** Endocrinology **37**, 136 (1945). — **Gaunt, Robert, M. Liling** and **C. Muskett:**

Disturbances of water metabolism in vitamin deficiencies and effects of adrenal cortical hormones. Endocrinology 38, 127—132 (1946). — **Gaunt, Robert, W. O. Nelson** and **E. Loomis:** Cortical hormon-like action of progesterone and non-effect of sex hormones on „waterintoxication". Proc. Soc. Exper. Biol. a. Med. 39, 319—322 (1938). — **Gaunt, Robert,** and **W. M. Parkins:** The alleged interrelationship of the adrenal cortical hormone and the gonads. Amer. J. Physiol. 103, 511—516 (1933). — **Gaunt, Robert, H. E. Potts** and **E. Loomis:** Endocrinology 23, 216 (1938). — **Gaunt, Robert, J. W. Remington** and **M. Schweizer:** Some effects of intraperitoneal glucose injections and the excess water in normal, adrenalectomized and hypophysectomized *rats.* Amer. J. Physiol. 120, 532—543 (1937). — **Gaunt, Robert,** and **C. E. Tobin:** Lactation in adrenalectomized *rats.* Amer. J. Physiol. 115, 588—598 (1936). — **Gaunt, Robert, C. E. Tobin** and **J. H. Gaunt:** The survival of salt-treated adrenalectomized *rats.* Amer. J. Physiol. 111, 321—329 (1935). — **Gaunt, W. E.,** and **G. P. Wright:** Comparison of distribution between various organs of arsenicated serum proteins and of colloidal thorium dioxide (thorotrast) following their intravenous injection. J. Inf. Dis. 67, 217—221 (1940). — **Gaupp, Ernst, A. Ecker** u. **R. Widersheim:** Anatomie des *Frosches,* 2. Aufl. Braunschweig 1899. — **Gautier, Cl.:** C. r. Soc. Biol. Paris 67 (1909). — **Gedigk, Peter:** Histochemische Darstellung von Kohlenhydraten. Klin. Wschr. 1952, 1057—1065. — **Gegenbaur, Carl:** Grundriß der vergleichenden Anatomie. Leipzig 1874. — Lehrbuch der Anatomie des *Menschen.* Leipzig 1883 (ff.). — **Gehry, Leonie:** Die Wirkung von wasserlöslichen Vitaminen auf Fibrocyten der Gewebekultur, untersucht an Vitalfärbungsversuchen mit Neutralrot und Toluidinblau. Z. Zellforsch. 33, 86—108 (1943). — **Gehuchten, A. van:** Contribution à l'étude du mécanisme de l'excrétion cellulaire. Cellule 9, 95—116 (1893). — **Geiger, E.:** Klin. Wschr. 1933 II, 1313. — **Geiger, Irmgard:** Der Einfluß erhöhter Temperatur auf die X-Zone der *Mäuse*-Nebenniere. Roux' Arch. 143, 593—614 (1949). — **Gellhorn, E.:** Methoden zum Nachweis des Adrenalins. In Handbuch der biologischen Arbeitsmethoden, Abt. 5, Teil 3B, Heft 3, Liefg 195, S. 269—284. 1926. — Autonomic regulations. New York 1943. — **Gellhorn, E.,** and **H. M. Ballin:** Amer. J. Physiol. 146, 559 (1946). — **Gellhorn, E.,** and **S. Frank:** Sensitivity of the lymphopenic reaction to adrenalin. Proc. Soc. Exper. Biol. a. Med. 69, 426—429 (1948). — Lymphopenia and the secretion of adrenalin. Proc. Soc. Exper. Biol. a. Med. 71, 112—115 (1949). — **Gellhorn, E.,** and **Helen Safford:** Influence of repeated anoxia, electroshock and insulin hypoglycemia on reactivity of sympathetico-adrenal system. Proc. Soc. Exper. Biol. a. med. 68. 77—79 (1948). — **Gemzell, Carl A.:** Acta endocrinol. (København) Suppl. 1, 1—75 (1948). — **Gemzell, C. A., D. C. van Dyke, C. A. Tobias** and **H. M. Evans:** Increase in the formation and secretion of ACTH following adrenalectomy. Endocrinology 49, 325—336 (1951). — **Gemzell, Carl A.,** and **Leo T. Samuels:** The effect of hypophysectomy, adrenalectomy and of ACTH administration on the phosphorus metabolism of *rats.* Endocrinology 47, 48—59 (1950). — **Gendre, E. Q. le:** Développement et structure du système glandulaire. Thèse de concours pour l'agrégation. Paris 1856. — **Genetis, V. E.,** and **I. P. Bronstein:** J. Amer. Med. Assoc. 119, 704 (1942). — **Gennes, L. de, H. Bricaire, B. Fossey** et **G. Deltour:** Bull. Soc. méd. Hôp. Paris 66, 887 (1950). — **Gennes, L. de, H. Bricaire, Gerbaux, Mathieu de Fossey:** Presse méd. 48, 541 (1947). — **Geoffroy St. Hilaire, J.:** Histoire des anomalies de l'organisation. Paris 1832/36. — **Gerard:** Anat. Rec. 25, 6 (1923). — **Gérard:** Manuel d'anatomie *humaine.* Paris 1912. — **Gérard, Georges:** Sur la situation topographique des capsules surrénales chez l'*homme*. C. r. Assoc. Anat. Montpellier 1902, 179—183. Anomalies vasculaires par arrêts de développement. I. Persistance du segment sous-rénal de la veine cardinale gauche. II. Persistance de la racine descendante du dernier arc aortique droit. Bibliogr. anat. 15, 85—103 (1906). — Sur la vascularisation de la graisse interrénosurrénale chez l'*homme.* C. r. Soc. Biol. Paris 73, 517 (1912a). — Sur la morphologie des veines extrinsèques des capsules surrénales de l'*homme.* C. r. Soc. Biol. Paris 73, 386 (1912b). — Sur la morphologie des capsules surrénales chez l'*homme.* C. r. Soc. Biol. Paris 73, 695 (1912c). Sur un cas de solidarité artérielle entre le rein et la surrénale gauches chez l'*homme.* Bibliogr. anat. 23, 301—303 (1913a). — Sur un cas de solidarité artérielle entre le rein et la surrénale gauche chez l'*homme.* C. r. Soc. Biol. Paris 74, 875 (1913b). — Contribution à l'étude morphologique des artères des capsules surrénales chez l'*homme.* J. Anat. et Physiol. 49, 269—303 (1913c). — **Gérard, Georges,** et **M. Gérard:** Recherches sur la forme et la situation des capsules surrénales de l'*homme.* Bull. mém. Soc. anat. Paris 86, 213—243 (1911). — **Gerard, J.:** J. Ind. Eng. Chem. 15, 1082—1085 (1925). — **Gerard, Pol:** Sur la réaction plasmale. Bull. Histol. appl. 12, 274—278 (1935a). — Sur l'emploi du Noir Sudan B pour reconnaitre les inclusions de vaseline lipide. Bull. Histol. appl. 12, 92 (1935b). — Sur la cortico-surrénale du *Protoptère (Protopterus Doloi Blgr.).* Archives de Biol. 62, 371—377 (1951). — **Gerard, Pol, R. Cordier** et **L. Lison:** Sur la nature de la réaction chromaffine. Bull. Histol. appl. 7, 133—139 (1930a). — Sur la nature de la réaction chromaffine. C. r. Soc. Biol. Paris 105, 876 (1930b). — **Gereb, Paul:** Über den Einfluß der weiblichen Geschlechtshormone auf die juvenilen männlichen Keimdrüsen. Z. Geburtsh. 99 (1931). — **Gerhardt:** Das *Kaninchen.* Leipzig 1909. — **Gerhardt, D.:** Über die Wirkungsweise der blutdrucksteigernden Substanz der Nebennieren.

Arch. exper. Path. u. Pharmakol. **49**. — **Gerlach, Joseph v.:** Handbuch der Gewebelehre des *menschlichen* Körpers. Mainz 1848/49 ff. — Handbuch der speziellen Anatomie des *Menschen* in topographischer Behandlung. München u. Leipzig 1891. — **Gerlei, F.:** Endokrinol. **19**, 387—400 (1938). — **Germuth, F. G.,** and **B. Ottinger:** Proc. Soc. Exper. Biol. a. Med. **74**, 815 (1950). — **Germuth, F. G., G. A. Nedzel, B. Ottinger** and **J. Oyama:** Proc. Soc. Exper. Biol. a. Med. **76**, 177 (1951). — **Gerota, D.:** Beiträge zur Kenntnis des Befestigungsapparates der Niere. Arch. Anat. u. Entw.gesch. **1895**, 265—285. — **Gersh, J.:** The Altmann technique for fixation by drying while freezing. Anat. Rec. **53**, 309—337 (1932). — **Gersh, I.:** Relation of histological structure to the active substances extracted from the posterior lobe of the hypophysis. A. Res. Nerv. a. Ment. Dis. Proc. **17**, 433—436 (1938). — Res. Publ. Assoc. Nerv. a. Mental Dis. **18**, 436 (1939a). — The structure and function of the parenchymatous glandular cells in the neurohypophysis of the *rat*. Amer. J. Anat. **64**, 407—443 (1939). — Polysaccharide complex in individual follicles of the thyroid gland of the *rat*. Federat. Proc. **6**, 392 (1947). — A protein component of the Golgi apparatus. Arch. of Path. **47**, 99—109 (1949). — **Gersh, I.,** and **G. W. Catchpole:** The organization of ground substance and basement membranes and its significance in tissue injury, disease and growth. Amer. J. Anat. **85**, 457—478 (1949). — **Gersh, I.,** and **A. Grollman:** The relation of the adrenal cortex to the male reproductive system. Amer. J. Physiol. **126**, 368—374 (1939a). — The nature of the X-zone of the adrenal gland of the *mouse*. Anat. Rec. **75**, 131—153 (1939b). — Kidney function in adrenal cortical insufficiency. Amer. J. Physiol. **125**, 66—74 (1939c). — The vascular pattern of the adrenal gland of the *mouse* and *rat* and its physiological response to changes in glandular activity. Carnegie Instn. Washington Publ. **29**, No. 183, 111—125 (1941). — **Gershberg, H., E. G. Fry, J. R. Brobeck** and **C. N. H. Long:** The role of epinephrine in the secretion of the adrenal cortex. Yale J. Biol. a. Med. **23**, 32—51 (1950). — **Gershberg, H.,** and **C. N. H. Long:** The activation of the adrenal cortex by insulin hypoglycemia. J. Clin. Endocrin. **8**, 587—588 (1948). — **Geschwind, Irving, Choh Hao Li** and **Herbert M. Evans:** The partition of liver nucleic acids after hypophysectomy and growth hormone traetment. Arch. of Biochem. **28**, 73—76 (1950). — **Geyer, G., u. E. Keibl:** Zur Frage des Einflusses des Desoxycorticosteron auf die Permeabilität der Capillaren. Klin. Wschr. **1952**, 1103—1104. — **Ghosh, B. N.:** J. Indian Chem. Soc. **16**, 241—246, 657—662 (1939). — **Ghosh, B. N., John B. Richards, Marshal Merkin, Thomas W. Burns, Douglas M. Brown, George Sayers** and **Emil L. Smith:** Effect of pH and ionic strength on biological activity of adrenocorticotrophic hormone (ACTH). Federat. Proc. **9**, 176 (1950). — **Giacomini, Ercole:** Sopra la fine struttura delle capsule surrenali degli *anfibi*. Communicazioni scient. R. Accad. Fisiocritici Siena (= Processi verb. R. Accad.) 30. 6. 1897. Siena 1898a. — Sulla terminazioni nervose nelle capsule surrenali degli *uccelli*. Estr. Processi verb. R. Accad. Fisiocr. Siena. 24. 11. 1897. Siena 1898b. — Brevi osservazioni intorno alla minuta struttura del corpo interrenale e dei corpi soprarenali dei *Selaci*. Estr. Etti R. Accad. Fisiocr., Ser. IV **10** (1898c). — Arch. ital. Biol. **29**, 482—483 (1898d). — Sopra la fine struttura delle capsule surrenali degli *Anfibi* e sopra i nidi cellulari del simpatico di questi *vertebrati*. Contributo alla morfologia del sistema delle capsule surrenali. Siena 1902a (nicht zu erreichen gewesen!). — Contributo alla conoscenza delle capsule surrenali nei *Ciclostomi*. Sulle capsule surrenali dei *Petromizonti*. Monit. zool. ital. **13**, 143—162 (1902b). — Sulla esistenza della sostanza midollare nelle capsule surrenali dei *Teleostei*. Monit. zool. ital. **13**, 183—189 (1902c). — Sopra la fine struttura delle capsule surrenali degli *Anfibi*. Gabinetto Zool. Anat. comp. Lib. Univ. Perugia. Siena 1902d (nicht zu erreichen gewesen). — Contributo alla conoscenza delle capsule surrenali dei *Ciclostomi*. Sulle capsule dei *Murenoidi*. Rend. R. Accad. Sci. Ist. Bologna, N. s. **8**, 135—140. Bull. Sci. med. **75**, Fasc. 7, 317—320 (1904a). — Contributo alla conoscenza delle capsule surrenali dei *Ganoidi* e particolarmente sulla esistenza della lori sostanza midollare. Monit. zool. ital. **15**, 19 (1904b). — Rend. Sess. R. Accad. Sci. Ist. Bologna **9**, 183 (1904/05). — Contributo alla conoscenza del sistema delle capsule surrenali dei *Teleostei*. Sulla sostanza midollare (organi soprarenali o tessuto cromaffine) dei *Amiurus catus*. Rend. R. Accad. Sci. Ist. Bologna Anno Accad. 1904/05. Pep. Adr. 1—9. 1905. — Rend. Accad. naz. Lincei, Cl. mat. e nat. **15** (1906). — Rend. R. Accad. Sci. Ist. Bologna **12** (1908). — Il sistema interrenale e il sistema cromaffine (sistema feocromo) in altre specie di *Murenoidi*. Rend. R. Accad. Sci. Ist. Bologna, Cl. Sci. fis., N. s. **13**, 87—98 (1908/1909). — Mem. R. Accad. Sci. Ist. Bologna **6**, 6 (1909a). — Monit. zool. ital. **20** (1909b). — Arch. ital. Anat. **8** (1909c). — Il sistema interrenale e il sistema cromaffine (sistema feocromo) in alcune specie di *Teleostei* con rene cefalico (pronephros) persistente. Caratteri differenziali fra interrenale anteriore e corpusculi di Stannius. Cenno sullo sviluppo di questi organi nei *Salmonidi*. Rend. R. Accad. Sci. Ist. Bologna, Cl. Sci. fis., N.s. **14**, 86—103 (1909/10). — R. Accad. Bologna, S. 6, **7**, 373 (1910). — Mem. R. Accad. Sci. Ist. Bologna, Ser. VI **8**, 367 (1910/11a). — Rend. Sess. R. Accad. Sci. Ist. Bologna **15** (1910/11b). — Rend. R. Accad. Ist. Bologna **15** (1911). — Anatomia microscopica e sviluppo del sistema interrenale e del sistema cromaffine (sistema feocromo) dei *Salmonidi*. Parte II. Sviluppo del sistema interrenale. Mem. R. Accad. Sci. Ist. Bologna, Cl. Sci. fis., Ser. VI **9** (1911/12). — Anatomia microscopica e sviluppo del sistema interrenale nei *Lofobranchi*. Rend. R. Accad. Sci. Ist. Bologna, Cl. Sci. fis., N. s. **24**, 129—131 (1919/20). — Sul sistema interrenale e sul sistema cromaffine di alcuni *Teleostei* abissali *(Argyropelecus* e *Scopelus)*. Rend. Sess. Accad. Sci. Ist. Bologna, Cl. Sci. fis., N. s. **25**, 130—135 (1921/22a). - Sull'anatomia microscopica e sullo sviluppo delle capsule surrenali dei *Lofobranchi*. Arch. ital. Anat. **18**, 548—565 (1921/22b). — Le capsule surrenali dei *teleostei*. Rend. Unione Zool. Ital. Bologna 1926. — Monit. zool. ital. **39**, 48—49 (1928). — **Gibian, H.:** Chemie, biologische Bedeutung und klinische Anwendung der Hyaluronidase. Angew. Chem. **63**, 105—117 (1951). — **Giedosz, B.:** Influence de la vitamine E sur l'aspect histologique des glandes endocrines. C. r. Soc. Biol. Paris **129**, 342 (1938). — **Giercke, Edgar v.:** Über Knochenmarksgewebe in der Nebenniere. Festschrift für Arnold. Beitr. path. Anat. **7**, Suppl. (1905). — Drüsen mit innerer Sekretion. In Aschoffs Pathologischer Anatomie. 1919ff. — Über Interrenalismus und interrenale Intoxikation. Verh. dtsch. path. Ges. (Wiesbaden, 23. Tagg) **1928**, 449—456. — **Giersberg, H.:** Fortschr. Zool., N. F. **4** (1939). — **Gieseking, Rotraut,** u. **Norbert Schümmelfeder:** Die cyclischen Veränderungen der Vaginalschleimhaut beim *Goldhamster*. Klin. Wschr. **1950**, 552 bis 553. — **Giffen, Horace K.:** Myelolipoma of the adrenals. Report of seven cases. Amer. J. Path. **23**, 613—619 (1947). — **Gilbert, C.,** and **J. Gillmann:** An assessment of the effect of desoxycorticosterone acetate on the perineal swelling and menstrual cycle of normal adult *baboons*. S. Afric. J. Med. Sci. **9**, 89—98 (1944). — **Gilder, H.,** and **C. L. Hoagland:** Proc. Soc. Exper. Biol. a. Med. **61**, 62 (1949). — **Gilibert:** Adv. med. pract. lucubratio anat. de foetu acephalo (o. J.). — **Gillman, Joseph:** The development of the gonade in *man*, with a consideration of the role of fetal endocrines and the histogenesis of ovarian tumors. Contrib. to Embryol. **32**, 81—131 (1948). — **Gilman, H.:** Organic chemistry. New York 1943. — **Gilson, Saul B.:** Studies on adaptation to cold air in the *rat*. Amer. J. Physiol. **161**, 87—91 (1950). — **Giragossintz, G.,** and **E. S. Sundstroem:** Cortico-adrenal insufficiency in *rats* under reduced pressure. Proc. Soc. Exper. Biol. a. Med. **36**, 432—434 (1937). — **Giroud, A.:** Les substances à fonction sulhydrile du protoplasma. Protoplasma (Berl.) **12**, 23—41 (1931). — Reparition de la vitamine C dans l'organisme. Erg. Vitaminforsch. **1**, 68—113 (1938a). — L'acide ascorbique dans la cellule et les tissues. Protoplasma-Monogr. **16** (1938b). —L'acide ascorbique dans les cellules et les tissus et ses relations avec leur physiologie. Arch. exper. Zellforsch. **22**, 644 (1938c). — Presse méd. **48**, 841 (1940). — **Giroud, A.,** et **H. Bulliard:** Substances à fonction sulfhydrile de l'épiderme. Bull. Assoc. Anat. **1929**, Nr 18, 248—250. — **Giroud, A.,** et **P. Desclaux:** Bull. Histol. appl. 1947a, 73—80. — Soc. d'Endocrinol. **8**, 276 (1947b). — **Giroud, A., P. Desclaux, M. Martinet** et **J. Piatt:** Sur l'action androgène de la désoxycorticostérone. Ann. d'Endocrin. **5**, 191 (1944). — **Giroud, A.,** et **E. Géro:** Teneur des tissus en acide ascorbique et hypothèse de divers formes de cette substance. C. r. Soc. Biol. Paris **131**, 494 (1939). — **Giroud, A.,** et **Ch. Ph. Leblond:** Localisation histochimique de la vitamine C dans le cortex surrénal. C. r. Soc. Biol. Paris **115**, 705—706 (1934a). — Recherches histochimiques sur l'acide ascorbique ou vitamine C. Bull. Histol. appl. **11**, 365—374 (1934b). — Étude histochimique de la vitamine C dans la glande surrénale. Arch. Anat. microsc. **30**, 105—129 (1934c). — Localisation de la vitamine C dans l'organisme. J. Sci. méd. **1934**d. — Cytologie de la vitamine C. J. Sci. méd. **1934**e. — Détection histochimique de l'acide ascorbique ou vitamine C. Bull. Histol. appl. **11**, 375—378 (1934). — C. r. Soc. Biol. Paris **115**, 841 (1934g). — Localisations électives de l'acide ascorbique ou vitamine C (Cortex surrénale, testicule, corps jaune, hypophyse). Arch. Anat. microsc. **31**, 111—142 (1935a). — L'acide ascorbique dans la cellule. Bull. Histol. appl. **12**, 49—57 (1935b). — Variation de la teneur des tissus en acide ascorbique (vitamine C). C. r. Soc. Biol. Paris **118**, 1179 (1935c). — L'acide ascorbique dans les tissus et la détection. Paris 1936a. — Valeur de the acide silver nitrate reaction as a test of ascorbic acid. Nature (Lond.) **138**, 247—248 (1936b). — Anat. Rec. **68**, 113—126 (1937). — **Giroud, A., Ch. Ph. Leblond, Demay** et **Giroux:** Les organes riches en vitamine. C. r. Assoc. Anat. Bruxelles **1934**. — **Giroud, A., Ch. Ph. Leblond** et **Galelovitch:** La vitamine C (acide ascorbique) et sa répartition dans les divers organs. C. r. Assoc. Anat. Bruxelles **1934**. — **Giroud, A., Ch. Ph. Leblond** et **Marquez:** Localisation de la vitamine C au niveau du chondriome et du réseau de Golgi. C. r. Assoc. Anat. Bruxelles **1934**. — **Giroud, A., Ph. Ch. Leblond** et **M. Rabinowicz:** Répartition de la vitamine C dans l'organisme. C. r. Soc. Biol. Paris **115**, 1088—1091 (1934). — **Giroud, A., Ch. Ph. Leblond, A. R. Ratsimamanga, Cesa, Rabinowicz** et **Hartmann:** Rapports entre la teneur des tissus en acide ascorbique. Leur morphologie et leurs fonctions (cellule ovarienne et cellule cortico-surrénale). C. r. Assoc. Anat. Milano **1936**, 170. — **Giroud, A.,** et **M. Martinet:** Modifications fonctionnelles de la médullosurrénale en rapport avec les variations de l'acide ascorbique. C. r. Soc. Biol. Paris **135**, 1344—1346 (1941). — Localisations de certaines fonctions dans le lobe antérieur de l'hypophyse. Ann. d'Endocrin. **9**, 343—349 (1948). — **Giroud, A., M. Martinet** et **M. T. Bellon:** Répartition de l'hormone corticale dans le cortex surrénale, valeur de la zone glomérulée. C. r. Soc. Biol. Paris **134**, 441—443 (1940). — **Giroud, A.** u. Mitarb.: Bull. Histol. appl. **19**, 137 (1942). — **Giroud, A., et A. R. Ratsimamanga:** Arch. Hôpit. **15**, 891 (1939). — Paris méd. **1940**. — Acide ascorbique-Vitamine C. Actualités Science et Industr. 921, III, 1—212, 1942. — **Giroud, A., A. R. Ratsimamanga, Ch. Ph. Leblond, Rabinowicz et Drieux:** Répartition générale de l'acide ascorbique dans l'organisme et déductions. Bull. Soc. Chim. biol. **19**, 1105 (1937). — **Giroud, A., et N. Santa:** Absence d'hormone cortical chez les animaux carencés en acide ascorbique. C. r. Soc. Biol. Paris **131**, 1176 (1939a). — L'acide ascorbique dans la médullo-surrénale. Ses variations supposées en fonction de son excitation. Bull. Soc. Chim. biol. **21**, 1312—1317 (1939b). — Variations sexuelles du cortex et de la médullo-surrénale. Variations ponderales et taux de l'acide ascorbique. C. r. Soc. Biol. Paris **133**, 420 (1940). — **Giroud, A., N. Santa et Martinet:** Ann. d'Endocrin. **1**, 517 (1940). — **Giroud, A., N. Santa, M. Martinet et M. T. Bellon:** C. r. Soc. Biol. Paris **134**, 100 (1940). — **Giusti, G.:** Gravidanza complicata da ,,Morbo di Addison". Rass. Ostetr. **23**, 465—471 (1914). — **Glaczinski:** Wien. klin. Wschr. **1895a**, Nr 14. — Przegl. lekarski 2, 3 (1895b). — **Glaesner, Leopold** Normentafel zur Entwicklungsgeschichte des gemeinen *Wassermolches (Molge vulgaris)*: Normentafeln zur Entwicklungsgeschichte der Wirbeltiere, hrsg. von Keibel, 14. Heft. Jena 1925. — **Glegg, R. E., and Y. Clermont:** Staining with fuchsin sulfurous acid after periodic acid or lead tetraacetate oxidation. Amer. Assoc. Anat. Anat. Rec. **112**, 145 (1952). — **Glegg, R. E., Y. Clermont and C. P. Leblond:** The use of lead tetraacetate, benzidine, o-dianisidine and ,,a film test" in investigating the periodic-acid-Schiff technic. Stain Technol. **27**, 277—305 (1952). — **Gleissner, A.:** Über das Verhalten der argyrophilen Fasern (,,Gitterfasern") in der Leber des *Pferdes* beim Wachstum und Altern. Z. Anat. **107**, 416—421 (1937). — **Gley, E.:** Recherches sur la fonction de la glande thyroïde. Arch. de Physiol. **1892**, 311—326. — Conception et classification des glandes. Rev. sci. Paris **29** (1893). — Classification des glandes à sécrétion interne et des produits qu'elles sécrètent. Presse méd. **1913**, 605. — Contribution à l'étude des interrelations humorales. II. Valeur physiologique de la glande surrénale des animaux éthyroïdés. Arch. internat. Physiol. **14**, 175—194 (1914a). — La théorie des sécrétions internes. Rev. Méd. **1914b**, 208. — Physiologie des surrénales. Rev. Méd. **40**, 193—221 (1923). — Les grands problèmes d'endocrinologie. Paris 1926. — **Gley, E., et Ozorio de Almeida:** Quelques donnés anatomo-physiologiques sur le pancréas, les surrénales et la thyroïde de plusieurs *Rongeurs* et d'un *Marsupial* de Brésil. C. r. Soc. Biol. Paris **89**, 1138 (1923). — **Glick, D.:** Techniques of Histo- and Cytochemistry. New York 1949. — **Glick, D., and G. R. Biskind:** The histochemistry of the adrenal gland. J. of Biol. Chem. **110**, 1—7 (1935a). — The quantitative distribution of lipolytic enzyms. J. of Biol. Chem. **110**, 575 (1935b). — **Glimstedt, Gösta:** Z. mikrosk.-anat. Forsch. **51**, 1—13 (1942). — **Glock, Gertrude E.:** Thiourea and the suprarenal cortex. Nature (Lond.) **156**, 508 (1945). — Antithyroid drugs and cytochrome oxidase activity. Nature (Lond.) **158**, 169 (1946a). — Methyl-thiouracil and thiouracil as antithyroid drugs. Brit. J. Pharmacol. **1**, 127—134 (1946b). — Effects of the administration of thiouracil to dogs. J. of Endocrin. **6**, 6—13 (1949). — **Glock, Gertrude E., G. A. Mogey and J. W. Trevan:** Pharmacology of some bis-trimethyl ammonium compounds. Nature (Lond.) **162**, 113 (1948). — **Gluzinski:** Sur la toxicité de l'extrait des capsules surrénales. Przegl. lekarski 2, 3 (1895). — **Glynn, E. E.:** The adrenal cortex, its rests and tumours; its relation to other ductless glands, and especially to sex. Quart. J. Med. **5**, 157—192 (1911). — **Glynn, E. E., and Hewetson:** J. of Path. **18**, 81 (1913). — J. Obstetr. **28**, 23 (1921). — **Glynn, L. E., and G. Loewi:** J. of Path. **64**, 329 (1952). — **Goddard, Roy F.:** Anatomical and physiological studies in young *rats* with propylthiouracil-induced dwarfism. Anat. Rec. **101**, 539—575 (1948). — **Godlowski, Z. Z.:** Brit. Med. J. **1948 I**, 46. — Ann. Rheumat. Dis. **8**, 285 (1949). — Brit. Med. J. **1951 I**, 854. — **Godtfredsen, E.:** Brit. J. Ophthalm. **33**, 721—732 (1949). — **Goebel u. Maurer:** Untersuchungen über die Neubildung von Phosphorlipoiden in Leber und Niere bei Atmung unter vermindertem Sauerstoffpartialdruck und nach Nebennierenexstirpation, untersucht mit künstlichem radioaktivem P^{32}. 56. Kongr. der Dtsch. Ges. Inn. Med. 1950. — Klin. Wschr. **1950**, 658. — **Goebel, F., et St. Z. Bartosiewiecz:** Les glandes à sécrétion interne et l'équilibré acido-basique. J. Physiol. et Path. gén. **37**, 1281 (1939). — **Göldi, Klara:** Histochemische Reaktionen in der normalen Harnblasenschleimhaut. Z. mikrosk.-anat. Forsch. **58**, 256—288 (1952). — **Goelkel, A., u. K. Steindl:** Ärztl. Forsch. **11**, 44 (1951). — **Gömöri:** Siehe unter Gomori. — **Görtz, S.:** Biochem. Z. **273**, 396 (1934). — **Göthlin, G.:** Die doppeltbrechenden Eigenschaften des Nervengewebes. Kungl. svenska Vetenskapsakad. Handl. **51** (1913). — **Gohar, H. A. F.:** The effect of diet, of insulin and of thyroxin upon adrenaline content of the suprarenal glands. J. of Physiol. **80**, 305—313 (1934). — **Goldberg, S. A.:** Changes in organs of thyroidectomized *sheep* and *goats*. Q. J. Exper. Physiol. **17**, 15—30 (1927). — **Goldblatt, H.:** Ann. Int. Med. **11**, 69—103 (1937). — **Golden, A.:** Federat. Proc. **7**, 271 (1948). — **Golden, A., and P. K. Bondy:** Cytologic changes in *rat* adenohypophysis following administration of adrenocorticotrophin or cortison. Proc. Soc. Exper. Biol. a. Med. **79**, 252—255 (1952). —

Golden, A., and **R. R. Overman:** Federat. Proc. **7,** 270 (1948). — **Goldenberg, M., V. Apgar, R. Deterling** and **K. L. Pines:** J. Amer. Med. Assoc. **140,** 776 (1949). — **Goldenberg, M.,** and **H. Aranow:** Federat. Proc. **9,** 276 (1950). — **Goldenberg, M., M. Faber, E. Alston** and **E. C. Chargass:** Evidence for the occurrence of nor-epinephrine in the adrenal medulla. Science (Lancaster, Pa.) **109,** 534 (1949). — **Goldenberg, M., K. L. Pines, E. F. Baldwin, D. G. Greene** and **Ch. E. Roh:** The hemodynamic response of *man* to nor-epinephrine and epinephrine and its relation to the problem of hypertension. Amer. J. Med. **5,** 792 (1948). — **Goldman, M. L.,** and **H. A. Schroeder:** Amer. J. Med. **5,** 33—39 (1948). — **Goldmann, E. E.:** Die äußere und innere Sekretion des gesunden und kranken Organismus im Lichte der vitalen Färbung. Beitr. klin. Chir. **64,** 192—265 (1909). — **Goldner, M. G.,** and **G. Gomori:** Endocrinology **35,** 241 (1944). — **Goldsmith, E. D.,** and **R. F. Nigrelli** (with the techn. assist. of **Leonard Ross**): Effects of underfeeding on testosterone action in *mice.* Amer. Assoc. Anat. New Orleans. Anat. Rec. **106,** 197—198 (1950). — **Goldstein, H. M.:** Cushings syndrome due to tumor of adrenal cortex. Report of case of an eleven months old *infant,* with apparent operative cure. Amer. J. Dis. Childr. **78,** 260 (1949). — **Gol'dštejn, B. I., D. V. Vol'kenzon, L. G. Kondrat'eva** u. **N. D. Ul'janova:** Der Wirkungsmechanismus von Vitamin C. Biochimija **15,** 173—177 (1950) Russisch. — **Goldzieher, M. A.:** Wien. klin. Wschr. **1910a,** 809. — Verh. dtsch. path. Ges. **1910b.** — Die Nebennieren. Wiesbaden 1911. — In discussion of a paper by L. Hirschhorn. Proc. New York Pathol. Soc. March 10, 1927. — Interrenin. Klin. Wschr. **1928,** 1124—1125. — The adrenals. New York 1929. — Über die Nebennieren bei Hochdruck und Arteriosklerose. Virchows Arch. **280,** 749—775 (1931). — Effects of interrenal function on fat metabolism and tissue respiration. Endocrinology **18,** 179—187 (1934). — The endocrine glands. New York u. London 1939. — The adrenal glands in health and disease. Philadelphia 1944. — **Goldzieher, M. A.,** and **S. B. Barishaw:** Transplantation of adrenal tissue in Addisons disease. Endocrinology **21,** 394—400 (1937). — **Goldzieher, M. A.,** and **M. B. Gordon:** The syndrome of adrenal hemorrhage in the new-born. Endocrinology **16,** 165—181 (1932). — **Goldzieher, M. A.,** and **H. Koster:** Adrenal cortical hyperfunction. Amer. J. Surg. **27,** 93—106 (1935). — **Goldzieher, M. A.,** and **Sherman:** Hypertrophy of muscle in suprarenal veins in hypertension. Arch. Path. a. Labor. Med. **5,** 1—12 (1928). — **Golla, T. M. L.,** and **M. Reiss:** Observations on adrenocortical action. J. of Physiol. **100,** 1—2 (1941). — Corticotrophic activity in pregnant *mares'* serum. J. of Endocrin. **3,** 5 (1942). — **Goloube, D. M.:** Sur le développement de la glande surrénale et de ses nerfs chez le *poulet.* Ann. d'Anat. path. **13,** 1055 (1936). — **Gomez, E. T.,** and **C. W. Turner:** Initiation and maintenance of lactation in hypophysectomized *guinea pigs.* Proc. Soc. Exper. Biol. a. Med. **35,** 365 (1936). — **Gomez, L. P.:** The anatomy and pathology of the carotid gland. Amer. J. Med. Sci. **136,** 98—110 (1908). — **Gomori, George:** Silver impregnation of reticulum in paraffin sections. Amer. J. Path. **13,** 993—1002 (1937). — Microchemical demonstration of phosphatase in tissue reaction. Proc. Soc. Exper. Biol. a. Med. **42,** 23—26 (1939). — Distribution of acid phosphatase in the tissues under normal and under pathologic conditions. Arch. of Path. **32,** 189—199 (1941a). — The distribution of phosphatase in normal organs and tissues. J. Cellul. and Comp. Physiol. **17,** 71—83 (1941b). — Observations with differential stains on *human* islets of Langerhans. Amer. J. Path. **17,** 395—406 (1941c). — Histochemical reactions for lipoid aldehydes and ketones. Proc. Soc. Exper. Biol. a. Med. **51,** 133—134 (1942). — Amer. J. Clin. Path. **10,** 177 (1946). — Chemical character of the enterochromaffin cells. Arch. of Path. **45,** 48—55 (1948a). — Distribution of lipase in the tissue under normal and under pathologic conditions. Arch. of Path. **41,** 121—129. — Proc. Soc. Exper. Biol. a. Med. **68,** 354 (1948b). — Histochemical demonstration of sites of phosphoamidase activity. Proc. Soc. Exper. Biol. a. Med. **69,** 407—409 (1948c). — Pitfalls in histochemistry. Ann. New York Acad. Sci. **50,** 968—981 (1950). — Amer. J. Clin. Path. **22,** 277 (1952a). — Microscopic histochemistry. Principles and Practice. University of Chicago Press 1952b. — **Good, C. A., H. Kramer** and **M. Somogyi:** J. of Biol. Chem. **100,** 485 (1933). — **Good, M. G.,** Das Problem des Rheumatismus. Einheitliche Auffassung und außerordentliche Heilerfolge mittels moderner diagnostisch-therapeutischer Methoden. Dtsch. med. Wschr. **1951,** 830—834. — **Goodsell, J. E.:** Weight changes in the cortex and the medulla of the adrenal gland of the *dog* in acute vitamin-B_1 deficiency. Amer. J. Physiol. **134,** 119 (1941a). — Changes in concentration of steroid compounds in the adrenal cortex of the *dog* in vitamin-B_1 deficiency as indicated by the *bitterling* test. Amer. J. Physiol. **134,** 125 (1941b). — **Goodsir:** On the suprarenal bodies, thymus, and thyroid. Phil. Trans. **1846,** 633. — **Goormaghtigh, N.:** Contribution à l'étude du fonctionnement de la capsule surrénale *humaine* à l'état normal et dans les états infectieux en particulier dans les gangrènes gazeuses. Arch. Méd. exper. **28,** 277—321 (1918). — Organogénèse et histogénèse de la capsule surrénale et du plexus coeliaque. Archives de Biol. **31,** 83—172 (1921). — La signification du corps sidérophile du cortex surrénale du *cobaye* d'après des donnés expérimentales. C. r. Assoc. Anat. Gand **1922a,** 165—170. — Le cortex surrénal *humain* dans les plaies de l'abdomen et aux périodes intéressantes de la vie sexuelle. Thèse

Univ. de Gand 1922b. — Tests morphologiques de la médullo-surrénale, son rôle dans la régulation thermique. C. r. Assoc. Anat. Amsterdam 1930, 147. — Surrénales et thermorégulation. Tests morphologiques d'activité médullo-surrénale. Archives de Biol. 41, 109—142 (1931). — Les segments neuro-myo-artériels juxta-glomérulaires du rein. Archives de Biol. 43, 575—591 (1932). — L'appareil neuro-myo-artériel juxta-glomérulaire du rein; ses réactions en pathologie et ses rapports avec le tube urinifère. C. r. Soc. Biol. Paris 124, 293—296 (1937). — **Goormaghtigh, N.**, et **W. Boels:** Données préliminaires sur l'action de l'A.C.T.H. et la Cortisone sur le rein du *lapin*. Ann. d'Endocrin. 13, 732—742 (1952a). — L'action de la Somatrophine Li sur la morphologie du rein et du myocarde. Rev. belge Path. 22, 194—200 (1952b). — **Goormaghtigh, N.**, et **L. Elaut:** Le plan de structure de la surrénale du *cobaye* d'après des donnés expérimentales. C. r. Assoc. Anat. Paris 92, 733—735 (1925). — Surrénales et insuline (Étude morphologique). C. r. Assoc. Anat. Londres 1927, 105—112. — Histophysiologie de la surrénale pendant l'hypertension artérielle expérimentale. C. r. Soc. Biol. Paris 101, 501—504 (1929). — **Goormaghtigh, N.**, et **R. Pannier:** Le paraganglion épicardique de Penitschka est irrigué par du sang artériel. C. r. Soc. Biol. Paris 123, 1261 (1936). — **Gordon, Albert S.**, and **B. Bernstein:** The adrenal gland and phagocytosis in the spleen. Federat. Proc. 5, 34 (1946). — **Gordon, Albert S.**, and **H. A. Charipper:** Ann. New York Acad. Sci. 48, 615 (1947). — **Gordon, Albert S., E. D. Goldsmith** and **H. A. Charipper:** Proc. Soc. Exper. Biol. a. Med. 56, 202 (1944). — **Gordon, Albert S.**, and **Grace F. Katsh:** The relation of the adrenal cortex to the reticulo-endothelial system. Amer. Assoc. Anat. Wisconsin. Anat. Rec. 100, 742 (1948a). — The relation of the endocrine gland system to macrophagic activity. Federat. Proc. 7, 42 (1948b). — The relation of the adrenal cortex to the structure and phagocytic activity of the macrophagic system. Trans. New York Acad. Sci. 11, 96 (1949a). — The relation of the adrenal cortex to the structure and phagocytic activity of the macrophagic system. Ann. New York Acad. Sci. 52, 1—30 (1949b). — Relation of the adrenal cortex to the increased macrophagic activity induced by starvation. Federat. Proc. 8, 58—59 (1949c). — The adrenal cortex and the response of the fixed macrophagic cell to chronic inanition. Anat. Rec. 112, 153—175 (1952). — **Gordon, Albert S.**, and **W. Kleinberg:** Amer. J. Physiol. 118, 757 (1937). — **Gordon, Albert S., W. Kleinberg** and **E. Ponder:** Amer. J. Physiol. 120, 150 (1937). — **Gordon, Albert S.**, and **Herbert Megel:** Effects of adrenalectomy and hypophysectomy upon red cell fragility. Federat. Proc. 10, 52—53 (1951). — **Gordon, Albert S.**, and **S. J. Piliero:** Federat. Proc. 9, 49 (1950). — **Gordon, Edgar S.:** Adrenal stimulation by intravenous ACTH. J. Labor. a. Clin. Med. 36, 827—828 (1950). — **Gordon, Gilbert L.:** The development of a refractory state to adrenocorticotrophic hormone. Endocrinology 45, 571—580 (1949). — **Gordon, M. L.:** An immediate response of the demedullated adrenal gland to stress. Endocrinology 47, 13—18 (1950). — **Gormsen, H.:** Über das Vorkommen von hämatopoetischem Gewebe in der *menschlichen* Nebenniere. Virchows Arch. 310, 369—387 (1943). — **Gossmann, H. P.** Über das Vorkommen von Fettgewebe und Lipoiden in Epithelkörperchen, Schilddrüse und Nebennieren des *Menschen*. Virchows Arch. 265, 137—159 (1927). — **Goswami, M., S. Krukerji** and **S. N. Ray:** Science a. Culture 14, 35 (1948). — **Gottlieb:** Arch. exper. Path. u. Pharmakol. 38, 112. — **Gottschalk:** Ein Fall von akzessorischen Nebennieren im Ligamentum suspensorium ovarii bei einer Erwachsenen. Z. Geburtsh. 38 (1898). — **Gottschau, M.:** Über die Nebennieren der *Säugethiere* speciell über die des *Menschen*. Sitzgsber. phys.-med. Ges. Würzburg 1882, 454—462. — Structur und embryonale Entwicklung der Nebennieren bei *Säugethieren*. Arch. Anat. u. Physiol., Anat. Abt. 1883a, 412—458. — Über die Nebennieren der *Säugethiere*. Biol. Zbl. 3, 565—576 (1883b). — **Gough, J.** Aberrant suprarenal gland tissue in the broad ligament. Amer. J. Obstetr. 34, 1040 (1937). — **Gough, J.,** and **S. S. Zilva:** The silver nitrate staining reaction for ascorbic acid in the adrenal, pituitary and ovary of various species of animals. Biochemic. J. 27, 1279—1286 (1933). — **Gould, B. S.**, and **H. Schwachman:** J. of Biol. Chem. 151, 439 (1943). — **Gourfein, D.:** Recherches physiologiques et chimiques sur une substance toxique extraite des capsules surrénales. C. r. Acad. Sci. 1895a, 311—314. — Contribution à l'étude pathologique des capsules surrénales. Rev. méd. Suisse rom. 1895b. — Recherches physiologiques sur la fonction des glandes surrénales. Rev. méd. Suisse rom. 16, 113 (1896). — Le rôle de l'auto-intoxication dans le mécanisme de la mort des animaux décapsulés. C. r. Acad. Sci. 125, 188—190 (1987). — **Gourraigne:** Mém. Acad. Sci. 1741, 665. — **Govan, A. D. T.:** Fat staining by Sudan dyes suspended in watery media. J. of Path. 56, 262 (1944). — **Gowen, W. M.:** Addisons disease with diabetes mellitus. New England J. Med. 207, 577—579 (1932). — **Goyanes, Alvarez J.:** Le système macrophagique de la glande surrénale. Sang 9 (1935). — **Grab, W.,** u. **K. Lang:** Kälteresistenz und Ernährung. 4. Einfluß des Vitamin C auf die Kälteresistenz. Klin. Wschr. 1946, 40—41. — **Gradinescu, A. V.:** Pflügers Arch. 152, 187 (1913). — **Graef, I., J. J. Bunim** and **A. Rottino:** Hirsutism, hypertension and obesity associated with carcinoma of the adrenal cortex: intermediate-pituitary adenoma and selective changes in the beta (basophil) cells of the pituitary. Arch. internat. Med. 57, 1085—1103 (1936). — **Gräfe** u.

Hufeland: Encyklopädisches Wörterbuch der medicinischen Wissenschaft. 1840. — **Grafflin, Allan Lyle:** The excretion of fluorescein by the liver under normal and abnormal conditions, observed in vivo with the fluorescence microscope. Amer. J. Anat. 81, 63—116 (1947). — **Grafflin, Allan Lyle, Alexander Marble** and **Rachel M. Smith:** Note on histological estimation versus chemical analysis of liver glycogen. Anat. Rec. 81, 495—497 (1941). — **Graham, G. S.:** Toxic lesions of the adrenal gland and their repair. J. Med. Res. 34, 241—262 (1916). — **Graham, J. B.,** and **R. M. Graham:** The modification of resistance to ionizing radiation by humoral agents. Cancer (N. Y.) 3, 709—717 (1950). — **Graham, L. S.:** Celiac accessory adrenal glands. Cancer (N. Y.) 6, 149—152 (1953). — **Graham, Margaret A.,** and **Murray L. Barr:** A sex difference in the morphology of metabolic nuclei in somatic cells of the cat. Anat. Rec. 112, 709—723 (1952). — **Gramberius, Joh. Jac.:** Diss. de glandulis, quae praeter necessitatem in corpore *humano* statuuntur. Altorf o. J. — **Grandpré, R. de, J. L. Prado, P. Dontigny, J. Leduc** and **Hans Selye:** Influence of protein hydrolysates on the production of nephrosclerosis and hypertension by anterior-pituitary preparations. Federat. Proc. 7 (1948). — **Grandry, M.:** Mémoire sur la structure de la capsule surrénale de l'*homme* et de quelques *animaux.* J. de Anat. 4, 225—237, 389—411 (1867). — **Granirer, L. W.:** ACTH and cortical steroids in postpartum plasma. Preliminary report. N. Y. State J. Med. 51, 2767 (1951). — **Grant, R. E.:** Outlines of comparative anatomy. London 1835 (dtsch. von L. Ch. Schmidt, Leipzig 1842). — **Granzow, Joachim:** Experimenteller Beitrag zur Frage der Funktion des Interrenalsystems während der Schwangerschaft. Arch. Gynäk. 130, 376—387 (1927). — **Gratiolet:** Veine porte du rein chez les *Oiseaux.* L'institut, S. 387, 16. nov. 1853a. — Système veineux des *Reptiles.* L'institut, 16. févr. 1853b. — Note sur les effets, qui suivent l'ablation des capsules surrénales. C. r. Acad. Sci. 43, 468—470 (1856). — **Grattan, J. F.,** and **H. Jensen:** The effect of the pituitary adrenocorticotrophic hormone and of various adrenal cortical principles on insulin hypoglycemia and liver glycogen. J. of Biol. Chem. 135, 511—517 (1940a). — Amer. J. Physiol. 128, 270 (1940b). — **Grawitz:** Die sogenannten Lipome der Niere. Virchows Arch. 93, (1883). — Die Entstehung von Nierentumoren aus Nebennierengewebe. Arch. klin. Chir. 30, 824 (1884). — **Gray, Henry:** Anatomy, descriptive and surgical, 23. edit. by W. H. Lewis 1936. — **Grebe, Hans:** Anencephalie bei einem Paarling von eineiigen Zwillingen. Virchows Arch. 316, 116—124 (1949). — **Green, D. E.,** and **D. Richter:** Adrenaline and adrenosterone. Biochemic. J. 31, 596 (1937). — **Green, D. M.:** Mechanisms of desoxycorticosterone action. I. Relation of fluid intake to blood pressure. J. Labor. a. Clin. Med. 33, 853—859 (1948a). — Mechanisms of desoxycorticosterone action: effects of liver passage. Endocrinology 43, 325—328 (1948b). — **Green, D. M., D. H. Coleman** and **M. McCabe:** Mechanisms of desoxycorticosterone action. II. Relation of sodium chloride intake to fluid exchange, pressor effects and survival. Amer. J. Physiol. 154, 465—474 (1948). — **Green, D. M., J. N. Nelson** and **G. A. Dodds:** Federat. Proc. 8, 60—61 (1949). — **Green, D. M.** u. Mitarb.: Endocrinology 47, 281 (1950). — **Green, H. N.:** Brit. Med. J. 1950 I, 1165. — **Green, H. N.,** and **W. S. Bullough:** Mitotic activity in the shock state. Brit. J. Exper. Path. 31, 175—182 (1950). — **Green, H. N.,** and **F. N. Ghadially:** Brit. Med. J. 1951, 496. — **Green, John Davis:** Alex. Blain Hosp.-Bull. 5, 186—193 (1946). — Vessels and nerves of *amphibian* hypophyse. A study of the living circulation and of the histology of the hypophysial vessels and nerves. Anat. Rec. 99, 21—53 (1947). — Comparative anatomy of blood vessels and nerves of the hypophysis cerebri. Amer. Assoc. Anat. Wisconsin. Anat. Rec. 100, 667 (1948a). — The histology of the hypophysial stalk and median eminence in *man* with special reference to blood vessels, nerve fibers and a peculiar neurovascular zone in this region. Anat. Rec. 100, 273—295 (1948b). — **Green, John Davis,** and **G. W. Harris:** The neurovascular link between the neurohypophysis and adenohypophysis. J. of Endocrin. 5, 136 (1947). — **Green, Martin A.:** Gargoylism (lipochondrodysophy). J. of Neuropath. 7, 399—417 (1948). — **Greene, Eunice Chace:** Anatomy of the *rat.* Trans. Amer. Philos. Soc. Philadelphia, N. S. 27 (1935). — **Greene, H. J.,** and **W. A. Lapp:** Adrenal rest tumor of the ovary. Amer. J. Obstetr. 47, 63—69 (1944). — **Greene, R. R.,** and **M. W. Burrill:** Androgenic function of APL-stimulated ovaries in immature *rats.* Proc. Soc. Exper. Biol. a. Med. 42, 761—764 (1939). — Endocrinology 27, 469 (1940). — Proc. Soc. Exper. Biol. a. Med. 43, 382 (1940). — **Greene, R. R., M. W. Burrill** and **A. C. Ivy:** Progesterone is androgenic. Endocrinology 24, 351—357 (1939). — **Greene, R. R., M. W. Burrill** and **D. M. Thomson:** Further studies on the androgenicity of progesterone. Endocrinology 27, 469—472 (1940). — **Greene, R. R.,** and **A. C. Ivy:** Progesterone is androgenic. Endocrinology 24, 351—357 (1939). — **Greene, R. R., J. A. Wells** and **A. C. Ivy:** Progesterone will maintain adrenalectomized *rats.* Proc. Soc. Exper. Biol. a. Med. 40, 83—86 (1939). — **Greenspan, F. P.:** J. Amer. Chem. Soc. 68, 907 (1946). — **Greep, Roy O.,** and **Helen Wendler Deane:** Cytochemical evidence for the cessation of hormone production in the zona glomerulosa of *rat's* adrenal cortex after prolonged treatment with desoxycorticosterone acetate. Endocrinology 40, 417—425 (1947a). — Anat. Rec. 97, 100 (1947b). — Histological, cytochemical and physiological observations on the regeneration of the *rat's* adrenal gland following enucleation. Endocrinology 45, 42—56 (1949a). — The cytology and cytochemistry of the adrenal cortex. Ann. New York Acad. Sci. 50, 596—615 (1949b). — **Greep, Roy O., H. B. van Dyke** and **B. F. Chow:** Endocrinology 30, 635 (1942). — **Greep, Roy O.,** and **I. Chester Jones:** Steroid control of pituitary function. Recent. Progr. in Hormone Res. 5, 147—261 (1950a). — Steroids and pituitary hormones. In A symposium on steroid hormones. Edit. by E. S. Gordon. University of Wisconsin Press 1950b. — **Greer, M. A.:** Trophic hormones of the placenta: Failure to demonstrate thyrotrophin or adrenocorticotrophin production in the hypophysectomized pregnant *rat*. Endocrinology 45, 178—187 (1949). — **Greer, Monte A.,** and **B. R. Brown:** Concerning the relation between pituitary adrenocorticotrophin and the circulating blood patelets. Proc. Soc. Exper. Biol. a. Med. 69, 361—362 (1948). — **Grégoire:** Bull. Soc. Anat. Paris 1904. — **Gregzan, D. M.:** Einfluß einer teilweisen Nebennieren-Exstirpation auf die motorische Chronaxie von Nerv und Muskel bei *Hunden.* Fiziol. Ž. SSSR. 34, 555—563 (1948). — **Gremels, H.:** Dtsch. Z. Chir. 258, 184 (1943). — **Greuel, Hans:** Verhalten der Eosinophilen nach Methioningaben beim Hypertoniker. Klin. Wschr. 1952, 902—903. — **Greving, H.,** u. **K. H. Schiffer:** Dtsch. Z. Nervenheilk. 160, 155 (1949). — **Griffith, W. H.,** and **N. J. Wade:** Choline metabolism. I. The occurrence and prevention of hemorrhagic degeneration in young *rats* on a low choline diet. J. of Biol. Chem. 131, 567 (1939). — **Grigaut et Jowanowitch:** C. r. Soc. Biol. Paris 91 (1924). — **Groat, Richard A.:** The adrenal gland and appetite. Amer. Assoc. Anat. Chicago. Anat. Rec. 79, Suppl. 89 (1941). — Adrenocortical-like tissue in the ovaries of the adrenalectomized *ground squirrel (Citellus tridecemlineatus).* Endocrinology 32, 488—492 (1943). — Formation and growth of adrenocortical-like tissue in the ovaries of the adrenalectomized *ground squirrel.* Anat. Rec. 89, 33—41 (1944). — **Grollman, Arthur:** The adrenals. London and Baltimore 1936. — Cold Spring Harbor. Symp. Quant. Biol. 5—3/3 H 1937. — Amer. J. Physiol. 122, 460 (1938). — The role of the adrenal glands in the animal economy. Endocrinology 25, 413 (1939a). — J. of Pharmacol. 67 (1939b). — Endocrinology 29, 855 (1941a). — Endocrinology 29, 862 (1941b). — Essentials of Endocrinology, 2. edit. Philadelphia, London, Montreal 1947. — **Grollman, Arthur,** and **W. M. Firor:** J. of Biol. Chem. 100, 429 (1933). — Amer. J. Physiol. 108, 237 (1934); 112, 310 (1935). — **Grollman, Arthur, W. M. Firor** and **E. Grollman:** The extraction of the adrenal cortical hormone from the interrenal body of fishes. Amer. J. Physiol. 108, 237 (1934). — **Grollman, Arthur, T. R. Harrison** and **J. R. Williams:** J. of Pharmacol. 69, 149 (1940). — **Grollman, Arthur,** and **D. Slaughter:** In Cushings Pharmacology and Therapeutics, 13. edit. Philadelphia 1946. — **Gronchi, V.:** Sperimentale 83, 527 (1929). — Boll. Soc. ital. Biol. sper. 8, 1596—1597 (1933). — **Gronchi, V.,** e **P. Carnielli:** Ulteriori ricerche sulle iperplasie sperimentali della corteccia surrenale. Boll. Soc. Biol. sper. 9, 1035 (1934). — **Groos, Rudolf:** Verh. dtsch. Ges. inn. Med. 57, 47 (1951). — **Groot, J. de,** and **G. W. Harris:** Hypothalamic control of the anterior pituitary gland and blood lymphocytes. J. of Physiol. 111, 335 (1950). — **Gros, G., J. Benoit, R. Paris** et **R. Kehl:** C. r. Soc. Biol. Paris 136, 575—576 (1942). — **Grosglik:** Zur Morphologie der Kopfniere der *Fische.* Zool. Anz. 8, 605—611 (1885). — Zur Frage über Persistenz der Kopfniere der *Teleostier.* Zool. Anz. 9 (1886). — **Gross, F.:** Experientia (Basel) 2, 191 (1946). — Helvet. physiol. Acta 6, 426 (1948a); 6, 114 (1948b). — Schweiz. med. Wschr. 1950, 697. — **Gross, F.,** u. **R. Meier:** Experientia (Basel) 7, 74 (1951). — **Gross, H.,** and **H. Cole:** Endocrinology 26, 244 (1940). — **Gross, J.:** Formation and fate of thyroid hormone. Diss. McGill Univ. Montreal 1949. — **Gross, J., R. Bogoroch, N. J. Nadler** and **C. P. Leblond:** The theory and methods of the radioautographic localization of radioelements in tissues. Amer. J. Roentgenol. 65, 420—458 (1951). — **Gross, Rudolf,** u. **Ursula Siecke:** Über die Beziehungen zwischen Blut- und Knochenmarkswirkungen des adrenocorticotropen Hormons, besonders bei den Eosinophilen. Klin. Wschr. 1952, 456—462. — **Gross, W.:** Zur Technik der Fettfärbung. Z. wiss. Mikrosk. 47, 64—68 (1930). — **Grossmann, Hans,** u. **Schöneberg:** Ursache und Bedeutung der Schwangerschaftspigmentationen. Z. Geburtsh. 93, 734—744 (1928). — **Groth, K.-E.:** Ein Fall von Anencephalie mit Rachischisis bei einem 14 mm langen *menschlichen* Embryo, rekonstruktiv untersucht. Z. mikrosk.-anat. Forsch. 14, 483—510 (1928). — **Gruber, Georg B.:** Über einige Akardier. Beitr. path. Anat. 49, 525 (1921). — Entwicklungsstörungen der Nieren und Harnleiter. In Handbuch der speziellen Pathologie und Histologie, Bd. VI/1, S. 1—20. 1925. — Mißbildungen der Harnorgane. In Morphologie der Mißbildungen von Schwalbe-Gruber. III. Teil, 3. Abt. Jena 1927a. — Mißbildungen des Zwerchfells. In Morphologie der Mißbildungen von Schwalbe-Gruber, III. Teil, 3. Abt. Jena 1927b. — Über die Topographie hypoplastischer Nebennieren und über die Lageverschiebung der Eingeweide bei angeborenem Nabelschnurbruch. Beitr. path. Anat. 84, 335 (1930). — Arnold Adolph Berthold 1803—1861. Münch. med. Wschr. 1950. — **Gruber, Georg B.,** u. **H. Eymer:** Beitrag zur Kenntnis der Dicephali. Beitr. path. Anat. 127, 240 (1927). — **Gruber, Wenzel:** Seltene Beobachtungen. IV. Tiefe Lage der rechten Niere. Virchows Arch. 32, 111—113 (1865). — **Grubschmidt, H. A., G. C. Graham** and **E. C. Jessup:** Ann.

Int. Med. **26**, 294—304 (1947). — **Gruby:** Recherches anatomiques sur le système veineux de la *grenouille*. Ann. Sci. natur. **17**, 218 (1842). — **Grün, Ad.,** u. **W. Halden:** Analyse der Fette und Wachse. 2 Bde. Berlin 1925 u. 1929. — **Gruenwald, Peter:** Common traits in development and structure of the organs originating from the coelomic wall. J. of Morph. **70**, 353—387 (1942a). — The modes of origin of dystopic tissues, with special reference to the problem of hypernephroma. J. of Urol. **48**, 244—251 (1942b). — Embryonic and postnatal development of the adrenal cortex, particularly the zona glomerulosa and accessory nodules. Anat. Rec. **95**, 391—421 (1946). — **Gruenwald, Peter,** and **William M. Konikow:** Cell replacement and its relation to the zona glomerulosa in the adrenal cortex of *mammals*. Anat. Rec. **89**, 1—21 (1944). — **Grumbrecht, P.,** u. **A. Loeser:** Künstliche Bruststoffe. Vergleichende Untersuchungen über die Wirkung von 4,4'-dioxy-α. β-diäthylstilben, Oestron und Oestradiol. Arch. exper. Path. u. Pharmakol. **193**, 34—47 (1946). — **Grundland, I.,** et **H. Bulliard:** Le comportement du complexe lipoproteique surrénale dans la réaction du cancer. Comparoison des résultats d'examens histologiques et dosages des graisses de la surrénale. C. r. Soc. Biol. Paris **128**, 302—304 (1938). — **Grunebaum, Henry,** and **Mark D. Altschule:** Sodium concentration of thermal sweat in treated and untreated patients with mental disease. Arch. of Neur. **63**, 444—452 (1950). — **Grynfeltt, Ed.:** Vascularisation des corps surrénaux chez les *Scyllium*. C. r. Acad. Sci. **134**, 362—364 (1902a). — Structure des corps suprarénaux des *Plagiostomes*. C. r. Acad. Sci. **135**, 373—374 (1902b). — Sur le corps interrénal des *Plagiostomes*. C. r. Acad. Sci. **135**, 439—441 (1902c). — Distribution des corps suprarénaux des *Plagiostomes*. C. r. Acad. Sci. **135**, 330—332 (1902d). — Les corps suprarénaux chez quelques *Squales* et leurs rapports avec le système artériel. C. r. Assoc. Anat. Montpellier **1902e**, 31—34. — Recherches anatomiques et histologiques sur les organes surrénaux des *Plagiostomes*. Thèse de doctorat. Paris 1902f. — Recherches anatomiques et histologiques sur les organes surrénaux des *Plagiostomes*. Bull. Sci. France et Belg. **38**, 1—136 (1903a). — Les organes chromaffines. Soc. Sci. méd. Montpellier. Montpellier méd. **1903b**, 40—42. — Sur la présence de granulations spécifiques dans les cellules chromaffines de Kohn. C. r. Assoc. Anat. Liège **1903c**, 134—142. — Sur la capsule surrénale des *Amphibiens*. C. r. Acad. Sci. **137**, 77—79 (1903d). — Notes histologiques sur la capsule surrénale des *Amphibiens*. J. de Anat. **40**, 180—220 (1904). — **Guadino, M.,** and **M. F. Levitt:** Federat. Proc. **8**, 54 (1949). — **Guarna, A.:** Ann. Ostetr. **56** (1934). — **Guarneri, V.,** and **J. A. Evans:** Pheochromocytoma. Amer. J. Med. **4**, 806 (1948). — **Guarnieri e Magini:** Arch. ital. Biol. **1881**. — Studi sulla fina struttura delle capsule soprarenali. Atti R. Accad. naz. Lincei Anno 285, Ser. IV, **4**, 844—848 (1888a). — Études sur la fine structure des capsules surrénales. Arch. ital. Biol. **10**, 379—384 (1888b). — Atti R. Accad. naz. Lincei Anno **1895**. — **Guarnieri e Marino-Zucco:** Recherches expérimentales sur l'action toxique de l'extrait aqueux des capsules surrénales. Arch. ital. Biol. **1888**. — **Guay:** Essai sur la pathogénie de la maladie d'Addison. Thèse de Paris 1894. — **Gubner, R.:** Amer. J. Med. Sci. **221**, 169 (1951). — **Gudernatsch:** Verh. anat. Ges. (München) **26**, 265 (1912). — **Gülzow, M.:** Wirkung des Nebennierenrindenhormons auf den Kohlenhydratstoffwechsel Unterernährter. III. Z. inn. Med. **2**, 398—409 (1947a). — Z. inn. Med. **2**, 9 (1947b). — Hunger und Hungerödem. Tierexperimentelle Untersuchungen über Organgewichte. Virchows Arch. **316**, 187—192 (1949a). — Z. inn. Med. **4**, 155 (1949b). — **Gülzow, M.,** u. **Pickert:** Klin. Wschr. **1947**, 205. — **Günther, G.:** Die Nebennieren. In Handbuch der vergleichenden mikroskopischen Anatomie der *Haustiere*, hrsg. von W. Ellenberger, Bd. 1, S. 166—251. 1906. — **Günther, G. W.:** Beitr. path. Anat. **105** (1941). — **Günther, Hans:** Theoretische und klinische Erörterungen über *menschliche* Zwitter unter besonderer Berücksichtigung des endokrinen Genito-Interrenalsystems. Endokrinol. **5** (1929). — Endokrinol. **24** (1942). — Das Symmetrieprinzip im endokrinen System und seine Störungen. Endokrinol. **25**, 161—183 (1943). — Der Geschlechtsunterschied der Körpergröße. Endokrinol. **26**, 12—25 (1949). — **Gürber:** Münch. med. Wschr. **1897**, 750. — **Guerreiro, Luis:** Sobre a especial morfologia de un feto humano. Arqu. Anat. e Antrop. **8**, 73—120 (1923). — **Guggenheim, M.:** Biogene Amine. Basel 1940. — **Guibert, G.:** Anatomie et physiologie *animales*. Étude spéciale de *l'homme*. Paris 1894. — **Guieysse, A.:** La capsule surrénale chez la femelle du *cobaye* en gestation. C. r. Soc. Biol. Paris **51**, 898—900 (1899). — La capsules surrénale du *cobaye*. Histologie et fonctionnement. J. de Anat. **37**, 312—341, 435—467 (1901). — Thèse du doctorat. Paris 1901. — Arch. ital. Biol. **43**, 17 (1905). — **Guillemin, R.,** and **C. Fortier:** Endocrinology **48**, 617 (1951). — **Guillemin, Roger,** et **Hans Selye:** Inhibition par les minéralo-corticoïdes de l'inactivation rénale des substances vaso-pressives. Ann. d'Endocrin. **11**, 271—275 (1950). — **Guilliermond, A.:** Les constituants morphologiques du cytoplasme: Le chondriome. Actualités scient. et indust. No 170. Paris 1934. — **Giulliermond, A., Mangenot** et **L. Plantefol:** Traité de cytologie végétale. Paris 1933. — **Guitel:** Arch. Zool. exper. gén. **5**, 505 (1906). — C. r. Acad. Sci. **147** (1908). — **Guizetti, P.,** e **G. Reggiani:** Endocrin. e Patol. cost. **3**, 397 (1928). — **Gulliver:** Dublin med. Press **3**, 11 vom 1. 1. 1840. — On the suprarenal glands. Gerbers Anatomy, S. 103. London 1842. — **Gundobin,**

N. P.: Die Besonderheiten des Kindesalters. Berlin 1921. — **Gunkel, H.:** Über einen Fall von Pseudoharmaphroditismus femininus. Diss. Marburg 1887. — **Gunther, L.:** U.S. Nav. Med. Bull. **46,** 1743 (1946). — **Gurin, G.:** Proc. Soc. Exper. Biol. a. Med. **49,** 48 (1946). — **Gurlt:** Lehrbuch der vergleichenden Physiologie der *Haussäugetiere.* Berlin 1837. — **Guthmann, H., u. L. Voelker:** Die Veränderungen der Nebennieren in der Schwangerschaft. Arch. Gynäk. **154,** 591—603 (1933). — **Gutowski, B.:** Sur la relation du corps actif des ganglions étoilés avec l'adrénaline. C. r. Soc. Biol. Paris **90,** 1469—1470 (1924). — **Gutstein, M.:** Zur Theorie der Hämatoxylinfärbungen. Ein Beitrag zum Nachweis der Zellipoide. Virchows Arch. **261,** 846—857 (1926). — Biochem. Z. **207,** 177 (1929). — **Guttman, P. H.:** Addisons disease. Arch. of Path. **10,** 742—785, 895—935 (1930). — **Guyer, M. F.,** and **P. E. Claus:** Effects of urethane (ethyl carbamate) on mitosis. Proc. Soc. Exper. Biol. a. Med. **64,** 3—5 (1947).

Haam, E., M. A. Hammel, T. E. Rardin and **R. H. Schoene:** Experimental studies on the activity and toxicity of stilbestrol. Endocrinology **28,** 263—273 (1941). — **Haarwood** and **Flynn:** Proc. Roy. Soc. Med. **28.** — **Haase, G. A.:** De glandularum definitione. Lips. 1801. — **Haase, Joachim:** Das Verhalten der histochemisch nachweisbaren Ascorbinsäure in der Nebennierenrinde von *Meerschweinchen* nach einseitiger Adrenalektomie, Kälteeinwirkung, Wasserentzug und Hunger. Endokrinol. **29,** 1—22 (1952). — **Haban, G.:** Nebennierenveränderungen bei experimenteller Hyperthyreose. Virchows Arch. **101,** 45 (1938). — **Habelmann, Gerd:** Stoffwechselprobleme der Nebennierenrindenhormonwirkung bei der großen Insulinkur. Klin. Wschr. **1952,** 588—594. — **Haberer, Hans v., u. O. Stoerk:** Sitzgsber. Ges. Ärzte Wiens. 21. 2. 1908. Wien. klin. Wschr. **1908 I,** 305—307. — **Hackmann, Chr.:** Der Nachweis von Sulfonamidverbindungen in histologischen Schnitten (Arb. a. d. Institut exper. Path. und Bakter., I.G. Farbenindustrie, Wuppertal-Elberfeld. — **Hadfield, Geoffroy** and **Lawrence P. Garrod:** Recent advances in Pathology. Philadelphia 1932. — **Hadjioloff, A.:** Coloration des graisses par quelques pigments naturels. Bull. Histol. appl. **6,** 183—184 (1929a). — Emploi de solution savonneuse de Soudan pour la coloration du dissue adipeux. Bull. Histol. appl. **6,** 211 (1929b). — Bull. Histol. appl. **8** (1930). — Ann. Univ. Fac. méd. Sofia **11,** 1 (1931a). — Ann. Univ. Fac. méd. Sofia **11,** 291 (1931b). — Ann. Univ. Fac. méd. Sofia **13,** 169 (1933). — Sur les lipides dans la cellule animale. Méthodes d'analyse et résultats personnels. Arch. exper. Zellforsch. **19,** 213—216 (1937a). — Naturwiss. **47,** 712 (1937b). — Beiträge zur qualitativen und quantitativen Mikroanalyse der Lipoide in den Zellen und Geweben. Z. Zellforsch. **27,** 528—533 (1938a) (= Jb. Univ. Sofia. Med. Fak. **17,** 393—399.) — Coloration des lipides au moyen de solutions hydrotropes de Sudan et d'autres lipocolorantes. Bull. Histol. appl. **15,** 37—41 (1938). — Coloration intravitale des lipides cellulaires chez les *animaux.* I. — La voie entérale. Bull. Histol. appl. **15,** 81—98 (1938c). — Coloration intravitale des lipides cellulaires chez les *animaux.* II. — La voie parentérale. Importance biologique de la coloration intravitale des lipides. Bull. Histol. appl. **15,** 113—129 (1938d). — **Hadjioloff, A.,** et **Ouzounoff:** C. r. Soc. Biol. Paris **113,** 1501 (1933). — **Hadjioloff, A.,** et **Tscherwessakoff:** Ann. Univ. Fac. méd. Sofia **14,** 549 (1934). — **Hadjioloff, A., Ouzounoff** et **Papazoff:** Ann. Univ. Fac. méd. Sofia **14,** 539 (1934). — **Hagen, Emmi:** Neurohistologische Untersuchungen an der *menschlichen* Hypophyse (Anat.-Kongr. Bonn 1949). Dtsch. med. Rdsch. **1949**a, 632. — Zur Individualanatomie der Ganglion solare beim *Menschen.* Normale und pathologische Befunde. Z. Zellforsch. **34,** 257—279 (1949b). — Beobachtungen zur pathologischen Histologie des vegetativen Nervensystems bei verschiedenen Erkrankungen des Gefäßapparates. Z. Anat. u. Entw.gesch. **114,** 420—437 (1949c). — Neurohistologische Untersuchungen an der *menschlichen* Hypophyse. Z. Anat. u. Entw.gesch. **114,** 640—679 (1950). — Weitere histologische Ergebnisse an Hypophyse und Zwischenhirn des *Menschen.* Verh. anat. Ges. (Heidelberg) **1951**a, 93—97. — Neurohistologische Beobachtungen an Hypophyse und Zwischenhirn des *Menschen.* Acta neurovegetativa (Wien) **3,** 67—76 (1951b). — **Hahn, Otto:** Die Chirurgie des vegetativen Nervensystems. Leipzig 1925. — **Hain, A. M.:** Oestrogenic and androgenic substances in advanced pregnancy. Quart. J. Exper. Physiol. **29,** 139—158 (1939). — **Haines, William J.,** and **Norman A. Drake:** Fluorescence scanner for evaluation of papergrams of adrenal cortical hormones. Federat. Proc. **9,** 180 (1950). — **Haines, William J., R. H. Johnson, M. P. Brunner, M. L. Pabst** and **M. H. Kuizenga:** Federat. Proc. **8,** 203 (1949). — **Halban, Josef:** Arch. Gynäk. **70,** 205 (1903). — Tumoren und Geschlechtscharakter. Z. Konstit.lehre **11** (1925a). — Beeinflussung des Geschlechtscharakters durch Tumoren. Wien. klin. Wschr. **1925**b. — **Halban, Josef,** u. **Seitz:** Biologie und Pathologie des *Weibes,* Bd. 1, S. 718. 1924. — **Hale, C. W.:** An histochemical method for hyaluronic acid. Nature (Lond.) **157,** 802—804 (1946). — **Hall, B. Vincent:** The effect of taking daily vaginal smears upon the induction of pregnancy and pseudopregnancy in the albino *rat.* Amer. Assoc. Anat. New Orleans. Anat. Rec. **106,** 200 (1950). — **Hall, C. E.:** Age and the endocrine glands. Texas Rep. Biol. a. Med. **6,** 321—336 (1948). — **Hall, C. E.,** and **Hans Selye:** Prevention of the nephrosclerosis usually induced by anterior pituitary extract. Rev. canad. de Biol. 4, 197—205 (1945). — **Hall, C. E., P. Dontigny, E. Beland** and **H. Selye:** The role of the adrenals in the production of nephrosclerosis by anterior pituitary preparations. Endocrinology 38, 296—299 (1946). — **Hall, Kathleen:** Changes in the adrenals of gonadectomised male and female *rats* produced by prolonged injections of sex hormones. J. of Path. 51, 75—82 (1940). — **Hall, Kathleen, and V. Korenchevsky:** Histological changes produced by castration and by sex hormones in the adrenals of normal and of castrated male *rats*. Nature (Lond.) 140, 318 (1937). — Effects of castration and of sexual hormones on the adrenals of male *rats*. J. of Physiol. 91, 365—374 (1938). — **Hall, V. E., P. E. Chamberlin** and **O. H. Müller:** The effect of administration of adrenal-cortical hormone preparations on fertility, pregnancy and lactation in the normal *rat*. Amer. J. Physiol. 122, 16—29 (1938). — **Haller, Albrecht v.:** Icones anatomicae. Fasc. I—VIV. Göttingen 1743—1756 ed. alt. 1780. (Nebennieren: Fasc. III, P. 60.) — Disputationes anatomicae quas collegit et editit Gotting. 1746—1751 (7 Bde.). — Elementa physiologiae corporis *humani*. Laus. 1757—1766 (8 Bde; Nebennieren Bd. 8, S. 107). — Grundriß der Physiologie. Übers. von Sömmerring, hrsg. von Leveling, Nebennieren in Bd. II, S. 688. — Opera minora. Lausanne 1762—1768, 3 Bde. — Bibliotheca anatomica (2 Bde.) Tiguri 1774—1777. — De partium corporis *humani* fabrica et functionibus. Bernae 1777 (8 Bde.). — **Haller, B.:** Jena. Z. Naturwiss. 43 (1908). — **Halliburton:** J. of Physiol. 26 (1900). — **Hallion:** L'action vasomotrice du sympathique sur la glande surrénale. C. r. Soc. Biol. Paris 84, 515 (1921). — **Hallion et Alquier:** Modifications histologiques des glandes à sécrétion interne par injection prolongée d'extrait d'hypophyse. C. r. Soc. Biol. Paris 1908. — **Hallion et Laignel-Lavastine:** Recherches sur l'innervation vaso-motrice des glandes surrénales. C. r. Soc. Biol. Paris 1903, 187—189. — **Halmi, Nicholas S.:** Two types of basophils in the anterior pituitary of the *rat* and their respective cytophysiological significance. Endocrinology 47, 289—299 (1950). — Differentiation of two types of basophils in the adenohypophysis of the *rat* and the *mouse*. Stain Technol. 27, 61—64 (1952). — **Halmi, N. S., and E. M. Bogdanove:** Effect of thyroidectomy on ACTH content of *rat* adenohypophysis. Proc. Soc. Exper. Biol. a. Med. 77, 518—520 (1951a). — Effect of estrogen-treatment and castration on ACTH content of *rat* adenohypophysis. Proc. Soc. Exper. Biol. a. Med. 78, 95—97 (1951b). — **Halsted, W. S.:** Auto- and isotransplantations in *dogs*, of the parathyroid glandules. J. of Exper. Med. 11, 175—199 (1909). — **Ham, Arthur Worth:** Histology. Philadelphia 1950. — **Hamazaki, F., u. M. Watanabe:** Über die Affinität der Histiozyten für die verschiedenen Organe und Gewebe. 1. Mitt. Experimentelle Untersuchungen mittels intracellulärer Injektion der Carminzellen. Fol. haemat. (Lpz.) 39 (1929). — Über die Affinität der Histiocyten für die verschiedenen Organe und Gewebe. 3. Mitt. Über die Affinität der „Carminzellen" zu den Organen und Geweben des jungen *Kaninchens*. Fol. haemat. (Lpz.) 43 (1930). — **Hamberger, Carl-Axel, and Holger Hydén:** Cytochemical changes in the cochlear ganglion caused by acoustic stimulation and trauma. Acta oto-laryng. (Stockh.) Suppl. 61 (1945). — Production of nucleoproteins in the vestibular ganglion. Acta oto-laryng. (Stockh.) Suppl. 75, 53—81 (1949a). — Transneuronal chemical changes in Deiters nucleus. Acta oto-laryng. (Stockh.) Suppl. 75, 82—113 (1949b). — **Hamberger, Carl-Axel, Holger Hydén** and **G. Nilsson:** The correlation between cytochemical changes in the cochlear ganglion and functional tests after acoustic stimulation and trauma. Acta oto-laryng. (Stockh.) Suppl. 75, 124—133 (1949). — **Hamblen, E. C.:** Endocrinology of *woman*. Springfield 1949. — **Hamblen, E. C., R. A. Ross, W. K. Cuyler, M. Baptist** and **C. Ashley:** Endocrinology 25, 491 (1939). — **Hamblen, E. C., W. K. Cuyler** and **M. Baptist:** Urinary excretion of 17-ketosteroids in ovarian failure. J. Clin. Endocrin. 1, 763—771 (1941). — **Hamburger, Christian:** Paavisning av 17-ketosteroider i Urinen. Med saerligt Henblik paa Normaludskillelsen. Nord. Med. 39, 1522 bis 1528 (1948a). — „Micro-methods" for the determination of 17-ketosteroids in urine. With a statistical appendix by G. Rasch. Acta endocrinol. (Københ.) 1, 375—393 (1948b). — Normal urinary excretion of neutral 17-ketosteroids with special reference to age and sex variations. Acta endocrinol. (Københ.) 1, 19—37 (1948c). — Testosterone treatment and 17-ketosteroid excretion. II. Administration of testosterone propionate emulsified in water. Acta endocrinol. (Københ.) 3, 119—128 (1949). — **Hamburger, Christian, and Erling Østergaard:** Investigations into the quantitative determination of antihormones against pregnant mares' serum hormone. Acta endocrinol. (Københ.) 2, 1—10 (1949). — **Hamburger, Christian, and Sigvard Kaae:** Testosterone treatment and 17-ketosteroid excretion. Investigations on the influence of the mode of administration upon the absorption and excretion of testosterone propionate. Acta endocrinol. (Københ.) 2, 257—286 (1949). — **Hamburger, Christian, K. Halvorsen** and **J. Pedersen:** Acta pharmacol. (Københ.) 1, 129 (1945). — **Hamilton:** Proc. Soc. Exper. Biol. a. Med. 45, 571 (1940). — **Hamilton, Howard B., and James B. Hamilton:** Ageing in apparently normal *men*. I. Urinary titers of ketosteroids and of alpha-hydroxy- and beta-hydroxyketosteroids. J. Clin. Endocrin. 8, 433—452 (1948). — **Hamilton, James B.:** Evidences of marked stimulation by sex hormones in certain *eunuchs*, phenomena interpreted tentatively to result from changes function of the adrenal glands following castration.

Amer. Assoc. Anat. Anat. Rec. **85**, 314—315 (1943). — Effect of castration in *man* upon basal states and autonomic functions. Amer. Assoc. Anat. Wisconsin. Anat. Rec. **100**, 670 (1948). — Relationship of the sedementation rate of *human* blood to castration, titers of urinary androgens and ketosteroids, the degree of development of secondary sex characters, and age. Amer. Assoc. Anat. New Orleans. Anat. Rec. **106**, 201 (1950). — **Hammar, J. Aug.**: Methode, die Menge der Rinde und des Markes der Thymus, sowie die Anzahl und die Größe der Hassalschen Körperchen zahlenmäßig festzustellen. Z. angew. Anat. **1**, 312—396 (1914). — Über Konstitutionsforschung in der normalen Anatomie. Einige Richtlinien. Anat. Anz. **49** (1916). — A plea for systematic research work in the anatomy, normal and morbid, of the endocrine system. Endocrinology **4** (1920). — Cooperation in endocrinology as an introduction to research on the morphological constitution. New York Med. J. **1921**. — Beiträge zur Konstitutionsanatomie. VIII. Methode, die Menge des Marks, der Rinde und der Rindenzonen, sowie die Menge und Verteilung der Lipoide der *menschlichen* Nebenniere zahlenmäßig festzustellen. Z. mikrosk.-anat. Forsch. **1**, 85—190 (1924). — À quelle époque de la vie prénatale de l'*homme* représentent les premiers signes d'activité des organes endocrines ? Encéphale **1925a**. À quelle époque de la vie foetale de l'*homme* apparaissent les premiers signes d'une activité endocrine ? Uppsala Läk.för. Förh. **30**, 5—6, 1055 (1925b). — Die *Menschen*-Thymus in Gesundheit und Krankheit. Teil II. Das Organ unter anormalen Körperverhältnissen, zugleich Grundlage der Theorie der Thymusfunktion. Leipzig 1929. — **Hammar, J. Aug.,** u. **T. J. Hellman:** Ein Fall von Thyreoaplasie (dystrophischer Thyreohypoplasie) unter Berücksichtigung gewisser innersekretorischer und lymphoider Organe. Z. angew. Anat. **5** (1920). — **Hammerschlag, A.:** Eine neue Methode zur Bestimmung des spezifischen Gewichtes des Blutes. Z. klin. Med. **20**, 444—456 (1982). — **Hammett, Frederick S.:** Amer. J. Physiol. **51**, 588 (1920). — Studies on the thyroid apparatus. XIV. The effects of thyro-parathyroidectomy and parathyroidectomy at 100 days of age on the growth of the glands of internal secretion of male and female albino *rats*. Amer. J. Anat. **32**, 53—74 (1923). — Thyroid adrenal association. Anat. Rec. **29**, 99—100 (1924). — Studies on the thyroid apparatus. 23. The growth of the glands of internal secretion in the albino *rat* after thyroparathyroidectomy and parathyroidectomy of 75 days of age. J. of Anat. **35**, 133—152 (1925a). — A biometrical study of the size interrelationships of the glands of internal secretion. J. Metab. Res. **7/8**, 91—163 (1925b). — Studies on the thyroid apparatus. XXXV. The rôle of the thyroid apparatus in the growth of the adrenals. Endocrinology **10**, 237—247 (1926). — **Hammond, Warner S.:** Formation of the sympathetic nervous system in the trunk of the *chick* embryo following removal of the thoracic neural tube. J. Comp. Neur. **91**, 67—85 (1949). — **Hamperl, H.:** Was sind argentaffine Zellen ? Virchows Arch. **286**, 811—833 (1932). — Virchows Arch. **292**, 1 (1934). — **Hanau** u. **Wiesel:** Zbl. Physiol. **1899**, Nr 23. — **Handler, Philip,** and **Frederick Bernheim:** Effect of choline deficiency on ACTH production and on hypertension of subtotally nephrectomized *rats*. Amer. J. Physiol. **162**, 375—378 (1950). — **Handwerk:** Verhalten der Fettkörper zu Osmiumsäure und Sudan. Z. wiss. Mikrosk. **1898**. — Z. wiss. Mikrosk. **15** (1899). — **Hanke, Karriet H.,** and **Harry A. Charipper:** The anatomy and cytology of the pituitary gland of the *golden hamster (Cricetus auratus)*. Anat. Rec. **102**, 123—139 (1948). — **Hann, F. v.:** Frankf. Z. Path. **21**, 337 (1918). — **Hannes:** Dtsch. Arch. klin. Med. **1910**. — **Hansemann, D. v.:** Über Anaplasie, Spezifität und Altriusmus der Zellen. Berlin 1891. — Ein seltener Fall von Morbus Addisonii. Berl. klin. Wschr. **1896**. — **Hansen:** Anat. Hefte **82** (1905). — Z. wiss. Mikrosk. **25** (1908). — **Hansen, Lorenz:** Preliminary report presented at the Meeting in Miniature of the Philadelphia sect. of the Amer. Chem. Soc. 1948. — A colorimetric method specific for dehydroisoandrosterone and its application for quantitative estimation in pure solutions and in urinary extracts. Endocrinology **46**, 207—214 (1950). — **Hanström, Bertil:** Three principal incretory organs in the animal kingdom. The sinus gland in *crustaceans*. The corpus cardiacumallatum in *insects*. The hypophysis in *vertebrates*. Three lectures at the Univ. of London 1946. Copenhagen 1947. — Transportation of colloid from the neurosecretory hypothalamic centres of the brain into the blood vessels of the neural lobe of the hypophysis. Kungl. Fysiogr. Sällsk. Lund Förh. **22**, 1—8 (1952). — **Hanzon, V.,** and **Hj. Holmgren:** A vital microscope. Acta anat. (Basel) **8**, 113—121 (1949). — **Haour, Pierre:** Inhibition de certains effets morphogènes du stilboestrol par des stéroïdes. Rev. canad. de Biol. **7**, 166—169 (1948). — **Haour, Pierre,** et **Hans Selye:** Inhibition des effets morphogènes produits par les folliculoïdes sur l'hypophyse du *rat*. Ann. d'Endocrin. **9**, 154—161 (1948). — **Hard, W. L.,** and **C. J. Carr:** Experimental diabetes produced by alloxan. Proc. Soc. Exper. Biol. a. Med. **55**, 214—216 (1944). — **Harder:** Anatome *muris alpestris*. Eph. nat. cur. Dec. II. an. IV. pag. 237, 1686 (nach Meckel 1806). — **Harding, V. J.,** and **L. J. Harris:** Trans. Roy. Soc. Canada, Sect. V, Biol.-Sci. **24**, 101 (1930). — **Hare, M. C. L.:** Biochemic. J. **22**, 968 (1928). — **Hare, R. S., K. Hare** and **D. Phillips:** Federat. Proc. **2**, 19 (1943a). — Amer. J. Physiol. **140**, 334 (1943b). — **Harkins, H. N.:** Surgery **9**, 231—294, 447—482, 607—655 (1941). — **Harkins, H. N.,** and **C. N. H. Long:** Amer. J. Physiol. **144**, 661—668 (1945). — **Harley, G.:** An experimental inquiry into the function of the supra-renal capsules and their supposed connexion with bronzed skin. Brit. a. for. med.-chir. Rev. 21, 204 (1854). — Lancet 1857, 629, 858. — The histology of the supra-renal capsules. Lancet 1858a, 551. — Trans. Path. Soc. Lond. 9, 40 (1858b). — Brit. a. For. Med. Chir. Rev. 1858c. — **Harms, J. W.**: Morphologische und kausal-analytische Untersuchungen über die Internephridialorgane von *Phycosoma lanzarotae*. Arch. Entw.mechan. 47, 307 (1921). — **Harned, A. S.**, and **W. O. Nelson**: Federat. Proc. 2, 19 (1943). — **Haro Garcia, F.**: Embarazo y enfermedad de Addison. Med. ibera 25, 391—395 (1931). — **Harrington, H. L.**, and **C. Huggins**: Rate of removal of thorium dioxide from the blood stream. Arch. Int. Med. 63, 445—452 (1939). — **Harris, C. M.**, and **L. R. Levitson**: South Med. J. 38, 813—816 (1945). — **Harris, G. W.**: J. of Anat. 81, 343 (1947). — Neural control of the pituitary gland. Physiologic. Rev. 28, 139—179 (1948). — The relationship of the nervous system to (a) the neurohypophysis and (b) the adenohypophysis. J. of Endocrin. 6, XVII—XIX (1949). — Hypothalamo-hypophyseal connexions in the *cetacea*. J. of Physiol. 111, 361—367 (1950). — **Harris, L. J.**: Chemical test for vitamins C and the reducing substances present in tumour and other tissues. Nature (Lond.) 132, 27 (1933). — **Harris, L. J.**, and **S. N. Ray**: Biochemic. J. 26, 2067 (1932). — Vitamin C and the suprarenal cortex. Biochemic. J. 27, 303 (1933a). — Specificity of hexuronic acid as the antiscorbutic factor. Biochemic. J. 27, 580 (1933b). — Vitamin C in the suprarenal medulla. Biochemic. J. 27, 2006 (1933c). — **Harris, Morgan**, and **Richard M. Eakin**: Growth of ovarian grafts in normal and ovariectomized *rats* with special reference to the genetic differential between donor and host. Amer. Assoc. Anat. Wisconsin. Anat. Rec. 100, 672 (1948). — **Harris, R. E.**, and **D. J. Ingle**: Amer. J. Physiol. 130, 151 (1940). — **Harris, R. S.**, and **K. V. Thimann**: Vitamins and Hormones. Advances in research and applications. New York 1948. — **Harris, T. N., E. Grimm, E. Mertens** and **W. E. Ehrich**: J. of Exper. Med. 81, 73 (1945). — **Harrison, H. C.**, and **C. N. H. Long**: Endocrinology 26, 931 (1940). — **Harrison, H. E.**, and **D. C. Darrow**: J. Clin. Invest. 17, 77 (1938a). — J. Clin. Invest. 17, 505 (1938b). — Amer. J. Physiol. 125, 631 (1939). — **Harrison, H. E.**, and **H. C. Harrison**: Proc. Soc. Exper. Biol. a. Med. 42, 506—508 (1939). — **Harrison, R. G.**: Lancet 1946, 815—818. — The effect of adrenalectomy on uterine weight of spayed immature *rats*. Proc. Anat. Soc. J. Anat. 81, 374 (1947). — A comparative study of the vascularization of the adrenal gland in the *rabbit, rat* and *cat*. J. of Anat. 85, 12—23 (1951). — **Harrison, R. G.**, and **A. J. Cain**: Variations in the distributions of lipoids in the adrenal cortex of the albino *rat*. J. of Anat. 81, 286—299 (1947). — **Harrop jr., G. A.**: Bull. Hopkins Hosp. 59 11 (1936). — **Harrop jr., G. A., W. M. Nicholson** and **M. Strauss**: J. exp. Med. 64, 233 (1936). — **Harrop jr., G. A., J. J. Pfiffner, A. Weinstein** and **W. W. Swingle**: Science (Lancaster, Pa.) 73, 683 (1931). — A biological method of assay of the adrenal cortical hormone. Proc. Soc. Exper. Biol. a. Med. 29, 449—451 (1932). — **Harrop jr., G. A., J. J. Soffer, R. Ellsworth** and **J. H. Trescher**: Studies on the suprarenal cortex. III. Plasma electrolytes and electrolyte excretion during suprarenal insufficiency in the dog. J. of Exper. Med. 58, 17 (1933). — **Harrop jr., G. A., L. J. Soffer, W. M. Nicholson** and **M. Strauss**: Studies on the suprarenal cortex. IV. The effect of sodium salts in sustaining the suprarenalectomized *dog*. J. of Exper. Med. 61, 839 (1935). — **Harrop jr., G. A.**, and **G. W. Thorn**: J. of Exper. Med. 65, 757 (1937a). — J. Clin. Invest. 16, 659 (1937b). — **Harrop jr., G. A.**, and **A. Weinstein**: J. of Exper. Med. 57, 305 (1933). — **Harrop jr., G. A., A. Weinstein** and **A. Marlow**: J. Amer. Med. Assoc. 98, 1525 (1932). — **Harrop jr., G. A., A. Weinstein, L. J. Soffer** and **J. H. Trescher**: J. of Exper. Med. 58, 1 (1933). — **Hart**: Die Beziehungen zwischen endokrinem System und Konstitution. Berl. klin. Wschr. 1917. — Konstitution und endokrines System. Z. angew. Anat. 6 (1920). — **Hart** and **Rees**: Lancet 1950 I, 391. — **Hart, G. H.**, and **H. H. Cole**: The effect of pregnancy and lactation on growth in the *rat*. Amer. J. Physiol. 123, 589—597 (1938). — **Hartelius, T. J.**: Lärobok i histologi och fysiologi. 2. Suppl. Stockholm 1886. — **Harter, B. T.**: Glycogen and carbohydrate-protein complexes in the ovary of the white *rat* during the oestrous cycle. Amer. Assoc. Anat. Wisconsin. Anat. Rec. 100, 672 (1948). — **Harting, Kurt**: Über das Größenverhältnis von Kernkörperchen zu Kernen in sympathischen Nervenzellen des *Menschen*. Z. Zellforsch. 36, 361—370 (1951). — **Hartling, H.**: Acta endocr. scand. (Stockh.) Suppl. 1948, 201. — **Hartman, Carl G.**: Observations on the ovary of the *opossum (didelphys virginiana)*. III. On the possible occurrence of an adrenal rest in an *opossum* ovary. Contrib. to Embryol. 19, 297—300 (1927). — **Hartman, C. G.**, and **Benz**: Nature (Lond.) 142, 83 (1931). — **Hartman, Frank A.**: The differential effects of adrenin on splanchnic and peripheral arteries. Amer. J. of Physiol. 38, 438—455 (1915). — The general physiology and experimental pathology of the suprarenal glands. 100—125. The general pharmacologie and toxicology of the suprarenal glands. 236—255. Endocrin. a. Metab. 2 (1922). — Cortin, vital hormone of the adrenal cortex. Endocrinology 14, 229 (1930). — Proc. Soc. Exper. Biol. a. Med. 28, 702 (1931). — Amer. J. Physiol. 101, 50 (1932a). — Endocrinology 16, 521 (1932b). — Studies on the function and clinical use of cortin. Ann. Int. Med. 7, 6—22 (1933a). — Chronic adrenal insufficiency produced by cautery. Endocrinology 17, 43—48 (1933b). — Hormones of the adrenal gland. Ohio J. Sci. 37, 427—445 (1937a). — The hormones of the adrenal cortex. Cold Spring Harbor Symp. Quant. Biol. 5, 289—298 (1937b). — Functions of the adrenal cortex. Endocrinology 30, 861—869 (1942). — Adrenal and thyroid weights in *birds*. Auk (Lancaster, Pa.) 63, 42—64 (1946a). — Hyperactivity of the adrenal cortex. Biol. Bull. 91, 215—216 (1946b). — **Hartman, Frank A., A. H. Aaron** and **J. E. Culp:** The use of cortin in Addisons disease. Endocrinology 14, 438—442 (1930). — **Hartman, Frank A.,** and **Robert H. Albertin:** A preliminary study of the *avian* adrenal. Auk (Lancaster, Pa.) 68, 202—209 (1951). — **Hartman, Frank A., G. M. Beck** and **G. W. Thorn:** Improvement in nervous and mental states under cortin therapy. J. Nerv. Dis. 77, 1—21 (1933). — **Hartman, Frank A.,** and **W. E. Blatz:** Death produced by tying the adrenal veins. Endocrinology 3, 137—144 (1919). — **Hartman, Frank A., B. Bowen, G. Thorn** and **C. Greene:** Ann. Int. Med. 5 (1931). — **Hartman, Frank A.,** and **Katherine A. Brownell:** Science (Lancaster, Pa.) 72, 76 (1930a). — The hormone of the adrenal cortex. Proc. Soc. Exper. Biol. a. Med. 27, 938—939 (1930b). — Amer. J. Physiol. 1931, 530. — Relation of adrenals to diabetes. Proc. Soc. Exper. Biol. a. Med. 31, 834—835 (1934). — Response to chilling and recovery in adrenalectomized *cats*. Amer. J. Physiol. 141, 651—661 (1944). — The adrenal gland. Philadelphia 1949. — **Hartman, Frank A., K. A. Brownell** and **A. A. Crosby:** The relation of Cortin to the maintenance of body temperature. Amer. J. Physiol. 98, 674 (1931). — **Hartman, Frank A., K. A. Brownell** and **W. E. Hartman:** Amer. J. Physiol. 95, 670 (1930). — **Hartman, Frank A., K. A. Brownell, W. E. Hartman, G. H. Dean** and **C. G. MacArthur:** The hormone of the adrenal cortex. Amer. J. Physiol. 86, 353—359 (1928). — **Hartman, Frank A., K. A. Brownell** and **R. A. Knouff:** Increased fat factor production after adrenal enucleation. Endocrinology 41, 213—219 (1947). — **Hartman, Frank A., K. A. Brownell** and **J. E. Lockwood:** Studies indicating the function of cortin. Endocrinology 16, 521—528 (1932). — **Hartman, Frank A., K. A. Brownell** and **J. S. Thatcher:** Endocrinology 40, 450 (1947). — **Hartman, Frank A.,** and **R. Dubach:** Endocrinology 27, 638 (1940). — **Hartman, Frank A., J. I. Evans** and **H. J. Walker:** The action of epinephrine upon the capillaries and fibers of skeletal muscle. Amer. J. Physiol. 85, 91—102 (1928). — **Hartman, Frank A.,** and **L. M. Fraser:** The mechnism for vasodilatation from adrenalin. Amer. J. Physiol. 44, 353—368 (1917). — **Hartman, Frank A., C. W. Greene, B. D. Bowen** and **G. W. Thorn:** Further experience with cortin therapy. J. Amer. Med. Assoc. 99, 1478—1482 (1932). — **Hartman, Frank A., F. R. Griffith** jr. and **W. E. Hartman:** Observations upon adrenalectomized *rats* treated with the cortical hormone. Amer. J. Physiol. 86, 360—370 (1928). — **Hartman, Frank A.,** and **W. E. Hartman:** Influence of temperature changes on the secretion of epinephrine. Amer. J. Physiol. 65, 612—622 (1923a). — The production of epinephrine by the adrenal cortex. Amer. J. Physiol. 65, 623—634 (1923b). — **Hartman, Frank A.,** and **L. G. Kilborn:** Adrenalin vasodilator mechanism in the *cat* at different ages. Amer. J. Physiol. 45, 111—119 (1918). — **Hartman, Frank A., L. G. Kilborn** and **L. Fraser:** Adrenalin vasodilator mechanisms. Amer. J. Physiol. 46, 502—520 (1918a). — Constriction from adrenalin acting upon sympathetic and dorsal root ganglia. Amer. J. Physiol. 46, 521—525 (1918b). — **Hartman, Frank A., L. G. Kilborn** and **R. S. Lang:** Vascular changes produced by adrenalin in *vertebrates*. Endocrinology 2, 122—142 (1918). — **Hartman, Frank A., R. A. Knouff, A. W. McNutt** and **J. E. Carver:** Chromaffin patterns in *bird* adrenals. Anat. Rec. 97, 211—221 (1947). — **Hartman, Frank A.,** and **R. S. Lang:** The action of adrenalin on the kidney. Endocrinology 3, 321—328 (1919a). — Action of adrenalin on the spleen. J. of Pharmacol. 13, 417—427 (1919b). — **Hartman, Frank A.,** and **L. A. Lewis:** Refractoriness produced by sodium retaining substances. Endocrinology 29, 111—114 (1941). — **Hartman, Frank A., L. A. Lewis, K. A. Brownell, C. A. Angerer** and **F. F. Shelden:** Effect of interrenalectomy on some blood constituents in the *skate*. Physiol. Zool. 17, 228—238 (1944). — **Hartman, Frank A., L. A. Lewis, K. A. Brownell, C. A. Angerer, F. F. Shelden** and **R. A. Walther:** Effect of interrenalectomy upon electrolytes in the *skate*. Anat. Rec. 78, Abstr. 114 (1940/41). — **Hartman, Frank A., L. A. Lewis** and **J. E. Gabriel:** Further studies on the refractory state developed following repeated injections of adrenal extract. Endocrinology 26, 879—885 (1940). — **Hartman, Frank A., L. A. Lewis, J. E. Gabriel, H. J. Spoor** and **K. A. Brownell:** The effect of cortin and the Na factor on adrenalectomized *animals*. Endocrinology 27, 287—296 (1940). — **Hartman, Frank A., L. A. Lewis** and **K. P. McConnell:** The refractory state produced by adrenal extract. Endocrinology 24, 197—201 (1939). — **Hartman, Frank A., L. A. Lewis** and **J. S. Thatcher:** Assay of sodium-retaining substances. Proc. Soc. Exper. Biol. a. Med. 48, 60—64 (1941). — **Hartman, Frank A., L. A. Lewis, J. S. Thatcher** and **H. R. Street:** Effect of adrenal factors on plasma proteins. Endocrinology 31, 287—294 (1942). — **Hartman, Frank A., L. A. Lewis** and **C. G. Toby:** Science (Lancaster, Pa.) 86, 128 (1937). — Effect of cortin on the excretion of electrolytes. Endocrinology 22, 207—213 (1938). — **Hartman, Frank A.,** and **J. E. Lockwood:** Effect of cortin on the nervous system in adrenal insufficiency. Proc. Soc. Exper. Biol. a. Med. 29, 141—142 (1931). — **Hartman, Frank A., C. G. MacArthur, F. D. Gunn,**

W. E. Hartman and **J. J. MacDonald:** Kidney function in adrenal insufficiency. Amer. J. Physiol. 81, 244—254 (1927). — **Hartman, Frank A., C. G. MacArthur** and **W. E. Hartman:** A substance which prolongs the life of adrenalectomized *rats*. Proc. Soc. Exper. Biol. a. Med. 25, 69—70 (1927). — **Hartman, Frank A., H. A. MacCordock** and **M. M. Loder:** Conditions determining adrenal secretion. Amer. J. Physiol. 64, 1—34 (1923). — **Hartman, Frank A.,** and **J. J. MacDonald:** The effect of diphtheria toxin on the adrenals. Proc. Soc. Exper. Biol. a. Med. 23, 722—723 (1926). — **Hartman, Frank A.,** and **W. D. Pohle:** Extracts containing cortin. Endocrinology 20, 795—800 (1936). — **Hartman, Frank A.,** and **L. McPhedran:** Further observations on the differential action of adrenalin. Amer. J. Physiol. 43, 311—327 (1917). — **Hartman, Frank A., W. J. Rose** and **E. P. Smith:** The influence of burns on epinephrine secretion. Amer. J. Physiol. 78, 47—55 (1926). — **Hartman, Frank A.,** and **W. J. M. Scott:** Proc. Soc. Exper. Biol. a. Med. 28, 478 (1930). — Protection of adrenalectomized *animals* against bacterial intoxication by an extract of the adrenal cortex. J. of Exper. Med. 55, 63—69 (1932). — **Hartman, Frank A., F. F. Shelden** and **E. L. Green:** Weights of interrenal glands of *Elasmobranchs*. Anat. Rec. 87, 371—378 (1943). — **Hartman, Frank A., D. E. Smith** and **L. A. Lewis:** Adrenal functions in the *opossum*. Endocrinology 32, 340—344 (1943). — **Hartman, Frank A.,** and **H. J. Spoor:** Cortin and the Na factor of the adrenal. Endocrinology 26, 871—878 (1940). — **Hartman, Frank A., H. J. Spoor** and **L. A. Lewis:** The sodium factor of the adrenal. Science (Lancaster, Pa.) 89, 204 (1939). — **Hartman, Frank A.,** and **G. W. Thorn:** A biological method for the assay of cortin. Proc. Soc. Exper. Biol. a. Med. 28, 94—95 (1930). — The effect of cortin in asthenia. Proc. Soc. Exper. Biol. a. Med. 29, 48—50 (1931). — **Hartman, Frank A., G. W. Thorn, L. M. Lockie, C. W. Greene** and **B. D. Bowen:** Treatment of Addisons disease with an extract of suprarenal cortex (Cortin). J. Amer. Med. Assoc. 98, 788—793 (1932). — **Hartman, Frank A., G. W. Thorn** and **I. W. Potter:** Cortin in a case of possible adrenal insufficiency during pregnancy. Endocrinology 16, 155—156 (1932). — **Hartman, Frank A., R. H. Waite** and **H. A. McCordock:** The liberation of epinephrine during muscular exercise. Amer. J. Physiol. 62, 225—241 (1922). — **Hartman, Frank A., R. H. Waite** and **E. F. Powell:** The relation of the adrenals to fatigue. Amer. J. Physiol. 60, 255—269 (1922). — **Hartman, Frank A.,** and **C. A. Winter:** Irreversibility in adrenal insufficiency. Endocrinology 17, 180—186 (1933). — **Hartman, T. L.:** Use of Sudan black B as a bacterial stain. Stain Technol. 15, 23 (1940). — **Hartmann, Carl:** Two cases of pathological ovaries with death of fetuses in utero, adrenal cortex in ovary *(opossum)*. Anat. Rec. 32, 233—234 (1926). — **Hartmann, J. Francis:** Mitochondria in nerve cell bodies following section of axones. Anat. Rec. 100, 49—59 (1948). — **Hartmann, M.,** u. **A. Wettstein:** Helvet. chim. Acta 17, 1365 (1934). — **Hartmann, Robert:** Handbuch der Anatomie des *Menschen*. Straßburg 1881. — **Hartog Jager, W. A. im,** u. **J. F. Heil:** Über die Epiphysenfrage. Acta brev. neerland. 5, 32—34 (1935). — **Hartwich, A.,** u. **G. Hessel:** Klin. Wschr. 1928 I, 67. — **Hasch, Z.,** u. **J. Hajdu:** Weitere Versuche über durch Arbeit verursachte Nebennierenhypertrophie. Pflügers Arch. 241, 507 (1939). — **Haselmann, Helmut:** Protoplasmastrukturen und die Phasenkontrastmikroskopie. Vortr. Naturhist. Med. Ver. Heidelberg 21. Okt. 1947 (Manuskript). — **Hashim, Sami A.:** Feulgen Hydrolysis with phosphoric acid. Stain Technol. 28, 27—31 (1953). — **Hashim, Sami A.,** and **Aftim N. Acra:** An improved lead-tetraacetate: Schiff procedure. Stain Technol. 28, 1—8 (1953). — **Hashimoto, E. J.:** The effect of the duration of the postoperative interval on the quantitative changes in adrenal glands of ovariectomized albino *rats*. Anat. Rec. 81, 205—213 (1941). — **Hashimoto, H.:** The heart in the experimental hyperthyroidism with special reference to its histology. Endocrinology 5, 579—606 (1921). — **Hass, George M.:** Membrane formation of lipoid-aqueous interfaces in tissues. II. A correlation of the morphologic and chemical aspects. Arch. of Path. 28, 177—198 (1939). — **Hassall:** Mikrosk. Anat. 11. und 12. L. S. 370. — **Hassanein, M.:** J. Roy. Egypt. Med. Assoc. 30 (1947). — **Hasse, C.:** Fragen und Probleme auf dem Gebiete der Anatomie und Physiologie der Lymphwege. Arch. Anat. u. Physiol., Anat. Abt. 1909, 327—330. — **Hastings, A. B.,** and **E. L. Compece:** Proc. Soc. Exper. Biol. a. Med. 28, 376 (1931). — **Hatai, S.:** On the weights of the abdominal and the thoracic viscera, the sex glands, ductless glands and the eyeballs of the albino *rat (Mus norvegicus albinus)* according to body weight. Amer. J. Anat. 15, 87—119 (1913a). — The effect of castration, spaying or semispaying on the weight of the central nervous system and the hypophysis of the albino *rat*; also the effect of semi-spaying on the remaining ovary. J. of Exper. Zool. 15, 297—314 (1913b). — The growth of organs in the albino *rat* as affected by gonadectomy. Amer. Assoc. Anat. Philadelphia. Anat. Rec. 8, 128 (1914a). — On the weight of some of the ductless glands of the Norway *rat* and of the albino *rat* according to sex and variety. Anat. Rec. 8, 511—523 (1914b). — The growth of organs in the albino *rat* as affected by gonadectomy. J. of Exper. Zool. 18, 1—67 (1915a). — On the influence of exercise on the growth of organs in the albino *rat*. Anat. Rec. 9, 647—665 (1915b). — **Haterius, H. O.:** Amer. J. Physiol. 128, 506 (1940). — **Hatta, S.:** Über die Entwicklung des Gefäßsystems des *Neunauges, Lampreta mitsukurii Hatta*. Zool. Jb. Anat. 44, 1—264 (1922). —

Hauptfeld, R.: De la relation entre la fonction musculaire et celle de la substance corticale des capsules surrénales. C. r. Soc. Biol. Paris **90**, 1083 (1924). — **Hausberger, Franz Xaver:** Zur Rolle der Nebennierenrinde, besonders des Desoxycorticosteronacetats (Doca) im Kohlenhydratstoffwechsel. Klin. Wschr. **1949**, 100—101. — **Hauss, W. H.,** u. **L. Lammers:** Einfluß der Epinephrektomie auf das „akute Syndrom". Klin. Wschr. **1952**, 1087—1092. — **Hawk, P. B.,** and **B. J. Oser:** Practical physiological chemistry. Philadelphia 1947. — **Hawking, F.:** J. of Path. **42**, 689 (1936). — **Hawkins, W. W., M. L. MacFarland** and **E. W. McHenry:** Nitrogen metabolism in pyridoxine deficiency. J. of Biol. Chem. **166**, 223 (1946). — **Haworth:** J. Soc. Chem. Industr. **52**, 482, 645 (1933). — **Hay, Eleanor C.:** The adrenotrophic, renotrophic and cardiotrophic activities of lyophilized anterior pituitary in thyroidectomized *rats*. Amer. J. Med. Sci. **212**, 535—537 (1946a). — The assay of the renotrophic activity of the anterior pituitary. J. of Pharmacol. **88**, 208—215 (1946b). — **Hay, Eleanor C., J. L. Prado** and **Hans Selye:** The diet and hormonally induced nephrosclerosis. Canad. J. Res. **26**, 212—227 (1948). — **Hayano, Mika, Ralph I. Dorfman,** and **Edward Y. Yamada:** The conversion of desoxycorticosterone to glycogenic material by adrenal homogenates. J. of Biol. Chem. **193**, 175—181 (1951). — **Hayes, E. Russel:** A rigorous re-definition of the plasmal reaction. Stain Technol. **24**, 19—23 (1949). — **Hayes, J. M.,** and **J. F. Whalen:** J. Amer. Med. Assoc. **127**, 645—646 (1945). — **Haymaker, W.,** and **Evelyn Anderson:** The syndrome arising from hyperfunction of the adrenal cortex. The adrenogenital ans Cushings syndromes — a review. Internat. Clin. **4**, 244—299 (1938). — **Hays, H. W.,** and **D. R. Mathieson:** Endocrinology **37**, 147 (1945). — **Hays, J. V.:** The development of the adrenal glands of *birds*. Anat. Rec. **8**, 451—474 (1914). — **Heally, C. E.,** and **C. C. Guy:** Arch. of Path. **12**, 543 (1931). — **Heard, R. D. H.,** and **H. Sobel:** Steroids. VIII. A colorimetric method for the estimation of reducing steroids. J. of Biol. Chem. **165**, 687—698 (1946). — **Heard, R. D. H., H. Sobel** and **E. H. Venning:** J. of Biol. Chem. **165**, 699—710 (1946). — **Heath, Ch.:** Practical anatomy. 5. edit. London 1881. — **Heberer, G.:** Z. wiss. Biol. **136** (1930). — Z. wiss. Zool. **142** (1932). — Positive Karyotaxis in den Ovidukten von Cyclops viridis. J. Zool. Anz. **146**, 314—325 (1951). — **Hecht:** Über echte kompensatorische Nebennierenhypertrophie. Zbl. Path. **21**, Nr 6 (1910). — **Hechter, O.:** Effect of histamine on capillary permeability in the skin and muscle of normal and adrenalectomized *rats*. Endocrinology **32**, 135—139 (1943). — Concerning the hypersensitivity of adrenalectomized *rats* to vascular stress. Endocrinology **36**, 77—87 (1945). — Lymphocyte discharge from the isolated *rabbit* spleen by adrenal cortical extract. Endocrinology **42**, 285—306 (1948). — Corticosterone release from the isolated adrenal gland. Federat. Proc. **8**, 70 (1949). — **Hechter, O., R. P. Jacobsen, R. Jeanloz, H. Levy, C. W. Marshall, G. Pincus** and **V. Schenker:** The bio-oxygenation of steroids at C-11. J. Amer. Chem. Soc. **71**, 3261—3262 (1949). — The bio-oxygenation of 11-desoxycorticosterone at C-11. Arch. of Biochem. **25**, 457 (1950). — **Hechter, O., L. Krohn** and **J. Harris:** Effects of estrogens and other steroids on capillary permeability. Endocrinology **30**, 598—608 (1942a). — Rôle of adrenals in production of traumatic shock in *rats*. Endocrinology **31**, 439—453 (1942b). — **Heckel, Lothar:** Untersuchungen übes das Vorkommen von Vitamin C in der Nebenniere des *Menschen*. Z. mikrosk.-anat. Forsch. **52**, 393—417 (1942). — **Hecker, Aug. Fr.:** Über die Verrichtung der kleinsten Schlagadern, und einiger aus einem Gewebe der kleinsten Gefäße bestehender Eingeweide der Schild- und Brustdrüse, der Nebennieren und der Nachgeburt. Erfurt 1790. — **Hedinger, E.:** Struma medullaris cystica suprarenalis. (Beitrag zur Lehre der Paragangliome.) Frankf. Z. Path. **7**, 112—126 (1911). — **Hédon:** Les travaux récents sur la physiologie des glandes vasculaires sanguines. Nouveau Montpellier méd. Suppl. **1893**, 467—494. — **Hegnauer, A. H.,** and **E. J. Robinson:** J. of Biol. Chem. **116**, 769 (1936). — **Heidenhain, R.:** Beiträge zur Histologie und Physiologie der Dünndarmschleimhaut. Arch. ges. Physiol. **43**, Suppl. 1—103 (1888). — **Heidermanns. C.:** Eine Osmium-Sudan III-Fettfärbung. Z. wiss. Mikrosk. **42**, 170—171 (1925). — **Heidt, L. J., E. K. Gladding** and **C. B. Purves:** Oxidants that promote the dialdehyde cleavage of glycols, starch, and cellulose. Techn. Assoc. Pap. Ser. **28**, 178—186 (1945). — **Heilbron:** J. Chem. Soc. (Lond.) **1942**, 727—737; **1943**, 261—270; **1944**, 134—147; **1945**, 77—94. — **Heilbronn, J.:** Über congenitale Nierenanomalien. Würzburg 1902. — **Heilman, D. H.:** The effect of 11-dehydro-17-OH-corticosterone and 11-dehydrocorticosterone on the migration of macrophages in tissue culture. Proc. Staff Meet. Mayo Clin. **20**, 318—320 (1945). — **Heilman, F. R.,** and **E. C. Kendall:** Influence of 11-dehydro-17-hydroxycorticosterone (compound E) on growth of malignant tumor in the *mouse*. Endocrinology **34**, 416—420 (1944). — **Heilmann, P.:** Primäres malignes Melanom der Nebennieren. Dtsch. Gesundheitswesen **1**, 515—516 (1946). — **Heilmeyer, L.:** Dtsch. med. Wschr. **1949**, 161. — Vortrag im Kaiser-Wilhelm-Institut Heidelberg Januar 1950. — Med. Welt **20**, 141 (1951). — Allgemeine klinische Bedeutung des Hypophysen-Nebennierenrindensystems. Klin. Wschr. **1952a**, 865—872. — Acta haematol. (Basel) **7**, 206 (1952b). — **Heilmeyer, L.,** u. **H. Begemann:** Die regeneratorischen hämolytischen Anämien. Klin. Wschr. **28**, 521—527 (1950). — **Heilmeyer, Ludwig, Frey, Weissbecker, Buchegger, Kilchling** u. **H. Begemann:** Dtsch. med.

Wschr. **1950** II, 1124. — **Heim:** De renibus succenturiatis. Diss. Berlin 1824. — **Heim, Fritz:** Allergie und vegetatives Nervensystem. Ärztl. Forsch. **1**, 285—289 (1947). — **Heim, K.:** Wien. klin. Wschr. **1944**, 83. — **Heim, W.:** Diabetes mellitus und Addisonsche Krankheit. Frankf. Z. Path. **54**, 240—264 (1940). — **Heiman, J.:** Cancer Res. **4**, 430 (1944). — **Heinbecker, P., A. Rolf** and **H. L. White:** Effects of extracts of hypophysis, the thyroid and the adrenal cortex on some renal functions. Amer. J. Physiol. **139**. 543—549 (1943). — **Heinbecker, P., H. L. White** and **D. Rolf:** Endocrinology **40**, 104 (1947). — **Heirman et Bacq:** C. r. Soc. Biol. Paris **124**, 1250 (1937). — **Heister, L.:** Compendium anatomicum. Altorf 1717ff. — De vera glandulae appelatione. 1718. — Oratio de incrementis anatomiae in hoc seculo XVIII. Wolfenbuttelae 1720. — **Heitzmann, C.:** Descriptive und topographische Anatomie in 600 Abbildungen, 8. Aufl. Wien 1896. —Mikroskopische Morphologie des Thierkörpers im gesunden und kranken Zustande. Wien 1884. — **Held:** Pluriglanduläre Insuffizienz. Virchows Arch. **261**, 600 (1926). — **Hellema, D.:** Some anatomical abnormities, observed in the dissecting-room of the Marine Hospital at Willemsoord. Geneesk. Tijdschr. v. d. Zeemaft. 5. Jahrg. — Nederl. Arch. Geneesk. en Naturk. **3**, 125. — **Heller, H.:** Ubbelohdes Handbuch der Chemie und Technologie der Öle und Fette. Leipzig 1929. — **Heller, H.,** and **F. F. Urban:** J. of Physiol. **85**, 502 (1935). — **Hellman, Leon:** Production of acute gouty arthritis by adrenocorticotropin. Science (Lancaster, Pa.) **109**, 280—281 (1949). — **Hellner, Hans:** Skeletterkrankung und Mineralstoffwechselstörung. Dtsch. med. Wschr. **1947**, 213 bis 221. — **Helly, K.:** Zur Pathologie der Nebenniere. Münch. med. Wschr. **1913** II, 1811 bis 1812. — **Helmke, K.:** Über den Zellkollaps. Virchows Arch. **304**, 255—270 (1939). — **Helmreich, Walter:** Über eine Beobachtung von Nebennierenverschmelzung bei Spina bifida und Aplasie der Nieren. Beitr. path. Anat. **109**, 511—520 (1947). — **Helve, Osmo:** Biochem. Z. **306**, 343 (1940). — Clinical findings in Addisons disease. Acta med. scand. (Stockh.) **128**, 289—312 (1947). — **Hemphill, R. E.:** Brit. Med. J. **1944**, 211. — **Hemphill, R. E.,** and **M. Reiss:** J. Ment. Sci. **86**, 1065 (1940). — J. Ment. Sci. **88**, 285, 559 (1942). — Regulation of endogenous cortin production. Endocrinology **41**, 17—20 (1947). — **Hench, Philip S.:** The potential reversibility of rheumatoid arthritis. Proc. Staff Meet. Mayo Clin. **24**, 167—178 (1949a). — The potential reversibility of rheumatoid arthritis. Ann. Rheumatic. Dis. **8**, 90—96 (1949b). — The effects of cortisone and ACTH on rheumatic diseases. Science (Lancaster, Pa.) **111**, 457—458 (1950). — **Hench, Philip S., Edward C. Kendall, Charles H. Slocumb** and **Howard F. Polley:** The effect of a hormone of the adrenal cortex (17-hydroxy-11-dehydrocorticosterone: compound E) and of pituitary adrenocorticotropic hormone on rheumatoid arthritis. Proc. Staff Meet. Mayo Clin. **24**, 181—197 (1949) [auch in Ann. Rheumatic. Dis. **8**, 97 (1949)]. — **Hench, Philip S., Charles H. Slocumb, Arlie R. Barnes, Harry L. Smith, Howard F. Polley** and **Edward C. Kendall:** The effects of the adrenal cortical hormone 17-hydroxy-11-dehydrocorticosterone (compound E) on the acute phase of rheumatic fever: preliminary report. Proc. Staff Meet. Mayo Clin. **24**, 277—297 (1949). — **Henderson, E., J. W. Gray, M. Weinberg, E. Z. Merrick** and **H. Seneca:** J. Clin. Endocrin. **10**, 800 (1950). — **Henderson, Earl F.:** The longitudinal smooth muscle of the central vein of the suprarenal gland. Anat. Rec. **36**, 69—78 (1927). — **Heni, F.:** Klin. Wschr. **1939**, 1052. — Z. exper. Med. **108**, 427 (1940). — Z. klin. Med. **139**, 698 (1941). — Die Wirkung der Nebennierenrindensteroide auf den Elektrolythaushalt. Z. inn. Med. **2**, 547—555 (1947a). — Die Wirkung der synthetischen Nebennierenrindensteroide auf den Kohlenhydrathaushalt. Z. inn. Med. **2**, 494—502 (1947b). — **Heni, F.,** u. **J. Krauss:** Ist der Abfall der Eosinophilen im peripheren Blut auf Adrenalin als Test für die Funktion der Nebennierenrinde brauchbar? Klin. Wschr. **1953**, 6—11. — **Heni, F.,** u. **H. Mast:** Das Verhalten des weißen Blutbildes besonders der Eosinophilen bei *Ratten* nach Verabreichung von Dibenamin bzw. von Hydergin. Z. klin. Med. **148**, 143—147 (1951). — **Henkes, H. E.:** An investigation into secondary thiochrome fluorescence in tissue sections. Acta anat. (Basel) **2**, 321—350 (1946/47). — **Henle, Jacob:** Allgemeine Anatomie. Leipzig 1841 (Bd. 2, S. 584, Nebenniere). — Bericht über die Fortschritte der Anatomie im Jahre 1856. In Bericht über die Fortschritte der Anatomie und Physiologie im Jahre 1856, hrsg. von J. Henle u. G. Meißner. Leipzig u. Heidelberg 1857. — Über das Gewebe der Nebenniere und der Hypophyse. Z. ration. Med., 3. Reihe **24**, 143—152 (1865). — Handbuch der systematischen Anatomie des Menschen. Göttingen 1866ff. — **Henneberg, Bruno:** Normentafel zur Entwicklungsgeschichte der *Wanderratte (Rattus norvegicus* Erxleben*)*. Jena 1937. — **Henneman, C. P. H., H. Wexler** and **M. M. Westenhaver:** J. Labor. a. Clin. Med. **34**, 1017 (1949). — **Henning, N., H. Kinzlmeier, L. Demling** u. **E. Manuss:** Elektrophoretische Untersuchung von Zelleiweißkörpern. Klin. Wschr. **1952**, 390—391. — **Henriques, Olga B., S. B. Henriques, R. De Grandpré** and **Hans Selye:** Influence of amino acids on adrenal enlargement, nephrosclerosis and hypertension by anterior pituitary preparations. Proc. Soc. Exper. Biol. a. Med. **69**, 591—593 (1948). — **Henriques, Olga B., S. B. Henriques** and **Hans Selye:** Influence of cold, fasting and adrenalectomy on the blood-fibrinogen response to trauma. Proc. Soc. Exper. Biol. a. Med. **73**, 611—613 (1950). — **Henriques, S. B., Olga B. Henriques** and **Hans**

Selye: Influence of cold on blood fibrinogen concentration. Proc. Soc. Exper. Biol. a. Med. **71**, 82—84 (1949a). — Influence of the dietary protein concentration upon the corticotrophic action of lyophilized anterior pituitary. Endocrinology **45**, 153—158 (1949b). — **Herbert, Philippa H., and Joan A. de Vries:** J. Clin. Endocrin. **8**, 591 (1948). — The administration of adrenocorticotrophic hormone to normal *human* subjects. The effect on the leucocytes in the blood and on circulating antibody levels. Endocrinology **44**, 259—273 (1949). — **Herbert, Philippa H., Joan A. de Vries and B. Rose:** Studies on the effect of the administration of pituitary adrenocorticotrophic hormone (ACTH) to a case of Loefflers syndrome and a case of tropical eosinophilia. J. Allergy, **21**, 12—24 (1950). — **Herde, M.:** Zur Lehre der Paragangliome der Nebenniere. Arch. klin. Chir. **97**, 937—951 (1912). — **Hering, H. E.:** Die Carotissinusreflexe auf Herz und Gefäße. Dresden u. Leipzig 1927. — **Heringa, G. C.:** Chemische und färberische Fettdarstellung in der Zelle. Arch. exper. Zellforsch. **22**, 632—636 (1939). — **Herlant, Marc:** Bull. Acad. roy. Sci. **28**, 588—593 (1942). — Archives de Biol. **54**, 225—357 (1943). — Nature (Lond.) **164**, 703 (1949). — Application de la réaction de Mac Manus a l'étude histophysiologique du lobe antérieur de l'hypophyse. Rev. canad. Biol. **9**, 113—117 (1950). — **Herlant, Marc, and Paola S. Timiras:** Alkaline phosphatases in various tissues of the *rat* during the alarm-reaction. Endocrinology **46**, 243—252 (1950). — Étude histologique et histochimique des lésions provoquées par les corticoides au niveau du rein du *rat*. Acta anat. (Basel) **12**, 229—266 (1951). — **Herman:** Über Vorkommen und Veränderungen von Myelinsubstanz in der Nebenniere. Diss. Tübingen 1905. — **Herman, E., and E. W. Dempsey:** The demonstration of compounds containing carbonyl groups in tissue section. Stain Technol. **26**, 185—191 (1951). — **Hermann, F.:** Urogenitalsystem. Erg. Anat. **4**, 110—143, 499—505 (1896). — **Hermann, Heinrich:** Mikroskopische Beobachtungen an den Herzganglien des *Menschen* bei Coronarsklerose. Virchows Arch. **316**, 341—372 (1949a). — Zur Individualanatomie des *menschlichen* Herznervensystems. Anat.-Kongr. Bonn 1949. Dtsch. med. Rdsch. **1949**b, 632—633. — Mikroskopische Beobachtungen über Veränderungen an den *menschlichen* Herzganglien im Alter und bei Coronarsklerose. Dtsch. Z. Nervenheilk. **160**, 137—154 (1949c). — Die *menschlichen* Herzganglien im 6. Jahrzehnt des Lebens und ihre Veränderungen bei Lues cordis. Virchows Arch. **318**, 688—696 (1950a). — Mikroskopische Beobachtungen über Altersveränderungen an *menschlichen* Herzganglien. Z. Anat. u. Entw.gesch. **114**, 685—719 (1950b). — Mikroskopische Studien an *menschlichen* Herzganglien. Ein Beitrag zur Individualanatomie. Z. Anat. u. Entw.gesch. **114**, 511—524 (1950c). — Über einige Probleme der Histopathologie des peripheren vegetativen Nervensystems. Klin. Wschr. **1952**, 196—199. — **Hermann, Henri, et J. La Flaouiere:** Données pondérales relatives aux capsules surrénales du *chien*. J. Physiol. et Path. gén. **37**, 1262—1268 (1939). — **Hermann, Henri, F. Jourdan, J. F. Cier et L. Galloni:** Sur le comportement de la glande médullo-surrénale après son énervation. Étude histologique. Bull. Histol. appl. **14**, 279—290 (1937). — **Hermann, Henri, F. Jourdan, G. Morin et J. Vial:** Arch. internat. Pharmacodynamie **52**, 62 (1935). — C. r. Soc. Biol. Paris **121**, 1000, 1484 (1936). — Teneur en adrénaline des capsules surrénales déconnectées du système nerveux central. C. r. Soc. Biol. Paris **124**, 169—171 (1937a). — Existe-t-il une sécrétion paralytique de la glande médullo-surrénale „chroniquement énervée?" C. r. Soc. Biol. Paris **126**, 13—15 (1937b). — C. r. Soc. Biol. Paris **127**, 613; **128**, 676 (1938). — Sur la teneur en adrénaline des capsules surrénales plusieurs années après leur énervation. C. r. Soc. Biol. Paris **135**, 1655—1657 (1941). — **Hermann, Henri, F. Jourdan, G. Morin, J. Vial et P. Cornut:** Étude expérimentale de la glande médullo-surrénale en fonctionnement autonome. Rev. Endocrin. **16**, 81 (1938). — **Hermann, L.:** Grundriß der Physiologie des *Menschen*. Berlin 1867. — Lehrbuch der Physiologie, 11. Aufl. Berlin 1896. — **Hermann, O.:** Ergebnisse chemisch quantitativer Untersuchungen über den Cholesteringehalt der Nebennieren von *Neugeborenen* und *Säuglingen*. Mschr. Kinderkeilk. **82**, 76 (1940). — **Hernando, T., A. R. Olleros, G. Gurriaran, G. F. Valdacara:** C. r. 1. Congr. thér. Paris **2**, 134 (1933). — **Heron, W. T., W. M. Hales and D. J. Ingle:** Amer. J. of Physiol. **110**, 357 (1934). — **Herrick, E. H., and J. C. Finerty:** The effect of adrenalectomy on the anterior pituitary of *fowls*. Endocrinology **27**, 279—282 (1940). — **Herrick, E. H., and O. Torstveit:** Some effects of adrenalectomy in *fowls*. Endocrinology **22**, 469—473 (1938). — **Herring, P. T.:** The effect of thyroidectomy and thyroid feeding upon the adrenalin content of the suprarenals. Quart. J. Exper. Physiol. **9**, 391—401 (1916). — The action of thyroids upon the growth of the body and the organs of the white *rat*. Quart. J. Exper. Physiol. **11**, 231—253 (1917a). — The effect of thyroid-feeding on the weight of the suprarenals and on their adrenalin content. Quart. J. Exper. Physiol. **11**, 47—57 (1917b). — Quart. J. Exper. Physiol. **12** (1919). — The influence of the thyroid on the functions of the suprarenals. Endocrinology **4**, 577—599 (1920a). — The adrenalin content of the suprarenals on the female white *rat*, and the changes brought about by thyroid feeding and other conditions. Quart. J. Exper. Physiol. **12**, 115—123 (1920b). — The endocrine glands and their internal secretion. Sci. Progr. (Lond.) **1924**. — **Herrmann, Herbert:** Untersuchungen über die morphologisch faßbaren Veränderungen der

Nebennierenrinde bei *Meerschweinchen* und weißen *Ratten* unter dem Einfluß von Adrenalin. Z. Zellforsch. **32**, 401—434 (1942). — **Herrold, E., G. Holmquist, B. Richards** and **E. Oppenheimer:** Federat. Proc. **7**, 226 (1948). — **Herschberg, A. D., W. Geisendorf** et **J. Piquet:** Schweiz. med. Wschr. **1944**, 596. — **Herschmann, H.,** u. **R. Neurath:** Beitrag zu endokrin bedingter Frühreife (Interrenalgenitales Syndrom). Wien. klin. Wschr. **1927**, 277—279. — **Hertert, L. D.:** Differentiation of the various types of fats by means of dyes. J. Labor. a. Clin. Med. **16**, 926 (1931). — **Hertwig, Oscar:** Lehrbuch der Entwicklungsgeschichte des *Menschen* und der *Wirbeltiere*, 3. Aufl. Jena 1890. — **Hertwig, Richard:** Lehrbuch der Zoologie. Jena 1891 ff. 13. Aufl. Jena 1922. — **Hertz, Roy:** The relationship between hormone-induced tissue growth and neoplasia. A review. Cancer Res. **11**, 393—397 (1951). — **Hertz, Roy,** and **William W. Tullner:** Lack of effect of cortisone on inhibitory action of antigonadotropic sera. Proc. Soc. Exper. Biol. a. Med. **78**, 737—738 (1951). — **Herwerden, M. A. van:** Der Einfluß der Nebennierenrinde des *Rindes* auf Gesundheit und Wachstum verschiedener Organismen. Biol. Zbl. **42**, 109—112 (1922). — Arch. mikrosk. Anat. **58** (1923). — Über die Wirkung von Nebennierenextrakten. Arch. Entw.mechan. **109**, 449—450 (1927). — **Herxheimer, G.:** Über Fettfarbstoffe. Dtsch. med. Wschr. **1901**, 601. — Erg. Path. **8** (1902). — Zbl. Path. **14** (1903). — Pankreas. In Handbuch der inneren Sekretion, Bd. I, S. 25—122. 1932. — **Herzenberg, Helene:** Zur Frage der Heterotopie des Knochenmarkes. Virchows Arch. **239** (1922). — **Herzog, Ernst:** Prinzipielles zur normalen und pathologischen Histologie des peripheren vegetativen Nervensystems. Klin. Wschr. **1948**, 641—648. — **Heskett, B. F.,** and **J. W. Hoffman:** The effect of massive doses of stilbestrol upon the suprarenal gland of the *rat*. Quart. Bull. Northwest. Univ. Med. School **17**, 203—208 (1943). — **Hess, Melvin,** and **C. E. Hall:** The effects of desoxycorticosterone acetate and hypertension upon the pituitary gland cytology in the *rat*. Amer. Assoc. Anat. Anat. Rec. **109**, 304 (1951). — **Hett, Johannes:** Das Corpus luteum der *Zauneidechse (Lacerta agilis)*. Z. mikrosk.-anat. Forsch. **1**, 41—84 (1924). — Ein Beitrag zur Histogenese der *menschlichen* Nebenniere. Z. mikrosk.-anat. Forsch. **3**, 179—282 (1925a). — Histogenetische Untersuchungen über die *menschliche* Nebenniere. Verh. anat. Ges., Anat. Anz. Ergh. **60**, 88—94 (1925b). — Histologische Demonstrationen zur Histogenese der *menschlichen* Nebenniere. Verh. anat. Ges., Anat. Anz. Ergh. **60**, 246—248 (1925c). — Neuere Untersuchungen über die Nebenniere. Verh. anat. Ges., Anat. Anz., Ergh. **61**, 143—146 (1926a). — Beobachtungen an der Nebenniere der *Maus*. I. Beobachtungen an hungernden Tieren und nach Injektion von Trypanblau. Z. mikrosk.-anat. Forsch. **7**, 403—420 (1926b). — Beobachtungen an der Nebenniere der *Maus*. II. Geschlechtsunterschiede im gegenseitigen Mengenverhältnis von Rinde und Mark bei wachsenden *Tieren*. Z. mikrosk.-anat. Forsch. **13**, 428—440 (1928a). — Vorweisung von Präparaten zur Erläuterung der Geschlechtsunterschiede an den Nebennieren der *Maus*. Verh. anat. Ges., Anat. Anz., Ergh. **66**, 288—289 (1928b). — Zur Frage der Hohlraumbildung in der Nebennierenrinde des *Menschen*. Z. mikrosk.-anat. Forsch. **31**, 626—634 (1932). — Z. mikrosk.-anat. Forsch. **17** (1934a). — Leukocyten und Retikuloendothel. Verh. anat. Ges. **1934b**. — Über den Leukocytenabbau im *tierischen* Körper. Experimentelle Untersuchungen an *Benzolmäusen*. Z. Zellforsch. **30**, 339—388 (1940). — Blutbildung in der Nebenniere. Z. Zellforsch. **33**, 389—404 (1945). — **Heuverswyn, J. van, V. J. Collins, W. L. Williams** and **W. U. Gardner:** The progesterone-like activity of desoxycorticosterone. Proc. Soc. Exper. Biol. a. Med. **41**, 552—554 (1939). — **Heuverswyn, J. van, S. J. Folley** and **W. U. Gardner:** Mammary growth in male *mice* receiving androgens, estrogens and desoxycorticosterone acetate. Proc. Soc. Exper. Biol. a. Med. **41**, 389—392 (1939). — **Hewer, Evelyn E.:** Some functions of the suprarenal glands. Brit. Med. J. **1922 I**, 138—139. — Brit. Med. J. **1923 I**, 235. — **Hewitt jr., William Francis:** The essential role of the adrenal cortex in the hypertrophy of the ovotestis following ovariectomy in the *hen*. Anat. Rec. **98**, 159—180 (1947). — **Hewitt jr., William Francis,** and **E. J. van Liere:** The question of thyroid weight during pregnancy, with further observations of adrenal weight in late pregnancy. Endocrinology **28** (1941a). — Water distribution in the body during the pregnant and the puerperal state. Endocrinology **28**, 847—848 (1941b). — **Hewson:** Experimental inquiries. London 1774 bis 1777. — Philos. Trans. **65**, 315. — **Heymans, C.:** Amer. J. Physiol. **85**, 498 (1928). — Arch. internat. Pharmacodynamie **35**, 307 (1929). — **Hickel:** Hémopoièse dans la surrénale d'un nouveau né syphilitique. C. r. Soc. Biol. Paris **84** (1921). — **Hicks, C. St.,** and **R. F. Mattees:** Adrenal cortex and luteinisation. Austral. J. Exper. Biol. a. Med. Sci. **13**, 27—32 (1935). — **Hiestand, Wm. A.:** The effect of starvation on the blood sugar level of the albino *mouse*. Amer. Soc. Zool. Chicago. Anat. Rec. **99**, 678 (1947). — **Higgins, George M.,** and **D. J. Ingle:** Functional homoplastic grafts of the adrenal gland of newborn *rats*. Anat. Rec. **70**, 145 (1938a). — The effect of the administration of carbon tetrachloride on the extent of regeneration in the enucleated adrenal gland of the *rat*. Endocrinology **23**, 424 (1938b). — **Higgins, George M., D. J. Ingle** and **Geo. Berryman:** The relation of certain endocrines to rhythmic changes in the liver following force feeding. Amer. Assoc. Anat. Chicago. Anat.

Rec. **79**, Suppl. 32 (1941). — **Higgins, George M.**, and **Kathryn A. Woods:** The influence of the adrenal gland on some of the changes induced in the animal organisms by the folic acid analogue aminopteroterin. Proc. Staff Meet. Mayo Clin. **24**, 533—537 (1949). — The influence of cortisone (compound E) upon a lymphoid leukemia induced in AKM *mice*. Amer. Assoc. Anat. New Orleans. Anat. Rec. **106**, 204 (1950). — **Higgins, George M., Kathryn A. Woods** and **Bennet:** Cancer Res. **10**, 203 (1950). — **Hild, Walther:** Zur Frage der Neurosekretion im Zwischenhirn der *Schleie (Tinca vulgaris)* und ihrer Beziehungen zur Neurohypophyse. Z. Zellforsch. **35**, 33—46 (1950). — Experimentell-morphologische Untersuchungen über das Verhalten der „Neurosekretorischen Bahn" nach Hypophysenstieldurchtrennungen, Eingriffen in den Wasserhaushalt und Belastung der Osmoregulation. Virchows Arch. **319**, 526—546 (1951a). — Vergleichende Untersuchungen über Neurosekretion im Zwischenhirn von *Amphibien* und *Reptilien*. Z. Anat. **115**, 459—479 (1951b). — Das Verhalten des neurosekretorischen Systems nach Hypophysenstieldurchschneidung und die physiologische Bedeutung des Neurosekrets. Acta neurovegetativa (Wien) **3**, 81—91 (1951c). — Über Neurosekretion im Zwischenhirn des *Menschen*. Z. Zellforsch. **37**, 301—316 (1952). — **Hild, Walther,** u. **Gerhard Zetler:** Über das Vorkommen der Hypophysenhinterlappenhormone im Zwischenhirn. Arch. exper. Path. u. Pharmakol. **213**, 139—153 (1951). — Vergleichende Untersuchungen über das Vorkommen der Hypophysenhinterlappenhormone im Zwischenhirn einiger *Säugetiere*. Dtsch. Z. Nervenheilk. **167**, 205—214 (1952a). — Neurosekretion und Hormonvorkommen im Zwischenhirn des *Menschen*. Klin. Wschr. **1952**b, 433—439. — **Hildebrandt, F.:** Lehrbuch der Anatomie des *Menschen*. 4 Bde. Braunschweig 1789—1792. — **Hildebrandt, F.,** u. **Ernst Heinrich Weber:** Handbuch der Anatomie des *Menschen*. Braunschweig 1830—1832. — **Hildes, J. A.,** Sheila Sherlock and **Veryan Walshe:** Liver and muscle glycogen in normal subjects, in diabetes mellitus and in acute hepatitis. I. Under basal conditions. II. The effects of intravenous adrenaline. Clin. Sci. **7**, 287—314 (1949). — **Hilditch, T. P.:** The chemical constitution of natural fats. London 1940. — **Hilger, D. W., A. R. Mueller** and **A. E. Freed:** Mil. Surgeon **91**, 309 (1942). — **Hill, R. T.:** J. of Anat. **64**, 479 (1930); **68**, 19 (1933); **72**, 71 (1937). — Fats of ovaries which have been grafted in the ear for long periods of time. Endocrinology **28**, 426—430 (1941). — Life sustaining adrenal cortical function of the *mouse* ovary. Anat. Rec. **94**, 470 (1946). — Effect of cutting the ovarian artery and nerves. Amer. Assoc. Anat. Wisconsin. Anat. Rec. **100**, 674—675 (1948). — **Hill, R. T., A. B. Corkill** and **A. S. Parkes:** Proc. Roy. Soc. Lond. B **116**, 208 (1934). — **Hill, R. T.,** and **W. U. Gardner:** Function of pituitary grafts in *mice*. Proc. Soc. Exper. Biol. a. Med. **34**, 78—79 (1936). — **Hill, W. C. Osman:** Observations on the growth of the suprarenal cortex. J. of Anat. **64**, 477—479 (1930). — The suprarenals cortex in *monkeys* of the genus *Pithecus*. J. of Anat. **68**, 19—28 (1933). — The suprarenals of the larger *Felidae*. J. of Anat. **72**, 71—82 (1937). — Adrenals of *Capuchin monkeys*. Proc. Anat. Soc. J. of Anat. **81**, 400—401 (1947). — **Hillarp, Nils-Åke:** Structure of thy synapse and the peripheral innervation apparatus of the autonomic nervous system. Acta anat. (Basel) Suppl. IV — II, 2 (1946). — Innervation of the adrenal medulla in the *rat*. Acta anat. (Basel) **3**, 153—161 (1947). — Studies on the localization of hypothalamic centres controlling the gonadotrophic function of the hypophysis. Acta endocrin. (Københ.) **2**, 11—23 (1949a). — Cell reactions in the hypothalamus following overloading of the antidiuretic function. Acta endocrin. (Københ.) **2**, 33—43 (1949b). — **Hills, A. G., P. H. Forsham** and **C. A. Finch:** Changes in circulating leukocytes induced by the administration of pituitary adrenocorticotrophic hormone (ACTH) in *man*. Blood **3**, 755—768 (1948). — **Hills, A. Gorman,** and **George W. Thorn:** An estimation of the quantity of 11-17-oxy-steroid excretion by the *human* adrenal stimulated by ACTH. J. Clin. Endocrin. **8**, 606—607 (1948). — **Himwich, Harold E., Joseph F. Fazekas** and **Stevens J. Martin:** Amer. J. Physiol. **123**, 1725 (1938). — **Hinman jr., Frank:** Advisability of surgical reversal of sex in female pseudohermaphroditism. J. Amer. Med. Assoc. **146**, 423—429 (1951). — **Hintzelmann:** Mikroskopische Untersuchungen an den innersekretorischen Organen vitaminarm (Vitamin A) ernährter *Ratten*. Arch. exper. Path. u. Pharmakol. **100** (1924). — **Hion, Jon. V.:** The influence of alcohol on the endocrine glands. Fol. neuropath. eston. 3/4, 288 (1924). — Zur Histologie der Nebennieren bei erschöpften *Tieren*. Fol. neuropath. eston. **7**, 178—189 (1927). — **Hippokrates:** De glandulis. Edit. Lind. I, 414, Froben 56, Foes Sect. III, 52, Kühn I, 491 usw. — **Hirai, M.:** Trans. Jap. Path. Soc. **19**, 229 (1929); **21**, 162 (1931). — **Hirase, Kozo:** Der Einfluß der Nebennierenexstirpation auf die Arbeitsfähigkeit des Muskels. Pflügers Arch. **212**, 582—586 (1926). — **Hirayama:** Epinephrin content of *rabbit's* suprarenals after unilateral splanchnectomy. Tohoku J. Exper. Med. **5**, 573 (1925). — **Hirsch, A.:** Die Geschwülste der Nebennieren und Nebennierengeschwülste der Nieren. Diss. Würzburg 1902. — **Hirsch, Gottwald Chr.,** u. **W. Buchmann:** Beiträge zur Analyse der Rongalitweißreaktion. Nachweis einer intrazellulären Oxydo-Redukase LM. Z. Zellforsch. **11**, 255—315 (1930). — **Hirsch, Max:** Alte und neue Heilkunde im Lichte der Lehre von der inneren Sekretion. In Handbuch der inneren Sekretion, Bd. I, S. 1—24. 1932. — **Hirschfeld, Vera:** Das

Verhalten der chromaffinen Substanz der Nebennieren bei Hemicephalie. Diss. Zürich 1911. — **Hirschmann, H.:** Steroids of urine of ovariectomized *women*. J. of Biol. Chem. **136**, 483—502 (1940). — **Hirschmann, H.**, and **Frieda B. Hirschmann:** J. of Biol. Chem. **167**, 7 (1948). — Steroidoxerction in a case of adrenocortical carcinoma. IV. Δ^5-pregnenetriol-3α, 16β,20α. J. of Biol. Chem. **184**, 259—282 (1950). — **Hirst, E. L., E. G. V. Percival** and **F. Smith:** Constitution of ascorbic acid. Nature (Lond.) **131**, 617 (1933). — **Hirst, E. L.**, and **S. S. Zilva:** Biochemic. J. **27**, 1271 (1933). — **Hirt, August:** Zur Innervation der Niere und Nebenniere des *Frosches*. Z. Anat. u. Entw.gesch. **91**, 580—593 (1930). — Lumineszenzmikroskopische Untersuchungen an den Mastzellen der lebenden *Maus*. Verh. anat. Ges. **1938/39**, 97—104. — **His, Wilhelm:** Untersuchungen über die erste Anlage des *Wirbelthierleibes*. Leipzig 1868. — Über Präparate zum Situs viscerum mit besonderen Bemerkungen über die Form und Lage der Leber. Arch. Anat. u. Physiol., Anat. Abt. 1878. — Anatomie *menschlicher* Embryonen. III. Zur Geschichte der Organe. Leipzig 1885. — Die anatomische Nomenclatur. Nomina anatomica. Arch. Anat. u. Physiol., Anat. Abt., Suppl. **1895**, 114. — **Hisaw, F. L., R. O. Greep** and **H. L. Fevold:** Effects of progesterone on the female genital tract after castration atrophy. Proc. Soc. Exper. Biol. a. Med. **36**, 840—842 (1937). — **Hisaw, Frederick L.**, and **Joseph T. Velardo:** Inhibition of progesterone in decidual development by steroid compounds. Endocrinology **49**, 732—741 (1951). — **Hitchcock** u. Mitarb.: Amer. J. Physiol. **121**, 542 (1938). — **Hitzelberger, A., W. Ruppel** u. **L. Weissbecker:** Ist der Eosinophilen-Test spezifisch? Klin. Wschr. **1952**, 470. — **Hoagland, H.:** J. Aviation Med. **18**, 450 (1947). — **Hoagland, H., F. Elmadjian** and **G. Pincus:** J. Clin. Endocrin. **6**, 301—311 (1946). — **Hoberman, Henry D.:** Endocrine regulation of N metabolism during fasting. Yale J. Biol. a. Med. **22**, 341—367 (1950). — **Hochberg, Ingrid**, and **Holger Hydén:** The cytochemical correlate of motor nerve cells in spastic paralysis. Acta physiol. scand. (Stockh.) **17**, Suppl. **60** (1949). — **Hochet, R. C.**, and **W. E. McClenahan:** The oxidation of certain glycosides by lead tetraacetate. J. Amer. Chem. Soc. **61**, 1667—1671 (1939). — **Hoch-Ligeti, Cornelia:** Effect of feeding 2-acetaminofluorene on the adreno-gonadal system of *rats*. Nature (Lond.) **161**, 58—59 (1948). — **Hoch-Ligeti, Cornelia**, and **C. H. Bourne:** Changes in the concentration and histological distribution of the ascorbic acid in ovaries, adrenals and livers of *rats* during oestrous cycles. Brit. J. Exper. Path. **29**, 400—407 (1948). — **Hodler, D.:** C. r. Soc. Biol. Paris **122**, 512—514 (1936). — Surrénales et masculinisation. Archives d'Anat. **24**, 1—79 (1937). — **Hölscher, Bernard:** Die Hypophysektomie bei der *Ratte* mit Beschreibung einer vereinfachten Operationsmethodik. Pflügers Arch. **249**, 731 bis 738 (1948). — **Hoen, E., H. Langefeld** u. **C. Oehme:** Endokrinol. **21**, 305—314 (1939). — **Hoen, E.**, u. **C. Oehme:** Klin. Wschr. **1938**, 452—453. — **Hoepke, Hermann:** Die heutige Auffassung vom Nervengewebe. Dtsch. med. Rdsch. **1949a**, 237—241. — Die heutige Auffassung vom Nervengewebe. Teil II. Dtsch. med. Rdsch. **1949b**, 865—866. — **Höring:** Z. klin. Med. **129**, 627 (1936). — **Hoerr, Normand Louis:** Histological changes in the suprarenal cortex produced by various chemical substances and toxins. Anat. Rec. **32**, 211 (1926). — The cells of the suprarenal cortex in the *guinea pig*. Their reaction to injury and their replacement. Amer. J. Anat. **48**, 139—198 (1931). — The lipoids of the adrenal. Anat. Rec. **55**, Suppl. 19 (1933). — Cytological studies by the Altmann-Gersh freezing-drying method. I. Recent advances in the technique. Anat. Rec. **65**, 293—317 (1936a). — Histological studies on lipins. I. Osmium acid as a microchemical reagent with special reference to lipins. Anat. Rec. **66**, 149—171 (1936b). — Histological studies on lipins. II. A cytological analysis of the liposomes in the adrenal cortex of the *guinea pig*. Anat. Rec. **66**, 317—342 (1936c). — **Hofbauer, J.:** Die pathologische Physiologie der Graviditätstoxikose im Rahmen neuer Ideenrichtung. Münch. med. Wschr. **1950**, 107—112. — **Hofeld, H.:** Über den Einfluß von „Cortiron" (Schering) auf Nieren- und Nebennierengewebe von *Kaninchen*. Diss. Hamburg 1940. — **Hoff:** Klin. Wschr. **1932** II, 1751. — Dtsch. med. Wschr. **1944** I, 87. — **Hoffheinz, Siegfried:** Lipoidstudien an der Leber, zugleich ein Beitrag zur Frage postmortal bedingter Lipoidveränderungen. Virchows Arch. **260**, 493—520 (1926). — **Hoffman, J. J.**, and **A. E. Mamelok:** Arch. of Pediatr. **63**, 391—402 (1946). — **Hoffman, M. M., V. E. Kazmin** and **J. S. L. Browne:** The excretion of pregnanediol following the administration of desoxycorticosterone acetate to *rabbits*. J. of Biol. Chem. **147**, 259—260 (1943). — **Hoffmann, Auguste:** Die Entwicklung des Fettgewebes beim *Menschen*. Anat. Anz. **97**, 242—250 (1950). — **Hoffmann, C. K.:** Z. wiss. Zool. **44** (1886). — Zur Entwicklungsgeschichte der Urogenitalorgane bei den *Reptilien*. Z. wiss. Zool. **48** (1889). — Verh. konink. Akad. Wetensch., Amsterdam, Deel 1 **1892**. — Zur Entwicklungsgeschichte des Sympathicus. I. Die Entwicklungsgeschichte des Sympathicus bei den *Selachiern (Acanthias vulgaris)*. Verh. konink. Akkad. Wetensch., Amsterdam (Tweede Sectie) Deel VII, 4, **1900**, 64—69. — Verh. konink. Akad. Wetensch., Amsterdam, Deel 8 **1902**. — **Hoffmann, E.:** Lehrbuch der Anatomie des *Menschen*. 1877. — **Hoffmann, F., E. J. Hoffmann** and **J. Talesnik:** The influence of thyroxin and adrenal cortical extract on the O_2 consumption of adrenalectomized *rats*. J. of Physiol. **107**, 251—264 (1948). — **Hoffmann, Fr.:** Untersuchungen über die gonadotrope Wirkung von Nebennierenrindenextrakten. Z. Geburtsh. **115**, 416—426 (1937a). — Über die Darstellungsmethoden einer gonadotropen Substanz aus der Nebennierenrinde. Endokrinol. **19**, 145—148 (1937b). — Klin. Wschr. **1937**c, 79—81. — Endokrinol. **20**, 225—230 (1938a). — Zbl. Gynäk. **1938**b, 2694. — Zbl. Gynäk. **1940**a, 1057. — Z. Geburtsh. **121**, 159 (1940b). — Zbl. Gynäk. **1944**, 158. — Untersuchungen über die Progesteronbildung in der fötalen Nebenniere. Zbl. Gynäk. **69**, 43—48 (1947). — **Hoffmeyer, J.**: Zwei Formen von Nebennierentumoren und ihre möglichen Beziehungen zur Arteriosklerose. Virchows Arch. **302**, 627—639 (1938). — **Hoffstätter**: Mschr. Geburtsh. **49**, 387 (1919). **Hofmann, E.**: Krkh.forsch. **2**, 295 (1926). — **Hofmann, F. B.**: Zur Theorie und Technik der Golgi-Methode. Z. angew. Anat. **2**, 41—49 (1917). — **Hofmann, L.**: Dtsch. Z. Verdgsusw. Krkh. (15. Tagg). — **Hofmeister, I.**: Experimentelle Untersuchungen über die Folgen des Schilddrüsenverlustes. Beitr. klin. Chir. **11**, 441—523 (1894). — **Hofstätter, R.**: Über die Befunde bei hypophysierten Tieren. Mschr. Geburtsh. **49**, 387—412 (1919). — **Hogben, L. T.**, and **F. A. E. Crew**: Studies on internal secretion. II. Endocrine activity in foetal and embryonic life. Brit. J. Exper. Biol. **1**, 1 (1924). — **Hogeboom, G. H., A. Claude** and **R. D. Hotchkiss**: The distribution of cytochrome oxidase and succinoxidase in the cytoplasm of the *mammalian* liver cell. J. of Biol. Chem. **165**, 615 (1946). — **Hohlweg, Walter**: Zbl. Gynäk. **63**, 1143 (1939). — Über die Hemmung der Oestrusreaktion durch Vitamin A-Überdosierung. Klin. Wschr. **1951**, 193—195. — **Holde, D.**: Kohlenwasserstofföle und Fette, 7. Aufl. Berlin 1933. — **Holl, G.**: Dtsch. Z. Chir. **226**, 277—295 (1930). — **Hollander, Vincent P., Charles D. West, Willet F. Whitmore, Henry T. Randall** and **Olof H. Pearson**: Physiological effects of bilateral adrenalectomy in *man*. Cancer (N.Y.) **5**, 1019—1024 (1952). — **Hollard**: Précis d'anatomie comparée. Paris 1835. — **Holler**: Münch. med. Wschr. **1952**, 1031. — **Holler, J. W., A. Dury, R. Burton, E. H. Keutmann** and **C. Smith**: Metabolic response to adrenaline of pre- and post-operated patients. Federat. Proc. **9**, 62 (1950). — **Hollingshead, W. Henry**: The innervation of the adrenal glands. J. Comp. Neur. **64**, 449—467 (1936). — The innervation of the abdominal chromaffin tissue. J. Comp. Neur. **67**, 133 (1937). — J. Comp. Neur. **71**, 417 (1939). — J. Comp. Neur. **73**, 37 (1940). — Effects of anoxia upon carotid body morphology. Anat. Rec. **92**, 255—261 (1945). — **Hollingshead, W. Henry**, and **H. Finkelstein**: Regeneration of nerves to the adrenal gland. J. Comp. Neur. **67**, 215 (1937). — **Holm, F.**: Über die nervösen Elemente in den Nebennieren. Sitzgsber. Akad. Wiss. Wien, Math.-naturwiss. Kl., II. Abt. **53**, 314—321 (1866). — J. pract. Chem. **100**, 150—152 (1867). — **Holman, White** and **Fruton**: Proc. Soc. Exper. Biol. a. Med. **65**, 196 (1947). — **Holmberg, A. D.**, and **F. L. Soler**: Some notes on the adrenals. Presence of a united adrenal in the *marine tortoise*. Contributions from the laboratory of anatomy, comparative physiology and pharmacodyn. Univ. Buenos Aires **20**, 457—469, 667—675 (1942). — **Holmes**: Med. Rec. **53**, 902. — **Holmes, G.**: A case of virilism associated with a suprarenal tumor; recovery after its removal. Quart. J. Med. **18**, 143—152 (1925). — **Holmes, H. N., K. Campbell** and **E. J. Amberg**: J. Labor. a. Clin. Med. **24**, 1119 (1939). — **Holmes, W.**: The adrenal homologues in the *lungfish Protopterus*. Proc. Roy. Soc. Lond., Ser. B **137**, 549—562 (1950). — **Holmgren, E.**: Über die „Saftkanälchen" der Leberzellen und der Epithelzellen der Nebenniere. Anat. Anz. **22**, 9—14 (1902). — Weitere Mitteilungen über die Trophospongienkanälchen der Nebennieren vom *Igel*. Anat. Anz. **22**, 476—481 (1903). — Beiträge zur Morphologie der Zellen. Anat. Hefte **75**, 99 (1904). — **Holmgren, Hjalmar**: Z. mikrosk.-anat. Forsch. **47**, 489 (1940). — Beitrag zur Frage der Genese der Ehrlichschen Mastzellen. Acta anat. (Basel) **2**, 40—56 (1946/47). — Metachromasia in growing tissue. Proc. 6. Internat. Congr. Exper. Cytol. 1948, S. 378—379. — **Holmgren, Hjalmar**, and **U. Nilsone**: Comparative studies of the height of thyroid cells in different fixations. Acta endocrinol. (Københ.) **1**, 339—349 (1948). — **Holmgren, Hj.**, u. **O. Wilander**: Z. mikrosk.-anat. Forsch. **42**, 242 (1937). — **Holmgren, Hjalmar**, and **Gunnar Wohlfart**: Mast cells in experimental *rat* sarcomas. Cancer Res. **7**, 686—691 (1947). — **Holmgren, Hjalmar**, and **Snorre Wohlfart**: Course of the blood sugar curve in mentally healthy subjects and in schizophrenics during adrenalin tolerance tests for a day and night. Acta psychiatr. (Københ.) Suppl. **46**, **64**, 132—144. — **Holmquist, A. G.**: Klin. Wschr. **1934** I. 664. — **Holt, H., R. W. Keeton** and **B. Vermesland**: The effect of gonadectomy on body structure and body weight in albino *rats*. Amer. J. Physiol. **114**, 515—525 (1935). — **Holthusen**: Beitr. path. Anat. **49**, 594 (1910). — **Holton, P.**: Noradrenaline in adrenal medullary tumours. Nature (Lond.) **163**, 217 (1949a). — J. of Physiol. **108**, 525 (1949b). — **Holtorff, A. F.**, and **F. C. Koch**: The colorimetric estimation of 17-ketosteroids and their application to urine extracts. J. of Biol. Chem. **135**, 377—393 (1940a). — J. of Biol. Chem. **136**, 365 (1940b). — **Holtz, Peter**: „Arterenergische" Innervation. Klin. Wschr. **1949**, 64. — Klin. Wschr. **1950**, 145. — **Holtz, Peter**, u. **F. Bachmann**: Aktivierung der Dopadecarboxylase des Nebennierenmarkes durch Nebennieren-Rindenextrakt. Naturwiss. **39**, 116—117 (1952). — **Holtz, Peter, K. Credner** u. **G. Kroneberg**: Arch. exper. Path. u. Pharmakol. **204**, 228 (1947). — **Holtz, Peter**, u. **Günther Kroneberg**: Biologische

Adrenalinsynthese. Klin. Wschr. 1948, 605. — Untersuchungen über die Adrenalinbildung durch Nebennierengewebe. Naunyn-Schmiedebergs Arch. 206, 150—163 (1949). — **Holtz, Peter, Günther Kroneberg** u. **Hans-Joachim Schümann:** Phäochromocytom. Klin. Wschr. 1950a, 533. — Adrenalin- und Arterenolgehalt des Herzmuskels. Klin. Wschr. 1950b, 653—654. — **Holtz, Peter,** u. **Hans-Joachim Schümann:** Arterenol — ein neues Hormon des Nebennierenmarkes. Naturwiss. 35, 159 (1948a). — Verh. dtsch. pharmak. Ges. 1948b. — Verh. dtsch. physiol. Ges. 1948c. — Klin. Wschr. 1948d, 604. — Karotissinusentlastung und Nebennieren. Arterenol chemischer Überträgerstoff sympathischer Nervenerregungen und Hormon des Nebennierenmarkes. Arch. exper. Path. u. Pharmakol. 206, 49—64 (1949a). —Arterenol, Hormon des Nebennierenmarkes und chemischer Übertragungsstoff sympathischer Nervenerregungen. Schweiz. med. Wschr. 1949b, 252—253. — Über den Arterenolgehalt des Nebennierenmarkes. Versuche mit Hormonkristallisaten. Arch. exper. Path. u. Pharmakol. 206, 484—494 (1949c). — **Holyoke, Edward A.:** The role of a germinal epithelium in the development of omental grafts of embryonic ovary in the albino rat. Amer. Assoc. Anat. Wisconsin. Anat. Rec. 100, 676 (1948). — **Home:** Lectures on Anatomy, Bd. 5, S. 259—265. London 1828. — **Home** and **Menzies:** A description of the anatomy of the Sea-Otter. Philos. Trans. 1796, 385—394. — **Honan, M. S.:** Some notes on the early adrenals. J. of Anat. 64, 194—200 (1930). — **Hoogeveen, A. J. A.:** Een phaeochromocytoom in de zwangerschap. Nederl. Tijdschr. Geneesk. 92, 1681—1690 (1948). — **Hooker, Charles W.:** A criterion of luteal activity in the mouse. Anat. Rec. 93, 333—347 (1945). — The life history of the interstitial cells of the testis of the mouse. Amer. Assoc. Anat. Wisconsin. Anat. Rec. 100, 676—677 (1948). — **Hooker, Charles W.,** and **V. J. Collings:** Androgenic action of desoxycorticosterone. Endocrinology 26, 269—272 (1940). — **Hooker, Charles W., Thomas R. Forbes** and **Carroll A. Pfeiffer:** Reduction of plasma progesterone levels during renal passage. Amer. Assoc. Anat. New Orleans. Anat. Rec. 106, 205 (1950). — **Hooker, Charles W.,** and **Dorothy B. Jones:** Spontaneous masculinization in old female mice of the C strain. Amer. Assoc. Anat. Anat. Rec. 109, 306 (1951). — **Hopf, Karl:** Über Knochenmarksgewebe in der Nebenniere. Diss. München 1913. — **Hoppe-Seyler, Felix-Adolf,** u. **Norbert Schümmelfeder:** Das Vorkommen von Acetylcholin im Blut nach experimentellen Verbrennungen. Z. Naturforsch. 1, 696—699 (1946). — Hormontherapie in der Praxis: siehe unter Schering. — **Horn, G.:** Beiträge zur Histogenese der aus aberrierten Nebennierenkeimen entstandenen Nierengeschwülsten. Virchows Arch. 126, 191 (1891). — **Hornowski, J.:** Veränderungen im Chromaffinsystem bei unaufgeklärten postoperativen Todesfällen. Virchows Arch. 198, 93 (1909a). — Arch. méd. exper. Anat. path. 21, 712 (1909b). — **Hornykiewytsch, Theophil:** Physikalisch-chemische und histochemische Untersuchungen über die Wirkung der Röntgenstrahlen. Strahlenther. 86, 175—206 (1952). — **Hortling, H.,** u. **A. Pekkarinen:** Acta endocrinol. (København.) 2, 356—364 (1949). — **Hortobágyi, Béla** u. **János Ágeston:** Ujabb vizsgálatok a choriogen gonadotrop hormon mellékvesehátásáról. Magy. Nöoroosok Lapja 12, 55—57 (1949). — **Horvath, S. M.:** Endocrinology 23, 223—227 (1938). — **Horvath, S. M., F. A. Hitchcock** and **F. A. Hartman:** Amer. J. Physiol. 11, 178—184 (1938). — **Horwitt, B. N.,** and **R. I. Dorfman:** Science (Lancaster, Pa.) 97, 337 (1943). — **Hoshi, Togo:** Morphologisch-experimentelle Untersuchungen über die Innervation der Nebenniere. Inst. allg. Path. u. path. Anat. Tohoku Univ. Sendai 3, 328—342 (1926a). — Histology of nerves in the suprarenals. Tohoku Igak. Zasshi 9, 4—5 (1926b). — **Hoskins, E. R.:** The growth of the body and the organs of the albino rat as affected by feeding various ductless glands (thyroid, thymus, hypophysis and pineal). J. of Exper. Zool. 21, 295—346 (1916). — **Hoskins, Margaret M.,** and **J. G. Bernstein:** Relation of parathyroidectomy and of season to adrenal cortical lipoid in albino rats. Anat. Rec. 73, Suppl. 2, 29 (1939). — **Hoskins, R. G.:** Thyroid secretion as a factor in adrenal activity. J. Amer. Med. Assoc. 55, 1724—1725 (1910a). — Congenital thyroidism: An experimental study of the thyroid in relation to the other organs of internal secretion. Amer. J. Physiol. 26, 426—438 (1910b). — The sthenic effect of epinephrine upon the intestine. Amer. J. Physiol. 29, 363—366 (1912). — The effect of partial adrenal deficiency upon sympathetic irritability. Amer. J. Physiol. 36, 423—429 (1915). — The functions of the endocrine organs. Sci. Monthly 18, 257—272 (1924). — **Hoskins, R. G.,** and **H. Freeman:** Some effect of a glycerine extract of suprarenal cortex potent by mouth. Endocrinology 17, 29—35 (1933). — Weight changes following the use of glycerine extract of adrenal cortex. Endocrinology 20, 565—566 (1936). — **Hoskins, R. G.,** and **R. E. L. Gunning:** Pancreas deficiency and vasomotor irritability. Amer. J. Physiol. 41, 79—84 (1916). — The effects of adrenin on the distribution of the blood. II. Volume changes and venous discharge in the spleen. Amer. J. Physiol. 43, 298—303 (1917). — **Hoskins, R. G., R. E. L. Gunning** and **E. L. Berry:** The effects of adrenin on the distribution of the blood. Amer. J. Physiol. 41, 513—528 (1916). — **Hoskins, R. G.,** and **A. D. Hoskins:** The effects of suprarenal feeding. Arch. Int. Med. 17, 584—589 (1916). — **Hoskins, R. G.,** and **C. W. McClure:** The relation of the adrenal glands to blood pressure. Amer. J. Physiol. 30, 192—195 (1912). — **Hoskins, R. G.,** and **C. McPeek:** J. Amer. Med.

Assoc. **60**, 1777 (1913). — **Hoskins, R. G.,** and **G. Pincus:** Psychosomatic Med. **11**, 102—109 (1949). — **Hoskins, R. G.,** and **W. N. Rowley:** The effects of epinephrine infusion on vasomotor irritability. Amer. J. Physiol. **37**, 471—480 (1915). — **Hosono, Sh.:** Neue Resultate der Studien über das Fett im *menschlichen* und *tierischen* Körper. V. Über das Fett in den innersekretorischen Organen (Jap.). Niigata Byori Hk. **42** (1936). Ref. Jap. J. Med. Sci., Anat. **7**, 1 (1938). — **Hotchkiss, R. D.:** A microchemical reaction resulting in the staining of polysaccharide structures in fixed tissue preparations. Arch. of Biochem. **16**, 131—141 (1948). — **Hottinger:** Ephém. n. c. dec. III, A. 9, S. 413. — **Houssay, B. A.:** The hypophysis and resistance to intoxications, infections and tumors. New England J. Med. **214**, 1137—1146 (1936). — Diabetes as a disturbance of endocrine regulation. Amer. J. Med. Sci. **193**, 581 (1937). — Endocrinology **30**, 884 (1942). — Accion de la insuficiencia suprarrenal durante la prenez sobre la *madre* y el *hijo*. Rev. Soc. argent. Biol. **21**, 316—331 (1945). — **Houssay, B. A.,** y **A. Artundo:** Rev. Soc. argent. Biol. **4**, 800—821 (1928). — **Houssay, B. A.,** et **A. Biasotti:** Endocrinology **15**, 501 (1931). — C. r. Soc. Biol. Paris **113**, 469 (1933). — Rev. Soc. argent. Biol. **9**, 29 (1935). — Rev. Soc. argent. Biol. **12**, 104 (1936a). — C. r. Soc. Biol. Paris **123**, 497—500 (1936b). — Rev. Soc. argent. Biol. **14**, 308 (1938a). — C. r. Soc. Biol. Paris **129**, 1261—1263 (1938b). — **Houssay, B. A., A. Biasotti** et **P. Mazzocco:** C. r. Soc. Biol. Paris **114**, 714—717 (1933a). — Rev. Soc. argent. Biol. **9** (1933b). — **Houssay, B. A., A. Biasotti, P. Mazzocco** et **R. Sammartino:** Action de l'extrait antéro-hypophysaire sur les surrénales. C. r. Soc. Biol. Paris **114**, 737—739 (1933). — **Houssay, B. A., A. Biasotti** et **C. T. Rietti:** C. r. Soc. Biol. Paris **111**, 479 (1932a). — Rev. Soc. argent. Biol. **8**, 469 (1932b). — Rev. Soc. argent. Biol. **9**, 489 (1933). — C. r. Soc. Biol. Paris **115**, 323 (1934). — **Houssay, B. A., E. B. del Castillo** y **A. Pinto:** Rev. Soc. argent. Biol. **17**, 26—39 (1941). — **Houssay, B. A.,** and **L. Dexter:** Ann. Int. Med. **17**, 451—460 (1942). — **Houssay, B. A., V. G. Foglia** et **O. Fustinoni:** C. r. Soc. Biol. Paris **126**, 627—628 (1937). — Endocrinology **28**, 915—922 (1941a). — Absorption intestinales des sucres chez le *crapaud* „*Bufo arenarum*" Hensel en insuffrance hypophysaire ou surrénale. Arch. internat. Physiol. **51**, 1—12 (1941b). — **Houssay, B. A., V. G. Foglia** y **Christiane Dosne de Pasqualini:** Diabetes hipofisaria en .perros sin suprarrenales. Rev. Soc. argent. Biol. **22**, 147—158 (1946). — **Houssay, B. A., R. Gerschman** y **C. E. Rapela:** Adrenalina y noradrenalina en la suprarenal del *sapo* normal o hipofisoprivo. Rev. Soc. argent. Biol. **26**, 29—38 (1950). — **Houssay, B. A.,** et **L. F. Leloir:** C. r. Soc. Biol. Paris **120**, 670 (1935a). — Rev. Soc. argent. Biol. **11**, 464 (1935b). — **Houssay, B. A.,** et **J. T. Lewis:** C. r. Soc. Biol. Paris **85**, 1209 (1921). — The relative importance to life of cortex and medulla of the adrenal glands. Amer. J. Physiol. **64**, 512—521 (1923). — **Houssay, B. A., J. T. Lewis,** et **E. A. Mollinelli:** C. r. Soc. Biol. Paris **91**, 1011—1013, 1013—1014 (1924). — **Houssay, B. A.,** et **A. D. Marenzi:** L'extrait cortico-surrénal protège les *lapins* surrénalectomisés contre les toxiques. C. r. Soc. Biol. Paris **107**, 1199 (1931). — C. r. Soc. Biol. Paris **126**, 613 (1937). — **Houssay, B. A., A. D. Marenzi** et **R. Gerschman:** C. r. Soc. Biol. Paris **124**, 383—384 (1937). — **Houssay, B. A.,** et **P. Mazzocco:** C. r. Soc. Biol. Paris **86**, 409—411 (1922). — Rev. Soc. argent. Biol. **3**, 111—125 (1927a). — C. r. Soc. Biol. Paris **97**, 1252 (1927b). — L'adrénaline de la surrénale des *chiens* hypophysoprives. C. r. Soc. Biol. Paris **114**, 722—723 (1933). — **Houssay, B. A.,** et **E. A. Molinelli:** C. r. Soc. Biol. Paris **93**, 1454—1455 (1925). — Amer. J. Physiol. **76**, 538—550 (1926a). — C. r. Soc. Biol. Paris **95**, 819—821 (1926b). — **Houssay, B. A.,** y **R. M. Pinto:** Rev. Soc. argent. Biol. **20**, 38—48 (1944). — **Houssay, B. A.,** y **C. E. Rapela:** Substancias que producen un aumento de la accion adrenalinosecretora del potasio. Rev. Soc. argent. Biol. **24**, 19—23 (1948a). — Substancias que moderan la accion adrenalinosecretora del potasio. Rev. Soc. argent. Biol. **24**, 28—34 (1948b). — **Houssay, B. A.,** et **C. T. Rietti:** C. r. Soc. Biol. Paris **126**, 620—622 (1937). — **Houssay, B. A.,** et **R. Sammartino:** Modifications histologiques de la surrénale chez les *chiens* hypophysoprives où à tuber lésé. C. r. Soc. Biol. Paris **114**, 717—726 (1933). — Beitr. path. Anat. **93**, 405 (1934). — **Howard, G.,** and **A. J. P. Martin:** Biochemic. J. **46**, 532 (1950). — **Howard-Miller, Evelyn:** The development of the epinephrine content of the suprarenal medulla in early stages of the *mouse*. Amer. J. Physiol. **75**, 267—277 (1926). — A transitory zone in the adrenal cortex which shows age and sex relationships. Amer. J. Anat. **40**, 251—293 (1927a). — Histological changes in the suprarenal cortex of the *mouse*. Anat. Rec. **35**, 45—46 (1927b). — Development of the *mouse* adrenal. Science (Lancaster, Pa.) **69**, 406 (1929). — The X zone of the suprarenal cortex in relation to gonadal maturation in *monkeys* and *mice* and to epiphyseal unions in *monkeys*. Anat. Rec. **46**, 93—104 (1930). — Adrenalectomy in mice, and the replacement of X-zone bearing adrenals by cortical extract with especial reference to adrenal-gonad relationship. Amer. J. Physiol. **120**, 36—41 (1937a). — Is the X zone andromimetic? Amer. J. Physiol. **119**, 339—340 (1937b). — A temporary phase of extratesticular andromimetic hormone production in *rodents*, associated with the adrenal „X" zone. Amer. J. Physiol. **123**, 105—106 (1938a). — The representation of the adrenal X-zone in *rats*, in the light of observations on x zone variability in *mice*. Amer. J. Anat. **62**, 351—375 (1938b). — Effects of castration on the seminal vesicles as influenced by age, considered in relation to the degrees of development of the adrenal x-zone. Amer. J. Anat. **65**, 105—149 (1939). — Regarding the effects of desoxycorticosterone and of testosterone of the adrenal x zone. Anat. Rec. **77**, 181—191 (1940). — Effects of adrenalectomy and desoxycorticosterone acetate substitution therapy on the castrated male prostate; evidence for andromimetic function of the immature *rat* adrenal. Endocrinology **29**, 746—754 (1941). — The effects of adrenalectomy on the accessory reproductive glands of *mice* castrated for short periods. Endocrinology **38**, 156—164 (1946). — **Howard-Miller, Evelyn,** and **Richard S. Benua:** A carbonyl reaction differentiating the fetal zone reticularis of the *human* adrenal cortex from the *mouse* X zone. Federat. Proc. **9**, 63 (1950a). — The effect of protein deficiency and other dietary factors on the x zone of the *mouse* adrenal. J. Nutrit. **42**, 157—173 (1950b). **Howard-Miller, Evelyn,** and **S. Gengradom:** The effects of ovariectomy and administration of progesterone on the adrenal X-zone and the uterus. Endocrinology **26**, 1048—1052 (1940).— **Howard-Miller, Evelyn,** and **A. Grollman:** Amer. J. Physiol. **107**, 480 (1934). — **Howe, Irmgard:** Die Wirkung der thyreotropen Substanz der Hypophyse auf die Trypanblauverteilung beim *Meerschweinchen*. Z. Zellforsch. **20**, 382—389 (1934). — **Howes, J.:** J. of Anat. **24** (1890). — **Howlett, J.,** and **J. S. Browne:** Canad. Med. Assoc. J. **37**, 288 (1937). — Amer. J. Physiol. **128**, 225 (1940). — **Hoyben, L. T.:** The comparative physiology of internal secretion. Cambr. comp. Physiol. **3** (1927). — **Hsieh, Kuang-Mei:** Effect of desoxycorticosterone and pitressin on the water balance of *amphibia*. Federat. Proc. **9**, 63 (1950). — **Huber, Carl:** The development of the *albino rat, Mus Norvegicus albinus*. Amer. Anat. Memoirs No 5. 1915.— **Hudack, S. S., J. W. Blunt, P. Higbee** and **G. M. Kearin:** Proc. Soc. Exper. Biol. a. Med. **72**, 526 (1949). — **Hudelo, Lévy (Fernand),** et **Tulasne:** Conservation des graisses naturelles. C. r. Soc. Biol. Paris **70**, 616 (1911). — **Hübner, R.:** Die Nebennieren während der Trächtigkeit und nach der Kastration beim *Schwein*. Vet. med. Diss. Wien 1932. — **Huebschmann, R.:** Beiträge zur pathologischen Anatomie der Nebennieren. Beitr. path. Anat. **69**, 352 (1921). — Klin. Wschr. **1925 I**, 658. — Über Atrophie des Fettgewebes und über drüsiges Fettgewebe. Verh. dtsch. path. Ges. (Göttingen) **1927**, 236. — **Hueck, A.:** Lehrbuch der Anatomie des *Menschen*. Riga u. Dorpat 1833. — **Hueck, Werner:** Pigmentstudien. Beitr. path. Anat. **54**, 68—232 (1912). — Verh. dtsch. path. Ges. **1914**. — Verh. dtsch. path. Ges. (Würzburg) **1925**. — **Huelin, F. E.:** Use of oxalic acid in the determination of ascorbic acid. Analyst **75**, 391—392 (1950). — **Hüppe, Justin:** Die 17-Ketosteroide der neutralen Fraktion des Urins. Ihre Bedeutung in Physiologie und Pathologie und ihre Beeinflußbarkeit durch perorale Zufuhr von Vitamin E (α-Tocopherolacetat). Diss. Göttingen 1951. — **Huggins, C.,** and **P. V. Moulder:** Studies on the mammary tumors of *dogs*. I. Lactation and the influence of ovariectomy and suprarenalectomy thereon. J. of Exper. Med. **80**, 441—454 (1944). — **Hughes, C. D., M. J. Swenson, G. K. L. Underbjerg** and **J. S. Hughes:** The function of vitamin C in the adrenal cortex. Science (Lancaster, Pa.) **116**, 252—253 (1952). — **Hughes, H., L. L. Ware** and **F. G. Young:** Lancet **1944 I**, 148. — **Hugo, A. L. de:** De glandulis in genere, et speciatim de thymo. Gottingae 1746. — **Huis in't Veld, L. G.,** and **E. Dingemanse:** Excretion diagrams of 17-ketosteroids in patients with tumors of the adrenal cortex. Acta brev. neerland. **16**, 9—15 (1948). — **Hultgren, E. O.,** u. **O. A. Anderson:** Studium über die Physiologie und Anatomie der Nebennieren. Skand. Arch. Physiol. **9**, 73—311 (1899) (auch Leipzig **1899**). — **Hume, D. M.:** J. Clin. Invest. **28**, 790 (1949). — **Hume, D. M.,** and **G. J. Wittenstein:** The relationship of the hypothalamus to pituitary-adrenocortical function. In Proc. of the 1. Clinical ACTH Conf. Philadelphia: Kohn R. Mote 1950. — **Humm, Douglas G., Martin Roeder, Dean C. Watland** and **Owen F. Kline:** A special respiratory system in *mammalian* adrenal glands. Science (Lancaster, Pa.) **113**, 578—579 (1951). — **Humphrey, J. H.:** Biochemic. J. **40**, 435, 442 (1946). — **Humphreys** and **Donaldson:** Amer. J. Path. **17**, 767 (1941). — **Humphreys, R. J.,** and **W. Raab:** Proc. Soc. Exper. Biol. a. Med. **74**, 302 (1950). — **Hungerford, Gerald F.:** Proc. Soc. Exper. Biol. a. Med. **70**, 356—358 (1949). — **Hungerford, Gerald F.,** and **William O. Reinhardt:** The immediate effect of adrenalectomy on the lymphocyte content of *rat* thoracic duct lymph. Amer. Assoc. Anat. Wisconsin. Anat. Rec. **100**, 746 (1948). — Lymphopenic action of epinephrine on thoracic duct lymph. Amer. Assoc. Anat. Anat. Rec. **109**, 307 (1951). — **Hungerland, Heinz,** u. **Paul Raming:** Das Verhalten der eosinophilen Granulocyten und der Leukocyten während der Alarmreaktion nach einem Glukosestress. Klin. Wschr. **1951**, 582—583. — **Hunkemoeller, F. B.:** De glandularum in *homine* obvenientium structura penitiori. Diss. Berolini 1856. — **Hunt, H. Lyons:** Relation of the gonads to other glands of internal secretion. Med. Tim. **54**, 293—296 (1926). — **Hunt, Thomas E.:** Mitotic activity of the adrenal gland of *rats* in different phases of the sexual cycle. Anat. Rec. **78**, Abstr. 152 (1940/41a). — The location of dividing cells in the adrenal cortex of female *rats*. Anat. Rec. **78**, Abstr. 152 (1940/41b). — Mitotic activity in the hypophysis of *rats* receiving hypophyseal extracts and estrogen. Amer. Assoc. Anat. Wisconsin. Anat. Rec. **100**, 746—747 (1948). — Comparison of the effect of repeated estrogen injections in young and old female *rats*. Amer. Assoc. Anat. New Orleans. Anat. Rec. **106**, 205—206 (1950). — **Hunter, J.:** Observations on certain parts of the *animal* economy. London

1786ff. — Observations on the structure and economy of *Whales*. Philos. Trans. 77, 371—450 (1787). — **Hunter, W.**: Medical commentaries London 1740ff. — **Huot, E.**: Sur les capsules surrénales, les reins, le tissu lymphoide des *Poissons lophobranches*. C. r. Acad. Sci. 124, 1462—1464 (1897). — Préliminaire sur l'origine des capsules surrénales des *Poissons lophobranches*. C. r. Acad. Sci. 126, 49—50 (1898). — Ann. Sci. natur. VIII, 14 (1902). — **Huschke**: Capsules surrénales. In Encyclop. anat. Trad. Jourdan, V, 333 (1845). — **Huseby, Robert A.**, and **John Bittner**: Postcastration adrenal changes and the subsequent development of *mammary* cancer in several inbred stocks of *mice* and their hybrids. Cancer Res. 10, 226 (1950). — **Huseby, Robert A.**, and **Zelda B. Ball**: A study of the genesis of histological changes produced by caloric restriction in portions of the endocrine and reproductive systems of strain „A" female *mice*. Anat. Rec. 92, 135—155 (1945). — **Huseby, Robert A., Zelda B. Ball** and **M. B. Visscher**: Further observations on the influence of simple caloric restriction on mammary cancer incidence and related phenomena in C3H *mice*. Cancer Res. 5, 40—46 (1945). — **Husnot, P.**: Les graisses de la capsule surrénale de l'*homme*. Gaz. hebd. Sci. méd. Bordeaux 1907, 565—568. — Recherches sur l'évolution histologique de la glande surrénale de l'*homme*. Thèse de doctorat, Bordeaux. 1908. — **Huszák, St.**: Z. physiol. Chem. 222, 229—232 (1933). — **Huxley, J. S.**, and **L. T. Hoyben**: Experiment on *amphibian* metamorphosis and pigment responses in relation to internal secretions. Proc. Roy. Soc. Lond., Biol. Sect. 93, 36—93 (1922). — **Huxley, T.**: Manual of the anatomy of *vertebrated animals*. London 1871 (dtsch. von F. Ratzel, Breslau 1873). — Proc. Zool. Soc. 1880a, 649. — Sci. Mem. 4, 457 (1880b). — **Huzella, Th.**: Aktive Elastizität der Gitterfasern. Anat. Anz. 72 (1931). — **Hydén, Holger**: Protein metabolism in the nerve cell during growth and function. Acta physiol. scand. (Stockh.) 6, Suppl. XVII (1943). — The nucleoproteins in virus reproduction. Cold Spring Harbor Symp. Quant. Biol. 12, 104—114. — **Hydén, Holger**, and **Hans Hartelius**: Stimulation of the nucleoprotein-production in the nerve cells by malononitrile and its effect on psychic functions in mental disorders. Acta psychiatr. (København.) Suppl. XLVIII (1948). — **Hyman, C.**, and **R. Chambers**: Endocrinology 32, 310 (1943). — **Hyman, G. A., C. Ragan** and **F. C. Turner**: Proc. Soc. Exper. Biol. a. Med. 75, 470 (1950). — **Hyrtl, Joseph**: Das uropoetische System der *Knochenfische*. Denkschr. d. Naturwiss. Kl. d. k. k. Akad. Wien. 1850. — Handbuch der praktischen Zergliederungskunst. Wien 1860. — Handbuch der topographischen Anatomie und ihre praktisch medizinisch-chirurgischen Anwendungen. Wien 1865. — Lehrbuch der Anatomie des *Menschen* mit Rücksicht auf physiologische Begründung und praktische Anwendung, 17. Aufl. Wien 1884. — **Iglitsyn, N. M.**: Khirurgiya 1, 115 (1937). — **Ilberg**: Beschreibung des Zentralnervensystems eines 6tägigen syphilitischen *Kindes* mit unentwickeltem Großhirn, mit Asymmetrie des Kleinhirns und Aplasie der Nebenniere. Arch. f. Psychiatr. 36 (1902). — **Imbert, A.**: Traité élémentaire de physique biologique. Paris 1893. — **Imhäuser, K.**: Über das Vorkommen des Plasmalogens. II. Mitt. Über das Vorkommen des Plasmalogens bei *Tieren*. Biochem. Z. 168, 360—375 (1927). — **Inaba, Masamaro**: Notes on the development of the suprarenal bodies in the *mouse*. J. Coll. Sci. Imp. Univ. Japan 4, 215—257 (1891). — **Indovina, R.**: Biochem. Z. 267, 383—388 (1933). — **Ingier, Alexander**, u. **G. Schmorl**: Über den Adrenalingehalt der Nebennieren. Dtsch. Arch. klin. Med. 104, 125—167 (1911). — **Ingle, Dwight J.**: Work capacity of the adrenalectomized *rat* treated with cortin. Amer. J. Physiol. 116, 622—625 (1936). — Resistance of the *rat* to histamine shock after destruction of the adrenal medulla. Amer. J. Physiol. 118, 57—63 (1937). — Atrophy of the thymus in normal and hypophysectomized *rats* following administration of cortin. Proc. Soc. Exper. Biol. a. Med. 38, 443—444 (1938a). — The effects of administering large amounts of cortin on the adrenal cortices of normal and hypophysectomized *rats*. Amer. J. Physiol. 124, 369—371 (1938b). — The time for the occurrence of cortico-adrenal hypertrophy in *rats* during continued work. Amer. J. Physiol. 124, 627—630 (1938c). — Proc. Soc. Exper. Biol. a. Med. 39, 151 (1938d). — Amer. J. Physiol. 122, 302 (1938e). — A comparison of the resistance of male and female *rats* to cortin. Endocrinology 24, 194—196 (1939). — Effects of 2 steroid compounds on weight of thymus of adrenalectomized *rats*. Proc. Soc. Exper. Biol. a. Med. 44, 175—175 (1940a). — The work capacity of the *rat* immediately following partial adrenalectomy. Endocrinology 26, 478—480 (1940b). — The work performance of adrenalectomized *rats* treated with corticosterone and chemically related compounds. Endocrinology 26, 472—477 (1940c). — Effect of two cortin-like compounds upon the body weight and work performance of adrenalectomized *rats*. Endocrinology 27, 297—304 (1940d). — The work performance of adrenalectomized *rats* maintained on a high sodium chloride low potassium diet. Amer. J. Physiol. 129, 278—282 (1940e). — Proc. Soc. Exper. Biol. a. Med. 44, 176 (1940f). — Proc. Soc. Exper. Biol. a. Med. 44, 450 (1940g). — The production of glycosuria in the normal *rat* by means of 17-hydroxy-11-dehydrocorticosterone. Endocrinology 29, 649—652 (1941a). — Work performance of adrenalectomized *rats* treated with 11-desoxycorticosterone sodium phosphate and 11-desoxy-17-hydroxycorticosterone. Amer. J. Physiol. 133, 676—678 (1941b). — Endocrinology 29, 838 (1941c). — Endocrinology 31, 419 (1942a). — Endocrinology 31,

438 (1942b). — Endocrinology 30, 246 (1942c). — Relationship of the adrenal cortex to the metabolism of fat. J. Clin. Endocrin. 3, 603—612 (1943a). — The relationship of the diabetic effect of diethylstilbestrol to the adrenal cortex in the rat. Amer. J. Physiol. 138, 577—582 (1943b). — Amer. J. Physiol. 139, 460 (1943c). — The chemistry and physiology of hormones. Amer. Assoc. Adv. Sci. 1944a, 83—103. — The quantitative assay of adrenal cortical hormones by the muscle-work test in the adrenalectomized-nephrectomized rat. Endocrinology 34, 191—202 (1944b). — Amer. J. Physiol. 142, 191—194 (1944c). — J. Clin. Endocrin. 4, 208—210 (1944d). — Endocrinology 35, 361 (1944e). — Research Lab. The Upjohn Co. Kalamazoo USA. 1944f. — Endocrinology 37, 7—14 (1945). — Recent Progr. in Hormone Res. 2, 229 (1948a). — Proc. Soc. Exper. Biol. a. Med. 69, 329—330 (1948b). — Some studies on factors which influence tolerance for carbohydrate. Proc. Amer. Diab. Assoc. 8 (1948). — Some studies on the role of the adrenal cortex in organic metabolism. Ann. New York Acad. Sci. 50, 576—595 (1949a). — The technique of evisceration on the rat. Exper. Med. a. Surg. 7, 34—36 (1949b). — A simple means of producing obesity in the rat. Proc. Soc. Exper. Biol. a. Med. 72, 604—605 (1949c). — The effect of a stress upon the glycosuria of partially depancreatized force-fed rats. Endocrinology 46, 67—71 (1950a). — Comparison of effects of a stress on the glycosuria of partially depancreatized-adrenalectomized rats. Federat. Proc. 9, 66 (1950b). — The biological properties of cortisone. J. Clin. Endocrin. 10, 1312 (1950c). — Physiologic significance of the amorphous fraction of the adrenal cortex. Progr. Clin. Endocrin. 1950d. — Symposium on steroid hormones. University of Wisconsin Press 1950e. — Recent Progr. in Hormone Res. 6 (1951). — Ingle, Dwight J., and B. L. Baker: Endocrinology 48, 764 (1951). — Ingle, Dwight J., and G. T. Fisher: Effect of adrenalectomy during gestation on the size of adrenal glands of new born rats. — Proc. Soc. Exper. Biol. a. Med. 39, 149—150 (1938). — Ingle, Dwight, J., G. B. Ginther and J. Nezamis: Effect of diet in rats on adrenal weights and on survival following adrenalectomy. Endocrinology 32, 410—414 (1943). — Ingle, Dwight J., and J. Q. Griffith: The rat in laboratory investigation. Philadelphia 1942. — Ingle, Dwight J., W. M. Hales and G. M. Haslerud: Influence of partial adrenalectomy on the work capacity of rats. Amer. J. Physiol. 113, 200—204 (1935). — Work capacity in the rat after destruction of the adrenal medulla. Amer. J. Physiol. 114, 653—656 (1936). — Ingle, Dwight J., and R. E. Harris: Voluntary activity of the rat after destruction of the adrenal medulla. Amer. J. Physiol. 114, 657—660 (1936). — Ingle, Dwight J., and G. M. Higgins: Autotransplantation and regeneration of the adrenal gland. Endocrinology 22, 458—464 (1938a). — The effect of thyroxin in the extent of regeneration in the enucleated adrenal gland of the rat. Endocrinology 23, 419—423 (1938b). — Regeneration of the adrenal gland following enucleation. Amer. J. Med. Sci. 196, 232—239 (1938c). — Influence of genetic relationship on success of homeoplastic transplants of adrenal glands in albino rats. Proc. Soc. Exper. Biol. a. Med. 39, 165—166 (1938d). — The extent of regeneration of the enucleated adrenal gland in the rat as influenced by the amount of capsule left at operation. Endocrinology 24, 379—382 (1939). — Ingle, Dwight J., G. M. Higgins and E. C. Kendall: Atrophy of the adrenal cortex in the rat produced by administration of large amounts of cortin. Anat. Rec. 71, 363—372 (1938). — Ingle, Dwight J., and E. C. Kendall: Amer. J. Physiol. 117, 200 (1936). — Atrophy of the adrenal cortex of the rat produced by the administration of large amounts of cortin. Science (Lancaster, Pa.) 86, 245 (1937). — Weights of adrenal glands in rats fed different amounts of sodium and potassium. Amer. J. Physiol. 122, 585—588 (1938). — Ingle, Dwight J., and M. H. Kuizenga: The relative potency of some adrenal cortical steroids in the muscle-work test. Endocrinology 36, 218—226 (1945a). — Amer. J. Physiol. 145, 203—205 (1945b).— Ingle, Dwight J., C. H. Li and H. M. Evans: The effect of pure adrenocorticotropic hormone on the work performance of hypophysectomized rats. Endocrinology 35, 91—95 (1944). — The effect of adrenocorticotropic hormone on the urinary excrecion of sodium, chloride, potassium, nitrogen and glucose in normal rats. Endocrinology 39, 32—42 (1946). — Ingle, Dwight J., and F. J. Lukens: Reversal of fatigue in the adrenalectomized rat by glucose and other agents. Endocrinology 29, 443—452 (1941). — Ingle, Dwight J., and H. L. Mason: Subcutaneous administration of cortin compounds in solid form to the rat. Proc. Soc. Exper. Biol. a. Med. 39, 154—156 (1938). — Ingle, Dwight J., Robert C. Meeks and Kathryn E. Thomas: The effect of fractures upon urinary electrolytes in non-adrenalectomized rats and in adrenalectomized rats treated with adrenal cortex extract. Endocrinology 49, 703—708 (1951). — Ingle, Dwight J., H. D. Moon and H. M. Evans: Amer. J. Physiol. 124, 627 (1939). — Ingle, Dwight J., and J. E. Nezamis: Endocrinology 33, 181 (1943). — The work performance of adrenalectomized rats given continuous intravenous infusions of glucose. J. Clin. Endocrin. 8, 605 (1948a). — Amer. J. Physiol. 152, 598—602 (1948b). — Amer. J. Physiol. 155, 15 (1948c). — Endocrinology 43, 261—271 (1948d). — Work performance of adrenally insufficient rats given adrenal cortex extract by continuous intravenous injection. Amer. J. Physiol. 156, 365—367 (1949a). — The effect of

adrenal cortex extract with and without epinephrine upon the work of adrenally insufficient *rats*. Endocrinology **44**, 559—564 (1949b). — Effect of isuprel upon tolerance of the eviscerate *rat* for glucose. Proc. Soc. Exper. Biol. a. Med. **71**, 352—353 (1949c). — Infections as a factor causing death in the eviscerate *rat*. Proc. Soc. Exper. Biol. a. Med. **71**, 438—439 (1949d). — Effect of epinephrine upon the tolerance of the eviscerated *rat* for glucose. Amer. J. Physiol. **156**, 361—364 (1949e). — Effect of hormones of the posterior pituitary on tolerance of the eviscerated *rat* for glucose. Amer. J. Physiol. **157**, 59—62 (1949f). — Effect of temperature upon the glucose tolerance of the eviscerate *rat*. Amer. J. Physiol. **159**, 95—97 (1949g). — The effect of epinephrine upon the glucose tolerance and work performance of the eviscerate *rat*. Endocrinology **46**, 14—20 (1950a). — Effect of temperature upon survival of the eviscerate *rat*. Amer. J. Physiol. **160**, 122—124 (1950b). — Endocrinology **48**, 484 (1951). — **Ingle, Dwight J., James E. Nezamis** and **John W. Jeffries:** Work performance of normal *rats* given continuous injection of adrenal cortex extracts. Amer. J. Physiol. **157**, 99—102 (1949). — **Ingle, Dwight J., James E. Nezamis** and **Erving H. Morley:** Effect of work upon tolerance of the normal *rat* for intravenously administered glucose. Amer. J. Physiol. **160**, 506—508 (1950). — **Ingle, Dwight J., James E. Nezamis** and **Kathryn L. Rice:** The effect of histamine upon the tolerance of the eviscerate *rat* for glucose as related to the adrenal glands. Endocrinology **46**, 124—127 (1950a). — **Ingle, Dwight J., and H. W. Nilson:** Homeoplastic transplantation of adrenal glands in *rats* of inbred strains. Amer. J. Physiol. **121**, 650—656 (1938). — **Ingle, Dwight J., H. W. Nilson** and **E. C. Kendall:** The effect of cortin on the concentrations of some constituents of the blood of adrenalectomized *rats*. Amer. J. Physiol. **118**, 302—308 (1937). — **Ingle, Dwight J., and E. A. Oberle:** Amer. J. Physiol. **147**, 222 (1946). — **Ingle, Dwight J., M. L. Pabst** and **M. H. Kuizenga:** The effect of pretreatment on the relative potency of 11-desoxycorticosterone acetate and 17-hydroxy-11-dehydrocorticosterone in the muscle-work test. Endocrinology **36**, 426—430 (1945). — **Ingle, Dwight J., and Mildred C. Prestrud:** Amer. J. Physiol. **152**, 603—608 (1948). — The effect of adrenal cortex extract upon urinary non-protein nitrogen and changes in weight in young adrenalectomized *rats*. Endocrinology **45**, 143—147 (1949). — **Ingle, Dwight J., Mildred C. Prestrud** and **Choh Hao Li:** A further study of the essentiality of the adrenal cortex in mediating the metabolic effects of adrenocorticotrophic hormone. Endocrinology **43**, 202—207 (1948). — **Ingle, Dwight J., Mildred C. Prestrud, C. H. Li** and **H. M. Evans:** The relationship of diet to the effect of adrenocorticotrophic hormone upon urinary nitrogen, glucose and electrolytes. Endocrinology **41**, 170—176 (1947). — **Ingle, Dwight J., Mildred C. Prestrud** and **J. E. Nezamis:** Proc. Soc. Exper. Biol. a. Med. **67**, 321—322 (1948). — Changes in the blood of the *rat* following evisceration. Amer. J. Physiol. **160**, 247—252 (1950). — **Ingle, Dwight J., Mildred C. Prestrud, J. E. Nezamis** and **M. H. Kuizenga:** Effect of adrenal cortex extract upon the tolerance of the eviscerated *rat* for intravenously administered glucose. Amer. J. Physiol. **150**, 423—427 (1947). — **Ingle, Dwight J., and R. Sheppard:** Effect of two adrenal steroids, and insulin on the excretion of sodium and chloride. Federat. Proc. **3**, 21 (1944). — **Ingle, Dwight J., R. Sheppard, J. S. Evans** and **M. H. Kuizenga:** A comparison of adrenal steroid diabetes and pancreatic diabetes in the *rat*. Endocrinology **37**, 341—356 (1945). — **Ingle, Dwight J., R. Sheppard** and **M. H. Kuizenga:** Assoc. Study Int. Secr. San Francisco 1946. — **Ingle, Dwight J., R. Sheppard, E. A. Oberle** and **M. H. Kuizenga:** Endocrinology **39**, 52 (1946). — **Ingle, Dwight J., and G. W. Thorn:** A comparison of effects of 11-desoxycorticosterone acetate and 17-hydroxy-11-dehydrocorticosterone in partially depancreatized *rats*. Amer. J. Physiol. **132**, 670—678 (1941). — **Ingle, Dwight J., E. O. Ward** and **M. H. Kuizenga:** Amer. J. Physiol. **149**, 510—515 (1947). — **Ingle, Dwight J., H. A. Winter, C. H. Li** and **H. M. Evans:** Production of glycosuria in normal *rats* by means of adrenocorticotrophic hormone. Science (Lancaster, Pa.) **101**, 671—672 (1945). — **Ingram, W. R.:** The visceral functions of the nervous system. Ann. Rev. Physiol. **9**, 163—190 (1947). — **Ingram, W. R., and C. A. Winter:** Amer. J. Physiol. **122**, 143 (1938). — **Innes, Wesley A., William C. Young** and **Richard C. Webster:** The suppressing effect of thiouracil-induced hypothyroidism on the conditioning action of estradiol benzoate as measured by the mating response in female *guinea pigs*. Amer. Soc. Zool. Chicago. Anat. Rec. **99**, 593—594 (1947). — **Inoue, S.:** Arch. klin. Chir. **197**, 155 (1939). — **Inzani, G.:** Compendio di Anatomia decrittiva. Parma. Iona, Anita. Arch. ital. Anat. **12** (1914). — **Irwin, E., A. R. Buchanan, B. B. Longwell, D. E. Holtkamp** and **R. M. Hill:** Endocrinology **46**, 526 (1950). — **Isaacson jr., Julius E.:** Induction of psychic estrus in the *hamster* with desoxycorticosterone acetate and its effects on the epithelium of the lower reproductive tract. Endocrinology **45**, 558—563 (1949). — **Iscovesco, H.:** Poids normaux absoluts et relatifs de quelques organes et de quelques glandes à sécrétion interne chez le *lapin*. C. r. Soc. Biol. Paris **75**, 252 (1913). — **Isenflamm, J. F.:** Beschreibung *menschlicher* Mißgeburt ohne Kopf. Isenflamms und Rosenmüllers Beitr. Leipzig II, H. 2. **1802**. — Anatomische Untersuchungen. Erlangen 1822. — **Ishibashi, M.**, u. **K. Takashima:** Trans. Jap. Path. Soc. **14**, 73 (1924). — **Isler, O., M. Kofler, W. Huber** u.

A. Ronco: Synthese von Vitamin A-Methyläther. Experientia (Basel) **2**, 31 (1946). — **Itoh, M.:** Über die Veränderungen der Hautgewebe und innersekretorischen Drüsen durch wiederholte Überdosierung von Vitamin D. Trans. Jap. Path. Soc. **28**, 493 (1938). — **Iwabuchi, To.:** Über Nebennierenveränderungen beim experimentellen Skorbut, nebst einiger Angaben über die Knochenbefunde. Beitr. path. Anat. **70**, 440—458 (1922). — **Iwanoff, Georg F.:** Zur Frage über die Genese und Reduktion der Paraganglien des *Menschen*. Z. Anat. u. Entw.gesch. **77**, 234—244 (1925a). — Zur Anatomie und Histologie der Nebenorgane der *menschlichen* sympathischen Nerven. Z. Anat. u. Entw.gesch. **75** (1925b). — Von den zusammengesetzten Entwicklungsanomalien einiger Organe. Einseitige Lungenhypoplasie, Nebenlunge, Zwerchfelldefekt u. a. Z. Anat. u. Entw.gesch. **81**, 371 (1926). — Beitrag zur Anatomie und Histologie der Interrenalkörper des *Menschen*. Z. Anat. **82**, 368—387 (1927a). — Über die Ontogenese des chromaffinen Systems beim *Menschen*. Z. Anat. u. Entw.gesch. **84**, 238—260 (1927b). — Über die Lagebeziehungen der Nieren und Nebennieren beim *Menschen*. Anat. Anz. **64**, 163—173 (1927c). — Zur Frage über die Topographie der Paraganglien beim *Menschen*. Z. Anat. u. Entw.gesch. **84** (1927d). — Variabilitäten der abdominalen Paraganglien im Kindesalter. Z. Anat. u. Entw.gesch. **91** (1929/30). — Das chromaffine und interrenale System des *Menschen*. Erg. Anat. **29**, 121—156 (1932). — **Iwanow, M. F.:** Cytologische Beobachtungen an der Rinde der Nebenniere bei Säugetieren. Arch. Russ. d'anat., d'histol. etc. **11**, 211—222 (1932).

Jabonero, V.: Études sur le système neurovégétatif périphérique. I. Structure des fibres nerveuses. Acta anat. (Basel) **6**, 14—54 (1948a). — Técnica para la coloración de los elementos nerviosos periféricos. Trab. Inst. Nac. Cienc. Méd. **12**, 297—309 (1948b). — Morfologia del territorio de acción eficaz del sistema neurovegetativo periférico. IV. El problema de la scélulas intersticiales y la teoría de las neuronas en el sistema neurovegetativo. Trab. Inst. Nac. Cienc. Méd. **12**, 203—254 (1949a). — Problemas fundamentales en la investigacion del sistema neurovegetivavo. Medicina **1949**b. — Nuevo concepto del sistema neurovegetativo eferente: morfología y significacíon funcional del territorio de acción eficaz. Arch. españ. Morf. **7**, 137—150 (1949). — La doble constitucion (neuronal y sincicial) del sistema neuro-vegetativo periferico. Arqu. Anat. e Antrop. **27**, 75—105 (1950). — Études sur la morphopathologie des cellules interstitielles du système neurovégétatif périphérique. Biol. Latina **4**, 323—356 (1951a). — La synapse plexiforme à distance du système neurovégétatif périphérique. Experientia (Basel) **7**, 471—475 (1951b). — Lemmoblastes et Plexus sympathique fondamental. Experientia (Basel) **7**, 460 (1951c). — **Jaboulay:** Capsules surrénales accessoires dans un ganglion sémilunaire et au milieu du plexus solaire. Lyon méd. **45**, 300—302 (1890). — **Jaccoud:** Diagnostic. marche, pathogénie de la maladie d'Addison. Univ. médicale **1888**, 937—941. — **Jackson, Clarence Martin:** On the postnatal growth of the *human* body and the relative growth of the various organs and parts. Amer. J. Anat. **9**, 119—165 (1909). — Postnatal growth and variability of the body and of the various organs in the albino *rat*. Amer. J. Anat. **15**, 1—68 (1913/14). — Changes in the relative weights of the various parts, systems and organs of young albino *rats* held of constant body weight by underfeeding for various periods. J. of Exper. Zool. **19**, 99—156 (1915a). — Effects of acute and chronic inanition upon the relative weights of the various organs and systems of adult albino *rats*. Amer. J. Anat. **18**, 75—116 (1915b). — Effects of inanition and refeeding upon the growth and structure of the hypophysis in the albino *rat*. Amer. J. Anat. **21**, 321—358 (1917). — The postnatal development of the suprarenal gland — and the effects of inanition upon its growth and structure in the albino *rat*. Amer. J. Anat. **25**, 220—289 (1919). — The effects of inanition and malnutrition upon growth and structure. Philadelphia 1925. — Recent work on the effect of inanition and of malnutrition on growth and structure. Arch. of Path. **7**, 1042—1078; **8**, 81—122, 273—315 (1929). — The effects of high sugar diets on the growth and structure of the *rat*. J. Nutrit. **3**, 61—77 (1930). — Structural changes when growth is suppressed by undernourishment in the albino *rat*. Amer. J. Anat. **51**, 347—379 (1932). — Inanition. In Cyclopedia of Medicine etc. **7**, 236—280 (1933). — Recovery in *rats* upon refeeding after prolonged suppression of growth by dietary deficiency of protein. Amer. J. Anat. **58**, 179 (1936). — Recovery of *rats* upon refeeding after prolonged suppression of growth by underfeeding. Anat. Rec. **68**, 371 (1937). — Inanition. In Cyclopedia of Medecine etc. **7**, 677—721 (1939). — **Jackson, Clarence Martin**, and **Rachel Carlton:** Organ weights in albino *rats* with experimental ricketts. Proc. Soc. Exper. Biol. a. Med. **20**, 181 (1922). — The effect of experimental rickets upon the weights of the various organs in albino *rats*. Amer. J. Physiol. **65**, 1—14 (1923). — **Jackson, Clarence Martin,** and **L. G. Lowrey:** On the relative growth of the component parts (head, trunk and extremities) and systems (skin, skeleton, musculatur and viscera) of the albino *rat*. Anat. Rec. **6**, 449—474 (1912). — **Jackson, Clarence Martin,** and **C. E. McLennan:** The weights of the various organs in the adult *rat* after inanition with or without the dietary accessories Arch. of Path. **15**, 636—648 (1933). — **Jackson, Clarence Martin,** and **H. G. Rice:** Effects of fat-free diet on histological fats in various organs of the *rat*. Proc. Soc. Exper. Biol. a. Med.

31, 814—816 (1934). — **Jackson, Clarence Martin,** and **M. Simson:** Changes in the weights of various organs and systems of young *rats* maintained on a low-protein diet. J. Nutrit. 5, 163—174 (1932). — **Jackson, Clarence Martin,** and **C. A. Stewart:** The effects of underfeeding and refeeding upon the growth of the various systems and organs of the body. Minn. Med. 1, 403—414 (1918). — Recovery of normal weight in the various organs of albino *rats* on refeeding after underfeeding from birth for various periods. Amer. J. Dis. Childr. 17, 329—352 (1919). — The effects of inanition in the young upon the ultimate size of the body and of the various organs in the albino *rat*. J. of Exper. Zool. 30, 97—128 (1920). — **Jackson, E. L.:** Periodic acid oxidation. Organic Reactions 2, 341—375 (1944). — **Jackson, E. L.,** and **C. S. Hudson:** Application of the cleavage type of oxidation by periodic acid to starch and cellulose. J. Amer. Chem. Soc. 59, 2049—2050 (1937). — The structure of the products of the periodic acid oxidation of starch and cellulose. J. Amer. Chem. Soc. 60, 989 (1938). — **Jacobi, J.,** u. **F. Tigges:** Münch. med. Wschr. 1939, 1665. — **Jacobi, M.,** and **L. Harris:** Ann. Int. Med. 22, 876—886 (1945). — **Jacobj, Walther:** Über das rhythmische Wachstum der Zelle durch Verdoppelung ihres Volumens. Arch. Entw.mechan. 106, 124 (1925). — Die verschiedenen Arten des gesetzmäßigen Zellwachstums und ihre Beziehung zu Zellfunktion, Umwelt, Krankheit, maligner Geschwulstbildung und innerem Bauplan. Arch. Entw.mechan. 141, 584—692 (1942). — **Jacobsen, Alf P.:** Endocrinological studies in the *blue whale (Balaenoptera musculus* L.). Norske Vidensk.-Akad. Oslo. Hvalrådets Skrifter Sci. Results Marine Biol. Res. 1941, Nr 24, 1—84. — **Jacobson:** De systemate venoso peculiari in permultis animalibus observato. Hafniae 1821. — **Jacobson et Reinland:** Recherches sur les capsules surrénales. Bull. Sci. méd. 1, 289 (1824). — **Jacobson, G.:** Sur une réaction colorante des acides gras. C. r. Soc. Biol. Paris 1906, 24—26. — **Jacobson, R. P.,** and **G. Pincus:** Amer. J. Med. 10, 531 (1951). — **Jacobsthal:** Zbl. Path. 64, 177 (1909). — **Jacoby:** Über die Beziehungen der Nebennieren zu Darmbewegungen. Arch. exper. Path. u. Pharmakol. 1891, 174. — **Jadassohn, W., E. Uehlinger** and **A. Margot:** The nipple test. Studies in the local and systemic effects on topical application of various sex-hormones. J. Invest. Dermat. 1, 31—43 (1938). — **Jäger, Gerhard:** Über den Fettkörper von *Daphnia magna.* Z. Zellforsch. 22, 89—131 (1935). — **Jaffé:** Anatomie und Pathologie der Spontaninfektion der kleinen Laboratoriumstiere. 1938. — **Jaffé, Henry L.:** The influence of the suprarenal gland on the thymus. I. Regeneration of the thymus following double suprarenalectomy in the *rat.* J. of Exper. Med. 40, 325—342 (1924a). — The influence of the suprarenal gland on the thymus. II. Direct evidence of regeneration of the involuted thymus following double suprarenalectomy in young *rats.* J. of Exper. Med. 40, 619—626 (1924b). — Influence of suprarenal gland on thymus; stimulation of the growth of the thymus gland following double suprarenalectomy in young *rats.* J. of Exper. Med. 40, 753—761 (1924c). — The effects of bilateral suprarenalectomy on the life of *rats.* Amer. J. Physiol. 78, 453—461 (1926a). — On diminished resistance following suprarenalectomy in the *rat* and the protection afforded by autoplastic transplants. Amer. J. Path. 2, 421—430 (1926b). — The suprarenal gland. Arch. Path. a. Labor. Med. 3, 414—453 (1927a). — On the transplantation of the *guinea pig* suprarenal and the functioning of the grafts. J. of Exper. Med. 45, 587—594 (1927b). — **Jaffé, Henry L.,** and **D. Marine:** The influence of the suprarenal cortex on the gonads of *rabbits.* J. of Exper. Med. 38, 93—106 (1923). — Effect of suprarenalectomy in *rats* on agglutinin formation. J. Inf. Dis. 35, 334—340 (1924). — **Jaffé, Henry L.,** and **A. Plavska:** Functioning autoplastic suprarenal transplants. Proc. Soc. Exper. Biol. a Med. 23, 528—530 (1926). — **Jaffe, R.,** u. **W. Löwenfeld:** Versuch einer Anwendung der Unna-Pappenheimschen Färbung an drüsigen Organen. Virchows Arch. 210, 419—425 (1912). — **Jaffé, R.,** u. **H. Sternberg:** Drüsen mit innerer Sekretion. In Handbuch der ärztlichen Erfahrungen im Weltkriege, Bd. 8, Pathologische Anatomie. Leipzig 1921. — **Jaffé, R.** u. **Tannenberg:** Nebennieren. In Hirschs Handbuch der inneren Sekretion, Bd. 1. 1932. — **Jage** and **Fish:** Amer. J. Anat. 34, 1 (1924). — **Jagnov, Z.:** Die anatomischen Verhältnisse eines Dicephalus pseudotribrachius tetramanus. Z. Anat. u. Entw.gesch. 90, 659—670 (1929). — **Jahn, D.:** Klin. Wschr. 1938. — **Jailer, Joseph W.:** A fluorometric method for the determination of estrogens. Endocrinology 41, 198—201 (1947). — J. Clin. Endocrin. 8, 564 (1948). — The pituitary-adrenal relationship in the infant *rat.* Proc. Soc. Exper. Biol. a. Med. 72, 638—639 (1949). — The maturation of the pituitary-adrenal axis in the newborn *rat.* Endocrinology 46, 420—425 (1950a). — Maturation of pituitary adrenal axis in the newborn *rat.* Federat. Proc. 9, 66 (1950b). — Adrenocorticotropin content of the immature *rat* pituitary gland. Endocrinology 49, 826—827 (1951). — **Jailer, Joseph W., D. T. Marks** and **P. A. Marks:** J. Clin. Endocrin. 8, 1074—1080 (1948). — **Jailer, J. W., A. S. H. Wong** and **E. T. Engle:** Pituitary-adrenal relationship in full-term and in premature *infants,* as evidenced by eosinophil response. J. Clin. Endocrin. 11, 186—192 (1951). — **Jakobssohn, J. H.:** Beiträge zur Kenntnis der fötalen Entwicklung der Steißdrüse. Arch. mikrosk. Anat. 53 (1898). — **James, Ernest W.:** Congenital absence of right kidney and suprarenal capsule. Brit. Med. J. 1893 I. 579. — **James, W. O.:** Demonstration and separation of noradrenaline, adrenaline, and methyladrenaline. Nature (Lond.) **161**, 851—852 (1948). — **Janes, Ralph G.**: The action of diethylstilbestrol on adrenalectomized and hypophysectomized *rats*. Amer. Assoc. Anat. Anat. Rec. **82**, 424 (1942). — Effect of chronic injections of diethyl-stilbestrol on the normal *rat*. Amer. Assoc. Anat. Anat. Rec. **85**, 321 (1943). — The effect of diethylstilbestrol on thyroidectomized *rats*. Amer. J. Physiol. **145**, 411—418 (1946). — Ovarian response in normal and hypothyroid *rats* to gonadotrophins. Amer. Assoc. Anat. New Orleans. Anat. Rec. **106**, 207 (1950). — **Janes, Ralph G., and S. B. Barker**: Plasma protein bound iodine and the structure of the thyroid and pituitary glands under certain experimental conditions. Amer. Assoc. Anat. Wisconsin. Anat. Rec. **100**, 679—680 (1948). — **Janes, Ralph G., and J. Brady**: Effect of thiamine deficiency on the kidneys of normal and alloxan diabetes *rats*. Amer. Soc. Zool. Chicago. Anat. Rec. **99**, 578—579 (1947). — **Janes, Ralph G., and W. O. Nelson**: The influence on carbohydrate metabolism in normal and castrated *rats*. Amer. J. Physiol. **136**, 136—139 (1942). — **Janošik, J. H.**: Bemerkungen über die Entwicklung der Nebennieren. Arch. mikrosk. Anat. **22**, 738 (1883). — Bemerkungen über die Entwicklung des Genitalsystems. Sitzgsber. k. k. Akad. Wiss. Wien, Abt. III **99**, 260—288 (1890). — Histologie und mikroskopische Anatomie. 1892. — Bemerkungen über Entwicklung der Nebennieren. Arch. mikrosk. Anat. **53** (1899a). — Anatomie des *Menschen*, Bd. 5. 1899b. — Corrélations fonctionnelles entre les capsules surrénales et les glandes génitales. Archives de Biol. **28**, 627—636 (1913). — **Janowsky, J. V.**: Über eine Reaktion der Nitrokörper. Ber. dtsch. chem. Ges. **24**, 971—972 (1891). — **Janowsky, J. V., u. L. Erb**: Zur Kenntnis der direkten Brom- und Nitrosubstitutionsprodukte der Azokörper. Ber. dtsch. chem. Ges. **19**, 2155—2158 (1886). — **Jaquet, L.**: In Paul Brourardel, Traité de médicine et de la thérapeutique, Bd. 3, S. 617—618. Paris 1895—1902. — **Jarussowa, Natalie**: Stickstoffbilanz und C/N Koeffizient des Harns bei dem experimentellen, durch den Hunger nicht komplizierten Skorbut. Biochem. Z. **198**, 128—137 (1928). — **Jeanloz, R.**: Science (Lancaster, Pa.) **111**, 289 (1950). — **Jedlička, Václav**: Kotázce nádou z neteropické dřeně kostní v nadladvince. Čas. lék. česk. **64**, (1925). — **Jefferies**: J. Clin. Endocrin. **9**, 937 (1949). — **Jenkins, R., and J. H. Birnie**: Anat. Rec. **103**, 127 (1949). — **Jennings, P. B.**: J. Clin. Endocrin. **11**, 793 (1951) (Abstr.). — **Jensen, Dorothy**: The effect of androgen on spermatogenesis in the *rat*. Amer. Assoc. Anat. Wisconsin. Anat. Rec. **100**, 680 (1948). — **Jiménez-Diaz, C.**: Lancet **231**, 1135 (1936). — **Joël, Charles A.**: Scheidenzytologie und Ovarialfunktion beim *Menschen*. Acta anat. (Basel) **6**, 175—190 (1948). — **Joelson and E. Shorr**: Relation of suprarenale to cholesterol metabolism. Arch. Int. Med. **34**, 841 (1924). — **Joesten**: De glandularum suprarenalium structura. Bonn 1863. — Der feinere Bau der Nebennieren. Arch. Heilk. **5**, 97—110 (1864). — **John, Alfred**: Zwischenhirnstudien. IV. Untersuchungen des Hypothalamus der weißen *Maus* unter besonderer Berücksichtigung des Höhlengraus b (Kerngebiet 2 nach E. Grünthal) und seiner Karyoarchitektonik. Anat. Anz. **79**, 22—45 (1949). — **Johnsen, Valborg Koefoed, and Hans H. Ussing**: The influence of the corticotropic hormone from ox on the active salt uptake in the *axolotl*. Acta physiol. scand. (Stockh.) **17**, 38—43. — **Johnson, A., and V. Johnson**: Attempted autotransplantation of the adrenal cortex. Amer. J. Physiol. **97**, 392 (1931). — **Johnson, H. T., and R. M. Nesbit**: 17-ketosteroids in diagnosis of adrenal tumors. Surgery **21**, 184—193 (1947). — **Johnson, S. W., and S. S. Zilva**: Biochemic. J. **28**, 1393 (1934). — **Johnson, W. S.**: J. Amer. Chem. Soc. **63**, 3238 (1941). — **Johnson, W. S., R. Shennan and R. Reed**: Organic reagents for organic analysis. New York 1946. — **Johnston, Raymond F., and Frederick J. Smith-Cors**: The effect of estrogen on mammary structure of adrenalectomized and thiouracil treated castrate *rats*. Endocrinology **43**, 193 (1948). — **Jonas, Franz J.**: Über die Nucleus-Nucleolus-Relation. Biometrische Untersuchungen an Zellkern und Nucleolus von Nervenzellen des *menschlichen* sympathischen Grenzstranges. Z. Zellforsch. **35**, 333—356 (1951). — **Jonas, V., u. M. Jellinek**: Über die Erfolge der Substitutionsbehandlung der Keimdrüsen. Z. Geburtsh. **124**, 125—141 (1942). — **Jones, B. V.**: Acute adrenal insufficiency after adrenalectomy for prepubertal virilism. Brit. Med. J. **1949**, 1023—1024. — **Jones, I. Chester**: Relationship of the pituitary to the X-zone of the *mouse* adrenal. Proc. Soc. Exper. Biol. a. Med. **69**, 120—121 (1948a). — Variation in the *mouse* adrenal cortex with special reference to the zona reticularis and to brown degeneration together with a discussion of the „Cell migration" theory. Quart. J. Microsc. Sci. **89**, 53—73 (1948b). — The adrenal X zone in the hypophysectomized *mouse*. Amer. Assoc. Anat. Wisconsin. Anat. Rec. **100**, 681 (1948c). — The action of testosterone on the adrenal cortex of the hypophysectomized, prepuberally castrated male *mouse*. Endocrinology **44**, 427—438 (1949a). — The relationship of the *mouse* adrenal cortex to the pituitary. Endocrinology **45**, 514—536 (1949b). — The adrenal cortex of the spayed, hypophysectomized *mouse*, after injections of adrenocorticotrophin and of gonadotrophins. Amer. Assoc. Anat. Philadelphia. Anat. Rec. **103**, 57—58 (1949c). — The effect of hypophysectomy on the adrenal cortex of the immature *mouse*. Amer. J. Anat. **86**, 371—403 (1950). — **Jones, R. Norman**: The characterization of sterol hormones by ultraviolet and infrared spectroscopy. Recent. Progr. in Hormone Res. **2**, 1—29 (1948). — **Jones, R. Norman, P. Humphries and Konrad Dobriner**: Studies in steroid metabolism. VI. The characterization of 11- and 12-oxygenated steroids by infrared spectrometry. J. Amer. Chem. Soc. 71, 241—247 (1949). — **Jones, V. E.**, and **V. Korenchevsky:** The effects of androsterone, oestradiol, and thyroid hormone on the artificial premature „Climacteric" of pure gonadal origin produced by ovariectomy in *rats*. II. Effects on histologic structure of liver and kidneys. J. of Gerontol. 1, 336—344 (1946). — **Jones, W. G. M.,** and **S. Peat:** J. Chem. Soc. Lond. 1942, 225. — **Jongh, S. E. de,** and **W. Rosenthal:** The chemical content of the suprarenal capsules. Acta brev. neerland. 3, 86—88 (1933). — **Jonson, E.,** u. **N. Åderman:** Die Größenverhältnisse der Nebennieren im Laufe des Fötallebens des *Menschen*. Uppsala Läk.för. Förh. 32 (1926/27). — **Jordan, H. E.:** A textbook of histology. 1930. — A study of fibrillogenesis in connective tissue by the method of dissociation with potassium hydroxide, with special reference to the umbilical cord of *pig* embryos. Amer. J. Anat. 65, 229—251 (1939). — **Jordan, P. H., J. H. Last, I. Pitesky** and **E. Bond:** Proc. Soc. Exper. Biol. a. Med. 73, 243 (1950). — **Jorde, Walter O.:** Beziehung zwischen Nebennieren und Hoden bei der *Ratte*. Klin. Wschr. 1950, 481—482. — **Jores, Arthur:** Klin. Wschr. 1933 II a, b, 1599, 1989. — Untersuchungen über das Melanophorenhormon und seinen Nachweis im *menschlichen* Blut. Z. exper. Med. 87 (1933c). — Klin. Wschr. 15, 841 (1936a). — Z. exper. Med. 97, 805 (1936b). — Endokrine Korrelationen. Klin. Wschr. 16, 1777 (1937a). — Z. exper. Med. 100, 332 (1937b). — Z. exper. Med. 102, 285 (1938). — Klinische Endokrinologie, 3. Aufl. 1949. — Verh. Dtsch. Ges. Inn. Med. 57. Kongr., Wiesbaden 1951. — **Jores, Arthur,** u. **Helmut Beck:** Melanophorenhormon und Nebennieren. Z. exper. Med. 94, 293—299 (1934). — Eine biologische Testmethode für das corticotrope Hormon. Z. exper. Med. 97, 622 (1936). — Z. exper. Med. 102, 289 (1938). — **Jores, Arthur,** u. **W. Boecker:** Z. exper. Med. 100 (1937). — **Jores, Arthur,** u. **O. Glogener:** Z. exper. Med. 91, 91 (1933). — **Jorpes, J. E.,** and **S. Gardell:** J. Biol. Chem. 176, 267 (1948). — **Jorpes, J. E., B. Werner** and **B. Åberg:** J. of Biol. Chem. 176, 277 (1948). — **Joseph** and **Meltzer:** Amer. J. Physiol. 29 (1912a). — Physiol. Proc. 1912b, 34. — **Joseph, S., M. Schweizer** and **Robert Gaunt:** Endocrinology 33, 161—168 (1943). — **Joseph, S., M. Schweizer, N. Z. Ulmer** and **Robert Gaunt:** Endocrinology 35, 338 (1944). — **Josephson, E. S., D. J. Taylor, J. Greenberg** and **E. M. Nadel:** J. Nat. Malaria Soc. 8, 132—136 (1949). — **Jossifow, J. M.:** Zur Morphologie der inkretorischen Drüsen bei zwei Feten von unproportionalem Zwergwuchse. Vrač. Delo 1927, 14—15. — **Jost, A.:** Influence de la décapitation sur le développement di tractus génital et des surrénales de l'embryon de *lapin*. C. r. Soc. Biol. Paris 142, 273—275 (1948). — **Jowet:** J. Chem. Soc. 85, 192 (1904). — **Joyet-Lavergne, Ph.:** La recherche qualitative de glutathion. Bull. Histol. appl. 5, 331 (1928). — Une nouvelle technique pour la recherche du chondriome et du nucléole dans la cellule vivante. C. r. Soc. Biol. Paris 125, 598 (1937). — La vitamine A dans la cellule. Protoplasma (Berl.) 28, 131—174 (1938). — La mise en evidence d'une action de la vitamine C sur la cellule vivante, grâce à l'intervention de l'adrénaline. C. r. Acad. Sci. 217, 327 (1943). — **Jürgens:** Rev. de Hayem 34, 43 (1889). — **Jürgens, R., H. Pfaltz** u. **M. Reinert:** Beziehungen der Vitamine des B-Komplexes zu den ungesättigten Fettsäuren. Helvet. physiol. Acta 3, 41—64 (1945). — **Juhn, M.,** and **J. B. Mitchell** jr.: On endocrine weights in brown *Leghorns*. Amer. J. Physiol. 88, 177—182 (1929). — **Julin, Charles:** Le système nerveux grand sympathique de l'*Ammocoetes (Petromyzon Planeri)*. Anat. Anz. 2, 192—201 (1887). — **Jungersen, H. F. E.:** Die Embryonalniere des *Störs*. Zool. Anz. 16, 464—467, 469—472 (1893). — Die Embryonalniere von *Amia calva*. Zool. Anz. 17, 246—252 (1894). — **Junkersdorf** u. **Gottschalk:** Tierexperimentelle Wachstumsstudien. Pflügers Arch. 212 (1912). **Junkmann, Karl:** Die Bedeutung der Hypophysenstoffe. Med. Mitteilungen (Schering) 12, 85—95 (1951). — **Junqueira, L. C. U.:** Nota sôbre i morfologia das adrenais dos ofídios. Rev. brasil. Biol. 4, 63—67 (1944).

Kabat, E. A., and **Jacob Furth:** A histochemical study of the distribution of alkaline phosphatase in various normal and neoplastic tissues. Amer. J. Path. 17, 303—318 (1941). — **Kabelitz:** Dtsch. med. Wschr. 1943 I, 454. — **Kaden, E., C. Oehme** u. **K. Weber:** Arch. exper. Path. u. Pharmakol. 184, 573—579 (1937). — **Kahlau, G.:** Über schwere Hypertonie durch Phäochromocytom einer Nebenniere mit Adenomen in anderen innersekretorischen Drüsen. Frankf. Z. Path. 50, 86—99 (1937). — **Kahlden, v.:** Beiträge zur pathologischen Anatomie der Addisonschen Krankheit. Virchows Arch. 114, 65—112 (1888). — **Kahlgen:** Zbl. Path. 1896. — **Kahn, K.:** Die histologische Analyse der Hypophyse und einiger anderer endokriner Drüsen nach totaler Pankreatomie. Arch. Russ. Anat. Hist. etc. 21, 267 (1939). — **Kahn, R. H.:** Zuckerstich und Nebennieren. Arch. ges. Physiol. 140, 209—255 (1911). — Studien an Paraganglien. Arch. ges. Physiol. 147, 445—472 (1912a). — Weitere Studien über die Nebennieren. Arch. ges. Physiol. 146, 578—604 (1912b). — Über die nach zentraler Reizung zur Störung des Kohlehydratstoffwechsels führenden Vorgänge. Eine kritische Studie zur Frage: Zuckerstich und Nebennieren. Arch. ges. Physiol. 169 (1917). — Über die zentrale Reizung der Nebennieren und der Paraganglien während der Insulinvergiftung. Arch. ges. Physiol. 212, 54—63 (1926). — Die Blutdruckregler. Z. exper. Med. 68 (1929). — **Kahn, R. H.,** u. **F. T. Münzer:** Pflügers Arch. 217, 521 (1927). — **Kaiser, I. H.,** and **J. S.**

Harris: The effect of adrenalin on the pregnant *human* uterus. Amer. J. Obstetr. **59**, 775—784 (1950). — **Kaiserling, C.:** Mißbildungen und verborgene Tuberkulose der Nebennieren eines *Erwachsenen.* Berl. klin. Wschr. **1917**, 79. — **Kaiserling, C., u. A. Orgler:** Über das Auftreten von Myelin in Zellen und seine Beziehung zur Fettmetamorphose. Virchows Arch. **167** (1902). — Nachweis, Vorkommen und Bedeutung der Zellipoide. Berl. klin. Wschr. **1910**, 47. — **Kalk, H.:** Paroxysmale Hypertension. Blutdruckkrisen und Tumor des Nebennierenmarkes. Klin. Wschr. **1934 Ia**, 613—617. — Zur Frage der Beziehung zwischen Hypophysenvorderlappen und Nebennierenrinde. Dtsch. med. Wschr. **1934 Ib**, 893—894. — Krankheitsbild der paroxysmalen Hypertension und Hochdruckproblem. Verh. dtsch. Ges. inn. Med. **46**, 351—355 (1934c). — **Kameda, J.:** Zytologische Untersuchungen über die Marksubstanzen der Nebenniere. I. Normaler Befund (Jap.). Kaibo Z. Tokyo **8**, 1012—1043 (1936a). Ref. Jap. J. Med. Sci., Anat. **7**, 1 (1938). — Zytologische Untersuchungen über die Marksubstanz der Nebenniere. II. Bei einseitiger Exstirpation (Jap.). Kaibo Z. Tokyo **8**, 1044—1053 (1936b). Ref. Jap. J. Med. Sci., Anat. **7**, 1 (1938). — **Kampmeier, O.:** Giant epithelial cells of the *human* fetal adrenal. Anat. Rec. **37**, 95—102 (1927). — **Kanowoka, Z.:** A note on the epinephrine content of the suprarenal glands of *dogs*. Tohoku J. exp. Med. **24**, 463 (1934). — Tohoku J. Exper. Med. **25**, 97 (1935). — **Kaplan:** Frankf. Z. Path. **44**, 302 (1932). — **Kaplan, Henry S., Sumner W. Marder** and **Mary B. Brown:** Adrenal cortical function and radiation-induced lymphoid tumore of *mice*. Cancer Res. **11**, 629—633 (1951). — **Kaplanskii, S., i L. Mashbitt:** Biochimija **12**, 291—297 (1947). — **Kapp, H.:** Gastroenterologia (Basel) **71** (1946). — **Kappat, A.:** Die klinischen Formen der relativen Nebenniereninsuffizienz und die Behandlung des Rindenausfalls. Klin. Wschr. **1947**, 769—774. — **Kappert, A.:** Schweiz. med. Wschr. **1944**, 569. — Diagnostik und Therapie des Nebennierenausfalls und das Krankheitsbild der relativen Nebennierenrindeninsuffizienz. Basel 1947. — **Kar, Amiya B.:** The adrenal cortex testicular relations in the *fowl*: The effect of castration and replacement therapy on the adrenal cortex. Anat. Rec. **99**, 177—197 (1947a). — The action of male and female sex hormones on the adrenals in the *fowl*. Anat. Rec. **97**, 551—562 (1947b). — The hormonal influence in the normal functioning of the uropygial gland in the *fowl*. Anat. Rec. **99**, 75—89 (1947c). — Cytochemistry of hormone action. VI. Distribution and concentration of alkaline phosphatase in the oviduct of normal and sex-hormone-treated *pigeons*. Proc. Nat. Inst. Sci. India **17**, 287—290 (1951a). — Cytochemistry of hormone action. VII. Responses of the adrenocortical alkaline phosphatase in the *pigeon* to experimental hyperadrenalism. Proc. Nat. Inst. Sci. India **17**, 357—359 (1951b). — Cytochemistry of hormone action. VIII. The distribution and concentration of alkaline phosphatase in the testes of normal and of sex-hormone-treated *pigeons*. Proc. Nat. Inst. Sci. India **17**, 359—362 (1951c). — **Karady, S., J. S. L. Browne** and **Hans Selye:** The effect of the alarm reaction on water excretion. Quart. J. Exper. Physiol. **28**, 23—31 (1938). — Effect of adrenal insufficiency on distribution of chlorides between plasma and erythrocytes. Proc. Soc. Exper. Biol. a. Med. **41**, 640—642 (1939). — **Karakascheff, K.:** Beiträge zur pathologischen Anatomie der Nebenniere (Atrophie, vikariierende Hypertrophie, Tuberkulose). Beitr. path. Anat. **36**, 401 (1904). Weitere Beiträge zur pathologischen Anatomie der Nebennieren. Beitr. path. Anat. **39**, 373 (1906). — **Karczmar, Alexander G.:** Influence of methyl bis (B-chloro-ethyl)amine (nitrogen mustard) hydroquinone and thyroxin on regeneration in *urodele* larvae. Amer. Soc. Zool. Anat. Rec. **101**, 712 (1948). — **Karnofsky, D. A., L. P. Ridgway** and **P. A. Patterson:** Growth-inhibiting effect of cortisone acetate on the *chick* embryo. Endocrinology **48**, 596—616 (1951). — **Karnofsky, D. A., Stock** and **Rhoads:** Federat. Proc. **9**, 290 (1950). — **Karras, Walther:** Die Thymusdrüse und ihre Beziehungen zu den Keimdrüsen. Tierärztl. Rdsch. **1941**, 27—31, 37—42. — **Karrer, Paul:** Helvet. chim. Acta **16**, 557 (1933). — Über einige Fortschritte der organischen Chemie. Chimia **2**, 101—109 (1948). — Lehrbuch der organischen Chemie, 11. Aufl. Stuttgart 1950. — **Karrer, Paul, u. E. Jucker:** Carotinoide. Basel 1948. — **Kasahara, M., Y. Nishizawa u. S. Hirao:** Klin. Wschr. **1937**, 1618. — **Kasahara, M., u. R. Kawamura:** Klin. Wschr. **1937**, 1543.— **Kasahara, S.:** On the cultivation of the adrenal gland. Trans. Jap. Path. Soc. **23**, 450 (1933).— **Kashiwagi, Seishun:** Funktionelle Bedeutung der spezifischen Struktur der Venenmuskulatur des Nebennierenmarkes und ihre Beziehung zur Adrenalinsekretion. Trans. Jap. Path. Soc. **12**, 154 (1922). Ref. Jap. J. Med. Sci., Trans. **2** (1925). — **Kass, E. H.:** Science (Lancaster, Pa.) **101**, 337 (1945). — **Kass, E. H., M. M. Lundgren** and **M. Finland:** J. Labor. a. Clin. Med. **37**, 458 (1951). — **Kassenaar, A., L. Huis in't Veld, P. Siderius, H. C. Seldenrath** and **A. Querido:** A simple method for the determination of neutral 17-ketosteroids, comparison of results with the Dingemanse-method. Acta endocrinol. (Københ.) **4**, 79—90 (1950). — **Kaswin, A.:** C. r. Soc. Biol. Paris **130**, 859 (1939a). — Acta biol. **12**, 139 (1939b). — **Kataoka, Y.:** About the skin hormone. (Special report on the 22nd general meet. of the Japan. endocrin. Soc.) Fol. endocrin. jap. **25**, 23—31 (1949). — **Kater, J. McA.,** and **D. M. Smith:** The formation of fat in the hepatic cell. Anat. Rec. **52**, 55—68 (1932). — **Kato, S.:** Adrenal cholesterol. I. Physiological variations in the cholesterol content of the adrenals. Nagoya Igakkai Zasshi **48**, 849 (1938). — **Katsh, Seymour,**

H. A. Charipper and **A. S. Gordon:** Andromimetic activity of adrenal transplants to the seminal vesicles of *rats*. Amer. Soc. Zool. Chicago. Anat. Rec. **99**, 661 (1947). — **Katsh, Seymour, Albert S. Gordon** and **Harry A. Charipper:** The andromimetic action of adrenal cortical transplants to the seminal vesicle of the adulte *rat*. Anat. Rec. **101**, 47—57 (1948). — **Kauffmann, H.:** Die Auxochrome. Stuttgart 1907. — **Kaufman, Edwin H.,** and **Agamemnon Despopoulos:** Effect of desoxycorticosterone glucoside (DCG) on glucose reabsorption in the *dog* kidney. Federat. Proc. **9**, 188 (1950). — **Kaufman, J. G.:** J. Med. Soc. New Jersey **41**, 400—401 (1944). — **Kaufmann, Carl:** Arch. Gynäk. **136**, 478 (1929). — **Kaufmann, Carl,** u. **Erich Lehmann:** Kritische Untersuchungen über die Spezifitätsbreite histochemischer Fettdifferenzierungsmethoden. Zbl. Path. **37**, 145—152 (1926a). — Sind die in der histologischen Technik gebräuchlichen Fettdifferenzierungsmethoden spezifisch ? Virchows Arch. **261**, 623—648 (1926b). — Virchows Arch. **262** (1927). — Über den histochemischen Fettnachweis im Gewebe. Untersuchungen unter besonderer Berücksichtigung des von Ciaccio angegebenen Färbeverfahrens. Virchows Arch. **270**, 360—398 (1928). — **Kaufmann, Carl, Erich Lehmann** u. **H. Baniecki:** Zur Frage der Extrahierbarkeit der „Organlipoide" mit organischen Lösungsmitteln. Zbl. Path. **39**, 232—236 (1927). — **Kaufmann, Carl,** u. **Ulrich Westphal:** Über die Ausscheidung des Pregnandiols im mensuellen Zyklus. Klin. Wschr. **1947**, 910—913. — **Kaufmann, L.,** u. **H. Voegt:** Ärztl. Wschr. **1951**, 754. — **Kaulla, Kurt Nikolai v.:** Synthetische Folsäure bei makrozytären Anämien. Dtsch. med. Wschr. **1947**, 87—90. — **Kaunitz** u. **Selzer:** Z. exper. Med. **103**, 644 (1938). — **Kawamura, Rinya:** Die Cholesterinverfettung (Cholesterinsteatose). Eine differentialdiagnostische Studie über die in den menschlichen und tierischen Geweben vorkommenden Lipoide. Jena 1911. — Biologische Bedeutung der Lipoide. J. of Orient. Med. **7**, 42—44 (1927). — Über anisotrope Eigenschaften der Gewebslipoide, zugleich Demonstration einer neuen Methode zum Nachweis derselben. Zbl. Path. **49**, 360 (1930). — **Kawamura, Rinya,** u. **Koyama:** Zbl. Path. **45**, 67 (1928). — **Kawamura, Rinya,** u. **Yasaki:** Zbl. Path. **64**, 177 (1936). — **Kay, W.,** and **R. Whitehead:** The suprarenal in cholesterol fed *rabbits*. J. of Path. **41**, 293—301 (1935). — Fatty substances. In Lies Microtomist's Vademecum, 10. edit., S. 278—285. 1937. — **Kayser, Ch.:** Physiologie du travail. Paris 1947. — **Kayser, Ch.,** et **M. Aron:** Cycle d'activité saisonnière des glandes endocrines chez un hibernant, le *Hamster (Cricetus frumentarius)*. C. r. Soc. Biol. Paris **129**, 225 (1938). — Modifications structurales de la médullosurrénale dans l'adaptation thermique des *hibernants*. C. r. Soc. Biol. Paris **130**, 397—400 (1939). — Le cycle saisonnier des glandes endocrines chez les *hibernants*. Archives d'Anat. **33**, 21—42 (1950). — **Keefer, Chester S.:** American research on cortisone. Science (Lancaster, Pa.) **111**, 458 (9150). — **Keeley, J. L., J. E. Dunphy, T. B. Quigley** and **J. F. Bell:** Successful autotransplantation of the adrenal gland in *dog*. Arch. Surg. **40**, 1 (1940). — **Keen, W. W.,** and **J. Funke:** Tumors of the carotid gland. J. Amer. Med. Assoc. **47**, 469—479, 566—570 (1906). — **Keene, M. F. Lucas,** and **E. E. Hewer:** Studies in foetal development. J. Obstetr. **1925**. — Observations on the development of the *human* suprarenal gland. J. of Anat. **61**, 302—324 (1927). — **Kehl, R.:** Note préliminaire sur les relations entre acetate de désoxycorticostérone et hormones sexuelles femmelles. C. r. Soc. Biol. Paris **135**, 1472 bis 1474 (1941). — **Kehl, R., R. Paris, J. Benoit** et **G. Gros:** C. r. Soc. Biol. Paris **136**, 525—526 (1942). — **Kehrer:** Endokrinologie für den Frauenarzt. Stuttgart 1937. — **Kehrer, E.:** Erg. inn. Med. **55** (1938). — Anatomie und Physiologie der Schwangerschaft. In Seitz-Amreich, Biologie und Pathologie des Weibes, Bd. 7. — **Keibel, F.:** Verh. anat. Ges. (Heidelberg) **1903**. — Zoologische Forschungsreisen in Australien und dem Malayischen Archipel von Richard Semon. Bd. 3. *Monotremen* und *Marsupialer*. II, 2. Teil, S. 151 bis 206. 1904. — **Keibel, F.,** u. **Curt Elze:** Normentafeln zur Entwicklungsgeschichte der *Wirbeltiere*. 8. Heft. 1908. — **Keibel, F.,** u. **Mall:** Handbuch der Entwicklungsgeschichte des *Menschen*. (Nebenniere Bd. 2, S. 170.) Leipzig 1911. — **Keiderling, W.:** Die Ausscheidung des Harnpepsinogens in Abhängigkeit vom Aktivitätszustand des Hypophysennebennierenrindensystems. Klin. Wschr. **1953**, 142—143. — **Keiderling, W.,** u. **O. Westphal:** Internisten-Kongr. Wiesbaden 1951. — **Keilin, D.,** and **E. F. Hartree:** Proc. Roy. Soc. Lond. B **125**, 172 (1938). — **Keill, J.:** The anatomy of the *human* body. London 1698ff. — **Kelemen, E., M. Majoros, J. Iványi** u. **K. Kovács:** Experientia (Basel) **6**, 435 (1950). — **Kellaway, C. H.,** and **H. S. Cowell:** The antagonism between histamin and adrenaline. J. of Physiol. **56** (1922). — On the concentration of the blood and the effects of histamin in adrenal insufficiency. J. of Physiol. **57**, 82 (1923). — **Keller, A. D.:** Proc. Soc. Exper. Biol. a. Med. **36**, 787 (1937). — **Kelley, V. C.,** and **R. K. McDonald:** Amer. J. of Physiol. **152**, 250—256 (1948). — **Kellgren, J. H.,** and **O. Janus:** Brit. Med. J. **1951 II**, 1183. — **Kelly:** Über Hypernephrome der Niere. Beitr. path. Anat. **23**, 280 (1898). — **Kelsall, Margaret A.:** Lymphocytes in the intestinal epithelium and Peyers patches of normal and tumor-bearing *hamsters*. Anat. Rec. **96**, 391—406 (1946). — **Kemp, T.,** u. **H. Okkels:** Lehrbuch der Endokrinologie (übers. a. d. Dänisch. von L. Marx). Leipzig 1936. — **Kendall, Edward C.:** Chemical studies of the suprarenal gland. J. of Biol.

Chem. 97, IV—V (1932). — J. of Biol. Chem. 105, 45 (1934). — J. Amer. Med. Assoc. 105, 1486 (1935). — A chemical and physiological investigation of the suprarenal cortex. Cold Spring Harbor Symp. Quant. Biol. 5, 299—312 (1937a). — Proc. Staff Meet. Mayo Clin. 12, 136 (1937b). — Proc. Staff Meet. Mayo Clin. 15, 297 (1940). — The adrenal cortex. Arch. of Path. 32, 474—501 (1941a). — J. Amer. Med. Assoc. 116, 2394 (1941b). — Hormones of the adrenal cortex. Endocrinology 30, 853—860 (1942). — Conf. metab. Asp. of Convalescence 10. Meet., S. 81. 1945. — The influence of the adrenal cortex on the metabolism of water and electrolytes. Vitamins a. Hormones 6, 277—327 (1948). — Chemistry of the adrenal cortex. Science (Lancaster, Pa.) 111, 457 (1950a). — Relation of chemical structure of adrenal cortical hormones to biological activity. In Adrenal cortex. Trans. I. Conf. 1949, Josiah Macy, jr. Foundat. 1950b. — Arch. Int. Med. 33, 782 (1950c). — **Kendall, E. C., E. V. Flock, J. L. Bollman** and **F. C. Mann**: J. of Biol. Chem. 126, 697 (1938). — **Kendall, E. C., H. L. Mason, W. M. Hoehn** and **B. F. McKenzie**: Studies in chemistry of suprarenal cortex; structure and physiologic activity of compound B: its relation to compound A and Reichsteins corticosterone. Proc. Staff Meet. Mayo Clin. 12, 136—139 (1937a). — J. of Biol. Chem. 119 (1937b). — **Kendall, E., H. Mason, B. McKenzie, C. Myers** and **G. Koelsche**: J. of Biol. Chem. 105 (1934). — **Kendall, E., H. Mason** and **C. Myers**: J. of Biol. Chem. 114 (1936). — **Kendall, E. C., W. Meyer, L. Lewis** and **J. Victor**: Alloxan diabetes in *rabbits*. Production of hypercholesterolemia, hyperlipemia and adrenal cortical lesions. Proc. Soc. Exper. Biol. a. Med. 60, 190—195 (1945). — **Kennard, M. A.**, and **M. D. Willner**: Findings at autopsies of seventy *anthropoid apes*. Endocrinology 28, 967—976 (1941). — **Kennedy, E. P.**, and **A. L. Lehninger**: Intracellular structures and the fatty acid oxidase system of *rat* liver. J. of Biol. Chem. 172, 847 (1948). — **Kennedy, T. H.**, and **H. D. Purvis**: Brit. J. Exper. Path. 22, 241 (1941). — **Kent-Spender**: Brit. Med. J. (11. Sept.) 1858a. — Gaz. hebd. 1858b, 774. — **Kenyon, A. T., T. F. Gallagher, D. H. Peterson, R. I. Dorfman** and **F. C. Koch**: The urinary excretion of androgenic and estrogenic substances in certain endocrine states. Studies in hypogonadism, gynecomastia and virilism. J. Clin. Invest. 16, 705 (1937). — **Kenyon, J.**, and **N. Munro**: J. of Chem. Soc. 1948, 158. — **Kepl, M. F.**, and **B. Pearson**: Bull. Amer. Coll. Surg. 30, 60—61 (1945). — **Kepler, Edwin J.**: Diseases of the adrenals. Arch. Int. Med. 56, 105—135 (1935). — Cyclopedia of Medicine. Philadelphia 1939. — Cushings disease: A primary disorder of the adrenal cortices? Ann. New York Acad. Sci. 50, 657—678 (1949). — **Kepler, Edwin J., M. B. Dockerty** and **J. T. Priestley**: Adrenal-like tumor associated with Cushing syndrome (so-called masculinoblastoma, luteoma, hypernephroma, adrenocortical carcinoma of the ovary). Amer. J. Obstetr. 47, 43—62 (1944). — **Kepler, Edwin J.**, and **F. R. Keating**: Diseases of the adrenal glands. II. Tumors of the adrenal cortex, diseases of the medulla and allied disturbances. Arch. Int. Med. 68, 1010—1036 (1941). — **Kepler, Edwin J.**, and **H. L. Mason**: Relation of urinary steroids to the diagnosis of adrenal cortical tumors and adrenal cortical hyperplasia: quantitative and isolation studies. J. Clin. Endocrin. 7, 543—558 (1947). — **Kepler, Edwin J., G. A. Peters** and **H. L. Mason**: Addisons disease associated with pubic and axillary alopecia and normal menses. J. Clin. Endocrin. 3, 497—499 (1943). — **Kepler, Edwin J.**, and **E. H. Rynearson**: Diseases of adrenal glands. Med. Clin. N. Amer. 24, 1035—1056 (1940). — **Kepler, Edwin J., Randall J. Sprague, O. Theron Clagett, Marschelle H. Power, Harold L. Mason** and **H. Milton Rogers**: Adrenal cortical tumor associated with Cushings syndrome: Report of a case with metabolic studies and some remarks on the pathogenesis of Cushings syndrome. J. Clin. Endocrin. 8, 499—531 (1948). — **Kepler, Edwin J.**, and **R. M. Wilder**: Disturbances of carbohydrate metabolism observed in associated with tumors of adrenal cortex. Acta med. scand. (Stockh.) 90, 87—96 (1938). — **Kepler, Edwin J.**, and **D. M. Willson**: Diseases of adrenal glands, Addisons disease. Arch. Int. Med. 68, 979—1009 (1941). — **Kern, H.**: Über den Umbau der Nebenniere im extrauterinen Leben. Dtsch. med. Wschr. 1911, 971—974, 1180, 1318—1319. — **Kerr, S. E.**: J. of Biol. Chem. 85, 47 (1929). — **Kersley, G. D., L. Mandel, M. R. Jeffrey, E. Bene** and **M. H. L. Desmarais**: Brit. Med. J. 1950 I. — **Kersley, G. D., L. Mandel, M. R. Jeffrey, M. H. L. Desmarais** and **E. Bene**: Brit. Med. J. 1950 II, 855. — **Keuther, C. A., I. R. Telford** and **J. H. Roe**: J. Nutrit. 28, 347 (1944). — **Keyes, Paul H.**: Adrenal-cortical changes in *Syrian hamsters* following gonadectomy. Endocrinology 44, 274 bis 277 (1949). — **Kibler, H. H., A. J. Bergman** and **C. W. Turner**: Relation of certain endocrine glands to body weight in growing and mature New Zealand white *rabbits*. Endocrinology 33, 250—256 (1943). — **Kierland, R. R., P. A. O'Leary, L. A. Brunsting** and **J. W. Didcoct**: Cortisone and corticotropin (ACTH) in dermatology. J. Amer. Med. Assoc. 148, 23 (1952). — **Killian, H.**: Die Bedeutung der Nebenniere bei Kälteschäden. Zbl. Chir. 70, 50—54 (1943). — **Kimeldorf, D. J.**, and **A. L. Soderwall**: Changes induced in the adrenal cortical zones by ovarian hormones. Endocrinology 41, 21—26 (1947). — **Kimmelstiel, P.**: Erfahrungen mit der Schultzschen Cholesterinreaktion. Zbl. Path. 36, 491—493 (1925). — Z. physiol. Chem. 184 (1929). — **Kinberger, B.**: Sv. Läkartidn. 48, 157 (1951). — **King, C. G.**, and **W. A. Waugh**: The chemical nature of vitamin C. Science (Lancaster, Pa.)

75, 357 (1932a). — Isolation and identification of vitamin C. Biol. Chem. 97, 325 (1932b). — **King, E. S. J.:** Malignant phaeochromocytoma of the adrenals. J. of Path. 34, (1931). — **King, H. D.,** and **H. H. Donaldson:** Amer. Anat., Memoir. No 14. 1929. — **King, L. S.:** Vital staining of the connective tissues. J. of Exper. Med. 68, 63—72 (1938). — **King, S. L.:** Proc. Soc. Exper. Biol. a. Med. 35, 619—621 (1937). — **Kingsbury:** The endocrine organs. Endocrinology 8, 91—102 (1924). — **Kingsbury, B. F.:** The term „chromaffin system" and the nature of the „chromaffin reaction". Anat. Rec. 5, 11—16 (1911a). — The histological demonstration of lipoids. Anat. Rec. 5, 313—318 (1911b). — **Kingsbury, J. S.:** The comparative anatomy of *vertebrates*. Philadelphia 1926. — **Kirgis, Homer D.,** and **John Y. Pearce:** The activity of the dilator pupillae of the *cat* following adrenalectomy and sympathectomy. Amer. Assoc. Anat. New Orleans. Anat. Rec. 106, 207—208 (1950). — **Kirkaldy, J. W.:** On the head-kidney of *myxine*. Quart. J. Microsc. Sci. 35, 353—359 (1894). — **Kirkendall, W. M., R. E. Hodges** and **L. E. January:** J. Labor. a. Clin. Med. 37, 771 (1951). — **Kirkes:** Handbook of physiology. 3. edit. London 1856. — **Kirkman, Hadley,** and **Robert Lewis Bacon:** Some effects of the chronic administration of diethylstilbestrol in *golden hamsters*. Amer. Assoc. Anat. Wisconsin. Anat. Rec. 100, 767—768 (1948). — **Kirschbaum, Arthur,** and **Marthella J. Frantz:** Ovarian androgenic secretion. Amer. Assoc. Anat. New Orleans. Anat. Rec. 106, 208 (1950). — **Kirsche, W.:** Die Innervation der Augenmuskulatur des *Menschen*. Z. mikrosk.-anat. Forsch. 57, 402—450 (1951). — **Kisch, Bruno:** Experimentelle Untersuchungen über die Funktion der Nebennieren. Klin. Wschr. 1924 II, 1661—1663. — Untersuchungen über die Funktion des Interrenalorgans der *Selachier*. Arch. ges. Physiol. 219, 426—461 (1928a). — Die Funktion des Interrenalorgans bei *Torpedo*. Endokrinol. 1, 31—39 (1928b). — Untersuchungen über die Funktion des Interrenalorgans der *Selachier*. Münch. med. Wschr. 1928 Ic, 329. — Weitere Untersuchungen über die Funktion des Interrenalorgans. Z. exper. Med. 68, 216—221 (1929). — **Kiss, J.:** Histologische Untersuchungen über den Zusammenhang zwischen der Funktion der Langerhansschen Inseln und der Nebenniere in *Rinder*feten. Vet.-med. Diss. Budapest 1942. — **Kiss, Tibor:** Experimentell-morphologische Analyse der Nebenniereninnervation. Acta anat. (Basel) 13, 81—89 (1951). — **Kitagawa, S.:** Effects of extirpation of the adrenals on the female sexual organs. N. Fujinka Gak. Z. 22 (1927). — **Kitchell, Ralph L.:** Compensatory hypertrophy of the intact adrenal of fetal *rats* subjected to unilateral adrenalectomy. Proc. Soc. Exper. Biol. a. Med. 75, 824—827 (1950a). — Effects of steroid hormones upon the adrenals of fetal *rats*. Amer. Soc. Zool. Anat. Rec. 108, 598—599 (1950b). — Experiments designed to determine whether the adrenals of fetals *rats* are physiologically labile and whether they produce androgen. Amer. Assoc. Anat. Anat. Rec. 109, 312 (1951). — **Kitchell, Ralph L.,** and **L. J. Wells:** Reciprocal relation between the hypophysis and adrenals in fetal *rats*: Effects of unilateral adrenalectomy and of implanted cortisone, DOCA and sex hormones. Endocrinology 50, 83—93 (1952a). — Functioning of the hypophysis and adrenals in fetal *rats*: effects of hypophysectomy, adrenalectomy, castration, injected ACTH and implanted sex hormones. Anat. Rec. 112, 561—591 (1952b). — **Kitschensky:** Beitr. path. Anat. 32, 206 (1902). — **Kivy, Evelyn:** The effect of Roentgen irridation on the testes of the *golden hamster*. Amer. Soc. Zool. Chicago. Anat. Rec. 99, 650—651 (1947). — **Kiyokawa:** Nebennieren bei Tuberkulose. Frankf. Z. Path. 29, 275. — **Kiyonari, Y.:** Fol. anat. jap. 4, 61 (1928). — **Kiyono, H.:** Die vitale Carminspeicherung. Jena 1914. — Die pathologische Anatomie der endokrinen Organe bei Anencephalie. Virchows Arch. 257, 441 (1925). — **Klages, Fr.:** Transplantation von Nebennierengewebe in die Niere. Dtsch. Z. Chir. 250, 529 (1938). — **Klapproth:** Nebennieren und Scheinzwitter. Verh. dtsch. path. Ges. (Göttingen) 1923a. — Nebennieren und Scheinzwitter. Zbl. Path. 33, 585 (1923b). — **Klatt, B.:** Hypophysenexstirpationen und -implantationen an *Tritonlarven*. Arch. Entw.-mechan. 123 (1931). — Wuchsform und Hypophyse. Arch. Entw.mechan. 143, 167—181 (1948). — **Klebs, E.:** Handbuch der pathologischen Anatomie. 1876. — **Klecker, Ernestine:** Klinische Anwendbarkeit und Wirkungsweise des Ferments Hyaluronidase. Ärztl. Wschr. 1950, 638—641. — **Kleeberg, J.:** Virchows Arch. 244, 237 (1923). — **Klein:** Specimen inaugurale anatomicum sistens monstrorum quorundam descriptionem. Stuttgart 1793. — **Klein, E.:** Grundzüge der Histologie, dtsch. Ausg. nach der 4. engl. Aufl. Leipzig 1886. — **Klein, E. et Variot:** Nouveaux éléments d'histologie. 1885. — **Klein, G., u. R. Strebinger:** Fortschritte der Mikrochemie in ihren verschiedenen Anwendungsgebieten. Leipzig u. Wien 1928. — **Klein, Hans, u. Hans Geisel:** Zum Nachweis eines 24-Stundenrhythmus der Mitosen bei *Ratte* und *Maus*. Klin. Wschr. 1947, 662—663. — **Klein, I., u. K. G. Ober:** Zur Frage der gestagenen Wirkung des Desoxycorticosteron und des Testosteron. Klin. Wschr. 1952, 1009—1011. — **Klein, O.:** Der Einfluß der Nebennierenrinde auf die Entwicklung der männlichen Geschlechtsorgane. Endokrinol. 9, 401—413 (1931). — **Kleiner, I. S.,** and **R. J. Meltzer:** The relation of the rate of absorption of adrenalin to its glycosuric and diuretic effects. J. of Exper. Med. 18, 190—209 (1913). — **Kleiner, I. S., A. I. Weisman** and **D. I. Mishkind:** The similarity of action of male hormones and adrenal extract on the female *bitterling*. Science (Lancaster, Pa.) 85, 75 (1937). — **Kleinschmidt, A.:** Das Verhalten der Melanophoren bei hypophysektomierten *Urodelen (Amblystoma mexicanum* Shaw. und *Triton vulgaris* L.*)* und parallele Befunde an einem anormal neotenen *Triturus vulgaris.* Verh. anat. Ges., Anat. Anz. Ergh. 85 (1938). — **Klewitz, F.:** Neue med. Welt **1950,** 185. — **Kliachko, V. R.:** Influence of suprarenal cortex on the sexual apparatus. C. r. Acad. Sci. URSS. **24,** 91 (1939). — **Klien:** Russellsche Fuchsinkörperchen und Altmannsche Zellgranula. Beitr. path. Anat. **11,** 91—125 (1892). — **Kline, Daniel L.:** Amer. J. Physiol. **154,** 87—93 (1948). — A procedure for the study of factors which affect the nitrogen metabolism of isolated tissues: Hormonal influences. Endocrinology **45,** 596—604 (1949). — **Klopstock:** Familiäres Vorkommen von Zyklopie und Arhinencephalie. Mschr. Geburtsh. **56** (1922). — **Klose, Heinz-Günther:** Über den Einfluß der Kastration auf Schilddrüse, Hypophyse und Interrenalsystem der *Urodelen*. Zugleich ein Beitrag zur Morphologie und Histologie dieser Drüsen bei *Triton vulgaris vulgaris* L. und *Triton cristatus cristatus* Laur. Z. wiss. Biol., Abt. A **155,** 46—108 (1941). — **Klug:** Über die Carotisdrüse. Beitr. klin. Chir. **131,** 532—556 (1924). — **Knab, J.:** Untersuchungen über den histochemischen Nachweis von Vitamin C in der Niere und Nebenniere von *Sauropsiden*. Z. mikrosk.-anat. Forsch. **52,** 418—439 (1942). — **Knabe, K.:** Über Knochenmarksgewebe in der Nebenniere. Zbl. Path. **43,** 57 (1928). — **Knilig, Wilhelm:** Zur Kenntnis des thyreo-suprarenalen Typus der pluriglandulären Erkrankungen. Frankf. Z. Path. **36** (1928). — **Knouff, Ralph A., J. B. Brown** and **B. M. Schneider:** Correlated chemical and histological studies of the adrenal lipoids. I. The effect of extreme muscular activity on the adrenal lipids of the *guinea pig*. Anat. Rec. **79,** 17—38 (1941). — **Knouff, Ralph A.,** and **Frank A. Hartman:** A microscopic study of the adrenal of the *brown pelican*. Anat. Rec. **109,** 161—187 (1951). — **Knouff, Ralph A., Margaret C. Oleson** and **Violet Wagner:** The adrenal lipids of fasting and vitamin C deficient *guinea pigs*. Amer. Assoc. Anat. Anat. Rec. **85,** 322—323 (1943). — **Knowlton, Abbie I.,** and **Robert A. Kritzler:** The development of diabetes mellitus in Addisons disease. Case report with autopsy. J. Clin. Endocrin. **9,** 36—47 (1949). — **Knowlton, Abbie I., Emily N. Loeb, B. C. Seegal** and **H. C. Stoerk:** Desoxycorticosterone acetate: Studies on the reversibility of its effect on blood pressure and renal damage in *rats*. Endocrinology **45,** 435—445 (1949). — **Knowlton, Abbie I., Emily N. Loeb, Herbert C. Stoerk** and **Beatrice B. Seegal:** Desoxycorticosterone acetate. The potentiation of its activity by sodium chloride. J. of Exper. Med. **85,** 187—197 (1947). — The development of hypertension and nephritis in normal and adrenalectomized *rats* treated with cortisone. Proc. Soc. Exper. Biol. a. Med. **72,** 722—725 (1949). — **Knowlton, Abbie I., Gilbert H. Mudge** and **Joseph W. Jailer:** Pregnancy in Addisons disease. J. Clin. Endocrin. **9,** 514—528 (1949). — **Knowlton, Abbie I., Herbert Stoerk, Beatrice C. Seegal** and **Emily N. Loeb:** Endocrinology **38,** 315—324 (1946). — **Knowlton, N. D.,** and **L. A. Hempelmann:** The effect of x-rays on the mitotic activity of the adrenal gland, jejunum, lymphoide and epidermis of the *mouse*. J. Cellul. a. Comp. Physiol. **33,** 73—92 (1949). — **Knox, W. E.:** Two mechanisms which increase in vivo the liver tryptophan peroxidase activity: specific enzyme adaptation and stimulation of the pituitary-adrenal system. Brit. J. Exper. Path. **32,** 462—469 (1951). — **Kobak, M. W., E. P. Benditt, R. W. Wissler** and **C. H. Steffee:** Relation of protein deficiency to experimental wound healing. Surg. etc. **85,** 751 (1947). — **Koch, E.:** Die reflektorische Selbststeuerung des Kreislaufes. Dresden u. Leipzig 1931. — **Koch, F. C.:** Chemistry and biology of male sex hormones. Bull. New York Acad. Med. **14,** 655—680 (1938). — **Kochakian, Charles D.:** Conf. Metab. Asp. Convalescence. 6. Meet., S. 13. 1944. — Amer. J. Physiol. **145,** 118 (1946). — Recent. Progr. in Hormone Res. **1,** 177 (1947). — **Kochakian, Charles D.,** and **Mary N. Bartlett:** The effect of crystalline adrenal cortical steroids, DL-thyroxine, and epinephrine on the alkaline and acid phosphatases and arginase of the liver and kidney of the normal adult *rat*. J. of Biol. Chem. **176,** 243—247 (1948). — **Kochakian, Charles D.,** and **Paul Dontigny:** Enzyme studies on the „Endocrine kidney". Proc. Soc. Exper. Biol. a. Med. **67,** 61—62 (1948). — **Kochakian, Charles D.,** and **R. H. Flick:** Conf. metabol. Asp. Convalescence **5,** 136 (1943). — **Kochakian, Charles D.,** and **R. P. Fox:** J. of Biol. Chem. **153,** 669 (1944). — **Kochakian, Charles D.,** and **Constance E. Stettner:** Effect of testosterone propionate and growth hormone on the weights and composition of the body and organs of the *mouse*. Amer. J. Physiol. **155,** 255—261 (1948). — **Kochakian, Charles D.,** and **Virginia N. Vail:** J. of Biol. Chem. **156,** 779 (1944). — The effect of adrenalectomy, adrenal cortical hormones, and testosterone propionate plus adrenal cortical extract on the arginase activity of the liver and kidney of the *rat*. J. of Biol. Chem. **169,** 1—6 (1947). — **Kochmann, M.:** Heffters Handbuch der Pharmakologie, Erg.-Bd. 2. 1936. — **Koechlin, B.,** u. **T. Reichstein:** Über Bestandteile der Nebennierenrinde und verwandte Stoffe. 67. Mitt. Versuche zur Bereitung von Ätiocholandiol-(3α, 12)β-on-17 durch systematischen Abbau. Helvet. chim. Acta **27,** 549—566 (1944). — **Köhlbrandt, Meyer** u. **Rösener:** Neue med. Welt **1950,** H. 44. — **Köhler, August:** Ein Glimmerplättchen Grau I. Ordnung zur Untersuchung sehr schwach doppelbrechender Präparate. Z. wiss. Mikrosk. **38,** 29—42 (1921). — **Köhler, V.:** Dtsch. med. Wschr. **1944,** 446.— Dtsch. Arch. klin. Med. **193,** 43—47 (1947). — Nebennierenrindenhormon und Ulkuskrankheit. Endokrinol. **26,** 34—43 (1949a). — Dtsch. Arch. klin. Med. **194,** 268—276 (1949b). —

Köhler, V., u. **A. Fleckenstein:** Klin. Wschr. **1941,** 844. — Dtsch. med. Wschr. **1942 I a,** 19. — Dtsch. Arch. klin. Med. **189,** 530—538 (1942 b). — Dtsch. Arch. klin. Med. **191,** 248—266 (1943). — Z. klin. Med. **144,** 62 (1944 a). — Wien. klin. Wschr. **1944 b,** 286. — Dtsch. Arch. klin. Med. **191,** 578—615 (1944 c). — **Köhler, V., H. Mauer** u. **W. Münich:** Klin. Wschr. **1949; 1950.** — **Köhler, V.,** u. **J. Scharf:** Klin. Wschr. **1951.** — **Köhler, V., J. Scharf** u. **Bauer:** Endokrinol. **27,** 127 (1950). — **Köhler, V.,** u. **F. Wegener:** Klin. Wschr. **1949,** 99—100. — **Koehnlein:** Med. Klin. **1942,** Nr 11. — **Kölliker, Albert v.:** Mikroskopische Anatomie oder Gewebelehre des *Menschen*, Bd. 2, 1. Hälfte, Leipzig 1850; 2. Hälfte, Leipzig 1854. — Handbuch der Gewebelehre des *Menschen*, 5. Aufl. Leipzig 1867 ff. — Grundriß der Entwicklungsgeschichte des *Menschen* und der *höheren Tiere*, 2. Aufl. Leipzig 1884. — Über die Nerven der Nebenniere. Verh. Ges. dtsch. Naturforsch. u. Ärzte (66. Verslg Wien) **2,** 363—364 (1894). — **Koelsch, G. A.,** and **E. C. Kendall:** The relation of the suprarenal cortical hormone to nitrogen metabolism in experimental hyperthyroidism. Amer. J. Physiol. **113,** 335—349 (1935). — **Koelsche, S. A.:** Proc. Staff Meet. Mayo Clin. **9,** 55 (1934). — **Koepf, G. F., H. W. Horn, C. L. Gemmill** and **G. W. Thorn:** The effect of adrenal cortical hormone on the synthesis of carbohydrate in liver slices. Amer. J. Physiol. **135,** 175—186 (1941). — **Kofmann:** Eine Studie über die chirurgisch-topographische Anatomie der Niere. Wien. med. Wschr. **1895,** Nr 14. — **Kofmann, V.:** Z. Anat. u. Entw.gesch. **105,** 305—315 (1935). — **Kohn, Alfred:** Über die Nebenniere. Prag. med. Wschr. **23** (1898 a). — Die Nebenniere der *Selachier* nebst Beiträgen zur Kenntnis der Morphologie der *Wirbeltier*nebenniere im allgemeinen. Arch. mikrosk. Anat. **53** (1898 b). — Die chromaffinen Zellen des Sympathicus. Anat. Anz. **15** 393 (1899). — Über den Bau und die Entwicklung der sog. Carotisdrüse. Arch. mikrosk. Anat. **56,** 81—148 (1900). — Chromaffine Zellen; chromaffine Organe; Paraganglien. Prag. med. Wschr. **1902 a.** — Das chromaffine Gewebe. Erg. Anat. u. Entw.gesch. **12,** 253—348 (1902 b). — Die Paraganglien. Arch. mikrosk. Anat. **62,** 268—365 (1903). — Morphologische Grundlagen der Organtherapie. Lehrbuch der Organtherapie. Leipzig 1914. — „Verjüngung" und „Pubertätsdrüse". Med. Klin. **1921,** Nr 27. — Anencephalie und Nebenniere. Arch. mikrosk. Anat. **102,** 113—129 (1924 a). — Med. Klin. **1924 b.** — Endokrinol. **1** (1928). — Med. Klin. **1929 a.** — Versuch einer Einteilung der Drüsen mit innerer Sekretion. Endokrinol. **5** (1929 b). — Morphologie der inneren Sekretion und der inkretorischen Organe. In Handbuch der normalen und pathologischen Physiologie, Bd. 16, Teil 1, S. 1—66. 1930. — **Kohno, Shigenoba:** Zur vergleichenden Histologie und Embryologie der Nebennieren der *Säuger* und das *Menschen*. Z. Anat. **77,** 419—480 (1925). — **Kojima, M.:** Studies of the endocrine glands. II. The relations of the pituitary body with the thyroid and parathyroid and certain other endocrine organs in the *rat*. Quart. J. Exper. Physiol. **11,** 319—338 (1917). — **Kojima, R.:** Qualitative und quantitative morphologische Reaktionen der Nebenniere *(Meerschweinchen)* auf besondere Reize. Beitr. path. Anat. **81,** 264 bis 308 (1928). — **Kojima, T.:** The effect on the life of *rabbits* of the removal of the main suprarenals and the accessory suprarenal cortical tissue. Tohoku J. Exper. Med. **13,** 357—378 (1929 a). — The effect of removal of the main suprarenals and accessory cortical tissue upon the basal metabolism of rabbit. Tohoku J. Exper. Med. **13,** 379—404 (1929 b). — **Kojima, T., M. Nemoto, S. Saito, H. Sato** and **T. Suzuki:** Amount of epinephrine in extracts of the medulla, cortex and whole suprarenal gland of *rabbits, pigs, cattle* and *horses* determinable by means of some volumetrical and biological methods. Tohoku J. Exper. Med. **19,** 205—232 (1932). — **Kolde, W.:** Veränderungen der Nebenniere bei Schwangerschaft und nach Kastration. Arch. Gynäk. **99,** 272—283 (1913). — **Kolditz, Wolfgang:** Über die Wirkung von Corticosteron auf die basalgekörnten Zellen im Darm der weißen *Ratte*. Diss. Leipzig 1944. — **Kolisko, A.:** Plötzlicher Tod aus natürlicher Ursache. In Handbuch der ärztlichen Sachverständigentätigkeit, Bd. 2, S. 701—1496. 1913. — **Kollath** u. **Stadler:** Redoxpotential und Stoffwechsel. Erg. Physiol. **41,** 806—881 (1939). — **Kolliner, Martha:** Messungen an den Zellen der *menschlichen* Nebennierenrinde. Z. Anat. u. Entw.gesch. **70,** 321—335 (1925). — Messungen an den Nebennierenzellen der *Ratte*. Einfluß verschiedener Ernährung auf die Kernplasmarelation. Z. Anat. u. Entw.gesch. **82,** 1—21 (1927). — **Kolmer, W.:** Beziehungen von Nebenniere und Geschlechtsfunktion. Arch. ges. Physiol. **144,** 361—395 (1912 a). — Über gewisse physiologisch-histologische Vorgänge in der Nebenniere und ihre Beziehung zum Genitalapparat. Zbl. Physiol. **25,** 1009 (1912 b). — Wien. klin. Wschr. **64,** 1211 (1914). — Zur vergleichenden Histologie, Zytologie und Entwicklungsgeschichte der *Säugetier*nebenniere. Arch. mikrosk. Anat. **91,** 1—139 (1918). — **Kolossow, N. G.:** Zur Frage des Ursprungs der Fettsubstanzen in der Rinde der Nebennieren. (Über den sog. sekretorischen Einfluß des Pilocarpins auf die Rindenbestandteile der Nebenniere.) Virchows Arch. **264,** 468—485 (1927). — Z. mikrosk.-anat. Forsch. **20,** 107 (1930). — **Komrad, Eugene L.,** and **Leland C. Wyman:** Resumption of function of autoplastic adrenocortical transplants to the dorsal musculature in *rats*. Endocrinology **46,** 228—232 (1950). — **Koneff, Alexis A.:** Adaptation of the Mallory-azan staining method to the anterior pituitary of the *rat*. Stain Technol. **13,** 49 (1938). — Pituitary changes in male *rats* reared and maintained on „pure" dietaries with and without vitamin E. Anat. Rec. **74**, 383 (1939). — Effect of adrenocortical hormone on the anterior pituitary of the normal young male *rat*. Endocrinology **34**, 77—82 (1944a). — Effect of adrenocorticotropic hormone (ACTH) on the anterior pituitary of the adrenalectomized young male *rat*. Anat. Rec. **89**, 163—173 (1944b). — **Koneff, Alexis A., Leslie L. Bennett** and **Jan Wolff:** The thyroid of alloxan-diabetic *rats*: correlation of the degree of histological change with the blood glucose level and the level of plasma protein-bound iodine. Amer. Assoc. Anat. Anat. Rec. **100**, 748 (1948). — **Koneff, Alexis A., R. O. Holmes** and **J. D. Reese:** Prevention of adrenalectomy changes in the anterior pituitary of the *rat* by sodium chloride administration. Anat. Rec. **79**, 275—289 (1941). — **Koneff, Alexis A., R. O. Scow, M. E. Simpson, C. H. Li** and **H. M. Evans:** Responses by the *rat* thyroparathyroidectomized at birth to growth hormone and to thyroxin given separately or in combination. II. Histological changes in the pituitary. Anat. Rec. **104**, 465—476 (1949). — **Koneff, Alexis A., M. E. Simpson** and **H. M. Evans:** Effects of chronic administration of diethylstilbestrol on the pituitary and other endocrine organs of *hamsters*. Anat. Rec. **94**, 169—191 (1946). — **Konschegg, Th.:** Zur Frage des Mechanismus des normalen und erhöhten Blutdruckes. Klin. Wschr. **1934 II**, 1452—1454. — **Kopsch, Friedrich:** Nipasol-Natrium zum Betäuben von *Amphibien*larven und erwachsenen *Fröschen*. Anat. Anz. **97**, 158—161 (1950a). — Die Verwendung des im Eosin gebundenen Alkalis zur Neutralisation der Säure bei regressiver Hämatoxylinfärbung. Anat. Anz. **97**, 109—110 (1950b). — Die Entwicklung des *braunen Grasfrosches Rana fusca* Roesel dargestellt in der Art der Normentafeln zur Entwicklungsgeschichte der *Wirbeltiere*. Stuttgart 1952. — **Korenchevsky, V.:** The sexual glands and metabolism. I. Influence of castration on nitrogen and gaseous metabolism. Brit. J. Exper. Path. **6**, 21—35 (1925). — The influence of cryptorchidism and of castration on bodyweight, fat deposition, the sexual and endocrine organs of male *rats*. J. of Path. **33**, 607—636 (1930). — Biochemic. J. **26**, 413, 1300 (1932). — Effects produced on rats by synthetic androsterone. Nature (Lond.) **135**, 434 (1935). — Nature (Lond.) **137**, 494 (1936). — Natural relative hypoplasia of organs and the process of ageing. J. of Path. **54**, 13—24 (1942). — The longest span of life based on the records of centenarians in England and Wales. Brit. Med. J. II **1947**, 14. — Effects of sex and thyroid hormones in the process of ageing in female *rats*. Brit. Med. J. I **1948**, 728—731. — The problem of ageing. Basic difficulties of research. Brit. Med. J. I **1949**, 66—68. — The effect of vitamins on the heart lesions produced by thyroid hormone in the *rat*. J. of Path. **62**, 53—60 (1950a). — The problem of aging, and the ways and means for achieving the rapid progress of gerontological research. In: The social and biological challenge of our aging population. Columbia Univ. Press 1950b. — 1. Spontaneous development of meta-hyperplasias and adenoma-like structures in senescent *rats*. 2. Cooperative effects of the processes of ageing, and over-stimulation with hormones in producing adenoma-like structures and true adenomas. Acta Union internat. contre le Cancer **7**, 323—329 (1951). — **Korenchevsky, V., R. Burbank** and **K. Hall:** The action of the isopropionate and benzoate-butyrate of oestradiol on ovariectomized *rats*. Biochemic. J. **33**, 366—377 (1939). — **Korenchevsky, V.,** and **M. Dennison:** The manifold effects of castration in male *rats*. J. of Path. **38**, 231 (1934). — Histological changes in organs of *rats* injected with oestrone alone or simultaneously with testicular hormone. J. of Path. **41**, 323—337 (1935). — The assay of transdehydroandrosterone and its effects on male and female gonadectomised *rats*. Biochemic. J. **30**, 1514—1521 (1936). — Biochemic. J. **31**, 862 (1937). — **Korenchevsky, V., M. Dennison** and **J. Brovnin:** Biochemic. J. **30**, 558 (1936). — **Korenchevsky, V., M. Dennison** and **K. Hall:** The effects of testosterone and testosterone propionate on adult male *rats* compared with those on female *rats*. Biochemic. J. **31**, 1434—1437 (1937). — **Korenchevsky, V., M. Dennison** and **M. Eldridge:** The effects of Δ^4-androstenedione and Δ^5-androstenediol on castrated and ovariectomized *rats*. Biochemic. J. **31**, 467—474 (1937a). — The prolonged treatment of castrated and ovariectomized *rats* with testosterone propionate. Biochemic. J. **31**, 475—485 (1937b). — **Korenchevsky, V., M. Dennison** and **A. Kohn-Speyer:** Biochemic. J. **27**, 557 (1933). — **Korenchevsky, V., M. Dennison** and **S. Levy Simpson:** The prolonged treatment of male and female *rats* with androsterone and its derivatives, alone or together with oestrone. Biochemic. J. **29**, 2534 bis 2552 (1935). — **Korenchevsky, V.,** and **K. Hall:** The bisexual and cooperative properties of the sex hormones as shown by the histological investigation of the sex organs of female *rats* treated with these hormones. J. of Path. **45**, 681—708 (1937). — The effect of progesterone on the metaplasie of the uterine epithelium of *rats* injected with oestrogens. J. Obstetr. **45**, 22—31 (1938). — Prolonged injections of male sex hormones into normal and senile male *rats*. Brit. Med. J. I **1939**, 4—8. — Pathological changes in the sex organs after prolonged administration of sex hormones to female *rats*. J. of Path. **50**, 295—315 (1940). — Correlation between sex hormones, thyroid hormones and desoxycorticosterone as judged by this effects on the weights of organs of gonadectomised *rats*. Biochemic. J. **35**, 726—735 (1941a). — Correlation between sex, thyroid and adrenal-cortical hormones. Nature (Lond.) **147**, 777 (1941b). — Histological changes in the liver and kidneys of the *rat* after administration of thyroid hormones and vitamin. J. of Path. **56**, 543—553 (1944). — **Korenchevsky, V., K. Hall** and **R. Burbank:** The manifold effects of prolonged administration of sex hormones to female *rats*. Biochemic. J. **33**, 372—380 (1939). — **Korenchevsky, V., K. Hall, R. Burbank** and **A. Ross:** The manifold activity of testosterone dipropionate as compared with that of testosterone propionate in gonadectomised *rats*. Biochemic. J. **33**, 36—43 (1939). — **Korenchevsky, V., K. Hall** and **B. Clapham:** Effects of vitamins on experimental hyperthyroidism. Brit. Med. J. I **1943**, 245—247. — **Korenchevsky, V., K. Hall** and **M. A. Ross:** Biochemic. J. **33**, 213 (1939). — **Korenchevsky, V.,** and **Vera E. Jones:** The effects of androsterone, oestradiol and thyroid hormone on the artificial premature ,,Climacteric'' of pure gonadal origin produced by ovariectomy in *rats*. I. Effects on weights of organs. J. of Gerontol. **1**, 319—335 (1946). — The effects of androsterone, oestradiol, and thyroid hormone on the artificial premature ,,Climacteric'' of pure gonadal origin produced by ovariectomy in *rats*. III. Effects on histologic structure of vagina, uterus, adrenals, and thyroid. J. of Gerontol. **2**, 116—136 (1947). — The effects of progesterone, oestradiol, thyroid hormone, and androsterone on the artificial premature ,,Climacteric'' of pure gonadal origin produced by ovariectomy in *rats*. J. of Gerontol. **3**, 21—39 (1948). — **Korenchevsky, V.,** and **Sheila K. Paris:** Co-operative effects of endocrinological factors and processes of ageing in producing adenoma-like structures in *rats*. Cancer **3**, 903—922 (1950). — Effects of anterior hypophysis hormones, alone and with some other hormones, on ageing female *rats*. J. of Path. **63**, 111—131 (1951). — **Korenchevsky, V., Sheila K. Paris** and **B. Benjamin:** Treatment of senescence in female *rats* with sex and thyroid hormones. J. of Gerontol. **5**, 120—157 (1950). — **Kornberg, A.,** and **K. M. Endicott:** Amer. J. Physiol. **145**, 291 (1945). — **Kornblueth, Walter, A. Edward Maumenee** and **Jane E. Crowell:** Regeneration of nerves in experimental corneal grafts in *rabbits*. Clinical and histological study. Amer. J. Ophthalm. **32**, 651—659 (1949). — **Kornmüller, A. E.:** Zur allgemeinen Morphologie und Physiologie der Synapsen und der Ganglienzellen. Naturwiss. **33**, 274—279 (1946). — **Kosaka, Y.:** Quantitative investigations on the adrenal medulla and cortex in the growing *guinea pig*. Fol. anat. jap. **10**, 610—620 (1932a). — Quantitative studies on the cortex and medulla of the suprarenal gland in the adult *guinea pig*. Fol. anat. jap. **10**, 753—792 (1932b). — **Kose, W.:** Prag. med. Wschr. **1898a**. — Über das Vorkommen ,,chromaffiner Zellen'' im Sympathicus des *Menschen* und der *Säugetiere*. Sitzgsber. dtsch. naturwiss. med. Ver. Böhmen, Lotos Nr 6 1898b. — Über das Vorkommen einer ,,Karotisdrüse'' und der ,,chromaffinen Zellen'' bei *Vögeln*. Anat. Anz. **22**, 162 (1902). — Paraganglien bei den *Vögeln*. Arch. mikrosk. Anat. **69**, 665—748 (1907). — **Koslowski, L.,** W. **Marggraf,** u. **D. Weber:** Blutuntersuchungen bei der *Ratte* nach Muskeltraumen (Crush-Syndrom). Recalcifizierungs- und Prothrombinzeit, Costa-Reaktion, spezifisches Gewicht des Serums, Erythrocyten- und Leukocytenzahl, Differentialblutbild. Klin. Wschr. **1953**, 81—85. — **Kossel, A. J.:** Über die Wirkung von l-Askorbinsäure und Fruchtsaft auf *Meerschweinchen*nebennieren bei experimenteller Diphtherieintoxikation. Vergleichende Untersuchungen der Nebennieren bei Intoxikation und Skorbut. Z. exper. Med. **103**, 94 (1938). — **Koster, H., M. A. Goldzieher, W. Collens** and **A. W. Victor:** Operative treatment for adrenal cortical obesity. Amer. J. Surg. **13**, 311—314 (1931). — **Koster, H.,** and **L. P. Kasman:** Effect of desoxycorticosterone acetate in postoperative shock. Arch. Surg. **45**, 272—285 (1942). — **Koszyk, J.:** Das histologische Bild der Blutdrüsen bei experimenteller Thyreotoxikose. Bull. Acad. Polon. Méd. **1936**, 563. — **Kothmann, K.:** Beitrag zur Frage der Beeinflussung der endokrinen Drüsen durch Kastration und Verabfolgung von Hormonpräparaten aus Zirbel und Keimdrüsen. Vet.-med. Diss. Hannover 1939. — **Kottke, F. J., C. F. Code** and **E. H. Wood:** Amer. J. Physiol. **136**, 229 (1942). — **Kottke, F. J., C. B. Taylor, W. G. Kubicek, D. M. Erickson** and **G. T. Evans:** Amer. J. Physiol. **153**, 16—20 (1948). — **Kovacs, Walther:** Zur Nebennierenpathologie. Beitr. path. Anat. **79**, 213—267 (1928). — **Kracht:** Dtsch. Ges. Pathol. Freiburg 1952. — **Krantz, Hilde:** Reaktion der Zellkerne auf Narkotika. Z. Naturforsch. 2b, 428—433 (1947). — Kern und Funktion. I. Die Kerngröße und ihre Abhängigkeit von äußeren und inneren Faktoren. Z. Zellforsch. **35**, 425—475 (1951). — **Kratsch, Arno:** Nebennierenbefund bei Anencephalie. Z. Geburtsh. **92**, 579—599 (1928) (= Diss. Breslau 1927). — **Kratzsch, E.:** Experimentell-morphologische Untersuchungen am Zwischenhirn-Hypophysensystem der *Ratte* bei Polyurie infolge Alloxanvergiftung. Z. Zellforsch. **36**, 371—380 (1951). — **Kraus:** Beitr. path. Anat. **54**, 520 (1912). — **Kraus, A.:** Die Nebennierenblutung. Frankf. Z. Path. **43**, 372 (1932). — **Kraus, E. J.:** Zur Pathogenese des Diabetes mellitus auf Grund morphologischer Untersuchung der endokrinen Organe. Virchows Arch. **247**, 1 (1923a). — Zur Pathologie der basophilen Zellen der Hypophyse. Virchows Arch. **247**, 421—447 (1923b). — Die Hypophyse. In Handbuch der speziellen pathologischen Anatomie und Histologie, Bd. 8, S. 810—950. 1926. — Zur Pathologie des Morbus Addisoni. Beitr. path. Anat. **78**, 283—296 (1927). — Über ein epignathisches Teratom der Hypophysengegend. Zugleich ein Beitrag zur Frage der Entstehung der Nebennierenveränderungen bei der Anencephalie. Virchows Arch. **271**, 546 (1929). — Klin. Wschr. **1933**, 471. — Wie läßt sich die Annahme eines corticotropen Hyperpituitarismus beim *Menschen* morphologisch stützen?

Klin. Wschr. **1937**, 1528. — **Kraus, E. J.**, u. **O. Traube:** Virchows Arch. **268**, 315 (1928). — **Krause, Carl Friedrich Theodor:** Handbuch der *menschlichen* Anatomie, Bd. 1, Teil 1. Hannover 1833. (Die allgemeine Anatomie des *Erwachsenen*, 2. Aufl. Hannover 1841. 3. Aufl. von W. Krause, Bd. 1: Allgemeine und microscopische Anatomie. Nebenniere S. 249—252, Hannover 1876. Bd. 2: Specielle und macroscopische Anatomie. Nebenniere S. 485—486, Hannover 1879. Bd. 3: Anatomische Varietäten, Tabellen usw. Nebenniere S. 146ff., Hannover 1880.) — **Krause, H.:** Zur Frage der Unterschiedlichkeit menschlichen Fettgewebes. Wien. Z. inn. Med. **27**, 473—490 (1946). — **Krause, R.:** Mikroskopische Anatomie der *Wirbeltiere* in Einzeldarstellungen. 1921. (*Vögel* und *Reptilien*, Berlin 1922. 3. Teil: *Amphibien*, Berlin u. Leipzig 1923. 4. Teil: *Teleostier, Plagiostomen* und *Leptokardia*, Berlin u. Leipzig 1923.) — **Krause, W.:** Beiträge zur Neurologie, S. 28, Anm. 1. Steißdrüse. 1865. — Die Anatomie des *Kaninchens*, 2. Aufl. Leipzig 1884. — **Krause, W.,** u. **W. Bejdl:** Beitrag zum Acardierproblem. Acta anat. (Basel) **6**, 226—263 (1949). — **Krause, W.,** u. **Kühn:** Z. ration. Med. **28**, 147 (1866). — **Krause, W.,** u. **G. Meyer:** Über die Glandula coccygea. Göttinger Nachr. **1865**, Nr 16. — **Kraut, H.,** u. **G. Lehmann:** Arch. Gewerbepath. **11**, 258 (1942). — **Krayer, O., J. K. Moe** and **R. Méndez:** J. of Pharmacol. **82**, 167 (1944). — **Kreidl:** Sitzgsber. Ges. Ärzte Wien, 14. Febr. 1908. Wien. klin. Wschr. **1908 I**, 271. — **Kreimayr, H.:** Naunyn-Schmiedebergs Arch. **176**, 326 (1934). — **Kreitmayr, H.,** u. **Moll:** Münch. med. Wschr. **1928**, 637. — **Kresbach, E.,** u. **G. Stepantschitz:** Wien. klin. Wschr. **1951**, 536. — **Krieger, Marie:** Über die Atrophie der Organe bei Inanition. Diss. Jena 1920. — **Kriss, Joseph P., Palmer H. Futcher** and **Melvin L. Goldman:** Unilateral adrenalectomy, unilateral splanchnic nerve resection and homolateral renal function. Amer. J. Physiol. **154**, 229—240 (1948). — **Kritchevsky, D.,** and **M. Calvin:** J. Amer. Chem. Soc. **72**, 4330 (1950). — **Kritchevsky, Theodore H.,** and **T. F. Gallagher:** Partial synthesis of compounds related to adrenal cortical hormones. XII. Preparation of 17-hydroxy-progesterone and other 17α-hydroxy-20-ketosteroids. J. of Biol. Chem. **179**, 507—508 (1949). — **Kritchevsky, Theodore H.,** and **Arne Tiselius:** Reversed phase partition chromatography of steroids on silicone treated paper. Science (Lancaster, Pa.) **114**, 299—300 (1951). — **Kroc, R. L.:** The effectiveness of theelin in normal and castrated adrenalectomized female *rats*. Amer. Soc. Zool. Anat. Rec. **70**, 64 (1937). — The *rat* ear as a site for adrenal cortical grafts and subsequent ear-adrenalectomy. Anat. Rec. **81**, Suppl. 60—61 (1941). — Endocrinology **30**, 150 (1942). — **Kroc, R. L.,** and **S. J. Martin:** The relation of bilateral suprarenalectomy and subsequent extract therapy on the body weight and oestrual cycle of the albino *rat*. Amer. J. Physiol. **108**, 438—448 (1934). — **Kroczeck, H.:** Die Plasmalreaktion in der Nebennierenrinde des *Meerschweinchens* unter experimentellen Bedingungen. Z. mikrosk.-anat. Forsch. **50**, 511—521 (1941). — **Kröncke, Wilhelm:** Leukocytenfärbung mit Akridinorange. Diss. Göttingen 1947. — **Krogh, A.:** Die Anatomie und Physiologie der Capillaren, 2. Aufl. Berlin 1929. — **Krogman, W. M.:** Growth of *Man*. Tabulae biol. **20** (1941). — **Kroneberg, G.:** Verh. Dtsch. Pharmak. Ges. Düsseldorf 1948. — Klin. Wschr. **1950**. — **Kroon, D. B.:** The effect of the hypofunction of the thyroid gland, induced by methylthiouracil, on the phosphatase activity of some organs and on the process of ossification in the *rat* and the *guinea pig*. Acta endocrinol. (Københ.) **2**, 227—248 (1949). — **Kroutowski, A. A.:** Zur Methodik der Erforschung der inneren Sekretion mittels der Auspflanzung. Arch. exper. Zellforsch. **4**, 79—84 (1927). — **Krücke, W.:** Der Fasciculus parependymalis und die Verbindung diencephaler und spinaler vegetativer Zentren. Anatomen-Kongr. Bonn 1949. Dtsch. med. Rdsch. **1949**, 631. — **Krueger-Ebert, Rudolf:** Über die Basalmembran der Schilddrüsenfollikel. Ein Beitrag zur Frage der Gitterfaserentstehung. Z. Zellforsch. **31**, 491—501 (1941). — **Krukenberg:** Virchows Arch. **101**, 542—591 (1885). — **Kruse, Harry D.:** A case of bone formation in the medulla of the suprarenal gland. Anat. Rec. **28**, 289—294 (1924). — **Krylow, D. D.:** Experimentelle Studien über die Nebennierenrinde. I. Mitt. Beitr. path. Anat. **58**, 434—515 (1914). — **Kucnerowicz, H.:** Untersuchungen über die Stillingschen Zellen in der Nebenniere des *Wasserfrosches (Rana esculenta L.)*. Fol. morph. **7** (1936). — **Kuczynski, M. H.,** u. **U. Kopylowa:** Von den körperlichen Veränderungen bei höchstem Alter. Krkh.forsch. **1**, 85—163 (1925). — **Kudinzew:** Wratsch **1897**. — **Kudo, Tokuyasu:** Studies on the effects of thirst. I. Effect of thirst on the weights of the various organs and systems of adult albino *rats*. Amer. J. Anat. **28**, 338—430 (1921). — **Küchmeister, H.:** Ärztl. Wschr. **1950**, 360. — **Küchmeister, H.,** u. **G. Assmann:** Eine neue Methode zur Auswertung von Nebennierenrindenextrakten. Klin. Wschr. **1952**, 1043. — **Kühn, Adolf:** Über das Vorkommen accessorischer Nebennieren. Henle u. Pfeiffers Z. **28**, 147 (1866). — **Kühnell, H.:** Diss. Berlin 1945. — **Küster:** Über Gliome der Nebenniere. Virchows Arch. **180** (1905). — **Küster, Fritz:** Urethan als Mitosegift. Klin. Wschr. **1947**, 664. — **Küttner, H.:** Arch. klin. Chir. **82**, 291 (1913). — **Kuhl, Gustav:** Untersuchung zur Hormonwirkung der Nebennierenrinde. Pflügers Arch. **215**, 277—290 (1927). — **Kuhlman, D., C. Ragan, J. W. Ferrebee, D. W. Atchley** and **R. F. Loeb:** Science (Lancaster, Pa.) **90**, 496 (1939). — **Kuhnke, I.:** Über einen Fall von Agenesie des linken Harnapparates,

Hypoplasie und Schrumpfung der Harnblase, Agenesie der ableitenden Samenwege links und linken Nebenniere. Zbl. Path. 85, 139—144 (1949). — **Kuizenga, M. H.**: Chemistry and Physiology of Hormones. 57. A. A. A. S. Washington. D. C. 1944. — **Kuizenga, M. H.,** and **G. F. Cartland:** Corticosterone and its esters. Endocrinology 27, 647—651 (1940). — **Kuizenga, M. H., J. W. Nelson** and **G. F. Cartland:** Amer. J. Physiol. 130, 1 (1940a). — Comparative parenteral and oral assays of adrenal cortical hormone substances. Amer. J. Physiol. 130, 298—303 (1940b). — **Kuizenga, M. H., J. W. Nelson** and **Dwight J. Ingle:** The effect of 17-hydroxy-11-dehydrocorticosterone on the growth of young adrenalectomized rats. Amer. J. Physiol. 139, 499—503 (1943). — **Kuizenga, M. H., J. W. Nelson, S. C. Lyster** and **Dwight J. Ingle:** Fractionation of hog adrenal cortex extract. J. of Biol. Chem. 160, 15—24 (1945). — **Kuizenga, M. H., A. N. Wick, D. J. Ingle, J. W. Nelson** and **G. F. Cartland:** The preparation and comparative physiologic-activities of beef, hog and sheep adrenal cortex extracts. J. of Biol. Chem. 147, 561—565 (1943). — **Kukita, Gero:** Über die Zona reticularis der Nebenniere der Maus mit besonderer Berücksichtigung ihrer Funktion. (Jap.). J. of Exper. Med. 7 (1929). — **Kulenkampff, Helmut:** Ein Apparat zur elektrolytischen Entkalkung von Knochen. Zbl. Path. 86, 107—109 (1950). — **Kulka, E.:** Vergleichende Untersuchungen über Schwangerschaftsveränderungen der Nebennieren. Arch. Gynäk. 157, 259—266 (1934). — **Kull, James** u. Mitarb.: Measurements of adrenal cortical activity in young men subjected to acute stress. J. Clin. Endocrin. 12, 393—406 (1952). — **Kulmus, J. A.:** Anatomische Tabellen. Danzig 1722 (umgearbeitet von Kühn, Leipzig 1789). — Phocae Anatome. Acta naturae curiosa 1, 9—29 (1730). — **Kulonen, Eino:** A histochemical method for determination of hyaluronic acid. Acta path. scand. (København.) 27, 461—472 (1950). — **Kumagawa:** Mitt. med. Fak. Tokyo 3, 1 (1894). — **Kumita:** Über die Lymphgefäße der Nieren- und Nebennierenkapsel. Arch. Anat. u. Physiol., Anat. Abt. 1909a, 49—58. — Über die Lymphbahnen des Nierenparenchyms. Arch. Anat. u. Physiol., Anat. Abt. 1909b, 99—110. — Über die parenchymatösen Lymphbahnen der Nebenniere. Arch. Anat. u. Physiol., Anat. Abt. 1909c, 321—326. — **Kuna, A., B. Blattberg** and **J. Reiman:** Effect of starvation on phagocytosis in vivo. Proc. Soc. Exper. Biol. a. Med. 77, 510—514 (1951). — **Kundrat:** Arhinencephalie als typische Art von Mißbildung. Graz 1882. — **Kuntz, A.:** The development of the adrenals in the turtle. Amer. J. Anat. 13, 71—88 (1912). — The autonomic nervous system. 2. edit. Philadelphia 1924. — **Kuntz, Albert,** and **Calvin A. Richins:** Effects of direct and reflex nerve stimulation on the exocrine secretory activity of pancreas. J. of Neurophysiol. 12, 29—35 (1949). — **Kuntz, Albert,** and **Norman M. Sulkin:** The Golgi apparatus in autonomic ganglion cells in normal and pathologic states. Amer. Soc. Zool. Chicago. Anat. Rec. 99, 583 (1947a). — The neuroglia in the autonomic ganglia: cytologic structure and reactions to stimulantia. J. Comp. Neur. 86, 467—477 (1947b). — Phosphatase activity in autonomic ganglia. Amer. Soc. Zool. Chicago. Anat. Rec. 99, 634—635 (1947c). — Lesions induced in rabbits by cholesterol feeding, with special reference to their origin. Arch. of Path. 47, 248—260 (1949). — **Kup, J. v.:** Der Zusammenhang zwischen der Zirbel und den anderen endokrinen Drüsen. Frankf. Z. Path. 50, 152—189 (1936). — Ein Beitrag zur Funktion der Zirbel bei Cushingscher Krankheit, in einem Fall von basophilem Adenom der Hypophyse. Münch. med. Wschr. 1937 IIa, 1542. — Zur Frage der Funktion der Zirbel. Beobachtungen bei einem Fall von Makrogenitosomia praecox. Frankf. Z. Path. 51, 12—17 (1937b). — Ein neuer Beitrag zur Frage des Zusammenhanges zwischen Zirbel und Nebennierenrinde. Beitr. path. Anat. 100, 137—148 (1937c). — Nebenniere und Blutgerinnung. Virchows Arch. 308, 190—198 (1941). — Beziehungen zwischen Hautmelanose und Nebennieren. Virchows Arch. 309, 211—217 (1942). — **Kupperman, Herbert S.,** and **Robert B. Greenblatt:** The relationship between the steroid hormones and experimentally-induced tumors in rats. Amer. Soc. Zool. Boston. Anat. Rec. 96, 529—530 (1946). — **Kuriyama, S.:** The adrenals in relation to carbohydrate metabolism. II. The influence of adrenalectomy upon the glycogenetic power of the liver. J. of Biol. Chem. 34, 287—297 (1918a). — The adrenals in relation to carbohydrate metabolism. III. The epinephrin content of the adrenals in various experimental conditions. J. of Biol. Chem. 34, 299—319 (1918b). — **Kurkiewicz, T.:** C. r. Assoc. Anat. 21, 252 (1931). — **Kuschinsky, G.,** u. **D. Nachmansohn:** Über den Einfluß der Nebennieren auf die Funktion des Muskels, insbesondere auf seinen Stoffwechsel. Klin. Wschr. 1934 I, 265—266. — **Kutscher, W.,** u. **H. Wüst:** Hoppe-Seylers Z. 273, 235 (1942). — **Kutschera-Aichbergen, Hans:** Nebennierenstudien. Frankf. Z. Path. 28, 262—294 (1922). — Beitrag zur Morphologie der Lipoide. Virchows Arch. 256, 569—594 (1925a). — Über Nebennierenlipoide und über Gefäßlipoide. Verh. dtsch. path. Ges. (Würzburg) 1925b, 133—137. — Bemerkung zu Tamanns Beitrag zur Morphologie der Nebennieren. Beitr. path. Anat. 78, 627—628 (1927). — **Kutz, R. L.:** A method of assay of extracts containing the suprarenal cortical hormone. Proc. Soc. Exper. Biol. a. Med. 29, 91—93 (1931). — **Kutz, R. L., T. McKeown** and **Hans Selye:** Effect of salt treatment on certain changes following adrenalectomy. Proc. Soc. Exper. Biol. a. Med. 32, 331—332 (1934). — **Kux, E.:** Über muskuläre Drossel-

vorrichtungen „(Zellknospen"-„Polster") in den Arterien der Schilddrüse. Virchows Arch. **294**, 358—364 (1935).
— **Labbé, M., E. Azérad et P. L. Violle:** Adénome médullaire surrénale et hypertension paroxystique. Bull. Soc. méd. Hôp. Paris, III. s. **45**, 952—956 (1929). — **Labbé, M., P. L. Violle et E. Azérad:** L'adénome médullaire surrénale avec hypertension paroxystique. Presse méd. **38**, 553—555 (1930). — **Labzine, M.:** De la régénération des glandes surrénales. Arch. Sci. biol. (St. Pétersbourg) **11**, 249—295 (1905). — **Lacassagne:** College de France 1950. — **Lacassagne, Antoine, et Jeanne Lattès:** Mise en évidence, par l'auto-radiographie des organes, des localisations histologiques du polonium injecté dans l'organisme. Bull. Histol. appl. **1**, 279—284 (1924a). — Méthode autohistoradiographique pour la détection dans les organes du polonium injecté. C. r. Soc. Biol. Paris **1924**b, 488—490. — **Lacassagne, Antoine, et O. Nyka:** La cortico-surrénale accessoire de l'épididyme, organe constant chez le *lapin*. C. r. Soc. Biol. Paris **118**, 1406—1410 (1935). — **Lacassagne, Antoine, et A. Raynaud:** Action de l'oestrine sur la zone X et sur le cortex de la surrénale chez la *souris*. C. r. Soc. Biol. Paris **124**, 1186—1189 (1937a). — À propos de l'action de l'oestrine sur la surrénale: les symplasmes phagocytaires chez la *souris*. C. r. Soc. Biol. Paris **124**, 1183—1186 (1937b). — **Lacassagne, Antoine, et Samssonow:** C. r. Soc. Biol. Paris **1920**, 32. — De l'effet de la destruction totale ou partielle de capsules surrénales par le vagoimment caustique du foyer radioactif. C. r. Soc. Biol. Paris **1923**, 72. — **Ladd, Laura D.:** A comparative study of the suprarenals of pregnant and non-pregnant female free-tailed *bats*. Amer. Assoc. Anat. Chicago. Anat. Rec. **79**, Suppl. 91 (1941). — **LaDue, J. S., P. J. Murison and G. T. Pack:** The use of tetraethylammonium bromide as a diagnostic test for pheochromocytoma. Ann. Int. Med. **29**, 914 (1948). — **Laeschke, R.:** Die Nebennierenrinde des *Menschen* bei Störungen der Keimdrüsentätigkeit und bei Fettansatz trotz Mangelernährung. Anat. Anz. **96**, 1—15 (1947). — Die physiologischen und vom Verhalten der Keimdrüsen abhängenden Veränderungen der Nebennierenrinde des erwachsenen *Menschen*. Z. mikrosk.-anat. Forsch. **57**, 1—84 (1951). — **Lafon, G.:** Presse méd. Sept. Suppl. 1947. — **Lage, H. zur:** Mschr. Kinderheilk. **82**, 91—98 (1940). — **Lagerstedt, Sten:** The quantitative estimation of basophilia through gallocyanine-chromalum staining. Acta anat. (Basel) **5**, 217—223 (1948). — **Lagrutta, L., e L. Avellone:** Riv. Pat. sper. **11**, 201 (1933). — **Laguesse, E.:** Les glandes et leur définition histologique. Semaine méd. **1895**, 213—215. — Deux leçons sur les capsules surrénales. Echo méd. du Nord **12**, 137 (1908). — La vésicule close est une formation caractéristique des glandes endocrines en général. Bibl. anat. **21**, 311—319 (1911). — Rev. annu elle d'anat. In Rev. gén. Sci. pur. et appl. **1899**; **1901**; **1904**; **1905**; **1906**; **1907**; **1909**; **1910**; **1912**; **1914**. — **Lahm, W.:** Ovarium, Uterus, Scheide, Clitoris, Plazenta und Brustdrüse als innersekretorische Drüsen vom Standpunkt der Embryologie und Morphologie. In Handbuch der inneren Sekretion, Bd. 1, S. 123—196. 1926. — **Laignel-Lavastine:** Recherches sur le plexus solaire. Thèse Paris. 1903. — Note sur la médullaire des surrénales normales du *lapin*. Bull. mém. Soc. Anat. Paris **1905**a, 331—332. — Application de l'imprégnation argentique de Cajal à l'étude histo-chimique de la cellule médullo-surrénale. C. r. Soc. Biol. Paris **58**, 661—663 (1905b). — Inclusion surrénale d'un ganglion solaire. Bull. mém. Soc. Anat. Paris **9**, 404—407 (1907). — Disparition des enclaves lipo-cholstériques de la surrénale *humaine* dans l'agitation motrice. C. r. Soc. Biol. Paris **81**, 324—325 (1918). — **Lamar, Jule K.:** Epinephrine effects on young male *rats*. Amer. Soc. Zool. Anat. Rec. **87**, 453 (1943). — **Lambert, P. P., L. Lebrun et C. de Heinzelin de Beaucourt:** Acta clin. belg. **3**, 529—548 (1948). — **Lambertini:** Riv. Radiol. **1** (1929). — **Lancereaux:** Les rapports des lésions des capsules surrénales et de la maladie d'Addison. Arch. de Méd. **25**, 5—17 (1890a). — Rev. Méd. **1890**b. — **Lancisius, J. M.:** Opera varia Venetiis 1739 (2 Bde., siehe auch unter Eustachius). — **Landau, E.:** Zur Morphologie der Nebenniere. II. Allrussischer Ärztetag, St. Petersburg 1901, S. 141. — 1. Sitzgsber. Naturforsch. Ges. zu Jurjeff-Dorpat 1905. — Internat. Mschr. Anat. **24** (1908a). — Altersveränderungen des Venensystems der Nebennieren. Petersburger med. Wschr. **1908**b, Nr 24. — **Landau, Eber:** Si puo parlare di una innervazione vegetativa della cellula nervosa? Arch. „De Vecchi" **9**, 365—376 (1948a). — Les voies de l'influx nerveux. Lausanne 1948b. — **Landau, M.:** Zur Entwicklung der Nebennierenrinde. Dtsch. med. Wschr. **1913**a, 300. — Nebenniere und Fettstoffwechsel. Dtsch. med. Wschr. **1913**b. — Die Nebenniere bei Anencephalie. Verh. dtsch. Path. Ges. **16**, 301 (1913c). — Beziehungen der Nebenniere zum Cholesterinstoffwechsel. Verh. dtsch. path. Ges. **17**, 144 (1914). — Die Nebennierenrinde. Jena 1915. — **Landau, M., u. J. W. McNee:** Zur Physiologie des Cholesterinstoffwechsels. Beitr. path. Anat. **58**, 667—693 (1914). — **Landau, Richard L.:** Diagnostic significance and laboratory methods in determination of 17-ketosteroids. Amer. J. Clin. Path. **19**, 424—434 (1949). — **Landau, Richard L., K. Knowlton, D. Andersen, M. B. Brandt and A. T. Kenyon:** J. Clin. Endocrin. **8**, 133—145 (1948). — **Landois, L.:** Lehrbuch der Physiologie des *Menschen* einschließlich der Histologie und mikroskopischen Anatomie, 7. Aufl. Wien 1890. — **Landouzy et Bernard:** Éléments d'anatomie et de physiologie médicales. 1913. — **Landsmeer, J. M. F.:** De vascularisatie van de hypo-

physe en het infundibulum. Nederl. Tijdschr. Geneesk. **86**, 3007—3009 (1942). — La vascularisation de la glande pituitaire du *rat* blanc. C. r. Assoc. Anat. **1947**a. — Het vaatstelsel van de hypophyse bij de *witte rat*. Thesis Leiden 1947b. — Vessels of the *rat's* hypophysis. Acta anat. (Basel) **12**, 82—109 (1951). — **Landua, Alton J., Robert Fuerst** and **Jorge Awapara:** Paper chromatography of amino acids. Effect of pH of sample. Analyt. Chem. **23**, 162 (1951). — **Lang, Arnold:** Lehrbuch der vergleichenden Anatomie zum Gebrauch bei vergleichend-anatomischen und zoologischen Vorlesungen. 9. Aufl. von Ed. Osc. Schmidts Handbuch der vergleichenden Anatomie. Jena 1889ff. — **Lang, F. J.:** Experimentelle Untersuchungen über die Histogenese der extramedullären Myelopoese. Z. mikrosk.-anat. Forsch. **4**, 417—447 (1926). — Myeloid metaplasie. In Downeys Handbook Haematol. Sct. 27, 2105. 1938. — **Lang, S.:** Naunyn-Schmiedebergs Arch. **200**, 657 (1942/43). — **Lang, W. R.:** Med. J. Austral. **1**, 335 (1896). — **Langecker, Hedwig:** Eine Vereinfachung der Corticoidbestimmung im Harn. Klin. Wschr. **1952**, 906. — **Langemann, Heinrich:** Diss. Basel 1941. — Cholinesterase in menschlichen Organen mit innerer Sekretion. Helvet. chim. Acta **25**, 464—472 (1942). — **Langenbeck, C. J. M.:** Anatomisches Handbuch. Göttingen 1806. — Icones anatomicae. Göttingen 1826—1838. — Handbuch der Anatomie mit Hinweisung auf die Icones anatomicae. Göttingen 1836. — **Langendorff, Hans,** u. **Emil Tonutti:** Zur Regulation des weißen Blutbildes: Lymphocyten und Nebennierenrindenfunktion. Ärztl. Forsch. **3**, 197—205 (1950). — **Langendorff, O.:** Beiträge zur Kenntnis der Schilddrüse. Arch. Anat. u. Physiol. Suppl. 219—242, **1899**. — **Langer, C. v.,** u. **C. Toldt:** Lehrbuch der systematischen und topographischen Anatomie, 5. Aufl. Wien u. Leipzig 1893. — **Langerhans:** Über Nebennierenveränderungen bei Morbus Addisonii. Verh. dtsch. path. Ges. (6. Tagg) **1903**. — **Langeron:** Précis de microscopie, 5. édit. Paris 1934. — **Langley, L. L.,** and **R. W. Clarke:** The reaction of the adrenal cortex to low atmospheric pressure. Yale J. Biol. a. Med. **14**, 529—546 (1942). — **Langlois, P.:** Destruction des capsules surrénales sur le *chien*. C. r. Soc. Biol. Paris **1893**a, 444—448. — Arch. de Physiol. **5**, 488 (1893b). — Les capsules surrénales. Paris 1897a. — Sur les fonctions des capsules surrénales. Thèse de Paris. 1897b. — Rev. scient. **1897**c, 303. — Recherches sur l'identité physiologique des corps surrénaux chez les *batraciens* et le *mammifères*. Arch. de Physiol. **10**, 104 (1898). — **Langlois, P.,** et **J. E. Abelous:** C. r. Soc. Biol. Paris **1982**. — **Langlois, P.,** et **Charrin:** Lésions des capsules surrénales dans l'infection. Le foie chez le *cobaye* pyocyanique. C. r. Soc. Biol. Paris **1893**. — Hypertrophie expérimentale des capsules surrénales. C. r. Soc. Biol. Paris **48**, 131 (1896). — **Langlois, P.,** et **Rehns:** Les capsules surrénales pendant la vie foetale. C. r. Soc. Biol. Paris **1899**. — **Lannois, P. E.,** et **H. Moran:** Manuel d'anatomie microscopique et d'histologie. Paris 1892. — **Lansing, Albert I.:** The general physiology of aging. A review. J. of Gerontol. **2**, 327—338 (1947). — **Lansing, W.,** and **J. M. Wolfe:** Changes in the fibrillar tissue of the anterior pituitary of the *rat* associated with advancing age. Anat. Rec. **83**, 355—365 (1942). — Structural changes associated with advancing age in the thyroid gland of the female *rat* with particular reference to the alterations in the connective tissue. Anat. Rec. **88**, 311—325 (1944). — **Laquer, Fritz:** Hormone und innere Sekretion. Wissensch. Forschungsber. **19** (1928). — **Laragh, J. H.,** and **T. P. Almy:** Proc. Soc. Exper. Biol. a. Med. **69**, 499—501 (1948). — **Lardon, A.,** u. **T. Reichstein:** Helvet. chim. Acta **26**, 747 (1943). — **Larizza, P.,** e **S. Ventura:** Folia endocrinol. (Pisa) **4**, 65 (1951). — **Laroche, Georg:** Surrénales et cholestérine. Rev. franç. Endocrin. **1**, 185—207 (1923). — **Laroche, G., A. Cortell** et **J. Delop:** Ann. d'Endocrin. **7**, 191 (1946). — **Larrier, Nathan,** et **R. Loewy:** Bull. Soc. Anat. Paris **1901**. — **Lascano González, J. M.:** Rev. Soc. argent. Biol. **10**, 28 (1934a). — C. r. Soc. Biol. Paris **116**, 451—454 (1934b). — **Lasch, F.:** Dtsch. med. Wschr. **1940**. — **Lasowsky, J. M.,** u. **W. S. Simnitzky:** Experimentell-morphologische Untersuchungen über Veränderungen in den Nebennieren bei *Tauben*-Beriberi. Virchows Arch. **262**, 101—123 (1926). — **Last, J. H., P. H. Jordan, I. Piteski** and **E. Bond:** Science (Lancaster, Pa.) **47**, 112 (1950). — **Laszt, L.:** Biochem. Z. **276**, 44 (1935). — Die Wirkung von Cortin und einigen Nebennierenrinden-Steroiden bei alloxandiabetischen *Ratten*. Helvet. physiol. Acta **1946**, C 49—C 50. — Ärztl. Mh. **3**, 4 (1947). — **Laszt, L.,** u. **H. Süllmann:** Biochem. Z. **278**, 401 (1935). — **Latarjet, A.,** et **P. Bertrand:** Recherches anatomiques sur l'innervation des capsules surrénales, des reins et de la partie supérieure de l'uretère. Lyon chir. **20**, 452—462 (1923). — **Latimer, Homer B.:** Postnatal growth of the body. J. Agricult. Res. **29** (1924). — The weights of the hypophysis, thyroid and suprarenals in the adult *cat*. Growth **3**, 435—445 (1939). — Changes in the percentage weights of the various organs in the fetal, newborn and adult *cat*. Amer. Soc. Zool. Chicago. Anat. Rec. **99**, 664—665 (1947a). — Correlations of organ weights with body weight, body lenght and with other weights in the adult *cat*. Growth **11**, 61—75 (1947b). — The prenatal growth of the *cat*. XVI. Changes in the relative weights of the organs. Growth **12**, 123—144 (1948). — A quantitative study of the endocrine glands of the *guinea pig*. Anat. Rec. **109**, 376 (1951a). — Weights, percentage weights and correlations of the endocrine glands of the adult male *guinea pig*. Anat. Rec. **111**, 299—315 (1951b). — **Latimer, Homer B.,** and **Milton F.**

Landwer: The relative volumes and the arrangement of the cortical and the medullary cells of the suprarenal gland of the *chicken*. Amer. Assoc. Anat. Anat. Rec. **29**, 389 (1925). — **Latimer, Homer B.,** and **J. A. Rosenbaum:** A quantitative study of the anatomy of the *turkey hen*. Anat. Rec. **34**, 15—23 (1926). — **Latta, John S.,** and **George A. Gostas:** Phenylhydrazones and cholesterol crystals in the adrenal cortex of albino *rats* following repeated heavy dosages of insulin. Amer. Assoc. Anat. Anat. Rec. **88**, 445 (1944). — **Lattes, Raffaele,** and **Jules G. Waltner:** Nonchromaffin paraganglioma of the middle ear. (Carotid body-like tumor; glomus-jugulare tumor.) Cancer **2**, 447—468 (1949). — **Latyszewski, M.:** Tests morphologiques de la réaction du cortex surrénal à l'injection d'extraits pré-hypophysaires chez le *cobaye* et le *lapin*. C. r. Soc. Biol. Paris **126**, 468—470 (1937). — **Lauber, H. J., H. Dumke** u. **A. Patzschke:** Z. exper. Med. **102**, 1—7 (1937). — **Laubry, Ch.,** et **P. Bernal:** Sur un cas de médullo-surrénalome. Bull. Soc. méd. Hôp. Paris, III. s. **50**, 658—661 (1934). — **Launois, P. E.:** Manuel d'anatomie microscopique et d'histologie, 2. édit. Paris 1900. — **Launois, P. E.,** et **H. Morau:** Manuel d'anatomie microscopique et d'histologie. Paris 1891. — **Launoy, L.:** Notes bibliographiques à propos de quelques travaux récents sur l'anatomie fine des capsules surrénales, particulièrement de ce qui concerne la „cellule" chromaffine. Biol. méd. **1905**, 265—283. — **Laurentius, A.:** Historia anatomica corporis *humani*. Frankfurt 1600 ff. — **Lauson, H. D., J. B. Golden** and **E. L. Severinghaus:** The rate of increase in hypophyseal gonadotrophic content following ovariectomy in the *rat*, with observation on gland weight. Endocrinology **25**, 47—51 (1939). — **Lauson, H. D., Carl G. Heller** and **E. L. Severinghaus:** The effect of graded doses of estrin upon the pituitary, adrenal, and thymus weights of mature ovariectomized *rats*. Endocrinology **21**, 735—740 (1937). — **Lauth, G. A.:** Neues Handbuch der practischen Anatomie oder Beschreibung aller Theile des *menschlichen* Körpers. Stuttgart 1835/36. — **Laux, F.:** Histologisch-chemischer Cholesterinnachweis. Zbl. Path. **38**, 581—582 (1926). — **Lavelle, Faith Wilson:** Effects of castration in young postnatal *hamsters*. Amer. Assoc. Anat. Wisconsin. Anat. Rec. **100**, 750 (1948). — **Laves, Wolfgang:** Histologische Untersuchungen über die Wirkung der Hyaluronidase auf Knorpel. Klin. Wschr. **1948a**, 534—536. — Verh. dtsch. Ges. Path. **1948b**, 134. — Dtsch. Z. gerichtl. Med. **39**, 207 (1948c). — Verh. dtsch. Ges. Path. **1949**, 141. — Über ein neues System der Leukocyten. Münch. med. Wschr. **1951**, 209—220. — **Laves, W.,** u. **K. Thoma:** Klin. Wschr. **1950a**, 95. — Virchows Arch. **318**, 74 (1950b). — **Law** and **Spears:** Proc. Soc. Exper. Biol. a. Med. **66**, 226 (1947). — **Law, L. W.:** Effect of gonadectomy and adrenalectomy on the appearance and incidence of spontaneous lymphoid leukemia in C 58 *mice*. J. Nat. Canc. Inst. **8**, 157—159 (1947). — **Lawdowsky:** Mikroskopische Anatomie. 1887. — **Lawless, J. J.:** Castration in the *rat* with and without removal of the epididymides. Anat. Rec. **66**, 455—473 (1936). — **Lawrence, R. D.:** Gynaecomastia produced by desoxycorticosterone acetate (DOCA). Brit. Med. J. I **1943**, 12. — **Lawrence, S. N.:** Naval med. Res. Inst. NM-007—039, Rept. No 22, 15pp. 1949. — **Layani, F., A. Aschkenasy, R. Pauwels** et **G. Puyo:** Modifications hématologiques observées chez des malades atteints de polyarthrite chronique évolutive traités par l'ACTH ou la cortisone. Semaine Hôp. **1952**, 1119—1125. — **Lazarow, Arnold:** The chemical structure of cytoplasm as investigated in Professor Bensleys laboratory during the past 10 years. Biol. Symp. **10**, 9 (1943). — Glutathione potentiation of corticone-induced glycosuria in the *rat*. Proc. Soc. Exper. Biol. a. Med. **74**, 702—705 (1950). — **Lazarow, Arnold,** and **Jack Berman:** The production of diabetes in the *toadfish* with alloxan. Amer. Assoc. Anat. Wisconsin. Anat. Rec. **100**, 688 (1948). — **Leach, E. H.:** Fat staining with sudan black B. J. of Path. **47**, 635—637 (1938). — **Leathem, James H.:** Influence of testosterone propionate on the adrenals and testes of hypophysectomized *rats*. Anat. Rec. **89**, 155—161 (1944). — Plasma protein concentrations in adrenalectomized *rats* maintained on sodium chloride. Proc. Soc. Exper. Biol. a. Med. **60**, 260—262 (1945a). — Endocrinology **36**, 98 (1945b). — Action of testosterone propionate and desoxycorticosterone acetate on adrenal weight. Anat. Rec. **91**, 287 (1945c). — Endocrinology **37**, 157—164 (1945d). — Influence of thiourea on organ weights of *rats* as related to food intake. Proc. Soc. Exper. Biol. a. Med. **61**, 203—205 (1946a). Plasma protein concentrations in adrenalectomized *rats* maintained on desoxycorticosterone acetate. Anat. Rec. **94**, 65 (1946b). — Thiouracil and testosterone propionate action on plasma protein concentrations, organ weights and pituitary gonadotrophins. Amer. Soc. Zool. Chicago. Anat. Rec. **99**, 595 (1947a). — Testosterone propionate and thyroid hypertrophy induced by antithyroid drugs. Proc. Pennsylv. Acad. Sci. **21**, 29—31 (1947b). — Stimulating action of *human* gonadotrophins on hypophysectomized immature *rats*. Amer. Assoc. Anat. Wisconsin. Anat. Rec. **100**, 688—689 (1948a). — Volume of oil and route of administration as factors influencing testosterone propionate activity. Proc. Soc. Exper. Biol. a. Med. **68**, 92—93 (1948b). — Influence of testosterone propionate on the plasma and liver proteins of hypothyroid *rats*. J. of Biol. Chem. **176**, 1285—1289 (1948c). — Plasma protein concentrations and organ weights of castrated and testosterone propionate treated *rats*. Amer. J. Physiol. **154**, 459—464 (1948d). — The response of the *mouse* adrenal gland to steroid hormones. Trans. New York Acad. Sci. 11, 239—243 (1949a). — Plasma and liver protein levels in rats fed the carcinogen 2-acetylaminofluorene. Science (Lancaster, Pa.) 110, 216—217 (1949b). — Studies on liver cancer induced by drug 2-acetalaminofluorene. Proc. Pennsylv. Acad. Sci. 23, 99—103 (1949c). — Life maintaining activity of Δ^1-desoxycorticosterone acetate. Proc. Soc. Exper. Biol. a. Med. 74, 855—857 (1950). — **Leathem, James H.**, and **R. C. Crafts**: Progestational action of desoxycorticosterone acetate in spayed-adrenalectomized rats. Endocrinology 27, 283—286 (1940). — **Leathem, James H.**, and **S. Silverman**: Action of stilbestrol on the female mouse adrenal gland. Proc. Pennsylv. Acad. Sci. 19, 60—65 (1945). — **Leathem, James H.**, and **H. Slobodien**: Action of androgens on the adrenal X-zone and kidney of the mouse. Amer. Assoc. Anat. Anat. Rec. 88, 445 (1944). — **Leathern, J. H.**, and **B. J. Brent**: Proc. Soc. Exper. Biol. a. Med. 52, 341 (1943). — **Leathes** and **Raper**: Lecithin and allied substances. Oxford 1930. — **Lebküchner, E.**: Über ein Paragangliom an der Aortengabel. Diss. Tübingen 1931. — **Leblond, Ch. Ph.**: Recherches histochimiques sur la localisation et le cycle de la vitamine C (facteur antiscorbutique) dans l'organisme. 1934. — Ann. d'Endocrin. 1, 179 (1939). — Distribution of periodic acid-reactive carbohydrates in the adult rat. Amer. J. Anat. 86, 1—49 (1950). — **Leblond, Ch. Ph., S. Albert** and **Hans Selye**: Action of various steroids on the hypophysis of the thyroidectomized rat. Proc. Soc. Exper. Biol. a. Med. 51, 159—161 (1942). — **Leblond, Ch. Ph., L. F. Bélanger, J. Gross, J. Robichon, R. Bogoroch** and **R. D. Jacobs**: Technical improvements of the „coating" autographic technique for demonstration of I 131 and P 32 in tissues. Amer. Assoc. Anat. Wisconsin. Anat. Rec. 100, 770 (1948). — **Leblond, Ch. Ph.**, et **A. Chamorro**: C. r. Soc. Biol. Paris 133, 71 (1940). — **Leblond, Ch. Ph.**, et **W. U. Gardner**: Comparaison de la zone X et des autres parties de la surrénale de la souris, à l'aide du nitrate d'argent. C. r. Soc. Biol. Paris 127, 775 (1938a). — Distribution of vitamin C in the adrenal gland of the mouse with reference to the nature of the X zone. Anat. Rec. 72, 119—129 (1938b). — **Leblond, Ch. Ph.**, and **B. Grad**: Control of the serous acini of the rat submaxillary gland by the thyroid hormone. Amer. Assoc. Anat. Wisconsin. Anat. Rec. 100, 750 (1948). — **Leblond, Ch. Ph.**, and **J. Gross**: Thyroid hormone secretion, as revealed by the anatomical localization and chemical transformation of a tracer amount of radio-iodine. Amer. Assoc. Anat. Wisconsin. Anat. Rec. 100, 689 (1948). — **Leblond, Ch. Ph.**, and **H. E. Hoff**: Effect of sulfonamides and thiourea derivatives on heart rate and organ morphology. Endocrinology 35, 229 (1944). — **Leblond, Ch. Ph.**, et **W. O. Nelson**: Étude histologique des organes de la souris sans hypophyse. Bull. Histol. appl. 14, 181—204 (1937a). — Modifications histologiques des organes de la souris après hypophysectomie. C. r. Soc. Biol. Paris 124, 9—11 (1937b). — **Leblond, Ch. Ph.**, et **G. Segal**: Action de la colchicine sur la surrénale et les organes lymphatiques. C. r. Soc. Biol. Paris 128, 995 (1938). — **Leblond, Ch. Ph., C. E. Stevens** and **R. Bogoroch**: Histological localization of newly-formed desoxyribonucleic acid. Science (Lancaster, Pa.) 108, 531—533 (1948). — **Le Compte, Philip M.**: Tumors of the carotid body. Amer. J. Path. 24, 305—321 (1948). — Width of adrenal cortex in lymphatic leukemia, lymphosarcoma and hyperthyroidism. J. Clin. Endocrin. 9, 158—162 (1949). — **Le Dentu**: Affections chirurgicales des reins, des uretères et des capsules surrénales. Paris 1889. — **Lederer, J., P. Marchandise** et **G. van Crombrugge**: Un cas de pancardite rhumatismale traité par l'A.C.T.H. et la cortisone. Acta cardiol. (Bruxelles) 6, 307—325 (1951). — **Leduc, E. H.**: The effect of fasting and refeeding and of changes in dietary protein level on mitosis in the liver of the mouse. Amer. Soc. Zool. Chicago. Anat. Rec. 99, 586 (1947). — **Leduc, E. H.**, and **E. W. Dempsey**: Activation and diffusion as factors influencing the reliability of the histochemical method for alkaline phosphatase. J. of Anat. 85, 305—315 (1951). — **Leduc, Jacques**, et **Roger Guillemin**: Le syndrome général de l'adaptation. Étude comparée de l'involution des différentes organes au cours de la réaction d'alarme. Arch. internat. Physiol. 56, 207—218 (1949). — **Lee, C. S.**: Histochemical studies of the ceroid pigment of rats and mice and its relation to necrosis. J. Nat. Canc. Inst. 11, 339—350 (1950). — **Leeuwenhoek, A. van**: Philos. Trans. f. th. Years 1673—1707. — Arcana naturae detecta. Delph. 1695/97ff. — **Lefèvre**: Contributions à l'étude de la maladie d'Addison. Paris 1890. — **Leffkowitz, Max**, u. **Dora Rosenberg**: Lipoidfütterung und Organbefunde bei Omnivoren. Experimentelle Untersuchungen an weißen Mäusen. Frankf. Z. Path. 34, 174—220 (1926). — **Léger, Jacques, W. Leith** and **Bram Rose**: Effect of adrenocorticotrophic hormone on anaphylaxis in the guinea pig. Proc. Soc. Exper. Biol. a. Med. 69, 465—467 (1948). — **Léger, Jacques**, et **G. Masson**: Propiétés pharmacologiques de dérivés du Δ^4-Androstènediol. Rev. canad. de Biol. 5, 479—482 (1946). — Studies on eggwhite sensitivity in the rat. Ann. Allergy 6, 131—143 (1948). — **Léger, Jacques, Georges M. C. Masson** and **J. Leal Prado**: Factors influencing an anaphylactoid reaction in the rat. Federat. Proc. 6 (1947). — **Léger, L.**: Recherches sur l'anatomie du corpuscule carotidien. Ann. d'Anat. path. 16, 851—860 (1939/40). — Deux tentatives de réactivation de la cortico-surrénale par énervation sinu-carotidienne. J. de Chir. 55, 38—44 (1940a). — Dangers de manèges opératoires dans la région carotidienne. Presse méd. 44, 451—453 (1940b). —

Léger, L., et **H. Mollard:** Tentatives de réactivation de la cortico-surrénale par intervention sur le sinus carotidien. Presse méd. **49,** 1019—1023 (1941). — **Le Grand, André, Jacques Cousin** et **Pierre Lamidon:** Recherches expérimentales sur le centre bulbaire du métabolisme hydrocarboné chez le *chien* privé de ses mécanismes glyco-régulatoires humoraux et cérébraux. C. r. Soc. Biol. Paris **124,** 1231—1233 (1937). — **Lehmann:** Erg. Physiol. **16,** 256 (1918). — **Lehmann, Günther:** Zur Physiologie des Adrenalins. Dtsch. med. Wschr. **1949a,** 193—198. — Arbeitsphysiologie **14,** 9 (1949b). — **Lehmann, Günther,** u. **Hansjörg Kinzius:** Epinephrektomie, Cortininjektion und Adrenalingehalt des Blutes. Pflügers Arch. **251,** 404—416 (1949). — **Lehmann, Günther,** u. **H. F. Michaelis:** Naunyn-Schmiedebergs Arch. **202,** 627 (1943). — **Lehmann, H. E., M. Turski** and **R. A. Cleghorn:** Canad. Med. Assoc. J. **63,** 325 (1950). — **Lehmann, J.:** Z. exper. Med. **65,** 129 (1929). — **Lehmberger, Walter:** Über die Entstehung der kongenitalen Nierendystopie. Mit einem Beitrag zur Kenntnis der Nebennierenverwachsung. Beitr. path. Anat. **72,** 260—272 (1924). — **Lehnartz, Emil:** Einführung in die chemische Physiologie, 7. Aufl. Berlin u. Heidelberg 1947. — **Lehotzky, P. von:** Über das Altern. Arch. exper. Zellforsch. **24,** 263—272 (1941). — **Leiby, G. M.:** Effect of theelol on weights of pituitary, adrenal and thyroid. Proc. Soc. Exper. Biol. a. Med. **31,** 15—17 (1933a). — Effect of antuitrin „S" on weights of the pituitary, adrenal and thyroid. Proc. Soc. Exper. Biol. a. Med. **31,** 14—15 (1933b). — **Leidenius, Laimi:** Über den Einfluß der elterlichen Endokrinen auf die allgemeine Entwicklung und die Endokrinen der Nachkommenschaft (Tierexperimente). Acta Soc. Medic. fenn. Duodecim **6,** 1—84 (1925).— Acta duodecim, Ser. B **16,** 1 (1931). — **Leisering, A. G. T., C. Müller, W. Ellenberger:** Handbuch der vergleichenden Anatomie der *Haussäugetiere*, 7. Aufl. Berlin 1890. — **Lejars:** Les voies de sûreté de la veine surrénale. Bull. Soc. Anat. **1888.** — **Lejeune:** Les capsules surrénales. Thèse de Bordeaux. 1911. — **Lelkes, Zoltán:** Der Adrenalingehalt der foetalen Nebenniere und des Paraganglion aorticum abdominale des *Menschen*. Endokrinol. **23,** 259—264 (1941). — **Lemberger, W.:** Über die Entstehung der kongenitalen Nierendystopie. Mit einem Beitrag zur Kenntnis der Nebennierenverwachsung. Beitr. path. Anat. **72,** 260—272 (1923). — **Lembke, S.:** Nord. Med. **25** 1945). — **Lenhossék, J.:** Physiologia medicinalis. (5 Bde.) Wien 1817. — **Lenke, Sidney E.,** and **Henry M. Berger:** Abrupt improvement of serum electrophoretic pattern in nephrosis after ACTH-induced diuresis. Proc. Soc. Exper. Biol. a. Med. **78,** 366—369 (1951). — **Lennert, Karl,** u. **Günther Weitzel:** Untersuchungen über die Bürzeldrüse der *Vögel.* II. Morphologie und Histochemie der Bürzeldrüsen von *Enten.* Hoppe-Seylers Z. **288,** 266—272 (1951). — Zur Spezifität der histologischen Fettfärbungsmethoden. Z. wiss. Mikrosk. **61,** 20—29 (1952a). — Morphologie und Histochemie der Bürzeldrüse von *Enten.* Z. mikrosk.-anat. Forsch. **58,** 208—229 (1952b). — **Lenz, Widukind:** Konstitution und Ernährung. Grenzgeb. Med. **2,** 471—474 (1949). — **Leonard, C. H.:** Taschenbuch der Anatomie des *Menschen* (übers. von Wilh. Bebbighoven). Leipzig 1892. — **Leonard, S. L.:** Partial maintainance of adrenal weight in hypophysectomized immature *rats* by testosterone injections. Proc. Soc. Exper. Biol. a. Med. **51,** 302—303 (1942). — Effect of some androgenic steroids on the adrenal cortex of hypophysectomized *rats*. Endocrinology **35,** 83—90 (1944). — **Leonard, S. L., R. K. Meyer** and **F. L. Hisaw:** The effect of oestrin on development of the ovary in immature female *rats*. Endocrinology **15,** 17—24 (1931). — **Leonhardi, Henr. Ferd.:** Epistola gratulatoria ad F. A. Koterwein de glandulis suprarenalibus. Dresdae 1810. — **Leopold, Paul Gotthardt:** Über den histotopochemischen Nachweis von Vitamin C im Zentralnervensystem. Mit Berücksichtigung der Epiphysis cerebri. Zugleich ein Beitrag zur Frage der Spezifität der Vitamin C-Reaktion. Z. Zellforsch. **31,** 502—512 (1941). — **Lepeschinskaya, O. B.:** Razwitie ziznenych processow w dokletocznom periode. (Entwicklung des Lebensprozesses in der zellulären Periode.) Iswest. Akad. Nauk SSSR. Moskau **5,** 85—101 (1950) (Russisch). — **Lépine, R.:** Nouvelles sécrétions internes et nouvelles fonctions des vaisseaux. Rev. Méd. **1914,** 81. — **Lépinois, E.:** Étude sur le chromogène des capsules surrénales et sur l'origine de la coloration rouge que ces glandes preuvent au contact de l'air. C. r. Soc. Biol. Paris **1899,** 315—317. — **Lereboullet, A.:** Recherches d'embryologie comparée sur le développement du *brochet*, de la *perche* et de l'*écrevisse*. Paris 1862. — **Leriche, R.:** Essai de réactivation surrénalienne par double énervation sino-carotidienne dans la maladie d'Addison compliquée de tuberculose ostéoarticulaire du genou. Lyon chir. **34,** 201—203 (1936). — De la réactivation des glandes à sécrétion interne dans les syndromes d'insuffisance. Rev. de Chir. **2,** 75—98 (1937). — **Leroy, Pierre,** and **L. V. Domm:** Observations on cortisone administration in normal and decapitated fetàl *rats*. Amer. Assoc. Anat. Anat. Rec. **109,** 319 (1951). — **Lesh, J. B., J. D. Fisher, I. M. Bunding, J. J. Kocsis, L. J. Walaszek, W. F. White** and **E. E. Hays:** Studies on pituitary adrenocorticotropin. Science (Lancaster, Pa.) **112,** 43—46 (1950). — **Lessler, M. A.:** The nature and specificity of the Feulgen reaction. Arch. of Biochem. a. Biophysics **32,** 42—54 (1951). — **Lettré, Hans:** Ergebnisse und Probleme der Mitosegiftforschung. Naturwiss. **33,** 75—86 (1946). — **Lettré, Hans,** u. **H. H. Imhoffen:** Über Sterine, Gallensäuren und verwandte Naturstoffe. Stuttgart 1936. — **Letulle:** Note sur la dégénérescence graisseuse des capsules surrénales. Bull. Soc. Anat. Paris **1889.** — Mort subite dans la tuberculose des capsules surrénales. Presse méd. 1894. — **Leulier, A., et B. Pommé:** Presse méd. **42**, 1353 bis 1356 (1934). — **Leulier, A., et R. Noél:** Détection histochimique de la cholestérine. Bull. Histol. appl. **3**, 316—319 (1926). — **Leulier, A., et L. Revol:** Sur le cholestérol des surrénales: détection histochimique et dosages chimiques. Bull. Histol. appl. **7**, 241—250 (1930a). — Sur la répartition du cholestérol et ses éthers dans les capsules surrénales. C. r. Acad. Sci. **190**, 657—659 (1930b). — Sur la répartition du phosphore lipidique dans les glandes surrénales de quelques *mammifères*. C. r. Soc. Biol. Paris **106**, 667—668 (1931a). — Recherches chimiques sur les capsules surrénales des *mammifères*. Étude comparée de la zone médullaire et de la zone corticale. Bull. Soc. chim. Biol. **13**, 211 (1931b). — **Leumann, Ernst:** Beitrag zur Kenntnis der Carotinoide. Diss. Zürich 1951. — **Leupold, Ernst:** Die Bedeutung des Thymus für die Entwicklung der männlichen Keimdrüsen. Beitr. path. Anat. **67**, 472—491 (1920a). — Beziehungen zwischen Nebennieren und männlichen Keimdrüsen. Veröff. Kriegs- u. Konstit.path. **1920b**, H. 4. — Die Bedeutung des Interrenalorgans für die Spermiogenese. Zbl. Path. **31**, 571 (1920/21). — Die Bedeutung des Interrenalorgans für die Spermiogenese. Verh. dtsch. path. Ges. (Jena) **1921a**. — Beitr. path. Anat. **69** (1921b). — Die Bedeutung des Cholesterinstoffwechsels für die weiblichen Keimzellen. Verh. dtsch. path. Ges. (Göttingen) **1923**, 161—162. — Lipoid-, Glykogen und Pigmentstoffwechsel. In Handbuch der biologischen Arbeitsmethoden, Abt. VIII, Teil 1, Heft 4. 1925. — Cholesterinstoffwechsel und Spermiogenese. Beitr. path. Anat. **69**. — **Leveling, H. P.:** Observationes anatomicae rariores. Norimbergae 1787. — **Levenstein, I.:** The histology of the mammary glands of adrenalectomized lactating *rats*. Anat. Rec. **67**, 477—492 (1937). — **Levi, Guiseppe:** Studî sulla grandezza delle cellule. 1. Ricerche comparative sulla grandezza delle cellule dei *mammiferi*. Arch. ital. Anat. **5**, 291—358 (1906). — Monit. zool. ital. **27** (1916). — Trattato di Istologia. Torino 1927 ff. — **Levin, Louis:** The effects of several varieties of stress on cholesterol content of adrenal glands and of serum of *rats*. Endocrinology **37**, 34—43 (1945). — On the possible relationship between adrenocortical function and the leukemic state. Cancer **1**, 413—418 (1948a). — The urinary 17-ketosteroid levels in *human* leukemic subjects. J. Clin. Endocrin. **8**, 487—490 (1948b). — Federat. Proc. **8**, 218—219 (1949). — **Levin, Louis, J. H. Leathem and R. C. Crafts:** Amer. J. Physiol. **136**, 776 (1942). — **Levin, Louis, and H. H. Tyndale:** Concentration and purification of the gonadotropic substance in urine of ovariectomized and post-menopausal *women*. Proc. Soc. Exper. Biol. a. Med. **34**, 516—518 (1936). — **Levine, N. D.:** Stain Technol. **15**, 91 (1940). — **Levison, P.:** Endocrinology **17**, 372 (1933). — **Levy:** Über das Verhalten der Nebennierenrinde bei Hydrocephalus congenitus. Diss. Berlin 1913. — **Levy, M. S., H. P. Marschelle** and **E. J. Kepler:** J. Clin. Endocrin. **6**, 607 (1946). — **Levy, M. S., M. H. Power** and **E. J. Kepler:** J. Clin. Endocrin. **6**, 607 (1946). — **Levy, R. L.:** Studies on the conditions of activity in endocrine glands. IV. The effects of thyroid secretion on the pressor action of adrenin. Amer. J. Physiol. **41**, 492—512 (1916). — **Levy du Pan:** Hypernephrome des Eierstocks. Schweiz. med. Wschr. **1924**, 1198. — **Lewandowsky, M.:** Zbl. Physiol. **12**, 599 (1898). — Zur Frage der inneren Sekretion von Nebenniere und Niere. Z. klin. Med. **37** (1899). — **Lewin:** Über Morbus Addisoni. Charité-Ann. — **Lewin, Herbert, u. Werner Spiegelhoff:** Die Cyclushormone des *Weibes*. Biologie-Chemie-Klinik. Beilage z. Z. Geburtsh. **134** (1951). — **Lewis:** Action d'insuline sur les *rats* privés de surrénales. C. r. Soc. Biol. Paris **89**, 1118 (1923a). — Efficacité de l'extirpation de la médullaire surrénale. C. r. Soc. Biol. Paris **89**, 1117 (1923b). — **Lewis, J. H.:** The present conception of the perirenal fascia and its role in the fixation of the kidney. J. Amer. Med. Assoc. **42**, 701—703 (1904). — **Lewis, F. John, and Owen H. Wangensteen:** Effect of celiac ganglionectomy and thoracolumbar sympathectomy or adrenal medullectomy on histamine ulcer in *dogs*. Proc. Soc. Exper. Biol. a. Med. **74**, 20—22 (1950). — **Lewis, J. H.:** The presence of epinephrin in *human* foetal adrenals. J. of Biol. Chem. **74**, 249—254 (1916). — **Lewis, J. T.:** Rev. Assoc. Med. Argent. **32**, 629 (1920). — Extirpation of adrenal glands in albino *rats*. Amer. J. Physiol. **64**, 503—506 (1923a). — Sensibility to intoxication in albino *rats* after duoble adrenalectomy. Amer. J. Physiol. **64**, 506—511 (1923b). — **Lewis, J. T., y J. M. Barman:** Rev. Soc. argent. Biol. **14**, 561—565 (1938). — **Lewis, J. T., y F. N. Gallo:** Rev. Soc. argent. Biol. **13**, 489—496 (1937). — **Lewis, J. T., y F. P. Lunduena:** Rev. Soc. argent. Biol. **10**, 105—110 (1934). — **Lewis, J. T., y R. O. Prieto:** Rev. Soc. argent. Biol. **14**, 555—560 (1938). — Sécrétion d'adrénaline par la glande surrénale énervée. C. r. Soc. Biol. Paris **130**, 169—172 (1939). — **Lewis, J. T., y A. Torino:** Rev. Soc. argent. Biol. **2**, 459—473 (1926). — **Lewis, Lena A.:** Endocrinology **28**, 821 (1941). — **Lewis, Lena A., and Irvine H. Page:** Method of assaying steroids and adrenal extracts for protection against toxic material (typhoid vaccine). J. Labor. a. Clin. Med. **31**, 1325—1329 (1946). — Further studies on the protective power of adrenal preparation against bacterial toxins. Proc. 29. Meet. Assoc. Study Int. Secr. 25—26. 1947. — Further studies on the protective power of adrenal extract and steroids against toxic agents. Endocrinology **43**, 415—421 (1948a). — Amer. J. Physiol. **153**, 149—152 (1948b). — Studies on the protective power of adrenal extract and steroids against bacterial toxins in adrenalectomized *rats*. Ann. New York Acad. Sci. **50**, 547—551 (1949a). — Ann. New York Acad. Sci. **50**, 551 (1949b). — **Lewis, Margaret Reed:** Nile blue staining of adrenal glands of living *mice*. Anat. Rec. **102**, 37—44 (1948). — **Lewis, Margaret Reed, Paul Myron Aptekman** and **Helen Dean King:** Retarding action of adrenal gland on growth of sarcoma grafts in *rats*. J. of Immun. **61**, 315—319 (1949a). — Inactivation of malignant tissue in tumor-immune *rats*. J. of Immun. **61**, 321—326 (1949b). — **Lewis, Roger A., S. de Mayo** and **E. Rosemberg:** The effects of 17-vinyl-testosterone upon the *rat* adrenal. Endocrinology **45**, 564—570 (1949). — **Lewis, R. A., E. Rosemberg** and **L. Wilkins:** Endocrinology **47**, 414 (1950). — **Lewis, Roger A., G. W. Thorn, G. F. Koepf** and **S. S. Dorrance:** J. Clin. Invest. **21**, 33—46 (1942). — **Lewis, Roger A.,** and **Lawson Wilkins:** The effect of adrenocorticotrophic hormone in congenital adrenal hyperplasia with virilism and in Cushings syndrome treated with methyl testosterone. J. Clin. Invest. **28**, 394—400 (1949). — **Lewis, R. W.,** and **A. M. Pappenheimer:** A study of the involutional changes which occur in the adrenal cortex during infancy. J. Med. Res. **34**, 81—93 (1916). — **Lewy:** Die Erkrankungen der endokrinen Drüsen. Fortschr. Neur. **1** (1929). — **Lewy, J. E.,** and **A. Blalock:** Experimental studies on transplantation of adrenals in *dogs*. Ann. Surg. **109**, 84—98 (1939). — **Ley, L.:** Arch. Gynäk. **164**, 408—415 (1937). — **Leydig, Franz:** Zur Anatomie und Histologie der *Chimaera monstrosa*. Müllers Arch. Anat. u. Physiol. **1851**. — Beiträge zur mikroskopischen Anatomie und Entwicklungsgeschichte der *Rochen* und *Haie*. Leipzig 1852. — Anatomisch-histologische Untersuchungen über *Fische* und *Reptilien*. Berlin 1853. — Mikroskopische Anatomie oder Gewebelehre des *Menschen*. Frankfurt 1854. — Lehrbuch der Histologie des *Menschen* und der *Thiere*. Frankfurt 1857 ff. (Nebenniere: S. 188—192.) — Deutsche *Saurier*. Die in Deutschland lebenden Arten der *Saurier*. Tübingen 1872. — **Leydy, Jos.:** An elementary treatise on *human* anatomy. 2. edit. Philadelphia 1889. — **Leyh, F. A.:** Anatomie des *animaux domestiques*. Paris 1871. — **Lhotka, John F.:** Differential staining of tissue in the block with picric acid and the Feulgen reaction. Stain Technol. **22**, 139—144 (1947). — The Feulgen-picric acid block stain. Additional data. Stain Technol. **24**, 127—131 (1949). — Histochemical use of lead tetra-acetate. I. Cleavage of 1-2 glycols. Stain Technol. **27**, 213—216 (1952a). — Histochemical use of sodium bismuthate. Stain Technol. **27**, 259—262 (1952b). — Periodic acid studies. Amer. Assoc. Anat. Anat. Rec. **112**, 422 (1952c). — Histochemical use of lead tetraacetate. Amer. Assoc. Anat. 65. Ann. Sess. Anat. Rec. **112**, 455 (1952d). — **Lhotka, John F.,** and **H. A. Davenport:** Stain Technol. **24**, 237 (1949). — Stain Technol. **25**, 129 (1950). — Aldehyde reactions in tissues in relation to the Feulgen technic. Stain Technol. **26**, 35—41 (1951). — **Li, Choh Hao:** J. of Biol. Chem. **149**, 413 (1943). — Ann. Rev. Biochem. **16**, 291 (1947). — Growth and anterior pituitary. Growth **12**, Suppl., 47—60 (1948a). — The chemistry of adrenocorticotropic hormone — a review. Conf. metabol. Asp. Convalescence Trans. 17. Meet. 114—137. 1948b. — Relative size of adrenocorticotrophically active peptide fragments. Federat. Proc. **8**, 219—220 (1949). — **Li, Choh Hao,** and **H. M. Evans:** Science (Lancaster, Pa.) **99**, 183 (1944). — The properties of the growth and adrenocorticotropic hormones. Vitamins a. Hormones **5**, 197—231 (1947) (edit.: Harris u. Thimann). — The biochemistry of pituitary growth hormone. Recent. Progr. in Hormone Res. **3**, 3—44 (1948). — **Li, Choh Hao, H. M. Evans** and **M. E. Simpson:** Adrenocorticotropic hormone. J. of Biol. Chem. **149**, 413—424 (1943). — Isolation and properties of the anterior hypophyseal growth hormone. J. of Biol. Chem. **159**, 353—366 (1945). — **Li, Choh Hao, I. Geschwind** and **Herbert M. Evans:** The effect of growth and adrenocorticotropic hormones on the amino acid levels in the plasma. J. of Biol. Chem. **177**, 91—95 (1949a). — **Li, Choh Hao,** and **V. V. Herring:** Amer. J. Physiol. **143**, 548—551 (1945). — **Li, Choh Hao, Dwight J. Ingle, Herbert M. Evans, Mildred C. Prestrud** and **James E. Nezamis:** Effect of adrenocorticotropic hormone upon liver fat and urinary phosphorus in normal force-fed *rat*. Proc. Soc. Exper. Biol. a. Med. **70**, 753—756 (1949). — **Li, Choh Hao, C. Kalman** and **H. M. Evans:** J. of Biol. Chem. **169**, 625 (1947). — **Li, Choh Hao, C. Kalman, Herbert M. Evans** and **Miriam E. Simpson:** The effect of hypophysectomy and adreno-corticotropic hormone on the alkaline phosphatase of *rat* plasma. J. of Biol. Chem. **163**, 715—721 (1946). — **Li, Choh Hao,** and **W. O. Reinhard:** J. of Biol. Chem. **167**, 487—493 (1945). — **Li, Choh Hao, Miriam E. Simpson** and **Herbert M. Evans:** Isolation of adrenocorticotropic hormone from *sheep* pituitaries. Science (Lancaster, Pa.) **96**, 450 (1942a). — J. of Biol. Chem. **146**, 627 (1942b). — Effect of various reagents on adrenocorticotropic hormone. Arch. of Biochem. **9**, 259—264 (1946). — Growth **12**, 39 (1948). — Influence of growth and adrenocorticotropic hormones on the body composition of hypophysectomized *rats*. Endocrinology **44**, 71—75 (1949a). — The influence of growth and adrenocorticotropic hormones on the fat content of the liver. Arch. of Biochem. **23**, 51—54 (1949b). — **Liang, H. M.:** A new method for staining nerves and their endings using the Schiff reaction. Anat. Rec. **99**, 511—522 (1947). — **Lichtman, A. L.,** and **J. B. McDonald:** Birefringence in tissues. Arch. of Path. **42**, 69—80 (1946). — **Lichtwitz, A., S. Lamotte-Barillon, M.** et **G. Delaville** et **Pantaléon:** Semaine Hôp. Paris **48**, 1533 (1948a). — Semaine Hôp. Paris **49**, 1589 (1948b). —

Lichtwitz, L.: Über einen Fall von Sklerodermie und Morbus Addisonii, nebst Bemerkungen über die Physiologie und Pathologie des Sympathicus und der Nebennieren. Dtsch. Arch. klin. Med. **94**, 567—587 (1908). — Über den Mechanismus der Nebennieren- bzw. Adrenalinwirkung. Arch. exper. Path. u. Pharmakol. **65**, 214—224 (1911). — Das Nebennierenproblem. Klin. Wschr. **1922**, 2245—2249. — Pathologie der Funktionen und Regulationen. Leiden 1936. — **Liebegott, Gerhard:** Studien zur Orthologie und Pathologie der Nebennieren. Beitr. path. Anat. **109**, 93—178 (1944). — **Lieberman, D. K. Fukushima** and **K. Dobriner:** Federat. Proc. **7**, 168—169 (1948). — **Lieberman, S.,** and **K. Dobriner:** J. of Biol. Chem. **166**, 773 (1946). — **Lieberman, S., K. Dobriner, B. R. Hill, L. F. Fieser** and **C. P. Rhoads:** J. of Biol. Chem. **172**, 263—295 (1948). — **Liebmann, Arthur:** Über die Nebennieren und den Sympathicus der *Hemicephalen*. Diss. Bonn 1886. — **Liefmann, Robert,** and **Mark P. Schultz:** A brief review of the use of adrenal cortical steroids and related substances in the treatment of rheumatic fever and rheumatoid arthritis. Med. Ann. District Columbia **18**, 629—632 (1949).— **Liesegang, R. E.:** Z. wiss. Mikrosk. **40** (1923). — **Lieutaud, J.:** Essays anat. contenans l'histoire exacte de toutes les parties. Paris 1742 (dtsch. Leipzig 1782). — **Ligas, A.:** Boll. Soc. ital. Biol. sper. **12**, 300—301 (1937). — **Liling, M.,** and **Robert Gaunt:** Amer. J. Physiol. **144**, 571 (1945). — **Lillie, R. D.:** Various oil soluble dyes as fat stains in supersaturated isopropanol technic. Stain Technol. **19**, 55 (1944a). — Study of certain oil soluble dyes for use as fat stains. J. Tech. Methods **24**, 37 (1944b). — Reactions of various parasitic organisms in tissues to the Bauer, Feulgen, Gram and Gram-Weigert methods. J. Labor. a. Clin. Med. **32**, 76—88 (1947a). — Reticulum staining with Schiff reagent after oxidation by acidified sodium periodate. J. Labor. a. Clin. Med. **32**, 910—912 (1947b). — Studies on the preservation and histologic demonstration of glycogen. Bull. Int. Am. Mus. **27**, 23—61 (= J. techn. Methods.) (1947c). — Histopathological technique. Philadelphia 1948a. — Amer. J. Clin. Path. **18**, 867 (1948b). — In discussion of Arzacs paper. Proc. Histochem. Soc. J. Nat. Canc. Inst. **10**, 1342 (1950a). — Further exploration of the HIO_4-Schiff reaction with remarks on its significance. Anat. Rec. **108**, 239—253 (1950b). — Histochemical comparison of the Casella, Bauer and periodic acid oxidation — Schiff leucofuchsin technics. Stain Technol. **26**, 123—136 (1951a). — Simplification of the manufacture of Schiff reagent for use in histochemical procedures. Stain Technol. **26**, 163—165 (1951b). — Amer. J. Clin. Path. **21**, 484 (1951c). — Ethylenic reaction of ceroid with performic acid. Stain Technol. **27**, 37—45 (1952). — **Lillie, R. D.,** and **L. L. Ashburn:** Supersaturated solutions of fat stains in dilute isopropanol for demonstration of acute fatty degeneration not shown by Herxheimers technique. Arch. of Path. **36**, 432 (1943). — **Lillie, R. D.,** and **J. Greco:** Stain Technol. **22**, 67 (1947). — **Lillie, R. D., A. Laskey, J. Greco** and **H. Jacquier:** Studies on the preservation and histologic demonstration of glycogen. Bull. Internat. Assoc. Med. Mus. **27**, 23—61 (1947). — **Lillie, R. D.,** and **R. W. Mowry:** Bull. Internat. Assoc. Med. Mus. **30**, 91 (1949). — **Lim:** J. of Physiol. **1920**. — **Lindeberg, W.:** Über den Einfluß der Thymektomie auf den Gesamtorganismus und auf die Drüsen mit innerer Sekretion, insbesondere die Epiphyse und Hypophyse. Fol. neuropath. eston. **2**, 42—108 (1924). — **Lindsay:** Dublin J. Med. Sci. **13**, 395 (1838). — **Lindsay, Blanche,** and **Grace Medes:** Histological changes in the adrenal glands of *guinea pigs* subjected to scurvy and severe inanition. Proc. Soc. Exper. Biol. a. Med. **23**, 293—294 (1926). — **Lingjaerde, O.:** Nord. Med. **44**, 1683 (1950). — **Linneweh, Fr.:** Zur Frage der klinischen Bedeutung der Vehikelfunktion der Harneiweißkörper. Klin. Wschr. **1939 I**, 301—303. — **Lippross, O.:** Untersuchungen über den Einfluß von Cortin-DEGEWOP und von Suprareninchlorid auf die Struktur der Hypophyse, der Keimdrüsen und Nebennieren von *Ratten*. Endokrinol. **18**, 18—26 (1936). — **Lipschütz, Alexander:** Über die Bedeutung der Physiologie für die Entwicklungsgeschichte und über die Aufgaben des physiologischen Unterrichts an der Universität. Verh. schweiz. naturforsch. Ges., Sekt. Zool. **1915**, 233—236. — Experientia (Basel) **2**, 460—461 (1946). — **Lipschütz, Alexander, R. Iglesias, S. Bruzzone, F. Fuenzalida** and **A. Riesco:** New experimental aspects of the antitumourigenic action of steroid compounds. Acta Union internat. contre le Cancer **6**, 85—96 (1948). — **Lipschütz, A., R. Iglesias, S. Bruzzone, J. Humerez** and **J. M. Penaranda:** Endocrinology **42**, 201 (1948). — **Lipschütz, Alexander,** and **L. Vargas:** Prevention of experimental fibroids by a cortical hormone. Lancet **1941 I**, 568—570. — **Lipschütz, Alexander, Luis Vargas** jr. and **Carlos Nunez:** Comparative antitumoral action of desoxycorticosterone acetate and testosterone propionate. Proc. Soc. Exper. Biol. a. Med. **48**, 271—274 (1941). — **Lisi, Lionello de:** Caratteri sessuali dei gangli sympatici perisurrenali degli *uccelli*. Monit. zool. ital. **35**, 62—68 (1924). — **Lison, L.:** C. r. Soc. Biol. Paris **106** (1930). — Sur la specifité du réactif de Schiff envers les aldéhydes. Bull. Histol. appl. **9**, 177—195 (1932). — Études sur l'histochimie des corps gras. I. Revue critique des méthodes d'analyse histochimique des lipides. Bull. Histol. appl. **10**, 237—277 (1933a). — Études sur l'histochimie des corps gras. II. Table dichotomique d'analyse histochimique des lipides. Bull. Histol. appl. **10**, 292—306 (1933b). — Sur de nouveaux colorants spécifiques des lipides. C. r. Soc. Biol. Paris **115**, 202—205 (1934). — Sur le mécanisme et la signification de la coloration des lipides par le bleu de Nil. (Études sur l'histochimie des corps gras. IV.) Bull. Histol. appl. **12**, 279—289 (1935a). — Études sur la métachromasie. Colorants métachromatiques et substances chromotropes. Archives de Biol. **46**, 599—668 (1935b). — Histochimie animale. Méthodes et problèmes. Paris 1936a. — Bull. Soc. Chim. biol. Paris **18** (1936b). — Recherches histochimiques sur la sécrétion chlorhydrique de l'estomac. Z. Zellforsch. **1936**c. — **Lison, L., et J. Dagnelie:** Méthodes nouvelles de colorations de la myéline. Bull. Histol. appl. **12**, 85 (1935). — **Lison, L., and W. Mutsaars:** Quart. J. Microsc. Sci. **91**, 309 (1950). — **Lisser, H.:** Successful removal of adrenal cortical tumor causing sexual precocity in a *boy* five years of age. Trans. Assoc. Amer. Physicians **48**, 224—235 (1933). — A case of adrenal cortical tumor in an adult male causing gynecomastia and lactation. Endocrinology **20**, 567—569 (1936). — **Lisser, H., and L. E. Curtis:** Treatment of post-traumatic Simmonds disease with methyl testosterone linguets. J. Clin. Endocrin. **5**, 363—366 (1945). — **Lithander, A.:** Acta med. scand. (Stockh.) Suppl. **160**, 1—114 (1945). — **Little, J. M., S. L. Wallace, E. C. Whatley** and **G. A. Anderson:** Amer. J. Physiol. **151**, 174 (1947). — **Littman, D. S., R. H. Stockdale** and **G. R. Williamson:** Arch. Int. Med. **87**, 707 (1951). — **Littrell, J. L.:** Experimental cytological changes in brown fat. Amer. Assoc. Anat. Wisconsin. Anat. Rec. **100**, 691 (1948). — **Livingston, A. E.:** The effect of castration on the weight of the pituitary body and other glands of internal secretion in the *rabbit*. Amer. J. Physiol. **40**, 153—185 (1916). — **Ljubomudrow, A. P.:** Die Blutversorgung der Nebennieren beim *Hund*. Arch. Russ. Anat. Hist. etc. **20**, 381 (1939). — **Lloyd, C. W., and R. H. Williams:** Endocrine changes associated with Laennecs cirrhosis of the liver. Amer. J. Med. **4**, 315—330 (1948). — **Llusia, J. Batella:** La troisième gonade (Surrénales et sexe). Rev. franç. Gynéc. **44**, 148—158 (1949). — **Lobenwein:** Mém. de Petersbourg **6** (1817). Ref. Meckels Dtsch. Arch. Physiol. **4**, 315 (1818). — **Lobstein:** C. r. Fac. Méd. Straßburg **1820**, 61. — **Lockwood:** Upon the presence of adrenal structures in the inguinal canal. J. Anat. a. Physiol. **1899**, 79. — **Lockwood, J. E., and F. A. Hartman:** Endocrinology **17**, 501—521 (1933). — **Loder, J. C.:** Grundriß der Anatomie des *menschlichen* Körpers. Jena 1806 ff. — **Lodi:** Sur un cas de germes aberrants des capsules surrénales dans les ovaires. Arch. di Sci. biol. **27**, 486 (1902). — **Loeb, E. N., A. I. Knowlton, H. C. Stoerk** and **B. C. Seegal:** J. of Exper. Med. **89**, 287—293 (1949). — **Loeb, L., and R. M. Simpson:** The effect of age and hormones on the stroma of thyroid and mammary gland in the *guinea pig*. Science (Lancaster, Pa.) II, **1938**, 433—434. — **Loeb, R. F.:** Science (Lancaster, Pa.) **76**, 420 (1932). — Effect of NaCl in treatment of a patient with Addisons disease. Proc. Soc. Exper. Biol. a. Med. **30**, 808 (1933). — J. Amer. Med. Assoc. **104**, 2177 (1935). — Bull. Univ. Hosp. Cleveland **2**, 8 (1938). — Treatment of Addisons disease. J. Amer. Med. Assoc. **112**, 2511 (1939). — Bull. New York Acad. Med. **18**, 263 (1942). — **Loeb, R. F., D. W. Atchley, E. M. Benedict** and **J. Leland:** Electrolyte balance studies in adrenalectomized *dogs* with particular reference to the excretion of sodium. J. of Exper. Med. **57**, 775 (1933). — **Loeb, R. F., D. W. Atchley, J. W. Ferrebee** and **C. Ragan:** Trans. Assoc. Amer. Physicians **54**, 285 (1939). — **Loeb, R. F., D. W. Atchley, E. B. Gutman** and **R. Jillson:** On the mechanism of sodium depletion in Addisons disease. Proc. Soc. Exper. Biol. a. Med. **31**, 130 (1933). — **Loeb, R. F., D. W. Atchley** and **S. Stahl:** The role of sodium in adrenal insufficiency. J. Amer. Med. Assoc. **104**, 2149 (1935). — **Loeper, M., et H. Bovy:** Le soufre en biologie et en thérapie. Paris 1943. — **Loeper, M., J. Decourt** et **A. Lesure:** C. r. Soc. Biol. Paris **94**, 333—334 (1926); **98**, 1098—1099 (1928). — **Loeper, M., J. Decourt** et **I. Tonnet:** C. r. Soc. Biol. Paris **94**, 332—333 (1926). — **Loeper, M., R. Garcin** et **A. Lesure:** C. r. Soc. Biol. Paris **95**, 620—621 (1926). — **Loeper, M., et G. Verpy:** C. r. Soc. Biol. Paris **80**, 703—705 (1917). — **Loescheke, Hans u. Elisabeth:** Pericyten, Grundhäutchen und Lymphscheiden. Z. mikrosk.-anat. Forsch. **35**, 533—550 (1934). — **Löschke:** Münch. med. Wschr. **1910** I, 48—49. — **Loeseke, J. L. L.:** Observationes anatomico-chirurgico-medicae. Berol. 1754. — **Loeser, A.:** Hypophysenvorderlappen und Schilddrüse. Arch. exper. Path. u. Pharmakol. **173**, 62—71 (1933). — Arch. exper. Path. u. Pharmakol. **176**, 697—739 (1934). — **Löwenstädt, Hans:** Untersuchungen über die Vorgänge bei der Bindegewebsversilberung nach Bielschowsky-Maresch und über die Konstitution der „Gitterfasern". Z. exper. Med. **39**, 355—377 (1924). — **Löwenthal, Karl:** Orte der Lipoidablagerung und Wege der Lipoidzufuhr. Verh. dtsch. path. Ges. (Freiburg) **1926**, 209—212. — **Loewenthal, N.:** Internat. Mschr. Anat. u. Physiol. **11** (1894). — **Löwy, Ella:** Histologische Untersuchungen einiger Drüsen mit innerer Sekretion bei skorbutkranken *Meerschweinchen*. Z. exper. Med. **38**, 407—410 (1923). — **Lohéac, P. E. M.:** Les tumeurs des capsules surrénales. Étude de leurs rapports avec l'hypertension artérielle. Le dosage de l'adrénaline dans les capsules surrénales. Thèse de Lille. Lyon 1928. — **Lohmeyer, G.:** Z. exper. Med. **118**, 5 (1951). — **Lohmeyer, Georg, u. Helmuth Hüsselmann:** Der klinische Wert der Nebennierenrindentestung mit ACTH und Adrenalin. Klin. Wschr. **1953**, 1—6. — **Lohmeyer, Georg, Helmuth Hüsselmann, H. W. Bansi u. F. Fretwurst:** Dtsch. med. Wschr. **1950**, 1129. — **Loisel, Gustave:** C. r. Soc. Biol. Paris **1902**, 953; **1903**. — **Loisel, Gustave, et Gabriel Delamare:** Les phénomènes de sécrétion dans les glandes génitales. Rev. générale et faits nouveaux. J. Anat. et Physiol. **15**, 536 (1904). — **Lombard, Ch., P. de Boissezon** et **M. Pierre:** Les signes histologiques de la sécrétion dans le cortex surrénal. Ann. d'Endocrin. **7**, 165—172 (1946). — **Lomer:** Über ein eigentümliches Verhalten der Nebennieren bei *Hemicephalen*. Virchows Arch. **98**, 366—368 (1884). — **Long, C. N. H.:** Cold Spring Harbor Symp. Quant. Biol. **5**, 344 (1937). — A discussion of the mechanism of action of adrenal cortical compounds on carbohydrate and protein metabolism. Endocrinology **30**, 870—883 (1942). — Recent. Progr. in Hormone Res. **1**, 99 (1947a). — Federat. Proc. **6**, 461—471 (1947b). — Bull. New York Acad. Med. **23**, 260—282 (1947c). — Previdential address at their tieth annual meeting of the association for the study on internal secretions. Endocrinology **43**, 89—96 (1948). — The mechanism of secretion of the adrenal cortical hormones. Science (Lancaster, Pa.) **111**, 458—459 (1950a). — Pituitary adrenal function. Amer. Assoc. Adv. Sci. Publ. Washington 1950b. — **Long, C. N. H.,** and **E. G. Fry:** Proc. Soc. Exper. Biol. a. Med. **59**, 67—68 (1945). — **Long, C. N. H.,** and **F. D. W. Lukens:** Observations on a *dog* maintained for 5 weeks without adrenals or pancreas. Proc. Soc. Exper. Biol. a. Med. **32**, 392—394 (1934a). — Science (Lancaster, Pa.) **79**, 569 (1934b). — Proc. Soc. Exper. Biol. a. Med. **32**, 743 (1935). — The effects of adrenalectomy and hypophysectomy upon experimental diabetes in the *cat*. J. of Exper. Med. **63**, 465 (1936a). — J. of Exper. Med. **63**, 469 (1936b). — **Long, C. N. H., F. D. W. Lukens** and **F. C. Dohan:** Proc. Soc. Exper. Biol. a. Med. **36**, 553 (1937). — **Long, C. N. H., F. D. W. Lukens** and **E. G. Fry:** The effect of adrenalectomy and hypophysectomy upon the fatty infiltration of the liver following total pancreatectomy in the *cat*. Amer. J. Physiol. **116**, 96 (1936). — **Long, C. N. H., B. Katzin** and **E. G. Fry:** The adrenal cortex and carbohydrate metabolism. Endocrinology **26**, 309—344 (1940). — **Long, C. N. H.,** and **S. Zuckerman:** Relation of the adrenal cortex to cyclical changes in the female accessory reproductive organs. Nature (Lond.) **139**, 1106 (1937). — **Longet, F. A.:** Traité de physiologique, 2. Aufl. Paris 1857ff. — **Loos, H. O.,** u. **R. Rittmann:** Nebennierenrinde und Geschlechtsentwicklung. Endokrinol. **13**, 82 (1933). — **Loos, W.:** Das Phasenkontrastverfahren nach Zernike als biologisches Forschungsmittel. Klin. Wschr. **1941**, 849—853. — **Lopez, F. S.:** Frankf. Z. Path. **46**, 350 (1934). — **Lorand, A.:** Das Altern, seine Ursache und seine Bekämpfung. Leipzig 1909. — **Lorch, J.:** Note on the cytological localization of alkaline phosphatase. Quart. J. Microsc. Sci. **88**, 159—161 (1947). — **Lorenzini:** Théorie des Vitamines et ses applications. Paris 1925. — **Lorey, C.:** Gewichtsbestimmung der Organe des kindlichen Körpers. Jb. Kinderheilk., N. F. **12** (1878). — **Loss, Jeremias** (bzw. **Grg. Pielow**): Dissertatio de glandulis in genere. Viteberg 1683. Recens. in Halleri Coll. Diss. anat. II, 689. — **Lotspeich, William D.:** The effect of adrenalectomy on the renal tubular reabsorption of water in the *rat*. Endocrinology **44**, 314—316 (1949). — **Low, A.:** „Freemartins". Proc. Anat. Soc. April 1947. J. of Anat. **81**, 386—387 (1947). — **Lowenstein, B. E., A. C. Corcoran** and **I. H. Page:** Endocrinology **39**, 82 (1946). — **Lowenstein, B. E.,** and **R. L. Zwemer:** Resistance of *rats* to potassium poisoning after administration of thyroid or of desoxycorticosterone acetate. Endocrinology **33**, 361—365 (1943). — The isolation of a new active steroid from the adrenal cortex. Assoc. Study Intern. Secret. 28. Ann. Meet. 1946a. — Endocrinology **39**, 63—64 (1946b). — **Lowrie, W. L., W. E. Redfern** and **D. P. Foster:** Use of globin insulin in Addisons disease associated with insulin-sensitive diabetes. J. Clin. Endocrin. **8**, 325—331 (1948). — **Lubarsch, O.:** Beiträge zur Histologie der von Nebennierenkeimen ausgehenden Nierengeschwülste. Virchows Arch. **135**, 149 (1894a). — Über die Ableitung gewisser Nierengeschwülste von embryonal versprengten Nebennierenkeimen. Virchows Arch. **137**, 91 (1894b). — Zur Anatomie und Pathologie der Glandula carotica. Erg. Pathol. von Lubarsch-Ostertag, S. 520—521. 1896a. — Zur Entwicklungsgeschichte, Histologie und Physiologie der Nebennieren. Erg. Pathol. von Lubarsch-Ostertag, S. 491—499. 1896b. — Zbl. Path. **13**, 881 (1902). — Zur Kenntnis des macrophagen (reticulo-endothelialen) Systems. Verh. dtsch. path. Ges. (18. Tagg) 1921. — Über das sogenannte Lipofuscin. Virchows Arch. **239**, 491—503 (1922). — **Lucadou, Walter von:** Die Nebennieren bei der Hypertonie. Klin. Wschr. **1935 II**, 1529—1530. — Untersuchungen über die Nebenniere, besonders bei chronischer Herzbelastung. Beitr. path. Anat. **96**, 561—577 (1936). — Beitrag zur Morphologie der Nebenniere. Beitr. path. Anat. **101**, 197—222 (1938). — Bau und Funktion der Nebenniere in neuerer Betrachtungsweise. Z. klin. Med. **143**, 444—462 (1944). — **Lucas, G. H. W.:** Amer. J. Physiol. **77**, 114 (1926). — **Lucibelli, G.:** Fol. med. (Napoli) **6**, 337 (1920). — **Lucien, M.:** Capsules surrénales et athrépsie. C. r. Soc. Biol. Paris **44**, 462—464 (1908). — **Lucien, M.,** et **A. George:** À propos de l'évolution pondérale de quelques organes endocriniens chez le foetus *humain*. C. r. Assoc. Anat. Londres **22**, 176—833, (1927). — **Lucien, M.,** et **J. Parisot:** Glandes surrénales et organes chromaffines. Paris 1913. — **Lucien, M., J. Parisot** et **G. Richard:** Traité d'endocrinologie. Paris 1929. — **Lucke, B., T. Wight** and **E. Kinne:** Arch. Int. Med. **24**, 154—237 (1919). — **Luckner, H.,** u. **K. Scriba:** Z. exper. Med. **103**, 586 (1938). — **Ludden, J. B., E. Krueger** and **I. S. Wright:** Effect of testosterone propionate, oestradiol benzoate and desoxycorticosterone acetate on the kidneys of adulte *rats*. Endocrinology **28**, 619—623 (1941). — **Ludewig, S.,** and **A. Chanutin:** Endocrinology **38**, 376—384 (1946). — The adrenal cholesterol and ascorbic acid contents after injura. Endocrinology **41**, 135—143 (1947). — **Ludwig, C. G.**: De glandularum differentia. Lipsiae 1740. — Lehrbuch der Physiologie des *Menschen*. Leipzig u. Heidelberg 1856 ff. — **Lübbers, P.**: Über das Auftreten leukozytärer Abbauformen im Blut nach zentralnervöser Reizung. Dtsch. med. Wschr. **1947**, 518. — **Lübke, Heinrich**: Untersuchungen über die Gewichtsverhältnisse innersekretorischer Drüsen bei geschlachteten *Pferden* und *Rindern*. Med.-vet. Diss. Hannover 1926. — **Lührs, W.**: Z. inn. Med. **1950**, 1. — **Luft, Rolf**: Acta med. scand. (Stockh.) **115**, 277 (1943). — **Luft, Rolf, and Björn Sjögren**: The effect of desoxycorticosterone acetate and sodium chloride, thyroxin and testosterone propionate in a case of panhypopituitarism (Simmonds disease) with special reference to kidney function and blood pressure. Acta endocrinol. (Københ.) **2**, 44—60 (1949a). — The effect of desoxycorticosterone acetate (DCA) and sodium chloride on blood pressure in postural hypotension and arterial orthostatic anemia. Acta endocrinol. (Københ.) **2**, 287—305 (1949b). — Acta endocrinol. (Københ.) **2**, 365—378 (1949c). — Acta endocrinol. (Københ.) **7**, 211 (1951). — **Lukjanow**: Éléments de pathologie cellulaire. Paris 1895. — **Lukjanow, G. N.**: Zur Anatomie der Nebennieren. Iswestjija Donsk Univ. Rostov (Don) (russ.) **5** (1925). — **Luksch, F.**: Wien. klin. Wschr. **1905**. — Berl. klin. Wschr. **1909**. — Verh. dtsch. path. Ges. **1910**. — Über das histologische und funktionelle Verhalten der Nebennieren beim hungernden *Kaninchen*. Arch. exper. Path. u. Pharmakol. **65**, 161—163 (1911). — Untersuchungen über die Nebennieren. Beitr. path. Anat. **19**, 62 (1912). — Neuere Untersuchungen über die Nebennieren. Sitzgsber. Wiss. Ges. Ärzte in Böhmen. Münch. med. Wschr. **1913 II**, 1468. — Untersuchungen über die Nebennieren. Beitr. path. Anat. **62**, 204 (1916). — **Lumb, E. S.**: Cytochemical reactions of nucleic acids. Quart. Rev. Biol. **25**, 278—288 (1950). — **Lumière, A.**, et **R. Noël**: Les lésions dues à la sacrification. Bull. Histol. appl. **1**, 384—392 (1924). — **Luna, E.**: La morfologia delle glandole soprarenali dell'*uomo* nelle varie fasi del loro sviluppo. Anat. Anz. **33** (1908a). — Zur Morphogenese der unteren Zwerchfellarterien beim *Menschen*. Arch. Anat. u. Entw.-gesch. **1908b**, 443—458. — Sulla irrorazione arteriosa delle glandole dell'*uomo*. Ric. Lab. Anat. norm. Univ. Roma **14**, 145—157 (1908c). — Studio sul tessuto reticolare. Ric. Morf. **1**, 1—68 (1921). — **Lund, Alf**: Fluorimetric determination of adrenaline in blood. III. A new sensitive and specific method. Acta pharmacol. (Københ.) **5**, 231—247 (1949). — **Lund, C. C., S. M. Levenson, R. W. Green, R. W. Paige, P. E. Robinson, M. A. Adams, A. H. MacDonald, F. H. L. Taylor** and **R. E. Johnson**: Arch. Surg. **55**, 557—583 (1947). — **Lurie, Zappadosi, Dannenberg** and **Swartz**: Science (Lancaster, Pa.) **113**, 234 (1951). — **Luschka, H.**: Der Hirnanhang und die Steißdrüse. Berlin 1860. — Über das drüsenartige Natur des sogenannten Ganglion intercaroticum. Arch. f. Anat. **1862**, 404—414. — Die Anatomie des *Menschen* in Rücksicht auf die Bedürfnisse der praktischen Heilkunde. 3 Bde. Tübingen 1862—1866. — **Luther, Erich**: Vergleichende anatomische Untersuchungen über die Aorta abdominalis und ihre Verzweigungen beim *Meerschweinchen* und *Kaninchen*. Dtsch. tierärztl. Wschr. **1925**, 556—557. — **Luther, Wolfgang**: Versuche über die krebsfeindliche Wirkung der sogenannten Abwehrfermente. Biol. Zbl. **65**, 136—140 (1946). — Zur Frage des Determinationszustandes an Regenerationsblastemen. Naturwiss. **35**, 30—31 (1948). — **Lutz, Brentan R.**, and **A. M. Case**: The beginning of the adrenal function in the embryo *chick*. Amer. J. Physiol. **73**, 670—678 (1925). — **Lutz, Brentan R.**, and **Leland C. Wyman**: The chromophil tissue and interrenal bodies of *elasmobranchs* and the occurrence of adrenalin. J. of Exper. Zool. **47**, 295—307 (1927a). — Anat. Rec. **34** (1927b). — **Lux, Lydia, G. M. Higgins** and **F. C. Mann**: Homeotransplantation of the *guinea pig* and *rabbit* adrenal grown in vitro. Anat. Rec. **67**, 353—366 (1937a). — Functional homeografts of the *rat* adrenal gland grown in vitro. Anat. Rec. **70**, 29—43 (1937b). — **Lynn, W. Gardner**: Effects of thiourea and phenylthiourea upon the development of *Eleutherodactylus Ricordic*. Amer. Soc. Zool. Chicago. Anat. Rec. **99**, 662 (1947).

Maas: Zool. Jb. **10**. — **Macalister, Alex.**: A text-book of *human* anatomy, systematic and topographical. London 1889. — **McAlpine, H. T., E. H. Venning, L. Johnson, V. Schenker, M. M. Hoffman** and **J. S. L. Browne**: J. Clin. Endocrin. **8**, 591 (1948). — **MacBryde, C. M.**, and **F. A. de la Balze**: Pork adrenal-cortex extract: effect upon carbohydrate metabolism and work capacity in Addisons disease. J. Clin. Endocrin. **4**, 287—296 (1944). — **McCabe, T. T.**, and **Barbara D. Blanchard**: Secretion products of Leydig cells in *Peromyscus*. Anat. Rec. **100**, 609—614 (1948). — **McCann, S. M., A. B. Rothballer, E. H. Yeakel** and **H. A. Shenkin**: Amer. J. Physiol. **155**, 128—131 (1948). — **McCard**: J. of Biol. Chem. **33**, 455. — **McCarrison, R.**: The pathogenesis of deficiency disease. Indian J. Med. Res. **6** (1919). — Studies in deficiency disease. Oxford Med. Publ. London 1921. — **Macchiarulo**: Atti Soc. ital. Ostetr. **1928**, 527. — **Macco, G. Di**, e **G. Parisi**: Adrenalina e ricambio idrico. Boll. Soc. ital. Biol. sper. **18**, 290—291 (1943). — **McCrea, E. d'Arcy**: The abdominal distribution of the vagus. J. of Anat. **59**, 18—40 (1924). — **McCullagh, D. R., I. Schneider** and **F. Emery**: Endocrinology **27**, 71 (1940). — **McCullagh, E. Perry**: Two cases of diabetes mellitus, one with myxedema and one with Addisons disease. Cleveland Clin. Quart. **9**, 123—134 (1942). —

McCullagh, E. Perry, R. W. Schneider, W. Bowman and **M. B. Smith:** Adrenal and testicular deficiency. A comparison based on similarities in androgen deficiency, androgen and 17-ketosteroid excretion, and on differences in their effects upon pituitary activity. J. Clin. Endocrin. 8, 275—294 (1948). — **McCullagh, E. Perry,** and **William T. Sirridge:** Methylthiouracil in the treatment of hyperthyroidism. J. Clin. Endocrin. 8, 1051—1059 (1948). — **McDermott, W. V., E. G. Fry, J. R. Brobeck** and **C. N. H. Long:** Proc. Soc. Exper. Biol. a. Med. 73, 609 (1950a). — Mechanism of control of adrenocorticotrophic hormone. Yale J. Biol. a. Med. 23, 52—66.(1950b). — **McDonald, C. H., W. L. Shepeard, M. F. Green** and **A. F. de Groat:** Response of the hyperthyroid heart to epinephrine. Amer. J. of Physiol. 112, 227—230 (1935). — **MacDonald, F.:** An investigation of the histochemical technique for the localization of acid phosphomonoesterase. Quart. J. Microsc. Sci. 91, 315—330 (1950). — **McDonough, F. K.:** Amer. J. Physiol. 125, 530—546 (1939). — **McEuen, C. S.,** u. Mitarb.: Role of pituitary in effect of testosterone on the mammary gland. Proc. Soc. Exper. Biol. a. Med. 36, 213 (1937). — **McEuen, C. S.,** and **Hans Selye:** Histological changes in the adrenals of tumor-bearing *rats*. Amer. J. Med. Sci. 189, 423—424 (1935). — **McEuen, C. S., Hans Selye** and **J. B. Collip:** Some effects of prolonged administration of oestrin in *rats*. Lancet 230, 775 (1936). — Effect of testosterone on somatic growth. Proc. Soc. Exper. Biol. a. Med. 36, 390—394 (1937). — **McEwen, H. D.,** and **B. N. Kropp:** Sinusoidal dilatation in liver and adrenal cortex of tumor-bearing *rats*. Proc. Soc. Exper. Biol. a. Med. 78, 97—99 (1951). — **MacFarland, W. E.:** A comparative study of adrenal innervation with emphasis on the albino *rat*. Amer. Assoc. Anat. Chicago. Anat. Rec. 79, Suppl., 44—45 (1941). — Adrenal cortical function independent of direct nervous action. A neurological study of normal, denervated, and transplanted adrenal glands of albino *rats*. J. of Exper. Zool. 95, 345—359 (1944). — The vital necessity of adrenal cortical tissue in a *mammal* and the effects of proliferation of cortical cells from dormant coelomic mesothelium. Anat. Rec. 93, 233—249 (1945a). — Further evidence for the vital necessity of adrenal cortical tissue in a *mammal*. Amer. Assoc. Anat. Anat. Rec. 91, 288 (1945b). — **MacFarland, W. E.,** and **H. A. Davenport:** Staining paraffin sections with protargol. 6. Impregnation and differentiation of nerve fibers in adrenal glands of *mammals*. Stain Technol. 16, 53—58 (1941a). — J. Comp. Neur. 75, 219—234 (1941b). — **McGavack, T. H.:** Desoxycorticosterone and glucose tolerance in Addisons disease. Bull. New York Med. Coll. Flower and Fifth Ave. Hosp. 3, 56—58 (1940a). — Masculinizing and non-masculinizing carcinomata of cortex of adrenal. Endocrinology 26, 396—408 (1940b). — Regulation of the reciprocal activity of desoxycorticosterone acetate and sodium in Addisons disease. J. Labor. a. Clin. Med. 27, 1117—1118 (1942). — Bull. New York Acad. Med. 19, 659 (1943). — Critical evaluation of cardiac mensuration in treatment of Addisons disease with desoxycorticosterone acetate. Amer. Heart J. 27, 331—337 (1944). — **McGavack, T. H., J. W. Benjamin, F. D. Speer** and **S. Klotz:** Malignant pheochromocytoma of the adrenal medulla (Paraganglioma). J. Clin. Endocrin. 2, 332—338 (1942). — **McGavack, T. H., G. P. Charlton** and **S. Klotz:** J. Clin. Endocrin. 1, 824—830 (1941). — **McGavack, T. H., A. Saccone, M. Vogel** and **R. Harris:** J. Clin. Endocrin. 6, 776 (1946). — **McGowan, J. P.:** Edinburgh Med. J. 37 (1930). — **McGuigan, Hugh,** and **H. T. Mostrom:** J. of Pharmacol. 4, 277 (1913). — **Macheboeuf:** Thèse de Paris. 1921. — **Macht, A. H.:** Bilateral renal agenesis. Amer. J. Dis. Childr. 80, 297—299 (1950). — **McIntosh, C. B.,** and **W. E. Brown:** Adrenogenital pseudohermaphroditism treated with stilbestrol. J. Pediatry 27, 323—327 (1945). — **McIntosh, Hamish, W.,** and **C. B. Holmes:** Some evidence suggesting the suppression of adrenocortical function by cortisone. Lancet 1951 II, 1061—1064. — **MacKay, Eaton M.:** J. of Pharmacol. 37, 349 (1929). — Influence of adrenalectomy on liver fat as varied by diet and other factors. Amer. J. Physiol. 120, 361—364 (1937). — **MacKay, Eaton M.,** and **R. H. Barnes:** The effect of adrenalectomy on liver fat in fasting and after the administration of anterior pituitary extracts. Amer. J. Physiol. 118, 525—527 (1937). — **MacKay, Eaton M., H. C. Bergman** and **L. L. McKay:** Amer. J. Physiol. 120, 83 (1937). — **MacKay, Eaton M.,** and **H. O. Carne:** Influence of adrenalectomy and choline on the fat content of regenerating liver during fasting. Proc. Soc. Exper. Biol. a. Med. 38, 131—133 (1938). — **MacKay, Eaton M.,** and **Lois Lockard MacKay:** Compensatory hypertrophy of the adrenal cortex. J. of Exper. Med. 43, 395—402 (1926). — Endocrinology 23, 237 (1938). — **McKee, Ralph W., Theodore S. Gobbey** jr. and **Quentin M. Geiman:** Federat. Proc. 6, 276 (1947). — The effect of administered adrenal cortical hormones on the liver glycogen of normal and scorbutic *guinea pigs*. Endocrinology 45, 21—28 (1949). — **MacKenzie, J. J.:** Pathological anatomy of the adrenals. Endocrin. a. Metab. 2, 257 (1922). — **McKenzie, T.:** The bloodvascular system, ductless glands of *Amiurus catus*. Proc. Canad. Inst. 1884a, 418. — Contribution to the anatomy of *Amiurus*. Proc. Canad. Inst. Toronto, N. s. 2, Nr 3 (1884b). — Further observations on some new *mammalian* ductless glands. Melbourne 1921. — **McKenzie, T.,** and **Owen:** The glandular system in *marsupials* and *monotremes*. Melbourne 1919. — **McKeown, T.,** and **W. R. Spurrell:** The results of adrenalectomy in the pregnant albino *rat.* J. of Physiol. **98**, 255—262 (1940). — **McKinley, Earl B.,** and **N. F. Fisher:** Effects obtaines from feeding fresh adrenal cortex, medulla and whole gland to the standard whit *rat*. Amer. J. Physiol. **76**, 268—283 (1926). — **MacLachlan, P. L., H. C. Hodge** and **R. Whitehead:** J. of Biol. Chem. **139**, 185—191 (1941). — **MacLeod, J. J. R.:** Physiology and biochemistry in moderne medicine, 4. edit. London 1925ff. — **MacMahon, H. E.,** and **R. L. Zwemer:** Pathologic histology of adrenalectomized *cats*. Amer. J. Path. **5**, 491—498 (1929). — **McManus, J. F. A.:** Granules of human polymorpho-nuclear leucocytes. Nature (Lond.) **156**, 173 (1945). — The histological demonstration of mucin after periodic acid. Nature (Lond.) **158**, 202 (1946). — The periodic acid routine applied to the kidney. Amer. J. Path. **24**, 643—653 (1948a). — Structure of the glomerulus of the human kidney. Amer. J. Path. **24**, 1259—1269 (1948b). — Histological and histochemical uses of periodic acid. Stain Technol. **23**, 99—108 (1948c). — **McManus, J. F. A.,** and **June E. Cason:** Carbohydrate histochemistry studied by acetylation techniques. I. Periodic acid methods. J. of Exper. Med. **91**, 651 (1950a). — Proc. Histochem. Soc. J. Nat. Canc. Inst. **10**, 1343 (1950b). — **McManus, J. F. A.,** and **L. Findley:** Surg. etc. **89**, 616 (1949). — **McManus, J. F. A., C. H. Lupton** and **L. S. Graham:** Anat. Rec. **110**, 57 (1951). — **McManus, J. F. A.,** and **J. C. Saunders:** Science (Lancaster, Pa.) **111**, 204 (1950). — **MacMunn:** Brit. Med. J. 1888. — **McPhail, M. K.:** The androgenic activity of the adrenal gland with special reference to the X-zone. Rev. canad. de Biol. **3**, 312—327 (1944a). — Trypan blue and growth of the adrenal cortex in *mice*. Nature (Lond.) **153**, 460 (1944b). — **McPhail, M. K.,** and **H. C. Read:** The *mouse* adrenal. I. Development, degeneration and regeneration of the X-zone. Anat. Rec. **84**, 51—73 (1942a). — The *mouse* adrenal, II. The action of certain hormonal substances on the adrenal gland of the *mouse* with particular reference to their action on the X-zone. Anat. Rec. **84**, 75—89 (1942b). — Regeneration of adrenal gland following enucleation and transplantation with special reference to the X-zone. Endocrinology **31**, 486—492 (1942c). — **McQuarrie, I., J. A. Anderson** and **M. R. Ziegler:** J. Clin. Endocrin. **2**, 406 (1942). — **McQuarrie, I., E. G. Bauer, M. R. Ziegler** and **W. S. Wright:** Proc. Soc. Exper. Biol. a. Med. **71**, 555—559 (1949). — **McQuarrie, I.,** and **D. B. Peeler:** J. Clin. Invest. **10**, 915 (1931). — **McQueen-Williams, M.:** Necessary concurrence of thyroid in the marked adrenal cortical hypertrophy following *beef* anterior pituitary implants. Proc. Soc. Exper. Biol. a. Med. **32**, 296—299 (1934). — Is thyrotropic hormone of *beef* anterior pituitaries identical with indirect interrenotropic factor? Proc. Soc. Exper. Biol. a. Med. **32**, 1050—1051 (1935). — **McQuillan, M. T.,** and **V. M. Trikojus:** Brit. J. Exper. Path. **27**, 247—261 (1946). — **MacShan, W. H.,** and **R. K. Meyer:** Proc. Soc. Exper. Biol. a. Med. **40**, 701 (1939). — **Maddock, W. O.,** and **C. G. Heller:** Dichotomy between hypophyseal content and amount of circulating gonadotrophins during starvation. Proc. Soc. Exper. Biol. a. Med. **66**, 595—598 (1947). — **Magarey, F. R.,** and **J. Gough:** Brit. J. Exper. Path. **33**, 76 (1952). — **Magendie, F.:** Lehrbuch der Physiologie. Dtsch. von C. C. Elsässer. Tübingen 1834. — **Magerl, J.:** Med. Klin. **1952**, 285. — **Magnan:** Un cas d'acéphalie *humaine*. C. r. Acad. Sci. **153**, 970 (1911). — **Magnus, Richard:** Über das anatomische Verhalten der Nebennieren, der Thyreoidea und Thymus und des Sympathicus bei *Hemicephalen*. Diss. Königsberg 1889. — **Magyar, Imre,** u. **Michael Földi:** Nebennierenrinde und Phosphorylierung. Z. Vitamin-, Hormon- u. Fermentforsch. **2**, 134—140 (1948). — **Magyar, Imre,** u. **Gabor György:** A mellékvesekéreg és a thiamin, illetőleg riboflavin phosphorylatioja. Magyar Belorvosi Arch. **1**, 225—232 (1948). — **Mahlo, A.:** Die Erkrankungen des Magens. Hamburg 1947. — **Mahomet, H. R.:** Proc. Soc. Exper. Biol. a. Med. **30**, 770 (1933). — **Mahoney, J. J.:** The embryonic and postnatal development of the female prostate gland in the albino *rat*. Anat. Rec. **75**, Suppl., 122 (1939). — The embryology and postnatal development of the prostate gland in the female *rat*. Anat. Rec. **77**, 375—395 (1940). — **Mahorner, Howard R., Harold D. Caylor, Carl F. Schlotthauer** and **John J. Pemberton:** Observations on the lymphatic connections of the thyroid gland in *man*. Anat. Rec. **36**, 341—348 (1927). — **Majo, Salvador F. de:** Modificaciones de la adrenalina, colesterol y acido ascorbico por accion del aloxano. Rev. Soc. argent. Biol. **23**, 46—50 (1947a). — Sensibilidad de la *rata* suprarrenopriva al aloxano. Rev. Soc. argent. Biol. **23**, 62—64 (1947b). — **Major, R. H.,** and **D. R. Black:** Amer. J. Med. Sci. **156**, 469 (1918). — **Majunder, D. N.,** and **M. M. Wintrobe:** J. Labor. a. Clin. Med. **33**, 532—541 (1948). — **Malacarne, Vinc.:** In oggetti piu interess. di Obstetrica e di Storia naturale. R. Univ. Padua. 2da sez. Descrizioni di 4 monstri *umani* acefali. p. 9. 1807. — Memoria Soc. Ital., Vol. VIII, I, P. 219. — **Malaprade, L.:** Bull. Soc. chim. France **43**, 683 (1928a). — C. r. Acad. Sci. Paris **186**, 382 (1928b). — Bull. Soc. chim. France (5) **1**, 833 (1934). — **Mallory F. A.:** Pathological technique. Philadelphia 1938. — **Malmo, R. B., C. Shagass, J. F. Davis, R. A. Cleghorn, B. F. Graham** and **A. Goodman:** Science (Lancaster, Pa.) **108**, 509—511 (1948). — **Malorny, G.:** Arch. exper. Path. u. Pharmakol. **200**, 176—186 (1942). — **Malovičko, E. E.:** Zur Frage über die Sekretion der Nebennierenrinde. Odessa Med. Žurnal. (russ.) **1928**, 79—82. — **Malpighi, M.:** Opera omnia. London 1686ff. — Opera posthuma. Amsteld. 1700ff. — **Man, E. B.,** and

E. F. Gildea: A modification of the Stoddard and Drury titrimetric method for the determination of the fatty acids in blood serum. J. of Biol. Chem. 99, 43—60 (1932). — Manaro, J. M.: Arch. clin. e inst. endocrin. Fac. Med. (Montevideo) 1, 339—342 (1937/40). — Manasse, P.: Über die hyperplastischen Tumoren der Nebenniere. Virchows Arch. 133, 391—404 (1893). — Über die Beziehungen der Nebennieren zu den Venen und dem venösen Kreislauf. Virchows Arch. 135, 263—276 (1894). — Manceau: C. r. Soc. Biol. Paris 93 (1925). — Mancini, R. E.: Histochemical study of glycogen in tissue. Anat. Rec. 101, 149—165 (1948). — Proc. Histochem. Soc. J. Nat. Canc. Inst. 10, 1376 (1950a). — Investigación histoquímica de los mucopolisacáridos. Rev. Soc. argent. Biol. 26, 139—146 (1950b). — Factores indicrinos en la morfogenesis del tejido conectivo. Endocrinología 1, 102—114 (1950c). — Mandelstamm, Maximilian: Experimentelle Untersuchungen über den Einfluß des Adrenalins auf den hämopoetischen Apparat. Virchows Arch. 261, 858—880 (1926). — Über die Störungen des Lipoidstoffwechsels in der Nebennierenrinde bei örtlichen Schädigungen. Experimentelle Untersuchungen. Virchows Arch. 265, 117—136 (1927). — Mandeville, F. B., and P. F. Sahyoun: Benign and malignant pheochromocytomas with necropsies: benign case with multiple neurofibromatosis and cavernous hemangioma of fourth ventricle; malignant case with widespread metastases and bronchogenic carcinoma. J. of Urol. 62, 93 (1949). — Mandl, Louis: Anatomie microscopique. Paris 1838—47. (Nebennieren: I, 283 u. II, 15—20.) Mangetus, Jo. Jac.: Thesaurus anatomicus. Genevae 1717. — Theatrum anatomicum. Genevae 1718. — Bibliotheca scriptorum medicorum veterum et recentiorum. IV. Genevae 1731. — Glandularum renalium s. renum succenturiatorum historia ex variis Mangeti Bibl. anat. I, 359—366. — Mangosio, C. G.: Trattato di Anatomia descrittiva e fisiologica veterinaria. Torino 1842. — Manheimer, Leon H., and Arnold M. Seligman: Improvement in the method for the histochemical demonstration of alkaline phosphatase and its use in a study of normal and neoplastic tissues. J. Nat. Canc. Inst. 9, 181—199 (1948). — Manland: Virchows Arch. 92. — Mann: Physiological histology. — Mann, A. S., Robert Lynch, Sanford Tuthill and Thomas Fox: Paroxysmal hypertension due to nor-epinephrine produced by pheochromocytoma. New Orleans Med. J. 103, 486—490 (1951). — Mann, F. C.: The ductless glands and hibernation. Amer. J. Physiol. 41, 173—188 (1916a). — A study of the gastric ulcers following removal of the adrenals. J. of Exper. Med. 23, 203—209 (1916b). — Mann, F. C., and L. C. McLachlin: The action of adrenalin in inhibiting the flow of pancreatic secretion. J. of Pharmacol. 10, 251—259 (1917). — Mann, F. C., and T. B. Magath: The effect of total extirpation of the liver. Erg. Physiol. 23, 212—262 (1924). — Mann, H., et P. Lemonde: Rev. canad. Biol. 10, 167 (1951). — Mannelli, Giovanni: Die colorimetrische Bestimmung der Ascorbinsäure. Mikrochem. 35, 29—33 (1950). — Marage: Anatomie descriptive du sympathique des *oiseaux*. Thèse de Paris. 1889. — Marañón, G.: La fonction sexuelle dans l'insuffisance surrénale chronique. Presse méd. 44, 2057—2060 (1936). — Marañón, G., u. J. Benitez: Die Cholesterinämie bei pathologischen Veränderungen der Nebennieren. Endokrinol. 13, 53 (1933). — Marañón, G., et S. A. Collazo: Action de l'hormone cortico-surrénale sur le métabolisme de la cholestérine. Rev. franç. Endocrin. 13, 1 (1935a). — Klin. Wschr. 1935 IIb, 1107. — Marañón, G., J. H. Collazo, C. P. Vitoria y C. P. Moreiras: Arch. de Med. (span.) 38, 348 (1935). — Marble, A., A. L. Grafflin and R. M. Smith: Glycogen, fat, and water content of *guinea pig* liver. J. of Biol. Chem. 134, 253—259 (1940). — Marchand, Felix: Über eine eigenthümliche Erkrankung des Sympathicus, der peripherischen Nerven (ohne Bronzehaut). Virchows Arch. 91, 477—522 (1880). — Über accessorische Nebennieren im Ligamentum latum. Virchows Arch. 92, 11—20 (1883). — Beiträge zur Kenntnis der normalen und pathologischen Anatomie der Glandula carotica und der Nebennieren. Internat. Beitr. wiss. Med. 1, 535—581 (1891). (Festschrift für Rudolf Virchow, I.) — Poggendorfs Ann. 45, 342. — Marchese, S.: Atti Soc. Lombard. Sci. med. 2, 1—2 (1947). — Marchetti: Beitrag zur Kenntnis der pathologischen Anatomie der Nebennieren. Virchows Arch. 177, 227—248 (1904). — Marchmont-Robinson, S. W.: J. Labor. a. Clin. Med. 26, 1478 (1941). — Marcozzi, Giovanni: Sul preciso significato e sulla specifità della „cellula gravidica" („cellula fondamentale in attivazione"). Arch. „De Vecchi" 10, 603—609 (1948). — Marcozzi, Giovanni, e Raffaele Stiglione: L'infiltrazione di cellule basifile nella neuroipofisi, l'evoluzione della fessura ipofisaria, il problema dei cosidetti „pituiciti". Arch. „De Vecchi" 10, 81—120 (1947). — Marder, Sumner N.: Proc. Soc. Exper. Biol. a. Med. 72, 42—45 (1949). — Survival, body weights, and lymphoid-tissue weights following adrenalectomy in CBA *mice*. J. Nat. Canc. Inst. 11, 133—139 (1950). — Marenzi, A. D.: Endocrinology 23, 330 (1938a). — Rev. Soc. argent. Biol. 14, 377 (1938b). — Maresch: Die Venenmuskulatur der *menschlichen* Nebenniere und ihre funktionelle Bedeutung. Wien. klin. Wschr. 34 (1921). — Margitay-Becht, E., u. G. Petranyi: Arch. exper. Path. u. Pharmakol. 197, 405 (1941). — Margitay-Becht, E., u. P. Gömöri: Z. exper. Med. 104, 22 (1938). — Mariani, F.: Ricerche sperimentali sulla funzione delle capsule surrenali. Clin. med. ital. 1906. — Marie, A.: Z. Immun.forsch. 17 (1913). — Marine, David: Calcification of the suprarenal glands of *cats*. J. of Exper. Med. 43, 495—499 (1926a). — Relation of suprarenal cortex to thyroid and thymus glands. Arch. Path. a. Labor. Med. 1, 175—179 (1926b). — Proc. Soc. Exper. Biol. a. Med. 28, 327 (1930). — Glandular Physiology and Therapy. (A. M. A. Symposium), S. 315, 1935. — **Marine, David**, and **E. J. Baumann:** Influence of glands with internal secretion on the respiratory exchange. II. Effect of suprarenal insufficiency in *rabbits*. Amer. J. Physiol. 57, 135—152 (1921). — Influence of glands with internal secretions on the respiratory exchange. III. Effect of suprarenal insufficiency (by removal) in thyroidectomized *rabbits*. Amer. J. Physiol. 59, 353—368 (1922a). — Influence of glands with internal secretions on the respiratory exchange. IV. Further date on the effect of suprarenal insufficiency (by removal) in *rabbits*. J. Metab. Res. 2, 1—18 (1922b). — Further observations on the effect of suprarenal insufficiency in thyroidectomized *rabbits*. J. Metab. Res. 1, 777—802 (1922c). — Duration of life after suprarenalectomy in *cats* and attempts to prolong it by injections of solutions containing sodium salts, glucose, and glycerol. Amer. J. Physiol. 81, 86—100 (1927). — Hypertrophy of adrenal medulla of white *rats* in chronic thiouracil poisoning. Amer. J. Physiol. 144, 69—73 (1945). — **Marine, David, E. J. Baumann** and **A. Cipra:** VIII. The effect of feeding emulsions of the interrenal gland to *rabbits*. Amer. J. Physiol. 72, 248—252 (1925). — **Marine, David,** and **C. H. Lenhart:** The influence of glands with internal secretions on the respiratory exchange. I. Effect of the subcutaneous injection of adrenalin on normal and thyroidectomized *rabbits*. Amer. J. Physiol. 54, 248—260 (1920). — **Marinesco, G.,** et **C. Parhon:** L'influence de l'ablation de l'appareil thyro-parathyroidien sur la graisse surrénale. C. r. Soc. Biol. Paris 64, 768—769 (1908). — **Marino-Zucco, F.:** Ricerche cliniche sulle capsule surrenali. Atti R. Acad. Lincei. Anno 285, Ser. IV, Rendic. (4) 12, 835—842 (1888a). — Chem. Zbl. 1888b. — **Marino-Zucco, F.,** e **V. Dutto:** Boll. R. Accad. Med. Roma 4 (1891). — **Marino-Zucco, F.,** e **S. Marino-Zucco:** Riforma Med. 1 (1892). — **Marinus, C. J.:** The effect of feeding pars tuberalis and pars anterior proprior of *bovine* pituitary glands upon the early development of the white *rat*. Amer. J. Physiol. 49, 238—247 (1919). — **Marjolin, J. N.:** Manuel d'anatomie. Paris 1812 bis 1815. — **Marker, Russel E.,** and **Norman Applezweig:** Steroidal sapogenins as a source for cortical steroids. Chem. Engng. News 27, 3348—3349 (1949). — **Marker R. E., E. L. Wittel** and **E. J. Lawson:** J. Amer. Chem. Soc. 60, 2928 (1950). — **Markert, Clement L.:** Differentiation of pigment granules in *chick* melanoblasts cultured in vitro as affected by thyroxine and antithyroid compounds. Amer. Soc. Zool. Chicago. Anat. Rec. 99, 588 (1947). — **Marquardt, Peter:** Klin. Wschr. 1938, 1445. — Enzymologia 4, 329 (1939). — Schweiz. med. Wschr. 1940, 36. — Über das Wasserstoff übertragende System Adrenalin-Adrenochrom und seine Beeinflussung durch Ascorbinsäure. Z. exper. Med. 109, 488—497 (1941). — Z. exper. Path. u. Pharmakol. 199, 554 (1942). — Zur Frage der Adrenalinabbaukörper und ihrer Untersuchungsmethodik. Z. inn. Med. 3, 316—319 (1948a). — Die Auf- und Abbaustufen des Adrenalins. Enzymologia 12, 375 (1948b). — **Marquardt, Peter,** u. **Koch:** Arch. exper. Path. u. Pharmakol. 202, 658 (1943). — **Marrassini, Alberto:** Sopra le modificazioni che si hanno nelle capsule surrenali in rapporto con alcune variazioni della funzione genitale e della funzione renale. Sperimentale 60, 197—218 (1906). — **Marrassini, Alberto,** et **L. Luciani:** Effets de la castration sur l'hypophyse et sur d'autres organes glandulaires. Arch. ital. Biol. 56, 395—432 (1911). — **Marrian, G. F.:** The effect of inanition and vitamin B deficiency on the adrenal glands of the *pigeon*. Biochemic. J. 22, 836—844 (1928). — In Ruzicka u. Stepp, Erg. Vitamin- u. Hormonforsch. 1, 419 (1938). — **Marrian, G. F.,** and **G. C. Butler:** The isolation of a new compound from the urine of *women* with adrenal tumors. J. of Biol. Chem. 119, LXVI (1937). — The isolation of a Δ^5-androstene 3(β), 16,17-triol from the urine of normal *human* males and females. Biochemic. J. 38, 322—324 (1944). — **Marrian, G. F.,** and **A. S. Parkes:** The effect of anterior pituitary preparations administered during dietary anoestrus. Proc. Roy. Soc. Lond., Ser. B 105, 248—258 (1929). — **Marrone, M.:** Il sistema cromaffine addominale in casi di „encephaloschisis". Pathologica 1 (1909). — **Marschall, A. Milnes:** *Vertebrate* embryology. London 1893. — **Marsella, A.:** Sul reperto di tessuto interrenale aberrante nel'epididimo. Arch. ital. Urol. 11, 281 (1934). — **Marshall jr., E. K.,** and **D. M. Davis:** J. of Pharmacol. 8, 525 (1916). — **Marshall, John:** Outlines of physiology *human* and comparative. 1867. — **Marshall jr., J. M.:** Localization of adrenocorticotropic hormone by histochemical and immunochemical methods. J. of Exper. Med. 94, 21—30 (1951). — **Mårtens, S. G. R.,** and **B. Nylén:** On the enlarging effect of desoxycorticosterone acetate on the kidneys of female *mice*. Acta anat. (Basel) 2, 110—116 (1946/47). — **Marti:** Z. Biol. 77, 181—198 (1923). — **Martin:** Bull. Soc. Anat. Paris Nr 3. — **Martin, B. C., Th. W. Morgan** and **Ch. G. Lovingood:** The effect of ACTH on autogenous and homologous skin grafts in *rabbits*. Surgery 31, 258—262 (1952). — **Martin, Constance R.,** and **W. D. Collings:** Some liver function tests on *dogs* in adrenal cortical insufficiency. Federat. Proc. 9, 86 (1950). — **Martin, Paul:** Lehrbuch der Anatomie der *Haustiere*, 2. Aufl. Stuttgart 1922. — **Martin, Steven J.:** Amer. J. Roentgenol. 12, 466 (1924). — Effect of certain endocrine secretions on the X zone of the adrenal cortex of the *mouse*. Proc. Soc. Exper. Biol. a. Med. 28, 41—42 (1930). — The effect of complete suprarenalectomy on the oestrual cycle of the white *rat* with reference to the suprarenal pituitary relationship. Amer. J. Physiol. **100**, 181—191 (1932). — **Martin, Steven J.**, and **J. F. Fazekas:** Effect of sodium chloride therapy on the oestrous cycle and hypophysis of bilaterally suprarenalectomized *rats*. Proc. Soc. Exper. Biol. a. Med. **37**, 369—372 (1937). — **Martin, Steven J., J. F. Fazekas** and **H. E. Hinrich:** Syndromes produced in pancreatized *cats* and *dogs* as a result of bilateral ligation of the lumbo-adrenal veins. Amer. J. Physiol. **123**, P 142 (1938). — **Martin, Steven J., H. C. Herrlich** and **J. F. Fazekas:** Amer. J. Physiol. **127**, 51 (1939). — **Martin, Steven J.**, and **F. Maresh:** Temperature studies in normal and suprarenalectomized *rats*. Amer. J. Physiol. **105**, 273—286 (1933). — **Martini, Ch. de:** Sur un cas d'absence congénitale des capsules surrénales. C. r. Acad. Sci. **43**, 1052—1053 (1856). — **Martini, Virgilio:** Sul determinismo dell'assorbimento intestinale dei glucidi. I. Azione locale della cortina. Boll. Soc. ital. Biol. sper. **23**, 306 (1947). — **Martin-Magron:** Anatomie et physiologie des glandes vaso-sanguines. Th. conc. 1860. — **Martinotti:** Z. physiol. Chem. **91**, 425 (1914). — **Martinotti, C.:** Contributo allo studio delle capsule surrenali. Ann. di freniatr. **3**, 126—128 (1891/92). — Contributo allo studio delle capsule surrenali. Giorn. R. Accad. Med. Torino Anno 95, **1892**, 299—301. — **Martins, The.:** C. r. Soc. Biol. Paris **109**, 134 (1932). — **Marvin, Horace N.:** Diestrus and the formation of corpora lutea in *rats* with persistent estrus, treated with desoxycorticosterone acetate. Anat. Rec. **98**, 383—391 (1947). — The interruption of persistent estrus and the restoration of cyclic vaginal changes in *rats* by injections of testosterone propionate. Amer. Assoc. Anat. Wisconsin. Anat. Rec. **100**, 694—695 (1948). — **Marvin, Horace N., John R. Totter, Paul L. Day, Lucille H. Schmitt, Cecilia K. Keith** and **Claire Jeanne Olds:** The effects of pteroylglutamic acid deficiency and pteroyl-glutamic acid replacement on the endocrine glands of the immature *chick*. Endocrinology **46**, 156—165 (1950). — **Marx, Hellmut:** Nebenniere. In Handbuch der inneren Medizin, 3. Aufl., Bd. 6. 1941. — Zur Klinik des Hypophysenzwischenhirnsystems. 2. Mitt. „Hypophysäre Insuffizienz" bei Lichtmangel. Klin. Wschr. **1946**, 18—21. — **Marx, P.:** Über den Adrenalingehalt der Nebenniere. Inaug.-Diss. Heidelberg 1912. — **Marx, W., M. E. Simpson, C. H. Li** and **H. M. Evans:** Endocrinology **33**, 102 (1943). — **Mascagni:** Geschichte und Beschreibung der einsaugenden Gefäße. 1787. — **Mascagni, P.:** Prodromo della grande anatomia, posta in ordine da F. Antomarchi. Firenze 1819ff. — Anatomia universa XLIV, tabulis repraesentata, cura A. Vaccà-Berlinghieri, J. Barzelloti et J. Rosieni. Pisa 1823. — **Mason, G. M. C., J. B. Hazard, A. C. Corcoran** and **I. H. Page:** Experimental vascular disease due to desoxycorticosterone and anterior pituitary factors. Arch. of Path. **49**, 641 (1950). — **Mason, Harold L.:** Chemical studies of the suprarenal cortex: V. Conversion of compound E to the series which contains four atoms of oxygen and to adrenosterone by the action of calcium hydroxide. J. of Biol. Chem. **124**, 475—479 (1938). — Chemistry of the adrenal cortical hormone. Endocrinology **25**, 405—412 (1939). — Isolation of a urinary steroid with an oxygen atom at carbon 11. J. Biol. Chem. **158**, 719—720 (1945). — J. of Biol. Chem. **162**, 745 (1946). — Urinary steroids in adrenal disease and the metabolism of adrenal hormones. Recent. Progr. in Hormone Res. **3**, 103—123 (1948a). — Metabolites of 11-dehydrocorticosterone: pregnane 3(α),20-diol-11-one. J. of Biol. Chem. **172**, 783—787 (1948b). — Physiologic. Rev. **30** (1950a). — J. of Biol. Chem. **182**, 131—149 (1950b). — **Mason, Harold L., W. M. Hoehn** and **E. C. Kendall:** J. of Biol. Chem. **124**, 459 (1938). — **Mason, Harold L.**, and **E. J. Kepler:** Isolation of steroids from the urine of patients with adrenal cortical tumors and adrenal cortical hyperplasia. A new 17-keto-steroid, androstane-3(α), 11-diol-17-one. J. of Biol. Chem. **161**, 235—257 (1945a). — J. of Biol. Chem. **160**, 255 (1945b). — J. of Biol. Chem. **167**, 73 (1947). — **Mason, Harold L., Edwin J. Kepler** and **John J. Schneider:** Metabolism of dehydroisoandrosterone in a *woman* before and after removal of an adrenocortical tumor. J. of Biol. Chem. **179**, 615—622 (1949). — **Mason, Harold L., C. S. Myers** and **E. C. Kendall:** J. of Biol. Chem. **116**, 267 (1936a). — The chemistry of crystalline substances isolated from the suprarenal gland. J. of Biol. Chem. **114**, 613—631 (1936b). — **Mason, Harold L., Marschelle H. Power, E. H. Rynearson, L. C. Ciaramelli, Choh Hao Li** and **Herbert M. Evans:** Results of administration of anterior pituitary adrenocorticotropic hormone to a normal *human* being. J. of Biol. Chem. **169**, 223—229 (1947). — Results of administration of anterior pituitary adrenocorticotropic hormone to a normal *human* subject. J. Clin. Endocrin. **8**, 1—14 (1948). — **Mason, Harold L.**, and **Randall G. Sprague:** Isolation of 17-hydroxycorticosterone from the urine in a case of Cushings syndrome associated with severe diabetes mellitus. J. of Biol. Chem. **175**, 451—456 (1948). — **Mason, K. E.**, and **J. M. Wolfe:** The physiological activity of the hypophyses of *rats* under various experimental conditions. Anat. Rec. **45**, 232 (1930). — **Massart, Curzio:** Morfologia e sviluppo del sistema tireoparatiroidei con ricerche originali nei *Chirotteri (Vesperugo pipistrellus)*. Arch. ital. Anat. **44** 79—222 (1940a). — Morfologia e sviluppo del timo. Con ricerche originali nei *Chirotteri (Vesperugo pipistrellus)*. Arch. ital. Anat. **44**, 489—550 (1940b). — **Masson, Georges:** Endocrinology **29**, 453—458 (1941). — Proc. Soc. Exper. Biol. a. Med. **54**, 196 (1943). — The artificial hormones. Rev. canad. de Biol. **3**, 491—582 (1944a). — Pharmacological activities of 1⁵-pregnenolone and its esters. Canad. Med. Assoc. J. **51**, 577—579 (1944b). — Spermatogenic activity of various steroids. Amer. J. Med. Sci. **209**, 324—327 (1945). — Influence de préparations hypophysaires sur la résistance à l'anesthesie produite par les barbiturates. Rev. canad. de Biol. **5**, 400—406 (1946a). — The spermatogenic activity of Δ^5-pregnenolone and of its esters. Amer. J. Med. Sci. **212** (1946b). — Effects of proteins on the resistance to anesthesia produced by barbiturates. Federat. Proc. **5** (1946c). — Inhibition de l'action hépatotoxique du tétrachlorore de carbone. Rev. canad. de Biol. **6** (1947a). — Action de la thyroxine sur l'effet testoïde de la testostérone. Rev canad. de Biol. **6**, 355—358 (1947b). — Non-spécificité de l'action de préparations hypophysaires sur la résistance au nembutal. Rev. canad. de Biol. **6**, 26—35 (1947c). — **Masson, Georges**, et **J. C. Barsantini:** Inhibition de la sécrétion lactée. Relations gonado-mammaires. Rev. canad. de Biol. **7**, 386—415 (1948). — **Masson, Georges,** et **M. Romanchuck:** Observations sur certains changements morphologiques produits par la thyroxine et la testostérone. Rev. canad. de Biol. **4**, 206—218 (1945). — **Masson, Georges,** and **Hans Selye:** Changes in the accessory sex organs of the male *rat* after administration of estradiol in combination with progesterone or desoxycorticosterone acetate. Amer. J. Path. **19**, 1—7 (1943). — Solubilité de la progestérone dans le sang. Rev. canad. de Biol. **4**, 193—196 (1945a). — Additional steroids with luteoid activity. J. of Pharmacol. **84**, 46—52 (1945b). — **Masson, P.:** La glande endocrine de l'intestin chez l'*homme*. C. r. Acad. Sci. **158**, 59—61 (1914). — Diagnostics histologiques. Paris 1923. — **Masson, P.,** et **J. Martin:** Paraganglioma surrénal. Étude d'un cas *humain* de tumeurs malignes de la médullo-surrénale. Bull. Assoc. franç. Étude Canc. **12**, 135—143 (1923). — **Masui, K.:** Influence of adrenal extract on the female genital organs in the *mouse*. Endokrinol. **2**, 19—40 (1928). — **Masui, K.,** and **Y. Tamura:** The effect of gonadectomy on the structure of the suprarenal glands of *mice* which special reference of the functional relation between this gland and the sex gland of the female. Jap. J. Zootechn. **1**, 55—70 (1924). — The effect of gonadectomy on the structure of the suprarenal gland of *mice*, with reference to the functional relation between this gland and the sex gland of the female. J. Coll. Agric. Imp. Univ. Tokyo **7**, 353—374 (1926a). — The effect of gonadectomy on the weight of the kidney, thymus, and spleen of *mice*. Brit. J. Exper. Biol. **3**, 207 (1926b). — **Materna, A.:** Das Gewicht der Nebennieren. Z. Anat. u. Entw.gesch. **9**, 1—5 (1923). — **Materna, A.,** u. **E. Januschke:** Gewicht, Wasser- und Lipoidgehalt der Nebennieren. Virchows Arch. **263**, 537—564 (1927). — **Matisseck, H.:** Die Beziehung des Ausfalls der Nebennierenrinde zur Melanodermie bei der Addisonschen Krankheit. Zugleich ein Beitrag zur Kenntnis der genuinen Schrumpfnebenniere. Virchows Arch. **308**, 700—719 (1942). — **Matson, C. F.,** and **B. B. Longwell:** J. Clin. Endocrin. **9**, 646—649 (1949). — **Matsoukis, Calozero:** Étude sur le capsules surrénales. Thèse de Paris. 1901. — **Matsuyama, R.:** Experimentelle Untersuchungen mit *Ratten*parabiosen. III. Die Veränderungen der Geschlechtsdrüsen und der Organe, die damit in inniger Beziehung stehen. Frankf. Z. Path. **25**, 436—485 (1921). — **Mattei, di:** Ricerche sull'anatomia normale e patologica delle capsule surrenali. Sperimentale **1863**. — Sulle fibre muscolari lisse delle capsule soprarenali allo stato normale e patologico e sull'adenoma di questi organi. Giorn. R. Accad. Med. Torino, Ser. XXXIV, **1886**, 322—331. — **Matthias, E.:** Virchows Arch. **236**, 446 (1922). — **Mauerhofer, Ernst:** Untersuchungen über die Funktion der Nebennieren mit Hilfe der funktionellen Überlastungsmethode, und über die Erzeugung eines Kardinalsymptoms des Morbus Addisonii. Z. Biol. **74**, 147—172 (1922). — **Mawas, J.:** Sur un nouveau procédé de coloration de la graisse dans les tissues. C. r. Assoc. Anat. Rennes **1912**, 206—207. — **Maximinus:** Bartholomaei Eustachii Anatomici summi Romanae archetypae tabulae anatomicae novis explicationibus illustratae ab Andrea Maximino Romano in nosocomio B. M. Consolationis chirurgo primario, nec non publici amphytheatri anatomici praeside. Romae 1783. — **Maximow, Alexander A.:** Bindegewebe und blutbildende Gewebe. In Handbuch der mikroskopischen Anatomie des *Menschen*, Bd. II/1. 1927. — **Maximow, Alexander A.,** and **William Bloom:** A textbook of histology, 4. edit. Philadelphia u. London 1946. — **May, R.:** Beitrag zur pathologischen Anatomie der Nebennieren. Virchows Arch. **108**, 416 (1887). — **May, R. M.:** La greffe bréphoplastique de la surrénale chez le *rat*. Trav. Stat. Zool. Wimereux **13**, 453 (1938). — **Maya, Francisco,** and **Hans Selye:** Effect of desoxycorticosterone upon hypophyseal corticotrophin production. Proc. Soc. Exper. Biol. a. Med. **68**, 529—531 (1948). — **Maycock, R. L.,** and **E. Rose:** Insensitivity to epinephrine in a patient with a functioning tumor of the adrenal medulla. Amer. J. Med. Sci. **213**, 324—330 (1947). — **Maycock, W.,** and **T. St. Heslop:** An experimental investigation of the nerve supply of the adrenal medulla of the *cat*. J. of Anat. **73**, 551—558 (1939). — **Mayer, André:** C. r. Soc. Biol. Paris **1906**, 1123; **1908**, 219. — **Mayer, André, P. Mulon** et **G. Schaeffer:** Contribution à la microchimie des surrénales. I. Recherches sur les surrénales du *cheval*. C. r. Soc. Biol. Paris **73**, 313—315 (1912a). — Contribution à la microchimie des surrénales. II. Recherches sur les surrénales de *mouton*. C. r. Soc. Biol. Paris **73**, 315—318 (1912b). — **Mayer, André, Fr. Rathery** et **Georges Schaeffer:** Action des fixateurs chromo-osmiques sur les lipoides des tissus. I. Action hydrolysante. Action oxydante. C. r. Soc. Biol. Paris **75**, 136 (1913a). — Action des fixateurs chromo-osmiques sur les lipoides des tissus. III. Action insolubilisante. — IV. Action sur la colorabilité. C. r. Soc. Biol. Paris 75, 214 (1913b). — **Mayer, André, G. Schaeffer et F. Rathery:** Valeur de quelques méthodes histologiques pour la fixation des corps gras. C. r. Soc. Biol. Paris 74, 241 (1913). — **Mayer, C.:** Über Histologie und eine neue Eintheilung der Gewebe des *menschlichen* Körpers. Bonn 1819. — **Mayer, Fritz:** Chemie der organischen Farbstoffe, 3. Aufl. Berlin 1934. — **Mayer, Jo. Chr. Andr.:** Beschreibung des ganzen *menschlichen* Körpers. 8 Teile. Berlin u. Leipzig 1783—1794. — Handbuch der Anatomie. 8 Bde. Berlin 1794. — **Mayer, Jo. Chr. Andr.,** resp. **Jo. Chr. Heino Schmidt:** Disser. de glandulis suprarenalibus. Frankf. a Viadr. 1784. — **Mayer, Sigmund:** Das sympathische Nervensystem. In Strickers Handbuch der Gewebelehre. 1871. — Beobachtungen und Reflexionen über den Bau und die Verrichtungen des sympathischen Nervensystems. Sitzgsber. ksl. Akad. Wiss. Wien, III. Abt. **66**, 157 (1872). — Die periphere Nervenzelle und das sympathische Nervensystem. Arch. f. Psychiatr. **6** (1876). — Sitzgsber. Dtsch. naturwiss.-med. Ver. zu Böhmen. Lotos 1896. — **Maygrier, P. P.:** Manuel de l'anatomiste, 4. édit. Paris 1818. — **Mayr, A. M.:** Anatomisches Handbuch. Wien 1812. — **Mazer, C., S. C. Israel and B. J. Alpers:** Endocrinology **20**, 753 (1936). — **Maziarski:** Über den Bau und die Einteilung der Drüsen. Anat. Hefte **18**, 171 (1902). — **Mazzeschi, Adolfo:** Sulle correlazioni dell'apparato endocrino durante lo sviluppo di „*Rana agilis*". Archives de Zool. **28**, 297—322 (1940). — **Meade, B. W.,** and **M. J. H. Smith:** Lancet **1951 I**, 773. — **Means, J. H.:** Lancet **257**, 543—548 (1949). — **Means, J. H., S. Seitz** and **J. Lerman:** Trans. Amer. Physicians **55**, 32 (1940). — **Meckel, Friedrich:** Abhandlungen aus der *menschlichen* und vergleichenden Anatomie und Physiologie. Halle 1806. — Beschreibung zweier, durch sehr ähnliche Bildungsabweichungen entstellter Geschwister. Dtsch. Arch. Physiol. **7**, 99—176 (1822). — *Ornithorhynchi paradoxi* description anatomica. Leipzig 1826. — **Meckel, J. F.:** Beiträge zur vergleichenden Anatomie. 2 Bde. Leipzig 1808—12. — Handbuch der pathologischen Anatomie. 1812. — Handbuch der *menschlichen* Anatomie. 4 Bde. Halle u. Berlin 1815—30. — Beitrag zur Geschichte der *Acephalen*. Dtsch. Arch. Physiol. **4**, 298—309 (1818). — Anatomie des zweizehigen *Ameisenfressers*. Dtsch. Arch. Physiol. **5**, 1—67 (1819). — System der vergleichenden Anatomie. Teil I—VII in 6 Bdn. Halle 1821 bis 1833. — Anatomisch-physiologische Beobachtungen und Untersuchungen. 1822. — Beiträge zur Anatomie des *indischen Kasuars*. Meckels Arch. Anat. u. Physiol. **1830**, 200 bis 280. — Beschluß des Aufsatzes: Beiträge zur Anatomie des *indischen Kasuars*. (Archiv 1830. S. 200—280.) Meckels Arch. Anat. u. Physiol. **6**, 273—370 (1832). — **Meckel, Ph. F.:** Journal für anatomische Varietäten, feinere und vergleichende Anatomie. Halle 1805. — **Megel, Herbert,** and **Albert S. Gordon:** The relation of the adrenal to red blood cell fragility. Endocrinology **48**, 391—398 (1951). — **Meier, Rolf:** Akute Wirkung des wasserlöslichen Percortens auf die Nebenniereninsuffizienz. Helvet. physiol. Acta **1**, C 63—C 64 (1943). — **Meier, Rolf, P. Gasche** u. **H. Frey:** Schweiz. med. Wschr. **1946**, 107. — **Meier, Rolf, Franz Gross** u. **P. Desaulles:** Über die Bedeutung der Nebennieren und der Nebennierenrindensteroide für den Ablauf entzündlicher Reaktionen. Klin. Wschr. **1951**, 653—663. — **Meier, Rolf, Franz Gross, P. Desaulles** u. **B. Schär:** Bull. schweiz. Akad. Med. Wiss. **8**, 34 (1952). — **Meier, Rolf, H. Gysel** u. **R. Mueller:** Schweiz. med. Wschr. **1944**, 93. — **Meier, Rolf, W. Schuler** u. **P. Desaulles:** Experientia (Basel) **6**, 469 (1950). — **Meirowsky:** Der gegenwärtige Stand der Pigmentfrage. Zbl. Hautkrkh. **8**, 97—109 (1923). — **Meissner, Georg:** Bericht über die Fortschritte der Anatomie und Physiologie im Jahre 1856. Physiol. Teil. Z. ration. Med., 3. Reihe **1**, 139—650 (1857). — Bericht über die Fortschritte der Physiologie im Jahre 1857. Z. ration. Med. **2**, 185—622 (1858). — **Meites, Joseph:** Counteraction of cortisone inhibition of body, hair and thymus growth by vitamin B_{12} and aureomycin. Proc. Soc. Exper. Biol. a. Med. **78**, 692—695 (1951). — **Meites, J., J. J. Trentin** and **C. W. Turner:** Effect of adrenalectomy on the lactogenic hormone and initiation of lactation. Endocrinology **31**, 607—612 (1942). — **Melicow, M. M.:** Hyperfunction, hyperplasia and neoplasia of the adrenal glands: A clinico-pathologic analysis. Med. Ann. Distr. Columbia **17**, 429—436 (1948). — **Mělka:** Pflügers Arch. **237**, 216 (1936). — **Mellgren, Jan:** Beitr. path. Anat. **106**, 482 (1942). — Acute fatal hyperparathyroidism. Acta path. scand. (Københ.) **20**, 693—734 (1943). — A differential stain for the anterior lobe of the hypophysis of *rats* and *mice*. Acta path. scand. (Københ.) **54**, Suppl. 643—658 (1944). — The anterior pituitary in hyperfunction of the adrenal cortex. An anatomical study with special reference to syndroma Morgagni and notes on prostatic hypertrophy. Acta path. scand. (Københ.) Suppl. **60**, 1—177 (1945). — Experimental investigation into the genesis of the adrenogenital syndromes by analysis of the morphology of the pituitary in hyper- and hypofunction of the adrenal cortex in *rats*. Acta path. scand. (Københ.) **25**, 284—307 (1948). — **Mellgren, Jan,** u. **Göran Lundh:** The anterior pituitary and the parathyroids in hypercalcaemia. Acta path. scand. (Københ.) **23**, 330—344 (1946). — **Melnick, D., M. Hochberg** and **B. L. Oser:** J. Nutrit. **30**, 67 (1945). — **Melville, K. I.:** Antisympathomimetic action of dioxane compounds (F 883 and F 933). J. of Pharmacol. **59**, 317 (1937). — **Mende, Roman v.:** Ein Beitrag zur Anatomie der menschlichen

Nebenniere. Diss. Königsberg 1902. — **Menkin, V.:** Amer. J. Physiol. **129**, 691 (1940). — Further studies on effect of adrenal cortex extracts and of various steroids on capillary permeability. Proc. Soc. Exper. Biol. a. Med. **51**, 39 (1942). — Amer. J. Physiol. **164**, 294 (1951). — **Menschik, Z.:** Nile blue histochemical method for phospholipids. Stain Technol. **28**, 13—18 (1953). — **Menten, M. L.,** and **M. P. Smith:** Amer. J. Dis. Childr. **52**, 54—60 (1936). — **Menzel, W.,** u. **J. Othlinghaus:** Inversion des Blutzuckertagesrhythmus durch Percorten. Dtsch. med. Wschr. **1948**, 326—329. — **Merckel:** Die Krankheiten der Nebennieren. In Handbuch der speziellen Pathologie und Therapie, hrsg. von v. Ziemssen, Bd. 8, S. 281—314. Leipzig 1875. — **Merkel, Friedrich:** Handbuch der topographischen Anatomie zum Gebrauch für Ärzte. Bd. 1. Braunschweig 1885—1890. Bd. 2. Braunschweig 1899. — Die Anatomie des *Menschen*. Mit Hinweisen auf die ärztliche Praxis. Wiesbaden 1915. — **Mercker, Hermann,** u. **Erich Opitz:** Die Gefäße der Pia mater höhenangepaßter *Kaninchen*. Pflügers Arch. **251**, 117—122 (1949). — **Merklin, R. J.,** and **J. H. Leathem:** The effect of estradiol dipropionate on prepuberal *mice*. Amer. Soc. Zool. Chicago. Anat. Rec. **99**, 659 (1947). — **Merland, P. A.:** Appareil de Golgi et vacuome dans la surrénale de *cobaye* gravide. C. r. Soc. Biol. Paris **102**, 929—930 (1929). — Cellules nerveuses sympathiques et cellules névrogliques de la médullo-surrénale. C. r. Assoc. Anat. **1937**, 307. — **Méry:** Observations faites sur un foetus *humain* monstrueux et proposées à l'Académie. Hist. Acad. Sci. Paris. Mém. **1720**, 8, 13. — **Messing, Arnold,** and **M. F. Ashley-Montagu:** A note on a case of true congenital solitary kidney with double postrenal inferior vena cava. Anat. Rec. **53**, 173—175 (1932). — **Mettenheimer, H.:** Ein Beitrag zur topographischen Anatomie der Brust-, Bauch- und Beckenhöhle des neugeborenen *Kindes*. Morph. Arb. **3** (1893). — **Metzger:** Zur Kenntnis der wirksamen Substanzen der Nebennieren. Diss. Würzburg 1897. — **Metzger, H., G. Hoerner** et **Ch. Maurer:** Un cas de syndrome de Cushing avec symptomatologie fruste et vérification anatomique. Bull. Soc. méd. Hôp. Paris **1936**, 1316—1318. — **Metzger, Henri, Louis Fruhling** et **Marguerite Meschenmoser:** Maladie de Cushing avec tumeur hyperplasique à cellules basophiles de l'hypophyse. Ann. d'Endocrin. **9**, 35—47 (1948). — **Metzger, J. D.:** Opuscula anatomica et physiologica. Gott. 1790. — Exercitationes anatomicae. Regiomon. 1792. — **Metzker, H.:** Frankf. Z. Path. **58** (1943). — **Metzner, H.:** Beiträge zur Kenntnis der primären Nierengeschwülste. Diss. Halle 1888. — **Meyer, A. W.:** Some morphological effects of prolonged inanition. J. of Med. Res. **36**, 51—78 (1917). — **Meyer, Eberhard Robert:** Zur Frage der Neurosekretion sympathischer Ganglien nach Untersuchungen des Ganglion stellatum bei *Tier* und *Mensch*. Beitr. path. Anat. **111**, 373—380 (1950). — **Meyer, F.:** Sitzgsber. naturforsch. Ges. Leipzig **2** (1875). — **Meyer, Joachim-Ernst:** Über Befunde am Ganglion stellatum bei Kausalgie. Klin. Wschr. **1947**, 372—374.- **Meyer, K. H.:** Cold Spring Harbor. Symp. Quant. Biol. **6**, 91 (1938). — Adv. Enzymol. **3**, 109 (1943). — Protein Chem. **2**, 249 (1945). — Physiologic. Rev. **27**, 335—359 (1947). — **Meyer, K.,** and **E. Chaffee:** J. of Biol. Chem. **138**, 491 (1941). — **Meyer, K., R. Dubos** and **E. M. Smyth:** J. of Biol. Chem. **118**, 71 (1937). — **Meyer, K., G. L. Hobby, E. Chaffee** and **M. H. Dawson:** J. of Exper. Med. **71**, 137 (1940). — J. of Exper. Med. **73**, 309 (1941). — **Meyer, K. H.,** u. **M. Odier:** Experientia (Basel) **2**, 311 (1946). — **Meyer, K. H., M. Odier** u **A. Siegrist:** Helvet. chim. Acta **31**, 1400 (1948). — **Meyer, K. H., E. M. Smyth** and **M. H. Dawson:** J. of Biol. Chem. **128**, 319 (1939). — **Meyer, K., E. M. Smyth** and **E. Gallardo:** Amer. J. Ophthalm. **21**, 1083 (1938). — **Meyer, Robert:** Akzessorische Nebennieren im Ligamentum latum. Z. Geburtsh. **38**, 316, 543 (1898). — Zur Bedeutung der akzessorischen Nebennieren im Ligamentum latum. Z. Geburtsh. **46**, 19 (1901). — Embryonale Gewebseinschlüsse in den weiblichen Genitalien. In Lubarsch-Ostertag, Bd. 9/2, S. 624. 1903a. — Die subserösen Epithelknötchen an Tuben, Ligamentum latum, Hoden und Nebenhoden (sog. Keimepithel- oder Nebennierenknötchen). Virchows Arch. **171**, 443 (1903b). — Zbl. Gynäk. **1908**, 1149. — Embryonale Gewebsanomalien, besonders des männlichen Geschlechtsapparates. In Lubarsch-Ostertag, Bd. 15, S. 545. 1911. — Nebennieren bei *Anencephalen*. Virchows Arch. **210**, 138 (1912). — **Meyer, Roland K.,** and **W. H. McShan:** Hormone-enzyme relationship. Recent. Progr. in Hormone Res. **5**, 465—515 (1950). — **Meyer, R. K., C. H. Mellish** and **H. Kupperman:** The gonadotropic and adrenotropic content of the pituitary gland of the *chicken*. Amer. Soc. Zool. Anat. Rec. **70**, 46 (1937). — The gonadotropic and adrenotropic hormones of the *chicken* hypophysis. J. of Pharmacol. **65**, 104—114 (1939). — **Meystre, Ch.,** u. **K. Miescher:** Über Steroide. 36. Mitt. Zur Darstellung von Saccharinderivaten der Steroide. Helvet. chim. Acta **27**, 1153—1160 (1944). — **Meythaler:** Über die adrenale Gegenregulation auf Insulin bei den verschiedenen Konstitutionstypen. (56. Kongr. Dtsch. Ges. Inn. Med.) Klin. Wschr. **1950**, 661. — **Michael:** Zum Vorkommen accessorischer Nebennieren. Dtsch. Arch. klin. Chir. **43**, 120—124 (1888). — **Michaelis, L.:** Virchows Arch. **164** (1901a). — Dtsch. med. Wschr. **1901**b. — Einführung in die Farbstoffchemie für Histologen. Berlin 1902. — Der heutige Stand der allgemeinen Theorie der histologischen Färbung. Arch. mikrosk. Anat. **94**, 580—603 (1920). — Fett. Enzykl. mikrosk. Technik **1**, 731 (1926). — **Michaelis, L.,** and **S. Granick:** J. Amer. Chem. Soc. **67**, 1212 (1945). — **Michaelis, Werner:** Variationsstatistische Untersuchungen über die

Kerngrößen und das Verhältnis von ein- und zweikernigen Zellen in der *menschlichen* Leber. Z. mikrosk.-anat. Forsch. **43**, 567—580 (1938). — **Micheel, Fritz,** and **Kurt Kraft:** Constitution of vitamin C. Nature (Lond.) **131**, 274—275 (1933). — **Mieremet, C. W. G.:** Ein aus den verschiedenen Elementen des Knochenmarks bestehender Tumor in der Nebenniere. Zbl. Path. **30** (1919/20). — **Miescher, K.:** Recherches récentes en Suisse dans le domaine des hormones. Experientia (Basel) **2**, 237—250 (1946). — **Miescher, K., W. H. Fischer** u. **Ch. Meystre:** Über Steroide. 33. Mitt. Über Glucoside des Desoxy-corticosterons. Helvet. chim. Acta **25**, 40—42 (1942). — Helvet. chim. Acta **26**, 224 (1943). — **Miescher, K.,** u. **P. Wieland:** Über Steroide. 100. Mitt. Zur Biosynthese der Steroide. Helvet. chim. Acta **33**, 1847—1864 (1950). — **Migliavacca, Angelo:** Zbl. Gynäk. **31**, 1874—1876 (1932). — Irradiazione Roentgen dell'ipofisi e riattivazione parziale dell'ovaio sotte l'azione dell'ormone corticosurrenale. Sulle analogie esistenti fra ormone corticosurrenale e Prolan B. Ricerche sperimentali. Z. Zellforsch. **17**, 662—680 (1933a). — Ormoni, lipoidi ed apparato genitale femminile. Z. Zellforsch. **17**, 681—698 (1933b). — Arch. internat. Physiol. **36**, 137 (1933c). — **Mihálkovics, G. (Victor) v.:** Unter- suchungen über die Entwicklung des Harn- und Geschlechtsapparates der Amnioten (Auszug). III. Die Geschlechtsdrüsen. Internat. Mschr. Anat. u. Physiol. **2**, 387—433 (1885). — **Mikeleitis, B.:** Quantitative Untersuchungen an den Nebennieren der weißen *Maus* nach längerer Insulinbehandlung. Anat. Anz. **89**, 337 (1940). — **Mikkelsen, W. P.,** and **T. T. Hutchens:** Lymphopenia following electrically induced convulsions in male psychotic patients. Endocrinology **42**, 394—398 (1948). — **Mikus:** Fortschr. Ther. **20**, 67 (1944). — **Millar, W. G.:** Malignant melanotic tumour of ganglion cells arising from thoracic sympathetic ganglion. J. of Path. **35**, 351—357 (1932). — **Miller:** Amer. J. Anat. **40** (1927). — **Miller, Alden H.:** The refractory period in light-induced reproductive development of the *golden-crowned sparrow*. Amer. Soc. Zool. Chicago. Anat. Rec. **99**, 596 (1947). — **Miller, A. M.:** Liver glycogen response to adrenal cortical extract of diabetic and non-diabetic *rats*. Proc. Soc. Exper. Biol. a. Med. **72**, 635—636 (1949). — **Miller, A. M.,** and **Ralph I. Dorfman:** Endocrinology **42**, 174 (1948a). — Isolation of urinary steroids from a patient with apparent adrenal involvement. J. Clin. Endocr. **8**, 607 (1948b). — **Miller, A. M., Ralph I. Dorfman** and **Max Miller:** Metabolism of the steroid hormones: metabolism of dehydroisoandrosterone. Endocrinology **46**, 105—110 (1950). — **Miller, A. M., R. I. Dorfman** and **E. L. Severinghaus:** Metabolism of the steroid hormones: the isolation of an androgen from *human* urine containing an 11-oxygen substitution in the steroid ring. Endocrinology **38**, 19—25 (1946). — **Miller, B. F.,** and **D. D. van Slyke:** J. of Biol. Chem. **114**, 583 (1936). — **Miller, E. H.:** Amer. J. Physiol. **75**, 267 (1925/26). — **Miller, E. O. v., O. Mickelsen** and **A. Keys:** Proc. Soc. Exper. Biol. a. Med. **67**, 288—292 (1948). — **Miller, G. S.:** The families and genera of *bats*. United States Nat. Mus. Bull. **57** (1907). — **Miller, H. C.:** Endocrinology **32**, 443 (1943). — **Miller, H. C.,** and **D. C. Darrow:** Amer. J. Physiol. **132**, 801—809 (1941). — **Miller, J. W.:** Ein Paraganglioma des Brustsympathicus. Zbl. Path. **35**, 85—94 (1924). — **Miller, Malcolm R.:** The seasonal histological changes occuring in the ovary, corpus luteum, and testis of the viviparous *lizard, Xantusia vigilis*. Univ. California Publ. Zool. **47**, 197—224 (1948a). — The gross and microscopic anatomy of the pituitary and the seasonal histological changes occuring in the pars anterior of the viviparous *lizard, Xantusia vigilis*. Univ. California Publ. Zool. **47**, 225—246 (1948b). — Some aspects of the life history of the *Yucca night lizard, Xantusia vigilis*. Copeia **1951**, No 2, 114—120. — The normal histology and experimental alteration of the adrenal of the viviparous *lizard, Xantusia vigilis*. Anat. Rec. **113**, 309—323 (1952). — **Miller, R. A.:** Cytological criteria of activity in the glomerular and fascicular zones of the adrenal cortex in *mice*. Amer. Assoc. Anat. Philadelphia. Anat. Rec. **103**, 73 (1949). — Cytological phenomena associated with experimental alteration of secretory activity in the adrenal cortex of *mice*. Amer. J. Anat. **86**, 405 (1950). — **Miller, R. A.,** and **O. Riddle:** Stimulation of adrenal cortex of *pigeons* by anterior pituitary hormones and by their secondary products. Proc. Soc. Exper. Biol. a. Med. **41**, 518—522 (1939a). — Rest, activity and repair in cortical cells of the *pigeon* adrenal. Anat. Rec. **75**, Suppl., 103 (1939b). — The cytology of the adrenal cortex of normal *pigeons* and in experimentally induced atrophy and hypertrophy. Amer. J. Anat. **71**, 311—341 (1942a). — Effects of adrenal cortical hormones alone and in combination with prolactin on body and visceral weights in hypophysectomized *pigeons*. Amer. Soc. Zool. Anat. Rec. **84**, 490 (1942b). — Effects of prolactin and cortical hormones on body weight and food intake of adrenalectomized *pigeons*. Proc. Soc. Exper. Biol. a. Med. **52**, 231—233 (1943). — **Millot et Giberton:** C. r. Soc. Biol. Paris **97**, 1674 (1927). — **Mills, G. Y.,** and **S. Rodbard:** Voluntary fluid and salt intake in the normal and the nephrectomized *rat* receiving desoxycorticosterone. J. of Urol. **63**, 492—495 (1950). — **Milne, J.,** and **A. White:** Proc. Soc. Exper. Biol. a. Med. **72**, 424—428 (1949). — **Milne-Edwards, H.:** Leçons sur la physiologie et l'anatomie comparée de l'*homme* et des *animaux*. Paris 1857ff. — **Milovidov, Petr. F.:** Physik und Chemie des Zellkernes. Teil I. Protoplasma-Monographie Bd. 20. 1949. — **Minervini, R.:** Des capsules surrénales. Développement. Structure. Fonction. J. Anat. a. Physiol. **40**, 444—492, 634—667 (1904). — **Minot:** On a hitherto unrecognized forme of blood circulation without capillaries in the organs of the *vertebrata*. Proc. Boston Soc. Nat. Hist. **29** (1900). — **Minot, Ch. S.:** Morphology of the suprarenal capsules. Proc. Amer. Assoc. Adv. Sci. **34** (1883). — *Human* embryology. New York 1892ff. (dtsch. von S. Kaestner, Leipzig 1894ff.). — **Minouchi, T.:** Fol. endocrin. jap. **7**, 185—188 (1932). — **Minovici, S.:** Bull. Soc. Chem. biol. **18**, 369 (1935). — **Minz, B.:** La sécrétion de l'adrénaline: son mécanisme neurohumoral. Paris 1935. — **Mira, M. Ferreira de:** Siehe unter Ferreira. — **Misloslavich, E.:** Bildungsanomalien der Nebennieren. Virchows Arch. **218** (1914). — Über einseitigen Nebennierenmangel. Zbl. Path. **30**, 465 (1920). — **Mislowitzer, Ernst:** Die Bestimmung der Wasserstoffionenkonzentration in Flüssigkeiten. Berlin 1928. — **Mitchell, Arthur J.**, and **George B. Wislocki:** Selective staining of glycogen by ammoniacal silver nitrate: a new method. Anat. Rec. **90**, 261—266 (1944). — **Mitchell, N.**, and **A. Angrist:** Adrenal rests in the kidney. Arch. of Path. **35**, 46—52 (1943). — **Mitchell, R. M.:** Histological changes and mitotic activity in the *rat* adrenal during postnatal development. Anat. Rec. **101**, 161—185 (1948). — **Mitsukuri:** Stud. from the morphol. lab. Univ. Cambridge 1882a. — On the development of the suprarenal bodies in *mammalia*. Quart. J. Microsc. Sci. **22**, 17—30 (1882b) (= Stud. morphol. lab. Univ. Cambridge 2). — **Mivart:** The *cat*. London 1881. — **Mixner, J. P., A. J. Bergman** and **C. W. Turner:** Relation of certain endocrine glands to body weight in growing and mature *guinea pigs*. Endocrinology **32**, 298—304 (1943). — **Mladenovic** u. **Lieb:** Z. physiol. Chem. **181**, 22 (1929). — **Mlinkó, Z.:** Z. physiol. Chem. **256**, 42—46 (1938). — **Moehlig, R. C.:** Selective action of suprarenal cortex secretion on mesothelial tissues. Amer. J. Med. Sci. **168**, 553 (1924). — Ann. Int. Med. **1**, 563 (1928); **4**, 1411 (1931). — **Moehlig, R. C.**, and **L. Jaffe:** J. Labor. a. Clin. Med. **27**, 1009 (1942). — **Möhring:** *Lutrae maris* systema biliosum. Acta nat. curios. **5**, 168 (1740a). — *Lutrae maris* systema urinosum et spermaticum. Acta nat. curios. **5**, 169 (1740b). — **Moellendorff, Wilhelm v.:** Z. Zellforsch. **32**, 35 (1942). — Lehrbuch der Histologie und der mikroskopischen Anatomie des *Menschen* (begründet von Philipp Stöhr) 25. Aufl. Jena 1943. — **Moeller-Christensen:** Nord. Tidskr. Med. **6** (1933). — **Möllerström, J., O. Lindberg** and **Hj. Holmgren:** Apparatus for measuring radioactivity in histological preparations. Acta anat. (Basel) **7**, 1—4 (1949). — **Mönckeberg, I. G.:** Die Tumoren der Glandula carotica. Beitr. path. Anat. **38**, 1—66 (1905). — **Moeri, E.:** Les surrénales chez le *foetus*, le *nouveau-né*, le *nourrisson* et l'*enfant*. Rapports avec l'hypophyse. Signification et involution de la corticale foetale. Lacunes de la corticale externe. Surrénales de l'*anéncéphale*. Acta endocrinol. (København.) **8**, 259—311 (1951). — **Moers:** Über den feineren Bau der Nebenniere. Arch. path. Anat. **29**, 336—358 (1864). — **Mohr:** Über einen Nebennierentumor der rechten Niere bei gleichzeitiger hypoplastisch-akzessorischer Nebenniere im Schwanz des Pankreas. Beitr. path. Anat. **1913**. — **Molander, David W.:** Alloxan-induced destruction of pancreatic islet beta cells and glucose tolerance. Amer. Assoc. Anat. Wisconsin. Anat. Rec. **100**, 697 (1948). — **Molander, David W.**, and **A. Kirschbaum:** J. Labor. a. Clin. Med. **34**, 492—496 (1949). — **Molhaut, M.:** Revue neur. **69**. — **Molinelli, E. A.:** Tesis Fac. Med. Buenos Aires **1926**. — **Mollière:** Capsule surrénale. Dict. enzycl. Dechambre, 3. sér. t. III o. J. — **Moltschanow, Wassili:** Die Nebennieren und ihre Veränderungen bei der Diphtherie. Moskau 1909. — **Monaci, M.:** Le duplicit à vere e false delle ghiandole surrenali. Arch. „De Vecchi" (Firenze) **16**, 651—667 (1951). — **Mondolfo, H.**, y **E. Hounie:** Dia méd., B. Air. **19**, 1112 (1947). — **Monné, L.**, and **D. B. Slautterback:** Exper. Cell. Res. **1**, 477 (1950). — **Monro:** A; Elements of the anatomy of the *human* body. Edinburgh 1825. — **Monti:** Arch. Kinderheilk. **6** (1885). — **Montigel, C.**, u. **F. Verzár:** Untersuchungen über den Kohlehydratstoffwechsel nach Adrenalektomie. I. Mitt. Abnahme der Glykogenphosphorylierung bei adrenalektomierten *Katzen* und *Hunden* und Wiederherstellung durch Desoxycorticosteron und andere Steroidhormone. Helvet. physiol. Acta **1**, 115—135 (1943a). — Untersuchungen über den Kohlehydratstoffwechsel nach Adrenalektomie. II. Mitt. Glykogenbildung unter dem Einfluß von Desoxycorticosteron. Helvet. physiol. Acta **1**, 137—141 (1943b). — Untersuchungen über den Kohlehydratstoffwechsel nach Adrenalektomie. III. Mitt. Die Serum-Amylase. Helvet. physiol. Acta **1**, 143—148 (1943c). — **Montpellier, J.**, et **L. Chiapponi:** Folliculine et glandes à sécrétion interne: thyroide, surrénales, rate, foie. C. r. Soc. Biol. Paris **104**, 375—376 (1930). — **Moog, Florence:** Localizations of alkaline and acid phosphatases in the early embryogenesis of the *chick*. Biol. Bull. **86**, 51—80 (1944). — The development of alkalin phosphomonoesterase in the gut of *chick* embryos, and young chicks. Amer. Soc. Zool. Chicago. Anat. Rec. **99**, 608 (1947). — The influence of cortisone on the differentiation of phosphatase in the duodenum of the young *mouse*. Anat. Rec. **113**, 524—525 (1952). — **Moon, H. D.:** Effect of adrenocorticotropic hormone on the sexual development of spayed *rats*. Proc. Soc. Exper. Biol. a. Med. **37**, 36—37 (1937a). — Preparations and biological assay of adrenocorticotropic hormone. Proc. Soc. Exper. Biol. a. Med. **35**, 649—652 (1937b). — Effect of adrenocorticotropic hormone in 4-day-old *rats*. Proc. Soc. Exper. Biol. a. Med. **43**, 42—44 (1940). — **Moore, B.:** J. of Physiol. **17**, 14 (1895). — J. of Physiol. **21**, 382 (1897). — **Moore, B.**, and **C. Purinton:** On the absence of active principle and chromogen of the suprarenal gland in the *human* embryo and the child at birth. Amer. J. Physiol. **4** (1909). — **Moore, B.,** and **Swale Vincent:** The comparative chemistry of the suprarenal capsules. Proc. Roy. Soc. Lond. **62**, 280—283 (1898a). — Further observations upon the comparative chemistry of the suprarenal capsules, with remarks upon the non-existence of suprarenal medulla in *teleostean* fishes. Proc. Roy. Soc. Lond. **62**, 352—354 (1898b). — Proc. Roy. Soc. Lond. **67**. — **Moore, C. R.:** The role of the fetal endocrine glands in development. J. Clin. Endocrin. **10**, 942—977 (1950). — **Moore, C. R., W. Hughes** and **T. F. Gallagher:** *Rat* seminal vesicle cytology as a testis-hormone indicator and the prevention of castration changes by testis-extract injection. Amer. J. Anat. **45**, 109—136 (1930). — **Moore, C. R.,** and **C. F. Morgan:** Endocrinology **32**, 17 (1943). — **Moore, C. R., D. Price** and **T. F. Gallagher:** *Rat*-prostate cytology as a testis-hormone indicator and prevention of castration changes by testis-extract injections. Amer. J. Anat. **45**, 71—107 (1930). — **Moore, C. R.,** and **L. T. Samuels:** The action of testis hormone in correcting changes induced in the *rat* prostate and seminal vesicles by vitamin B deficiency or partial inanition. Amer. J. Physiol. **96**, 278—288 (1931). — **Moore, T.,** and **S. N. Ray:** Vitamin C and hexuronic acid. Nature (Lond.) **130**, 997 (1932). — **Morano:** Studio sulle capsule surrenali. Napoli 1870. — **Morato, M. J. Xavier:** C. r. Soc. Biol. Paris **105**, 156 (1930). — Anat. Rec. **74**, 297—320 (1939). — Contribution à l'étude du développement de l'hypophyse. Arch. Sci. biol. **8**, 137—148 (1945). — **Moreira, M., R. E. Johnson, A. P. Forbes** and **F. Comolazio:** Amer. J. Physiol. **143**, 169—176 (1945). — **Morel, J.,** et **P. J. Gineste:** Action des implantations répétées de thyroïde, de thymus et de cortico-surrénale sur la thyroïde du jeube *lapin*. C. r. Soc. Biol. Paris **130**, 465 (1939). — **Morgagni, Joh. Bapt.:** Opuscula miscellanea. Venetiis 1763. — De causis et sedibus morborum (Nebenniere XVII, 8). — Epistola de iis quae in Acad. Bononiensi ab Arch. Valsalva recitata sunt. Diss. I.—III. Renum succenturiatorum excretorii ductus, horum finis et usus. Comment. bonon. **1**, 377, o. J. — **Morgan, A. F.,** and **H. D. Simms:** Adrenal atrophy and senescence produced by a vitamin deficiency. Science (Lancaster, Pa.) **89**, 565 (1939). — **Mori, Shigeki:** Trans. Jap. Path. Soc. **11**, 57 (1921). — Acta dermat. (Kioto) **1**, 173 (1923a). — Nippon Biseibut sugaku Byorigabu Zasshi **17**. 227 (1923b). **Morin, F.,** u. **V. Bötner:** Morph. Jb. **85**, 470—504 (1941). — **Morin, G., J. Vial** et **J. Guyotat:** Action du froid sur l'adrénalino-sécrétion chez le *chien*. C. r. Soc. Biol. Paris **136**, 593—595 (1942). — **Morino, S.:** Arch. Farmacol. sper. **36**, 172—185 (1923). — **Morone, Carlo,** e **Giancarlo Zorzoli:** Ricerche istichimiche sul pigmento delle cellule nervose dei gangli simpatici normali e patologici (endoarterite obliterate, ipertensione arteriosa essenziale). Riv. Pat. e Clin. **5**, 223—232 (1950). — **Morrell, J. A.,** and **J. W. Hart:** Studies on stilbestrol. I. Some effects of continuous injections of stilbestrol in the adult female rat. Endocrinology **29**, 796—808 (1941). — **Morris, H.:** *Human* anatomy. 9. edit. by C. M. Jackson. 1933. — **Morrison, R. W.,** and **M. H. Hack:** Amer. J. Path. **25**, 597 (1949). — **Mortell, Edward J.:** Masculinizing ovarian tumor of adrenal type. J. Nat. Canc. Inst. **9**, 277—283 (1949). — **Morvan, R.:** Thèse de Lyon. 1936. — **Moscata, G.:** Fol. med. (Napoli) **8**, 353 (1922). — **Mosonyi, Johann:** Z. physiol. Chem. **237**, 173 (1935). — **Mosonyi, Johann,** u. **S. Vilma Herman:** Über die Wirkung adrenalinverwandter Verbindungen auf den Kohlenhydratstoffwechsel. Arch. exper. Path. u. Pharmakol. **206**, 87—101 (1949). — **Mossman, H. W.:** Glandular tissues of the adult mammalian ovary. Anat. Rec. **94**, 484 (1946). — **Mossman, H. W.,** and **I. Judas:** Accessory corpora lutea, lutein cell origin, and the ovarian cycle in the Canadian porcupine. Amer. J. Anat. **85**, 1—40 (1949). — **Mote, John R.** (edit. by): Clinical use of ACTH. Proceedings of the second clinical ACTH conference. Vol. I: New basic research, Vol. II: Therapeutics. 1951. — **Mott, Fr. W.:** An abstract of the histological survey of the suprarenal capsules of one hundred cases dying in hospitals and asylians. Schweiz. Arch. Neur. **13**, 526—536 (1923). — **Motta, G.:** Orv. Hetil. (ung.) **11** (1931). — **Moulin, F. de:** Über die Struktur des Zellprotoplasma. Z. Zell. Gewebelehre **1**, 507—516, o. J. — **Mouriquand, G., A. Leulier** et **P. Sédallian:** C. r. Soc. Biol. Paris **79**, 19—23 (1928). — **Mouriquand, G.,** et **A. Leulier:** C. r. Acad. Sci. **183**, 1353 (1926). — J. Physiol. et Path. gén. **25**, 308—318 (1927). — Un problème d'histophysiologie surrénale. La question de l'adrénaline masquée. Bull. Histol. appl. **14**. 65—68 (1937). — **Mouriquand, G., H. Tete** et **J. Lavaud:** C. r. Soc. Biol. Paris **127**, 1500 (1938). — **Moya, Francisco, J. L. Prado, R. Rodriguez, K. Savard** and **Hans Selye:** Effect of the dietary protein concentration upon the secretion of adrenocorticotrophin. Endocrinology **42**, 223—229 (1948). — **Moya, Francisco,** and **Hans Selye:** Effect of desoxycorticosterone upon hypophyseal corticotrophin production. Proc. Soc. Exper. Biol. a. Med. **68**. 529—531 (1948). — **Mühlmann, M.:** Zur Histologie der Nebenniere. Virchows Arch. **146**, 365—368 (1896a). — Zur Physiologie der Nebenniere. Dtsch. med. Wschr. **1896** Ib, 409—411. — Wachstum, Altern, Tod. Erg. Anat. **27**, 1—245 (1927). — **Müller:** Anatomie und Physiologie des *Rindes*. 1876. — Anatomie und Physiologie des *Pferdes*. 1879. — Anat. Anz. Ergh. **1906**, 441. — **Müller:** De genitalium evolutione. Halae 1815. — **Müller, C.:** Beziehungen der Nebennierenrinde zu den Geschlechtsorganen. Klin. Wschr. **1930** IIa, 42. — Experimentelle Begründung der funktionellen Beziehung der

Nebennierenrinde zu den Geschlechtsorganen. Klin. Wschr. **1930**b, 1967. — **Müller, E.:** Z. physiol. Chem. **237**, 35 (1935). — **Müller, Ernst:** Die kolorimetrische Bestimmung des Cholesterins und seiner Ester in Geweben und Flüssigkeiten des tierischen Körpers mittels der Liebermann-Burchardschen Reaktion. Beitr. path. Anat. **80**, 140—144 (1928). — **Müller, Heinrich:** Die Regeneration der Schilddrüse. Ein weiterer Beitrag zur einheitlichen Erklärung der geweblichen Neubildungen. Frankf. Z. Path. **62**, 307—315 (1951). — **Müller, J.:** Die Nebennieren von *Gallus domesticus* und *Columba livia domestica*. Ein Beitrag zur makroskopischen und mikroskopischen Anatomie der Nebennieren der *Hausvögel*. Z. mikrosk.-anat. Forsch. **17**, 303—352 (1929). — **Müller, Johannes:** De glandularum secernentium structura penitiori earumque prima formatione. Lipsiae 1830. — Handbuch der Physiologie. Coblenz 1833. — Vergleichende Anatomie der *Myxinoiden*, der *Cyclostomen* mit durchbohrtem Gaumen. In mehreren Fortsetzungen. Berlin 1835—1845. — Jahresbericht über die Fortschritte der anat.-physiol. Wissenschaften im Jahre 1837. Müllers Arch. Anat., Physiol. u. wiss. Med. XCI—CXLVIII, **1938**. — Untersuchungen über die Eingeweide der *Fische*. Berlin 1845. — In Hildebrandts Anatomie, 4. Teil, S. 355, 356. — **Müller, L. R.:** Über Physiologie und Pathologie der Triebe. Dtsch. med. Wschr. **1947** I, 359—362. — **Müller, Rolf:** Untersuchungen über das Vorkommen von Vitamin C im Hoden des *Menschen*. Z. mikrosk.-anat. Forsch. **52**, 440—454 (1942). — **Müller, W.:** Das Urogenitalsystem des *Amphioxus* und der *Cyclostomen*. Jena. Z. Naturwiss. **9** (N. F. 2), 94—129 (1875).— **Müller, Willi:** Zur Problematik der Lokalisation von Vitamin C in der Zelle. Z. Zellforsch. **37**, 573—582 (1952). — **Münz, M.:** Handbuch der Anatomie des *menschlichen* Körpers. Landshut 1815—1827. — **Muirhead, E. E., C. T. Ashworth, L. A. Kregel** and **J. M. Hill:** Arch. Surg. **45**, 863—889 (1942). — **Mulinos, M. G.,** and **L. Pomerantz:** Pseudo-hypophysectomy: A condition resembling hypophysectomy produced by malnutrition. J. Nutrit. **19**, 493—504 (1940). — The reproductive organs in malnutrition: Effects of chorionic gonadotropin upon the atrophic genitalia of underfed male *rats*. Endocrinology **29**, 267—275 (1941a). — Amer. J. Physiol. **1941**b, **132**, 368. — **Mulinos, M. G., L. Pomerantz** and **M. E. Lojkin:** Endocrinology **31**, 276—281 (1942). — **Mulinos, M. G., C. L. Springarn** and **M. E. Lojkin:** Amer. J. Physiol. **135**, 102 (1941). — **Mulon, Paul:** Excretion des capsules surrénales du *cobaye* dans les vaisseaux sanguins. C. r. Soc. Biol. Paris **54**, 1540—1542 (1902a). — Note sur la constitution du corps cellulaire des cellules dites „spongieuses" des capsules surrénales chez le *cobaye* et le *chien*. C. r. Soc. Biol. Paris **1902**b, 1310—1312. — Divisions nucléaires et rôle germinatif de la couche glomérulaire des capsules surrénales du *cobaye*. C. r. Soc. Biol. Paris **55**, 592—595 (1903a). — Note sur une réaction colorante de la graisse des capsules surrénales du *cobaye*. C. r. Soc. Biol. Paris **55**, 452—454 (1903b). — Sur le pigment des capsules surrénales chez le *cobaye*. C. r. Assoc. Anat. **5**, 143—151 (1903c). — Réaction de Vulpian au niveau des corps surrénaux des *Plagiostomes*. C. r. Soc. Biol. Paris **55**, 1156 (1903d). — Sur une localisation de la lecithine dans les capsules surrénales du *cobaye*. C. r. Soc. Biol. Paris **1903**e. — Spécificité de la réaction chromaffine: Glandes adrénalogènes. C. r. Soc. Biol. Paris **56**, 113—115 (1904a). — Sur une réaction de l'adrénaline „in vitro"; son application à l'étude des surrénales. C. r. Soc. Biol. Paris **56**, 115—116 (1904b). — Les glandes hypertensives ou organes chromaffines. Arch. gén. Méd. **2**, 3265—3277 (1904c). — Action de l'acide osmique sur les graisses. Bibliogr. Anat. **13**, 208—213 (1904d). — Action de l'acide osmique sur la graisse surrénale et les graisses en général (Histochimie et technique). C. r. Assoc. Anat. Toulouse **1904**e, 12—13. — Évolution de la corticale surrénale du *cobaye* avec l'age de l'animal. C. r. Soc. Biol. Paris **59**, 337—339 (1905a). — Sur le pigment des capsules surrénales *(Cobaye)*. Bibliogr. Anat. **14**, 177—182 (1905b). — Note sur la cellule à corps sidérophiles de la surrénale chez le *cobaye*. Bibliogr. Anat. **14**, 223—235 (1905c). — Graisse intranucléaire dans les surrénales de *mammifères*. C. r. Acad. Sci. **139**, 1228—1230 (1905d). — Sur la réaction osmique de la médullaire des surrénales (à propos d'une note de M. Laignel-Lavastine). C. r. Soc. Biol. Paris **58**, 757—758 (1905e). — Sur la couche germinative de la corticale des surrénales chez le *cobaye*. A propos d'une note des Mm. Bernard et Bigart. C. r. Soc. Biol. Paris **1905**f, 592—593. — Arch. gén. Méd. **1905**g. — Résumé d'une note sur les cellules à corps sidérophiles de la capsule surrénale chez le *cobaye*. C. r. Assoc. Anat. Genève 1905. Nancy **1906**a. — Parallèle entre le corps jaune et la corticosurrénale chez le *cobaye*. C. r. Soc. Biol. Paris **61**, 292—293 (1906b). — Cristaux de pigment dans les surrénales. Bibliogr. Anat. **16**, 239—244 (1907a). — Importance fonctionelle du pigment dans la surrénale. C. r. Soc. Biol. Paris **62**, 905—906 (1907b). — Lécithine et pigment surrénal du *cobaye*. C. r. Soc. Biol. Paris **66**, 535 (1909). — La méthode des mitochondries (de Benda) appliquée à la corticale surrénale du *cobaye*. C. r. Soc. Biol, Paris **68**, 103—105 (1910a). — Sur les mitochondries de la surrénale (substance corticale, couche graisseuse, *cobaye*). C. r. Soc. Biol. Paris **68**, 872—873 (1910b). — Sur l'existence de graisses antitoxiques. C. r. Soc. Biol. Paris **69**, 389—391 (1910c). — Un processus de sécrétion interne dans la corticale surrénale. C. r. Soc. Biol. Paris **70**, 652—654 (1911). — La corticale surrénale du *chien*. C. r. Soc. Biol. Paris **73**, 714—716 (1912a). — Note sur la capsule surrénale du *mouton*. Considérations histo-physiologiques. Bibliogr. Anat. **22**, 30—36

(1912b). — Modes de formation du pigment figuré dans la corticale surrénale. C. r. Soc. Biol. Paris **72**, 176 (1912c). — Apparato reticolaire et mitochondries dans la surrénale du *hèrisson*. C. r. Soc. Biol. Paris **73** (1912d). — Disparition des enclaves de cholestérine de la surrénale au cours de la tetanisation faradique ou strychnique. C. r. Soc. Biol. Paris **75**, 189—192 (1913a). — Rapport de la cholestérine avec la pigmentation. C. r. Soc. Biol. Paris **74**, 587 (1913b). — Remarques à propos de la communication de M. A. Prenant. C. r. Soc. Biol. Paris **74**, 929 (1913c). — Du rôle des lipoides dans la pigmentogénèse. C. r. Soc. Biol. Paris **74**, 1023—1027 (1913d). — Processus cytologiques de la sécrétion examinés sur pièces fraîches ou pièces d'autopsie dans la médullaire surrénale. C. r. Soc. Biol. Paris **75**, 29 (1913e). — C. r. Soc. Biol. Paris **75**, 63 (1913f). — Sur la corticale surrénale des *tèlèostèens*. Première note. C. r. Soc. Biol. Paris **75**, 702 (1913g). — Les lipoides envisagés au point de vue histologique. Rev. gén. Sci. **1914**, 61. — **Mulon, Paul, et R. Porak:** Un cas d'absence d'enclaves lipo-cholestériques dans la surrénale *humaine* (Chorée de Huntington). C. r. Soc. Biol. Paris **73**, 281—283 (1912). — Structure des capsules surrénales accessoires chez le *lapin*. C. r. Soc. Biol. Paris **75**, 313—314 (1913a). — Structure de surrénales accessoires en état de suppléance fontionelle. C. r. Soc. Biol. Paris **75**, 258 (1913b). — Du rôle de la corticale surrénale dans l'immunité. C. r. Soc. Biol. Paris **77**, 273 (1914). — **Munk, Immanuel:** Physiologie des *Menschen* und der *Säugetiere*, 4. Heft. Berlin 1897. — **Munk Plum, C.:** Extramedullary blood production. Blood **4**, 142—149 (1949). — **Muntwyler, E., R. C. Mellors** and **F. R. Mautz:** J. of Biol. Chem. **134**, 345 (1940). — **Muntwyler, E., R. C. Mellors, F. R. Mautz** and **G. H. Mangun:** J. of Biochem. **134**, 367 (1940). — **Muralt, Alexander von:** Die Signalübermittlung im Nerven. Basel o. J. — Pflügers Arch. **247**, 1 (1943). — **Muratori, G.:** Ricerche istologiche sull'innervazione del glomo carotico. Arch. ital. Anat. **30** (1932). — Contributo all'innervazione del tessuto paraganglionare amesso al sistema del vago (glomo carotico, paragangli estravagali et intravagali) e all'innervazione del seno carotideo. Anat. Anz. **75** (1932/33). — **Murphy, J. B., and E. Sturm:** Adrenals and susceptibility of transplanted leukemia of *rats*. Science (Lancaster, Pa.) **98**, 568 (1943). — Effect of adrenal cortical and pituitary adrenotropic hormones on transplanted leukemia in *rats*. Science (Lancaster, Pa.) **99**, 303 (1944). — Proc. Soc. Exper. Biol. a. Med. **66**, 303—307 (1947). — **Murray, Hazel C.:** Effect of insulin, adrenal cortical hormones, salt and dl-alanine on carbohydrate metabolism in scurvy. Proc. Soc. Exper. Biol. a. Med. **69**, 351—354 (1948). — Proc. Soc. Exper. Biol. a. Med. **75**, 598 (1950). — **Murray, Hazel C., and A. F. Morgan:** Carbohydrate metabolism in ascorbic acid-deficient *guinea pigs* under normale and anoxic conditions. J. of Biol. Chem. **163**, 401 (1946). — **Murray, Margaret R., and Arthur P. Stout:** Tissue cultures from *human* adult thymus glands. Amer. Assoc. Anat. Wisconsin Anat. Rec. **100**, 699 (1948). — **Murray, R. G.:** Pure cultures of *rabbit* thymus epithelium. Amer. J. Anat. **81**, 369—411 (1947). — **Mussio Fournier, J. C., E. Pollack** and **J. J. Lussich Siri:** Loss of axillary and pubic hair in a patient with Addisons disease and regular menstruations. J. Clin. Endocrin. **9**, 555—556 (1949). — **Muto, C., and M. Takaheshi:** The role of the suprarenal gland in the mechanism of central leucocytosis. Trans. Soc. Path. Jap. **25**, 307 (1935). — **Mutow, T.:** Influence of gestation-lactation and some pathological conditions on the weight of the suprarenal glands in the albino *rat*. Tohoku J. Exper. Med. **30**, 448—464 (1937a). — The influence of diphtheria toxin on the epinephrine content of the suprarenals in *rabbits*. Tohoku J. Exper. Med. **31**, 319 (1937b). — **Myers, Walter:** Brit. Med. J. 9. IV. 1898; **32**, 427 (1905). — **Mylius, Jul.:** Dissertatio de glandulis. Lugduni Batavorum o. J. (rec. in Halleri coll. diss. anat. II, 709).

Naccarati, Sante: On the relation between the weight of the internal secretory glands and the body weight and brain weight. Anat. Rec. **24**, 255—260 (1922). — **Nachmansohn, D.:** C. r. Soc. Biol. Paris **130**, 1065 (1939). — **Nadel, E. M., and J. J. Schneider:** Assoc. Study Intern. Secret. Atlantic City 1951. — **Nagareda, C. Susan, and Robert Gaunt:** The lactation-inhibiting action of the methyl ether of bis-dehydrodoissynolic acid and of ethinyl estradiol. Amer. Soc. Zool. Chicago. Anat. Rec. **99**, 661 (1947). — **Nagel:** Über die Structur der Nebennieren. Müllers Arch. Anat., Physiol. u. wiss. Med. **1836**, 365—383. — De renum succenturiatorum structura penitiori. Diss. Berol. 1838. — Müllers Arch. Anat., Physiol. u. wiss. Med. **1838**, 395. — **Nagel, W.:** Über die Entwicklung des Urogenitalsystems des *Menschen*. Arch. mikrosk. Anat. **34**, 269—385 (1889). — **Nahm, L. J., and F. F. MacKenzie:** Cells of the adrenal cortex of the *ewe* during the estrual cycle. Mo. Agric. exper. Sta. Res. Bull. **251**, 2—20 (1937). — **Nakaya, T.:** Über die Vasa privata der Nebenniere. Jap. J. Med. Sci. **9**, 113—118 (1941). — **Nalbandov, A. V., and G. J. Baum:** Endocrinology **43**, 371 (1948). — **Napp, O.:** Über den Fettgehalt der Nebenniere. Virchows Arch. **182**, 314—326 (1905). — **Nassi, Lelio, e Francesco Ragazzini:** Sull'azione glicogenolitica adrenalinica in vitro. Boll. Soc. ital. Biol. sper. **23**, 279—281 (1947). — **Natanzon, G. A.:** Active substances of certain tissues and organs acting on the fat and glycogen of the liver. Bull. Ekop. Biol. Med. **11**, 446—448 (1941). — **Nathanson, I. I., and A. M. Brues:** Effect of testosterone propionate upon the mitotic activity of the adrenals in the intact immature female *rat*. Endocrinology

29, 397—401 (1941). — **Nathanson, I. I., L. E. Towne** and **J. C. Aub:** Endocrinology 28, 851 (1941). — **Nathanson, I. I.,** and **H. Wilson:** Endocrinology 33, 189 (1943). — **Nelsen, O. E.:** The formation of early genital rudiment and differentiation of sex in the *opossum*. J. of Morph. 75, 303 (1944). — **Nelson, A. A.:** Accessory adrenal cortical tissue. Arch. of Path. 27, 955 (1939a). — Hemorrhagic cortical necrosis of adrenals in *rats* on deficient diets. Publ. Health Rep. 54, 2250—2256 (1939b). — **Nelson, D. H., H. Reich** and **L. T. Samuels:** Science (Lancaster, Pa.) 111, 578 (1950). — **Nelson, J. M.,** and **C. R. Dawson:** Adv. Enzymol. 4, 99 (1944). — **Nelson, Warren O.:** Proc. Soc. Exper. Biol. a. Med. 27, 596 (1930). — Gonad hormone effects in normal, spayed and hypophysectomized *rats*. Anat. Rec. 64, Suppl. 1, 52 (1935). — Production of sex hormones in the adrenals. Anat. Rec. 81, Suppl., 97 (1941a). — The effect of desoxycorticosterone acetate upon lactation in the *guinea* pig. Anat. Rec. 81, Suppl., 97—98 (1941b). — **Nelson, Warren O.,** and **T. F. Gallagher:** Some effects of androgenic substances in the *rat*. Science (Lancaster, Pa.) 84, 230—232 (1936). — **Nelson, Warren O.,** and **Robert Gaunt:** Initiation of lactation in the hypophysectomized *guinea pig*. Proc. Soc. Exper. Biol. a. Med. 34, 671 (1936). — The adrenals and pituitary in initiation of lactation. Proc. Soc. Exper. Biol. a. Med. 36, 126 (1937). — **Nelson, Warren O., Robert Gaunt** and **Malvina Schweizer:** Effects of adrenal cortical compounds on lactation. Endocrinology 33, 325—332 (1943a). — Effects of adrenal cortical compounds on lactation. Amer. Soc. Zool. Anat. Rec. 87, 459 (1943b). — **Nelson, Warren O.,** and **C. G. Merckel:** Effects of androgenic substances in the female *rat*. Proc. Soc. Exper. Biol. a. Med. 36, 823—825 (1937). — Maintenance of spermatogenesis in hypophysectomized *mice* with androgenic substance. Proc. Soc. Exper. Biol. a. Med. 38, 737—740 (1938). — **Nelson, Warren O.,** and **Helen O. Wheeler:** Some effects of elemental iodine in hypothyroidism. Amer. Assoc. Anat. Wisconsin. Anat. Rec. 100, 699 (1948a). — Federat. Proc. 7, 85—86 (1948b). — **Neubauer, O.,** u. **L. Langstein:** Verh. Ges. Dtsch. Naturforsch. u. Ärzte Karlsbad 1902. — **Neukomm, S.:** L'excretion urinaire globale des 17-cétostéroides et des oestrogènes chez des individus normaux et cancéreux. Schweiz. med. Wschr. 1951, 833—837. — **Neumann, Hans Otto:** Nebennierenknötchen und Paraganglienzellen im Ligamentum latum bzw. Hilus ovarii. Zbl. Gynäk 1925. — Aplasie einer Niere mit gleichzeitiger Mißbildung der inneren weiblichen Genitalorgane. Beitrag zur Morphologie der Mißbildungen. Zbl. ges. inn. Med. 1927, 849—851. — Nebennierenrindenblastome und Interrenalismus. Endokrinol. 15, 41 (1934). — Arch. Gynäk. 162 (1936). — **Neumann, K. O.:** J. of Physiol. 43, Proc. S. XXXI (1911). — The oxygen exchange of the suprarenal gland. J. of Physiol. 45, 48 (1912). — **Neumann: Karlheinz:** Über eine Methode der quantitativen Bestimmung der Phosphatase-Aktivität in $2{,}5 \times 10^{-7}$ Milligramm Gewebe mittels histologischer Technik. Naturwiss. 36, 89 (1949). — Über histochemisch-quantitative Phosphatasebestimmung. Verh. anat. Ges. (Kiel), Anat. Anz. Ergh. 1951, 165—172. — **Neumann, O.:** Arch. Gynäk. 173, 398 (1942). — Zbl. Gynäk. 67, 646—650 (1943). — **Neurath:** Erg. inn. Med. 3, 46 (1909). — **Neusser, Ed. v.,** u. **J. Wiesel:** Die Erkrankungen der Nebennieren. In Nothnagels Handbuch der speziellen Pathologie, Bd. 18. 1910. — **Newcomb, A. L.:** U.S. Nav. Med. Bull. 46, 273—274 (1946). — **Newman, William, Irwin Feigin, Abner Wolf** and **Elvin A. Kabat:** Histochemical studies on tissue enzymes. IV. Distribution of some enzyme systems which liberate phosphate at p_H 9,2 as determined with various substrates and inhibitors, demonstration of three groups of enzymes. Amer. J. Path. 26, 257—305 (1950). — **Newman, William, Elvin A. Kabat** and **Abner Wolf:** Histochemical studies on tissue enzymes. V. A difficulty in enzyme localization in the acid range due to selective affinity of certain tissues for lead; its dependence on p_H. Amer. J. Path. 26, 489—503 (1950). — **Newton, W. H.,** and **K. C. Richardson:** J. of Endocrin. 2, 322 (1940). — **Neymaun, N.:** Quantitative chemische Untersuchungen über den Cholesteringehalt fetaler Nebennieren. Arch. Gynäk. 168, 79 (1938). — **Nicander, Lennart:** The plasmal reaction of Feulgen and Voit with special reference to the adrenal body. Acta anat. (Basel) 12, 174—197 (1951). —Histological and histochemical studies on the adrenal cortex of *domestic and laboratory animals*. Acta anat. (Basel) Suppl. 16, 14 (1952). — **Nice, L. B.,** and **A. Shiffer:** Endocrinology 15 (1931). — **Nichols, John:** Effects of electrolyte imbalance on the adrenal gland. Arch. of Path. 45, 717—721 (1948a). — Quantitative histochemical changes in the adrenal following exposure to anoxia. J. Aviat. Med. 19, 171—178 (1948b). — Quantitative chemical analysis of the adrenal glands of wild Norway *rats*. Proc. Soc. Exper. Biol. a. Med. 69, 29—31 (1948c). Reactions of the adrenal cortex to diphtheria toxin. J. Elisha Mitchell Sci. Soc. 64, 216—219 (1948d). — The effects of deprivation of water on the adrenal glands of *rats*. Amer. J. Path. 25, 301—307 (1949). — **Nichols, John,** and **A. T. Miller:** Excretion of adrenal corticoids in the sweat. Proc. Soc. Exper. Biol. a. Med. 69, 448—449 (1948). — Effects of cyanide anoxia on adrenal gland of the *rat*. Proc. Soc. Exper. Biol. a. Med. 70, 300—301 (1949). — **Nicholson, Balfour Stewart:** Abnormal position of the suprarenal gland. Brit. Med. J. 1894, 408. — **Nicholson, W. M.:** Bull. Hopkins Hosp. 58, 405 (1936). — **Nickerson, M.,** and **L. S. Goodman:** J. of Pharmacol. 89, 167—185 (1947). — **Nicol, J. A. Colin:** The autonomic nervous system of the *chimaeroid fish Hydrolagus colliei*. Quart. J. Microsc. Sci. **91**, 379—399 (1950). — **Nicolai:** Klin. Wschr. **1942**, 475. — **Nicolai** u. **Helbrich:** Dtsch. med. Wschr. **1944**, 217. — **Nicolas, J.,** et **S. Bonnamour:** Karyokinèse dans la surrénale du *lapin* rabique. C. r. Soc. Biol. Paris **59**, 213—214 (1905). — **Nicolet, B. H.,** and **L. A. Shinn:** The action of periodic acid on α-amino-alcohols. J. Amer. Chem. Soc. **61**, 1615 (1939). — J. of Biol. Chem. **142**, 139 (1942). — **Nicolesi, G.:** Reperti istofunzionali tiroidei di iperattività dopo surrenelectomia studiati col metodo Mallory. Pathologica **30**, 15 (1938). — **Niculescu, I. I.:** Les érithrosomes et les conditions de leur production. Brawo-Jassy 1939. — **Nieburgs, H. E.,** and **Robert B. Greenblatt:** The role of the endocrine glands in body temperature regulation. J. Clin. Endocrin. **8**, 622—623 (1948). — **Niehans, Paul:** 20 Jahre Überpflanzung innersekretorischer Drüsen (August 1927—1947). Rückblick und neue Wege. Bern 1948. — **Nielsen, A. T.:** Preliminary report presented for the Danish Society for Endocrinology. **1948a.** — On the quantitative spectrophotometric determination of dehydroandrosterone in pure solutions. Acta endocrinol. (København.) **1**, 121—132 (1948b). — **Nielsen, AA. Theil, K. Pedersen-Bjergaard** and **M. Tønnesen:** A spectrophotometrical investigation of the excretion of dehydroandrosterone in the urine of a *woman* with virilizing adenoma of the adrenal cortex. Acta endocrinol. (København.) **1**, 141—152 (1948). — **Niemineva, Kalevi:** Observations on the development of the hypophysial-portal system. Acta paediatr. (Stockh.) **39**, 366—377 (1950). — **Nikolaeff, M. P.:** Über die Wirkung verschiedener Gifte auf die Funktion und die Gefäße der isolierten Nebenniere. Z. exper. Med. **42**, 213 (1924). — **Nikolajew, L. P.:** Einige Erwägungen über die morphogenetische Rolle der endokrinen Drüsen im Zusammenhang zur Frage von Änderung individueller und Rassenmerkmale. J. Russe Anthrop. **14**, 86—94 (1925). — Der Einfluß des Hungerns auf den Bau und das Gewicht der inneren Organe bei *Kindern*. In Materialien Anthrop. Ukraine **1**, 182—218, Charkow **1926.** — **Nilson, H. W.,** and **Dwight J. Ingle:** Recovery of viable adrenal cortical tissue. Science (Lancaster, Pa.) **84**, 424 (1936). — **Niró-Quesada, O. C.:** Contribucion al estudio experimental del cancer. III. Alteraciones de la corteza suprarenal en la carcinogenesis quimica. Rev. Med. exptl. (Lima) **7**, 15—25 (1948). — **Nishi:** Arch. exper. Path. u. Pharmakol. **61**, 401 (1909). — **Nishimura, S.:** Über die Beziehung zwischen der Nebenniere besonders der Nebennierenrinde und den verschiedenen endokrinen Organen. Fol. endocrin. jap. **4** (1929). — **Nitsch, Kurt:** Das Verhalten der Capillarpermeabilität unter ACTH. Klin. Wschr. **1952**, 228. — **Nix, W. N.:** Diabetes mellitus associated with Addisons disease. Canad. Med. Assoc. J. **49**, 189—191 (1943). — **Nizet, E., C. Heusghem** et **A. Herve:** Réactions corticosurrénaliennes à la suite d'application de rayons X à distance chez le *lapin*. C. r. Soc. Biol. Paris **143**, 876—877 (1949). — **Noble, R. L.:** Direct gynaecogenic and indirect oestrogenic action of testosterone propionate in female *rats*. J. of Endocrin. **1**, 184 (1939). — Amer. J. Physiol. **138**, 346—351 (1943). — Physiology of the adrenal cortex. In The hormones, edit. by Pincus and Thimann. Vol. II, S. 65—180. 1950. — **Noble, R. L.,** and **J. B. Collip:** Augmentation of pituitary corticotrophic extracts and effects on adrenals, thymus and preputial glands of the *rat*. Endocrinology **29**, 934—942 (1941). — **Noble, R. L.,** and **C. G. Toby:** Canad. J. Res. **25**, 189—194 (1947). — J. of Endocrin. **5**, 303—313 (1948). — **Noël, Robert:** Sur une mode d'élaboration de graisse osmioréductrice dans la cellule hépatique de *souris* blanche. C. r. Soc. Biol. Paris **85**, 1930 (1921). — Sur des phénomènes de condensation de corps gras à la surface de mitochondries. C. r. Acad. Sci. **174**, 572 (1922). — **Noël, Robert,** et **G. Pallot:** Recherches histophysiologiques sur la cellule hépatique des *mammifères*. III. Sur la genèse mitochondriale des graisses intrahépatiques. Bull. Histol. appl. **11**, 115 bis 120 (1934). — **Noël, Robert,** et **H. Pigeaud:** Contribution à l'étude cytologique de la corticosurrénale chez le foetus *humain* au cours de son développement in utéro. Bull. Histol. appl. **8**, 157—167 (1931). — **Noll:** Arch. Anat. u. Physiol. **1913.** — **Nolli, B.,** e **M. Palazzoni:** Clin. med. ital., N. s. **72**, 353 (1941). — **Nonnenbruch, W.:** Über die operative Behandlung des Hochdruckes. Klin. Wschr. **1940 I**, 409—413. — **Noon:** J. of Physiol. **34**, 332 (1906). — **Nord, Folke:** Über den Einfluß von einigen Aminosäuren auf das chromaffine Gewebe der Nebenniere des *Kaninchens* Beitr. path. Anat. **78**, 297—301 (1927). — **Nordenson:** Acta med. scand. (Stockh.) **196**, 419 (1947). — **Nordmann, M.,** u. **E. Lebküchner:** Zur Kenntnis der Paragangliome an der Aortengabel und am Grenzstrang. Virchows Arch. **280**, 152—171 (1931). — **Nothnagel:** Z. klin. Med. **1.** (1873). — **Noto-Campanella, C.:** Rilievi istologici su alcune ghiandole a secrezione interna dell'immaturo. Arch. Ist. biochim. ital. **14**, 164—186 (1942). — **Novak, J.:** Arch. Gynäk. **101**, 35—64 (1914). — **Nowacki, W.:** Zur Krystallstruktur einiger Sterine und verwandter Verbindungen. 1. Desoxycorticosteronacetat. Helvet. chim. Acta **27**, 1622—1625 (1944). — **Nowakowski, Henryk:** Infundibulum und Tuber cinereum der *Katze*. Dtsch. Z. Nervenheilk. **165**, 261—339 (1951). — **Nowardworski:** Fol. haemat. (Lpz.) **33**, 7 (1926). — **Nuck, A.:** Adenographia. Lugd. Bat. **1691** ff. (und in Mangeti Bibliogr. Anat. T. II.). — **Nürnberger, L.:** Veränderungen an den Nebennieren infantiler weiblicher weißer *Mäuse* nach Injektion von Gravidenurin. Z. mikrosk.-anat. Forsch. **28**, 589 (1932). — **Nuhn, A.:** Lehrbuch der vergleichenden Anatomie. Heidelberg 1878. — **Nusbaum-Hilarowicz:**

Über einige bisher unbekannte Organe der inneren Sekretion bei den *Knochenfischen*. Anat. Anz. **49**, 354 (1916). — **Nylén, B.**: Effect of desoxycorticosteronacetate on kidneys of male white *mice*. Acta anat. (Basel) **2**, 215—218 (1946/47). — **Oberdisse, K.**, u. **H. W. Hering**: Glykogenneubildung an der isolierten durchströmten Leber; zugleich ein Beitrag zur Frage der Wirkung synthetischer Nebennierenrindenpräparate auf den Glykogenansatz. Naunyn-Schmiedebergs Arch. **205**, 46—54 (1948). — **Oberdisse, K.**, u. **R. Werner**: Klin. Wschr. **1948**, 549—553. — **Oberling, Ch.**: Les formations myélolipomateuses. Bull. Assoc. franç. Étude Canc. **18** (1929). — **Oberling, Ch.**, et **G. Jung**: Paragangliome de la surrénale avec hypertension paroxystique. Bull. Soc. méd. Hôp. Paris **1927**, 366—371. — **Oberling, Ch.**, et **M. Wolf**: Coexistence de quatre tumeurs indépendentes et differentes chez un même sujet. Bull. Soc. Anat. Paris, 6. sér. **20** (1923). — **Oberndorfer, S.**: Keimversprengung von Nebennieren in die Leber. Zbl. Path. **11** (1900). — Beitr. path. Anat. **29**, 516 (1901). — Über Untersuchungen an Nebennieren. 1909a. — Verh. dtsch. path. Ges. **1909**b. — **Oboussier, H.**: Über die Größenbeziehungen der Hypophyse und ihrer Teile bei *Säugetieren* und *Vögeln*. Roux' Arch. **143**, 182—274 (1948). — **O'Connor, W. J.**: The control of urine secretion in *mammals* by the pars nervosa of the pituitary. Biol. Rev. **22**, 30—53 (1947). — **O'Connor, W. J.**, and **E. B. Verney**: Quart. J. Exper. Physiol. **31**, 393 (1942). — **O'Crowley, C. R.**, and **H. S. Martland**: Adrenal heterotopia, rests and so-called Grawitz tumor. J. of Urol. **50**, 756—768 (1943). — **Odendaal, W. A.**: Effect of continued large doses of estradiol benzoate on gonads, endocrine glands and growth of mature female *rats*. Ann. Univ. Stellenbosch. A **19**, 1—26 (1941). — **Odhelius**: Neue Schwedische Abh. **1785**, 172. — **Odorfer, M.**: Seasonal structural changes in the adenohypophysis of *guinea pigs*. Hung. Acta physiol. **2**, 21—49 (1949). — **Oehme, C.**: Klin. Wschr. **1936**, 512—514. — Naunyn-Schmiedebergs Arch. **184**, 558 (1937). — **Oehme, C., H. Paal** u. **H. O. Kleine**: Klin. Wschr. **1932** II, 1449. — **Oesterlen**: Beiträge zur Physiologie des gesunden und kranken Organismus. Jena 1843. — **Oesterling, M. J.**, and **C. N. H. Long**: Science (Lancaster, Pa.) **113**, 241 (1951). — **Oestern, H. F.**: Über das anatomische Verhalten der Hypophyse bei *Anencephalen*. Diss. Göttingen 1938. — **Oesterreich, R.**: Compendium der Physiologie. Berlin 1891. — **Oettel, H.**, u. **E. Franck**: Z. exper. Med. **110**, 535 (1942). — **Ogata, Tomosabuno**, u. **Akira Ogata**: J. of Exper. Med. **25**, 807 (1917). — Über die Henlesche Chromreaktion der sogenannten chromaffinen Zellen und den mikrochemischen Nachweis des Adrenalins. Beitr. path. Anat. **71**, 576—587 (1923). — **Ogawa, J.**: Experimental investigation of hormonal sterility, especially the effect of the suprarenal gland upon the genital function. Japan. J. Obstetr. **14**, 521—543 (1931). — **Ohno, Seishichi**: Über den Adrenalingehalt der Nebennieren bei verschiedenen Krankheiten und mikrochemische Reaktionen von Adrenalin (Chromreaktion und Silberreaktion [Ogatasche Silbermethode)] zur Schätzung des Adrenalingehaltes. Beitr. path. Anat. **71**, 489—494 (1923). — **Ohta, K.**: Arb. med. Fak. Okayama **6**, 1—10 (1938). — **Okajima, K.**: Fettfärbung durch Capsicumrot. Z. wiss. Mikrosk. **29**, 67 (1911). — **Okerblom, Johann**: Die Xanthinkörper der Nebennieren. Z. physiol. Chem. **28**, 60—64 (1899). — **Okey, R.**: A micromethod for the estimation of cholesterol by oxidation of the digitonide. J. of Biol. Chem. **88**, 367—379 (1930). — **Okey, R., L. S. Godfrey** and **F. Gillium**: The effect of pregnancy and lactation on the cholesterol and fatty acids in *rat* tissues. J. of Biol. Chem. **124**, 489—499 (1938). — **Okinaka, Sh.**, u. **K. Mori**: Über die Veränderungen der doppeltbrechenden Substanz in der Nebennierenrinde unter verschiedenen Bedingungen. Klin. Wschr. **1939**, 931—934. — **Okuneff, N.**: Zur Morphologie der lipoiden Substanzen im Hungerzustande. Beitr. path. Anat. **71**, 99—114 (1923). — **Oleson, M. C.**, and **W. R. Bloor**: The adrenal lipoids of fasted *guinea pigs*. J. of Biol. Chem. **141**, 349—354 (1941). — **Oliver, G.**, and **E. A. Schäfer**: Proc. Physiol. Soc. March 10. 1894. J. of Physiol. **16**, 1 (1894a). — On the physiological action of extracts of the suprarenal capsules. J. of Physiol. **16** (1894b). — Proc. Physiol. Soc. March 16 1895. J. of Physiol. **17**, 9 (1895a). — The physiological effects of extracts of the suprarenal capsules. J. of Physiol. **18**, 230 (1895b). **Olson, Robert E.**, and **Helen Wendler Deane**: A physiological and cytochemical study of the kidney and the adrenal cortex during acute choline deficiency in weanling *rats*. J. Nutrit. **39**, 31—56 (1949). — **Olson, Robert E., F. A. Jacobs, D. Richert, S. A. Thayer, L. J. Köpp** and **N. J. Wade**: The comparative bioassay of several extracts of the adrenal cortex in tests employing four reparate physiological responses. Endocrinology **35**, 430—455 (1944). — **Olson, Robert E., S. A. Thayer** and **L. J. Kopp**: Endocrinology **35**, 464—472 (1944). — **Olszewski, Jerzy**: Zur Morphologie und Entwicklung des Arbeitskerns unter besonderer Berücksichtigung des Nervenzellkerns. Biol. Zbl. **66**, 265—304 (1947). — **Omelskyi, Eugen**: Zur Nebennierenpathologie. III. Über einen Fall von Knochenmarksgewebe in der Nebenniere. Zbl. Path. **44** (1928). — **Omura, S.**: Fol. endocrin. jap. **4**, 96 (1929). — Über den Einfluß des Interrenins und Insulins auf den Fettgehalt des ganzen Körpers. Fol. endocrin. jap. **5**, 119 (1930). — **Onozawa, T.**: Quantitative studies on the adrenal medulla and cortex in the growing *rabbit*. Fol. anat. jap. **9**, 183—199 (1931). — **Onslow, H.**: Proc. Roy. Soc. Lond. B **89**, 36 (1917). — **Oppel, Albert**: Vergleichung des Entwicklungsgrades der Organe zu verschiedenen Entwicklungszeiten bei *Wirbeltieren*. Jena 1891. — Lehrbuch der vergleichenden mikroskopischen Anatomie der *Wirbeltiere*. Jena 1896. — **Oppel, Vl. A.**: Epinephrectomy (adrenalectomy) for hyperadrenalinemia in spontaneous gangrene. Ann. Surg. **87**, 801—805 (1928). — **Oppenheim, R.**: Les capsules surrénales. Thèse de Paris. 1902. — **Oppenheim, R.**, et **Loeper**: Arch. méd. expér. Anat. **1901**. — Lésions des glandes surrénales dans quelques intoxications expérimentales. C. r. Soc. Biol. Paris **1902**, 153—155. — **Opsahl, J. C.**: Yale J. Biol. a. Med. **21**, 255; **22**, 115—121 (1949). — **Orent-Keils, E., A. Robinson** and **E. B. McCollum**: Amer. J. Physiol. **119**, 651 (1937). — **Orgler**: Diss. Berlin 1898. — **Orlandi, N.**, e **G. Guardini**: Sulla struttura della pineali. Rev. sudamer. Endocrinol. etc. **12**, 1—33 (1929). — **Oroshnik, W.**: J. Amer. Chem. Soc. **67**, 1627 (1945). — **Ortega-Mata, Manuel**: Polarographische Methode zur Bestimmung der Ascorbinsäure und ihre Anwendung auf pharmazeutische Präparate. An. Real. Acad. Farmac. **16**, 107—116 (1950) (Spanisch). — **Orth, J.**: Lehrbuch der pathologischen Anatomie. 1893. — Über eine Geschwulst des Nebennierenmarkes nebst Bemerkungen über die Nomenklatur der Geschwülste. Sitzgsber. preuß. Akad. Wiss., Physik.-math. Kl. I **1914**, 33—46. — **Orthner, Hans**, u. **Theodor Heinrich Schiebler**: Pathologische Anatomie der neuro-endokrinen Erkrankungen. I. Hypophysärer Infantilismus. Ein Fall von Hypophysenzerstörung mit jahrzehntelanger Überlebensdauer. Arch. f. Psychiatr. u. Z. Neur. **186**, 59—87 (1951). — **Ortiz, E.**: Physiologic. Zool. **20**, 45 (1947). — **Ortmann, Rolf**: Die Frage der Zottenanastomosen in der *menschlichen* Placenta. Unter besonderer Berücksichtigung der Fehlergrenze der Rekonstruktionsmethode nach dem Bornschen Wachsplattenverfahren. Z. Anat. u. Entw.gesch. **111**, 173—185 (1941). — Über Kernsekretion, Kolloid- und Vakuolenbildung in Beziehung zum Nukleinsäuregehalt in Trophoblast-Riesenzellen der *menschlichen* Placenta. Z. Zellforsch. **34**, 562—583 (1949). — Morphologischexperimentelle Untersuchungen über das diencephal-hypophysäre System im Verhältnis zum Wasserhaushalt. Klin. Wschr. **1950**, 449. — Über experimentelle Veränderungen der Morphologie des Hypophysen-Zwischenhirnsystems und die Beziehung der sog. ,,Gomorisubstanz" zum Adiuretin. Z. Zellforsch. **36**, 92—140 (1951). — **Osawa, G.**: Arch. mikrosk. Anat. **42** (1897). — **Osborn, C. M.**, and **W. J. Eversole**: Federat. Proc. **8**, 122 (1949). — **Osborne**, and **Swale Vincent**: J. of Physiol. 1900. — **Osiander**: Handbuch der Entbindungskunst, Bd. 1, S. 733—734. — **Oškaderov, V. I.**: Tiefe anatomische Organveränderungen bei einem *Acephalen* mit rudimentärem Herzen. Trudy Voronešzk. Univ. **4** (1927). — **Osler**: Case of Addisons disease — death during treatment with the suprarenal extract. Johns Hopkins Hosp. Med. Soc. Okt. 19, 1896. Bull. Hopkins Hosp. **7**, 208—209 (1896). — **Osogoe, Bunsuke**, and **Kosuke Omura**: Transplantation of hematopoietic tissues into the circulating blood. II. Injection of bone marrow into normal *rabbits*, with special reference to the histogenesis of extra-medullary foci of hematopoiesis. Anat. Rec. **108**, 663—685 (1950). — **Oster, K. A.**, and **M. G. Mulinos**: Tissue aldehydes and their reaction with amines. J. of Pharmacol. **80**, 132—138 (1944). — **Oster, K. A.**, and **J. G. Oster**: The specificity of sex hormones in the tissue aldehyde shift in the rat kidney and of fuchsin sulfurous acid reagent on aldehydes. J. of Pharmacol. **87**, 306—312 (1946). — **Ostertag, Berthold**: Über ererbte und erworbene Konstitution vom Standpunkt des Pathologen. Z. menschl. Vererbgs.- u. Konstit.lehre **29**, 157—173 (1949). — **Osterwald, K. H.**: Zur Kreislaufwirkung des Nebennierenrindenhormons. Arch. Kreislaufforsch. **14**, 205—230 (1948). — **Ott, Erwin, Karl Krämer** u. **Willy Faust**: Über eine neben Ascorbinsäure in der *Ochsen*nebenniere vorkommende Verbindung mit starkem Reduktionsvermögen. Z. physiol. Chem. **243**, 199—201 (1936). — **Ott, M. D.**: Changes in the weights of the various organs and parts of the *leopard frog (Rana pipiens)* at different stages of inanition. Amer. J. Anat. **33**, 1—56 (1924). — **Ottaviani, G.**: Sulla vascolarizzazione venosa delle ghiandole surrenali dell'*uomo*. Arch. ital. Anat. **36**, 173 (1936). — Proposta per la classificazione delle ghiandole a secrezione interna in emocrine e linfocrine. Boll. Soc. ital. Biol. sper. **23**, 698—699 (1947). — **Otte, H.**: Zur postnatalen Entwicklung der Nebenniere der weißen *Maus*. Z. mikrosk.-anat. Forsch. **44**, 551—562 (1939). — **Otto**: Monstrorum *humanorum* sex disquisitio. 1811. — Handbuch der pathologischen Anatomie (Nebenniere S. 313). Breslau 1814. — Seltene neue Beobachtungen usw. (Nebenniere S. 121). 1816. — **Overend, W. G.**: Desoxy-sugars. XIII. Some observations on the Feulgen nucleal reaction. J. Chem. Soc. (Lond.) **1950**, 2559 (2769—2774). — **Overzier, Claus**: Beiträge zur Kenntnis des Hungerödems. Virchows Arch. **314**, 655—673 (1947). — Fettansatz trotz Unterernährung. Ärztl. Wschr. **1948a**, 135—143. — Zur Klinik und Pathologie des Hungerödems. Ärztl. Wschr. **1948b**, 392—398. — Anat. Anz. **96**, 488 (1948c). — Gynäkomastie bei paradoxer Fettsucht. Ein Beitrag zum Gynäkomastieproblem. Ärztl. Wschr. **1949a**, 4—10. — Z. inn. Med. **1949b**, 623. — Med. Kongr. Berlin 19. Nov. 1949. Z. inn. Med. **1950**, 564. — Über die Einwirkung des Desoxycorticosteronacetats auf die Nebenniere hypophysektomierter und kastrierter männlicher weißer *Ratten*. Z. mikrosk.-anat. Forsch. **56**, 267—326 (1951). — **Owen, Richard**: *Monotremata*. In Todds Cyclopedia. S. 391. London 1847. — On the comparative anatomy of *vertebrates*. London 1866—1868. — **Owens jr., F. M.**: Arch. Surg. **59**, 896—902 (1949). — **Owens, H. B.**, and **B. R. Bensley**: On osmic acid as a microchemical reagent, with special reference to the reticular apparatus of Golgi. Amer. J. Anat. **44**, 79—109 (1929). — **Oyama**,

Jungji: On the anatomy of the endocrine organs of *Imori*, *Diemictylus pyrrhogaster* (Bori). Jap. J. Med. Sci. **2** (1925). — **Pabst, M. L., R. Sheppard** and **M. H. Kuizenga:** Comparison of liver-glycogen deposition and work performance tests for the bioassay of adrenal cortex hormones. Endocrinology **41**, 55—65 (1947). — **Paff, George H.,** and **Joseph Seifter:** The effect of hyaluronidase on bone growth in vitro. Anat. Rec. **106**, 525—537 (1950). — **Page, I. H.:** Amer. J. Physiol. **122**, 352—358 (1938). — J. Amer. Med. Assoc. **140**, 451 (1949). — **Page, I. H.,** and **A. C. Corcoran:** Experimental renal hypertension. Springfield 1948. — **Pagel, W.:** Vergleichende Betrachtungen zur Tuberkulosemorphologie von *Mensch* und Versuchstier. Frankf. Z. Path. **35** (1927). — Mißbildungen der Nebennieren. In Schwalbe u. Gruber, Die Morphologie der Mißbildungen des *Menschen* und der *Tiere*, III. Teil, 14. Liefg, 3. Abt., Kap. 6, S. 525—563. Jena 1929. — **Paiva, L. M. de:** Ovário e adrenal. Suas relações com a alimentação e com o benzoato de estradiol. Mem. Inst. Butantan (port.) **20**, 219—226 (1947). — **Pak, C.:** The effect of hyperthyroidism on the action of adrenaline and ephedrine. Chin. J. Physiol. **14**, 231—248 (1939). — **Pal, J.:** Ein Beitrag zur Nervenfärbetechnik. Med. Jb. Wien 1886, 619—631. — **Palade, G. E.,** and **A. Claude:** J. of Morph. **85**, 35, 71 (1949). — **Paladino, G.:** Per una migliore classificazione delle ghiandole. Rend. Accad. Sci. fis. e nat. (Sez. Soc. R. di Napoli), Ser. 3, **7**, 217—221 (1901). — **Palay, S. L.:** Neurosecretion. VII. The preoptico-hypophysial pathway in *fishes*. J. Comp. Neur. **82**, 129—143 (1945). — Neurosecretory phenomena in the hypothalamus of *man* and *monkey*. Anat. Rec. **112**, 68—69 (1952). — **Palladin, Alexander:** Wratschebnoje Djelo (russ.) **63** (1923). — **Palladin, Alexander, A. Utewski** u. **D. Ferdmann:** Beiträge zur Biochemie der Avitaminosen. Nr. 8. Über den Einfluß der Avitaminose normaler und thyreoidektomierter *Kaninchen* auf die Stickstoff-Kreatinin- und Kreatininausscheidung und auf den Blutzucker. Ein Beitrag zur Frage über den Zusammenhang zwischen Sekretion und Vitaminen. Biochem. Z. **198**, 402—419 (1928). — **Pallas:** Novae species Quadrupedum e glirium ordine. Erlangae 1778. — **Palmer:** J. of Biol. Chem. **73** (1915). — **Palmer** and **Eccles:** J. of Biol. Chem. **71**, 191 (1914). — **Palmer, L. S.:** Carotinoids and related pigments. New York 1922. — **Paneth, F. A.:** Use of radioactive tracers in biological research. Nature (Lond.) **163**, 388—390 (1949). — **Pangborn, M. C.:** A note on purification of lecithin. J. of Biol. Chem. **137**, 545—548 (1941). — **Pankratz, D. S.:** The development of the suprarenal gland in the albino *rat* with a consideration of its possible relation to the origin of foetal movements. Anat. Rec. **49**, 31—49 (1931). — **Pansch, Adolf:** Grundriß der Anatomie. Berlin 1879. (3. Aufl., hrsg. von L. Stieda, Berlin 1891.) — **Panse, Fr.,** u. **J. Gierlich:** Zur Pathogenese der Anencephalie (auf Grund der Untersuchung eines *Akardius* und seines Paarlings). Virchows Arch. **316**, 135—148 (1949). — **Paola, G. di:** Cyclical vaginal response to continuous oestrone treatment in adrenalectomized castrated *rats*. Rev. Soc. argent. Biol. **15**, 61—68 (1939). — **Paolucci, F.:** Effetti della somministrazione di ormone follicolare sulla tiroide e surrenale. Riforma med. **47**, 1071—1074 (1931). — **Pap, Tibor:** Eine neue Methode zur Imprägnation des Retikulums. Zbl. Path. **47**, 116—117 (1930). — Παπαϊωάννου, Λ.: 'Ανατομική τοῦ ἀνθρώπου περιεξοῦσα καὶ ἱστολογίαν καὶ εμβρυολογίαν. 'Εν 'Αθήναις. 1888/90. — **Papanicolaou:** Specific adrenal reactions as induced by injections of urine from pregnant *cows* and *women*. Anat. Rec. **48**, 59 (1931). — **Pape, Rudolf:** Biologische Effekte von 1 Jahr lang täglich wiederholten kleinen Röntgendosen. Strahlenther. **84**, 245—254 (1951). — **Papilian** et **Jianu:** Influence du système nerveux végétatif sur le système réticulo-endothélial. C. r. Soc. Biol. Paris **60** (1928). — **Pappenheim, A.:** Experimentelle Beiträge zur neuen Leukämietherapie. Z. exper. Path. u. Ther. **15** (1914). — **Pappenheim, S.:** Vermischte Beobachtungen. Über den Bau der Nebennieren und die Nerven der Nieren. Müllers Arch. Anat., Physiol. u. wiss. Med. 1840, 534—537. — **Pappenheimer:** Proc. New York Path. Soc. **16**, 164 (1916). — **Parade, G. W.:** Med. Klin. 1942. — **Parat, M.:** Biol. Rev. **2** (1927). — **Parat, M.,** et **M. Parat:** Archives Anat. microsc. **26** (1930). — **Parhon, C. J.:** Sur le rôle des glandes endocrines dans l'organogénèse et l'histogénèse. Bull. Soc. Neur. etc. Jassy **5**, 69. — **Parhon, C. J.,** et **M. Cahane:** C. r. Soc. Biol. Paris **107**, 836—837 (1931). — **Parhon, C. J., M. Cahane** et **V. Marza:** Action des glandes endocrines sur la teneur ein eau du thymus. C. r. Soc. Biol. Paris **97**, 1027—1029 (1927a). — Action des glandes endocrines sur la teneur en eau des capsules surrénales. C. r. Soc. Biol. Paris **97**, 1029—1030 (1927b). — **Parhon, C. J.,** et **M. Parhon:** Sur les relations de la cholestérinémie avec les fonctions endocrines. C. r. Soc. Biol. Paris **90**, 150 (1924). — **Parhon, C. J.,** et **G. Werner:** C. r. Soc. Biol. Paris **107**, 401 (1931); **118**, 1659—1660 (1935). — **Parhon, C. J.,** et **G. Zugravu:** Arch. internat. Neur. **35**, 273—280 (1913). — **Paris, Benoit, Kehl** et **Gros:** C. r. Soc. Biol. Paris **136**, 525, 527, 677, 678 (1942). — **Parker, Newton:** Trans. Roy. Irish Acad. 1892, 186. — **Parkes, A. S.:** Source of androgenic and estrogenic substances in the urine. Lancet **233**, 902—903 (1937). — The adrenal-gonad relationship. Physiologic. Rev. **25**, 203—254 (1945). — **Parkes, A. S.,** and **Tenney:** Endocrinology **23** (1938). — **Parkes, M. W.,** and **F. Wrigley:** Brit. Med. J. **1951**, 670. — **Parkins, W. M.:** An experimental study of bilateral adrenalectomy in the *fowl*. Anat. Rec. **51**, Suppl., 39 (1931). — **Parmer, L. G.:** Effect of desoxycorticosterone on the development of *rats* treated with thiouracil. Proc. Soc. Exper. Biol. a. Med. 66, 574 bis 575 (1947). — **Parmer, L. G., F. Katonah** and **A. A. Angrist**: Proc. Soc. Exper. Biol. a. Med. 77, 215 (1951). —**Parodi**: Giorn. R. Accad. Med. Torino 1903. — **Parrot, J. L.,** and **G. Richet**: C. r. Soc. Biol. Paris 139, 1072—1075 (1945). — **Partheil, Heinz**: Ein Fall von Hypertrichosis secundaria. Münch. med. Wschr. 1926, 1399—1400. — **Partridge, S. M.,** and **T. Swain**: Nature (Lond.) 166, 272 (1950). — **Parviainen, S., K. Joiva** and **C. A. Ehrnroot**: On the aetiology of eclampsia with special reference to adrenocortical hormones. Ann. chir. et gynaec. fenn. 39, Suppl. 1, 1—19 (1950). — **Paschkis, K. E.**: Androgenic action of desoxycorticosterone acetate. Proc. Soc. Exper. Biol. a. Med. 46, 336—338 (1941). — Diseases caused by chronic adrenocortical hyperfunction. Adv. Med. a. Surg. 1952, 26. — **Paschkis, K. E.,** and **A. Cantorow**: Ann. Int. Med. 34, 669 (1951). — **Paschkis, K. E., A. Cantarow** and **D. Boyle**: Federat. Proc. 8, 123—124 (1949a). — J. Clin. Endocrin. 9, 658 (1949b). — **Paschkis, K. E., A. Cantarow, T. Eberhard** and **D. Boyle**: Thyroid function in the alarm reaction. Proc. Soc. Exper. Biol. a. Med. 73, 116—118 (1950). — **Paschkis, K. E., A. Cantarow, A. Walking, W. H. Pearlman, A. E. Rakoff** and **D. Boyle**: Federat. Proc. 7, 90 (1948). — **Patt, H. M., M. N. Swift, E. B. Tyree** and **E. S. John**: Amer. J. Physiol. 150, 480—487 (1947). — **Patt, H. M., M. N. Swift, E. B. Tyree** and **R. L. Straube**: X-irradiation of the hypophysectomized *rat*. Science (Lancaster, Pa.) 108, 475—476 (1948). — **Patten, Bradley M.**: *Human embryology*. London 1949. — **Patterson, J., I. M. McPhee** and **A. W. Greenwood**: 17-ketosteroid excretion in adrenal virilism. Brit. Med. J. I 1942, 35—39. — **Patzelt, Viktor**: Über verschiedene Mißbildungen beim *Frosch*, zugleich ein Beitrag zur Histologie und Entwicklungsgeschichte des Urogenitalapparates. Arch. Entw.mechan. 44, 256—290 (1918). — Hypoplasie der Keimdrüsen und das Verhalten der Zwischenzellen bei *Rana esculenta*. Arch. mikrosk. Anat. 100, 1—10 (1923). — Das endokrine System und die Zwischenzellen. Wien 1947. — **Patzelt, Viktor,** u. **J. Kubik**: Arch. mikrosk. Anat. 81 (1912). — **Paucot, H.,** et **P. Gelle**: Maladie d'Addison et grossesse. Gynéc. et Obstétr. 36, 381—383 (1937). — **Paul, Fritz**: Knochenmarksbildung in der Nebenniere. Virchows Arch. 270, 785 (1928). — Ostitis fibrosa generalisata, Epithelkörperchen und Nebennieren. Beitr. path. Anat. 87 (1931a). — Die krankhafte Funktion der Nebenniere und ihr gestaltlicher Ausdruck. Virchows Arch. 282, 256—326 (1931b). — **Pauli, Joh. Guil.**: Progr. de glandulis. Lipsiae 1709. — **Pauling, L.**: The nature of the chemical bond. Ithaca N. Y. 1940. — **Pauny**: Virchows Arch. 241, 76—115, (1923). — **Paunz, Theodor**: Über die Rundzellenherde in der Nebenniere. Virchows Arch. 242 (1923). — **Pavone**: Il grasso della corteccia surrenale in gravidanza. Fol. gynaec. 18, 193—204 (1923). — **Pawlikowski, Thadeusz**: Développement du système chromaffine ou adrénal, et son fonctionnement précoce chez *Amblystoma mexicanum*. C. r. Soc. Biol. Paris 115, 1261—1264 (1934a). — Sur le fonctionnement précoce du système interrénal chez *Amblystoma mexicanum*. C. r. Soc. Biol. Paris 115, 1565—1566 (1934b). — C. r. Soc. Biol. Paris 120, 469 (1935). — Fol. morph. 7, 218 (1936). — Sur les altérations morphologiques du noyau des cellules chromaffines. Bull. Histol. appl. 15, 149—164 (1938a). — Recherches sur le tissu chromaffine adrénalinogène des surrénales des *vertébrés*. Posen 1938b. — **Pawlow, M. M.,** u. **B. A. Schazillo**: Arch. exper. Path. u. Pharmakol. 99, 1—16 (1923). — **Pawlowsky, E.**: Übersicht der während des Krieges und der Revolution (1914—1921) erschienenen russischen Literatur über einige Fragen der Biologie. Biol. Zbl. 43, 315—349 (1923). — **Paxton, J.**: An introduction to the study of *human* anatomy. London 1834. — **Payne, F.**: Changes in endocrine glands of *fowl* with age. J. of Gerontol. 4, 193 (1949a). — Endocrinology 45, 305 (1949b). — **Payne, R. W.**: Endocrinology 45, 305—313 (1949a). — Federat. Proc. 8, 125—126 (1949b). — **Pearce, R. H.,** and **E. M. Watson**: The mucopolysaccharides of *human* skin. Canad. J. Res., Sec E 27, 43—57 (1949). — **Pearl, B.**: Suprarenal apoplexy bilateral. Surg. etc. 47, 393 (1928). — **Pearse, A. G. Everson**: Cytochemistry of the gonadotropic hormones. Nature (Lond.) 162, 651 (1948). — The cytochemical demonstration of gonadotropic hormone in the *human* anterior hypophysis. J. of Path. 61, 195—202 (1949a). — J. Clin. Path. 2, 81 (1949b). — J. of Path. 62, 351 (1950a). — Stain Technol. 25, 95 (1950b). — J. Clin. Path. 4, 1 (1951a). — Quart. J. Microsc. Sci. 92, 393 (1951b). — **Pearse, A. G. Everson,** and **L. M. Rinaldini**: Histochemical determination of gonadotrophin in the *rat* hypophysis. Brit. J. Exper. Path. 31, 540—544 (1950). — **Pearson, Oliver P.**: The submaxillary glands of *shrews*. Anat. Rec. 107, 161—169 (1950). — **Pearson** u. Mitarb.: Cancer Res. 2, 943 (1949). — **Pebranyi, G.**: Arch. exper. Path. u. Pharmakol. 197, 409 (1941). — **Pécaut, Elie**: Cours d'anatomie et de physiologie *humaines*, 2. édit. Paris 1886. — **Pecherer, B.**: Abstracts 118. meet. Amer. Chem. Soc. 2 C. 1950. — **Pechlin, J. H.**: Observationes physicomedicae. Hamburg 1691. — **Peczenik, O.**: Action of sex hormones on the adrenal cortex of the *golden hamster*. Proc. Soc. Roy. Edinburgh B 62, 59—65 (1944). — **Pedersen, A. Leth**: A case of adrenal virilism persisting unchanged after excision of bilateral adrenocortical adenoma. Acta endocrinol. (København.) 1, 153—169 (1948). — **Peham**: Aus akzessorischen Nebennieren entstandene Ovarialtumoren. Mschr. Geburtsh. 10, 685 (1899). — **Peindarie**: Les fibres musculaires lisses de la veine centrale surrénale. C. r. Soc. Biol. Paris 83, 958—960 (1920).

Peiper, H.: Methodik der Exstirpation der Nebennieren. In Handbuch der biologischen Arbeitsmethoden, Liefg 129, Abt. 5, Teil 3 B, Heft 2, S. 149—176. 1924. — **Peiser:** Münch. med. Wschr. **1921** I, 521. — **Pellacani, P.:** Arch. di Sci. med. **3** (1879); **4** (1880). — **Pellegrini, R.:** Atti R. Inst. Veneto **72**, 781 (1916). — **Pellegrino, M.:** Sopra una particulare disposizione della sostanza midollare nelle capsule surrenali *(mammiferi)*. Boll. Soc. Nat. Napoli, Anno 18, Ser. I **1904**, 139—142. — **Pellegrino, Peter C., Glenn M. Morris** and **Sidney Trubowitz:** Eosinophil response to epinephrine and nor-epinephrine. Proc. Soc. Exper. Biol. a. Med. **74**, 330—332 (1950). — **Pellet, A.:** À propos de la structure de la surrénale. C. r. Soc. Biol. Paris **69**, 33 (1910). — **Pemberton, J. de:** Reactions following operations for hyperthyroidism. Ann. Surg. **104**, 417—515 (1936). — **Pemberton, R., J. Eiman, F. M. S. Patterson** and **E. A. Stackhous:** J. Labor. a. Clin. Med. **32**, 1121—1129 (1947). — **Pencharz, R. I.,** and **J. A. Long:** Hypophysectomy in the pregnant *rat*. Amer. J. Anat. **53**, 117—139 (1933). — **Pencharz, R. I.,** and **J. M. W. Olmsted:** Transplants of adrenal cortex into *rat* ovaries. Proc. Soc. Exper. Biol. a. Med. **28**, 600 (1931). — **Pencharz, R. I., J. M. W. Olmsted** and **G. Giragossintz:** Science (Lancaster, Pa.) **72**, 175 (1930). — Survival of *rats* after total and partial adrenalectomy, and adrenal transplantation. Physiologic. Zool. **4**, 501—514 (1931). — **Pende, N.:** Le alterazioni delle capsule surrenali in seguito alla resezione del plesso celiaco e dello splanchnico. Policlinico, Sez. prat. **5**, 7 (1903). — Endocrinologia, 2. Aufl. 1920. — Rev. franç. Endocrin. **1925**. — Conf. alla Tomarkin Found. Milano 1932. — **Penitschka, W.:** Über den Bau des Ganglion cervicale uteri des *Menschen* mit Berücksichtigung der mehrkernigen Ganglienzellen und des chromaffinen Gewebes. Anat. Anz. **66**, 417—434 (1929). — Paraganglion aorticum. Med. Klin. **1930**. — Paraganglion aorticum supracardiale. Z. mikrosk.-anat. Forsch. **25** (1931). — **Pennacchietti, M.:** Arch. ital. Anat. **26**, 528 (1929). — Evoluzione dell'organo interrenale in *cavia cobaya*. Arch. ital. Anat. **30** (1932). — Su particolari momenti dell' organogenesi delle ghiandole surrenali di *mammiferi*. Monit. zool. ital. **49**, 39—44 (1938). — **Perera, G. A.:** J. Amer. Med. Assoc. **129**, 537—538 (1945). — Proc. Soc. Exper. Biol. a. Med. **68**, 48—50 (1948). — Bull. New York Acad. Med. **26**, 75—92 (1950). — **Perera, G. A.,** and **D. W. Blood:** Amer. J. Med. **1**, 602—606 (1946). — Ann. Int. Med. **27**, 401—404 (1947a). — J. Clin. Invest. **26**, 1109—1118, 1193 (1947b). — **Perera, G. A., K. L. Pines, H. B. Hamilton** and **K. Vislocky:** Amer. J. Med. **7**, 56—69 (1949). — **Pérez, V.:** Ann. med. int. **1935**. — **Perkins, P. A.:** Addisons disease in pregnancy. J. Amer. Med. Assoc. **99**, 1500—1501 (1932). — **Perla, D.:** Proc. Soc. Exper. Biol. a. Med. **32**, 797—800 (1935). — **Perla, D.,** and **J. Marmorston:** Proc. Soc. Exper. Biol. a. Med. **28**, 478, 650 (1931). — Science (Lancaster, Pa.) **77**, 432 (1933).— Relation of the hypophysis to the spleen. III. J. of Exper. Med. **63**, 599—615 (1936). — Arch. of Path. **23**, 543—575, 683—712 (1937). — Natural resistance and clinical medicine. Boston 1941. — **Perlmutter, Martin,** and **Monroe Mufson:** The hypoglycemic and eosinopenic response to insulin: A test for pituitary-adrenal insufficiency. J. Clin. Endocrin. **11**, 277—288 (1951). — **Perloff, W. H., L. M. Levy** and **A. Despopoulos:** J. Clin. Endocrin. **12**, 36 (1952). — **Perrault:** Suite des mémoires pour servir à l'histoire des *animaux* (Nebenniere, Bd. I, S. 155, Abb. 22). Paris 1676. — **Perrier, Rémy:** Éléments d'anatomie comparée. Paris 1893. — Éléments de Zoologie. Paris 1899. — **Perry, James C.:** The antagonistic action of adrenalin on the reproductive cycle of the english *sparrow*, *Passer domesticus* (Linnaeus). Anat. Rec. **79**, 57—77 (1941a). — Gonad response of male *rats* to experimental hyperadrenalism. Endocrinology **29**, 592 (1941b). — Gonad and related endocrine response of female *rats* to experimental hyperadrenalism. Anat. Rec. **87**, 415—427 (1943). — **Perry, William F.:** An effect of ill health on the excretion of 17-ketosteroids. Canad. J. Res., Sect. E, Med. Sci. **27**, 14—19 (1949). — **Perry, William F.,** and **J. P. Gimmell:** The effect of surgical operations on the excretion of iodine, corticosteroids, and uric acid. Canad. J. Res., Sect. E, Med. Sci. **27**, 320—326 (1949). — **Pescatori, Guido:** Sopra un caso di infantilismo. Giorn. Clin. med. **4**, 453—461 (1924). — **Peschel, Ernst, Bernard Black-Schaffer** and **Clotilde Schlayer:** Potassium deficiency as cause of the so-called rheumatic heart lesions of the adaptation syndrome. Endocrinology **48**, 399—407 (1951). — **Peter, Karl:** Zellteilung und Zelltätigkeit. Beobachtung und Experiment. V. Mitt. Zusammenfassung. Weitere Beispiele. Schluß. Z. Anat. u. Entw.gesch. **75**, 506—524 (1925). — Paraganglien, Nebennieren, Zirbeldrüse und Hirnanhang. In Handbuch der Anatomie des *Kindes*, hrsg. von Peter, Wetzel, Heiderich, Bd. 2, S. 795—844. 1927. — Differenzierung und Mitose. Ein experimenteller Beitrag zu dem Problem des Verhältnisses der indirekten Zellteilung zur spezifischen Zelltätigkeit. Roux' Arch. **143**, 1—18 (1947). — **Péterfi, Tiberius:** Beiträge zur Histologie des Amnions und zur Entstehung der fibrillären Strukturen. Anat. Anz. **45**, 161—173 (1913). — **Peters, J. P.:** Physiologic. Rev. **24**, 513 (1944). — Ann. New York Acad. Sci. **47**, 327—344 (1946). — New England J. Med. **239**, 353 (1948). — **Peters, J. P.,** and **D. D. van Slyke:** Quantitative clinical chemistry. Baltimore 1932. — **Petersen, W. E.:** New developments in the physiology and biochemistry of lactation. A review. J. Dairy Sci. **25**, 71—96 (1942). — **Petit-Dutaillis** et **Flandrin:** Anatomie chirurgicale des nerfs du rein. Bull. Soc. Anat.

Paris **93**, 635—647 (1923). — **Petri, Else:** Extramedulläre Blutbildung (Knochenmarksheterotopie) bei Polycythaemia vera. Zbl. Path. **35** (1924). — **Petrucci:** Specilegium anatomicum de structura et usu capsularum suprarenalium. Romae 1680. — **Petry, Gerhard:** Gesetzmäßigkeiten im Einbau der Drüsen mit innerer und äußerer Sekretion und ihrer Bedeutung für die Drüsenfunktion. Anat. Anz. **96**, 331—348 (1948). — Die Konstruktion des Eierstockbindegewebes und dessen Bedeutung für den ovariellen Zyklus. Z. Zellforsch. **35**, 1—32 (1950). — **Pettit, Auguste:** Sur les capsules surrénales de l'*Ornithorhynchus paradoxus*. Bull. Soc. zool. France **19**, 158—160 (1894). — Sur les capsules surrénales et la circulation porte surrénale des *reptiles*. Bull. Soc. zool. France **20**, 233—237 (1895). — Sur le mode de fonctionnement de la glande surrénale. C. r. Soc. Biol. Paris **48**, 320—322 (1896a). — Recherches sur les capsules surrénales. J. de Anat. **32**, 301—362, 369 bis 419 (1896b). — Remarques anatomiques et physiologiques sur les capsules surrénales des *Téléostéens* et des *Dipnoiques*. Bull. Mus. d'hist. nat. Paris **2**, 19—22 (1896c). — Sur les capsules surrénales et la circulation porte surrénale des *Oiseaux*. Bull. Mus. d'hist. nat. Paris **2**, 87—88 (1896d). — Recherches sur les capsules surrénales. Thèse de Paris (Sér. A, Nr 254, Nr d'ordre 886) 1896e. — De l'action de quelques substances toxiques sur la glande surrénale. Bull. Mus. d'hist. nat. Paris **2**, 147—148 (1896f.). — Modifications structurales des glandes surrénales développées chez des *nouveau-nés* sous l'influence des maladies de la mère. Soc. biol. Paris **1899**, 561—563. — Sécrétion externe et sécrétion interne. Presse méd. **1913**, 573. — **Peyron et Pezet:** Lésion dégénérative localisée au cortex surrénal chez une aliévée. C. r. Soc. Biol. Paris **69**, 208—209 (1910). — **Pézard, A., et F. Caridroit:** Interpénétration surrénalo-testiculaire chez des *coqs* castrés incomplètement. C. r. Acad. Sci. **175**, 784—787 (1922). — **Pfaundler, Meinhard:** Zur Anatomie der Nebenniere. Sitzgsber. ksl. Akad. Wiss., Math.-naturw. Kl., Abt. III, **101**, 515—553 (1892). — **Pfeffer, K. H., W. Ruppel, Hj. Staudinger u. L. Weissbecker:** Arch. exper. Path. u. Pharmakol. **214**, 165 (1952). — **Pfeffer, K. H., u. Hj. Staudinger:** Ausscheidung von Nebennierenrindenhormon bei Polyarthritis rheumatica. (Vorläufige Mitteilung.) Klin. Wschr. **1950**, 451. — Nebennierenrindenfunktion und Hypertonie. Klin. Wschr. **1951**a, 201—202. — Das System Hypophyse-Nebennierenrinde. Angew. Chem. **63**, 321—326 (1951b). — Über die Ausscheidung von Corticoiden im Urin unter normalen und pathologischen Bedingungen. I. Mitteilung. Die Corticoide im Urin bei künstlichem Fieber und anderen Stressformen. Klin. Wschr. **1952**, 257—264. — **Pfeiffer and Hooker:** Amer. J. Physiol. **131**, 441 (1940). — **Pfeiffer, E. F., W. Sandritter u. K. Schöffling:** Thymusmitosehemmung als quantitativer Nachweis der Nebennierenrindenaktivierung im Tierexperiment. Klin. Wschr. **1952**, 1023—1025. — **Pfeiffer, H., u. A. Jarisch:** Über Veränderungen des Nebennierenorgans nach nervösen und toxischen Schädigungen. Z. exper. Med. **10**, 1—102 (1920). — **Pfiffner, J. J.:** The adrenal cortical hormones. Adv. Enzymol. **2**, 325—556 (1942). — **Pfiffner, J. J., and H. B. North:** 17-β-hydroxy-progesterone. J. of Biol. Chem. **132**, 449—460 (1940a). — Dimethyl sulphone; a constituent of the adrenal gland. J. of Biol. Chem. **134**, 781—782 (1940b). — Isolation of 17-hydroxy-progesterone from the adrenal gland. J. of Biol. Chem. **139**, 855—861 (1941a). Isolation of a new, alpha-beta-unsaturated ketone from the adrenal gland. J. of Biol. Chem. **140**, 161—166 (1941b). — **Pfiffner, J. J., and W. W. Swingle:** The preparation of an active extract of the suprarenal cortex. Anat. Rec. **44**, 225 (1929). — Endocrinology **15**, 335 (1931a). — Amer. J. Physiol. **96**, 153, 164; **98** 141 (1931b). — **Pfiffner, J. J., W. W. Swingle and H. M. Vars:** The cortical hormone requirement of the adrenalectomized *dog* with special reference to a method of assay. J. of Biol. Chem. **104**, 701—716 (1934). — **Pfiffner, J. J., and H. M. Vars:** J. of Biol. Chem. **106**, 645 (1934). — **Pflanz, Manfred, u. Thure von Uexküll:** „Entlastung" als pathogenetischer Faktor, ein Beitrag zum Problem der Begriffe „Belastung" und „Entlastung". Klin. Wschr. **1952**, 414—419. — **Pförtner:** Henles u. Pfeuffers Z. **34**, 240 (1869). — **Pfuhl, Wilhelm:** Die Leber. In Handbuch der mikroskopischen Anatomie des *Menschen*, Bd. V/2. 1932. — Die mitotischen Teilungen der Leberzellen in Zusammenhang mit den allgemeinen Fragen über Mitose und Amitose. Z. Anat. u. Entw.gesch. **109**, 99—133 (1938). — Z. mikrosk.-anat. Forsch. **50**, 299—338 (1941a). — Klin. Wschr. 1941b. — **Phelps, Doris, E. T. Ellison and J. C. Burch:** Survival, structure and function of pituitary grafts in untreated *rats* and in *rats* injected with estrogen. Endocrinology **25**, 227—236 (1939). — **Philipp, E.:** Zbl. Gynäk. **54**, 3076 (1930). — Zbl. Gynäk. **60**, 86 (1936). — Klin. Wschr. **1938** I, 787. — **Philippeaux, M.:** Note sur l'extirpation des capsules surrénales chez les *rats* albinos. C. r. Acad. Sci. **43**, 1155 bis 1156 (1856a). — Note sur l'extirpation des capsules surrénales chez les *rats* albinos. C. r. Acad. Sci. **43**, 904—906 (1856b). — Ablation successive des capsules surrénales, de la rate et des corps thyréoides sur les animaux, qui survivent à l'opération. C. r. Acad. Sci. **1857**, 396. — C. r. Acad. Sci. Paris 1858a. — Arch. de Méd. 1858b. — **Philips, Benjamin:** Intrathoracic pheochromocytoma. Arch. of Path. **30**, 916—921 (1940). — **Philipsen, Clara:** Beobachtungen über Vitaldoppelfärbung mit Pyrrholblau und Lithion-Karmin an *Mäusen* und *Ratten*. Diss. München 1914. — **Phillips, R. A., and H. Gilder:**

Amer. J. Physiol. **129**, 439 (1940). — **Philpot, F. J.,** and **G. Cantoni:** J. of Pharmacol. **71**, 95 (1941). — **Pianese, F.:** Sulle modifiche dei surreni negli animali castrati. Arch. Ostetr. **16**, 529—532 (1929). — **Pick, E. P.:** Harvey Lect. **1929/30**. — J. Mt. Sinai Hosp. **13**, 167 (1946). — **Pick, James W.,** and **Barry J. Anson:** The inferior phrenic artery: origin and suprarenal branches. Anat. Rec. **78**, 413—427 (1940). — **Pick, L.:** Die Marchandschen Nebennieren und ihre Neoplasmen, nebst Untersuchungen über glykogenreiche Eierstocksgeschwülste. Arch. Gynäk. **44**, 670 (1901). — Erg. inn. Med. **29** (1926). — **Pickford, M.,** and **A. E. Richie:** J. of Physiol. **104**, 105 (1945). — **Pierer, J. F.,** u. **L. Choulant:** Medicinisches Realwörterbuch, 1. Abt. Anat. u. Physiol. Leipzig u. Altenburg 1816—1829. — **Piersol, George A.:** Textbook of normal histology, including an account of the development of the tissues and of the organs, 4. edit. Philadelphia 1896. — Human anatomy, 9. edit. by G. Carl Huber. 1930. — **Piliero, S. J., D. Landan** and **A. S. Gordon:** Science (Lancaster, Pa.) **112**, 2915 (1950). — **Pillat, B.:** Über ein plurivakuoläres Lipom des Rückens. Wien. med. Wschr. **1950**, 788—789. — **Pillemer, L., O. A. Seifter, O. A. Kühn** and **E. E. Ecker:** Amer. J. Med. Sci. **200**, 322 (1940). — **Pilliet, A.:** Débris wolfien surrénal de l'épididyme chez le *nouveau né*. Bull. Soc. Anat. Paris **45**, Sér. 5, 4, 471 (1890). — Débris de capsules surrénale dans les organes dérivés du corps de Wolff. Progrès méd. **13**, 4—6 (1891a). — Capsule surrénale dans le plexus solaire. Bull. Soc. Anat. Paris **1891** b. — Capsule surrénale située sous la capsule fibreuse du rein droit. Bull. Soc. Anat. Paris **7**, 478—487 (1893). — Pigmentations et hémorrhagies expérimentales des capsules surrénales. C. r. Soc. Biol. Paris **1894** a. — Étude histologique sur les altérations séniles de la rate, du corps thyroïde et des capsules surrénales. Arch. méd. expér. **1894** b, 520—544. — Zbl. Path. **5**, 96 (1894c). — **Pilliet, A.,** et **V. Veau:** Capsule surrénale aberrante du ligament large. C. r. Soc. Biol. Paris **1897**, **64**—68. — **Pinchot, G. B., V. P. Close** and **C. N. H. Long:** Endocrinology **45**, 135—142 (1949). — **Pincus, Gregory:** Endocrinology **32**, 176 (1943). — Recent Progr. in Hormone Res. **1**, 123—145 (1947). — Adrenal cortex function in stress. Ann. New York Acad. Sci. **50**, 635—645 (1949a). — Regulation of adrenal cortical secretion. In Adrenal cortex. Transactions of the First Conference. New York: E. P. Ralli 1949b. — **Pincus, Gregory,** and **F. Elmadjian:** J. Clin. Endocrin. **6**, 295—300 (1946). — **Pincus, Gregory, O. Hechter** and **A. Zaffaroni:** Proc. Second. clin. ACTH Conf. Philadelphia 1951. — **Pincus, Gregory,** and **H. Hoagland:** J. Aviation. Med. **14**, 173—193 (1943). — J. Aviation. Med. **15**, 98 (1944). — Psychosomatic. Med. **7**, 342 (1945). — **Pincus, Gregory,** and **W. H. Pearlman:** Fractionation of neutral urinary steroids. Endocrinology **29**, 413—424 (1941). — **Pincus, Gregory,** and **L. P. Romanoff:** The extraction and fractionation of urinary corticosteroids. Federat. Proc. **9**, 101 (1950). — **Pincus, Gregory, L. Romanoff** and **J. Carlo:** Federat. Proc. **7**, 93—94 (1948). — **Pincus, Gregory, R. Scola** and **F. Elmadjian:** Adrenal activity in alloxan-diabetic *rats*. 1950. — **Pincus, Gregory,** and **Kenneth V. Thimann:** The hormones. Physiology, chemistry and applications. New York 1948. — **Pincus, Joseph B., Samuel Natelson** and **Julius K. Lugovoy:** Effect of epinephrine, ACTH and cortisone on citrate, calcium, glucose and phosphate levels in *rabbits*. Proc. Soc. Exper. Biol. a. Med. **78**, 24—27 (1951). — **Pines, J. L. Ja.:** Über die Innervation des chromaffinen Gewebes des Sympathicus und über das sympathico-chromaffine System im allgemeinen. Arch. Psych. **70**, 636—647 (1924). — Allgemeine Ergebnisse unserer Untersuchungen über die Innervation der innersekretorischen Organe. Pflügers Arch. **228** (1931). — **Pines, J. L. Ja.,** u. **Narowtschatowa:** Über die Innervation der Nebenniere. Z. mikrosk.-anat. Forsch. **25**, 518 (1931). — **Pines, J. L. Ja.,** u. **Toropowa:** Z. mikrosk.-anat. Forsch. **20**, 20 (1930). — **Pinniger, J. L.,** and **J. B. Brown:** Adrenal pheochromocytoma. Arch. of Path. **47**, 557—565 (1949). — **Pinto, R. M.:** Acción del ovario sobre la corteza suprarrenal. Tesis doct. Madrid. 1941. — Accion directa e indirecta de los estrogenos sobre las glandulas suprarrenales. Rev. Soc. argent. Biol. **21**, 136—145 (1945a). — Interrelations of adrenal and sex glands in parabiotic *rats*. Amer. J. Physiol. **144**, 652—657 (1945b). — **Pirani, C. L., R. C. Stepto** and **K. Sullerland:** J. of Exper. Med. **93**, 217 (1951). — **Pirozynski, W.,** u. **K. Akert:** Schweiz. med. Wschr. **79**, 745—749 (1949). — **Pirwitz, Joachim,** u. **G. Scherer:** Über die fermentative Oxydation von Adrenalin im *menschlichen* Serum. Arch. exper. Path. u. Pharmakol. **210**, 205—213 (1950). — **Pischinger, Alfred:** Z. Zellforsch. **3**, 169 (1926). — Pflügers Arch. **217**, 205 (1927). — Z. mikrosk.-anat. Forsch. **26** (1931). — Wien. klin. Wschr. **1938**. — Münch. med. Wschr. **1941**a. — Z. mikrosk.-anat. Forsch. **50** (1941b). — Über den Einfluß der histologischen Technik auf die Acetalphosphatide in den Geweben. Z. mikrosk.-anat. Forsch. **52**, 530—551 (1942). — **Pischinger, Alfred,** u. **D. Boerner:** Z. mikrosk.-anat. Forsch. **17** (1929). — **Piso:** De Indiae utriusque re naturali et medica. Amsteld. 1658 (Nebenniere S. 320, 321). — **Pitotti, M.:** Sulla presenza di una vera capsula surrenale nei *Selaci*. Rend. R. Accad. naz. Lincei (Cl. Sci. fis. mat. e nat.) Ser. 6 **24**, 525—528 (1936). — Pubbl. Staz. Zoól. Napoli **17** (1938). — **Pitt, G. Newton:** Four suprarenal capsules. Card Specimen. Trans. Path. Soc. Lond. **45**, 141—142 (1894/95). — Pituitary-adrenal Function. A symposium organized by the section on medical sciences of the AAAS and presented at the New York meeting on December 28—29, 1949. Washington 1950. — **Pitzorno, P.**: La ghiandola soprarenale nell'ipertiroidismo sperimentale. Sperimentale **93**, 86 (1939). — **Pizon**: Anatomie et physiologie animales. Paris 1901. — **Placentini, L.**: L'acide ascorbique dans le tissu néoplasique. Recherches quantitatives et histochimiques. Bull. Assoc. franç. Étude Canc. **36**, 319—335 (1949). — **Plateri, F.**: De corporis *humani* structura et usu. Basil. 1583ff. — **Platner**: Arch. mikrosk. Anat. **33**. — **Plecnik, O.**: Zur Histologie der Nebenniere des *Menschen*. Arch. mikrosk. Anat. **60** (1902). — **Plehwe, N.**: Med. Klin. **1939 II**, 1603. — **Plenck, Joh.**: Primae lineae anatomes. Viennae 1775ff. — **Plenk, H.**: Über argyrophile Fasern (Gitterfasern) und ihre Bildungszellen. Erg. Anat. u. Entw.gesch. **27**, 302—412 (1927). — **Ples, Hermann**: Nebennierenschrumpfung und Addisonsche Krankheit. Diss. Göttingen 1932. — **Plotz, C. M., E. L. Howes, J. W. Blunt, K. Meyer** and **Ch. Ryan**: Arch. of Dermat. **61**, 919 (1950). — **Podwyssozki**: Le lois de la régénération des cellules glandulaires à l'état normal et pathologique. Bull. Soc. Anat. Paris **62**, 466—472 (1886). — **Poirier, Paul**: Traité d'anatomie *humaine*. T. II, F. II. Angéiologie (Coeur et artéres). Paris 1896. — **Poirier, Paul, et A. Charpy**: Traité d'anatomie *humaine*, 3. édit. 1899. — **Poležaev, L. V.**: Über den Vorgang der Regeneration von Organen bei *Tieren*. Uspechi Sovrem. Biol. (russ.) **30**, 258—270 (1950). — **Policard, A.**: Sur la structure des mitochondries. C. r. Soc. Biol. Paris **66**, 100 (1909). — Soc. Méd. Hôp. Lyon **13**, 402 (1914). — Bull. Soc. chim. France 22 juin 1919. — Précis d'histologie physiologique, 2. édit. Paris 1928. — **Policard, A., et Tritschkowitsch**: C. r. Acad. Sci. **174; 175**, 534 (1922). — **Policard, A., et H. Tuchmann-Duplessis**: C. r. Acad. Sci. Paris **232**, 1888 (1951). — **Politzer, G.**: Über die Frühentwicklung der Nebennierenrinde beim *Menschen*. Z. Anat. u. Entw.gesch. **106**, 40—48 (1936). — **Politzer, G.**, u. **H. Nemec**: Die Lage der Markinseln in der Nebenniere *menschlicher* Embryonen. Acta anat. (Basel) **17**, 264 (1953). — **Poll, Heinrich**: Veränderungen der Nebenniere bei Transplantation. Arch. mikrosk. Anat. **54**, 440—481 (1899). — Veränderungen der Nebenniere bei Transplantation. Diss. Berlin 1900. — Die Anlage der Zwischenniere bei den *Haifischen*. Arch. mikrosk. Anat. **62**, 138—174 (1903a). — Verh. Physiol. Ges. 1903b, S. 87. — Allgemeines zur Entwickelungsgeschichte der Zwischenniere. Anat. Anz. **25**, 16 (1904a). — Die Anlage der Zwischenniere bei der europäischen *Sumpfschildkröte (Emys europaea)* nebst allgemeinen Bemerkungen über die Stammes- und Entwicklungsgeschichte des Interrenalsystems der *Wirbeltiere*. Internat. Mschr. Anat. u. Physiol. **21** (1904b). — Die Entwicklung der Nebennierensysteme. In Handbuch der Entwicklungsgeschichte der *Wirbeltiere*, 3. Teil, 1, S. 443—618. 1906. — Die Biologie der Nebennierensysteme, Histologie und Cytologie. Berl. klin. Wschr. **1909a**, 648. — Zur Lehre von den sekundären Sexualcharakteren. Sitzgsber. Ges. naturforsch. Freunde Berl. **1909b**, Nr 6. — Med. Klin. **1925 II**, 1717. — Die Veränderungen der Langerhansschen Inseln bei Hyperglykämie. Anat. Anz. **71**, Ergh. (1931a). — Med. Klin. **1931 I b**, 231—235. — Die innere Sekretion der Bauchspeicheldrüse, der Nebenniere und des Eierstocks. Med. Klin. **1931 I c**, 567—570. — Sexualhormon und Nebenniere. Dtsch. med. Wschr. **1933 I a**, 567—570. — Über die Wirkung von Proviron auf die männliche Nebennierenrinde. Anat. Anz. **77** (1933b). **Poll, H., Beitzke** u. **Ehrmann**: Berl. klin. Wschr. 1909. — **Poll, Heinrich**, u. **A. Sommer**: Ver. Physiol. Ges., Berlin **1902/03**, S. 77. — **Pollack, L.**: Untersuchungen bei Morbus Addisonii. Wien. med. Wschr. **1910**, 865—868. — **Pollock, W. F.**: Histochemical studies of interstitial cells of testis. Anat. Rec. **84**, 23 (1942). — **Pomerantz, L.**, and **M. G. Mulinos**: Pseudo-hypophysectomy produced by inanition. Amer. J. Physiol. **126**, 601 (1939). — **Pomerat, Gerard R., and Steven M. Horvath**: The effect of „high altitude" upon the pituitary and adrenal of the white *rat*. Amer. Soc. Zool. Anat. Rec. **84**, 486—487 (1942). — **Ponder, E., and Robert Gaunt**: Proc. Soc. Exper. Biol. a. Med. **32**, 202 (1934). — **Ponomarew, A.**: Über den Ursprung der Fettsubstanzen in der Nebennierenrinde. Beitr. path. Anat. **59** (1914). — **Ponse, K.**: Actions paradoxales in der Nebennierenrinde. Rev. suisse Zool. **55**, 213—217 (1948). — **Popa, Gr. T.**: Le pouvoir hémoclasique de l'hypophyse. Paris 1934. — La désintégration de l'hématie. Ann. Méd. **41** (1937). — **Popa, Gr. T.**, and **U. Fielding**: A portal circulation of the pituitary to the hypothalamic region. J. of Anat. **65**, 81—88 (1930). — J. of Anat. **67**, 227—232 (1933). — **Popjack, G.**: J. of Path. **56**, 485—496 (1944). — **Popov, V. V.**: Interrelations between inductions of embryonic type and endocrine developmental factors. C. r. Acad. Sci. URSS. **49**, 687—689 (1945). — **Popper, H.**: Proc. Soc. Exper. Biol. a. Med. **33**, 234 (1940). — Histologic distribution of vitamin A in *human* organs under normal and under pathologic conditions. Arch. of Path. **31**, 766—802 (1941). — **Popper, H. L.**: Über Erweichung und Spaltbildung in den Nebennieren. Virchows Arch. **253**, 779 (1924). — **Porak, R.**, and **H. Chabanier**: C. r. Soc. Biol. Paris **77**, 440 (1914). — **Porges, C.**: Z. klin. Med. **70**, 314 (1910). — **Porter, Curt C., Herbert C. Stoerk** and **Robert H. Silber**: The effect of cortisone upon tryptophan metabolism in the *rat*. J. of Biol. Chem. **193**, 193—198 (1951). — **Porter, Edward C.**: Relationship between the adrenal cortex and radiation sickness. Radiology **58**, 246—257 (1952). — **Porter, M. F.**, and **M. F. Porter** jr.: Report of a case of paroxysmal hypertension cured by removal of an adrenal tumor. Surg. etc. **50**, 160—162 (1930). — **Portmann, Adolf**:

Einführung in die vergleichende Morphologie der *Wirbeltiere*. Basel 1948. — **Porto, J.**: Relaciones entre la hipofises y la adrenal en el *sapo*. Rev. Soc. argent. Biol. **16**, 389—398 (1940). — **Potor, Aurelia, Nelson F. Young, F. Homburger** and **Edward C. Reifenstein** jr.: Effect of adrenal cortical compounds on electrolyte metabolism of a patient with Addisons disease during high sodium chlorine intake. J. Clin. Endocrin. **8**, 608 (1948). — **Pottenger** jr., **F. M.,** and **J. E. Pottenger**: Evidence of the protective influence of adrenal hormones against tuberculosis in *guinea pigs*. Endocrinology **21**, 529—532 (1937). — **Pottenger** jr., **F. M.,** and **D. G. Simonsen**: An orally active sex-maturation fraction from the adrenal gland. Endocrinology **22**, 203—206 (1938). — **Potter, Samuel O. L.**: A compend. of *human* anatomy, 4. edit. Edinburgh 1887. — **Poujol**: Description anatomique d'un corps monstrueux. Mém. pour l'hist. des Sci. et des beaux-arts. Article 96, Trévoux 1706. — **Poumeau-Delille, Guy**: Taux de l'acide ascorbique surrénale, hypophysaire et hépatique, au cours de l'intoxication benzénique subaigue de *cobaye*. C. r. Soc. Biol. Paris **135**, 1276—1277 (1941). — Cycle vaginal arteficiel et surrénale chez le *rat*. Presse méd. **57**, 247 (1949). — **Prado, J. Leal,** y **P. Dontigny** Hipertensao hormonal experimental. Rev. brasil. Med. **5**, 1—11 (1948). — **Prado, J. Leal, P. Dontigny, Eleanor Hay** and **Hans Selye**: Further studies concerning the role of the diet in the production of nephrosclerosis and hypertension by anterior pituitary preparations. Federat. Proc. **6** (1947). — **Prado, J. Leal, P. Dontigny** and **Hans Selye**: Influence of diet upon the hypertension and nephrosclerosis produced by desoxycorticosterone acetate overdosage. Proc. Soc. Exper. Biol. a. Med. **66**, 446—448 (1947). — **Prasler, E. R.**: *Human* histology in its relation to descriptive anatomy, physiology and pathology. Philadelphia 1857. — **Prenant, A.**: Éléments d'embryologie de l'*homme* et des *vertébrés*. Paris 1890ff. — Sur l'origine mitochondriale des graisses de pigment. C. r. Soc. Biol. Paris **74**, 926—929 (1913). — **Prenant, A., P. Bouin** et **L. Maillard**: Traité d'histologie. T. II. Histologie et Anatomie microscopique. Paris 1911. — **Preston, M. I.**: Effects of thyroxin injections on the suprarenal glands of the *mouse*. Endocrinology **12**, 323—334 (1928). — **Prestrud, Mildred, Dwight J. Ingle** and **James E. Nezamis**: Changes in carcass urea following evisceration in the *rat*. Proc. Soc. Exper. Biol. a. Med. **73**, 182—184 (1950). — **Preto Parvis, V.,** e **A. Carini**: Crisi postnatale di riassestamento strutturale e circolatorio nel surrene del *gatto*. Arch. ital. Anat. e Embriol. **55**, 228—268 (1950). — **Preusse, O.**: Zbl. Path. **25**, 961 (1914). — **Price, Ch. C.,** and **M. Knell**: J. Amer. Chem. Soc. **64**, 552 (1942). — **Price, Ch. C.,** and **H. Kroll**: J. Amer. Chem. Soc. **60**, 2726 (1938). — **Price, Dorothy**: Normal development of the prostate and seminal vesicles of the *rat* with a study of experimental post-natal modifications. Amer. J. Anat. **60**, 79—125 (1936). — *Rat* prostate and seminal vesicle grafts in relation to the sex and sex-hormone state of the hosts. Anat. Rec. **70**, Suppl., 60 (1937). — Normal development and regression of the prostata gland of the female *rat*. Proc. Soc. Exper. Biol. a. Med. **41**, 580—583 (1939). — *Rat* prostate and seminal vesicle grafts in relation to the sex and sex of the hosts. Physiol. Zool. **14**, 145—161 (1941). — A comparison of the reactions of male and female *rat* prostate transplants. Anat. Rec. **82**, 93—113 (1942). — **Price, Dorothy,** and **E. Ortiz**: Endocrinology **34**, 215 (1944). — **Price, Dorothy,** and **Harriet Harvey**: The relation of estrogen dosage to the precocious development of uterine glands in the *rat*. Amer. Soc. Zool. Chicago. Anat. Rec. **99**, 658 (1947). — **Priesel, A.**: Lipomatöse tumorförmige Anhäufung von Knochenmark in der Nebenniere. Wien. klin. Wschr. 1928. — **Priestley, James T., Randall G. Sprague, Waltman Walters** and **Robert M. Salassa**: Subtotal adrenalectomy for Cushing's syndrome: a preliminary report of 29 cases. Ann. Surg. **134**, 464—475 (1951). — **Prina, C.**: Boll. Soc. ital. Biol. sper. **22**, 495—496, 496—497 (1946). — **Prins, D. A.,** u. **T. Reichstein**: Über Bestandteile der Nebennierenrinde und verwandte Stoffe. 55. Mitt. Allopregnan-triol-(3β, 17α, 21)-on-207 und Versuche zur Herstellung anderer 17α-Oxy-pregnan-Derivate mit Dioxyaceton-Gruppierung. Helvet. chim. Acta **25**, 300—322 (1942). — **Prosiegel, R., A. Goelkel, U. Fuchs** u. **H. Moll**: Die Therapie des Rheumatismus und Asthma bronchiale und ihre Beziehung zum Nebennierensystem. Klin. Wschr. 1952, 918—922. — **Prosperi, Paolo,** e **Raffaele Stiglione**: Sulla rara presenza di globi ialine di origine vasale nel lobo intermedio dell-ipofisi. Arch. „E. Maragliano Pat. **2**, 399—403 (1947). — **Pruess, L. M.**: J. of Biol. Chem. **90**, 369 (1931). — **Prunty, F. T. G.**: J. Clin. Invest. **28**, 690—699 (1949). — **Prunty, F. T. G., P. H. Forsham** and **G. W. Thorn**: Clin. Sci. **7**, 109—120 (1948). — **Prym, P.**: Großes doppelseitiges Nebennierenadenom mit Pseudodrüsenräumen. Frankf. Z. Path. **14**, 409—427 (1913). — Allgemeine Atrophie, Ödemkrankheit und Ruhr. Frankf. Z. Path. **22** (1919). — **Puig** y **P. Roig**: Enfermedad de Addison y embarazo. Rev. españ. Obstet. **5**, 487 (1920). — **Puman, J.**: Dystopia renis congenita als atavistische Erscheinung. Acta Univ. Latviensis **10**, 467—493 (1924). — **Purser, J. M.**: A manual of histology, and of histological methods. Dublin 1884. — **Purves, H. D.,** and **W. E. Griesbach**: The effect of thyroid administration on the thyrotropic activity of the *rat* pituitary. Endocrinology **39**, 274—277 (1946). — The site of tyrotrophin and gonadotrophin production in the *rat* pituitary studied by McManus-Hotchkiss staining for glycoprotein. Endocrinology **49**, 244—264 (1951a). — Specific staining of the tyrothropic cells of the *rat* pituitary by the Gomori stain. Endocrinology **49**, 427—428 (1951b). —

The significance of the Gomori staining of the basophils of the *rat* pituitary. Endocrinology **49**, 652—662 (1951c). — **Puteus, Joseph:** De usu renum succenturiatorum. Comm. bonon. Vol. II. P. I. p. 150, o. J. — **Putnam, F. J., E. B. Benedict** and **H. M. Teel:** Arch. Surg. **18**, 1708 (1929). — **Pybus, F. C.:** Notes on suprarenal and pancreating grafting. Lancet **207**, 550—551 (1924). — **Pye-Smith, P. H.:** Suggestions on some points of anatomical nomenclature. J. Anat. a. Physiol. **12**, 154—175 (1878).

Quain, J.: Elements of anatomy, 6. edit. London 1856. — **Quénu et Lejars:** Études sur le système circulatoire. Paris 1894. — **Querido, A.:** Hirsutism, obesity, menstrual disturbance and adrenal exploration. Acta brev. neerland. **15**, 39—41 (1947). — **Querner, Friedrich Ritter v.:** Zur Histologie des Genitaltraktes und der Nebennieren von *Rana esculenta* L. Untersuchungen an einem Fall von Intersexualität. Z. Zellforsch. **11**, 397—413 (1930). — Klin. Wschr. **1935**, 1213. — **Quick, A. J.:** Proc. Soc. Exper. Biol. a. Med. **30**, 753 (1933). — **Quinan, C.,** and **A. A. Berger:** Observations on *human* adrenals with especial reference to the relative weight of the normal medulla. Ann. Int. Med. **6**, 1180—1192 (1933). — **Quittner, H., N. Wald, L. N. Sussman** and **W. Antopol:** Blood **6**, 513 (1951).

Raab, W.: Hormone und Stoffwechsel. Die Bedeutung der Hormone für den Stoffwechsel tierischer und pflanzlicher Organismen. Naturwiss. u. Landwirtsch. **1926**, H. 10. — Wien. klin. Wschr. **1936**, 112—113. — Wien. klin. Wschr. **1938**, 635—639. — Arteriosklerose-entstehung und Nebennierenlipoid. Adrenalinkomplex. Z. exper. Med. **105**, 657—678 (1939). Roentgen treatment of the adrenal glands in angina pectoris. Ann. lnt. Med. **14**, 688—710 (1940). — Abnormal suprarenal discharges in angina pectoris and their control by X-ray therapy. J. Clin. Endocrin. **1**, 977—982 (1941a). — Adrenocortical compounds in the blood. Relation of their quantity to arterial hypertension, renal insufficiency and congestive heart failure. Arch. Int. Med. **68**, 713—739 (1941b). — The presence and chemical determination of adreno-cortical („AC") compounds in the blood. Endocrinology **28**, 325—336 (1941c). — Cardiovascular effects of desoxycorticosterone acetate in *man*. Amer. Heart J. **24**, 365—377 (1942). — Corrected evaluation of the results obtained with „Shaws colorimetric adrenalin" method. Endocrinology **32**, 226—228 (1943a). — The pathogenic significance of adrenalin and related substances in the heart muscle. Exper. Med. a. Surg. **1**, 188—225 (1943b). — Epinephrine and related substances in *human* arterial walls and kidneys. Arch. of Path. **35**, 836—845 (1943c). — Sudden death of a young athlete with an excessive concentration of epinephrine-like substances in the heart muscle. Arch. of Path. **36**, 388—392 (1943d). — Medullary hormone content of the adrenals of white *rats* subjected to low atmospheric pressure. J. Aviation Med. **14**, 284—288 (1943e). — Blood level of adrenaline and related substances in various experimental and clinical conditions. Exper. Med. a. Surg. **1**, 402—412 (1943f). — Adrenaline tolerance of the heart altered by thyroxine and thiouracil. Chemical assay of adrenaline in the *rat* heart. J. of Pharmacol. **82**, 330—338 (1944). — **Raab, W.,** and **R. J. Humphreys:** Protective effect of adrenolytic drugs against fatal myocardial adrenaline concentrations. J. of Pharmacol. **88**, 268—276 (1946). — **Raab, W.,** and **A. B. Soulie** jr.: Rationale and results of Roentgen treatment of adrenal glands in angina pectoris. Amer. J. Roentgenol. **51**, 364—377 (1944). — **Raab, W.,** and **G. C. Supplee:** Cardiotoxic adreno-sympathic activity vitamin B deficiencies. Exper. Med. a. Surg. **2**, 152—163 (1944). — **Raab, W., M. Wachstein** u. **S. Strauber:** Zur Frage der Beziehungen der Nebennieren zur Cholesterinatheromatose der *Kaninchen*-Aorta. Z. exper. Med. **102**, 212 (1937). — **Rabaud, Etienne:** Glandes closes et sécrétions internes. Feuille des jeunes naturalistes, S. 177—183. 1895. — **Rabaud, Etienne,** et **Fernand Mongrillard:** Atlas d'histologie normale. Paris 1900. — **Rabin, O. B.:** Chromaffin cell tumor of the suprarenal medulla (Pheochromocytoma). Arch. of Path. **7**, 228—243 (1929). — **Rabinovitch, M.,** and **D. Andreucci:** A histochemical study of „acid" and „alkaline" phosphatase distribution in normal *human* bone marrow smears. Blood **4**, 580—592 (1949). — **Rabl, Carl:** Theorie des Mesoderms. II. Morph. Jb. **19** (Interrenalorgan Tafel IV, 11—13) (1893). — Über die Entwicklung des Urogenitalsystems der *Selachier*. Zweite Fortsetzung der Theorie des Mesoderms. Morph. Jb. **24**, 756 (1896). — **Rabl, Hans:** Die Entwicklung und Struktur der Nebenniere bei den *Vögeln*. Arch. mikrosk. Anat. **38**, 492—523 (1891). — Die Entwicklung des Carotisdrüse beim *Meerschweinchen*. Arch. mikrosk. Anat. **96**, 315—339 (1922). — **Rabson, S. H.,** and **E. F. Zimmerman:** Arch. of Path. **26**, 869 (1938). — **Radcliffe, C. E.:** Endocrinology **32**, 415 (1943). — **Radice, J. C.,** y **M. L. Herraiz:** La vitamina A; absirción y acumulación. Estudio experimental en la *rata*. Macroscopiá y microscopiá fluorescente. Arch. Soc. argent. Anat. **8**, 57—71 (1946). — **Radu, V. Gh.:** Étude cytologique de la glande surrénale des *amphibiens anoures*. Bull. Histol. appl. **8**, 249—264 (1931). — C. r. Soc. Biol. Paris **111** (1932). — Les glandes surrénales des *reptiles* (Note préliminaire). Ann. sci. Univ. Jassy **19**, 378—381 (1934). — Über die Rolle und Kolorierungseigenschaften der Stillingschen Zellen in der Nebenniere von *Rana esculenta*. Anat. Anz. **86**, 26 (1938a). — Sur la présence de „cellules d'été" („cellules de Stilling") dans la glande surrénale des *amphibiens anoures*. Ann. sci. Univ. Jassy **24**, 373 (1938b). — **Radziejewski:** Dtsch. med. Wschr. **1898 I**, 575. — **Räuber, H.:** Zur feineren Struktur der Nebennieren. Diss. Berlin 1881. — **Rafalko,**

J. S.: Stain Technol. **21,** 91 (1946). — **Ragan, C., J. W. Ferrebee** and **G. W. Fish:** Proc. Soc. Exper. Biol. a. Med. **42,** 712 (1939). — **Ragan, C., J. W. Ferrebee, P. Phyfe, D. W. Atchley** and **R. F. Loeb:** Amer. J. Physiol. **131,** 73 (1940). — **Ragan, C., A. W. Grokoest** and **R. H. Boots:** Effects of ACTH on rheumatoid arthritis. Amer. J. Med. **7,** 741—750 (1949). — **Ragan, C., E. L. Howes, C. M. Plotz** and **J. W. Blunt:** Proc. Soc. Exper. Biol. a. Med. **72,** 678 (1950). — **Ragan, C., E. L. Howes, C. M. Plotz, K. Meyer** and **J. W. Blunt:** Effect of cortisone on production of granulation tissue in the *rabbit.* Proc. Soc. Exper. Biol. a. Med. **72,** 718 (1949). — **Ragan, C., E. L. Howes, C. M. Plotz, K. Meyer, J. W. Blunt** and **R. Lattes:** Bull. New York Acad. Med. **26,** 251 (1950). — **Raineri, M.:** Berl. klin. Wschr. **1900.** — **Ralli, E. P.:** Factors affecting survival in adrenalectomized *rats.* Endocrinology **39,** 225 (1946). — Adrenal cortex. Trans. First Conf., 21.—22. Nov. 1949. New York 1950. — **Ralli, E. P.,** and **Graef:** Endocrinology **32,** 1 (1943). — **Ramalho, A.:** Sur les corps biréfringents de l'organe interrénale de la *torpille.* Note prélim. Bull. Soc. portug. Sci. nat. **8,** 23 (1917). — Sur l'appareil surrénal des *Téléostéens.* C. r. Soc. Biol. Paris **84,** 589 (1921a). — Sur la réaction sidérophile des cellules de l'organe interrénale des *Elasmobranches.* C. r. Soc. Biol. Paris **84,** 994 (1921b). — Sur la morphologie de l'organe interrénal antérieur des *Téléostéens.* C. r. Assoc. Anat. Lyon **1923.** — **Ramel, E.,** u. **J. J. Schenk:** Schweiz. med. Wschr. **1942,** 364. — **Ramón y Cajal, Santiago:** Manual de histología normal y de tecnica micrográfica. Valencia 1889ff. — Elementos de histologia normal y de tecnica micrografica para uso de estudiantes. Madrid 1895. — **Ranby, John:** An enquiry into a discovery, said to have been made by Sig. Am. Mas. Valsalva of Bologna, of an excretory duct from the glandula renalis to the epididymis. Philos. Trans. **33,** 270 (1725). — **Randall, L. O.,** and **M. Graubard:** The adrenal lipids in pregnant *rabbits.* Amer. J. Physiol. **131,** 291—295 (1940). — **Randles, F. S.,** and **A. Knudson:** J. of Biol. Chem. **66,** 459 (1925); **76,** 89 (1928). — **Randolph, Theron G.:** J. Allergy **15,** 89 (1944). — Differentiation and emuneration of eosinophils in the counting chamber with a glycol stain; a valuable technique in appraising ACTH dosage. J. Labor. a. Clin. Med. **34,** 1696—1701 (1949). — **Ranke, O.:** Sitzgsber. Heidelberg. Akad. Wiss., Math.-naturwiss. Kl., Abt. B **4** (1913). — **Ranson, S. W.:** Non-medullated nerve fibres in the spinal nerves. Amer. J. Anat. **12,** 67—87 (1911). — **Ranvier, L.:** Traité technique d'histologie. Paris 1882—1888. — **Ranzi, S.:** Ghiandole endocrine, maturitá sessuale e gestazione nei *Selaci.* Rend. R. Accad. naz. Lincei, Cl. S. fis. mat. e nat., Ser. 6 **24,** 528 (1936). — **Rapela, Carlos E.:** Acción de diversas substancias sobre la secreción de adrenalina. Rev. Soc. argent. Biol. **23,** 146—153 (1947). — Acción del potasio sobre la secreción de adrenalina. Rev. Soc. argent. Biol. **24,** 1—6 (1948). — **Rappaport, F.:** Klin. Wschr. **1933,** 1774. — **Rasdolsky, Jw.:** Beiträge zur Frage der Innervation der Bauchorgane. Münch. med. Wschr. **1924,** 1464. — **Rashkis, Harold A.:** Systemic stress as an inhibitor of experimental tumors in Swiss *mice.* Science (Lancaster, Pa.) **116,** 169—171 (1952). — **Rasmussen, A. T.:** The mitochondria in nerve cells during hibernation and inanition in the *woodchuck (Marmota monax).* J. Comp. Neur. **31,** 37—49 (1919). — J. of Morph. **38,** 147 (1923). — The weight of the principal components of the normal male adult *human* hypophysis cerebri. Amer. J. Anat. **42,** 1—27 (1928). — **Rasquin, Priscilla:** Effects of *carp* pituitary and *mammalian* ACTH on the endocrine and lymphoid systems of the *teleost Astyanax mexicanus.* J. of Exper. Zool. **17,** 317—357 (1951). — **Rather, L. J.:** J. of Exper. Med. **93,** 573 (1951). — **Rathke, A.:** Beschreibung einiger Mißbildungen des *Menschen-* und *Thierkörpers.* Meckels Dtsch. Arch. Physiol. **7,** 481—497 (1822). — Anatomisch-physiologische Bemerkungen. 1. Über den Bau der *Pricken* für die Systematiker usw. Meckels Dtsch. Arch. Physiol. **8,** 45—55 (1823). — Beiträge zur Geschichte der Thierwelt, 3. Abt. Halle 1825a. — Schriften der naturforsch. Ges. Danzig, Abt. III, H. 4. 1825b. — Bemerkungen über den inneren Bau des *Querders* und dıs kleine *Neunauge.* Schriften der naturwiss. Ges. Danzig **2,** 4. Abt. (1827a). — Beiträge zur Geschichte der Thierwelt, 4. Abt. Halle 1827b. — In Burdachs Physiologie, Bd. 19, Nr 2, S. 601. — Abhandlungen zur Bildungs- und Entwicklungsgeschichte des *Menschen* und der *Thiere.* Leipzig 1832 u. 1833. — Entwicklungsgeschichte der *Natter.* Königsberg 1839. — Arch. Anat. u. Physiol. **1852.** — Krokodile. **1866.** — **Ratsimamanga, Albert Rakoto:** C. r. Soc. Biol. Paris 12 **6,** 1134 (1937). — Variations de la teneur en acide ascorbique dans la surrénale au cours de travail. C. r. Soc. Biol. Paris **131,** 863 (1939a). — Thèse de Paris. 1939b. — C. r. Soc. Biol. Paris **138,** 19—22 (1944). — C. r. Soc. Biol. Paris **140,** 419 (1946). — J. de Physiol. 263—A (Assoc. Physiol. Langue Franç.) **1949.** — Fonction du cortex surrénal au cours du travail musculaire. J. de Physiol. **42,** 81—112 (1950). — **Ratzenhofer, M.:** Einfaches und empfindliches Verfahren zur Erkennung bestimmter schwefelhaltiger Atomgruppen, insbesondere SH-Gruppen in Geweben und Körpersäften. Z. wiss. Mikrosk. **60,** 245—250 (1951). — **Rau, W.:** Über die Abstammung von Nierensarkomen aus versprengten Nebennierenteilen. Diss. Bonn 1896. — **Rauber, August,** u. **Friedrich Kopsch:** Lehrbuch und Atlas der Anatomie des *Menschen,* 15. Aufl. 1939. — **Ravault, P., M. Pont** et **H. Fraisse:** Lyon méd. **181,** 211 (1949). —

Rawitz, Bernhard: Compendium der vergleichenden Anatomie. Leipzig 1893. — Grundriß der Anatomie. Berlin 1894. — Internat. Mschr. Anat. u. Physiol. **20** (1903). — **Ray, B. S.,** and **A. D. Console:** Ann. Surg. **130**, 652—673 (1949). — **Ray, R. D., M. E. Simpson, C. H. Li, C. W. Asling** and **H. M. Evans:** Effects of the pituitary growth hormone and of thyroxin on growth and differentiation of the skeleton of the *rat* thyroidectomized at birth. Amer. J. Anat. **86**, 479—516 (1950). — **Rayer:** L'experience **1837**, Nr 2. — Anatomischpathologische Untersuchungen über die Nebennieren. Sperimentale **4**, 147 (1938) (siehe Schmidts Jahrbücher für 1838). — Traité des maladies des reins. 1839. — Die Nebennieren und der Morbus Addison. Berlin 1883. — **Raymon:** De la pigmentation dans la maladie d'Addison. Arch. de Physiol. **1892**, 429—444. — **Raynaud, A.:** Bull. Biol. **72**, 297 (1938). — **Raynaud, A.,** et **M. Frilley:** Développement intra-utérin des embryons de *souris* dont les ébauches de l'hypophyse ont été détruites, au moyen des rayons X, au 13. jour de la gestation. II. Développement des capsules surrénales. C. r. Acad. Sci. Paris **230**, 331—333 (1950). — **Raynaud, Robert,** et **H. Berrier:** Les états intersexuels en clinique. Ann. d'Endocrin. **9**, 149—153 (1948). — **Razzaboni, G.:** Zbl. path. Anat. **22** (1911). — **Read, C. H., E. H. Venning** and **M. P. Ripstein:** Adrenal cortical function in newly-born *infants*. J. Clin. Endocrin. **10**, 845—857 (1950). — **Recant, L., P. H. Forsham** and **G. W. Thorn:** Federat. Proc. **7**, 99 (1948). — **Recant, L., D. H. Hume, P. H. Forsham** and **G. W. Thorn:** Studies on the effect of epinephrine on the pituitary-adrenocortical system. J. Clin. Endocrin. **10**, 187—229 (1950). — **Redlich, Emil:** Über physiologische Hypertrichose. Ein Beitrag zur Kenntnis der Behaarungstypen beim *Menschen*. Z. Konstit.forsch. **12**, 740—757 (1926). — **Reebmann, Fr.** (mehrfach falsch zitiert, heißt Reitmann, s. d.). — **Reese, A. M.:** The ductless glands of *Alligator mississippiensis*. Smithsonian Misc. Collect. **82**, 1—14 (1931). — **Reese, J. D., A. A. Koneff** and **M. B. Akimoto:** Anterior pituitary changes following adrenalectomy in the *rat*. Anat. Rec. **75**, 373—403 (1939). — **Reese, J. D.,** and **H. D. Moon:** The Golgi apparatus of the cells of the adrenal cortex after hypophysectomy and the administration of the adrenocorticotrophic hormone. Anat. Rec. **70**, 543—556 (1938). — **Reforzo-Membrives, J.:** Thyroid inhibiting action of the hypophyses of *rats* fed with thyroid. Endocrinology **32**, 263—270 (1943). — **Reforzo-Membrives, J., M. H. Power** and **E. J. Kepler:** J. Clin. Endocrin. **5**, 76—85 (1945). — **Regaud, Cl.:** Glandules à sécrétion interne juxta-épididymaire chez le *lapin*. C. r. Soc. Biol. Paris **1899**, 469—470. — Caractères histologiques généraux des enclaves lipoïdes ne réduisant pas l'acide osmique. C. r. Soc. Biol. Paris **45**, 436—438 (1908). — Attributions aux formations mitochondriales de la fonction générale d'extraction et de fixation électives excrevées par les cellules vivantes, sur les substances dissoutes dans le milieu ambiant. C. r. Soc. Biol. Paris **66**, 919 (1909). — **Regaud, Cl.,** et **A. Policard:** Sur la signification de la rétention du chrome par les tissus en technique histologique au point de vue des lipoïdes et des mitochondries. I. Fixation „des substances". C. r. Soc. Biol. Paris **74**, 449 (1913a). — Sur la signification de la rétention du chrome en technique histologique au point de vue des mitochondries. II. Résultats et conclusions. C. r. Soc. Biol. Paris **74**, 558 (1913b). — **Rehberg, P. B.:** Biochemic. J. **20**, 447 (1926). — **Rehn, J.:** Langenbecks Arch. u. Dtsch. Z. Chir. **268**, 417 (1951a). — Chirurg **22**, 299 (1951b). — **Reich, H.,** u. **T. Reichstein:** Über Bestandteile der Nebennierenrinde und verwandte Stoffe. 27. Mitt. Δ^4-3-keto-androstenyl-glyoxal-17 und verwandte Stoffe. Helvet. chim. Acta **22**, 1124—1138 (1939). — **Reichardt, G.:** Chromaffiner Tumor des Zuckerkandlschen Organs. Med. Klin. **1934 Ia**, 980. — Chromaffiner Tumor des Zuckerkandlschen Organs und innere Sekretion. Endokrinol. **14**, 180—186 (1934b). — **Reichert, K. B.:** Das Entwicklungsleben im *Wirbelthierreiche*. Berlin 1840. — Bericht über die Fortschritte der mikroskopischen Anatomie im Jahre 1854. Müllers Arch. **1855**, 19. — **Reichstein, T.:** Über Cortin, das Hormon der Nebennierinde. Helvet. chim. Acta **19**, 29—63 (1936a). — „Adrenosteron". Über Bestandteile der Nebennierenrinde. II. Helvet. chim. Acta **19**, 223—225 (1936b). — Helvet. chim. Acta **19**, 402—412, 1107—1126 (1936c). — Über Bestandteile der Nebennierenrinde. X. Zur Kenntnis des Corticosterons. Helvet. chim. Acta **20**, 953—969 (1937a). — Über Bestandteile der Nebennierenrinde. XI. Zur Konstitution der $C_{21}O_5$-Gruppe. Helvet. chim. Acta **20**, 978—991 (1937b). — Erg. Vitamin- u. Hormonforsch. **1**, 366 (1938a). — Helvet. chim. Acta **21** (1938b). — Helvet. chim. Acta **22** (1939). — Helvet. chim. Acta **23** (1940). — Helvet. chim. Acta **24** (1941). — The hormones of the adrenal cortex. Vitamins a. Hormones **1943**. — Erg. Vitamin- u. Hormonforsch. **1944**. — Chimia **4**, 21, 47 (1950). — **Reichstein, T.,** u. **J. v. Euw:** Über Bestandteile der Nebennierenrinde. XX. Isolierung der Substanzen Q (Desoxycorticosteron) und R sowie weitere Stoffe. Helvet. chim. Acta **21**, 1197—1210 (1938). — Über Bestandteile der Nebennierenrinde und verwandte Stoffe. Substanz T. Helvet. chim. Acta **21**, 1197—1210 (1939). — Helvet. chim. Acta **23**, 1258—1260 (1940). — **Reichstein, T.,** u. **A. Goldschmidt:** Helvet. chim. Acta **19**, 401—402 (1936). — **Reichstein, T.,** and **C. W. Shoppee:** Vitamins a. Hormones **1**, 345—413 (1943). — **Reichstein, T., F. Verzár** and **L. Laszt:** Activity of corticosterone in the glucose test in *Rats*. Nature (Lond.) **139**, 331 (1937). — **Reid, Charles:** J. of Physiol. **75**, 25 (1932). — **Reid Hunt:**

Amer. J. Physiol. 5, 7 (1901). — **Reifenstein** jr., **Edward C.:** Conf. metabol. Asp. Convalescence. Trans. 15. Meet. March 31—April 1 1947. New York 1947. — **Reifenstein** jr., **Edward C., Benedict J. Duffy** jr. and **Milton S. Grossman:** Studies on adrenal cortical function in cancer. I. Acute effects of ACTH in patients with gastric cancer. Gastroenterology **13**, 493—500 (1949). — **Reifenstein** jr., **Edward C., A. P. Forbes, F. Albright, E. Donaldson** and **E. Carroll:** Effect of methyltestosterone on urinary 17-ketosteroids of adrenal origin. J. Clin. Invest. **24**, 416—434 (1945). — **Reifenstein, Robert W.,** and **Seymour J. Gray:** The effect of adrenocorticotropic hormone upon the fecal lysozyme titer in ulcerative colitis. Gastroenterologia (Basel) **19**, 547—557 (1951). — **Reil, Hermann:** Ist die sog. Vena suprarenalis wirklich eine Vene im gewöhnlichen Sinne oder ein Blutsinus, und welcher Art ist zutreffendenfalls die physiologische Funktion, der dieser dient? Z. exper. Med. **33**, 443—457 (1923). — **Reilly, W. A., H. Lisser** and **F. Hinman:** Pseudo-sexual precocity; the adrenal cortical syndrome in preadolescent *girls*. Endocrinology **24**, 91—114 (1939). — **Reimann, D. L.,** and **W. L. Juyton:** J. of Path. **23**, 479 (1947). — **Rein, Hermann:** Einführung in die Physiologie des *Menschen*, 8. Aufl. Berlin u. Heidelberg 1947. — Nach gemeinsamen Versuchen mit O. Mertens u. E. Bücherl: Über ein Regulationssystem „Milz-Leber" für den oxydativen Stoffwechsel der Körpergewebe und besonders des Herzens. Naturwiss. **36**, 233—239, 260—268 (1949a). — Nach gemeinsamen Versuchen mit Antonia Dohrn: Über die Beeinflussung von Hypoxybiosen durch Milz und Leber bei *Haifischen*. Nachr. Akad. Wiss. Göttingen, Math.-physik. Kl., Biol.-physiol.-chem. Abt. **1949**b, 15—30. — Nach gemeinsamen Versuchen mit Antonietta Dohrn: Über Hypoxie-Lienin. Nachr. Akad. Wiss. Göttingen, Math.-physik. Kl., Biol.-physiol.-chem. Abt. **1950**, 1—3. — Nach gemeinsamen Versuchen mit Antonietta Dohrn: Die Beeinflussung von Coronar- oder Hypoxie-bedingten Myokard-Insuffizienzen durch Milz und Leber. Pflügers Arch. **253**, 435—458 (1951). — **Reineck, H.:** Beitr. path. Anat. **80**, 145—185 (1928). — **Reinecke, R. M.,** and **E. C. Kendall:** Endocrinology **31**, 573 (1942). — **Reinhard, A. W.:** Zur Frage über den Einfluß der Nebennierenrinde des *Rindes* auf einige biochemische Prozesse. Pflügers Arch. **204**, 760 (1924). — **Reinhardt, William O.:** Thymus, lymph nodes and spleen in experimental hyperthyroidism. Amer. Assoc. Anat. Anat. Rec. **91**, 296 (1945). — **Reinhardt, William O., H. Aron** and **C. H. Li:** Effect of adrenocorticotrophic hormone on leukocyte picture of normal *rats* and *dogs*. Proc. Soc. Exper. Biol. a. Med. **57**, 19 (1944). — **Reinhardt, William O.,** and **R. P. Holmes:** Thymus and lymph nodes following adrenalectomy and maintenance with NaCl in the *rat*. Proc. Soc. Exper. Biol. a. Med. **45**, 267—270 (1940). — **Reinhardt, William O.,** and **C. H. Li:** Depression of lymphocyte content of thoracic duct lymph by adrenocorticotrophic hormone. Science (Lancaster, Pa.) **101**, 360—361 (1945). — **Reinhold:** Med. Klin. **1943**. — **Reinke, F.:** Anatomie des *Menschen*. Wien u. Leipzig 1898. — **Reiss, Ch.:** C. r. Soc. Biol. Paris **133**, 291 (1940). — **Reiss, Frederick:** Psoriasis and adrenocortical function: A preliminary report on a possible steroid hormonal etiologic relationship. Arch. of Dermat. **59**, 78—85 (1949). — **Reiss, M.:** Studien über die Funktion der Nebennierenrinde. Endokrinol. **6**, 7 (1930). — Die Hormonforschung und ihre Methoden. Berlin 1934. — Endokrinol. **6** (1938). — **Reiss, M., J. Bálint** u. **V. Aronson:** Das Zustandekommen der kompensatorischen Hypertrophie der Nebenniere. Endokrinol. **18**, 26 (1936). — **Reiss, M., J. Bálint, F. Oestreicher** u. **V. Aronson:** Zur morphogenetischen Wirkung und biologischen Wirkung des kortikotropen Wirkstoffes. Endokrinol. **18**, 1—10 (1936). — **Reiss, M., H. Epstein, F. Fleischmann** u. **L. Schwarz:** Veränderungen des Fettumsatzes epinephrektomierter *Ratten*. Endokrinol. **17**, 302 (1936). — **Reiss, M.,** u. **I. Gothe:** Retikuloendothel und kortikotroper Wirkstoff. Endokrinol. **19**, 148—151 (1937). — **Reiss, M.,** and **Jean M. Halkerton:** Investigation into the phosphorus metabolism of the adrenal cortex. J. of Endocrin. **6**, 369—374 (1950). — **Reiss, M.,** u. **P. Herzog:** Studien über die Funktion der Nebennierenrinde. IV. Interrenalkörper und Nebennierenrinde. Endokrinol. **10**, 401 (1932). — **Reiss, M., L. D. MacLeod** and **Y. M. L. Golla:** J. of Endocrin. **3**, 292—301 (1943). — **Reiss, M.,** u. **F. Peter:** Z. exper. Med. **104**, 49 (1939). — **Reitmann, Fr.,** praes. Phil. Herm. Breiler: Diss. de thyreoideae, thymi atque suprarenalium glandularum in *homine* nascendo et nato functionibus. Argentor. Straßburg 1753. — **Remak, Robert:** Darmnervensystem (Nebenniere S. 24). 1847. — Untersuchungen über die Entwicklung der *Wirbeltiere*. Berlin 1855. — **Remington, J. W.:** Endocrinology **32**, 129—134 (1943). — **Remy, Paul:** Endocrines et développement des batraciens. Rev. franç. Endocrin. **1**, 220—237 (1923). — Les sécrétions internes et les métamorphoses. Ann. des Sci. natur. **7**, 41—82 (1924). — **Renard:** Roux' J. de Méd. **23**, 118 (1765). — **Renaut, J.:** Essai d'une nomenclature méthodique des glandes. Arch. de Physiol. **1881**a. — Observation pour servir à l'histoire de la maladie d'Addison et des tuberculoses locales. Arch. de Physiol. **1881**b. — Traité d'histologie pratique. T. II. 2. fasc. Nebenniere S. 88—115, 1639—1662. Paris 1899. — **Rennels, Edward G.:** The use of acid haematein for staining acidophiles of the *rat* hypophysis. Anat. Rec. **111**, 462—463 (1951). — An experimental study of cytoplasmic inclusions in adrenal cortical cells of the immature *rat*. Anat. Rec. **112**, 509—527 (1952). — **Renner, O.:** Die Innervation der Nebenniere. Dtsch. Arch. klin. Med. **114**, 473—482 (1914). — **Retterer, E.:** Anatomie et physiologie animales. Paris 1893. — **Retzius:** Observationes in anatomiam *chondropterygiorum*. Lund 1819. — Anatomisk undersökning öfver några delar *Python bivittatus* jemte comparativa an markningar. Stockholm 1830. — Isis **1832**b, 529. — Bemerkungen über Anastomosen zwischen der Pfortader und der unteren Hohlader außerhalb der Leber. Z. Physiol. **5**, 105—109 (1832b). — **Retzlaff, Ernest W.:** The histology of the adrenal gland in the *alligator lizard, Gerrhonotus multicarinatus*. Anat. Rec. **105**, 19—33 (1949). — **Revol, L.:** Contribution à l'étude biochimique des glandes surrénales de quelques *mammifères*. Étude comparée des zones corticale et médullaire. Thèse de Lyon 1931a. — Bull. Soc. Biol. **13**, 211 (1931b). — **Rhind, E. G. G.,** and **A. Wilson:** Diabetes mellitus in Addisons disease. Lancet **1941** II, 37—39. — **Rhoads, C. P., K. Dobriner, E. Gordon, L. F. Fieser** and **S. Lieberman:** Metabolic studies on the urinary excretion of sterols in normals, in patients with adrenal hyperplasia and in cancer patients. Trans. Assoc. Amer. Physicians **57**, 203—208 (1942). — **Ribbert, H.:** Kompensatorische Vergrößerung einer paarigen Drüse. Verh. naturhist. Ver. preuß. Rheinlande. Jahrg. 45, Folge 5, Jahr 5, S. 76, **1888.** — Geschwulstlehre. Bonn 1904. — **Ricci, F.:** Sulla cellula della midollare della surrenale. Boll. Soc. med.-chir. Pavia **36**, 139 (1924). — **Rice, H. G.,** and **C. M. Jackson:** Anat. Rec. **59**, 135 (1934). — **Rice, K.,** and **C. Richter:** Endocrinology **33**, 106 (1943). — **Rich, A. R.:** A peculiar type of adrenal cortical damage associated with acute infections, and its possible relation to circulatory collapse. Bull. Hopkins Hosp. **74**, 1—15 (1944). — **Rich, A. R., M. Berthrough** and **J. L. Burett** jr.: Bull. Hopkins Hosp. **87**, 548 (1950). — **Richards, A. N.,** and **O. H. Plant:** Amer. J. Physiol. **59**, 184 (1922a). — Amer. J. Physiol. **59**, 191 (1922b). — **Richards, A. N., B. B. Westfall** and **P. A. Bott:** Proc. Soc. Exper. Biol. a. Med. **32**, 73 (1934). — **Richardson, N.:** Acta med. scand. (Stockh.) **98**, 583 (1939). — **Richerand, L. C. M.:** Nouveaux éléments de physiologie, 10. édit. Paris 1832. — **Richet, Ch.:** „*Cobaye*". Dictionnaire de Physiol. **3**, 863—948 (1898). — **Richter, Curt P.:** Amer. J. Physiol. **110**, 439 (1934). — Amer. J. Physiol. **115**, 155 (1936). — Proc. A. Res. Nerv. a. Ment. Dis. **17**, 392 (1938). — Endocrinology **42**, 115 (1941). — Ann. Rev. Physiol. **4**, 561 (1942). — Ann. Meet. The Friends of the Land, Athens, Ohio, June 1946. — **Richter, Curt P.,** and **K. H. Clisby:** Arch. of Path. **33**, 46 (1942). — **Richter, Curt P.,** and **J. F. Eckert:** Endocrinology **22**, 214 (1938). — **Richter, Curt P.,** and **J. T. Emlen** jr.: Publ. Health Rep. **60**, 1303 (1945). — **Richter, Curt P., Philip V. Rogers** and **Charles E. Hall:** Failure of alt replacement therapy in adrenalectomized recently captured wild norway rats. Endocrinology **46**, 233—242 (1950). — **Richter, Curt P.,** and **George B. Wislocki:** Anatomical and behavior changes produced in the *rat* by complete and partial extirpation of the pituitary gland. Amer. J. Physiol. **95**, 481—493 (1930). — **Richter, D.:** J. of Physiol. **98**, 361 (1940). — **Richter, D.,** and **A. H. Tingey:** J. of Physiol. **97**, 265 (1939). — **Richter, Ed.:** Grundriß der normalen *menschlichen* Anatomie mit Berücksichtigung der neuen anatomischen Nomenclatur. Berlin 1896. — **Richterich, R.:** Zur Technik des histochemischen Nachweises von Esterasen. Experientia (Basel) **7**, 390 (1951). — **Ricker, G.:** Zur Histologie der in der Niere gelegenen Nebennierenteile. Zbl. Path. **7**, 363—370 (1896). — **Riddle, Oscar:** Studies of the physiology of reproduction in *birds*. XIV. Suprarenal hypertrophy coincident with ovulation. Amer. J. Physiol. **66**, 322—339 (1923a). — Recent studies on the relation of metabolism to sex. Anat. Rec. **24**, 418 (1923b). — Internal secretions in evolution and reproduction. Sci. Monthly **26**, 202—216 (1928). — Endocrines and constitution in *doves* and *pigeons*. Carnegie Instn. Washington Publ. **572**, 1—306 (1947). — **Riddle, Oscar, L. B. Dotti** and **G. C. Smith:** Blood sugar and basal metabolism in *pigeons* following administration of prolactin and cortin. Amer. J. Physiol. **119**, 389—390 (1937). — **Riddle, Oscar, H. E. Honeywell** and **W. S. Fisher:** Suprarenal enlargement under heavy dosage with insulin. Amer. J. Physiol. **68**, 461—476 (1924). — **Riddle, Oscar,** and **E. L. Lahr:** On broodiness of *ring doves* following implants of certain steroid hormones. Endocrinology **35**, 255—260 (1944a). — Relative ability of various steroid hormones to promote growth in oviducts of immature *Ring-doves*. Yale J. Biol. a. Med. **17**, 259—268 (1944b). — **Riddle, Oscar,** and **T. Minoura:** Effects of repeated transplantation of whole suprarenals into young *doves*. Proc. Soc. Exper. Biol. a. Med. **20**, 456—461 (1923). — **Riddle, Oscar, G. C. Smith** and **R. A. Miller:** The effect of adrenalectomy on heat production in young *pigeons*. Amer. J. Physiol. **141**, 151—157 (1944). — **Riebeiro, C. Strecht:** Os paragânglions cardíacos do feto *humano*. Fol. Anat. Univ. coimbr. **20**, 1—16 (1945). — **Rieder:** Arch. klin. Med. 1898. — **Riegele, L.:** Die Nerven des Glomus caroticum beim *Menschen*. Verh. anat. Ges. Anat. Anz. Ergh. **63**, 240—241 (1927). — Die Nerven des Glomus caroticum beim *Menschen* mit kurzer Übersicht über den histologischen Aufbau des Organs. Z. Anat. u. Entw.gesch. **86** (1928). — Die Bedeutung des reticuloendothelialen Syncytiums als Scheidenplasmodium des fibrillären nervösen Endnetzes in Leber, Milz und Nebenniere. Z. Zellforsch. **15**, 311—330 (1932). — **Riegels:** De usu glandularum suprarenalium in animalibus, nec non de adipis disquis. anat. phys. Havniae 1790. — **Rieländer:** Das Paroophoron. Marburg 1904. — **Ries, Erich:** Grundriß der Histophysiologie. Leipzig 1938. — **Riess, P.,** u. **E. Schott:** Münch. med. Wschr. **1929**, 621. — **Rigano-Irrera, D.:** Sulla modificazione in peso che interviene nei surreni di *cavia* adulta in seguito alla castrazione e alla deferentectomia. Boll. Soc. ital. Biol. sper. **4**, 973—975 (1929). — **Rigdon, R. H., Frances Eving** and **Adair Tate:** Effects of infrared irradiation on the tissues of the *rabbit*. Amer. J. Path. **19**, 517—527 (1943). — **Rigdon, R. H.,** and **H. G. Swann:** Morphologic changes in the *dog's* adrenal gland following anoxia. Proc. Soc. Exper. Biol. a. Med. **82**, 111 (1953). — **Rigler, R.:** Klin. Wschr. **1935**, 227. — Med. u. Chem. (Bayer) **3**, 220 (1936). — **Rigler, R.** u. **Rothberger:** Die Pharmakologie der Gefäße und des Kreislaufes. In Handbuch der normalen und pathologischen Physiologie, Bd. 7/2. 1927. — **Rigot** et **Lavocat:** Traité complet de l'anatomie des *animaux domestiques*. Paris 1845. — **Rilling, F.:** Über die Bedeutung von Arterenol für die Harnveränderungen nach Abklemmung großer Arterien. Klin. Wschr. **1953**, 144. — **Riml, P. O.:** Neues über die Funktion der Nebenniere. Münch. med. Wschr. **1937** IIa, 1598. — Neues von der Funktion der Nebennierenrinde und dem Morbus Addison. Klin. Wschr. **1937** b, 801. — **Rinaldini, L. M.:** Effect of malnutrition as compared with hypophysectomy on organ weight of the albino *rat*. J. of Anat. **84**, 262—271 (1950). — **Rinehart, J. F.,** and **S. K. Abul-Haj:** Arch. of Path. **52**, 189 (1951). — **Ring, John R.:** The hormonal induction of mating responses in the spayed adrenalectomized female *rat*. Endocrinology **37**, 237—244 (1945). — Changes in alkaline phosphatase activity of *rat* vaginal epithelium during the estrous cycle. Anat. Rec. **107**, 121—131 (1950). — **Ring, John R.,** and **Walter C. Randall:** The distribution and histological structure of sweat glands in the albino *rat* and their response to prolonged nervous stimulation. Anat. Rec. **99**, 7—19 (1947). — **Rioch, D. McK.:** Paths of secretion from the hypophysis. A. Res. Nerv. a. Ment. Dis. Proc. (1936) **17**, 151—191 (1938). — **Riolan, J.:** Oeuvres anatomiques. Paris 1629. — Encheiridium anatomicum et pathol. Lugd. Bat. 1649 ff. — **Ritchie** and **Bruce:** J. of Exper. Physiol. **4**, 127 (1911). — **Rittenberg, D.,** and **R. Schoenheimer:** J. of Biol. Chem. **121**, 235 (1937). — **Ritter, Elmer de, Norman Cohen** and **Saul H. Rubin:** Physiological availability of dehydro-L-ascorbic acid and palmitoyl-L-ascorbic acid. Science (Lancaster, Pa.) **13**, 628—631 (1951). — **Ritter, H. B.,** and **J. J. Oleson:** Combined histochemical staining of acid polysaccharides and 1,2-glycol groupings in paraffin sections of *rat* tissues. Amer. J. Path. **26**, 639—646 (1950). — **Ritter, Otto:** Contribution a l'étude de l'histologie de la surrénale. Bull. Histol. appl. **1944**. — Étude sur les rélations morphologiques neuro-endocriniennes. Acta anat. (Basel) **2**, 162—201 (1946/47). — **Ritz, N. D., L. T. Samuels** and **G. A. Addis:** J. of Pharmakol. **70**, 362 (1940). — **Riva, G.:** Dunkelfelduntersuchungen an Reticulocyten und basophil punktierten Erythrocyten. Schweiz. med. Wschr. **1949**, 840—842. — **Riviera:** Brugnatellis Giorn. Med. **1**, 27, o. J. — **Rivoire, R.:** Presse méd. **43**, 344 (1935). — **Rizzoli, C.,** e **M. L. Placucci:** Ricerche istochemiche sulla ossidazione del glicogene e di altri polisaccaridi animali con acido perjodico. Boll. Soc. ital. Biol. sper. **26**, 860—863 (1950). — **Roaf, H. E.:** The situation in the mantle of *Purpura lapillus* of the cells which yield a pressor substance. Quart. J. Exper. Physiol. **4**, 89—92 (1911). — **Roaf, H. E.,** and **M. J. Nierenstein:** The physiological action of the extract of the hypobranchial gland of „*Purpura lapillus*". J. of Physiol. **36**, V—VIII (1907). — **Roaf, R.:** A study of the adrenal cortex of the *rabbit*. J. of Anat. **70**, 126—135 (1935). — **Robbie, W. A.,** and **R. B. Gibson:** J. Clin. Endocrin. **3**, 200 (1943). — **Robbins, Stanley L.,** and **Frederic Parker** jr.: Endocrinology **44**, 384—388 (1949). — **Robert, P.,** u. **H. Zürcher:** Pigmentstudien. I. Über den Einfluß von Schwermetallverbindungen, Hämin, Vitaminen, Aminosäuren, mikrobiellen Toxinen, Hormonen und weiteren Stoffen auf die Dopamelaninbildung in vitro und die Pigmentbildung in vivo. Dermatologica (Basel) **100**, 217—241 (1950). — **Roberts, E., D. A. Karnofsky** and **S. Frankel:** Influence of cortisone on free hydroxyproline in the developing *chick* embryo. Proc. Soc. Exper. Biol. a. Med. **76**, 289—292 (1951). — **Roberts, S.:** Endocrinology **39**, 90 (1946). — **Roberts, S.,** and **A. White:** J. of Biol. Chem. **178**, 151 (1949). — **Robertson, Theodore:** Multiple injections of potassium as a test for adrenocortical function, with modifications induced by desoxycorticosterone. Federat. Proc. **8**, 366 (1949). — **Robin, M.:** Programm du cours d'histologie proferré à la faculté de médicine de Paris. Paris 1870. — **Robinson, Frances B.,** and **J. M. Yoffey:** Histochemical changes produced by cold and adrenaline in the suprarenal cortex of the adult male *rat*. J. of Anat. **84**, 32—37 (1950). — **Robinson, F. J., M. H. Power** and **E. J. Kepler:** Proc. Staff Meet. Mayo Clin. **16**, 577 (1941). — **Robinson, G.:** J. Soc. Chem. Industr. **53**, 1062 (1934). — **Robinson, R.:** Nouveaux arguments en faveur de l'action des glandes surrénales sur la détermination des sexes. C. r. Acad. Sci. **153**, 1026 (1911). — **Robinson, William D.,** Jerome W. Conn, Walter D. Block** and **Lawrence H. Louis:** Rôle of the adrenal cortex in urate metabolism and in gout. J. Labor. a. Clin. Med. **33**, 1473 (1948). — **Robinson, William D., Jerome W. Conn, W. D. Block, L. H. Louis** and **J. Katz:** 7. Internat. Congr. Rheum. Dis., S. 138, New York 1949. — **Robson, J. M.:** Adrenaline and the oestrus cycle in the *mouse*. Proc. Roy. Soc. Edinburgh **52**, 434 (1932). — Comparisons of the amounts of progesterone and of desoxycorticosterone acetate needed to produce certain progesterone-like actions. J. of Physiol. **96**, 21P—23P (1939). — **Rocha Lima, da:** Verh. dtsch. path. Ges. **15**, 173 (1922). — **Roche, M., A. G. Hills** and **G. W. Thorn:** J. Clin. Endocrin. **9**, 662 (1949). — **Roche, M., G. W. Thorn** and **A. G. Hills:** New England J. Med. **242**, 307 (1950). — **Roe, J. H.,** and **C. A. Kuether:** The determination of ascorbic acid in whole blood and urine through the 2,4-dinitrophenylhydrazine derivative of dehydroascorbic acid. J. of Biol. Chem. **147**, 399—403 (1943). — **Roemmelt, J. C., O. W. Sartorius** and **R. F. Pitts:** Amer. J. Physiol. **159**, 124—136 (1949). — **Roepke, Marie-Luise:** Das Verhalten der histochemisch nachweisbaren Askorbinsäure in der Nebennierenrinde von *Meerschweinchen* nach Formalin-Stress. Endokrinol. Z. mikrosk.-anat. Forsch. **58**, 404—428 (1952). — **Roesel v. Rosenhof:** Historia naturalis *ranarum* nostratium. Nürnberg 1785. — **Rössle, R.:** Beitrag zur Pathologie der Nebennieren. Münch. med. Wschr. 1910. — Bedeutung und Ergebnisse der Kriegspathologie. Jkurse ärztl. Fortbildg 1919. — Wachstum und Altern. München 1923. — Die pathologische Anatomie der Familie, S. 71 ff. Berlin 1940. — **Rössle, Rudolf,** u. **F. Roulet:** Maß und Zahl in der Pathologie. Pathologie und Klinik in Einzeldarstellungen, 5. 1932. — **Röszing, P.:** Beziehungen des Hyaluronsäure-Hyaluronidase-Systems zum Rheuma. Med. Mitt. (Schering) **12**, 109—111 (1951). — **Roger:** Capsules surrénales lésées par l'infections pneumobacillaire. C. r. Soc. Biol. Paris **1894a**. — Les lésions des capsules surrénales dans les maladies infectieuses. C. r. Soc. Biol. Paris **1894b**. — Presse méd. **1894c**. — **Rogers, P. V.,** and **Curt P. Richter:** Endocrinology **42**, 46 (1948). — **Rogers, Walter F.,** and **Robert H. Williams:** Correlations of biochemical and histologic changes in the adrenal cortex. Arch. of Path. **44**, 126—137 (1947). — Arch. of Path. **46**, 451—466 (1948). — **Rogoff, J. M.:** Changes in the epinephrine secretion during cerebral anemia. J. of Pharmacol. **21**, 211—212 (1923). — Critique on adrenalectomy for allerged hyperadrenalinemia. Ann. Surg. **87**, 959—960 (1928). — The suprarenal bodies. In Cowdrys Special Cytology, 2. edit. **2**, 869—931 (1932). — Observations on functional interrelationship between the adrenal and parathyroid glands. Science (Lancaster, Pa.) **80**, 319—320 (1934). — Addisons disease following adrenal denervation in case of diabetes mellitus. J. Amer. Med. Assoc. **106**, 279—281 (1936). — A sensitive method for quantitative estimation of epinephrine in blood. Proc. Soc. Exper. Biol. a. Med. **36**, 441—444 (1937). — Experimental pathology and physiology of the adrenal cortex. Production of Addisons disease in laboratory animals. Arch. of Path. **38**, 392—409 (1944). — **Rogoff, J. M.,** and **R. Dominguez:** J. Metabol. Res. **6**, 141 (1924). — Blood pressure following adrenalectomy. Amer. J. Physiol. **83**, 84—91 (1927). — **Rogoff, J. M.,** and **E. N. Nixon:** Epinephrine output from the adrenal glands in experimental diabetes. Amer. J. Physiol. **120**, 440—445 (1937). — **Rogoff, J. M., E. N. Nixon** and **G. N. Stewart:** The adrenals in experimental hypertension. Proc. Soc. Exper. Biol. a. Med. **41**, 57 (1939). — **Rogoff, J. M., E. N. Nixon, G. N. Stewart** and **E. Marcus:** Epinephrine secretion in hypophysectomized *dogs*. Proc. Soc. Exper. Biol. a. Med. **37**, 715—717 (1938). — **Rogoff, J. M.,** and **G. N. Stewart:** Studies on adrenal insufficiency in *dogs*. I. Control animals not subjected to any treatment. Amer. J. Physiol. **78**, 683—710 (1926a). — Studies on adrenal insufficiency in *dogs*. II. Blood studies in control animals not subjected to treatment. Amer. J. Physiol. **78**, 711—729 (1926b). — Science (Lancaster, Pa.) **64**, 141 (1926c). — The influence of adrenal extracts on the survival period of adrenalectomized *dogs*. Science (Lancaster, Pa.) **66**, 327—328 (1927a). — Studies on adrenal insufficiency. III. The influence of pregnancy upon the survival period in adrenalectomized *dogs*. Amer. J. Physiol. **79**, 508—535 (1927b). — Studies on adrenal insufficiency. IV. Influence of intravenous injections of Ringers solution upon the survival period in adrenalectomized *dogs*. Amer. J. Physiol. **84**, 649—659 (1928a). — Amer. J. Physiol. **84**, 660 (1928b). — Studies on adrenal insufficiency. VI. The influence of „heat" on the survival period of *dogs* after adrenalectomy. Amer. J. Physiol. **86**, 20—24 (1928c). — Studies on adrenal insufficiency. VII. Further blood studies (cholesterol and calcium) in control adrenalectomized *dogs*. Amer. J. Physiol. **86**, 25—31 (1928d). — The survival period of untreated adrenalectomized *cats*. Amer. J. Physiol. **88**, 162—172 (1929a). — Amer. J. Physiol. **90** (1929b). — **Rogoff, J. M., P. Wasserman** and **E. N. Nixon:** Nervous system mechanism for epinephrine secretion. Proc. Soc. Exper. Biol. a. Med. **61**, 251—257 (1946). — **Rohmer, G.:** Étude sur la pathogénèse de l'anencéphalie spécialement au point de vue des lésions des capsules surrénales. Thèse de Lyon. Nr 53. 1923/24. — **Rojas, P.,** y **F. J. Manfredi:** Las glandulas paratiroides. Buenos Aires 1938. — **Rokhlina, M.:** Contribution à l'étude de la correlation des glandes endocrines. I. Interaction entre la thyroïde et la cortico-surrénale. Rev. franç. Endocrin. **15**, 368—383 (1937). — C. r. (Doklady) Acad. Sci. URSS. **27**, 500 (1940). — **Rokhlina, M.,** et **A. N. Stouditzky:** Bull. biol. méd. exper. URSS. **3**, 171—174 (1937). — **Rokhlina, M.,** u. **O. A. Petrovskaya:** Problemy Endokrin. **4**, 3—16 (1939). — **Rokitansky:** Handbuch der pathologischen Anatomie, Bd. 3, S. 381. 1861. — **Rolleston:** The endocrine organs in health and disease. Oxford 1936. — **Rolleston, H. D.:** Note on the anatomy of the suprarenal bodies. J. Anat. a. Physiol. **26**, 548—553 (1892). — The Goulstonian Lectures on the suprarenal bodies delivered before the R. Coll. of Physic. of London. Lect. 1. Anat., Histol. and morbid Anat. of the suprarenal capsules. Brit. Med. J. **1895a**. 629—634, 687, 745. — Abstract of the Goulstonian Lectures on the suprarenal bodies. Delivered before the R. Coll. Physic. of London. Lancet **1895b**, 727—729; 799—800. — **Roloff:** Ein Fall von Morbus Addisoni mit Atrophie der Nebennieren. Beitr. path. Anat. 1891. — **Romanoff, Louise P., John Plager** and **Gregory Pincus:** The determination of adrenocortical steroids in *human* urine. Endocrinology **45**, 10—20 (1949). — **Rome, H. P.**, and **F. J. Braceland:** Psychological response to corticotropin, cortisone, and related steroid substances. J. Amer. Med. Assoc. **148**, 27 (1952). — **Romeis, Benno:** Zur Methodik der Fettfärbung mit Sudan III. Virchows Arch. **264**, 301—304 (1927). — Weitere Untersuchungen zur Theorie und Technik der Sudanfärbung. Z. mikrosk.-anat. Forsch. **16**, 525—585 (1929). — Zbl. Path. **66**, 97 (1936). — Hypophyse. In Handbuch der mikroskopischen Anatomie des Menschen, Bd. V, 1/3, S. 1—625. 1940. — Mikroskopische Technik. München 1948. — **Romieu, Marc:** C. r. Soc. Biol. Paris **92**, 787 (1925a). — Sur la détection histochimique de la cholestérine. C. r. Assoc. Anat. Turin **345**—347 (1925b). — C. r. Soc. Biol. Paris **96**, 1232 (1927a). — C. r. Acad. Sci. **184**, 106 (1927b). — **Romiti, Guglielmo:** Trattato di anatomia dell'*uomo*. Milano, Napoli etc. 1892ff. — **Romodanowskaya:** Das Gewicht der innersekretorischen Drüsen des *Menschen* und ihre wechselseitigen Gewichtskorrelationen. Arch. Russ. Anat. Hist. etc. **15**, 149 (1936). — **Rondoni, P.**, e **M. Montagnani:** Lesioni istologiche nel maidismo, nel digiuno e nello scorbuto sperimentale. Sperimentale **69**, 659—696 (1915). — **Rondoni, R., V. Carminati** u. **A. Corbellini:** Hoppe-Seylers Z. **208**, 129, 149 (1932). — **Roos:** Lipoides du cortex surrénal. Finska Läkares. Handl. Helsingfors **66**, 863 (1924). — **Roos, H.:** Endocrinology **33**, 276 (1943). — **Rose, B.:** Amer. J. Physiol. **127**, 780—784 (1939). — **Rose, B.**, and **J. S. L. Brown:** Amer. J. Physiol. **131**, 589—594 (1941). — **Rose, Bram, J. A. P. Pare, K. Pump** and **R. L. Stanford:** Preliminary report on adrenocorticotrophic hormone (ACTH) in Asthma. Canad. Med. Assoc. J. **62**, 6—9 (1950). — **Rosen, S. H.**, and **D. Marine:** Proc. Soc. Exper. Biol. a. Med. **41**, 647 (1939). — **Rosenbaum, F.:** Fettablagerung in Nebennierenrinde und Leber bei *Säuglingen* und *Kindern*. Z. Kinderheilk. **51**, 70 (1931). — **Rosenhagen, Hans:** Über klimakterische Gesichtsbehaarung. Beitr. path. Anat. **79**, 653—677 (1928). — **Rosenheim, O.:** J. Soc. Chem. Industr. **61**, 464 (1932). — **Rosenheim, O.**, and **H. King:** Cholesterol and the adrenal cortical hormone. Nature (Lond.) **139**, 1015 (1937). — **Rosenheim, O.**, and **M. C. Tebb:** On a new physical phenomenon observed in connection with the optical activity of so-called „protagon". J. of Physiol. **37**, 348—354 (1908). — **Rosenmüller, J. C.:** Handbuch der Anatomie. Leipzig 1808ff. — **Rosenthal:** Verh. dtsch. path. Ges. 1899. — **Rosenthal, R. L., N. Wald, H. Hager** and **J. Litwins:** Proc. Soc. Exper. Biol. a. Med. **75**, 740 (1950). — **Roskam, J., H. van Cauwenberge** and **A. Mutsers:** Lancet 1951 II, 375. — **Roskin, Gr.:** Eine bösartige Geschwulst beim *Meerschweinchen*: Zur vergleichenden Histologie und Cytologie der normalen und pathologischen Nebenniere. Virchows Arch. **277**, 466—488 (1930). — Histophysiologische Studien an Geschwulstzellen. III. Mitt. Vergleichende Untersuchung der Oxydoredukase der normalen und der Krebszelle. Z. Zellforsch. **14**, 781—805 (1932). — **Rossa:** Über akzessorische Nebennierengewächse im Ligamentum latum und ihre Beziehungen zu den Cysten und Tumoren des Ligaments. Arch. Gynäk. **59**, 296 (1898). — **Rossi:** Arch. di Fisiol. **4** (1907). — **Rossi:** Dissert. sistens foetus monstros. Holmiae nati desc. Jenae 1800. — **Rossi, Carlo:** Die Wirkung der Vasektomie auf die Drüsen mit innerer Sekretion. Z. urol. Chir. **19**, 127—147 (1926). — **Rossi, F., G. Pescetto** e **E. Reale:** La localizzazione istochimica della fosfatasi alcalina e le sue variazioni nel corso dello sviluppo prenatale dell'*uomo*. Z. Anat. **115**, 500—528 (1951a). — La localizzazione della fosfatasi alcalina ed il suo tasso nell'embrione *umano* di 9 mm. Ulteriori contributi istochimici allo studio delle relazioni intercorrenti tra ontogenesi e valori enzimatici nell'uomo. Z. Anat. **116**, 190—201 (1951b). — **Rossiysky, M. D.:** Nanisme et glandes endocrines. J. Russe anthropol. **13**, 28—39. — **Rossman, I.:** On the lipin and pigment in the corpus luteum of the *Rhesus monkey*. Carnegie Contrib. Embryol. **30**, 97—109 (1942). — **Roten, J. von:** Kasuistik zur Frage des Morbus Addisonii und Gravidität. Gynaec. helvet. **15**, 113 (1919). — **Roth:** Ein Fall von Addisonscher Krankheit. Korrespbl. Schweiz. Ärzte 1889, 146. — **Roth:** Zbl. Path. **54**, 234 (1932). — **Roth, G. M.**, and **W. F. Kvale:** Tentative test for diagnosis of pheochromocytoma. Amer. J. Med. Sci. **210**, 653 (1945). — **Rothballer, Alan B.:** Changes in the *rat* neurohypophysis induced by painful stimuli with particular reference to neurosecretory. material Anat. Rec. **115**, 21—41 (1953). — **Rothschild, Irving:** The survival of adult *hens* following hypophysectomy. Amer. Soc. Zool. Chicago. Anat. Rec. **99**, 596—597 (1947). — **Rothschild, I.**, and **J. P. Riepenhoff:** J. Clin. Endocrin. **12**, 480 (1952). — **Rothschild, M.:** Beitr. path. Anat. **60** (1915). — **Rothschild, Paul:** Arhinencephalia completa. Eine neue Form der Arhinencephalie. Beitr. path. Anat. **73** (1925). — Arhinencephalia completa. Eine neue Form der Arhinencephalie mit Betrachtungen über die formale und kausale Genese von Arhinencephalie und Cyclopie. Diss. Freiburg 1927. — **Rotter, Wolfgang:** Die Entwicklung der *fetalen* und *kindlichen* Nebennierenrinde. Virchows Arch. **316**, 590—618 (1949a). — Das Wachstum der *foetalen* und *kindlichen* Nebennierenrinde. Z. Zellforsch. **34**, 547—561 (1949b). — Nordwestdtsch. Ges. Gynäkol. Kiel. Zbl. Gynäk. 1949c. — Die Strukturen der *fötalen* und *kindlichen* Nebennierenrinde. Verh. dtsch. Ges. Path. (Dortmund) 1950, 170—175, 276—277. — **Roud, August:** Contribution à l'étude du développement de la capsule surrénale de la *souris*. Bull. Soc. Vaudoise Sci. nat. **38**, 187—258 (1902). — **Roule, L.:** L'anatomie comparée des animaux basée sur l'embryologie. Paris 1898. — Rev. ann. Zool. In Rev. gén. Sci. **1900**, 598—640. — **Rouslacroix:** Ann. d'Anat. path. **6**, 1033 (1929). — **Rousseau, Paul:** Contribution à l'étude des anomalies des artères rénales. Thèse Paris. 1894. — **Roussy, G.,** et **M. Mosinger:** Sur le lobe intermédiaire de l'hypophyse. La fente hypophysaire et ses annexes, l'immigration de cellules glandulaires dans le lobe nerveux. C. r. Soc. Biol. Paris **115**, 946—949 (1934a). — Processus de sécrétion neuronale dans les noyaux végétatifs de l'hypothalamus chez l'*homme*. La „neuricrinie". C. r. Soc. Biol. Paris **115**, 1143—1145 (1934b). — Région hypothalamo-hypophysaire. Traité Physiol. norm. et path. **4**, 1939. — Traité de Neuro-Endocrinologie. Paris 1946. — **Roux et Yersin:** Ann. Inst. Pasteur **1888**; **1889**; **1890**. — **Rowlands, I. W.,** and **A. W. Spence:** Brit. Med. J. **2**, 947 (1939). — **Rowntree, L. G.:** J. of Pharmacol. **29**, 135 (1926). — Further studies on the thymus and pineal glands. Proc. Interstate Post.-grad. Med. Assem. N. Amer. **1935**, 3—6. — **Rowntree, L. G., J. H. Clark, A. Steinberg** and **A. M. Hanson:** Biologic effects of pineal extract (Hanson). J. Amer. Med. Assoc. **106**, 370—373 (1936). — **Rowntree, L. G., C. H. Greene, W. W. Swingle** and **J. J. Pfiffner:** Science (Lancaster, Pa.) **72**, 482 (1930). — **Rowntree, L. G.,** and **A. M. Snell:** A clinical study of Addisons disease. Philadelphia 1931. — **Rozsa, George, Councilman Morgan, Albert Szent-Györgyi** and **Ralph W. G. Wyckoff:** The electron microscopy of sectioned nerve. Science (Lancaster, Pa.) **112**, 42—43 (1950). — **Rubin, S. H., F. W. Jahns** and **J. C. Bauernfeind:** Fruit Products J. **24**, 327 (1945). — **Rubin, W. J.,** and **E. T. Krick:** Effect of adrenalectomy on salt metabolism in the *rat*. Proc. Soc. Exper. Biol. a. Med. **31**, 228 (1933). — J. Clin. Invest. **15**, 685 (1936). — **Rubino, A.:** Influenza degli estratti di corteccia surrenale e ipofisari sul ricambio purinico endogeno. Policlinico, Sez. med. **49**, 47—57 (1942). — **Rud, F.:** The Eosinophil-count in health and mental disease. Oslo 1947. — **Rüdinger, N.:** Cursus der topographischen Anatomie. München 1891. — **Rupp, H.,** u. **K. A. Limmer:** Untersuchungen über den Einfluß des Nebennierenrindenhormons auf das vegetative Nervensystem. Arch. Gynäk. **176**, 149—155 (1948). — **Ruppel, W.,** u. **A. Hitzelberger:** Schweiz. med. Wschr. **1951**, 926. — **Ruppert, R.:** Z. exper. Med. **129**, 229 (1952). — **Russel:** Address on the characteristic organism of cancer. Lancet **1890**, 1359. — **Russell, J. A.:** Carbohydrate levels in fasted and fed hypophysectomized *rats*. Proc. Soc. Exper. Biol. a. Med. **34**, 279—281 (1936). — Amer. J. Physiol. **128**, 552 (1940); **140**, 98 (1943). — **Russell, J. A.,** and **A. E. Wilhelmi:** J. of Biol. Chem. **137**, 713 (1941a); **140**, 747 (1941b). — **Rutenburg, Alexander M., Richard B. Cohen** and **Arnold M. Seligman:** Histochemical demonstration of aryl sulfatase. Science (Lancaster, Pa.) **116**, 539—543 (1952). — **Rutishauser, E.,** et **P. Duye:** La bréphoplastic surrénallienne chez le *rat*. Anat. Rec. **1937**. — **Ruysch, F.:** Opera omnia. Amsteld. 1737. — **Ruyter, J. H. C., D. B. Kroon** and **H. Neumann:** Effect of bilateral adrenalectomy on alkaline phosphatase activity in the *rat* in relation to regressive changes in the nephron. Acta anat. (Basel) **14**, 42—53 (1952). — **Ruzicka, L.:** Verh. schweiz. naturforsch. Ges. (Freiburg) **1945**. — **Ruzicka, L.,** u. **V. Prelog:** Helvet. chim. Acta **26**, 975 (1943). — **Rydin, H.,** and **E. B. Verney:** Quart. J. Exper. Physiol. **27**, 343 (1938). — **Rymer, Jones:** General outline of the animal kingdom, 4. edit. London 1871.

Saathof, J.: Über das Verhalten der Milzpulpa bei Sauerstoffmangel. Z. Zellforsch. **35**, 370—381 (1951). — **Sabatier, R. B.:** Traité complet de l'anatomie. Paris 1781. — **Sabrazes, J.,** et **P. Husnot:** Tissu interstitiel, macrophages et Mastzellen des capsules surrénales chez l'*homme* et les *animaux*. Gaz. Sci. méd. Bordeaux **1907a**, 267—268. — Tissu interstitiel des surrénales: Mastzellen et macrophages. C. r. Soc. Biol. Paris **62**, 1079—1081 (1907b). — Mastzellen dans les surrénales des animaux. C. r. Soc. Biol. Paris **62**, 1081—1082 (1907c). — **Sacarrão, G. Fonseca:** Les corps suprarénaux des *Sélaciens*. Arch. portug. Sci. biol. **7**, 135—160 (1944). — **Sacerdote, P.:** Boll. Soc. ital. Biol. sper. **13**, 847—850 (1938). — **Sack, H.,** u. **A. Bernsmeier:** Klin. Wschr. **1949**, 305. — **Sackler, R. R., M. D. Sackler, A. M. Sackler, D. Greenberg, J. H. W. van Ophuijsen** and **Cotui:** Proc. Soc. Exper. Biol. a. Med. **76**, 226 (1951). — **Sadhu, Dulal P.,** and **B. Lionel Truscott:** Alterations in thyroid, and in hepatic stores of vitamin A in tyrosine-fed *rats*. Anat. Rec. **100**, 755 (1948). — **Sadownikow, Wsewolod:** Über die Veränderungen der Nebennieren bei den akuten toxischen Infektionen (Diphtherie, Botulismus, Tetanus). Virchows Arch. **317**, 315—341 (1949) (= Diss. Göttingen 1949). — **Sailer, Seaton:** Mediastinal sympathogonioma. Amer. J. Path. **19**, 101—119 (1943). — **Sainton, Simmonet et Brouha:** Traité d'endocrinologie. Paris 1942. — **Sala, A. M.,** and **R. J. Stein:** Leukocytic infiltration of the adrenals in pregnancy. Amer. J. Canc. **29**, 63 (1937). — **Salazar, A. L.:** Trav. centre Étud. microsc. **1** (1941). — **Salmon, Theodora Nussmann,** and **Raymund L. Zwemer:** A study of the life history of corticoadrenal gland cells of the *rat* by means of trypan blue injections. Anat. Rec. **80**, 421—429 (1941). — **Salmon, U. J.:** Desoxycorticosterone acetate is estrogenic in the *human* female. Proc. Soc. Exper. Biol. a. Med. **41**, 515—517 (1939). — **Samuels, Jules:**

Die Hormonversorgung des *Foetus*. Leiden 1947. — **Samuels, L. T.:** Proc. Soc. Exper. Biol. a. Med. **35**, 538 (1936). — Nutrition and Vitamins. Publ. Ch. C. Thomas 1948. — **Samuels, L. T., G. T. Evans** and **J. L. McKelvey:** Ovarian and placental function in Addisons disease. Endocrinology **32**, 422—428 (1943). — **Samuels, L. T., M. L. Helmreich, M. B. Lasater** and **H. Reich:** An enzyme in endocrine tissues which oxidizes Δ^5-3 hydroxy-steroids to α, β unsaturated ketones. Science (Lancaster, Pa.) **113**, 490—491 (1951). — **Sandberg, Heinrich:** Zur Kenntnis von dem Bau der sympathischen Nervenfasern. Diss. Göttingen 1913. — **Sandberg, M., D. Perla** and **O. M. Holly:** Endocrinology **21**, 352 (1937). — **Sande, A.:** Klin. Wschr. **1938**, 1762. — **Sanderson, P. H.:** Clin. Sci. **6**, 197 (1946/48). — **Sandifort, E.:** Observationes anatomo-pathol. libri IV. Lugd. Bat. 1777. — Opuscula anatomica. Lugd. Bat. 1784. — Anatome *infantis* cerebri destituti (Zitat bei Meckel 1806). — Museum anatomicum (Vol. I. Sect. V. Partes molles morbosae p. 250, XXX, XXXI. 1793. — **Santa, N.:** Valeur endocrine des corps interrénaux des *Sélaciens*. Présence de l'hormone corticale, type corticostérone. C. r. Soc. Biol. Paris **133**, 417 (1940). — **Santa, N.,** et **C. Veil:** Action de la cortine sur la cellule pigmentaire. Possibilité d'utilisation de cette réaction. C. r. Soc. Biol. Paris **131**, 1172 (1939). — **Santorini, J. D.:** Observationes anatomicae Venetiis 1724. — **Sapeika, N.:** Gonadotrophic action of desoxycorticosterone acetate in *Xenopius laevis*. S. Afric. J. Med. Sci. **8**, 115—116 (1943). — Arch. Int. Med. **82**, 263—309 (1948). — **Saphir, W.,** and **M. L. Parker:** Adrenal virilism. J. Amer. Med. Assoc. **107**, 1286—1288 (1936). — **Sapirstein, Leo A., Wilbur Brandt** and **Douglas R. Drury:** Effect of adrenalectomy on „salt" hypertension. Federat. Proc. **9**, 112 (1950). — **Sappey, C.:** Description et iconographie des vaisseaux lymphatiques. Paris 1885. — Traité d'anatomie générale. Paris 1893. — Traité d'anatomie descriptive. Paris 1895. — **Sarason, E. L.:** Morphological changes in the rat's adrenal cortex under various experimental conditions. Amer. J. of Path. **35**, 373—390 (1943a). — Adrenal cortex in systemic disease. A morphologic study. Arch. Int. Med. **71**, 702—712 (1943b). — **Sarre, H.:** Dtsch. Arch. klin. Med. **192**, 167 (1944). — **Sartorius, Hermann:** Die Ausscheidung der 17-Ketosteroide im Harn. Eine Methode zur Beurteilung der Nebennierenrindenaktivität? Klin. Wschr. **1950**, 772—776. — **Sartorius, O. W.,** and **K. Roberts:** Endocrinology (siehe Gaunt, Birnie, Eversole, 1949). — **Sartorius, O. W., K. Roberts** and **R. Pitts:** Federat. Proc. **8**, 138 (1949). — **Sasaki, T.:** Fol. endocrin. jap. **6**, 27 (1930). — **Sashegyi, K.:** Zur vergleichenden Anatomie der Nebennieren der *Haussäugetiere*. Vet. med. Diss. Budapest 1935. — **Saslow, G.:** J. of Physiol. **74**, 262 (1932). — **Sata:** Beitr. path. Anat. **28** (1900). — **Sato, Akira:** Innervation of corpus suprarenale in *human* adult. Tohoku J. Exper. Med. **55**, 259—271 (1952). — **Sato, F.:** Development of blood vessels in the suprarenal gland of *human* embryo. Tohoku Med. J. **42**, 25—27 (1949) (Japanisch). — **Sato, H.:** Relative weights of the organs of dogs. Tohoku J. Exper. Med. **16**, 487—493 (1930a). — On the site of evanescence of adrenaline in the organism. Tohoku J. Exper. Med. **16**, 597—614 (1930b). — On the sensitivity of some methods for estimating adrenaline. Tohoku J. Exper. Med. **18**, 463—474 (1932). — **Sato, H.,** and **T. Aomura:** Influence of caffein on the epinephrine output from the adrenal in anaesthetized as well as non-anaesthetized *dogs*. Tohoku J. Exper. Med. **13**, 117—135 (1929). — **Sato, H., M. Hatano** and **T. Muto:** Epinephrine output from *rat's* adrenal after atropine. Tohoku J. Exper. Med. **34**, 289—300 (1938). — **Sato, H., T. Inaba** and **W. Takahashi:** The intensity of the augmented epinephrine liberation elicitable by asphyxiating the non-anaesthetized *dog*. Tohoku J. Exper. Med. **19**, 421—439 (1932). — **Sato, H., S. Kanowoka** and **F. Ohmi:** Investigations into the question of localization of the center of epinephrine secretion. Tohoku J. Exper. Med. **22**, 7—17 (1933). — **Sato, H., T. Kaiwa** and **M. Wada:** On the significance of the augmented epinephrine secretion on haemorrhage upon the hyperglycaemia and hypotension, simultaneously occuring. Tohoku J. Exper. Med. **26**, 310—324 (1935). — **Sato, H.,** and **F. Ohmi:** Action of morphine on the epinephrine output, blood sugar content and blood pressure in *dogs*. Tohoku J. Exper. Med. **21**, 411—432 (1933). — **Sato, H., M. Ohguri** and **M. Wada:** Epinephrine discharge, blood sugar and blood pressure in anaphylactic shock of *dogs*, non-anaesthetized, non-fastened. Tohoku J. Exper. Med. **25**, 504—519 (1935). — **Sato, H., M. Wada** and **T. Kaiwa:** Variation of blood pressure and blood sugar content of the suprarenalectomiezd *dog* after hemorrhage. Jap. J. Med. Sci. **2**, 90 (1931). — **Sato, S.:** The influence of over-dosage of hepatoflavin on the body development, thymus, adrenal gland and other endocrine organs of the young albino *rat*. Trans. Jap. Path. Soc. **28**, 500—502 (1938). — **Satow, Y.,** and **T. Mutow:** The oestrous cycle and the suprarenal gland in albino *rats*. Tohoku J. Exper. Med. **32**, 10 (1938). — **Satwornitzkaja, Simnitzky** u. **Spassky:** Einfluß chronischer Adrenalineinspritzung auf den endokrinen Apparat. Z. mikrosk.- anat. Forsch. **28** (1932). — **Sauer, Herrmann, Milberg, Prose, Baer** and **Sulzberger:** Proc. 2. Clin. ACTH Confer. **2**, 529 (1951). — **Sauer, F. C.,** and **H. B. Latimer:** Sex differences in the proportion of the cortex and the medulla in the *chicken* suprarenal. Anat. Rec. **50**, 289—298 (1931). — **Saunders, K. H.:** The aromatic diazo compounds and their technical applications. London 1936. — **Savard, K.:** Science (Lancaster, Pa.) **108**, 381—382 (1948). — **Sawyer, Charles H., J. W. Everett** and **J. E. Markee:** Adrenergic control of the anterior hypophysis in the *rabbit* and *rat*. Amer. Assoc. Anat. Wisconsin. Anat. Rec. **100**, 774 (1948). — **Sawyer, Charles H., J. E. Markee** and **Henry W. Hollinshead:** Adrenolytic-block of the release of luteinizing hormone following copulation in the *rabbit*. Amer. Soc. Zool. Anat. Rec. **99**, 597 (1947). — **Sawyer, Charles H., J. E. Markee** and **B. F. Townsend:** Atropine-block of the neurogenic stimulus for the release of luteinizing hormone in the *rabbit*. Amer. Soc. Zool. Anat. Rec. **101**, 671 (1948). — **Sawyer, M. E. M.,** and **M. G. Brown:** The effect of thyroidectomy and thyroxine on the response of the denervated heart to injected and secreted adrenine. Amer. J. Physiol. **110**, 620—635 (1935). — **Sayers, George:** Isolation and properties of pituitary adrenotrophic hormone. Ph. D. Thesis. Yale Univ. **1943**. — J. Clin. Endocrin. **9**, 656 (1949). — Progress in Endocrinology (edit. by S. Soskin). New York 1950 a. — The adrenal cortex and homeostasis. Physiol. Rev. **30**, 241—320 (1950b). — Amer. J. Med. **10**, 539 (1951). — **Sayers, George, T. W. Burns, F. H. Tyler, B. V. Jager, T. B. Schwartz, E. L. Smith, L. T. Samuels** and **H. W. Davenport:** J. Clin. Endocrinol. **9**, 593—614 (1949). — **Sayers, George,** and **Chi-Ping Cheng:** Adrenalectomy and pituitary adrenocorticotrophic hormone content. Proc. Soc. Exper. Biol. a. Med. **70**, 61—64 (1949). — **Sayers, George,** and **Marion A. Sayers:** Yale J. Biol. a. Med. **16**, 361 (1944a). — Proc. Soc. Exper. Biol. a. Med. **55**, 288 (1944b). — Regulatory effect of adrenal cortical extract on elaboration of pituitary adrenotrophic hormone. Proc. Soc. Exper. Biol. a. Med. **60**, 162—163 (1945). — Endocrinology **40**, 265—273 (1947). — The pituitary-adrenal system. Recent Progr. in Hormone Res. **2**, 81—115 (1948). — The pituitary adrenal system. Ann. New York Acad. Sci. **50**, 522—539 (1949). — **Sayers, George, Marion A. Sayers, E. G. Fry, A. White** and **C. N. H. Long:** The effect of adrenotrophic hormone of the anterior pituitary on the cholesterol content of the adrenals, with a review of the literature of adrenal cholesterol. Yale J. Exper. Biol. a. Med. **16**, 361—392 (1944). — **Sayers, George, Marion A. Sayers, H. L. Lewis** and **C. N. H. Long:** Proc. Soc. Exper. Biol. a. Med. **55**, 238 (1944). — **Sayers, George, Marion A. Sayers, T.-Y. Liang** and **C. N. H. Long:** The cholesterol and ascorbic acid content of the adrenal, liver, brain and plasma following hemorrhage. Endocrinology **37**, 96—110 (1945). — The effect of pituitary and adrenotrophic hormones on the cholesterol and ascorbic acid content of the adrenal of the *rat* and the *guinea pig*. Endocrinology **38**, 1—9 (1946). — **Sayers, George, Marion A. Sayers, A. White** and **C. N. H. Long:** Proc. Soc. Exper. Biol. a. Med. **52**, 200 (1943). — **Sayers, George, A. White** and **C. N. H. Long:** Preparation and properties of pituitary adrenotropic hormone. J. of Biol. Chem. **149**, 425—436 (1943). — **Sayers, Marion A.,** and **George Sayers:** Regulation of pituitary adrenocorticotropic activity. Federat. Proc. **5**, 200 (1946). — J. Clin. Endocrin. **9**, 7 (1949). — **Sayers, Marion A., George Sayers** and **L. A. Woodbury:** Endocrinology **42**, 379—393 (1949). — **Sazawa, N.:** Epinephrine load of the suprarenal gland of atropinized *rabbits*. Tohoku J. Exper. Med. **34**, 277 (1938). — **Scammon, Richard E.:** On the time and mode of transition from fetal to postnatal phase of growth in *man*. Amer. Assoc. Anat. Anat. Rec. **23**, 34 (1922). — A summary of the anatomy of the *infant* and *child*. Abst. Pediatr. **1** (1923). — The prenatal growth and natal involution of the *human* suprarenal gland. Proc. Soc. Exper. Biol. a. Med. **23**, 809—811 (1926). — The measurement of *man*, Teil IV. Minneapolis 1930. — Tabulae biologicae XX. Growth of *man*. 1941. — **Scammon, Richard E.,** and **G. H. Scott:** The technique of determining irregular areas in morphological studies. Anat. Rec. **35**, 269—277 (1927). — **Scanlan, J. T., and D. Swern:** J. Amer. Chem. Soc. **62**, 2305, 2309 (1940). — **Schaarschmidt, J. A.:** Anatomische Tabellen. Frankfurt 1759 (vermehrt von Hartenkeil und Th. Sömmerring, Frankfurt 1803). — **Schaberg, A.,** and **M. Schrank:** Changes in the adrenals in starvation cachexia in Indonesians. Nederl. Tijdschr. Geneesk. **92**, 3068—3072 (1948). — **Schacher, J., J. S. L. Browne** and **H. Selye:** Proc. Soc. Exper. Biol. a. Med. **36**, 488 (1937). — **Schachter, R. J.:** Proc. Soc. Exper. Biol. a. Med. **39**, 409 (1938). — **Schäfer, A. E.:** The essentials of histology, 2. edit. London 1886/77 (dtsch.: Histologie für Studierende, übers. von Krause, Leipzig 1889). — Die Funktionen des Gehirnanhanges (Hypophysis cerebri). Berner Universitätsschriften H. 3. 1911. — The effect upon growth and metabolism of the addition of small amounts of ovarian tissue, pituitary and thyroid to the abnormal dietary of white *rats*. Quart. J. Exper. Physiol. **5**, 203—228 (1912). — **Schaefer, W.:** Z. exper. Med. **90**, 552 (1933). — **Schaefer, W. H.:** Hypophysectomy and thyroidectomy in *snakes*. Proc. Soc. Exper. Biol. a. Med. **30**, 1363 bis 1365 (1933). — **Schaeffer, G.,** et **A. Pollack:** C. r. Soc. Biol. Paris **127**, 1295—1298 (1938). — **Schaeffer, G.,** et **O. Thibault:** C. r. Soc. Biol. Paris **139**, 855—856 (1945). — **Schaffenburg, C., P. Haour** and **Hans Selye:** Endocrinology. Progr. in Neur. a. Psychiatry **1948**, 243—250. — **Schaffenburg, C., G. Masson** and **A. C. Corcoran:** Proc. Soc. Exper. Biol. a. Med. **74**, 385 (1950). — **Schaffenburg, C. A.,** and **Hans Selye:** Blood electrolite changes in experimental renal hypertension. Federat. Proc. **7** (1948). — **Schaffenroth, G.:** Anat. Anz. **95** (1944). — **Schaffer, J.:** Vorlesungen über Histologie und Histogenese. Leipzig 1920. — **Schairer, E.,** u. **K. Patzelt:** Virchows Arch. **307**, 124 (1940). — **Schairer, E., J. Reckenberger, H. Gockel** u. **K. Patzelt:** Virchows Arch. **305**, 360 (1939). — **Schallgruber, J.:** Grundbegriffe vom Körperbau des *Menschen*. Wien 1808—1811. — **Schaper, A.:** Beiträge zur Histologie der Glandula carotica.

Arch. mikrosk. Anat. **40** (1892). — Beiträge zur Analyse des *thierischen* Wachsthums. Eine kritische und experimentelle Studie. I. Theil. Quellen, Modus und Lokalisation des Wachsthums. Arch. Entw.mechan. **14**, 307—400 (1902). — Experimentelle Untersuchungen über den Einfluß der Radiumstrahlen und der Radiumemanation auf embryonale und regenerative Entwicklungsvorgänge. Anat. Anz. **25**, 298—337 (1904). — Beiträge zur Analyse des *thierischen* Wachsthums. II. Teil. Über zellproliferatorische Wachstumszentren und deren Beziehungen zur Regeneration und Geschwulstbildung von A. Schaper und cand. med. Curt Cohen. Arch. Entw.mechan. **19**, 348—445 (1905). — **Scharrer, Bertha:** Hormones in *insects*. In The Action of Hormones in *Plants* and *Invertebrates*. New York: K. V. Thimann 1952. — **Scharrer, Ernst:** Die Lichtempfindlichkeit blinder *Elritzen*. (Untersuchungen über das Zwischenhirn der *Fische*. I.) Z. vergl. Physiol. **7**, 1—38 (1928). — Neurosecretion. X. A relationship between the paraphysis and the paraventricular nucleus in the *garter snake (Tamnophis sp.)*. Biol. Bull. **101**, 106—113 (1951). — The storage of neurosecretory material in the neurohypophysis of the *rat*. Anat. Rec. **112**, 162—163 (1952). — **Scharrer, Ernst,** and **Bertha Scharrer:** Hypothalamus. Proc. Assoc. Nerv. Ment. Dis. **20**, 170 (1940). — **Scharrer, E.,** and **G. J. Wittenstein:** The effect of the interruption of the hypothalamo-hypophyseal neurosecretory pathway in the *dog*. Anat. Rec. **112**, 85 (1952). — **Scheel, O.:** Über Nebennieren. Sekretkörnchen—Ödem—Gewicht. Virchows Arch. **192**, 494—513 (1908). — **Scheidt, Walter:** Das vegetative System. Heft 1: Die biologische Bedeutung der vegetativen Funktionen. Hamburg 1946. — **Schellhammer:** *Phocae maris* Anatome in academiae kilonense suscepta mense decembri. 1699. — Ephemerid. natur. curios. Dec. III. Ann. VII., VIII. app. pag. 15 (Nebenniere S. 415—429). 1702. — **Schenk, F.:** Über die Veränderungen der Nebennieren nach Kastration. Beitr. klin. Chir. **67**, 316—327 (1910). — Arch. Gynäk. **155**, 36 (1933). — **Schenk, S. L.:** Grundriß der normalen Histologie des *Menschen* usw., 2. Aufl. Wien 1891. — Lehrbuch der Embryologie des *Menschen* und der *Wirbeltiere*, 2. Aufl. Wien u. Leipzig 1896. — **Schepilewskaja, N.,** u. **N. Jarussowa:** Zur Frage nach dem experimentellen Skorbut der *Meerschweinchen*. Biochem. Z. **167**, 245 (1926). — **Scherer, J. A.:** Tabulae anatomicae originales. Wien 1817—1821. — SCHERING AG.: Hormontherapie in der Praxis. 1951a. — Ergebnisse neuester Fermentforschung. Kinetin, ein Hyaluronidas-Präparat. Med. Mitt. **12**, 3—13, 31—38 (1951b). — Die Therapie mit Nebennierenrindenhormon. Med. Mitt. **12**, 57—70 (1951c). — **Schermann, S. J.:** Arch. exper. Path. u. Pharmakol. **126**, 10—16 (1927). — **Schermer, S.:** Das retikulo-endotheliale System des *Pferdes* und seine Darstellung durch Vitalspeicherung. Z. Inf.krkh. Haustiere **33**, 133—146 (1928). — **Schet:** Presse méd. Belge **22**, 33 (1870). — **Schettler, Gotthart:** Nebennierenrindenhypertrophie nach Salzfütterung. Klin. Wschr. **1952**, 229. — **Scheuchzer:** *Muris alpestris* anatome. Philos. Trans. **34** (1702). — **Schiebler, T. H.:** Zur Histochemie des neurosekretorischen hypothalamisch-neurohypophysären Systems. I. Teil. Acta anat. (Basel) **13**, 233—255 (1951). — **Schiff:** Sopra l'extirpazione delle capsule soprarenali. L'Imparziale 234—237 (1863a). — Union méd. **1863**b, 347. — **Schiff, U.:** Eine neue Reihe organischer Diamine. Liebigs Ann. Chem. **140**, 92—137 (1866). — **Schiffer, A. L.,** and **L. B. Nice:** Double adrenalectomy and the oestrous cycle in the white *rat*. Amer. J. Physiol. **95**, 292—293 (1930). — **Schiffer, F.,** and **E. Wertheimer:** J. of Endocrin. **5**, 147 (1947). — **Schifferdecker, P.:** Pflügers Arch. **139**, 337—427 (1911). — **Schilf, Erich:** Das autonome Nervensystem. Leipzig 1926. — **Schilf, Friedrich:** Die quantitativen Beziehungen der Nebennieren zum übrigen Körper. Z. Anat., Abt. 2, **8**, 507—544 (1922). — **Schiller, Erich:** Über den Fettgehalt der Leber beim gesunden *Menschen*. Z. mikrosk.-anat. Forsch. **51**, 309—321 (1942). — Über die Beziehungen zwischen Grundhäutchen und Basalmembran in der Leber und in endokrinen Organen des *Menschen*. Anat. Anz. **94**, 97—128 (1943). — Über Kernsekretion in der Nebennierenrinde. Z. mikrosk.-anat. Forsch. **54**, 598—603 (1944). — Über Kerneinschlüsse in Kupfferschen Sternzellen der *Menschen*leber. Anat. Anz. **96**, 413—417 (1948). — Über Kerneinschlüsse in Zellen mesenchymaler Herkunft. Ein Beitrag zur Frage der Ätiologie von Kerneinschlüssen. Z. mikrosk.-anat. Forsch. **55**, 97—114 (1949). — Der Einfluß von Hormonen auf die Entwicklung silikotischer Granulome. Beitr. Silikose-Forsch. Ber. vom 18.—20. 10. 1951a, S. 251—264. — Die Wirkung von Steroidhormonen auf die Entwicklung silikotischer Granulome. Anat. Anz. **98**, Ergh., S. 122—132 (1951b). — Experientia (Basel) **7**, 464 (1951c). — Bindegewebe und Endokrinon. Verh. anat. Ges. (50. Verslg Marburg) **1952**, 287—300. — The influence of hormones on the development of silicotic nodules produced by intraperitoneal injection of quartz. Brit. J. Industr. Med. **10**, 1—8 (1953). — **Schiller, M. B.:** C. r. Soc. Biol. Paris **119**, 244—246 (1935). — **Schiller, S.,** and **R. I. Dorfman:** Endocrinology **33**, 402—404 (1943). — **Schiller, S., R. I. Dorfman** and **M. Miller:** Endocrinology **36**, 355 (1945). — **Schilling, C.:** Med. Z. **1**, 33 (1944). — **Schirrmeister, S.:** Endokrinol. **22**, 377—399 (1940). — **Schittenhelm, A.,** u. **B. Eisler:** Klin. Wschr. **1932**, 9. — **Schlamowitz, Max,** and **R. L. Garner:** The ribonuclease of the soy bean. I. Isolation of the enzyme. J. of Biol. Chem. **163**, 487—492 (1946). — **Schloss, Gerd:** The juxtaglomerular E-cells of *rat* kidneys in diuresis and antidiuresis after adrenalectomy and hypophysectomy and in avitaminosis A, D and E. Acta anat. (Basel) **6**, 80—91

(1948). — **Schlossberg, T., M. E. Sawyer** and **E. M. Bixby:** Amer. J. of Physiol. **104**, 130 (1933). — **Schmaltz:** Zur Kasuistik der Addisonschen Krankheit. Dtsch. med. Wschr. 1890. — **Schmaltz, Reinhold:** Anatomie des *Pferdes*, 2. erw. Aufl. Berlin 1928. — **Schmeckebier, Mary M.:** Normal and experimentally modified mitotic activity of adrenal gland in *guinea pig*. Proc. Soc. Exper. Biol. a. Med. **31**, 770—772 (1934). — **Schmelzer, W.:** Der mikrochemische Nachweis von Eisen in Gewebselementen mittels Rhodanwasserstoffsäure und die Konservierung der Reaktion in Paraffinöl. Z. wiss. Mikrosk. **50**, 99—102 (1933). — **Schmerber:** Les artères de la capsule graisseuse du rein. Internat. Mschr. Anat. u. Physiol. **13**, 269—277 (1896). — **Schmid, J. L. A.:** Induced neurosecretion in *Lumbricus terrestris*. J. of Exper. Zool. **104**, 365—377 (1947). — **Schmidt:** Dissertatio de glandulis suprarenalibus. Traj. ad Viadicum 1784. — **Schmidt, Helmut:** Das suprarenal-genitale Syndrom (Kraus). Über Zusammenhänge zwischen Nebenniere und Geschlechtsentwicklung. Virchows Arch. **251**, 8—42 (1924). — **Schmidt, J. G.,** and **L. H. Schmidt:** Variations in the structure of adrenals and thyroids produced by thyroxine and high environmental temperatures. Endocrinology **23**, 559—565 (1938). — **Schmidt, K. L.:** Fettgewebshaltige Knochenmarksneubildung in der Nebenniere und plötzlicher Tod. Zbl. Path. **58** (1933). — **Schmidt, M. B.:** Über vitale Fettfärbung in Geweben und Sekreten durch Sudan und geschwulstartige Wucherungen der ausscheidenden Drüsen. Virchows Arch. **253**, 432—451 (1924). — Über Pigmenttumoren der Nebennieren und ihre Beziehung zur Amyloiddegeneration. Virchows Arch. **254**, 606 (1925). — Verh. dtsch. path. Ges. **21** 212 (1926). — **Schmidt, O.:** Handbuch der vergleichenden Anatomie, 8. Aufl. Jena 1882. — **Schmidt, R.:** Zur Klinik des Morbus Addison. Klin. Wschr. **1932**, 464—469. — **Schmidt, W. J.:** Anleitung zu polarisationsmikroskopischen Untersuchungen für Biologen. Bonn 1924. — Die Bausteine des Tierkörpers im polarisierten Licht. Bonn 1928. — Die Doppelbrechung von Karyoplasma, Cytoplasma und Metaplasma. Protoplasma-Monogr. **11** (1937). — Neuere polarisationsoptische Arbeiten auf dem Gebiete der Biologie. I. Protoplasma (Berl.) **29**, 300—312, 435—467 (1938). — Neuere polarisationsoptische Arbeiten auf dem Gebiete der Biologie. II. Protoplasma (Berl.) **34**, 237—313 (1940). — **Schmitt, Francis O.:** Ultrastructure and the problem of cellular organization. Harvey Lect., Ser. XL **1944/45**. — **Schmitz:** De renum succenturiatorum anatomia, physiologia, pathologia. Bonn 1842. — **Schmitz, E.:** Chemie der Fette. In Handbuch der normalen und pathologischen Physiologie, Bd. III. 1927. — **Schmitz, Ernst,** u. **Maximilian Reiss:** B-Avitaminose und Nebenniere. Biochem. Z. **183**, 328—340 (1927). — **Schmorl, G.:** Zur Kenntnis der accessorischen Nebennieren. Beitr. path. Anat. **9**, 523—529 (1890). — Verh. Dtsch. Pathol. Ges. Zbl. Path. **20**, 512 (1909). — Die pathologisch-histologischen Untersuchungsmethoden, 7. Aufl. Leipzig 1914. — **Schneebeli, G. J.:** Anat. Rec. **106**, 244 (1950). — **Schneider, E. C.,** and **W. C. Grant:** Amer. J. Physiol. **136**, 42 (1942). — **Schneider, John J.:** Science (Lancaster, Pa.) **111**, 61 (1950). — **Schneider, John J.,** and **Harold L. Mason:** Studies on intermediary steroid metabolism. I. Isolation of Δ^5-androstene-3(β), 17(α)-diol and Δ^5-androstene-3(β), 16(β), 17(α)-triol following the incubation of dehydroisoandrosterone with surviving *rabbit* liver slices. J. of Biol. Chem. **172**, 771—782 (1948). — Studies on intermediary steroid metabolism. II. Compounds isolated following the incubation of androsterone and etiocholan-3(α)-ol-17-one with surviving *rabbit* liver slices. J. of Biol. Chem. **175**, 231—240 (1948). — **Schneider, Rolf:** Über die Beziehungen der Epithelkörperchen zum Glomus caroticum der *Vögel*. Verh. Anat. Ges., 48. Verslg. Anat. Anz. Ergh. **97**, 189—190 (1951a). — Über die Beziehungen zwischen Epithelkörperchen und Glomus caroticum bei verschiedenen *Vogel*arten. Z. mikrosk.-anat. Forsch. **57**, 104—114 (1951). — **Schneider, Rudolf:** Milz- bzw. Nebennierenentfernung und pulmonaler Leukocytenabbau. Klin. Wschr. **1953**, 11—13. — **Schneider, W.,** u. **P. Diezel:** Allgemeinwirkungen des UV.-Lichtes auf den Organismus. Dtsch. med. Wschr. **1946**, 315—319. **Schneider, Walter C.,** and **George H. Hogeboom:** Cytochemical studies of *mammalian* tissues. The isolation of cell components by differential centrifugation: a review. Cancer Res. **11**, 1—22 (1951). — **Schober, R.:** Über den Einfluß von 17-oxy-11-dehydro-corticosteron-acetat (Cortison) auf Benzpyren-induzierte Neoplasien der *Mäuse*haut. Klin. Wschr. **1952**, 852—853. — **Schönberg, W. D. v.:** Über die mineralocorticoide Wirkung des Desoxycorticosterons bei der Hepatitis. Klin. Wschr. **1952a**, 833—835. — Arch. exper. Path. u. Pharmakol. **214**, 358 (1952b). — Verh. dtsch. Ges. inn. Med. **1952c**. — **Schönfeld, H.:** Chemie und Technologie der Fette und Öle. Wien 1936. — **Schönheimer, R.,** and **F. Reusch:** J. of Biol. Chem. **103**, 439 (1933). — **Schönheimer, R.,** and **W. M. Sperry:** J. of Biol. Chem. **106**, 745 (1934). — **Schönig:** Über die retrograde Embolie und Thrombose in den Nebennierenvenen, ihr Zustandekommen und ihre Diagnose. Beitr. path. Anat. **72**, 580 (1924). — **Schofield, F. W.:** Carcinoma of the adrenal cortex in *cattle* (hypernephroma). Canad. J. Comp. Med. **13**, 252—255 (1949). — **Schoof:** Arch. Naturgesch. **54** (1888). — **Schrader, G. A., C. C. Prickett** and **W. B. Salmon:** J. Nutrit. **14**, 85 (1937). — **Schreier, Kurt, Balva Kadelis** u. **Taisja Zarska:** Über die Ausscheidung von Cortison-ähnlichen Steroiden im Urin. Klin. Wschr. **1952**, 657—659. — **Schriner, R. L.,** and **R. C. Fuson:** The systematic identification of organic compounds. New York 1944. — **Schröder, K.:** Eine doppelseitige chromaffine Nebennierengeschwulst mit

Hypertonie. Virchows Arch. **268**, 291—299 (1928). — **Schröder, Robert:** In Veit-Stöckels Handbuch der Gynäkologie, Bd. 2/2. — **Schröter, Hans-Joachim:** Über die Zellstrukturen der foetalen Nebennierenrinde des *Menschen*. Diss. Kiel 1948. — **Schubert:** Diss. Berl. Tierärztl. Hochschule 1921. — **Schubert, E.:** Ther. Gegenw. **1943**. — **Schümann, Hans Joachim:** Arterenol im Nebennierenmark. Klin. Wschr. **1948**, 604. — Über die Wirkung von Nebennierenextrakten auf Blutdruck und Blutzucker. Naunyn-Schmiedebergs Arch. **206**, 475—483 (1949a). — Arch. exper. Path. u. Pharmakol. **206**, 164 (1949b). — **Schüpbach, A.:** Endokrines System und Skelet. Helvet. med. Acta, Ser. A **15**, 537—565 (1948). — **Schulenburg, C. A. R.:** Vasomotor changes in peripheral nerve injuries. Surgery **25**, 191—217 (1949). — **Schuler, W., H. Bernhardt** u. **W. Reindel:** Die Tyraminbildung aus Tyroxin mit überlebenden Gewebsschnitten und deren Beziehung zur Adrenalinsynthese. II. Mitt. Über die Adrenalinsynthese im Reagenzglase unter physiologischen Bedingungen. Z. physiol. Chem. **243**, 90—102 (1936). — **Schuler, W.,** u. **A. Wiedemann:** Z. physiol. Chem. **233**, 253 (1935). — **Schultz:** Grundriß der Physiologie. Berlin 1833. — **Schultz, A.:** Eine Methode des mikrochemischen Cholesterinnachweises am Gewebsschnitt. Zbl. Path. **35**, 314—317 (1924). — Über Cholesterinverfettung. Verh. dtsch. path. Ges. (Würzburg) **1925**, 120—123. — **Schultz, A.,** u. **C. Löhr:** Zur Frage der Spezifität der mikrochemischen Cholesterinreaktion mit Eisessig-Schwefelsäure. Zbl. Path. **36**, 529—533 (1925). — **Schultz, Gustav:** Farbstofftabellen, 7. Aufl. (bearb. von L. Lehmann). Berlin 1934. — **Schultze:** Dtsch. med. Wschr. **1898**. — **Schultze, M.,** u. **M. Rudneff:** Arch. mikrosk. Anat. **1** (1865). — **Schultze, Oskar:** Grundriß der Entwicklungsgeschichte des *Menschen* und der *Säugetiere*. Leipzig 1896/97. — **Schultze, W.:** Weitere Untersuchungen über die Wirkung inkretorischer Drüsensubstanz auf die Morphogenie. III. Über die Sprengung der Harmonie der Entwicklung. Arch. mikrosk. Anat. **101**, 338 (1924). — **Schultze, W. H.,** u. **Bingel:** Dtsch. med. Wschr. **1925**. — **Schultzer, Paul:** Mortality of adrenalectomized young *rats* with improved technique of operation and after a period of treatment with cortical-hormone. J. of Physiol. **84**, 70—82 (1935). — **Schulz, F.:** Zur Histochemie des Nebennierenmarkes. Beitr. path. Anat. **101**, 32 (1938). — **Schulz, K. H., A. Harz** u. **Kl. Soehring:** Alkyl-polyäthylenoxydäther als Lokalanalgetica. Wirkungssteigerung bei *Meerschweinchen* und *Menschen* durch Zusatz von Adrenalin und Arterenol. Klin. Wschr. **1952**, 663—664. — **Schulze, E.,** u. **G. Hundhausen:** Über den Einfluß der B_2-Avitaminose auf Schilddrüse, Hypophysen-Vorderlappen und Nebennieren. Arch. exper. Path. u. Pharmakol. **192**, 664 (1939). — **Schulze, E.,** u. **K. Mellinghoff:** Z. exper. Med. **105**, 532 (1939). — **Schumacher, S. v.:** Über die Bedeutung der arteriovenösen Anastomosen und der epitheloiden Muskelzellen (Quellzellen). Z. mikrosk.-anat. Forsch. **43**, 107 bis 130 (1938). — **Schumann, H.:** Klin. Wschr. **1940a**, 1064. — Pflügers Arch. **243**, 686 (1940b). — **Schumann, Hilmar:** Mikroskopische Messungen an Eiweißkrystallen in Fällen von multiplen Plasmocytomen. Frankf. Z. Path. **60**, 593—602 (1949). — **Schur, H.,** u. **Johannes Wiesel:** Beiträge zur Physiologie und Pathologie des chromaffinen Gewebes. Wien. klin. Wschr. **1907 II**, 1202—1205. — Über das Verhalten des chromaffinen Gewebes bei der Narcose. Wien. klin. Wschr. **1908**, 247. — **Schurian, D.:** Untersuchungen über die histologischen Änderungen der Nebennierenrinde unter der Wirkung des corticotropen Hormons. Sitzgsber. naturforsch. Ges. (Rostock) **6**, 45 (1936). — **Schwab, Gustav:** Die anatomischen Grundlagen zur zweckmäßigen Gewinnung der endokrinen Drüsen aus Schlachttieren (Zirbel-Hypophyse-Schilddrüse-Nebennieren-Hoden-Ovarien-Epithelkörperchen). Tierärztl. Diss. Hannover 1949. — **Schwab, H.:** Die Entwicklung und das Verhalten der argyrophilen Fasern in der Niere des *Menschen*. Morph. Jb. **83**, 517—537 (1939). — **Schwabe, E. L.,** and **F. E. Emery:** Progesterone in adrenalectomized *rats*. Proc. Soc. Exper. Biol. a. Med. **40**, 383—385 (1939). — **Schwager-Bardeleben, Ad.:** Observationes microscopicae de glandularum ductu excretorio carentium structura, deque earundum functionibus experimenta. Diss. Berlin 1841. — **Schwann:** Mém. Acad. Bruxelles **1843/44**. — **Schwann, Theodor:** Mikroskopische Untersuchungen über die Übereinstimmung in der Structur der Pflanzen und *Thiere*. Berlin 1839. — **Schwartz, Klaus:** Z. physiol. Chem. **281**, 101, 109 (1944). — Ann. New York Acad. Sci. **52**, 225 (1949). — 8. Conf. on liver injury, New York 1950a. — Gordon Res. Conf., New London 1950b. — Inhibitory effect of cortisone on dietary necrotic liver degeneration in the *rat*. Science (Lancaster, Pa.) **113**, 485—486 (1951). — **Schwartz, Theodore B.,** and **Frank L. Engel:** The adrenal cortex and serum peptidase activity. J. of Biol. Chem. **180**, 1047—1052 (1949). — **Schwartzer:** Med. Klin. **1939 I**, 207. — **Schwarz, Emil:** Zwischenniere und Zwittertum. Wien. klin. Wschr. **1927**, 213—218, 257—262. — In Halban-Seitz, Bd. 5, Teil 4, S. 897. 1928. — **Schwarz, K.:** Siehe Schwartz. — **Schweizer, Malvina, H. A. Charipper** and **H. O. Haterius:** Endocrinology **21**, 241 (1937). — **Schweizer, Malvina, H. A. Charipper** and **W. Kleinberg:** Experimental studies of the anterior pituitary. Endocrinology **26**. 979—986 (1940). — **Schweizer, Malvina, A. Ehrenberg** and **Robert Gaunt:** Proc. Soc. Exper. Biol. a. Med. **52**, 349 (1943). — **Schweizer, Malvina, Robert Gaunt, Naomi Zinken** and **Warren O. Nelson:** Adrenal cortex and anterior pituitary in diabetes insipidus. Anat. Rec. 78, Abstr. 90 (1940/41). — Amer. J. Physiol. 132, 141 (1944). — **Schweizer, Malvina**, and **M. E. Long:** Partial maintenance of the adrenal cortex by anterior pituitary grafts in fed and starved *guinea pigs*. Endocrinology 46, 191—206 (1950). — **Schweizer, R.:** Die Nebenniere als Kontrollorgan für die Blutkonstanz. Schweiz. med. Wschr. 1927, 633—636. — Diss. Zürich 1945. — **Schwoerer:** Diss. Freiburg i. Br. 1944. — **Sciaky, I.:** Hyperthyroidisme expérimental chez différentes espèces animales. Ann. d'Anat. path. 15, 165—199 (1938). — **Scott, Ernest**, and **D. M. Palmer:** Intrathoracic sympathetico-blastoma. Report of a case. Amer. J. Canc. 16, 903—917 (1932). — **Scott, J. K.:** Proc. Soc. Exper. Biol. a. Med. 75, 502 (1950). — **Scott, J. P.:** The embryology of the *guinea pig*. I. A table of normal development. Amer. J. Anat. 60, 397—432 (1937). — **Scott, W. W.,** and **C. Vermeulen:** J. Clin. Endocrin. 2, 450 (1942). — **Scow, Robert O.,** and **Miriam E. Simpson:** Thyroidectomy in the newborn *rat*. Anat. Rec. 91, 209—226 (1945). — **Scow, Robert O., M. E. Simpson, C. W. Ashling, C. H. Li** and **H. M. Evans:** Response by the *rat* thyro-parathyroidectomized at birth to growth hormone and to thyroxine given separately or in combination. I. General growth and organ changes. Anat. Rec. 104, 445—463 (1949). — **Scoz, G.,** e **B. Mariani:** Enzymologia 7, 88—96 (1939). — **Scoz, G.,** e **G. de Michele:** Boll. Soc. ital. Biol. sper. 18, 20—21 (1943). — **Searles:** Amer. J. Physiol. 66, 408—413 (1923). — **Sears:** Lancet 1934, 226, 950. — **Sebastian, Aug. Arn.:** Observationes de renibus succenturiatis accessoriis. Groningae 1837. — Elementa physiologiae specialis corporis *humani*. Groningae 1838. — **Seckel, H. P. G.:** The influence of various physiological substances on the glycogenolysis of surviving *rat* liver. Endocrinology 26, 97—101 (1940). — **Secker, J.:** J. of Physiol. 109, 49—52 (1949). — **Sedgewick, A.:** On the development of *Elasmobranch* fishes. J. of Anat. 1877/78, X—XII. — **Sedlmair:** Z. Biol. 37, 41 (1899). — **Seebeck, E.,** u. **T. Reichstein:** Über Bestandteile der Nebennierenrinde und verwandte Stoffe. 69. Mitt. Einwirkung von Bleitetra-acetat auf Cholestenon. Helvet. chim. Acta 27, 948—950 (1944). — **Seeger, P. G.:** Vergleichende mikrochemische Untersuchungen über den Vitamingehalt von normalen Exsudatzellen und den Tumorzellen des Ehrlichschen Asziteskarzinoms der *Maus*. Der Vitamin A-Gehalt. Arch. exper. Zellforsch. 24, 59—71 (1940). — **Seely, H.,** and **E. C. Cutler:** Effect of total thyroidectomy on response to injection of adrenalin. Proc. Soc. Exper. Biol. a. Med. 34, 23—25 (1936). — **Seemann, H.:** Sur l'hermaphroditisme expérimental et l'antagonisme entre les glandes sexuelles. C. r. Soc. Biol. Paris 94, 1218—1220 (1926). — **Segaloff, A.:** The effect of diet on the growth and survival of adrenalectomized *rats* treated with desoxycorticosterone acetate pellets. Endocrinology 38, 26—29(1946). — Endocrinology 40, 44 (1947). — **Segaloff, A.,** and **W. F. Dunning:** The effect of strain, estrogen and dosage on the reaction of the *rats*, pituitary and adrenal to estrogenic stimulation. Endocrinology 36, 238—240 (1945). — **Seger:** *Echeini terrestris* utriusque sexus Anatome. Ephem. nat. curios. Dec. I. Ann. 2, p. 115/6. 1671. — **Sehrt:** Virchows Arch. 177, 248 (1904). — Münch. med. Wschr. 1927, 139. — **Seifter, J.:** Ann. New York Acad. Sci. 52, 1141 (1950). — **Seifter, Joseph, D. H. Baeder** and **A. J. Begany:** Influence of hyaluronidase and steroids on permeability of synovial membrane. Proc. Soc. Exper. Biol. a. Med. 72, 277—282 (1949). — **Seifter, Joseph, D. H. Baeder** and **A. Dervinis:** Alteration in permeability of some membranes by hyaluronidase and inhibition of this effect by steroids. Proc. Soc. Exper. Biol. a. Med. 72, 136 (1949). — **Seifter, J., J. J. Christian** and **W. E. Ehrich:** Federat. Proc. 10, 334 (1951). — **Seifter, Joseph, William E. Ehrich, Albert J. Begany** and **George M. Hudyma:** Epinephrine and dibenamine in the alarm reaction. Federat. Proc. 8, 331—332 (1949). — **Seifter, Joseph, William E. Ehrich, Albert J. Begany** and **G. H. Warren:** Proc. Soc. Exper. Biol. a. Med. 75, 337 (1950). — **Seifter, Joseph, W. E. Ehrich** and **G. M. Hudyma:** Effects of prolonged administration of antithyroid compounds on the thyroid and other endocrine organs of the *rat*. Arch. of Path. 48, 536—547 (1949). — **Seifter, Joseph, Peter J. Warter** and **Donald R. Fitch:** Preliminary observations on the antiarthritic effect of 21-acetoxypregnenolone. Proc. Soc. Exper. Biol. a. Med. 73, 131—134 (1950). — **Seiler, B. G.:** Observationum anatomicarum fasc. III. Vitebergae 1809/12. — Nebennieren. In: Medic. Realwörterbuch, hrsg. von Pierer u. Choulant. Altenburg 1823. — **Seitz, A.,** u. **L. Leidenius:** Über den Einfluß experimenteller Schädigung von Schilddrüse und Nebenniere der Eltern auf das endokrine System der Nachkommenschaft. Z. Konstit.lehre 10, 559—566 (1925). — **Seitz, L.:** Die Störungen der inneren Sekretion in ihren Beziehungen zur Schwangerschaft. Leipzig 1913. — Wachstum, Geschlecht und Fortpflanzung. Berlin 1939. — **Seitz, L., Wintz** u. **Fingerhut:** Münch. med. Wschr. 1914. — **Séjary:** Processus mécanique de l'hyperépinephrie. C. r. Soc. Biol. Paris 65, 305—307 (1908a). — Structure métatypique de la corticale des surrénales. Unité de la cellule corticale. C. r. Soc. Biol. Paris 65, 430—432 (1908b). — **Seki, Masaji:** Untersuchungen mit nichtwäßrigen Flüssigkeiten. VII. Anwendung von Anilin, Karbolsäure und Pyridin zur Färbung lipoidreicher Gebilde. Beiträge zur Theorie der Bakterien- und Plastomosenfärbung. Z. Zellforsch. 27, 620—636 (1938). — **Seligman, Arnold M.,** and **R. Ashbel:** Bull. New England M. Center 11. 85—86 (1949). — **Seligman, Arnold M., Orrie M. Friedman** and **Joseph E. Herz:** A new reagent for the histochemical demonstration of active carbonyl groups. The preparation of 2-hydroxynaphthalene carboxylic and sulfonic acid hydrazides. Endocrinology **44**, 584—587 (1949). — **Seligman, A. M., M. M. Nachlas** and **R. Cohen:** Histochemical demonstration of β-glucuronidase and sulfatase. Cancer Res. **10**, 240 (1950). — **Seligsohn:** Virchows Arch. **18**, 355 (1860). — **Sellheim, Hugo:** Mutter-Kinds-Beziehungen auf Grund innersekretorischer Verknüpfung. Münch. med. Wschr. **1924**. — Vermännlichung und Wiederverweiblichung bei einem ausgewachsenen Individuum. Z. mikrosk.-anat. Forsch. **3**, 382—408 (1925). — **Selye, Frances L.:** Biochemical changes in hypertension. Canad. Med. Assoc. J. **57**, 325—330 (1947). — **Selye, Hans:** Morphologische Studie über die Veränderungen nach Verfütterung von bestrahltem Ergosterin (Vigantol) bei der weißen *Ratte*. Krkh.forsch. **7**, 289—306. — The alarm reaction. Canad. Med. Assoc. J. **43**, 706 (1936a). — Thymus and adrenals in the response of the organism to injuries and intoxication. Brit. J. Exper. Path. **17**, 234—248 (1936b). — A syndrome produced by various nocuous agents. Nature (Lond.) **138**, 32 (1936c). — Amer. J. Physiol. **116**, 141 (1936d). — Studies on adaptation. Endocrinology **21**, 169—188 (1937a). — The significance of the adrenals for adaptation. Science (Lancaster, Pa.) **85**, 247 (1937b). — The significance of the adrenal glands for adaptation. Arch. Internat. Pharm. Res. **55**, 431 (1937c). — The prevention of adrenaline lung edema by the alarm reaction. Amer. J. Physiol. **122**, 347—351 (1938a). — XVI. Internat. Physiologen-Kongr. Zürich 1938b. — Brit. J. Exper. Path. **17**, 234 (1938c). — Amer. J. Physiol. **123**, 758 (1938d). — Proc. Soc. Exper. Biol. a. Med. **38**, 728 (1938e). — Effect of muscular exercise on the fat content of the liver. Anat. Rec. **73**, 391—400 (1939a). — Morphological changes in female *mice* receiving large doses of testosterone. J. of Endocrin. **1**, 208—215 (1939b). — The effect of testosterone on the kidney. J. of Urol. **42**, 637—641 (1939c). — Fasting hyperglycemia. Bull. Biol. et Méd. expér. **8**, 360—365 (1939d). — Effect of chronic progesterone overdosage on the female accessory sex organs of normal, ovariectomized and hypophysectomized *rats*. Anat. Rec. **78**, 253—271 (1940a). — Compensatory atrophy of the adrenals. J. Amer. Med. Assoc. **115**, 2246—2252 (1940b). — Interactions between various steroid hormones. Canad. Med. Assoc. J. **42**, 113—116 (1940c). — On the protective action of testosterone against the kidney damaging effect of sublimate. J. of Pharmacol. **68**, 454—457 (1940d). — On the protective action of testosterone against the kidney-damaging effect of sublimate. Canad. Med. Assoc. J. **42**, 173—174 (1940e). — Are gonadotropic hormones destroyed while they exert their action on the ovary? Proc. Soc. Exper. Biol. a. Med. **43**, 404—406 (1940f). — Activity of progesterone in spayed females not pretreated with estrin. Proc. Soc. Exper. Biol. a. Med. **43**, 343—344 (1940g). — Pharmacological classification of steroid hormones. Nature (Lond.) **148**, 84—85 (1941a). — On hormonal activity of a steroid compound. Science (Lancaster, Pa.) **94**, 94 (1941b). — Effect of hypophysectomy on morphological appearance of kidney and on renotropic action of steroid hormones. J. of Urol. **46**, 110—131 (1941c). — J. of Pharmacol. **71**, 236 (1941d). — Effect of dosage on the morphogenetic actions of testosterone. Proc. Soc. Exper. Biol. a. Med. **46**, 142—146 (1941e). — The antagonism between anesthetic steroid hormones and pentamethylenetetrazol (Metrazol). J. Labor. a. Clin. Med. **27**, 1051—1053 (1942a). — Correlations between the chemical structure and the pharmacological actions of the steroids. Endocrinology **30**, 437—453 (1942b). — Production of nephrosclerosis by overdosage with desoxycorticosterone acetate. Canad. Med. Assoc. J. **47**, 515—519 (1942c). — Studies concerning the correlation between anesthetic potency, hormonal activity and chemical structure among steroid compounds. Anesthesia a. Analgesia **1942d**. — Morphological changes in the *fowl* following chronic overdosage with various steroids. J. of Morph. **73**, 401—421 (1943a). — Nephrosclerosis and tissue edema after desoxycorticosterone treatment. Amer. Assoc. Anat. Anat. Rec. **85**, 337 (1943b). — Rev. canad. de Biol. **2**, 501—505 (1943c). — Factors influencing development of scrotum. Anat. Rec. **85**, 377—385 (1943d). — Experiments concerning the mechanism of pituitary colloid. Anat. Rec. **86**, 109—119 (1943e). — The anesthetic action of orally administered steroids. Anesthesia a. Analgesia **22**, 105—109 (1943f). — Production of nephrosclerosis in the *fowl* by sodium chloride. J. Amer. Vet. Med. Assoc. **103**, 140—143 (1943g). — Production of testis atrophy by steroids. Endocrinology **32**, 116—117 (1943h). — An attempt at a natural classification of the steroids. Nature (Lond.) **151**, 662 (1943i). — Effect of estradiol locally applied to abnormal skin. Arch. of Dermat. **48**, 188—192 (1943j). — The role played by the gastrointestinal tract in the absorption and excretion of riboflavin. J. Nutrit. **25**, 137—142 (1943k). — Conf. metabol. Asp. Convalescence, S. 71—98. New York 1944a. — Effect of folliculoid hormones on abnormal skin. Further observations of the effect of estradiol in the skin of *mice* of the rhino, hairless and naked strains. Arch. of Dermat. **50**, 261—263 (1944b). — Atypical cell proliferation in the anterior lob adenomas of estradiol-treated *rats*. Cancer Res. **4**, 349—351 (1944c). — Experimental investigations concerning the role of the pituitary in tumorigenesis. Surgery **16**, 33—46 (1944d). — The 220th anniversary of the academy of sciences of the

U.S.S.R. Canad. Med. Assoc. J. 53, 275—278 (1945). — The general adaptation syndrome and diseases of adaptation. J. Clin. Endocrin. 6, 117—230 (1946a). — J. Clin. Endocrin. 6, 471 (1946b). — Lancet 1946 I c, 942. — La médecine expérimentale. Bull. Assoc. Méd. Lang. Franç. de l'Amér. du Nord 75 (1946d). — Pathogenesis of the cardiovascular and renal changes wich usually accompany malignant hypertension. J. of Urol. 56, 399—419 (1946e). — The role of the adrenals in the general adaptation syndrome and the diseases of adaptation. Acta brev. neerland. 15, 46—48 (1947a). — The role of hormones in hypertension. Proc. Inst. Med. Chicago 17, 2 (1948a). — Recent Progr. in Hormone Res. 2, 250 (1948b). — Det generelle Adaptationssyndrom og Adaptationssygdommene. Nord. Med. 40, 1913 (1948c). — The alarm reaction and the diseases of adaptation. Ann. Int. Med. 29, 403—415 (1948d). — The Gordon Wilson lecture: on the general-adaptation-syndrom. Trans. Amer. Clin. a. Climat. Assoc. 60 (1948e). — Textbook of endocrinology, second edit. Montreal 1949a. — Further studies concerning the participation of the adrenal cortex in the pathogenesis of arthritis. Brit. Med. J. 1949 II b, 1129—1135. — Effect of ACTH and cortisone upon an „anaphylactoid reaction". Canad. Med. Assoc. J. 61, 553—556 (1949c). — Stress. Acta Inc. Med. Publ. Montreal Can. 1950a. — La sindrome generale di adattamento e le malattie dell'adattamento. Rc. Ist. super. Sanita 13, 958—982 (1950b). — Rheumatic diseases as diseases of adaptation. Professor Hans Selyes Heberden Oration. Brit. Med. J. 1950c, I, 1362. — Production of hypertension and hyalinosis by desocyxorticosterone. Brit. Med. J. 1950d, I, 203. — Exposure to stress. Montreal 1950e. — Production par la somatotrophine hypophysaire (STH) d'hyalinose expérimentale. Inhibition par la cortisone, aggravation par la desoxycorticostérone. Rev. canad. de Biol. 9, 473—474 (1951a). — Inhibition par une substance folliculoide de la néphrosclérose normalement produite par la désoxycorticostérone. Rev. canad. de Biol. 9, 474 (1951b). — Production d'une hypertension et d'une néphrosclerose maligne par la thyroxine chez le *rat*. Rev. canad. de Biol. 9, 475 (1951c). — Effets locaux d'une injection de somatotrophine hypophysaire (STH) électrophorétiquement pure. Rev. canad. de Biol. 9, 476 (1951d). — The influence of STH, ACTH and cortisone upon resistance to infection. Canad. Med. Assoc. J. 64, 489—494 (1951e). — The general adaptation syndrome and the diseases of adaptation. Amer. J. Med. 10, 549—555 (1951f). — Prevention by somatotrophin of the catabolism which normally occurs during stress. Endocrinology 49, 197—199 (1951g). — La sindrome generale di adattamento e le malattie dell'adattamento. Recent. Progr. in Med. 10, 97—102 (1951h). — Sobre la produccion de nefrosclerosis e hipertension por extractos de la glandula pituitaria anterior. Fol. clin. internat. 1, 9—14 (1951i). — Das allgemeine Adaptationssyndrom als Grundlage für eine einheitliche Theorie der Medizin. Dtsch. med. Wschr. 1951j, 965—967, 1001—1003. — An extra-adrenal action of adrenotropic hormone. Nature (Lond.) 168, 149 (1951k). — Role of the adrenals in the production of renal and cardiovascular damage by anterior pituitary preparations. Lancet 1951 l, 483. —The general-adaptation-syndrome. Annual Rev.Med. 2, 327—342 (1951m). — Effect of desoxycorticosterone upon the toxic actions of somatotrophic hormone. Proc. Soc. Exper. Biol. a. Med. 76, 510—515 (1951n). — Role of somatotrophic hormone in the production of malignant nephrosclerosis, periarteritis nodosa, and hypertensive disease. Brit. Med. J. 1951o, I, 263. — Med. Welt 1951p, 1. — Annual Report of Stress. Acta Med. Publ. Montreal Canada 1951q. — Annual Report of Stress. Acta Med. Publ. Montreal Canada 1952a. — The story of the adaption syndrom. Acta Med. Publ. Montreal Canada 1952b. — **Selye, Hans,** and **S. Albert:** Canad. Physiol. Soc. Meet 1941. — Age factor in responsiveness of pituitary and adrenals to folliculoids. Proc. Soc. Exper. Biol. a. Med. 50, 159—161 (1942a). — Morphogenetic actions of various steroids in the castrate male *rat*. J. of Pharmacol. 76, 137—148 (1942b). — The effect of various steroids in intact male *rats*. Amer. J. Med. Sci. 204, 876—884 (1942c). — **Selye, Hans,** and **L. Bassett:** Proc. Soc. Exper. Biol. a. Med. 44, 502 (1940a). — Proc. Soc. Exper. Biol. a. Med. 45, 272 (1940b). — **Selye, Hans,** and **Eleanor Beland:** The development and repair of organ changes induced by steroid compounds. Rev. canad. de Biol. 2, 271—289 (1943). — **Selye, Hans, E. Beland** and **O. Sylvester:** Brain lesions following prolonged overdosage with desoxycorticosterone acetate. Exper. Med. a. Surg. 2, 224—228 (1944). — **Selye, Hans, J. S. L. Browne** and **J. B. Collip:** Effect of large doses of progesterone in the female *rat*. Proc. Soc. Exper. Biol. a. Med. 34, 472 (1936). — **Selye, Hans,** and **Eleanor Clarke:** Potentiation of a pituitary extract with Δ^5-pregnenolone and additional observations concerning the influence of various organs on steroid metabolism. Rev. canad. de Biol. 2, 319—328 (1943). — Ovarian function in hypophysectomized *rats*. Anat. Rec. 88, 393—402 (1944). — **Selye, Hans,** and **J. B. Collip:** Fundamental factors in the interpretation of stimuli influencing endocrine glands. Endocrinology 20, 667—672 (1936). — **Selye, Hans, J. B. Collip** and **D. L. Thomson:** Proc. Soc. Exper. Biol. a. Med. 31, 82 (1933a). — Endocrinology 17, 494 (1933b). — Effect of oestrin on ovaries and adrenals. Proc. Soc. Exper. Biol. a. Med. 32, 1377—1381 (1934a). — Nervous and hormonal factors in lactation. Endocrinology 18, 237—248 (1934b). **Selye, Hans,** and **Christiane Dosne:** Inhibition by cortin of the blood sugar changes causes by adrenaline and insulin. Proc. Soc. Exper. Biol. a. Med. **42**, 580—583 (1939). — Effect of cortin after partial and after complete hepatectomy. Amer. J. Physiol. **128**, 729—735 (1940a). — Changes produced by desoxycorticosterone overdosage in the *rat*. Proc. Soc. Exper. Biol. a. Med. **44**, 165—167 (1940b). — Treatment of wound shock with corticosterone. Lancet **239**, 70—71 (1940c). — Influence of steroid hormones on metabolism of chloride. An. Acad. Biol. Univ. Chile **3** 93—103 (1940d). — Proc. Soc. Exper. Biol. a. Med. **48**, 532 bis 535 (1941). — Physiological significance of compensatory adrenal atrophy. Endocrinology **30**, 581—584 (1942). — **Selye, Hans, Christiane Dosne, L. Bassett** and **J. Whittaker:** The therapeutic value of adrenal cortical hormones in traumatic shock and allied conditions. Canad. Med. Assoc. J. **43**, 1—8 (1940). — **Selye, Hans,** and **Claude Fortier:** Life Stress and bodily diseases. Res. Publ. Assoc. Nerv. Ment. Dis. **29**, 3 (1950). — **Selye, Hans,** and **Sydney M. Friedman:** The action of various steroid hormones on the ovary. Endocrinology **27**, 857—866 (1940a). — On the production on endometrial moles with steroid hormones. Amer. J. Canc. **38**, 558—563 (1940b). — The action of various steroid hormones on the testis. Endocrinology **28**, 129—140 (1941a). — Animal experiments concerning the hormonal therapy of testicular atrophy. Amer. J. Med. Sci. **201**, 886—894 (1941b). — **Selye, Hans,** and **C. E. Hall:** Pathologic changes induced in various species by overdosage with desoxycorticosterone. Arch. of Path. **36**, 19—31 (1943a). — Further studies concerning the action of sodium chloride on the pituitary. Anat. Rec. **86**, 579—583 (1943b). — **Selye, Hans, C. E. Hall** and **E. M. Rowley:** Malignant hypertension produced by treatment with desoxycorticosterone acetate and sodium chloride. Canad. Med. Assoc. J. **49**, 88—92 (1943). — **Selye, Hans, Octavia Hall** and **E. M. Rowley:** Experimental nephrosclerosis. Prevention with ammonium chloride. Lancet **1945**, 301. — **Selye, Hans, Pierre Haour** and **Claude Faribault:** Further studies concerning brain lesions induced by desocyxorticosterone overdosage in the *rat*. Federat. Proc. **7** (1948). — **Selye, Hans,** and **Charlotte Hollett:** Studies concerning the renotropic action of pituitary extracts. J. of Urol. **53**, 498—502 (1945). — **Selye, Hans,** and **Hans Jensen:** The chemistry of hormones. Annual Rev. Biochem. **15**, 347—360 (1946). — **Selye, Hans,** and **T. McKeown:** The effect of mechanical stimulation of the nipples on the ovary and the sexuel cycle. Surg. etc. **59**, 886 (1934). — **Selye, Hans,** and **Alan Mac Lean:** Prevention of gastric ulcer formation during the alarm reaction. Amer. J. Digest. Dis. **11**, 319—322 (1944). — **Selye, Hans,** and **Helen Martin:** A simple surgical technic for the selective removal of the adrenal medulla in the *rat*. Acta anat. (Basel) **2**, 372—375 (1946/47). — **Selye, Hans,** and **Georges Masson:** The effect of estrogens as modified by adrenal insufficiency. Endocrinology **25**, 211—215 (1939). — Additional steroids with luteoid activity. Science (Lancaster, Pa.) **96**, 358 (1942). — Studies concerning the luteoid action of steroid hormones. J. of Pharmacol. **77**, 301—309 (1943). — Effect of pituitary anterior lob preparations on the action of anesthetics. Canad. Med. Assoc. J. **51**, 577—579 (1944). — **Selye, Hans, J. Mintzberg** and **E. M. Rowley:** Effect of various electrolytes upon the toxicity of desoxycorticosterone acetate. J. of Pharmacol. **85**, 42—54 (1945). — **Selye, Hans,** and **E. Irene Pentz:** Pathogenetical correlations between periarteritis nodosa, renal hypertension and rheumatic lesions. Canad. Med. Assoc. J. **49**, 264—272 (1943). — **Selye, Hans, E. M. Rowley** and **C. E. Hall:** Changes in the adrenals following prolonged treatment with methyl-testosterone. Proc. Soc. Exper. Biol. a. Med. **54**, 141—143 (1943). — **Selye, Hans,** and **V. Schenker:** A rapid and sensitive method for bioassay of the adrenal cortical hormone. Proc. Soc. Exper. Biol. a. Med. **39**, 518—522 (1938). — **Selye, Hans,** and **Helen Stone:** Role of sodium chloride in production of nephrosclerosis by steroids. Proc. Soc. Exper. Biol. a. Med. **52**, 190—193 (1943). — Studies concerning the absorption and detoxification of anesthetic steroids. J. of Pharmacol. **80**, 386 bis 390 (1944). — Effect of the diet upon the renotropic, nephrosclerotic, cardiotropic and adrenotropic actions of crude anterior pituitary preparations. Federat. Proc. **5** (1946a). — Pathogenesis of the cardiovascular and renal changes which usually accompany malignant hypertension. J. of Urol. **56**, 399—419 (1946b). — Effect of methyl-testosterone upon the „endocrine kidney". Federat. Proc. **6** (1947). — Influence of the diet upon the nephrosclerosis, periarteritis nodosa and cardiac lesions produced by the „endocrine kidney". Endocrinology **43**, 21—29 (1948). — Histophysiology of the adrenal cortex. Federat. Proc. **8** (1949). — On the experimental morphology of the adrenal cortex. Springfield 1950. — **Selye, Hans, Helen Stone, Kai Nielsen** and **Charles P. Leblond:** Studies concerning the effects of various hormones upon renal structure. Canad. Med. Assoc. J. **52**, 571—582 (1945). — **Selye, Hans, Helen Stone, P. S. Timiras** and **C. Schaffenburg:** Influence of sodium chloride upon the actions of desoxycorticosterone acetate. Amer. Heart J. **37**, 1009—1016 (1949). — **Selye, Hans, O. Sylvester, C. E. Hall** and **C. P. Leblond:** Hormonal production of arthritis. J. Amer. Med. Assoc. **124**, 201—206 (1944). — **Selye, Hans,** and **P. S. Timiras:** Participation of „brown fat" tissue in the alarm reaction. Nature (Lond.) **164**, 745 (1949a). — Sindrome generale di adattamento e malattie dell'adattamento. Fol. endocrinol. **2** (1949b). — **Semon, Richard:** Die indifferente Anlage der Keimdrüsen beim *Hühnchen* und ihre Differenzierung zum Hoden. Habil.-Schr. Jena 1887. — Über die morphologische Bedeutung der

Urniere in ihrem Verhältnis zur Vorniere und Nebenniere und über ihre Verbindung mit dem Genitalsystem. Anat. Anz. **5**, 455—482 (1890a). — Über die morphologische Bedeutung der Urniere in ihrem Verhältnis zur Vorniere und Nebenniere und über ihre Verbindung mit dem Genitalsystem. Im Auszug mitgeteilt. Verh. X. Internat. Med. Kongr. Berlin. II, Abt. 1, 135—136. 1890b. — Studien über den Bauplan des Urogenitalsystems der Wirbeltiere. Dargelegt an der Entwicklung dieses Organsystems bei *schthyophis glutinosus*. Jena. Z. Naturwiss. **26** (N. F. **19**), 89—203 (1891). — Das Excretionssystem der *Myxinoiden* in seiner Bedeutung für die morphologische Auffassung des Urogenitalsystems der *Wirbeltiere*. Festschrift zum 70. Geburtstage von Carl Gegenbaur, Bd. 3, S. 107—152. 1896. — **Semper:** Die Stammesverwandtschaft der *Wirbeltiere* und *Wirbellosen*. Arb. zool. zoot. Inst. Würzburg **2**, 44 (1875a). — Das Urogenitalsystem der *Plagiostomen* und seine Bedeutung für das der übrigen *Wirbeltiere*. Arb. zool. zoot. Inst. Würzburg **2**, 397—398 (1875b). — **Seriroku, Akiyama:** Untersuchungen über das Volumen der Nebenniere der weißen *Ratten* auf Grund des Alters (Jap.). Kaibo Z. Tokio **1** (1928). — **Sernow, D.:** Lehrbuch der deskriptiven Anatomie (Russ.). Moskwa 1890. — **Serra, J. A.:** Composition of chromonemata and matrix and the role of nucleoproteins in mitosis and meiosis. Cold Spring Harbor Symp. Quant. Biol. **12**, 192—210. — Improvements in the histochemical arginine reaction and the interpretation of this reaction. Portugal. Acta Biol. **1**, 1—7 (1944). — A possible explanation of the relations between hereditary anaemias and depigmentation in the mouse. Nature (Lond.) **159**, 504 (1947a). — A simple method for squashing and mounting preparations after any stain. Stain Technol. **22**, 157—159 (1947b). — **Serra, J. A., et A. Queiroz Lopes:** Données pour une cytophysiologie du nucléole. I. L'activité nucléolaire pendant la croissance de l'oocyte chez des *helicidae*. Portugal. Acta Biol. **1**, 51—94 (1945). — Short-cut practical methods for mounting preparations in balsam. Portugal. Acta Biol. **2**, 227—236 (1948). — **Seshadri, Tiruvenkata Rajendra:** Biochemistry of natural pigments. (Exclusive of haemepigments and carotenoids.) Annual Rev. Biochem. **20**, 487—512 (1951). — **Sethre, A. E., and L. J. Wells:** Accelerated growth of the thyroid in normal and „hypophysectomized", fetal rats given thyrotrophin. Endocrinology **49**, 369—373 (1951). — **Seto, Hachiro:** Über zwischen Aorta und Arteria pulmonalis gelegene Herzparaganglien. Z. Zellforsch. **22**, 213—231 (1935). — **Severinghaus, Aura E.:** A cytological technique for the study of the anterior lobe of the hypophysis. Anat. Rec. **53**, 1—5 (1932). — Anat. Rec. **57**, 149 (1933). — The cytology of the pituitary gland. Proc. Assoc. Res. Nerv. a. Ment. Dis. **17**, 69—117 (1936). — The cytology of the pituitary gland. In The pituitary gland, edit. by G. W. Timme. Baltimore 1938. — In Allen, E., Ch. Danforth and E. A. Doisy, Sex and internal secretions. Baltimore 1939. — **Severinghaus, Aura E., and K. W. Thompson:** Cytological changes induced in the hypophysis by prolonged administration of pituitary extract. Amer. J. Path. **15**, 391—412 (1939). — **Sevki, K.:** Über eine besondere Granulation der chromaffinen Markzellen der Nebennieren, ihre Beziehung zur Chromaffinität und ihr Vorkommen im Phäochromozytom. Virchows Arch. **294**, 65—71 (1934). — **Sevringhaus, Elmer L.:** Endocrinology. In The 1940 Year Book of Neurology, Psychiatrie and Endocrinology, S. 529—835. Chicago 1941. — **Sézary, A.:** Surrénalite scléreuse avec adénomes. C. r. Soc. Biol. Paris **70**, 743 (1911). — (édit.): Glandes endocrines. In Encyclopédie médico-chirurgicale. 1950. — **Sgrosso, J. A.:** Effets éloignés de l'innervation de la glande surrénale sur la sécrétion de l'adrénaline. C. r. Soc. Biol. Paris **120**, 270 (1935). — **Shands, H. C., and F. C. Bartter:** J. Clin. Endocrin. **12**, 178 (1952). — **Shanklin, William:** On the origin of tumorettes in the human neurohypophysis. Anat. Rec. **99**, 297—327 (1947). — **Shannon, J. A.:** J. of Exper. Med. **76**, 387 (1942a). — Annual Rev. Physiol. **4**, 297 (1942b). — **Shapiro:** Arch. Path. a. Labor. Med. **3**, 661 (1927). — **Shapiro, Ansell B., and A. M. Schechtman:** Effect of adrenal cortical extract on the blood picture and serum proteins of *fowl*. Proc. Soc. Exper. Biol. a. Med. **70**, 440—445 (1949). — **Shapiro, S., and D. Marine:** Endocrinology **5**, 699 (1929). — **Sharma, A. K.:** Trichloracetic acid and Feulgen staining. Nature (Lond.) **167**. 441—442 (1951). — **Sharpey-Schaefer, E.:** Les glandes à sécrétion interne. Paris 1921. — The endocrine organs. An introduction to the study of internal secretion. Part I. The thyroid, the parathyroid, and the suprarenal capsules. 2. edit. London 1925. — **Shaw, F. H.:** The estimation of adrenaline. Biochemic. J. **32**, 19 (1938). — **Shaw, J. H., and R. O. Greep:** Relationships of diet to the duration of survival, body weight and composition of hypophysectomized *rats*. Endocrinology **44**, 520—535 (1949). — **Sheehan, H. L.:** Staining of leucocyte granules with Sudan black B. J. of Path. **49**, 580 (1939). — **Sheehan, H. L., and G. W. Storey:** Improved method for staining leucocyte granules with Sudan black B. J. of Path. **59**, 336 (1947). — **Sheehan, H. L., and Whitwell:** Staining of tubercle bacilli. J. of Path. **61**, 269 (1949). — **Sheldon, D. E.:** Pregnancy complicated by Addisons disease. Amer. J. Obstetr. **49**, 269—272 (1945). — **Shepardson, H. C., and E. Shapiro:** The diabetes of bearded women: (suprarenal tumor, diabetes and hirsutism) a clinical correlation of the function of the suprarenal cortex in carbohydrate metabolism. Endocrinology **24**, 237—252 (1939). — **Sherlock, Sheila:** Comparison of the carbohydrate effects of adrenalin infused into the femoral vein, carotid artery, aorta and portal veins of *rats*. Amer. J. Physiol. **157**, 52—58 (1949). — **Shimizu, N.**, and **T. Kumamoto:** A lead-tetra-acetate-Schiff method for polysaccharides in tissue sections. Stain Technol. **27**, 97—106 (1952). — **Shinn, L. A.**, and **B. H. Nicolet:** J. of Biol. Chem. **138**, 91 (1941). — **Shinobe, S.:** Fol. endocrin. jap. **7**, 53 (1931). — **Shiota, H.:** Über das Schicksal und die Funktion der transplantierten Nebenniere. Arch. ges. Physiol. **128**, 431—442 (1909). — **Shipley** and **Wislocki:** Contrib. to Embryol. **5**, 3 (1915). — **Shipley, A. M.:** Paroxysmal hypertension associated with tumor of the suprarenal. Ann. Surg. **90**, 742—749 (1929). — **Shipley, R. A.:** Endocrinology **36**, 118 (1945). — **Shipley, R. A., R. I. Dorfman, E. Buchwald** and **E. Ross:** J. Clin. Invest. **25**, 673—678 (1946). — **Shipley, R. A., R. I. Dorfman** and **B. N. Horwitt:** Amer. J. Physiol. **139**, 742—744 (1943). — **Shoppee, C. W.:** Die Umlagerung von 17-oxy-20-keto-steroiden. V. 17α-Methyl-D-homoätiocholan und einige Derivate. Helvet. chim. Acta **27**, 8—23 (1944). — **Shoppee, C. W.,** u. **T. Reichstein:** Helvet. chim. Acta **26**, 1316—1328 (1943). — **Shumaker jr., H. B.,** and **W. M. Firor:** The interrelationship of the adrenal cortex and the anterior lobe of the hypophysis. Endocrinology **18**, 676—692 (1934). — **Shumaker jr., H. B.,** and **A. Lamont:** Lack of effect of theelin upon somatotropic, thyreotropic, and adrenotropic activity of hypophysis. Proc. Soc. Exper. Biol. a. Med. **32**, 1568—1576 (1935). — **Shuman, Charles R.,** and **Albert J. Finestone:** Inhibition of hyaluronidase in vivo by adrenal cortical activation. Proc. Soc. Exper. Biol. a. Med. **73**, 248—251 (1950). — **Sick, K.:** Virchows Arch. **172**, 459 (1903). — **Siebold, C. Th. v.,** u. **H. Stannius:** Lehrbuch der vergleichenden Anatomie. 1. Theil: *Wirbellose* Thiere von C. Th. v. Siebold. Berlin 1848. 2. Theil: *Wirbelthiere* von H. Stannius. Berlin 1846. — **Siegmund:** Dtsch. med. Wschr. 1948, 33. — **Siehrs, A. E.,** and **C. O. Miller:** Disappearance of vitamin C from the adrenals of scorbutic *guinea pigs*. J. Nutrit. **8**, 221—227 (1934). — **Sikl, H.:** Addisons disease due to congenital hypoplasia of the adrenals in an *infant* aged 33 days. J. of Path. **60**, 323—324 (1948). — **Siltzbach, Louis E.:** Effects of cortisone on sarcoidosis. A study of thirten patients. Amer. J. Med. **12**, 139—160 (1952). — **Silvestri** e **Tosatti:** Boll. Soc. med.-chir. Modena 1909. — **Silvestrino, E.:** Boll. Soc. ital. Biol. sper. **8** (1933). — Le grandezza nucleari tipo della corticosurrenale di *uomo* nelle varie età. Boll. Soc. ital. Biol. sper. **9**, 578 (1934a). — Modificazioni nella variabilità delle grandezze nucleari dei surreni attraverso l'età. Boll. Soc. ital. Biol. sper. **9**, 1048 (1934b). — Ricerche sulle curve di frequenza dei valori nucleari nelle varie fasi pre-e postnatali dei surreni. Monit. zool. ital. **45**, 236 (1934c). — Le grandezze nucleari nell'evoluzione citomorfologica della corteccia surrenale di *uomo* nelle varie età. Arch. ital. Anat. **34**, 134 (1935). — Citometria delle cellule surrenali considerati nella loro evoluzione nel tempo e nelle loro varie manifestazioni funzionali. Riv. Biol. **26**, 343—412 (1938). — Arch. Isc. biochem. ital. **10**, 215—233 (1938); **11**, 71—106, 215—232 (1939). — **Silvette, H.:** Amer. J. Physiol. **105**, 88 P (1933); **108**, 535 (1934); **119**, 405 (1937). — **Silvette, H.,** and **S. W. Britton:** Amer. J. Physiol. **104**, 399 (1933); **115**, 618 (1936); **121**, 528 (1938a); **123**, 630 (1938b). — Science (Lancaster, Pa.) **88**, 150 (1938c). — **Simmonds, M.:** Über kompensatorische Hypertrophie der Nebenniere. Virchows Arch. **153**, 138 (1898). — Weitere Beobachtungen über kompensatorische Hypertrophie der Nebennieren. Zbl. Path. 1902. — Nebennierenschrumpfung beim Morbus Addisonii. Virchows Arch. **172** (1903). — Dtsch. med. Wschr. 1918, 852. — **Simmons, Eric L.:** A study of thyroid function in the white *Leghorn capon and cockerel*. Amer. Soc. Zool. Chicago. Anat. Rec. **99**, 592 (1947). — **Simnitzky, W.,** u. **J. Lasowsky:** Zur Frage über die sog. funktionellen Beziehungen zwischen der Nebennierenrinde und den Geschlechtsdrüsen. Arch. Russ. Anat. Hist. etc. **5**, 307—316 (1926). — **Simon, John:** On the comparative anatomy of the thymus gland (S. 81 Nebenniere). London 1844. — A physiological essay on the thymus gland. London 1847. — **Simpson, G. G.:** The principles of classification and a classification on *mammals*. Bull. Amer. Mus. Nat. Hist. **85** (1945). —**Simpson, S. Leonard:** Addisons disease and its treatment by cortical extract. Quart. J. Med. **25**, 99—133 (1932a). — Addisons disease and its treatment with cortical extract. Brit. Med. J. **1932**b, II, 625—628. — Use of synthetic desoxycorticosterone acetate in Addisons disease. Lancet **235**, 557—558 (1938). — Addisons disease and pregnancy. Proc. Roy. Soc. Med., Clin. Sect. **39**, 511—512 (1946). — Addisons disease and diabetes mellitus in three patients. J. Clin. Endocrin. **9**, 403—425 (1949). — **Simpson, S. Leonard, P. de Fremery** and **A. Macbeth:** The presence of an excess of male (comb growth and prostata stimulating) hormone in virilisme and pseudohermaphroditism. Endocrinology **20**, 363—372 (1936). — **Simpson, S. Leonard,** and **C. A. Joll:** Feminization in a male adulte with carcinoma of the adrenal cortex. Endocrinology **22**, 595—604 (1938). — **Simpson, S. Leonard,** and **V. Korenchevsky:** Histological changes in the kidneys of adrenalectomies *rats*. J. of Path. **40**, 483—488 (1935a). — J. of Path. **40**, 489 (1935a). — **Simpson, Miriam E., H. M. Evans** and **C. H. Li:** Bioassay of adrenocorticotrophic hormone. Endocrinology **33**, 261—268 (1943). — The growth of hypophysectomized female *rats* following chronic treatment with pure growth hormone. I. General growth and organ changes. Growth **13**, 151—170 (1949). — **Simpson, Miriam E.,** and **Herbert M. Evans:** Hormone content of pituitaries of oestrinized *rats*. Amer. Assoc. Anat. Chicago. Anat. Rec. 79, Suppl., 57 (1941). — **Simpson, Miriam E., C. H. Li** and **H. M. Evans:** Biological properties of pituitary interstitial-cell-stimulating hormone (ICSH). Endocrinology 30, 969—976 (1942). — Endocrinology 39, 286—288 (1946). — **Simpson, Miriam E., C. H. Li, W. O. Reinhardt** and **H. M. Evans:** Similarity of response of thymus and lymph nodes to administration of adrenocorticotropic hormone in the *rat*. Proc. Soc. Exper. Biol. a. Med. 54, 135—137 (1943). — **Sinaiko, E. S.,** and **H. Necheles:** Science (Lancaster, Pa.) 109, 37—39 (1949). — **Singer, E.,** and **R. L. Zwemer:** Microscopic observations of structural changes in the adrenal gland of the living *frog* under experimental conditions. Anat. Rec. 60, 183—187 (1934). — **Sinibaldi, G.:** Zbl. Path. 1907. — **Sisson, S.,** and **J. D. Grossman:** The anatomy of the *domestic animals*. 1938. — **Sisson, W. R.,** and **E. N. Broghes:** The influence of the anterior lobe of the hypophysis upon the development of the albino *rat*. Bull. Hopkins Hosp. 32, 22—30 (1921). — **Sitowski:** Bull. internat. Acad. Sci. Cracovie 1905. — Science (Lancaster, Pa.) 30, 308 (1909). — **Sjöstrand, Fritiof:** Über die Eigenfluoreszenz tierischer Gewebe mit besonderer Berücksichtigung der *Säugetier*niere. Acta anat. (Basel) Suppl. 1 1945/46 (auch separat Stockholm, 1944). — **Sjöstrand, T.:** Eine Methode für quantitative Bestimmung der Blutmenge in den feineren Blutgefäßen in verschiedenen Organen und Geweben desselben Organes. Skand. Arch. Physiol. (Berl. u. Lpz.) 68, 160 (1934a). — On the capillary circulation of the blood in the suprarenal body of *mice* under physiological conditions and the influence of drugs. Skand. Arch. Physiol. (Berl. u. Lpz.) 71, 85—122 (1934b). — **Skabell:** Dtsch. Z. Chir. 185. — **Skahen, J. G.,** and **D. M. Green:** Mechanisms of desoxycorticosterone action. IV. Relationship of fluid intake and pressor responses to output of antidiuretic factor. Amer. J. Physiol. 155, 290—294 (1948). — **Skelton, Floyd R.:** Some specific and nonspecific effects of thiamine deficiency in the *rat*. Proc. Soc. Exper. Biol. a. Med. 73, 516—519 (1950). — **Skelton, Floyd R., C. Fortier** and **Hans Selye:** Some chemical and morphological changes elicited in the adrenal by stilbestrol and LAP. Proc. Soc. Exper. Biol. a. Med. 71, 120—122 (1949). — **Skutta:** Morphologisch faßbare Veränderungen bei B-Avitaminose. Anat. Anz., Ergh. 88, 87—93 (1939). — **Sleeth, C. K.,** and **E. J. van Liere:** The size of the spleen and the adrenals during pregnancy and the puerperium. Endocrinology 25, 867—870 (1939). — **Sloan, Charles H.,** and **George H. Lowrey:** The elimination of a common error in the determination of total 17-ketosteroid by the m-dinitrobenzene reaction. Endocrinology 48, 384—390 (1951). — **Slobodien, H. D.,** and **J. H. Leathem:** Action of desoxycorticosterone acetate in the immature *mouse*. Amer. Soc. Zool. Cleveland. Anat. Rec. 89, 564—565 (1944).— **Slonacker, J. R.:** The effect of excision of different sexual organs on the development, growth and longevity of the albino *rat*. Amer. J. Physiol. 93, 307—317 (1930). — **Slot, W. J. B.:** The relation of sex hormones in a case of virilism by hypernephroma. Acta med. scand. (Stockh.) 89, 371—375 (1936). — **Slotta, K. H., H. Ruschig** u. **E. Fels:** Ber. dtsch. chem. Ges. 67, 1270 (1934). — **Sluczewski, A.,** et **P. C. J. Roth:** Action des hormones en fonction du pH du milieu sur la métamorphose et le développement de l'*axolotl (Amblystoma tigrinum* Green). Injections de thyroxine racémique et d'antuitrine. C. r. Soc. Biol. Paris 145, 387—389 (1951a). — Action de l'extrait d'hypophyse totale combiné avec d'autres hormones sur le développement de l'*axolotl*. Ann. d'Endocrin. 12, 62—72 (1951b). — **Sluiter, J. W., J. C. A. Mighorst** and **J. T. van Oordt:** The changes in the cytology of the adrenals of *Rana esculenta* following hypophysectomy. Proc., Kon. Akad. Wetensch. Amsterdam 52, 1214—1220 (1949). — **Small, Maurice J.:** Favorable response of sarcoidosis to cortisone treatment. J. Amer. Med. Assoc. 147, 932—937 (1951). — **Smelser, George K.:** Differential concentration of hormones in the central and peripheral zones of the *bovine* anterior pituitary gland. Endocrinology 34, 39 (1944). — Effect of anterior pituitary extract, steroid hormones and castration on two sebaceous glands of the *guinea pig*. Amer. Assoc. Anat. Wisconsin. Anat. Rec. 100, 712 (1948). — **Smirnow:** Die Structur der Nervenzellen im Sympathicus der *Amphibien*. Arch. mikrosk. Anat. 35 (1890). — **Smith, Christianna:** The origin and development of the carotid body. Amer. J. Anat. 34, 87—131 (1924). — Study of argyrophil fibers during ageing in *mice*. Anat. Rec. 81, Suppl., 116 (1941). — **Smith, Christianna,** and **Harriet T. Devers:** A comparative study of Hassals corpuscles and thick skin of the *guinea pig*. Amer. Soc. Zool. Anat. Rec. 101, 704 (1948). — **Smith, Christianna, Margaret M. Leitner** and **Huan-Pao Wang:** Aging changes in the tunica media of the aorta. Anat. Rec. 109, 13—39 (1951). — **Smith, Christianna,** and **Frances C. Thomas:** Studies on the thymus of the *mammal*. III. Glycogen in the cortical cells of the thymus. Anat. Rec. 106, 17—27 (1950). — **Smith, Christianna,** and **Carolyn E. Wilson:** The thymus in *mice* fed choline deficient diets. Amer. Assoc. Anat. Wisconsin. Anat. Rec. 100, 756—757 (1948). — **Smith, C. S.:** The alleged effect on body growth and gonad development of feeding pituitary gland substance of normal *white rats*. Amer. J. Physiol. 65, 277—281 (1923). — **Smith, Dietrich C.,** and **Samuel A. Matthews:** The effect of extracts of the thyroid gland of the Bermuda *parrot fish* on the oxygen consumption of Bermuda *white gounts (Haemulou sp.)*. Amer. Soc. Zool. Chicago. Anat. Rec. 99, 593

(1947). — **Smith, Dietrich C., R. H. Orter** and **J. E. P. Toman:** The effect of thiamine deficiency and of reduced food intake on resistance to low oxygen tension in the cat. Amer. J. Physiol. 140, 603 (1944). — **Smith, Douglas Edwin:** Adrenal function following ovariectomy in the rat. Ohio State Univ. Abstr. Doct. Diss. 50, 75—79 (1945/46). — The toxicity of the serum of adrenalectomized animals. Endocrinology 38, 402—403 (1946a). — Adrenal function following ovariectomy in the rat. Amer. J. Physiol. 146, 133—139 (1946b). — **Smith, Douglas Edwin,** and **C. A. Angerer:** The capacity for work-performance of the gastrocnemius muscle of adrenalectomized frogs. Anat. Rec. 81, Suppl., 94 (1941). — **Smith, Douglas Edwin,** and **F. A. Hartman:** Influence of adrenal preparations on fish melanophores. Endocrinology 32, 145—148 (1943). — **Smith, Douglas Edwin, L. Lewis** and **F. A. Hartman:** Sodium retention in the opossum. Endocrinology 32, 437—442 (1943). — **Smith, Ellen,** and **Peter Gray:** The distribution of copper in the early chick embryo. Amer. Soc. Zool. Anat. Rec. 99, 608—609 (1947). — **Smith, F.:** Analogs of ascorbic acid. Advances in carbohydrate chemistry, Bd. 2, S. 85. New York 1946. — **Smith, F. W.:** The relationship of the inherited hormonal influence to the production of adrenal cortical tumors by castration. Cancer Res. 8, 641—648 (1948). — **Smith, G. V.,** and **O. W. Smith:** Physiologic. Rev. 28, 1 (1948). — **Smith, Lorrain J.:** J. of Path. 11 (1906). — On the simultaneous staining of fat and fatty acid by oxazine dyes. J. of Path. 12 (1907a). — J. of Path. 13, 14 (1907b); 15 (1910). — Skand. Arch. Physiol. (Berl. u. Lpz.) 25 (1911). — **Smith, Lorrain J.,** and **W. Mair:** Fats and lipoids in relation to methods of staining. Skand. Arch. Physiol. (Berl. u. Lpz.) 25/26, 247—255 (1908a). — J. of Path. 12, 134 (1908b). — **Smith, Lorrain J.,** and **Rettie:** J. of Path. 27, 115 (1924). — **Smith, Marion C.:** Metachromatic bodies in the brain. J. of Neur. 12, 100—110 (1949). — **Smith, M. H. D.:** Amer. J. Dis. Childr. 69, 330—331 (1945). — **Smith, O. W.:** Endocrinology 35, 146 (1944). — Increased pituitary and adrenal weight produced by estrone in intact and castrated normal and „runt" rats. Endocrinology 40, 116—118 (1947). — **Smith, O. Watkins,** and **G. V. Smith:** J. Clin. Endocrin. 1, 461 (1941). — Proc. Soc. Exper. Biol. a. Med. 57, 198 (1944). — J. Clin. Endocrin. 6, 483 (1946). — **Smith, O. Watkins,** and **Raymond E. Vanderlinde:** Oxidation product of stilbestrol. Effects upon the rat pituitary of a non-estrogenic oxidation product of diethylstilbestrol. Endocrinology 49, 742—754 (1951). — **Smith, Philip E.:** The pigmentary, growth, and endocrine disturbances induced in the anuran tadpole by the early ablation of the pars buccalis of the hypophysis. Amer. Anat. Mem. 11 (1920). — Anat. Rec. 23, 38 (1922). — Ablation and transplantation of the hypophysis in the rat. Anat. Rec. 32, 221 (1926a). — Proc. Soc. Exper. Biol. a. Med. 24, 131 (1926b). — The disabilites caused by hypophysectomy and their repair. J. Amer. Med. Assoc. 88, 158—161 (1927). — Hypophysectomy and a replacement therapy in the rat. Amer. J. Anat. 45, 205 bis 273 (1930). — **Smith, Philip E.,** and **Dortzdach:** Anat. Rec. 43, 277 (1929). — **Smith, Philip E.,** and **Earle T. Engle:** Experimental evidence regarding the rôle of the anterior pituitary in the development and regulation of the genital system. Amer. J. Anat. 40, 159—217 (1927). — **Smith, Philip E.,** and **J. B. Graeser:** Experimental hypophysectomies in the rat. Amer. Assoc. Anat. Anat. Rec. 27, 219 (1924). — **Smith, Philip E.,** and **E. C. McDowell:** Hereditary anterior pituitary deficiency in mouse. Anat. Rec. 46, 249—257 (1930). — **Smith, Philip E.,** and **J. P. Smith:** The function of the lobes of the hypophysis as indicated by replacement therapy with different portions of the ox gland. Endocrinology 7, 579—591 (1923). — **Smith, S. W.:** The correspondence between hypothalamic neurosecretory material and neurohypophysial material in vertebrates. Amer. J. Anat. 89, 195—231 (1951). — **Smith, T. W.:** Guy's Hosp. Rep. 54, 229 (1897). — **Smith, Willie W.:** Acute KCl and histamine tolerance and adrenal weight in X-irradiated mice. Amer. J. Physiol. 167, 321 (1951). — Survival after radiation exposure-influence of a disturbed environment. Nucleonics 10, 80—83 (1952). — **Smith, Willie W., Falconer Smith** and **E. C. Thompson:** Failure of cortisone or ACTH to reduce mortality in irradiated mice. Proc. Soc. Exper. Biol. a. Med. 73, 529—531 (1950). — **Smithcors, J. F.:** Proc. Soc. Exper. Biol. a. Med. 59, 197 (1945). — **Smyth, C.:** Proc. Histochem. Soc. J. Nat. Canc. Inst. 10, 1376 (1950). — **Snedecor, G. W.:** Statistical methods. Ames, Iowa: Collegiate Press 1938. — **Snell, A. M.,** and **L. G. Rowntree:** Clinical experience with Addisons disease. Ann. Int. Med. 3, 6—28 (1929). — **Snell, A. M., R. M. Wilder** and **R. W. Cragg:** Suprarenal atrophy following denervation. J. of Path. 43, 473 (1936). — **Snell, G. D.:** Proc. Nat. Acad. Sci. U.S.A. 15, 733 (1929). — **Snow** and **Whitehead:** Endocrinology 19, 88 (1935). — **Sömmerring, S. Th.:** Vom Baue des menschlichen Körpers. 5 Teile. Frankfurt a. M. 1791 ff. — Beschreibung und Abbildung einiger Mißgeburten. 1792. — **Soffer, Louis J.:** Diseases of the adrenals, 2. edit. Philadelphia 1946. — **Soffer, Louis J.,** and **F. L. Engel:** Treatment of Addisons disease with desoxycorticosterone acetate. J. Amer. Med. Assoc. 115, 1860—1866 (1940). — **Soffer, L. J., J. L. Gabrilove, J. W. Jailer** and **M. D. Jacobs:** The virilizing syndrom in man. Recent Progr. in Hormone Res. 5, 407—408 (1950). — **Soffer, Louis J.,** and **G. Lesnick:** Addisonian crisis complicated by relative hypertension, edema, and acute streptococcus hemolyticus infection of the throat. J. Clin. Endocrin. 2, 411—413 (1942). — **Soffer, Louis J., G. Lesnick, S. Z. Sorkin, H. H. Sobotka** and **M. Jacobs:**

The injection intravenously of salt in normals and in patients with Cushings syndrome before and after the administration of desoxycorticosterone acetate. J. Clin. Invest. **23**, 51—54 (1944). — **Soffer, Louis J., M. Volterra, J. L. Gabrilove, A. Pollack** and **M. Jacobs:** Effects of iodine and adrenaline on thyrotropin in Graves disease and in normal and thyroidectomized *dogs.* Proc. Soc. Exper. Biol. a. Med. **64**, 446—447 (1947). — **Soji, M.:** Über histologische Veränderungen der Organe der *Ratten* bei Epinephrektomie. Trans. Jap. Path. Soc. **26**, 516 (1936). — **Sokoloff, B.:** Études sur la Cortico-surrénale. I. Système réticuloendothélial des surrénales en rapport avec le cancer. C. r. Assoc. Anat. Amsterdam **1930**, 378. — Studies on adrenal cortex. Arch. exper. Zellforsch. **11**, 112 (1931). — **Solà, Eduardo Garcia:** Tratado elemental de histología é histoquimia normales. Barcelona 1888. — **Solger:** Nebenniere. In Handbuch Harn- und Geschlechtsorgane, hrsg. von Zülzer. Leipzig 1893. — **Solomon, D. H.,** and **N. W. Shock:** Studies of the adrenal cortical and anterior pituitary function in elderly men. J. of Gerontol. **5**, 302—313 (1950). — **Solotuchin, A. S.:** Zur Frage über die Blutversorgung der Nebennieren. Proc. I. Congr. Russ. Zool. Anat. Hist. Petrograd **12**, 15—21 (1923). — **Somogyi, J. C.,** u. **F. Verzár:** Helvet. med. Acta **7**, Suppl. V, 20 (1940). — **Somogyi, Michael:** Mechanism of epinephrine-hyperglycemia. Endocrinology **49**, 774—781 (1951). — **Sonderhoff, R.,** u. **K. Thomas:** Liebigs Ann. Chem. **530**, 195 (1937). — **Sonneberg:** Ein Fall von Versprengung von Nebennierengewebe in die Papillarspitzen der Niere. Diss. München 1910. — **Sonntag:** Proc. Zool. Soc. **1921**, 851. — **Soós, Jósef:** Zur Nebennierenpathologie. VI. Über Wucherungsherde roten und gelben Knochenmarkes in der Nebenniere. Beitr. path. Anat. **85**, 611 (1930). — Über die Korrelation der Epithelien und des Makrophagensystems der Nebennieren im Lichte der Untersuchungen der Knochenmarksherde der Nebennieren. Beitr. path. Anat. **86**, 444 (1931). — Über die Pathogenese der in den Nebennieren vorkommenden Fettzellen und Lipome. Frankf. Z. Path. **46**, 154—162 (1933a). — Erwiderungen auf die Bemerkungen Antonio Costas über „Die Rundzellherde der Nebennieren". Frankf. Z. Path. **46**, 292—294 (1933b). — **Soós, Jósef,** u. **Ethel Ruzkó:** Über die Korrelation zwischen den Rindenepithelien und dem Makrophagensystem der Nebennieren und der Entstehung von Rundzellherden in den Nebennieren. Frankf. Z. Path. **43** (1932). — **Sorg, K.,** u. **R. Jaffé:** Lipoiduntersuchungen an den Nebennieren des *Rindes.* Zugleich ein Beitrag zur Beurteilung der Genauigkeit der histochemischen Lipoidprüfungen. Zbl. Path. **35**, 353—359 (1924). — **Sorgo, W.:** Operative und anatomische Untersuchungen über die Lage der Vasomotorenbahn im Rückenmark beim *Menschen.* Festschr. Otto Pötzl, S. 426—435. 1949. — **Sorona** e **Moroni:** Riforma med. 1898, 459. — **Sorour:** Beitr. path. Anat. **71**, 467—481 (1923). — **Sosa, J. M.:** Vitamin C. Microscopic demonstration and Golgi apparatus. Exper. Cell. Res. **3**, 184—191 (1952). — **Soskin, Samuel** (edit.): Progress in clinical endocrinology. New York 1950. — **Sossman, M. C.:** Amer. J. Roentgenol. **62**, 1 (1949). — **Soulairac, André,** et **Pierre Desclaux:** Les modifications endocriniennes au cours du diabète alloxanique du *rat.* Leur parallélisme avec les variations physiologiques. Ann. d'Endocrin. **9**, 333—342 (1948). — **Soulié, A.:** Sur les premiers stades du développement de la capsule surrénale chez quelques *mammifères.* C. r. Assoc. Anat. Montpellier **1902**a, 67—73. — Sur les premiers stades du développement de la capsule surrénale chez la *Perruche ondulée.* C. r. Soc. Biol. Paris **1902**b, 959—960. — Sur le développement de la capsule surrénale du 7e au 15e jour de l'incubation, chez la *Perruche ondulée.* C. r. Soc. Biol. Paris **1902**c, 960—961. — Recherches sur le développement des capsules surrénales chez les *vertébrés supérieurs.* J. Anat. a. Physiol. **39**, 197—293, 390—425, 492—533, 674 bis 692 (1903a). — Recherches sur le développement des capsules surrénales chez les *vertébrés* supérieurs. Thèse de Paris. 1903b. — Sur le développement de la substance médullaire de la capsule surrénale chez quelques *mammifères.* C. r. Assoc. Anat. Liège 1903c, 63—68. — Précis d'anatomie topographique. Paris 1911. — **Southam, A. H.:** The fixation of the kidney. Quart. J. Med. **16**, 283—308 (1923). — **Spain, D. M.,** and **N. Molomut:** Amer. Rev. Tbc. **62**, 337 (1950). — **Spain, D. M., N. Molomut** and **A. Haber:** Science (Lancaster, Pa.) **112**, 335 (1950). — **Spalteholz, Werner:** Handatlas der Anatomie des *Menschen,* 14. Aufl., Bd. III. Leipzig 1940. — **Spanhoff, R. W.:** Acta brev. neerland. **10**, 92 (1940). — **Spanio, R.:** Risultati di confronti cariometrici fra cellule del glomo corticale e cellule medollari surrenali. Monit. zool. ital. **45**, 328 (1934). — **Spanner, Rudolf:** Verh. anat. Ges. (Freiburg) **1926**. — Über die Wurzelgebiete der Nieren-, Nebennieren- und Leberpfortadern bei *Reptilien.* Gegenbaurs morph. Jb. **63**, 314—358 (1929). — Der Abkürzungskreislauf der *menschlichen* Nebenniere. Zbl. inn. Med. **61**, 545—558 (1940). — Die Bedeutung der Hypophysenpfortadern für die Blutströmungsmöglichkeiten zwischen Hypophyse und Hypothalamus im Hypophysenkreislauf. Klin. Wschr. **1952**, 721—725. — Gefäße. In Handbuch der mikroskopischen Anatomie des *Menschen.* (Im Druck.) — **Spatz, Hugo:** Über Gegensätzlichkeit und Verknüpfung bei der Entwicklung von Zwischenhirn und „Basaler Rinde". Allg. Z. Psychiatr. **125**, 166—177 (1949). — Neues über das Hypophysen-Hypothalamus-System und die Regulation der Sexualfunktionen. Regensburger Jb. ärztl. Fortbildg **2**, 311—332 (1952). — **Spatz, Hugo, Rudolf Diepen** u. **Vera Gaupp:** Zur Anatomie des Infundibulum und des Tuber cinereum beim

Kaninchen. Zur Frage der Verknüpfung von Hypophyse und Hypothalamus. Dtsch. Z. Nervenheilk. **159**, 229—268 (1948). — **Spear, H. C.,** and **D. Griswold:** Use of dibenamine in pheochromocytoma. New England J. Med. **239**, 736 (1948). — **Specht, Otto:** Über kompensatorische Hypertrophie der Nebennieren bei *Meerschweinchen* und *Kaninchen.* Beitr. klin. Chir. **129**, 311—328 (1923). — **Speed, J. G.,** and **P. G. D. Morris:** The adrenals of the *horse.* Vet. J. **102**, 27—36 (1946). — **Speert, Harold:** Gynecogenic action of desoxycorticosterone in the *rhesus monkey.* Bull. Hopkins Hosp. **67**, 189—195 (1940). — The normal and experimental development of the mammary gland of the *rhesus monkey,* with some pathological correlations. Contrib. to Embryol. **32**, No 208, 9—65 (1948). — **Spehlmann, F.:** Über Nebennierenrinde und Geschlechtsbildung. Arch. Frauenkde u. Konstit.forsch. **10** (1924). — **Speirs, Robert S.:** Eosinopenic response of adrenalectomized *mice* to a cutaneous application of cortisone. Science (Lancaster, Pa.) **113**, 621—623 (1951). — **Speirs, Robert S.,** and **R. K. Meyer:** Endocrinology **45**, 403—429 (1949); **48**, 316 (1951). — Anat. Rec. **106**, 83 (1950). — **Speirs, Robert S.** u. Mitarb.: Proc. Second Clin. ACTH Confer. 1950. — **Spencer:** Proc. Roy. Soc. Vict. **1894**, 222. — Brit. Med. J. **1923**, II, 907. — **Spencer, J., F. E. d'Amour** and **R. G. Gustavson:** Effects of continued estrin injections on young *rats.* Amer. J. Anat. **50**, 129—137 (1932a). — Further studies of estrin hypophyseal antagonism in the white *rat.* Endocrinology **16**, 647 bis 654 (1932b). — **Spengel:** Arb. zool. zoot. Inst. Würzburg **3**. — **Sperino, G.:** Anatomia del *Cimpanzé.* Torino 1897/98. — **Sperry: W. M.** Amer. J. Clin. Path. **2**, 91—99 (1938). — **Sperry, W. M.,** and **F. C. Brand:** J. of Biol. Chem. **137**, 377 (1941). — J. of Biol. Chem. **150**, 315 (1943). — **Sperry, W. M.,** and **V. A. Stoyanoff:** J. Nutrit. **9**, 131—155 (1935). — **Sperry, W. M., H. Waelsch** and **V. A. Stoyanoff:** J. of Biol. Chem. **135**, 281 (1940). — **Spiegel, A.:** Virchows Arch. **305**, 367 (1939a). — Klin. Wschr. **1939**b, 1068—1069. — **Spielmeyer, W.:** Technik der mikroskopischen Untersuchung des Nervensystems. Berlin 1914. — **Spies** and **Stone:** Lancet **1949** II, 890. — **Spigelius, A.:** De corporis *humani* fabrica libri. X. Venetiis 1627ff. — Opus posthumum. Venetiis 1627. — **Spoor, H. J., F. A. Hartman** and **K. A. Brownell:** Cortilactin, the lactation factor of the adrenal. Amer. J. Physiol. **134**, 12—18 (1941). — **Spoor, H. J.,** and **E. R. Ralli:** Chemical studies on melanogenesis in normal and adrenalectomized *rats.* Endocrinology **35**, 325—335 (1944). — **Sprague, R. G.:** The influence of extract of the adrenal cortex on glucogenesis in fasting *rats.* Proc. Staff Meet. Mayo Clin. **15**, 291—294 (1940). — **Sprague, R. G., C. F. Gastineau, H. L. Mason** and **M. H. Power:** Amer. J. Med. **4**, 175 (1948). — **Sprague, R. G., Alvin B. Hayles, H. L. Mason, M. H. Power** and **W. A. Bennett:** „Steroid diabetes" associated with Cushings syndrome and excretion of 17-hydroxy-corticosterone (compound F) in urine; metabolic studies. J. Labor. a. Clin. Med. **33**, 1472 (1948). — **Sprague, R. G., E. J. Kepler, F. R. Keating** and **M. H. Power:** Coexisting Addisons disease and diabetes mellitus: comparative effects of compound E (17-hydroxy-11-dehydrocorticosterone) and allied substances in three cases. Proc. Amer. Soc. Clin. Invest. J. Clin. Invest. **26**, 1198 (1947). — **Sprague, R. G., M. H. Power** and **H. Mason:** Arch. Int. Med. **85**, 199 (1950). — **Sprague, R. G., M. H. Power, H. L. Mason, A. Albert, D. R. Mathieson, P. S. Hench, E. C. Kendall, C. H. Slocumb** and **H. F. Polley:** Observations on the physiologic effects of 17-hydroxy-11-dehydrocorticosterone (cortisone) and adrenocorticotropic hormone (ACTH) in *man.* Arch. Int. Med. **85**, 199—258 (1950). — **Sprague, R. G., J. T. Priestley** and **M. B. Dockerty:** Diabetes mellitus without other endocrine manifestations in a case of tumor of the adrenal cortex. J. Clin. Endocrin. **3**, 28—32 (1943). — **Spregel, E.,** and **H. Wycis:** J. Labor. a. Clin. Med. **30**, 947 (1945). — **Spühler, O.:** Schweiz. med. Wschr. **1950**, 538. — **Spühler, O.,** u. **M. Marti:** Cardiologia (Basel) **17**, H. 5 (1950). — **Spühler, O., H. U. Zollinger, M. Enderlin** u. **H. Wipf:** Experientia (Basel) **7**, 186 (1951). — **Spurr, C. L.,** and **C. D. Kochakian:** A consideration of androgens as corticosterone substitutes. Amer. J. Physiol. **123**, 193—194 (1938). — **Squier, T. L.,** and **G. P. Grabfield:** Adrenal enlargement in *rabbits.* Endocrinology **6**, 85—101 (1922). — **Srdinko, O. V.:** Über Bau und Entwicklung der Nebennieren des *Frosches.* Sitzgsber. böhm. Kaiser Franz Josephs Akad. Prag, 2. Kl., Nr 12. 1898. — Beiträge zur Kenntnis der Entwicklung der Nebennieren bei den *Amphibien.* Sitzgsber. böhm. Kaiser Franz Josephs Akad. Prag, 2. Kl., Nr 32 1900a. — Bau und Entwicklung der Nebennieren bei *Anuren.* Anat. Anz. **18**, 500—508 (1900b). — Beiträge zur Kenntnis der Nebennieren der *Knochenfische.* Über Bau und Entwicklung der Stanniusschen Körperchen bei *Lophobranchiern.* Arch. mikrosk. Anat. **62**, 773—802 (1903). — Eine sichere Methode zur Differenzierung der Rinden- und Markelemente in der Nebenniere, besonders bei *Säugetieren* und *Menschen.* Anat. Anz. **26** (1905). — Beiträge zur Kenntnis der Nebennieren der *Knochenfische.* Über die erste Anlage der Stanniusschen Körperchen der *Lophobranchier.* Arch. mikrosk. Anat. **71** (1908). — **Srere, Paul A., J. L. Chaikoff** and **W. G. Dauben:** The in vitro synthesis of cholesterol from acetate by surviving adrenal cortical tissue. J. of Biol. Chem. **176**, 829—833 (1948). — **Sserdjukoff, M. G.:** Zur Frage der funktionellen Beziehungen zwischen dem Drüsenparenchym der Ovarien und der Nebennierenrinde. Virchows Arch. **237**, 154—164 (1922). — Die inkretorischen Prozesse des Drüsenparenchyms des Ovariums und der Nebennierenrinde bei vitaler Färbung. Pflügers Arch. **214**, 196—206 (1926). — **Ssyssojew, Th.**: Experimentelle Untersuchungen über die Blutbildung in den Nebennieren. Virchows Arch. **259**, 291—315 (1926). — **Stacey, M.**: The chemistry of mucopolysaccharides and mucoproteins. Adv. Carbohydrate Chem. **2**, 161—201 (1946). — **Stadler, H.**: Gastroenterologia (Basel) **65**, 4 (1940). — **Staemmler, Hans Joachim**: Untersuchungen über den Corticoidgehalt des Harns gesunder *Frauen*. Klin. Wschr. **1952**, 950—951. — **Staemmler, M.**: Über physiologische Regeneration und Gewebsverjüngung. Beitr. path. Anat. **80**, 512—569 (1928). — Beitr. path. Anat. **91** (1933). — Keimdrüsen und Umwelt. Z. menschl. Vererbgs.-u. Konstit.lehre **26**, 449 (1943). — Nebennierenrinde und männliche Genitalorgane. Virchows Arch. **316**, 476—500 (1949). — **Staemmler, M.**, u. **G. W. Parade**: Kohlenoxyd und Hypertonie. Klin. Wschr. **1939 II**, 1049—1050. — **Staffieri, Juan José, Oscar Carnes** and **José M. Cid**: Corticoadrenal tumor with hypoglycemic syndrome, goiter, gynecomastia and hepato-splenomegaly. J. Clin. Endocrin. **9**, 255—267 (1949). — **Stahl, J., D. Kuhlmann** et **M. Urban**: C. r. Soc. Biol. Paris **127**, 1286 (1938). — **Stahl, J., D. W. Atchley** and **R. F. Loeb**: J. Clin. Invest. **15**, 41 (1936). — **Stangl, E.**: Zur Pathologie der Nebenorgane des Sympathicus. Verh. dtsch. Naturforsch. (74. Verslg Karlsbad) **5**, 250—255 (1902). — **Stannius, H.**: Über Nebennieren bei *Knochenfischen*. Müllers Arch. Anat., Physiol. u. wiss. Med. **1839**, 97—101. — Lehrbuch der vergleichenden Anatomie der *Wirbelthiere*. Berlin 1846 (siehe auch v. Siebold u. Stannius). — Beobachtungen über Verjüngungsvorgänge im thierischen Organismus. Rostock u. Schwerin 1853. — Zootomie der *Fische* und *Amphibien*. Berlin 1854. — **Starke, J.**: Arch. f. Physiol. **70** (1895). — Über Fettgranula und eine neue Eigenschaft des Osmiumtetraoxyd. Arch. Anat. u. Physiol., Physiol. Abt. **1895**, 70—97. — **Starkel, Stella**, u. **L. Wegrzynowski**: Beitrag zur Histologie der Nebenniere bei *Feten* und *Kindern*. Arch. Anat. u. Physiol., Anat. Abt. **1910 a**, 214—326. — Medycyna Warschau **1910 b** (siehe Hoyers Jber. Anat. **1910**, III, 461—462). — **Starkey, W. F.**, and **E. C. H. Schmidt jr.**: The effect of testosterone propionate on the X-zone of the *mouse* adrenal. Endocrinology **23**, 339—344 (1938). — **Starling, E. H.**: The chemical correlation of the functions of the body. Lancet **1905 II**, 339 bis 341. — **Staub, H.**: Verh. Schweizer naturforsch. Ges. (Freiburg) **1945**, 224. — Die Adrenalin-Histamin-Regulation, gleichzeitig ein Beitrag zum Antistinmechanismus. Helvet. physiol. Acta **4**, 539—550 (1946a). — Schweiz. med. Wschr. **76**, 818 (1946b). — Histaminämie nach Adrenalin. Eine physiologische Gegenregulation. Experientia (Basel) **2**, 29 (1946c). — Die Adrenalin-Histamin-Regulation, mit Beitrag zum Antistinmechanismus. Verh. Schweiz. Ver. Physiol. Helvet. physiol. Acta **4**, C 54—C 55 (1946d). — **Staub, H.**, u. **M. Klingler**: Zur Adrenalinbestimmung im Blutplasma nach Lehmann und Michaelis. Helvet. physiol. Acta **3**, 91—97 (1945). — **Staudinger, Hj.**, u. **U. Schmeisser**: Z. physiol. Chem. **283**, 54 (1948). — Biochem. Z. **321**, 83 (1950). — **Stavely, Homer E.**: Preparation of 11-ketosteroids from methyl 3α-acetoxy-$\Delta^{9,11}$-cholenate. Federat. Proc. **9**, 233 (1950). — **Steche, O.**: Grundriß der Zoologie, 2. Aufl. Berlin u. Leipzig 1922. — **Steckhan, Herbert**: Die Nebenniere im Geschlechtszyklus der *Taube*. Endokrinol. **23**, 383—393 (1941). — **Steckson, A.**: Befund von „Adenom"-knötchen an Nebennieren und von akzessorischen Nebennieren bei Erwachsenen. Baumgartens Jb. Tübingen **3** (1902) (= Arb. path.-anat. Inst. Tübingen **3**, 253—260 (1902). — **Steege, Helmut**: Über den histotopochemischen Nachweis von Vitamin C in der *menschlichen* und *tierischen* Schilddrüse. Zugleich ein Beitrag zur Frage der Spezifität der Vitamin C-Reaktion. Z. Zellforsch. **33**, 412—423 (1945). — **Steeples jr., George L.**, and **H. Jensen**: Effect of the blood glucose level on the secretion of the adrenal cortex. Amer. J. Physiol. **157**, 418—421 (1949). — **Stefko, W. H.**: Über einige Besonderheiten im Bau der Nebennieren bei der gegenwärtigen Bevölkerung. Zbl. Path. **38**, 340—346 (1926). — Die vergleichend mikroskopische Anatomie der endokrinen Drüsen einiger *Affengattungen* und die Bedeutung des inkretorischen Systems in der Evolution der *Primaten*. Z. mikrosk.-anat. Forsch. **16**, 295—330 (1929). — **Stefko, W. H.**, u. **V. Puzik**: Mikroskopische Anatomie der endokrinen Drüsen bei einigen *Mongolen*. Z. Rassenphysiol. **6**, 16—22 (1933). — **Steiger, M.**, u. **T. Reichstein**: Partial synthesis of a crystallized compound with the biological activity of the adrenal-cortical hormone. Nature (Lond.) **139**, 925—926 (1937a). — Helvet. chim. Acta **20**, 817, 1164—1179 (1937). — Chemical structure of corticosterone. Nature (Lond.) **141**, 202 (1938). — **Stein, Harold J., Richard A. Bader, Johan W. Eliot** and **Davis E. Bass**: Hormonal alterations in men exposed to head and cold stress. J. Clin. Endocrin. **9**, 529—547 (1949). — **Stein, I.**: New York State J. Med. **47**, 1507—1508 (1947). — **Stein, Kathryn F.**, and **Dorothy Cheng**: Differences in adrenal glands and white blood counts in females of C 3 H, C 57 and F strains of *mice*. Amer. Assoc. Anat. Wisconsin. Anat. Rec. **100**, 715 (1948). — **Stein, Kathryn F.**, and **Dahrl Foreman**: Germinal epithelium response to thyroid injections into the ovarian capsule of the *mouse*. Amer. Assoc. Anat. Wisconsin. Anat. Rec. **100**, 776 (1948). — **Stein, L.**, and **E. Wertheimer**: Proc. Soc. Exper. Biol. a. Med. **46**, 172 (1941). — J. of Endocrin. **3**, 356 (1944). — **Stein, O.**: Endokrinol. **9**, 401—413 (1931). — **Steinbiss**: Über eine eigenartige Degeneration der Nebennieren bei Addisonscher Krankheit. Virchows Arch. **262**, 286—297 (1926). — **Steller**: De *bestiis marinis*. Novi Comment. Ac.

Petropol. II, 289—398 (1749). — **Steno, Nic.:** De musculis et glandulis observationum specimen. Cum epistolis duabus anatomicis. Hafniae 1664ff. (und in Mangeti Bibl. anat. II, 765). — **Stenram, Unne:** The effect of adrenalectomy on the histochemically determined phosphatases of the small intestine in *rat*. Acta anat. (Basel) **12**, 316—333 (1951). — **Stephens, D. J.:** Amer. J. Med. Sci. **199**, 67—75 (1940). — **Stepp, Wilhelm:** Über einige Grundfragen der Endokrinologie, besonders über den Hormonbegriff, an der Hand des Verzárschen Lehrbuchs der Inneren Sekretion. Endokrinol. **26**, 3—5 (1949). — **Stepp, Kühnau u. Schröder:** Die Vitamine und ihre klinische Anwendung. Stuttgart 1939. — **Stepto, Robert C., Conrad L. Pirani, C. Frank Consolazio** and **John H. Bell:** Ascorbic acid intake and the adrenal cortex. Endocrinology **49**, 755—773 (1951). — **Stepto, R. C., C. L. Pirani, C. F. Consolazio, J. F. Bell** and **E. Marek:** Army Med. Nutrit. Lab. Rep. No 76. 1951. — **Stern, P.:** A contribution to the pathophysiology of myasthenia gravis. Acta med. Jugoslav. **2**, 37—50 (1948). — **Sternberg, C.:** Myeloisches Gewebe in einer Schrumpfnebenniere. Wien. klin. Wschr. **1928**. — **Sternberg, William H.:** The morphology, androgenic function, hyperplasia, and tumors of the *human* ovarian hilus cells. Amer. of Path. J. **25**, 493—521 (1949). — **Stevenson, James A. F., Sylvan J. Kaplan** and **H. Enger Rosvold:** Endocrine effects of electroconvulsive shock in the *rat*. Federat. Proc. **9**, 122 (1950). — **Stewart, C. A.:** Growth of the body and of the various organs of young albino *rats* after inanition for various periods. Biol. Bull. **31**, 16—51 (1916). — **Stewart, G. N.:** Amer. J. Physiol. **48**, 397 (1919). — Endocrinology **5**, 283 (1921). — Adrenalectomy. Physiologic. Rev. **4**, 163—190 (1924). — The adrenal glands. Arch. Int. Med. **43**, 733—766 (1929). — **Stewart, G. N.,** and **J. M. Rogoff:** The spontaneous liberation of epinephrine from the adrenals. J. of Pharmacol. **8**, 479—524 (1916). — The relation of the rate of the spontaneous liberation of epinephrine to the rate of blood flow through the adrenals. Amer. J. Physiol. **44**, 149—170 (1917). — The action of drugs upon the output of epinephrine from the adrenals. J. of Pharmacol. **13**, 95—166 (1919). — The influence of muscular exercise on normal *cats* compared with *cats* deprived of the greater part of the adrenals, with special reference to body temperature, pulse and respiratory frequence. J. of Pharmacol. **19**, 87—95 (1922). — Effect of stimulation of afferent nerves upon the rate of liberation of epinephrine from the adrenals. Amer. J. Physiol. **69**, 605—633 (1924). — Studies on adrenal insufficiency. Proc. Soc. Exper. Biol. a. Med. **22**, 394 (1925). — Science (Lancaster, Pa.) **66**, 327 (1927). — The influence of extracts of adrenal cortex on the survival period of adrenalectomized *dogs* and *cats*. Amer. J. Physiol. **91**, 254—264 (1929a). — J. Amer. Med. Assoc. **92**, 1569 (1929b). — Amer. J. Physiol. **88**, 162 (1929c). — **Stewart, G. N., J. M. Rogoff** and **F. S. Gibson:** The liberation of epinephrine from the adrenal glands by stimulation of the splanchnic nerves and by massage. J. of Pharmacol. **8**, 205—245 (1916). — **Stickney, J. C., D. W. Northrup** and **E. J. van Liere:** Amer. J. Physiol. **154**, 423—427 (1948). — **Stieve, Hermann:** Paracyclische Ovulationen. Kungl. svenska Vetenskapsakad. Handl., 3. Ser. **21**, Nr 8 (1944). — Über physiologische und pathologische Veränderungen der Nebennierenrinde des *Menschen* und ihre Abhängigkeit von der Tätigkeit der Keimdrüsen. Z. Geburtsh. **127**, 209—231 (1946a). — Über Wechselbeziehungen zwischen Keimdrüsen und Nebennierenrinde. Dtsch. Gesundheitswesen **1**, 537—545 (1946b). — Über physiologische und pathologische Veränderungen der Nebennierenrinde des *Menschen* und ihre Abhängigkeit von der Tätigkeit der Keimdrüsen. Kungl. svenska Vetenskapsakad. Handl., 3. Ser. **23**, Nr 6 (1946c). — Die Nebennierenrinde des *Menschen*, ihre Geschlechtsunterschiede und Altersveränderungen, ihr Verhalten bei Störungen der Keimdrüsentätigkeit und bei paradoxer Fettsucht. Forschgn u. Fortschr. **21/23**, 154—158 (1947). — Der Ovarialzyklus vom Standpunkt der vergleichenden Anatomie. Naturwiss. **37**, 8—13, 33—38 (1950). — Die Geschlechtsorgane der alternden *Frau* und die Bedeutung der Altersveränderungen für die Entstehung von Mißbildungen. Verh. Anat. Ges. Heidelberg. Anat. Anz. Ergh. **1951**, 23—48. **Stilling, H.:** Zur Anatomie der Nebennieren. Virchows Arch. **109**, 324—346 (1887). — Note sur l'hypertrophie compensatrice des capsules surrénales. Rev. Méd. **1888**, 457—461. — Über die compensatorische Hypertrophie der Nebennieren. Virchows Arch. **118**, 569 (1889). — A propos de quelques expériences nouvelles sur la maladie d'Addison. Rev. Méd. **10**, 809 (1890). — Du ganglion intercarotidien. Rec. inaug. de l'univ. de Lausanne **1892**. — Zur Anatomie der Nebennieren. Arch. mikrosk- Anat. **52**, 176—195 (1898a). — Die chromophilen Zellen und Körperchen des Sympathicus. Anat. Anz. **15**, 22—233 (1898b). — Transplantation von Nebennierengewebe. Beitr. path. Anat. **37**, 480—486 (1905). — **Stirling, W.:** Trans. Roy. Soc. South Austral. **1891**, 283. — Outlines of practical histology, 2. edit. London **1893**. — **Stocker:** Dtsch. med. Wschr. **1925**, 93. — **Stöhr, Philipp:** Lehrbuch der Histologie usw., hrsg. von Wilhelm v. Möllendorff. — **Stöhr jr., Philipp:** Das peripherische Nervensystem. In Handbuch der mikroskopischen Anatomie des *Menschen*, Bd. IV. — Mikroskopische Anatomie des vegetativen Nervensystems. Berlin 1928. — Zur Innervation der *menschlichen* Nebennieren. Z. Anat. **104**, 475—490 (1935). — Erg. Anat. u. Entw.gesch. **33**, 135 (1941). — Beobachtungen und Reflexionen zur pathologischen Histologie des vegetativen Nervensystems. Ärztl. Wschr. **1946**, 8—13. — Zur pathologischen Anatomie des vegetativen

Nervensystems. Vortr. Niederrhein. Ges. Natur- u. Heilk. Bonn, 7. Mai 1947. Klin. Wschr. 1947a, 638—639. — Naturforschung und Medizin in Deutschland 1939—1946. Anatomie, Histologie, Embryologie. Wiesbaden 1947b. — Studien zur normalen und pathologischen Histologie vegetativer Ganglien. III. Z. Anat. u. Entw.gesch. 114, 14—52 (1948). — Lehrbuch der Histologie und mikroskopischen Anatomie des *Menschen*. Berlin-Göttingen-Heidelberg 1951. — **Stoeltzner, Helen:** Der Einfluß der Fixierung auf das Volumen der Organe. Z. wiss. Mikrosk. 23, 14—25 (1906). — **Stoerk, Herbert C.:** Growth retardation of lymphosarcoma implants in pyridoxine-deficient *rats* by testosterone and cortisone. Proc. Soc. Exper. Biol. a. Med. 74, 798—800 (1950). — **Stoerk, Herbert C., and H. N. Eisen:** Suppression of circulating antibodies in pyridoxine deficiency. Proc. Soc. Exper. Biol. a. Med. 62, 88 (1946). — **Stoerk, Herbert C., and T. F. Zucker:** Nutritional effects on the development and atrophy of the thymus. Proc. Soc. Exper. Biol. a. Med. 56, 151 (1944). — **Stoerk, O.:** Beiträge zur normalen Histologie der Nebennierenrinde. I. Gibt es eine Lumenbildung an den Rindenzellverbänden? Wien. klin. Wschr. 1908a. — Beiträge zur normalen Histologie der Nebennierenrinde. Berl. klin. Wschr. 1908b, 773—776, 908—910. — **Stoerk, O., u. Hans v. Haberer:** Beitrag zur Morphologie des Nebennierenmarkes. Arch. mikrosk. Anat. 72, 481—496 (1908a). — Über das anatomische Verhalten intrarenal eingepflanzten Nebennierengewebes. Arch. klin. Chir. 87, 893—930 (1908b). — **Stoll, R.:** L'agénésie de l'hypophyse et de la thyroïde est sans influence sur le développement de l'embryon de poulet. C. r. Soc. Biol. Paris 130, 926—928 (1939). — **Stolpe, Stanley G.:** Estradiol-induced modifications of sex development in the *hamster Cricetus auratus*. Amer. Soc. Zool. Chicago. Anat. Rec. 99, 658 (1947). — **Stone, D., and O. Hechter:** Endocrinology 42, 307 bis 314 (1948). — **Stotsenburg, J. M.:** On the growth of the albino rat *(Mus norwegicus var. albus)* after castration. Anat. Rec. 3, 233 (1909). — The effect of spaying and semi-spaying young albino *rats (Mus norvegicus albinus)* on the growth in body weight and body length. Anat. Rec. 7, 183—194 (1913). — **Stoughten, R., and G. Wells:** J. Invest. Dermat. 14, 37 (1950). — **Strakosch, E., u. H. E. Anders:** Arch. Gynäk. 115, 408 (1922). — **Strandskov, H. H.:** Inheritance of internal organ differences in *guinea pigs*. Genetics 24, 722—727 (1939). — **Strangeways:** Veterinary anatomy, 5. edit. Edinburgh 1896. — **Straube, R. L., H. M. Patt, E. B. Tyree and D. E. Smith:** Proc. Soc. Exper. Biol. a. Med. 71, 539—541 (1949). — **Strauss-Dürkheim:** Traité pratique et théorique d'anatomie comparée. Paris 1842. — **Strehl u. Weiss:** Beiträge zur Physiologie der Nebenniere. Arch. f. Physiol. 86, 107 (1901). — **Stricker, S.:** Handbuch der Gewebelehre. Leipzig 1868—1871. — **Strickler, H. S., M. D. Walton, D. A. Wilson and M. Dienes:** Endocrinology 29, 545 (1941). — **Ströder:** Ärztl. Wschr. 1947, 724. — **Ströder, J., H. Zeisel u. E. Kölitz:** Die Harnausscheidung an Corticoiden und 17-Ketosteroiden während des *Kindes*alters. Klin. Wschr. 1952, 980—982. — **Strohecker, R., u. E. Sierp:** Über eine neue, einfache Methode zur Bestimmung der Ascorbinsäure durch Titration. Z. Lebensmittelunters. 90, 93—98 (1950). — **Strohl, E. L.:** The adrenal cortex a cytologic study of normal and of pathologic tissue. Arch. Surg. 35, 901 (1937). — **Strombeck, J. P., and J. P. Hedberg:** Tumor of the suprarenal medulla associated with paroxysmal hypertension. Acta chir. scand. (Stockh.) 82, 177 (1939). — **Strong, K. C.:** A study of the structure of the media of the distributing arteries by the method of microdissection. Anat. Rec. 72, 151—167 (1938). — **Strong, Oliver S., and Adolph Elwyn:** Baileys textbook of histology, 7. edit. New York 1925. — **Studer, A.:** Experimentelle Differenzierung der Angriffsorte von Cortison. Z. Rheumaforsch. 9, 337—351 (1950). — Rheumatismus als Problem der experimentellen Pathologie. Z. Rheumaforsch. 10, 65—112 (1951). — Zur Frage der Angriffsorte von Cortison. Bull. schweiz. Akad. Med. Wiss. 8, 60—66 (1952). — **Studer, A., u. J. R. Frey:** Wirkung von Cortison auf die ruhende und die mit Vitamin A oder Testosteronpropionat zur Proliferation gebrachte Epidermis der *Ratte*. Dermatologica (Basel) 104, 1—18 (1952). — **Studer, A., u. B. Fust:** Durch parenterale Behandlung mit Askaridenextrakt ausgelöste Gewebs- und Bluteosinophilie beim *Meerschweinchen* und ihre Beeinflussung durch Cortison. Z. Hyg. 133, 327—343 (1951). — **Stühler:** Zbl. Path. 35, 513 (1925). — **Sturm, Alexander:** Die Auswirkungen des zentralen und peripheren vegetativen Nervensystems auf innere Erkrankungen. Klin. Wschr. 1947, 383—389. — **Stutinsky, F.:** Thèse Méd. Nancy 1939. — **Stutzman, J. W., and C. R. Allen:** Adrenolytic action of cyclopropane. Proc. Soc. Exper. Biol. a. Med. 47, 218—222 (1941). — **Stutzman, J. W., and W. J. Meek:** Rôle of thyroid in cyclopropane-adrenalin tachycardia. Proc. Soc. Exper. Biol. a. Med. 49, 704—707 (1942). — **Subba Rau, A., and P. H. Johnson:** Observations on the development of the sympathetic nervous system and suprarenal bodies in the *sparrow*. Proc. Zool. Soc. Lond. 1923, 741—768. — **Sudds, M. V. N.:** The cell contents of the cortex of the suprarenal gland. Endocrinology 26, 895 (1940). — **Suë, Joh.** Description anatomique de trois *loutres* femelles. Mém. prés. par les savants étrang. à l'acad. Sci. de Paris 1755. — **Sugiura:** Amer. J. Canc. 15, 707 (1931). — **Sugiura, Stock, Dobriner and Rhoads:** Cancer Res. 10, 244 (1950). — **Sulkin, Norman M.:** The effects of hepatic restoration on the phosphatase activity in the *rat* liver. Amer. Soc. Zool. Chicago. Anat. Rec. 99, 585 (1947). — **Sulkin,**

Norman M., and **Albert Kunz:** The sodium glycerophosphate factor in the technic for phosphatase activity. Amer. Soc. Zool. Chicago. Anat. Rec. **99,** 639—640 (1947). — **Sullens, W. E.,** and **M. D. Overholser:** Pinealectomy of successive generations of *rats.* Endocrinology **28,** 835—839 (1941). — **Sulman, F.:** J. of Exper. Med. **65,** 1 (1937). — **Summers, J. F.:** Amer. J. Physiol. **154,** 119—121 (1948). — **Summers, V. K.:** The role of the adrenal cortex and gonads in the control of sexual hair distribution. Acta med. scand. (Stockh.) **136,** 105—111 (1949). — **Sun, T. P.:** The influence of thyroid deficiency on the structure and epinephrine content of the adrenal gland of the albino *rat (Mus norvegicus albinus).* J. Morph. a. Physiol. **48,** 45—72 (1929). — **Sundberg, Carl:** Das Glykogen in *menschlichen* Embryonen von 15, 27 und 40 mm. Z. Anat. u. Entw.gesch. **73** (1924). — **Sundermann, A.:** Endokrinol. **23,** 17 (1940). — **Sundstroem, Edward S.,** and **George Michaels:** The adrenal cortex in adaptation to altitude climate and cancer. Mem. Univ. Calif. **12** (1942). — **Suomalainen, Paavo:** Sitzgsber. finn. Akad. Wiss. **163** (1944). — **Suomalainen, Paavo,** and **Anna-Maija Herlevi:** The alarm reaction and the hibernating gland. Science (Lancaster, Pa.) **114,** 300 (1951). — **Supino, Raph.:** Sulla fisiopatologia delle capsule surrenali. Riforma med. **1982.** — **Sure, B.,** and **R. M. Theis:** Endocrinology **24,** 672—679 (1939). — **Sussdorf, M.:** Lehrbuch der vergleichenden Anatomie der *Haustiere.* Stuttgart 1892/93. — **Sussmann, Eberhard:** Über das Verhalten der Gitterfasern im Hodenzwischengewebe des *Menschen* in verschiedenen Lebensaltern. Diss. Leipzig 1940 [auch Z. mikr.-anat. Forsch. **48,** 450—460 (1940)]. — **Svelha:** Recherches sur la sécrétion. Arch. exper. Path. u. Pharmakol. **53,** 321 (1900). — **Svirbely, J. L.:** Amer. J. Physiol. **116,** 466 (1936). — **Svitzer:** Nachricht von einem weiblichen *Hemicephalus,* bei welchem ein Theil der Unterleibseingeweide auf dem Rücken in einem Sacke zwischen dem Kopf und dem Rückgrat lag. Müllers Arch. Anat., Physiol. u. wiss. Med. **1839,** 35—38. — **Swaen et Brachet:** Archives de Biol. **1901.** **Swammerdam:** Biblia naturae. Leydae 1738 (dtsch. Buch der Natur, Leipzig 1752; siehe Tab. 47, Figur 1 u. 2). — **Swann:** Illustrations of the comparative anatomy of nervous system. 1825. — **Swann, H. G.:** Amer. J. Physiol. **126,** 341 (1939). — The pituitary-adrenocortical relationships. Physiologic. Rev. **20,** 493—521 (1940). — **Swann, H. G.,** and **B. J. Penner:** Endocrinology **24,** 253 (1939). — **Swanson, J. N., W. Bauer** and **M. Ropes:** Lancet **1952 I,** 129. — **Swern, D., G. N. Billen, T. W. Findley** and **J. T. Scanlan:** J. Amer. Chem. Soc. **67,** 1786 (1945). — **Swift, M. N., H. M. Patt** and **E. B. Tyree:** Federat. Proc. **7,** 121—122 (1948). — **Swingle, W. W.:** The functional significance of the suprarenal cortex. Amer. Naturalist **61,** 132—146 (1927a). — Studies on the functional significance of the suprarenal cortex. 1. Blood changes following bilateral epinephrectomy in *cats.* Amer. J. Physiol. **79,** 666—678 (1927b). — Amer. J. Physiol. **107,** 259 (1934). — Experimental studies on the function of the adrenal cortex. Cold Spring Harbor Symp. Quant. Biol. **5,** 327 (1937). — **Swingle, W. W.,** and **A. J. Eisenman:** Studies on the functional significance of the suprarenal cortex. II. The acid-base equilibrium of epinephrectomized *cats.* Amer. J. Physiol. **79,** 679—687 (1927). — **Swingle, W. W., H. W. Hays, J. W. Remington, W. D. Collings** and **W. M. Parkins:** The effect of priming doses of desoxycorticosterone acetate in preventing circulatory failure and shock in the adrenalectomized *dog.* Amer. J. Physiol. **132,** 249—258 (1941). — **Swingle, W. W., R. R. Overman, J. W. Remington, W. Kleinberg** and **W. J. Eversole:** Ineffectiveness of adrenal cortex preparations in the treatment of experimental shock in non-adrenalectomized *dogs.* Amer. J. Physiol. **139,** 481—489 (1943). — **Swingle, W. W.,** and **W. M. Parkins:** A comparative study of the effect of trauma on healthy vigorous *dogs* with an without adrenal glands. Amer. J. Physiol. **111,** 426—439 (1935). — **Swingle, W. W., W. M. Parkins** and **J. W. Remington:** The effect of desoxycorticosterone acetate and of blood serum transfusions upon the circulation of the adrenalectomized *dog.* Amer. J. Physiol. **134,** 503—512 (1941). — **Swingle, W. W., W. M. Parkins** and **A. R. Taylor:** Experiments on intact and adrenalectomized *dogs* subjected to sodium and chloride depletion by intraperitoneal injections of glucose. Amer. J. Physiol. **116,** 430—437 (1936). — **Swingle, W. W., W. M. Parkins, A. R. Taylor** and **H. W. Hays:** Relation of serum sodium and chloride levels to alteration of body water in the intact and adrenalectomized *dog* and the influence of adrenal cortical hormone upon fluid distribution. Amer. J. Physiol. **116,** 438—445 (1936). — A study of water intoxication in the intact and adrenalectomized *dog* and the influence of adrenal cortical hormone upon fluid and electrolyte distribution. Amer. J. Physiol. **119,** 557—566 (1937a). — The influence of adrenal cortical hormone upon electrolyte and fluid distribution in adrenalectomized *dogs* maintained on a sodium chloride free diet. Amer. J. Physiol. **119,** 684—691 (1937b). — A study of the circulatory failure of adrenal insufficiency and analogous shock-life conditions. Amer. J. Physiol. **123,** 659—667 (1938a). — A study of the circulatory failure and shock following trauma to the healthy vigorous adrenalectomized *dog.* Amer. J. Physiol. **124,** 22—29 (1938b). — **Swingle, W. W., W. M. Parkins, A. R. Taylor, H. W. Hays** and **J. A. Morrell:** Effects of oestrous (pseudopregnancy) and certain pituitary hormones on the life-span of adrenalectomized animals. Amer. J. Physiol. **119,** 675—684 (1937). — **Swingle, W. W.,** and **J. J. Pfiffner:** Experiments with an active extract of the suprarenal cortex. Anat. Rec. **44,** 225—226 (1929). — An aqueous extract of the suprarenal cortex which maintains the life of bilaterally adrenalectomized *cats*. Science (Lancaster, Pa.) **71**, 321—322 (1930a). — The hormone of the suprarenal cortex. Anat. Rec. **47**, 303 (1930b). — Proc. Soc. Exper. Biol. a. Med. **28**, 510 (1931a). — Amer. J. Physiol. **98**, 144 (1931b). — Studies on the adrenal cortex. I. The effect of a lipoid fraction upon the life-span of adrenalectomized *cats*. Amer. J. Physiol. **96**, 153—163 (1931c). — Medecine **11**, 371 (1932). — **Swingle, W. W., J. J. Pfiffner, H. M. Vars** and **W. M. Parkins:** The effect of hemorrhage on the normal and adrenalectomized *dog*. Amer. J. Physiol. **107**, 259—274 (1934a). — The effect of sodium chloride administration upon adrenalectomized *dogs* not given extract. Amer. J. Physiol. **108**, 159—167 (1934b). — The relation between blood pressure, blood urea nitrogen and fluid balance of the adrenalectomized *dog*. Amer. J. Physiol. **108**, 428—437 (1934c). — **Swingle, W. W., J. J. Pfiffner, H. M. Vars, P. A. Pott** and **W. M. Parkins:** The function of the adrenal cortical hormone and the cause of death from adrenal insufficiency. Science (Lancaster, Pa.) **77**, 58—64 (1933). — **Swingle, W. W., J. J. Pfiffner** and **B. Webster:** Effect of adrenal cortical hormone upon respiratory metabolism of adrenalectomized *cats*. Proc. Soc. Exper. Biol. a. Med. **28**, 728—730 (1931). — **Swingle, W. W.,** and **J. W. Remington:** The rôle of the adrenal cortex in physiological processes. Physiologic. Rev. **24**, 89—127 (1944). — **Swingle, W. W., J. W. Remington, V. A. Drill** and **W. Kleinberg:** Differences among adrenal steroids with respect to their efficacy in protecting the adrenalectomized *dog* against circulatory failure. Amer. J. Physiol. **136**, 567—576 (1942). — **Swingle, W. W., J. W. Remington, H. W. Hays** and **W. D. Collings:** The effectiveness of priming doses of desoxycorticosterone acetate in protecting the adrenalectomized *dog* against water intoxication. Endocrinology **28**, 531—534 (1941). — **Swingle, W. W., H. M. Vars** and **W. M. Parkins:** A study of the blood volume of adrenalectomized *dogs*. Amer. J. Physiol. **109**, 488—501 (1934). — **Swingle, W. W.,** and **W. F. Werner:** Sulphate retention in *dogs* following bilateral adrenal extirpation. Anat. Rec. **37**, 121—122 (1927a). — Sulphate retention in *dogs* following bilateral adrenal extirpation. Proc. Soc. Exper. Biol. a. Med. **25**, 169—171 (1927b). — Sulphate retention in *dogs* following bilateral adrenal extirpation. Physiol. Zool. **1**, 37—44 (1928). — **Swingle, W. W., W. F. Werner** and **P. Stanley:** Effect of bilateral nephrectomy upon the acidbase equilibrium of *dogs*. Proc. Soc. Exper. Biol. a. Med. **25**, 472—473 (1928). — **Swinyard, C. A.:** Proc. Soc. Exper. Biol. a. Med. **24**, 208 (1926). — The innervation of the suprarenal glands. Anat. Rec. **68**, 417—429 (1937). — Methods for volumetric determination of fresh endocrine glands. Anat. Rec. **74**, 71—78 (1939). — Volume and cortico-medullary ratio of the adult *human* suprarenal gland. Anat. Rec. **76**, 69—70 (1940a). — Growth of the *human* suprarenal gland. Amer. Assoc. Anat. Anat. Rec. **76**, Suppl. 2, 55 (1940b). — Growth of the *human* suprarenal glands. Anat. Rec. **87**, 141—150 (1943). — **Swinyard, C. A.,** and **H. D. Bruner:** Hypertrophy of the *dog* suprarenal gland following unilateral suprarenalectomy. Anat. Rec. **73**, Suppl. 2, 51 (1939). — Compensatory hypertrophy of the *dog* adrenal gland following unilateral adrenalectomy. Endocrinology **26**, 886—890 (1940). — **Swinyard, E. A.:** Amer. J. Physiol. **156**, 163 (1949). — **Swinyard, E. A., J. E. Toman** and **L. S. Goodman:** Federat. Proc. **5**, 205 (1946). **Szantroch, Z.:** Arch. exper. Zellforsch. **13** (1932). — **Szent-Györgyi, A.:** Observations on the functions of peroxidase systems and the chemistry of the adrenal cortex. Biochemic. J. **22**, 1387—1409 (1928). — Science (Lancaster, Pa.) **72**, 1857 (1930). — J. of Biol. Chem. **90**, 385 (1931). — Nature (Lond.) **129**, 943 (1932a). — Biochemic. J. **26**, 865 (1932b). — Dtsch. med. Wschr. 1932c. — Identification of vitamin C. Nature (Lond.) **131**, 225—226 (1933a). — Bull. Soc. Chim. biol. **25**, 943 (1933b). — **Szent-Györgyi, A.,** and **W. N. Haworth:** „Hexuronic acid" (Ascorbic acid) as the antiscorbutic factor. Nature (Lond.) **131**, 24 (1933). — **Szymonowicz, L.:** Sitzgsber. Akad. Wiss. Krakau. 4. Febr. 1895. — Die Function der Nebenniere. Arch. f. Physiol. **64**, 131—164 (1896). — Lehrbuch der Histologie. Würzburg 1900ff.

Tachibana, T., and **M. Nakamura:** On the relation between the functions of cortex of suprarenal bodies and the lymphocytes in the thymus of the albino *rats*. Nippon Yakuri Gakkai Zasshi **48**, Proc. 126 § (1951). — **Tadokoro, S.,** and **K. Kobayashi:** Studies on the thymus. On the pathologic histologic changes of suprarenal gland and lymphonode after extraction of the thymus of albino *rats*. Nippon Yakuri Gakkai Zasshi **47**, Proc. 127 § (1951). — **Taillard, W.,** et **R. Veyrat:** Surrénale et masculinisation par l'urine de *femme* enceinte (U.F.E.). Rev. suisse Zool. **54**, 553—557 (1947). — **Tait, J. F.** u. Mitarb.: Lancet **1952 I**, 122. — **Takamatsu, Hideo:** Histologische und biochemische Studien über die Phosphatase. I. Mitt. Histochemische Untersuchungsmethodik der Phosphatase und deren Verteilung in verschiedenen Organen und Geweben. Trans. Jap. Path. Soc. **29**, 492—498 (1939). — **Takamine:** Amer. J. Physiol. **5**, 73, 523 (1901). — Ther. Gaz. **25**, 221. — Amer. J. Pharmacol. **73**, 523. — **Takechi, K.:** Das morphologische Verhalten der Nebennierenrinde nach Kastration, künstlichen Kryptorchismus und Implantation heteriologer Keimdrüsen beim *Meerschweinchen*. Z. Konstit.lehre **12**, 210—269 (1926). — **Takenaga, Kazutoki:** Gefäßreaktionen und Adrenalinbildung der isolierten Nebenniere. Pflügers Arch. **205**, 284—292 (1924). — **Takewaki, K.:** Notes on the adrenal cortex of pregnant *mice*. J. Fac. Sci. Tokyo **4**, 277—283 (1936). — Fate of zone reticularis in adrenal cortex of castrated male *mice*. Proc. Imp. Acad., Tokyo **13** (1937). — Effect of testis graft on *mouse* adrenal. Proc. Imp. Acad., Tokyo **14**, 152—154 (1938). — **Talbert, George B., Robert A. Stafford, Roland K. Meyer** and **W. H. McShan:** Distribution of alkaline phosphatase in the ovaries of pregnant and lactating *rats*. Amer. Assoc. Anat. Wisconsin. Anat. Rec. **100**, 718 (1948). — **Talbot, N. B., F. Albright, A. H. Saltzman, A. Zygmuntowicz** and **R. Wixom:** The excretion of 11-oxy-corticosteroid-like substances by normal and abnormal subjects. J. Clin. Endocrin. **7**, 331—350 (1947). — **Talbot, N. B., R. A. Berman** and **E. A. McLachlan:** J. of Biol. Chem. **143**, 211 (1942). — **Talbot, N. B.,** and **A. M. Butler:** Urinary 17-ketosteroid assays in clinical medicine. J. Clin. Endocrin. **2**, 724—729 (1942). — **Talbot, N. B., A. M. Butler** and **R. A. Berman:** Adrenal cortical hyperplasia with virilism; diagnosis, course and treatment. J. Clin. Invest. **21**, 559—570 (1942). — **Talbot, N. B., A. M. Butler, R. A. Berman, P. M. Rodriquez** and **E. A. McLachlan:** Excretion of 17-ketosteroids by normal and abnormal *children*. Amer. J. Dis. Childr. **65**, 364—376 (1943). — **Talbot, N. B., A. M. Butler** and **E. A. McLachlan:** Alpha and beta neutral ketosteroids (androgens). Preliminary observations on their normal urinary excretion and the clinical usefulness of their assay in differential diagnosis. New England Med. J. **223**, 369—373 (1940a). — J. of Biol. Chem. **132**, 595; **136**, 365 (1940b). — **Talbot, N. B., A. H. Saltzman, R. L. Wixom** and **J. K. Wolfe:** The colorimetric assay of urinary corticosteroid-like substances. J. of Biol. Chem. **160**, 535—546 (1945). — **Talbott, J. H., L. J. Pecora, R. S. Melville** and **W. A. Consolazio:** J. Clin. Invest. **21**, 107 (1942). — **Tammann, H.:** Beitrag zur Morphologie der Nebenniere. Beitr. path. Anat. **73**, 307—312 (1925). — **Tamura, Y.:** Structural changes in the suprarenal gland of the *mouse* during pregnancy. Brit. J. Exper. Biol. **4**, 81—92 (1926). — **Tandler:** Lehrbuch der systematischen Anatomie. Leipzig 1923. — **Tang, Y. Z.:** Sex difference in growth in gonadectomised albino *rats*. Anat. Rec. **80**, 13—32 (1941). — **Tapfer, S.:** Schwangerschaft und Morbus Addisonii. Wien. klin. Wschr. **1934**, 1043—1045. — **Targett:** Trans. Obstetr. Soc. Lond. **39**. — **Tarwidowa, Hélène:** Über die Entstehung der Lipoidtröpfchen bei *Basidiobolus ranarum*. Cellule **47**, 203—216 (1938). — **Taruffi:** Sopra struttura delle capsule surrenali. Boll. Sci. med. Bologna **2** (1866). — **Tatum, A. L.:** Morphological studies in experimental cretinism. J. of Exper. Med. **17**, 636—652 (1913). — **Taubenhaus, M.,** and **G. D. Amromin:** Influence of steroid hormones on granulation tissue. Endocrinology **44**, 359—367 (1949). — The effects of the hypophysis, thyroid, sex steroids, and the adrenal cortex upon granulation tissue. J. Labor. a. Clin. Med. **36**, 7—18 (1950). — **Taylor, A. B.,** and **F. B. Adamstone:** A study of the nature of the periodide bodies and of phosphatase in nerve cells. Amer. Soc. Zool. Chicago. Anat. Rec. **99**, 584 (1947). — **Taylor, A. B., A. Albert** and **R. G. Sprague:** Endocrinology **45**, 335—343 (1949). — **Taylor jr., H. C.:** Endocrine factors in the origin of tumors of the uterus. In Endocrinology of neoplastic diseases. New York a. Oxford: G. H. Twombly a. G. T. Pack 1947. — **Tchircoff:** Über die Blutveränderungen bei der Addisonschen Krankheit. Z. klin. Med. **1891**, 87—100. — **Teel, H. M.,** and **O. Watkins:** Amer. J. Physiol. **89**, 662 (1929). — **Teissier, Gastinel** et **Reilly:** Des effets observés à la suite de l'inoculation du virus herpétique dans la glande surrénale; sensibilité de cette glande vis-à-vis du virus et son immunité. C. r. Soc. Biol. Paris **89**, 931 (1923). — **Tepperman, Jay,** and **Jean S. Bogardus:** Attempt of pharmacologic blockade of the secretion of adrenocorticotrophin. Endocrinology **43**, 448—450 (1948). — **Tepperman, Jay, F. L. Engel** and **C. N. H. Long:** A review of adrenal cortical hypertrophy. Endocrinology **32**, 373—402 (1943a). — Effect of high protein diets on size and activity of the adrenal cortex in the albino *rat*. Endocrinology **32**, 403—409 (1943b). — **Tepperman, Jay, H. M. Tepperman, B. W. Patton** and **L. F. Nims:** Effects of low barometric pressure on the chemical composition of the adrenal glands and blood of *rats*. Endocrinology **41**, 356—363 (1947). — **Terey:** Nebennieren. In Vergleichende Histologie usw. von Ellenberger. 1887. — **Terni, T.:** Il ganglio toracico e la porzione cervicale del vago negli *uccelli*. Arch. ital. Anat. **21** (1924). — **Terplan, K.,** and **S. Sanes:** Endocrinology **16**, 69 (1932). — **Terraneus, Laur.:** De glandulis in universum et in specie de novis ad urethram virilem. Taurin. 1709ff. — **Terrier, F.,** et **P. Lecène:** Rev. de Chir. **2**, 321 (1906). — **Terrone:** Trattato elementare d'anatomia speciale. Napoli 1857. — **Teruuchi, Junya:** The determination of vitamin C with 2,4-dinitrophenylhydrazine. II. Determination in urine. Kitasato Arch. of Exper. Med. **23**, 69—75 (1951). — **Testut, L.:** Traité d'anatomie *humaine*. Paris 1889ff. (Nebennieren: Bd. IV, S. 654—666, 1901). — **Teysseèdre:** Anatomie de développement du rein. Thèse de Paris. 1892. — **Thaddea, Sigismund:** Z. exper. Med. **95**, 600—626 (1935a). — Die Beziehungen der Nebennierenrinde zu den Keimdrüsen. Z. Geburtsh. **110**, 225—246 (1935b). — Funktionelle Wechselbeziehungen zwischen Nebennierenrinde und Keimdrüsen. Zbl. Gynäk. **59**, 1208 (1935c). — Die Nebennierenrinde. Beiträge zur experimentellen und klinischen Pathologie. Leipzig 1936a. — Verh. dtsch. Ges. inn. Med. **48**, 354—361 (1936b). — Nebennierenrinde und Leukozytenregulation. Med. Welt **123** (1938a). — Erg. inn. Med. **54**, 753 (1938b). — Die Nebenniereninsuffizienz und ihr Formenkreis. Stuttgart 1941. — **Thaddea, Sigismund, u. W. Fanhauer:** Arch. exper. Path. u. Pharmakol. **182**, 477—498 (1936). — **Thaddea, Sigismund, u. W. Kühn:** Klin. Wschr. **1937**, 1499—1501. — **Thaddea, Sigismund, u. L. Sarkady:** Schweiz.

med. Wschr. **1943**, 1400—1402. — **Thannhauser, S. J.**: Lehrbuch des Stoffwechsels. München 1929. — **Thannhauser, S. J., and G. Schmidt**: Lipins and Lipidoses. Physiologic. Rev. **26**, 275—318 (1946). — **Thatcher, Houghton and Ziegler**: Endocrinology **43**, 440—447 (1948). — **Thatcher, J. S., and F. A. Hartman**: Sodium-retaining substances of the adrenal. Arch. of Biochem. **10**, 195—205 (1946). — **Thatcher, J. S., and A. W. Radike**: Amer. J. Physiol. **151**, 138—146 (1947). — **Theil, Nielsen**: Siehe Nielsen, Theil. — **Theiler, Augustin**: Mikroskopische Untersuchungen über das Vorhandensein von Eisen in *menschlichen* und *tierischen* Nebennieren. Dtsch. tierärztl. Wschr. **1926**, 97—98. — **Thérien, M., et L. P. Dugal**: Teneur des tissus en acide ascorbique chez le *rat* partiellement exposé à un froid intense. Rev. canad. de Biol. **8**, 440—443 (1949). — **Thibault, Odette**: Les facteurs hormonaux de la régulation chimique de la température des homéothermes. Rev. canad. de Biol. **8**, 3—131 (1949). — **Thierfelder, H., u. E. Klenk**: Die Chemie der Cerebroside und Phosphatide. Berlin 1930. — **Thiroloix**: Procédé d'ablation sur le *chien* des capsules surrénales, extopie de ces organes. Mercredi méd. Paris **1892**, 557. — Fonction des capsules surrénales. Bull. Soc. Anat. Paris **1893**. — **Thoma, K.**: Verh. dtsch. Ges. Path. **1948**, 129. — **Thomas, Erwin**: Zbl. Path. **49** (1910). — Über die Nebenniere des *Kindes* und ihre Veränderungen bei Infektionskrankheiten. Beitr. path. Anat. **50**, 283—316 (1911a). — Dtsch. med. Wschr. **1911b**. — Über die Involution der zentralen Rindenteile der Nebennire. Z. Kinderheilk. **4**, 95—96 (1912). — Referat über Nebennieren. Verh. 34. Verslg Dtsch. Ges. Kinderheilk. Göttingen. Mschr. Kinderheilk. **27**, 343—358 (1924). — Innere Sekretion in der ersten Lebenszeit (vor und nach der Geburt). Jena 1926. — **Thomas, F.**: A technic for hypophysectomy of the *mouse*. Endocrinology **23**, 99 (1938). — **Thomas, Fra Aquinas S. A.**: Effects of some thyroid-inhibitors upon the development of *Rana pipiens* tadpoles. Amer. Soc. Zool. Chicago. Anat. Rec. **99**, 663 (1947). — **Thomas, F. B., and G. A. Emerson**: Cytological changes in the anterior lobe of the hypophysis following massive doses of alloxan. Texas Rep. Biol. a. Med. **3**, 142—151 (1945). — **Thomas, Owen Lewis**: The cytology of the neurones of *Helix aspersa*. Quart. J. Microsc. Sci. **88**, 445—462 (1947). — A study of the spheroid system of sympathetic neurones with special reference to the problem of neurosecretion. Quart. J. Microsc. Sci. **89**, 333—350 (1948). — **Thomas, R.**: Réactions chimiques au cours de l'hydrolyse préalable à la réaction de Feulgen. Bull. Soc. Chim. biol. Paris **32**, 469—472 (1950). — **Thompsett, S. L.**: The determination of the total neutral 17 ketosteroids in urine. Brit. J. Clin. Path. **2**, 126—128 (1939). — **Thompson, K. W.**: A technique for hypophysectomy of the *rat*. Endocrinology **16**, 257 (1932). — **Thomsen, V.**: Acta med. scand. (Stockh.) Suppl. **91**, 1—146 (1938). — **Thorn, George W.**: Proc. Soc. Exper. Biol. a. Med. **36**, 361 (1937). — The diagnosis and treatment of adrenal insufficiency. Springfield 1949. — New England J. Med. **21**, 796 (1951). — **Thorn, George W., T. B. Bayles, B. F. Massell, P. H. Forsham, S. R. Hill** jr., **S. Smith III and J. E. Warren**: New England J. Med. **241**, 529—537 (1949). — **Thorn, George W., and M. Clinton** jr.: Metabolic changes in a patient with Addisons disease following the onset of diabetes mellitus. J. Clin. Endocrin. **3**, 335—344 (1943). — **Thorn, George W., M. Clinton** jr., **B. M. Davis and R. A. Lewis**: Endocrinology **36**, 381—390 (1945). — **Thorn, George W., S. S. Dorrance and E. Day**: Ann. Int. Med. **16**, 1053 (1942a). — Addisons disease: evaluation of synthetic desoxycorticosterone acetate therapy in 158 patients. Trans. Assoc. Amer. Physicians **57**, 199—202 (1942b). — **Thorn, George W., and K. Emerson** jr.: Ann. Int. Med. **14**, 757 (1940). — **Thorn, George W., K. Emerson** jr. **and H. Eisenberg**: Oral therapy in adrenal insufficiency. The efficacy of a concentrated adrenal cortical extract preserved in glycerol. Endocrinology **23**, 403—418 (1938). — **Thorn, George W., L. L. Engel and H. Eisenberg**: Effect of corticosterone and related compounds on the renal excretion of electrolytes. J. of Exper. Med. **68**, 161—171 (1938). — Treatment of adrenal insufficiency by means of subcutaneous implants of pellets of desoxycorticosterone acetate. Bull. Hopkins Hosp. **64**, 155—156 (1939). — **Thorn, George W., L. L. Engel and R. A. Lewis**: The effect of 17-hydroxycorticosterone and related adrenal cortical steroids on sodium and chloride excretion. Science (Lancaster, Pa.) **94**, 348—349 (1941). — **Thorn, George W., and W. M. Firor**: Desoxycorticosterone acetate therapy in Addisons disease. J. Amer. Med. Assoc. **114**, 2517—2525 (1940). — **Thorn, G. W., and P. H. Forsham**: Recent. Progr. in Hormone Res. **2**, 229 (1949). — Progr. in Clin. Endocrinol. **1950**, 213. — **Thorn, George W., P. H. Forsham and K. Emerson**: The diagnosis and treatment of adrenal insufficiency. Springfield 1949 (2. Aufl. 1951). — **Thorn, George W., P. H. Forsham, T. F. Frawley, S. R. Hills, M. Roché, D. Staehelin and L. Wilson**: New England J. Med. **242**, 783, 824, 865 (1950). — **Thorn, George W., P. H. Forsham, F. T. G. Prunty, Grace E. Bergner and A. Gorman Hills**: Clinical studies in Addisons disease. Ann. New York Acad. Sci. **50**, 646—656 (1949). — **Thorn, George W., P. H. Forsham, F. T. G. Prunty and A. G. Hills**: J. Amer. Med. Assoc. **137**, 1005—1009 (1948). — **Thorn, George W., P. H. Forsham, J. E. Warren** and **T. B. Bayle**: 7. Internat. Congr. Rheum. Dis. New York 1949. — **Thorn, George W., H. R. Garbutt, F. A. Hitchcock** and **F. A. Hartman**: Effect of cortin upon renal excretion and balances of electrolytes in the *human* being. Proc. Soc. Exper. Biol. a. Med. **35**, 247—248 (1936). — The effect of cortin on the sodium, potassium, chloride, inorganic phosphorus and total nitrogen balance in normal subjects and in patients with Addisons disease. Endocrinology **21**, 202—212 (1937a). — Endocrinology **21**, 213 (1937b). — **Thorn, George W., R. L. Greif, S. O. Coutinho** and **H. Eisenberg:** Relative effectiveness of several methods of administering desoxycorticosterone acetate. J. Clin. Endocrin. **1**, 967—976 (1941). — **Thorn, George W.,** and **G. A. Harrop:** Science (Lancaster, Pa.) **86**, 40 (1937). — **Thorn, George W., R. P. Howard** and **K. Emerson** jr.: Treatment of Addisons disease with desoxycorticosterone acetate, a synthetic adrenal-cortical hormone. J. Clin. Invest. **18**, 449—467 (1939). — **Thorn, George W., R. P. Howard, K. Emerson** jr. and **W. M. Firor:** Treatment of Addisons disease with pellets of crystalline adrenal cortical hormone implanted subcutaneously. Bull. Hopkins Hosp. **64**, 339—365 (1939). — **Thorn, George W., B. F. Jones, R. A. Lewis, E. R. Mitchell** and **G. F. Koepf:** The rôle of the adrenal cortex in anoxia. The effect of repeated daily exposures to reduced oxygen pressure. Amer. J. Physiol. **137**, 606—619 (1942). — **Thorn, George W., G. F. Koepf, R. A. Lewis** and **E. F. Olsen:** Carbohydrate metabolism in Addisons disease. J. Clin. Invest. **19**, 813—832 (1940). — **Thorn, George W., F. T. G. Prunty** and **P. H. Forsham:** Changes in urinary steroid excretion and correlated metabolic effects during prolonged administration of adrenocorticotrophic hormone in man. Science (Lancaster, Pa.) **105**, 528 (1927). — **Thorpe:** J. Chem. Soc. Lond. **1907**, 324. — **Thorpe, I. F.,** and **R. P. Linstead:** The synthetic dyestuffs and the intermediate products from which they are derived. London 1933. — **Thulin, I.:** Beitrag zur Kenntnis des chromaffinen Gewebes beim *Menschen*. Anat. Anz. **46** (1914). — **Thumin, L.:** Berl. klin. Wschr. **1909**. — **Thune:** Collect. ad physiologiam et pathologiam renum succenturiatorum. Halle o. J. — **Tiba, M.:** Ist die Vergrößerung der Nebennieren bei Inanition durch Vitamin B-Mangel bedingt? Tohoku J. Exper. Med. **33**, 85 (1938). — **Tiberti:** Beitr. path. Anat. **36** (1904). — **Tiedemann, Fr.:** Anatomie der kopflosen Mißgeburten. Landshut 1813 (Nebenniere: S. 78). — Physiologie des *Menschen*. Darmstadt 1830. — **Tillier, R., Lebon-Testoud** et **J. Franceries:** Présence de tissu surrénal au contact du cordon spermatique chez un *enfant*. Bull. mém. Soc. anat. Paris **25**, 44—45 (1925). — **Tillmans, J.:** Z. Lebensmittelunters. **60**, 37 (1930). — **Timiras, Paolo S., Claude Faribault** and **Hans Selye:** The age-factor in the brain lesions produced by desoxycorticosterone overdosage. Geriatrics **4**, 225—235 (1949). — **Timiras, Paolo S.,** and **Paul Koch:** Morphological and chemical changes elicited in the liver of the *rabbit* by cortisone and desoxycorticosterone acetate. Anat. Rec. **113**, 349—363 (1952). — **Timiras, P. S.,** and **Hans Selye:** On the participation of the reticuloendothelial system in the alarm reaction. Science (Lancaster, Pa.) **110**, 560—561 (1949). — **Tipton, Samuel R.:** Proc. Soc. Exper. Biol. a. Med. **45**, 596 (1940). — Amer. J. Physiol. **132**, 74 (1941). — Endocrinology **34**, 181 (1944). — The effect of vitamin B deficiency on the respiratory enzymes of liver from control and hyperthyroid *rats*. Amer. Soc. Zool. Chicago. Anat. Rec. **99**, 594—595 (1947). — **Tirmann, J.:** Einiges zur Frage der Hämocytolyse und Genese der Gallenfarbstoffbildung bei Vergiftungen. Über den Zerfall roter Blutkörperchen bei Diphtherie und akuter Leberatrophie. Görbersdorffers Veröff., 2. Heft, S. 111. 1898. — **Tissières, A.:** L'activité des phosphomonoestérases ét des pyrophosphatases dans le rein et l'intestin du *rat* surrénalectomisé et l'action du désoxycorticostérone. Acta anat. (Basel) **5**, 224—234 (1948a). — L'influence de la castration, du testostérone et d'oestradiol sur les phosphatases du rein chez le *rat*. Acta anat. (Basel) **5**, 235 bis 242 (1948b). — **Tizzoni, Guido:** Sulla fisiopatologia delle capsule soprarenali. Communicazione preventiva. Boll. Sci. Med. Bologna, Ser. VI **13** (1884a). — Arch. ital. Biol. **1884**b, 386 bis 395. — Sulla fisiopatologia delle capsule soprarenali. 2a. Communicazione preventiva. Gazz. degli Ospit. 25 Gennaio 1885. — Arch. ital. Biol. **10**, 372—378 (1886a). — C. r. Acad. Sci. **1886**b, 832. — Beitr. path. Anat. **1887**a. 3—100. — Sulla fisiopatologia delle capsule surrenali. Nota terza. Arch. Sci. med. **10**, 451—464 (1887b). — Arch. ital. Biol. **1888**. — Über die Wirkungen der Exstirpation der Nebennieren auf *Kaninchen*. Experimentaluntersuchungen. Beitr. path. Anat. **6** (1889). — **Tobeck, Alfred:** Über die Lipoid- und Eisenablagerungen in Nebennieren und Hoden im *Säuglings*alter. Virchows Arch. **267**, 690—715 (1928). — **Tobian, Louis:** Cortical steroid excretion in edema of pregnancy, pre-eclampsia, and essential hypertension. J. Clin. Endocrin. **9**, 319—329 (1949). — **Tobian, Louis,** and **W. L. J. Edwards:** J. Labor. a. Clin. Med. **34**, 487—491 (1949). — **Tobian, Louis,** and **E. Strauss:** Proc. Soc. Exper. Biol. a. Med. **69**, 529—531 (1948). — **Tobin, Charles E.:** Survival of litters from adrenalectomized *rats* treated with cortico-adrenal substitutes. Proc. Soc. Exper. Biol. a. Med. **41**, 599—602 (1939a). — The influence of adrenal destruction on the prenatal development of the albino *rat*. Amer. J. Anat. **65**, 151—177 (1939b). — Pregnancy and lactation in adrenalectomized *rats*. Amer. Assoc. Anat. Anat. Rec. **76**, Suppl. 2, 55 (1940). — Effects of lactogen on normal and adrenalectomized female *rats*. Endocrinology **31**, 197—200 (1942). — The renal fascia and its relation to the transversalis fascia. Anat. Rec. **89**, 295—311 (1944). — **Tobin, Charles E.,** and **J. P. Birnbaum:** Some factors influencing brown degeneration of the adrenal gland in the Swiss albino *mouse*. Arch. of Path. **44**, 269—281 (1947). — **Tobin,**

Charles E., and **R. Whitehead:** Age and sex variations in the fat of the adrenal cortex of the white *rat*. J. of Anat. **76**, 342—346 (1941/42). — **Tobler, W.:** Schweiz. med. Wschr. **1942**, 260. — **Todd, Robert Bentley, and William Bowman:** The physiological anatomy and physiology of *man*, Bd. II, Nebenniere S. 517, 610. London 1856. — **Todd, Robert Bentley, William Bowman** and **Lionel S. Beale:** The physiological anatomy and physiology of *man*. London 1866. — **Todhunter, E. N., T. McMillan** and **D. A. Ehmke:** J. Nutrit. **42**, 297 (1950). — **Török, J.:** Die endokrinen Beziehungen der Anencephalie. Acta morphol. **1**, 231—242 (1951). — **Tokumitsu, Yoshitomi:** Nisshin Igaku **7** (1918). — Über eine neue Funktion der Nebennierenrinde. Mitteilungen über allgemeine Pathologie usw. 1. Mitt. Path. Inst. ksl. Univ. Sendai **1**, 161—210 (1921a). — Studies on cortical substance of the suprarenal capsule. Mitteilungen über allgemeine Pathologie usw. 1. Mitt. Path. Inst. ksl. Univ. Sendai **1**, 211—224 (1921b). — Jap. Med. World **3**, 212—216 (1923). — **Toldt, Carl:** Lehrbuch der Gewebelehre mit vorzugsweiser Berücksichtigung des *menschlichen* Körpers. Stuttgart 1887. — Anatomischer Atlas. Wien u. Leipzig 1896ff. — **Tolenaar, J.:** Die X-Zone in der Nebenniere der *Maus* unter dem Einfluß von Geschlechtshormonen. Acta brev. ncerland. **9**, 54—56 (1939). — **Tomaschek, K.:** Z. mikrosk.-anat. Forsch. **34** (1933). — **Tomasi, J. A. de:** Stain Technol. **11**, 137 (1936). — **Tompsett, S. L.,** and **H. Oastler:** Glasgow Med. J. **27**, 281 (1946); **28**, 349—365 (1947). — **Tonkov, V. N.:** Organe der inneren Sekretion des *Menschen*, ihre Herkunft und Bedeutung. In Der *Mensch* (Čelovek) Liefg 1, S. 32—44. Leningrad 1928 (Russ.). — **Tonutti, Emil:** Vitaminspeicherung im Organismus. Klin. Wschr. **1936 II**, 1788—1791. — Über die Bindung des Vitamin C an eine Trägersubstanz in der Zelle. Z. mikrosk.-anat. Forsch. **42**, 221—232 (1937a). — Histochemische Vitamin C-Untersuchungen. Klin. Wschr. **1937b**, 861. — Zur Biologie des Vitamin C. Z. klin. Med. **132**, 443—465 (1937c). — Ergebnisse histochemischer Vitamin C-Untersuchungen. Protoplasma (Berl.) **31**, 151—158 (1938). — Zur Biologie des Vitamin C. Seine Bedeutung im Cytoplasma. Verh. anat. Ges., Ergh. **87**, 81—88 (1939a). — Über den Golgi-Apparat. Verh. Anat. Ges. Budapest. Anat. Anz. Ergh. **88**, 78—81 (1939b). — Zur Frage des Pigmentstoffwechsels. Verh. Anat. Ges. Budapest. Anat. Anz. Ergh. **88**, 291—292 (1939c). — Die Vitamin C-Darstellung im Gewebe und ihre Bedeutung zur funktionellen Analyse von Histosystemen. Z. mikrosk.-anat. Forsch. **48**, 1—53 (1940). — Hormonal gesteuerte Transformationsfelder in der Nebennierenrinde? Z. mikrosk.-anat. Forsch. **50**, 495—501 (1941a). — Klin. Wschr. **1941 IIb**, 1196. — Zur Histophysiologie der Nebennierenrinde: Bau und Histochemie bei der Atrophie des Organs nach Hypophysektomie. Z. mikrosk.-anat. Forsch. **51**, 346—392 (1942a). — Klin. Wschr. **1942b**, 739. — Die Umbauvorgänge in den Transformationsfeldern der Nebennierenrinde als Grundlage der Beurteilung der Nebennierenrindenarbeit. Z. mikrosk.-anat. Forsch. **52**, 32—86 (1942c). — Endokrinol. **25**, 145 (1943a). — Verslg fr. Verein. Anat. Schweiz. Hochsch. Bull. Histol. appl. **1943b**.— Über die Nebennierenrinde bei Vitamin E-freier Ernährung. Z. Vitaminforsch. **13** (1943c). — Zur Histophysiologie der Nebennierenrinde. Helvet. physiol. Acta **1**, C 27—C 28 (1943d). — Zur Histophysiologie der Leydigschen Zwischenzellen des *Ratten*hodens. Z. Zellforsch. **32**, 495—516 (1943e). — Über die Sekretionsbiologie des Hypophysenvorderlappens, betrachtet an den Wechselbeziehungen von Schilddrüse und Nebennierenrinde. Vitamine u. Hormone **5**, 108—123 (1944). — Die X-Zonen-Erscheinung der Nebenniere als regressive Transformation des Rindenorgans, Widerlegung ihrer androgenen Bedeutung. Z. Zellforsch. **33**, 336—357 (1945a). — Über die wechselseitige Beeinflussung von thyreotroper und corticotroper Leistung der Hypophyse. Z. exper. Med. **114**, 336—355 (1945b). — Degeneration und Regeneration der quergestreiften Muskelfaser bei Vitamin E-freier Ernährung. Z. exper. Med. **114**, 453 bis 493 (1945c). — Gibt es eine androgene Zone der Nebennierenrinde? 11. Tagg fr. Verein. Anat. Lausanne. Schweiz. med. Wschr. **1946a**, 787. — Beobachtungen an marklosen und markhaltigen Nervenfasern. Schweiz. med. Wschr. **1946b**, 778. — Klin. Wschr. **1949a**, 569. — Pharmazie **1949b**, 441. — Verh. dtsch. Ges. inn. Med. (55. Kongr.) **1949c**, 630. — Über die neurotrope Giftwirkung des Penicillins. Klin. Wschr. **1950a**, 516—517. — Langenbecks Arch. u. Dtsch. Z. Chir. **264**, 61 (1950b). — Neue med. Welt **1950c**, 111. — Klin. Wschr. **1950d**, 137. — La Santé publique. Févr. 1950e. — Gac. med. boliviana **1950f**, 139. — Über die strukturelle Funktionsanpassung der Nebennierenrinde. Endokrinol. **28**, 1—15 (1951a). — Dtsch. med. Wschr. **1951b**, 1041. — **Tonutti, Emil, et Grobéty:** Histophysiologie des îlots de Langerhans: Transformation cellulaire dur l'influence de l'alloxan. Schweiz. med. Wschr. **1946**, 787—788. — **Tonutti, Emil,** u. **K. H. Matzner:** Ein Beispiel von Hormonantagonismus bei der Krankheitsentstehung. Oestradiol-Progesteron und Nekrose der Uterusmukosa durch Diphtherietoxin. Neue med. Welt **1**, 1361—1366 (1950). — **Tonutti, Emil,** u. **E. Plate:** Über das Vitamin C in der *menschlichen* Placenta. Arch. Gynäk. **164**, 385—397 (1938). — **Tooke, T. B., M. H. Power** and **E. J. Kepler:** Proc. Staff Meet. Mayo Clin. **15**, 365 (1940). — **Torgersen, Olaf:** Histological studies of the normal and the irradiated suprarenal gland in *rabbits*. Contribution to the subject of seasonal changes in the adrenal cortex and of the differentiation of the cortex cells.

Dybwad 1940. — **Torrance, C. C.:** J. of Biol. Chem. **132**, 575—584 (1940). — **Torre, della:** Nuove osservazioni microscopiche. Napoli 1776. — **Torres et Azevedo:** C. r. Soc. Biol. Paris **99**, 1673 (1928). — **Torstveit, O.,** and **C. H. Mellish:** *Guinea pig* copulatory reflex in response to aqueous extracts of adrenal cortex. Proc. Soc. Exper. Biol. a. Med. **46**, 239—240 (1941). — **Tosoni:** Dell'anatomia degli Antichi. Padova 1844. — **Toth, L. A.:** Amer. J. Physiol. **119**, 140 (1937). — **Tournade, A.:** La sécrétion surrénale de l'adrénaline. Paris méd. **16**, 423—439 (1926). — Les glandes surrénales. Traité Physiol. norm. et path. 4, 1011 (1939). — **Tournade, A., et M. Chabrol:** C. r. Soc. Biol. Paris **94**, 535—537, 1199 bis 1201 (1926). — **Tournade, A., M. Chabrol et P. Wagner:** Le système nerveux adrénalino-sécréteur. C. r. Soc. Biol. Paris **93**, 933, 1442 (1925). — **Tournade, A., M. Chevillot et G. Chardon:** C. r. Soc. Biol. Paris **128**, 166—167 (1938). — **Tournade, A., H. Hermann, J. Malméjac et F. Jourdan:** Ann. de Physiol. **7**, 233 (1931). — **Tournade, A., et G. Malméjac:** Nerfs vaso-sensibles et adrénalino-sécrétion. C. r. Soc. Biol. Paris **106**, 444 (1931). — C. r. Soc. Biol. Paris **109**, 89 (1932). — **Tourneux, F.:** Atlas d'embryologie. Développement des organes génitourinaires chez l'*homme*. Trav. et Mém. Fac. Lille 2, Mém. Nr 10 (1892). — **Traina, R.:** Über das Verhalten des Fettes und der Zellgranula bei chronischem Marasmus und akuten Hungerzuständen. Beitr. path. Anat. **35**, 1—92 (1904). — **Trautmann, A.,** u. **J. Fiebiger:** Lehrbuch der Histologie und vergleichenden mikroskopischen Anatomie der *Haussäugetiere*. Berlin 1931. — **Trendelenburg, Paul:** Die Hormone, Bd. 1, Berlin 1929, Bd. 2, Berlin 1934. — **Trentin, J. J.,** and **C. W. Turner:** Effect of adrenalectomy on the mammary gland of the castrated and estrogen treated castrated male *rat*. Endocrinology **41**, 127—134 (1947). — **Treolar, A. E.:** Random sampling distributions. Minneapolis 1942. — **Trerotoli, P.:** Sulle granulazioni lipidiche nelle capsule surrenali, ipofisi e rene del riccio. Pathologica **29**, 106—114 (1937). — **Treviranus, G. R.:** Biologie. 6 Bde. Göttingen 1802—22. — **Treviranus, G. R.,** u. **L. C. Treviranus:** Vermischte Schriften anatomischen und physiologischen Inhalts. 4 Bde. Göttingen u. Bremen 1806—20. — **Trinci, G.:** Cellule cromaffini e „Mastzellen" nelle regione cardiaca nei *mammiferi*. Mem. Accad. Sci. Ist. Bologna 4, Ser. VI **1907**. — Monit. zool. ital. **20** (1910). — Il sistema cromaffine cardiacal-cervicale nei *Sauri*. Arch. ital. Anat. **10** (1911). — Le système chromaffine cardiaco-cervical chez les *Sauriens*. Arch. ital. Biol. **59**, 431—434 (1913). — Sul reperto di I. Thulin di paragangli (corpi cromaffini) esofagei nell'*uomo*. Anat. Anz. **47** (1914/15). — **Trinkaus, J. Philip:** An analysis of the effects of estradiol on melanoblast differentiation in the *brown Leghorn fowl*. Amer. Soc. Zool. Chicago. Anat. Rec. **99**, 588—589 (1947). — **Trovell, O. A.:** Function of the lymphocyte. Nature (Lond.) **160**, 845—846 (1947). — **Trueta, J., A. E. Barclay, K. J. Franklin, P. M. Daniel** and **M. M. L. Prichard:** Studies of the renal circulation (Nebenniere S. 145). Springfield 1947. — **Truex, Raymond Carl:** Chromaffin tissue of the sympathetic ganglia and heart. Anat. Rec. **108**, 687—697 (1950). — **Truscott, B. Lionel,** and **Dulal P. Sadhu:** Effect of hypervitaminosis A and of reticuloendothelial system blockade on the thyroid. Amer. Assoc. Anat. Wisconsin. Anat. Rec. **100**, 719—720 (1948). — **Truszkowski, R.,** and **R. L. Zwemer:** Biochemic. J. **30**, 1345 (1936); **31**, 229 (1937). — **Tsai, S. Y., A. Bennett, L. G. May** and **R. L. Gregory:** Proc. Soc. Exper. Biol. a. Med. **74**, 782 (1950). — **Tscheboksaroff:** Zbl. Physiol. **24**, 927 (1910). — Pflügers Arch. **137**, 59 (1910/11). — **Tsuji, K.:** Acta Scholae med. Kyoto **5**, 329 (1923). — **Tuba, Jules, George Hunter** and **John A. Osborne:** On staining for vitamin C in tissues. Canad. J. Res., Sect. C **24**, 182—187 (1946). — **Tuchmann-Duplessis, H.:** Surrénales et phénomènes sexuels du *triton*. Ann. d'Endocrin. **8**, 32—34 (1947). — Presse méd. **59**, 1749 (1951). — **Tuczek:** Über die Beziehungen der Nebennierenpigmente zur Hautfarbe. Beitr. path. Anat. **58** (1914). — **Tuerkischer, E.,** and **E. Wertheimer:** J. of Endocrin. **4**, 143—151 (1945). — **Tuffier:** La capsule adipeuse du rein au point de vue chirurgical. Rev. de Chir. 1890. — **Tuffier et Lejars:** Les veines de la capsule adipeuse du rein. Arch. de Physiol. 1892. — **Tulpius, N.:** Observationes medicae. Amsteld. 1672. — **Tůma, Vl.:** Přespěvek k histologii a embryogenesi glomi cocoygei u člověka. Roz pravy České Akad. II. tř 34, 1925. — **Turchini, J., J. Broussy et H. Daniel:** Structure histologique du cortex surrénal ces cancéreux. Arch. Soc. Sci. méd. et biol. **1938**, 431. — **Turner, C. Donnell:** Homoplastic transplantation of suprarenal glands of *rat* into anterior chamber of the eye. Proc. Soc. Exper. Biol. a. Med. **39**, 133—135 (1938). — Homotransplantation of suprarenal glands from prepuberal *rats* into the eyes of adult hosts. Anat. Rec. **73**, 145—162 (1939). — General endocrinology. Philadelphia a. London 1948. — **Turner, C. Donnell, R. Haffen** and **St. L. Amant:** Persistence of medullary tissue in homotransplanted adrenals. Proc. Soc. Exper. Biol. a. Med. **41**, 474 (1938). — **Tweedy, W. R.,** and **S. B. Chandler:** Amer. J. Physiol. **88**, 754 (1929). — **Tyslowitz, R.:** Endocrinology **32**, 103—108 (1943). — **Tyslowitz, R.,** and **E. B. Astwood:** Amer. J. Physiol. **136**, 22—31 (1942). — **Tyson, Edward:** An anatomical observation of four ureters in an *infant*, and some remarks on the glandulae renales. Philos. Trans. **1678**, 1039.

Uchida, M.: Über die Plasmalfärbung der endokrinen Organe (Jap.). Kumamoto Jgk. Z. **12**, 1391—1398 (1936) Ref. Jap. J. med. Sci. Anat. **7**, 7 (1938). — **Uehlinger, E.:** 16. Tagg der freien Ver.igg Schweiz. Pathol. 1950. Schweiz. Z. Path. u. Bakter. **13**, 798 (1950). — **Uehlinger, E., K. Akert** u. **W. Pirozynski:** Bull. Schweiz. Akad. Med. Wiss. **6**, 157 (1950). — **Uemura, Sh.:** Zur normalen und pathologischen Anatomie der Glandula pinealis des *Menschen* und einiger *Haustiere*. Frankf. Z. Path. **20**, 481—488 (1917). — **Uhlenhuth:** Biol. Bull. **45** (1923). — **Ukai, Satoru:** Über echte Nanosomie. Arch. allg. Path. **2**, 107—196 (1923). — **Ulrich, Alfred:** Anatomische Untersuchungen über ganz und partiell verlagerte und accessorische Nebennieren, über die sogenannten echten Lipome der Nieren und über die Frage der von den Nebennieren abgeleiteten Nierengeschwülste. Beitr. path. Anat. **18**, 589—655 (1895). — **Umbreit, W. W.,** and **N. E. Tonhazy:** Influence of cortisone on proline oxidation. Federat. Proc. **9**, 240 (1950). — **Ungar, Georges:** Endocrinology **37**, 329 (1945). — J. de Physiol. **39**, 219 (1947). — **Ungar, Georges,** and **E. Damgaard:** J. of Exper. Med. **93**, 89 (1951). — **Ungar, Georges, Evelyn Damgaard** and **Fred P. Hummel:** The fibrinolysin-antifibrinolysin system in serum: mechanism of its endocrine control. Endocrinology **49**, 805—816 (1951). — **Ungar, Georges, Evelyn Damgaard** and **H. G. Weinstein:** Amer. J. Physiol. **166**, 340 (1951). — **Ungar, Georges,** and **S. H. Mist:** J. of Exper. Med. **90**, 39 (1949). — **Unna:** The function of the sweat glands in *man*. Brit. J. Dermat. **1894**, 259. — **Unverricht:** Insulinempfindlichkeit und Nebenniere. Dtsch. med. Wschr. **1926**, 1298—1299. — **Uotila, U. U.:** On the fuchsinophile and pale cells in the adrenal cortex tissue of the *fowl*. Anat. Rec. **75**, 439—448 (1939a). — On the rôle of the pituitary stalk in the regulation of the anterior pituitary, with special reference to the thyrotropic hormone. Endocrinology **25**, 605—614 (1939b). — The masculinizing effect of some gonadotropic hormones on pullets compared with spontaneous ovariogenic virilism in *hens*. Anat. Rec. **74**, 165—187 (1939c). — The early embryological development of the fetal and permanent adrenal cortex in *man*. Anat. Rec. **76**, 183—205 (1940a). — Arb. path. Inst. Univ. Helsingfors **1940**b. — Hypothalamic control of anterior pituitary function. Res. Publ. Assoc. Nerv. a. Ment. Dis. **20**, 580 (1940c). — **Uotila, U. U.,** and **H. B. Friedgood:** Further study of the augmentation of the action of thyrotropic hormone by adrenaline and pilocarpine. Z. exper. Med. **112**, 579—590 (1943). — **Urban, H.:** Diss. Med. Akad. Düsseldorf 1951. — **Urechia, C. J.,** et **N. Elekes:** L'épiglandol das un cas d'Addison. Rev. franç. Endocrin. **2**, 281—283 (1924). — **Urechia, C. J., G. Benetato** et **M. Retezeanu:** C. r. Soc. Biol. Paris **119**, 439 (1935); **125**, 191 (1937). — **Uri, J.,** u. **P. Adler:** Z. Vitamin-, Hormon- u. Fermentforsch. **2**, 472—479 (1948/49). — **Utter, Ossian:** Ein Fall von Anencephalie. F. L. H. (schwed.) **69**, 304—344 (1927).

Vaal, O. M. de: Experimental intersexuality and hypercorticalism in *mice*. Acta brev. neerland. **14**, 78—79 (1946). — Transplantation of adrenal glands into the ear of *rats*. Acta brev. neerland. **15**, 53—56 (1947). — Experimentally induced intersexuality in *mice*. Acta endocrinol. (København.) **1**, 319—338 (1948). — Gonads, adrenals and intersexuality. Gynaecologia (Basel) **128**, 205—222 (1949). — **Vaccarezza, A. J.:** Medicina **5**, 425 (1945). — Medicina **6**, 46 (1946a). — Histofisiologia de la corticoadrenal. Rev. Asoc. méd. argent. **60**, 9—15 (1946b). — **Valenti, Giulio:** Sullo sviluppo delle capsule surrenali nel *pollo* ed in alcuni *mammiferi*. Atti Soc. Toscana **6**, 194; **10**, 122—149 (1889a). — Arch. ital. Biol. **2**, 424 (1889b). — G. Proc. verb. Soc. Toscana Sci. Nat. **1889**c. — **Valentin, G.:** Handbuch der Entwicklungsgeschichte des *Menschen* mit vergleichender Rücksicht der Entstehung der *Säugethiere* und *Vögel*. Berlin 1835. — Arch. Anat. u. Physiol. **1842**. — Die kunstgerechte Entfernung der Eingeweide des *menschlichen* Körpers. Frankfurt 1857. — Untersuchung der Pflanzen- und Thiergewebe im polarisierten Licht. Leipzig 1861. — **Valentine, W. N., C. G. Craddock** jr. and **J. S. Lawrence:** Relation of adrenal cortical hormone to lymphoid tissue and lymphocytes. Blood J. Haematol. **3**, 729—754 (1948). — **Valenzi, A.:** Gravidanza e morbo Addison. Clin. ostetr. **38**, 459—464 (1936). — **Valla, S.:** Bull. Soc. Chim. biol. **17**, 1715 (1935). — **Valle, J. R.,** y **P. R. Souza:** Rev. brasil. Biol. **2**, 81—88 (1942). — **Valsalva, Ant. Maria:** An excretory duct from the glandula renalis. Extracted from the Giornale de letterati of Venice for the year 1719. Philos. Trans. **1724**, 190. — Opera acc. J. B. Morgagni epistolae anat. XX. Venetiis 1740. — **Vannini, Enrico:** Sull'origine interrenale dei cordoni della rete e dei corpi grassi lo sviluppo delle gonadi e sulla partecipazione dell'interrenale ai processi di intersessualità giovanile nella „*Rana agilis*". Atti Accad. ital. **13**, 731 (1942). — Sull'origine interrenale del tessuto midollare della gonade nell'embrione di *pollo*. Atti Accad. ital. **14**, 493 (1943). — A proposito dell'origine interrenale del tessuto midollare della gonade negli *anfibi* e negli *uccelli*. Rend. Atti Accad. naz. Lincei, Ser. 8 **6** (1949). — **Vannini, Enrico,** e **Tina Cessi:** Comunanza di origini fra il blastema della corteccia surrenale e il tessuto midollare della gonade nell'embrione di *cavia*. Rend. Atti Accad. naz. Lincei, Ser. 8, **6**, 650—656 (1949). — **Vaquez, H.,** et **E. Donzelot:** Les crises d'hypertension artérielle paroxystique. Presse méd. **34**, 1329—1331 (1926). — **Vaquez, H., E. Donzelot** et **Geraudel:** Le surrénalome hypertensif. Presse méd. **37**, 169—173 (1929). — **Vara-Lopez:** Klin. Wschr. **1930**, 1072. — **Varangot:** Presse méd. **1940**. — **Vasquez-Lopez, E.:** Structure of the neurohypophysis with special reference to nerve endings. Brain **65**, 1 (1942). — The reaction of the pituitary gland and related hypothalamic centres in the *hamster* to prolonged treatment with oestrogens. J. of Path. **56**, 1—13 (1944). — **Vassale, G.:** Sul trattamento della gastrectaria atonica coll'estratto di sostanza midollare delle capsule surrenali. Boll. Soc. med.-chir. Modena. Anno VI. **1902/03**. — **Vassale, G., e A. Zanfrognini:** Sugle effetti dello scuottamento della sostanza midollare delle capsule surrenali. Riforma med. Nr 252, Anno XVIII **1902**a. — Arch. ital. Biol. **38**, 175 (1902b). — **Vazquez-Lopez, E.:** Innervation of the *rabbit* adenohypophysis. J. Endocrin. **6**, 158—168 (1949). — **Vecchi, A.:** Osservazioni sul comportamento della fascia renale. Anat. Anz. **36**, 149—186 (1910). — **Vecchi, Bindo de:** Virchows Arch. **200**, 151 (1910). — Le ghiandole a secrezione interna nell'Acrania (Studi sulla patologia dello sviluppo). Riv. Biol. **4**, 634—661 (1922). — **Veit:** Ein Beitrag zur pathologischen Anatomie des Morbus Addisonii (Agenesie der linken Nebenniere, Verödung der Marksubstanz infolge Blutung durch Venenthrombose der kompensatorisch hypertrophischen Nebenniere). Virchows Arch. **238** (1922). — **Velican, Constantin:** Das blutfördernde System der Nebenniere. Wien. med. Wschr. **94**, 108—111 (1944). — Embryogenèse de la surrénale *humaine*. Arch. Anat. microsc. et Morph. exper. **36**, 316—333 (1946/47). — Le barrage vasculaire cortico-médullaire de la surrénale de l'*homme*. Ann. d'Endocrin. **8**, 495—502 (1947). — La région colloidogène de la surrénale de l'*homme*. Ann. d'Endocrin. **9**, 1—11 (1948a). — Le dispositif sphinctéro-propulseur de la surrénale. Arch. d'Anat. microsc. **37**, 28—40 (1948b). — La zone transitoire de la cortico-surrénale *humaine*. Arch. d'Anat. microsc. **37**, 73—81 (1948c). — Les organes endocrines „neuro-épithéliaux". Ann. d'Endocrin. **9**, 514—526 (1948d). — Le tissu adipeux périsurrénal de l'*homme* (genèse, évolution et morphologie). Arch. d'Anat. microsc. **38**, 38—51 (1949a). — La neurocrinie surrénale. I. Observations sur la pénétration cortico-médullaire dans la surrénale de l'*homme*. Bull. Histol. appl. **26**, 89—92 (1949b). — La neurocrinie surrénale. II. Observations sur les vaisseaux intranerveux de la surrénale. Bull. Histol. appl. **26**, 192—197 (1949c). — Observations morpho-fonctionnelles sur la corticosurrénale *humaine*. Fol. endocrinol. (Pisa) **2**, 99—118 (1949d). — La voie „hemo-neurocrine" de la surrénale *humaine*. Fol. endocrinol. (Pisa) **2** (1949e). — Bull. Histol. appl. **27**, 79 (1950). — **Velich:** Wien. med. Bl. **1896**, Nr 15—21. — Über die Veränderungen der Blutcirculation nach Einwirkung des Nebennierenextractes. Wien. allg. med. Z. **1897**, 301. — **Venning, Eleanor H.:** Gravimetric method for determinating of sodium pregnanediol glucuronidate (excretion product of progesterone). J. of Biol. Chem. **119**, 473—480 (1937). — Adrenal function in pregnancy. Endocrinology **39**, 203—220 (1946a). — Conf. metabol. Asp. Convalescence **1946**b, 7—23. — Biological activity of synthetic 11-dehydrocorticosterone acetate. Ann. New York Acad. Sci. **50**, 553—555 (1949). — **Venning, Eleanor H.,** and **J. S. L. Browne:** Endocrinology **21**, 711 (1937). — Federat. Proc. **4**, 108 (1945). — Excretion of glycogenic corticoids and of 17-ketosteroids in various endocrine and other disorders. J. Clin. Endocrin. **7**, 79—101 (1947a). — Effect of testosterone on the excretion of glycogenic corticoids. J. Clin. Endocrin. **7**, 729—740 (1947b). — Urinary excretion of adrenal cortical steroids. Ann. New York Acad. Sci. **50**, 627—634 (1949). — Urinary corticosteroids. Progr. in Clin. Endocrin. **1950**, 198—204. — **Venning, Eleanor H., M. M. Hoffman** and **J. S. L. Browne:** The life-maintaining and gluconeogenic properties of the cortin-like material excreted postoperatively. J. of Biol. Chem. **148**, 455—456 (1943). — The extraction of cortin-like substances from *human* post-operative urine. Endocrinology **35**, 49—62 (1944).— **Venning, Eleanor H.,** and **V. E. Kazmin:** Excretion of urinary corticoids and 17-ketosteroids in the normal individual. Endocrinology **39**, 131—139 (1946). — **Venning, Eleanor H., V. E. Kazmin** and **J. C. Bell:** Biological assays of adrenal corticoids. Endocrinology **38**, 79—89 (1946). — **Venning, Eleanor H., J. Perlingiero Randall** and **Paul Gyorgy:** Excretion of glucocorticoids in the *newborn*. Endocrinology **45**, 430—434 (1949). — **Venning, Eleanor H., P. G. Weil** and **J. S. L. Brown:** Excretion of sodium pregnanediol glucuronidate in the adrenogenital syndrome. J. of Biol. Chem. **128**, CVII—CVIII (1939). — **Venzke, W. G.:** Endocrine gland weights of *chick* embryos. Growth **7**, 265—271 (1943). — **Verdier, C.:** Abrégé de l'anatomie du corps *humain*. Paris 1732. 4. édit. par R. B. Sabatier. Paris 1768. — **Verdozzi:** Arch. ital. Biol. **66**, 121—136 (1917). — Sulle modificazioni di alcune ghiandole a secrezione interna (capsule surrenali, tiroide, ovaio, milza) durante lo statto di allattamento. Atti R. Accad. Lincei **33**, 538 (1924). — **Vergara, E.:** Relations between the bone matrix and the endocrine system and therapeutic study. Exper. Med. a. Surg. **6**, 167—180 (1948). — **Verheynius, Ph.:** Corporis *humani* anatome. Lovan 1693ff. — **Verne, Jean:** C. r. Assoc. Anat. Gand **1922**. — Bull. Soc. chim. biol. **5** (1923). — Les pigments dans l'organisme *animal*. Paris **1926**a. — Recherches sur la réaction de Schiff en histochimie. C. r. Assoc. Anat. **23**, 465 (1926b). — Bull. Soc. Neur. **1927**a. — Les pigments carotinoides dans l'organisme *humain*. Progr. méd. **55**, 951—954 (1927b). — C. r. Soc. Biol. Paris **99** (1928a). — Bull. Histol. appl. **4** (1928b). — C. r. Assoc. Anat. Prague **1928**c, 465. — Etudes histochimiques des substances aldehydes formées au cours du métabolisme des corps gras. Ann. Physiol. et Physiol. chim. **5**, 245—267 (1929a). — Archives Anat. microsc. **25** (1929b). — C. r. Assoc. Anat. **1929**c, 530, 532. — Couleurs et pigments des êtres vivants. Paris 1930. — Ann. Bull. Soc. roy. Sci. méd. natur. Bruxelles **1932**. — Observations histochimiques sur l'oxydation des lipides et ses rapports avec les carotinoïdes. Bull. Histol. appl. **13**, 433—440 (1936a). — Caroténoïdes et oxydation des lipides. C. r. Soc. Biol. Paris **121** (1936b). — Sciences Rev. Assoc. Franç. Avanc. Sci. Paris **1936**c. — Considérations sur les états histochimiques des lipides. Bull. Histol. appl. **14**, 269—278 (1937a). — C. r. Assoc. Anat. Marseille **32** (1937b). — C. r. Soc. Biol. Paris **124, 125** (1937c). — **Verne, Jean, et L. Léger:** Action de l'énervation sinucarotidienne sur la structure des capsules surrénales. Ann. d'Anat. path. **15**, 94—100 (1938). — **Verney, E. B.:** Modifications histochimiques des lipides au cours de l'hyperthermie provoquée par le dinitrophénol chez le *chien*. C. r. Soc. Biol. Paris **135**, 1511—1513 (1941). — Lancet **251**, 739 (1946). — The antidiuretic hormone and the factors which determine its release (Croonian Lecture). Proc. Roy. Soc. Lond., Ser. B **135**, 25—106 (1947). — **Vernulet, F., u. G. Dimitrowsky:** Über das Verhalten der chromaffinen Substanz der Nebennieren beim Hungern und unter dem Einfluß von Jodkali. Arch. exper. Path. u. Pharmakol. **63**, 460—464 (1910). — **Versé, M.:** Beitr. path. Anat. **52** (1911). — Verh. dtsch. path. Ges. (20. Tagg) **1923**, 67. — Virchows Arch. **250** (1924). — **Verzár, F.:** Die Funktion der Nebennierenrinde. Basel 1939a.— Die Funktion der Nebennierenrinde. Klin. Wschr. **1939**b, 1231. — Schweiz. med. Wschr. **1940**, 1229. — Schweiz. med. Wschr. **1941** II, 1329, 1625. — Desoxycorticosteron und Sexualfunktion. Helvet. physiol. Acta **1**, 389—392 (1943a). — Schweiz. med. Wschr. **1943**b, 1163. — Helvet. physiol. Acta **2**, C 55—C 58 (1944). — Lehrbuch der inneren Sekretion. Liestal 1948. — **Verzár, F., R. Bucher, J. C. Somogyi u. H. Wirz:** Helvet. med. Acta **7**, Suppl. VI, 58 (1941). — **Verzár, F., H. Hübner u. L. Laszt:** Biochem. Z. **292**, 152—158 (1937). — **Verzár, F., u. L. Jeker:** Pflügers Arch. **237**, 14—18 (1936). — **Verzár, F., u. L. Laszt:** Biochem. Z. **276**, 11—16 (1935a); **276**, 28 (1935b); **278**, 396 (1935c). — Nebennierenrinde und Fettwanderung. Biochem. Z. **288**, 356—358 (1936a). — Der Zusammenhang zwischen Vitamin B_2 und dem Hormon der Nebennierenrinde. Pflügers Arch. **237**, 476—493 (1936b). — Z. Vitaminforsch. **5**, 265—275 (1936c). — Sodium and water metabolism in relation to disturbances of carbohydrate metabolism after adrenalectomy. Nature (Lond.) **138**, 844 (1936d). — Biochem. Z. **288**, 351 (1936e). — **Verzár, F., and C. Montigel:** Decrease in glycogen phosphorylation in muscle in vitro after adrenalectomy and restoration with desoxycorticosterone. Nature (Lond.) **149**, 49 (1942a). — Der Einfluß der Nebennierenrinde auf die Glykogen-Phosphorylierung im Muskel. I. Mitt. Helvet. chim. Acta **25**, 9—21 (1942b). — Der Einfluß der Nebennierenrinde auf die Glykogen-Phosphorylierung im Muskel. II. Mitt. Die Wirkung von Desoxy-corticosteron. Helvet. chim. Acta **25**, 22—29 (1942c). — **Verzár, F., u. Peter:** Pflügers Arch. **206**, 653 (1924). — **Verzár, F., u. J. C. Somogyi:** Pflügers Arch. **245**, 398 (1941). — **Verzár, F., u. Vasárhelyi:** Pflügers Arch. **206**, 675 (1924). — **Verzár, F., et V. Werner:** Bull. Soc. Chim. biol. **29**, 304—306 (1947). — **Veslingius, J.:** Observationes anatomicae. Hafniae 1664. — **Vestling, Carl S., and Gene F. Lata:** Steroid changes in incubating adrenal homogenates. Science (Lancaster, Pa.) **113**, 582—583 (1951). — **Vetter, A. R.:** Lehrbuch der Anatomie des gesunden *Menschen*körpers. Wien 1802. — Aphorismen aus der pathologischen Anatomie. Wien 1803. — **Viale, Gaetano:** La funzione della ghiandola surrenale. Riv. biol. Milano **10**, 99—140 (1928). — Nouvelles recherches sur la fonction de la capsule surrénale. Arch. ital. Biol. **83**, 130 (1930a). — Arch. di Fisiol. **28**, 9—24 (1930b). Biochimica e Ter. sper. **21**, 103—105 (1934). — Chem. Zbl. **1939** I, 1189. — **Viale, Gaetano, et A. A. Bruno:** C. r. Soc. Biol. Paris **97**, 261—263 (1929). — **Viale, Gaetano, et T. Combes:** Arch. di Fisiol. **28**, 25—32 (1930). — **Viale, Gaetano, S. M. Neuschlosz et E. Turcatti:** C. r. Soc. Biol. Paris **97**, 266—267 (1927). — **Vialleton:** Structure de la capsule surrénale (Leçons faites à la Faculté de Montpellier, recueillies par Grynfeltt). Nouveau Montpellier méd. **7** (1898). — **Vialli, M.:** L'acido ascorbico non puo rappresentare il secreto delle cellule enterocromaffini. Monit. zool. ital. **50**, 195 (1939). — **Vicari, Emilia M.:** Histological and histochemical studies of the adrenal lipids from *dogs* of different breeds. Amer. Assoc. Anat. Anat. Rec. **82**, 491—492 (1942). — Cortical lipids of the adrenal gland of *mouse* strains with different tumor incidences. Amer. Assoc. Anat. Anat. Rec. **85**, 342 (1943a). — The adrenal, lipids of *mice* with high and low mammary gland tumor incidences. Anat. Rec. **86**, 523—543 (1943b). — **Vicq d'Azyr, F.:** Vocabulaire anatomique. Paris 1769. — **Victor, J., and J. S. Potter:** Leukemia cell metabolism in serum of normal, immunized and leukemic *mice*. Amer. J. Canc. **33**, 568—577 (1938). — **Vierordt, Hermann:** Das Massenwachstum der Körperorgane. Arch. Anat. u. Entw.gesch., Suppl. **1890**. — Daten und Tabellen für Mediziner, 3. Aufl. 1906. — **Vigi, F.:** Contributo allo studio delle inclusioni di midollo osseo nelle capsule surrenali. Endocrinologia **2** (1927). — **Villee jr., C. A.:** The effect of adrenocorticotropic hormone on the interrenale (cortical tissue) of *Triturus torosus*. J. Elisha Mitchell Sci. Soc. **59**, 23—26 (1943). — **Villela, G. G.:** O Hospital, Rio de Janeiro **19**, 41—49 (1941). — Mem. Inst. Cruz **38**, 173—176 (1943). — **Vincent, Swale:** Notice of a memoire on the suprarenal bodies in *fishes* and their relation to the so-called head kidney. Proc. Zool. Soc. Lond. **4**, 691 (1895). — The suprarenal capsules in the lower *vertebrates*. Proc. Birmingham Nat. Hist. a. Philos. Soc. Proc. **10**, 1—26 (1896a). — Anat. Anz. **12** (1896b). — The physiology of the suprarenal bodies. Birmingham Med. Rev. **1896**c. — The suprarenal gland. Brit. Med. J. **1896**d, 470 bis 471. — Contributions to the comparative anatomy and histology of the suprarenal capsules. The suprarenal bodies in the *fishes* and their relation to the so-called head-kidney. Trans. Zool. Soc. London. April 1897. **14**, Part III, 41—84 (1897a). — On the morphology and physiology of the suprarenal capsules in *fishes*. Anat. Anz. **13**, 39—48 (1897b). — On the suprarenal capsules and the lymphoid tissue of *Teleostean fishes*. Anat. Anz. **14**, 152 (1897c). — The comparative physiology of the suprarenal capsules. Proc. Roy. Soc. Lond. **61**, 64—73 (1897d). — J. of Physiol. **22**, 111, 119, 270 (1897e). — Physiol. Soc. Proc. Mar. **20** (1897f). — London Univ. College, Physiol. Laborat. Collected Papers XI. 1897/99 (in Göttingen nicht erreichbar). — The comparative histology of the suprarenal capsules. Internat. Mschr. Anat. u. Physiol. **15**, 282—303, 305—326 (1898a). — Addisons disease and the functions of the suprarenal capsules. Birmingham Med. Rev. **43**, 214—231 (1898b). — Further observations upon the comparative physiology of the suprarenal capsules. Proc. Roy. Soc. Lond. **62**, 176—178 (1898c). — The effects of extirpation of the suprarenal bodies of the *eel (Anguilla anguilla)*. Proc. Roy. Soc. Lond. **62**, 354—356 (1898d). — The carotic gland of *mammalia* and its relation to the suprarenal capsule with some remarks upon internal secretion and the phylogeny of the latter organ. Anat. Anz. **18** (1900). — J. Anat. a. Physiol. **38** (1903). — The chromophil tissues and the adrenal medulla. Proc. Roy. Soc. Lond., Ser. B **82**, 502—515 (1910). — The adrenals: The experimental and clinical evidence as to their influence exerted upon the genital system. Surg. etc. **25**, 294 (1917). — Internal secretion and the ductless glands, 2. edit. 1922a. — A critical examination of current views of internal secretion. Lancet **203**, 313—320 (1922b). — The effects of fatigue and temperature on the adrenal bodies of the *rat*. Quart. J. Exper. Physiol. **15**, 319—326 (1925). — **Vincent, Swale**, and **F. R. Curtis:** A note on the *Teleostean* adrenal bodies. J. of Anat. **62**, 110—114 (1927). — **Vincent, Swale**, and **M. S. Hollenberg:** Changes in the adrenal bodies and the thyroid resulting from inanition. J. of Physiol. **54**, LXIX—LXXI (1920). — **Vincent, Swale**, and **S. Wright:** The splanchnic nerve and the chromophil tissue of the adrenal body. Quart. J. Exper. Physiol. **14** (1924). — **Virchow, Rudolf:** Zur Chemie der Nebennieren. Arch. Path. **12**, 481 bis 483 (1857a). — Dtsch. Klinik Nr 45. Sitzg der Ges. für wiss. Med. 1857b. — **Vögtli, W.:** Untersuchungen über die Wirkung von Desoxycorticosteron und Cortin auf die Arbeitsleistung bei adrenalektomierten Tieren auf Grund der Methodik von Ingle. I. Arbeitsleistung. Helvet. physiol. Acta **1**, 393—405 (1943a). — Untersuchungen über die Wirkung von Desoxycorticosteron und Cortin auf die Arbeitsleistung bei adrenalektomierten Tieren auf Grund der Methodik von Ingle. II. Chemische Untersuchungen. Helvet. physiol. Acta **1**, 407—420 (1943b). — Kritische Untersuchungen zur Bestimmung der Wirksamkeit von Nebennierenrindenhormon nach der Methode von Ingle. Helvet. physiol. Acta **1**, C 28 bis C 31 (1943c). — **Voelcker, Lilly:** Veränderung der Nebenniere in der Schwangerschaft. Arch. Gynäk. **154** (1933). — **Vogel, Günther:** Der Mechanismus der Glucoseausscheidung durch die Amphibienniere. Pflügers Arch. **251**, 293—312 (1949a). — Zur Frage eines renalen Angriffspunktes des Insulins. Arch. exper. Path. u. Pharmakol. **206**, 647—659 (1949b). — **Vogel, Günther, u. Wolfgang Westphal:** Quantitative Beziehungen zwischen den Wirkstoffen im wäßrigen Extrakt der Nebennierenrinde und dem Zeitwert der muskulären Erregbarkeit. Klin. Wschr. **1953**, 180—181. — **Vogli:** Fluidi nervei historia (Nebenniere S. 36). Bonn 1720. — **Vogt, Carl, u. Emil Yung:** Lehrbuch der praktischen vergleichenden Anatomie. 2. Bd. Braunschweig 1889. — **Vogt, Cécile u. Oskar:** Lebensgeschichte, Funktion und Tätigkeitsregulierung des Nucleolus. Geschichtlicher Rückblick und gegenwärtiges Wissen. Ärztl. Forsch. **1**, 8—14, 43—50 (1947a). — Über Wesen und Ursache des Alterns der Hirnzellen. Forschgn u. Fortschr. **23**, 61—62 (1947b). — **Vogt, E.:** Morbus Addisonii und Schwangerschaft. Münch. med. Wschr. **1913**, 1821—1823. — **Vogt, Marthe:** Chronic suprarenal deficiency and its effect on the response of the isolated intestine in the *rabbit*. J. of Physiol. **102**, 239—257 (1943a). — The output of cortical hormone by the *mammalian* suprarenal. J. of Physiol. **102**, 341—356 (1943b). — Observations on some conditions affecting the rate of hormone output by the suprarenal cortex. J. of Physiol. **103**, 317—332 (1944). — The effects of chronic administration of adrenaline on the adrenal cortex and the comparison of this effect with that of hexestrol. J. of Physiol. **104**, 60—70 (1945). — Cortical lipids of the normal and denervated suprarenal gland under conditions of stress. J. of Physiol. **106**, 394—404 (1947a). — Ascorbic acid on adrenal blood. J. of Physiol. **107**, 239—243 (1947b). — Biological assays of cortical hormones and estimation of the rate of secretion of the *mammalian* adrenal cortex. J. of Endocrin. **5** (1948). — Secretion of cortical hormone by the isolated adrenal. Federat. Proc. **8**, 341 (1949). — Brit. Med. J. **1950 II**, 1242. — **Vogt, W.:** Situsstudien an der *menschlichen* Bauchhöhle. Z. Anat. u. Entw.-gesch. **80** (1926). — **Voigt, W.:** Angeborenes Fehlen beider Nebennieren? Zbl. Path. **40**, 387—390 (1927). — **Voigtel:** Handbuch der pathologischen Anatomie von Meckel, Bd. 1, S. 555. 1804. — **Voit, C.:** Z. Biol. **30**, 510 (1894). — **Voit, Max:** Der Mesenchymbegriff und die Lehre von der Spezifität der Keimblätter. Vortr. Naturforsch. Ges. Freiburg i. Br. 20. Febr. 1907. Dtsch. med. Wschr. **1907**, Nr 30. — **Volhard, Franz:** Die doppelseitigen hämatogenen Nierenerkrankungen. In Handbuch der inneren Medizin, Bd. 6, Teil 1, S. 388—389,

Teil 2, S. 1742. 1931. — **Volkmann, Rüdiger v.**: Versuche zur Feststellung der Erneuerungsdauer geschichteter Plattenepithelien. Anat. Nachr. 1 (1949a). — Bemerkungen über Drüsenformtypen und Drüsenbiologie. Anat. Nachr. 1 (1949b). — **Vollmer, E. P., L. Cravitz** and **J. D. Gillmore**: Prolonged survival time in *guinea pigs* infected with adrenal cortical extract. Project X—759, Report No 2, Naval Med. Res. Inst. 1—3, 1947. — **Vollmer, E. P.,** and **J. D. Gillmore**: Increased resistance to pneumococcus infection in *mice* treated with whole adrenal cortical extract. Project X—759, Report No 1, Naval Med. Res. Inst. 1—3, 1947. — **Vollmer, E. P.,** and **J. E. Samsell**: Endocrinology 45, 204—207 (1949). — **Volterra, M.**: Arch. ital. Anat. 22, 397—455 (1925). — **Voss, Hermann**: Beobachtungen über das Vorkommen der Plasmalfärbung. Z. mikrosk.-anat. Forsch. 10, 583—601 (1927). — Anat. Anz. 65 (1928). — Klin. Wschr. 1929. — Z. Anat. u. Entw.gesch. 94 (1931). — Die Beobachtung eines drüsenartigen Lumens mit Sekret in der Nebennierenrinde des *Menschen*. Z. mikrosk.-anat. Forsch. 28, 158—160 (1932). — Der histotopochemische Nachweis einer Nukleinsäuresynthese in der Frühentwicklung der *Amphibien* nebst Bemerkungen über die Bedeutung des Dotters als Quelle induzierender Substanzen. Z. mikrosk.-anat. Forsch. 34, 282—312 (1933). — Vergleichende histotopochemische Untersuchungen über das Verhalten der Nebennieren zur Plasmalreaktion. Z. Zellforsch. 31, 43—53 (1940). — Dtsch. med. Wschr. 1941. — Unter welchen Bedingungen und bei welcher Zellart ist das Kernvolumen größer als das Plasmavolumen? Anat. Anz. 97, 317—320 (1950). — Die Volumbestimmung kugelförmiger Kerne mit der indirekten oder Planimetermethode. Anat. Anz. 98, 41—46 (1951a). — Untersuchungen über das Vorkommen und die Form intraarterieller Gebilde des *Menschen* und der Katze. Z. mikrosk.-anat. Forsch. 57, 345—358 (1951). — **Vries, Ernest de**: Ein Fall von Hemicephalus. Schweiz. Arch. Neur. 10, 32—47 (1922). — **Vulpian**: Notes sur quelques réactions propres à la substance des capsules surrénales. C. r. Acad. Sci. 43, 663—665 (1856).— C. r. Acad. Sci. 44 (1857a). — Note sur les réactions propres au tissu des capsules surrénales chez les *reptiles*. Gaz. méd. 1857b, Nr 5. — Notes sur quelques réactions propres à la substance des capsules surrénales. Moniteur Hôpitaux Paris 4, 955 (1866). — **Vulpian et Cloëz**: C. r. Acad. Sci. 94, 340—343 (1857).

Wachholder, Kurt, u. **Axel Beckmann**: Weißes Blutbild und vegetatives Nervensystem. Klin. Wschr. 1952, 1030—1034. — **Wacker, L.,** u. **Werner Hueck**: Arch. exper. Path. u. Pharmakol. 71, 373—394 (1913). — **Wade, N. J.,** and **L. A. Haselwood**: Effect of removal of ovaries and adrenals on opening of the vagina in the albino *rat*. Endocrinology 28, 624—628 (1941). — **Wätjen, F.**: Zur Kenntnis der metastasierenden Gewächse des Nebennierenmarkes. Klin. Wschr. 1928 I, 233. — **Wagenen, Gertrude van**: Some effects of each castration on the growth of the male *rat*. Amer. J. Physiol. 84, 461 (1928). — **Wagenen, Gertrude van,** and **W. H. Newton**: Surg. etc. 77, 539 (1943). — **Wagler**: Blumenbachs med. Beitr. 3, 629. — **Wagner, A.**: Med. Klin. 1948. — **Wagner, Hans**: Vigantolvergiftung beim Erwachsenen. Virchows Arch. 316, 666—688 (1949). — **Wagner, Irmela**: E. T. A. Hoffmanns Beziehungen zur Naturwissenschaft unter besonderer Berücksichtigung der Anatomie. Diss. Göttingen 1947. — **Wagner, Rudolf**: Lehrbuch der vergleichenden Anatomie. Leipzig 1832ff. — Lehrbuch der Physiologie. 1839. — Icones zootomicae (Nebenniere Pl. XXII, Fig. 31). 1841. — Handwörterbuch der Physiologie. 4 Bde. Braunschweig 1842—53. — Lehrbuch der Anatomie der *Wirbeltiere* (Nebenniere S. 287). Leipzig 1843. — **Waidl, Ernst**: Zur Frage eines Sexualzentrums im Zwischenhirn. Arch. Gynäk. 176, 811—822 (1949). — **Waitz, R.**: C. r. Soc. Biol. Paris 125, 140—142 (1937). — **Walaas, E.,** and **O. Walaas**: Studies of the compensatory hypertrophy of the fetal adrenal glands in the albino *rat*, produced by adrenalectomy during pregnancy. Acta path. scand. (Københ.) 21, 640—672 (1944). — **Waldeyer, W.**: Eierstock und Ei (Nebenniere S. 143). Leipzig 1870. — Über Bindegewebszellen. Arch. mikrosk. Anat. 11 (1875). — Antiblast und Parablast. Arch. mikrosk. Anat. 22 (1883). — **Walker, A. M.**: Amer. J. Physiol. 127, 519 (1939). — **Walker, Donald G., C. Willet Asling, Miriam E. Simpson, Cho Hao Li** and **Herbert M. Evans**: Structural alterations in *rats* hypophysectomized at six days of age and their correction with growth hormone. Anat. Rec. 114, 19—47 (1952). — **Walker, Donald G., Miriam E. Simpson, C. Willet Asling** and **Herbert M. Evans**: Growth and differentiation in the *rat* following hypophysectomy at 6 days of age. Anat. Rec. 106, 539—554 (1950). — **Walker, Hector M.**: Some observations on the suprarenal gland. Glasgow Med. J. 105, 85—105 (1926). — **Wallach, D. P.,** and **E. P. Reineke**: The effect of varying levels of thyroidal stimulation on the acsorbic acid content of the adrenal cortex. Endocrinology 45, 75—81 (1949). — **Wallenfels, K.**: Angew. Chem. 54, 234 (1941). — **Wallmann**: Über das akzidentelle Vorkommen physiologischer Gewebe. Z. Ges. Ärzte Wien 1859, 261. — **Wallraff, J.**: Z. mikrosk.-anat. Forsch. 50 (1941). — Histochemische Untersuchungen am Nervensystem des erwachsenen *Menschen* mit der Plasmalreaktion. 1. Peripheres Nervensystem. Z. mikrosk.-anat. Forsch. 51, 206 bis 229 (1942). — Klin. Wschr. 1943. — Die Nebennierenrinde des *Menschen* im Lichte der Histobiologie. Klin. Wschr. 1948, 721—723. — Histochemische Untersuchungen an den Nebennieren des erwachsenen *Menschen*. Z. Zellforsch. 34, 362—427 (1949). —

Über die histologische Darstellung der Acetalphosphatide. Z. mikrosk.-anat. Forsch. 57, 85—103 (1951). — **Walsh, E. L., W. K. Cuyler** and **D. R. McCullagh:** The physiologic maintenance of the male sex glands. Amer. J. Physiol. 107, 508—512 (1934). — **Walter, A. F.:** Annotationes academicae. Berolini 1786. — **Walter, J. G.:** Observationes anatomicae. Berolini 1775. — **Walter, H.:** Über Beziehungen der weiblichen Keimdrüsen zu Nebennieren und Thymus. Frankf. Z. Path. 27 (1922). — **Walters, W.,** and **E. J. Kepler:** Adrenal cortical tumors and their treatment; study of seven operated cases. Amer. Surg. 107, 881 (1938a). — Surgical lesions of the adrenal glands. J. Amer. Med. Assoc. 111, 1061 bis 1065 (1938b). — **Walters, W., R. M. Wilder** and **E. J. Kepler:** The suprarenal cortical syndrome with presentation of ten cases. Ann. Surg. 100, 670—688 (1934). — **Walthard, B.:** Zur Lehre der urämischen Hautveränderungen. Frankf. Z. Path. 32, 8—31 (1925). — **Walther, Johannes:** Über die eosinopenische Reaktion nach n-isopropyl-noradrenalinsulfat (Aludrin). Klin. Wschr. 1953, 69—73. — **Wanke, R.:** Operative Behandlung der Nebennierengeschwülste. Erg. Chir. 37, 1—60 (1952). — **Ward, L., Emmerson, Charles H. Slocumb, Howard F. Polley, Edward W. Lowman** and **Philip S. Hench:** Clinical effects of cortisone administered orally to patients with rheumatoid arthritis. Proc. Staff Meet. Mayo Clin. 26, 361—370 (1951). — **Wardlaw, W.:** The oxidising properties of sulfur dioxide. J. Soc. Chem. Industr. 45, T, 210—214 (1926). — **Wardlaw, W.,** and **F. H. Clews:** The oxidising properties of sulfur dioxide. I. Iron chlorides. J. Chem. Soc. Lond. 177, 1093—1103 (1920). — **Wardlaw, W.,** and **N. D. Sylvester:** Sulfur dioxide as an oxidising agent. J. Chem. Soc. Lond. 123, 3417—3418 (1923). — **Waring, H.:** The development of the adrenal gland of the *mouse*. Quart. J. Microsc. Sci. 78, 329—366 (1935). — Effect of hormones on degeneration of the X-zone in the *mouse* adrenal. J. of Endocrin. 3, 123—131 (1942). — **Waring, H.,** and **E. Scott:** Some abnormalities of the adrenal gland of the *mouse* with a discussion on cortical homology. J. of Anat. 71, 299 (1937). — **Wasserman, L.:** La forme épineuse du globule rouge. Brawo-Jassy 1936. — **Wassermann, F.:** Die Fettorgane des *Menschen*. Z. Zellforsch. 3, 255 (1926). — Demonstration of lipids in macrophages, fibrocytes and fibroblaste in scorbutic *guinea pigs*. Amer. Assoc. Anat. Wisconsin. Anat. Rec. 100, 761 (1948). — **Wassermann, S.:** Das sympathische Paraganglion zum linken Herzen und seine Funktion. Dtsch. med. Wschr. 1925. — **Waterhouse, C.,** and **E. H. Keutmann:** J. Clin. Invest. 27, 372 (1948). — **Waterman** and **Smith:** Amer. J. Physiol. 2, 203 (1899). — **Waterman, L.:** The influence of a potassium-poor and sodium chloride-rich diet on the muscular work of adrenalectomized *rats*. Acta brev. neerland. 8, 58—59 (1938). — On the influence of castration on adrenal weight in female *rats*. Acta brev. neerland. 9, 263 (1939). — Survival of adrenalectomized *rats*. Arch. internat. Pharmacodynamie 64, 46—51 (1940). — **Waterman, L., J. E. Uyldert, J. Thomassen** and **F. Oestreicher:** The examination of the blood of normal and adrenalectomized *dogs* in relation to cortin treatment. II. Endocrinology 25, 885—887 (1939). — **Watrin, J.:** L'hypertrophie des capsules surrénales au cours de la gestation est-elle sous la dependance du corps jaune? C. r. Soc. Biol. Paris 77, 142, 207, 321 (1914). — C. r. Soc. Biol. Paris 82, 1405—1407 (1919). — Réaction pigmentaire expérimentale des capsules surrénales. C. r. Soc. Biol. Paris 90, 1061—1062 (1924). — Glande surrénale et cycle sexuel. C. r. Assoc. Anat. Turin 1925a, 389—390. — La phase folliculaire influence-t-elle l'hypertrophie gravidique des capsules surrénales? C. r. Soc. Biol. Paris 92, 1451 (1925b). — **Watson, Alexander:** The suprarenal cortex of the male throughout the oestrus cycle. J. of Physiol. 58, 240—243 (1923). — The relationship of the cortex suprarenalis and testes throughout life in the *rat*. Brit. J. Exper. Biol. 4, 342—348 (1927). — **Watson, C.:** A note on the adrenal gland in the *rat*. J. of Physiol. 35, 230—232 (1907). — **Watteville, H. de, R. Borth, R. S. Mach** u. **E. Musso:** Acta endocrinol. (København.) 8, 319 (1951). — **Watzka, Max:** Über die Verbindungen inkretorischer und neurogener Organe. Verh. Anat. Ges. Amsterdam. Anat. Anz. Ergh. 71, 185—190 (1931). — Vergleichende Untersuchungen über den ultimobranchialen Körper. Z. mikrosk.-anat. Forsch. 34 (1933). — Vom Paraganglion caroticum. Verh. Anat. Ges. Anat. Anz. Ergh. 78, 108 (1934). — Über hypernephroide Gewebsbildungen in den Keimdrüsen der *Säugetiere*. Z. mikrosk.-anat. Forsch. 43, 235 (1938). — Die Paraganglien. In Handbuch der mikroskopischen Anatomie des *Menschen*, Bd. VI/4. 1943. — **Watzka, Max,** u. **J. H. Scharf:** Die Paraganglien am Ganglion nodosum vagi und dessen Umgebung beim erwachsenen *Menschen*. Z. Zellforsch. 36, 141—150 (1951). — **Wawersik, F.:** Experimentelle Beiträge zur Hypophysenvorderlappen- und Nebennierenbeziehung. Vortr. Med. Ges. Düsseldorf 23. Juli 1952. Ref. Klin. Wschr. 1953, 48. — **Weatherford, H. L.:** The Golgi apparatus and vital staining of the *amphibian* and *reptilian* liver. Z. Zellforsch. 15, 343—373 (1932). — **Weaver, H. M.:** Changes in the birefringent material of the adrenal cortex following administration of adrenotrophic hormone. Amr. Assoc. Anat. Chicago. Anat. Rec. 79, Suppl., 62 (1941). — **Weaver, H. M.,** and **W. O. Nelson:** Changes in the birefringent material in the adrenal cortex of the *rat* following administration of adrenotrophic hormone. Anat. Rec. 85, 51—67 (1943). — **Weber, A.:** La structure de certaines terminaisons nerveuses montre des variations cycliques. Experientia (Basel) 4, 394—395 (1948). —

Weber, A. F., S. H. McNutt and **B. B. Morgan:** Structure and arrangement of zona glomerulosa cells in the *bovine* adrenal. J. of Morph. **87**, 393—416 (1950). — **Weber, E. H.:** Beobachtungen über die Structur einiger einfachen und conglomerirten Drüsen und ihre Entwicklung. Meckels Dtsch. Arch. Anat. u. Physiol. 1827, 274. — **Weber, Eugene J.**, and **Maud L. Menten:** Histologic studies on a virilizing tumor of the adrenal cortex. Amer. J. Path. **24**, 293—303 (1948). — **Weber, F. P.:** Brit. J. Dermat. **38**, 1 (1926). — **Weber, H.:** Diss. Göttingen 1939. — **Weber, M.:** Die anatomisch-histologischen Veränderungen der Nebennieren bei infantilen, geschlechtsreifen weiblichen weißen *Mäusen* und weiblichen weißen *Mäusen* nach der Geschlechtsreife nach Verabreichung von Hypophysenvorderlappenhormon. Diss. Marburg 1938. — **Weber, Max:** Die *Säugetiere*. Einführung in die Anatomie und Systematik der rezenten und fossilen *Mammalia*, 2. Aufl., 1 (Anat. Teil) unter Mitwirkung von H. M. de Burlet. — **Weber, M. J.:** Anatomischer Atlas. Düsseldorf 1830ff. — Vollständiges Handbuch der Anatomie des *menschlichen* Körpers. Bonn 1838ff. — **Webster, B., J. J. Pfiffner** and **W. W. Swingle:** Amer. J. Physiol. **99**, 710 (1932). — **Webster, J.:** Ann. Int. Med. **33**, 854 (1950). — **Webster, Richard C.**, and **William C. Young:** Thiouracil-induced hypothyroidism and reproductive performance in the female *guinea pig*. Amer. Assoc. Anat. Wisconsin. Anat. Rec. **100**, 722—723 (1948). — **Wegelin, C.:** Über einen chromaffinen Tumor der Nebenniere. Verh. dtsch. path. Ges. **15**, 255—263 (1912). — Schilddrüse. In Handbuch der speziellen pathologischen Anatomie und Histologie, Bd. 8, S. 74. 1926. — **Wehling, Harald:** Morphologische Veränderungen an motorischen Vorderhornzellen von *Frosch* und *Kröte* nach Applikation von Trypaflavin. Z. Zellforsch. **36**, 171 bis 197 (1951). — **Weidenmann, W.:** Beziehungen zwischen Nebennieren und Keimdrüsen. Das Verhalten des Testes und Corpora suprarenalia bei der *Katze* nach operativer Unterbrechung der sympathischen Leitungsbahnen des lumbalen Grenzstranges. Anat. Anz. **98**, 200—207 (1951). — **Weigert, Carl:** Hemicephalie und Aplasie der Nebennieren. Virchows Arch. **100**, 176—179 (1885a). — Über Schnittserien von Celloidinpräparaten des Zentralnervensystems zum Zwecke der Markscheidenfärbung. Z. wiss. Mikrosk. **2**, 490—495 (1885b). — Virchows Arch. **103**, 204 (1886). — Zur Markscheidenfärbung. Dtsch. med. Wschr. 1891, Nr 42. — Technik. Erg. Anat. u. Entw.gesch. **3**, 1—23 (1894). — Die Markscheidenfärbung. Erg. Anat. u. Entw.gesch. **6**, 3—25 (1897). — Die Marchische Methode. Erg. Anat. u. Entw.gesch. **7**, 3—8 (1898). — **Weihe, Wolf Herbert:** Direkte argentometrische Chlorbestimmung mit Säureviolett 4 BL als Indicator. Klin. Wschr. 1952, 85—86. — **Weil:** J. of Biol. Chem. **83** (1929). — **Weil, A.:** Die innere Sekretion, 3. Aufl. Berlin 1923. — **Weil, P. G.**, and **J. S. L. Browne:** The excretion of cortin after surgical operation. Science (Lancaster, Pa.) **90**, 445—446 (1939). — **Weiler:** Diss. Kiel 1885. — **Weiman:** Anat. Rec. **19**, 269 (1920). — **Weinberg, L. D.**, and **T. H. McGavack:** New England J. Med. **232**, 95—101 (1945). — **Weinstein, G.**, and **H. Manning:** Science (Lancaster, Pa.) **86**, 19 (1937). — **Weinstein, G. A.**, and **N. Marlov:** Bull. Hopkins Hosp. **52**, 408 (1933). — **Weinstein, Marvin J.**, and **Joseph Schiller:** Estrogenic activity of adrenal transplants to the uterus of ovariectomized *rats*. Amer. Assoc. Anat. Philadelphia. Anat. Rec. **103**, 147 (1949a). — Anat. Rec. **103**, 563 (1949b). — **Weinstein, M. J., J. Schiller** and **H. A. Charipper:** Estrogenic activity of adrenal transplants of the uterus of ovariectomized *rats*. Anat. Rec. **108**, 441—455 (1950). — **Weis, Marcia**, and **Robert Gaunt:** The effect of Germanin on the adrenal cortex. Amer. Soc. Zool. Boston. Anat. Rec. **96**, 576 (1946). — **Weiss:** Zur Kenntnis der von versprengten Nebennierenkeimen ausgehenden Geschwülste. Diss. Königsberg 1898. — **Weiss, Paul:** Evidence of perpetual proximodistal growth of nerve fibers. Biol. Bull. **87**, 160 (1944). — **Weissbecker, L.:** Verh. Dtsch. Ges. Inn. Med., 57. Kongr. Wiesbaden 1951. — Differentialdiagnostische Bedeutung der Harnsteroidbestimmung. Ref. Klin. Wschr. 1953, 143. — **Weissbecker, L.**, u. **W. Ruppel:** Dtsch. med. Wschr. **1951**, 1062, 1105. — **Weissbecker, L.**, u. **Hj. Staudinger:** Trennung der C_{11}-oxy- bzw. oxo- von den C_{11}-desoxy- bzw. desoxo-Corticoiden und deren quantitative Bestimmung. Klin. Wschr. 1951, 59—60. — Arch. exper. Path. u. Pharmakol. **214**, 165 (1952). — **Weisschedel, Ewald:** Der Einfluß der Schilddrüse und Hypophyse auf das Wachstum. Langenbecks Arch. u. Dtsch. Z. Chir. **262**, 117—181 (1949). — **Weisse, Karla:** Ein Cushing-Syndrom bei einem 20 Monate alten *Mädchen*. Z. Kinderheilk. **67**, 9 (1948). — **Weissenfeld, F.:** Zur Pathologie der Nebenniere. Beitr. path. Anat. **70**, 516—519 (1922). — **Weldon, W. F. R.:** Note on the early development of *Lacerta muralis*. Quart. J. Microsc. Sci. **23** (1883). — On the head kidney of *Bdellostoma* with a suggestion as to the origin of the suprarenal bodies. Quart. J. Microsc. Sci. **24**, 171—182 (1884a). — Note on the origin of the suprarenal bodies of *vertebrates*. Proc. Roy. Soc. Lond. **37**, 422—425 (1884b). — On the head kidney of *Bdellostoma* with a suggestion as to the origin of the suprarenal bodies. Stud. Morph. Labor. Univ. Cambridge **2** (1884c). — On the suprarenal bodies of *vertebrates*. Quart. J. Microsc. Sci. **25**, 137—151 (1885). — **Weller, Carl Vernon:** Heterotopia of adrenal in liver and kidney. Amer. J. Med. Sci. **169**, 696—712 (1925). — **Wells, B. B.:** The influence of crystalline compounds separated from the adrenal cortex on gluconeogenesis. Proc. Staff Meet. Mayo Clin. **15**, 294—297 (1940). — **Wells, B. B.**, and

A. Chapman: Proc. Staff Meet. Mayo Clin. **15**, 503 (1940). — **Wells, B. B.,** and **E. C. Kendall:** A qualitative difference in the effect of compounds separated from the adrenal cortex on distribution of electrolytes and on atrophy of the adrenal and thymus glands of rats. Proc. Staff Meet. Mayo Clin. **15**, 133—139 (1940a). — Influence of corticosterone and C_{17} hydroxydehydrocorticosterone (compound E) on somatic growth. Proc. Staff Meet. Mayo Clin. **15**, 324—328 (1940b). — Influence of the adrenal cortex in phloridzin diabetes. Proc. Staff Meet. Mayo Clin. **15**, 565—573 (1940c). — **Wells, J. A.,** and **R. R. Greene:** The corticomemitic activity of various sterols. Endocrinology **25**, 183—186 (1939). — **Wells, L. J.:** Effects of androgen upon reproduction organs of normal and castrated fetuses with note on adrenalectomy. Proc. Soc. Exper. Biol. a. Med. **63**, 417 (1946a). — Anat. Rec. **94**, 530 (1946b). — Progress of studies designed to determine whether the fetal hypophysis produces hormones that influence development. Anat. Rec. **97**, 409 (1947). — Some experimental evidence of production of adrenotrophin by the fetal hypophysis. Proc. Soc. Exper. Biol. a. Med. **68**, 487—488 (1948). — Microscopical studies of the adrenals of fetuses deprived of the hypophysis and given adrenocorticotrophin. Amer. Assoc. Anat. Philadelphia. Anat. Rec. **103**, 563—564 (1949). — Subjection of fetal rats to surgery and repeated subcutaneous injections: method and survival. Anat. Rec. **108**, 309—332 (1950a). — Hormones and sexual differentiation on *placental mammals*. Arch. d'Anat. microsc.-morph. expér. **39**, 499—517 (1950b). — **Wells, L. J.,** and **R. L. Fralick:** Extension of observations on the production of androgen by the testis of fetal *rats*. Anat. Rec. **109**, 356 (1951a). — Production of androgen by the testes of fetal *rats*. Amer. J. Anat. **89**, 63—107 (1951b). — **Welm:** Virchows Arch. **1884**. **Welsch, Chr. Ludw.** resp. **Andr. Delphinus:** Examen renum succenturiatorum. Lipsiae 1691. — **Weltmann, O.:** Über das doppeltbrechende Lipoid der Nebenniere. Beitr. path. Anat. **56**, 278 bis 324 (1913). — **Wenner, V.,** u. **T. Reichstein:** Über Bestandteile der Nebennierenrinde und verwandte Stoffe. 66. Mitt. Umsetzungen des Androstanol-(3β)-ons-(17) mit Propargylalkohol und weitere Umformungen des entstehenden Acetylenderivates. Helvet. chim. Acta **27**, 24 bis 42 (1944). — **Wenner, W. F.,** and **A. J. Cone:** Use of extract of the suprarenal cortex in pyogenic infections. Arch. of Otolaryng. **20**, 178—187 (1934). — **Wense, Theodor v. d.:** Arch. exper. Path. u. Pharmakol. **179**, 475—482 (1935). — Über den Nachweis von Adrenalin in *Würmern* und *Insekten*. Pflügers Arch. **241**, 284—288 (1938). — Über die Wirkung des Acetaldehydes auf die Haut. Ein Beitrag zur Frage der Pigmentbildung. Arch. f. Dermat. **179**, 136—143 (1939a). — Über die Verbreitung und Wirkungsweise von Adrenalin und Acetylcholin. Med. Welt **13**, 348 (1939b). — Die Wirkung des Adrenalins auf das Wachstum von *Säugetieren*. Pflügers Arch. **251**, 38—48 (1949). — **Werchowskaja, J. N.:** Die Rolle des Brom im tierischen Organismus. I. Mitt. Verteilung der Bromide im Organismus der *Ratte*, bestimmt mit Hilfe von Radiobrom. Dokl. Akad. Nauk SSSR., Biol. Abt. **1950**, 114—127. — **Wereschinski:** Arch. klin. Chir. **129**. — **Werle, E.,** u. **G. Leusch:** Über den Einfluß der Hyaluronidase auf die Wasserdurchlässigkeit von Bindegewebsmembranen. Klin. Wschr. **1952**, 611—612. — **Wermel, E.:** Z. Zellforsch. **5**, 400 (1927). — **Wermel, E. M.,** u. **Z. P. Ignatjewa:** Studien über Zellengröße und Zellenwachstum. I. Mitt. Über die Größenvariabilität der Zellkerne verschiedener Gewebearten. Z. Zellforsch. **16**, 674—688 (1932a). — Studien über Zellengröße und Zellenwachstum. II. Mitt. Über die Veränderungen der Zellengrößen bei Gewebeexplantation. Z. Zellforsch. **16**, 689—706 (1932b). — **Werner, Bertholdus:** De capsulis suprarenalibus. Diss. inaug. Dorpati Livornorum 1857. — **Werner, S. C.:** Failure of gonadotropic function of the *rat* hypophysis during chronic inanition. Proc. Soc. Exper. Biol. a. Med. **41**, 101—105 (1939). — J. Clin. Invest. **22**, 395 (1943). — **Wertheimer et Battez:** Arch. internat. Physiol. **1910**, 363. — **Wesselow, O. L. V. S. de,** and **W. J. Griffiths:** The role of the adrenal gland of the raised metabolism in the production of organ hypertrophy in the thyroid-fed *rat*. Brit. J. Exper. Path. **19**, 347 (1938). — **Wesson jr., L. G., W. P. Anslow** jr. and **B. W. Smith:** Bull. New York Acad. Med. **24**, 586 (1948). — **West, Charles D., Vincent P. Hollander, Willet F. Whitmore** jr., **Henry T. Randall** and **Olof H. Pearson:** The effect of bilateral adrenalectomy upon neoplastic disease in *man*. Cancer (N. Y.) **5**, 1009—1018 (1952). — **West, G. B.:** Sympathin. Nature (Lond.) **163**, 721 (1949). — **Westergaard, B.:** Vitamin C in the adrenal glands and the hypophysis cerebri of the *ox*. Biochemic. J. **28**, 1212—1213 (1936). — **Westman, A.,** u. **D. Jacobsohn:** Verhalten des Wachstums, der Nebennieren und der Schilddrüsen. Acta path. scand. (Københ.) **15**, 435 (1938). — **Westphal, O., O. Lüderitz** u. **W. Keiderling:** Z. Naturforsch. **6b**, 309 (1951). — **Westphal, U.:** Hoppe-Seylers Z. **273**, 13 (1942). — Hoppe-Seylers Z. **281**, 14 (1944). — **Westrienen, A. van:** Die vergleichende Teratologie der dicephalen Doppelbildungen. Rotterdam 1911. — **Wetzel, Georg:** Die blutbildenden Organe. In Handbuch der Anatomie des *Kindes*, Bd. 1, S. 140—189. 1938. — **Wetzler-Ligeti, C.,** and **B. P. Wiesner:** Restropic effects of anterior lobe extracts. Endocrinology **22**, 694—702 (1938). — **Weymann, Marie F.:** The beginning and development of function in the suprarenal medulla of *pig* embryos. Anat. Rec. **24**, 299—313 (1922). — **Wharton, Th.:** Adenographia. London 1656ff. (auch in Mangeti Bibl. Anat. II, 726). — **Wheeler, N. C., G. L. Scarcy** and **F. N. Andrews:** The effect of epinephrine upon semen production in the domestic *fowl*. Endocrinology **30**, 369—374 (1942). — **Wheeler,**

T. D., and S. Vincent: The questions as to the relative importance to life of cortex and medulla of the adrenal bodies. Trans. Roy. Soc. Canada 11, 125—127 (1917). — Whipple jr., Robert L., and John K. Davidson III.: Acute disseminated lupus erythematosus. Report of a case treated with adreno-corticotropic hormone (ACTH), with clinical and metabolic observations and autopsy findings. J. Labor. a. Clin. Med. 36, 206—217 (1950). — Whitaker and Baker: Science (Lancaster, Pa.) 108, 207 (1948). — Whitaker, Wayne: Inhibition of hair growth by the percutaneous use of 11-dehydro-17-hydroxy-corticosterone. Amer. Assoc. Anat. Wisconsin. Anat. Rec. 100, 723 (1948). — Inhibition of hair growth in the *rat* by the percutaneous use of desoxycorticosterone and desoxycorticosterone acetate. Amer. Assoc. Anat. Philadelphia. Anat. Rec. 103 (1949). — White, Abraham: Bull. New York Acad. Med. 24, 26—31 (1948). — Integration of the effects of adrenal cortical, thyroid, and growth hormones in fasting metabolism. Recent Progr. in Hormone. Res. 4, 153—187 (1949). — Biochemistry and physiology of adrenal cortical hormones. Adv. Med. a. Surg. 1952, 3—12. — White, Abraham, and T. F. Dougherty: The influence of pituitary adrenotrophic hormone on lymphoid tissue structure in relation to serum proteins. Proc. Soc. Exper. Biol. a. Med. 56, 26—27 (1944). — Endocrinology 36, 16—23 (1945a). — The pituitary adrenotrophic hormone control of the rate of release of serum globulines from lymphoid tissue. Endocrinology 36, 207—217 (1945b). — Ann. New York Acad. Sci. 46, 859—882 (1946). — Rôle of the adrenal cortex and the thyroid in the mobilization of nitrogen from the tissues in fasting. Endocrinology 41, 230—242 (1947). — White, Abraham, Henry D. Hoberman and Clara M. Szego: Influence of adrenalectomy and fasting on the incorporation of isotopic nitrogen into the tissues of *mice*. J. of Biol. Chem. 174, 1049—1050 (1948). — White, C., T. H. Ling and A. M. Klein: Blood 5, 723 (1950). — White, Chas. P.: J. of Path. 13, 11—13 (1908). — White, H. L., P. Heinbecker and D. Rolf: Amer. J. Physiol. 149, 404 (1947); 156, 67 (1949a); 157, 47 (1949b). — White, Marcia R.: Effects of hormones on embryonic sex differentiation in the *golden hamster*. Anat. Rec. 99, 397—426 (1947). — Whitehead, Raymond: Brit. J. Exper. Path. 12, 305 (1931). — Brit. J. Exper. Path. 13, 200 (1932a). — Anormalities of the *mouse* suprarenal. J. of Path. 35, 415—418 (1932b). — The involution of the transitory cortex of the *mouse* suprarenal. J. of Anat. 67, 387—392 (1933a). — Variations in the cortical lipoid of the *mouse* suprarenal with sex and age. J. of Anat. 67, 393—398 (1933b). — Growth and mitosis in the *mouse* suprarenal. J. of Anat. 67, 399—408 (1933c). — The cortical lipoid of the *mouse* suprarenal after unilateral suprarenalectomy. Brit. J. Exper. Path. 14, 149—154 (1933d). — The Schultz cholesterol reaction in the suprarenal cortex. J. of Path. 39, 443—447 (1934a). — The cortical lipoid of the suprarenal in *mice* with infectious ectromelia, in starvation, exposed to heat and fed on cholesterol. Brit. J. Exper. Path. 15, 279 (1934b). — Variation in the cortical lipoid of the *guinea pig* suprarenal with sex and age. J. of Anat. 69, 72—78 (1934c). — The sex differences in the proportion of the suprarenal cortex occupied by lipoid in *guinea-pigs* over one year old. J. of Anat. 70, 123—125 (1935). — Variations in the cortical lipoid of the *rabbit* suprarenal with sex and age. J. of Anat. 70, 380—385 (1936). — Adrenal topography in the *guinea pig*. J. of Path. 47, 347—348 (1938). — The fat of the adrenal cortex in fasting *guinea-pigs* and *rabbits*. J. of Path. 54, 169—176 (1942). — The growth of the adrenal cortex in the *guinea pig*. J. of Path. 55, 392 (1943). — Whitehead, R. H.: The histogenesis of the adrenal in the *pig*. Amer. J. Anat. 2, 349—360 (1903a). — A study of the histogenesis of the *pig's* adrenal. Proc. Assoc. Amer. Anat. Amer. J. Anat. 2 (1903b). — Whitelaw: The Ann. for the Study of Internal Secretions. 33. Meet. Atlantic City 1951, S. 75. — Whitelaw and Woodman: J. Clin. Endocrin. 10, 1171 (1950). — Wiame, J. M.: J. Amer. Chem. Soc. 69, 3146 (1947). — Wichels, P., u. M. Biebl: Zur Diagnose der Paragangliome der Nebennieren. Münch. med. Wschr. 1928 I, 656—657. — Wichmann: Beiträge zur Kenntnis des Baues und der Entwicklung der Nierenorgane der *Batrachier*. Diss. Bonn 1884. — Wick, Arne N., Nancy Ackerman and Eaton M. MacKay: Effect of 11-desoxycorticosterone acetate upon carbohydrate utilization by the depancreatized *rat*. Proc. Soc. Exper. Biol. a. Med. 71, 445—446 (1949). — Wickson, M. E., and A. F. Morgan: Effect of riboflavin deficiency on carbohydrate metabolism in anoxia. J. of Biol. Chem. 162, 209 (1946). — Wideroe: Über die anatomische Reziprozität der Organe mit innerer Sekretion. Dtsch. med. Wschr. 1910. — Wiedeman, M. P., and C. R. Lewis: Proc. Soc. Exper. Biol. a. Med. 71, 467—471 (1949). — Wiedemann, W. R. C.: Handbuch der Anatomie. Braunschweig 1796ff. — Wiedersheim, Robert: Lehrbuch der vergleichenden Anatomie der *Wirbeltiere* auf Grundlage der Entwicklungsgeschichte, 2. Aufl. Jena 1886. — Wieland: Ber. dtsch. chem. Ges. 54 (1921). — Wiemann, H. L.: Anat. Rec. 19 (1920). — Wiesel, Johannes: Akzessorische Nebennieren im Bereich des Nebenhodens. Wien. klin. Wschr. 1898a, Nr 18. — Über die akzessorischen Nebennieren am Nebenhoden des *Menschen* und über kompensatorische Hypertrophie dieser Organe bei der *Ratte*. Sitzgsber. Akad. Wiss. Wien, Math.-naturwiss. Kl. K. K. 108, 257 (1898b). — Zbl. Physiol. 12, 780 (1899). — Über die Entwicklung der Nebenniere des *Schweines*. besonders der Marksubstanz. Anat. H. 16, H. 50, 115—150 (1901). — Beiträge zur Anatomie und Entwicklung der *menschlichen* Nebenniere. Anat. Hefte, Heft 63, 19, 481 bis 522 (1902a). — Über die Entwicklung der Nebennieren des *Menschen*. Zbl. Physiol. 15, 614 (1902b). — Zur pathologischen Anatomie der Addisonschen Krankheit. Z. Heilk. 24 (1903). — Zur Pathologie des chromaffinen Systems. Virchows Arch. 176, 103—114 (1904). — Über Erkrankungen der Koronararterien im Verlaufe akuter Infektionskrankheiten. Wien. klin. Wschr. 1906a. — Über akute Erkrankungen der Coronararterien. Mitt. Ges. inn. Med. Wien 5, 133—134 (1906b). — Renale Herzhypertrophie und chromaffines System. Mitt. Ges. inn. Med. Wien 6, 45—52 (1907a). — Zur Pathologie des chromaffinen Systems. Virchows Arch. 176 (1907a). — Klin. Wschr. 1923. — Nebennieren. In Handbuch der normalen und pathologischen Physiologie, Bd. 16/1, S. 510—577. 1930. — **Wiesel, L. L., A. S. Barrit** and **W. M. Stumpe:** The synergistic action of paraaminobenzoic acid and cortisone in the treatment of rheumatoid arthritis. Amer. J. Med. Sci. 222, 243 (1951). — **Wiesner, B. P.:** Post-natal development of the genital organs in the albino *rat*, with discussion of a new theory of sexual differentiation. J. Obstetr. 41, 867—922 (1934). — **Wilbrandt, W.,** u. **L. Lengyel:** Biochem. Z. 267, 204 (1933). — **Wilbur, E. Lloyd,** and **Robert A. Burger:** Extreme Leydig cell hyperplasia associated with two other endocrine changes. A case report. J. Clin. Endocrin. 8, 390—396 (1948). — **Wilczkowski, Eugeniusz:** Zagadnienie patofizjologii zaburzén psychicznyck w okresie inwolucyjnym. Polski Tygodnik Lek. 4. 65—70 (1949). — **Wilde, J. C.:** De renibus succenturiatis in *puero* disquisitis notata. Comm. Petropl. XII, 327. — **Wilder, Joseph:** Anterior pituitary and pancreas. Amer. J. Digest. Dis. 15, 183—199 (1948). — **Wilder, Russell M.:** Recent clinical and experimental observations in adrenal insufficiency. Nev. Internat. Clinics 3, 1—18 (1938). — **Wilder, T. M., E. C. Kendall, A. M. Snell, E. J. Kepler, E. H. Rynearson** and **M. Adams:** Intake of potassium, an important consideration in Addisons disease. Arch. Int. Med. 59, 367 (1937). — **Wilhelmi, A. E.:** Annual Rev. Physiol. 10, 259—276 (1948). — **Wilkins, Lawson:** A feminizing adrenal tumor causing gynecomastia in a *boy* of five years contrasted with a virilizing tumor in a five-year old *girl*. Classification of seventy cases of adrenal tumor in *children* according to their hormonal manifestations and a review of eleven cases of feminizing adrenal tumor in adults. J. Clin. Endocrin. 8, 111—132 (1948). — **Wilkins, Lawson, W. Fleischmann** and **J. E. Howard:** Macrogenitosomia praecox associated with hyperplasia of the androgenic tissue of the adrenal and death from corticoadrenal insufficiency. Endocrinology 26, 385—395 (1940). — **Wilkins, Lawson,** and **R. A. Lewis:** The renal excretion of steroid hormones in pseudohermaphroditism and male sexual precocity associated with symptoms of Addisons disease. Trans. 17. Conf. metabol. Asp. Convalescence 1948. — **Wilkins, Lawson, R. A. Lewis, Robert Klein** and **Eugenia Rosenberg:** The suppression of androgen secretion by cortisone in a case of congenital adrenal hyperplasia. Bull. Hopkins Hosp. 86, 249—252 (1950). — **Wilkins, Lawson,** and **C. P. Richter:** The great craving for salt by a *child* with corticoadrenal insufficiency. J. Amer. Med. Assoc. 114, 866—868 (1940). — **Willard, D. M.:** The innervation of the adrenal glands of *mammals*. Quart. J. Microsc. Sci. 78, 475 (1936). — **Willi, H.:** Ann. paediatr. (Basel) 162, 87 (1944). — **Williams, Carroll M.:** The function of the prothoracic glands in terminating pupal diapause in the *giant silkworm, Platysamia cecropia*. Amer. Soc. Zool. Chicago. Anat. Rec. 99, 672 (1947). — **Williams, H. L.,** and **E. M. Watson:** Endocrinology 29, 258 (1941). — **Williams, Roy G.:** Microscopic studies of living grafts from the adrenal cortex of *rabbits*. Amer. Assoc. Anat. Anat. Rec. 91, 307 (1945a). — The characteristics and behavoir of living cells in autogenous grafts of adrenal cortex in *rabbits*. Amer. J. Anat. 77, 53—79 (1945b). — Studies of adrenal cortex: regeneration of the transplanted gland and the vital quality of autogenous grafts. Amer. J. Anat. 81, 199—224 (1947). — **Williams, R. H., G. W. Bissell, B. J. Jandorf** and **J. B. Peters:** J. Clin. Endocrin. 4, 58 (1944). — **Williams, R. H., A. R. Weinglass, G. W. Bissell** and **J. B. Peters:** Anatomical effects of thiouracil. Endocrinology 34, 317—328 (1944). — **Williams, R. H., Wittenberger, G. W. Bissell** and **A. R. Weinglass:** J. Clin. Endocrin. 5, 163 (1945). — **Williams, W. Lane:** Intravital staining of damaged liver cells. II. The use of dyes in the study of necrosis and repair following acute chronical injury. Anat. Rec. 107, 1—19 (1950). — **Williams, W. Lane, W. U. Gardner** and **J. DeVita:** Local inhibition of hair growth in *dogs* by percutaneous application of estrone. Endocrinology 38, 368—375 (1946). — **Williams, W. Lane,** and **Harold C. Hodge** (and **J. H. Wills**): Intra vitam staining and toxicity of chlorazol fast pink in *mice* and *rats*. Anat. Rec. 87, 181—209 (1943). — **Willig, Helmut:** Untersuchungen über die Funktion der Ovarien bei hypophysektomierten *Ratten*. Klin. Wschr. 1952, 203—205. — **Willis, R. A.:** Pathology of tumors. St. Louis 1948. — **Willstätter, R.,** u. **M. Rohdewald:** Z. physiol. Chem. 225, 103 (1934). — **Wilson** and **Billingsley:** The innervation of the carotid body. Anat. Rec. 25 (1923). — **Wilson, A.:** J. of Physiol. 99, 241—245 (1941). — **Wilson, E.:** The dissector's manual of practical and surgical anatomy, 2. edit. London 1853. — **Wilson, J. Walter,** and **Elizabeth H. Leduc:** Multinucleate cells and multipolar figures in the liver of the *mouse*. Amer. Soc. Zool. Chicago. Anat. Rec. 99, 585—586 (1947). — The effect of thyroxin on mitotic activity in the liver of the *mouse*. Amer. Assoc. Anat. Wisconsin. Anat. Rec. 100,

724 (1948). — **Wilson, W.:** A trichrome method for staining fat with oil red 0 in frozen sections. Bull. Internat. Assoc. Med. Mus. **31**, 216—220 (1950). — **Wimmer, K.:** Die Stellung des Retikuloendothels im Vitaminstoffwechsel nach lumineszenzmikroskopischen Beobachtungen am lebenden Tier. Verh. Anat. Ges. Budapest. Anat. Anz. Ergh. **88**, 42—68 (1939). — **Wimsatt, William A.:** Cytochemical observations on the fetal membranes and placenta of the bat, *Myotis lucifugus lucifugus*. Amer. Assoc. Anat. Wisconsin. Anat. Rec. **100**, 724—725 (1948). — **Windaus, A.:** Ber. dtsch. chem. Ges. **42**, 238 (1909). — **Windle, W. F.:** Physiology of the fetus. Philadelphia u. London: W. B. Saunders Company 1940. — **Windle, W. F., H. H. Wilcox, Ruth Rhines** and **C. Clemente:** Changes in endocrine organes induced by bacterial pyrogens. Federat. Proc. **9**, 137 (1950). — **Winiwarter, H. de:** Archives de Biol. **25** (1911). — L'appareil phéochrome de l'ovaire *humain*. Bull. Histol. appl. **1**, 145—163 (1924). — Les cellules phéochromes des annexes du testicule humain. C. r. Assoc. Anat. Turin **1925**, 401—405. — Signification du ganglion carotidien. C. r. Soc. Biol. Paris **94**, 407—408 (1926). — **Winkel:** Rev. Gynécol., Suppl. **1900**, 822. — **Winkel, M.:** Virilismus suprarenalis bei einem Adenom der Nebennierenrinde. Dtsch. Arch. klin. Med. **159**, 1—12 (1928). — **Winkler, H.,** u. **A. Binder:** Über die Hormonproduktion fetaler Nebennieren. Klin. Wschr. **1939**a, 937. — Über oestrogen wirksame Substanzen in der Nebennierenrinde von *menschlichen* Feten beiderlei Geschlechts. Arch. Gynäk. **169**, 552 (1939b). — **Winnett, E. B., J. W. Caldwell** and **J. E. Kahler:** J. Iowa State Med. Soc. **30**, 45—48 (1940). — **Winslow, J.:** Exposition anatomique de la structure du corps *humain*. 4 Bde. Paris 1732. (Deutsche Übers.: Abhandlung von dem Bau und der Zergliederung des *menschlichen* Leibes, ehemals von Jac. Benig. Winslow in frz. Sprache hrsg., nunmehr aber z. zw. Mal daraus verdtsch. u. verbess. von Wasser. Basel 1754.) — Mém. Acad. Sci. Paris **1740**, 822. — **Winter, Charles A.,** and **Frederick E. Emery:** Compensatory adrenal hypertrophy in the *rat* as influenced by sex, castration, time and thyroidectomy. Anat. Rec. **66**, 401—409 (1936). — **Winter, Charles A., E. G. Gross** and **W. R. Ingram:** Serum sodium, potassium and chloride after suprarenalectomy in *cats* with diabetes insipidus. J. of Exper. Med. **67**, 251—258 (1938). — **Winter, Charles A.,** and **F. A. Hartman:** Water shift in the muscle of adrenalectomized *rats*. Proc. Soc. Exper. Biol. a. Med. **31**, 201—203 (1933). — Water balance in adrenal insufficiency and inanition. Proc. Soc. Exper. Biol. a. Med. **32**, 542—544 (1934). — **Winter, Charles A.,** and **W. R. Ingram:** Amer. J. Physiol. **133**, 495 (1941). — Observations on the polyuria produced by desoxycorticosterone acetate. Amer. J. Physiol. **139**, 710—718 (1943). — **Winter, Charles A., W. R. Ingram** and **R. E. Eaton:** Amer. J. Physiol. **134**, 700 (1945). — **Winter, Charles A., W. R. Ingram** and **E. G. Gross:** Amer. J. Physiol. **127**, 64 (1939). — **Winter, Charles A.,** and **G. C. Knowlton:** The effect of adrenalectomy and of fasting on the functional capacity of the rat's gastrocnemius. Amer. J. Physiol. **131**, 465—469 (1940). — **Winter, Charles A., D. G. Settler** and **W. R. Ingram:** Amer. J. Physiol. **131**, 713 (1940). — **Winter, E. W.:** Z. Geburtsh. **109**, 273 (1934). — **Winter, H.:** Zbl. Path. **63**, 305 (1935). — **Winter, H.,** and **Hans Selye:** Federat. Proc. **1**, 94 (1942). — **Wintersteiner, O.:** The adrenogenital syndrome. J. Amer. Med. Assoc. **116**, 2679—2683 (1941). — **Wintersteiner, O.,** and **J. J. Pfiffner:** Chemical studies on the adrenal cortex. II. Isolation of several physiologically inactive crystalline compounds from active extracts. J. of Biol. Chem. **111**, 599—612 (1935a). — J. of Biol. Chem. **109** (1935b). — Chemical studies on the adrenal cortex. III. Isolation of two new physiologically inactive compounds. J. of Biol. Chem. **116**, 291—305 (1936). — **Winton, F. R.:** J. of Physiol. **73**, 151 (1931). — **Wintrobe, M. M.:** Arch. Int. Med. **88**, 310 (1951). — **Wirz, H.:** Die Ausscheidung von Wasser und Cl bei normalen und adrenalektomierten *Katzen* nach Belastung. Helvet. physiol. Acta **1**, C 35 bis C 37 (1943). — Untersuchungen über die Nierenfunktion bei adrenalektomierten *Katzen*. Helvet. physiol. Acta **3**, 589—612 (1945). — **Wislocki, G. B.:** Note on a modification of the chromaffin reaction, with observations on the occurrence of abdominal chromaffin bodies in *mammals*. Bull. Hopkins Hosp. **33**, 359—361 (1922). — Anat. Rec. **67**, 273—293 (1937a). — Amer. J. Anat. **61**, 95—117 (1937b). — Anat. Rec. **69**, 361—387 (1937c). — Cytochemical reactions of *human* spermatozoa and seminal plasma. Anat. Rec. **108**, 645—661 (1950). — **Wislocki, G. B., H. Bunting** and **E. W. Dempsey:** Metachromasia in *mammalian* tissues and its relationship to mucopolysaccharides. Amer. J. Anat. **81**, 1—37 (1947). — **Wislocki, G. B.,** and **S. J. Crowe:** Experimental observations on the adrenals and the chromaffin system. Bull. Hopkins Hosp. **35**, 187—192 (1924). — **Wislocki, G. B.,** and **Edward W. Dempsey:** Amer. J. Anat. **78**, 1 (1946). — The chemical cytology of the choroid plexus and blood brain barrier of the *Rhesus monkey (Macaca mulatta)*. J. Comp. Neur. **88**, 319—345 (1948). — **Wislocki, G. B.,** and **L. S. King:** The permeability of the hypophysis and hypothalamus to vital dyes, with a study of the hypophyseal vascular supply. Amer. J. Anat. **58**, 421—472 (1936). — **Wistar, C.:** A system of anatomy. Philadelphia 1811—1822. — **Witschi, E.,** and **C. Y. Chang:** Cortisone-induced transformation of ovaries into testes in larval *frogs*. Proc. Soc. Exper. Biol. a. Med. **75**, 715—718 (1950). — **Witzgall, J.:** Experimentelle und klinische Untersuchungen über die Behandlung von Gelenkkrankheiten

mit Steroidhormonen. 56. Kongr. Dtsch. Ges. Inn. Med. Klin. Wschr. **1950**a, 662. — Die Behandlung der Gelenkerkrankungen mit NNR-Hormonen. Ther. Gegenw. **1950**b. — Die Behandlung chronischer Gelenkerkrankungen mit kombinierten Injektionen von DOCA-Ascorbinsäure. Ther. Gegenw. 258—261 (1950c). — **Wizinger:** Organische Farbstoffe. 1933. — **Wlassak:** Arch. Entw.mechan. **6** (1898). — **Woerner, Charles A.:** The effect of continous intravenous injection of fat emulsion in the *guinea pig*. Amer. Assoc. Anat. Wisconsin. Anat. Rec. **100**, 726 (1948). — **Woglom, W. H.:** Suprarenal and tumor growth. Amer. J. Canc. **15**, 704 (1931). — **Woitkewitsch, A. A.:** Besitzt die Rinden- und Markschicht der Nebenniere von *Säugetieren* metamorphogene Eigenschaften. Zool. Jb. **58**, 11 (1937). — **Wolbach, S. Burt,** and **Charlotte L. Maddock:** Cortisone and matrix formation in experimental scorbutus and repair therefrom. With contributions to the pathology of experimental scorbutus. Arch. of Path. **53**, 54—69 (1952). — **Wolf, Abner, Elvin A. Kabat** and **William Newman:** Histochemical studies on tissue enzymes. III. A study of the distribution of acid phosphatases with special reference to the nervous system. Amer. J. Path. **19**, 423—439 (1943). — **Wolf, N.:** Der Ausfall der Plasmalreaktion in der Nebennierenrinde des normalen *Meerschweinchens*. Z. mikrosk.-anat. Forsch. **50**, 502 (1941). — **Wolf, O.:** Mitotic activity of stimulated *rat* adrenals and spleen measured by colchicine technique. Amer. Soc. Zool. Anat. Rec. **73**, 86 (1937). — **Wolfe, J. K., L. F. Fieser** and **H. B. Friedgood:** Nature of the androgens in female adrenal tumor urine. J. Amer. Chem. Soc. **63**, 582 bis 593 (1941). — **Wolfe, J. M.:** Cytochemical studies on the anterior hypophyses of female *rats* receiving estrogen. Amer. Assoc. Anat. Wisconsin. Anat. Rec. **100**, 726—727 (1948). — Cytochemical studies of the anterior hypophyses of *rats* receiving estrogen. Amer. J. Anat. **85**, 309—345 (1949). — **Wolfe, J. M.,** and **Cleveland:** Anat. Rec. **52**, 44 (1932). — Anat. Rec. **55**, 233 (1933). — **Wolfe, J. M.,** and **A. W. Wright:** The fibrous connective tissue of the arteficially induced maternal placenta in the *rat* with particular reference to the relationship between reticulum and collagen. Amer. J. Path. **18**, 431—461 (1947). — **Wolfe, J. M., E. Brucack, W. Lanssing** and **A. W. Wright:** The effects of advancing age on the connectives tissue of the uterus, cervix and vagina of the *rat*. Amer. J. Anat. **70**, 135—165 (1942). — **Wolfen, Joh. Chr.:** Epistola problematis anatomica de glandulis ad Fr. Ruyschium, Amstel. 1698 et cum Ruyschii respon. in ej. opp. omnia. — **Wolff, Eugene:** The origin of the malignant melanomata. Brit. J. Ophthalm. **32**, 72—82 (1894). — **Wolff, E.,** et **R. Stoll:** Le role de l'hypophyse dans le développement embryonnaire du *poulet*, d'après l'étude des cyclocephales expérimentaux. C. r. Soc. Biol. Paris **126**, 1215—1217 (1937). — **Wolff, E. K.,** u. **K. Frankenthal:** Zur quantitativen Analyse der Lipoide. Verh. dtsch. path. Ges. (Freiburg) **1926**, 199 bis 205. — **Wolff, H. K.:** Nebennierenlipoide und Schilddrüse. Verh. dtsch. path. Ges. (Danzig) **1927**, 201—210. — **Wolfson, Albert:** Fat deposition as a response to photoperiodism in migratory *birds*. Amer. Soc. Zool. Chicago. Anat. Rec. **99**, 600—601 (1947a). — Summation of day lenghts versus increasing day lenghts as the external stimulus for gonadal recrudescence and fat deposition in migratory *birds*. Amer. Soc. Zool. Chicago. Anat. Rec. **99**, 645—646 (1947b). — **Wolfson, W. Q., H. S. Guterman, R. Levine, C. Cohn, H. D. Hunt** and **E. F. Rosenberg:** An endocrine finding apparently characteristic of gout. Very low urinary 17-ketosteroid excretion with clinically normal androgenic function. J. Clin. Endocrin. **9**, 497—513 (1949). — **Wolfson, W. Q., R. Levine, C. Cohn, E. F. Rosenberg, H. D. Hunt** and **H. S. Guterman:** 7. Internat. Congr. Rheum. Dis. **1949**, S. 112. — **Wolman, M.:** Staining of lipoids by the periodic-acid-Schiff reaction. Proc. Soc. Exper. Biol. a. Med. **75**, 583—585 (1950). — **Wolman, M.,** and **J. Greco:** The effect of formaldehyde on tissue lipids and on histochemical reactions for carbonyl groups. Stain Technol. **27**, 317—324 (1952). — **Wolstenholme, J. T.,** and **W. U. Gardner:** Sinusoidal dilatation occurring in livers of *mice* with a transplanted testicular tumor. Proc. Soc. Exper. Biol. a. Med. **74**, 659—666 (1950). — **Womack, E. B.,** and **F. C. Koch:** Proc. 2. Internat. Congr. Sex Res. London **1930**, S. 329. — **Wood, J. K.:** Chemistry of dyeing. London 1926. — **Wood, Mary E.,** and **C. H. Gray:** The urinary excretion of neutral 17-ketosteroids in childhood. J. of Endocrin. **6**, 111—119 (1949). — **Woodbury, D. M., C. P. Cheng** and **George Sayers:** Federat. Proc. **8**, 172 (1949). — **Woodbury, D. M., C. P. Cheng, G. Sayers** and **L. S. Goodman:** Antagonism of adrenocorticotrophic hormone and adrenal cortical extract to desoxycorticosterone; electrolytes and electroshock threshold. Amer. J. Physiol. **160**, 217—227 (1950). — **Woodbury, D. M., C. A. Rosenberg** and **George Sayers:** Federat. Proc. **9**, 139 (1950). — **Woodward, A. E.,** and **J. M. Condrin:** Physiological studies on hibernation in the *chipmunk*. Physiol. Zool. **18**, 162—167 (1945). — **Wooley, P. G.:** Heteroplastic bone and bone marrow formation associated with tuberculosis in the adrenal. J. Labor. a. Clin. Med. **1** (1916). — **Woollard:** Proc. Anat. Soc. **1925**, 1071. — **Woolley, George W.:** Control of nodular hyperplasia and adrenal cortical carcinoma by steroid compounds. Conference on metabolic aspects of convalescence. Trans. 13. Meet. 1946, S. 111—114. — The adrenal cortex and its tumors. Ann. New York Acad. Sci. **50**, 616—626 (1949). — **Woolley, George W., E. Fekete** and **C. C. Little:** Mammary tumor development in *mice* ovariectomized at birth. Proc. Nat. Acad. Sci. U.S.A. **25**, 277 bis 279 (1939). — Effect of castration in the dilute brown strain of *mice*. Endocrinology **28**, 341—343 (1941). — Gonadectomy and adrenal tumors. Science (Lancaster, Pa.) **97**, 291 (1943). — **Woolley, George W.**, and **C. C. Little:** The incidence of adrenal cortical carcinoma in gonadectomized female *mice* of the extreme dilution strain. I. Observations on the adrenal cortex. Cancer Res. **5**, 193—202 (1945a). — The incidence of adrenal cortical carcinoma in gonadectomized female *mice* of the extreme dilution strain. II. Observations on the accessory sex organs. Cancer Res. **5**, 203—210 (1945b). — The incidence of adrenal cortical carcinoma in gonadectomized female *mice* of the extreme dilution strain. Cancer Res. **5**, 211 bis 219 (1945c). — The incidence of adrenal cortical carcinoma in gonadectomized female *mice* of the extreme dilution strain. III. Observations on the adrenal glands and accessory sex organs of *mice* 13 to 24 months of age. Cancer Res. **5**, 321—327 (1945d). — Prevention of adrenal cortical carcinoma by diethylstilbestrol. Proc. Nat. Acad. Sci. U.S.A. **32**, 239—240 (1946a). — Prevention of adrenal cortical carcinoma by diethylstilboestrol. Cancer Res. **6**, 491 (1946b). — Transplantation of an adrenal cortical carcinoma. Cancer Res. **6**, 712—717 (1946c). — **Woolsey, Clinton N.:** The somatic functions of the central nervous system. Annual Rev. Physiol. **9**, 525—552 (1947). — **Wooster, H.:** J. Clin. Endocrin. **3**, 485 (1943). — **Wotton, R. M.**, and **R. L. Zwemer:** A note on „glychrogel" mounting solution. Stain Technol. **10**, 21—22 (1935). — A study of the cytogenesis of corticoadrenal cells in the *cat*. Anat. Rec. **86**, 409—416 (1943). — **Wrete, Martin:** Ein Fall von Encephalo-Myeloschisis totalis bei einem *menschlichen* Embryo in der 7. Woche der Schwangerschaft. Z. mikrosk.-anat. Forsch. **1**, 563—606 (1924). — Beiträge zur Kenntnis von der Entwicklung des chromaffinen Gewebes der Bauchregion beim *Menschen*. Z. mikrosk.-anat. Forsch. **9**, 79—98 (1927). — The influence of unilateral nephrectomy on the weight of the endocrine organs in *mice*. Acta anat. (Basel) **2**, 81—97 (1946/47). — **Wright, D. O.**, and **L. B. Reppert:** Arch. Int. Med. **77**, 143—150 (1946). — **Wright, Paul A.:** Antagonism of adrenalin and intermedin on the melanophores of *frog* skin in vitro. Amer. Soc. Zool. Chicago. Anat. Rec. **99**, 595 (1947). — **Wright, R. D.:** An adrenal rest in the kidney containing ganglionic nerve cells. J. of Path. **47**, 640 (1938). — **Wülfing, M.:** Die Veränderungen der Nebennierenrinde bei Infektionskrankheiten. Virchows Arch. **253**, 239 (1924). — **Wunderman, D. C.**, and **M. D. Levy:** Med. Rec., Houston **42**, 578 (1948). — **Wurmbach, Hermann**, u. **Heinrich Haardick:** Steuerung von Wachstum und Formbildung durch Wirkstoffe. III. Die Wirkung von Cortiron (Desoxy-corticosteronacetat) im *Kaulquappen*versuch (Reihe A, Morphogenetische Untersuchungen an *Kaulquappen*). Roux' Arch. **146**, 96—114 (1952). — **Wyhe, J. W. van:** Über die Mesodermsegmente des Rumpfes und die Entwicklung des Exkretionssystems bei *Selachiern*. Arch. mikrosk. Anat. **33**, 461—500 (1889). — **Wyman, L. C.:** Amer. J. Physiol. **86**, 41 (1928a). — Studies on suprarenal insufficiency. I. The effect of suprarenal insufficiency on reproduction and the oestrus cycle in the albino *rat*. Amer. J. Physiol. **86**, 528—537 (1928b). — Studies on suprarenal insufficiency. II. The relative importance of cortex and medulla in the susceptibility to histamine of suprarenalectomized *rats*. Amer. J. Physiol. **87**, 29—41 (1928c). — Studies on suprarenal insufficiency. VI. Anaphylaxis in suprarenalectomized *rats*. Amer. J. Physiol. **89** (1929). — **Wyman, L. C.**, and **B. R. Lutz:** The effect of adrenalin on the blood pressure of the *elasmobranch, Squalus acanthias*. Biol. Bull. **62**, 17—22 (1932). — **Wyman, L. C.**, and **C. tum Suden:** Note on temperature regulation in suprarenalectomized *rats*. Amer. J. Physiol. **89**, 362—365 (1929). — Studies on suprarenal insufficiency. VIII. The blood volume of the *rat* in suprarenal insufficiency, anaphylactic shock and histamine shock. Amer. J. Physiol. **94**, 579—585 (1930). - Studies on suprarenal insufficiency. IX. Vascular responses to histamine in normal and suprarenalectomized *rats*. Amer. J. Physiol. **99**, 285—297 (1932a). — Studies on suprarenal insufficiency. X. Depressor responses to small doses of adrenalin in the *rat*, induced by loss of the adrenal medulla. Amer. J. Physiol. **101**, 282—291 (1932b). — Studies on suprarenal insufficiency. XI. The growth of transplanted cortical tissue in the *rat*. Amer. J. Physiol. **101**, 662—667 (1932c). — The effect of histamine on the blood sugar in suprarenalectomized *rats*. Amer. J. Physiol. **108**, 424—427 (1934). — Differential depression of vasomotor mechanisms by adrenin. Amer. J. Physiol. **113**, 271—278 (1935). — Factors determining and limiting the growth of transplanted suprarenal cortical tissue. Endocrinology **21**, 259 (1937a). — The functional efficiency of transplanted adrenal cortical tissue. Endocrinology **21**, 587 (1937b). — Homotransplantation of adrenal cortical tissue. Science (Lancaster, Pa.) **85**, 589 (1937c). — Factors determining and limiting the growth of transplanted suprarenal cortical tissue. Endocrinology **21**, 523—528 (1937d). — Modification of adrenalin intoxication by adrenalectomy. Amer. J. Physiol. **126**, 7—12 (1939). — The effect of gonadectomy upon the incidence of homoplastic adrenocortical transplants in *rats*. Endocrinology **29**, 240—242 (1941). — Redistribution of body fluids after glucose injections in *rats* with adrenocortical transplants. Endocrinology **31**, 295—299 (1942). — The effect of adrenalectomy on the epiphyseal cartilage in the *rat*. Endocrinology **36**, 340—346 (1945). — **Wyman, L. C.**, and **B. S. Walker:** Studies on suprarenal insufficiency. IV. The blood sugar in suprarenalectomized *rats*. Amer. J. Physiol. **89**, 215—222 (1929a). — Studies on suprarenal insufficiency. V. Non-protein nitrogen and urea in blood of suprarenalectomized *rats*. Amer. J. Physiol. **89**, 349 (1929b).

Yamamoto, M.: Über die Stabilisierung des Vitamins C durch Adrenalin. Z. physiol. Chem. **243**, 266—269 (1936). — **Yamasaki:** Fukuoka Acta med. **24**, 79 (1931). — **Yasuda, T.:** Fol. endocrin. jap. **5**, 83 (1929). — **Yasukawa, Y.:** Zur Frage der Nebenniereninvolution. Endokrinol. **14**, 161 (1934). — **Yeakel, Eleanor H.:** Resemblance of body, adrenal and pituitary weights among *rat* litter mates. Anat. Rec. **78**, Abstr. 110 (1940/41). — Changes with age in the adrenal gland of Wistar albino and gray Norway *rats*. Amer. Soc. Zool. Boston. Anat. Rec. **96**, 525 (1946). — Medullary hyperplasia of the adrenal gland in aged albino and Norway *rats*. Arch. of Path. **44**, 71—77 (1947). — **Yeakel, Eleanor H., and E. W. Blanchard:** The effect of adrenalectomy upon blood phospholipoides and total fatty acids in the *cat*. J. of Biol. Chem. **123**, 31—38 (1938) — **Yllpö:** Z. Kinderheilk. **20**, 212 (1916). — Acta paediatr. (Stockh.) **35**,. 160 (1947). — **Yoffey, J. M.:** The formation of birefringent crystals in the suprarenal cortex J. of Anat. **81**, 335—342 (1947a). — Changes in the suprarenal gland of the *rat* following the administration of pituitary adrenotropic hormone and extract of suprarenal cortex. Proc. Anat. Soc. Great. Brit. J. Anat. **81**, 401—402 (1947b). — **Yoffey, J. M., and J. S. Baxter:** Some effects of pituitary adrenotropic hormone (Path), extract of suprarenal cortex, and colchicine on the haemopoietic system. J. of Anat. **80**, 132—138 (1946). — The formation of birefringent crystals in the suprarenal cortex. J. of Anat. **81**, 335—342 (1947). — Histochemical changes in the suprarenal gland of the adult male *rat*. J. of Anat. **83**, 89—98 (1949). — **Yokoama, Hisako O., Robert E. Stolwell and Robert M. Mathews:** Evaluation of histochemical alkaline phosphatase technic. Anat. Rec. **109**, 139—159 (1951). — **Yonkman, F. F.:** Acid intoxication of adrenal insufficiency in *dogs*. Anat. Rec. **37**, 138—139 (1927). — Amer. J. Physiol. **86**, 471 (1928). — **Young, H. H.:** Genital abnormalities, hermaphroditism and related adrenal diseases. Baltimore 1937a. — Prostates in females: relation to adrenal cortical hyperplasia. Trans. Amer. Assoc. Genitou Urin. Surgeons **30**, 281—290 (1937b). — **Young, Ja. K.:** Synopsis of *human* anatomy. Philadelphia 1889. — **Young, J. Z.:** Partial degeneration of the nerve supply of the adrenal. A study in autonomic innervation. J. of Anat. **73**, 540—550 (1939). — **Young, William C., Wesley A. Innes and Richard C. Webster:** The maintenance of male-like mounting activity by thiouracil-induced hypothyroid female *guinea pigs*. Amer. Soc. Zool. Chicago. Anat. Rec. **99**, 594 (1947).

Zaffaroni, A.: The adrenal cortex and its secretory products. Symposion on steroids. In Exper. and Clin. Practice. New York 1951. — **Zaffaroni, A., R. B. Burton and E. H. Keutman:** J. of Biol. Chem. **177**, 109 (1949). — Adrenal cortical hormones: analysis by paper partition chromatography and occurence in the urine of normal persons. Science (Lancaster, Pa.) **111**, 6—8 (1950). — **Zahn, Gakol:** Über Intersexualität und Nebennierenrindenhyperplasie. Schweiz. med. Wschr. **1948**, 480—486. — **Zalesky, Moses:** A study on the seasonal changes in the adrenal gland of the *thirteen-lined ground squirrel (Citellus tridecemlineatus)*, with particular reference to its sexual cycle. Anat. Rec. **60**, 291—321 (1934). — Effects of prepuberal gonadectomy on the adrenal gland of the *guinea pig*. Anat. Rec. **65**, 467—483 (1936). — **Zalesky, Moses, and L. J. Welss:** Effects of low environmental temperature on the thyroid and adrenal glands of the *ground squirrel, Citellus tridecemlineatus*. Physiologic. Zool. **13**, 268—276 (1940). — **Zalesky, Moses, L. J. Welss, M. D. Overholser and E. T. Gomez:** Effects of hypophysectomy and replacement therapy on the thyroid and adrenal glands of the male *ground squirrel*. Endocrinology **28**, 521—531 (1941). — **Zander, Josef:** Die C_{21}-Steroide, ihr Verhalten im Organismus und Nachweis. Klin. Wschr. **1952**, 873—882. — **Zander, J., u. K. Solth:** Die Ausscheidung der C_{21}-Steroide bei *Neugeborenen*. Klin. Wschr. **1953**, 317—321. — **Zander, R.:** Über funktionelle und genetische Beziehungen der Nebennieren zu anderen Organen speziell zum Großhirn. Kritische Studie auf Grund von Beobachtungen an *menschlichen* Mißgeburten. Beitr. path. Anat. **7**, 441—534 (1890). — **Zarrow, M. X.:** Possible sources of relaxin in the *rabbit*. Federat. Proc. **10** (1951). — **Zarrow, M. X., W. A. Hiestand, F. W. Stemler and J. E. Wiebers:** Comparison of effects of experimental hyperthyroidism and hypothyroidism on resistance to anoxia in *rats* and *mice*. Amer. J. Physiol. **167**, 171—175 (1951). — **Zarrow, M. X., F. L. Hisaw and F. Bryans:** Endocrinology **46**, 403 (1950). — **Zarrow, M. X., I. B. Koretsky and I. G. Zarrow:** Failure of folic acid antagonist to interfere with the action of testosterone propionate on the combs and testes of young *cockerels*. Endocrinology **48**, 125—132 (1951). — **Zarrow, M. X., and W. L. Money:** Involution of the adrenal cortex of *rats* treated with thiouracil. Endocrinology **44**, 345—358 (1949). — **Zarrow, M. X., and I. G. Zarrow:** Effect of adrenocorticotrophin on the adrenal gland of thiouracil treated *rats*. Anat. Rec. **105**, 519 (1949). — Ascorbic acid in the adrenal gland of the *duck*. Anat. Rec. **108**, Abstr. 189 (1950). — Mechanism of adrenal involution in the *rat* after treatment with thiouracil. Proc. Soc. Exper. Biol. a. Med. **76**, 620—623 (1951). — **Zawadowsky, B. M.:** Roux' Arch. **107** (1926). — **Zawadowsky, M. M., and E. J. Vorobiev:** Bull. Biol. et Méd. exper. URSS. **7** (1929). — **Zechmeister, L.:** Carotinoide. Berlin 1934. —

Zeckwer, J. T.: Possible functional significance of the longitudinal muscle in the adrenal veins in *man*. Arch. of Path. **20,** 9—21 (1935). — The adrenals and gonads of *rats*, following thyroidectomy, considered in relation to pituitary histology. Amer. J. Physiol. **116,** 166 (1936). — The adrenals and gonads of *rats* following thyroidectomy considered in relation to pituitary histology. Amer. J. Physiol. **121,** 224—230 (1938). — **Zeiger, Karl:** Z. Zellforsch. **10,** 481 (1930). — Physikochemische Grundlagen der histologischen Methodik, Bd. 48 des wiss. Forschungsber., hrsg. von R. E. Liesegang. 1938. — Autonome und physikalisch-chemische Zytologie. Mikroskopie **5,** 205—213 (1950a). Zur Problematik des Golgi-Apparates. Neue Erg. u. Probl. Zool. (Klatt-Festschrift) 1950b, 1140 bis 1154. — Zellstruktur und Zellstoffwechsel. Verh. Anat. Ges. (50. Verslg Marburg), April 1952, S. 9—24. — **Zellweger:** Untersuchungen über die Nebennieren. Frauenfeld 1858. — **Zetkin, M.:** Kausalität und Finalität. Anat. Anz. **97,** 192—196 (1949). — **Ziegler, E.:** Lehrbuch der allgemeinen und speziellen pathologischen Anatomie, 6. Aufl. Jena 1890. — **Zierler, K. L.,** and **J. L. Lilienthal:** Amer. J. Med. **4,** 186—192 (1948). — **Ziller Perez, H. V.:** On the chromaffin cells of the nerve ganglia of *Hirudo medicinalis* Lin. J. Comp. Neur. **76,** 367—401 (1942). — **Zilva, S. S.:** Biochemic. J. **21,** 689 (1927); **29,** 2366 (1935). — **Zilva, S. S.,** and **J. Gough:** The silver nitrate staining reaction for ascorbic acid on the adrenal, pituitary and ovary of various species of animals. Biochemic. J. **27,** 1279—1286 (1933). — **Zimmermann:** Beiträge zur Kenntnis einiger Drüsen und Epithelien. Arch. mikrosk. Anat. **52** (1898). — **Zimmermann, W.:** Z. physiol. Chem. **233,** 257—264 (1935); **245,** 47 (1936). — Klin. Wschr. **1938,** 1103. — Vitamine u. Hormone **5,** 1 (1944). — **Zinck, K. H.:** Gefäß- und Organveränderungen bei chromaffinen Tumoren der Nebenniere und die Beziehungen der Phaeochromocyten zum Nervus sympathicus. Verh. dtsch. path. Ges. **30,** 479 (1937). — **Zinserling, W.:** Die Anfangsstadien der experimentellen Cholesterinverfettung (zur Lehre vom Cholesterinstoffwechsel). Beitr. path. Anat. **70,** 292—313 (1922). — **Zinsser, A. D.,** and **H. H. Zinsser:** Fuchsinophilia in the adrenal cortex. A critical examination of the Broster-Vines technic. Arch. of Path. **51,** 393—398 (1951). — **Zinsser, H. H., Anne D. Zinsser** and **Charles M. Storey:** Effect of chorionic gonadotropin on the transitory zone of the *mouse* adrenal. Arch. of Path. **50,** 606—611 (1950). — **Zizine, L. A., M. E. Simpson** and **H. M. Evans:** Endocrinology **47,** 97 (1950). — **Zöllner, N.,** u. **U. Fuchs:** Zit. nach Prosiegel u. Mitarb. 1952. — **Zondek, B.,** u. **S. Aschheim:** Arch. Gynäk. **130,** 1 (1927). — **Zondek, B.,** u. **H. Krohn:** Klin. Wschr. **1932,** 405, 849, 1293. — **Zondek, Hermann:** Die Krankheiten der endokrinen Drüsen, 2. Aufl. Berlin 1926. — Klin. Wschr. **1932,** 849. — **Zondek, Hermann, H. Petow** u. **W. Siebert:** Klin. Wschr. **1922 II,** 2772. — **Zorn, Bernhard:** Die Pathogenese des rheumatischen Syndroms im Lichte der Nebennierenrindenhormone. Jena 1950. — **Zorzoli, G.,** e **G. Veneroni:** Ricerche istochimiche sul pigmento presente nella zona reticolare della capsula surrenale dell'*uomo*. Boll. Soc. ital. Biol. sper. **26,** 140—142 (1950). — **Zuckerkandl, E.:** Über den Fixationsapparat der Nieren. Wien. med. Jb. 1883. — Die Nebenorgane des Sympathicus im Retroperitonealraum des *Menschen*. Verh. Anat. Ges. Bonn. Anat. Anz. Ergh. **19,** 95—104 (1901). — Die Entwicklung der chromaffinen Organe und der Nebenniere. In Handbuch der Entwicklungsgeschichte des *Menschen*. Leipzig 1911/12. — **Zuckerman, S.:** Nature (Lond.) **139,** 628 (1937a). — Proc. Roy. Soc. Lond., Ser. B **123,** 441 (1937b). — J. of Physiol. **92,** 12 P, 13 P (1938). — The effect of desoxycorticosterone on the endometrium of *monkeys*. J. of Endocrin. **2,** 311—316 (1941). — **Zuckerman, S., G. Bourne** and **D. Lewis:** Cyclical changes in the adrenal glands of spayed *rats*. Nature (Lond.) **142,** 754 (1938). — **Zuckner, J.:** Adrenal cysts. Arch. of Path. **50,** 468—474 (1950). — **Zuelzer, G.:** Berl. klin. Wschr. **1901,** 1209. — **Zwanenbarg, D. van:** Addisons disease in pregnancy. St. Barthol. Hosp. J. **49,** 31—33 (1945). — **Zweibaum, Jules:** Sur la coloration des graisses dans la cellule vivante. C. r. Soc. Biol. Paris **89,** 254—255 (1923). — Sur un nouveau procédé de coloration des graisses. Bull. Histol. appl. **10,** 210—213 (1933). — **Zweibaum, Jules** et **Mangenot:** C. r. Soc. Biol. Paris **89,** 540 (1923). — **Zweifach, B. W., M. M. Black** and **E. Shorr:** Evaluation of tetrazolium as a histochemical index of adrenal cortical activity. Proc. Soc. Exper. Biol. a. Med. **76,** 446—454 (1951). — **Zweifach, B. W.,** and **Robert Chambers:** Responses of the capillary bed in the *frog* to adrenal cortical hormones. Amer. Soc. Zool. Anat. Rec. **84,** 461 (1942). — **Zweifach, B. W., S. Rosenfeld, S. Baez** and **E. Shorr:** In: Factors regulating blood pressure. S. 72 bis 87. New York 1947. — **Zweifach, B. W.,** and **E. Shorr:** Federat. Proc. **8,** 175 (1949). — **Zwemer, Raymund L.:** Is the adrenal cortex essential for life? Anat. Rec. **29,** 103—104 (1924). — An experimental study of the adrenal cortex. 1. The survival value of the adrenal cortex. 2. Prolongation of life after complete epinephrectomy. Amer. J. Physiol. **79,** 641 bis 657, 658—665 (1927a, b). — A method for studying adrenal and other lipoids by a modified gelatin embedding and mounting technique. Anat. Rec. **57,** 41—44 (1933). — The relation of adrenal cortex morphology to its functional activity. Anat. Rec. **58,** Suppl., 43—44 (1934). — A study of adrenal cortex morphology. Amer. J Path. **12,** 107—114 (1936). — The Golgi material and mitochondria of adrenal cortex gland cells during their differentiation from the capsule. Amer. Assoc. Anat. Anat. Rec. 82, 492 (1942). — **Zwemer, Raymund L.,** and **H. Elftman:** The effect of gold chloride on plasma ascorbic acid in the *rat*. J. Labor. a. Clin. Med. 31, 333—335 (1946). — **Zwemer, Raymund L.,** and **C. W. Jungeblut:** Effects of various cortico-adrenal extracts on diphtheria toxin in vivo and in vitro. Proc. Soc. Exper. Biol. a. Med. 32, 1583—1588 (1935). — **Zwemer, Raymund L.,** and **B. E. Lowenstein:** Cortin-like effects of steroid glycosides on potassium. Science (Lancaster, Pa.) 91, 75—76 (1940a). — Cortin-like effect of cardiac glycosides on adrenal cortical cells. Amer. Assoc. Anat. Anat. Rec. 76, Suppl. 2, 60 (1940b). — **Zwemer, Raymund L.,** and **Lyons:** Leucocyte changes after adrenal removal. Amer. J. Physiol. 86, 545—551 (1928). — **Zwemer Raymund L.,** and **H. F. Newton:** Asphyxial stimulation of the denervated adrenal gland. Amer. J. Physiol. 85, 507—511 (1928). — **Zwemer, Raymund L.,** and **R. C. Sullivan:** Blood chemistry of adrenal insufficiency in *cats*. Endocrinology 18, 97—106 (1934a). — Corticoadrenal influence on blood sugar mobilization. Endocrinology 18, 730—738 (1934b). — **Zwemer, Raymund L.** and **R. Truszkowski:** Corticoadrenal insufficiency and potassium metabolism. Biochemic. J. 30, 1345—1353 (1936a). — Potassium. A basal factor in the syndrome of corticoadrenal insufficiency. Science (Lancaster, Pa.) 83, 558—560 (1936b). — Proc. Soc. Exper. Biol. a. Med. 35, 424 (1936c). — The importance of corticoadrenal regulation of potassium metabolism. Endocrinology 21, 40—49 (1937). — **Zwemer, Raymund L., R. M. Wotton** and **M. G. Norkus:** A study of corticoadrenal cells. Anat. Rec. 72, 249—263 (1938).

Neurosekretion.

Von

Ernst Scharrer und **Berta Scharrer**, Denver, Colorado, USA.

Mit 71 Abbildungen.

Vorbemerkung.

Die Aufforderung, einen Beitrag über Neurosekretion für das „Handbuch der mikroskopischen Anatomie des Menschen" zu liefern, erging an uns durch Professor W. v. Möllendorff im Jahre 1936. Das Manuskript wurde im Frühjahr 1937 an den Verlag gesandt und die Abbildungen wurden damals gedruckt. Da sich die Herausgabe des Bandes verzögerte, erhielten wir das Manuskript zurück, um neuere Ergebnisse nachzutragen. Infolge des Krieges standen uns für diese Nachträge 15 Jahre zur Verfügung; vom ursprünglichen Manuskript ist denn auch kaum mehr etwas übriggeblieben. Auch die damals bereits reproduzierten Abbildungen gingen verloren und mußten neu angefertigt werden. Für uns, die wir unseren Weg in einem neuen Gebiet suchten, bedeutete die Aufforderung, die seinerzeit vorliegenden Ergebnisse für das Handbuch zusammenfassend darzustellen, einen unvergeßlichen Ansporn, und wir möchten an dieser Stelle v. Möllendorffs in Dankbarkeit gedenken.

Die Zusammenarbeit mit dem jetzigen Herausgeber, Herrn Professor Dr. W. Bargmann, war besonders eng, wie aus der folgenden Darstellung ersichtlich sein wird. Aus seinem Institut ging in den letzten Jahren eine Anzahl von Arbeiten hervor, die neue Methoden, Fragestellungen und Ergebnisse auf dem Gebiete der Neurosekretion enthalten. So ist denn auch der Anteil, den Herr Professor Bargmann am Zustandekommen dieses Beitrages in seiner jetzigen Form hatte, ein bedeutenderer, als er einem Herausgeber im allgemeinen zufällt. Dank schulden wir fernerhin der Rockefeller Foundation, dem Office of Naval Research, der John Simon Guggenheim Foundation, dem U.S. Public Health Service, der American Cancer Society und dem Anna Fuller Fund nicht nur für die finanzielle Unterstützung unserer Untersuchungen, sondern ganz besonders für die großzügige Einstellung, aus der heraus sie bewilligt wurde. Die Liste von Mitarbeitern und Kollegen, denen wir auch an dieser Stelle unseren Dank für Rat und Hilfe ausdrücken möchten, wäre zu lang, um hier wiedergegeben zu werden. Dieser Dank gilt auch allen Autoren und Herausgebern, welche die Benützung von veröffentlichten Abbildungen erlaubten; die Quellen werden bei den betreffenden Abbildungen im einzelnen vermerkt werden. Im besonderen danken wir allen Kollegen, die uns zur Zeit der Abfassung des Manuskripts noch unveröffentlichte Daten zur Verfügung stellten oder uns unzugängliche Literatur beschafften.

I. Einleitung.

Das Strukturbild der Nervenzelle ist durch seine Stabilität gekennzeichnet; Änderungen im Funktionszustand innerhalb normaler physiologischer Grenzen drücken sich nicht in morphologischen Veränderungen aus, die mit den üblichen mikroskopischen Methoden festgestellt werden können. Der Feinbau der Drüsenzelle ist im Gegensatz dazu weitgehend vom Zustand der Aktivität abhängig; die Vorgänge der Entstehung und Entleerung des drüsigen Produkts geben der sekretorischen Zelle ihr charakteristisches, in vielen Fällen außerordentlich veränderliches Gepräge. Die Vereinigung der Eigenschaften beider, in ihrer Funktion und ihrem Feinbau so weitgehend spezialisierten Zellarten in einem Typus erscheint auf den ersten Blick schwer vorstellbar. Tatsächlich spielen Nervenzellen, bei denen die für Drüsenzellen charakteristischen Struktureigentümlichkeiten beobachtet werden, eine wichtige Rolle für die Lieferung von Hormonen, die bisher anderen Zellen zugeschrieben wurden, oder deren Quelle unbekannt war. Für die Gesamtheit der damit verbundenen eigenartigen Erscheinungen, die in diesem Beitrag beschrieben werden sollen, wurde die Bezeichnung *Neurosekretion* gewählt.

A. Die Entwicklung des Begriffs der Neurosekretion.

Der erste, der sezernierende Nervenzellen als solche beschrieb, war SPEIDEL (1919, 1922). Er unterzog die großen Zellen im Rückenmark von *Rochen* und gewissen *Knochenfischen* einer eingehenden cytologischen Untersuchung und fand bei manchen Arten einwandfreie Zeichen sekretorischer Tätigkeit. Obwohl SPEIDEL diese Beobachtungen nicht weiter verfolgte und keine allgemeineren Schlüsse daraus zog, gebührt ihm das Verdienst, daß er diese Zellen als „glandlike" erkannte, den Sekretionsprozeß im einzelnen beschrieb, die vermutliche Funktion dieser Zellen erörterte und Versuche unternahm, den Sekretionsablauf zu beeinflussen.

Die neurosekretorische Aktivität im Hypothalamus wurde zuerst bei einem *Knochenfisch* (*Phoxinus laevis* L.) beschrieben (E. SCHARRER 1928). Auf Grund von weiteren Untersuchungen an einer Reihe von Arten von *Knochenfischen* (E. SCHARRER 1930, 1932a, b, 1933a, 1935, 1936b, c, 1941), *Amphibien* (E. SCHARRER 1933a, d), *Reptilien* (E. SCHARRER 1933a), *Säugern* (E. SCHARRER 1933b, GAUPP und SCHARRER 1935) und am *Menschen* (SCHARRER und GAUPP 1933, E. SCHARRER 1933a, 1936a, GAUPP und SCHARRER 1935, GAUPP 1935, PETERS 1935b u. a.) wurde der Begriff der Neurosekretion entwickelt (s. zusammenfassende Darstellungen: SCHARRER und SCHARRER 1937, 1940, 1945). Die in Frage stehenden Zellen wurden auch als „*Drüsen-Nervenzellen*" bezeichnet, die im Hypothalamus vorkommenden Gruppen von solchen Zellen wurden als „*Zwischenhirndrüse*" zusammengefaßt und die Bezeichnung „*neurokrine Organe*"[1] (E. SCHARRER 1933c) wurde gebraucht, wenn auf sezernierende Nervenzellen im allgemeinen Bezug genommen wurde.

Neue Gesichtspunkte boten sich bei der Ausdehnung der Untersuchungen auf wirbellose Tiere (HANSTRÖM 1931, 1934a, B. SCHARRER 1935, 1936, 1937, WEYER 1935). Bei den *Wirbellosen* wurde sehr bald die Frage der funktionellen Bedeutung der Neurosekretion erfolgreich angegangen (S. 1035), während bei den Wirbeltieren alle Versuche in dieser Richtung zunächst erfolglos blieben. Aus den Beobachtungen von ABEL (1924), TRENDELENBURG (1928), SATO (1928), HECHST (1934) u. a. schlossen GAUPP und SCHARRER (1935, S. 353): „Man muß also bei künftigen Untersuchungen über die Frage des Diabetes insipidus und überhaupt der vegetativen Funktionen des Zwischenhirns mit der Tatsache rechnen,

---
[1] Die Bezeichnung „neurokrine Organe" empfiehlt sich nicht, da COLLIN unter „Neurokrinie" die Diffusion von färbbarem Material von der Neurohypophyse in den Hypothalamus versteht. Bezüglich Neurokrinie, Neurikrinie, Hämoneurokrinie usw. s. ROMEIS, dieses Handbuch, Bd. 6, Teil 3, II, S. 442—443, 1940.

daß das Zwischenhirn nicht nur als ein der Hypophyse übergeordnetes nervöses Zentrum auftritt, sondern selbst zur sekretorischen Tätigkeit befähigt erscheint." Dieser Gedanke wurde von der RANSONschen Schule abgelehnt (FISHER, INGRAM und RANSON 1938, RANSON und MAGOUN 1939) und blieb in experimentellen Untersuchungen der folgenden Jahre, die sich mit den Beziehungen zwischen Hypothalamus und Hypophyse beschäftigten, unberücksichtigt.

Methodische Schwierigkeiten, die sich dem Studium der funktionellen Bedeutung der Neurosekretion in den Weg stellten, wurden in den letzten Jahren durch die Arbeiten von BARGMANN und seinen Schülern (BARGMANN 1949a, b, 1951, BARGMANN und HILD 1949, BARGMANN, HILD, ORTMANN und SCHIEBLER 1950, HILD 1950, 1951a, b, 1952, HILD und ZETLER 1951a, b, 1952a, b, ORTMANN 1950, 1951, KRATZSCH 1951, EICHNER 1952, 1953) überwunden. Sie zeigten, daß die sezernierenden Zellen des Hypothalamus die Hormone des Hypophysenhinterlappens produzieren und eröffneten so neue Wege für die Erforschung der Neurosekretion.

Dieser Beitrag kann nur eine einleitende, nicht eine abschließende Darstellung des Gebietes der Neurosekretion bieten. In verschiedenen Instituten sind Untersuchungen mannigfacher Art unterwegs, deren Ergebnisse das Bild dauernd verändern. Der allgemeine Rahmen, innerhalb dessen die Erforschung der Neurosekretion verläuft, ist aber erkennbar und die grundsätzlichen Ergebnisse bezüglich der Morphologie, des Vorkommens und der Funktion neurosekretorischer Zellen haben wiederholter Nachprüfung standgehalten (MAZZI 1949, ARAGONA 1950, BRODAL 1952, GOSLAR 1952).

B. Die Rolle des Analogiebegriffes im Studium der Neurosekretion.

In der folgenden Beschreibung der neurosekretorischen Zellen und ihrer funktionellen Bedeutung wird den wirbellosen Tieren mehr Platz eingeräumt werden, als in einem Handbuch der mikroskopischen Anatomie des Menschen zulässig erscheinen mag. Die dafür maßgebenden Gesichtspunkte sind begrifflicher Art.

Die anatomische Forschung kennt zwei grundsätzlich wichtige Begriffe, die der Homologie und Analogie (OWEN 1843, BOYDEN 1943). Der Homologiebegriff ist von historischer Bedeutung. Obwohl er sich gegenüber den Ergebnissen der experimentellen Morphologie nicht behaupten konnte (SPEMANN 1915), übt der Homologiegedanke immer noch einen starken Einfluß aus, der sich in einer übertriebenen Betonung der Kluft zwischen Wirbellosen und Wirbeltieren ausdrückt. Dem Studium der Analogien oder Homomorphien (NOWIKOFF 1935, 1938, 1939, s. auch die Kritik von BACHMANN 1947), d. h. dem Vergleich funktionell entsprechender Organsysteme wurde sehr zu Unrecht kein entsprechender Platz im begrifflichen Denken der Anatomie eingeräumt (NOWIKOFF 1929, 1930, E. SCHARRER 1946). Die Wichtigkeit des Analogiebegriffes liegt neben anderem jedoch gerade darin, daß er keine scharfe Grenze zwischen Wirbeltieren und Wirbellosen notwendig macht und deshalb die Bearbeitung prinzipieller Fragen ohne Rücksicht auf phylogenetische Gesichtspunkte erlaubt.

Das Studium der Neurosekretion ist ein Beispiel für die Vorteile, die die Anwendung des Analogieprinzips bietet. Die Einbeziehung der wirbellosen Tiere und die damit verbundene vergleichende Betrachtung nicht homologer Organstrukturen klärten manche schwierig zu verstehende Zusammenhänge auf.

II. Morphologie neurosekretorischer Zellen.

Wichtige Gesichtspunkte in der Cytologie der Drüsenfunktion betreffen die Vorgänge des ersten Auftretens der Sekretionsgranula und die Rolle der verschiedenen Zellbestandteile als möglicher Vorläufer der Granula, das Wachstum der Granula und die Art und Weise, in der die Zelle das Produkt ihrer sekretorischen Tätigkeit abgibt. Das Studium des Feinbaus nervöser Elemente bezieht sich außer auf die Bestandteile, die allen Zellen gemeinsam sind, wie den Kern, die Mitochondrien, das GOLGI-Material usw., im besonderen auf die NISSL-Substanz und die Neurofibrillen. Im Falle der Cytologie der neurosekretorischen Zellen, welche die Eigenschaften von Nerven- und Drüsenzellen in sich vereinigen, ist es notwendig, alle diese Gesichtspunkte zu berücksichtigen.

A. Untersuchungsmethodik.

Die technische Darstellung des von den neurosekretorischen Zellen produzierten Materials ist nicht schwer. Die einfachste Methode besteht in der Beobachtung frischer, unfixierter Zellen. Unter den Wirbeltieren eignen sich *Kröten* der Gattung *Bufo* für das Studium unfixierter neurosekretorischer Zellen (SCHARRER und SCHARRER 1940). Zu diesem Zweck wird die Gegend des Nucleus praeopticus eines frisch entnommenen Krötengehirns mit einer feinen Schere herausgeschnitten und auf einem Objektträger mit einem Deckglas flach gepreßt. Mittels geeigneter Abblendung kann das Material zur Anschauung gebracht werden und es fällt in der Regel nicht schwer, die traubenförmigen Massen von stark lichtbrechenden Sekrettropfen zu finden. Die Anwendung des Phasenmikroskops erlaubt eine noch schärfere Erfassung der Gestalt, Zahl und Größe der Granula und Sekrettropfen.

Bei der *Schmeißfliege (Calliphora)* genügt es, den Kopf unter physiologischer Salzlösung zu eröffnen, um die neurosekretorischen Zellen der Pars intercerebralis des Gehirns, die sich durch ihre bläuliche Färbung von den übrigen Nervenzellen unterscheiden, der Beobachtung zugänglich zu machen (E. THOMSEN 1948). Beim *Schmetterling Platysamia cecropia* wird über entsprechende Beobachtungen von SCHMIDT und WILLIAMS (1952) berichtet. In frischen Präparaten des Organs X von *Krabben* fallen die neurosekretorischen Zellen ebenfalls durch ihre schwach blaue Färbung auf. Dieselbe Färbung zeigt die Gegenwart von Neurosekret in den Achsenzylindern dieser Zellen an (R. SMITH 1948), wo es in Form feiner Tröpfchen mit dem Phasenmikroskop beobachtet werden kann (PASSANO 1952). Die bläuliche Färbung der frischen Sinusdrüse der Crustaceen (BROWN und CUNNINGHAM 1939) sowohl als der Corpora cardiaca der Insekten, wie z. B. von *Leucophaea*, die beide als Speicherorgane für Neurosekret dienen, ist wohl auf die Anwesenheit dieses Materials zurückzuführen.

Bezüglich der bei der Tötung der Tiere zu beachtenden Vorsichtsmaßregeln s. S. 1029. Die beste Fixierung wird durch Gefäßdurchspülung mit ZENKER-Formol erzielt. Andere Fixierungsgemische, wie BOUIN und Susa sind brauchbar. Ungeeignet sind solche, die Alkohol oder Aceton enthalten, in denen das frische Neurosekret löslich ist. Nach der Fixierung wird das Neurosekret von organischen Lösungsmitteln nicht mehr angegriffen und das Material kann in Celloidin oder Paraffin in der üblichen Weise eingebettet werden. Die Haltbarkeit des fixierten Neurosekrets ist z. B. aus der Tatsache ersichtlich, daß uneingebettetes Insektenmaterial *(Leucophaea)*, das 6 Jahre lang nach der Fixierung in BOUIN in 80%igem Alkohol aufbewahrt worden war, keinerlei Beeinträchtigung der Färbbarkeit des Neurosekrets erkennen ließ.

Von den Färbemethoden bewährte sich die von FOOT (1933) angegebene Modifikation der MASSONschen Bindegewebsfärbung, die das Neurosekret leuchtend rot färbt (Abb. 10, 11, 25); aber auch HEIDENHAINS-Azan, die VAN GIESON-Methode und andere Färbungen sind geeignet. Diesen Methoden haftet jedoch ein Nachteil an, der die Erforschung der Neurosekretion lange Zeit sehr behinderte. Wie BARGMANN (1949a, b) und seine Mitarbeiter (BARGMANN und HILD 1949, HILD 1950, 1951a, b, BARGMANN, HILD, ORTMANN und SCHIEBLER 1950) durch die Anwendung der von GOMORI (1941) für die Darstellung der Granula der LANGERHANSschen Inseln empfohlenen Chromhämatoxylin-Phloxinfärbung zeigen konnten, erfassen die früher benutzten Methoden nur einen Teil des neurosekretorischen Materials. Die Einführung der Chromhämatoxylin-Phloxinfärbung erlaubte die Feststellung neurosekretorischer Aktivität im Zentralnervensystem von Tiergruppen, bei denen eine solche Aktivität mit anderen Methoden nicht beobachtet werden konnte. Von noch größerer Bedeutung war es aber, daß Versuche, die funktionelle Bedeutung der Neurosekretion aufzuklären, die früher bei Wirbeltieren ohne eindeutige Ergebnisse verliefen, mit Hilfe der GOMORIschen Methode erfolgreich durchgeführt werden konnten (S. 1025).

Die Methode kann in der von GOMORI ursprünglich angegebenen Form benutzt oder in mannigfacher Weise vereinfacht werden. Folgende Färbevorschrift erwies sich sowohl für Wirbeltiere als Wirbellose geeignet:

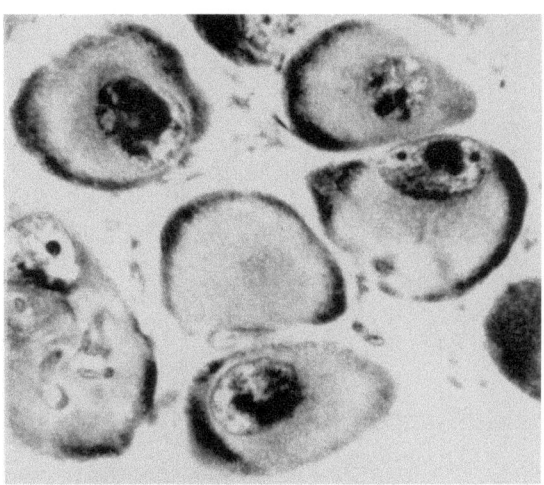

Abb. 1. Die periphere Anordnung der NISSL-Substanz ist für die sezernierenden Nervenzellen im Hypothalamus der Wirbeltiere charakteristisch. Nucleus praeopticus von Sphaeroides maculatus (Teleostier). ZENKER-Formol, Paraffin, 7 μ, FOOTS Modifikation der MASSONschen Bindegewebsfärbung. Mikrophotographie, Vergr. 400fach.

Die entparaffinierten Schnitte werden durch die Alkoholreihe in Wasser überführt und verbleiben über Nacht in BOUIN (mit oder ohne 3% Chromalaun) im Brutschrank bei 37°. Nach der Beizung in BOUIN werden die Schnitte in fließendem Wasser 5 min lang ausgewaschen, worauf sie in einer Mischung, bestehend aus 20 cm³ einer 2,5%igen Kaliumpermanganatlösung, 20 cm³ von 5%iger Schwefelsäure und 160 cm³ Wasser, ungefähr 1 min lang behandelt werden. In dieser Lösung nehmen die Schnitte eine bräunliche Färbung an, die durch Eintauchen in eine 3%ige Lösung von Natriumbisulfit beseitigt werden muß. Die Schnitte werden nach dieser Behandlung 5 min in fließendem Wasser gewaschen und daraufhin 1 Std lang mit Hämatoxylin gefärbt, das folgendermaßen hergestellt wird:

Zu je 100 cm³ einer Mischung von gleichen Teilen einer 1%igen wäßrigen Hämatoxylinlösung und einer 3%igen Chromalaunlösung werden 2 cm³ einer 5%igen Kaliumbichromatlösung und 2 cm³ von 2,5%iger Schwefelsäure beigegeben. Die Mischung reift in 48 Std und kann von da an zum Färben benutzt werden. Die Färbekraft bleibt länger erhalten (bis zu 2 Monaten), wenn das so zubereitete Hämatoxylin im Eisschrank aufbewahrt wird; es muß jedoch jedesmal vor der Benutzung auf Zimmertemperatur erwärmt werden. Die Schnitte sind in der Regel überfärbt und müssen deshalb, nachdem sie kurz in destilliertem Wasser abgewaschen wurden, in 70%igem Alkohol, dem 1% Salzsäure zugesetzt wurde, 1—5 min lang differenziert werden. Nach der Differenzierung werden die Schnitte in fließendem Wasser gewaschen, bis sie blau sind, 5 min lang in einer 0,5%igen Phloxinlösung gefärbt, kurz gewaschen und 1 min lang mit einer 5%igen Lösung von Phosphorwolframsäure behandelt. Schließlich werden die Schnitte 5 min lang in fließendem Wasser gewaschen und durch die Alkoholreihe in Xylol überführt.

Die GOMORIsche Methode färbt das Neurosekret bei Wirbeltieren und Wirbellosen in sehr selektiver Weise tiefblau. Die Färbung ist jedoch nicht spezifisch in dem Sinne, daß aus dem Gelingen ein Schluß auf die Natur der gefärbten Substanz gezogen werden kann. Außer dem Neurosekret färben sich auch elastische Fasern, Granula der neutrophilen Leukocyten, β-Granula der LANGERHANSschen Inseln und Gliosomen im Insektengehirn. Trotzdem ist die GOMORIsche Färbung die Methode der Wahl für das Studium der Neurosekretion.

Da die gleichen Strukturen, die mit Chromhämatoxylin-Phloxin dargestellt werden können, sich auch mit der Aldehyd-Fuchsinmethode von GOMORI (1950)

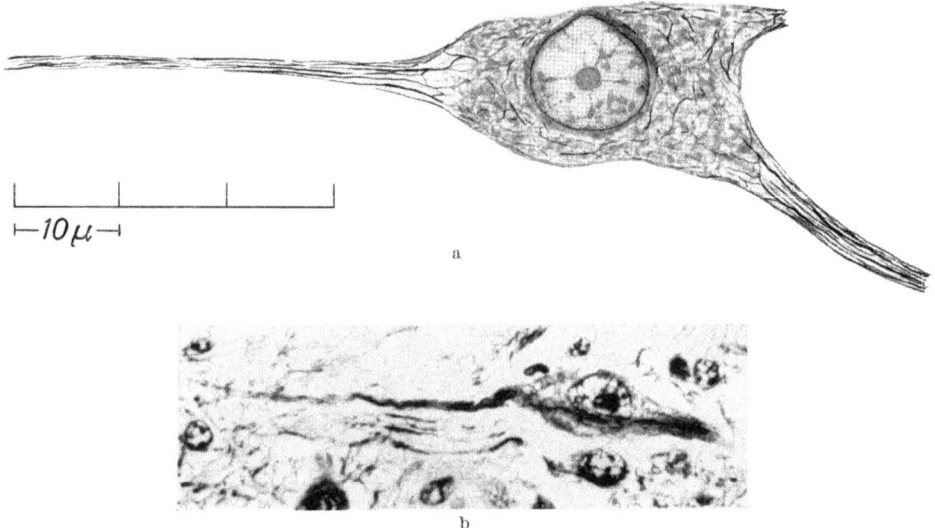

Abb. 2 a u. b. a Neurofibrillen in den Fortsätzen einer Zelle des Nucleus supraopticus des Hundes. Gefäßdurchspülung mit Alkohol-Formol-Eisessig, Paraffin, 15 μ, BODIANs Protargolmethode. (Gez. E. S.) b Bipolare Ganglienzelle aus dem Nucleus paraventricularis des Hundes mit weitgehend parallel verlaufenden Neurofibrillen. Schnittdicke 7 μ. Silberimprägnation nach BODIAN, Gegenfärbung mit Erythrosin. Vergr. etwa 700fach[1].

färben, lag es nahe, diese Färbung auf neurosekretorische Zellen anzuwenden. Während wir, freilich ohne uns eingehend mit der Aldehyd-Fuchsinmethode befaßt zu haben, keine brauchbaren Resultate erhielten, wurde diese Methode von anderen als geeignet für die Färbung des Neurosekrets befunden (HALMI, persönliche Mitteilung)[2]. Es ist von Interesse, daß POPJAK (1940) die neurosekretorische Bahn beim Hund mittels der HOLZERschen Gliafärbung darstellen konnte (S. 998).

B. Der Neuronencharakter der neurosekretorischen Zellen.

Bevor der Sekretionsprozeß im folgenden geschildert wird, erscheint es notwendig, kurz auf die Frage einzugehen, ob neurosekretorische Zellen als vollwertige Neurone oder als von Neuroblasten abstammende Drüsenelemente anzusehen sind. Es wäre sogar denkbar, daß es sich um Drüsenzellen handelt, die nichts mit nervösem Gewebe zu tun haben und dem Nervensystem als fremde Bestandteile einverleibt wurden. Als Kriterien für den neuronalen Charakter

---

[1] Wir verdanken die Originalvorlage zu dieser Abbildung Herrn Prof. Dr. F. STUTINSKY, Paris.

[2] Einzelheiten bezüglich der Brauchbarkeit und Anwendung dieser Methode für die Darstellung von Neurosekret finden sich in einer Mitteilung von DAWSON (1953).

Morphologie neurosekretorischer Zellen.

der hier zur Untersuchung stehenden Zellen kann das Vorhandensein von NISSL-Substanz und Neurofibrillen angeführt werden.

Die NISSL-Substanz findet sich in den neurosekretorischen Zellen bei den meisten Wirbeltieren in randständiger Lage (Abb. 1). Die Verhältnisse werden im einzelnen bei den verschiedenen Tiergruppen beschrieben werden. Beim Menschen wurde diese Anordnung der NISSL-Substanz vielfach erörtert und zum Teil als Anzeichen pathologischer Veränderungen der Zellen mißverstanden (S. 991).

Neurofibrillen sind einwandfrei nachweisbar in den Neuriten und Dendriten der Zellen des Nucleus supraopticus und Nucleus paraventricularis des Hundes,

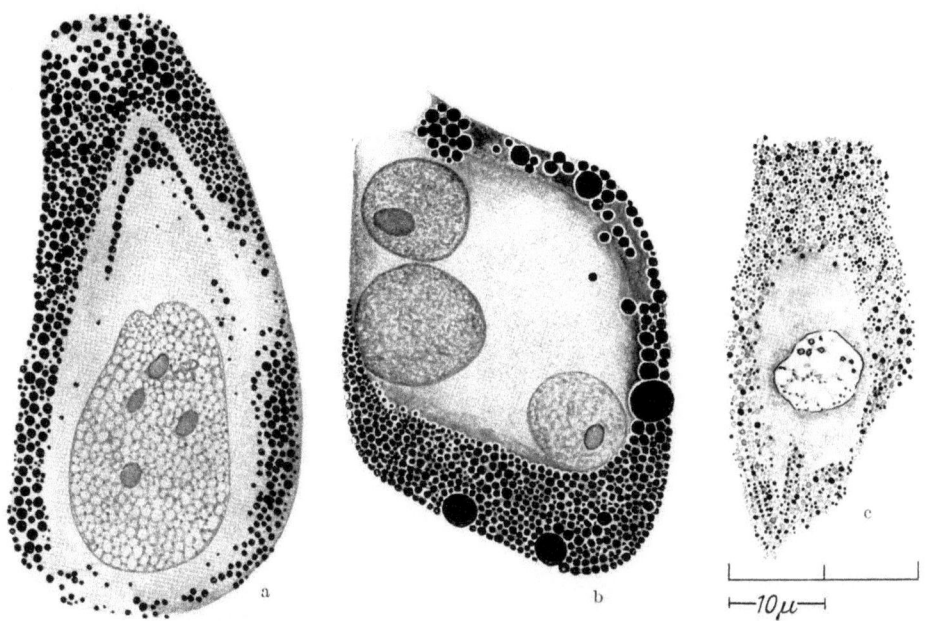

Abb. 3a—c. Beispiele von neurosekretorischen Zellen von verschiedenen Tieren. a Zelle aus dem Cerebralganglion von Aplysia limacina (Opisthobranchier, Mollusken). BOUIN, Celloidin, 20 μ, HEIDENHAINS Eisenhämatoxylin. b Mehrkernige Zelle des Nucleus praeopticus von Centropristes striatus (Teleostier). ZENKER-Formol, Paraffin, 7 μ, FOOTS Modifikation der MASSONschen Bindegewebsfärbung. c Zelle aus dem Nucleus supraopticus eines 6jährigen Mädchens. BOUIN, Paraffin, 5 μ, GOMORIS Chromhämatoxylin-Phloxin-Färbung[1].

die, wie wir wissen, außerordentlich aktiv sezernieren. Im Zelleib bilden diese Neurofibrillen ein Netzwerk, das mit Silbermethoden nicht scharf imprägniert werden kann (Abb. 2). Es gelang jedoch TROSSARELLI (1934a, b), intracelluläre Fibrillennetze in den Tuberkernen des Menschen mit Hilfe des Molybdänverfahrens Nr. 4 nach DONNAGGIO darzustellen, und MAZZI (1952a) konnte ein Neurofibrillennetz in den sezernierenden Zellen des Nucleus praeopticus des *Aals* mit CAJALs Methode Nr. 2 nachweisen. Man muß annehmen, daß sich das Fibrillennetz gröberen Veränderungen der Zellstruktur, wie sie durch den Sekretionsprozeß verursacht werden, anpassen kann.

C. Der Sekretionsprozeß.
1. Die Sekretgranula.

Der Sekretionsprozeß wird in der Mehrzahl der daraufhin untersuchten Fälle durch das Auftreten von Granula eingeleitet (Abb. 3). Die Granula nehmen an

---

[1] Wir verdanken diesen Fall der Freundlichkeit von Herrn Dr. J. DENST, Department of Pathology, University of Colorado. Denver, USA.

Größe zu, was sowohl durch individuelles Wachstum einzelner Körnchen, wie auch durch Zusammenfließen mehrerer kleinerer Granula zu größeren Tropfen geschehen könnte. Das für verschiedene Tierarten charakteristische Bild der neurosekretorischen Aktivität ist zum Teil durch die Granulagröße bestimmt. So finden sich z. B. bei dem *Knochenfisch Centropristes striatus* vorwiegend Körnchen von gleicher Größe (Abb. 10, 11), bei *Kröten* der Gattung *Bufo* dagegen alle Übergänge von kleinen Körnchen zu traubenartigen Sekretmassen (Abb. 48), bei *Säugern* meistenteils nur sehr kleine, aber zahlreiche Granula usw (Abb. 3c, 7, 40). Diese Unterschiede werden wohl vom Viscositätsgrad des sezernierten Materials bestimmt und sind wahrscheinlich nicht von wesentlicher Bedeutung.

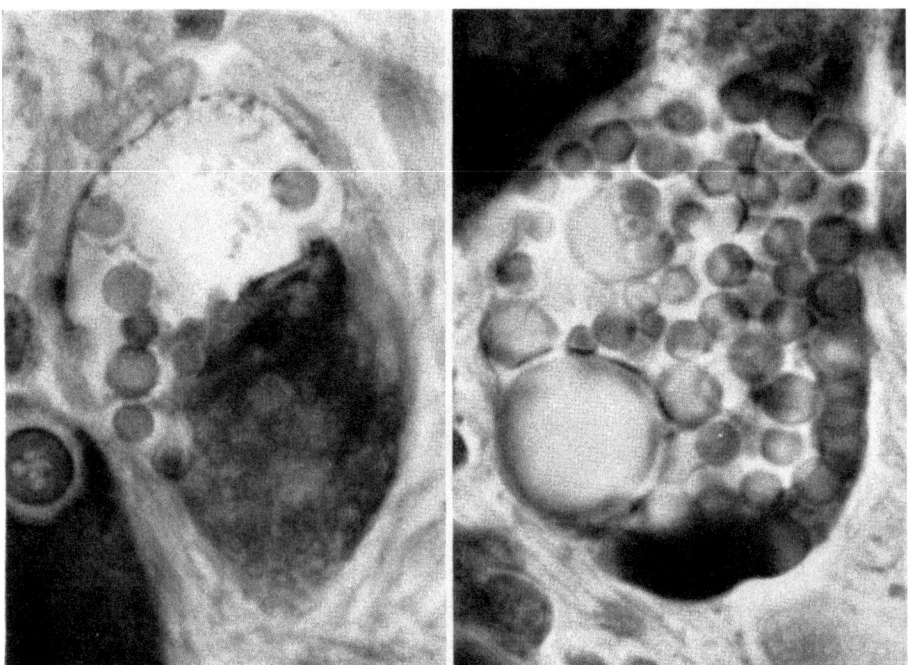

Abb. 4. Sekretgranula in Vacuolen von Zellen des Nucleus praeopticus von Fundulus heteroclitus (Teleostier). ZENKER-Formol, Celloidin, 15 μ, FOOTS Modifikation der MASSONschen Bindegewebsfärbung, Mikrophotographie, Vergr. 2000fach.

In der Regel liegen die Sekrettröpfchen im Cytoplasma verstreut, ähnlich den Zymogenkörnern der Pankreaszellen. Es gibt aber auch Fälle, in denen die Granula im Laufe des Sekretionscyclus in Vacuolen segregiert werden (Abb. 4). Beide Typen können innerhalb derselben neurosekretorischen Zellgruppe bei ein und derselben Tierart vorkommen, wie z. B. bei den *Knochenfischen Cristiceps argentatus* (E. SCHARRER 1935) und *Fundulus heteroclitus* (E. SCHARRER 1930, 1941). Was mit den in Vacuolen eingeschlossenen Kolloidtropfen letzten Endes geschieht, ist nicht geklärt. Nicht in allen Fällen drückt sich der drüsige Charakter der Zellen im Auftreten von Granula aus. Bei manchen *Schlangen* (SCHARRER, PALAY und NILGES 1945) verwandeln sich die NISSL-Schollen in eine kolloidartige Substanz, die nicht aus Körnchen zu bestehen scheint. Auch beim *Molukkenkrebs (Limulus)* enthalten die sezernierenden Nervenzellen große Mengen eines homogen erscheinenden Materials (Abb. 5), das dem Kolloid der Schilddrüse gleicht (B. SCHARRER 1941c). Da sogar innerhalb derselben Tiergruppe, wie z. B. der *Schlangen*, manche Arten die eine, andere die andere Form des Sekrets aufweisen, ist es wahrscheinlich, daß dem Unterschied zwischen tropfigem und homogenem Sekret keine große Bedeutung beizumessen ist.

Daß es sich bei diesen verschiedenen Formen des Neurosekrets nicht um Fixierungsartefakte handelt, geht daraus hervor, daß sie in denselben Zellen

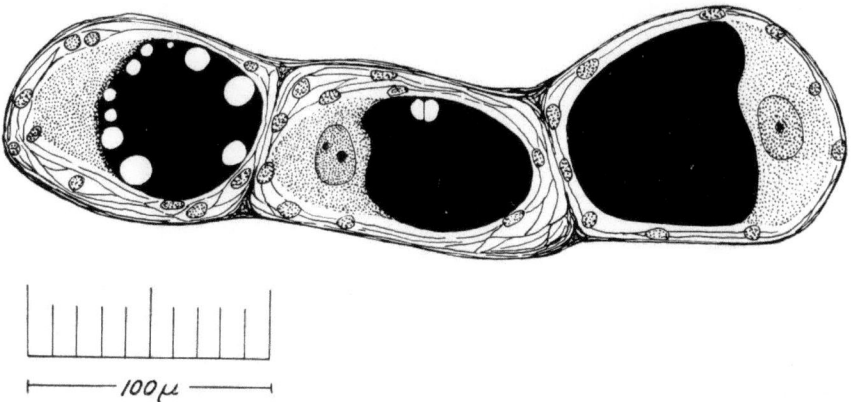

Abb. 5. Drei von Kapselzellen umgebene neurosekretorische Zellen mit teilweise vacuolisiertem Kolloid von Limulus polyphemus (Xiphosuren, Arthropoden). ZENKER-Formol, Celloidin, 20 μ, FOOTS Modifikation der MASSONschen Bindegewebsfärbung. (Aus B. SCHARRER 1941c.)

zur gleichen Zeit vorkommen können, d. h. in einem Bezirk der Zelle finden sich wohl definierte Granula, während ein anderer eine homogen erscheinende kolloidartige Substanz enthält (Abb. 6 B). Es ist möglich, daß sich die eine Form des Neurosekrets in die andere verwandelt, wie die Aneinanderreihung der

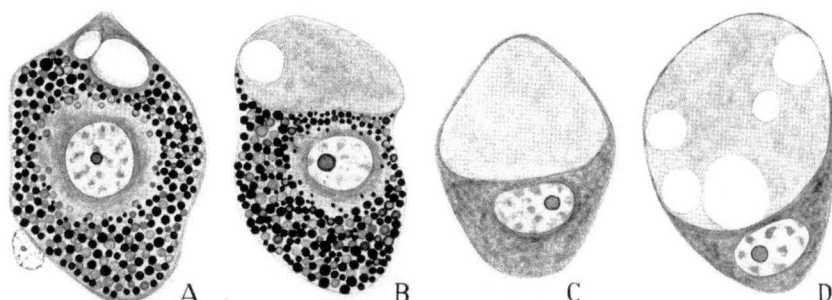

Abb. 6 A—D. Neurosekretorische Zellen vom Unterschlundganglion der Schabe Blaberus craniifer. A Zelle mit rot gefärbten Granula und zwei Vacuolen. In der den Kern unmittelbar umgebenden, granulafreien Zone befindet sich vermutlich das GOLGI-Material. B Zelle mit rot gefärbten Granula und einer großen Vacuole, die eine grün gefärbte Substanz mit einer optisch leeren Vacuole enthält. C Zelle ohne Granula, aber mit einer großen Vacuole mit grün gefärbtem Inhalt. D Zelle mit vacuolisiertem, grün gefärbtem Kolloid. ZENKER-Formol, Celloidin, 15 μ, FOOTS Modifikation der MASSONschen Bindegewebsfärbung, Vergr. 600fach. (Aus B. SCHARRER 1941a.)

Zellen A—D in Abb. 6 andeutet; aber eine solche Reihenfolge ist hypothetisch. Eine weitere Diskussion dieser Frage ist hier nicht angebracht; sie wird im nächsten, dem Sekretionscyclus gewidmeten Kapitel erörtert werden.

Bei manchen Tieren *(Hund, Ringelnatter)* sind leer erscheinende Vacuolen im Cytoplasma der sezernierenden Nervenzellen eine häufige Erscheinung (E. SCHARRER 1933a, OLIVEIRA E SILVA 1937, 1939a, BARGMANN, HILD, ORTMANN und SCHIEBLER 1950, HILD 1951b). Sie können beim Hund außerordentliche Größen erreichen, so daß die Zellen, denen sie entstammen, nur noch als Teile der Vacuolenwand erscheinen (Abb. 7). Da bei der überwiegenden Mehrzahl der Tiere keine derartigen Vacuolen vorkommen, ist es fraglich, ob sie im neurosekretorischen Geschehen eine wichtige Rolle spielen.

2. Der Sekretionscyclus.

Abb. 8 illustriert den Kontrast zwischen einer sezernierenden und einer nicht sezernierenden Nervenzelle. Es liegt nahe, nach Zwischenstufen zu suchen und

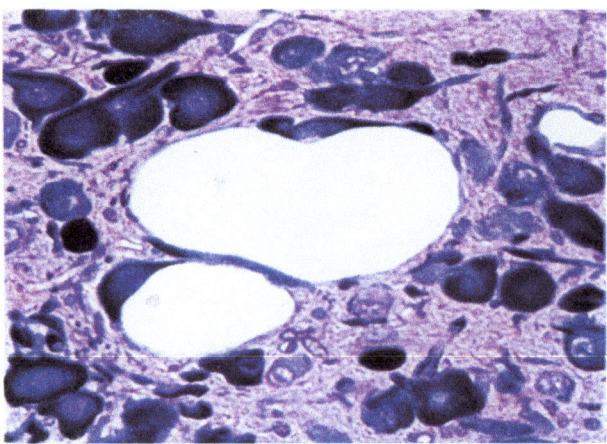

Abb. 7. Neurosekretorische Zellen des Nucleus paraventricularis des Hundes mit zahlreichen tiefblau gefärbten Körnchen im Cytoplasma und in den Zellfortsätzen. Zwei Zellen sind in blasige Gebilde verwandelt. Gefäßdurchspülung mit ZENKER-Formol, Paraffin, 5 μ, GOMORIS Chromhämatoxylin-Phloxin, Mikrophotographie, Vergr. 400fach.

sie im Sinne eines Sekretionscyclus aneinanderzureihen (Abb. 9). Dies ist jedoch ein Behelfsverfahren, das nur angewandt werden kann, solange noch keine

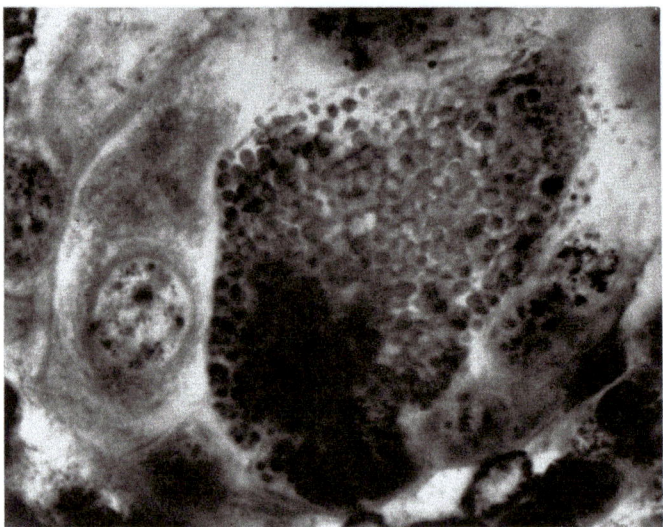

Abb. 8. Zellen aus dem Unterschlundganglion der Schabe Leucophaea maderae; links eine nicht sezernierende, rechts eine mit Granula gefüllte Zelle. ZENKER-Formol, Celloidin, 12 μ, FOOTS Modifikation der MASSONschen Bindegewebsfärbung, Vergr. 1000fach. (Aus B. SCHARRER 1941a.)

Möglichkeit besteht, den Sekretionsablauf in lebenden neurosekretorischen Zellen zu beobachten. Bei manchen Tieren kann man in einer neurosekretorischen Zellgruppe jederzeit alle Stadien der Sekretbereitung beobachten; bei anderen scheinen sich alle Zellen mehr oder minder im gleichen Stadium der sekretorischen

Tätigkeit zu befinden. Im letzteren Falle ist es notwendig, eine Anzahl von Individuen zu studieren, um eine ausreichende Zahl von Stufen des Sekretionscyclus zusammenstellen zu können. Die Dauer der einzelnen Stadien läßt sich aus histologischen Präparaten nicht erschließen. Auch besteht zur Zeit kein Anhaltspunkt, um festzustellen, wie oft eine Zelle einen Cyclus durchmacht, für wie lange sie das Bild einer gewöhnlichen Nervenzelle bietet, bis ein neuer Cyclus beginnt usw.

Mit wechselnder Häufigkeit trifft man Zellformen an, die eine Erschöpfung und das Zugrundegehen einzelner sezernierender Zellen möglich erscheinen lassen. Bevor man jedoch annimmt, daß solche Zellen wirklich nicht mehr erholungsfähig sind, muß man sich vor Augen halten, daß dieser Ausgang nicht die Regel

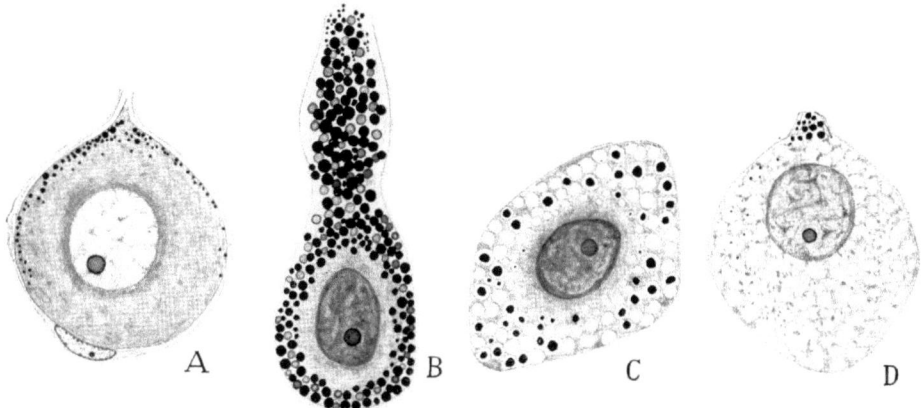

Abb. 9 A—D. Zellen aus dem Unterschlundganglion von Leucophaea maderae (Insekten). A Einlagerung feiner Granula in der Zellperipherie; die Zelle ist vermutlich im Anfangsstadium sekretorischer Aktivität. B Zelle mit zahlreichen Granula, die sich in den Achsenzylinder fortsetzen. C Stadium der Sekretabgabe; an Stelle von Sekrettröpfchen finden sich vielfach leere Vacuolen. D Beinahe völlig entleerte Zelle; nur in der Gegend des Ursprungs des Achsenzylinders finden sich noch einige Sekretkörnchen. Wahrscheinlich tritt die Zelle schließlich wieder in die Phase A ein und der Cyclus wiederholt sich. ZENKER-Formol, Celloidin, 12 μ, FOOTS Modifikation der MASSONschen Bindegewebsfärbung, Vergr. 400fach. (Aus B. SCHARRER, 1941a).

sein kann. Der Zelluntergang als Ende des Sekretionscyclus muß, wenn er überhaupt vorkommt, auf verhältnismäßig wenige Zellen beschränkt bleiben, da keine Anzeichen bestehen, daß zugrunde gehende Zellen durch Teilung anderer neurosekretorischer Zellen ersetzt werden können. Das Vorkommen multinucleärer Zellen wurde in der Tat als ein Hinweis auf Zellvermehrung durch Amitose gedeutet (FLORENTIN 1934b), aber Zellformen, deren Kerne eine solche Deutung zulassen, sind auf verhältnismäßig wenige Arten von Tieren beschränkt, und auch in diesen Fällen steht ein Beweis für den amitotischen Teilungscharakter dieser Kerne aus.

Es erhebt sich die Frage, welche von den verschiedenen Zuständen der neurosekretorischen Zellen, die man als Stadien eines Sekretionscyclus zusammenstellen kann, als repräsentativ für Tätigkeit bzw. Erholung der Zellen betrachtet werden sollen. Man ist versucht, eine mit Granula gefüllte Zelle als aktiv, eine ohne Granula als ruhend anzusehen. Es könnte aber sehr wohl so sein, daß die mit Granula gefüllte Zelle die Synthese des Sekretmaterials eingestellt hat und das früher produzierte Material nur speichert. Andererseits könnte sich eine von mikroskopisch sichtbaren Granula freie Zelle in einer Phase hoher Aktivität befinden, indem sie Proteinsubstanzen synthetisiert, die im Mikroskop nicht als Granula erkennbar sein müssen. Offensichtlich kann in jedem Falle nur das Vorhandensein oder die Abwesenheit von Granula und Kolloidtropfen berichtet werden; spezifische Vorstellungen bezüglich der Aktivität der betreffenden Zellen können mit solchen Beobachtungen nicht verbunden werden. Wenn im folgenden trotzdem von Beziehungen zwischen Alter oder Jahreszeit und neurosekretorischer „Aktivität" u. dgl. die Rede sein wird, so soll damit nur allgemeinen Eindrücken bezüglich der Häufigkeit von Zellen mit Granula und Kolloideinschlüssen Ausdruck verliehen werden.

3. Die Sekretabgabe.

Für das Verständnis der Bedeutung der Neurosekretion ist es selbstverständlich von großer Wichtigkeit, zu wissen, wie die Produkte der drüsigen Tätigkeit

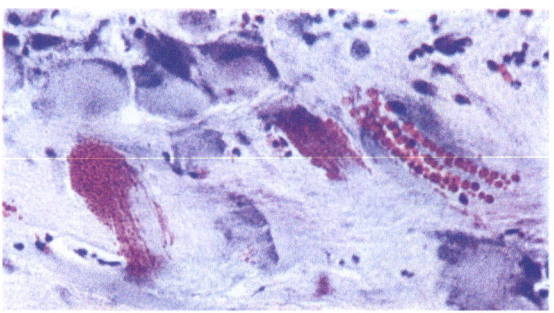

Abb. 10. Zellen des Nucleus praeopticus von Centropristes striatus (Teleostier). Die dicken zellnahen Abschnitte des Achsenzylinders enthalten abwandernde Sekretkörnchen. ZENKER-Formol, Paraffin, 7 μ, FOOTS Modifikation der MASSONschen Bindegewebsfärbung, Mikrophotographie, Vergr. 200fach.

die Zelle verlassen und wohin sie nach Verlassen der Zelle gelangen. Es bestehen mehrere Möglichkeiten, für die Beobachtungen von unterschiedlicher Beweiskraft vorliegen.

a) Direkte Abgabe in die Blutbahn.

Das von den neurosekretorischen Zellen produzierte Material könnte außer bei solchen *Wirbellosen*, denen intracerebrale Gefäße fehlen, direkt von den Zellen in die Blutbahn abgegeben werden (OLIVEIRA E SILVA 1935b). Obwohl spezifische Beobachtungen fehlen, spricht nichts gegen die Möglichkeit, daß die großen Sekrettropfen verflüssigt und in den Kreislauf ausgeschwemmt werden könnten. Die bei den *Wirbeltieren* bestehenden engen Beziehungen zwischen den Blutcapillaren und den neurosekretorischen Zellen (S. 980) würden einem solchen Modus der Sekretabfuhr Vorschub leisten. Falls eine Sekretabgabe dieser Art an das Gefäßsystem in der Tat existiert, so wäre hier wohl ein Mechanismus für die endokrine Kontrolle des Hypophysenvorderlappens durch den Hypothalamus gegeben (S. 1034).

b) Sekretion in den Ventrikel.

Eine Reihe von Beobachtungen macht eine Ausschüttung des Neurosekrets in den Ventrikelraum wahrscheinlich. Massen von neurosekretorischem Material werden z. B. bei *Kröten* nicht selten im Ventrikel angetroffen (E. SCHARRER 1933d, HILD 1951b). Dieses Material wird nach HILD durch Platzen der Zellmembran frei und tritt in das Gewebe und den 3. Ventrikel über. Offenbar können die Zellen die damit verbundenen Strukturveränderungen reparieren und diesen Vorgang der Sekretbereitung und -abgabe wiederholt durchmachen. Es ist möglich, daß das Sekret der neurosekretorischen Zellen tatsächlich in dieser Weise auf dem Weg über den Liquor cerebrospinalis in den Kreislauf gerät (vgl. auch BARGMANN 1953, *Teleostier*). Es ist aber nicht mit Sicherheit auszuschließen, daß beim Hantieren mit dem Gehirn vor und vielleicht sogar noch nach der Fixierung die Sekretmassen künstlich in den Ventrikel gedrückt werden können. Ein einwandfreier Beweis für die Sekretabgabe in den Liquor cerebrospinalis wäre von großem Interesse.

c) Abwanderung entlang den Nervenfasern.

Die dritte, zunächst vielleicht am wenigsten wahrscheinliche Form des Sekrettransportes, nämlich entlang den Achsenzylindern, wird von mehreren Beobachtern als erwiesen angesehen. Die „Abwanderung" des Sekretes entlang den Nervenfasern (Abb. 10—12), die ihren Ursprung von neurosekretorischen Zellen nehmen, wurde bei *Wirbellosen* und Wirbeltieren beschrieben (GAUPP

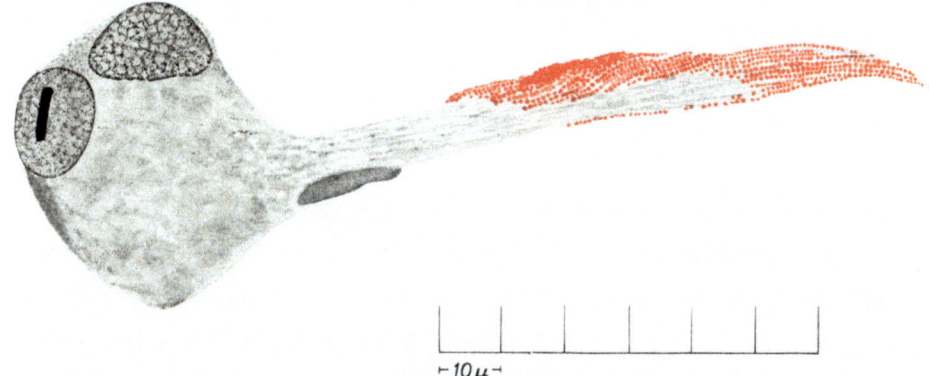

Abb. 11. Mehrkernige Zelle aus dem Nucleus praeopticus von Centropristes striatus (Teleostier). Abwanderung der Sekretgranula im Achsenzylinder. ZENKER-Formol, Paraffin, 7 μ, FOOTs Modifikation der MASSONschen Bindegewebsfärbung. (Gez. E. S.)

und SCHARRER 1935, B. SCHARRER 1935, E. SCHARRER 1936b, SCHARRER und SCHARRER 1944). Bei *Wirbeltieren* können die Sekretkörnchen in solchen Fällen so dicht an bzw. in den Nervenfasern aufgereiht sein, daß man die letzteren wie in einem MARCHI-Präparat verfolgen kann (PALAY 1945). Diese „neurosekretorische Bahn" (BARGMANN 1949a, b) führt im Falle der Wirbeltiere zur Pars nervosa der Hypophyse (Abb. 13). Diese Endstation war durch frühere Untersuchungen, die größtenteils auf die MASSON-Färbung basiert waren, wahrscheinlich gemacht worden (SCHARRER und SCHARRER 1944, PALAY 1945), wurde aber erst durch die Anwendung der Chromhämatoxylin-Phloxinfärbung von GOMORI (BARGMANN 1949a, b, BARGMANN und HILD 1949, HILD 1950, 1951a, b, BARGMANN, HILD, ORTMANN und SCHIEBLER 1950) erwiesen.

Bezüglich der *Wirbellosen* (Abb. 14) hatte schon die VAN GIESON-Methode bei *Mollusken* (B. SCHARRER 1935) und die MASSON-Methode bei *Insekten* (SCHARRER und SCHARRER 1944) die Sekretabwanderung gezeigt. Dieser Befund wurde bei anderen Insektenspecies und mit anderen Methoden, vor allem der von GOMORI (Abb. 15) mehrfach bestätigt (CAZAL 1948, ARVY und GABE 1950, STUTINSKY 1952, s. auch HANSTRÖM 1938, 1940a, M. THOMSEN 1951 und persönliche Mitteilung). Das Neurosekret des Insektengehirns gelangt also auf dem Weg über die Nervi corporis cardiaci (Abb. 16) zu den Corpora cardiaca, wo es aufgestapelt wird (B. SCHARRER 1951, 1952a, b, c). Bei der *Schabe Leucophaea maderae* wurde ein derartiger Sekrettransport bei männlichen und weiblichen normalen, kastrierten und allatektomierten Tieren verschiedenen Alters festgestellt (B. SCHARRER 1951).

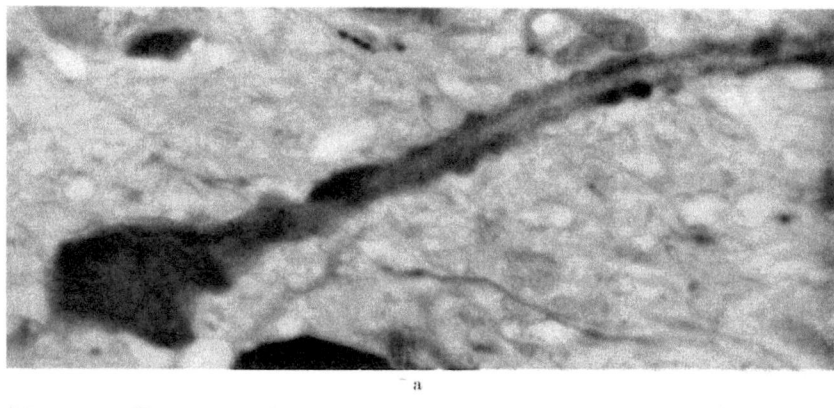

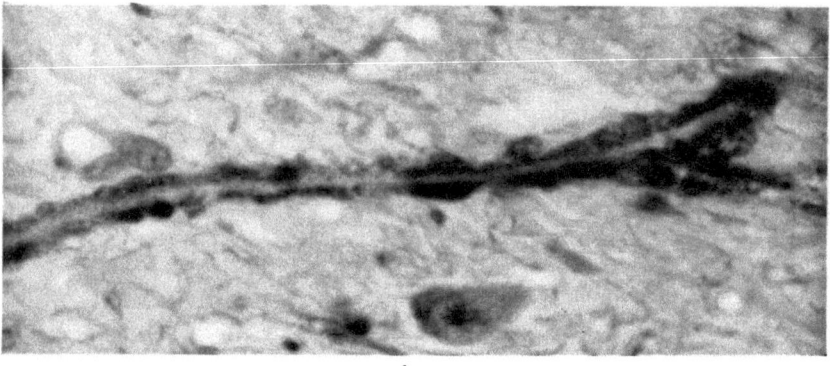

Abb. 12a u. b. Sekretführender Nervenfortsatz einer Ganglienzelle des Nucleus supraopticus des **Hundes** (links Anschnitt des Zelleibes).

Abb. 12b stellt die Fortsetzung der in Abb. 12a wiedergegebenen Faser dar. (Aus BARGMANN 1949a.)

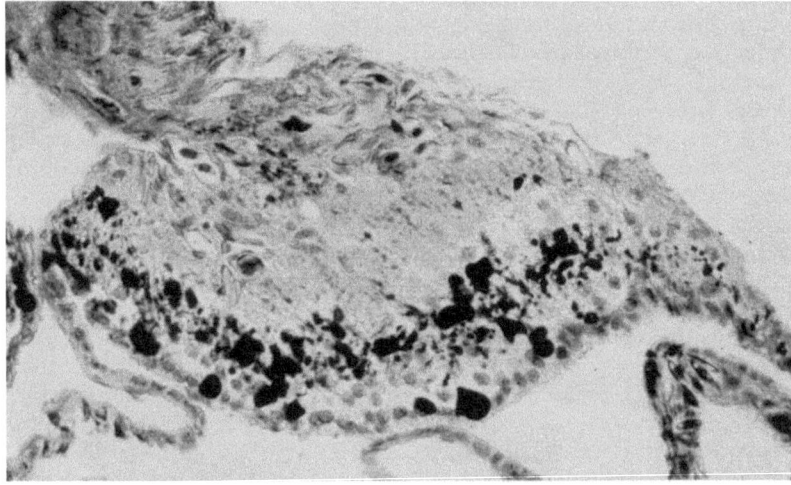

Abb. 13. Querschnitt durch den Hypophysenstiel der Schlange Thamnophis. Die im Stiel verlaufenden Fasern des Tractus supraoptico-hypophyseus enthalten Neurosekret. ZENKER-Formol, Paraffin, 5 μ, GOMORIS Chromhämatoxylin-Phloxin. (Aus E. SCHARRER 1951.)

Eine ähnliche Sekretwanderung entlang von Achsenzylindern wurde auch bei *Crustaceen* beobachtet (Abb. 17), bei denen die in den neurosekretorischen

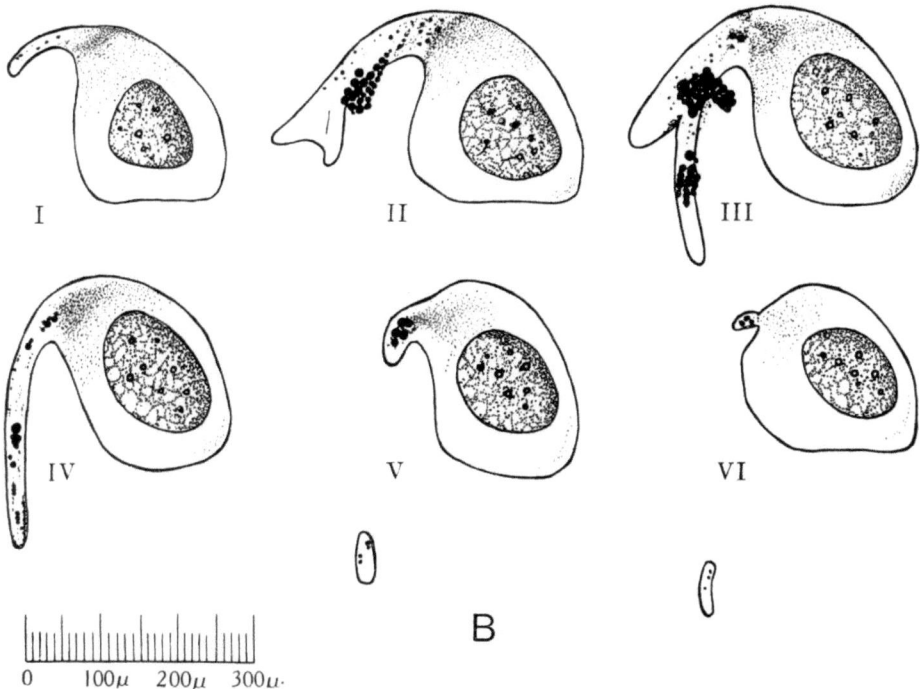

Abb. 14. Sechs aufeinanderfolgende, 20 μ dicke Schnitte einer neurosekretorischen Zelle aus dem Cerebralganglion von Pleurobranchaea Meckeli (Mollusken). Abwanderung des fuchsinophilen Sekrets im Zellfortsatz. BOUIN, Celloidin, 20 μ, VAN GIESON. (Aus B. SCHARRER 1935.)

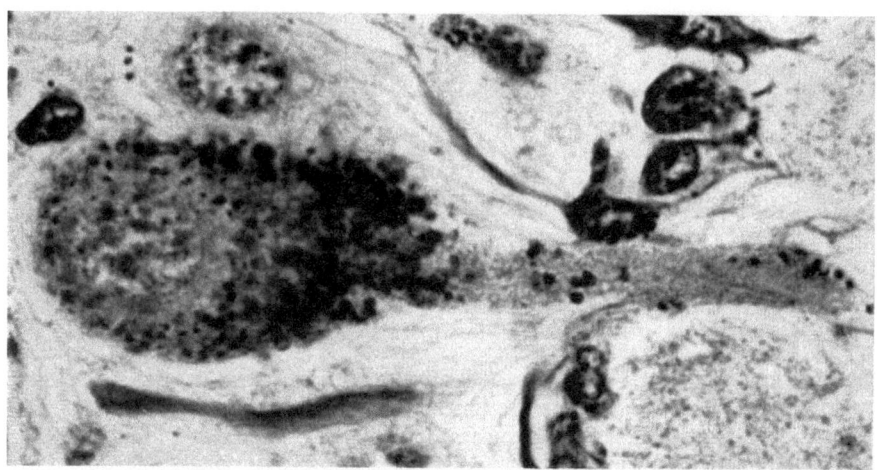

Abb. 15. Zelle aus dem Unterschlundganglion von Leucophaea maderae (Insekten) mit reichlichen Sekretkörnchen im Cytoplasma und Abwanderung derselben im Achsenzylinder. ZENKER-Formol, Paraffin, 5 μ, GOMORIS Chromhämatoxylin-Phloxin, Mikrophotographie, Vergr. 1000fach.

Zellen gebildete Substanz auf dem Weg über Nervenbündel zur Sinusdrüse gelangt, wo sie in beträchtlicher Menge angetroffen werden kann (BLISS 1951, BLISS und WELSH 1952, PASSANO 1951a, ENAMI 1951b, s. auch R. SMITH 1948).

Das Sekret kann natürlich nicht im eigentlichen Sinne „wandern", da es wohl nicht zur aktiven Fortbewegung fähig ist. Die Fortbewegung kann also nur passiver Art sein, d. h. die Sekretkörnchen müssen von einer proximodistalen Strömung des Axoplasmas mitgenommen werden. Für das Bestehen einer solchen Strömung bestehen mannigfache Hinweise. So nimmt z. B. GERARD (1932) an, daß Atmungsfermente vom Zellkörper, wo sie gebildet werden, dem

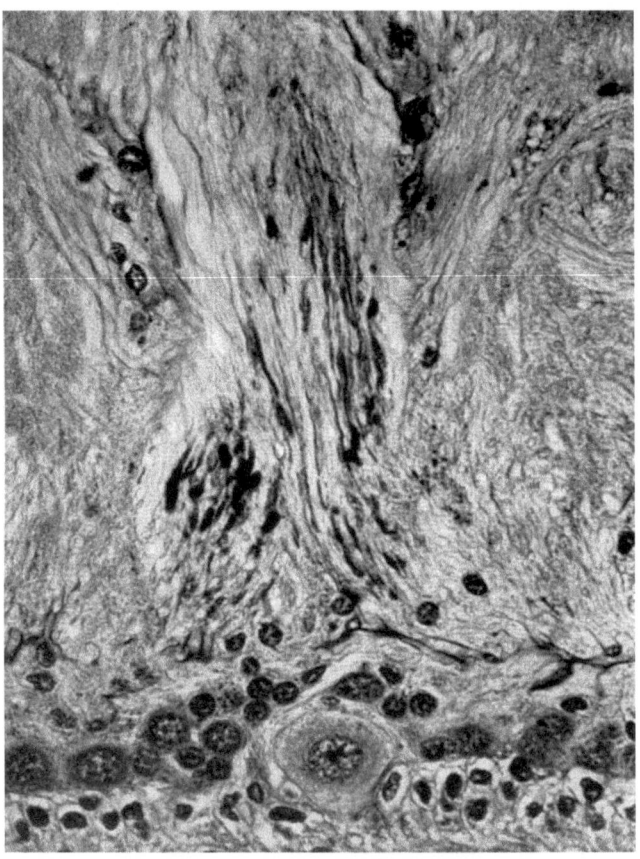

Abb. 16. Mit Neurosekret beladene Fasern der kreuzenden Nervi corporis cardiaci von Leucophaea maderae (Insekten). ZENKER-Formol, Paraffin, 5 μ, GOMORIS Chromhämatoxylin-Phloxin, Mikrophotographie, Vergr. 415fach.

Axon entlang wandern und im Verlaufe von oxydativen Prozessen aufgebraucht werden. Ähnlich sprechen PARKER und PAINE (1934) von "a flow of substance which, emanating from the nucleated part of the neurone, passes out through its processes including the axis-cylinder eventually reaching the terminals". Aus der Aufstauung des Axoplasmas proximal von einer experimentell angelegten Einschnürung eines peripheren Nerven schließen WEISS (1944a, b) und WEISS und HISCOE (1948), daß das Axoplasma der Nervenfasern kontinuierlich vom perinucleären Teil der Nervenzelle zur Nervenendigung strömt. SAMUELS, BOYARSKY, GERARD, LIBET und BRUST (1951) verfolgten mit Hilfe von P^{32} die Wanderung von Phosphoprotein entlang den Fasern des Nervus ischiadicus des Meerschweinchens. Innerhalb der ersten 10 Tage nach der Injektion von P^{32} kann das so gekennzeichnete Phosphoprotein im oberen Drittel, innerhalb der 2. Periode von 10 Tagen im mittleren Drittel und nach Verlauf von weiteren 10 Tagen im unteren Drittel des Nervus ischiadicus nachgewiesen werden. Phosphoprotein wandert also entlang den Achsenzylindern des Nervus ischiadicus, und zwar mit einer Geschwindigkeit von ungefähr 3 mm je Tag. Es darf angenommen werden, daß die von den neurosekretorischen Zellen produzierte Proteinsubstanz in entsprechender Weise vom Zellkörper weg entlang dem Axon abtransportiert werden kann.

Daß im speziellen Falle der neurosekretorischen Zellen des Hypothalamus eine solche Abwanderung in der Tat stattfindet, wird durch die Versuche von DRAGER (1950), HILD (1951a, c), STUTINSKY (1951a) und SCHARRER und WITTENSTEIN (1952) sehr wahrscheinlich gemacht. DRAGER ersetzte die Hypophyse bei

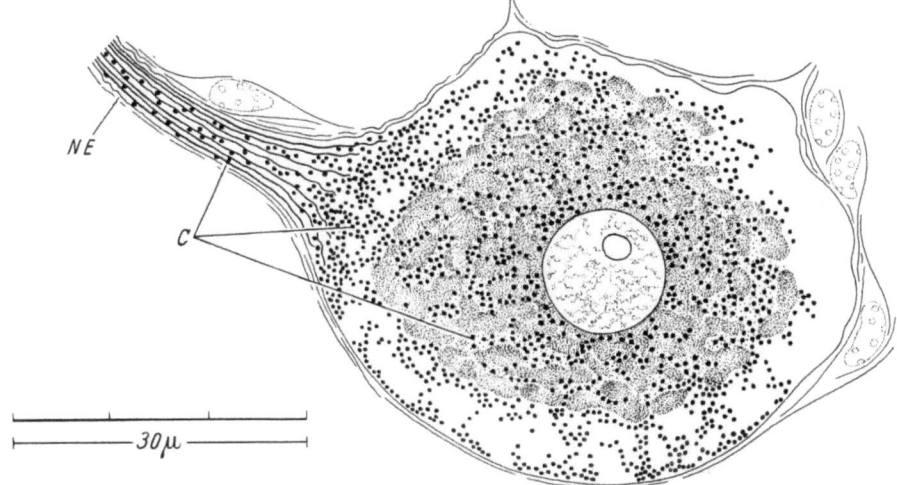

Abb. 17. Neurosekretorische Zelle (ENAMIS β-Typus) aus der Medulla terminalis einer Krabbe (Sesarma). C Drüsengranula; NE proximaler Abschnitt der von der Zelle ausgehenden und zur Sinusdrüse verlaufenden Nervenfaser mit Sekretgranula. Susa, Paraffin, 10 μ, MALLORYS Bindegewebsfärbung. (Aus ENAMI 1951b[1].)

Schlangen durch Fibrinschwamm und fand, daß die dem Fibrinschwamm anliegenden abgeschnittenen Fasern des Tractus supraoptico-hypophyseus auch in dem nichtlebenden Substrat neurosekretorische Granula ablagerten. HILD durchschnitt bei Amphibien den Tractus praeoptico-hypophyseus und fand eine bereits 36 Std nach der Operation einsetzende Ansammlung des Neurosekrets proximal von der Schnittstelle (Abb. 18). Wie im DRAGERschen Versuch strömen also die neurosekretorischen Körnchen auch nach der Operation weiterhin in proximodistaler Richtung mit dem Erfolg, daß sie sich an der Schnittstelle aufstauen. STUTINSKY berichtet von entsprechenden Versuchen und gleichen Resultaten beim *Frosch* und bei der *Ratte*, MAZZI (im Druck) erwähnt eine Anreicherung von Neurosekret im proximalen Stumpf des Tractus praeoptico-hypophyseus von *Triton*.

Unsere eigenen Versuche (SCHARRER und WITTENSTEIN 1952) an Hunden, mit deren Ergebnissen sich auch Befunde von HILD und ZETLER (1953) grundsätzlich decken, zeigten ebenfalls eine bereits innerhalb der ersten 48 Std nach der Hypophysenstieldurchtrennung sehr deutliche Anschwellung der Fasern proximal zur Schnittstelle. Diese geschwollenen Fasern färben sich infolge der Ansammlung von Neurosekret tiefblau mit der Chromhämatoxylin-

---

[1] Herr Prof. Dr. M. ENAMI, College of Fisheries and Animal Husbandry, Hiroshima University, Fukuyama, Japan, hatte die Freundlichkeit, uns die Originalvorlage dieser Abbildung zur Verfügung zu stellen.

Phloxinmethode (Abb. 19a und b). In Kontrollversuchen, in denen Fasern in anderen Teilen des Gehirns oder Rückenmarks durchschnitten wurden, konnte niemals eine solche Reaktion beobachtet werden. Die Nähe von Hypophysengewebe spielt keine Rolle für die Färbbarkeit der durchschnittenen Fasern; verpflanzt man eine frisch entnommene Hypophyse in die Hirnrinde oder das Rückenmark, so zeigen die dem Implantat anliegenden durchschnittenen Fasern ebenfalls keine Spur von Anfärbung mit der GOMORIschen Methode. Die Wanderung des neurosekretorischen Materials entlang den Nervenfasern hört also

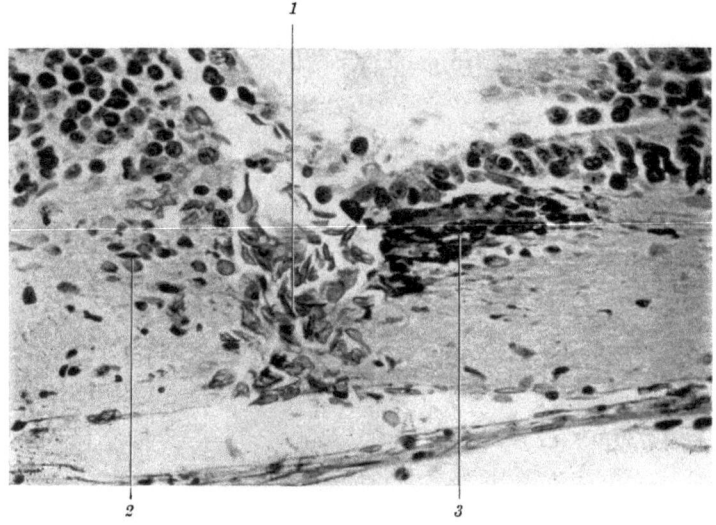

Abb. 18. Hypophysenstiel (Sagittalschnitt) von Bufo vulgaris (Amphibien) mehrere Tage nach Durchschneidung. *1* Operationswunde mit zahlreichen Erythrocyten; *2* distale Faserstümpfe; *3* verdickte proximale Faserenden mit Ansammlung von Neurosekret. BOUIN, Paraffin, 7 μ, GOMORIS Chromhämatoxylin-Phloxin, Mikrophotographie, Vergr. etwa 480fach. (Aus HILD 1951a.)

nach Durchschneidung der neurosekretorischen Bahn nicht auf und das Neurosekret sammelt sich infolgedessen an der Schnittstelle an.

Entsprechende Versuche wurden bei *Wirbellosen* durchgeführt. Bei *Leucophaea maderae*, wo die neurosekretorische Bahn vom Gehirn zu den Corpora cardiaca paarig ist, wurde der Nervus corporis cardiaci der einen Seite durchschnitten (Abb. 20), während jener der anderen Seite als Kontrolle diente (B. SCHARRER 1952a, d). Das Resultat dieser Operation zeigte eindeutig, daß sich das Neurosekret proximal von der Durchschneidungsstelle ansammelte (Abb. 21), während es distal davon stark an Menge abnahm. Dieser Effekt konnte schon wenige Tage nach der Operation beobachtet werden, war aber nach einem Intervall von mehreren Monaten in der Regel weniger deutlich. Eine ähnliche Sekretanhäufung proximal und eine Sekretabnahme distal von der Schnittstelle scheint auch bei Krabben stattzufinden (PASSANO 1951a und persönliche Mitteilung).

Es erscheint also berechtigt, die im gefärbten Präparat den Nervenfasern entlang oder in ihnen aufgereihten Sekretkörnchen als auf der Abwanderung von den neurosekretorischen Zellen zu deuten. Die mit dieser Deutung verbundene Auffassung der Neurohypophyse der *Wirbeltiere*, der Corpora cardiaca der *Insekten* und der Sinusdrüse der *Crustaceen* als Sammelstätten des Neurosekrets wird wegen ihrer Wichtigkeit für das Verständnis der funktionellen Bedeutung der neurosekretorischen Zellen auf S. 1042 ausführlicher besprochen werden.

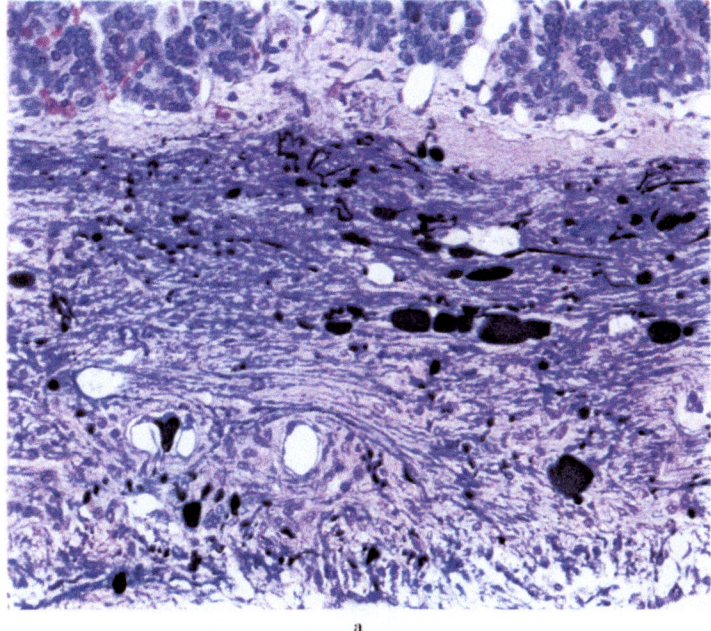

a

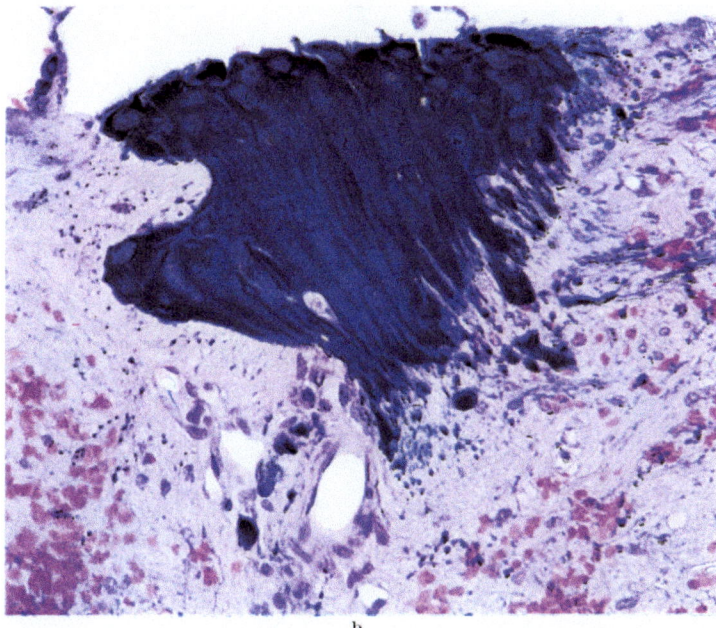

b

Abb. 19 a u. b. a Sagittalschnitt durch den Hypophysenstiel des Hundes. Das den Fasern des Tractus supraoptico-hypophyseus entlang fließende Neurosekret erlaubt ihre selektive Färbung mit Chromhämatoxylin-Phloxin. Die größeren, tiefblau gefärbten Massen sind mit Neurosekret angefüllte Anschwellungen der marklosen Nervenfasern (HERRING-Körper, S. 999). b Eine Gruppe von Fasern des Tractus supraoptico-hypophyseus des Hundes 7 Tage nach der Durchschneidung des Hypophysenstiels. In den Fasern hat sich eine große Menge von Neurosekret angesammelt. Gefäßdurchspulung mit ZENKER-Formol, Paraffin, 5 μ, GOMORIS Chromhämatoxylin-Phloxin. Mikrophotographie. Vergr. 330fach.

Die Richtigkeit der hier vorgetragenen Vorstellungen wird von BODIAN (1951) bezweifelt, der statt dessen annimmt, daß die in der Neurohypophyse vorhandenen

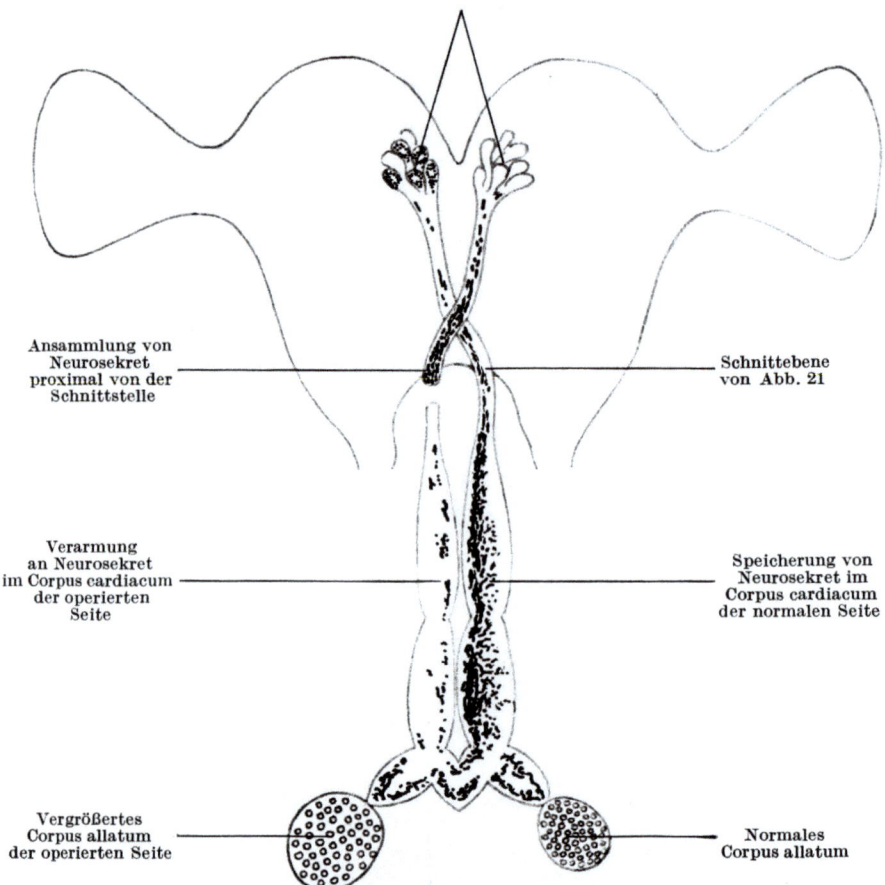

Abb. 20. Schematische Darstellung des Durchschneidungsversuches zum Nachweis der Sekretabwanderung entlang den Fasern der Nervi corporis cardiaci bei der Schabe Leucophaea maderae. Das Sekret sammelt sich nach der Durchschneidung in den Fasern proximal zur Schnittstelle an und verschwindet in der distalen Partie des Nerven. (Nach B. SCHARRER 1952d.)

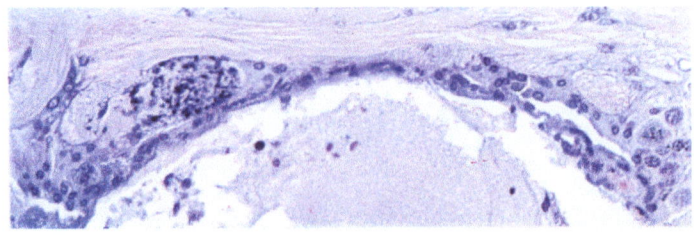

Abb. 21. Schnitt durch die Basis des Gehirns eines 5 Tage nach Nervdurchschneidung fixierten Weibchens von Leucophaea maderae (Insekten) in der in Abb. 20 angegebenen Ebene. Auf der linken Seite ist die durch die Unterbrechung des Nervus corporis cardiaci verursachte Anhäufung des Neurosekrets zu sehen. Im Vergleich dazu ist der Nervus corporis cardiaci der normalen Gegenseite klein und enthält nur wenig Neurosekret. ZENKER-Formol, Paraffin, 5 μ, GOMORIS Chromhämatoxylin-Phloxin, Mikrophotographie, Vergr. 160fach. (Nach B. SCHARRER 1952d.)

Massen von färbbaren Sekretkörnchen nicht auf dem Wege über die Achsenzylinder der neurosekretorischen Zellen dorthin gelangen, sondern von den

Nervenendigungen in der Neurohypophyse sezerniert werden. Wenngleich an den Nervenendigungen chemische Prozesse statthaben, die für die Übertragung nervöser Reize von Bedeutung sind, so ist es doch sehr fraglich, ob die Nervenendigungen auch imstande sind, die große Menge von Eiweißsubstanzen zu produzieren, die in der Neurohypophyse abgelagert wird. Fernerhin existieren sehr eingehende Untersuchungen (HYDÉN 1943), welche die Fähigkeit der Proteinsynthese nur dem perinucleären Cytoplasma der Nervenzellen zuschreiben (MAZZI 1948b).

Die Art und Weise der Aufstapelung des Sekrets in der Neurohypophyse ist außer beim Opossum (BODIAN 1951) nicht genauer bekannt. Beim Opossum

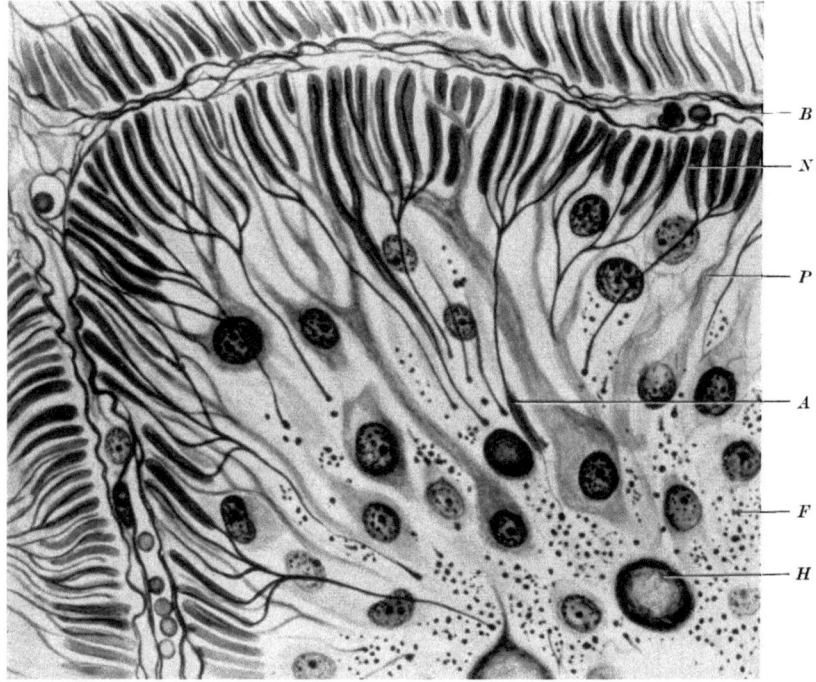

Abb. 22. Schematische Darstellung der Anordnung der sekretführenden Nervenendigungen in der Pars nervosa der Hypophyse des Opossums (Didelphys virginiana). *A* Achsenzylinder mit Neurosekret; *F* Fasern des Tractus supraoptico-hypophyseus; *H* HERRING-Körper; *N* reihenförmige Anordnung der Nervenendigungen entlang den Blutgefäßen; *P* Pituicytenausläufer; *B* im Septum verlaufendes Blutgefäß. Vergr. etwa 1000fach. (Aus BODIAN 1951[1].)

ist das Neurosekret in den im rechten Winkel zu den Gefäßen angeordneten Nervenendigungen enthalten (Abb. 22). Auch die als HERRING-Körper bekannten aufgetriebenen Nervenfasern sind mit Neurosekret gefüllt (BARGMANN 1949a, b. HANSTRÖM 1950, S. 999).

Es ist anzunehmen, daß das Neurosekret von den Nervenendigungen in die Blutbahn übertritt, aber außer einer Beobachtung von HANSTRÖM (1952) an der Giraffe liegt noch kein weiteres Beweismaterial für diese Annahme vor. Die Bilder HANSTRÖMs sind aber überzeugend (Abb. 23, 24), und es ist wahrscheinlich. daß unter gewissen Versuchsbedingungen ein Übertritt von Neurosekret in die Blutbahn auch bei den üblichen Laboratoriumstieren beobachtet werden kann[2]. Dies ist, wie HANSTRÖM sagt "the last link in the chain of processes which starts

[1] Wir verdanken eine Kopie dieser Abbildung der Freundlichkeit von Herrn Prof. Dr. D. BODIAN, Department of Epidemiology, Johns Hopkins University, Baltimore. Md., USA.
[2] Siehe ROTHBALLER (1953).

with the elaboration of the colloid material in the neurosecretory nuclei of the hypothalamus, continues with its transportation along the axons of the tractus supraoptico-hypophyseus and terminates with its release into the capillaries of the neural lobe and the general blood circulation".

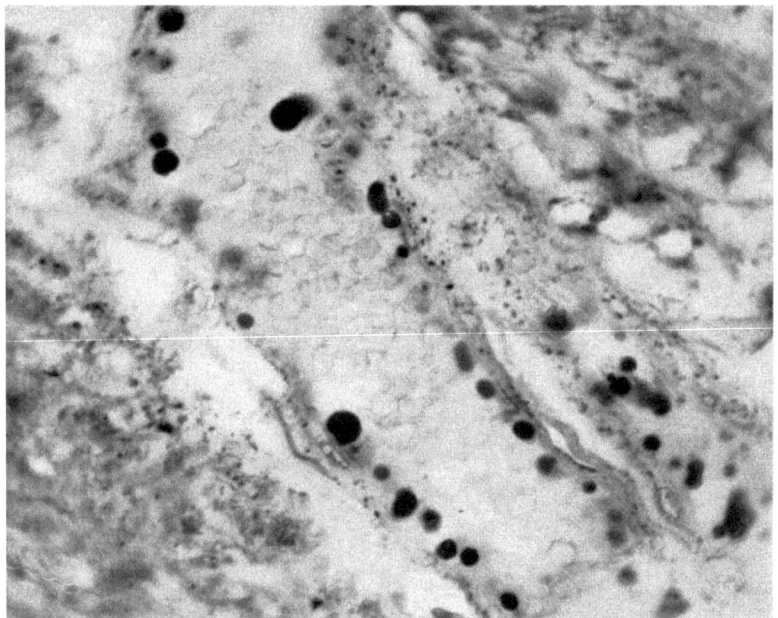

Abb. 23. Vene in der Neurohypophyse der Giraffe mit tropfigem Neurosekret. BOUIN, GOMORIS Chromhämatoxylin-Phloxin. (Aus HANSTRÖM 1952.)

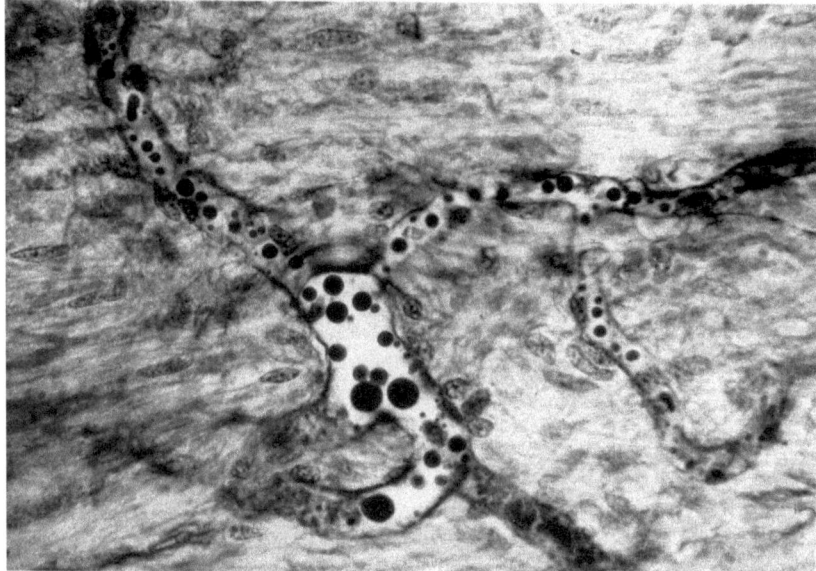

Abb. 24. Tropfiges Neurosekret innerhalb der Capillaren der Neurohypophyse der Giraffe. BOUIN, HEIDENHAINS Azanmethode. (Aus HANSTRÖM 1952[1].)

[1] Herr Prof. Dr. B. HANSTRÖM, Zoologisches Institut der Universität Lund, Schweden, hatte die Freundlichkeit uns Originalabzüge für Abb. 23 und 24 zur Verfügung zu stellen.

Bei *Insekten* besteht eine enge Lagebeziehung zwischen dem in den Corpora cardiaca gespeicherten Neurosekret und dem Dorsalgefäß, woraus man auf den Übertritt von neurosekretorischer Substanz in die Blutbahn schließen kann (CAZAL 1948, B. SCHARRER 1951, STUTINSKY 1952). Auch die Sinusdrüse der *Crustaceen* liegt einem Blutsinus an (HANSTRÖM 1934a).

D. Die Rolle der Zellbestandteile in der Sekretbereitung.

Die geformten Bestandteile der neurosekretorischen Zellen, die an der Entstehung der Sekretbereitung beteiligt sein könnten, sind der Kern, die NISSL-

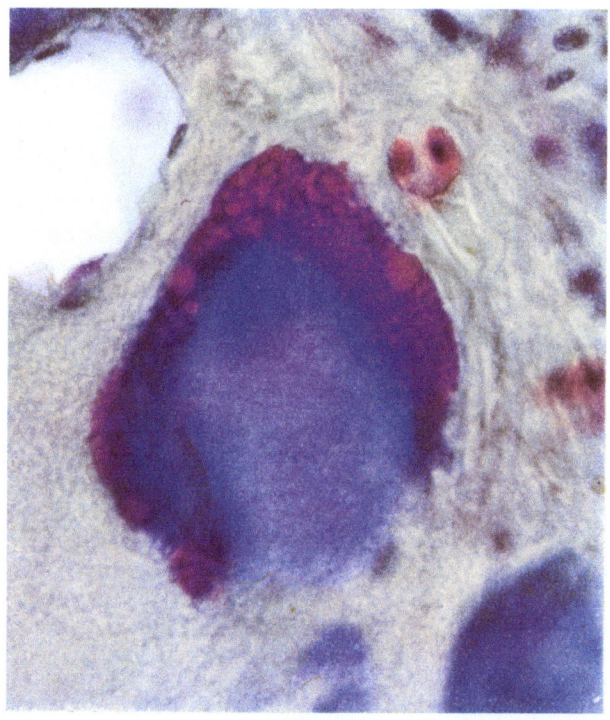

Abb. 25. Umwandlung der peripher angeordneten NISSL-Schollen in rot gefärbte Sekretgranula in einer Zelle des Nucleus praeopticus von Centropristes striatus (Teleostier). ZENKER-Formol, Paraffin, 7 μ, FOOTS Modifikation der MASSONschen Bindegewebsfärbung (Mikrophotographie), Vergr. 1200fach. Die gleiche Zelle ist in Abb. 3b zeichnerisch dargestellt.

Substanz, das basophile Cytoplasma (Ergastoplasma), der GOLGI-Apparat und die Mitochondrien.

1. Die NISSL-Substanz.

Es wurde bereits erwähnt (S. 959), daß die neurosekretorischen Zellen im Hypothalamus der *Wirbeltiere* in der Regel durch die randständige Anordnung der NISSL-Substanz gekennzeichnet sind (Abb. 1). In manchen Fällen (Abb. 25) treten die Sekretgranula zuerst im Bereich der NISSL-Schollen auf (SCHARRER, PALAY und NILGES 1945, BARGMANN 1949a, HILD 1950). Es lassen sich Reihen von Stadien zusammenstellen, in denen mit der Zunahme der Granula die NISSL-Schollen an Volumen abnehmen. Unter den Wirbellosen zeigen die Prosobranchier (GABE 1951, 1953) und die Insekten (ARVY und GABE 1952a, b) ähnliche Verhältnisse. Solche Bilder geben den Eindruck, daß die NISSL-Schollen in der

Bereitung der Sekretgranula aufgebraucht werden. Es gibt jedoch viele Fälle, in denen die feinsten, mit stärkster Vergrößerung eben sichtbaren Körnchen überall im Zelleib ohne deutliche Beziehung zu den gröberen NISSL-Schollen zu finden sind. Damit soll nicht ausgeschlossen werden, daß auch diese Körnchen auf Kosten der überall im Cytoplasma fein verteilten NISSL-Substanz entstehen, aber eine solche Beziehung ist schwer beweisbar. Mit den gewöhnlichen histologischen Methoden können nur verhältnismäßig grobe Aggregate von NISSL-Substanz und Neurosekret sichtbar gemacht werden. Ihre Lagebeziehung zueinander in diesem Größenbereich kann, muß aber nicht bedeuten, daß zwischen dem Entstehen der einen und dem Verschwinden der anderen ein Kausalverhältnis besteht. ITO und OISHI (1950, *Bufo*) finden keine sicheren Anhaltspunkte dafür, daß die Neurosekretkörnchen auf Kosten der NISSL-Substanz gebildet werden.

2. Das basophile Cytoplasma.

In manchen Arten von Drüsenzellen ist ein Teil des Cytoplasmas, das von einigen Autoren als Ergastoplasma bezeichnet wird, durch seine Basophilie ausgezeichnet. In den neurosekretorischen Zellen gewisser *Fische* sind Eindellungen der Kernoberfläche mit basophilem Cytoplasma gefüllt, innerhalb dessen Sekretgranula ihren Ursprung nehmen. Auch hier gewinnt man den Eindruck, daß das basophile Cytoplasma schwindet, während die Drüsengranula an Zahl und Masse zunehmen. Ein Vergleich dieser Erscheinungen mit den von HYDÉN (1943) zur Illustration der Rolle der Nucleotide in der Proteinsynthese herangezogenen Beispielen liegt nahe.

3. Der Kern.

Schließlich gibt es Fälle, in denen die Granula innerhalb der Kerne neurosekretorischer Zellen entstehen (E. SCHARRER 1934c, PALAY 1943, ENAMI 1951b, LEVINSON 1952). Eine Beteiligung des Chromatins an der Sekretbildung ist in diesen Fällen wahrscheinlich, da die Menge des Chromatins abnimmt, wenn die Zahl der Sekretgranula zunimmt. Bei *Pleurobranchaea (Opisthobranchiaten, Mollusken)* können die feinen Sekretgranula auf einen Cytoplasmabezirk beschränkt sein, der die Höhlung des hier nierenförmig eingebuchteten Zellkerns ausfüllt. Die bei Schneckenganglienzellen sonst sehr deutliche Kernmembran erscheint dann nicht selten auf dieser Seite aufgelöst und das Bild entspricht ganz dem, das wir von Drüsenzellen kennen, bei denen der Kern sich an der Sekretbildung beteiligt (z. B. Kittdrüse von *Scalpellum*, vgl. KRÜGER 1923, 1926).

Abgesehen jedoch von den vereinzelten Fällen, in denen die Sekretgranula im Zellkern auf Kosten des Chromatins gebildet werden, wie z. B. im Nucleus lateralis tuberis gewisser Fische, zeigen die Kerne neurosekretorischer Zellen in vielen Fällen ausgeprägte Abwandlungen, die bei gewöhnlichen Nervenzellen selten, bei Drüsenzellen jedoch häufig beobachtet werden. So können die Kerne neurosekretorischer Zellen ebenso wie die von anderen Drüsenzellen verschiedene Grade der Eindellung zeigen (SCHARRER und GAUPP 1933). Da sich der Inhalt dieser Kerneinschlüsse beim Menschen mit der Nuclealreaktion nach FEULGEN färbt, nimmt ZIESCHE (1943) an, daß sie dem Kern, nicht aber dem Cytoplasma entstammen. Ferner finden sich bei neurosekretorischen Zellen alle Formen der Vielgestaltigkeit der Kerne von einfacher Lappung zu bizarren Gebilden von außerordentlicher Größe (Abb. 26). Besonders interessant ist die Bildung fingerartiger Fortsätze nach der Richtung, in der im Zellplasma das Sekret auftritt, wodurch Bilder entstehen, die wir auch sonst von sezernierenden bzw. resorbierenden Elementen kennen (E. SCHARRER 1934c, ORTMANN 1949). Im Falle von Drüsenzellen, wie z. B. den Spinndrüsen von *Insekten*, wird die häufig beobachtete Kernpolymorphie als Ausdruck eines lebhaften Stoffaustausches zwischen Kern und Cytoplasma gedeutet, der durch die Vergrößerung der Kernoberfläche erleichtert wird (s. dieses Handbuch, Bd. 1, Teil 1, S. 401). Es liegt nahe, die Vielgestaltigkeit der Kerne neurosekretorischer Zellen in der gleichen Weise zu deuten.

Unter experimentellen Bedingungen, nämlich erhöhtem Bedarf an antidiuretischem Hormon, verursacht durch Wasserentziehung, vergrößern sich die Zellkerne in den Nuclei supraopticus und paraventricularis von Hunden. Diese

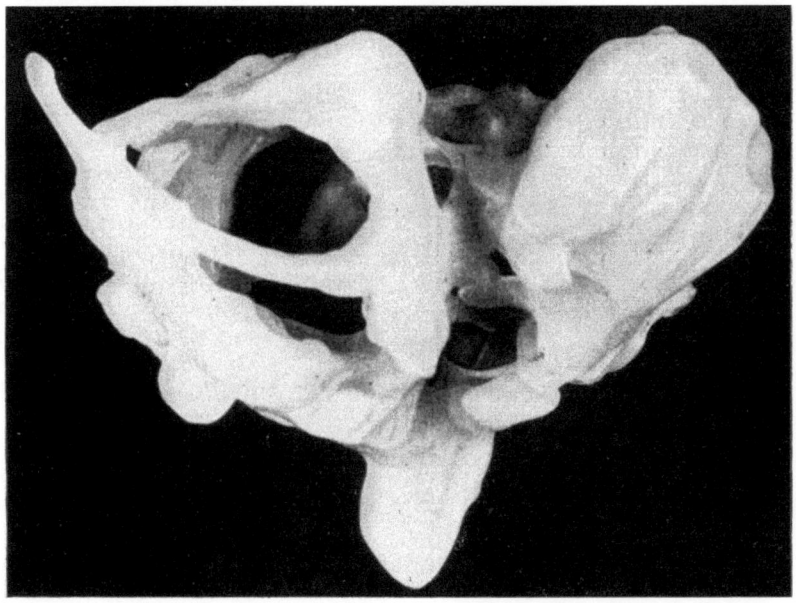

Abb. 26. Wachsplattenrekonstruktion des Kerns einer sezernierenden Nervenzelle im Rückenmark von Raja laevis (Selachier). Vergr. 600fach. (Aus SPEIDEL 1919.)

Kernvergrößerung ist reversibel; wenn den Tieren wieder Wasser zur Verfügung steht und der Bedarf an antidiuretischem Hormon reduziert ist, kehren die Kerne der neurosekretorischen Zellen zu ihrer ursprünglichen Größe zurück (EICHNER 1952b).

4. Der GOLGI-Apparat.

Nach dem Kern ist wohl der GOLGI-Apparat die am meisten untersuchte Zellstruktur. Die Rolle des GOLGI-Apparates in der Drüsentätigkeit wird von manchen Autoren (BOWEN 1929, HIRSCH 1939) hoch veranschlagt und eine Antwort auf die Frage nach seinem Verhalten in sezernierenden Nervenzellen möchte dringlich erscheinen. Über diesen Punkt ist jedoch wenig zu berichten. THOMAS (1948) beschrieb einen sekretorischen Cyclus der „GOLGI spheroids" sympathischer Ganglienzellen bei der *Maus*. Im Verlaufe dieses Cyclus sollen neurosekretorische Granula gebildet werden, die angeblich vom Zellkern absorbiert werden. Bei *Tabanus (Diptera)* diskutiert M. THOMSEN (1951) eine Beziehung zwischen den GOLGI-Körpern und den neurosekretorischen Granula. Nach LEVINSON und PLATANOVA (1948, zit. nach DUPONT-RAABE 1951a) soll der GOLGI-Apparat in den neurosekretorischen Zellen der *Honigbiene* stark reduziert oder ganz abwesend sein, was die Autoren als Ausdruck der Beteiligung dieses Apparates an der Sekretbereitung ansehen. DUPONT-RAABE (1951a, 1952c) weist dagegen darauf hin, daß der GOLGI-Apparat in den neurosekretorischen Zellen von *Phasmiden* ebenso ausgebildet ist wie in normalen Ganglienzellen und daß er in den ersteren schwieriger zu sehen ist, lediglich weil sich die sezernierenden Ganglienzellen durch stärkere Osmiophilie auszeichnen. In den Nuclei supraopticus und paraventricularis des Meerschweinchens und der Katze finden ROMIEU und STAHL (1952b) sowie ROMIEU, STAHL und COLTE (1953) den GOLGI-Apparat wohlausgebildet. ITO und OISHI (1950) erwähnen einen gutentwickelten GOLGI-Apparat in den Nervenzellen des Nucleus praeopticus der *Kröte (Bufo vulgaris japon.)*. Auf Grund von Lebendbeobachtungen mit dem Phasenmikroskop stellte PASSANO (1952) fest, daß das Neurosekret der X-Organzellen bei der *Krabbe Sesarma* in einer Struktur lokalisiert ist, die möglicherweise dem GOLGI-Apparat entspricht. Wir selbst konnten keinen Zusammenhang zwischen dem GOLGI-Apparat und der Entstehung neurosekretorischer Granula feststellen. In Präparaten, die nach der NASSONOWschen Methode osmiert wurden, beobachtet man bei der *Schnecke Aplysia* die Bestandteile des GOLGI-Apparates perinucleär in einem Gebiet, das von den Sekretprodukten in der Hauptsache frei ist (Abb. 3a). In der Zellperipherie liegen im Anschluß an die Zone des GOLGI-Apparates die Sekrettropfen, die wie die Sekretgranula anderer Drüsenzellen in derartigen Präparaten gelblich erscheinen.

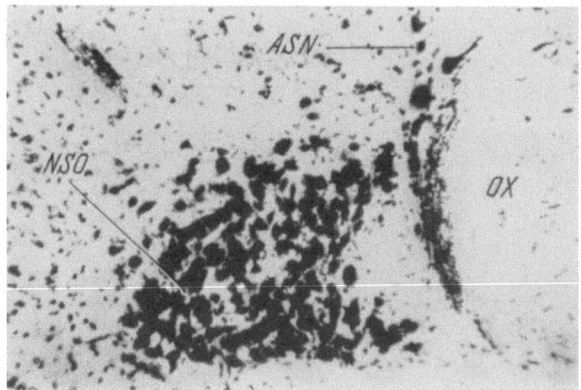

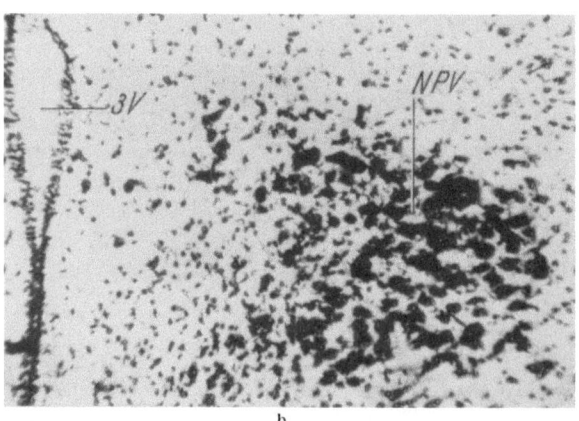

Abb. 27 a u. b. Saure Phosphatase in den Zellen der neurosekretorischen Hypothalamuskerne der Ratte. a *ASN* Nucleus supraopticus accessorius; *NSO* Nucleus supraopticus; *OX* Chiasma opticum. b *NPV* Nucleus paraventricularis; *3 V* 3. Ventrikel. (Aus ERÄNKÖ 1951[1].)

Die neuere Deutung des GOLGI-Apparates als ein aus Myelinfiguren bestehendes Kunstprodukt (PALADE und CLAUDE 1949a, b) macht es, obwohl sie nicht allgemein bejaht wird (BENSLEY 1951, DALTON 1951, MOUSSA 1952) zweifelhaft, ob dem GOLGI-Apparat eine so wichtige Rolle zukommt, wie bisher angenommen wurde. Das Fehlen einer direkten, morphologisch erfaßbaren Beziehung

---

[1] Wir verdanken die Originalvorlagen zu diesen Abbildungen der Freundlichkeit von Herrn Prof. Dr. O. ERÄNKÖ, Anatomisches Institut der Universität Helsinki, Finnland.

zwischen GOLGI-Apparat und neurosekretorischem Material erscheint deshalb
für das Verständnis des Sekretionsprozesses nicht wesentlich. Damit soll selbstverständlich die Möglichkeit biochemischer, im mikroskopischen Präparat nicht
sichtbarer Beziehungen zwischen den als GOLGI-Apparat darstellbaren Zellbestandteilen und der Sekretbereitung in Nervenzellen nicht ausgeschlossen
werden. Weitere Untersuchungen, die zur Klärung der bestehenden Probleme
beitragen, statt wie die Mitteilungen von THOMAS (1951) und GATENBY und
LESLIE-ELLIS (1951) die Verwirrung zu vergrößern, sind dringend notwendig.

5. Die Mitochondrien.

Über die Rolle der Mitochondrien kann nichts Bestimmtes ausgesagt
werden. ROMIEU, STAHL und COLTE (1953) wiesen auf den leicht darstellbaren Reichtum der Ganglienzellen des Nucleus supraopticus und paraventricularis der Ratte an Mitochondrien (Methode REGAUD) hin. Die stark disperse
Form des Chondrioms begünstigt nach Ansicht der Autoren Stoffwechselprozesse.
Es ist durchaus möglich, daß neurosekretorische Granula durch Umwandlung
von Mitochondrien entstehen, obwohl kaum einwandfreie Beobachtungen vorliegen, die einen solchen Entstehungsmodus beweisen. Nach ITO und OISHI (1950)
sollen die Neurosekretkörnchen in den Ganglienzellen des Nucleus praeopticus
von *Bufo vulgaris* aus Mitochondrien hervorgehen. Wie im Falle des GOLGI-Apparates stellt die direkte, im Mikroskop sichtbare Umwandlung der Mitochondrien in Sekretmaterial nicht die einzige Möglichkeit einer Beziehung der
Mitochondrien zu neurosekretorischen Vorgängen dar. Als Träger von Zellenzymen können die Mitochondrien eine wichtige Rolle in der Sekretbereitung
spielen, die sich nicht notwendigerweise in einer engen räumlichen Beziehung
zwischen den Sekretkörnchen und den Mitochondrien ausdrücken muß.

Bei *Insekten (Ephemeriden)* unterscheiden sich nach ARVY und GABE (1950)
die neurosekretorischen Zellen der Pars intercerebralis von den gewöhnlichen
Ganglienzellen hinsichtlich der Mitochondrien. Diese sind in den sezernierenden
Zellen sehr kurz und unscheinbar, in den nicht sezernierenden Nachbarzellen
länger und auffälliger. Bezüglich der sezernierenden Zellen der Pars intercerebralis von *Phasmiden* weist DUPONT-RAABE (1951a, 1952c) auf einen besonderen
Reichtum an Mitochondrien hin, deren Aussehen je nach dem Aktivitätszustand
der Zellen etwas verschieden sein soll.

E. Cytochemie.

Die älteren Untersuchungen von DIVRY (1934) am Menschen und WEYER
(1935) an der Honigbiene stimmen darin überein, daß es sich bei den neurosekretorischen Granula weder um Fett noch um Glykogen, sondern um eine
Eiweißsubstanz handelt (MAZZI 1948b, ERÄNKÖ 1951a). Aus den neueren
Arbeiten von HILD (1951a), HILD und ZETLER (1951b, 1953b), SCHIEBLER
(1951, 1952b, c, d), ferner BACHRACH, KOVÁCS, VARRÓ und OLÁH (1952),
ergibt sich folgendes Bild: Die Perjodsäure-SCHIFF-Reaktion ist meistens,
wenn auch nicht immer, an den Stellen im Schnitt positiv, an denen
die GOMORIsche Methode das Vorhandensein von Neurosekret anzeigt. Das
Neurosekret gibt eine positive MILLON-Reaktion. Von Ribonuclease und Pepsin
wird es nicht, von Trypsin erst nach 12stündiger Verdauung angegriffen. Behandlung mit organischen Lösungsmitteln (Alkohol, Aceton, Äther, Benzol) löst aus
dem Neurosekret den Bestandteil, der für die Färbbarkeit mit GOMORIs Chromhämatoxylin verantwortlich ist; nach Abdampfung des Lösungsmittels ist der
Rückstand mit Chromhämatoxylin färbbar. Nach STAMMLER (1952) entsprechen

den Ansammlungen von Neurosekret, insbesondere im Hinterlappen, wolkige Bezirke, die eine positive Plasmalreaktion geben. HILD und ZETLER (1952c) erörtern die Möglichkeit, daß es sich bei dieser färbbaren Substanz um ein Phosphatid handelt. Die im Neurosekret enthaltenen Hinterlappenhormone, die Polypeptide von bekannter Zusammensetzung sind, verbleiben in dem mit organischen Lösungsmitteln extrahierten Gewebe und sind mit Chromhämatoxylin nicht färbbar. Das Neurosekret wird von SCHIEBLER (1952b) als ein Glykolipoproteinkomplex aufgefaßt. Nach Fixierung in Bouin oder ZENKER-Formol ist die färbbare Komponente aus diesem Komplex nicht mehr extrahierbar; im histologischen Präparat ist deshalb der färberische Nachweis des Neurosekrets eine zuverlässige Methode für die Lokalisation der Hinterlappenhormone.

Bemerkenswert ist der hohe Gehalt des Hypothalamus an reduzierenden Substanzen, die wahrscheinlich Vitamin C sind (DIEHL und NEUMANN 1939, SCHIEBLER 1951) bzw. eine positive Vitamin C-Reaktion vortäuschen können (CLARA 1952). Außer dem Neurosekret enthalten die sezernierenden Nervenzellen beim *Menschen* (POPPI 1930, 1935) und bei *Hund* und *Katze* (SCHIEBLER 1951) Fett, das mit Sudanschwarz und Scharlachrot darstellbar, dessen physiologische Bedeutung aber unbekannt ist.

Bei der *Ratte* beobachtete ERÄNKÖ (1951b) einen hohen Gehalt der Nuclei supraopticus und paraventricularis an saurer Phosphatase, ein Befund, den wir aus unserer Erfahrung bestätigen können (Abb. 27a und b). Die alkalische Phosphatase ist in den entsprechenden Hypothalamuskernen vom *Affen* (WISLOCKI und DEMPSEY 1948) und von *Mensch*, *Hund* und *Katze* (SCHIEBLER 1951, STIGLIANI und MONACI 1952) vorhanden, aber weniger prominent. Mannigfache Überlegungen und Beobachtungen bezüglich der physiko-chemischen Natur des Neurosekrets, wie z. B. die Auffassung der neurosekretorischen Granula als Coacervate (S. W. SMITH 1951) oder das Aussehen im Elektronenmikroskop von Granula, die aus der Pars nervosa des Rindes durch Differentialzentrifugation gewonnen wurden (SCHIEBLER 1952a), sind in den letzten Jahren diskutiert worden; es erscheint jedoch verfrüht, darauf im einzelnen hier einzugehen, da weitere Untersuchungen auf diesem Gebiet abgewartet werden müssen.

Ein mit der HOTCHKISS-McMANUS-Methode darstellbares, von Glykogen verschiedenes Polysaccharid kommt im neurosekretorischen System der *Crustaceen* (GABE 1952a) und in neurosekretorischen Zellen von *Polychäten (Nereis)* vor (DEFRETIN 1952).

F. Beziehungen der neurosekretorischen Zellen zu den Gefäßen.

Der intensive Stoffwechsel der neurosekretorischen Zellen drückt sich im Verhältnis der sezernierenden Zellgruppen zu den Gefäßen aus (E. SCHARRER 1936b). Beim *Menschen* gehören die neurosekretorischen Kerne des Hypothalamus zu den bestversorgten Gebieten des Gehirns (FOLEY, KINNEY und ALEXANDER 1942). Das gleiche gilt für alle *Wirbeltiere* (Abb. 28 und 29). Schon beim *Ratten*-Fetus zeichnen sich die Nuclei supraopticus und paraventricularis durch ihr dichtes Capillarnetz aus (Abb. 30). Die Capillaren sind im Bereich neurosekretorischer Zellgruppen nicht nur außerordentlich dicht, sondern stehen auch in besonders engen Lageverhältnissen zu den Zellen. Peri- und endocelluläre Capillaren (Abb. 31) sind keine Seltenheit (COLLIN 1931a, b, SCHARRER und GAUPP 1933) und bei manchen Tieren ist jede neurosekretorische Zelle von ihrem eigenen Gefäßgeflecht umgeben. Die naheliegende Auffassung, daß diese Verhältnisse als Ausdruck der hohen Anforderungen der Zellen an die Blutversorgung zu deuten sind (E. SCHARRER 1944b), wird nicht allgemein geteilt. FINLEY (1938, 1939) nimmt an, daß die engen Beziehungen zwischen den Blutgefäßen und den reich vascularisierten Hypothalamuskernen auf eine chemoreceptorische Funktion der letzteren hindeutet. Es ist möglich und sogar wahrscheinlich, daß die Tätigkeit der sezernie-

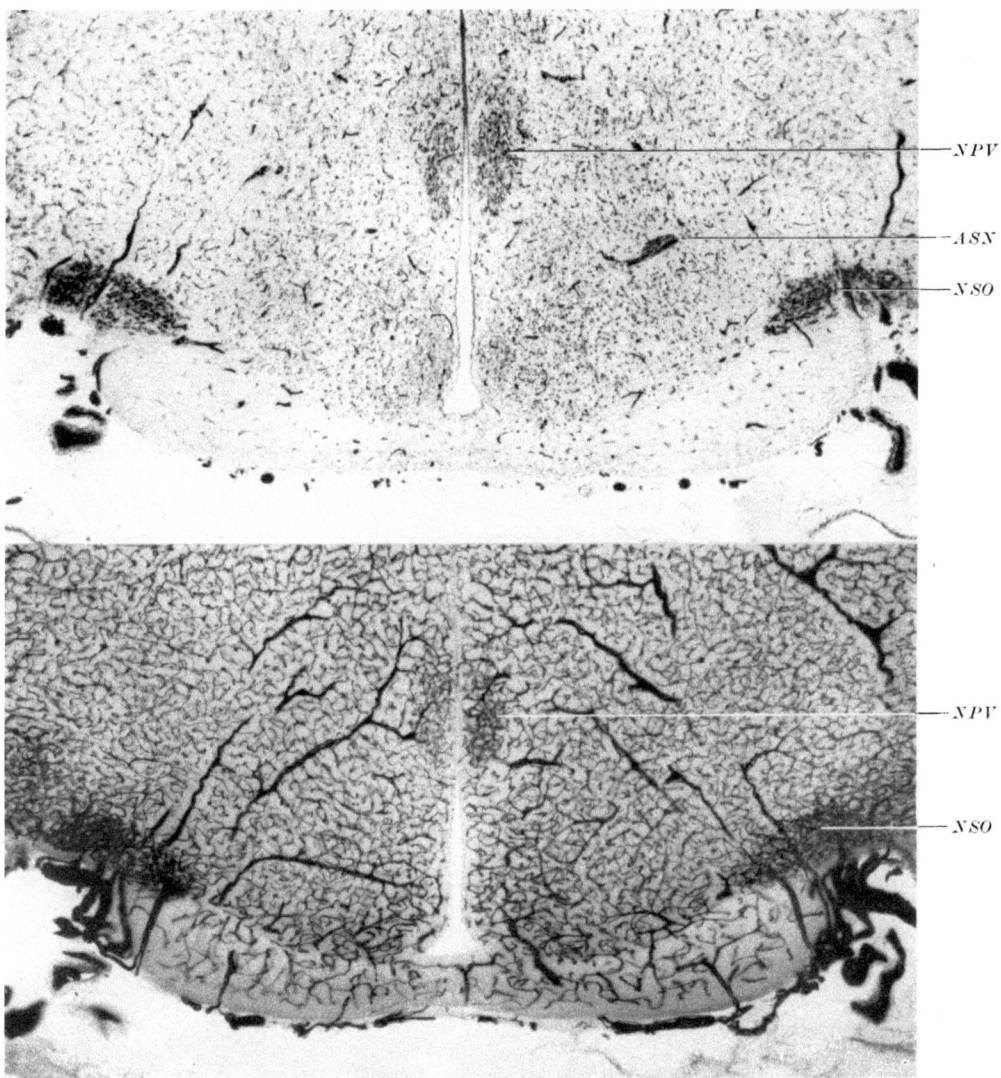

Abb. 28a u. b. a Schnitt durch den Hypothalamus des Opossums (Didelphys virginiana). *ASN* Nucleus supraopticus accessorius; *NPV* Nucleus paraventricularis; *NSO* Nucleus supraopticus. Alkohol-Formol-Eisessig, Celloidin, 20 μ, NISSL-Färbung. b Schnitt durch den Hypothalamus in der gleichen Ebene wie a. Gefäßinjektion mit Tusche-Gelatine. Die neurosekretorischen Kerne sind im injizierten Präparat auf Grund der Dichte der Gefäßcapillaren ebenso deutlich erkennbar wie im NISSL-Präparat. *NPV* Nucleus paraventricularis; *NSO* Nucleus supraopticus. Celloidin, 100 μ, Mikrophotographie, Vergr. 20fach.

renden Zellen vom osmotischen Zustand des Blutes beeinflußt wird (VERNEY 1948); eine solche Wechselwirkung ist mit der neurosekretorischen Aktivität wohl vereinbar statt sie, wie FINLEY meint, auszuschließen.

Die Capillaren der Nuclei supraopticus und paraventricularis sollen nach Narkose mit Barbitursäureverbindungen erweitert, nach Narkose mit Äther

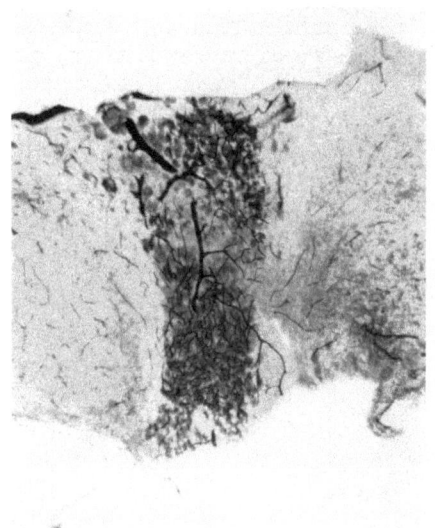 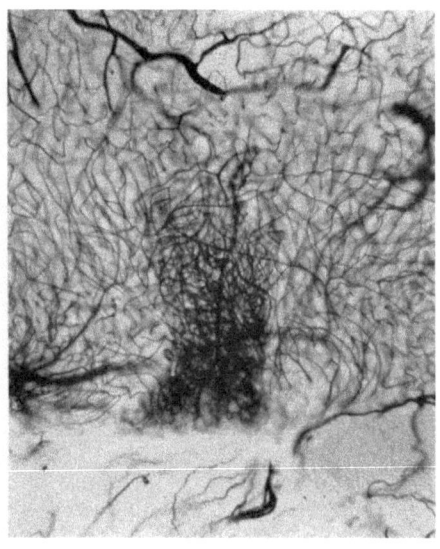

Abb. 29a u. b. Sagittalschnitte durch den Nucleus praeopticus von Tautoga onitis (Teleostier). Alkohol-Formol-Eisessig, Celloidin. a NISSL-Färbung, 20 μ. b Gefäßinjektion mit Tusche-Gelatine, 100 μ, Mikrophotographie, Vergr. 30fach.

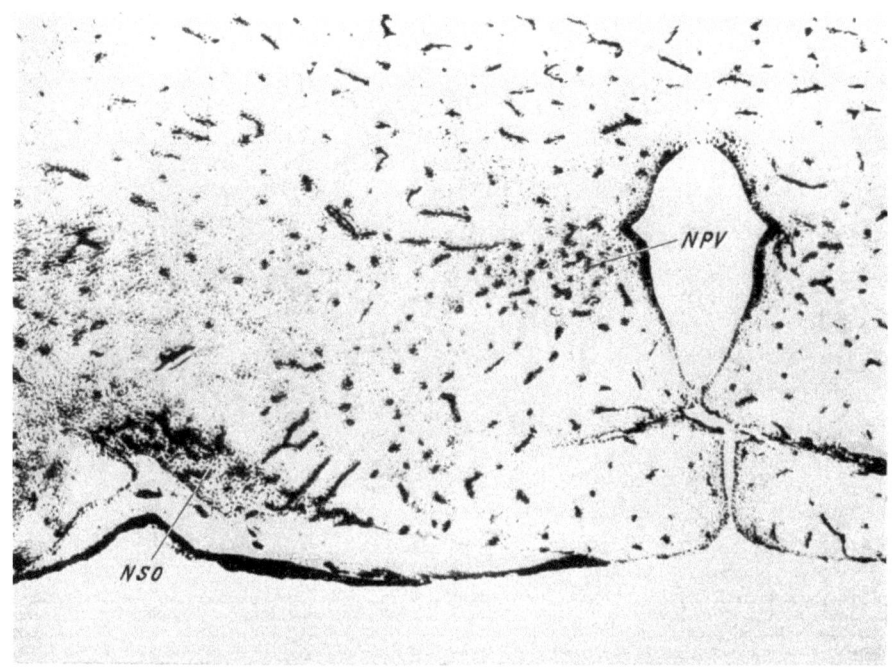

Abb. 30. Querschnitt durch den Hypothalamus eines Rattenfetus von 3,8 cm Scheitel-Steißlänge. Absoluter Alkohol, Paraffin, 15 μ, Gefäßdarstellung mittels der Methode von GOMORI für den Nachweis von alkalischer Phosphatase (E. SCHARRER 1950). *NPV* Nucleus paraventricularis; *NSO* Nucleus supraopticus. Der Gefäßreichtum der beiden Kerne ist bereits deutlich erkennbar, Mikrophotographie, Vergr. 50fach.

geschlossen oder stark verengert sein. Dieses Verhalten der Gefäße der genannten Kerne soll gerade das Gegenteil von dem der Rindengefäße des Gehirns darstellen (LAIDLAW und KENNARD 1940). Da die von den Autoren gegebenen

Abbildungen nichts zeigen, was man nicht auch sonst in Injektionspräparaten dieser Kerne sehen kann, gleichgültig welche Form der Narkose verwendet wurde, muß eine Bestätigung dieser Beobachtungen abgewartet werden.

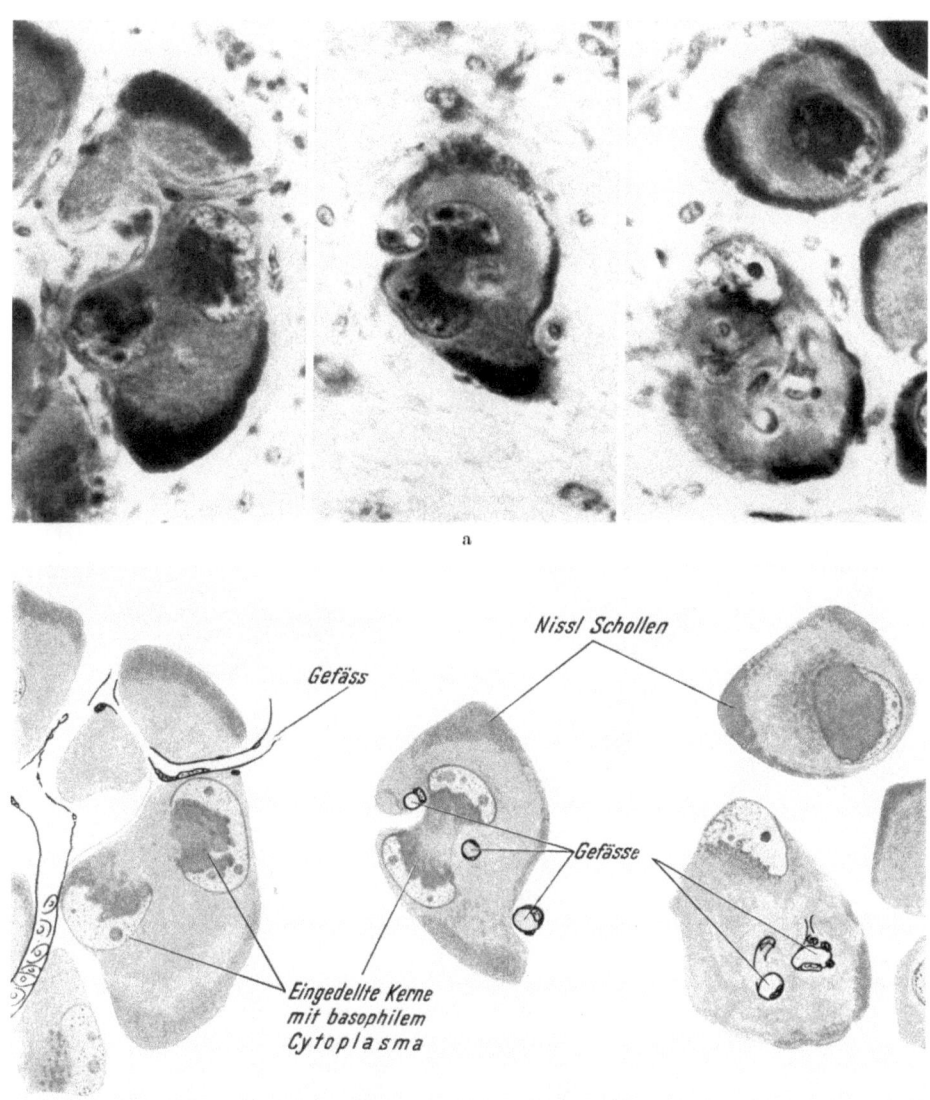

Abb. 31 a u. b. Zellen des Nucleus praeopticus von Sphaeroides maculatus (Teleostier) mit peri- und endocellulären Blutcapillaren. ZENKER-Formol, Paraffin, 7 μ, FOOTS Modifikation der MASSONschen Bindegewebsfärbung. Mikrophotographien a mit Zeichnungen b. Vergr. 400fach.

Bei *Wirbellosen* fehlt in der Mehrzahl der Fälle eine Capillarversorgung des Zentralnervensystems. Wo sie existiert, wie z. B. beim *Regenwurm*, kann keine spezielle Beziehung zwischen sezernierenden Nervenzellen und Capillardichte nachgewiesen werden.

G. Beziehungen zwischen neurosekretorischer Aktivität und Alter, Geschlecht, Jahreszeit und anderen Faktoren.

Es wurde schon erwähnt, daß der Nucleus supraopticus des fetalen *Ratten*-Gehirns durch seine Capillardichte ausgezeichnet ist. Bei der *Krötenechse (Phrynosoma)* ist der Nucleus supraopticus schon frühzeitig in der Embryonalentwicklung differenziert (Abb. 32). Auch das Organ X der *Crustaceen*, das aus neurosekretorischen Zellen besteht, ist bereits beim Embryo ausgebildet (PYLE 1943).

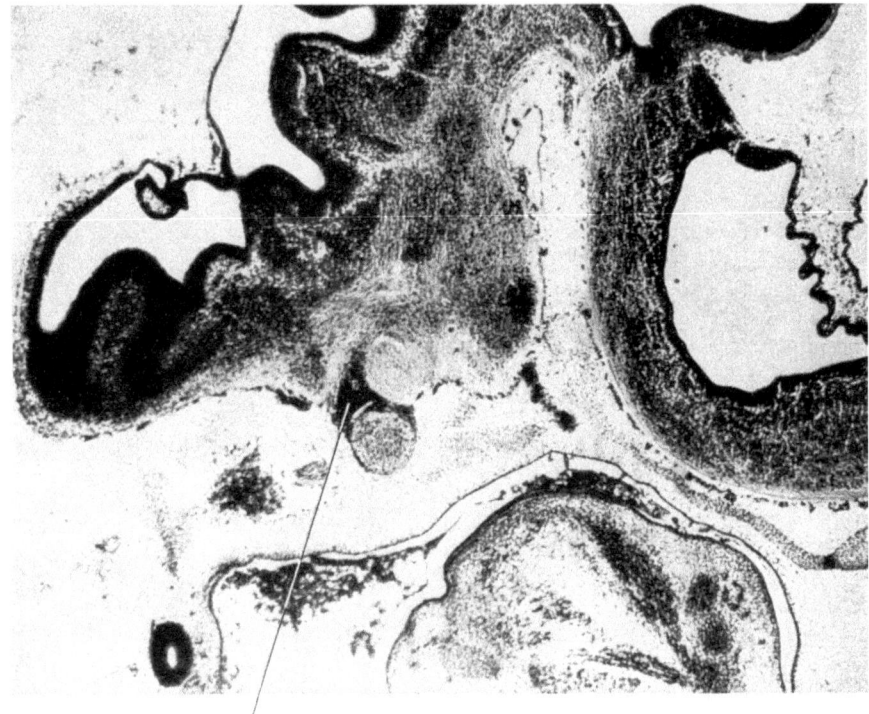

Nucleus supraopticus

Abb. 32. Sagittalschnitt durch das Gehirn eines Embryos der Krötenechse (Phrynosoma sp.). BOUIN, Paraffin. 7 μ, FOOTS Modifikation der MASSONschen Bindegewebsfärbung, Mikrophotographie, Vergr. 40fach.

Die neurosekretorische Tätigkeit der Hypothalamuskerne ist beim *Hund* schon vor der Geburt deutlich. Die in Abb. 33 wiedergegebenen Stadien der sekretorischen Tätigkeit bei Hunden verschiedenen Alters zeigen die Zunahme der Zahl der Granula mit fortschreitendem Alter. Die Zunahme der Menge des Neurosekrets im Hypophysenstiel und in der Neurohypophyse geht mit der Vermehrung der Granula in den sezernierenden Zellen Hand in Hand. Bei *Hunde*-Feten, die ungefähr eine Woche vor der Geburt fixiert wurden, trifft man in der Neurohypophyse bereits färbbares Sekret an, ohne daß man in den Zellen der Nuclei supraopticus und paraventricularis Zeichen sekretorischer Tätigkeit nachweisen könnte. Die gleiche Beobachtung machte HILD (1951b) bei der *Ringelnatter (Tropidonotus natrix)*. Die Neurohypophyse junger *Ringelnattern* enthält bereits vor dem Ausschlüpfen aus dem Ei mit der GOMORIschen Methode färbbares Material, das im Laufe der weiteren Entwicklung an Menge zunimmt. Jedoch erst 14 Tage nach dem Ausschlüpfen zeigen die Tiere die ersten Granula in den Zellen des Nucleus supraopticus. Nach AZZALI (1952) nimmt die Stärke der Neurosekretion bei *Anguilla* mit dem Lebensalter und Körpergewicht zu; bei Tieren von 10—20 cm Länge sollen die ersten deutlichen Anzeichen sekretorischer Aktivität der Ganglienzellen nachzuweisen sein. Indessen sind nach Beobachtungen von BARGMANN (unveröffentlicht) auch bei 6,5 cm langen Aalen sekrethaltige Ganglienzellen im Nucleus praeopticus feststellbar. Es fällt auf, daß die Neurohypophyse bereits bei diesen Tieren außerordentlich reich an mit Chromhämatoxylin färbbarem Neurosekret ist.

Diese Befunde sprechen scheinbar gegen die hier vertretene Anschauung, wonach die neurosekretorischen Zellen des Hypothalamus das in der Hypophyse

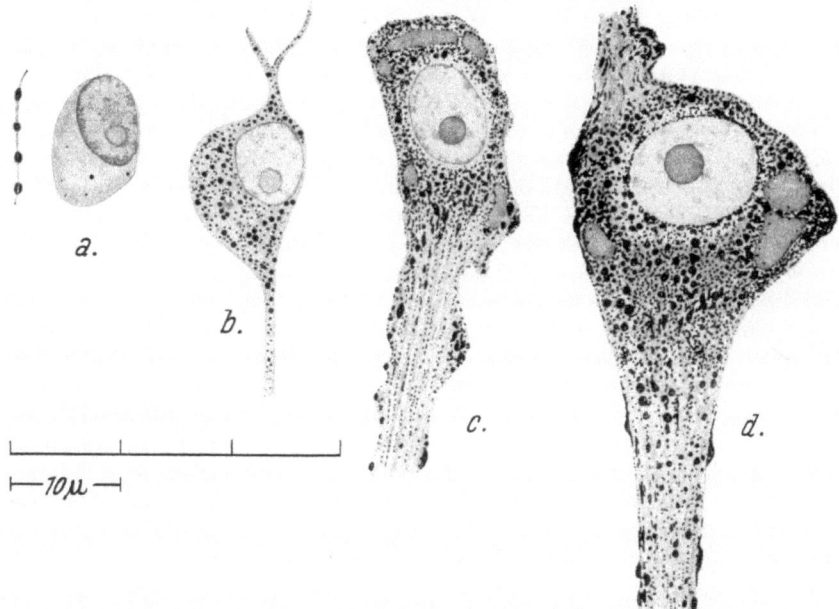

Abb. 33 a—d. Sekretorische Aktivität der Zellen des Nucleus supraopticus bei Hunden verschiedenen Alters. a Fetus einige Tage vor der Geburt. Granula eben angedeutet. Fasern mit perlschnurartig aufgereihten Sekrettröpfchen sind im Bereich des Nucleus supraopticus bereits häufig zu beobachten. b 5 Tage alt. Beginnende Granulaspeicherung. c $3^{1}/_{2}$ Wochen alt. d $5^{1}/_{2}$ Monate alt. Zunehmende Anfüllung der Zellen mit Neurosekret. Gefäßdurchspülung mit ZENKER-Formol. Paraffin, 5 μ, GOMORIs Chromhämatoxylin-Phloxin. (Gez. E. S.)

aufgestapelte Material produzieren. Es sieht so aus, als ob in der Ontogenese das färbbare Material zuerst in der Neurohypophyse auftritt, also dort produziert wird. Das spätere Erscheinen der neurosekretorischen Granula in den Zellen der Hypothalamuskerne könnte als eine Zurückstauung des in der Neurohypophyse im Überschuß gebildeten Materials gedeutet werden.

Dieser Schluß kann jedoch aus den beschriebenen Befunden nicht gezogen werden. Die ersten von den Nervenzellen produzierten Granula sind wahrscheinlich im Lichtmikroskop nicht sichtbar. Aggregate von Lipoproteinmolekülen können im Fetus sehr wohl als submikroskopische Granula von den sezernierenden Zellen an die Neurohypophyse abgegeben werden. Da sich diese Substanzen in der Neurohypophyse ansammeln, treten sie nach einiger Zeit dort als mikroskopisch sichtbare Partikel in Erscheinung. Später, beim *Hund* noch vor der Geburt, erreichen auch die Granula in den neurosekretorischen Zellen des Hypothalamus eine Größe, die ihre mikroskopische Beobachtung erlaubt.

Ebenso wie bei *Wirbeltieren* bestehen auch bei *Wirbellosen* Beziehungen zwischen dem *Alter* der Tiere und der neurosekretorischen Aktivität. So zeigt z. B. die *Bienenarbeiterin* das meiste Neurosekret in der Pars intercerebralis in ihrer mittleren Arbeitsperiode, wenn sie anfängt Nektar und Pollen zu sammeln. Bei eben ausgekrochenen und bei sehr alten *Arbeitsbienen* wird wenig oder gar kein Neurosekret gefunden. Die Königin zeigt wenig und die Drohne noch weniger neurosekretorische Aktivität (WEYER 1935). Bei *Limulus* besteht ein direktes Verhältnis zwischen dem Alter der Tiere und der Zahl der Neurosekret enthaltenden Zellen im Zentralnervensystem (B. SCHARRER 1941c).

Ein Einfluß der *Jahreszeit* auf die Sekretproduktion konnte bezüglich des Nucleus lateralis tuberis der Schleie (*Tinca vulgaris*, S. 1008) festgestellt werden (E. SCHARRER 1936b, HILD 1950). Während der Wintermonate zeigen die Zellen des Nucleus lateralis tuberis wenig oder keine Anzeichen sekretorischer Tätigkeit; im Sommer dagegen findet, und zwar auf Kosten des Kernchromatins (S. 976), eine lebhafte Sekretproduktion statt. Ein entsprechender Jahrescyclus scheint für die nordamerikanischen *Welse Ameiurus nebulosus* und *Noturus flavus* zu gelten (PALAY 1943). Bei *Fledermäusen* soll nach AZZALI (1952, 1953) die neurosekretorische Aktivität im Hypothalamus während des Winterschlafs erhöht sein. Im übrigen wurde in all den Fällen, in denen darauf geachtet wurde, wie beim *Menschen* (GAUPP 1935), bei der *Ratte* und bei *Bufo* (ITO und OISHI 1950) und bei *Limulus* (B. SCHARRER 1941c) kein Zusammenhang zwischen dem histologischen Zustand neurosekretorischer Zentren und der Jahreszeit festgestellt (vgl. dagegen YONEYAMA 1935, KUROTSU und KONDO 1941, *Bufo*). Die Möglichkeit eines *tageszeitlichen Rhythmus* wurde von B. SCHARRER (1941c) bei *Limulus* erwogen und studiert; die Zahl der sekretführenden Zellen erwies sich als unabhängig von der Tageszeit, zu der die Tiere fixiert wurden.

Bei *Wirbeltieren* wurde bisher keine Beobachtung berichtet, die einen *geschlechtsbedingten Unterschied* in der Funktion neurosekretorischer Zellen aufzeigen. Bei *Insekten* weisen nach DAY (1940b) die Weibchen mehr Neurosekret im Zentralnervensystem auf als die Männchen. DUPONT-RAABE (1951a) berichtet von einer erhöhten neurosekretorischen Tätigkeit bei *Phasmiden*-Weibchen zur Zeit der Eiablage.

H. Terminologie.

Es erhebt sich hier die Frage, wie das von den neurosekretorischen Zellen produzierte färbbare Material bezeichnet werden soll. Solange unsere Kenntnisse bezüglich der Entstehung, Chemie und physiologischen Wirksamkeit dieser Substanzen so lückenhaft sind wie zu diesem Zeitpunkt, erscheint es angeraten die neutrale Bezeichnung „Neurosekret" zu benutzen, die nur besagt, daß wir es mit Sekreten zu tun haben, die von Neuronen produziert werden. Diese Sekrete treten als Granula oder als tropfenförmige Massen in Erscheinung. Da die letzteren manche Ähnlichkeiten mit dem Kolloid der Schilddrüsenfollikel aufweisen, wird das Neurosekret von manchen Autoren auch als „Kolloid" oder „Neurokolloid" bezeichnet. Gegen diesen Gebrauch ist wohl nichts einzuwenden. Die Bezeichnung „GOMORI-Substanz" oder „GOMORI-positives" Material, die in den früheren Arbeiten von BARGMANN und seinen Mitarbeitern gebraucht wurde, empfiehlt sich aus mehreren Gründen nicht. Abgesehen davon, daß Eigennamen nicht in die Terminologie eingeführt werden sollten, muß in diesem besonderen Fall darauf hingewiesen werden, daß GOMORI sich mit den hier beschriebenen Vorgängen nicht beschäftigt hat. Es wäre ebenso berechtigt die neurosekretorischen Granula auf Grund ihrer Färbbarkeit als HEIDENHAIN-

oder MASSON-Substanzen zu bezeichnen. Die von GOMORI für die Darstellung der α- und β-Zellen des Pankreas empfohlene Chromhämatoxylin-Phloxinfärbung ist zwar für die Darstellung der neurosekretorischen Granula sehr geeignet, aber nicht spezifisch (S. 957, s. a. CLARA 1953). Andererseits gibt es neurosekretorisches Material, das sich nicht mit der GOMORIschen Methode färbt (Nucleus lateralis tuberis der Fische, HILD 1950; sezernierende Rückenmarkszellen der *Rochen*, E. SCHARRER, unveröffentlicht; neurosekretorische Zellen des Zentralnervensystems von *Limulus*, B. SCHARRER, unveröffentlicht). Entsprechende Einwände lassen sich gegen die Bezeichnung HERRING-Substanz erheben, die von BODIAN (1951) zuerst vorgeschlagen, aber dann nicht weiter benutzt wurde.

III. Vorkommen neurosekretorischer Zellen.

Das Phänomen der Neurosekretion wird bei *Wirbellosen* und *Wirbeltieren* einschließlich des *Menschen* beobachtet. Bei *Wirbeltieren* werden neurosekretorische Zellen in autonomen Zentren des Gehirns, in bestimmten (zum autonomen System gehörigen?) Bezirken des Rückenmarks und in peripheren autonomen Ganglien gefunden. Bei *Wirbellosen* läßt es sich nicht mit Bestimmtheit sagen, ob die aus neurosekretorischen Elementen bestehenden Zellgruppen zum autonomen System gehören oder nicht, aber in gewissen Fällen, besonders bei *Insekten*, bestehen Anhaltspunkte für eine solche Annahme, da die sezernierenden Zellen der Pars intercerebralis ein der Hypophyse analoges endokrines Organ innervieren.

A. Abgrenzung und Kriterien.

Von den hier zu beschreibenden Zellgruppen müssen solche drüsige Gebiete unterschieden werden, deren Zellen zwar von Elementen des Nervensystems abgeleitet werden können, die aber nicht aus neurosekretorischen Zellen von der im vorausgehenden geschilderten Art bestehen. Bei den *Wirbeltieren* gehören hierher die von TILNEY (1938) als „Drüsen" des Gehirns aufgezählten Strukturen, die Area postrema (CAMMERMEYER 1947), das sezernierende Ependym (KAPPERS 1920/21) und das paraganglionäre Gewebesystem (WATZKA 1943). Unter den *Wirbellosen* sind hier zu nennen die Corpora cardiaca der *Insekten*, die Epistellar- und die Pedunkulardrüse der *Cephalopoden*, die chromaffinen Zellen der *Hirudineen* und anderer wirbelloser Tiere und gewisse „Neurilemmaabkömmlinge" der *Crustaceen* und *Insekten*.

Das *Ependym*, wenigstens in gewissen Teilen des zentralen Nervensystems der *Wirbeltiere*, scheint sekretorisch tätig zu sein. Bei *Fischen* und *Reptilien* besteht das Ependym in der Gegend des Sulcus medius aus hohen Zellen mit Granula und reicher Gefäßversorgung. Ähnliche Verhältnisse wurden auch bei *Vögeln* und *Säugern* beschrieben (KAPPERS, HUBER und CROSBY 1936).

Neurogener Abkunft sind fernerhin die den Liquor cerebrospinalis produzierenden *Plexus chorioidei*. Diese wurden als „Drüsen des Gehirns" von TILNEY (1938) beschrieben zusammen mit der *Hypophyse*, dem *Saccus vasculosus*, der *Epiphyse*, der *Mesophyse*, der *Paraphyse* und der *Metaphyse*. Diese Liste enthält jedoch Organe, die nicht als Drüsen nervöser Herkunft betrachtet werden können. Die *Metaphyse* der *Ganoiden* z. B. besteht aus blutbildendem, mit dem Knochenmark der höheren Tiere vergleichbarem Gewebe (E. SCHARRER 1944a). Der *Saccus vasculosus* ist ein Sinnesorgan für Tiefenwahrnehmung und dient vielleicht auch dem intrakranialen Druckausgleich bei Vertikalbewegungen der Fische (DAMMERMANN 1910, E. SCHARRER 1948); ob der Saccus vasculosus auch als

Drüse funktioniert, ist nicht entschieden. Selbst die *Pars nervosa der Hypophyse* ist wahrscheinlich keine wahre Drüse (S. 1031). Die Funktion der *Epiphyse* ist nicht geklärt (s. BARGMANN, dieses Handbuch, Bd. 6, Teil 4, 1943). Die Bedeutung der übrigen, in ihrer Struktur den Plexus chorioidei gleichenden Drüsen des Gehirns, nämlich der *Mesophyse* und *Paraphyse*, ist unbekannt (bezüglich der Beziehung der Paraphyse gewisser Schlangen zur Neurosekretion s. S. 1003).

Am nächsten kommen den neurosekretorischen Zellen die *chromaffinen Elemente* wie das Nebennierenmark und die Paraganglien. Da diese Gewebe an anderen Stellen dieses Handbuches eingehend behandelt werden (WATZKA 1943, BACHMANN 1953), erübrigt es sich, hier auf sie einzugehen.

Aus morphologischen Ähnlichkeiten zwischen den Zellen der *Area postrema* und denen der vegetativen Zellgruppen im Zwischenhirn schließt CAMMERMEYER (1947) auf eine neurosekretorische Funktion der Zellen der Area postrema. Die Bedeutung der Area postrema ist noch so unklar, daß darauf hier nicht im einzelnen eingegangen werden kann. Bezüglich der Literatur sei auf die oben zitierte Arbeit CAMMERMEYERS verwiesen.

Die Entdeckung LOEWIs (1921) und die sich daran anschließenden Untersuchungen über die humorale Reizübertragung haben dem Gedanken einer chemischen Komponente in der Nerventätigkeit allgemein Eingang verschafft. Diese „sekretorische" Tätigkeit ist aber allen Nervenzellen gemein und muß von den in diesem Artikel beschriebenen Vorgängen unterschieden werden. Die Bildung von Adrenalin und Acetylcholin ist mit dem Ablauf der nervösen Reizübertragung verbunden und geht nicht mit morphologisch erfaßbaren sekretorischen Vorgängen einher; die neurosekretorischen Zellen dagegen produzieren Hormone, die nicht für die nervöse Funktion der Neuronen nötig sind, sondern für physiologische Abläufe außerhalb des nervösen Geschehens, wie Wachstum oder Wasserhaushalt.

Eine Reihe von Untersuchungen beschäftigen sich mit Wirkstoffen, die vom nervösen Gewebe geliefert werden sollen, ohne daß bestimmte Zellen als ihre Quelle namhaft gemacht werden. So wurden erregende und schlaferzeugende (KROLL 1936) Substanzen aus Tiergehirnen extrahiert, deren Natur und Spezifität jedoch nie aufgeklärt wurden. Es wäre sicherlich verfehlt, aus diesen und ähnlichen Berichten den Schluß zu ziehen, daß alle Nervenzellen zugleich Drüsenzellen sind. Entscheidend ist auch hier der morphologische Befund.

Was die *wirbellosen Tiere* anbelangt, so sind die *Corpora cardiaca* der *Insekten* zu nennen. Sie werden von fast allen Autoren als ein neuroglanduläres Organ aufgefaßt, das wahrscheinlich von einem Paar sympathischer Ganglien abzuleiten ist (PFLUGFELDER 1937, HANSTRÖM 1940a, 1941, 1942). Die Histologie und Cytologie dieses Organs ist im einzelnen noch nicht vollständig geklärt. Die bei den meisten untersuchten Insektenarten vorkommenden Bauelemente werden teils als nervös und gliaartig (chromophobe Zellen), teils als drüsig (chromophile Zellen) gedeutet (HANSTRÖM 1940a, 1941, 1942, 1947a, NYST 1942, JOLY 1945, POSSOMPÈS 1947, CAZAL 1947, 1948, EHNBOM 1948, ARVY und GABE 1950, DE LERMA 1950, M. THOMSEN 1951, STUTINSKY 1952).

Von besonderem Interesse sind die Corpora cardiaca wegen ihrer auf S. 1044 eingehender besprochenen, engen Beziehungen einerseits zum neurosekretorischen Anteil des Gehirns, andererseits zu den *Corpora allata*. Dieser endokrine Organkomplex *(Intercerebralis-cardiacum-allatum System)* entspricht dem hypothalamohypophysären System der Vertebraten und die Corpora cardiaca sind in ihrem Bau und ihrer Funktion in gewissem Sinne der Pars nervosa analog. Ebensowenig wie diese gehört das Corpus cardiacum der *Insekten* zu den neurosekretorischen Organen im engeren Sinn, obwohl es von manchen Autoren (HANSTRÖM

1941, CAZAL 1948, POSSOMPÈS 1948b) in diese eingereiht wird. Die Tatsache, daß bei manchen Species (POSSOMPÈS 1948b, L'HÉLIAS 1950) Nervenzellen, die möglicherweise sekretorisch tätig sind, im Cardiacumgewebe enthalten sind, läßt sich vielleicht dadurch erklären, daß diese phylogenetisch entlang den Nervi corporis cardiaci aus dem Gehirn in dieses Organ gelangten. Ein weiteres neuroglanduläres Insektenorgan, das genauerer Untersuchung bedarf, ist das *Epipharynxganglion* von *Forficula* (LHOSTE 1951).

Die *Epistellardrüse (Corpus epistellatum)* der *Cephalopoden* (Octopoden) wurde von YOUNG (1936) und CAZAL und BOGORAZE (1944) beschrieben. Dieses hinter dem Stellarganglion liegende Organ innerer Sekretion besteht aus einem mit Sekreten gefüllten Bläschen, in das Ausläufer modifizierter Neuronen hineinragen. Diese, von den genannten Autoren als „neurosekretorisch" bezeichneten Elemente geben ihr kolloidartiges Produkt am Ende ihrer Ausläufer in das Lumen ab. Außerdem wird Sekret auch zwischen solchen Zellen gefunden, wo es ähnlich wie das Schilddrüsenkolloid offenbar in Capillarlacunen resorbiert wird. Die beiderseitige Exstirpation dieses Organs soll nach YOUNG eine beträchtliche Muskelhypotonie zur Folge haben. Es ist durchaus möglich, daß sich die die Epistellardrüse bildenden Zellen in künftigen Untersuchungen als neurosekretorische Elemente in dem in diesem Beitrag gebrauchten engeren Sinne herausstellen werden.

Ein ähnliches, gleichfalls bei den *Octopoden* vorkommendes Organ ist die im Kopf liegende *Pedunkulardrüse (Corpus subpedunculatum)*. Sie wurde von THORE (1936) und später von CAZAL und BOGORAZE (1943) und BOGORAZE und CAZAL (1944) studiert. Die Drüse liegt dem Lobus opticus an und besitzt ein reiches Capillarnetz. In ihren Zellen fehlen Achsenzylinder und NISSL-Substanz; dafür finden sich fuchsinophile Plasmaeinschlüsse. Die Autoren nehmen eine Entstehung dieser Drüsenelemente aus Nerven- oder Gliazellen an. Auf ihre endokrine Funktion kann bisher nur auf Grund des histologischen Bildes geschlossen werden.

In diesem Zusammenhang müssen auch die chromaffinen Zellen in den Ganglien von Anneliden und anderen Invertebraten genannt werden. Diese Zellen besitzen Neurofibrillen und NISSL-Substanz und produzieren Adrenalin, oder zum mindesten einen sehr nahe verwandten Stoff. Sie wurden seit LEYDIG (1857) von einer Reihe von Autoren studiert (POLL und SOMMER 1903, POLL 1906, 1908, 1909, BIEDL 1912, GASKELL 1914, 1919/20, LANCASTER 1939, PEREZ 1942).

Schließlich sind von Interesse solche Angaben, die eine sezernierende Funktion gewisser „Abkömmlinge des *Neurilemms*" der *Invertebraten* betreffen. Auf histologischer Grundlage haben STEOPOE und DORNESCO (1936) das Perineurium der Abdominalganglien von *Insekten*-Larven als endokrines Gewebe interpretiert. Beim *Insekt Lygaeus equestris* kommt im Protocerebrum ein gewaltig entwickelter, offenbar sekretorisch tätig aussehender Lobus dorsomedialis vor, der allem Anschein nach durch eine Wucherung des Neurilemms zustande kam (HANSTRÖM 1936, 1943b). In ähnlicher Weise soll auch die verschiedene Hormone enthaltende *Sinusdrüse* der *Crustaceen* nach HANSTRÖM (1941, 1947a) aus einer Neurilemmverdickung abzuleiten sein. Anzeichen dafür, daß das Neurilemmgewebe der *Crustaceen* Farbwechselhormon enthält, wurden von BROWN (persönliche Mitteilung) und ENAMI (1951b) gefunden. Bei der *Krabbe Sesarma* scheinen Sinusdrüse und Neurilemm denselben Hormontyp zu enthalten (S-Hormon, ENAMI 1951b). In all diesen Fällen handelt es sich jedoch höchstwahrscheinlich nicht um eine Hormonproduktion durch das Neurilemmgewebe. Was die Sinusdrüse anlangt, so haben neueste Untersuchungen von BLISS und WELSH (1952) dargetan, daß dieses Organ vorwiegend aus Nervenendigungen besteht, die ihren Ursprung von Gruppen neurosekretorischer Zellen in verschiedenen Teilen des Zentralnervensystems nehmen. Ähnlich wie im Falle der Neurohypophyse sind die Nervenendigungen der Sinusdrüse angeschwollen und speichern Neurosekret. In analoger Weise könnte man in allen Fällen, in denen Neurilemmstrukturen als Hormonquellen genannt wurden, an eine der der Sinusdrüse entsprechende Assoziierung von Sekret speichernden Nervenendigungen und Neurilemmelementen denken.

Wir werden uns in den folgenden Kapiteln nur mit *neurosekretorischen Zellen im engeren Sinne* beschäftigen, d. h. Elementen, die die morphologischen Eigenschaften von Nervenzellen (Axone, Dendriten, NISSL-Schollen, Neurofibrillen) und von Drüsenzellen (Produktion und Abgabe von Drüsengranula) besitzen. Die entscheidenden Kriterien sind also mit dem Mikroskop feststellbar. Es erscheint uns nicht angebracht, den Begriff der Neurosekretion auf solche Vorgänge auszudehnen, die besser als neurohumoral bezeichnet werden, wie z. B. die bei der nervösen Reizübertragung nachweisbare Bildung und Abgabe von Acetylcholin, Adrenalin usw. oder die von PARKER (1932, 1940, 1948) beschriebenen, an der Regelung des Farbwechsels beteiligten und von Nervenendigungen abgesonderten Substanzen.

B. Beschreibung neurosekretorischer Zellgruppen.

Die verschiedenen bei *Wirbeltieren* und *Wirbellosen* vorkommenden neurosekretorischen Zellgruppen unterscheiden sich voneinander in den cytologischen Besonderheiten ihrer Elemente, ihrer Lokalisation im Nervensystem, ihren Beziehungen zu anderen Organen usw. Im folgenden wird demnach das für jede größere Tiergruppe charakteristische Bild beschrieben werden. Obwohl es sich durchwegs um das gleiche Prinzip handelt, nämlich das Auftreten von Gruppen von sezernierenden Nervenzellen, ergibt sich doch eine erstaunliche Mannigfaltigkeit der Erscheinungen, deren Bedeutung im einzelnen noch wenig bekannt ist.

Die folgenden Darstellungen beziehen sich auf bilateral symmetrische Tiere. In fast allen Fällen handelt es sich deshalb um *paarig angelegte Gruppen* sezernierender Nervenzellen. Funktionell bedingte Schwankungen in der sekretorischen Aktivität dieser Zellen drücken sich auf beiden Seiten immer in der gleichen Weise aus, d. h. eine sekretorisch tätige Gruppe von Nervenzellen auf der linken Seite befindet sich niemals in einer anderen Sekretionsphase als die entsprechende Zellgruppe auf der rechten Seite.

1. Wirbeltiere.

Bei allen bisher untersuchten *Wirbeltieren*, einschließlich des *Menschen*, wurden neurosekretorische Zellgruppen in verschiedenen Abschnitten des Nervensystems gefunden. Von diesen sind der *Nucleus praeopticus* der *Fische* und Amphibien und die von diesem Kern abstammenden *Nuclei supraopticus* und *paraventricularis* der *Reptilien*, *Vögel* und *Säuger* von besonderem Interesse. Diese Kerne bilden mit ihren Axonen und der Neurohypophyse ein neuro-endokrines System, das bei allen Wirbeltieren in grundsätzlich übereinstimmender Form gefunden wird. Die folgende Beschreibung bezieht sich deshalb in erster Linie auf dieses System, dessen funktionelle Bedeutung auch am meisten untersucht wurde. Die sonst, besonders bei *Fischen*, beobachteten neurosekretorischen Zellgruppen treten im Vergleich mit den im Hypothalamus vorkommenden sezernierenden Zentren an Bedeutung zurück.

a) Mensch.

Neurosekretorische Zellen wurden beim *Menschen* in 2 Kernen des Hypothalamus, den *Nuclei supraopticus* und *paraventricularis* (Abb. 34) und in *peripheren sympathischen Ganglien* gefunden.

Was die beiden hypothalamischen Kerne anbelangt, so fiel die feinere Struktur ihrer Zellen, die an Bilder von Zelldegenerationen und primärer Reizung erinnern, den Neurohistologen seit langem auf. GREVING (1928, dieses Handbuch, Bd. 4,

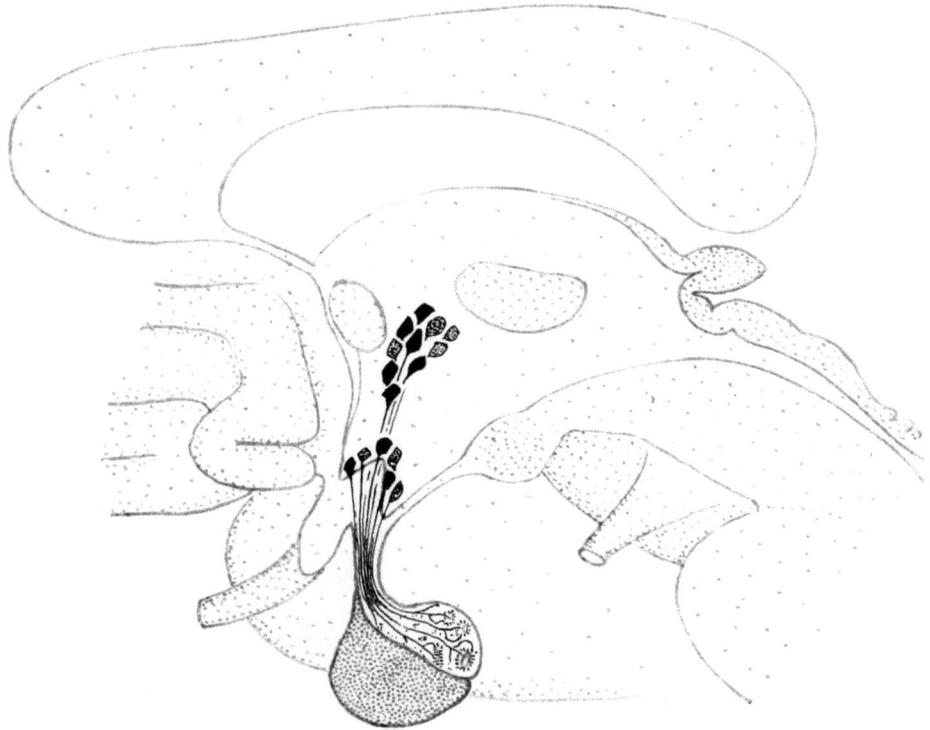

Abb. 34. Schematische Darstellung des hypothalamisch-hypophysären neurosekretorischen Systems des *Menschen*. (Gez. E. S.)

Teil 1, S. 998—1001, Abb. 73a—c, Abb. 77a und b) beschreibt diese Zellen als „rundlich und birnförmig, bisweilen dreieckig, selten länglich gestreckt. Der Zellkern ist rund und mit Kernmembran und mit deutlichen Kernkörperchen versehen, häufig ist er an den Rand gedrückt: Er zeigt keine Kernfalten, jedoch Kernauflagerungen. Der Kern ist von einer Zone feinstäubiger NISSL-Granula umgeben, während in der Peripherie grobe zusammenhängende NISSL-Schollen auftreten. Am Rande, d. h. im Bereich der groben Schollen, finden sich bisweilen vacuolige Aufhellungen. Der Zellrand ist nicht scharf und nicht mit gleichstarker Tönung gezeichnet, es zeigen sich vielmehr im grobschollingem Rande Lücken, die lediglich feinstäubige NISSL-Granula enthalten". Ähnliche Beobachtungen veranlaßten manche Autoren, die Frage einer besonderen Funktion dieser Kerne aufzuwerfen (NICOLESCO und NICOLESCO 1929, BAIRATI und MASSARI 1951). Als erster hat POPPI (1930) auf Grund der Struktureigentümlichkeiten der Zellen die Möglichkeit einer sekretorischen Funktion erwogen. Auf ihre Ähnlichkeit mit den neurosekretorischen Zellen homologer Hypothalamuskerne von *Reptilien, Amphibien* und *Fischen* wurde von E. SCHARRER (1933a)

hingewiesen. Bestätigt wurde diese Deutung in den von SCHARRER und
GAUPP (1933), GAUPP (1934) und ROUSSY und MOSINGER (1934a, b) beschriebenen Fällen. Eine histochemische Untersuchung des Neurosekrets beim
Menschen führte DIVRY (1934) durch. Danach färbt sich das Neurosekret mit
basischen Anilinfarben metachromatisch. Es handelt sich nicht um Fettsubstanzen, da sich die Zelleinschlüsse mit Nilblau, Sudan III, Scharlachrot und
Neutralrot nicht färben lassen. Im übrigen enthalten diese Zellen außer
dem Neurosekret nach POPPI (1930) große Mengen von Lipoid und siderophile
Granulationen, wie sie entsprechend auch in den Zellen des Nebennierenmarkes
und der Hypophyse anzutreffen sind. Ferner sind nach DIVRY die Jod-Schwefelsäurereaktion und die BESTsche Carminfärbung negativ, d. h. es handelt sich
nicht um Amyloidsubstanzen. Auch mit Mucicarmin läßt sich das Neurosekret
nicht färben. Dieses erscheint bei Anwendung von Silbermethoden gelb oder
braun. Es hat mit den Zelleinschlüssen, die bei der ALZHEIMERschen Fibrillenveränderung auftreten, nichts zu tun, sondern gleicht mehr dem Hypophysen-
und dem Schilddrüsenkolloid. Beim Vergleich der Mengen von Neurosekret bei
verschiedenen Erkrankungen wurde von DIVRY in 22 Fällen von seniler Demenz
in 6 viel, in 7 wenig, in 9 kein neurosekretorisches Material beobachtet. Ferner
zeigten von 10 progressiven Paralysen 3 viel, 4 wenig und die übrigen 3 kein
Neurosekret. Schließlich fand sich unter 4 Fällen von Arteriosklerose des Gehirns
nur in einem Falle eine geringe Menge von Neurosekret. An einem Material
von 74 Fällen (38 Männer und 36 Frauen) fand GAUPP (1935, 1936a) alle Übergänge zwischen völligem Fehlen von Neurokolloid bis zu Fällen, in denen beinahe
jede Zelle Granula enthielt. Es waren alle Altersstufen von Neugeborenen bis
zum 87jährigen vertreten. Ein Zusammenhang zwischen der Menge des endo-
und extracellulären Neurosekrets oder der Vacuolisierung der Zellen mit der
Art der vorausgehenden Erkrankung (Schizophrenie, manisch-depressives Irresein.
symptomatische Psychosen, innere Erkrankungen, innersekretorische Störungen
usw.) konnte nicht gefunden werden.

Was das *Alter* anbelangt, so scheint die Sekretanhäufung im 4.—8. Lebensjahrzehnt ausgeprägter zu sein; sie fehlt aber nicht bei jugendlichen Individuen
und kann in Fällen hohen Alters vermißt werden. Deutliche Unterschiede zwischen dem männlichen und dem weiblichen *Geschlecht* sind nicht vorhanden und
auch *jahreszeitlich* bedingte Schwankungen konnten nicht festgestellt werden.
PETERS (1935a, 1936) kam auf Grund der Untersuchung von 66 Fällen von
gesunden und kranken Menschen zu ganz entsprechenden Ergebnissen. Schließlich berichtete PETERS (1935b) über Befunde von kolloidspeichernden Zellen in
anderen Teilen des Gehirns (Nucleus nervi hypoglossi, Nucleus funiculi lateralis,
Substantia reticularis der Medulla oblongata, Nucleus nervi vagi) und verglich
sie mit den Bildern in den sekretorisch tätigen Zwischenhirnkernen. GAUPP
(1936b) hat daraufhin die Unterschiede hervorgehoben zwischen den Drüsen-Nervenzellen des Zwischenhirns und den auch von ihm in verschiedenen Regionen
des Zentralnervensystems, z. B. im Vorderhorn des Rückenmarks, im großzelligen
Oculomotoriuskern usw. beobachteten kolloidführenden Zellen. Es liegt auf der
Hand, daß wir als sekretorisch tätige Elemente im menschlichen Zentralnervensystem nicht alles, was kolloidartige Substanzen enthält, ansprechen dürfen.
Es müssen auch noch andere Strukturbesonderheiten (reiche Gefäßversorgung.
enge Beziehungen der Zellen zu den Gefäßen usw.) hinzukommen, damit das
Gesamtbild einer sekretorisch tätigen Zellgruppe zustande kommt. Das schließt
aber nicht aus, daß auch im menschlichen Gehirn außer den beiden genannten Hypothalamuskernen noch weitere neurosekretorische Zellgruppen aufgefunden werden können (E. SCHARRER 1936a), zumal die hier zitierten älteren

Beobachtungen mit Methoden durchgeführt wurden, die beim Menschen nur die gröberen Zelleinschlüsse zur Darstellung bringen. Die Anwendung der Chromhämatoxylin-Phloxinmethode von GOMORI erlaubt auch beim Menschen (PALAY 1952, HILD 1952, HILD und ZETLER 1952a) den Nachweis von Zellen, die mit vielen kleinen Granula gefüllt sind (Abb. 35).

Die Zellen der Nuclei supraopticus und paraventricularis wurden vielfach als pathologisch verändert betrachtet (MORIN 1944a, b) und mit klinisch beobachteten vegetativen Störungen in Zusammenhang gebracht. Ein Vergleich der Zellelemente mit denen homologer Kerne bei Tieren zeigt aber, daß es sich beim Menschen um grundsätzlich die gleichen Eigentümlichkeiten handelt (E. SCHARRER 1933a, SCHARRER und GAUPP 1933, 1935, GAUPP 1934, 1935, BARGMANN, HILD, ORTMANN und SCHIEBLER 1950, PALAY 1952, HILD 1952, HILD und ZETLER 1952a). Wie bei den Wirbeltieren, so sind auch beim Menschen die Nuclei supraopticus und paraventricularis sehr reich vascularisiert und zeigen besonders enge Beziehungen der Gefäße zu den Nervenzellen in Gestalt von peri- und endocellulären Capillaren. Charakteristisch für diese Zellen ist, wie schon erwähnt, beim Menschen wie bei den Tieren die periphere Anordnung grober NISSL-Schollen und die exzentrische Lage des Kerns. Auffällig ist auch die individuell verschiedene Vacuolisierung der Nervenzellen. Der Zellkern ist nicht selten tief eingedellt und es kommt zum Bilde von „Binnenkörpern", die in Wirklichkeit keine Binnenkörper sind, sondern mit Plasma gefüllte Einstülpungen der Kernmembran darstellen. ZIESCHE (1943) schließt sich dieser Auffassung jedoch nicht an und weist auf die positive FEULGEN-Reaktion dieser Kerneinschlüsse hin. Es ist nicht uninteressant, daß solche Kernformen auch in den Zellen des Nebennierenmarks (CLARA 1936) und in der Epiphyse (R. MEYER 1936a, b, COLLIER 1943) gefunden werden wie auch sonst in Drüsenzellen (z. B. in den LANGERHANS-schen Zellinseln des Pankreas gewisser *Fische*, BARGMANN 1937). Ihre Bedeutung ist im einzelnen vielleicht nicht immer die gleiche, im allgemeinen handelt es sich aber wohl um den morphologischen Ausdruck einer Beteiligung des Zellkerns an der Sekretion (S. 976). Das Vorkommen mehrlappiger Kerne und zwei-, drei- und mehrkerniger Zellen in den sekretorisch tätigen Zwischenhirnkernen des *Menschen* dürfte in entsprechender Weise zu erklären sein (SCHARRER und GAUPP 1933, Abb. 36).

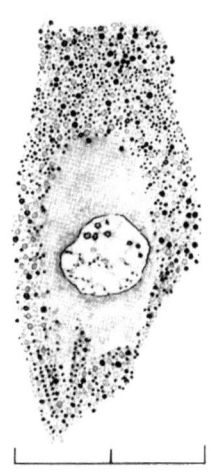

Abb. 35. Zelle aus dem Nucleus supraopticus eines 6jährigen Mädchens. BOUIN, Paraffin, 5μ, GOMORIS Chromhämatoxylin-Phloxin[1]. (Gez. E. S.)

Die *Abwanderung des Neurosekrets im Axon* wurde von GAUPP und SCHARRER (1935), HILD (1952) und PALAY (1952) beobachtet. Abb. 37 zeigt die Sekretanhäufungen, die den Fasern ihren auffälligen Perlschnurcharakter verleihen. Diese Ansammlungen kommen in verschiedenen Größen im Verlaufe der Fasern vor; die ausgedehntesten sind als HERRING-Körper bekannt. „Größere HERRING-Körper zeigen oft eine zentrale Aufhellung, die bei flüchtiger Beobachtung mit einem Zellkern verwechselt werden kann. Die HERRING-Körper sind oft so dicht strukturiert, daß in ihnen kaum Einzelheiten zu unterscheiden sind; sie erscheinen manchmal sogar als homogene schwarzblau angefärbte Komplexe. In vielen Fällen sind sie jedoch sehr locker strukturiert und erscheinen dann als ein Netzwerk feinster Fibrillen, die mit Neurosekret beladen sind. Aus dem feinen Filigran

---

[1] Wir verdanken diesen Fall der Freundlichkeit von Herrn Dr. J. DENST, Department of Pathology, University of Colorado, Denver, USA.

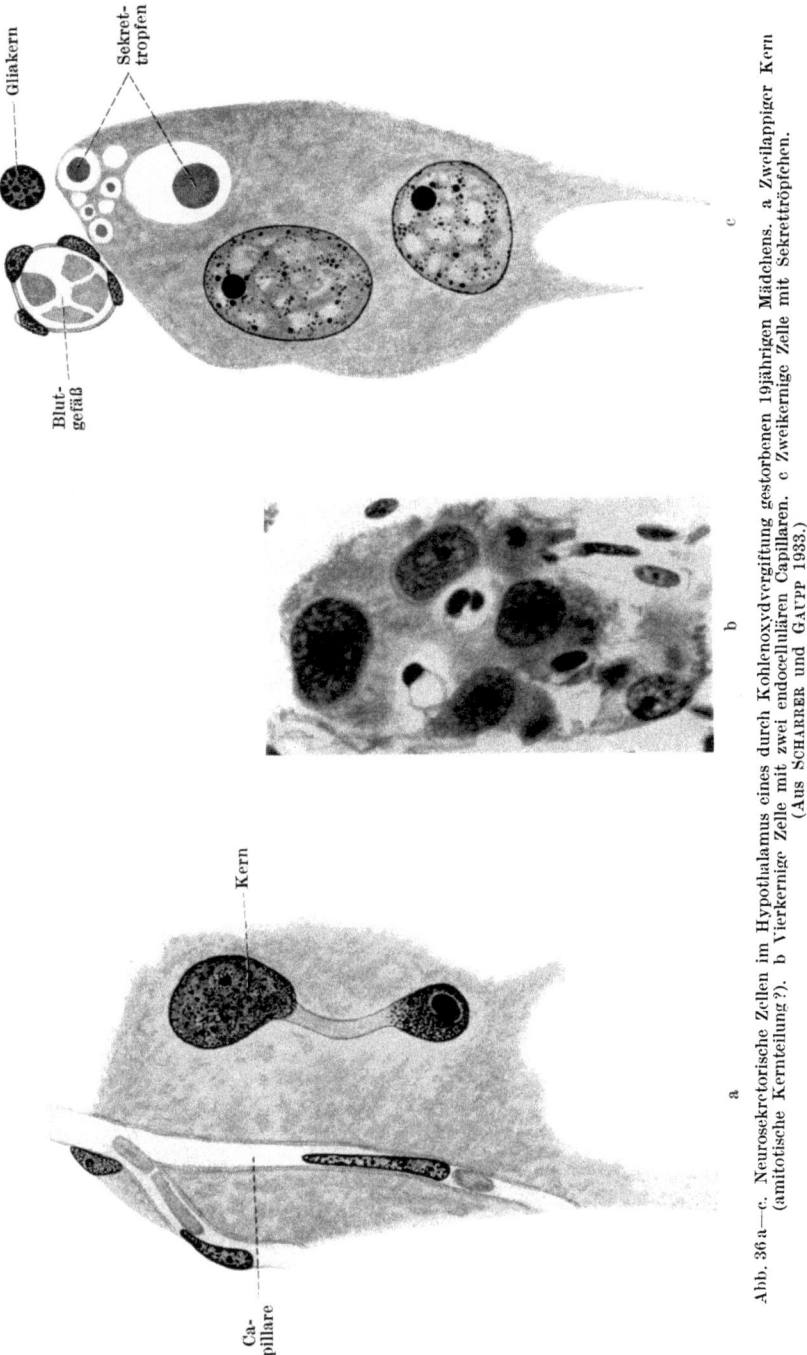

Abb. 36 a—c. Neurosekretorische Zellen im Hypothalamus eines durch Kohlenoxydvergiftung gestorbenen 19jährigen Mädchens. a Zweilappiger Kern (amitotische Kernteilung?). b Vierkernige Zelle mit zwei endocellulären Capillaren. c Zweikernige Zelle mit Sekrettröpfchen. (Aus SCHARRER und GAUPP 1933.)

solcher Gebilde läßt sich an geeigneten Schnitten sowohl zentral- als auch hypophysenwärts der Übergang in mittelstarke sekretführende Fasern beobachten" (HILD 1952, s. S. 999). Die Gesamtheit der aus den Nuclei supraopticus und paraventricularis hervorgehenden Fasern bilden den Tractus supraoptico-hypophyseus[1]. Dieses Bündel kann in seiner ganzen Ausdehnung bis zu den Endigungen der Fasern an den Blutgefäßen der Neurohypopyhse verfolgt werden (CHRIST 1951, HILD 1952, PALAY 1952).

Der Nachweis der sekretorischen Tätigkeit der Zellen zentraler autonomer Kerne brachte die Frage auf, ob die *Zellen peripherer autonomer Ganglien* ähnliche Vorgänge zeigen. Die Befunde mehr- und polymorphkerniger Zellen in den sympathischen Ganglien (TSCHERNJACHIWSKY 1931) und im Nebennierenmark (CLARA 1936) lassen die Untersuchung des peripheren autonomen Systems aussichtsreich erscheinen. Anzeichen neurosekretorischer Aktivität wurden denn auch von GAUPP (1938, 1939) in peripheren sympathischen Ganglien gefunden. HERZOG (1938), STÖHR (1939) und MEYER (1950) unterzogen die GAUPPschen Befunde einer scharfen Kritik und erklärten die von ihm beschriebenen Zellbilder als Kunstprodukte, die ihre Entstehung postmortalen Veränderungen verdanken. Wahrscheinlich handelt es sich aber in den von GAUPP beobachteten Fällen in der Tat um sekretorische Vorgänge, denn es gibt bei *Säugern* (LENNETTE und SCHARRER 1946, EICHNER 1951, 1952a, PICARD und CHAMBOST 1952) und *Fischen* (MAGRUDER (1947)) dieselben Anzeichen neurosekretorischer Aktivität in peripheren autonomen Ganglien wie im Hypothalamus (Abb. 38). Da postmortale Zellveränderungen bei Fixierung mittels Durchspülung des Blutgefäßsystems des lebenden. narkotisierten Tieres minimal sind, treffen die von HERZOG und STÖHR gegen das von GAUPP verwandte menschliche Material erhobenen Einwände in diesen Fällen nicht zu.

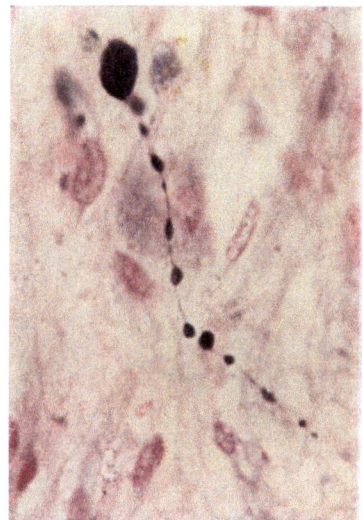

Abb. 37. Neurosekretführende Faser aus dem Hypophysenstiel des Menschen. Perlschnurartige Anordnung von Sekrettröpfchen verschiedener Größe. Ein HERRING-Körper ist deutlich als eine besonders große, kugelige, sekretführende Faseranschwellung erkennbar. BOUIN, Methylbenzoat-Celloidin-Paraffin, 7 µ, GOMORIS Chromhämatoxylin-Phloxin, Mikrophotographie, Vergr. 840fach. (Aus HILD 1952a.)

Weitere Untersuchungen über die Neurosekretion beim *Menschen*, besonders bei verschiedenen Erkrankungen, sind notwendig. Außer den älteren hier referierten Befunden liegen nur die Beobachtungen von GAUPP (1934) in einem Falle von Diabetes insipidus, DRIGGS und SPATZ (1939) über Pubertas praecox, SMEREKER (1950, 1951) über einen Fall von Plasmacytom und WEHRLE (1950) an einigen Fällen von Hypertonie vor.

Für das Studium der feineren cytologischen Verhältnisse ist menschliches Material wenig geeignet, da es nicht unter so günstigen Bedingungen wie das von Tieren fixiert werden kann. Immerhin kann im Gegensatz zu der Auffassung von HAGEN (1952) mit Sicherheit behauptet werden, daß es sich beim *Menschen* um grundsätzlich die gleichen Phänomene handelt wie bei den *Säugetieren*, die im folgenden Abschnitt besprochen werden sollen.

---

[1] Nach COLLIN (1925) hat CAJAL diesen Faserzug schon 1894 im Anschluß an KRAUSE (1876) beschrieben. NICOLESCO und RAILEANU (1925) und seitdem viele andere Forscher haben den Tractus supraoptico-hypophyseus beim *Menschen* und bei *Tieren* eingehend untersucht. Bezüglich der Literatur s. ROMEIS. dieses Handbuch, Bd. VI, Teil 3, S. 463—466, 1940.

b) Säugetiere.

Die älteren Arbeiten über neurosekretorische Vorgänge im Hypothalamus von *Säugetieren* beziehen sich auf *Didelphys marsupialis* (HO-NIEN-CHU 1932), *Canis familiaris* (YONEYAMA 1933, ROUSSY und MOSINGER 1934b, OLIVEIRA E SILVA 1935a, b, 1938, 1939b), *Talpa europaea, Sorex vulgaris, Sciurus vulgaris, Muscardinus avellanarius, Myoxus glis, Mus rattus, Cebus capucinus* (GAUPP und SCHARRER 1935), *Delphinapterus leucas* (SCHARRER und SCHARRER 1940) usw. Wir fanden fernerhin bei afrikanischen *Fledermäusen* in der Area praecommissuralis (Regio retrobulbaris) sekretorisch tätige Nervenzellen, die vielleicht die Ursprungszellen der im Nervus terminalis verlaufenden, Gehirngefäße versorgenden sympathischen Fasern darstellen. Neuere Untersuchungen, die mit Hilfe der GOMORIschen Chromhämatoxylin-Phloxinfärbung und von histochemischen Methoden durchgeführt wurden, beziehen sich auf *Macaca mulatta* (PALAY 1952), *Nycticebus coucang, Hapale penicillata* und *Felis tigris* (HANSTRÖM 1946, 1948, 1950), *Hund* und *Katze* (BARGMANN 1949a, b, BARGMANN, HILD, ORTMANN und SCHIEBLER 1950), *Rind* und *Schwein* (HILD und ZETLER 1952b), *Ratte* (ORTMANN 1950, 1951, ERÄNKÖ 1951, S. W. SMITH 1951, STUTINSKY 1952b), *Fledermaus* (AZZALI 1953) und *Opossum (Didelphys virginiana*, BODIAN 1951).

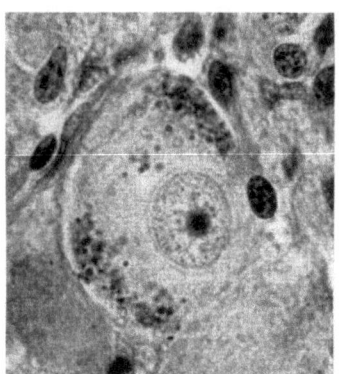

Abb. 38. Sezernierende Nervenzelle aus einem Ganglion im periadrenalen Fett eines Affen (Macaca mulatta). Die im Bereich der NISSL-Schollen liegenden Granula sind rot gefärbt. ZENKER-Formol, Celloidin, 15 μ, HEIDENHAINS Azanmethode, Mikrophotographie, Vergrößerung 800fach. (Nach LENNETTE und SCHARRER 1946.)

Die *Säugetiere* weisen im Prinzip dieselbe Topik der Nuclei supraopticus und paraventricularis auf wie der *Mensch* (Abb. 39). Zwischen dem Nucleus paraventricularis und dem Nucleus supraopticus liegen kleine Zellgruppen, meist in perivasculärer Anordnung, die als Nucleus supraopticus accessorius zusammengefaßt werden. In der Richtung zum Infundibulum verliert der Nucleus supraopticus seinen kompakten Charakter; diese mehr verstreuten Zellen werden von manchen Autoren als Nucleus mamillo-infundibularis gesondert beschrieben. Für unsere Betrachtungen ist hier die Unterscheidung dieser Unterabteilungen ohne Belang und sie werden im folgenden als zum Nucleus supraopticus gehörig behandelt. Diese Kerne sind aus Zellen zusammengesetzt, welche die gleichen Struktureigentümlichkeiten zeigen wie die homologen Kerne beim *Menschen*, d. h. die Zellen sind bei manchen Tieren vielkernig (ROUSSY und MOSINGER 1935), die NISSL-Schollen nehmen vielfach eine randständige Lage ein und die Zellkerne liegen oft exzentrisch. Ihre Gefäßversorgung ist außerordentlich reich (Abb. 28). CRAIGIE (1940) stellte bei der *Ratte* fest, daß die Capillaren in den Nuclei supraopticus und paraventricularis zweimal so dicht angeordnet sind wie in anderen reich versorgten Anteilen des Gehirns. Beide Kerne erhalten bei der *Ratte* ungefähr die gleiche Versorgung. Beim *Affen* zeigten Messungen (FINLEY 1940) nicht nur eine sehr hohe Gefäßdichte beider Kerne, sondern auch einen bedeutenden Unterschied zwischen Nucleus supraopticus und paraventricularis; der letztere, obwohl sehr reich an Capillaren, weist nur halb so viele Gefäße auf wie der Nucleus supraopticus. Außer diesen beiden Untersuchungen scheinen keine Messungen der Gefäßdichte neurosekretorischer Zentren bei *Säugetieren* durchgeführt worden zu sein.

Die Nuclei supraopticus und paraventricularis bilden mit ihren Achsenzylindern, die in der Neurohypophyse enden, ein morphologisches und funktionelles

Vorkommen neurosekretorischer Zellen.

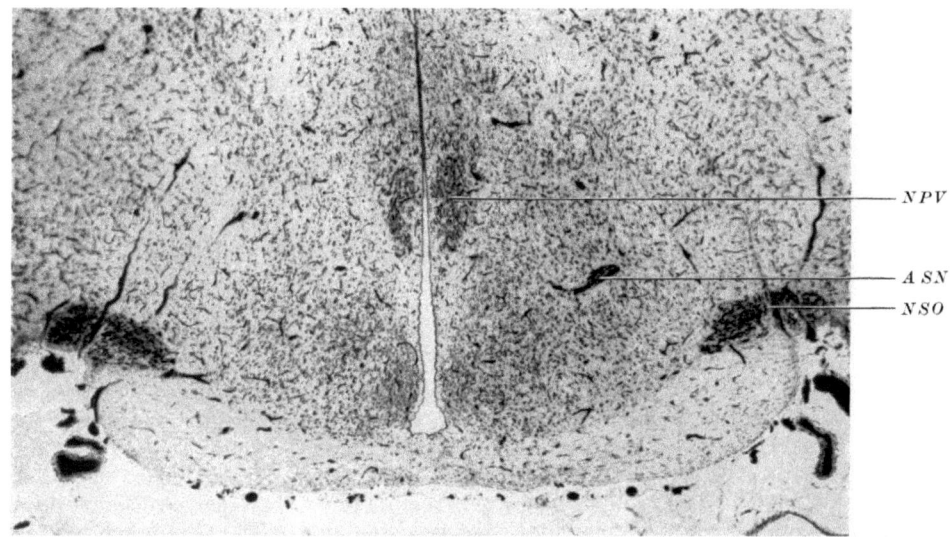

Abb. 39. Topographie der neurosekretorischen Hypothalamuskerne bei einem Säuger (Opossum, Didelphys virginiana). *ASN* Nucleus supraopticus accessorius; *NPV* Nucleus paraventricularis; *NSO* Nucleus supraopticus. Alkohol-Formol-Eisessig. Celloidin, 20 µ, NISSL-Färbung, Mikrophotographie, Vergr. 20fach.

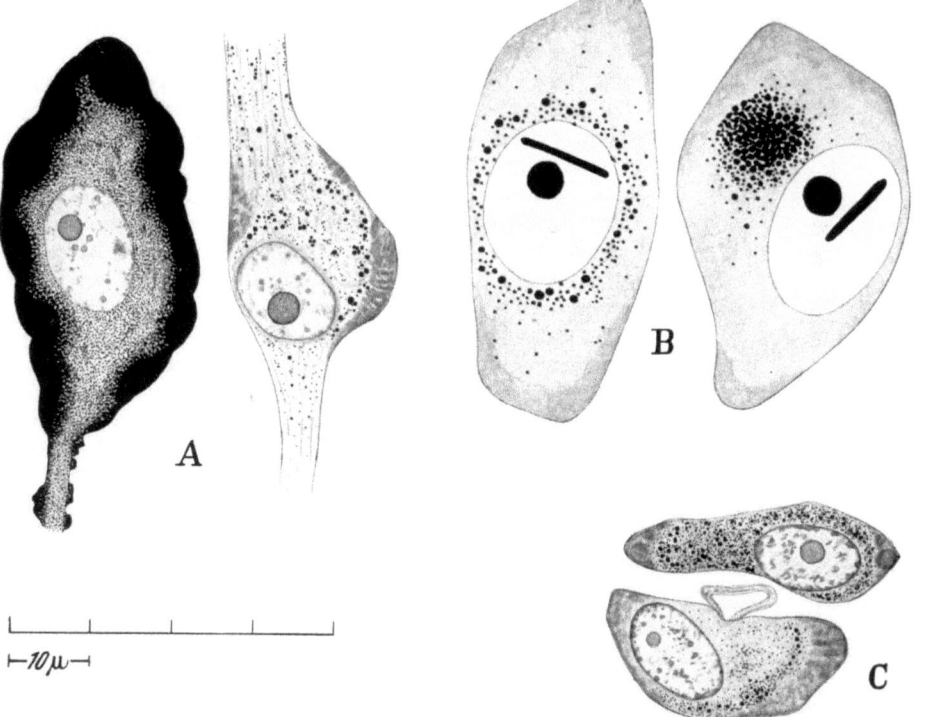

Abb. 40. Neurosekretorische Zellen aus dem Hypothalamus verschiedener Säuger. *A* Zwei Zellen aus dem Nucleus supraopticus des Hundes als Beispiel verschiedener Grade der Sekretspeicherung. Gefäßdurchspülung mit ZENKER-Formol, Paraffin, 5 µ, GOMORIS Chromhämatoxylin-Phloxin. *B* Zwei Zellen aus dem Nucleus supraopticus des Weißwals (Delphinapterus leucas). Die Kerne enthalten je einen eigenartigen stabförmigen Einschlußkörper. In der einen Zelle sind die Granula um den Kern angeordnet, in der anderen bilden sie einen dichten Haufen. ZENKER-Formol, Celloidin, 20 µ, HEIDENHAINS Eisenhämatoxylin. *C* Zwei Zellen aus dem Nucleus supraopticus eines Rhesusaffen (Macaca mulatta). Gefäßdurchspulung mit ZENKER-Formol, Paraffin, 5 µ, GOMORIS Chromhämatoxylin-Phloxin. (Gez. E. S.)

System, das in seiner Gesamtheit beim *Hund* von POPJAK (1940) mit Hilfe der HOLZERschen Gliafärbung dargestellt, aber in seiner Bedeutung mißverstanden wurde. POPJAK nahm an, daß die den Nervenfasern des Tractus supraopticohypophyseus anliegende und mit der HOLZERschen Methode selektiv färbbare Substanz Hypophysenkolloid sei, das zum Hypothalamus wandere, eine Vorstellung, die damals von COLLIN und seinen Mitarbeitern vertreten wurde. BARGMANN, HILD, HANSTRÖM, STUTINSKY u. a. schlossen sich jedoch der entgegengesetzten Meinung an, derzufolge die „neurosekretorische Bahn" vom Hypothalamus zur Hypophyse führt, eine Auffassung, die derzeit von den meisten Forschern, einschließlich COLLIN (1951)[1], als richtig anerkannt wird. Die mikroskopisch feststellbaren Eigenschaften dieses neurosekretorischen Systems werden im folgenden beschrieben.

Die Zahl der durch das Vorkommen von Sekretkörnchen ausgezeichneten Zellen der Nuclei supraopticus und paraventricularis variiert je nach der Art und dem Alter der Tiere. Bei erwachsenen *Hunden* enthalten so viele Zellen so zahlreiche Sekretkörnchen (Abb. 40), daß die Nuclei supraopticus und paraventricularis in Schnitten, die mit der GOMORISchen Methode gefärbt wurden, durch ihre blaue Tingierung mit dem bloßen Auge lokalisiert werden können. Bei der *Ratte* dagegen sind oft nur wenige Zellen in jedem Schnitt mit Granula gefüllt; daneben können freilich eine größere Anzahl weiterer Zellen wenige, feine Granula enthalten. Der *Affe Macaca mulatta* steht zwischen *Hund* und *Ratte*, was die Menge des in den Zellen eingelagerten Neurosekrets betrifft. Bei *jungen* Tieren (S. 984) enthalten die Zellen in der Regel weniger Granula als bei *erwachsenen*. Die Sekretgranula erscheinen bei verschiedenen *Säugern* in verschiedener Größe und Verteilung. Wie bei *niederen Wirbeltieren* werden die NISSL-Schollen im Verlauf der Sekretbereitung aufgebraucht (S. 975). Die Granula sind außer im Cytoplasma des Zellkörpers auch in den Dendriten (S. W. SMITH 1951) enthalten.

Die Granula setzen sich in die Achsenzylinder der sezernierenden Zellen fort (Abb. 41). An ihrem Ursprung sind diese Achsenzylinder dick, verdünnen sich jedoch bald zu feinen marklosen[2] Fasern, die den

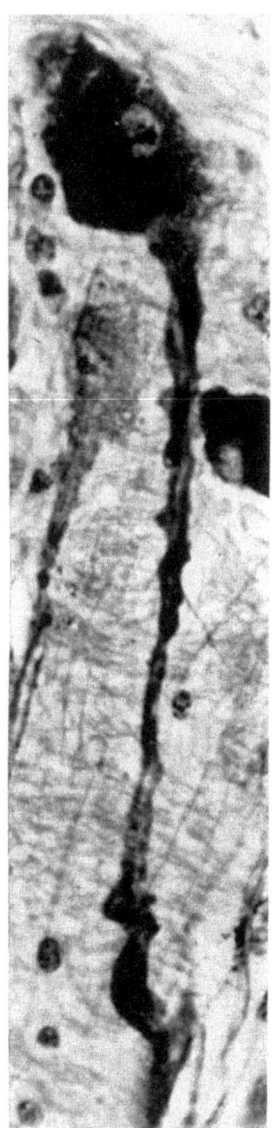

Abb. 41. Nervenfortsatz einer Zelle des Nucleus supraopticus des Hundes mit Neurosekret. BOUIN, Paraffin, 7 μ, GOMORIS Chromhämatoxylin-Phloxin, Mikrophotographie, Vergr. 700fach[3].

---

[1] COLLIN (1951) erkennt das Prinzip der Neurosekretion an, hält es aber für möglich, daß ein Teil des Kolloids von der Hypophyse zum Hypothalamus wandert. Die Beobachtungen von HILD (1951a) und STUTINSKY (1951a) sprechen gegen die Wahrscheinlichkeit einer Wanderung des Kolloids in beiden, einander entgegengesetzten Richtungen.

[2] Beim *Meerschweinchen* ist der Tractus supraoptico-hypophyseus markhaltig (SPULER 1951).

[3] Die Originalvorlage wurde uns von Herrn Dr. W. HILD, Universität Kiel, in dankenswerter Weise zur Verfügung gestellt.

Tractus supraoptico-hypophyseus bilden Die den Fasern entlang aufgereihten Granula erlauben eine selektive Färbung des Faserzugs der *Säuger* mit Chromhämatoxylin-Phloxin (s. Abb. 19a, BARGMANN 1949a, b, 1950). Ihre charakteristische Verteilung in perlschnurartig angeordneten Gruppen ist in Abb. 12 illustriert. An Hand dieser Sekretkörnchen, die sich ebenso wie in den neurosekretorischen Zellen des Hypothalamus mit der GOMORIschen Methode tiefblau färben, kann der Tractus supraoptico-hypophyseus durch den Hypophysenstiel bis zu den Endigungen der Fasern in der Neurohypophyse mit großer Deutlichkeit verfolgt werden (BARGMANN 1949a, b, NOWAKOWSKI 1951). Die kleinen, den Fasern entlang aufgereihten Granula sind durch alle Größenübergänge mit den HERRING-Körpern verbunden (s. ROMEIS, dieses Handbuch, Bd. VI, Teil 3, 1940). Diese wurden verschieden aufgefaßt, unter anderem auch als Kunstprodukte (GERSH und TARR 1935, GERSH 1938). Wie WINGSTRAND (1953) jedoch mit Hilfe der freezing-drying-Methode zeigte, entsprechen die HERRING-Körper vital vorgebildeten Strukturen. Ihre Deutung als Neurosekret enthaltende Auftreibungen markloser Nervenfortsätze verdanken wir BARGMANN (1949a), HANSTRÖM (1950, 1952b), STUTINSKY (1950a, b), BODIAN (1951) und WAGENVOORT (1951). Da sie wie die perivaskulären Nervenendigungen ihren Inhalt unter Stress (ROTHBALLER 1952) oder unter dem Einfluß von antidiuretisch wirkenden Verbindungen (BODIAN 1951) abgeben, stellen die HERRING-Körper wohl nur eine Abart der Aufstapelung des Neurosekrets dar.

Bei den meisten *Säugern* enden die Fasern in der Umgebung der Blutgefäße in so dichten Knäueln, in denen große Mengen von Neurosekret eingelagert sind, daß Einzelheiten nicht erkennbar sind. Das *Opossum (Didelphys virginiana)* bildet eine Ausnahme (BODIAN 1951). Hier sind die Faserendigungen gerade gestreckt und senkrecht zu den Gefäßen palisadenförmig angeordnet (Abb. 22). Auch das Verhältnis des an den Endigungen angesammelten Neurosekrets zum Achsenzylinder ist mit großer Klarheit erkennbar. Die funktionelle Bedeutung der Beziehung der Nervenendigungen zu den Gefäßen ergibt sich aus dem von HANSTRÖM (1952) beobachteten Übertritt des Neurosekrets in die Gefäße (S. 973, Abb. 23 und 24).

Von den *Säugern* sind bis jetzt nur *Hund* und *Ratte* von verschiedenen Forschern eingehend untersucht worden; eine weitere Aufklärung der auf die Neurosekretion im Hypophysen-Zwischenhirnsystem bezüglichen Verhältnisse ist vom Studium anderer Arten zu erwarten. Die wichtigen Befunde von BODIAN (1951) am *Opossum* und von HANSTRÖM (1952a) an der *Giraffe* sind Hinweise dafür, daß Beschränkung der weiteren Erforschung der Neurosekretion auf die üblichen Laboratoriumssäuger nur zu unvollständigen Ergebnissen führen würde. Immerhin ist es möglich, sich auf Grund der vorliegenden Beobachtungen eine Vorstellung vom hypothalamischen neurosekretorischen System der *Säuger* zu bilden, die in Abb. 42 schematisch dargestellt ist (s. auch das Schema bei BARGMANN 1949).

Deutliche Zeichen sekretorischer Aktivität wurden in *peripheren autonomen Ganglien* von *Säugetieren* festgestellt. Diese Beobachtungen sind, wie schon erwähnt wurde, wichtig, da sie die von HERZOG (1938) und STÖHR (1939) erhobenen Einwände gegen die Beobachtungen von GAUPP (1938, 1939) beim *Menschen* entkräften (S. 995). Eine lebhafte sekretorische Aktivität in Ganglienmassen im periadrenalen Fett von *Affen* konnte mit der Azanmethode festgestellt werden (LENNETTE und SCHARRER 1946, s. Abb. 38). EICHNER (1951) beschrieb Gruppen von kolloidhaltigen Ganglienzellen im Nebennierenmark des Goldhamsters, die er als neurosekretorische Elemente deutete, ebenso wie einschlußhaltige

Ganglienzellen im Grenzstrang von *Katze, Ratte, Meerschweinchen* und *Goldhamster* (EICHNER 1952). ITO und NAGAHIRO (1937) fanden in den Zellen des Plexus myentericus der *Ratte* Granula, die sie als sekretorisch ansahen. Auffällig gekammerte Ganglienzellen kommen nach LEHMANN und STANGE (1953) im Ganglion cervicale uteri der *Ratte* vor, wo sie während der Gravidität vermehrt auftreten. Weitere Untersuchungen in dieser Richtung sind notwendig.

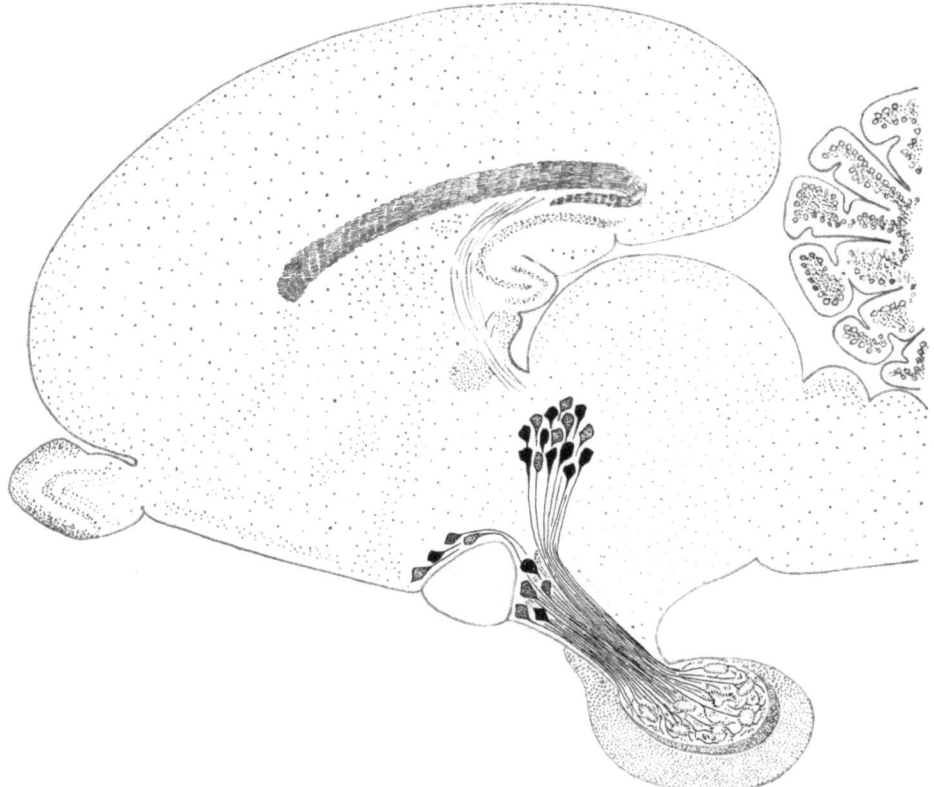

Abb. 42. Schematische Darstellung des hypothalamisch-hypophysären neurosekretorischen Systems der *Säuger*. (Gez. E. S.)

bevor der Anteil peripherer Nervenzentren am neurosekretorischen Geschehen beurteilt werden kann.

Auf Grund klinischer Befunde und allgemeiner Überlegungen kam SENISE (1935) zu dem Schluß, daß das *Kleinhirn*, im besonderen der Nucleus dentatus mit seinen akzessorischen Kernen, der *Nucleus ruber*, die *Substantia nigra* und der *Locus coeruleus* sekretorisch tätig sind. Er faßt diese Kerne als „Costellazione neuro-ormonica del tono" zusammen. Nach MOSINGER (1949—1951, 1951) sind die PURKINJE-Zellen des Kleinhirns des *Hundes* sekretorisch tätig, da sie sich mit GOMORIs Chromhämatoxylin-Phloxin-Methode blau färben. Auch THOMAS (1951) beobachtete Granula, die er für neurosekretorisch hält, in den PURKINJE-Zellen verschiedener *Säuger*. Diese Befunde sind wohl noch nicht ausreichend, um daraus auf eine hormonale Komponente in der Funktion des Kleinhirns zu schließen, aber die Möglichkeit einer cerebellaren Neurosekretion muß offenbar im Auge behalten werden.

c) Vögel.

Der Nachweis neurosekretorischer Vorgänge bei *Vögeln*, den BARGMANN, HILD, ORTMANN und SCHIEBLER (1951) erwähnen, wurde von WINGSTRAND (1951), STOLZE (1951) und BARGMANN und JACOB (1952) erbracht. Bei den *Vögeln* liegen im Prinzip die gleichen Verhältnisse vor wie bei den *Säugern*, d. h. die von den Nuclei supraopticus und paraventricularis ausgehenden Fasern führen das von den neurosekretorischen Zellen produzierte Material der Pars neuralis der Hypophyse zu (Abb. 43 und 44). Außer diesen Zellgruppen wurden verstreute neurosekretorische Zellen in den ventro-medialen Abschnitten der Hemisphären frontal vom Recessus praeopticus angetroffen (WINGSTRAND 1951). In

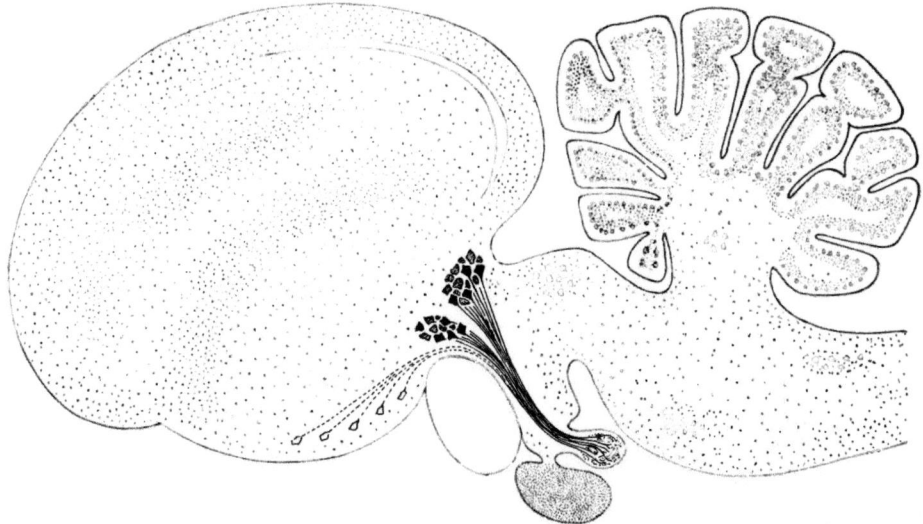

Abb. 43. Schematische Darstellung des hypothalamisch-hypophysären neurosekretorischen Systems der *Vögel*. Die gestrichelt angegebenen Fasern beziehen sich auf die von WINGSTRAND (1951) frontal vom Recessus praeopticus beobachteten Zellen; ihr Verlauf ist hypothetisch. (Gez. E. S.)

der Neurohypophyse, in der das Sekret der Hypothalamuskerne ebenso wie bei den *Säugern* aufgestapelt wird, finden sich die als HERRING-Körper bekannten Anschwellungen von Nervenendigungen, die ebenso wie bei den Säugern Neurosekret enthalten. In der Eminentia mediana wurden von BENOIT und ASSENMACHER (1951) und WINGSTRAND (1951) interessante Schleifenbildungen der Nervenfasern beobachtet, deren Bedeutung noch ungeklärt ist (s. Fußnote S. 1035).

Im Rautenhirn der *Ente* fanden neuerdings BARGMANN und JACOB (im Druck) einen großzelligen, noch genauer zu definierenden Kern, dessen Ganglienzellen zahlreiche Kolloidtröpfchen enthalten. Die Tröpfchen färben sich bei Anwendung der Chromalaunhämatoxylin-Phloxin-Methode (GOMORI) mit Phloxin leuchtend rot aus.

d) Reptilien.

Bei *Schlangen* (E. SCHARRER 1933a, BARGMANN, HILD, ORTMANN und SCHIEBLER 1950, HILD 1951b) und *Schildkröten* (KUROTSU 1935) sind die Nuclei supraopticus und paraventricularis wohl entwickelt und sezernieren lebhaft (Abb. 45). Bezüglich der cytologischen Einzelheiten sei auf die Arbeit von HILD (1951b) verwiesen. Wie bei den *Säugern* kann der Verlauf der hypothalamisch-hypophysären

Fasern im einzelnen verfolgt werden, da die Fasern an ihrem Gehalt an färbbarem Neurosekret erkennbar sind.

Außer dem bei weitem überwiegenden Abtransport des Neurosekrets zur Hypophyse kommt bei *Schlangen (Thamnophis)* eine quantitativ geringe, aber

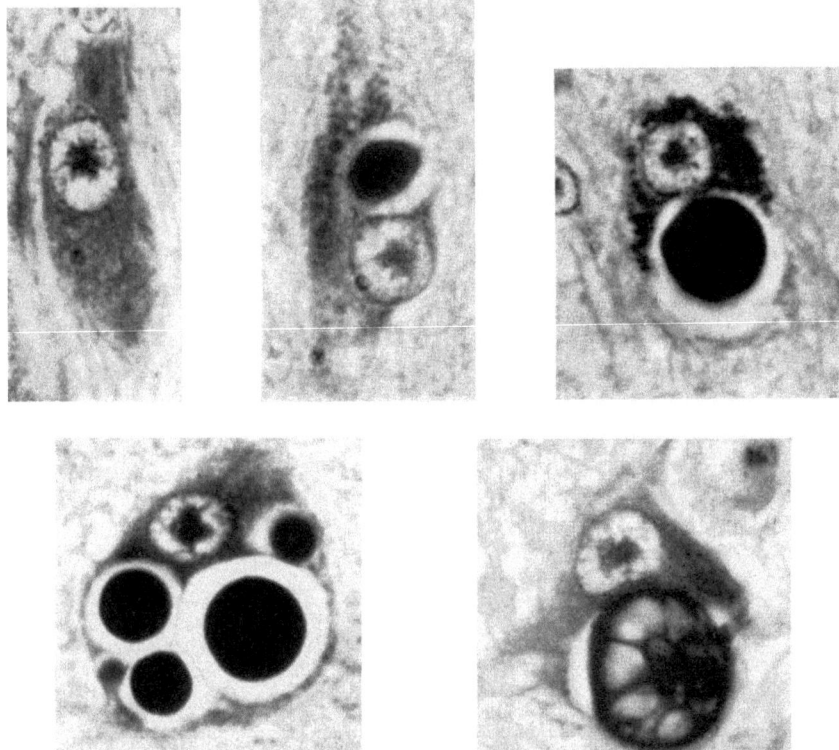

Abb. 44. Neurosekretorische Zellen aus dem Nucleus supraopticus der Taube in verschiedenen Stadien der Sekretproduktion. (Aus BARGMANN und JACOB 1952.)

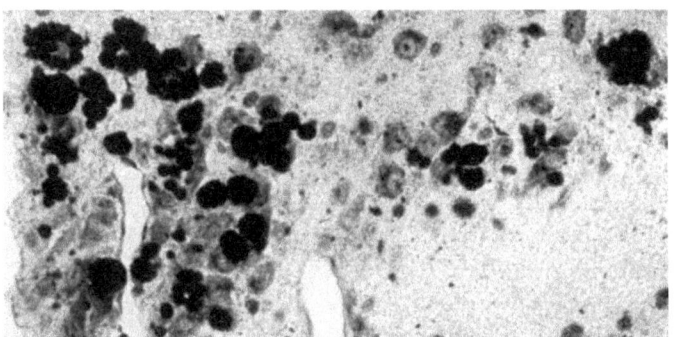

Abb. 45. Sekretmassen im Nucleus supraopticus der Schlange Thamnophis. Gefäßdurchspülung mit ZENKER-Formol, Paraffin, 5 μ, GOMORIS Chromhämatoxylin-Phloxin, Mikrophotographie, Vergr. 440fach.

theoretisch interessante „neurosekretorische Bahn" vor, die zur *Paraphyse* führt (E. SCHARRER 1951, Abb. 46). Ihre Rolle ist ungeklärt; es ist aber bemerkenswert, daß die hypothalamischen neurosekretorischen Kerne in diesem Falle sowohl eine dorsale wie eine ventrale Gehirnausstülpung beliefern. Diese Bahn wurde auch von HILD (1951 b, S. 470) beobachtet: ,,Auf Grund der elektiven Darstell-

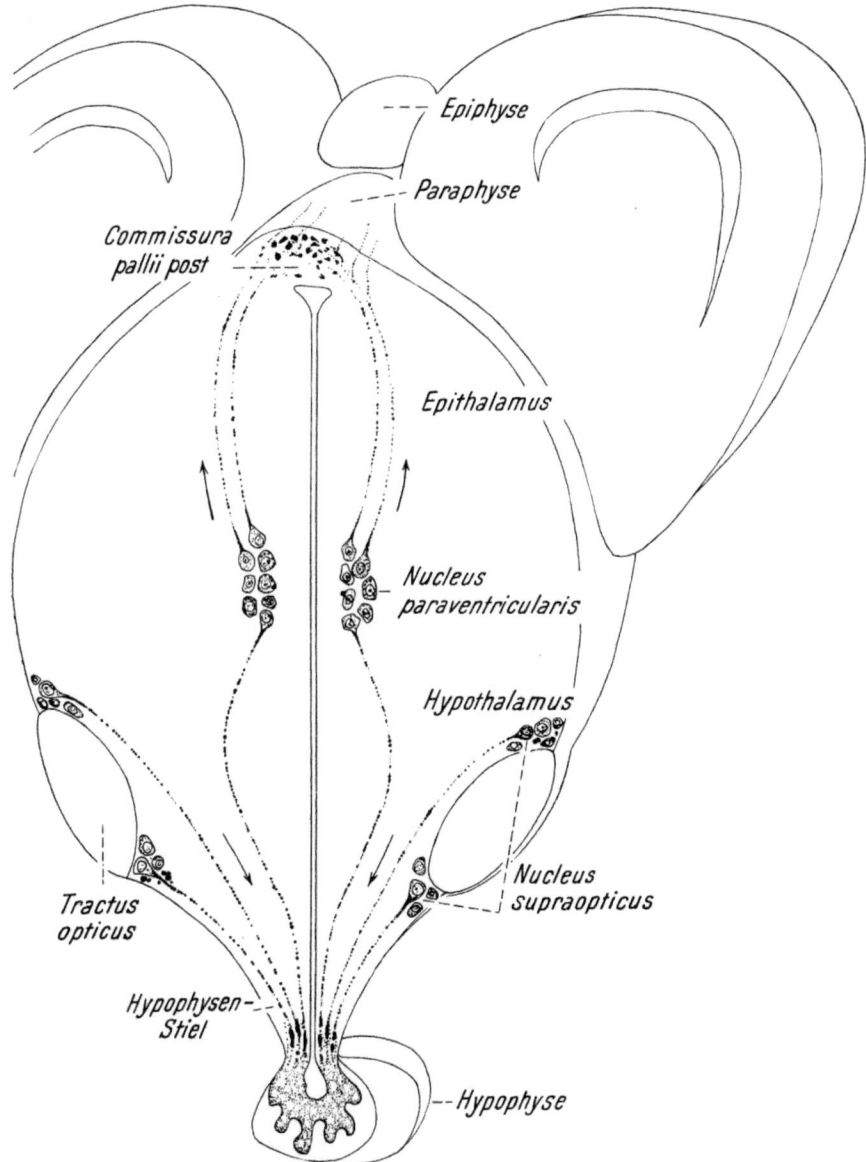

Abb. 46. Schematische Darstellung des hypothalamisch-hypophysären neurosekretorischen Systems der *Schlangen*. Bei den Schlangen wandert das Neurosekret außer zur Neurohypophyse auch zur Paraphyse ab. Diese Bahn ist bei anderen Reptilien bisher nicht beschrieben worden. (Aus E. SCHARRER 1951.)

barkeit der Neuriten des Nucleus supraopticus und paraventricularis kann ihr Verlauf zur Neurohypophyse, zur Paraphyse und zu einer besonders reich vascularisierten Stelle des Ependyms des 3. Ventrikels in seinen Einzelheiten unschwer verfolgt werden." Bei *Schildkröten* berichtet KUROTSU (1935) die Abgabe von Neurosekret in den Ventrikel.

e) Amphibien.

An Stelle der Nuclei supraopticus und paraventricularis findet sich bei den *Amphibien* nur ein Kern, der Nucleus praeopticus (Abb. 47). Die Homologie des Nucleus praeopticus mit den Nuclei supraopticus und paraventricularis der *Reptilien*, *Vögel* und *Säuger* ist gesichert (RÖTHIG 1911b, W. C. MEYER 1935, BOON 1938). Der Nucleus praeopticus besteht aus groß- und kleinzelligen Anteilen; nur die großen Zellen sezernieren (E. SCHARRER 1933d, SANZ IBÁÑEZ 1935, MAZZI 1947, BARGMANN, HILD, ORTMANN und SCHIEBLER 1950, HILD 1951b).

Bei den *Amphibien* bestehen Anzeichen dafür, daß ein Teil des Sekrets in den Ventrikel abgegeben wird (E. SCHARRER 1933d). Die Frage, ob es sich bei solchen Beobachtungen um Kunstprodukte handeln könnte, wurde bereits diskutiert (S. 964). Da jedoch, wie oben erwähnt, KUROTSU (1935) entsprechende

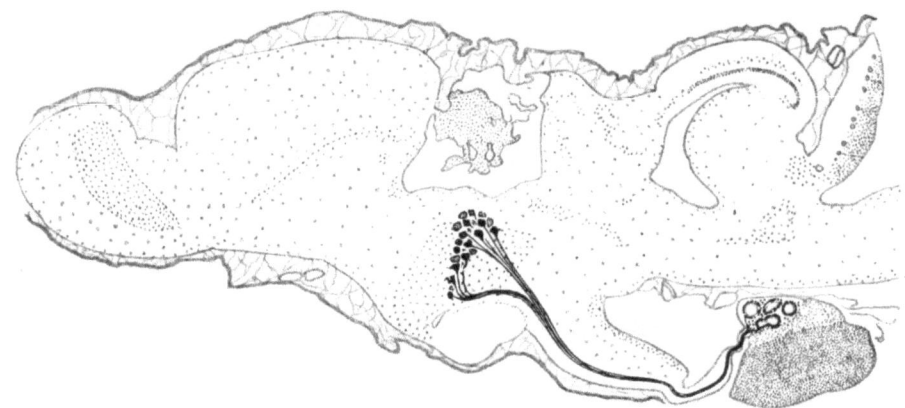

Abb. 47. Schematische Darstellung der hypothalamisch-hypophysären neurosekretorischen Bahn bei *Amphibien*. (Mit Benutzung einer Abbildung von HILD 1951b.)

Befunde bei *Schildkröten* erhob und die Beobachtungen bei *Amphibien* seitdem mehrfach bestätigt wurden (BARGMANN, HILD, ORTMANN und SCHIEBLER 1950, HILD 1951b), ist die Möglichkeit nicht von der Hand zu weisen, daß ein Teil des Neurosekrets statt zur Hypophyse abzuwandern, bei den *Amphibien* in der Tat zwischen den Zellen des Ependyms in den Ventrikel übertritt.

Die Sekretion entlang den Nervenfasern zur Hypophyse überwiegt jedoch bei weitem und verläuft im Prinzip bei den *Amphibien* in der gleichen Weise wie bei den anderen *Wirbeltieren*. Die Fasern, die auf Grund der färbbaren Granula verfolgt werden können, bilden bei den *Anuren* zwei Bündel (RÖTHIG 1911a, HILD 1951b), die sich im späteren Verlauf vereinigen (Abb. 47); die *Urodelen* zeigen keine entsprechende Unterteilung des Tractus praeoptico-hypophyseus. Nach DAWSON (1952) endet beim *Frosch* ein Teil der Kolloid führenden Fasern in der Eminentia mediana an Blutgefäßen, die zum Hypophysenportadersystem gehören. DAWSON sieht darin eine Möglichkeit für die Überführung von Neurosekret zum Hypophysenvorderlappen auf vasculärem Wege (s. S. 1034). Neurosekretführende Fasern wurden beim *Frosch* auch zwischen den Zellen der Pars intermedia beobachtet (DAWSON 1953), ein Verhalten, das bei den *Selachiern* die Regel darstellt (s. S. 1010). In unseren eigenen früheren Arbeiten wurde lebhafte sekretorische Tätigkeit nur bei Vertretern verschiedener Gattungen von *Kröten* beschrieben (Abb. 48). Bei *Fröschen* und *Urodelen* wurde weniger oder keine Sekretion beobachtet. Dieser Unterschied gilt nur bei Anwendung saurer Farbstoffe; mit Chromhämatoxylin kann bei allen *Amphibien* sekretori-

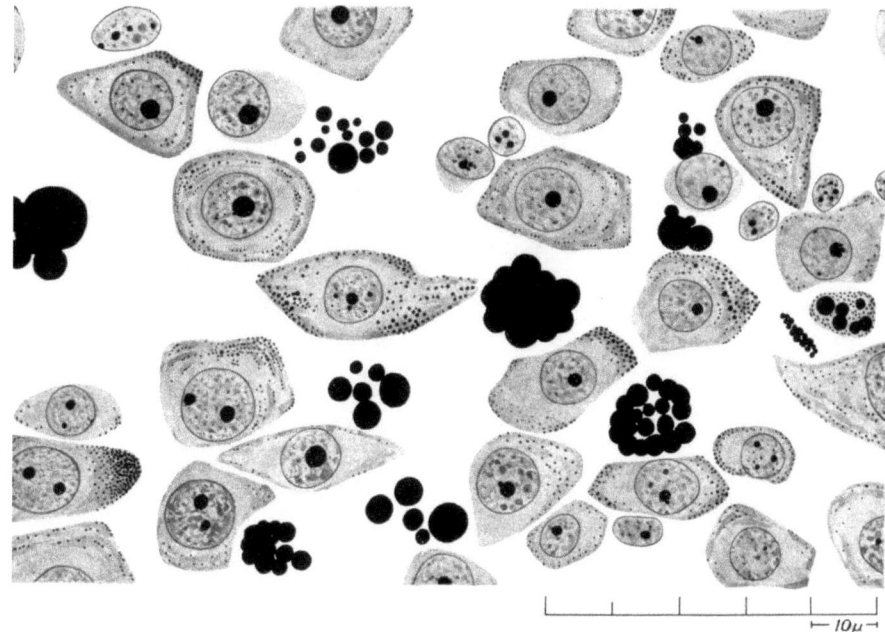

Abb. 48. Zellen des Nucleus praeopticus der *Kröte* (*Bufo vulgaris*). Außer zahlreichen kleinen Granula in den Zellen finden sich größere Kolloidtropfen zwischen den Zellen, deren Bedeutung vorläufig noch ungeklärt ist. BOUIN, Celloidin, 15 μ, HEIDENHAINS Eisenhämatoxylin. (Gez. E. S.)

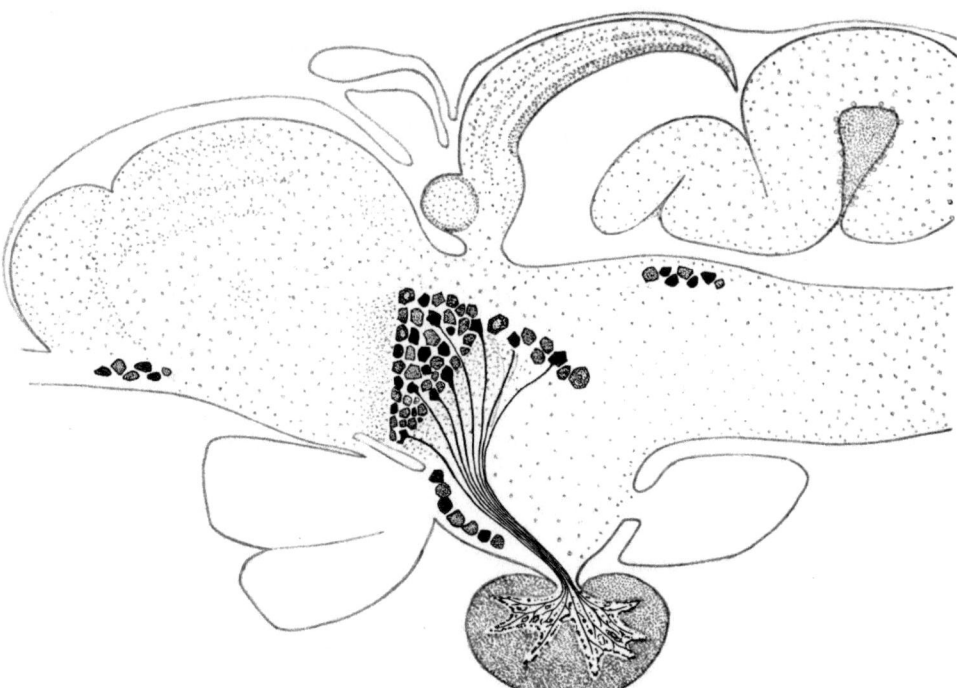

Abb. 49. Schematische Darstellung der Verteilung neurosekretorischer Zellgruppen im *Teleostier*-Gehirn. Nur der Nucleus praeopticus kommt bei allen Arten vor. Die übrigen Kerne werden nicht bei allen Arten gefunden. (Gez. E. S.)

sche Tätigkeit der großen Zellen des Nucleus praeopticus festgestellt werden. Jahreszeitlich bedingte Schwankungen der Neurosekretion im Nucleus praeopticus der *Kröte (Bufo vulgaris japon.)* werden von ITO und OISHI (1950) vermißt.

STUTINSKY (1937) fand im Mittelhirn geblendeter *Frösche* eine Gruppe sezernierender Nervenzellen. MAZZI (1948a), der bei normalen, d. h. nicht geblendeten

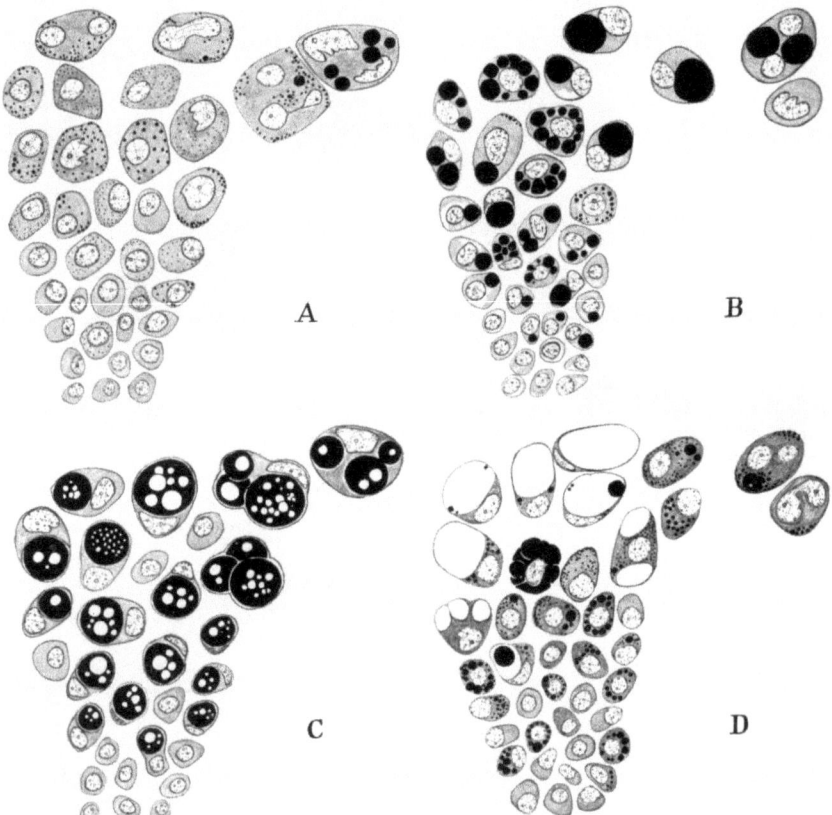

Abb. 50. Verschiedene Phasen neurosekretorischer Tätigkeit des Nucleus praeopticus verschiedener Exemplare von *Fundulus heteroclitus*. Die Zellen in den dorsalen Anteilen des Nucleus praeopticus scheinen an der sekretorischen Tätigkeit sehr viel ausgiebiger beteiligt als die ventral gelegenen Zellen. (Aus E. SCHARRER 1941.)

Urodelen ebenfalls in der Mittelhirnhaube neurosekretorische Zellen feststellen konnte, glaubt, daß sie dem mesencephalen Trigeminuskern angehören. Die Beobachtungen von STUTINSKY und MAZZI sind von Interesse, da bei *Fischen* sezernierende Nervenzellen an entsprechender Stelle vorkommen (S. 1009).

Bei *Bufo marinus* wird von *peripheren sympathischen Ganglien* ein mit GOMORIs Chromhämatoxylin nicht färbbares Material abgegeben, dessen Bestimmungsort unbekannt ist (S. W. SMTIH 1952).

f) Fische.

Das Phänomen der Neurosekretion wurde zuerst bei *Fischen* beschrieben. Zahlreiche Arbeiten liegen über die Verhältnisse bei den *Knochenfischen* vor, während bisher nur wenig über *Selachier* und *Cyclostomen* gearbeitet wurde. Alle übrigen Gruppen der Fische harren noch der Untersuchung.

α) Knochenfische.

Von *Knochenfischen* wurden bis jetzt über 100 verschiedene Arten untersucht. Die folgenden Zellgruppen sind neurosekretorisch tätig:

Nucleus praeopticus, Pars magnocellularis. Die Topographie (Abb. 49) dieses Kerns wurde von CHARLTON (1932) und BERGQUIST (1932) bei *Cyclostomen, Selachiern, Ganoiden, Teleostiern* und *Dipnoern* eingehend studiert. Der Kern liegt beiderseits in der Wand des 3. Ventrikels nahe dem Ependym und über

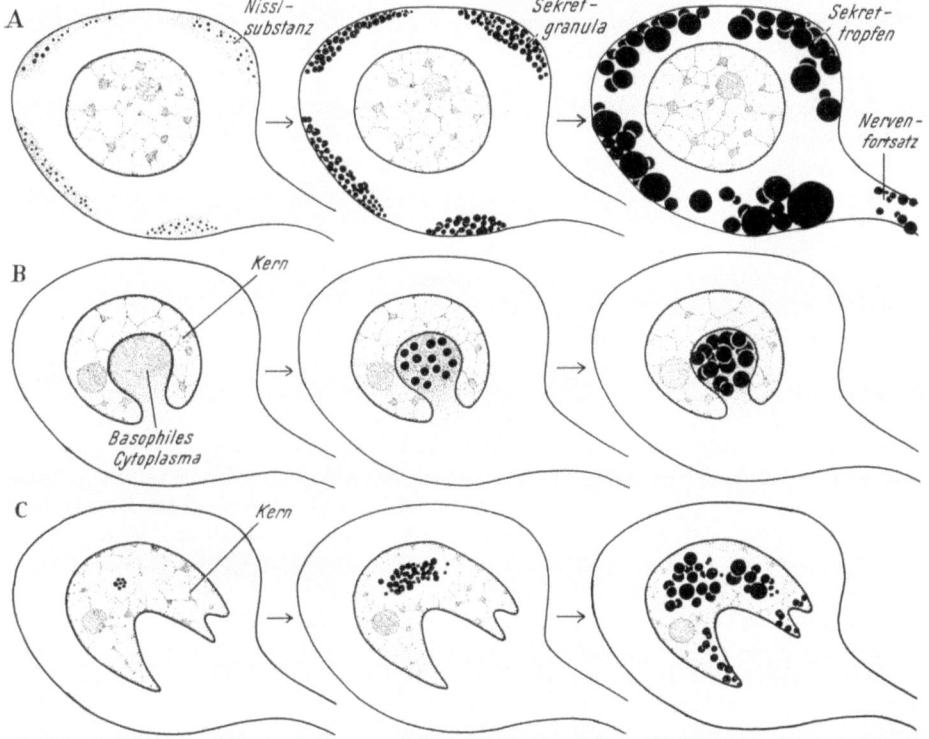

Abb. 51A—C. Verschiedene Formen der Entstehung des Neurosekrets bei *Knochenfischen*. *A* Die Granula werden auf Kosten der NISSL-Substanz gebildet. *B* Kerneinstülpungen enthalten basophiles Cytoplasma, in welchem Sekretgranula entstehen. *C* Im Falle der intranucleären Sekretbildung wird das Kernchromatin aufgebraucht. (Aus E. und B. SCHARRER 1945.)

dem Recessus praeopticus. Wie bei den *Amphibien* nimmt der Kern die gleiche Lage wie die beiden homologen Kerne der höheren *Wirbeltiere* ein. Von vorne und ventral nach hinten und dorsal nehmen die Zellen an Größe zu. Bei den meisten Arten zieht eine Reihe besonders großer, dorsal gelegener Zellen in der Richtung zur Hypophyse. Die Capillarversorgung des Nucleus praeopticus ist außerordentlich reich (Abb. 29, FLORENTIN 1936). Die sekretorische Tätigkeit der Zellen wurde in einer großen Anzahl von Arten und Gattungen beschrieben (E. SCHARRER 1928, 1930, 1932a, 1934b, 1934c, 1935, 1936b, 1936c, 1941, MAZZI 1941, PALAY 1943, 1945, HILD 1950, BARGMANN, HILD, ORTMANN und SCHIEBLER 1950, AZZALI 1952, GOSLAR 1952, BARGMANN 1953b).

Auf die zahlreichen cytologischen Besonderheiten der sezernierenden Zellen dieses Kerns bei verschiedenen Fischarten, die in den angeführten Arbeiten beschrieben wurden, kann hier nicht im einzelnen eingegangen werden; nur einige wichtige Punkte sollen hervorgehoben werden.

Verschiedene Arten unterscheiden sich in charakteristischer Weise in den cytologischen Besonderheiten der sezernierenden Zellen des Nucleus praeopticus. Individuen der gleichen Art, die zur gleichen Zeit unter gleichen Bedingungen fixiert wurden, können verschiedene Phasen des Sekretionscyclus zeigen. Ferner findet man, besonders ausgeprägt bei gewissen Arten, verschiedene Stadien der sekretorischen Tätigkeit in verschiedenen Zonen des großzelligen Anteils des Nucleus praeopticus (Abb. 50). Niemals werden jedoch Unterschiede in der Aktivität der beiden Nuclei praeoptici beobachtet; in jedem Individuum ist das Bild des Nucleus praeopticus der rechten Seite identisch mit dem der linken Seite. Wie schon eingangs bemerkt, findet man bei den *Fischen* alle Formen der Sekretbereitung: auf Kosten der NISSL-Substanz, des Kernchromatins und des basophilen Cytoplasmas (Abb. 51). Manche Arten zeigen alle 3 Formen, andere nur eine, nämlich die Umwandlung von NISSL-Substanz in Sekretgranula. Bei manchen Arten geht der Prozeß mit Vacuolisierung des Cytoplasmas einher, bei anderen liegen die Sekrettropfen im Cytoplasma ohne Vacuolen. Das Sekret selbst scheint bei verschiedenen Arten einen verschiedenen Vicsositätsgrad zu besitzen, indem bei manchen Arten die Granula an Zahl zunehmen, aber ihre Größe nicht verändern, während bei anderen Arten die zuerst erscheinenden kleinen Granula zu größeren zusammenfließen, bis die Zelle von wenigen sehr großen Sekrettropfen angefüllt ist. Eine außerordentliche Mannigfaltigkeit der Erscheinungen (Abb. 52) bedarf hier der vergleichenden Untersuchung und ordnenden Erklärung.

Wie bei den im vorausgehenden beschriebenen Wirbeltiergruppen läßt sich auch bei den *Knochenfischen* das von den Zellen des Nucleus praeopticus produzierte Kolloid den Fasern des Tractus praeoptico-hypophyseus entlang bis in die Pars nervosa der Hypophyse verfolgen, in der es abgelagert wird (E. SCHARRER 1936b, SCHARRER und SCHARRER 1944, PALAY 1945, HILD 1950, BARGMANN, HILD, ORTMANN und SCHIEBLER 1950, s. auch FLORENTIN 1934c, AZZALI 1952, STUTINSKY 1952c, BARGMANN 1953)[1].

Nucleus lateralis tuberis. Dieser Kern (Abb. 49), der nicht bei allen Arten von *Fischen* vorkommt, hat sich wahrscheinlich im Laufe der Phylogenese vom Nucleus praeopticus abgelöst (CHARLTON 1932). Seine Fasern verlaufen mit denen des Nucleus praeopticus zur Pars nervosa der Hypophyse. Die Zellen des Nucleus lateralis tuberis zeigen bei manchen Arten eine noch reichere Polymorphie der Kerne als die des Nucleus praeopticus. Ihre sekretorische Tätigkeit wurde besonders eingehend bei der *Schleie (Tinca vulgaris)* untersucht. Bei dieser Art besteht ein *jahreszeitlich bedingter Sekretionscyclus:* im Winter sind die Zellen weniger aktiv als im Sommer (Abb. 53, SCHARRER 1936b). Diese Beobachtung wurde von HILD (1950) bestätigt.

Das von den Zellen des Nucleus lateralis tuberis produzierte Kolloid färbt sich bei Anwendung der Azan- oder MASSON-Färbung in der gleichen Weise wie das Kolloid des Nucleus praeopticus (SCHARRER 1936b, PALAY 1943), unterscheidet sich jedoch vom Kolloid des Nucleus praeopticus in seiner mangelnden Färbbarkeit mit GOMORIs Chromhämatoxylin-Phloxinmethode (HILD 1950). Die Entstehung des Sekrets im Zellkern scheint für die Zellen des Nucleus lateralis tuberis zwar im allgemeinen charakteristisch zu sein, trifft aber nicht in jedem Falle zu. Bei *Tautoga onitis* wird das Sekret auf Kosten der NISSL-Substanz der Zellen des Nucleus lateralis tuberis produziert.

---

[1] Der die sekretführenden Fasern enthaltende Teil der Neurohypophyse ist an die Pars intermedia gebunden, während die zum Vorderlappenabschnitt (Pars anterior, Übergangsteil) verlaufenden Neuralfortsätze fast ausschließlich aus Fasern bestehen, die kein mit Chromhämatoxylin färbbares Sekret enthalten (BARGMANN 1953b, DIEPEN 1953).

Mittelhirngruppe. Bei manchen Arten, besonders *Cypriniden*, wurde in der Mittelhirnhaube eine Gruppe von Zellen gefunden (Abb. 49), die denen des Nucleus praeopticus sehr ähnlich und bei *Phoxinus laevis* sekretorisch tätig sind (E. SCHARRER 1932b). Die Identität dieses Kerns ist nicht bekannt. Es ist möglich, daß es sich um die gleiche Gruppe handelt, die von STUTINSKY (1937) beim *Frosch* und von MAZZI (1948a) bei *Triton cristatus* beschrieben wurde (S. 1006).

Nucleus nervi terminalis. Dieser Kern liegt an der ventromedianen Oberfläche des Tractus olfactorius (Abb. 49). Seine Größe und der Charakter seiner Zellen variieren bei verschiedenen Arten. Bei manchen bieten die Zellen nichts Ungewöhnliches, bei anderen fällt die reiche Gefäßversorgung auf. Bei *Tetrodon*

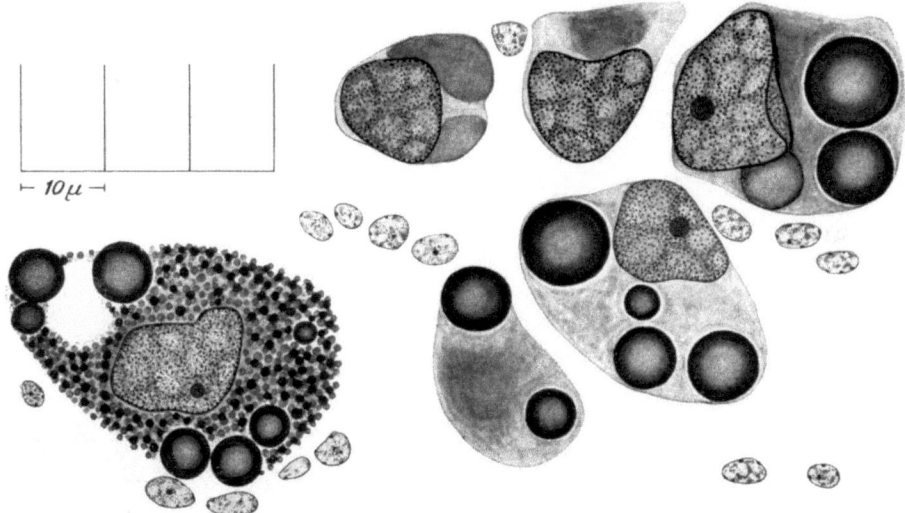

Abb. 52. Sezernierende Zellen aus dem Nucleus praeopticus von *Fundulus heteroclitus*. Entwicklung großer Sekretkugeln; eine Zelle ist mit Granula und Sekrettropfen völlig angefüllt. ZENKER-Formol, Celloidin, 15 µ FOOTs Modifikation der MASSONschen Bindegewebsfärbung. (Gez. E. S.)

lagocephalus sind die Kerne gelappt und segmentiert mit tiefen Höhlungen und verzweigten Ausläufern. Bei *Xiphias gladius* enthalten die Zellen Kolloidtropfen (E. SCHARRER 1936b).

Peripherer Sympathicus. Im peripheren Sympathicus der *Fische* wurde nur ein Ganglion gefunden (MAGRUDER 1947), dessen Zellen durch polymorphe Kerne auffallen und vielleicht sezernieren.

β) Selachier.

Bei den *Selachiern* sind zwei neurosekretorisch tätige Zellgruppen bekannt:
Nucleus praeopticus. Der Nucleus praeopticus von *Scyllium stellare* (E. SCHARRER 1952b) und *Scylliorhinus canicula* (MAZZI 1952b) nimmt ein relativ großes Areal ein (Abb. 54), da die Zellen nicht wie bei den *Knochenfischen* eng zusammengedrängt sind. Die Zellen sind offenbar sehr aktiv; in Chromhämatoxylin-Phloxinpräparaten ähneln sie in vieler Hinsicht den neurosekretorischen Zellen des *Hundes*, d. h. sie sind mit feinen, tiefblau gefärbten Granula gefüllt (Abb. 55). Die zur Hypophyse führenden marklosen Fortsätze dieser Zellen sind durch perlschnurartig aufgereihte Tropfen von Neurosekret ausgezeichnet und können infolgedessen in ihrem Verlauf ohne Schwierigkeit verfolgt werden. Der Tractus praeoptico-hypophyseus besteht nur zum Teil aus Neurosekret führenden, marklosen Fasern; ein bedeutender Anteil besteht aus markhaltigen Fasern, die

sich in nach GOMORI gefärbten Schnitten rot färben und deren Ursprung und Endigung noch nicht klar sind.

Der Hauptunterschied zwischen den *Selachiern* und allen anderen bisher untersuchten *Wirbeltieren* besteht in der *Endigung der neurosekretorischen Bahn.*

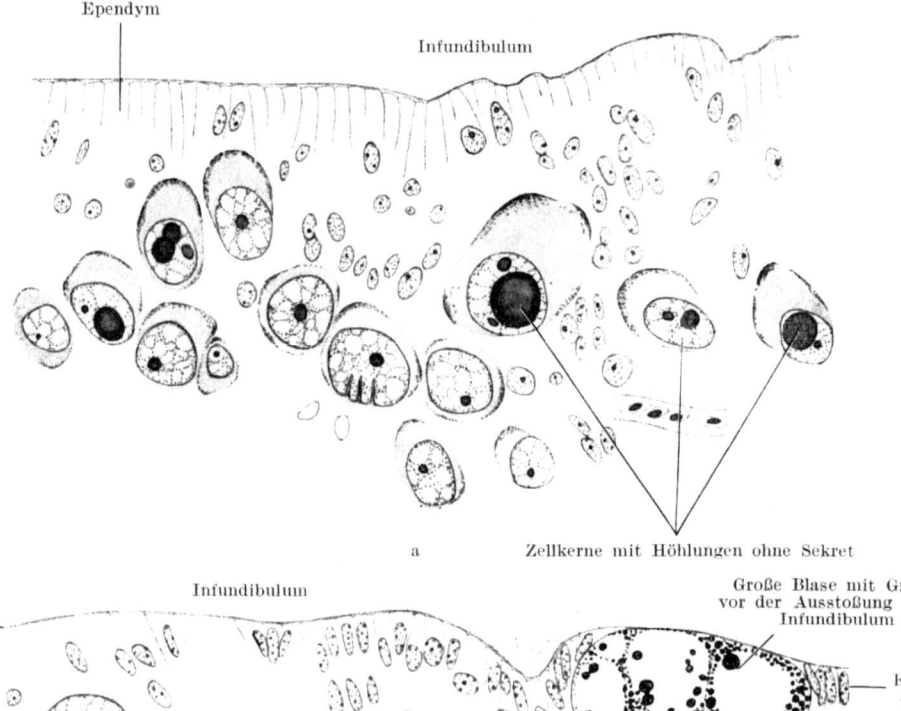
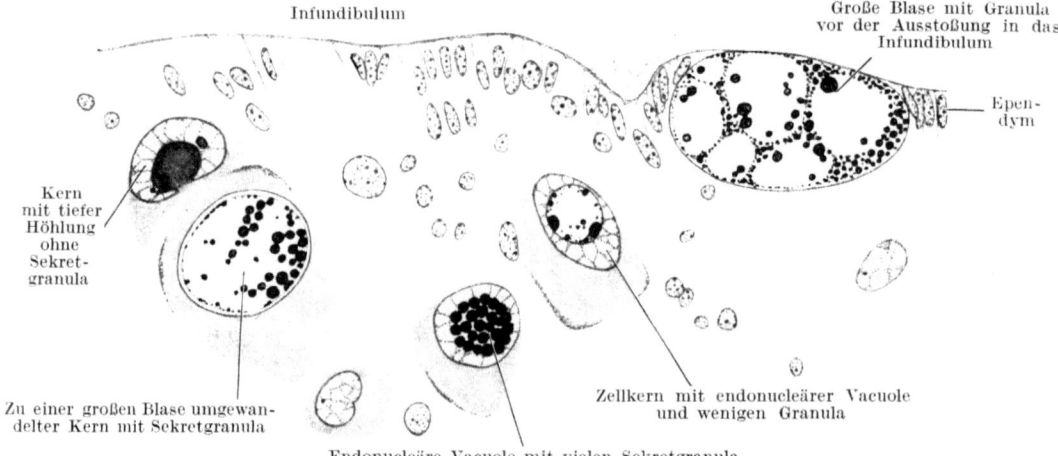

Abb. 53a u. b. Jahrescyclische Unterschiede im Verhalten der Zellen des Nucleus lateralis tuberis der *Schleie (Tinca vulgaris)*. Abb. 53a bezieht sich auf ein im Dezember, Abb. 53b auf ein im Juni in Susa fixiertes Tier. (Aus E. SCHARRER 1936b.)

Bei *Scyllium* ist es nämlich noch nicht zur Trennung zwischen Pars intermedia und Pars nervosa gekommen, d. h. die Fasern des Tractus praeoptico-hypophyseus enden bei *Scyllium* in der Pars intermedia (Abb. 56). Die Feststellung von STENDELL (1914), wonach die Pars nervosa bei *Scyllium* fehlen soll, trifft demnach nur in dem Sinne zu, daß die Pars nervosa nicht als ein abgrenzbarer Anteil der Hypophyse erscheint, *sondern die Gesamtheit der über die Pars intermedia verstreuten, Neurosekret führenden Nervenendigungen darstellt.* Nichts illustriert das Wesen der Pars neuralis der *Wirbeltiere* besser als ihr disseminierter Charakter bei den *Selachiern* im Gegensatz zu der Konzentration der Nervenendigungen des Tractus praeoptico-hypophyseus in einem abgrenzbaren Hypophysenlappen bei den höheren Wirbeltieren (Abb. 70).

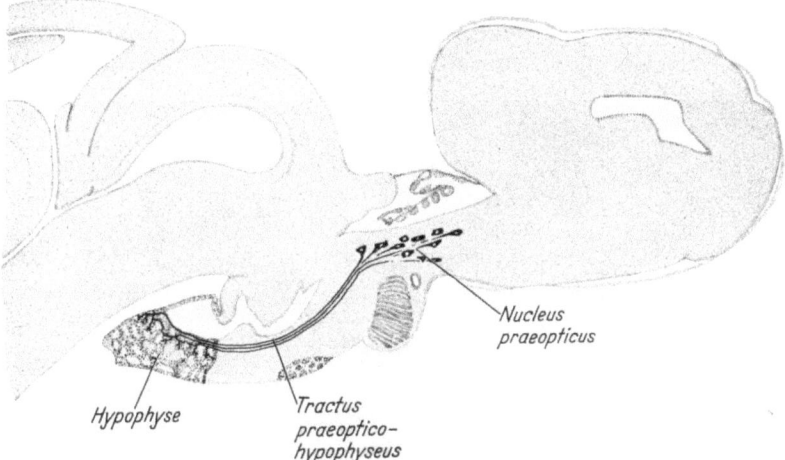

Abb. 54. Schematische Darstellung des hypothalamisch-hypophysären neurosekretorischen Systems eines Selachiers (Scyllium stellare). (Aus E. SCHARRER 1952b.)

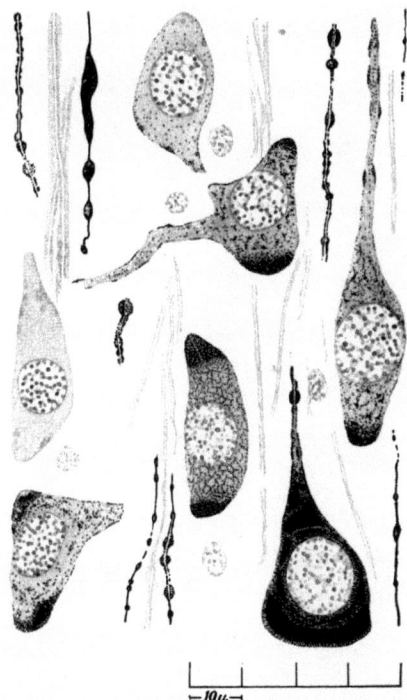

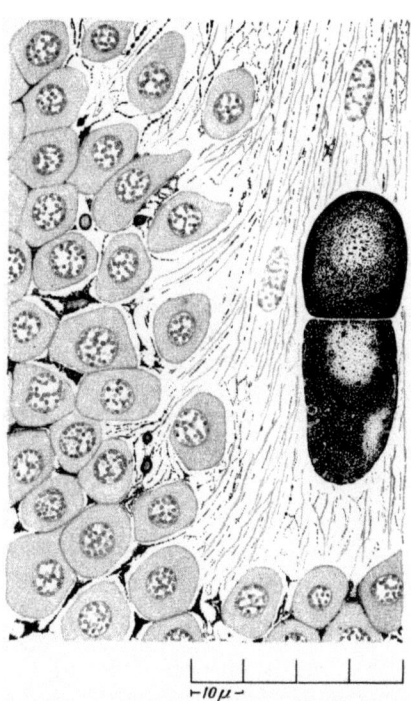

Abb. 55. Zellen des Nucleus praeopticus eines *Haifisches (Scyllium stellare)* in verschiedenen Stadien neurosekretorischer Aktivität. Fasern des Tractus praeoptico-hypophyseus sind durch die perlschnurartig aufgereihten Neurosekretkörnchen gekennzeichnet. BOUIN, Paraffin, 5 μ. GOMORIS Chromhämatoxylin-Phloxin. (Aus E. SCHARRER 1952b.)

Abb. 56. Mit Sekret beladene Endigungen der Fasern des Tractus praeoptico-hypophyseus in der Pars intermedia eines *Haifisches (Scyllium stellare)*. Rechts ein doppelter großer HERRING-Körper. BOUIN, Paraffin, 5 μ. GOMORIS Chromhamatoxylin-Phloxin. (Aus E. SCHARRER 1952b.)

Rückenmarkszellen. Bei allen von SPEIDEL (1919) und später von uns untersuchten *Selachiern* finden sich in der hinteren Hälfte des Rückenmarks um den Zentralkanal herum große Zellen[1] (200 × 300 μ), die durch dicke Fortsätze, vielgestaltige Kerne (Abb. 26), enge Beziehungen zu den Blutgefäßen und eine reiche Produktion von Neurosekret ausgezeichnet sind (Abb. 57). Die Beobachtungen SPEIDELS können in jeder Hinsicht voll bestätigt werden; darüber hinaus ist jedoch in der Aufklärung der Bedeutung dieser Zellen kein Fortschritt

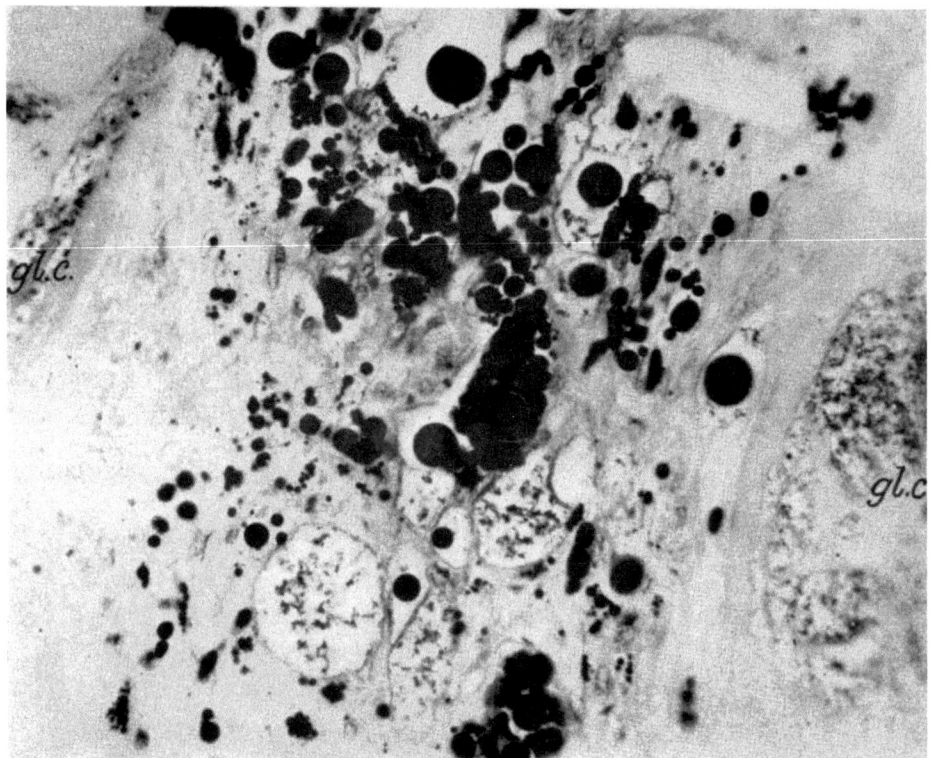

Abb. 57. Sezernierende Nervenzellen *(gl.c.)* im Rückenmark eines *Rochen (Raja laevis)* mit zahlreichen Sekretkörnchen verschiedener Größe. Vergr. etwa 500fach. (Aus SPEIDEL 1919.)

erzielt worden. SPEIDEL (1922) konnte keine entsprechende sekretorische Tätigkeit in homologen Zellen des Rückenmarks von *Knochenfischen* feststellen.

γ) Cyclostomen.

Der Nucleus praeopticus und seine Faserverbindungen bei *Petromyzon fluviatilis* wurde von HEIER (1948) beschrieben. In unseren eigenen Serien von Gehirnen von *Petromyzon marinus* sind die Zellen des Nucleus praeopticus mit Körnchen gefüllt, die sich mit Chromhämatoxylin blau färben. Auch MAZZI (1952b) und BARGMANN (1953b) beobachteten sekretorische Tätigkeit in den Zellen des Nucleus praeopticus von *Petromyzon*. Die Endigungen des Tractus praeoptico-hypophyseus in der noch sehr einfachen Neurohypophyse enthalten aufgestapeltes Neurosekret wie bei den im Vorangehenden beschriebenen Wirbel-

---

[1] SPEIDEL führte seine Untersuchungen auf Anregung DAHLGRENS durch, der diese Zellen zuerst (1914) als die motorischen Zentren der elektrischen Organe der *Rochen* beschrieb.

tieren. (Bezüglich der Neurohypophyse von *Petromyzon* s. E. SCHARRER 1953, BARGMANN 1953.)

2. Wirbellose Tiere.

Drüsig funktionierende Bezirke wurden in den Ganglien von *Würmern*, *Mollusken* und *Arthropoden* gefunden. In verschiedenen älteren Arbeiten über das Nervensystem der Invertebraten finden sich Angaben, die möglicherweise als Beobachtungen von neurosekretorischen Phänomenen gedeutet werden könnten,

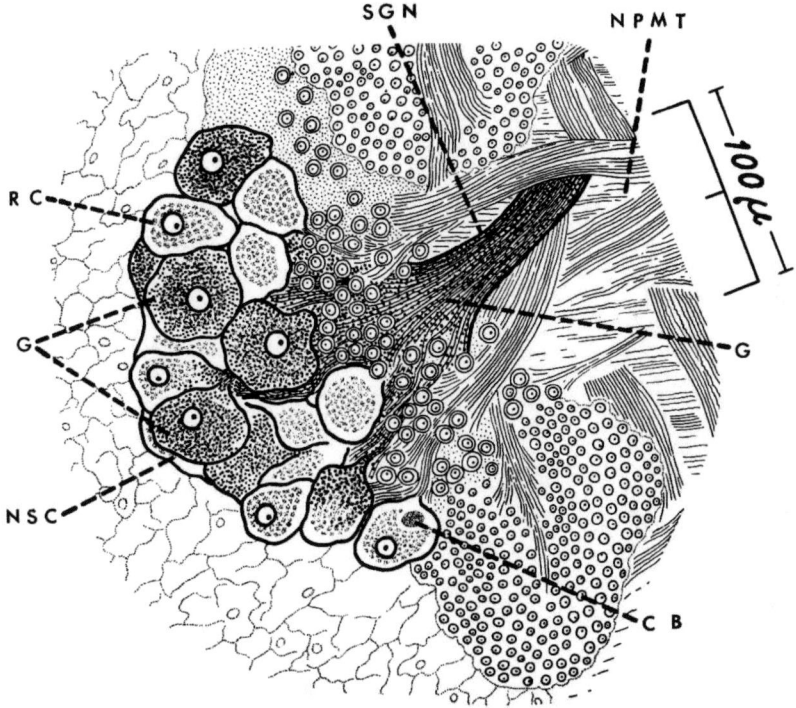

Abb. 58. Gruppe von neurosekretorischen Zellen (ENAMIS β-Typus) aus der Medulla terminalis der *Krabbe Sesarma* (Organ X). *CB* Haufen von Sekretgranula; *NPMT* Neuropil der Medulla terminalis; *NSC* neurosekretorische Zelle; *RC* granulafreie Zelle; *SGN* zur Sinusdrüse verlaufende Nervenfasern mit abwandernden Sekretgranula. HEIDENHAINS Susa, Paraffin, 10 μ, MALLORYS Dreifachfärbung. (Aus ENAMI 1951b.)

ohne daß dies aber heute mit Sicherheit entschieden werden kann (s. z. B. HALLER 1886, MONTGOMERY 1897, SMALLWOOD und ROGERS 1908, LEGENDRE 1909, REUPSCH 1912, DENIS 1928).

a) Arthropoden.

α) Crustaceen.

SAMASSA (1891a, b) und CARLTON (1897) fanden im vorderen Dorsalabschnitt nahe dem optischen Ganglion von *Leptodora (Cladoceren)* Nervenzellen, die Vacuolen und Einschlüsse enthielten, welche sich stark mit HEIDENHAINS Hämatoxylin färbten. Es wäre auf Grund der gegebenen Beschreibung durchaus möglich, daß es sich bei diesen Beobachtungen um neurosekretorische Zellen handelte.

Im *Augenstiel* der *Crustaceen* beschrieb HANSTRÖM (1931) erstmals das *Organ X* (laterales oder paariges Frontalorgan), das dann in einer Anzahl weiterer ausführlicher Untersuchungen studiert wurde (HANSTRÖM 1933, 1934a, b, 1935, 1937a, b, 1941, 1947b, 1949a, STÅHL 1938, MENDES 1942, SAWAYA 1942, AMAR

1950, DE LERMA 1951, GABE 1952d). Phylogenetisch ist dieses Organ offenbar aus Sinneszellen der Augenpapille hervorgegangen; bei manchen Vertretern der Gruppe ist es als Sinnesorgan, bei anderen als gemischt sensorisch-glanduläres Organ und bei wieder anderen als endokrine Drüse ausgebildet (HANSTRÖM 1938). Diese Ableitung des Organs aus Sinneszellen und nicht aus Ganglienzellen veranlaßte HANSTRÖM (1939) zunächst zu dem berechtigt erscheinenden Schluß, es nicht unter die neurosekretorischen Organe im engeren Sinn einzureihen.

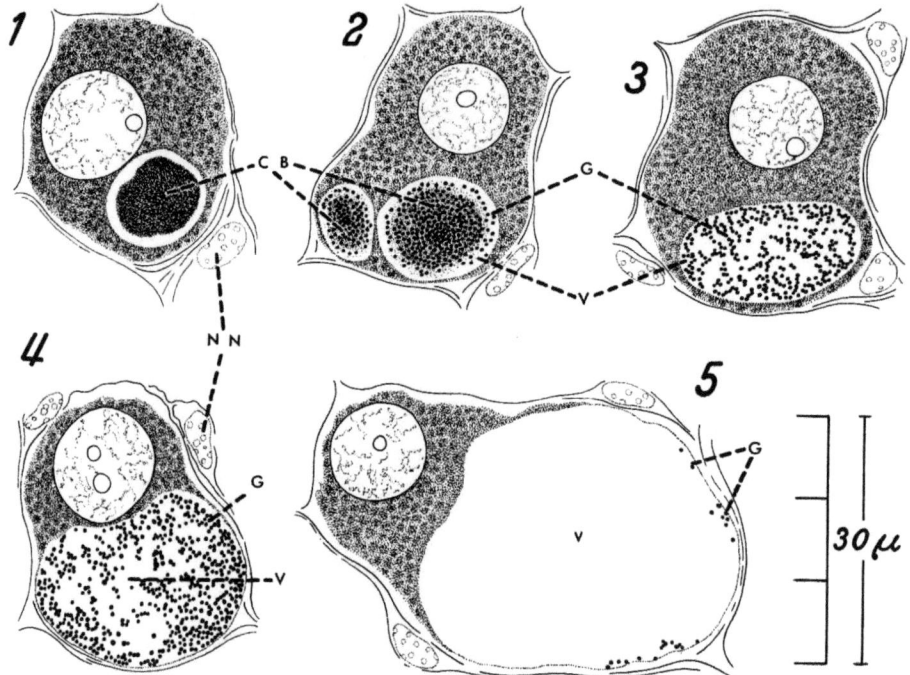

Abb. 59. Neurosekretorische Zellen (ENAMIS α-Typus) aus dem Gehirn und der Medulla terminalis der *Krabbe Sesarma*. *CB* Vacuolen mit Haufen von Sekretgranula; *G* Sekretgranula; *NN* Neurilemmakerne; *V* Vacuolen. HEIDENHAINS Susa, Paraffin, 10 μ, MALLORYS Dreifachfärbung. (Aus ENAMI 1951b[1].)

In späteren Arbeiten jedoch bezeichnete derselbe Autor (HANSTRÖM 1941) die X-Organzellen als neurosekretorisch. Untersuchungen der jüngsten Zeit, die zugleich mit der Aufklärung der Funktion des Organs X seine strukturellen Besonderheiten in ein neues Licht rückten, charakterisieren diese Drüse als neurosekretorisch (Abb. 58).

Bei *Brachyuren* (BLISS 1951, PASSANO 1951a, 1952) besteht das Organ X aus 12 oder mehr, im Leben bläulichen, neurosekretorischen Zellen, die zwischen normalen Nervenzellen direkt unter der proximo-ventralen Oberfläche der Medulla terminalis liegen. Die großen Achsenzylinder der sezernierenden Zellen bilden einen Teil des *Sinusdrüsennerven* und enthalten Tröpfchen von Neurosekret (Abb. 58, ENAMI 1951b, s. auch R. SMITH 1948, GABE 1952). PASSANO (1952) beobachtete mit dem Phasenmikroskop bei der *Krabbe Sesarma* sphärische Systeme, bestehend aus kleinen (0,3 μ), stark lichtbrechenden Granula, die einen optisch leeren zentralen Tropfen umgeben. Diese können zu größeren Tropfen zusammenfließen und kommen außer im sekretorischen Neuron auch im Terminal-

---

[1] Herr Prof. Dr. M. ENAMI, Hiroshima University, Fukuyama, Japan, hatte die Freundlichkeit uns die Originalvorlagen für die Abb. 58 und 59 zur Verfügung zu stellen.

organ, der *Sinusdrüse*, vor. Bei Anwendung der GOMORI-Färbung verhält sich das Neurosekret der *Krabbe Gecarcinus* nach BLISS (persönliche Mitteilung) wie das der *Insekten* und *Wirbeltiere*, d. h. die granulären Zelleinschlüsse des Organs X, die peripher in den Axonen des „Sinusdrüsennerven" liegenden Tröpfchen und die beim Eintritt des Nerven in die Sinusdrüse angereicherten Sekretklumpen färben sich tiefblau.

ENAMI (1951 b) nannte die sezernierenden Ursprungszellen des Sinusdrüsennerven *β-Zellen*. Dieser Autor beschrieb bei der japanischen *Süßwasserkrabbe Sesarma haematocheir* erstmals eine neurosekretorische Tätigkeit auch in anderen Teilen des Zentralnervensystems (ENAMI 1949, 1951 b), eine Beobachtung, die

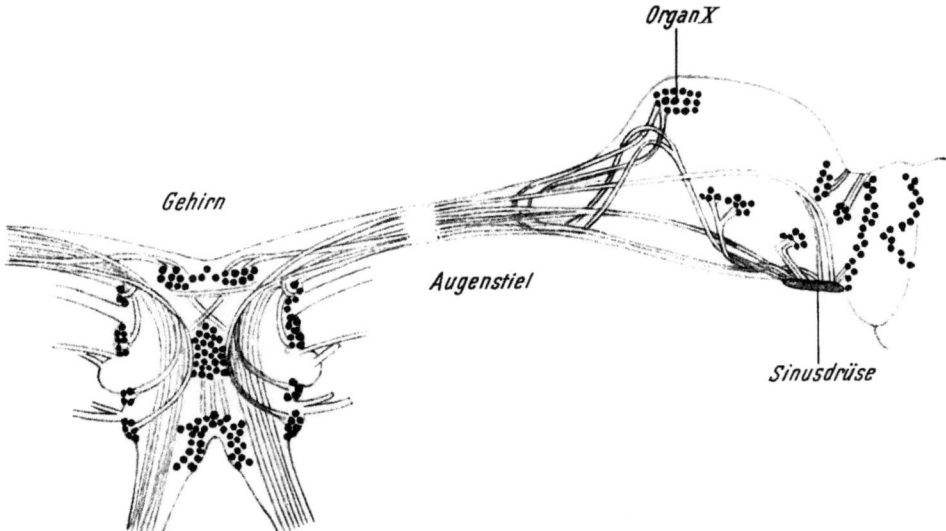

Abb. 60. Schematische Darstellung des neurosekretorischen Systems der *Krabbe Gecarcinus*. In Gruppen angeordnete neurosekretorische Zellen sind als schwarze Punkte dargestellt. Das Organ X (HANSTRÖM) ist eine der zahlreichen Gruppen neurosekretorischer Zellen. In der Sinusdrüse enden Nervenfasern, die ihren Ursprung in den dargestellten neurosekretorischen Zellen nehmen und der Sinusdrüse Sekret zuführen. Das Gehirn ist in Dorsalansicht, der Augenstiel in Vorderansicht gezeichnet. (Unter Benutzung von Abbildungen von BLISS und WELSH 1952.)

wesentlich zum Verständnis des Organs X beiträgt. Er unterschied 3 Typen von neurosekretorischen Zellen bei dieser Species. Die α-*Zellen* kommen im Gehirn, in der Medulla terminalis, Medulla externa und Medulla interna, sowie im Thorakalganglion vor. Charakteristische Zeichen einer sekretorischen Tätigkeit sind Cytoplasmavacuolen mit fuchsinophilen Einschlüssen (Abb. 59). Typisch für die β-*Zellen* ist ihre starke Affinität zur Anilinblaukomponente der MALLORY-Färbung. Die β-Zellen sind im Gehirn, im Kommissuralganglion und in der Medulla terminalis lokalisiert. Die letztere Zellgruppe entspricht, wie schon erwähnt, dem Organ X anderer *Crustaceen*. Während die α- und β-Zellen cytoplasmatische Sekretbereitung zeigen, zeichnet sich der γ-Typ, der im Gehirn und in der Medulla terminalis vorkommt, durch Kernsekretion aus. Das Vorkommen von neurosekretorischen Zellen außerhalb des Organs X wurde für andere *Crustaceen*-Arten bestätigt (BLISS und WELSH 1952). Zum mindesten ein Teil dieser sekretorischen Zentren sendet seine Achsenzylinder zur Sinusdrüse, die demnach Neurosekret nicht nur aus dem Organ X, sondern auch aus anderen sezernierenden Zellgruppen des Zentralnervensystems zu speichern scheint (Abb. 60).

Die Tatsache, daß in den zur Sinusdrüse führenden Nerven Neurosekret gefunden wird und daß die Mehrzahl der Autoren in der Sinusdrüse selbst keine cytologischen Anzeichen einer sekretorischen Tätigkeit feststellen konnten, ist von Interesse im Hinblick auf die auf S. 1019 beschriebenen ähnlichen Verhältnisse bei *Insekten*.

β) Xiphosuren.

Das Zentralnervensystem des *Molukkenkrebses (Limulus polyphemus, L. moluccanus)* enthält eine beträchtliche Anzahl von Drüsen-Nervenzellen, die sich durch die Anwesenheit von großen, mit Neurosekret gefüllten Vacuolen auszeichnen. Dieser morphologische Befund (B. SCHARRER 1941c) ebenso wie der bei *Crustaceen* ist von besonderem Interesse, da es möglich ist, ihn zu physiologischen Ergebnissen in Beziehung zu bringen.

Nach Fixierung mit ZENKER-Formol und Celloidineinbettung erscheint das Neurosekret von *Limulus polyphemus* homogen; es färbt sich grün mit der Lichtgrünkomponente des MASSONschen Trichromgemisches (FOOT-Modifikation). Nicht unähnlich dem Thyreoideakolloid in seinem histologischen Aussehen, zeigt das Neurokolloid von *Limulus* kleine Vacuolen in der Peripherie der Sekretblasen. Das Sekret nimmt in der Regel einen erheblichen Platz in den Drüsen-Nervenzellen ein und verdrängt Kern und Cytoplasma mehr oder weniger gegen den Zellrand (Abb. 5). Die beschriebenen Eigenschaften machen die sezernierenden Nervenzellen von *Limulus* zu besonders auffälligen Zellelementen, was ihre Zählung bei diesem Tier sehr erleichtert. Es wurde daher an einer größeren Zahl von Schnittserien die relative Häufigkeit sezernierender Nervenzellen im Zentralnervensystem festgestellt, was zu 2 Ergebnissen führte: a) Die verschiedenen untersuchten Individuen zeigen bezüglich der absoluten Zahl sezernierender Nervenzellen erhebliche Unterschiede (Minimum 1 oder 2, Maximum 2494 neurosekretorische Zellen je Zentralnervensystem). b) Die relative Häufigkeit von Drüsen-Nervenzellen in ein und demselben Individuum wechselt in verschiedenen Abschnitten des Zentralnervensystems.

Letzteres besteht aus einem den Oesophagus umgebenden Ring, der das „Gehirn" und die Thorakalganglien enthält, und aus einer Kette von Abdominalganglien. Eine sehr aktive neurosekretorische Region ist der caudale Teil des circumoesophagealen Ringes (Thorakalganglien 6 und 7); oralwärts nimmt die Zahl der Drüsen-Nervenzellen graduell ab. Die Abdominalganglien enthalten in der Regel eine große Anzahl sezernierender Zellen (Abb. 61).

Diese quantitativen Ergebnisse stehen in gutem Einklang mit den physiologischen Ergebnissen an *Limulus* (BROWN und CUNNINGHAM 1941), die an anderer Stelle behandelt werden (S. 1035).

Das „rudimentäre Auge" von *Tachypleus* enthält neurosekretorische Zellen WATERMAN und ENAMI, persönliche Mitteilung).

γ) Onychophoren.

Einen interessanten Befund bei *Onychophoren* verdanken wir DAY (persönliche Mitteilung), der Gelegenheit hatte, einige kleine Exemplare auf dem Gipfel des Mt. Gingera (Australian Capital Territory) zu sammeln. Die Species ist offenbar *Ooperipatus paradoxus* BOUVIER. Eines der drei histologisch untersuchten Exemplare enthält beiderseitig symmetrische Zellgruppen von etwa je 6 neurosekretorischen Zellen in der lateralen Zellschicht der Circumoesophagealkonnektive nahe ihrer Einmündung in das Supraoesophagealganglion. Diese Lokalisation der sezernierenden Nervenzellen, die der bei *Limulus* entspricht, ist phylogenetisch von Bedeutung. Eine Verbindung zwischen den neurosekretorischen Zellen und den histologisch drüsig erscheinenden „Ventralorganen", die wegen der bei *Crustaceen* und *Insekten* beschriebenen Situation von Interesse wäre, scheint bei den *Onychophoren* nicht zu bestehen.

δ) **Insekten.**
Eine in bezug auf ihre neurosekretorische Aktivität besonders interessante Gruppe unter den Wirbellosen sind die *Insekten*. Sie enthalten Drüsen-Nervenzellen in verschiedenen Teilen des Zentralnervensystems, nämlich im Suboesophagealganglion (B. SCHARRER 1941a, VASQUEZ und BREÑA 1941, BOUNHIOL 1949, STUTINSKY 1952, REHM, persönliche Mitteilung), in verschiedenen Ganglien des thorakalen und abdominalen Bauchmarks und im Frontalganglion (DAY 1940a, POSSOMPÈS 1948b, REHM, persönliche Mitteilung[1]). Die wichtigste Gruppe neurosekretorischer Zellen liegt in der *Pars intercerebralis des Protocerebrums* (Abb. 62). Diese Zellgruppe wurde bei einer Anzahl von Arten der verschiedensten Insektenordnungen beschrieben und kommt sowohl bei Larven und Puppen, als auch bei Imagines vor (WEYER 1935, B. SCHARRER 1937, 1941a, 1951, SCHARRER und SCHARRER 1937, 1944, HANSTRÖM 1938, 1939, DAY 1940a, b, PEREZ 1940, WIGGLESWORTH 1940, VASQUEZ und BREÑA 1941, VOGT 1942, PESSON 1942, POSSOMPÈS 1947, 1948b, 1950, WILLIAMS 1947b, POISSON und SELLIER 1947, CAZAL 1948, 1949, PALM 1948, E. THOMSEN 1948, ARVY und GABE 1950, DE BUEN 1950, REHM 1950, 1951, DUPONT-RAABE 1951a, M. THOMSEN 1951, L'HÉLIAS 1951, 1952, SCHMIDT und WILLIAMS 1953, STUTINSKY 1952d, LHOSTE 1953). Die Achsenzylinder dieser neurosekretorischen Zellen bilden die *Nervi corporis cardiaci I* (PFLUGFELDER 1936/37, HANSTRÖM 1940a). Die der sekretorischen Pars intercerebralis entsprechenden Zellen verursachen bei den *Phasmiden Clonopsis gallica* (CAZAL 1948) und *Bacillus rossii* (DUPONT-RAABE 1951a) eine dorsocaudale Gehirnausbuchtung. Diese morphologische Besonderheit, die bei anderen *Phasmiden* fehlt, stellt vielleicht einen Übergang zu den im folgenden beschriebenen Verhältnissen bei *Apterygoten* dar.

Bei einer Reihe von Insektenarten kommen außer in der Pars intercerebralis mehr lateral im Protocerebrum gelegene Gruppen neurosekretorischer Zellen vor (CAZAL 1948, WILLIAMS 1948a, SCHMIDT und WILLIAMS 1952, L'HÉLIAS 1950, M. THOMSEN 1951, E. THOMSEN 1952), von denen die *Nervi corporis cardiaci II* (HANSTRÖM 1940a) ihren Ursprung nehmen. Die von den neurosekretorischen Gehirnzentren ausgehenden Faserbündel innervieren nach PFLUGFELDER (1936/37) die hinter dem Gehirn gelegenen *Corpora cardiaca* (Nervi corporis cardiaci I und II) und die *Corpora allata* (Nervi corporis allati).

Von besonderem Interesse ist, daß entlang diesen Nervenbündeln bei manchen Insekten Neurosekret angetroffen wird. Solche Beobachtungen wurden erstmals von HANSTRÖM (1940a, 1953) bei *Petrobius (Apterygota, Machilidae)* beschrieben, wo die den Nervi corporis cardiaci I der höheren Insekten entsprechenden Faserbündel nicht in der Pars intercerebralis, sondern in den vor dem Gehirn liegenden paarigen Frontalorganen entspringen[2]. Das Sekret kann besonders schön bei der *Schabe Leucophaea maderae* demonstriert werden (Abb. 8, 9 und 15, B. SCHARRER

---

[1] In Thoraxganglien von *Phryganea (Trichoptera)* hat HOSSELET bereits 1929 große Ganglienzellen mit vacuolisiertem Cytoplasma und fuchsinophilen Granulationen beschrieben, die ihn offenbar an eine sekretorische Funktion von nervösen Elementen denken ließen.

[2] Diese paarigen dorsalen Frontalorgane, die bei *Petrobius* sekretorisch tätig sind (HANSTRÖM 1940a), sowie das unpaare ventrale Frontalorgan, dessen Drüsenelemente z. B. beim Weibchen von *Ctenolepisma* in der Fortpflanzungsperiode hypertrophieren (DE LERMA 1947), sind von Sinnesorganen abzuleiten. Zu den diesen Insektenorganen homologen Strukturen der *Crustaceen* gehört das auf S. 1013 besprochene Organ X. Wenngleich noch nicht alle Zusammenhänge bezüglich dieser Arthropodenorgane geklärt sind, so kann kein Zweifel darüber sein, daß eine sehr enge Verwandtschaft zwischen den drüsig ausgebildeten Frontalorganen und den neurosekretorischen Zentren des Zentralnervensystems besteht. Es hat sowohl bei *Insekten* als bei *Crustaceen* sehr den Anschein, daß die drüsigen Frontalorgane im Verlauf der phylogenetischen Entwicklung als Pars intercerebralis und als Organ X in das Zentralnervensystem einbezogen wurden (HANSTRÖM 1941, 1943a).

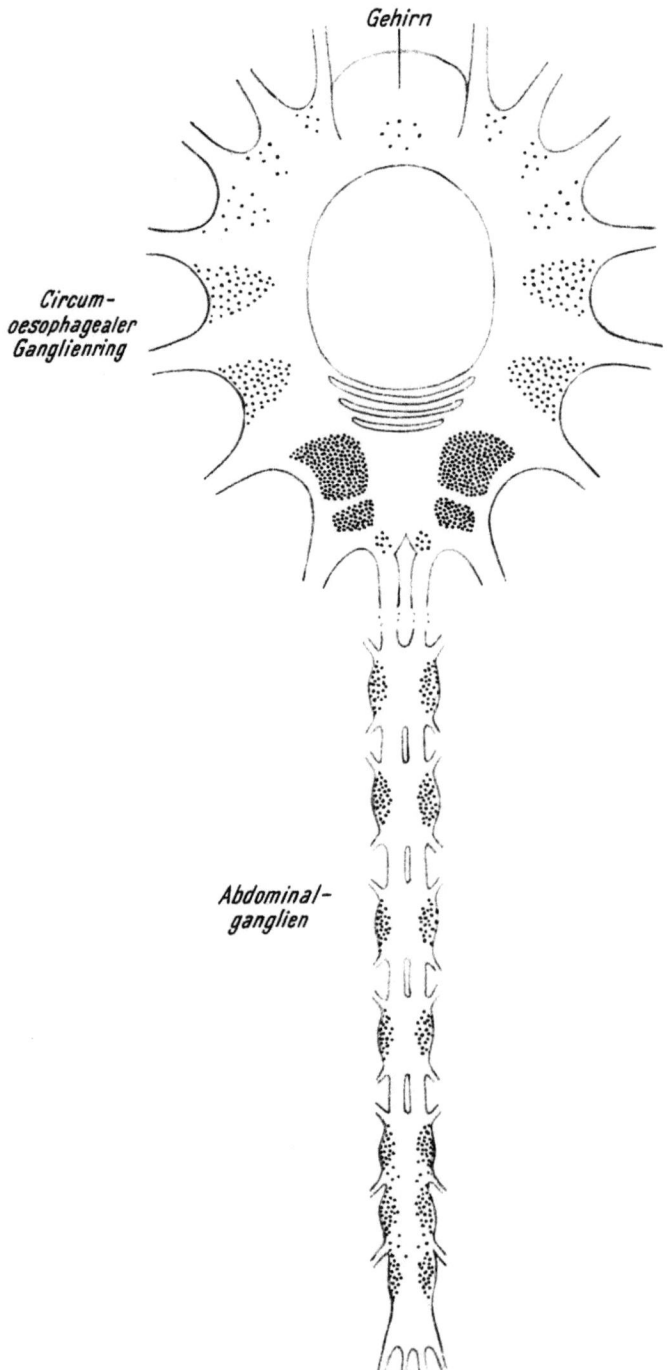

Abb. 61. Schematische Darstellung der Verteilung der neurosekretorischen Zellen (schwarze Punkte) im Zentralnervensystem des *Molukkenkrebses (Limulus)*. (Nach B. Scharrer 1941c.)

und E. Scharrer 1944, B. Scharrer 1951), wo es nicht nur bei normalen, kastrierten oder allatektomierten erwachsenen Weibchen und Männchen gefunden wurde, sondern auch bei allatektomierten Larven, die sich zu frühreifen „Adultoiden" (B. SCHARRER 1946) entwickelt hatten. Dieser Befund konnte von CAZAL (1948), ARVY und GABE (1950), ARVY, BOUNHIOL und GABE (1953), DUPONT-RAABE (1951a) und STUTINSKY (1951b, 1952) bestätigt werden, die ebenfalls Neurosekret in den Nervi corporis cardiaci einiger höherer Insekten beobachteten. CAZAL läßt die Frage offen, ob diese färbbare Substanz aus dem Gehirn oder aus den Corpora cardiaca stammt. Die Befunde an *Leucophaea* (B. SCHARRER 1951, 1952a, c) lassen die letztere Ansicht als äußerst fraglich erscheinen. Alle Anzeichen sprechen vielmehr dafür, daß das aus den neurosekretorischen Zellen des Gehirns stammende Sekretionsprodukt in den Corpora cardiaca gespeichert wird (S. 1045).

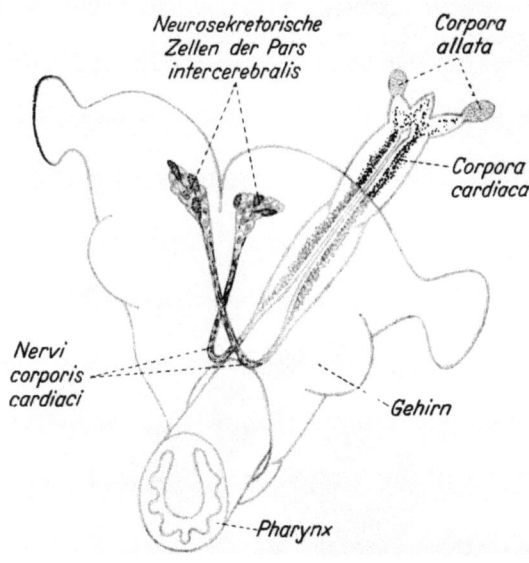

Abb. 62. Schematische Darstellung des neurosekretorischen Intercerebralis-Cardiacum-Allatum-Systems eines *Insekts (Leucophaea)*. (Aus B. SCHARRER 1952c.)

Morphologisch zeichnen sich die neurosekretorischen Zellen der Insekten vor allem durch ihre deutlich färbbaren Einschlüsse aus. Die großen sezernierenden Elemente im Suboesophagealganglion der Schaben (*Leucophaea*

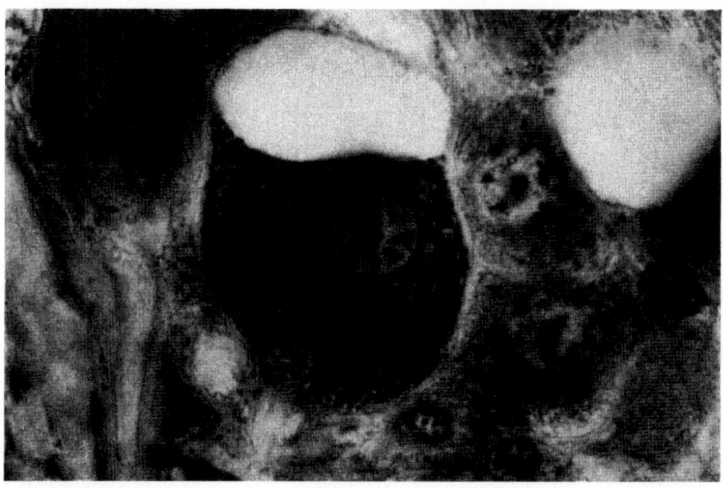

Abb. 63. Neurosekretorische Zelle aus dem Unterschlundganglion der Schabe *Blaberus*. Das Cytoplasma enthält zahlreiche Sekretgranula und eine Vacuole (vgl. Abb. 6B). ZENKER-Formol, Celloidin, 15 μ, FOOTS Modifikation der MASSONschen Bindegewebsfärbung, Mikrophotographie, Vergr. 1000fach. (Aus B. SCHARRER 1941a.)

maderae, Periplaneta americana, Blaberus craniifer, Abb. 6, 8 und 9) sind häufig mit Körnchen vollgepfropft, die sich in den proximalen Teil des Achsenzylinders fortsetzen (Abb. 15). Daneben kommt das Neurosekret auch in Form von Vacuolen mit homogenem Inhalt vor *(Blaberus)*, die denen von *Limulus* ähnlich sind (Abb. 63). Manche Zellen enthalten nur wenige Sekretgranula. Die GOMORIsche Methode ist für die Darstellung des Neurosekrets in der Pars intercerebralis der Schabe besser geeignet als die Methode von MASSON oder HEIDENHAINs Azanfärbung usw. Die verschiedenen histologischen Bilder lassen sich in einer Serie anordnen (Abb. 9), die aller Wahrscheinlichkeit nach den Ausdruck eines Sekretionscyclus (S. 962) darstellt (B. SCHARRER 1941a, VASQUEZ und BREÑA 1941).

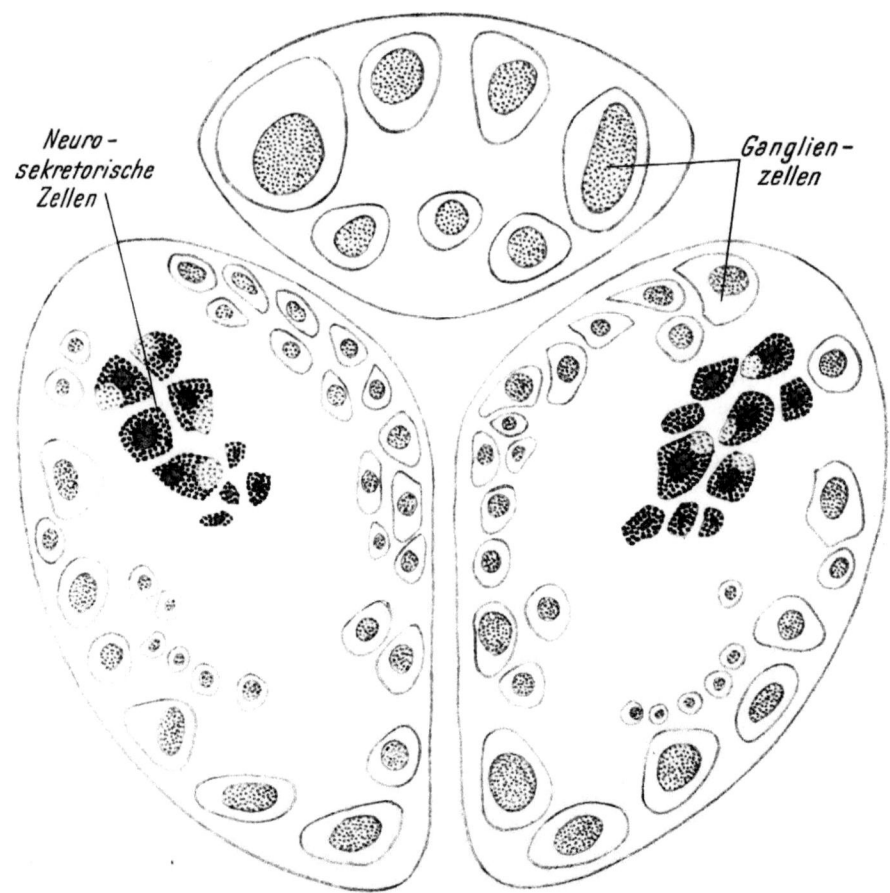

Abb. 64. Anordnung der neurosekretorischen Zellen im Cerebralganglion der *Schnecke Aplysia (Opisthobranchier)*. (Nach B. SCHARRER 1935.)

In frischen, unfixierten Totalpräparaten erscheint das Neurosekret der *Insekten* wie auch das der *Crustaceen* bläulich. Die Pars intercerebralis kann daher bei manchen *Dipteren* (E. THOMSEN 1948), *Phasmiden* (DUPONT-RAABE 1951a) und *Lepidopteren* (SCHMIDT und WILLIAMS 1953) deutlich vom Rest des Gehirns unterschieden werden. Dieselbe Färbung zeigen die unfixierten Corpora cardiaca einer Reihe von Insektenarten sowie die Komponenten des neurosekretorischen Systems der *Crustaceen*.

b) Mollusken.

Innerhalb einer großen Anzahl untersuchter Vertreter der *Mollusken* sind neurosekretorische Zellareale mit Sicherheit erstmals im Zentralnervensystem der *Hinterkiemer (Opisthobranchier)* festgestellt worden (B. SCHARRER 1935, 1937). Am eindrucksvollsten treten sie uns bei *Aplysia* und *Pleurobranchaea* entgegen.

Bei *Aplysia* handelt es sich um wohl abgegrenzte Zellgebiete in symmetrischer Anordnung nahe der Oberseite des Cerebralganglions. Weitere sezernierende

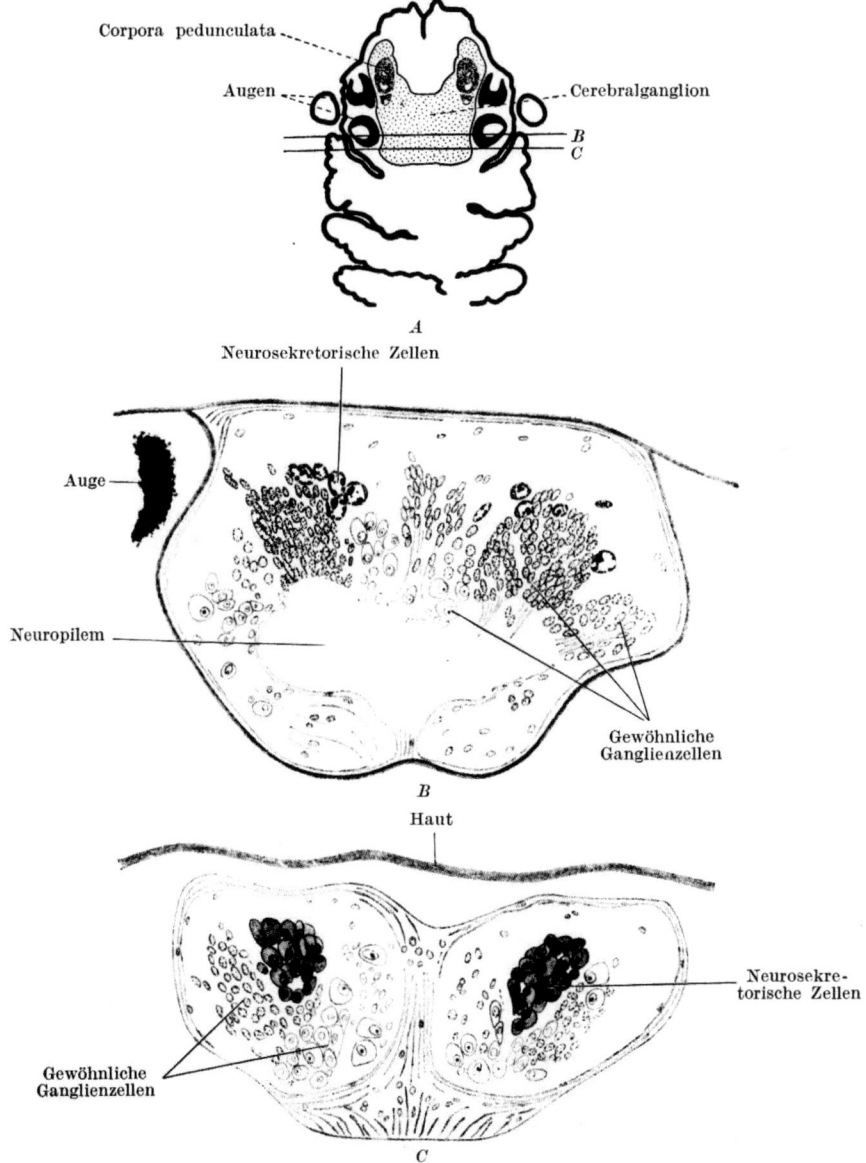

Abb. 65. Anordnung der neurosekretorischen Zellen im Cerebralganglion des *Wurms Nereis (Polychäten)*. *A* Flachschnitt durch den Kopf. Vergr. 27fach. Die mit *B* und *C* bezeichneten Linien stellen die Querschnittsebenen der Abb. 65 *B* und *C* dar. BOUIN, Celloidin, 10 μ, VAN GIESON, Vergr. 150fach. (Aus B. SCHARRER 1937.)

Ganglienzellen finden sich in den hinteren Visceralganglien dieser Schnecke. Der entsprechende drüsig funktionierende Bereich liegt bei *Pleurobranchaea* im caudalen Abschnitt des Cerebrovisceralganglions; die von dünnen Hüllen umgebenen, geschichteten Sekretkonkremente zeigen in diesem Bereich eine charakteristische blumenstraußartige Anordnung. Ähnliche, wenn auch weniger deutliche Zellbilder findet man im Zentralnervensystem der *Opisthobranchier Tethys, Doris, Doridium, Aeolis* und *Philine*.

Als Beispiel einer neurosekretorischen Zellgruppe bei einem *Opisthobranchier* wird hier ein Schnitt durch das Cerebralganglion der Schnecke *Aplysia* abgebildet (Abb. 64). Eine Gruppe von Zellen fällt durch zahlreiche, kleinere und größere tropfenartige Plasmaeinschlüsse auf, die sich im van Gieson-Präparat leuchtend rot, im Eisenhämatoxylinpräparat (nach Heidenhain) schwarz färben (Abb. 3a). Merkwürdig sind die als ein schwach angefärbtes Maschenwerk erscheinenden, von Zelleinschlüssen freien Zellbezirke, die bisweilen auch leere Vacuolen aufweisen. Aus diesen Partien ist offenbar das gespeicherte Produkt bereits abgegeben worden.

Das von der Zelle gebildete Sekret erstreckt sich bei *Pleurobranchaea* und *Aplysia* in den Zellfortsatz hinein. Bei *Pleurobranchaea* wurde das Neurosekret im Prozeß der Abwanderung im Axon beobachtet (Abb. 14).

Bei einer Anzahl von *Prosobranchiern* hat Gabe (1951, 1953) neurosekretorische Zellen in verschiedenen Ganglien beschrieben.

Bei *Dentalium (Scaphopoden)* kommen neurosekretorische Zellen in den Cerebral-, Pleural- und vorderen Buccalganglien vor (Gabe 1949). Wie im Falle der *Opisthobranchier* enthalten diese Zellen stark acidophile Granula und Massen, die sich auch in die Ausläufer erstrecken.

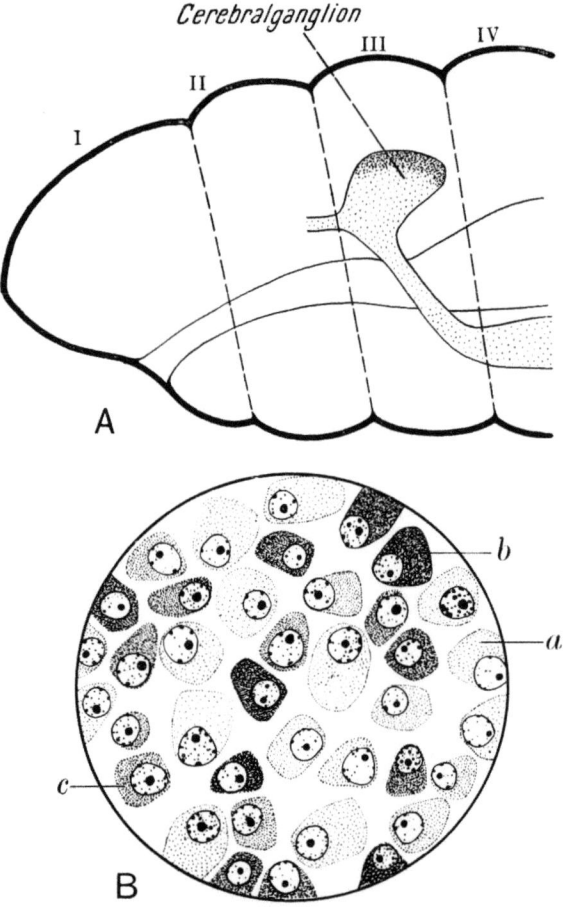

Abb. 66. *A* Schematische Darstellung des Vorderendes des Zentralnervensystems des *Regenwurms (Lumbricus)*. Die dorsale sekretorische Zone des Cerebralganglions ist dichter punktiert. *B* Zellbild aus der sekretorischen Zone. Bei Färbung mit Eosin-Lichtgrün erscheinen die gewöhnlichen Ganglienzellen grün gefärbt (*a*). Granulierte Zellen färben sich zum Teil rot (*b*) oder grünlich-violett (*c*). (Aus Scharrer und Scharrer 1937.)

In den Ganglienzellen des Pedalganglions von *Patella vulgata* (Lamellibranchiaten) hat Fridtjof Nansen (1896) Granula verschiedener Größe beschrieben, die aus der Zelle ausgestoßen wurden. Es handelt sich bei dieser Beobachtung möglicherweise um Anzeichen einer sekretorischen Tätigkeit.

Schließlich enthalten die die Buccalganglien von *Octopus (Cephalopoden)* umgebenden „juxtaganglionären" Neuronen acidophile Plasmaeinschlüsse, die vielleicht ebenfalls auf eine sekretorische Funktion dieser Zellen schließen lassen (Bogoraze und Cazal 1946).

c) Würmer.

Unter den *Würmern* zeigen eine besonders lebhafte Sekretion verschiedene Vertreter der marinen *Polychäten*, z. B. *Nereis* (*Neanthes*, 3 Arten), *Aphrodite* und *Lepidonotus* (B. SCHARRER 1937, SCHAEFER 1939, BOBIN und DURCHON 1952, DEFRETIN 1952). Bei *Nereis virens* finden sich zwei symmetrisch zur Mittellinie gelegene Zellgruppen ziemlich weit caudal und dorsal im Cerebralganglion (Abb. 65). Die neurosekretorischen Elemente zeichnen sich durch kleinere und größere Tröpfchen und durch auffällige Vacuolen im Cytoplasma aus (B. SCHARRER 1936). Diese Zellformen wurden zum Teil schon von HAMAKER (1898) abgebildet, aber nicht als sezernierende Nervenzellen erkannt. Ein besonders großer Teil des Cerebralganglions (beinahe die Hälfte) ist bei *Aphrodite* drüsenartig entwickelt.

Beim *Regenwurm (Lumbricus terrestris)* liegen zahlreiche neurosekretorische Zellen (Abb. 66) im dorsalen und caudalen Bezirk des Cerebralganglions und in den vorderen Ventralganglien (B. SCHARRER 1937, E. SCHARRER und B. SCHARRER 1937, HARMS 1947—1949). Sie färben sich wie die entsprechenden Zellelemente höherer Tiergruppen mit der GOMORI-Methode tiefblau. Ähnlich den Neurosekret enthaltenden Geweben der *Arthropoden* fällt der sezernierende Gehirnanteil des *Regenwurms* im frischen, unfixierten Zustand durch seinen bläulichen Farbton auf (E. THOMSEN, persönliche Mitteilung). Die Zahl der neurosekretorischen Zellen im Regenwurmgehirn soll nach Injektion mit Novocain oder Adrenalin erhöht sein (SCHMID 1947). Der *Blutegel (Hirudo medicinalis)* enthält jederseits im Cerebralganglion einige Nervenzellen, die sich färberisch wie die beim *Regenwurm* beschriebenen sekretorischen Elemente verhalten (B. SCHARRER 1937).

Bei der *Nemertine Lineus* hat MONTGOMERY (1897) auf das Vorkommen eosinophiler Einschlüsse („chromophilic corpuscles") im Cytoplasma gewisser Ganglienzellen hingewiesen, die vielleicht als Neurosekret gedeutet werden können (s. a. SMALLWOOD und ROGERS 1908).

Hier ist auch das sog. „*Cerebralorgan*" der Nemertinen zu erwähnen, das aus nervösen und drüsigen Elementen besteht (MCINTOSH 1876). Bei verschiedenen Vertretern dieser Tiergruppe kann die graduelle Einverleibung dieses Organs in das Zentralnervensystem verfolgt werden, was vielleicht einen Modus der Entstehung neurosekretorischer Zentren anzeigt (B. SCHARRER 1941b).

Schließlich hat R. S. TURNER (1946) bei einem Vertreter der *Polycladen (Leptoplana)* Nervenzellen mit granulären Einschlüssen im Cerebralganglion beschrieben, die einen primitiven, dem Cerebralorgan der Nemertinen vergleichbaren Typ neurosekretorischer Zellen darstellen könnten.

IV. Physiologie der Neurosekretion.
A. Spezielle funktionelle Bedeutung neurosekretorischer Zellgruppen.

Die Frage der funktionellen Bedeutung der Neurosekretion wurde von Anfang an dahin beantwortet, daß die sezernierenden Nervenzellen zu den *endokrinen Organen* zu rechnen sind. SPEIDEL (1919), der solche Elemente zuerst im Rückenmark von *Rochen* beschrieb, spricht sich darüber eindeutig aus: "The evidence, morphological and experimental, indicates that the cells are gland-cells of internal secretion." In gleicher Weise wurde die histologisch nachweisbare sekretorische Aktivität der Zellen des Nucleus praeopticus des Fisches *Phoxinus laevis* als eine im Zusammenhang mit der Tätigkeit der Hypophyse stehende innere Sekretion gedeutet (E. SCHARRER 1928). Aber es bedurfte vieler weiterer Untersuchungen, bis diese Auffassung als richtig bewiesen werden konnte. Es ist deshalb nicht zu verwundern, daß zunächst zahlreiche Einwände erhoben wurden. Der Begriff der drüsig tätigen Nervenzelle stieß im allgemeinen auf Ablehnung, da die Eigenschaften von Nerven- und Drüsenzellen nicht vereinbar erschienen ("It does not seem that nerve cells whose axons terminate in an endocrine organ should themselves have an endocrine function", FINLEY 1938, 1939). Es genügt aber darauf hinzuweisen, daß wir im Nebennierenmark ein Organ der inneren Sekretion vor uns haben, dessen Zellen nervösen Ursprungs sind. Ebenso haben die Nerven- und Drüsenzellen des sog. *Cerebralorgans* der *Nemertinen* einen gemeinsamen Ursprung vom Kopfepithel (B. SCHARRER 1941b). In ähnlicher Weise entsteht die *Neuraldrüse* der *Tunikaten* von der Anlage des Zentralnervensystems. METCALF (1900, S. 548) bemerkt dazu folgendes:

"It is remarkable to find at all, as we do in the tunicates, a gland arising by the transformation of nerve cells. It is still more remarkable to find in some species of tunicates (the Salpidae) the homologous nerve cells not giving rise to gland tissue, but remaining as part of the definitive brain ... The conditions here described and the facts as to the origin of the ganglion cells of the rapheal nerve in ascidians in some species from the brain, in others from the neural gland, and in others from both brain and gland, show an intimacy of relation between nerve tissue and glandular tissue hardly to be paralleled elsewhere in the animal kingdom."

Es ist deshalb nicht berechtigt, die Idee einer Vereinigung von Merkmalen drüsiger und nervöser Elemente in einem Zelltyp von vorneherein und aus prinzipiellen Gründen abzulehnen.

Ein anderes Mißverständnis ist auf Unkenntnis der Ergebnisse morphologischer Untersuchungen des Sekretionsprozesses zurückzuführen. Manche Autoren verstehen unter Sekretion nur die Absonderung einer physiologisch wirksamen Substanz wie z. B. eines Verdauungssaftes, nicht aber die in der Zelle ablaufenden Vorgänge der Granulabereitung. Nur so sind manche Äußerungen zu verstehen, die sonst wohl kaum als zulässig betrachtet werden könnten ("The evidence that such cells secrete colloid and are to be considered a 'diencephalic gland' is morphological and does not deserve acceptance at this time", VAN DYKE 1939)[1].

Die Frage, ob es sich bei den hier beschriebenen Zellbildern um *postmortale Veränderungen* oder *Kunstprodukte* handeln könnte, bedarf nach den im vorausgehenden geschilderten Befunden keiner Erörterung.

Ebenso ist der immer wieder auftauchende Einwand, daß die als sekretorisch gedeuteten Zellbilder *degenerative Prozesse* darstellen, gegenstandslos. Die zur Erörterung stehenden hypothalamischen Kerne z. B. sind als wichtige zentrale Anteile des autonomen Systems allgemein anerkannt. Mit dieser wohlbegründeten Auffassung ist die Idee, daß die Zellen dieser selben Zentren bei allen Wirbeltieren Erscheinungen schwerer Degeneration zeigen, nicht vereinbar. Es besteht also kein Grund für die Annahme, daß das Auftreten von Granula und Kolloidtropfen in den als neurosekretorische Zellen bezeichneten Elementen anders als physiologisch aufzufassen ist.

Bei den *wirbellosen Tieren*, im besonderen bei den *Insekten*, wurden neurosekretorische Zentren früher als bei den *Wirbeltieren* als die Quelle spezifischer Hormone erkannt und im einzelnen studiert.

1. Wirbeltiere.

Was das experimentelle Studium der funktionellen Bedeutung der Neurosekretion bei den Wirbeltieren anbelangt, so erschien zunächst die Erforschung

---

[1] Dieser Einwand wird nicht mehr erhoben (VAN DYKE 1953).

der *neurosekretorischen Hypothalamuskerne* am aussichtsreichsten. Unsere früher durchgeführten Untersuchungen hatten jedoch nur negative Ergebnisse. So erwiesen sich Extrakte aus der Zwischenhirndrüse der *Kröte* als nicht wirksam auf den Farbwechsel von *Garneelen, Fischen* und *Amphibien*, hatten keine Wirkung auf das Froschherz, auf den Meerschweinchenuterus, das Wachstum von *Kaulquappen* und die Reifung der Gonaden der infantilen *Maus*. In den letzten Jahren ist die funktionelle Bedeutung der hypothalamischen Neurosekretion jedoch weitgehend aufgeklärt worden und wir werden uns im folgenden deshalb vor allem mit ihrer Rolle beschäftigen.

a) Beziehungen der neurosekretorischen Zellgruppen des Hypothalamus zum Hypophysenhinterlappen.

Wie oben erwähnt, wurde bereits in der ersten Beschreibung die sekretorische Aktivität der Zellen des Nucleus praeopticus bei *Phoxinus laevis* (E. SCHARRER 1928) mit der Funktion der Hypophyse in Zusammenhang gebracht, ohne daß jedoch spezifische Befunde zur Stützung dieser Vorstellung vorgelegt werden konnten. Seitdem hat sich jedoch ein größeres Beobachtungsmaterial angesammelt, dessen Ergebnisse sich in 2 Feststellungen zusammenfassen lassen: 1. Das von den neurosekretorischen Zellen des Hypothalamus produzierte färbbare Material „wandert" entlang bzw. in den Fasern des Tractus supraoptico-hypophyseus (Tractus praeoptico-hypophyseus der niederen Wirbeltiere) zur Pars neuralis der Hypophyse, wo es aufgestapelt wird. 2. Die mit dieser neurosekretorischen Substanz assoziierten sog. Hinterlappenhormone werden von den neurosekretorischen Zellen des Hypothalamus produziert und der Pars neuralis zugeleitet, wo sie gespeichert und, wenn benötigt, in den Blutkreislauf abgegeben werden. Diese Vorstellungen stützen sich auf die folgenden Befunde.

Das Hypothalamuskolloid wurde zunächst von COLLIN und seinen Mitarbeitern (COLLIN 1924, 1928, 1933, 1934a, b, COLLIN und OLIVEIRA E SILVA 1934, FLORENTIN 1934a, c, 1938) als aus der Hypophyse stammend gedeutet. Diese Deutung hat, obwohl ihre Unrichtigkeit leicht zu zeigen ist, Anhänger gefunden (POPJAK 1940, BRETSCHNEIDER und DUYVENÉ DE WIT 1947). Abgesehen davon, daß die Hypothese COLLINs nur auf den Hypothalamus anwendbar ist, nicht aber z. B. auf die neurosekretorischen Kerne bei wirbellosen Tieren oder auf die von SPEIDEL (1919) im caudalen Abschnitt des Rückenmarks beschriebenen Zellgruppen, kann experimentell gezeigt werden, *daß das Kolloid im Zwischenhirn nicht von der Hypophyse her in den Hypothalamus einwandert* (s. auch ROMIEU und STAHL 1952a). Im Nucleus praeopticus von *Kröten* findet sich 41 Tage nach der operativen Entfernung der Hypophyse ebensoviel Kolloid wie in nichtoperierten Tieren (GAUPP und SCHARRER 1935). Das Kolloid kann also nicht aus der Hypophyse stammen, sondern *entsteht im Hypothalamus*. Die daraus abzuleitende Vorstellung, daß das Kolloid in der Richtung vom Hypothalamus zur Hypophyse wandert (E. SCHARRER 1934b, 1936b, SCHARRER und SCHARRER 1944, PALAY 1945), wurde jedoch erst bewiesen, als BARGMANN und seine Mitarbeiter (BARGMANN 1949a, b, BARGMANN und HILD 1949, BARGMANN, HILD, ORTMANN und SCHIEBLER 1950) die Chromhämatoxylin-Phloxinmethode von GOMORI zur Darstellung der „neurosekretorischen Bahn" verwendeten und die Frage der „Wanderung" experimentell angingen. HILD (1951a) durchschnitt bei Amphibien den Tractus praeoptico-hypophyseus und beobachtete Ansammlung von Kolloid in diesem Faserbündel proximal zur Schnittstelle (Abb. 18). Wenn das Kolloid in der entgegengesetzten Richtung, d. h. von der Hypophyse zum Hypothalamus wandern würde, so müßte man die Aufstauung distal zur Operationswunde erwarten. Die Befunde von DRAGER (1950), STUTINSKY (1951a) und SCHARRER und WITTENSTEIN (1952) stimmen mit denen von HILD überein (S. 969) und die Vorstellung der Sekretwanderung vom Hypothalamus hat seitdem allgemeinere Annahme gefunden (s. auch MAZZI, im Druck).

Was den Ursprung der Hypophysenhinterlappenhormone anbelangt, so haben ABEL (1924), SATO (1928), TRENDELENBURG (1928) und MELVILLE und HARE (1945) ihr Vorkommen im Hypothalamus gezeigt. Die Andeutung, daß die neurosekretorischen Zellen im Hypothalamus etwas mit der Produktion dieser Hormone zu tun haben könnten (E. SCHARRER 1933a, GAUPP und SCHARRER 1935) stieß jedoch auf scharfen Widerspruch ("On what seems insufficient evidence they have regarded these products as secretions and have expressed the theory that these nuclei may take over the endocrine function of the neural lobe of the hypophysis when this has been extirpated. This is highly improbable...", RANSON und MAGOUN 1939, S. 99). Der entscheidende Punkt ist aber nicht, was wahrscheinlich oder unwahrscheinlich ist, sondern welche Auffassung durch die *tatsächlichen Beobachtungen* gestützt wird.

Die von der RANSONschen Schule (FISHER und INGRAM 1936, FISHER, INGRAM und RANSON 1938, RANSON, FISHER und INGRAM 1938, MAGOUN, FISHER und RANSON 1939) und anderen Forschern (GRIFFITHS 1940, GEILING und OLDHAM 1941, PICKFORD 1945, 1952, O'CONNOR 1947) entwickelte Auffassung der Rolle des Hypophysen-Zwischenhirnsystems in der Regelung des Wasserhaushalts besagt, daß Zellen in der Neurohypophyse *(Pituicyten)* die Hinterlappenhormone produzieren. Die sekretorische Aktivität dieser Zellen hängt von der Intaktheit ihrer Innervation ab und Unterbrechung der von den Nuclei supraopticus und paraventricularis zum Hypophysenhinterlappen ziehenden Nervenfasern verursacht deshalb das Aufhören der Hormonproduktion. Mangel an antidiuretischem Hormon wäre dann eine der Folgen der fehlenden Nervenversorgung der endokrinen Zellen des Hypophysenhinterlappens, die sich im Auftreten von Diabetes insipidus ausdrückt.

Diese Anschauung konnte sich bis in die Gegenwart behaupten, obwohl von jeher eine Anzahl ihr widersprechender Beobachtungen angeführt wurden. So wurde oft darauf hingewiesen, daß die Pituicyten nicht die cytologischen Eigenschaften von Drüsenzellen besitzen, daß die Zahl der Nervenfasern, die vom Hypothalamus zur Neurohypophyse ziehen, die Zahl der Zellen, die sie innervieren könnten, weit übertrifft (RASMUSSEN 1938) und daß diese Fasern nicht an den Pituicyten enden (ROMEIS 1940, VAZQUEZ-LOPEZ 1953). Es wurde fernerhin wiederholt berichtet, daß die Unterbrechung des Tractus supraoptico-hypophyseus oder die operative Entfernung der Neurohypophyse vielfach keine Störung des Wasserhaushalts zur Folge hat, außer wenn die Operation die caudalen Teile des Hypothalamus mit betrifft (GAGEL und MAHONEY 1936, MAHONEY und SHEEHAN 1936, WALKER 1939, KELLER 1942, PICKFORD und RITCHIE 1945). Das Studium der Abbildungen in den Arbeiten der RANSONschen Schule zeigt denn auch klar, daß die elektrolytischen Zerstörungen, die permanenten Diabetes insipidus der Versuchstiere zur Folge hatten, in nächster Nähe des Nucleus supraopticus lagen (vgl. RANSON, FISHER und INGRAM 1938, Abb. 83, S. 419).

Die *Erklärung des Diabetes insipidus* und der *Rolle des Hypophysen-Zwischenhirnsystems*[1] liegt eben nicht in den von der RANSONschen Schule entwickelten Vorstellungen, sondern in der neurosekretorischen Funktion der Hypothalamuskerne. In der Beweisführung für die Richtigkeit dieser Auffassung spielt die Frage des Verhältnisses des färberisch darstellbaren Neurosekrets zu den Hinterlappenhormonen eine wichtige Rolle.

Wie schon erwähnt werden pharmakologisch aktive Extrakte nicht nur aus dem Hypophysenhinterlappen, sondern auch aus den sezernierenden Hypo-

---

[1] Neuere klinische Betrachtungen zu diesem Thema bei GAGEL (1953).

thalamuskernen gewonnen (ABEL 1924, SATO 1928, TRENDELENBURG 1928, MELVILLE und HARE 1945, KOVÁCS und BACHRACH 1951, s. auch M. VOGT 1953). In sehr eingehenden Untersuchungen an Hunden und beim Menschen haben HILD (1951d) und HILD und ZETLER (1951a, b, 1952a) den Gehalt der Nuclei supraopticus und paraventricularis an Adiuretin, Oxytocin und Vasopressin bestimmt. Diese Autoren stellen, im Gegensatz zu HÖLSCHER und FINGER (1949) fest, daß die Hinterlappenwirkstoffe ausschließlich in den Nuclei supraopticus und paraventricularis und in den von diesen Kernen ausgehenden Faserzügen, nicht aber in benachbarten, von neurosekretorischem Material freien Zwischenhirnbezirken gefunden werden können. Sowohl MELVILLE und HARE (1945) als auch HILD und ZETLER (1951b) finden den Gehalt der Neurohypophyse an Hinterlappenhormonen bedeutend höher als den der neurosekretorischen Kerne des Hypothalamus, was mit dem histologischen Befund bezüglich der Menge des färbbaren Neurosekrets übereinstimmt.

Besonders überzeugend sind die Ergebnisse einer von HILD und ZETLER (1952b) durchgeführten vergleichenden Untersuchung des Hormongehaltes des Zwischenhirn-Hypophysensystems von *Hund*, *Rind* und *Schwein* und der bei diesen Tieren mikroskopisch feststellbaren Mengen an Neurosekret. Der Hormongehalt der Hypothalami, prozentual auf den Hypophysenhinterlappen bezogen, ist in Tabelle 1 dargestellt.

Diesen bedeutsamen Unterschieden im Hormongehalt entspricht die Verschiedenheit des histologischen Bildes der sezernierenden Hypothalamuskerne. Beim *Hund* sind die Zellen des Nucleus supraopticus und die Fasern des Tractus supraoptico-hypophyseus, wie schon beschrieben (S. 998), mit neurosekretorischen Körnchen angefüllt. Im Gegensatz dazu sind bei *Rind* und *Schwein* die Zellen

Tabelle 1.

	Adiuretin	Oxytocin	Vasopressin
Hund . . .	17,3	10,1	15,6
Schwein . .	0,36	0,52	0,63
Rind . . .	0,24	0,28	0,23

des Nucleus supraopticus arm an neurosekretorischen Granula. Auch der Tractus supraoptico-hypophyseus kann bei *Rind* und *Schwein* mit der Chromhämatoxylin-Phloxinfärbung bei weitem nicht so deutlich dargestellt werden wie beim *Hund*. Die HERRING-Körper, die beim *Hund* in großer Anzahl vorkommen und bedeutende Mengen von Neurosekret enthalten, fehlen bei *Rind* und *Schwein* fast völlig. Im Hinterlappen kommt es auch bei *Rind* und *Schwein* zur Ansammlung von Neurosekret, besonders in der Umgebung der Blutgefäße, aber auch hier ist der Gehalt an Neurosekret (bezogen auf die Gewichtseinheit) beim *Hund* sehr viel größer als bei *Rind* und *Schwein*. Es besteht also auch in diesem Falle ein *direktes Verhältnis zwischen der Menge der mikroskopisch nachweisbaren Substanz und dem pharmakologisch bestimmbaren Hormongehalt.*

Auch bei Tieren derselben Art, aber verschiedenen *Alters*, läßt sich diese Beziehung feststellen. So enthalten die Hypophysen neugeborener *Ratten* sehr viel weniger Neurosekret als die erwachsener und dementsprechend nur $1/10$ des antidiuretischen Hormons (berechnet auf 100 mg Körpergewicht, HELLER 1947).

In unfixiertem Gewebe verläuft die postmortale Zerstörung des Neurosekrets parallel zur Abnahme des Hormongehalts (HILD 1952b, HILD und ZETLER 1953).

Der Gehalt der Neurohypophyse an antidiuretischem Hormon bei dehydrierten Tieren ist stark vermindert (HICKEY, HARE und HARE 1941, CHAMBERS 1945, ZETLER 1952) und das antidiuretische Hormon ist im Urin durstender Tiere nachweisbar (GILMAN und GOODMAN 1937, BOYLSTON und IVY 1938, s. aber KRIEGER und KILVINGTON 1951). Daß es sich dabei tatsächlich um eine Ausschüttung von antidiuretischem Wirkstoff aus der Neurohypophyse handelt, ergibt sich aus der Tatsache, daß bei Tieren, bei denen der Tractus supraoptico-hypophyseus durchschnitten oder die Hypophyse entfernt wurde, antidiuretisches Hormon im Urin bei Dehydrierung nicht auftritt (INGRAM, LADD und BENBOW 1939, HARE, HICKEY und HARE 1941). Diese Ausschüttung des antidiuretischen Hormons geht mit einer eindeutigen Verringerung der Menge des mikroskopisch nachweisbaren Neurosekrets in der Neurohypophyse einher; extreme Dehydrierung führt zum völligen Verschwinden des Neurosekrets (ORTMANN 1950, HILD 1951a, KRATZSCH 1951, E. SCHARRER 1952a, Abb. 67). Zuführung von Kochsalzlösung, die das Tier ebenfalls zwingt, mit seinem Wasservorrat haushälterisch umzugehen, hat die gleiche Wirkung (ORTMANN 1950, STUTINSKY 1950a, LEVEQUE und SCHARRER 1953, MAZZI, im Druck)[1]. Umgekehrt geht Anreicherung des Neurosekrets im hypothalamisch-hypophysären System, wie z. B. nach Verabreichung von Diethylstilbestrol (STUTINSKY 1953) mit einer Vermehrung des Gehalts an antidiuretischem Hormon einher. Auch nach totaler Adrenalektomie, die von einer Zunahme des antidiuretisch wirksamen Prinzips im Blute gefolgt ist, kommt es zu einer Verringerung des Neurosekretbestandes im Hinterlappen (EICHNER 1953). Falls es richtig ist, daß das in der Neurohypophyse gespeicherte färbbare Protein die Hinterlappenwirkstoffe enthält, dann sollte das Verschwinden des Neurosekrets aus der Pars nervosa der Hypophyse bei durstenden Tieren eine gleichzeitige Abnahme der uterus- und blutdruckwirksamen Substanzen zur Folge haben. Eine solche Abnahme wurde von SIMON (1934), SIMON und KARDOS (1934) und ZETLER (1952) festgestellt.

Mannigfache nervöse Reize verursachen Diuresehemmung (THEOBALD 1934, VERNEY 1936, HATERIUS 1939/40). Der Effekt kommt nicht durch eine nervöse Wirkung auf die Nieren zustande, da er auch nach völliger Denervierung der Nieren ausgelöst werden kann (THEOBALD und VERNEY 1935). Beim Hund beträgt das Intervall zwischen dem Reiz, der aus schmerzhaften elektrischen Schlägen, anstrengendem kurzem Laufen oder einem erschreckenden Lärm bestehen kann, und dem Erfolg, d. h. Diuresehemmung, nicht mehr als 2 min (VERNEY 1948). "The discharge of the anti-diuretic vasopressin is usually enhanced during emergencies and this may account for some of the vascular effects as well as for the oliguria of stress" (SELYE 1951, S. 232). Auch in diesem Falle stimmen die histologischen Befunde mit den im vorausgehenden beschriebenen überein. Wiederholtes Einstechen einer Nadel in den Schwanz führt bei *Ratten* zur Abgabe des Neurosekrets und zwar ist eine deutliche Verringerung der Menge des färbbaren Proteins in der Neurohypophyse bei Versuchstieren nachweisbar, die innerhalb von 2 min nach dem Schmerzreiz getötet wurden. Selbst die mit der Entnahme aus dem Käfig und der Verbringung in einen anderen Raum verbundene Aufregung ist bei Ratten ausreichend, um eine Abgabe des Neurosekrets in die Blutbahn zu verursachen (ROTHBALLER 1953). Wir können diese Befunde aus eigenen Erfahrungen bestätigen. Abkühlung der Tiere, Injektion von Formalin in die Leibeshöhle und ähnliche Arten von unspezifischem Stress sind wirksam. Die gleichen Reize, die eine deutliche Abnahme des histologisch sichtbaren Neurosekrets zur Folge haben, führen bei der *Ratte* zur Abnahme der antidiuretischen Substanz in der Neurohypophyse und im Hypothalamus (KOVÁCS und BACHRACH 1951). Es besteht also wiederum eine enge Parallelität zwischen dem Eintritt der Diuresehemmung, d. h. der Abgabe von

---

[1] Veränderungen in der Neurohypophyse, die auf die Abgabe des Neurosekrets zurückzuführen sind, haben bereits SELYE und HALL (1943) und CHAMBERS (1945) festgestellt; diese Forscher sowie DESCLIN (1947), ORTMANN (1950) und HILD (1951a) berichten von zahlreichen *Mitosen der Pituicyten* im entleerten Hinterlappen der *Ratte*, ein Phänomen, das noch genauerer Untersuchung bedarf.

antidiuretischem Hormon und dem Verschwinden des Neurosekrets aus dem Hypophysenhinterlappen. Nebenbei ergibt sich aus den Beobachtungen von ROTHBALLER die wichtige Tatsache, daß es, um einwandfrei normale Kontrollen zu erhalten, notwendig ist, jegliche Aufregung der Tiere vor der Tötung zu vermeiden. Die Tiere sollen demnach in ihrer gewohnten Umgebung narkotisiert oder durch schnelle Dekapitation getötet werden. Wenn dem Tier 2 min oder

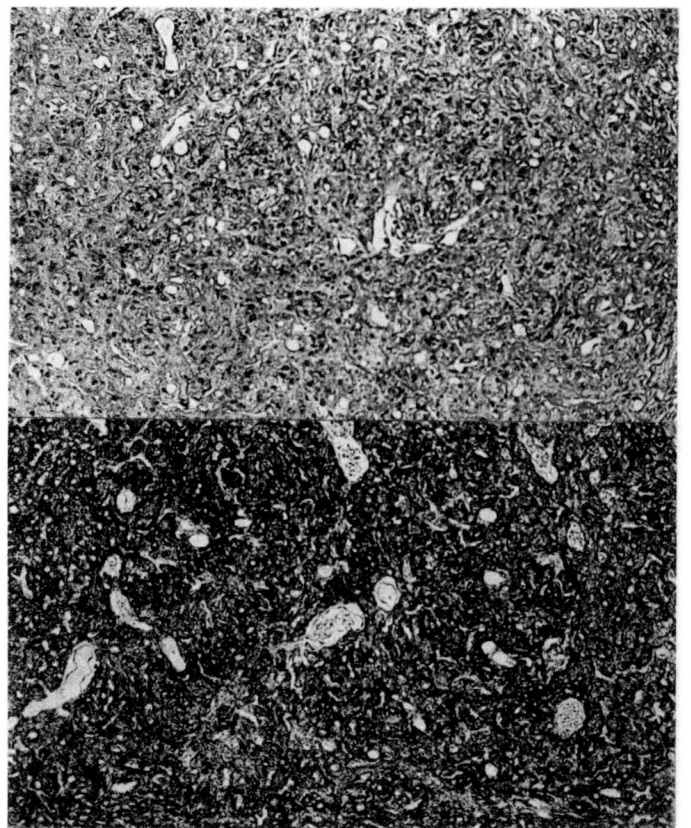

Abb. 67a u. b. Neurosekretspeicherung im Hypophysenhinterlappen der *Ratte*. a Entleertes Hinterlappengewebe in einer Ratte, die 13 Tage lang an Stelle von Trinkwasser 2,5%ige Kochsalzlösung erhielt. b Auffüllung des Hinterlappens mit Neurosekret in einer Ratte, die nach 13tägiger Verabreichung von 2,5%iger Kochsalzlösung 9 Tage lang gewöhnliches Trinkwasser erhielt. Gefäßdurchspülung mit ZENKER-Formol, Paraffin, 5 μ, GOMORIS Chromhämatoxylin-Phloxin, Mikrophotographie, Vergr. 100fach. (Präparate von Herrn T. F. LEVEQUE. University of Colorado, Denver, USA.)

mehr gegeben werden, sich zu wehren, dann besteht Gefahr, daß die Neurohypophyse nicht mehr „normal" ist, da ein beträchtlicher Teil des neurosekretorischen Materials innerhalb weniger Minuten mobilisiert und in die Blutgefäße abgegeben werden kann.

Die das Neurosekret produzierenden Zellen reagieren nicht so unmittelbar auf die im vorausgehenden aufgeführten Reize wie die das Neurosekret speichernden Nervenendigungen in der Hypophyse. Dieser Befund ist biologisch verständlich. Die Aufstapelung des Neurosekrets in der Hypophyse ist gerade für solche Notzustände wie Wassermangel von Vorteil, indem ein Hormonvorrat zur Verfügung steht, dessen Äquivalent nicht in kurzer Zeit produziert werden könnte. Die Abgabe dieses Vorrats bei plötzlich erhöhtem Bedarf ist denn auch im histologischen Bild sehr viel eindrucksvoller als die langsame Umstellung der sezernierenden Zellen auf die veränderten Ansprüche. HILLARP (1949) und ORTMANN (1951) fanden bei durstenden *Ratten* eine Vergrößerung der Nucleolen in den Zellen der Nuclei supraopticus und paraventricularis. Auch die Kerne der Zellen nehmen an Größe bei durstenden *Tieren* zu (EICHNER 1952b, MACHER 1952). Diese Kernschwellung verschwindet langsam, wenn die Tiere nach einer Durstperiode wieder Trinkwasser erhalten. Der Gehalt der Zellen der Nuclei supraopticus und paraventricularis an Neurosekret und an antidiuretischem Hormon verringert sich langsamer als der der Neurohypophyse. Unter erhöhten Anforderungen findet also zuerst eine Entleerung der Neurohypophyse statt; bei andauernder Wasserentziehung wird auch das in den Zellen selbst gestapelte Neurosekret und das damit verbundene antidiuretische Hormon aufgebraucht (ZETLER 1952, LAQUEUR 1952). Schwere Belastung des Organismus mit Kochsalz führt bei *Ratten* zu tiefgreifenden Zellveränderungen in den neurosekretorischen Zentren (HILLARP 1949, OLÁH, VARRÓ, KOVÁCS und BACHRACH 1953).

Die Vorstellung einer engen Verbindung des mikroskopisch nachweisbaren neurosekretorischen Materials im Hypophysen-Zwischenhirnsystem mit den aus dem Hinterlappen extrahierbaren Hormonen kann in gewissem Sinne als eine Stütze der „unitarischen" Lehre von den Hinterlappenhormonen angesehen werden. Diese Lehre wurde zuerst von ABEL und seinen Mitarbeitern (ABEL, ROUILLER und GEILING 1924, ABEL 1930) und in neuerer Zeit von VAN DYKE, CHOW, GREEP und ROTHEN (1942) vertreten. VAN DYKE u. a. erhielten bei schonender Extraktion von Hypophysenhinterlappen ein Protein mit einem Molekulargewicht von ungefähr 30000, das eine Standardpräparate übertreffende oxytocische und vasopressorisch-antidiuretische Wirksamkeit zeigte. Die quantitativen Verhältnisse lassen es möglich erscheinen, daß diese Substanz mit dem Neurosekret identisch ist (S. W. SMITH 1951). Die gereinigten vasopressorisch-antidiuretischen und oxytocischen Hormone sind Polypeptide von sehr viel geringerem Molekulargewicht (STEHLE und FRASER 1935, STEHLE und TRISTER 1939, TURNER, PIERCE und DU VIGNEAUD 1951). Mit organischen Lösungsmitteln kann ferner aus dem Neurosekret eine mit Chromhämatoxylin färbbare Komponente extrahiert werden, die dem Neurosekret seine Färbbarkeit mit der GOMORISCHEN Methode verleiht und von HILD und ZETLER (1953b) als Trägersubstanz bezeichnet wird (s. S. 979). Ihre pharmakologische Wirkung, falls sie eine solche überhaupt besitzt, ist unbekannt.

Morphologische und pharmakologische Befunde deuten darauf hin, daß das Neurosekret, d. h. der aus den sog. Hinterlappenhormonen und der färbbaren Trägersubstanz bestehende Komplex, in der Hypophyse nicht abgebaut wird, sondern als Ganzes in die Zirkulation abgegeben werden kann. HANSTRÖM (1952) konnte das Neurosekret innerhalb der Capillaren der Neurohypophyse färberisch darstellen (s. Abb. 23 und 24). Fernerhin geben pharmakologische Befunde Anhaltspunkte für die Annahme, daß die Hinterlappenhormone zusammen in den Kreislauf abgegeben werden, obwohl ein die Hormonausschüttung auslösender Reiz unter Umständen nur die Abgabe eines Hormons notwendig machen würde. So verarmt die Neurohypophyse durstender Tiere nicht nur an antidiuretischem Hormon, sondern auch an Vasopressin und Oxytocin (SIMON 1934, SIMON und KARDOS 1934, ZETLER 1952) und wird bei *Kühen* zusammen mit dem „milk-let-down"-Faktor (s. Fußnote[2] S. 1031) auch das antidiuretische Hormon abgegeben (ANDERSSON und LARSSON 1952). Diese Befunde können wohl am besten damit erklärt werden, daß auf verschiedene Reize hin das Neurosekret aus dem Hypophysenhinterlappen als unversehrter Komplex in die Zirkulation abgegeben wird und die Hormonkomponenten im Blut frei werden[1]. Die vom Pharmakologen angewandten Extraktionsverfahren lassen den neurosekretorischen Komplex entweder mehr oder minder intakt oder brechen ihn in seine Komponenten auf.

Abgesehen von der pharmakologischen Bedeutung, die den neurosekretorischen Zellen des Hypothalamus als den Produzenten der Hinterlappenhormone zukommt, sind diese Zellen von neurophysiologischem Interesse. Handelt es sich doch hier um drüsige Elemente, die ihren eigenen nervösen Apparat besitzen. Wenn die Annahme von VERNEY (1948) richtig ist, daß die Zellen des Nucleus supraopticus und des Nucleus paraventricularis auf osmotische Änderungen im Blut reagieren, so können solche und andere Reize, die die Zellen auf nervösem Wege erreichen, über die Fasern des Tractus supraoptico-hypophyseus zu den spezialisierten Nervenendigungen in der Neurohypophyse geleitet werden. Der Reizerfolg bestünde in der Abgabe des in den Nervenendigungen aufgestapelten Neurosekrets. Die Existenz eines solchen Mechanismus würde es verständlich machen, daß eine seelische Erregung beim Hund innerhalb von 2 min zur Diuresehemmung führt und bei der Ratte Ausschüttung des färbbaren Proteins zur Folge hat. Für eine solche Funktion des nervösen Anteils der neurosekretorischen Zellen spricht auch die Tatsache, daß direkte elektrische Reizung der Nervenfasern des Hypophysenstiels zur Abgabe von Hinterlappenhormonen (HATERIUS und FERGUSON 1938, CLARK und WANG 1939) und elektrische Reizung des Hypothalamus im Bereich des Ursprungs der „neurosekretorischen Bahn" zur Diuresehemmung (HARRIS 1947, KOELLA 1949) führen.

b) Revision der auf den Hypophysenhinterlappen bezüglichen Anschauungen.

Es ist nicht die Aufgabe dieses Artikels die Pars nervosa der Hypophyse zu beschreiben; das wurde in ausgezeichneter Weise von ROMEIS im 3. Teil des VI. Bandes dieses Handbuches besorgt (s. auch COLLIN und STUTINSKY 1949). Es ist hier nur beabsichtigt auf solche Gesichtspunkte bezüglich der Neurohypophyse kurz hinzuweisen, die sich aus dem Studium der Neurosekretion ergeben und die zur Zeit der Abfassung des ROMEISschen Artikels noch unklar waren.

Die im vorausgehenden vorgetragene Auffassung weist der Neurohypophyse eine *Speicherfunktion* für die von den neurosekretorischen Zellen des Hypothalamus produzierte Substanz zu (BARGMANN und SCHARRER 1951, HILD und ZETLER 1951a, b, BARGMANN 1951, 1953a, STUTINSKY 1952a). Da alle bisher dem Hypophysenhinterlappen zugeschriebenen Hormonwirkungen auch den neurosekretorischen Zentren des Hypothalamus eigen sind[2], besteht wenigstens derzeit kein Anhaltspunkt für die Annahme einer von der Neurohypophyse selbst ausgeübten endokrinen Tätigkeit.

Dieses Ergebnis stimmt nicht mit den von RANSON und Mitarbeitern (S. 1026) vertretenen Anschauungen bezüglich der Rolle der Neurohypophyse überein. Nach RANSON steht die Produktion der Hinterlappenhormone durch die Pituicyten unter der nervösen Kontrolle der Nuclei supraopticus und paraventricularis. Als Stütze für diese Auffassung wurde das Auftreten von Diabetes insipidus

---
[1] Neuerdings vertreten DICKER und TYLER (1953) die Anschauung, daß die Fraktionen des Hinterlappenhormons sich *unabhängig* voneinander bilden und daß ein Wirkstoff vom anderen *getrennt* aus dem Hinterlappen abgegeben werden kann (vgl. hierzu HILD und ZETLER 1953a).

[2] Außer den oxytocischen und vasopressorisch-antidiuretischen Wirkstoffen entstammt dem Hypopyhsenhinterlappen ein die *Milchabgabe* stimulierendes Hormon („milk-let-down"-Faktor, ELY und PETERSEN 1941, ANDERSSON 1951a, b, c, WHITTLESTONE, BASSETT und TURNER 1952). Obwohl diesbezügliche Untersuchungen noch nicht vorliegen, ist zu erwarten, daß dieses Hormon auch aus dem Hypothalamus gewonnen werden kann.

bei Tieren, bei denen die aus dem Nucleus supraopticus hervorgehenden Faserbündel nahe ihrem Austritt aus dem Kern elektrolytisch zerstört worden waren, angeführt. Der Schluß, daß die im Gefolge dieses Eingriffs auftretende Polyurie durch die Denervierung der Zellen in der Neurohypophyse und den dadurch bedingten Ausfall der Hormonproduktion verursacht werde, war nie berechtigt. So wurde z. B. wiederholt darauf hingewiesen (s. die Zusammenfassung von O'CONNOR 1947), daß in der Neurohypophyse keine Zellen vorkommen, die cytologische Eigenschaften von drüsig tätigen Elementen aufweisen. GERSH (1939) und GERSH und BROOKS (1941) gl ubten solche Zellen nachgewiesen zu haben; ihre Beobachtungen konnten jedoch von HICKEY, HARE und HARE (1941), DE ROBERTIS und PRIMAVESI (1942) und DESCLIN (1947) nicht bestätigt werden. Die Befunde von WANG (1938), der in „ruhenden" Pituicyten Granula beobachtete, die nach Vagusreizung abwesend waren, wurden mit HORTEGAS Silbercarbonatmethode erhoben. Erst wenn diese Beobachtung einer Nachprüfung mit Hilfe anderer, für cytologische Untersuchungen an Drüsenzellen mehr geeigneter Methoden standgehalten hat, kann die Frage der Bedeutung dieser Zellen ernsthaft erörtert werden. Unsere eigenen Erfahrungen (E. SCHARRER 1952a, LEVEQUE und SCHARRER 1953) geben keinen Anhaltspunkt für eine sekretorische Tätigkeit der Zellen der Neurohypophyse. Bei *Ratten*, deren Hypophysen in verschiedenen Stadien der Dehydrierung fixiert wurden, fanden sich keine Anzeichen dafür, daß die Zellen der Neurohypophyse sekretorisch tätig sind. Es wäre zu erwarten, daß wenigstens zu Zeiten des höchsten Bedarfs an antidiuretischem Hormon diese Zellen, falls sie überhaupt an dessen Produktion in irgendeiner Weise beteiligt sind, Anzeichen sekretorischer Tätigkeit zeigen. Keine Befunde dieser Art wurden erhoben (s. auch STUTINSKY 1952a).

Andererseits bestand seit langem berechtigter Zweifel an der Richtigkeit der Annahme, daß die Aufgabe der aus den Hypothalamuskernen hervorgehenden Nervenfasern in der Innervierung der Zellen der Neurohypophyse besteht. RASMUSSEN (1938) wies darauf hin, daß die Zahl der vom Nucleus supraopticus zur Neurohypophyse ziehenden Nervenfasern sehr viel größer ist als die Zahl der Zellen, die von diesen Nervenfasern innerviert werden könnten. VAZQUEZ-LOPEZ (1942, 1953) zeigte beim *Pferd* und beim *Kaninchen*, TELLO (1912) und HAGEN (1949/50) beim *Menschen* (Abb. 68), BODIAN (1951) beim *Opossum* und STOTLER (1952) bei der *Katze* (s. auch STUTINSKY 1946), daß die Fasern an den Gefäßen der Neurohypophyse enden. Wir haben an anderer Stelle die Aufstapelung des Neurosekrets in diesen Nervenendigungen besprochen (S. 973). Die überwiegende Mehrzahl dieser Fasern innerviert also nicht Zellelemente der Neurohypophyse, sondern dient dem Transport, der Speicherung und der Abgabe des Neurosekrets.

Diese von der bisherigen in wesentlichen Punkten abweichende Vorstellung von der Natur der Neurohypophyse bedarf im einzelnen noch der Ausarbeitung und Nachprüfung; die Grundlinien dieser Vorstellung sind jedoch wohlbegründet und stehen mit den bekannten Tatsachen in besserem Einklang als die von RANSON und Mitarbeitern entwickelte Lehre von der Rolle des Hypophysen-Zwischenhirnsystems im Wasserhaushalt. Nach den neueren Befunden ist die Neurohypophyse weniger eine Drüse der inneren Sekretion als eine Masse von Nervenendigungen, die der Aufstapelung und Abgabe des Neurosekrets dienen. Mit dieser Auffassung stimmt die Beobachtung der *Regeneration der Neurohypophyse* überein (STUTINSKY 1951a). Nach der Entfernung der Neurohypophyse bei der *Ratte* regenerieren die durchschnittenen Nervenfasern des Hypophysenstiels, gewinnen neue Beziehungen zu Blutgefäßen und speichern Neurosekret

(Abb. 69). Da solche Tiere nicht an Diabetes insipidus leiden (WALKER 1939, KELLER 1942, PICKFORD und RITCHIE 1945/46), erfüllen offenbar die regene-

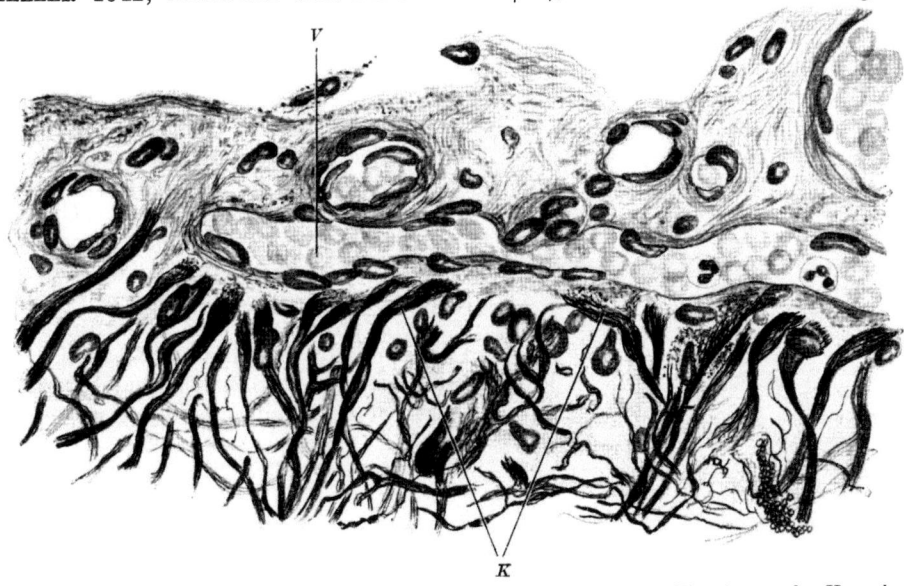

Abb. 68. Endkolben breiter Nervenfasern in der Wand eines Blutgefäßes im Hinterlappen der Hypophyse des *Menschen*. *K* Nervenendkolben; *V* Vene. BIELSCHOWSKY-Methode, Vergr. 1500fach. (Aus HAGEN 1949—50.)

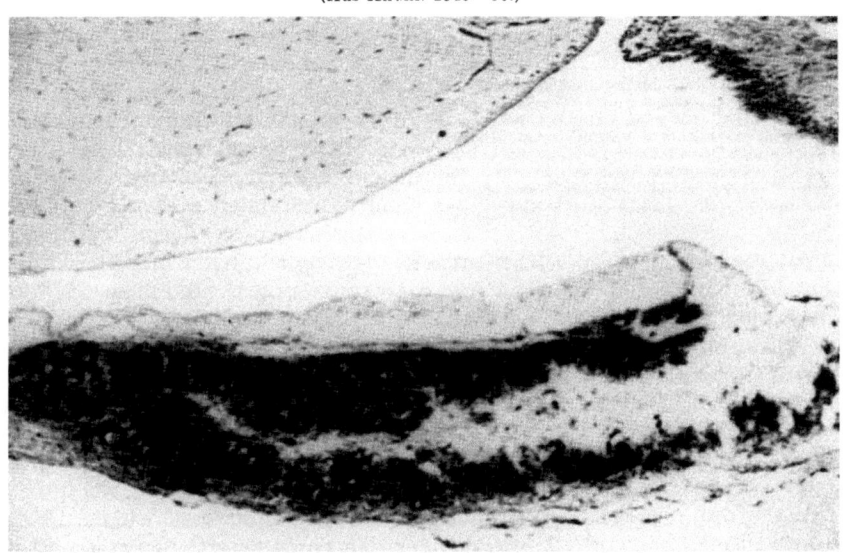

Abb. 69. Regeneration der neurosekretführenden Nervenendigungen im Stumpf des Hypophysenstiels einer *Ratte*, 1½ Monate nach der Entnahme der Hypophyse. BOUIN, Paraffin, 7 μ, GOMORIS Chromhamatoxylin-Phloxin. (Aus STUTINSKY 1951 c[1].)

rierten Fasermassen die Aufgaben der Neurohypophyse (s. S. 1044). Auch das Verhalten der Fasern des Tractus praeoptico-hypophyseus bei den *Selachiern*, die nicht in einer separaten Neurohypophyse, sondern zwischen den Zellen

[1] Wir verdanken die Originalvorlage der Abbildung der Freundlichkeit von Herrn Prof. Dr. F. STUTINSKY, Faculté des Sciences, Université de Paris, France.

der Pars intermedia enden (S. 1010), wird auf dieser Basis verständlich (E. SCHARRER 1952b). Die bei den *Selachiern* auf die Pars intermedia verteilten Nervenendigungen repräsentieren eine disseminierte Neurohypophyse. Schon bei den *Amphibien* kommt es zu einer Zusammenballung dieser Fasern und zu ihrer Trennung von der Pars intermedia. Diese Fasermasse stellt dann die Neurohypophyse dar (Abb. 70). Das Wachstum und die Differenzierung der Neurohypophyse ist denn auch von der Anwesenheit des Hypophysenzwischen- und -vorderlappens unabhängig, wie EAKIN und BUSH (1951) beim *Laubfrosch Hyla regilla* zeigen konnten. Die weitere Korrelation vergleichend-morphologischer Untersuchungen am Zwischenhirn-Hypophysensystem verschiedener Wirbeltiergruppen mit den Ergebnissen vergleichend-physiologischer Forschungen über den Salz- und Wasserhaushalt (HELLER 1950, SAWYER und SAWYER 1952) verspricht interessante Ergebnisse.

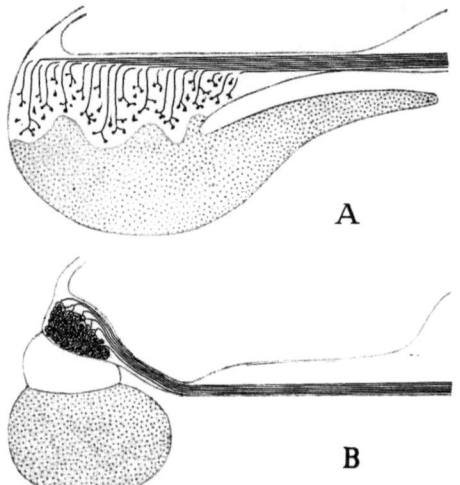

Abb. 70. Schematische Darstellung der Pars nervosa (*A*) beim *Haifisch (Scyllium)* und (*B*) beim *Salamander (Ambystoma)*. Die beim Haifisch in der Pars intermedia diffus verteilten sekretführenden Endigungen des Tractus praeoptico-hypophyseus sind beim Salamander wie bei anderen Wirbeltieren in eine von der Pars intermedia getrennte kompakte Masse (Pars nervosa) zusammengefaßt. (Aus E. SCHARRER 1952b.)

c) **Beziehungen zum Hypophysenvorderlappen.**

Während die Bedeutung der sezernierenden Nervenzellen des Hypothalamus für den Hypophysenhinterlappen im Prinzip geklärt erscheint, kann über ihre Beziehung zum Vorder- und Zwischenlappen nichts Bestimmtes ausgesagt werden. In Anbetracht des Fehlens von deutlich nachweisbaren Faserverbindungen zwischen Hypothalamus und Hypophysenvorderlappen ist von mehreren Forschern die Möglichkeit einer hormonalen Kontrolle des Vorderlappens durch den Hypothalamus diskutiert worden. So sprechen manche Untersuchungen für Beziehungen zwischen den Nuclei supraopticus und paraventricularis und dem Hypophysenvorderlappen (STUTINSKY, BONVALLET und DELL 1949, 1950, HEINBECKER und PFEIFFENBERGER 1950, HUME und WITTENSTEIN 1950, BODIAN und MAREN 1951, CASTOR, BAKER, INGLE und LI 1951). Hormonale Zusammenhänge zwischen Hypothalamus und Thyreoidea wurden von E. SCHARRER (1934a), SCHARRER und GAUPP (1935), SCHITTENHELM und EISLER (1935), PIGHINI (1936), HARPER und MATTIS (1951) und GREER (1951) erörtert. Bei *Schlangen* konnte DRAGER (1949) die neurosekretorischen Granula in den Nuclei supraopticus und paraventricularis durch operative Entfernung der Leber zum Verschwinden bringen. Entfernung der Nieren, des Pankreas oder der Gonaden hatte keinen Einfluß auf die sekretorische Aktivität der Hypothalamuskerne. DRIGGS und SPATZ (1939), WEISSCHEDEL und SPATZ (1942), BUSTAMANTE, SPATZ und WEISSCHEDEL (1942), BUSTAMANTE (1943), J. E. MEYER (1948). WESTPHAL (1949) und SPATZ (1951) erörterten die Möglichkeit einer Beziehung zwischen der Neurosekretion des Hypothalamus und der Geschlechtsreife (s. auch PIGHINI 1932). Die Rolle des Hypothalamus in der hormonalen Kontrolle der Ovulation wird von MARKEE und Mitarbeitern seit langem studiert, ohne daß jedoch eine Beteiligung neurosekretorischer Vorgänge in dem hier gebrauchten Sinne ersichtlich wurde. Literaturübersichten bezüglich dieser und ähnlicher Zusammenhänge finden sich bei HARRIS (1948) und STUTINSKY, BONVALLET und DELL (1949, 1950), sowie OBER (1952). In den meisten dieser Untersuchungen wird die Abgabe von Wirkstoffen seitens des Hypothalamus angenommen, die durch die Vermittlung des hypothalamisch-hypophysären Pfortaderkreislaufs (POPA und FIELDING 1931, 1933, COLLIN 1931c, WISLOCKI und KING 1936, WISLOCKI 1937, 1938, GREEN und HARRIS 1949, SPANNER 1952, MCCONNELL 1953) oder auf dem Weg über den Liquor cerebrospinalis den Hypophysenvorderlappen erreichen sollen. In dieser Weise könnte der Hypothalamus auf die Abgabe von Vorderlappenhormonen Einfluß gewinnen, welche die Tätigkeit der Thyreoidea, den Kohlenhydratstoffwechsel, die Funktion der Gonaden usw. kontrollieren[1]. Die mikroskopisch-anatomischen Befunde, die den bisherigen Arbeiten über eine mögliche Rolle der Neurosekretion in der Funktion des Hypophysenvorderlappens zugrunde liegen, sind jedoch zu diesem Zeitpunkt noch nicht genügend gesichert, daß die Frage hier in größerem Umfang nutzbringend erörtert werden könnte. Das gleiche gilt für eine mögliche Beziehung zwischen Neurosekretion und Schlaf (RANSTRÖM 1947).

2. Wirbellose Tiere.

Die endokrine Bedeutung der neurosekretorischen Zellen von *wirbellosen Tieren* ist seit längerem mit Erfolg studiert worden. Es unterliegt heute keinem Zweifel mehr, daß neurosekretorische Zellgruppen bei wirbellosen Tieren biologisch aktive Wirkstoffe (Hormone) liefern. Dieser Befund ist von prinzipieller Wichtigkeit im Hinblick auf die Interpretation der Neurosekretion im allgemeinen und verdient daher hier kurz behandelt zu werden.

Die zum Beleg für diese Feststellung zur Verfügung stehenden Daten sind mehrfacher Art. Von Interesse, wenn auch weniger beweiskräftig, sind jene Beobachtungen, in denen Teile des Nervensystems von Invertebraten als die Quelle hormonartiger Stoffe festgestellt wurden, ohne daß die physiologische Wirkung direkt mit der topographischen Verteilung sezernierender Zellen in Zusammenhang gebracht werden konnte. Bedeutend wichtiger für die Aufhellung der Frage der funktionellen Bedeutung neurosekretorischer Zellgruppen sind jene Fälle, wo eine Lokalisierung der beobachteten physiologischen Wirkung in den Teilen des Nervensystems durchgeführt werden kann, in denen sich neurosekretorische Zellen befinden. Das ist bisher in mehreren Richtungen mit Erfolg durchgeführt worden. Die hier in Frage kommenden Hormone kontrollieren physiologischen Farbwechsel, Fortpflanzung, Wachstum und Differenzierung (Häutung und Metamorphose), Stoffwechsel, sowie die Aktivität anderer endokriner Drüsen.

a) Xiphosuren und Crustaceen.

Wie schon erwähnt (S. 1016), konnte gezeigt werden, daß beim *Molukkenkrebs (Limulus)* der Grad der physiologischen Wirkung (Farbwechselhormon) in den verschiedenen, getrennt untersuchten Abschnitten des Zentralnervensystems

---

[1] Das Bestehen einer solchen neuro-endokrinen Bahn bei *Vögeln* wurde durch neuere Untersuchungen (BENOIT und ASSENMACHER 1952, ASSENMACHER und BENOIT 1953) sehr wahrscheinlich gemacht. Bei *Vögeln* bilden die Fasern des Tractus supraoptico-hypophyseus Schleifen (BENOIT und ASSENMACHER 1951, WINGSTRAND 1951), die mit dem infundibulären Gefäßnetz in Verbindung stehen und an dieses ihr Neurosekret abgeben. Das infundibuläre Gefäßnetz setzt sich in die Pfortadern fort, die den Hypophysenvorderlappen versorgen. Da Durchschneidung des Hypophysenstiels nahe am Hypothalamus zur Atrophie der Gonaden führt, während Durchschneidung des Stiels nahe zur Hypophyse keinen Effekt hat, ist es möglich, daß die Ausschüttung von gonadotropem Hormon auf dem Wege über neurosekretorische Fasern und Pfortaderkreislauf reguliert wird. Wenn diese Schlußfolgerung richtig ist, dann besteht keine Schwierigkeit mehr, die Wirkung des Lichtes auf die Gonaden zu erklären (s. S. 1001. Die Beobachtungen von MAZZI (1952c) sprechen für ähnliche Beziehungen zwischen Hypothalamus und Hypophysenvorderlappen bei *Amphibien (Triton)*. (Bezüglich retino-hypothalamischer Faserverbindungen s. DOLLANDER 1947.)

(BROWN und CUNNINGHAM 1941, s. auch McVAY 1942) mit der Häufigkeit und Verteilung der dort vorkommenden neurosekretorischen Zellen übereinstimmt (B. SCHARRER 1941 c). Extrakte aus fast allen Teilen des Zentralnervensystems von *Limulus polyphemus* enthalten ein auf Crustaceenchromatophoren wirkendes *Farbwechselhormon* und mit Hilfe dieser sehr genau untersuchten Testobjekte kann dessen Wirkung quantitativ erfaßt werden. Es herrscht nun insofern eine gute Übereinstimmung, als diejenigen Abschnitte, die die stärkste Farbwechselwirkung ergeben, durch die größte Häufigkeit sezernierender Zellen charakterisiert sind und umgekehrt. Es stehen hier also quantitative Ergebnisse morphologischer und physiologischer Art in gutem Einklang. Bei aller Vorsicht, die bei derartigen Korrelationen angebracht erscheint, kann man sich des Eindruckes doch nicht erwehren, daß die festgestellte Übereinstimmung zwischen der Quantität der Drüsen-Nervenzellen und dem Wirkungsgrad der Hormonextrakte von *Limulus* kein Zufall ist. Es erscheint zum mindesten äußerst wahrscheinlich, daß die neurosekretorischen Zellen die Quelle dieser Hormonsubstanz darstellen.

Diese Anschauung wird durch das Studium der Farbwechselwirkungen bei *Crustaceen* und *Insekten* gestützt. Es ist seit längerem bekannt (BROWN 1933, HOSOI 1934), daß das Zentralnervensystem von *Crustaceen* im Extraktversuch Chromatophoren aktivierende Wirkungen ausübt. Zum mindesten zwei Farbwechselhormone können bei verschiedenen Vertretern der Gruppe in gewissen Abschnitten des Zentralnervensystems nachgewiesen werden (SANDEEN 1950, BROWN und FINGERMAN 1951, BROWN, WEBB und SANDEEN 1952). Während sich diese Wirksamkeit bei manchen Arten nahezu gleichmäßig über das Nervensystem zu erstrecken scheint, kann sie bei anderen in gewissen Abschnitten wie im Thorakalmark, im mittleren Abschnitt der Circumoesophagealkonnektive (einschließlich der Konnektivganglien und Tritocerebralcommissur) lokalisiert werden (BROWN 1935, 1944, 1946, 1950, 1952, BROWN und EDERSTROM 1940, BROWN und KLOTZ 1947, BROWN und SAIGH 1946, BROWN, SANDEEN und WEBB 1949, 1951, BROWN, WEBB und SANDEEN 1952, BROWN und WULFF 1941, HANSTRÖM 1937a, KNOWLES 1939, McVAY 1942, ENAMI 1943, 1951a, PARKER 1948, BOWMAN 1949, WEBB, BROWN, FINGERMAN und HINES 1951).

Daß die Hormonwirkungen des Zentralnervensystems der *Crustaceen* sich nicht auf die Kontrolle des Farbwechsels beschränken, zeigen schon die Untersuchungen von SCUDAMORE (1942a, b), MATSUMOTO (1951), HARA (1952), CARLISLE und DOHRN (1953), G. C. STEPHENS (1952) und G. J. STEPHENS (1952). Die Arbeiten von BLISS, PASSANO u. a., auf die im folgenden eingegangen wird, demonstrieren dies sehr deutlich.

Es ist das Verdienst ENAMIs (1949, 1951b, c) die Produktion dieser Crustaceenhormone mit dem Vorkommen von neurosekretorischen Zellen erstmals in Zusammenhang gebracht zu haben. Von drei vorkommenden Typen neurosekretorischer Zellen ist zum mindesten einer *(γ-Zellen)* als die Quelle eines *chromatophorotropen Hormons* (N-Hormon) erwiesen worden.

Der im *Augenstiel* der *Krabben* befindliche Anteil der β-Zellen ENAMIs entspricht der von anderen Autoren (HANSTRÖM 1939, PASSANO 1951a, BLISS 1951, BLISS und WELSH 1952) als *Organ X* bezeichneten neurosekretorischen Zellgruppe. Die Funktion dieser Zellen wird aus folgenden Versuchsergebnissen ersichtlich. Es war seit längerem bekannt, daß die Augenstiele der *Crustaceen* ein oder mehrere Hormone enthalten. So wußte man z. B., daß Augenstielentfernung *Häutung* auslöst (s. die zusammenfassende Darstellung von BROWN 1952). Als Quelle des häutungshemmenden Hormons[1], wie auch anderer Augenstiel-

---
[1] Neuere Untersuchungen haben gezeigt, daß neben dem häutungshemmenden Hormon, das offenbar bei manchen *Crustaceen*-Arten *(Cambarus, Uca)* die jahreszeitliche Beschränkung der Häutungen ermöglicht, auch ein *häutungsförderndes Hormon* im Augenstiel vorkommt (CARLISLE und DOHRN 1953). Dieses Hormon ist bei *Lysmata* nachweisbar, wo das

hormone, wurde lange Zeit die *Sinusdrüse* angesehen, bis PASSANO (1951 b) der Nachweis gelang, daß Entfernung des Organs X, nicht aber der Sinusdrüse, zur Häutung führt (s. auch BLISS 1951, HAVEL und KLEINHOLZ 1951). Da andererseits die Implantation von Sinusdrüsen in augenstiellose Tiere häutungsverzögernd wirkt, muß der Schluß gezogen werden, daß die Sinusdrüse zwar gespeichertes Hormon enthält, daß aber die *Quelle* des häutungshemmenden Hormons im Augenstiel das Organ X ist. Diese Folgerung wird durch den morphologischen Befund gestützt, der den Transport von Neurosekret in den zur Sinusdrüse führenden Nerven anzeigt.

Nach Augenstielentfernung ändert sich in der für die Häutungsperiode charakteristischen Weise der Wassergehalt der Krebse. Im Zusammenhang mit dieser Beobachtung ist es nun von besonderem Interesse, daß Krebsaugenstielextrakte auch bei Fröschen wirksam sind. Sie verursachen hier, ähnlich wie Hypophysenhinterlappenextrakte, eine erhöhte *Wasseraufnahme*, ein Effekt, der aber nicht mit den übrigen Hinterlappenwirkungen einhergeht (GRAY und FORD 1940, HELLER und SMITH 1947, 1948). Die Analogie zwischen dem neurosekretorischen System der *Crustaceen* und dem der *Wirbeltiere* erstreckt sich in diesem Fall auch auf die Art der physiologischen Wirkung.

Die Tatsache, daß auch Implantate von *Cerebralganglien* und *Oesophagealkonnektiven* bei *Krebsen*, deren Augenstiele vorher entfernt worden waren, einen deutlichen häutungshemmenden Effekt ausüben (STEPHENS 1951), ist von besonderem Interesse, da neurosekretorische Zellen vom β-Typ ENAMIs ebenfalls im Gehirn und in den Commissuralganglien vorkommen. Die histologische sowohl als auch physiologische Zusammengehörigkeit dieser aus β-Zellen bestehenden Gruppen ist damit erwiesen.

In entsprechender Weise konnte der Ursprung des im Augenstiel anwesenden, den *Stoffwechsel* beeinflussenden Faktors hauptsächlich im Organ X nachgewiesen werden. Abwesenheit dieses Faktors nach Augenstielentfernung verursacht bei *Gecarcinus* und *Astacus* eine Erhöhung des Sauerstoffverbrauchs (BLISS 1951, FROST, SALOUM und KLEINHOLZ 1951) und bei *Gecarcinus* eine Senkung des respiratorischen Quotienten (BLISS 1951). Diese Wirkungen können zwar durch Implantation von Sinusdrüsen verhindert werden, sie können aber durch Exstirpation dieser Drüsen nur vorübergehend ausgelöst werden. Ähnlich unterscheiden sich die Wirkungen von Augenstielentfernung einerseits und Sinusdrüsenexstirpation andererseits auf den Calciumgehalt von *Astacus* (HAVEL und KLEINHOLZ 1951; s. auch KINCAID und SCHEER 1952). Wiederum ist die naheliegende Erklärung dieser Versuche die, daß die aktive Substanz im Organ X gebildet und in der Sinusdrüse gespeichert wird. Die Beobachtung von TRAVIS (1951), daß der Gehalt an Blutphosphor und anorganischem Phosphor bei *Panulirus* sich zwar nach Augenstielentfernung, nicht aber nach Sinusdrüsenexstirpation ändert, scheint ebenfalls dafür zu sprechen, daß die den Phosphatstoffwechsel steuernde Hormonwirkung in der Hauptsache vom Organ X ausgeht.

Im Zusammenhang mit der Auffassung der Sinusdrüse als Speicherorgan für Neurosekret ist es von Interesse, daß nach PYLE (1943), der die Histogenese dieses Organsystems studierte, das Organ X vor der Sinusdrüse, d. h. schon beim Embryo ausgebildet ist.

Die Sinusdrüse regeneriert nach Exstirpation (BLISS und WELSH 1952) oder nach Durchtrennung der vom X-Organ kommenden Nervenfasern (ENAMI,

in den Wintermonaten normalerweise länger dauernde Häutungsintervall durch die Injektion von Augenstielextrakten von Sommertieren mit beschleunigter Häutungsrate verkürzt werden kann. Als Quelle des hautungsfordernden Hormons nehmen CARLISLE und DOHRN neurosekretorische Zellen des Organs X und vielleicht anderer nervöser Zentren an.

persönliche Mitteilung). Das Regenerat mit seinen charakteristischen bulbären Nervenendigungen, in denen sich basophile Granula befinden, gleicht weitgehend der ursprünglichen Sinusdrüse (s. S. 989).

Die Funktion der α-*Zellen* im Zentralnervensystem der Krabben ist noch unbekannt (ENAMI 1951b). Ihre Lokalisation würde es als möglich erscheinen lassen, daß sie die Quelle der von SCUDAMORE (1947) mit Extrakten von Gehirnen und Thoraxganglien von *Cambarus* beobachteten Hormonwirkungen (Erhöhung des Sauerstoffverbrauchs usw.) sind.

Weiterhin fand KNOWLES (1951, 1953a) eine gute Übereinstimmung zwischen dem histologischen Bau und der chromatophorotropen Wirkung von Extrakten aus der Postoesophagealcommissur und den sog. *Sinusplatten* von *Penaeus braziliensis*. Die Commissur enthält Zellen mit stark fuchsinophilem Cytoplasma und großen Kernen. Die zu den Sinusplatten führenden Nerven und diese selbst sind mit fuchsinophilen Tröpfchen dicht angefüllt. Die Gewebsabschnitte mit den meisten Einschlüssen dieser Art zeigten die stärkste Aktivität im Extraktversuch. Es ist durchaus möglich, daß sie ein der Sinusdrüse ähnliches Speicherorgan darstellen (s. auch KNOWLES 1953, ALEXANDROWICZ 1952, 1953).

Ähnlich wie die Hautchromatophoren der *Crustaceen* stehen auch die distalen Pigmentzellen der Retina unter der Kontrolle von Hormonen, die in Extrakten aus dem Zentralnervensystem und dem Augenstiel enthalten sind (WELSH 1941, R. SMITH 1948, BROWN 1951, BROWN, FINGERMAN und HINES 1951, BROWN, HINES und FINGERMAN 1952). Eine genauere Lokalisation dieser Wirkungen ist aber bisher noch nicht im einzelnen durchgeführt worden.

b) Insekten.

In gleicher Weise wie bei den bisher behandelten Arthropoden liefert das Zentralnervensystem der *Insekten Farbwechselhormone* (BROWN und MEGLITSCH 1940, MCVAY 1942, TEISSIER 1947, HADORN und FRIZZI 1949, KOPENEC 1949, DUPONT-RAABE 1949a, b, 1950, 1951b), deren Effekt auf das Hautpigment bei dafür geeigneten Insektenarten *(Carausius, Corethra)* oder bei *Crustaceen* geprüft werden kann. Bei einer Reihe von Arten können aus dem Gehirn und in geringerem Ausmaß aus dem Suboesophageal- und dem Frontalganglion, nicht aber aus den Lobi optici, wirksame Extrakte gewonnen werden. Dieser Befund steht mit dem Vorkommen neurosekretorischer Zellen in den drei erstgenannten Komponenten des Zentralnervensystems in Einklang, und es erscheint daher zum mindesten sehr wahrscheinlich, daß auch bei *Insekten* Drüsen-Nervenzellen die Quelle von Chromatophorenhormonen sind. Diese Annahme erfährt durch die Tatsache, daß die Neurosekret enthaltenden Corpora cardiaca (S. 1019) gleichfalls eine starke chromatophorotrope Wirkung ausüben, eine Stütze (BROWN und MEGLITSCH 1940, MCVAY 1942, M. THOMSEN 1943, 1949, DUPONT-RAABE 1949b, 1951b, s. auch HANSTRÖM 1938, 1940b).

Eine besonders eindrucksvolle Korrelation zwischen der Lokalisation neurosekretorischer Zellbezirke und ihrer physiologischen Wirksamkeit konnte bei der Analyse der *postembryonalen Entwicklung* der *Insekten* nachgewiesen werden (vgl. hierzu auch PFLUGFELDER 1952). Das Gehirn dieser Arthropodengruppe ist schon frühzeitig als die Quelle eines die *Häutung* und *imaginale Differenzierung* kontrollierenden Hormons erkannt worden (KOPEĆ 1922, CASPARI und PLAGGE 1935, KÜHN und PIEPHO 1936, PLAGGE 1938, PIEPHO 1940, DE LERMA 1942, SCHMIEDER 1942, POISSON und SELLIER 1947, POSSOMPÈS 1948a, BOUNHIOL 1949, 1952, SELLIER 1949, 1951, MARUYAMA 1952). Bei einer Reihe von Insektengruppen, vor allem bei *Lepidopteren* (WILLIAMS 1946, 1947a, 1948b, 1949, 1951b,

1952, ICHIKAWA, KAJI, YATSUSHIKA und NISHIISUTSUJI 1950, ICHIKAWA und NISHIISUTSUJI 1951, 1952, s. auch FUKUDA 1940, 1944), bei *Dipteren* (DE LERMA 1942, POSSOMPÈS 1950, 1953), bei *Hemipteren* (WIGGLESWORTH 1951c, 1952), aber offenbar auch bei *Orthopteren* (PFLUGFELDER 1947, 1949), *Odonaten* (DEROUX-STRALLA 1948) und *Megalopteren* (RAHM (1952a, b) wird diese Hormonwirkung, für die bisher vielfach getrennte Häutungs-, Verpuppungs- und Metamorphosehormone verantwortlich gemacht wurden, nicht direkt, sondern auf dem Weg über die Stimulierung eines anderen endokrinen Organs, der sog. *Prothoraxdrüsen* (und ihrer Homologen) ausgeübt. Es ist durchaus wahrscheinlich, daß dieser Mechanismus für alle metamorphosierenden Insekten zutrifft. Das die Entwicklung beeinflussende Gehirnhormon kann demnach als „*prothorakotropes Hormon*" bezeichnet werden. Für das Häutungs-, Verpuppungs- und Metamorphosevorgänge kontrollierende Hormon der Prothoraxdrüsen wurde der Name „*Wachstums- und Differenzierungshormon*" vorgeschlagen (B. SCHARRER und E. SCHARRER 1944).

Es ist das Verdienst von WIGGLESWORTH (1940, 1949a, 1951a, b, 1952), diese Hormonwirkung des Gehirns bei *Hemipteren* zum erstenmal in der sezernierende Nervenzellen enthaltenden *Pars intercerebralis* (HANSTRÖM 1938) lokalisiert zu haben. In seinen Versuchen konnten gehirnlose Insekten durch Implantation des dorsomedialen Abschnitts des Gehirns zur Häutung veranlaßt werden. Andere, d. h. keine neurosekretorischen Zellen enthaltende Gehirnabschnitte zeigten diese Wirkung nicht. Man kann daraus schließen, daß das zur Auslösung der Häutung nötige Hormon in den neurosekretorischen Zellen seinen Ursprung nimmt.

Diese Schlußfolgerung erfuhr eine erhebliche Stütze durch die Ergebnisse von WILLIAMS (1946, 1947a, 1949, 1952) bei *Lepidopteren* (*Platysamia* und andere Arten). Auch hier konnte die Produktion des auf die Prothoraxdrüsen wirkenden und daher die Entwicklung fördernden Hormons in dem Gehirnabschnitt lokalisiert werden, der die sezernierenden Nervenzellen enthält. Interessanterweise finden sich hier in jeder Gehirnhälfte zwei neurosekretorische Zellgruppen, eine mediale und eine laterale. Diese Zentren unterscheiden sich offenbar qualitativ voneinander, da die Anwesenheit beider für die Auslösung des betreffenden Effekts notwendig ist.

Nach den Ergebnissen von WILLIAMS (1952) unterbleibt das dem Ausschlüpfen des erwachsenen Schmetterlings vorausgehende Ruhestadium (Diapause), wenn „aktivierte" (auf eine gewisse Temperatur abgekühlte) Gehirne in die Puppe implantiert werden. In ähnlicher Weise kann die Diapause bei der hemimetabolen *Grille (Gryllus campestris)* durch Gehirnimplantation verhindert werden, wobei statt der kurzflügeligen Normalformen langflügelige Imagines entstehen (POISSON und SELLIER 1947, SELLIER 1949, 1951). Auch hier fördert also ein Wirkstoff des Gehirns, der offenbar von den bei *Gryllus* gefundenen neurosekretorischen Zellen (POISSON und SELLIER 1947) stammt, auf dem Weg über die Prothoraxdrüsen die Ausbildung imaginaler Charaktere.

Eine Korrelation zwischen dem cytologischen Verhalten der neurosekretorischen Zellen und den vom Gehirnhormon gesteuerten Entwicklungsvorgängen wurde von REHM (1950, 1951) nachgewiesen. Das an der Motte *Ephestia* gewonnene Resultat ist im wesentlichen folgendes: Bei Larven enthalten die neurosekretorischen Zellen reichliche Kolloideinschlüsse vor der sog. kritischen Periode, d. h. in Stadien, wo noch wenig Hormon in den Blutstrom übergetreten ist, während nach dem Erreichen einer wirksamen Hormonkonzentration (d. h. also vor einer Larven- oder Puppenhäutung) die Zellen vacuolisiert und nahezu entleert aussehen (s. auch L'HÉLIAS 1952). Der Schluß scheint gerechtfertigt, daß das Neurosekret entweder das prothorakotrope Hormon selbst oder einen Träger der aktiven Substanz darstellt. Weitere Zusammenhänge ähnlicher Art haben ARVY und GABE (1953) bei *Ephemeriden* und *Odonaten* festgestellt. Die maximale Sekretionstätigkeit und Sekretabwanderung in drei Gruppen neurosekretorischer Neuronen (mediale und laterale Gruppe des Protocerebrums, Gruppe des Unterschlundganglions) entspricht jeweils einer scharf umschriebenen Phase in der Postembryonalentwicklung dieser Insekten. Während der größten sekretorischen Aktivität jeder der genannten neurosekretorischen Zellgruppen zeigen entsprechend auch die von diesen Zellgruppen innervierten endokrinen Organe (Corpora cardiaca, Corpora allata, Ventraldrüsen) ihre maximale Größe und Aktivität. Der Grund, warum bei anderen Insektenarten eine solche Korrelation zwischen Sekretmenge in den neurosekretorischen Zellen einerseits und Entwicklungsstadium andererseits vielfach nicht beobachtet werden kann (s. z. B. SCHMIDT und WILLIAMS 1952), mag wohl durch den Speichermechanismus im Corpus cardiacum erklärt werden, der bei verschiedenen Species in verschiedenem Ausmaß entwickelt zu sein scheint.

Die *hormonale Funktion neurosekretorischer Zentren beim erwachsenen Insekt* wurde in sehr eindrucksvollen Versuchen von E. THOMSEN (1952) demonstriert. Exstirpation der mittleren neurosekretorischen Zellgruppen (Pars intercerebralis) verhinderte die *Eientwicklung* bei der *Fliege Calliphora*. Implantation dieser Zellen in Versuchstiere, von denen sie zuerst entfernt wurden, förderte die Entwicklung der Eier. Gehirnabschnitte ohne sezernierende Zellen erwiesen sich als unwirksam. Da die Corpora allata, die aller Wahrscheinlichkeit nach unter der Kontrolle der sezernierenden Gehirnzentren stehen (allatotropes Hormon?), eine „gonadotrope" Wirkung ausüben (s. zusammenfassende Darstellung, B. SCHARRER 1952b), erschien es zunächst wahrscheinlich, daß die nach Exstirpation der neurosekretorischen Zellen beobachteten Effekte indirekter Natur sind (E. THOMSEN 1948). Daß dies jedoch nicht, oder doch nicht ausschließlich der Fall sein kann, ergab sich aus der Messung der Länge der Eikammern an einem genügend großen Versuchsmaterial. In Fliegen ohne Pars intercerebralis kommt die Entwicklung der Ovarien früher zum Stillstand als in allatektomierten Tieren. Den neurosekretorischen Zellen des Gehirns muß also eine direkte Wirkung auf die Fortpflanzung zugesprochen werden. Nach E. THOMSEN besteht kein Anhaltspunkt dafür, diesen Effekt als spezifisch, d. h. gonadotropisch anzusehen. Sie schlägt vielmehr vor, die beobachteten Wirkungen auf der Basis eines Einflusses des Neurosekrets auf den Stoffwechsel (vor allem den Eiweißstoffwechsel) zu erklären, da diese Wirkungen, die sich auch auf die akzessorischen Geschlechtsdrüsen und die Corpora allata erstrecken, im Grunde Wachstumseffekte darstellen. Im Zusammenhang mit diesen Ergebnissen von E. THOMSEN ist es von Interesse, daß DUPONT-RAABE (1951a, 1952a) in der Pars intercerebralis von *Phasmiden* eine verstärkte neurosekretorische Tätigkeit zur Zeit der Eiablage festgestellt hat, wenngleich bei diesen Tieren die Eireifung bei Abwesenheit der Pars intercerebralis stattfinden kann. Im Rahmen der auf S. 1045 postulierten Interpretation der Rolle der Corpora cardiaca sei hier darauf hingewiesen, daß derselbe endokrine Effekt, den die neurosekretorischen Zellen auf die Ovarien ausüben, von THOMSEN auch für die im Corpus cardiacum enthaltene Substanz nachgewiesen werden konnte.

Eine von der des Gehirns verschiedene hormonale Rolle kommt dem *Unterschlundganglion*, d. h. wohl den darin enthaltenen neurosekretorischen Zellen zu, wie das FUKUDA (1951a, b, c, 1952a, b) erstmals in einer Reihe schöner Untersuchungen nachgewiesen hat. Dieses Ganglion liefert bei *Seidenspinnern (Bombyx mori)* einen „Diapausefaktor", der den Eiern die Fähigkeit der Winterruhe verleiht. Die Abgabe dieses Wirkstoffs wird auf nervösem Weg (über die Oesophagealkonnektive) vom Gehirn reguliert. Das Verhalten des Gehirns wird von Temperatur- und Lichtbedingungen, denen das vorausgehende Eistadium ausgesetzt war, beeinflußt. Männliche Spender erwiesen sich im Implantationsversuch ebenso wirksam wie weibliche. Dagegen übten weder Gehirne noch Prothoraxganglien, die zur Kontrolle implantiert wurden, eine Wirkung auf das Verhalten der Eier aus. Der Diapausefaktor des Suboesophagealganglions ist weder art- noch gattungsspezifisch.

Schließlich sei hier noch die Beobachtung von KOLLER (1948) erwähnt, derzufolge Gehirnextrakte von Insekten (*Periplaneta, Dytiscus* usw.) auf die *Bewegung der MALPIGHIschen Gefäße* einen deutlichen frequenzsteigernden Einfluß ausüben und bei stillstehenden Exkretionsorganen rhythmische Bewegungen auszulösen vermögen. Der diesen Effekt verursachende „myotrope" Wirkstoff, über den im einzelnen noch nicht viel bekannt ist, scheint weder mit Histamin noch mit Acetylcholin identisch zu sein.

c) Mollusken und Würmer.

Im Vergleich mit den bisher behandelten Wirbellosengruppen ist über die hormonalen Wirkungen neurosekretorischer Zellen bei *Mollusken* und *Würmern* noch äußerst wenig bekannt. Ein Hinweis dieser Art findet sich in den Untersuchungen von McVAY (1942), die *Farbwechselhormone* aus dem Zentralnervensystem von *Mollusken (Venus)* und *Würmern (Lumbricus)* gewonnen hat. Es ist wahrscheinlich, aber nicht bewiesen, daß die beim *Regenwurm* vorkommenden neurosekretorischen Zellen die Quelle des von McVAY gefundenen Farbwechselhormons sind. Die Auslösung der *Regeneration von Kopfsegmenten* beim Regenwurm durch Gehirnimplantate ist nach HARMS (1947—1949) den von ihm als „Cerebralorgan" bezeichneten neurosekretorischen Zellen (SCHARRER und SCHARRER 1937) zuzuschreiben. Außerdem fand HUBL (1953) eine Beziehung zwischen den bei *Regenwürmern* vorkommenden neurosekretorischen Zelltypen und Jahreszeit, Alter, Fortpflanzungstätigkeit und Regenerationsfähigkeit. Bei gewissen *Polychäten* hat Gehirnexstirpation eine *verfrühte epitoke Entwicklung* zur Folge; die daraus erschlossene Hemmungswirkung des Gehirns auf die Reifung der Gameten beruht vermutlich auf einem von den neurosekretorischen Zellen gelieferten Hormon (DURCHON 1951, BOBIN und DURCHON 1952). Ferner fand KOLLER (persönliche Mitteilung), daß das Bauchmark von *Phascolosoma vulgare (Sipunculoidea)* einen die rhythmischen *Kontraktionen der Nephridialschläuche* um ein Mehrfaches beschleunigenden Wirkstoff enthält.

Die im vorausgehenden gegebene Übersicht über die physiologische Bedeutung der Neurosekretion bei *Wirbeltieren* und *Wirbellosen* ist notwendigerweise kursorisch. Es ist aber nicht die Aufgabe eines Beitrages zu einem Handbuch der mikroskopischen Anatomie die physiologische Bedeutung der beschriebenen Strukturen erschöpfend darzustellen. In dem gegebenen Rahmen sollte lediglich gezeigt werden, daß die neurosekretorischen Zellen spezifische Wirkstoffe liefern, die bisher anderen Zellen zugeschrieben wurden oder deren Ursprung unbekannt war. Es handelt sich offenbar bei diesen von Nervenzellen gebildeten Proteinsubstanzen um eine neue Klasse von Hormonen. Es ist bemerkenswert, daß die meisten der bei den Wirbellosen vorkommenden Hormone dieser Klasse angehören und das Zentralnervensystem deshalb die wichtigste Quelle endokriner Wirkstoffe darstellt (Tabelle 2). Die Wirbeltiere wurden noch nicht so eingehend untersucht, daß man den Anteil der dem Nervensystem entstammenden Hormonwirkungen am endokrinen Geschehen im allgemeinen abschätzen könnte.

Tabelle 2. *Hormonwirkungen des Zentralnervensystems.*

	Hormonquelle	Hormone
	Wirbeltiere.	
Säuger Vögel Reptilien	Nuclei supraopticus und paraventricularis (Speicherorgan: Neurohypophyse)	Hinterlappenhormone: Oxytocin, Vasopressin, Adiuretin (HILD und ZETLER), Wasserhaushalthormon, „milk-let-down"-Faktor
Amphibien Fische	Nucleus praeopticus (Speicherorgan: Neurohypophyse)	
	Wirbellose.	
Insekten	Gehirn: Neurosekretorischer Anteil des Protocerebrums (Speicherorgan: Corpus cardiacum)	Stoffwechselhormon (Fortpflanzung, E. THOMSEN) Prothorakotropes Hormon (Postembryonalentwicklung, WILLIAMS, WIGGLESWORTH u.a.) Allatotropes Hormon? (E. THOMSEN) Farbwechselhormon (DUPONT-RAABE u. a.) „Myotropes Hormon"? (Peristaltik der MALPIGHIschen Gefäße, KOLLER)
	Suboesophagealganglion	Diapausefaktor (FUKUDA) Farbwechselhormon (HADORN und FRIZZI)
	Frontalganglion	Farbwechselhormon (BROWN und MEGLITSCH)
Xiphosuren	Zentralnervensystem	Farbwechselhormon (BROWN u. CUNNINGHAM)
Crustaceen	Neurosekretorische Zellgruppen des Zentralnervensystems, einschließlich Organ X (Speicherorgan: Sinusdrüse)	Farbwechselhormone (BROWN, ENAMI u. a.) Augenpigmentwanderungshormon (WELSH u. a.) Häutungsförderndes Hormon (CARLISLE und DOHRN) Häutungshemmendes Hormon (PASSANO u. a.) Stoffwechselhormon (BLISS u. a.) Wasserhaushalthormon (HELLER)
Mollusken	Zentralnervensystem	Farbwechselhormon (McVAY)
Gephyräen	Bauchmark	„Myotropes Hormon"? (Peristaltik der Nephridialschläuche, KOLLER)
Oligochäten	Zentralnervensystem	Farbwechselhormon (McVAY) „Wachstumshormon" (Regeneration, HARMS)
Polychäten	Gehirn	Gonadenhemmendes Hormon (DURCHON u. a.)

3. Vergleich der neurosekretorischen Systeme bei Wirbeltieren und Wirbellosen.

Überblickt man die bei den Wirbeltieren bis jetzt beschriebenen neurosekretorischen Zentren (Tabelle 3), so fällt auf, daß nur *ein* neurosekretorischer Zellkomplex konstant bei allen *Wirbeltieren* zu finden ist, nämlich der Nucleus praeopticus und die ihm homologen Nuclei supraopticus und paraventricularis. Alle anderen in Tabelle 3 aufgeführten sekretorisch tätigen Zellgruppen wurden nur bei einigen Vertretern der Wirbeltiere festgestellt. Ihr Vorkommen dürfte also eine für die betreffenden Arten spezielle Funktion andeuten, während die Nuclei praeopticus bzw. supraopticus und paraventricularis offenbar für alle Wirbeltiere von Wichtigkeit sind. Wir beschränken uns deshalb darauf, für den Vergleich mit den Verhältnissen bei den Wirbellosen nur diese Kerne zu berücksichtigen.

Die *phylogenetische Zusammengehörigkeit* dieser Kerne wurde wiederholt von verschiedenen Autoren bestätigt (CHARLTON 1929, 1932, BERGQUIST 1932, W. C. MEYER 1935, KAPPERS, HUBER und CROSBY 1936, BOON 1938). Aus der sehr eingehenden Untersuchung von CHARLTON (1932) geht hervor, daß der Nucleus praeopticus bei *Fischen* in der Regel eine ungeteilte Zellmasse darstellt. Nur bei zwei Vertretern der *Welse*, *Siluris glanis* und *Clarias magur*, ist eine Teilung in zwei Kerne erkennbar. Bei den *Amphibien* finden wir durchwegs noch einen einheitlichen Kern, dessen zukünftige Teilung in einen dorsal und einen ventral

Tabelle 3. *Die derzeit bei Wirbeltieren bekannten neurosekretorischen Zellgruppen.*

	Nucleus nervi terminalis	Nucleus praeopticus (Nucleus supraopticus und Nucleus paraventricularis)	Nucleus lateralis tuberis	Mittelhirngruppe (mesencephaler Trigeminuskern?)	Rückenmark
Selachier		■			■
Teleostier	■	■	■	■	
Amphibien		■		■	
Reptilien		■ ■			
Vögel	▥	■	■		
Säuger	▥	■	■		

gelegenen Abschnitt durch das Verhalten der vom Nucleus praeopticus ausgehenden Faserzüge angedeutet ist (Abb. 47). Diese Teilung wird denn auch bei den *Reptilien* vollzogen (W. C. MEYER 1935). Bei der Trennung dieses alten Kerngebietes in den Nucleus supraopticus und den Nucleus paraventricularis handelt es sich offenbar nicht lediglich um eine morphologische Unterteilung. Bei den *Säugern* bestehen Anhaltspunkte dafür, daß die beiden Kerne verschiedene funktionelle Aufgaben übernehmen; im einzelnen sind die Angaben in der Literatur aber so widerspruchsvoll, daß eine eingehendere Erörterung dieser Frage derzeit nicht angezeigt erscheint.

Die von den neurosekretorischen Kernen des Hypothalamus ausgehenden Nervenfasern enden in einem dichten Faserfilz, der den Hauptteil der Substanz der Neurohypophyse ausmacht. Bei den meisten höheren Tieren, besonders den *Säugern*, ist es schwierig, das dem Bau der Neurohypophyse zugrunde liegende Strukturprinzip zu erkennen. Die Untersuchung von BODIAN (1951) ist darin von besonderem Wert, daß in ihr die beim *Opossum* vorliegenden einfacheren Verhältnisse als Muster analysiert werden, nach dem die mehr komplizierten Typen der Neurohypophysen höherer *Säuger* gebaut sind. Von besonderer Wichtigkeit für unser Verständnis der Rolle der Sekret führenden Nervenfasern ist deren Endigung an den Blutgefäßen der Neurohypophyse (Abb. 22), da hier offenbar das anatomische Substrat für die Abgabe der von den neurosekretorischen Zellen produzierten Substanzen gegeben ist. Die reiche Aufknäuelung der Fasern, ehe sie an den Blutgefäßen enden und die Ausbildung von Verdickungen

(HERRING-Körper), scheinen alles Vorrichtungen zu sein, die die Aufstapelung großer Mengen von Neurosekret und damit von Hormonen begünstigen.

Obwohl diese Einzelheiten erst in den letzten Jahren untersucht und zu einem einheitlichen Bild vereinigt wurden, haben doch viele Beobachter schon seit langem auf Grund teils anatomischer, teils klinischer und physiologischer Befunde die hier beschriebenen Hypothalamuskerne, die davon ausgehenden Faserzüge und die Hypophyse als zusammengehörig erkannt und haben folgerichtig von einem hypothalamo-hypophysären System gesprochen (BERBLINGER 1923, SCHÜRMEYER 1926, OLIVEIRA E SILVA 1935a, GAGEL und MAHONEY 1936, ROUSSY und MOSINGER 1946, SPATZ, DIEPEN und GAUPP 1948, BONVALLET, DELL, STUTINSKY und BEAUVALLET 1948, RUMBAUR 1950, KOELLA 1951, KNOCHE 1952, DIEPEN 1952)[1]. Der Begriff eines solchen Systems kann nun schärfer präzisiert werden als die *morphologische und funktionelle Einheit der neurosekretorischen Hypothalamuskerne, ihrer Nervenfasern und deren Endigungen in verschiedenen Teilen des Infundibulums und der Neurohypophyse*. In diesem System sind die Nervenzellen die Produzenten einer mikroskopisch nachweisbaren Proteinsubstanz, die in den Nervenfasern zur Neurohypophyse wandert und dort aufgestapelt wird. Dieses Protein besitzt die Eigenschaften der Hinterlappenhormone (S. 1030). Die Aufstapelung des Neurosekrets im Hinterlappen erscheint biologisch wichtig: Sowohl das antidiuretische wie das oxytocische Hormon werden zu gewissen Zeiten in großer Menge benötigt (Wassermangel, Uterusaktivität während der Geburt).

Es ist von Interesse, daß sich analoge Systeme im Zusammenhang mit neurosekretorischen Zentren auch bei *wirbellosen Tieren* finden. Ihre Ähnlichkeit mit den bei Wirbeltieren beschriebenen Verhältnissen ist so überraschend, daß Vergleiche in vielen Einzelheiten möglich sind. Auf die *Analogie* zwischen den *Corpora cardiaca-allata* der *Insekten* und der *Hypophyse* der *Wirbeltiere* haben HANSTRÖM (1941, 1947a, 1949b), M. THOMSEN (1943), SCHARRER und SCHARRER (1944) und CAZAL (1948) hingewiesen. Aus dem folgenden wird ersichtlich werden, daß diese Analogie zwischen *Wirbeltieren* und *Wirbellosen* noch viel weiter reicht und auch die *Crustaceen* einbezieht. Der für das Verständnis der Funktion wichtigste morphologische Gesichtspunkt ist der *Transport von Neurosekret* entlang von Nervenfasern und die *Speicherung* dieser Substanz in Organen, in denen diese Fasern enden (Corpus cardiacum, Sinusdrüse, Neurohypophyse).

Das neurosekretorische System der *Insekten* besteht, wie schon an anderer Stelle erwähnt wurde (S. 1017), aus dem in der *Pars intercerebralis* des Gehirns liegenden neurosekretorischen Anteil und dem der Hypophyse vergleichbaren endokrinen Organkomplex bestehend aus den *Corpora cardiaca* und den *Corpora allata*. Diese Organe, die wichtige Lebensprozesse kontrollieren (s. z. B. die zusammenfassenden Darstellungen von B. SCHARRER 1941d, 1948, 1952b, TURNER 1948), werden von Nervenfaserbündeln innerviert, die ihren Ursprung in den sekretorisch tätigen Neuronen des Gehirns nehmen. Sie treten als *Nervi corporis cardiaci* (N. corporis cardiaci I, HANSTRÖM 1940a) in die Corpora cardiaca ein, können dort als mehr oder weniger kompakte Stränge (Nervi basales, CAZAL 1948) verfolgt werden und geben schließlich die *Nervi corporis allati* ab. Bei einer Reihe von *Insektenarten* (SCHARRER und SCHARRER 1944, CAZAL 1948, ARVY und GABE 1950, STUTINSKY 1952, s. auch HANSTRÖM 1940a, 1949b) enthalten diese von den neurosekretorischen Zellen ausgehenden Faserstränge

---

[1] VERNEY (1948) bezeichnet die Pars nervosa zusammen mit den Nuclei supraopticus und paraventricularis und den von diesen Kernen zur Pars nervosa ziehenden Faserbündeln als Neurohypophyse. Dieser Gebrauch ist nicht zu empfehlen, da er in Anbetracht der bestehenden Terminologie (s. ROMEIS 1940) zu unnötiger Verwirrung führen würde.

Neurosekret, das sich bis in die Corpora cardiaca hinein oder sogar weiter bis zur Aortenwand (CAZAL 1948) verfolgen läßt. Von den Basalnerven, wo es oft in beträchtlicher Menge auftritt, scheint dieses Sekret bei *Leucophaea* (SCHARRER und SCHARRER 1944) vor allem in die dem Aortenlumen zugewandten Anteile der Corpora cardiaca überzutreten und es ist anzunehmen, daß es dort in die Blutbahn abgegeben wird. Ein derartiger Übertritt ist beispielsweise von CAZAL (1948) beobachtet worden. In seinem färberischen Verhalten gleicht dieses in den Corpora cardiaca befindliche Kolloid dem Neurosekret des Protocerebrum und der Nervi corporis cardiaci. Auf Grund dieser Übereinstimmung, die sich bei Anwendung verschiedener Färbemethoden, vor allem der GOMORIschen Chromalaun-Hämatoxylinmethode manifestiert, sowohl als auch wegen der Art der morphologischen Verteilung des Sekrets in den verschiedenen Abschnitten des Organkomplexes gewinnt man den Eindruck, daß das im GOMORI-Präparat tief blau erscheinende Kolloid der Corpora cardiaca nicht an Ort und Stelle gebildet wird, sondern vielmehr aus den neurosekretorischen Zellen des Gehirns stammt. Ob die Zellen der Corpora cardiaca, vor allem die als chromophil bezeichneten Elemente selbst in der Lage sind, ein möglicherweise vom Neurosekret verschiedenes Produkt zu liefern, bedarf der experimentellen Prüfung. Auf jeden Fall spricht viel für die Annahme, daß eine wichtige Aufgabe der Corpora cardiaca die eines *Reservoirs für Neurosekret* ist. Es wurde daher, zunächst auf Grund des eben besprochenen morphologischen Befundes sowohl als der Ergebnisse nach Durchschneidung der Nervi corporis cardiaci (S. 970) postuliert, daß das im Corpus cardiacum befindliche Kolloid nicht (oder mindestens nicht ausschließlich) in diesem Organ produziert wird, sondern dem neurosekretorischen Anteil des Gehirns entstammt, von wo es durch „Abwanderung" entlang von Axonen in das Corpus cardiacum gelangt.

Bei den *Insekten* steht das Postulat, daß Neurosekret in einem außerhalb des Gehirns liegenden Organ gespeichert wird, nicht nur mit keiner der bekannten physiologischen Tatsachen in Widerspruch, sondern es vermag sogar bisher scheinbar schwer verständliche Zusammenhänge aufzuzeigen. So erschien es zunächst nicht leicht zu erklären, warum auf der Suche nach physiologischen Wirkungen des Cardiacumwirkstoffs bisher nur solche Effekte erzielt wurden, die auch dem Gehirn zuerkannt werden müssen (Kontrolle von Entwicklungs-, Eireifungs- und Farbwechselvorgängen; s. z. B. DUPONT-RAABE 1952b). Ferner haben wiederholte Versuche durch Exstirpation der Corpora cardiaca Ausfallserscheinungen zu erzielen, unerwartet wenig Erfolg gehabt (JOLY 1945, PIEPHO 1946, PFLUGFELDER 1949, RAHM 1952). Andererseits ist eine Reihe von Fällen bekannt, in denen Gehirnexstirpation nicht zum erwarteten Ziel führte (PFLUGFELDER 1949, eigene unveröffentlichte Daten). In anderen Worten, das Resultat von Organexstirpationen steht hier scheinbar nicht im Einklang mit dem von Organimplantationen oder Extraktinjektionen.

Wenn nun aber die beiden hier in Frage kommenden Organe nicht als gesonderte endokrine Drüsen, sondern als Komponenten eines neuroglandulären Organkomplexes interpretiert werden, in dem den Corpora cardiaca die Rolle eines Reservoirs zukommt (s. auch DUPONT-RAABE 1949a), so erklären sich die aufgeführten Versuchsergebnisse in befriedigender Weise. Individuelle Unterschiede können wohl am besten damit in Zusammenhang gebracht werden, daß der Grad der Speicherung von Neurokolloid in den Corpora cardiaca sowohl als auch die neurosekretorische Tätigkeit im Gehirn selbst bei verschiedenen Arten wechselt.

Daß die durch einen solchen Speichermechanismus ermöglichte sofortige Verfügbarkeit von wirksamen Hormonmengen vor allem bei kurzfristigen

Vorgängen wie beim physiologischen Farbwechsel von Vorteil ist, bedarf keiner weiteren Betonung.

Die enge Zusammenarbeit zwischen den Bestandteilen des endokrinen Kopfdrüsensystems der Insekten erstreckt sich auch auf die *Corpora allata*, die nicht nur Entwicklungs- und Stoffwechselvorgänge, sondern auch die *Gonadentätigkeit* beeinflussen. So konnte E. THOMSEN (1948, 1952) bei der Fliege *Calliphora* nachweisen, daß die Corpora allata unter der Kontrolle der Pars intercerebralis stehen. Daß dieser kontrollierende Einfluß nicht, oder doch nicht ausschließlich auf nervösem Wege zustande kommt, ergibt sich aus folgender Tatsache. Man weiß aus Versuchen bei einer Reihe von verschiedenen Insektenarten, daß Reimplantation von Corpora allata in allatektomierten Tieren Eireifung auslöst (s. B. SCHARRER 1952b). Hier liegt also ein weiterer Fall der Kontrolle eines anderen endokrinen Organs durch die Gehirndrüse vor (vgl. S. 1039). Wie aus Tabelle 2, die die gegenwärtig bekannten Hormonwirkungen der neurosekretorischen Zentren zusammenfaßt, zu ersehen ist, wird für diesen von THOMSEN wahrscheinlich gemachten Wirkstoff der Name „allatotropes" Hormon vorgeschlagen. Seine Wirkung wäre mit dem möglicherweise vorhandenen Einfluß der Zwischenhirndrüse auf den Hypophysenvorderlappen vergleichbar.

Ein weiterer Hinweis für die Zusammengehörigkeit zwischen Pars intercerebralis und Corpus allatum ist der Effekt der Durchschneidung der Nervi corporis cardiaci auf die Struktur der Corpora allata (DAY 1943, B. SCHARRER 1952d). Diese Drüsen vergrößern sich nach der Operation bis auf mehr als das Doppelte der Normalwerte; ihr Cytoplasmaanteil nimmt zu, während die Kerne nicht wesentlich an Zahl zuzunehmen scheinen. Die besondere Natur der Nervi corporis cardiaci („neurosekretorische Bahn") deutet auf die Möglichkeit hin, daß der Einfluß, den die Pars intercerebralis auf die Corpora allata ausübt, nicht rein nervöser, sondern vielleicht neuro-endokriner Art ist.

Das entsprechende neurosekretorische System der *Crustaceen* schließt, wie durch eine Reihe neuerer Untersuchungen nachgewiesen wurde (BLISS 1951, BLISS und WELSH 1952, PASSANO 1951a, b, 1952, TRAVIS 1951, HAVEL und KLEINHOLZ 1951, WELSH 1951), das *Organ X-Sinusdrüsensystem* ein. Die Achsenzylinder der das Organ X bildenden neurosekretorischen Zellen (β-Zellen ENAMIs) verlaufen zur Sinusdrüse. Neurosekret, das sich färberisch wie das der Insekten und Wirbeltiere verhält, findet sich sowohl in den sezernierenden Neuronen und ihren Ausläufern als auch in der Sinusdrüse. Wie im Fall des Intercerebraliscardiacum-allatum-Systems der Insekten können auch bei Crustaceen die auf S. 1036 besprochenen physiologischen Ergebnisse am besten durch die Annahme erklärt werden, daß die *Sinusdrüse* ein *Speicherorgan für im Organ X und in anderen Teilen des Zentralnervensystems produzierte Wirkstoffe ist*. Diese Idee wurde bereits von PYLE (1943), R. SMITH (1948) und BOWMAN (1949) geäußert, ist aber erst durch die schon genannten neueren Untersuchungen, die größtenteils noch im Gang sind, eingehend dokumentiert worden.

Es bleibt weiteren Untersuchungen vorbehalten festzustellen, ob außer den im Vorausgehenden besprochenen noch weitere ähnliche neurosekretorische Systeme bestehen[1]. Aber schon die derzeit bekannten Systeme bieten ein reiches Feld für die Erforschung der physiko-chemischen Eigenschaften der von den Nervenzellen produzierten Substanzen und ihrer hormonalen Aktivität.

---

[1] Neuerdings hat GABE (1952b) ein derartiges neurosekretorisches System bei *Chilopoden* beschrieben.

B. Allgemeine Bedeutung der Neurosekretion.

Der Versuch, der neurosekretorischen Zelle als einem neuen Zelltyp Eingang zu verschaffen, ist viele Jahre auf Ablehnung gestoßen. Diese Reaktion ist aus mehreren Gründen verständlich. Die mikroskopische Anatomie, im besonderen die der *Säuger*, erscheint heute so eingehend erforscht, daß an den Nachweis einer neuen Zellart mit Recht hohe Anforderungen gestellt werden. Die histologischen Zellkategorien haben sich seit so langem bewährt, daß ein Zelltyp von der Zwitternatur der neurosekretorischen Zelle im geordneten System der Histologie keinen rechten Platz findet. Schließlich ist es in der Tat schwer einzusehen, warum Nervenzellen, die für die Aufgaben des nervösen Integrationssystems spezialisiert sind, sich auch der Methoden des anderen, nämlich des endokrinen Integrationssystems, bedienen sollen. Es erhebt sich also die Frage nach der allgemeinen Bedeutung des Phänomens der Neurosekretion, da die Kenntnis der speziellen Bedeutung gewisser neurosekretorischer Kerne als Produktionsstätten von spezifischen und in ihrer Wirkung bekannten Hormonen das Problem nicht aufklärt, warum nervöse Elemente einen so ausgedehnten Anteil am endokrinen Geschehen nehmen.

Die allgemeine Bedeutung der Neurosekretion dürfte bei Wirbeltieren und Wirbellosen in gleicher Weise in der Herstellung der *Verbindung zwischen Nervensystem und endokrinem System* bestehen. «La réalisation la plus parfaite des corrélations neuro-hormonales se réalise dans des organes particuliers, où les cellules sont à la fois nerveuses et endocrines» (CAZAL 1943).

Diese Korrelation wird offenbar nicht einfach dadurch hergestellt, daß die endokrinen Drüsen wie andere Organe innerviert sind. Es ist im Gegenteil zweifelhaft, ob die Drüsen der inneren Sekretion unter der direkten Kontrolle des Nervensystems stehen (HARRIS 1948). Manche endokrine Organe, wie z. B. die Nebennierenrinde, sind anscheinend nicht innerviert. Andere, wie der Hypophysenvorderlappen, beziehen so wenige Nervenfasern, daß diese für die Funktion des Organs keine wesentliche Rolle spielen können. Schließlich bestehen in all den Fällen, wie z. B. der Schilddrüse, in denen eine ausreichende Nervenfaserversorgung gefunden wird, begründete Zweifel, ob diese Fasern die hormonproduzierenden Zellen im eigentlichen Sinne innervieren; diese Fasern werden meist als Gefäßnerven gedeutet. Zwei Organe scheinen eine Ausnahme zu machen, der *Hypophysenhinterlappen* und das *Nebennierenmark*, welche beide reichlich innerviert sind. Im Hypophysenhinterlappen repräsentieren die Nervenfasern Teile der hormonproduzierenden Elemente; es handelt sich hier also nicht um einen Fall von Innervierung endokriner Zellen. Die reiche Innervation der Nebennierenmarkzellen kann auch nicht als Gegenbeispiel angeführt werden, da diese Zellen von Neuroblasten abstammen, die dem zweiten Neuron im sympathischen System entsprechen. Diese Zellen sind, obwohl ihnen die strukturellen Eigenschaften von Neuronen abgehen, offenbar noch fähig, nervöse Erregungen direkt aufzunehmen und darauf mit Hormonabgabe zu reagieren. Sie können als ein Endstadium in der Umwandlung von Nervenzellen in Drüsenzellen aufgefaßt werden.

Der Treffpunkt der beiden Systeme ist offenbar nicht durch eine Nervenendigung an der Hormon produzierenden Drüsenzelle repräsentiert, sondern durch die neurosekretorische Zelle. Die Drüsenzellen endokriner Organe scheinen die ,,Sprache" des Nervensystems nicht zu ,,verstehen"; die neurosekretorische Zelle, welche beide ,,Sprachen spricht", übernimmt die Vermittlerrolle (E. SCHARRER 1952c).

Zwei Beispiele, eines aus dem Gebiet der Endokrinologie der Wirbellosen, das andere aus dem der Wirbeltiere, mögen die hier vorgetragene Hypothese illustrieren.

Im Falle der *Insekten* kann folgende neuro-endokrine Verknüpfung als Beispiel angeführt werden (B. SCHARRER 1952c). Die zur larvalen Häutung führenden Vorgänge kann man sich theoretisch folgendermaßen vorstellen (Abb. 71): Dem Gehirn werden afferente somatische und viscerale Erregungen zugeleitet. Die neurosekretorischen Zellen des Gehirns sind befähigt, diese nervösen Reize aufzunehmen und sie durch die Abgabe von Wirkstoffen zu beantworten. Diese als tropische Hormone wirkenden Substanzen lösen die Abgabe des Wachstums- und Differenzierungshormons durch die Prothoraxdrüsen und des juvenilen Hormons durch die Corpora allata aus. Die Gegenwart geeigneter Konzentrationen beider Hormone im Kreislauf führt zur Larvenhäutung. Experimentelle Anhaltspunkte für den Ablauf dieser Reaktionen in der vorgeschlagenen Weise können aus Beobachtungen an mehreren Insektenspecies zusammengestellt werden.

Bei der blutsaugenden *Wanze Rhodnius* z. B. besteht der afferente Reiz in einer beträchtlichen Ausdehnung des Abdomens. Diese kommt durch die in jeder Häutungszwischenphase nur einmalig stattfindenden Blutmahlzeit zustande. WIGGLESWORTH (1934, 1948a) schloß aus dem Ausbleiben der Häutung nach Bauchmarkdurchschneidung, daß nervöse Reize das Gehirn vom Innendruck des Abdomens unterrichten und die für die Häutung nötigen Hormonwirkungen auslösen. Während die tropische Wirkung der neurosekretorischen Zellen des Gehirns auf die Prothoraxdrüsen nicht nur bei *Rhodnius* (WIGGLESWORTH 1951c), sondern auch bei anderen Insektengruppen erwiesen ist (s. z. B. WILLIAMS 1951b, 1952), ist eine

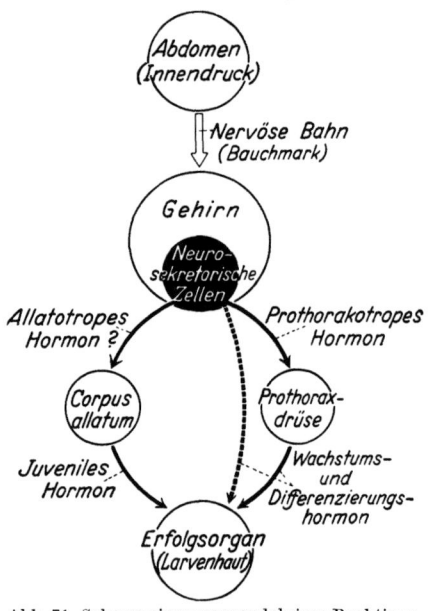

Abb. 71. Schema einer neuroendokrinen Reaktionskette für die Insektenhäutung. (Aus B. SCHARRER 1952c.)

Stimulierung der Corpora allata von seiten dieses Gehirnzentrums bei der Larve bisher noch nicht mit Sicherheit demonstriert worden; es bestehen dafür aber immerhin Anhaltspunkte. Die Umschaltung vom nervösen zum endokrinen Apparat erfolgt also bei der Postembryonalentwicklung und wahrscheinlich auch bei anderen Lebensvorgängen im neurosekretorischen Abschnitt des Gehirns, wo nervöse Impulse in hormonale Vorgänge übersetzt werden. "Morphogenesis in this indirect manner is brought under the control of the brain, a rational device, since the brain then becomes the meeting place of the two great systems of integration, the nervous system and the endocrine system" (WILLIAMS 1951a)[1].

Bei *Wirbeltieren* erreichen die nervösen Reize, die z. B. durch Schmerz, starke Kälteeinwirkung usw. verursacht werden, das Zentralnervensystem; als eine Folge solcher unspezifischer Reize („Stress") gibt der Hypophysenvorderlappen adrenocorticotropes Hormon (ACTH) ab. Dieses Hormon veranlaßt die Nebennierenrinde zur Absonderung von Wirkstoffen, die in der Abwehrreaktion des Organismus gegen solche starke Reize eine Rolle spielen. Zwischen den afferenten nervösen und den efferenten endokrinen Anteilen dieses Mechanismus ist der

---

[1] Ein weiteres Beispiel dieser Art stellt die durch optische Reize ausgelöste Bildung eines Farbwechselhormons durch die Corpora allata von *Heuschrecken* dar (JOLY 1952).

Hypothalamus eingeschaltet (HUME und WITTENSTEIN 1950). Die Rolle neurosekretorischer Elemente als Verbindungsglieder in dieser Kette von neuralen und hormonalen Komponenten harrt im einzelnen noch der Aufklärung.

Ein weiteres Beispiel stellt der Effekt des vom Auge aufgenommenen Lichts auf das Wachstum der Gonaden bei gewissen *Vögeln* und *Säugern* dar. Der nervöse Reiz wird vom Hypothalamus zur Hypophyse übertragen, die ihrerseits das Wachstum der Gonaden auf hormonalem Weg fördert. Daß dabei neurosekretorische Zellen die Vermittlerrolle spielen, wurde postuliert (E. SCHARRER 1937), ohne daß bis jetzt jedoch ein Beweis für diese Vorstellung erbracht werden konnte (s. Fußnote S. 1035).

Es ist offenkundig, daß wir zu diesem Zeitpunkt die allgemeine Bedeutung der Neurosekretion nicht erklären können. Die hier vorgetragenen Vermutungen mögen jedoch Hinweise geben, in welchen Richtungen eine Erklärung gesucht werden kann.

V. Schluß.

Die Neurosekretion stellt ein neues und deshalb noch unausgeglichenes Kapitel der Lehre von der inneren Sekretion dar. Dieser Zustand spiegelt sich notwendigerweise in der vorausgehenden Darstellung wider. Immerhin sind gewisse Grundzüge erkennbar, die die Richtung für weitere Untersuchungen weisen.

Neurosekretion kommt grundsätzlich in der gleichen Weise bei *Wirbellosen* und bei *Wirbeltieren* vor. Obwohl im wörtlichen Sinne nicht alle Tiere untersucht worden sind, so liegen doch genügend Berichte von Vertretern so vieler Gruppen von Wirbellosen und Wirbeltieren vor, daß das Vorkommen der Neurosekretion bei allen Tieren, die ein organisiertes Nervensystem besitzen, wahrscheinlich ist.

Neurosekretorische Zellen sind Zellen der inneren Sekretion. Eine Reihe von Beobachtungen spricht dafür, daß das von den Zellen des Hypothalamus gebildete und färberisch darstellbare Neurosekret die aus der Neurohypophyse extrahierbaren Hormone enthält. Der vom Insektengehirn produzierte und in den Corpora cardiaca abgelagerte Wirkstoff kontrolliert, direkt oder in Zusammenarbeit mit anderen Hormonen, wichtige Lebensprozesse wie Wachstum und Differenzierung, Eireifung und Farbwechsel. Weitere Hormonwirkungen neurosekretorischer Zentren bei Wirbellosen sind aus Tabelle 2 zu ersehen.

Die Neurosekretion ist offenbar nicht eine mit hoher Differenzierung einhergehende Erscheinung, sondern spielt wohl bereits bei primitiven Tieren eine wichtige Rolle, da neurosekretorische Zellen einen erheblichen Anteil des Zentralnervensystems schon bei *Würmern* und *Mollusken* ausmachen. Die inkretorische Tätigkeit gewisser Nervenzellen muß demnach als eine alte, fundamentale Form der inneren Sekretion betrachtet werden.

Die allgemeine Bedeutung dieses Phänomens scheint in der *Vermittlerrolle* der neurosekretorischen Zellen zwischen dem Nervensystem und dem endokrinen System zu liegen. Der Doppelcharakter dieser Zellen als nervöse und endokrine Elemente befähigt sie, nervöse Erregungen zu empfangen und auf hormonalem Wege an andere, im besonderen endokrine Organe weiterzuleiten.

Viele Fragen drängen sich auf, für deren Lösung weitere Untersuchungen notwendig sind. Die cytologischen und cytochemischen Vorgänge der Sekretbereitung sind nur zum Teil geklärt und die funktionelle Bedeutung der neurosekretorischen Prozesse ist nur bei einigen Tieren und auch bei diesen nur unvollständig bekannt. Vor allem wäre es wichtig zu wissen, ob und in welchem Ausmaß die neurosekretorischen Elemente ihre nervöse Funktion bewahren und so die Abgabe ihres Produkts an das zirkulierende Blut auf Grund der ihnen zugeleiteten nervösen Erregungen selbst zu kontrollieren vermögen. Aber trotz der vielen noch bestehenden Unklarheiten steht es fest, daß gewisse Zellen die Eigenschaften von nervösen und drüsigen Elementen in sich vereinigen und daß diese Zellen Hormone produzieren.

Literatur.

Abel, J. J.: Physiological, chemical and clinical studies on pituitary principles. Bull. Hopkins Hosp. **35**, 305—328 (1924). — On the unitary versus the multiple hormone theory of posterior pituitary principles. J. of Pharmacol. **40**, 139—169 (1930). — **Abel, J. J., C. A. Rouiller** and **E. M. K. Geiling:** Further investigations on the oxytocic-pressor-diuretic principle of the infundibular portion of the pituitary gland. J. of Pharmacol. **22**, 289—316 (1924). — **Alexandrowicz, J. S.:** Notes on the nervous system in the Stomatopoda. I. The system of median connectives. Pubbl. Staz. zool. Napoli **23**, 201—214 (1952). — Notes on the nervous system in the Stomatopoda. II. The system of dorsal trunks. III. Small nerve cells in motor nerves. Pubbl. Staz. zool. Napoli **24**, 29—45 (1953). — **Amar, R.:** Les formations endocrines cérébrales des Isopodes marins. C. r. Acad. Sci. Paris **230**, 407—409 (1950). — **Andersson, B.:** Some observations on the neuro-hormonal regulation of milk-ejection. Acta physiol. scand. (Stockh.) **23**, 1—7 (1951 a). — The effect and localization of electrical stimulation of certain parts of the brain stem in sheep and goats. Acta physiol. scand. (Stockh.) **23**, 8—23 (1951 b). — Further studies on the milk ejection mechanism in sheep and goats. Acta physiol. scand. (Stockh.) **23**, 24—30 (1951 c). — **Andersson, B.,** u. **S. Larsson:** Excretion of antidiuretic substance in the urine of dairy cows. Acta physiol. scand. (Stockh.) **25**, 212 bis 218 (1952). — **Aragona, F.:** Passano gli ormoni ipofisari nel diencefalo? Cervello **26**, 21—44 (1950). — **Arvy, L., J. J. Bounhiol** et **M. Gabe:** Déroulement de la neurosécrétion protocérébrale chez Bombyx mori L. au cours du développement post-embryonnaire. C. r. Acad. Sci. Paris **236**, 627—629 (1953). — **Arvy, L.,** et **M. Gabe:** Données histophysiologiques sur les formations endocrines rétro-cérébrales chez les ,,Ecdyonuridae" (Ephéméroptères). Bull. Soc. zool. France **75**, 267—285 (1950). — Données histo-physiologiques sur la neuro-sécrétion chez quelques Ephéméroptères. Cellule **55**, 203—222 (1952 a). — Données histophysiologiques sur les formations endocrines rétrocérébrales de quelques Odonates. Ann. des Sci. natur. Zool. (II), **14**, 345—374 (1952 b). — Données histo-physiologiques sur la neurosécrétion chez le Paléoptères (Ephéméroptères et Odonates). Z. Zellforsch. **38**, 591—610 (1953). — **Assenmacher, I.,** et **J. Benoit:** Contribution à l'étude des relations de la substance Gomori-positive avec le complexe hypophysaire et la gonadostimulation chez le Canard incubant. C. r. Acad. Sci. Paris **236**, 133—135 (1953). — **Azzali, G.:** Ulteriori contributi al problema della neurosecrezione diencefalica dei chirotteri. Boll. Soc. ital. Biol. sper. **28**, 11—12 (1952). — Ricerche sulla neurosecrezione in Anguilla anguilla. Monit. zool. ital. **60**, 50—60 (1952). — Ricerche sulla neurosecrezione ipotalamica nei chirotteri. Riv. Biol. **45**, 131—149 (1953). — **Bachmann, R.:** Über Homomorphie. Anat. Anz. **96**, 70—77 (1947). — Die Nebenniere. In Handbuch der mikroskopischen Anatomie des Menschen, Bd. VI/5. Berlin-Göttingen-Heidelberg: Springer 1954. — **Bachrach, D., K. Kovács, V. Varró** u. **F. Oláh:** Histochemical examination of the colloid of the hypothalamo-hypophyseal system. Acta morph. (Budapest) **2**, 71 (1952). — Zwischenhirn und Hypophyse. 29. Ber. der Dtsch. Ges. für Gynäk. Arch. Gynäk. **1953** (im Druck). — Neurosekretion und hypothalamisch-hypophysäres System. Verh. anat. Ges., 1. Verslg Mainz, 14.—17. April 1953 (im Druck). — **Bairati, A.,** e **F. Massari:** Alcune precisazioni sulla struttura dei nuclei dell'ipotalamo dell'uomo. Accad. med. **66** (1951). — **Bargmann, W.:** Kolloidbildung im Inselgewebe des Pankreas von Scorpaena porcus. Z. Zellforsch. **27**, 450—454 (1937). — Über die neurosekretorische Verknüpfung von Hypothalamus und Neurohypophyse. Z. Zellforsch. **34**, 610—634 (1949 a). — Über die neurosekretorische Verknüpfung von Hypothalamus und Hypophyse. Klin. Wschr. **1949** b, 617—622. — Anat. Nachr. **1**, 77—78 (1950). — Vegetative Zwischenhirnkerne und Neurohypophyse. Verh. der Dtsch. Ges. für Pathologie. 33. Tagg in Kiel 1949. Stuttgart: Piscator-Verlag. — Die elektive Darstellung einer marklosen diencephalen Bahn. Mikroskopie (Wien) **5**, 289—292 (1950). — Zwischenhirn und Neurohypophyse. Med. Mschr. **1951**, 466—470. — Zwischenhirn-Hypophysensystem, Neurosekretion und Nebenniere. Geburtsh. u. Frauenheilk. **13**, 193—212 (1953 a). — Über das Zwischenhirn-Hypophysensystem von Fischen. Z. Zellforsch. **38**, 275 bis 298 (1953 b). — **Bargmann, W.,** u. **W. Hild:** Über die Morphologie der neurosekretorischen Verknüpfung von Hypothalamus und Neurohypophyse. Acta anat. (Basel) **8**, 264—280 (1949). — **Bargmann, W., W. Hild, R. Ortmann** u. **Th. H. Schiebler:** Morphologische und experimentelle Untersuchungen über das hypothalamisch-hypophysäre System. Acta neurovegetativa (Wien) **1**, 233—275 (1950). — **Bargmann, W.,** u. **K. Jacob:** Über Neurosekretion im Zwischenhirn der Vögel. Z. Zellforsch. **36**, 556—562 (1952). — **Bargmann, W.,** and **E. Scharrer:** The site of origin of the hormones of the posterior pituitary. Amer. Scientist **39**, 255—259 (1951). — **Benoit, J.,** et **I. Assenmacher:** Dispositifs nerveux de l'éminence médiane: leurs rapports avec la vascularisation hypophysaire chez le canard domestique. C. r. Soc. Biol. Paris **145**, 1395—1398 (1951). — Influences de lésions hautes et basses de l'infundibulum sur la gonadostimulation chez le Canard domestique. C. r. Acad. Sci. Paris **235**, 1547—1549 (1952). — **Bensley, R. R.:** Facts versus artefacts in cytology: The Golgi apparatus. Exper. Cell. Res. 2, 1—9 (1951). — **Berblinger, W.:** Hypophyse und Zwischenhirn. Verh. Dtsch. Path. Ges. 19. Tagg. Göttingen 16.—18. April 1923. Zbl. Path. (Erg.-H.) **33**, 259—266 (1923). — **Bergquist, H.:** Zur Morphologie des Zwischenhirns bei niederen Wirbeltieren. Acta zool. (Stockh.) **13**, 57—303 (1932). — **Biedl, A.:** Über das Adrenalgewebe bei Wirbellosen. Verh. 8. Internat. Zool.-Kongr., Graz 1910. S. 503—505. Jena 1912. — **Bliss, D. E.:** Metabolic effects of sinus gland or eyestalk removal in the land crab, Gecarcinus lateralis. Anat. Rec. **111**, 502—503 (1951). — **Bliss, D. E.,** and **J. H. Welsh:** The neurosecretory system of brachyuran crustacea. Biol. Bull. **103**, 157—169 (1952). — **Bobin, G.,** et **M. Durchon:** Étude histologique du cerveau de Perinereis cultrifera Grube (annélide polychète). Mise en evidence d'un complexe cérébro-vasculaire. Arch. Anat. microsc. et Morph. exper. **41**, 25—40 (1952). — **Bodian, D.:** Nerve endings, neurosecretory substance and lobular organization of the neurohypophysis. Bull. Hopkins Hosp. **89**, 354—376 (1951). — **Bodian, T.,** and **T. H. Maren:** The effect of neuro- and adenohypophysectomy on retrograde degeneration in hypothalamic nuclei of the rat. J. Comp. Neur. **94**, 485—511 (1951). — **Bogoraze, D.,** et **P. Cazal:** Recherches histologiques sur le système nerveux du poulpe: les neurones, le tissu interstitiel et les éléments neuricrines. Archives de Zool. **83**, 413—444 (1944). — Remarques sur le système stomatogastrique du poulpe (Octopus vulgaris Lamarck). Archives de Zool. **84**, 115—131 (1946). — **Bonvallet, M., P. Dell, F. S. Stutinsky** et **M. Beauvallet:** Rôle du système supraoptico-hypophysaire dans le contrôle du métabolisme de l'eau au cours des réactions de régulation thermique. C. r. Soc. Biol. Paris **142**, 937—941 (1948). — **Boon, A. A.:** Comparative anatomy and physiopathology of the autonomic hypothalamic centres. Dissertation. Haarlem: De Erven F. Bohn N. V. 1938. Auch in: Acta psychiatr. (Københ.) Suppl. **18**, 1—129 (1938). — **Bounhiol, J. J.:** Endocrinologie de la métamorphose des lépidoptères. Bull. biol. France et Belg. Suppl. **33**, 27—51 (1949). — L'achèvement de la métamorphose et la mue imaginale seraient commandés par le cerveau à la fin de la vie larvaire chez Bombyx mori L. C. r. Acad. Sci. Paris **235**, 671—672 (1952). — **Bowen, R. H.:** The cytology of glandular secretion. Quart. Rev. Biol. **4**, 299—324, 484—519 (1929). — **Bowman, T. E.:** Chromatophorotropins in the central nervous organs of the crab, Hemigrapsus oregonensis. Biol. Bull. **96**, 238—245 (1949). — **Boyden, A.:** Homology and analogy: A century after the definitions of „homologue" and „analogue" of Richard Owen. Quart. Rev. Biol. **18**, 228—241 (1943). — **Boylston, G. A.,** and **A. C. Ivy:** An antidiuretic substance present in the urine of dehydrated rats. Proc. Soc. Exper. Biol. a. Med. **38**, 644—647 (1938). — **Bretschneider, L. H.,** and **J. J. Duyvené de Wit:** Sexual endocrinology of non-mammalian vertebrates. Monogr. Progr. Res. Holland dur. the war (New York, Amsterdam, etc., Elsevier, 1947). 146 S. — **Brodal, A.:** Nevro-Sekresjon og Hypofysens Baklapp. Tidsskr. Norsk. Laegefor. **1952**, Nr. 19, 1. — **Brown, F. A.:** The controlling mechanism of chromatophores in Palaemonetes. Proc. Nat. Acad. Sci. U.S.A. **19**, 327—329 (1933). — The control of pigment migration within the chromatophores of Palaemonetes vulgaris. J. of Exper. Zool. **71**, 1—15 (1935). — Hormones in the crustacea. Their sources and activities. Quart. Rev. Biol. **19**, 32—46, 118—143 (1944). — The source and activity of Crago-darkening hormone (CDH). Physiol. Zool. **19**, 215—223 (1946). — Studies on the physiology of Uca red chromatophores. Biol. Bull. **98**, 218—226 (1950). — Regulation of distal retinal pigment cells of the crustacean compound eye. Anat. Rec. **111**, 442 (1951). — Hormones in crustaceans. In The action of hormones in plants and invertebrates, herausgeg. von K. V. Thimann. New York: Academic Press 1952. — **Brown, F. A.,** and **O. Cunningham:** Influence of the sinus gland of crustaceans on normal viability and ecdysis. Biol. Bull. **77**, 104—114 (1939). — Upon the presence and distribution of a chromatophorotropic principle in the central nervous system of Limulus. Biol. Bull. **81**, 80—95 (1941). — **Brown, F. A.,** and **H. E. Ederstrom:** Dual control of certain black chromatophores of Crago. J. of Exper. Zool. **85**, 53—69 (1940). — **Brown, F. A.,** and **M. Fingerman:** Differentiation of black- and red-dispersing factors from the brain of the fiddler crab, Uca. Federat. Proc. **10**, 20—21 (1951). — **Brown, F. A., M. Fingerman** and **M. N. Hines:** Hormones controlling the distal retinal pigment of Palaemonetes vulgaris. Biol. Bull. **101**, 217—218 (1951). — **Brown, F. A., M. N. Hines** and **M. Fingerman:** Hormonal regulation of the distal retinal pigment of Palaemonetes. Biol. Bull. **102**, 212—225 (1952). — **Brown, F. A.,** and **J. M. Klotz:** Separation of two mutually antagonistic chromatophorotropins from the tritocerebral commissure of Crago. Proc. Soc. Exper. Biol. a. Med. **64**, 310—313 (1947). — **Brown, F. A.,** and **A. Meglitsch:** Comparison of the chromatophorotropic activity of insect corpora cardiaca with that of crustacean sinus glands. Biol. Bull. **79**, 409—418 (1940). — **Brown, F. A., and L. M. Saigh:** The comparative distribution of two chromatophorotropic hormones (CDH and CBLH) in crustacean nervous systems. Biol. Bull. **91**, 170—180 (1946). — **Brown, F. A., M. I. Sandeen** and **H. M. Webb:** Responses of the red chromatophores of the fiddler crab. Anat. Rec. **105**, 615 (1949). — Dual control of Palaemonetes red chromatophores. Anat. Rec. **111**, 569 (1951). — **Brown, F. A., H. M. Webb** and **M. I. Sandeen:** The action of two hormones regulating the red chromatophores of Palaemonetes. J. of Exper. Zool. **120**, 391—420 (1952). — **Brown, F. A., and V. J. Wulff:** Chromatophore types in Crago and their endocrine control. J. Cellul. a. Comp. Physiol. **18**, 339—353 (1941). — **Bustamante, M.:** Experimentelle Untersuchungen über die Leistungen des Hypothalamus, besonders bezüglich der Geschlechtsreifung. Arch. f. Psychiatr. **115**, 419—468 (1943). — **Bustamante, M., H. Spatz** u. **E. Weisschedel:** Die Bedeutung des Tuber cinereum des Zwischenhirns für das Zustandekommen der Geschlechtsreifung. Dtsch. med. Wschr. **1942**, 289—292.

Cammermeyer, J.: Is the human area postrema a neuro-vegetative nucleus? Acta anat. (Basel) **2**, 294—320 (1947). — **Carlisle, D. B., e P. F. R. Dohrn:** Studies on Lysmata seticaudata Risso (Crustacea Decapoda). II. Experimental evidence for a growth and moult-accelerating factor obtainable from eyestalks. Pubbl. Staz. zool· Napoli **24**, 69—83 (1953). — **Carlton, E. P.:** The brain and optic ganglion of Leptodora hyalina. Anat. Anz. **13**, 293—304 (1897). — **Caspari, E., u. E. Plagge:** Versuche zur Physiologie der Verpuppung von Schmetterlingsraupen. Naturwiss. **23**, 751—752 (1935). — **Castor, C. W., B. L. Baker, D. J. Ingle** and **C. H. Li:** Effect of treatment with ACTH or cortisone on anatomy of the brain. Proc. Soc. Exper. Biol. a. Med. **76**, 353—357 (1951). — **Cazal, P.:** Réflexions sur quelques phénomènes d'intégration en biologie. Biol. méd. **33**, 1—29 (1943). — Recherches sur les glandes endocrines retrocérébrales des insectes. II. Odonates. Archives de Zool. **85**, 55—82 (1947). — Les glandes endocrines rétrocérébrales des insectes. (Étude morphologique.) Bull. biol. France et Belg. Suppl. **32**, 1—227 (1948). — Les glandes endocrines rétrocérébrales des insectes. Bull. biol. France et Belg. Suppl. **33**, 9—18 (1949). — **Cazal, P., et D. Bogoraze:** Un organe neuricrine du poulpe: La glande pédonculaire. Bull. Inst. Océanogr. Monaco **1943**, Nr 847, 1—10. — La glande épistellaire du poulpe (Octopus vulgaris Lam.) organe neuricrine. Archives de Zool. **84**, 10—22 (1944). — **Chambers, G. H.:** Changes in the rat's posterior pituitary following sodium chloride administration. Anat. Rec. **92**, 391—399 (1945). — **Charlton, H. H.:** The pars magnocellularis of the nucleus preopticus in Amphibia particularly in Urodela. Koninkl. Akad. Wetensch. Amsterdam Proc. **32**, 476—486 (1929). — Comparative studies on the nucleus preopticus pars magnocellularis and the nucleus lateralis tuberis in fishes. J. Comp. Neur. **54**, 237—275 (1932). — **Christ, J.:** Zur Anatomie des Tuber cinereum beim erwachsenen Menschen. Dtsch. Z. Nervenheilk. **165**, 340—408 (1951). — **Clara, M.:** Über die physiologische Regeneration der Nebennierenmarkzellen beim Menschen. Z. Zellforsch. **25**, 221—235 (1936). — Über die Spezifität des histochemischen Vitamin C-Nachweises nach Giroud und Leblond. Mikroskopie (Wien) **7**, 387—396 (1952). — Untersuchungen über die tropfigen Einschlüsse in menschlichen Nervenzellen. Psychiatr., Neurol. u. med. Psychol. **5**, 108—120 (1953). — **Clark, G., and S. C. Wang:** The liberation of a pressor hormone following stimulation of the hypothalamus. Amer. J. Physiol. **127**, 597—601 (1939). — **Collier, R.:** Über den Feinbau der Epiphysis cerebri von Nagetieren und die Frage seiner funktionellen Veränderungen. Z. Zellforsch. **33**, 51—67 (1943). — **Collin, R.:** Passage de la colloïde hypophysaire dans la substance cérébrale chez le chien. C. r. Soc. Biol. Paris **91**, 1334—1335 (1924). — La neurocrinie hypophysaire. Rev. franç. Endocrin. **3**, 213—228 (1925). — La neurocrinie hypophysaire. Étude histophysiologique du complexe tubéro-infundibulo-pituitaire. Arch. de Morph. **28**, 1—102 (1928). — Sur une disposition péri- et endocellulaire remarquable des capillaires sanguins du tuber cinereum chez le cobaye. C. r. Soc. Biol. Paris **107**, 713—715 (1931a). — Sur la vascularisation fonctionelle du noyau accessoire de la bandelette optique chez le cobaye dans ses rapports avec la glande pituitaire. (26. réunion de l'Assoc. Anat., Varsovie.) Bull. Assoc. Anatomistes **25**, 124—131 (1931b). — La circulation porte hypophysaire. Rev. franç. Endocrin. **9**, 77—81 (1931c). — Existe-t-il des preuves expérimentales de la neurocrinie hypophysaire? Ann. Méd. **33**, 239—260 (1933). — L'état actuel de la question de la neurocrinie hypophysaire. Ann. Thérapie biol. **7**, 1—21 (1934a). — Les fondements morphologiques de la notion de neurocrinie hypophysaire. État actuel de la question. Ann. de Physiol. **10**, 953—962 (1934b). — La neurocrinie hypophysaire. 38. Réunion Assoc. Anatomistes, Nancy 1951, S. 1—30. — **Collin, R., et J. de Oliveira e Silva:** Neurocrinie ou Neuricrinie. Une preuve inédite du rôle neurotrope de la glande pituitaire. Bull. Histol. appl. **11**, 241—251 (1934). — **Collin, R., et F. Stutinsky:** Les problèmes posés par la neurohypophyse. J. Physiol. et Path. gén. **41**, 7—118 (1949). — **Craigie, E. H.:** Measurements of vascularity in some hypothalamic nuclei of the albino rat. In: The hypothalamus and central levels of autonomic function. Res. Publ. Assoc. Res. Nerv. Ment. Dis. **20**, 310—319 (1940).

Dahlgren, U.: On the electric motor nerve centers in the skates (Rajidae). Science (Lancaster, Pa.) **40**, 862—863 (1914). — **Dalton, A. J.:** Observations of the Golgi substance with the electron microscope. Nature (Lond.) **168**, 244—245 (1951). — **Dammermann, K. W.:** Der Saccus vasculosus der Fische ein Tieforgan. Z. wiss. Zool. **96**, 654—726 (1910). — **Dawson, A. B.:** Hypothalamo-hypophysial relationships in Rana pipiens demonstrated by Gomori's chrom-alum hematoxylin method. Anat. Rec. **112**, 443—444 (1952). — **Dawson, A. B.:** Evidence for the termination of neurosecretory fibers within the pars intermedia of the hypophysis of the frog, Rana pipiens. Anat. Rec. **115**, 63—69 (1953). — **Day, M. F.:** Neurosecretory cells in the ganglia of Lepidoptera. Nature (Lond.) **145**, 264 (1940a). — Possible sources of internal secretions in the heads of some holometabolous insects. Anat. Rec. Suppl. **78**, 150 (1940b). — The function of the corpus allatum in muscoid Diptera. Biol. Bull. **84**, 127—140 (1943). — **De Buen, A. M.:** Papel de la neurosecrecion en los lepidopteros con referencia a su metamorfosis. Diss. Mexico, D. F. Univ. Nac. Auton. de Mexico, Fac. de Ciencias. S. 1—63. 1950. — **Defretin, R.:** Aspects de neurosécrétion chez Nereis irrorata Malmgren. C. r. Acad. Sci. Paris **235**, 100—102 (1952). — **De Lerma, B.:** Ricerche sperimentali sulla metamorfosi dei Ditteri. Boll. Zool. **13**, 109—113 (1942). — L'organo frontale mediale di Ctenolepisma Targionii (Grassi et Rov.): suo valore di organo endocrino. Arch. Zool. ital. **32**, 1—18 (1947). — Endocrinologia degli insetti. Boll. Zool. Suppl. **17**, 67—192 (1950). — Note originali e critiche sulla morfologia comparata degli organi frontali degli Artropodi. Annuar. Ist. e Mus. zool. Univ. Napoli **3**, 1—23 (1951). — **Denis, J. R.:** Études sur l'anatomie de la tête de quelques collemboles suivies de considérations sur la morphologie de la tête des insectes. Archives de Zool. **68**, 1—291 (1928). — **De Robertis, E.**, y **L. Primavesi:** Citología de la neurohipófisis de la rata después de la privación de agua y de la inyección de pitresina. Rev. Soc. argent. Biol. **18**, 363—366 (1942). — **Deroux-Stralla, D.:** Recherches expérimentales sur le rôle des „glandes ventrales" dans la mue et la métamorphose chez Aeschna cyanea Müll. (Odonata). C. r. Acad. Sci. Paris **227**, 1277—1278 (1948). — **Deselin, L.:** A propos des réactions morphologiques du lobe postérieur de l'hypophyse au cours des états de déshydratation chez le Rat blanc. C. r. Soc. Biol. Paris **141**, 438—439 (1947). — **Dicker, S. E.**, and **Chr. Tyler:** Estimation of the antidiuretic, vasopressor and oxytocic hormones in the pituitary gland of dogs and puppies. J. of Physiol. **120**, 141—145 (1953). — **Diehl, F.**, u. **H. Neumann:** Vitamin C-Gehalt des menschlichen Gehirns unter besonderer Berücksichtigung der vegetativen Zentren. Klin. Wschr. **1939**, 418—422. — **Diepen, R.:** Vergleichend-anatomische Untersuchungen über das Hypophysen-Hypothalamus-System bei Reptilien und Amphibien. Verh. Anat. Ges. Erg.-H. z. **99**. Bd. d. Anat. Anz. 79—89. Jena: Gustav Fischer 1952. — **Divry, P.:** Sécrétion ou dégénérescence colloïde au niveau de l'hypothalamus. J. belge Neur. **34**, 649—658 (1934). — **Dollander, A.:** La voie nerveuse opto-tangentielle directe chez le cobaye, S. 1—239. Nancy 1947. — **Drager, G. A.:** The effect of hepatectomy on nerve cell secretion of the hypothalamus. Anat. Rec. **103**, 441 (1949). — Neurosecretion following hypophysectomy. Proc. Soc. Exper. Biol. a. Med. **75**, 712—713 (1950). — **Driggs, M.**, u. **H. Spatz:** Pubertas praecox bei einer hyperplastischen Mißbildung des Tuber cinereum. Virchows Arch. **305**, 567—592 (1939). — **Dupont-Raabe, M.:** Réactions humorales des chromatophores de la larve de Corèthre. C. r. Acad. Sci. Paris **228**, 130—132 (1949a). — Les chromatophores de la larve de Corèthre. Archives de Zool. **86**, 32—39 (1949b). — Les migrations des pigments oculaires chez le phasme. C. r. Acad. Sci. Paris **230**, 873—874 (1950). — Étude morphologique et cytologique du cerveau de quelques phasmides. Bull. Soc. zool. France **76**, 386—397 (1951a). — Étude expérimentale de l'adaptation chromatique chez le phasme, Carausius morosus, Br. C. r. Acad. Sci. Paris **232**, 886—888 (1951b). — Contribution à l'étude du rôle endocrine du cerveau et notamment de la pars intercerebralis chez les phasmides. Arch. zool. expér. gén. **89**, 128—138 (1952a). — Substances chromactives de crustacées et d'insectes. Activité réciproque, répartition, différences qualitatives. Arch. zool. expér. gén. **89**, 102—112 (1952b). — Neurosécrétion chez les phasmides. Bull. Soc. zool. France **77**, 235 (1952c). — **Durchon, M.:** L'ablation du prostomium provoque, chez Néréidiens, la maturation précoce des produits génitaux mâles. C. r. Acad. Sci. Paris **232**, 442—443 (1951). — **Eakin, R. M.**, and **F. E. Bush:** The development of the neural lobe of the pituitary in hypophysectomized embryos of the tree-frog, Hyla regilla. Anat. Rec. **111**, 544—545 (1951). — **Ehnbom, K.:** Studies on the central and sympathetic nervous system and some sense organs in the head of neuropteroid insects. Opusc. entomol. (Lund) Suppl. **8**, 1—162 (1948). — **Eichner, D.:** Zur Frage der Neurosekretion der Ganglienzellen des Nebennierenmarkes. Z. Zellforsch. **36**, 293—297 (1951). — Zur Frage der Neurosekretion in den Ganglienzellen des Grenzstranges. Z. Zellforsch. **37**, 274—280 (1952a). — Über funktionelle Kernschwellung in den Nuclei supraopticus und paraventricularis des Hundes bei experimentellen Durstzuständen. Z. Zellforsch. **37**, 406—414 (1952b). — Über den morphologischen Ausdruck funktioneller Beziehungen zwischen Nebennierenrinde und neurosekretorischem Zwischenhirnsystem der Ratte. Z. Zellforsch. **38**, 488—508 (1953). — **Ely, F.**, and **W. E. Petersen:** Factors involved in the ejection of milk. J. Dairy Sci. **24**, 211—223 (1941). — **Enami, M.:** Chromatophore activator in the central nervous organs of Uca dubia. Proc. Imp. Acad. Tokyo **19**.

693—697 (1943). — Studies on the controlling mechanism of black chromatophores in the young of a fresh-water crab, Sesarma haematocheir. I. On a humoral principle from several ganglionic tissues as concerned with the pigmentary activities. Physiol. a. Ecol. (Kyoto, Japan) **3**, 23—31 (1949). Japanese with English summary. — The sources and activities of two chromatophorotropic hormones in crabs of the genus Sesarma. I. Experimental analyses. Biol. Bull. **100**, 28—43 (1951a). — The sources and activities of two chromatophorotropic hormones in crabs of the genus Sesarma. II. Histology of incretory elements. Biol. Bull. **101**, 241—258 (1951b). — Mechanism of control of the chromatophore responses in teleosts and crustaceans. J. of Exper. Morph. **7**, 1—22 (1951c) [Japanisch]. — **Eränkö, O.:** The cytology of the nucleus supraopticus of the rat. Ann. med. exper. et biol. fenn. **29**, 158—173 (1951a). — Histochemical evidence of intense phosphatase activity in the hypothalamic magnocellular nuclei of the rat. Acta physiol. scand. (Stockh.) **24**, 1—6 (1951b).

Finley, K. H.: The capillary bed of the paraventricular and supra-optic nuclei of the hypothalamus. Res. Publ. Assoc. Res. Nerv. Ment. Dis. **18**, 94—109 (1938). — The capillary beds of the paraventricular and supra-optic nuclei of the hypothalamus. J. Comp. Neur. **71**, 1—19 (1939). — Angio-architecture of the hypothalamus and its peculiarities. Res. Publ. Assoc. Res. Nerv. Ment. Dis. **20**, 286—309 (1940). — **Fisher, C.,** and **W. R. Ingram:** The effect of interruption of the supraoptico-hypophyseal tracts on the antidiuretic, pressor and oxytocic activity of the posterior lobe of the hypophysis. Endocrinology **20**, 762—768 (1936). — **Fisher, C., W. R. Ingram** and **S. W. Ranson:** Diabetes insipidus and the neurohormonal control of water balance: a contribution to the structure and function of the hypothalamico-hypophyseal system. Ann Arbor, Michigan: Edwards Brothers, Inc. 1938. — **Florentin, P.:** La neurocrinie hypophysaire interstitielle chez les Téléostéens. C. r. Soc. Biol. Paris **115**, 1444—1446 (1934a). — Figures de destruction et de multiplication dans les neurones tubériens chez les Téléostéens. C. r. Soc. Biol. Paris **116**, 439—441 (1934b). — Les diverses voies d'excrétion des produits hypophysaires chez les Téléostéens. Notes d'histophysiologie comparée. Rev. franç. Endocrin. **12**, 271—286 (1934c). — La vascularisation des neurones végétatifs du diencéphale chez les poissons osseux. Bull. Soc. Sci. Nancy **10**, 233—238 (1936). — Quelques documents d'histologie comparée concernant les modalités de la neurocrinie hypophysaire dans la série des vertébrés. Bull. Assoc. Anat. **44**, 1—19 (1938). — **Foley, J. M., T. D. Kinney** and **L. Alexander:** The vascular supply of the hypothalamus in man. J. of Neuropath. **1**, 265—296 (1942). — **Foot, N. C.:** The Masson trichrome staining methods in routine laboratory use. Stain Technol. **8**, 101—110 (1933). — **Frost, R., R. Saloum** and **L. H. Kleinholz:** Effect of sinus gland and of eyestalk removal on rate of oxygen consumption in Astacus. Anat. Rec. **111**, 572 (1951). — **Fukuda, S.:** Induction of pupation in silkworm by transplanting the prothoracic gland. Proc. Imp. Acad. Tokyo **16**, 414—416 (1940). — The hormonal mechanism of larval molting and metamorphosis in the silkworm. J. Fac. Sci. Tokyo, Sect. IV **6**, 477—532 (1944). — Alteration of voltinism in the silkworm by decapitating the pupa. Zool. Mag. (Dobuts. Zasshi) **60**, 119—121 (1951a). — Factors determining the production of the non-diapause eggs in the silkworm. Proc. Jap. Acad. **27**, 582—586 (1951b). — The production of the diapause eggs by transplanting the suboesophageal ganglion in the silkworm. Proc. Jap. Acad. **27**, 672—677 (1951c). — Function of the pupal brain and suboesophageal ganglion in the production of the non-diapause eggs in the silkworm. Annot. zool. japon. **25**, 149—155 (1952a). — Alteration of voltinism in the silkworm following transection of pupal esophageal connectives. Proc. Jap. Acad. **28** (1952b).

Gabe, M.: Sur la présence de cellules neuro-sécrétrices chez Dentalium entale Deshayes. C. r. Acad. Sci. Paris **229**, 1172—1173 (1949). — Données histologiques sur la neuro-sécrétion chez les Pterotracheidae (Hétéropodes). Rev. canad. de Biol. **10**, 391—410 (1951). — Particularités histochimiques de l'organe de Hanström (organe x) et de la glande du sinus chez quelques crustacés décapodes. C. r. Acad. Sci. Paris **235**, 90—92 (1952a). — Sur l'emplacement et les connexions des cellules neuro-sécrétrices dans les ganglions cérébroïdes de quelques Chilopodes. C. r. Acad. Sci. Paris **235**, 1430—1432 (1952b). — Sur l'existence d'un cycle sécrétoire dans la glande du sinus (organe pseudofrontal) chez Oniscus asellus L. C. r. Acad. Sci. Paris **235**, 900—902 (1952c). — Particularités histologiques de la glande du sinus et de l'organe X (organe de Bellonci) chez Sphaeroma serratum Fabr. C. r. Acad. Sci. Paris **235**, 973—975 (1952d). — Particularités morphologiques des cellules neuro-sécrétrices chez quelques Prosobranches monotocardes. C. r. Acad. Sci. Paris **236**, 323—325 (1953). — **Gagel, O.:** Krankheiten des vegetativen Systems. In Handbuch der inneren Medizin, Bd. V. Heidelberg: Springer 1953. — **Gagel, O.,** u. **W. Mahoney:** Zur Frage des Zwischenhirn-Hypophysensystems. Z. Neur. **156**, 594—613 (1936). — **Gaskell, J. F.:** The chromaffine system of annelids and the relation of this system to the contractile vascular system in the leech, Hirudo medicinalis. A contribution to the comparative physiology of the contractile vascular system and its regulators, the adrenalin-secreting system and the sympathetic nervous system. Phil. Trans. Roy. Soc. Lond., Ser. B **205**, 153—211 (1914). — Adrenalin in annelids. A contribution to the comparative study of the origin of the sympathetic and the adrenalin-secreting systems and of the vascular muscles which they regulate. J. Gen. Physiol. 2, 73—85 (1919/20). — **Gatenby, J. B., et J. Leslie-Ellis:** The vertebrate neurone, the pituitary and sudan black. Cellule 54, 151—162 (1951). — **Gaupp, R.:** Diabetes insipidus und Zwischenhirn. Klin. Wschr. 1934, 1012—1014. — Die histologischen Befunde und bisherigen Erfahrungen über die Zwischenhirnsekretion des Menschen. Z. Neur. 154, 314—330 (1935). — Über sekretorisch tätige Ganglienzellen im Zwischenhirn des Menschen. Dtsch. Z. Nervenheilk. 139, 219—221 (1936a). — Über „Kolloid"-Einschlüsse der Nervenzellen. Z. Neur. 154, 673—676 (1936b). — Die Neurosekretion des Sympathicus. Z. Neur. 160, 357—360 (1938). — Die morphologischen Grundlagen zur Theorie einer Neurosekretion des vegetativen Systems. Z. Neur. 165, 273—278 (1939). — **Gaupp, R., u. E. Scharrer:** Die Zwischenhirnsekretion bei Mensch und Tier. Z. Neur. 153, 327—355 (1935). — **Geiling, E. M. K., and F. K. Oldham:** The neuro-hypophysis. J. Amer. Med. Assoc. 116, 302—306 (1941). — **Gerard, R. W.:** Nerve metabolism. Physiologic. Rev. 12, 469—592 (1932). — **Gersh, I.:** Relation of histological structure to the active substances extracted from the posterior lobe of the hypophysis. Res. Publ. Assoc. Res. Nerv. Ment. Dis. 17, 433—436 (1938). — The structure and function of the parenchymatous glandular cells in the neurohypophysis of the rat. Amer. J. Anat. 64, 407—443 (1939). — **Gersh, I., and C. McC. Brooks:** Correlation of physiological and cytological changes in the neurohypophysis of rats with experimental diabetes insipidus. Endocrinology 28, 6—19 (1941). — **Gersh, I., and A. L. Tarr:** The so-called hyaline bodies of Herring in the posterior lobe of the hypophysis. Anat. Rec. 63, 231—238 (1935). — **Gilman, A., and L. Goodman:** The secretory response of the posterior pituitary to the need for water conservation. J. of Physiol. 90, 113—124 (1937). — **Gomori, G.:** Observations with differential stains on human islets of Langerhans. Amer. J. Path. 17, 395—406 (1941). — Aldehyde-Fuchsin: A new stain for elastic tissue. Amer. J. Clin. Path. 20, 665—666 (1950). — **Goslar, H. G.:** Vergleichende cytologische Untersuchungen zur Frage der Neurosekretion im Hypothalamus. I. Mitt. Acta neurovegetativa (Wien) 4, 381—408; II. Mitt. Acta neurovegetativa (Wien) 5, 25—54 (1952). — **Gray, S. W., and W. Ford:** The effect of the crustacean eye-stalk hormone upon water metabolism and melanophore expansion in the frog. Endocrinology 26, 160—162 (1940). — **Green, J. D., and G. W. Harris:** Observation of the hypophysio-portal vessels of the living rat. J. of Physiol. 108, 359—361 (1949). — **Greer, M. A.:** Evidence of hypothalamic control of the pituitary release of thyrotrophin. Proc. Soc. Exper. Biol. a. Med. 77, 603—608 (1951). — **Greving, R.:** Die zentralen Anteile des vegetativen Nervensystems. In Handbuch der mikroskopischen Anatomie des Menschen, herausgeg. von W. v. Möllendorff, Bd. 4, Teil 1, S. 917—1060. 1928. — **Griffiths, M.:** The relationship between the secretory cells of the pars nervosa of the hypophysis and classical neuroglia. Endocrinology 26, 1032—1041 (1940).

Hadorn, E., u. G. Frizzi: Experimentelle Untersuchungen zur Melanophoren-Reaktion von Corethra. Rev. suisse Zool. 56, 306—316 (1949). — **Hagen, E.:** Neurohistologische Untersuchungen an der menschlichen Hypophyse. Z. Anat. 114, 640—679 (1949/50). — Über die feinere Histologie einiger Abschnitte des Zwischenhirns und der Neurohypophyse des Menschen. Acta anat. (Basel) 16, 367—415 (1952). — **Haller, B.:** Untersuchungen über marine Rhipidoglossen. II. Textur des Centralnervensystemes und seiner Hüllen. Morph. Jb. 11, 321—436 (1886). — **Hamaker, J. I.:** The nervous system of Nereis virens Sars. Bull. Mus. of Comp. Zool. Harvard Coll. 32, 89—124 (1898). — **Hanström, B.:** Neue Untersuchungen über Sinnesorgane und Nervensystem der Crustaceen. I. Z. Morph. u. Ökol. Tiere 23, 80—236 (1931). — Neue Untersuchungen über Sinnesorgane und Nervensystem der Crustaceen. II. Zool. Jb., Abt. Anat. u. Ontog. 56, 387—520 (1933). — Über das Organ X, eine inkretorische Gehirndrüse der Crustaceen. Psychiatr. Bl. (holl.) (Festbundel A. Kappers) Jg. 1934, Nr 3/4, 1—14 (1934a). — Neue Untersuchungen über Sinnesorgane und Nervensystem der Crustaceen. IV. Ark. Zool. (schwed.) A 26, 1—66 (1934b). — Preliminary report on the probable connection between the blood gland and the chromatophore activator in decapod crustaceans. Proc. Nat. Acad. Sci. U.S.A. 21, 584—585 (1935). — Ein eigenartiges Rhynchotengehirn. Opusc. entomol. (Lund) 1, 20—26 (1936). — Die Sinusdrüse und der hormonal bedingte Farbwechsel der Crustaceen. Kgl. Svensk. Vetensk. Handl. 16, 1—99 (1937a). — Inkretorische Organe und Hormonfunktionen bei den Wirbellosen. Erg. Biol. 14, 143—224 (1937b). — Untersuchungen aus dem Öresund. XXVI. Zwei Probleme betreffs der hormonalen Lokalisation im Insektenkopf. Lunds Univ. Årsskr., N. F. Avd. 2 34, No 16, 1—17 (1938). — Hormones in Invertebrates. Oxford Univ. Press 1939. 198 S. — Inkretorische Organe, Sinnesorgane und Nervensystem des Kopfes einiger niederer Insektenordnungen. Kgl. Svensk. Vetensk. Handl. 18, No 8, 1—265 (1940a). — Die chromatophorenaktivierende Substanz des Insektenkopfes. Lunds Univ. Årsskr., N. F., Avd. 2 36, No 12, 1—20 (1940b). — Einige Parallelen im Bau und in der Herkunft der inkretorischen Organe der Arthropoden und der Vertebraten. Lunds Univ. Årsskr., N. F., Avd 2, 37, No 4, 1—19 (1941). — Die Corpora cardiaca und Corpora allata der Insekten. Biol. generalis (Wien) 15, 485—531

(1942). — Ergänzende Beobachtungen über das Corpus cardiacum und das Stirnauge der Machiliden und das Gehirn der Campodeiden. Kgl. Fysiogr. Sällsk. Lund Förh. **13**, No. 12, 1—5 (1943a). — Der Lobus dorsomedialis von Lygaeus equestris. Lunds Univ. Årsskr., N. F., Avd. 2, **38**, No. 8, 1—12 (1943b). — The hypophysis in a tiger (Felis tigris) and an Indian elephant (Elephas maximus). Lunds Univ. Årsskr., N. F., Avd. 2, **42**, No. 8, 1—24 (1946). — Three principal incretory organs in the animal kingdom. Kopenhagen: E. Munksgaard 1947a. 62 S. — The brain, the sense organs and the incretory organs of the head in the crustacea malacostraca. Lunds Univ. Årsskr., N. F., Avd. 2, **43**, No. 9, 1—45 (1947b). — A comparative study of the pituitary in monkeys, apes, and man. Lunds Univ. Årsskr., N. F., Avd. 2, **44**, No. 10, 1—36 (1948). — The brain, the sense organs, and the incretory organs of the head in the crustacea malacostraca. Bull. biol. France et Belg. Suppl. **33**, 98—126 (1949a). — Three principal incretory organs in the animal kingdom, the sinus gland in crustaceans, the corpus cardiacumallatum in insects, the hypophysis in vertebrates. Bull. biol. France et Belg. Suppl. **33**, 182 bis 209 (1949b). — The pituitary in some south american and oriental mammals. Lunds Univ. Årsskr., N. F., Avd. 2, **46**, No. 3, 1—20 (1950). — Transportation of colloid from the neurosecretory hypothalamic centres of the brain into the blood vessels of the neural lobe of the hypophysis. Kgl. Fysiogr. Sällsk. Lund Förh. **22**, No. 6, 1—5 (1952a). — The hypophysis in some South-African Insectivora, Carnivora, Hyracoidea, Proboscidea, Artiodactyla, and Primates. Ark. Zool. (Stockh.) **4**, 187—294 (1952b). — Neurosecretory pathways in the head of crustaceans, insects and vertebrates. Nature (Lond.) **171**, 72—73 (1953). — **Hara, J.:** On the hormones regulating the frequency of the heart beat in the shrimp, Paratya compressa. Annot. zool. japon. **25**, 162—171 (1952). — **Hare, K., R. C. Hickey** and **R. S. Hare:** The renal excretion of an antidiuretic substance by the dog. Amer. J. Physiol. **134**, 240—244 (1941). — **Harms, J. W.:** Über ein inkretorisches Cerebralorgan bei Lumbriciden, sowie Beschreibung eines verwandten Organs bei drei neuen Lycastis-Arten. Arch. Entw.mechan. **143**, 332—346 (1947/49). — **Harper, E. O.,** and **P. A. Mattis:** Uptake of radioactive thyroxine by the tuber cinereum and hypophysis in thyreoidectomized rabbits. Federat. Proc. **10**, 306 (1951). — **Harris, G. W.:** The innervation and actions of the neurohypophysis; an investigation using the method of remote-control stimulation. Philos. Trans. Roy. Soc. Lond., Ser. B **232**, 385—441 (1947). — Neural control of the pituitary gland. Physiologic. Rev. **28**, 139—179 (1948). — **Haterius, H. O.:** Evidence of pituitary involvement in the experimental control of water diuresis. Amer. J. Physiol. **128**, 506—513 (1939/40). — **Haterius, H. O.,** and **J. K. W. Ferguson:** Evidence for the hormonal nature of the oxytocic principle of the hypophysis. Amer. J. Physiol. **124**, 314—321 (1938). — **Havel, V. J.,** and **L. H. Kleinholz:** Effect of seasonal variation, sinus gland removal, and eyestalk removal on concentration of blood calcium in Astacus. Anat. Rec. **111**, 571 (1951). — **Hechst, B.:** Diabetes insipidus nach epidemischer Encephalitis mit histologischem Befund. Dtsch. Z. Nervenheilk. **134**, 182 bis 190 (1934). — **Heier, P.:** Fundamental principles in the structure of the brain. A study of the brain of Petromyzon fluviatilis. Acta anat. (Basel) Suppl. 8, 1—213 (1948). — **Heinbecker, P.,** and **M. Pfeiffenberger:** Further clinical and experimental studies on the pathogenesis of Cushing's Syndrome. Amer. J. Med. **9**, 3—23 (1950). — **Heller, H.:** Antidiuretic hormone in pituitary glands of new-born rats. J. of Physiol. **106**, 28—32 (1947). — The comparative physiology of the neurohypophysis. Experientia (Basel) **6**, 368—376 (1950). — **Heller, H.,** and **B. Smith:** The water-balance principle of crustacean eye-stalk extracts. Nature (Lond.) **159**, 544—545 (1947). — The water-balance principle of crustacean eye-stalk extracts. J. of Exper. Biol. **25**, 388—394 (1948). — **Herzog, E.:** Zur Frage des Pigmentes und einer möglichen Neurosekretion in den sympathischen Ganglien. Beitr. path. Anat. **101**, 390—409 (1938). — **Hickey, R. C., K. Hare** and **R. S. Hare:** Some cytological and hormonal changes in the posterior lobe of the rat's pituitary after water deprivation and stalk section. Anat. Rec. **81**, 319—331 (1941). — **Hild, W.:** Zur Frage der Neurosekretion im Zwischenhirn der Schleie (Tinca vulgaris) und ihrer Beziehungen zur Neurohypophyse. Z. Zellforsch. **35**, 33—46 (1950). — Experimentell-morphologische Untersuchungen über das Verhalten der „Neurosekretorischen Bahn" nach Hypophysenstieldurchtrennungen, Eingriffen in den Wasserhaushalt und Belastung der Osmoregulation. Virchows Arch. **319**, 526—546 (1951a). — Vergleichende Untersuchungen über Neurosekretion im Zwischenhirn von Amphibien und Reptilien. Z. Anat. **115**, 459—479 (1951b). — Das Verhalten des neurosekretorischen Systems nach Hypophysenstieldurchschneidung und die physiologische Bedeutung des Neurosekrets. Acta neurovegetativa (Wien) **3**, 81—91 (1951c). — Neurosekretion und Hypophysenhinterlappenhormone. Verh. anat. Ges. (49. Verslg Heidelberg 16. bis 19. April 1951) 1951d. — Über Neurosekretion im Zwischenhirn des Menschen. Z. Zellforsch. **37**, 301—316 (1952a). — Weitere Untersuchungen über die Neurosekretion bei Mensch und Hund. Verh. anat. Ges. (50. Verslg Marburg a. d. Lahn) 1952b. — **Hild, W.,** u. **G. Zetler:** Über das Vorkommen der drei sog. „Hypophysenhinterlappenhormone" Adiuretin, Vasopressin und Oxytocin im Zwischenhirn als wahrscheinlicher Ausdruck einer neurosekretorischen Leistung der Ganglienzellen der Nuclei supraopticus und paraventricularis. Experientia

(Basel) 7, 189 (1951a). — Über das Vorkommen der Hypophysenhinterlappenhormone im Zwischenhirn. Arch. exper. Path. u. Pharmakol. 213, 139—153 (1951b). — Neurosekretion und Hormonvorkommen im Zwischenhirn des Menschen. Klin. Wschr. 1952a, 433—439. Vergleichende Untersuchungen über das Vorkommen der Hypophysenhinterlappenhormone im Zwischenhirn einiger Säugetiere. Dtsch. Z. Nervenheilk. 167, 205—214 (1952b). — Experimenteller Beweis für die Entstehung der sog. Hypophysenhinterlappenwirkstoffe im Hypothalamus. Pflügers Arch. 257, 169—201 (1953a). — Über die Funktion des Neurosekrets im Zwischenhirn-Neurohypophysensystem als Trägersubstanz für Vasopressin, Adiuretin und Oxytocin. Z. exper. Med. 120, 236—243 (1953b). — **Hillarp, N. Å.:** Cell reactions in the hypothalamus following overloading of the antidiuretic function. Acta endocrinol. (Københ.) 2, 33—43 (1949). — **Hirsch, G. C.:** Form- und Stoffwechsel der Golgi-Körper. Protoplasma-Monogr. 18, 1—294 (1939). — **Hölscher, B., u. J. Finger:** Über das Fehlen des diuresehemmenden Prinzips im Zentralnervensystem. Arch. f. Psychiatr. u. Z. Neur. 181, 611—620 (1949). — **Ho-Nien-Chu:** The cell masses of the diencephalon of the opossum Didelphis virginiana. Monogr. Nat. Res. Inst. Psychol. Acad. Sinica 1932, No 2, 1—36. — **Hosoi, T.:** Chromatophore activating substance in the shrimps. J. Fac. Sci., Imp. Univ. Tokyo 3, 265—270 (1934). — **Hosselet, C.:** Le chondriome et la fonction sécrétrice dans les cellules nerveuses géantes chez Phryganea grandis. Le chondriome réticulaire. C. r. Soc. Biol. Paris 100, 1078—1080 (1929). — **Hubl, H.:** Die inkretorischen Zellelemente im Gehirn der Lumbriciden. Arch. Entw.-mechan. 146, 421—432 (1953). — **Hume, D. M.,** and **G. J. Wittenstein:** The relationship of the hypothalamus to pituitary-adrenocortical function. Proceedings of the first Clinical ACTH Conference, S. 134—147. Philadelphia u. Toronto: Blakiston & Co. 1950. — **Hydén, H.:** Protein metabolism in the nerve cell during growth and function. Acta physiol. scand. (Stockh.) Suppl. 17, 1—136 (1943).

Ichikawa, M., S. Kaji, K. Yatsushika and **J. Nishiitsutsuji:** Mechanism of hormonal control of insect metamorphosis. Zool. Mag. Jap. 60, 25—26 (1950) [Japanisch]. — **Ichikawa, M.,** and **J. Nishiitsutsuji:** Studies on the insect metamorphosis. I. Role of the brain in the imaginal differentiation of Lepidopterans. Annot. zool. japon. 24, 205—211 (1951). — Studies on insect metamorphosis. II. Determination of the critical period for pupation in the Eri-silkworm, Philosamia cynthia ricini. Annot. zool. japon. 25, 143—148 (1952). — **Ingram, W. R., L. Ladd** and **J. T. Benbow:** The excretion of antidiuretic substance and its relation to the hypothalamico-hypophyseal system in cats. Amer. J. Physiol. 127, 544—551 (1939). — **Ito, T.,** and **K. Nagahiro:** Zytologische Untersuchungen über die intramuralen Ganglienzellen des Verdauungstraktes. Über die Ganglienzellen der Darmwand der Ratte, mit besonderer Berücksichtigung auf die Sekretkörnchen ähnlichen Granula in den intramuralen Ganglienzellen. Fol. anat. japon. 15, 609—634 (1937). — **Ito, Toshio, u. Kazuko Oishi:** Zytologische Untersuchung der Zwischenhirndrüse von Bufo vulgaris japonicus. Okajimas Fol. anat. jap. 23, 35—50 (1950).

Joly, P.: La fonction ovarienne et son contrôle humoral chez les Dytiscides. Archives de Zool. 84, 49—164 (1945). — Déterminisme de la pigmentation chez Acrida turrita L. (Insecte orthoptéroïde.) C. r. Acad. Sci. Paris 235, 1054—1056 (1952).

Kappers, C. U. A., G. C. Huber and **E. C. Crosby:** The comparative anatomy of the nervous system of vertebrates, including man. New York: Macmillan & Co. 1936. — **Keller, A. D.:** Elimination of the pars nervosa without eliciting diabetes insipidus. Endocrinology 30, 408—422 (1942). — **Kincaid, F. D.,** and **B. T. Scheer:** Hormonal control of metabolism in crustaceans. IV. Relation of tissue composition of Hemigrapsus nudus to intermolt cycle and sinus gland. Physiol. Zool. 25, 372—380 (1952). — **Knoche, H.:** Neurohistologische Untersuchungen am Hypophysenzwischenhirnsystem des Hundes. Verh. Anat. Ges. Erg.-H. z. 99. Bd. d. Anat. Anz. 93—95. Jena: Gustav Fischer 1952. — **Knowles, F. G.:** The control of the white reflecting chromatophores in crustacea. Pubbl. Staz. zool. Napoli 17, 174—182 (1939). — Hormone production within the nervous system of a crustacean. Nature (Lond.) 167, 564—565 (1951). — **Knowles, F. G. W.:** Endocrine activity in the crustacean nervous system. Proc. Roy. Soc. Lond., Ser. B 141, 248—267 (1953a). — Neurosecretory pathways in the prawn, Leander serratus. Nature (Lond.) 171, 131—132 (1953b). — **Koella, W.:** Die Beeinflussung der Harnsekretion durch hypothalamische Reizung. Helvet. physiol. Acta 7, 498—514 (1949). — Significance of hypophyseo-diencephalic system for water excretion. Schweiz. med. Wschr. 1951, 819—822. — **Koller, G.:** Rhythmische Bewegung und hormonale Steuerung bei den Malpighischen Gefäßen der Insekten. Biol. Zbl. 67, 201—211 (1948). — **Kopeć, S.:** Studies on the necessity of the brain for the inception of insect metamorphosis. Biol. Bull. 42, 323—342 (1922). — **Kopenec, A.:** Farbwechsel der Larve von Corethra plumicornis. Z. vergl. Physiol. 31, 490—505 (1949). — **Kovács, K., u. D. Bachrach:** Hypothalamus and water metabolism. Studies on the antidiuretic substance of the hypothalamus and hypophysis. Acta med. scand. (Stockh.) 141, 137—152 (1951). — **Kratzsch, E.:** Experimentellmorphologische Untersuchungen am Zwischenhirn-Hypophysensystem der Ratte bei Polyurie infolge Alloxanvergiftung (mit besonderer Berücksichtigung der Pituicyten). Z. Zellforsch.

36, 371—380 (1951). — **Krieger, V. I.**, and **T. B. Kilvington:** The failure to detect antidiuretic substance in the blood and urine of dehydrated rats. Austral. J. Exper. Biol. a. Med. Sci. 29, 77—84 (1951). — **Kroll, F. W.:** Humorale Übertragbarkeit nervöser Wirkungen. Fortschr. Neur. 8, 93—104 (1936). — **Krüger, P.:** Studien an Cirripedien. III. Die Zementdrüsen von Scalpellum. Über die Beteiligung des Zellkerns an der Sekretion. Arch. mikrosk. Anat. 97, 839—872 (1923). — Die Rolle des Kerns im Zellgeschehen. Naturwiss. 14, 1021—1029 (1926). — **Kühn, A.**, u. **H. Piepho:** Über hormonale Wirkungen bei der Verpuppung der Schmetterlinge. Nachr. Ges. Wiss. Göttingen, Biol. 2, 141—154 (1936). — **Kurotsu, T.:** Über den Nucleus magnocellularis periventricularis bei Reptilien und Vögeln. Koninkl. Akad. Wetensch. Amsterdam 38, 784—797 (1935). — **Kurotsu, T.**, u. **H. Kondo:** Über die Beziehungen zwischen dem Jahreszyklus und der feineren Zellstruktur des Nucleus praeopticus magnocellularis bei Bufo vulgaris japonicus Schlegel. Jap. J. Med. Sci., Anat. 9, 64 (1941).

Laidlaw, A. E., and **M. A. Kennard:** Effects of anesthesia on the blood supply to the hypothalamus. Amer. J. Physiol. 129, 650—658 (1940). — **Lancaster, S.:** Nature of the chromaffin nerve cells in certain annulates and arthropods. Trans. Amer. Microsc. Soc. 58, 90—96 (1939). — **Laqueur, G. L.:** Observations on the Gomori substance in the hypothalamus of dogs and rats under normal and experimental conditions. Amer. J. Path. 28, 521—522 (1952). — **Legendre, R.:** Contribution à la connaissance de la cellule nerveuse. La cellule nerveuse d'Helix pomatia. Archives Anat. microsc. 10, 287—554 (1909). — **Lehmann, H. J.**, u. **H. H. Stange:** Über das Vorkommen vakuolenhaltiger Ganglienzellen im Ganglion cervicale uteri trächtiger und nichtträchtiger Ratten. Z. Zellforsch. 38, 230—236 (1953). — **Lennette, E. H.**, and **E. Scharrer:** Neurosecretion. IX. Cytoplasmic inclusions in peripheral autonomic ganglion cells of the monkey. Anat. Rec. 94, 85—92 (1946). — **Leveque, T. F.**, and **E. Scharrer:** Pituicytes and the origin of the antidiuretic hormone. Endocrinology 52, 436—447 (1953). — **Levinson, L. B.:** Die Morphologie der Sekretion in den neurosekretorischen Zellen. Dokl. Akad. Nauk SSSR. N. S. 83, 745—748 (1952). (Russisch.) — **Leydig, F.:** Lehrbuch der Histologie. Hamm: Grote 1857. — **L'Hélias, C.:** Étude des glandes endocrines postcérébrales de la larve d'Apis mellifica (Hyménoptère). Bull. Soc. zool. France 75, 70—74 (1950). — Expériences de ligatures chez la larve d'Apis mellifica. C. r. Soc. Biol. Paris 145, 233—234 (1951). — Étude des glandes endocrines postcérébrales et du cerveau de la larve des Lophyrus pini (L.) et rufus (André) (Hyménoptères). Bull. Soc. zool. France 77, 106 bis 112 (1952). — **Lhoste, J.:** Sur la présence de ganglions épipharyngiens chez Forficula auricularia. C. r. Acad. Sci. Paris 232, 264—266 (1951). — Données histophysiologiques sur les cellules neurosécrétrices céphaliques et le complexe rétrocérébral de Forficula auricularia L. Arch. Zool. expér. gén. 89, 169—183 (1953). — **Loewi, O.:** Über humorale Übertragbarkeit der Herznervenreizung. I. Pflügers Arch. 189, 239—242 (1921).

Macher, E.: Zellkernschwellungen der Nuclei supraopticus und paraventricularis bei Dursttieren. Verh. Anat. Ges. Erg.-H. z. 99. Bd. d. Anat. Anz. 95—102. Jena: Gustav Fischer 1952. **Magoun, H. W., C. Fisher** and **S. W. Ranson:** The neurohypophysis and water exchange in the monkey. Endocrinology 25, 161—174 (1939). — **Magruder, S. R.:** Certain aspects of peripheral ganglion cells in Fundulus. Anat. Rec. 97, 420 (1947). — **Mahoney, W.**, and **D. Sheehan:** The pituitary-hypothalamic mechanism: Experimental occlusion of the pituitary stalk. Brain 59, 61—75 (1936). — **Maruyama, K.:** 1952 (im Druck). — **Matsumoto, F.:** Gonad inhibitory principle in crabs. Zool. Mag. Jap. 60, 13 (1951) [Japanisch]. — **Mazzi, V.:** Caratteri strutturali e funzionali dei nuclei preottici nei Teleostei (Anguilla vulgaris Cuv.). Arch. ital. Anat. 46, 1—76 (1941). — Attività secretoria nel nucleo magnocellulare preottico di Triturus cristatus carnifex (Laur.). Rend. Accad. naz. Lincei, Ser. VIII 3, 155—161 (1947). — Peculiari riassestamenti della sostanza cromofila con caratteri neurosecretori nelle cellule del nucleo della radice mesencefalica del trigemino del Tritone crestato. Rend. Accad. naz. Lincei, Ser. VIII 4, 109—115 (1948a). — Neurosecrezione e sintesi di proteine. Rend. Accad. naz. Lincei, Ser. VIII 4, 214—219 (1948b). — Brevi considerazioni sue fenomeni neurosecretori. Monit. zool. ital. Suppl. al 57, 128—129 (1949). — Caratteri secretori e nervosi delle cellule del nucleo magnocellulare preottico nei Teleostei. Rend. Accad. naz. Lincei, Ser. VIII 12, 347—350 (1952a). — I fenomeni neurosecretori nel nucleo magnocellulare preottico dei selaci e dei ciclostomi. Riv. Biol. 44, 429—449 (1952b). — Rilievi e considerazioni sugli effetti della interruzione dei rapporti vascolari e nervosi fra ipotalamo ed ipofisi nel maschio del Tritone crestato. Rend. Accad. naz. Lincei Ser. VIII 12, 605—611 (1952c). — I fenomeni neurosecretori nella femmina del Tritone crestato in condizioni sperimentali. Z. Zellforsch. (im Druck). — **McConnell, E. M.:** The arterial blood supply of the human hypophysis cerebri. Anat. Rec. 115, 175—203 (1953). — **McIntosh, W. C.:** On the central nervous system, the cephalic sacs, and other points in the anatomy of the Lineidae. J. Anat. Physiol. 10, 231—252 (1876). — **McVay, J. A.:** Physiological experiments upon neurosecretion, with special reference to Lumbricus and Cambarus. Diss. Northwestern Univ. Evanston, Ill. USA. 1942. — **Melville, E. V.**, and **K. Hare:** Antidiuretic material in the supraoptic nucleus. Endocrinology 36, 323—339 (1945). — **Mendes, E. G.:** The „x-organ" of Ocypoda albicans

Bosc (Crustacea, Decapoda, Brachyura). Proc. 8. Amer. Sci. Congr. **3**, 423—424 (1942). — **Metcalf, M. M.:** Notes on the morphology of the Tunicata. Zool. Jb., Abt. Anat. u. Ontog. **13**, 495—602·(1900). — **Meyer, E. R.:** Zur Frage der Neurosekretion sympathischer Ganglien nach Untersuchungen des Ganglion stellatum bei Tier und Mensch. Beitr. path. Anat. **111**, 373—380 (1950). — **Meyer, J. E.:** Pubertas praecox bei einer hyperplastischen Mißbildung des Hypothalamus. Arch. f. Psychiatr. u. Z. Neur. **179**, 378—394 (1948). — **Meyer, R.:** Über den morphologisch faßbaren Kernstoffwechsel der Parenchymzellen der Epiphysis cerebri des Menschen. Z. Zellforsch. **25**, 83—98 (1936a). — Das Verhalten mehrerer nukleolärer Blasen im Kernstoffwechsel der Pinealzellen des Menschen und die Entstehung der Kernfalten. Z. Zellforsch. **25**, 173—180 (1936b). — **Meyer, W. C.:** Phylogenetische Ableitung des Nucleus supraopticus vom Nucleus paraventricularis. Dtsch. Z. Nervenheilk. **138**, 65—74 (1935). — **Montgomery, T. H.:** Studies on the elements of the central nervous system of the heteronemertini. J. of Morph. **13**, 381—444 (1897). — **Morin, F.:** Osservazioni sulla struttura del nucleo sopra-ottico di alcuni mammiferi, in particolare riguardo delle immagini lacunari. Ric. e studi med. sper. **15**, 49—70 (1944a). — Ulteriori contributi istologici alla conoscenza del nucleo sopra-ottico. Ric. e studi med. sper. **15**, 81—96 (1944b). — **Mosinger, M.:** Bases d'une médecine et d'une biologie intégratives. Arqu. anat. pat., pat. corr. e neuroergon. **35**, 1—392 (1949—51). — Sur la neuricrinie cérébelleuse et l'hyperneuricrinie cérébelleuse de choc. C. r. Acad. Sci. Paris **233**, 982—983 (1951). — **Moussa, T. A.:** The cytoplasmic inclusions of the sympathetic neurons of the mouse. Amer. J. Anat. **90**, 379—425 (1952). — **Nansen, F.:** The structure and combination of the histological elements of the central nervous system. Bergen's Museum 1896. — **Nicolesco, I., et M. Nicolesco:** Quelques données sur les centres végétatifs de la région infundibulo-tubérienne et de la frontière diencéphalo-télencéphalique. Rev. Neur. Année 1929, II. 289—316 (1929). — **Nicolesco, I., u. D. Raileanu:** A propos des axones du noyau périventriculaire juxta-trigonal du tuber cinereum et du contingent infundibulo-hypophysaire. Soc. Méd. Hôp. Bucarest **1925**, Nr 9, 181—184. — **Nowakowski, H.:** Infundibulum und Tuber cinereum der Katze. Dtsch. Z. Nervenheilk. **165**, 261—339 (1951). — Gomori-positive and Gomori-negative nerve fibres in the neurohypophysis and their physiological significance. Ciba Found. Coll. Endocrinology **4**, 65 bis 69 (1952). — **Nowikoff, M.:** Das Prinzip der Analogie als Grundlage der vergleichenden Morphologie. 10. Congr. Internat. de Zool. Budapest **1929**, S. 301—321. — Das Prinzip der Analogie und die vergleichende Anatomie. Eine Studie über eine Gesetzmäßigkeit in der Biologie. Jena: Gustav Fischer 1930. — Homomorphie, Homologie und Analogie. Anat. Anz. **80**, 388—392 (1935). — Das Studium der Homomorphien als eine wissenschaftliche Methode. Biol. generalis (Wien) **14**, 85—110 (1938). — General and special homomorphism. Acta biotheor. (Leiden) **4**, 85—96 (1939). — **Nyst, R. H.:** Structure et rapports du système nerveux, du vaisseau dorsal et des annexes cardiaques chez Dixippus morosus Br. Ann. Soc. roy. zool. Belg. **73**, 150—164 (1942). — **Ober, K. G.:** Die Behandlung der unzulänglichen Keimdrüsenfunktion. In: Biologie und Pathologie des Weibes, herausgeg. von L. Seitz, Bd. 11, S. 725—864. 1952. — **O'Connor, W. J.:** The control of urine secretion in mammals by the pars nervosa of the pituitary. Biol. Rev. **22**, 30—53 (1947). — **Oláh, F., V. Varró, K. Kovács** u. **D. Bachrach:** Morphologische und biologische Änderungen im Nucleus supraopticus und paraventricularis unter der Einwirkung hypertonischer Salzlösung. Endokrinol. **30**, 12—19 (1953). — **Oliveira e Silva, J. de:** Funções do sistema diencéfalo-hipofisário. I. Coimbra méd. **2**, 1—50 (1935a). — La glande diencéphalique. La „neurohémocrinie". C. r. Soc. Biol. Paris **120**, 72—74 (1935b). — **Oliveira e Silva, J. B.:** Les images alvéolaires de l'hypothalamus. C. r. Soc. Biol. Paris **126**, 603—605 (1937). Les nouveaux domaines de l'endocrinologie et les nouvelles conceptions physiologiques du système neuro-végétatif. Rev. franç. Endocrin. **16**, 161—180 (1938). — Regards sur la neurocrinie hypophyso-tubérienne. Rev. franç. Endocrin. **17**, 157—183 (1939a). — As bases histofisiológicas da neuro-endocrinologia. Arqu. Anat. e Antrop. **20**, 1—54 (1939b). — **Ortmann, R.:** Über Kernsekretion, Kolloid- und Vakuolenbildung in Beziehung zum Nukleinsäuregehalt in Trophoblast-Riesenzellen der menschlichen Placenta. Z. Zellforsch. **34**, 562 bis 583 (1949). — Morphologisch-experimentelle Untersuchungen über das diencephal-hypophysäre System im Verhältnis zum Wasserhaushalt. Klin. Wschr. **1950**, 449. — Über experimentelle Veränderungen der Morphologie des Hypophysenzwischenhirnsystems und die Beziehung der sog. „Gomorisubstanz" zum Adiuretin. Z. Zellforsch. **36**, 92—140 (1951). — **Owen, R.:** Lectures on comparative anatomy delivered at the Royal College of Surgeons. From notes taken by W. W. Cooper, Revised by R. Owen. London, Longman, Brown, Green and Longmans 1843. **Palade, G. E., and A. Claude:** The nature of the Golgi apparatus. I. Parallelism between intercellular myelin figures and Golgi apparatus in somatic cells. J. of Morph. **85**, 35—70 (1949a). — The nature of the Golgi apparatus. II. Identification of the Golgi apparatus with a complex of myelin figures. J. of Morph. **85**, 71—112 (1949b). — **Palay, S. L.:** Neurosecretion. V. The origin of neurosecretory granules from the nuclei of nerve cells in fishes.

J. Comp. Neur. **79**, 247—275 (1943). — Neurosecretion. VII. The preoptico-hypophysial pathway in fishes. J. Comp. Neur. **82**, 129—143 (1945). — Neurosecretory phenomena in the hypothalamus of man and monkey. Anat. Rec. **112**, 370—371 (1952). — **Palm, N. B.:** Normal and pathological histology of the ovaries in Bombus Latr. (Hymenopt.). Opusc. entomol. (Lund.) Suppl. **7**, 1—101 (1948). — **Parker, G. H.:** Humoral agents in nervous activity with special reference to chromatophores. Cambridge University Press 1932. — A modern conception of the action of the nervous system. Science (Lancaster, Pa.) **92**, 319—323 (1940). — Animal colour changes and their neurohumours. Cambridge Univ. Press 1948. 377 S. — **Parker, G. H.,** and **V. L. Paine:** Progressive nerve degeneration and its rate in the lateral-line nerve of the catfish. Amer. J. Anat. **54**, 1—25 (1934). — **Passano, L. M.:** The x-organ-sinus gland neurosecretory system in crabs. Anat. Rec. **111**, 502 (1951a). — The X organ, a neurosecretory gland controlling molting in crabs. Anat. Rec. **111**, 559 (1951b). — Phase contrast observations on living neurosecretory cells of Sesarma. Anat. Rec. **112**, 460—461 (1952). — **Perez, Z.:** Les cellules sécrétrices du cerveau de quelques Lépidoptères. An. Fac. Ciências Porto **25**, 1—8 (1940). — On the chromaffin cells of the nerve ganglia of Hirudo medicinalis, Lin. J. Comp. Neur. **76**, 367—401 (1942). — **Pesson, P.:** Sur la présence de cellules à aspect sécréteur dans le protocerebron des femelles de Coccides. Bull. Soc. zool. France **67**, 56—58 (1942). — **Peters, G.:** Über das Vorkommen von ,,Kolloid"-Einschlüssen in den Zellen der Medulla oblongata beim Menschen. Z. Neur. **153**, 779—783 (1935a). — Die Kolloidproduktion in den Zellen der vegetativen Kerne des Zwischenhirns des Menschen und ihre Beziehung zu physiologischen und pathologischen Vorgängen im menschlichen Organismus. Z. Neur. **154**, 331—344 (1935b). — Die Beziehungen ,,sekretorischer" Vorgänge im Zwischenhirn zu Psychosen und innersekretorischen Erkrankungen. Dtsch. Z. Nervenheilk. **139**, 222—226 (1936). — **Pflugfelder, O.:** Vergleichend-anatomische, experimentelle und embryologische Untersuchungen über das Nervensystem und die Sinnesorgane der Rhynchoten. Zoologica **34**, 102 S. (1936/37). — Bau, Entwicklung und Funktion der Corpora allata und cardiaca von Dixippus morosus Br. Z. wiss. Zool. **149**, 477—512 (1937). — Über die Ventraldrüsen und einige andere inkretorische Organe des Insektenkopfes. Biol. Zbl. **66**, 211—235 (1947). — Die Funktion der Pericardialdrüsen der Insekten. Verh. Dtsch. Zool., Mainz 1949, S. 169—173. — Entwicklungsphysiologie der Insekten. Leipzig: Akademische Verlagsgesellschaft Geest u. Portig 1952. — **Picard, D.,** et Mme **Chambost:** Neuro-sécrétion dans des amas ganglionnaires sympathiques intra-surrénaux. C. r. Soc. Biol. Paris **146**, 1222—1223 (1952). — **Pickford, M.:** Control of the secretion of antidiuretic hormone from the pars nervosa of the pituitary gland. Physiologic. Rev. **25**, 573—595 (1945). — Antidiuretic substances. Pharmacol. Rev. **4**, 254—283 (1952). — **Pickford, M.,** and **A. E. Ritchie:** Experiments on the hypothalamic-pituitary control of water excretion in dogs. J. of Physiol. **104**, 105—128 (1945/46). — **Piepho, H.:** Über die Hemmung der Verpuppung durch Corpora allata. Untersuchungen an der Wachsmotte Galleria mellonella L. Biol. Zbl. **60**, 367—393 (1940). — Versuche über die Rolle von Wirkstoffen in der Metamorphose der Schmetterlinge. Biol. Zbl. **65**, 141—148 (1946). — **Pighini, G.:** Sulla presenza dell'ormone anteipofisario nel ,,tuber cinereum" e nel ,,liquor" ventricolare dell'uomo. Riv. sper. Freniatr. **56**, 575—622 (1932). — Ricerca di ormoni preipofisari nell'ipotalamo di cani normali, in di cani trattati con tiroxina. Bull. Sect. Endocrin. Soc. roum. Neur. etc. **19**, 1—15 (1936). — **Plagge, E.:** Weitere Untersuchungen über das Verpuppungshormon bei Schmetterlingen. Biol. Zbl. **58**, 1—12 (1938). — **Poisson, R.,** et **R. Sellier:** Brachyptérisme et actions endocrines chez Gryllus campestris L. (Insecte orthoptère). C. r. Acad. Sci. Paris **224**, 1074—1075 (1947). — **Poll, H.:** Die vergleichende Entwicklungsgeschichte der Nebennierensysteme der Wirbeltiere. Handbuch der vergleichenden und experimentellen Entwicklungslehre der Wirbeltiere, herausg. von O. Hertwig, Bd. III/1, S. 443—616. 1906. — Gibt es Nebennieren bei Wirbellosen? Sitzgsber. Ges. naturforsch. Freunde Berl. **1908**, 18—24. — Über Nebennieren bei Wirbellosen: Die chrombraunen Zellen im Zentralnervensystem der Ringelwürmer. Sitzgsber. preuß. Akad. Wiss., Physik.-math. Kl. **36**, 889—896 (1909). — **Poll, H.,** u. **A. Sommer:** Über phäochrome Zellen im Zentralnervensystem des Blutegels. Arch. f. Physiol. **1903**, 549—550. — **Popa, G. T.,** and **U. Fielding:** A portal circulation from the pituitary to the hypothalamic region. J. of Anat. **65**, 88—91 (1931). — Hypophysio-portal vessels and their colloid accompaniment. J. of Anat. **67**, 227—232 (1933). — **Popjak, G.:** The pathway of pituitary colloid through the hypothalamus. J. of Path. **51**, 83—89 (1940). — **Poppi, U.:** Struttura e funzione delle cellule del tuber cinereum. Riv. Pat. nerv. **36**, 397—416 (1930). — Le cellule nervose del Tuber cinereum secernono? Riv. Neur. **8**, 354—364 (1935). — **Possompès, B.:** Les glandes endocrines post-cérébrales des diptères. II. Étude sommaire des corpora allata et des corpora cardiaca chez la larve de Tipula sp. Bull. Soc. zool. France **72**, 57—62 (1947). — Technique d'ablation du système nerveux chez la larve de Calliphora erythrocephala Meig. Bull. Soc. zool. France **73**, 100—102 (1948a). — Les glandes endocrines post-cérébrales des diptères. III. Étude chez la larve de Tabanus sp. Bull. Soc. zool. France **73**, 228—235 (1948b). —

Rôle du cerveau aus cours de la métamorphose de Calliphora erythrocephala Meig. C. r. Acad. Sci. Paris **231**, 594—596 (1950). — Recherches expérimentales sur le déterminisme de la métamorphose de Calliphora erythrocephala Meig. Arch. zool. expér. gén. **89**, 203—364 (1953). — **Pyle, R. W.**: The histogenesis and cyclic phenomena of the sinus gland and x-organ in crustacea. Biol. Bull. **85**, 87—102 (1943).

Rahm, U.: Über Bau und Funktion der Prothoraxdrüse von Sialis lutaria L. (Megaloptera). Experientia (Basel) **8**, 62 (1952a). — **Rahm, U. H.**: Die innersekretorische Steuerung der postembryonalen Entwicklung von Sialis lutaria L. (Megaloptera). Rev. suisse zool. **59**, 173—237 (1952b). — **Ranson, S. W., C. Fisher** and **W. R. Ingram**: The hypothalamico-hypophyseal mechanism in diabetes insipidus. Res. Publ. Assoc. Res. Nerv. Ment. Dis. **17**, 410—432 (1938). — **Ranson, S. W.**, u. **H. W. Magoun**: The Hypothalamus. Erg. Physiol. **41**, 56—163 (1939). — **Ranström, S.**: The hypothalamus and sleep regulation. An experimental and morphological study. Acta path. scand. (Københ.) Suppl. **70** (1947). — **Rasmussen, A. T.**: Innervation of the hypophysis. Endocrinology **23**, 263—278 (1938). — **Rehm, M.**: Sekretionsperioden neurosekretorischer Zellen im Gehirn von Ephestia kühniella. Z. Naturforsch. **5b**, 167—169 (1950). — Die zeitliche Folge der Tätigkeitsrhythmen inkretorischer Organe von Ephestia kühniella während der Metamorphose und des Imaginallebens. Arch. Entw.mechan. **145**, 205—248 (1951). — **Reupsch, E.**: Beiträge zur Anatomie und Histologie der Heteropoden. Z. wiss. Zool. **102**, 249—376 (1912). — **Röthig, P.**: Beiträge zum Studium des Zentralnervensystems der Wirbeltiere. I. Ein Faserzug am Boden des Recessus praeopticus (Tractus praeopticus) bei den Amphibien. Arch. mikrosk. Anat. **77**, 48—51 (1911a). — Beiträge zum Studium des Zentralnervensystems der Wirbeltiere. III. Zur Phylogenese des Hypothalamus. Fol. neurobiol. **5**, 913—927 (1911b). — **Romeis, B.**: Hypophyse. Handbuch der mikroskopischen Anatomie des Menschen, herausgeg. von W. v. Möllendorff, Bd. 6, Teil 3, Innersekretorische Drüsen II. 1940. — **Romieu, M.**, et **A. Stahl**: La notion de neurocrinie hypophysaire à la lumière d'une donnée de l'histochimie. C. r. Soc. Biol. Paris **146**, 1227—1230 (1952a). — Recherches cytologiques et cytochimiques sur les fonctions neurosécrétoires des cellules nerveuses de l'hypothalamus. C. r. Soc. Biol. Paris **146**, 1230—1233 (1952b). — **Romieu, M., A. Stahl** et **G. Colte**: Cytologie des cellules nerveuses de l'hypothalamus. Acta anat. (Basel) **18**, 74—79 (1953). — **Rothballer, A. B.**: Changes in the rat neurohypophysis induced by painful stimuli with particular reference to neurosecretory material. Anat. Rec. **115**, 21—41 (1953). — **Roussy, G.**, et **M. Mosinger**: Processus de sécrétion neuronale dans les noyaux végétatifs de l'hypothalamus chez l'homme. La „neuricrinie". C. r. Soc. Biol. Paris **115**, 1143—1145 (1934a). — Étude anatomique et physiologique de l'hypothalamus. Revue neur. **1934b**, Nr 6, 1—41. — Sur la plurinucleose neuronale dans les noyaux végétatifs de l'hypothalamus des mammifères. C. r. Soc. Biol. Paris **118**, 736—738 (1935). — Traité de neuro-endocrinologie. Paris: Masson & Cie. 1946. — **Rumbaur, I.**: Beitrag zum Problem des Zwischenhirn-Hypophysensystems. Virchows Arch. **318**, 195—210 (1950).

Samassa, P.: Über eigentümliche Zellen im Gehirn von Leptodora. Anat. Anz. **6**, 54—56 (1891a). — Untersuchungen über das centrale Nervensystem der Cladoceren. Arch. mikrosk. Anat. **38**, 100—141 (1891b). — **Samuels, A. J., L. L. Boyarsky, R. W. Gerard, B. Libet** and **M. Brust**: Distribution, exchange and migration of phosphate compounds in the nervous system. Amer. J. Physiol. **164**, 1—12 (1951). — **Sandeen, M. I.**: Chromatophorotropins in the central nervous system of Uca pugilator, with special reference to their origins and actions. Physiologic. Zool. **23**, 337—352 (1950). — **Sanz Ibañez, J.**: Contribution à la connaissance de la glande diencéphalique. Trav. Labor. Rech. biol. Univ. Madrid **30**, 221—230 (1935). — **Sato, G.**: Über die Beziehungen des Diabetes insipidus zum Hypophysenhinterlappen und zum Tuber cinereum. Arch. exper. Path. u. Pharmakol. **131**, 45—69 (1928). — **Sawaya, P.**: An incretory organ in the head of Ligia exotica Roux (Crustacea-Isopoda). Proc. 8. Amer. Sci. Congr. **3**, 487—490 (1942). — **Sawyer, W. H.**, and **M. K. Sawyer**: Adaptive responses to neurohypophyseal fractions in vertebrates. Physiologic. Zool. **25**, 84—98 (1952).— **Schaefer, K.**: Lage und Sekretion der Drüsennervenzellen von Nereis diversicolor Müll. Zool. Anz. **125**, 195—202 (1939). — **Scharrer, B.**: Über das Hanströmsche Organ X bei Opisthobranchiern. Pubbl. Staz. zool. Napoli **15**, 132—142 (1935). — Über „Drüsen-Nervenzellen" im Gehirn von Nereis virens Sars. Zool. Anz. **113**, 299—302 (1936). — Über sekretorisch tätige Nervenzellen bei wirbellosen Tieren. Naturwiss. **25**, 131—138 (1937). — Neurosecretion. II. Neurosecretory cells in the central nervous system of cockroaches. J. Comp. Neur. **74**, 93—108 (1941a). — Neurosecretion. III. The cerebral organ of the nemerteans. J. Comp. Neur. **74**, 109—130 (1941b). — Neurosecretion. IV. Localization of neurosecretory cells in the central nervous system of Limulus. Biol. Bull. **81**, 96—104 (1941c). — Endocrines in invertebrates. Physiologic. Rev. **21**, 383—409 (1941d). — The role of the corpora allata in the development of Leucophaea maderae (Orthoptera). Endocrinology **38**, 35—45 (1946). — Hormones in Insects. In The Hormones, Physiology, Chemistry and Applications, herausgeg. von G. Pincus u. K. V. Thimann, Bd. I, S. 121—158. New York: Academic Press 1948. —

The storage of neurosecretory material in the corpus cardiacum. Anat. Rec. **111**, 554—555 (1951). — The effect of the interruption of the neurosecretory pathway in the insect, Leucophaea maderae. Anat. Rec. **112**, 386—387 (1952a). — Hormones in insects. In The Action of Hormones in Plants and Invertebrates, herausgeg. von K. V. Thimann, S. 125—169. New York: Academic Press 1952b. — Über neuroendokrine Vorgänge bei Insekten. Pflügers Arch. **255**, 154—163 (1952c). — Neurosecretion. XI. The effects of nerve section on the intercerebralis-cardiacum-allatum system of the insect Leucophaea maderae. Biol. Bull. **102**, 261—272 (1952d). — **Scharrer, B.**, and **E. Scharrer:** Neurosecretion. VI. A comparison between the intercerebralis-cardiacum.-allatum system of the insects and the hypothalamo-hypophyseal system of the vertebrates. Biol. Bull. **87**, 242—251 (1944). — **Scharrer, E.:** Die Lichtempfindlichkeit blinder Elritzen. I. Untersuchungen über das Zwischenhirn der Fische. Z. vergl. Physiol. **7**, 1—38 (1928). — Über sekretorisch tätige Zellen im Thalamus von Fundulus heteroclitus L. II. Untersuchungen über das Zwischenhirn der Fische. Z. vergl. Physiol. **11**, 767—773 (1930). — Die Sekretproduktion im Zwischenhirn einiger Fische. III. Untersuchungen über das Zwischenhirn der Fische. Z. vergl. Physiol. **17**, 491—509 (1932a). — Secretory cells in the midbrain of the European minnow (Phoxinus laevis L.). J. Comp. Neur. **55**, 573—576 (1932b). — Die Erklärung der scheinbar pathologischen Zellbilder im Nucleus supraopticus und Nucleus paraventricularis. Z. Neur. **145**, 462—470 (1933a). — Über die Zwischenhirndrüse der Säugetiere. Sitzgsber. Ges. Morph. u. Physiol. Münch. **42**, 36—41 (1933b). — Über neurokrine Organe der Wirbeltiere. Verh. dtsch. zool. Ges. **1933**c, 217—220. — Ein inkretorisches Organ im Hypothalamus der Erdkröte, Bufo vulgaris Laur. Z. wiss. Zool. **144**, 1—11 (1933d). — Zwischenhirndrüse und Häutung bei der Erdkröte Bufo vulgaris. Verh. dtsch. zool. Ges. **1934**a, 23—27. — Stammt alles Kolloid im Zwischenhirn aus der Hypophyse? Frankf. Z. Path. **47**, 134—142 (1934b). — Über die Beteiligung des Zellkerns an sekretorischen Vorgängen in Nervenzellen. Frankf. Z. Path. **47**, 143—151 (1934c). -- Über die Zwischenhirndrüse von Cristiceps argentatus G. Pubbl. Staz. zool. Napoli **15**, 123—131 (1935). — Bemerkungen zu den Mitteilungen von R. Gaupp und G. Peters über die Kolloidbildung im Zwischenhirn des Menschen. Z. Neur. **155**, 743—748 (1936a). — Vergleichende Untersuchungen über die zentralen Anteile des vegetativen Systems. Z. Anat. **106**, 169—192 (1936b). — Über „vegetative" Kerne im Gehirn und Rückenmark der Fische. Verh. dtsch. zool. Ges. **1936**c, 236—240. — Über ein vegetatives optisches System. Klin. Wschr. **1937**, 1521—1523. — Neurosecretion. I. The nucleus preopticus of Fundulus heteroclitus L. J. Comp. Neur. **74**, 81—92 (1941). — The histology of the meningeal myeloid tissue in the ganoids Amia and Lepisosteus. Anat. Rec. **88**, 291—310 (1944a). — The blood vessels of the nervous tissue. Quart. Rev. Biol. **19**, 308—318 (1944b). — Anatomy and the concept of analogy. Science (Lancaster, Pa.) **103**, 578—579 (1946). — The blood vessels of the saccus vasculosus. Anat. Rec. **100**, Abstract, 756 (1948). — A technique for the demonstration of the blood vessels in the developing central nervous system. Anat. Rec. **107**, 319—327 (1950). — Neurosecretion. X. A relationship between the paraphysis and the paraventricular nucleus in the garter snake (Thamnophis sp.). Biol. Bull. **101**, 106—113 (1951). — The storage of neurosecretory material in the neurohypophysis of the rat. Anat. Rec. **112**, 464—465 (1952a). — Das Hypophysen-Zwischenhirnsystem von Scyllium stellare. Z. Zellforsch. **37**, 196—204 (1952b). — The general significance of the neurosecretory cell. Scientia (Milano), Ser. 6, **87**, 176—182 (1952c). — Das Hypophysen-Zwischenhirnsystem der Wirbeltiere. Verh. Anat. Ges. 51. Verslg Mainz, 14.—17. April 1953 (im Druck). — **Scharrer, E.**, u. **R. Gaupp:** Neuere Befunde am Nucleus supraopticus und Nucleus paraventricularis des Menschen. Z. Neur. **148**, 766—772 (1933). — Bemerkungen und Versuche zur Frage der Beziehungen zwischen Schilddrüse und Zwischenhirndrüse. Klin. Wschr. **1935**, 1651—1652. — **Scharrer, E., S. L. Palay** and **R. G. Nilges:** Neurosecretion. VIII. The Nissl substance in secreting nerve cells. Anat. Rec. **92**, 23—31 (1945). — **Scharrer, E.**, and **B. Scharrer:** Über Drüsen-Nervenzellen und neurosekretorische Organe bei Wirbellosen und Wirbeltieren. Biol. Rev. **12**, 185—216 (1937). — Secretory cells within the hypothalamus. Res. Publ. Assoc. Res. Nerv. Ment. Dis. **20**, 170—194 (1940). — Neurosecretion. Physiologic. Rev. **25**, 171—181 (1945). — **Scharrer, E. A.**, and **G. J. Wittenstein:** The effect of the interruption of the hypothalamo-hypophyseal neurosecretory pathway in the dog. Anat. Rec. **112**, 387 (1952). — **Schiebler, T. H.:** Zur Histochemie des neurosekretorischen hypothalamisch-neurohypophysären Systems. Acta anat. (Basel) **13**, 233—255 (1951). — Cytochemische und elektronenmikroskopische Untersuchungen an granulären Fraktionen der Neurohypophyse des Rindes. Z. Zellforsch. **36**, 563—576 (1952a). — Die chemischen Eigenschaften der neurosekretorischen Substanz in Hypothalamus und Neurohypophyse. Exper. Cell. Res. **3**, 249 bis 250 (1952b). — Zur Histochemie des neurosekretorischen hypothalamisch-neurohypophysären Systems. II. Teil. Acta anat. (Basel) **15**, 393—416 (1952c). — Zur Cytochemie der neurosekretorischen Substanz. Verh. Anat. Ges. Erg.-H. z. 99. Bd. d. Anat. Anz. 91—93. Jena: Gustav Fischer 1952d. — **Schittenhelm, A.**, u. **B. Eisler:** Über das

Vorkommen von thyreotropem Hormon im Zentralnervensystem und Liquor. Z. exper. Med. **95**, 121—123 (1935). — **Schmid, L. A.:** Induced neurosecretion in Lumbricus terrestris. J. of Exper. Zool. **104**, 365—378 (1947). — **Schmidt, E. L.,** and **C. M. Williams:** Physiology of insect diapause. V. A cytological study of neurosecretion in the brain of the cecropia silkworm. Biol. Bull. (im Druck) (1953). — **Schmieder, R. G.:** The control of metamorphosis in Hymenoptera. Anat. Rec. **84**, 514 (1942). — **Schürmeyer, A.:** Über die Innervation der Pars intermedia der Hypophyse der Amphibien. Klin. Wschr. **1926**, 2311—2312. — **Scudamore, H. H.:** Hormonal regulation of molting and some related phenomena in the crayfish, Cambarus immunis. Anat. Rec. **84**, 514—515 (1942a). — Influence of the sinus glands upon certain metabolic changes associated with molting in the crayfish, Cambarus immunis. Anat. Rec. **84**, 515 (1942b). — The influence of the sinus glands upon molting and associated changes in the crayfish. Physiologic. Zool. **20**, 187—208 (1947). — **Sellier, R.:** Diapause larvaire et macroptérisme chez Gryllus campestris (Ins. Orth.). C. r. Acad. Sci. Paris **228**, 2055—2056 (1949). — La glande prothoracique des gryllides. Archives de Zool. **88**, 61—72 (1951). — **Selye, H.:** Annual Report on Stress. Acta Inc., Montreal 1951. — **Selye, H.,** and **C. E. Hall:** Further studies concerning the action of sodium chloride on the pituitary. Anat. Rec. **86**, 579—583 (1943). — **Senise, T.:** La secrezione interna del cerveletto. Cervello **14**, 348—358 (1935). — **Simon, A.:** The pressor and oxytocic content of the hypophysis of rats under various conditions. Amer. J. Physiol. **107**, 220—226 (1934). — **Simon, A.,** u. **Z. Kardos:** Über den Gehalt der Hypophysenhinterlappen normaler und durstender Tiere an blutdruck- und uteruswirksamen Stoffen. Arch. exper. Path. u. Pharmakol. **176**, 238—242 (1934). — **Smallwood, W. M.,** and **C. G. Rogers:** Studies on nerve cells. I. The molluscan nerve cell, together with summaries of recent literature on the cytology of invertebrate nerve cells. J. Comp. Neur. **18**, 45—86 (1908). — **Smereker, J.:** Neurosekretion und Plasmozytom. Verh. dtsch. Ges. Path. (34. Tagg Wiesbaden) **1950**, 172—176. — Veränderungen im Hypothalamus bei multiplem Plasmozytom. Acta neurovegetativa (Wien) **3**, 102—108 (1951). — **Smith, R. I.:** The role of the sinus glands in retinal pigment migration in grapsoid crabs. Biol. Bull. **95**, 169—185 (1948). — **Smith, S. W.:** The correspondence between hypothalamic neurosecretory material and neurohypophysial material in vertebrates. Amer. J. Anat. **89**, 195—231 (1951). — Neurosecretory phenomena in sympathetic ganglion cells of Bufo marinus with particular reference to their significance for Weiss's theory of proximo-distal movement of axoplasm. Anat. Rec. **112**, 390 (1952). — **Spanner, R.:** Die Bedeutung der Hypophysenpfortadern für die Blutströmungsmöglichkeiten zwischen Hypophyse und Hypothalamus im Hypophysenkreislauf. Klin. Wschr. **1952**, 721—725. — **Spatz, H.:** Neues über die Verknüpfung von Hypophyse und Hypothalamus. Mit besonderer Berücksichtigung der Regulation sexueller Leistungen. Acta neurovegetativa (Wien) **3**, 5—49 (1951). — Neues über das Hypophysen-Hypothalamus-System und die Regulation der Sexualfunktionen. Regensburger Jb. ärztl. Fortbildg **2**, 311—332 (1952). — Die hypophyseo-hypothalamischen Pfortadern; ihr Anteil an der Steuerung der Durchblutung der menschlichen Hypophyse. Verh. Anat. Ges. 50. Verslg Marburg, 16. April 1952, Erg.-H. z. **99**. Bd. d. Anat. Anz. 168—181 (1952). — **Spatz, H., R. Diepen** u. **V. Gaupp:** Zur Anatomie des Infundibulum und des Tuber cinereum beim Kaninchen. Zur Frage der Verknüpfung von Hypophyse und Hypothalamus. Dtsch. Z. Nervenheilk. **159**, 229 bis 268 (1948). — **Speidel, C. C.:** Gland-cells of internal secretion in the spinal cord of the skates. Carnegie Instn., Washington **13**, Nr 281, 1—31 (1919). — Further comparative studies in other fishes of cells that are homologous to the large irregular glandular cells in the spinal cord of the skates. J. Comp. Neur. **34**, 303—317 (1922). — **Spemann, H.:** Zur Geschichte und Kritik des Begriffs der Homologie. Die Kultur der Gegenwart, Teil III. Abt. IV, Allgem. Biol. Bd. 1, S. 63—86. 1915. — **Spuler, I.:** Über das Tuber cinereum des Meerschweinchens und seine topographischen Beziehungen zum Infundibulum. Acta anat. (Basel) **13**, 125—162 (1951). — **Stähl, F.:** Über das Vorkommen von inkretorischen Organen und Farbwechselhormonen im Kopf einiger Crustaceen. Kungl. Fysiogr. Sällsk. Handl.. N. F. **49**, Nr 12, 1—20 (1938). — **Stammler, A.:** Über die Verteilung der Acetalphosphatide im Zentralnervensystem des Menschen mit besonderer Berücksichtigung des Hypophysen-Hypothalamus-Systems. Dtsch. Z. Nervenheilk. **168**, 305—321 (1952). — **Stehle, R. L.:** The chemistry of the hormones of the posterior lobe of the pituitary gland. In: Vitamins and Hormones, Bd. VII, S. 383—388. New York: Academic Press 1949a. — The actions of the hormones of the posterior lobe of the pituitary gland upon the circulation and the secretion of urine. In: Vitamins and Hormones, Bd. VII, S. 389—435. New York: Academic Press 1949b. — The physiological actions of the hormones of the posterior lobe of the pituitary gland. Part 2. Actions other than those upon the circulation and the secretion of urine. In Vitamins and Hormones, Bd. VIII, S. 215—254. New York: Academic Press 1950. — **Stehle, R. L.,** and **A. M. Fraser:** The purification of the pressor and oxytocic hormones of the pituitary gland and some observations on the chemistry of the products. J. of Pharmacol. **55**, 136—151 (1935). — **Stehle, R. L.,** and **S. M. Trister:** Additional data concerning the chemistry of the pressor and oxytocic hormones of the pituitary gland. J. of Pharmacol. 65, 343—352 (1939). — **Stendell, W.:** Die Hypophysis cerebri. In Lehrbuch der vergleichenden mikroskopischen Anatomie, Teil 8, herausgeg. von A. Oppel. Jena: Gustav Fischer 1914. — **Steopoe, J.,** et **G. T. Dornesco:** Études sur le système nerveux des insectes pendant la métamorphose. La gaine périganglionnaire. Archives de Zool. 78, 99—112 (1936). — **Stephens, G. C.:** A molt-inhibiting factor in the central nervous system of the crayfish, Cambarus sp. Anat. Rec. 111, 572—573 (1951). — The control of cement gland development in the crayfish, Cambarus. Biol. Bull. 103, 242—258 (1952). — **Stephens, G. J.:** Mechanisms regulating the reproductive cycle in the crayfish, Cambarus. I. The female cycle. Physiologic. Zool. 25, 70 bis 84 (1952). — **Stigliani, R.,** e **M. Monaci:** Studio e documentazione della neuricrinia nel sistema ipotalamo-ipofisario con le più recenti metodiche. Arch. ,,De Vecchi" (Firenze) 17, 655—690 (1952). — **Stöhr jr., P.:** Über ,,Nebenzellen" und deren Innervation in Ganglien des vegetativen Nervensystems, zugleich ein Beitrag zur Synapsenfrage. Z. Zellforsch. 29, 569—612 (1939). — **Stolze, R.:** Über Neurosekretion im Vogelhirn. Diss. Med. Fakultät Kiel 1951. — **Stotler, A.:** The relationship of the terminals of the hypothalamico-hypophyseal tract to the morphology of the pars nervosa of the hypophysis of the cat. Anat. Rec. 114, 275 (1952). — **Stutinsky, F.:** Inclusions cytoplasmiques dans certains neurones du mésencéphale chez la grenouille aveuglée. C. r. Soc. Biol. Paris 124, 137—139 (1937). — Sur certaines terminaisons nerveuses de la neurohypophyse des mammifères. Ann. d'Endocrin. 7, 231—237 (1946). — Colloïde, corps de Hering et substance Gomori positive de la neurohypophyse. C. r. Soc. Biol. Paris 144, 1357—1360 (1950a). — Sur la signification des ,,corps de Hering" de la neurohypophyse. C. r. Assoc. Anatomistes (37. Réunion Louvain) 1950b, 493—495. — Sur l'origine de la substance Gomori-positive du complexe hypothalamo-hypophysaire. C. r. Soc. Biol. Paris 145, 367—370 (1951a). — Étude de l'innervation du complexe rétrocérébral chez Periplaneta americana à l'aide de l'hématoxyline de Gomori. Bull. Soc. zool. France 76, 307—308 (1951b). — Sur l'origine diencéphalique des hormones dites ,,posthypophysaires". C. r. Soc. Biol. Paris 146, 1691—1695 (1952a). — Sur la substance Gomori-positive du complexe hypothalamo-hypophysaire du rat. C. R. Assoc. Anat., 38. Réunion, Nancy 1951. S. 942 bis 950 (1952b). — Modalités de la neurosécrétion dans le noyau préoptique de l'anguille. Bull. Soc. Zool. France 77, 240 (1952c). — Étude du complexe rétrocérébral de quelques insectes avec l'hématoxyline chromique. Bull. Soc. zool. France 77, 61—67 (1952d). — Action du diéthylstilboestrol sur la neurosécrétion hypothalamique du rat blanc femelle. Ann. d'Endocrin. 1953 (im Druck). — **Stutinsky, F., M. Bonvallet** et **P. Dell:** Les modifications hypophysaires au cours du diabète insipide expérimental chez le chien. Ann. d'Endocrin. 10, 505—517 (1949); 11, 1—11 (1950).

Teissier, G.: Fonctionnement des chromatophores de la larve de Corèthre. C. r. Acad. Sci. Paris 225, 204—205 (1947). — **Tello, F.:** Algunas observaciones sobre la histologia de la hipofisis humana. Trab. Labor. Invest. biol. Univ. Madrid 10, 145—183 (1912). — **Theobald, G. W.:** The repetition of certain experiments on which Molitor and Pick base their water-centre hypothesis, and the effect of afferent nerve stimuli on water diuresis. J. of Physiol. 81, 243—254 (1934). — **Theobald, G. W.,** and **E. B. Verney:** The inhibition of water diuresis by afferent nerve stimuli after complete denervation of the kidney. J. of Physiol. 83, 341—351 (1935). — **Thomas, O. L.:** A study of the spheroid system of sympathetic neurones with special reference to the problem of neurosecretion. Quart. J. Microsc. Sci. 89, 333—350 (1948). — A comparative study of the cytology of the nerve cell with reference to the problem of neurosecretion. J. Comp. Neur. 95, 73—101 (1951). — **Thomsen, E.:** Effect of removal of neurosecretory cells in the brain of adult Calliphora erythrocephala Meig. Nature (Lond.) 161, 439 (1948). — Functional significance of the neurosecretory brain cells and the corpus cardiacum in the female blow-fly, Calliphora erythrocephala Meig. J. of Exper. Biol. 29, 137—172 (1952). — **Thomsen, M.:** Effect of corpus cardiacum and other insect organs on the colour-change of the shrimp, Leander adspersus. Kgl. danske Vidensk. Selsk., biol. Medd. 19, Nr 4, 1—38 (1943). — Reactions of crustacea to insect hormones. Bull. biol. France et Belg. Suppl. 33, 57—61 (1949). — Weismann's ring and related organs in larvae of Diptera. Kgl. danske Vidensk. Selsk. biol. Skrift. 6, Nr 5, 1—32 (1951). — **Thore, S.:** Cephalopodenstudien. I. Beiträge zur Kenntnis der sog. weißen Körper nebst Mitteilung über ein neues Organ bei Octopus vulgaris. Kgl. Fysiogr. Sällsk. Lund Förh. 6, 147—156 (1936). — **Tilney, F.:** The glands of the brain with especial reference to the pituitary gland. Res. Publ. Assoc. Res. Nerv. Ment. Dis. 17, 3—47 (1938). — **Travis, D. F.:** The control of the sinus glands over certain aspects of calcium metabolism in Panulirus argus Latreille. Anat. Rec. 111, 503 (1951). — **Trendelenburg, P.:** Anteil der Hypophyse und des Hypothalamus am experimentellen Diabetes insipidus. Klin. Wschr. 1928, 1679—1680. — **Trossarelli, A.:** Sulla presenza della rete endocellulare neurofibrillare del Donaggio nelle cellule del Tuber cinereum. Riv. Pat. nerv. 43, 232—238 (1934a). — Sur la présence du réseau endocellulaire dans les cellules du noyau du ,,tuber cinereum". Bull. Histol. appl. 11, 145—152 (1934b). — **Tschernjachiwsky, A.:** Sur les cellules sympathiques polynucléaires chez l'homme. Trab. Labor.

Rech. biol. Univ. Madrid **27**, 249—266 (1931). — **Turner, C. D.:** General Endocrinology. Philadelphia u. London: W. B. Saunders Company 1948. 604 S. — **Turner, R. A., J. G. Pierce and V. du Vigneaud:** The purification and the amino acid content of vasopressin preparations. J. of Biol. Chem. **191**, 21—28 (1951). — **Turner, R. S.:** Observations on the central nervous system of Leptoplana acticola. J. Comp. Neur. **85**, 53—65 (1946).
Van Dyke, H. B.: The physiology and pharmacology of the pituitary body. II. University of Chicago Press 1939. — The regulation of water excretion by the neurohypophysis. Bull. New York Acad. Med. **29**, 24—33 (1953). — **van Dyke, H. B., B. F. Chow, R. O. Greep and A. Rothen:** The isolation of a protein from the pars neuralis of the ox pituitary with constant oxytocic, pressor and diuresis-inhibiting activities. J. of Pharmacol. **74**, 190—209 (1942). — **Vasquez, L., y M. T. Breña Villaseñor:** Estudios acerca del sistema nervioso de los insectos. I. An. Inst. Biol. Univ. Mexico **12**, 773—779 (1941). — **Vazquez-Lopez, E.:** Structure of the neurohypophysis with special reference to nerve endings. Brain **65**, 1—33 (1942). — The structure of the rabbit neurohypophysis. J. of Endocrin. **9**, 30—41 (1953). — **Verney, E. B.:** Die Wasserausscheidung der Säugetierniere und ihre physiologische Regulation. Naunyn-Schmiedebergs Arch. **181**, 24—37 (1936). — The antidiuretic hormone and the factors which determine its release. Proc. Roy. Soc. Lond., Ser. B **135**, 25—106 (1947/48). — Agents determining and influencing the functions of the pars nervosa of the pituitary. Brit. Med. J. **1948**, No 2, 119—123. — **Vogt, Marguerite:** Zur hormonalen Bedeutung des Drosophila-Gehirnes und seiner hormonal bedingten imaginalen Entwicklung. Naturwiss. **30**, 470—471 (1942). — **Vogt, Marthe:** Vasopressor, antidiuretic, and oxytocic activities of extracts of the dog's hypothalamus. Brit. J. Pharmacol. **8**, 193—196 (1953).
Wagenvoort, C. A.: Over neurosecretorische verschijnselen in hypothalamus en hypophyse. Nederl. Tijdschr. Geneesk. **95**, 752 (1951). — **Walker, A. M.:** Experiments upon the relation between the pituitary gland and water diuresis. Amer. J. Physiol. **127**, 519—540 (1939). — **Wang, K. J.:** A vagus-post-pituitary reflex. V. The secretory cells of the pars nervosa. Chin. J. Physiol. **13**, 405—410 (1938). — **Watzka, M.:** Die Paraganglien. In Handbuch der mikroskopischen Anatomie des Menschen, herausgeg. von v. Möllendorff, Bd. 6, Teil 4, Ergänzung zu Bd. 6/1, S. 262—308. Berlin 1943. — **Webb, H. M., F. A. Brown, M. Fingerman** and **M. N. Hines:** Inhibition of the red-concentrating principle by abdominal cord extracts of Palaemonetes. Anat. Rec. **111**, 569 bis 570 (1951). — **Wehrle, J.:** Histologische Untersuchungen des Zwischenhirns bei genuiner Hypertonie. Beitr. path. Anat. **111**, 381—390 (1950). — **Weiss, P.:** Damming of axoplasm in constricted nerve: a sign of perpetual growth in nerve fibers. Anat. Rec. **88**, 464 (1944a). — Evidence of perpetual proximodistal growth of nerve fibers. Biol. Bull. **87**, 160 (1944b). — **Weiss, P., and H. B. Hiscoe:** Experiments on the mechanism of nerve growth. J. of Exper. Zool. **107**, 315—395 (1948). — **Weisschedel, E., u. H. Spatz:** Über die gonadotrope Wirksamkeit des Tuber cinereum bei Ratten. Ein Beitrag zur Lehre der endokrinen Tätigkeit des Gehirns („Neurosekretionslehre"). Dtsch. med. Wschr. **1942**, 1221—1223. — **Welsh, J. H.:** The sinus glands and 24-hour cycles of retinal pigment migration in the crayfish. J. of Exper. Zool. **86**, 35—49 (1941). — New evidence concerning the source and action of the eyestalk hormone. Anat. Rec. **111**, 442 (1951). — **Westphal, U.:** Bemerkungen zur Frage der hormonalen Wirksamkeit des Tuber cinereum. Dtsch. med. Wschr. **1949**, 498—499. — **Weyer, F.:** Über drüsenartige Nervenzellen im Gehirn der Honigbiene, Apis mellifica L. Zool. Anz. **112**, 137—141 (1935). — **Whittlestone, W. G., E. G. Bassett** and **C. W. Turner:** Source of secretion of milk „let-down" hormone in domestic mammals. Proc. Soc. Exper. Biol. a. Med. **80**, 197—199 (1952). — **Wigglesworth, V. B.:** The physiology of ecdysis in Rhodnius prolixus (Hemiptera). II. Factors controlling moulting and „metamorphosis". Quart. J. Microsc. Sci. **77**, 191—222 (1934). — The determination of characters at metamorphosis in Rhodnius prolixus (Hemiptera). J. of Exper. Biol. **17**, 201—222 (1940). — The insect as a medium for the study of physiology. Croonian lecture. Proc. Roy. Soc. Lond., Ser. B **135**, 430—446 (1948a). — The role of the cell in determination. Symposia Soc. Exper. Biol., No II, Growth, 1—16 (1948b). — Le contrôle hormonal de la mue et de la métamorphose chez les insectes. Bull. biol. France et Belg. Suppl. **33**, 19—26 (1949a). — Rapport général sur l'endocrinologie des insectes. Bull. biol. France et Belg. Suppl. **33**, 174—176 (1949b). — Hormone und die Metamorphose der Insekten. Endeavour **10**, 22—26 (1951). (Deutsche Ausgabe.) — Hormones and the metamorphosis of insects. Endeavour **10**, No 37 (1951a). — Metamorphosis in insects. Proc. Roy. Ent. Soc. Lond., Ser. C, **15**, 78—82 (1951b). — Source of moulting hormone in Rhodnius. Nature (Lond.) **168**, 558 (1951c). — Hormones and metamorphosis, with special reference to hemimetabolic insects. Rep. Internat. Entomol.-Congr. Amsterdam 1952. — **Williams, C. M.:** Physiology of insect diapause: The role of the brain in the production and termination of pupal dormancy in the giant silkworm, Platysamia cecropia. Biol. Bull. **90**, 234—243 (1946). — Physiology of insect diapause. II. Interaction between the pupal brain and prothoracic glands in the metamorphosis of the giant silkworm, Platysamia cecropia. Biol. Bull. **93**, 89—98 (1947a). — The function of the brain in terminating pupal diapause in the giant

silkworm, Platysamia cecropia. Anat. Rec. **99**, 671 (1947b). — Extrinsic control of morphogenesis as illustrated in the metamorphosis of insects. Growth Symposium **12**, 61—74 (1948a). — Physiology of insect diapause. III. The prothoracic glands in the Cecropia silkworm, with special reference to their significance in embryonic and postembryonic development. Biol. Bull. **94**, 60—65 (1948b). — The endocrinology of diapause. Bull. biol. France et Belg. Suppl. **33**, 52—56 (1949). — Biochemical mechanisms in insect growth and metamorphosis. Federat. Proc. **10**, 546—552 (1951a). — Endocrine control of the complete metamorphosis of insects. Anat. Rec. **111**, 441—442 (1951b). — Physiology of insect diapause. IV. The brain and prothoracic glands as an endocrine system in the Cecropia silkworm. Biol. Bull. **103**, 120—138 (1952). — **Wingstrand, K. G.:** The structure and development of the avian pituitary. Lund: Gleerup 1951. — On the existence in vivo of „Herring bodies" and granula in the interstitial colloid of the neurohypophysis. Z. Zellforsch. **38**, 421—427 (1953). — **Wislocki G. B.:** The vascular supply of the hypophysis cerebri of the cat. Anat. Rec. **69**, 361—387, (1937). — The vascular supply of the hypophysis cerebri of the rhesus monkey and man. Res. Publ. Assoc. Res. Nerv. Ment. Dis. **17**, 48—68 (1938). — **Wislocki, G. B., and E. W. Dempsey:** The chemical cytology of the chorioid plexus and blood brain barrier of the rhesus monkey (Macaca mulatta). J. Comp. Neur. **88**, 319—345 (1948). — **Wislocki, G. B., and L. S. King:** The permeability of the hypophysis and hypothalamus to vital dyes, with a study of the hypophyseal vascular supply. Amer. J. Anat. **58**, 421—472 (1936).

Yoneyama, T.: Histopathological study of the central nervous system in the hypofunction of the thyroid glands experimentally observed in growing dogs. Fukuoka Acta med. **26**, 1793—1799 (1933). — Über die sog. Neurocrinie. Fukuoka-Ikwadaigaku-Zasshi jap. **28**, 1012 (1935). Zit. nach Ito u. Oishi 1950. — **Young, J. Z.:** The giant nerve fibres and epistellar body of cephalopods. Quart. J. Microsc. Sci. **78**, 367—386 (1936).

Zetler, G.: Über den Hormongehalt von Hypophysenhinterlappen und vorderem Hypothalamus durstender Hunde. Arch. exper. Path. u. Pharmakol. **216**, 193—195 (1952). — **Ziesche, K. Th.:** Zur Histologie des Tuber cinereum des Menschen. Z. Zellforsch. **33**, 143—150 (1943).

Nachtrag.

Berichte über neuere Ergebnisse auf dem Gebiet der Neurosekretion erscheinen in einem Ergänzungsheft zu Bd. 25, Heft 4 der *Pubblicazioni della Stazione Zoologica di Napoli* (Symposium über Neurosekretion, 11.—16. Mai 1953, Zoologische Station, Neapel).

Namenverzeichnis.

(Die *kursiv* gedruckten Ziffern weisen auf das Literaturverzeichnis hin.)

Abbott 677, 760.
Abderhalden, Emil 440, *769*.
— Rudolf *769*.
Abdon, N. O. *769*.
— u. T. Bjarke *769*.
Abe, Y. s. Asher, Leon *776*.
Abel 418, 433, 954, 1026, 1027, 1030.
— John J. 7(9, 10.0.
— u. Crawford, C. Albert *769*.
— u. D. J. Macht 425, *769*.
— C. A. Rovi l er u. E. M. K. Geiling 1030, *1050*.
Abelin, I. 12, 377, 434, 517, 554, 555, 595, 609, 612, 632, 633, *769*.
— u. U. Althaus 612, *769*.
— u. G. Bracker 610, 633, *769*.
— u. P. Kürsteiner *769*.
— u. H. Pfister *769*.
Abell, Richard G., u. Eliot R. Clark *769*.
Abelous, J. E. 12, 253, 266, 275, 416, 433, 516, 535, *769*.
— u. Ardaud 685, *769*.
— Charin u. P. Langlois *770*.
— u. P. Langlois 253, 271, 516, 544, 683, *770*.
— u. L. C. Soula *770*.
— A. Soulié u. G. Toujan 685, *770*.
— u. Soulier *770*.
Abelson, D., u. E. N. Moyes 553, *770*.
Abert 760.
Aboim 31, 34, 35, 193, 363, 364, 365.
— A. Nunes *770*.
Abraham, A. *770*.
Abramow. Sergei 546, 550, 666, 670, *770*.
— u. Lebel 550, 617, 627.
— u. S. Mischenikow 550, *770*.
— Wsewolod Sadownikow 627. *770*.
Abrams, A., u. P. P. Cohn *770*.
Abramson, Doris *770*.
— E. A., u. W. J. Eversole *770*.
Achard, C., u. J. Thiers *770*.
Acheson, G. H.. u. G. K. Moe 583. *770*.

Ackermann 277.
— G. A., R. A. Knouff u. H. A. Hoster *770*.
— W. *770*.
Adami, J. G., u. L. Aschoff 310, *770*.
Adams 644, 683.
— A. Elizabeth u. Elizabeth M. Boyd 585, 605, 620, 621, 657, *770*.
— — u. Alice Louise Bull *770*.
— — u. Elsie F. Hunter 760, *770*.
— — u. D. Jensen *770*.
— — Mary Medlicott u. Marjorie Hopkins 609, 655, 720, *770*.
— — u. K. Paul *770*.
— A. Leverett u. Samuel Eddy *770*.
— E., u. M. Baxter 551, 619, *770*.
— R., W. Bachmann, L. Fieser, J. Johnson u. H. Snyder *770*.
— W. E. *770*.
Adamstone, F. B., u. A. B. Taylor *770*.
Addis 554, 638.
— T., u. H. Gray *770*.
— J. Marmorston, H. Goodman u. A. Sellers *770*.
Addsion, Thomas 9, 11, 689, *770*.
Adelon, N. P. *770*.
Aderman 278, 483, 489, 496, 603.
Adler, D. K. *770*.
— H., u. F. Reimann *771*.
Adlersberg, David, Louis E. Schaefer u. Rhoda Dritch *771*.
Aeby, Chr. *771*.
Agate jr., F. J., u. R. L. Zwemer *771*.
Agati, V. C. d', u. B. A. Marangoni 545, *771*.
Agostini, Luciano *771*.
Ågoston 568, 757.
Aguirre, M., u. E. Arjona 639. *771*.
Agulhon u. Leobardy *771*.

Ahlfeld, F. *771*.
Ahlmark, T., u. T. G. Komerup 554, *771*.
Aichel, O. 26, 117, 129, 268, 269, 270, *771*.
Ainley jr., Alan B. *771*.
Aird, R. B. *771*.
Aitken, J. T. M., Sharman u. J. Yong *771*.
Ajutolo, d' 143, 267, *771*.
Akaoka, S., u. H. Nakamura *771*.
Akimoto 685.
Albanese, Manfredi 516, 535, *771*.
— u. Supino 516.
Albarran 146, 147, 151, 152, 154.
— u. Cathelin 454, 456, *771*.
Albert 571, 572, 579, 741, 754.
— S., u. C. P. Leblond 358, 361, *771*.
— u. H. Selye 573, *771*.
Albertin 75, 77.
Albinus, Bernh. Siegfr. *771*.
Albrand, M. *771*.
Albrecht 298, 547.
— H., u. O. Weltmann 545, 627, *771*.
Albrich u. Bertschinger *771*.
Albrieux 760.
— A. S., u. M. Gonzalez 727, *771*.
Albright, F. 537, 562, 572, 598, 676, 678, 689, 759, 760, *771*.
— s. Baird, P. C. *778*.
— s. Balze, F. A. de la *779*.
— A. P. Forbes u. F. C. Bartter 597, *771*.
— W. Parson u. E. Bloomberg *771*.
— u. E. C. Reifenstein 598, 676. *771*.
— P. H. Smith u. R. Fraser *771*.
Albus, G. P. *771*.
Aldrich 13, 418, *771*.
Aleshin, B. V., u. P. F. Sarenke *771*.
Alden, Roland H. *771*.
— u. Leathem 760.
— u. Frank E. Whitacre *771*.

Alessandrini 771.
Alexander 13, 406, 600, 603, 623, 661, 980.
— C. 771.
Alexandrowicz, J. S. 1038, 1050.
Alezais u. Arnaud 563, 771.
— u. Peyron 772.
— A. 11, 13, 275, 563, 668, 730, 771.
Alison 772.
Allara, E. 211, 772.
Allardyce, John, Freeman Fitch u. Robert Semple 772.
Allegra, G. 772.
Allen 372, 500, 591.
— B. M. 118, 772.
— u. Howard Bern 752, 772.
— Edgar 772.
— u. P. M. Vespignani 772.
— R., u. G. Bourne 772.
— W. 772.
— W. M., u. O. Wintersteiner 772.
Allers, W. D., u. E. C. Kendall 683, 772.
Almeida 108, 488, 497.
Almy 553, 562.
— T. P., u. J. H. Laragh 553, 772.
Alpern u. Collazo 772.
Alpert 332, 340, 342, 347, 358, 359, 364, 390, 403, 475, 476, 557, 575, 597, 626, 635, 641, 645, 652, 656, 753, 755, 756, 760.
— L. K. 772.
— Morton 772.
Alquier, L. 772.
Alsterberg, Gustav 317, 318, 346, 347, 772.
Altenburger, H. 747, 772.
Althaus 612.
— U. s. Abelin, J. 769.
Altland, Paul D. 772.
Altmann, R. 205, 300, 306, 308, 341, 772.
Altmann-Kull 194, 196, 427.
Altschule, Mark D. 772.
— u. L. H. Altschule 772.
— L. H. Altschule u. K. J. Tillotson 772.
— J. Ascoli u. K. J. Tillotson 772.
— u. J. E. Cline 772.
— — u. K. J. Tillotson 772.
— Henry Grunebaum u. Elaine Promisel 773.
— u. M. Lorenz 773.
— B. P. Parkhurst u. K. J. Tillotson 562, 773.
— u. W. M. Sulzbach 773.
— Wolfgang M. Sulzbach u. Kenneth J. Tillotson 773.
— u. K. J. Tillotson 773.

Altschuler, C. H., u. D. M. Angevine 773.
Amabile, Gennaro 773.
Amano, N. 609, 654, 773.
Amar, R. 1013, 1050.
Amberg 556, 638.
Ambrose, A. M., u. F. de Eds 773.
Ambrosius, W. 266, 773.
Ammon, Robert 773.
— u. Wilhelm Dirscherl 773.
d'Amour 736.
Amour, M. C. d', u. F. E. d'Amour 773.
— s. Amour, M. C. d' 773.
Andera 318.
Anders 773.
Andersen 343, 537, 571, 750.
— Dorothy H. 773.
— u. H. S. Kennedy 329, 726, 731, 737, 741, 742, 743, 746, 773.
— u. W. M. Sperry 571, 730, 773.
— u. A. Wolf 773.
Anderson 253, 366, 368, 413, 416, 423, 432, 567, 592, 594, 605, 621, 623, 654, 664, 1031.
— Elliott u. Tuckett 571.
— Evelyn, u. W. Hymaker 773.
— — u. M. Joseph 773.
— — u. Herring 773.
— — Laurance W. Kinsell, Troy C. Daniels u. Edward Henderson 773.
— E. W. Page, C. H. Li u. E. Ogden 773.
— Doris 564, 618, 619, 632, 773.
— J. A. 773.
— u. W. R. Murlin 773.
— W. A. D. 773.
Andersson, B. 1050.
— u. S. Larsson 1030, 1050.
Andora 773.
André und Favre 309, 773.
Andreae, W. A., u. J. S. L. Browne 644, 773.
Andreasen, Erik 773.
— Harald Engberg u. Jens Ottesen 691, 773.
— u. Chr. Hamburger 773.
Andrews 760.
Angelo, Savino A. d' 577, 773.
— Albert S. Gordon u. Harry A. Charipper 522, 526, 577, 611, 612, 650, 656, 774.
Angerer 675.
— C. A., u. H. Angerer 774.
— H. s. Angerer, C. A. 774.
Angevine, D. M. s. Altschuler C. H. 773.

Anker, H. S., u. K. Bloch 636, 774.
Annersten, S., A. Grönwall u. E. Köiw 420, 774.
Ans, J. d', u. W. Frey 774.
Anschütz, R., u. G. Schroeter 774.
Anselmino 228, 675.
— K. J., L. Herold u. Fr. Hoffmann 585, 593, 757, 774.
— u. Fr. Hoffmann 567, 592, 593, 611, 654, 774.
— — u. L. Herold 592, 593, 594, 621, 654, 658, 672, 673, 743, 774.
— u. M. Lotz 774.
— u. Pencharz 585, 673, 774.
Anson 455.
— B. J., u. E. W. Cauldwell 774.
— J. W. Pick u. L. E. Beaton 774.
Anton 601.
Antopol, William 692, 774.
— Glaubach u. Guittner 774.
— u. D. Glick 774.
Apert, E. 774.
Apitz, K. 774.
Apor, L. 774.
Applegarth, A. 774.
Aragona, F. 955, 1050.
Archer, Benjamin H. 774.
Archibald, Reginald M., u. Jaques Genest 774.
Ardaud s. Abelous, J. E. 769.
Aréhée 3.
Arey, Leslie Brainerd 774.
Argaud, R., u. P. de Boissezon 774.
Arguëllo, R. A. 774.
Aristoteles 2.
Arjona 639.
— E. s. Aguirre, M. 771.
— F., A. Josserand u. M. Levrat 774.
Arlotta, Michele 601, 774.
Armour 276, 277, 603, 639.
— R. G., u. T. R. Elliott 774.
Armstrong 683.
— G. N., u. J. Simpson 774.
— G. R. 774.
— L. T. E., u. C. M. Spencer 774.
Arnaud 11, 13, 563.
— s. Alezais 771.
Arndt 217, 296, 304, 311, 317, 318.
— Hans Joachim 774.
Arnett, J. H. 774.
Arnold 10, 11, 108, 149, 206, 216, 420, 625, 672, 687.
— Friedrich 6, 7, 154, 452, 453, 775.

Arnold, Julius 154, 162, 163, 166, 167, 168, 171, 173, 404, 405, 406, 407, 412, 420, 452, 453, 454, 455, 456, 457, *775*.
— R., u. P. Gley *775*.
Arnstein, K. *775*.
Aronson 326, 585, 594, 621, 624, 647.
Arren 3, 118, 146, 147, 154, 420, 465, 470, 492, 502.
— Louis *775*.
Arrillaga, F. C. s. Balze, F. A. de la *779*.
Artemot, N. M. *775*.
Artom, C. 775.
Artundo 537.
Arvay, v. 684.
— A. v. *775*.
— A., u. L. Lengyel *775*.
— u. F. Verzár *775*.
Arvy, L. 575, 760, *775*.
— J. J. Bounhiol u. M. Gabe *1050*.
— u. M. Gabe 965, 975, 979, 988, 1017, 1019, 1040, 1044, *1050*.
Arzac, J. P. *775*.
— u. L. G. Flores 192, *775*.
Archangelus Piccolomincus 3.
Asch *775*.
Aschheim, S., u. B. ZONDEK 719, *775*.
Aschner, B. *775*.
Aschoff, Ludwig 143, 214, 217, 267, 268, 270, 303, 305, 345, 464, 547, 624, 634, 635, 698, 707, 741, *775*.
— s. Adami, J. G. 310, *770*.
Ascoli, G., u. T. Legnani 585, *775*.
— J. s. Altschule, Mark D. *772*.
Ashbel, Rivka, u. Arnold M. Seligman 326, 357, 358, 361, 559, 646, *775*.
Ashburn 607.
Asher, Leon 686, *775*.
— u. Y. Abe *776*.
— u. K. Furuya *776*.
— u. O. Gantenbrin *776*.
— u. O. Klein *776*.
— u. J. Masuno *776*.
Ashley-Montagu 150.
Ashworth 562.
Ashworth 619, 632, 736.
Askanazy, M. 177, 266, 547, *776*.
Asling 591.
— C. Willet, Donald G. Walker, Miriam E. Simpson u. Herbert M. Evans *776*.
— — — — Choh Haoli u. Herbert M. Evans *776*.
Assenmacher 1001, 1035.
— J., u. J. Benoit 1035, *1050*.
Astwood 537, 572, *776*.

Aszodi, Zoltan u. Ludwig Paunz *776*.
Atchley 514, 683.
Aterman, K. *776*.
Atkinson 118, 604, 744, *776*.
— F. R. B. *776*.
— William B. *776*.
— u. H. Elftman *776*.
Atria, A., R. Sanz u. S. Donoso 689, *776*.
Atwell, W. J. 585, 591, 592, 593, 594, 605, 620, 621, 659, 760, *776*.
Aub, J. C., W. Bauer, C. Heath u. M. Ropes 610, *776*.
— E. M. Bright, J. Forman 684, *776*.
Audigé 46, *776*.
Augereau, Pierre, u. Colette Faucher *776*.
Auld 371.
Auler, H., u. Rubenow *776*.
Auscher *776*.
Austen 683.
Avellone 690.
Averseng u. A. Mouchet 470, *776*.
Awapara, Jorge, Alton J. Landua u. Robert Fuerst *776*.
— Horace N. Marvin u. Benjamin B. Wells *776*.
Axenfeld, H., u. W. Nonnenbruch *776*.
Azérad 668.
Azevedo 409.
Azzali, G. 985, 986, 996, 1007, 1008, *1050*.

Babes 372.
Babès, V. *776*.
— u. V. Jonesco *776*.
Bacchus 638.
— Habeeb *776*.
— u. Mitarb. *777*.
— A. Dury u. D. B. Young *777*.
Bach, Francis, u. H. J. Jacobs *777*.
Bachmann 90, 98, 107, 111, 156, 157, 158, 167, 176, 184, 188, 199, 203, 207, 208, 209, 210, 211, 213, 219, 220, 221, 222, 227, 232, 238, 239, 240, 243, 244, 245, 246, 247, 248, 249, 251, 256, 269, 282, 293, 294, 324, 325, 334, 338, 343, 365, 366, 367, 368, 370, 371, 374, 376, 409, 411, 413, 414, 418, 427, 435, 458, 460, 461, 462, 463, 464, 471, 666, 688, 728, 731, 733.
— R. 1, 582, 777, 955, 988, *1050*.
— W. s. Adams, R. *770*.
Bachner, F. 736, *777*.

Bachrach 979, 1027, 1028, 1030.
— Kovács, Varró u. Oláh *1050*.
Bachsich 738.
Bacon 210.
— Robert L. *777*.
Bacq, Z. M. *777*.
Bacsich, P., u. S. J. Folley 731, 750, *777*.
Badano *777*.
Bader 693.
Badinez, O., u. H. Croxatto 527, 622, 652, 672, 675, *777*.
Baecker 40, 41, 42, 43, 44, 45, 46, 47, 198, 252, 725.
— Richard *777*.
Baena, V. *777*.
Bänder, Alfred 412, 667, *777*.
Baer, E., J. M. Grosheintz u. H. O. L. Fischer *777*.
— Karl Ernst v. 96, 97, *777*.
— Walter *777*.
Baeumer, Sibylle-Erdmuthe *777*.
Baez-Villaseñor 689, 691, 693.
— J., C. E. Rath u. C. A. Finch *777*.
Bager 500.
— Bertil *777*.
Baghvat, K., D. Richter u. H. Schlossmann 434, *777*.
Baginski 371, 437, 562, 584, 620.
— S. *777*.
Bahnsen 684.
Bailey 517.
— C. H. *777*.
— jr. 150.
Baillif 217, 225, 238, 240, 254, 300.
— Ralph N. *777*.
— u. C. Kimbrough 302, *777*.
— s. Baker, D. D. *778*.
Bailly 441.
Baiocchi *778*.
Bairati, Angelo 211, *778*.
— u. F. Massari 991, *1050*.
Baird 572.
— P. C., E. Cloney u. F. Albright 537, *778*.
Bakay, Lajos *778*.
Baker 36, 110, 111, 112, 204, 327, 332, 339, 342, 485, 497, 501, 502, 512, 513, 701, 726, 734, 737, 751, 756, 760, 1034.
— Burton L. *778*.
— u. C. William Castor *778*.
— Dwight J. Ingle u. Choh Hao Li *778*.
— — Choh Hao Li u. Herbert M. Evans *778*.
— Marjorie A. Schairer, Dwight J. Ingle u. Choh Hao Li *778*.
— u. Wayne L. Whitaker 761, *778*.

Baker, Dan Dysart 181, 411, 778.
— u. R. N. Baillif 225, 238, 240, 254, 778.
— J. R. 192, 359, 778.
Baldwin, W. M. 778.
Balfour 14, 16, 21, 22, 23, 26, 34, 37, 65, 66, 69, 117, 129, 139.
— F. M. 778.
— D. C., u. F. Wildner 778.
Balint, J. 326, 585, 594, 621, 624, 647, 778.
Balke 538.
— Cremer, Kramer u. Reichel 538.
Ball 11, 523, 524, 525, 712, 719.
— u. Chen 434.
— E. G., T. T. Chen u. W. M. Clark 778.
Ballance, H. A. 180, 778.
Ballantyne, J. W. 490, 778.
Ballif, O., u. J. Gherscovici 778.
Ballmann, E. 778.
Baltaceanu, G., A. Comanesco, G. Eustatziou, J. Jacobovici u. S. Vasilesco 779.
Balze, de la 689.
— F. A. de la, R. E. Mancini, S. J. Scarpa u. F. C. Arrillaga 779.
— E. C. Reifenstein u. F. Albright 691, 779.
Banerjee 637.
— S., u. N. C. Ghosh 779.
Bang 296.
Bangerter, A. 681, 779.
Bangham, A. D. 779.
Baniecki 296, 299.
Banting, F. G., u. S. Gairns 683, 684, 779.
Bär, Richard, u. Rudolf Jaffé 347, 517, 601, 744, 777.
Barba 409.
Barbacci, O. 779.
Barber, M., u. A. Delaunay 779.
Barbera, A. G., u. D. Bicci 779.
Barberi, Salvatore 779.
Barbey-Gampert 287, 477, 479.
Barbier 779.
Bardeleben, Karl v. 779.
Bardier u. Bonne 200, 223, 535, 779.
Baretta 183.
Bargman u. Creutzfeld 696.
Bargmann, W. 25, 29, 30, 33, 54, 55, 80, 81, 114, 159, 161, 188, 210, 407, 414, 444, 450, 458, 459, 460, 461, 462, 478, 603, 604, 613, 666, 765, 779, 953, 955, 957, 965, 966, 975, 985, 986, 988, 993, 996, 998, 999, 1007, 1008, 1012, 1013, 1025, 1031, *1050*.
— u. W. Hild 779, 955, 957, 965, 973, 1025, *1050*.

Bargmann W., W. Hild, R. Ortmann u. Th. H. Schiebler 779, 957, 961, 965, 993, 996, 1001, 1004, 1007, 1008, 1025, *1050*.
— u. K. Jacob 1001, 1002, *1050*.
— u. Ernst Scharrer 779, 1031, *1051*.
Barker 374.
— N. W. 779.
— W. L. 779.
Barkow, von 142.
Barlow 528, 684, 736, 779.
— D. L. 779.
— O. W. 779.
Barnes, B. O., A. E. Kanter u. A. H. Klavans 760, 779.
— R. H., E. S. Miller u. G. O. Burr 779.
Barnett 180.
— H. L., u. Helen McNamara 779.
— J., A. A. Henley, C. J. O. R. Morris u. F. L. Warren 779.
— L. 779.
— S. A., u. G. Bourne 381, 389, 779.
— u. R. B. Fisher 392, 779.
Baroncini, L., u. A. Beretta 183, 779.
Barpey-Gampert, M. *780*.
Barpi, Ugo 444, 445, 446, 448, 449, 450, 454, 584, 766, *780*.
Barr 182, 702, 703.
— u. Bertram 182, 702.
— Bertram u. Lindsay 182, 702.
Barrows, H. R. *780*.
Barsantini, J. C., G. Masson u. H. Selye *780*.
Barta, L. 694, *780*.
Bartelheimer, H., u. J. F. Cabeza *780*.
Bartels *780*.
Barten 214.
— Heinz *780*.
Bartholin, Kaspar 3, 265.
Bartholinus, C. 2, 97.
— Caspar *780*.
— Th. 15, 96, *780*.
Bartlakowski, Johannes 153, 158, *780*.
Bartles, E. D. *780*.
Bartoli, O. *780*.
Bartter 597.
— F. C. s. Albright, F. *771*.
Basir 91, *780*.
Bass 693.
— A. D., u. M. Feigelson 692, *780*.
Basset, David L. 356, 358, *780*, 1031.

Bast 535, 670.
Bastenie, P., u. J. Maes *780*.
Bastos, J., u. S. Pinto *780*.
Basylewycz, I. *780*.
Bates *780*.
Baucke 601, *780*.
Baudouin 686.
Bauer 192, 258, 579, 610, 668.
— H. 354, *780*.
— Julius *780*.
— u. Elmer Belt 669, *780*.
— u. Siegmund Brügel *780*.
— u. R. Leriche 668, *780*.
— Karl Friedrich *780*.
— W. s. Aub, J. C. *776*.
Bauhinus, C. 2, *780*.
Bau-Kien-Tsing 757, *780*.
Baum, Hermann 78, 99, 449, 756, *780*.
Baumann 153, 154, 275, 607, 613, 683, 684.
— J. Aimé *780*.
— R. *780*.
— E. J., u. Holly 551, 571, 619, 653, *780*.
— u. S. Kurland *780*.
— u. D. Marine 607, 622, 657, *780*.
Baxter, J. S. 103, 167, 226, 235, 338, 339, 348, 359, 360, 551, 575, 595, 596, 619, 621, 634, 635, 645, 646, 649, 672, 673, 674, 675, *780*.
— u. J. M. Yoffey 310, 322, 330, 331, 339, 734, 735, *780*.
— M. s. Adams, E. *770*.
Bayer, Gustav 15, 205, 268, *780*.
— u. F. J. Lang *780*.
— u. Theodor Wense *780*, *781*.
Bayle, A. L. J. 600, *781*.
— u. A. Hollard *781*.
Beaird jr., R. D., u. H. S. Swann *781*.
Beale, L. S. *781*.
Beall, D. *781*.
— u. T. Reichstein 729, *781*.
Beard, J. *781*.
Beaton, L. E. s. Anson, B. J. *774*.
Beattie, J. 644, *781*.
Beatty, B. *781*.
Beau 454.
Beauvallet 1044, *1051*.
Becher 358, 364, 436, 645, 760.
— Helmut *781*.
Bechgaard, Poul, u. Anders Bergstrand *781*.
Beck 180, 498, 585, 593, 594.
— u. Diller *781*.
— J. C., J. S. L. Browne, L. G. Johnson, B. J. Kennedy u. D. W. MacKenzie *781*.
— K. *781*.

Beck, M. *781.*
Becker 352.
Beckmann 177.
— R. *781.*
Becks, Hermann, C. W. Asling, M. E. Simpson, H. M. Evans u. C. H. Li *781.*
Béclard, F. A. *781.*
Bedacht 694.
Beddard 95, 444, *781.*
Beer, A. G. 694, *781.*
— u. G. Bedacht 694, *781.*
Behrens 353.
— H. *781.*
— W., A. Kossel u. P. Schieferdecker *781.*
Behring, Emil 546, 651, *781.*
Beiglböck, W. *781.*
Bein, H. J., R. Meier u. P. Miescher *781.*
Beitzke 550.
Beland 750.
Belding, David L., u. Leland C. Wyman *781.*
Belfer 155.
Bell 317, 533, 630, 637, *781.*
— A. W. *781.*
— W. B. *781.*
Bellon 390, 637.
Belt 669.
Benazzi-Lentati, Giuseppina *781.*
Benbow 1028.
Beneke 698.
Benda 316, 318, 341, *781.*
— L., u. E. Rissel *781.*
Bender, X., u. A. Léri *781.*
Benedict, F. G. 683, *781.*
Beneke 266, 267, 268, *781.*
Bengtson, Gösta 536, 538, 609, 651, 655, 657, 659, *781.*
— Karl-Axel Melin u. Ture Petrén 651, *781.*
Benjamin 751, 758.
Benner, Miriam C. 277, 278, 280, 492, *781.*
Bennett 110, 111, 155, 167, 191, 192, 193, 194, 196, 197, 203, 205, 207, 212, 214, 217, 222, 228, 232, 233, 245, 248, 295, 309, 312, 329, 330, 335, 337, 338, 340, 342, 348, 353, 356, 357, 360, 365, 369, 370, 373, 378, 464, 473, 476, 575, 625, 629, 644, 656, 665, 666, 677, 700, 702, 734, 745, 760.
— H. Standley *781.*
— u. L. Kilham 448, 461, *782.*
— Leslie L. *782.*
— A. P. Applegarth u. C. H. Li *782.*
— Joseph F. Garcia u. Choh Hao Li *782.*
— u. Alexei A. Koneff 695, *782.*

Bennett u. Barbara Laundrie 696, *782.*
— u. C. H. Li *782.*
Bennetz 760.
Benninghoff 32, 146, 156, 182, 185, 217, 278, 426, 457, 459, 463, 464, 663, 730.
— Alfred *782.*
Benoit 760, 1035.
— A. *782.*
— J. *782.*
— u. I. Assenmacher 1001, 1035, *1051.*
— R. Kehl u. M. Leportois *782.*
Bensen, W. *782.*
Bensley 194, 195, 306, 341, *782*, 978.
— Caroline M. *782.*
— R. R. 192, *782, 1051.*
— u. S. H. Bensley *782.*
— S. H. *782.*
Benthin *782.*
Benua 719.
— R. S., u. E. Howard *782.*
Benznák u. Sarkady 651.
— M., u. Z. Korényi 536, 573, 651, *782.*
Berberich, J., u. Rudolf Jaffé *782.*
Berblinger, Walther 496, 585, 604, 739, *782,* 1044, *1051.*
Berceanu, dan 268.
Berdach *782.*
— u. Pal *782.*
Berdés *782.*
Bereterwide, J. J., u. Rosemblatt *782.*
Beretta, A. s. Baroncini, L. *779.*
Berg 202, 306.
— Nils O. *782.*
— W. *783.*
Berger 495.
— Benjamin *783.*
— C. A., u. E. R. Witkus *783.*
— Louis *783.*
Bergman 500, 700.
— H. C., D. D. Rosenfeld, O. Hechter u. M. Prinzmetal *783.*
Bergmann 6, 9, 17, 154, 470, 473.
— G. H. B. *783.*
— Gustav v. 129, *783.*
Bcrgner 692.
— Grace E., u. Helen Wendler Deane 595, 646, 654, 674, 675, 691, *783.*
Bergquist, H. 1007, 1043, *1051.*
Bergstrand 668.
— Anders *783.*
— H. *783.*
Berkelbach van der Sprenkel, H. 17, 27, 42, 68, 70, 78, 98, 99, 214, *783.*

Berman, Doreen, Eleanor Hay u. Hans Selye *783.*
— Marjorie Sylvester, Eleanor C. Hay u. Hans Selye *783.*
— Louis *783.*
Bern 752.
— Howard, A. *783.*
— s. Allen, Bennet M. *772.*
Bernal 668.
Bernard, Léon 303, *783.*
— u. Bigart 108, 223, 259, 334, 535, 556, 623, 647, 652, 658, *783.*
— Bigart u. Henry Labbé *783.*
Berner, O. *783.*
Bernheim, F., u. M. L. C. Bernheim 554, *783.*
Bernstein 537, 616, 617, 651.
— D. E. *783.*
— Joseph G. *783.*
— Julius *783.*
— S. *783.*
Berres, Chr. Jos. *783.*
Berruti 10, *783.*
Berry, L. J., u. T. D. Spies *783.*
Bersin 351.
Berthold, Em. Ed. 8, *783.*
— A. P. *783.*
Berthrough, M., A. R. Rich u. P. C. Griffith *784.*
Bertram 182, 216, 267, 270, 702, *784.*
Bertrand 470, 471.
Bertschinger s. Albrich *771.*
Berutti 12.
— u. Perosino *784.*
Besnier *784.*
Bessessen, D. H. *784.*
Bessessen jr., Alfred N., u. Herbert A. Carlson 500, *784.*
Bessessen 530, 650.
Bessey, O. A., M. L. Menken u. C. G. King 381, *784.*
Bessho 105, 665.
— Masataka *784.*
— Masayazu *784.*
Bessis, M. *784.*
Best, C. H., u. J. Campbell *784.*
— C. C. Lucas, J. M. Patterson u. J. H. Ridout *784.*
— W. R., R. C. Muehrcke u. R. M. Kark *784.*
— u. M. Samter 553, *784.*
Betz, H. *784.*
— u. L. Fruhling *784.*
Beumer, H. 310, 324, *784.*
— u. F. Lehmann *784.*
Bevier, G., u. A. E. Shevsky *784.*
Beyer, K. H., u. S. H. Shapiro *784.*
Biasotti 593, 621.
Bicci, D. s. Barbera, A. G. *779.*
Bichat 5.

Bichat, X. *784.*
Bichel, J. u. Kissmeyer-Nielson *784.*
Bickel, G. *784.*
Bicknell, F., u. Fr. Prescott 637, *784.*
Biebl, M., u. P. Wichels 668, *784.*
Bieck, P. 266, *784.*
Biedl, A. 9, 14, 15, 25, 35, 61, 324, 344, 502, 514, 517, 545, 555, 578, 603, 651, 671, 678, 679, 684, 689, 698, *784,* 989, *1051.*
— u. M. Reiner *784.*
— u. J. Wiesel *784.*
Bielschowsky, Max *784.*
Bierring, Karl 593, 613, 654, 658, 672, *784.*
Bierry u. Malloizel *784.*
Biesele, J. J. 202, *784.*
Biesing, Karl 600, *784.*
Biétrix *784.*
Bigart 108, 223, 259, 303, 535, 556, 623, 647, 652, 658.
— u. L. Bernard 334, *784.*
Billeter, Oscar A. 741, 742, *784.*
Billington, W. 153, *784.*
Billmann, F., u. R. Engel *784.*
Bimar, A. *784.*
Bimmer 70, 71, 72, 73, 74, 510.
— Edith *784.*
Binet 377.
— L., J. Verne u. G. L. Parrot *784.*
Birch, T. W., u. W. J. Dann 395, *784.*
— Leslie J. Harris, S. N. Ray *784.*
Birch-Hirschfeld 142, *785.*
Birenbaum 562.
Birgley 533, 637.
Birnbaum, R. 374, 753, *784.*
Birnie, James H., W. J. Eversole, W. R. Boss, C. M. Osborn u. Robert Gaunt *784, 785.*
— — u. Robert Gaunt *785.*
— Rosemarie Jenkins, W. J. Eversole u. Robert Gaunt *785.*
Bisceglie, V. *785.*
Bisch, Harris u. Ray 383.
Bischoff 8, 492, 600, *785.*
— Th. C. W. 6, 8, 492, 600, *785.*
Bishop 718.
— Charles, William Garner u. John H. Talbott *785.*
— D. H. *785.*
— u. J. H. Leathem *785.*
— P. M. F. *785.*
Biskind 381, 390, 401.
— G. R., u. J. Mark *785.*
Bissell 606, 607, 657, 760.

Bisset, K. A. *785.*
Bittorf, Alexander 142, 496, 690, *785.*
Bixby 580.
Bizzozero 37.
— G., u. G. Vassale *785.*
Bjarke, T. s. Abdon, N. O. 769.
Bjerkelund, C. J., u. O. Torgersen *785.*
Bjorneboe, M., Chr. Hamburger u. M. Jersild *785.*
Black 180, 499, 646.
— E. M., M. Hupper u. J. Rogers *785.*
Blacklock, J. W. 668, *785.*
Blackman, S. S. *785.*
Blaisdell, J. S., W. U. Gardner u. L. C. Strong 374, *785.*
Blaise 145.
Blalock, A., u. S. E. Levy *785.*
Blanchard 1, 2.
— Ernest W. *785.*
— K. C., E. H. Deaborn, Th. H. Maren u. E. K. Marshall jr. *785.*
— L. *785.*
— R. *785.*
Blanchetière 377.
Blangey 301.
Blaschko, H., D. Richter u. H. Schlossmann 434, *785.*
Blasius 696.
Blechschmidt-Göttingen 120, 121, 122.
Bleicher, M. 153, 158, *785.*
Bliss 967.
— D. E. 1036, 1037, 1042, 1046, *1051.*
— u. J. H. Welsh 967, 1015, 1036, 1037, 1046, *1051.*
— E. L., S. Rubin u. T. Gilbert 553, *785.*
Bloch 108, 416, 433, 473, 634, 636, 689, 696.
— Br. *785.*
— K. *785.*
— s. Anker, H. S. *774.*
— E. Borek u. D. Rittenberg 636, *785.*
— u. D. Rittenberg *785.*
— u. R. Schönheimer *785.*
— Richard *785.*
— Vennesland u. Gurney *785.*
Blochinger 258.
— Klenanoff u. Laurens 258.
Blodinger, J., H. E. Klebanoff u. Henry Laurens *785.*
Bloom 234, 255, 277, 410, 426, 464, 470, 485, 555, 663, 671, 730.
Bloom-Maximow 707.
Bloomberg, E. s. Albright, F. 771.
Bloomfield, A. L. *786.*

Bloor, W. R. 517, 524, 619, 631, 653, *786.*
— u. Frances L. Haven *786.*
Blotevogel, Wilhelm 736, 743, *786.*
— u. H. Poll *786.*
Blount, Raymond *786.*
Blum, F. 13, *786.*
Blumenau *786.*
Blumenbach, Joh. Fr. 74, *786.*
Blumenfeld 213, 221, 225, 647, 731, 741, *786.*
— Ch. M. *786.*
Blumensaat, C. 551, 619, *786.*
Blumenthal 227, 228, 230, 735.
— Hermann T. *786.*
— u. Leo Löb *786.*
Blunt, J. Wallace jr., Charles M. Plotz, Raffaele Lattes, Edward L. Howes, Karl Mayer u. Charles Ragan *786.*
Boas 318, 552, *786.*
— N. F., u. J. W. Jailer 638, 642, *786.*
Boatman, Joseph, J. H. Sunder, Clem. Russ u. Campbell Moses *786.*
Boattini, Giorgio 257, *786.*
Bobin, Geneviéve 47, *786.*
— G., u. M. Durchon 1023, 1041, *1051.*
Bock, K. A. *786.*
Bodansky, Oscar u. George F. McInnes *786.*
Bodechtel, G., u. H. Sack *786.*
Bodian, D. 972, 973, 987, 996, 999, 1032, 1043, *1051.*
— David 203, *786.*
— T., u. T. H. Maren 1034, *1051.*
Bodo, R. C. de, S. P. Kiang u. I. H. Slater *786.*
Boecker 605.
Böhm, A. A., u. M. von Davidoff *786.*
Boehnheim, F. *786.*
Boeke, J. 767, *786.*
Boeminghaus, Hans 298, 314, 315, *787.*
Böning, H. *787.*
Boerhaave, Hermannus 4, 141, *787.*
Boerner, Dora 455, *787.*
Bogart, R., J. F. Lasley u. D. T. Mayer *787.*
Boggild, D. H. *787.*
Bogomoletz 547, 550.
Bogomolez, A. 219, 546, 547, 550, *787.*
Bogoraze 989, 1022, *1051.*
— D., u. P. Cazal 989, 1022, *1051.*
Bogoroch 230, 612.
Boguth 659.

Boguth, W., H. Langendorff u. E. Tonutti *787*.
Bohle, A., G. Hieronymi u. F. Hartmann *787*.
Boinet, E. 12, 516, 535, 679, 680, *787*.
Boissezon, P. de 735, 757, *787*.
— u. Peyrot 735, *787*.
— s. Argaud, R. *774*.
Boivin, A., u. R. Vendrely *787*.
Bojanus 63, *787*.
Boldingh *787*.
Bommer, S. 398, *787*.
Bomskov, Christian 660, *787*.
— u. Bahnsen 684, *787*.
— u. K. N. von Kaulla *787*.
— u. E. Schneider *787*.
Bond 558.
Bondy, Philip K. *787*.
— Frank L. Engel u. Betty Farrar *787*.
Boni, M. *787*.
Bonin 259, 299.
Bonke, Elisabeth *787*.
— Franz *787*.
Bonnamour 11, 306, 422.
— Stéphane *787*.
— Doubrow u. Montegue 668, *787*.
— u. Pinatelle *787*.
— u. A. Policard 61, 334, *787*.
Bonnany 454.
Bonne 200, 223.
— s. Bardier *779*.
Bonner, C. D. *787*.
Bonnet, Robert *787*.
Bonvallet 1034, 1035.
— M., P. Dell, F. S. Stutinsky u. M. Beauvallet 1044, *1051*.
Booker, Walter M., Raymond L. Hayes u. Frances M. Dent *788*.
Boon, A. A. 1004, 1043, *1051*.
Boorsook, H. *788*.
Borberg, N. C. 422, 424, 555, 671, *788*.
Borchard 694.
Borchardt, L. 694, *788*.
Bordeu, Théophile de 3, 4, 8, *788*.
Borek 636.
Borell, U., u. Hj. Holmgren *788*.
Borghese, E. *788*.
Bori, V. D. *788*.
Bornstein, A., u. H. Gremels 684, *788*.
— u. K. Holm 684, *788*.
Borst, Max *788*.
Bortz, H. 699, *788*.
Boruttau *788*.
Bory, Louis 377, 433, *788*.
Boscott, R. J. 358, 359, 361, *788*.
— u. A. M. Mandl *788*.

Boscott, R. J., A. M. Mandl, J. F. Danielli u. C. W. Shoppee *788*.
Boss, W. R., J. H. Birnie u. Robert Gaunt *788*.
Bossak, Elaine T., Albert S. Gordon u. Harry A. Charipper *788*.
Bossard, R. 180, *788*.
Bosselmann, H. *788*.
Botar, J., u. L. O'Shaugnessy 480, *788*.
Botella 747, *788*.
Bott 681.
Bouchard 12, 516, 535, *788*.
Bouckaert, J., u. C. Heymans 582, *788*.
Bouin, P. 199, 200, 306, 307, *788*, 956, 957, 959, 967.
Bounhiol, J. J. 1017, 1019, 1038, *1051*.
Bourcy, P., u. F. Legueu 180, *788*.
Bourgery, N. *788*.
Bourne, G., u. S. Zuckermann 100, 725, 726, *788*.
— s. Allen, R. *772*.
— s. Barnett, S. A. *779*.
— G. H. 16, 17, 18, 90, 91, 92, 93, 94, 95, 97, 100, 103, 105, 106, 108, 111, 112, 113, 114, 115, 116, 117, 118, 127, 129, 146, 156, 162, 164, 165, 167, 170, 180, 181, 182, 192, 194, 195, 203, 205, 211, 213, 214, 224, 273, 275, 304, 323, 325, 332, 339, 340, 366, 367, 368, 371, 372, 374, 375, 377, 381, 383, 384, 386, 387, 388, 390, 391, 392, 393, 394, 395, 396, 402, 406, 409, 410, 413, 432, 438, 444, 457, 500, 503, 504, 510, 603, 658, 667, 678, 714, 722, 723, 725, 726, 730, 737, 738, 753, 756, *788*.
Boutwell, R. K., M. K. Brush u. H. P. Rusch 571, 619, 653, *788*.
Bouvier 1016.
Bovin *788*.
Bowen, B. D., G. F. Koepf, G. Bissell u. D. Hall *788*.
— R. H. *789*, 977, *1051*.
Bowman 8, 147, 155, 404, 405, 432, 435, 473, 1036, 1046.
— D. E., u. E. Muntwyler 554, 638, *789*.
— T. E. *1051*.
Boxter, Johnson, Mader u. Schiller *789*.
Boyarsky 968.
Boycott, A. E., u. C. H. Kelloway *789*.
Boyd 585, 605, 620, 621, 657, 668.

Boyd, J. D. *789*.
— M. Elizabeth s. Adams, A. Elizabeth *770*.
— W. *789*.
— W. M., B. K. Lee u. M. Stevens *789*.
Boyden 955.
— A. *1051*.
— Edward A. *789*.
Boyer 146.
Boyle 553, 557, 660.
Boylston, G. A., u. A. C. Ivy 1027, *1051*.
Bozardus 583.
Bozzolo, C. *789*.
Bracher 610.
Brachet, A. *789*.
— J. 202, 203, *789*.
— u. R. Jenner *789*.
Bracker 633.
— G. s. Abelin, I. *769*.
Bradley u. Belfer 155.
— H. C., u. S. Belfer *789*.
Braeucker, W. 470, 471, 472, 582, 765, *789*.
Bramwell 142, *789*.
Brand, M. 751, *789*.
Brander, J. *789*.
Brandt, Alexander *789*.
— W. *789*.
Brass, Arnold *789*.
Bratiano s. Galesco 318.
Brauer 49, 52, 53, 54, 56, 58, 60, 61, 90, 117, 585.
— A. *789*.
— E. W. *789*.
— Irmgard *789*.
Braun 63, 67, 69, 89, 117.
— L. *789*.
— M. *789*.
Braune 151.
Braunsteiner, H. 560, *789*.
— K. Fellinger, H. Kolder u. F. Pakesch *789*.
— E. Gisinger u. F. Pakesch *789*.
Braus, Hermann *789*.
Braus-Elze 117, 136, 149, 413, 475, 665, 725, 765, 768.
Bremer 141.
— Frédéric *789*.
— John Lewis *789*.
Breña 1017, 1020.
Breneman, W. R. 487, 518, *789*.
Brenner, L. O., S. O. Waife u. M. G. Wohl *789*.
Brera *789*.
Breschet, G. 145, 600, *789*.
Bretschneider, L. H., u. J. J. Duyvené de Wit 1025, *1051*.
Brezzi, Jolanda 90, 430, *789*.
Brian, Otto *789*.
Bricaire, H. *789*.
Bridge, T. W. *790*.
Brieger, H. *790*.

Brigidi, V. 267, *790*.
Bright 537, 538, 684.
— E. M. s. Aub, J. C. *776*.
Brin, M. H. 180, *790*.
Brischke, H. *790*.
Briseño-Castrejon, B. 539, *790*.
— u. J. G. Finerty *790*.
Brites, G. 153, *790*.
Britton 499, 514, 538, 572, 680, 699, 760.
— u. Bright 537.
— S. W. *790*.
— u. E. L. Corey *790*.
— J. C. Flippin u. H. Silvette *790*.
— u. R. F. Kline *790*.
— R. F. Kline u. H. Silvette *790*.
— u. H. Silvette *790*.
— H. Silvette u. R. F. Kline *790*.
Brobeck 552, 661.
Broca u. Beau 454.
Brøchner-Mortensen 595, 621, 641, 642, 693.
— K., Joh. Georg, Chr. Hamburger, E. Shorrason, M. Sprechler, A. A. Videbaek u. Torben K. With 633, 635, 639, 641, *790*.
Brodal, A. 955, *1051*.
Brody, H., u. P. L. Bailey jr. 150, *790*.
Broek, van den *790*.
Brokaw, Rodman, Benjamin Briseno-Castrejon u. John C. Finerty *790*.
Brolin, Sven Elov 538, 574, 611, 651, *790*.
Broman 146.
— Ivar 117, 120, 121, 122, 127, 133, 138, 146, 320, *790*.
Brooks 1032.
— Ch. M. *790*.
Broster, L. R. *790*.
— C. Allen, H. W. C. Vines, J. Patterson, A. W. Greenwood, G. F. Marrian u. G.C. Butler *790*.
— u. H. Gardiner-Hill *790*.
— u. Jocelin Patterson *790*.
— u. H. W. C. Vines 205, *790*.
Broucha, L., u. H. Simonnet *790*.
Brouha, L., W. B. Cannon u. D. B. Dill 695, *791*.
Broun, G. O., Victor Hager, M. C. Goehausen, C. B. Grebel, W. M. Sweeney u. R. H. Hellmann *791*.
Broussais 4.
Broussy, J. 318, *791*.
— u. H. Daniel *791*.
Brovnell, K. A. *791*.

Brown 324, 537, 571, 616, 619, 625, 631, 634, 694, 738.
— F. A. 1036, 1038, 1042, *1051*.
— u. O. Cunningham 956, 1016, 1036, 1042, *1051*.
— u. H. E. Ederstrom 1036, *1051*.
— u. M. Fingerman 1036, *1051*.
— M. Fingerman u. M. N. Hines 1038, *1051*.
— M. N. Hines u. M. Fingerman 1038, *1051*.
— u. J. M. Klotz 1036, *1051*.
— u. A. Meglitsch 1038, 1042, *1051*.
— u. L. M. Saigh 1036, *1052*.
— M. I. Sandeen u. H. M. Webb 1036, *1052*.
— H. M. Webb u. M. I. Sandeen 1036, *1052*.
— u. V. J. Wulff 1036, *1052*.
— G. Malcolm *791*.
— J. B. *791*.
— R. Knouff, M. Conlin u. B. Schneider *791*.
— N. Catherine *791*.
— Pearce u. van Allen 500.
— Wade H. u. Louise Pearcre *791*.
— Louise Pearcre u. Chester M. van Allen *791*.
— W. Langdon *791*.
Brown-Séquard 9, 10, 12, *791*.
Browne 538, 562, 597, 644, 678, 759.
— J. S. L. *791*.
— M. M. Hoffman, V. Schenker, E. H. Venning u. P. Weil *791*.
— L. G. Johnson u. H. McAlpine *791*.
— S. Karady u. H. Selye *791*.
— V. Schenker u. H. Cohen *791*.
— u. E. M. Venning *791*.
— s. Andreae, W. A. *773*.
Brownell 9, 13, 53, 63, 64, 65, 66, 67, 68, 69, 74, 76, 78, 79, 80, 86, 106, 275, 448, 485, 486, 487, 496, 499, 500, 501, 502, 514, 675, 699, 700, 701, 745, 760, 761, 762.
— K. A., u. F. A. Hartman 684, *791*.
— J. E. Lockwood u. F. A. Hartman 739, *791*.
Brownfield 759.
Browning, Henry C. *791*.
Brownlee, G. *791*.
Bruck, H., u. D. J. MacCune *791*.
Brues 226, 758.
— Austin M., u. Agnes N. Stroud *791*.

Brüschweiler, Hans Peter 216, *791*.
Bruhn, J. M. *791*.
Brunes, Joyce A., u. Emil Witschi *791*.
Bruni *791*.
Brunn, A. v. 83, 89, 117, 128, 129, 156, 206, 213, 216, 223, 236, 414, 449, 458, *791*.
Brunner 11, 301, 422, *791*.
— Albert *791*.
Brunschwig, Alexander *792*.
Brunswick, Hermann 310, 311, *792*.
Brush 571, 619, 653.
Brust 968.
Bruzzone, Silvio, u. Hugo Lopez *792*.
Bryan, A. H., u. H. T. Ricketts *792*.
Bubenaite, J. *792*.
Buchanan u. Fraser 118, *792*.
Bucher 682.
Buchholz, B. *792*.
Buchmann 400.
Buchsbaum 194.
Bucura, K. J. *792*.
Buday, K. 266, *792*.
Budde 354.
— C. C. L. G. *792*.
Buddenbrock, W. v. *792*.
Budge, J. *792*.
Bücherl, E., u. M. Schwab *792*.
Büchmann, P., u. H. Schulze-Buschoff *792*.
Büchner, Fr. 407, 668, *792*.
Bülbring 708, 757, 759, 760.
— Edith *792*.
— u. J. H. Burn *792*.
— u. D. Whitteridge *792*.
Buen, de 1017.
Büttner 600.
— C. G. *792*.
Bujard, Eug. *792*.
Bull 296.
— Alice Louise s. Adams, A. Elizabeth 770.
— H. B. *792*.
Bulliard, H. 228, 230, 253, 298, 300, 378, *792*.
— J. Grundland u. M. Maillet *792*.
— u. M. Maillet *792*.
Bullock 283.
— u. Sequeira 761.
— W., u. J. H. Sequeira *792*.
Bullough, W. S. *792*.
— u. F. J. Ebling *792*.
Buno, W., u. P. Engel *792*.
Bunting, Henry 300, 302, *792*.
— H., G. B. Wislocki u. E. W. Dempsey *792*.
Burack 212.
Burchenal, Stock u. Rhoads *792*.

Burdach, Karl Friedrich 18, *792*.
Burdick, H. O., u. E. J. Konanz 760, *792*.
Burgaetzy 112, 504, *792*.
Burger 759.
Burghart *792*.
Burn, J. H., u. H. Dale *792*.
Burns 597, 693.
— B. I., J. D. Reese u. A. H. Sellman *792*.
— Thomas W., Marshall Merkin, Marion A. Sayers u. George Sayers *792*.
— George Sayers, Frank H. Tyler, H. V. Jager, T. B. Schwartz, Emil L. Smith u. L. T. Samuels *792*.
Burr, G. O. s. Barnes, R. H. 779.
Burrage, W. C., u. J. H. Halsted 669, *792*.
Burresi *792*.
Burrill, M. W. 756, *792*.
— u. R. R. Greene 738, 746, 759, *792*.
— u. A. C. Ivy *793*.
— F. Smith u. A. C. Ivy *793*.
Burrows, Harold 713, 752, *793*.
— J. W. Cook, E. M. F. Roe u. F. L. Warren *793*.
Burton-Opitz, R. 443, *793*.
— u. D. J. Edwards *793*.
Busacchi, P. *793*.
Busch 600, *793*.
Bush 1034.
Busse 142.
— O. *793*.
— Walter *793*.
Bustamante, M. 1034, *1052*.
— H. Spatz u. E. Weisschedel 1034, *1052*.
Butcher 257, 738, 760, 761.
— Earl O. *793*.
— u. R. A. Richards *793*.
Butenandt, Adolf, Heinz Dannenberg u. Dorothee v. Dresler *793*.
— u. U. Westphal *793*.
— U. Westphal u. H. Cobler *793*.
Butler 735.
— A. M., R. A. Ross u. N. B. Talbot *793*.
Buu-Höi, N., u. Rakoto Ratsimamanga *793*.
Byhovskiy, Z. S. *793*.
Byrom, F. B. *793*.

Cabeza, J. F. s. Bartelheimer, H. 780.
Cabrera, Angel 90, *793*.
Cacciola, S. 266, *793*.

Cagan, Ralph N., John L. Gray u. H. Jensen *793*.
Cagianut *793*.
Cahane 337, 347, 348.
Cahill, G. F. *793*.
— u. Mayer, M. Melicow *793*.
— M. N. Melicow u. H. H. Darby *793*.
Caillau 4, 5, *793*.
Cain 260, 301, 303, 345, 346, 347, 359, 704, 726, 731, 747, 760.
— A. J. *793*.
— u. R. G. Harrison 198, 315, 327, 328, 329, 342, *793*.
— J. C. *793*.
Cajal 959, 995.
Calderwood *793*.
Caldwell 577.
Calendoli, Angelica 198, *794*.
Calhoon, Thomas B., u. Clifford A. Angerer *794*.
Calkins, Evan, G. W. Dana, J. C. Seed u. J. E. Howard *794*.
Callaway 273.
Callow u. Emmers 360.
— N. H. 360, 738, *794*.
— u. R. K. Callow *794*.
— R. K. Callow u. C. W. Emmens 360, 738, *794*.
— — C. W. Emmens u. S. W. Stroud *794*.
— u. A. C. Crooke *794*.
— R. K. *794*.
— u. R. Deanesly 715, *794*.
— u. A. s. Parkes *794*.
Calma, J., u. C. L. Foster 235, *794*.
Calugarèanu 316.
Camber, Bernard 357, 360, *794*.
Cameron, Alexander Thomas *794*.
— u. J. Carmichael *794*.
— u. F. A. Sedziak 609, 654, *794*.
Cammermeyer, J. 987, 988, *1052*.
Campbell, H. J. 556, 638, 650, *794*.
Campenhout, Ernest van *794*.
Camper, Petrus 5, *794*.
Campora, G. 185, *794*.
Canalis, Pierre 82, 129, 223, 228, 231, 236, 242, 253, 257, 258, 275, 343, 409, 416, 623, *794*.
Candia, de *794*.
Cannon, W. B. 515, 537, 583, 695, *794*.
— u. S. W. Britton *794*.
— u. McCattell *794*.
— u. H. Gray *794*.
— u. R. G. Hoskins *794*.

Cannon, W. B., J. R. Linton u. R. R. Linton *794*.
— u. K. Lissak *794*.
— u. H. Lyman *794*.
— M. A. McIver u. S. W. Bliss *794*.
— u. D. de la Paz *795*.
— u. J. R. Pereira *795*.
— A. Querido, S. W. Britton u. E. M. Bright 538, 670, *795*.
— u. Rapport *795*.
— u. A. Rosenblueth *795*.
Canoyett, Golla u. Reiss 653.
Cantoni 434.
Cantorow 553. 557, 660.
Canzanelli, Attilio, Ruth Guild u. David Rapport *795*.
Capello, van de *795*.
Caramanian, M. K., u. R. Debré *795*.
Carbone, T. *795*.
Cardoso 637.
Caridroit, Fernand 707, *795*.
— u. L. Arvy *795*.
Carini 284, 457.
Carl 62, 63.
— Elisabeth, Gerhard Hildebrand u. Peter Marquardt 669, *795*.
— G. Hildebrand, J. Rehn u. P. Marquardt 669, *795*.
— W. *795*.
Carleton, H. M. *795*.
Carlier 95, 343, 344, 406, 409, 427, 623, 661, 663, *795*.
Carlisle, D. B., u. P. F. R. Dohrn 1042, *1052*.
Carlson 500.
— H., B. Gustafson u. Kj. L. Möller 213, 508, 732, *795*.
Carlton, E. P. 1013, *1052*.
Carnes, W. H. 724, *795*.
— C. Ragan, J. W. Ferrebee u. J. O'Neil *795*.
Carnot 217, 294.
Carnoy 401.
Caro 351.
— de u. Rovida 559, 638.
Carr 695, 696, *795*.
— C. J., u. F. F. Beck *795*.
— J. L. *795*.
— J. L., u. L. C. Connor 612. 760, *795*.
Carra, J. *795*.
Carrasco, R., u. L. Vargas *795*.
Carrato, Ibanez A. *795*.
Carreyett, R. A., Y. M. L. Golla u. M. Reiss *795*.
Carrière, G., J. Morel u. P. J. Gineste *795*.
Carrol 598.
Carroll 759.
Carter, Anne C., u. Ephraim Shorr *795*.

Cartland, G. F., u. M. H. Kuizenga 660, *795.*
Cartwright *795.*
Cartwight, Hamilton, Gubler, Fellows, Ashenbrucker u. Wintrobe *795.*
Carus, G. *795.*
Carver 81.
Casady, Cole u. Heart 568.
— R. B., H. H. Cole u. G. H. Hart *795.*
Casanova 323, 346.
Casas, Carmen B., Joseph T. King u. M. B. Visscher 744, *795.*
Case, J. F. 430, *795.*
Casella, C. 192, 354, *795.*
— u. M. Reggiani 400, *795.*
Casida, L. E., u. A. A. Hellbaum 760, *795.*
Caspar 96.
Caspari, E., u. E. Plagge 1038, *1052.*
Caspersson 202, 203.
— u. J. Brachet 202, 203.
— Torbjörn, u. Lars Santesson *795.*
Cassan *482, 795.*
Cassebohm, Johann Friedrich 285, *795.*
Casselman, W. C. B. 324, *795.*
Casserius, Plac. J. 2, 3, 15, *796.*
Castaldi 130, 211, 497, 507, 511, 694, 700, 702, 733, 761.
— Luigi *796.*
Castillo, E. B. del 760, *796.*
— L. F. Leloir u. A. Novelli *796.*
— u. G. di Paola 760, *796.*
— u. C. E. Rapela 573, 575, 577, *796.*
— u. R. Sammartino *796.*
— T. Schlossberg u. J. L. Curuchet *796.*
Castor, C. W., B. L. Baker, D. J. Ingle u. C. H. Li 1034, *1052.*
— C. William *796.*
— u. B. L. Baker 761, *796.*
— s. Baker, Burton L. *778.*
Castro, F. de *796.*
Catchpole, H. R. *796.*
Cathelin, F. 146, 147, 151, 152, 154, 454, 456, *796.*
— s. Albarran *771.*
Cattaneo, G. *796.*
Cauldwell, E. W. s. Anson, B. J. *774.*
Caussade, G. 13, 179, 228, 239, 250, 734, *796.*
Caussard *796.*
Cauwenberge, H. van *796.*
— u. H. Betz *796.*
Cavanaugh, C. J., u. Robert Gaunt *796.*

Caylor, Harald O. 144, *796.*
Cazal, P. 965, 975, 988, 989, 1017, 1019, 1022, 1044, 1045, 1047, *1051, 1052.*
— u. D. Bogoraze 989, *1052.*
Cazzaniga, A. 488, 489, 498, 603, 634, *796.*
Celestino da Costa 96, 108, 118, 119, 137, 167, 169, 170, 178, 179 199, 200, 202, 207, 219, 223, 234, 237, 242, 250, 259, 260, 262, 284, 334, 335, 341, 343, 409, 410, 426, 428, 429, 430, 579, 624.
— A. *796.*
— u. F. Geraldes Barba 409, *797.*
— F. Geraldes Barba u. J. Vascencelos Frazao *797.*
— Jaime *797.*
Celotti, A. *797.*
Ceresoli, A. *797.*
Certes 318.
Cerviño, J. M., J. Morato-Manaro, J. Saralegui u. E. Larrainci 691, *797.*
Cesa-Bianchi, G. 210, 759, *797.*
Cessi 117, 118.
Chabanier *797.*
Chabrol 481.
Chadwick, C. S. *797.*
— u. H. R. Jachson *797.*
Chaikoff 635.
— J. L., C. L. Connor u. G. R. Biskind *797.*
— K. B. Eichorn, C. L. Connor u. C. Entenman *797.*
Chain, E., u. E. S. Duthie *797.*
Chakovitch, X., u. M. Vichnjitch *797.*
Chamberlain, E. N. 517, 760, *797.*
Chambers, G. H. *797,* 1028, *1052.*
— E. V. Melville, R. S. Hare u. K. Hare 789.
— R., u. Gladys Cameron *798.*
— u. B. W. Zweifach *798.*
— Wallace L. *798.*
Chambord 180.
Chambost 995.
Chamorro, A. 738, 751, 760, *798.*
Chamoritz, J., u. Herbert Fanger 669, *798.*
Champy 244, 307, 429, 481, 580.
— Christian *798.*
— R. Coujard u. Ch. Coujard-Champy *798.*
— u. A. Dreyfuß *798.*
— u. E. Gley 569, *798.*
Chand.er 607.
Channon, H. J. *798.*

Chanutin 396, 538, 550, 552, 554, 556, 560, 562, 571, 618, 631, 632, 634, 639.
Chapman 561, 612.
Chappell, R. H., u. J. R. Phillips *798.*
Charin s. Abelous, J. E. 770.
Charipper 522, 526, 577, 588, 594, 607, 611, 612, 650, 688, 693, 760.
— A. H., u. A. S. Gordon *798.*
— Harry A. s. Angelo, Savino A. d' *774.*
Charles, D. R., u. M. E. Rawless 434, *798.*
Charlton, H. H. 577, 1007, 1008, 1043, *1052.*
Charpy 152, 454, *798.*
Charrin, A. 12, 516, 535, 544, 563, 651, *798.*
— u. Langlois 516, *798.*
Charvat, J. 736, *798.*
Chase 689, 690.
— J. H., A. White u. T. F. Dougherty *798.*
— Samuel W. *798.*
Chasis, H., H. A. Ranges, W. Goldring u. H. W. Smith *798.*
Chassevant u. Langlois *798.*
Chatin *798.*
Chauchard, P. *798.*
— H. Mazoué u. R. Lecoq *798.*
Chauffard, A. 634, 635, *798.*
— Georg Laroche u. A. Grigaut 489, *798.*
Chauvard, Arloing u. Lestre *798.*
Chauveau, A., u. Arloing *798.*
Chauvin, E., u. H.-F. Chauvin *798.*
Chen 434.
— G., u. E. M. K. Geiling *798.*
— T. T. s. Ball, E. G. *778.*
Cheng 106, 554, 573, 677, 690.
— Chi-Ping, u. George Sayers 677, *798.*
— George Sayers, L. S. Goodman u. C. A. Swinyard *798.*
— Marion A. Sayers u. George Sayers *798.*
Cheselden, G. *798.*
Chevrel, René 22, 23, 24, 34, 36, 37, *798.*
Chèvremont, M., u. J. Frédéric 378, *798.*
Cheymol, J., u. A. Pfeiffer *799.*
Chiaje, della 1.
Chiari, H. 267, 268, 271, *799.*
Chiarugi, Giulio *799.*
Chidester, F. E., A. G. Eaton u. G. P. Thompson *799.*
Chieffi, Giovanni 29, *799.*

Chiffelle, Thomas L., u. Frederick A. Putt 302, *799*.
Chiodi, Hugo 742, *799*.
Chiu, C. Y. *799*.
— u. D. M. Needham *799*.
Chossat 517, *799*.
Chow 716, 1030.
Chowdhary, D. S. *799*.
Christ, J. *799*, 995, *1052*.
Christeller *799*.
Christensen, K., u. W. H. Griffith *799*.
Christian, John J. *799*.
Christiani, H., u. Mme A. Christiani 253, 416, *799*.
Christy 744.
— Nicholas P., Margaret M. Dickie, William B. Atkinson u. George W. Woolley 760, *799*.
Chu 352, 353.
— C. H. U. *799*.
Chura, Alojz *799*.
Chvostek 516.
Ciaccio 29, 34, 61, 62, 63, 67, 88, 198, 204, 296, 297, 298, 303, 309, 316, 317, 345, 346, 347, 371, 406, 421, 423, 428, 624, 664, 732, 745.
— Carmelo *799*.
Ciaramelli 597, 760.
Cicconardi, A., u. G. Lorusso *799*.
Cier 579.
Ciminata, A. 578, *799*.
Cimino, S. *799*.
Cinti 582.
Cipra 684.
Cirillo, Nicola, u. G. Gilberto *800*.
Ciulla, M. 699, *800*.
Claesson u. Hillarp 312, 359, 360, 361, 379, 629.
— Lennart, u. Nils-Ake Hillarp 800.
Clara 120, 129, 130, 132, 182, 211, 212, 373, 383, 386, 388, 389, 391, 392, 394, 395, 407, 408, 409, 414, 415, 416, 417, 418, 421, 426, 427, 438, 439, 464, 513, 552, 728, 762.
— M. 980, 987, 993, 995, *1052*.
— Max *800*.
Clark, Eliot R. s. Abell, Richard G. 769.
— G. *800*.
— u. S. C. Wang 1032, *1052*.
— J. *800*.
— J. C., u. C. D. Kochakian *800*.
— J. H., u. L. G. Rowntree 650, *800*.
— W. G. *800*.
— R. J. Akawie, R. S. Poyrund u. T. A. Geissman *800*.

Clark, W. G., u. D. F. Clausen *800*.
— W. M. s. Ball, E. G. *778*.
Clarke 560, 577, 652.
— A. P. W., R. A. Cleghorn, J. K. W. Ferguson u. G. L. A. Fowler *800*.
— Eleanor, Samuel Albert u. H. Selye 741, *800*.
— u. Hans Selye *800*.
Clatworthy u. Anderson 490, *800*.
Claude 192, 393, 978.
— Henri, u. A. Baudoin *800*.
— u. H. Gougerot *800*.
Claus, C., Karl Grobben u. Alfred Kühn 17, *800*.
Claus-Grobben 18.
Clausen, H. J. 714, 720, 724, 756, 760, *800*.
Cleghorn 98, 562.
— Armstrong u. Austen 683, *801*.
— A. *801*.
— R. A. *801*.
— C. W. J. Armstrong u. D. C. Austen *801*.
— — D. C. Austen u. G. A. McVicar *801*.
— A. P. W. Clark u. W. F. Greenwood *801*.
— S. M. M. Cleghorn, M. G. Forster, G. A. McVicar *801*.
— J. L. A. Fowler, J. S. Wenzel u. A. P. W. Clarke *801*.
— A. J. Goodmann, B. F. Graham, M. H. Jones u. N. K. Rublee *801*.
— E. W. McHenry, G. A. McVicar u. D. W. Overend *801*.
— u. G. A. McVicar *801*.
Clement, R. *801*.
Clemente 600, *801*.
Clerc, A., M. Mouquin u. C. Macrez 668, *801*.
Cless 145.
Clevers u. Goormaghtigh 551, 571, 619, *801*.
Clews 354.
Cline, J. E. s. Altschule, Mark D. 772.
Clinton jr., M., u. G. W. Thorn *801*.
— G. W. Thorn, H. Eisenberg u. K. E. Stein *801*.
Clisby 607.
Cloëz 10.
— u. Vulpian 420, *801*.
Cloney 537, 572, *778*.
— E. s. Baird, P. C. *778*.
Cloquet, H. *801*.
Close 551, 577, 619, 636 639, 644, 645.
Cloudman, A. M. 374, *801*.

Cluxton jr., Harley E., Warren E. Bennett u. Edvin J. Kepler *801*.
Cobbey 644.
Cocchi *801*.
Code *801*.
Coelho, E. 585, *801*.
Coester, C. *801*.
Cohen 387, 404.
— Georges N. *801*.
— R. B., K.-C. Tsou, S. H. Rutenberg u. A. M. Seligman *801*.
— Saul L. *801*.
Cohen-Kramer, A. H. *801*.
Cohn *801*.
— E. J., u. J. T. Edsall *801*.
— P. P. s. Abrams, A. *770*.
Cohve, B. A. *801*.
Coldwater 378.
Cole 568, 594.
— V. V., u. B. K. Harned 700, *801*.
Coleman, L. C. *801*.
Colfer, H. F., J. de Groot u. G. W. Harris *801*.
Colin, G. 420, *801*.
Collazo s. Alpern *772*.
Collett, A. *801*.
Collier, R. 993, *1052*.
Collin u. Drouet *802*,
— R. 147, *802*, 954, 980, 995, 998, 1025, 1031, 1035, *1052*.
— u. de Oliveïra e Silva 1025, *1052*.
— u. F. Stutinsky 1031, *1052*.
Colling 729.
Collinge 14, 18, 19, 22, 24, 25, 36, 37, *802*.
— Walter E. *802*.
— u. Swale Vincent *802*.
Collings, W. D. 236, 760, *802*.
— C. F. Downing u. R. E. Hodges *802*.
Collins, Donald C. 214, *802*.
Collip, J. B. 585, 587, 592, 595, 598, 620, 689, 738, 758, *802*.
— J. B., E. M. Anderson u. D. L. Thompson 567, 592, 594, 605, 621, 654, *802*.
Collip, J. B., H. Selye, D. L. Thompson 585, 592, *802*.
— Hans Selye, u. J. E. Williamson *802*.
— u. J. C. Williamson *802*.
Cologne 760.
Colonge, R., u. A. Raffy *802*.
Colowick, S. P., C. F. Con u. M. W. Slein *802*.
Colson, Robert 112, 113, 118, 333, 339, 341, *802*.
Colte 978, 979.
Comanesco, A. 395, *779*.
— s. Baltaceanu, G. *779*.

Comessatti, G. 422, 431, 685, *802.*
Commichau 272, 275, 292, *802.*
Comolli, A. 30, 46, 207, 213, 223, 237, 413, *802.*
Commons 273, *802.*
— Robert R., p. Claude P. Callaway *802.*
Condrin 499.
Condon, Edgar D., u. John N. Edson 153, 154, *802.*
Coninx-Girardet, Berta 691, 802.
Conlin 324.
Conn 301, 597, 677, 760.
— H. J. *802.*
— Jerome W. *802.*
— M. W. Johnston u. L. H. Louis 577, *802.*
— Lawrence H. Louis u. Stefan S. Fajans *802.*
— — u. Margaret W. Johnston *802.*
— — u. C. E. Wheeler *802.*
— u. Mitarb. *802.*
Connor, C. L. 602, 760, *802.*
Consden, R., A. Gordon u. A. J. P. Martin *802.*
Consolajio 630.
Consolazio 533, 637.
Console 583.
Constantinesco 147.
Constantinides, P. 527, 560, 562, 596, 619, 621, 623, 642, 643, 674, *802.*
— P. C., u. N. Carey *802.*
Cook, R. P. *802.*
Cooper, Eugenia R. A. 158, 209, 278, 292, 418, 600, *802.*
Cope *802.*
— O., A. G. Brenizer u. H. Polderman *802.*
Coppitz, Antonio, u. Guido Cinti 582, *802.*
Coppola, M. 734, *802.*
Corbey 533, 551.
Corcoran 553, *802.*
— A. C., u. Irvine H. Page *802.*
Cordier, P. L. Devos u. J. Wattel 158, *802.*
— R. 425, 429, 430, 431, *802.*
Corey, E. L. 689, 736, *802.*
— u. S. W. Britton 572, 689, 699, 760, *803.*
— H. Silvette u. S. W. Britton *803.*
Cori, C. F. *803.*
— u. G. T. Cori *803.*
Corkhill *803.*
Corner, G. W. *803.*
Cornil *803.*
— J., u. V. Ranvier *803.*
Corning, H. K. *803.*
Cornman, Ivor *803.*

Corona, G. L. *803.*
Correa, P. Riet, u. Hans Selye *803.*
Corti, A. 284, *803.*
Cosmos 573.
— Duell u. Gaunt 535, 542, *803.*
— Ethel, Helen Duell u. Robert Gaunt *803.*
Costa *803.*
Costa-Severid, A. *803.*
Coste, F., F. Delbarre, F. Laurent u. F. Lacronigne *803.*
Cotereau, H., M. Gabe, E. Giro u. J. L. Parrot *803.*
Cott 696.
Cottentot, Mulon u. Zimmern *803.*
Coujard 481, 580.
— Roger *803.*
Courier 575, 760.
— R. *803.*
— u. H. Bennetz *803.*
— u. A. Cologne 760, *803.*
— u. A. Jost *803.*
— u. G. Poumeau-Delille 575, *803.*
Coutu, Lucien, u. Hans Selye *803.*
— H. Selye und R. J. Gareau *803.*
Covian 274, 566, 689.
— M. R. *803.*
Coward, K. 400, *803.*
Cowdry, E. V. 180, 660, 767, *803.*
Cowell 682, 684.
— J. B. Gatenby 307, *804.*
Cowie u. Folley 738, 760.
— A. T., u. S. J. Folley *803.*
— D. M., u. P. W. Beaven *804.*
Cox u. Hirst 383.
— A. A. *804.*
— E. G., u. E. L. Hirst *804.*
Craddock, C. G., W. N. Valentine u. J. S. Lawrence *804.*
Crafts 760.
Craigie, E. H. 996, *1052.*
Crainiceano, Al., L. Copelman, E. Banu u. Sarbou *804.*
Cramer, W. 309, 409, 429, 470, 537, 538, 544, 556, 579, 609, 616, 617, 651, 662, 665, 670, 687, 767, 768, *804.*
— u. Horning 374.
— 713, 715, 718, 750, 752, 753, 759, *804.*
— u. E. S. Horning *804.*
— u. M. A. Horning *804.*
— u. R. McCall *804.*
Crampton, E. W. *804.*
— Joseph H., Sidney T. Scudder u. Clarence D. David *804.*

Craver, Bradford *804.*
Crawford, A. C. *804.*
— C. Albert s. Abel, John J. 769.
Credé, R. H., u. H. D. Moon *804.*
Creech 499.
Creighton 14, 91, 727, *804.*
Crema 544, 619, *804.*
Cremer 538.
— Kramer u. Reichel 538, 555, 671.
Creutzfeld 696.
Criegee, R. *804.*
— L. Kraft u. B. Rank *804.*
Crile, G., u. D. P. Quiring 487, *804.*
— R. 96, 488, *804.*
Crippa, A. *804.*
Crismen, J. M., u. J. Field *804.*
Cristiani *804.*
— u. Christiani *804.*
Cronkite, E. P., u. W. H. Chapman 561, *804.*
Crooke, A. C. *804.*
— u. R. K. Callow 738, *804.*
— u. J. R. Gilmour 100, 101, 102, 165, 216, 221, 325, 329, 347, 348, 367, 413, 586, 587, 620, 647, 658, 673, *804.*
— u. D. S. Russell 689, *805.*
Crosby 987, 1043.
Crowden, P. G. 537, 538, 670, *805.*
— u. M. G. Pearson 537, 538, 579, 670, *805.*
Crowe 682.
— u. Wislocki 679.
— S. J., u. G. B. Wislocki *805.*
— H. Cushing u. J. Homans *805.*
O'Crowley u. Maitland 266.
Croxatto 527, 622, 652, 672, 675, 777.
— H. s. Badinez, O. 777.
Cruickshank *805.*
Cruishank, J. N., u. M. J. Miller 490, 498, 499, *805.*
Cruveilhier, J. 285, 496, 502, *805.*
— u. Blasius 696.
Csik, L., u. G. Ludány *805.*
Cuatrecasas, J. *805.*
Cuénod, L. 554, 555, 556, 558, 559, 638, 646, *805.*
Cuénot, L. *805.*
Cullen, Thos. S. *805.*
Cumia, H. 48, *805.*
Cunéo u. Marcille 465.
Cunningham, D. J. *805.*
— O. 956, 1016, 1036, 1042, *1051.*
Curran 657.
— R. C. *805.*
Curtis 744.

Cushing, H. *805.*
— u. L. M. Davidoff *805.*
Cutuly 586, 595, 599, 706, 758.
— McCullagh u. Cutuly 599, 758.
— Eugene. *805.*
— u. E. C. Cutuly *805.*
— E. C. Cutuly u. D. R. McCullagh 599, *805.*
— D. R. McCullagh u. E. C. Cutuly *805.*
Cuvier 4, 5, 6, 15, 63, 92, 95, 97, 98, 99, 107, 108, 112, 504, 505, 507.
— Georges *805.*
Cuyler 599, 758.
Cybulski, N. 13, *805.*
Czarnecki, Edw., u. L. Sababia *805.*
Czerny 600, 601, *805.*

Da Costa 805.
Daddi, Lamberto 303, *805.*
Daft 607.
— F. L., A. Kornberg, L. L. Ashburn u. W. H. Sebrell 607, *805.*
Dagnelle 300, 302.
Dagonet 132, 267, 267, 268, 273, *805.*
Dahlgreen, U. 1012, *1052.*
Daïnow, J. 558, *805.*
Dakin u. Hamilton 745.
— H. 353, *805.*
— W. J., u. M. A. Hamilton *805.*
Dale 442, *805.*
— H. H. *805.*
— u. Richards *805.*
Dalton, A. J. 100, 537, 561, 562, 585, 587, 617, 618, 620, 625, *805, 978, 1052.*
— Albert J. *805.*
— C. Dosne u. Hans Selye *805.*
— B. F. Jones, V. B. Peters u. E. R. Mitchell *805.*
— E. R. Mitchell, B. F. Jones u. V. R. Peters 571, 652, *805.*
— H. P. Morris u. C. S. Dubnik 607, *805.*
— u. Virginia B. Peters *805.*
— u. Hans Selye *805.*
Dam, C. v. 214, *805.*
Damberg, S. *805.*
Dammermann, K. W. 987, *1053.*
Dan Berceanu *805.*
D'Angelo *805.*
Danielli, J. F. 355, 358, 359, *805.*
Daniels, Troy C. s. Anderson, Evelyn 773.
Danisch 431, 432, *805.*

Dann 395.
Danneel 435.
— Rolf *806.*
Danner, M. 749, 752, *806.*
Danowski, F. S., L. Greenman, R. Tarail, F. M. Mateer, E. N. Ward u. J. S. Youngner *806.*
Dantschakoff 760.
— Vera *806.*
Danysz u. Laskownichi *806.*
Darby *806.*
— Hugh, H. *806.*
Dardin, V. J., u. D. Feriozi *806.*
Daremberg 2.
Darest 304.
Darlington 222.
— J. McD. *806.*
Darrow u. Sarason 561, 571, 618.
— D. C., H. E. Harrison u. M. Taffel *806.*
— u. H. C. Miller *806.*
— u. E. L. Sarason *806.*
— u. H. Yamet *806.*
Dastre 304.
Dauben 635.
Daubenton 5, 6, 96, 111, 505, *806.*
Daughaday 712.
— Jaffé u. Williams 533, 637, 644.
— W. H., W. E. Perry u. C. M. MacBride *806.*
— William H. *806.*
— u. Cyril M. MacBride *806.*
Davenport 354, 597, 693.
Davidson 142, 594, 637, 654, 760.
— u. Moon 760.
— u. Waymouth 202.
— Alex *806.*
— C. S. *806.*
— u. H. D. Moon *806.*
— J. N., u. I. Leslie *806.*
— u. C. Waymouth *806.*
Davies 721.
— D. V., u. T. Mann *806.*
— S. *806.*
Davis 562.
— u. Hulit 562.
— David E. *806.*
— J. E., u. A. B. Hastings *806.*
— M. E., u. B. E. Hulit *806.*
— jr. W. D., A. Segaloff, W. S. Jacobs u. J. B. Callohan *806.*
Davoll 1030.
Dawson *806,* 958, 1004.
— u. Friedgood *806.*
— A. B. *1053.*
— Alden B. *806.*
— u. Mercia McCabe *806.*
— u. J. H. Reis *806.*

Day 530, 612, 650, 735, 986, 1016, 1017, 1046, *1053.*
— E. M. A. *806.*
— M. F. *1053.*
Dean 683.
Deane 100, 102, 202, 226, 242, 358, 359, 557, 567, 568, 575, 576, 587, 588, 595, 629, 641, 646, 656, 673, 674, 675, 676, 677, 697, 698, 702, 722, *806.*
— u. Fawcett 374.
— u. Greep 235, 326, 329, 358, 526, 527, 585, 587, 606, 607, 608, 610, 613, 620, 622, 628, 641, 645, 646, 649, 652, 654, 657, 659, 672, 673, 675, *806, 807.*
— u. Masson 263, 673, 674, 675, *807.*
— u. Morse 242, 385, 390, 392, 393, 395, 396, 522, 530, 596, 606, 627, 636, 641, 642, 655, 674, 675, *807.*
— u. Shaw 529, 530, 615, 627, 645, 646, 649, 650, 660, 672, 691, *807.*
— — u. Greep 527, 595, 621, 622, 629, 630, 633, 641, 652, 653, 656, 672, 674, 675, 677, *807.*
— s. van Dorp 325, 326, 329.
— Helene Wendler *806.*
— u. Don W. Fawcett *806.*
— u. Lytt I. Gardner *806.*
— u. Roy O. Greep *806, 807.*
— u. Georges M. C. Masson *807.*
— u. John M. McKibbin *807.*
— u. Anna Morse *807.*
— u. Robert E. Olson *807.*
— u. James H. Shaw *807.*
— — u. Roy O. Greep *807.*
Deanesly 100, 105, 344, 488, 551, 610, 619, 700, 711, 712, 715, 716, 720, 744, 750, *807.*
— Ruth 524, *807.*
— u. A. S. Parkes 715, 759, *807.*
— A. R. Fee u. A. S. Parkes *807.*
— u. J. W. Rowlands 700, *807.*
Debenedetti *807.*
Debernadi 272.
Debeyre u. Riche *807.*
Debierre, Ch. *807.*
De Buen, A. M. *1053.*
Debrunner, H. *807.*
Defretin, R. 980, 1023, *1053.*
De la Balze *807.*
Delage 470.
— J. *807.*
Delamare 14, 15, 37, 76, 82, 118, 123, 124, 125, 126, 127, 131, 133, 134, 137, 143, 147, 148, 149, 150, 151, 152, 153,

154, 155, 156, 157, 158, 170, 171, 174, 198, 200, 207, 216, 223, 253, 265, 266, 272, 285, 291, 292, 293, 294, 306, 315, 324, 336, 366, 367, 368, 371, 373, 374, 375, 405, 406, 407, 408, 409, 413, 414, 416, 418, 421, 423, 428, 431, 435, 444, 450, 454, 457, 465, 474, 478, 482, 485, 486, 492, 496, 498, 499, 500, 504, 505, 508, 512, 517, 535, 544, 559, 617, 618, 623, 651, 658, 662, 664, 679, 693, 696, 698, 727, 730, 732, 733, 734, 750, *807*.
Delamare, Gabriel *807*.
Delamater, E. D., H. Mescon u. J. D. Barger *807*.
Delaunay, A., J. Lebrun u. E. Lasfargues 539, *807*.
— s. Barber, M. 779.
De Lee, J. B. *807*.
Dell, P. 1034, 1035, 1044, *1051*.
Della-Chioje *807*.
De Lerma, B. *1053*.
Delost, P. 723, *807*.
Demaria-Massey, C. 605, 684, *807*.
Demel, R. 604, *807*.
— S. Iatrou u. A. Walner *807*.
Demole 177, 547, *807*.
— u. Guy *807*.
— Victor *807*.
Dempsey 300, 302, 311, 358, *807*, 980.
— u. Bassett 356, 358.
— Greep u. Deane 587, 588, 620, 646, 673, 675, *807*.
— u. Wislocki 358, 359, 645.
— Edward W. *807*.
— u. D. L. Bassett *807*.
— H. Bunting, Singer u. G. B. Wislocki *807*.
— — G. B. Wislocki *807*.
— Roy O. Greep u. Helen Wendler Deane *807*.
— u. H. F. Searles *808*.
— u. M. Singer *808*.
— M. Singer u. G. B. Wislocki *808*.
— u. Helen Wendler Deane *807*.
— u. G. B. Wislocki *808*.
Denber 266, 270, 287, 477, 479, 582, 723.
— Herman C. B. *808*.
Deniker 115, 181, *808*.
Denis 1013.
— J. R. *1053*.
Dennis, C., u. E. H. Wood *808*.
Dennison 750.
Denst, J. 959, 993.
De Ritter *808*.
Derjugin, K. M. *808*.

De Robertis, E., u. L. Primavesi *1053*.
— E. D. P., W. W. Nowinski u. Franscisco A. Saez *808*.
Derouaux 441, *808*.
Deroux-Stralla, D. 1039, *1053*.
Derrien, Y., R. Michel u. J. Roche *808*.
Desclaux, P. 696, 760, *808*.
— u. M. Martinet *808*.
Desclin, L. *808*, 1028, 1032, *1053*.
Deskin, J. A. *808*.
Desmarais, A. *808*.
— u. L. P. Dugal *808*.
Dessau, F. 736, 760, *808*.
— u. J. E. Vyldert *808*.
Dessy, G. *808*.
Detharding, Grg. Chrstph. *808*.
Deucher, J. W. *808*.
Devis, R., u. J. Férin *808*.
Devitt, J., S., u. F. D. Murphy *808*.
Devos 158.
Dew, H. R. 180, *808*.
Dewitzky 100, 277, 413, 430, 662, 664, 665, 766, *808*.
— Wladimir *808*.
Diamare, V. 24, 25, 29, 30, 37, 423, *808*.
Diaz, J. T., D. Phelps, E. T. Ellison u. J. T. Bursch *808*.
Dichter, D. s. Baghvat, K. 777.
Dick u. Curtis 744.
— G. F., u. A. H. Curtis *808*.
Dicker, S. E., u. Chr. Tyler 1031, *1053*.
Dickie 744.
— M. M., u. G. W. Woolley *808*.
Dieckmann 214.
— H. *808*.
Dieckhoff, J., u. E. Schulze *808*.
Diehl, F. *808*.
— u. H. Neumann 980, *1053*.
Diemerbrock, J. de *808*.
Diepen, R. *808*, 1008, 1044, *1053*.
Dietlein 760, *809*.
— Lawrence F. *809*.
Dietrich 177, 285, 291, 292, 294, 303, 313, 316, 545, 547, 550, 617, 627, 651, 657, 671, *809*.
— u. Siegmund 140, 177, 213, 219, 250, 270, 271, 373, 391, 418, 665, 688, *809*.
— A. *809*.
— u. Kleeberg *809*.
— u. H. Siegmund *809*.
Dill 695.
— D. B., S. H. Talbott u. H. T. Edwards 536, *809*.

Diller, Irene Corey *809*.
— L. V. Beck u. B. Blauch *809*.
— B. Blauch u. L. V. Beck *809*.
Dimroth, O., u. R. Schweizer *809*.
Dingemanse, E., H. Borchardt u. C. Laqueur *809*.
— u. L. G. Huis in't Veld *809*.
— — u. B. M. de Laat *809*.
— — u. S. Hartogh-Katz *809*.
— u. E. Laqueur *809*.
Dionis, Pierre *809*.
Dippel 317.
— L. *809*.
Dirr 296.
— K., u. O. v. Soden *809*.
Dirscherl, W., u. H. Traut *809*.
— u. F. Zilliken *809*.
— s. Ammon, Robert 773.
Discombe, G. 300, 302, *809*.
Disse, J. *809*.
Dittus 24, 25, 26, 29, 30, 31, 32, 33, 34, 49, 50, 51, 52, 54, 56, 57, 58, 60, 63, 183, 184, 185, 186, 187, 188, 189, 190, 198, 200, 212, 220, 229, 230, 233, 239, 250, 300, 344, 564, 575, 594, 595, 611, 620, 652, 655, 656, 659, 660, 678, 679, 681, 684, 724, 730, 768, *809*.
— Paul *809*.
Divry, P. 979, 992, *1053*.
Dixon *809*.
Dobriner 677.
— Konrad *809*.
— E. Gordon, C. P. Rhoads, S. Liebermann u. L. F. Fieser *809*.
— S. Liebermann u. C. P. Rhoads *809*.
— Seymour Liebermann u. Hildegard Wilson *809*.
— C. P. Rhoads, S. Lieberman, B. R. Hill u. L. F. Fieser *809*.
Dobrovolskai-Zavadskai 106.
Dobrovolskaia-Zavadskaia, N. *809*.
— u. Z. M. Pezzini *809*.
Dockerty 274, 682.
Döllinger *809*.
Döring, G. *809*.
Doetsch 275.
— R., F. Verzár u. H. Wirz 612, 681, 682, 684, *809*.
Dogiel 473, 474.
— A. S. *809*.
Dogliotti u. Giordanenco *809*.
— G. E. *809*.
Dohan, F. C., u. F. D. W. Lukens 571, 619, *810*.
Dohrn 19, 1036, 1037, 1042.
Dolfini 298, 299, 304, 318.

Dolfini, Giulio *810*.
Dollander, A. 1035, *1053*.
Dolley u. Guthrie 372, *810*.
Domagk, G. *810*.
Domenici, F. *810*.
Domini, G. *810*.
Dominici, G. *810*.
Dominicis, N. de *810*.
Domm 719.
— L. V., u. P. Leroy *810*.
Donaggio *810*.
Donahue, J. K., u. W. M. Parkins 562, 619, 632, *810*.
Donaldson 274, 482, 483, 496, 510, 511, 512, 558, 562, 586, 598, 678, 699, 700, 701, 731, 759.
— H. H. 488, 499, 500, *810*.
— u. H. D. King *810*.
— u. R. E. Meeser *810*.
— J. C. 488, *810*.
Donders *810*.
Donetti, E. *810*.
Donn, L. V. *810*.
— u. Ben B. Blivaiss *810*.
Donnaggio 959.
Donoso 689.
— S. s. Atria *776*.
Dontigny, P. *810*.
— E. Béland, E. Hall u. Hans Selye *810*.
— E. C. Hay, J. L. Prado u. Hans Selye *810*.
Dopter u. Gouraud 697, *810*.
Doran 180.
— A. H. G. *810*.
Dordoni, F., u. Claude Fortier *810*.
Dorfman 529, 536, 538, 660, 661, 677, 760.
— u. Horwitt 660, 683.
— Horwitt u. Fish 538.
— Ross u. Shipley 660.
— Shipley, Schiller u. Horwitt 538.
— Ralph J. *810*.
— J. W. Cook u. J. B. Hamilton *810*.
— u. W. U. Gardner *810*.
— u. J. B. Hamilton *810*.
— u. B. N. Horwitt *811*.
— — u. W. R. Fish *811*.
— — R. A. Shipley u. W. E. Abbott *811*.
— — — W. R. Fish u. W. E. Abbott *811*.
— A. M. Potts u. M. L. Feil *811*.
— E. Ross u. R. A. Shipley *811*.
— R. A. Shipley, E. Ross, S. Schiller u. B. N. Horwitt *811*.
— — S. Schiller u. B. H. Horwitt *811*.

Dorfman u. Gertrude van Wagenen *811*.
— J. E. Wise u. R. A. Shipley *811*.
Dornesco 989.
Dornfeld 182, 192, 193, 194, 195, 199, 341, 344, 400, 407, 410, 436, 441, *811*.
— Ernst J. *811*.
— u. James H. Berrian *811*.
Dorp, van 100, 102.
Dorp, Arnolda W. V. van, u. Helen Wendler Deane 100, 102, 226, 242, 325, 326, 329, 646, 675, 702, 722, *811*.
Dorris, F. 434, *811*.
Dosne 537, 573, 575, 576, 577, 651.
— Christiane, u. Albert J. Dalton 585, 587, 617, 620, 625, *811*.
Dogiel 478.
Dostojewsky 11, 204, 221, 267, 426.
— A. 477, 481, *811*.
Doubrowet 668.
Dougherty, Jean, u. Thomas Dougherty 691, *811*.
— Thomas F. 691, *811*.
— J. H. Chase u. A. White 689, 690, *811*.
— u. Jean H. Dougherty *811*.
— u. L. F. Kumagai *811*.
— u. G. L. Schneebeli *811*.
— u. A. White 528, 534, 539, 550, 554, 555, 556, 557, 559, 560, 561, 591, 595, 597, 633, 689, 690, 691, 692, 693, 694, *811*.
— A. White u. J. H. Chase *811*.
— u. L. A. Woodbury 689, *811*.
Douglas, Jac. *811*.
Dounce *812*.
Douthat, A., u. R. Pardiñas *812*.
Doyle 310.
— L. *812*.
Doyon, M., u. N. Kareff *812*.
Draganesco, State, u. D. Strzeszewska-Filibiu *812*.
— u. I. Tucolesco *812*.
— u. Tuculesco 547, 550, 551, 627.
Drager, G. A. *812*, 969, 1025, 1034, *1053*.
— u. C. A. Baker *812*.
Drekter, I. J., S. Pearson, E. Bartczak u. T. H. McGavack *812*.
Dreyer 578, *812*.
Dribben 273, 275, 295.
— J. S., u. J. M. Wolfe 210, 212, 213, 221, 413, 729, *812*.
Driggs, M., u. H. Spatz 995, 1034, *1053*.

Drips, Della *812*.
Dritch, Rhoda s. Adlersberg, David *771*.
Drogleever, Fortuyn, J. *812*.
Droysen, Jul. Fr. *812*.
Drüner, L. 49, 270, *812*.
Dsershinsey, Wl. 237, *812*.
Dubnik 607.
Dubois 13, 516, 546, *816*.
Dubreuil, G. *812*.
Duckworth 145.
Duclos 432, 482, *812*.
Ducommun, Pierre, u. R. S. Mach 595, 621, 633, 639, 641 674, 675, *812*.
— Claude Fortier u. Hans Selye *812*.
Duell 535, 542, 573.
Duffy, E. 696, *812*.
Dugal u. Therien 539, 543, 651.
— L. P. 543, *812*.
— u. A. Desmarais *812*.
— u. Mercedes Thérien *812*.
Dugès *812*.
Duke, Kenneth L. 275, *812*.
Dumke 554, 638.
Dumm, Mary E., P. Ovando, P. Roth u. E. P. Ralli *812*.
— u. Elaine P. Ralli *812*.
Dumortier *812*.
Dungern, Emil Freiherr v. *812*.
Dunglison, R. *812*.
Dunihue, F. W. *812*.
Dunin-Karwicka *812*.
Dunn, J. S., H. L. Steehan u. N. G. B. McLetchie *812*.
— Thelma B. *812*.
— Harald P. Morris u. Celia S. Dubnik *812*.
Dunning 751.
Dupont-Raabe, M. 977, 978, 979, 986, 1017, 1019, 1020, 1038, 1040, 1042, 1045, *1053*.
Durante, Luigi *812*.
Durchon, M. 1023, 1041, 1042, *1051*, *1053*.
Durgin, M. L., u. R. L. Meyer *812*.
Durey 608, 610, 655.
— Jeanne-Marie *812*.
Durlacher, S. H., D. C. Darrow u. M. C. Winternitz *813*.
Dury 622.
— A. 553, 558, 694, *777*.
— Abraham *813*.
— u. E. D. Robin 556, 692, *813*.
Dushane, G. P. 434, *813*.
Dussa, Maria *813*.
Dustin, A. P. *813*.
Dutto 11, 13.
Duval, Matthias *813*.
— u. Paul Constantin *813*.
Duyvené de Wit 1025.

Duvernoy, J. G. 4, 5, 23, 95, 265, 266, *813*.
Dyke, H. B. van 716, 1024, 1030, *1065*.
— B. F. Chow, R. O. Greep u. A. Rothen 1030, *1065*.

Eakin, R. M., u. F. E. Bush 1034, *1050*.
Eartly, H. H. *813*.
Eaton 500, 700.
— A. G., W. M. Insko, G. P. Thompson u. F. E. Chiedester *813*.
— O. N. *813*.
Ebenhoech, P. *813*.
Eberth, C. J. 11, 405, 473, *813*.
Ebner, V. v. 7, 176, *813*.
Eccles 372.
Eck, W. F. van, u. J. Freud *813*.
Ecker, 4, 11, 18, 19, 37, 48, 59, 63, 65, 68, 75, 80, 95, 98, 148, 206, 222, 265, 319, 336, 406, 502, 504, 556, 638, 764.
— Alexander 6, 7, 8, 9, 154, 155, 162, 171, 176, 177, 233, 404, 412, 435, 442, 443, 451, 452, 465, 473, *813*.
— u. Wiedersheim (später u. Gaupp) *813*.
Eckstein, H. C., u. C. R. Traedwell *813*.
Eddy, Samuel s. Adams, Leverett A 770.
Edelmann 256, 561.
— Abraham *813*.
Ederstrom 1036.
Eds, F. de s. Ambrose, A. M. 773.
Edsall 359.
Edson 153, 154.
Edwards 443, 536.
— Edward A., u. S. Quimby Duthley *813*.
Eger, W. 364, *813*.
Eggeling, H. v. 143. *813*.
Eggert-Schabbel, Else *813*.
Eggleston, N. M., B. J. Johnston u. K. Dobriner *813*.
Ehnbom, K. 988, *1053*.
Ehrenstein, Maximilian *813*.
— u. S. W. Britton *813*.
Ehrich 760.
— William E. *813*.
— u. Seifter *813*.
Ehringhaus, A. *813*.
Ehrlich, P. 313, *813*.
Ehrmann *813*.
Eichelberger 685.
— L., u. W. G. Bibler *813*.
Eichler u. Barfuß *813*.

Eichner 479, 584, 766, *813*, 955.
— D. 977, 995, 999, 1000, 1028, 1030, *1053*.
— Dietrich *813*.
Eiler, J. J., T. L. Althausen u. M. Stockholm *813*.
Einarson, L., u. H. Okkels 219, 292, *813*.
Eisen 530.
— H. N., M. M. Mayer, D. H. Moore, R. R. Tarr u. H. C. Stoek *813*.
Eisenberg, Ph. 313, 318, *814*.
Eisendrath, D. N. *814*.
Eisenhardt, L., u. K. W. Thompson *814*.
Eisenstein, A. B., u. R. E. Shank 637, *814*.
Eisler 1034.
— Paul *814*.
Eitel, H. *814*.
Ekholm u. Nieminewa 490, 491, 496.
— Erik, u. K. Niemineva *841*.
Ekman, Carl-Axel, u. Hjalmar Holmgren *814*.
Elaut s. Goormaghtigh 334.
Elaut, L. 409, 427, 428, 582, 662, 667, 686, 695, *814*.
Elchlepp, Jane G. *814*.
Eleftheriou, D. S. *814*.
Elert, R. *814*.
Elftman 217, 402, 713, 705, 706, 759.
— H. s. Atkinson, William B. 776.
— Herbert *814*.
— u. S. A. Detwiler *814*.
— Alice G. Elftman u. Raymund L. Zwemer 385, *814*.
— H. Kautnitz u. C. A. Slanetz *814*.
— u. Zwemer 217.
Elias, Hans 239, 240, *814*.
Eliel, Leonard P., u. Olof H. Pearson *814*.
— Olof H. Pearson, Bernice Katz u. Frances W. Kraintz *814*.
Eliot 693.
Ellenberger 78, *814*.
— u. Baum 78, 99, 449, *814*.
Eller 600.
Ellestad, M. H., u. J. Reed 562, *814*.
Ellinger, Friedrich 561, 620, *814*.
Elliott 276, 277, 295, 474, 480, 481, 537, 546, 551, 554, 555, 556, 559, 560, 563, 569, 571, 577, 578, 579, 592, 617, 619, 653, 662, 670, 671, 672, 682, 730.
— G. F., u. B. T. Shallard *814*.
— T. R. *814*.

Elliot, T. R., u. R. G. Armour 603, *814*.
— N. C. Borberg u. L. Sydenstrikker 555, *814*.
— u. H. E. Durham *814*.
— u. Ivor L. Tuckett 90, 91, 92, 97, 98, 100, 107, 108, 109, 112, 323, 366, 444, 487, 488, 510, 511, 512, 535, 616, 619, *814*.
— s. Armour, R. G. 774.
Ellison, E. T., u. J. C. Burch 750, *814*.
Ellsworth 683.
Elmadjian 561, 634, 689, 696.
— F., H. Freeman u. G. Pincus *814*.
— u. Pincus 544, 691, *814*.
Elmer, A., u. M. Scheps *814*.
Elsner, Hans *814*.
Ely, F., u. W. E. Petersen 1031, *1053*.
Elze 413, 475, 665.
Emerson 545, 553, 693, 695.
— Wurtz u. Zametti *814*.
Emery 37, 483, 485, 488, 496, 563, 564, 565, 567, 568, 593, 605, 700, 724, 741, 746.
— C. *814*.
— Frederick E. *814*.
— u. W. J. Atwell 592, 593, 621, 654, 659, *815*.
— u. L. G. Gottsch *815*.
— u. P. A. Greco *815*.
— u. Fr. R. Griffith jr. *815*.
— u. E. L. Schwabe 736, *815*.
— u. Charles A. Winter 605, 611, 612, 655, *815*.
Emlet, J. R., K. S. Grimson, D. M. Bell u. E. S. Orgain *815*.
Emmens 738.
— C. W., u. A. S. Parkes 725, *815*.
Emmers 360.
Emmert 496, *815*.
— u. Burgaetzky 112, 504, *815*.
Enami, M. 967, 969, 976, 989, 1013, 1014, 1015, 1016, 1036, 1037, 1038, 1042, *1053*.
Endikott, K. M., A. Kornberg u. F. S. Daft 607, *815*.
— u. R. D. Lillie 374, *815*.
Eng, H. 736, *815*.
Engberg, Harald s. Andreasen, Erik 773.
Engel 516, 543, 560, 571, 607, 619, 653, 742, 756.
— A., u. U. S. v. Euler 669, *815*.
— Frank L. *815*.
— Sara Schiller u. E. Irene Pentz *815*.

Engel, M. G. Winton u. C. N. H. Long 560, 571, 618, 619, 639, 653, *815*.
Engelberth u. Masek *815*.
Engelhardt, E. 760, *815*.
Enghusen, E. *815*.
Engle, E. T. 566, 599, 760, *815*.
Engleman, Krupp u. Molyneaux *815*.
Engström, A. 102, 225, 230, 232, 240, 250, 326, *815*.
— H. *815*.
— W. W. *815*.
— u. H. L. Mason *815*.
— H. L. Mason u. E. J. Kepler *815*.
Enkes 604.
Eöllös, Zoltán, u. György Szabé *815*.
Epelbaum *815*.
Eppinger, H. *815*.
— W. Falta u. C. Rüdinger 612, *815*.
Eränkö, O. 305, 329, 403, 412, 441, 645, 696, *815*, 978, 979, 980, 996, *1054*.
Erbshoff 608.
Erbslöh 281, 282, 283, 527, 599, 615, 647.
— Friedrich *815*.
Erdheim, J., u. E. Stumme *815*.
Eriksson-Lihr, Z. *815*.
Ernould, H. J. *815*.
— u. E. Picard 668, *816*.
Erös 398.
Ershoff, B. J. *816*.
Erspamer, V. 16, *816*.
Esau 267, 272, *816*.
Escamilla, Roberto F. *816*.
Escher 300, 309, 314, 316, 346, 728, *816*.
— H. H. *816*.
Esiaschwili, J. N. 735, *816*.
Esselier, A. F., u. K. F. Wagner *816*.
Essenberg, J. M. 559, *816*.
— u. Lewis Fagan *816*.
Etcheverry, M. A., u. R. E. Mancini *816*.
Étienne-Martin, Pierre *816*.
Euler, Hans v. 669, *816*.
— u. E. Klussmann *816*.
— u. May Malmberg 530, 637, *816*.
— Myrbäck u. Larsson *816*.
— U. S. v. *816*.
— u. U. von Hamberg *816*.
— u. S. Hammarström *816*.
— u. S. Hellner *816*.
— u. G. Liljestrand *816*.
Eustachius, Bartholomeus 1, 2, 3, 5, 146, 150, *816*.
Eustachius-Lancisius 15.

Eustatziou, G., A. Comanesco u. S. Vasilesco 395, *816*.
— s. Baltaceanu, G. *779*.
Euw 760.
— J. v., A. Lardon u. T. Reichstein *816*.
— F. Reber u. T. Reichstein *816*.
— u. T. Reichstein *816*.
Evans 332, 340, 480, 481, 591, 592, 595, 597, 599, 653, 700, 735, 736, 753, 758, 759, 760, 761.
— D. H. Lodwick *817*.
— G. *817*.
— Herbert M. *817*.
— s. Asling, C. Willet *776*.
— s. Baker, Burton L. *778*.
— Hermann Becks, C. Willet Asling u. Choh Haoli *817*.
— H. L. Fraenkel-Conrat, M. E. Simpson u. C. H. Li *817*.
— H. D. Mon. M. E. Simpson u. W. R. Lyons *817*.
— R. J. Pencharz, K. Mayer u. M. E. Simpson 585, 588, 592, 593, 598, 757, *817*.
— M. E. Simpson u. Choh Hao Li *817*.
— L. Thomas *817*.
Evant, T. d' 454, 584, *817*.
Everett 311, 374.
— John W. *817*.
— C. H. Sawyer u. J. E. Markee *817*.
Newton B *817*.
Everhard *817*.
Everse, J. W. R., u. P. de Fremery 536, 660, *817*.
Eversole 254, 256, 568, 680, 683, 760.
— W. J. s. Abramson, E. A. *770*.
— Wilburn J. *817*.
— J. H. Birnie u. Robert Gaunt *817*.
— A. Edelmann u. Robert Gaunt 256, *817*.
— Robert Gaunt u. E. C. Kendall *817*.
Ewald, Paul *817*.
Ewert, B. 551, 619, *817*.
Ewing 561.
Exner, A. *817*.
Eymer 142.
Eyselius, J. Phil. *817*.

Faak, K. *817*.
Faber, H. *817*.
Fabre, I., u. R. S. Mach *817*.
Fabricius, Phil. Conr. *818*.
Fadem, R. S., S. S. Berson, A. S. Jacobson u. B. Strauß *818*.

Fahr, Th., u. O. Lubarsch *818*.
Fahrländer, Hansjürg 434, *818*.
— u. E. Rothlin *818*.
Fain, W. R., u. J. M. Wolfe *818*.
Fajans, S. S., L. H. Lious u. J. W. Conn *818*.
Falco, A. 736, *818*.
Fallopius, Gabriel 3, *818*.
Faloon, William W., Lloyd A. Owens, Margaret Broughton u. L. Whittingston Gorham *818*.
Falta, W. 601, 602, *818*.
Fancello, Omiti 23, 30, 31, 34, 724, *818*.
Fanconi, G *818*.
Fano, da 193.
Fantoni, Jo 2, *818*.
Farr, L. E., u. L. K. Alpert *818*.
Faßbender, H. G. 267, 268, 375, 724, *818*.
Faucher, Colette s. Augereau, Pierre *776*.
Faurbye 562.
— Vestergård, Koppernagel u. Nielsen *818*.
Fauré-Frémiet, E. 313, 317, *818*.
— A. Mayer u. G. Schoeffer 345, 347, *818*.
— u. G. Schoeffer *818*.
Faust 395.
Fauvet, E. 734, *818*.
Favre s. André 309, *773*.
Fawcett, Don W. 374, *818*.
— u. I. Chester Jones *818*.
Fazekas 682.
Fearnly, Wm. *818*.
Feder, Diana, u. Albert S. Gotdon *818*.
Fegler, J., H. Kowarzyk u. Lulesz-Lachowicz *818*.
Feigl, F. *818*.
Feinstein 691, 692.
Fekete, Elizabeth 374, 734, *818*.
— G. W. Wolley u. C. C. Little *818*.
Feldberg, W., u. B. Minz *818*.
— J. A. Grimaráis *818*.
— B. Minz u. H. Tsudzimura *818*.
Feldman 165, 167, 327, 352, 357, 359, 360, 361, 364, 512, 522, 562, 597, 606, 611, 615, 621, 622, 628, 629, 654, 672, 674, 675.
— D., C. Silverberg, A. Birenbaum u. S. Jick *818*.
— Joseph D. *818*.
Feldmann, Ernst *818*.
Félicine, Lydia 664, *818*.
Felix *818*.
— Kurt *818*.

Fellinger, Feistl, Leonhardsberger u. J. Schmidt *818*.
Fenger *818*.
Fenn, W. O. *818*.
Fenwick 13, *819*.
Ferdmann 530, 650.
Ferguson 459.
— J. H. *819*.
— J. K. W. 1031, *1056*.
— J. S. *819*.
Ferner, Helmut 667, *819*.
— u. W. Stoeckenius *819*.
Fernholz, E. 312, 360, *819*.
Ferraciu *819*.
Ferraro, Louis R., u. Robert G. Angle *819*.
Ferrebee 514.
— J. W., D. Parker, W. H. Carnes, W. K. Gerity, D. W. Atchley u. R. F. Loeb *819*.
— C. Ragan, D. W. Atchley u. R. F. Loeb *819*.
Ferreira de Mira, M. *819*.
— u. A. da Cruz *819*.
— u. Joaquim Fontes *819*.
— Joaquim Fontes u. Kurt P. Jacobsohn *819*.
Ferrer 318, *819*.
Ferst, A., E. Heppich u. K. Neugebauer *819*.
Fertik, J. M., A. I. Majanz u. Monossohn 492, *819*.
Fetzer 588, 593, 611, 621, 645, 769, 753, 757, 759.
— Siegbert *819*.
Feulgen, R. 183, *819*.
— u. N. Behrens *819*.
— u. T. Bersin 351, *819*.
— R. Imhauser u. M. Behrens *819*.
— u. H. Rossenbeck 351, *819*.
— u. K. Voit 351, *819*.
Fex, J. *819*.
Feyel, P. *819*.
Feyrter, Friedrich 204, 356, *819*.
— u. Albert Pischinger 362, 436, *819*.
Fichtelius, Karl-Erik, Lars Garby, Lars Linder u. Jan Stahle 697, *819*.
Fick, A. *820*.
Field, James B., u. Alex. Marble 562, *820*.
Fierz-David, H. E. 301, *820*.
— u. L. Blangey *820*.
Fieschi, A. 733, *820*.
Fieser, L. s. Adams, R. *770*.
— L. F. 348, 677, *820*.
— M. Fields, u. S. Lieberman *820*.
Figg u. Allen 372, *820*.
Finch 597, 661, 689, 691, 693.
— C. A. s. Báez-Villaseñor *777*.

Finci, O. *820*.
Findlay, G. M. 76, 372, 373, 423, *820*.
— T. W., D. Swern u. J. T. Scanlan *820*.
Fine, J., u. J. Fischmann *820*.
Finerty, John C. 759, *820*.
— u. Benjamin Briseno Castrejon 539, 567, 685, *820*.
— Melvin Heß u. Robert Binhammer *820*.
Finger 1027.
Fingerman 1036, 1038.
Fink, W. 221, 239, 362, 364, 368, 436, 531, 669, 734, *820*.
Finley, K. H. 980, 981, 996, 1024, *1054*.
Firor 567, 585, 736.
— W. M., u. A. Grollman 680, 760, *820*.
Fischel 169.
— Alfred *820*.
— E. E., M. Lemay u. E. A. Kabat *820*.
Fischer u. Engel *820*.
Fischer, B. *820*.
— H. O. L. s. Baer, E. *777*.
— W. *820*.
Fischler, F. 298, 316, 322, 346, 350, *820*.
Fish 538, 677, 760.
Fisher 392.
— C. u. W. R. Ingram 1026, *1054*.
— W. R. Ingram u. S. W. Ramson *820*, 955, 1026, *1054*.
— R. B. s. Barnett, S. A. *779*.
Fitch, Freeman s. Allardyce, John *772*.
Fitzhufh, O. *820*.
Fitzpatrick, G. 736, *820*.
Flächer 418.
Flanagan, J. B. u. R. R. Overman *820*.
Flandrin 470, 471.
Fleckenstein 577.
Fleischmann, F. L. *820*.
— W. *820*.
— u. S. Kann 760, *820*.
Fleming, R. A. u. J. Miller 736, *820*.
Flemming, W. 199, 307, *820*.
Flexner 537.
— Louis B., u. Arthur Grollmann 309, 539, 564, 616, 617, 618, 625, 695, 723, *820*.
Flink 677, 760.
Flint 139, 207, 214, 271, 412, 413, 449, 450, 457, 512.
— A. *820*.
— J. M. *820*.
Flörken *820*.
Florentin, P. *820*, 963, 1007, 1008, 1025, *1054*.

Flores 192.
— L. G. s. Arzac, J. P. *775*.
Florey, C. M., u. A. Thal *820*.
Flower u. Lydekker 90, *820*.
— W., H., u. James Murie *820*.
Foà 13, *820*.
— u. Pellacani *820*.
Foerster 600, 696.
Förster *820*.
Foglia, V. G. 696, *820*.
Fol, Hermann *820*.
Foley, James O. *820*.
— J. M., T. D. Kinney u. L. Alexander 980, *1054*.
Folley 731, 738, 750, 760.
— S. J. *820*.
— u. A. L. Greenbaum *820*.
— s. Bacsich, P. 738, *777*.
Folling *820*.
Follis jr., Richard H. *821*.
Fontaine, Réne *821*.
— Paul Frank u. Georges Stoll *821*.
— u. Louis Fruhling *821*.
— T. *821*.
Foot, N. C. 821, 957, *1054*.
Forbes 118, 562, 597, 598, 678, 759, 761.
— A. P. s. Albright, F. *771*.
— E. C. Donaldson, E. C. Reifenstein jr. u. F. Albright *821*.
— E. C. Reifenstein jr., L. W. Kinsell u. F. Albright *821*.
— Thomas R. *821*.
Ford 1037.
Fordham 92, *821*.
Foreman, C., J. Seifter u. W. E. Ehrich *821*.
Forman 684.
— J. s. Aub, J. C. *776*.
Forsgren, A. L., W. D. Nesset u. D. M. Anderson 669, *821*.
Forsham 545, 553, 595, 597, 661, 677, 692, 693, 760.
— P. H., L. L. Blennet, M. Roche, R. S. Reiß, A. Slessor, E. B. Flink u. G. W. Thorn *821*.
— G. W. Thorn, Th. F. Frawley, u. L. W. Wilson *821*.
— F. T. Garnet Prunty u. A. G. Hills 691, *821*.
Forster, F. M., A. Cantorow, P. A. Herbut, K. E. Paschkis u. A. E. Rakoff *821*.
Fortier 527, 560, 561, 562, 596, 619, 621, 634, 652, 675, 751, 756.
— Claude *821*.
— Floyd R. Skelton, Paris Constantinides, Pada S. Timiras, Marc Herlant u.

Hans Selye 621, 623, 642, 643, 674, 691, *821.*
Fortier, Claude, u. Hans Selye *821.*
— Sergio Yrarrazaval u. Hans Selye *821.*
Foster 235, 725, 760.
— C. L. *821.*
— J. H. Jones, W. Henle u. F. Dorfman 529, *821.*
— G., L., u. P. E. Smith *821.*
— M. A. *821.*
Fourman, P. u. Mitarb. *821.*
Fournier 760.
— J. C., A. S. Albrieux u. L. Prego *821.*
Fox 113.
— F. W., u. L. F. Levy *821.*
Fränckel 13.
Fränkel, S. *821.*
Fraenkel, L. *821.*
Fraenkel-Conrat, J., H. Fraenkel Conrat u. H. M. Evans *821.*
Fralick, Rachel L., u. Roger C. Murray *821.*
Frame, E. G. *821.*
— W. Fleischmann u. L. Wilkins *821.*
— u. J. A. Russell *821.*
Franceries 267, 268.
Francis 60.
— E. T. B. *821.*
Franck, L. *821.*
Frank 554, 560, 562, 573, 583.
— R. T. *821.*
Franke, Rolf Joachin *822.*
Frankel u. Allers *822.*
Frankenthal 297.
Franklin, K. J. *822.*
Frantz, Marshella J. 744, *822.*
— Marthella, A. Kirschbaum u. C. Casas *822.*
Franz, V. 18, 767, *822.*
Fraser 30, 34, 35, 118, 344, 724, 1030.
— A. H. H. *822.*
— I. *822.*
— R. s. Albright, F. 771.
— R. W., A. P. Forbes, F. Albright, H. Sulkowitch u. C. Reifenstein *822.*
Frasinetti, A. u. B. Lanza *822.*
Frazão 198, 202, 203, 221, 249, 261, 325, 326, 327, 328, 357, 363, 364, 377, 409, 436, 437, 438, 521, 615, 627, 645, 646, 722.
— J. Vasconcelos *822.*
Frazer 602.
Frechin *822.*
Fredenhagen, H. *822.*
Frédéric 378.
Frederici *822.*
Freed, S. C. *822.*

Freed, S. C., B. Brownfeld u. H. Ch. Evans 759, *822.*
— u. E. Lindner *822.*
Freedmann, M., u. H. Kabat *822.*
Freeman 498, 691, 701.
— Ann *822.*
— W. *822.*
— u. W. E. Glaß *822.*
— J. M. Melick u. D. K. McClusky *822.*
Freerksen, Enno 514, *822.*
Frei, W. *822.*
Freitfeld, H., u. Anne Ginsburg *822.*
Fremery, P. de 536.
— E. Laqueur, T. Reichstein, R. W. Spanhoff u. I. E. Uyldert *822.*
French 736.
— D., u. J. T. Edsall *822.*
— H. *822.*
— u. Edsall 359.
Frenk, S., S. Wolf u. K. E. Paschkis *822.*
Freud 654.
— J., M. B. C. Manus u. O. Muhlbock 609, 758, 759, *822.*
— u. F. Oestreicher 760, *822.*
— I. E. Uyldert u. M. L. Watermann *822.*
Freudenberger, C. B. 742, 743, *822.*
— u. O. A. Billeter 741, *822.*
— u. F. W. Clausen *822.*
— u. E. J. Hashimoto *822.*
— u. P. M. Howard *822.*
Frey 4, 7, 8, 11, 15, 18, 21, 37, 68. 80, 97, 98, 99, 108, 109, 133, 149, 154, 336, 404, 412, 451, 453, 465, 470, 471, 473, 485, 502, 504, 507.
— Heinrich *823.*
— Joachim *823.*
— W. s. Ans, J. d' 774.
Frey-Wyssling, A. *823.*
Friebel, H. *823.*
Friede, F. *823.*
Friedenthal 317, *823.*
Friedgood, Charles E., C. A. Swinyard u. Charles B. Ripstein 559, 618, 646, *823.*
— H. B. 652, *823.*
— u. R. A. Berman *823.*
— u. M. A. Forster 760, *823.*
— E. H. Taylor u. M. L. Wright *823.*
— u. U. U. Uotila 204, 757, *823.*
Friedl 753.
Friedland, Franz 145, 267, *823.*
Friedlowsky 145.
Friedman u. Hall *823.*

Friedman, Mayer, Donald Bernstein u. Sanford O. Byers *823.*
— Sydney M. *823.*
— u. Constance L. Friedman *823.*
— Constance L. Friedman u. Charkes G. Campbell *823.*
— K. R. MacKenzie u. C. L. Friedman *823.*
— J. R. Polley u. C. L. Friedman *823.*
Friedmann 418, *823.*
Friesen 634.
Frischmann, F. 210, *823.*
Fritschek, F. 602, *823.*
Fritze 603, *823.*
Frizzi *823*, 1038, 1042.
Froboese, Curt 303, *823.*
— u. Gertrud Spröhnle *823.*
Fröhlich 382.
Frommel 554, 556, 559.
— E., A. D. Herschberg u. J. Piquet *823.*
— u. M. Loutfi *823.*
— J. Piquet u. C. L. Cuénod 638, *823.*
— C.-L. Cuénod u. M. Loutfi 555, 558, 559, 638, 646, *823.*
Fronius, S., u. H. Poll *823.*
Frost, J. W., R. L. Dryer u. K. G. Kohlstaedt 562, *823.*
— R., R. Saloum u. L. H. Kleinholz 1037, *1054.*
Frugoni, C. *823.*
Fry, 538, 550, 552, 554, 571, 595, 618, 619, 621, 631, 632, 633, 636, 638, 639, 641, 661, 753.
— E. G. *823.*
Fuchs, B. *823.*
— R. F. *823.*
Fuerst, Robert, Alton J. Landua u. Jorg Awapara *823.*
— s. Awapara, Jorge 776.
Fürth, v. 418, *824.*
Fugo, N. W. *824.*
Fuhrmann 107, *824.*
— K., H. Fedke u. E. Wöhlisch *824.*
Fujii *824.*
Fukuda, S 1039, 1040. 1042, *1054.*
Fukuoka, Fumiko, u. Waro Nakahara 569, *824.*
Fukushima 677.
Fulk, M. E., u. J. J. R. Macleod *824.*
Fumagalli, Z. *824.*
Furuya, K. *824.*
— s. Asher, Leon 776.
Fusari 11, 117, 129, 156, 270. 422, 478, *824.*
— Romeo *824.*

Fusari u. Dogiel 473.
Fustinono, O., u. J. Porto *824*.
Fyfe, A. *824*.

Garrenstroom 536.
— J. H., u. S. E. de Jough *824*.
— J. J., L. Waterman u. L. Laqueur 660, *824*.
Gabe, M. 965, 975, 979, 980, 988, 1014, 1017, 1019, 1022, 1040, 1044, 1046, *1050*, *1054*.
— u. J. L. Parrot *824*.
Gabrilove, J. L. 553, 689, *824*.
— M. Volterra, M. D. Jacobs u. L. J. Soffer 692, *824*.
Gabuzda 637.
Gaddum, J. H., u. H. H. Dale 442, *824*.
— u. H. Kwiatorski *824*.
— u. H. Schild 420, *824*.
Gaebler, O. H. *824*.
Gaede, Karl, u. Helmut Ferner *824*.
Gaertner, K. *824*.
Gaetani, G. F. de *824*.
— L. de *824*.
Gaetano, O. *824*.
Gage, H., u. P. Gage *824*.
Gagel, O. 1026, 1054.
— u. W. Mahoney 1926, 1044, *1054*.
Gahlen, W., N. Klüken u. J. Lotz *824*.
Gaifani, Pado 498, 601, *824*.
Gaillard, L. *824*.
Gairns 683, 684.
— S. s. Banting, F. G. 779.
Galen 2.
Galeotti u. Villa Santa *824*.
Galesco u. Bratiano 318, *824*.
— Bratiano u. Salomon *824*.
Gallagher 599, 758.
— T. F., u. F. C. Koch *824*.
— D. H. Peterson, R. I. Dorfman, A. T. Kenyon u. F. C. Koch *824*.
Gallais, A. 761, *824*.
Gallardo, J. B. S. 760, *824*.
Galli, T., u. F. Sabatelli *824*.
— Mainini, C., E. B. del Castillo, J. Reforzo Membrives u. M. A. Gambin *824*.
Galloni 579.
Galloway, C. E., D. Sutton u. J. Ashworth 736, *824*.
Gallus 403.
Galvao, P. E., u. D. M. Cardoso 637, *824*.
Gambaro, P. *825*.
Ganfini 146, 147, 149, 151, 153, 454, 485, 490, 491, 492, 493, 496, *825*.
— Carlo *825*.

Gans, H. M., u. H. M. Miley *825*.
Gantenbrin, O. *825*.
— s. Asher, Leon 776.
Garafolini, L. 430, *825*.
Garcia, Haro 736.
— Solá, D. Eduardo *825*.
Garby 697.
Gardner 374, 381, 384, 390, 594, 609, 655, 743, 752, 760, *825*.
— Lytt I. u. Mitarb. *825*.
— William U. *825*.
— u. Allen 591.
— u. Atwell 591.
— u. A. White *825*.
Garland, H. G., A. P. Deck u. C. U. M. Whitty *825*.
Garm, O., u. P. Meschaks *825*.
Garnier, M., u. E. Schulmann *825*.
Garofolini 61.
Garrett, Frederic D. *825*.
Garrilove 562.
Gasche, P. *825*.
— u. W. Schuler *825*.
Gasic, G. *825*.
Gaskell, J. F. 15, 20, *825*, 989, *1054*.
Gastaldi, A. *825*.
Gatch 668.
Gatenby 307.
— J. Bronte u. E. V. Cowdry (später H. W. Beams) *825*.
— J. B., u. J. Leslie-Ellis 979, *1055*.
Gatz, Arthur J. 685, 690, *825*.
— u. Roy Kendall 685, 690, *825*.
Gaudino, N. Mario *825*.
— u. Marvin F. Lewitt *825*.
Gaunt 256, 274, 535, 542, 572, 676, 680, 739, 760, *825*.
— Robert *825*.
— James H. Birnie i. W. J. Eversole *825*.
— M. Cordson u. M. Liling *825*.
— Gerald Dolin u. Samuel Joséph *825*.
— u. W. J. Eversole 508, 680, 683, *825*.
— W. J. Eversole u. E. C. Kendall *825*.
— u. Gaunt *825*.
— J. H. Gaunt u. C. E. Tobin *825*.
— u. H. W. Hays 591, 756, *825*.
— u. E. C. Kendall *825*.
— M. Liling u. M. Cordson *825*.
— — u. C. Muskett *825*.
— W. O. Nelson u. E. Loomis *826*.
— u. W. M. Parkins 760, *826*.

Gaunt, H. E. Potts u. E. Loomis *826*.
— J. W. Remington u. M. Schweizer *826*.
— u. C. E. Tobin 738, *826*.
— C. E. Tobin u. J. H. Gaunt 683, *826*.
— W. E., u. G. P. Wright *826*.
Gaupp, Ernst, A. Ecker u. R. Widersheim *826*.
— R. 954, 965, 976, 980, 986, 992, 993, 994, 995, 999, 1034, 1044, *1055*, *1062*.
— u. E. Scharrer 954, 965, 993, 996, 1025, 1026, *1055*.
— V. *1063*.
Gautier, Cl. *826*.
Gedigk, Peter *826*.
Gegenbaur, Carl *826*.
Gehry, L. 382, *826*.
Gehuchten, A. van *826*.
Geiger 537, 538, 544, 579, 670, 719, *826*.
— E. *826*.
— Irmgard *826*.
Geiling, E. M. K., u. F. K. Oldham 1026, *1055*.
Geiman 533, 551, 637, 644.
Geisendorf 554.
Gelle 736.
Gellhorn, E. 420, 580, *826*.
— u. H. M. Ballin *826*.
— u. S. Frank 554, 560, 562, 573, 583, *826*.
— u. Helen Safford *826*.
Gemzell, Carl A. 633, 694, *826*.
— D. C. van Dyke, C. A. Tobias u. H. M. Evans *826*.
— u. Leo T. Samuels *826*.
Gendre, E. Q. le *826*.
Genest, Jaques s. Archibald, Reginald M. 774.
Genetis, V. E., u. J. P. Bronstein *826*.
Gengradom 714, 756.
Gennes, L. de, H. Bricaire, B. Fossey u. G. Deltour *826*.
— — Gerbaux, Mathieu de Fossey *826*.
Geoffroy St. Hilaire, J. 143, *826*.
Georg 595, 621, 633, 635, 639, 641, 693.
George 489, 494, 498.
Gerard 144, 296, *826*, 968.
— J. *826*.
— Pol *826*.
— R. Cordier u. L. Lison 425, 429, 430, 431, *826*.
— R. W. *1055*.
Gérard 151, 152, 455, *826*.
— Georges *826*.
— u. M. Gérard *826*.
Geraudel 668.
Gereb, Paul *826*.

Gerhardt *826*.
— D. *826*.
Gerlach, Joseph v. 7, 9, 154, 453, *827*.
Gerlei, F. 609, 655, *827*.
Germuth, F. G., u. B. Ottinger *827*.
— G. A. Nedzel, B. Ottinger u. J. Oyama *827*.
Gerota, D. 152, 153, 154, 465, *827*.
Gersh, J. 192, 309, *827*, 1032, *1055*.
— u. C. McC. Brooks 1032, *1055*.
— u. G. W. Catchpole *827*.
— u. A. Grollman 445, 446, 447, 719, 720, 723, *827*.
— u. A. L. Tarr *1055*.
Gershberg, H., E. G. Fry, J. R. Brobeck u. C. N. H. Long *827*.
— u. C. N. H. Long *827*.
Geschwind, Irving, Cheh Hao Li u. Herbert M. Evans *827*.
Geyer, G., u. E. Keibl *827*.
Gherscovici, J. s. Ballif, O. *778*.
Ghosh, B. N. 550, *827*.
— John B. Richards, Masrhall Merkin, Thomas W. Burns, Douglas M. Brown, George Sayers u. Emil L. Smith *827*.
— N. C. s. Banerjee, S. *779*.
Giacomini, Ercole 11, 18, 19, 20, 34, 35, 36, 37, 38, 39, 40, 41, 42, 43, 44, 46, 47, 55, 60, 88, 198, 422, 423, *827*.
Gibian, H. *828*.
Giberton 298, 299, 316.
Gicklhorn 191.
Giedosz, B. *828*.
Gierke, Edgar v. 214, 574, 698, *828*.
Gierlich 603.
Giersberg, H, *828*.
Gieseking, Rotraut, u. Norbert Schummelfeder *828*.
Giffen, Horace K. 216, *828*.
Gilbert 553, 600, 760, *828*.
— C., u. J. Gillmann 760, *828*.
Gildea 631.
Gilder, H., u. C. L. Hoagland *828*.
Gilibert *828*.
Giliberti 12.
Gillium 631.
Gilman 354, 760, *828*.
— A., u. L. Goodman 1027, *1055*.
— H. *828*.
Gillmann, Joseph *828*.
Gilmour 100, 101, 102, 165, 216, 221, 325, 329, 347, 348, 367, 413, 586, 587, 620, 647, 658, 673.
Gilson, Saul B. *828*.
Giltay 21.
Giragossintz, G. 274, 680, *828*.
— u. E. S. Sundstroem *828*.
Girian 401.
Giroud, A. 378, 645, 760, *828*.
— u. H. Bulliard 378, *828*.
— u. P. Desclaux *828*.
— P. Desclaux, M. Martinet u. J. Piatt *828*.
— u. E. Géro *828*.
— u. Ch. Ph. Leblond 259, 377, 378, 381, 382, 383, 384, 385, 386, 388, 390, 391, 392, 393, 394, 438, 644, 728, *828*.
— Ch. Ph. Leblond, Demay u. Giroux *828*.
— — u. Gaklovitch *828*.
— — u. Marguez *828*.
— — u. M. Rabinowicz *828*.
— — A. R. Ratsimamanga, Cesa, Rabinowicz u. Hartmann *828*.
— u. Lehnartz 382.
— u. M. Martinet *828*.
— Martinet u. Bellon 390.
— — u. M. T. Bellon *828*.
— u. Mitarb. *829*.
— u. Ratsimamanga 396.
— u. A. R. Ratsimamanga *829*.
— A. R. Ratsimamanga, Ch. Ph. Leblond, Rabinowicz u. Drieux *829*.
— — u. Rabinowicz 395.
— u. N. Santa 395, 440, *829*.
— Santa u. Martinet 637, *829*.
— — u. Bellon 637, *829*.
Giusti, G. 736, *829*.
Glaczinski 13, *829*.
Glaesner, Leopold *829*.
Glantenay 152.
Glaubach s. Antopol, William 774.
Glegg, R. E., u. J. Clermont *829*.
— J. Clermont u. C. P. Leblond *929*.
Gleissner, Q. 210, *829*.
Gley u. Almeida 108, 488, 497.
— E. 569, 612, *829*.
— u. Ozorio de Almeida *829*.
— P. s. Arnold, R. 775.
Glick, D. 295, 383, *829*.
— s. Antopol, William 774.
— u. Biskind 381, 401, 390, *829*.
Glimstedt, Gösta 386, 440, *829*.
Glock 606, 607, 622, 657, 658.
— Gertrude E. *829*.
— G. A. Mogey u. J. W. Trevan *829*.
Glogener 593.

Gluzinski *829*.
Glynn, E. E. 268, 761, *829*.
— Hewetson *829*.
— L. E., u. G. Loewi *829*.
Gobbey 637.
Gockel 398.
Goddard, Roy F. 608, *829*.
Godfrey 631.
Godtfredsen, E. 401, *829*.
Godlowski, Z. Z. 553, 558, *829*.
Goebel u. Maurer *829*.
— u. St. Z. Bartosiewiecz *829*.
Göldi, Klara *829*.
Goelkel, A., u. K. Steindl *829*.
Gömöri 207, *829*.
Görtz, S. 359, *829*.
Göthlin, G. *829*.
Götz 311.
Gohar, H. A. F. 609, 654, *829*.
Goldberg, S. A. 605, *829*.
Goldblatt, H. *829*.
Golden, A. 742, *829*.
— u. P. K. Bondy *829*.
— u. R. R. Overman 545, *830*.
Goldenberg u. Aranow 669.
— M., u. H. Aranow *830*.
— V. Apgar, R. Deterling u. K. L. Pines *830*.
— M. Faber, E. Alston u. E. C. Chargass 669, *830*.
— K. L. Pines, E. F. Baldwin, D. G. Greene u. Ch. E. Roh *830*.
Goldman, M. L., u. H. A. Schroeder *830*.
Goldmann, E. E. *830*.
Goldner, M. G., u. G. Gomori *830*.
Goldsmith 607.
— E. D., u. R. F. Nigrelli (vgl. Leonard Ross) *830*.
Goldstein, H. M. *830*.
Gol'dštejn, B. L., D. V. Vol'kenzon, L. G. Kondrat'eva u. N. P. Ul'janova 382, *830*.
Goldzieher, M. A. 142, 278, 280, 458, 496, 546, 603, 670, 698, *830*.
— u. M. B. Gordon *830*.
— u. H. Koster *830*.
— u. Sherman *830*.
Golla 572, 653, 676.
— T. M. L., u. M. Reiss 598, *830*.
Golodetz 310, 347.
Goloub, D. M. *830*.
Gomez, L. P. 599, 758, *830*.
— u. C. W. Turner *830*.
Gomori, G. 352, 358, 359, 401, 403, 422, 429, *830*, 957, 958, 965, 986, 987, 993, 1000, 1001, 1010, 1025, *1055*.
Gonzalez 727.
— M. s. Albrieux, A. S. 771.

Good, C. A., H. Kramer u. M. Somogyi *830*.
— M. G. *830*.
Goodman 554, 562, 573, 583, 677.
— H. s. Addis, T. 770.
— L. 1027, *1055*.
Goodsell, J. E. 529, *830*.
Goodsir 117, 129, *830*.
Goormaghtigh, N. 118, 259, 260, 373, 407, 409, 429, 551, 571, 619, 634, 658, 662, 665, *830*.
— u. W. Brels *831*.
— u. L. Elaut 334, 409, 582, 662, 667, 686, 695, *831*.
— u. R. Pannier *831*.
Gordon 522, 526, 554, 577, 611, 612, 641, 650, 760.
— Albert, S. s. Angelo, Savino A. d' 774.
— u. B. Bernstein *831*.
— u. H. A. Charipper 688, 693, *831*.
— E. D. Goldsmith u. H. A. Charipper 607, *831*.
— u. Grace F. Katsh 528, 574, 768, *831*.
— u. W. Kleinberg *831*.
— W. Kleinberg u. C. Ponder *831*.
— u. Herbert Megel *831*.
— u. S. J. Piliero *831*.
— Edgar S. *831*.
— Gilbert L. *831*.
— M. L. *831*.
Gormsen, H. 216, *831*.
Goslar, H. G. 955, 1007, *1055*.
Gosret 152.
Gossmann, H. P. 320, *831*.
Gostas 695.
Goswami, M., S. Krukerji u. S. N. Ray *831*.
Gottlieb *831*.
Gottschalk 268, 285, *831*.
Gottschau, M. 11, 89, 117, 119, 163, 167, 207, 218, 223, 231, 236, 250, 427, 730, *831*.
Gough, J. 381, *831*.
— u. S. S. Zilva 381, *831*.
Gould, B. S. u. H. Schwachman *831*.
Gouraud 697.
Gourfein, D 13, *831*.
Gourraiyne *831*.
Govan, A. D. T. 302, *831*.
Gowen, W. M. *831*.
Goyanes, Alvarez J. *831*.
Grab, W., u. K. Lang 538, *831*.
Grabfield 609.
Gradinescu, A. V. 693, 694, *831*.
Graef, I., J. J. Bunin u. A. Rottino *831*.
Gräfe u. Hufeland *831*, *832*.

Grafflin, Allan Lyle *832*.
— Alexander Marble u. Rachel M. Smith *832*.
Graham, G. S. 182, 207, 224, 227, 231, 237, 250, 545, 551, 562, 619, 702, *832*.
— u. Barr 182, 702, 703.
— J. B., u. R. M. Graham *832*.
— Margaret A., u. Murray L. Barr *832*.
Gram 198.
Grambesius, Joh. Jac. *832*.
Grandpré, R. de, J. L. Prado, P. Dontigny, J. Leduc u. Hans Selye *832*.
Grandry, M. 98, 110, 156, 157, 176, 366, 454, 477, *832*.
Granirer, L. W. *832*.
Grant, R. E. *832*.
Granzow, Joachim 736, *832*.
Gratiolet 9, 68, 77, 89, 442, 443, 766, *832*.
Grattan, J. T., u. H. Jensen *832*.
Graubard 571, 730, 734.
Graves 499.
Grawitz 142, 266, 272, *832*.
Gray 117, 129, *832*.
— Henry *832*.
— s. Addis, T. 770.
— S. W., u. W. Ford 1037, *1055*.
Grebe, Hans *832*.
Green 35, 486, 487, 499, 500, 501, 644, 766.
— D. E., u. D. Richter 434, *832*.
— D. M. *832*.
— D. H. Coleman u. M. McCabe *832*.
— u. Mitarb. *832*.
— J. N. Nelson u. G. A. Dodds *832*.
— H. N. *832*.
— u. W. S. Bullough 761, *832*.
— u. F. N. Ghadially *832*.
— J. D., u. G. W. Harris 1035, *1055*.
— John Davis *832*.
— u. G. W. Harris *832*.
— Martin A. *832*.
Greene 274, 738, 746, 759.
— Eunice Chace *832*.
— H. J., u. M. A. Lapp 682, *832*.
— R. R., u. M. W. Burrill *832*.
— M. W. Burrill u. A. C. Ivy 756, *832*.
— — u. D. M. Thomson *832*.
— u. A. C. Ivy *832*.
— J. A. Wello u. A. C. Ivy *832*.
Greenspan, F. P. *832*.
Greep 235, 358, 526, 527, 585; 587, 588, 595, 606, 607, 608, 610, 613, 620, 621, 622, 628, 629, 630, 633, 641, 645, 646, 649, 652, 653, 654, 656, 657, 659, 672, 673, 674, 675, 677, 698, 1030.
Greep u. Deane 326, 358, 557, 567, 568, 575, 576, 641, 646, 656, 672, 677, 697, *832*.
— Roy O., u. Helen Wendler-Deane *832*.
— H. B. van Dyke u. B. F. Chow 716, *833*.
— u. I. Chester Jones *833*.
Greer, M. A. *833*, 1034, *1055*.
— Monte A., u. B. R. Brown 694, *833*.
Grégoire *833*.
Gregzan, D. M. *833*.
Greiselius 180.
Gremels, H. 684, *833*.
Greving, H., u. K. H. Schiffer *833*.
— R. 991, *1055*.
Greuel, Hans *833*.
Grigaut 489.
Griffith 557.
— W. H., u. N. J. Wade *833*.
Griffiths, M. 1026, *1055*.
Grigaut u. Jowanowitch *833*.
Groat, Richard A. 273, 568, 682, 683, 719, 760, *833*.
Grönwall 420.
— A. s. Annersten, S. 774.
Grollman 181, 445, 446, 447, 498, 508, 514, 537, 539, 564, 616, 617, 618, 625, 650, 680, 695, 719, 720, 721, 723, 760.
— Arthur 711, 723, *833*.
— u. W. M. Firor 736, *833*.
— W. M. Firor u. E. Grollman *833*.
— s. Flerner 309.
— T. R. Harrison u. J. R. Williams *833*.
— u. D. Slaughter *833*.
Gronchi, V. 220, 260, 374, 625, 648, 658, *833*.
— u. P. Carnielli *833*.
Groos, Rudolf *833*.
Groot, J. de, u. G. W. Harris *833*.
Gros 760.
— Benoit, Paris u. Kehl 760.
— G., J. Benoit, R. Paris u. R. Kehl *833*.
Grosglik 37, *833*.
Grosheintz, J. M. s. Baer, E. 777.
Gross, F. 302, 612, *833*.
— u. R. Meier *833*.
— H., u. H. Cole 594, *833*.
— J. *833*.
— R. Bogoroch, N. J. Nadler u. C. P. Leblond *833*.
— Rudolf, u. Ursula Siecke *833*.

Gross, W. *833.*
Grosser 120.
Grossmann, Hans, u. Schöneberg 433, 730, 761, *833.*
Groth, K.-E. *833.*
Gruber, Georg B. 142, 143, 145, 599, 602, *833.*
— u. H. Eymer 142, *833.*
— Wenzel 150, *833.*
Grubschmidt 545.
— H. A., G. C. Graham u. E. C. Jessup *833.*
Gruby 48, *834.*
Gruenwald 117, 119, 122, 123, 134, 135, 137, 168, 169, 178, 208, 234, 238, 240, 241, 242, 252, 256, 267, 268, 269, 271, 273, 274, 277, 279, 283, 391.
— Peter 582, *834.*
— u. Konikoff 123, 134, 207, 234, 240, 241, 242, 244, 245, 248, 251, 252, 260, 264.
— u. William M. Konikow *834.*
Grumbrecht, P., u. A. Loeser *834.*
Grün 295.
— Ad., u. W. Halden *834.*
Grundland 298.
— I., u. H. Bulliard *834.*
Grunebaum, Henry s. Altschule, Mark D. 773.
— u. Mark D. Altschule *834.*,
Grynfeltt 22, 23, 24, 26, 29, 30, 31, 34, 35, 42, 56, 58, 59, 61, 406, 423, 428, 559, 652, 659, 660.
— Ed. *834.*
Guadino, M., u. M. F. Levitt *834.*
Guardini 604.
Guarna 645, *834.*
Guarnieri u. Magini 478, *834.*
— u. Marino-Zucco *834.*
— V., u. J. A. Evans *834.*
Guaruceri 13.
Guay *834.*
Gubner, R. *834.*
Gudernatsch *834.*
Gülzow, M. *834.*
— u. Pickert *834.*
Günther 87, 155, 156, 157, 158, 240, 324, 407, 471, 473, 550, 701.
— G. *834.*
— G. W. *834.*
— Hans *834.*
Gürber *834.*
Guerreiro, Luis *834.*
Guggenheim, M. *834.*
Guggenheimer 442.
Guibert, G. *834.*
Guieysse, A. 107, 108, 110, 163, 166, 171, 176, 179, 182, 198,

216, 223, 321, 332, 333, 335, 337, 344, 366, 368, 371, 409, 413, 432, 435, 473, 559, 618, 623, 625, 652, 658, 659, 687, 699, 700, 727, 730, 732, 733, *834.*
Guillemin, Roger, u. Hans Selye *834.*
Guilliermond, A. *834.*
— Mangenot u. L. Plantefol *834.*
Guitel 39, *834.*
Guittner s. Antopol, William 774.
Guizetti, P., u. G. Reggiani *834.*
Gulliver 6, 154, *834.*
Gundobin, N. P. 484, 490, 491, 503, *834.*
Gunkel, H. 268, *835.*
Gunther, L. *835.*
Gurin, G. *835.*
Gurit *835.*
Gussner 381.
Gustafson 213, 732.
Gustavson 508.
Guthmann u. Voelker 221, 732, *835.*
Guthrie 372.
Gutman 683.
Gutowski, B. *835.*
Gutstein, M. 315, 318, *835.*
Guttman, P. H. 273, *835.*
Guy 761.
Guyer, M. F., u. P. E. Claus *835.*
Guyotat 538, 552, 670.
Guyton 180.
Gyorgy 562, 574, 675.

Haam 753.
— E., M. A. Hammel, T. E. Rardin u. R. H. Schoene *835.*
Haarwood u. Flynn *835.*
Haase 384, 385, 390, 392, 393, 394, 395, 440, 526, 533, 534, 535, 542, 543, 557, 566, 567, 637, 638, 649, 651, 656, 659, 676, *835.*
— G. A. *835.*
— Joachim *835.*
Haban, G. 609, 654, *835.*
Habelmann, Gerd *835.*
Haberer, v. 11, 156, 177, 223, 237, 257, 259, 417, 422, 423, 426, 664, *835.*
— Hans v., u. O. Stoerk 423, *835.*
Hackenberg 696.
Hackmann, Chr. *835.*
Haddow 556.
Hadfield, Geoffroy, u. Lawrence P. Garrod *835.*

Hadjioloff, A. 296, 297, 301, 302, 317, 318, 319, *835.*
— u. Ouzuonoff *835.*
— Ouzounoff u. Papazoff *835.*
— u. Tscherwessakoff *835.*
Hadorn, E., u. G. Frizzi 1038, 1042, *1055.*
Hagen, E. 995, 1032, 1033, *1055.*
— Emmi *835.*
Hahn, Otto *835.*
Hain, A. M. 718, *835.*
Haines, William J., u. Norman A. Drake *835.*
— R. H. Johnson u. M. P. Brunner, M. L. Pabst u. M. H. Kuizenga *835.*
Halban, Josef *835.*
— u. Seitz *835.*
Halden 296.
Hale, C. W. *835.*
Hales 536, 682.
Hall 274, 684, 743, 750, 758, 760.
— Chamberlin u. Miller 760.
— B. Vincent *835.*
— C. E. *835.*
— u. Hans Selye *835.*
— P. Dontigny, E. Beland u. Hans Selye *836.*
— Kathleen *836.*
— u. V. Korenchevsky 746, 750, 758, *836.*
— V. E., P. E. Chamberlin u. O. H. Müller *836.*
Haller 4, 8, 74, 148, 456, 1013.
— Albrecht v. *836.*
— B. 46, *836, 1055.*
Halliburton *836.*
Hallion *836.*
— u. Alquier *836.*
— u. Loignel-Lavastine *836.*
Halmi 958.
— Nicholas S. *836.*
— u. E. M. Bogdanove *836.*
Halsted, W. S. 669, *836.*
Ham, Arthur Worth *836.*
Hamaker, J. I. 1023, *1055.*
Hamazaki, F., u. M. Watanabe *836.*
Hamberger, Carl-Axel, u. Holger Hydén *836.*
— Holger Hydén u. G. Nilsson *836.*
Hamblen, E. C. *836.*
— W. K. Cuyler u. M. Baptist *836.*
— R. A. Ross, W. K. Cuyler, M. Baptist u. C. Ashley *836.*
Hamburger 595, 621, 633, 635, 639, 641, 693, *773, 836.*
— Christian *836.*

Hamburger, K. Halvorsen u. J. Pedersen *836*.
— u. Sigvard Kaae *836*.
— u. Erling Østergaard *836*.
— s. Andreasen, Erik *773*.
Hamilton 372, 745, 750, *836*.
— Howard B., u. James B. Hamilton *836*.
— James B. *836*.
Hammar 15, 147, 149, 285, 297, 298, 300, 303, 317, 318, 320, 431, 475, 493, 505, 506, 508, 509, 512, 514, 603, 624, *837*.
— J. Aug. *837*.
— u. T. J. Hellman 607, *837*.
Hammel 753.
Hammerschlag, A. 508, *837*.
Hammett 604, 605, 657, 700.
— Frederick S. *837*.
Hammond, Warner S. *837*.
Hamperl, H. 384, 398, 399, *837*.
Hanau 271.
— u. Wiesel 265, 271, *837*.
Handfield-Jones 141, 543.
Handler, Philip, u. Frederick Bernheim *837*.
Handwerk 303, 306, 308, *837*.
Hanke, Karriet H., u. Harry A. Charipper *837*.
Hann, F. v. *837*.
Hannes 546, 670, *837*.
Hansemann, D. v. *837*.
Hansen 313, *837*.
— B. 29, 33, 161, 462.
— Lorenz *837*.
Hanström, B. 766, *837*, 954, 965, 973, 974, 975, 988, 989, 996, 998, 999, 1013, 1014, 1017, 1030, 1036, 1038, 1039, 1044, *1055*.
Hanzon, V., u. Hj. Holmgreen *837*.
Haour, Pierre *837*.
— u. Hans Selye 751, 760, *837*.
Hara, J. 1036, *1056*.
Hard, W. L., u. C. J. Carr 695, 696, *837*.
Harder 100, *837*.
Harding, V. J., u. L. J. Harris *837*.
Hare 434, 1026, 1027, 1028, 1032.
— K. *1056*, *1058*.
— R. C. Hickey u. R. S. Hare 1028, *1056*.
— M. C. L. *837*.
— R. S. *1056*.
— K. Hare u. D. Phillips *837*.
Harkins, H. N. *837*.
— u. C. N. H. Long 544, *837*.
Harley, G. 9, 10, 97, 154, 156, 206, 273, 420, *837*.
Harms, J. W. 16, 63, 183, 198, *838*, 1023, 1041, 1042, *1056*.

Harned 700.
— A. S., u. W. O. Nelson *838*.
Haro Garcia, F. *838*.
Harper, E. O., u. P. A. Mattis 1034, *1056*.
Harrington, H. L., u. C. Huggins *838*.
Harris 253, 381, 383, 386, 417, 545, 760, 766, *838*, 1031, 1034, 1035, 1047, *1056*.
— C. M., u. L. R. Levitson 545, *838*.
— G. W. *838*, *1056*.
— L. J. *838*.
— u. S. N. Ray 381, 386, *838*.
— Morgan, u. Richard M. Eakin *838*.
— R. E., u. D. I. Ingle 539, *838*.
— R. S., u. K. V. Thimann *838*.
— T. N., E. Grimm, E. Mertens u. W. E. Ehrich *838*.
Harrison 198, 303, 342, 445, 447, 448, 760, *838*.
— u. Cain 260, 315, 327, 328, 329, 345, 346, 347, 704, 726, 731, 747, 760, *838*.
— H. E., u. D. C. Darrow *838*.
— u. H. C. Harrison *838*.
— H. C., u. C. N. H. Long *838*.
— R. G. *838*.
— u. A. J. Cain *838*.
Harrop jr., G. A. 683, *838*.
— W. M. Nicholson u. M. Strauss *838*.
— J. J. Pfiffner, A. Weinstein u. W. W. Swingle *838*.
— J. J. Soffer, R. Ellsworth u. J. H. Trescher *838*.
— — W. M. Nicholson u. M. Strauss *838*.
— u. G. W. Thorn *838*.
— u. A. Weinstein *838*.
— A. Weinstein u. A. Marlow *838*.
— L. J. Soffer u. J. H. Trescher 684, *838*.
Hart 545, 601, 651, 713, 750, *838*.
— u. Rees *838*.
— G. H., u. H. H. Cole *838*.
Hartelius, T. J. *838*.
Harter, B. T. *838*.
Harting, Kurt *838*.
Hartling, H. *838*.
Hartman 9, 13, 35, 53, 63, 64, 65, 66, 67, 68, 69, 74, 75, 76, 77, 78, 79, 80, 81, 84, 85, 86, 87, 88, 106, 265, 273, 275, 342, 514, 533, 537, 538, 566, 643, 644, 675, 680, 681, 683, 684, 739, *838*.

Hartman u. Albertin 75, 77.
— u. Brownell 53, 63, 64, 65, 66, 67, 68, 69, 74, 76, 78, 79, 80, 86, 106, 448, 485, 486, 487, 496, 499, 500, 501, 502, 514, 699, 700, 701, 745, 750, 760, 761, 762, *839*.
— Brownell u. Crosby 684.
— Dean u. McArthur 683.
— u. Hartman 537, 538, 670.
— Shelden u. Green 486, 487, 499, 500, 501.
— Waite u. Powell 583, 460.
— Carl G. *838*.
— u. Benz *838*.
— Frank A. *838*.
— A. H. Aaron u. J. E. Culp *839*.
— u. Robert H. Albertin *839*.
— G. M. Beck u. G. W. Thorn *839*.
— u. W. E. Blatz *839*.
— B. Bowen, G. Thorn u. C. Greene *839*.
— u. Katherine A. Brownell *839*.
— K. A. Brownell u. A. A. Crosby *839*.
— — u. W. E. Hartman *839*.
— — W. E. Hartman, G. H. Dean u. C. G. MacArthur *839*.
— — u. R. A. Knouff 323, *839*.
— — u. J. E. Lockwood *839*.
— — u. J. S. Thatcher *839*.
— u. R. Dubach *839*.
— J. I. Evans u. H. J. Walker *839*.
— u. L. M. Fraser *839*.
— C. W. Greene, B. D. Bowen u. G. W. Thorn *839*.
— F. R. Griffith jr. u. W. E. Hartman *839*.
— u. W. E. Hartman *839*.
— u. L. G. Kilborn *839*.
— L. G. Kilborn u. L. Fraser *839*.
— u. R. S. Lang *839*.
— R. A. Knouff, A. W. McNutt u. J. E. Carver *839*.
— u. R. S. Lang *839*.
— u. L. A. Lewis *839*.
— L. A. Lewis, K. A. Brownell, C. A. Angerer u. F. F. Shelden *839*.
— — — F. F. Shelden u. R. A. Walther *839*.
— u. J. E. Gabriel *839*.
— J. E. Gabriel, H. J. Spoor u. K. A. Brownell *839*.
— u. K. P. McKonnell *839*.
— — u. J. S. Thatcher *839*.

Hartman, Frank A., L. A. Lewis, J. S., Thatcher u. H. R. Street *839*.
— — u. C. G. Toby *839*.
— u. J. E. Lockwood *839*.
— C. G. MacArthur, F. D. Gunn, W. E. Hartman u. J. J. MacDonald *839*.
— — u. W. E. Hartman *840*.
— H. A. MacCordock u. M. M. Loder *840*.
— u. J. J. MacDonald *840*.
— u. W. D. Pohle *840*.
— u. L. McPhedran *840*.
— W. J. Rose u. E. P. Smith *840*.
— u. W. J. M. Scott *840*.
— F. F. Shelden u. E. L. Green *840*.
— D. E. Smith u. L. A. Lewis *840*.
— u. H. J. Spoor *840*.
— H. J. Spoor u. L. A. Lewis *840*.
— u. G. W. Thorn *840*.
— G. W. Thorn, L. M. Lockie, C. W. Greene u. B. D. Boewen *840*.
— — u. I. W. Potter *840*.
— R. H. Waite u. H. A. McCordock *840*.
— — u. E. F. Powell *840*.
— u. C. A. Winter *840*.
— T. L. *840*.
— W. E., u. J. J. MacDonald *840*.
Hartmann, Carl *840*.
— J. Francis *840*.
— M., u. A. Wettstein *840*.
— Phil. Jac. 265.
— Robert *840*.
den Hartog, Jager u. Heil 604.
Hartog Jager, W. A. im, u. J. F. Heil *840*.
Hartree 434.
Hartwich, A., u. G. Hessel *840*.
Harvey 3.
Hasch, Z., u. J. Hajdu *840*.
Haselmann, Helmut *840*.
Haselwood 760.
Hashim, Sami A. *840*.
— u. Aftim N. Acra *840*.
Hashimoto, E. J. 261, 742, 743, *840*.
— H. *840*.
Haslerud 682.
Hass, George M. 356, *840*.
Hassall 7, 453, 764, *840*.
Hassanein, M. *840*.
Hasse, C. 470, *840*.
Hastings, A. B., u. E. L. Compece *840*.
Hatai, S. 482, 488, 741, 742, 746, *840*.

Haterius, H. O. *840*, 1028, *1056*.
— u. J. K. W. Ferguson 1031, *1056*.
Hatta, S. *840*.
Hauptfeld, R. *841*.
Hausberger, Franz Xaver *841*.
Hauss, W. H. *841*.
Havel, V. J., u. L. H. Kleinholz 1037, 1046, *1056*.
Hawk, P. B., u. B. J. Oser 383, *841*.
Hawking, F. *841*.
Hawkins, W. W., M. L. Mac Farland u. E. W. McHenry *841*.
Haworth 383, *841*.
Hay, Eleanor C. *841*.
— J. L. Prado u. Hans Selye *841*.
Hayano, Mika, Ralph I. Dorfman u. Edward Y. Yamada *841*.
Hayem 516.
Hayes 352, 359, 591, *841*.
— E. Russel *841*.
— J. M., u. J. F. Whalen 545, *841*.
Haymaker, W., u. Evelyn Anderson *841*.
Hays 79, 89, 117, 591, 736, 756, 760, *841*.
— H. W., u. D. R. Mathieson *841*.
— J. V. *841*.
Heally, C. E., u. C. C. Guy 761, *841*.
Heard, R. D. H., u. H. Sobel *841*.
— H. Sobel u. E. H. Venning *841*.
Heath, C. 610, 776, *841*.
Heart 568.
Heberer, G. 188, *841*.
Hechst, B. 954, *1056*.
Hecht 142, 698, *841*.
Hechter, O. 553, 579, 583, 636, 690, 692, *841*.
— R. P. Jacobsen, R. Jeanloz, H. Levy, C. W. Marshall, G. Pincus u. V. Schenker *841*.
— L. Krohn u. J. Harris 760, *841*.
Heckel 387, 388, 391, 392, 393, 394, 395, 432, 438, 667, *841*.
— Lothar *841*.
Hecker, Aug. Fr. *841*.
Hedinger, E. 668, 689, *841*.
Hédon *841*.
Hegnauer, A. H., u. E. J. Robinson *841*.
Heidenhain, R. 103, 107, 114, 128, 163, 169, 178. 314, *841*, 957, 1022.
Heidermanns, C. 303, *841*.

Heier, P. 1012, *1056*.
Heidt, L. J., E. K. Gladding u. C. B. Purves *841*.
Heil 604.
Heilbron *841*.
Heilbronn, J. *841*.
Heilman, D. H. *841*.
— F. R., u. E. C. Kendall *841*.
Heilmann, P. *841*.
Heilmeyer, L. 851.
— u. H. Begemann *841*.
— Frey, Weissbecker, Buchegger, Kilchling u. H. Begemann *841*.
Heim *842*.
— Fritz *842*.
— K. *842*.
— W. *842*.
Heiman, J. 743, *842*.
Heinbecker, P., u. M. Pfeiffenberger 1034, *1056*.
— A. Rolf u. H. L. White *842*.
— H. L. White u. D. Rolf *842*.
Heirman u. Bacq *842*.
Heister, L. *842*.
Heitzmann, C. *842*.
Held, H. 191, 199, *842*.
Hellbaum 760.
Hellema, D. 144, *842*.
Heller, H. 296, 742, 750, *842*, 1027, 1034, 1042, *1056*.
— u. B. Smith 1037, *1056*.
— u. F. F. Urban *842*.
Hellman, Leon 607, *842*.
Hellner, Hans *842*.
Helly, K. 668, *842*.
Helmke, K. 182, 206, *842*.
Helmont, van 3.
Helmreich, Walter 142, 143, 145, 146, *842*.
Helve, Osmo *842*.
Hemphill, R. E. *842*.
— u. M. Reiss 539, 577, *842*.
Hench, Philip S. *842*.
— Edward C. Kendall, Charles H. Slocumb u. Howard F. Polley *842*.
— Charles H. Slocumb, Arlie R. Barnes, Harry L. Smith, Howard F. Polley u. Edward C. Kendall *842*.
Henderson 456, 459.
— Earl F. *842*.
— E., J. W. Gray, M. Weinberg, E. Z. Merrick u. H. Seneca *842*.
— Edward s. Anderson, Evelyn 773.
Heni, F. *842*.
— u. J. Krauss *842*.
— u. H. Mast 557, 558, *842*.
Henkes, H. E. 398, 399, 400, *842*.

69*

Henle, Jakob 6, 7, 8, 9, 10, 11, 14, 147, 149, 154, 421, 453, 529, 764, *842.*
Henley, A. A. s. Barnett, J. *779.*
Henneman, C. P. H., H. Wexler u. M. M. Westenhaver *842.*
Henning, N., H. Kinzlmeier, L. Demling u. E. Manuss *842.*
Henriques, Olga B., S. B. Henriques, R. De Grandpré u. Hans Selye *842.*
— — u. Hans Selye *842.*
— S. B., Olga B. Henriques u. Hans Selye *842.*
Henneberg, Bruno 133, *842.*
Henry 301.
Herbert 693.
— Philippa H., u. Joan A. de Vries *843.*
— Joan A. de Vries u. B. Rose *843.*
Herde, M. 668, *843.*
Hering, H. E. *843.*
Heringa, G. C. 297, *843.*
Herlant 527, 560, 562, 596, 619, 621, 623, 642, 643, 674, 691, *843.*
— u. Selye 615.
— Marc *843.*
— u. Paola S. Timiras *843.*
Herlevi 543.
Herman 735, *843.*
— E., u. E. W. Dempsey *843.*
Hermann 241, 481, 617, *843.*
— F. *843.*
— Heinrich *843.*
— Henri, u. J. La Flaouière *843.*
— F. Jourdan, J. F. Cier u. L. Galloni 579, *843.*
— — G. Morin u. J. Vial 481, 579, *843.*
— — — J. Vial u. P. Cornut *843.*
— L. *843.*
— O. *843.*
Hernando, T., A. R. Olleros, G. Gurriaran, G. F. Valdacara *843.*
Herold 585, 592, 593, 594, 621, 658, 672, 673, 743, 757, *774.*
— L. s. Anselmino, K. J. *774.*
Héron 536.
Heron, W. T., W. M. Hales u. D. J. Ingle 536, 660, *843.*
Herraiz 378.
Herrick, E. H., u. J. C. Finerty 759, *843.*
— u. O. Torstveit 759, *843.*
Herring 604, 609, 613, 654, 657, 773, *843.*
— s. Anderson, Evelyn *773.*

Herring, P. T. *843.*
Herrmann 221, 326, 552, 648, 673, *843.*
— Herbert *843.*
Herrold, E., G. Holmquist, B. Richards u. E. Oppenheimer *844.*
Herschberg 554, 556.
— A. D., W. Geisendorf u. J. Piquet *844.*
Herschmann, H., u. R. Neurath *844.*
Hertert, L. D. *844.*
Hertwig, Oscar *844.*
— Richard *844.*
Hertz 744, *844.*
— Roy *844.*
— u. William W. Tullner *844.*
Herve 561, 618.
Herwerden, M. A. van *844.*
Herxheimer, G. 318, *844.*
Herzenberg, Helene 214, *844.*
Herzenberger 267.
Herzog 679, 681, *844.*
— E. 995, 999, *1056.*
— Ernst *844.*
Heskett, B. F., u. J. W. Hoffman 751, *844.*
Heslop 480, 580.
Hess, Melvin, u. C. E. Hall *844.*
Hett 16, 24, 25, 68, 104, 105, 119, 122, 123, 124, 125, 126, 127, 129, 130, 131, 132, 133, 134, 135, 136, 137, 138, 139, 140, 141, 146, 147, 149, 156, 178, 179, 180, 183, 198, 208, 212, 215, 217, 218, 219, 221, 232, 320, 376, 406, 414, 415, 497, 511, 522, 523, 524, 556, 563, 614, 658, 700, 732, *844.*
— Johannes *844.*
Heusghem 561, 618.
Heuverswyn 760, *844.*
— J. van V. J. Collins, W. L. Williams u. W. U. Gardner 760, *844.*
— S. J. Folley u. W. U. Gardner *844.*
Hewer 122, 123, 130, 131, 134, 138, 140, 216, 232, 277, 278, 279, 489, 490, 498, 503, 602, 613, 667, 711, 730, 760, 761, 767, *844.*
— Evelyn E. *844.*
Hewitt 708, 724, 759, *844.*
— jr., William Francis *844.*
— u. E. J. van Liere 486, 733, *844.*
Hewson 8, 600, *844.*
Heymans, C. 582, *844.*
Hickel *844.*
Hickey 1028.
— R. C., K. Hare u. R. S. Hare 1027, 1028, 1032, *1056.*

Hicks, C. St., u. R. F. Mattees 760, *844.*
Hieronymus 1, 2.
Hiestand, Wm. A. *844.*
Higgins 240, 241, 253, 254, 256, 573, 575, 609, *844.*
— George M., u. D. J. Ingle *844.*
— D. J. Ingle u. Geo. Berryman *844.*
— u. Kathryn A. Woods *845.*
— Kathryn A. Woods u. Bennet *845.*
Hild 765, *779.*
— W. 955, 957, 961, 964, 965, 969, 970, 975, 979, 984, 987, 993, 994, 995, 996, 998, 1001, 1003, 1004, 1007, 1008, 1025, 1027, 1028, *1050, 1056.*
— u. G. Zetler 955, 969, 979, 980, 993, 996, 1027, 1031, 1042, *1056.*
— s. Bargmann, W. *779.*
— Walther *845.*
— u. Gerhard Zetler *845.*
Hildebrandt, F. 4, 148, 451, *845.*
— u. Ernst Heinrich Weber 451, 465, 470, *845.*
Hildes, J. A., Sheila Sherlock u. Veryan Walshe *845.*
Hilditch, T. P. 296, *845.*
Hilger, D. W., R. A. Mueller u. A. E. Freed *845.*
Hill 97, 98, 100, 110, 111, 112, 113, 114, 115, 165, 181, 245, 275, 284, 285, 324, 339, 488, 497, 500, 533, 562, 603, 619, 632, 637, 677, 699, 718, 719, 721, *845.*
— R. T. *845.*
— A. B. Corkill u. A. S. Parkes *845.*
— u. W. U. Gardner 594, *845.*
— W. C. Osman *845.*
Hillarp 103, 312, 359, 360, 361, 379, 422, 477, 480, 538, 559, 580, 581, 582, 629, 663, 670, 695, 726, *845*, 1030, *1057.*
— Nils-Ake *845*, 1030, *1057.*
Hills 562, 595, 597, 661, 691, 692, 693, 760, *845.*
— A. Gorman, P. H. Forsham u. C. A. Finch 691, *845.*
— u. George W. Thorn *845.*
Himwich, Harold E., Joseph F. Fazekas u. Stevens J. Martin 682, *845.*
Hines 1036, 1038.
Hinman jr., Frank *845.*
Hintzelmann *845.*
Hintzsche 182.
Hion 410, 412, 535, 536, 668, 670, *845.*

Namenverzeichnis.

Hion, Jon V. *845.*
Hippokrates *845.*
Hirai, M. 428, *845.*
Hirao 441.
Hirase, Kozo *845.*
Hirayama *845.*
Hirsch 266, 977.
— A. *845.*
— Ch. G. 191, 192.
— G. C. *1057.*
— Gottwald Chr., u. W. Buchmann 400, *845.*
— Max *845.*
Hirschfeld, Vera 601, *845.*
Hirschmann, H. *846.*
— u. Frieda B. Hirschmann *846.*
Hirst 383, *846.*
— E. L., E. G. V. Percival u. F. Smith 383, *846.*
— u. S. S. Zilva *846.*
Hirt, August 379, 471, *846.*
His, Wilhelm 117, *846.*
Hisaw, F. L., R. O. Greep u. H. L. Fevold *846.*
— Frederick L., u. Joseph T. Velardo 756, 760, *846.*
Hiscoe 968.
Hitchcoock 537, *846.*
— u. Mitarb. *846.*
Hitzelberger 553.
— A., W. Ruppel u. L. Weissbecker *846.*
Hoagland, H. *846.*
— F. Elmadjian u. G. Pincus 561, *846.*
Hoberman, Henry D. 611, *846.*
Hochberg, Ingrid, u. Holger Hyden *846.*
Hochet, R. C., u. W. S. McClenahan *846.*
Hoch-Ligeti, Cornelia 760, *846.*
— u. C. H. Bourne 393, 395, 726, *846.*
Hodge 217, 517, 526, 619, 653.
Hodges u. January 562.
Hodler, D. 744, 760, *846.*
Hölscher, Bernard *846.*
— u. J. Finger 1027, *1057.*
Hoen, E., H. Langefeld u. C. Oehme 573, 610, 655, 684, *846.*
— u. C. Oehme *846.*
Hoepke, Hermann *846.*
Höring *846.*
Hoerr 102, 107, 108, 171, 192, 194, 195, 196, 200, 204, 221, 227, 229, 232, 242, 248, 296, 297, 299, 300, 301, 302, 303, 304, 305, 310, 312, 315, 332, 333, 334, 335, 336, 340, 341, 342, 343, 344, 345, 347, 368, 372, 373, 409, 531, 616, 623, 634, *846.*
— Normand Louis *846.*

Hofbauer, J. 735, 736, 737, *846.*
Hofeld, H. *846.*
Hoff 606, 607, 657, 694, *846.*
Hoffheinz, Siegfried 317, *846.*
Hoffman 597, 683, 751, *846.*
— J. J., u. A. E. Mamelok 545, *846.*
— M. M., V. E. Kazmin u. J. S. L. Browne *846.*
Hoffmann 27, 28, 59, 69, 80, 89, 129, 489, 493, 538, 567, 585, 592, 593, 594, 611, 621, 658, 672, 673, 743, 757, 760, *846.*
— Auguste *846.*
— C. K. 73, 117, *846.*
— E. *846.*
— E. T. A. 764.
— F., E. J. Hoffmann u. J. Talesnik 612, *846.*
— Fr. *846.*
— s. Anselmino, K. J. 654, 774.
Hoffmeyer, J. 668, *846.*
Hoffstätter 592, 654, *847.*
Hofmann, E. *847.*
— F. B. *847.*
— L. *847.*
Hofmeister, I. *847.*
Hofstätter, R. *847.*
Hogben, L. T., u. F. A. E. Crew *847.*
Hogeboom, G. H., A. Claude u. R. D. Hotchkiss *847.*
Hohlweg, Walter 760, *847.*
Holde, D. *847.*
Holl, G. *847.*
Hollander, Vincent P., Charles D. West, Willet F. Whitmore, Henry T. Randall u. Olof H. Pearson *847.*
Hollard *847.*
Hollborn, v. 205, 302, 318.
Hollenberg 517, 650.
Holler *847.*
— J. W., A. Dury, R. Burton, E. H. Keutmann u. C. Smith *847.*
Hollingshaed, W. Henry *847.*
— u. H. Finkelstein *847.*
Hollinshead 476.
Holly 571, 619, 653.
Holm, F. 10, 420, 473, 477, 684, *847.*
— A. D., u. F. L. Soler 64, 66, 74, 75, 80, *847.*
Holmer 107.
Holmes 36, 689, *847.*
— G. *847.*
— H. N., K. Campbell u. E. J. Amberg 556, 638, *847.*
— W. *847.*
Holmgren 199, 664.
— E. *847.*

Holmgren, Hj. 216, *847.*
— u. U. Nilsone *847.*
— u. O. Wilander *847.*
— u. Gunnar Wohlfart *847.*
— u. Snorre Wohlfart *847.*
Holmquist, A. G. *847.*
Holst u. Fröhlich 382.
Holt, H., R. W. Keeton u. B. Vermesland *847.*
Holtfreter 192.
Holthusen 304, *847.*
Holton, P. 419, 669, *847.*
Holtorff, A. F., u. F. C. Koch *847.*
Holtz, Peter 419, *847.*
— u. F. Bachmann 688, *847.*
— K. Credner u. G. Kroneberg *847.*
— u. Günther Kroneberg 419, 434, *847.*
— Günther Kroneberg u. Hans-Joachim Schümann 419, 434, *848.*
Holyoke, Edward A. *848.*
Home *848.*
— u. Menzies 111, *848.*
Honan, M. S. 279, 280, 767, *848.*
Ho-Nien-Chu *1057.*
Hoogeveen, A. J. A. *848.*
Hooker, Charles W. 760, *848.*
— u. V. J. Collings *848.*
— Thomas R. Forbes u. Carroll A. Pfeiffer *848.*
— u. Dorothy B. Jones *848.*
Hopf, Karl 214, *848.*
Hopkins 609, 720, *770.*
— Marjorie s. Adams, A. Elizabeth *770.*
Hoppe-Seyler, Felix-Adolf u. Norbert Schümmelfeder *848.*
Horn, G. 266, *848.*
Horning 374, 713, 715, 718, 750, 752, 753, 759.
Hornowski, J. 554, 555, 671, 689, *848.*
Hornykiewytsch, Theophil *848.*
Hortling, H., u. A. Pekkarinen 553, 692, *848.*
Hortobágyi, Béla, u. János Ágeston 568, 757, *848.*
Horvath, S. M. 537, 560, *848.*
— F. A. Hitchcock u. F. A. Hartman, *848.*
Horwath 537.
— Hitchcoock u. Hartman 537.
Horwitt 536, 538, 677, 683, 760.
— B. N., u. R. I. Dorfman 660, *848.*
Hoshi, Togo 473, 479, *848.*
Hoskins, E. R. 604, 609, 654, 657, 760, *848.*

Hoskins, Margaret M., u. J. G. Bernstein 537, 616, *848.*
— R. G. *848.*
— u. H. Freeman *848.*
— u. R. E. L. Gunning *848.*
— R. E. L. Gunning u. E. L. Berry *848.*
— u. A. D. Hoskins *848.*
— u. C. W. McClure *848.*
— u. C. McPeek 682, *848.*
— u. Pincus *849.*
— u. W. N. Rowley *849.*
Hosoi, T. 1036, *1057.*
Hosono, Sh. 435, *849.*
Hosselet, C. 1017, *1057.*
Hoster, H. A. s. Ackermann, G. A. 770.
Hotchkiss, R. D. 437, *849.*
Hottinger 141, *849.*
Houssay 14, 537, 621, 736, *849.*
— u. Mazzocco 586.
— B. A. *849.*
— u. A. Artundo 537, *849.*
— u. A. Biasotti *849.*
— A. Biasotti u. P. Mazzocco 501, *849.*
— — P. Mazzocco u. R. Sammartino 593, 654, *849.*
— — u. C. T. Rietti *849.*
— E. B. del Castillo u. A. Pinto *849.*
— u. L. Dexter *849.*
— V. G. Foglia u. O. Fustinoni *849.*
— — u. Christiane Dosne de Pasqualini *849.*
— R. Gerschman u. C. E. Rapela *849.*
— u. L. F. Leloir *849.*
— u. J. T. Lewis 679, 682, *849.*
— J. T. Lewis u. E. A. Mollinelli *849.*
— u. A. D. Marenzi *849.*
— A. D. Marenzi u. R. Gerschman *849.*
— u. E. A. Molinelli 444, 498, 501, *849.*
— u. R. M. Pinto *849.*
— u. C. E. Rapela *849.*
— u. C. T. Rietti *849.*
— u. R. Sammartino 586, *849.*
Howard 250, 711, 712, 714, 715, 720, 722, 723, 738, 758, 760, *849, 850.*
— u. Benua 719, *850.*
— u. Gengradom 714, 756, *850.*
— G., u. A. J. P. Martin *849.*
Howard-Miller 105, 114, 225, 284, 339, 700, 747, *849.*
— Evelyn 237, 431, 432, 497, 709, 710, 711, 712, 714, 715, 721, 723, *849.*
— u. Richard S. Benua 719, *850.*
— u. S. Gengradom *850.*
— u. A. Grollmann *850.*

Howe, Irmgard *850.*
Howes, J. 25, *850.*
Howlett, J., u. J. S. Browne *850.*
Hoyben, L. T. *850.*
Hsieh, Kuang-Mei *850.*
Huber 987, 1043.
Hudack, S. S., J. W. Blunt, P. Higbee u. G. M. Kearin *850.*
Hudelo, Lévy (Fernand) u. Tulasne *850.*
Huber, Carl *850.*
Hubl, H. 1041, *1057.*
Hübner, R. *850.*
Hübschmann, R. 158, 271, *850.*
Hueck 319, 350, 366, 372, 551, 619, 634, *850.*
— A. *850.*
— Werner *850.*
Huelin, F. E. *850.*
Hüppe, J. 661, 759, *850.*
Hüsselmann 553.
Huggins, C., u. P. V. Moulder *850.*
Hughes, C. D., M. J. Swenson, G. K. L. Underbjerg u. J. S. Hughes *850.*
— H., L. L. Ware u. F. G. Young *850.*
Hugo, A. L. de *850.*
Huis in't Veld, L. G., u. E. Dingemanse *850.*
Hulit 562.
Hultgren u. Anderson 253, 343, 366, 368, 413, 416, 423, 432, 623, 664,
— E. O., u. O. A. Anderson *850.*
Hume, D. M. 553, *850.*
— u. G. J. Wittenstein *850,* 1034, 1049, *1057.*
Humm, Douglas G., Martin Roeder, Dean C. Watland u. Owen F. Kline 401, 434, *850.*
Humphrey, J. H. *850.*
Humphreys u. Donaldson 558, *850.*
— R. J., u. W. Raab 562, *850.*
Hungerford, Gerald F. 583, *850.*
— u. William O. Reinhardt *850.*
Hungerland, Heinz, u. Paul Raming 528, *850.*
Hunkemoeller, F. B. *850.*
Hunt 226, 229, 726, 751, 756, *850.*
— H. Lyons *850.*
— Thomas E. *850.*
Hunter 63, 97, 381, 390, 533, 637, 760, *850, 851.*
— Elsie F. s. Adams, A. Elizabeth 770.

Hunter, J. 5, 96, *850.*
— W. *851.*
Huot, E. 37, 40, *851.*
Huschke 8, 265, 285, 465, 496, 498, 502, 504, 698, *851.*
Huseby *851.*
— Robert A., u. Zelda B. Ball 524, 525, 656, 712, 719, *851.*
— Zelda B. Ball u. M. B. Visscher 523, 658, *851.*
Husnot, P. 285, 483, 496, *851.*
Huszák 438, *851.*
Huxley, J. S., u. L. T. Hoyben *851.*
— T. *851.*
Huzella, Th. *851.*
Hydén, H. 374, *851,* 923, 976, *1057.*
— Holger, u. Hans Hartelius *851.*
Hymaker, W. s. Anderson, Evelyn 773.
Hyman, C., u. R. Chambers *851.*
— G. A., C. Ragan u. F. C. Turner 637, *851.*
Hyrtl, J. 8, 9, 14, 15, 37, 147, 149, 150, 151, 264, 405, 451, 600, *851.*

Ichikawa, M. s. Kaji, K. Yatsushika u. J. Nishiitsutsuji 1039, *1057.*
— u. J. Nishiitsutsuji *1057.*
Iglitsyn, N. M. 180, *851.*
Ignatjewa 513.
Ilberg 601, *851.*
Imbert, A. *851.*
Imhäuser, K. 352, 362, 436, *851.*
Inaba 117, 118, 129, 130, 139, 216, 270.
— Masamaro *851.*
Indovina, R. *851.*
Ingier, Alexander u. G. Schmorl 422, 424, 431, *851.*
Ingle 253, 254, 256, 514, 536, 539, 557, 575, 588, 619, 632, 636, 644, 651, 653, 660, 683, 689, 691, 695, 760, 761, 1034.
— Dwight J. *851.*
— u. B. L. Baker *852.*
— Evans, Prestrud u. Nezamis 691.
— u. G. T. Fisher *852.*
— G. B. Ginther u. J. Nezamis *852.*
— u. J. O. Griffith 557, *852.*
— W. M. Holes u. G. M. Haslerud 682, *852.*

Inglė, u. R. E. Harris 253, 417, *852.*
— u. G. M. Higgins 241, 609, *852.*
— G. M. Higgins u. E. C. Kendall 573, 654, 656, *852.*
— — u. Nilson 241.
— E. C. Kendall 567, 573, 575, 609, 654, 656, *852.*
— u. M. H. Kuizenga *852.*
— C. H. Li u. H. M. Evans *852.*
— u. F. J. Lukens *852.*
— u. H. L. Mason *852.*
— Robert C. Meeks u. Rathryn E. Thomas *852.*
— H. D. Moon u. H. M. Evans *852.*
— u. J. E. Nezamis 516, 583, 660, 682, *852.*
— James E. Nezamis u. John W. Jeffries 660, *853.*
— — u. Erving H. Morley *853.*
— — u. Kathryn L. Rice *853.*
— u. H. W. Nilson *853.*
— H. W. Nilson u. E. C. Kendall *853.*
— u. E. A. Oberle *853.*
— M. L. Pabst u. M. H. Kuizenga *853.*
— u. Mildred C. Prestrud *853.*
— Mildred C. Prestrud u. Chok Hao Li *853.*
— — C. H. Li u. H. M. Evans *853.*
— — u. J. E. Nezamis *853.*
— J. E. Nezamis u. M. H. Kuizenga 695, *853.*
— u. R. Sheppard *853.*
— R. Sheppard, J. S. Evans u. M. H. Kuizenga *853.*
— E. A. Oberle u. M. H. Kuizenga *853.*
— u. G. W. Thorn 577, *853.*
— E. O. Ward u. M. H. Kuizenga *853.*
— H. A. Winter, C. H. Li u. H. M. Evans *853.*
— s. Baker, Burton L. *778, 779.*
Ingram, W. R. *853,* 955, 1026.
— L. Ladd u. J. T. Benhow 1028, *1057.*
— u. C. A. Winter *853.*
Innes, Wesley A., William C. Young u. Richard C. Webster *853.*
Inoue, S. 684, *853.*
Inzani, G. *853.*
Irwin, E., A. R. Buchanan, B. B. Longnell, D. E. Holtkamp u. R. M. Hill *853.*

Isaacson jr., Julius E. 760, *853.*
Iscovesco, H. *853.*
Isenflamm, J. F. 600, *853.*
Ishibashi, M., u. K. Takashima *853.*
Ishikawa u. Nishiisutsuji 1039.
Isher, O., M. Kofler, W. Huber u. A. Ronco *853, 854.*
Ito u. Gishi 976, 978, 979, 986, 1006.
— u. Nagahiro 1000.
— Toshio u. Kazuko Oishi *1057.*
— T., u. K. Nagahiro *1057.*
Itoh, M. *854.*
Ivy 756, 1027.
Iwabuchi 219, 227, 530, 656, 685.
— To. *854.*
Iwanoff 129, 131, 132, 139, 140, 143, 145, 146, 153, 158, 267.
— Georg F. *854.*
Iwanow 192, 217, 490 503.
— M. F. *854.*

Jabonero, N. *854.*
Jaboulay 267, *854.*
Jaccoud 11, *854.*
Jackson 100, 101, 102, 122, 124, 125, 126, 130, 221, 224, 225, 230, 240, 325, 326, 367, 414, 496, 498, 507, 510, 513, 518, 519, 521, 522, 614, 647, 656, 657, 658, 669, 672, 675, 699, 701, 722.
— Clarence Martin *854.*
— u. Rachel Carlton *854.*
— u. L. G. Lowrey *854.*
— u. C. E. McLennan *854.*
— u. H. G. Rice *854.*
— u. M. Simson *855.*
— u. C. A. Stewart *855.*
— E. L. *855.*
— u. C. S. Hudson *855.*
Jacob 1001, 1002.
Jacobi u. Harris 545.
— J., u. F. Tigges *855.*
— M., u. L. Harris *855.*
— u. Tigges 585.
Jacobj, Walther *855.*
Jacobovici, J. s. Baltaceanu, G. *779.*
Jacobs 553, 689.
— u. Soffer 553.
— H. J. s. Bach, Francis *777.*
Jacobsen 96, 165, 170, 488, 636.
— Alf P. *855.*
Jacobson *855.*
— u. Reinland *855.*
— G. *855.*
— R. P., u. G. Pincus *855.*
Jacobsthal *855.*
Jacoby *855.*

Jadassohn, W., E. Uehlinger u. A. Margot *855.*
Jäger, Gerhard *855.*
Jaffé 257, 274, 299, 300, 347, 517, 533, 601, 637, 644, 680, 689, 744, *855.*
— u. Marine 760.
— s. Sorg 324.
— Henry L., u. D. Marine *855.*
— Henry L., u. A. Plavska *855.*
— R., u. W. Löwenfeld *855.*
— u. H. Sternberg *855.*
— u. Tannenberg *855.*
— Rudolf s. Bär, Richard *777.*
Jage u. Fish *855.*
Jager 597, 604, 693.
Jagnov 142.
— Z. *855.*
Jahn, D. *855.*
Jailer 390, 542, 552, 554, 566, 574, 638, 639, 640, 642, 643, 692, 735, 736.
— Joseph W. *855.*
— D. T. Marks u. P. A. Marks *855.*
— A. S. H. Wony u. E. T. Enzle 566, *855.*
Jakobssohn, J. H. *855.*
James 142.
— Ernest W. *855.*
— W. O. *855.*
Jandorf 607.
Janes 750, 753.
— Ralph G. *856.*
— u. S. B. Barker *856.*
— u. J. Brady *856.*
— u. W. O. Nelson 753, *856.*
Janošik 117, 118, 129, 270, 698.
— J. H. *856.*
Janowsky, J. V. *856.*
— u. L. Erb *856.*
Janson 277.
January 562.
Januschke 631.
Jaquet 736.
— L. *856.*
Jarisch 422.
Jarussowa, Natalie *856.*
Jeanloz 636.
— R. *856.*
Jedlička 214.
— Václar *856.*
Jefferies *856.*
Jellinek 736.
Jenkins, R., u. J. H. Birnie *856.*
Jennings 562.
— P. B. *856.*
Jensen 598, 676.
— D. s. Adams, A. Elizabeth 770.
— Dorothy *856.*
Jessup 545.
Jick 562.

Jilson 683.
Jiménez-Diaz, C. *856.*
Joël, Charles A. *856.*
Joelson u. E. Shorr *856.*
Joesten 7, 154, 206, 412, 453, 465, *856.*
John 632.
— Alfred *856.*
Johnsen, Valborg Koefoed u. Hans H. Ussing *856.*
Johnson 90, 597.
— A., u. V. Johnson *856.*
— H. T., u. R. M. Nesbit *856.*
— S. W., u. S. S. Zilva *856.*
— W. S. *856.*
— R. Shennan u. R. Reed 353, 354, *856.*
Johnson, J. s. Adams, R. *770.*
Johnston 577.
— Raymond F., u. Frederick J. Smith-Cors *856.*
Joly 988, 1045, 1048.
— P. *1057.*
Jona 59, 62.
Jonas u. Jellinek 736.
— Franz J. *856.*
— V., u. M. Jellinek *856.*
Jones, B. V. *856.*
— I. Ch. 100, 105, 106, 331, 364, 374, 397, 529, 561, 571, 588, 598, 618, 620, 621, 627, 647, 652, 674, 675, 677, 691, 709, 710, 711, 714, 715, 716, 717, 719, 724, 743, 751, 757, 758, 759, 761, *856.*
— R. Norman *856.*
— P. Humphries u. Konrad Dobriner *856.*
— V. E., u. V. Korenchevsky *857.*
— W. G. M., u. S. Peat *857.*
Jonesco, V. s. Babès, V. *776.*
Jongh, S. E. de, u. W. Rosenthal 616, 630, *857.*
Jonson 278.
— u. Aderman 483, 489, 496, 603.
— E., u. N. Aderman *857.*
Jordan 558.
— H. E. *857.*
— P. H., J. H. Last, J. Pitesky u. E. Bond *857.*
Jorde 747, 759.
— Walter O. *857.*
Jores 585, 593.
— Arthur *857.*
— u. Helmut Beck 498, 585, 593, 594, *857.*
— u. W. Brecker 605, *857.*
— u. O. Glogener 593, *857.*
Jorpes, J. E., u. S. Gardell *857.*
— B. Werner u. B. Aberg *857.*
Joseph 572.
— u. Meltzer *857.*

Joseph, Schweizer u. Gaunt 676.
— S., M. Schweizer, N. Z. Ulmer u. Robert Gaunt *857.*
— M. s. Anderson, Evelyn *773.*
Josephson, E. S., D. J. Taylor, J. Greenberg u. E. M. Nadel *857.*
Josserand, A. s. Arloing, F. *774.*
Jossifow, J. M. M. *857.*
Jost, A. *857.*
Josué 698.
Jourdan 481, 579.
Jovet 418.
Jowet *857.*
Joyet-Lavergne, Ph. 377, 378, *857.*
Jucker 318.
Jürgens 578, *857.*
— Pfaltz u. Reinert 529, 530.
— R., H. Pfaltz u. M. Reinert *857.*
Juhn, M., u. J. B. Mitchell jr. 745, *857.*
Julin, Charles 19, *857.*
Jung 668.
Jungersen, H. F. E. *857.*
Jungneira 68.
Junkersdorf 285.
— u. Gottschalk *857.*
Junkmann, Karl *857.*
Junqueira, L. C. U. *857.*

Kabat 402, 403.
— E. A., u. Jacob Furth *857.*
Kabelitz *857.*
Kaden, E., C. Oehme u. K. Weber 609, 610, 654, *857.*
Kahlau, G. 407, 662, *857.*
Kahden, v. *857.*
Kahler 577.
Kahlgen *857.*
Kahn 479, 579, 580, 662, 684, 694, 695, *857.*
— K. *857.*
— R. H. *857.*
— u. F. T. Münzer *857.*
Kaiser, I. H., u. J. S. Harris *857, 858.*
Kaiserling, C. 271, 319, *858.*
— u. A. Orgler 321, *858.*
Kaji 1039.
Kalk, H. 668, *858.*
Kalmus 5.
Kameda, J. 412, 667, *858.*
Kampmeier, O. 137, *858.*
Kann 760.
Kanowoka, Z. 580, *858.*
Kanter 760, *779.*
— A. E. s. Barnes, B. O. *779.*
Kaplan *858.*
— Henry S., Sumner W. Marder u. Mary B. Brown *858.*

Kaplanskii, S., u. L. Mashhitt *858.*
KAPP, H. *858.*
Kappat, A. *858.*
Kappers 987, *1057.*
— C. U. A., G. C. Huber u. E. C. Crosby 987, 1043, *1057.*
Kappert, A. 154, 528, 529, 530, 544, *858.*
Kar 83, 87, 196, 233, 239, 295, 323, 342, 646, 701, 745, 746, 750, 757, *858.*
— Amiya B. 204, 224, *858.*
Karady, S., J. S. L. Browne u. Hans Selye *858.*
Karakascheff, K. 271, 564, *858.*
Karczmar, Alexander G. *858.*
Kardos 1028, 1030.
Karkins u. Long 619.
Karnofsky, D. A., L. P. Ridgway u. P. A. Patterson *858.*
— Stock u. Rhoads *858.*
Karras, Walther *858.*
Karrer, Paul 296, 301, 313, 315, 318, 359, *858.*
— u. E. Jucker *858.*
Kasahara, M., u. R. Kawamura 441, *858.*
— Y. Nishizawa u. S. Hirao 441, *858.*
— S. *858.*
Kashiwagi, Seishun *858.*
Kass, E. H. *858.*
— M. M. Lundgren u. M. Finland *858.*
Kassenaar, A., L. Huis in't Veld, P. Siderius, H. C. Seldenrath u. A. Querido *858.*
Kaswin, A. *858.*
Kataoka, Y. 761, *858.*
Kater, J. McA., u. D. M. Smith 341, *858.*
Kato, S. 634, *858.*
Katsh 528, 574, 768, *858, 859.*
— Seymour, H. A. Charipper u. A. S. Gordon 760, *858, 859.*
— Abert S. Gordon u. Harry A. Charipper *859.*
Kauffmann 296, 298, 299, 300, 301, 302, *859.*
— H. *859.*
Kaufman, J. G. 545, *859.*
— Carl *859.*
— u. Erich Lehmann 303, 311, 314, 316, 317, 345, *859.*
— Erich Lehmann u. H. Baniecki *859.*
— u. Ulrich Westphal *859.*
— Edwin H. u. Agamemnon Despopoulos *859.*
— L., u. H. Voegt *859.*
Kaulla, Kurt Nikolai v. *859.*
Kaunitz u. Selzer *859.*

Kawamura, Rinya 277, 303, 316, 317, 441, 547, 624, *859*.
— u. Koyama *859*.
— u. Yasaki *859*.
Kay 301.
— W., u. R. Whitehead 517, *859*.
Kayser, Ch. 536, *859*.
— u. M. Aron *859*.
Keefer, Chester S. *859*.
Keeley, J. L., J. E. Dunphy, T. B. Quigley u. J. F. Bell *859*.
Keen, W. W., u. J. Funke *859*.
Keene u. Hewer 122, 123, 130, 131, 134, 138, 140, 216, 277, 278, 489, 490, 498, 602, 711, 767, *859*.
— M. F. Lucas u. E. E. Hewer *859*.
Kehl, R. 760, *859*.
— R. Paris, J. Benoit u. G. Gros *859*.
Kehrer *859*.
— E. *859*.
Keibel, F. *859*.
— u. Curt Elze *859*.
— u. Mall *859*.
Keiderling, W. *859*.
— u. O. Westphal *859*.
Keilin, D., u. E. F. Hartree 434, *859*.
Keill, J. *859*.
Keintz 310.
Keith 530, 612, 650.
Kelemen, E., M. Majoros, J. Iványi u. K. Kovács *859*.
Kellaway, C. H., u. H. S. Cowell 682, 684, *859*.
Keller, A. D. *859*, 1026, 1033, *1057*.
Kelley, V. C., u. R. K. McDonald *859*.
Kellgren, J. H., u. O. Janus *859*.
Kelly 266, *859*.
Kelsall, Margaret A. *859*.
Kemp, T., u. H. Okkels 232, 413, 435, 685, 686, 768, *859*.
Kendall 533, 567, 573, 575, 576, 609, 612, 643, 656, 673, 683, 689, 690, 692, 696, *772*, *859*, *860*.
Kendall, E. C. *859*.
— E. C., E. V. Flock, J. L. Bollman u. F. C. Mann *860*.
— H. L. Mason, W. M. Hoehn u. B. F. McKenzie *860*.
— — B. M Kenzie, C. Myers u. G. Koelsche *860*.
— — u. C. Myers *860*.
— W. Meyer, L. Lewis u. J. Victor 695, *860*.
— s. Allers, W. D. *772*.

Kennard 982.
— M. A., u. M. D. Willner 502, 701, *860*.
Kennedy 726, 731, 737, 741, 742, 743, 746, *773*, *860*.
— E. P., u. A. L. Lehninger *860*.
— T. H., u. H. D. Purvis 607, *860*.
— H. S. s. Andersen, Dorothy H. 329, *773*.
Kent-Spender *860*.
Kenyon, A. T., T. F. Gallagher, D. H. Peterson, R. I. Dorfman u. F. C. Koch *860*.
— J., u. N. Munro 387, *860*.
Kepl, M. F., u. B. Pearson 545, 551, 571, 619, *860*.
Kepler 274, 683.
— Edwin J. *860*.
— M. B. Dockerty u. J. T. Priestley 682, *860*.
— u. F. R. Keating *860*.
— u. H. L. Mason *860*.
— G. A. Peters u. H. L. Mason *860*.
— u. E. H. Rynearson *860*.
— Randall I. Sprague, O. Theron Clagett, Marschelle H. Power, Harold L. Mason u. H. Milton Rogers *860*.
— u. R. M. Wilder *860*.
— u. D. M. Willson *860*.
Kern, H. 276, 278, 282, 601, *860*.
Kerr, S. E. *860*.
Kersley, G. D., L. Mandel, M. R. Jeffrey, E. Bene u. M. H. L. Desmarais *860*.
— — M. R. Jeffrey, M. H. L. Desmarais u. E. Bebe *860*.
Keuther 383, 640, *860*.
— C. A., I. R. Telford u. J. H. Roe *860*.
Keyes, Paul 700, 745, 750, *860*.
Keys 528, 570.
Kibler, H. H., A. J. Bergman u. C. W. Turner 500, *860*.
Kick 437.
Kierland, R. R., P. A. O'Leary, L. A. Brunsting u. J. W. Didcoct *860*.
Kilham 448, 461.
Killian, H. *860*.
Kilvington 1027.
Kim 559, 638.
Kimbrough, C. s. Baillit, Ralph N. 300, 302, *777*.
Kime 551, 619.
Kimeldorf, D. J., u. A. L. Soderwall 753, 756, *860*.
Kimmelstiel, P. 299, 311, 316, *860*.
Kinberger, B. 562, *860*.

Kincaid, F. D., u. B. T. Scheer 1037, *1057*.
King 214, 215, 381, 575, 744, 1035.
— C. G., u. W. A. Waugh 381, *860*.
— E. S. J. 214, 215, 381, 575, 744, *861*.
— H. W., u. H. H. Donadson 482, *861*.
— L. S. *861*.
— S. L. *861*.
Kingsbury 309, 315, 333, 424, 425, 429, *861*.
— B. F. *861*.
— J. S. *861*.
Kinney 980.
Kinsell, Laurance W. s. Anderson, Evelyn *773*.
Kinzius 420, 536, 661, 670, 686.
Kirgis, Homer D., u. John Y. Pearce *861*.
Kirkaldy, J. W. 18, *861*.
Kirkendall 562, *860*.
— W. M., R. E. Hodges u. L. E. January *860*.
Kirkes *861*.
Kirkman, Hadley, u. Robert Lewis Bacon *861*.
Kirschbaum, Arthur, u. Marthella J. Frantz *861*.
Kirsche, W. *861*.
Kisch 24, 25, 26, 35, 678, 679, 684, *861*.
— Bruno *861*.
Kiss 481, *861*.
— J. *861*.
— Tibor *861*.
Kitagawa, S. 760, *861*.
Kitchell, Ralph L. 566, 648, *861*.
— u. L. J. Wells 566, *861*.
Kitschensky *861*.
Kivy, Evelyn *861*.
Kiyokawa *861*.
Kiyonari, Y. *861*.
Kiyono, H. 217, 464, 602, *861*.
Klages, Fr. *861*.
Klapproth *861*.
Klatt, B. *861*.
Klavans 760.
— A. H. s. Barnes, B. O. *779*.
Klebs, E. 142, 143, 144, 146, 266, 268, 482, *861*.
Klecker, Ernestine *861*.
Kleeberg, J. 303, *861*.
Klein 553, 600, 760, *861*.
— E. *861*.
— u. Variot *861*.
— G., u. R. Strebinger *861*.
— Hans, u. Hans Geisel *861*.
— I., u. K. G. Ober *861*.
— O. *861*.
— s. Asher, Leon *776*.
Kleinberg 588, 594.

Kleiner, J. S., u. R. J. Meltzer *861.*
— A. J. Weisman u. D. J. Mishkind 760, *861.*
Kleinholz 1037, 1046.
Kleinschmidt, A. *861.*
Klenanoff 258.
Kletzinski 296.
Klewitz, F. *862.*
Kliachko, V. R. *862.*
Klien *862.*
Kline, Daniel L. 401, 434, *862.*
Klingler 420.
Klob 9.
Klopstock 601, *862.*
Klose, Heinz-Günther *862.*
Klotz 577, 1036.
Klug *862.*
Knab, J. 389, *862.*
Knabe, K. 214, *862.*
Knilig, Wilhelm *862.*
Knoche, H. 1044, *1057.*
Knouff 81, 84, 85, 86, 87, 88, 324.
— Brown u. Schneider 537, 571, 616, 619, 625, 631, 634.
— u. Hartman 84, 85, 86, 87, 88, 323, 342, 636, 644, 683.
— Ralph A., Margaret C. Oleson u. Violet Wagner 524, 532, 615, 616, 630, 650, *862.*
— R. A. s. Ackermann, G. A. 770.
Knowles, F. G. W. 1036, 1038, *1057.*
Knowlton 674, 675.
— u. Kritzler 683.
— Abbie J., Emily N. Loeb, B. C. Seegal u. H. C. Stoerk 608, 697, 698, *862.*
— — Herbert C. Stoerk u. Beatrice B. Seegal *862.*
— Gilbert H. Mudge u. Joseph W. Jailer 735, 736, *862.*
— Herbert Stoerk, Beatrice C. Seegal u. Emily N. Loeb *862.*
— N. D., u. L. A. Hempelmann *862.*
Knox, W. E. *862*.
Kobak, M. W., E. P. Benditt, R. W. Wissler u. C. H. Steffee *862.*
Kobro 419.
Koch 441, 719.
— E *862.*
— F. C. *862.*
Kochackian 759.
— Charles D. *862.*
— u. Mary N. Bartlett *862.*
— u. Paul Dontigny *862.*
— u. R. H. Flick *862.*
— u. R. P. Fox *862.*
— u. Constance E. Stettner *862.*

Kochackian, Charles D. u. Virginia N. Vail *862.*
Kochmann, M. 555, 671, *862.*
Koechlin, B., u. T. Reichstein *862.*
Köhlbrandt, Meyer u. Rösener *862.*
Köhler 577.
— u. Eichelberger 685.
— August *862.*
— V. *862.*
— u. A. Fleckenstein 577, *863.*
— H. Mauer, u. W. Münich *863.*
— u. F. Wegener 577, *863.*
— u. J. Scharf *863.*
— J. Scharf u. Bauer *863.*
Koehnlein *863.*
Köiw, E. s. Annersten, S. *774.*
Koella, W. 1031, 1044, *1057.*
Kölliker 7, 8, 9, 117, 129, 139, 147, 149, 154, 155, 176, 206, 265, 404, 405, 432, 435, 451, 453, 465, 470, 473, 502, 503, 764, *863.*
— Albert v. *863.*
Koelsch, G. A., u. E. C. Kendall *863.*
Koelsche, S. A. 612, *863.*
Koepf, G. F., H. W. Horn, C. L. Gemmill u. G. W. Thorn *863.*
Körw 420.
Kofmann *863.*
— V. *863.*
Kohlstaedt 562.
Kohn 10, 20, 22, 29, 30, 42, 129, 214, 237, 250, 270, 413, 421, 422, 423, 431, 432, 455, 602, 603, 604, 686, 688.
— Alfred 139, 661, 762, 763, 764, 765, 767, *863.*
Kohno 91, 96, 98, 100, 108, 111, 112, 115, 130, 156, 158, 165, 179, 181, 185, 213, 216, 240, 320, 323, 324, 335, 336, 338, 367, 370, 406, 408, 411, 427, 458, 459, 471, 473, 513, *863.*
— Shigenoba *863.*
Kojima 109, 500, *863.*
— M. *863.*
— R. *863.*
— R. J. 488, 497, *863.*
— T. *863.*
— M. Nemoto, S. Saito, H. Sato u. T. Suzuki *863.*
Kolde, W. 224, 699, 732, 734, 744, 745, 750, *863.*
Kolditz, Wolfgang *863.*
Kolisko, A. 668, *863.*
Kollath u. Stadler *863.*
Koller, G. 1041, 1042, *1057.*
Kolliner, Martha 232, 513, *863.*
Kollosow 475.

Kolmer, W. 90, 91, 92, 95, 96, 97, 98, 99, 100, 103, 105, 106, 107, 108, 109, 110, 111, 112, 113, 114, 115, 116, 127, 132, 136, 137, 146, 156, 158, 164, 165, 170, 179, 180, 181, 182, 184, 185, 190, 191, 194, 195, 198, 199, 200, 213, 214, 216, 220, 221, 222, 223, 224, 227, 228, 230, 231, 234, 237, 239, 240, 323, 324, 325, 326, 330, 335, 336, 338, 339, 343, 367, 371, 375, 407, 408, 409, 411, 413, 414, 415, 416, 417, 426, 428, 435, 444, 458, 464, 471, 473, 483, 510, 623, 624, 685, 699, 700, 701, 721, 725, 726, 730, 731, 733, 737, 767, *863.*
— u. Bourne 339.
Kolossow, N. G. 634, *863.*
Koltachev 192.
Komrad, Eugene L., u. Leland C. Wyman 256, *863.*
Kon 384.
Konanz 760.
Kondo 986.
Kondrateva 382.
Koneff, Alexis A. 332, 340, 685, 695, *863.*
— Leslie L. Bennet u. Jan Wolff *864.*
— R. O. Holmes u. J. D. Reese 685, *864.*
— R. O. Scow, M. E. Simpson, C. H. Li u. H. M. Evans *864.*
— M. E. Simpson u. H. M. Evans 700, 753, *864.*
Konikoff, 123, 134, 207, 279.
Konikow, W. L. 234, 240, 241, 242, 244, 245, 248, 251, 252, 260, 264, 582.
Konschegg, Th. 686, *864.*
Kopeć 1038.
— S. *1057.*
Kopenec 1038.
— A. *1057.*
Kopsch 61, 192, 475, 485, 493, 508.
— Friedrich *864.*
Korbernagel 562.
Korenchevsky, V. 295, 746, 750, 751, 758, *864.*
— R. Burbank u. K. Hall *864.*
— u. M. Dennison *864.*
— M. Dennison u. J. Brovnin *864.*
— — u. M. Eldridge *864.*
— — u. K. Hall *864.*
— — u. A. Kohn-Speyer *864.*
— — u. S. Levy Simpson *864.*
— u. K. Hall *864.*
— K. Hall u. R. Burbank *865.*

Korenchevsky, V., K. Hall, R. Burbank u. A. Ross 865.
— — u. B. Clapham 865.
— — u. M. A. Ross 865.
— u. Vera E. Jones 647, 691, 743, 751, 865.
— u. Sheila K. Paris 865.
— Sheila K. Paris u. B. Benjamin 758, 865.
Korényi 536, 573, 651.
Kornberg 607.
— A., u. K. M. Endicott 865.
Kornblueth, Walter, A. Edward Maumenee u. Jane E. Crowell 865.
Kornerup 554.
— T. G. s. Ahlmark, T. 771.
Kornmüller, A. E. 865.
Kosaka, Y. 500, 512, 865.
Kose, W. 865.
Koslowski, L., W. Marggraf u. D. Weber 865.
Kossel, A. J. 865.
Koster, H., M. A. Goldzieher, W. Collens u. A. W. Victor 865.
— u. L. P. Kasman 865.
Koszyk, J. 865.
Kothmann, K. 604, 865.
Kottke, F. J., C. B. Taylor, W. G. Kubicek, D. M. Erickson u. G. T. Evans 865.
Kovács 271, 273, 979.
— K., u. D. Bachrach 1027, 1028, 1030, 1057.
— Walther 865.
Kracht 865.
Krämer 395.
Kraft 383.
Kramer 538, 555.
Krantz, Hilde 182, 865.
Kratsch, Arno 602, 603, 624, 865.
Kratzsch, E. 865, 955, 1028, 1057.
Kraus 600, 603, 865.
— A. 865.
— E. J. 865.
— u. O. Traube 866.
Krause 7, 8, 99, 109, 149, 150, 155, 264, 336, 405, 432, 435, 454, 456, 458, 465, 470, 473, 504, 866, 995.
— Carl Friedrich Theodor 866.
— H. 866.
— R. 866.
— W. 866.
— W., u. W. Bejdl 866.
— u. Kühn 866.
— u. G. Meyer 866.
Kraut, H., u. G. Lehmann 556, 638, 866.
Krayer, O., J. K. Moe u. R. Méndez 866.
Kregel 562, 619, 632.

Kreidl 866.
Kreimayr, H. 866.
Kreitmair 441.
Kreitmayr H., u. Moll 866.
Kresbach, E., u. G. Stepantschitz 866.
Krick 683.
Krieger, Marie 517, 866.
— V. J., u. T. B. Kilvington 1027, 1057.
Kriss, Joseph P., Palmer H. Futcher u. Melvin L. Goldman 866.
Kritschevsky, D., u. M. Calvin 866.
— Theodore H., u. T. F. Gallagher 866.
— u. Arne Tiselius 866.
Kritzler 683.
Kroc, R. L. 254, 866.
— u. S. J. Martin 760, 866.
Kroczeck, H. 362, 364, 436, 748, 866.
Kröncke, Wilhelm 866.
Krogli, A. 866.
Krogman, W. M. 866.
Krohn 592, 760.
Kroll, F. W. 988, 1058.
Kroneberg, G. 419, 434, 866.
Kronenberg 419.
Kroon, D. B. 608, 648, 866.
Kroutowski, A. A. 866.
Krücke, W. 866.
Krüger, P. 976, 1058.
Krueger-Ebert, Rudolf 212, 866.
Krukenberg 11, 13, 422, 866.
Kruse 413.
— Harry D. 866.
Krylow, D. D. 319, 517, 634, 866.
Kubik 62, 204.
Kucnerowicz, H. 866.
Kuczynski, M. H., u. U. Kopylowa 866.
Kudinzew 866.
Kudo, Tokuyasu 534, 866.
Küchmeister, H. 866.
— u. G. Assmann 866.
Kühl 684.
Kühn 556, 638.
— Adolf 866.
— u. H. Piepho 1038, 1058.
Kühnell, H. 866.
Kürsteiner, P. s. Abelin, J. 769.
Küster 696, 866.
— Fritz 866.
Kuether 642, 644.
Küttner, H. 180, 866.
Kuhl, Gustav 866.
Kuhlman D., C. Ragan, J. W. Fettebee, D. W. Atchley u. R. F. Loeb 866.
Kuhnke, J. 142, 866.
Kuizenga 695.

Kuizenga, M. H. 867.
— u. G. F. Cartland 867.
— J. W. Nelson u. G. F. Cartland 867.
— — u. Dwight J. Ingle 867.
— — S. C. Lyster u. Dwight J. Ingle 867.
— A. N. Wick, D. J. Ingle, J. W. Nelson u. G. F. Cartland 867.
Kukita, Gero 867.
Kulenkampff, Helmut 867.
Kulka, E. 731, 867.
Kull, James u. Mitarb. 867.
Kulmus, J. A. 867.
Kulonen, Eino 401, 867.
Kumagawa 296, 517, 867.
Kumita 465, 466, 467, 468, 469, 470, 666, 867.
Kuna, A., B. Blattberg u. J. Reiman 867.
Kundrat 143, 867.
Kuntz, A. 70, 71, 867.
— Albert, u. Calvin A. Richins 867.
— u. Norman M. Sulkin 867.
Kup, J. v. 604, 867.
Kupperman, Herbert S., u. Robert B. Greenblatt 867.
Kuriyama, S. 867.
Kurkiewicz, T. 426, 867.
Kurotsu, T. 1001, 1003, 1004, 1058.
— H. Kondo 1058.
— u. H. Kondo 986.
Kuschinsky, G., u. D. Nachmansohn 686, 867.
Kutscher, W., u. H. List 867.
Kutschera-Aichbergen 296, 297, 298, 300, 316, 429, 430. 456, 457, 578, 664, 687, 867.
Kutz, R. L. 867.
— T. McKeown u. Hans Selye 760, 867.
Kux, E. 867.
Kwale 554, 632, 638, 671.

Labbé 668, 868.
— M., E. Azérad u. P. L. Violle 868.
— P. L. Violle u. E. Azérad 868.
Labzine, M. 223, 253, 868.
Lacassagne 275, 868.
— Antoine, u. Jeanne Lattès 218, 868.
— u. O. Nyka 868.
— u. A. Raynaud 218, 713, 715, 752, 868.
— u. Samssonow 682, 868.
Ladd 734, 1028.
— Laura, D. 868.

La Due, J. S., P. J. Murison u. G. T. Pack *868*.
Laeschke, R. 224, 234, 286, 288, 291, 293, 322, 613, 703, 705, 735, 739, *868*.
Lafon, .G. *868*.
Lage, H. zur 551, 619, *868*.
Lagerstedt, Sten *868*.
Lagrutta, L., u. L. Avellone 690, *868*.
Laguesse, E. 178, *868*.
Lahm, W. *868*.
Lahr 737.
Laidlaw, A. E., u. M. A. Kennard 982, *1058*.
Laignel-Lavastine 429, *868*.
Lamar, Jule K. 760, *868*.
Lambert, P. P., L. Lebrun u. C. de Heinzelin de Beaucourt *868*.
Lambertini *868*.
Lamer u. Campbell 530, 650.
Lancaster, S. 989, *1058*.
Lancereaux 516, 578, *868*.
Lancisius, J. M. 2, 3, *868*.
Landau 135, 136, 142, 180, 217, 265, 270, 272, 277, 278, 292, 320, 483, 550, 601, 603, 634, 734, 767, *868*.
— u. McNee 310, 336, 347, 551, 619, 634.
— Eber *868*.
— M. *868*.
— Richard L. *868*.
— K. Knowlton, D. Andersen, M. B. Brand u. A. T. Kenyon *868*.
Landois, L. *868*.
Landouzy u. Bernard *868*.
Landsmeer, J. M. F. *868*.
Landua, Alton J., Robert Fuerst u. Jorge Awapara *869*.
— s. Awapara, Jorge 776.
Landwer 82, 510, 701.
Lang 215, 217, 538, 556, 638.
— Arnold *869*.
— F. J. *869*.
— S. *869*.
— W. R. *869*.
Langecker, Hedwig *869*.
Langefeld 573, 610, 684.
Langemann 441, 688.
— Heinrich *869*.
Langenbeck, C. J. M. *869*.
Langendorff 219, 274, 659.
— u. Tonutti 568, 692, 769.
— Hans, u. Emil Tonutti *869*.
— O. *869*.
Langer, C. v., u. C. Toldt *869*.
Langerhans *869*.
Langeron 313, *869*.
Langley u. Clarke 560, 577, 652.
— L. L., u. R. W. Clarke *869*.

Langlois, P. 12, 107, 253, 271, 275, 488, 516, 535, 544, 546, 563, 683, *869*.
— u. J. E. Abelous *869*.
— u. Charrin 544, 563, 651, *869*.
— u. Rehns 140, 482, *869*.
— s. Abelous, J. E. 770.
Lankaster 19.
Lannois, P. E., u. H. Moran *869*.
Lansing, Albert J. 212, *869*.
— W., u. J. M. Wolfe *869*.
Lanzmann 766.
Lapp 274, 682.
Laquer, Fritz *869*.
Laqueur, G. L. 536, 1030, *1058*.
Laragh 562, 553, 772, *869*.
— u. T. P. Almy 553, *869*.
— s. Almy, T. P. 772.
Lardon, A., u. T. Reichstein *869*.
Larizza, P., u. S. Ventura *869*.
Laroche, Georg 489, *869*.
— A. Cortell u. J. Delop *869*.
Larrier, Nathan, u. R. Loewy *869*.
Larsson 1030.
Lascano González, J. M. 274, *869*.
Lasch, F. *869*.
Lasfargues 539.
Lasowsky 344, 528, 615, 624, 650.
— u. Simnitzky 528, 615, 650, 656, 668, 669.
— J. M., u. W. S. Simnitzky *869*.
Last 558.
— J. H., P. H. Jordan, I. Piteski u. E. Bond *869*.
Laszt, L. *869*.
— u. H. Süllmann *869*.
Lata 636.
Latarjet, A., u. P. Bertrand 470, 471, *869*.
Latimer 82, 487, 488, 500, 502, 504, 510, 701.
— u. Landwer 82, 510, 701, *869*.
— Homer B. *869*.
— u. Miltan F. Landwer *869*.
— u. J. A. Rosenbaum 499, *870*.
Latta, John S., u. George A. Gostas 695, *870*.
Latte 2.
Lattès 218.
Lattes, Raffaele, u. Jules G. Waltner *870*.
Latyszewski, M. 229, *870*.
Lauber 554, 638, *870*.
— H. J., H. Dumke u. A. Patzschke 638, *870*.

Laubry, Ch., u. P. Bernal 668, *870*.
Launois, P. E. 759, *870*.
Launots, P. E., u. H. Morau *870*.
Launoy, L. *870*.
Laurens 258.
Laurentius, A. *870*.
Lauson, H. D., J. B. Golden u. E. L. Severinghaus 742, *870*.
— Carl G. Heller u. E. L. Severinghaus 742, 750, *870*.
Lauth, G. A. 454, *870*.
Laux, F. 311, *870*.
Lavelle 700, 745.
— Faith Wilson *870*.
Laves, Wolfgang *870*.
— u. K. Thoma *870*.
Law u. Spears *870*.
— L. W. *870*.
Lawdowsky *870*.
Lawless, J. J. 746, *870*.
Lawrence 561, 739.
— R. D. *870*.
— S. N. *870*.
Lawrentjew 477.
Layani, F., A. Aschkenasy, R. Pauwels u. G. Puyo *870*.
Lazaro, Arnold, u. Jack Berman *870*.
Lazarow, Arnold *870*.
Leach, E. H. 303, *870*.
Leathem 599, 606, 607, 657, 713, 714, 715, 716, 718, 720, 746, 758, 760, *870*.
— u. Crafts 760.
— u. Silverman 753.
— James H. *870*.
— u. R. C. Crafts *871*.
— u. S. Silverman *871*.
— u. H. Slobodien *871*.
Leathern, J. H., u. B. J. Brent *871*.
Leathes u. Raper 296, *871*.
Lebel 550, 617, 627.
Lebküchner, E. 668, *871*.
Leblond 259, 358, 361, 377, 378, 381, 382, 383, 384, 385, 386, 388, 390, 391, 392, 393, 394, 395, 437, 438, 440, 539, 574, 612, 644, *871*.
— u. Dugal 543.
— Ch. Ph. *871*.
— S. Albert u. Hans Selye *871*.
— L. F. Bélanger, J. Gross, J. Robichon, R. Bogoroch u. R. D. Jacobs *871*.
— u. A. Chamorro *871*.
— u. W. U. Gardner 381, 384, 390, *871*.
— u. B. Grad *871*.
— u. J. Gross *871*.
— u. H. E. Hoff 606, 607, 657, *871*.

Leblond, Ch. Ph., u. W. O. Nelson 587, 620, 659, *871.*
— u. G. Segal *871.*
— C. E. Stevens u. R. Bogoroch 230, *871.*
— s. Albert, S. *771.*
Lebon 267, 268.
Lebrun 539.
Lecène 180, 153, 253, 416.
Lecompte 610.
LeComte, Philip M. *871.*
Le Dentu *871.*
Lederer, J., P. Marchandise u. O. van Crombrugge *871.*
Leduc, E. H. *871.*
— u. E. W. Dempsey *871.*
— Jaques, u. Roger Guillemin *871.*
Lee 374.
— de 730.
— C. S. *871.*
Leeuwenhoek, A. van *871.*
Lefèvre *871.*
Leffkowitz, Max, u. Dora Rosenberg *871.*
Legendre, E. 1013, *1058.*
Léger 239, 582.
— Jacques, W. Leith u. Bram Rose *871.*
— u. G. Masson *871.*
— Georges M. C. Masson u. J. Leal Prado *871.*
— L. 582, *871.*
— u. H. Mollard 582, *872.*
Legg 142.
Legnani, T. 585.
— s. Ascoli, G. *775.*
Le Grand, André, Jacques Cousin u. Pierre Lamidon *872.*
Legueu 180.
Lehmann 296, 298, 299, 300, 302, 305, 309, 311, 314, 316, 317, 345, 346, 419, 420, 536, 556, 604, 638, 670, 768, *872.*
— u. Kinzius 420, 536, 661, 670, 686, *872.*
— Günther *872.*
— u. Hansjörg Kinzus *872.*
— u. H. F. Michaelis 420, *872.*
— H. E., M. Turski u. R. A. Cleghon *872.*
— H. J., u. H. H. Stange 1000, *1058.*
— J. *872.*
Lehmberger, Walter *872.*
Lehnartz 296, 382, 383, 395, 418, 419, 528, *872.*
— Emil *872.*
Lehotzky, P. von 533, *872.*
Lehr 760.
Leiby, G. M. 735, 750, *872.*
Leidenius, Laimi *872.*
Leisering, A. G. T., C. Müller u. W. Ellenberger *872.*

Lejans 151, 158.
Lejars 445, 456, *872.*
Lejeune *872.*
Leland 683.
Lelkes, Zoltán 431, *872.*
Lemberger, W. 142, 145, *872.*
Lembke, S. *872.*
Lendle 556.
Lengyel, L. s. Arvay, A. *775.*
Lenhossék, J. *872,*
Lenke, Sidney E., u. Henry M. Berger *872.*
Lennert 318.
— Karl, u. Günther Weitzel 306, 315, *872.*
Lennette, E. H., u. E. Scharrer 995, 996, 999, *1058.*
Lenz, Widukind *872.*
Leobardy s. Agulhon *771.*
Leonard 599, 758, *872.*
— S. L. *872.*
— R. K. Meyer u. F. L. Hisaw *872.*
Leonhard, C. H. *872.*
Leonhardi, Henr. Ferd. *872.*
Leopold 373, 836, 390, 392, 394, 531, 637, *872.*
— Paul Gotthardt *872.*
Lepeschinskaya, O. B. *872.*
Lépine, R. *872.*
Lépinois, E. *872.*
Lereboullet, A. *872.*
Leriche, R. 582, 668, *872.*
Lerma, de 988, 1014, 1017, 1038, 1039.
Leroy, Pierre, u. L. V. Domm *872.*
Lesage 516.
Lesh, J. B., J. D. Fisher, J. M. Bunding, J. J. Kocsis, L. J. Walaszek, W. F. White u. E. E. Hays *872.*
Leslie-Ellis 979.
Lessler, M. A. *872.*
Lettré, Hans *872.*
— u. H. H. Imhoffen *872.*
Letulle *872.*
Leulier 297, 441, 517, 551, 571, 619, 653, *873.*
— A., u. R. Noél 311, *873.*
— u. B. Pommé *873.*
— u. L. Revol 311, 436, *873.*
Leumann, Ernst *873.*
Leupold 502, 517, 545, 547, 604, 609, 627, 628, 651, 689, 707, 759, 760, *873.*
— Ernst *873.*
Leveling, H. P. *873.*
Levenson 644.
Levenstein, I. 760, *873.*
Leveque, T. F. 1029.
— u. E. Scharrer 1028, 1032, *1058.*
Levi 210, 513, *873.*
— Guiseppe *873.*

Levin 538, 550, 552, 554, 560, 571, 618, 619, 631, 639, 753, 756, *873.*
— Louis *873.*
— J. H. Leathem u. R. C. Crafts *873.*
— u. H. H. Tyndale *873.*
Levine, N. D. *873.*
Levinsohn 306.
Levinson 976, 977.
— L. B. *1058.*
Levison 180.
— P. *873.*
Leviton 545.
Levrat, M. s. Arloing, F. *774.*
Levy 636, *873.*
— M. S., H. P. Marschelle u. E. J. Kepler *873.*
— M. H. Power u. E. J. Kepler *873.*
— R. L. *873.*
Levy-du Pan 272, *873.*
Lewandowsky, M. *873.*
Lewin *873.*
— Herbert, u. Werner Spiegelhoff *873.*
Lewis 14, 153, 274, 277, 278, 280, 282, 283, 583, 675, 679, 680, 682, 683, 693, 695, 726, 759.
— u. Wilnins 585.
— D. D. *873.*
— F. John, u. Owen H. Wangensteen *873.*
— J. H. *873.*
— J. T. *873.*
— u. J. M. Barman *873.*
— u. F. N. Gallo *873.*
— u. F. P. Lunduena *873.*
— u. R. O. Prieto *873.*
— u. A. Torino *873.*
— Lena A. *873.*
— u. Irvine H. Page 550, 692, *873.*
— Margaret Reed 385, 393, *874.*
— Paul Myron Aptekman u. Helen Dean King *874.*
— R. W., u. A. M. Pappenheimer 406, *874.*
— Roger A., S. de Mayo u. E. Rosemberg 758, *874.*
— E. Rosemberg u. L. Wilkins *874.*
— G. W. Thorn, G. F. Koepf u. S. S. Dorrance *874.*
— u. Lawson Wilkins *874.*
Lewy *874.*
— J. E., u. A. Blalock *874.*
Ley, L. *874.*
Leydig 7, 11, 15, 18, 21, 23, 25, 59, 67, 117, 129, 154, 453, 470, 481.
— F. 989, *1058.*
— Franz 764, *874.*

Leydy, Jos. *874.*
Leyh, F. A. *874.*
L'Hélias, C. 989, 1017, 1039, *1058.*
Lhoste, J. 989, 1017, *1058.*
Lhotka, John F. *874.*
— u. H. A. Davenport 354, *874.*
Li 591, 597, 599, 758, 760, 761, 1034.
— Choh Hao *874.*
— u. H. M. Evans *874.*
— H. M. Evans u. M. E. Simpson 653, *874.*
— I. Geschwind u. Herbert M. Evans *874.*
— u. V. V. Herring *874.*
— Dwight J. Ingle, Herbert M. Evans, Mildred C. Prestrud u. James E. Nazemis *874.*
— C. Kalman u. H. M. Evans *874.*
— — Herbert M. Evans u. Miriam E. Simpson *874.*
— u. W. O. Reinhard *874.*
— Miriam E. Simpson u. Herbert M. Evans 595, *874.*
— s. Anderson, Evelyn 773.
— s. Asling, C. Willet 776.
— s. Baker, Burton L. 778.
Liang, H. M. 396, 522, 571, 595, 596, 618, 619, 621, 632, 633, 634, 636, 639, 641, 644, 645, 753, *874.*
— u. Long 560.
Libet 968.
Lichtman, A. L., u. J. B. Mc Donald *874.*
Lichtwitz, L. 584, 666, *875.*
— A., S. Lamotte-Barillon, M. u. G. Delaville u. Pantaléon *874.*
Lieb 298, 299.
Liebegott 177, 322, 547, 550, 617, 627, 657, 671, 698, *875.*
— Gerhard *875.*
Lieberman 677.
— S., u. K. Dobriner *875.*
— K. Dobriner, B. R. Hill, L. F. Fieser u. C. P. Rhoads *875.*
— D. K. Fukushima u. K. Dobriner *875.*
Liebl 227.
Liebmann Arthur 600, *875.*
Liefmann, Robert, u. Mark P. Schultz 675, 678, *875.*
Liere, van 485, 486, 733.
Liesegang, R. E. *875.*
Lieutaud, J. 4, *875.*
Ligas, A. 517, *875.*
Liling, M., u. Robert Gaunt *875.*

Lillie 192, 301, 302, 354, 355, 374, 426, *875.*
— R. D. *875.*
— u. L. L. Ashburn *875.*
— u. J. Greco *875.*
— A. Laskey, J. Greco u. H. Jasquier *875.*
— u. R. W. Mowry *875.*
Lim *875.*
Lindeberg, W. *875.*
Linder 697.
Linderstrøm-Lang 390.
Lindsay 182, 702, *875.*
— Blanche, u. Grace Medes 523, 524, 530, 656, 657, *875.*
Ling 553.
Lingjaerde, O. 562, *875.*
Linneweh, Fr. *875.*
Lippross, O. 552, 575, *875.*
Lipschütz, Alexander *875.*
— R. Iglesias, S. Bruzzone, F. Fuenzalida u. A. Riesko *875.*
— — — J. Humerez u. J. M. Penaranda *875.*
— u. L. Vargas *875.*
— Luis Vargas jr. u. Carlos Nunez 760, *875.*
Lisi, Lionelle de 470, *875.*
Lison, L. 295, 296, 298, 300, 301, 302, 303, 305, 306, 308, 309, 310, 311, 313, 314, 315, 316, 317, 318, 349, 350, 354, 425, 429, 430, 431, *875.*
— u. J. Dagnelie *876.*
— u. W. Mutsaars *876.*
Lisser, H. *876.*
— u. L. E. Curtis *876.*
Lithander, A. 545, *876.*
Little 257, 743, 752.
— J. M., S. L. Wallace, E. C. Whatley u. G. A. Anderson *876.*
Littman, D. S., R. H. Stockdale u. G. R. Williamson *876.*
Littrell, J. L. *876.*
Livingston, A. E. *876.*
Ljubomudrow, A. P. *876.*
Lloyd, C. W., u. R. H. Williams *876.*
Llusia, J. Batella 699, *876.*
Lobenwein *876.*
Lobstein *876.*
Lockwood 739, *876.*
— J. E., u. F. A. Hartman 533, 566, 643, *876.*
Loder, J. C. *876.*
Lodi 268, *876.*
Loeb 514, 608, 674, 675, 683, 697, 698, *876.*
— E. N., A. I. Knowlton, H. C. Stoerk u. B. C. Seegal *876.*

Loeb, L., u. R. M. Simpson *876.*
— R. F. *876.*
— D. W. Atchley, E. M. Benedict u. J. Leland 683, *876.*
— — J. W. Ferrebee u. C. Ragan *876.*
— — E. B. Gutman u. R. Jillson 683, *876.*
— — u. S. Stahl 683, *876.*
Löhr 311.
Loeper 216, 377, 413, 550, 551, 546.
— M., u. H. Bovy 377, *876.*
— J. Decourt u. A. Lesure *876.*
— — u. I. Tonnet *876.*
— R. Garcin u. A. Lesure *876.*
— u. G. Verpy *876.*
Loeschcke, Hans u. Elisabeth 219, *876.*
Löschke *876.*
Loeseker, J. L. L. *876.*
Loeser, A. 498, 605, 611, 612, 655, *876.*
Loewe 316.
Löwenfeld 299, 300.
Löwenstädt, Hans 210, *876.*
Löwenthal 517.
— Karl *876.*
Loewenthal, N. 11, 422, *876.*
Loewi, O. 988, *1058.*
Löwy, Ella *876.*
Lohéac, P. E. M. *876.*
Lohmeyer, G. *876.*
— u. Helmuth Hüsselmann 553, 661, *876.*
— Helmuth Hüsselmann, H. W. Bansi u. F. Fretwurst *876.*
Loisel 117, 118, 129, 267, 306, 346, 727, *876.*
— Gustave *876.*
— u. Gabriel Delamare *876.*
Lojkin 517, 619, 653.
Lombard, Ch., P. de Boissezon u. M. Pierre *876.*
Lomer 488, 600, *877.*
Long 396, 514, 516, 522, 526, 527, 543, 544, 551, 553, 560, 566, 567, 571, 572, 573, 577, 583, 588, 589, 590, 595, 596, 607, 615, 618, 619, 621, 632, 633, 634, 635, 636, 637, 638, 639, 641, 644, 645, 649, 653, 661, 672, 673, 675, 700, 742, 753, 756, *877.*
— C. N. H. *877.*
— u. E. G. Fry 538, 550, 552, 554, 560, 571, 618, 619, 631, 632, 638, 639, 661, *877.*
— B. Katzin u. E. G. Fry *877.*
— u. F. D. W. Lukens *877.*
— F. D. W. Lukens u. F. C. Dohan *877.*
— — u. E. G. Fry *877.*

Long, C. N. H., F. D. W. Lukens u. S. Zuckerman 726, *877.*
— s. Schweizer 332.
Longet, F. A. *877.*
Loos, H. O., u. R. Rittmann *877.*
— W. *877.*
Lopez, F. S. *877.*
Lorand, A. 294, 295, *877.*
Lorch, J. *877.*
Lorenz, M. s. Altschule, Mark D. 773.
Lorenzini *877.*
Lorey, C. 491, 492, 498, *877.*
Loss, Jeremias (bzw. Grg. Pielow) *877.*
Lotspeich, William D. *877.*
Lotz, M. s. Anselmino, K. J. 774.
Louis 577, 597, 760.
Loutfi 554, 555, 558, 559, 638, 646.
Lovingood 761.
Low, A. *877.*
Lowenstein 577, 625, 636, *877.*
— B. E., A. C. Corcoran u. I. H. Page *877.*
— u. R. L. Zwemer 610, 612, *877.*
Lowrie, W. L., W. E. Redfern u. D. P. Foster *877.*
Lucadou, Walter von 175, 176, 623, 686, 698, 767, *877.*
Lucas, G. H. W. *877.*
Lubarsch, O. 144, 146, 266, 267, 372, *877.*
Lucebelli, G. 563, 682, *877.*
Lucien, M. *877.*
— M., u. A. George 489, 494, 498, *877.*
— u. J. Parisot 488, 496, 505, *877.*
— J. Parisot u. G. Richard *877.*
Lucke 551, 619, *877.*
— B., T. Wight u. E. Kinne 551, *877.*
Luckens 571.
Luckner 614.
— H., u. K. Scriba 521, 614, *877.*
Lucksch 142, 180, 431, 657, 670.
Ludden, J. B., E. Krueger u. I. S. Wright *877.*
Ludewig, S., u. A. Chanutin 396, 538, 550, 552, 554, 556, 560, 571, 618, 631, 632, 634, 639, *877.*
Ludwig, C. G. *878.*
Lübbers, P. *878.*
Lübke, Heinrich *878.*
Lührs, W. 656, *878.*
Luft, Rolf *878.*
— u. Björn Sjögren *878.*
Lukens 619.

Lukjanow, G. N. 144, 371, *878.*
Luksch, F. 546, *878.*
Lumb, E. S. *878.*
Lumière, A., u. R. Noël 155, *878.*
Luna, E. 99, 158, 210, 213, 239, 455, 483, 484, 485, *878.*
Lund, Alf 420, 644, *878.*
— C. C., S. M. Levenson, R. W. Green, R. W. Paige, P. E. Robinson, M. A. Adams, A. H. MacDonald, F. H. L. Taylor u. R. E. Johnson *878.*
Lurie, Zappadosi, Dannenberg u. Swartz *878.*
Luschka, H. 7, 9, 150, 154, 453, 485, 764, *878.*
Lussich, Siri 760.
Luther 447.
— Erich *878.*
— Na. 1.
— Wolfgang *878.*
Lutz 24, 28, 30, 35, *878.*
— Brentan R., u. A. M. Case 430, *878.*
— u. Leland C. Wyman *878.*
Lux, Lydia, G. M. Higgins u. F. C. Mann 240, 253, *878.*
Lydekker 90.
Lynn, W. Gardner *878.*

Maas *878.*
Macalister, Alex. *878.*
McAlpine 597.
— H. T., E. H. Venning, L. Johnson, V. Schenker, M. M. Hoffman u. J. S. L. Browne *878.*
McArthur 683.
MacBryde, C. M., u. F. A. de la Balze *878.*
McCabe, T. T., u. Barbara D. Blanchard *878.*
McCann, S. M., A. B. Rothballer, E. H. Yeakel u. H. A. Shenkin *878.*
McCard *878.*
McCarrison, R. 530, 650, 656, 657, *878.*
Macchiarulo *878.*
Macco, G. Di, u. G. Parisi *878.*
McConnell, E. M. 1035, *1058.*
McCrea, E. d'Arcy *878.*
McCullagh 599, 758, *878, 879.*
— D. R., I. Schneider u. F. Emery *878.*
— E. Perry *878.*
— R. W. Schneider, W. Bowman u. M. B. Smith *879.*
— u. William T. Sirridge *879.*
McDermott 552, 661, *879.*
— W. V., E. G. Fry. J. R. Bro beck u. C. N. H. Long *879.*

Macdonald 644.
McDonald, C. H., W. L. Shepard, M. F. Green u. A. F. de Groat *879.*
— F. *879.*
McDonough 583, 695.
— F. K. *879.*
McEuen, C. S. u. Mitarb. *879.*
— u. Hans Selye 216, *879.*
— Hans Selye u. J. B. Collip 738, 758, *879.*
McEwen, H. D., u. B. N. Kropp *879.*
MacFarland 254, 255, 256, 274, 275, 471, 563, 568, 597, 682, *879.*
— W. E. *879.*
— u. H. A. Davenport *879.*
McGavack, T. H. 545, *879.*
— J. W. Benjamin, F. D. Speer u. S. Klotz *879.*
— G. P. Charlton u. S. Klotz 577, *879.*
— A. Saccone, M. Vogel u. R. Harris *879.*
McGovan, J. P. *879.*
McGowan 89.
McGuigan, Hugh, u. H. T. Mostrom 682, *879.*
McIntosh 1023.
— G. B., u. W. E. Brown *879.*
— Hamish W., u. C. B. Holmes *879.*
— W. C. *1058.*
MacKay 564.
— u. MacKay 564.
— Eaton M. *879.*
— u. R. H. Barnes *879.*
— H. C. Bergman u. L. L. McKay *879.*
— u. H. O. Karne *879.*
— u. Lois Lockard MacKay *879.*
McKay 567, 573.
— u. McKay 567, 573.
McKee 551.
— Ralph W., Theodore S. Gobbey jr. u. Quentien M. Geiman 533, 637, 644, *879.*
McKelvey 735, 736.
MacKenzie 90, 92, 93, 95, 726, 730, *879.*
— J. J. *879.*
McKenzie, T. *879.*
— u. Owen 90, 92, 93, 95, *879.*
McKeown 737, 760, *879.*
— T., u. W. R. Spurrell 736, *879.*
McKinley, Earl B., u. N. F. Fisher 880.
MacLachlan 735.
— P. L., H. C. Hodge u. R. Whitehead 517, 526, 619, 653, 735, 880.

MacLeod 253, 572, 676.
— J. J. R. 253, 572, 676, *880*.
MacMahon, H. E., u. R. L. Zwemer 759, *880*.
McManus 300, 302, 355, 409, 426, 437, *880*.
— J. F. A. *880*.
— u. June E. Casen *880*.
— u. L. Findley *880*.
— C. H. Lupton u. L. S. Graham *880*.
— u. J. C. Saunders *880*.
MacMunn 13, 371, *880*.
McNamara, Helen s. Barnett, H. L. 779.
McNee 310, 336, 347, 619, 634.
McNutt 81.
MacPeek 682.
McPhail u. Read 130, 216, 711, 712, 713, 714, 715, 718, 720, 721, 752, 756, *880*.
— M. K 235, *880*.
— u. H. C. Read *880*.
McQuarrie, I., J. A. Anderson u. M. R. Ziegler *880*.
— E. G. Bauer, M. R. Ziegler u. W. S. Wright *880*.
— u. D. B. Peeler *880*.
McQueen-Williams, M. 605, 611, 612, 655, *880*.
McQuillan u. Trikojus 607, 657.
— M. T., u. V. M. Trikojus *880*.
MacShan, W. H., u. R. K. Meyer *880*.
McVay, J. A. 1036, 1038, 1041, 1042, *1058*.
Mach 595, 621, 633, 639, 641, 674, 675.
Macheboeuf 879.
Macher, E. 1030, *1058*.
Macht 425, 769, *879*.
— A. H. *879*.
— D. I. s. Abel, John J. *769*.
Maddock, W. O., u. C. G. Heller *880*.
Magarey, F. R., u. J. Gough *880*.
Magendie, F. *880*.
Magerl, J. *880*.
Magini 478.
Magistris 684.
Magnan *880*.
Magnus, Richard 600, *880*.
Magoun 955, 1026, *1058*.
— H. W., C. Fisher u. S. W. Ranson 1026, *1058*.
Magruder, S. R. 995, 1009, *1058*.
Magyar, Imre, u. Michael Földi *880*.
— u. Gabor György *880*.
Mahlo, A. *880*.
Mahomet, H. R. *880*.

Mahoney 1026, 1044.
— J. J. *880*.
— W., u. D. Sheehan 1026, *1058*.
Mahorner, Howard R., Harold D. Caylor, Carl F. Schlotthauer u. John J. Pemberton *880*.
Mainini 761.
Maitland 266.
Majanz 492.
Majo, Salvador F. de 758, *880*.
Major, R. H., u. D. R. Black 180, *880*.
Majunder, D. N., u. M. M. Wintrobe 691, *880*.
Malacarne, Vinc. *880*.
Malaprade, L. *880*.
Mallory, F. A. 302, *880*.
Malmberg 530, 637.
Malméjac 481.
Malmo 562.
— R. B., C. Shagass, J. F. Davis, R. A. Cleghorn, B. F. Graham u. A. Goodman *880*.
Malorny, G. *880*.
Maloviĉko, E. E. 195, *880*.
Malpighi, M. *880*.
Mamelock 545.
Man, E. B., u. F. F. Gildea 631, *880*, *881*.
Manardo 760.
Manaro, J. M. *881*.
Manasse, P. 82, 141, 266, 423, 663, 664, 666, 668, *881*.
Manceau *881*.
Mancini, R. E. *881*.
— s. Balze, F. A. de la *779*.
Mandelstamm, Maximilian *881*.
Mandeville, F. B., u. P. F. Sahyoun 669, *881*.
Mandl 154, 358, 359, 361, *881*.
— Louis 7, *881*.
Mangenot 318, 425.
Mangetus, Jos. Jac. *881*.
Mangosio, C. G. *881*.
Manheimer, Leon H., u. Arnold M. Seligman *881*.
Manland *881*.
Mann 227, 240, 253, 409, 725, *881*.
— F. C. *881*.
— u. L. C. McLachlin *881*.
— u. F. B. Magath *881*.
— H., u. P. Lemonde *881*.
— H. S., Robert Lynch, Sanford Tuthill u. Thomas Fox 669, *881*.
Mannelli, Giovanni *881*.
Manon u. Martin 668.
Manouelian 474.
Manus 609, 654, 758, 759.
Marage *881*.

Marangoni, B. A. 545, *771*.
— s. Agati, V. C. d' *771*.
Marañón, G. 736, *881*.
— u. J. Benitez *881*.
— u. S. A. Collazo *881*.
— J. H. Collazo, C. P. Vitoria, u. C. P. Moreiras *881*.
Marble 562.
— A., A. L. Grafflin u. R. M. Smith *881*.
Marchand 143, 177, 267, 268, 270, 271, 761, *881*.
— Felix *881*.
Marchese, S. *881*.
Marchetti 258, 266, 267, 268, 271, 416, 687, *881*.
Marchi 309.
Marchmont-Robinson, S. W. 556, 638, *881*.
Marcille 465.
Marckel 599, 758.
Marcozzi, Giovanni *881*.
— u. Raffaele Stiglione *881*.
Marder, Summer N. *881*.
Maren 1034.
Marenzi, A. D. *881*.
Maresch *881*.
Margitay-Becht, E., u. P. Gömöri *881*.
— u. G. Petranyi *881*.
Marian 397.
Mariani, F. *881*.
Marie, A. 546, *881*.
Marine, David 275, 607, 610, 622, 657, 689, 760, *881*.
— David, E. J. Baumann u. A. Cipra 684, *882*.
— u. C. H. Lenhart *882*.
Marinesco, G., u. C. Parhon *882*.
Marino-Zucco, F. 11, 13, *882*.
— u. V. Dutto *882*.
— u. S. Marino-Zucco *882*.
Marinus, C. J. *882*.
Marjolin, J. N. *882*.
Markee 1034.
Marker, R. E., E. L. Wittel u. E. J. Lawson *882*.
— Russel E., u. Norman Applezweig *882*.
Markert, Clement L. *882*.
Marks 692.
— J. s. Addis, T. *770*.
Marquardt, Peter 441, *882*.
— u. Koch 441, *882*.
Marrassini, Alberto 699, 748, *882*.
— u. L. Luciani *882*.
Marrian, G. F. 360, 379, *882*.
— u. G. C. Butler *882*.
— u. A. S. Parkes 517, *882*.
Marrone, M. *882*.
Marschall, A. Milnes *882*.
Marsella, A. *882*.

Namenverzeichnis.

Marshall 636.
— jr., E. K., u. D. M. Davis 882.
— jr., J. M. 882.
— John 882.
Martens, S. G. R., u. B. Nylén 882.
Marti 882.
Martin 668, 682, 713, 715, 718, 751, 760, 882.
— B. C., Th. W. Morgan u. Ch. G. Lovingood 761, 882.
— Constanze R., u. W. D. Collings 882.
— Paul 882.
— Steven J. 882.
— u. J. F. Fazekas 760, 883.
— J. F. Fazekas u. H. E. Hinrich 883.
— H. C. Herrlich u. J. F. Fazekas 883.
— u. F. Maresh 883.
Martin-Magron 9, 883.
Martinet 390, 637, 760.
Martini, Ch. de 883.
— Virgilio 883.
Martinotti 883.
— C. 883.
Martins, The. 883.
Maruyama, K. 1038, *1058*.
Marvin 530, 612, 650, 760, 883.
— Horace N. 883.
— John R. Totter, Paul L. Day, Lucille H. Schmitt, Cecilia K. Keith u. Claire Jeanne Olds 530, 883.
— s. Awapara, Jorge 776.
Marx 424, 425, 760.
— Hellmut 883.
— P. 883.
— W., M. E. Simpson, C. H. Li u. H. M. Evans 883.
Mascagni 465, 883.
— P. 883.
Mason 597, 760.
— G. M. C., J. B. Hazard, A. C. Corcoran u. I. H. Page 883.
— Harold L. 883.
— W. M. Hoehn u. E. C. Kendall 882.
— u. E. J. Kepler 883.
— Edwin J. Kepler u. John J. Schneider 883.
— C. S. Myers u. E. C. Kendall 883.
— Marschelle H. Power, E. H. Rynearson, L. C. Ciaramelli, Choh Hao Li u. Herbert M. Evans 883.
— u. Randall G. Sprague 883.
— K. E., u. J. M. Wolfe 517, 883.
Massari 991.
Massart, Curzio 883.

Masson 68, 263, 384, 673, 674, 675, 760, *883*, *884*.
— Georges 883.
— u. J. C. Barsantini 884.
— u. M. Romanchuck 884.
— u. Hans Selye 760, 884.
— P. 884.
— u. J. Martin 884.
Masson-Hamperl 384.
Mast 557, 558.
Masui, K. 760, 884.
— u. Y. Tamura 488, 700, 709, 712, 726, 747, 884.
Masuno, J. s. Asher, Leon 776.
Materna, A. 494, 884.
— u. E. Januschke 631, 884.
Matisseck, H. 884.
Matson, C. F., u. B. B. Longwell 884.
Matsoukis, Calozero 413, 884.
Matsumoto, F. 1036, *1058*.
Matsuyama, R. 884.
Mattei, di 12, 223, 253, 416, 449, 458, 493, 516, 563, 884.
Matters 760.
Matthews 402.
Matthias, E. 884.
Mattis 1034.
Matzner 550.
Mauerhofer, Ernst 535, 680, 684, 884.
Mawas, J. 884.
Maximinus 884.
Maximow u. Bloom 192, 195, 229, 234, 255, 372, 410, 426, 464, 470, 485, 555, 663, 671, 683, 730, 884.
— Alexander A. 277, 884.
— u. William Bloom 884.
May, R. 265, 268, 319, 884.
— R. M. 884.
Maya, Francisco, u. Hans Selye 884.
Maycock, R. I., u. E. Rose 668, 884.
— W., u. T. St. Heslop 480, 580, 884.
Mayer 11, 298, 313, 317, 422, 429, *884*, *885*.
— André 884.
— P. Mulon u. G. Schaeffer 884.
— Fr. Rathery u. Georges Schaeffer 884.
— G. Schaeffer u. Fr. Rathery 885.
— C. 885.
— E. 142.
— Fritz 301, 885.
— Jo. Chr. Andr. 885.
— resp. Jo. Chr. Heino Schmidt 885.
— Sigmund 885.
Maygrier, P. P. 885.
Mayr, A. M. 885.

Mazer, C., S. C. Israel u. B. J. Alpers 885.
Mazzeschi, Adolfo 885.
Mazzi, V. 955, 959, 969, 973, 979, 1004, 1006, 1007, 1009, 1012, 1025, 1028, 1035, *1058*.
Mazziarski 885.
Mazzocco 586, 593, 621.
Meade, B. W., u. M. J. H. Smith 885.
Means, J. H. 607, 610, 643, 655, 885.
— S. Seitz u. J. Lerman 885.
Meckel 4, 9, 63, 74, 75, 77, 79, 80, 92, 95, 96, 97, 98, 99, 100, 105, 106, 107, 108, 111, 112, 113, 114, 115, 125, 126, 127, 146, 148, 149, 150, 181, 265, 273, 449, 451, 482, 496, 504, 507, 600, 688, 698, 885.
— Friedrich 5, 6, 885.
— J. F. 885.
— Ph. F. 885.
Medes 523, 524, 530, 657.
Medlicott 609, 720.
— Marie s. Adams, A. Elizabeth 770.
Megel, Herbert, u. Albert S. Gordon 885.
Meglitsch, A. 1042, *1051*.
Meier, Rolf 885.
— P. Gasche u. H. Frey 885.
— Franz Gross u. P. Desaulles 885.
— — P. Desaulles u. B. Schär 885.
— H. Gysel u. R. Mueller 885.
— W. Schuler u. P. Desaulles 885.
Meinick, D., M. Hochberg u. B. L. Oser 885.
Meirowsky 433, 885.
Meissner, Georg 420, 885.
Meites, J., J. J. Trentin u. C. W. Turner 885.
— Joseph 692, 885.
Melicow, M. M. 885.
Melin 536, 651, 657, 659.
Melites, Trentin u. Turner 738.
Mělka 885.
Melland 340.
Mellgren 585, 613, 685, 885.
— Jan 885.
— u. Göran Lundh 885.
Mellish 760.
Melville, E. V., u. K. Hare 1026, 1027, *1058*.
— K. L. 885.
Mende, Roman v. 885.
Mendes, E. G. 1013, *1058*.
Menkin, V. 886.
Menschik, Z. 886.
Menten 381.
— M. L., u. M. P. Smith 551, 619, 886.

Menzel, W., u. J. Othlinghaus *886.*
Menzies 111.
Menzin 145.
Merckel *886.*
Mercker, Hermann, u. Erich Opitz *886.*
Merkel, Friedrich 147, 149, 150, 151, 152, 152, 154, 285, 294, 373, 493, 496, 503, 689. *886.*
Merklin, R. J., u. J. H. Leathem *886.*
Merland, P. A. *886.*
Méry *886.*
Messing, Arnold, u. M. F. Ashley-Montagu 150, *886.*
Metcalf, M. M. 1024, *1059.*
Mettenheimer, H. 484, *886.*
Metzger *886.*
— H., G. Hoerner u. Ch. Maurer *886.*
— Henri, Louis Fruhling u. Marguerite Menschenmoser *886.*
— J. D. *886.*
Metzker, H. *886.*
Metzner, H. 266, *886.*
Meyer 553, 562, 583, 585, 588, 592, 593, 598. 695, 752.
— A. W. *886.*
— E. R. *1059.*
— Eberhard Robert *886.*
— F. *886.*
— J. E. 1034, *1059.*
— Joachim-Ernst *886.*
— K. 401.
— K., u. E. Chaffee *886.*
— R. Dubos u. M. H. Dawson *886.*
— G. L. Hobby, E. Chaffee u. M. H. Dawson *886.*
— E. M. Smyth u. E. Gallardo *886.*
— K. H. *886.*
— u. M. Odier *886.*
— M. Odier u. A. Siegrist *886.*
— E. M. Smyth u. M. H. Dawson *886.*
— R. 141, 145, 264, 993, 995, *1059.*
— Robert 266, 267, 268, 270, 271, 600, 601, 602, *886.*
— R. K., C. H. Mellish u. H. Kupperman *886.*
— Roland K., u. W. H. McShan *886.*
— W. C 1004, 1043, *1059.*
Meystre, Ch., u. K. Miescher *886.*
Meythaler 482, *886.*
Michael 267, 268, *886.*
Michaelis 303, 306, 316, 420, 514, *886.*
— L. *886.*
— u. S. Granick *886.*

Michaelis, Werner *886.*
Michaels 560, 568, 569.
Micheel, Fritz, u. Kurt Kraft 383, *887.*
Michell 618.
Mickelsen 528, 570.
Mieremet, C. W. G. 214, *887.*
Miescher, K. *887.*
— W. H. Fischer, u. Ch. Meystre *887.*
— u. P. Wieland *887.*
Migliavacca, Angelo 760, *887.*
Mihálkovics, G. (Victor) v. 69, 70, 89, 117, 118, *887.*
Mikeleitis, B. *887.*
Mikkelsen, W. P., u. T. T. Hutchens *887.*
Mikus *887.*
Millar, W. G. *887.*
Miller 83, 87, 381, 490, 498, 499, 557, 618, 652, 736, 760, *887.*
— Alden H. *887.*
— A. M. *887.*
— R. I. Dorfman u. E. L. Severinghaus *887.*
— u. Ralph I. Dorfman *887.*
— Ralph l. Dorfman u. Max Miller *887.*
— B. F., u. D. D. van Slyke *887.*
— E. W. *887.*
— E. O. v., O. Mickelsen u. A. Keys 528, 570, *887.*
— G. S. 90, *887.*
— H. C. *887.*
— u. D. C. Darrow *887.*
— J. W. 668, *887.*
— Malcolm R. 65, 68, *887.*
— R. A. *887.*
— u. O. Riddle 83, 87, 233, 342, 408, 510, 585, 586, 594, 611, 620, 626, 635, 654, 660, 683, 701, *887.*
— E. S. s. Barnes, R. H. *779.*
Millot u. Giberton 298, 299, 316, *887.*
Mills, G. Y., u. S. Rodbard *887.*
Milne, J., u. A. White *887.*
Milne-Edwards, H. *887.*
Milovido, Petr. F. *887.*
Minervini, R. 129, *887.*
Minot, Ch. S. 117, 129, 132, 225, *887.*
Minouchi, T. 654, *887.*
Minoura 760.
Minovici, S. *887.*
Minz, B. *888.*
Mira, M. Ferreira de 760, *888.*
Mischenikow 546, 550.
— S. s. Ahramow, Sergei *770.*
Mischkind 760.
Mislavich, E. 142, 144, 145, *888.*
Mislowitzer, Ernst *888.*

Mitchell 100, 102, 225, 226, 228, 229, 232, 241, 250, 260, 284, 326, 415, 471, 561, 571, 652, 722, 745, *888.*
— Arthur J., u. George B. Wislocki 437, *888.*
— u. A. Angrist 266, *888.*
— R. M. *888.*
Mitsukuri 109, 117, 118, 129, 130, 139, *888.*
Mivart *888.*
Mixner, J. P., A. J. Bergman u. C. W. Turrer 500, 700, *888.*
Mladenovic u. Lieb 298, 299, *888.*
Mlinkó, Z. *888.*
Moe, G. K. 583, *770.*
— s. Acheson, G. H. *770.*
Moehlig, R. C. 603, *888.*
— u. L. Jaffe *888.*
Möhring 5, 111, 505, *888.*
Moellendorff, Wilhelm v. *888*, *953.*
Möller 213, 508, 732.
Moeller-Christensen *888.*
Möllerström, J., O. Lindberg u. H . Holmgren *888.*
Mönckeberg, I. G. *888.*
Moeri, E. *888.*
Moers 7, 154, 155, 156, 206, 412, 434, 452, 543, *888.*
Moglia 266.
Mohr *888.*
Molander, David, W. *888.*
— u. A. Kirschbaum *888.*
Molhaut, M. *888.*
Molinelli, E. A. 444, 498, 501, *888.*
Mollard 582.
Mollière *888.*
Moltschanow, Wassili 546, *888.*
Monaci, M. 143, *888*, 980.
Mondolfo, H. u. E. Hounie *888.*
Money 608.
Monné, L., u. D. B. Slautterback *888.*
Monossohn 492.
Monro 600, *888.*
Montegue 668.
Montesquieu 3, 4, 5.
Montgomery, T. H. 1013, 1023, *1059.*
Monti 142, *888.*
Montigel, C., u. F. Verzár *888.*
Montpellier, J., u. L. Chiapponi *888.*
Moog, Florence 402, *888.*
Moon, H. D. 193, 261, 594, 621, 654, 689, 760, *888.*
Moore 13, 14, 35, 40, 47, 141, 702 *888*, *889.*
— Graham u. Barr 182.
— B. *888.*
— u. C. Purinton *888.*

Moore, B., u. Swale Vincent 889.
— C. R. 889.
— W. Hughes u. T. F. Gallagher 889.
— u. C. F. Morgan 719, 889.
— D. Price u. T. F. Gallagher 889.
— u. L. T. Samuels 517, 889.
— T., u. S. N. Ray 381, 889.
Morano 889.
Morato, M. J. Xavier 889.
Moreira, M., R. E. Johnson, A. P. Forbes u. F. Comolazio 889.
Morel, J., u. P. J. Gineste 889.
Morgagni 5, 63, 265, 266, 600, 889.
— Joh. Bapt. 889.
Morgan 529, 533, 574, 719, 761, 889.
— A. F., u. H. D. Simms 889.
Mori 302, 480, 579, 584, 685.
— Shigeki 889.
Morin, F. 481, 538, 579, 993, 1059.
— u. V. Bötner 889.
— G., J. Vial u. J. Guyotat 538, 552, 670, 889.
Morino, F. 517.
— S. 889.
Morone, Carlo, u. Giancardo Zorzdi 889.
Morrell 591, 736, 760.
— J. A., u. J. W. Hart 713, 750, 889.
Morris 445, 457, 554, 607.
— C. J. O. R s. Barnett, J. 779.
— H. 889.
Morrison, R. W., u. M. H. Hack 889.
Morse 242, 385, 390, 392, 393, 395, 396, 522, 530, 606, 627, 641, 642, 655, 674, 675.
Mortell, Edward J. 889.
Morvan, R. 889.
Moscata, G. 889.
Mosinger, M. 992, 996, 1000. 1044, 1059.
Mosongi 610, 643.
Mosonyi, Johann 889.
— u. S. Vilma Herman 889.
Mossman, H. W. 889.
— u. I. Judas 889.
Mostrom 682.
Mote, John R. 889.
Mott, Fr. W. 889.
Motta, G. 645, 889.
Mouchet 470.
— A. s. Aversing 776.
Moulin, F. de 889.
Mouriquand 551.
— G., u. A. Leulier 441, 517, 619, 653, 889.

Mouriquand, G., A. Leulier u. P. Sédallian 571, 619, 889.
— H. Tete u. J. Lavaud 889.
Moussa, T. A. 978, 1059.
Moya, Francisco, J. L. Prado, R. Rodriquez, K. Savard u. Hans Selye 889.
— u. Hans Selye 641, 889.
Moyes 553.
— E. N. s. Abelson, D. 770.
Mudge 735, 736.
Mühlbock 609, 655, 758, 759.
Mühlmann, M 13, 285, 286, 295, 372, 433, 484, 489, 490, 491, 494, 498, 889.
Müller 79, 82, 87, 88, 265, 487, 889.
— C. 889.
— E. 890.
— Ernst 890.
— H. 250.
— Heinrich 890.
— J. 83, 890.
— Johannes 6, 14, 18, 420, 451, 452, 600, 890.
— L. R. 890.
— Rolf 890.
— W. 493, 890.
— Willi 890.
Mueller, Pierce. Davoll u. du Vigneaud 1030.
Münz, M. 890.
Mufson 558.
Muirhaed, E. E., C. T. Ashworth, L. A. Kregel u. J. M. Will 619, 632, 890.
Muirhead 562.
Mulinos, M. G., u. L. Pomerantz 517, 521, 524, 528, 594, 650, 658, 890.
— L. Pomerantz u. M. E. Lojkin 517, 619, 653, 890.
— C. L. Springarn u. M. E. Lojkin 890.
Mulon 11, 35, 46, 97, 98, 107, 108, 137, 157, 166, 195, 198, 199, 200, 217, 221, 223, 227, 230, 231, 236, 237, 250, 259, 298, 301, 303, 304, 306, 307, 308, 309, 315, 317, 318, 324, 332, 333, 336, 340, 341, 343, 345, 349, 351, 367, 368, 371, 372, 373, 374, 375, 376, 401, 406, 410, 421, 422, 423, 426, 428, 429, 433, 624, 658, 702, 704, 727, 728, 733, 890.
— Paul 890.
— u. R. Porak 891.
Munk, Immanuel 891.
— Plum, C. 216, 891.
Muntwyler 554, 638.
— E., R. C. Mellors u. F. R. Mautz 891.
— — F. R. Mautz u. H. G. Mangun 891.

Muntz, Ritchey u. Gatch 668.
Muralt, Alexander v. 891.
— v. 399, 400.
Muratori, G. 891.
Murlin, W. R. s. Anderson, J. A. 773.
Murno 387.
Murphy, J. B., u. E. Sturm 891.
Murray 533, 637, 643, 644, 891.
— u. Morgan 529, 533, 574.
— Hazel C. 891.
— u. A. F. Morgan 891.
— Margaret R., u. Arthur P. Stout 891.
— R. G. 891.
Mussiv 760.
— Fournier, J. C., E. Pollack u. J. J. Lussich Siri 891.
Mussman 235.
Muto, C., u. M. Takaheshi 891.
Mutow, T. 726, 731, 891.
Myers, Walter 559, 891.
Mylius, Jul. 891.

Naccarati, Sante 74, 891.
Nachmanson 686.
Nachmansohn, D. 891.
Nadel, E. M., u. J. J. Schneider 891.
Nadler 612.
Nagahiro 1000.
Nagareda, C. Susan, u. Robert Gaunt 891.
Nagel 4, 6, 21, 48, 63, 64, 65, 80, 96, 97, 98, 108, 113, 114 147, 148, 154, 162, 444, 451, 452, 457, 473, 508, 698, 891.
— W. 891.
Nahm, L. J., u. F. F. MacKenzie 726, 730, 891.
Nakahara 569.
Nakamura, H. s. Akaoka, S. 771.
Nakaya, T. 891.
Nalbandov, A. V., u. G. J. Baum 756, 891.
Nansen, F. 1059.
— Fridtjof 1022.
Napp 320.
— O. 891.
Narowtscharowa 475.
Nassanow 392.
Nassi, Lelio, u. Francesco Ragazzini 891.
Natanzon, G. A. 891.
Nathanson 226.
— I. l., u. A. M. Brues 226, 758, 891.
— L. E. Towne u. J. G. Aub 892.
— u. H. Wilson 892.
Nelson 118, 261, 344, 587, 595, 606, 620, 621, 623, 628, 629,

70*

630, 649, 659, 691, 739, 743, 753, 760, *892.*
Nelson, A. A. *892.*
— D. H., H. Reich u. L. T. Samuels 677, *892.*
— J. M., u. C. R. Dawson *892.*
— O. E. *892.*
— Warren O. *892.*
— u. T. F. Gallagher 599, 758, *892.*
— u. Robert Gaunt 739, *892.*
— u. C. G. Merckel 599, 758, *892.*
— u. Helen O. Wheeler 606, 608, *892.*
Nerking 317.
Neubauer, O., u. L. Langstein *892.*
Neukomm, S. *892.*
Neumann 282, 443, 656, 706, 760, 980.
— Hans Otto 574, *892.*
— K. 401, 402, 403.
— K. H. 172.
— Karlheinz *892.*
— K. O. *892.*
— O. 760, *892.*
Neurath *892.*
Neureutter *145.*
Neusser 142.
— u. Wiesel 155, 156, 253, 535, 664, 667, 669, 688.
— Ed. v., u. J. Wiesel *892.*
Newcomb. A. L. 545, *892.*
Newman 403.
— William, Irwin Feigin, Abner Wolf u. Elvin A. Kabat *892.*
— Elvin A. Kabat u. Abner Wolf 402, *892.*
Newton, W. H., u. K. C. Richardson 716, *892.*
Neymaun, N. *892.*
Nezamis 516, 583, 682, 695.
Nicander 363, 364, 365.
— Lennart *892.*
Nice 760.
— L. B., u. A. Shiffer 699, *892.*
Nichols 527, 534, 535, 561, 571, 616, 619, 623, 630.
— u. Miller 557, 618, 652.
— John *892.*
— u. A. T. Miller *892.*
Nicholson 143, 683.
— Balfour Stewart *892.*
— W. M. *892.*
— M., u. L. S. Goodman 583, *892.*
Nicol, J. A. Colin 23, *892.*
Nicolai u. Helbrich *893.*
Nicolas, J., u. Bonnamour *893.*
Nicolesco 991.
— I., u. M. Nicolesco 991, *1059.*
— u. D. Raileanu 995, *1095.*

Nicolesi, G. *893.*
Nicolet, B. H., u. L. A. Shinn *893.*
Niculescu, I. I. *893.*
Nieburgs, H. E., u. Robert B. Greenblatt *893.*
Niehans, Paul *893.*
Nielsen, A. T. 562, *893.*
— A. A. Theil, K. Pedersen-Bjergaard, u. M. Tonnesen *893.*
Niemineva, Kalevi 490, 491, 496, *893.*
Nierenstein 15.
Nikolaeff, M. P. *893.*
Nikolajew, L. P. 517, *893.*
Nilges, R. G. 960, 975, *1062.*
Nilson 241, 254.
— H. W., u. Dwight J. Ingle 253, *893.*
Nims 561, 571, 619, 632, 636, 639, 645.
Niró-Quesada, O. C. *893.*
Nishi *893.*
Nishiisutsuji 1039.
Nishimura, S. *893.*
Nishizara 441.
Nitsch, Kurt *893.*
Nix, W. N. *893.*
Nizet 618.
— E., C. Heusghem u. A. Herve 561, *893.*
Noble, R. L. 738, *893.*
— u. J. B. Collip 595, 598, 689, *893.*
— u. C. G. Toby *893.*
Noé 535.
Noël 155.
— u. Pigeaud 126, 128, 136, 137, 138, 340, 343, 344, 603, 659.
— Robert *893.*
— u. G. Pallot 309, *893.*
— u. H. Pigeaud *893.*
— s. Leulier 311.
Noll *893.*
Nolli, B., u. M. Palazzoni *893.*
Nonnenbruch, W. *893.*
— s. Axenfeld, H. *776.*
Noon *893.*
Nord, Folke *893.*
Nordenson *893.*
Nordmann, M., u. E. Lebküchner 407, 668, *893.*
Norkus 203, 219, 225, 238, 241, 244, 250, 252, 273.
North 760.
Noto-Campanella, C. *893.*
Novak, J. 759, *893.*
Nowacki, W. *893.*
Nowakowski, H. *893,* 999, *1059.*
Nowardworski *893.*
Nowikoff, M. 995, *1059.*

Nuck, A. *893.*
Nürnberger, L. 718, *893.*
Nunez 760.
Nusbaum-Hilarowicz 40, *893.*
Nyka 275.
Nylén, B. *894.*
Nyst, R. H. 988, *1059.*

Ober, K. G. 1035, *1059.*
Oberdisse u. Werner 577.
— K., u. H. W. Hering *894.*
— u. R. Werner *894.*
Oberling 214.
— Ch. *894.*
— u. G. Jung 668, *894.*
— u. M. Wolf 214, *894.*
Oberndorfer, S. 180, 267, 409, *894.*
Oboussier, H. *894.*
O'Connor, W. J. *894,* 1026, 1032, *1059.*
— u. E. B. Verney *894.*
O'Crowley, C. R., u. H. S. Martland *894.*
Odendaal, W. A. 750, *894.*
Odhelius 600, *894.*
Odorfer, M. *894.*
Oehme, C. 573, 610, 684, *894.*
— H. Paal u. H. O. Kleine *894.*
Oesterlen 6, 154, *894.*
Oestern, H. F. *894.*
Oesterreich, R. *894.*
Oestreicher 326, 585, 594, 621, 624, 647, 760.
Oettel, H., u. E. Franck *894.*
Ogata 87, 665.
— A. 429.
— Tomosabuno u. Akira Ogata 425, 429, *894.*
Ogawa, J. 760. *894.*
Ogden, E. s. Anderson, Evelyn 773.
Ohmi 580.
Ohno 425.
— Seishichi *894.*
Ohta, K. *894.*
Oishi 976, 978, 979, 986, 1006.
Okajima, K. 318. *894.*
Okerblom, Johann *894.*
Okey, R. 631, *894.*
— L. S. Godfrey u. F. Gillium 631, *894.*
Okinaka, Sh., u. K. Mori 480, 579, 584, 685, *894.*
Okkels 219, 232, 292, 413, 435, 685, 686, 768.
Okuneff, N. 517, 526, 619, 653, *894.*
Oláh 979.
— F., V. Varró, K. Kovács u. D. Bachrach 1030, *1059.*
Oldham 1026.
Olds 530, 612, 650.

Oleson 532, 615, 616, 630, 650.
— M. C., u. W. R. Bloor 517, 524, 619, 653, *894.*
Oliveira u. Silva, J. de 961, 964, 996, 1025, 1044, *1052, 1059.*
Oliver 13, 34.
— G., u. E. A. Schäfer 418, *894.*
Olmsted 274, 680.
Olson, Robert E., u. Helen Wendler Deane 675, 697, *894.*
— F. A. Jacobs, D. Richert, S. A. Thayer, L. J. Köpp u. N. J. Wade *894.*
— S. A. Thayer u. L. J. Köpp *894.*
Olszewski, Jerzy *894.*
Omelsky 214.
Omelskyi, Eugen *894.*
Omura, S. 218, 603, *894.*
Onozawa, T. 512, *894.*
Onslow, H. *894.*
Opie 194.
Oppel, Albert *894.*
— Vl. A. *895.*
Oppenauer 381.
Oppenheim, R. 563, *895.*
— u. Loeper 216, 413, 546, 550, 551, *895.*
Opsahl, J. C. *895.*
Orent-Keils, E., A. Robinson u. E. B. McCollum *895.*
Orgler 303, 319, *895.*
— s. Kaiserling 321.
Orlandi, N., u. G. Guardini 604, *895.*
Oroshnik, W. *895.*
Ortega-Mata, Manuel 383, *895.*
Orth, J. 196, 268, 270, 668, *895.*
Orthner, Hans, u. Theodor Heinrich Schiebler *895.*
Ortiz 719.
— E. *895.*
Ortmann 176.
— R. *895,* 955, 957, 961, 977, 993, 996, 1001, 1004, 1007, 1008, 1025, 1028, 1030, *1050, 1059.*
— s. Bargmann, Wolfgang 779.
Osawa, G. 67, *895.*
Osborn, C. M. u. W. J. Eversole *895.*
Osborne 381, 390, 533, 637.
— u. Swale Vincent *895.*
Osogoe, Bunsuke, u. Kosuke Omura 218, *895.*
Oser 383.
O'Shaughnessy 480.
Osiander *895.*
Oškaderov, V. J. *895.*
Oster 529, *895.*
— K. A., u. M. G. Mulinos *895.*
— u. J. G. Oster *895.*

Osterling, M. J., u. C. N. H. Long *894.*
Ostertag, Berthold *895.*
Osterwald, K. H. *895.*
Ott 55.
— Erwin, Karl Krämer u. Willy Faust 395, *895.*
— M. D. *895.*
Ottaviani, G. *895.*
Otte, H. *895.*
Ottesen, Jens s. Andreasen, Erik 773.
Otto 142, 600, 698, *895.*
Overend, W. G. *895.*
Overholser 599, 758.
Overman 545.
Overton 296.
Overzier 230, 262, 517, 526, 527, 576, 577, 585, 615, 630, 649, 656, 658, 673, 675, 739, 747, 748, *895.*
— Claus *895.*
Owen 63, 90, 92, 93, 95, 142.
— R. 955, *1059.*
— Richard 91, *895.*
Owens jr., F. M. *895.*
— H. B., u. B. R. Bensley 306, *895.*
Oyama, Jungji 55, *895, 896.*

Pabst, M. L., R. Sheppard u. M. H. Kuizenga *896.*
Paff, George H., u. Joseph Seifter *896.*
Page 550, 553.
— E. W. s. Anderson, Evelyn 773.
— J. H. *896.*
— u. A. C. Corcoran *896.*
Pagel, W. 117, 123, 134, 137, 141, 142, 143, 144, 145, 149, 150, 167, 248, 264, 265, 268, 269, 271, 272, 273, 276, 277, 502, 543, 544, 600, 602, *896.*
Paige 644.
Paine 968.
Paiva, L. M. de 760, *896.*
Pak, C. *896.*
Pal, J. 315, *896.*
Palade-Claude, A. 191, 192, 393, 978.
— G. E., u. A. Claude *896, 1059.*
Paladino, G. *896.*
Palay, S. L. *896,* 960, 965, 975, 986, 993, 995, 996, 1002, 1008, 1025, *1059, 1062.*
Palladin, Alexander *896.*
— A. Utewski u. D. Ferdmann 530, 650, *896.*
Pallas *896.*
Pallot s. Noël 309.
Palm, N. B. 1017, *1060.*
Palmer 318, *896.*

Palmer u. Eccles 372, *896.*
— L. S. *896.*
Paneth, F. A. *896.*
Pangborn, M. C. *896.*
Pankratz, D. S. 100, 117, 216, 471, 711, *896.*
Pansch, Adolf *896.*
Panse, Fr., u. J. Gierlich 603, *896.*
Paola, G. di 760, *896.*
Paolucci, F. *896.*
Pap, Tibor 203, 207, 209, 210, *896.*
Papanicolaou *896.*
Pape, Rudolf *896.*
Papi 118.
Papilian u. Jianu *896.*
Pappenheim 6, 154, 313, 426, *896.*
— A. *896.*
— S. *896.*
Pappenheimer 277, 278, 280, 282, 283, 406, *896.*
Parade, G. W. *896.*
Parat, M. 193, 310, *896.*
— u. M. Parat 193, *896.*
Parhon, C. J. *896.*
— u. M. Cahane 337, 347, 348, *896.*
— M. Cahane u. V. Marza *896.*
— u. M. Parhon *896.*
— u. G. Werner 609, 633, *896.*
— u. G. Zugravu 701, *896.*
Paris 751, 758, 760.
— Benoit, Kehl u. Gros *896.*
Parisot 488, 496, 505.
Parker 760, 990, 1036.
— G. H. *1060.*
— u. V. L. Paine 968, *1060.*
— Newton *896.*
Parkes, 517, 715, 724, 725, 758, 759, *896.*
— A. S. *896.*
— A. S., u. Tenney *896.*
— M. W., F. Wrigley *896.*
Parkhurst 562.
— B. P. s. Altschule, Mark D. 773.
Parkings 760.
Parkins 562, 591, 619, 632, 681, 683, 736, 760, *896.*
— W. M. *896.*
Parmer, L. G. *896.*
— F. Katonah u. A. A. Angrist *897.*
Parodi 285, *897.*
Parrot, J. L., u. G. Richet 533, 643, *897.*
Parson, W. s. Albright, F. 771.
Partheil, Heinz *897.*
Partridge, S. M., u. T. Swain *897.*
Parviainen, S., K. Joiva u. C. A. Ehrenroot *897.*
Parvis, Preto u. Carini 457.

Paschkis, K. E. 553, 660, *897*.
— u. A. Cantorow *897*.
— A. Cantorow u. D. Boyle *897*.
— — T. Eberhard u. D. Boyle 557, *897*.
— — A. Walking, W. H. Pearlman, A. E. Rakoff u. D. Boyle *897*.
Passano, L. M. 956, 967, 970, 976, 978, 1014, 1036, 1037, 1042, 1046, *1060*.
Patt 561, 573, 577, 632, 656, *897*.
— H. M., M. N. Swift, E. B. Tyree u. E. S. John *897*.
— — — u. R. L. Straube 561, 632, 636, 652, *897*.
Patten, Bradley M. *897*.
Patterson, J., I. M. McPhee u. A. W. Greenwood *897*.
Patton 561, 571, 619, 632, 636, 639, 645.
Patzelt, Viktor 252, 398, *897*.
— u. J. Kubik 62, 204, *897*.
Patzschke 554, 638.
Paucot, H., u. P. Gelle 736, *897*.
Paul 214, 219, 249, 668, 686, 770, *897*.
— Fritz *897*.
— K. s. Adams, A. Elizabeth 770.
Pauli, Joh. Guil. *897*.
Pauling, L. 354, *897*.
Pauny *897*.
Paunz, Ludwig s. Aszodi, Zoltan 776.
— Theodor *897*.
Pavone, M. 731, *897*.
Pawlikowski 322, 347, 426, 427, 428, 430, 579, 668, *897*.
— Thadeusz *897*.
Pawlow, M. M., u. B. A. Schazillo *897*.
Pawlowsky, E. *897*.
Paxton, J. 148, *897*.
Payne, F. *897*.
— R. W. *897*.
Pearce 500.
— R. H., u. E. M. Watson *897*.
Pearl, B. *897*.
Pearlman 660.
Pearse, A. G. Everson *897*.
— u. M. Rinaldini *897*.
Pearson 537, 538, 545, 551, 571, 579, 619, 670, *897*.
— Oliver P. *897*.
— u. Mitarb. *897*.
Pebranyi, G. *897*.
Pécaut, Elie *897*.
Pecherer, B. 387, *897*.
Pechlin, J. H. *897*.
Peczenik, O. 332, 340, 499, 700, 745, *897*.

Pedersen, A. Leth *897*.
Pedne 682.
Peham *897*.
Peindarie *897*.
Peiper, H. *898*.
Peiser *898*.
Pekkarinen 553, 692.
Pellacani, P. 13, *898*.
Pellegrini, R. *898*.
Pellegrino, M. *898*.
— Peter C., Glenn M. Morris u. Sidney Trubowitz 554, *898*.
Pellet, A. *898*.
Pemberton 612.
— J. de *898*.
— R., J. Eiman, F. M. S. Patterson u. E. A. Stackhaus *898*.
Pencharz 274, 585, 588, 592, 593, 598, 673, 680, 757, 774, *898*.
— R. I., u. J. A. Long *898*.
— u. J. M. W. Olmsted *898*.
— J. W. M. Olmsted u. G. Giragossintz *898*.
— s. Anselmino, K. J. *774*.
Pende, U. 578, 579, 584, *898*.
Penitschka, W. *898*.
Pennachietti, M. 107, 108, 207, 219, 238, 250, 284, *898*.
Percival 383.
Perera, G. A. 677, *898*.
— u. D. W. Blood *898*.
— K. L. Pines, H. B. Hamilton u. K. Vislocky *898*.
Pérez, V. *898*.
Perez, Z. 989, 1017, *1060*.
Perkins, P. A. 736, *898*.
Perla u. Marmorston-Gottesman 660.
— D. 551, 572, *898*.
— u. J. Marmorston 533, 644, *898*.
Perlmutter, Martin, u. Monroe Mufson 558, *898*.
Perloff, W. H., L. M. Levy u. A. Despopoulos *898*.
Perorino 10, 12.
Perrault 4, 5, 63, 98, 100, 504, *898*.
Perrier, Rémy *898*.
Perry 760, *898*.
— James C. *898*.
— William F. *898*.
— u. J. P. Gimmell *898*.
Pescatori, Guido *898*.
Pescetto 121, 403.
Peschel, Ernst, Bernard Black-Schaffer u. Clotilde Schlayer *898*.
Pesson, P. 1017, *1060*.
Peter 133, 146, 149, 150, 151, 276, 277, 279, 280, 320, 366, 406, 437, 490, 491, 492, 496,

498, 503, 523, 528, 607, 650, 684, 701, 703, 767, *898*.
Peter, Karl *898*.
Peterfi, Tiberius 211, *898*.
Peters 100, 561, 571, 606, 607, 618, 652, 657, 954, 992, *898*, *1060*.
— G. 954, 992, *1060*.
— J. P. *898*.
— u. D. D. van Slyke *898*.
Petersen 1031.
— W. E. *898*.
Petit-Dutaillis u. Flandrin 470, 471, *898*.
Petrén 536, 538, 651, 657, 659.
Petri, Else *899*.
Petrucci *899*.
Petruccin 3.
Petry, Gerhard 150, *899*.
Pettit 6, 18, 21. 22, 23, 36, 37, 42, 43, 63, 64, 65, 68, 69, 74, 75, 76, 77, 78, 79, 80, 88, 89, 91, 92, 95, 96, 97, 100, 107, 108, 111, 112, 113, 114, 115, 142, 275, 442, 443, 444, 445, 446, 448, 450, 451, 456, 457, 471, 473, 496, 504, 507, 545, 546, 559, 563, 623, 652, 657, 659, *899*.
— Auguste *899*.
Peyron u. Pezet 219, 688, *899*.
— s. Alezais *772*.
Peyrot 735.
Pézard, A., u. F. Caridroit 707, *899*.
Pezet 219, 688, *899*.
Pfaltz 529, 530.
Pfaundler 82, 100, 102, 177, 343, 366, 368, 409, 432, 623, 663, *899*.
Pfaunder, Meinard *899*.
Pfeffer 727, *899*.
— K. H., W. Ruppel, Hj. Staudinger u. L. Weissbecker *899*.
— u. Hj. Staudinger *899*.
Pfeiffer 335, 544.
— u. Hooker 759, *899*.
— E. F., W. Sandritter u. K. Schöffling *899*.
— H., u. A. Jarisch 422, *899*.
Pfeiffer-Sawisch 619.
Pfeiffenberger, M. 1034, *1056*.
Pfiffner, J. J. 681, 684, *899*.
— u. H. B. North 760, *899*.
— u. W. W. Swingle *899*.
— W. W. Swingle u. H. M. Vars *899*.
— u. H. M. Vars *899*.
Pfister, H. s. Abelin, I. *769*.
Pflanz 515.
— Manfred, u. Thure von Uexküll *899*.
Pflugfelder, O. 988, 1017, 1038, 1039, 1045, *1060*.

Pförtner *899*.
Pfuhl 202, 373, 385, 386, 390, 392, 394, 440, *899*.
— Wilhelm *899*.
Phelps, Doris, E. T. Ellison u. J. C. Burch *899*.
Philipp 282.
— E. *899*.
Philippeaux, M. 10, 11, *899*.
Philips 668.
— Benjamin *899*.
Philipsen, Clara *899*.
Philites 285.
Phillips, R. A., u. H. Gilder *899*.
Philpot, F. J., u. G. Cantoni 434, *900*.
Pianese, F. *900*.
Piat 760.
Picard 668.
— D., u. Mme Chambost 995, *1060*.
Piccolhominus 2.
Pick, E. P. *900*.
— James W., u. Barry J. Anson 455, *774*, *900*.
— s. Anson B. J. *774*.
— L. 264, 268, 270, 271, 272, *900*.
Pickford, M. 1026, *1060*.
— u. A. E. Richie *900*, 1026, 1033, *1060*.
Piepho, H. 1038, 1045, *1058*, *1060*.
Pierce 1030.
Pierer, J. F., u. L. Choulant *900*.
Piersol, George A. *900*.
Pigeaud 126, 127, 128, 136, 137, 138, 340, 343, 344, 603, 659.
Pighini, G. 1034, *1060*.
Piliero, S. J., D. Landan u. A. S. Gordon *900*.
Pillat, B. *900*.
Pillemer 556.
— L., O. A. Seifter, O. A. Kühn u. E. E. Ecker 638, *900*.
Pilliet 144, 149, 266, 267, 268, 272, 292, 293, 371, 516, *900*.
— A. *900*.
— u. V. Veau 268. *900*.
Pinchot, G. B., V. P. Close u. C. N. H. Long 551, 577, 619, 636, 644, 645, *900*.
Pincus 514, 544, 561, 636, 689, 696.
— Scola u. Elmadjian 634.
— — u. Elmadjian 696.
— Gregory *900*.
— u. F. Elmadjian *900*.
— O. Hechter u. A. Zaffareni *900*.
— u. H. Hoagland *900*.
— u. W. H. Pearlman *900*.

Pincus, Gregory, u. L. P. Romanoff *900*.
— L. Romanoff, u. J. Carlo *900*.
— R. Scola u. F. Elmadjian *900*.
— u. Kenneth V. Thimann *900*.
— Joseph B., Samuel Natelson u. Julius K. Lugovoy *900*.
Pines u. Narowtscharowa 475.
— J. L. Ja. *900*.
— u. Narowtschatowa *900*.
— u. Toropowa *900*.
Pinniger, J. L., u. J. B. Brown *900*.
Pinto 743, 751.
— R. M. *900*.
Piquet 554, 555, 556, 558, 559, 638, 646.
Pirani 533, 637.
— C. L., R. C. Stepto u. K. Sullerland *900*.
Pirozynski, W., u. K. Akert *900*.
Pirwitz, Joachim, u. G. Scherer 419, *900*.
Pischinger 352, 362, 363, 364, 365, 436.
— Alfred *900*.
— u. D. Boerner *900*.
Piso *900*.
Pissemski 482.
Pitesky 558.
Pitotti 22, 31.
— M. *900*.
Pitt, G. Newton *900*.
Pittoti 730.
Pitzorno, P. *901*.
Pizani 630.
Pizon *901*.
Placentini 387.
— L. 901.
Plagge 1038.
— E. *1060*.
Plate 385.
Plateri, F. *901*.
Platner *901*.
Plecnik 198, 306, 320.
— O. *901*.
Plehwe, N. *901*.
Plenck, Joh. *901*.
Plenk 207, 211, 214, 233.
— H. *901*.
Ples, Hermann *901*.
Plinius 2.
Plotz, C. M., E. L. Howes, J. W. Blunt, K. Meyer u. Ch. Ryan *901*.
Podwyssozki *901*.
Poirier 454.
— Paul *901*.
— u. A. Charpy *901*.
Poisson, R., u. R. Sellier 1017, 1038, 1039, *1060*.

Poleżaev, L. V. *901*.
— Policard 61, 306, 309, 310.
— A. *901*.
— u. Tritschkowitsch *901*.
— u. H. Tuchmann-Duplessis *901*.
— s. Bonnamour 334.
Politzer 117, 118, 120.
— G. *901*.
— u. H. Nemec *901*.
Poll 11, 15, 18, 26, 27, 28, 29, 49, 60, 69, 70, 71, 72, 73, 117, 119, 121, 129, 130, 131, 132, 139, 180, 213, 219, 223, 232, 236, 237, 240, 250, 253, 264, 270, 271, 275, 416, 421, 422, 699, 707, 713, 715, 747, 767, 989.
— Heinrich *901*, *1060*.
— Beitzke u. Ehrmann *901*.
— u. A. Sommer *901*, 989, *1060*.
Pollack 736, 760.
— L. *901*.
Pollock 356.
— W. F. *901*.
Pomerantz 517, 521, 524, 528.
Pomeau-Delille 575.
Pomerantz 619, 650, 653.
— L., u. M. G. Mulinos 517, *901*.
Pomerat, Gerard R., u. Steven M. Horvath 560, *901*.
Pomonarew 319.
Ponder, E., u. Robert Gaunt *901*.
Ponomarew 634.
— A. *901*.
Ponse, K. *901*.
Popa, Gr. T. *901*.
— u. U. Fielding *901*, 1035, *1060*.
Popjack 634.
— G. *901*.
Popjak 958, 998, 1025.
— G. *1060*.
Popov, V. V. *901*.
Popper 360, 379, 397, 398.
— H. *901*.
— H. L. *901*.
Poppi 980, 991, 992.
— U. *1060*.
Porak, R., u. H. Chabanier *901*.
Porges, O. 901.
Porter u. Porter 668.
— Curt C., Herbert C. Stoerk u. Robert H. Silber *901*.
— Edward C. *901*.
— M. F., u. M. F. Porter jr. *901*.
Portmann, Adolf *901*.
Porto, J. 902.
Possompès 988, 989, 1017, 1038, 1039.
— B. *1060*.

Potherat u. Chambord 180.
Potor, Aurelia, Nelson F. Young, F. Homburger u. Edward C. Reifenstein jr. *902*.
Pottenger jr., F. M., u. J. E. Pottenger *902*.
— D. G. Simonsen *902*.
Potter, Samuel O. L. *902*.
— Schneider u. Liebl 227.
Pottinger jr. u. Simonsen 760.
Poujol *902*.
Poumeau-Delille 556, 638, 652, 726, 760.
— Guy *902*.
Powell 460, 583.
Power 597, 760.
Prado, J. Leal, u. P. Dontigny *902*.
— P. Dontigny, Eleanor Hay u. Hans Selye *902*.
— — u. Hans Selye *902*.
Prasler, E. R. *902*.
Prego 760.
Prenant, A. *902*.
— P. Bouin u. L. Maillard *902*.
Prescott 637.
Preston 609, 613, 654, 719.
— M. J. *902*.
Pretrud 695.
— Mildred, Dwight I. Ingle u. James E. Nezamis *902*.
Preto Parvis 284.
— V., u. A. Carini *902*.
Preusse 180.
— O. *902*.
Price 760.
— u. Ortiz 719.
— Ch. C., u. M. Knell *902*.
— u. H. Kroll *902*.
— Dorothy *902*.
— u. Harriet Harvey *902*.
— u. E. Ortiz *902*.
Priesel 214.
— A. *902*.
Priestley 274, 682.
— James T., Randall G. Sprague, Waltman Walters u. Robert M. Salassa *902*.
Primavesi 1032.
Prina 643.
— C. *902*.
Prins, D. A., u. T. Reichstein *902*.
Promisel, Elaine s. Altschule, Mark D. 773.
Prosiegel, R., A. Goelkel, U. Fuchs u. H. Moll *902*.
Prosperi, Paolo, u. Raffaele Stiglione *902*.
Pruess, L. M. *902*.
Prunty 595, 597, 661, 691, 692, 693, 760.
— F. T. G. *902*.

Prunty, F. T. G., P. H. Forsham u. G. W. Thorn *902*.
Prym 177.
— P. *902*.
Puig u. P. Roig *902*.
Puman, J. *902*.
Purser, J. M. *902*.
Purves, H. D., u. W. E. Griesbach *902*.
Purvis 607.
Puteus, Joseph *903*.
Putnam, F. J., E. B. Benedict u. H. M. Teel *903*.
Putt s. Chiffelle 302.
Puyg y Roig 736.
Puzik 482.
Pybus 258.
— F. C. *903*.
Pye-Smith, P. H. *903*.
Pyle 984, 1037, 1046.
— R. W. *1061*.

Quain 15, 147.
— J. *903*.
Quénu u. Lejars *903*.
Querido 537, 538.
— A. *903*.
Querner 61, 63, 398.
— Friedrich Ritter v. *903*.
Quénu u. Lejars 456.
Quick 530, 650.
— A. J. *903*.
Quinan u. Berger 495.
— C., u. A. A. Berger *903*.
Quiring 487.
Quittner, H., N. Wald, L. N. Sussman u. W. Antopol *903*

Raab 562.
— W. *903*.
— u. R. J. Humphreys *903*.
— u. A. B. Soulie jr. *903*.
— u. G. C. Supplee *903*.
— M. Wachstein u. S. Strauber *903*.
Rabaud, Etienne *903*.
— u. Fernand Mongrillard *903*.
Rabin 668.
— O. B. *903*.
Rabinovitch, M. u. D. Andreucci *903*.
Rabinowicz 395.
Rabl, Carl 26, 46, 82, 87, 88, 89, 117, 139, 307, *903*.
— H. 129.
Rabl, Hans *903*.
Rabson u. Zimmermann 180.
— S. H., u. E. F. Zimmerman *903*.
Radcliffe, C. E. *903*.
Radice u. Herraiz 378.
— J. C., u. M. L. Herraiz *903*.

Radu 35, 62, 193, 216, 306, 318, 323, 340, 346, 347, 410, 411, 428, 435, 662, 668.
— V. Gh. *903*.
Radziejewski *903*.
Räuber 155, 156, 158, 207, 407, 456.
— H. *903*.
Rafalko, J. S. *903*.
Ragan 514, 637.
— C., J. W. Ferrebee u. G. W. Fish *904*.
— P. Phyfe, D. W. Atchley u. R. F. Loeb *904*.
— A. W. Grokoest u. R. H. Boots *904*.
— E. L. Howes, C. M. Plotz u. J. W. Blunt *904*.
— — C. M. Plotz, K. Meyer u. J. W. Blunt *904*.
— — — J. W. Blunt u. R. Lattes *904*.
Rahm 1039, 1045.
— U. *1061*.
Raileanu 995.
Raineri 699.
— M. *904*.
Rakoff 660.
Ralli, E. P. *904*.
— u. Graef *904*.
Ramalho 31, 34, 46, 47.
— A. *904*.
Ramel u. Schenk 556, 638.
— E., u. J. J. Schenk *904*.
Raming 528.
Ramón y Cajal 481, 580.
— Santiago *904*.
Ranby, John *904*.
Randall 562, 574, 675, 730.
— u. Graubard 571, 734.
— L. O., u. M. Graubard *904*.
Randles, F. S., u. A. Knudson *904*.
Randolph, Theron G. *904*.
Ranke, O. *904*.
Ranson, S. W. *904*, 955, 1026, 1031, 1032.
— C. Fisher u. W. R. Ingram 1026, *1061*.
— u. H. W. Magoun 955, 1026, *1061*.
Ranström 1035.
— S. *1061*.
Ranvier 309, 318.
— L. *904*.
Ranzi, S. *904*.
Rapela 573, 575, 577,
— Carlos E. *904*.
Raper 296.
Rappaport, F. *904*.
Rardin 753.
Rasdoloky, Jw. *904*.
Rashkis, Harold A. *904*.
Rasmussen, A. T. *904*, 1026, *1061*.

Rasquin, Priscilla *904*.
Rath 689, 691, 693.
— s. Báez-Villaseñor, J. *777*.
Rather, L. J. *904*.
Rathke 9, 18, 19, 48, 49, 54, 60, 64, 69, 89, 117, 129, 142.
— u. Ecker 764.
— A. *904*.
Ratsimamanga 395, 396, 533, 536, 537, 539, 540, 544, 556, 570, 573, 574, 575, 576, 611, 617, 643, 649, 651, 655, 656, 658, 670, 673, 684.
— Albert Rakoto *904*.
Ratzenhofer 378.
— M. *904*.
Rau 90, 266.
— W. *904*.
Rauber, August, u. Friedrich Kopsch *904*.
Rauber-Kopsch 147, 150, 155, 405, 432, 475, 485, 493, 508.
Ravault, P., M. Pont u. H. Fraisse *904*.
Rawitz 97, 181.
— Bernhard *905*.
Rawless 434.
Ray 381, 383, 386, 583.
— B. S., u. A. D. Console *905*.
— R. D., M. E. Simpson, C. H. Li, C. W. Asling u. H. M. Evans *905*.
Rayer 149, 600, *905*.
Raymon *905*.
Raynaud 218, 713, 715, 719, 752.
— A. *905*.
— u. M. Frilley *905*.
— Robert, u. H. Berrier *905*.
Razzaboni 223, 253,
— G. *905*.
Read 216, 130, 711, 712, 713, 714, 715, 718, 720, 721, 752, 756.
— C. H., E. H. Venning u. M. P. Ripstein *905*.
Reale 121, 403.
Recant 553, 693.
— L., P. H. Forsham u. G. W. Thorn *905*.
— D. M. Hume, P. H. Forsham u. G. W. Thorn *905*.
Rechenberger 398.
Redlich, Emil *905*.
Reebmann, Fr. (mehrfach falsch zitiert, heißt Reitmann s. dort) *905*.
Reed 353, 354, 562.
Reese, A. M. 68, 685, *905*.
— J. D., A. A. Koneff u. M. B. Akimoto *905*.
— u. H. D. Moon 193, *905*.
Reforzo-Membrives, J. *905*.
— M. H. Power u. E. J. Kepler *905*.

Regaud 267, 315.
— Cl. *905*.
— u. A. Policard *905*.
Reggiani 400.
Rehberg, P. B. *905*.
Rehm 1017, 1039.
— M. *1061*.
Rehn 140.
— J. 562, *905*.
Rehns 482.
Reich 677.
— H., u. T. Reichstein *905*.
Reichardt 668, 688.
— R. *905*.
Reichel 538, 555.
Reichenstein 729, 738.
Reichert, K. B. *905*.
Reichstein 312, 348, 357, 360, 365, 760.
— u. Euw 760.
— Gussner u. Oppenauer 381.
— u. Shoppee 360, 379, 397.
— T. *905*.
— u. J. v. Euw *905*.
— u. A. Goldschmidt *905*.
Reichstein, T., u. C. W. Shoppee *905*.
— F. Verzár u. L. Laszt *905*.
Reid 682.
— Charles *905*.
— Hunt *905*.
Reifenstein 562, 598, 676, 678, 689.
— Forbes, Albright, Donaldson u. Carrol 676.
— jr., Edward C. 759, *906*.
— Benedict J. Duffy u. Milton S. Grossman *906*.
— A. P. Forbes, F. Albright, E. Donaldson u. E. Carroll *906*.
— Robert W., u. Saymour J. Gray *906*.
— E. C. s. Albright, F. *771*.
— s. Balze, F. A. de la *779*.
Reil 455, 457, 687, 764.
— Hermann *906*.
Reilly, W. A., H. Lisser u. F. Hinman *906*.
Reimann u. Guyton 180.
— D. L., u. W. L. Juyton *906*.
— F. s. Adler, H. *771*.
Rein 419.
— Hermann *906*.
Reineck 537, 651.
— H. *906*.
Reinecke u. Kendall 660.
— R. M., u. E. C. Kendall *906*.
Reineke 610, 643.
Reinert 529, 530.
Reinhard, A. W. *906*.
Reinhardt 694.
— u. Holmes 689.
— u. Li 689, 691.
— William O. *906*.

Reinhardt, William O., H. Aron u. C. H. Li *906*.
— u. R. P. Holmes *906*.
— u. C. H. Li *906*.
Reinhold *906*.
Reinke, F. *906*.
Reiss 326, 539, 572, 577, 588, 598, 621, 638, 653, 677, 760.
— Ch. 554, 638, *906*.
— Frederick *906*.
— M. *906*.
— J. Bálint u. V. Aronson *906*.
— — F. Oestreicher u. V. Aronson 585, 594, 624, 647, *906*.
— H. Epstein, F. Fleischmann u. L. Schwarz *906*.
— u. I. Gothe *906*.
— u. Jean M. Halkerton *906*.
— u. P. Herzog 679, 681, *906*.
— L. D. MacLeod u. Y. M. L. Golla 676, *906*.
Reiss, M., u. F. Peter 684, *906*.
Reissner *8*.
Reitmann, Fr., praes. Phil. Herm. Breiler *906*.
Remak 7, 11, 21, 117, 129, 139.
— Robert *906*.
Remington 516, 683.
— J. W. *906*.
Remy, Paul *906*.
Renard 600, *906*.
Renault 277.
Renaut 14, 62, 79, 82, 88, 112, 127, 130, 134, 149, 171, 223, 414, 443, 458, 459, 464, 465, 471, 473, 474, 478, 664.
— J. *906*.
Rennels 315, 342.
— Edward G. *906*.
Renner, O. *906*.
Reppert 545.
Retterer, E. *906*.
Retzius 9, 21, 48, 65, *907*.
Retzlaff, Ernest W. *907*.
Reupsch 1013.
— E. *1061*.
Revol 297, 436.
— s. Leulier 311.
— L. *907*.
Rhind, E. G. G., u. A. Wilson *907*.
Rhoads 677.
— C. P., K. Dobriner, E. Gordon, L. F. Fieser u. S. Lieberman *907*.
Ribbert 177, 223, 253, 267, 416, 563.
— H. *907*.
Ribemont 502.
Ricci, F. *907*.
Rice, H. G., u. C. M. Jackson *907*.
— K., u. C. Richter *907*.
Rich 178.
— A. R. *907*.

Rich, A. R., M. Berthrough u. J. L. Burett jr. *907*.
Richards, A. N., u. O. H. Plant *907*.
— B. B. Westfall u. P. A. Bott *907*.
Richardson 716.
— N. *907*.
Richerand, L. C. M. *907*.
Rihcet 533, 643.
— Ch. *907*.
Richter 274, 434, 483, 700.
— u. Clisby 607.
— Rogers u. Hall 684.
— Curt P. *907*.
— u. K. H. Clisby *907*.
— u. J. F. Eckert *907*.
— u. J. T. Emlen jr. *907*.
— Philip V. Rogers u. Charles E. Hall *907*.
— u. George B. Wislocki 585, *907*.
— D. *907*.
— u. A. H. Tingey *907*.
— Ed. *907*.
Richterich, R. *907*.
Ricker 266, 268.
— G. *907*.
Riddle 83, 87, 233, 342, 408, 510, 545, 585, 586, 594, 611, 620, 626, 635, 651, 660, 683, 701, 725.
— Oscar *907*.
— L. B. Dotti u. G. C. Smith *907*.
— H. E. Honeywell u. W. S. Fisher *907*.
— u. E. L. Lahr *907*, 737, 760.
— u. T. Minoura 760, *907*.
— G. C. Smith u. R. A. Miller *907*.
Riebeiro, C. Strecht *907*.
Rieder 303, *907*.
Riegele 475.
— L. *907*.
Riegels *907*.
Rieländer *907*.
Ries, Erich *907*.
Riess, P., u. E. Schott 180, *907*.
Rigano-Irrera, D. *907*.
Rigden 561.
Rigdon, R. H., Frances Eving u. Adair Tate *908*.
— u. H. G. Swann *908*.
Rigler, R. *908*.
— u. Rothberger *908*.
Rigot u. Lavocat *908*.
Rilling, F. *908*.
Riml, P. O. *908*.
Rinaldini, L. M. *908*.
Rinehart, J. F., u. S. K. Abul-Haj *908*.
Ring 760.
— John R. *908*.
— u. Walter C. Randall *908*.

Ringer 481.
Rioch, D. McK. *908*.
Riolan 3, 15.
— J. *908*.
Ripstein 559, 618, 646, 652.
Rissoi 40.
Ritchey 668.
Ritchie 1026, 1033.
— u. Bruce *908*.
— A. E. *1060*.
Rittenberg 636.
— D., u. R. Schoenheimer *908*.
Ritter 478, 479, 765.
— Elmer de, Norman Cohen u. Saul H. Rubin 387, *908*.
— H. B., u. J. J. Oleson *908*.
— Otto *908*.
Ritz 554.
— N. D., L. T. Samuels u. G. A. Addis 638, *908*.
Riva, G. *908*.
Riviera 600, *908*.
Rivoire, R. *908*.
Rizzoli, C., u. M. L. Placucci *908*.
Roaf 15, 109, 221, 721.
— H. E. *908*.
— u. M. J. Nierenstein *908*.
— R. *908*.
Robbie, W. A., u. R. B. Gibson *908*.
Robbins, Stanley, L., u. Frederic Parker jr. 760, *908*.
Robert, P., u. H. Zürcher *908*.
Robertis, de, u. Primavesi 1032.
Roberts, E., D. A. Karnofsky u. S. Frankel *908*.
— S. *908*.
— u. A. White *908*.
Robertson, Theodore *908*.
Robin 556, 692.
— M. *908*.
Robinson 644, 699.
— u. Yoffey 539, 540, 541, 542, 543, 552, 569, 631, 672.
— Frances B., u. J. M. Yoffey *908*.
— F. J., M. H. Power u. E. J. Kepler *908*.
— G. *908*.
— R. *908*.
— William D., Jerome W. Conn, Walter D. Block u. Lawrence H. Louis *908*.
— — L. H. Louis u. J. Katz *908*.
Robson 760.
— J. M. *908*.
Rocha Lima, da 298, 299, *908*.
Roche 677, 693, 760.
— M., A. G. Hills u. G. W. Thorn 562, *908*.
— G. W. Thorn u. A. G. Hills *908*.
Rodriquez u. MacLachlan 735.

Roe u. Keuther 383, 390, 640, 642, 644.
— J. H., u. C. A. Kuether *908*.
Roeder 434, 401.
Rödinger 612.
Roemmelt, J. C., O. W. Sartorius u. R. F. Pitts *909*.
Roepke 557, 558, 569, 574, 638, 673, 676.
— Marie-Luise *909*.
Roesel v. Rosenhof *909*.
Rössel 282.
Rössle 142, 143, 486, 498, 517, 564, 689, 698.
— u. Roulet 486, 490, 491, 495, 701.
— R. *909*.
— Rudolf, u. F. Roulet *909*.
Roester, U. 360, 361.
Röszing, P. *909*.
Röthig 1004.
— P. *1061*.
Roger *909*.
— u. Gilbert 516.
Rogers 274, 619, 684, 1013, 1023.
— u. Richter 483, 700.
— u. Williams 313, 322, 347, 361, 363, 398, 551, 570, 619, 628, 635, 646, 653.
— P. V., u. Curt P. Richter *909*.
— Walter, F., u. Robert H. Williams *909*.
Rogoff 273, 274, 334, 341, 410, 443, 578, 671.
— J. M. *909*.
— u. R. Dominguez *909*.
— u. E. N. Nixon *909*.
— E. N. Nixon u. G. N. Stewart *909*.
— — G. N. Stewart u. E. Marcus *909*.
— u. G. N. Stewart 591, 680, 681, 682, 683, 735, 736, 752, 760, *909*.
— P. Wasserman u. E. N. Nixon *909*.
Rohmer, G. *909*.
Roig 736.
Rojas, P., u. F. J. Manfredi *909*.
Rokhlina 606, 610, 657, M. *909*.
— u. A. N. Stouditzky *909*.
— u. O. A. Petrovskaya *909*.
Rokitansky 144, 266, 267, *909*.
Rolleston 3, 14, 271.
— H. D. *909*.
Roloff *909*.
Romanoff, Louise P., John Plager u. Gregory Pincus *910*.
Rome, H. P., u. F. J. Braceland *910*.

Romei 346.
Romeis 295, 301, 302, 303, 304, 307, 308, 310, 311, 314, 315, 316, 317, 318, 319, 321, 322, 350, 351, 352, 354, 375, 378, 385, 394, 395, 422, 534, 766, 954, 1026, 1031, 1044.
— B. *1061*.
— Benno *910*.
Romieu 311, 346.
— M., u. A. Stahl 978, 1025, *1061*.
— A. Stahl u. G. Colte 978, 979, *1061*.
— Marc *910*.
Romiti, Guglielmo *910*.
Romodanowskaya *910*.
Romtis, 433.
Rondoni, P., u. M. Montagnani *910*.
— R., V. Carminati u. A. Corbellini *910*.
Ronslacroix 296.
Ropes 610.
— M. s. Aub. J. C. 776.
Roos *910*.
— H. *910*.
Rose 668.
— B. *910*.
— u. J. S. L. Brown *910*.
— Bram, J. A. P. Pare, K. Pump u. R. L. Stanford *910*.
Rosemberg 758.
Rosen, S. H., u. D. Marine *910*.
Rosenbaum 320, 499.
— F. *910*.
Rosenhagen, Hans *910*.
Rosenheim 305.
— O. *910*.
— u. H. King *910*.
— u. M. C. Tebb *910*.
Rosenmüller 4.
— J. C. *910*.
Rosenthal 616, 630, *910*.
— R. L., N. Wald, H. Hager u. J. Litwins *910*.
Roskam, J., H. van Cauwenberge u. A. Mutser *910*.
Roskin 200, 400.
— Gr. *910*.
Rossa 268, 270, *910*.
Rossenbeck 351.
Rossi 141, 309, 708, *910*.
— Carlo *910*.
— F., G. Pescetto u. E. Reale 121, 403, *910*.
Rossiysky, M. D. *910*.
Rossman 374.
— I. *910*.
Roten, v. 736.
— J. von *910*.
Roth 267, 270, 271, 593, *910*.
— u. Kwale 554, 632, 638, 671.
— G. M., u. W. F. Kvale *910*.

Rothballer, Alan B. *910*, 973, 999, 1028, 1029, *1061*.
Rothen 1030.
Rotschild 602, 634.
— J., u. J. P. Riepenhoff *910*.
— Irving *910*.
— M. *910*.
— Paul *910*.
Rotter 128, 134, 207, 208, 209, 238, 275, 282, 283, 284, 285, 320, 587, 598, 599, 649, 719, 727, 730, 757.
— Wolfgang *910*.
Roud 129.
— August *910*.
Roule, L. *911*.
Roulet 486, 490, 491, 495, 701.
Rouslacroix *911*.
Rousseau, Paul *911*.
Roussy, G., u. M. Mosinger *911*, 992, 996, 1044, *1061*.
Roux 657.
Roux u. Yersin 516, 546, 651, *911*.
Rovida 559, 638.
Rowlands 700.
— u. Spence 719.
— I. W., u. A. W. Spence *911*.
Rowley 758.
Rowntree 650.
— L. G. *911*.
— J. H. Clark, A. Steinberg u. A. M. Hanson *911*.
— C. H. Greene, W. W. Swingle u. J. J. Pfiffner *911*.
— u. A. M. Snell *911*.
Rozsa, George, Councilman Morgan, Albert Szent-Györgyi u. Ralph W. G. Wyckoff *911*.
Rubenow s. Auler H. 776.
Rubin 387, 553.
— u. Krick 683.
— S. H., F. W. Jahn u. J. C. Bauernfeind *911*.
— W. J., u. E. T. Krick *911*.
Rubino, A. *911*.
Rud, F. *911*.
Rudneff 11, 422, 428.
— s. Schultze 308.
Rüdinger, N. *911*.
Rufus von Ephesus 2.
Rumbaur 1044.
— I. *1061*.
Rupp, H., u. K. A. Limmer *911*.
Ruppel u. Hitzelberger 553.
— W., u. A. Hitzelberger *911*.
Ruppert, R. *911*.
Rusch 571.
Rush 619, 653.
Russell 371, 689, *911*.
— J. A. *911*.
— u. A. E. Wilhelmi *911*.

Rutenberg, Cohen u. Seligman 404.
Rutenburg, Alexander, M., Richard B. Cohen u. Arnold M. Seligman *911*.
Rutishauser, E., u. P. Duye *911*.
Ruysch 5, 688.
— F. *911*.
Ruyter, J. H. C., D. B. Kroon u. H. Neumann *911*.
Ruzicka 533.
— L. *911*.
— u. V. Prelog *911*.
Rydin, H., u. E. B. Verney *911*.
Rymer, Jones *911*.
Rynearson 597, 683, 760.

Saathof, J. *911*.
Sabatier, R. B. *911*.
Sabrasez 285.
Sabrazes, J., u. P. Husnot *911*.
Sacarrão, G. Fonseca *911*.
Sacerdote 560.
— P. *911*.
Sack, H., u. A. Bernsmeier *911*.
Sackler, R. R., M. D. Sackler, A. M. Sackler, D. Greenberg, J. H. W. van Ophuijsen u. Cotui *911*.
Sadhu, Dulal P., u. B. Lionel Truscott *911*.
Sadownikow 177, 178, 228, 242, 348, 415, 430, 547, 548, 549, 550, 617, 627, 657, 666, 671.
— Wsewolod *911*.
— s. Abramow, Sergei 770.
Sahyoun 669.
Sailer 668.
— Seaton *911*.
Sainton, Simmonet u. Brouha *911*.
Sala, A. M., u. R. J. Stein *911*.
Salazar 201, 409, 749.
— A. L. *911*.
Salmon 760.
— Theodora Nussmann u. Raymund L. Zwemer 235, *911*.
— u. Zwemer 238.
— U. J. *911*.
Saloum 1037.
Saltzman 598.
Samassa 1013.
— P. *1061*.
Sammartino 586, 593, 621.
Samssonow 682.
Samt 267.
Samter 553.
Samuelis 517, 638.
Samuels 554, 597, 677, 693, 968.
— A. J., L. I. Boyarsky, R. W. Gerard, B Libet u. M. Brust *1061*.

Samuels, Jules *911*.
— L. T. *912*.
— G. T. Evans u. J. L. McKelvy 735, 736, *912*.
— M. L. Helmreich, M. B. Lasater u. H. Reich *912*.
Sandberg, Heinrich *912*.
— M., D. Perla u. O. M. Holly *912*.
Sande 558.
— A. *912*.
Sandeen 1036.
— M. I. *1061*.
Sanders 19.
Sanderson, P. H. *912*.
Sandifort, E. *912*.
Santa 395, 440, 637.
— N. *912*.
— u. C. Veil *912*.
Santorini, J. D. *912*.
Sanz, R. s. Atria, A. *776*.
Sapeika 760.
— N. *912*.
Saphir, W., u. M. L. Parker *912*.
Sapirstein, Leo A., Wilbur Brandt u. Douglas R. Drury *912*.
Sappey 150, 153, 465.
— C. *912*.
Sarason 551, 561, 571, 573, 575, 587, 618, 619, 656, 673, 675, 697.
— E. L. *912*.
Sarenke, P. F. s. Aleshin, B. V. *771*.
Sarkady 651.
Sarre, H. *912*.
Sartorius, Hermann *912*.
— O. W., u. K. Roberts *912*.
— K. Roberts u. R. Pitts *912*.
Sasaki, T. *912*.
Sashegyi, K. *912*.
Saslow, G. *912*.
Sata *912*.
Sato 477, 500, 700, 954, 1026, 1027.
— Akira *912*.
— F. *912*.
— G. *1061*.
— H. *912*.
— u. T. Aomura *912*.
— M. Hatano u. T. Muto *912*.
— T. Inaba u. W. Takahashi *912*.
— S. Kanowoka u. F. Ohmi 580, *912*.
— T. Kaiwa u. M. Wada *912*.
— u. F. Ohmi *912*.
— M. Ohguri u. M. Wada *912*.
— M. Wada u. T. Kaiwa *912*.
— S. *912*.
Satow, Y., u. T. Mutow *912*.
Satwornitzkaja, Simnitzky u. Spassky *912*.

Sauer u. Latimer 510, 701.
— F. C., u. H. B. Latimer *912*.
— Herrmann, Milberg, Prose, Baer u. Sulzberger *912*.
Saunders 301.
— K. H. *912*.
Savard 638.
— K. *912*.
Sawaya 1013.
— P. *1061*.
Sawyer 580.
— Charles H., J. W. Everett u. J. E. Markee *912*.
— J. E. Markee u. Henry W. Hollinshead *913*.
— u. B. F. Townsend *913*.
— M. E. M., u. M. G. Brown *913*.
— M. K. *1061*.
— W. H., u. M. K. Sawyer 1034, *1061*.
Sawz 689.
— Ibañez, J. *1061*.
Sayer u. Sayer 351.
Sayers 514, 577, 582, 595, 596, 597, 644, 645, 653, 657, 661, 676, 677, 693, 724, 753, 756, 760, 768, 769.
— u. Sayers 621, 631, 632, 633, 638, 369, 640, 641, 642, 644, 645, 661.
— G. 514, 515, 528, 554, 560, 562, 569, 570, 571, 572, 573, 613, 619, 633, 634, 635, 641, 644, 645, 693.
— u. Sayers 514, 538, 539, 543, 544, 550, 552, 553, 554, 557, 560, 561, 573, 577, 584, 595, 596, 618.
— George *913*.
— T. W. Burns, F. H. Tyler, B. V. Jager, T. B. Schwartz, E. L. Smith, L. T. Samuels u. H. W. Davenport *913*.
— u. Chi-Ping Cheng *913*.
— u. Marion A. Sayers *913*.
— Marion A. Sayers, T.-Y. Liang u. C. N. H. Long 396, 522, 571, 595, 596, 618, 619, 621, 632, 633, 634, 636, 639, 641, 644, 645, 753, *913*.
— — H. L. Lewis u. C. N. H. Long *913*.
— — E. G. Fry, A. White u. C. N. H. Long 595, 619, 621, 633, 639, 641, 653, 753, *913*.
— — A. White u. C. N. H. Long *913*.
— A. White u. C. N. H. Long 595, 653, *913*.
— Marion A., u. George Sayers *913*.
— George Sayers u. L. A. Woodbury *913*.
Sazawa, N. *913*.

Scammon 277, 278, 483, 489, 490, 491, 508.
— Richard E. *913*.
— u. G. H. Scott *913*.
Scanlan, J. T., u. D. Swern *913*.
Scarpa, S. J. s. Balze, F. A. de la *779*.
Schaarschmidt, J. A. *913*.
Schaberg, A., u. M. Schrank *913*.
Schacher, J., J. S. L. Browne u. H. Selye *913*.
Schachter, R. J. *913*.
Schaefer 34, 298, 593, 1023.
— K. *1061*.
— Luois s. Adlersberg, David *771*.
— W. *913*.
— W. H. *913*.
Schäfer 13, 418.
— A. E. *913*.
Schaeffer 74, 313, 317.
— G., u. A. Pollack *913*.
— u. O. Thibault *913*.
Schaffenburg, C., P. Haour u. Hans Selye *913*.
— G. Masson u. A. C. Corcoran *913*.
— C. A., u. Hans Selye *913*.
Schaffenroth 396.
— G. *913*.
Schaffer 405.
— J. *913*.
Schafir, Michael 2.
Schairer 760.
— u. Patzelt 398.
— E., u. K. Patzelt *913*.
— J. Reckenberger, H. Gockel u. K. Patzelt 398, *913*.
— Marjorie A. s. Baker, Burton L. *778*.
Schallgruber, J. *913*.
Schaper, A. *913*.
Scharrer 993, 995, 996, 999, 1025, 1026, 1028, 1031, 1032.
— B. 765, 766, *914*, 953, 954, 960, 961, 962, 963, 965, 967, 970, 972, 975, 986, 987, 1007, 1016, 1017, 1018, 1019, 1020, 1021, 1023, 1024, 1036, 1039, 1040, 1044, 1046, 1048, *1062*.
— u. E. Scharrer 954, 956, 965, 996, 1007, 1008, 1017, 1022, 1023, 1025, 1039, 1041, 1044, 1045, *1062*.
— Ernst 765, *914*, 953, 954, 955, 960, 961, 964, 965, 966, 976, 977, 980, 982. 986, 987, 991, 992, 993, 1001, 1002, 1003, 1004, 1006, 1007,

1008, 1009, 1010, 1011, 1013, 1018, 1023, 1024, 1025, 1026, 1028, 1032, 1034, 1039, 1047, 1049, *1051, 1055, 1058, 1062.*
Scharrer, Ernst, u. R. Gaupp 965, 976, 980, 992, 993, 994, 1034, *1062.*
— S. L. Palay u. R. G. Nilges 960, 975, *1062.*
— u. Bertha Scharrer *914.*
— u. G. J. Wittenstein *914.*
— E. A. u. G. J. Wittenstein 969, 1025, *1062.*
— Ernst s. Bargmann, Wolfgang *779.*
Scheel 150, 285, 491, 496, 502, 517, 664, 685.
— O. *914.*
Scheer 1037.
Scheiber 145.
Scheidt, Walter *914.*
Schellhammer 5, *914.*
Schenk 228, 556, 638, 699, 734, 744, 750, 757.
— F. *914.*
— S. L. *914.*
Schenker 597, 636.
Schepilewskaja, N., u. N. Jarussowa *914.*
Scherer 419.
— J. A. *914.*
Schermann, S. J. *914.*
Schermer, S. *914.*
Schet *914.*
Schettler 517.
— Gotthart *914.*
Scheuchzer 5, 100, *914.*
Schiebler 402.
— T. H. *914,* 955, 957, 961, 965, 979, 980, 993, 996, 1001, 1004, 1007, 1008, 1025, *1050, 1062.*
— s. Bargmann, Wolfgang *779.*
Schiefferdecker 210.
Schiff 10, 351, *914.*
— U. *914.*
Schiffer u. Nice 760.
— A. L., u. L. B. Nice *914.*
— F., u. E. Wertheimer *914.*
Schifferdecker, P. *914.*
Schild 420.
Schilf 486, 490, 491, 492, 493, 494, 495, 496, 498, 502, 503, 504, 604, 690, 697, 698, 701, 707.
— Erich *914.*
— Friedrich *914.*
Schiller 256, 257, 538, 657, 760.
— E. 190, 191.
— Erich *914.*
— M. B. *914.*
— S., u. R. J. Dorfman *914.*
— R. I. Dorfman u. M. Miller *914.*

Schilling, C. *914.*
Schirrmeister, S. 760, *914.*
Schittenhelm, A., u. B. Eisler *914,* 1034, *1062.*
Schlamowitz, Max, u. R. L. Garner *914.*
Schloss, Gerd *914.*
Schlossberg, T., M. E. Sawyer u. E. M. Bixby 580, *915.*
Schlossmann 434.
— H. s. Baghvat, K. *777.*
Schmaltz 142, *915.*
— Reinhold *915.*
Schmeckebier 227, 229.
— Mary M. *915.*
Schmeisser 570, 735.
Schmelzer 375, 523.
— W. *915.*
Schmerber 454, *915.*
Schmid, J. L. A. *915,* 1023.
— L. A. *1063.*
Schmidt 5, 214, 305, 359, 609, 715, *915.*
— u. Schmidt 655.
— u. Williams 956, 1017, 1020, 1040.
— E. L., u. C. M. Williams *1063.*
— Helmut *915.*
— J. G., u. L. H. Schmidt 609, 655, *915.*
— J. W. 304.
— K. L. *915.*
— M. B. 307, *915.*
— O. *915.*
— R. 736, *915.*
— W. J. *915.*
Schmieden 253, 416.
Schmieder 1038.
— R. G. *1063.*
Schmitt 530, 612, 650.
— Francis O. *915.*
Schmitz 296, *915.*
— E. *915.*
— Ernst, u. Maximilian Reiss *915.*
Schmorl 144, 145, 265, 266, 267, 271, 272, 422, 424, 431.
Schneebeli, G. J. *915.*
Schneider 227, 324, 537, 571, 616, 619, 625, 634, 763.
— E. C., u. W. C. Grant *915.*
— John J. *915.*
— u. Harold L. Mason *915.*
— Rolf *915.*
— Rudolf *915.*
— W., u. P. Diezel *915.*
— Walter C., u. George H. Hogeboorn *915.*
Schober, R. *915.*
Schoeffer 345, 347.
Schönberg, W. D. v. *915.*
Schoene 753.
Schöneberg 433, 730, 761.

Schönfeld 296.
— H. *915.*
Schönheimer, R., u. F. Reusch *915.*
— u. W. M. Sperry *915.*
Schönig *915.*
Schofield, F. W. *915.*
Schoo. 67, *915.*
Schott 180.
Schrader, G. A., C. O. Prickett u. W. D. Salmon *915.*
Schreier, Kurt, Balva Kedalis u. Taisja Zarska *915.*
Schriner, R. L., u. R. C. Fuson *915.*
Schröder 668.
— K. *915.*
— Robert *916.*
Schroeter, G. s. Anschütz, R. *774.*
Schröter, Hans-Joachim *916.*
Schubert 498, *916.*
— E. *916.*
Schümann 419, 434.
— Hans Joachim *916.*
Schüpach, A. *916.*
Schürmeyer 1044.
— A. *1063.*
Schulenburg, C. A. R. *916.*
Schuler, W., H. Bernhardt u. W. Reindel *916.*
— u. A. Wiedemann 434, *916.*
Schultz 311, 322, 675, 678, *916.*
— Lehmann 301.
— u. Löhr 311.
— Whitehead u. Nichols 534.
— A. *916.*
— u. G. Löhr *916.*
— Gustav *916.*
Schultze 11, 129, *916.*
— u. Rudneff 308, 422, 428.
— M., u. M. Rudneff *916.*
— Max 305.
— Oskar *916.*
— W. *916.*
— W. H., u. Bingel *916.*
Schultzer 680.
— Paul *916.*
Schulz, F. *916.*
— K. H., A. Harz u. Kl. Soehring *916.*
Schulze, E., u. G. Hundhausen *916.*
— K. Mellinghoff *916.*
Schumacher, S. v. 216, *916.*
Schumann, H. *916.*
— Hilmar *916.*
Schur u. Wiesel 423.
— u. Wiesel 535, 554, 555, 669, 671, 688.
— H., u. Johannes Wiesel *916.*
Schurian, D. *916.*
Schwab 210.
— Gustav *916.*
— H. *916.*

Schwabe 736.
— E. L., u. F. E. Emery *916*.
Schwager-Bardeleben 6, 7, 154.
— Ad. *916*.
Schwann 492, *916*.
— Theodore *916*.
Schwartz 597, 693.
— Klaus *916*.
— Theodore B., u. Frank L. Engel *916*.
Schwartzer *916*.
Schwarz 761.
— Emil *916*.
— K. *916*.
Schweizer 303, 572, 676.
— u. Long 332, 526, 527, 572, 588, 589, 590, 615, 621, 649, 653, 656, 672, 673, 675, 700.
— Malvina, H. A. Charipper u. H. O. Haterius *916*.
— — u. W. Kleinberg 588, 594, *916*.
— A. Ehrenberg u. Robert Gaunt *916*.
— Robert Gaunt, Naomi Zinken u. Warren O. Nelson *916*.
— u. M. E. Long *917*.
— R. *917*.
Schwoerer *917*.
Sciaky, J. *917*.
Scola 634, 696.
Scott 118, 242, 248.
— Ernest, u. D. M. Palmer *917*.
— W. W., u. C. Vermeulen *917*.
Scow, Robert O., u. Miriam E. Simpson *917*.
— M. E. Simpson, C. W. Ashling, C. H. Li u. H. M. Evans *917*.
Scoz, G., u. B. Mariani *917*.
— u. G. de Michele *917*.
Scriba 521, 614.
Scudamore, H. H. 1036, 1038, *1063*.
Searcy 760.
Searles *917*.
Sears *917*.
Sebastian 265.
— Aug. Arn. *917*.
Sebrell 607.
Seckel, H. P. G. *917*.
Secker 583, 686.
— J. *917*.
Se'dallian 551, 571, 619.
Sedgewick, A. *917*.
Sedgwick 117, 129.
Sedlmair 517, *917*.
Sedziak 609.
Seebeck, E., u. T. Reichstein *917*.
Seecoff 341.
Seegal 608, 674, 675, 697, 698.

Seeger 314.
— P. G. *917*.
Seely, H., u. E. C. Cutler *917*.
Seemann, H. *917*.
Segaloff, A. *917*.
— u. W. F. Dunning 751, *917*.
Seger 5, 95, 97, 111, *917*.
Sehrt 372, *917*.
Seifter 556, 638.
— J. *917*.
— J. J. Christian u. W. E. Ehrich 760, *917*.
— Joseph, D. H. Baeder u. A. J. Begany *917*.
— — u. A. Dervinis *917*.
— William E. Ehrich, Albert J. Begany u. George M. Hudyma *917*.
— — — u. G. H. Warren *917*.
— — u. G. M. Hudyma *917*.
— Peter J. Warter u. Donald R. Fitch *917*.
Seiler 285.
— B. G. *917*.
Seitz 285, 736.
— A., u., L. Leidenius *917*.
— L. *917*.
— Wintz u. Fingerhut *917*.
Séjary *917*.
Seki 341.
— Masaji *917*.
Seligman 357, 358, 361, 404, 559, 546.
— Arnold M., u. R. Ashbel 357, *917*.
— Orrie M. Friedman u. Joseph E. Herz *917*.
— M. M. Nachlas u. R. Cohen *918*.
— s. Ashbel, Rivka 775.
Seligsohn 10, 420, *918*.
Sellers, A. s. Addis, T. 770.
Sellheim, Hugo *918*.
Sellier 1017, 1038, 1039.
— R. *1060*, *1063*.
Selye 216, 218, 344, 514, 515, 516, 527, 536, 537, 539, 543, 552, 557, 558, 560, 562, 569, 573, 574, 585, 592, 596, 613, 615, 616, 619, 621, 623, 625, 634, 638, 641, 642, 643, 651, 653, 674, 676, 677, 682, 689, 691, 714, 715, 720, 737, 738, 739, 741, 750, 751, 754, 756, 758, 760.
— Frances L. *918*.
— Hans *918*.
— u. S. Albert 760, *919*.
— u. L. Basset *919*.
— Eleanor Beland 750, *919*.
— E. Beland u. O. Sylvester *919*.
— J. S. L. Browne u. J. B. Collip 738, *919*.
— u. Eleanor Clarke *919*.

Selye, Hans u. J. B. Collip 738, *919*.
— J. B. Collip u. D. L. Thomson 585, 587, 620, *919*.
— u. Christiane Dosne 536, 573, 575, 576, 577, 651, 656, *919*.
— Christiane Dosne, L. Basset u. J. Whittaker *920*.
— u. Claude Fortier *920*.
— u. Sydney M. Friedman *920*.
— u. C. E. Hall *920*, 1028, *1063*.
— C. E. Hall u. E. M. Rowley *920*.
— Octavia Hall u. E. M. Rowley *920*.
— Pierre Haout u. Claude Faribault *920*.
— u. Charlotte Hollett *920*.
— u. Hans Jensen 598, 676, *920*.
— u. T. McKeown *920*.
— u. Alan MacLean *920*.
— u. Helen Martin 682, *920*.
— u. Georges Masson *920*.
— J. Mintzberg u. E. M. Rowley *920*.
— u. E. Irene Pentz *920*.
— E. M. Rowley u. C. E. Hall 758, *920*.
— V. Schenker *920*.
— u. Helen Stone *920*.
— Helen Stone, Kai Nielsen u. Charles P. Leblond *920*.
— — P. S. Timiras u. C. Schaffenburg *920*.
— O. Sylvester, C. E. Hall u. C. P. Leblond *920*.
— u. P. S. Timiras 543, *920*.
— H. s. Albert, S. 771.
— s. Barsantini, J. C. 780.
Semon 56, 60, 117.
— Richard *920*.
Semper 21, 22, 23, *921*.
Semple, Robert s. Allardyce, John 772.
Senise 100.
— T. *1063*.
Sequeira 283, 761.
Seriroku, Akiyama *921*.
Sernow, D. *921*.
Serra, J. A. *921*.
— u. A. Queiroz Lopes *921*.
Seshadri, Tiruvenkata Rajendra *921*.
Sethre, A. E., u. L. J. Wells *921*.
Seto, Hachiro *921*.
Severinghaus 750.
— Aura E. *921*.
— u. K. W. Thompson *921*.
Severinghaus-Champy 194, 196.

Sevki 407, 662.
— K. *921.*
Sevringhaus, Elmer L. *921.*
Sézary, A. *921.*
Sgrosso 579.
— J. A. *921.*
Shagass 562.
Shands, H. C., u. F. C. Bartter *921.*
Shank 637.
Shanklin, William *921.*
Shannon, J. A. *921.*
Shapiro 316, *921.*
— Ansell B., u. A. M. Schechtman 691, *921.*
— S., u. D. Marine *921.*
Sharma 354.
— A. K. *921.*
Sharman s. Aitken, J. T. M. 771.
Sharpey-Schaefer, E. *921.*
Shaw 527, 529, 530, 595, 615, 621, 622, 627, 629, 630, 633, 641, 645, 646, 649, 650, 652, 653, 656, 660, 672, 674, 675, 677.
— F. H. *921.*
— J. H., u. R. O. Greep 358, *921.*
Sheehan 300, 302, 1026.
— H. L. *921.*
— u. G. W. Storey *921.*
— u. Whitwell *921.*
Shelden 35, 486, 487, 499, 500, 501, 675, 736.
— D. E. *921.*
Shennan 353, 354.
Shepardson, H. C., u. E. Shapiro *921.*
Sherlock, Sheila *921.*
Shiffer 699.
Shimizu, N., u. T. Kumamoto *922.*
Shinn, L. A., u. B. H. Nicolet *922.*
Shinobe, S. *922.*
Shiota, H. *922.*
Shipley 538, 668, 677, 760.
— A. M. *922.*
— u. Wislocki *922.*
— R. A. *922.*
— R. J. Dorfman, F. Buchwald u. E. Ross *922.*
— R. J. Dorfman u. B. N. Horwitt 536, *922.*
Shoppee 358, 360, 379, 397.
— C. W. *922.*
— u. T. Reichstein *922.*
Shorr 646.
Shumaker u. Firor 585, 567.
— jr. H. B., u. W. M. Firor *922.*
— u. A. Lamont *922.*
Shuman, Charles R., u. Albert J. Finestone *922.*

Sick 180.
— K. *922.*
Siebold, v. 36, 97.
— C. Th. v., u. H. Stannius 63, 97, *922.*
Siegmund 140, 177, 213, 219, 250, 270, 271, 285, 291, 292, 294, 373 418, 550, 665, 688, *922.*
— s. Dietrich 321.
Siehrs u. Miller 381.
— A. E , u. C. O. Miller *922.*
Sikl, H. *922.*
Siltzbach, Louis E. *922.*
Silverberg 562.
Silverman 714, 753.
Silvester 354.
Silvestri u. Tosatti *922.*
Silvestrino, E. *922.*
Silvestroni 182, 219, 407, 418, 513, 731, 746, 758.
Silvette, H. *922.*
— u. S. W. Britton *922.*
Simmonds 141, 492, 493, 564.
— M. *922.*
Simmons, Eric L. *922.*
Simnitzky 615, 668, 669.
— W., u. J. Lasowsky 344, 528, 615, 624, 650, *922.*
Simon 6, 7, 154, 1028, 1030.
— A. *1063.*
— u. Z. Kardos 1028, 1030, *1063.*
— John *922.*
Simpson 332, 585, 588, 591, 592, 593, 595, 598, 653, 700, 736, 753, 757, 759.
— G. G. 90, *922.*
— J. s. Armstrong, C. N. 774.
— Miriam E., u. Herbert M. Evans 340, *922.*
— H. M. Evans u. C. H. Li 661, *922.*
— C. H. Li. u. H. M. Evans 599, 758, *923.*
— — W. O. Reinhardt u. H. M. Evans 689, *923.*
— s. Asling, C. Willet 776.
— s. Leonard *922.*
— P. de Fremery u. A. Macbeth *922.*
— u. C. A. Joll *922.*
— u. V. Korenchevsky *922.*
Sinaiko, E. S., u. H. Necheles *923.*
Singer, E., u. R. L. Zwemer 59, 60, 344, *923.*
Sinibaldi 546.
— G. *923.*
Sirnonsen 760.
Sisson, S., u. J. D. Grossman *923.*
— W. R., u. E. N. Broghes *923.*
Sitowski *923.*

Sjöstrand 217, 360, 397, 398, 399, 400.
— Fritiof *923.*
— T. *923.*
Skabell *923.*
Skahen, J. G., u. D. M. Green *923.*
Skelton 527, 529, 560, 562, 596, 619, 621, 623, 637, 642, 643, 650, 674.
— Floyd R. *923.*
— C. Fortier u. Hans Selye 596, 621, 634, 751, 756, *923.*
Skutta 528, 650, *923.*
Sleeth, C. K., u. E. J. van Liere 733, *923.*
Slessor 677, 760.
Sloan, Charles H., u. George H. Lowrey *923.*
Slobodin, H. D., u. J. H. Leathem 716, 720, 760, *923.*
Slonacker, J. R. *923.*
Slot, W. J. B. *923.*
Slotta, K. H., H. Ruschig u. E. Fels *923.*
Sluczewski, A., u. P. C. J. Roth *923.*
Sluiter, J. W., J. C. A. Mighorst u. J. T. van Oordt *923.*
Small, Maurice J. *923.*
Smallwood, W. M., u. C. G. Rogers 1013, *1023, 1063.*
Smelser, George K. *923.*
Smerecker 995.
— J. *1063.*
Smirnow *923.*
Smith 341, 383, 586, 587, 592, 597, 610, 619, 673, 683, 693.
— Birgley u. Hill 533.
— Smith u. Thompson 561.
— u. Vanderlinde 753, 756.
— Christianna *923.*
— u. Harriet T. Devers *923.*
— Margaret M. Leitner u. Huan-Pao Wang *923.*
— u. Frances C. Thomas *923.*
— u. Carolin E. Wilson *923.*
— C. S. *923.*
— D. C., Oster u. Toman 529.
— Dietrich C., u. Samuel A. Matthews *923.*
— R. H. Orter u. J. E. P. Toman *924.*
— Douglas Edwin *924.*
— u. C. A. Angerer *924.*
— u. F. A. Hartman *924.*
— L. Lewis u. F. A. Hartman *924.*
— Ellen, u. Peter Gray *924.*
— F. *924.*
— F. W. *924.*
— G. V., u. O. W. Smith *924.*
— Lorrain 314.
— L. J. 313.

Smith, Lorrain J. *924.*
— u. W. Mair *924.*
— u. Rettie *924.*
— Marion C. *924.*
— M. H. D. 545, *924.*
— O. W. 751, *924.*
— u. G. V. Smith *924.*
— u. Raymond E. Vanderlinde *924.*
— Philip E. 585, 654, *924.*
— u. Dortzdach *924.*
— u. Earle T. Engle *924.*
— u. J. B. Graeser *924.*
— u. E. C. McDowell *924.*
— u. J. P. Smith *924.*
— s. Albright, F. *771.*
— R. 956, 967, 1037, 1038, 1046.
— R. I. *1063.*
— S. W. *924,* 980, 996, 998, 1006, 1030, *1063.*
— T. W. *924.*
— Willie W. 561, *924.*
— Falconer Smith u. E. C. Thompson *924.*
Smith-Dietrich 281, 322, 323, 345, 346, 347, 350.
Smithcors 607.
— J. F. *924.*
Smyth, C. *924.*
— Birgley u. Hill 637.
Snedecor, G. W. *924.*
Snell 683.
— A. M., u. L. G. Rowntree *924.*
— R. M. Wilder u. R. W. Cragg *924.*
— G. D. *924.*
Snorrason 595, 621, 633, 635, 639, 641, 693.
Snow u. Whitehaed *924.*
Snyder, H. s. Adams, R. *770.*
Soden 296.
Soderwall 253, 756.
Soffer 553, 683, 684, 689.
— Louis J. *924.*
— u. F. L. Engel *924.*
— J. L. Gabrilove, J. W. Jailer u. M. D. Jacobs *924.*
— u. G. Lesnick *924.*
— G. Lesnick, S. Z. Sorkin, H. H. Sobotka u. M. Jacobs *924.*
— M. Volterra, J. L. Gabrilove, A. Pollack u. M. Jacobs *925.*
Soji, M. *925.*
Sokoloff, B. *925.*
Solà, Eduardo Garcia *925.*
Soler 64, 66, 74, 75, 80.
Solger *925.*
Solth 284.
Solomon, D. H., N. W. Shock *925.*
Solotuchin 455.
— A. S. *925.*

Sommer 15, 989.
Soemmering 600.
Sömmering, S. Th. *924.*
Somogyi 682.
— Michael *925.*
— J. C., u. F. Verzár *925.*
Sonderhoff, R., u. K. Thomas *925.*
Sonneberg *925.*
Sonntag 92, 95, *925.*
Soós, Jósef *925.*
— u. Ethel Ruzkó *925.*
Sorg u. Jaffé 324, 347.
— K., u. R. Jaffé *925.*
Sorgo, W. *925.*
Sorona u. Moroni *925.*
Sorour *925.*
Sosa 392.
— J. M. *925.*
Soskin, Samuel *925.*
Sossman, M. C. *925.*
Soula, L. C. s. Abelous, J. E. *770.*
Soulairac, André, u. Pierre Desclaux 696, *925.*
Soulié 60, 67, 117, 119, 121, 124, 125, 129, 150, 151, 266, 267, 269, 271, 432, 512, 685.
— A. *925.*
— s. Abelous, J. E. *770.*
Soulier, s. Abelous, J. E. *770.*
Southam 153.
— A. H. *925.*
Souza 74.
Soxhlet 296.
Spain, D. M., u. N. Molomut *925.*
— N. Molomut u. A. Haber *925.*
Spalteholz 149, 150, 423.
— Werner *925.*
Spanhoff, R. W. *925.*
Spanio 408.
— R. *925.*
Spanner 68, 442, 443, 464, 1035.
— Rudolf *925, 1063.*
Spatz 766, 995, 1034.
— Hugo *925, 1063.*
— Rudolf Diepen u. Vera Gaupp *925,* 1044, *1063.*
Spear, H. C., u. D. Griswold *926.*
Specht 242, 563.
— Otto *926.*
— J. G., u. P. G. D. Morris 445, 457, *926.*
Speert 739, 760.
— Harold *926.*
Spehlmann, F. *926.*
Speidel, C. C. 954, 977, 1012, 1023, 1025, *1063.*

Speirs, Robert S. *926.*
— u. R. K. Meyer 553, 562, 583, *926.*
— u. Mitarb. *926.*
Speiss 693.
— u. Meyer 693.
Spemann 955.
— H. *1063.*
Spence 719.
Spencer *926.*
— C. M. s. Armstrong, L. T. E. *774.*
— J., F. E. d'Amour u. R. G. Gustavson *926.*
Spengel *926.*
Sperino, G. *926.*
Sperry 571, 730.
— W. M. *926.*
— u. F. C. Brand *926.*
— u. V. A. Stoyanoff 551, 619, *926.*
— s. Andersen, Dorothy H. *773.*
Spiegel 743, 750.
— A. *926.*
Spielmeyer, W. *926.*
Spies u. Stone *926.*
Spigelius 3, 15.
— A. *926.*
Spoor, H. J., F. A. Hartman u. K. A. Brownell 739, *926.*
— u. E. R. Ralli *926.*
Sprague 571, 572, 597, 677.
— R. G. *926.*
— C. F. Gastineau, H. L. Mason u. M. H. Power *926.*
— Alvin B. Hayles, H. L. Mason, M. H. Power u. W. A. Bennett *926.*
— E. J. Kepler, F. R. Keating u. M. H. Power *926.*
— M. H. Power u. H. Mason *926.*
— H. L. Mason, A. Albert, D. R. Mathieson, P. S. Hench, E. C. Kendall, C. H. Slocumb u. H. F. Polley *926.*
— J. T. Priestey u. M. B. Dockerty *926.*
Sprechler 595, 621, 633, 635, 639, 641, 693.
Spregel, E. u. H. Wycis *926.*
Spröhnle 303.
Spühler, O. *926.*
— u. M. Marti *926.*
— H. U. Zollinger, M. Enderlin u. H. Wipf *926.*
Spuler 998.
— I. *1063.*
Spurr, C. L., u. C. D. Kochakian 759, *926.*
Spurrell 736.
Squier, T. L., u. G. P. Grabfield 609, 654. *926.*

Srdinko 37, 40. 47, 55, 59, 60. 117, 129, 224, 230, 413.
— O. V. *926*.
— Paul A., J. L. Chaikoff u. W. G. Dauben 635, *926*.
Sserdjukoff 217, 745, 760.
— M. G. *926*.
Ssyssojew 215.
— Th. *927*.
Stacey, M. *927*.
Stadler, H. *927*.
Stämmler 142.
Staemmler 546, 671, 750, 759 760.
— Hans Joachim 727, 735, *927*.
— M. *927*.
— u. G. W. Parade *927*.
Staffieri, Juan José, Oscar Carnes u. José M. Cid *927*.
Stahl 683, 978, 979, 1025.
— A. *1061*.
— J., D. W. Atchley u. R. F. Loeb *927*.
— D. Kuhlmann u. M. Urban *927*.
Ståhl F. 1013, *1063*.
Stahle 697.
Stammler 979.
— A. *1063*.
Stange 1000.
Stangl 668.
— E. *927*.
Stannius 9, 18, 21, 36, 37, 63, 74, 76, 97, 142, 507.
— H. *927*.
Starke 306, 308.
— J. *927*.
Starkel 271, 276, 279.
— Stella, u. L. Wegrzynowski 271, 484, 485, 490, 491, 496, *927*.
— W. F., u. E. C. H. Schmidt jr. 715, *927*.
Starling, E. H. *927*.
Staub, H. *927*.
— u. M. Klingler 421, *927*.
Staudinger 270.
— u. Pfeffer 727.
— Hj., u. U. Schmeisser 570, 735, *927*.
Stavely, Homer E. *927*.
Steche, O. *927*.
Steckhan 725.
— Herbert *927*.
Stecksén 269.
Steckson, A. *927*.
Sreege 373, 394.
— Helmut 927.
Steeples jr., George L., u. H. Jensen *927*.
Stefko 114, 526.
— W. H. *927*.
— u. V. Puzik 482. *927*.

Stehle, R. L. *1063*.
— u. A. M. Fraser 1030, *1063*.
Stehle, R. L., u. S. M. Trister 1030, *1063*.
Steiger, M., u. T. Reichstein *927*.
Stein 545, 693, 760.
— u. Cheng 106, 690.
— Harold J., Richard A. Bader, Johan W. Eliot u. Davis E. Bass *927*.
— I. *927*.
— Kathryn F., u. Dorothy Chen *927*.
— u. Dahrl Foreman *927*.
— L., u. E. Wertheimer *927*.
— O. *927*.
Steinbiss 137, *927*.
Steiner 145.
Steller 5, 112, 507, *927*.
Stendell 1010.
— W. *1064*.
Steno, Nic. *928*.
Stenram, Unne *928*.
Steopoe, J., u. G. T. Dornesco 989, *1064*.
Stephens 527, 677, 1037.
— D. J. *928*.
— G. C. 1036, *1064*.
— G. J. 1036, *1064*.
Stepp, Wilhelm *928*.
— Kühnau u. Schröder *928*.
Stepto, Pizani, Consolajio u. Bell 630.
— — Consolazio u. Bell 533, 637.
— Robert C., Conrad L. Pirani, C. Frank Consolazio u. John H. Bell *928*.
— — — J. F. Bell u. E. Marek *928*.
Stern, P. *928*.
Sternberg 214.
— C. *928*.
— William H. *928*.
Stevens 230.
Stevenson, James A. F., Sylvan J. Kaplan u. H. Enger Rosvold *928*.
Stewart 274, 275, 591, 680, 681, 682, 683, 735, 736, 757, 760.
— C. A. *928*.
— G. N. *928*.
— u. J. M. Rogoff 443, 578, 671, *928*.
— J. M. Rogoff u. F. S. Gibson *928*.
Stickney, J. C., D. W. Northrup u. E. J. van Liere *928*.
Stieve 163, 164, 170, 173, 174, 175, 178, 209, 210, 213, 216, 220, 222, 224, 234, 245, 248, 249, 262, 288, 289, 291, 292, 293, 294, 295, 322, 366, 374,

614, 703, 704, 705, 708, 727, 734, 735, 739, 740,
Stieve, Hermann *928*.
Stigliani, R., u. M. Monaci 980, *1064*.
Stilling 10, 58, 59, 61, 62, 98, 112, 156, 157, 171, 176, 198, 216, 223, 236, 253, 265, 266, 267, 271, 275, 366, 367, 371, 416, 421, 465, 468, 563, 564, 568, 652, 725, 745.
— H. *928*.
— W. *928*.
Stocker *928*.
Stöcker 310.
Stöhr 475, 476, 995, 999.
— Philipp *928*.
— jr., Philipp *928*, *1064*.
Stoeltzner 508.
— Helen *929*.
Stoerck 11.
Stoerk 156, 177, 179, 237, 250, 257, 258, 423, 608, 664, 674, 675, 697, 698.
— Herbert C. *929*.
— u. H. N. Eisen 530, *929*.
— u. T. F. Zucker 530, *929*.
— O. *929*.
— u. Hans v. Haberer 156, 177, 223, 237, 257, 259, 417, 422, 423, 426, *929*.
Stoicesco 145.
Stoll, R. *929*.
Stolz 418.
Stolze 1001.
— R. *1064*.
Stone, D., u. O. Hechter 692, *929*.
Storey 300, 302, 714, 715, 719.
Stotler 1032.
— A. *1064*.
Stotsenburg, J. M. *929*.
Stoughten, R., u. G. Wells *929*.
Stowell 402.
Strakosch, E., u. H. E. Anders *929*.
Strandskov 500.
— H. H. *929*.
Strangeways *929*.
Straube 561, 632, 636, 652, 656.
— R. L., H. M. Patt, E. B. Tyree u. D. E. Smith *929*.
Strauss 683.
Strauss-Dürkheim *929*.
Strehl u. Weiss 253, *929*.
Stricker 11.
— S. *929*.
Strickler, H. S., M. D. Walton, D. A. Wilson u. M. Dienes *929*.
Ströder *929*.
— J., H. Zeisel u. E. Kölitz *929*.
Stroganoff 619.
Strohecker, R., u. E. Sierp *929*.

Strohl, E. L. *929.*
Strombeck, J. P., u. J. P. Hedberg *929.*
Strong 374.
— Oliver, S., u. Adolph Elwyn *929.*
— K. C. *929.*
Stryanoff 551.
Studer 692.
— A. *929.*
— u. B. Fust *929.*
— u. J. R. Frey *929.*
Stühler *929.*
Stüler 346.
Sturm, Alexander *929.*
Stutinsky, Bonvallet u. Dell 1034, 1035.
— F. *929,* 958, 965, 969, 975, 988, 996, 998, 999, 1006, 1008, 1009, 1017, 1019, 1025, 1028, 1031, 1032, 1033, 1044, *1051, 1052, 1064.*
Stutzmann, J. W., u. C. R. Allen *929.*
— u. W. J. Meek *929.*
Subba Rau, A. u. P. H. Johnson 90, *929.*
— A., u. P. H. Johnson *929.*
Sudds, M. V. N. *929.*
Suden, Tum 256, 682, 747.
Sue 5, 111.
Suë, Joh. *929.*
Sugiura *929.*
— Stock, Dobriner u. Rhoads *929.*
Sulkin, Norman M. *929.*
— u. Albert Kunz *929, 930.*
Sullens, W. E., u. M. D. Overholser *930.*
Sulman 719.
— F. *930.*
Sulzbach, W. M. s. Altschule, Mark D. 773.
Summers, J. E. *930.*
— V. K. *930.*
Sun 605, 621, 657.
— T. P. *930.*
Sund 437.
Sundberg 684.
— Carl *930.*
Sundermann 585.
— A. *930.*
Sundstroem u. Michaelis 514.
Sundstroem, Edward S., u. George Michaels 560, 568, 569, *930.*
Suomalainen und Herlevi 543.
— Paavo *930.*
— u. Annamaija Herlevi *930.*
Supino 516.
— s. Albanese, Manfredi *771.*
— Raph. *930.*

Sure, B., u. R. M. Theis 517, 619, 653, *930.*
Sussdorf, M. *930.*
Sussmann, Eberhard *930.*
Sutton 736.
Svelha *930.*
Svirbely 394.
— J. L. *930.*
Svitzer 600, *930.*
Swaen u, Brachet *930.*
Swale Vincent 18, 22, 34, 36, 98.
Swammerdam 5, 15, 47, 48, *930.*
Swann 526, 672, *930.*
— H. G. *930.*
— u. B. J. Penner *930.*
Swanson, J. N., W. Bauer u. M. Ropes *930.*
Swern, D., G. N. Billen, T. W. Findley u. J. T. Scanlan *930.*
Swett, Graves u. Miller 499.
— Miller, Graves, Black u. Crech 499.
— Swieten, van 3.
Swift 561, 636, 652, 656.
— Patt u. Tyree 561.
— M. N., H. M. Patt u. E. B. Tyree 632, 673, 677, *930.*
Swingle 591, 681, 683, 684.
— W. W. *930.*
— u. A. J. Eisenmann *930.*
— H. W. Hays, J. W. Remington, W. D. Collings u. W. M. Parkins *930.*
— R. R. Overman, J. W. Remington, W. Kleinberg u. W. J. Eversole *930.*
— u. W. M. Parkins *930.*
— W. M. Parkins u. J. W. Remington *930.*
— — u. A. R. Taylor *930.*
— — A. R. Taylor u. H. W. Hays 683, *930.*
— — — H. W. Hays u. J. A. Morrell 736, 760, *930.*
— u. J. J. Pfiffner *930.*
— J. J. Pfiffner, H. M. Vars u. M. W. Parkins 683, *931.*
— — — P. A. Pott u. W. M. Parkins *931.*
— — u. B. Webster *931.*
— u. J. W. Remington 516, 683, *931.*
— V. A. Drill u. W. Kleinberg *931.*
— — H. W. Hays u. W. D. Collings *931.*
— H. M. Vars u. W. M. Parkins *931.*
— u. W. F. Werner *931.*
— W. F. Werner u. P. Stanley *931.*
Swinyard 277, 280, 281, 282, 283, 476, 482, 496, 505, 507, 508, 510, 512, 513, 554, 559, 618, 646, 649, 652, 701.
Swinyard, C. A. *931.*
— u. H. D. Brunner *931.*
— E. A. *931.*
— J. E. Toman u. L. S. Goodman *931.*
Sydenstrikker 555, 671.
Sylvius 4.
Szantroch, Z. *931.*
Szent-Györgyi, A. 381, 382, 383, *931.*
— u. W. N. Haworth *931.*
Szymonowicz 13.
— L. *931.*

Tachibana, T., u. M. Nakamura *931.*
Tadokoro, S., u. K. Kobayashi *931.*
Taillard, W., u. R. Veyrat 757, *931.*
Tait, J. F. *931.*
Takamatsu, Hideo *931.*
Takamine 13, 418, 421, 678, *931.*
Takamini 546.
Takechi 699, 702, 748.
— K. *931.*
Takenaga, Kazutoki *931.*
Takewaki 712, 747.
— K. *931.*
Talbert, George, B., Robert A. Stafford, Roland K. Meyer u. W. H. McShan *932.*
Talbot 598, 735.
— N. B., F. Albright, A. H. Saltzman, A. Zygmuntowicz u. R. Wixom 676, *932.*
— R. A. Berman u. E. A. McLachlan *932.*
— u. A. M. Butler *932.*
— A. M. Butler u. R. A. Berman *932.*
— — R. A. Berman, P. M. Rodriquez u. E. A. McLachlan *932.*
— — u. E. A. McLachlan *932.*
— A. H. Saltzman, R. L. Wixom u. J. K. Wolfe *932.*
Talbott 536.
— J. H., L. J. Pecora, R. S. Melville u. W. A. Consolazio *932.*
Talesnik 612.
Tammann 430, 455, 457, 462, 584, 662, 665, 666, 687, 765.
— H. *932.*
Tamura 488, 700, 709, 712, 726, 731, 732. 747.
— Y. *932.*
Tandler *932.*
Tang 743.
— Y. Z. *932.*

Tapfer, S. *932.*
Tapper 736.
Target 268.
Targett *932.*
Taruffi *932.*
Tarwidowa, Hélène *932.*
Tate 561.
Tatum 612.
— A. L. *932.*
Taubenhaus, M., u. G. D. Amromin *932.*
Taylor 591, 736, 760.
— u. Johnson 644.
— A. B., u. F. B. Adamstone *932.*
— A. Albert u. R. G. Sprague 571, 572, 597, *932.*
— s. Adamstone, F. B. *770.*
— jr., H. C. *932.*
Tchircoff *932.*
Teel, H. M., u. O. Watkins *932.*
Teissier 1038.
— G. *1064.*
— Gastinel, u. Reilly *932.*
Tello 1032.
— F. *1064.*
Tellyesnicki 199.
Tepperman 516, 561, 571, 619.
— u. Bozardus 583.
— Patton u. Nims 619.
— Jay, u. Jean S. Bogardus *932.*
— F. L. Engel u. C. N. H. Long 543, 560, 571, 607, 619, 653, 742, 756, *932.*
— H. M. Tepperman, B. W. Patton u. L. F. Nims 571, 632, 636, 639, 645, *932.*
Terentius 15.
Terey *932.*
Terni, T. *932.*
Terplan, K., u. S. Sanes *932.*
Terraneus, Laur. *932.*
Terrault 74, 77.
Terrier, F., u. P. Lecène 180, *932.*
Terrone *932.*
Teruuchi, Junya *932.*
Testoud 267, 268.
Testut 14, 15, 146, 147, 148, 149, 150, 151, 155, 156, 158, 267, 405, 406, 414, 435, 456, 458, 459, 465, 474, 485, 496, 661, 730.
— L. *932.*
Teysseèdre *932.*
Thaddea 550, 686, 689, 736, 760.
— Sigismund *932.*
— u. W. Fanhauer *932.*
— u. W. Kühn *932.*
— u. L. Sarkady *932.*
Thannhauser, S. J. *933.*
— u. G. Schmidt 359, *933.*

Thatcher, Houghton u. Ziegler *933.*
— J. S., u. F. A. Hartman *933.*
— u. A. W. Radike *933.*
Theil, Nielsen *933.*
Theiler 375, 376, 437, 479.
— Augustin *933.*
Theis 517, 619, 653.
Theobald 1028.
— G. W. *1064.*
— u. E. B. Verney 1028, *1064.*
Therien 539, 543, 651.
Thérien M., u. L. P. Dugal *933.*
Thibault, Odette *933.*
Thierfelder, H., u. E. Klenk *933.*
Thiers, J. s. Achard, C. *770.*
Thiroloix 12, *933.*
Thoma 591.
— K. *933.*
Thomas 3 (3), 177, 237, 248, 269, 276, 424, 550, 767, 977, 979, 1000.
— u. Emerson 695.
— Erwin 215, *933.*
— F. *933.*
— F. B., u. G. A. Emerson *933.*
— Fra Aquinas s. A. *933.*
— O. L. *1064.*
— Owen Lewis *933.*
— R. *933.*
— Wharton 148.
Thompsett, s. L. *933.*
Thompson 561, 567, 620.
— K. W. *933.*
Thomsen, E. 956, 1017, 1020, 1023, 1040, 1042, 1046, *1064.*
— M. 965, 977, 988, 1017, 1038, 1044, *1064.*
— V. *933.*
Thomson 585, 587, 592, 594, 605, 621, 654.
Thore 989.
— S. *1064.*
Thorn 553, 562, 577, 595, 597, 661, 677, 692, 693, 760.
— George W. *933.*
— T. B. Bayles, B. F. Massell, P. H. Forsham, S. R. Hill jr. S. Smith III u. J. E. Warren *933.*
— u. M. Clinton jr. *933.*
— M. Clinton jr., B. M. Davis u. R. A. Lewis *933.*
— S. S. Dorrance u. E. Day *933.*
— u. K. Emerson jr. *933.*
— K. Emerson jr. u. H. Eisenberg *933.*
— L. L. Engel u. H. Eisenberg *933.*
— u. R. A. Lewis *933.*

Thorn, George,W., L. L. Engel u. W. M. Firor *933.*
— u. P. H. Forsham *933.*
— P. H. Forsham u. K. Emerson 545, *933.*
— T. F. Frawley, S. R. Hills, M. Roche, D. Staehelin u. L. Wilson *933.*
— F. T. G. Prunty u. A. G. Hills *933.*
— Grace E. Bergner u. A. Gorman Hills *933.*
— J. E. Warren u. T. B. Bayle *933.*
— H. R. Garbutt, F. A. Hitchcock u. F. A. Hartman *933.*
— R. L. Greif, S. O. Coutinko u. H. Eisenberg *934.*
— u. H. G. Harrop *934.*
— R. P. Howard u. K. Emerson jr. *934.*
— K. Emerson jr. u. W. M. Firor *934.*
— B. F. Jones, R. A. Lewis, E. R. Mitchell u. G. F. Koepf *934.*
— G. F. Koepf, R. A. Lewis u. E. F. Olsen *934.*
— F. T. G. Prunty u. P. H. Forsham *934.*
Thorpe *934.*
— u. Linstead 301.
— I. F., u. R. P. Linstead *934.*
Thulin, J. *934.*
Thunim 699.
— L. *934.*
Thunberg 315.
Thune *934.*
Tiba, M. *934.*
Tiberti 62, *934.*
Tibor 207.
Ticcolomineus, Archangelus 3.
Tiedemann, Fr. *934.*
Tigges 585.
Tillier 267, 268.
— R., Lebon-Testoud u. J. Franceries 267, 268, *934.*
Tillmann 383.
Tillmans, J. *934.*
Tillotson 562.
— K. J. s. Altschule, Mark D. 772, 773.
Tilney 987.
— F. *1064.*
Timiras 527, 543, 560, 562, 574, 596, 619, 621, 623, 642, 643, 674.
— u. Selye 218.
— Poolo, S., Claude Faribault u. Hans Selye *934.*
— u. Hans Selye *934.*
— u. Paul Koch *934.*
Tipton, Samuel R. *934.*
Tirmann 375.
— J. *934.*

Tirmann u. Schmelzer 375, 376, 523, 606.
Tissières, A. *934.*
Tizzoni 10, 11, 223, 253, 416.
Tobeck 281, 375, 707.
Tobian 735.
— Louis *934.*
— u. W. L. J. Edwards *934.*
— u. E. Strauss *934.*
Tobin 154, 221, 254, 738.
— Charles E. *934.*
— u. J. P. Birnbaum 374, 753, *934.*
— u. R. Whitehead *934, 935.*
Tobler, W. *935.*
Todd 8, 147, 155.
— u. Bowman 404, 405, 432, 435, 473.
— Robert Bentley u. William Bowman *935.*
— William Bowman u. Lionel S. Beale *935.*
Todhunter, E. U., T. McMillan u. D. A. Ehmke *935.*
Tokomitsu 15, 431, 563, 679, 695, 761.
— Yoshitomi *935.*
Toldt, Carl *935.*
Tolenaar 759.
— J. *935.*
Toman 529.
Tomaschek, K. *935.*
Tomasi, J. A. de *935.*
Tompsett, S. L., u. H. Oastler *935.*
Tonkov, V. N. *935.*
Tonutti 105, 116, 167, 201, 202, 204, 213, 219, 220, 221, 234, 236, 242, 245, 250, 258, 259, 260, 261, 262, 263, 264, 274, 282, 283, 293, 326, 334, 358, 362, 367, 371, 373, 376, 385, 392, 393, 396, 438, 486, 512, 531, 532, 534, 547, 550, 551, 552, 563, 564, 565, 566, 568, 570, 572, 575, 587, 588, 592, 594, 597, 599, 604, 605, 606, 609, 611, 612, 613, 614, 616, 618, 620, 621, 645, 647, 648, 649, 650, 651, 657, 658, 659, 674, 676, 681, 692, 699, 718, 723, 743, 744, 747, 749, 759, 760, 769.
— Emil 258, *935.*
— u. Grobéty *935.*
— u. K. H. Matzner 550, *935.*
— u. E. Plate 385, *935.*
Tooke, T. B., M. H. Power u. E. J. Kepler *935.*
Torgensen 623.
Torgersen 204, 634, 744.
— Olaf *935.*
Török 603.
— J. *935.*
Torrance, C. C. *936.*

Torre 37.
— della *936.*
Torres u. Azevedo 409, *936.*
Torstveit 759.
— O., u. C. H. Mellish 760, *936.*
Tosoni *936.*
Toth, L. A. *936.*
Totter 530, 612, 650.
Toujan 685.
— G. s. Abelous, J. E. *770.*
Tournade 481.
— A. *936.*
— u. M. Chabrol 481, *936.*
— M. Chabrol u. P. Wagner 481, *936.*
— M. Chevillot u. G. Chardon *936.*
— H. Hermann, J. Malméjac u. F. Jourdan 481, *936.*
— u. G. Malméjac 481, *936.*
Tourneux, F. *936.*
Traeger, Gabuzda, Zamcheck u. Davidson 637.
Traina, R. *936.*
Trautmann, A., u. J. Fiebiger *936.*
Travis 1037, 1046.
— D. F. *1064.*
Treitz 147.
Trendelenburg 954, 1026, 1027.
— Paul *936, 1064.*
Trentin 738.
— J. J., u. C. W. Turner *936.*
Treolar, A. E. *936.*
Trerotoli 623, 624.
— P. *936.*
Trescher 683, 684.
Treviranus, G. R. *936.*
— u. L. C. Treviranus *936.*
Trikojus 607, 657.
Trinci, G. *936.*
Trinkaus, J. Philip *936.*
Trister 1030.
Trossarelli 959.
— A. *1064.*
Trovell, O. A. *936.*
Trubowitz 554.
Trueta, J., A. E. Barclay, K. J. Franklin, P. M. Daniel u. M. M. L. Prichard *936.*
Truex 418, 423.
— Raymond Carl *936.*
Truscott, B. Lionel, u. Dulal P. Sadhu *936.*
Truszkowski, R., u. R. L. Zwemer *936.*
Tsai, S. Y., A. Bennett, L. G. May u. R. L. Gregory *936.*
Tscheboksaroff 559, *936.*
Tschebossarow 546, 670.
Tschernjachiwsky 995.
— A. *1064.*
Tschircoff 11.
Tsuji, K. *936.*

Tuba, Jules, George Hunter u. John A. Osborne 381, 390, 533, 637, 660, *936.*
Tuchmann-Duplessis, H. *936.*
Tuckett 90, 91, 92, 97, 98, 100, 107, 108, 109, 112, 295, 366, 444, 487, 488, 510, 511, 512, 535, 571, 616, 619.
— s. Elliott 323.
Tucolesco 547, 550, 551, 627.
Tuczek *936.*
Tuerkischer, E., u. E. Wertheimer *936.*
Tuffier *936.*
— u. Lejans 151, 158, 445, 456, *936.*
Tulpius, N. *936.*
Tuma, Vi. *936.*
Turchini, J., J. Broussy u. H. Daniel *936.*
Turner 220, 225, 241, 254, 500, 637, 700, 738, 1031.
— C. Donnell *936, 1065.*
— R. Haffen u. St. L. Amant *936.*
— R. A., J. G. Pierce u. V. du Vigneaud *1065.*
— R. S. 1023, *1065.*
— Pierce u. du Vigneaud 1030.
Tweedy, W. R., u. S. B. Chandler 607, *936.*
Tyler 597, 693, 1031.
Tyree 561, 573, 577, 632, 636, 652, 656.
Tyslowitz 517, 619, 644, 653.
— R. *936.*
— u. E. B. Astwood 537, 572, *936.*
Tyson, Edward *936.*

Uchida, M. *936.*
Uehlinger, E. *936.*
— K. Akert z. W. Priozynski *937.*
Uemura 604.
— Sh. *937.*
Uexküll 515.
Uhlenhuth *937.*
Ukai, Satoru *937.*
Uljyanova 382.
Ulrich 142, 144, 265, 266, 267, 268.
— Alfred *937.*
Umbreit, W. W., u. N. E. Tonhazy *937.*
Ungar, Georges *937.*
— u. E. Damgaard *937.*
— Evelyn Damgaard u. Fred P. Hummel *937.*
— u. H. G. Weinstein *937.*
— u. S. H. Mist *937.*
Unna 308, 406, *937.*
Unna-Pappenheim 202.
Unverricht *937.*

Uotila 117, 119, 122, 134, 204, 278, 279, 757
— U. U. *937.*
— u. H. B. Friedgood *937.*
Upjohn 691.
Urban, H. *937.*
Urechia, C. J., G. Benetato u. M. Retezeanu *937.*
— u. N. Elekes 604, *937.*
Uri, J. u. P. Adler *937.*
Utewski 530, 650.
Utter 602.
— Ossian *937.*

Vaal 256, 715.
— O. M. de *937.*
Vaccarezza, A. J. *937.*
Valenti 22, 89, 117, 118, 266, 270.
— Giulio *937.*
Valentin 23, 117, 129.
— G. *937.*
Valentine, W. N., C. G. Craddock jr. u. J. S. Lawrence *937.*
Valenzi 736.
— A. *937.*
Valla, S. *937.*
Valle 74,
— u. Souza 74.
— J. R., u. P. R. Souza *937.*
Valsalva 4.
— Ant. Maria *937.*
Vanderlinde 753, 756.
Vannini 118.
— u. Cessi 117, 118.
— Enrico *937.*
— u. Tina Cessi *937.*
Vaquez u. Donzelot 668.
— H., u. E. Donzelot *937.*
— E. Donzelot u. Geraudel 668, *937.*
Vara-Lopez *937.*
Varangot *937.*
Varas 760.
Varró 979, 1030.
Vars 681.
Vasórhelyi 607.
Vasilesco 395.
— s. Baltaceanu, G. *779.*
Vasquez u. Breña 1017, 1020.
— L. u. M. T. Breña Villaseñor *1065.*
Vasquez-Lopez, 1032. *1065.*
— E. *937* 1026.
Vassale, G. 638.
— u. A. Zanfrognini 682, *938.*
Veau 268.
Vecchi, de 180, 153, 601, *938.*
— Bindo de *938.*
Veit 142, 601, *938.*
Velardo 756, 760.

Velican 117, 120, 121, 122, 130, 135, 138, 139, 140, 213, 281, 282, 284, 432, 455, 456, 457, 461, 464, 513, 584, 623, 660, 663, 722, 723, 766.
— u. Velican *256.*
— C., u. H. Velican 158, 160.
— Constantin *938.*
— H. 158, 160, 180.
Velich 13, 271, *938.*
Venning 597, 598, 641, 676, 735.
— Eleanor, H. *938.*
— u. J. S. L. Browne 678, 683, 759, *938.*
— M. M. Hoffman u. J. S. L. Browne 538, 660, *938.*
— u. V. E. Kazmin *938.*
— — V. E. Kazmin u. J. C. Bell 660, *938.*
— J. Prelingiero Ràndall u. Paul Gyorgy 562, 574, 675, *938.*
— P. G. Weil u. J. S. L. Brown *938.*
Venzke 487.
— W. G. *938.*
Verdier, C. *938.*
Verdozzi 738.
Vergara, E. *938.*
Verheynius, Ph. *938.*
Verne 318, 349, 352, 353, 354, 356, 358, 419, 425, 436, 645.
— Jean *938.*
— u. L. Léger 238, 239, 582, *939.*
Verney 981, 1028, 1031, 1044.
— E. B. *939.*
— E. R. *1065.*
Vernulet, F. u. G. Dimitrowsky *939.*
Versé 296, 298, 304.
— M. *939.*
Verzár 275, 443, 528, 612, 660, 681, 682, 684, 760.
— F. *939.*
— R. Bucher, J. C. Somogyi u. H. Wirz *939.*
— H. Hübner und L. Laszt *939.*
— u. L. Jeker *939.*
— u. L. Laszt *939.*
— u. C. Montigel *939.*
— u. Peter 607, 650, *939.*
— u. J. C. Somogyi *939.*
— u. Vasárhelyi 607, *939.*
— u. V. Werner *939.*
— s. Arvay, A. *775.*
Vesal 3.
Veslingius, J. *939.*
Vespignani, P. M. s. Allen, Edgar *772.*
Vestergard 562.
Vestling, Carl S., u. Gene F. Lata 636, *939.*

Vetter 600.
— A. R. *939.*
Veyrat 757.
Vial 481, 538, 552, 579, 670.
Viale 691.
— Gaetano *939.*
— u. A. A. Bruno *939.*
— u. T. Combes *939.*
— S. M. Neuschlosz u. E. Turcatti *939.*
Vialleton 207, 408, 413, 465, 473, *939.*
Vialli, M. *939.*
Vicari 275, 330, 331, 482, 623, 624, 714, 752.
— Emilia M. *939.*
Vicq d'Azyr, F. *939.*
Victor 695.
— J., u. J. S. Potter *939.*
Videbaek 595, 621, 633, 635, 639, 641, 693.
Vierordt 143, 505.
— Hermann *939.*
Vigi 214.
— F. *939.*
Vigneaud, du 1030.
Villee jr., C. A. *939.*
Villela 573.
— G. G. *939.*
Vincent 12, 13, 14, 15, 18, 19, 22, 24, 25, 30, 31, 35, 36, 37, 40, 47, 48, 49, 59, 63, 66, 74, 76, 83, 88, 97, 98, 100, 109, 112, 170, 405, 414, 423, 442, 471, 679, 687.
— u. Hollenberg 517, 650.
— Swale *939.*
— u. F. R. Curtis *940.*
— u. M. S. Hollenberg *940.*
— u. S. Wright *940.*
Vines 205.
Violle u. Rzérad 668.
Virchow, Rudolf 10, 420, 516, *940.*
Visscher 523, 744.
Voelcker 732.
— Lilly *940.*
Voelker 221.
Vogel, Günther *940.*
— u. Wolfgang Westphal *940.*
Vogli 600, *940.*
Vogt 553, 617, 637, 661, 736, 768, 751.
— Carl, u. Emil Yung *940.*
— Cécile, u. Oskar Vogt 183, *940.*
— E. *940.*
— M. 395, 396, 552, 583, 661, 687, 1017, 1027, *1065.*
— Marthe *940.*
— O. *183.*
— W. *940.*
Voigt, W. *940.*
Voigtel *940.*

Voit 351.
— C. 517, *940.*
— Max *940.*
Volhard 668.
Volkenzon 382.
Volkmann, Rüdiger v. *941.*
Vollhard, Franz *940.*
Vollmer, E. P., L. Cravitz u. I. D. Gillmore *941.*
— u. J. D. Gillmore *941.*
— u. J. E. Samsell *941.*
Volterra 211, 553, 689.
— M. *941.*
Voß, H. 179, 352, 355, 362, 363, 364, 365, 367, 436.
— Hermann *941.*
Vries, Ernest de 601, 693, *941.*
Vulpian 10, 11, 13, 147, 420, *941.*
— u. Cloëz *941.*

Wachholder, Kurt, u. Axel Beckmann *941.*
Wackenroder 318.
Wacker, L., u. Werner Hueck 551, 619, 634, *941.*
Wade, N. J., u. L. A. Haselwood 760, *941.*
Wätjen 668, *941.*
Wagenen, Gertrude van *941.*
— u. W. H. Newton *941.*
Wagenvoort, C. A. *1065.*
Wagler 600, *941.*
Wagner 481, 524, 532, 533, 615, 616, 630, 650, 764.
— A. *941.*
— Hans *941.*
— Irmela *941.*
— Rudolf *941.*
Waidl, Ernst *941.*
Waite 460, 583.
Waitz 759.
— R. *941.*
Walaas 100, 101, 565.
— u. Walaas 100, 101, 199, 200, 201, 203, 229, 230, 241, 565, 660, 722, 736.
— E., u. O. Walaas *941.*
Waldeyer 63, 117.
— W. *941.*
Walker 591, 1026, 1033.
— A. M. *941, 1065.*
— Donald G., Miriam E. Simpson, C. Willet Asling u. Herbert M. Evans *941.*
— C. Willet Asling, Miriam E. Simpson, Cho Hao Li u. Herbert M. Evans *941.*
— s. Asling, C. Willet 776.
— Hector M. *941.*
Walking 660.
Wallach, D. P., u. E. P. Reineke 610, 643, 655, *941.*
Wallenfels, K. *941.*

Wallmann 268, *941.*
Wallgraff 320, 321, 322.
Wallraff 201, 202, 204, 211, 213, 230, 232, 234, 235, 245, 246, 249, 250, 252, 260, 262, 263, 343, 352, 355, 356, 362, 363, 364, 365, 372, 375, 376, 377, 384, 385, 388, 389, 391 392, 393, 394, 396, 432, 435, 436, 437, 439, 440, 626, 645, 659.
— J. *941.*
Walsh, E. L., W. K. Cuyler u. D. R. McCullagh 599, 758, *942.*
Walter, A. F. *942.*
— H. *942.*
— J. G. *942.*
— Johannes *942.*
Walters, W., u. E. J. Kepler *942.*
— R. M. Wilder u. E. J. Kepler *942.*
Walthard 668.
— B. *942.*
Wang 1031, 1032.
— K. J. *1065.*
Wanke, R. *942.*
Ward, L., Emmerson, Charles H. Slocumb, Howard F. Polley, Edward W. Lorman u. Philip S. Hench *942.*
Wardlaw 354.
— W. *942.*
— u. F. H. Clews 354, *942.*
—·u. N. D. Sylvester 354, *942.*
Waring 105, 118, 130, 216, 711, 712, 720, 721.
— H. *942.*
— u. E. Scott 242, 248, *942.*
Warren, F. s. Barnett, J. 779.
Wasserman, L. *942.*
Wassermann, F. *942.*
— S. *942.*
Waterhouse, C., u. E. H. Keutmann *942.*
Waterman 536, 680, 742.
— u. Enami 1016.
— u. Smith *942.*
— L. *942.*
— J. E. Uyldert, J. Thomassen u. F. Oestreicher *942.*
Watland 401, 434.
Watrin 100, 368, 369, 707, 726, 730, 752.
— J. *942.*
Watson 100, 482, 488, 725.
— Alexander *942.*
— C. *942.*
Wattel 158.
Watteville, H. de, R. Borth, R. S. Mach u. E. Musso *942.*
Watzka 109, 140, 264, 418, 762, 763, 987, 988.
— M. *992, 1065.*

Watzka, M. u. J. H. Scharf *942.*
Waugh 381.
Wawersik, F. *942.*
Waymouth 202.
Weatherford, H. L. *942.*
Weaver 595, 628, 629.
— u. Nelson 261, 329, 344, 595, 606, 621, 623, 628, 629, 630, 649, 691, 743, 747.
— H. M. *942.*
— u. W. O. Nelson *942.*
Webb 1036.
— H. M., F. A. Brown, M. Fingerman u. M. N. Hines 1036, *1065.*
Weber 229, 441, 451. 465, 470, 582.
— A. *942.*
— A. F., S. H. McNutt u. B. B. Morgan *943.*
— E. H. *943.*
— Eugene J., u. Maud L. Menten *943.*
— F. P. *943.*
— H. *943.*
— M. *943.*
— Max *943.*
— M. J. *943.*
Webster, B., J. J. Pfiffner u. W. W. Swingle 684, *943.*
— J. *943.*
— Richard C., u. William C. Young *943.*
Wegelin 248, 249, 609, 612, 668.
— C. *943.*
Wegener 577.
Wegrzynowski 271, 276, 279, 484, 485, 490, 491, 496.
Wehefritz 495.
Wehling, Harald *943.*
Wehn 141.
Wehrle 995.
— J. *1065.*
Weidenmann, W. *943.*
Weigert 315, 600, 601.
— Carl *943.*
Weight 212.
Weihe, Wolf Herbert *943.*
Weil 299, *943.*
— A. *943.*
— P. G., u. J. S. L. Browne 538, 562, *943.*
Weiler 144, 267, *943.*
Weiman 117, *943.*
Weinberg, L. D., u. T. H. McGavack 545, *943.*
Weinglass 606, 607, 657, 760.
Weinstein 684.
— G., u. H. Manning *943.*
— G. A., u. N. Marlov *943.*
— Marvin J., u. Joseph Schiller 256, 257, *943.*
— J. Schiller u. H. A. Charipper *943.*

Weis u. Gaunt 558.
— Marcia, u. Robert Gaunt *943*.
Weisman 760.
Weiss 253, 268, *943*, 968.
— u. Hiscoe 968.
— P. *1065*.
— u. H. B. Hiscoe *1065*.
— Paul 481, *943*.
Weissbecker, L. *943*.
— u. W. Ruppel *943*.
— u. Hj. Staudinger 570, *943*.
Weisschedel 587, 606.
— Ewald *943*.
— E., u. H. Spatz 1034, *1065*.
Weisse, Karla *943*.
Weissenfeld 249, 545, 617.
— F. *943*.
Weitsel s. Lennert 306, 315.
Welcher 9.
Weldon 18, 26, 69, 89, 117.
— W. F. R. *943*.
Weller 144, 689.
— Carl Vernon *943*.
Wells 537, 566, 599, 651, 725, 758.
— B. B. *943*.
— u. A. Chapman 612, *943*, *944*.
— u. E. C. Kendall 612, 689, *944*.
— L. J. *944*.
— u. R. L. Fralick *944*.
— J. A., u. R. R. Greene *944*.
— Benjamin B. s. Awapara, Jorge 776.
Welm *944*.
Welsch, Chr. Ludw. *944*.
Welsh 989, 967, 1015.
— J. H. 1036, 1037, 1038, 1042, 1046, *1051*, *1065*.
Weltmann 310, 545, 547, 551, 619, 627.
— O. *944*.
— O. s. Albrecht, H. 771.
Wenner, V., u. T. Reichstein *944*.
— W. F., u. A. J. Cone *944*.
Wense 15, 16.
— Theodor v. d. *944*.
Werchowskaja 218.
— J. N. *944*.
Wereschinski *944*.
Werle, E., u. G. Leusch *944*.
Wermel u. Ignatjewa 513.
— E. *944*.
— E. M., u. Z. P. Ignatjewa *944*.
Werner 7, 10, 15, 98, 110, 154, 404, 421, 435, 444, 451, 470, 473, 517, 577, 609, 633.
— Bertholdus 8, *944*.
— S. C. *944*.
Wertheimer u. Batter *944*.
Wesselow, O. L. V. S. de, u. W. J. Griffiths *944*.

Wesson jr., L. G., W. P. Anslow jr. u. B. W. Smith *944*.
West 582.
— Charles D., Vincent P. Hollander, Willet F. Whitmore jr., Henry T. Randall u. Olaf H. Pearson *944*.
— G. B. *944*.
Westergaard 381, 390.
— B. *944*.
Westman, A., u. D. Jacobsohn *944*.
Westphal 1034.
— O., O. Lüderitz u. W. Keiderling *944*.
— U. *944*, *1065*.
Westrienen, A. van 142, *944*.
Wetzel 498, 499.
— Georg *944*.
Wetzler-Ligeti, C., u. B. P. Wiesener *944*.
Weyer 954, 979, 986, 1017.
— F. *1065*.
Weymann 431, 432.
— Maria F. *944*.
Whalen 545.
Wharton, Thomas 4, *944*.
Wheeler 597, 606, 608, 760.
— u. Vincent 679.
— N. C., G. L. Scarcy u. F. N. Andrews 760, *944*.
— T. D., u. S. Vincent *944*, *945*.
Whipple, jr. Robert L., u. John K. Davidson III. *945*.
Whitacre, Frank E. s. Alden, Roland 771.
Whitaker 761.
— Wayne *945*.
— u. Baker *945*.
White 534, 539, 550, 554, 555, 556, 557, 559, 560, 561, 591, 595, 619, 621, 633, 636, 639, 641, 653, 689, 690, 691, 692, 693, 694, 753.
— Abraham *945*.
— u. T. F. Dougherty 689, *945*.
— Henry D. Hobermann u. Clara M. Szego *945*.
— C., T. H. Ling u. A. M. Klein 553, *945*.
— Chas. P. *945*.
— H. L., P. Heinbecker u. D. Rolf *945*.
— Marcia R. *945*.
Whitehead 105, 107, 117, 118, 119, 120, 129, 226, 234, 270, 301, 331, 332, 517, 526, 534, 564, 618, 619, 653, 705, 712, 721, 723.
— Raymond *945*.
— R. H. *945*.
Whitelaw u. Woodman *945*.
Whittlestone, W. G., E. G. Bassett u. C. W. Turner 1031, *1065*.

Whitwell 301, 302.
Wiame, J. M. *945*.
Wichels, P., u. M. Biebl 668, *945*.
Wichmann *945*.
Wick, Arne N., Nancy Ackermann u. Eaton M. MacKay *945*.
Wickson, M. E., u. A. F. Morgan 529, *945*.
Wideröe 491.
Wideroe *945*.
Wiedeman u. Lewis 583.
Wiedemann 434.
— M. P., u. C. R. Lewis *945*.
— W. R. C. *945*.
Wiedersheim 18.
— Robert *945*.
Wieland *945*.
— H. 352.
Wiemann, H. L. *945*.
Wiesel 72, 117, 123, 124, 125, 126, 129, 131, 132, 139, 140, 142, 143, 155, 156, 223, 236, 250, 253, 259, 265, 266, 267, 268, 270, 271, 274, 406, 416, 535, 554, 555, 601, 664, 667, 669, 671, 686, 688, 689, 696, 698.
— Johannes 422, 423, *945*.
— L. L., A. S. Barrit u. W. M. Stumpe *946*.
— u. Soulié 125.
Wiesner, B. P. *946*.
Wight 551, 619.
Wigglesworth 1017, 1039, 1042, 1048.
— V. B. *1065*.
Wilbrandt, W., u. L. Lengyel *946*.
Wilbur u. Burger 759.
— E. Lloyd u. Robert A. Burger *946*.
Wilczkowski 293.
— Eugeniusz *946*.
Wilde, J. C. *946*.
Wilder 683.
— Joseph *946*.
— Russell M. *946*.
— T. M., E. C. Kendall, A. M. Snell, E. J. Kepler, E. H. Rynearson u. M. Adams *946*.
Wildner, F. s. Balfour, D. C. 778.
Wilhelmi 583.
— A. E. *946*.
Wilkins 693.
— Lawson *946*.
— W. Fleischmann u. J. E. Howard *946*.
— u. R. A. Lewis *946*.
— R. A. Lewis, Robert Klein u. Eugenia Rosenberg *946*.
— u. C. P. Richter *946*.

Willard 476.
— D. M. *946*.
Willi, H. *946*.
Williams 347, 361, 363, 398, 533, 551, 570, 606, 619, 628, 635, 637, 644, 646, 653, 657, 760, 956, 1017, 1020, 1038, 1039, 1040, 1042, 1048.
— Carroll M. *946*.
— C. M. *1065*.
— u. Hodge 217.
— H. L., u. E. M. Watson *946*.
— Roy G. 257, *946*.
— R. H., G. W. Bissell, B. J. Jandorf u. J. B. Peters 607, *946*.
— A. R. Weinglass, G. W. Bissell u. J. B. Peters 607, *946*.
— Wittenberger, G. W. Bissell u. A. R. Weinglass *946*.
— W. Lane *946*.
— W. U. Gardner u. J. De Vita *946*.
— u. Harold C. Hodge (u. J. H. Wills) *946*.
Williams s. Rogers 313, 322.
Willig, Helmut *946*.
Willis 426.
— R. A. *946*.
Willner 502, 701.
Willstätter, R., u. M. Rohdewald *946*.
Wilnins 585.
Wilson 8, 146, 148, 150, 451, 465.
— u. Billingsley *946*.
— A. *946*.
— E. *946*.
— J. Walter, u. Elizabeth H. Leduc *946*.
— W. *947*.
Wimmer 218, 378, 379, 380, 381, 385, 386.
— K. *947*.
Wimsatt, William A. *947*.
Windaus 311.
— A. *947*.
Windle, W. F. *947*.
— H. H. Wilcox, Ruth Rhines u. C. Clemente *947*.
Wingstrand 999, 1001, 1035.
— KG. *1066*.
Winiwarter, H. de *947*.
Winkel 668, *947*.
— M. *947*.
Winkler, H., u. A. Binder *947*.
Winnett, E. B., J. W. Caldwell u. J. E. Kahler 577, *947*.
Winslow 4, 5, 15, 142, 146, 147, 148, 149, 285, 451, 470, 600.
— J. *947*.
Winter 180, 605, 611, 612.
— Charles A., u. Frederick E. Emery 485, 496, 563, 564, 565, 567, 568, 605, 700, 724, 741, 746, *947*.
Winter, Charles A., E. G. Gross u. W. R. Ingram *947*.
— u. F. A. Hartmann *947*.
— u. W. R. Ingram *947*.
— W. R. Ingram u. E. E. Eaton *947*.
— — u. E. G. Gross *947*.
— u. E. C. Knowlton *947*.
— D. G. Settler u. W. R. Ingram *947*.
— E. W. *947*.
— H. *947*.
— u. Hans Selye *947*.
Winterstein 630.
Wintersteiner 747.
— O. *947*.
— u. J. J. Pfiffner *947*.
— s. Allen, W. M. 772.
Winton 560, 571, 618, 619, 639.
— F. R. *947*.
Wintrobe, M. M. *947*.
Wirz 275, 612, 681, 682, 684.
— H. *947*.
Wislocki 300, 302, 358, 359, 402, 423, 437, 585, 629, 645, 679, 1035.
— G. B. *947*, *1066*.
— H. Bunting u. E. W. Dempsey *947*.
— u. S. J. Crowe 682, *947*.
— u. Edward W. Dempsey 358, *947*.
— u. E. W. Dempsey 980, *1066*.
— u. L. S. King *947*, 1035, *1066*.
Wistar 539.
— C. *947*.
With 595, 621, 633, 635, 639, 641, 693.
Withaker, Wayne L. s. Baker, Burton L. 778.
Witschi, E., u. C. Y. Chang *947*.
Witt 301.
Wittenberger 760.
Wittenstein, G. J. 969, 1025, 1034, 1049, *1057*, *1062*.
Witzgall, J. *947*.
Wixom 598.
Wizinger 301, *948*.
Wlassak 306, 312, *948*.
Wlassar, K. 309.
Woerner, Charlas A. *948*.
Woglom, W. H. *948*.
Woitkewitsch, A. A. *948*.
Wolbach, S. Burt, u. Charlotte L. Maddak *948*.
Wolf 214, 364, 402, 403, 436.
— Abner, Elvin A. Kabat u. William Newman *948*.
— s. Andersen, Dorothy H. 773.
Wolf, N. *948*.
— O. *948*.
Wolf-Heidegger 386.
Wolfe 210, 212, 213, 221, 273, 275, 295, 413, 517, 729.
— J. K., L. F. Fieser u. H. B. Friedgood *948*.
— J. M. *948*.
— u. Cleveland *948*.
— u. A. W. Wright *948*.
— E. Brucack, W. Lanssing u. A. W. Wright *948*.
Wolfen, Joh. Chr, *948*.
Wolff 297, 609, 614.
— Eugene *948*.
— u. R. Stoll *948*.
— E. K., u. K. Frankenthal *948*.
— H. K. *948*.
Wolfson, Albert *948*.
— W. Q., H. S. Gutermann, R. Levine, C. Cohn, H. D. Hunt u. E. F. Rosenberg *948*.
— R. Levine, C. Cohn, E. F. Rosenberg, H. D. Hunt u. H. S. Guterman *948*.
Wolman 437.
Wolmann, M. *948*.
— u. J. Greco *948*.
Wolstenholme, J. F., u. W. U. Gardner *948*.
Womack, E. B., u. F. C. Koch 719, *948*.
Wong 566.
Wood 301.
— J. K. *948*.
— Mary E., u. C. H. Gray *948*.
Woodbury 641, 652, 689.
— D. M., C. P. Cheng u. George Sayers *948*.
— G. Sayers u. L. S. Goodman 573, 677, *948*.
— C. A. Rosenberg u. George Sayers *948*.
Woodward, A. E., u. J. M. Condrin 499, *948*.
Wooley 214, 744.
— P. G. *948*.
Woollard 113, *948*.
Woolley, Fekete u. Little 743.
— u. Little 257, 752.
— George W. *948*.
— E. Fekete u. C. C. Little *948*.
— C. C. Little *949*.
Woolsey, Clinton N. *949*.
Wooster, H. *949*.
Wotton 203, 219, 225, 238, 241, 240, 252, 273.
— u. Norkus 244, 252.
— R. M., u. R. L. Zwemer 238, 244, 251, 252, *949*.
Wrechia u. Enkes 604.

Wrete 129, 140, 602, 697.
— Martin 949.
Wright 144, 761.
— D. O., u. L. B. Reppert 545, 949.
— Paul A. 949.
— R. D. 949.
Wülfing, M. 949.
Wulff 1036.
Wundermann, D. C., M. D. Levy 949.
Wurmbach, Herrmann, u. Heinrich Haardick 949.
Wyhe, van 26, 46, 117, 129.
— J. W. van 949.
Wyman 24, 28, 30, 35, 256, 684, 760.
— L. C. 949.
— u. B. R. Lutz 949.
— u. C. tum Suden 256, 682, 747, 949.
— u. B. S. Walker 949.

Yamamoto, M. 441, 950.
Yamasaki 950.
Yasukawa 282, 320, 950.
Yasuda, T. 950.
Yatsushika 1039.
Yeakel 295, 418, 499, 511, 700.
— Eleaner H. 950.
— u. E. W. Blanchard 950.
Yersin 516, 546, 651, 657.
Yllpö 950.
Yoffey 339, 539, 540, 541, 542, 543, 552, 569, 631, 672, 734, 735.
— u. Baxter 103, 167, 260, 310, 322, 330, 331, 338, 339, 348, 359, 360, 575, 595, 596, 621, 634, 635, 645, 646, 649, 672, 673, 674, 675.
— J. M. 950.
— u. J. S. Baxter 950.
Yokoama, Hisako O., Robert E. Stollwell u. Robert M. Mathews 402, 950.
Yoneyama 986, 996.
— T. 1066.
Yong, J. s. Aitken, J. T. M. 771.
Yonkman, F. F. 950.
Young 480, 580, 989.
— J. Z. 950, 1066.
— H. H. 950.
— Ja. K. 950.
— William C., Wesley A. Innes u. Richard C. Webster 950.
— D. B. s. Bacchus, H. 777.
Yun u. Kim 559, 638.

Zaffaroni, A. 950.
— R. B. Burton u. E. H. Keutman 950.
Zahn, Gakol 950.
Zalesky 100, 108, 165, 166, 171, 200, 207, 219, 221, 260, 262, 333, 334, 335, 342, 375, 513, 537, 647, 702, 705, 706, 725, 744, 745, 748, 758.
— Moses 950.
— u. L. J. Welss 651, 950.
— L. J. Welss, M. D. Overholser u. E. T. Gomez 599, 950.
Zamcheck 637.
Zander 145, 284, 483, 600.
— J., u. K. Solth 950.
— Josef 950.
— R. 950.
Zanfrognini 424, 546, 682.
Zarrow, M. X. 950.
— W. A. Hiestand, F. W. Stemler u. J. E. Wiebers 950.
— F. L. Hisaw, u. F. Bryans 950.
— J. B. Koretsky u. J. G. Zarrow 950.
— u. W. L. Money 608, 950.
— u. J. G. Zarrow 609, 950.
Zawadowsky 294, 295.
— B. M. 950.
— M. M., u. E. J. Vorobier 950.
Zechmeister 318.
— L. 950.
Zeckwer 460, 657.
— J. T. 951.
Zeiger 191, 192.
— Karl 951.
Zellweger 10, 420, 951.
Zenker 199, 299.
Zetkin, M. 951.
Zetler, G. 955, 969, 979, 980, 993, 996, 1027, 1028, 1030, 1031, 1042, 1056, 1066.
Ziegler, E. 951.
Zierler, K. L., u. J. L. Lilienthal 951.
Ziesche 976, 993.
— K. Th. 1066.
Ziller-Perez, H. V. 951.
Zilva 381.
— S. S. 951.
— u. J. Gough 381, 951.
Zimmermann 180, 360, 951.
— W. 951.
Zinck, K. H. 951.
Zinserling, W. 951.
Zinsser 714, 715, 719.

Zinsser, A. D., u. H. H. Zinsser 951.
— H. H., Anne, D. Zinsser u. Charles M. Storey 715, 719, 951.
Zizine, L. A., M. E. Simpson u. H. M. Evans 759, 951.
Zöllner, N., u. U. Fuchs 951.
Zondek, 285, 719.
— B., u. S. Aschheim 951.
— u. H. Krohn 592, 951.
— s. Aschheim, S. 775.
— Herrmann 951.
— H. Petow u. Siebert 951.
Zorn, Bernhard 951.
Zorzoli, G., u. G. Veperoni 951.
Zucker 530.
Zuckerkandl 117, 152.
— E. 951.
Zuckerman 753, 760.
— S. 951.
— G. Bourne u. D. Lewis 951.
Zuckermann 100, 725, 726.
Zuckner 180.
— J. 951.
Zuelzer, G. 951.
Zugravu 701.
Zwanenberg van 736.
— D. van 951.
Zweibaum 299, 303, 308.
— Jules 951.
— u. Mangenot 318, 951.
Zweifach, B. W., M. M. Black u. E. Shorr 646, 951.
— u. Robert Chambers 951.
— S. Rosenfeld, S. Baez u. E. Shorr 951.
— E. Shorr 951.
Zwemer 59, 60, 100, 217, 221, 235, 237, 238, 241, 244, 245, 251, 252, 273, 275, 309, 344, 385, 534, 547, 605, 610, 612, 624, 634, 647, 656, 681, 682, 759.
— u. Wotton 238.
— R. L. 582,
— s. Agate jr., F. J. 771.
— Raymund L. 951.
— u. H. Elftman 385, 952.
— u. C. W. Jungeblut 952.
— u. B. E. Lowenstein 577, 625, 636, 952.
— u. Lyons 689, 952.
— u. H. F. Newton 952.
— u. R. C. Sullivan 952.
— u. R. Truszkowski 952.
— R. M. Wotton u. M. G. Norkus 203, 214, 225, 238, 241, 250, 252, 952.
Zygmuntowicz 598.

Sachverzeichnis.

α-Naphtholblau 318.
α-Oestradiolpropionat 750.
α-Strahler 218.
α-Zellen nach ENAMI 1015, 1038.
—, Opossum 94.
α-Zone, Opossum 94.
Aal, Adrenalektomie, einseitige 563.
— —, Diphtherietoxinwirkung 546.
— —, Pilocarpin und Zellgrößenänderung im Interrenale 659.
— —, Pilocarpininjektion 651.
— —, Pilocarpinwirkung 559.
—, holokrine Sekretion nach Pilocarpin 623.
—, Neurofibrillen in neurosekretorischen Zellen des 959.
A-albino-Stamm, Maus, Rindenlipoide 330.
Abdominalganglien bei Xiphosuren 1016.
Abkühlungsversuch und Doppelbrechung 348.
Abnützungspigment 350, 366, 373, 374, 753.
— und Vitamin C 386, 394.
Abort nach Adrenalektomie 736.
Abraumzellen, Genese der 281.
Acardius 603.
Acetalphosphatide 351 f.
—, Chemie 351 f.
— und cyanoforme Lipoide 205.
— und Hormonbildung 645.
— und Ketosteroide 358.
—, Nachweis 351 f.
Aceton 306.
Acetonlösliche Rindensubstanzen, Ratte 329.
Acetylaminofluoren, Wirkung auf X-Zone 720.
Acetylchloridreaktion nach GÖRTZ 311, 359.
Acetylcholin 481.
— und Adrenalin 442.
— im Nebennierenmark, Mensch 442.
— in der Nebennierenrinde, Mensch 442.
Acetylcholinbildung 988.

Achsenzylinder, Sekretgranula in den 998.
Acidophile Markzellen und Blutgefäße 462.
— Zellen 204.
— — der fetalen Rinde 279.
— — der Zona reticularis 289.
Acidophilie der Granula in den Markzellen, Mensch 412.
— der Zona reticularis bei Altersveränderungen der menschlichen Nebennierenrinde 292.
Acne 677.
Acorticismus 571.
Acrania, vgl. Anatomie der Nebenniere 18.
Acranie 601.
ACTH 591, 1048.
— und Ascorbinsäure 633, 639, 640, 641.
—, Ascorbinsäure-Test 661.
— im Blut bei Nebenniereninsuffizienz 597.
— und Cholesterin-Verbindungen 633.
— und Doppelbrechung 630.
— und doppeltbrechende Lipoide 628, 649.
— und Elektrolytausscheidung 596.
—, gereinigte Substanz 595.
— und Gluconeogenese 596.
— bei Gravidität 730.
— und Hämoglobinkonzentration 964.
— bei Hungerratten 595.
— und Hypertrophie der Rinde 654.
— und Kältestress 611.
— bei kastrierten Ratten 630.
— und Lactationsprozeß 739.
— und Lipenchosis 593.
— und Lipodiaprasie 593.
— und Lymphocyten 690.
— Maintenance-Test 661.
— und Morbus Cushing 592.
— und Nebennierenhypertrophie 595.
— und P^{32}-Umsatz in der Rinde 694.
—, physiologische Wirkung des 597.
—, Polycythämie nach 693.

ATCH, Repair-Test 661.
— und „Salz"-Hormone 646.
— und sudanophile Stoffe 621.
— und sudanophobe Zone 598.
— und Thyreotropin 611.
— und Transformationslehre 647.
—, Wirkung auf Blutplättchen 694.
—, — auf Blutzucker 597.
—, — auf Elektrolythaushalt 597.
—, — bei Menschen 597.
—, — auf das Nebennierenmark 672.
—, — auf die Nebennierenrinde 654.
—, — der reinen Substanz 595.
—, — auf Rinde 751.
—, — auf Rindenlipoide (Ratte) 595, 751.
—, — auf Thymus (Ratte) 691.
—, — und Thyreoidektomie 605.
—, — auf X-Zone 719.
— und „Zucker"-Hormone 646.
ACTH-Abgabe 572, 596.
ACTH-Behandlung und Rindenhyperämie 658.
—, Verhalten der Rindenzonen nach 674.
ACTH-Gabe und Thymusatrophie 596.
ACTH-Hemmung durch DOCA 677.
ACTH-Injektion und doppeltbrechende Substanzen 641.
ACTH-Präparat LAP (lyophilized anterior pituitary tissue) 596.
ACTH-Stimulierung durch Oestrogene 756.
ACTH-Test 654.
Adaptation 515.
Adaptationskrankheiten 515.
—, Entstehung der 677.
Adaptationssyndrom 613.
ADDISONsche Krankheit 766.
— —, Adynamie bei 684.
— —, Brustdrüsen bei 739.

Sachverzeichnis.

ADDISONsche Krankheit und Gravidität 736.
— —, Lymphocytopenie bei 692.
— —, Lymphocytose bei 689.
— — und Nebennierenimplantation 258.
— — und Rindenadenome 273.
— — und Thymus 689.
Adenom, chromophobes, des Hypophysenvorderlappens 751.
—, cystisches 180.
Adenombildung, intracorticale, im Alter 292.
—, NH-Stamm 744.
Adenosintriphosphat 228.
Adermin 379.
Adipositas 761.
Adiuretin 1027.
Adrenale bei Amphibien, Entwicklung des 61.
— —, — und Interrenalzellen 61.
— —, — und sympathische Ganglien 61.
— —, — und Sympathicusanlage 61.
— Elemente 56, 59.
— —, Adrenalinreaktion bei Gallus domesticus 82.
— —, bläschenförmiger Kern der, bei Gallus domesticus 82.
— —, Cytologie der, beim Hühnchen 82.
— — bei Invertebraten 766.
— —, Selachier 23.
— —, Verhalten der, bei Osmiumtetroxydeinwirkung bei Gallus domesticus 82.
— — bei der Vogel-Nebenniere 75.
— — — , subcapsuläre Konzentration der 75.
— Gegenregulation 482.
— und Interrenale, Selachier, Funktion des 34 ff.
— Konstitutionstypen 482.
— bei Selachiern, Funktion des 34, 35.
— —, Histologie des 29, 30.
— — und sexuelle Reife 30.
— Substanz, Teleosteer 37.
— Zellen, Chromreaktion der 61.
— — und Ganglienzellen bei Vögeln 89.
— —, Ichthyophis 57, 58.
— —, Necturus 56.
— —, Raja, fuchsinophile Granula 35.

Adrenale Zellen, Reptilien, Alkoholfixation und Färbung der 66.
— —, —, Histo- und Cytologie der 66.
— —, Scyllium, fuchsinophile Granula 35.
— —, Selachier, Phäochromie 30.
— —, —, Zellformen der 29.
— — und sympathische Ganglienzellen bei Reptilien 72.
— —, Teleosteer, Gitterfasernetze der 42.
— —, —, und Laichzeit 42.
— —, —, Vacuolen 41, 42.
Adrenalektomie, Adrenalinschwankungen nach 661.
—, Albinoratte 264, 265.
—, bilaterale, und Autotransplantation 257.
—, einseitige 563, 648.
—, —, und helle Zellen 412.
—, —, und Mitosen 229.
— und Epiphyse 604.
—, Folgen der 12.
— und Gravidität 735.
—, —, vergleichend-anatomische Beobachtungen 735 f.
—, halbseitige, und Entmarkung 568.
—, Historisches 9.
— bei Hunden 12.
— und kompensatorische Hypertrophie des akzessorischen Nebennierengewebes 264.
— — — der Keimlingsnebennieren 660.
—, Mortalität nach 255.
— und Neurosekret 1028.
—, relative Lymphocytose nach 689.
—, Rindenlipoide bei 618.
— und Stress 573.
—, Technik der 681.
—, Teleosteer 42.
— und Thymus 689.
— und Transformationslehre 649.
—, Überlebenszeit und Schilddrüsenstoffe 612.
—, Wirkung der 678.
—, — auf Erythrocytenzahl 693.
—, — auf den Gaswechsel 684.
—, — auf Lymphocyten 690.
Adrenalektomiefolgen 683 f.
Adrenales Gewebe 66.
— — bei der Vogelnebenniere 74, 75.

Adrenales System 11.
Adrenalia, Teleosteer 40.
Adrenalin 35, 406, 417, 418 ff.
—, Abtransport des 665.
— und Acetylcholin 442.
— und ADDISONsche Erkrankung 13.
— und Ascorbinsäure 631, 638.
— im Blut bei Muskelstress 670.
— und Blutdrucksteigerung 419.
— und Blut-p_H 441.
— bei Bufo agua 425.
— und CASELLA-Reaktion 426.
— bei Cephalopoden 425.
— und Cholesterin(-Verbindungen) 631.
—, Eisenchloridreaktion 420.
—, Entdeckung des 13.
— und Eosinopenie 693.
—, Exkretionstheorie 419.
—, färberische Darstellung des 481.
— und Gewebe-p_H 441.
— und Innervation 579.
— und Kälte 579.
—, Konstitutionsformel 419.
—, künstlich zugeführtes 583.
—, lipoidgebundenes 686.
— und Markentnervung 578.
—. Maskierung des 441.
— und McMANUS-Reaktion 426.
— und Melanophorenhormon, Antagonismusgruppe 593.
—, Mensch 140.
— und MULONsche Reaktion 428.
— in der Nebenniere des Kindes 406.
— und Pericyten 456.
— und Phäochromie 423.
— —, Mensch 140.
— und Phosphatase 403.
— und Pigment 432.
— und Silbersalzreaktion 430.
— und sudanophile Stoffe 617.
— und sudanophobe Zone 648.
— und Tyramin 434.
— und Venensystem 456.
— und VIRCHOWsche Reaktion 428.
— und Vitamin C 395, 440.
—, Wirkung des 13.
—, — auf Nebennieren 551 f.
— und Zuckerstoffwechsel 13.
Adrenalinabbau 434.
— und Adrenochrom 434.
— und Ascorbinsäure 441.
Adrenalinabfluß 584.
Adrenalinabgabe, Steuerung der 481.
Adrenalinähnliche Stoffe bei Insekten 16.

Adrenalinära 515, 761.
Adrenalin-Ascorbinat 441.
Adrenalinausschüttung nach Histaminzufuhr 671.
Adrenalinbildner 412.
Adrenalinbildung 988.
—, Steuerung der 481.
— und Sulfhydrylgruppen 434.
Adrenalinbildungsschema 434.
Adrenalindehydrierung, enzymatische 441.
Adrenalingehalt, Fische 41.
— des Hammelnebennierenmarkes 441.
— männlicher Nebennieren 707.
— des Markes nach Schilddrüsenfütterung 613.
— menschlicher Keimlingsnebennieren 432.
— der Paraganglien beim menschlichen Keimling 432.
— des Ziegennebennierenmarkes 441.
— des ZUCKERKANDLschen Organs 431.
— der Zwischenstränge bei dem braunen Pelikan 87.
Adrenalingewebe 665.
Adrenalinglykosurie und Thyreoidektomie 612.
Adrenalininjektion und Alarmreaktion 552.
Adrenalinkörnchen, Farbe der 87.
— in Nebennierengefäßen, brauner Pelikan 87.
— in phäochromen Zellen, brauner Pelikan 87.
Adrenalinnachweis im Blut 420.
— —, fluorescenzoptischer 670.
— CASELLA-Reaktion 426.
—, färberischer 664 f.
—, Farbreaktionen 419.
—, HENLEsche Chromreaktion 421.
—, histochemischer 419.
— bei Infektionen 670.
—, Kresylviolettmethode 430.
—, MAYERsche Reaktion 429.
—, McMANUssche Reaktion 426.
—, MULONsche Reaktion 428.
—, OGATA-Technik 429.
—, Osmiumsäurereaktion 428.
—, SCHULTZE-RUDNEFFsche Reaktion 428.
—, VIRCHOWsche Reaktion 428.
—, VULPIANsche Eisenchloridreaktion 420.
—, WIESELsche Reaktion 422.
Adrenalinoxydationsschutz 441.

Adrenalinproduktion, Beginn der 430 f.
—, —, vgl. histologische Bemerkungen 430.
—, Mensch 431.
—, menschlicher Keimling 131.
— und Zellkern 426.
Adrenalinreaktion 82.
Adrenalinschwankungen nach Adrenalektomie (Ratte) 661.
Adrenalinsekretion 61, 578.
— bei Kälte 670.
— bei Katze 666.
—, Nebenniere beim braunen Pelikan 87.
— nach Nebennierenentnervung 671.
— und Phäochromie 577.
— und Vitamin C 396.
Adrenalinsklerose 698.
Adrenalinstress 540.
— und Ascorbinsäure 641.
— und Hypophysektomie 553.
Adrenalinsystem 665.
Adrenalintest 480, 553.
— an der entmarkten, regenerierten Nebenniere (Ratte) 638.
— nach MAYCOCK und HESLOP 580.
Adrenalinverlust des Markes nach Äthernarkose (Katze) 671.
— des Markes nach Chloroformnarkose (Katze) 671.
Adrenalinwirkung nach Adrenalektomie 686.
— und Ascorbinsäure 441.
— bei Morbus Addison 686.
— bei Skorbut, Meerschweinchen 441.
Adrenalinzellen 300, 665.
Adrenalkörper, Selachier, Anzahl der 23.
—, —, Gefäßversorgung 23, 24.
—, —, und phäochromes Gewebe 23.
—, —, — Zellen 23.
—, —, Topographie der 22, 23.
Adrenalkörperextrakt 35.
Adrenalorgan 16.
—, Phäochromie des 17.
Adrenalotropes Hormon 593.
Adrenalsystem, allgemeine histologische Eigenschaften 16, 17.
— und Gravidität 736 f.
— der Leptosomen 482.
—, Hypertrophie des 667.
—, Ichtyophis, freie Anteile des 58.
—, — und Gefäße 58.
—, — und Interrenale 58.
— und Sympathicus 16.

Adrenalsystem, Vorläufer bei Wirbellosen 15.
Adrenalzellen, Frosch und Mitochondrien 410.
—, —, Färbung der 410.
—, — und Sekretgranula 410.
—, große, bei Amphibien, Chrombräunung der 58.
—, —, —, Chromierung des Cytoplasmas 58.
—, —, —, Cytologie der 58.
—, —, —, Fortsätze der 58.
—, —, —, Granulierung der 59.
—, —, — und Interrenalzellen 58.
—, —, —, Kerne der 58.
—, —, —, Nucleolus der 58.
—, —, —, Rana esculenta, Vacuolen in 58.
—, Hypogeophis und Chromreaktion 61.
—, Ichthyophis und Interrenalballen 58.
—, — und Interrenalzellbelag 58.
—, — und Interrenalzellzapfen 58.
—, Rana, Färbung der 410.
—, —, GOLGI-Apparat der 410.
Adrenoblasten 88.
Adrenochrom 419.
— und Adrenalinabbau 434.
—, Konstitutionsformel des 419.
Adrenochromwirkung und Ascorbinsäure 441.
Adrenocorticales Gewebe, Ochonta princeps 275.
Adrenocorticotropes Hormon 591 f.
Adrenogenitales Syndrom 205, 699, 760 f.
— — und N-Hormon 676.
— — und N-Hormonausscheidung 598.
Adrenolutin 420.
Adrenotrope Aktivität 750.
Adrenotroper Faktor 592, 593, 605, 621, 654.
— —, Wirkung bei Kaulquappen 594.
Adrenotrophe-A 598.
Adrenotrophe-B 598.
Adrenotropin 756.
— ARMOUR 641.
Adultoide 1019.
Äthernarkose, Adrenalinverlust des Markes nach (Katze) 671.
—, Katze 554.
Affe, Innervation der Nebenniere 480.
Affen, platyrhine, fetale Rinde der 284.

Affen, x-Zone 285.
Agenesie 141.
Aktivität, neurosekretorische 964.
Aktivitätshypertrophie der Rinde nach corticotropem Hormon 659.
Akzessorische Nebennieren 70.
— —, Hund 265, 275.
— —, Reptilien 52, 71.
— —, Rind 214.
— —, syntopische Beziehungen der 271.
— Nebennierenrindenknötchen, Literaturübersicht 264, 265.
— Rindenbildungen, Gruppen der 265.
— —, —, topographische Verteilung 265.
— —, Mensch, im Bereich der männlichen Genitalorgane 267.
— —, —, in der Plica lata uteri 268.
— — im Retroperitonealraum 267.
— —, —, Fundorte der 267.
— Rindenknötchen 248, 255, s. auch Nebennierenknötchen, Rindenknötchen, Beizwischennieren.
— —, Abgliederung der 269 f.
— —, —, Ursache der 269.
— —, Absprengungsentstehung, primäre und sekundäre 270.
— —, autonome Entstehung der 270.
— —, —, Maus 270.
— —, —, Mensch 270.
— —, —, Schwein 270.
— —, Farbe der 265.
— —, Größe der 265.
— —, Histologie der 268.
— —, Konsistenz der 265.
— —, Mensch, blastemartige Zonen 269.
— —. —, Degeneration der 269.
— —. — und Keimdrüsen 138.
— —. —, in Nachbarschaft von Niere und Nebenniere 265.
— —. —, Organogenese der Rindenzellen 269.
— —. —, Vorkommen 265.
— —. —, beim weiblichen Geschlecht 268.
— —. —, Fundorte der 268.
— —. —, Literaturübersicht 268.
— —, —, Zellreihen der 269.

Akzessorische Rindenknötchen der Nierenregion, Typen der 266.
— — und pathologisches Wachstum 252.
— — bei Ratten 274.
— Rindenknoten bei Infektionen 272.
— —, kompensatorische Hypertrophie 271.
— —, Mensch, Auftreten der 271.
— —, —, Schicksal der 271.
— Rindenkörperchen, Ratte 274.
— vollständige Nebenniere (Beinebenniere), Entstehung der 269.
Akzessorisches Gewebe, Cavia cobaya 275.
— Markgewebe 418.
— Markmaterial (= Paraganglien) 264.
— Rindengewebe, Beziehungen des, zu abnorm entwickelter Nierensubstanz 266.
— —, Kaninchen 275.
— — bei Opossum 273.
— —, Ratte, im periadrenalen Fettgewebe 274.
— —, —, und Stammesunterschiede 274.
— Rindenmaterial 264.
Alarmphase 613.
Alarmreaktion 569, 577.
— und Adrenalininjektion 552.
— und Phagocytoseaktivität 218.
Albinismusallel, Rindenlipoide 330.
Albino, Nebennieren des 482.
Albinoratte 265.
—, Markgewicht 701.
—, phäochromes Gewebe bei 483.
—, Rindengewicht 702.
—, Nebennierengröße bei 482.
Aldehyd-Fuchsinmethode nach GOMORI 958.
Aldehydspezifität des SCHIFFschen Reagens 354.
Aldoximbildung, Theorie der 353.
Alexandrine, Wildratten 483.
Alkalische Phosphatase 402.
— — nach Hypophysektomie 587, 646.
— —, menschlicher Keimling 403.
— —, Nebennierenrindenanlage des Menschen 121.
— — in Rindenzellen der Maus 759.

Alkalische Phosphatase, vergleichend-histologische Hinweise 402.
Alkanna 317.
Allatektomie und Eireifung 1040.
Allatotropes Hormon 1040, 1046.
Alloxan und Plasmalogen, Ratte 645.
—, Rindenlipoide bei 622.
—, Wirkung des 695.
Alloxandiabetes und Cholesterin(-Verbindungen) 634.
— und Nebenniere 695 f.
—, Nebennierengewicht bei 696.
—, und Rinde 696.
Alloxanmonohydrat 695.
Alloxanvergiftung, Wirkung auf Schilddrüse 696.
ALSTERBERG, Phosphatidmethode 317.
— und STÜLER, Phosphatidnachweis 346.
Alter und Lipoidgehalt der Nebennierenrinde 322.
— und neurosekretorische Zelltypen 984.
Altersfaktor und Mitosen 230.
Altersinvolution der Rinde, Mensch 704.
Alterslipoidzunahme 322.
— und Transformationsfelder 322.
Altersnebenniere, Mensch, progressive Transformation 263.
Alterspigment 350.
Alternsprozeß und Ascorbinsäure 533.
— und Nebennieren 533.
Alterssklerose der menschlichen Nebenniere 292.
Altersveränderungen des Bindegewebes 209.
— und Kapselblastem 245.
— beim Menschen 219.
— der Nebennieren und Keimdrüsen 708.
— —, Mensch, und endokrine Organe 294.
— —, —, und Gonaden 291, 293.
— —, Ketosteroide 294.
— —. — bei Tieren 295.
— —, —, ältere Hähnchen 295.
— —, —, BENNETsche Reaktion 295.
— —, —, Cholesterinnachweis 295.
— —. —, interrenale Zellen 295.
— —, Vögel 295.
— des Nebennierengewichtes 496.

Altersveränderungen im
  Nebennierenmark 418.
— der Nebennierenrinde,
  Mensch, Adenom-
  entstehung und
  Lipoidverteilung
  292.
— —, —, und Adrenalingehalt
  287.
— —, —, und Amitosen 292.
— —, —, Arteriosklerose 295.
— —, —, Ascorbinsäuregehalt
  294.
— —, —, und corticales
  Hypernephrom
  (knotige Hyper-
  plasie) 292.
— —, —, Eisenreaktion 294.
— —, —, sog. endokrine
  Alterstheorie 285.
— —, —, und Gitterfasern
  293.
— —, —, Kollagenisierung
  der 293.
— —, —, Gewichtsverhält-
  nisse 285.
— —, —, Histologie der Zona
  glomerulosa bei
  291.
— —, —, und Hormonthera-
  pie 295.
— —, —, Hypertrophie und
  Atrophie 285.
— —, —, interparenchyma-
  töse Septen 292.
— —, —, Keimdrüsenver-
  änderungen 294.
— —, —, und Klimakterium
  289, 290.
— —, —, Lipoide (Frau) 293,
  294.
— —, —, Lipoide (Mann) 293.
— —, —, LORANDsche Theorie
  295.
— —, —, und Lymphocyten
  293.
— —, —, beim männlichen
  Geschlecht 288.
— —, —, Pigmentgehalt 294.
— —, —, Schrifttum 285.
— —, —, und Transforma-
  tionsfelder 293.
— —, —, beim weiblichen Geschlecht 288.
— —, —, Zona reticularis
  (Acidophilie) 292.
ALTMANN-GERSH-Verfahren
  298.
ALTMANNsche Färbung 412.
Altweltaffen, Nebeniere 113,
  284.
ALZHEIMERsche Fibrillen-
  veränderungen 992.
Amas pigmentaires, Meer-
  schweinchen 369.

Amenorrhoe 216, 220.
—, sekundäre, Rindenveränderungen bei 740.
—, — und Zona fasciculata
  727.
Aminopteroylglutaminsäure
  691.
Aminosäuren, schwefelhaltige
  und Nebennierencholesterin
  377.
Aminothiazol-Lösung 608.
Aminothiazol und Rinden-
  lipoide, Ratte 622.
Amitose 223, 230, 236, 240, 250,
  253, 292, 415, 963.
— im Mark der Ratte 102.
—, Mensch 137, 409.
— im menschlichen Neben-
  nierenmark 415,
  416.
— — —, und Kernkörper-
  chen 415, 416.
— in Restitutionszellen bei
  Amphibien 57.
— in der Zona fasciculata 292.
AMMONsche Methode, Cholinesteraseaktivität 441.
Amöboid-plastische Rindenzellen 234.
Amphibien 47 f., 66.
—, Blutgefäße der Nebennieren
  442.
—, Entwicklung des Adrenale
  61.
—, — der Nebenniere 60, 61.
—, — —, Interrenalsystem 60.
—, — —, —, Coelomepithel
  60.
—, — —, —, Interrenal-
  anlagen 60.
—, — —, phäochrome Zellen
  und sympathi-
  sche Ganglien 60.
—, Experimentelles, Stieldurchtrennung und
  Neurosekretwanderung
  969.
Amphibien, Feinbau der
  Nebenniere:
  55 f., 56 f.
  Frosch 59.
  —, Amitosen 59.
  —, corticale interrenale
    Zellen 59.
  —, echte interrenale
    Zellen 59.
  —, —, Verhalten der,
    nach Inanition
    59.
  —, und Ganglienzellen
    59.
  —, Kerndeformation 59.
  —, Lebenduntersuchung
    59.
  —, Markzellen 59.

Amphibien, Feinbau der
  Nebenniere:
  Frosch, periphere und
    zentrale inter-
    renale Zellen 59.
  —, —, Fettgehalt der 59.
  —, Vermehrung von
    phäochromen und
    interrenalen Zellen
    59.
  —, Verteilung der phäo-
    chromen Zellen 59.
  Histologische Unterschiede
    der Ordnungen und
    Familien 55 f.
  Interrenale Elemente 55.
  Mark- und Rindenelemente
    55.
  Phäochrome Zellen 55.
Amphibien, Feinbau der
  Nebennieren bei verschie-
    denen Species:
    56 f.
  Adrenale Zellen 56.
  Aktives und inaktives
    Interrenalgewebe wäh-
    rend der Metamorphose
    57.
  Cytoplasmamenge und
    Metamorphose 57.
  Große Adrenalzellen 58,
    59.
  — —, Chrombräunung
    der 58.
  — —, Chromierung der
    58.
  — —, Cytologie der 58.
  — —, Gestalt der 58.
  — —, Granulierung der
    59.
  — — und Interrenal-
    zellen 58.
  — —, Kern der 58.
  — —, Nucleolus der 58.
  — —, Vacuolen in 58,
    59.
  Interrenale 57.
  — Mitosen in 57.
  Interrenale Zellen 56, 57.
  Interrenales Gewebe und
    Venen 56.
  Interrenalzellen.
  —, Chromatingerüst der
    57.
  —, Cytologie der 57.
  — und Endothel 56.
  — und Gefäße 56.
  — und Lipoide 57.
  —, nucleolare Granula-
    tionen 57.
  Interrenalzellgruppen 57.
  Kern-Plasma-Relation
    57.
  und Metamorphose 57.
  Mitosehäufigkeit 57.

Amphibien, Feinbau der Nebennieren bei verschiedenen Specis: Relative Interrenalflächen und Körperquerschnitt 57.
Restitutionszellen 57.
—, Amitosen in 57.
Urodelen 59.
— und Gefäße 59.
—, phäochrome Zellen und Interrenalzellstränge 59.
Vacuolen im Cytoplasma 56.
Verteilung des phäochromen Gewebes bei Ichthyophis 57, 58.
Amphibien, Nebennieren und Genitalorgane 47, 48.
—,—, Historisches 47, 48.
—, —, Interrenalinseln 51, 52.
—, —, Interrenalkomplex 51.
—, —, Interrenalsystem 42.
—, —, Interrenalzellgruppen 51.
—, —, Interrenalzellstränge 51.
—, —, Topographie der 55.
—, Neurosekretion bei 1004 f.
—, Pfortadersystem 442.
—, Tyrosinase und Melaninproduktion 434.
—, Wirkung des corticotropen Hormons 'in 594.
Anaesthetica und Nebennierenveränderungen 154, 155.
—, Wirkung auf Nebennieren 554 f.
Analogie 955.
Analysenschema für Fette und Lipoide 350.
Anatomische Luxusstruktur, Nebennierenrinde, beim Säugling 283.
Androgenbehandlung 746.
Androgene, cancerogene Wirkung der 759.
— Leistungen der Rinde 677.
— Substanzen, Wirkung auf Nebenniere 757 f.
— —, — —, vergleichend-anatomische Beobachtungen 757 f.
—, Wirkung der, auf die Rindenbreiten 758.
— Zone 711, 723.
— —, Abgrenzung der 678.
— —, Mensch, Involution der 722.
Androgenes Gewebe 284.
— Rindengebiet 678.
Androgenogenitale Proliferation 122.

Androgenspiegel bei Morbus Cushing 677.
Androgenwirkung bei Menschen 759.
Androstandiol 746.
Androstendiol 746.
Androstendion 746.
Androsteron 746, 758.
—, Wirkung auf Rinde 751.
Androsteronbildung in der Rinde 735.
Anencephalennebenniere 674, 767.
Anencephalie 584, 767.
— und Nebennieren 145, 599 f.
— bei Tieren 600.
Anencephalieproblem, Kasuistik 600—601.
Aneurin 528.
— und Thiochrom 399.
— s. Vitamin B_1.
Aneurinnachweis nach v. MURALT 399.
Anhydro-oxy-progesteron, Wirkung auf X-Form 714, 756.
Anisotrope Substanzen 348.
— — der Nebenierenrinde 304.
Anisotropie 303 f.
—, Cholesterin 310.
Anoxin 560.
— und Ascorbinsäure 639.
— und Cholestrin(-Verbindungen) 632.
Anoxieverlauf 652.
Anthropoidea, vergleichende Anatomie der Nebennieren 113.
Antianämisches Vitamin 380.
Antidiuretisches Hormon 1027.
Antigen-Antikörperreaktion 596.
—, ACTH und Ascorbinsäure 641.
Anti-Graue-Haare-Faktor B_X der Ratte 380.
Antikoagulantium 217.
Antomin 556.
Antineuritisches Vitamin s. Vitamin B_1.
Antixerophthalmisches Vitamin s. Vitamin A.
Antuitrin S 719, 735.
Aorta 58, 60, 65, 72, 79, 267.
Aortenwand, Neurosekret in der 1045.
A.P.L. (= anterior pituitary-like) 592, 719.
— Wirkung auf X-Zone 713, 718.
Apex suprarenalis 147.
Appareil propulsair 461.
— sphinctérien 461.
Apposition 251, 252.
Appositionelles Wachstum 137.

Apteryges, Nebenniere der 79.
—, —, Form der 79.
—, —, Größe der 79.
—, —, Topographie 79.
—, —, Venen 79.
Arbeitsparenchym 258.
Arbeitstest 660.
Archoplasma bei Igel 95.
Arcus venosus perirenalis 456.
Area postrema 987, 988.
— praecommissuralis (Fledermaus) 996.
Argyrophile Fibrillen 708.
— Zellen 203.
Argyrophiles Gewebe 207.
Argyrophilie 202.
Arhinencephalia completa 601, 602.
Arhinencephalie und angeborene Nebennierenhypertrophie 143.
ARNOLDsche Gefäßtheorie 453.
Arsen 556.
Arterenol 412, 418 f., 434.
—, Konstitutionsformel 419.
Arterenolbildung und Splanchnicusdurchtrennung 582.
Arteria (A.) coeliaca 451, 454.
— mesenterica 78.
— — cranialis 454.
— phrenica abdominalis 444, 455.
— renalis 444, 454, 455.
— sottolombare, Hund 449.
— —, Kaninchen 446.
— —, Katze 448.
— spermatica 451, 454.
— suprarenalis 265, 266, 444.
— — dextra 451.
— — inferior 451.
— — media 451.
— —, Rami suprarenales 266.
— — sinistra 451.
— — superior 451.
Arteriae (Aa.) medullares propriae 455.
— perforantes 455.
— phrenicae inferiores 451.
Arteriosklerose bei Altersveränderungen der Nebennierenrinde, Mensch 292.
— des Gehirns und Neurosekret 992.
— und Nebennieren 698.
Arteriovenöse Anastomose 464.
Arthritischer Formenkreis 515, 677.
Arthropoden, neurosekretorische Zellkomplexe bei 1013.
Articulus sacroilicus 267.
Artificial climacteric (Ratte) 295.
ASCHOFFsche Hypothese 634.
Ascorbinsäure s. a. unter Vitamin C.

Ascorbinsäure 218, 382, 632.
— und ACTH 633, 639, 640, 641.
— und Adrenalektomie, halbseitige 566.
— und Adrenalin 631, 638.
— und Adrenalinabbau 441.
— und Adrenalinwirkung 441.
— und Adrenochromwirkung 441.
— und Alternsprozeß 533.
— und Anoxie 639.
—, Bedeutung der, für die Nebennierenrindenfunktion 643.
— und Cholesterin 636, 644.
— und Desoxycorticosteronacetat 643.
— und Durstversuche 637.
— und Formolarthritis 557.
— und Hämorrhagie 639.
— und Histamin 638.
— und Hungerversuch 627, 636.
— und Hypertensinogen 643.
— und Hyperthyreoidismus 643.
— und Hypophysektomie 641.
— und Hypophysenvorderlappen 644.
— und Hypoxie 639.
— und Infektionen 638.
— und Kältehypertrophie der Nebenniere 651.
— und Kältestress 651.
— und Kälteversuche 637.
— beim Meerschweinchen 440.
— und Narkose (Äther, Chloroform) 638.
— und Nebennierenhypertrophie bei Kältestress 539.
— und Nicotin 638.
— und Pigment 373.
— bei Regenerationsvorgängen in der Rinde 655.
— der Rinde nach Oestrogen 751.
— und Rindenaktivität 643.
— und Rindenleistung 637.
— und Rindensteroide 637, 641.
— bei Sarkommäusen 638.
— und Schock 639.
— bei skorbutischen Meerschweinchen 637.
— und Stress, allgemeiner 639.
— und Solganal 638.
— und Stresshemmung 638.
— und Thyrosin 610.
— und Verbrennung 543.
—, Verhalten bei Stress 596.
— und Vitaminmangel 637.
— und Wärmeversuche 638.

Ascorbinsäure-Cholesterinverhältnis bei Skorbut, Meerschweinchen 533.
Ascorbinsäurediaprasie 596.
Ascorbinsäuregehalt der Meerschweinchennebenniere 530.
— der Nebennierenrinde 294.
— der Rinde nach Splenektomie 694.
Ascorbinsäuremangel und Glykogensynthese 637.
— und Insulinproduktion 637.
Ascorbinsäurenachweis und Narkosewirkung 667.
Ascorbinsäurereaktion nach Hypophysektomie 639.
—, Verhalten der, im Nebennierenmark 667.
Ascorbinsäuretest (ACTH) 661.
ASHBEL-SELIGMAN, Ketosteroidreaktion 326.
A-Stamm, Untergang der X-Zone bei 712.
Asymmetrische Amitosen im menschlichen Nebennierenmark 415.
Athlet, Gegenregulation des 482.
Atmosphärischer Druck 619.
Atra bilis 147.
Atrophie der Nebenniere bei Doppelstress 656.
— der Nebennieren nach Ovariektomie 741.
— der Rinde 656.
— — nach Corticosteron 656.
— — nach Desoxycorticosteronacetat 656.
— — und Hungerversuch 656.
— — nach Rindenextrakten 656.
— — bei Strahlenwirkung nach Hypophysektomie 656.
— — und Unterernährung 656.
—, senile 496.
Äußeres Transformationsfeld I, Lage des 263.
— — II, Lage des 263.
Auge, rudimentäres, bei Tachypleus 1016.
Augenstiel (Crustaceen) 1036.
Augenstielentfernung (Crustaceen) und Häutung 1036, 1037.
Augenstielextrakt, Wirksamkeit des 1037, 1038.
Augenstielhormone 1036.
Aureomycin, Hemmung der Cortisonwirkung (Ratte) 692.

Autochthoner Knochenmarksherd in Nebennierenrinde 214.
Autochthones Rindenpräparat 371.
Autofluorescenz der menschlichen Nebennierenrinde 398.
— der Nebennierenrinde 397 f.
— der Rindenzellen 360.
Autonome Entstehung der Rindenknötchen 270.
Autonomie der Nebennieren 572.
Autoplastische und homoioplastische Transplantation 257.
Autoradiographie 218.
Autotransplantate der Nebennierenrinde in der transparenten Kammer 257.
Autotransplantation 254.
— bei bilateraler Adrenalektomie 257.
— bei Kaninchen 257.
— von Nebennieren bei Ratten 257.
Auxochrome 301.
Aves s. Vögel 67.
Axerophthol s. Vitamin A.
Axillarherz 21, 22, 23.
—, Anatomie des 22, 23.
Axolotl (Experimentelles), corticotropes Hormon, Wirkung des 595.
—, Phäochromie bei 426.
Axolotl-Keimling, Cholesterin des 347.
Axonwanderung des Neurosekretes 1022.
Axoplasma, proximo-distale Strömung des 968.
Azobenzol 318.

β-Chloro-äthylamin 556.
— und Cholesteringehalt der Nebennieren 556.
—, Wirkung auf Cholesterin (-Verbindungen) 632.
β-Chloräthylaminblase 571.
β-Granula, LANGERHANSsche Inseln 958.
β-Tetra-hydronaphthylamin 556, 578, 617.
—, Wirkung auf das Nebennierenmark (Katze) 672.
β-Zellen nach ENAMI 1015, 1036, 1037, 1047.
—, Opossum 94.
—, Pankreas und Alloxan 695.
β-Zone, Opossum 94.
Bac. abort. equi 593.
— pyocyaneus 651.

Sachverzeichnis.

Bac. tularense, Ascorbinsäuregehalt und Cholesterinkonzentration 636.
— — und Cholesterin 631.
— —, Nebennierenwirkung des 639.
— —, Ratte 645.
— tularense-Infektion und Cholesterindiaprasie, Ratte 577.
Bact. pyocyaneus-Infektion, Meerschweinchen 544.
BAGG-Stamm, X-Form des 710.
Bahn, neurosekretorische 998, 1046.
BAKERS Hämateinmethode, Lipindarstellung 327.
BALFOURsche Lehre 14.
Barbitursäurenekrose und Stressmechanismus 584.
Barium 556.
Bariumvergiftung und Ascorbinsäure 638.
Basalnerven 1044.
Basophiles Cytoplasma 975, 976.
Basophilie 202.
— der Kapselelemente 203.
—, Nachweis der 202.
— und Ribonucleinsäuren 202.
,,Battery-"Methode 312, 313.
— als Ketosteroidnachweis 358.
Bauchfellbedeckung der Nebennieren, — Mensch 152.
Bauchniere 44.
BAUER-FEULGEN-Methode und Chondroitinschwefelsäure 401.
— und Hyaluronsäure 401.
BAUER-Reaktion und GOLGI-Apparat 192.
Beckenniere 59.
Befestigung der Nebennieren, Mensch 152.
BEHRING-Test für Diphtherieserum 651.
Beinebenniere, vergleichende Anatomie der 273 f.
Beinebennieren s. auch vollständige akzessorische Nebennieren.
— 143, 268.
— Dasyurus viverrinus 273.
—, echte 264.
—, Schaf 273.
Beizwischenniere (akzessorische Rindenknötchen) 264 f.
—, Kaninchen 275.
— bei Neugeborenen 267.
—, Proliferation der Zona glomerulosa 271.
— Uromys validis 275.
—, vergleichende Anatomie der 273 f.

Beizwischennieren s. auch akzessorische Rindenknötchen.
— 28, 143.
— der Genitalregion, Fasciculierung der 268.
—, Igel 273.
—, sog. Jugendformen der 270.
—, Katze 275.
—, Maus 275.
—, Mensch, sog. Jugendformen der 270.
— und postnatale Veränderung 283.
—, Spermophilus citellus 273.
— Tumorbildung aus 272.
BENDAS Kupferacetatmethode 318.
BENNETTsche Methode, Thiolgruppennachweis 378.
— Reaktion auf Ketosteroide 295.
— —, Ketosteroidnachweis 356.
— —, Modifikation nach FRAZÃO 357.
— Rindeneinteilung 625.
BENNETTsches Rindenschema, Kritik des 596.
BENSLEY-Färbung 172.
Benzanthraceen 556.
Benzodioxan (F 933) 669.
Benzol 556.
— und Nebennierengewicht 652.
Benzoldämpfe 215.
Benzololivenölmischung 215.
Benzolvergiftung und Ascorbinsäure 638.
Benzolwirkung 218.
Bergamottöl 307.
Beriberi 379, 528.
Beriberi-Tauben 528.
— und Hypertrophie der Rinde 650.
Bernsteinsäuresubstrat 646.
Berufsklassen und Nebennierengewicht 493.
Biblia naturae 47.
Bichromatbehandlung 306.
Biebricher Scharlach 303.
Bilaterale Adrenalektomie bei Ratten, und Autotransplantation 257.
Bindegewebe, Altersveränderungen des 209.
—, Bedeutung des 210.
— der menschlichen Nebennieren, Darstellungsmethode 207.
— der Nebennieren 206.
— und postnatale Involution 208.
—, vergleichend-histologische Beobachtungen 212 f.

Bindegewebige Involution 259, 260.
— — bei der Ratte 260, 262.
Bindegewebsausbildung und Lebensalter 208.
Bindegewebskapsel bei ausgewachsenen Ratten 103.
Binnenkörper 993.
Biocorticoide 553, 583.
Biogenetisches Grundgesetz 17.
BISCH, HARRIS und REY, Vitamin C-Nachweis 383.
Bismarckbraun 318.
Blasse Markzellen 404.
Blastem, bei Meerschweinchen 107.
—, subcapsuläres 236 ff., 264.
— —, und Plasmalreaktion 365.
Blastemschicht 240.
Blei 556.
Bleiacetat 556.
— und Hypertrophie der Rinde 652.
Bleivergiftung 556, 647.
— und Ascorbinsäure 638.
—, Capillarektasie der Rinde bei (Meerschweinchen) 658.
—, Meerschweinchen 652.
Blood-glands 7.
Blutbahn und Neurosekret 973.
— und Neurosekretabgabe 964.
Blutbild und Nebenniere 688.
— und Nebennierenmark 694.
— und Oxycorticoide 691.
—, Regulation des 694.
— und Stress 694.
Blutbildung, extramedulläre 215.
—, extravasale und intravasale im Nebennierenmark, Ratte 413.
—, Nebennieren der jungen Ratte 102.
Blutbildungsherde in Nebennierenrinde 214 f.
— —. Entstehung 214.
Blutdrüsen 7.
Blutdrucksteigerung und Adrenalin 419.
Blutgefäßdrüsen 8.
Blutgefäße und acidophile Markzellen 462.
—. Entwicklung der 455.
—. Feinbau der 457 f.
— und Markzellensekretion 663.
— der Nebennieren 442 ff.
—, vergleichend-anatomische Bemerkungen 442.
— der Säugernebenniere 443 f.
—, Varianten 455.

Blutgefäße und Vitamin C-Reaktion 395.
Blutgefäßentwicklung der Nebennieren 141.
Blutgefäßversorgung, menschliche Nebenniere 451 f.
Bluthochdruck und Nebennieren 698.
Blutkalium und Hyperthyreoidismus 610.
Blutnatrium bei Hyperthyreoidismus 610.
— und Zona glomerulosa 608.
Blut-p_H und Adrenalin 441.
Blutphosphor 1037.
Blutplättchen, Beeinflussnng durch ACTH 694.
Bluttransfusion und Stresswirkung 560.
Blutungen und sudanophile Stoffe 618.
— in Zona reticularis 751.
Blutungs-Stress 560.
Blutversorgung der Nebenniere 687.
— der Rinde 672.
— der Säugernebenniere 443.
— —, vergleichend-histologische Bemerkungen 444 f.
Blutzellen 415.
— basophile, mastleukocytäre 62.
Blutzucker und Nebennierenentnervung 578.
B.N.A.: Glandulae suprarenales accessoriae 264.
Bord externe 147.
BORYsche Schwefelhypothese 433.
Bos taurus, Degeneration von Markzellen 414.
— —, Nebennierenmark, helle und dunkle Zellen 411.
— —, —, —, Cytoplasma der 411.
— —, —, —, Färbbarkeit der 411.
Botulismus, Katze 547.
—, Markprozesse bei 671.
— und Mitose 228.
Boundary-zone 277.
Braune Degeneration, Maus 374.
Braune Zellen, Lacerta 67.
Braunes Fett, Igel 54.
—, Ratte 543.
— Fettgewebe 255.
— Pigment 350.
Bremswirkung der Nebennierenrindenstoffe 577.
Brenzcatechin und Pigment 433.
Brillantkresylblau 318.

Brown degeneration, Maus 374.
Brustdrüse und Nebennieren 737 f.
—, Veränderungen der, nach Adrenalektomie 738.
Brustdrüsencarcinom nach Androgenen 759.
Buccalganglien 1022.
Bufo agua, Adrenalin bei 425.
— vulgaris, Experimentelles (Rindenverfütterung) 185.
BURROUGHS und WELLCOMES 20% Extrakt 592.

C 3 H (= AGOUTI-Färbung); Maus, Rindenlipoide 330.
CAJALsche Methode Nr. 2, Fibrillendarstellung 959.
Calorienherabsetzung 619.
— und Plasmakinese der Rinde 653.
Calciumausscheidung bei Hyperthyreoidismus 610.
Campherinjektionen 578.
Canal excréteur 459.
Canidae 111.
Canis familiaris s. Hund.
Capillaren, endocelluläre 980.
—, pericelluläre 980.
Capillarendothelien und RES 464.
Capillarversorgung, Wirbellosengehirn 983.
Capillarzellen und Markzellen 464.
Capsicum 318.
Capsula adiposa, Lymphgefäße der 465.
Capsulae atrabiliariae 147.
— renales 3.
— suprarenales 3.
Capsuläre Reservezone 264.
Capsuläres Blastem 236 ff.
Carbonylgruppen und SCHIFFsches Reagens 355.
Carbonyllipoide 645 f.
—, Diaprasie der 597.
— und „Ketosteroid"-Veränderungen 646.
—, menschliche Nebenniere 362 f.
— des Nebennierenmarkes 436.
— und Plasmalreaktion 645.
— bei Pyridoxin-Mangelratten 645, 646.
— bei Riboflavin-Mangelratten 645, 646.
— der Rinde 351 ff.
— bei Thiamin-Mangelratten 645, 646.
—, vergleichend-histologische Beobachtungen 363.

Carcinom der Brustdrüse nach Androgenen 759.
Carcinombildung, JAX-Stamm 752.
Carcinomentwicklung in der Rinde 743.
—, Verhinderung der 743.
Cardiacumwirkstoff 1045.
Carmininjektion 217.
— und Blutbildung 215.
Carnivora 110.
Carotinoid 373.
Carotinoide 296, 349.
—, Eigenschaften der 349.
—, Löslichkeitsverhältnisse der 296, 297.
— und Pigmente 349.
Carotinoidfarbstoffe 318.
CARR-PRICE-Reaktion, Vitamin A 378.
CASANOVA-Methode 318.
CASELLA-Reaktion und Adrenalin 426.
— und GOLGI-Apparat 192.
Casuarii, Nebenniere der 79.
—, Drüsen der 79.
—, Farbe der 79.
— und Gefäßversorgung 79.
—, Größe der 79.
—, Lage der 79.
Caudale Interrenalanlagen 270.
Cavia 260.
—, akzessorische Rindenknoten 265.
—, Nebennierenrinde 310.
—, —, Cholesterinnachweis 310.
— cobaya s. Meerschweinchen.
Cavidae 107, 111.
Cavitas perampla 4.
C 57-Black-Stamm, Untergang der X-Zone 712.
C 57 Black strain, Maus, Rindenlipoide 330.
ce oder „extreme dilution" (Albinismusallel), Maus, Rindenlipoide 330.
Cedernholzöl 307.
Cellule a nucleo grosso e discreto protoplasma cromatofilo 67.
— — piccolo e discreto protoplasma, privo di speciali caratteri 67.
— — — e scarso protoplasma cromatofilo 67.
— und Amitosen 67.
— piccole a grosso nucleo cellule di KOHN e DIAMARE 29.
— — a nucleo piccolo 29.
Cellules granulifères 204.
— —, Granula der 63.

Cellules granulifères, Granula nach beidseitiger Kastration 63.
— —, —, nach Injektion von Hodenpreßsaft 63.
— —, Herkommen der 62, 63.
— —, —, und Mastzellen 62, 63.
— — und Mastzellen, Färbungsunterschiede der Granula 62, 63.
— —, safranophile Granulation 63.
— homogènes, Mensch 126.
— du sommeil 61.
— vacuolaires, Mensch 126.
Centriol 244.
Centriolen 415, 416.
Centrosom der Markzellen 409.
— der Rindenzellen 191.
Cephalopoden, Adrenalin bei 425.
Cercopithecus callithrix, geblähte Nucleolen in Markzellen 408.
— —, —, mehrkernige Zellen im Mark 408.
Cerebellare Neurosekretion 1000.
Cerebralganglien, Implantation der 1037.
Cerebralganglion 1021, 1023.
Cerebralorgan 1041.
— (Nemertinen) 1023.
Cerebromeningocele 602.
Cerebron 347.
Cerebronsäure 347.
Cerebroside 299, 346.
Cerebrovisceralganglion 1021.
Cerebrum abdominale 764.
ce-Stamm, Rindentumortransplantation beim Mäuse-Weibchen 257.
—, Rindenhyperplasie bei 743.
CHAMPY-SEVERINGHAUS, Technik nach 419.
CHAMPY-SEVERINGHAUS-Methode 196.
CHAUFFARDsche Hypothese (Sekretionstheorie) 634.
Chemocorticoide 553.
— und ACTH 597.
Chloralose 555.
—, Wirkung auf das Nebennierenmark 671.
Chlorazol fast ink 217.
Chlorazol-Schwarz E 217.
Chloroformnarkose, Adrenalinverlust des Markes nach (Katze) 671.
Chlorophyll, Lipoiddarstellung 318.

Cholestenon und Cholesterin 636.
Cholesteride 305, 312.
—, Nachweismethoden 312.
Cholesterin 299, 347.
—, Anisotropie 310.
— und Ascorbinsäure 636, 644.
— und B. tularense 631.
— und Cholestenon 636.
— und Cholesterinester der Nebennierenrinde 304.
— —, Anisotropie der 304.
— und Corticoide 636.
—, Doppelbrechung 305, 330, 629.
— und Fixierung 310.
—, Formolfixation und Temperaturabhängigkeit 310.
—, freies 310.
— und Gallensäuren 636.
—, Katze 337.
— und Ketosteroide 361.
— bei kompensatorischer Hypertrophie 618.
—, Löslichkeit des 309.
— und Mark, Ratte 330.
— und Makroliposomen 334.
—, Nachweismethode 347.
— des Nebennierenmarkes 435.
— und Neutralfettgehalt 634.
—, polarisationsmikroskopische Untersuchungen 309.
— und Phospholipoide 634.
— und Präcursorstoffe 635.
— und Progesteron 636.
— der Rinde bei Durst 616.
— — nach Oestrogenbehandlung 751.
— und Rindensteroide 634.
— und Schilddrüsensubstanz 609.
—, Schwellenwert 310.
—, Sphärokristalle des 304.
— und Steroidhormone 348.
— und Sudanophilie 634.
— und Typhusvaccine 631.
— und Thyroxin 609.
—, vergleichend-histologische Beobachtungen 347.
Cholesterinabfall nach Röntgenbestrahlung 561.
Cholesterin-Ascorbinsäureverhältnis bei Skorbut, Meerschweinchen 533.
Cholesterinapplikation 215.
Cholesterindiaprasie bei B. tularense-Infektion 577.
Cholesterindynamik und Rindensteroide 637.
Cholesterinester 347, 351.
— und Doppelbrechung 359.
—, Gefrierschnitte 310.

Cholesterinester bei Hunger, Mensch 630.
— und Hungerversuch 630.
— und Inanition 526.
Cholesterinfütterung 517, 651.
Cholesteringehalt und Doppelbrechung 347.
—, Gefrierschnitte 310.
— und Nebennierengewicht 489.
— von Rindenhormonen 635.
Cholesterinkonzentration und Ascorbinsäuregehalt 636.
— und Hypophysenvorderlappen 636.
Cholesterinkristalle 311.
—, röntgenographische Untersuchung 360.
Cholesterinnachweise 309 f.
Cholesterinnachweis, Acetylchloridreaktion von GÖTZ 311.
—, Autofluorescenz 347.
—, chemische Analyse 297.
—, Digitoninmethode nach WINDAUS 311.
—, Fixierungsabhängigkeit 311.
—, GOLODETZ-Reaktion 310.
—, Guajac-Saponin nach LEULIER und REVOL 311.
—, histochemische Methoden 297.
— und LIEBERMANN-BURCHARDTsche Probe 310.
—, LIEBERMANN-SALKOWSKYsche Probe 310.
— in Mark und Rinde 297.
—, Methode von SCHULTZ 311.
—, Modellversuche mit Zigarettenpapier 311.
—, Modifikation der LIEBERMANN-Reaktion 310.
—, Osmierung 312.
—, Phenylhydrazintest 347.
—, ROMIEU 311.
— nach SCHULTZ 295.
—, — bei älteren Hähnchen 295.
—, SCHULTZsche Reaktion 311.
—, SCHULTZ-Test 311, 347.
— und Schwefelsäure 311.
—, Spezifität der Reaktionen 311.
—, Temperaturabhängigkeit 310.
—, WINDAUSsche Digitoninmethode 311.
Cholesterinstoffwechsel und Markscheidenreifung 634.
Cholesterin(-Verbindungen) 630 f.
— und ACTH 633.
— und Adrenalin 631.

Cholesterin (-Verbingungen) und Alloxandiabetes 634.
— und Anoxin 632.
— und β-chloro-äthylamin 632.
— und Durstversuche 630.
— und Histamin 632.
— und Hyperthyreoidismus 633.
— und Hungerversuch 630.
— und Jahreszeiten 634.
— und Kälteversuch 631.
— und Kohlenhydratstoffwechsel 634.
— und kompensatorische Hypertrophie 632.
— und Muskelleistungen 630.
— und Narkose (Äther, Chloroform, Numal) 632.
— und Strahlenwirkung 632.
— und allgemeiner Stress 632.
— und Trauma 632.
— und Unterdruck 632.
—, Unterscheidung der 304.
— und Vitamin C-Mangel 630.
— und Zuckerfütterung 633.
Cholesterinwirkung bei Ratte 328.
Cholin 345.
— in der Nebenniere des Pferdes 442.
Cholinerge Fasern für die Nebenniere, Ratte 582.
— Sympathicusgefäße 504.
Cholinesterase 401, 481, 766.
— und Barium 556.
— und Narkose 554.
— im Nebennierenmark 441.
Cholinesteraseaktivität, Nachweis nach AMMON 441.
Cholinesterasehemmung durch Wismut 559.
Chondriolyse 204.
Chondriom 979.
Chondriomegalia 204, 232.
Chondroitinschwefelsäure, Nachweis der 401.
Chorda 72.
Chorionhormon und Abbau der Zona reticularis 599.
—, gonadotropes 282, 285.
— und Nebennierenrinde 593.
Chromaffine Elemente 11, 988.
— Zellen 47, 404.
— —, Bedeutung der 661.
— — (Hirudineen) 987.
— — bei Invertebraten 989.
Chromaffines Gewebe, Teleosteer 38.
Chromaffinoblasten 139.
—, Mensch 131.
Chromaffinreaktion, junge Ratten 102.
Chromatin und Neurosekretbildung 976.

Chromatotropes Hormon 1036.
Chrombräunung 58.
— der großen Adrenalzellen 58.
Chromhämatoxylin-Phloxinfärbung nach GOMORI, Neurosekretdarstellung 957.
Chromierung 58, 59.
— des Cytoplasma der großen Adrenalzellen 58.
— und Paraganglien 422, 423.
Chromolipoide 34, 349, 373.
—, Eigenschaften der 350.
— und Fettsäuren 350.
— und Melanin 350.
— und Phosphatide 350.
— und Pigmente 350.
—, sogenannte 296.
Chromolipoidosomen 286.
Chromophile Elemente 10.
Chromophilic corpuscles 1023.
Chromophore 301.
Chromreaktion 61, 421.
— der adrenalen Zellen 61.
—, Darstellung der Markzellen 404.
— und Diphtherie 546.
— bei Diphtherie (Meerschweinchen) 670.
— nach Diphtherietoxin 666.
— und Mitochondrien 668.
—, Spezifität der 419.
—, Vogelnebennieren 90.
Chromsäure 22.
Chromsäure-Oxydation und GOLGI-Apparat 192.
Chylifikation 465.
CIACCIO, Lipoiddarstellung, Theorie der 317.
CIACCIO-positive Lipoide 620.
Cicioniae 79.
Circulation-porte-adiposo-corticale 457.
Circumoesophagealkonnektive 1036.
— bei Onychophoren 1016.
C-17-Ketosteroidbestimmung im Urin und Rindenaktivität 661.
Clostridium Welchii 545.
Coacervatbildung und Neurosekret 980.
Cölomepithel 89.
— und Interrenalsystem 16.
— und Nebennierenentwicklung bei Säugern 117.
Colamin 345.
Colchicin 226, 557.
Coliinfektion und Pigment, Meerschweinchen 368.
Columba 83, s. auch Taube.
—, Nebenniere, Form der 79.
—, —, Topographie der 79.

Complexes neuro-endocriniens 478.
Cordons corticaux 82, s. auch cordons granuleux.
— granuleux 82.
— — und Fett 82.
cordons hyalins 82.
Corpora allata 1040, 1046, 1048.
— — und Corpora cardiaca 988.
— —, gonadotrope Wirkung der 1040.
— —, Reimplantation der 1046.
— cardiaca 965, 970, 975, 987, 1017, 1019, 1020, 1040, 1044, 1045.
— —, Beziehungen der, zur Neurosekretion 988.
— — und Corpora allata 988.
— —, Insekten 956.
— —, Wirkung des Hormons aus 1038.
— cardiaca-allata 1044.
— heterogenia 47.
— interrenalia accessoria, J.N.A. 264.
Corps interrénaux 22.
— pararénales 147.
— en peloton, Meerschweinchen 199.
— — sidéro-osmophile 733.
— — sidéro-osmophile (Meerschweinchen) 727.
— sidérophiles 102, 172, 198 ff., 203, 343, 748, 749.
— —, Darstellung der 198.
— — und Fixation 199.
— — und Lipoid, Meerschweinchen 335.
— — bei Meerschweinchen 107, 369.
— — und Rindensekretion 659.
— suprarénaux 22.
— surrénales 147.
Corpus cardiacum 1045.
— epistellatum 989.
— luteum 297.
— —, alkalische Phosphatase 646.
— — graviditatis, Abbau des 599.
— — und Nebennierenrinde 727 f.
— —, Wirkung bei Adrenalektomie 729.
— luteum-Zellen 217.
— subpedunculatum 989.
Cortex in cortice 272.
— fetalis 277.
— — und Corticoidausscheidung im Urin 284.
— — und Corticosteroide 284.
— —, Hämosiderin im 375.

Cortex fetalis, Mensch 134.
— —, —, und X-Zone der Maus 277.
— —, Rindenzonenproportion 513.
— — und X-Zonen-Analogon 722.
—, makroskopisch 147.
— permanens 277.
Corticale Hypernephrome 272, 292.
Corticales Gleichgewicht 539.
Corticoide und Cholesterin 636.
— und Leistungssteigerung 536.
— während der Schwangerschaft 735.
— Sekretion und Gravidität 640.
Corticoides Rindengebiet 678.
Corticoidumwandlung in der Leber 677.
Corticolactin 739.
Corticosteroide nach Insulingaben 695.
— und Pigmentbildung 372.
—, Produktion der, im Cortex fetalis 284.
Corticosteron, Lymphocytopenie nach 692.
—, Wirkung auf die Rindenzonen 673.
Corticosterongehalt der Rindernebenniere 361.
Corticosteronwirkung auf die Rinde 656.
Corticotrope Einheit (c.E.) nach JORES-BECK 594.
Corticotropes Hormon 34, 592, 621, 654.
— — des Hypophysenvorderlappens 283.
— —, Keimlingsnebenniere 283.
— — und Kernsekretion bei Torpedinen 189.
— — und Mitosen 229.
— —, Wirkung bei Fischen und Amphibien 594.
— —. — des, bei kastrierten Tieren 654.
— —, — bei Ratten 594.
Cortidyn 594.
— (Promonta) 656, 679.
Cortidynwirkung bei Selachiern 575.
Cortin (Degewop) 594, 679.
Cortironbehandlung und Rindenhämorrhagien 658.
Cortiron-Schering 576.
Cortison, Lymphocytopenie nach 692.
—. Na-Retention des, bei Addison 677.
—, Wirkung bei der Maus 692.

Cortisonwirkung auf die Rinde 656.
Cortrophin 595, 621.
— (ACTH) 645.
— und Carbonyllipoide 645.
CO_2-Spannung und Nebenniere 652.
Couche germinative 228.
— graisseuse 108, 166, 333.
— pigmentée 108, 198, 702.
— pigmenteuse 166.
CRAMERsche Hypothese, Selbstkontrolle der Nebenniere 687.
Craniorhachischisis 145.
Cricetus auratus s. Goldhamster.
— frumentarius, Mitosen im Nebennierenmark 415.
Crustaceen, Bedeutung des Neurosekretes bei 1035f.
—, Experimentelles, Augenstielentfernung und Häutung 1036.
—. —, Farbwechselhormon 1036.
—, Sinusdrüse der 956.
Crustaceenchromatophoren 1036.
Crustaceenhormone 1036, 1037.
C 3 H-Stamm, Mangelernährung 523.
—, Maus, Blutbild 690.
C 57-Stamm, Maus 106, 275.
—, —, Blutbild 690.
—, —, und Rindenpigment 374.
Curare 557.
CUSHINGsche Krankheit 585.
— —, Androgenspiegel bei 677.
CUSHING-Syndrom und S-Hormon 676.
— und S-Hormonausscheidung 598.
Cyan bei Ratten 557.
Cyanine 318.
Cyanochrome Zellen 204.
— Lipoide und Palsmale 356.
Cyanverbindungen 618.
Cyclopentaphenatrenring 636.
Cyclostomata, interrenale Elemente bei 19.
—, interrenales Gewebe 19.
—. phäochromes Gewebe 19.
— vgl. Anatomie der Nebennieren bei 18—21.
Cyclostomen 1012.
Cyclus, sexueller, und Nebenniere 724f.
—. sexueller, und Nebennieren, Mensch 727.
—. —. und Nebennieren, vergleichend-anatomische Beobachtungen 724f.

Cyclusstörungen und Nebennieren, Mensch 727.
Cylindres hyalins 82, s. auch cordons hyalins.
— —, Granulierung der 82.
— — und Osmiumtetroxyd 82.
Cysten der Nebennierenrinde 179.
Cytochemie der Neurosekretion 979f.
Cytochondrien 194.
Cytochrom-Cytochromoxydase-System 434.
Cytochromoxydase 227.
Cytologie des Involutionsprozesses beim Neugeborenen und Säugling 277f.
Cytolyse 204.
Cytoplasma, basophiles und Neurosekretion 976.
— der Markzellen s. auch Markzellen 406, 407.
—, Osmierung des 307.
—, perinucleäres 973.
— der Rindenzellen 407.
—, Vacuolisierung des 1008.
—, wabiges der Interrenalzellen bei Amphibien 57.
Cytoplasmavacuolen und sekretorische Aktivität 1015.
Cytozentrum bei Kernteilungsprozessen im Nebennierenmark 409.

δ-Zellen in der Nebennierenrinde (Opossum) 94, 738.
δ-Zone, Opossum 94.
Dahlia 318.
Dasyurus viverrinus, Beinebennieren 273.
dba-Stamm, Oestrogenwirkung bei 752.
—. Rindenhyperplasie bei 743.
—, Untergang der X-Zone bei 712.
Degeneration, braune 713, 750, 752, 753.
—. —, Maus 374.
— nach Hypophysektomie 647.
—. lymphoide bei Opossum 93.
— von Markzellen, Bos taurus 414.
— —, Hund (und Stress) 414.
— —, Maus (Hungerversuch) 414.
— —, Mensch 414.
— —, Ratte 414.
— und neurosekretorische Prozesse 1024.
— der Rinde nach Follikelhormon 752.
— der Rindenzellen 204.

Degeneration, wabige, bei Diphtherie 547.
Degenerationen im Nebennierenmark 414.
— bei Vitaminmangel 656.
Degenerations- und Regenerationsvorgänge im Mark 417.
Degenerative Prozesse und Pigment 374.
Dégénérescence lipidique 325.
Degenerierende Rindenzellen, Katze 338.
— —, Meerschweinchen 335, 369.
Dehydrierung und Neurosekret 1027.
Dehydrocortison 692.
Dehydrogenase 227.
Delomorphe Zellen, Kaninchen 623.
Delphin, fetale Nebenniere 97.
Dementia praecox 603.
Demenz, senile und Neurosekret 992.
Dendriten, Sekretgranula in den 998.
Denervierung der Niere 1028.
Desoxycorticosteron und Plasmalreaktion 358.
Desoxycorticosteronacetat 309, 575, 758.
— und ACTH-Hemmung des 677.
— bei adrenal- und thyreoidektomierten Katzen 612.
— und Ascorbinsäure 641.
— und Atrophie der Rinde 656.
—, Blutdrucksteigerung durch 674.
—, Hemmwirkungen des, bei Stress 573.
— und Hypertrophie der Rinde bei Hunger 650.
— und Kältestress 542.
— und konsekutive Nebennierenhypertrophie 536.
— und Lipoide der Zona glomerulosa 620.
— bei Maus 230.
— und Monarthritis 557.
— und Plasmalreaktion 645.
— und Rindenhypertrophie 651.
— und Röntgenbestrahlung 561.
— und Thyroxin 610.
— und thyroxinbedingte Hypertrophie der Rinde 655.
— und Transformationslehre 649.
— und Wärmestress 544.
—, Wirkung des 575.
—, — auf Brustdrüse 738.

Desoxycorticosteronacetat, Wirkung im Elektrolythaushalt 697.
—, — auf Kropf (Taube) 737.
—, — auf den lymphatischen Apparat 692.
—, — auf Ovar 720.
—, — auf die Rindenzonen (Ratte) 673.
—, — auf X-Zone 720.
—, — auf Zona glomerulosa 677.
—, — auf Zona glomerulosa (Ratte) 674.
— und Zona glomerulosa 575.
— und Zucker- und Eiweißstoffwechsel 577.
Desoxycorticosteronacetatbehandlung und Wärmestress, Ratte 576.
Desoxycorticosteronacetatwirkung bei hypophysektomierten oder kastrierten Mäusen 576.
— bei hypophysektomierten oder kastrierten Ratten 575.
Desoxycorticosteronacetatzufuhr und Glomerulosahypertrophie 653.
Desoxycorticosterongehalt der Nebennierenrinde 361.
Desoxypentosenucleinsäure 702.
Desoxyribonucleinsäure und Vitamin C 382.
Diabetes und Formolstress 557.
— insipidus 954, 995, 1027, 1031.
Diäthylstilboestrol 750.
— und Mitochondrien 196.
— und Neurosekret 1028.
—, Verhütung der Carcinomentwicklung durch 743.
Diapause 1040.
Diapausefaktor 1040, 1041.
Diaprasie 543, 569, 595.
—, Begriff der 614.
— der Carbonyllipoide 597.
Dibenamin 557, 583.
Dicephalus und Nebennieren 142.
Diencephalon 764.
Dienoestrol 753.
Differentialzentrifugation und Neurosekret 980.
Differenzierung, imaginale 1038.
Digitoninkristalle 311.
Digitoninmethode 311.
Digitoninreaktion und Ketosteroide 360.
Digitonin-Sterinkristalle, Löslichkeit der 311.
Dihydroäthyltestosteron 751.

Dilute brown oder dba-Stamm, Maus, Rindenlipoide 330.
,,Dilute brown stain", Untergang der X-Zone bei 712.
Dimethyl-benzanthracen 556.
Dioestrus und Mitosezahl 226.
— und Nebennierengröße (Ratte) 726.
Dioxyoestrin 750.
Dioxyphenylalanin 434, 688.
— und Melanin 433.
Diphtherie 215, 544, 545, 547, 651.
—, Adrenalinnachweis im Mark bei 670.
— und Chromreaktion 546.
— und doppeltbrechende Substanzen 617.
— und Mitose 228.
— und Rindenhämorrhagien 657.
— und Transformationslehre 648.
—, Verhalten der Markzellen bei 671.
—, wabige Degeneration 547.
Diphtherie-Frühtodesfälle und Rindenlipoide 617.
Diphtherieimmunisierung und Phäochromie 546.
Diphtherieserumtest nach BEHRING 651.
Diphtherietoxin 545, 744.
— und Chromreaktion 666.
— und doppeltbrechende Lipoide 627.
—, Wirkung des, auf die Nebennieren von Meerschweinchen 415.
—, — und Mitosen 415.
Diphtherietoxinwirkung und Hypophysektomie 550.
Diplosom der Markzellen (Centrosom) 409.
—, Nebennierenmarkzelle bei Elephas indicus 409.
Diplosomen 137, 191.
Dipnoi 36.
Diprosopus 601.
Discharge-bodies 198.
—, Ratte 342.
Dispersionsmittel 306.
Diuresehemmung 1028, 1031.
Domestikation und Nebennieren 482f.
DONNAGGIO, Molybdänverfahren Nr. 4, Neurofibrillennachweis 959.
Dopa 433.
Dopadecarboxylase 688.
Dopaoxydase 433.
Doppelbildungen und Nebennieren 142.
Doppelbrechung und Cholesterin 330, 629.

Doppelbrechung und Cholesterinester 359.
— und Cholesteringehalt 347.
— und histologische Technik 330.
— und Hormonspeicherung 630.
—, Katze 338.
— und Ketosteroide 359.
— und kristallisierte Steroide 360.
—, Meerschweinchen 332.
—, Neutralfette und Fettsäuren 304.
—, — —, Färbung 304.
—, — —, Osmierung 304.
— und Phosphorlipoide 347.
— in der Rinde nach Schilddrüsenverfütterung (Ratte) 610.
— und Rindenaktivität 629.
Doppelorgan 762.
Doppelseitiges Fehlen der Nebennieren 141.
Doppelstress 574.
— und Atrophie der Nebenniere 656.
— und Rindenzonen 649.
— und Rindenzonen (Ratte) 673.
Doppelstresswirkungen, Ratte 539.
Doppeltbrechende Lipoide 627 f.
— — und ACTH 628.
— — und Cholesterinester 322.
— — und Hungerversuch 627.
— — und Hyperthyreoidismus 628.
— — und Hypophysektomie 627.
— — und Infektionen 627.
— — und Kastration 629.
— —, Mensch 322.
— — bei Stress 627.
— — und Thyroxin 628.
— — und Vitamin B_1-Mangel 627.
— Rindenlipoide, Bedeutung 629 f.
—, Ratte 329 f.
— Stoffe nach Kastration 747.
— —, Vermehrung der, bei Gravidität 735.
— (anisotrope) Substanzen 348.
— Substanzen und Cholesterin 348.
— — und Diphtherie 617.
— — nach Insulingaben, in der Rinde 694.
— — nach Kastration 743.
— — und Thyreoidektomie 628.
— —, Wanderung der 344.

Doppelte Stresses, Meerschweinchen 533.
Dormant cells 255.
Dorsalgefäß, Insekten 975.
Dotted corpuscules 7.
Dreiteilung der Kapsel 239.
Drüsen des Gehirns 987.
—, mesodermale 89.
Drüsen-Nervenzellen 954.
Drüsengranula und basophiles Cytoplasma 976.
Drüsenkanäle 176.
Drüsenparenchym 6.
Drüsenschläuche 171, 176.
— bei Equus im Markbereich 404.
— der Nebennierenrinde 404.
Druckerniedrigung 619.
Dualismus, hormonaler, der Nebennierenrinde 676.
Ductus Cuvieri 38.
— deferens, Resektion des 708.
— — bei Squamata 65.
— pancreaticus, Unterbindung des 695.
Dunkle Zellen 203.
— —, Meerschweinchen 335, 368.
— —, Ratte 199.
— — der Zona reticularis 198.
Duplicitas parallela anterior 601.
Durchschneidungsexperimente, Affe 480.
—, Hund 480.
—, Kaninchen 479.
—, Katze 480.
Durchschneidungsversuche, Kaninchen 480.
—, Ratte 480.
Durst-Stress 534.
—, Wirkung auf innersekretorische Drüsen 534.
Durstversuche und Ascorbinsäure 637.
— und Cholesterin(-Verbindungen) 630.
— und sudanophile Stoffe 616.
—, Wirkung auf Hinterlappenhormon 1027, 1028, 1030.
Dynamik der Säugetiernebenniere 116.
Dystopie der Nebennieren 143 f.
Dystrophia adiposogenitalis und Nebenniere 601.

Echinococcus-Cysten der Nebennieren 180.
Eiablage und Neurosekretion 1040.
Eientwicklung und Neurosekret 1040.
Eierstock, doppeltbrechende Körnchen 304.

Eidechsen s. Reptilien 63 ff.
— s. Squamata 65.
Eikammern, Messung der 1040.
Eingeweide, kongenitale Verschiebungen der, und Nebennieren 145.
Einseitiges Fehlen der Nebenniere 141.
Eireifung, nach Allatektomie 1046.
Eisen, Darstellungsmethode 375.
— in Ganglienzellen des Markes 479.
— im Nebennierenmark 437.
— in der Nebennierenrinde 375 f.
— —, Herkunft des 376.
— —, vergleichend-histologische Beobachtungen 376.
— und Rückbildungsvorgänge 376.
Eisenchlorid 10.
Eisenchloridreaktion, Adrenalin 420.
Eisengehalt und Kastration 743.
— der Umbauzone bei Neugeborenen 281.
Eisenhämatoxylingranula und Kernchromatin 183.
— und Lipoidbildung 340.
—, Mensch 124, 125.
—, — und Kernchromatin 137.
Eisennachweis in den Transformationsfeldern 658.
Eisenreaktion, Turnbullblaumethode 281.
Eiweißdiät 560, 619.
— und Morphokinese der Rinde 653.
Eiweißstoffwechsel 612.
— und Desoxycorticosteronacetat 577.
— und Neurosekret 1040.
— und Rindenfunktion 694.
— und Zona fasciculata 675.
Eiweißstress 560.
Eklampsie 562.
Elastische Fasern der Kapsel van Gieson-Färbung 156.
— — des Nebennierenmarks 413.
— —, Vogel-Nebenniere 87.
Elastisches Gewebe 212.
Elektrische Splanchnicusreizung 582.
Elektrolytausscheidung und ACTH 596.
Elektrolyte und Rindenveränderung, Ratte 527.

Elektrolyt-Gleichgewicht und Hypophysektomie 587.
Elektrolythaushalt bei Hyperthyreoidismus 610.
— und Rindenzonen 697.
— und Zona glomerulosa 675.
Elektrolytstoffwechsel und Nebennierenrinde 674.
Elektrolytstoffwechsel-Testverfahren 661.
Elektrolytveränderungen und sudanophile Stoffe 622.
Elektrolytwirkung und Hypertrophie der Rinde 652.
Elektroschock und Nebennierenhypertrophie 652.
— als Stress 562.
Elephas indicus, Nebennierenmark 409, 411, 413.
Emergency Theorie 419.
Eminentia mediana 1004, 1008.
Emminin 750.
Empreinte surrénale 151.
Emydosouvia, Nebennieren der 64.
—, —, Farbe der 64.
—, —, Gefäßversorgung 64, 65.
—, —, Topographie der 64.
„Encapsulated Kidney" 674.
Encephalitis 547, 551.
— und doppelbrechende Lipoide 627.
Encephalomyeloschisis 602.
Enchosis 543, 569.
—, Begriff der 614.
Endokarditis, 547, 551.
— und doppelbrechende Lipoide 627.
Endokrine Alterstheorie 285.
— Organe und Altersveränderungen der Nebenniere (Mensch) 294.
Endokrinologie, Historisches 10.
Endoschisis 415.
Endoheltapete, Kontinuität der 462.
Endothelüberzug der Markzellen 663.
Entartung, amyloide 752.
Entdifferenzierung der Rindenzellen 753.
Ente 88.
—, Nebenniere der 79.
Enterich, Hoden-Nebennierenbeziehungen 708.
Entgiftungsfunktion der Gelbkörperchen 373.
— der LEYDIGschen Zwischenzellen 373.
— der Rindenzelle 373.
Entgiftungshypothese 617.
— und Nebennierengewicht 486.
— und Pigmentbildung 658.

Entmarkte Nebennieren, Blutungsstress (Ratte) 560.
— — bei Stress 554.
Entmarkung 638.
— bei halbseitiger Adrenalinektomie 568.
— der Nebennieren und Adrenalinsekretion 671.
Entspeicherung, periphere 747.
Entwicklungsstörungen 141 f.
Entzündung, seröse 282.
Enucleation 655.
Enzymatische Adrenalindehydrierung 441.
Enzymnachweis, histochemischer 400.
—, — histochemischer, im Nebennierenmark 441.
Enzymreaktionen, histochemische 646.
Eosinopenie 595, 693.
— nach Adrenalinstress 553.
— nach Hydergin 558.
— und Stress 570.
Eosinopenietest 693.
Eosinophilentest 661.
Eosinophilie, nach Hydergin 558.
Ependym, sezernierendes 987.
— des Sulcus medius, Fische und Reptilien 987.
Epiglandol 604.
Epignathisches Teratom 603.
Epilepsie 603.
Epinephrin, 578.
Epinephrine Period 13.
Epinephron 175, 238, 767.
Epinin 434.
Epipharynxganglion, (Forficula) 989.
Epiphyse 987.
Epiphysenentfernung und Nebennieren 604.
Epistellardrüse 987.
— (Cephalopoden) 989.
Epitheliale interrenale Zellen 62.
Epithelkörper-Glomusbeziehungen 763.
Epithelkörperchen und Nebenniere 613.
— und Paraganglion caroticum 763.
Epitoke Entwicklung 1041.
Equilin 752.
Equus 413.
—, Drüsenschläuche im Markbereich 404.
—, Nebennierenmark, Zelltypen 411.

Erdhörnchen, Bildung nebennierenrindenähnlichen Gewebes in den Ovarien nach Adrenalektomie 682.
— (Experimentelles), Kältestress 651.
—, —, Salzzufuhr nach Adrenalektomie 683.
Erdsalamander, Nebennieren des 59.
Ergastoplasma 976.
— und corps sidérophiles 198.
— und Neurosekretion 975.
Erinaceus europaeus s. Igel.
Erkrankungen, innere, und Neurosekret 992.
Ermüdungstest 535, 660.
Ernährung und Mitosen 229.
— und Stress 517.
Ernährungsstörungen des Säuglings und Nebenniere 527.
Erregung, psychische und Amenorrhoe, Rindenveränderungen bei 740.
Ersatzprozesse 250.
Erschöpfungsphase 613.
Erwachsener, Nebennierengewicht des 490, 492f.
Erwachsenennebenniere 485.
Erwärmungsversuch und Doppelbrechung 348.
Erythroblasten 214.
Erythrochrome Lipoide 205.
Erythrocyten 61, 214.
— und Nebennierenrinde 693.
Erythrocytenzahl nach Adrenalektomie (Ratte) 693.
Erythro- und Leukopoese im Nebennierenmark 413.
Eschatin 575.
—, Parke Davis & Co. 649.
—, —, Wirkung auf die Rindenzonen 673.
Escher, Osmiumtetroxydtestung 309.
—, Zigarettenpapiermethode 309.
Eserin 481.
Esidron 559.
Esterphosphatide 351.
Eucorticismus 570; 572, 619.
Eunuchen 750.
Eutrophie 689.
Evipan und Glykogenversuche 555.
Exhaustion 539, 569.
Exkretionstheorie und Adrenalin 419.
Exorenaler Gefäßbogen 160.
Explantation der Nebenniere 252.
Extrinsic factor 380.

Sachverzeichnis. 1145

Facette surrénale 151.
Färbemethoden, Aceton-Scharlachlösung nach HERXHEIMER 303.
— nach ALTMANN 412.
—, Azan 46, 181.
—, BENSLEYS Kupfer-Chrom-Hämatoxylin 333.
—, Carmin 9.
— nach CIACCIO 34.
—, Dahlia 61.
—, Diacetin-Scharlachlösung nach W. GROSS 303.
— nach DOMINICI-TISCHUTKIN 41.
—, Eisenalizarin-Anilin-Fuchsinmethode von SEKI 342.
—, Eisenhämatoxylin 44, 46, 61, 63, 87, 126, 220, 406, 409, 411.
—, Eosin-Toluidinblaufärbung des Markes 664.
—, Fuchsin 410.
—, Gentianaviolett 406.
—, Giemsafärbung, abgeänderte 407.
— nach GOLGI 88.
—, Hämatoxylin 66, 286, 410, 412.
—. Hämatoxylin-Eosin 222, 260, 407, 409, 411.
—, Indigocarmin 198.
—, Kresylrot 410.
—, Kupfer-Chrom-Hämatoxylin 172.
—, Magenta 61.
—, Magentarot 198, 406.
— nach MANN 409.
—, MASSON 68, 87.
—, MASSON-Trichrom-Färbung 222, 409.
—, Molybdänhämatoxylin 42, 182, 220, 411.
—. — nach HELD 198, 240.
—, MÜLLERsche Flüssigkeit 10.
—. — Lösung 63.
— für neurosekretorische Ganglienzellen 957.
—. Neutralrot 410.
—, Nilblausulfat 298, 299.
—. Nuclealfärbung nach FEULGEN 183.
—. Osmiumjodidfärbung nach CHAMPY 580.
—. — —, Adrenalin 481.
—. Osmiumsäure 11.
—. Polychromblau von UNNA 406.
. Safranin 61, 406.
—. Scharlach 298.
—. Scharlachrot 45, 307.
— nach SMITH-DIETRICH 281.
—. Sudan 46, 86, 260, 298, 301.
—, — III 281.
—. —, altes 301.

Färbemethoden, Sudanrot 297.
—, Tannineisenhämatoxylin nach SALAZAR 409.
—, Tanninsilber 46.
—, Thionin 406.
—, Toluidinblau, Jodeosin, Orange 41.
—, VAN GIESON (Neurosekretdarstellung) 957.
— nach VOLKONSKY 62.
—, Weinsteinsäure-Kresylviolettgemisch nach FEYRTER 205.
Falken 88.
Faltung der Nebennierenrinde, vergleichend-histologische Beobachtungen 181.
Farbänderung nach Entfernung des Interrenalorgans (Torpedinen) 679.
Farbstoffe, auxochrome 301.
—, chromophore Gruppen der 301.
—, Sudan-Gelb 302.
—, Sudan-Orange 302.
—, Sudan-Rot 302.
Farbwechsel 1035.
—, physiologischer 1046.
Farbwechselhormon 1036, 1038, 1041.
— bei Crustaceen 989.
—, Molukkenkrebs 1035.
Fasciculata-Atrophie bei Hypothyreoidismus 606.
Fasciculatazellen, Kaninchen, Sekretionsprozesse der 257.
—, —, Transplantate von 257.
Fasciculierung der Beizwischennieren der Genitalregion 268.
— der Glomerulosazellen 261.
Feldmaus, X-Zone der 723.
Felis domestica s. Katze.
Fetal cortex 277.
Fetale Kompensation mütterlicher Hypophysektomie, Maus 591.
— Nebenniere, Hypertrophie der 736.
— Nebenniere, Mensch, Gewichte der 488.
— Rinde, Anlage der 278.
—. Bedeutung der 283.
— des Menschen und X-Zone 722.
—, Zellen der 279.
Fett, histochemisch nachweisbares, in der Nebennierenrinde 297.
—. Löslichkeitsverhältnisse des 296, 297.
—, maskiertes 297.

Fett in neurosekretorischen Zellen 980.
—, osmiertes 306.
—, —, Löslichkeitsverhältnisse des 306.
— und Osmiumtetroxyd, Dispersitätsverhältnisse 306.
— und Pigmentkörnchen in bloßen Markzellen 404.
—, unmaskiertes 297.
Fettbestimmung, quantitativhistochemische 319.
Fettblau 318.
Fettchemie der Nebennierenrinde 295, 296.
Fettdifferenzierungen 300, 303.
Fette, Analysenschema 350.
— und Lipoide, Fixation der im Gewebe 298 f.
— —. — und Färbbarkeit 298, 299.
— —, Fixationsveränderungen 299, 300.
— —, histologisch darstellbare 297.
— — der Nebennierenrinde, Anisotropie der 303.
— — —, Cholesterin und Cholesterinester 304, 305.
— — —, Cholesterinnachweise 309 f.
— — — im Cytoplasma 297.
— — —, Definition und Benennung der 296.
— — —, Doppelbrechung der 303 f.
— — —. Fettchemie 295, 296.
— — —, Fettfärbung 300 f.
— — —, Fixation der, im Gewebe 298 f.
— — —, Fixationsmethoden 298 f.
— — —, —, BOUIN 299.
— — —, —, Formalin 298, 299.
— — —, —, HELLYsche Lösung 300.
— — —, —, Sublimat 299.
— — —, —, ZENKERsche Lösung 299.
— — — im polarisierten Licht 304.
— — —. Löslichkeitsverhältnisse im Schnitt 296.
— — —, Malteserkreuz 304.
— — —. Nachweismethoden 295 f.
— — —. Osmierung 305 f.
— — —, —, primäre Schwärzung 305, 306.

Fette und Lipoide, der Nebennierenrinde, Osmierung, sekundäre Schwärzung 305.
— — —, Sichtbarmachung der 297.
— — —, Synonyma der 296.
— — —, Verteilung der 297, 298.
— des Nebennierenmarks 435.
—, Testungen auf Papierblättchen 307.
Fettfärbung, allgemeine und spezielle 300 ff.
—, Mechanismus der 300, 301.
—, — und Sudanfarbstoffe 301.
— in der Nebennierenrinde 300 f.
— —, —, Modellversuche 300.
— —, Scharlachrot 303.
— —, Sudanfarbstoffe 302, 303.
— — und Temperatur 301.
— —, — und Cholesterin 301.
—, Temperatur der 301.
—, vitale 319.
Fettfarbstoff, Lösungsmittel des 301.
—, Alcanna 301.
—, Indophenol 301.
—, Orcanette 301.
—, Scharlachrot 301, 302.
—, Sudan 302.
—, wasserlösliches Sudan 301.
Fettgehalt der Nebenniere und Ernährung 435.
Fettgelb 318.
Fettgewebe, braunes 255.
Fettgrün 318.
Fetthistochemie 298.
Fettige Degeneration bei neugeborener Ratte 325.
Fettkörper und Plasmale 355.
Fettlösungsmittel 297.
— der osmierten Lipoide 307.
Fettmark in Nebennieren 214.
Fettnachweise in der Nebennierenrinde 295.
Fettorange 318.
Fettrot 318.
Fettsäuren und Chromolipoide 350.
—, Doppelbrechung der 304.
—, Methoden für 299.
— und SCHIFFsches Reagens 354.
— und Triglyceride, Differenzierung der 304.
Fettschwarz 318.
Fettstoffe und Dynamik der Nebenniere 319.
—, Schmelzpunkt der 301.
Fettsubstanzen im Gewebe, Fixation der 298 f.

Fettsubstanzen im Gewebe, Veränderungen der 298.
— —, — der Färbarkeit 298.
—, Verhalten der, im polarisierten Licht 304.
Fettsucht, paradoxe 740.
Fetttröpfchen, intracelluläre 306.
—, —, und Osmierung 306.
—, Meerschweinchen, Größe der, 333, 334.
Fettuntersuchungen, histochemische 298.
— —, Historisches 298.
— der Nebenniere beim Pferd 298.
Fettverteilung, fleckförmige, Mensch 321.
— in der Nebennierenrinde 319 f.
Fettzellen 322.
FEULGEN-Reaktion, Theorie der 352.
FEULGENsche Nuclealfärbung 183.
FEYRTER, Weinsteinsäure-Kresylviolettgemisch 205.
Fibrillen, argyrophile 708.
Filtratfaktor 381.
Filtrierpapierversuch 309.
Fische, Blutgefäße der Nebennieren 442.
—, Neurosekretion bei 1006 f.
—, Wirkung des corticotropen Hormons bei 594.
FISCHLERS Lipoiddarstellung, Theorie der 316.
Fixation, chemische 298.
—, physikalische 298.
Fixationslösungen und Essigsäure 299, 300.
Fixationsmethoden, Alkohol 22, 66.
—, BOUIN 299, 307.
—, Chromsäure 82.
—, Formalin 298, 299.
—, Formol 34, 281, 296, 307, 407, 412.
—, Formol-Alkohol 405.
—, HELLEYsche Lösung 300, 307.
— nach ORTH 46.
—, Osmiumtetroxyd 82.
— nach REGAUD 126.
—, REGAUDsche Lösung 307.
—, Sublimat 22, 299.
— nach ZENKER 411, 412.
—, ZENKER-Formol 68.
—, ZENKERsche Lösung 299, 300.
— nach ZWEIBAUM 303.
Fixationsmittel, BENSLEYsche Lösung 300.
—, Chromsäure 9, 82.

Fixationsmittel für neurosekretorische Zellen 956.
—, ORTHsche Gemische 300.
—, REGAUDsche Lösung 300.
— der Rindenzellen der Nebenniere 300.
Fixationsveränderungen 299, 300.
Fixierungsartefakte 961.
Fleckfieber 547, 550.
— und doppeltbrechende Lipoide 627.
Fleckförmige Fettverteilung, Mensch 321.
FLEMMINGsche Lösung, Siderophilie 198.
Fliege, allatektomierte 1040.
Fluorescenz 646.
— und Pigment 400.
— und Steroide 360.
— und Vitalfärbung mit Trypanblau 400.
Fluorescenzerscheinungen am Nebennierenmark 441.
— an der Nebennierenrinde 396 ff.
Fluorescenzmikroskopie und Ketosteroide 379.
— und Vitamin A-Nachweis 379.
— und Vitamin B_1 379.
— und Vitamin B_2 379, 380.
— und Vitamin C 385.
Fluorescierende Rindensubstanzen, Ratte 329.
Flußkiemenschnecke s. Paludina vivipara 15.
Flußpferd, Nebennierenanatomie des 98.
Follikel der Zona glomerulosa 178.
Follikelhormon und Nebennierenveränderungen 735.
—, toxische Wirkung des 752.
Follikulin 746.
Follutin 736.
FONTANAsche Lösung 203.
Formaldehyd 557.
— und Ketosteroidnachweis 359.
Formalinjektion und Nebennierengewicht 652.
Formolarthritis 557, 638.
Formolstress 557.
— und Ascorbinsäure 638.
—, Wirkung auf die Rindenzonen 673.
Fortpflanzung und Neurosekret 1035.
Fortpflanzungstätigkeit und neurosekretorische Zelltypen 1041.
FRANKENHÄUSERsches Ganglion 737.

FRANKENHÄUSERsches Ganglion, Steigerung der Phäochromie bei Gravidität 737.
Freezing-Drying-Verfahren 307.
Frontalganglien 1017, 1038.
Frontalorgan, Crustaceen 1013.
Frösche, geblendete 1006.
Frosch, Adrenalzellen 410.
—, — und Mitochondrien 410.
—, —, Färbung der 410.
—, —, Sekretgranula 410.
—, Cholesterin des 347.
—, corticale und interrenale Zellen 59.
—, Experimentelles, Adrenalektomie und Entnervung der Hinterextremitäten 516.
—, —, — und Pigmentierung 433.
—, —, Augenstielextrakt und Wasseraufnahme 1037.
—, —, Nebennierenuntersuchungen am lebenden Frosch 59.
—, —, Stieldurchtrennung und Neurosekretwanderung 969.
—, —, Transplantation 253.
—, helle und dunkle Markzellen des 662.
—, interrenale Stränge 61.
—, Lipoidbildung 340.
—, lipoide oxyphile (acidophile) Zellen 61.
—, Nebenniere, Ganglienzellen und Markzellen 59.
—, periphere und zentrale interrenale Zellen 59.
—, — Lipoide der 59.
—, phäochrome Zellen 61, 410.
—, Sommerzellen 61, 62, 63.
—, —, eosinophile Granula der 61.
—, —, Färbung der 61, 62.
—, —, Gestalt der 61.
—, — und Mastzellen 62.
—, — und Metamorphose 62, 63.
—, — und Sexualfunktion 61, 62, 63.
—, —, Vermehrung der 61.
—, —, Zellkörper der 61.
—, Verteilung der phäochromen Zellen 59.
—, Zellarten 62.
Frosch-Intersex 63
Fruchtresorption nach Adrenalektomie 736.

Frühgeburt, Nebennierengröße 484.
Frühreife, hypernephrogene, und Pigment, Mensch 375.
FSH, Wirkung auf X-Zone 718.
F-Stamm, Maus 106.
—, —, Blutbild 690.
Fuchsinkügelchen, Taube 87.
Fuchsinophile Granula und Mitochondrien 205.
— Markzellen 667.
— Sphäroidkörperchen 409.
— Zellen 203.
— — bei der Maus 412.
Fuchsinophiles Cytoplasma 281.
Funktionelle Gliederung der Nebennierenrinde 672.
— Zweiteilung der Nebennierenrinde 575, 656.
Funktionszustand der Rinde und Pigment 374.
F-Zellen des Markes 667.
—, Maus, Kernvolumina der 412.
—, —, Tag- und Nachtrhythmen der 412.
—, Wandlung der 412.

γ-Zellen nach ENAMI 1015, 1036.
—, Opossum 94.
— der Ratte 103.
Galaktolipoide 345, 346.
—, Ratte, Darstellung der 327.
Galle, schwarze 149.
Gallensäuren und Cholesterin 636.
Gallinacei, Nebenniere der 79.
—, —, Farbe der 79.
—, —, Form der 79.
—, — und Gefäße 79.
—, —, Größe der 79.
—, — und Keimdrüsen 79.
—, —, Topographie der 79.
Gallus bankiva, Feinbau der Nebenniere 83.
— domesticus 79.
— —, Nebenniere des 79.
— —, Feinbau der 82, 83.
— —, —, phäochrome Zellen 82.
— —, —, Färbbarkeit der 82.
— —, —, Zellarten der Hauptzellstränge 82.
Gameten und Neurosekret 1041.
Ganglia sanguineo-vasculosa 7.
Ganglien, periphere autonome 995.
—, —, sekretorische Aktivität in 999.
—, — sympathische 995, 999, 1006, 1009.
—, — und phäochrome Zellen 58.

Ganglienzellen, kolloidhaltige 479, 766.
— im Mark 477, 478.
— des Markes, Eisen in 479.
— —, kolloidhaltige 479.
— und Markzellen beim Frosch 59.
— der Nebenniere 477 f.
— —, Frosch 59.
— in der Rinde 478.
Ganglion (Ggl.) cervicale uteri, Phäochromie des (Maus) 737.
— — —, Ratte 1000.
— coeliacum 471.
— — und Blutversorgung der Nebennieren, Hund 450.
— — und Blutversorgung der Nebennieren, Pferd 444.
—, optisches, bei Crustaceen 1013.
— semilunare 471.
— — und Blutversorgung der Nebenniere, Pferd 444.
— stellare 620.
— suprarenale 470.
Ganoiden, Acipenser sturio 36.
Gasödem 627.
Gaswechsel 605.
— nach Adrenalektomie 684.
Geburtsauslösung 737.
Geburtsinvolution der Nebennierenrinde 599.
Geburtrauma als Stress 562.
Gefäßbeziehungen der neurosekretorischen Zellen 980f.
Gefäße, portale 766.
Gefäßhypothese von ARNOLD 453.
— von KUTSCHERA-AICHBERGEN 456.
— von VELICAN 457.
Gefäßsystem, portales, bei Opossum 95.
Gefäßwandeisen im Nebennierenmark 437.
Gegenregulation, adrenale 482.
Gehirn und Nebenniere, Gewichtsverhältnis 101.
Gehirnhormon und Entwicklungssteuerung 1038f.
Geisteskrankheiten und Nebennieren 603.
Gekreuzte Resistenz 557, 571, 574.
Gelbe Oxydationsfermente 379.
Genitalatrophie und Tuber cinereum-Verletzung 585.
Gentianaviolett 318.
Germanin 558.
Germinal layer 242.
Germinative region 225.

Geschlecht und Neurosekretmenge, Mensch 992.
— und neurosekretorische Aktivität 984.
Geschlechtsdrüse, sekundäre 757.
—, — und inneres Transformationsfeld 719.
Geschlechtsleiste und Nebenniere 69, 70.
Geschlechtsniere 59.
Geschlechtsreife und Hypothalamus 1034.
Geschlechtsunterschiede der Nebennierengewichte bei Kindern 491.
Gesichtsbehaarung im Klimakterium 739.
Gewebe-p_H und Adrenalin 441.
Gewebsphosphatide 299.
Gewicht der Nebennieren bei Alloxandiabetes 696.
— —, Mensch 488.
—, spezifisches, des Markes 505.
—, —, der Nebenniere 504f.
—, —, der Nebennierenlipoide 505.
—, —, der Rinde 505.
Gewichtsfeststellung, Wert der 650.
Gewichtskorrelationen zwischen Niere und Nebenniere 697.
Gewichtsverhältnisse nach Kastration 743.
— und Sexualdimorphismus, vergleichend-anatomische Angaben 699f.
Gewichtsverlust der Nebenniere, postembryonaler 489.
Gewichtszunahme der Nebenniere bei Infektionen 651.
GIEMSA-Färbung, abgeänderte 407.
VAN GIESON-Färbung, Neurosekretdarstellung 1022.
Gitterfasern 283, 704.
— in Corpus luteum und Nebennierenrinde 729.
— und kollagene Fasern 210.
—, Kollagenisierung der 418.
—, menschliche Nebennieren 134.
—, Nebennierenmark 413.
— des Nebennierenmarks bei Equus 413.
— und Nebennierenentwicklung des Menschen 123.
Gitterfaserkörbe 207.
— in der menschlichen Nebenniere 413.
Glande lipidogène 634.
Glandotropes Hormon (Mark) 592.
Glands of blood-vessels 7.

Glandula coccygea 764.
— uropygialis 746.
Glandulae renibus incumbentes 2.
— suprarenales accessoriae, B.N.A. 264.
— — — scl. Renes succenturiati accessorii 264.
Glatte Muskelelemente in der Nebenniere 216.
— — im Nebennierenmark 414.
— — und Sekretion der Markzellen 414.
Gliafärbung nach HOLZER 958, 998.
Gliosomen, Insekten 958.
Glomerulosa 451.
— beim braunen Pelikan 85, 86.
— und intrauterine Nebennierentransplantate (Ratte) 257.
Glomerulosahypertrophie und Desoxycorticosteronacetatzufuhr 653.
Glomerulosarückbildung 740.
Glomerulosazellen, Fasciculierung der 261.
—, Kaninchen, Transplantate der 257.
—, —, — und Vascularisierung 257.
—, —, —, Cyclus der 257.
—, —, — und Cytoplasma 257.
Glucocorticoide 236, 676, 695.
— des Neugeborenen 562.
Glucocorticotrophin 598.
Gluconeogenese und ACTH 596.
Glucose 558.
Glucoseinjektion, intraperitoneale 619.
Glutaminsäure 558.
Glutathion in der Nebenniere, Darstellung des 377.
— in der Nebennierenrinde 377.
—, Pigmentbildungshemmung des 372.
— und Vitamin C-Reaktion 394.
Glutathiongehalt der Nebennierenrinde 377.
Glyceride 299.
—, ungesättigte, der Rinde 344.
— und Fettsäuren, polarisationsmikroskopische Untersuchung der 304.
Glycerinphosphorsäure 345.
„Glycogenic hormones" 675.
Glykogen 979.
— im Nebennierenmark 437.

Glykogen in der Nebennierenrinde 377.
Glykoneogenie und Narkose 555.
Glykogennachweis, BAUERsches Verfahren 437.
—, BESTsches Verfahren 437.
—, McMANUSsche Reaktion 437.
—, PAPs Silbernitratmethode 437.
—, PAS-Reaktion 437.
— Toluidinblaufärbung 437.
Glykogenspeicherung in der Leber und Nebennierencholesterin 633.
Glykogensynthese und Ascorbinsäuremangel 637.
Glykogenversuche und Evipan 555.
Glykolipoproteinkomplex 980.
Glykosurie nach Rindenzerstörung 695.
Gold 558.
Goldchlorid 217.
—, Adrenalinnachweis 429.
Goldhamster, Carbonyllipoide 576.
—, Cholesterin des 347.
—, Experimentelles, ACTH und Ascorbinsäure 643.
— —, Desoxycorticosteronacetatwirkung 575.
—, —, Formalinjektion und Nebennierengewicht 652.
—, —, Formolstress 557.
—, —, — und Carbonyllipoide 645.
—, Lipoide 342.
—, Rindenlipoide 332.
—, Rindensudanophilie nach Oestrogenen 753.
—, Sudanophilie der Rinde 576.
Goldhamstermännchen, Rindensudanophilie 340.
GOLGI-Apparat 191 ff., 244, 978.
—, Bedeutung des 192.
—, Chemie des 192.
—, Darstellungsmethode 191.
—, Histochemie des 192.
— nach Hypophysektomie 660.
—, Lage des 625.
— und Lipoid 340.
—, Meerschweinchen 332.
— der Markzellen 409, 410.
—, vergleichend-histologische Beobachtungen 410.
— —, — —, Cavia cobaya 410.
— —, — —, Mus rattus 410.
— —, — —, Rana 410.

Golgi-Apparat, Meerschweinchen 193, 334.
— der Nebennierenrinde nach Hypophysektomie 585.
— der Nebennierenrindenzellen 192.
— und Neurosekretbildung 977.
— und Neurosekretion 975.
— in neurosekretorischen Zellen (Honigbiene) 978.
— bei Opossum 94.
—, Osmiophilie des 978.
— und Phasenkontrastmikroskopie 191.
—, Position des 192.
—, Ratten-Nebenniere 192.
— bei Selachiern 34.
— und Sekretionsprozeß 197.
— und Silbernitratreaktion, Ratte 438.
— der Sommerzellen beim Frosch 62.
— nach Ultrazentrifugation 193.
—, vergleichend-histologische Beobachtungen 193.
—, Vitaldarstellung 192.
— und Vitamin C 392.
Golgi-Externum 192.
Golgi-Internum 192.
Golgi-Feld 392, 393.
Golgi-Körper und neurosekretorische Granula 977.
Golgi-Material 956.
Golgi-spheroids, sekretorischer Cyclus der (Maus) 977.
Golodetz-Reaktion 310.
Gomori, Aldehyd-Fuchsinmethode, Neurosekretdarstellung 958.
—, Chromhämatoxylin-Phloxinmethode, Neurosekretdarstellung 957.
Gomori-positives Material 986.
Gomori-Substanz 986.
Gonadektomie, Tumorbildung nach in der Rinde 743.
Gonaden und Altersveränderungen der Nebennierenrinde (Mensch) 291.
—, Entfernung der und Hypothalamus 1034.
— und Hypophysenvorderlappen 293.
— und Nebennieren 293.
— und Schilddrüse 293.
—, Wachstum der 1025.
Gonadentätigkeit 1040.
— und Interrenalsystem 185.
Gonadin 736.
Gonadogen Upjohn 718.
Gonadotrope Aktivität 750.
— Hormone, Wirkung auf X-Zone 718.

Gonadotroper Faktor 593.
Gonadotropes Neurohormon der Placenta und Keimlingsnebenniere 283.
— Hormon, Hemmung des durch Oestrogene 756.
Gonadotropin 598, 599, 756.
—, antigene Eigenschaften des 719.
—, choriogenes, Wirkung des 757.
— und kompensatorische Hypertrophie 568.
—, Wirkung des auf Nebenniere 757.
—, — auf X-Zone 718, 719, 757.
Gormsensche Hypothese 216.
Gottschausche Hypothese 34, 83, 218, 220, 230ff., 263.
— — und menschliche Nebenniere 234.
— —, Wortlaut 223.
Grains cyanophiles 428.
— érythrophiles 428.
Granula, acidophile 1022.
—, —, der Markzellen 406.
—, basophile 101.
—, —, der Markzellen 406.
—, eosinophile 101.
—, —, der Sommerzellen beim Frosch 61.
—, fuchsinophile 35.
—, — und Mitochondrien 196.
—, — und Rindensekretion 660.
— der Markzellen 406, 407.
—, acidophile 406.
— und Adrenalin 406.
—, basophile 406.
—, Färbung der 406.
— — und Metachromasie 406.
— — und Osmiumtetroxyd 406.
— —, Sekretionscyclus 407.
— —, Verhalten in Essigsäure und Fettlösungsmitteln 406.
—, metachromatische 62.
— und Nucleolarsubstanz 198.
—, osmiophile 101.
—, pyroninophile 203.
—, safranophile 35.
—, — bei Selachiern 660.
—, — und Sekretionsprozeß 198.
—, siderophile, Mensch 126.
Granulation im Cytoplasma der Markzellen 406.
— der Markzellen 404.
Granulationen, nucleoläre bei Selachiern 660.
Granulosazellen 217.
Granulocyten 61, 214, 216.
—, heterophile (Maus) 693.

Granulocyten in der Nebenniere von Macacus rhesus 114.
—, polymorphe (Maus) 693.
—, pseudoeosinophile (Kaninchen) 693.
Gravidität 618, 619, 634, 648.
— bei Addisonscher Krankheit 736.
— und Adrenalektomie 735.
— und Adrenalsystem 736f.
— und corticoide Sekretion 640.
— und Lipoid, Meerschweinchen 368.
— und Nebennieren 730f.
—, —, vergleichend-anatomische Beobachtungen 730f.
— und Nebennierengewicht 701.
— und Nebennierenhypertrophie 652.
— und Nebenniereninsuffizienz 735.
— und Nebennierenrinde bei Macacus 115.
—, Nebennierenveränderungen bei 730.
— und Pigment, Meerschweinchen 369.
— und Pigmentierung 433.
— und Rindenpigment 658.
—, Rindenveränderungen bei, Mensch 734.
—, sekretorische Rindenaktivität bei 732.
— als Stress 568, 730.
—, Veränderungen im Ganglion cervicale uteri der Ratte bei 1000.
— und X-Zone 711, 712.
— —, Maus 732.
Graviditätstoxikose 737.
Grawitz-Tumor 177.
Grenzschicht der Ratte 326.
Grenzstrangdurchtrennung, Ratte 582.
Größenverhältnisse der menschlichen Nebenniere 483.
Grundplexus des Marks 477.
Gymnophionen-Nebenniere 56.
Gynäkomastie 739.
Gyrierung 149.
— der Nebennierenrinde 180.

Haarlose Ratten, Nebennierengröße bei 483.
Hähnchen, Keimdrüsenexstirpation, Folgen der 745.
—, Menge der Rindensubstanz 701.
—, Nebennierengewicht des 750.

Hämateïnmethode nach BAKER Lipindarstellung 327.
Hämatogenes Rindenpigment 371.
Hämatomcysten 603.
Hämatopoese im Nebennierenmark 413.
Hämofuscin 350.
Hämogen 380.
Hämoglobinkonzentration nach ACTH 694.
Hämoglobinvermehrung nach Rindenextrakt (Experimentelles) 694.
Hämoneurokrinie 954.
Hämorrhagie 619.
— und Ascorbinsäure 639.
— und Cortisonbehandlung 658.
— im Mark bei Urämie 697.
— in der Nebennierenrinde 657.
— der Rinde bei Diphtherie 657.
Hämosiderin im Cortex fetalis 375.
—, Maus 523.
— in der Umbauzone beim Neugeborenen 281.
Häutung 1033, 1035, 1036.
—, larvale 1048.
Häutungshemmung 1036, 1037.
Häutungshormon 1036.
Hai, Experimentelles, Entfernung des Interrenalorgans 678.
—, —, Wirkung des corticotropen Hormons bei 594.
—, nicht geschlechtsreife, Interrenale 31.
Hammelnebennierenmark, Adrenalingehalt des 441.
Hamster, Rindensudanophilie nach Oestrogenen 753.
Hapalidae 113.
Harnsäure-Kreatininquotient-Bestimmung im Urin und Rindenaktivität 661.
HARRISON und CAIN, Differenzierungsversuche für Lipoide 345.
— —, Lipoidcyclus 329.
Hauptstränge der Vogel-Nebenniere 82.
Hauptstrangzellen und Mitosen 82.
— bei Vogelnebenniere 82.
—, Zellzerfall der 82.
Hauptzellstränge, Zellarten der, bei Gallus domesticus 82.
Hausratte s. Ratte.
Hautchromatophoren 1038.

Hautquaddelversuch mit Chloräthyl 571.
HEIDENHAINS Azanfärbung, Neurosekretdarstellung 957.
HELDsches Molybdänhämatoxylin 198.
Helle Zellen 203.
— — und Adrenalektomie (einseitige) 412.
— —, Meerschweinchen 335.
— —, Mensch 128.
— —, pikrinophile P-Zellen bei der Maus 412.
— —, —, Kernvolumina der 412.
— —, —, Tag- und Nachtrythmen der 412.
— —, Veränderungen der, bei Kastration 412.
— und dunkle Zellen des Markes bei verschiedenen Species 411.
HELLYsche Lösung 307, 412.
HELMKE, Kollapszellen 206.
Hemicephalie 601.
— und Nebennieren 145.
Hemmungsmißbildungen 707.
HENLEsche Chromreaktion 421.
— Reaktion 10.
— —, ZUCKERKANDLsches Organ 431.
Henne, Ovotestisumbildung 708.
Herbstzellen, Kaninchen 623.
Hermaphroditismus 761.
Hernia diaphragmatica 145.
HERRING-Körper 973, 993, 999, 1001, 1044.
HERRING-Substanz 987.
Herz und Nebenniere, Gewichtsverhältnisse 504.
Herzglykoside und Adrenalektomie 636.
—, Wirkung auf die Nebennierenrinde 577.
Herzhypertrophie und Markveränderungen 697.
— und Nebennieren 698.
Heterotopie fremder Gewebe in der Nebenniere 146.
Heterotopien der Nebennieren und Thymus 689.
Hexestrol 751.
Hexuronsäure 381.
HILLARPsche Fixation 581.
Hilus 149.
Hinterlappenhormone 1026, 1044.
—, Abgabe der 1030.
—, Lokalisation der 980.
—, Molekulargewicht 1030.
— und Neurosekret 1027.
—, Trägersubstanz der 1030.

Hippursäure und Nebenniere 10.
Hirnbruch 600.
Hirsutismus nach Cortisongaben 677.
Hirudo medicinalis, phäochrome Elemente bei 15.
Histamin 156, 554.
— und Ascorbinsäure 639.
— und Cholesterin(-Verbindungen) 632.
— und Hypophysenstieldurchtrennung 554.
— und Lymphocytopenie 554.
—, Stress-Wirkung 554.
Histaminprobe 660.
Histaminstress und Ascorbinsäure 641.
Histaminwirkung 552.
— auf die Nebennieren, Ratte 577.
Histaminzufuhr, Adrenalinausschüttung nach 671.
—, Markzellenreaktion auf 671.
Histochemie und Cytochemie der Nebennierenrinde 295f; s. auch Fette und Lipoide der Nebennierenrinde.
Histochemische Fettuntersuchung, Historisches 298.
— Rindeneinteilung 625.
Histochemischer Hormonnachweis 359.
Histogenese der Nebennierenrinde des Menschen 121.
Histophysiologie 514ff.
Histospektrographie der Nebenniere, Meerschweinchen 400.
— und Vitamin A 400.
Hochdruck, Ganglien bei 582.
Hoden, Gewicht der, und Nebennierengewicht 707.
Hoden-Nebennierenbeziehungen 707.
Hodenpreßsaft, Wirkung des, auf Cellules granulifères 63.
Hodenrückbildung und Rindenzonen 708.
HOERR, Osmiumtetroxydtestung 309.
Hohlader 65.
Hohlraumbildungen der embryonalen Nebennierenrinde 178.
— der Nebennierenrinde und Infektionskrankheiten 177.
— in der Nebennierenrinde, vergleichend-histologische Bemerkungen 179.
Hohlvene 59, 66, 78.
—, untere 65.

HOLMGRENS Trophospongium 199.
Holocephale 21, 24.
Holokrine Einschmelzung und Sexualfunktion 180.
— Sekretion 185, 282.
— —, beim Aal 563.
— — der Rindenlipoide 623.
Holotopie der menschlichen Nebennieren 150.
HOLZER, Gliafärbung, Neurosekretorische Bahn 958.
Hominoidea, vergleichende Anatomie der Nebennieren 115.
Homoiotransplantation 253.
— beim Kaninchen 257.
—, Cytoplasma der Rindenzellen 257.
Homologie 955.
Homologisierungsfrage, Klärung der 14.
Homomorphie 955.
Hormon, allatotropes 1046.
—, antidiuretisches 977.
—, —, Ausschüttung des 1027.
—, gonadotropes, und Transformationslehre 649.
— und Vitamin C 395.
Hormonaler Dualismus in der Nebennierenrinde 676.
Hormondarstellung in der Rinde 361.
Hormongehalt des Hypophysenhinterlappens, Ratte 1028.
Hormonnachweis, histochemischer 358.
Hormonspeicherung und Doppelbrechung 630.
Hormonvorläufer 361.
Hormonwirkungen des Zentralnervensystems (Tabellen) 1042.
HOTCHKISS-MCMANUS-Methode und Neurosekret 980.
Hühnchen, BENNETTsche Reaktion bei 646.
—, Experimentelles, ACTH (Adrenalin) und Ascorbinsäure 642.
—, —, Ascorbinsäurekonzentration 638.
—, —, Cholinmangel 530.
—, —, Hungerversuche 518.
—, —, Kastration und Mitochondrien 196.
—, —, Nebennierenwirkung 90.
—, —, Pteroylglutaminsäuremangel 530.
—, Gonadotropinwirkung auf Nebennieren 757.
—, Innervation der Nebenniere 83.

Hühnchen, Menge der Rindensubstanz 701.
—, Mitochondrien 196.
—, Tyrosinase und Melaninproduktion 434.
Hühnchen-Embryo 89.
Hüllelemente der adrenalen Zellen bei Reptilien 72.
Huhn s. auch Gallinacei.
—, akzessorische Nebennieren 88.
Hund, Adrenalektomietechnik 681.
—, akzessorische Nebenniere 265, 275.
—, Blutversorgung der Nebennieren 449.
—, sog. corticale Hypernephrome 275.
—, Degeneration der Markzellen beim Stress 414.
—, Experimentelles, Achsenzylinderdegeneration 481.
—, —, ACTH, Wirkung auf Lymphocyten 691.
—, —, Adrenalininjektion, direkte Rindenwirkung der 687.
—, —, dekapitierter und Adrenalinwirkung 553.
—, —, Diphtherietoxin und Adrenalinabgabe 670.
—, —, Diphtherietoxinwirkung 546.
—, —, Dislokation 237.
—, —, Ductus deferens, Resektion des, und Nebennieren 708.
—, —, Fettfütterung 517.
—, —, Hypophysektomie 585.
—, —, Innervation der Nebenniere 480.
—, —, Insulinkrampf und Markreaktion 695.
—, —, Insulinwirkung nach Sympathektomie 695.
—, —, Kernschwellung in sekretorischen Ganglienzellen bei Durst 1030.
—, —, Laufversuch und Adrenalinausschüttung 535.
—, —, — und sudanophile Stoffe 616.
—, —, Muskelarbeit und Markveränderungen 669.
—, —, Nebenniereninnervation 579.
—, —, Reizung des N. splanchnicus 427.
—, —, Resektion des Vagosympathicus 620.

Hund, Experimentelles, Röntgenstress 561.
—, —, Sinus caroticus-Innervation und Nebenniere 582.
—, —, Splanchnicusreizung 579.
—, —, Sympathicusentfernung 579.
—, —, Vitamin B-Avitaminose 529.
—, —, und Vorderlappenextrakt 621.
—, —, Vorderlappenwirkstoff nach Hypophysektomie auf die Rinde 654.
—, —, Zellneubildung 223.
—, Feinbau der Nebenniere 112.
—, Markzelltypen 112.
—, Nebenniere, Topographie der 111.
—, Nebennierendurchblutung 444.
—, Nebennierenmark 413.
—, Zelltypen 411.
—, Neurofibrillen in neurosekretorischen Zellen des 959.
—, phäochrome Körper 112.
—, Sexualdimorphismus, histochemischer 706.
Hunger und Ascorbinsäure, Meerschweinchen 526.
— und Ketosteroidreaktion 646.
— und Morphokinese der Rinde 653.
— und Nebennierenhypertrophie 577.
— und Pigmentveränderungen (Ratte, Maus) 658.
— und Rindenlipoide, Ratte 521 f.
— und Stress 517.
— und Zona glomerulosa 656.
Hunger-Mäuse, Abbau der X-Zone 719.
—, Eisen bei 376.
Hungerödem und Nebennieren 526.
— und Rindenzonen 649.
Hunger-Ratte 627.
— und ACTH 628.
—, ACTH bei 595.
—, sudanophobe Zone bei 615.
—, Zell- und Zellkerngrößen im Mark von 669.
Hunger-Stress und Hypophyse 527.
— und RES 528.
— und Thyreotropinwirkung 612.
Hungerversuch und Atrophie der Rinde 656.

Hungerversuch und Cholesterin(-Verbindungen) 630.
— und doppeltbrechende Lipoide 627.
—, Maus 414.
Hungerversuche und Ascorbinsäure 636.
— und Hypertrophie der Rinde 650.
—, sudanophile Stoffe bei 614.
Hungerwirkung beim Menschen 526.
Hyaluronidase 401.
— und Sphäroidkörperchen 409.
Hyaluronidase-Hyaluronsäuresystem 401.
Hyaluronsäure 401, 409.
—, Nachweis der 401.
Hydergin 558.
Hydrops 215.
Hydrotrope Lösungen, Farbton der 301.
Hylobates syndactylus, glatte Muskelelemente im Nebennierenmark 414.
Hyperämie der Nebennierenrinde 657.
— der Rinde und Infektionskrankheiten 657.
— — und Kältestress 657.
— — nach Thiouracil (Ratte) 658.
Hypercorticismus und Neoplasma 572.
Hyperépinéphrie 647, 652.
Hyperfunktion, ovarielle und Nebenniere 751.
Hyperglobulie bei ADDISONscher Krankheit 693.
— nach Adrenalektomie 693.
Hyperglykämie bei Kältestress 670.
— und Narkose 555.
Hypernephrogene Frühreife und Pigment, Mensch 375.
Hypernephrom 268.
— im Eierstock 272.
Hypernephrome, corticale 272, 292.
— —, sog. beim Hund 275.
Hyperplasie 563, 571.
— des lymphatischen Systems nach Adrenalektomie 690.
— des Markes 667.
—, noduläre 743.
—, — der Rinde 752.
— und Regressionen der Rinde 486.
— der Rinde 650 f.
— — und Pituitrininjektion 654.
— — nach Thyroxin 654.

Hyperplasie, subcapsuläre 698.
— der Zona reticularis nach Oestrogenen 751.
Hypertensinogen 560.
— und Ascorbinsäure 643.
Hypertensinogen-Stress 596.
Hypertensionsbehandlung 578.
Hyperthyreoidismus und Ascorbinsäure 643.
— und Cholesterin (-Verbindungen) 633.
— und doppeltbrechende Lipoide 622.
—, langdauernder 612.
— und Nebennierenrinde 609.
— und sudanophile Stoffe 622.
Hyperthyreose und Nebennierenrindenverschmälerung, Mensch 610.
— und Rindenhyperaktivität 643, 655.
Hypertonie 533, 995.
— und Nebenniere 698.
Hypertrichosis 761.
Hypertrophie 571.
— des Adrenalsystems 667.
— der fetalen Nebenniere 736.
— nach Kastration 748.
—, kompensatorische 563.
—, —, nach Adrenalektomie 264.
—, —, der Keimlingsnebennieren 660.
—, —, und Transformation 648.
— und Muskelleistung 651.
— der Nebenniere und Nitrofurazon 652.
— — nach Vorderlappenextrakt 654.
— des Nebennierenmarkes 667.
— nach Oestrogenen 750, 751.
— und Regressionen der Rinde 486.
— der Rinde 650 f.
— — und ACTH 654.
— — und Bleiacetat 652.
— — und Desoxycorticosteronacetat 651.
— — und Elektrolytwirkung 652.
— — und Hungerversuch 650.
— — und Infektion 651.
— — und Kälteversuch 651.
— — und KCl-Verabreichung 652.
— — und NaCl-Verabreichung 652.
— — und Pharmaka 652.
— — und Rindensteroidzuführung 653.
— — und Schilddrüsenwirkung 654 f.

Hypertrophie der Rinde bei Thiaminmangelratten 650.
— — und Vitamin B-Mangel 650.
— — und Vitaminmangel 650.
Hypocorticismus 571.
Hypoglykämie 482.
Hypophysärer Infantilismus 585.
Hypophyse 987.
—, Beteiligung der, bei Oestrogenwirkung 751.
— und Infektionsprozeß 572.
— und Nebennieren 584.
—, Vergrößerung der durch Oestrogen 750.
Hypophysektomie 571, 585 f.
— und Adrenalinstress 553.
— und alkalische Phosphatase 646.
— und Ascorbinsäure 641, 644.
— und Ascorbinsäurereaktion 639.
— und Diphtherietoxinwirkung 550.
— und doppeltbrechende Lipoide 627.
— und Elektrolytgleichgewicht 587.
— und fetale Kompensation, Maus 591.
— und GOLGI-Apparat der Nebennierenrinde 585.
— und GOLGI-Apparat (Taube) 660.
— und Interrenale 189.
— und Ketosteroidreaktion 646.
— und kompensatorische Hypertrophie 567.
— und Luftdruckstress 561.
— und Markreaktion 593.
— und Mitochondrien des Rindenorgans 585.
— und Nebennierengewicht 585.
— und Nebennierengröße 585.
— und Nebennierenwirkung, Zeitfaktor 591.
—, Oestrogenwirkung nach 753.
— und Pigmentveränderungen (Ratte und Maus) 658.
—, Ratte 260.
—, —, und Transformationslehre 648.
— und Rinde 653.
— und Rindenzonen 649.
— und die einzelnen Rindenzonen 585.
— und Sexualdimorphismus 706.
— und Stress 552.

Hypophysektomie und sudanophile Stoffe 620.
— und Thyroxin 610.
— und Transformation 647.
— und Transformationsfelder 587, 620.
— und Vitamin C 396.
—, Wirkung auf innere Organe 585.
—, — auf die Rinde (Maus) 716.
—, — auf die Rindenzonen 673.
— und Zonen der Rinde 587.
Hypophysengewebe, intratesticuläre Implantation 594.
Hypophysenhinterlappen 1031.
—, Hormon des 955.
—, Hormongehalt des (Ratte) 1028.
Hypophysenhinterlappenentfernung, Ratte 1032.
Hypophysenhypothese, Kritik der 603.
Hypophysenimplantat und Mitosen 229.
Hypophysenkolloid 998.
Hypophysen-Nebennierengleichgewicht, Störung des 744.
Hypophysen-Nebennierensystem 767.
— und Nebennierengewicht 486.
Hypophysen-Nebennierenrindensystem, experimentelle Funktionsbeziehungen (Meerschweinchen) 659.
— und Strahlenschäden 561.
Hypophysenpfortadersystem, Amphibien 1004.
Hypophysen-Rindensystem beim Rattenfetus 566.
Hypophysenstiel, Reizung des 1031.
Hypophysenstieldurchtrennung und Histaminstress 554.
— und Neurosekretwanderung 969.
— bei Vögeln 1035.
Hypophysenvorderlappen 1034.
— und Ascorbinsäure 644.
—, Beteiligung des, an Oestrogenwirkung 753.
— und Brustdrüsenentwicklung 738.
— und Cholesterinkonzentration 636.
—, corticotropes Hormon des, bei der embryonalen Nebenniere 283.
— und Gonaden 293.

Hypophysenvorderlappen, hormonale Kontrolle des 1034.
— und Hypothalamus 1034 f.
— bei Luftdruckveränderungen 560.
— und Nebennierenrinde 574.
—, Nebennierenrindenbeziehungen, dualistische Hypothese 598.
—, pathologische Hyperaktivität des 572.
— und X-Zone 723.
—, Wirkung auf X-Zone 716 f.
Hypophysenvorderlappenextrakt und Markreaktion 593.
—, zellfreier, beim Hund 593.
Hypophysenvorderlappenimplantate und Hypophysektomie, Meerschweinchen 588.
Hypophysenvorderlappentransplantat, intraoculäres 595.
—, intraselläres 595.
Hypophysenvorderlappentransplantation, Meerschweinchen 595.
Hypophysen-Zwischenhirnsystem 1026, 1034, 1042.
Hypoplasie der Nebenniere 142.
Hypothalamo-hypophysäres System, Definition 1044.
Hypothalamus, elektrische Reizung des 1031.
— und Hypophysenvorderlappen 1034 f.
—, neurosekretorische Aktivität im 954.
—, — Zellgruppen des, und Hypophysenhinterlappen 1025 f.
— und Schilddrüse 1034.
—, Vitamin C-Reaktion im 980.
Hypothalamuskerne, neurosekretorische 1025, 1043.
—, sekretorische, Gefäße der 980.
Hypothalamuskolloid 1025.
Hypothese, GORMSENsche 216.
—, GOTTSCHAUsche 34, 83, 218, 220, 230 ff., 263.
— von LANDAU 272.
Hypothyreoidismus und Fasciculataatrophie 606.
— und sudanophile Stoffe 621.
Hypoxie 560.
— und Ascorbinsäure 639.
— und sudanophile Stoffe 618.
Hypoxiewirkung 652.

Iatrochemie 4.
Igel, Beizwischennieren 273.
—, jahreszeitliche Sudanophilieschwankungen in Nebennieren und braunem Fett 543.
—, Marksekretion bei 663.
—, Nebennierenanatomie des 95 f.
—, Winterschlaf 624.
—, Zymogengranula in Blutgefäßen 344.
Imaginale Differenzierung 1038.
Imagines 1017.
Immunbiologische Prozesse und Pigment 373.
Impennes, Nebenniere der 80.
Impressio suprarenalis hepatis 151.
Impuls, katabolischer 515.
I.N.A.: Corpora interrenalia accessoria 264.
Inanition und Cholesterinester 526.
Indenoestrol „A" 753.
Indigocarmin 318.
Indophenolblau 318.
Infarzierung, hämorrhagische, bei Diphtherie (Meerschweinchen) 657.
Infekte, chronische und Morphokinese der Rinde 653.
Infektion und akzessorische Rindenknoten 272.
— und Ascorbinsäure 638.
— und Cholesterin-Verbindungen 631.
— und doppeltbrechende Lipoide 627.
— und Gewichtszunahme der Nebennieren 651.
— und Hypertrophie der Rinde 651.
— und sudanophile Stoffe 617.
—, tödliche 619.
Infektionskrankheiten und Hohlraumbildung in der Nebennierenrinde 117.
—, Markveränderungen bei 670.
— und Rindenhyperämie 657.
—, Verhalten der Nebenniere bei 545.
Infektionsprozeß und Hypophyse 572.
Infektionsstress 544 f.
— und Markstimulation 549.
Infiltrationshypothese 634.
Infiltrationstheorie 319.
Infrarotes Licht bei Kaninchen 561.
Infundibularorgan 762, 767.
Inkretion, autonome des Interrenalorgans 768.
Innenzone, Involution der 282.

Innere Sekretion, Geschichte der 8.
— —, historischer Begriff der 4.
Inneres Transformationsfeld, Lage des 263.
Innervation, Experimentelles 479, 480, 481.
— und Insulinwirkung 479.
— des Marks 473.
— der Nebenniere 470 ff.
— — bei Vögeln 88, 89.
— —, vergleichend-mikroskopische Beobachtungen 471 f.
—, parasympathischer Anteil 480.
— der Rinde 473.
—, Segmentbegriff 480.
—, sympathischer Anteil 480.
— und X-Zone, Katze 477.
—, zentrale Repräsentation der 479.
Insekten, adrenalinähnliche Stoffe bei 16.
—, Bedeutung des Neurosekretes bei 1038 f.
—, Corpora cardiaca 956.
—, neurosekretorische Zellkomplexe bei 1017.
—, NISSL-Substanz bei 975.
—, postembryonale Entwicklung der und Neurosekret 1038.
Inselsystem des Leptosomen 482.
— des Pyknikers 482.
Insulin 482, 558.
—, Wirkung auf die Nebennieren 694.
—, — auf die Rinde 695.
Insulinempfindlichkeit nach Sympathektomie 695.
Insulinhypoglykämie 581.
Insulinproduktion und Ascorbinsäuremangel 637.
Insulinschock 581.
— und Physostigmin 559.
—, Ratte 480.
—, und Rückenmarksdurchschneidung 581.
Insulinüberempfindlichkeit nach Desoxycorticosteronacetat 677.
Insulinversuch bei der Ratte 580.
Insulinwirkung 579.
— und Innervation 479.
Integration der Hormone 686.
Integument und Nebennieren 761.
Intercerebralis-cardiacum-allatum-System 988, 1046.
Intercostal-Nebennieren-Pfortadersystem, Vögel 77.

,,Interlocking zone" 222, 711.
— —, Kaninchen 109.
Intermediärzone 270.
Internephridialorgan 16.
Internephridialsystem 183.
Interrenalanlagekette bei Amphibien 49.
Interrenalanlagen bei Amphibien und Metamorphose 60, 61.
—, caudale 270.
— bei Reptilien 71.
Interrenalballen 58.
Interrenalbelag 41.
Interrenale und Adrenale, Funktion des, Selachier 34 ff.
— akzessorische Nebennieren 267.
— bei Amphibien, Mitosen im 57.
— anteriore o cefalico 38.
— bei Dipnoern 14.
— bei Elasmobranchiern 14.
— Elemente 55, 56, 59.
— —, Anordnung der beim braunen Pelikan 85.
— — bei Cyclostomata 19, 20.
— —, histochemisches Verhalten 19, 20.
— —, Topographie der 19, 20.
— —, Knochenfische 37.
— und phäochrome Zellen bei Amphibien 55.
—, Experimentelles, bei Ganoiden 14.
—, hintere 38, 39, 40.
— bei Holocephalen 14.
—, Hypertrophie des, nach Pilocarpin 652.
— und Hypophysektomie 189.
—, Intoxikation 574.
— posteriore 37.
—, Scyllium, Entwicklungsgeschichte des 27 ff.
— bei Selachiern 14.
— —, Entwicklungsgeschichte des 26 f.
— —, Funktionsstadien 32.
— —, nach Geschlechtsreife 32 ff.
— —, —, Amitosen und Mitosen 32, 34.
— —, —, Cytologie 32, 33.
— —, — und Kernsekretion 33.
— —, —, Sekretionscyclus im 34.
— —, — bei Spermatogenese 34.
— —, GOLGI-Apparat 34.
— bei jungen und nicht geschlechtsreifen Haifischen 31.

Interrenale, Selachier, Histo- und Cytologie 31 ff.
— — und Mesoblast 22.
— —, phäochrome Zellen 31.
— bei Teleosteern 14.
— —, Entwicklung des 46.
— —, — und Coelomepithel 46, 47.
— —, — und primärer Ureter 46.
—, vorderes 38, 39, 40.
— Zellen 67.
— — bei Amphibien und Chromatingerüst 57.
— —, — und Endothel 56.
— —, — und Kern-Plasma-Relation 57.
— —, Cytologie der, beim Hühnchen 82.
— —, doppeltbrechende Substanzen 46.
— —, Frosch, echte 59.
— —, —, nach Inanition 59.
— —, —, periphere und lipoide 59.
— —, —, zentrale und lipoide 59.
— —, —, periphere und zentrale 59.
— —, —, — —, Fettgehalt 59.
— —, Granula 46.
— —, Lipoide 46.
— —, Mitochondrien 46.
— — bei Necturus 56.
— —, Cytoplasma und Vacuolen 56.
— —, Kerne der 56
— — und R.E.S. beim Huhn 89.
— —, Reptilien, anastomosierende Zellstränge der 66.
— —, —, Anordnung der 66.
— —, — und Chromatingerüst 66.
— —, — und Gefäße 66.
— —, —, Größe der 66.
— —, —, lipoidhaltige 66.
— —, —, Nucleolen der 66.
— —, —, Zellkerne der 66.
— —, Taube, Cytologie der 83.
— —, —, Lipoide in 83.
— —, —, bei Nestlingen 83.
— —, —, Pigmentgranula 83.
— —, Vacuolen 46.
— Zellmasse beim braunen Pelikan und Lipoidtröpfchen 86.
— —, —, funktionelle Stadien der 87.
— Zellreihen bei der Taube 83.
— — —, Cytologie der 83.

Interrenales Gewebe 25, 66.
— — bei Ichthyophis glutinosus und Endothel 56.
— — — — und Gefäße 56.
— — — —, Mitosen nach der Metamorphose 57.
— — bei Selachiern 28.
— —, Teleosteer 40, 45.
— —, —, Cytologie bei 46.
— — bei der Vogelnebenniere 74, 75.
Interrenalflächen bei Amphibien, relative 57.
— —, — und deren Verhältnis zum Körperquerschnitt 57.
Interrenalgenitales Syndrom 761.
Interrenalgewebe, aktives und inaktives 57.
—, — —, Mitosehäufigkeit des, während der Metamorphose 57.
—, Bindegewebs- und Gitterfasern des 44.
— und Laichzeit bei Teleosteern 44.
— und lymphoreticuläres Gewebe bei Teleosteern 44.
—, Reptilien, histologische Differenzierung 71.
—, Totalexstirpation des 25.
—, Übergangsformen des 267.
Interrenalia, Elasmobrancher, Gewicht und Größe 35.
—, Teleosteer 42.
Interrenalinseln 25.
— und Adrenalzellen 58.
— bei Amphibien 51, 52, 58.
— — und nephrogenes Gewebe 53, 54.
—, Reptilien 71.
Interrenalinselkette bei Urodelen 60.
Interrenalismus 262, 730.
Interrenalknospe 49.
Interrenalkomplexe bei Amphibien 51.
Interrenalmassen und Capillaren bei geschlechtsreifen Tieren 58.
— bei Ichthyophis 58.
Interrenalorgan 16.
—, autonome Inkretion des 768.
—, Exstirpation des, bei Haien 14.
— bei Reptilien und phäochrome Zellen 67.
— bei Selachiern 21, 22, 24 ff.
— —, Alveolen des 31.
— —, Bläschen im 30.
— —, Farbe des 30.

Interrenalorgan bei Selachiern, Fragmentation des 25.
— —, Histologie des 30.
— — und interrenales Gewebe 25.
— —, post partum, Histologie und Cytologie 32.
— —, Amitosen im 32.
— —, Mitosen im 32.
— —, Nucleolarmaterial 32.
— — und ruhende Gonaden 32.
— —, Topographie des 24, 26.
— — und WOLFFsche Körper 24.
— bei Torpedo-Embryonen 32.
— —, Histo- und Cytologie 32.
Interrenalorganextrakt 35.
Interrenalsystem, allgemeine histochemische Eigenschaften 16, 17.
— bei Amphibien 60.
— — und Coelomepithel 60.
— und Coelomepithel 16.
— und Gonadentätigkeit 185.
— und Jahreszeiten 185.
—, Vorläufer des, bei Wirbellosen 15.
Interrenalzellbelag bei Ichthyophis 58.
Interrenalzellen 61.
— bei Amphibien, inaktive 57.
— —, Kern-Plasma-Relation 57.
— — nach Metamorphose 57.
— —, Cytologie 57.
— —, Kern der 57.
— —, Kernkörperchen 57.
— — und wabiges Cytoplasma 57.
— —, Zellkerngröße 57.
—, Chromolipoid 34.
—, GOLGI-Apparat 34.
— bei Hypogeophis 61.
— — und Lipoide 61.
— bei Ichthyophis und große Adrenalzellen 58.
—, Melaninpigment 34.
— und Osmiumtetroxyd 34.
— von Rana, Lipoide der 306.
— und Sekretion bei Zygaena 35.
— bei Selachiern, Lipoide, einfach- und doppeltbrechende 34.
— —, Sekretionsprozesse in 31.
— —, Vacuolen 34.
—, — der (Hähnchen) 750.
—, Zelltypen der, nach Lipoidgehalt 34.
Interrenalzellgruppen 57.
— bei Amphibien 51.
— — und Adrenalzellen 51.
— —, Gonaden 51.
— —, Topographie 51, 52.

Interrenalzellstränge bei Amphibien 51.
Interrenalvene bei Gymnophionen 49.
Interrenoprivie, Symptome der 678.
Interrenoprive Tiere, Symptome der 35.
Interrenopriver Rochen und Rindenhormone 594.
Interrenotropes Hormon 593.
Interstitielle Zellen des Markes 580.
Intervenöse Anastomosen 464.
Intoxikation 648.
—, interrenale 574.
Intracorticale Adenombildung im Alter 292.
Intraoculäres Hypophysenvorderlappentransplantat 595.
Intraprotoplasmatische Geflechte 481.
Intrasellares Hypophysenvorderlappentransplantat 595.
Intratesticuläre Implantation von Hypophysengewebe 594.
Intrauterine Nebennierentransplantate bei Ratten, Verhalten der Fasciculata und Glomerulosa 257.
Intracelluläre Nervenfasern, Zona reticularis 475.
„Intrinsic" Fluorescenz 399.
Inverse Zonierung 167.
Invertebraten, adrenale Elemente bei 766.
Involution 531.
—, Maus, Modus der (fettige Degeneration) 262.
—, Meerschweinchen, Modus der (Tannophilie) 262, 263.
—, Mensch, Modus der (Tannophilie) 262, 263.
—, postnatale 490.
—, —, vergleichend-histologische Beobachtungen 284 f.
—, Ratte, Modus der (bindegewebige Involution) 262.
— der X-Zone 718.
Involutionsprozeß bei Neugeborenen, Cytologie des 277 f.
Isotopen, radioaktive 612.
Iode ioduré 346.
Irresein, manisch-depressives, und Neurosekret 992.
Isoelektrischer Punkt bei lipoidreichen Gebilden 342.
Isotrope Granula 198.

Jahreszeit und Neurosekret, Mensch 992.
— und neurosekretorische Aktivität 984.
Jahreszeiten und Cholesterin (-Verbindungen) 634.
— und Nebenniere bei Reptilien 74.
Jahreszeitlicher Sekretionscyclus bei der Schleie 1008.
Janusgrün, Mitochondriendarstellung 194.
JAX-Stamm, Maus 752.
Jodcholin 346.
Jugendformen, sog., der Beizwischenniere beim Menschen 270.
„Juvenil cortex", Ratte 722.
Juxtaganglionäre Neurone 1022.
Juxtamedulläre Zone bei Meerschweinchen 607.

Kasuar 80.
Kälte und Adrenalin 579.
— und Adrenalinproduktion 670.
Kälteeffekt und Lebensalter, Ratte 542.
Kälteeinwirkung 1048.
Kältehypertrophie der Nebenniere und Ascorbinsäure 651.
Kälte-Ratte, thyreotropes Hormon im Serum 539.
Kälteresistenz und Vitamine 538.
Kälteschutztest 583, 661.
Kältestress 256, 537, 631.
— und Adrenalinproduktion 537.
— und Ascorbinsäure 539, 641, 651.
— bei entnervter Nebenniere 670.
— und Hyperglykämie 670.
— und Kernpyknose 656.
— und Lymphocytopenie, Ratte 539.
— und Nebennierenmark 670.
— und Phäochromie 538.
— und Rindencapillarisierung 657.
— und Rindenlipoide 537.
— und Schilddrüse 538.
— bei Thiouracilbehandlung, Ratte 608.
—, Wirkung auf die Rindenzonen 673.
— und Zellkernvergrößerung der Rinde (Meerschweinchen) 659.

Kälteversuch und Ascorbinsäure 638.
— und Cholesterin(-Verbindungen) 631.
— und Hypertrophie der Rinde 651.
— und sudanophile Stoffe 616.
Kältewirkung bei Erdhörnchen 537.
— auf den Hypophysenvorderlappen 538.
— bei Kaninchen 537.
— bei Katze 537.
— bei Maus 537.
— bei Ratte 537.
Kätzchen, junge, und postsekretorische Zone 295.
Kakkelayot 2.
Kalilauge und Markzellen 10.
Kaliumbichromat 38, 302, 303.
— und Liposomen 333, 334.
Kaliumbichromatbehandlung zum Nachweis der Phäochromie 405.
Kaliumchlorid, Ratte 527.
—, Wirkung des, auf die Rinde (Ratte) 672.
Kaliumchloridwirkung 622.
Kaliuminjektion, intraperitoneale 622.
Kalium-Natrium-Gleichgewicht nach Hypophysektomie 673.
— und Zona glomerulosa 673.
Kaliumvergiftung 610, 612.
Kaninchen, akzessorisches Rindengewebe 275.
—, Blutversorgung der Nebenniere 446.
—, Beizwischenniere 275.
—, Cholesterin des 347.
—, Experimentelles, adrenale Gegenregulation 482.
—, —, Adrenalektomie 275.
—, —, —, halbseitige 564.
—, —, Blutbildung 215.
—, —, Diphtherietoxinwirkung 546.
—, —, Dislokation 237.
—, —, Durchschneidungsversuche 480.
—, —, Explantate 253.
—, —, Fettfütterung 517.
—, —, Fütterungsversuche und Nebennierengewicht 517.
—, —, Hungerversuch 526.
—, —, Infektionen und doppeltbrechende Lipoide 627.
—, —, Innervation 479.
—, —, Insulinwirkung auf Nebenniere 695.
—, —, kompensatorische Hypertrophie 563.

Kaninchen, Experimentelles. LANGERHANSsche Inseln und Nebenniere 695.
—, —, Melanophorenhormonwirkung bei 593.
—, ,— Nephrektomie, doppelseitige, Wirkung auf die Nebenniere 697.
—, —, Pilocarpininjektion 559.
—, —, Pilocarpinwirkung auf die Rinde 654.
—, —, Röntgenstress 561.
—, —, Rotationskäfig 535.
—, —, Schilddrüsenextraktverabreichung 609.
—, —, Speicherung 217, 218.
—, —, Splanchnicusdurchtrennung mit Exstirpation des Ggl. coeliacum 578.
—, —, Thyreoidin und doppeltbrechende Lipoide 628.
—, —, Thyroxinwirkung auf die Nebennieren 655.
—, —, Transplantationsversuche 277.
—, —, Vagusresektion 620.
—, —, Winter- und Sommertiere, Nebennierengewicht 651.
—, —, Zellneubildung 223.
—, Interlocking zone 109.
—, Mark-Rindenverhältnis der Nebenniere 109.
—, Markbildung 130.
—, Nebenniere, Cholesterinmenge 310.
—, —, Feinbau der 109.
—, —, Topographie der 108.
—, Nebennierenentwicklung 128.
—, Nebennierengewicht, Winter- und Sommertiere 651.
—, Rindencholesterin in den Jahreszeiten 634.
—, Sexualdimorphismus, histochemischer 706.
—, Transplantate von Fasciculatazellen 257.
—, — von Glomerulosazellen 257.
—, Zellkerngrößen 514.
Kapaun 746.
Kapsel, Altersveränderungen 158.
—, Breite der 512.
—, Dreiteilung der 239.
—, Festigkeit der 156.
— und Fettgewebe 158.
—, glatte Muskelzellen der 156.
—, vergleichende Histologie der 158.

Sachverzeichnis.

Kapselarteriolen, Maus 446.
Kapselbindegewebe und Vitamin C 391.
Kapselblastem bei Anuren 252.
— der menschlichen Nebenniere 245.
— bei Teleosteern 252.
Kapselelemente, Basophilie der 203.
Kapselenge, venöse 464.
Kapsel-Rindenbeziehung 241.
Kapselsepten 155.
Kapselvenen 87.
—, akzessorische 456.
— und Pfortader 457.
Kapselzellen 273.
Kapuzineraffe 113.
—, fetale Rinde 284.
Kardinalvenen 22, s. Venae cardinales.
Karyokinese 257.
Karyolyse 204.
Karyolysis, junge Ratte 102.
Karyoplasma von Mark- und Rindenzellkernen bei Zentrifugierversuchen 407.
Karyorrhexis, junge Ratte 102.
Karyosomata, Ratte 103.
Kastratennebenniere 746.
—, Tannineisenreaktion in der 749.
Kastration, beidseitige 63.
— und doppeltbrechende Rindenlipoide 629.
— und Gewicht der Nebenniere 741.
— und kompensatorische Hypertrophie 568.
—, Maus 261.
— und Mitochondrien, bei Hühnchen 196.
—, Nebennieren nach 741.
— und Pigment, Meerschweinchen 375.
—, Pigmentbildung nach 748.
—, Ratte 261.
— und Siderophilie 748.
— und Transformationsfeldlehre 748.
— und Thymusveränderungen 691.
—, Veränderungen der hellen Zellen 412.
—, Wirkung auf X-Zone 714.
— und X-Zone 713.
Kastrationsfolgen, Meerschweinchen 647.
Kastrationshypertrophie, Hemmung der 758.
Kastrationszellen 741.
Katecholaminausscheidung bei Phäochromocytom 669.
Katze, Adrenalektomietechnik 681.

Katze, Ascorbinsäureverteilung, Ketosteroidreaktion 644.
—, Beizwischennieren 275.
—, Blutversorgung der Nebennieren 448.
—, Cholesterin der 348.
—, doppeltbrechende Lipoide 338.
—, Experimentelles, Achsenzylinderdegeneration 484.
—, —, Adrenalektomie 275.
—, —, — und Thyreoidektomie 612.
—, —, Adrenalinabgabe und Arbeit 460.
—, —, Adrenalinsekretion 578.
—, —, Äthernarkose, Wirkung auf Nebenniere 554.
—, —, Dislokation 237.
—, —, Explantate 253.
—, —, Infektionen und doppeltbrechende Lipoide 627.
—, —, Innervation der Nebenniere 480.
—, —, Morphinwirkung 555.
—, —, Morphiumwirkung auf das Nebennierenmark 671.
—, —, Physostigminversuch 559.
—, —, Resektion des Vagosympathicus 620.
—, —, Schilddrüsenextraktverabreichung 609.
—, —, Splanchnicusreizung und Markzellensekretion 666.
—, —, Thyreoidin und doppeltbrechende Lipoide 628.
—, —, Vitamin B-Avitaminose 529.
—, Fettverteilung in der Nebenniere 110.
—, histochemische Rindeneinteilung 625.
—, Lipoide 337 f.
—, Markzellensekretion bei 665.
—, Nebenniere der 110.
—, —, Feinbau der 110.
—, —, Topographie der 110.
—, Nebennierenmark 404.
—, —, helle und dunkle Zellen 411.
—, —, —, Cytoplasma und Granula 411.
—, —, Variieren der Kerngröße und amitotische Zerschnürungen 415.

Katze, Nebennierenrinde und Alter 110.
—, — und Sexualfunktion 110.
—, postsekretorische Zone 110.
—, Rindenzonierung 167.
—, sekretorische Zone 110.
—, sekretorischer Cyclus der Markzellen 111.
—, Senescent-zone 110.
—, Sexualdimorphismus der Nebennieren 702 f.
—, Sexualdifferenzen der Nebenniere 702.
—, Verkalkungen in der Nebenniere 414.
—, X-Zone und Innervation 477.
Katzenembryonen, Zona glomerulosa 135.
Katzennebenniere 258.
—, Mitochondrien der 196.
—, Osmierung der sekretorischen Zone 309.
Kaulquappe, Experimentelles, adrenotroper Faktor, Wirkung nach Hypophysektomie und Thyreoidektomie 654.
—, —, Hypophysektomie, Thyreoidektomie und Zuführung des „adrenotropen Faktors" 605.
—, —, Hypophys- und Thyreoidektomie, Zufuhr des adrenotropen Faktors 621.
—, —, hypophysektomierte und thyreoidektomierte 593.
—, —, Lipoide des Interrenale nach Hypophysektomie 620.
—, —, Hypophysektomiewirkung 585.
KCl-Verabreichung und Hypertrophie der Rinde 652.
Keimdrüsen, männliche, Exstirpation der, vergleichend-anatomische Beobachtungen 745 f.
—, männliche, und Nebennieren 707 f.
— und Nebennieren 698.
— und Pigment 374.
— und Rindenveränderunge 704.
—, Squamata 65.
—, Veränderung der, bei Altersveränderung der Nebennierenrinde 294.
Keimdrüsenanlagen und Nebennierenentwicklung bei Säugern 117.

Keimdrüsengewicht und Nebennierengewicht 502.
Keimdrüsenveränderungen und Nebennieren 704.
Keimlingsnebenniere und corticotropes Hormon des Hypophysenvorderlappens 283.
— und gonadotropes Chorionhormon der Placenta 283.
—, kompensatorische Hypertrophie der 660.
—, Mensch, Maße der 483.
— und Mutternebennieren 565.
Keimschicht 250.
Keimschichtfragen 238.
—, Vergleichend-Histologisches 239, 245.
Kelayot 2.
KENDALL, Verbindung A, B, E, F 575.
Kephalin 345.
Kerasin 305, 347.
Kernchromatin und Neurosekretbildung 976.
— und Neurosekretproduktion 986.
Kerneinschlüsse 190.
Kerneinschlußkörper 190.
Kerngrößenvariation und Amitosen im Nebennierenmark bei Katze 415.
— — — bei Macacus rhesus 415.
Kernklassen bei Altersveränderungen des Nebennierenmarkes beim Menschen 418.
— der Markzellen, Mensch 408.
Kernkörperchen 183 ff.
— der Markzellkerne 408, 409, s. auch Markzellkerne.
— — und Virusinfektion 409.
Kernnarbe bei Torpedinen 186.
Kern-Plasma-Relation 57, 513.
Kernpolymorphie in Spinndrüsen 977.
Kernpyknosen 576.
— bei Kältestress 656.
Kernschwellung, experimentelle bei Durst 1030.
— (Nucleus supraopticus und paraventricularis), Hund 977.
Kernsekretion 190, 1015.
— und corticotropes Hormon bei Torpedinen 189.
— und Granulationsbildung im Cytoplasma 188.
— und kompensatorische Hypertrophie bei Torpedinen 189.

Kernsekretion und Lebensalter bei Torpedinen 189.
— der Markzellen 668.
— und Phäochromie 428.
—, Stadien der 183.
— bei Torpedinen 186.
— und Zellsekretion 190.
Kernteilungsprozesse im Nebennierenmark, Cytozentrum 409.
Kernvacuolen 183.
Kernveränderungen der Rinde 659.
Ketosteroidbereitung 625.
Ketosteroide 294, 356 f.
— und Acetalphosphatide 358.
— und ammoniakalische Silbernitratlösung 203.
—, BENNETTsche Reaktion 295.
— und Cholesterin 361.
— und Digitoninreaktion 360.
— und Doppelbrechung 359.
— und Fluorescenzmikroskopie 379.
—, Nachweis der 356 f.
— und Nitrofurazon, Ratte 646.
17-Ketosteroide nach Bluttransfusionen 560.
— bei Menschen 759.
— und Psoriasis 638.
— und Stress 570.
Ketosteroidkristalle, röntgenographische Untersuchung 360.
Ketosteroidreaktion nach ASHBEL-SELIGMAN 326.
— nach Hypophysektomie 646.
— bei Hunger 646.
—, Kritik der 360.
— und Plasmale 358.
— und Schilddrüsenpulvergabe 646.
— und Thiouracilbehandlung 646.
Ketosteroidnachweis, ammoniakalische Silberreaktion nach REICHSTEIN 357.
—, „Battery"-Methode 358.
—, BENNETTsche Reaktion 356.
— und Formaldehyd 359.
—, NAHD-Reaktion 357.
—, Phenylhydrazinreaktion 356.
—, Semicarbazidreaktion 357.
— und Sublimat 359.
„Ketosteroid"-Veränderungen und Carbonyllipoide 646.
Ketoxyoestrin 750.
Kind, Nebenniere, und Adrenalin 406.

Kinder, Geschlechtsunterschiede der Nebennierengewichte 491.
—, Nebennierengewichte der 491 f.
Kindernebenniere, Größe der 474.
Kinetic nuclei 229.
Kittdrüse (Scalpellum) 976.
Klassifikation, Säuger 90.
Kleinhirn, sekretorische Tätigkeit im 1000.
Klimakterium 704.
—, Altersveränderungen der Nebennierenrinde 289, 290.
— und Nebennieren 739 f.
— und Nebennierenrinde 220.
—, Rindenveränderungen im 727, 739.
Knochenfische 954, s. auch Teleosteer.
Knochengewebe, Entwicklung von, im Nebennierenmark beim Rhesusaffen 413, 414.
— in der Nebenniere 216.
Knochenmark, rotes, in Nebennieren 214.
Knochenmarkselemente 214.
Knotige Hyperplasie 292.
Kobragift 559.
Kochsalz und Lactation nach Adrenalektomie 738.
Kochsalzlösung und Neurosekret 1028.
Kochsalzwirkung, Ratte 527.
— auf die Rinde 698.
Körner, eosinophile in Markzellen 662.
Körpergewicht und Nebennierengewicht 498 f.
Körpergröße und Nebennierengewicht, Mensch 502.
Kohlenhydrate im Nebennierenmark 437.
— in der Nebennierenrinde 377.
Kohlenhydratstoffwechsel und Innervation des Markes 578.
— und Rindencholesterin 633.
— und sudanophile Stoffe 622.
Kollagene Fasern im Nebennierenmark bei Ratten 413.
Kollapszellen, HELMKE 206.
Kolloidbildung 960.
Kolloidgranula 766.
Kolloidhaltige Ganglienzellen im Mark 479.
Kolloidvacuolen in Markzellen 663.
Kompensatorische Hypertrophie in akzessorischen Rindenknoten 271.

Sachverzeichnis. 1159

Kompensatorische Hypertrophie und Cholesterin (-Verbindungen) 632.
— — nach einseitiger Adrenalektomie 652.
— —, Hemmung der 573.
— — und Hypophysektomie 567.
— — und Kernsekretion bei Torpedinen 189.
— — des Nebennierengewebes nach Adrenalektomie 264.
— — und Schilddrüse, Ratte 567.
— — und sudanophile Stoffe 618.
— — und Thyroxin, Ratte 568.
— — in utero 565.
Kompressionszone 250, 260.
— bei junger Ratte 102.
— und Mitosen 102.
— der Ratte 326.
Konnektivganglien 1036.
Konservierung des Nebennierenmarks 404.
— — und Veränderungen der Markzellen 404.
Konstitutionsanatomie der Nebenniere 482.
Konstitutionstyp und Nebenniere 482.
Konstitutionstypen, adrenale 482.
Kopfniere 18, 39, 40, 42, 43, 44, 252.
—, lymphoreticuläre 44, 45.
Kopfnierenlappen 44.
Kopfsegmente, Regeneration der 1041.
Krampf, hypoglykämischer und Markreaktion 694.
Kraniorhachischisis 602.
Krankheit und Nebennierengewicht 486.
Krebsstamm R III, Maus 106.
Kreislauf und Nebenniere 698.
Kresylviolettmethode und Adrenalin 430.
Kristallviolett 318.
Kröte 956.
—, Experimentelles, Hypophysektomie und Neurosekretion 1025.
Krokodile s. Reptilien.
Kryptorchismus, künstlicher (Meerschweinchen) 748.
Kücken-Antidermatitis-Faktor 380.
Kuh, Experimentelles, Adrenalektomie, selbständige und Ovariektomie 568.
—, Markzellensekretion bei 665.

Kuh, Plasmazellen im Nebennierenmark 413.
KUTSCHERA-AICHBERGENsche Gefäßhypothese 456.

Lacerta-Nebenniere 67.
—, braune Zellen 67.
LH (Luteinisierungshormon) 598.
Lactation und Nebenniere 737.
— und Nebennieren, vergleichend-anatomische Beobachtungen 737.
— und X-Zonen 712.
Lactationsfaktor 739.
Lactationsprozeß und ACTH 739.
Lactationszellen 738.
Lactoflavin 379.
Lamellirostres, Nebenniere der 79.
Lamm, Nebenniere des 97.
LANDAUsche Hypothese 272.
LANGERHANSsche Inseln und Nebenniere 695.
LAP (lyophilized anterior pituitary tissue, 596, 621.
—, Wirkung auf Rinde 751.
Larven, allatektomierte 1019.
l-Ascorbinsäure 382.
Lauftrommel, 535.
Lebendbeobachtung neurosekretorischer Zellen 956.
Lebenduntersuchung an der Nebenniere, Frosch 59.
Lebensalter und Bindegewebsausbildung 208.
— und Neurosekretmengen, Mensch 992.
— und neurosekretorische Aktivität 984.
— und Pigment, 366, 374.
— und Plasmalverteilung, Ratte 364, 365.
— und Stress 640.
— und Vitamin C-Gehalt der Nebennierenrinde 395.
Lebenskurve des Nebennierengewichtes nach PETER 492.
— des Nebennierengewichtes nach RÖSSLE und ROULET 495.
Leber, Corticoidumwandlung in der 677.
— und Nebenniere, Gewichtsverhältnis 504.
— und neurosekretorisches System, Schlangen 1034.
Leberendothelien, Mitosen der 218.
Leberfette und Scharlachrotfärbung 309.
Leberflechten 470.

Leberglykogen 555, 633.
— beim Skorbuttier 644.
—, skorbutisches Meerschweinchen 637.
Leberglykogenprobe 660.
Lecithin 304, 305, 306, 345, 346.
—, Nachweismethode 346.
— und Neutralfette 346.
— und siderophile Körper 343.
Lecithin-Kügelchen 623.
Leistungssteigerung und Corticoide 536.
Lemur macaca, Nebennierenmark, helle und dunkle Zellen 411.
Lemuren, Blutversorgung der Nebennieren 450.
Leptosomer, 482.
—, Adrenalsystem des 482.
—, Inselsystem des 482.
Lepus caniculus s. Kaninchen 275, 413.
Leucin und Nebenniere 10.
Leucophaea maderae (Experimentelles) Tractus-Durchtrennung und Neurosekretwanderung 970.
Leukocyten 62.
—, eingewanderte 62.
— und Nebennieren 690.
—, neutrophile 958.
—, phagocytierende 59.
Leukocytenzahl und Nebennierengewicht bei Mäusen 106.
Licht, Wirkung des, auf Gonaden 1035.
LIEBERMANN-BURCHARDTsche Probe 310.
LIEBERMANN-Reaktion, Modifikation der 310, 311.
LIEBERMANN-SALKOWSKYsche Probe 310.
„Light areas" 738.
Lignocerinsäure 347.
LINDERSTRØM-LANG, mikrochemischer Vitamin C-Nachweis 390.
Lipämie 379.
Lipase 401.
Lipenchosis und ACTH 593.
—, Dosis und Zeitfaktor bei 596.
Lipine der Ratte 327.
—, Ratte und Geschlecht 328.
Lipochondrien 192.
Lipochrom, junge Ratten 103.
— und Rindenpigment, Meerschweinchen 372.
Lipochrom-Pigment 372.
—, Vogel-Nebenniere 76.
Lipochrome 349, 371, 373.
—. Eigenschaften der 349.
—, Meerschweinchen 335, 368.

Lipochrome in Zona reticularis des Hamsters 753.
Lipochromes Pigment, Meerschweinchen 335.
Lipocorticoide 676.
Lipocorticotrophin 598.
Lipodiaprasie und ACTH 593.
—, Dosis und Zeitfaktor bei 596.
— der Nebennieren und braunes Fett der Ratte 543.
— der Zona fasciculata bei Hunger (Ratte) 672.
Lipofuscin 350.
—, Meerschweinchen 335, 368.
— und Rindenpigment 372.
— und SCHIFFsches Reagens 355.
— und tannophile Substanzen 343.
Lipoid und GOLGI-Apparat 340.
— und Mitochondrien 340.
— und Pigment, Meerschweinchen 368.
— und Siderophilie 343.
— und Tannophilie 343.
Lipoidabfall und Wasserzunahme 631.
Lipoidaufsplitterung 545, 617.
Lipoidbild der Rinde, Geschlechtsunterschiede 704.
Lipoidbildung und Eisenhämatoxylingranula 340.
— und Mitochondrien 137.
Lipoidcyclus nach HARRISON und CAIN 329.
Lipoiddarstellung nach CIACCIO 317.
— nach FISCHLER 316.
—, Nilblausulfat 313.
— nach SMITH-DIETRICH 315.
—, WEIGERT-Methode 315.
Lipoiddarstellungsmethoden, allgemein 317f.
Lipoiddiaprasie nach Schilddrüseneinwirkungen 609.
Lipoide, Analysenschema 350.
—, Differenzierungsversuche 345.
—, doppeltbrechende 34.
—, —, Mensch 377.
—, einfachbrechende 34.
— und Interrenalzellen bei Amphibien 57.
— — und nucleolare Granulationen 57.
— in Interrenalzellen bei Hypogeophis 61.
— der Interrenalzellen von Rana 306.
—, Katze 337f.
— der Maus 330.
— — und Stammabhängigkeit 330.

Lipoide und Mitochondrien, Trennung der 341.
—, Nebenniere beim braunen Pelikan 87.
— des Nebennierenmarkes 435.
— der Nebennierenrinde bei Altersveränderung, Mann 293.
— — —, Frau 293.
—, quantitative Untersuchungen des 514.
— der Rinde 345.
— — nach Hypophysektomie 586, 587.
—, Rindenzellentwicklung beim Menschen 138.
— und rhythmische Veränderungen, Ratte 329.
— und Sekretion der Rindenzellen 626.
—, sekundär geschwärzte 306.
— spezifisches Gewicht der 505.
—, Ultrazentrifugierung der 344.
—, bei vollständiger Oxydation der 307.
—, vergleichend-histologische Bemerkungen, 335, 338.
—, Verhalten der, nach Androgenbehandlung 746.
Lipoid-Fettverteilung, Mensch 320.
Lipoidgehalt der Nebennierenrinde und Alter 322.
— —, vergleichend-histologische Beobachtungen 322f.
Lipoidgranula, Nebennierenrindenentwicklung des Menschen 125.
Lipoid-Mitochondrienverhältnis bei Vögeln 342.
Lipoidosomen, pigmentierte 287.
Lipoidschwundphase und Phenylhydrazintest 646.
Lipoidsekretionen 623, 629f., 340.
—, Kritik der 344.
Lipoidstoffwechsel und Plasmale 358.
Lipoidträgerhypothese 299, 300.
Lipoidtröpfchen und Liposomata 342.
—, Nebennierenentwicklung Mensch 126, 128.
— und Silbergranula 392.
Lipoidvacuolen 101, 221, 222, 307.
— bei der Maus 105.
Lipoidvermehrung in Rindenzellen nach Oestrogenen 752.

Lipoidverteilung, Meerschweinchen 332.
— in der Nebennierenrinde 319.
Lipoidverteilungsschema, Rinde 339.
Lipomelanin 350.
Lipophanerose nach CIACCIO 287.
Liposomata 333.
— und Lipoidtröpfchen 342.
— der Rindenzellen 624.
Liposome, Funktion der 297.
— der Rindenzellen 300.
Liposomen der jungen Ratten 326.
— und Kaliumbichromat 333, 334.
— und Mitochondrien, Meerschweinchen 334.
—, neugeborene Ratte 325.
Liposomenfärbung und Fixierung 341.
Lipoproteinverbindung 297.
Liquor cerebrospinalis 964, 1035.
— folliculi, Wirkung des, auf Nebenniere 751.
Lithiumcarminspeicherung 464.
Lobi optici 1038.
Lobus dorsomedialis bei Invertebraten 989.
— opticus 989.
Locus coeruleus 1000.
Löslichkeitsuntersuchungen, Bedeutung der 345.
Lösungsmittel, organische und Neurosekrete 751.
LONG-EVANS-Stamm, Ratte, Thyreoidektomie bei 606.
Lophobranchier 40.
LERANDsche Theorie 295.
Lückenstadium 178.
Luftdruckerniedrigung 560, 652.
—, Cholesterin und Ascorbinsäure 645.
Lungenabsceß 547, 551.
— und doppeltbrechende Lipoide 627.
Lupus vulgaris 533.
Lurchfische s. Dipnoer 36.
Luteinisierungshormon 598, 599, 751.
Luteinisierungshormon und X-Zonen 716, 724.
Luxusstruktur, anatomische, Nebennierenrinde, Säugling 283.
Lymphatischer Apparat und Nebenniere 688.
Lymphgefäße 465ff.
—, Bedeutung der 470.
—, Größe der 465.

Sachverzeichnis.

Lymphgefäße des Markes 468.
— —, Darstellung nach DEWITZKY 666.
— und Markzellensekretion 666.
— der Nebenniere 442 ff.
— der Nebennierenkapsel 468.
—, Rind 465, 468.
— der Rinde 468.
—, Topographie der 466.
— und Venen der Nebenniere 468.
Lymphgewebsatrophie und Nebennierenhypertrophie, Taube 529.
Lymphfollikel im Nebennierenmark bei Saimiri 413.
Lymphknoten der Nebenniere und Pigment 435.
Lymphoide Zellen im Nebennierenmark 413.
Lymphocyten 216, 288, 293.
— und ACTH (Nager) 690.
— nach Adrenalektomie (Nager) 690.
— im Nebennierenmark 413.
Lymphocytolyse 637.
Lymphocytopenie 553, 554, 555, 557, 595.
— bei ADDISONscher Krankheit 692.
— bei CUSHING-Syndrom 691.
— nach Oxycorticoiden 692.
— nach Röntgenbestrahlung 561.
Lymphocytose bei ADDISONscher Krankheit 689.
—, relative, nach Adrenalektomie 689.
Lymphopenie nach ACTH 690.
— und Nebennierenmark, Ratte 583.
— und Stress 570.

Macacus, Blutversorgung der Nebenniere 451.
—, fetale Rinde 115.
— rhesus 114.
— —, Nebennierenmark, Kerngrößenvariation und Amitosen im 415.
— sinicus, Nebennierenmark, helle und dunkle Zellen 411.
Mäusenebenniere, X-Zone der 284.
Mäusestämme 623.
Mäusetumoren 623.
Mäuseweibchen, ce-Stamm, gonadektomierte 257.
Magma 43.
Maintenance 224.

Maintenance-Test (ACTH) 661.
Makroliposomen 221.
— und Cholesterin 334.
—, Meerschweinchen 334, 705.
Makroskopische Anatomie, menschliche Nebennieren 146 f.
Malaria bei Affen 545.
MALPIGHIsche Gefäße, Gehirnextraktwirkung auf die 1041.
— Körperchen 59.
— — der Vorniere bei Ichthyophis 60.
Malteserkreuz 304.
Mammacarcinom, Maus 623.
Mammalier, Nebennierenanatomie, vergleichend-anatomische Bemerkungen 90 f.
Mangelernährung und Amenorrhoe, Rindenveränderungen bei 740.
MARCHANDsche Nebenniere 268.
MARCHI-Methode (Lipoiddarstellung 318.
Mark, Breite des 512.
— Nucleolenveränderungen im 668.
— und Rinde, Wechselbeziehungen zwischen 685.
—, Zellgrößenveränderungen im 668.
—, Zellkerngrößenveränderungen im 668.
—, Zellorganellenveränderungen im 668.
—, Zoneneinteilung des 686.
Markanlage, Auftreten der, bei Maus 711.
Markballen, Mensch 132.
Markballengewebe, Mensch, Mitosen im 139.
Markbildungselemente, Einwanderung der 132.
Markbildungszellen, Mensch 124.
—, Synonyma 139.
Mark-Cholesterin 312.
Markelemente, helle und dunkle (Frosch) 662.
—, Zusammenschluß der 406.
Markentstehung 14.
Markentnervung und Adrenalin 578.
Markentwicklung, Mensch, Allgemeines 139.
Markextrakt, Wirkung des, Experimentelles 13.
Markgewebe und marklose Nerven 404.
— und Nierenbestandteile bei Homonoidea 115.
—, Regeneration des 671.
Markgewicht, Ratten 701.

Markhyperaktivität bei Zwangstraining (Ratte) 670.
Markhyperplasie 667.
Markhypertrophie 667.
Markcapillaren, Hyperämie der bei Diphtherie (Meerschweinchen) 657.
Markkapsel 406, 532, 587.
— beim Erwachsenen 283.
—, Katze 110.
— beim Neugeborenen 282.
— —, Entstehung der 277, 278.
— und X-Zone 723.
Markkreislauf 455.
Marklose Fasern im Mark 474.
— Nerven und Markgewebe 404.
Markmenge 406.
— und menschliche Nebenniere 406.
Markreaktion bei hypoglykämischem Krampf 694.
— und Hypophysektomie 593.
— nach Hypophysenvorderlappenextrakt 593.
— auf Morphium (Katze) 671.
Markregeneration 416, 417.
Mark-Rindenverhältnis bei Reptilien 74.
— und Sexualdimorphismus 701.
Markscheiden, Myelin der 307.
—, — und Osmiumtetroxyd 307.
Markscheidenreifung und Cholesterinstoffwechsel 634.
Marksekretion, Dynamik der 662.
— als merokrine Sekretion 664.
Markstimulation und Infektionsstress 549.
Marksubstanz und Cholesterin, Ratte 330.
—, makroskopisch 147.
—, neugeborene Ratte 101.
Markvene, Mensch, Muskulatur der 458.
—, Muskulatur der, vergleichend-histologische Beobachtungen 458.
Markvenen, Feinbau 459.
Markveränderungen bei Infektionskrankheiten 670.
— bei Stress 669.
— bei Zwangstraining 670.
Markwirkung auf die Rinde 687.
Markzellanhäufungen, Reptilien 72.
Markzellen 59.
—, Schwein 98.
—, Ähnlichkeit der, zwischen Nervenzellen 404.

Markzellen, Bezeichnung der 404.
— und Bindegewebe 404.
—, blasse, und Fett- und Pigmentkörnchen 404.
— und Blutgefäße beim Rind 463.
— und Capillarzellen 464.
—, Centrosom der 409.
—, Cytoplasma der 406, 407.
—, — und abgeänderte GIEMSA-Technik 407.
—, —, Farbe des 407
—, — und Granula 406, 407.
—, — —, acidophile, basophile 406.
—, — —, und Adrenalin 406.
—, — —, Färbung der 406.
—, — — und Metachromasie 406.
—, — — und Osmiumtetroxyd 406.
—, — — und Sekretionscyclus 407.
—, — —, Verhalten der in Essigsäure und Fettlösungsmitteln 406.
—, —, spezifisches Gewicht des 407.
—, —, Verlagerung von Cytoplasma und Zellkern 407.
—, —, Zentrifugierversuche 407.
—, Darstellbarkeit der 404.
—, Degeneration der 414.
—, —, Bos taurus 414.
—, —, Hund (Stress) 414.
—, —, Literatur 414.
—, —, Maus (Hungerversuch) 414.
—, —, Mensch 414.
—, —, Ratte 414.
—, Differenzen der, bei der Ratte 411.
—, Endothelüberzug der 663.
—, eosinophile Körner in 407.
—, Form der 405.
—, Formol-Alkoholfixierung der 405.
—, fuchsinophile 667
—, GOLGI-Apparat der 409, 410.
—, —, vergleichend-histologische Beobachtungen 410.
—, — —, Cavia cobaya 410.
—, — —, Mus rattus 410.
—, — —, Rana 410.
—, Granulation der 404, 661.
—, Granulatypen der 428.
—, Größe der 405.
—, helle und dunkle, Dynamik der 667.

Markzellen, helle und dunkle bei der Katze 110.
—, — — der Ratte 667.
—, helle Zellen Veränderungen der, bei Kastration 412.
— der Katze, sekretorischer Cyclus der 111.
—, Kernsekretion der 668.
—, Kolloidvacuolen in 663.
—, — im Cytoplasma 410.
—, Maus, fuchsinophile F-Zellen 412.
—, —, Kernvolumina der 412.
—, —, Tag-Nachtrhythmen der 412.
—, —, helle und dunkle Zellen 412.
—, —, pikrinophile P-Zellen 412.
—, —, Kernvolumina der 412.
—, —, Tag-Nachtrhythmen der 412.
—, —, Sekretionscyclus 429.
—, mehrkernige 408.
—, Mensch, Granulationen der 412.
—, —, —, und Acidophilie 412.
—, —, —, und Phäochromie 412.
—, —, —, Verhalten der, bei verschiedenen Fixierungen und Färbungen 412.
—, —, Zellkerne der 407, 408.
—, —, Größe der 407, 408.
—, —, —, Kernklassen 408.
—, Mitochondrien der 410, 411.
— bei der Ratte 410.
—, Zelltypen der 410.
—, — —, Zentrifugierversuche 410, 411.
—, Mitosen der, bei Ratten 103.
— und Nachnierenregion bei Reptilien 73.
— und Nervenzellen 478.
—, Opossum, Melaninpigment der 432.
—, Phäochromie der 10.
— nach Insulingaben 695.
—, pikrinophile 667.
—, Rhythmusschwankungen der, Maus 667.
—, Sekretion der 414.
—, — und glatte Muskelelemente 414.
— und Sekretionscyclus 407.
—, Silbergranula der 665.
—, Silbersalzreaktion der 429.
—, spezielle 411, 412.
—, — helle Zellen und einseitige Adrenalektomie 412.
—, —, helle und dunkle Zellen 411, 412.

Markzellen, spezielle, helle, —, —, — bei verschiedenen Species 411.
—, —, —, Bos 411.
—, —, —, Canis familiaris 411.
—, —, —, Cricetus frumentarius 411.
—, —, —, Elephas ind. 411.
—, —, —, Felis dom. 411.
—, —, —, Lemur macaca 411.
—, —, —, Macacus sinicus 411.
—, —, —, Mus rattus 411.
—, —, —, Rana 411.
—, —, —, Sus 411.
—, —, —, Troglydytes 411.
—, Vacuolisierung nach Insulingaben 695.
— und venöse Sinus 404.
—, Veränderungen der, durch Konservierung 404.
—, —, durch mechanischen Insult 404.
—, Vitamin C-Gehalt 432.
— und Zellfortsätze 405.
—, Zellkerne der 407, 408.
—, —, Lage der 408.
—, —, Mitosen und Amitosen 407.
—, —, Zentrifugierversuche 407.
—, —, — und Karyoplasma 407.
Markzellensekretion, Beziehung der, zu den Nervenscheiden 666.
— und Blutgefäße 663.
— und Lymphgefäße 666.
— und Mitochondrien 662.
— und Phäochromie 662.
—, Zeichen der 661.
Markzellkerne, Kernkörperchen der 408, 409.
—, —, Literatur 409.
—, —, Sphäroidkörperchen 409.
—, —, Behandlung mit Speichelamylase, Hyaluronidase 409.
—, —, —, färberisches Verhalten 409.
—, —, —, cyanophile 409.
—, — und Virusinfektion 409.
— beim Mensch, Riesennucleolen und Amitosen 408, 409.
Markzellpropulsionen 461.
Markzellreaktion auf Insulinschock 581.
Markzelltypen, Hund 112.
Markzellzapfen 663.

Sachverzeichnis.

Masern 215.
Maskiertes Fett-Lipoid der Nebennierenrinde 297.
— — — und Cytoplasmastoffwechsel 297.
Maskierung des Adrenalin 441.
Maskulinisierung 757.
Massa mesodermica intermedia 46.
MASSON-Trichromfärbung 409.
MASSONsche Bindegewebsfärbung, Neurosekretdarstellung mit der 957.
Mastzellen 62, 216.
— der Kapsel 157.
Maulwurf, Nebennierenanatomie des 96 f.
Maus, Beizwischennieren 275.
—, Blutversorgung der Nebennieren 446.
—, braune Degeneration 374.
—, C 57-Stamm 106.
—, Cholesterin der 347.
—, Experimentelles, ACTH nach Adrenalektomie, Milzödem 690.
—, —, ACTH und doppeltbrechende Lipoide 628.
—, —, —, Wirkung auf Leukocyten 690.
—, —, Adrenalektomie, halbseitige 564.
—, —, Blutbildung 215.
—, —, Capillarvermehrung durch Schilddrüsenpulver 446.
—, —, corticotropes Hormon 654.
—, —, Desoxycorticosteronacetatwirkung bei Hypophysektomie oder Kastration 576.
—, —, Hämoglobinkonzentration nach ACTH 694.
—, —, Hitzestress und X-Zone 544.
—, —, Hungerversuch 522 f., 614.
—, —, — und Degeneration der Markzellen 414.
—, —, — und Mitosetätigkeit 523.
—, —, Hungerwirkung 221.
—, —, Hypophysektomie und doppelbrechende Lipoide 627.
—, —, — und Rindenlipoide 620.
—, —, — und X-Zone 716.
—, —, Insulinwirkung auf Nebenniere 695.
—, —, Kastration 261.

Maus, Experimentelles, Kernschwellung in sekretorischen Ganglienzellen bei Durst 1030.
—, —, kompensatorische Hypertrophie 618.
—, —, Mitose nach Thyroxinfütterung 655.
—, —, Nebennierenrindenextrakt und Ovarialfunktion 574.
—, —, Nephrektomie und Nebennieren 697.
—, —, Pigmentveränderungen 115.
—, —, — nach Hypophysektomie 658.
—, —, Polycythämie nach ACTH 693.
—, —, Rhythmusschwankungen der Markzellen 667.
—, —, Schwangerenharn-Applikation, Wirkung auf Nebenniere 757.
—, —, Speicherung 217.
—, —, Tag-Nachtrhythmen der P- und F-Zellen 412.
—, —, Thiaminmangel und Poliomyelitis 529.
—, —, Thyroxininjektion und Nebennierenmark 613.
—, —, Thyroxinverabreichung 609.
—, —, Unterernährung und Rindenatrophie 656.
—, —, Vitamin B$_1$ und Fluorescenz 400.
—, —, Zelldegeneration 230.
—, —, Zufuhr von corticotropem Hormon 261.
—, ce-Stamm, Experimentelles, Gonadektomie und Transplantation von Rindentumorgewebe 257.
—, F-Stamm 106.
—, Feinbau der Nebenniere 105.
—, Topographie 105.
—, fettige Degeneration 262.
—, Kapselarteriolen 446.
—, Krebsstamm R III 106.
—, Lipoidvacuolen 105.
—, Lipoidverteilung der Rinde 330 f.
—, — —, Stammesunterschiede 330.
—, Markentwicklung 130.
—, Mikrocyten der 105.
—, Nebennierenentwicklung 118.
—, —, postnatale 709.

Maus, Nebennierenmark, helle und dunkle Zellen 412.
—, —, pikrinophile P-Zellen und fuchsinophile F-Zellen 412.
—, — und Riesennucleolen 409.
—, Neurofibrillen und Rindenzellen 476.
—, Reticulariszellen der 261.
—, Sekretionscyclus der Markzellen 429.
—, Stammspezifitäten 106.
—, Syncytienbildung bei Hunger 523.
—, Transformationsfelder 258, 261.
—, X-Zone 277, 284.
—, — bei kastrierter 284.
—, Zirkulationsverhältnisse der Nebenniere 522.
McMANUS-Reaktion 409.
— und Adrenalin 426.
— im Nebennierenmark 355.
McMANUSsche Reaktion, Kohlenhydrate 437.
Medullo-solares portales System (nach VELICAN) 660.
Medullotropes Hormon 593.
Meerschweinchen 261, 300, 416.
—, akzessorisches Gewebe 275.
—, Ascorbinsäure und 440.
—, Ascorbinsäuregehalt der Nebenniere 530.
—, Basophilie der Rindenanlage 202.
—, Corps sidérophiles 198.
—, — und Lipoid 335.
—, — en peloton 199.
—, Corpus luteum und Nebennierenrinde 727.
—, Couche pigmentée 198.
—, Cholesterin der 347.
—, degenerierende Rindenzellen 369.
—, Experimentelles, Adrenalektomie 618.
—, —, —, einseitige, und Transformationslehre 649.
—, —, —, halbseitige 563.
—, —, Adrenalektomietechnik 681.
—, —, Adrenalininjektion 552.
—, —, Adrenalinwirkung auf die Rinde 649.
—, —, — bei Skorbut 441.
—, —, Ascorbinsäure und ACTH-Injektion 641.
—, —, und Kältestress, Zeitfaktor 543.
—, —, — nach Schilddrüsenhormon 610.

Meerschweinchen, Experimentelles, Axonwanderung von P^{32} 968.
—, —, Bact. Pyocyaneus-Infektion 544.
—, —, Benzolversuche 556, 652.
—, —, Bleivergiftung 556, 647.
—, —, — und Rindencapillaren 658.
—, —, Blutbildung 215.
—, —, Botulismustoxin 547.
—, —, Cholesterinester und Hungerversuch 630.
—, —, Diphtherie 177, 242.
—, —, — und doppeltbrechende Substanzen 617.
—, —, — und Rindenhämorrhagien 657.
—, —, Diphtherietoxin 547.
—, —, — und Chromreaktion 666.
—, —, — und Nebennierengewicht 651.
—, —, Diphtherietoxinwirkung 545.
—, —, — auf die Nebennieren 415.
—, —, Durstversuch und Ascorbinsäure 534.
—, —, — und Ascorbinsäure 637.
—, —, Eisen und Skorbuthypertrophie 376.
—, —, Formolstress und Ascorbinsäure 557.
—, —, Germaninwirkung 558.
—, —, Hämoglobinvermehrung nach Rindenextrakt 694.
—, —, Hunger und Rindenreaktion 656.
—, —, Hungerstress und Thyreotropingaben 611.
—, —. Hungerversuch 524, 615.
—, —, — und Ascorbinsäure 526, 637.
—, —, — und Ascorbinsäuremangel 532.
—, —, — und Desoxycorticosteronacetat 650.
—, —, — histochemische Untersuchungen 524.
—, —, Hungerwirkung auf die Rinde 672.
—, —, Hyperämie und Hungerversuch 657.
—, —, Hypophysektomie und Rindenlipoide 621.
—, —, — und Sexualdimorphismus 706.

Meerschweinchen, Experimentelles, Hypophysen-Nebennierenrindensystem 659.
—, —, Hypophysenvorderlappentransplantation 594.
—, —, Infektion und doppeltbrechende Lipoide 627.
—, —, Kältestress und Zellkernvergrößerung in der Rinde 659.
—, —, Kastration, Behandlung mit Ditoxindosis 261.
—, —, — und Transformationslehre 648.
—, —, Kastrationsfolgen 219, 647.
—, —, Kompensatorische Hypertrophie, zeitliche Entwicklung der 566.
—, —, Lipoide der Zona Glomerulosa nach Hypophysektomie 673.
—, —, Muskelleistung und Cholesterin(-Verbindung) 630.
—, —, Narkose und Vitamin C 638.
—, —, Narkosewirkung auf Vitamin C-Gehalt der Nebennieren 554.
—, —, Phosphataseaktivität nach Methylthiouracil 646.
—, —, Pigmentveränderungen nach Bleivergiftung 658.
—, —, — nach Pilocarpininjektion 658.
—, —, — bei Skorbut 658.
—, —, Pilocarpin und Rindensiderophilie 659.
—, — Pilocarpininjektion 652.
—, —, Pilocarpinwirkung 559.
—, —, — auf die Rinde 618.
—, —, Plasmalogen nach Hypophysektomie 588.
—, —, Schilddrüsenfütterung 609.
—, —, Schilddrüsenhormonfütterung und Ascorbinsäure 643.
—, —, Schilddrüsensubstanzfütterung und Nebennierengewicht 654.
—, —, Schock und Ascorbinsäure 639.

Meerschweinchen, Experimentelles, Schwangerenharn, Wirkung auf Rinde 753.
—, —, Schwangerenharn-Applikation, Wirkung auf Nebennieren 757.
—, —, Skorbut 382.
—, —, — und ACTH 637.
—, —, — und Ascorbinsäure 637.
—, —, — und Hämorrhagie 657.
—, —, — und Hypertrophie der Rinde 650.
—, —, — und Phäochromie 669.
—, —, — und sudanophile Stoffe 616.
—, —, — und Transformationslehre 648.
—, —, Tetanustoxin 547.
—, —, Thyreoidektomie 605, 621.
—, —, — und Nebenniere 657.
—, —, Thyroxin und Lipoidbelastung 648.
—, —, Thyroxinwirkung bei Hypophysektomie 611.
—, —, Transplantationsversuche 257.
—, —, Vagusresektion 620.
—, —, Vitamin C-Bedeutung 382.
—, —, Vitamin C-freie Ernährung 530.
—, —, Vitamin C-Mangeltiere 524.
—, —, Zwangstraining und Markveränderungen 670.
—, —, —, Wirkung auf Nebennierenrinde 657.
—, GOLGI-Apparat 193.
—, — der Markzellen 410.
—, gravide, und tannophile Innenzone 263.
—, Histologie der Nebennieren 107.
—, Histospektrographie der Nebenniere 400.
—, Körperlänge und Nebennierengewicht
—, Lipoid und Siderophilie 343.
—, Lipoidbild der Rinde, Geschlechtsunterschiede 704.
—, Lipoide 332f.
—, Markbildung 130.
—, Markzellkerngröße 514.

Meerschweichen, Mitochondrien der Leberzellen nach Ultrazentrifugation 194.
—, Mitosen 227.
—, Nebenniere, Mitosen nach Wirkung von Diphtherietoxin 415.
—, Nebennierenentwicklung 118.
—, Nebennierengewicht 107.
—, Nebennierenmark, Riesennucleolen im 409.
—, Nebennierenrinde 303.
—, —, doppeltbrechende Lipoide 303.
—, —, Hohlraumbildungen der 176.
—, Nebennierenrindenzellen 300.
—, — und Lipoid 300.
—, —, Cholesteringehalt der 300.
—, Neurofibrillen und Rindenzellen 476.
—, Pigment-Granula 335.
—, Plasmalherde 364.
—, regressive Transformation 259.
— und regressive Transformation in der Gravidität 263.
—, relatives Nebennierengewicht 500.
—, Rindenpigmente 368.
—, Rindenzonenverhältnisse 702.
—, Rindenzellkerngröße 514.
—, skorbutische 643.
— Tannophilie 263.
—, Transformationsfelder 258, 261.
—, regressive und progressive Transformation 261.
—, Tuberkulose 214.
—, Vitamin C in der Nebenniere 390.
—, Zona reticularis 108.
Meerschweinchen-Nebenniere, Rindenzellen 310.
—, —, Cholesterinestergehalt der 310.
—, Rindenzellen der 300.
—, —, Liposome der 300.
Megakaryocyt 216.
Megalencephalie 603.
Mehrkernigkeit der Nebennierenrindenzellen 182.
Melanin 371, 373.
— und Dioxyphenylalanin 433.
— und Chromolipoide 350.
Melaninbildungstheorien 433.
Melaninpigment, Interrenalzellen bei Selachiern 34.

Melaninpigmant, der Markzellen bei Opossum 432.
Melaninproduktion, Amphibien 434.
—, Hühnchen 434.
Melanodermie 433.
Melanome 272.
Melanophorenexpansion bei Rochen und Haien 594.
Melanophorenhormon 593.
— und Nebennierenvergrößerung, Kaninchen 593.
Melanophorenkontraktion beim Rochen 594.
Meningokokkentoxin 545.
Menopause und Zona glomerulosa 170.
Mensch, akzessorische Rindenbildung 267, 268.
—, — Rindenknötchen, Typen der 266.
—, — —, Vorkommen der 265.
—, Altersnebenniere und progressive Transformation 263.
—, Degeneration der Markzellen 414.
—, Entstehung der akzessorischen Rindenknötchen 270, 271.
—, — — —, Schicksal der 271.
—, Histogenese der Nebennierenrinde 121.
—, interrenale akzessorische Nebenniere 267.
—, Markbildung 130 f.
—, Markkapsel 282, 283.
—, Markzellen, Degeneration der 414.
—, —, Granulationen der 412.
—, —, — und Acidophilie 412.
—, —, — und Phäochromie 412.
—, —, Zellkerne der 407, 408.
—, —, —, Größe der 407, 408.
—, —, —. Kernklassen 408.
—. —, Riesennucleolen 408, 409.
—, , und Amitosen 408, 409.
—. Nebenniere, akzessorische. vollständige, Entstehung der 269.
—. —, Implantationen bei ADDISONscher Krankheit 258.
—, — und Markmenge 406.
—. —, makroskopische Anatomie 146 f.

Mensch, Nebenniere, postnatale Involution und Markkapsel 282, 283.
—, Nebennierenentwicklung 118.
—, — und Sympathicus 122, 123, 124, 125.
—, Nebennierengewichte 488.
—, Nebennierenmark, Altersveränderungen im 418.
—, —, Amitosen im 408, 409, 415, 416.
—, —, — und Kernkörperchen 415, 416.
—, —, Degeneration der Markzellen 414.
—, —, doppelkernige Elemente im 408.
—, —, Gitterfaserkörbe 413.
—. —, glatte Muskelelemente der 414.
—, —, Sympathophäochromoblasten (beim Neugeborenen) 406.
—, —, Zellteilungen im 415.
—, —, zweikernige Zellen und Amitosen 415, 416.
—, Nebennierenrindenanlage, Vaskularisierung der 171.
—, Nebennierenrindenentwicklung und Gitterzellen 123.
—, neurosekretorische Zellgruppen bei 991 f.
—, Organogenese der Nebennierenrinde 121.
—, spezielle Markzellen 412.
—, Transformationsfelder 262.
—, — und Hungerödem 262.
Menschliche Nebennieren, Sexualdimorphismus 701.
—, topographische Beziehungen 151.
Menschlicher Keimling und Neugeborene, Messungen der Nebennieren 278.
Merokrine Sekretion 623.
Mesenchym 214.
—, ableitbare Zellelemente des, im Nebennierenmark 413, 414.
Mesodermale Drüsen 89.
Mesonephros und Nebennierenentwicklung bei Säugern 117.
Mesophyse 987.
Mesothel 16.
Mesotheliale Elemente und Rindenzellbildung 255.
Mesoorchium 65.
— bei Reptilien 63.
Mesoovar 65.
Mesoovarium bei Reptilien 63.

Messungen der Nebenniere beim Neugeborenen und menschlichen Keimling 278.
Metachromasie der Markzellen 406.
Metamorphose 57, 60, 61, 62, 1039.
— bei Amphibien und nucleolare Granulationen 57.
— der Sommerzellen von Rana esculenta 62, 63.
—, Verhältnis von aktivem und inaktivem Interrenalgewebe während der 57.
Metamorphosehormon 1039.
Metaphyse 987.
Metaterminaler Apparat, nach WEBER 477.
Methode von CIACCIO 298.
— von FISCHLER 298, 299.
— von MANN 409.
Methylandrostendiol 751.
Methyl-bis-(β-chloräthyl)-amin 692.
Methylcholanthren 556, 559.
Methylierung des primären Amins 582.
Methyltestosteron 598, 758.
—, Wirkung auf X-Zonen 718.
Methylthiouracil und Nebennierenrinde 608.
MEUNIERsches Photometer 556.
MEYERsche Goldchloridreaktion 429.
Mikroliposomen, Meerschweinchen 333.
Mikrocyten bei der Maus 105.
Milchsäure 555.
Milk-let-down-Faktor 1030, 1031.
MILLON-Reaktion und Neurosekretion 979.
Milz, Beeinflussung durch ACTH nach Adrenalektomie 690.
— und Nebenniere, Gewichtsverhältnisse 504.
Milzbrand 546, 551.
Milzödem 690.
Mineralocorticoide 236, 676.
Mineralocorticotrophin 598.
Mineralo- und Glucocorticoid-Dualismus 676.
Miniaturnebenniere 601.
Mitochondrien 102, 222, 224, 411, 625, 956, 979.
— und Chromreaktion 668.
—, Darstellungsmethoden 194.
— und Diäthylstilböstrol 196.
— und fuchsinophile Granula 196, 205.
— und GOLGI-Apparat 192.
— und helle Zellen, Meerschweinchen 335.

Mitochondrien und Kastration beim Hühnchen 196.
—, Katzennebenniere 196.
— nach Keimdrüsenexstirpation 745.
— und Lipoid 340.
— —, Meerschweinchen 332.
— —, Trennung der 341.
— und Lipoidbildung 138.
— und Liposomen, Meerschweinchen 334.
—, Macacus rhesus 114.
— der Markzellen s. auch Markzellen 410, 411.
— — bei der Ratte, Zelltypen 410.
— — —, Zentrifugierversuche 410, 411.
— und Markzellensekretion 662.
— und Nebennierenleistung 195.
— der Nebennierenrinde nach Hypophysektomie 585.
— und Neurosekretbildung 979.
— und Neurosekretion 975.
— und Pigment 373.
—, Ratten, und Vitaminmangel 529.
— der Rindenzellen 194ff.
— und Sekretionsprozeß 197.
— der Sommerzellen beim Frosch 62.
—, spezifisches Gewicht 195.
— der Taube 342.
— und Testosteronpropionat 196.
—, Ultrazentrifugation beim Meerschweinchen 194.
— und Vitamin C 393.
— und Zelldegeneration 196.
—, Zentrifugierung 195.
Mitochondrienfärbung 342.
Mitochondrienveränderungen in der Rinde 660.
— bei Thiaminmangel (Ratte) 660.
Mitoseaktivität, Rinde und äußere Zona glomerulosa bei der Ratte 260.
—, Steigerung der 735.
Mitosebildung nach Testosteron 758.
Mitoseindex, hungernde Ratte 521.
Mitosehäufigkeit und Verhältnis zu aktivem und inaktivem Interrenalgewebe 57.
Mitosen 223, 234, 236, 237, 238, 240, 250, 253, 259, 260, 416.
— und Alter bei der Ratte 225.
— und Amitosen der Markzellen 407.

Mitosen und Altersfaktor 230.
— nach corticotropem Hormon in der Nebenniere 592.
— und corticotropes Hormon 229.
— und einseitige Adrenalektomie 229.
— und Ernährung 229.
—, Experimentelles 228, 230.
— bei Gravidität (Maus) 731.
— im Interrenale bei Amphibien 57.
— und Hypophysenimplantat 229.
— und Kompressionszone 102.
— der Markzellen bei Ratten 103.
— in Mark- und Rindenzellen bei der Ratte 415.
—, bei der Maus 523.
—, Mensch 137, 139.
— im Nebennierenmark bei Cricetus frumentarius 415.
— der Pituicyten 1028.
— und Radiophosphor 230.
— und sexueller Rhythmus 229.
— und Stammesdifferenzen 230.
—, tabellarische Übersicht bei der weißen Ratte 224.
—, Tauben 528.
— und Thyroxin 229.
— nach Thyroxin 609.
— nach Thyroxinfütterung, Maus 655.
— und Umgebungstemperatur 229.
— und Vorderlappenextrakt 229.
— und Vorderlappenhormon 229.
— der X-Zone 721.
— in Zona fasciculata, Mensch 745.
Mitosenindex 225.
Mitosenvermehrung bei Plagiostomen nach Pilocarpingabe 559.
Mitoserichtung und Regenerationsversuch 225.
Mitosezahl und Dioestrus 226.
— und Oestrus 226.
Mittelhirngruppe, bei Knochenfischen 1019.
Mittelhirnhaube, neurosekretorische Zelle in der (Urodelen) 1006.
Mollusken, Bedeutung des Neurosekretes bei 1041.
—, neurosekretorische Zellkomplexe bei 1020.

Molybdänverfahren Nr. 4 nach DONNAGGIO 959.
Monarthritis und Desoxycorticosteronacetat 557.
Mongolen, Nebennieren der 482.
Monoamidophosphatide 345.
Monoaminooxydase 434.
Monocyten 216.
Morbus Addison und degenerative Vorgänge in den Nn. splanchnici 578.
— — — — im Plexus solaris 578.
— — und Pigment 433.
— — und Thymus 689.
— — und Zirbeldrüse 605.
— Basedow, Cholesteringehalt des Blutes bei 609.
— Cushing 585.
— — und ACTH 592.
Morphium 555.
—, Wirkung auf das Nebennierenmark (Katze) 671.
Morphokinese der Rinde und Eiweißdiät 653.
— der Rinde bei Hunger 653.
— — und jahreszeitlicher Temperaturwechsel 653.
— — und Stress 653.
Morphokinesis 647.
Morphokinetische Reaktionen, Begriff der 614.
Morphokinetischer Effekt 597.
Mortalität nach Adrenalektomie, 755.
MÜLLERsche Flüssigkeit 10, 66.
MULONsche Reaktion und Adrenalin 428.
Multinucleäre Zellen 963.
Multisteroid-Hypothese 676.
Musculus iliopsoas 267.
Muskelarbeit und Rindenhypertrophie 528.
— und Rindenkapillarisierung 536.
Muskelermüdung 660.
Muskelhypotonie nach Epistellardrüsenentfernung 989.
Muskelleistung und Adrenalinproduktion (Hund) 669.
— und Cholesterin(-Verbindungen) 630.
— und Hypertrophie 651.
— und Phäochromie (Hund) 669.
— als Stress 535.
— und sudanophile Stoffe 616.
Muskelstress und Blutadrenalin 670.

Mus musculus, s. Maus.
— rattus s. Ratte.
Myelin der Markscheiden und Osmiumtetroxyd 309.
— und Nebenniere 10.
Myelinfiguren, doppeltbrechende 345.
Myelinisierungshypothese 602, 603, 765.
Myeloblasten 214.
Myelocyten 214.
Myelolipom 216.
Myotroper Wirkstoff 1041.
Myrmecophaga jubata 413.
Myxödem und Nebennieren 607.

Nachnierenregion und Markzellen bei Reptilien 73.
Nachschubzone 237.
NaCl-Verabreichung und Zona glomerulosa 652.
NaCN und Hypertrophie der Rinde 652.
Nager, Experimentelles, Speicherung 717.
NAHD-Reaktion nach ACTH 621.
Narkose, Wirkung auf Hypothalamuskerne 981.
— (Äther, Chloroform) und Ascorbinsäure 638.
— (Äther, Chloroform, Numal) Wirkung auf Cholesterin (-Verbindungen) 632.
— und Cholinesterase 646.
Narkosewirkung auf Ascorbinsäurereaktion im Mark 667.
Narkotica und Phäochromie 555.
—, Wirkung auf Nebennieren 554 f.
Natriumchloridzufuhr, Wirkung der 623.
Natriumdefizit und Zellveränderungen der Rinde 659.
Natriummangelernährung, Wirkung auf die Zona glomerulosa 674.
Natriummangelnahrung 622.
Natriumoleat 304, 309.
Natriumsalze, Wirkung nach Adrenalektomie 683.
—, — bei Morbus Addison 683.
Natriumverlust bei Hyperthyreoidismus 610.
Nebenniere, Abgliederung akzessorischer Rindenknötchen 269 f.
—, akzessorische s. auch Entwicklungsstörungen der Nebenniere.

Nebenniere, akzessorische (Huhn) 88.
—, — (Hund) 265, 275.
—, — (Rind) 214.
—, — Rindenbildungen s. auch Rindenknötchen und Nebennierenrindenkrusten.
—, —, syntopische Beziehungen der 271.
—, akzessorisches Markmaterial (= Paraganglien) 264.
—, — Rindenmaterial 264.
—, akzessorische-vollständige, Entstehung der, beim Menschen 269.
—, Amphibien 47 f.
—, —, Entwicklung der 60, 61.
—, —, — des Adrenale 61.
—, —, — und Cölomepithel 60.
—, —, — und Sympathicus 66.
—, —, Feinbau der 55 f.
—, —, — bei verschiedenen Species 56 ff.
—, —, Gymnophionen 56.
—, —, Histo- und Cytologie der 55, 56.
—, —, der, bei verschiedenen Species 56 ff.
—, —, Mark- und Rindenelemente 55.
—, — und Nieren 49.
—, —, Pfortadersystem der 48.
—, —, Topographie der 55.
—, — und Venen 48.
—, —, vergleichende Anatomie 55.
—, Apteryges 79.
—, —, Form der 79.
—, —, Größe der 79.
—, —, Topographie 79.
—, —, Venen 78.
—, Ausführungsgang der 4, 6.
—, Ausschaltung der 9.
—, Autonomie der 572.
—, Autotransplantation der, bei Ratten 257.
—, Bedeutung der 4.
—, Beobachtungen am lebenden Frosch 59.
—, Bindegewebe der 206.
—, biologische Stellung der 761 f.
— und Blutbild 688.
—, brauner Pelikan und Adrenalinsekretion 87.
—, — —, arterielle Versorgung des Parenchyms 87.

Nebenniere, brauner Pelikan, Drüsenzentrum der 86.
—, — —, — und Lipoide 86.
—, — —, Feinbau der 84ff.
—, — —, —, und interrenale Zellmassen 86.
—, — —, —, und Lipoidtröpfchen 86.
—, — —, —, Lipoidgranula 86, 87.
—, — —, —, Spongiocyten 86, 87.
—, — —, —, Zellreihen der 86.
—, — —, —, Zona fasciculata 85, 86.
—, — —, —, Zona glomerulosa 85.
—, — —, —, Zona reticularis 85, 86.
—, — —, Fuchsinkügelchen 87.
—, — —, fuchsinophile Zellen 87.
—, — —, funktionelle Stadien der Lipoidbilder 87.
—, — —, GOLGI-Apparat 87.
—, — —, Innervation der 88, 89.
—, — —, Lipoidgranula der 86.
—, — —, —, chemisches Verhalten der 86.
—, — —, Mitochondrien 87.
—, — —, phäochrome Zellen 87.
—, — —, —, Cytologie der 87.
—, — —, — und Phäochromie 87.
—, — —, siderophile Zellen 87.
—, — —, —, chemisches Verhalten 87.
—, — —, Stützgerüst der 87.
—, — —, —, becherförmige Zellen 87.
—, — —, —, elastische Fasern 87.
—, — —, —, der Zwischenstränge 87.
—, — —, Venen 85.
—, — —, zentrale Hauptstränge 87.
—, — —, —, und doppeltbrechende Lipoide 87.
—, — —, Zwischenstränge 87.
—, — —, Adrenalingehalt der 87.
— und Brustdrüse 737 f.
—, Casuarii, Drüsen der 79.
—, —, Farbe der 79.

Nebenniere, Casuarii und Gefäßversorgung 79.
—, —, Größe der 79.
—, —, Lage der 79.
—, Cercopithecus callithrix, mehrkernige Zellen im Mark 408.
—, Chemie der 10.
—, cytologische Einzelheiten beim Hühnchen 82, 83.
—, embryonale, Außen- und Innenzone der 282.
—, und corticotropes Hormon des Hypophysenvorderlappens 283.
—, —, und gonadotropes Chorionhormon der Placenta 283.
—, Emydosauria, Farbe der 64.
—, —, Gefäßversorgung 64, 65.
—, —, Größe der 64.
—, —, Topographie der 64.
—, —, vergleichende Anatomie 64, 65.
—, endokrine Leistungen der 8.
—, Entdeckung der 1.
—, Explantation der 252.
—, Feinbau der 7.
—, —, bei Amphibien 55, 56.
—, —, —, Histo- und Cytologie 55, 56.
—, —, —, interrenale Elemente 55.
—, —, —, — Gewebe 55.
—, —, —, Kernkörperchen 56.
—, —, —, phäochrome Elemente 55.
—, —, —, — Zellen 55.
—, —, —, Zellkern 56.
—, —, bei Gallus bankiva 82, 83.
—, —, — domesticus 82, 83.
—, —, — pelikanus 84—89.
—, —, bei verschiedenen Species der Amphibien 56 ff.
—, —, —, adrenale Zellen 56.
—, —, —, Adrenalzellen, große und Interrenalzellen 58.
—, —, —, Cytologie der 58.
—, —, —, aktives und inaktives Interrenalgewebe während der Metamorphose 57.
—, —, —, Amitosen in Restitutionszellen 57.
—, —, —, Anuren 59, 60.
—, —, —, Vereinigung der phäochromen und interrenalen Zellen 59.

Nebenniere, Feinbau, bei verschiedenen Species, Cytoplasmamenge und Metamorphose 57.
—, —, —, Frosch, Lebendbeobachtung 59.
—, —, —, „inaktive" Interrenalzellen 57.
—, —, —, interrenale Zellen 56, 57.
—, —, —, interrenales Gewebe und Venen 56.
—, —, —, Interrenalzellen 57.
—, —, —, —, Chromatingerüst der 57.
—, —, —, — Cytologie 57.
—, —, —, — und Endothel 56.
—, —, —, — und Gefäße 56.
—, —, —, — und Lipoide 57.
—, —, —, — und nucleolare Granulationen 57.
—, —, —, Interrenalzellgruppen 57.
—, —, —, Kern-Plasma-Relation 57.
—, —, —, und Metamorphose 57.
—, —, —, Mitosehäufigkeit 57.
—, —, —, Mitosen und Interrenale 57.
—, —, —, phäochrome Zellen 56.
—, —, —, relative Interrenalflächen und Körpergewicht 57.
—, —, — bei den Urodelen 59.
—, —, —, — und Gefäße 59.
—, —, —, segmentale Gliederung der 59.
—, —, —, Vacuolen im Cytoplasma 56.
—, —, —, Verteilung des phäochromen Gewebes (Ichthyophis) 57, 58.
— in der Fetalzeit 8.
—, Fettmark in 214.
—, Fettuntersuchungen der 298.
—, Historisches 298.
— bei Fischen 11.
— —, Topographie, Historisches 11.
—, Form der 17.
— des Frosches, Experimentelles 12.
—, Funktion der 9.
—, Gallinacei, Farbe der 79.
—, —, Form der 79.
—, —, Gefäße 79.
—, —, Größe der 79.
—, —, Keimdrüsen 79.
—, —, Topographie 79.

Sachverzeichnis.

Nebenniere, Gallus bankiva 83.
—, —, Feinbau der 83.
—, —, —, adrenale Zellen 83.
—, —, —, Cytoplasma der 83.
—, —, —, und Ganglien 83.
—, —, —, —, Lage der 83.
—, —, —, interrenale Zellen 83.
—, —, —, —, Cytoplasma der 83.
—, —, —, —, Fetttröpfchen in 83.
— und Geschlechtsorgan 4, 6, 8.
—, Gewichts- und Volumenbestimmungen nach experimentellen Eingriffen 261.
—, glatte Muskelelemente in 216, 414.
—, Hauptvene der 79.
—, Histologie der akzessorischen Rindenknötchen 268.
—, historische Beziehungen 3—14.
— des Hundes, Feinbau 112.
—, Topographie der 111.
— bei Impennes 80.
—, Innervation der, bei Vögeln 88, 89.
—, interrenale akzessorische 267.
— und Jahreszeiten bei Reptilien 74.
— des Kaninchens, Experimentelles 9.
— der Katze 110.
—, Verkalkungen in 414.
—, Knochengewebe in 216.
—, rotes Knochenmark in 214.
—, kompensatorische Hypertrophie der 10.
— und kongenitale Verschiebungen der Eingeweide 145.
—, Lacerta, Feinbau der 67.
— und Lactation 737 f.
— bei Lamellirostres 79.
— und Leucin 10.
— und Leukocyten 690.
—, Lipoidgehalt der, beim Hühnchen 82, 83.
— und lymphatischer Apparat 688.
—, Maus 105.
— des Meerschweinchens, Experimentelles 12.
— —, Histologie der 107.
— —, Kastrationsfolgen 262.
— —, tannophile Zone 261.
— —, Transformationsversuche 257.
—, Mensch, und Adrenalin (beim Kind) 406.

Nebenniere, Mensch, Bauchfellbedeckung 152.
—, —, Befestigung 152.
—, —, Degeneration von Markzellen 414.
—, —, Entwicklungsgeschichte der, Topographie 133.
—, —, Implantation der, bei Addison 258.
—, —, interrenale akzessorische 267.
—, —. und Markmenge 406.
—, —, Markzellen 407, 408, 412.
—, —, —, Granulationen der 412.
—, —, —, — Acidophilie und Phäochromie 412.
—, —, —, —, Verhalten bei verschiedenen Färbungen und Fixierungen 412.
—, —, —, Größe der 407, 408.
—, —, —, Kernklassen der 408.
—, —, —, Unterschiede der 412.
—, —, postnatale Involution und Bindegewebe 282.
—, —, und Markkapsel 282, 283.
—, —, Transformationsfelder der 262.
—, —, Verhalten der, bei Hungerödem 262.
—, Messungen an menschlichen Keimlingen und Neugeborenen 278.
— und Milz, Gewichtsverhältnisse 504.
— und Myelin 10.
— und Nervensystem 8, 11.
— beim Neugeborenen, Abraumzellen in der Umbauzone 281.
—, —, Genese der 281.
—, —, Bau der 276 f.
—, —, Fixations- und Färbemethoden 281.
—, —, Kapsel der 276.
—, —, lipoidhaltige Abraumzellen 276.
—, —, Markzellklümpchen 276.
—, —, Messungen der 278.
—, —, Parenchym der 276.
—, —, permanente Rinde, Aufbau der 280.
— und Zentralvenen 276.
— als Neutralisierungsorgan 12.
— und Pankreasinseln 694 f.

Nebenniere, Phylogenie der 47.
—, physiologische Bedeutung der 11.
—, postnatale Entwicklung der, bei Negern 280.
—, Rana esculenta und Granulocyten und Erythrocyten 61.
—, — —, Sommerzellen der 61 f.
—, — —, Verhalten der phäochromen Zellen und des lymphatischen Gewebes in den Jahreszeiten 61.
—, Ratte, Autotransplantation 247.
—, Regeneration der 223.
—, Regenerationsfähigkeit 253.
— bei Reptilien, Cytologie 66.
— —, Entwicklung 69.
— —, Feinbau 66 ff.
— —, —, adrenale Zellen 66.
— —, —, Fixation und Färbung 66.
— —, —, Histo- und Cytologie 66.
— —, —, interrenales und adrenales Gewebe 66.
— —, — —, lipoidhaltige interrenale Zellen 66.
— —, —, — und Gefäße 66.
— —, —, —, Größe 66.
— —, —, —, Zellkerne 66.
— —, —, phäochrome Zellen und Ganglienzellen 67.
— —, —, —, Lage der 66, 67.
— —, Gewichte der 74.
— —, Größe der 63.
— —, Historisches 63.
— —, Innervation 69.
— — und Keimdrüsen 63, 65, 66.
— —, Pfortadersystem 68.
— —, quantitative Untersuchungen der 72.
— —, Topographie der 63.
—, Rindenadenom, sog. 272.
— —, Entstehung der 272, 273.
— —, Wachstum der 273.
—, Rindenknötchen in Nachbarschaft von Nebenniere und Niere 265.
— —, pathologisches Wachstum der 272.
—, Saft der, und Eisenchlorid 10.
— und Schilddrüse, Gewichtsverhältnisse 504.

Nebenniere, Squamata, Farbe der 65, 66.
—, — und Gefäße 65, 66.
—, — und Keimdrüsen 65, 66.
—, —, Topographie der 65, 66.
—, —, vergleichende Anatomie 65, 66.
—, Struthiones 77, 78.
—, —, Farbe der 78.
—, —, Gefäße 78.
—, —, Größe der 78.
—, —, Topographie 78.
— und Sympathicus 9.
—, Synonyma 15.
—, Talpa, Riesennucleolen in Markzellen 408, 409.
— der Taube, Farbe der 83.
— —, Form der 79.
— —, Feinbau der 83.
— —, —, interrenale Zellen 83.
— —, —, —, GOLGI-Apparat der 83.
— —, —, —, Lipoide in 83.
— —, —, —, Mitochondrien 83.
— —, —, — und Mitosen 83.
— —, —, — bei Nestlingen 83.
— —, —, —, Pigmentgranula 83.
— —, —, —, Zellkern bei den jugendlichen Zellen 83.
— —, —, interrenale Zellreihen 83.
— —, Topographie 73.
— und Thymus 142, 688.
— bei Tieren, Altersveränderungen 295.
— —, —, graue Ratte 295.
— —, —, Hähnchen (ältere) 295.
— —, —, Kätzchen (junge) 295.
— —, —, Vögel 295.
— —,—, Wistar-Ratte 295.
—, Transformationsfeldlehre 262.
—, Transplantation der 252.
—, Transplantationsexperimente 417, 418.
—, Transplantationsversuche bei Meerschweinchen 257.
— bei Urodelen, segmentale Gliederung der 59.
— und vergleichende Anatomie 5, 15 ff.
— — —, Acrania 18.
— — — der Affen 113 ff.
— — —, Amphibia 47, 55, 66.
— — —, Aves 67, 76.
— — —, Dipnoi 36.
— — — der Erdsalamander 59.

Nebenniere und vergleichende Anatomie der Ganoidea 36.
— — — der Reptilien 63, 74.
— — — —, Emydosauria 64, 65.
— — — —, Squamata 65, 66.
— — — —, Selachier 21 ff.
— — — —, Teleostei 36.
— — — bei Wirbeltieren 16.
—, Vergrößerung der, bei Gravidität 730.
—, verkalkte 750.
— Vögel, Blutversorgung der der 77.
— —, Farbe der 76, 77.
— —, —, bei den verschiedenen Species 77.
— —, Form der 76.
— — und Hauptstränge 82.
— —, Hauptstrangzellen 82.
— —, —, Zellzerfall der 82.
— —, Historisches 74, 75.
— —, Innervation der 88, 89.
— —, — und Anastomosen 88.
— —, — und phäochrome Zellen 88.
— —, — und Sympathicus 88.
— — und Keimdrüsen 74, 75.
— — und Lipochrompigment 76.
— — und marklose Nervenfasern 88.
— — und deren Ordnungen, makroskopische Anatomie der 75 ff.
— —, Pfortaderkreislauf 74.
— —, phäochrome Zellen, Wandlung der 88.
— —, —, Amitosen 88.
— —, —, Cytologie 88.
— —, —, Syncytien 88.
— —, —, Zellkerne 88.
— —, —, —, Farbe 88.
— —, Schlauchzellen 82.
— — und sympathische Ganglienzellen 88.
— —, Topographie der 75, 76.
— —, Verhalten von adrenalem und interrenalem Gewebe 74, 75.
— —, verschiedene Formen der 77.
— —, Zellstränge und Endothel der Gefäße 82.
— —, und Bindegewebszellen 82.
— — und Zwischenstränge 82.
Nebennierenanatomie Mammalier, Systematik 90.

Nebennierenanlagen, Mensch, Verschmelzung der 131.
Nebennierenanteil, adrenaler des Salamanders 59.
— und Truncus sympathicus 59.
Nebennierencholesterin und Aminosäuren 377.
— und Glykogenspeicherung in der Leber 633.
Nebennierencysten, Einteilung der 180.
Nebennierendarstellung, röntgenologische 154.
Nebennierenentmarkung und Stress 554.
Nebennierenentnervung und Blutzucker 578.
Nebennierenentwicklung, Kaninchen 118.
—, Maus 118.
—, Meerschweinchen 118.
—, Mensch 118.
—, —, Bindegewebsgerüst 137.
—, postnatale, Maus 709.
— bei Säugern, Hypothese der 117.
— und Sympathicus, Mensch 122, 123, 124, 125.
Nebennierenexplantate bei Rindeninsuffizienz 258.
—, Verhalten der 258.
Nebennierenextrakte, experimentelle Wirkung der 13.
Nebennierenfettkapsel 158.
Nebennierenforschung, Experimentelles 12.
— und experimentelle Morphologie 8.
—, Geschichte der 1 ff.
Nebennierengefäße und Adrenalinkörnchen beim braunen Pelikan 87.
—, Entwicklung der 455.
—, Varianten der 455.
Nebennierengesamtindex 507.
Nebennierengewicht 485 f.
—, absolutes und relatives bei Altersveränderungen (Ratte) 295.
— und Alter 496.
—, Alterskurve des 493.
— und Benzol 652.
— und Cholesteringehalt 489.
— und Formolinjektion 652.
—, Kaninchen, Winter- und Sommertiere 651.
— und Keimdrüsengewicht 502.
— und Körpergewicht 498 f.
—, Mensch 498.
— und Körpergröße, Mensch 502.
— und Körperlänge, Meerschweinchen 502.

Nebennierengewicht, Lebenskurven des 492.
—, und Leukocytenzahl bei Mäusen 106.
—, Meerschweinchen 107.
— und Pigmentierung 504.
—, relatives, Mensch 498.
—, —, vergleichend-anatomische Bemerkungen 498.
—, Seitendifferenzen des, vergleichend-anatomische Bemerkungen 496 f.
— und sexualbiologische Faktoren 484.
— und Sexualdimorphismus 496.
— und Strahlenwirkung 652.
— und Stress 653.
—, Zunahme des, bei Gravidität 730.
Nebennierengewichte, Mensch 488.
— der Tiere 487.
Nebennierengröße und Häufigkeit des akzessorischen Rindengewebes 265.
— und Thiouracilfütterung 657.
—, vergleichend-anatomische Zusammenstellung 483.
Nebennierenhypertrophie und ACTH 595.
—, angeborene 143.
— und Elektroschock 652.
— und Gravidität 652.
— und Hunger 577.
— bei Kältestress und Ascorbinsäure 539.
— und Unterdruck 577.
— und Wirkung der Rindenextrakte 577.
Nebennierenimplantate, Regeneration der 256.
—, Rindenfunktion der 256.
—, und Stress 256.
Nebenniereninsuffizienz, Ablagerung von pigmentierten Stoffwechselschlacken in Haut bei 761.
— und Gravidität 735.
Nebenniereninnervation, Hund 579.
Nebennierenkapsel und akzessorische Rindenknötchen 269.
—, Feinbau der 155 f.
—, Lymphgefäße der 468.
—, Mensch 134.
— und Regeneration 241.
—, Speicherung 217.
Nebennierenknoten an und in der Niere, Literaturübersicht 266.

Nebennierenleistung und Mitochondrien 195.
Nebennierenlipoiduntersuchungen, und Cholesterin 303.
— Vorbehandlung mit Kaliumbichromat 302, 303.
Nebennierenmark 7, 1048.
—, Ähnlichkeit zwischen Markzellen und Nervenzellen 404, 405.
—, Altersveränderungen im, beim Menschen 418.
—, —, und Bindegewebe 418.
—, — bei Ratten 418.
—, bindegewebiger Stützapparat des 412, 413.
—, —, elastische Fasern 413.
—, —, Gitterfaserkörbe (Mensch) 413.
—, —, vergleichend-histologische Angaben 413.
—, blasse Markzellen des 404.
— und Blutbild 694.
—, Carbonyllipoide des 436.
—, Centrosomen der Markzellen 409.
—, Cholinesterase im 441.
—, Cytozentrum bei Kernteilungsprozessen 409.
—, Cytoplasma der Markzellen 406, 407.
—, —, Zentrifugierversuch 407.
—, Degeneration im 414.
—, Degenerationen der Markzellen 414.
—, —, Literatur 414.
—, — beim Menschen 414.
—, Degenerations- und Regenerationsvorgänge im 417.
—, Eisen im 437.
—, Entwicklung von Knochengewebe im, beim Rhesusaffen 413, 414.
—, Enzymnachweis 441.
—, Erythro- und Leukopoese 413.
—, extra- und intravasale Blutbildung bei der Ratte 413.
—, Fette des 435.
—, Fluorescenzerscheinungen an 441.
—, glatte Muskelelemente des 414.
—, — bei Hylobates syndactylis 414.
—, — beim Menschen 414.
—, — und Nervenzellen 414.
—, — beim Ochsen 414.
—, — beim Pferd 414.
—, — und Zentralvene 414.

Nebennierenmark, Glykogen im 437.
— und Goldchlorid 217, 429.
—, Golgi-Apparat der Markzellen 409, 410.
—, —, vergleichend-histologische Beobachtungen 410.
—, —, —, Cavia cobaya 410.
—, —, —, Mus rattus 410.
—, —, —, Rana 410.
— bei Gravidität 732.
—, Hämatopoese im 413.
—, Histochemie und Cytochemie 418 ff.
—, Histologie und Cytologie 404 ff.
—, Histophysiologie des 661 ff.
— bei Kältestress 670.
—, Katze 404.
—, Kerngröße und Amitosen 415.
—, Kernkörperchen der Markzellkerne 408, 409.
—, —, Literatur 409.
—, —, Sphäroidkörperchen 409.
—, —, —, Behandlung mit Speichelamylase, Hyaluronidase 409.
—, —, —, cyanophile 409.
—, —, —, färberisches Verhalten 409.
—, —, und Virusinfektion 409.
—, Kohlenhydrate im 437.
—, Konservierung des 404.
—, Lipoide des 435.
—, Literatur 404, 405.
—, Lymphfollikel bei Saimiri 413.
—, Macacus rhesus, Kerngrößenvariationen und Amitosen 415.
—, Markkapsel 406.
— und marklose Nerven 404.
—, Markmenge bei den einzelnen Species 406.
—, Markzellen des 404.
—, —, Bezeichnung der 404.
—, — und Bindegewebe 404.
—, —, Darstellung der 404.
—, —, eosinophile Körner in 407.
—, —, Fixierung der 405.
—, —, Form der 405.
—, —, Granulation der 404.
—, —, Größe der 405.
—, — und Sekretionscyclus 407.
—, — und venöse Sinus 404.

Nebennierenmark, Markzellen, Veränderungen des, durch Konservierung 404.
—, —, —, durch mechanischen Insult 404.
—, — und Zellfortsätze 405.
—, Maus, pikrinophile P-Zellen und fuchsinophile F-Zellen 412.
—, —, —, Kernvolumina der 412.
—, —, —, Tag- und Nachtrhythmen der 412.
—, —, Riesennucleolen im 409.
—, Meerschweinchen, Riesennucleolen im 409.
—, mehrkernige Zellen 408.
—, Mensch, Amitosen 415, 416.
—, —, —, asymmetrische 415.
—, —, — und Kernkörperchen 415, 416.
—, —, doppelkernige Elemente in 408.
—, —, Gitterfaserkörbe 413.
—, —, Kernkörperchen der Markzellkerne, Riesennucleolen und Amitosen 408, 409.
—, —, Organogenese 130.
—, —, spezielle Markzellen 412.
—, —, Zellkerne der Markzellen, Größe der 407, 408.
—, —, —, Kernklassen 408.
—, —, Zellteilung im 415 ff.
—, —, zweikernige Zellen und Amitosen 415, 416.
—, vom Mesenchym ableitbare Zellelemente 413, 414.
—, —, Erythro- und Leukopoese 413.
—, —, glatte Muskelelemente 414.
—, —, Knochengewebe 413, 414.
—, —, Rundzellen 413.
—, Mitochondrien der Adrenalzellen beim Frosch 410.
—, — der Markzellen 410, 411.
— und Nervenzellen 405.
—, Kerne der 407.
— beim Neugeborenen, Sympathophäochromoblasten 406.
—, Organogenese, Mensch 130.
— und Osmiumsäure 11.
— und Paraganglien 140.
—, phäochrome Elemente 411.
—, — —, helle und dunkle Zellen 411, 412.
—, — —, bei verschiedenen Species 411.

Nebennierenmark, Phäochromie des 14.
—, Phäochromoblasten und Phäochromocyten 406.
—, Plasmalreaktion des 436.
—, Plasmazellen bei der Kuh 413.
— und prävertebrales Ganglion 474, 480.
—, Ratte, extra- und intravasale Blutbildung 413.
—, Mitochondrien in Markzellen, Zentrifugierversuche 410, 411.
—, —, Mitochondriendarstellung 410.
—, —, —, Zelltypen 410.
—, —, saure Phosphataseaktivität 412.
—, Regeneration im 414 ff.
—, Regenerationskraft des 416, 417.
—, —, Literatur 416.
—, Rundzellen in 413.
—, selektive Ausschaltung des, Methoden 682 f.
—, spezielle Markzellen 411, 412.
—, — —, helle Zellen und einseitige Adrenalektomie 412.
—, — — und Veränderungen der bei Kastration 412.
—, — —, helle und dunkle Zellen 411, 412.
—, — —, — bei Bos 411.
—, — —, — bei Canis familiaris 411.
—, — —, — bei Cricetus frumentarius 411.
—, — —, — bei Elephas indicus 411.
—, — —, — bei Equus 411.
—, — —, — bei Felis domesticus 411.
—, — —, — bei Lemur macaca 411.
—, — —, — bei Macacus sinicus 411.
—, — —, — Mus rattus 411.
—, — —, — bei Rana 411.
—, — —, — bei Sus 411.
—, — —, — bei Troglydytes 411.
—, — —, — bei der Maus 412.
—, — —, pikrinophile P-Zellen und fuchsinophile F-Zellen 412.

Nebennierenmark, Stresswirkung auf das 663.
— und sympathisches Ganglion 478.
— und Sympathogonien 406.
—, typische phäochrome Markelemente 405.
—, Umhüllungskugeln 404.
—, Verbreitung des 416.
—, Vermehrung des, im postfetalen Leben 406.
—, Vitamine im 438.
—, Zellkerne der Markzellen 407, 408.
—, — —, Lage der 408.
—, — —, Mitosen und Amitosen 407.
—, — —, Zentrifugierversuch und Karyoplasma 407.
—, Zellteilung im 414 f.
—, Zelltypen 405.
—, Zusammenschluß der Markelemente 406.
—, zwei- und mehrkernige Zellen und Amitosen 415, 416.
Nebennierenmarkaplasie 142.
Nebennierenmarkbildung, Histogenese, Mensch 130.
Nebennierenmarkentwicklung, Mensch 128 ff.
—, —, Hypothese der 128, 129.
— und Sympathicus 129.
Nebennierenmarkstoff, spektroskopische Untersuchung des 13.
Nebennierenmarkzellen, Elephas indicus, Centrosomata (Diplosom) 409.
Nebennierenmassen, symmetrische bei 59.
Nebennierenmißbildungen und Mißbildungen des Urogenitaltraktes 145.
Nebennieren-Nierenproportion 502.
—, vergleichend-anatomische Bemerkungen 503.
Nebennieren-Pfortadersystem bei Vögeln 89.
Nebennierenrestitution nach Hypophysektomie 588.
Nebennierenrinde 1047.
— und Alter bei Katze 110.
—, Alterserscheinungen der 272.
—, —, knotige Hyperplasie 272.
—, Altersveränderungen der 285 ff.
—, anisotrope Substanzen der 304.
—, — — und Fixation 304.

Sachverzeichnis.

Nebennierenrinde der ausgewachsenen Ratte, allgemeine Cytologie der 103.
—, autochthoner Knochenmarksherd in 214.
—, Autotransplantate in transparenter Kammer 257.
—, Blutbildungsherde in 102, 214. 215, 413.
—, —, Entstehung 214.
—, Cholesterin der 297.
—, Cholesterinproblem der 303.
—, Cysten der 176, 179.
—, Drüsenschläuche der 404.
—, Drüsentubuli der 7.
— und Erythrocyten 693.
—, Faltung der 181.
—, —, vergleichend-histologische Bemerkungen 181.
—, fetale und Corticosteroide 284.
—, —, Corticoidausscheidung im Urin 284.
—, Fette und Lipoide der 295 ff.
—, — —, Nachweismethoden 295 ff.
—, Fettfärbung 300.
—, Fettkörnchen in 7.
—, Fettsubstanzen im polarisierten Licht 304.
—, Fettsubstanzen der 306.
—, —, sekundäre Schwärzung 306.
—, Fixation der Fettsubstanzen im Gewebe 298 f.
—, Follikel der 176.
—, funktionelle Unterteilung 672 f.
—, Histochemie und Cytochemie der 295 ff.
—, histologisch faßbare Dynamik der 263.
—, — und Organogenese 263.
—, — und Regeneration 263.
—, Hohlräume in 176.
— und Hypophysenvorderlappen 574.
— und Klimakterium 220.
—, inneres und äußeres Transformationsfeld 258.
—, Lage des äußeren Transformationsfeldes I 263.
—, — — Transformationsfeldes II 263.
—, — des inneren Transformationsfeldes 263.
—, Lebenskurve der 275 f.
—, Lipophanerose der 297.
—, Lumina der 176.
—, Meerschweinchen, Doppelbrechung 303.
—, —, Lipoide 303.

Nebennierenrinde, Mensch, Faltungserscheinungen der 135.
—, —, Hohlräume der 135.
—, —, Spaltbildungen der 135.
— des Neugeborenen 276.
— —, Abschnitte der 276;
— —, Literatur 276.
— —, Cytologie des Involutionsprozesses 277 f.
— —, Entstehung der Markkapsel 277, 278.
— —, Involutionsprozeß und Infektionskrankheiten, Frühreife, Hunger 278.
— —, physiologische Involution 277.
— —, — und Gewichtsveränderung der Drüse 277.
— —, postnatale Veränderung 276 f.
— —, —, physiologische Involution 277.
— —, —, Cytologie des Involutionsprozesses 277 f.
— —, Stadien des Involutionsprozesses 278.
— —, Umbauzone und Hämosiderin 281.
— —, —, Eisengehalt der 281.
— —, Zona fasciculata 276.
— —, —, Cytologie der 276.
— —, Zona glomerulosa 276.
— —, —, Zellen der, und Anordnung in Hohlräumen 276.
— —, —, Zellkerne der 276.
— —, Zona reticularis der 276.
— — und Säugling, Todesursache durch Blutung der inneren Rindenschichten 277.
—, osmiophile Zellen und Osmierung 309.
—, Pigmente der 366.
—, postnatale Veränderungen und akzessorische Rindenknötchen 283.
—, progressive Transformation und „Stress" 259.
—, und regressive Transformation 258.
— und Hypophysenvorderlappen 258.
— bei der Ratte, Altersfaktor der 263.
—, — und Mitosen 263.
—, Mitoseaktivität 260.
—, Regenerationskraft der 416.
—, —, Literatur 416.

Nebennierenrinde, regressive Transformation, Formen der 258, 259.
—, Säugling 283.
—, —, physiologische Notlagefunktion, anatomische Luxusstruktur 283.
— und Sexualfunktion bei Katze 110.
—, Spaltbildungen der 176.
—, Transformationsfelder der 258 f.
—, —, Einteilung der 263.
—, —, Historisches 259, 260.
—, — bei der Ratte 260.
—, Zellkerne der 181.
—, Zellneubildung in 222 ff.
—, Zelluntergang in 218 ff.
—, Zonierungsschema 11.
Nebennierenrindenatrophie nach Thyreoidektomie, Experimentelles 605 f.
Nebennierenrindenblastem, Kritik des 249.
Nebennierenrindendefekte, teilweise 142.
Nebennierenrindendysfunktion 572.
Nebennierenrindenentwicklung, Mensch, cytologische Differenzierung 126 ff.
—, — elastische Fasern 127.
—, — folliküläre Bildungen 126, 127.
—, —, sekretorischer Cyclus 137.
—, —, Zellteilung 137.
—, —, Zelltypen 126.
Nebennierenrindenextrakt und Ovarialfunktion 574.
Nebennierenrindenfarbe bei Hunger 615.
Nebennierenrindenknötchen, akzessorische, Literaturübersicht 264, 265.
Nebennierenrindenlipoide, Doppelbrechung der 303 f.
—, —, Form der 304.
—, —, Malteserkreuz 304.
—, — im polarisierten Licht 304.
— und Lecithin 304.
—, Osmierung 305 f.
Nebennierenrindentumor, Entwicklung des, nach Transplantation von Rindentumorgewebe 257.
— bei Kindern 283.
— im Ovar 682.
Nebennierenrindenzellen und GOLGI-Apparat 192.

Nebennierenrindenzellen beim Meerschweinchen, Cholesteringehalt 300.
Nebennierenrindenzonierung, Mensch 160f.
Nebennierentransplantate, intrauterine, bei der Ratte 257.
—, —, —, Verhalten von Zona fasciculata und glomerulosa 257.
Nebennierentransplantation 236.
Nebennierentrauma 655.
Nebennierenveränderungen durch Anaesthetica 154, 155.
— nach Hypophysektomie, zeitlicher Ablauf der, Ratte 586.
Nebennierenvergrößerung nach Melanophorenhormon, Kaninchen 593.
Nebennierenvermehrung 142.
Nebennierenverschmelzung 142.
Nebennierenwirkstoffe, Einfluß auf männliche Sexualorgane (Kasuistik) 760.
—, Wirkung auf weibliche Sexualorgane (Kasuistik) 760.
Neger, Durchschnittsvolumen der Nebenniere 508.
—, Nebennierengröße der 482.
—, Pigmentierung der 482.
—, postnatale Entwicklung der Nebenniere 280.
—, Rindenzonenproportion 513.
—, Rinden-Markproportionen bei 510.
Nembutal 640.
Neoplasmen der Nebenniere, Wirkung der 572.
Neottin 346.
Nephrektomie und Nebennierenveränderungen, Experimentelles 697.
Nephridialschläuche 1041.
Nephridien 16.
Nephritis, chronische und Mark 696.
—, experimentelle, Wirkung auf die Rindenzonen 674.
— und Nebenniere 698.
Nephrosklerose 515, 677.
Nerfs corticaux 474.
— médullaires 474.
Nervendrüsen 7.
Nerveneinfluß auf Lipoidmenge 620.
Nervenfasern und Neurosekretabgabe 965.

Nervenfaserversorgung im Mark 473.
Nervensystem und Nebenniere 599f.
—, vegetatives, bei Petromyzonten 19.
Nervenversorgung in der Rinde 473.
Nervenzellen und glatte Muskelelemente im Nebennierenmark 414.
— und Markzellen 478.
—, Nebennierenmark 405.
—, Pigmente der 374.
—, sezernierende 954.
—, Übergang zu phäochromen Zellen 59.
—, Übergangsformen zu phäochromen Zellen 67.
Nervi (Nn.) basales 1044.
— corporis allati 1017, 1044.
— — cardiaci 1019.
— — cardiaci I 1017, 1044.
— — cardiaci II 1017.
— — cardiaci, Durchschneidung der 1046.
— — —, Neurosekretabwanderung in den 965.
— splanchnici 79, 88.
— —, Degeneration der 578.
— — minores 480.
Nervöse Endformationen in der Nebenniere 475.
Nervus corporis cardiaci 970.
— phrenicus 470.
— splanchnicus 88, 470, 670, 695, 766.
— —, Exstirpation, Hund 579.
— —, Form des 88.
— —, Ganglien des 88.
— —, Plexus des 88.
— — major 480.
— — minor 88.
— vagus 470.
— —, Resektion des 620.
Nestlinge, Taube, interrenale Zellen 83.
—, —, — Pigmentgranula 83.
Neugeborenennebenniere, Größe der 484.
Neugeborenes, Abraumzellen in der Umbauzone 281.
—, — —, Genese der 281.
—, Glucocorticoide des 562.
—, Lymphgefäße des 465.
—, Markkapsel, Entstehung der 277, 278.
—, Markzellklümpchen 276.
—, Nebenniere, Bau der 276f.
—, —, Involutionsprozeß und Infektionskrankheiten, Frühreife, Hunger 278.

Neugeborenes, Nebenniere, Involutionsprozeßstadien 278.
—, —, Literatur 276.
—, — und Zentralvenen 276.
—, Nebennierengewicht des 490f.
—, —, Geschlechtsunterschied 490.
—, —, Seitenunterschied 490.
—, Nebennierenkapsel 276.
—, Nebennierenrinde 276.
—, —, Cytologie des Involutionsprozesses 277f.
—, — und physiologische Involution 277.
—, —, postnatale Veränderungen 276f.
—, —, Umbauzone und Hämosiderin 281.
—, —, Todesursache 277.
—, Parenchym der Nebenniere 276.
—, permanente Rinde, Aufbau der 280.
—, Zona fasciculata 276.
—, glomerulosa 276.
—, reticularis 276.
Neuraldrüse, Tunicaten 1024.
Neurilemmabkömmling 987.
—, sezernierende Funktion der 989.
Neurin 11, 13, 516.
Neuro-endokrine Bahn, Vögel 1035.
Neurofibrillen 956, 959.
— und Rindenzellen, Maus 476.
— —, Meerschweinchen 476.
Neurofibrillenkörbe 474.
Neuroglioblasten, Differenzierung der 764.
Neurohumorale Regulationen 769.
Neurohypophyse 1031, 1043.
—, Differenzierung der 1034.
—, Regeneration der 1032.
—, sekretorische Tätigkeit der 1032.
—, Speicherfunktion der 1031.
—, Wachstum der 1034.
Neurokolloid 986, 1045.
— bei Menschen 992.
Neurokrinie 954.
Neurone, juxtaganglionäre 1022.
Neuronencharakter der neurosekretorischen Zellen 958.
Neuroplasmastrom, nach WEISS 481.
Neurosekret, Abgabe des 1030.
—, — des, nach Reizen 1031.
—, Abwanderung des 965.
—, Anreicherung des 1028.
— und Blutbahn 973.

Neurosekret und Dehydrierung 1028.
— und Eientwicklung, Fliege 1040.
— und Hinterlappenhormone 1028.
—, Speicherung des 1031.
—, Terminologie 986.
—, Transport des 1032, 1044.
—, Wanderung des, Experimentelles 1025.
Neurosekretabgabe und Blutbahn 964.
— und Ventrikelsystem 964, 1003, 1004.
Neurosekretion 954.
—, allgemeine Bedeutung der 1047.
—, Begriffsentwicklung der 954.
—, cerebellare 1000.
—, Cytochemie der 979.
— und Eiablage 1040.
— der Mark-Ganglienzellen, Goldhamster 584, 999.
—, Physiologie der 1023ff.
Neurosekretmenge und Erkrankung 992.
Neurosekretorische Aktivität und Alter 984.
—, — und Geschlecht 984f.
—, — und Jahreszeit 984.
— Bahn 965, 998, 1025.
— — bei Schlangen 1002.
— — bei Selachiern 1010.
— Beziehungen 765.
— Zellen 1047.
— —, Beziehungen der, zu Gefäßen 980f.
— —, Lebendbeobachtung 956.
— —, Morphologie der 956ff.
— —, Neuronencharakter der 958f.
— —, Vorkommen der 987f.
— Zellgruppen 990f.
— —, Bedeutung der 1023f.
— —, Mensch, Feinbau der 991f.
— —, Säuger, vergleichend-anatomische Beobachtungen 996f.
Neurosekretwanderung und Hypophysenstieldurchtrennung 969.
Neurotropismus 763.
Neutralfett 305.
— und Osmiumtetroxyd 305.
—, primär geschwärztes 306.
Neutralfette, Doppelbrechung der 304.
— und Lecithin 346.
Neutralfettgehalt und Cholesterin 634.
Neutralisierungshypothese 617.

Neutralrot 318.
N-Hormone 598, 676, 724.
— und adrenogenitales Syndrom 676.
—, Crustaceen 1036.
N-Hormonausscheidung und adrenogenitales Syndrom 598.
N- und S-Hormonhypothese 676.
NH-Stamm, Adenom bei 744.
Nicotin 559.
— und Ascorbinsäure 638.
Nicotinsäureamid 379, 529.
Niederschlagsgürtel, Vitamin C-Nachweis 384, 385.
Niere, Denervierung der 1028.
—, Entfernung der, und Hypothalamuskerne 1034.
— und Nebenniere 696f.
— —, topographische Beziehungen 153, 154.
— —, Nebennierenknoten im Bereich der 266, 267.
— —, versprengte Nebennierenrindenteile in der 266.
Nierenarterie, obere 79.
Nierenatrophie und Altersveränderungen der Nebennierenrinde 292.
Nierenfascie und Nebenniere, Mensch 152.
Nieren-Nebennierenproportion 502.
Nierenvene 79.
—, vordere 56, 58.
—, — und Interrenalzellzapfen 58.
Nierenvenen 19.
Nieren-Venenarkade 456.
Nilblaufärbung der Rinde bei Ratte 328.
Nilblausulfat und Vitamin C 393.
—, Vitamin C-Nachweis 385.
Nilblausulfatmethode, Bedeutung der 313.
—, Theorie der 313.
Nilrot 314.
NISSL-Substanz 956, 959.
— und Neurosekretion 975f.
—, Umwandlung der, in Sekretgranula 1008.
Nitrofurazon 618.
— und Hypertrophie der Nebenniere 652.
— und Ketosteroide, Ratte 646.
— bei Maus 559.
— bei Ratte 559.
Noduli 89.
Noradrenalin s. Arterenol 419.
—, Abgabe des 583.
— und Phosphatase 403.
— und Stress 554.

Noradrenalinbildner 412.
Noradrenalinproblem 762.
Normoblasten 216.
Norway, Wildratte 483.
Notlagefunktion, physiologische (Säugling) 293.
N-Stamm (buntscheckig), Maus, Rindenlipoide 330.
Nuancentabelle 303.
Nucleale Blasen bei Torpedinen 186, 189.
Nuclealreaktion nach FEULGEN 352, 976.
Nucleolarapparat 183ff., 660.
— der Markzellen und Bildung phäochromer Substanzen 668.
— bei Selachiern 660.
Nucleolare Granulationen 198.
Nucleolarsubstanz und Granulation 198.
—, pyroninophile 190.
Nucléole plasmatique 62.
Nucleolenveränderungen im Mark 668.
Nucleolus, Verflüssigung des, bei Torpedinen 186.
—, Vergrößerung des, bei Durst 1030.
Nucleolussystem 183.
Nucleotide 976.
Nucleus dentatus 1000.
— funiculi lateralis, kolloidspeichernde Zellen im 992.
— lateralis 986.
— tuberis 1008.
— mamillo-infundibularis 996.
— nervi hypoglossi, kolloidspeichernde Zellen im 992.
— — terminalis 1009.
— — vagi, kolloidspeichernde Zellen im 992.
— paraventricularis 990, 1030, 1042, 1043.
— —, Capillaren des 981.
— —, Hund, Kernschwellung im 977.
— —, Mensch 993.
— praeopticus 990, 1004, 1007, 1009, 1042, 1043.
— —, Capillarversorgung des 1007.
— —, Knochenfische 1007.
— —, Selachier 1009.
— ruber 1000.
— supraopticus 990, 1030, 1042, 1043.
— — accessorius 996.
— —, Capillaren des 981.
— —, Hund, Kernschwellung im 977.
— —, Mensch 993.
Numal 554, 555.

Obernierendrüse 470.
Ochotona princeps, adrenocorticales Gewebe 275.
Ochse, glatte Muskelelemente im Nebennierenmark 414.
Oculomotoriuskern, großzelliger, kolloidspeichernde Zellen im 992.
Oesophagealkonnektive 1041.
—, Implantation der 1037.
Oestradiol 750, 752, 758.
— nach Ovariektomie 751.
Oestradiolbenzoat 750.
Oestradioldipropionat 753.
Oestrinbehandlung, Wirkung auf Hypophysenvorderlappen 750.
Oestrogene, ACTH-Aktivierung durch 753.
—, ACTH-Stimulierung der 756.
— und Stressmechanismus 750.
—, toxische Wirkung der 751.
—, Wirkung auf Hypophyse 751.
— Stoffe, Wirkung auf Nebennieren, vergleichend-anatomische Beobachtungen 750f.
— —, Wirkung der, auf X-Zone 713.
Oestrogenwirkung auf Nebenniere, Theorien der 756.
Oestron 372, 752.
—, Wirkung auf X-Zone 713.
Oestrus und Mitosezahl 226.
— und Nebennierengewicht 485.
— und Nebennierengröße, Ratte 726.
OGATA-Technik 87.
Olivenölfilm 306.
Ölrot 302, 413.
Ölsäure 306.
Onychogalea frenata 413.
Onychophoren, neurosekretorische Zellkomplexe bei 1016.
Operation und sudanophile Stoffe 619.
Operationsstress 562, 582.
Opossum, α-, β-, γ- und δ-Zellen 204.
—, akzessorisches Rindengewebe 273.
—, Endigung der neurosekretorischen Bahn bei 999.
—, Experimentelles, Adrenalektomie 618.
—, —, —, halbseitige 564.
—, —, kompensatorische Hypertrophie und Cholesterin (-Verbindungen) 632.
—, Markbildung 129.

Opossum, Melaninpigment der Markzellen 432.
—, Nebennierenanatomie 93.
—, Neurohypophyse des 1043.
—, Neurosekretstapelung beim 973.
—, Rindensteroide bei 676.
—, versprengte Rindenzellen 273.
Orcanette 301.
Organ X, Crustaceen 956, 1013 f.
Organcholesterin 595, 633.
Organe, neurokrine 954.
— vertébro-rénal 151.
Organogenese der Nebennierenrinde des Menschen 121.
Organon (ACTH) 595, 621.
— interrenale anterius 43.
— — posterius 43.
ORTEGA-MATA, Vitamin C-Nachweis 383.
ORTH-ALTMANN-KOLL-Methode 196.
ORTH-Fixierung und GOLGI-Apparat 192.
Orthosympathische Fasern und Nn. splanchnici 480.
Osmierte Lipoide, Fettlösungsmittel der 307.
— Substanzen der Nebennierenrinde, Löslichkeit der 307.
Osmiertes Fett, Löslichkeitsverhältnisse des 306.
Osmierung 304, 409.
— und Cholesterinnachweis 312.
—, Cytoplasma 307.
— und GOLGI-Apparat 192.
—, Phasen der 306.
—, Technik der 308.
Osmiophile Zellen 307.
— — der Nebennierenrinde 309.
— — —, Osmierung der 309.
Osmiophilie und Rindenaktivität 723.
Osmiumreduzierende Substanzen und Kälteversuch 616.
Osmiumsäure, Chemie der 305.
Osmiumsäuretest nach FLEXNER und GROLLMAN 539.
Osmiumtetroxyd 22, 34, 62, 82, 299, 305, 406.
—, Adrenalinnachweis 428.
— und Fixationsmethoden 307.
—, Markzellenuntersuchung mit 666.
Osmiumtetroxydreaktion, negative 306.
Osmiumtetroxydtestung nach ESCHER 309.
— nach HOERR 309.

Osteoblasten 414.
Ovar 66.
—, Nebennierenrindentumorbildung im 682.
— und Nebennierentransplantat 253.
Ovarialarterie 79.
Ovarialfunktion und Nebennierenrindenextrakt 574.
Ovarialhormon 750.
Ovarialtumoren, maskulinisierende (Henne) 757.
Ovariektomie 758.
— und Brustdrüsenwachstum 738.
— und Nebennieren 741 f.
—, Ratte (artificial „climacteric") 295.
—, Acceleration des Alters der Nebenniere bei 295.
—, Wirkung auf Nebennieren, vergleichend-anatomische Beobachtungen 741 f.
—, — auf X-Zone 714.
Ovarien, Fliege 1040.
Oviduct 66.
Ovis aries s. Schaf.
Ovotestis, Henne 708.
Ovulation und Hypothalamus 1034.
Ovulationsperioden und Nebennieren 725.
Oxycholesterin 311.
Oxycorticoide und Blutbild 691.
—, Lymphocytopenie nach 692.
Oxydationsfermente, gelbe 379.
Oxydationsschutz, Adrenalin 441.
Oxydoredukase 400.
— LM 400.
Oxyoestrin 750.
Oxyphile Zellen 204.
— —, Meerschweinchen 732.
Oxysteroide 675.
Oxytocin 1027.
Oxytocisches Hormon 1044.
Oxytyramin 434, 688.

Palmitinsäure 345.
Paludina vivipara, phäochrome Elemente bei 15.
p-Aminobenzoesäure 380.
Panhypopituitarismus 527, 676.
Pankreas, Entfernung des und Hypothalamus 1034.
—, Maus, Funktionsschwankungen 667.
— und Nebenniere, Gewichtsverhältnisse 504.
Pankreasektomie, Wirkung auf Nebenniere 696.

Pankreasinseln und Nebennieren 694.
Pankreatinverdauungsmethode 412, 413.
Pantothensäure 380.
Papiergewichtsmethode 504.
PAPs Silbernitratmethode, Glykogen 437.
Parabionten, Leukocytose bei 694.
Paraganglien 20.
—, Adrenalingehalt bei menschlichen Keimlingen 432.
— und Insulinwirkung, Hund 579.
— und Nebennierenmark 140.
Paraganglien = akzessorisches Markmaterial 264.
Paraganglion aorticum lumbale 132.
— caroticum 762.
—, eingefangenes 140.
—, freies 140.
— suprarenale s. auch Nebennierenmark.
— suprarenale 140, 661.
— —, Histologie und Cytologie 404 f.
Paraganglionäres Gewebesystem 987.
Paralysen 603.
—, progressive, und Neurosekret 992.
Paraovarium bei Reptilien 63.
Paraphyse 987, 1002.
Pararosanilin 351.
Parasympathicus und Nebennereninnervation 579.
Parasympathische Fasern und Nn. splanchnici 480.
Parenchyme capsulaire 242.
Parenchymkörper 162.
Parenchymneubildung 237.
Pars infundibuli 766.
— intercerebralis, Insekten 987, 1017, 1020, 1040, 1041, 1046.
— —, —, Mitochondrien in der 979.
— intermedia 1034.
— —, Frosch 1004.
— nervosa 965, 1051.
— — bei Selachiern 1010.
— neuralis der Hypophyse und Neurosekretion 1025.
Pedalganglien 1022.
Peduncurlardrüse 987.
—, Cephalopoden 989.
Pelecanus, Feinbau der Nebenniere des 84 f.
Pelikan s. auch Pelecanus und Vogel.
—, brauner 84.

Pellagraschutzstoff des Menschen 379.
— der Ratte 379.
Penis, Vergrößerung des 750.
Penisödem, Meerschweinchen 543.
Pentosenucleinsäure 702.
Pepsin und Keimsekret 939.
Perandren, Ciba 599, 758.
Percorten Ciba, zur Adrenalektomietechnik 681.
Percortin, Ciba 720.
Periadrenales Fettgewebe 158.
— —, akzessorisches Rindengewebe von, bei der Ratte 274.
— —, Bedeutung des 160.
— —, Entwicklung des 160.
— —, Injektionsbefunde 160.
— —, Vascularisation des 158.
Periarteriitis nodosa 515, 677.
Pericelluläre Faserkörbe 478.
Pericyten und Adrenalin 456.
Perikardialsack 20.
Periphere interrenale Zellen 59.
— — —, Lipoide der 59.
— und zentrale interrenale Zellen bei Anuren, Fettgehalt der 59.
Perirenaler Venenbogen 456.
Peritonaeum und Nebenierentransplantat 253.
Peritonealepithel und Nebennieren bei Vögeln 89.
Peritonitis 627.
Perjodsäure-Leukofuchsinreaktion (McMANUS) 409.
Perjodsäureoxydation 354.
Perjodsäure-SCHIFF-Reaktion und GOLGI-Apparat 192.
— und Neurosekret 979.
Permanente Rinde, Anlage der, bei Embryonen 279.
Petromyzonten 36.
Pferd 298.
—, Blutversorgung der Nebennieren 444.
—, Cholin in der Nebenniere des 442.
—, Experimentelles, Diphtherieimmunisierung und Chromreaktion 666.
—, glatte Muskelelemente im Nebennierenmark 414.
—, Markzellensekretion bei 664.
—, Nebenniere des 298.
—, —, histochemische Fettuntersuchungen 298.
—, Nebennierenanatomie des 99 f.
Pfortaderkreislauf bei Amnioten 455.
—, hypophysär-hypothalamischer 1035.

Pfortaderkreislauf der Vogelnebenniere 74.
Pfortadersystem, adrenales bei Selachiern 24.
— bei Amphibien 442.
—, Nebenniere der Reptilien 68.
— bei Reptilien 442.
— bei Vögeln 443.
Phänoschisis 415.
Phäochrome Elemente, Amphibien 55.
— — bei Hirudo medicinalis 15.
— — des Markes, helle und dunkle Zellen 411, 412.
— — bei Paludina vivipara 15.
— — bei Wirbellosen 15.
— — Granula 579.
— — Körper bei Hund 112.
— — Markelemente 405.
— — Markzellen, helle und dunkle Zellen 411, 412.
— — Reaktion, Bedeutung der 423.
— —, Natur der 423.
— — Substanzen, Bildung der, und Nucleolarapparat der Markzellen 668.
— — Zellen 55, 56, 58, 59, 62, 66, 67, 404.
— — und Adrenalinkörnchen beim braunen Pelikan 87.
— — — bei Amphibien 48, 55.
— — — — in sympathischen Ganglien 60.
— — —, Bedeutung der 661.
— — —, beim braunen Pelikan 86.
— — — und Chromsäure bei Gallus domesticus 82.
— — —, Dipnoer 36.
— — — beim Frosch 59, 61.
— — — — und lipoide oxyphile Zellen (acidophile) 61.
— — —, Frosch und Mitochondrien 410.
— — — und Sekretgranula 410.
— — —, Huhn 90.
— — —, —, außerhalb der Nebenniere 88.
— — —, Mensch, und SCHIFFsches Reagens 355.
— — — und Sekretionsgranula 428.
— — —, Selachier 29, 31.
— — — und Sympathicus bei Teleosteern 42.
— — — der sympathischen Ganglien 57.

Phäochrome Zellen, Taube 90.
— —, Teleosteer 39.
— —, —, Funktionsstadien der 46.
— —, Übergangsformen der, bei Lacerta-Nebenniere 67.
— — und Vv. renales efferentes 56.
— — und Vv. renales efferentes bei Necturus 56.
— — bei Vögeln, Differenzierung 90.
— —, Vögel und Ganglienzellen 89.
— —, —, Innervation der 88.
— — bei Wirbellosen 15, 16.
Phäochromes Gewebe 57.
— — bei Albinoratten 483.
— — bei Cyclostomata 19, 20.
— —, Experimentelles 20.
— — —, Topographie 20.
— —, Muraenen 38.
— —, Ratte 274.
— —, Reptilien, Entwicklung des 72.
— —, Teleosteer 37, 38, 40.
— —, Verteilung des, bei Ichthyophis 57, 58.
— — bei Wildratte 483.
— System des Pyknikers 482.
Phäochromie 62, 87, 405, 407, 411, 421.
— und Adrenalin 423.
— —, Mensch 140.
— und Adrenalinfunktion 578.
— des Adrenalorgans 17.
— bei Axolotl 426.
— beim braunen Pelikan 87.
— und Diphtherieimmunisierung 546.
— und Eisenchloridreaktion des Nebennierenmarkes 140.
— der Granula in den Markzellen beim Menschen 412.
— und Hunger, Ratte 521.
— und Hypophysenvorderlappenextrakt 593.
— und Innervation, Hund 579.
— und Kältestress 538.
— , Kaliumbichromatbehandlung bei 405.
— und Kernfunktion 428.
— des Nebennierenmarkes 14.
— der Markzellen 10.
— und Markzellensekretion 662.
— , Mensch 132.
— und Morphium 555.
— , Nachweismethodik 422f.
— und Narkotica 555.

Phäochromie, neugeborene Ratte 101.
— und Physostigmin, Katze 559.
— , Ratte 103.
— und sekretorische Aktivität des Nebennierenmarkes 140.
— bei Selachiern 21, 30.
— bei Skorbutmeerschweinchen 669.
— , Wesen der 425.
— am Zellkern 426.
— an Zellkernen und elektrische Reizung, Hund 427.
— des Zellkerns 579.
Phäochromiemechanismus 425.
Phäochromietest 551.
Phäochromoblasten 61.
— und Cytoplasmafarbstoffe 61.
— , Mensch 123, 131.
— und Phäochromocyten 406.
Phäochromocyten 139.
— , granulierte 61.
Phäochromocytom 407, 685.
— , Adrenalin im 668.
— , eosinophile Körner im 662.
— , Kasuistik 668.
— , Noradrenalin im 668.
— im ZUCKERKANDLschen Organ 688.
PhagocytierendeLeukocyten 59.
Phagocytosen 217.
Phagocytose bei Stress 574.
Phagocytoseaktivität und Alarmreaktion 718.
Pharmaka und Hypertrophie der Rinde 652.
Phasenkontrastverfahren und Mitochondriendarstellung 194.
Phenylhydrazinmethode beim Menschen 363.
Phenylhydrazinreaktion 34.
— und Plasmalreaktion 360.
Phenylhydrazintest bei ACTH-Gabe 595.
— und Cortrophin 645.
— bei Lipoidschwundphase 646.
— und Plasmalreaktion 645.
Phlebosklerose 418.
Phosphatase und Adrenalin 403.
— , alkalische 401.
— , — , in Fasciculata- und Reticulariszellen bei Maus 759.
— , — , im Hypothalamus 580.
— , — , und Sexualdimorphismus 704.
— und Noradrenalin 403.
— , saure 405.
— , — , im Hypothalamus 980.

Phosphataseaktivität nach Methylthiouracil 646.
— , saure, in Nebennierenmark der Ratte 412.
— und X-Zone, Maus 759.
Phosphatasen 401.
— , Einteilung der 402.
Phosphatasereaktion nach Testosteronbehandlung (Maus) 759.
Phosphatid 980.
Phosphatide 299, 620.
— und Chromolipoide 350.
— , saure 346.
Phosphatidnachweis, histochemischer 345, 346.
— in Rindenzellen 345.
Phosphatidschichtsystem (GOLGI-Apparat) 192.
Phosphatiduntersuchungen, verschiedene Species 346.
Phosphatstoffwechsel, Beziehung zum X-Organ 1037.
Phosphoamidase 403.
Phosphorlipoide 345.
— und Cholesterin 634.
— und Doppelbrechung 347.
— und Hungerversuch 630.
— , Ratte, Darstellung der 327.
Phosphoprotein, Axonwanderung des 968.
Phrenosin 347.
— (Cerebron) 305.
Physiologische Involution der Nebennierenrinde bei Neugeborenen 277.
Physostigmin 559.
Physostigminversuch 582.
Pigment und Adrenalin 432.
— und Ascorbinsäure 373.
— , autochthones, Rinde 371.
— , Bedeutung des 373.
— und Brenzkatechin 433.
— und Carotinoide, Opossum 375.
— und Coliinfektion, Meerschweinchen 368.
— als Degenerationszeichen 658.
— und degenerative Prozesse 374.
— , eisenhaltiges, im inneren Transformationsfeld 517.
— und Eisenreaktion 260.
— und Fluorescenz 400.
— und Funktionszustand der Rinde 374.
— und Gravidität, Meerschweinchen 369.
— , hämatogenes, der Rinde 371.
— und immunbiologische Prozesse 373.
— , intracelluläres, Meerschweinchen 368.

Pigment und Kastration, Meerschweinchen 375.
— und Keimdrüse 374.
— und Lebensalter 366, 374.
—, lipochromes, Meerschweinchen 335.
—, —, vergleichend-physiologische Beobachtung 367, 368.
— und Lipoid, Meerschweinchen 368.
— und Lymphknoten der Nebennieren 435.
—, Mensch 138.
— und Morbus Addison 433.
— im Nebennierenmark 432.
— der Rinde und Gravidität 658.
— — und Lipochrom, Meerschweinchen 372.
— — und Lipofuscine 372.
— — und Sexualprozesse 658.
— und Rindenfunktion 658.
— und Tuberkulose, Meerschweinchen 368.
— und Vitamin A, Opossum 375.
Pigmentbildung und Entgiftungshypothese 658.
— und Kastration 748.
— und Sterine 372.
Pigmente 349.
— und Carotinoide 349.
— und Chromolipoide 350.
—, menschliche Nebenniere 366.
— und Mitochondrien 373.
— der Nebennierenrinde 366 f.
— —, vergleichend-histologische Beobachtungen 366 f.
— der Rinde, Meerschweinchen 368 f.
— und Vitamin C 394.
Pigmentgehalt und Kastration 743.
— der Nebennierenrinde im Alter 294.
— — — und Eisenreaktion 294.
Pigment-Granula, Meerschweinchen 335.
Pigmentkristalle, doppeltbrechende, Meerschweinchen 368.
—, Meerschweinchen 368.
Pigmentierung und Gravidität 433.
— und Nebennierengewicht 504.
— der Neger 482.
Pigment-Lipoid-Eisenbeziehungen, Meerschweinchen 369.

Pigmentschicht, Meerschweinchen 372.
Pigmentsekretion, Meerschweinchen 375.
Pigmentveränderungen 658.
— nach Hypophysektomie (Ratte und Maus) 658.
— der Rinde und Hunger (Ratte und Maus) 658.
— bei Skorbut (Meerschweinchen) 658.
— bei Vitamin E-Avitaminose (Ratte) 658.
Pigmentvermehrung bei Gravidität (Meerschweinchen) 733.
— in der Rinde bei Gravidität (Mensch) 734.
Pigmentzellen (Frosch), Hypotonie der 433.
— der Kapsel 157.
— der Retina 1038.
Pigmentzonen, Meerschweinchen 368.
Pikrinophile Markzellen 667.
— Zellen bei der Maus 412.
Pilocarpin 559.
— und Hypertrophie des Interrenale 652.
— und Nebennieren 652.
— und Siderophilie der Rinde 659.
— und sudanophile Stoffe 618.
Piperazinsilbertechnik und GOLGI-Apparat 192.
Piperidylmethylbenzodioxan (933 F) 669.
Pitressin 559.
Pituicyten 765, 1026, 1032.
—, Mitosen der 1028.
Pituitrininjektionen bei Kaninchen 592.
— und Rindenhyperplasie 654.
Placenta, gonadotropes Chorionhormon der 283.
Placentabarriere 282.
Plagiostomen, Mitosenvermehrung nach Pilocarpin 559.
Planimetrierung 73.
Plasmaeinschlüsse, acidophile 1022.
—, fuchsinophile, in Pedunkulardrüse 989.
Plasmale 351 f.
—, Chemie 351 f.
— und cyanochrome Lipoide 356.
— und Fettkörper 355.
— und Ketosteroidreaktion 358.
— und Lipoidstoffwechsel 358.
—, Nachweis 351 f.
— und Sterinstoffwechsel 358.

Plasmalherde 436.
—, Meerschweinchen, 364.
—, Mensch 362, 363.
Plasmalogen und Hypophysektomie 788.
Plasmalogene 351 f.
— und Alloxan, Ratte 645.
— und Carotinoide 645.
—, Chemie 351 f.
— und Hormonbildung 645.
—, Nachweis 351 f.
— und Stoffwechselvorgänge 645.
— und Sudanophilie nach Hypophysektomie, Maus 645.
Plasmalreaktion 34.
— nach ACTH 621.
— bei ACTH-Gabe 595.
—, Ausführung der 352.
— bei Avitaminosen 645.
— und Carbonyllipoide 645.
— und Desoxycorticosteron 358.
— bei Diphtherie 645.
— nach FEULGEN 352.
— in der Haut 365.
— und Ketosteroide 352.
—, Mensch, Nebennierenmark 362.
— des Nebennierenmarks 436.
— im Nebennierenmark, Spezifität der 436.
— —, vergleichend-histologische Befunde 436.
— außerhalb der Nebennierenrinde 360.
— und Neurosekret 980.
— und Phenylhydrazinreaktion 360.
— und Phenylhydrazintest 645.
— der Rindenzonen, Mensch 362.
— und subcapsuläres Blastem 365.
— und Zeitfaktor 362.
Plasmalstreifenreaktion 748.
Plasmaverteilung und Lebensalter, Ratten 364, 365.
Plasmazellen 413.
Plasmocytom 995.
Plasmodesmen, Mensch 127.
Plasmodium gallinaceum 551, 638.
— knowlesi 551, 638.
Plasmodiuminfektionen 551.
Pleuralganglien 1022.
Plexus chorioidei 987.
— coeliacus 454, 470, 765.
— genitalis 79, 88.
— myentericus, Ratte 1000.
— ovaricus 88.
— phrenicus 471.
— renalis 266, 267, 470, 471.

Plexus solaris 266, 267, 470, 764.
— — und Blutversorgung der Nebenniere, Pferd 444.
— —, Degeneration der Ganglienzellen 578.
— — und Nebennierenentstehung 129.
— sous-capsulaire 474.
— spermaticus 88.
— suprarenalis 471.
Plica suspensoria ovarii 268.
— lata uteri, Tumoren der 272.
P. M. S., Wirkung auf X-Zone 713, 718.
Pneumokokkenmeningitis 547, 551.
— und doppeltbrechende Lipoide 627.
Pneumonie 546, 551.
Poliomyelitis und Thiaminmangel, Maus 529.
Polonium 218.
Polyarthritis, experimentelle 678.
— rheumatica, akute 678.
Polycythämie nach ACTH (Maus) 693.
Polysystem 192.
Polyurie 1032.
— bei Hyperthyreoidismus 610.
PONCEAU-Fuchsin-Zellen 205.
Portale Gefäße 766.
Portaler Nebennierenkreislauf 698.
Portales Gefäßsystem bei Säugern 444.
— Nebennierensystem 456.
Postbranchialer Körper 763.
Postembryonaler Gewichtsverlust der Nebenniere 489.
Postnatale Involution und Bindegewebe 282.
— —, — und Markkapsel 282.
— —, — und Gitterfasern 283.
— — der Rinde 490.
— Veränderungen der Nebennierenrinde bei Neugeborenen 276.
— — — —, physiologische Involution 277.
— — — —, Cytologie des Involutionsprozesses 277f.
Postnataler Involutionsprozeß, Bedeutung des 283.
— — beim Neugeborenen, Stadien des 278.
Postoesophagealcommissur 1038.

Postsekretorische Zone 232, 233, 625.
— —, junge Kätzchen 295.
— —, Katze 110, 167.
— —, —, Lipoide der 337.
— —, —, Mitochondrien 196.
— —, Ratte 327.
PP-Faktor 379, 529.
Präcursorhypothese 626, 635.
Präcursormaterial 571.
Präcursorstoff und Cholesterin 635.
Präcursor-Stoffe 359.
Präcursor-Substanz 361.
Prähormon 624.
Prämatures Versagen 222.
Präsekretorische Zone, Katze 110, 167.
— —, —, Lipoide der 337.
— —, — und Mitochondrien 196.
— — und Mitose 28.
— —, Ratte 327.
Pregnandiol, Wirkung auf Nebennieren 756.
—, — auf Ovarien 756.
—, — auf Thymus 756.
—, — auf Uterus 756.
Primäre Fluorescenz der Nebennierenrinde 397f.
Primaten, Myelin-Hypothese 603.
—, Nebennierenveränderungen bei Gravidität 734.
—, postnatale Involution bei 284.
—, relatives Nebennierengewicht 502.
Primitive fibres 473.
Proadrenalinkörnchen 423.
Progesteron, Abbau der X-Zone durch 756.
— und Cholesterin 636.
— in der Nebenniere 756.
— bei Nebenniereninsuffizienz 591.
— in der Nebennierenrinde 729.
—, Wirkung nach Adrenalektomie 756.
—, — auf Hundenebenniere 757.
—, — auf Lymphocyten 692.
—, — auf Nebenniere 756f.
—, — auf X-Zonen 714.
Progressive Transformation 262, 599.
Progynon B 753.
Progynonbehandlung (Maus) 752.
Prolactin 750.
— und Lactation 738.
—, Wirkung nach Adrenalektomie 736.

Prolan 593, 746.
Pronephros 84.
— und Nebennierenentwicklung bei Säugern 117.
Propylthiouracil 608.
Prosobranchier, NISSL-Substanz bei 975.
Prostata, neutrale 738, 746.
— und X-Zone 723.
Proteinsubstanzen 963.
Proteinsynthese 973, 976.
Prothorakotropes Hormon 1040, 1048.
Prothoraxdrüse 1039, 1048.
Protocerebrum 1040, 1045.
—, Pars intercerebralis des 1017.
Proviron, Wirkung auf X-Zone 715.
Pseudocysten 180.
Pseudogravidität und Nebennieren 735.
Pseudohermaphroditismus und angeborene Nebennierenhypertrophie 143.
— femininus 761.
Pseudohypophysektomie 528.
Psoriasis und 17-Ketosteroide 638.
— und Vitamin C 638.
Psychose, symptomatische, und Neurosekret 992.
Pteroylglutaminsäure 612.
—, Hühnchen 530, 650.
Pubertät und Zona glomerulosa 170.
Pubertas praecox 995.
P^{32}-Umsatz in der Rinde nach ACTH 694.
P^{32}, Wanderung des, im Achsenzylinder 968.
Puppen 1017.
PURKINJE-Zellen, Hund 1000.
Pykniker 482.
—, Inselsystem des 482.
—, phäochromes System des 482.
Pyridoxalphosphat 688.
Pyridoxin 379, 529.
Pyridoxinmangel, Ratte 529, 530.
Pyridoxin-Mangelratten, Carbonyllipoide 645, 646.
Pyrodin 215.
Pyroninophile Granula 203.
— Nucleolarsubstanz 190.
Pyrogallollösung und Blutbildung 215.
P-Zellen des Markes 667.
— bei der Maus, Kernvolumina der 412.
— —, — Tag- und Nachtrythmen der 412.

Quantitative Nebennierenverhältnisse 483 ff.
Quecksilber 559.

Radiobrom 218.
Radiophosphor und Mitosen 230.
Radix mesostenii, Epithelwucherungen bei Reptilien 70.
Raja clavata 35.
Randreaktionen 255.
Rr. (Rami) suprarenales 266.
R. (Ramus) suprarenalis 444.
— suprarenalis a. renalis 454.
Rana esculenta 61.
—, Golgi-Apparat der Adrenalzellen 410.
—, — —, färberisches Verhalten 410.
—, Lipoide der Interrenalzellen 306.
—, Nebennierenmark, helle und dunkle Zellen 411.
— temporaria 61.
— — und Sommerzellen 61.
— —, Nebenniere, granulierte Zellart, und Sexualfunktion 63.
Rassenanatomie der Nebennieren 482.
Ratte s. auch Wildratte.
—, acetonlösliche, fluorescierende Rindensubstanzen 329.
—, Adrenalektomietechnik 681.
—, akzessorische Rindenknötchen 274.
—, — Rindenkörperchen 274.
—, akzessorisches Rindengewebe 274.
—, — und Stammesunterschiede 274.
—, ausgewachsene, allgemeine Cytologie der Nebennierenrinde 103.
—, —, Bindegewebskapsel 103.
—, bindegewebige Involution 262.
—, Bindegewebsverhältnisse 212.
—, Blutversorgung der Nebenniere 445.
—, Cholesterin der 347.
—, Cholesterinverteilung 328.
—, doppeltbrechende Rindenlipoide 329 f.
—, dunkle Zellen 199.
—, erwachsene, Lipoidverteilung 326.
—, Experimentelles, ACTH 261.
—, —, — und doppeltbrechende Lipoide 628.

Ratte, Experimentelles, ACTH-Stress 639.
—, —, ACTH-Verabreichung 633.
—, —, — bei Alloxandiabetes 696.
—, —, ACTH-Wirkung 647.
—, —, — bei jungen Ratten 654.
—, —, — auf Leukocyten 690.
—, —, — auf Rindenlipoide 595.
—, —, Adrenalektomie 256, 274.
—, —, —, bilaterale, und Autotransplantation 257.
—, —, —, einseitige 240.
—, —, —, halbseitige 564.
—, —, — und Kälteeinwirkung 537.
—, —, — und Muskelleistung 535.
—, —, — und Salztherapie 483.
—, —, —, Überlebenszeit nach 680.
—, —, Adrenalin und sudanophile Zone 648.
—, —, Adrenalininjektion und Alarmreaktion 552.
—, —, Adrenalinschwankungen nach Adrenalektomie 661.
—, —, Adrenalinstress 552, 639.
—, —, Alloxan und Plasmalogen 645.
—, —, Alloxandiabetes 695.
—, —, — und Rindencholesterin 634.
—, —, — und Rindensekretion 696.
—, —, Alloxanwirkung 622.
—, —, Aminothiazol und Rindenlipoide 622.
—, —, Anoxieversuche 561.
—, —, Ascorbinsäure und ACTH-Injektion 641.
—, —, — und Nebennierenhypertrophie bei Kältestress 539.
—, —, Ascorbinsäuregehalt nach Adrenalinstress 554.
—, —, Atrophie der Nebenniere bei Wärmestress und Desoxycorticosteronacetatbehandlung 656.
—, —, Avitaminose (B) und Plasmalreaktion 645.

Ratte, Experimentelles, B. tularense, Cholesterin und Ascorbinsäure 645.
—, —, Blutungsstress 560.
—, —, Cholesterin und Typhusvaccine 631.
—, —, Cholesteringehalt der Nebenniere nach Narkose 555.
—, —, CO_2-Spannungsversuche 561.
—, —, corticotropes Hormon, Wirkung des 594.
—, —, Cortininjektion und Nebennierenrinde, Adrenalininjektion und Nebenniere 575.
—, —, Cortisonwirkung auf Thymus 692.
—, —, Desoxycorticosteronacetat und Wärmestress 576.
—, —, Desoxycorticosteronacetat, Wirkung bei Hypophysektomie oder Kastration 576.
—, —, — auf die Rindenzonen 673.
—, —, — auf den subcapsulären Rindenbereich 697.
—, —, Domestikation 483.
—, —, Doppelbrechung nach Kastration 629.
—, —, Doppelstress (Muskel-Wärmestress) 544.
—, —, Doppelstresswirkungen (Muskel- und Kältestress) 539.
—, —, Durchschneidungsversuche 480.
—, —, Durstversuche 534, 630.
—, —, — und sudanophile Stoffe 616.
—, —, Eingriffe in den Elektrolythaushalt 527, 652.
—, —, Elektrolytstoffwechsel und Rindenzonen 674.
—, —, Elektrolytwirkung auf die Rinde 652.
—, —, Elektroschockstress 562.
—, —, Entmarkung, Adrenalintest 638.
—, —, Enucleation, einseitige 240.
—, —, — und Regeneration 655.

Ratte, Experimentelles, Erythrocytenzahl nach Adrenalektomie 693.
—, —, Fluorescenz nach Schilddrüsenpräparaten 646.
—, —, Germaninwirkung 558.
—, —, Gewicht der Zellkerne 183.
—, —, Gewichtsunterschiede der Nebennieren 485.
—, —, GOLGI-Apparat nach Hypophysektomie und Zufuhr von corticotropem Hormon 193.
—, —, Grenzstrangdurchtrennung 582.
—, —, Hämoglobinkonzentration nach ACTH 694.
—, —, Histaminwirkung auf die Nebennierenrinde 577.
—, —, Homoiotransplantation 256.
—, —, Hunger und Atrophie der Rinde 656.
—, —, — und Mitoseindex 521.
—, —, Hungerversuche 240, 518, 614.
—, —, — und Ascorbinsäure 522, 636.
—, —, — und Desoxycorticosteronacetat 522, 650.
—, —, — und doppeltbrechende Lipoide 627.
—, —, —, histochemische Untersuchungen bei 522.
—, —, — und Hypertrophie der Rinde 650.
—, —, — und Pigment 658.
—, —, — und Rindenlipoide 521.
—, —, — und Zell- sowie Zellkerngrößen im Mark 669.
—, —, Hyderginversuch 558.
—, —, Hyperämie und Hungerversuch 657.
—, —, Hypertensinogen und Ascorbinsäure 643.
—, —, Hypophysektomie 260.
—, —, — und Ascorbinsäure 641.
—, —, — und Rindenlipoide 620.
—, —, — und Rindenzonen 673.
—, —, — und Sexualdimorphismus 706.
—, —, —, Technik nach SMITH 585.

Ratte, Experimentelles, Hypophysektomiefolgen 647.
—, —, Hypophysektomiewirkung auf die Nebenniere 586.
—, —, Hypoxinwirkung 618.
—, —, Innervation 473.
—, —, Insulinversuch 580.
—, —, Insulinwirkung auf die Rinde 695.
—, —, Kälteeffekt und Lebensalter 542.
—, —, Kältestress 552, 631.
—, —, —, histochemische Befunde bei 539.
—, —, Kältestresswirkung 651.
—, —, Kälteversuch und Nebennierengröße 651.
—, —, — und sudanophile Stoffe 616.
—, —, Kastration 261.
—, —, — und Nebennierengewicht 485.
—, —, — und Sudanophilie der Nebennierenrinde 328.
—, —, Kastrationswirkung auf Nebenniere 741, 746.
—, —, KCl und Hypertrophie der Rinde 652.
—, —, Ketosteroidreaktion bei Hunger 646.
—, —, kompensatorische Hypertrophie in utero 565.
—, —, Lauftrommel 535.
—, —, Luftdruckerniedrigung 560.
—, —, — und Nebenniere 652.
—, —, Lipodiaprasie der Zona fasciculata bei Hunger 672.
—, —, Markzellenultrazentrifugierung 436.
—, —, Mitoserichtung 225.
—, —, Muskulatur und Cholesterin (-Verbindungen) 630.
—, —, NaCN und Hypertrophie der Rinde 652.
—, —, Nebennierengewicht nach Applikation von Frauenurin 727.
—, —, Nebennierenentmarkung und Stress 554.
—, —, Nebennierentransplantate, intrauterine 257.
—, —, Nebennierentransplantation 236.
—, —, Nephrektomie und Nebenniere 697.

Ratte, Experimentelles, Nephritis, Kochsalzapplikation und Rindenzonen 674.
—, —, Nitrofurazon und Ketosteroide 646.
—, —, Nucleolenvergrößerung in sekretorischen Ganglienzellen bei Durst 1030.
—, —, Ölfütterung 517.
—, —, Oestrogenverabreichung und Nebennieren 750.
—, —, Ovariektomie, artificial „climacteric" 295.
—, —, — und Nebenniere 741.
—, —, Phagocytoseaktivität bei Stress 574.
—, —, Phosphataseaktivität nach Methylthiouracil 646.
—, —, Pigmentveränderungen nach Hypophysektomie 658.
—, —, Plasmalreaktion nach verschiedenen Stresses 645.
—, —, P^{32}-Umsatz in der Rinde nach ACTH 694.
—, —, Regeneration der Neurohypophyse 1032.
—, —, Rindenhämorrhagien nach DOCA-Behandlung 658.
—, —, Rindenhypertrophie und Rindenextrakt 651.
—, —, Rindeninsuffizienz nach Thioharnstoff 658.
—, —, — nach Thiouracil 658.
—, —, Röntgenstress 561.
—, —, Salztherapie nach Adrenalektomie 683.
—, —, Schilddrüsenfütterung 622.
—, —, Schilddrüsenpulververfütterung 610.
—, —, Schwangerenharnapplikation, Wirkungen der 757.
—, —, Schwimmversuch 536, 556.
—, —, Seidenperinephritis 262.
—, —, Speicherung 217.
—, —, Spinalsektion 562, 619.
—, —, Splenektomie, Wirkung auf Nebennierenrinde 692.
—, —, Stieldurchtrennung und Neurosekretwanderung 969.

Ratte, Experimentelles, Substitutionstherapie nach Adrenalektomie 684.
—, —, Temperaturversuch 651.
—, —, Thiaminmangel und Mitochondrienveränderungen 660.
—, —, Thiaminmangelversuch 615.
—, —, Thiouracilfütterung und Nebennierengröße 657.
—, —, Thyreoidektomie 605, 621.
—, —, — und doppeltbrechende Lipoide 628.
—, —, — und Nebenniere 657.
—. —, thyreostatische Substanzen 608.
—, —, Thyroxin und Ascorbinsäure 610.
—, —, Thyroxinbehandlung und Ascorbinsäure 643.
—. —, Thyroxingaben und Hypertrophie der Rinde 655.
—, —, Transplantation 240, 241, 253.
—, —, Tumoruntersuchungen 569.
—, —, Ultrazentrifugierung 341.
—, —, Vagusresektion 620.
—, —, Verkalkung 254.
—, —, Verpflanzungen von Nebennieren ins Ovar 417.
—, —, Vitamin B-Avitaminose 529.
—, —, Vitamin B_1-Mangel und doppeltbrechende Lipoide 627.
—, —, Vitamin C-Darstellung und Stress 438.
—, —, Zellgröße bei Hunger 519.
—, —, Zellkerngröße bei Hunger 519.
—. —, Zellschädigung 221.
—. —, Zellveränderungen in den sekretorischen Hypothalamuskernen bei Kochsalzbelastung 1030.
—. —, Zellwanderung 235.
—, —, Zuckerfütterung und ACTH 633.
—. —, Zwangstraining und Markhyperaktivität 670.
—, Galaktolipoide 327.

Ratte, GOLGI-Apparat der Adrenalzellen 410.
—, — in der Nebenniere 192.
—, — und Silbernitratreaktion 438.
—, graue, Altersveränderung der Nebennieren 295.
—, —, absolutes und relatives Nebennierengewicht 295.
—, —, Markhyperplasie 295.
—, —, Rindenadenome 295.
—, —, Rindenvolumen 295.
—, histologische Reifung der Nebenniere 102.
—, Hypophysektomie und sudanophile Zone 327.
—, Hypophysektomiewirkung 585.
—, junge, Amitosen im Mark 102.
—, —, Blutbildung in der Nebenniere 102.
—, —, Chromaffinreaktion 102.
—, —, Karyolysis 102.
—, —, Karyorrhexis 102.
—, —, Kompressionszone 102.
—, —, Lipochrom 103.
—, —, Lipoidgehalt der Zona fasciculata 102.
—, —, Liposomen 326.
—, Lipine der 327.
—, Lipofuscin 367.
—, Lipoidanstieg der Zona glomerulosa bei Seidenperinephritis 263.
—, Lipoidbild der Rinde, Geschlechtsunterschiede 704.
—, Lipoidverteilung und Alter 327.
—, Markentwicklung 130.
—, Marksubstanz und Cholesterin 330.
—, Markzellen, helle und dunkle 667.
—, Mitochondrien in Markzellen, Zentrifugierversuche 410, 411.
—, Mitoseaktivität in der Rinde 260.
—. Mitosen der Markzellen 103, 414.
—. — in Rindenzonen 263, 414.
—. Nebenniere, Feinbau 100.
—. —, Mitosen in Mark- und Rindenzellen 414.
—. Nebennierenlipoide 325 f.
—. Nebennierenmark, Degeneration von Markzellen 414.
—, —, Differenzen der Markzellen 411.

Ratte, Nebennierenmark, extra- und intravasale Blutbildung 413.
—, —, kollagene Fasern 413.
—, —, Mitochondrienstellung 410.
—, —, Zelltypen 410.
—, —, saure Phosphataseaktivität 412.
—, —, Zentrifugierungsversuche 441.
—, neugeborene, doppeltbrechende Lipoide der 325.
—, —, Cytologie der Nebennierenrinde 100—102.
—, —, fettige Degeneration 325.
—, —, Hormongehalt des Hypophysenhinterlappens 1027.
—, —, Liposomen der 325.
—, —, Marksubstanz 101.
—, —, Mitosen in der Nebenniere 101.
—, —, Nebenniere der 100.
—, —, Nebennierenrindenpigment 101.
—. Nebennierenrindenzelltypen 100.
—, —, nervöse Elemente der Nebenniere 101.
—, —, Phäochromie 101.
—, —, Rindenlipoide 325.
—, —, Rindenzonierung 100.
—, —, Sympathophäochromocyten 101.
—, —, Zona fasciculata 100.
—, —, — glomerulosa 100.
—, Nilblaufärbung der Rinde, Abhängigkeit der 328.
—, — — und Geschlecht 328.
—, — — und sexueller Cyclus 328.
—, pankreatektomierte, Nebennierenveränderungen bei 696.
—, phäochromes Gewebe 274.
—. Phäochromie 103.
—, Phosphorlipoide 327.
—, Pigment und Transformation 367.
—, Plasmaverteilung und Alter 364, 365.
—, postsekretorische Zone 327.
—, präsekretorisches Gebiet 327.
—, regressive Transformation 259, 260.
—, relatives Kernvolumen 519, 520.
—, — Nebennierengewicht 499.
—, Rindenadenom 275.

Ratte, Rindengewichte 702.
—, Rinden-Markproportion 701.
—, Rindenpigmente 367.
—, Rindenzellinseln 274.
—, Segmentbezug der Nebenniereninnervation 480.
—, sekretorische Zone 327, 329.
—, Sudanophilie der Rinde 328.
—, sudanophobe Zone 260, 325, 326.
—, Transformationsfelder 258, 260.
—, Verteilung der doppeltbrechenden Rindenlipoide 629.
—, Vitamin C in der Nebenniere 390.
—, weiße 100 ff.
—, Zellgrößen der Rindenschichten 513.
Ratten-Männchen, Gabe von Rindenextrakt 260.
Reaktionsamitosen 185, 415.
Reaktionskette 515.
Receptorische Endformationen 477.
Recessus praeopticus, bei Vögeln 1001.
REGAUDsche Lösung 307.
Regeneration 218.
— der Nebenniere 223.
— des Rindengewebes (Ratte) 697.
—, Stärke der 254.
Regenerationsfähigkeit der Nebenniere 253.
— und neurosekretorische Zelltypen 1041.
Regenerationskraft von Nebennierenrinde und -mark 416, 417.
— —, Literatur 416.
Regenerationsvorgänge 655.
Regenwurm, Experimentelles, neurosekretorische Zellen, Zahl der, nach Adrenalin- oder Novocaininjektion 1023.
Regio retrobulbaris, Fledermaus 996.
Regressionen der Rinde und Hyperplasie 487.
— — und Hypertrophie 486.
Regressive Transformation 599.
— — bei der Ratte, Pigment und Eisenreaktion 260.
— — — und Rindenzellen 260.
— — —, —, Färbung der 260.
— — —, —, grobtropfige Verfettung 260.
— — —, —, Mehrkernigkeit 260.

Regressive Transformation bei der Ratte, Rindenzellen, Vacuolen in 260.
— — nach Thyreoidektomie, Meerschweinchen 605.
Reins succenturiés 48.
Reizübertragung, humorale 988.
Reizung, primäre 991.
Relatives Nebennierengewicht 700.
— — und Geschlechtsdifferenzen 502.
— — Mensch 498.
— —, vergleichend-anatomische Bemerkungen 498 f.
Renes succenturiatae 3.
renflement charnu 23.
Renunculi succenturiati 264.
,,Repair-Test" (für ACTH) 661.
Reptilien 63, 74.
—, adrenale Zellen, Hüllelemente der 72.
—, Feinbau der Nebennieren 66 ff.
—, — —, adrenale Zellen 66.
—, — —, —, Fixation und Färbung der 66.
—, — —, — Histo- und Cytologie der 66.
—, — —, interrenale Zellen 66.
—, — —, interrenales und adrenales Gewebe 66.
—, — —, phäochrome Zellen 66, 67.
—, — —, — und Blutgefäße 67.
—, — —, — und Ganglienzellen 67.
—, Interrenalanlage 71.
— Interrenalgewebe, histologische Differenzierung 71.
—, Interrenalinseln 71.
—, Markzellen und Nachnierenregion 73.
—, Markzellanhäufungen 72.
—, Nebenniere, Entwicklung 69.
—, —, Gewichte der 74.
—, —, Innervation der 69.
—, — und Jahreszeiten 74.
—, —, Pfortadersystem der 68.
—, —, quantitative Untersuchungen der 72.
—, Nebennieren der 63.
—, — und Keimdrüsen 63, 65, 66.
—, Neurosekretion bei 1001.

Reptilien, Pfortadersystem 442.
—, phäochromes Gewebe, Entwicklung des 72.
—, Rinden-Markverhältnis bei 74.
—, Species der, Emydosauria 64.
—, —, Testudinata 63.
—, Sympathophäochromoblasten 72.
Réseau profond ou central, Lymphgefäße 465.
— superficiel, Lymphgefäße 465.
Resistenz, gekreuzte 571, 574, 633.
Resistenzstadium nach SELYE 569.
Restitutionszellen und Amitosen bei Amphibien 57.
Retentionscysten der Nebenniere 180.
Reticularis propria, Meerschweinchen 335.
Reticularispigmente 658.
Reticularisschwund, Hemmung des 747.
Reticulariszellen 266.
— bei der Maus 261.
— und Pigment 294.
—, Pigmentgehalt der 219.
—, Vacuolenbildung in 288.
—, Wanderungen der 260.
RES (Reticulo-Endotheliales System) 215, 216, 217.
—, Beeinflussung durch Rindensteroide 768.
— und Capillarendothelien 464.
— und Hunger-Stress 528.
— und interrenale Zellen beim Huhn 89.
— der Nebenniere, Vitamin A-Speicherung im 379.
— und Stress 574.
Reticulo-glanduläres Gewebe 722.
Réticulum terminal 474.
Retino-hypothalamische Faserverbindungen 1035.
Rhachischisis 145.
Rheae, Nebenniere der 78.
Rhesusaffe, Nebennierenmark, Entwicklung von Knochengewebe im 413, 414.
Rhodiochrome Lipoide 205.
Rhythmische Veränderungen der Lipoide der Ratte 329.
Rhythmus, tageszeitlicher und Neurosekretproduktion 986.
Rhythmusprobleme des Markes (Maus) 667.
Riboflavin 379, 529.

Sachverzeichnis.

Riboflavinmangel, Ratte, 529.
Riboflavin-Mangelratten, Carbonyllipoide 645, 646.
Ribonuclease und Neurosekret 979.
Ribonucleinsäuren und Basophilie 202.
Riesennucleolen der Markzellkerne 408, 409.
Riesenzelle, Mensch 137.
Riesenzellen 206.
— in der Nebennierenanlage beim Menschen 122, 123, 124.
Rind, Lymphgefäße 465. 468.
—, Markzellensekretion 666.
—, Nebennierenanatomie des 98 f.
—, Vitamin C-Gehalt verschiedener Organe 382.
Rinde, fetale 284.
— und Hypophysektomie 653.
— und Mark, Wechselbeziehungen zwischen 685 ff.
—, Regression der 751.
— und Samenepithelien, Wachstum der 725.
Rindenadenom, Entstehung 248.
—, Ratte 275.
— bei Ratten im Alter 295.
Rindenadenome 264 f., 744.
— und ADDISONsche Krankheit 273.
— und Altersfaktor 272.
— und Chemismus der Nebenniere 272.
—, Entstehung der 272.
—, — aus Kapselzellen 272.
—, sog. 272 f.
—, Statistik der 273.
— nach Testosteron 758.
—, vergleichende Anatomie der, bei Tieren 273 f.
—, Wachstum der 273.
Rindenaktivität und Doppelbrechung 629.
Rindenaktivitätsprüfungen, physiologische 660.
Rindenanlagen, Auftreten der bei Maus 711.
Rindenanteile, akzessorische 10, 680.
Rindenatrophie nach Hypophysektomie 585.
— nach Progesteronapplikation 756.
Rindenbildungen, akzessorische 264 f.
—, —, Gruppen der 265.
—, —, Lokalisation der, beim Mann 267.
—, —, —, beim Weib 268.

Rindenbildungen, akzessorische Mensch (Keimling, Erwachsener, Säugling) 265.
—, —, im Retroperitonealraum, Mensch 267.
—, —, topographische Verteilung 265.
Rindencapillarisierung und Kältestress 538.
— und Muskelarbeit 536.
Rindencholesterin 312.
—, allgemeine Bedeutung des 634.
— und biologisch aktive Rindensubstanz 634.
— bei Gravidität 735.
Rindendegeneration nach Follikelhormon 751.
Rindenelemente, Wanderung der 231.
Rindenextrakt und Atrophie der Rinde 656.
— und Transformationslehre 649.
—, Wirkung auf X-Zone 720.
Rindenextraktwirkung nach Hypophysektomie 656.
— und Nebennierenhypertrophie 577.
Rindenfette 344.
Rindenfunktion und Ascorbinsäure 643.
— und Eiweißstoffwechsel 694.
— und Pigment 658.
Rindengewebe, akzessorisches, Beziehungen des zu abnorm entwickelter Nierensubstanz 266.
—, —, Häufigkeit des 273.
—, — und Nebennierengröße 265.
—, — bei Hausratten 684.
—, —, Kaninchen 275.
—, — bei Opossum 273.
—, —, Ratte 274.
—, —, und Stammesunterschiede 274.
—, —, im periadrenalen Fettgewebe 274.
—,— bei Wildratten 684.
Rindengewichte, Ratte 702.
Rindenhormon, Cholesteringehalt des 635.
Rindenhyperämie nach ACTH-Behandlung 658.
Rindenhyperaktivität und Hyperthyreose 643, 655.
Rindenhyperplasie nach Thyroxin, hypophysektomierte Tauben 611.
— nach Zwangstraining, Meerschweinchen 657.

Rindenhypertrophie und Muskulatur 528.
— bei Sarkommäusen 638.
Rindeninnervation 476, 477.
Rindeninseln und Knoten, Melanome der 272.
Rindeninsuffizienz, nach Follikelhormon 752.
—, Nebennierenexplantate bei 258.
—, sexuelle Störungen bei 761.
—, Stoffwechselstörungen bei 761.
—, Wirkung auf männliche Sexualorgane (Kasuistik) 759.
—, — auf weibliche Sexualorgane (Kasuistik) 759.
Rindenknötchen 242.
—, akzessorische 248, 255.
—, —, Abgliederung der 269.
—, —, Ursache der 265.
—, — und AICHELsche Lehre 270.
—, —, autonome Entstehung der 270.
—, —, Entstehung der, bei der Maus 269, 270.
—, —, — beim Menschen 269, 270.
—, —, — beim Schwein 269, 270.
—, —, Farbe der 265.
—, —, Größe der 265.
—, —, Histologie der 268.
—, — bei Infektionen 272.
—, —, kompensatorische Hypertrophie 271.
—, —, Konsistenz der 265.
—, —, Mensch, Auftreten der 271.
—, —, —, Degeneration der 269.
—, —, und hypernephrogene Frühreife 268.
—, —, Organogenese der Rindenzellen 269.
—, —, Schicksal der 271.
—, —, Typen der 266.
—, —, Zellreihen der 269.
—, — und pathologisches Wachstum 252.
—, — und postnatale Veränderung der Nebennierenrinde 283.
—, —, primäre und sekundäre Absprengungsentstehung der 270.
—, —, Ratte 274.
—, —, symmetrisches Auftreten der 270.
—, —, — Vorkommen der beim Menschen 265.

Handbuch der mikr. Anatomie VI/5.

Rindenknötchen, akzessorische, beim Weibe 268.
—, —, —, Fundorte der 268.
—, —, —, Literatur 268.
—, — und WIESELsche Lehre 271.
—, —, Wildratte 274.
— im Bereich der männlichen Genitalorgane 267.
— — — —, Fundorte der 267.
— — — —, Literaturübersicht 267.
— und Gefäße 266.
—, Lage der, im Bereich um Nebenniere und Niere 266.
— in Nachbarschaft von Nebenniere und Niere 265.
—, —, Keimling 265.
—, —, Säugling 265, 266.
— und Reticulariszellen 266.
„Rindenkörner" 57.
Rindenknoten und Blutbildungsherde 267.
Rindenkörperchen, akzessorische, Ratte 274.
Rindenkreislauf 455.
Rindenleistung und Ascorbinsäure 637.
Rindenlipoide, nach Androgenen 758.
—, Bedeutung der 623f.
— bei Gravidität 733.
—, holokrine Sekretion der 623.
Rinden-Markproportion 508.
—, Ratte 701.
Rinden-Markverhältnis, während der Kindheit und Adolescenz 280.
— und Pubertät 280.
—, Rassenunterschiede des 482.
— bei Reptilien 74.
—, vergleichend-anatomische Angaben 510.
Rindennekrosen bei Alloxandiabetes 696.
Rindenpigmente, Experimentelles 217.
Rindenreaktion auf Hypophysektomie 585.
Rindenregeneration bei Ratten 568.
Rindenschichten, innere, Todesursache durch Blutungen in, beim Neugeborenen und Säugling 277.
Rindensekretion bei Alloxandiabetes 696.
— und Sexualdimorphismus 706.

Rindensteroidausscheidung bei Skorbut 637.
Rindensteroide und Ascorbinsäure 641.
— und Cholesterin 634.
— und Stresswirkung 641.
— und Vitamin C 395, 441.
—, Wirkung auf RES 768.
—, — auf X-Zone 720.
Rindensteroidspiegel im Blut 574.
Rindensteroidzuführung bei Stress 653.
Rindensubstanz, Farbe der 147.
—, makroskopisch 147.
Rindentumorgewebe, Transplantation des 257.
Rindenveränderungen bei Gravidität, Mensch 734.
—, klimakterische 740.
—, tumorartige 752.
Rindenverbreiterung bei Gravidität 735.
— nach Thyroxingabe 609.
Rindenwirkung auf das Mark 686.
Rindenzellbildung und mesotheliale Elemente 255.
Rindenzellen, Autofluorescenz der 360.
—, Centrosom der 191.
—, degenerierende 277.
—, —, Katze 338.
—, —, Meerschweinchen 335.
—, —, und Markkapsel 278.
—, Degeneration der 204.
—, Differenzierung der, bei Spermophilus citellus 274.
—, Entdifferenzierung der 253.
—, Entgiftungsfunktion der 373.
—. Fixationsmittel der 300.
— bei der Maus, Wandlung der 261.
— beim Meerschweinchen, Cholesterinestergehalt der 310.
— —, Lipoidtropfen 300.
— —, Liposome 300.
—, Mensch, Differenzierung der 136.
—, mesenchymale 214.
—, Mitochondrien der 194.
—, Organogenese 269.
—, Phosphatidnachweis 345.
—, spezielle 203f.
—, spongiöses Cytoplasma 257.
—, versprengte, bei Opossum 273.
—, Wanderungsgeschwindigkeit der 232.
Rindenzellentwicklung und Lipoide, Mensch 138.

Rindenzellinseln, Ratte 274.
Rindenzonen und Hypophysektomie, 587.
— der Maus 709.
Rindenzonendifferenzen, Meerschweinchen 702.
Rindenzonenproportionen 512f.
—, vergleichend-anatomische Angaben 513.
Rindenzonenverhältnisse 702.
Rindenzonierung, Mensch, Geschlechtsunterschiede 703f.
—, vergleichende Anatomie der 164ff.
Rinder-Embryonen, Zona glomerulosa 135.
Rindernebenniere, Corticosterongehalt der 361.
—, Desoxycorticosterongehalt des 361.
„Ring-effect" 713.
Ringeffekt in Zona fasciculata nach Oestrogenen 751.
Rochen 575, 954.
—, Experimentelles, Cortidynwirkung auf das Interrenale 656.
—, —, Interrenopriver und Rindenhormone 594.
Rocky-Mountains-Pika 275.
ROE und KNETHER, Vitamin C-Nachweis 383.
Röntgenbestrahlung 561.
— und sudanophile Stoffe 670.
—, Wirkung auf Cholesterin 632.
Röntgenologische Darstellung der menschlichen Nebennieren 154.
Röntgenstrahlen, Stresswirkung 692.
Röntgenstress 652.
Romieu, Cholesterinnachweis 311.
Rongalitweißreaktion, nach UNNA 400.
Rosetten, Embryonalanlage bei der Maus 711.
Rotationskäfig 535.
Rückbildungsvorgänge und Eisen 216.
Rückenmarksdurchschneidung und Insulinschock 581.
Rückenmarkszellen, bei Selachiern 1012.
Rundmäuler s. Cyclostomata.
Rundzellen im Nebennierenmark 413.
RUSSELLsche Körperchen 410, 663.
Russen, sympathische Zellen bei 482.

Saccus vasculosus 767, 987.
Säuger, Klassifikation 90.
—, Nebennierengewichte der 488.
Säugernebenniere 80, 83.
—, Blutgefäße der 443.
—, Blutversorgung der 443.
—, —, vergleichend-histologische Bemerkungen 444f.
Säugetiere, neurosekretorische Zellgruppen bei, vergleichend-anatomische Beobachtungen 996f.
Säugetier-Nebenniere 59, 82.
—, ARNOLDsche Zonen der 85.
—, Dynamik der 116.
—, Entwicklung der 117ff.
—, Glomerulosa der 59.
—, Lage der 110.
—, Ontogenese der 75.
—, Struktur der 115.
Säugling, Ernährungsstörung und Nebennierenfett 615.
—, Hodenlipoide des 707.
Säuglingsnebenniere bei Ernährungsstörungen 527.
—, Salzhaushalt regulierende Hormone des 675.
Säuglingsnebennierenrinde 283.
Saimiri, Nebennierenmark, Lymphfollikel im 413.
Salamander 59.
—, adrenaler Nebennierenanteil des 59.
— und Truncus sympathicus 59.
SALAZAR-Technik 409.
„Salt-retaining"-Hormon 674.
Salzhormon 596.
— und ACTH 646.
Salz- und Wasserhaushalt 1034.
Salzzufuhr nach Adrenalektomie (Taube) 683.
Samenblasenatrophie und X-Zone 724.
Sanochrysine 558.
Sarkommäuse 638.
Sauerstoffverbrauch und Neurosekret 1037.
— nach Rindenentfernung 684.
Saure Phosphatase 403.
— — und Nebennierenmark 403.
Sauropsiden, Blutgefäße der Nebennieren 442.
Schärfe, saure und alkalische 4.
Schaf, Beinebennieren 273.
—, Experimentelles, Thyroidektomie 605.
—, Nebennierenanatomie des 97f.
Schafs-Nebenniere, chemische Analyse der 310.

Schallstress 561.
Scharlach 547, 551.
— und doppeltbrechende Lipoide 627.
Scharlachrot 303.
—, Chemie des 303.
—, Lösungsmittel des 302.
Schattensinnesorgan 767.
Scheidenplasmodium 475.
SCHIFFsches Reagens 351.
— —, Aldehydspezifität des 351.
— — und Carbonylgruppen 355.
— — und Fettsäuren 354.
— — und Lipofuscin 355.
— — und phärochrome Zellen des Menschen 355.
SCHIFF-Reaktion, Problem der 353f.
Schilddrüse 1034, 1047.
— nach Alloxanvergiftung 696.
— und Gonaden 293.
—, Hypofunktion und Nebennierenrinde 604.
— und Hypothalamus 1034.
— und Kältestress 538.
— und kompensatorische Hypertrophie der Nebenniere 567, 609.
—, Lymphocytenregulation durch die 694.
— und Nebennieren, Gewichtsverhältnisse 504.
— und Nebennierenmark 612f.
— und Nebennierenrinde 604.
—, Gewichtsverhältnis zwischen 604.
—, Synergismus der 612.
— und Rindenlipoide 609.
— und Stress 574.
— und Transformationslehre 648.
—, Wirkung auf X-Zone 715.
Schilddrüsenfütterung bei Meerschweinchen 609.
Schilddrüsenhormon 751.
— nach Ovariektomie 751.
—, Wirkung auf X-Zone 719.
Schilddrüsenpulver und Fluorescenz 646.
Schilddrüsenpulververgabe und histochemische Rindenreaktion 645.
— und Ketosteridreaktion 646.
Schilddrüsenstoffe und Überlebenszeit nach Adrenalektomie 612.
Schilddrüsenüberfunktion und Nebennierenmark 613.
— und Nebennierenrinde 609f.

Schilddrüsenverfütterung, histochemische Befunde nach 610.
Schilddrüsenwirkung und Hypertrophie der Rinde 654.
Schildkröte s. Reptilien 63.
Schizophrenie als Adaptationskrankheit 561.
— und Neurosekret 992.
Schlaf und Neurosekretion 1035.
Schlangen s. Reptilien 63ff.
— und Squamata 65.
—, Experimentelles, Hypophysensubstitution 593.
—, Leberentfernung und neurosekretorisches System 1034.
SCHMELZERsche Methode, Eisennachweis 375.
Schmerz 1048.
— als Stress 562.
Schmerz-Stress 561.
Schmetterling 1039.
Schmetterlingsnebennieren, sog. 142.
Schneckenganglienzellen, Kernmembran bei 976.
Schock und Ascorbinsäure 639.
Schockstress 561.
Schorfzellen des Marks 439.
Schreck als Stress 562.
SCHULTZ-Reaktion 86, 310, 311.
SCHULTZ-Test 311.
SCHULTZscher Cholesterinnachweis bei älteren Hühnchen 285.
Schwangerenharn, Wirkung auf Rinde 735.
Schwangerschaft und Nebennierengewicht 485.
Schwangerschaftsgelbkörper 728.
SCHWANNsche Zellen 475.
Schwefelhypothese von BORY 433.
Schwein, Markentwicklung 129.
—, Nebennierenanatomie des 98ff.
—, Nebennierenmark, helle und dunkle Zellen 411.
Schweineembryonen, Zona glomerulosa 135.
Schwimmversuch 660.
Seelische Belastung als Stress 562.
Seidenperinephritis bei der Ratte 262.
Seitendifferenzen des Nebennierengewichtes 496.
— —, vergleichend-anatomische Bemerkungen 496f.
— des Nebennierenvolumens 496.

75*

Sekretabgabe 964.
Sekretbereitung bei Fischen 1008.
Sekretgranula, Neurosekretion 959 f.
— der Rinde 660.
Sekretion, Definition der 1024.
—, holokrine 623.
—, kolloidale 722.
—, merokrine 623.
Sekretionscyclus 217, 962f.
—, jahreszeitlicher bei der Schleie 1008.
— und Markzelle 407.
— der Markzellen, Maus 429.
—, Vacuolenbildung bei 960.
Sekretionsgranula und phäochrome Zellen 428.
Sekretionshypothese von GUIEYSSE 732.
Sekretionskapseln 184, 212.
Sekretionsleistung der Rinde und Askorbinsäure 643.
Sekretionsmechanismus der Markzellen, färberischer Nachweis des 662.
Sekretionspolarität 188.
Sekretionsprozeß und GOLGI-Apparat 197.
— und Granula 198.
— und Mitochrondrien 197.
—, Neurosekretion 959 ff.
Sekretionstheorie des Cholesterins 634.
— und Pilocarpininjektionen 559.
Sekretorische Aktivität, Mensch, Beginn der 138.
— — des Nebennierenmarkes 140.
— — und periphere autonome Ganglien 999.
— Fasern der Nn. splanchnici 578.
— Zone, Begriff der 625.
— — und Gravidität, Katze 734.
— —, Kater 702.
— —, Katze 110, 167, 702.
— —, —, Lipoide der 337.
— —, —, Mitochondrien 196.
— —, Ratte 327. 329, 629.
Sekundäre Fluorescenz 399 f.
— —, vergleichend-anatomische Beobachtungen 399.
— Schwärzung 305, 306.
Selachier 300.
—, Adrenale 34.
—, adrenale Elemente 23.
—, Adrenalektomietechnik 681.
—, adrenales Pfortadersystem 24.

Selachier, Adrenalkörper 22, 23, 24.
—, Entwicklungsgeschichte des Interrenale 26 ff.
—. Experimentelles, Cortidynwirkung 575.
—, —, Hypophysektomie 594.
—, Gewichte der Interrenalien 486.
—, Interrenale 34.
—, interrenales Gewebe 25.
—, Interrenalorgan 24ff., 30, 31.
— Interrenalzellen und Lipoide 34.
—, kompensatorische Hypertrophie 564.
—, Neurosekretion bei 1009f.
—, phäochromes Gewebe 23.
—, phäochrome Zellen 23, 28.
—, Rindenzellen der 300.
—, — und Fixierung 300.
Selbstkontrolle der Nebenniere 579.
— —, Hypothese CRAMERS 687.
SELYEsches Adaptationssyndrom und Kältestress 539.
Semen Brassicae, Nebennierenwirkung 607.
Senescent-Zone, Katze 110, 167.
Senescente Zone, Katze, Lipoide der 337.
— —, —, Mitochondrien 196.
Senfgas 744.
Senile Atrophie 496.
Sepsis, akute und chronische 627.
Serosaepithel, Knötchen des 270.
Sesamöl 743.
,,Sex-chromatin", Katze 702.
Sexualbiologische Faktoren und Nebennierengewicht 485.
Sexualdifferenzen 482.
—, histologische 702.
—, im Zonierungsfeld 702.
Sexualdimorphismus, Färbeeigentümlichkeiten bei Katzen 702.
—, gewichtsmäßiger der menschlichen Nebennieren 701.
—, histochemischer 705.
— nach Hypophysektomie 705.
—, menschliche Nebenniere 703.
— und Nebenniere 492, 699.
— und Nebennierengewicht 496.
— bei Opossum 93.
— und Rindensekretion 706.

Sexualdimorphismus der Zellkerne 182.
—, Zellkerne der Rinde (Katze) 702.
Sexualhormone, männliche, Produktion der 745.
Sexualorgan und Nebenniere 698f.
Sexualprozesse und Rindenpigment 658.
Sexualsphäre und Vitamin C 395.
Sexuelle Störungen bei Rindeninsuffizienz 761.
Sexueller Cyclus und Nebennieren, vergleichendanatomische Beobachtungen 724 f.
— — bei der Ratte und Rindensudanophilie 328.
— Rhythmus und Mitosen 229.
S-Hormon 598, 676.
— und CUSHING-Syndrom 676.
— bei Krabbe 989.
S-Hormonausscheidung und CUSHING-Syndrom 598.
Siderophile Einschlüsse und Thyreoidektomie 605.
— Granula, Mensch 126.
— Körper, Bildung der 343.
— tannophile Stoffe 260.
— Zellen 203, 241.
Siderophilie 198.
— nach Kastration 748.
— und Lipoid 363.
— der Rinde 659.
— — nach Pilocarpininjektion (Meerschweinchen) 659.
— und Rindenlipoide 659.
Siegelringzellen der X-Zone 710.
Silbergranula und Lipoidtröpfchen 392.
— und Tannophilie 393.
Silberkörnchen und Skorbutmeerschweinchen 660.
Silbersalzreaktion und Adrenalin 429.
SIMMONDsche Kachexie 585, 766.
Sinus caroticus, Enervation des, und Nebenniere 582.
— monroi 23, 24.
Sinusdrüsen 970, 975, 1015, 1037, 1042, 1046.
—, Crustaceen 956, 967, 989.
— und Häutung 1037.
—, Krabbe 1015.
Sinusdrüsennerven 1014.
Sinusoide 82.
— des Markes 459.
—, venöse 79.
Sinusplatten 1038.

Skeletotopie der menschlichen Nebenniere 150.
Skorbut 219, 530, 643.
—, Adrenalinwirkung bei (Meerschweinchen) 441.
— und progressive Transformation 616.
— und Rindensteroidausscheidung 637.
— und Transformationslehre 648.
Skorbutmeerschweinchen 531.
—, Ascorbinsäure 637.
—, Leberglykogen 637.
— und Mitosen 227.
—, Phäochromie bei 669.
—, Silberkörnchen bei 660.
Skorbutpatienten, Corticoidausscheidung 533, 644.
Skorbuttiere, Cholesterin und Ascorbinsäure 644.
—, Nebennierengewichtsphasen 650.
SMITH-DIETRICH, Lipoidfärbung, Theorie der 315.
Solganal 558.
— und Ascorbinsäure 638.
Sommerzellen, Frosch 61, 62, 63.
—, — und basophile mastleukocytäre Blutzellen 62.
—, — und Blutgefäße 62.
—, —, Entwicklungsstadien der 62.
—, —, eosinophile Granula 61.
—, —, Färbung der 61, 62.
—, —, Gestalt der 61.
—, —, GOLGI-Apparat 62.
—, — und Mastzellen 62.
—, — und metachromatische Granula 62.
—. — und Metamorphose 62, 63.
—, —, Mitochondrien der 62.
—, — und Sexualfunktion 61, 62, 63.
—, —, Vermehrung der 61.
—. —, Zellkörper der 61.
— des Frosches 204, 216.
Speichelamylase und Sphäroidkörperchen 409.
Speichereiweiß 202.
Speicherfunktion der Neurohypophyse 1031.
Speicherschilddrüse 611.
Speicherung 217.
Speicherungshypertrophie 749.
Sperling, Nebennierenentwicklung 90.
Spermatogenese 708, 715.
Spermiogenese nach Hypophysektomie 599.
Spermophilus citellus, Beizwischennieren 273.

Spermophilus citellus, Differenzierung der Rindenzellen 274.
— —, Experimentelles, bilaterale Adrenalektomie 273.
Sperrarterien 464.
Spezielle Markzellen 411, 412.
— —, helle und dunkle Zellen bei verschiedenen Species 411.
— Rindenzellen, vergleichend-histologische Bemerkungen 204.
Spezifisches Gewicht der Lipoide 505.
— — des Markes 505.
— — der Nebenniere 504f.
— — der Rinde 505.
Sphärische Doppelbrechung Maus 332.
Sphäroidkörperchen 409.
—, cyanophile 409.
—, fuchsinophile 409.
— der Markzellen 438.
—, Mensch, Pferd, färberisches Verhalten 409.
—, tannophile 409.
Sphäroidkomplexe 198.
—, Ratte 342.
Sphärokristalle 346.
—, Ratte 330.
Sphingomyelin 346.
Sphingosin 346.
Spinalganglien und adrenale Elemente bei Petromyzonten 20.
Spinalparasympathicus 480.
Spinalsektion 562, 619.
Spinndrüse bei Insekten, Kernpolymorphie der 977.
Spinnenäffchen 113.
Splanchnicusdurchtrennung 578.
— und Insulinwirkung 579.
—, Wirkung der 479.
Splanchnicusreizung 579.
— und Markzellensekretion (Katze) 666.
Splenektomie, Wirkung auf Ascorbinsäuregehalt der Rinde 694.
—, — auf Nebenniere 692.
Spongiocyten 160, 163, 166, 203, 303, 321, 332.
— beim braunen Pelikan 86, 87.
—, Mensch 138.
SPRAGUE-DAWLEY-Stamm, Ratten 556.
—, —, Thyreoidektomie bei 606.
Squamata, Nebenniere der 65.
— —, Farbe der 65, 66.
— — und Gefäße 65, 66.

Squamata, Nebenniere und Keimdrüsen 65, 66.
—, —, Topographie 65.
Stammdifferenzen, C 57 Maus 275.
Stammdifferenzierungen, Mausce-Stamm 257.
Stammesdifferenzen und Mitosen 230.
Stammspezifitäten bei Maus 106.
STANNIUSsche Körperchen 9.
— —, Aal 563.
— —, Teleosteer 36ff., 47.
Staphylokokkentoxin 545.
Status hyperplasticus 689, 698.
— thymicolymphaticus 142, 689.
Steinmarder 222.
Stearinsäure 345.
Sterine und Pigmentbildung 372.
Sterinstoffwechsel und Plasmale 358.
Steroidausscheidung während Gravidität bei ADDISONscher Krankheit 736.
Steroide und Fluorescenz 360.
—, kristallisierte und Doppelbrechung 360.
Steroidreaktion nach ZIMMERMANN 360.
Steroidsekretion und Vitamin C 396.
Stilboestrol, Wirkung auf X-Zone 713.
STILLINGsche Sommerzellen 62.
Stillzeit und Nebenniere 735.
Stirnhirnbläschen bei Branchiostoma 767.
Störe s. Ganoiden 36.
Störungen, innersekretorische, und Neurosekret 992.
Stoffwechsel 1035.
Stoffwechselbeeinflussung durch Neurosekret (Crustaceen) 1037.
Stoffwechselstörungen bei Rindeninsuffizienz 761.
Storch 75.
Strahlenwirkung 561.
— und Cholesterin(-Verbindungen) 632.
— nach Hypophysektomie, Atrophie der Rinde bei 656.
— und Nebennierengewicht 652.
— und sudanophile Stoffe 618.
Strauß, Nebenniere 77, 78.
—, neuholländischer 78.
—, —, Nebenniere des 78.
—, —, —, Farbe der 78.
—, —, —, Topographie 78.
Streptokokkeninfekt 546.

Streptokokkeninfektion 551.
Streptokokkentoxin 545.
Stress nach Adrenalektomie 684.
—, allgemeiner, und Ascorbinsäure 639.
—, — und Cholesterin(-Verbindungen) 632.
—, — und sudanophile Stoffe 619.
—, Allgemeines 515f.
— und Blutbild 694.
— und doppeltbrechende Lipoide 627.
—, Hund, Degeneration von Markzellen 414.
— und Lebensalter 640.
—, Markveränderungen bei 669.
— und Morphokinese der Rinde 653.
— und Nebennierengewicht 653.
— bei Nebennierenimplantation 256.
— und Neurosekret 999.
— und Neurosekretabgabe 1029.
—, pathologischer 571.
— und RES 574.
— und Rindensteroidzuführung 653.
Stressbeginn 574.
Stresshemmung 573.
— und Ascorbinsäure 638.
Stressmechanismus bei Oestrogenen 750.
Stresswirkung und Rindensteroide 641.
Stresswirkungen 517.
STRONG-Stamm, X-Zone des 710.
Struktur der Säugetiernebenniere 115.
Struma suprarenalis 216.
Strumae lipomatodes suprarenales 271.
Struthiones s. Strauß.
Strophanthin und Adrenalektomie 636.
Strophanthinwirkung auf die Nebennierenrinde 577.
Strychnin 559.
STÜLER-Methode (Lipoiddarstellung) 318.
Stutenserum 593.
Styryl 430, 556.
Subcapsulärer Rindenbereich, Atrophie des 697.
Subcapsuläres Blastem 218, 227, 228, 233, 236ff., 264.
— — und Infektionskrankheiten, Mensch 248, 249.

Subcapsuläres Blastem und Plasmalreaktion 365.
— — und Tumoren, Mensch 249.
— — und Vitamin C 391.
Subcapsular zone 241.
Sublimat 559.
— und Ketosteroidnachweis 359.
Sublimatvergiftung 60.
—, Veränderung des Cytoplasmas 60.
Suboesophagealganglion 1017, 1019, 1038.
Substance sidéraffine 423.
Substantia corticalis 147.
— nigra 1000.
— reticularis (Medulla oblongata), kolloidspeichernde Zellen in 992.
Substitutionstherapie nach Adrenalektomie 683f.
Sudan IV 302.
Sudan, Chemie 302.
—, Lösungsmittel des 302.
—, standardisierter Farbstoff 302.
Sudan-Blau 303.
Sudanfärbemethode, alte 301.
Sudanfarben 302f.
—, Vehikel der 302.
Sudanfarbstoffe, Isolierung der 302.
Sudanophile Stoffe und ACTH 621.
— — und Adrenalin 617.
— — und Blutungen 618.
— — und Cyanverbindungen 618.
— — und Durstversuch 616.
— — und Elektrolytveränderungen 622.
— — bei Erwachsenen 321.
— — bei Hungerversuchen 614.
— — und Hyperthyreoidismus 622.
— — und Hypophysektomie 620.
— — und Hypothyreoidismus 621.
— — und Hypoxie 618.
— — und Infektionen 617.
— — bei Jugendlichen 319.
— — und Kälteversuch 616.
— — bei Keimlingen 320.
— — und Kohlenhydratstoffwechsel 622.
— — und kompensatorische Hypertrophie 618.
— — und Lebensalter 320.
— — und Muskelleistung 616.
— — bei Neugeborenen 320.
— — und Nitrofurazon 618.
— — und Operation 619.

Sudanophile Stoffe und Röntgenbestrahlung 620.
— — und Strahlenwirkungen 618.
— — und allgemeiner Stress 619.
— — und Thiouracil 621.
— — und Thyreoidektomie 621.
— — und Tumorwachstum 623.
— — und Vitamin B-Mangel 615.
— — und Vitamin C-Mangel 616.
— — und Wärmeversuch 617.
— — und Winterschlaf 623.
Sudanophilie und Cholesterin 634.
— und Corticoide 613.
—, Goldhamstermännchen 340.
— nach Hypophysektomie, Meerschweinchen 518.
— und Plasmalogen nach Hypophysektomie, Maus 645.
— und Plasmalogenverteilung nach Hypophysektomie 621.
— der Rinde nach Diäthylstilboestrol (Hamster) 753.
— — bei Ratte 328.
— — und sexueller Cyclus 328.
Sudanophobe Zone 103, 226, 250, 339.
— — und ACTH 598.
— — und ACTH-Wirkung 621.
— — und Adrenalin 648.
— — nach Alloxangaben 695.
— — und Doppelbrechung, Ratte 329.
— —, Hormonwirkung in 261.
— — bei Hungerratten 615.
— — bei Hypophysektomie 621.
— — nach Kastration 746.
— — der Ratten 325, 326.
— —, —, Beeinflussung der 594.
— —, —, Geschlechterverteilung 328.
— —, —, Lipoidbeladung 594.
— — und regressive Transformation 326.
— — (sog.), Ratte 260.
— — und Thiaminmangel 649.
— — und Transformationslehre 647.
— — und Vitamin B_2-Mangel 649.
Sudan-Schwarz B 303.

Sudan-Schwarz B, Löslichkeit des 302.
Sulcus medius, Ependym des (Fische und Reptilien) 987.
Sulfhydrylgruppen und Adrenalinproduktion 434.
Supraoesophagealganglion 1016.
The suprarenal of the Dogfish, Entwicklung des 22.
Suprarenalkörper 37.
—, Scyllium 22.
—, — und Sympathicus 22.
—, —, Topographie der 22.
Suprarenalorgan 16.
Suractivité 647, 652.
„Swiss-Strain", X-Zone des 710.
Sympathektomie und Insulinempfindlichkeit 695.
Sympathektomierte Tiere 583.
Sympathicoblastem, Mensch 131.
Sympathicus und Adrenalsystem 16.
—, flüssiger 418, 481.
—, Knochenfische 37.
— und Nebenniere bei Vögeln 88.
— und Nebennierenentwicklung des Menschen 122, 123, 124, 125.
— und Nebennereninnervation 579.
— und Nebennierenmarkentwicklung 129.
—, peripherer, Knochenfische 1109.
— und phäochrome Zellen bei Reptilien 69.
— und Vogelnebenniere 89.
Sympathicuseinwanderung, Mensch 131.
Sympathicustod 765.
Sympathische Bauchganglien 79, 88.
— Ganglien 79.
— — und phäochrome Zellen 58.
— Ganglienzellen 62.
— — und adrenale Zellen bei Reptilien 72.
— — und phäochrome Zellen 67.
— Zellen bei Russen 482.
Sympathischer Grundplexus, nach BOEKE 477.
Sympatho-adrenales System 582.
— — und Stress 583.
Sympathogonien 139, 406, 413, 416.
—, Mensch 131.
Sympathophäochrome Zellen 131.

Sympathophäochromoblasten 139, 234, 270, 406.
— bei Reptilien 70, 72.
— Vogelnebenniere 90.
Sympathophäochromocyten, neugeborene Ratte 101.
Sympathoplasten 139.
Symplasmen (Maus) 752.
Syncytien in der Zona glomerulosa 223.
Syncytienbildung bei hungernder Maus 523.
Systematik, Mammalier 90 ff.
—, zoologische 18.
Systeme surrénal 14.
— thyroidien 14.

Tachyphylaxie 569.
Tag- und Nachtrhythmen und F-Zellen bei der Maus 412.
Talpa, Nebenniere, Riesennucleolen in Markzellen 408, 409.
Tannineisen 245.
Tannineisenmethode nach SALAZAR 749.
Tannineisenreaktion in Kastratennebenniere 749.
Tannophile Innenzone bei graviden Meerschweinchen 263.
— Sphäroidkörperchen 409.
— Stoffe 260, 261.
— Substanzen 262.
— und Lipofuscin 343.
— Zellen 203, 626.
— Zone 261.
Tannophilie 198 ff., 744.
— und Lipoid 343.
—, Maus 262.
—, Meerschweinchen 263.
—, Mensch 262.
— und Plasmagehalt 343.
— der Rinde 659.
— und Rindenaktivität 659.
— und Rindensekretion 659.
— und Silbergranula 393.
Tannophobe Zellen 626.
Taube, Experimentelles, Hypophysektomie und Rindenlipoide 620.
—, —, Thyroxinwirkung bei Hypophysektomie 611.
—, —, — nach Hypophysektomie 654.
—, —, Vitamin B_1-freies Futter 528.
—, —, Vitamin B_1-Mangel und Rindenhypertrophie 650.
—, Fuchsinkügelchen 87.
—, Hypophysektomiewirkung 585.

Taube, interrenale Zellen bei Nestlingen 83.
—, Mitochondrien 342.
—, Nebenniere 83.
—, —, Farbe 83.
—, —, Feinbau der 83.
—, —, Zellarten der 83.
—, Nebennierengewicht bei Krankheit 651.
—, Neurosekretion 1001, 1002.
—, Sexualdifferenzen im Mark-Rindenverhältnis 701.
—, sexueller Cyclus und Nebenniere 725.
—, Vitamin B_1-Mangel 615.
Taurocholsäure und Nebenniere 10.
Technik nach CHAMPY-SEVERINGHAUS 410.
Teilung, amitotische 963.
Teleosteer (Teleostier), adrenale Substanz 37.
—, Adrenalia 40.
—, chromaffines Gewebe 38.
—, interrenales Gewebe 40.
—, Interrenalia 42.
—, Neurosekretion 1007 f.
—, phäochromes Gewebe 38, 40, 43.
—, Phäochromie 40 ff.
—, STANNIUSsche Körperchen 36, 47.
Temperaturstress 537.
Temperaturwechsel, jahreszeitlicher 619.
—, — und Morphokinese der Rinde 653.
Terminal glomerulosa 237.
Terminalnetz, Rinde 475.
Terminalreticulum der Rinde 475.
— von STÖHR 581.
Terminologie des Neurosekretes 986.
Terpentinöl 307.
TERUUCHI-Methode, Vitamin C-Nachweis 383.
Testmethoden für Rindenaktivität 676.
Testocorticoide 676.
Testocorticotrophin 598.
Testosteron 746.
—, Wirkung auf X-Zone 715.
Testosteronpräparate, Testung der 716.
Testosteronpropionat 746, 758.
— bei Hypophysektomie 599.
—, Implantationsfolgen bei 745.
— und Mitochondrien 196.
—, Wirkung auf Genitalien 715.
—, — auf Nebenniere 715.
—, — auf Zona reticularis 715.

Testudinata, Nebenniere 63.
—, — und Blutgefäße 63.
—, —, Farbe der 63.
—, —, Topographie der 63.
Tetanie, Markprozesse bei 671.
Tetanus 546, 547, 550.
— und doppeltbrechende Lipoide 627.
Tetraäthylammoniumbromid 583.
Tetramethyldiaminoanthrachinon 318.
Tetra-hydro-β-naphthylamin 582.
Thalacomys lagotis 413.
Theelin 742, 750, 752.
Theelinzufuhr, Wirkung auf X-Zone 715.
Theelol 750.
Thiamin 529.
— s. Vitamin B_1.
Thiaminmangel und sudanophobe Zone 649.
Thiaminmangelhunde 529.
Thiaminmangelkatzen 529.
Thiaminmangelratten 529, 627.
— und Ascorbinsäure 637.
—, Carbonyllipoide 645, 646.
—, Mitochondrienveränderungen in der Rinde der 660.
— und Plasmalreaktion 645.
— und Rindenhypertrophie 650.
—, Rindenreaktionen bei 672.
Thiaminmangelversuch, Ratte 615.
Thiochrom s. Vitamin B_1.
— und Aneurin 399.
Thiochromfluorescenz 399.
Thioharnstoff 608.
—, Nebennierenwirkung 607.
— und Rindenlipoide 622.
Thiolgruppennachweis, BENNETTsche Methode 378.
Thioninfärbung 406.
Thiouracil 628.
— und Fluorescenz 646.
— und Markhyperplasie 613.
—, Nebennierenwirkung 607.
— und Rindenlipoide 622.
— und sudanophile Stoffe 621.
Thiouracilbehandlung und Kältestress, Ratte 608.
— und Ketosteroidreaktion 646.
— und Plasmalreaktion, Ratte 645.
—, Wirkung auf die Nebenniere 698.
— und Zona glomerulosa 607.
Thiouracilfütterung und Nebennierengröße 657.
Thiouracilwirkung auf die Nebennierenrinde, Ratte 608.

Thorakalganglien 1016, 1017.
Thorotrast 217.
Thymonucleinsäure und Kernsekretion 183.
Thymus und ADDISONsche Krankheit 689.
— nach Adrenalektomie 689.
— und Nebenniere 142, 688.
— —, Gewichtsverhältnisse 691.
— und Nebennierenmark 689.
— persistens 689.
Thymusatrophie 575, 650.
— und ACTH-Gabe 596.
— nach ACTH, Ratte 691.
— und Nebennierenhypertrophie, Taube 529.
— und Pyridoxinmangel, Ratte 530.
—, Ratte, und Nebenniere 529.
— nach Thiouracil, Ratte 607.
Thymusextraktwirkung bei Thyroxingaben 610.
Thymusgewicht nach ACTH, Ratte 691.
— bei Schilddrüsenfütterung 610.
Thymushyperplasie und Nebenniere 689.
Thymusinvolution 688, 689.
—, Geschlechtsunterschied bei, Meerschweinchen 691.
— bei Sarkommäusen 638.
Thymusveränderungen nach Kastration 691.
Thyreoaplasie 605.
Thyreoidektomie und doppeltbrechende Substanzen 628.
— und Ketosteroidreaktion 646.
—, Maus 261.
—, Meerschweinchen 604, 611.
— und Nebennierengewicht 700.
— und Nebennierenrindenmorphologie 606.
—, Ratte 604.
— und regressive Transformation, Meerschweinchen 605.
— und Rindenzonen 649.
— und sudanophile Stoffe 621.
—, Verhalten der Rindenzone nach 674.
—, Wirkung auf Nebenniere 752.
—, — auf die Rinde 657.
— und Zona glomerulosa 606.
— — —, Meerschweinchen 605.
Thyreoidektomierte Ratte 606.
Thyreoidektomiewirkung auf den Hypophysenvorderlappen 538.

Thyreoidektomiezellen, Ratte 606.
Thyreoidin bei Kaninchen 609.
— bei Katzen 609.
Thyreostatische Stoffe 607 f.
— Substanzen und doppeltbrechende Lipoide 628.
— — und Rindenlipoide 622.
Thyreotrope Aktivität 750.
Thyreotropes Hormon 655.
— —, Wirkung des 611.
Thyreotropin 611.
— und ACTH 611.
— und Kältestress 611.
Thyreotropinwirkung 655.
— bei Hungerstress, Meerschweinchen 611.
Thyroxin 609.
— und Ascorbinsäure 610.
— und Cholesterin 609.
— und doppeltbrechende Lipoide 628.
—, endogenes 612.
—, exogenes 612.
— und Hyperplasie der Rinde 654.
— beim hypophysenlosen Tier 610.
— und Kältestress 651.
— und kompensatorische Hypertrophie, Ratte 568.
— und Lipoidbeladung, Meerschweinchen 648.
— und Mitosen 229.
—, Mitosen nach 609.
—, Rindenverbreiterung nach 609.
—, Wirkung auf die Rinde, Maus 720.
Thyroxinfütterung und Mitosen, Maus 655.
— und Zona glomerulosa 655.
Thyroxininjektion, Meerschweinchen 643.
— und Nebennierengewicht 538.
Thyroxinstress 609.
Thyroxinwirkung nach Hypophysektomie 654.
TIRMANNsche Methode, Eisennachweis 375.
Todesursache beim Neugeborenen und Säugling durch Blutung in den inneren Rindenschichten 277.
Tollwut 547, 551.
— und doppeltbrechende Lipoide 627.
Toluilendiamin 215.
Toluylenrot 318.
TONUTTIsche Transformationsfelder 258 f.
Topographische Beziehungen der menschlichen Nebennieren 151.

Torpedinen, Experimentelles, corticotropes Hormon 189.
—, —, Hypophysektomie und Lipodiaprasie 620.
—, —, kompensatorische Hypertrophie 189.
—, Kernsekretion 186.
—, Thyreotropinwirkung nach Hypophysektomie 611.
Torpedo marmorata, Exstirpation des Interrenalorgans 678.
— ocellata, Exstirpation des Interrenalorgans 679.
Toxine und Transformationslehre 647.
Toxinneutralisationshypothese 12.
Toxinstress und Ascorbinsäure 641.
Toxinverabreichung, letale Dosen 619.
Toxohormon 569.
Tractus olfactorius 1009.
— praeoptico-hypophyseus 969, 1004, 1025, 1033.
— — bei Cyclostomen 1012.
— —, Selachier 1011.
— supraoptico-hypophyseus 764, 969, 995, 998, 999, 1027, 1031.
— —, Durchtrennung des 1026.
— —, Vögel 1035.
Trägersubstanz der Hinterlappenhormone 1035.
Transdehydroandrosteron 746.
Transformation 250, 646 ff.
—, progressive 262.
—, —, regressive 258.
—, —, und Hypophysenvorderlappen 258.
—, —, bei der menschlichen Altersnebenniere 263.
—, —, nach Splenektomie 692.
—, —, und „Stress" 259.
—, regressive 282.
—, —, Formen der 258, 259.
—, —, und Gravidität beim Meerschweinchen 263.
—, —, bei Ratten, Färbung der Rindenzellen 266.
—, —, —, und grobtropfige Verfettung der Rindenzellen 260.
—. —, —, mehrkernige Zellen der Rindenzellen 260.
—, —, —, Pigment- und Eisenreaktion 260.
—, —, —, und Rindenzellen 260.
—. —, —, Vacuolen in Rindenzellen 260.

Transformation und Zellkernvolumen in der Zona fasciculata 660.
Transformationen nach Thyroxininjektionen, Meerschweinchen 611.
Transformationsfeld I, äußeres, Lage des 263.
— II, äußeres, Lage des 263.
— inneres, Lage des 263.
—, — und äußeres 258.
— und Kapselblastem 242.
— und sekundäre Geschlechtsdrüse 719.
—, tannophile Innenzone bei graviden Meerschweinchen 263.
Transformationsfelder 218, 531.
— und corticotropes Hormon des Hypophysenvorderlappens 259.
—, Eisennachweis in den, Meerschweinchen 658.
— und kompensatorische Hypertrophie 564.
— und Hypophysektomie 620.
— —, Ratte 587.
— beim Meerschweinchen 261.
—, menschliche Nebenniere 262.
— der Nebennierenrinde 258 f.
— —, Historisches 259, 260.
— — und Kastration bei der Ratte 261.
— —, Maus 258, 261.
— —, Meerschweinchen 258.
— —, Ratte 258, 260.
— bei der Ratte 260.
—, Veränderungen der, bei Altersveränderungen der Nebennierenrinde, Mensch 293.
Transformationsfeldhypothese 570.
Transformationsfelderhypothese 234.
Transformationsfeldlehre 260, 262, 263.
— und Kastration 748.
— und X-Zone 718, 724.
Transitional cells 108, 166.
Transitorische Zone s. Zone transitoire.
— —, Mensch 135.
Transparente Kammer 257.
Transplantate von Fasciculatazellen beim Kaninchen 257.
— von Glomerulosazellen beim Kaninchen 257.
Transplantation und akzessorische Rindenanteile 254.
—, auto- und homoioplastische 257.
—, homoioplastische 747.

Transplantation und Kapsel 254.
— der Nebenniere 252.
— von Rindentumorgewebe bei gonadektomierten Mäusen 257.
—, —, andrenogener und oestrogener Einfluß 257.
—, Wirkung der 220.
Transplantationsexperimente mit Nebennieren 417.
Transplantationsbereiche beim Kaninchen 257.
—, —, Rindenzellen 257.
—, —, spongiöses Cytoplasma 257.
—, Meerschweinchen 257.
Transitional zone 326.
Trasformazione spongiocitaria 260.
Trauma 619.
— und Cholesterin(-Verbindungen) 632.
Traumatischer Stress 561.
Triglyceride 309.
— und Fettsäuren, Differenzierung der 304.
—, Kristallisationen der, in vitro 304.
— post mortem 304.
— der Rinde 344.
— in vivo 304.
Triolein 345.
Triolein-Tripalmetin-Tristearin Mischung von 304.
Trioleintröpfchen 304.
Trioxyoestrin 750.
Triphenyl-tetrazolium-chlorid 646.
Tritocerebralcommissur 1036.
Triturus, Experimentelles, Thyreoidektomie 621.
— viridescens, Experimentelles, Rindengewebe nach Hypophysektomie oder Thyreoidektomie 657.
— —, —, Thyreoidektomie 605.
— —, Hypophysektomie bei 585.
— —, Thyreoidektomie bei 585.
Troglodytes, Nebennierenmark, helle und dunkle Zellen 411.
Troisième gonade 699.
Trophospongium nach HOLMGREN 199.
True cortex 276.
Truncus sympathicus 59.
— —, Exstirpation, Hund 579.
Trypanblau 215, 217, 218, 222, 235.

Trypanblau, Vitalfärbung mit, und Fluorescenz 400.
Trypsin und Neurosekret 979.
Tuber cinereum, Verletzung des 585.
Tuberkulose 544, 651.
—, Meerschweinchen 214.
— und Pigment, Meerschweinchen 368.
Tularämie 551, 638.
Tumorbildung aus Beizwischennieren 272.
— in der Rinde 743.
Tumoren in der Plica lata uteri 272.
Tumorratte und Blutbildungsherde 216.
Tumorwachstum als Stress 568.
— und sudanophile Stoffe 623.
TURNBULL-Blaumethode 281.
TURNBULL-Blaureaktion 437.
TURNERsches Syndrom 689.
Tuschespeicherung 218.
Type conoide 147.
— maximal 536.
— semi-ovoide 147.
Typhoidvaccine 692.
Typhus abdominalis 546, 550.
— — und doppeltbrechende Lipoide 627.
Typhus und Rindenlipoide 617.
Typhusvaccine und Cholesterin 631.
Tyramin und Adrenalin 434.
Tyrosin 434.
Tyrosinase 401, 434.
— und Melaninproduktion, Amphibien 434.
— —, Hühnchen 434.

Übergangsreihen 242.
Überlebenstest 660.
Überlebenszeit nach Adrenalektomie (Ratte) 680.
Ultraviolett-Mikroskopie, Vitamin A-Nachweis 378.
Ultrazentrifugierung der Lipoide 344.
Umbauzone, bei Neugeborenen 281.
— — und Abraumzellen 281.
— —, —, Genese der 281.
— —, Eisengehalt 281.
Umgebungstemperatur und Mitosen 229.
Umhüllungskugeln 404.
Unfalltod und Nebenniere, Mensch 372.
Unitarier 129.
Unitarische Hypothese der Hinterlappenhormone 1030.
Unitaristische Rindenhypothese 677.

UNNAsche Rongalitweißreaktion 400.
Unsicherheitsfaktor 626.
Unterdruck und Cholesterin-(-Verbindungen) 632.
— und Nebennierenhypertrophie 577.
—, Nebennierenwirkung 639.
Unterdruckkammer 618.
Unterentwicklung der Nebenniere 698.
Unterernährung und Atrophie der Rinde 656.
Unterschlundganglion 1040.
Urämie, experimentelle, Wirkung auf Nebenniere 697.
—, Markhämorrhagien bei 697.
Urethan 555.
—, Stresswirkung 692.
—, Wirkung auf das Nebennierenmark 671.
Urethannarkose, Wirkung auf das Nebennierenmark 671.
Urniere 72, 89,
— bei Ichthyophis 85.
— —, — und Adrenalzellen 58.
— —. Vorderende der 58.
— —, — und Interrenalzellanhäufungen und phäochrome Zellen 58.
— und Interrenalgewebe bei Reptilien 71.
Urodelen, Nebenniere, segmentale Gliederung der 59.
—, Neurosekretion 1004, 1006.
Urogenitaltrakt, Mißbildungen des, und Nebennierenmißbildungen 145.
Uromastix 66.
Uromys validus, akzessorische Rindenknötchen 275.
— — Beizwischenniere 275.
Uterusaktivität 1044.

Vacuole rhagiocrine 62.
Vacuolen im Cytoplasma 1022, 1023.
—, leere 961.
— und Neurosekret 1015, 1016, 1019.
— und Neurosekretion 1022, 1023.
Vacuolenbildung in Markzellen nach Insulinschock 582.
— beim Sekretionscyclus 960.
—, Zona fasciculata 750.
Vacuolisierung des Cytoplasmas 1008.
— der Markzellen bei Diphtherie 671.
— der Rindenzellen, nach Kastration 746.

Vaginalcyclus, künstlicher, nach Adrenalektomie 726.
Vagosympathicus 620.
Vaisseaux fonctionnels 454.
— nourriciers 454.
„Vakuom" 410.
Variola 546, 551.
Vas deferens 65.
Vasa spermatica 271.
Vascular ganglia 7.
Vase collectrice 454.
Vasektomie und Nebennieren 708.
Vasopressin 1027.
Vasosensible Fasern des Sinus caroticus 582.
VELICANsche Gefäßhypothese 455, 457.
Vena (V.) azygos 59.
— capsulaire 454.
— — moyenne 454.
— — supérieure 454.
— capsularis media 454.
— cardinalis posterior 60.
— —, Reptilien 69.
— cava 56, 58, 59, 60, 64, 65, 66, 78, 79.
— —, Hund 111.
— caudalis 266 451.
— — —, Reptilien 69.
— — posterior 55.
— centralis 451.
— major 454.
— phrenicoabdominalis, Hund 111.
— portae (hep.), Reptilien 71.
— renalis 66.
— revehens 59, 65.
— spermatica 267.
— suprarenalis 149, 451, 452.
— —, Feinbau 459.
— —, Funktion 455.
Venae (Vv.) cardinales 19.
— posteriores 28.
— —, Teleosteer 38, 39, 40, 43, 47.
— renales 56, 58.
— efferentes 55, 56.
— revehentes 48, 59, 63, 65.
— renales revehentes, Reptilien 71.
— revehentes, Teleosteer 38, 39.
— suprarenales 266.
Venenanastomosen, renoazygo-lumbale 151.
Venensinus 87.
Venensystem und Adrenalin 456.
Venöse Kapselnetze 464.
— Sinus und Markzellen 404.
Ventraldrüsen 1040.
Ventralganglion 1023.

Sachverzeichnis.

Ventralorgane, drüsige 1016.
Ventrikelsystem und Neurosekretabgabe 964, 1003, 1004.
Veränderungen der Markzellen durch mechanischen Insult 404.
Verbindung A (KENDALL) 692.
— A, B, E, F nach KENDALL 575, 656.
Verbreiterung des Nebennierenmarkes 416.
Verbrennung 543, 619.
— und Ascorbinsäure 543.
Vergleichende Anatomie der Rindenzonierung 164 ff.
Verkalkung 254.
Vernachlässigte Dimensionen 454.
Verpuppungshormon 1039.
Vigantol 533.
Vinyltestosteron 758.
VIRCHOWsche Reaktion und Adrenalin 428.
Virilismus 744.
Virilismusnebenniere 205.
Virusinfektion und Kernkörperchen der Markzellkerne 409.
Viruszellreaktion 198, 438.
Visceralganglien (Schnecken) 1021.
Vitale Fettfärbung 319.
Vitalfärbung mit Trypanblau und Fluorescenz 400.
Vitamin A und Autofluorescenz 360.
— A und Fluorescenzmikroskopie 379.
— A und Histospektrographie 400.
— A in der Nebennierenrinde 378f.
— A und Pigment, Opossum 375.
— A in Rindenzellen 360.
— A-Nachweis 378.
— B-Komplex in der Nebennierenrinde 379 ff.
— B-Mangel 528 f., 607.
— — und Nebennierengewicht 650.
— — und sudanophile Stoffe 615.
— B_1 und Kohlenhydratumsatz 528.
— B_1 in der Nebennierenrinde 379.
— B_1-Mangel und Degeneration in der Rinde 656.
— — und doppeltbrechende Lipoide 627.
— B_1-Mangeltauben, Zell- und Zellkernvergrößerung im Mark der 668.

Vitamin B_1-Nachweismethoden 379.
— B_2 379.
— B_2-Komplex 379 f.
— B_2-Mangel und sudanophobe Zone 649.
— B_2-Nachweis nach WIMMER 380.
— B_3 379.
— B_6-Mangeldiät, Ratte 529.
— B_{12}, Hemmung der Cortisonwirkung (Ratte 692.
— C s. auch unter Ascorbinsäure.
— C und Abnutzungspigment 394.
— C und Adrenalin 395, 440.
— C und Adrenalinsekretion 396.
— C-Bedarf 382.
— C, Bedeutung des 382.
— C-Bild der Nebennierenrinde 387.
— C und Benzol 556.
— C, biologischer Nachweis 383.
— C und Bleivergiftung 556.
— C, Chemie des 382.
— C, chemischer Nachweis 383.
— C und cytologische Konstituenten der Nebennierenrinde 391 f.
— C, Darstellung und Stress, Ratte 438.
— C und Desoxyribonucleinsäure 382.
— C-Emission 392.
— C-Gehalt des Corpus luteum 381.
— — des Hypophysenvorderlappens 381.
— — der interstitiellen Hodenzellen 381.
— — der Nebenniere 381.
— — — und Alter 395.
— — des Nebennierenmarkes, vergleichend-histologische Angaben 440.
— — beim Rinde 382.
— C und Goldbehandlung 558.
— C und GOLGI-Apparat 392.
— C-Granula 440.
— C und histochemische Konstituenten der Nebennierenrinde 391.
— C, histochemischer Nachweis 381.
— —, — —, Kritik des 386.
— —, — —, Methodisches 383.
— —, — —, Spezifität des 386.

Vitamin C und histologische Konstituenten der Nebennierenrinde 391 f.
— C und Hormone 395.
— C und Hypophysektomie 396.
— C und Kapselbindegewebe 391.
— C-Mangel 530 f.
— — und Cholesterin(-Verbindungen) 630.
— — und Degeneration in der Nebenniere 656.
— — und sudanophile Stoffe 616.
— C und Markzellen 432.
— C, menschliche Nebennierenrinde 387.
— —, — —, Erwachsener 388.
— —, — —, Keimling 387.
— —, — —, bei pathologischen Prozessen 387.
— C, mikrochemischer Nachweis 390.
— C und Mitochondrien 393.
— C und Narkotica 554.
— C in der Nebennierenrinde 381 ff.
— C und Nicotininjektionen 559.
— C und Pigmente 394.
— C und Psoriasis 638.
— C, polarographische Bestimmungsmethode 383.
— C und Quecksilber 559.
— C-Reaktion und Blutgefäße 395.
— — und Glutathion 394.
— — im Hypothalamus 980.
— — des Markes 438.
— C und Rindensteroide 395, 441.
— C und Sexualsphäre 395.
— C, spektroskopischer Nachweis 383.
— C und Steroidsekretion 396.
— C und subcapsuläres Blastem 391.
— C-Synthese 382.
— C, vergleichend-histologische Beobachtungen 389 f.
— C und Wismut 559.
— D-Überangebot 533 f.
— E-Avitaminose 743.
— — und Nebenniere 759.
— — und Pigmentveränderungen (Ratte) 658.
— E-Mangel, Ratte 534.
— H′ 380.
Vitamine im Nebennierenmark 438.

Vitaminmangel 528f.
—, und Ascorbinsäure 637.
—, und Hypertrophie der Rinde 650.
—, und Mitochondrien, Ratte 529.
Vögel, Altersveränderungen der Nebenniere 285.
—, Feinbau der Nebenniere 80ff.
—, — —, Hauptstränge 82.
—, — —, Hauptstrangzellen 82.
—, — —, —, Zellzerfall der, und Mitosen 82.
—, — —, Schlauchzellen 82.
—, — —, Zwischenstränge 82.
—, Lipoid-Mitochondrienverhältnis 342.
—, Nebennierengewichte der 487.
—, neuro-endokrine Bahn bei 1035.
—, Neurosekretion bei 1001.
—, Pfortadersystem 443.
Vogelnebenniere 74f.
—, adrenales und interrenales Gewebe 74, 75.
—, Apteryges 79.
—, Blutversorgung 77.
—, Columbae 79.
—, Casuarii 79.
—, Ciconiae 79.
—, Chromreaktion 90.
—, elastische Fasern 87.
—, Entwicklung 89ff.
—, Farbe der 76, 77.
—, — bei verschiedenen Species 77.
—, Form der 76.
—, Gallinacei 79.
— und GOTTSCHAUsche Hypothese 83.
—, Historisches 74, 75.
—, Innervation der 88, 89.
— und Keimdrüsen 74, 75.
—, Lamellirostres 79.
—, Lari 79.
— und Lipochrompigment 76.
—, makroskopische Anatomie der 75f.
—, bei den Ordnungen der 75f.
—, Passeres 80.
— und Peritonealepithel 89.
— und Pfortaderkreislauf 74.
—, Psittaci 80.
—, Rheae 78.
—, Steganopedes 80.
—, Striges 80.
—, Struthiones 77, 78.
—, Sympathophäochromoblasten 90.
—, und Sympathicus 89.
—, Topographie der 75, 76.

Vogelnebenniere, verschiedene Formen der 77ff.
Volumen der Nebenniere 505f.
— —, vergleichend-anatomische Bemerkungen 505.
—, relatives 507.
Vorderlappenextrakt und Hypertrophie der Nebenniere 654.
Vorderlappenhormon und Mitosen 229.
Vorzwischenniere 281.
— beim Keimling 283.
Vosssche Plasmalherde 436.
VULPIANsche Eisenchloridreaktion 420.
— Reaktion 10, 35.

Wabige Degeneration bei Diphtherie 547.
Wachstum, neurohormonale Kontrolle des 1035.
Wachstumsamitosen 415.
Wachstumsfaktor 379.
Wachstumshormon 750.
Wachstumszone 237.
Wachstums- und Differenzierungshormon 1039, 1048.
Wärmeregulation 768.
— nach Adrenalektomie 684.
Wärmestress und Desoxycorticosteronacetatbehandlung, Ratte 576.
— und X-Zone 719.
Wärmeversuche 544.
— und Ascorbinsäure 638.
— und sudanophile Stoffe 617.
Wanderratten 103.
—, relatives Nebennierengewicht 499.
Wanderung der Rindenelemente 231.
Wanderungsgeschwindigkeit der Rindenzellen 232.
Wanderungshypothese 231.
WARBURG-KEILIN-System 434.
Wasseraufnahme und Augenstielextrakt 1037.
Wasserhaushalt 256.
—, Regelung des 1026.
Wasserintoxikation 256, 535.
Wasserlösliches Sudan 301.
Wassermangel 1044.
Wasserverlust 619.
Wasserzunahme und Lipoidabfall 631.
WATERHOUSE-FRIEDRICHSEN-Syndrom 545.
WEIGERT-Färbung, Theorie der 315.
Weiße, Durchschnittsvolumen der Nebenniere 508.

Weiße, Rinden-Markproportion bei 510.
—, Rindenproportion 513.
WELDONsche Hypothese 27.
Widerstandsphase 613.
WIESELsche Lehre 271.
— Methode, Phäochromie 422.
Wildratte, akzessorische Rindenknötchen 274.
—, Experimentelles, Adrenalektomie 274.
—, —, Salztherapie nach Adrenalektomie 684.
—, Markgewicht 701.
—, Nebennierengröße bei 482.
—, phäochromes Gewebe bei 483.
—, Rindengewicht 702.
WINDAUSsche Digitoninmethode 311.
Winterschlaf und sudanophile Stoffe 623.
Winterschläfernebennieren 571.
Wirbellose 955.
—, funktionelle Bedeutung neurosekretorischer Zellen bei 1035f.
—, Neurosekretabwanderung bei 965.
—, neurosekretorische Zellkomplexe bei 1013.
—, phäochrome Elemente bei 15, 16.
—, — Zellen bei 15, 16.
—, Vorläufer des Adrenal- und Interrenalsystems bei 15.
Wirbelsäulendurchschneidung 562.
Wirbeltiere, Neurosekretabwanderung bei 965.
—, Physiologie der Neurosekretion bei 1024f.
Wismut 559.
Wistar-Ratte, Altersveränderungen der Nebenniere 215.
—, absolutes und relatives Nebennierengewicht 295.
—, Markhyperplasie 295.
—, relatives Nebennierengewicht 499.
—, Rindenadenome 295.
—, Rindenvolumen 295.
WOLFFsche Körper 64.
— — bei Selachiern 24.
WOLFFscher Körper 89.
— — und Nebennieren der Reptilien 69.
— — und Nebennierentwicklung bei Säugern 117.
Würmer, Bedeutung des Neurosekretes bei 1041.
—, neurosekretorische Zellkomplexe bei 1023.

Xiphosuren, Bedeutung des Neurosekretes bei 1035.
—, neurosekretorische Zellkomplexe bei 1016.
X-Organ 1013, 1017, 1036, 1037, 1046.
— bei Brachyuren 1014.
—, Crustaceen 1013.
— bei Crustaceen-Embryo 984.
—, Sinusdrüsensystem 1046.
X-Organzelle, Krabbe, GOLGI-Apparat der 978.
—, — Neurosekret in der 978.
—, neurosekretorische 1014.
X-Zone 221, 284, 288, 678, 747.
— bei Affen 113, 114, 285.
—, analoge Bildungen der 721 f.
—, androgene 456.
— und androgenes Hormon 676.
—, Bedeutung der 723.
—, Degeneration der 710.
—, Embryonalverhältnisse 711.
—, Entstehung der 226.
—, experimentelle Morphologie der 712.
— und fetale Rinde 284.
— und Genitalapparat 723.
— und Gonadotropin 598.
— und Gravidität 711.
—, histochemisches Verhalten der 712.
—, homologe Bildungen der 721.
— bei Hungermäusen 719.
— und Hypophyse 524.
— und Hypophysenvorderlappen 716.
— und Innervation, Katze 477.
—, Involution der 718.
— und kompensatorische Hypertrophie 710.
— und Mangelernährung 524.
— der Maus 105, 277, 700.
— —, analoge Bildungen der 709.
— — und Cortex fetalis, Mensch 277.
— —, färberisches Verhalten der 709.
— —, Geschlechtsunterschiede der 710.
— — und Hitzestress 544.
— — nach Hypophysektomie 588.
— — und postfetale Degeneration in der Nebennierenrinde der Primaten 284.
— — und regressive Transformation 261.
— — und sexuelle Reifung 598.

X-Zone beim Menschen 722.
—, Mitosezahlen 721.
— nach Oestrogenen 752.
— und Phosphataseaktivität, Maus 759.
—, primäre und sekundäre 715.
— nach Progesteronapplikation 756.
— und Prostata 723.
— und Transformationslehre 718, 724.
—, Untergang der 712.
—, Wiederbildung der 715.
— und Zona reticularis 720.
X-Zonenzellen, Eosinophilie 709.

Zelldegeneration 991.
Zellen, chromophile 988.
—, chromophobe 988.
—, fuchsinophile (Henne) 757.
—, — (Hühnchen) 745, 757.
—, granulierte (Frosch) 745.
—, helle (Kaninchen) 744.
—, kolloidspeichernde, im menschlichen Gehirn 992.
—, mehrkernige, Hypothalamus 993.
—, multinucleäre 963.
—, neurosekretorische 955, 990f.
Zellgranulation 198.
Zell- und Zellkerngröße im Mark (Hungerratten) 669.
Zellgruppen, neurosekretorische 990f.
—, neurosekretorische, Bedeutung der 1023f.
Zellkern und Neurosekretion 976f.
— der Markzellen s. auch Markzellen 407, 408.
— der Nebenniere, Geschlechtsabhängigkeit 182.
— der Nebennierenrinde 181.
— —, Farbunterschiede der 181.
—, netzige bei Schaf 97.
—, Phäochromie des 579.
— „tachychromatique" 281.
Zellkerngewicht der Nebennierenrinde, Ratte 182.
Zellkerngröße der Nebennierenrinde bei Menschen 182.
— und Zelleistung 182.
Zellkerngrößenbestimmung 219.
Zellkerngrößenveränderungen, experimentelle, in der Zona fasciculata (Meerschweinchen) 659.
— im Mark 668.

Zellkernmessungen der Nebenniere 232, 513.
—, im Zwischenhirn 1030.
Zellkerntypen der Nebennierenrinde 181.
Zellkernvergrößerung in der Rinde nach Kältestress (Meerschweinchen) 659.
Zellkollaps 182.
Zellmessungen 513.
— an der Nebenniere 513.
—, vergleichend-anatomische Angaben 513.
—, — Daten 513.
Zellneubildung in der Nebennierenrinde 222.
Zellorganellenveränderungen im Mark 668.
Zellsekretion und Kernsekretion 190.
Zellteilung, menschliche Nebennierenrinde 224.
Zellteilungen (Regeneration) im Nebennierenmark 414f.
—, Zahl der 223.
Zelluntergang bei Infektionskrankheiten 219.
— in der Nebennierenrinde 218ff.
— in der Rinde 656.
— bei Tieren 220ff.
Zellveränderungen der Rinde 659.
Zellverschiebung 234.
Zellwanderung 234.
ZENKER-Fixierung 411.
ZENKERsche Lösung 412.
Zentralnervensystem, Hormonwirkung des 1042.
Zentralvene 149.
—, Feinbau 459.
— und glatte Muskelelemente 414.
Zentralvenen 276.
Zentrifugierungsversuche 400, 407.
— am Nebennierenmark, Ratte 410, 411, 441.
Ziege, Experimentelles, Thyreoidektomie 605.
— Mark, Adrenalingehalt des 441.
Ziesel, Hypophysektomie und Substitutionsversuche 599.
Zigarettenpapiermethode nach ESCHER 309.
Zigarettenrauch bei Mäusen 559.
ZIMMERMANNsche Steroidreaktion 360.
Zirbel und Hypophyse 584.
— und Nebennieren 603, 604.
Zona arcuata 167, 239.
— —, Hund 112.
— —, Pferd 99.

Zona bulbosa 167, 223, 231, 236.
— consumptiva 231.
— fascicularis 171.
— fasciculata 83.
— —, Altersveränderungen 173.
— —, Amitosen in 292.
— — beim braunen Pelikan 257.
— —, Breite der 512.
— —, Corticosteronwirkung auf die 673.
— — und Eiweißstoffwechsel 675.
— — und Gravidität, Mensch 735.
— —, Histologie der 171 f.
— — nach Hodenrückbildung 708.
— —, Hyperämie der, bei Diphtherie 657.
— —, Hypertrophie der, nach Kastration 746.
— — und intrauterine Nebennierentransplantate 257.
— —, Kern- und Zellgrößen der 171.
— —, und Kerneinschlußkörper 190.
— — und Klimakterium 173.
— —, Lipoidgehalt der 103, 321.
— —, Lipoidschwund bei Hunger (Ratte) 672.
— — beim Manne 173.
— —, Maus, Lipoidgehalt 331.
— —, Meerschweinchen, Lipoide der 332.
— — und Menopause 173.
— —, Mitochondrien 195.
— —, Mitochondrienveränderungen in der, Ratte 660.
— — und Mitosen 259.
— —, Mitosen in der, Mensch 745.
— — bei Neugeborenen 276.
— — —, Cytologie der 276.
— —, Oxycorticosteroidsekretion der (Ratte) 675.
— — im Praemenstruum 727.
— — bei der Ratte, Mitoseaktivität 260.
— —, Ringeffekt in der 752.
— — und Schilddrüsenfütterung 610.
— — bei sekundärer Amenorrhoe 727.
— —, Sudanophilie der, nach Kastration 748.
— —, Vacuolenbildung in 750.

Zona fasciculata, Veränderungen der, im Klimakterium 739.
— —, Verschmälerung nach Progynon B 753.
— — beim Weibe 173.
— —, Zellkerngröße 182.
— —, Zellkerngrößenveränderungen bei Stress (Meerschweinchen) 659.
— — und Zuckerstoffwechsel 675.
— fasciculo-arcuata, Mensch 134.
— germinativa 231, 236 ff., 250.
— gestationis, Maus 731.
— globosa 167.
— glomerulosa 82.
— —, Altersveränderung der 291.
— —, — bei Menschen 170.
— —, Basophilie der 202.
— — und Bindegewebe 168.
— — und Bleivergiftung 556.
— —, Breite der 512.
— — und Desoxycorticosteron 673.
— — und Elektrolythaushalt 652, 672, 675.
— —, Entwicklung der 168.
— —, Follikel der 178.
— —, Histologie der 167 f.
— — bei Hodenrückbildung 170, 708.
— — bei Hunger 656.
— —, Hypertrophie der (Goldhamster) 745.
— —, — der, nach Kaliumchlorid (Ratte) 672.
— — nach Hypophysektomie 620, 653.
— — — (Maus) 716.
— — und Hypophysektomie, Meerschweinchen 588.
— — und Hypophysenvorderlappen 697.
— —, Involution der, nach Methyltestosteron 758.
— — und Kerneinschlußkörper 190.
— —, Kleinkind 169.
— —, Kleinstkind 169.
— — bei kompensatorischer Hypertrophie, Meerschweinchen 566.
— — Lipoide und Desoxycorticosteronacetat 620.

Zona glomerulosa, Lipoidanstieg der, bei Ratten 263.
— —, Lipoidentspeicherung bei der Maus 261.
— —, Lipoidgehalt 321.
— —, Lipoidspeicherung nach Eschatinapplikation 673.
— — beim Manne 170.
— —, Maus, Lipoidgehalt 331.
— —, Meerschweinchen, Lipoide der 332.
— — und Menopause 170.
— —, Mitochondrien 195.
— —, Mitochondrienveränderungen in der, Ratte 660.
— —, Mitosen bei Gravidität 731.
— — nach Na-Mangel 652.
— — bei Neugeborenen, Zellen der 276.
— —, Zellkerne der 276.
— — und Pubertät 170.
— —, Ratte, und Doppelbrechung 329.
— —, —, Mitosen 101, 260.
— —, Rückbildung der 740.
— — und Schilddrüsenfütterung 610.
— — bei Seidenperinephritis der Ratten 263.
— —, Sudanophilie der, nach Kastration 748.
— — und Thyreoidektomie, Meerschweinchen 605.
— — und Thyroxinfütterung 655.
— —, Verbreiterung der, nach Progesteronapplikation 756.
— —, — nach Progynon B 753.
— —, vergleichend-histologische Bemerkungen 170.
— —, Verhalten der, nach Androgenbehandlung 746.
— —, — nach Hypophysektomie 673.
— — beim Weibe 170.
— —, Wirkung des Desoxycorticosteronacetates auf die 677.
— —, Zellkerngröße 182.
— —, Zerstörung der, bei Beizwischennieren 271, 272.
— —, —, Proliferation nach 271.
— intermedia 766.
— interrenalis 16.
— multiformis 167.

Zona reticularis, Acidophilie 292.
— —, Altersveränderungen der 292.
— —, Blutungen in 751.
— — beim braunen Pelikan 85, 86.
— —, Breite der 512.
— —, dunkle Zellen 198.
— —, echte, bei Neugeborenen 281.
— —, Histologie der 173 f.
— —, Hyperämie der, nach Thiouracilbehandlung (Ratte) 658.
— —, intracelluläre Nervenfasern 475.
— —, nach Kastration 743.
— — und Kerneinschlußkörper 190.
— — und Klimakterium 175.
— —, Lipoidgehalt 322.
— —, Lipoidtröpfchen der, nach Sudan-Schwarzfärbung 303.
— — beim Manne 174.
— —, Maus 709.
— —, Meerschweinchen, Lipoide der 335.
— — des Meerschweinchens 108.
— — und Menopause 175.
— —, Mensch, Acidophilie der 292.
— —, Mitochondrien 195.
— — bei Neugeborenen 276.
— — nach Oestrogenbehandlung 750.
— — nach Ovariektomie, Kaninchen 744.
— —, Pigmente in, Goldhamster 753.

Zona reticularis, Pigmentierung 174.
— — und Schilddrüsensubstanz 609.
— —, Sudanophilie der, nach Kastration 748.
— —, Syncytien der 175.
— —, Veränderungen der, im Klimakterium 289, 739.
— —, — und mehrkernige Syncytien 290.
— —, Verbreiterung der, nach Progesteronapplikation 756.
— — beim Weibe 175.
— — und X-Zone 720.
— —, Zellkerngröße 182.
— spongiosa 339.
— —, Meerschweinchen 108, 333.
— pigmentosa 294.
Zone androgène 722.
— cortigène 135, 282.
— pigmentaire 173, 366.
— transitoire 722.
— —, Cytoplasma der 281.
— —, Entwicklungsphasen der 281.
— —, Involutionsphase 282.
— —, Zeichen der Involution 281.
— —, Zellen der 281.
Zoneneinteilung, Kritik der 166.
— des Markes 686.
Zonenentwicklung beim Menschen 124 ff.
Zonierung, inverse 167.
Zonierungsentwicklung, Mensch, fetale Rinde 134.

Zonierungsentwicklung, Mensch, permanente Rinde 134.
Zuckerfütterung und Cholesterin(-Verbindungen) 633.
Zuckerhormon 596.
— und ACTH 646.
ZUCKERKANDLsches Organ, Adrenalingehalt 431.
— —, Chromreaktion 431.
— —, Phäochromocytom des 688.
— Paraganglion, Gefäßbeziehungen des 660.
Zuckerstich 457, 578.
Zuckerstoffwechsel und Desoxycorticosteronacetat 577.
— und Zona fasciculata 675.
Zwangstraining und Zellveränderungen in der Rinde 659.
Zweiteilung, funktionelle, der Rinde 697.
—, morphologisch-funktionelle 235.
Zwischenhirndrüse 954.
Zwischenhirn-Hypophysensystem, Hormongehalt des 1027.
Zwischenniere 16, 22, 27, 73, 235.
—, Mensch 121.
Zwischennierenknospen, Mensch 120.
Zwischenstränge, Adrenalingehalt der, beim braunen Pelikan 87.
— der Vogelnebenniere 82.
Zwischenzellen des Hodens und der Nebenniere 707.
Zymogengranula 406.
— bei Igel 95, 344.

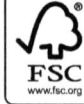

MIX
Papier aus verantwortungsvollen Quellen
Paper from responsible sources
FSC® C105338

If you have any concerns about our products,
you can contact us on
ProductSafety@springernature.com

In case Publisher is established outside the EU,
the EU authorized representative is:
**Springer Nature Customer Service Center GmbH
Europaplatz 3, 69115 Heidelberg, Germany**

Printed by Libri Plureos GmbH
in Hamburg, Germany